编　著　[美]格林伯格（Mark S. Greenberg）

主　译　赵继宗

神经外科手册

（第8版）

(Eight Edition)

Handbook of Neurosurgery

凤凰医学
Phoenix MedPub

Ｋ 江苏凤凰科学技术出版社

图书在版编目(CIP)数据

神经外科手册/(美)格林伯格著;赵继宗等译
. —8 版. —南京:江苏凤凰科学技术出版社,2017.8
ISBN 978 - 7 - 5537 - 8403 - 8

Ⅰ.①神… Ⅱ.①格… ②赵… Ⅲ.①神经外科学—
手册 Ⅳ.①R651 - 62

中国版本图书馆 CIP 数据核字(2017)第 131335 号

神经外科手册(第 8 版)

著　　　者	〔美〕格林伯格(Mark S. Greenberg)
译　　　者	赵继宗等
责 任 编 辑	谷建亚　吴　静
责 任 校 对	郝慧华
责 任 监 制	曹叶平　周雅婷
出 版 发 行	江苏凤凰科学技术出版社
出版社地址	南京市湖南路 1 号 A 楼,邮编:210009
出版社网址	http://www.pspress.cn
排　　　版	南京展望文化发展有限公司
印　　　刷	三河市春园印刷有限公司
开　　　本	889mm×1194mm　1/32
印　　　张	64.25
插　　　页	4
字　　　数	2 510 000
版　　　次	2017 年 8 月第 1 版
印　　　次	2017 年 8 月第 1 次印刷
标 准 书 号	ISBN 978 - 7 - 5537 - 8403 - 8
定　　　价	328.00 元(精)

图书如有印装质量问题,可随时向我社出版科调换。

译者名单

主译　赵继宗

译者　（排名不分先后）

于　洮	于嵩林	马永刚	王　佳
王　雯	王成俊	王江飞	王明泽
王科大	尹　虎	邓正海	邓晓峰
刘兴炬	刘继超	李　昊	杨子文
吴　俊	张　谦	张绍森	金　铂
赵　萌	禹少臣	姚玉强	徐　珑
高法梁	葛培聪		

前　言

2016 年，Mark S. Greenberg 编著的《Handbook of Neurosurgery》（《神经外科手册》）第 8 版由德国 Thieme 出版社出版。第 7 版发行 6 年来，一些新技术推动神经外科不断向前发展，第 8 版除了增添了部分新内容，全书的结构也作了较大调整，共分为 23 个部分，从神经外科学基础到神经外科疾病，编排更为合理。

《神经外科手册》内容丰富，几乎涵盖了神经外科临床的各个方面，技术理论先进，实用价值高，携带、查阅方便，是神经外科医师理想的便携式工具书。20 多年来，本书在北美神经外科界备受推崇，在世界范围内也产生了很大影响。在 2016 年美国洛杉矶 AANS 年会上，我有幸见到本书作者 Mark S. Greenberg 医师，交流中得知他多年执着为本书的不断更新出版所付出的不懈努力，深受感动！

《Handbook of Neurosurgery》第 8 版中文译本是我的团队第 4 次翻译此书。本书第 5～7 版在国内的翻译出版，均晚于原著出版 3 年左右，知识更新存在一定程度的滞后。第 8 版《Handbook of Neurosurgery》刚出版，江苏凤凰科学技术出版社很快获取到英文原著的简体中文出版权，我立即组织一批神经外科等学科专业医师开始翻译工作，希望本书能尽快与我国读者见面，供神经外科同道参考。

再次感谢江苏凤凰科学技术出版社将《神经外科手册》第 8 版的翻译出版工作交予首都医科大学附属北京天坛医院神经外科学系完成。感谢译者和编辑兢兢业业付出的辛勤劳动。希望《Handbook of Neurosurgery》中文译本的出版能为神经外科医师临床工作提供有价值的参考。

由于译者和编辑水平所限，书中不足之处在所难免，恳请各位同道和读者指正！

赵继宗

中国科学院院士

国家神经系统疾病临床医学研究中心主任

首都医科大学附属北京天坛医院神经外科学系主任、教授

2017 年 6 月 5 日

重要声明

　　医学是一门不断变化的、持续发展中的科学。医学研究和临床经验不断扩充着我们的知识，尤其是关于如何正确处理病人和药物治疗方面的知识。请读者们放心，在本书的作者、编辑和出版商的共同努力下，确保了本书中所有的药物剂量和用法与截止到本书出版时的最新知识相一致。

　　然而，这不涉及、暗示或表示出版商对书中所述的任何药物剂量说明和使用方法的任何保证或责任。读者仍应仔细阅读药物附带的说明书，并确认说明书提示的药物剂量或制造商声明的禁忌证与本书所述是否不同，必要时可咨询医师或医学专家。对于较少使用的或新上市的药物而言，与说明书进行对照尤为重要。每个用药方案或使用方式完全由用药者自己承担风险和责任。本书作者和出版商请求读者们将您发现的本书中存在的任何差异或不准确之处告知我们。如果在本书出版之后被发现存在错误，我们将会在 http://www.thieme.com 的产品介绍页面上公布勘误表。

　　虽然有些地方未特别说明，但本书中提及的一些产品名称、专利和注册图样实际上是注册商标或专利商品名称。因此，产品的名称若没有明确标识为专利产品并不意味着出版商允许他人在公共领域使用。

　　本书，包括其所有部分，均受版权法保护。在未征得出版商同意的情况下，在版权法规定的狭小范围之外的任何使用、开发或商业应用都是非法的，可能会被起诉，包含复印、油印或任何类型的复制、翻译、微缩胶片的制备和电子数据处理和存储等。

序

1989 年，在我完成住院医师培训后不久，互联网出现之前的很长一段时间，我完成了第 1 版的《神经外科手册》，旨在为读者提供实用的、可操作的、便于使用的神经外科学信息。

多年来，我使用桌面出版技术扩展本书的范围，并结合图表和参考文献。我一直想通过提供支持数据使这本书更加"学术化"。我的目标是不要出版"菜谱"。

没有广告，本书的推广完全依赖口口相传。我相信 Edwin Land 也有同样的体会，他说"只有在你的产品不好的时候才需要市场营销"。我将此书在安娜堡的一个小型自费出版社印刷了 600 本，并通过邮件将其出售给个人。当锡拉丘兹市纽约州立大学的医学书店购买了 6 份并上架后，我迎来了大突破。之后，我经常打包一盒 5 本或 6 本书，然后早上在我去手术室的途中将它们放在装卸码头。过了一段时间，国内的主要医学书籍经销商开始成箱订购本书，我的车库甚至成为航运部门。（我仍然保存着用于卸载货车的液压车。）然后，国际订单开始纷至沓来。

2001 年，当我开始与 Thieme 医疗出版商合作后，我终于可以从包装和运输业务中解脱出来。当时互联网刚刚起步，虽然这是一个伟大的连接技术，但信息爆炸还未到来。本书的目标还是保持不变——使读者随时可以获取有用的信息。

到 2006 年第 6 版出版时，制作这本书的过程变得更加艰难。我使用超过 10 年的页面布局软件已经无法使用，所用的参考文献管理器的开发人员已经转变了他们的工作重心，该产品现在主要与文字处理器兼容（不适合类似于本书这样复杂的多章节的书）。结果，我被迫使用一个过时的 PowerPC 计算机，并对所有章节的文件进行了修改，以使参考文献管理器与之兼容！第 7 版完成后，我认为不能再使用这种方式了。我从来没有想过桌面出版技术会衰退并与印刷报纸沦为同样的命运。随着万维网的普及，互联网迅速成为按需访问信息的主要手段。

您正在阅读的这本第 8 版《神经外科手册》的诞生过程是最为艰难的。感谢 Thieme 的工作人员，他们精心地将本书的相关材料从已经失效的软件平台转换为现代格式，这有利于本书在数字媒体上的持续更新和可用性。这个耗时费力的过程包括梳理成千上万的交叉引用、索引条目和文献引用。

有趣的是，手册的目标也经历了变革。要阐明所有这些目标具体是什么是极具挑战性的,但我坚信,将所有内容围绕一个合理的框架展现出来是很重要的,该框架可以作为研究神经外科学领域的基础。这本书旨在成为一个汇集越来越多地分散在文献和网络中的重要信息(例如,脊髓损伤、卒中、动脉瘤等不同疾病的临床指南)的载体,这些信息除非读者主动查找,否则不一定可以获得。

我写本书的目标始终是简洁、清晰地呈现信息。因此,该版本是《神经外科手册》的完全重新编排的版本,将全部内容呈现在超过 100 个篇幅、体例格式相近的、安排合理的章节中,同时保留了本书享誉盛名的交叉参照和文献引用。新的编排方式旨在使内容更容易被读者访问和学习(纸质版和电子版)。

带着新的结构和格式,以及修订和更新的内容,我希望这本第 8 版的《神经外科手册》可以为读者提供更有价值的资源。

格林伯格(Mark S. Greenberg)

赠　言

谨将第 8 版的《神经外科手册》献给我美丽的妻子 Debbie，是她鼓励我、让我成为最好的自己。

还要将本书献给"Duke"（August Henry Wagner Ⅲ），本书作者之一 Jayson Sack 心爱的叔叔，在本书出版的过程中罹患了致命的动脉瘤性蛛网膜下隙出血。他无私的生命大大鼓舞了 Jayson 和他的家人。他将被铭记，永不忘却。

致　谢

我要感谢所有参与编写第 8 版《神经外科手册》的人们。感谢提供材料的人们，以及 Thieme 医学出版社我认识以及不认识的人们。感谢 Thieme 医学出版社的主席 Brian Scanlan，他提供了各种资源，使这本书免于彻底消失的命运。感谢 Sarah Landis 和 Torsten Scheihagen 在本书编辑方面的帮助。向 Thieme 临床解决方案总监 Michael Wachinger 博士致以最深切的感谢，他花费了无数时间并进行了多次横跨大西洋的旅行，亲自指导将本书信息重新编排在一个更容易使用和更富有逻辑的框架下，并确保了本书内容在软件传送过程中的完好无缺。

此外，还要感谢我的同事和南佛罗里达大学神经外科的住院医师，我每天都从他们身上学习很多的知识。特别感谢我们的主席 Harry van Loveren 医师，感谢他诚挚的建议、冷静沉着的领导以及他对我们在神经外科领域追求卓越的鼓舞。

凡 例

◆ 表框(Box)类型

本书包含以下七种表框类型。

药物信息

药物说明和剂量。

要　点

简要基础知识。

临床指南

以循证医学为基础的指南。见下文的定义。有关本书所包含的循证指南的列表，请参阅"临床指南"下的索引。

手术筹备

本部分内容常出现在一些论及手术操作的位置，以帮助制订手术计划。包含一些常规的缺省信息。例如，如果麻醉方法不同于常规，则在该部分中注明所用麻醉方法。用这种方式注明的一系列手术操作可在"手术筹备"下的索引内找到。

Σ

从相关文本汇总或整合信息。

辅助信息

例如，Greenberg IMHO。

体征/症状

描述体征和症状。

◆ 交叉参照

当参照的项目在同一页面上或在后几页或前几页时,通常使用"见下文"和"见上文"。当参照项目在较远的页面时,通常给出该页所在章节的标题序号。

◆ 默认信息

这些详细信息不会在每个部分或"手术筹备"表框中重复。

1. 位置:(取决于操作)

体位:因不同的手术而异。

2. 术前:

(1) 午夜后禁食,如需服用药物,可抿一小口水吞服。

(2) 抗凝药物的使用:香豆素(Coumadin®)需在术前 3 天以上停用,硫酸氯吡格雷(Plavix®)停用 5～7 天,阿司匹林停用 7～10 天,其他非甾体消炎药停用 5 天以上。

3. 心、肺、肝、肾等功能检查正常。

4. 麻醉:如未特殊说明,则表明使用全身麻醉。

5. 设备:如超声吸引、影像导航系统等特殊器械。

6. 仪器使用:院内应备有常用的手术器械。特殊器械会特别列出。

7. 植入物:通常需要厂商提供。

8. 如需神经功能监测会标明。

9. 术后:通常在病房(开颅术后多需在 ICU)监护。

10. 备血。

11. 签署手术知情同意书。通常包含以下条款:

免责声明:知情同意需要说明手术的风险与益处,这些风险与益处会影响病人的决定。知情同意书无法包含所有的可能性。下文所列出的条款可以出现在很多手术的知情同意书中,但并非包含全部。该部分忽略的内容并不意味着不重要或无须提及。

(1) 手术过程:常规的步骤及较为常见的意外事件。

(2) 替代方法:几乎所有情况都可选非手术治疗(即"保守"疗法)。

(3) 并发症:

1) 常见的麻醉风险:心脏病发作、(脑)卒中、肺炎等。

2) 感染:任何侵袭性操作均有此风险。

3) 常见开颅术并发症:术中及术后出血,手术区域相关的神经功能障碍。后者包括瘫痪、感觉异常、协调障碍等。

4) 常见脊柱手术的并发症:包括因损伤神经或脊髓而造成的麻木、无力、瘫痪,手术未达到预期效果,硬膜破损而致脑脊液漏,少数情况下需手术修补。器械相关的并发症包括:断裂、拔出、位置不正。俯卧位手术术中大出血

(>2 000 ml)可导致失明(术后缺血性视神经病变,PION),这种情况极罕见,但后果很严重,故在此提及。

◆ 循证医学

定义:书中"临床指南"定义见下表。

推 荐 强 度		描　　　述
Level Ⅰ,Ⅱ,Ⅲ[a]	Level A, B, C, D[b]	
Level Ⅰ 在临床应用中推荐强度最大	Level A	有持续的 Class Ⅰ 证据支持(设计良好的、随机前瞻性对照试验)
	Level B	有单个 Class Ⅰ 或持续的 Class Ⅱ 证据支持,尤其在不适宜行随机临床试验的情况下
Level Ⅱ 在临床应用中推荐强度中等	Level C	通常来自 Class Ⅱ(一个或多个设计良好的临床对照试验或设计欠佳的随机试验)或较多的 Class Ⅲ 证据支持
Level Ⅲ 临床应用可行性不确定	Level D	通常来自 Class Ⅲ 证据支持(病例组研究、历史资料对照、个例报道或专家意见),对教学及未来的研究有帮助

a 与第 3 版重症创伤性脑损伤治疗指南中的格式一致(Brain Trauma Foundation: introduction. J Neurotrauma 24, Suppl 1: S1 - S2,2007)
b 与颈部退行性疾病外科治疗指南中的格式一致[Mau PG. et al: int reduction an methodology. J Neurosurg: Spine 11(2): 101 - 103,2009]

缩写与符号

a.	artery（aa. ＝arteries）动脉
AA	anaplastic astrocytoma 间变性星形细胞瘤
ABC	aneurysmal bone cyst 动脉瘤性骨囊肿
Abx.	antibiotics 抗生素
AC	arachnoid cyst 蛛网膜囊肿
ACA	anterior cerebral artery 大脑前动脉
ACAS	asymptomatic carotid artery stenosis or Asymptomatic Carotid Atherosclerosis Study 无症状性颈动脉狭窄或无症状性颈动脉粥样硬化研究
ACDF	anterior cervical discectomy & fusion 前路颈椎间盘切除术和融合术
ACE	angiotensin-converting enzyme 血管紧张素转换酶
ACh	acetylcholine（neurotransmitter）乙酰胆碱（神经递质）
AChA	anterior choroidal artery 脉络膜前动脉
ACoA	anterior communicating artery 前交通动脉
ACTH	adrenocorticotropic hormone（corticotropin）促肾上腺皮质激素
AD	autosomal dominant 常染色体显性
ADH	antidiuretic hormone 抗利尿激素
ADI	atlantodental interval 寰齿间隙
ADPKD	autosomal dominant polycystic kidney disease 常染色体显性多囊性肾病
ADQ	abductor digiti quinti（or minimi）小指展肌
AED	anti-epileptic drug（anticonvulsant）抗癫痫药（抗惊厥药）
AFP	alpha-fetoprotein 甲胎蛋白
Ag	antigen 抗原
AHCPR	Agency for Health Care Policy and Research（of the U. S. Public Health Service）（美国公共卫生服务局下属）医疗保健政策和研究机构
AICA	anterior inferior cerebellar artery 小脑前下动脉

AIDP	acute inflammatory demyelinating polyradiculoneuropathy 急性炎症性脱髓鞘性多发性神经病变
AIDS	acquired immunodeficiency syndrome 获得性免疫缺陷综合征
AIN	anterior interosseous neuropathy 前骨间神经病变
AD	autosomal dominant（inheritance）常染色体显性（遗传）
AFO	ankle-foot-orthosis 足踝矫形器
AKA	also known as 也称为
ALIF	anterior lumbar interbody fusion 前路腰椎体间融合
ALARA	as low as reasonably achievable 理论上可实现的最低水平
A-line	arterial line 动脉线
ALL	anterior longitudinal ligament 前纵韧带
ALS	amyotrophic lateral sclerosis 肌萎缩性侧索硬化
AMS	acute mountain sickness 急性高原反应
AN	acoustic neuroma 听神经鞘瘤
ANA	antinuclear antibodies 抗核抗体
AOD	atlantooccipital dislocation 寰枕脱位
AOI	atlantooccipital interval 寰-枕间隙
AP	anterior-posterior 前后位
APAG	antipseudomonal aminoglycoside 抗假单胞菌氨基糖苷
APAP	acetaminophen 对乙酰氨基酚
APD	afferent pupillary defect 瞳孔传入障碍
APTT	(or PTT) activated partial thromboplastin time 活化部分凝血活酶时间
ARDS	adult respiratory distress syndrome 成人呼吸窘迫综合征
ASA	American Society of Anesthesiologists or aspirin（acetylsalicylic acid）美国麻醉医师协会或阿司匹林(乙酰水杨酸)
ASAP	as soon as possible 尽快
ASD	antisiphon device 抗虹吸设备
AT	anterior tibialis（tibialis anterior）胫骨前肌
AT/RT	atypical teratoid/rhabdoid tumor 非典型性畸胎瘤样/横纹肌样瘤
ASHD	atheroscleroticheart disease 动脉粥样硬化性心脏病
AVM	arteriovenous malformation 动静脉畸形
AVP	arginine vasopressin 精氨酸血管加压素
β - hCG	beta-human chorionic gonadotropin β-人绒毛膜促性腺激素
BA	basilar artery 基底动脉
BBB	blood-brain barrier 血-脑屏障

BC	basal cisterns 基底池
BCP	birth control pills（oral contraceptives）避孕药（口服避孕药）
BCVI	blunt cerebrovascular injury 钝性脑血管损伤
BG	basal ganglia 基底神经节
BI	basilar impression/invagination 颅底受压/凹陷症
BMD	bone mineral density 骨密度
BMP	bone morphogenic protein 骨形态生成蛋白
BOB	benign osteoblastoma 良性成骨细胞瘤
BP	blood pressure 血压
BR	bed rest（activity restriction）卧床休息（制动）
BSF	basal skull fracture 颅底骨折
BSG	brain stem glioma 脑干胶质瘤
Ca	cancer 癌症
CA	cavernous angioma 海绵状血管瘤
CAA	cerebral amyloid angiopathy 脑淀粉样血管病
CABG	coronary artery bypass graft 冠状动脉旁路移植术
CAD	coronary artery disease 冠状动脉疾病
CAT	(or CT) computerized（axial）tomography 计算机（轴向）断层扫描
CBF	cerebral blood flow 脑血流量
CBV	cerebral blood volume 脑血容量
CBZ	carbamazepine 卡马西平
CCB	calcium-channel blocker 钙通道阻滞剂
CCF	carotid-cavernous（sinus）fistula 颈动脉海绵窦瘘
CCHD	congenital cyanotic heart disease 先天性心脏病
CD	Cushing's disease 库欣病
CEA	carotid endarterectomy or carcinoembryonic antigen 颈动脉内膜剥脱术或癌胚抗原
CECT	contrast enhanced CT 对比增强 CT 扫描
cf	(Latin：confer) compare 对比
cGy	centi-Gray（1 cGy＝ 1 rad）厘戈瑞
CHF	congestive heart failure 充血性心力衰竭
CI	confidence interval（statistics）置信区间（统计）
CIDP	chronic inflammatory demyelinating polyradiculoneuropathy 慢性炎症性脱髓鞘性多发性神经病变
CIP	critical illness polyneuropathy 危重病性多发性神经病
CJD	Creutzfeldt-Jakob disease Creutzfeldt-Jakob 病

CM	cavernous malformation 海绵状血管畸形
CMAP	compound motor action potential（EMG）复合运动动作电位
$CMRO_2$	cerebral metabolic rate of oxygen consumption 脑耗氧代谢率
CMT	Charcot-Mane-Tooth 腓骨肌萎缩症
CMV	cytomegalovirus 巨细胞病毒
CNL	chemonucleolysis 化学髓核溶解术
CNS	central nervous system 中枢神经系统
cCO	continuous cardiac output 连续心排血量
CO	cardiac output or carbon monoxide 心排血量或一氧化碳
CPA	cerebellopontine angle 脑桥小脑三角
CPM	central pontine myelinolysis 脑桥中央髓鞘溶解
CPN	common peroneal nerve 腓总神经
CPP	cerebral perfusion pressure 脑灌注压
Cr.N.	cranial nerve(s) 脑神经
CRH	corticotropin-releasing hormone 促肾上腺皮质激素释放激素
CRP	C-reactive protein C 反应蛋白
CRPS	complex regional pain syndrome 复杂性区域性疼痛综合征
CSM	cervical spondylotic myelopathy 脊髓型颈椎病
CSO	craniosynostosis 颅缝早闭
CSW	cerebral salt wasting 脑性耗盐
CTA	CT angiogram CT 血管造影
CTP	CT perfusion CT 灌注
CTS	carpal tunnel syndrome 腕管综合征
CVA	cerebrovascular accident（stroke）脑血管意外(卒中)
CVP	central venous pressure 中心静脉压
CVVT	cerebrovascular venous thrombosis 脑血管静脉血栓形成
CVR	cerebrovascular resistance 脑血管阻力
CVS	cerebral vasospasm 脑血管痉挛
CXR	chest X-ray 胸部 X 线检查
DACA	distal anterior cerebral artery 大脑前动脉远端
DAI	diffuse axonal injury 弥漫性轴索损伤
DBM	demineralized bone matrix 脱钙骨基质
D/C	discontinue 停止
DDAVP	1-deamino-8-D-arginine vasopressin（desmopressin）1－脱氨基－8－D－精氨酸加压素(去氨加压素)
DDx	differential diagnosis 鉴别诊断
DBS	deep brain stimulation 脑深部电刺激

DI	diabetes insipidus 尿崩症
DIND	delayed ischemic neurologic deficit 迟发型缺血性神经功能缺损
DIG	desmoplastic infantile astrocytoma and ganglioglioma 婴幼儿促纤维增生性星形细胞瘤和神经节神经胶质瘤
DISH	diffuse idiopathic skeletal hyperostosis 弥漫性特发性骨肥厚
DKA	diabetic keto-acidosis 糖尿病酮症酸中毒
DLC	disco-ligamentous complex 椎间盘韧带复合体
DLIF	direct lateral lumbar interbody fusion 直接外侧腰椎体融合
DOC	drug of choice 药物的选择
DM	diabetes mellitus 糖尿病
DMZ	dexamethasone 地塞米松
DNT	(or DNEI) dysembryoplastic neuroepithelial tumors 胚胎发育不良性神经上皮性肿瘤
DOE	dyspnea on exertion 劳力性呼吸困难
DOMS	delayed onset muscle soreness 延迟性肌肉酸痛
DPL	diagnostic peritoneal lavage 诊断性腹腔灌洗
DREZ	dorsal root entry zone lesion 脊髓后根入髓区病变
DSA	digital subtraction angiogram 数字减影血管造影
DSD	degenerative spine disease 脊柱退行性变
DST	dural sinus thrombosis 硬膜窦血栓形成
DT	delirium tremens 震颤性谵妄
DTT	diffusion tensor tractography MRI 弥散张量成像
DVT	deep-vein thrombosis 深静脉血栓形成
DWI	(or DWMRI) diffusion-weighted imaging（MRI）弥散加权成像
EAC	external auditory canal 外耳道
EAM	external auditory meatus 外耳道
EAST	Eastern Association for the Surgery of Trauma 东方创伤外科协会
EBRT	external beam radiation therapy 外放射治疗
EBV	Eastern-Barr virus EB 病毒
ECM	erythema chronicum migrans 慢性游走性红斑
EDC	electrolytically detachable coils 电解可脱性弹簧圈
EDH	epidural hematoma 硬膜外血肿
EHL	extensor hallicus longus 拇长伸肌
ELISA	enzyme-linked immunosorbent assay 酶联免疫吸附试验
ELST	endolymphatic sac tumors 内淋巴囊肿瘤
EM	electron microscope（microscopy）电子显微镜（显微镜）

ENG	electronystagmography 眼震电图描记法
ENT	ear, nose and throat (otolaryngology) 耳、鼻和咽喉（耳鼻咽喉科）
EOM	extra-ocular muscles 眼外肌
EOO	external oculomotor ophthalmoplegia 眼外肌麻痹
ESR	erythrocyte sedimentation rate 红细胞沉降率
EST	endodermal sinus tumor 内胚窦肿瘤
EtOH	ethyl alcohol (ethanol) 乙醇
ET tube	endotracheal tube 气管插管
ETV	endoscopic third ventriculostomy 内镜下第三脑室造瘘术
EVD	external ventricular drain (ventriculostomy) 脑室外引流（脑室造瘘术）
FCU	flexor carpi ulnaris 桡侧腕屈肌
FDP	flexor digitorum profundus 指深屈肌
FIM	functional independence measure 功能独立性评定
FLAIR	fluid-attenuated inversion recovery (on MRI) 液体衰减反转恢复序列
FM	face mask 面罩
FMD	fibromuscular dysplasia 肌纤维发育不良
FSH	follicle stimulating hormone 促卵泡素
F/U	follow-up 随访
FUO	fever of unknown origin 原因不明的发热
GABA	gamma-aminobutyric acid γ-氨基丁酸
GBM	glioblastoma (multiforme) 多形性胶质母细胞瘤
GBS	Guillain-Barre syndrome 吉兰-巴雷综合征
GCA	giant cell arteritis 巨细胞动脉炎
GCS	Glasgow coma scale 格拉斯哥昏迷评分
GCT	granular cell tumor or germ cell tumor 颗粒细胞瘤或生殖细胞肿瘤
GD	Graves' disease Graves 病
GFAP	glial fibrillary acidic protein 胶质原纤维酸性蛋白
GGT	gamma glutamyl transpeptidase γ谷氨酰转肽酶
GH	growth hormone 生长激素
GH－RH	growth hormone releasing hormone 生长激素释放激素
GMH	germinal matrix hemorrhage 生发基质出血
GNR	gram negative rods 革兰氏阴性杆菌
GnRH	gonadotropin-releasing hormone 促性腺激素释放激素

GSW	gunshot wound 火器伤
GTC	generalized tonic-clonic（seizure）广义强直-阵挛发作（癫痫）
H/A	headache 头痛
H&H	Hunt and Hess（SAH grade）　Hunt 和 Hess（SAH）分级
H&P	history and physical exam 病史和体格检查
HBsAg	hepatitis B surface antigen 乙型肝炎表面抗原
HCD	herniated cervical disc 颈椎间盘突出
hCG	human chorionic gonadotropin 人绒毛膜促性腺激素
HCP	hydrocephalus 脑积水
HDT	hyperdynamic therapy 高血流动力性治疗
HGB	hemangioblastoma 成血管细胞瘤
Hgb - A1C	hemoglobin A1C 糖化血红蛋白
hGH	human growth hormone 人类生长激素
HH	hypothalamic hamartomas or homonymous hemianopsia 下丘脑错构瘤或同向性偏盲
HHT	hereditary hemorrhagic telangiectasia 遗传性出血性毛细血管扩张
HIV	human immunodeficiency virus 人类免疫缺陷病毒
HLD	herniated lumbar disc 腰椎间盘突出
HLA	human leukocyte antigen 人类白细胞抗原
H.O.	house officer 住院医师
HNP	herniated nucleus pulposus（herniated disc）椎间盘髓核脱出（椎间盘突出）
HNPP	hereditary neuropathy with liability to pressure palsies 遗传性压力易感性神经病
HOB	head of bed 床头
HPA	hypothalamic-pituitary-adrenal axis 下丘脑-垂体-肾上腺轴
HSE	herpes simplex encephalitis 单纯疱疹脑炎
HTN	hypertension 高血压
IAC	internal auditory canal 内听道
IASDH	infantile acute subdural hematoma 婴儿急性硬膜下血肿
ICA	internal carotid artery 颈内动脉
ICG	indocyanine green 吲哚菁绿
ICH	intracerebral hemorrhage 颅内出血
IC - HTN	intracranial hypertension（increased ICP）颅内压增高
ICP	intracranial pressure 颅内压
ICU	intensive care unit 重症监护病房

IDDM	insulin-dependent diabetes mellitus 胰岛素依赖性糖尿病	
IDET	intradiscal endothermal therapy 椎间盘内电热疗法	
IEP	immune electrophoresis 免疫电泳	
IG	image guidance（intra-operative）术中影像引导	
IGF-1	insulin-like growth factor-1（AKA somatomedin-C）胰岛素样生长因子-1（又名生长调节素-C）	
IIH	idiopathic intracranial hypertension（pseudotumor cerebri）特发性颅内高压	
IIHWOP	idiopathic intracranial hypertension without papilledema 不伴视乳头水肿的特发性颅内高压	
IJV	internal jugular vein 颈内静脉	
IMRT	intensity modulated radiation therapy 调强适形放射治疗	
INO	internuclear ophthalmoplegia 核间眼肌麻痹	
INR	international normalized ratio 国际标准化比率	
IPS	inferior petrosal sinus 岩下窦	
IPA	idiopathic paralysis agitans（Parkinson's disease）特发性震颤麻痹（帕金森病）	
ISAT	International Subarachnoid Hemorrhage Aneurysm Trial 国际蛛网膜下隙出血动脉瘤试验	
IT	intrathecal 鞘内	
ITB	intrathecal baclofen 巴氯芬鞘内注射	
IVC	intraventricular catheter or inferior vena cava 脑室置管或下腔静脉	
IVH	intraventricular hemorrhage 脑室内出血	
IVP	intravenous push（medication route）or intravenous pyelogram（X-ray study）静脉推注（给药途径）或静脉注射肾盂造影（X线检查）	
JPS	joint position sense 关节位置感	
LBP	low back pain 腰痛	
LDD	Lhermitte-Duclos disease Lhermitte-Duclos病	
LE	lower extremity 下肢	
LFT	liver function tests 肝功能检查	
LGG	low-grade glioma 低级别胶质瘤	
LH	luteinizing hormone 黄体生成素	
LH-RH	luteinizing hormone releasing hormone 促黄体素释放素	
LMD	low molecular weight dextran 低分子右旋糖酐	
LMN	lower motor neuron 下运动神经元	

LMW	low-molecular-weight（e.g. heparins）低分子量（如肝素）	
LOC	loss of consciousness 意识丧失	
LOH	loss of heterozygosity 杂合子丢失	
LP	lumbar puncture 腰椎穿刺	
LSO	lumbo-sacral orthosis 腰骶矫形器	
MAC	mycobacterium avian complex 禽分枝杆菌复合体	
MAOI	monoamine oxidase inhibitor 单胺氧化酶抑制剂	
MAP	mean arterial pressure 平均动脉压	
MAST®	military anti-shock trousers 军用抗休克裤	
MB	medulloblastoma 髓母细胞瘤	
MBEN	medulloblastoma with extensive nodularity 广泛结节状态的髓母细胞瘤	
MBI	modified Barthel index 改良 Barthel 指数	
MBS	medulloblastoma 髓母细胞瘤	
MCA	middle cerebral artery 大脑中动脉	
MCP	mean carotid pressure or metacarpal phalangeal 平均颈动脉压或掌指关节	
MDCTA	multidetector CT angiography 多探头 CT 血管造影	
MDMA	methylenedioxymethamphetamine 亚甲基二氧基甲基苯丙胺	
MI	myocardial infarction 心肌梗死	
MIB-1	monoclonal anti-Ki-67 antibody 单克隆抗 Ki-67 抗体	
MIC	minimum inhibitory concentration（for antibiotics）最低抑菌浓度（抗生素）	
MID	multi-infarct dementia 多发梗死性痴呆	
MISS	minimally invasive spine surgery 微创脊柱手术	
mJOA	modified Japanese Orthopedic Association scale 改良骨科协会量表	
MLF	medial longitudinal fasciculus 内侧纵束	
MIS	midline shift 中线偏移	
MM	myelomeningocele or multiple myeloma 脊髓脊膜膨出或多发性骨髓瘤	
MMD	moyamoya disease 烟雾病	
MMN	multifocal motor neuropathy 多灶性运动神经病	
MMPI	Minnesota Multiphasic Personality Inventory 明尼苏达州多向性格测量表	
mos	months 月	
MPTP	1-methyl-4-phenyl-1,2,3,6-tetrahydropyridine 1-甲基-4-苯	

基-1,2,3,6-四氢吡啶

MRA	MRI angiogram MRI 血管造影
MRS	MRI spectroscopy MRI 波谱分析
MRSA	methicillin resistant staphylococcus aureus 耐甲氧西林金黄色葡萄球菌
MS	microsurgery or multiple sclerosis 显微外科或多发性硬化症
MSO4	morphine sulfate 硫酸吗啡
MTP	metatarsal phalangeal 跖趾
MTT	meant transit time（on CT perfusion）平均通过时间（CT 灌注）
MUAP	motor unit action potential 运动单位动作电位
MVA	motor vehicle accident 机动车事故
MVD	microvascular decompression 微血管减压
n.	nerve（nn. = nerves）神经
Na	（or Na⁺）sodium 钠
N₂O	nitrous oxide 一氧化二氮
NAA	N-acetyl aspartate N-乙酰天冬氨酸
NAP	nerve action potential 神经动作电位
NASCET	North American Symptomatic Carotid Endarterectomy Trial 北美症状性颈动脉内膜剥脱术试验
NB	（Latin：nota bene）note well （拉丁语）注意
NC	nasal cannula 鼻导管
NCCN	National Comprehensive Cancer Network 国家综合癌症网络
NCD	neurocutaneous disorders 神经皮肤疾病
NCV	nerve conduction velocity 神经传导速度
NEC	neurenteric cyst or necrotizing enterocolitis 肠源性囊肿或坏死性小肠结肠炎
NEXUS	National Emergency X-Radiography Utilization Study 国家急诊X线利用情况研究
NF	（or NFT）neurofibromatosis 神经纤维瘤
NF1	neurofibromatosis type 1 神经纤维瘤病 1 型
NF2	neurofibromatosis type 2 神经纤维瘤病 2 型
NG tube	nasogastric tube 鼻胃管
NGGCT	non-germinomatous germ cell tumors 非胚胎性生殖细胞瘤
NIHSS	NIH Stroke Scale NIH 卒中量表
NMBA	neuromuscular blocking agent 神经肌肉阻滞剂
NMO	neuromyelitis optica（Devic disease）视神经脊髓炎（Devic 病）
NPH	normal pressure hydrocephalus 正常压力性脑积水

NPS	neuropathic pain syndrome	神经疼痛综合征
NS	normal saline	生理盐水
NSAID	non-steroidal anti-inflammatory drug	非甾体消炎药
NSCLC	non-small-cell cancer of the lung	非小细胞肺癌
NSF	nephrogenic systemic fibrosis	肾源性系统性纤维化
NSM	neurogenic stunned myocardium	神经源性心肌顿抑
N/V	nausea and vomiting	恶心和呕吐
NVB	neurovascular bundle	神经血管束
OAD	occipital atlantal dislocation	寰枕脱位
OALL	ossification of the anterior longitudinal ligament	前纵韧带骨化
OC	occipital condyle	枕髁
OCB	oligoclonal bands (in CSF)	寡克隆带（脑脊液）
OCF	occipital condyle fracture	枕髁骨折
ODG	oligodendroglioma	少突神经胶质瘤
OEF	oxygen extraction fraction	氧摄取分数
OFC	occipital-frontal (head) circumference	枕-额周径
OGST	oral glucose suppression test (for growth hormone)	口服葡萄糖抑制试验（生长激素）
OMO	open-mouth odontoid (C-spine x-ray view)	张口位（颈椎 X 线检查）
OMP	oculomotor (third nerve) palsy	动眼神经麻痹
ONSF	optic nerve sheath fenestration	视神经鞘开窗术
OP	opening pressure (on LP)	开放压力（腰椎穿刺）
OPLL	ossification of the posterior longitudinal ligament	后纵韧带骨化
ORIF	open reduction/internal fixation	切开复位内固定
OS	overall survival	总体存活率
OTC	over the counter (i.e. without prescription)	非处方药
PACU	post-anesthesia care unit (AKA recovery room, PAR)	麻醉后护理单元（即恢复室）
PADI	posterior atlantodental interval	寰齿后间隙
PAN	poly- (or peri-) arteritis nodosa	结节性动脉炎
PBPP	perinatal brachial plexus palsy	围生期的臂丛神经麻痹
$PbtO_2$	brain tissue oxygen tension	脑组织氧张力
PC	pineal cyst	松果体囊肿
PCA	pilocytic astrocytoma or posterior cerebral artery	毛细胞性星形细胞瘤或大脑后动脉
PCB	pneumatic compression boot	气压式靴

PCC	prothrombin complex concentrate 凝血酶原复合物
PCI	prophylactic cranial irradiation 预防性全脑照射
PCN	penicillin 青霉素
PCNSL	primary CNS lymphoma 原发性中枢神经系统淋巴瘤
P-comm	posterior communicating artery 后交通动脉
PCV	procarbazine，CCNU，& vincristine（chemotherapy）丙卡巴肼、CCNU 和长春新碱（化疗）
PCWP	pulmonary capillary wedge pressure 肺毛细血管楔压
PDA	patent ductus arteriosus 动脉导管未闭
PDN	painful diabetic neuropathy 痛性糖尿病神经病
PDR	Physicians Desk Reference® 医师桌上参考手册
peds	pediatrics（infants & children）儿科（婴儿和儿童）
PEEK	poly-ether-ether-ketone（graft material）聚芳醚酮（移植物）
PET	positron emission tomography（scan）正电子发射断层扫描
p-fossa	posterior fossa 颅后窝
PFS	progression-free survival 无进展生存期
PFT	pulmonary function test 肺功能测试
PHN	postherpetic neuralgia 带状疱疹后神经痛
PHT	phenytoin（Dilantin®）苯妥英（大仑丁）
PICA	posterior inferior cerebellar artery 小脑后下动脉
PIF	prolactin release inhibitory factor 催乳素释放抑制因子
PIN	posterior interosseous neuropathy 骨间后神经病
PION	posterior ischemic optic neuropathy 后部缺血性视神经病变
PIVH	periventricular-intraventricular hemorrhage 脑室旁-脑室内出血
PLAP	placental alkaline phosphatase 胎盘型碱性磷酸酶
PLED	periodic lateralizing epileptiform discharges 周期性侧索痫性放电
PLIF	posterior lumbar interbody fusion 后入路椎体间融合术
PM	pars marginalis 缘部
PMA	progressive muscular atrophy or pilomyxoid astrocytoma 进行性肌萎缩或毛细胞黏液样星形细胞瘤
PMH	pure motor hemiparesis 运动性轻偏瘫
PML	progressive multifocal leukoencephalopathy 进行性多灶性脑白质病
PMMA	polyinethylmethacrylate（methylmethacrylate）聚甲基丙烯酸甲酯
PMR	polymyalgia rheumatica 风湿性多发性肌痛

PMV	pontomesencephalic vein	脑桥中脑前静脉
PNET	primitive neuroectodermal tumor	原始神经外胚层肿瘤
POD	post-operative day	术后当天
PPV	positive predictive value：in unselected patients who test positive，PPV is the probability that the patient has the disease 阳性预测值：在未经选择的检查呈阳性的病人中，PPV 反映了病人患有目标疾病的可能性	
PR	per rectum	直肠给药
PRES	posterior reversible encephalopathy syndrome	可逆性后部脑病综合征
PRF	prolactin releasing factor	催乳素释放因子
PRIF	prolactin（releasing）inhibitory factor	催乳素抑制因子
PRN	as needed	必要时
PRSP	penicillinase resistant synthetic PCN	耐青霉素酶青霉素
PSNP	progressive supra-nuclear palsy	进行性核上性麻痹
PSR	percutaneous stereotactic rhizotomy（for trigeminal neuralgia）经皮立体定向神经根切断术（三叉神经痛）	
PSW	positive sharp waves（on EMG）	正相尖波（肌电图）
pt	patient	病人
PT	physical therapy or prothrombin time	理疗或凝血酶原时间
PTC	pituicytoma	垂体细胞瘤
PTR	percutaneous trigeminal rhizotomy	经皮三叉神经根切断术
PTT	partial thromboplastin time	部分凝血活酶时间
PUD	peptic ulcer disease	消化性溃疡病
PVP	percutaneous vertebroplasty	经皮椎体成形术
PWI	perfusion-weighted imaging（MRI）	MRI 灌注加权成像
PXA	pleomorphic xanthoastrocytoma	多形性黄色瘤型星形细胞瘤
q	（Latin：quaque）every（medication dosing）	每
RA	rheumatoid arthritis	类风湿关节炎
RAPD	relative afferent pupillary defect	相对性瞳孔传入障碍
RASS	Richmond agitation-sedation scale	RASS 镇静评分
RCVS	reversible cerebral vasoconstrictive syndrome	可逆性脑血管收缩综合征
rem	roentgen-equivalent man	人体伦琴当量
REZ	root entry zone	背根入髓区
RFR	radiofrequency rhizotomy	射频神经根切断术
rFⅦa	recombinant（activated）factor Ⅶ	重组活化Ⅶ因子

RH	recurrent artery of Heubner Heubner 回返动脉
rhBMP	recombinant human BMP 重组人骨形态生成蛋白
R/O	rule out 排除
ROM	range of motion 移动度
RPA	recursive partitioning analysis 独立递归分级指数
RPDB	randomized prospective double-blind 随机前瞻性双盲试验
RPLS	reversible posterior leukoencephalopathy syndrome；see posterior reversible encephalopathy syndrome 可逆性后部白质脑病综合征，见后部白质脑病综合征
RPNB	randomized prospective non-blinded 随机前瞻性非双盲试验
RTOG	Radiation Therapy Oncology Group 肿瘤放射治疗协作组
RTP	return to play（sports）返回工作（运动）
rt-PA	recombinant tissue plasminogen activator （ AKA tissue plasminogen activator）重组组织纤溶酶原激活物（即组织纤溶酶原激活物）
RTX	（or XRT）radiation therapy 放射治疗
S/S	signs and symptoms 体征和症状
SAH	subarachnoid hemorrhage 蛛网膜下隙出血
SBE	subacute bacterial endocarditis 亚急性细菌性心内膜炎
SBO	spina bifida occulta 隐性脊柱裂
SBP	systolic blood pressure 体循环血压
SCA	superior cerebellar artery 小脑上动脉
SCLC	small-cell lung cancer 小细胞肺癌
SCD	sequential compression device 充气加压装置
SCI	spinal cord injury 脊髓损伤
SCM	sternocleidomastoid（muscle）胸锁乳突肌
SD	standard deviation 标准差
SDE	subdural empyema 硬膜下积脓
SDH	subdural hematoma 硬膜下血肿
SE	status epilepticus（for seizures）癫痫持续状态
SEA	spinal epidural abscess 脊髓硬膜外脓肿
SEP	（or SSEP）somatosensory evoked potential 躯体感觉诱发电位
SG	specific gravity 比重
SIAD	syndrome of inappropriate antidiuresis 抗利尿激素分泌不当综合征
SIADH	syndrome of inappropriate antidiuresis hormone （ ADH ） secretion 抗利尿激素分泌异常综合征

SIDS	sudden infant death syndrome 婴儿猝死综合征
SIH	spontaneous intracranial hypotension 自发性低颅压
SIRS	septic inflammatory response syndrome 感染-全身炎症反应
$SjVO_2$	jugular venous oxygen saturation 颈内静脉血氧饱和度
SLAD	surgical laser aiming device 外科激光瞄准装置
SLE	systemic lupus erythematosus 系统性红斑狼疮
SLIC	subaxial injury classification 枢椎下区脊髓损伤分类
SMC	spinal meningeal cyst 脊髓脊膜囊肿
SMT	spinal manipulation therapy 脊椎推拿疗法
SNAP	sensory nerve action potential（EMG）感觉神经动作电位
SNUC	sinonasal undifferentiated carcinoma 鼻窦未分化癌
SOMI	sternal-occipital-mandibular immobilizer 胸骨枕下颌固定器
SON	supraorbital neuralgia 眶上神经痛
S/P	status-post 病后状态
SPAM	subacute progressive ascending myelopathy 亚急性进展性上行脊髓病
SPECT	single positron emission computed tomography（scan）单光子发射计算机断层显像
SPEP	serum protein electrophoresis 血清蛋白电泳
sPNET	supratentorial primitive neuroectodermal tumor 幕上原始神经外胚层肿瘤
SQ	subcutaneous injection 皮下注射
SRS	stereotactic radiosurgery 立体定向放射外科
SRT	stereotactic radiotherapy 立体定向放射治疗
SSEP	(or SEP) somatosensory evoked potential 体感诱发电位
SSPE	subacute sclerosing panencephalitis 亚急性硬化性全脑炎
SSRI	selective serotonin reuptake inhibitors 选择性5-羟色胺再摄取抑制剂
SSS	superior sagittal sinus 上矢状窦
STA	superficial temporal artery 颞浅动脉
STICH	Surgical Trial in Intracerebral Haemorrhage 颅内出血手术试验
STIR	short tau inversion recover（MRI image）短 τ 反转恢复（MRI）
STN	subthalamic nucleus 丘脑底核
STSG	Spine Trauma Study Group 脊髓外伤研究小组
SUNCT	short-lasting unilateral neuralgiform H/A with conjunctival injection and tearing 短暂性神经痛样头痛发作伴结膜充血和流泪

SVC	superior vena cava 上腔静脉
SVM	spinal vascular malformations 脊髓血管畸形
SVR	systemic venous resistance 系统性静脉阻力
SVT	supraventricular tachycardia 室上性心动过速
Sz.	seizure 癫痫
T_1WI	T1 weighted image（on MRI）T_1加权像（MRI）
T_2WI	T2 weighted image（on MRI）T_2加权像（MRI）
TAL	transverse atlantal ligament 寰椎横韧带
TBA	total bilateral adrenalectomy 双侧肾上腺全切术
TBI	traumatic brain injury 脑外伤
TCA	tricyclic antidepressants 三环类抗抑郁药
TCD	transcranial doppler 经颅多普勒
TDL	tumefactive demyelinating lesions 肿瘤样脱髓鞘病变
TE	time to echo（on MRI）回波时间（MRI）
TEE	transesophageal echocardiogram 超声心动图
TEN	toxic epidermal necrolysis 中毒性表皮坏死松解症
TENS	transcutaneous electrical nerve stimulation 经皮神经电刺激
TGN	trigeminal neuralgia 三叉神经痛
T‐H lines	Taylor‐Haughton lines Taylor‐Haughton 线
TIA	transient ischemic attack 短暂性脑缺血发作
TICH	traumatic intracerebral hemorrhage（hemorrhagic contusion）创伤性脑出血（出血性挫伤）
TIVA	total intravenous anesthesia 全静脉麻醉
TLIF	transforaminal lumbar interbody fusion 经椎间孔椎体间融合术
TLISS	thoracolumbar injury seventy score 胸腰椎损伤评分系统
TLJ	thoracolumbar junction 胸腰交界部
TLSO	thoracolumbar-sacral orthosis 胸腰骶矫形器
TM	tympanic membrane 鼓膜
TMB	transient monocular blindness（amaurosis fugax）短暂性单眼盲（黑矇）
t‐PA	tissue plasminogen activator 组织纤溶酶原激活物
TR	time to repetition（on MRI）重复时间（MRI）
TRH	thyrotropin releasing hormone；AKA TSH‐RH 促甲状腺素释放激素
TS	transverse sinus 横窦
TSC	tuberous sclerosis complex 结节性硬化症
TSH	thyroid-stimulating hormone（thyrotropin）促甲状腺激素（促甲

状腺素）

TSV	thalamostriate vein 丘脑纹状静脉
TTP	thrombotic thrombocytopenic purpura 血栓性血小板减少性紫癜
TVO	transient visual obscurations 短暂性视物模糊
Tx.	treatment 治疗
UBO	unidentified bright objects 不明高信号物体
UE	upper extremity 上肢
UMN	upper motor neuron 上运动神经元
UTI	urinary tract infection 泌尿道感染
URI	upper respiratory tract infection 上呼吸道感染
U/S	ultrasound 超声波
VA	vertebral artery or ventriculoatrial 椎动脉或（心）房室的
VB	vertebral body 椎体
VBI	vertebrobasilar insufficiency 椎基底动脉供血不足
VEMP	vestibular evoked myogenic potential 前庭诱发肌源性电位
VHL	von Hippel‐Lindau（disease） von Hippel‐Lindau 病
VMA	vanillylmandelic acid 香草基扁桃酸
VP	ventriculoperitoneal 脑室-腹腔分流术
VS	vestibular schwannoma 前庭神经鞘瘤
VZV	(herpes) varicella zoster virus 水痘-带状疱疹病毒
WBC	white blood cell（count） 白细胞（计数）
WBXRT	whole brain radiation therapy 全脑放射治疗
WFNS	World Federation of Neurosurgical Societies（grading SAH） 世界神经外科学会联合会（SAH 分级）
WHO	World Health Organization 世界卫生组织
wks	weeks 周
WNL	within normal limits 正常范围内
w/o	without 无
WRS	word recognition score 言语识别率
W/U	work-up（evaluation） 检查
XLIF	extreme lateral lumbar interbody fusion 极外侧椎体间融合术
XRT	（or RTX）radiation therapy 放射治疗

符号

→	causes or leads to 引起
Δ	change 改变

↑	increased 上升
↓	decreased 下降
≈	approximately 大约
↳	innervates（nerve distribution）神经支配
⇒	vascular supply 血供
╙	a branch of the preceding nerve 神经分支
✳	crucial point 要点
※	caution；possible danger；negative factor 注意；潜在风险；不利因素
Σ	summary 总结

器材：以下缩写可帮助迅速识别脊柱内固定手术的术语

ENTRY	screw entry site 螺钉植入部位
TRAJ	screw trajectory 螺钉路径
TARGET	object to aim for 目标
SCREWS	typical screw specifications 螺钉设计规格

目　录

Part I　解剖和生理学

Part II　概述和神经病学

Part III　影像诊断

Part IV　发育异常

Part XI　神经眼科学和神经耳科学

Part XII 神经系统和相关系统原发性肿瘤：神经上皮组织肿瘤

Part XIII　非神经来源的肿瘤：转移瘤，淋巴瘤，脊索瘤

Part XV　脊　柱　损　伤

Part XVI　脊柱与脊髓

Part XVII 蛛网膜下隙出血和动脉瘤

Part XVIII　血　管　畸　形

Part XIX　卒中及闭塞性脑血管病

Part XX　脑 内 出 血

Part XXI　预 后 评 估

Part XXII　鉴 别 诊 断

Part XXIII 操作、介入、手术

Part I
解剖和生理学

I

1 大体解剖：脑和脊髓

1.1 表层解剖

1.1.1 脑皮质表面解剖

图1-1中显示了一些重要的皮质表面标志，可结合磁共振成像（MRI）进行病灶定位（图中缩写的对应的中文见表1-1和表1-2）。额中回通常较额上回或额下回更弯曲并通过一个峡部与中央前回相连[1]。只有2%的中央沟与外侧裂相通（98%的标本中有"中央下回"）。顶间沟（ips）将顶上小叶与顶

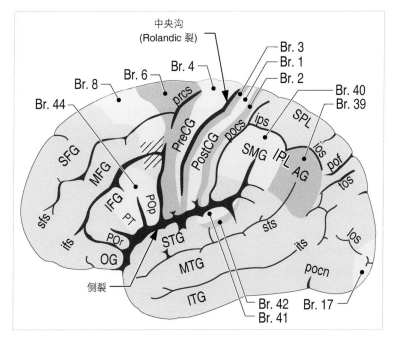

图1-1　左侧大脑皮层解剖

下小叶分开。顶下小叶主要由角回和缘上回组成。外侧裂止于缘上回（Brodmann 40 区），颞上沟止于角回。

表 1-1　大脑沟裂（缩写）

缩　写	沟　裂
cins	扣带沟
cs	中央沟
ips-ios	顶间沟，枕间沟
los	枕外侧沟
pM	缘部
pocn	枕前切迹
pocs	中央后沟
pof	顶枕裂
pos	顶枕沟
prcs	中央前沟
sfs，ifs	额上沟，额下沟
sps	顶上沟
sts，its	颞上沟，颞下沟
tos	枕横沟

表 1-2　大脑脑回和脑叶（缩写）

缩　写	脑回/脑叶
AG	角回
CinG	扣带回
Cu	楔叶
LG	直回
MFG，SFG	额中回、额上回
OG	眶回
PCu	前楔叶
PreCG，PostCG	中央前回，中央后回
PL	旁中央小叶

续　表

缩　写	脑回/脑叶
IFG POp PT POr	额下回 额下回板盖部 额下回三角部 额下回眶部
STG，MTG，ITG	颞上回，颞中回，颞下回
SPL，IPL	顶上小叶，顶下小叶
SMG	缘上回

1.1.2　Brodmann 分区

图 1-1 也列出了临床上重要的人脑细胞构筑学 Brodmann（Br.）分区，这些分区的功能意义如下：

1. Br.3,1,2 区：第一躯体感觉区。

2. Br.41 区与 Br.42 区：第一听觉区（Heschl 横回）。

3. Br.4 区：中央前回，第一运动区（也称运动带），此区含有大量巨型 Betz 锥体细胞。

4. Br.6 区：运动前区，就在运动带前方，参与对侧运动的控制。

5. Br.44 区：（优势半球）Broca 区（运动性语言中枢）。

6. Br.17 区：第一视觉区。

7. Wernicke 区（语言）：在优势半球，主要包括 Br.40 区与 Br.39 区的一部分（可能也包括颞上回的后 1/3）。

8. Br.8 区：图 1-1 上的窄带状部分（额叶眼区）引起向相反方向的自发眼球运动。

Br.44 区和 Wernicke 区：由于确切位置的个体差异性，语言区仍不能准确地解剖定位，为了最大限度切除病变并避免失语，可以利用术中脑地形图[2] 或术中皮层体感诱发电位的反相定位[3]等技术。

1.1.3　脑内侧（图 1-2）

扣带沟后方止于缘部，在轴位像上，计算机体层成像（CT）及磁共振成像（MRI）中分别有 95% 及 91% 可见边缘部[4]，表现为成对的沟跨过中线并延伸至半球[4]。在 CT 轴位像上，边缘部在双顶径最宽处的稍后方[4]；在典型的 MRI 冠状位上，边缘部更靠后方。在下方的切面中，边缘部向后方，上方切面向前（成对的边缘部组成"支架部"——典型的跨中线的"手柄"样）。

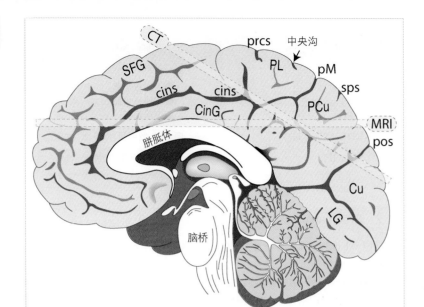

图 1-2　右侧大脑半球的内侧面

1.2　轴位像上的中央沟

　　轴位像上的中央沟见图 1-3。定位中央沟对于定位运动带（包含在中央前回中）至关重要。中央沟在 93% 的 CT 和 100% 的 MRI 图像上可见[4]。中央沟向后弯曲走行并进入纵裂，常常止于缘部前方的旁中央小叶[4]（中央沟经常抵达不到中线）。

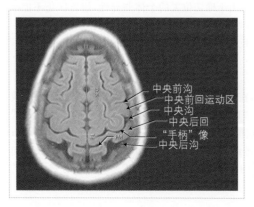

图 1-3　液体衰减反转恢复序列 (FLAIR) MRI 轴位像

左侧半球标注了脑沟/回,右侧半球作为参照。倒 Ω 形状显示"手柄"像标志线：

- 顶枕沟(pos)(或裂)：内侧面较明显,在轴位像上较缘部长、靠后且更加复杂[5]。
- 中央后沟(pocs)：常分叉并形成弧形或括号状（"lazy-Y"）包绕缘部。其前肢不进入缘部的弧形内,后肢绕过缘部后方进入纵裂。

"手柄"像：手部运动功能相关的 α 运动神经元位于额前回的上面[6]。在轴位像上,看起来像中央前回凸入后外侧中央沟的手柄样突出（形状类似于倒置的希腊字母 Ω）[7],见图 1 - 3。在矢状位图像上,其向后突出呈钩状外观,甚至和侧裂的后界持平[7]。

1.3 颅骨表面解剖

1.3.1 颅骨测量标志点

颅骨测量标志见图 1 - 4。

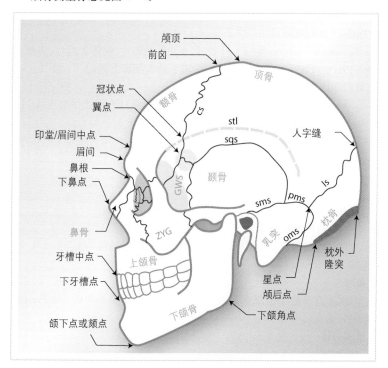

图 1 - 4 颅骨标志点和骨缝

GWS：蝶骨大翼;stl：颞上线;ZYG：颧弓;cs：冠状缝;
ls：人字缝;oms：枕乳突缝;sms：乳突上缝;sqs：颞骨鳞部缝

翼点：额骨、顶骨、颞骨、蝶骨大翼交汇点，位于颧弓上两横指，颧骨额突后一拇指宽。

星点：人字缝、枕乳缝、顶乳缝交汇点，通常位于横窦乙状窦交汇处后下界的几毫米区域内（不总是准确，还可能和两窦本身重合[8]）。

颅顶：颅骨的最高点。

人字点：人字缝与矢状缝交汇点。

冠状点：冠状缝与颞上线交汇点。

眉间：中线处眉弓水平，前额部最靠前的突出点。

颅后点：枕大孔后缘中心点。

前囟点：冠状缝与矢状缝交汇点。

矢状缝：冠状缝和人字缝之间的位于中线的骨缝，上矢状窦常常位于矢状缝的右侧[9]（但偏离从未超过 11 mm）。

乳突最前方位于乙状窦的前方[10]。

1.3.2 颅骨标志点与大脑解剖的关系

▋ Taylor‑Haughton 线

Taylor‑Haughton 线（T‑H 线）可在血管造影片、颅骨 X 线片、头颅 CT 上标记出，也可在手术室中根据体表标志于病人颅骨上标记[11]。图 1‑5 中 T‑H 线用虚线表示。

1. Frankfurt 平面（也称基线）：眶下缘到外耳道（EAM）上缘的连线（不同于 Reid 基线——眶下缘到外耳道中心的连线）[12]。

2. 从鼻根经颅盖到枕外粗隆的距离分为四个部分（用一个带子对折两次即可）。

3. 耳后线：经乳突垂直于基线。

4. 髁线：经下颌骨髁垂直于基线。

5. 用 T‑H 线可大致标出外侧裂及运动区（见下文）。

▋ 外侧裂（也称 Sylvian 裂）

大致从外眦到 T‑H 线（从鼻根到枕外粗隆连线）的前 3/4 与后 1/4 交点的连线。

▋ 角回

耳廓上方即是，在优势半球是听皮质的一部分，有重要功能。注意：因个体差异位置变化很大[2]。

▋ 角回动脉

位于外耳道上方 6 cm。

▋ 运动皮质

利用体表标记定位运动带（中央前回）或中央沟（Rolandic 裂，分隔运动皮质与第一感觉皮质）的方法有很多。由于个体差异，运动带大致位于冠状缝后

4～5.4 cm[13]。甚至在手术中中央沟也不能通过肉眼确定[14]。

• 方法一：运动皮质上方几乎位于外耳道正上方接近中线处。

• 方法二[15]：中央沟大致位于外耳道正上方 5 cm 与 T‐H 线中点后 2 cm 的连线上(图 1‐5)。

• 方法三：中央沟大致位于："耳后线"与 T‐H 线交点(通常位于颅顶后 1 cm,冠状缝后 3～4 cm)与"髁线"与外侧裂交点的连线上(图 1‐5)。

• 方法四：在翼点沿运动带方向与 Reid 基线呈 45°角的直线上[16]。

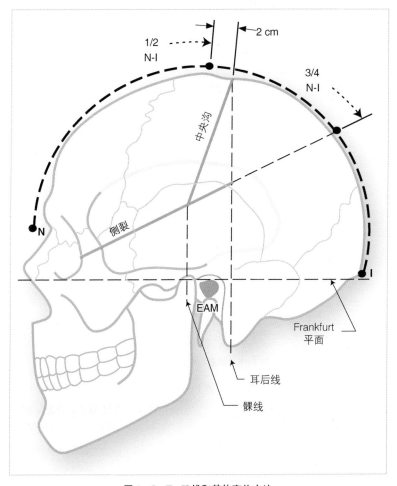

图 1‐5　T‐H 线和其他定位方法

1.3.3 脑室与颅骨的关系

图 1-6 显示侧位的正常脑室与颅骨的关系。表 1-3 显示了一些有用的数据[17]。

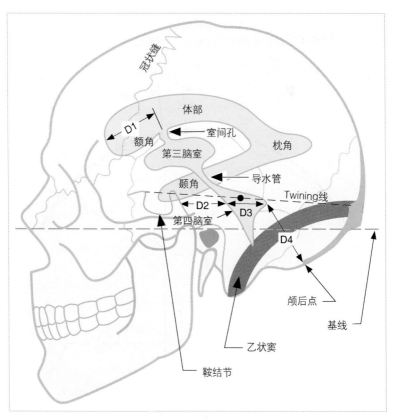

图 1-6　脑室与颅骨标志的关系

表 1-3　图 1-6 中的数据

数值 (图 1-6)	描　述	最小值 (mm)	平均值 (mm)	最大值 (mm)
D1	额角在室间孔前的长度		25	
D2	顶核[a]水平斜坡至第四脑室底的距离	33.3	36.1	40.0
D3	顶核[a]水平的第四脑室长度	10.0	14.6	19.0

续　表

数值 (图 1-6)	描　述	最小值 (mm)	平均值 (mm)	最大值 (mm)
D4	顶核ᵃ至枕大孔后缘中点的距离	30.0	32.6	40.0

a 顶核,位于小脑的第四脑室顶

在无脑积水的成年人,侧脑室位于颅骨外表面下 4~5 cm。侧脑室体的中心位于瞳孔中心的矢状线上,沿此线作颅顶的垂直线恰好与额角相交[18]。前角可达冠状缝前 1~2 cm。

第三脑室的平均长度约为 2.8 cm。

Twining 线(图 1-6)的中点应位于第四脑室内。

1.4　脊柱水平的体表标记

表 1-4 所示标记可用于颈前入路手术前估计颈椎位置,但仍须通过术中 C 形臂 X 线定位证实。

肩胛岗位于 T2~T3 水平。

后方肩胛骨下缘位于 T6 水平。

髂间线为连接双侧髂嵴上缘的连线,位于 L4~L5 棘突间或 L4 棘突水平。

表 1-4　颈椎水平[19]

平　面	标　志
C1~C2	下颌骨角
C3~C4	甲状软骨上 1 cm 或舌骨
C4~C5	甲状软骨
C5~C6	环甲膜
C6	颈动脉结节
C6~C7	环状软骨

1.5　颅骨孔及通过颅骨孔的结构

1.5.1　概要

颅骨孔及通过颅骨孔的结构见表 1-5。

1

表 1-5　颅骨孔及通过颅骨孔的结构

骨　孔	孔　内　结　构
鼻裂	筛前神经、动脉、静脉
眶上裂	第Ⅲ、Ⅳ、Ⅵ脑神经,三叉神经眼支及其分支(鼻睫、额、泪腺神经),眼上静脉,泪腺动脉脑膜返支,脑膜中动脉眶支,发自颈内动脉丛的交感神经小支
眶下裂	三叉神经上颌支、颧神经,发自上颌神经翼腭支的分支,眶下动脉、静脉,眼下静脉与翼静脉丛间的静脉
破裂孔	通常无结构通过,颈内动脉横跨其上部,30%的个体中有翼管动脉
颈动脉管	颈内动脉,交感神经升支
切牙孔	鼻中隔动脉降支,鼻腭神经
腭大孔	腭大神经、动脉、静脉
腭小孔	腭小神经
内听道	面神经,位听神经
舌下孔	舌下神经,咽升动脉脑膜支
枕大孔	延髓,脊髓,副神经脊髓根(入颅),椎动脉,脊髓前动脉,脊髓后动脉
盲孔	少数有小静脉通过
筛板	嗅神经
视神经管	视神经,眼动脉
圆孔	上颌神经,圆孔动脉
卵圆孔	下颌神经,三叉神经运动根
棘孔	脑膜中动脉、静脉
颈静脉孔	颈内静脉(起始段),第Ⅸ、Ⅹ、Ⅺ脑神经
茎乳孔	面神经,茎突乳突动脉
髁孔	发自横窦的静脉
乳突孔	至乳突窦的静脉小支,枕动脉脑膜支

1.5.2　耳门(也称内听道,见图 1-7)

第Ⅷ脑神经的听觉纤维穿过耳蜗区的筛板[20]。横嵴将耳门分为上部的前庭上区和面神经管以及下部的前庭下区和耳蜗区[20]。垂直嵴将前庭上区和面神经管分开,面神经管内有面神经和中间神经。

内听道内的五条神经:

1. 面神经:位于上方。

2. 中间神经:面神经的体感觉支支配耳廓内侧毛囊机械感受器,深感觉支支配鼻腔和颊部的机械感受器和舌前 2/3 的味蕾。

3. 第Ⅷ脑神经的听觉部分。

4. 前庭神经的上支:经过前庭上区止于卵圆囊、上半规管和侧半规管壶腹。

5. 前庭神经的下支:经过前庭下区支配球囊。

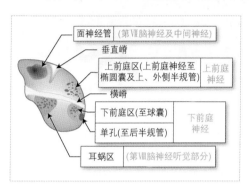

图 1‐7　右侧内听道(耳门)及神经

1.6　内囊

1.6.1　解剖结构

内囊示意图见图1‐8。丘脑脚的组成见表1‐6。

大多数内囊的病变是由血管意外(血栓或出血)引起的。

表 1‐6　四个"丘脑辐射"(又称丘脑脚)(图 1‐8 中的 A、B、C、D)

放　射	连　接	意　义
前(A)	丘脑内侧、前核群↔额叶	
上(B)	Rolandic 区↔丘脑腹侧核群	来自头部、躯体的一般感觉纤维,止于中央后回(3,1,2 区)
后(C)	枕部、后顶部↔丘脑尾部	
下(D)	Heschl 颞横回↔内侧膝状体	(较小)包括听辐射

1

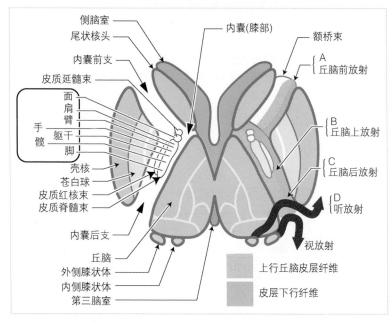

图 1-8 内囊示意图(左侧示传导束、右侧示放射)

1.6.2 内囊血供

1. 脉络丛前动脉供应内囊晶状体后肢(包括视放射)和内囊后肢中央部分。

2. 大脑中动脉的外侧纹状体分支(内囊支)供应内囊的大部分前后肢。

3. 内囊膝部通常由颈内动脉分支供应。

1.7 脑桥小脑三角的解剖

右侧脑桥小脑三角的正常解剖见图 1-9。

1.8 寰枕复合体的解剖

■ 枕骨及寰枢椎区域的韧带

该区域的稳定性主要来源于韧带,关节囊和骨连接作用较小(图 1-10~图 1-12)。

1. 连接寰椎和枕骨的韧带:

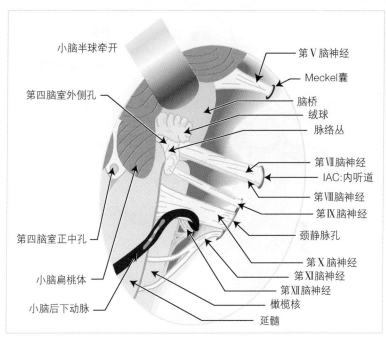

图 1-9　正常右侧脑桥小脑三角后侧观[20]

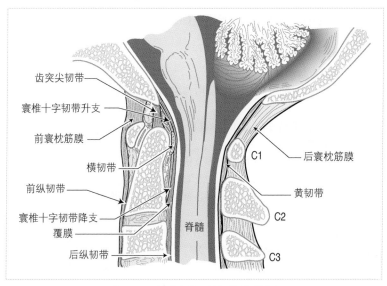

图 1-10　颅颈交界区的韧带(矢状位)

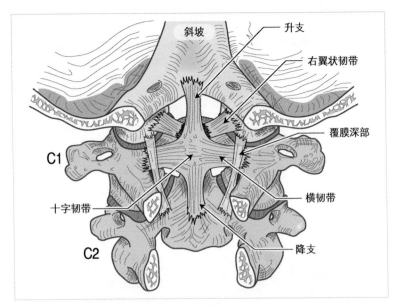

图 1 - 11　寰椎十字韧带和翼状韧带的后面观(移除覆膜后)

（1）前寰枕膜：前纵韧带向头端的延伸，位于枕大孔前缘和 C1 前弓之间。

（2）后寰枕膜：连接枕大孔后缘和 C1 后弓。

（3）十字韧带的升支。

2. 连接枢椎和枕骨的韧带：

（1）覆膜：包括两个部分。

1）浅部：后纵韧带向头端的延伸，连接齿突后方和枕大孔腹侧以及 C2、C3 椎体的后方。

2）深部：位于侧方，连接 C2 和枕髁。

（2）翼状韧带[21]：

1）枕骨-翼部分：连接齿突侧方及枕髁。

2）寰椎-翼部分：连接齿突侧方及 C1 侧块。

（3）齿突顶部韧带：连接池床突顶部及枕大孔，强度不高。

3. 连接寰枢椎的韧带：

（1）横韧带：十字韧带的水平部分，将齿突与寰椎前部固定（图 1 - 12），提供主要的强度（脊柱最强的韧带[22]）。

（2）翼状韧带的寰椎-翼部分。

（3）十字韧带的降支。

维持寰枕稳定性最重要的结构是覆膜和翼状韧带。十字韧带和齿突顶部

1

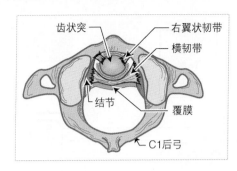

图 1-12 　C1 上面观，显示横韧
带和翼状韧带

韧带强度不足。

1.9　脊髓的解剖

1.9.1　齿状韧带

齿状韧带能够将脊髓的腹侧和背侧神经根分开。脊髓的副神经在齿状韧带的背侧。

1.9.2　脊髓纤维束

■ 解剖

图 1-13 示典型脊髓节段的横切面，将脊髓不同节段的传导束综合到一起（例如中间外侧核仅在有交感神经核的 T1～L1 或 L2 节段存在），两侧分别为上行传导束和下行传导束，实际上双侧均存在上、下行的神经通路。

图 1-13 还显示了 Rexed 分层，第 2 层相当于胶状质，第 3、4 层相当于后角固有核，第 6 层位于后角基部。

表 1-7　图 1-13 所示的下行传导束（运动束↓）

图 1-13 中的数字	通　　路	功　　能	支配躯体侧别
1	皮质脊髓前束	精细运动[a]	对侧
2	内侧纵束	？	同侧
3	前庭脊髓束	增加伸肌张力	同侧
4	延髓（腹外侧）网状脊髓束	自主呼吸？	同侧
5	红核脊髓束	屈肌张力	同侧
6	皮质脊髓侧束（锥体束）	精细运动	同侧

a 这支不横跨脊髓的纤维束的终末纤维常常在白质前连合处横跨脊髓并与运动或中间神经元进行突触连接。现在认为少部分纤维不跨过脊髓。另外，皮质脊髓前束只有在颈部和上胸部才能比较容易得到辨认

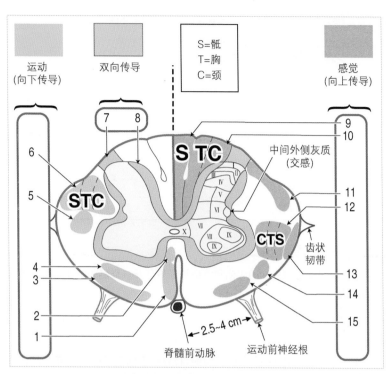

图 1-13 颈髓横切面图(纤维束名称见表 1-7～表 1-9)

表 1-8 图 1-13 中的双向传导束

图 1-13 中的数字	通　路	功　能
7	背外侧束	
8	固有束	脊髓内短通路连接

表 1-9 图 1-13 中的上行传导束(运动束↑)

图 1-13 中的数字	通　路	功　能	支配躯体侧别
9	薄束	关节位置觉,精细触觉,振动觉	同侧
10	楔束		
11	脊髓小脑后束	牵张感受器	同侧
12	脊髓丘脑侧束	痛温觉	对侧

图1-13中的数字	通 路	功 能	支配躯体侧别
13	脊髓小脑前束	整个肢体位置觉	对侧
14	脊髓顶盖束	未知,伤害感受?	对侧
15	脊髓丘脑前束	轻触觉	对侧

■ 感觉

• 痛温觉：躯体

感受器：游离神经末梢(可能)。

第一级神经元：细的薄髓鞘传入纤维,胞体位于背根神经节(无突触),在背外侧束(Lissaur区)进入脊髓。与胶状质(Rexed Ⅱ)形成突触。

第二级神经元：其轴突在白质前连合交叉斜行向上1～3个节段,进入对侧的脊髓丘脑侧束。与丘脑腹后外侧核的神经元形成突触。

第三级神经元：经内囊至中央后回(Brodmann 3,1,2区)。

• 精细触觉、深压觉及本体感觉：躯干

精细触觉又称辨别触觉。感受器：黏膜下神经丛、环层小体、Merkel触觉盘、游离神经末梢。

第一级神经元：厚髓鞘传入神经,胞体位于背侧脊神经根神经节(无突触)。短纤维在灰质后角固有核(Rexed Ⅲ,Ⅳ)形成突触;长纤维进入同侧后柱,无突触(T6以下：薄束;T6以上：楔束)。

突触：分别位于锥体交叉上方的薄束核及楔束核。第二级神经元的轴突形成内侧弓状纤维,在延髓下段交叉至对侧形成内侧丘系。

突触：位于丘脑腹后外侧核。第三级神经元发出纤维经内囊至中央后回。

• 轻(粗略)触觉：躯干

感受器：同精细触觉(见上文),还包括树状绒毛。

第一级神经元：大的厚髓鞘传入纤维(Ⅱ型);胞体位于背侧脊神经根神经节(无突触),其中部分未交叉纤维在后柱内上升,大部分在Rexed Ⅵ和Ⅶ层形成突触。

第二级神经元：其轴突经白质前连合交叉至对侧进入脊髓丘脑前束(少量轴突不交叉)。

突触：丘脑腹后外侧核。第三级神经元发出轴突经内囊大部分至中央后回。

1.9.3 皮节与感觉神经

皮节是指躯体感觉由单神经根支配的部分。

周围神经通常接收一个以上的皮节所支配区域的信息传入。

一部分周围神经病变和神经根病变有时可以通过感觉丧失的类型来区分。一个经典的例子是在正中神经和尺神经损伤后无名指存在分裂性(从中间分裂)的感觉丧失,但是在 C8 神经根受损时却不存在这种情况。

图 1-14 显示了皮肤感觉区(节段)的前面观和后面观以及周围神经的分布。

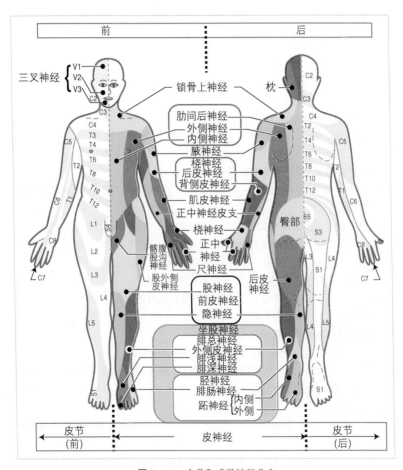

图 1-14　皮节和感觉神经分布

（王　佳　李　昊）

参考文献

[1] Naidich TP. MR Imaging of Brain Surface Anatomy. Neuroradiology. 1991; 33:S95–S99

[2] Ojemann G, Ojemann J, Lettich E, Berger M. Cortical Language Localization in Left, Dominant Hemisphere. An Electrical Stimulation Mapping Investigation in 117 Patients. J Neurosurg. 1989; 71:316–326

[3] Suzuki A, Yasui N. Intraoperative Localization of the Central Sulcus by Cortical Somatosensory Evoked Potentials in Brain Tumor: Case Report. J Neurosurg. 1992; 76:867–870

[4] Naidich TP, Brightbill TC. The pars marginalis, I: A "bracket" sign for the central sulcus in axial plane CT and MRI. Int J Neuroradiol. 1996; 2:3–19

[5] Valente M, Naidich TP, Abrams KJ, Blum JT. Differentiating the pars marginalis from the parieto-occipital sulcus in axial computed tomography sections. Int J Neuroradiol. 1998; 4:105–111

[6] Penfield W, Boldrey E. Somatic motor and sensory representation in the cerebral cortex of man as studied by electrical stimulation. Brain. 1937; 60:389–443

[7] Yousry TA, Schmid UD, Alkadhi H, Schmidt D, Peraud A, Buettner A, Winkler P. Localization of the motor hand area to a knob on the precentral gyrus. A new landmark. Brain. 1997; 120 (Pt 1):141–157

[8] Day JD, Tschabitscher M. Anatomic position of the asterion. Neurosurgery. 1998; 42:198–199

[9] Tubbs RS, Salter G, Elton S, Grabb PA, Oakes WJ. Sagittal suture as an external landmark for the superior sagittal sinus. J Neurosurg. 2001; 94:985–987

[10] Barnett SL, D'Ambrosio AL, Agazzi S, van Loveren HR, Lee JH. In: Petroclival and Upper Clival Meningiomas III: Combined Anterior and Posterior Approach. Meningiomas. London: Springer-Verlag; 2009:425–432

[11] Willis WD, Grossman RG. In: The Brain and Its Environment. Medical Neurobiology. 3rd ed. St. Louis: C V Mosby; 1981:192–193

[12] Warwick R, Williams PL. Gray's Anatomy. Philadelphia 1973

[13] Kido DK, LeMay M, Levinson AW, Benson WE. Computed tomographic localization of the precentral gyrus. Radiology. 1980; 135:373–377

[14] Martin N, Grafton S, Viñuela F, Dion J, et al. Imaging Techniques for Cortical Functional Localization. Clin Neurosurg. 1990; 38:132–165

[15] Anderson JE. Grant's Atlas of Anatomy. Baltimore: Williams and Wilkins; 1978; 7

[16] Wilkins RH, Rengachary SS. Neurosurgery. New York 1985

[17] Lusted LB, Keats TE. Atlas of Roentgenographic Measurement. 3rd ed. Chicago: Year Book Medical Publishers; 1972

[18] Ghajar JBG. A Guide for Ventricular Catheter Placement: Technical Note. J Neurosurg. 1985; 63:985–986

[19] Watkins RG. In: Anterior Cervical Approaches to the Spine. Surgical Approaches to the Spine. New York: Springer-Verlag; 1983:1–6

[20] Rhoton AL, Jr. The cerebellopontine angle and posterior fossa cranial nerves by the retrosigmoid approach. Neurosurgery. 2000; 47:S93–129

[21] Dvorak J, Panjabi MM. Functional Anatomy of the Alar Ligaments. Spine. 1987; 12:183–189

[22] Dickman CA, Crawford NR, Brantley AGU, Sonntag VKH, Koeneman JB. In vitro cervical spine biomechanical testing. BNI Quarterly. 1993; 9:17–26

2 脑血管解剖

2.1 大脑血供

图 2-1 显示了大脑主要供血动脉的供血分布区,很多主要动脉和中心区血供都有很多变异[1]。豆状核纹状体动脉可发源于大脑前动脉(ACA)和大脑中动脉的不同节段。Heubner 回返动脉(RAH,又称内侧纹状动脉)62.3%起源于 ACA 和前交通结合部,23.3%起源于 A2 近端,14.3%起源于 A1[2]。

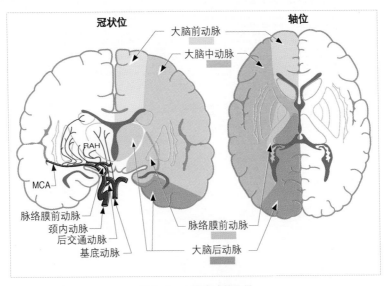

图 2-1 大脑半球的血供

2.2 脑动脉解剖

2.2.1 概述

图 2-1 中箭头符号表示特定动脉的供血区域。下列脑血管解剖的血管

造影图见章节 13.4。

2.2.2　Willis 环

见图 2-2。双侧结构完整并对称的 Willis 环仅见于 18% 的人群。22%～32% 的人有单侧或双侧后交通动脉发育不全，25% 的人存在大脑前动脉 A1 段缺如或发育不全。

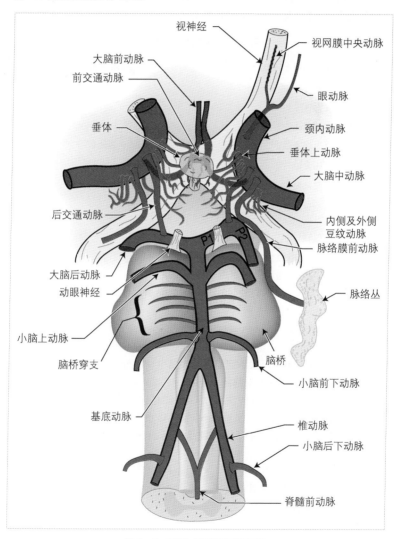

图 2-2　Willis 环前面和下面观

关键点：大脑前动脉经过视交叉上表面。

2.2.3 颅内动脉的解剖学分段

见图 2-3，并参见参考文献[4]。

1. 颈内动脉：传统的分段方法[3]是从头侧向尾侧分段（与血流方向相反，也与其他动脉的分段方法相反）。相当多的分类方法与之明显不同，并描述了一些其他重要节段（表 2-1[4]），具体见下文。

表 2-1 颈内动脉的分段

Cincinnati 分段法	Fischer 分段法
C1（颈段）	未描述
C2（岩骨段）	
C3（破裂孔段）	C5
C4（海绵窦段）	C4＋部分 C5
C5（床突段）	C3
C6（眼动脉段）	C2
C7（交通段）	C1

2. 大脑前动脉[5]：

(1) A1：从发出点至前交通动脉。

(2) A2：从前交通动脉至胼缘动脉发出点。

(3) A3：从胼缘动脉发出点至胼胝体上方，胼胝体膝部以后 3 cm 处。

(4) A4：胼周动脉。

(5) A5：终末支。

3. 大脑中动脉[6]：

(1) M1：从发出点至大脑前动脉与大脑中动脉分叉处（前后位血管造影上是水平段）。50％为基本对称的上干和下干，2％无分叉，25％在上干（15％）或下干（10％）分出一支形成假性三分叉，5％为假性四分叉。

1）额眶或额前外侧分支来源于 M1 或 M2 上干。

2）中央前、中央、顶前后分支来源于上干（60％）、中干（25％）或下干（15％）。

3）M2 上干不向颞叶供血。

(2) M2：从分叉至出外侧裂处。

(3) M3～M4：远端分支。

(4) M5：终末支。

4. 大脑后动脉（PCA）（有几种分段方法[5,7]）：

（1）P1：从发出点至后交通动脉起点（又称中脑段、交通前段、环状段、大脑脚段、基底段等），旋长、旋短动脉和丘脑穿动脉均发自 P1 段。

（2）P2：从后交通动脉起点至颞下动脉起点（又称环池段、交通后段、中脑周围段），P2 段穿过环池。海马动脉、颞前动脉、大脑脚穿动脉、脉络丛内后动脉发自 P2 段。

（3）P3：从颞下动脉起点至终末分支起点（又称四叠体段）。P3 段穿过四叠体池。

（4）P4：顶枕动脉和距状动脉发出后的节段，包括大脑后动脉的皮层分支。

2.2.4 前循环

■ **解剖变异**

颈总动脉起源于主动脉弓上的头臂干。

■ **颈外动脉**

1. 甲状腺上动脉：第一前分支。

2. 咽升动脉：

（1）神经脑膜干：供应第 IX、X 和 XI 脑神经（在栓塞血管球瘤时很重要，如果该支堵塞，则 20% 的低位脑神经会瘫痪）。

（2）咽支：常常是颈静脉孔区肿瘤的主要供血动脉（肿瘤的存在是咽升动脉扩张的唯一原因）。

3. 舌动脉。

4. 面动脉：与眼动脉交通（颈内动脉闭塞时的重要侧支循环见章节 83.3.1）。

5. 枕动脉。

6. 耳后动脉。

7. 颞浅动脉：

（1）额支。

（2）顶支。

8. 上颌动脉：起始部位于腮腺内。

（1）脑膜中动脉：前支，后支。

（2）脑膜副动脉。

（3）牙槽下动脉。

（4）眶下动脉。

（5）其他：远端分支与眼动脉分支在眼眶内交通。

■ **颈内动脉（ICA）**

颈内动脉在颈外动脉（ECA）的后内侧。

• **颈内动脉分段及其分支（见图 2-3）**

1. C1（颈）段：起自颈动脉分叉处，在颈动脉鞘内与颈内静脉、迷走神经伴

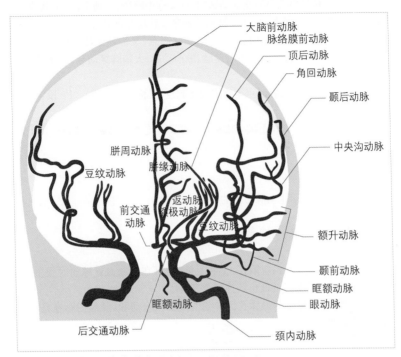

图 2 - 3　颈内动脉造影(前后位)

行,被节后交感神经(PGSN)包绕。位于颈外动脉的后内侧,止于岩骨颈内动脉管入口处,无分支。

2. C2(岩骨)段:仍被 PGSN 包绕,止于破裂孔后缘(位于 Merckel 囊半月神经节缘的内下方),包括三段。

垂直段:颈内动脉上升,然后屈曲形成后环。

后环:在耳蜗前向前内弯曲。

水平段:位于岩浅大、小神经的深内侧,鼓膜前。

3. C3(破裂孔)段:颈内动脉在破裂孔上方走行(不穿过此孔)形成外侧环,在破裂孔的管性部分上升至鞍旁,在岩舌韧带处穿过硬脑膜延续为海绵窦段。此段分支(通常在血管造影中不显影):

颈鼓支(不恒定):至鼓室。

翼支(翼管支):出现率 30%,穿过破裂孔,可延续为翼管动脉。

4. C4(海绵窦)段:被内皮被覆的窦状隙包绕,仍有 PGSN 包绕,先向前再向内上行,并向后弯曲(颈内动脉内侧环),水平走行,然后向前弯曲(颈内动脉前环的一部分)至前床突。止于近端硬膜环(不完全地包绕颈内动脉)。此段

2

有许多分支,主要的是:

(1)垂体硬膜干(最大,最近端)。其变扩张的两种原因:① 肿瘤(经常是岩斜脑膜瘤,见下文);② 硬膜动静脉畸形(AVM)(见章节 82.7)。

1)小脑幕动脉(又称 Bernasconi & Cassinari 动脉):供应岩斜脑膜瘤。

2)脑膜背侧动脉。

3)垂体下动脉(供应垂体后叶):女性产后该血管闭塞将导致垂体梗死(Sheehan 坏死),但由于垂体柄未受损,很少有尿崩。

(2)脑膜前动脉。

(3)至海绵窦下部的动脉分支(出现率 80%)。

(4)McConnell 包膜动脉(出现率 30%):供应垂体包膜[8]。

5. C5(床突)段:止于远端硬膜环(完全包绕颈内动脉),此处颈内动脉改为硬膜内走行。

6. C6(眼)段:起于远端硬膜环,止于后交通动脉近端。

(1)眼动脉:其起点 89% 在海绵窦远端(8% 在海绵窦内,3% 缺如[9]),在前床突前 5 mm 至后方 7 mm [8],经视神经管入眶(颅内行程很短,常为 1～2 mm [8]),在侧位血管造影片上形成特征性的"刺刀样"扭曲。

(2)垂体上动脉及其分支:供应垂体前叶、垂体柄(床突上颈内动脉的第一个分支)。

7. C7(交通)段:从后交通动脉起始处的近端开始,在视神经及动眼神经之间走行,在前穿质下分支为大脑前动脉和大脑中动脉。

(1)后交通动脉:

1)少数人有前丘脑穿支(供应视束、视交叉、下丘脑后部):见下文。

2)血管丛段:进入颞角的角上隐窝,供应此处的脉络丛。

3)脑池段:经过脚池。

(2)脉络膜前动脉[10]:在距离后交通动脉 2～4 mm 处发出,供应视束的一部分,苍白球内侧,内囊膝部(在 50%),内囊后肢下半部,海马沟回,豆状核后纤维(视放射),外侧膝状体;其闭塞后产生的综合征参见章节 83.4.1。

8."颈内动脉虹吸段":不是固定的一段,而是一个区域,包含海绵窦段、眼动脉段、交通段。起自颈内动脉海绵窦段后曲,止于颈内动脉分叉处。

在血管造影中辨别后交通动脉和脉络膜前动脉(ACh)

1. 后交通动脉位于 ACh 近端。

2. 后交通动脉常较大。

3. 后交通动脉常向上方或下方走行一小段后再向后方直行并分叉。

4. ACh 常有一个"峰",在此处穿过脉络膜裂进入脑室。

■ 大脑前动脉（ACA）

在视神经和前穿质间走行，见图 2 - 4。

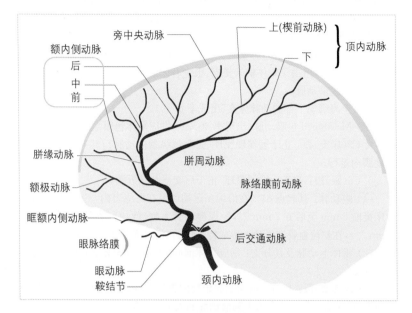

图 2 - 4　大脑前动脉造影（侧位）

分支：

1. 回返动脉（Heubner 回返动脉）：一般起源于 A1～A2 交界处。关于其起源于远端 A1 和近端 A2 的比例，之前的文献存在不同的统计数字[11]。当处理此处动脉瘤时，需要想到这个起源问题（较大的内侧豆纹动脉的其中一支可能起源于这支动脉，供应尾状核头、壳核和内囊前部）。

2. 眶额内侧动脉。

3. 额极动脉。

4. 胼缘动脉：

（1）额内侧支：前、中、后。

（2）中央旁动脉。

5. 胼周动脉（大脑前动脉的延续）：

（1）顶内侧上动脉。

（2）顶内侧下动脉。

• **解剖变异**

只有一支大脑前动脉。

■ 大脑中动脉(MCA)

见图 2-5,章节 2.2.3。分支变异大,10 个常见的分支如下:

1. 内侧(每侧 3~6 支)和外侧豆纹动脉。
2. 颞前动脉。
3. 颞后动脉。
4. 眶额外侧动脉。
5. 额升动脉。
6. 中央沟前动脉。
7. 中央沟动脉。
8. 顶前动脉。
9. 顶后动脉。
10. 角回动脉。

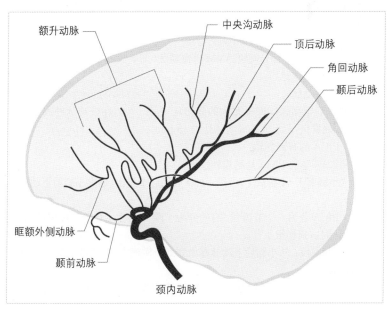

图 2-5　大脑中动脉造影(侧位)

■ 后循环

• 解剖变异

胚胎型循环:15%~35%的病人单侧或是双侧大脑后动脉血供主要来源于颈内动脉系统而非椎基底动脉系统。

• 椎动脉(VA)

椎动脉是锁骨下动脉的第一个分支,通常也是最大的一个分支。约 4%

有变异,即左侧椎动脉发自主动脉弓。直径约 3 mm,血流量约 150 ml/min,60%的病人左侧椎动脉较粗。10%右侧椎动脉发育不全,5%左侧发育不全。3%左侧椎动脉闭锁,2%右侧闭锁(可能止于小脑后下动脉)。

椎动脉分为 4 个节段:

1. 第一段:从锁骨下开始,向上后走行,通常在第 6 颈椎椎体处入颈椎横突孔。

2. 第二段:在颈椎横突孔内垂直向上走行,伴行有一静脉丛和交感神经丛(来自星状神经节)。其位于颈神经根前方,在枢椎横突转向外进入枕大孔。

3. 第三段:出枢椎孔,转向后内,沿寰椎后弓上表面一骨沟走行,进入枕大孔。

4. 第四段:穿过硬膜进入蛛网膜下隙,与对侧椎动脉在脑桥下缘汇合形成基底动脉。

• **分支**

1. 脑膜前动脉:发自枢椎水平,可参与对脊索瘤或枕大孔区脑膜瘤的供血,在血管阻塞时也可作为循环侧支。

2. 脑膜后动脉:部分硬膜 AVM 供血动脉(见章节 82.7)。

3. 延髓(球)动脉。

4. 脊髓后动脉。

5. 小脑后下动脉(PICA,最大的分支):见图 2-6,在椎动脉进入脑膜后约 10 mm 处发出,距形成基底动脉处约 15 mm。

(1) PICA 的解剖变异:

1) 5%~8%的 PICA 从脑膜外发出。

2)"小脑前下-小脑后下动脉":自基底动脉干发出(通常小脑前下动脉发源于此)。

(2) PICA 分为 5 个节段[12](有的分为 4 段):在手术中前三段应该保留,后两段可结扎,损伤很小[13]。

1) 延髓前段:从小脑后下动脉起始处到下橄榄突,1~2 支延髓短旋支供应延髓腹侧。

2) 延髓外侧段:到第Ⅸ、Ⅹ和Ⅺ脑神经发出处,发出 5 支以上供应脑干。

3) 扁桃体延髓段:到扁桃体中部(包括血管造影片上的尾襻)。

4) 扁桃体上动脉(包括血管造影片上的头襻):在延髓扁桃体裂内上升。

5) 皮质段。

(3) PICA 有 3 个分支:

1) 脉络膜动脉(第一个分支)由颅襻(脉络点)发出,供应第四脑室的脉络丛。

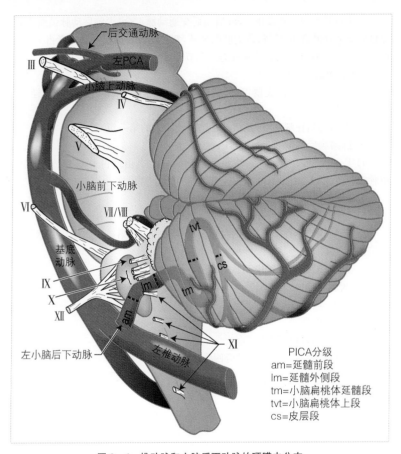

图 2-6 椎动脉和小脑后下动脉的硬膜内分支

2）终支：

A. 小脑半球扁桃体动脉（第二个分支）。

B. 蚓下动脉（第三个分支）下曲＝血管造影片上的连接点。

• **基底动脉（BA）**

由两侧椎动脉汇合而成，分支有：

1. 小脑前下动脉（AICA）：从基底动脉下段发出，在展神经、面神经、位听神经前方向后外侧走行。其常发出一襻进入内听道并发出迷路动脉，然后供应小脑下部的前外侧，并与小脑后下动脉形成吻合。

2. 内听动脉（迷路动脉）。

3. 脑桥支。

4. 小脑上动脉（SCA）：蚓上动脉。

5. 大脑后动脉：在发出 1 cm 后与后交通动脉汇合(大脑后动脉供血主要源自后交通动脉者占 15%,称为胚胎循环,双侧均源自后交通动脉者占 2%)。根据经过的脑池将大脑后动脉分为三个节段,并有以下分支：

(1) 大脑脚段(P1)：

1) 中脑穿动脉(供应顶盖、大脑脚、Edinger - Westphal 核、动眼神经核、滑车神经核)。

2) 大脑脚间丘脑穿支(两组后丘脑穿动脉中的第一组)。

3) 脉络膜后内动脉(大多从 P1 或 P2 发出)。

4) Percheron 动脉：一种少见的解剖变异[14]。由发自一侧 PCA 近端的单独动脉干形成并给双侧的丘脑旁中央和中脑上部供血。

(2) 环池段(P2)：

1) 脉络膜后外动脉(大多从 P2 发出)。

2) 丘脑膝状体丘脑穿支(两组丘脑后穿动脉中的第二组),供应膝状体和丘脑枕。

3) 颞前动脉(与大脑中动脉的颞前支形成吻合)。

4) 颞后动脉。

5) 顶枕动脉。

6) 距动脉。

(3) 四叠体段(P3)：

1) 四叠体及膝状体分支供应四叠体。

2) 胼周后动脉(压部)(与大脑前动脉的胼周支形成吻合)。

· **大脑后动脉(PCA)**

见图 2 - 7。

■ **颈内动脉-椎基底动脉的交通**

后交通动脉：正常的交通。

"持续性胚胎型交通[15]"(图 2 - 8)多数没有症状,少数伴有动脉瘤或 AVM,有时有脑神经受累症状。

四种类型：

1. 残留原始三叉动脉(PPTA)：在 0.6% 的脑血管造影图中可见到,是最常见的持续性胚胎交通(83%)。可伴有三叉神经痛(见章节 28.3.3)。连接颈内动脉海绵窦段和基底动脉。起源于脑膜垂体干的近端(50% 经过海绵窦,50% 伴随三叉神经走行),至基底动脉上段 AICA 和 SCA 之间。椎动脉可能较小。Saltzman Ⅰ 型：后交通动脉萎缩,PPTA 供应远端基底动脉、大脑后及小脑上动脉供血区域。Saltzman Ⅱ 型：后交通动脉供应大脑后动脉。Ⅲ 型：PPTA 供应小脑上动脉。在进行 Wada 试验(见章节 100.2.3)前必须辨认是否有 PPTA,否则存在脑干缺血可能和经蝶手术的血管损伤风险。在颈内动脉疾病时可能造成颅后窝症状。

2

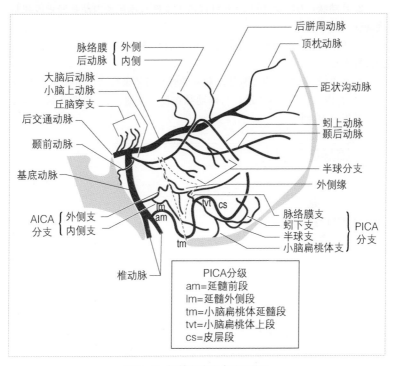

图 2-7 椎基底动脉造影(侧位)

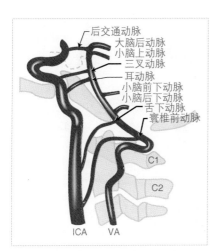

图 2-8 颈内-椎基底动脉交通

2. 耳动脉：为最少见的类型（只报道了 8 例），连接颈内动脉岩骨段和基底动脉。

3. 舌下动脉：连接岩骨段或远端颈内动脉和椎动脉，经过舌下神经管，不经过枕大孔。

4. 寰椎前：连接颈内动脉颈段和椎动脉。可能来自颈总动脉分叉部、颈外动脉、颈内动脉 C2～C4 段。与椎动脉在枕下交通，50％的椎动脉近端萎缩。共报道 40 例。

2.3　脑静脉解剖

2.3.1　幕上静脉系统

■ 主要静脉及其分支

血管造影和分支见图 2-9。

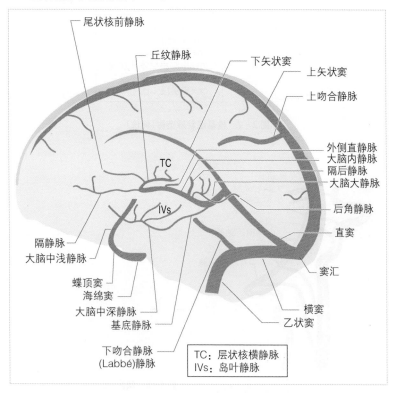

图 2-9　颈内动脉造影静脉期(侧位)

双侧颈内静脉(IJV)是颅内的主要引流静脉,通常以右侧为主。其他引流静脉包括眶静脉和椎静脉丛。板障静脉和头皮静脉可作为循环侧支,例如当上矢状窦阻塞时[16]。下面是引流至颈内静脉的各级静脉系统。

- **岩下窦**

距离横窦乙状窦交界部位<1 cm。

- **乙状窦**

1. 岩上窦:引流至与乙状窦交界的颈内静脉处。

2. 横窦(65%右大于左):

(1) Labbe 静脉(下吻合静脉)。

(2) 窦汇:

1) 枕窦。

2) 上矢状窦。

A. Trolard 静脉(上吻合静脉):位于非优势半球的粗大的浅静脉(Labbe 静脉则是在优势半球的更粗大的浅静脉)。

B. 皮层静脉。

(3) 直窦:

1) 下矢状窦。

2) 大脑大静脉(Galen 静脉):

A. 小脑前中央静脉。

B. Rosenthal 基底静脉。

C. 大脑内静脉:在室间孔处由以下静脉汇合而成。① 隔前静脉;② 丘纹静脉。

▇ 海绵窦

一开始命名是因为其非常像海绵体。传统教材把海绵窦描绘成一个有许多小梁的大静脉腔,灌注研究[17]及外科手术[18]均支持海绵窦是一个静脉丛的理论。在不同病人之间及不同侧之间存在很大的变异。图 2-10 是简化的右侧海绵窦切面。

1. 注入的静脉:

(1) 上、下眼静脉。

(2) 大脑中央浅静脉。

(3) 蝶顶窦。

(4) 岩上窦、岩下窦。

2. 流出道:

(1) 蝶顶窦。

(2) 岩上窦。

(3) 基底丛(引流至岩下窦)。

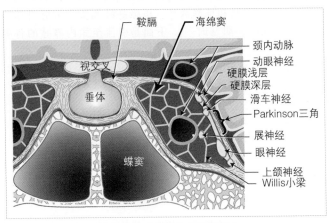

图 2 - 10　右侧海绵窦(冠状位)

标注（从上到下、从左到右）：鞍膈　海绵窦　视交叉　垂体　蝶窦　颈内动脉　动眼神经　硬膜浅层　硬膜深层　滑车神经　Parkinson三角　展神经　眼神经　上颌神经　Willis小梁

(4) 翼丛。

(5) 双侧海绵窦通过环窦在前后方交通。

3. 内容物[19]：

(1) 动眼神经。

(2) 滑车神经。

(3) 三叉神经眼支。

(4) 三叉神经上颌支(经过海绵窦的神经中唯一不经眶上裂出颅的神经，其经圆孔出颅)。

(5) 颈内动脉(ICA)：海绵窦内分为三段。

1) 后升段：ICA 进入海绵窦后即开始。

2) 水平段：ICA 向前。

3) 前升段：ICA 向上。

(6) 展神经：唯一不附于海绵窦外壁的神经,有时被称为唯一在海绵窦内的神经。

4. 三角区(Parkinson 三角)。上缘：动眼神经、滑车神经;下缘：三叉神经眼支、展神经(手术进入海绵窦的解剖标志)[20,21]。

2.3.2　颅后窝静脉解剖

见图 2 - 11。

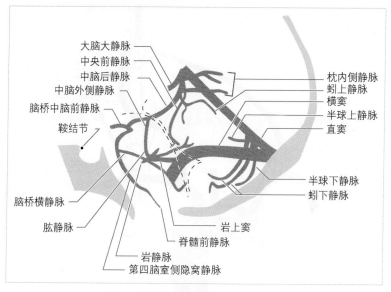

大脑大静脉
中央前静脉
中脑后静脉
中脑外侧静脉
脑桥中脑前静脉
鞍结节

枕内侧静脉
蚓上静脉
横窦
半球上静脉
直窦

半球下静脉
蚓下静脉

脑桥横静脉
肱静脉

岩上窦
脊髓前静脉
岩静脉
第四脑室侧隐窝静脉

图 2 - 11　椎基底动脉造影静脉期(侧位)

2.4　脊髓血管解剖

见图 2 - 12。

虽然在很多节段发自主动脉的根动脉与神经根伴行,但它们都很少供应脊髓。脊髓前动脉由椎动脉分支结合所形成。脊髓前部的血供主要来自以下节段的 6~8 条根动脉("根髓动脉",这些节段十分固定,但来自的侧别常有变化[22]):

1. C3:发自椎动脉。

2. C6 和 C8(大约 10% 的人群在下段颈髓中存在一根前根动脉缺如[23]):

(1) C6:通常发自颈深动脉。

(2) C8:通常发自肋颈干。

3. T4 或 T5。

4. Adamkiewicz 动脉(前根大动脉):

(1) T8 至圆锥脊髓的主要供血动脉。

(2) 80% 位于左侧[24]。

(3) 85% 位于 T9~L2(75% 位于 T9~T12);其余 15% 位于 T5~T8(在这些人群中,可能存在向下走行的副根动脉)。

2

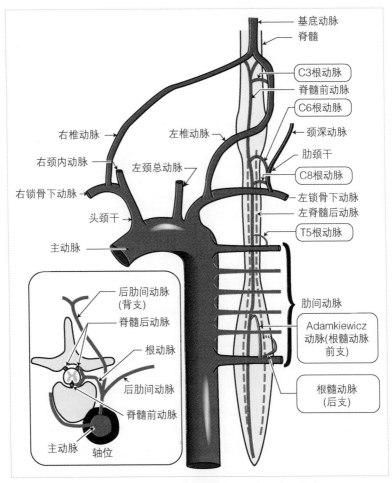

图 2-12　脊髓动脉供血示意图

（4）常常较大，有头端和尾端分支，在血管造影图上呈发夹形态。

成对的脊髓后动脉不像脊髓前动脉那样有明确的起始，其血供来自10～23条根动脉。

中胸段有一条细的供血动脉（"分水岭区"），仅来自以上提到的 T4、T5 的根动脉，因此血供受损时十分脆弱。

■ 解剖变异

Lazorthes 弓：脊髓前动脉在圆锥部位与双侧脊髓后动脉交通。

（王佳 李昊）

2

参考文献

[1] van der Zwan A, Hillen B, Tulleken CAF, Dujovny M, Dragovic L. Variability of the Territories of the Major Cerebral Arteries. J Neurosurg. 1992; 77:927–940

[2] Loukas M, Louis RG, Jr, Childs RS. Anatomical examination of the recurrent artery of Heubner. Clin Anat. 2006; 19:25–31

[3] Fischer E. Die Lageabweichungen der Vorderen Hirnarterie im Gefässbild. Zentralbl Neurochir. 1938; 3:300–313

[4] Bouthillier A, van Loveren HR, Keller JT. Segments of the internal carotid artery: A new classification. Neurosurgery. 1996; 38:425–433

[5] Krayenbühl HA, Yasargil MG. Cerebral Angiography. 2nd ed. London: Butterworths; 1968:80–81

[6] Krayenbühl H, Yasargil MG, Huber P. In: Rontgenanatomie und Topographie der Hirngefasse. Zerebrale Angiographie fur Klinik und Praxis. Stuttgart: Georg Thieme Verlag; 1979:38–246

[7] Ecker A, Riemenschneider PA. Angiographic Localization of Intracranial Masses. Springfield, Illinois: Charles C. Thomas; 1955

[8] Gibo H, Lenkey C, Rhoton AL. Microsurgical Anatomy of the Supraclinoid Portion of the Internal Carotid Artery. J Neurosurg. 1981; 55:560–574

[9] Renn WH, Rhoton AL. Microsurgical Anatomy of the Sellar Region. J Neurosurg. 1975; 43:288–298

[10] Rhoton AL, Jr. The supratentorial arteries. Neurosurgery. 2002; 51:S53–120

[11] Anatomical examination of the recurrent artery of Heubner. Clin Anat. 2006; 19:25–31

[12] Lister JR, Rhoton AL, Matsushima T, et al. Microsurgical Anatomy of the Posterior Inferior Cerebellar Artery. Neurosurgery. 1982; 10:170–199

[13] Getch CC, O'Shaughnessy BA, Bendok BR, Parkinson RJ, Batjer HH. Surgical management of intracranial aneurysms involving the posterior inferior cerebellar artery. Contemp Neurosurg. 2004; 26:1–7

[14] Percheron G. The anatomy of the arterial supply of the human thalamus and its use for the interpretation of the thalamic vascular pathology. Z Neurol. 1973; 205:1–13

[15] Luh GY, Dean BL, Tomsick TA, Wallace RC. The persistent fetal carotid-vertebrobasilar anastomoses. AJR Am J Roentgenol. 1999; 172:1427–1432

[16] Schmidek HH, Auer LM, Kapp JP. The Cerebral Venous System. Neurosurgery. 1985; 17:663–678

[17] Taptas JN. The So-Called Cavernous Sinus: A Review of the Controversy and Its Implications for Neurosurgeons. Neurosurgery. 1982; 11:712–717

[18] Sekhar LN, Schramm VL. In: Operative Management of Tumors Involving the Cavernous Sinus. Tumors of the Cranial Base: Diagnosis and Treatment. Mount Krisco: Futura Publishing; 1987:393–419

[19] Umansky F, Nathan H. The Lateral Wall of the Cavernous Sinus: with Special Reference to the Nerves Related to It. J Neurosurg. 1982; 56:228–234

[20] van Loveren HR, Keller JT, El-Kalliny M, Scodary DJ, Tew JM. The Dolenc Technique for Cavernous Sinus Exploration (Cadaveric Prosection). J Neurosurg. 1991; 74:837–844

[21] Youmans JR. Neurological Surgery. Philadelphia 1982

[22] Taveras JM, Wood EH. Diagnostic Neuroradiology. 2nd ed. Baltimore: Williams and Wilkins; 1976

[23] Turnbull IM, Breig A, Hassler O. Blood Supply of the Cervical Spinal Cord in Man. A Microangiographic Cadaver Study. J Neurosurg. 1966; 24:951–965

[24] El-Kalliny M, Tew JM, van Loveren H, Dunsker S. Surgical approaches to thoracic disk herniations. Acta Neurochir. 1991; 111:22–32

3 神经生理学和局部脑综合征

3.1 神经生理学

3.1.1 血-脑屏障

■ 概述

脑毛细血管内皮细胞的紧密连接(闭锁小带)限制了从血液到中枢神经系统的水溶性物质的运输,即脑实质的通透性(血-脑屏障)有限。脉络膜内皮细胞间的紧密连接也有类似作用(血-脑脊液屏障)[1]。而一些特殊的转运系统运输葡萄糖、某些氨基酸等(特别是神经递质的前体)。

血-脑屏障的作用在一些病理状态下会减弱(如肿瘤、感染、创伤、卒中、肝性脑病等),也可用药物来调控(如高渗性的甘露醇能增加通透性,而类固醇则减少亲水分子的通透)。

以下部位血-脑屏障缺如:脉络丛、垂体、灰结节、最后区、松果体隐窝、视前隐窝。

评价血-脑屏障完整性的方法:

1. 可见染料:伊文蓝、荧光素。
2. 不透射线的染料(CT扫描[2]):碘(与蛋白质结合的对比剂)。
3. 顺磁性(MRI):钆(与蛋白质结合的对比剂)。
4. 显微镜下显像:辣根过氧化物酶。
5. 用放射性核素标记:白蛋白、蔗糖。

■ 脑水肿和血-脑屏障

三种基本类型(弥散加权磁共振成像可鉴别,见章节13.2.13):

1. 细胞毒性:血-脑屏障完整,因而无蛋白质外渗,CT或MRI上无强化。细胞肿胀,然后缩小。见于头部外伤等。
2. 血管源性:血-脑屏障破坏,蛋白质(血浆)漏出血管,可引起影像学的强化。细胞外间隙(ECS)扩张。细胞无明显变化,对肾上腺皮质激素(如地塞米松)有反应,见于脑转移瘤周围。
3. 缺血性:上述两种类型的混合,初期血-脑屏障完整,随后开放。细胞外间隙收缩然后扩张,液体渗出血管。可引起脑内出血后的迟发性恶化(见章节 87.6.4)。

3.1.2 Babinski 征和 Hoffmann 征

虽然此征被视为神经病学中最著名的体征,但其正常表现、异常表现的定义仍有很大争议[3],以下是一种解释。

足跖反射(plantar reflex,PR)(又称 Babinski 征)是一种原始反射,见于婴儿,表现为足受到有害刺激时大踇趾伸展,其余足趾扇形展开,但是这种表现并非一致且不是临床重要体征。足跖反射在约 10 月龄(6 个月到 12 岁)时消失,随着中枢神经系统髓鞘形成而受到抑制,正常反应变为踇趾跖曲。从运动区到 L4 脊髓节段的锥体束(皮质脊髓束)任何部位的上级运动神经元(UMN)的损伤均可能导致对足跖反射抑制的丧失,踇趾伸展。可能因屈肌协同作用加重而引起踝关节背屈、膝关节和髋关节屈曲(又称三屈肌反应)。

■ **神经解剖**

此反射的传出神经起于 S1 节段的皮肤感受器,经胫神经传入,在反射弧内的脊髓节段位于 L4~S2,经腓神经传出至足趾外展肌。

■ **鉴别诊断**

• **病因**

引起此征的病变不一定是器质性的,可能是功能性且可恢复的。部分病因见表 3-1。

表 3-1 足跖反射的鉴别诊断

病因
• 脊髓损伤*
• 颈椎病
• 运动区或内囊病变(脑血管病、肿瘤、挫伤等)
• 硬膜下或硬膜外血肿
• 积水性无脑畸形
• 毒性-代谢性昏迷
• 癫痫
• 创伤
• 短暂性脑缺血发作
• 偏头痛
• 运动性神经元病(ALS)
*脊髓损伤中,脊髓休克期足跖反射可能消失

■ **引出足跖反射和等位反射**

正确的刺激方法是对外侧足底及足横弓持续 5~6 秒的一次性刺激[4]。引起有害刺激的其他方法也可引起足跖反射(甚至在 S1 皮节以外,正常情况下不引起趾屈的区域),方法包括:Chaddock(搔刮足背外侧,足跖反射阴性时,有 3%可表现此征阳性),Schaeffer(掐捏跟腱),Oppenheim(指节沿胫骨滑下),Gordon(短暂地挤压腓肠肌),Bing(轻刺足背外侧),Gonda 或 Stronsky(将第 4 或 5 足趾向外下牵拉并放开)。

■ Hoffmann 征

Hoffmann 征由德国神经科医师 Johann Hoffmann 发现并在 18 世纪末进行临床应用。可能提示支配上肢的上运动神经元损伤。由向下弹压中指远端指节引出,病理反应包括拇指屈曲(正常时也可呈弱阳性)[5]。与足跖反射(PR)不同的是它是一种单突触反射(位于 Rexed Ⅸ层)。

Hoffmann 征在正常年轻个体中也可能出现,表现为轻微的广泛性的屈曲,通常为对称性。病理性反射存在提示对 C8 反射的抑制丧失,即病变高于 C8。

Hoffmann 征见于 68%的接受手术治疗的颈椎硬化性脊髓病[5]。在 11 例有腰椎症状但是没有脊髓疾病并表现为双侧 Hoffmann 征阳性的病人中,10 例(91%)存在潜在的脊髓压迫[5]。Hoffmann 征敏感性为 33%～68%,特异性为 59%～78%,预测阳性率为 26%～62%,阴性率为 67%～75%[6]。

3.1.3 膀胱神经生理

■ 中枢通路

膀胱功能调控的一级中枢位于脑桥蓝斑核,它使排尿时膀胱收缩与尿道括约肌松弛同步[7]。

随意性皮质控制主要是脑桥反射的抑制,源自额叶前内部和胼胝体膝部。无抑制的膀胱(如婴儿),脑桥排尿中枢未受皮层抑制,逼尿肌在膀胱达到一定体积时就收缩。经锥体束的随意性皮层抑制可能引起外括约肌收缩并抑制逼尿肌的收缩。这一区域的皮层损伤时不能抑制排尿反射,可导致急迫性尿失禁[8]。

到膀胱的传出神经经脊髓外侧柱的背侧部分下行(图 3-1 中的阴影部分)。

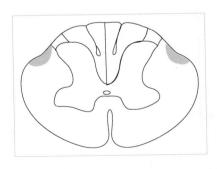

图 3-1 脊髓中膀胱传出纤维的位置（阴影部分）

■ 运动

控制尿流出膀胱有两个括约肌:内括约肌(自动,非随意性)和外括约肌

（横纹肌,随意性）。

副交感神经：支配逼尿肌收缩和内括约肌舒张。副交感节前细胞体位于S2～S4脊髓灰质中间外侧柱。神经纤维从腹根出脊髓,经盆内脏神经(勃起神经)至膀胱顶、体部的逼尿肌壁内神经节。传出神经伴随腹根经盆腔内脏神经,止于逼尿肌内的神经节。

躯体神经：躯体随意控制神经纤维沿锥体束下行至S2～S4与运动神经形成突触,后沿阴部神经至外括约肌。此括约肌在意识控制下收缩,但可在排尿开始时随内括约肌开放而舒张。躯体神经主要在膀胱内压上升(如Valsalva动作时)时维持控制。

交感神经：交感神经细胞体位于T12至L2脊髓灰质中央外侧柱。节前纤维经交感链(无突触)至肠系膜下神经节。节后纤维经下腹下神经丛至膀胱壁及内括约肌。交感神经主要支配膀胱颈和三角区。交感神经对膀胱运动作用很小,但α肾上腺素能刺激导致膀胱颈关闭,这是膀胱充盈所必需的。

盆腔神经刺激导致交感神经张力升高,引起逼尿肌舒张及膀胱颈张力升高(使膀胱可存留大量尿液)。

■ 感觉

相对运动来说,所知较少,膀胱壁牵张感受器感受膀胱充盈,发出神经冲动经盆、阴部、腹下神经至T10～L2及S2～S4脊髓节段,纤维主要沿脊髓丘脑束上行。

■ 膀胱排尿异常

神经源性膀胱一词表述了中枢或周围神经系统受损后的膀胱功能障碍,有人认为它等同于逼尿肌反射消失。

背(感觉)根损伤使传入神经中断,导致膀胱无张力,膀胱持续充盈直至尿液滴流发生充盈性尿失禁,无膀胱充盈感觉。可有自主排尿可能,但常常排尿不尽。

• 逼尿肌反射亢进

逼尿肌反射亢进可因从皮层至骶髓的传出神经任何部位中断引起。膀胱容积达到一定阈值时,发生反射性膀胱排空。临床上表现为频繁、无法控制、急促的排尿。脑部病因包括：卒中、头部外伤、脑肿瘤、脑积水、帕金森病、各种痴呆、多发性硬化、各种脊髓疾病(见章节92.2)。

• 逼尿肌无反射

逼尿肌无反射临床上表现为排尿启动困难、断流和大量残尿。膀胱过度充盈可导致尿失禁(充盈性尿失禁)或括约肌无张力。其病因包括：慢性感染、长期膀胱插管、一些药物(特别是吩噻嗪)、圆锥马尾损伤或肿瘤、脊髓脊膜膨出、糖尿病(自主神经病变)。

• 影响膀胱的特定损伤

一般情况下,影响膀胱的神经性病变可分为以下几类[9]：

1. 脊髓以上病变(脑干以上的病变)：脑桥排尿反射失去中枢抑制,通常导致非随意性的由平滑肌和横纹肌括约肌协同的膀胱收缩,通常感觉功能和自主横纹括约肌功能仍完好。症状:尿频或尿急,急迫性尿失禁,夜尿频繁[7]。如感觉通路受损,可导致无意识尿失禁。由于肌肉的协同作用,膀胱仍保持正常的压力,较少引起高压性肾功能障碍,也可进行随意性膀胱排空。可用定时排尿结合抗胆碱能药治疗。有时可发生反射消失。

2. 完全(或近完全)脊髓病变:

(1) 骶髓以上(S2 脊髓节段以上,在成人位于约 T12/L1 椎体水平):骶髓排尿中枢位于圆锥。病因:脊髓损伤、肿瘤、横贯性脊髓炎。

1) 在脊髓外伤后,可能存在脊髓休克。脊髓休克时(见章节 62.2.3),膀胱无收缩功能、逼尿肌无反射,但括约肌张力保留,尿潴留(除非膀胱过度膨胀,否则一般无尿失禁)。

2) 脊髓休克过后,通常引起逼尿肌反射亢进,从而引起没有任何感觉的非随意性膀胱收缩(植物性膀胱),平滑括约肌协调而横纹括约肌不协调(排尿时外括约肌非随意性收缩引起功能性排尿受阻,而导致排空不佳和膀胱高内压),膀胱自发充盈和排空(或在下肢皮肤受刺激后产生)。膀胱顺应性减低。治疗的方法有间断插尿管和使用抗胆碱能药。

(2) 骶髓以下(低于 S2 节段):包括圆锥、马尾或周围神经的病变(以前称为下运动神经元病变)。病因有:大的椎间盘突出,椎管外伤。通常导致逼尿肌无反射,非随意性膀胱收缩消失,从而发生尿流减慢、尿潴留,及随意性膀胱排空的丧失。可导致充盈性尿失禁、充盈期膀胱顺应性下降、平滑括约肌瘫痪,常伴有球海绵体和肛门反射的消失[骶髓以上病变时保留(见章节 62.2.3)]以及会阴部感觉障碍。

3. 周围性反射弧中断:可能导致与低位脊髓损伤一样的障碍、逼尿肌无反射、膀胱低顺应性和横纹括约肌舒张不能。

4. 椎间盘突出(见章节 69.1):开始常有排尿困难、费力或尿潴留,以后可有激惹症状。

5. 椎管狭窄(腰段或颈段):引起不同的泌尿系症状,根据脊髓节段和狭窄类型的不同而不同(在颈段狭窄时,逼尿肌的高反应性和低反应性主要依赖于是否存在抑制性网状脊髓束的压迫或脊髓后索病变)。

6. 马尾综合征(见章节 69.1.9):常引起尿潴留,有时也可引起尿失禁(有的是充盈性尿失禁)。

7. 周围神经病:如糖尿病,常引起逼尿肌功能受损。

8. 神经脊髓闭合不全:大多数脊髓发育不良病人为无反射膀胱伴膀胱颈开放,膀胱常持续充盈直至残留的静水压超过外括约肌压力范围而尿失禁。

9. 多发性硬化:50%~99%的病人将会出现排尿症状。脱髓鞘主要累及颈髓后柱和侧柱。逼尿肌反射亢进是最常见的尿流动力学障碍(占 50%~90%),膀胱无反射则较少见(占 5%~20%)。

- **尿潴留**

尿潴留的病因：

1. 膀胱排泄受阻（以下是简单的鉴别诊断）：

（1）尿道狭窄：渐进性的尿潴留。

（2）男性前列腺增生：

1）良性前列腺增生和前列腺肿瘤：渐进性尿潴留。

2）急性前列腺炎：可突发尿潴留。

3）罕见：突出的前列腺结石。

（3）女性可发生膀胱膨出而引起尿道扭曲。

（4）罕见：尿道肿瘤。

2. 逼尿肌无反射（见章节 3.1.3）或张力过低：

（1）脊髓损伤。

（2）马尾综合征（见章节 69.1.9）。

（3）慢性炎症。

（4）长期留置尿管。

（5）一些药物（麻醉药，吩噻嗪）。

（6）圆锥或马尾损伤，骶髓或骶髓以下节段损伤：

1）创伤。

2）肿瘤。

3）脊髓脊膜膨出。

（7）糖尿病（自主神经病变）。

（8）骶背侧根神经节的带状疱疹[9]。

（9）膀胱颈不完全开放：绝大多数发生在有长期梗阻和激惹症状的青年和中年男性[9]。

（10）继发于严重的膀胱过度充盈或伴随以上任一病因所引起的膀胱慢性膨胀和减压。

3. 术后尿潴留：已被广泛认识但所知甚少，多发生于下尿路、会阴部、妇科和肛门直肠手术后，麻醉及镇痛药可能是病因之一[9]。

4. 心因性。

■ **膀胱功能的评价**

- **尿流动力学**

尿流动力学通常和 X 线片[膀胱内压测量图（CMG）]或荧光造影（可视尿流动力学）配合使用。在通过一个尿管逆行性充盈膀胱时测量膀胱内压可测知是否有逼尿肌反射。如果有逼尿肌无反射，则让病人憋尿后重复进行，如不能憋尿，则称为无法抑制的逼尿肌反射（又称逼尿肌反射亢进）。

- **括约肌肌电图（EMG）**

可通过针电极或体表电极，自主膀胱收缩检测脊髓上神经支配的完整性。

与膀胱内压测量图(CMG)合用可测逼尿肌收缩时的括约肌电活动。

- **排尿膀胱内压测量图静脉肾盂造影(IVP)**

排尿膀胱内压测量图(VCUG)可检查尿道病变(憩室、狭窄等)、膀胱异常(憩室、高阻力下长期收缩引起的逼尿肌小梁形成等)以及尿道膀胱反流。

■ **药物治疗**

治疗目的在于保护肾功能(通常包括防止尿路感染、肾结石以及高膀胱内压引起的尿道反流)以及调节尿流控制。有排空不足或膀胱内压增高的病人常可用间断插管和抗胆碱能药治疗。有自主膀胱排空合并尿频或急迫性尿失禁的病人可用抗胆碱能药治疗和行为治疗。

控制膀胱收缩的大多数神经调控是通过乙酰胆碱介导,刺激副交感神经节后纤维所支配的位于膀胱平滑肌上的毒蕈碱受体而完成的。

- **逼尿肌反射亢进**

下述的药物都是合成的抗胆碱能药。这些药物能够阻断节后突触连接(毒蕈碱样作用)且不阻断骨骼肌神经肌接头或是自主神经节连接(烟碱作用)。在神经源性膀胱时可增加膀胱容量。这些药物提升了自主膀胱收缩的阈值,但是不增加抑制收缩的能力和反应到排尿的时间,因此尿急和尿失禁仍存在,除非加入定期排尿疗法[9]。

由于其具有散瞳作用,故禁用于青光眼。过量可引起典型抗胆碱能症状(潮红、发热、干燥和亢奋)。由于口干这类副作用的存在使其应用受限。

药物信息:奥昔布宁

奥昔布宁是最常用的处方药,具有抗胆碱作用、肌松作用和局部麻醉作用。

用法:成人通常每次 5 mg,每天 2~3 次(最多每天 4 次)。儿童:5 岁以下不推荐;5 岁以上通常每次 5 mg,每天 2 次(最大剂量每次 5 mg,每天 3 次)。剂型:5 mg 片剂,5 mg/5 ml 糖浆。

药物信息:托特罗定

托特罗定比奥昔布宁副作用较轻,但是效果也稍差[10]。

用法:2 mg,口服,每天 2 次。在某些病人中可降至 1 mg,口服,每天 2 次。剂型:1 mg 和 2 mg 片剂。2~4 mg 胶囊。

药物信息:黄酮哌酯

黄酮哌酯具有弱抗胆碱能作用,是平滑肌直接抑制剂,少有副作用的报道。一些研究表明对老年人无效[9]。

用法:成人 100~200 mg,口服,每天 3~4 次。

药物信息：盐酸丙咪嗪

盐酸丙咪嗪位三环类抗抑郁药，其有效作用机制尚存在争议，有抗胆碱作用和其他作用[9]，可降低膀胱收缩和增加排尿抵抗。

- **逼尿肌无反射**

药物信息：氯贝胆碱

氯贝胆碱为类副交感药物，主要具有毒蕈碱作用，几乎无烟碱作用；与乙酰胆碱相似但不受胆碱酯酶影响。可增加逼尿肌张力，帮助排空；也增加消化道动力。皮下给药比口服给药对膀胱效果更强。当皮下给药时有阿托品效应。口服30～90分钟起效，皮下给药15分钟起效。

适应证：术后非梗阻性尿潴留和脊髓损伤或功能消失后神经源性膀胱。

副作用：出汗和腹泻不常见但无危险。可导致哮喘病人支气管痉挛。空腹给药会导致恶心。阿托品是过量时的解毒药（阿托品皮下给药：成人0.6 mg，<12岁儿童0.01 mg/kg）。

用法：开始5～10 mg口服，最后给予50 mg或逐小时增加至有效剂量。然后，继续给予最小有效剂量，每天3～4次（通常10～50 mg，口服，每天3～4次）。皮下给药：0.5～1 ml，每15分钟重复给药一次直到理想剂量或是给予4次；持续最小有效剂量，每天3～4次。剂型：5 mg、10 mg、25 mg和50 mg片剂。注射：5.15 mg/ml（仅皮下应用）。

■ 马尾压迫后的膀胱管理

在有尿潴留并有恢复迹象（急性马尾压迫手术后）的情况下，需要遵从下述膀胱的管理：

1. 指导病人和家属进行未污染间歇性插管术（CIC），如果可以行此操作：
（1）监测排空后残余尿（PVR）。
（2）坦（索）洛新0.4 mg，口服，每天1次。
（3）如果残余尿<75 ml，停止CIC。
2. 如果不能进行CIC，放置Foley管1周，之后监测PVR。
3. 如果1周后PVR≥75 ml，也应用了坦（索）洛新，则找泌尿科医师检查尿流动力学（在此之前如果检查尿流动力学不会改变治疗策略）。

药物信息：坦(索)洛新

坦（索）洛新是前列腺肾上腺素能 α_{1A} 受体亚型的阻断剂。用于治疗由于良性前列腺增生所致流出道梗阻的排尿困难。在女性中存在其他作用机制。与特拉唑嗪和多沙唑嗪相似,因为坦(索)洛新不需要逐渐加量(起始即可在治疗剂量),所以对缓解急性梗阻有好处。需治疗至少5～7日。

副作用:非常少。鼻炎、逆向射精或射精量减少或直立性低血压可能发生[11]。

用法:0.4 mg,口服,每天1次(通常每天餐后30分钟后给药)。如果2～4周无反应,可试验0.8 mg,口服,每天1次[11]。

3.2　局部脑综合征

这部分将简要描述脑的不同区域病变引起的综合征。除非另行说明,否则只考虑破坏性病变。

3.2.1　概要

1. 额叶:
(1) 单侧病变:
1) 除非是很大的病变,否则一般不引起临床症状。
2) 双侧或大的单侧病变:情感淡漠,意志丧失。
3) 额叶眼区(负责对侧凝视):位于额叶后部(Brodmann 8区,如图1-1条纹区所示)。破坏性病变引起向对侧凝视不能(病人向患侧凝视),而刺激性病变(如癫痫)造成凝视中枢兴奋,病人向对侧凝视(病人向健侧凝视)。更多详情见眼外肌系统(见章节32.6)。
(2) 双侧病变:可能造成情感淡漠,意志丧失。
(3) 嗅沟区:可能造成 Foster - Kennedy 综合征(见下文)。
(4) 额叶前区控制"执行功能"——计划,辨别轻重缓急,组织思想,抑制冲动,理解后果。
2. 顶叶:
(1) 任一侧:皮质感觉综合征,感觉忽视,同侧偏盲,对侧失认。
(2) 主侧半球顶叶病变(大部分为左侧):语言障碍(失语),Gerstmann 综合征(见章节3.2.2),双侧实体感觉丧失。
(3) 非主侧顶叶病变:图形记忆丧失,病觉丧失,穿衣失用。
3. 枕叶:同侧偏盲。
4. 小脑:
(1) 小脑半球的病变引起同侧肢体共济失调。
(2) 小脑蚓部病变引起躯干共济失调。
5. 脑干:通常引起多条脑神经功能障碍以及长传导束症状(特定的脑干

综合征见下文）。

6. 松果体区：Parinaud 综合征（见章节 3.2.5）。

3.2.2 顶叶综合征

见参考文献[12]。

■ 顶叶解剖

顶叶位于中央沟之后，侧裂之上，后侧与枕叶相连（大脑侧面的界限为顶枕沟和枕前切迹的连线）。

■ 顶叶的神经生理

1. 任一侧：顶叶前部皮质负责触觉（很可能来自对侧），并与视觉和听觉进行整合来建立对肢体及其空间关系的认知。

2. 主侧（成人中 97％ 为左侧）：理解语言，包括"跨模式匹配"（听觉-视觉，视觉-触觉等）。主侧病变常常造成失语。

3. 非主侧（多数在右侧）：整合视觉和本体感觉，从而能够对肢体和其他物体做出特定动作或操作。

■ 顶叶病变的临床综合征

1. 单侧顶叶病变（主侧或非主侧）：

（1）皮质感觉综合征（见下文）和感觉忽视（忽视同时存在的 2 个刺激中的 1 个）。大的病变造成偏身感觉障碍。

（2）先天性损伤造成轻度偏瘫和对侧肌肉萎缩。

（3）同侧偏盲或视觉注意不能。

（4）有时可出现病感失认。

（5）忽视对侧肢体和视野（右侧病变更常见）。

（6）单侧视动性眼球震颤消失。

2. 主侧半球顶叶病变的附加症状（大部分位于左侧）：

（1）语言障碍（失语）。

（2）语言相关或语言介导的功能，例如"跨模式匹配"（如病人能理解口头词语，也能阅读，但是不能理解由相关成分组成的句子）。

（3）Gerstmann 综合征，经典症状：

1）失写但不失读。

2）左右混淆。

3）手指失认：不能说出手指的名称。

4）失算。

（4）触觉失认：双侧实体觉丧失。

（5）双侧观念运动不能（不能执行口头命令，但是能自发地完成）。

3. 非主侧半球病变的附加症状：

（1）图形记忆丧失。

（2）病觉丧失，穿衣失用。

■ 皮质感觉综合征

中央后回病变，特别是支配手的部位的病变。

1. 感觉障碍：

（1）位置觉和被动运动觉丧失。

（2）不能定位触觉、热觉和有害刺激。

（3）实体觉丧失（不能判断物体的大小、形状并通过触觉加以辨认）。

（4）图形觉丧失（不能辨认写在手上的数字）。

（5）两点辨别觉丧失。

2. 保留的感觉：痛觉、触觉、压力觉、振动觉、温度觉。

3. 其他特征：

（1）感觉易疲劳。

（2）难以辨别同时存在的刺激。

（3）浅表痛觉延长。

（4）触觉幻觉。

■ Anton‐Babinski 综合征

单侧肢体失认。多见于非主侧半球顶叶病变。若为主侧半球病变，该症状可能会被失语症状所掩盖。

1. 病觉丧失（不能意识到功能障碍，病人可能否认瘫痪的肢体是自己的）。

2. 情感淡漠（漠不关心）。

3. 异侧感觉（将一侧的刺激感知为对侧）。

4. 穿衣失用：在穿衣时忽略一侧的肢体。

5. 感觉忽略：将双侧同时进行的刺激感知为单侧刺激。

6. 视觉注意不能（伴或不伴同侧偏盲），伴头、眼、身体向健侧偏转。

■ 顶叶病变相关的失语

1. Wernicke 失语：听觉联络区的病变，或将听觉联络区与角回和一级听觉皮质的联系断开的病变。流畅性失语（正常的句子长度和语调，缺乏意义）。可能包括言语错乱。Wernicke 区（Brodmann 40 区和 39 区，见图 1‐1）病变。

2. Broca 失语：又叫运动性失语，言语的运动功能丧失（发声的肌肉无瘫痪，能够进行其他活动），产生断续语言。Broca 区（Brodmann 44 区，见图 1‐1）病变。

3. 完全性失语：通常由能够破坏大部分言语中枢的病变造成，语言的各个方面均受累。

（1）除了一些常用词汇、习惯短语或感叹词之外，不能言语。

（2）命名性失语。

（3）持续性语言和动作。

（4）除了几个词语外不能理解语言。

（5）不能读写。

4. 传导性失语：由于连接额叶和颞叶的语言区的联络纤维破坏引起，通常累及缘上回。与 Wernicke 失语相似（流畅自发性语言），但是病人能够理解口头或书面语言，能够意识到自己的言语障碍。语言重复受累严重。

5. 纯粹性词语盲：也叫不伴失写的失读，少见，由能够破坏左侧角回和双侧枕叶的联系的病变造成。病人能够写，但是不能读他们写的东西，也对此不关心。常常伴有不能命名颜色。数字的读和命名能力通常保留。

3.2.3　Foster‐Kennedy 综合征

通常由嗅沟或蝶骨翼内 1/3 肿瘤（通常是脑膜瘤）引起。目前由于 CT 的使用，特征性表现少见，经典的三联征：

1. 同侧失嗅。

2. 同侧中央盲点（压迫视神经造成视神经萎缩）。

3. 对侧视乳头水肿（颅内压升高造成）。

有时肿瘤侵犯眶内可以引起同侧眼球突出。

3.2.4　脑干相关综合征

■ Weber 综合征

动眼神经麻痹伴对侧偏瘫。也见于空洞性卒中（见章节 83.4.2）。瞳孔在脑实质性病变引起的动眼神经麻痹中可能受到的影响相对较小。

■ Benedikt 综合征

与 Weber 综合征相似，再加上红核病变。动眼神经麻痹加除上肢外的对侧偏瘫，对侧上肢活动增强，共济失调，宽幅震颤。病变：中脑被盖区，累及红核、联合臂和动眼神经束。

■ Millard‐Gubler 综合征

由脑桥基底部病变（通常是缺血性病变，有时是肿瘤）造成面神经和展神经麻痹＋对侧偏瘫（皮质脊髓束）。

3.2.5　Parinaud 综合征

也称中脑背侧综合征，或顶盖综合征。最早用于描述中脑病变造成的核上性麻痹导致上视不能[13]。

有多种变异类型，包括：

1. 汇聚性核上性上视麻痹（自发性和追踪性上视麻痹，但前庭眼反射和垂直玩具眼反射正常），眼水平活动正常。

2. 伴有眼睑收缩（上视麻痹＋眼睑收缩＝"日落征"）。

3. 汇聚性麻痹。

4. 调节反射麻痹。

5. 少见：假性外展麻痹，跷跷板眼震，可能有瞳孔固定，分离的光靠近反射，汇聚性痉挛，退缩性眼球震颤，核间性眼肌麻痹。

反向偏斜可能是 Parinaud 综合征的单侧变异。

当伴有下视麻痹时，又被称为导水管综合征。

■ 鉴别诊断

• 病因

1. 直接压迫四叠体的占位（如松果体区肿瘤）。

2. 颅内压升高：扩张的松果体上隐窝继发性压迫中脑被盖区，如脑积水。

3. 上脑干的梗死或出血。

4. 多发性硬化。

5. 有时可见于弓形虫病。

累及眼动的病变可能产生类似症状：

1. 吉兰-巴雷综合征。

2. 重症肌无力。

3. 肉毒杆菌毒素中毒。

4. 甲状腺功能减退。

5. 随年龄增加可以逐渐出现良性向上凝视麻痹。

3.3　颈静脉孔综合征

3.3.1　应用解剖

颈静脉孔是一对位于枕骨外侧和颞骨岩部的开口。颈静脉孔通常被一来自颞骨岩部的骨嵴分成两部分，而骨嵴通过纤维连接（26％为骨性）到枕骨颈静脉突[14]。右侧颈静脉孔通常比左侧大[14,15]。颈动脉嵴分割颈静脉孔和附近的颈动脉孔。颈静脉孔内容物：舌咽神经，迷走神经和副神经，岩窦，一些来自咽升动脉和枕动脉的脑膜支[16]。

邻近结构：舌下神经经过枕髁上方的舌下神经管。颈内动脉和交感神经丛进入颈内动脉管。

颈静脉孔的分腔仍存在争议。过去曾经描述过多达 4 个孔的颈静脉孔。尽管较早得到辨认，但是两孔结构在 1967 年才被 Hovelacque 描述并发表[17]。其文章中指出通过骨嵴（伴或不伴其纤维分隔）可将颈静脉孔分成血管部和神经部。

1. 血管部：较大的后外侧间腔包含迷走神经（分支与阿诺德神经相连）、脊髓副神经和颈内静脉。

2. 神经部：较小的前内侧间腔包含舌咽神经（分支与鼓室神经相连）、岩下窦和咽升动脉的脑膜支。

1997 年的一篇文献描述了 3 个分腔的颈静脉孔[18]：

1. 乙状部：包含乙状窦的大的后外侧间腔。

2. 岩部：小的包含岩窦的前内侧间腔。

3. 颈静脉内或是神经部：有第Ⅸ、Ⅹ、Ⅺ脑神经通过。

3.3.2 临床综合征

■ 概述

文献中描述了许多同名的综合征，有些发现互相之间存在冲突。各综合征总结见表 3-2。图 3-2 描绘了不同颈静脉孔综合征的缺陷。

表 3-2 颈内静脉孔综合征中的脑神经功能障碍

神 经	病变的结果	综 合 征					
		Vernet	Collet-Sicard	Villard	Tapia	Jackson	Schmidt
Ⅸ	丧失舌后 1/3 的味觉和触觉	X	X	X			
Ⅹ	声带、腭部麻痹，咽喉感觉丧失	X	X	X	X	X	X
Ⅺ	斜方肌、胸锁乳突肌肌力弱	X	X	X	±	X	X
Ⅻ	舌麻痹、萎缩		X	X	X	X	
交感神经	Horner 综合征			X	±		

X 代表神经功能障碍，±代表神经可能受累

■ Vernet 综合征：第Ⅸ、Ⅹ和Ⅺ脑神经瘫痪

即颈静脉孔综合征。通常由颅内占位引起。

病因包括：颈静脉孔肿瘤，颈动脉夹层，颈外动脉细菌性动脉瘤，颈静脉栓塞，颈内动脉内膜切除术后。

症状：腭、声带、胸锁乳突肌、斜方肌单侧瘫痪，并存在舌后 1/3 的味觉丧失，软腭、咽部和喉部麻痹。

■ Collet-Sicard 综合征：第Ⅸ、Ⅹ、Ⅺ和Ⅻ脑神经瘫痪但不伴有交感神经症状

多由于颅外病变造成。如果是颅内病变造成，则病变较大而产生脑干压迫，因此伴有长传导束体征。

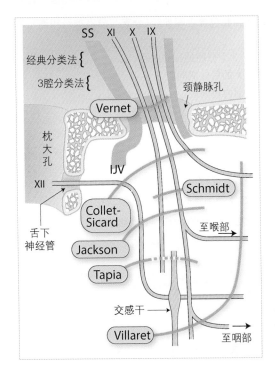

图 3-2 颈静脉孔综合征图解（左侧颈静脉孔前面观，冠切面）

包括 2 腔和 3 腔的分类[18]（实线代表损伤，虚线代表可能受累）

病因包括：髁和 Jefferson 骨折、颈内动脉夹层、原发和继发肿瘤、Lyme 病和纤维肌肉结构不良。

症状：腭、声带、胸锁乳突肌、斜方肌单侧瘫痪，并存在舌后 1/3 的味觉丧失，软腭、咽部和喉部麻痹。

■ Villaret 综合征：第Ⅸ、Ⅹ、Ⅺ 和Ⅻ脑神经瘫痪且伴有交感神经症状

即咽后综合征，腮腺后空间的神经综合征。包括 Collet - Sicard 综合征及交感神经受累所产生的症状。通常是咽后病变造成。

病因包括：腮腺肿瘤、转移瘤、颈外动脉瘤和颅底骨髓炎。

症状：如同 Collet - Sicard 综合征加上 Horner 综合征。

■ Tapia 综合征：第Ⅹ、Ⅻ脑神经瘫痪（±Ⅺ）

即 Matador 病（最早由 Antonio Garcia Tapia 在斗牛士中进行描述）。一些作者描述了其颅内和颅外形式[19]。

病因包括：从口腔插管（多数病例发生于 2013 年以前）、转移瘤，很少见于颈动脉或主动脉夹层。

症状：声音嘶哑，因舌与食团推进不协调继发吞咽困难，舌单侧萎缩和瘫痪，伴或不伴胸锁乳突肌和斜方肌瘫痪以及软腭抬高受限。

■ **(Hughlings)Jackson 综合征：X、XI 和XII脑神经瘫痪**

首次报道于 1864 年，表现为软腭、喉、胸锁乳突肌、斜方肌以及舌的单侧麻痹。

■ **Schmidt 综合征：X、XI 脑神经瘫痪**

即迷走脊柱综合征。由 Schmidt 于 1892 年首次描述。单侧声带麻痹并伴有胸锁乳突肌、软腭、喉和斜方肌的瘫痪。

（王　佳　李　昊）

参考文献

[1] Neuwelt EA, Barnett PA, McCormick CI, Frenkel EP, et al. Osmotic Blood-Brain Barrier Modification: Monoclonal Antibody, Albumin, and Methotrexate Delivery to Cerebrospinal Fluid and Brain. Neurosurgery. 1985; 17:419–423

[2] Neuwelt EA, Maravilla KR, Frenkel EP, et al. Use of Enhanced Computerized Tomography to Evaluate Osmotic Blood-Brain Barrier Disruption. Neurosurgery. 1980; 6:49–56

[3] Marcus JC. Flexor Plantar Responses in Children With Upper Motor Neuron Lesions. Arch Neurol. 1992; 49:1198–1199

[4] Dohrmann GJ, Nowack WJ. The Upgoing Great Toe: Optimal Method of Elicitation. Lancet. 1973; 1:339–341

[5] Houten JK, Noce LA. Clinical correlations of cervical myelopathy and the Hoffmann sign. J Neurosurg Spine. 2008; 9:237–242

[6] Glaser JA, Cure JK, Bailey KL, Morrow DL. Cervical spinal cord compression and the Hoffmann sign. Iowa Orthop J. 2001; 21:49–52

[7] MacDiarmid SA. The ABCs of Neurogenic Bladder for the Neurosurgeon. Contemp Neurosurg. 1999; 21:1–8

[8] Youmans JR. Neurological Surgery. Philadelphia 1982

[9] Wein AJ, Walsh PC, Retik AB, Vaughan ED, Wein AJ. In: Neuromuscular Dysfunction of the Lower Urinary Tract and Its Treatment. Campbell's Urology. 7th ed. Philadelphia: W.B. Saunders; 1998:953–1006

[10] Tolterodine for Overactive Bladder. Med Letter. 1998; 40:101–102

[11] Tamsulosin for Benign Prostatic Hyperplasia. Med Letter. 1997; 39

[12] Adams RD, Victor M. Principles of Neurology. 2nd ed. New York: McGraw-Hill; 1981

[13] Pearce JM. Parinaud's syndrome. J Neurol Neurosurg Psychiatry. 2005; 76

[14] Rhoton AL, Jr, Buza R. Microsurgical anatomy of the jugular foramen. J Neurosurg. 1975; 42:541–550

[15] Osunwoke EA, Oladipo GS, Gwuinereama IU, Ngaokere JO. Morphometric analysis of the foramen magnum and jugular foramen in adult skulls in southern Nigerian population. Am J Sci Indust Res. 2012; 3

[16] Svien HJ, Baker HL, Rivers MH. Jugular Foramen Syndrome and Allied Syndromes. Neurology. 1963; 13:797–809

[17] Hovelacque A. Osteologie. Paris, France: G. Doin and Cie; 1967; 2

[18] Katsuta T, Rhoton AL, Jr, Matsushima T. The jugular foramen: microsurgical anatomy and operative approaches. Neurosurgery. 1997; 41:149–201; discussion 201-202

[19] Krasnianski M, Neudecker S, Schluter A, Krause U, Winterholler M. Central Tapia's syndrome ("matador's disease") caused by metastatic hemangiosarcoma. Neurology. 2003; 61:868–869

Part II

概述和神经病学

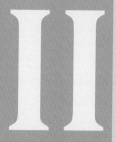

4 神经麻醉

4.1 概述

　　以下内容包括神经麻醉对颅内压(ICP)、脑灌注压(CPP)、脑内容物(见章节 56.2)、脑血流灌注(CBF)和脑氧代谢率(CMRO$_2$)的影响(见章节 83.2.1)。

　　神经麻醉医师在操作过程中可能对手术进程产生影响的技术参数：

　　1. 血压：是影响 CPP 的主要原因。需要在手术过程中对其进行控制(如颅内动脉瘤手术过程中应降低血压，而在脑血管临时阻断时应适当升高血压)。应根据病人临床表现和手术计划对动脉血压进行调控，以达到准确控制的目的，通常应在进行神经麻醉前即达到血压控制目标。针对神经外科手术，可将动脉导管置于病人外耳道水平以准确测定颅内压。

　　2. 颈静脉压：是影响 ICP 的原因之一。

　　3. 动脉二氧化碳分压(PaCO$_2$)：血液中二氧化碳是血管扩张的最主要因素。过度通气降低二氧化碳分压(低碳酸血症)可导致脑血容量(CBV)和 CBF 下降。神经麻醉对二氧化碳分压的控制目标应是平均水平 30～35 mmHg，而潮气末为 25～30 mmHg(ETCO$_2$)。在应用神经导航技术时为减小影像漂移现象，可使用过度通气方法控制 ICP[4]。

　　4. 动脉氧分压。

　　5. 血细胞比容：在神经外科手术中应妥善处理贫血导致氧运输能力下降和创伤导致血液黏滞阻力升高之间的矛盾。

　　6. 病人体温：在神经外科手术中采用亚低温疗法对脑缺血有一定保护作用，核心体温每下降 1℃，可使 CMRO$_2$ 下降约 7%。

　　7. 血液葡萄糖水平：高血糖状态可加剧脑缺血的发生[5]。

　　8. CMRO$_2$：在脑保护措施和亚低温疗法的干预下降低 CMRO$_2$ 可防止脑缺血的发生。

　　9. 神经麻醉的操作应考虑到腰大池引流和脑室穿刺外引流脑脊液的实施。

　　10. 病人头位：降低病人头部可增加动脉血流灌注，但不利于静脉引流，可能导致 ICP 升高。

11. 血管容量：在脑血管手术中血容量不足可导致低血流灌注。若在手术过程中采取头低脚高位可导致病人面部水肿，是视神经后部缺血性神经病变（PION）（见章节 69.1.9）发生的危险因素。

12. 体位性损伤：在神经外科手术过程中由于手术单或敷料的遮盖，病人体位的改变有时不易察觉。在手术过程中谨慎频繁地检查病人体位可防止病人长时间体位不良所导致的体位性损伤。

13. 术后反胃和恶心（PONV）：可能对病人术后 ICP 造成不良影响，尤其是对于头颈部手术病人。避免使用容易引发 PONV 的麻醉药物或在术后给予预防性药物可能对 PONV 有预防作用。

4.2　神经麻醉药物

4.2.1　吸入性麻醉药

■ 概述

吸入性麻醉药多数都抑制神经元活动，从而降低脑代谢（除 N_2O 外），还会干扰大脑自主调节引起脑血管扩张，从而增加 CBV 和引起颅内压增高。吸入时间在 2 小时以上时，还会增加脑脊液分泌而可能使颅内压增高。大多数吸入性麻醉药还能提高血管对二氧化碳的敏感性，影响术中诱发电位监测（见章节 4.3）。

药物信息：笑气（N_2O）

是一种有效的血管扩张剂，显著增加 CBF 且对脑代谢的影响较小，但有可能导致术后反胃和恶心。

与笑气相关的气颅和空气栓塞：笑气的溶解度大约是氮气的 34 倍[6]，当它从密封空间中释放出来时会增加压力，将气颅变成张力性气颅，还可能造成气栓。因而术后要特别警惕气颅和气栓，特别是在坐位麻醉时。术腔中注满液体并且在关闭硬膜前 10 分钟停用笑气，可降低这种危险。见章节 57.6。

■ 卤化剂

现今广泛使用的卤化类神经麻醉药物见于以下三类，均能抑制脑电活动并有一定程度的脑保护作用。

药物信息：异氟烷

能造成脑电图（EEG）等电效应而没有代谢毒性，可以改善不完全性大脑半球缺血时神经功能的恢复（但鼠的实验研究显示对组织的损伤多于硫喷妥[7]）。

> **药物信息：地氟烷**
>
> 　　脑血管扩张剂，增加 CBF 和 ICP，降低 $CMRO_2$，可能引起代偿性血管收缩。

> **药物信息：七氟烷**
>
> 　　轻度增加 CBP 和 ICP，降低 $CMRO_2$。弱的负性肌力药，维持心排血量的效果不如异氟醚和地氟醚。

4.2.2　静脉麻醉药

■ **麻醉诱导药物**

　　1. 丙泊酚：具体的药理机制尚未明确。其半衰期较短且体内代谢物无活性，因而可应用于静脉内持续滴注（TIVA）。麻醉剂量下使用可降低平均动脉压（MPP）和 ICP。丙泊酚除麻醉诱导外，其他用途见章节 4.2.3。丙泊酚体内清除速度远大于戊硫代巴比妥。

　　2. 巴比妥类：能显著降低 $CMRO_2$，清除自由基（见章节 79.8.3）；能产生剂量依赖性 EEG 抑制而出现等电效应，对诱发电位（EP）影响最小；大多数能抗惊厥，但美索比妥（见章节 7.1.2）可降低癫痫发作阈值；巴比妥类的心肌抑制作用和外周血管扩张作用则能引起低血压、脑灌注下降，尤其是病人血容量不足时。

　　　◆ 硫喷妥钠：最常用的巴比妥类静脉麻醉诱导药物。起效迅速，作用时间短，对 ICP、CBF 及 $CMRO_2$ 影响轻微

　　3. 依托咪酯：是一种咪唑类羟酸盐衍生物，除麻醉作用外可导致病人健忘，但无镇痛作用。某些情况下使用可引发癫痫发作并出现肌阵挛现象。对肾功能不全的病人使用应注意肾衰竭的发生。可能导致肾上腺功能不全。除静脉诱导外，依托咪酯的其他作用见章节 4.2.3。

　　4. 氯胺酮：是一种 N-甲基-D-天冬氨酸（NMDA）受体拮抗剂，可能造成感觉分离，使病人出现一种特殊的木僵状态。对心排血量影响小，可能造成心率和动脉血压轻度升高。ICP 升高的程度和心排血量相同。

■ **镇痛药物**

　　• **非合成类镇痛药物**

　　镇痛药物可增加脑脊液吸收速度并轻度减少脑代谢活动。此类药物可减少脑电活动，但 EEG 不会出现等电效应。应该指出的是，此类药物随着使用剂量的增加可能造成呼吸抑制并导致高碳酸血症和 ICP 升高，尤其是对于未行气管内插管的手术病人。绝大多数此类药物会引发术后反胃和呕吐。

药物信息：吗啡

吗啡不能轻易通过血-脑屏障(BBB)，其应用于神经科病人的不足之处在于：

1. 能引起组胺释放，造成以下结果：

(1) 造成病人低血压。

(2) 造成脑血管扩张而使 ICP 升高[8]。

(3) 综合上述作用可降低脑灌注压。

2. 在肾或肝衰竭的病人中，代谢物 6-葡萄糖醛酸吗啡可能聚集而造成意识模糊。

• **合成类镇痛药物**

与吗啡和哌替啶不同，此类药物不会引起组胺释放。

1. 瑞芬太尼：降低 $CMRO_2$（具体见章节 7.1.3）、CBV 和 ICP。大剂量使用有神经毒性，可能会对肢体活动造成损害。可用于病人清醒状态下开颅（见章节 93.6.3）。

2. 芬太尼：减少脑耗氧量和脑血容量，降低颅内压，能透过血-脑屏障。可以以药丸形式或是持续输入形式给药。

3. 舒芬太尼：比芬太尼作用更强，不增加 CBF，但会增高颅内压（可能由于低通气造成，这种情况见于任何镇痛剂），通常不适用于神经麻醉。价格高。

4.2.3　其他神经麻醉药物

1. 苯二氮䓬类：是一种 γ-氨基丁酸(GABA)受体拮抗剂，降低 $CMRO_2$。具有抗癫痫作用，但会造成病人遗忘。具体药物见章节 11.4.1。

2. 依托咪酯：主要用于麻醉诱导（见章节 4.2.2）。

(1) 作为脑血管收缩剂应用：降低脑血流量和颅内压；降低 $CMRO_2$，但是根据实验结果不再作为脑保护剂应用[9]。此外，在此类药物作用下对大脑中动脉(MCA)临时阻断时发现局部脑组织氧分压明显下降[10]。

(2) 不会抑制脑干功能。

(3) 抑制肾上腺皮质功能和皮质醇产生：在用药过久的情况下多见，但是即使单次剂量诱导也可能发生，并且持续时间长达 8 小时（短期抑制未见明确不良后果）。

(4) 增加癫痫灶活动，但是可以在癫痫手术中作为定位癫痫灶的方式。

3. 丙泊酚：是一类镇静催眠药物。主要用于麻醉诱导（见章节 4.2.2）；可减少脑代谢活动、CBF 和降低 ICP；可用于术中脑保护（见章节 79.8.3）和镇静（见章节 7.1.3）。其半衰较短且病人术后苏醒较快，可用于病人清醒状态下开颅（见章节 93.6.3）。无镇痛作用。

4. 利多卡因：能抑制喉反射，能减轻因气管内插管或吸痰引起的颅内压增高。小剂量时有抗惊厥作用，高剂量时可诱发癫痫。

5. 艾司洛尔：是一种选择性 β_1 肾上腺素能受体拮抗剂，能减轻喉镜检查和气管内插管反应。在同等剂量情况下镇静作用较利多卡因和芬太尼弱。半衰期：9 分钟。剂量选择具体见章节 6.1。

6. 右旋美托咪啶：是一种 α_2 肾上腺素能受体拮抗剂，可用于神经外科术后控制病人血压。此外，亦可单独使用或配合丙泊酚使用对清醒病人进行开颅手术（见章节 4.2.2），并可代替镇静药或镇痛药帮助气管内插管病人耐受拔管过程。

4.2.4 用于气管内插管的神经肌肉阻滞药物

神经肌肉阻滞药物（NMBA）：可帮助病人耐受气管内插管并维持病人术中麻醉状态。其剂量使用应严格参照术中神经电生理监测情况（见章节 7.1.2）。除 NMBA 以外，所有清醒病人术前均应给予镇静催眠药物。

应该指出的是，应在明确病人有自主呼吸后方可给予神经肌肉阻滞药物，除非此类药物是用于治疗气管痉挛（可先用戊硫代巴比妥诊断性治疗）。对存在脊柱活动不稳的病人应谨慎使用。

由于作用时间较长，故泮库溴铵不作为气管内插管的首选药物，但可作为琥珀酰胆碱的辅助药物。

药物信息：琥珀酰胆碱

唯一的去极化药物，可用于急诊气管内插管时保护气道。但由于其副作用较多（见章节 7.2.2），一般不用于急性创伤后病人和青少年病人（应使用短效去极化药物）。可能暂时性升高 ICP，在使用琥珀酰胆碱之前先给予 10% ED_{95}（95% 的有效药物剂量）剂量的非去极化药物可明显减轻肌束颤动。

用法：用于气管内插管，1~1.5 mg/kg（剂型：20 mg/ml→3.5~5 ml/70 kg），起效时间 60~90 秒，持续时间 3~10 分钟，可重复剂量再给一次。

药物信息：罗库溴铵

起效迅速，属于氨基甾体类，是一种非去极化神经肌肉阻滞药物，是可用于急诊气管内插管的唯一一种非去极化药物。药物起效时间和维持时间与剂量相关。

用法：见章节 7.2.3。

药物信息：维库溴铵

亦属于氨基甾体类药物，作用效果与罗库溴铵类似，但无组胺释放作用，并且不能用于急诊气管内插管。

> **药物信息：顺式阿曲库铵**
>
> 详见章节 7.2.4。
> 代谢过程与体温相关，起效迅速，无明显组胺释放作用。

4.3　术中诱发电位监测的麻醉要求

术中诱发电位监测具体内容见章节 14.2.3。

所有挥发性麻醉药均可造成剂量相关体感诱发电位峰值下降和潜伏期延长。在合并使用笑气的情况下此类状况更易发生。

与术中诱发电位检测相关的麻醉操作：

1. 麻醉诱导：使用最小剂量的硫喷妥钠（即作用效果为体感诱发电位抑制 30 分钟），或改用依托咪酯（可同时升高体感诱发电位峰值和延长潜伏时间[11]）。

2. 完全静脉麻醉（TIVA）是最理想的麻醉方式（无吸入性药品）。

3. 使用笑气或镇痛药是第二种选择。

4. 如果必须采用吸入性麻醉药：

（1）使用剂量小于 1 MAC（MAC 即最低肺泡有效浓度），最好小于 0.5 MAC。

（2）尽量避免使用氟烷等过时的麻醉药。

5. 非去极化神经肌肉阻滞药物对诱发电位影响轻微（动物实验证实[12]）。

6. 丙泊酚对诱发电位影响较小：与吸入性麻醉药相比，在相同麻醉深度下完全使用丙泊酚对诱发电位的影响较轻[13]。

7. 苯二氮䓬类对诱发电位有轻到中度影响。

8. 麻醉药物持续性使用优于间断使用。

9. 体温过高或过低也会对体感诱发电位造成影响，同时改变病人血压。

10. 低碳酸血症（潮气末二氧化碳分压为 21 mmHg）对诱发电位峰值潜伏期有一定影响[14]。

11. 抗癫痫药物：苯妥英钠、卡马西平及镇静催眠药物对体感诱发电位没有影响[15]。

4.4　恶性高热

4.4.1　概况

恶性高热（MH）是由于特发性 Ca^{2+} 回流肌质网障碍所引起的骨骼肌肉系统高代谢状态。其遗传易感性由多个等位基因决定。恶性高热时机体耗氧量可增加 2～3 倍。

发生率：每 15 000 名儿童麻醉和每 40 000 个成年人麻醉中可有 1 例发生恶性高热，其中半数病人既往接受麻醉时并未发生恶性高热。其发生可能与使用卤化的吸入性麻醉药或琥珀酰胆碱有关（急性发作形式：在使用琥珀酰胆碱后立刻发生全身肌肉僵硬，可能出现咀嚼肌痉挛，导致气管内插管困难）。术后病人初发或再发恶性高热死亡率达 30%[16]。

4.4.2 临床表现

1. 早期表现：潮气末二氧化碳分压升高。
2. 心动过速（早期）或其他心律失常。
3. 进展期表现：
(1) 凝血障碍（DIC）：出血来源于手术切口或人体自然孔道。
(2) 动脉血气分析（ABG）表现为代谢性酸中毒及氧分压下降。
(3) 肺水肿。
(4) 体温升高（体温可高于 44℃，升高速度大于 1℃/5 min），正常病人在麻醉状态下体温应稍低。
(5) 四肢肌肉僵硬（普遍，但其为晚期表现）。
(6) 横纹肌溶解→肌酸激酶（CK）及肌红蛋白升高（晚期表现）。
4. 终末期表现
(1) 低血压。
(2) 心动过缓。
(3) 心搏骤停。

4.4.3 治疗

1. 消除可能的影响因素（停止手术，停止使用吸入性麻醉药及改变麻醉管道）。
2. 丹曲林 2.5 mg/kg 静脉滴注通常有效，应使用至症状消失，累计用量可达 10 mg/kg。
3. 应用 100% 纯氧过度通气。
4. 物理降温。
5. 给予碳酸氢盐 1～2 mEq/kg 治疗代谢性酸中毒。
6. 葡萄糖及胰岛素静脉滴注。
7. 给予普鲁卡因胺治疗心律失常。
8. 利尿：补充血容量＋渗透性利尿剂。

4.4.4 预防

1. 识别高危病人：

（1）诊断性试验：病人 4 cm 活体肌肉活检可见肌纤维在咖啡因或氟烷作用下异常收缩。

（2）家族史：任何亲属有发病史均提示病人高危。

（3）高危病人特征：50％有恶性高热病史的病人合并肥大肌肉组织，如杜氏肌营养不良或脊柱侧弯。

（4）病人在使用琥珀酰胆碱后出现肌肉僵硬。

2. 针对高危病人：尽量避免使用琥珀酰胆碱（若必须使用神经肌肉阻滞药物，首选非去极化药物），使用非卤化类麻醉药（如镇痛药、巴比妥类、苯二氮䓬类、氟哌利多、笑气等）。

3. 预防性口服丹曲林：4～8 mg/(kg・d)，预防性口服 1～2 天（最后 1 次于麻醉前 2 小时口服）通常有效。

（刘兴炬 李 昊）

参考文献

[1] Schneider AJ. Assessment of Risk Factors and Surgical Outcome. Surg Clin N Am. 1983; 63:1113–1126

[2] Vacanti CJ, VanHouten RJ, Hill RC. A Statistical Analysis of the Relationship of Physical Status to Postoperative Mortality in 68,388 Cases. Anesth Analg Curr Res. 1970; 49:564–566

[3] Marx GF, Mateo CV, Orkin LR. Computer Analysis of Postanesthetic Deaths. Anesthesiology. 1973; 39:54–58

[4] Benveniste R, Germano IM. Evaluation of factors predicting accurate resection of high-grade gliomas by using frameless image-guided stereotactic guidance. Neurosurg Focus. 2003; 14

[5] Martin A, Rojas S, Chamorro A, Falcon C, Bargallo N, Planas AM. Why does acute hyperglycemia worsen the outcome of transient focal cerebral ischemia? Role of corticosteroids, inflammation, and protein O-glycosylation. Stroke. 2006; 37:1288–1295

[6] Raggio JF, Fleischer AS, Sung YF, et al. Expanding Pneumocephalus due to Nitrous Oxide Anesthesia: Case Report. Neurosurgery. 1979; 4:261–263

[7] Drummond JC, Cole DJ, Patel PM, Reynolds LW. Focal Cerebral Ischemia during Anesthesia with Etomidate, Isofluorane, or Thiopental: A Comparison of the Extent of Cerebral Injury. Neurosurgery. 1995; 37:742–749

[8] Shapiro HM, Miller RD. In: Neurosurgical Anesthesia and Intracranial Hypertension. Anesthesia. 2nd ed. New York: Churchill Livingstone; 1986:1563–1620

[9] Drummond JC, McKay LD, Cole DJ, Patel PM. The role of nitric oxide synthase inhibition in the adverse effects of etomidate in the setting of focal cerebral ischemia in rats. Anesth Analg. 2005; 100:841–6, table of contents

[10] Hoffman WE, Charbel FT, Edelman G, Misra M, Ausman JI. Comparison of the effect of etomidate and desflurane on brain tissue gases and pH during prolonged middle cerebral artery occlusion. Anesthesiology. 1998; 88:1188–1194

[11] Koht A, Schutz W, Schmidt G, Schramm J, Watanabe E. Effects of etomidate, midazolam, and thiopental on median nerve somatosensory evoked potentials and the additive effects of fentanyl and nitrous oxide. Anesth Analg. 1988; 67:435–441

[12] Sloan TB. Nondepolarizing neuromuscular blockade does not alter sensory evoked potentials. J Clin Monit. 1994; 10:4–10

[13] Liu EH, Wong HK, Chia CP, Lim HJ, Chen ZY, Lee TL. Effects of isoflurane and propofol on cortical somatosensory evoked potentials during comparable depth of anaesthesia as guided by bispectral index. Br J Anaesth. 2005; 94:193–197

[14] Schubert A, Drummond JC. The effect of acute hypocapnia on human median nerve somatosensory evoked responses. Anesth Analg. 1986; 65:240–244

[15] Borah NC, Matheshwari MC. Effect of antiepileptic drugs on short-latency somatosensory evoked potentials. Acta Neurol Scand. 1985; 71:331–333

[16] Nelson TE, Flewellen EH. The Malignant Hyperthermia Syndrome. N Engl J Med. 1983; 309:416–418

5 钠平衡及渗透压

5.1 血浆渗透压及钠浓度

表 5-1 所示为不同血浆渗透压的临床价值和重要性。

1. 血浆渗透压：可以用公式 5-1 进行估算。

血浆渗透压(mOsm/L)

$$= 2 \times \{[Na^+] + [K^+]\} + [BUN]/2.8 + [血糖]/18 \qquad (5-1)$$

Na^+ 的单位为 mEq/L 或 mmol/L，血糖和 BUN(血尿素氮)的单位为 mg/dl。

方括号内物质代表血浆浓度(电解质浓度单位为 mEq/L)。

2. 含钠物质：饮食中，钠离子(Na^+)经常描述为克(g)，低钠饮食为每天 2 g 钠或是更少。

1 勺食用盐含有 2.3 g 钠离子。

1 mg NaCl 有 17 mEq 的钠离子。1 mg 钠离子有 43 mEq 的钠离子。

生理盐水为 100 ml 液体含有 0.9 g 氯化钠。3％的氯化钠为 100 ml 液体含 3 g 氯化钠。

表 5-1 血浆渗透压的临床表征

值(mOsm/L)	表　征
282~295	正常
<240 或>321	危急值
>320	肾衰竭风险
>384	昏迷
>400	癫痫风险
>420	通常致命

5.2 低钠血症

5.2.1 概述

要 点

1. 定义：血清钠＜135 mEq/L。

2. 分类：

(1) 抗利尿激素分泌异常综合征(SIADH)：低血容量性低钠血症(有效血浆渗透压＜275 mOsm/L)及尿液渗透浓度反常升高(尿渗透压＞100 mOsm/L)并伴有体液或循环血量过多。

(2) 脑性耗盐(CSW)：各项表现与 SIADH 相似，但血管外液丢失过多，是由于尿液中钠丢失过多所致(尿液中钠含量＞20 mEq/L)。

3. 实验室检查：血清钠，血浆渗透压，尿渗透压，临床评价容量状态。如果容量过多或容量不足，则行尿钠和 TSH(排除甲状腺功能减退)检查。

4. 治疗：根据起病缓急、临床表现、严重程度及病因决定治疗方案；见SIADH(见章节 5.2.5)或脑性耗盐(见章节 5.2.6)。

5. 过度纠正所导致的危险：渗透性脱髓鞘改变[包括中枢性脑桥脱髓鞘(CPM)]。

■ **分类**

血清钠＜135 mEq/L 为轻度；血清钠＜130 mEq/L 为中度；血清钠＜125 mEq/L为重度。

■ **神经外科病人的低钠血症**

神经外科病人中发生低钠血症的主要情况见于：

1. 抗利尿激素异常分泌、SIADH(见章节 5.2.5)：稀释性低钠血症合并血管内血容量正常或轻度升高，是低钠血症最常见的一种病因[1]。治疗方案通常采取限制液体摄入。其发病原因可能与颅内占位性病变(表 5-2)或经蝶手术入路有关。

表 5-2 导致抗利尿激素分泌不当综合征(SIAD)的病因分类

恶 性 肿 瘤
1. 气管源性小细胞肺癌
2. 消化道或泌尿生殖道肿瘤
3. 淋巴瘤
4. 尤文肉瘤

续 表

中枢神经系统疾病

1. 感染
   (1) 脑炎
   (2) 脑膜炎：多见于儿童
   (3) 结核性脑膜炎
   (4) 获得性免疫缺陷综合征(AIDS)
   (5) 脑脓肿
2. 颅脑外伤：发生率 4.6%
3. 颅内压升高：脑水肿
4. 蛛网膜下隙出血(SAH)
5. 颅脑肿瘤
6. 硬脑膜窦血栓形成
7. ※既往开颅手术史：尤其多见于垂体肿瘤、颅咽交界处肿瘤及下丘脑肿瘤
8. 多发性硬化
9. 吉兰-巴雷综合征
10. Shy‐Drager 综合征
11. 意向性震颤

肺 部 疾 患

1. 感染：细菌性或病毒性肺炎；肺脓肿；肺结核及曲霉菌感染
2. 支气管哮喘
3. 肺功能不全以正压通气治疗者

药 物

1. 可导致 ADH 释放或加强其作用的药物
   (1) 氯磺丙脲(Diabinese®)
   (2) 卡马西平(Tegretol®)，奥卡西平更为常见
   (3) 氢氯噻嗪(HCTZ)
   (4) 选择性五羟色胺再摄取抑制剂(SSRI)，三环类抗镇静剂(TCA)
   (5) 氯贝丁酯
   (6) 长春新碱
   (7) 抗精神病药
   (8) 非甾体消炎药(NSAID)
   (9) 3,4-亚甲基二氧甲基苯丙胺(MDMA)(摇头丸)
2. ADH 类似物
   (1) 醋酸去氨升压素(DDAVP)
   (2) 缩宫素(催产素)

内 分 泌 疾 病

1. 肾上腺功能不足
2. 甲状腺功能不足

其　他
1. 贫血
2. 压力,剧烈疼痛,呕吐,低血压及术后状态
3. 急性间歇性卟啉症(AIP)

2. 脑性耗盐(CSW):尿钠排泄过多合并血容量不足。治疗方案常采取液体置换(与 SIADH 相反),限制液体摄入可能进一步导致尿液中钠排泄增多(见章节 5.2.6)[2]。6%出现低钠血症的病人合并存在动脉瘤性蛛网膜下隙出血[3]。

■ **其他可能导致低钠血症的原因**

1. 肾功能不全。

2. 体内循环超负荷(如充血性心力衰竭)。

3. 假性低钠血症:体内渗透压性物质过多,包括高脂血症、高蛋白血症(在多发性硬化骨髓瘤病人中多见)[4]。由于血浆渗透压升高,导致细胞内水分向细胞外移动,导致血钠相对下降。每增加 100 mg/dl 的葡萄糖,血清钠降低 1.6～2.4 mEq/L。非常有必要检测血浆渗透压以排除假性低钠血症。

4. 术后低钠血症:是一种较少见的情况,多发生于年轻人,或是择期手术的健康女性[5],可能与体液的轻度低渗(某些时候为中度低渗)[6]以及抗利尿激素(ADH)的活性(应激、疼痛和药物增加)相关。

5.2.2　低钠血症评价

图 5-1 显示了评价低钠血症病因的流程[6],这样有利于决定治疗策略。临床化验及评估包括:

1. 血清钠含量:必须低于 135 mEq/L 才可诊断为低钠血症。

2. 有效血浆渗透压:计算公式见 5-2,当血液中尿素氮含量上升(正常值为 7～18 mg/dl,从测量值中减 5)时需要使用此公式。有效血浆渗透压 <275 mOsm/kg 时提示低渗、低钠血症。

$$有效血浆渗透压 = 检测到的渗透压 - [BUN](mg/dl)/2.8 \quad (5-2)$$

3. 尿渗透压:当血浆有效渗透压 <275 mOsm/kg 时,尿渗透压 >100 mOsm/kg 是反常的。

4. 血容量评估:是鉴别诊断 SIADH 或脑性耗盐的重要依据。

(1)临床表现:异常表现多见于血容量相对过多的病人(水肿,病人体重呈上升趋势),但对于细胞外液体丢失导致低钠血症的病人不适用(常表现为口唇黏膜干燥、皮肤皱缩及直立性低血压)。

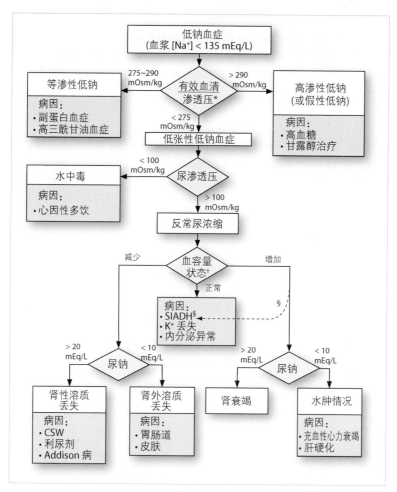

图 5-1 评价低钠血症病因

* 有效血浆渗透压=测量值-[BUN]/2.8(见公式 5-2)
† 血容量状态需临床测量,但可能对血容量减少不敏感
§ SIADH 可合并正常血容量和高血容量

(2) 补水试验:适用于诊断未明确的病人。若基础尿渗透压低于 500 mOsm/kg,则在 24~48 小时内给予 2 L 生理盐水(0.9%)是安全的。若低钠血症得到纠正,则提示细胞外液体丢失是主要病因。

(3) 中心静脉压(CVP):中心静脉压<5~6 cmH₂O 提示血容量不足病人其心功能正常[3,7]。

5. 若血容量升高或不足,应检查病人尿液钠含量。

6.明确病人低钠血症的持续时间：

（1）持续时间小于48小时诊断为急性低钠血症。

（2）持续时间大于48小时或持续时间不明诊断为慢性低钠血症。

（3）除了马拉松运动员和服用迷幻药者，发生于院外的低钠血症通常是慢性的，并且无明显异常表现。

5.2.3　症状

由于大脑中存在一种缓慢的代偿机制，故血钠逐渐下降比快速下降更易耐受。轻度（<130 mEq/L）或逐渐出现的缺钠症状主要有：厌食、头痛、易激惹和肌无力；重度（<125 mEq/L）或迅速出现（>0.5 mEq/h）的低钠血症可出现神经肌肉兴奋性增高、脑水肿、肌肉痉挛、恶心呕吐、意识障碍、癫痫、呼吸骤停、神经功能损害、昏迷以至死亡。

5.2.4　抗利尿激素分泌不当综合征（SIAD）

这一类疾病的主要原因在体内过多液体潴留，病因包括抗利尿激素（ADH）分泌异常综合征（SIADH，见下文），以及其他无循环 ADH 水平增多的临床状况（包括对 ADH 反应性增加，特定的药物使用），其中部分病因可见表 5 - 2（详见参考文献[1, 9]）。

SIAD 的诊断标准见表 5 - 3。测定血浆渗透压浓度在诊断此类疾病时具有特异性，可用于排除假性低血钠症（见章节 5.2.2）。

表 5 - 3　SIAD 的诊断标准[1]

必　要　条　件
1. 有效血浆渗透压下降[a]（<275 mOsm/kg）
2. 持续性尿渗透压>100 mOsm/kg
3. 临床表现
（1）无细胞外脱水表现（直立性低血压、心动过速、皮肤皱缩、口唇黏膜干燥）
（2）无液体潴留表现（水肿、腹水）
4. 在钠摄入正常的情况下持续性尿钠>40 mEq/L
5. 甲状腺及肾上腺功能正常
6. 未使用渗透性利尿剂
补　充　条　件
1. 血浆蛋白<4 mg/dl
2. BUN<10 mg/dl
3. 钠排泄>1%；尿素排泄>55%
4. 补液试验：不能纠正低钠血症
5. [b]限制液体摄入可纠正低钠血症

补　充　条　件

6. 水负荷下异常表现[c]：
　　(1) 20 ml/kg 补液 5 小时后液体排泄＜80%
　　(2) 尿液反常性稀释(＜100 mOsm/kg)
7. 低血钠情况下血浆蛋白浓度升高

a 有效血浆渗透压＝测得的渗透压−[BUN]/2.8，[BUN]单位为 mg/dl
b 在未明确诊断的病例中应用(纠正体积消耗)，当尿渗透压基线水平
　＜500 mOsm/L时比较安全
c 很少推荐水负荷试验和 ADH 水平检测；详见章节 5.2.5

5.2.5　抗利尿激素分泌异常综合征(SIADH)

■ 概述

要　点

1. 无生理性刺激状态下 ADH 释放。

2. 低钠血症尿渗透压升高造成，与此同时尿渗透压浓度＞100 mOsm/L。

3. 常见于特定种类的恶性肿瘤和颅内疾患。

4. 特别应与导致低血容量的脑性耗盐(CSW)相鉴别。

5. 治疗：简单的指南如下，详细请见下文。

(1) 避免低钠血症纠正过快或过度纠正，降低发生渗透性脱髓鞘改变的风险(见下文)。每2～4 小时复查1 次血清钠浓度，确保每小时钠浓度升高小于1 mEq/L，或24 小时不高于8 mEq/L，48 小时不高于18 mEq/L。

(2) 重度低钠血症(＜125 mEq/L)，持续时间＜48 小时并合并严重临床表现者，开始治疗时可采用3%盐水每小时1～2 ml/kg，同时可加用呋塞米(速尿)每天 20 mg 静脉滴注。

(3) 重度低钠血症(＜125 mEq/L)，持续时间＞48 小时未合并严重临床表现者，普通生理盐水每小时 100 ml，同时可加用呋塞米(速尿)每天20 mg 静脉滴注。

(4) 慢性或持续时间不明且无临床表现者，在保证钠盐和蛋白质正常摄入的情况下限制液体摄入(表5-4)，需要时再使用药物(地美环素、盐酸考尼伐坦等)。

　　SIADH 也称 Schwartz-Bartter 综合征，首先发现于患支气管癌的病人。表现为缺乏生理刺激状态下 ADH 释放(见章节 8.3.2)。结果：尿渗透压升

高,细胞外液容量增高,从而导致稀释性低钠血症,造成血容量增加,但SIADH 也可发生于血容量正常者。SIADH 并不出现水肿,其原因不明。

由于在治疗策略上完全不同,故 SIADA 必须与 CSW 相鉴别(见章节5.2.6)。

病因:见表 5-2。

■ 诊断

总体而言,SIADH 的 3 个诊断要点包括:低钠血症,尿液异常浓缩,以及无肾脏或肾上腺功能不全的证据。详细的诊断要点如下:

1. 低血钠:一般血钠<134 mEq/L。

2. 血浆渗透压下降:<275 mOsm/L。

3. 高尿钠:至少在 18 mEq/L 以上,多为 50~150 mEq/L。注意:在SIADH 中没有高尿钠充分的解释。

4. 尿、血渗透压比通常为(1.5~2.5)∶1,也可能为 1∶1。

5. 肾功能正常:BUN<10 mg/dl。

6. 肾上腺功能正常。

7. 无甲状腺功能低下。

8. 无脱水或容量过多征象[在患有急性脑病的病人中,由于 CSW(见章节5.2.6),病人存在明显的低血容量,并且刺激 ADH 分泌。ADH 此时释放可能为"合适的"[10]]。在某些未确诊的病例中,可以应用生理盐水输注试验(见章节 5.2.2)进行诊断。

若临床出现难以明确诊断的情况,以下两种辅助检查手段可选用,但临床不作为必要检查:

1. 检测血清或尿液 ADH 含量:由于尿渗透压浓度>100 mOsm/kg 即可诊断 ADH 分泌过多,故临床此种检查应用较少[1],在除外 SIADH,其他因素所导致的低钠血症病人中 ADH 常无明显升高。

2. 补水试验:可以进一步确认 SIADH[11]。要求病人饮用 20 ml/kg 的水(最高 1 500 ml)。若肾上腺和肾功能正常而在 4 小时内不能排出 65% 或 5 小时内不能排出 80%,则提示 SIADH。注意:存在低钠血症症状或病人血钠<124 mEq/L 时行此试验是危险的。

■ 症状学

症状常由低钠血症(见章节 5.2.2)或水过度负荷所引起。轻度或血清钠逐渐下降的低钠血症机体可耐受;血清钠<120~125 mEq/L 时,常会出现特异性的临床表现,此类病人常可出现间断的口渴感。

■ 治疗

治疗方案取决于低钠血症的严重程度和持续时间,以及合并出现的临床状况。治疗中以下两点尤需引起注意:

1. 在采取液体摄入前必须排除 CSW 的可能性(见章节 5.2.6)。

2. 避免低钠血症纠正过快或过度纠正,以减少渗透性脱髓鞘综合征发生的可能性。

• **渗透性脱髓鞘综合征**

渗透性脱髓鞘综合征为低血钠症治疗过程中可能出现的并发症。尽管针对急性低钠血症治疗速度过慢可能增加病残率和病死率[12],但纠正过快或过度纠正亦可导致渗透性脱髓鞘综合征[包括中枢性脑桥脱髓鞘(CPM)(图 5-2),是表现为脑桥白质[13]及周围组织脱髓鞘改变的一类罕见的疾病(图 5-3);同时还伴有大脑半球其他区域的白质脱髓鞘改变]。此类疾病首次见于酗酒者[14],表现为隐匿性四肢肌无力、精神状况改变、脑神经功能损伤及假性延髓性麻痹。在一份文献综述中[15],所有纠正低钠血症过程较慢者无 1 例出现 CPM,然而未发现纠正速度与 CPM 明显相关。其可能原因在于低钠血症的严重程度是另一危险因素[16]。发生CPM 的病人一般具有以下特征[15]:

1. 诊断延误,已出现呼吸骤停、脑缺血癫痫发作。

2. 血钠过快(48 小时内)提升到正常或高钠水平(>135 mmol/L)。

3. 从治疗开始算起 48 小时内,血钠提升超过 25 mEq/L。

4. 肝性脑病病人血钠纠正过度。

5. 慢性消耗性疾病、营养不良、酗酒而既往无低钠血症病史。许多病人存在一过性缺氧[17]。

6. 开始治疗时,低钠血症已超过 24 小时[16]。

病因明确的治疗方案,治疗潜在的原发病因:

1. 若低钠血症由贫血所引起,临床表现往往对液体补充有良好反应。

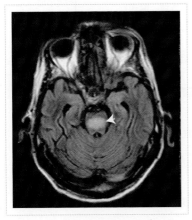

图 5-2 中枢性脑桥脱髓鞘(箭头)
(FLAIR 轴位)

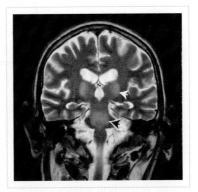

图 5-3 脑桥(黑色箭头)和丘脑(白色箭头)渗透性脱髓鞘(T_2 冠状位)

2. 若低钠血症由恶性肿瘤所引起,临床表现往往对抗细胞增生药物有良好的反应。

3. 与特定药物相关的低钠血症病人,在停用相应药物后往往得到纠正。

- **治疗步骤**

图5-4显示了选择正确SIADH治疗方案的步骤。

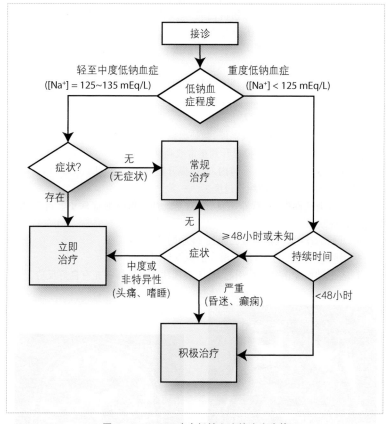

图 5-4   SIADH 病人低钠血症的治疗决策

1. 激进的干预:

(1) 治疗指征(图5-4):

1) 重度低钠血症(血清钠<125 mEq/L)。

2) 合并出现以下任何一种情况:

A. 持续时间小于48小时。

B. 出现严重临床表现(昏迷、癫痫发作)。

（2）治疗方法：

1）转移病人至重症监护病房。

2）使用药物：

A. 3%盐水：开始治疗时每小时 $1\sim2$ ml/kg 静脉滴注[对昏迷或癫痫的病人，可以暂时性地加快输注速度至 $2\sim4$ ml/(kg·h)]。

B. 呋塞米(速尿)20 mg/d 静脉滴注(呋塞米加速血清钠增加，并防止血容量过度负荷及心房钠尿肽增加，进而引起尿钠排出增多)。

3）监测和调整：

A. 每 $2\sim3$ 小时复查血清钠并调整 3%盐水输注速度。

a. 目标：每小时升高血清钠浓度 $1\sim2$ mEq/L[18]（对低钠血症持续时间大于 48 小时或持续时间不明的病人，升高钠浓度时应采取正常低限）。

b. 限制：血清钠升高速度 24 小时内不高于 $8\sim10$ mEq/L，或 48 小时内不高于 $18\sim25$ mEq/L[1]（对低钠血症持续时间大于 48 小时或持续时间不明的病人，升高钠浓度时应采取正常低限）。

B. 明确尿液中钾离子丢失量并对输液作出相应调整。

C. 若出现渗透性脱髓鞘综合征临床表现(早期可表现为昏睡或情感异常，常继发于早期临床表现稍有改善后)，则停止补液、放慢纠正速度或使用 DDVAP 药物，可使临床表现得到控制[19, 20]。

2. 一般治疗措施：

（1）治疗指征(图 5-4)：

1）有症状但非严重的低钠血症(血清钠 $125\sim135$ mEq/L)。

2）重度低钠血症(血清钠<125 mEq/L)，持续时间大于 48 小时或持续时间不明，临床表现轻微或无特异性临床表现。

（2）治疗方法：

1）使用药物：

A. 生理盐水静脉滴注。

B. 呋塞米 20 mg/d 静脉滴注。

C. 对难逆性病人可考虑使用考尼伐坦。

2）每 4 小时复查血清钠浓度并对生理盐水输注速度作出调整。

3）目标：血清钠浓度每小时升高 $0.5\sim2$ mEq/L。

4）限制：血清钠升高速度 24 小时内不高于 $8\sim10$ mEq/L，或 48 小时内不高于 $18\sim25$ mEq/L[1]。

3. 常规和维持治疗(图 5-4)：

（1）治疗指征(图 5-4)：

1）无症状、不严重的低钠血症(血清钠 $125\sim135$ mEq/L)。

2）严重低钠血症(血清钠<125 mEq/L)，且持续时间>48 小时或者持续时间未知，并且无症状。

（2）治疗方法：

1）在限制液体摄入[成人推荐剂量见表 5 - 4，儿童可采用 1 L/(m^2 · d)] 的同时应保证饮食中钠盐和蛋白质的正常摄入。SAH 继发低钠血症病人应谨慎使用限制液体摄入（见章节 77.8.5）。

2）对于难逆性低钠血症病人，可考虑使用以下三类药物：

A. 地美环素：为四环素类抗生素，可在肾小管水平对抗 ADH 的作用[21-23]。药效多变，具有神经毒性。用法：300～600 mg，口服，每天 2 次。

B. 考尼伐坦：为血管紧张素受体非竞争性拮抗药。美国食品药品管理局（FDA）批准其可用于低血容量性中度至重度低钠血症（严重临床表现包括癫痫发作、昏迷需要采用等渗盐水），临床上可用于传统治疗方法无效且颅内压升高的低钠血症病人[24]。用法：30 分钟内给予 20 mg，以后持续 3 天内每天给予 20 mg。若血清钠浓度仍未得纠正，则 24 小时内使用量可增加至 40 mg。总疗程 4 天，需注意药物交叉反应。

C. 锂：疗效有限且副作用较多，故临床不作推荐。

表 5 - 4　液体限制的推荐剂量

离 子 比 值	推 荐 剂 量
＞1	＜500 ml/d
1	500～700 ml/d
＜1	＜1 L/d

离子比值的定义：（尿液钠浓度＋尿液钾浓度）/ 血清钠浓度

5.2.6　脑性耗盐

脑性耗盐（CSW）：是指颅内病变引起钠盐经肾脏丢失，造成低钠血症和细胞外液减少[11]。应注意动脉瘤 SAH 引起的 CSW 低钠血症与 SIADH 极其相似，但脑性耗盐一般伴有血容量不足，此时如限制入量，可能会加重血管痉挛、造成缺血[11,25-27]。

CSW 为什么会造成肾脏保钠失败至今不明，可能是产生不明利钠因子的结果，也可能是神经直接控制机制作用的结果（见 SAH 后的低钠血症，章节 77.8.5）。

SIADH 和 CSW 的实验室检查结果（血清和尿电解质和渗透压）可以完全相同[28]，CSW 低钠血症可以刺激 ADH 的释放，为了进行鉴别，中心静脉压（CVP）、肺毛细血管楔压（PCWP）和血浆容量（核医学方法）的测定非常有意义，表 5 - 5 详细列出了两者不同之处，细胞外液量和盐平衡最为重要，低钠血症合并钾离子浓度升高与 SIADH 不符。

表 5-5 CSW 和 SIADH 的对比[11]

参　　数	CSW	SIADH
血浆容量	↓（＜35 ml/kg）	↑
盐平衡	负	不定
脱水征	＋	－
体重	↓	↑或不变
PCWP	↓（＜8 mmHg）	↑或正常
CVP	↓（＜6 mmHg）	↑或正常
直立性低血压	＋	±
血细胞比容	↑	↓或不变
血浆渗透压	↑或正常[a]	↓
BUN：肌酐	↑	正常
血清蛋白	↑	正常
尿钠	↑↑	↑
血钾	↑或不变	↓或不变
尿酸	正常	↓

缩写：↓=下降；↑=上升；↑↑=显著上升；＋=出现；±=可能出现,也可能不出现
a 实际上,在 CSW 中血浆渗透压通常降低

■ CSW 的治疗

• 目的

1. 补充血容量。

2. 达到正钠平衡。

3. 避免快速纠正或过度矫正低钠血症,以免引起 SIADH 病人的渗透性脱髓鞘(见章节 5.2.5)。

• 治疗方法

1. 病人补充生理盐水,每小时 100～125 ml;对于某些重症病人有时可给予 3％盐水,每小时 25～50 ml。

2. 不要给予呋塞米。

3. 也可口服补盐。

4. 如果有贫血,则需输血液制品。

5. 药物：

(1) 醋酸氟氢可的松直接作用于肾小管,增加钠的回收,有报道每天口服或静脉给予 0.2 mg,对治疗 CSW 有效[29],但有可能出现肺水肿、低钾血症和高血压等严重并发症。

（2）采用尿素可能是治疗 SIADH 和 CSW 低钠血症的另一有效方法,剂量 0.5 g/kg(可将 40 g 药物溶解于 100～150 ml 生理盐水中),在 30～60 分钟内按 0.5 g/kg、每 8 小时一次的量静脉滴注尿素[30]。同时将生理盐水＋20 mEq/L KCl 以 2 ml/(kg·h) 的速度滴注,直至低钠得到纠正(甘露醇会增加 ADH 分泌,而尿素不会)。与此同时,应补充体内胶体含量(5% 白蛋白 250 ml 静脉滴注 每 8～12 小时一次,连续使用 3 天)。

5.3　高钠血症

5.3.1　概述

定义:血清钠在 150 mEq/L 以上,在神经外科最常见于尿崩病人。

正常全身含水量(TBW)约占体重的 60%,可以通过公式 5-3 估算当前的 TBW。

$$TBW_{当前} = [Na^+]_{正常} \times TBW_{正常} / [Na^+]_{当前}$$
$$= 140 \text{ mEq/L} \times 正常体重(kg)/[Na^+]_{当前} \quad (5-3)$$

需补充的游离水的量通过公式 5-4 计算。必须缓慢纠正,以免加重脑水肿。缺水量的一半补充时间要超过 24 小时,剩余量的给予要超过 1～2 天。对真性尿崩症病人,ADH 不足也应进行补充。

$$游离水缺失量 = 0.6 \times 正常体重(kg) - TBW_{当前}(kg)$$
$$= \{([Na^+]_{当前} - 140 \text{ mEq/L})/[Na^+]_{当前}\} \times$$
$$0.6 \times 正常体重(kg) \quad (5-4)$$

5.3.2　尿崩症

■ 概述

要　点

1. 由 ADH 水平下降造成(或者少数由肾脏对 ADH 无反应造成)。
2. 大量稀释尿(渗透压＜200 mOsmol/L 或比重＜1.003)但血浆渗透压正常或升高,血浆高钠。
3. 经常伴有大量饮水特别是冰水。
4. 如不精心治疗有严重脱水危险。

尿崩症(DI)由 ADH 不足产生,造成肾脏水和电解质的过度丢失,可分为以下两种:

1. 中枢性或神经源性 DI:下丘脑-垂体轴功能异常造成 ADH 水平低于

正常,神经外科多见。

2. 肾源性 DI:肾脏对 ADH 反应下降所致,常由一些药物引起。

• DI 的病因[31]

1. 神经源性尿崩症:

(1)家族性(常染色体显性)。

(2)特发性。

(3)外伤性(包括手术后)。

(4)肿瘤:颅咽管瘤,转移癌,淋巴瘤。

(5)肉芽肿:结节病,组织细胞增多症。

(6)感染:脑膜炎,脑炎。

(7)自体免疫。

(8)血管性:血管瘤,希恩(Sheehan)综合征(少见)。

2. 肾源性尿崩症:

(1)家族性(X 染色体隐性)。

(2)低钾血症。

(3)高钙血症。

(4)干燥综合征。

(5)药物:锂盐,地美环素,秋水仙碱。

(6)慢性肾病:肾盂肾炎,淀粉样变,镰状细胞病,多囊肾,结节病。

中枢性 DI

中枢性 DI 发生前 ADH 分泌能力大多已损伤 85%,其特征是尿量增多、尿渗透压下降、在清醒病人中大量饮水(特别是冰水)。

鉴别诊断:

1. 神经源性尿崩症。

2. 肾源性尿崩症。

3. 心理性:

(1)特发性:渗透压稳态的改变。

(2)心理性烦渴(过多摄入水)。

4. 渗透性利尿:如使用甘露醇后。

5. 利尿剂使用:呋塞米、双氢克尿噻等。

以下情况可以发生中枢性尿崩症:

1. 经蝶手术或颅咽管瘤术后,通常为暂时性,所以在确定需要长期补充前避免使用长效药物。垂体后叶或垂体柄的损伤可引起三种形式的 DI[32]:

(1)一过性 DI:多饮多尿,一般在术后 12~36 小时恢复。

(2)"长期"性 DI:多饮持续时间长,有时甚至为永久性,只有 1/3 术后 1 年还不能恢复正常。

(3)"三相反应":最少见。

1）第一期：垂体损伤造成 ADH 水平下降 4～5 天,引起多饮多尿。

2）第二期：接下来 4～5 天中,细胞死亡,ADH 释放,尿量一过性正常甚至表现为 SIADH 水钠潴留(如果不停止之前使用的 ADH 补充治疗,则可能造成危险)。

3）第三期：ADH 分泌减少或停止,造成一过性或长期性 DI。

2. 中心性脑疝(见章节 18.4.4)：造成垂体柄的撕脱伤。

3. 脑死亡后：下丘脑停止合成 ADH。

4. 特定肿瘤(如颅咽管瘤,常在手术后)：

（1）垂体腺瘤：即使在大腺瘤中 DI 仍少见。可发生在垂体卒中(见章节 45.5.2)。

（2）颅咽管瘤：DI 常见于术后,损伤垂体或垂体柄下部不影响 ADH 合成和释放。

（3）鞍上生殖细胞肿瘤。

（4）胶样囊肿少见。

（5）下丘脑肿瘤：嗜酸性肉芽肿。

5. 其他占位性病变压迫下丘脑：例如前交通动脉瘤。

6. 头外伤后,主要见于颅底骨折(见章节 57.4)。

7. 脑膜炎或脑炎。

8. 药物诱导：

（1）乙醇和苯妥英能抑制 ADH 释放。

（2）外源性类固醇似乎可以产生 DI,因为它们可以纠正肾上腺功能不全,抑制 ADH 分泌。

9. 肉芽肿疾病：

（1）韦氏(Wegener)肉芽肿(见章节 11.3.4)：一种血管炎。

（2）神经系统结节病累及下丘脑(见章节 10.9)。

10. 炎症：自身免疫性垂体炎(见章节 89.6.6)[33],或淋巴细胞性漏斗神经垂体炎[34]。

■ 诊断

具备以下几点可以诊断 DI,特别是符合临床表现时：

1. 尿稀释：

（1）尿渗透压＜200 mOsm/L,多为 50～150 mOsm/L,或尿比重＜1.003(可能为 1.001～1.005)(需要注意的是,正常尿渗透压平均在 500～800 mOsm/L;极端范围：50～1 400 mOsm/L)。

（2）或在脱水时不能将尿液浓缩到渗透压＞300 mOsm/L。

（3）需要注意：大量使用甘露醇(特别是脑外伤时)能掩盖这一症状。

2. 尿量在 250 ml/h 以上,儿童 3 ml/(kg·h)以上。

3. 血钠正常或升高。

4. 肾上腺功能正常：原发性肾上腺功能不全的病人不会发生尿崩，因为肾脏排水需要盐皮质激素的参与，在肾上腺功能不全的病人中使用皮质醇可能使潜在的尿崩症显现出来。

在未确诊的病例中，尿和血浆渗透压的关系见图 5-5。

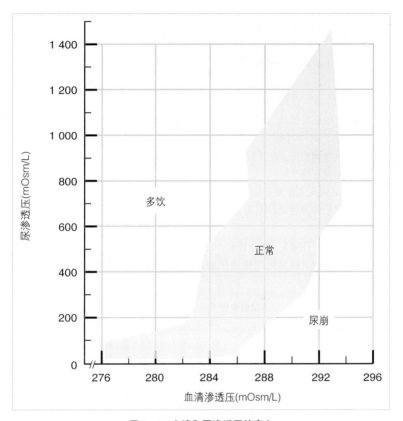

图 5-5　血清和尿渗透压的意义

1. 血浆渗透压低：病人有多饮。

2. 若病人处于"正常"范围，则需要进行限水试验确定病人在脱水状态下能否浓缩尿液（注意：见下文）。

3. 血浆渗透压升高：

(1) DI 诊断成立，无须进一步检查。

(2) 进一步检查是为了鉴别中枢性或肾源性尿崩，需要给予升压素 5 U。

(3) 中枢性尿崩症病人在 1~2 小时后尿渗透压加倍。

4. 处于边界区的病人可予多次测量。

- **限水试验**

诊断困难时，限水试验对诊断有帮助（需要注意的是，该试验须在密切监护下进行，因为可能导致严重脱水而致命）。在血浆渗透压＞298 mOsm/L 时不需要进行即可诊断 DI（注意在代偿性 DI 中，血浆渗透压更低并且与正常值之间有重合[35]）。

1. 停止静脉输注并且禁食。

2. 监测：

（1）每小时检测尿渗透压。

（2）每小时检测病人体重。

3. 持续试验，直到有以下情况发生：

（1）发生正常反应：尿液减少，渗透压升高达 600～850 mOsm/L。

（2）过了 6～8 小时。

（3）尿渗压稳定：在连续 3 次测量时，尿渗透压变化＜30 mOsm/L。

（4）体重下降 3%。

4. 如果病人无正常反应，则：

（1）给予外源性 ADH（升压素 5 U）应可使尿渗透压增加到 300 mOsm/L以上。

（2）给予升压素后 30 分钟和 60 分钟时检测尿渗透压。

（3）将给予升压素后尿渗透压最高值与给药前尿渗透压进行比较，其意义参见表 5-6。

表 5-6　限水试验中给予升压素后尿渗透压改变的意义

给予升压素后尿渗透压变化	提　　示
＜5%	正常
6%～67%	不完全 ADH 缺乏
＞67%	严重 ADH 缺乏

治疗

- **意识清醒非卧床病人**

如果尿崩症状轻微，病人自身的口渴机制是完整的，嘱病人只在口渴时饮水，通常能够弥补水分丢失而不会过度饮水。

如果症状严重，病人可能无法保持充足液体摄入或者不能忍受经常排尿。在这种情况下，治疗一般需要应用精氨酸升压素类似物。一般开始时服用下述药物：

1. 去氨升压素：

（1）0.1 mg，口服，每天 2 次，可在 0.1～0.8 mg/d 范围内调整剂量。

（2）或 2.5 μg 鼻腔吸入，每天 2 次；如果需要，可逐渐加量至 20 μg，每天 2 次。

2. ADH 增强药物（主要适用于慢性部分性尿崩，在无 ADH 的病人中无效）：

（1）氯贝丁酯 500 mg，口服，每天 4 次。

（2）氯丙嗪：增加肾脏 ADH 敏感度。

（3）双氢克尿噻：噻嗪类抗利尿剂通过消耗钠离子来增加近端小管重吸收并且在远端小管（ADH 起作用的地方）带走水分。例如，氨苯蝶啶氢氯噻嗪片，口服，1 片/天（可增加至 2 片/天）。

• 口渴机制受损的清醒非卧床病人

口渴机制如受到破坏，则清醒的非卧床病人有脱水或水中毒的危险，对这些病人应：

1. 追踪每天尿量和体重，使用抗利尿剂维持出入量平衡。

2. 进行系列的实验室检查（一般每周 1 次），包括血钠、BUN。

• 卧床、昏迷或脑死亡病人［见器官捐献者的药物治疗管理（见章节 19.4.3）］

1. 记录每小时出入量，每 4 小时或当尿量超过 250 ml/h 时测尿比重一次。

2. 实验室检查：每 6 小时检测一次电解质和渗透压。

3. 静脉滴注治疗：

基础量：5% 葡萄糖氯化钠注射液（GNS）加氯化钾注射液（KCl）（20 mEq/L），适度速度（75～100 ml/h）滴注。

附加量：输入 0.45% 生理盐水（即 1/2 张生理盐水）补充尿液丢失量。

应该注意：对于术后的病人，如果术中大量输液，术后病人利尿功能正常，在这种情况下，仅需使用 1/2 张生理盐水补充尿液丢失量的 2/3 即可。

4. 如果静脉输液速度不能及时补充尿液丢失：

（1）每 4～6 小时静脉注射或肌内注射精氨酸升压素 5 U。

（2）血管升压素静脉滴注：从 0.2 U/min 起逐渐加量（最大量 0.9 U/min）。

（3）根据尿量多少注射去氨升压素：成人 2～4 μg/d，分 2 次给药。

• 血管升压素的类似物

表 5-6、表 5-7、表 5-8 为血管升压素不同类似物的形式和作用时间。

升压素：一种 8-精氨酸升压素的水溶液，在血管病变的病人中慎用（特别是冠状动脉）。

DDAVP：也称去氨升压素，更有效且持续时间更长。

表 5－7　血管升压素的类似物

通用名	给药途径	浓度	剂型
去氨升压素	皮下注射（SQ），肌内注射（IM），静脉注射（IV）	4 μg/ml	1 ml,10 ml
去氨升压素	鼻喷剂	100 μg/ml,每喷10 μg	每瓶 50 剂
去氨升压素	口服		0.1 mg,0.2 mg
精氨酸升压素	SQ,IM	20 U/ml	0.5 ml,1 ml

表 5－8　高渗尿的持续时间[a]（相对于血浆）[b]

通用名	给药途径	剂量	持续时间[c]
去氨升压素	SQ,IM,IV	0.5 μg	8 小时
	SQ,IM,IV	1.0 μg[d]	12 小时
	SQ,IM,IV	2.0 μg	16 小时
	SQ,IM,IV	4.0 μg	20 小时
	鼻喷	10 μg(0.1 ml)	12 小时
	鼻喷	15 μg(0.15 ml)	16 小时
	鼻喷	20 μg(0.2 ml)	20 小时
精氨酸升压素	SQ,IM	5 U(12.5 μg)	4 小时(4～8 小时)

a 由 Arnold M.Moses 提供,已获得允许

b 这些药物在给药 30～45 分钟后开始出现抗利尿作用

c 对于同一病人,其起效时间基本一致,但在不同病人之间可能存在差异

d 注意:1 μg,每天 2 次给予去氨升压素与 4 μg,每天 1 次的效果相同,但是前者更经济

（刘兴炬　李昊）

参考文献

[1] Ellison DH, Berl T. Clinical practice. The syndrome of inappropriate antidiuresis. N Engl J Med. 2007; 356:2064-2072

[2] Diringer M, Ladenson PW, Borel C, et al. Sodium and Water Regulation in a Patient With Cerebral Salt Wasting. Arch Neurol. 1989; 46:928-930

[3] Sherlock M, O'Sullivan E, Agha A, Behan LA, Rawluk D, Brennan P, Tormey W, Thompson CJ. The incidence and pathophysiology of hyponatraemia after subarachnoid haemorrhage. Clin Endocrinol (Oxf). 2006; 64:250-254

[4] Weisberg LS. Pseudohyponatremia: a reappraisal. Am J Med. 1989; 86:315-318

[5] Arieff AI. Hyponatremia, Convulsions, Respiratory Arrest and Permanent Brain Damage After Elective Surgery in Healthy Women. N Engl J Med. 1986; 314:1529-1535

[6] Steele A, Gowrishankar M, Abrahamson S, et al. Postoperative Hyponatremia despite Near-Isotonic Saline Infusion: A Phenomenon of Desalination. Ann Intern Med. 1997; 126:20-25

[7] Powers CJ, Friedman AH. Diagnosis and management of hyponatremia in neurosurgical patients. Contemp Neurosurg. 2007; 29:1-5

[8] Chung HM, Kluge R, Schrier RW, Anderson RJ. Clinical assessment of extracellular fluid volume in

hyponatremia. Am J Med. 1987; 83:905–908

[9] Lester MC, Nelson PB. Neurological Aspects of Vasopressin Release and the Syndrome of Inappropriate Secretion of Antidiuretic Hormone. Neurosurgery. 1981; 8:725–740

[10] Kröll M, Juhler M, Lindholm J. Hyponatremia in Acute Brain Disease. J Int Med. 1992; 232:291–297

[11] Harrigan MR. Cerebral Salt Wasting Syndrome: A Review. Neurosurgery. 1996; 38:152–160

[12] Ayus JC, Krothapalli RK, Arieff AI. Changing Concepts on Treatment of Severe Symptomatic Hyponatremia: Rapid Correction and Possible Relation to Central Pontine Myelinolysis. Am J Med. 1985; 78:879–902

[13] Fraser CL, Arieff AI. Symptomatic Hyponatremia: Management and Relation to Central Pontine Myelinolysis. Sem Neurol. 1984; 4:445–452

[14] Adams RD, Victor M, Mancall EL. Central Pontine Myelinolysis: A Hitherto Undescribed Disease Occurring in Alcoholic and Malnourished Patients. Arch Neurol Psychiatr. 1959; 81:154–172

[15] Ayus JC, Krothapalli RK, Arieff AI. Treatment of Symptomatic Hyponatremia and Its Relation to Brain Damage. N Engl J Med. 1987; 317:1190–1195

[16] Berl T. Treating Hyponatremia: What is All the Controversy About? Ann Intern Med. 1990; 113:417–419

[17] Arieff AI. Hyponatremia Associated with Permanent Brain Damage. Adv Intern Med. 1987; 32:325–344

[18] Adrogue HJ, Madias NE. Hyponatremia. N Engl J Med. 2000; 342:1581–1589

[19] Soupart A, Ngassa M, Decaux G. Therapeutic relowering of the serum sodium in a patient after excessive correction of hyponatremia. Clin Nephrol. 1999; 51:383–386

[20] Oya S, Tsutsumi K, Ueki K, Kirino T. Reinduction of hyponatremia to treat central pontine myelinolysis. Neurology. 2001; 57:1931–1932

[21] De Troyer A, Demanet JC. Correction of Antidiuresis by Demeclocycline. N Engl J Med. 1975; 293:915–918

[22] Perks WH, Mohr P, Liversedge LA. Demeclocycline in Inappropriate ADH Syndrome. Lancet. 1976; 2

[23] Forrest JN, Cox M, Hong C, et al. Superiority of Demeclocycline over Lithium in the Treatment of Chronic Syndrome of Inappropriate Secretion of Antidiuretic Hormone. N Engl J Med. 1978; 298:173–177

[24] Wright WL, Asbury WH, Gilmore JL, Samuels OB. Conivaptan for hyponatremia in the neurocritical care unit. Neurocrit Care. 2009; 11:6–13

[25] Maroon JC, Nelson PB. Hypovolemia in Patients with Subarachnoid Hemorrhage: Therapeutic Implications. Neurosurgery. 1979; 4:223–226

[26] Wijdicks EFM, Vermeulen M, Hijdra A, et al. Hyponatremia and Cerebral Infarction in Patients with Ruptured Intracranial Aneurysms: Is Fluid Restriction Harmful? Ann Neurol. 1985; 17:137–140

[27] Wijdicks EFM, Vermeulen M, ten Haaf JA, et al. Volume Depletion and Natriuresis in Patients with a Ruptured Intracranial Aneurysm. Ann Neurol. 1985; 18:211–216

[28] Nelson PB, Seif SM, Maroon JC, et al. Hyponatremia in Intracranial Disease. Perhaps Not the Syndrome of Inappropriate Secretion of Antidiuretic Hormone (SIADH). J Neurosurg. 1981; 55:938–941

[29] Hasan D, Lindsay KW, Wijdicks EFM, et al. Effect of Fludrocortisone Acetate in Patients with Subarachnoid Hemorrhage. Stroke. 1989; 20:1156–1161

[30] Reeder RF, Harbaugh RE. Administration of Intravenous Urea and Normal Saline for the Treatment of Hyponatremia in Neurosurgical Patients. J Neurosurg. 1989; 70:201–206

[31] Thibonnier M, Barrow DL, Selman W. In: Antidiuretic Hormone: Regulation, Disorders, and Clinical Evaluation. Neuroendocrinology. Baltimore: Williams and Wilkins; 1992:19–30

[32] Verbalis JG, Robinson AG, Moses AM. Postoperative and Post-Traumatic Diabetes Insipidus. Front Horm Res. 1985; 13:247–265

[33] Abe T, Matsumoto K, Sanno N, Osamura Y. Lymphocytic Hypophysitis: Case Report. Neurosurgery. 1995; 36:1016–1019

[34] Imura H, Nakao K, Shimatsu A, et al. Lymphocytic Infundibuloneurohypophysitis as a Cause of Central Diabetes Insipidus. N Engl J Med. 1993; 329:683–689

[35] Miller M, Dalakos T, Moses AM, et al. Recognition of partial defects in antidiuretic hormone secretion. Ann Intern Med. 1970; 73:721–729

5

6 神经重症监护概述

6.1 高血压肠道外用药

6

药物信息：尼卡地平

可静脉用药的钙离子拮抗剂。与硝普钠不同,不需要动脉插管,不增加ICP,无氰化物毒性。不降低心率,可与拉贝洛尔和艾斯洛尔合用。副作用：头痛(15%),恶心(5%),低血压(5%),反射性心动过速(3.5%)。

用法：以 5 mg/h 起始静脉滴注(需紧急降压时可 10 mg/h,超说明书)。每 5~15 分钟增加 2.5 mg/h,最大 15 mg/h。血压控制后减量至 3 mg/h。需稀释后使用。

药物信息：硝酸甘油

增高颅内压(比硝普钠轻,优先扩张静脉[1])；血管扩张剂：静脉>动脉(大的冠状动脉>小的冠状动脉)；效果：可减小左心室充盈压(前负荷),不会引起"冠状动脉盗血"。

用法：10~20 μg/min 静脉滴注(每 5~10 分钟加快 5~10 μg/min)。
心绞痛：0.4 mg 舌下含服,每 5 分钟一次,共给药 3 次,给药前测血压。

药物信息：拉贝洛尔

选择性 α_1 受体阻断剂,非选择性阻断 β 受体(作用弱于普萘洛尔),降低颅内压或对颅内压无作用[2],脉搏下降或无变化,心排血量无变化,不会加重冠状动脉缺血,可用于稳定的充血性心力衰竭,不用于明显充血性心力衰竭,哮喘者禁用。同样剂量用于肾衰竭。副作用：乏力、头晕、直立性低血压。

静脉用药
5 分钟起效,10 分钟达峰值,作用时间 3~6 小时。
静脉推注：病人仰卧；每 5 分钟测一次血压,每 10 分钟缓慢静脉推注一次(每次时间超过 2 分钟)直到血压达要求值,剂量依次为 20 mg、40 mg、80 mg、80 mg、80 mg(总量 300 mg),血压控制后使用约为总量的剂量,每 8 小时重复静脉推注给药一次。

静脉滴注:40 ml(200 mg)加入 160 mg 静脉输液中(1 mg/ml);以 2 ml/min(2 mg/min)滴注,直至达到要求血压值(常用有效剂量 50～200 mg)或剂量达到 300 mg,然后静脉滴注维持(心动过缓需限量,起效后 10～20 分钟缓慢加量)。

口服(PO)

首先要通过肝脏降解,因而口服剂量要大些,口服 2 小时起效,4 小时达峰值。

用法:若用口服替换静脉用药,开始剂量 200 mg,每天 2 次;如口服,从 100 mg、每天 2 次开始,每 2 天增加 100 mg,最大剂量为 2 400 mg/d。

药物信息:依那普拉

是一种血管紧张素转化酶(ACE)抑制剂,是口服药依那普利的活性代谢产物,用药后 15 分钟内起效。

副作用:高钾血症发生率约 1%,妊娠期禁用。

用法:从 1.25 mg 开始缓慢静脉推注 5 分钟以上,必要时可增至每 6 小时 5 mg。

药物信息:艾司洛尔

心脏选择性短效 β 受体阻断剂[3],可用于急性高血压,由红细胞酯酶代谢,半衰期为 9 分钟,治疗反应发生率 72%(心率下降＞20%,心率＜100 次/分,或转化为窦性心律)。

副作用:与剂量相关的低血压(20%～50%),停药 30 分钟内可缓解,支气管痉挛的发生率比其他 β 受体阻断剂低,避免用于充血性心力衰竭。

用法:首次剂量 500 μg/kg,给药时间大于 1 分钟,然后以 50 μg/(kg·min) 注射 4 分钟;重复负荷量,每 5 分钟可以 50 μg/(kg·min)的速度加快滴速,少数情况下需剂量＞100 μg/(kg·min)。剂量＞200 μg/(kg·min)则基本不增加效果。

药物信息:非诺多泮

血管扩张药。起效时间＜5 分钟,持续 30 分钟。

用法:静脉给药以 0.1～0.3 μg/(kg·min)起始,每 15 分钟调节剂量 0.1 μg/(kg·min),最大 1.6 μg/(kg·min)。

药物信息：普萘洛尔

静脉注射主要用于对抗血管扩张剂引起的心动过速（单独使用不会降压过快）。普萘洛尔和拉贝洛尔共同使用更适用于此类心动过速。

用法：1～10 mg（负荷剂量）缓慢静脉推注，然后按 3 mg/h 静脉给药；口服：80～640 mg/d，分次给药。

6.2 低血压（休克）

6.2.1 分类

1. 低血容量性：心动过速通常为首发症状，重要脏器灌注受损前，血容量丢失超过 20%～40%。包括：

（1）出血（内出血或外出血）。

（2）肠梗阻（第三间隙）。

2. 感染性：革兰阴性菌感染更多见。

3. 心源性：包括心肌梗死、心肌病、心律失常（包括心房颤动）。

4. 神经源性：如脊髓损伤造成的瘫痪、血液滞留于静脉容量血管内。

5. 其他：

（1）过敏。

（2）胰岛素反应。

6.2.2 休克的心血管用药

扩容药，包括：

1. 晶体：生理盐水，比其他晶体脑水肿发生率低。见静脉输注药物（见章节 56.4.4）。

2. 胶体：如羟乙基淀粉。注意：数天内反复给药会使凝血酶原时间/部分凝血活酶时间（PT/PTT）延长，增加动脉瘤蛛网膜下隙再出血机会[4]（见章节 77.9）。

3. 血液制品：昂贵，有输血反应或患传染病危险。

药物信息：多巴胺

不同剂量多巴胺的效果参见表 6-1。多巴胺是一种血管收缩药（α 作用通常超过 β_1 作用），给予的多巴胺 25% 迅速被转化成去甲肾上腺素，如剂量超过 10 μg/(kg·min)，则作用与给予去甲肾上腺素相似。大剂量可造成高血糖。

用法：从 2～5 μg/(kg·min) 开始，然后调节剂量。

表 6-1 多巴胺剂量

剂量[μg／(kg・min)]	作用对象	结　果
0.5~2.0 (有时可达 5.0)	多巴胺受体	肾、肠系膜、冠状动脉和脑动脉扩张,正性肌力作用
2~10	β₁受体	正性肌力作用
>10	α、β、多巴胺受体	释放去甲肾上腺素,血管收缩

药物信息：多巴酚丁胺

通过 β_1 作用(为主)扩张血管,通过正性肌力作用(β_2)增加心排血量。结果:几乎无血压下降,心动过速发生率比多巴胺低,无 α 释放作用和血管收缩作用。可与硝普钠同时使用,有协同作用;快速耐药一般出现在 72 小时后;脉搏加快超过 10% 时会加重心肌缺血,剂量超过 20 μg/(kg・min)时更常见。最好在血流动力学监测下使用;还可能抑制血小板功能。

用法:通常 2.5~10 μg/(kg・min),最高可达 40 μg/(kg・min)(取50 mg 置于 250 ml 5% 的葡萄糖溶液中,配成 200 μg/ml 溶液)。

药物信息：氨力农

非肾上腺素能、增加心肌收缩力药物;是磷酸二酯酶抑制剂,效果与多巴酚丁胺相似(包括加重心肌缺血);血小板减少症发生率为 2%。

用法:初始剂量 0.75 mg/kg,给药 2~3 分钟以上,然后以 5~10 μg/(kg・min)静脉滴注。

药物信息：去氧肾上腺素

纯 α 受体激动剂。用于心动过缓(房性心动过缓)造成的低血压。增加血管阻力以升高血压。反射性增加副交感神经活性。没有 β 受体活性,因而对心肌收缩力和心率无影响,也不松弛气管平滑肌。心排血量和肾灌注可能降低。脊髓损伤时避免使用(见章节 63.3.1)。

用法:起始剂量 100~180 μg/min;维持剂量 40~60 μg/min。配药:40 mg 加入 500 ml 5% 葡萄糖溶液中。

药物信息：去甲肾上腺素

主要为血管收缩作用(抗脑血管痉挛? 降低脑血流量?),低剂量时有 β 受体激动作用,能增加肺血管阻力。

> **药物信息：肾上腺素**
>
> 用法：0.5~1.0 mg 以 1：10 000 溶液稀释静脉注射，隔 5 分钟可重复给药。可经气管内插管给药。静脉滴注：以 1.0 μg/min 开始，逐渐加至 8 μg/min（准备：1 mg 溶于 100 ml 生理盐水或 5％葡萄糖溶液中）。

> **药物信息：异丙肾上腺素**
>
> 正性时率、正性肌力作用，增加心肌耗氧量，引起心律失常；血管收缩作用（β_1 效应）：骨骼肌大于脑血管。

> **药物信息：左旋去甲肾上腺素**
>
> 直接刺激 β 受体，正性肌力、正性时率作用。
>
> 用法：从 8~12 μg/min 开始，维持量 2~4 μg/min；配制：2 mg 加入 500 ml 生理盐水或 5％葡萄糖溶液中。

6.3 抑酸剂

6.3.1 神经外科应激性溃疡

见参考文献[5]。

中枢神经病变病人起病急剧时，应激性溃疡发生危险非常高。这种溃疡也称为 Cushing 溃疡，记载其经典论著中[6]。其中 17％的溃疡病人临床上有严重出血。中枢神经系统的危险因素包括颅内病变如脑外伤[特别是格拉斯哥（Glasgow）昏迷评分（GOS）<9 分]、脑肿瘤、脑内出血、SIADH、感染、脑缺血以及脊髓损伤。中枢神经系统外高危因素包括长期使用类固醇（>3 周）、25％以上烧伤、低血压、呼吸衰竭、凝血疾病、肝肾衰竭和败血症。

应激性溃疡发病机制尚未完全清楚，可能是由于破坏性因素与保护性因素的失衡所致（破坏因素例如酸、胃蛋白酶和胆汁；保护因素例如黏膜血流、黏液-碳酸氢盐屏障、上皮细胞再生和前列腺素）[5]。中枢神经系统病变，特别是大脑半球或脑干病变，能够降低迷走神经活性，引起胃酸、胃蛋白酶分泌增加。中枢神经系统损伤后 3~5 天会出现胃酸、胃蛋白酶分泌高峰。

6.3.2 应激性溃疡的预防

减少胃酸可以降低应激性溃疡引起的消化道出血的风险，胃 pH 值超过 4.5 能够灭活胃蛋白酶。硫糖铝和肠内营养等也可能有预防应激性溃疡的作用(存在争议)[5]。抑酸药和硫糖铝可能比 H_2 受体阻断药对预防应激性溃疡更有效。

在使用类固醇激素治疗时没有必要常规应用抑酸药,除非存在以下危险因素:既往消化性溃疡(PUD)病史,同时使用 NSAID,肝肾衰竭,营养不良或激素应用时间＞3 周。

6.3.3 改变消化道 pH 增加肺炎概率和死亡率

将胃酸 pH 值调整到中性水平可降低应激性溃疡的风险,但 pH＞4 容易造成胃部的细菌繁殖。这可能会增加吸入性肺炎的概率,并且死亡率会上升[7]。硫糖铝能够有效减少消化道出血,并且可能降低肺炎概率和死亡率。硫糖铝治疗和未治疗效果的最终比较的证据尚不充分[7]。

6.3.4 组胺(H_2)受体拮抗剂

药物信息:雷尼替丁

用法:年龄＜65 岁者,150 mg 口服,每天 2 次,或 50 mg 静脉滴注每 8 小时一次。年龄＞65 岁且肾功能正常者,50 mg 静脉滴注,每 12 小时一次。

静脉滴注(可提供更稳定的高 pH 值,是否增加消化道细菌数量以及增加吸入性肺炎的概率尚未证实):6.25 mg/h(例如将 150 mg 雷尼替丁加入 42 ml 液体中得到浓度为 3.125 mg/ml 的溶液,给药速度 2 ml/h)。

药物信息:法莫替丁

用法:成人睡前口服 20 mg 作为维持;睡前口服 40 mg 用于治疗活动期溃疡;静脉给药:20 mg,每 12 小时一次(用于高分泌状态时,20 mg,每 6 小时一次)[8]。剂型:20 mg 或 40 mg 片剂,40 mg/5 ml 悬浮液,和 20 mg 或 40 mg 咀嚼片剂。10 mg 片剂无须处方购买。

药物信息:尼扎替丁

用法:300 mg 口服,每天 1 次或 150 mg 口服,每天 2 次。剂型:150 mg 或 300 mg 胶囊。75 mg 片剂无须处方购买。

6.3.5 胃酸分泌抑制剂(质子泵抑制剂)

这些药剂通过抑制胃壁细胞表面的 H^+,K^+ - ATP 酶系统催化的最后一步胃酸分泌,即所谓的"质子泵",来抑制胃酸分泌。这种抑制不因外界刺激而

改变(如 Zollinger - Ellison 综合征、高胃泌素血症等)。停止给药后胃酸分泌
几周后才能恢复。注意:不建议长期服用,因为其诱导的胃泌素上调的营养
作用可能导致消化道良性肿瘤。

药物信息:奥美拉唑

其对肝脏 P - 450 代谢酶的抑制可导致华法林和苯妥英的清除减少。
可降低泼尼松的效用。

用法:成人消化性溃疡和胃食管反流,每天口服 20 ～ 40 mg。
Zollinger - Ellison 综合征:剂量从 20 mg 口服、每天 1 次至 120 mg 口服、每
天 3 次(调整剂量保持基本的酸分泌量<60 mEq/h)。

副作用:1～5%的病人出现恶心和呕吐、头痛、腹泻、腹痛或皮疹等副
作用。剂型:10 mg,20 mg 或 40 mg 缓释胶囊。20.6 mg 的片剂可以不通
过处方购买。

药物信息:兰索拉唑

不影响通过细胞色素 P - 450 酶代谢的药物,如苯妥英、华法林和泼尼
松等。

用法:成人 15 mg(十二指肠溃疡、胃食管反流或维持治疗)或 30 mg
(消化性溃疡或糜烂性食管炎)口服,每天 1 次,短期治疗时间为 4 周。剂
型:15 mg 或 30 mg 缓释胶囊。

药物信息:泮托拉唑

用法:40 mg 口服,每天 1 次,8 周。静脉给药:40 mg,每天 1 次,7～
10 天。口服剂型:40 mg 缓释胶囊。

6.3.6 其他

药物信息:硫糖铝

胃肠道吸收最少。通过覆盖于黏膜溃疡表面起作用,不抑制酸的分泌。
这可能比抑制消化道 pH 的药物更能降低肺炎概率和死亡率。

用法:1 g 空腹口服,每天 4 次。在给药半小时内不要给予抑酸药。

(刘兴炬 李 昊)

参考文献

[1] Cottrell JE, Patel K, Turndorf H, et al. ICP Changes Induced by Sodium Nitroprusside in Patients with Intracranial Mass Lesions. J Neurosurg. 1978; 48:329–331

[2] Orlowski JP, Shiesley D, Vidt DG, Barnett GH, et al. Labetalol to Control Blood Pressure After Cerebrovascular Surgery. Crit Care Med. 1988; 16:765–768

[3] Esmolol - A Short-Acting IV Beta Blocker. Med Letter. 1987; 29:57–58

[4] Trumble ER, Muizelaar JP, Myseros JS. Coagulopathy with the Use of Hetastarch in the Treatment of Vasospasm. J Neurosurg. 1995; 82:44–47

[5] Lu WY, Rhoney DH, Boling WB, et al. A Review of Stress Ulcer Prophylaxis in the Neurosurgical Intensive Care Unit. Neurosurgery. 1997; 41:416–426

[6] Cushing H. Peptic Ulcers and the Interbrain. Surg Gynecol Obstet. 1932; 55:1–34

[7] Cook DJ, Reeve BK, Guyatt GH, et al. Stress Ulcer Prophylaxis in Critically Ill Patients: Resolving Discordant Meta-Analyses. JAMA. 1996; 275:308–314

[8] Famotidine (Pepcid). Med Letter. 1987; 29:17–18

6

7 镇静药、肌松药和镇痛药

7.1 镇静药和肌松药

7.1.1 Richmond 兴奋-镇静分级(RASS)

此评分[1,2]用正数代表兴奋,负数代表镇静,见表 7-1。对应用镇静药物后定量评价病人镇静效果非常有帮助。

操作过程:

1. 通过观察,病人处于警觉、焦躁或是兴奋状态:0～4分。

2. 如果病人无警觉,呼唤病人名字和呼唤睁眼:－1～－3分。

3. 如果对言语无反应,摇肩膀和(或)摩擦胸骨:－4～－5分。

7.1.2 清醒状态镇静

需要急诊进行呼吸道支持(包括插管)时应用下述药物:

1. 咪达唑仑(见章节 56.4.4)联合芬太尼。

2. 芬太尼。

3. 戊巴比妥。用法:体重 70 kg 的成人 100 mg 缓慢静脉输注。

药物信息:美索比妥

比戊硫代巴比妥(主要用于经皮神经后根切断术时病人需要反复镇静和唤醒时)更有效和短效。持续 5～7 分钟。会诱发癫痫。

用法:成人,1%溶液(50 ml 溶剂中加入 500 mg 药物制成 10 mg/ml 溶液),2 ml 试验剂量,然后 5～12 ml 静脉输注,速率维持在 1 ml/5 s,然后必要时每 4～7 分钟给药 2～4 ml。

表 7-1 Richmond 兴奋-镇静分级

	评 分	表 现	描 述
兴奋	＋4	有攻击性	有暴力行为
	＋3	非常躁动	试着拔出呼吸管、胃管或静脉滴注

续 表

	评 分	表 现	描 述	
兴奋	+2	躁动焦虑	身体激烈移动,无法配合呼吸机	
	+1	不安焦虑	焦虑紧张但身体只有轻微移动	
	0	警觉/安静		
镇静	−1	昏昏欲睡	没有完全清醒,但可保持清醒超过 10 秒	言语刺激
	−2	轻度镇静	无法维持清醒超过 10 秒	
	−3	中度镇静	对声音有反应	
	−4	深度镇静	对身体刺激有反应	身体刺激
	−5	昏迷	对声音及身体刺激都无反应	

7.1.3 镇静

常需要 ICU 插管和呼吸机支持,剂量较全身麻醉剂量小。

药物信息:硫喷妥

一种短效巴比妥类镇静药。给药后 20～30 秒即产生意识丧失,40 秒内加深,作用时间 5 分钟,20～30 分钟后意识清醒。

副作用:剂量相关性呼吸抑制,血管外刺激、动脉注射可以造成坏死,缓慢注射可能造成激惹,镇痛效果差,有心肌抑制作用(低血容量时可加重低血压)。

用法:首次给药时浓度不要超过 2.5%,50 mg 稍快静脉注射,如果能耐受再给 100～200 mg(20～30 秒以上),在体重较大的病人中可能需要 500 mg。

药物信息:瑞芬太尼

超短效阿片受体激动剂。效果类似芬太尼。能快速通过血-脑屏障。起效时间<1 分钟,3～10 分钟效果消失。可降低颅内压。代谢:由非特异性的血液或组织酯酶进行肝外水解。没有聚积性。与硫喷妥、异丙酚、异氟烷、咪达唑仑有协同作用,合用时上述药物需要减量,最高减量 75%。副作用:心动过缓,低血压,肌肉僵硬,恶心、呕吐,瘙痒,剂量依赖性的呼吸抑制[>0.05 μg/(kg·min)]。

剂量:成人无需负荷量,0.05 μg/(kg·min)静脉滴注,按 0.025 μg/

(kg·min)逐步增加直到最高 0.1～0.2 μg/(kg·min)。最高剂量仍没有达到所需镇静效果时可加用镇静剂。在拔管后继续按 25％剂量静脉滴注 10 分钟。剂型：1 mg、2 mg 和 5 mg 的瓶装药物需要溶解成 1 mg/ml 的溶液。

药物信息：芬太尼

镇痛药，效果是吗啡的 100 倍；高脂溶性，快速起效。小剂量使用，作用时间 20～30 分钟；与吗啡不同，芬太尼不引起组胺释放。降低 ICP，有剂量相关性呼吸抑制作用，大剂量快速给药能造成胸壁僵硬。反复使用可能造成药物蓄积。可使机体对 CO_2 反应性降低，可能造成长时间呼吸减慢（>4 小时）。

用法：成人 25～100 μg(0.5～2 ml)静脉注射，必要时可重复给药。剂型：50 μg/ml，需要冷藏。

药物信息：异丙酚

一种镇静催眠药，大剂量也作为神经保护剂用于动脉瘤手术(见章节 79.8.5)，但其保护作用似乎比巴比妥类弱。作用可持续 12 小时。

用法(镇静)：从 5～10 μg/(kg·min)开始，5～10 分钟后可加量 5～10 μg/(kg·min)直至达到需要的镇静效果。

副作用：异丙酚输液综合征——高钾血症、肝大、脂血症、代谢性酸中毒、心肌衰竭、横纹肌溶解、肾衰竭，有时可致死[3]。首先在儿童中发现，可见于任何年龄。在使用异丙酚后出现代谢性酸中毒应首先考虑异丙酚输液综合征，除非有其他明确原因。在剂量>50 μg/(kg·min)或使用时间>48 小时后应该注意。注意药物带有的 4.6 kJ/ml 热量，可能造成高三酰甘油血症。

剂型：500 mg 悬浮于 50 ml 脂肪乳瓶中。由于其不含有抑菌试剂，故瓶和管必须每 12 小时更换一次。

药物信息：右旋美托咪定

一种 $α_2$ 肾上腺素受体激动剂。作用于蓝斑和背根神经节。有镇静及镇痛作用。可以显著降低呼吸抑制风险以及镇痛药物剂量。可减少寒战。

剂量：通常负荷剂量为 1 μg/kg 静脉注射 10 分钟以上(病人处于镇静状态时可不给负荷量)。后继给予 0.2～1.0 μg/(kg·h)直到达到所需镇静效果。不要使用超过 24 小时(短期镇静或应用"一过性"药物)。副作用：在年轻的健康受试者中出现严重的心动过缓和窦性停搏，同时迷走神经兴奋性提高(抗胆碱药物例如阿托品 0.2 mg 或甘罗溴铵 0.2 mg 静脉给药能够缓解此副作用)。在有严重传导阻滞、心动过缓、使用其他减慢心率的药物以及容量不足的病人中应用应该谨慎。剂型：100 μg/ml 溶解在 48 ml 氯化钠溶液中,最终浓度为 4 μg/ml 用于静脉注射。

7.2 肌松药(神经肌肉阻断药)

7.2.1 概述

注意：使用时需有机械通气保障,肌肉麻痹后病人可能是清醒的,仍有痛觉,因此清醒病人需加用镇静药。

早期应用于头外伤可以降低颅内压、减少死亡率[4],但不能改善预后[5]。

神经肌肉阻断药在临床上根据起效时间和肌肉松弛持续时间分类,见表 7-2。

表 7-2 肌松药的起效和持续时间

临床分类	药物	起效时间(分钟)	作用时间(分钟)	恢复时间(分钟)	备注
超短效	琥珀酰胆碱	1	5~10	20	起效和持续时间最短,血浆胆碱酯酶依赖,有许多副作用
短效	罗库溴铵	1~1.5	20~35	40~60	大剂量时类似于琥珀酰胆碱,儿童偶有去迷走反应
中效	维库溴铵	3~5	20~35	40~60	无组胺释放,心血管副作用小(报道过心动过缓)
	顺-阿曲库铵	1.5~2	40~60	60~80	推荐剂量无组胺释放

7.2.2 超短效肌松药

药物信息：琥珀酰胆碱

唯一一种去极化神经节阻滞剂,能快速被血浆假性胆碱酯酶灭活。给药后先引起肌颤再造成肌肉松弛,1分钟起效,作用时间 5~10 分钟。

指征

由于副作用大,目前仅限用于成人急症气管内插管和儿童饱食后、喉痉挛时插管。

副作用

注意:通常会引起血钾升高 0.5 mmol/L,有时在神经肌肉病变的病人中可引起严重的高钾血症(高至 12 mmol/L),造成心脏并发症。因此,禁用于大面积烧伤、多发伤和严重肌肉失神经损伤或上运动神经元损伤。不常规用于青春期病人和儿童(可能造成心搏骤停,即使是在看上去健康的病人中也可能出现)。与恶性高热的发生相关(见章节 4.4)。

可能会引起心律失常,特别是窦性心动过缓(使用阿托品治疗)。刺激自主神经引起高血压、心动过缓或过速(特别在儿童和重复应用时)。肌纤维收缩可以升高颅内压、胃肠道压力和眼压(眼穿通伤,特别是前房损伤时禁用)。

在颅内压、眼压升高(防止肌束震颤阶段眼压的进一步增高)或刚进食的病人中使用前可应用一剂非去极化肌松药(约插管剂量的 10%,如在使用琥珀酰胆碱 3~5 分钟前静脉推注泮库溴铵 0.5~1 mg)(存在争议[6])。在大剂量使用或病人假性胆碱酯酶异常时可能出现Ⅱ期阻滞(与非去极化肌松药类似)。

剂量

成人:0.6~1.1 mg/kg (2~3 ml/70 kg)静脉注射,可重复一次。

儿童:不常规使用,1 个月以上 1.1 mg/kg,1 个月以下婴儿 2 mg/kg。

剂型:20 mg/ml 浓度。

7.2.3　短效肌松药

药物信息:罗库胺

大剂量使用时,起效速度接近琥珀酰胆碱,但肌肉松弛通常持续 1~2 小时。昂贵。

用法:成人初始剂量 0.6~1 mg/kg,也可以 10~12 μg/(kg·min)静脉滴注。

7.2.4　中效肌松药

药物信息:万可松

非去极化神经肌松药,用药 2.5~3 分钟后适合插管,与泮库胺(潘可罗宁)相比,效果强 1/3,但作用时间要短些(约 30 分钟);与泮库胺不同的是迷走反应小,无中枢神经系统活性代谢产物,不会引起颅内压增高或脑灌注压变化;由肝脏代谢。在肾衰竭病人中连续使用 2 天以上时,停药后药效将持续 6 小时至 7 天不等[7]。冻干粉剂,需混合后使用。

剂量

剂型:10 mg 冻干粉,需要重新溶解。混合后 24 小时内应用。

用法:成人和 10 岁以上儿童 0.1 mg/kg(大多数成人起始剂量为 8~10 mg),1 小时后须重复给药。用量:1~2 μg/(kg·min)静脉滴注。

1~10 岁儿童:比成人剂量略高。婴儿(7 周至 1 岁)较成人敏感,持续时间为成人的 1.5 倍。新生儿中使用及儿童中持续静脉滴注无资料。

药物信息:顺式阿曲库胺

非去极化肌松药,是阿曲库胺的异构体,但不引起组胺释放。持续时间 1 小时。霍夫曼降解,N-甲四氢罂粟碱为代谢产物之一。

用法:成人和大于 12 岁的儿童 0.15 mg/kg 或 0.2 mg/kg,插管前 1.5~2 分钟应用,作为异丙酚/笑气/氧气诱导的一部分。静脉滴注 1~3 μg/(kg·min)。

儿童(2~12 岁):0.1 mg/kg,给药时间在 5~10 秒以上,作为吸入或阿片类药物静脉麻醉的一部分。

7.2.5　竞争性肌肉阻滞剂的拮抗

需要约 20 分钟来拮抗泮库溴铵的作用(依赖于最后用药的时间)。在连续刺激病人 4 次后有 1 次肌肉抽动时才能进行拮抗,否则拮抗可能不完全,或者拮抗作用消失后病人可能再次出现肌肉阻滞(1/4 的反应概率提示 90% 的肌肉阻滞)。

1. 新斯的明:2.5(最低)~5 mg(最高)静脉滴注(从小剂量开始,>5 mg 时无效且可能造成严重的肌无力,特别是在无神经肌肉阻滞的时候)。

2. 每毫克新斯的明加用 0.5 mg 阿托品或者 0.2 mg 格隆溴铵。

7.3　镇痛药

7.3.1　概述

疼痛类型和疼痛治疗见章节 28.1。

疼痛治疗药物有三种类型:

1. 非阿片类药物(见章节 7.3.5):

(1)非甾体消炎药:阿司匹林、布洛芬。

（2）对乙酰氨基酚。

2. 阿片类药物：

（1）激动剂。

（2）部分激动剂。

（3）混合激动剂/拮抗剂。

3. 非严格意义的镇痛药，但是作为上述药物辅助剂应用（见章节 7.3.6）：三环类抗抑郁药、抗惊厥药、咖啡因、羟嗪、皮质类固醇。

7.3.2　指导原则

早期应用足量有效的镇痛药是控制疼痛的关键。治疗癌痛时，定时服药较需要时用药效果好，"挽救型"药物也应该采用[8]。采用更为有效的药物或侵袭性技术治疗疼痛时，不要停用非阿片类镇痛药。

7.3.3　一些特殊类型疼痛的镇痛药

■ 内脏性或传入阻滞疼痛

1. 有时三环类抗抑郁药可能有效（见章节 28.2.2）。

2. 色氨酸可能有效（见章节 7.3.6）。

3. 卡马西平可能对阵发性刺痛有效。

■ 转移性骨痛

类固醇、阿司匹林或 NSAID 特别有帮助，可阻断前列腺素介导的 Aδ 和 C 纤维激活，因此，对乙酰氨基酚应为首选用药。

7.3.4　非阿片类镇痛药

■ 对乙酰氨基酚（APAP）（表 7-3）

表 7-3　APAP 剂量

用　药	剂　　量
APAP	成人：650 mg 或 1 000 mg 口服，每 4～6 小时一次，不要超过 4 000 mg/d* 婴儿：10～15 mg/kg 口服，每 4～6 小时一次 儿童：65～650 mg 口服，每 4～6 小时一次，不要超过 15 mg/(kg·d)

* APAP 的肝毒性：通常在剂量≥10 g/d 时出现，<4 g 时少见。但是在酗酒者、禁食或者服用细胞色素 P-450 酶诱导剂的病人中可在更低剂量时出现

■ 非甾体消炎药（NSAID）（表 7-4）

NSATD 的抗炎作用是由于它们能够抑制环氧化酶的作用，而环氧化酶在前列腺素和血栓素的生成中起关键作用[9]。非选择性 NSAID 的特性如下：

1. 除酮咯酸氨丁三醇外均为口服。

2. 无药物依赖。

3. 可以增加阿片类药物的镇痛效果。

4. 具有"屋顶效应"：超出某一最大剂量时，镇痛效果无变化。阿司匹林和 APAP 的最大剂量为 650~1 300 mg，其他 NSAID 最大剂量较大，持续时间较长。

5. 常见胃肠功能抑制，严重时会出现肝中毒[10]、胃溃疡、胃出血和胃穿孔。

6. 餐时服药或加用制酸药不能减少胃肠反应，米索前列醇可能能减少 NSAID 导致的消化性溃疡。孕妇禁用，可能造成流产。用法：200 μg，每天 4 次，与 NSAID 同时服用，如果不耐受，可用 100 μg。

7. 多数可以可逆性抑制血小板功能，造成凝血时间延长。而阿司匹林不可逆性地与环氧化酶结合，在血小板的寿命内抑制其功能 8~10 天。

8. 都可以造成水钠潴留，形成 NSAID 诱导的肾中毒[减少前列腺素（具有舒张肾血管作用）的合成→降低肾脏血流→肾功能不全，间质性肾炎，肾炎综合征，高钾血症][11]。

9. 非阿司匹林的 NSAID 增加心脏事件和卒中的概率[12]。

药物信息：酮咯酸氨丁三醇

是唯一一种同于治疗疼痛的非肠道用 NSAID，镇痛效果强于抗炎效果，半衰期约 6 小时，可用于以下情况：

1. 需要避免镇静和呼吸抑制时。

2. 便秘无法忍受时。

3. 用麻醉性镇痛药后恶心的病人。

4. 对镇痛药药物依赖顾虑严重时。

5. 已硬膜外应用吗啡，需要进一步镇痛但不能有呼吸抑制时。

6. 注意：

（1）使用时间不要超过 72 小时（并发症的报道主要见于口服用药的时间延长）。

（2）术后病人应小心使用，可能长时间抑制血小板活性（年龄＞75 岁，使用时间＞5 天，剂量高时出现消化道出血的风险较高[13]）。

（3）即使是肌内注射，也会引起胃肠道反应，造成胃黏膜刺激、溃疡。

（4）同其他 NSAID 一样，应警惕对肾脏的副作用。

用法：单次用药剂量：30 mg 静脉注射或 60 mg 肌内注射（健康成人）。

多次用药：30 mg 静脉注射或肌内注射，必要时每 6 小时给药一次，最大剂量 120 mg/d，肠道外用药不要超过 5 天（最好不超过 3 天）。

年龄≥65岁、体重<50 kg或肾功能减退(肌酐清除率<50 ml/min)的病人以上剂量均要减半(最大剂量60 mg/d)。肌酐清除率可以应用Cockcroft - Gault公式[14]估算(公式7 - 1),正常值≥60 ml/min。

$$肌酐清除率(ml/min) = \frac{[140 - 年龄] \times 理想体重(kg)}{72 \times 血清肌酐} \quad (7 - 1)$$

(注:女性按计算结果×0.85)

用法:

1. 口服剂量:口服用药仅作为肠道外用药的延续,不作常规使用。

2. 从肌内注射转为口服:从10 mg口服,每4~6小时一次开始(在转换药物剂型当天,联合口服和肌内注射剂量应该不超过120 mg)。

3. 剂型:10 mg片剂。

表7 - 4　NSAID[a]

通用名	成人剂量[b]	剂型(mg)[c]	每日最大量(mg)
阿司匹林[d]	500~1 000 mg,每4~6小时一次(极量约为1 g)	325,500	4 000
双氯芬酸	25 mg,每天4次起始;必要时睡前增加1次;加量至50 mg,每天3~4次或75 mg,每天2次	25,50,75	200
依托度酸	200~400 mg,每6~8小时一次	200,300,400	1 200
非诺洛芬	200 mg,每4~6小时一次;类风湿关节炎300~600,每天3~4次	200,300,600	3 200
氟比洛芬	50 mg,每天3~4次或100 mg,每天3次	50,100	300
酮洛芬(快速释放)	75 mg,每天3次或50 mg,每天4次起始,增加至150~300 mg/d,分3~4次口服	25,50,75	300
酮洛芬(延长释放)	150 mg,每天1次	ER[e] 150	
酮咯酸	见下文	见下文	
布洛芬[e]	400~800 mg,每天4次(极量:800 mg)	300,400,600,800	3 200
吲哚美辛	25 mg,每天3次;必要时每天增加25 mg	25,50,SR 75	150~200
甲氧胺苯酸	50 mg,每4~6小时一次;必要时可增加至100 mg,每天4次	50,100	400

续 表

通用名	成人剂量[b]	剂型(mg)[c]	每日最大量(mg)
甲芬那酸	首剂 500 mg,然后 250 mg,每 6 小时一次	250	
萘丁美酮[f]	1 000~2 000 mg/d,分 1~2 次口服	500,750	2 000
萘普生	首剂 500 mg,然后 250 mg,每 6~8 小时一次	250,375,500	<1 250
萘普生钠	首剂 550 mg,然后 275 mg,每 6~8 小时一次	275,DS=550	1 375
奥沙普秦	1 200 mg,每天 1 次(第 1 天可服用 1 800 mg)	600	1 800
吡罗昔康	10~20 mg,每天 1 次(7~12 天到达稳态)	10,20	
舒林酸	200 mg,每天 2 次;疼痛控制后减量至 150 mg,每天 2 次	150,200	400
双水杨酸	3 000 mg/d,分为 2~3 次服用(如 500 mg,2 片,口服,每天 3 次)	500,750	
托美丁	400 mg,每天 3 次(生物利用度会被食物降低)	200,DS=400,600	1 800

a NSAID 增加心血管栓塞风险(心脏事件或卒中)[12]
b 当给出剂量范围时,应用最小有效剂量
c DS:强效;SR:缓释;ER:控释
d 阿司匹林:在骨转移的疼痛中有独特作用
e 布洛芬:悬浮液 100 mg/ml;儿童(6 个月至 12 岁)剂量为 5~10 mg/kg,最大剂量 40 mg/(kg·d)(FDA 没有批准应用于儿童,因为可能导致瑞氏综合征)
f 不像 NSAID,萘丁美酮不干扰血小板功能

7.3.5 阿片类镇痛药

■ 概述

阿片类镇痛药为麻醉性镇痛药,一般用于治疗中度至重度急性疼痛或癌痛(有专家认为癌痛的特点为反复发生的急性疼痛而非慢性疼痛)。

麻醉性镇痛的特性:

1. 无屋顶效应(见章节 7.3.4):效果随剂量增加(尽管弱阿片类药物用于中度痛,但副作用会限制其剂量的应用[8])。

2. 长期使用可以耐药(身体和心理的)。

3. 使用过量(见章节 11.4.3)都可以抑制呼吸,有些药物可能出现癫痫。

■ **轻度至中度疼痛**

用药方法可参见表7-5。

可待因及其同种药丙氧酚、喷他佐辛常常与比水杨酸或 APAP 合用。

表7-5　用于轻、中度疼痛的弱阿片类药物

药品	剂量
可待因	常用成人剂量：30～60 mg 肌内注射/口服，必要时每 3 小时一次；在哺乳期妇女[a] 和儿童中慎用 （30 mg 口服与阿司匹林 300 mg 等效） 儿童剂量：0.5～1 mg/kg 口服/静脉滴注，必要时每 4～6 小时一次
喷他佐辛	通常为复方制剂： 　含喷他佐辛 12.5 mg、阿司匹林 325 mg 片剂：2 片口服，必要时每天 3～4 次 　含喷他佐辛 50 mg、纳洛酮 0.5 mg 片剂：1～2 片口服，每 3～4 小时一次，最大剂量 12 片/天
曲马多	见下文

a 可待因在 1%～28% 的女性中代谢很快，其代谢产物吗啡能通过母乳进入婴儿体内

药物信息：曲马多（Tramadol）

一种口服 μ 阿片受体激动剂，也是一种中枢作用镇痛药，可以抑制去甲肾上腺素和 5-羟色胺的再吸收。每 100 mg 的效果相当于可待因 60 mg 和阿司匹林或 APAP 复方制剂[15,16]。推荐剂量不抑制呼吸，有人报道有药物依赖和诱发癫痫的副作用[16]。

用法：50～100 mg 口服，必要时每 4～6 小时一次，最大剂量 400 mg/d（对老年病人为 300 mg/d）。用于中重度急性疼痛时：初始剂量 100 mg，然后以 50 mg 维持。剂型：50 mg 片剂。

■ **中度至重度疼痛**

用药方法可参见表7-6。

表7-6　用于中重度疼痛的阿片类药物

药物	剂量
氢可酮	通常联合应用： 氢可酮 5 mg＋对乙酰氨基酚 500 mg 或氢可酮 7.5 mg＋对乙酰氨基酚（APAP）500 mg 剂量：1 片口服，必要时每 6 小时一次（可增加至 2 片口服，每 3～4 小时一次，24 小时内不超过 8 片） 氢可酮 7.5 mg 或 10 mg＋对乙酰氨基酚 650 mg 剂量：1 片口服，必要时每 6 小时一次（24 小时内不超过 6 片） 氢可酮 10 mg＋对乙酰氨基酚 500 mg

续　表

药　物	剂　　　量
氢可酮	剂量：1～2 片口服，必要时每 4 小时一次，最多 6 片/天 氢可酮 10 mg＋对乙酰氨基酚 325 mg 剂量：1 片口服，必要时每 4 小时一次，最多 6 片/天
氢吗啡酮	见表 7-7
吗啡	小剂量使用，见表 7-7
羟考酮	常为复方制剂： 阿司匹林 325 mg＋羟考酮 5 mg 或 APAP 500 mg＋羟考酮 5 mg 剂量：1 片口服，每 3～4 小时一次，最高可达 2 片口服，每 3 小时一次[a] 剂型：有 5 mg 的 OxyIR®，OxyFast® 口服溶液 20 mg/ml，或控释片 OxyContin® 10 mg、20 mg、40 mg、80 mg 和 160 mg[a]（持续 12 小时，24～36 小时达到稳定状态） 用法：成人 OxyContin® 片剂整片服用，不能碾碎、咀嚼服用。用于治疗中到重度疼痛，按时间给药，而不是 PRN 给药。对未使用过阿片类药物的病人，从 10 mg 每 12 小时一次起始。对服用麻醉药的病人，可在 1～2 天内增加剂量，每 12 小时增加 25%～50%

OxyContin® 的变换形式

目前应用的剂型	剂量	推荐 OxyContin® 的开始剂量
羟考酮联合片剂（Tylox、Percodan）或 Lortab、Vicodin 或 Tylenol＃3	1～5 片/天	10～20 mg 口服，每 12 小时一次
	6～9 片/天	20～30 mg 口服，每 12 小时一次
	10～12 片/天	30～40 mg 口服，每 12 小时一次
IV PCA 吗啡	决定每 24 小时 MSO4 的总量	将 24 小时 MSO4 总量乘以 1.3 得出 24 小时 OxyContin 总剂量

24 小时内对乙酰氨基酚不超过 4 000 mg（见表 7-3 脚注）
a 只在阿片类耐受的病人中应用

■ 严重疼痛

用药方法可见表 7-7 和表 7-8。

表 7-7　阿片类激动剂治疗严重疼痛时的等效剂量
（肠道外途径参考吗啡 10 mg，肌内注射）

药　名	给药途径	剂量(mg)	药物峰值时间(小时)	作用时间(小时)	备　注
吗啡	IM PO	10 20～60[a]	0.5～1 1.5～2	4～6 4～7	有呼吸抑制，有长效口服制剂：MS Contin®，Avinza®

续　表

药　名	给药途径	剂量(mg)	药物峰值时间(小时)	作用时间(小时)	备　注
可待因(不推荐这些剂量)	IM PO	130 200		3～5	大剂量副作用太大
美沙酮[b]	IM PO	10 20	0.5～1 1.5～2	4～6 4～7	半衰期长[b]
羟考酮(Tylox®)[c] (OxyContin®)	IM PO PO	15 30 30～40	1	3～4 12	联合制剂或液体OxyContin,见表7-6
氧吗啡酮	IM PO	1 10		3～5	栓剂
氢吗啡酮	IM PO	1.5 7.5	0.5～1 1.5～2	3～4 3～4	
芬太尼	IV	0.1		1～2	不推荐急性疼痛时应用
芬太尼贴	贴皮	[e]	12～24	72	存在 25、50、75、100 和 125 μg/h 的贴片(使用最低有效剂量)

IM:肌内注射;PO:口服;IV:静脉给药

a 吗啡单次剂量 IM:PO 效价比为 1:6,但是在慢性给药时为 1:(2～3)

b 美沙酮由于半衰期长,重复性给药可导致积累和 CNS 抑制(3 天后必须减量,即使其镇痛半衰期未改变),特别是在老年人和衰弱的病人。需要由使用经验的医师应用这些药物

c Tylox® 在严重疼痛中可能效果不佳,因为 1 片 Tylox® 只含有 5 mg 羟考酮。可选用羟考酮含量高的 OxyContin® 羟考酮剂量高一些

芬太尼贴不能作为常规术后镇痛药来应用(呼吸抑制风险)。上身应用 1 贴,必要时每 72 小时替换一次。

每天肠道外吗啡换算剂量如下:

MSO4 8～27 mg/d → 芬太尼贴 25 μg/h

MSO4 28～37 mg/d → 芬太尼贴 50 μg/h

MSO4 38～52 mg/d → 芬太尼贴 75 μg/h

MSO4 53～67 mg/d → 芬太尼贴 100 μg/h

MSO4 68～82 mg/d → 芬太尼贴 125 μg/h

表 7-8 阿片类药物治疗严重疼痛时的相对剂量
(相当于肌内注射 10 mg 吗啡)

药 名	给药途径	剂量(mg)	药物峰值时间(小时)	作用时间	备 注
丁丙诺啡	IM	0.4			部分激动剂
	SL	0.3			
激动剂/拮抗剂混合剂[a]					
布托啡诺	IM	2	0.5~1	4~6	半衰期长
纳布啡	IM	10	1	3~6	没有 σ 受体阻滞[b]
	IV	140 μg/kg	0.5	2~5	
喷他佐辛	IM[b]	20~40	0.5~1	4~6	
(Talwin[c])	PO[b]	180	1.5~2	4~7	

a 该类药物在生理性依赖的病人中均可引起戒断症状
b 大部分激动剂/拮抗剂占据 σ 受体(Stadol＞Nubain),会引起幻觉
c Talwin 注射剂(肌内注射)只含有喷他佐辛。Talwin® 复合片包含阿司匹林。如果高剂量口服,则应用不含阿司匹林的 Talwin Nx

药物信息：硫酸吗啡

吗啡口服形式应用球形口服药物吸收系统(SODAS)(数不清的氨异丁烯酸盐共聚物小球,直径约为 1 mm)。存在过量和(或)滥用的可能。

用法：根据病人对吗啡的耐受和疼痛程度选择剂量,每天 1 次,非 PRN 用药,不用于术后镇痛。注意：胶囊应整粒服下,以免过量。对不能服用胶囊的病人来说,胶囊内容物(小球)可以撒在果酱中,但是小球不要咬碎或咀嚼。

副作用：载体含富马酸,最大剂量为 1 600 mg/d,过量可能产生肾损害。剂量≥60 mg 只用于阿片类耐受的病人。剂型：有 30 mg、60 mg、90 mg 和 120 mg 胶囊类型。

7.3.6 疼痛辅助治疗

以下药物可以增强阿片受体激动剂的疗效：

三环类抗抑郁药：

1. 色氨酸：一种氨基酸,是 5-羟色胺的前体,同时可以提高 5-羟色胺水平,剂量大,有低血压的副作用,因此通常每晚睡前给予 1.5~2 g。长期给药可能消耗维生素 B_6。

2. 抗组胺药：组胺在伤痛的感受中发挥作用，抗组胺药物有抗焦虑、止吐作用和轻度降血压作用，还是一种有效的镇痛辅助药。用法：羟嗪，初始量50 mg 口服，每天上午 1 次，以及 100 mg 睡前口服 1 次，最大量 200 mg/d。

3. 抗惊厥药：卡马西平、氯硝西泮、苯妥英或加巴喷丁可用于治疗糖尿病性神经病变、三叉神经痛、带状疱疹痛、舌咽神经痛、神经损伤疼痛和癌痛[16]。

4. 酚噻嗪：能造成伤痛感知轻度下降，大多数有镇静止吐作用，常用氯奋乃静，通常同时使用三环类抗抑郁药。见糖尿病神经病变的治疗（见章节31.5.6），可能降低癫痫阈值。

5. 皮质类固醇：能够在减轻放疗、化疗毒性反应的同时增强麻醉性镇痛药的效果。还可以增进食欲、止吐等。副作用可能限制其应用（见章节 8.1）。

6. 咖啡因：自身无镇痛性，但 65～200 mg 可以增强解热镇痛药如对乙酰氨基酚、阿司匹林或布洛芬对头痛、牙痛和产后疼痛的镇痛效果。

（刘兴炬　李　昊）

参考文献

[1] Sessler CN, Gosnell MS, Grap MJ, Brophy GM, O'Neal PV, Keane KA, Tesoro EP, Elswick RK. The Richmond Agitation-Sedation Scale: validity and reliability in adult intensive care unit patients. Am J Respir Crit Care Med. 2002; 166:1338–1344

[2] Ely EW, Truman B, Shintani A, Thomason JW, Wheeler AP, Gordon S, Francis J, Speroff T, Gautam S, Margolin R, Sessler CN, Dittus RS, Bernard GR. Monitoring sedation status over time in ICU patients: reliability and validity of the Richmond Agitation-Sedation Scale (RASS). JAMA. 2003; 289:2983–2991

[3] Kang TM. Propofol infusion syndrome in critically ill patients. Ann Pharmacother. 2002; 36:1453–1456

[4] Werba A, Weinstabi C, Petricek W, et al. Vecuronium Prevents Increases in Intracranial Pressure During Routine Tracheobronchial Suctioning in Neurosurgical Patients. Anaesthetist. 1991; 40:328–331

[5] Hsiang JK, Chesnut RM, Crisp CD, et al. Early, Routine Paralysis for Intracranial Pressure Control in Severe Head Injury: Is It Necessary? Crit Care Med. 1994; 22:1471–1476

[6] Ohlinger MJ, Rhoney DH. Neuromuscular Blocking Agents in the Neurosurgical Intensive Care Unit. Surg Neurol. 1998; 49:217–221

[7] Segredo V, Caldwell JE, Matthay MA, et al. Persistent Paralysis in Critically Ill Patients After Long-Term Administration of Vecuronium. N Engl J Med. 1992; 327:524–528

[8] Marshall KA. Managing Cancer Pain: Basic Principles and Invasive Treatment. Mayo Clin Proc. 1996; 71:472–477

[9] Celecoxib for Arthritis. Med Letter. 1999; 41:11–12

[10] Helfgott SM, Sandberg-Cook J, Zakim D, Nestler J. Diclofenac-Associated Hepatotoxicity. JAMA. 1990; 264:2660–2662

[11] Henrich WL. Analgesic Nephropathy. Am J Med Sci. 1988; 295:561–568

[12] U.S. Food and Drug Administration (FDA). FDA Drug Safety Communication: FDA strengthens warning that non-aspirin nonsteroidal anti-inflammatory drugs (NSAIDs) can cause heart attacks or strokes. 2015

[13] Strom BL, Berlin JA, Kinman JL, et al. Parenteral Ketorolac and Risk of Gastrointestinal and Operative Site Bleeding. JAMA. 1996; 275:376–382

[14] Cockcroft DW, Gault MH. Prediction of creatinine clearance from serum creatinine. Nephron. 1976; 16:31–41

[15] Tramadol - A new oral analgesic. Med Letter. 1995; 37:59–60

[16] Drugs for Pain. Med Letter. 1998; 40:79–84

8 内分泌学

8.1 皮质类固醇

8.1.1 概述

正常基础状态下,肾上腺皮质每天分泌15～25 mg 氢化可的松(也称皮质醇)和1.5～4 mg 皮质酮,皮质醇半衰期约为 90 分钟。皮质醇由垂体释放的促肾上腺皮质激素(ACTH)刺激产生,而 ACTH 是由来自下丘脑的促肾上腺皮质激素释放激素(CRH)刺激释放。

8.1.2 替代疗法

原发性肾上腺皮质功能不全者(Addison 病),糖皮质激素和盐皮质激素都需替代治疗。垂体分泌 ACTH 减少引起的继发性肾上腺皮质功能不全,其盐皮质激素水平一般是正常的,只需糖皮质激素替代治疗。

表 8 - 1 显示皮质醇替代疗法的每日剂量。

表 8 - 1　等效皮质类固醇剂量[a]

皮质类固醇类别	等效剂量(mg)	途径	频率	盐皮质活性	制剂(mg)
可的松	25	口服,肌内注射[b]	上午 2/3,下午 1/3	++	片剂:5、10、25
氢化可的松 Solu - Cortef®[b]	20	口服,静脉滴注,肌内注射[b]	上午 2/3,下午 1/3	++	片剂:5、10、20
泼尼松	5	口服	每天 2～3 次	+	片剂:1、2.5、5、10、20、50
甲泼尼龙	4	口服,静脉滴注,肌内注射		0	片剂:2、4、8、16、24、32

续　表

皮质类固醇类别	等效剂量(mg)	途　径	频　率	盐皮质活性	制剂(mg)
地塞米松	0.75	口服,静脉滴注	每天 2～3 次	0	片剂: 0.25、0.5、0.75、1.5、4、6

a 表中显示剂量为每日剂量。表中所列举的类固醇主要用于补充糖皮质激素;给出了口服或静脉滴注糖皮质激素的等效剂量;肌内注射剂量可能会有所差别

b 肌内注射给药仅用于静脉输液通路无法快速开通的急诊病例

生理替代可通过以下方法完成(无应激状态):

1. 氢化可的松:上午 20 mg 口服,下午 10 mg 口服。

2. 或泼尼松:上午 5 mg 口服,下午 2.5 mg 口服。

皮质醇和皮质酮均可用于慢性原发性肾上腺皮质功能不全或 Addison 危象。由于其盐皮质激素活性,长期使用(如垂体功能低下)可能会造成水钠潴留、高血压和低钾血症。

8.1.3　下丘脑-垂体-性腺轴抑制

■ 概述

长期服用类固醇会抑制下丘脑-垂体-性腺轴(HPA),最后造成肾上腺萎缩。当 HPA 抑制后,如果外源性皮质醇快速停药或起病急剧,可出现肾上腺功能不全(AI)症状(见表 8-2),严重时会发展成 Addison 危象(见章节8.1.5);肾上腺的恢复滞后于垂体,因而 ACTH 的升高要早于皮质醇。

表 8-2　肾上腺皮质功能不全症状

疲劳
乏力
关节痛
厌食
恶心
低血压
体位性眩晕
低血糖
呼吸困难
Addison 危象(严重者可致死)(见章节 8.1.5)

HPA 抑制的发生取决于特异性糖皮质激素的使用途径、频率和持续时间。晨服泼尼松少于 40 mg(或等效剂量)、服药时间少于 7 天,或隔日疗法 40 mg 以下、服药时间少于 5 周时[1]很少发生 HPA 抑制。有时大剂量使用类固醇 3～4天后出现肾上腺萎缩,每日使用 40～60 mg 氢化可的松(或等效剂量)2 周后出现 HPA 抑制。使用类固醇 1 个月以上,HPA 抑制最长可达 1 年。

测定清晨的氢化可的松血浆水平可评估基础肾上腺功能的恢复情况,但不适用于应激反应。

类固醇的停药

见参考文献[1]。

使用类固醇类药物,除有上述 HPA 抑制的风险外,如果停药太快,还可能出现已控制的症状再次爆发。

出现 HPA 抑制的可能性较低时(如多数神经外科适应证疗程小于5~7天[2]),突然停药造成肾上腺功能不全的危险性也小;使用时间在2周以上时,减量和停药时间要超过1~2周;如果使用时间更长或已出现停药反应,可试用以下方法减量:

1. 每3~7天少量减药(相当于2.5~5 mg泼尼松),病人可能有轻微的停药症状[3]。

(1)疲劳。

(2)厌食。

(3)恶心。

(4)体位性眩晕。

2. 如出现以下情况,采用"回追"方法(先增量再逐渐减量):

(1)应用类固醇已控制的症状再次加重。

(2)出现撤药症状(见表8-2)。

(3)反复感染或需要手术(见章节8.1.4)。

3. 达到了"生理"剂量(氢化可的松约20 mg/d或等效剂量,见表8-1):

(1)换成每天早晨氢化可的松20 mg口服(不用长效药物)。

(2)2~4周后,查晨起皮质醇水平(在上午给药前),每周将氢化可的松减量2.5 mg,一直减到10 mg/d(生理低限)。

(3)然后每2~4周检查晨起皮质醇水平(在上午给药前),直至上午8时10 $\mu g/dl$ 以上,表示肾上腺功能已回至基础水平。

(4)当肾上腺功能达基础水平后:

1)停用每日量,必要时可给应激量(见下文)。

2)每月进行促皮质激素刺激试验(见章节46.1.2),直至正常为止,如果试验呈阳性,则停用应激量。长期使用类固醇,肾腺功能不全可出现在停药2年后(尤其是第1年)。

应激量

"生理性应激"状态下,正常肾上腺每天分泌250~300 mg氢化可的松,长期使用糖皮质激素替代治疗者(正在使用或近1~2年内使用),正常"应激反应"受到抑制时需额外剂量。

HPA抑制者:

1. 轻微疾病(如上呼吸道感染,普通感冒)或单颗拔牙手术:每天剂量加倍(如未使用类固醇,则给予 40 mg 氢化可的松,每天 2 次)。

2. 中度应激(如流行性感冒)、局部麻醉小型手术(内镜或多颗拔牙):氢化可的松 50 mg,每天 2 次。

3. 严重疾病(肺炎、全身感染、高热)、严重创伤或全身麻醉急诊手术:氢化可的松 100 mg 静脉滴注,每 6～8 小时一次,用药 3～4 天至应激停止。

4. 择期手术:见表 8 - 3。

表 8 - 3 择期手术类固醇应激剂量

手术当日,醋酸可的松 50 mg 肌内注射
然后 24 小时以内静脉滴注氢化可的松 200 mg

术后(天)	氢化可的松(mg)		
	上午 8 时	下午 4 时	晚上 10 时
1	50	50	50
2	50	25	25
3	40	20	20
4	30	20	10
5	25	20	5
6	25	15	—
7	20	10	—

8.1.4 类固醇类的有害副作用

常见于长期使用类固醇者[4],但有时可出现于短期治疗时,有证据显示低剂量治疗类风湿关节炎时(甲泼尼龙≤10 mg/d)不增加骨质疏松性骨折、血压、心血管疾病、应激性溃疡,但是能造成体重增加和皮肤改变[5]。副作用包括[3,6]:

1. 心血管和肾脏:

(1) 高血压。

(2) 水钠潴留。

(3) 低钾性碱中毒。

2. 中枢神经系统(CNS):

(1) 进行性多灶性白质脑病(PML)(见章节 20.4.1)。

(2) 易激惹或类固醇性精神病。

(3) 硬脊外脂肪堆积造成的脊髓压迫:罕见。

(4) 假性脑瘤(见章节 49.1)。

3. 内分泌:

(1) 注意:因为有生长抑制作用,故除非必须使用,否则儿童应避免长期

使用。

(2)继发性闭经。

(3)HPA轴抑制:内源性类固醇生成减少,停药后有肾上腺功能不全风险(见上文)。

(4)长期使用出现库欣(Cushing)综合征(医源性库欣综合征):肥胖、高血压、多毛症等。

4. **胃肠道**:类固醇使用超过3周,泼尼松每日超过400~1 000 mg或地塞米松每日超过40 mg[7]。

(1)胃炎和类固醇性溃疡:使用制酸剂和(或)H_2受体拮抗剂(西咪替丁、雷尼替丁等)可降低发生率。

(2)胰腺炎。

(3)小肠或乙状结肠憩室穿孔[8],发生率约0.7%。由于类固醇可掩盖腹膜炎体征,故对腹部不适者需注意类固醇的使用,尤其是有憩室疾病史者和老年病人。腹部X线常显示腹腔内游离气体。

5. 抑制成纤维细胞:

(1)影响伤口愈合或伤口开裂。

(2)皮下组织萎缩。

6. 代谢:

(1)糖耐量异常(糖尿病)和氮代谢紊乱。

(2)高渗性非酮症昏迷。

(3)高脂血症。

(4)蛋白分解,BUN增加。

7. 眼:

(1)白内障。

(2)青光眼。

8. 肌肉、骨骼:

(1)股骨头或其他骨骼的缺血性坏死:长期使用出现库欣综合征样体型和骨髓脂肪增加[9](泼尼松60 mg/d治疗数月可能为最小有效剂量,但20 mg/d数月不会引起缺血性坏死[10])。许多是因为酒精滥用、吸烟[11]、肝病和血管炎症等原因导致坏死,并不是因为激素应用。

(2)骨质疏松:长期使用糖皮质激素的病人有30%~50%易发生椎体压缩性骨折,治疗采取4个周期的依替膦酸钠[12],每周期为400 mg/d,共14天,然后按500 mg/d口服补充钙质76天。

(3)肌无力(类固醇性肌病):近端肌肉明显。

9. 感染:

(1)免疫抑制:可能出现双重感染,尤其是真菌和寄生虫。

(2)可能引起结核或水痘复发。

10. 血液系统：

（1）组织血浆酶原激活因子的抑制导致高凝状态。

（2）白细胞从边缘池释放，无感染时出现白细胞计数增加。

11. 其他：

（1）呃逆：异丙嗪 25～50 mg 每天 3～4 次，使用 2～3 天（若症状持续，可改为肌内注射）。

（2）类固醇易透过胎盘，妊娠期大剂量使用可导致胎儿肾上腺发育不全。

8.1.5 皮质功能减退

早 8 时测量血清皮质醇水平是最好的检查手段。每个实验室应该提供自己实验室内最低正常剂量标准，并因年龄和性别不同而不同。

■ **Addison 危象**

肾上腺功能不全急症。

症状：意识改变（模糊、嗜睡或激惹）、肌无力。

体征：直立性低血压或休克、低钠血症、高钾血症、低血糖、发热（可达 45.6℃）。

■ **实验室检查**

低钠血症、高钾血症、低血糖症。

■ **治疗**

如可能，抽血检查皮质醇水平（不可一味等待结果、延误治疗），补充足够液体纠正脱水和休克。

■ **"糖皮质激素意外"**

1. 氢化可的松：首量 100 mg 静脉滴注，然后 50 mg 静脉滴注，每 6 小时一次。

2. 醋酸可的松：首量 75～100 mg 肌内注射，然后 50～75 mg 肌内注射，每 6 小时一次。

"盐皮质激素意外"：继发性肾上腺功能不全无须使用（如全垂体功能低下）。

1. 去氧皮质酮：5 mg 肌内注射，每天 2 次。

2. 或氟氢可的松：0.05～0.2 mg 口服，每天 1 次。

建议紧急治疗时不使用甲泼尼龙。

8.2 甲状腺功能减退

8.2.1 概述

慢性原发性甲状腺功能减退可能导致（非病理性的）垂体腺增大。血浆促甲状腺激素(TSH)的测定能够区分原发性甲状腺功能低下(高 TSH)和继发性甲状腺功能低下(低 TSH)。伤口愈合和心脏功能可能受到影响,全身麻醉的手术应该推迟,直到甲状腺功能恢复。甲状腺功能减退时,麻醉的药效可能会显著延长,因此药物剂量应该调整。

8.2.2 甲状腺激素替代治疗

■ 肾上腺功能不全病人的注意事项

原发性甲状腺功能不全可能与肾上腺皮质的免疫性损害有关(Schmidt 综合征)。继发性甲状腺功能不全可能与肾上腺功能降低有关,也可能掩盖肾上腺功能不全。在肾上腺功能低下却未用肾上腺激素替代疗法的病人中,甲状腺激素的替代疗法能诱发肾上腺危象(除了甲状腺激素替代疗法外,再给 300～400 mg 氢化可的松静脉滴注超过 24 小时)。

8.2.3 常规甲状腺激素替代疗法的剂量

> **药物信息:左甲状腺素**
>
> 基本属于甲状腺素(T_4)[不含三碘甲状腺原氨酸(T_3)]。
>
> 预防黏液性水肿昏迷的剂量(不能达到甲状腺功能正常):
>
> 1. 维持量:0.05 mg 口服,每天 1 次。
>
> 2. 但病人存在甲状腺功能低下时:0.05 mg 口服,每天 1 次且每 2～3 周增加 0.025 mg。
>
> 对甲状腺功能正常的病人(估算剂量,通过激素水平检测和临床评估):
>
> 1. 对大多数 60 岁以下病人:0.18 mg/d。
>
> 2. 老年人:0.12 mg/d。

> **药物信息:干粉状甲状腺素**
>
> 一般剂量:60 mg/d(1 粒/天)到 300 mg/d。

■ 黏液性水肿的甲状腺素替代疗法

黏液性水肿是甲状腺功能不全的一种急症,并且有 50% 的死亡率。

症状:精神状态改变或是无应答。

体征:低血压、心动过缓、低钠血症、低血糖症、低体温、低通气,偶尔癫痫。

• 治疗

肠道给药可导致消化道运动降低,所以需要静脉给药。

1. 一般支持疗法:

（1）低血压：静脉输液（在甲状腺激素替代治疗完成之前，对升压药的反应较差）。

（2）低钠血症：随着甲状腺激素替代治疗的应用会纠正；避免应用高渗盐水。

（3）低血糖：静脉输注葡萄糖。

（4）皮质醇低下的症状：甲状腺激素替代疗法能诱发肾上腺危象；给予 300～400 mg 氢化可的松静脉输注 24 小时以上。

（5）低体温：避免过度升温，这会增加代谢需要，应用毯子逐渐加热。

（6）低通气：行动脉血气分析（ABG），必要时插管。

2. 甲状腺激素替代疗法（平均体重成人）：

（1）静脉输注替代：0.5 mg 左甲状腺素静脉滴注，随后给予 0.05～0.2 mg/d 的静脉滴注直到病人能够耐受口服或鼻饲。

（2）鼻饲替代：碘塞罗宁主要是 T_3，起效迅速，半衰期比 T_4 短，急诊时备用。

用法：一开始应用碘塞罗宁 0.05～0.1 mg 鼻饲，每天 1 次，继而 0.025 mg 鼻饲，每天 2 次。

8.3 垂体胚胎学和神经内分泌学

8.3.1 垂体腺的胚胎发生学

垂体后叶（神经垂体）来源于神经嵴细胞从第三脑室底向下迁移。第三脑室底的残留隐窝称为内侧突起。垂体前叶（腺垂体）来源于口咽外胚层上皮的迁移，称为 Rathke 囊，该结构最终与口咽部分离，由蝶骨分开。垂体前后叶间可能有残留的 Rathke 囊。腺垂体由远侧部（前叶）、中间部（中间叶）和结节部（沿垂体柄前表面延伸的腺垂体细胞）组成。垂体位于血-脑屏障之外。

8.3.2 垂体激素及其调控

■ 概述

垂体释放 8 种激素，6 种来自腺垂体，2 种来自神经垂体（图 8-1）。腺垂体是体内具有门脉系统的 2 个结构之一（另一种为肝脏）。6 种下丘脑激素按照节律分泌，进入下丘脑毛细血管后经过门脉系统进入腺垂体毛细血管，调控腺垂体的激素分泌。

神经垂体分泌的激素由下丘脑神经元（而不是腺上皮）分泌，经垂体柄内轴突进入神经垂体分泌入血。

完整的内分泌稳态循环的内容（包括下丘脑激素分泌的负反馈）在本书中没有具体叙述，请读者参考生理学相关专著。

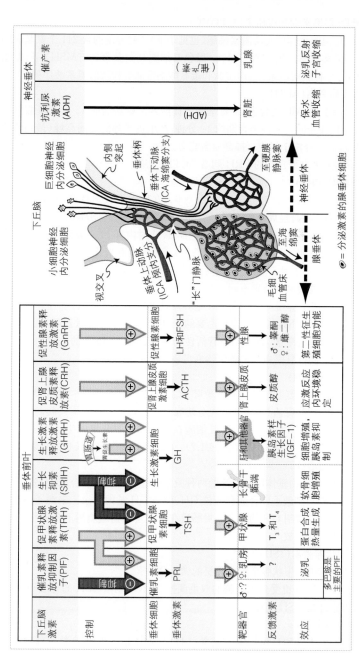

图 8 - 1 垂体的神经内分泌

■ 阿片-促黑素细胞皮质素原(POMC)

一种由腺垂体促皮质激素细胞(也见于下丘脑)分泌的含 241 个氨基酸的多肽类激素前体。包含 ACTH、α-黑色素细胞刺激激素(α-MSH)、β-促脂解激素、γ-促脂解激素、β-内啡肽和蛋氨酸脑啡肽等物质的氨基酸序列。

■ 促皮质激素(ACTH)

来源于 POMC 的含 39 个氨基酸的促激素。氨基端前 13 个氨基酸排列与 α-MSH 相同。活性半衰期约 10 分钟,产生皮质醇的晨间高峰(最高峰位于早晨,次高峰位于傍晚),提高应激能力。

调控:来自下丘脑的 CRH 刺激 ACTH 分泌。

■ 催乳素(PRL)

199 个氨基酸,相对分子质量 23 000。女性水平较男性高,在妊娠期高(表 46-3)。在月经周期的不同时期按不同高峰呈节律性分泌(5~27 ng/ml)(黄体后期 24 小时内有 9 次波动,卵泡期 24 小时内有 14 次波动,波动幅度从黄体和卵泡早期到黄体和卵泡晚期增强)。每天也有变化:睡眠后 1 小时开始升高,高峰位于晨 5~7 时,晨起后上午时最低。分子的异质性可能导致生物检测和免疫检测时结果不同。

调控:PRL 是唯一一种受下丘脑异质性调控的垂体激素,下丘脑分泌催乳素抑制因子(PRIF),多巴胺是主要的 PRIF。催乳素释放激素(PRF)包括:促甲状腺素释放激素(TRH),血管活性肠多肽(VIP)。PRF 的生理功能还不完全清楚。高催乳素血症的鉴别诊断见表 46-4。

■ 生长激素(GH)

一种 191 个氨基酸的多肽类激素。GH 呈节律性分泌(5~10 个峰/24 小时,主要在夜间,可达 30 μg/L),在分泌峰之间可能无法测出[13]。胰岛素样生长因子-1(IGF-1)是主要由肝脏细胞在 GH 作用下分泌的生长因子,产生 GH 的大多数生理效应(见章节 46.1.2)。GH 还直接作用于长骨的骨骺端,刺激软骨细胞增殖。

调控:GH 由垂体门脉系统的两种激素调控。由弓状核合成的 GH 释放激素(GHRH)刺激垂体合成和分泌 GH,促进 GH 基因转录。来源于室旁核的生长抑素只抑制 GH 的释放。胃肠道在特定营养物质刺激下合成脑肠肽,可以刺激 GH 释放[14]。

■ 促甲状腺激素(TSH)

腺垂体中促甲状腺素细胞分泌的糖蛋白激素。

调控:TSH 也受到下丘脑的双重调控。TRH 刺激 TSH 的合成和释放。生长抑素抑制 TSH 的释放。

■ 促性腺素

促卵泡素(FSH)和黄体生成素(LH)是垂体根据促性腺激素释放激素(GnRH)调控释放的激素,GnRH 主要在下丘脑视前核合成。

■ 抗利尿激素（ADH）

也称精氨酸血管升压素。这种寡肽激素的主要来源是下丘脑视上核的大细胞部。经过视上核-垂体束传递进入神经垂体释放入血。ADH 通过与靶细胞表面的受体结合起作用[15]。ADH 的一个主要作用是增加远端肾小管细胞的通透性，增加水的重吸收，稀释血液，浓缩尿液。刺激 ADH 分泌的最强的生理刺激是血浆渗透压升高，其次是血管内容量的降低。ADH 也在糖皮质激素不足时释放，受外源性糖皮质激素和肾上腺素能药物抑制。ADH 还是有效的血管收缩药物。

■ 催产素

非肽类激素。催产素是激素和神经递质。下丘脑是主要来源，储存于神经垂体的神经末梢。与生产时子宫收缩以及乳房刺激时排乳反射有关。

（刘兴炬 李昊）

参考文献

[1] Byyny RL. Withdrawal from Glucocorticoid Therapy. N Engl J Med. 1976; 295:30–32
[2] Szabo GC, Winkler SR. Withdrawal of Glucocorticoid Therapy in Neurosurgical Patients. Surg Neurol. 1995; 44
[3] Kountz DS. An Algorithm for Corticosteroid Withdrawal. Am Fam Physician. 1989; 39:250–254
[4] Marshall LF, King J, Langfitt TW. The Complication of High-Dose Corticosteroid Therapy in Neurosurgical Patients: A Prospective Study. Ann Neurol. 1977; 1:201–203
[5] Da Silva JA, Jacobs JW, Kirwan JR, Boers M, Saag KG, Ines LB, de Koning EJ, Buttgereit F, Cutolo M, Capell H, Rau R, Bijlsma JW. Safety of low dose glucocorticoid treatment in rheumatoid arthritis: published evidence and prospective trial data. Ann Rheum Dis. 2006; 65:285–293
[6] Braughler JM, Hall ED. Current Application of "High-Dose" Steroid Therapy for CNS Injury: A Pharmacological Perspective. J Neurosurg. 1985; 62:806–810
[7] Lu WY, Rhoney DH, Boling WB, et al. A Review of Stress Ulcer Prophylaxis in the Neurosurgical Intensive Care Unit. Neurosurgery. 1997; 41:416–426
[8] Weiner HL, Rezai AR, Cooper PR. Sigmoid Diverticular Perforation in Neurosurgical Patients Receiving High-Dose Corticosteroids. Neurosurgery. 1993; 33:40–43
[9] Zizic TM, Marcoux C, Hungerfold DS, et al. Corticosteroid Therapy Associated with Ischemic Necrosis of Bone in Systemic Lupus Erythematosus. Am J Med. 1985; 79:597–603
[10] Zizic TM. Avascular Necrosis of Bone. Current Opinions in Rheumatology. 1990; 2:26–37
[11] Matsuo K, Hirohata T, Sugioka T, et al. Influence of Alcohol Intake, Cigarette Smoking and Occupational Status on Idiopathic Necrosis of the Femoral Head. Clin Orthop. 1988; 234:115–123
[12] Struys A, Snelder AA, Mulder H. Cyclical Etidronate Reverses Bone Loss of the Spine and Proximal Femur in Patients With Established Corticosteroid-Induced Osteoporosis. Am J Med. 1995; 99:235–242
[13] Peacey SR, Toogood AA, Veldhuis JD, Thorner MO, Shalet SM. The relationship between 24-hour growth hormone secretion and insulin-like growth factor I in patients with successfully treated acromegaly: impact of surgery or radiotherapy. J Clin Endocrinol Metab. 2001; 86:259–266
[14] Tannenbaum GS, Epelbaum J, Bowers CY. Interrelationship between the novel peptide ghrelin and somatostatin/growth hormone-releasing hormone in regulation of pulsatile growth hormone secretion. Endocrinology. 2003; 144:967–974
[15] Thibonnier M, Barrow DL, Selman W. In: Antidiuretic Hormone: Regulation, Disorders, and Clinical Evaluation. Neuroendocrinology. Baltimore: Williams and Wilkins; 1992:19–30

9 血液学

9.1 概述

成人和儿童循环血量列举在表 9-1。

表 9-1 循环血量

年　　龄	体积(ml/kg)[a]
早产儿	85~100
<1 个月的婴儿	85
>1 个月的婴儿(和成人)	75
a 每千克体重的毫升数	

9.2 血液成分疗法

9.2.1 大量输血

定义:24 小时内输血量大于全血体积(成年人平均为 20 U),或在儿童中输血量大于 2 倍全血体积,可能引起功能性血小板和凝血因子的稀释。但给儿童病人手术时,可以安全地输入 1.5 倍的全血体积。

大量输血时的血液成分疗法:

1. 压缩红细胞。
2. 血小板(成人 4 U)。
3. 新鲜冷冻血浆。

9.2.2 细胞成分

■ 红细胞疗法

• 概述

血液的主要组织相容复合物如表 9-2 所示。

表 9-2 血液的组织相容性(ABO)

血 型	抗 体	相容的血型(PRBC)	相容的血浆	相容的血小板或冷凝蛋白质
A	B	A, O	A, AB	O
B	A	B, O	B, AB	
AB	无	AB, A, B, O	AB	
O	A, B	O	AB, A, B, O	

- **白细胞**

1 U(约为 510 ml)＝450 ml 血液 ＋ 63 ml 防腐剂。

推荐输注标准:

1. 新生儿的替换输注。

2. 儿童急性烧伤的清创以及植皮。

- **压缩红细胞(PRBC)**

1. 推荐输注标准:

(1) 急性失血≥15％病人全血体积。

(2) 在无症状病人中血红蛋白(Hb)≤80 g/L 或血细胞比容(Hct)≤24％。

(3) 休息时有贫血症状。

(4) 在新生儿中术前 Hb≤150 g/L 或 Hct<45％。

2. 输注的量:

成人:1 U(250～300 ml)提高 Hct 3％～4％。

儿童:应用公式 9-1 计算。

$$压缩红细胞输注量(ml) = 估算血量(ml) \times Hct 期望增加值(\%)/70\%$$

$$(9-1)$$

(压缩红细胞的 Hct 范围在 70％～80％)

速度不超过 2～3 ml/(kg·h)。

- **自体血输注**

自留全血可以储存 35 天。PRBC 能够储存 42 天。

只要病人 Hct≥34％,他们可以每 3 天到 1 周储存一次。以下病人需要医师同意才可储存:患有冠心病、心绞痛、脑血管疾病、癫痫、恶性肿瘤的病人以及妊娠妇女。

术前 72 小时内停止储存,这样有利于术前红细胞的恢复。

9.2.3　血小板

■ **概述**

正常值为$(150\sim400)\times10^9$/L，$<150\times10^9$/L 定义为血小板减少。血小板在 50×10^9/L 以上很少发生出血问题（指自发性、非侵袭性）。血小板至 5×10^9/L 以下时极易发生出血。血小板在 30×10^9/L 以上很少发生自发性颅内出血。成人较儿童常见。在特发性血小板减少性紫癜（ITP）病人中，血小板 $<30\times10^9$/L 的病人出现致死性出血的风险为每年 0.0162$\sim$0.0389[1]（感染致死的风险更大）。颅内出血中蛛网膜下隙出血及脑内出血多见，常伴有紫癜。

每单位含$(55\sim100)\times10^9$血小板，每 6 U 容量为 $250\sim300$ ml，血小板可以储存 5 天。

■ **推荐输注条件**

1. 血小板输注指征[2]：

（1）形成障碍导致的低血小板血症（最常见的原因是再生障碍性贫血或白血病）：

1）血小板少于 10×10^9/L，即使无出血（预防性输注防止出血）。

2）血小板少于 20×10^9/L，但有出血。

3）血小板少于 30×10^9/L，但有出血危险：头痛，弥漫性瘀斑，伤口持续出血，视网膜出血增加。

4）血小板少于 50×10^9/L，且：

A. 12 小时内计划行大手术。

B. 血小板迅速减少。

C. 术后 48 小时以内。

D. 需要行腰椎穿刺。

E. 24 小时内出血量大于血容量。

（2）对血小板破坏［如原发性血栓性血小板减少性紫癜（ITTP）］或消耗造成的低血小板血症，输入血小板作用有限（血小板生产足够或是增加，则输注不管用）。

（3）择期手术、有血小板功能障碍史的病人，或有肝肾功能不全病史病人（药物增强血小板功能，如去氨升压素[3]）。

2. 其他适应证：服用氯吡格雷或阿司匹林的病人，当手术不能推迟 5 天以上以使血小板再生时。

■ **剂量**

输血时血小板损失约 25%。

儿童：1 U/m² 可以增加血小板 10×10^9/L，通常给 4 U/m²。

成人：1 U 可以增加血小板$(5\sim10)\times10^9$/L，低血小板血症出血病人经典剂量为 6～10 U。或者,给予 1 U 的机采血小板(来自 1 个人的 1 U 的机采血小板等同于 8～10 U 的混合来源的血小板)。

输入后 1～2 小时检查血小板计数。弥散性血管内凝血(DIC)、败血症、脾大、存在血小板抗体或化疗病人,输入后血小板升高不明显;如果消耗量不增加,每 3～5 天需重新输注血小板。

9.2.4 血浆蛋白

■ 新鲜冷冻血浆(FFP)

每袋 200～250 ml(通常称之为 1 个单位)。FFP 不含血细胞成分,但含有凝血因子、移植物和抗体,失效期为 12 个月。其输血性艾滋病和肝炎的危险与全血一致。

• **推荐输入标准**[2]

推荐(改良[2]):

1. 病史或临床过程提示先天性或获得性凝血因子缺乏造成的凝血障碍病人有活动性出血时,术前病人凝血酶原时间(PT)＞18 秒或活化部分凝血活酶时间(APTT)达正常上限 1.5 倍以上(通常大于 55 秒)、纤维蛋白原功能正常且水平在 1 g/L 以上、凝血因子试验低于 25％活性者。

2. 明确凝血因子缺乏的活动性出血者、计划手术或其他侵袭性操作者:

(1) 先天性 Ⅱ、Ⅴ、Ⅶ、Ⅹ、Ⅺ 或 Ⅻ 因子缺乏。

(2) Ⅷ、Ⅸ 因子缺乏。

(3) von Willebrand 病(血管性血友病),醋酸去氨升压素治疗无效。

(4) 多种凝血因子缺乏,如肝功能障碍,维生素 K 缺乏或 DIC。

3. 华法林作用的逆转(见章节 9.2.5)[PT＞18 秒,或国际标准化比值(INR)＞1.6],出血或急诊手术病人来不及使用维生素 K 逆转(通常需要 6～12 小时以上)。

4. 抗凝血蛋白Ⅲ,肝素协同因子Ⅱ或蛋白 C、S 缺乏。

5. 大量输血:数小时内达到整个血容量(70 kg 体重的成人,其血容量约为 5 L),凝血功能障碍,出血。

6. 血栓性血小板减少性紫癜,溶血尿毒综合征的治疗。

7. 尽量不将 FFP 作扩容使用。

• **剂量**

从两袋(400～600 ml)起,如果 PT 为 18～22 秒或 APTT 为 55～70 秒,一袋就足够;有时剂量达 10～15 ml/kg;需要监测 PT/部分凝血活酶时间(PTT)(或凝血因子)和出血症状。因为Ⅶ因子比其他因子半衰期短(6 小时),PT 延长比 APTT 要早。

注意:输注血小板的病人,每 5～6 单位血小板应同时输入一袋 FFP。

- **白蛋白和血浆蛋白(PPF)**

通常由过期血液分离,经过乙肝病毒灭活处理。"白蛋白"中的白蛋白占96%,球蛋白占4%;而PPF中的白蛋白占83%,球蛋白占17%。使用浓度一般为5%或25%,25%的白蛋白可用5%葡萄糖溶液或生理盐水稀释成5%(注意:不能用注射用水稀释,可能造成溶血甚至肾衰竭)。

单独作扩容剂使用太显昂贵,一般只有在血浆总蛋白低于5.2 g/dl时才使用。据报道,快速输注(>10 ml/min)能引起低血压(由于醋酸钠和凝血因子Ⅶ片段存在)。在成人呼吸窘迫综合征(ARDS)病人中使用还存在争议。对于神经外科病人,可以作扩容辅助药物,配合晶体液使用(见章节78.3.7)。蛛网膜下隙出血(SAH)病人采用"三高"治疗时,联合羟乙基淀粉使用,如果Hct<40%,可能增加再出血风险(见章节77.8.3)。

- **冷沉淀物**

推荐输注标准:

1. 血友病A。
2. von Willebrand病。
3. 凝血蛋白原或Ⅷ因子缺乏。
4. DIC:联合其他治疗。

凝血酶原复合物(PCC)

来自人新鲜冰冻血浆,包括凝血因子Ⅱ、Ⅶ、Ⅸ和Ⅹ,蛋白C和S(用于防止血栓)。主要指征是在紧急情况下给予Ⅳ因子逆转华法林。也用于其他情况。比FFP需要更少的体积就能有效。另外,当INR低至1.4时,PCC会继续降低INR,而FFP则无影响。

最佳剂量尚不可知。用于血友病病人的剂量为15~50 IU/kg,但是维生素K缺乏和凝血因子缺乏病人的凝血缺陷情况是不一样的。合理的剂量通常为25 IU/kg。

9.2.5　神经外科手术的抗凝

概述

目前没有严格的前瞻性研究。以下不作为标准治疗推荐。下述为指南的框架,但不是标准。表9-3是下述讨论问题的索引。

表9-3　神经外科手术中的抗凝问题

神经外科肝素抗凝禁忌证(见上文)
在下述神经外科情况下开始/继续抗凝 1. 偶发动脉瘤(见下文) 2. 蛛网膜下隙出血(见下文) 3. 脑肿瘤(见下文)

续　表

4. 开颅术后(见下文)
5. 急性硬膜外/硬膜下血肿
6. 慢性硬膜下血肿
7. 缺血性卒中
　(1) 应用组织型纤溶酶原激活剂(t-PA)后(见章节 84.3.2)
　(2) 预防使用(见章节 83.5.2)
8. 脑出血(见章节 87.8.4)

已行抗凝治疗的病人的神经外科手术

1. 华法林(见下文)
2. 肝素(见章节 9.2.5)
3. 低分子量肝素(见章节 9.2.5)
4. 抗血小板药物(阿司匹林、波立维、非甾体消炎药)(见章节 9.2.5)

预防神经外科手术病人深静脉血栓形成的推荐(见章节 9.2.5)

■ 肝素治疗禁忌证

　最近对肝素的禁忌证有了一些新的看法,例如造成血流动力学改变的大范围肺栓塞需要进行抗凝治疗,尽管存在颅内出血的风险。肝素治疗的禁忌证包括:

1. 近期严重头外伤。
2. 近期开颅手术。
3. 凝血疾病病人。
4. 出血性梗死。
5. 出血性溃疡或其他不能停止的出血。
6. 未控制的高血压。
7. 严重肝肾疾病。
8. 侵袭性操作前 4～6 小时。
9. 脑肿瘤:如下所述。

■ 未破裂(隐匿性)脑动脉瘤病人

　抗凝治疗不会增加出血危险,但若动脉瘤已破裂则会增加出血量,从而增加死亡率和致残率。是否开始或继续抗凝治疗需根据治疗的指征和动脉瘤大小(<4 mm 的小动脉瘤出血风险小)来决定。在接受药物洗脱支架的病人中,需要继续使用波利维治疗。

■ 接受抗凝/抗血小板治疗的病人出现 SAH

　华法林和其他抗血小板药物通常需要逆转。

■ 脑肿瘤病人

　尽管许多研究表明应用肝素、口服抗凝药并不增加脑肿瘤出血危险(严密监测 PT,一个研究推荐保持 PT 在 1.25 倍的对照量)[4],但一些专家仍不愿给脑肿瘤病人使用全量的肝素治疗[5-7]。

■ 开颅术后的病人

依开颅原因不同而不同。脑实质内手术损伤小血管(如脑肿瘤)病人出血风险较脑外手术(如动脉瘤)高(专家意见)。意见:

充分抗凝:但是大多数神经外科医师在开颅术后 3～5 天内不会对病人充分抗凝[8],一些作者建议至少 2 周后再抗凝,也有一项研究表明在术后 3 天开始抗凝不增加出血风险[9]。

低剂量抗凝:低剂量肝素(5 000 U,术前 2 小时皮下注射,术后每 12 小时一次×7 天)或依诺肝素 30 mg 皮下注射,每天 2 次或 40 mg,每天 1 次。RPDB 研究[10]:评估安全性,55 个开颅病人按照指征接受低剂量肝素,任何参数都未显示出出血风险的增加。RPNB 研究[11]:应用依诺肝素,术后出血的发生率增至 11%。

■ 进行神经外科操作前抗凝治疗

即使研究对无出血史的病人是否有出血倾向不能提供重要依据,但是术前实验室仍常规评估凝血通路和血小板功能。尚无随机对照研究来评估凝血功能检测对于病人治疗方面的价值。本章包含了抗血小板药物及抗凝药物的使用,药物监测以及其逆转方法。

表 9-4 总结了这部分信息。

• 华法林

长期服用华法林抗凝的病人(如换瓣的病人)需长期使用,在操作前 3 天停用华法林,改用低分子量肝素(表 9-4)。

对抗凝治疗依赖较轻的病人(如慢性心房颤动)可停药后 4～5 天入院查 PT/INR。病人应被告知在停药期间可能出现原发疾病引起的并发症(每年的风险:机械瓣膜为 6%,心房颤动在 65 岁以上病人中为 5%～6%)(见章节 85.4.3)。

非急诊神经外科操作:术后出血可能造成严重后果(大多数神经外科手术),建议 PT≤13.5 秒或 INR≤1.4(见参考文献,INR 这个数值对经皮肝穿刺活检比较安全)。抗凝剂的逆转见下文。

急诊神经外科操作:需急诊操作时,尽快予 FFP(2 单位)和维生素 K (10～20 mg 静脉推注≤1 mg/min);见抗凝剂的逆转(见下文)。何时进行操作应根据情况紧急程度和操作的危险性决定(如可在抗凝剂未被完全逆转时行取出急性截瘫病人脊膜外血肿的手术)。

• 肝素

急症:如果可以等待 4～6 小时,可复查 PTT 确定抗凝是否被逆转,否则需使用鱼精蛋白逆转(见下文)。

非急症:

表 9-4 抗凝药

药物名称	使用方法	机 制	监 测	代 谢	逆转方式	维持时间[a]	评 价
普通肝素	静脉滴注用来抗凝治疗；皮下注射用来预防	结合抗凝血酶Ⅲ：抑制凝血酶原→凝血酶和纤维蛋白原→纤维蛋白的转化	APTT、ACT 或抗 X a 因子	肝脏；尿液排泄；半衰期 60～90 分钟	1 mg 硫酸鱼精蛋白/100 U 肝素	全抗凝时间为 4～6小时。考虑重复测量 APTT；皮下小剂量注射 12 小时	2009 年以后生产的肝素药效下降10%；发生肝素诱导的血小板变化较大；文献报道为1%～2%；"肝素反跳"现象发生于鱼精蛋白输入后 8～9 小时[31,32]
依诺肝素（一种低分子量肝素）	皮下注射用来预防深静脉血栓和抗凝治疗	结合抗凝血酶Ⅲ并增强其活性：抑制凝血酶和 X a 因子	抗 X a 因子（治疗水平 0.4～0.8 U/ml）	肝脏；肾脏清除，在 CrCl＜30 ml/min 病人中需注意	硫酸鱼精蛋白（最后 8 小时每 1 mg 依诺肝素给予 1 mg 硫酸鱼精蛋白来逆转）；只能部分逆转（60%）	预防剂量 12 小时；治疗剂量 24 小时	除了凝血酶，有更多 X a 因子的选择性抑制剂[31-33]
磺达肝癸钠	皮下注射用来预防深静脉血栓和抗凝治疗	抑制 X a 因子	抗 X a 因子；预防剂量（0.4～0.5 mg/L）；治疗剂量（1.2～1.26 mg/L）	未知；尿中排泄；半衰期 17～21 小时	没有经过允许的逆转药物；考虑 r Ⅶ a 因子出血时尚无研究检测 r Ⅶ a 逆转磺达肝癸钠的作用，血液透析可降低约 20%	正常肾功能病人中为 2～4 天	不引起肝素诱导的血小板减少症，对于存在这种情况的病人很有用；如果 CrCl 在 30～50 ml/min，推荐降低 50% 剂量；CrCl＜30 ml/min 则为禁忌证[31-33]

续 表

药物名称	使用方法	机 制	监 测	代 谢	逆转方式	维持时间[a]	评 价
华法林	口服	维生素 K 拮抗剂；维生素 K 依赖因子：Ⅱ、Ⅶ、Ⅸ、Ⅹ、蛋白 C 和 S	PT；INR（适应证不同，目标不同）	肝脏；通过尿液（92%）和胆汁排泄，半衰期 20~60 小时（变异程度大）	维生素 K 10 mg 静脉推注 3 天和（或）凝血酶原复合物（25~100 U/kg）或新鲜冷冻血浆（15 ml/kg）[31]	5 天	肝损伤时建议降低剂量
阿加曲班	静脉滴注用来预防和治疗肝素诱导的血小板减少症病人的血栓形成	直接抑制凝血酶	APTT（正常值 1.5~3 倍）；ACT	肝脏；粪便排泄约为 65%，尿中排泄 22%，半衰期 39~51 分钟	无逆转药物；支持治疗；血液透析能够将药物从血柱中滤出，但是对血影响未知；考虑新鲜冰冻血浆或是血浆冷沉淀	2~4 小时	肝脏疾病时考虑降低起始剂量并缓慢滴注[28,32]
达比加群	口服，每天 2 次	直接抑制凝血酶，可逆	不用常规监测；APTT 正常提示无效	肝脏；肾脏清除，半衰期 12~17 小时	Praxbind®	1~2 天，如果肾脏 CrCl<50 ml/min，则更长（见表 9-5）	用于防止心房颤动时的脑卒中；凝血酶原复合物是在有效但是在人类研究中未证实[31,32,34]

续　表

药物名称	使用方法	机　制	监　测	代　谢	逆转方式	维持时间[a]	评　价
利伐沙班	口服，每天1次	Ⅹa因子抑制剂	不用常规监测，抗Ⅹa因子正常提示无效	肝脏；肾脏清除约为66%；粪便约为28%；半衰期5～9小时	无特殊拮抗剂；rⅦa显示在动物模型中可以部分逆转	24小时（见表9-5）	用于防止心房颤动时的脑卒中和深静脉血栓治疗；CrCl在15～50 ml/min时需谨慎使用；CrCl<30 ml/min则禁用[34,35]
艾吡沙班	口服，每天2次	Ⅹa因子抑制剂	不用常规监测，抗Ⅹa因子正常提示无效	肝脏约为75%；肾脏清除25%；半衰期12小时	考虑凝血酶原复合物，或是rⅦa在动物模型中缩短出血时间但不逆转抗凝药作用	48小时（见表9-5）	用于防止心房颤动时的脑卒中和整形手术时深静脉血栓的预防。如果Cr>1.5 mg/dl（132.6 μmol/L），则降低剂量；肝脏严重损伤时禁用[31,34]
重组抗凝血酶	静脉滴注	抑制凝血酶和Ⅹa因子	AT水平	半衰期11.6～17.7小时			在先天性抗凝血酶缺乏病人中预防血栓

9

续　表

药物名称	使用方法	机　制	监　测	代　谢	逆转方式	维持时间ᵃ	评　价
抗凝血酶Ⅲ	静脉滴注	与凝血酶结合	AT水平	半衰期2~3天			在先天性抗凝血酶缺乏病人中预防血栓
达肝素	皮下注射预防深静脉血栓和抗凝治疗	加速抗凝血酶Ⅲ的活性(抑制凝血酶和Ⅹa因子)		肝脏;尿液;半衰期3~5小时(肾脏损伤后延长)			CrCl<30 ml/min时慎用;肝损伤时慎用
比伐卢定	静脉滴注	直接抑制凝血酶(可逆)	ACT	血浆;尿液排泄;半衰期25分钟(肾脏损伤后延长)	无		CrCl<30 ml/min时慎用
地西卢定	皮下注射	直接抑制凝血酶;选择性抑制游离的和与血块结合的凝血酶	APTT	肾脏;尿中排泄;半衰期2小时(肾脏损伤后延长)	无		CrCl<60 ml/min时慎用;降低初始剂量[31]

ACT:活化凝血时间.AT:抗凝血酶.CrCl:肌酐清除

a 为消除药物作用,从停用药物到择期手术的时间应当大于维持时间

b 静脉维注维生素K比皮下注射维生素K起效更快,含有卵磷脂和乙二醇的磷脂微胶粒制剂比含有多聚乙基蓖麻油的制剂并发症更少[36]

表 9-5 在侵袭性操作前服用新型口服抗凝药的指南——肾功能相关[31]

	达比加群	艾吡沙班	利伐沙班
CrCl >80 ml/min	≥72 小时	≥48 小时	≥48 小时
CrCl 50~80 ml/min	≥72 小时	≥48 小时	≥48 小时
CrCl 30~49 ml/min	≥96 小时	≥72 小时	≥72 小时
CrCl <30 ml/min	≥120 小时	≥96 小时	≥96 小时

在最后一次给药和操作之间最短间隔时间的推荐是基于肾功能和操作风险。总的来说,神经外科操作包括腰椎穿刺(LP)也会被认为存在高出血风险

1. 静脉肝素:停用 4~6 小时,操作前复查 PTT。

2. 小剂量皮下肝素:开颅手术可不停药,如果想要停药,应在操作前 12 小时停药。

- **低分子量肝素**

急症:可用鱼精蛋白逆转(见下文)。

非急症:见表 9-4。肾衰竭病人需要停药的时间较长。测定 X a 因子水平可判断抗凝状态,但该检查较复杂。

- **抗血小板药物和神经外科操作**

1. 血小板机制和血小板功能检测:血小板在维持血管内皮的完整性时起重要作用,并经常参与到凝血因子的止血过程中。严重的血小板减少会导致皮肤点状出血或是自发性颅内出血(ICH)。血管的损伤是血小板聚集和激活的初始因素。血小板通过表面受体 GP I b V-Ⅸ 和血管性血友病因子(vWF)黏附到胶原纤维上并引发一系列反应,导致血小板聚集和形成栓块。历史上,出血时间(BT)被用来检测血小板功能。由于其不稳定性,许多机构开始应用血小板功能检测(PFA)来代替 BT。目前有少数研究证实 PFA 的应用[12,13]。

在 PFA-100 应用中,含有枸橼酸盐的血液流过两个胶原覆盖的筒和含有膜覆盖的管并产生"高剪切力"从而引起止血效应;这两个胶原筒一个含有腺苷二磷酸(ADP),另一个含有肾上腺素[14]。与胶原相互作用导致血小板血栓形成,并阻塞孔道。实验结果表示为阻塞形成时间。该方法可以作为原发性止血疾病的监测方法,例如 Willebrand 病;也可以作为监测抗血小板治疗的方法。PFA-100 应用于服用阿司匹林的监测但不是噻吩并吡啶类药物(例如氯吡格雷)的监测。新的 FPA 检测筒可以检测应用噻吩并吡啶类药物病人的 P2Y12 受体阻滞情况[15]。VerifyNow 牌测量仪通过测量光透射比来进行激动剂诱导的血小板聚集检测。该系统包含人纤维蛋白原包被的小球,通过 ADP 介导的血小板聚集引起光透射比的改变[15]。在 PFA-100 结果和 VerifyNow 的结果之间不存在相关性。

2. 药物：常见血小板抑制剂见表 9-6。

(1) 氯吡格雷和阿司匹林(见章节 83.6.4)：氯吡格雷和阿司匹林能在停药后约 5 天内抑制血小板活性。择期手术的病人建议停药后 5~7 天手术(调查来自德国神经外科医师[16,17]，低剂量阿司匹林可停用 7 天，一些脊柱外科医师在不停用阿司匹林的情况下手术)。

心脏支架：裸支架置入后需行双重抗血小板治疗 4 周(最好 90 天[18])，药物洗脱支架需 1 年(风险从 6% 降低到 3%)[19]。短时间停药也可能造成支架畸形而使栓塞风险升高(因此在此期间应避免择期手术[20])。药物洗脱支架可以强有力抑制内皮化，可能需要终身双重抗血小板治疗。对使用药物洗脱支架的病人进行抗栓、抗凝或是用糖蛋白Ⅱb/Ⅲa 药物进行桥接无效[20]。

抗血小板药物的逆转：肝素及华法林可以被明确的药物逆转，但是抗血小板药物不能[21]。用于逆转抗血小板药的药物包括 DDAVP[16,17]和 FFP[16]。

波利维的逆转(见章节 9.2.3)：急诊病人可予血小板，但是氯吡格雷在停药后数天(阿司匹林半衰期短，1 天后作用消失)内仍能抑制输入的血小板活性。此时可采用以下方案：

1) 重组活化凝血因子Ⅶ：对血小板功能障碍有效，昂贵，但应与二次开颅手术、ICU 住院天数延长以及致残率升高所导致的后果相权衡。

A. 起始量[22]：90~120 μg/kg。

B. 2 小时后重复。

C. 6 小时后重复。

2) 血小板每 8 小时一次，共 24 小时，6 U 普通血小板或 1 U 浓缩血小板(病人禁水时)。

(2) 草药制剂和营养素：草药制剂和营养素经常引起血小板聚集障碍和凝血障碍，但是实验室不能很好地检测。这类药物越来越流行使得监测其应用变得尤为重要。目前有少量关于这类药物在神经外科领域应用的研究，以及为保险起见建议择期手术时停止服用 7~14 天。

鱼油(ω-3 脂肪酸)：在心脏病和普通人群中广泛用于治疗血脂异常和高甘油三酯血症。鱼油能通过降低花生四烯酸、凝血噁烷和 ADP 受体阻滞来影响血小板聚集。鱼油也会潜在性地延长出血时间[23-25]。

大蒜：作为营养食物越来越流行。有关其好处的说法包括：降血压、防止感染和心肌缺血和治疗高胆固醇血症。大蒜通过影响 ADP 受体阻滞抗血小板，并且降低钙和凝血噁烷[26]。关于大蒜很重要的一点为其能增加阿司匹林和华法林的抗血小板和抗凝作用[27]。

银杏：在很多胶囊制剂和功能饮料中都普遍存在。Ginkgo(银杏制剂)被用来治疗一系列的身体问题，例如记忆力减退、抑郁、焦虑、眩晕、跛行、勃起障碍、耳鸣和头痛。Ginkgo 通过抗血小板和拮抗血小板活化因子影响出

表 9 - 6 血小板抑制剂

药物名称	靶点	机制	给药方式	监测	代谢	逆转方式	维持时间[a]	评价
阿司匹林	COX-1	直接作用，不可逆	口服	血小板功能检测（PFA），基于花生四烯酸的检测	肠道、血浆和肝脏；肾脏清除；半衰期15~20分钟	输注血小板、去氨升压素[b]	7~10天	阿司匹林抵抗存在于5%~60%的人群中，10%的血小板在24小时内被替代[31,32,37]
氯吡格雷	噻吩并吡啶/P2Y12	前药，不可逆	口服	PFA、VerifyNow P2Y12	肝脏；肾脏清除；半衰期8小时	输注血小板（每12小时10个浓缩单位直到48小时）；去氨升压素[b]	7~10天	氯吡格雷抵抗存在于8%～35%的人群中[31,32,37]
噻氯匹定	噻吩并吡啶/P2Y12	前药，不可逆	口服	出血时间	肝脏；肾脏清除；半衰期4~5天	尚不明确		在96%存在氯吡格雷抵抗的病人中有效
普拉格雷	噻吩并吡啶/P2Y12	前药，不可逆	口服	PFA、VerifyNow P2Y12	肝脏；肾脏清除约为68%，粪便约为27%，半衰期3.7小时	血小板输注；透析不能清除活性代谢物		应用于冠状动脉疾病[31]
替卡格雷	环戊基三唑嘧啶/P2Y12	直接作用，可逆	口服	NA	肝脏；胆管排泄，半衰期9小时	NA，透析不能去除		

9

药物名称	靶　点	机　制	给药方式	监　测	代　谢	逆转方式	维持时间a	评　价
潘生丁（双嘧达莫）	cGMP V	前药，可逆	口服	NA	肝脏；胆管排泄；半衰期10～12小时	透析无好处		
阿昔单抗	GP Ⅱb/Ⅲa	可逆	静脉给药	APTT、活化凝血时间(ACT)、VefifyNow Ⅱb/Ⅲa检测	蛋白酶裂解；半衰期30分钟	血小板输注，无法逆转		输注后24小时血小板功能恢复至50%的基线水平；低水平抑制期可能会持续长达7周[32]
依替巴肽	GP Ⅱb/Ⅲa	可逆	静脉给药	APTT、ACT VefifyNow Ⅱb/Ⅲa检测	肾脏清除75%；半衰期2.5小时	能被透析清除		肌酐清除率<50 ml/min时需要调整输注速率，停止输注后4小时血小板功能恢复至50%[32]
替罗非班	GP Ⅱb/Ⅲa	可逆	静脉给药		肾脏清除65%，粪便25%；半衰期2～3小时	能被透析清除		肌酐清除率<30 ml/min时需要调整输注速率；5分钟内抑制血小板聚集，并且持续抑制3～8小时[32]

a 为消除药物作用，从停用药物到择期手术的时间应当大于维持时间
b 去氨升压素通过增加Ⅷ因子和von Willebrand因子的浓度来增加血小板与血管管壁的黏附[38]。在随机试验中，去氨升压素在阿司匹林组和对照组中都增加血小板黏附[38]

血[28,29]。见自发性硬膜下血肿(见章节58.6)。

人参:已经发现可通过抑制凝血噁烷和血小板活化因子达到抗血小板作用[30]。

一些作者也建议手术时应注意使用生姜和维生素E,但是其确切抗血小板机制尚不清楚[25]。

■ 抗凝剂

见抗血小板药物(见表9-6)。

• 华法林

药物信息:华法林

口服维生素K抑制剂,用于中等体重病人抗凝治疗时,10 mg口服,每天1次,使用2~4天,然后换成5 mg,每天1次。大多数情况下监测INR 2~3。复发栓塞,人工瓣膜的病人需要调整到INR 3~4(见表9-7)。

注意:华法林使用前三天,病人实际上处于高凝状态(维生素K依赖性凝血因子,C、S蛋白的减少所致),存在"香豆素坏死"的可能。因此,病人应该开始以依诺肝素(见下文)桥接,这种药物可以在院外使用(可以将PTT控制到治疗要求值)。

剂型:每片1 mg、2 mg、2.5 mg、5 mg、7.5 mg或10 mg,针剂5 mg/支。

表9-7 推荐的INR[39]

适 应 证	INR
人工机械瓣膜 复发心肌梗死	2.5~3.5
抗磷脂抗体综合征(章节83.5.2)[40]	≥3
其他适应证[下肢深静脉血栓(DVT),肺栓塞(PE),心房颤动,复发梗死,组织瓣]	2~3

• 肝素

药物信息:肝素

静脉滴注或皮下注射:正常体重病人,先静脉注射5 000 U,然后静脉滴注1 000 U/h,直至APTT增加到2~2.5倍为止。治疗DVT,建议为1.5~2倍[41]。

低剂量:5 000 U,每8小时或12小时一次,无须监测APTT。

副作用:出血、栓塞(活化抗凝血酶Ⅲ造成血小板聚集)[42]、肝素诱导的血小板减少症,治疗前几天出现轻微低血小板血症非常常见,严重者占

$1\%\sim2\%$，发生在用药 4 天后，多在 $6\sim12$ 天(由于肝素诱导的血栓形成消耗或者肝素-血小板蛋白抗体形成)；肝素诱导的血小板减少(HIT)或 SAH 发生率为 $5\%\sim6\%$[43]。血小板减少者可考虑使用磺达肝癸钠；长期肝素治疗可引起骨质疏松。

- **低分子量肝素(LNWH)**

见参考文献[44, 45]。

低分子量肝素(平均分子质量 3 000~8 000)，由普通肝素(平均分子质量 12 000~15 000)制成。与普通肝素相比，低分子量肝素抑制凝血因子Ⅹa 强于抑制Ⅱa，理论上抗凝时出血风险较小。在临床中这种效应很小。皮下注射生物利用率高，血浆浓度更稳定，无须监测 APTT，半衰期更长，因此每日剂量更小。低分子量肝素出现血小板减少风险较小，在骨科手术中对 DVT 的预防作用好于华法林[46]。

硬脊髓外血肿：许多文献报道，接受低分子量肝素治疗的病人行硬膜外麻醉或腰椎穿刺时发生了硬脊膜外血肿，最多见于行骨科手术的老年女病人，一些病人有严重后遗症，包括永久性瘫痪[47]。同时服用抗血小板药物或其他抗凝剂，外伤或重复穿刺的病人风险更高。

药品：
- 达肝素钠：2 500 IU 皮下注射，每天 1 次。
- 依诺肝素：见下文。
- 阿地肝素钠：半衰期 3.3 小时，50 IU/kg 皮下注射，每 12 小时一次。
- 达那肝素：750 IU 皮下注射，每天 2 次。
- 亭扎肝素：175 U/kg 皮下注射，每天 1 次。

药物信息：依诺肝素

髋关节置换后 30 mg 皮下注射，每天 2 次，应用 7~14 天，皮下注射后 3~5 小时达浓度高峰，半衰期 4.5 小时。

药物信息：达比加群

口服凝血酶抑制剂。口服制剂为前体药物甲磺酸达比加群，手术前 24 小时停用。

逆转：紧急情况下 Praxbind 静脉滴注。4 小时内逆转达比加群，持续 24 小时[48]。

药物信息：比伐卢定

可逆的凝血酶直接抑制剂，可以提高纤溶酶原激活物介导的再通的速度，无法逆转。

用法：负荷量 0.5 mg/kg 静脉滴注，继而以 1.75 mg/(kg·h) 静脉泵入。动脉内注射：15 mg 溶于 10 ml 肝素盐水后注射。

- **凝血因子 Xa 抑制剂**

药物信息：戊聚糖钠

为肝素的戊多糖结合序列的合成类似物。对 Xa 因子作用更强而不作用于 IIa 因子[49]。不与血小板因子 4 结合，不会产生肝素诱导的低血小板血症（HIT）。可能比低分子量肝素对预防术后 DVT 更有效。副作用：出血（NSAID 能增加风险）。严重肾功能不全（CrCl<30 ml/min）病人禁用[50]。

用法：2.5 mg 皮下注射。药代动力学：2~3 小时达高峰，由尿排出，半衰期 17~21 小时。抗凝效果持续 3~5 个半衰期。清除：尿中（肾功能不全 CrCl 30~50 ml/min 时降低 50% 剂量）。停用：术前 2~4 天（肾功能障碍时间更长）。

■ 凝血疾病

- **凝血疾病的治疗或抗凝剂的逆转**

神经外科病人凝血正常值参阅章节 9.2.5。

血小板：参见适应证和服用指南（见章节 9.2.3）。

新鲜冷冻血浆（FFP）：用于华法林抗凝作用的对抗。以下作为开始剂量，并继续复查 PT/PTT：

1. 病人已处于治疗性抗凝状态：从 2~3 单位开始（常需要 15 ml/kg）。

2. PT/PTT 严重延长：从 6 U 开始。

凝血酶原复合物浓缩剂：华法林诱导的抗凝状态，用凝血酶原复合物浓缩剂对抗比用 FFP 要快 4~5 倍[51]，但病人有血栓风险。

药物信息：维生素 K

用于华法林造成的 PT 延长的对抗时，可给维生素 K 水凝胶；剂量大于 10 mg 可以产生 1 周以上的华法林耐药；FFP 应同时输入以提高纠正速度。

用法：成人从 10~15 mg 肌内注射开始，6~12 小时起效。

必要时重复给药，对抗治疗性抗凝状态共需 25~35 mg。

静脉给药反应严重，可能会出现低血压，有时甚至危及生命（即使在给药很慢的情况下），因此只有在其他途径无法给药时，才采用静脉给药。用法：用 30 分钟以上的时间，以不超过 1 mg/min 的速度缓慢注射 10~20 mg。

药物信息：硫酸鱼精蛋白

1 mg 可以对抗近 100 U 肝素,给药速度不超过 50 mg/10 min,治疗应在凝血功能监测下进行。

低分子量肝素：1‰鱼精蛋白缓慢静脉滴注可逆转低分子量肝素：

依诺肝素：给药 8 小时内的依诺肝素中 60% 可被鱼精蛋白按照 1 mg : 1 mg 比例逆转(直至 50 mg)。给药 8~12 小时按 1 mg : 0.5 mg 逆转。>12 小时不用鱼精蛋白逆转。

达肝素(dalteparin)：1 mg 鱼精蛋白逆转 100 U 低分子量肝素。在给药后 2~4 小时监测 APTT 仍高的病人继续给予 0.5 mg。

达那肝素：拮抗剂未知。

药物信息：去氨升压素

可以提高Ⅲ因子、Willebrand 因子的凝血活性,用于治疗血友病 A 和Ⅰ型 Willebrand 病,在ⅡB 型 Willebrand 病中可能造成血小板减少症。

用法：手术前 30 分钟用 15~30 分钟以上的时间,以 0.3 µg/kg 静脉注射(剂量≤3 µg 时应用 50 ml 溶液稀释,剂量>3 µg 时应用 10 ml 溶液稀释)。

- **手术前 PTT 延长**

如果病人没有凝血疾病史,出现术前 PTT 延长多由于凝血因子缺乏或存在狼疮抗凝物所致。应该进行：

1. 混合试验。

2. 狼疮抗凝物检测。

如果混合凝血因子能够纠正延长的 PTT,则可能是凝血因子缺乏,请血液科会诊。

狼疮抗凝物：如果狼疮抗凝物阳性,则手术后病人的首要风险不是出血而是血栓形成。

建议：

1. 术后立即开始肝素或低分子量肝素治疗(见章节 9.2.5)。

2. 同时开始华法林治疗,持续到术后 3~4 周(术后第一周出现 DVT/PE 的风险最大)。

3. 术后早期活动。

4. 抗凝禁忌的病人考虑植入下腔静脉滤网。

- **弥散性血管内凝血(DIC)**

不正常的血管内凝血会消耗凝血因子和血小板,伴随着纤溶系统的不正常激活。头部创伤是 DIC 的独立危险因素,可能是由于脑组织含有凝血活酶,并在创伤时释放入外周循环[52]。其他因素:休克、败血症。

1. 临床表现:弥散性出血,皮肤瘀点,休克。

2. 实验室检查:

(1) FDP＞16 $\mu g/ml$($1\sim 8\ \mu g/ml$ 为正常;$8\sim 16\ \mu g/ml$ 为临界值;$32\ \mu g/ml$ 为明确异常值;一些实验室需要 FDP＞40 $\mu g/ml$ 才诊断 DIC)。

(2) 纤维蛋白原＜100 $\mu g/dl$。

(3) PT＞16 秒;PTT＞50 秒。

(4) 血小板＜$50\times 10^9/L$。

3. 慢性 DIC:PT 和 PTT 可能正常;血小板和纤维蛋白原低,纤维蛋白裂解产物升高。

治疗:

(1) 可能情况下去除原因(治疗感染、去除损伤组织、怀疑情况下停止输血)。

(2) 严格液体复苏。

(3) 如果没有禁忌,则抗凝(见章节 9.2.5)。

(4) 如果 PT 或 PTT 上升,或纤维蛋白原＜130 $\mu g/dl$,则给予 FFP。

(5) 如果血小板计数＜$100\times 10^9/L$,则给予血小板输注。

4. 假性 DIC:纤维蛋白裂解产物上升,纤维蛋白原正常。见于肝衰竭等情况。

神经外科病人血栓形成

• 深静脉血栓形成

深静脉血栓(DVT)非常使人担忧,因为有可能脱落形成栓塞,造成肺梗死、猝死、脑梗死(所谓反常栓塞,见于卵圆孔未闭的病人,见章节 85.4)等;据报道,下肢深静脉栓塞死亡率为 $9\%\sim 50\%$[53];局限性小腿的深静脉血栓危险相对要小(＜1%),但有 $30\%\sim 50\%$ 的病人会逐渐发展到深静脉远端[53],并有 $40\%\sim 50\%$ 会发生栓塞,引起静脉炎后综合征。

神经外科病人深静脉发生率为 $19\%\sim 50\%$,可能因为:

1. 手术时间长。

2. 长期卧床。

3. 凝血状态改变:

(1) 脑肿瘤或头外伤[54]:

1) 与自身状况有关。

2) 手术促进凝血酶原激酶释放。

(2) 血液黏滞度升高:

1) 为减轻脑水肿进行脱水治疗。

2) SAH 后血容量减少(CSW)。

　　(3) 大剂量糖皮质激素的使用。

　　神经科发生深静脉血栓和肺栓塞的特别原因[53]：

　　1. 脊髓损伤(见章节 63.3.5)。

　　2. 脑肿瘤：尸检表明 DVT 发生率 28%，PE 发生率 8.4%；^{125}I 标记的纤维蛋白原检测[55]：脑膜瘤 72%，恶性胶质瘤 60%，转移瘤 20%。术前使用阿司匹林可降低风险[56]。

　　3. 蛛网膜下隙出血(SAH)。

　　4. 头外伤：特别是严重的脑外伤(见章节 61.2)。

　　5. 脑卒中：PE 发生率 1%～19.8%，死亡率 25%～100%。

　　6. 神经外科手术病人：幕上肿瘤中的发生率(492 例中 7%)较幕下肿瘤(141 例中 0 例)高[57]。

　　• **DVT 的预防**

　　1. 一般处理：

　　(1) 被动活动。

　　(2) 尽量早下床活动。

　　2. 器械：

　　(1) 充气加压靴子(PCB)[58]或序贯性加压装置，可降低 DVT 和肺栓塞风险，但不能用于已存在 DVT 的病人。使用到病人能每天下地走动 3～4 次。

　　(2) 弹力袜：远端压力更高，效果与 PCB 相当[53]，注意避免造成远端缺血。

　　(3) 腓肠肌电刺激。

　　(4) 翻身床。

　　3. 抗凝：见神经外科抗凝药的指征和禁忌证(见章节 9.2.5)。

　　(1) 充分抗凝会增加围术期并发症[59]。

　　(2) 小剂量抗凝[60]：肝素 5 000 U 皮下注射每 8 小时或 12 小时一次，术前 2 小时即可开始，但脑、脊髓出血的危险限制了其使用。

　　(3) 低分子量肝素和类肝素(见章节 9.2.5)：不是同一组，用于神经外科病人的预防效果还未被证实。

　　(4) 阿司匹林：预防 DVT 的作用有限，因为水杨酸类抑制血小板聚集，血小板在 DVT 形成中作用小。

　　4. 术后第一天上午即开始联用小剂量肝素和 PCB[61]。

　　• **推荐**

　　DVT 风险不同，预防的推荐措施也不同，见表 9 - 8[53]。详见颈髓损伤的预防(见章节 63.3.5)。

　　• **DVT 的诊断**

　　DVT 的临床诊断非常不可靠，有热、肿、痛、Homans 征阳性的病人仅占 20%～50%[53]，50%～60%的病人没有这些症状。

表9-8 神经外科病人 DVT 发生风险和预防

危险程度	小腿 DVT 发生率	病 人 状 况	推荐治疗方法
低	<10%	40 岁以下、危险因素少、30 分钟以内全身麻醉手术	无须预防或用 PCB、弹力袜
中	10%～40%	40 岁以上、恶性肿瘤长期卧床、大面积手术、静脉曲张、肥胖、手术时间超过30分钟、SAH、头外伤	用 PCB 或弹力袜，无出血病人可用小剂量肝素
高	40%～80%	DVT 或 PE 史、瘫痪（见颈段脊髓损伤 DVT 的预防，章节 63.3.5）、脑肿瘤	PCB、弹力袜，无出血者可用小剂量肝素

轴助检查：

1. 静脉造影："金标准"，但有创伤，有碘过敏、静脉炎的风险，不宜重复进行。

2. B超：近端 DVT 敏感率95％，特异性99％，对小腿效果较差[62]。推荐初次阴性结果病人在接下来的7～10 天内复查。可用于制动的下肢，是广泛采用的无创检查[63]。

3. 阻抗体积扫描成像（IPG）：充气止血带放松后检测下降的由血流通过小腿产生的电阻滞。近端 DVT 敏感性较高，小腿 DVT 敏感性差。阳性结果提示需治疗 DVT，阴性结果需在 2 天后复查。

4. 核素扫描：^{125}I 标记的纤维蛋白原，对小腿 DVT 诊断优于近端 DVT，价格昂贵，假阳性率高。存在 HIV 感染风险，所以现已不用。

5. D-Dimer：DVT 或 PE 时升高[64]。

• **DVT 的治疗**

1. 卧床，抬高患肢。

2. 如无禁忌证（见章节 9.2.5），则可开始使用肝素，目标是 APTT 为1.5～2 倍对照值；或应用固定剂量的低分子量肝素（见章节 9.2.5）[65]。同时开始华法林治疗。肝素在 5 天后停止[66]。

3. 如病人不能用抗凝治疗，则可以考虑下腔静脉干预或放置滤网。

4. 无瘫痪的病人 7～10 天后可小心下床活动。

5. 穿着弹力袜的作用不确定（肢体随时存在复发 DVT 可能）。

• **肺栓塞（PE）**

见参考文献[67]。

1. 预防：最好通过预防 DVT 来预防 PE(见章节 9.2.5)[68]。

2. 临床表现：术后 PE 在术后 10～14 天产生[68]。报道的概率[68]范围为 0.4%～5%。通过观察发现，在高风险病人中常规应用弹力袜和小剂量肝素，术后发生率为 0.4%，如果病人存在脑肿瘤、头外伤、脑血管和脊髓病变，则发生率翻倍[68](另一项研究发现脑肿瘤中 PE 发生率为 4%[57])。

临床诊断无特异性(症状鉴别诊断很多，从肺不张到心肌梗死或心包压塞)。

共同表现：突发呼吸困难(最常见)、呼吸急促、心动过速、发热、低血压、第三或第四心音。三联征：咯血、胸痛、呼吸困难。听诊：胸膜摩擦音或湿啰音(少见)。休克和慢性心力衰竭(像心肌梗死)提示威胁生命的 PE。死亡率为 9%～60%[68]，在 1 小时内死亡率最高。

3. 诊断：D-D 二聚体检测阴性能够可靠排除在发生 PE 临床可能性较低的病人中或行非诊断性肺通气/灌注扫描的病人中的 PE[64]。

或者可以用 IPG、多普勒和静脉造影来检测 DVT。如果阳性，则可提示 PE 的可能来源，由于 DVT 和 PE 治疗方式相似，因此不需要等进一步确定 PE 即可开始治疗。如果阴性，则进一步检查(例如通气/灌注扫描，见下文)。

实验室检查：D-D 二聚体。

一般诊断试验：没有非常敏感和特殊的。

(1) 心电图：典型 S1Q3T3 少见。常见非特殊性 ST-T 改变。可能只有心动过速。

(2) 胸片：25%～30%正常。不正常时经常表现出渗出和膈上升。

(3) 动脉血气：不敏感。氧分压>90 mmHg 可排除严重的 PE。

特殊影像学诊断：

(1) 选择：增强 CT 和 CTA 能够提供鉴别诊断。

(2) 肺动脉血管成像：以前的"金标准"。有创、昂贵并且耗费人力。出现严重并发症的风险为 3%～4%。大多数情况不用。

(3) 通气/灌注(VQ)扫描：胸片也需要。灌注缺陷但通气正常且无 PE 病史者提示急性 PE。对于通气降低和渗出区域灌注不良，尚无明确说法。VQ 扫描对 PE 的提示见表 9-9[70]。VQ 扫描正常可排除 PE。扫描结果提示 PE 可能性低或中等时，应该检查 DVT 或 D-D 二聚体定量。如果 DVT 检查阳性，则给予治疗；如果阴性，则连续监测 IPG 或 B 超 2 周，或做肺血管造影。

(4) 薄层增强胸部 CT：在没有诊断性 VQ 扫描的 COPD 病人中更准确。

4. 治疗：如果高度怀疑 PE，则可开始肝素治疗，除非存在禁忌证(见章节 9.2.5)，否则无须等待进一步诊断结果。对体重平均 70 kg 的病人来说，开始给予 5 000～7 500 U 静脉注射，并给予 1 000 U/h 滴注(体重较轻者减量)。监测 PTT 到正常值的 1.5～2 倍。

表 9-9 基于 VQ 扫描推断 PE 的可能性

扫 描 结 果	PE 发生率
可能性高	90%～95%
可能性中等	30%～40%
可能性低	10%～15%
正常	0%～5%

术后和脑肿瘤病人短期应用肝素存在争议,但腔静脉放置滤器可以考虑。

严重 PE 病人血流动力学不稳定,常需 ICU 治疗,应用动脉导管和升压物质。

9.3 髓外造血

9.3.1 概述

慢性贫血(重症地中海贫血)时,长期过度刺激骨髓生产红细胞可能造成血细胞比容下降,这会造成全身骨骼异常和心肌病(异常红细胞降解造成血色病)。

有三处骨髓外造血(EMH)与中枢神经系统有关:

1. 颅骨:X 线平片呈直发样改变。

2. 椎体:可造成髓外脊髓压迫[71]。

3. 脉络丛。

9.3.2 EMH 造成的脊髓受压

造血组织对放射线敏感,但是这些组织的造血功能可能对机体很重要。

9.3.3 治疗

手术切除病变加放疗;输血能减少 EMH,对术后发病病人会有帮助,可代替放疗,但是复发的病人效果不佳[71]。

EMH 病人手术治疗难度较大,因为:

1. 血小板计数低。

2. 骨骼条件差。

3. 心肌病:增加麻醉风险。

4. 贫血,由于多次输血造成"铁中毒"。

5. 多不能完全切除占位病变。

(刘兴炬 李昊)

参考文献

[1] Cohen YC, Djulbegovic B, Shamai-Lubovitz O, Mozes B. The bleeding risk and natural history of idiopathic thrombocytopenic purpura in patients with persistent low platelet counts. Arch Intern Med. 2000; 160:1630–1638

[2] Fresh-Frozen Plasma Cryoprecipitate and Platelets Administration Practice Guidelines Development Task Force of the College of American Pathologists. Practice Parameter for the Use of Fresh-Frozen Plasma, Cryoprecipitate, and Platelets. JAMA. 1994; 271:777–781

[3] Mannucci PM. Desmopressin: A nontransfusion form of treatment for congenital and acquired bleeding disorders. Blood. 1988; 72:1449–1455

[4] So W, Hugenholtz H, Richard MT. Complications of Anticoagulant Therapy in Patients with Known Central Nervous System Lesions. Can J Surg. 1983; 26:181–183

[5] Ruff R, Posner J. Incidence and Treatment of Peripheral Thrombosis in Patients with Glioma. Ann Neurol. 1983; 13:334–336

[6] Olin JW, Young JR, Graor RA, et al. Treatment of Deep Vein Thrombosis and Pulmonary Emboli in Patients with Primary and Metastatic Brain Tumors: Anticoagulants or Inferior Vena Cava Filter? Arch Intern Med. 1987; 147:2177–2179

[7] Altschuler E, Moosa H, Selker RG, Vertosick FT. The Risk and Efficacy of Anticoagulant Therapy in the Treatment of Thromboembolic Complications in Patients with Primary Malignant Brain Tumors. Neurosurgery. 1990; 27:74–77

[8] Stern WE, Youmans J. In: Preoperative Evaluation: Complications, Their Prevention and Treatment. Neurological Surgery. 2nd ed. Philadelphia: W. B. Saunders; 1982:1051–1116

[9] Kawamata T, Takeshita M, Kubo O, et al. Management of Intracranial Hemorrhage Associated with Anticoagulant Therapy. Surg Neurol. 1995; 44:438–443

[10] Constantini S, Kanner A, Friedman A, Shoshan Y, Israel Z, Ashkenazi E, Gertel M, Even A, Shevach Y, Shalit M, Umansky F, Rappaport ZH. Safety of perioperative minidose heparin in patients undergoing brain tumor surgery: a prospective, randomized, double-blind study. J Neurosurg. 2001; 94:918–921

[11] Dickinson LD, Miller LD, Patel CP, Gupta SK. Enoxaparin increases the incidence of postoperative intracranial hemorrhage when initiated preoperatively for deep venous thrombosis prophylaxis in patients with brain tumors. Neurosurgery. 1998; 43:1074–1081

[12] Posan E, McBane RD, Grill DE, Motsko CL, Nichols WL. Comparison of PFA-100 testing and bleeding time for detecting platelet hypofunction and von Willebrand disease in clinical practice. Thromb Haemost. 2003; 90:483–490

[13] Hayward CP, Harrison P, Cattaneo M, Ortel TL, Rao AK. Platelet function analyzer (PFA)-100 closure time in the evaluation of platelet disorders and platelet function. J Thromb Haemost. 2006; 4:312–319

[14] Beshay JE, Morgan H, Madden C, Yu W, Sarode R. Emergency reversal of anticoagulation and antiplatelet therapies in neurosurgical patients. J Neurosurg. 2010; 112:307–318

[15] Seidel H, Rahman MM, Scharf RE. Monitoring of antiplatelet therapy. Current limitations, challenges, and perspectives. Hamostaseologie. 2011; 31:41–51

[16] Korinth MC. Low-dose aspirin before intracranial surgery–results of a survey among neurosurgeons in Germany. Acta Neurochir (Wien). 2006; 148:1189–96; discussion 1196

[17] Korinth MC, Gilsbach JM, Weinzierl MR. Low-dose aspirin before spinal surgery: results of a survey among neurosurgeons in Germany. Eur Spine J. 2007; 16:365–372

[18] Nuttall GA, Brown MJ, Stombaugh JW, Michon PB, Hathaway MF, Lindeen KC, Hanson AC, Schroeder DR, Oliver WC, Holmes DR, Rihal CS. Time and cardiac risk of surgery after bare-metal stent percutaneous coronary intervention. Anesthesiology. 2008; 109:588–595

[19] Rabbitts JA, Nuttall GA, Brown MJ, Hanson AC, Oliver WC, Holmes DR, Rihal CS. Cardiac risk of noncardiac surgery after percutaneous coronary intervention with drug-eluting stents. Anesthesiology. 2008; 109:596–604

[20] Landesberg G, Beattie WS, Mosseri M, Jaffe AS, Alpert JS. Perioperative myocardial infarction. Circulation. 2009; 119:2936–2944

[21] Ross IB, Dhillon GS. Ventriculostomy-related cerebral hemorrhages after endovascular aneurysm treatment. AJNR Am J Neuroradiol. 2003; 24:1528–1531

[22] NovoSeven for non-hemophilia hemostasis. Med Letter. 2004; 46:33–34

[23] Goodnight SH, Jr, Harris WS, Connor WE. The effects of dietary omega 3 fatty acids on platelet composition and function in man: a prospective, controlled study. Blood. 1981; 58:880–885

[24] Ang-Lee MK, Moss J, Yuan CS. Herbal medicines and perioperative care. JAMA. 2001; 286:208–216

[25] Stanger MJ, Thompson LA, Young AJ, Lieberman HR. Anticoagulant activity of select dietary supplements. Nutr Rev. 2012; 70:107–117

[26] Allison GL, Lowe GM, Rahman K. Aged garlic extract and its constituents inhibit platelet aggregation through multiple mechanisms. J Nutr. 2006; 136:782S–788S

[27] Saw JT, Bahari MB, Ang HH, Lim YH. Potential drug-herb interaction with antiplatelet/anticoagulant drugs. Complement Ther Clin Pract. 2006; 12:236–241

[28] Lee CJ, Ansell JE. Direct thrombin inhibitors. Br J Clin Pharmacol. 2011; 72:581–592

[29] Birks J, Grimley Evans J. Ginkgo biloba for cognitive impairment and dementia. Cochrane Database Syst Rev. 2009. DOI: 10.1002/14651858.CD003120.pub3

[30] Teng CM, Kuo SC, Ko FN, Lee JC, Lee LG, Chen SC, Huang TF. Antiplatelet actions of panaxynol and ginsenosides isolated from ginseng. Biochim Biophys Acta. 1989; 990:315–320

[31] Baron TH, Kamath PS, McBane RD. Management of antithrombotic therapy in patients undergoing invasive procedures. N Engl J Med. 2013; 368:2113–2124

[32] Ryan J, Bolster F, Crosbie I, Kavanagh E. Antiplatelet medications and evolving antithrombotic medication. Skeletal Radiol. 2013; 42:753–764

[33] Hirsh J, Bauer KA, Donati MB, Gould M, Samama MM, Weitz JI. Parenteral anticoagulants: American College of Chest Physicians Evidence-Based Clinical Practice Guidelines (8th Edition). Chest. 2008; 133:141S–159S

[34] Kaatz S, Kouides PA, Garcia DA, Spyropolous AC, Crowther M, Douketis JD, Chan AK, James A, Moll S, Ortel TL, Van Cott EM, Ansell J. Guidance on the emergent reversal of oral thrombin and factor Xa inhibitors. Am J Hematol. 2012; 87 Suppl 1:S141–S145

[35] Rivaroxaban-once daily, oral, direct factor Xa inhibition compared with vitamin K antagonism for prevention of stroke and Embolism Trial in Atrial Fibrillation: rationale and design of the ROCKET AF study. Am Heart J. 2010; 159:340–347 e1

[36] Tran HA, Chunilal SD, Harper PL, Tran H, Wood EM, Gallus AS. An update of consensus guidelines for warfarin reversal. Med J Aust. 2013; 198:198–199

[37] James RF, Palys V, Lomboy JR, Lamm JR, Jr, Simon SD. The role of anticoagulants, antiplatelet agents, and their reversal strategies in the management of

intracerebral hemorrhage. Neurosurg Focus. 2013; 34. DOI: 10.3171/2013.2.FOCUS1328

[38] Lethagen S, Olofsson L, Frick K, Berntorp E, Bjorkman S. Effect kinetics of desmopressin-induced platelet retention in healthy volunteers treated with aspirin or placebo. Haemophilia. 2000; 6:15–20

[39] Hirsh J, Dalen JE, Deykin D, Poller L. Oral Anticoagulants: Mechanism of Action, Clinical Effectiveness, and Optimal Therapeutic Range. Chest. 1992; 102:312–326

[40] Khamashta MA, Cuadrado MJ, Mujic F, et al. The Management of Thrombosis in the Antiphospholipid-Antibody Syndrome. N Engl J Med. 1995; 332:993–997

[41] Hyers TM, Hull RD, Weg JG. Antithrombotic Therapy for Venous Thromboembolic Disease. Chest. 1989; 95:37S–51S

[42] Atkinson JLD, Sundt TM, Kazmier FJ, Bowie EJW, et al. Heparin-induced thrombocytopenia and thrombosis in ischemic stroke. Mayo Clin Proc. 1988; 63:353–361

[43] Kim GH, Hahn DK, Kellner CP, Komotar RJ, Starke R, Garrett MC, Yao J, Cleveland J, Mayer SA, Connolly ES. The incidence of heparin-induced thrombocytopenia Type II in patients with subarachnoid hemorrhage treated with heparin versus enoxaparin. J Neurosurg. 2009; 110:50–57

[44] Dalteparin - Another Low-Molecular-Weight Heparin. Med Letter. 1995; 37:115–116

[45] Ardeparin and Danaparoid for Prevention of Deep Vein Thrombosis. Med Letter. 1997; 39:94–95

[46] Geerts WH, Bergqvist D, Pineo GF, Heit JA, Samama CM, Lassen MR, Colwell CW. Prevention of venous thromboembolism: American College of Chest Physicians Evidence-Based Clinical Practice Guidelines (8th Edition). Chest. 2008; 133:381S–453S

[47] FDA Public Health Advisory. Rockville, MD 1997

[48] U.S. Food and Drug Administration (FDA), FDA approves Praxbind, the first reversal agent for the anticoagulant Pradaxa. 2015

[49] Fondaparinux (Arixtra), a new anticoagulant. Med Letter. 2002; 44:43–44

[50] Garcia DA, Baglin TP, Weitz JI, Samama MM, American College of Chest Physicians. Parenteral anticoagulants: Antithrombotic Therapy and Prevention of Thrombosis, 9th ed: American College of Chest Physicians Evidence-Based Clinical Practice Guidelines. Chest. 2012; 141:e24S–e43S

[51] Fredriksson K, Norrving B, Stromblad LG. Emergency Reversal of Anticoagulation After Intracerebral Hemorrhage. Stroke. 1992; 23:972–977

[52] Kaufman HH, Hui K-S, Mattson JC, et al. Clinicopathological Correlations of Disseminated Intravascular Coagulation in Patients with Head Injury. Neurosurgery. 1984; 15:34–42

[53] Hamilton MG, Hull RD, Pineo GF. Venous Thromboembolism in Neurosurgery and Neurology Patients: A Review. Neurosurgery. 1994; 34:280–296

[54] Olson JD, Kaufman HH, Moake J, et al. The Incidence and Significance of Hemostatic Abnormalities in Patients with Head Injuries. Neurosurgery. 1989; 24:825–832

[55] Sawaya R, Zuccarello M, El-Kalliny M. Brain Tumors and Thromboembolism: Clinical, Hemostatic, and Biochemical Correlations. J Neurosurg. 1989; 70

[56] Quevedo JF, Buckner JC, Schmidt JL, Dinapoli RP, O'Fallon JR. Thromboembolism in Patients With High-Grade Glioma. Mayo Clin Proc. 1994; 69:329–332

[57] Constantini S, Karnowski R, Pomeranz S, Rappaport ZH. Thromboembolic Phenomena in Neurosurgical Patients Operated Upon for Primary and Metastatic Brain Tumors. Acta Neurochir. 1991; 109:93–97

[58] Black PM, Baker MF, Snook CP. Experience with External Pneumatic Calf Compression in Neurology and Neurosurgery. Neurosurgery. 1986; 18:440–444

[59] Snyder M, Renaudin J. Intracranial Hemorrhage Associated with Anticoagulation Therapy. Surg Neurol. 1977; 7:31–34

[60] Cerrato D, Ariano C, Fiacchino F. Deep Vein Thrombosis and Low-Dose Heparin Prophylaxis in Neurosurgical Patients. J Neurosurg. 1978; 49:378–381

[61] Frim DM, Barker FG, Poletti CE, Hamilton AJ. Postoperative Low-Dose Heparin Decreases Thromboembolic Complications in Neurosurgical Patients. Neurosurgery. 1992; 30:830–833

[62] Rose SC, Zwiebel WJ, Murdock LE, et al. Insensitivity of Color Doppler Flow Imaging for Detection of Acute Calf Deep Venous Thrombosis in Asymptomatic Postoperative Patients. J Vasc Interv Radiol. 1993; 4:111–117

[63] Wells PS, Anderson DR, Bormanis J, et al. Value of Assessment of Pretest Probability of Deep-Vein Thrombosis in Clinical Management. Lancet. 1997; 350:1795–1798

[64] Ginsberg JS, Wells PS, Kearon C, Anderson D, et al. Sensitivity and Specificity of a Rapid Whole-Blood Assay for D-dimer in the Diagnosis of Pulmonary Embolism. Ann Intern Med. 1998; 129:1006–1011

[65] Hull RD, Raskob GE, Pineo GF, et al. Subcutaneous Low-Molecular-Weight Heparin Compared with Continuous Intravenous Heparin in the Treatment of Proximal-Vein Thrombosis. N Engl J Med. 1992; 326:975–982

[66] Hull RD, Raskob GE, Rosenbloom D, et al. Heparin for Five Days as Compared with Ten Days in the Initial Treatment of Proximal Venous Thrombosis. N Engl J Med. 1990; 322:1260–1264

[67] Wenger NK, Schwartz GR. In: Principles and Practice of Emergency Medicine. Philadelphia: W.B. Saunders; 1978:949–952

[68] Inci S, Erbengi A, Berker M. Pulmonary Embolism in Neurosurgical Patients. Surg Neurol. 1995; 43:123–129

[69] Wells PS, Ginsberg JS, Anderson DR, et al. Use of a Clinical Model for Safe Management of Patients with Suspected Pulmonary Embolism. Ann Intern Med. 1998; 129:997–1005

[70] The PIOPED Investigators. Value of the Ventilation/Perfusion Scan in Acute Pulmonary Embolism. Results of the Prospective Investigation of Pulmonary Embolism Diagnosis (PIOPED). JAMA. 1990; 263:2753–2759

[71] Mann KS, Yue CP, Chan KH, et al. Paraplegia due to Extramedullary Hematopoiesis in Thalassemia: Case Report. J Neurosurg. 1987; 66:938–940

9

10 神经病学

10.1 痴呆

■ 定义

原有智能(记忆、判断、抽象思维及其他高级皮层功能)严重丧失,影响社会和(或)职业功能[1]。记忆缺失是主要特征,然而,DSM-Ⅳ定义要求至少包含另一功能的损伤(语言、感觉、视觉空间功能、计算、判断、抽象、解决难题的能力)。它累及 3%～11%大于 65 岁的社区居住的成人,而在收容的居民中发生率更高[2]。

危险因素:高龄、有痴呆的家族史、载脂蛋白 E-4 等位基因。

■ 谵妄

也称急性错乱状态。与痴呆截然不同,但在痴呆病人中容易发生[3,4]。最初表现为注意力障碍,而后影响到认知的各个方面[5]。经常发生于危及生命的疾病,比如低氧血症、败血症、尿毒症性脑病、电解质紊乱、药物中毒、心肌梗死(MI)。50%的病人在诊断后 2 年内死亡。

与痴呆不同,谵妄可急性发作,有运动系统体征(震颤、肌阵挛、姿势保持不能)、言语缓慢、意识改变(高度警觉/易激惹或嗜睡、情绪波动)、幻觉(可为华丽的景象)。EEG:明显的弥漫性慢波。

■ 痴呆病人的脑组织活检

对多数痴呆的诊断来说,临床标准已足够,脑组织活检适用于临床过程特殊且其他方法无法明确诊断的慢性进行性大脑功能异常的病例[6]。通过活检,可以将 Creutzfeld-Jakob 病(CJD)、低级别星形细胞瘤、阿尔茨海默(Alzheimer)病型痴呆与其他疾病相鉴别。以此标准选择的脑活检病例 CJD 发病率较高,操作时应注意(见章节 22.2)。

有学者报道[7],50 例不明原因进行性神经退行性疾病病人接受脑组织活检,结果仅 20%得到诊断(其余 6%为提示性诊断,66%的异常无特异性,8%正常),MRI 有异常病灶者诊断率最高;得出诊断的 10 例病人中仅有 4 例可以根据活检结果进行有效治疗。

■ **建议**

根据上述情况,对于无法解释的神经退行性疾病病人,我们建议:

1. MRI 有异常病灶者,应行立体定向活检。

2. 未发现异常病灶者[包括单光子发射计算机断层成像(SPECT)或正电子发射断层扫描(PET)],脑组织活检应仅限于临床研究时。

■ **对活检样本的要求**[8]

1. 足够大(通常需要大于 1 cm^3)。

2. 来自相关的位置。

3. 包括白质及灰质。

4. 小心处理避免假象(避免电凝等)。

10.2 头痛

10.2.1 概述

头痛分类方法主要有以下几种:

1. 慢性难治性头痛:

(1) 血管性(偏头痛):见下文。

(2) 肌肉收缩(紧张)性头痛。

2. 症状性头痛:

(1) 全身疾病。

(2) 颅内病变:其病因种类繁多,主要包括以下几种。

1) 蛛网膜下隙出血:突然起病,症状严重,常伴有呕吐、卒中、局灶性功能缺失(见章节 77.5.2)。

2) 颅内压增高(肿瘤、交通性脑积水、炎症、假性脑瘤等)。

3) 脑膜炎症或刺激征:脑膜炎。

4) 肿瘤(见章节 34.2):有或无颅内压增高。

(3) 眼、鼻咽部或其他颅外组织的局部病变(包括颞动脉炎,见章节 11.3)。

(4) 头外伤后(脑震荡后综合征):见章节 61.6.2。

(5) 开颅术后(环钻综合征):见章节 93.5.6。

严重新发头痛或长期头痛形式突然改变,应进一步行 CT 或 MRI 检查[9]。

单侧头痛在固定一边并超过 1 年应该行 MRI 检查;这可能不是偏头痛而是动静脉畸形(AVM)的临床表现(见章节 82.2.5)。

10.2.2 偏头痛

■ **概述**

偏头痛通常在易发个体中由亮光、应激、饮食改变、创伤、造影剂或血管扩张剂等因素激发。

■ **分类**

参见头痛的分类,如章节 77.5.2、章节 97.3.5。

• **普通偏头痛**

发作性头痛,有恶心、呕吐和畏光症状,无先兆和神经功能缺失。

• **典型偏头痛**

有普通偏头痛症状且有先兆,可伴有局灶性神经功能缺失(24 小时内恢复)。短暂神经功能缺失半数表现为视觉症状,包括:眼前闪光或冒金星、复杂图形、强光、醒后遗留暗点、偏盲、单眼或双眼视力丧失;其次为下面部和手部躯体感觉异常,失语、偏瘫或单侧肢体笨拙则较为少见。缓慢进展的功能障碍为特征性改变,偏头痛病人卒中风险较高[10]。

• **复杂偏头痛**

偶尔发作的典型偏头痛,发作时仅有轻度头痛或无头痛,神经功能缺失症状多在 30 天内缓解。

• **偏头痛等位发作**

有神经症状(如视觉先兆),但无头痛;常见于儿童,通常随年龄增加发展为典型偏头痛。口服 10 mg 硝苯地平胶囊内的成分可缩短先兆[11]。

• **偏瘫性偏头痛**

头痛发作在偏瘫前,但头痛消失后还会有偏瘫。

• **丛集性头痛**

也称为组胺性偏头痛,实际是神经血管病变,与偏头痛不同。表现为反复发作的单侧头痛,疼痛部位通常在额眶或颞眶部,向颌部放射,复发也常出现在同侧,常伴有同侧自主神经症状(球结膜水肿、鼻塞、鼻漏、流泪、面部潮红),有时可出现部分 Horner 征(上睑下垂、瞳孔缩小)。男:女≈5:1。25%的病人有偏头痛家族史。

其特征性头痛发作时通常无先兆,持续 30～90 分钟,4～12 周内往往会每天重复发作一次或数次,并且常在每天的同一时间发作,然后会出现一个平均 12 个月的缓解期[12]。

药物预防丛集性偏头痛效果不佳:

1. β 受体阻滞剂效果不明显。

2. 锂:60%～80%有反应。300 mg 口服,每天 3 次,维持剂量 0.7～1.2 mEq/L。

3. 麦角胺偶尔会应用。

4. 萘普生。

5. 二甲麦角新碱 2～4 mg 口服,每天 3 次,在 20%～40% 的病例中有效,出现腹膜后纤维化后必须停药。

丛集性头痛治疗困难,头痛在 1～2 小时后缓解,急性发作的治疗包括:

1. 100% 面罩吸氧≤15 分钟或直到头痛消失。

2. 麦角胺。

3. 舒马曲坦:通常在 15 分钟内缓解头痛。

4. 糖皮质激素。

5. 反复发作的病例可考虑:

(1) 经皮蝶腭神经节射频消融[13]。

(2) 枕神经刺激[14]。

(3) 下丘脑深部脑刺激。

- **基底动脉性偏头痛**

仅见于青春期,表现为椎基底动脉供血区神经功能短暂缺失。症状短暂发作、反复出现,持续数分钟至数小时,包括眩晕、步态失调、视觉障碍(黑矇、双眼失明)、构音障碍,随后是严重的头痛,偶尔会出现恶心、呕吐[15],86% 有偏头痛家族史。

10.3 帕金森综合征

10.3.1 概述

无论原发(自发性震颤麻痹或典型帕金森病)还是继发于其他情况,都是基底节多巴胺介导的乙酰胆碱抑制作用受损所致。

10.3.2 自发性震颤麻痹(IPA)

■ **临床**

典型帕金森病也称为震颤麻痹。在美国,50 岁以上发病率约为 1%[16],经常诊断不出来[17]。男:女=3:2,与环境和遗传因素虽无明显相关性,但与这些因素有一定关系。

其典型的三联征表现见表 10-1,其他体征包括姿态不稳、写字过小症、面具脸,步态则表现为小步或慌张步态。

表 10-1　帕金森病典型三联征

- 震颤(静息时,4～7 次/秒)
- 强直(齿轮状)
- 运动减少

■ **IPA 和继发性帕金森综合征的临床鉴别**

早期非常困难,IPA 一般表现为渐进性起病,运动减少和震颤常为非对称性的,发病初期左旋多巴效果好;继发性病人病情进展迅速,起始时左旋多巴效果差,发病初期即可出现中线症状(共济失调、步态平衡异常、括约肌功能障碍)或其他特征性症状,如痴呆、感觉异常、直立性低血压、眼外肌功能异常[18,19]。

■ **病理生理**

黑质的多巴胺能神经元原发性变性,造成新纹状体(尾状核、壳核、苍白球)内多巴胺水平下降,从而减弱含有 D_2 受体的直接投射到苍白球内侧的抑制性神经元的活性,同时增强(抑制作用减少)含有 D_1 受体的间接投射到苍白球外侧和下丘脑核的神经元的活性[20],最终结果是苍白球内侧活性增强,那里发出抑制性投射到丘脑,进而抑制其他部位辅助运动皮质区的活性。

组织学:Lewy 体(神经元内嗜酸性包涵体)是 IPA 的特征性标志。

10.3.3　继发性帕金森综合征

■ **概述**

帕金森病的鉴别诊断包括继发帕金森病的病因和类似帕金森病的情况(这些情况有时候被称为"帕金森加"综合征或帕金森样病变)。

鉴别诊断包括以下致病因素:

1. 橄榄核脑桥小脑变性(OPC)。

2. 黑质纹状体蓝斑变性(SND):比帕金森病严重。

3. 脑炎后帕金森病:见于 20 世纪 20 年代致命性脑炎流行后,现已无幸存者。其明显特征有:眼回危象,震颤不仅累及肢体还累及头和躯干,症状不对称,无 Lewy 体。

4. 进行性核上瘫(PSP):垂直凝视功能受损。

5. 全身多发性萎缩(Shy - Drager 综合征):见下文。

6. 可诱发该病的药物,包括:

(1) 处方药(老年女性似乎更敏感):

1) 抗精神病药:氟哌利多。

2) 丙嗪类止吐药:氯丙嗪。

3) 甲氧氯普胺(胃复安)。

4) 利血平。

(2) MPTP(1-甲基- 4 -苯基- 1,2,3,6 -四氢嘧啶):一种可购买的化学制剂,是 MPPP(麦哌替啶相似物)的合成副产品。最初一位研究生合成出该药后将其注入自己体内[21],后来被非法生产,以"合成海洛因"的名称出售,1983 年,加利福尼亚北部许多吸毒者都注射过该药[22](也有长期接触 MPTP 的化学实验者患帕金森病的报道[23])。MPTP 皮下注射后被溶解吸收,是一种有效的多巴胺神经元毒素（持续多年[24]），受害者对左旋多巴胺反应强烈，但持续时间一般不长。与典型帕金森病不一样的是蓝斑和迷走神经背核正常，且症状稍有不同。

（3）还有一个未证实的说法，迷幻药能加速帕金森病的发病。

7. 毒物：

（1）一氧化碳（CT 可见苍白球对称性低密度）。

（2）锰（多见于职业接触病人，锰由肝脏排除，肝功能不全病人出现锰中毒的风险较高。影像学：T_1 像可见苍白球高信号，T_2 像基本正常）。

8. 缺血（基底节腔隙梗死）：造成所谓动脉硬化性帕金森病，也称为血管硬化性帕金森病，表现为"下半身"帕金森病（显著步态异常[17]），可造成假性延髓性麻痹和情绪异常，震颤少见。

9. 创伤后：见于慢性创伤性脑病（拳击痴呆，见章节 61.6.3），一般有 IPA 没有的其他症状。

10. 正常颅内压脑积水（NPH）：有尿失禁（见章节 24.12.3）。

11. 黑质肿瘤。

12. Riley‑Day 病（家族性自主神经功能异常）。

13. Guam 帕金森‑痴呆综合征：典型 IPA 加肌萎缩性侧索硬化（ALS），病理上有帕金森病和阿尔茨海默病的特征，无 Lewy 体或老年斑。

14. Huntington 病（HD）：成年人典型表现为舞蹈症，年轻人的表现像 IPA。

15. 自发性颅内低压（见章节 23.10）可出现类似帕金森病的症状。

■ 多系统萎缩（MSA）

也称为 Shy‑Drager 综合征：帕金森病＋特发性直立性低血压＋其他自主神经功能异常症状（自主神经症状可先于帕金森病症状出现，可伴有尿道括约肌功能障碍及去甲肾上腺素、酪胺过敏）以及脊髓胸段侧角节前神经元变性。注意：典型 IPA 最终可由于活动减少或进行性自主神经功能衰竭造成直立性低血压。

■ 进行性核上瘫（PSP）

也称为 Steele‑Richardon‑Olszewski 综合征[25]。

三联征：

1. 进行性核上性瘫痪（主要为垂直凝视障碍）：眼球垂直方向自主运动瘫痪，还可能存在垂直性玩具眼运动。

2. 假性延髓性麻痹（面具脸，伴有显著构音障碍、吞咽困难、过敏性下颌抖动，表情失控一般少见）。

3. 轴性肌张力异常（特别是颈部和躯干上部）。

伴随症状：皮层下痴呆（非连续性）及锥体系、锥体外系或小脑性运动障碍。平均起病年龄 60 岁，男性占 60%。通常抗帕金森病药物效果持续时间短,诊断后平均存活 5.7 年。

与帕金森病鉴别:PSP 病人有假性帕金森病症状,有面具脸但无前倾行走(直立行走),没有震颤,有向后跌倒倾向。

• **病程**

1. 早期:

(1) 多次跌倒:由平衡失调和下视麻痹(看不到地面)造成。

(2) 眼部检查在早期可能正常,以后可发展为下视困难,冷热水试验有正常张力成分但无眼震成分。

(3) 言语不清。

(4) 性格改变。

(5) 进食困难:由假性延髓性麻痹和眼睛不能向下、看不到盘中食物所致。

2. 晚期:

(1) 眼球固定于中央(对头眼反射和前庭眼反射无反应):额叶损伤造成眼球运动障碍。

(2) 颈部伸展僵直。

■ **帕金森病的外科治疗**

在 60 年代左旋多巴开始使用之前,立体定向丘脑切除被广泛用于帕金森病的治疗。切除的目标是丘脑腹外侧核。手术对震颤的效果好于对运动减少的效果,后者往往导致残疾。双侧手术导致语言障碍,在药物出现后该手术逐渐减少[26]。详见章节 98.3。

10.4 多发性硬化

要 点

1. 一种隐匿性的中枢神经系统(CNS)脱髓鞘病变,可在不同时间累及不同部位。

2. 经典神经系统表现:视神经炎,感觉异常,核间性眼肌麻痹(INO)及膀胱症状。

3. 诊断标准包括:多发性硬化,可疑的多发性硬化,及非多发性硬化。

4. MRI:多发,可增强的病变累及视神经、白质、小脑及脊髓。

10.4.1 概述

多发性硬化(MS)是一种累及大脑、视神经及脊髓(尤其是皮质脊髓束和后柱)的脱髓鞘疾病(仅影响白质),可在不同年龄病人的 CNS 造成弥散的多发斑块,尤其是脑室周围的白质。病变初期会引起血管周围单核细胞及淋巴细胞聚集性炎症,后逐渐演变为胶质瘢痕。

10.4.2 流行病学

通常发病年龄为 10~59 岁,发病高峰为 20~40 岁。男女比例为 2:1[27]。发病随纬度而变化。赤道周围发病率<1/10 万,而美国北部及加拿大的发病率为(30~80)/10 万。

10.4.3 分类

典型表现是 CNS 不同部位症状的恶化与缓解(疾病在时间和空间上的播散)。常见症状有:视力障碍(复视、视力模糊、视野缺损或盲点)、痉挛性瘫痪及膀胱功能障碍。表 10-2[28] 列举了对 MS 不同发展过程的命名。复发-缓解型 MS 是最常见的发病形式(≥70%),治疗效果也最好,但是 50% 以上的病人最终发展为继发性进展型 MS。约 10% 的病人为原发性进展型 MS,这部分病人的发作年龄偏大(40~60 岁),且常发展为进展型脊髓病[29]。进展性复发型 MS 很少见。症状持续时间大于 6 个月者通常不能缓解。

表 10-2　MS 的临床分类

分　类	定　义
复发-缓解型	急性发病、恶化,然后缓解,复发间期病情稳定
继发性进展型	神经损害逐渐加重±有复发-缓解型 MS 病史病人的急性复发
原发性进展型	自发病起,神经损害逐渐加重,病程几近连续
进展性复发型	自发病起,神经损害逐渐加重,但并发多次病情复发

10.4.4 症状与体征

■ 视力障碍

15% 的病人可因视神经或球后神经炎造成视力障碍发病,在 MS 病人中发生率有时可达 50%。患有视神经炎而无其他症状的病人发生 MS 的概率为 17%~87%,该数据依报道而不同[30]。症状:单眼或双眼视力急性丧失,伴轻度疼痛(常发生于眼球运动时)。

内侧纵束上的斑块可致核间性眼肌麻痹(INO)(见章节 32.6.2)造成复视。INO 是一个重要的体征,因为除 MS 外,其他疾病很少有此症状。

■ 运动系统表现

最常见肢体无力(单瘫、偏瘫、四肢瘫)和步态不稳。锥体束受累常引起下肢痉挛。小脑受损时出现断续言语。

■ 感觉系统表现

后柱受损常引起本体感觉丧失，肢体、躯干及面部发生感觉异常。常见 Lhermitte 征（发自颈曲、沿脊柱扩散的电击样疼痛），但并非该病的特有体征。三叉神经痛的发生率约为 2%。与普通三叉神经痛相比，MS 引起的三叉神经痛常表现为双侧发病，且发病年龄偏小[31]。

■ 精神障碍

欣快及抑郁的发生率约为 50%。

■ 反射改变

腱反射亢进及 Babinski 征常见。70%～80% 的病人可出现腹壁反射消失。

■ 泌尿生殖系统症状

常见尿频、尿急、尿失禁。性欲减退也常见，男性表现为阳痿。

10.4.5   鉴别诊断

MS 病人表现有众多症状、体征，使其鉴别诊断的范围扩展至几乎所有可能引起局部或弥漫性 CNS 功能障碍的疾病。临床表现及诊断性检查与 MS 相似的情况有：

1. 急性播散性脑脊髓炎（ADEM）（见章节 10.5）：其脑脊液（CSF）中同样可以有寡克隆带。不常累及胼胝体。

2. CNS 淋巴瘤（见章节 44.1）。

3. 其他相近的脱髓鞘类疾病，如 Devic 综合征（见章节 92.2）。

4. 血管炎。

5. 脑炎：病情一般较重。

6. 慢性白质病变：见于老年病人。

10.4.6   诊断标准

没有单一的临床表现或检查指标可以做出 MS 的诊断，需要综合分析各种临床信息。对单一的、急性缓解的临床孤立综合征（CIS）诊断为 MS 是很危险的。提示 MS 可能的 CIS 病人中，50%～70% MRI 检查会发现多发的具有 MS 特征的异常病灶。这些异常病灶的出现使病人在 1～3 年内发展为 MS 的可能性增加［其预后意义大于脑脊液寡克隆区带（CSF - OCB）］。病灶越多，发病风险越大[32]。MS 诊断标准如下[33]：

■ 定义[33,34]

1. 发病（加重、复发）：MS 典型的神经功能障碍（确定为脱髓鞘或炎性病变造成），持续时间＞24 小时[35]。

2. 缓解：第一次发作距第二次发作的时间≥30 天。

3. 既往史：病人描述症状（有旁观者证实），可以定位 MS 的病变位置而无法通过其他原因解释(排除其他原因)。

4. 临床证据:医师观察记录到的神经功能障碍。

5. 临床旁证据:检查示 CNS 病变,但是无症状发生,如 Uhthoff 征(洗热水澡时症状加重),脑干听觉诱发反应(BAER),影像学检查(CT、MRI),泌尿外科检查。

6. 典型的 MS:已知的在 MS 中常见的症状和体征。因此,不包括灰质病变,周围神经系统病变和非特异性主诉如头痛、抑郁、癫痫等。

7. 相隔病灶:不能用单一病灶来解释 S/S(双眼同时或 15 天内发生的视神经炎应视为单一病灶)。

8. 实验室证据:CSF - OCB 或 CSF IgG 产量增加(血清 IgG 正常),同时需要除外梅毒、亚急性硬化性全脑炎(SSPE)、神经系统结节病等。

■ 诊断

2010 年 McDonald MS 诊断标准[36]见表 10 - 3。

表 10 - 3 MS 的诊断标准

MS 的诊断需要排除相似诊断且病变符合时间和空间播散		
临床表现	病变	诊断 MS 需要的附加条件
发作≥2 次	≥2 处病变的客观临床证据或 1 处病变的临床证据并伴有可靠病史	无,如果存在其他检查结果,仍需符合 MS
发作≥2 次	1 处病变的临床证据	位置播散性病变;或等待进一步发作提示不同的 CNS 受损部位
发作 1 次	≥2 处病变的客观临床证据	时间播散性病变;或等待二次发作
发作 1 次	1 处病变的客观临床证据	位置播散性病变;或等待进一步发作提示不同的 CNS 受损部位;时间播散性病变;或等待二次发作
发作 0 次		疾病进展 1 年并且至少存在以下 3 项中的 2 项: 1. 脑内空间播散≥1 T_2 MRI 病灶(脑室旁、邻近皮质或幕下) 2. 脊髓空间播散≥2 T_2 MRI 病灶 3. 阳性 CSF

续 表

诊断 MS 的其他证据	
空间播散的证据[37]	CNS 以下 4 个区域中至少有 2 个区域 MRI T_2 像上存在 1 处或 1 处以上病变：脑室旁、邻近皮质、幕下或脊髓 1. 无须增强 2. 如果病人有脑干或脊髓综合征，则症状性病变需被排除，并且不算入病变计数
时间播散的证据[38]	1. 与基线 MRI 对比(无论基线 MRI 的检查时间是何时)，在随访 MRI 的 T_2 和(或)增强像上发现新的病变 2. 或同时存在无症状增强或非增强病变
CSF 阳性的证据	CSF 中寡聚体带(非血清)或上升的 IgG 指数

■ **MRI**

    MRI 是评估 MS 首选的影像学检查[39]。建议[33] 的 MS MRI 诊断标准见表 10 - 3[40,41]。通常病变直径＞3 mm[33]。临床上明确的 MS 病人有 80% MRI 表现为白质多发异常信号(而 CT 的阳性率为 29%)[42,43]。T_2 加权像病灶表现为高信号，急性病变较陈旧病灶在注射钆后强化明显。T_2 加权像上，脑室周围病灶可能与脑室中 CSF 的信号相近，而在液体衰减反转恢复序列(FLAIR)像上这些病灶显示得更好(见章节 13.2.5)。这些病变多为椭圆形，垂直于室管膜，也被称为 Dawson 指。

    脊髓病变通常水肿不明显，直径≥3 mm，＜2 个节段，占据脊髓切面的一部分，在 T_2 像上呈高信号[44]。MRI 的特异性约为 94%[45]。但脑室炎病人及老年人的不明高信号与 MS 病灶相似。弥散加权成像(DWI)可能正常，有时斑块显示为"透过"(见章节 13.2.13)，所以需要检查表观弥散系数(ADC)图来排除梗死。

    局灶的肿胀性脱髓鞘病变(TDL)可单独发生，但更多见于 MS 病人。TDL 可能是处于 MS 和 ADEM 之间的一种病变(见章节 10.5)[46]。TDL 可以被增强，可出现病变周围水肿，因此可能被误认为肿瘤。活检结果也可能难以判断。MRS 也可能不能与肿瘤鉴别[47]。

■ **CSF**

    CSF 检查结果可以支持 MS 诊断，但不能确定病变在空间和时间上的分布。MS 病人的 CSF 无色透明。腰椎穿刺时的开放压(OP)正常。约 75% 的病人 CSF 总蛋白小于 55 mg/dl，99.7% 的病人则小于 108 mg/dl(蛋白若在 100 左右，应考虑其他诊断)。70% 的病人 CSF 白细胞计数＜5/μl，仅有 1% 的病人白细胞计数＞20/μl(白细胞增高见于急性脊髓炎)。

    约 90% 已明确诊断的 MS 病人，CSF - IgG 相对 CSF 中的其他蛋白增高，并有特征性表现。琼脂糖胶电泳表现为 γ 区域出现数个 IgG 条带（寡克隆带），而在血清中不会出现。CSF‑OCB 并非 MS 的特异性表现，CNS 感染者亦可见到，偶见于脑血管病及肿瘤。IgG 的缺乏能否除外 MS 尚未可知。

诊断标准已经发布[48]，大多依靠实验室特异性检查，部分节选见表 10‑4。

表 10‑4 MS 的 CSF 诊断标准

1. IgG 的定性检测最有意义并且应用免疫检测方式最好
2. 需要使用非浓缩 CSF 进行检测，同时对血浆进行检测
3. 应该使用相同量的血清和 CSF 的 IgG
4. 检测应该使用阳性和阴性对照
5. 使用 5 种染色形式中的 1 种对 OCB 进行定量分析
6. 由娴熟的技术员报告结果
7. 同时参考 CSF 的其他检查结果（包括白细胞、蛋白、糖和乳酸）
8. 为解决 IgG 寡克隆结果的模棱两可，在某些情况下可用免疫检测轻链
9. 如果临床高度怀疑但是 CSF 结果不明确，阴性或只见一条区带时，可以考虑重复腰椎穿刺
10. 检测 IgG 水平，用非线性公式评价血‑脑屏障完整性（例如，CSF 与血清白蛋白比例来检测渗漏）
11. CSF 实验室检查应该有内部和外部质量控制
12. IgG 的定量检查是一种补充手段，不能替代 IgG 的定性检查

10

10.5 急性播散性脑脊髓炎

急性脱髓鞘情况，与近期接种疫苗相关。像 MS 一样，也可见 CSF 的寡聚克隆带。一般单发，并在数周内发病。对高剂量静脉注射皮质激素反应较好。

10.6 运动神经元病

10.6.1 概述

运动神经元病是运动神经元的变性疾病，上、下运动神经元损伤导致的瘫痪的鉴别见章节 29.1.3。

三种类型：

1. 混合性上、下运动神经元变性：肌萎缩侧索硬化（ALS），是最常见的运动神经元病。

2. 上运动神经元（UMN）变性：原发性侧索硬化。少见，发病年龄大于 50 岁，无下运动神经元（LMN）表现，较 ALS 进展慢。假性延髓性麻痹常见[49]。常不缩短寿命，可能导致摔倒或颈部疼痛。

3. LMN 变性：进展性肌萎缩和脊肌萎缩。

10.6.2   肌萎缩侧索硬化(ALS)

> **要　点**
>
> 1. 原因不明的脊髓前角细胞和延髓及颈髓的皮质脊髓束变性。
> 2. 上、下运动神经元混合性疾病(上运动神经元——下肢轻度痉挛,下运动神经元——上肢肌肉萎缩和纤颤)。
> 3. 无认知、感觉及自主神经功能障碍。
> 4. 临床表现：进展性肌肉无力和纤颤。

在美国,ALS 也被称为 Lou Gehrig 病。又称运动神经元病。

■ 流行病学[30]

患病率：(4~6)/10 万。发病率：(0.8~1.2)/10 万。

8%~10%的病例有家族史,为常染色体显性遗传,但偶尔表现为隐性遗传。

通常 40 岁以后发病。

■ 病理

前角 α 运动神经元(脊髓和脑干运动神经核团)和脊髓皮质束(因而又称为运动神经元疾病)变性,是上、下运动神经元混合性疾病,临床表现随两者的变性程度不同而存在很大差异。

ALS 病因仍不明确。

■ 临床表现

进行性肌萎缩、肌无力和肌束震颤。

可累及随意肌,但眼肌和尿道括约肌未受累。

典型表现：以手部肌萎缩和力弱(下运动神经元)为首发症状,伴有下肢的肌痉挛和腱反射亢进(上运动神经元)。如果以下运动神经元损伤为主,下肢可能出现腱反射减弱。

构音障碍和吞咽困难是由上、下运动神经元病变共同造成的,可出现舌肌萎缩和肌束震颤。

尽管通常认为 ALS 病人无认知障碍,但实际上 1%~2%的病人伴有智力减退,偶尔认知障碍可先于 ALS 的特征性表现而出现[50]。

■ 鉴别诊断

ALS 应与颈椎病性脊髓病鉴别,这一点对于神经外科医师来说非常重要。见章节 71.4"鉴别诊断"。

■ 诊断性检查

肌电图(EMG)：对于多数病人来说并非诊断所必需。严重的病例(早期可能没有表现，尤其以上运动神经元病变为主时)可见纤颤和明显的棘波。无其他腰椎疾病时发现下肢的下运动神经元异常或出现舌肌纤颤电位时均提示 ALS。

腰椎穿刺(LP)：CSF 蛋白可轻度升高。

■ 治疗

治疗主要是尽可能减少功能障碍：

1. 误吸的治疗：

(1) 气管切开。

(2) 胃切开置管以便连续进食。

(3) 声带注射特氟隆(Teflon)。

2. 以上运动神经元损伤为主的病人可出现肌痉挛，可采取以下治疗(通常作用时间短)：

(1) 巴氯芬：可缓解常见的绞痛(见章节 98.5.3)。

(2) 地西泮。

3. 正在进行利鲁唑(Rilutek®)实验性治疗，该药可抑制谷氨酸盐的突触前释放，50～200 mg/d 的剂量可使病人在不需行气管切开的情况下存活时间增加 9～12 个月，但用药 18 个月左右时，效果减弱甚至消失[51, 52]。

■ 预后

发病后多数病人 5 年内死亡(平均生存时间：3～4 年)。口咽症状明显的病人生存时间更短，通常是误吸致死。

10.7 吉兰-巴雷综合征(GBS)

10.7.1 概述

要　点

1. 急性发作的周围神经病，伴有进行性力弱(近端更严重)、反射消失，3 天至 3 周发展至高峰。

2. 脑神经障碍：常见，可出现双侧面瘫、眼肌瘫痪。

3. 无或轻度感觉障碍(感觉异常并不少见)。

4. 常于病毒性上呼吸道感染(URI)、免疫接种或手术后 3 天至 5 周发病。

5. 病理：局灶性节段性脱髓鞘伴神经内膜的单核细胞浸润。

6. CSF 蛋白升高，无 CSF(淋巴)细胞增多(蛋白-细胞分离)。

GBS 也称急性特发性多(神经)根性神经炎，以及急性炎症性脱髓鞘性多神经病（AIDP）。最早被描述为上升性麻痹。特征性表现为对称性肌无力和反射降低。轻症可表现为共济失调，重症可表现为四肢瘫及脑神经和呼吸肌麻痹，包括多种变异类型（见章节 10.7.3）。

GBS 是最常见的获得性脱髓鞘疾病，发生率为（1～3）/10 万。任何人一生当中患 GBS 的概率约 1/1 000。

在免疫系统激活后导致的细胞及体液介导的自身免疫可导致 GBS 发病。常见（但不是必需）的先发情况：病毒感染、外科手术、免疫接种、支原体感染。也可发生于空肠弯曲杆菌感染（约 4 天频繁腹泻）之后。在下列情况下发病率增高：霍奇金病、淋巴瘤、狼疮。

多数病例有神经节苷脂或糖脂抗体，部分病例有血清肌酸激酶升高，并和肌痛类型有关[53]。

10.7.2　诊断标准

见参考文献[54]。

1. 确诊必需的特征：

（1）一个以上的肢体进行性力弱（从轻微力弱±共济失调到瘫痪，包括延髓的、面部或眼外肌瘫痪）。与其他多数神经疾病不同，近端肌肉受累多于远端。

（2）反射消失（通常广泛发生，如果只有远端反射消失，加上明确的肱二头肌和膝反射减弱也足以诊断）。

2. 强烈提示诊断的特征：

（1）临床特征（按重要性排序）：

1）进展性：2 周时，50％的病人到达力弱的高峰期，3 周时为 80％，4 周时为 90％以上。

2）相对对称。

3）轻微的感觉症状/体征（如手或足部感觉轻度异常）。

4）脑神经侵犯：50％的病人出现面肌肌力弱，通常为双侧。以眼外肌或其他脑神经障碍为首发症状的 GBS 不到 5％。口咽肌可受影响。

5）病情停止发展后通常 2～4 周康复，也可延迟数月（大多数病人功能可恢复）。

6）自主神经功能障碍（可呈波动性）：心动过速和其他心律失常、直立性低血压、高血压、血管运动（异常）症状。

7）神经炎的症状出现时无发热。

8）其他不同表现（未排序）：

A. 出现神经炎的症状时有发热。

B. 严重的感觉丧失伴疼痛。

C. 病情进展 4 周以上。

D. 进展停止的同时病情无恢复。

E. 括约肌功能障碍（通常不出现）：如膀胱麻痹。

F. CNS 侵犯（有争议）：如共济失调、构音障碍、Babinski 征。

（2）CSF 检查：蛋白-细胞分离（蛋白升高，无淋巴细胞增多）。

1）蛋白：症状出现 1 周以后升高，>55 mg/dl。

2）细胞：单核细胞<10/ml。

3）其他不同表现：

A. 发病 1～10 周后无蛋白升高（少见）。

B. 单核细胞：11～50/ml。

C. 电生理检查：80％的病人有时出现神经传导速度（NCV）减慢或阻断（一些病人可能需要数周）。NCV 通常小于正常值的 60％，但不是所有的神经都是如此。

3. 出现下列特征时应怀疑该病：

（1）明显、持续、不对称的力弱。

（2）持续存在的肠管或膀胱功能障碍。

（3）CSF 细胞计数：单核细胞>50/ml。

（4）CSF 中见中性粒细胞（PMN）。

（5）感觉平面清楚。

10.7.3 GBS 的变异类型

包括多种变型（有些是典型 GBS 的不完全形式）：

GBS 的 Miller‐Fisher 变型：表现形式包括共济失调、反射消失和眼肌麻痹。血清标志物：抗 GQ1b 抗体。

急性运动轴索神经病（AMAN）：常见于空肠弯曲杆菌肠炎后。

咽颈臂型：面部、口咽部、颈部及上肢无力，下肢不受影响。

纯感觉型：感觉缺失，伴反射消失。

非典型 GBS：伴有横纹肌溶解[55]。

10.7.4 鉴别诊断

同时请参见脊髓病变的鉴别诊断（见章节 92.2）。

1. GBS。

2. 危重病多发性神经病（见章节 31.5.1）：EMG 检查复合肌肉动作电位（CMAP）和感觉神经动作电位（SNAP）下降。

3. 目前有六碳（hexacarbon）滥用：接触挥发性溶剂（n-己烷，甲基 n-丁基酮），用力嗅黏合剂。

4. 急性间歇性卟啉病（AIP）：卟啉代谢性疾病，CSF 蛋白不高。周期性的腹部疼痛危象常见。检测尿 δ-氨基乙酰丙酸或卟吩胆色素原。

5. 近期白喉感染：白喉感染导致的多发神经病潜伏期更长，症状进展缓慢。

6. 铅中毒神经病变：上肢力弱伴腕下垂，可不对称。

7. 脊髓灰质炎：常非对称，有脑膜刺激征。

8. 低磷(酸盐)血症：可发生于长期静脉高营养病人。

9. 肉毒中毒：临床上与 GBS 鉴别困难，NCV 正常，且电生理诊断显示神经对重复刺激的反应性是逐渐递增的。

10. 中毒性神经病变：(如：硝基呋喃妥英、氨苯砜、铊或砷)。

11. 扁虱(tick)瘫痪：可导致上行性运动神经元病，无感觉障碍，仔细检查头皮以确定是否存在扁虱。

12. 慢性免疫脱髓鞘性多神经根神经病(CIDP)，又称慢性复发性 GBS、慢性复发性多神经炎[56]。类似于 GBS，不过症状出现时间必须在 2 个月以上。CIDP 导致进展性、对称性、近端和远端力弱，肌肉牵张反射减弱和不同程度的感觉障碍。通常不累及脑神经(面肌可受侵犯)。平衡障碍常见。少数需要辅助呼吸。发病高峰年龄：40～60 岁。电(生理)诊断和神经组织活检提示脱髓鞘改变。CSF 结果与 GBS 类似(见上文)。免疫抑制剂治疗对多数病人有效(尤其是泼尼松龙和血浆置换)，但常有复发。难治性病例可采用 γ-球蛋白、环孢素 A 静脉注射[57]，全身淋巴照射或 α-干扰素治疗[58]。

13. 危重病性肌病：肌肉对直接刺激无反应，EMG：CMAP 正常或降低，SNAP 正常，肌肉活检：Ⅱ 型纤维萎缩或坏死。

14. 运动神经元病(见章节 10.6)。

15. 重症肌无力：晨轻暮重，血清中抗乙酰胆碱受体抗体阳性。

16. 脊髓损伤。

10.7.5　影像学

无特异性表现，95％可见马尾神经根的弥漫性增强，与疼痛、残疾水平及恢复时间有关[61]。这种现象是由于炎症反应导致血-神经屏障破坏所致。显著神经根增强与疼痛、GBS 残疾程度和恢复时间有关[59]。

10.7.6　治疗

免疫球蛋白治疗可能有效，严重病人早期采用血浆置换可促进康复，减少功能缺失，其在轻症病人中的作用不确定，激素治疗无效[60]。可根据情况采用机械通气防止误吸，面瘫病人必须预防发生暴露性角膜炎。

10.7.7　预后

完全康复可能需要几个月以上的时间，35％未经治疗的病人有力弱或肌萎缩，GBS 达到最佳康复后的再复发率约 2％。

10.8 脊髓炎

10.8.1 概述

脊髓炎又称急性横贯性脊髓炎(ATM)。名称较混乱:脊髓炎或"脊髓病",均是脊髓的病理状态。脊髓炎提示炎症,包括感染性、感染后、自身免疫性和特发性。脊髓病通常指压迫性、中毒性或代谢性病因引起的病变[61](见章节92.2)。

10.8.2 病因

许多所谓的"病因"迄今为止仍未得到证实。CNS 免疫反应(多通过细胞介导)可能是致病机制。动物模型:实验性过敏性脑脊髓炎[需要 CNS(而不是周围神经的)髓鞘碱性蛋白]。

普遍被承认的病因包括(带 * 者更确切地说可能伴发脊髓病而不是脊髓炎):

1. 感染性或感染后:

(1) 原发性感染性脊髓炎:

1) 病毒性:多发脊髓炎、脊髓炎伴病毒性脑脊髓炎、带状疱疹、狂犬病。

2) 细菌性:包括脊髓结核瘤。

3) 螺旋菌:又称梅毒性脊髓炎。可导致梅毒性末梢动脉炎。

4) 真菌(曲霉病、芽生菌病、隐球菌病)。

5) 寄生虫(棘球绦虫、囊虫病、肺吸虫病、血吸虫病)。

(2) 感染后:包括皮疹和感冒后。

2. 外伤后。

3. 物理性因素:

(1) 减压病。

(2) 电击伤*。

(3) 放疗后。

4. 副瘤综合征(癌症的远隔效应):最常见的原发部位是肺,但原发灶可位于前列腺、卵巢和直肠,文献中均有报道[62]。

5. 代谢性:

(1) 糖尿病*。

(2) 恶性贫血*。

(3) 慢性肝病*。

6. 中毒:

(1) 甲苯基磷酸盐*。

(2) 动脉(造影)增强剂*。

(3) 脊髓麻醉。

(4) 脊髓造影增强剂。

(5) 髓核化学溶解术[63]。

7. 蛛网膜炎。

8. 自身免疫性疾病:

(1) 多发性硬化(MS),尤其是 Devic 综合征(见章节 92.2)。

(2) 疫苗接种后(天花、狂犬病)。

9. 胶原性血管病:

(1) 系统性红斑狼疮。

(2) 混合性结缔组织病。

10.8.3 临床

■ 症状和体征

34 例 ATM 病人[64]:发病年龄 15～55 岁,66％的病人发生于 30～50 岁之间;12 例(35％)有类似病毒感染的前驱症状。症状列于表 10 - 5,其他非特异性表现包括[65]发热和皮疹。

表 10 - 5 脊髓炎的临床症状

症 状	A 组*	B 组+
疼痛(背痛或根性疼痛)	35％	35％
力弱	32％	13％
感觉障碍或感觉异常	26％	46％
括约肌功能障碍	12％	6％

＊A 组:34 例 ATM[64]

＋B 组:52 例急性或亚急性横贯性脊髓炎[66]

■ 发病节段

62 例 ATM 病人发生节段见表 10 - 6[65]。感觉异常最常见于胸段,极少数情况下 ATM 可表现为 MS 的首发症状(3％～6％的病人发展为 MS)。

表 10 - 6 感觉障碍平面

水 平	百 分 比
颈	8％
高位胸段	36％
低位胸段	32％
腰	8％
不明	16％

■ **病程发展**

通常发展较快,66%的病人24小时达高峰,但从发病至高峰间隔2小时到14天不等[65]。高峰期的表现见表10-7。

表10-7 病程高峰期的症状(62例ATM病人[65])

症　　状	百分比
感觉障碍或感觉异常	100%
力弱	97%
括约肌功能障碍(尿潴留、排尿延迟、充盈性尿失禁)	94%
背、腹或肢体疼痛	34%
发热	27%
颈强直	13%

10.8.4　检查

应行影像学检查排除压迫性症状。脊髓造影、CT和MRI:无特征性表现,有一篇文献报道2例病人伴脊髓梭形增粗[67]。高分辨率MRI薄层成像能很好地显示髓内病变范围。MRI显示"中央点征"[68],T_2WI轴位像上在中央部位有高信号,并在高信号中央有一等信号小区域。

CSF:有38%的病人急性期腰椎穿刺检验结果正常,其余(62%)蛋白升高(通常大于0.4 g/L)和(或)细胞增多(淋巴细胞、PMN或两者均有)。

■ **检查方案**

进行性急性脊髓病/截瘫的病人,尤其怀疑ATM时,首选检查是急诊MRI。如不能进行,应直接做感觉障碍相应节段脊髓造影检查(用CT观察)(这种情况下,一旦除外梗阻,CSF即可送检)。

10.8.5　治疗

治疗尚无随机对照研究。

1. 激素:不是对所有原因的脊髓炎都有用[69],尤其是ASIA神经功能分级A级的病人(完全性损伤)[70]。处理:大剂量甲泼尼龙静注3~5天(包括500 mg/d和1 000 mg/d[71])。是否考虑其他治疗方式应该基于对激素的反应和5天脊髓应用后MRI上的表现。

2. 应用激素3~5天无效者使用血浆置换。

3. 上述方式失败后可以使用其他方式的免疫抑制,包括环磷酰胺。

4. 在局部脊髓扩大并对上述治疗无效的病例可考虑外科减压。

10.8.6　预后

在一组随访(F/U)5 年以上的 34 例 ATM 病人中[64],9 例(26％)恢复良好(行走良好,轻微泌尿系症状,极轻微的感觉和上运动神经元体征);9 例(26％)恢复一般(能够行走,但有一定程度的肌痉挛、尿急和明显的感觉体征);11 例(32％)较差(偏瘫,括约肌功能障碍);5 例(15％)在发病后 4 个月内死亡。18 例(占存活的 62％)病人能行走(所有这些病人在 3～6 个月时,在借助辅助工具的情况下能行走)。

在一组 59 例的病人中(随访期限未说明)[65],22 例(37％)恢复良好,14 例(24％)较差,3 例死于急性期(2 例因呼吸功能障碍、1 例因败血症),病情改善出现在发病后 4 周到 3 个月(3 个月后症状无改善)。

10.9　神经系统结节病

10.9.1　概述

> **要　点**
>
> 1. 结节病累及神经系统。
> 2. 可造成多发脑神经麻痹。
> 3. 最常见的神经系统表现是尿崩症。
> 4. 皮质激素对系统性及神经系统结节病均有效。

结节病是一种肉芽肿性疾病,通常为全身性疾病,可侵犯 CNS(所谓的神经系统结节病)。只有 1％～3％的神经系统结节病无其他部位症状[72]。病因不明,可能是某种感染引起的。被侵犯的器官常包括:肺、皮肤、淋巴结、骨、眼、肌肉和腮腺[30]。

10.9.2　病理

CNS 结节病主要侵犯软脑膜,但脑实质也常被侵犯,可发生粘连性蛛网膜炎伴结节形成(结节好发于颅后窝)。也可发生弥漫性脑膜炎或脑膜脑炎,脑底(颅底脑膜炎)和第三脑室室管膜下区(包括下丘脑)最为明显。

CNS 结节病显微镜下特征性表现包括:伴淋巴细胞浸润的非干酪样肉芽肿,可有或无朗格汉斯巨细胞。

10.9.3　流行病学

结节病的发生率为(3～50)/10 万,神经系统结节病约占 5％(文献报道:

1%～27%）。在一组病例中平均发病年龄为 44 岁。

10.9.4 临床表现

包括多发脑神经功能障碍、周围神经病和肌病[73]。少数情况下可导致占位效应[74]及因颅底蛛网膜炎导致的脑积水。病人可有低热，颅内高压常见，可危及病人生命。

下丘脑侵犯可导致 ADH 紊乱（尿崩症、病理性烦渴）。少数情况累及垂体可导致垂体功能低下，15%的病人可发生癫痫。

0.4%的结节病病人累及脊髓[75]，在这些病人中 16%仅见脊髓受累。

10.9.5 实验室检查

CBC：可出现白细胞轻度增高和嗜酸性粒细胞增多。

血浆血管紧张素转化酶（ACE）：83%的活动性肺结节病病人出现异常升高，但静止性病变只有 11%出现升高[76]。假阳性率：2%～3%。原发性胆汁性肝硬化病人也可升高。

CSF：类似于急性脑膜炎，压力升高，细胞轻度增多（10～200/ml），主要为淋巴细胞。蛋白升高（可达 2 000 mg/dl）糖轻度降低（15～40 mg/dl），约 55%的神经系统结节病病人 CSF 中 ACE 升高（无 CNS 侵犯的结节病病人正常）[77]。细菌培养和革兰染色未见病原微生物。

10.9.6 影像学检查

■ X线平片

结节病的特异性表现（肺门淋巴结肿大，纵隔淋巴结肿大等）。

■ MRI

增强扫描可见脑膜及视神经增强，脑膜增强见于 38%的病人[78]。病变可为单个或多个，可位于脑实质内或脑实质外、脑室旁或基底池内，FLAIR 可显示其他序列不能显示的病变，可见脑积水。

■ 核医学检查

[67]镓草酸盐显像见章节 13.5.2：

1. 熊猫征[79]：泪腺、腮腺及鼻咽部摄取，对结节病不特异。
2. λ分布[80]：肺门淋巴结摄取。
3. 豹人征[81]：软组织、皮肤、肌肉、纵隔和泪腺广泛摄取。

10.9.7 鉴别诊断（表 10 - 8）

神经系统结节病应与肉芽肿性脉管炎（GA）鉴别：脉管炎的炎症反应范围仅限于血管邻近部位，而结节病则超出此范围，出现广泛的血管壁破坏。

表 10 - 8　神经系统结节病的鉴别诊断

1. 霍奇金病
2. 慢性肉芽肿性脑膜炎
   (1) Hansen 病
   (2) 梅毒
   (3) 隐球菌病
   (4) 结核病
3. MS
4. CNS 淋巴瘤
5. 假性脑瘤
6. 肉芽肿性脉管炎

10.9.8　诊断

全身性发病时诊断相对容易。诊断依据：胸片特征性表现；皮肤或肝结节活检；肌肉活检；血清 ACE 测定。

只发生神经结节病时诊断困难，需要活检(见下文)。

10.9.9　活检

诊断不明确的病例可考虑活检，只要可能就应行 MRI 检查以确定受累幕上的病变部位。如果病变不可以活检，则活检包括脑膜和皮质各层。除镜检外，还应进行真菌培养、染色和抗酸染色(TB)检查。

10.9.10　治疗

未证实抗菌治疗有效。类固醇激素治疗可改善全身和 CNS 症状。开始治疗应用泼尼松 60 mg 每天口服，并且根据反应减量。用环孢素可减少复发病例的激素用量[82]。其他治疗药物包括甲氨蝶呤、环磷酰胺。出现脑积水可考虑 CSF 分流。

10.9.11　预后

一般为良性病变，周围神经和脑神经功能缓慢恢复。

(刘兴炬　李　昊)

参考文献

[1] Consensus Conference. Differential Diagnosis of Dementing Diseases. JAMA. 1987; 258:3411–3416
[2] Fleming KC, Adams AC, Petersen RC. Dementia: Diagnosis and Evaluation. Mayo Clin Proc. 1995; 70:1093–1107
[3] Lipowski ZJ. Delerium (Acute Confusional States). JAMA. 1987; 258:1789–1792
[4] Pompei P, Foreman M, Rudberg MA, et al. Delerium in Hospitalized Older Persons: Outcomes and Predictors. J Am Geriatr Soc. 1994; 42:809–815
[5] Petersen RC. Acute Confusional State: Don't Mistake it for Dementia. Postgrad Med. 1992; 92:141–148
[6] Hulette CM, Earl NL, Crain BJ. Evaluation of Cerebral Biopsies for the Diagnosis of Dementia. Arch Neurol.

1992; 49:28-31

[7] Javedan SP, Tamargo RJ. Diagnostic Yield of Brain Biopsy in Neurodegenerative Disorders. Neurosurgery. 1997; 41:823-830

[8] Groves R, Moller J. The Value of the Cerebral Cortical Biopsy. Acta Neurol Scand. 1966; 42:477-482

[9] Forsyth PA, Posner JB. Headaches in Patients with Brain Tumors: A Study of 111 Patients. Neurology. 1993; 43:1678-1683

[10] Welch KMA, Levine SR. Migraine-related stroke in the context of the International Headache Society Classification of head pain. Arch Neurol. 1990; 47:458-462

[11] Lance JW. Treatment of Migraine. Lancet. 1992; 339:1207-1209

[12] Kittrelle JP, Grouse DS, Seybold ME. Cluster Headache: Local Anesthetic Abortive Agents. Arch Neurol. 1985; 42:496-498

[13] Sanders M, Zuurmond WWA. Efficacy of Sphenopalatine Ganglion Blockade in 66 Patients Suffering from Cluster Headache: A 12- to 70-Month Follow-Up Evaluation. J Neurosurg. 1997; 87:876-880

[14] Burns B, Watkins L, Goadsby PJ. Treatment of medically intractable cluster headache by occipital nerve stimulation: long-term follow-up of 8 patients. Lancet. 2007; 369:1099-1106

[15] Lapkin ML, Golden GS. Basilar Artery Migraine: A Review of 30 Cases. Am J Dis Child. 1978; 132:278-281

[16] Mitchell SL, Kiely DK, Kiel DP, Lipsitz LA. The Epidemiology, Clinical Characteristics, and Natural History of Older Nursing Home Residents with a Diagnosis of Parkinson's Disease. J Am Geriatr Soc. 1996; 44:394-399

[17] Lang AE, Lozano AM. Parkinson's Disease. First of Two Parts. N Engl J Med. 1998; 339:1044-1053

[18] Koller WC, Silver DE, Lieberman A. An Algorithm for the Management of Parkinson's Disease. Neurology. 1994; 44:S5-52

[19] Young R. Update on Parkinson's Disease. Am Fam Physician. 1999; 59:2155-2167

[20] Kondziolka D, Bonaroti EA, Lunsford LD. Pallidotomy for Parkinson's Disease. Contemp Neurosurg. 1996; 18:1-6

[21] Davis GC, Williams AC, Markey SP, et al. Chronic Parkinsonism Secondary to Intravenous Injection of Meperidine Analogues. Psychiatry Res. 1979; 1:249-254

[22] Langston JW, Ballard P, Tetrud JW, Irwin I. Chronic Parkinsonism in Humans Due to a Product of Meperidine-Analog Synthesis. Science. 1983; 219:979-980

[23] Langston JW, Ballard PA, Jr. Parkinson's Disease in a Chemist Working with 1-Methyl-4-phenyl-1,2,5,6-tetrahydropyridine. N Engl J Med. 1983; 309:310

[24] Langston JW, Forno LS, Tetrud J, Reeves AG, Kaplan JA, Karluk D. Evidence of Active Nerve Cell Degeneration in the Substantia Nigra of Humans Years After 1-Methyl-4-phenyl-1,2,3,6-tetrahydropyridine Exposure. Ann Neurol. 1999; 46:598-605

[25] Kristensen MO. Progressive Supranuclear Palsy - 10 Years Later. Acta Neurol Scand. 1985; 71:177-189

[26] Gildenberg PL. Whatever Happened to Stereotactic Surgery? Neurosurgery. 1987; 20:983-987

[27] Pugliatti M, Rosati G, Raine CS, McFarland HF, Hohlfeld R. In: Epidemiology of multiple sclerosis. Multiple sclerosis: a comprehensive text. Philadelphia: Saunders Elsevier; 2008

[28] Lublin FD, Reingold SC. Defining the Clinical Course of Multiple Sclerosis: Results of an International Survey. Neurology. 1996; 46:907-911

[29] Rudick RA, Cohen JA, Weinstock-Guttman B, et al. Management of Multiple Sclerosis. N Engl J Med. 1997; 22:1604-1611

[30] Rowland LP. Merritt's Textbook of Neurology. Philadelphia 1989

[31] Jensen TS, Rasmussen P, Reske-Nielsen E. Association of Trigeminal Neuralgia with Multiple Sclerosis. Arch Neurol. 1982; 65:182-189

[32] Filippi M, Horsfield MA, Morrissey SP, et al. Quantitative Brain MRI Lesion Load Predicts the Course of Clinically Isolated Syndromes Suggestive of Multi-

ple Sclerosis. Neurology. 1994; 44:635-641

[33] McDonald WI, Compston A, Edan G, et al. Recommended diagnostic criteria for multiple sclerosis: Guidelines from the international panel on the diagnosis of multiple sclerosis. Ann Neurol. 2001; 50:121-127

[34] Polman CH, Reingold SC, Edan G, Filippi M, Hartung HP, Kappos L, Lublin FD, Metz LM, McFarland HF, O'Connor PW, Sandberg-Wollheim M, Thompson AJ, Weinshenker BG, Wolinsky JS. Diagnostic criteria for multiple sclerosis: 2005 revisions to the "McDonald Criteria". Ann Neurol. 2005; 58:840-846

[35] Poser CM, Paty DW, Scheinberg L, et al. New Diagnostic Criteria for Multiple Sclerosis: Guidelines for Research Protocols. Ann Neurol. 1983; 13:227-231

[36] Polman CH, Reingold SC, Banwell B, Clanet M, Cohen JA, Filippi M, Fujihara K, Havrdova E, Hutchinson M, Kappos L, Lublin FD, Montalban X, O'Connor P, Sandberg-Wollheim M, Thompson AJ, Waubant E, Weinshenker B, Wolinsky JS. Diagnostic criteria for multiple sclerosis: 2010 revisions to the McDonald criteria. Ann Neurol. 2011; 69:292-302

[37] Swanton JK, Rovira A, Tintore M, Altmann DR, Barkhof F, Filippi M, Huerga E, Miszkiel KA, Plant GT, Polman C, Rovaris M, Thompson AJ, Montalban X, Miller DH. MRI criteria for multiple sclerosis in patients presenting with clinically isolated syndromes: a multicentre retrospective study. Lancet Neurol. 2007; 6:677-686

[38] Montalban X, Tintore M, Swanton J, Barkhof F, Fazekas F, Filippi M, Frederiksen J, Kappos L, Palace J, Polman C, Rovaris M, de Stefano N, Thompson A, Yousry T, Rovira A, Miller DH. MRI criteria for MS in patients with clinically isolated syndromes. Neurology. 2010; 74:427-434

[39] Swanson JW. Multiple Sclerosis: Update in Diagnosis and Review of Prognostic Factors. Mayo Clin Proc. 1989; 64:577-586

[40] Barkhof F, Filippi M, Miller DH, et al. Comparison of MR imaging criteria at first presentation to predict conversion to clinically definite multiple sclerosis. Brain. 1997; 120:2059-2069

[41] Tintore M, Rovira A, Martinez M, et al. Isolated demyelinating syndromes: comparison of different MR imaging criteria to predict conversion to clinically definite multiple sclerosis. AJNR. 2000; 21:702-706

[42] Stewart JM, Houser OW, Baker HL, O'Brien PC, et al. Magnetic Resonance Imaging and Clinical Relationships in Multiple Sclerosis. Mayo Clin Proc. 1987; 62:174-184

[43] Mushlin AI, Detsky AS, Phelps CE, et al. The Accuracy of Magnetic Resonance Imaging in Patients With Suspected Multiple Sclerosis. JAMA. 1993; 269:3146-3151

[44] Kidd C, Thorpe JW, Thompson AJ, et al. Spinal cord imaging MRI using multi-array coils and fast spin echo. II. Findings in multiple sclerosis. Neurology. 1993; 43:2632-2637

[45] Kent DL, Larson EB. Magnetic Resonance Imaging of the Brain and Spine. Ann Intern Med. 1988; 108:402-424

[46] Kepes JJ. Large focal tumor-like demyelinating lesions of the brain: intermediate entity between multiple sclerosis and acute disseminated encephalomyelitis? A study of 31 patients. Ann Neurol. 1993; 33:18-27

[47] Law M, Meltzer DE, Cha S. Spectroscopic magnetic resonance imaging of a tumefactive demyelinating lesion. Neuroradiology. 2002; 44:986-989

[48] Freedman MS, Thompson EJ, Deisenhammer D, et al. Recommended standard of cerebrospinal fluid analysis in the diagnosis of multiple sclerosis: A consensus statement. Arch Neurol. 2005; 62:865-870

[49] Rowland LP. Diagnosis of amyotrophic lateral sclerosis. J Neurol Sci. 1998; 160:S6-24

[50] Peavy GM, Herzog AG, Rubin NP, Mesulam M-M. Neuropsychological Aspects of Dementia of Motor Neuron Disease: A Report of Two Cases. Neurology. 1992; 42:1004-1008

[51] Bensimon G, Lacomblez L, Meininger V, et al. A Con-

10

trolled Trial of Riluzole in Amyotrophic Lateral Sclerosis. N Engl J Med. 1994; 24:585–591

[52] Lacomblez L, Bensimon G, Guillet P, et al. Riluzole: A Double-Blind Randomized Placebo-Controlled Dose-Range Study in Amyotrophic Lateral Sclerosis (ALS). Electroenceph Clin Neurophysiol. 1995; 97

[53] Ropper AH, Shahani BT. Pain in Guillain-Barre syndrome. Arch Neurol. 1984; 41:511–514

[54] Asbury AK, Arnaso BGW, Karp HR, et al. Criteria for Diagnosis of Guillain-Barre Syndrome. Ann Neurol. 1978; 3:565–566

[55] Scott AJ, Duncan R, Henderson L, Jamal GA, Kennedy PG. Acute rhabdomyolysis associated with atypical Guillain-Barre syndrome. Postgrad Med J. 1991; 67:73–74

[56] Mendell JR. Chronic Inflammatory Demyelinating Polyradiculoneuropathy. Annu Rev Med. 1993; 44:211–219

[57] Mahattanakul W, Crawford TO, Griffin JW, et al. Treatment of Chronic Inflammatory Demyelinating Polyneuropathy with Cyclosporin-A. J Neurol Neurosurg Psychiatry. 1996; 60:185–187

[58] Gorson KC, Ropper AH, Clark BD, et al. Treatment of Chronic Inflammatory Demyelinating Polyneuropathy with Interferon-a 2a. Neurology. 1998; 50:84–87

[59] Gorson KC, Ropper AH, Muriello MA, Blair R. Prospective evaluation of MRI lumbosacral nerve root enhancement in acute Guillain-Barre syndrome. Neurology. 1996; 47:813–817

[60] Guillain-Barré Syndrome Steroid Trial Group. Double-Blind Trial of Intravenous Methylprednisolone in Guillain-Barré Syndrome. Lancet. 1993; 341:586–590

[61] Kincaid JC, Dyken ML, Baker AB, Joynt RJ. In: Myelitis and Myelopathy. Clinical Neurology. Hagerstown: Harper and Row; 1984:1–32

[62] Altrocchi PH. Acute Transverse Myelopathy. Arch Neurol. 1963; 9:111–119

[63] Eguro H. Transverse Myelitis following Chemonucleolysis: Report of a Case. J Bone Joint Surg. 1983; 65A:1328–1329

[64] Lipton HL, Teasdall RD. Acute Transverse Myelopathy in Adults: A Follow-Up Study. Arch Neurol. 1973; 28:252–257

[65] Berman M, Feldman S, Alter M, et al. Acute Transverse Myelitis: Incidence and Etiologic Considerations. Neurology. 1981; 31:966–971

[66] Ropper AH, Poskanzer DC. The Prognosis of Acute and Subacute Transverse Myelopathy Based on Early Signs and Symptoms. Ann Neurol. 1978; 4:51–59

[67] Merine D, Wang H, Kumar AJ, et al. CT Myelography and MRI of Acute Transverse Myelitis. J Comput Assist Tomogr. 1987; 11:606–608

[68] Berg B, Franklin G, Cuneo R, et al. Nonsurgical Cure of Brain Abscesses. Ann Neurol. 1978; 3:474–478

[69] Kalita J, Misra UK. Is methyl prednisolone useful in acute transverse myelitis? Spinal Cord. 2001; 39:471–476

[70] Greenberg BM, Thomas KP, Krishnan C, Kaplin AI, Calabresi PA, Kerr DA. Idiopathic transverse myelitis: corticosteroids, plasma exchange, or cyclophosphamide. Neurology. 2007; 68:1614–1617

[71] Britt RH, Enzmann DR, Yeager AS. Neuropathological and CT Findings in Experimental Brain Abscess. J Neurosurg. 1981; 55:590–603

[72] Stern BJ, Krumholz A, Johns C, Scott P, et al. Sarcoidosis and its Neurological Manifestations. Arch Neurol. 1985; 42:909–917

[73] Oksanen V. Neurosarcoidosis: Clinical Presentation and Course in 50 Patients. Acta Neurol Scand. 1986; 73:283–290

[74] de Tribolet N, Zander E. Intracranial Sarcoidosis Presenting Angiographically as a Subdural Hematoma. Surg Neurol. 1978; 9:169–171

[75] Saleh S, Saw C, Marzouk K, Sharma O. Sarcoidosis of the spinal cord: literature review and report of eight cases. J Natl Med Assoc. 2006; 98:965–976

[76] Rohrbach MS, DeRemee RA. Pulmonary Sarcoidosis and Serum Angiotensin-Converting Enzyme. Mayo Clin Proc. 1982; 57:64–66

[77] Oksanen V. New Cerebrospinal Fluid, Neurophysiological and Neuroradiological Examinations in the Diagnosis and Follow-Up of Neurosarcoidosis. Sarcoidosis. 1987; 4:105–110

[78] Zajicek JP, Scolding NJ, Foster O, Rovaris M, Evanson J, Moseley IF, Scadding JW, Thompson EJ, Chamoun V, Miller DH, McDonald WI, Mitchell D. Central nervous system sarcoidosis–diagnosis and management. QJM. 1999; 92:103–117

[79] Kurdziel KA. The Panda Sign. Radiology. 2000; 215:884–885

[80] Sulavik SB, Spencer RP, Weed DA, Shapiro HR, Shiue ST, Castriotta RJ. Recognition of distinctive patterns of gallium-67 distribution in sarcoidosis. J Nucl Med. 1990; 31:1909–1914

[81] Fayad F, Duet M, Orcel P, Liote F. Systemic sarcoidosis: the "leopard-man" sign. Joint Bone Spine. 2006; 73:109–112

[82] Stern BJ, Schonfeld SA, Sewell C, et al. The Treatment of Neurosarcoidosis With Cyclosporine. Arch Neurol. 1992; 49:1065–1072

10

11 神经血管疾病和神经毒理学

11.1 后部可逆性脑病综合征(PRES)

11.1.1 概述

　　PRES 也叫可逆性后部白质脑病综合征(RPLS),特征性的表现为 CT、MRI 可见的血管源性脑水肿,多见于顶枕叶[1],最常见于分水岭区并累及皮质,皮层下及白质[1]。少部分病人可发展为脑梗死。

　　病人可表现为头痛、癫痫、精神状态改变及局灶性症状,脑内出血或蛛网膜下隙出血可见于 15％的病人[1]。

11.1.2 相关疾病

　　1. 高血压脑病:由亚急性血压升高导致(也常见于恶性高血压),影像学检查显示对称的融合性病变,伴轻微占位效应和枕叶皮层下白质片状强化[2](可能是因为后循环部分失去交感神经支配),可导致皮质盲。

　　(1) 75％的 PRES 病人有中到重度高血压[1],尽管经常达不到调节上线。

　　(2) 半球病变可合并脑干及小脑病变,颅后窝水肿可导致脑积水[3]。

　　2. 先兆子痫/子痫合并脑水肿[4]:常短暂,但(永久性)梗死也可能发生。11％～26％的病人在 MRI 可见弥散受限,异常的 DWI 提示预后不良[5]。

　　(1) 可发生于妊娠期间(如失明),是先兆子痫或子痫的并发症[6]。

　　(2) 可出现于分娩后 4～9 天,可伴有血管痉挛[7]。

　　(3) 可能与胎盘有关,分娩并取出胎盘后可好转[8]。

　　3. 感染、脓毒血症及休克:40％的病人血压正常(血压正常病人脑水肿较重),常见于革兰阳性菌感染的病人[9]。

　　4. 自身免疫疾病:PRES 可见于狼疮、硬皮病、韦氏肉芽肿和结节性多动脉炎病人[1]。这些病人多接受免疫抑制剂治疗,如他克莫司、环孢素等,这些药物与 PRES 有关。

　　5. 肿瘤化疗:PRES 与高剂量多药化疗有关,常见于造血系统恶性肿瘤病人。

　　6. 移植:PRES 见于实体器官移植及骨髓移植的病人。

（1）发病率：骨髓移植病人中为 $3\%\sim16\%$，与化疗方案及是否接受骨髓消融治疗有关[1]。

（2）最常见于接受异体骨髓移植后 1 个月内[1]。

（3）实体器官移植病人发病率较低，在肝移植中发生较早（$1\sim2$ 个月内），在肾移植中较晚[1]。

7. 环孢素毒性[9]。

11.1.3　治疗

严格控制血压，避免脑内出血，处理相关情况（如控制血压，停止免疫抑制或化疗，分娩胎盘等）。

11.2　交叉性小脑失联络

大脑半球病变对侧小脑低代谢。常见的半球病变可位于中央区，前放射冠，丘脑且呈低代谢。理论：大脑-脑桥-小脑通路失联络导致低代谢→CO_2产生减少→局部动脉收缩。

11.3　血管炎和血管病

11.3.1　概述

血管炎是一组以血管炎症和坏死为特征的疾病。血管炎可以是原发或继发的，可侵犯 CNS 的血管炎列于表 11-1。这些疾病导致组织缺血（即使在炎症静止或消失后），造成从神经失用到梗死不同程度的损伤。

表 11-1　可侵犯 CNS 的血管炎[10]

血　管　炎	神经系统侵犯概率	CNS 侵犯类型[a]				
		急性脑病	癫痫	脑神经	脊髓	ICH 或 SAH
结节性多动脉炎[b]（PAN）[c]	$20\%\sim40\%$	++	++	+	+	+
超敏性血管炎[b]	10%	+	+	0	0	+
巨细胞动脉炎（颞动脉炎）[b]	10%	+	0	++	0	0
Takayasu 动脉炎	$10\%\sim36\%$	+	++	++	+	+
Wegener 肉芽肿病[b]	$23\%\sim50\%$	+	++	++	+	+

续　表

血 管 炎	神经系统侵犯概率	CNS 侵犯类型a				
		急性脑病	癫痫	脑神经	脊髓	ICH 或 SAH
淋巴瘤样肉芽肿病b	20%～30%	++	+	++	+	+
CNS 孤立性动脉炎b	100%	++	+	++	++	+
白塞病b	10%～29%	++	+	++	+	+

a 0：不常见或未报道的；+：较常见；++：常见；ICH：脑内出血；SAH：蛛网膜下隙出血
b 见后面章节
c（PAN）：一组疾病,各亚型发生率不同

11.3.2 巨细胞动脉炎(GCA)

要 点

1. 以前多叫颞动脉炎。

2. 累及大中动脉的慢性动脉炎,主要累及来源于动脉弓的动脉的颅分支。

3. 年龄>50 岁,女性较男性多 1 倍。

4. 可能出现的重要的晚期并发症：致盲,卒中,胸主动脉瘤和夹层动脉瘤。

5. 怀疑 GCA 的病人都应进行颞动脉活检。

6. 类固醇激素为首选治疗。

巨细胞动脉炎又称颞动脉炎,是一种由不明原因导致的全身性肉芽肿性动脉炎,主要侵犯来源于动脉弓的动脉的颅分支[特别是颈外动脉(ECA)的分支][11],不治疗可导致失明。Takayasu 动脉炎与颞动脉炎相似,但在年轻女性侵犯大动脉。包括两期：炎性期(皮质激素治疗)和狭窄期(动脉旁路移植)。

■ 流行病学

几乎只发生于 50 岁以上的高加索人(平均发病年龄为 70 岁),在 50 岁以上的人群中发病率约为 17.8/10 万[范围：(0.49～23)/10 万][12]。患病率约223/10 万(尸检发生率可能更高)[13]。高纬度地区和北欧日耳曼人患病率较高提示有遗传和环境因素。女：男≈2：1[文献报道：(1.05～7.4)：1]。风湿性多肌痛(PMR)似乎更常见(50%)(见章节 11.3.3)。

■ 病理

由淋巴细胞、浆细胞、巨噬细胞、有或无巨细胞(如果没有,内膜增生将十分明显)参与的不连续(所谓的"跳跃病变")炎症反应；主要位于受侵犯的动脉

中膜。易受侵犯的动脉包括眼动脉、睫后动脉的分支及整个颈外动脉分布区〔颞浅动脉(STA)是终末支之一〕。体部其他动脉也可被侵犯(文献报道腹主动脉、股动脉、支气管和肠系膜动脉受侵犯时很少出现症状),与PAN不同,GCA一般不侵犯肾动脉。

■ **临床表现**

GCA的各种症状见表11-2。通常起病隐匿,偶尔有急性起病[14]。

表 11-2   GCA 的症状和体征[11,15]

频繁(>50%)	有时(10%~59%)	极少(<10%)
头痛:66% 颞动脉压痛	视觉症状 体重下降 发热(低热) 近端肌痛 下颌活动障碍 面痛 头皮压痛	失明 下肢跛行 舌运动障碍 耳痛 滑膜炎 卒中 心绞痛

临床表现的详细情况:

1. 头痛:最常见的症状,非特异性的,位于一侧或双侧颞部、前额或枕部,可为浅表性或伴发作性刺痛的烧灼感。

2. 与ECA供血相关的症状(强烈提示TA,但不能明确诊断[16]):下颌、舌及咽喉部肌肉功能障碍。

3. 眼科学症状:由动脉炎或眼动脉分支或睫后动脉梗塞导致。

(1)症状包括:一过性黑矇(44%病人有永久性失明)、失明、视野缺损、复视、上睑下垂、眼痛、角膜水肿、结膜水肿。

(2)失明:发生率约7%,一旦发生很难恢复。

4. 系统性症状:

(1)非特异性症状:发热(15%的病人可表现不明原因的发热)、厌食症、体重减轻、疲乏、不适。

(2)30%有神经系统表现。14%出现神经病变,包括手臂和腿部的单神经或多神经病变[17]。

(3)肌肉骨骼症状:

1)PMR最常见(40%):见章节11.3.3。

2)周围关节炎,25%出现手部和脚的肿胀、凹陷性水肿。

3)锁骨下和腋动脉梗阻造成手臂活动障碍。

(4)胸主动脉瘤:GCA病人风险高17倍。每年都需进行胸片检查。

5. 33%的病人查体时颞动脉正常,其余可表现出压痛、肿胀、红斑、搏动减弱或结节形成。

6. 存在系统性症状的病人发生致盲和卒中的风险较低。

■ 鉴别诊断

1. 结节性多动脉炎(见章节 11.3.4)。

2. 超敏性血管炎。

3. 粥样硬化性梗死性疾病。

4. 恶性病变：低热、不适和体重下降。

5. 感染。

6. 三叉神经痛(见章节 28.3.3)。

7. 眼肌瘫痪性偏头痛。

8. 牙疾患。

■ 检查

• 实验室检查

1. 红细胞沉降率(ESR)：通常 Westergren 法 ESR＞50 mm/h。(如果 ESR＞80 mm/h 加上述临床表现,则高度提示 GCA)。22.5％的病人 ESR 正常[18]。

2. C反应蛋白：是较 ESR 敏感的另一急性阶段反应物,其优点是(检测)可以在冰冻血浆上完成。

3. 血常规：可显示轻微的正常色素性贫血[19]。

4. 类风湿因子、抗核抗体(ANA)和血清补体通常正常。

5. 30％的病人肝功能异常(通常碱性磷酸酶升高)。

6. 颞动脉造影无任何帮助(如果怀疑其他部位大动脉受侵犯,可考虑血管造影检查)。

7. CT：一般无用,有文献报道颞动脉炎相应区域可见钙化[20]。

8. 颞动脉活检见下文。

• 颞动脉活检

敏感性和特异性见表 11-3。

表 11-3 颞动脉活检

敏感性	约90％(文献报道[15,21]为9％～97％)
特异性	近100％
预测值	约94％

◎ 适应证和活检时机

目前的建议是对所有怀疑 GCA 的病人进行颞动脉活检[11]。该方法目前存在争议。推荐理由：老年病人长期使用激素存在副作用。不推荐理由：由于活检结果阴性不能排除诊断,所以活检阴性但是临床怀疑的病例按照 GCA 来治疗[22]。然而一般说来,在长期高剂量激素治疗前,谨慎考虑活检[16]。活检并发症少见,包括出血、感染、在活动性血管炎中出现头皮坏死。

最好在开始治疗前进行活检[11]。否则,通常治疗 1 周内开始活检(但是在治疗后 2 周时病理改变仍然存在[23],因此在等待活检时可以不停止治疗)。

◎ 颞动脉活检技术

活检在受累侧进行,切除有症状的部位(压痛或炎症反应)有助于提高阳性率[24]。标出 STA 的额支,局部浸润麻醉,切口位于血管后方,并尽可能位于发际后。切开颞筋膜,STA 在其表面[25]。切除 4~6 cm 的 STA,全程切片检查有助于提高阳性率。临床症状高度怀疑而一侧活检阴性的情况下,对侧颞动脉活检可使检出率增加 5%~10%。

■ 治疗

类固醇激素可使症状缓解,通常可防止失明(在给予足量类固醇激素治疗 24~48 小时后眼部症状很少继续发展)。完全失明或部分视力丧失时间较长的病人任何治疗均无效。

1. 对于大多数病人:

(1) 泼尼松龙开始治疗剂量 40~60 mg/d 分 2~4 次口服(在治疗开始阶段采用隔日给药通常无效)。

(2) 如果 72 小时后无效,而诊断明确,可加大剂量至 10~25 mg,每天 4 次。

(3) 一旦治疗有效(通常在 3~7 天内),则每天上午口服全量一次,持续 3~6 周直到症状消失和 ESR 正常(约 87% 的病人在 4 周内恢复正常)或稳定在 40~50 mm/h 以下。

(4) 一旦病情得到控制,需逐渐减量以防加重:每 2~4 周减量一次,每次减少的剂量为 10 mg/d,至总剂量为 40 mg/d;然后每 2~4 周减量一次,每次减少 5 mg/d,至总剂量为 20 mg/d;然后每 2~4 周减量一次,每次减少 2.5 mg/d,至总剂量为 5~7.5 mg/d,维持数月;然后每 1~3 个月减量一次,每次减少 1 mg/d(通常疗程为 6~24 个月;当 ESR 正常后仍不能停用类固醇激素)。

(5) 如果在治疗期间症状复发,则需加大泼尼松龙的剂量直至症状消失(单独的 ESR 升高并不是加大激素剂量的指征[11])。

(6) 必须密切随访约 2 年。

2. 重症病人:甲泼尼龙 15~20 mg 静脉滴注,每天 4 次。

3. 抗凝治疗:有争议。

4. GCA 病人发生急性(发病后 24~36 小时内)失明:

(1) 可在 30~60 分钟内用 500 mg 的甲泼尼龙静脉滴注(无对照研究证明可使失明恢复)。

(2) 有人采用间断性吸入含 5% 二氧化碳的氧气治疗。

■ 预后

采用激素治疗的病人中约 50% 出现并发症(多数并不危及生命,包括约

36%的病人出现椎体压缩性骨折、12%出现消化性溃疡、近端肌肉疾病、白内障、糖尿病加重,见章节 8.1.4)。

30%~50%的病人在激素治疗后仍可能出现症状加重(特别在发病最初的 2 年)[11]。

生存期与普通人群一致,类固醇激素治疗后失明少见。

11.3.3 风湿性多肌痛

风湿性多肌痛(PMR)和 GCA 可能是同一疾病的不同阶段(见章节11.3.2)。HLA-DR4 频率较高,可见单核细胞活化,15%的 PMR 病人最终进展为 GCA。

■ **流行病学**[11]

GCA 和 PMR 都发生在 50 岁以上的病人中。发病率随年龄增加而增加,70~80 岁时达高峰,在高纬度地区较高[11]。

PMR 比 GCA 多见,患病率 500/10 万[26],在 50 岁以上人群中发病率52.5/10 万,女性(61.7%)较男性(39.9%)多见[27]。

■ **特征**[11]

1. 病因不明的炎性病变。

2. 临床特征:

(1)颈肩部和骨盆肌肉疼痛和晨僵,持续时间>1 个月。活动后疼痛加重。

1)肩痛:见于 70%~95%的病人,向肘部放射。

2)髋部和颈部疼痛:见于 50%~70%的病人。髋部疼痛向膝部放射。

(2)年龄≥50 岁。

(3)ESR≥40 mm/h(7%~20%的病人 ESR 正常[28])。

(4)通常对低剂量激素(≤20 mg/d)治疗敏感。

(5)系统性症状(见于约 33%的病人):发热,不适或乏力,食欲降低或体重下降。

3. 预后较好:通常 1~3 年缓解。

■ **治疗**

PMR 对低剂量激素[26](泼尼松 10~20 mg/d)或 NSAID 类敏感(对激素反应更快)。起始剂量的激素维持 2~4 周后每 1~2 周减量不超过 10%[11],观察有无 GCA 症状。

11.3.4 其他血管炎

■ **结节性多动脉炎**

实际上是一组坏死性血管炎,包括:

1. 典型结节性多动脉炎(PAN):是一种全身疾病,伴有炎性坏死,血栓形成(阻塞),除肺和脾外其他器官的动脉和小动脉出血。沿中等大小的动脉走行可触及结节。常导致多发性单神经炎、体重减轻、发热和心动过速。周围神经的症状是由于动脉炎导致的滋养血管阻塞引起的。CNS 的症状不常见,包括头痛、癫痫、SAH、视网膜出血及约 13% 出现卒中。

2. 过敏性血管炎和肉芽肿(Churg - Strauss 综合征)。

3. 全身坏死性血管炎。

环磷酰胺的治疗效果要好于类固醇激素。

▨ Wegener 肉芽肿病

是一种全身坏死性肉芽肿性血管炎,可侵犯呼吸道[肺→咳嗽/咯血,和(或)鼻腔→含血的鼻腔引流物±感染性穿孔→特征性"鞍鼻畸形"]和肾脏(只侵犯肾脏而无呼吸道侵犯的病例未见报道)[29]。

常见的首发表现是鼻腔阻塞和结痂。50% 以上的病人出现关节痛(不是真正的关节炎)。

神经侵犯常包括脑神经功能障碍(通常为Ⅱ、Ⅲ、Ⅳ、Ⅵ;相对少见的有Ⅴ、Ⅶ、Ⅷ;更少见的有Ⅸ、Ⅹ、Ⅺ、Ⅻ)和周围神经病,伴尿崩症(少数情况下比其他症状早 9 个月)。脑和脊髓局灶症状相对少见。

• 鉴别诊断

1. "致命性中线部位肉芽肿"(可能与多形性网状细胞增多症类似或一致)可发展为淋巴瘤,可导致鼻组织局部爆发性坏死。鉴别诊断非常重要,因为这种疾病需采用放射治疗,应避免用免疫抑制剂(如环磷酰胺)。可能不会发展成真正的肉芽肿。无肾和气管侵犯。

2. 真菌性疾病:丝孢子菌和球孢子菌可导致同样的综合征。

3. 其他血管炎:尤其是 Churg - Strauss 综合征(常见哮喘和周围性嗜酸粒细胞增多)和 PAN(通常无肉芽肿)。

• 检查

上呼吸道活检包括去除所有痂皮,多取易碎的黏膜。多聚甲醛固定组织,并在 24 小时内行病理检查(无须冰冻)。其中一块样本应进行培养。如果上呼吸道活检比较特异,则无须肾活检。

• 治疗

如果不治疗,Wegener 肉芽肿病很快致命,中位生存期 5 个月,超过 90% 的病人诊断后 2 年内死亡[30]。对暴发性疾病,应用泼尼松 60～80 mg/d 直到病情控制(ESR 下降,血清肌酐增加)。

疾病稳定后:环磷酰胺(Cytoxan®)约 2 mg/kg 静脉滴注,每天 1 次(2～3 周起效)。在最后一次证实疾病处于活动期之后,持续使用药物 1 年。在经筛选的病例中,低剂量每周 1 次的甲氨蝶呤治疗可作为环磷酰胺的一个容易接受的替代方案[30]。

11.3.5 淋巴瘤样肉芽肿

罕见,主要影响肺、皮肤(40%出现红斑疹或斑片状硬化)和神经系统(CNS 为 20%,周围神经病为 15%)。通常不侵犯窦、淋巴结和脾。

11.3.6 白塞综合征

表现为易复发的眼部疾患、生殖器和口腔溃疡,偶伴皮肤病灶、血栓性静脉炎和关节炎[10]。50%以上的病人有头痛。神经系统侵犯(导致的病变)包括假瘤、小脑性共济失调、截瘫、癫痫和硬脑膜窦血栓形成,只有 5%的病人以神经系统症状为首发症状。86%的病人 CSF 细胞增多,蛋白升高。血管造影检查一般正常,CT 可显示低密度区强化。

类固醇激素通常可改善眼部和脑部症状,但对皮肤和生殖器病变无效。无对照的研究结果显示细胞毒性制剂有一定的作用。沙利度胺可能有效(无对照组),但可能出现严重的副作用(致畸、周围神经病等)[31]。

通常是一种良性病变,神经系统侵犯预示预后不良。

11.3.7 孤立性 CNS 血管炎

又称 CNS 孤立性血管炎,罕见(1983 年文献报道约 20 例[32]),仅限于 CNS 血管。几乎所有病人都发生小血管的血管炎→软脑膜和脑实质内小血管节段性炎症和坏死伴周围组织缺血及出血[10]。

■ 临床表现

有头痛、思维紊乱、智力减退和嗜睡,少数情况下出现癫痫;80%以上的病人出现脑局灶或多灶性病变;视觉症状常见(继发于脉络膜和视网膜动脉炎,或视皮质侵犯→幻视)。

■ 检查

ESR 和全血细胞计数(CBC)一般正常;CSF 可正常或细胞增多伴/无蛋白升高;CT 显示低密度区强化。

血管造影(诊断所必需):特征性表现为多发对称性狭窄("串珠"样)。如果正常,也不能排除该诊断。

病理诊断(推荐):所有的活检组织均应行细菌培养;脑组织活检很少发现血管炎;软脑膜活检均可见病变。

■ 治疗和预后

不治疗会致命,但是可能持续数年。

由于情况少见,所以治疗方式和效果不确定。推荐:环磷酰胺 2 mg/(kg·d)和泼尼松 1 mg/(kg·d),隔日一次。

11.3.8 超敏性血管炎

在这类病人中神经系统侵犯不显著,包括:

1. 药物诱导引起的过敏性血管炎,包括甲基苯丙胺、可卡因(血管炎症状明显[33]但少见)、海洛因和麻黄碱。

2. 皮肤血管炎。

3. 血清病:可导致脑病、癫痫、昏迷、周围神经病和臂丛神经功能障碍。

4. Henoch‐Schönlein 紫癜。

11.3.9 肌纤维发育不良(FMD)

FMD 是一种血管病(angiopathy);主要侵犯主动脉的分支,85%的病人侵犯肾动脉(是最常见的部位),常伴有高血压;发病率约为 1%,导致动脉的多灶性收缩,中间部分呈动脉瘤样扩张。

第二个常见部位是颈内动脉(主要为 C1~C2 邻近部位),颈动脉造影可见 1%的病人出现 FMD,使 FMD 成为颅外动脉狭窄的第二位因素[34]。约80%的病人出现双侧颈内动脉侵犯;50%的颈 FMD 伴发肾 FMD。FMD 病人的颅内动脉瘤和肿瘤的发生率升高,且颈动脉夹层动脉瘤的可能性更高。

FMD 和动脉瘤:动脉瘤在 FMD[35]中发病率为 20%~50%。

■ **病因**

确切的病因不清,但(血管)中层和内弹力层先天性缺陷被证实,这种情况使血管在外伤时更易受损。家族性卒中、高血压和偏头痛的发生率很高,提示FMD 是一种常染色体显性遗传病,男性中遗传性降低[36]。

■ **临床表现**

大多数病人有复发史,症状多样,见表 11‐4。

表 11‐4 37 例颅动脉 FMD 的先发症状[36]

症　　状	百 分 比
头痛	78%
情绪低落	48%
耳鸣	38%
眩晕	34%
心律失常	31%
短暂性脑缺血发作(TIA)	31%
晕厥	31%
颈动脉痛	21%
癫痫	15%
听力损害	12%
腹部绞痛	8%
心绞痛/心肌梗死	8%

高达 50% 的病人表现为短暂性脑缺血或梗死。然而 FMD 也可以是偶然发现的,有些病人随访 5 年未见缺血症状的复发,提示 FMD 可能是一种相对良性的病变。

头痛通常是单侧性的,可被误认为是典型的偏头痛。晕厥可能是由颈动脉窦受累所致。

约 8% 的病人出现 Horner 综合征,1/3 的病人心电图检查见 T 波改变,可能是由于侵犯冠状动脉导致的。

■ 诊断

诊断 FMD 的"金标准"是血管造影,FMD 的三种血管造影表现类型[37]见表 11-5。

表 11-5 FMD 的血管造影分类

类 型	表 现
1	最常见(占文献报道的 80%~100%)、多发、形态不规则、同心性狭窄,中间正常或扩张,导致所谓的"串珠"样改变,相应部位动脉中层纤维发育不良
2	局部结节性狭窄见于约 7% 的病人,FMD 特征性表现较 1 型少,也可见于 Takayasu 动脉炎和其他病变病人
3	"非典型性 FMD",罕见。表现多样,多数为动脉壁憩室样扩张

■ 治疗

推荐使用的药物包括抗血小板聚集药(如阿司匹林)。

直接外科手术治疗困难,因为病变部位难以到达(高位颈内动脉,靠近颅底)及动脉壁变脆使血管旁路移植和切除闭塞困难。

血管成形术获得了一定程度的成功,文献报道的并发症包括颈内动脉-海绵窦瘘和动脉破裂。

11.3.10 其他血管病

■ CADASIL

要 点

1. 临床表现:偏头痛、痴呆、TIA、精神障碍。
2. MRI:白质异常。
3. 常染色体显性遗传。
4. 抗凝剂治疗存在争议,一般不鼓励使用。

CADASIL 是伴皮质下梗死和白质脑病的常染色体显性遗传性脑动脉病

的缩写[38],是一种家族性疾病,成年早期发病(平均发病年龄为 45 岁 ±11 岁),致病基因位于 19 号染色体。除无高血压证据外,临床及影像学表现与高血压导致的皮质下多发梗死类似。这种血管病与透明质脂肪沉积症、动脉硬化和淀粉样血管病所致的血管异常明显不同,导致直径为 $100\sim400\,\mu m$ 的软脑膜动脉和穿动脉中层增厚。

■ 临床表现

反复发作的皮质下梗死(84%)、进展性或渐进性智力减退(31%)、伴有前兆的偏头痛(22%)及抑郁(20%)。所有有症状的病人和 18% 的无症状病人的皮质下白质和基底节区,在 MRI T_2 加权像上均表现为明显的高信号。

■ 治疗

一些医师使用华法林。

11.3.11 影响神经系统的肿瘤旁综合征

肿瘤旁综合征(PNS),即"肿瘤远端效应",急性或亚急性,类似肿瘤转移症状;神经损伤通常严重,在其他肿瘤症状显现出来前 6~12 个月发病;主要是一种神经细胞类型受累。PNS 的存在预示肿瘤的良性进程。

16% 的肺癌和 4% 的乳腺癌发展为 PNS。

发病机制不明。假说:中毒;竞争重要底物;机会性感染;自身免疫性过程。

■ 综合征类型

1. 影响脑和小脑:

(1)脑病:

1)弥散性。

2)肢体和脑干:通常由于小细胞肺癌或是睾丸癌[39]形成的血清抗神经元抗体造成。

(2)"肢体脑病":痴呆(记忆力下降、精神症状、幻觉)。

(3)亚急性小脑退化*:见下文。

(4)眼肌阵挛-肌阵挛综合征:儿童中,经常见于神经母细胞瘤。

2. 影响脊髓:

(1)多发肌炎(前角综合征):类似 ALS(力弱、腱反射下降、肌束震颤)。

(2)亚急性坏死性肌炎:脊髓的快速坏死。

(3)神经节炎*(背根神经节):慢性或亚急性。单纯感觉性神经元病(非神经性疾病)。

3. 影响外周神经系统:

(1)慢性感觉-运动:典型神经病变。

(2)纯感觉性(见章节 83.4.2)[40]。

(3)纯运动性:少见。通常由淋巴瘤造成(大多是霍奇金淋巴瘤)。

(4)急性炎性脱髓鞘多发神经根病,即吉兰-巴雷综合征(见章节 10.7)。

(5) Eaton-Lambert 肌无力*：少见,66%的病人有肿瘤,最常见是原发性肺部燕麦形细胞癌。突触前神经肌连接(PSNMJ)抗体导致 PSNMJ 阻滞；真性重症肌无力是突触后阻滞。早晨加重,后逐渐改善(与重症肌无力相反,重症肌无力表现在晚上或运动后加重)。大多数是运动性,经常伴发感觉异常。重症肌无力主要受烟碱受体影响,但是 Eaton-Lambert 肌无力主要受毒蕈碱性受体影响,因此发生自主症状——口感、阳痿。肌电图重复性神经刺激：对重症肌无力使用 2~5 Hz 的刺激,对 Eaton-Lambert 肌无力使用 10 Hz 以上的刺激,重症肌无力低频反应降低,Eaton-Lambert 肌无力反应增强(重复刺激更好)。

(6) 重症肌无力。

(7) 多发肌炎：年龄>60岁,25%的病人有恶性疾病*,大多数与支气管癌相关。

(8) Ⅱb 型肌纤维萎缩：最常见肿瘤旁综合征；主要是近端肌肉无力(与其他内分泌肌病相同,例如甲状腺功能减退、皮质醇)。

* 典型肿瘤旁神经综合征。没有肿瘤病史的病人表现其中一种综合征用星号(*)标记,这种情况下检查隐匿恶性肿瘤阳性率高。

■ 全小脑退化

浦肯野纤维严重丢失(由于浦肯野纤维细胞抗体)导致严重的全小脑功能障碍。表现为眩晕、步态不稳、上肢和下肢步态失调、构音障碍、恶心呕吐、复视、振动幻视、眼球震颤、辨距不良。通常免疫抑制不可治也不可缓解。20%的病人通过治疗原发肿瘤得到好转。CT 早期正常,晚期小脑萎缩。在 70%的病例中,小脑病变早于肿瘤被发现。

在全小脑退化病中最常见的原发恶性肿瘤列举在表 11-6。

表 11-6　全小脑退化的原发肿瘤

女　　性	男　　性
卵巢癌	肺癌
乳腺癌	霍奇金淋巴瘤
子宫癌	
霍奇金淋巴瘤	

■ 检查

1. CSF 细胞计数、细胞学检查和 IgG 检查。典型表现是白细胞计数(WBC)和 IgG 升高。

2. 原发病灶寻找：

(1) 胸部/腹部/盆腔 CT 检查。

(2) 淋巴结检查。

（3）盆腔检查和乳房 X 线片检查（女性）。

11.4　神经毒理学

11.4.1　乙醇

■ **概述**

酒精急慢性中毒对神经系统的影响是变性[41]，它超出了本文的范围（没有提到乙醇对其他组织系统的影响），对神经肌肉的影响包括：

1. 急性中毒：见下文。

2. 长期滥用酒精（乙醇）的影响：

（1）Wernicke 脑病（见下文）。

（2）小脑变性：由于小脑皮质的浦肯野细胞变性所致，主要发生于蚓部的前上部。

（3）中心性脑桥髓鞘破坏（见章节 5.2.5）。

（4）卒中：发生以下疾病的风险增高。

1）脑内出血（见章节 87.1）。

2）缺血性卒中[42]。

3）可能的动脉瘤破裂所致的蛛网膜下隙出血。

（5）周围神经疾病（见章节 31.1）。

（6）骨骼肌病变。

3. 酒精戒断的影响：在成瘾者停止或减少乙醇摄入时通常会出现。

（1）酒精戒断综合征：见下文。

（2）癫痫：33% 以上的病人在停止饮用后 7～30 小时有由局部到全身的强直-阵挛性癫痫发作——酒精戒断性癫痫（见章节 27.3）。

（3）震颤性谵妄（DTS）：见下文。

■ **急性中毒**

乙醇对中枢神经系统的主要影响是由于直接作用于细胞膜而引起的神经元兴奋、冲动的传导性和神经介质释放的减低。表 11-7 显示了一定的乙醇浓度的临床影响。Mellanby 效应：血液中乙醇浓度升高要比降低时的中毒程度严重。

表 11-7　血液中乙醇浓度

血液中乙醇浓度		临　床　影　响
mmol/L	mg/dl	
5.4	25	轻度中毒：情绪改变，认知能力受损，共济失调
＞21.7	100	前庭神经或小脑功能障碍：眼球震颤增加，复视，构音障碍
＞108.5	500	通常由于呼吸抑制而死亡

在大部分司法中,乙醇浓度≥21.7 mmol/L(100 mg/dl)为中毒浓度。一些地区将这个标准定为 80 mg/dl。然而即使浓度为 10.2 mmol/L(47 mg/dl)也有发生机动车辆交通事故的高风险,慢性长期的饮酒者可致耐受量增大,有成瘾者血中乙醇浓度大于 1 000 mg/dl 的报道。

酒精戒断综合征

长期饮酒者可代偿乙醇对中枢神经系统的抑制作用,因而乙醇浓度下降可引起反弹性的中枢神经系统兴奋性过高。酒精戒断的临床体征被分为轻型及重型(自主神经功能亢进的程度和 DTS 的出现与否可以鉴别轻型和重型)、早期(24~48 小时)或晚期(48 小时以上)。

体征或症状包括:震颤、反射亢进、失眠、恶心、呕吐、自主神经功能亢进(心动过速中,收缩期高血压)、焦虑、肌痛、轻微的精神错乱(意识模糊)。酒精戒断性癫痫(见章节 27.3)倾向于早期发生。早期也可发生感觉障碍或明显的幻觉,幻觉包括伴有明确感觉的幻视和(或)幻听(这区别于 DTS 幻觉)。DTS发生在停止饮酒后 3~4 天(见下文)。

酒精戒断综合征可用地西泮、继续饮酒、β受体阻滞剂、α₂受体激动剂来抑制。

• 酒精戒断综合征预防和治疗[43]

轻度酒精戒断综合征的治疗需要安静、支持性的环境,并进行一对一的照料。如果症状加重,需住院进行药物治疗。

1. 苯二氮䓬类药物(BDZ):是主要的治疗药物,它能抑制自主神经功能亢进,预防癫痫和(或)DTS,所有的 BDZ 都是有效的。初始剂量见表 11 - 8,它要比治疗焦虑的用量大,依据症状变化按照标准化剂量方案(如 CIWA -Ar[44])多次评估症状来调整剂量比依据一成不变的剂量治疗有效[45]。避免肌内注射(吸收不稳定)。

表 11 - 8 酒精戒断综合征的 BDZ 剂量[a]

药　物	剂　量	
	口　服	静　脉　注　射
氯氮䓬(利眠宁 Librium®)	初始剂量 100 mg,然后 25~50 mg,每天 3~4 次,口服,最后大约 4 天逐渐减量应用,持续性焦虑病人需增加剂量,直到每小时 50 mg[46]	—
劳拉西泮 (Ativan®)	初始剂量 4 mg,然后每 4 小时口服 1~2 mg	每 1~2 小时 1~2 mg
地西泮 (Valium®)	初始剂量 20 mg 口服,然后 10 mg 口服,每天 2~4 次	初次 5~10 mg
咪达唑仑 (Versed®)	—	点滴至有效为止

a 调整到适合为止,基于病人的反应

2. 辅助治疗：通常在酒精戒断综合征的病人中见到的伴随情况包括脱水、水电解质紊乱、胰腺炎、酒精性酮症酸中毒,应予相应的治疗。

其他用于酒精戒断综合征的治疗包括：

（1）有效控制高血压的药物（注意：这些药物不应单独使用,因为它们不能预防戒断综合征的进一步加重,并且它们能掩盖戒断症状）：

1）β受体阻滞剂：也用于治疗大多数病人伴发的快速型心律失常。

A. 阿替洛尔：可缩短戒断综合征的时间和减少 BDZ 的使用剂量。

B. ※避免使用普萘洛尔（心得安）（精神中毒反应）。

2）α受体激动剂：不能和β受体阻滞剂一起使用。

（2）苯巴比妥：是 BDZ 的替代药,长效而且能预防癫痫发作。

（3）巴氯芬：一项小型研究[47]表明 10 mg 口服,每天 1 次×30 天可以缓解病人症状。

（4）支持性治疗：

1）维生素 B_1：每天肌内注射 1 次,每次 100 mg,连用 3 天（如果需要,可静脉注射,但有副作用）。基本原理：维生素 B_1 缺乏时高浓度的葡萄糖可加重急性 Wernick 脑病。

2）叶酸：1 mg 肌内注射或口服,每天 1 次,连用 3 天。

3）硫酸镁：就诊时服用 1 g。提示：只有在镁离子浓度低于正常时才是有帮助的,可以降低癫痫发病率,在使用前要确定肾功能是正常的。

4）对大细胞性贫血的病人使用维生素 B_{12},100 mg 肌内注射（不要在叶酸盐之前给）。

5）多种维生素：只在病人营养不良时是有益的。

（5）癫痫发作（见章节 27.3）：

1）苯妥英钠：按 18 mg/kg 即 1 200 mg/70 kg 给予负荷量（见章节 26.2.4）。

2）持续性癫痫有时可以被三聚乙醛有效控制。

（6）滴注乙醇：没有广泛应用。在 5 周内用 5％乙醇,开始时 20 ml/h,滴定至血液中的浓度为 100～150 mg/dl。

■ **震颤性谵妄（DT）**

一般在发生酒精戒断 4 天内出现 DT,典型病例持续 1～3 天。

临床表现包括：严重的定向障碍、焦虑、震颤、失眠、幻觉、严重的自主神经功能紊乱（心动过速、高血压、出汗、高热）[48],致死率是 5％～10％（在老年病人中更高）,但能通过治疗而被降低（包括治疗并发症、癫痫）。

氟哌丁醇和硫代二苯胺可以控制幻觉,但是能降低癫痫发作的阈值,高血压和快速型心律失常在酒精戒断综合征时,应当作为治疗重点。

■ **Wernick 脑病**

也被称为 Wernicke‑Korsakoff 脑病。典型的三联征：脑病、眼肌麻痹和共济失调（据报道：全部出现的概率仅占 10%～33%）。

Wernick 脑病在维生素 B_1 缺乏的酗酒人群发生。体内维生素 B_1 贮存量可供使用 18 天。维生素 B_1 不足是由于摄入不足，吸收减少，肝贮存量降低和利用率降低，除酗酒外，Wernick 脑病也见于剧烈呕吐（如一些孕妇）、饥饿、快速体重降低、胃部分切除术、血液透析、肿瘤和艾滋病、长期肠外营养。

- **临床表现**

96% 的病人出现眼球运动障碍，包括眼球震颤、外直肌麻痹、同向凝视障碍。

步态失调见于 87% 的病人，是由于多发神经病、小脑功能障碍和前庭神经损伤所致。

系统症状包括呕吐、发热等。

- **检查**

MRI：T_2WI 和 FLAIR 上脑室旁丘脑处、第四脑室底和中脑导水管旁高信号。治疗后这些改变会恢复[49]。也可见乳头体的萎缩。正常的 MRI 不能排除此疾病。

- **治疗**

Wernick 脑病是一种内科急症，当怀疑 Wernick 脑病时，维生素 B_1 100 mg 每天肌内注射或静脉注射，连续 5 天，在维生素 B_1 不足时静脉注射葡萄糖能够加重 Wernick 脑病，因此应首先给维生素 B_1。

给予维生素 B_1，可在数小时到数日内改善眼部情况，可在几天到几周内改善共济失调和精神（意识模糊）错乱。许多病人都（遗留）有水平眼震，共济失调，80% 的病人有严重的记忆障碍，这称为 Korsakoff 综合征。

11.4.2 阿片类

包括海洛因（通常静脉注射，但是粉剂能够直接从鼻腔吸入或点燃吸入）和处方药。阿片类可引起瞳孔缩小。

过量使用可引起：

1. 呼吸抑制。
2. 肺水肿。
3. 昏迷。
4. 低血压和心动过缓。
5. 癫痫。
6. 任何一种药物过量使用均可致死，但更可能见于合成型阿片类药物，如芬太尼。因为使用者不了解这类药的高效能。

■ **中毒的逆转**[50]

实验剂量的纳洛酮 0.2 mg 静脉注射可避免完全性逆转所有阿片效应。如果没有出现明显的反应，可另外给予 1.8 mg（总剂量 2 mg），会逆转大多数阿片类药的毒性,如果必要,第 2～3 分钟可重复一次直至总量达 10 mg。喷他佐辛(镇痛新)或丁丙诺啡可能需要的剂量更大。纳洛酮可以加重依赖阿片类药物病人的戒断综合征,伴有焦虑或兴奋不安、立毛、打呵欠、打喷嚏、流鼻涕、恶心、呕吐、腹泻、腹部疼痛、腹部痉挛、肌肉痉挛等,这些症状不适但不威胁生命,可乐定对于一些麻醉药戒断综合征是有帮助的。

对于长效的阿片制剂,尤其是美沙酮(Dolephine®),可通过使用纳美芬(Revex®)而避免多次使用纳洛酮。纳美芬是一种长效的抗麻醉剂,它不适用于阿片制剂中毒的早期治疗。

11.4.3　可卡因

可卡因是从红木古柯叶(和其他红木种属)中提取的,它和阿片不同(无关),是通过突触前肾上腺素能神经末梢阻断去甲肾上腺素的再吸收。包括两种:盐酸可卡因(热稳定性差,水溶性,可口服,静脉注射或鼻吸入)和高纯度的可卡因生物碱(自由基或纯可卡因,它是耐热的、不溶于水的,通常被点燃吸入)。

在摄入后 60～90 分钟(体内藏毒除外),鼻吸入后 30～60 分钟,静脉注射或点燃吸入(自由基或纯可卡因)[50] 数分钟后,毒力可达高峰。

■ 可卡因急性药理学作用

它对身体其他系统的影响包括:心动过速、急性心肌梗死、心律失常、升主动脉夹层动脉瘤破裂、胎盘早剥、体温升高、肠缺血、猝死等。

• 神经系统相关的急性药理学效应

1. 精神状态:最初为中枢神经的刺激表现,最明显的是有一种幸福和欣快的感觉。有时也引起烦躁、焦虑,偶尔有谵妄,随后是(压抑)抑郁。妄想和中毒性精神病可见于过量或长期使用的病人,可成瘾。

2. 瞳孔扩大。

3. 高血压:因为肾上腺素的作用。

• 神经系统相关的非药理学效应

1. 垂体变性:由于长期鼻内使用引起。

2. 大脑血管炎:用异丙胺者少见。

3. 癫痫发作:可能与可卡因的局部麻醉特性相关。

4. 卒中[51]:

(1) 脑内出血:脑内出血病因见章节 87.5。

(2) 蛛网膜下隙出血[52,53]:由于血压升高(高血压)致动脉瘤或动静脉畸形破裂引起。然而,有时脑血管造影没有提示病变[54],可能由于大脑血管炎所致。

(3) 缺血性卒中[55]:可能由血管阻塞引起。

(4) 血栓栓塞性卒中[50]。

(5) 一过性脑缺血发作[56]。

5. 脊髓前动脉综合征[56]。

6. 妊娠妇女使用可卡因对胎儿神经系统的影响包括[57]：小头畸形、神经移行异常、神经分化和髓鞘形成的紊乱、小脑梗死、蛛网膜下隙和脑内出血、产后婴儿猝死综合征(SIDS)。

■ **中毒的治疗**

大多数可卡因的毒力是速效的,以至于来不及治疗。焦虑、兴奋不安或癫痫发作可以用 BDZ(如劳拉西泮)治疗(见章节 27.6.6)。难治性的高血压可以用硝普盐(见章节 6.1)或苯妥拉明(瑞高亭)(见章节 39.2.4)。过去用利多卡因静脉注射治疗心律失常,但可引起癫痫发作[50]。

11.4.4 苯丙胺

毒理与可卡因相似(见上文),但持续时间长(长达数小时),大脑血管炎见于长期滥用者,长期滥用可致脑梗死。

苯丙胺的排出需要足够的尿量,不应使用精神抑制药(如氟哌啶醇),因为有癫痫发作的危险。

11.4.5 一氧化碳

一氧化碳(CO)中毒是美国最常见的中毒死亡原因。

正常的细胞功能需要约 5 ml O_2/100 ml 血液。正常情况下血液中为 20 ml O_2/100 ml 血液。

CO 与血液中血红蛋白(Hb)结合力为氧气(O_2)的 250 倍,可以造成 Hb/O_2 分离曲线向左移动。CO 也可与细胞内肌红蛋白结合。

只有约 6% 的病人会出现血液呈经典的"樱桃红色"。

■ **临床表现**

与 CO‐Hb 水平有关,见表 11‐9。

表 11‐9　CO‐Hb 水平

CO‐Hb 水平(%)	症状/体征[a]
0~10	无
10~20	轻度头痛
20~30	中度头痛
30~40	严重头痛,眩晕,视力变暗,判断力下降
40~50	意识模糊,呼吸加快,心动过速,可能晕厥
50~60	晕厥,癫痫,昏迷
60~70	昏迷,低血压,呼吸衰竭,死亡
>70	快速死亡

a 注意:吸烟者可能存在 15% 的 CO‐Hb 水平而没有症状或体征

■ 诊断检查

心电图变化常见，通常是非特异性 ST - T 段改变。在严重中毒的病人中，CT 检查可见对称性苍白球低密度（见章节 89.20）。

■ 预后

预后影响因素：

1. 低血压表现比 CO - Hb 水平更能决定病人预后。

2. 昏迷。

3. 代谢性酸中毒。

4. 脑电图。

5. CT/MRI 改变：在一项研究中，1 个月后的 MRI 改变不能准确预测病人预后。

6. CO - Hb 水平。

7. 其他影响因素：年龄，暴露于 CO 的程度。

暴露于高浓度 CO 环境中约 40％的病人死亡，30％～40％有暂时症状，能完全康复。10％～30％的病人出现持续的神经症状，如 CO 脑病（可能迟发）——记忆力障碍，易激惹，顶叶综合征包括各种失认症。

脑部病变：

1. 白质病变：

（1）半球深部多灶性坏死病灶。

（2）侧脑室旁坏死带。

（3）脱髓鞘病变（非坏死）。

2. 灰质病变：

（1）双侧苍白球坏死。

（2）海马病变，灶性皮质坏死。

（刘兴炬　李　昊）

参考文献

[1] Bartynski WS. Posterior reversible encephalopathy syndrome, part 1: fundamental imaging and clinical features. AJNR Am J Neuroradiol. 2008; 29:1036–1042

[2] Port JD, Beauchamp NJ. Reversible Intracerebral Pathologic Entities Mediated by Vascular Autoregulatory Dysfunction. Radiographics. 1998; 18:353–367

[3] Lin KL, Hsu WC, Wang HS, Lui TN. Hypertension-induced cerebellar encephalopathy and hydrocephalus in a male. Pediatr Neurol. 2006; 34:72–75

[4] Schaefer PW, Buonanno FS, Gonzalez RG, Schwamm LH. Diffusion-Weighted Imaging Discriminates Between Cytotoxic and Vasogenic Edema in a Patient with Eclampsia. Stroke. 1997; 28:1082–1085

[5] Covarrubias DJ, Luetmer PH, Campeau NG. Posterior reversible encephalopathy syndrome: prognostic utility of quantitative diffusion-weighted MR images. AJNR Am J Neuroradiol. 2002; 23:1038–1048

[6] Beeson JH, Duda EE. Computed Axial Tomography Scan Demonstration of Cerebral Edema in Eclampsia Preceded by Blindness. Obstet Gynecol. 1982; 60:529–532

[7] Raps EC, Galetta SL, Broderick M, Atlas SW. Delayed Peripartum Vasculopathy: Cerebral Eclampsia Revisited. Ann Neurol. 1993; 33:222–225

[8] Dekker GA, Sibai BM. Etiology and pathogenesis of preeclampsia: current concepts. Am J Obstet Gynecol. 1998; 179:1359–1375

[9] Bartynski WS, Boardman JF, Zeigler ZR, Shadduck RK, Lister J. Posterior reversible encephalopathy syndrome in infection, sepsis, and shock. AJNR Am J Neuroradiol. 2006; 27:2179–2190

[10] Moore PM, Cupps TR. Neurologic Complications of Vasculitis. Ann Neurol. 1983; 14:155–167

[11] Salvarani C, Cantini F, Boiardi L, Hunder GG. Polymyalgia rheumatica and giant-cell arteritis. N Engl J

Med. 2002; 347:261-271

[12] Salvarani C, Gabriel SE, O'Fallon WM, Hunder GG. The incidence of giant cell arteritis in Olmstead County, Minnesota: apparent fluctuations in a cyclic pattern. Ann Intern Med. 1995; 123:192-194

[13] Machado EB, Michet CJ, Ballard DJ, et al. Trends in Incidence and Clinical Presentation of Temporal Arteritis in Olmstead County, Minnesota, 1950-1985. Arthritis Rheum. 1988; 31:745-749

[14] Hunder GG. Giant Cell (Temporal) Arteritis. Rheum Dis Clin N Amer. 1990; 16:399-409

[15] Allen NB, Studenski SA. Polymyalgia Rheumatica and Temporal Arteritis. Med Clin N Amer. 1986; 70:369-384

[16] Hall S, Hunder GG. Is Temporal Artery Biopsy Prudent? Mayo Clin Proc. 1984; 59:793-796

[17] Caselli RJ, Danube JR, Hunder GG, Whisnant JP. Peripheral neuropathic syndromes in giant cell (temporal) arteritis. Neurology. 1988; 38:685-689

[18] Salvarani C, Hunder GG. Giant cell arteritis with low erythrocyte sedimentation rate: frequency of occurrence in a population-based study. Arthritis Rheum. 2001; 45:140-145

[19] Baumel B, Eisner LS. Diagnosis and Treatment of Headache in the Elderly. Med Clin N Amer. 1991; 75:661-675

[20] Karacostas D, Taskos N, Nikolaides T. CT Findings in Temporal Arteritis: A Report of Two Cases. Neurorad. 1986; 28

[21] McDonnell PJ, Moore GW, Miller NR, et al. Temporal Arteritis: A Clinicopathologic Study. Ophthalmology. 1986; 93:518-530

[22] Hall S, Lie JT, Kurland LT, et al. The Therapeutic Impact of Temporal Artery Biopsy. Lancet. 1983; 2:1217-1220

[23] Achkar AA, Lie JT, Hunder GG, O'Fallon WM, Gabriel SE. How does previous corticosteroid treatment affect the biopsy findings in giant cell (temporal) arteritis? Ann Intern Med. 1994; 120:987-992

[24] Hunder GG, Kelley WN, Harris ED, Ruddy S, Sledge CB. In: Giant Cell Arteritis and Polymyalgia Rheumatica. Textbook of Rheumatology. 4th ed. Philadelphia: W. B. Saunders; 1993:1103-1112

[25] Kent RB, Thomas L. Temporal Artery Biopsy. Am Surg. 1989; 56:16-21

[26] Chuang TY, Hunder GG, Hirsch DM, et al. Polymyalgia Rheumatica: A 10-Year Epidemiologic and Clinical Study. Ann Intern Med. 1982; 97:672-680

[27] Salvarani C, Gabriel SE, O'Fallon WM, Hunder GG. Epidemiology of polymyalgia rheumatica in Olmstead County, Minnesota, 1970-1991. Arthritis Rheum. 1995; 38:369-373

[28] Cantini F, Salvarani C, Olivieri I, et al. Erythrocyte sedimentation rate and C-reactive protein in the evaluation of disease activity and severity in polymyalgia rheumatica: a prospective follow-up study. Semin Arthritis Rheum. 2000; 30:17-24

[29] McDonald TJ, DeRemee RA. Wegener's Granulomatosis. Laryngoscope. 1983; 93:220-231

[30] Sneller MC. Wegener's Granulomatosis. JAMA. 1995; 273:1288-1291

[31] New Uses of Thalidomide. Med Letter. 1996; 38:15-16

[32] Cupps TR, Moore PM, Fauci AS. Isolated Angitis of the Central Nervous System: Prospective Diagnostic and Therapeutic Experience. Am J Med. 1983; 74:97-105

[33] Kaye BR, Fainstat M. Cerebral Vasculitis Associated with Cocaine Abuse. JAMA. 1987; 258:2104-2106

[34] Hasso AN, Bird CR, Zinke DE, et al. Fibromuscular Dysplasia of the Internal Carotid Artery: Percutaneous Transluminal Angioplasty. AJR. 1981; 136:955-960

[35] Mettinger KL. Fibromuscular Dysplasia and the Brain II: Current Concept of the Disease. Stroke. 1982; 13:53-58

[36] Mettinger KL, Ericson K. Fibromuscular Dysplasia and the Brain: Observations on Angiographic, Clinical, and Genetic Characteristics. Stroke. 1982; 13:46-52

[37] Osborn AG, Anderson RE. Angiographic Spectrum of Cervical and Intracranial Fibromuscular Dysplasia. Stroke. 1977; 8:617-626

[38] Chabriat H, Vahedi K, Iba-Zizen MT, et al. Clinical Spectrum of CADASIL: A Study of Seven Families. Lancet. 1995; 346:934-939

[39] Voltz R, Gultekin SH, Rosenfeld MR, et al. A Serologic Marker of Paraneoplastic Limbic and Brain-Stem Encepahlitis in Patients with Testicular Cancer. N Engl J Med. 1999; 340:1788-1795

[40] Denny-Brown D. Primary Sensory Neuropathy with Muscular Changes Associated with Carcinoma. J Neurol Neurosurg Psychiatry. 1948; 11:73-87

[41] Charness ME, Simon RP, Greenberg DA. Ethanol and the Nervous System. N Engl J Med. 1989; 321:442-454

[42] Gorelick PB. Alcohol and stroke. Stroke. 1987; 18:268-271

[43] Lohr RH. Treatment of Alcohol Withdrawal in Hospitalized Patients. Mayo Clin Proc. 1995; 70:777-782

[44] Sullivan JT, Sykora K, Schneiderman J, et al. Assessment of Alcohol Withdrawal: The Revised Clinical Institute Withdrawal Assessment for Alcohol Scale (CIWA-Ar). Br J Addict. 1989; 84:1353-1357

[45] Saitz R, Mayo-Smith MF, Roberts MS, et al. Individualized Treatment for Alcohol Withdrawal: A Randomized Double-Blind Controlled Trial. JAMA. 1994; 272:519-523

[46] Lechtenberg R, Worner TM. Seizure Risk With Recurrent Alcohol Detoxification. Arch Neurol. 1990; 47:535-538

[47] Addolorato G, Caputo F, Capristo E, Janiri L, Bernardi M, Agabio R, Colombo G, Gessa GL, Gasbarrini G. Rapid suppression of alcohol withdrawal syndrome by baclofen. Am J Med. 2002; 112:226-229

[48] Treatment of Alcohol Withdrawal. Med Letter. 1986; 28:75-76

[49] Watson WD, Verma A, Lenart MJ, Quast TM, Gauerke SJ, McKenna GJ. MRI in acute Wernicke's encephalopathy. Neurology. 2003; 61

[50] Acute Reactions to Drugs of Abuse. Med Letter. 1996; 38:43-46

[51] Fessler RD, Esshaki CM, Stankewitz RC, et al. The Neurovascular Complications of Cocaine. Surg Neurol. 1997; 47:339-345

[52] Lichtenfeld PJ, Rubin DB, Feldman RS. Subarachnoid Hemorrhage Precipitated by Cocaine Snorting. Arch Neurol. 1984; 41:223-224

[53] Oyesiku NM, Collohan ART, Barrow DL, Reisner A. Cocaine-Induced Aneurysmal Rupture: An Emergent Negative Factor in the Natural History of Intracranial Aneurysms? Neurosurgery. 1993; 32:518-526

[54] Schwartz KA, Cohen JA. Subarachnoid Hemorrhage Precipitated by Cocaine Snorting. Arch Neurol. 1984; 41

[55] Levine SR, Brust JCM, Futrell N, Ho KL, et al. Cerebrovascular Complications of the Use of the 'Crack' Form of Alkaloidal Cocaine. N Engl J Med. 1990; 323:699-704

[56] Mody CK, Miller BL, McIntyre HB, et al. Neurologic Complications of Cocaine Abuse. Neurology. 1988; 38:1189-1193

[57] Volpe JJ. Effect of Cocaine Use on the Fetus. N Engl J Med. 1992; 327:399-407

11

Part III
影像诊断

III

12 X线平片及造影剂

12.1 颈椎X线片

12.1.1 正常表现

颈椎外伤的影像学表现，参见表 63-2；诊断临床颈椎失稳的指南，见表 65-4。

■ 轮廓线

在颈椎的侧位片中有四条轮廓线（也称为弓形线），正常时每条线均是一平滑柔和的曲线（图 12-1）。

1. 前缘线（anterior marginal line，AML）：沿着椎体（VB）前皮质表面。

2. 后缘线（posterior marginal line，PML）：沿着椎体后皮质表面，标志着椎管的前缘。

3. 椎板线（spinolaminar line，SLL）：沿着棘突基底，是椎管的后缘。

4. 棘后线（posterior spinous line，PSL）：沿着棘突的顶点。

■ 寰枕的关系

寰枕关节脱位（atlanto-occipital dislocation，AOD）诊断标准见章节 64.1。

■ 寰椎和枢椎的关系

这些测量可用于外伤、类风湿关节炎（见章节 75.1）或者唐氏综合征（Down syndrome）（见章节 75.2）等所致寰枢椎的脱位或半脱位（见章节 64.3）。

12.1.2 Spence 规则

在前后位或张口位像上，双侧 C1 侧块与 C2 之间的距离之和大于 7 mm 时（图 12-7 中的 x+y），很可能存在寰椎横韧带（TAL）损伤[1,2]（如果以扩大 18% 矫正，建议诊断标准相应改为 x+y≥8.2 mm[3]）。

12.1.3 （前）寰齿间隙（ADI）

注意：ADI 常指前寰齿间隙[同样有寰齿后间隙（见下文）和在前后位像上可见的侧寰齿间隙]。

ADI 指在颈椎侧位（图 12-2）上，齿突前缘和寰椎前弓的最近点之间的

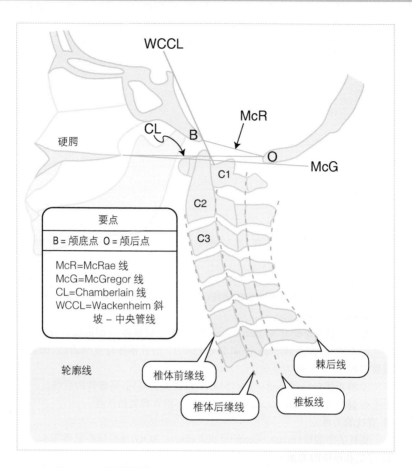

图 12‑1　脊柱轮廓线和用于诊断颅底凹陷的线(颅颈交界区侧面观)

距离,正常的最大范围为 $2\sim4\ \mathrm{mm}^{[4,5]}$。通常可接受的最高限见表 12‑1。ADI 值异常升高直接提示 TAL 损伤[6]。

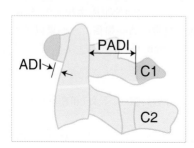

图 12‑2　颈椎侧位 X 线片上的 ADI 和 PADI

表 12 - 1　正常 ADI

病　　人	ADI(mm)
成人 男 女	$\leqslant 3$ $\leqslant 2.5$
儿童($\leqslant 15$ 岁)	$\leqslant 4$

12.1.4　寰齿后间隙(PADI)

　　PADI 也称椎管宽度(NCW)[8]，是骨性椎管在前后位上的直径，测量方法是齿突后缘与 C1 环前缘的距离(图 12 - 2)。PADI 在一些疾病中比 ADI 更有价值，如类风湿关节炎导致的寰枢关节半脱位(见章节 75.1.3)或唐氏综合征(见章节 75.2)。

■ **椎管直径**

　　在颈椎侧位 X 线片上，正常椎管直径(从椎板线至椎体后缘线的距离)[9]为 17 mm±5 mm。在有骨刺时，测量从骨刺后到椎板线(SLL)。

　　颈椎狭窄(cervical spinal stenosis)：关于正常最小前后径，文献报道过多个阈值[10]。在颈椎侧位 X 线片上通常是从后椎体(或骨赘的后部)到椎板线，一些人用 15 mm。大多学者认为成人椎管直径＜12 mm 可诊断椎管狭窄。这种测量已经没有过去那么重要了，它只是椎管严重狭窄至压迫脊髓的替代标志，如今我们已能通过 MRI(或脊髓造影)直接证实椎管狭窄压迫脊髓。

■ **椎体前软组织(PVST)**

　　在颈椎侧位片上，PVST 的异常增多提示椎体骨折、脱位或韧带损伤[12]。颈椎 X 线侧位像及 CT 的正常值见表 12 - 2。平片中由于放大或旋转造成误差较大，多排 CT(MDCT)可消除这些缺点[11]。

表 12 - 2　正常椎体前软组织

间　　隙	水　　平	最大正常值		
		成人(mm)	儿童(mm)	
		MDCT	侧位 X 线片	
咽后	C1 C2~C4	8.5 6~7*	10 5~7	不可靠
气管后	C5~C7	18	22	14

＊C4 水平的 CT 影像被认为是不可靠的

　　PVST 的增加更多见于前方而不是后方损伤[13]。注意：这些测量的敏感性在 C3 仅约 60%，在 C6 为 5%[12]。假阳性可能见于颅底/面骨折，特别是翼状板骨折。气管内插管可能导致液体聚集于口咽后部,影响测量。在这种情况下,可以使用颈椎 CT,寻找椎前肌肉和口咽后部之间薄层脂肪作为椎体前组织的前缘。MRI 也可用于显示异常的椎体前组织。

■ 棘突间距离

颈椎前后位:如果棘突间距离是相邻椎间水平(通过两棘突中点测量)的 1.5 倍,可诊断骨折/脱位或韧带损伤。可发现低于一定水平的棘突的排列紊乱,这是单侧小关节交锁造成扭转的证据。

颈椎侧位:可发现扇形、喇叭形张开,是一对棘突的异常分布,提示韧带损伤的可能。

12.1.5　儿童颈椎

■ C1(寰椎)

骨化中心[15]:通常为 3 个(图 12 - 3)。1 个是椎体的(出生时未见,1 岁后在平片可见),每一个神经弓各 1 个(在孕 7 周时出现)。

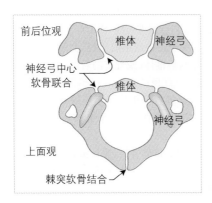

图 12 - 3　儿童 C1(寰椎)

软骨融合[15]:棘突在约 3 岁时融合,2 个神经中心在大约 7 岁时软骨融合。

约 5% 的成人 C1 融合不全,常见于后方。一旦发生,前方缺陷常合并后方缺陷。

■ C2(枢椎)

进化时有 5 个骨化中心。在胚胎发育的第 7 个月,两半齿突在中线(图 12 - 4 中的虚线)处融合,故在出生时仅有 4 个原发骨化中心。1 个为齿突,1 个为椎体,2 个为神经弓。

后弓在 2～3 岁时融合,前软骨常在 3～6 岁时融合。然而,齿突下软骨基质直到近 11 岁时才可能显现。继发骨化中心于 3～6 岁之间在齿突的顶端形成,12 岁时与齿突融合。

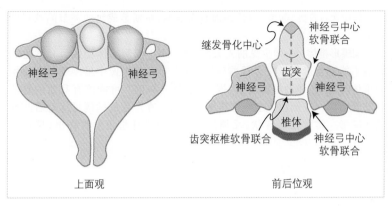

图 12 - 4　儿童 C2(轴位)

■ C3～C7

出生时有 3 个骨化中心[16]（图 12 - 5）。1 个为椎体,2 个为神经弓。

2～3 岁时 2 个神经弓后部互相融合。3～6 岁时神经弓与椎体融合。在儿童,颈椎体正常为楔形(前方窄),楔形程度随年龄增长而降低。

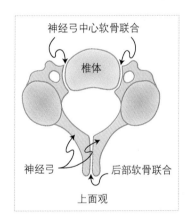

图 12 - 5　儿童 C3～C7

12.2　腰骶部脊柱 X 线片

正常情况下,L4～L5 椎间盘间隙的垂直高度最大。见正常腰骶部脊柱测量(见章节 72.7.1)。

后前位像：寻找缺陷或由于溶骨性肿瘤(转移性常见)导致的椎弓根侵蚀而形成的非可视化的"猫头鹰眼征"。

斜位像：需找"苏格兰狗"颈部是否连续，中断是成对的关节间缺损的表现。

蝴蝶形椎体：一种少见的先天性畸形，由于双侧椎体受残留脊索组织影响不能融合造成。在 X 线前后位或 CT 冠状重组像中呈蝴蝶状。受累的椎体变宽，相邻的椎体看似"嵌入"椎体的缺陷。可能伴有其他的脊柱和肋骨畸形。在侧位像上类似压缩性骨折。在严重的病例可伴有后凸或侧弯畸形。常常没有症状，无须治疗。可能伴有脂肪脊膜膨出（见章节16.2.4）。

12.3　颅骨 X 线片

Water 位像：也称颏顶位观，X 线管斜向上 45°（垂直于斜坡）。Towne 位像：X 线管斜向下 45°，以观察枕骨。

12.3.1　蝶鞍

■ 颅底像上正常成人的范围测量

技术：正侧位，摄像距离为 91 cm，中心线在外耳道前 2.5 cm、上方1.9 cm。表 12 - 3 显示各正常值（图 12 - 6 显示了测量的方法）。

深度：定义为从鞍底到鞍膈的最大距离。

长度：定义为最大的前后径。

表 12 - 3　蝶鞍的正常范围（见图 12 - 6）

	最　大	最　小	平　均
深度(mm)	12	4	8.1
长度(mm)	16	5	10.6

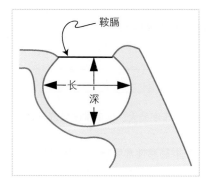

图 12 - 6　蝶鞍的测量（侧位）

■ 异常发现

J形鞍提示视神经胶质瘤,也可见于先天性 Hurler 综合征,是一种黏多糖病(mucopolysaccharidosis)。

垂体腺瘤趋向于使蝶鞍扩大,与颅咽管瘤相反,后者常侵蚀后床突。空蝶鞍综合征常使蝶鞍呈对称性气球样增大,而且不侵蚀床突。鞍结节脑膜瘤常没有蝶鞍扩大,但可伴有蝶窦扩大。见蝶窦气性扩张(见章节 89.6.2)。

12.3.2　扁平颅底与颅底凹陷(BI)

尚无确切的公认的定义。所有 BI 均存在上颈椎向上移位,齿突经枕大孔进入颅后窝。

扁平颅底(platybasia):颅底扁平,最早通过 X 线检查诊断,但是常因头部旋转而诊断错误。目前常用 CT 或 MRI 来诊断,可合并或不合并 BI。可伴有颅面部畸形、Chiari 畸形、Paget 病等。

测量颅底角:在 X 线上,测量鼻根和鞍区中心,及后者与枕大孔前缘连线之间的角度[18];在 MRI 上,测量颅前窝底直至鞍背连线及斜坡之间的角度[19]。正常的颅底角 130°,扁平颅底>145°。

■ BI 的两种类型

见参考文献[20]。

Ⅰ型:BI 不合并 Chiari 畸形。齿突顶端高于腭枕线(CL)、麦氏线(McR)、斜坡-中央管线(WCCL)。齿突上移造成脑干受压。85%可通过牵引改善。可经口手术,常常需行后路融合。

Ⅱ型:BI 合并 Chiari 畸形。齿突顶端高于 CL,但不高于 McR 或 WCCL。颅后窝容量降低造成脑干受压。15%可通过牵引改善。需行枕大孔减压。

■ 诊断 BI 作用的测量法(图 12－1,图 12－7)

1. 麦氏线(McRae's line,图 12－1 上 McR):穿过枕大孔的线,即颅底点(枕大孔前缘中点)[21]和颅后点(枕大孔后缘中点)的连线。在 CT 上齿突尖平均低于此线 5 mm(±1.8 mm),在 MRI 上低于此线 4.6 mm(±2.6 mm)。齿突的任何部分均不应超过此线(对 BI 最精确)。

2. 腭枕线(Chamberlain's line,图 12－1 上 CL)[23]:硬腭后到枕大孔后缘。正常为齿突尖距离此线小于 3 mm 或齿突的一半在此线以上,齿突尖距离此线超过 6 mm 者为异常。较少应用,因为颅后点在平片上较难辨认,也可陷入。在 CT[24]或 MRI[22]上,齿突尖应在此线下 1.4 mm(±2.4 mm)处。

3. 基底线(McGregor's baseline,图 12－1 上 McG)[25]:硬腭后缘到枕部的最低点。齿突不应高于此线 4.5 mm 以上。在 CT[24]或 MRI[22]上齿突尖在此线上方 0.8 mm(±2.4 mm)处。

4. 斜坡-中央管线,图 12－1 上 WCCL:连接鞍背和斜坡尖端(基底点)及其延长线,齿突应在此线以下或刚好到此线[26]。

12

5. 二腹肌线(fischgold's digastric line,图 12 - 7 上 FDGL)：连接二腹肌切迹。从此线到寰枕关节正中的正常距离为 10 mm(在 BI 时减少),[27] 齿突不应高于此线。此线比双乳突线精确。

6. 双乳突线(Fischgold's bimastoid line,图 12 - 7 上 FBML)：连接双乳突的尖端,乳突尖位于此线上方平均 2 mm 处(范围：线下 3 mm 至线上 10 mm)。这条线应通过寰枕关节。

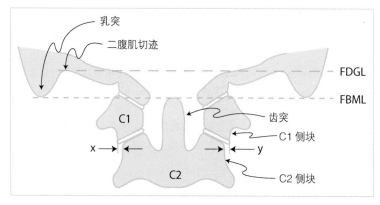

图 12 - 7 颅颈交界区前后位观

与 BI 有关的疾病

1. 先天性：颅底压迹是颅颈交界最多见的畸形,常合并有其他异常[28]。

(1) 唐氏综合征(Down sydrome)。

(2) 颈椎融合(Klippel - Feil sydrome)(见章节 16.3)。

(3) 小脑扁桃体延髓下疝(chiari malformation)(见章节 17.1)：100 例病人 92 例有颅底凹陷[29]。

(4) 脊髓空洞症。

2. 获得性：

(1) 类风湿关节炎(部分是由于横韧带闭锁不全)(见章节 75.1.6)。

(2) 外伤后。

3. BI 合并骨软化[30]：

(1) Paget 病。

(2) 成骨不全：病人有蓝色变的巩膜和早期听力损失,并因基因缺陷导致 1 型胶原缺陷。骨头很脆弱("脆骨病")。常染色体显性遗传。有四种常见的成骨不全和一些罕见的类型。

(3) 骨软化。

(4) 佝偻病。

（5）甲状旁腺功能亢进。

12.4　神经影像学中的增强剂

见术中染料（见章节 93.2），为手术室有用的可视性染料。

12.4.1　碘增强剂

■ 一般注意事项

水溶性造影剂已取代非水溶性造影剂，如碘苯酯®（乙基碘苯酯或泛影葡胺碘苯酯）。

注意：碘造影剂（静脉或动脉内注射）能够造成二甲双胍排出延迟，二甲双胍是一种治疗 2 型糖尿病的降糖药，可能引起乳酸酸中毒或肾衰竭（尤其是充血性心力衰竭和饮酒的病人）。厂家建议使用二甲双胍的病人在应用碘造影剂之前及之后 48 小时内应停药（如果有证据表明使用造影剂后肾功能下降，则需停药更长时间）。二甲双胍在手术前 48 小时也应停药，并在术后恢复正常饮食后再开始口服。

在肾功能正常的病人中，每天碘最大剂量为 86 g。

■ 鞘内注射增强剂

• 误将未经证实的造影剂应用于鞘内注射

注意：应用并不专用于鞘内注射的碘增强剂做鞘内注射会产生严重的反应。包括离子性增强剂（见下文）及一些非离子制剂（如 Optiray®，Reno‐60 等）。鞘内注射能引起不能控制的癫痫发作、脑内出血、脑水肿、昏迷、偏瘫、蛛网膜炎、肌阵挛、肾衰竭、横纹肌溶解、高热、呼吸抑制等，有很高的死亡率[1]。

使用不宜鞘内应用的造影剂鞘内注射后的操作流程：

1. 如果已认识到错误并有机会时，应立即去除脑脊液和增强剂（如从脊髓造影针处抽出引流）。

2. 抬高头部与床呈约 45°角（使增强剂远离头部）。

3. 如果对于现场情况仍有疑问（比如不能肯定增强剂是否合适），可将血和有增强剂的脑脊液送去做高精度的液体色谱分析来鉴定所用制剂[2]。

4. 抗组胺药：如盐酸苯海拉明（Benadry®）50 mg 深部肌内注射。

5. 呼吸：给氧，必要时气管内插管。

6. 控制高血压。

7. 静脉补液。

8. 静脉给激素。

9. 如果病人躁动，可给镇静剂。

10. 用醋氨芬治疗发热，必要时可用冰毯。

11. 药物性偏瘫，必要时可降低肌肉活性。

12. 抗抽搐药物治疗：需要不止一种制剂（如苯妥英＋苯巴比妥＋一种苯二氮䓬类药）。

13. 可考虑做不增强的脑 CT 扫描：可帮助判定增强剂是否已弥散于颅内，但是这需要将病人放平，所以可能不值得推荐。

14. 放置腰部蛛网膜下隙引流（如，10 ml/h）。

15. 监测：电解质、抗癫痫药水平、肌酸激酶（CK）。

16. 反复行 EEG 检查来判断在镇静和瘫痪时的癫痫活动。

• **碘海醇（欧米帕克，Omnipaque®）**

一种非离子性三碘复合物。它已经取代了甲泛葡胺。浓度表示如下：Omnipaque 300 每毫升溶剂中有等剂量的 300 mg 有机碘（300 mg I/ml）。可用于脊髓造影、脑池造影以及静脉注射增强 CT 扫描。用法和浓度可见表 12-4。

表 12-4　成人碘海醇的浓度

操 作 名 称	浓度(mg I/ml)	容量(ml)
通过腰椎穿刺(LP)做腰脊髓造影术	180 240	10～17 7～12.5
通过 LP 或颈部注射做胸脊髓造影	240 300	6～12.5 6～10
通过 LP 做颈髓造影	240 300	6～12.5 6～10
通过 C1～C2 穿刺做颈髓造影	180 240 300	7～10 6～12.5 4～10
通过 LP 做全脊髓造影术	240 300	6～12.5 6～10
脑血管造影[a]	300	每根血管 6～12 ml
静脉注射增强脑 CT 扫描	240 350	120～250 ml 静脉滴注 70～150 ml 静脉推注[b]
通过 LP 或 C1～C2 穿刺 CT 脑池造影	300 350	12 12
通过脑室导管做 CT 脑室造影	180[c]	2～3
通过脑室导管做平片脑室造影	180	2～3
通过分流管注射进入脑室做平片"shunt-o-gram"	180	2～3

操　作　名　称	浓度(mg I/ml)	容量(ml)
平片"shunt-o-gram",通过分流活瓣的远端注射而不进入脑室(检查远端分流管功能)	300 350	10～12 10～12

a 大多中心应用 Optiray®,见上文
b 之后应用 0.45％的生理盐水(NS)250 ml 再对病人补液稀释(水化)
c 180 在 CT 上密度会很高,有人用 140 的 1～3 ml 或稀释 180％(稀释大约用 2 份
　增强剂与 1 份无防腐剂正常盐水)

鞘内应用:

注意:仅 Omnipaque 180、210、240 和 300 的说明书认可用来鞘内应用。140 和 350 没有被 FDA 证实可用于鞘内。然而,一些神经影像学家将应用 Omnipaque 140 或稀释 180 做 CT 脑室造影(非说明书用法)。

考虑到用增强剂前至少提前 48 小时不连续地应用精神抑制药物(包括吩噻嗪类,如氯丙嗪、普鲁氯嗪、异丙嗪)。在用增强剂后的几个小时应保持头部与床的角度(HOB)≥30°。口服补液或静脉输液。

对有癫痫发作史、严重心血管病、慢性酒精中毒者或多发性硬化的病人用药时应谨慎。

碘海醇经历从鞘内空间缓慢弥散入全身循环系统,并通过肾脏排泄而清除,没有明显的代谢或脱碘作用。

最大剂量:成人单次脊髓造影中,碘造影剂总量不应超过 3 060 mg(有人认为高达 4 500 mg 也可以)(如 15 ml 碘海醇 300＝15 ml×300 mg I/ml＝4 500 mg 碘)。

• **碘帕醇**

三碘非离子型水溶性药物,可用于血管内及鞘内增强。碘帕醇 300 和碘帕醇 370 分别含碘 300 mg/ml 及 370 mg/ml。

■ **不能用于鞘内注射的增强剂**

使用不宜鞘内应用的造影剂鞘内注射,参见上文。

• **碘佛醇(安射力®,Optiray®)**

※不能鞘内应用(见上文)。

用法和浓度包括:

1. 动脉造影:Optiray 300(碘佛醇 64％)或 Optiray 320(碘佛醇 68％),通常总量不超过 200 ml。

2. 静脉增强脑 CT:

(1) 成人:50～150 ml 的 Optiray 300,320,或 100～250 ml 的 Optiray 240。

典型用法：100 ml Optiray 320。

(2) 儿童：1～3 ml/kg 的 Optiray 320。

- **碘普胺(优维显®,Ultravist®)**

不能用于鞘内注射(见上文)，存在碘含量 150 mg/ml、240 mg/ml、300 mg/ml 及 370 mg/ml 的剂型。优维显 300 的渗透压是 607 mOsm/kg 。

脑血管造影(300 mg/ml)：每次检查的最大剂量为 150 ml。

增强 CT(300 mg/ml)：儿童(>2 岁)1～2 ml/kg，最大剂量每次检查 3 ml/kg。成人常规剂量 50～200 ml，最大剂量 200 ml。

- **碘克沙醇(威视派克®,Visipaque®)**

不能用于鞘内注射(见上文)，三碘，非离子型，等渗。FDA 批准用于增强 CT，一些医师用 Visipaque 270 来做脑血管造影，(显影稍差，但碘含量较低)存在碘含量 270 mg/ml 和 320 mg/ml 剂型。

■ 碘增强剂过敏或肾功能不全

- **碘增强剂过敏的准备**

适用于既往有静脉注射碘增强剂反应史者。既往小的反应如荨麻疹、痒都应该尽可能准备好这些制剂。即使有这些准备，有过敏性休克或严重的引起气道损害的水肿病史的病人也应尽量不接受静脉碘剂，除非绝对有必要做。注意：这些病人仍会有严重的反应(改进后[33])。这些措施也用于预防少见的含钆增强剂的过敏。

1. 尽可能应用非离子增强剂(如碘海醇)。

2. 检查过程中准备好急救设备。

3. 药物：

(1) 类固醇(表 8 - 1 类固醇激素剂量的详细资料)：

1) 泼尼松 50 mg 口服：检查前 20～24 小时，8～12 小时或 2 小时。

2) 等同于甲泼尼龙(Solumedrol®)静脉应用约 25 mg。

(2) 盐酸苯海拉明(Benadry®)50 mg，检查前 1 小时肌内注射或检查前 5 分钟静脉给药。

(3) 可选择：H_2 受体拮抗剂，如检查前 1 小时西咪替丁 300 mg 口服或静脉给药。

急诊 CT 检查时(检查前 24 小时准备无法完成时)需要检查前 2 小时静脉给予氢化可的松 100 mg。

- **患肾功能不全或糖尿病的病人的准备**

对于患有糖尿病及轻度肾功能不全(如：轻度肌酐增高，>1.2 mg/dl 或 100 μmol/L)的病人，为了减轻碘增强剂导致肾功能损害：

1. N-乙酰半胱氨酸(Mucomyst；其实际作用尚未被证实，可能并不比单纯水化效果好)：与水化同时进行。

(1) 检查前 24 小时 800 mg 口服，每 8 小时一次[34]，检查后 24 小时

600 mg 口服,每天 2 次。

(2) 检查前 48 小时 600 mg 口服,每天 2 次,检查后 24 小时 600 mg 口服,每天 2 次。

(3) 检查前 600 mg 静脉滴注,检查后 48 小时 600 mg 口服,每天 2 次[35]。

2. 水化:1 L 生理盐水加 3 支碳酸氢钠静脉滴注,速度为 100 ml/h,从检查前 1 小时开始直到静脉滴注完毕。

12.4.2 对血管内增强剂的反应

■ **概述**

意外鞘内注射离子型增强剂的治疗可参见章节 12.4.1。

• **β 受体阻滞剂**

β 受体阻滞剂可增加增强剂反应的危险,并可能掩盖一些过敏反应的表现。

同时应用肾上腺素也是不可取的,因为肾上腺素的 α 效应可能占优势(支气管痉挛、血管收缩、迷走神经节律增加)。如果 β 受体阻滞剂治疗后出现低血压,可使用胰高血糖素 2~3 mg 静脉推注,之后 5 mg 静脉滴注 1 小时以上(胰高血糖素有增强心肌收缩和加快心率的作用,并不受肾上腺素能通路的调节)。

■ **特异质反应和治疗**

• **低血压合并心动过速(过敏样反应)**

1. 轻度:垂头仰卧位(Trendelenburg 体位),静脉补液。

2. 如果没有反应,但仍为轻度:

肾上腺素(对有冠状动脉疾病、心力储备不足、高血压或不能夹闭的动脉瘤的病人应小心应用):

(1) 0.3~0.5 ml 的 1:1 000 肾上腺素皮下注射(0.3~0.5 mg),每 15~20 分钟一次(儿童:0.01 mg/kg)。

(2) 美国实验病理学会(ASEP)推荐(特别是老年人或休克病人):10 ml 的 1:100 000 肾上腺素静脉推注 5~10 分钟以上(将 0.1 ml 的 1:1 000 肾上腺素混于 10 ml 的 NS 中,或用 NS 将 1 瓶 1:10 000 肾上腺素稀释至 10 ml)。

3. 中度到重度或恶化(过敏反应),可添加:

(1) 静脉给予胶体液,如羟乙基淀粉(Hespan®)6%(胶体是必需的,因为存在由于渗液引起的液体向血管外移动,这些制剂也有小的过敏反应的风险)。

(2) 肾上腺素(见上文),可能重复 1 次。

(3) O_2 2~6 L/min,必要时气管内插管。

(4) 进行心电图检查以排除缺血性改变。

4. 如果休克加重,则加多巴胺(见章节 6.2.2),起始剂量为5 μg/(kg·min)。

- **低血压合并心动过缓(血管迷走神经反应)**

1. 轻度:

(1) 垂头仰卧位(Trendelenburg 体位)。

(2) 静脉补液。

2. 如果没有反应,可加:

(1) 阿托品 0.75 mg 静脉推注,可能反复给药,必要时 15 分钟可达到 2～3 mg。对于有潜在心脏病病人应小心应用。

(2) 心电图和(或)心脏监测:特别在使用阿托品或多巴胺时。

3. 如果没有反应,则加多巴胺见章节 6.2.2,起始剂量为 5 μg/(kg·min)。

- **荨麻疹**

1. 轻度:自限性,没有必要治疗。

2. 中度:

(1) 盐酸苯海拉明(Benadry®)50 mg 口服或深部肌内注射(避免静脉给药,本身可引起过敏反应)。

(2) 西咪替丁(Tagamet®)300 mg 口服或稀释至 20 ml 静脉滴注 20 分钟以上。H_2受体与风团和潮红等反应有关。

3. 重度:治疗同中度,另加下列治疗。

(1) 肾上腺素(见上文)。

(2) 保留静脉通路。

- **面部或喉血管神经性水肿**

1. 肾上腺素:见上文,可重复用至 1 mg。

2. 如果呼吸窘迫:吸氧 2～6 L/min,必要时气管内插管(由于舌肿胀,经口气管内插管可能很困难,急救时可能需要行经鼻气管内插管或环甲膜切开术)。

3. 盐酸苯海拉明:见上文。

4. 西咪替丁:见上文。

5. 对于可见的血管性水肿可予冰敷。

6. 保留静脉通路。

7. 糖皮质激素通常只对慢性血管性水肿有效。

- **支气管痉挛**

1. 轻度到中度:

(1) 肾上腺素:见上文,可能重复用到 1 ml。

(2) 如果呼吸窘迫,则吸氧 2～6 L/min,必要时气管内插管。

(3) 保留静脉通路。

(4) 如呼吸道通畅,可选用吸入性 β 受体激动剂,如沙丁胺醇(Proventil®),此外还可选用可控剂量的吸入器,如吡丁醇(Maxair®)或奥西那林(Metaprel®),2喷。

2. 重度:治疗同中度,另加下列治疗。

(1) 氨茶碱 250~500 mg 加入 10~20 ml NS 中,缓慢静脉注射 15~30 分钟以上。监测低血压和心律失常。

(2) 气管内插管。

3. 仍持续:加用下列治疗(无即刻效应)。

(1) 氢化可的松 250 mg 静脉推注。

(2) 盐酸苯海拉明:见上文。

(3) 西咪替丁:见上文。

- **肺水肿**

1. 吸氧 2~6 L/min,必要时气管内插管。

2. 抬起头部和躯体。

3. 呋塞米(Lasix®)40 mg 静脉推注。

4. 心电图。

5. 如果缺氧加重(可能表现为躁动或攻击性),另加:

(1) 吗啡 8~15 mg 静脉推注。可能引起呼吸抑制,准备气管内插管。

(2) 肾上腺素:见上文。注意:仅用于排除心肌梗死所致肺水肿时。病人如果有急性颅内病理变化可能是神经源性肺水肿的危险信号(见章节 78.2)。

- **癫痫发作**

如果癫痫发作不能自行缓解,则成人用劳拉西泮(Ativan®)2~4 mg 静脉推注。注意预防癫痫持续状态(见章节 27.6.6),并根据指征继续使用其他药物(见章节 27.6.6)。

12.5　神经外科医师的放射安全

12.5.1　概述

放射暴露既有确定效应(超过一定剂量的放射暴露将导致特定的损伤),也有随机效应(任何剂量均会增加不良事件的发生概率,且剂量越高,效应越强)。

12.5.2　单位

见参考文献[36]。

吸收剂量:单位重量吸收的能量,单位为 Gray 或 rads。

Gray:国际标准单位,1 Gy=100 cGy=100 rads=吸收剂量为 1 J/kg。

rad:1 rad=100 尔格/克=0.01 J/kg=0.01 Gy=1 cGy。

放射线的生物学效应:单位为 rem 或希沃特。

希沃特(Sv)：国际标准单位，希沃特等于吸收剂量乘以不同来源的放射线的"质量因子"(Q)。例如高能质子的 Q＝10，X 线的 Q＝1。1 Sv＝100 rems。

伦琴当量(rem)：以 rad 剂量的吸收剂量乘以 Q。1 rem 剂量可以在 100万人中增加约 300 例癌症病人(其中 1/3 是致死的)。1 rem＝0.01 Sv。

12.5.3 典型的放射暴露

平均年暴露量为 360 mrem(其中 30 mrem 来自本底辐射)，一次洲际飞行的放射剂量为 5 mrem。

X 线平片：胸片为 0.01～0.04 rem。

脊柱 X 线(包括斜位)：5 rem。

CT 扫描(头部平扫)：头部的平均剂量是 0.2 rem，不同单位间差别可达 13 倍[37]。脊柱 CT：5 rem。

脑血管造影：10～20 rem(包括透视)[38]。

脑血管栓塞：34 rem。

骨扫描：4 rem。

C 形臂透视[39]：见表 12-5。

表 12-5　X 线透射检查的放射线暴露[39]a

距离放射源		成　　员	深部暴露	浅部暴露
英尺	米(m)		(mrem/min)	
直接暴露		病人	4 000	
1	0.3	外科医师	20	29
2	0.6	助手	6	10
3	0.9	刷手护士	0	≤2
5	1.5	麻醉师	0b	0b

a 在模拟操作室内将参数设置为最大散射时的测量值
b 暴露后 10 分钟

一次微创经椎间孔入路椎间植骨融合术(TLIF)的暴露：

病人暴露：在前后位对皮肤平均为 60 mGy(范围：8～250 mGy)，在侧位为 79 mGy。

医师暴露：裸露的惯用手为 76 mrem，在铅衣后的腰部为 27 mrem，在无保护的甲状腺水平为 32 mrem。

12.5.4 职业暴露

美国核管理委员会(NRC)规定的职业暴露剂量见表 12-6[41]。国际放射防护委员会 1990 年推荐的标准为在 5 年内平均年剂量为 2 rem/y 以下[42]。

表 12-6 年暴露剂量限制

目 标 器 官	推荐的最大剂量(rem/y)
全身	5
眼晶体	15
皮肤、手、脚	50
其他器官	15

ALARA:"理论上可实现的最低水平(放射剂量)"的缩写,意味着在与许可活动目的一致的情况下,尽最大可能将放射剂量控制在远低于限值的水平[43]。

在术中减少放射暴露可采取的措施:

1. 增加距放射源的距离:放射剂量与距离的平方呈反比,推荐距离 6 英尺(1.83 m)以上,在文献中推荐 3 m 以上[44]。

铅衣/屏风可能无效,但是距离始终有效[45](平方反比定律:距离翻倍则剂量减为 1 / 4)。

2. 使用屏障:屏障作用在应用高千伏的 X 线时可能无效。使用铅"门"比使用铅衣更有效。前后两片构成的铅衣比只有前方一片的铅衣有效,无铅的防护服在 100 keV 以上的 X 线前不能提供保护[46]。

3. 不要滥用 C 形臂的放大功能:在提高亮度的同时可能导致放射剂量增加 4 倍。

4. "增强"模式可能导致放射剂量加倍,尽量少用。

5. 只有在有必要时才使用实时 X 线成像。

6. 在侧位摄片时站在 C 形臂下游位置:散射是放射暴露的重要原因,在 X 线源侧[47]散射剂量更高(这种不对称性在颈椎时不显著[48])。

7. 保持接收端尽量靠近病人(减少病人及工作人员的辐射并提高成像质量)。

8. 在照前后位像时使 X 线源位于下方(工作人员散射剂量小)[49]。

9. 尽量校准 X 线方向,减少病人和工作人员的放射线暴露及成像衰减。

10. 保持手、手臂位于主要放射野以外(如果手臂需要在臂内或附近长时间放置,可考虑使用铅制手套)。

11. 减少照片次数:有计划地照射,避免频繁检查。

12. 尽量使用导航系统。

13. 需要多次摄片的医师推荐使用铅眼镜。单次剂量超过 200 rad 可能造成白内障,而累计剂量超过 750 rad 却与白内障无关。

(刘兴炬　禹少臣)

参考文献

[1] Spence KF, Decker S, Sell KW. Bursting Atlantal Fracture Associated with Rupture of the Transverse Ligament. J Bone Joint Surg. 1970; 52A:543–549

[2] Fielding JW, Cochran GB, Lawsing JF, III, Hohl M. Tears of the transverse ligament of the atlas. A clinical and biomechanical study. J Bone Joint Surg Am. 1974; 56:1683–1691

[3] Heller JG, Viroslav S, Hudson T. Jefferson fractures: the role of magnification artifact in assessing transverse ligament integrity. J Spinal Disord. 1993; 6:392–396

[4] Hinck VC, Hopkins CE. Measurement of the Atlanto-Dental Interval in the Adult. Am J Roentgenol Radium Ther Nucl Med. 1960; 84:945–951

[5] Meijers KAE, van Beusekom GT, Luyendijk W, et al. Dislocation of the Cervical Spine with Cord Compression in Rheumatoid Arthritis. J Bone Joint Surg. 1974; 56B:668–680

[6] Panjabi MM, Oda T, Crisco JJ, III, Oxland TR, Katz L, Nolte LP. Experimental study of atlas injuries. I. Biomechanical analysis of their mechanisms and fracture patterns. Spine. 1991; 16:S460–S465

[7] Powers B, Miller MD, Kramer RS, et al. Traumatic Anterior Atlanto-Occipital Dislocation. Neurosurgery. 1979; 4:12–17

[8] Brockmeyer D. Down syndrome and craniovertebral instability. Topic review and treatment recommendations. Pediatr Neurosurg. 1999; 31:71–77

[9] Schmidek HH, Sweet WH. Operative Neurosurgical Techniques. New York 1982

[10] Epstein N, Epstein JA, Benjamin V, Ransohoff J. Traumatic Myelopathy in Patients With Cervical Spinal Stenosis Without Fracture or Dislocation: Methods of Diagnosis, Management, and Prognosis. Spine. 1980; 5:489–496

[11] Rojas CA, Vermess D, Bertozzi JC, Whitlow J, Guidi C, Martinez CR. Normal thickness and appearance of the prevertebral soft tissues on multidetector CT. AJNR Am J Neuroradiol. 2009; 30:136–141

[12] DeBenhe K, Havel C. Utility of Prevertebral Soft Tissue Measurements in Identifying Patients with Cervical Spine Injury. Ann Emerg Med. 1994; 24:1119–1124

[13] Miles KA, Finlay D. Is Prevertebral Soft Tissue Swelling a Useful Sign in Injury of the Cervical Spine? Injury. 1988; 19:177–179

[14] Naidich JB, Naidich TP, Garfein C, et al. The Widened Interspinous Distance: A Useful Sign of Anterior Cervical Dislocation. Radiology. 1977; 123:113–116

[15] Bailey DK. The Normal Cervical Spine in Infants and Children. Radiology. 1952; 59:712–719

[16] Yoganandan N, Pintar FA, Lew SM, Rao RD, Rangarajan N. Quantitative Analyses of Pediatric Cervical Spine Ossification Patterns Using Computed Tomography. Ann Adv Automot Med. 2011; 55:159–168

[17] Fischer FJ, Vandemark RE. Sagittal cleft (butterfly) vertebra. J Bone Joint Surg. 1945; 27:695–698

[18] Poppel MH, Jacobson HG, Duff BK, Gottlieb C. Basilar impression and platybasia in Paget's disease. Br J Radiol. 1953; 21:171–181

[19] Koenigsberg RA, Vakil N, Hong TA, Htaik T, Faerber E, Maiorano T, Dua M, Faro S, Gonzales C. Evaluation of platybasia with MR imaging. AJNR Am J Neuroradiol. 2005; 26:89–92

[20] Goel A, Bhatjiwale M, Desai K. Basilar invagination: a study based on 190 surgically treated patients. J Neurosurg. 1998; 88:962–968

[21] McRae DL. The Significance of Abnormalities of the Cervical Spine. AJR. 1960; 70:23–46

[22] Cronin CG, Lohan DG, Mhuircheartigh JN, Meehan CP, Murphy JM, Roche C. MRI evaluation and measurement of the normal odontoid peg position. Clin Radiol. 2007; 62:897–903

[23] Chamberlain WE. Basilar Impression (Platybasia); Bizarre Developmental Anomaly of Occipital Bone and Upper Cervical Spine with Striking and Misleading Neurologic Manifestations. Yale J Biol Med. 1939; 11:487–496

[24] Cronin CG, Lohan DG, Mhuircheartigh JN, Meehan CP, Murphy J, Roche C. CT evaluation of Chamberlain's, McGregor's, and McRae's skull-base lines. Clin Radiol. 2009; 64:64–69

[25] McGregor J. The Significance of Certain Measurements of the Skull in the Diagnosis of Basilar Impression. Br J Radiol. 1948; 21:171–181

[26] VanGilder JC, Menezes AH, Dolan KD. In: Radiology of the Normal Craniovertebral Junction. The Craniovertebral Junction and Its Abnormalities. NY: Futura Publishing; 1987:29–68

[27] Hinck VC, Hopkins CE, Savara BS. Diagnostic Criteria of Basilar Impression. Radiology. 1961; 76

[28] The Cervical Spine Research Society. The Cervical Spine. Philadelphia 1983

[29] Menezes AH. Primary craniovertebral anomalies and the hindbrain herniation syndrome (Chiari I): data base analysis. Pediatr Neurosurg. 1995; 23:260–269

[30] Jacobson G, Bleeker HH. Pseudosubluxation of the Axis in Children. Am J Roentgenol. 1959; 82:472–481

[31] Rivera E, Hardjasudarma M, Willis BK, Pippins DN. Inadvertent Use of Ionic Contrast Material in Myelography: Case Report and Management Guidelines. Neurosurgery. 1995; 36:413–415

[32] Bohn HP, Reich L, Suljaga-Petchel K. Inadvertent Intrathecal Use of Ionic Contrast Media for Myelography. AJNR. 1992; 13:1515–1519

[33] Lasser EC, Berry CC, Talner LB, Santini LC, et al. Pretreatment with Corticosteroids to Alleviate Reactions to Intravenous Contrast Material. N Engl J Med. 1987; 317:825–829

[34] Allaqaband S, Tumuluri R, Malik AM, Gupta A, Volkert P, Shalev Y, Bajwa TK. Prospective randomized study of N-acetylcysteine, fenoldopam, and saline for prevention of radiocontrast-induced nephropathy. Catheter Cardiovasc Interv. 2002; 57:279–283

[35] Marenzi G, Assanelli E, Marana I, Lauri G, Campodonico J, Grazi M, De Metrio M, Galli S, Fabbiocchi F, Montorsi P, Veglia F, Bartorelli AL. N-acetylcysteine and contrast-induced nephropathy in primary angioplasty. N Engl J Med. 2006; 354:2773–2782

[36] Units of radiation dose. 1991

[37] Smith-Bindman R, Lipson J, Marcus R, Kim KP, Mahesh M, Gould R, Berrington de Gonzalez A, Miglioretti DL. Radiation dose associated with common computed tomography examinations and the associated lifetime attributable risk of cancer. Arch Intern Med. 2009; 169:2078–2086

[38] Thompson TP, Maitz AH, Kondziolka D, Lunsford LD. Radiation, Radiobiology, and Neurosurgery. Contemp Neurosurg. 1999; 21:1–5

[39] Mehlman CT, DiPasquale TG. Radiation exposure to the orthopaedic surgical team during fluoroscopy: "how far away is far enough?". J Orthop Trauma. 1997; 11:392–398

[40] Bindal RK, Glaze S, Ognoskie M, Tunner V, Malone R, Ghosh S. Surgeon and patient radiation exposure in minimally invasive transforaminal lumbar interbody fusion. J Neurosurg Spine. 2008; 9:570–573

[41] Occupational dose limits for adults. 1991

[42] 1990 Recommendations of the International Commission on Radiological Protection. Ann ICRP. 1991; 21

[43] Definitions. 1991

[44] McCormick PW. Fluoroscopy: Reducing radiation exposure in the OR. Rolling Meadows, IL 2008

[45] Rechtine GR. Radiation satety for the orthopaedic surgeon: Or, C-arm friend or foe. Tampa, FL 2009

[46] Scuderi GJ, Brusovanik GV, Campbell DR, Henry RP, Kwon B, Vaccaro AR. Evaluation of non-lead-based

12

protective radiological material in spinal surgery. Spine J. 2006; 6:577–582

[47] Boone JM, Pfeiffer DE, Strauss KJ, Rossi RP, Lin PJ, Shepard JS, Conway BJ. A survey of fluoroscopic exposure rates: AAPM Task Group No. 11 Report. Med Phys. 1993; 20:789–794

[48] Giordano BD, Baumhauer JF, Morgan TL, Rechtine GR. Cervical spine imaging using standard C-arm fluoroscopy: patient and surgeon exposure to ionizing radiation. Spine. 2008; 33:1970–1976

[49] Faulkner K, Moores BM. An assessment of the radiation dose received by staff using fluoroscopic equipment. Br J Radiol. 1982; 55:272–276

12

13 成像及血管造影

13.1 CAT 扫描(又称 CT 扫描)

13.1.1 概述

CT 扫描采用有辐射危险的电离辐射(X线);见"神经外科医师的放射安全(见章节 12.5.4)"。

CT 扫描上的 X 线束的衰减是用 Hounsfield 单位来定义的,这些单位并不是绝对的,在不同的 CT 扫描模式上会不同,不同组织的 Hounsfield 单位见表 13-1。

表 13-1 样品 CT 扫描机的 Hounsfield 单位

定 义	Hounsfield 单位	评 论
不衰减(空气)	−1 000	规定
水	0	规定
全衰减(密质骨)	+1 000	规定
颅脑 CT		
脑(灰质)	30～40	
脑(白质)	20～35	
脑水肿	10～14	
CSF	+5	
骨骼	+600	
血块*	75～80	即新鲜出血
脂肪	−35～−40	
钙化	100～300	
增强的血管	90～100	
脊柱 CT		
椎间盘	55～70	椎间盘的密度约为硬膜囊的 2 倍
鞘膜囊	20～30	

* 如果 Hct<23%,则引起的急性硬膜下出血与脑组织等密度

13.1.2　平扫与静脉增强 CT 扫描(CTCT)

平扫 CT 常用于紧急情况(快速排除多数急性异常表现),可仔细评估颅骨,或作为筛查。显示急性出血(EDH,SDH,IPH,SAH)、骨折、异物、气颅和脑积水效果好。但其显示急性脑梗死(推荐 DWI)效果不佳,且常因为骨伪影导致颅后窝信号质量差。

静脉增强 CT 扫描主要用于显示肿瘤或血管畸形,尤其对于不适宜做 MRI 的病人。所有的 CT 造影剂都含有碘。

常用静脉造影剂剂量:如 Isovue 300® (见章节 12.4.1)60~65 ml(含 18~19.5 g 碘)。

13.1.3　CT 血管成像(CTA)

快速静脉推注碘增强剂 3~4 ml/s,通常为 65~75 ml(优维显 300)。病人屏气 30~40 秒(螺旋 CT)效果最佳。

多种方法可帮助确定注射造影剂后行 CT 扫描的时间:根据少量测试性注射后主动脉内的达峰时间或凭经验决定,或者给予注射后在感兴趣的区域寻找峰值。

与轴向 CT 扫描平面垂直的血管显示不清,且在 CT 高密度结构附近的血管显示困难。

13.1.4　CT 灌注成像(CTP)

需要使用碘增强剂,在平扫 CT 中选择 3 个感兴趣的幕上血管层面,快速注入增强剂(比如 40 ml 静脉推注 5 ml/s),在选取的平面中按固定间隔扫描(如每 2 秒一次,共 1 分钟)。

乙酰唑胺试验:完成上述扫描后,静脉推注乙酰唑胺 1 000 mg,固定间隔重复扫描 10~15 分钟。

可得到的参数包括:脑血容量(CBV),脑血流量(CBF),平均通过时间(MTT),达峰时间(TTP)。缺血性脑卒中时 MTT 几乎都延长且 CBF 下降。

可以显示的异常包括:

1. 明显的狭窄:CBV 和 CBF 降低,MTT 和 TTP 延长。

2. 窃血:在乙酰唑胺试验后,CBV 和 CBF 降低,对侧升高,MTT 延长与磁共振灌注成像(PWI)比较(见章节 13.2.13):

(1) PWI 可提供多个层面的图像,而 CTP 只能提供选择的一个或(通常 10~20 mm 厚)几个层面的情况,且操作者需要决定选取哪几个层面。

(2) PWI 的假象比 CTP 多。

13.2 磁共振成像(MRI)

13.2.1 概述

■ **定义**[1]

缩写：

TR：重复时间。

TE：回波时间。

T_i：反转时间。

T_1：自旋-点阵弛豫时间(磁化时间)(恢复)。

T_2：自旋-回旋弛豫时间(去磁化时间)(衰减)。

采集资料的范畴见表 13-2。

表 13-2 采集资料的范畴

	短 TE(TE<50 毫秒)	长 TE(TE>80 毫秒)
短 TR(TR<1 000 毫秒)	T_1加权	
长 TR(TR>2 000 毫秒)	质子密度或自旋密度	T_2加权

13.2.2 T_1加权像(T_1WI)

短 T_1 为高信号(明亮)。T_1WI 称"解剖像"，有点类似 CT，较 T_2 的采集时间为短，质子丰富的组织(如水)T_1较长。

辨别 T_1WI 的线索：脑脊液为黑色，皮下脂肪为白色，TR 及 TE 均短。

在 T_1WI 显示为白色的有脂肪、黑色素、Onyx 胶(见章节 102.5.3)及亚急性出血(大于 48 小时)；白质较灰质的信号要高(髓鞘脂肪含量高)。大多病理改变在 T_1 像为低信号。MRI T_1WI 上信号强度的变化见表 13-3。

表 13-3 MRI T_1WI 上信号强度的变化

脂肪(包括骨髓)，出血 48 小时以上，黑色素	白质	灰质	钙化	脑脊液、(骨骼)

(注：灰阶图示信号强度变化的方向而不是真正的 MRI 灰度)

13.2.3 T_2加权像(T_2WI)

长 T_2 为高信号(明亮)。T_2WI 称"病理像"，大多病变显示为高信号，包括周围水肿。

辨别 T_2WI 的线索：脑脊液为白色，TR 及 TE 均长。

MRI T_2WI 上信号强度的变化见表 13-4。

表 13-4 MRI T_2WI 上信号强度的变化

脑水肿/水	脑脊液	灰 质	白 质	骨骼,脂肪

注：灰阶图示信号强度变化的方向而不是真正的 MRI 灰度

13.2.4 自旋密度成像(spin density image)

也称均衡成像、质子密度像。介于 T_1 和 T_2 之间。脑脊液为灰色，与脑为等密度(在白质脱髓鞘病变时有用)。

13.2.5 FLAIR(液体衰减反转恢复)

长 TR 和 TE，类似 T_2 像，但脑脊液为低信号。白质和灰质信号与 T_1 像相反，对比度更强。多数病变为高信号，如多发性硬化、其他白质病变、肿瘤、水肿、脑软化、胶质增生、急性梗死等。脑室旁病变如多发性硬化更明显，也可以显示脑脊液异常。

FLAIR 像上蛛网膜下隙高信号的鉴别诊断：

1. 蛛网膜下隙出血：MRI 中诊断 SAH 的最佳序列。

2. 脑膜炎：一些病例可见。

3. 脑膜转移癌。

4. 上矢状窦血栓。

5. 卒中。

6. 邻近肿瘤。

7. 使用过钆增强。

8. 在吸入高浓度氧(接近 100%)，特别是在全身麻醉状态下行 MRI 检查[2]。在基底池和脑沟中可见，但是脑室内没有。

13.2.6 回波状态[echo train,也称快速自旋回波(FSE)]

TR 固定不变，应用 1 次以上的多重回波(8~16)使 TE 逐渐增加，图像接近 T_2WI 但大幅减少采集时间(脂肪在 FSE 上更明亮，可通过脂肪抑制技术矫正)。

13.2.7 梯度回波

也叫 T_2^*，即"稳态梯度回波采集"(gradient recalled acquisition in a steady state,GRASS),一种应用部分翻转角的"快速"T_2WI。GRASS 原为通用电器公司的商标,其他生产商用不同的名称,如 FISP。脑脊液表现为白色,骨骼是黑色,流动的血管为白色,典型的采集资料为:TR＝22 毫秒,TE＝11 毫秒,角度是 8°。应用于如颈部 MRI 来产生一种"脊髓造影"的图像,提高了 MRI 描绘骨刺的能力。也可用于显示陈旧的小的灶性脑出血(可见于 60％的出血性脑梗死及 18％的缺血性脑梗死病人[3]),这类病人在服用抗凝药物时有较高的出血风险。因为对顺磁效应的高敏感性,MRI 梯度回波 T_1WI 较 FLAIR 像对显示脑实质出血(表现为暗色)有 3～4 倍的敏感性。但它不如最近推出的磁敏感加权成像(SWI)敏感。

13.2.8 "STIR"成像

即"短 T 翻转复原"(short tau inversion recovery,STIR)。将 T_1 和 T_2 的信号叠加,造成脂肪信号被除去(有时又称为脂肪抑制像),可用钆增强来更好地显示富脂肪区域。主要用于脊柱和眼眶。非常适用于显示骨水肿(有助于判断骨折时间),在脂肪抑制像中可提高背根神经节信号。

13.2.9　MRI 禁忌证

■ 概述

大量参考资料[4]详细介绍了 MRI 的安全问题。相关网页包括:http://www.MRIsafety.com 和 http://www.IMRSER.org。神经外科病人常常出现以下问题:

■ 妊娠和 MRI

在妊娠头 3 个月,MRI 可能导致流产。3 个月后进行 MRI 检查的长期风险目前没有明确的研究结果。MRI 可能比有已知电离辐射危险的 X 线(包括 CT[5])风险较低。钆增强剂在妊娠期禁忌使用,包括 2 岁以下儿童。在哺乳期妇女中,使用钆增强剂后应停止哺乳 2 天。

■ MRI 的常见禁忌证

1. 心脏起搏器/除颤器、植入性神经刺激器、耳蜗植入:可引起暂时或永久的功能失调。

2. 铁磁性动脉瘤夹(见下文):一些中心排除所有的有任何动脉瘤夹的病人进行 MRI 检查。

3. 金属植入或含有大量铁或钴的成分的假体(可引起移动或加热)。

4. Swann‑Ganz 插管的病人(肺动脉插管)。

5. 眼中有金属碎片。

6. 在过去 6 周之内放置支架、线圈或滤网。

7. 弹片:霰弹枪子弹(有些子弹无影响)。

8. 相对禁忌证:

(1) 幽闭恐惧症病人：可使用镇静药物帮助做完检查。

(2) 患危重疾病的病人：对病人的检测和治疗受限，可能需要特殊设计的非磁性呼吸机。不能应用很多牌子的电子静脉泵/调节器。

(3) 过度肥胖病人：身体可能不适用于很多封闭式 MRI 扫描器，开放扫描器可防止发生这种事情，但很多设备应用低场强的磁场而使得影像质量下降。

(4) 感兴趣区的 MRI 不兼容金属植入物（或曾用高速钻手术而残留金属碎屑）：可能产生可疑伪影从而使这一区域的影像失真。

(5) 可调压分流管（见章节 25.5.2）：多数可以耐受 3T 磁共振不产生永久性损伤，但是压力设置可能改变，因此在 MRI 检查后应该重新测定。

■ MRI 和动脉瘤夹

MRI 对有动脉瘤夹的病人应慎重考虑：

1. MRI 磁场的危险在于它可引起动脉瘤夹拉脱或转动离开动脉瘤，或者撕破动脉瘤颈。

2. 在磁场中夹子的金属可产生伪影。

3. 在夹子的区域产生热量：临床上不明显。

夹子的磁性越强，磁场加在其上的拉力就越大，夹子附近的图像失真得也越明显。

不锈钢（stainless steel，SS）分为马丁铁（铁磁性）和奥氏铁（非磁性）；以钴为基础的超合金是非磁性的，包括 Elgiloy（Sugita clip）、Phynox（Yasargil）以及 Vari - Angle（McFadden）。基本上现代所有的动脉瘤夹都是 MRI 兼容的，但在 20 世纪 90 年代之前使用动脉瘤夹的病人可能有铁磁夹。

表 13 - 5 显示了一些与夹子磁性有关的不同夹子的磁性残存。如果对动脉瘤手术时机有疑问，可应用以下方法试验：非磁性的夹子不能被小磁铁拖动。

13

表 13 - 5　动脉瘤夹的磁性残存[6]

动 脉 瘤 夹	钢 的 类 型	磁性残存(无单位)
MRI 是否兼容：否		
Drake DR 12	martensitic SS	100
Heifetz	17 - 7PH	44
Mayfield	martensitic SS	74
Scoville	EN - 58J	64
MRI 是否兼容：是		

续　表

动脉瘤夹	钢 的 类 型	磁性残存(无单位)
Olrvectona		0
Sugita	Elgiloy	0
Sugita with loop	gold plated	1
McFadden	Vari－Angle	0
Yasargil	316	0
Yasargil	Phynox	0
Yasargil(old)		1
Silver clip		0

13.2.10　出血在 MRI 上的表现

　　血液由于其信号特征随时间(和位置)而变化,因而是 MRI 上最复杂的实体之一。表 13-6 显示了出血灶随时间变化在 MRI 上的变化。也可见颅内出血(见章节 87.1)。出血时,含铁血红素和钙化在 GRASS 序列中为低信号。在 MRI 中显示 SAH 最好的是 FLAIR 像(见章节 13.2.5)。

表 13-6　脑实质内血肿随时间在 MRI 上的信号变化

阶　段	发病后的大致时间	T_1 像	T_2 像	助记符[a]
超急性	0～6 小时[b]	I	B	I be
急性	0～72 小时	I	D	iddy
亚急性早期	3～7 天	B	D	biddy
亚急性晚期	7～14 天	B	B	baby
慢性	超过 2 周	D	D	doodoo

a 助记符:B(明亮的或相对于脑组织呈高信号),D(黑暗的或低信号),I(等信号)
b 有学者将超急性期定义为 24 小时以内

13.2.11　MRI 增强剂

　　目前的增强剂都是含钆的,包括钆喷酸二甲葡胺、钆双胺、钆弗塞胺、钆贝酸二甲葡胺、钆特醇等。
　　不良反应有:
　　1. 过敏反应:少见,0.03%～0.1%。
　　2. 肾毒性:比碘增强剂少见。

3. 肾源性系统性纤维化(NSF)：一种少见的严重疾病，表现为皮肤、关节和其他器官的纤维化。见于严重肾功能不全(多数为透析)的病人接受钆增强剂后。目前肾小球滤过率 30～60 ml/min 为相对禁忌，<30 ml/min 为钆增强剂的禁忌证。安全的药物：钆特醇。具有链状结构的增强剂出现 NSF 的风险较高。在终末期肾病病人中，每次增强扫描导致 NSF 的风险为 2.4%[9]。

4. 钆过敏：治疗同碘过敏(见章节 12.4.1)。

5. 截至本书出版时，FDA 正在调查重复使用以钆为基础的造影剂(GBCA)进行 MRI 增强扫描后脑组织钆积累的危害[10]。同时，FDA 建议医疗人员限制 GBCA 的使用，只有必须通过增强扫描获取额外的信息时才使用。

6. 妊娠相关问题见章节 13.2.9。

13.2.12　磁共振血管成像(MRA)

有两种方法可以获取 MRA。

1. 钆增强：常用于颅外血管，如颈外动脉。

2. 非增强使用血流相关增强技术[最常用 2D 时间飞跃法(2D TOF)]，常用于颅内血管。在 T_1 像上高信号的结构都能在 MRA 上显示，但不一定是血流。它包括脂肪及陈旧梗死灶中的巨噬细胞团。可以使用脂肪抑制来避免。MRA 有助于筛查动脉瘤(见章节 77.6.2)及造影阴性的血管畸形(见章节 82.4)。高流量的动静脉畸形(AVM)显示不清，因为异常静脉与动脉相似。

13.2.13　弥散-加权成像和灌注成像

■ 弥散加权成像(DWI)

主要用于检查早期缺血和鉴别活动性或陈旧性多发性硬化斑块。DWI 对于水分子的随机布朗运动敏感，生成两种图像，每一区域的表观弥散系数(ADC)图像取决于很多变量(时间、层面方向等)和轨迹图像(实际 DWI)[11]。自由弥散的水(如 CSF)在 DWI 上显示为黑色。

DWI 的基础是 T_2 像，T_2 像上高信号的结构在 DWI 上也是高信号(也称为"闪耀")。因为 DWI 上明亮的区域可表示扩散受限或"闪耀"，检查 ADC 图(弥散系数图像)可兹鉴别：如 ADC 图上显示为黑色，那么很可能代表弥散受限(近期梗死为最常见的病因)。

※在 DWI 上呈明亮信号但在 ADC 图上呈暗信号的脑实质区域为异常表现，提示此区域弥散受限，比如急性梗死。

DWI 上高信号的鉴别诊断：

1. 脑缺血：急性卒中或低灌注区域。弥散受限常常提示出现不可逆的细胞损伤，有时也能显示缺血半暗带。数分钟的缺血在 DWI 上可表现为高密度[11,12]。缺血造成的 DWI 异常可持续约 1 个月，表观弥散系数(ADC)图像异常可持续 1 周。

2. 脑脓肿(见章节 20.2.8)：DWI 高信号,ADC 低信号。

3. 活动性 MS 斑块(陈旧性斑块低密度)。

4. 一些肿瘤：多数肿瘤在 DWI 为低信号,但是富细胞的肿瘤表现高信号(如上皮样囊肿及某些脑膜瘤)。

• **DWI 的其他应用**

TIA：可以显示一些但不是所有的 TIA[13],非局部缺血的其他因素(如全脑缺血、低血糖、癫痫持续状态)也能产生 ADC 下降,所以 DWI 图像的解释必须与临床情况相联系[11]。

DWI 也可以鉴别细胞毒性和血管源性水肿(见章节 3.1.1)[14,15]。

■ 灌注成像(PWI)

PWI 提供与微循环灌注状态相关的信息,是最敏感的显示脑缺血的方法[比 DWI 和 FLAIR(主要用于显示梗死组织)更加敏感],目前有很多方法在应用,大剂量造影剂方法是应用最广的手段。超快速梯度显影用来追踪给造影剂(通常为钆)后造影剂的逐渐减少到正常的过程。会得到信号淡化曲线,并与动脉中的造影剂做比较。由于技术困难,PWI 使用不广泛,最常用的参数是平均通过时间和达峰时间(信号越高,表示超出正常时间越多)。

■ DWI 和 PWI 不符

理论上,DWI 和 PWI 可能显示弥散-灌注不符区域。PWI 上局部灌注缺损区域超过了 DWI 上的梗死区带的部分,这样可鉴别出能挽救的处于梗死危险的脑组织(所谓"半暗带"见章节 79.8.3)。由此筛选潜在的人选做溶解血栓治疗[16]。

13.2.14 磁共振质谱成像(MRS)

主要讨论质子质谱(H[+])成像,这在软件配合下几乎所有的 1.5 T 以上的磁共振都能进行,其他的质谱成像,如磷,需要特殊设备。

■ 单体素 MRS

• **概述**

在 MRI 上选择一个小的区域,该区域的质谱峰按照 ppm 浓度(1 ppm＝1×10^{-6})显示。由于选取的是一个小的区域,故可能存在采样误差。

临床中重要的特征峰见表 13 - 7。

表 13 - 7 质子 MRS 中的重要峰

部 分	共振(ppm)	描 述
脂肪	0.5～1.5	在 TE 约为 35 毫秒时与乳酸峰轻度重叠
乳酸	1.3	双峰。正常脑组织中无,为无氧糖酵解的终末产物,是缺血的标志物。见于缺血、感染、脱髓鞘疾病、先天性代谢异常。在更高的 TE(如 TE 144 毫秒),该峰会反转,可以和脂肪峰鉴别

续 表

部 分	共振(ppm)	描 述
N-乙酰门冬氨酸(NAA)	2	神经元标记物,正常时是最高的峰(高于 Cr 和 Cho)。在所有的局部病变中降低(脑血管病、肿瘤、MS、癫痫、阿尔茨海默病、脓肿、脑外伤等)
肌酐(Cr)	3[a]	主要用于胆碱的对照,在灰质中较白质中高
胆碱(Cho)	3.2	膜合成的标记物,见于肿瘤和其他细胞生长活跃的病变,或者生长发育期大脑,在脑血管病中下降

a 肌酐存在另外一个次要的峰

• 示例

正常脑组织:见图 13-1。

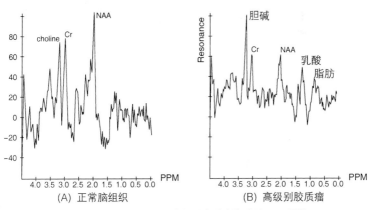

(A) 正常脑组织　　(B) 高级别胶质瘤

图 13-1　正常脑组织和高级别胶质瘤的质子 MRS 图像

肿瘤:图 13-1,NAA 下降,乳酸升高,脂肪升高,胆碱升高(在 3 级以下的胶质瘤中,胆碱峰越高,肿瘤级别越高,肿瘤坏死可能导致胆碱峰下降,此时可用脂肪峰)。

脑血管病:乳酸峰升高明显,胆碱峰降低。

脓肿[17]:NAA、Cr 和胆碱峰降低,出现"非典型"峰(细菌合成的琥珀酸、乙酸等所致),乳酸可有升高。

多发性硬化:NAA 轻度降低,乳酸和脂肪轻度升高,胆碱不升高。

MRS 的应用:

1. 鉴别脓肿和肿瘤。

2. 鉴别术后增强和肿瘤复发。

3. 鉴别肿瘤和 MS 斑块:有时无法鉴别。

4. 在获得性免疫缺陷综合征(AIDS):有助于鉴别弓形虫病、淋巴瘤和进行性多灶性脑白质营养不良(PML:NAA 下降,胆碱、脂肪和乳酸无明显升高)。

5. 可能用于鉴别瘤周水肿和肿瘤浸润。

6. 有助于鉴别肿瘤生长和放射性坏死(见章节 101.2.3)。

7. 大的肌醇峰可以鉴别血管外膜细胞瘤和脑膜瘤[18]。

■ 多体素 MRS

每次选取一个峰,在选取的一个层面用颜色表现出来,可以减少采样误差。

13.2.15 弥散张量成像(DTI)及白质纤维束

DTI 又称弥散张量纤维束成像(DTT)。通过区分沿神经纤维方向的弥散和垂直于纤维方向的弥散,显示白质中纤维束的磁共振技术。只有特定的 MRI 设备在特殊软件下可以完成。禁忌证同普通 MRI 检查(见章节 13.2.9)。

可能最适用于脑深部病变的手术治疗时设计对重要白质纤维损伤最小的手术入路,尤其是病变导致纤维束移位时(比如肿瘤、AVM 及脑出血)。

DTT 显示的白质纤维束的主要分支如图 13-2 所示。

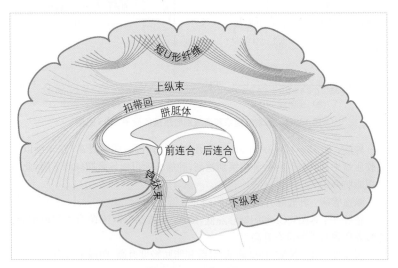

图 13-2　白质纤维束(此图未遵循 DTI 颜色规定)

1. 投射纤维:往往为头尾走行。

皮质脊髓束结合为放射冠并汇聚成内囊并形成锥体束。

2. 联合纤维:内侧侧向走行,连接两侧大脑半球。包括胼胝体、前连合、后连合。

3. 联络纤维：连接同一半球内的区域，包括如下纤维。

(1) U 形纤维：连接相邻脑回。

(2) 长联络纤维：连接较远区域。

1）视辐射：连接到视皮质的外侧膝状体。经侧脑室体部侧方穿行。

2）钩状束：连接前颞叶与额下回。损害会导致语言障碍。

3）上纵束（SLF）：连接额叶、颞叶和枕叶区。损伤会导致语言障碍。

4）弓状纤维束：SLF 的一部分。经典神经解剖学注释：连接额上回、额中回［Broca 区（运动性语言）］与颞上回［Wernicke 区（语言理解）］。DTI 上显示连接更广泛，包括前运动皮层，损伤导致传导性失语。

5）下纵束（LIF）：在视辐射水平连接颞叶与枕叶。损伤可以导致物体识别障碍、视觉失认症及面容失认症（脸盲）。

6）扣带回：从嗅皮质到扣带回的辐射为大脑边缘系统的一部分。

对 DTI 图像的颜色编码域的规定：

蓝色：上下行纤维。

红色：内外侧横向纤维。

绿色：前后向纤维。

由于一些技术上的考虑，DTI 较常规 MRI 更具有操作依赖性。

制订手术计划时，目标是使手术轨迹大致平行（<30°角）于欲保护的白质纤维的长轴线（未经证实的假说[20]）。

因考虑到保护白质纤维束而将其描述为手术"走廊"：

• 前廊：平行于联合纤维，在 SLF 及扣带回之间。

• 后廊：在顶枕沟内，在视辐射旁穿行。

• 侧廊。

13.3 血管造影

见神经介入部分（见章节 102.1）。

13.4 脊髓造影

■ 禁忌证

1. 正在使用抗凝药物。

2. 碘增强剂过敏：需要做碘过敏的准备（见章节 12.4.1）。注意：不良反应风险依然存在。

3. 拟订穿刺部位感染。

4. 广泛的中线腰椎融合使穿刺针难以进入蛛网膜下隙。

■ **腰脊髓造影(lumbar myelogram)**

应用碘海醇(Omnipaque[®] 140 或 180),见表 12 - 4。

• **通过腰椎穿刺行颈脊髓造影**

通过腰椎穿刺,用水溶性的造影剂,造影剂选择碘海醇(Omnipaque[®] 300 或 240),见表 12 - 4。将针置入腰椎蛛网膜下隙,倾斜造影台的头拖使病人颈部伸展,然后注射造影剂。如果见颈部完全阻塞,则嘱病人屈颈。如果无法通过阻塞处,则有必要做 C1~C2 的穿刺或 MRI 检查(需先行 CT 检查,可能会发现造影剂在阻塞部位以上,而单纯造影不能显示)。

• **脊髓造影后 CT(post myelographic CT)**

提高了脊髓造影的敏感性及特异性(见章节 68.9.5)。在脊髓完全梗阻的情况下,CT 往往能显示明显梗阻部位以远的造影剂。

13.5　核素扫描

13.5.1　三相核素骨扫描

[99]Tc[m]-高锝酸盐是一种放射性核素并可与一些底物连接而用来做骨扫描。它还可用来标记多磷酸盐(现已少用)、双磷酸盐[21](MDP)或羟基亚甲基二磷酸盐(HDP)(目前应用最广的制剂)。用锝标记复合物的骨扫描依赖于成骨活动的存在从而使示踪剂沉积于骨骼。

使用[99]Tc[m]- HDP 时,在注射后即时(血流相)、15 分钟(血池相)及 4 小时(骨相),蜂窝织炎在前两相可见增强,但在第三相只能见到轻度或弥漫性增强,骨髓炎在三相中都可见到增强。

三相核素骨扫描在诊断急性骨髓炎时有 95% 的敏感性和特异性,在 2~3 天内都为阳性。存在骨重构增强的情况时,如骨折、化脓性关节炎、肿瘤等,可能出现假阳性。合并骨梗死时可能出现假阴性。

骨扫描的应用包括:

1. 感染:

(1) 颅骨或脊柱骨髓炎(见章节 21.5.2)。

(2) 椎间盘炎(见章节 21.5.3)。

2. 肿瘤:

(1) 脊柱转移癌(见章节 53.4.4)。

(2) 原发脊柱骨肿瘤(见章节 51.6)。

(3) 颅骨肿瘤(见章节 50.1)。

3. 疾病引起骨代谢异常:

(1) Paget 病:颅骨或脊柱(见章节 74.1)。

（2）额骨内板增生症（见章节 50.2.2）。

4. 颅缝早闭（见章节 15.2.2）。

5. 骨折：脊柱或颅骨。

6. "腰部问题"（low back problem）（见章节 68.10）：来帮助辨别一些上面的问题。

13.5.2　镓扫描

枸橼酸[67]镓可在炎症及肿瘤部位聚集。在神经外科中可用于诊断结节病（见章节 10.9）、慢性脊柱骨髓炎；另见骨扫描对比（见章节 21.5.2）。

（刘兴炬　禹少臣）

参考文献

[1] Jackson EF, Ginsberg LE, Schomer DF, et al. A Review of MRI Pulse Sequences and Techniques in Neuroimaging. Surg Neurol. 1997; 47:185–199

[2] Anzai Y, Ishikawa M, Shaw DW, Artru A, Yarnykh V, Maravilla KR. Paramagnetic effect of supplemental oxygen on CSF hyperintensity on fluid-attenuated inversion recovery MR images. AJNR Am J Neuroradiol. 2004; 25:274–279

[3] Alemany M, Stenborg A, Terent A, Sonninen P, Raininko R. Coexistence of microhemorrhages and acute spontaneous brain hemorrhage: Correlation with signs of microangiopathy and clinical data. Radiology. 2006; 238:240–247

[4] Shellock FG. Reference Manual for Magnetic Resonance Safety. Salt Lake City, Utah: Amirsys, Inc.; 2003

[5] Edelman RR, Warach S. Magnetic Resonance Imaging (First of Two Parts). N Engl J Med. 1993; 328:708–716

[6] Romner B, Olsson M, Ljunggren B, et al. Magnetic Resonance Imaging and Aneurysm Clips: Magnetic Properties and Image Artifacts. J Neurosurg. 1989; 70:426–431

[7] Kanal E, Barkovich AJ, Bell C, et al. ACR guidance document for safe MR practices: 2007. Am J Roentgenol. 2007; 188:1447–1474

[8] Medicines and Healthcare Products Regulatory Agency. 2007

[9] Deo A, Fogel M, Cowper SE. Nephrogenic systemic fibrosis: a population study examining the relationship of disease development to gadolinium exposure. Clin J Am Soc Nephrol. 2007; 2:264–267

[10] U.S. Food and Drug Administration (FDA). FDA Drug Safety Communication: FDA evaluating the risk of brain deposits with repeated use of gadolinium-based contrast agents for magnetic resonance imaging (MRI). 2015

[11] Fisher M, Albers GW. Applications of diffusion-perfusion magnetic resonance imaging in acute ischemic stroke. Neurology. 1999; 52:1750–1756

[12] Prichard JW, Grossman RI. New reasons for early use of MRI in stroke. Neurology. 1999; 52:1733–1736

[13] Ay H, Buonanno FS, Rordorf G, et al. Normal diffusion-weighted MRI during stroke-like deficits. Neurology. 1999; 52:1784–1792

[14] Ay H, Buonanno FS, Schaefer PW, et al. Posterior Leukoencephalopathy Without Severe Hypertension: Utility of Diffusion-Weighted MRI. Neurology. 1998; 51:1369–1376

[15] Schaefer PW, Buonanno FS, Gonzalez RG, Schwamm LH. Diffusion-Weighted Imaging Discriminates Between Cytotoxic and Vasogenic Edema in a Patient with Eclampsia. Stroke. 1997; 28:1082–1085

[16] Marks MP, Tong DC, Beaulieu C, et al. Evaluation of Early Reperfusion and IV tPA Therapy Using Diffusion- and Perfusion-Weighted MRI. Neurology. 1999; 52:1792–1798

[17] Martinez-Perez I, Moreno A, Alonso J, Aguas J, Conesa G, Capdevila A, Arus C. Diagnosis of brain abscess by magnetic resonance spectroscopy. Report of two cases. J Neurosurg. 1997; 86:708–713

[18] Barba I, Moreno A, Martinez-Perez I, et al. Magnetic resonance spectroscipy of brain hemangiopericytomas: high myoinositol concentrations and discrimination from meningiomas. J Neurosurg. 2001; 94:55–60

[19] Douek P, Turner R, Pekar J, Patronas N, Le Bihan D. MR color mapping of myelin fiber orientation. J Comput Assist Tomogr. 1991; 15:923–929

[20] Kassam AB, Labib MA, Bafaquh M, et al. Part I: The challenge of functional preservation: an integrated systems approach using diffusion-weighted, image guided, exoscopic-assisted, transsulcal radial corridors. Innovative Neurosurgery. 2015

[21] Handa J, Yamamoto I, Morita R, et al. 99mTc-Polyphosphate and 99mTc-Diphosphonate Bone Scintigraphy in Neurosurgical Practice. Surg Neurol. 1974; 2:307–310

13

14 电生理诊断

14.1 脑电图(EEG)

14.1.1 概述

EEG 主要应用于诊断和治疗癫痫性疾病。除此之外,非惊厥性脑电图主要应用于监测爆发抑制(见下文)(包括巴比妥性昏迷)或对弥散性脑病进行鉴别诊断,包括:

1. 鉴别心源性和器质性无反应性:正常的 EEG 表示心源性无反应性或者闭锁综合征(locked-in syndrome)。

2. 非抽搐状态的癫痫(发作):失神或复杂部分发作状态。

3. 亚临床的局部异常:寻找如周期性单侧癫痫样放电、局部慢波等。

4. 通过某些特异性表现形式诊断特殊病变:

(1) 周期性单侧癫痫样放电(PLED):可能存在于任何急性局灶性损伤[如单纯疱疹性脑炎(HSE)、脓肿、肿瘤、栓塞性梗死],见于 85% 的 HSE 病例(发病 2~5 天后发作),如果为双侧发作,则几乎可以确诊 HSE。

(2) 亚急性硬化性全脑炎(SSPE)(特异性形式):间隔 4~15 秒的周期性高电压,伴随躯体痉挛,疼痛刺激后没有变化[鉴别诊断包括苯环己哌啶(PCP)药物过量]。

(3) 克-雅病(见章节 22.2):肌阵挛。EEG:双侧尖波 1.5~2/秒(早期→慢;晚期→三相)。可能与 PLED 相似,但对于疼痛刺激有反应(大多数 PLED 没有反应)。

(4) 三相波:无明显特异性。可见于肝性脑病、缺氧后及低钠血症。

5. 脑病严重程度的客观评价:通常用于缺氧性脑病(如周期性棘波合并癫痫发作说明可得到正常神经性功能恢复的机会小于 5%,死亡率高)。α 昏迷、爆发抑制和脑电静息都说明预后较差。

6. 鉴别积水性无脑畸形和严重的脑积水(见积水性无脑畸形,章节 17.2.4)。

7. 可作为临床确定性试验来判断是否脑死亡(见章节 19.3)。

14.1.2 常见的 EEG 节律

常见的 EEG 节律见表 14 - 1。

表 14 - 1 常见的 EEG 节律

节　　律	代 表 符 号	频　　率
delta	Δ	0～3 Hz
theta	θ	4～7 Hz
alpha	α	8～13 Hz
beta	β	>13 Hz

14.1.3 爆发抑制

等电性间歇被爆发性 8～12 Hz 电活动所干扰,并在电静息前减少为 1～4 Hz[1]。经常被视为神经保护性药物如巴比妥、依托咪酯等的剂量调整的终点。

14.2 诱发电位

14.2.1 概述

诱发电位是指重复刺激后的平均脑电图波形。对脑电图波形进行平均可以排除与刺激无关的脑电变化。得到的脑电图波形包括 N 峰(负偏)及 P 峰(正偏),随即进入潜伏期(以毫秒为单位)直到下一波峰。

14.2.2 感觉诱发电位(SEP)

■ **概述**

采用电刺激周围神经[体感诱发电位(SSEP)],使用耳机进行声音刺激[听觉诱发电位(AEP),也叫脑干听觉诱发反应(BAER)],或使用护目镜进行闪光刺激[视觉诱发电位(VEP)]。

神经外科医师常将脑诱发电位用于术中监测。体感诱发电位(尤其是从正中神经刺激)虽然应用有限,但对于脊髓型颈椎病预后具有重要意义。见表 14 - 2。

■ **典型波形**

以下应用的缩写:BAER=脑干听觉诱发反应;UE/IE SSEP=上肢/下肢体感诱发电位;PR VER=模式翻转视觉诱发反应,需要病人的合作和视觉注

14

意作为瞬时视觉诱发反应的反面,这甚至能在闭合的眼皮上完成。另见参考文献[3,4]。

表 14 - 2 术中诱发电位标准刺激值

检测项目	刺 激			注 释
	频率(Hz)	持续时间(毫秒)	强度	
BAER	23.5	150	85~100 dB	稀疏的声音常优于紧凑的声音
UE SSEP(腕部正中神经)	4.7	300~700	<50 mA	超强刺激(感觉阈值+运动阈值)
LE SSEP(踝关节胫骨后部)	4.7	300~700	<100 mA	超强刺激
PR VER	1.97			16×16 格,每个 1.6 cm,距离 1 m

14.2.3 术中诱发电位

■ 概述

诱发电位(EP)可用于术中监测(如切除听神经鞘瘤时监测听力,或在一些脊椎手术时监测 SSEP),然而它的延迟性特征常常限制了其在避免术中急性损伤中的应用。主要 EP 峰的潜伏期延长 10%,或者波幅下降≥50%均有意义,并应该提醒外科医师检查调整各种因素(牵开器、仪器等)。通过寻找跨越中央沟的时相翻转电位(phase reversal potentials)[5,6],术中 SSEP 也可用于定位麻醉后病人的初级感觉皮层(与给清醒病人做脑电图检查相反)。见表 14 - 3。

表 14 - 3 获取诱发电位的传入特征

检测项目	分 析				电极导联
	传入滤器(Hz)	灵敏度(mcV)	持续时间(毫秒)	代 表	
BAER	150~3 000	25	15	1 500	$M_1 - C_ZZ$, $M_2 - C_Z$, ground=FZ
UE SSEP	30~3 000	50	55~60	600	$F_Z - Erb$ 点,$C_{V7} - F_{PZ}$, $C_3 - F_{PZ}$, $C_3' - NC$(非头部,如肩部)

续 表

检测项目	分 析				电 极 导 联
	传入滤器(Hz)	灵敏度(mcV)	持续时间(毫秒)	代 表	
LE SSEP	30～3 000	50	60	600	腘窝（由前至后），C_Z-F_{PZ}，后（L5 - T12）（在肥胖或老年病人中较困难），C_I-C_C（可选：躯体感觉同侧至对侧）
PR VER	5～100	50	500	100	O_1- A_1，O_Z- A_1，O_2- A_1，O_Z- C_Z

■ 脑干听觉诱发反应（BAER）

也称脑干听觉反应（ABR）、听觉诱发电位（AEP），使用耳机对病人进行听觉刺激（峰见表 14 - 4），但用于前庭神经鞘瘤的辅助诊断时价值有限，现已大多被能为外科医师提供更加快速的信息的第Ⅷ对脑神经直接监测替代。

表 14 - 4　诱发电位的波形（注：各实验室之间数值可能有差异）

实验名称	图 形	可 能 的 来 源
BAER	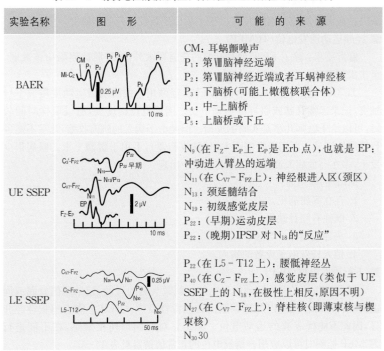	CM：耳蜗颤噪声 P_1：第Ⅷ脑神经远端 P_2：第Ⅷ脑神经近端或者耳蜗神经核 P_3：下脑桥（可能上橄榄核联合体） P_4：中-上脑桥 P_5：上脑桥或下丘
UE SSEP		N_9（在 F_Z- E_P 上 E_P 是 Erb 点），也就是 EP：冲动进入臂丛的远端 N_{11}（在 C_{V7}- F_{PZ}）：神经根进入区（颈区） N_{13}：颈延髓结合 N_{19}：初级感觉皮层 P_{22}：（早期）运动皮层 P_{22}：（晚期）IPSP 对 N_{18}的"反应"
LE SSEP		P_{22}（在 L5 - T12 上）：腰骶神经丛 P_{40}（在 C_Z- F_{PZ} 上）：感觉皮层（类似于 UE SSEP 上的 N_{18}，在极性上相反，原因不明） N_{27}（在 C_{V7}- F_{PZ} 上）：脊柱核（即薄束核与楔束核） N_{30}30

14

实验名称	图　形	可　能　的　来　源
PR VER	O_2-C_z P100 5 μV 500 ms	P_{100}：纹状或纹状前区枕叶皮质。兼有丘脑皮质冲动的成分

■ 脊髓手术中的 SSEP 监测

瘫痪实际上会通过减少肌肉活动而改善 SSEP 记录，但同时使接受刺激后的抽搐活动消失。

常见刺激位置：正中神经，尺神经及胫神经；神经冲动通过同侧后柱上传，上肢 SSEP 通过后柱传递，下肢 SSEP 通过背外侧束传递（见章节 1.9.2），后者由脊髓前动脉供血。对后柱功能的监测，也能反映总的脊髓功能和对脊髓的操作或缺血，但在有些前索损伤时不发生改变。下肢 SSEP 可以反映脊髓前动脉缺血。肌松药可以避免肌肉收缩的干扰，但是使用肌松药后在感受到刺激时病人无法表现出肌肉的颤动。

在一项 809 例病人的回顾性研究中[7]，17 例出现 SSEP 下降，经过术中及时干预，其中 14 例(82％)有恢复，在这 14 例中，13 例术后没有新的神经功能缺失。在无恢复的 3 例病人中，2 例术后出现新发神经功能缺失。

■ 经颅运动诱发电位(TCMEP)

麻醉要求：除了 EP 监测对麻醉的普通要求外，神经肌肉阻滞应该减弱，至 4 次刺激至少有 2 次肌肉抽动。

TCMEP 也称运动诱发电位(MEP)，经颅用电或磁刺激运动皮质或下行轴突，记录远端脊髓或肌群的运动电位。因为电位幅度大，所以取样时间较短，可以给予医师几乎是实时的反馈。但是由于病人的肌肉收缩，几乎不能进行持续性记录。可用于脊髓手术（颈髓或胸髓），不用于腰髓手术。癫痫很少发生，多在高危病人或频繁刺激的病人中出现。

MEP 的禁忌证：

1. 存在癫痫病史。
2. 既往有颅骨缺损。
3. 头部或颈部有金属。
4. 植入特殊电子设备的病人。

■ 下行诱发电位(DEP)

以前也叫神经源性运动诱发电位。刺激头侧的脊髓，记录尾侧脊髓或周围神经神经源性反应以及远端肌肉的肌源性反应。DEP 不能由感觉神经介导，因此不能代表真的运动电位。但是它对脊髓损伤很敏感，在不能进行 TCMEP 监测时可以应用。诱发电位的正常值请参见表 14 - 5。

表 14-5　诱发电位的正常值 * (注:各实验室之间数值可能有差异)

实验名称	测量参数	正常值		评　论
		平均值	+2.5 SD (标准差)	
BAER	Ⅰ~Ⅴ峰潜伏期	4.01 ms	**4.63** ms	
	Ⅰ~Ⅲ峰的潜伏期	2.15 ms	**2.66** ms	延长说明病变在脑桥和四叠体之间,如听神经瘤
	Ⅴ的绝对潜伏期	5.7 ms	**6.27** ms	
	Ⅲ~Ⅴ峰潜伏期			延长说明病变在脑桥下或中脑,可见于 MS
UE SSEP	N_9~N_{18}峰潜伏期	9.38 ms	**11.35** ms	
LE SSEP	P_{22}~P_{40}峰潜伏期	15.62 ms	**20.82** ms	
	P_{40}绝对潜伏期	37.20 ms	**44.16** ms	
PR VER	P_{100}绝对潜伏期		+3 SD	
	P_{100}眼间差别	8~10 ms		眼间差别在全视野刺激时更敏感。单眼缺损说明传导损伤在视交叉前的视神经(如 MS、青光眼、压迫性视网膜萎缩)。双侧缺损没有定位意义

＊加粗体的正常值是鉴别异常值的阈值

14.2.4　在以下情况出现时应该提醒手术医师注意

1. SSEP:

(1) 波幅下降＞50％。

(2) 潜伏期延长＞10％。

(3) 波形完全消失。

2. TCMEP: 信号幅度持续 50％ 的下降。

3. DEP: ＞60％ 的信号减少。

■ **脊髓手术中监测信号消失或恶化时采取的干预措施**

如果是压迫所致,预后常良好。血管损伤往往也不必害怕。

选择(或建议)如下:(改编/摘自"维塔利量表"[8]):

1. 确认改变的真实性(检查连接、设备等)。

2. 令手术室进入警惕状态:

(1) 宣布手术暂停并停止操作。

（2）减少可能的注意力分散（音乐、不必要的对话等）。

（3）召集团队：主治麻醉师、高级神经或神经生理学家和有经验的护士。必要时咨询外科同事。

3. 麻醉/代谢考虑：

（1）优化平均动脉压（通常 MAP＞85 mmHg 更好）。

（2）检查红细胞贫血（可能导致脊髓缺血）。

（3）优化血液 pH（排除酸血症）和 CO_2 分压。

（4）将病人体温降至正常。

（5）检查麻醉技术因素：评估瘫痪的程度。

（6）与主治麻醉师和洗手护士讨论"Stagnara 唤醒试验"的可行性（见下文）。

4. 技术/神经生理因素：

（1）除外其他设备造成的 60 Hz 干扰（手术床、C 臂显微镜等有插头的设备）。

（2）确认刺激电极记录引线接触良好。

14.3　神经传导测量/肌电图（NCS/EMG）

14.3.1　概述

外周神经电生理研究主要由两个部分组成：

1. **传导测量**：通常称为神经传导速度（NCV），但也包括测定运动及感觉神经的波幅、潜伏期和波长，因此应该称为神经传导测量（NCS）。

2. **肌电图（EMG）针电极检查**（见下文）。

14.3.2　肌电图

■ 概述

肌电图检查分为三步。

1. **阶段 1——插入性电活动**：针电极运动造成的肌肉的点反应。

2. **阶段 2——静息电活动**：

（1）正常：当针电极不动且插入性电活动已经平静时应该是静息的。

（2）自发性反应：自主产生的电活动，通常是异常表现（正常志愿者中有时也能出现）。

1）在肌肉损伤或失神经支配后出现：

A. 正性尖波（PSW）。

B. 纤颤电位：单一肌肉纤维产生的动作电位在肌电图检测时可发现，但是肉眼不能发现肌肉颤动（见章节 29.1）。最早在失神经支配后 7～10 天出现,有时在 3~4 周后仍然没有,神经支配可能恢复,但是运动单元变大,造成波长延长及数量减少。

2)肌强直性放电:在扩音器上出现"深水炸弹"声。

3)复杂重复放电(CRD):周围肌纤维放电,见于神经源性及肌源性病变。

4)肌束电位:非特异性,但是可能与运动神经元病(ALS)有关(见章节10.6.2)。

5)其他少见的自发电位。

3. 阶段 3——意向性活动:以最大意向性活动与最小意向性活动评价。

(1)运动单位运动电位(MUAP):包括检测运动单位的波幅、持续时间、多相波和稳定性。波幅及持续时间的增加提示下运动神经元病变,这两者降低提示肌源性病变。

(2)最小意向性动作,有两种可能的异常表现:

1)肌动员减少:提示神经源性病变。

2)早期或肌动员增加:提示肌源性病变。

(3)最大意向性活动。

■ 定义

感觉神经运动电位(SNAP):由于感觉神经的神经节位于椎间孔内,节前病变(损伤神经根至椎间孔的近端,如椎间盘突出或神经根撕脱造成神经根受压迫)并不影响细胞体,因而远端的 SNAP 并不受影响[9]。神经节后的病变(如周围神经损伤)降低 SNAP 波幅并减缓感觉神经传导速度。

F 波:神经受刺激,造成顺向传导和逆向传导。一些被逆向传导刺激的前角神经元可能发出 F 波。F 波的潜伏期可能在多节段神经根病时延长(不敏感)。在评价近端神经根传导速度降低时有效(如吉兰-巴雷综合征,见章节10.7)。

H 反射:一般只在 S1 神经根出现,与膝反射类似。

意向性活动:运动单位动作电位(MUAP)只能在病人自主运动时测量,包括波幅、上行时间、持续时间和相位数(穿过基线的次数)。

多相电位:MUAP>4 的相位。通常占 MUAP 的 15% 以下,在恢复神经支配 6~8 周后可发现多相电位增加,在数个月内逐渐增加,然后减少。

肌强直:有很多肌强直的情况,包括强直性肌营养不良(肌肉持续收缩)。

■ 神经根病变的肌电图检查

• 神经外科医师使用肌电图原则

1. 如果可进行可靠的运动检查,那么肌电图往往不能提供额外的信息。运动检查正常往往提示肌电图正常。

2. EMG 在神经根病变(神经根刺激性病变除外)中敏感性不高,特别是颈椎病变中,但是异常的 EMG 特异性高。

3. 肌电图最适用于有明显肌力受损而需要额外的定位/诊断信息的案例,或病人的肌力无法进行有效评估时(不能配合或功能性覆盖)。

4. 时间:

(1)神经根型颈椎病发病后 3 周左右肌电图才能有可靠发现。

(2)"急性改变"在第 3 周开始出现并可延续 6 个月左右。

(3)慢性改变可在第 6 个月出现并可能无限期存在。

颈部肌电图:肌电图对 C5~T1 神经根病变的检测最佳。因为能可靠测试 C3~C4 神经根的肌肉,故压迫此处可能会出现下位神经根的表现。

腰部肌电图:如果病人腰椎 MRI 正常而有明确的运动缺损(如足下垂),则需要做肌电图以检查周围神经(正确查体也能获得相同信息)。如果有外周神经病变(如腓总神经麻痹)而肌电图为阴性,则查腹部及盆部 MRI(或 CT)以明确是否有盆底部肿瘤。

• 发现

包括自发活动(见上文)。

最早期(2~3 天内)反应包括意向性动作时肌肉动员减少,但这只有在神经根明显受压的情况下才发生。

肌电图有利于识别可疑的重叠性外周神经病变(如腕管综合征合并 C6 神经根病变)。

• EMG 诊断神经根病变

1. 在至少 2 块肌肉中出现纤颤和(或)阳性尖波,这些肌肉由同一神经根通过 2 根周围神经支配。

2. 椎旁肌肉异常:支持诊断,但不是必要条件,因为 50% 椎旁肌肉可能正常。

• 椎间盘突出导致的神经根病

神经根病变的病人 SNAP 通常正常(见上文)。因为损伤是在细胞体的近端,而细胞体在背根神经节(在神经孔内)。可能存在椎旁肌肉肌纤维颤动,推测病变位置准确率为 84%[10]。

足下垂:下肢股二头肌的短头是坐骨神经腓骨支支配的第一个肌肉,位于该神经从坐骨神经发出处的后方,在腘窝内或稍上方。足下垂是一种很好的肌肉测试,可用来确定是否有腓总神经病变或更近端病变(腘窝上)。

治疗神经根病变的发现(如行椎间盘切除术或自然愈合):

1. 运动电位首先恢复(如果神经"完全"损伤,则需要 1 个月来恢复)。

2. 如果运动电位未恢复,感觉电位最终可能恢复,也可能不恢复。

3. 椎旁电位可能对肌电图不再有用,因为术中切割肌肉会改变其电信号以致由肌肉损伤引起的去神经化。纤颤电位(Fib)及正性尖波(PSW)振幅随时间推移而下降,但仍旧存在。

- **神经丛病变肌电图**

SNAP 降低而没有椎旁肌肉纤维颤动（神经根背支向下出椎孔支配椎旁肌肉，仅在神经根病灶时受累）。

- **神经撕脱伤肌电图**

产生肌无力及感觉缺失，但 SNAP 正常，因为病变位于背根神经节的近端（感觉神经元细胞体所在位置）。

（刘兴炬 禹少臣）

参考文献

[1] Donnegan JH, Blitt CD. In: The Electroencephalogram. Monitoring in Anesthesia and Critical Care Medicine. New York: Churchill Livingstone; 1985:323–343

[2] Holly LT, Matz PG, Anderson PA, Groff MW, Heary RF, Kaiser MG, Mummaneni PV, Ryken TC, Choudhri TF, Vresilovic EJ, Resnick DK. Clinical prognostic indicators of surgical outcome in cervical spondylotic myelopathy. J Neurosurg: Spine. 2009; 11:112–118

[3] Chiappa KH. Evoked Potentials in Clinical Medicine (First of Two Parts). N Engl J Med. 1982; 306:1140–1150

[4] Chiappa KH. Evoked Potentials in Clinical Medicine (Second of Two Parts). N Engl J Med. 1982; 306:1205–1211

[5] Gregori EM, Goldring S. Localization of Function in the Excision of Lesions from the Sensorimotor Region. J Neurosurg. 1984; 61:1047–1054

[6] Woolsey CN, Erickson TC, Gibson WE. Localization in Somatic Sensory and Motor Areas of Human Cerebral Cortex as Determined by Direct Recording of Evoked Potentials and Electrical Stimulation. J Neurosurg. 1979; 51:476–506

[7] Roh M, Wilson-Holden T, Padberg A. The utility of SSEP monitoring during cervical spine surgery: How often does it prompt intervention and affect outcome. 2002

[8] Vitale MG, Skaggs DL, Pace GI, Wright ML, Matsumoto H, Anderson RCE, Brockmeyer DL, Dormans JP, Emans JB, Erickson MA, Flynn JM, Glotzbecker MP, Ibrahim KN, Lewis SJ, Luhmann SJ, Mendiratta A, Richards BS, III, Sanders JO, Shah SA, Smith JT, Song KM, Sponseller PD, Sucato DJ, Roye DP, Lenke LG. Best Practices in Intraoperative Neuromonitoring in Spine Deformity Surgery: Development of an Intraoperative Checklist to Optimize Response. Spine Deformity. 2014; 2:333–339

[9] Benecke R, Conrad B. The distal sensory nerve action potential as a diagnostic tool for the differentiation of lesions in dorsal roots and peripheral nerves. J Neurol. 1980; 223:231–239

[10] Young A, Getty J, Jackson A, et al. Variations in the Pattern of Muscle Innervation by the L5 and S1 Nerve Roots. Spine. 1983; 8:616–624

14

Part IV
发育异常

IV

15 原发性颅内发育异常

15.1 蛛网膜囊肿

15.1.1 概述

> **要 点**
>
> 1. 一种先天性畸形,常见于颅中窝、脑桥小脑三角、鞍上区和颅后窝。
> 2. 通常为偶然发现。
> 3. 颅骨改变常见,CT 及 MRI 信号大多与脑脊液相同。
> 4. 成人偶然发现的蛛网膜囊肿(AC)建议:每 6～8 个月行影像学检查除外病变增大,如果出现症状可进一步检查。

蛛网膜囊肿亦称软脑膜囊肿,不同于外伤后软脑膜囊肿(也称颅骨生长性骨折,见章节 60.5.2),也与感染无关,是由于发育期蛛网膜分裂异常导致,属先天性疾病(实际上是蛛网膜内囊肿)。囊内容物与脑脊液相同,与脑室及蛛网膜下隙不相通,可为单腔或多囊性,囊壁为脑膜上皮细胞,上皮膜抗原(EMA)阳性,而癌胚抗原(CEA)阴性,AC 也可见于椎管内。

发生于颅中窝的蛛网膜囊肿,以前称作"颞叶发育不全综合征"。这一名称现已弃用,因事实上两侧脑容积相等[1];囊肿占据脑实质的空间而发生脑组织移位和颅骨膨胀。

组织学类型[2]:

1. "单纯蛛网膜囊肿":蛛网膜上排列着能分泌脑脊液的细胞;颅中窝囊肿几乎都属于此类型。

2. 囊壁成分复杂,可包括神经胶质、室管膜和其他类型组织。

15.1.2 颅内蛛网膜囊肿的流行病学

尸检发病率为 5/1 000,约占颅内占位性病变的 1%。性别比男:女=4:1,左侧多见。在 Hurler 综合征病人中可见双侧 AC。

15

15.1.3　发生部位

几乎所有的蛛网膜囊肿均发生于蛛网膜池相关部位(例外：鞍内蛛网膜囊肿是唯一的硬膜外囊肿，见表 15-1)。CPA(脑桥小脑三角)表皮样囊肿与 AC 相似，但是 DWI 可鉴别。中线颅后窝 AC 的鉴别诊断见章节 15.3。

表 15-1　蛛网膜囊肿部位[3]

部　　　位	百 分 比(%)
侧裂	49
脑桥小脑三角	11
上丘	10
小脑蚓部	9
鞍区和鞍上	9
双侧半球间	5
大脑凸面	4
斜坡	3

15.1.4　表现

绝大多数 AC 无症状，对有症状的 AC 而言，多数于儿童早期即出现症状[4]。临床表现与囊肿部位有关。常有病变较大而症状轻微者。

典型表现如表 15-2[4]所示，包括：

表 15-2　蛛网膜囊肿的典型表现

颅中窝囊肿	鞍上囊肿伴脑积水	弥散性幕上或幕下囊肿伴脑积水
癫痫	颅内压增高	颅内压增高
头痛	巨头畸形	巨头畸形
偏瘫	发育迟缓	发育迟缓
	视力下降	
	性早熟	
	玩偶头-眼综合征	

1. 颅内压(ICP)增高症状：头痛、恶心、呕吐、嗜睡。
2. 癫痫。
3. 病情突然恶化：

(1) 出血(破入囊内或硬膜下隙)：桥静脉撕裂导致颅中窝囊肿出血。一些体育组织禁止此类病人参加运动。

（2）囊肿破裂。

4. 颅骨膨凸。

5. 占位效应引起的局部症状/体征。

6. 诊治不相关疾病时偶然发现。

7. 鞍上囊肿还可有以下表现[5]：

（1）脑积水（可能与第三脑室受压有关）。

（2）内分泌症状：发生率达 60%；包括性早熟。

（3）头眼反射（所谓"玩偶眼"[6]）：被认为是鞍上囊肿的特征性表现之一，但发生率仅为 10%。

（4）视力障碍。

15.1.5　检查

■ 概述

常规使用 CT 或 MRI 检查一般可以确诊，使用脑脊液对比剂或流量测定（脑池和脑室造影等）仅在少数情况下用于诊断位于中线部位的鞍上和颅后窝病变[4]（鉴别诊断见颅内囊肿，见章节 89.7）。颅中窝囊肿分类见图 15-1。

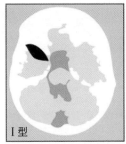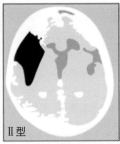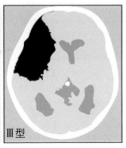

Ⅰ型　　　　　Ⅱ型　　　　　Ⅲ型

图 15-1　侧裂蛛网膜囊肿的 CT 分类[7]

Ⅰ型：小，双凸形，位于颞极，无占位效应，水溶性造影剂 CT 脑池造影（WS-CTC）显示与蛛网膜下隙相通

Ⅱ型：位于侧裂近端及中间段，脑岛完全开放呈直角形，WS-CTC 显示与蛛网膜下隙部分相通

Ⅲ型：占据全部侧裂，中线明显移位，颅中窝颅骨膨隆（蝶骨小翼抬高，颞骨鳞部外凸），WS-CTC 显示很少与蛛网膜下隙相通，外科治疗常无法使脑组织复位（成为Ⅱ型病变）

■ CT 扫描

表现为边界光滑无钙化的脑实质外囊性肿物，密度类似脑脊液。静脉注射对比剂无强化。常见邻近颅骨膨凸变形，提示其慢性病程。常伴有脑室扩

大(发生率幕上为 64％,幕下为 80％)。

大脑凸面或颅中窝囊肿具有占位效应,可压迫同侧侧脑室并导致中线移位。鞍上、四叠体池和颅后窝中线囊肿可压迫第三和第四脑室,阻塞正中孔或导水管导致脑积水的发生。

■ **MRI**

在鉴别蛛网膜囊肿内容物与肿瘤囊液方面优于 CT,并可显示囊肿壁。

■ **脑室和(或)脑池造影**

利用碘对比剂或放射性核素示踪剂。透光率不同使结果很难用于指导手术。某些囊肿实际上是憩室,也可充满对比剂和示踪剂。

15.1.6 治疗

■ **概述**

许多学者(非全部)认为,无占位效应或症状的蛛网膜囊肿,无论其大小和部位如何均无须治疗。对于偶然发现蛛网膜囊肿的成年病人不建议行手术治疗;6～8 个月的影像学随访通常足以排除病变的变化情况(病变体积可能会变大)。若症状进展,需要及时进行影像学复查。儿童病人应随访至成年。手术治疗方式归纳为表 15-3。

表 15-3　蛛网膜囊肿手术治疗方式的选择

治 疗 方 式	优 点	缺 点
针管抽吸或钻孔引流	• 简单 • 快速	• 囊肿复发率高和神经功能缺失
开颅手术,切除囊壁,使之与基底池沟通	• 可直视囊肿(协助诊断) • 治疗多房囊肿(罕见)更有效 • 避免永久性分流(某些病例) • 术中可见桥静脉	• 继发瘢痕形成可阻断交通使囊肿复发 • 蛛网膜下隙 CSF 流量不足;很多病人术后依赖分流 • 死亡率高,并发症多(可能因骤然减压所致)
颅骨钻孔经内镜囊肿穿通[8]	• 同上	• 同上
囊肿的腹腔或静脉分流	• 确定有效 • 死亡率/并发症发生率低 • 复发率低	• 病人"分流依赖" • 因置入异物(分流管)存在感染风险

■ **囊肿分流**

可能是最佳方法。使用低压管分流至腹腔,如伴有脑室扩大,可同时行脑室分流(常用 Y 形连接管)。超声、脑室镜或定位引导下可对鞍上囊肿进行定位。也可经侧脑室同时行脑室和囊肿分流[9]。

注意:颅中窝囊肿分流隧道穿通应位于耳后(勿于耳前,以免损伤面神经)。

■ 鞍上囊肿的治疗

治疗措施包括:

1. 经胼胝体囊肿切除[10]。

2. 经皮脑室-囊肿切除:是 Pierre - Kahn 等[5]采用的方法。在冠状缝近中线处颅骨钻孔,经侧脑室和 Monro 孔切除囊肿(可利用脑室镜[8])。

3. 额下入路(切除或穿通囊肿):危险且无效[5]

※脑室引流:无效(实际上使囊肿扩大)。

15.1.7 预后

由于颅骨变形和脑组织的慢性移位,即使治疗得当,囊肿仍无法完全消失,脑积水经治疗后仍持续发展,鞍上囊肿仍可有内分泌异常。

15.2 颅面发育异常

15.2.1 正常发育过程

■ 囟门

前囟:最大的囟门,呈钻石形,出生时为 4 cm(前后径)×2.5 cm(横径),正常闭合年龄约 2.5 岁。

后囟:呈三角形,正常闭合年龄 2~3 个月。

蝶囟和乳突囟:小而不规则。正常闭合年龄前者为 2~3 个月,后者为 1 岁。

■ 颅穹隆

生长:很大程度上取决于脑发育;1 岁时头颅大小达成人的 90%。6 岁时达 95%。7 岁则基本停止生长。2 岁末骨缝闭合,可通过增积和吸收进一步增长。

出生时颅骨为单层结构,4 岁时板障出现,35 岁达高峰(此时板障静脉形成)。

乳突:2 岁时开始形成,6 岁时气房细胞形成。

15.2.2 颅缝早闭

■ 概述

原称狭颅症,新生儿发病率约为 0.6/1 000。

多为产前畸形,产后颅缝早闭(CSO)十分少见[多因(颅骨相对)位置改变引起,非真性颅缝闭合]。伴脑积水(HCP)者罕见[11]。颅缝早闭是由于脑积水行脑脊液分流所致这一断言仍未得到证实。任何大脑半球发育停滞疾病（无脑回畸形、多小脑回、某些积水性无脑回畸形等）均可影响脑发育，并导致颅骨发育不良。

治疗方法首选手术，多以整容为目的，并能避免由颅面畸形带来的严重心理障碍。不过多颅缝早闭的颅骨可以阻碍脑发育，并常导致病理性颅压增高[12]，而单一颅缝早闭病人，颅内压增高发生率约为11％。冠状缝早闭可导致弱视。单一颅缝早闭者多可通过颅缝骨缘切除获得治疗。多颅缝或颅底骨缝早闭的治疗通常需要神经外科和颅面外科医师协作完成，某些需分期治疗。手术风险包括：出血、癫痫和卒中。

■ 诊断

很多"颅缝闭合"者因平卧体位所致（如"懒人卧位"，见下文）。如怀疑是这种原因，应嘱其父母避免病人卧于平坦位置，并于6～8周后复查：体位所致者病情可改善，否则即为颅缝早闭。辅助诊断方法包括：

1. 颅缝早闭处可触及骨性隆起（人字缝早闭例外，见下文）。
2. 拇指指甲轻压骨缝使颅缝两侧颅骨活动。
3. X线平片：
(1) 显示骨缝中心缺乏正常透光性。某些因局部形成骨刺，X线（甚至CT）检查正常[13]。
(2) 叩击颅盖骨破壶音（见章节15.2.2），颅内压增高者出现颅缝分离和鞍部骨质吸收[14]。
4. CT扫描：
(1) 有助于显示颅骨轮廓。
(2) 颅缝早闭处颅骨增厚和（或）形成骨嵴。
(3) 可显示脑积水。
(4) 额部蛛网膜下隙扩大[15]。
(5) 三维CT可更好地显示颅骨异常。
5. 上述方法仍不能诊断者，可行锝骨扫描[16]：
(1) 生后第一周任何颅缝均不能摄取核素。
(2) 过早闭合的颅缝比其他（正常）颅缝摄取能力增高。
(3) 完全闭合的颅缝不能摄取核素。
6. MRI：通常仅用于诊断伴随颅内其他病变的病人，效果不如CT。
7. 测量值可无异常，如眶-额周长在颅骨变形情况下仍可正常。

■ 颅内压增高

新生儿颅缝早闭的颅内压增高诊断依据：
1. 影像学检查（颅骨X线或CT，见上文）。
2. 颅盖生长停止（不同于新生儿非颅缝早闭者，这些病人的颅内压增高导致头颅增大，而颅缝早闭在引起颅内压增高的同时颅骨停止生长）。

3. 视乳头水肿。

4. 发育迟缓。

颅缝早闭的类型

• 矢状缝早闭

最常见的单一颅缝早闭；80％为男性。导致长头或舟状头（颅骨呈船形）畸形伴额部隆起，枕部突出，可触及龙骨突（keel）样矢状嵴。枕额周长（头围）接近正常，但双顶径显著减小。44％无症状性矢状缝早闭病人的 ICP 升高[17]。

外科治疗：可采取纵向或横向皮肤切口。自冠状缝至人字缝之间的矢状缝行线形切开，在生后 3～6 个月内手术效果较好。切开宽度至少 3 cm，无证据表明使用人工材料（如硅胶包裹顶骨骨缘）可延长复发时间。必须注意避免硬膜撕裂损伤矢状窦。对病人应随访，如在 6 个月之前颅骨融合应再次手术。大于 1 岁者常需更为广泛的颅骨塑形。

• 冠状缝早闭

占颅缝早闭的 18％，女性多见。在 Crouzon 综合征还伴有蝶骨、眶骨和面颅异常（颜面中部发育不良），Apert 综合征则伴并指（趾）畸形[18]。单侧冠状缝早闭：斜头畸形，前额患侧眼部以上平坦或凹陷（健侧似异常突出），眶上缘高于健侧（颅骨 X 线片：丑角眼征）。患侧眼眶向外侧，可导致弱视。如不加以治疗，颜面平坦加重，鼻向健侧移位（鼻根部向患侧旋转）。

双侧冠状缝早闭（常见于多颅缝早闭颜面异形，如 Apert 综合征）：短头畸形，前额平坦宽阔（尖头畸形）。如合并额蝶缝和额筛缝早闭，可出现颅前窝缩短，上颌骨发育不良，眶部过浅和进行性眼部突出。

外科治疗：单纯对受累骨缝行切开常可取得良好的整容效果。但有异议者认为仅采用这种治疗是不够的。因而目前推崇行额部颅骨切除（单侧或双侧），同时通过切除眼眶骨来扩展眼外眦。

• 额缝早闭

在出生时，额骨由两块骨组成，中间是额缝。异常闭合导致额部突出，中线有一骨嵴（三角头畸形）。多有 19p 染色体异常和发育迟滞。

• 人字缝早闭

1. 流行病学：长期以来认为临床上罕见，报道的发病率占颅缝早闭的 1％～9％[19]，但近期的文献报道为 10％～20％[20]，可能是由于实际发病率增高，或对该病的认识提高或诊断标准改变。男性多见（男：女＝4：1），70％为右侧受累。常于生后 3～18 个月发病，最早在 1～2 个月。

诊断标准存在争议，一些作者认为应鉴别原发性人字缝异常和体位性颅骨平坦，即所谓"懒人卧位（lazy lambdoid）"。其他人则认为无须鉴别，有时是指表现为枕部斜头畸形，避免涉及人字缝异常。

体位性颅骨平坦（或塑形）的原因：

（1）活动减少：经常仰卧位且头偏一侧，如脑瘫、智力障碍、早熟、慢性疾病。

（2）姿势异常：先天性斜颈[21]、颈椎先天性异常。

（3）特定姿势：自 1992 年以来，使新生儿保持平卧的睡姿以减少婴儿猝死综合征（SIDS）[22]的做法很流行，有时用泡沫垫将婴儿向一侧倾斜防止误吸。

（4）子宫内病因[23]：子宫内拥挤（如多胞胎或巨大胎儿），子宫异常。

2. 临床表现：单侧或双侧枕骨平坦。单侧病变有时称作人字形斜头畸形，严重者同侧前额隆起致颅骨呈"菱形"，同侧耳位于对侧耳的前下方。对侧眼眶和额部可以变平。这一点可与半侧颜面短小或单侧冠状缝闭所致的斜头畸形混淆。双侧人字缝早闭导致短头畸形和双侧耳向前下方移位[52]与矢状缝或冠状缝早闭可触及的骨嵴不同，人字缝早闭为颅骨凹陷（某些病例骨缝周边为骨嵴）。

3. 诊断方法：体格检查最为重要。颅骨 X 线可帮助鉴别（见下文）。如果颅骨 X 线检查结果可疑，则数周内应避免病侧受压。如无改善，应行骨扫描（见下文）。若确诊颅缝早闭和某些难治性的体位性颅骨平坦（可能随时间得到纠正，可能一直到 2 岁），可考虑手术治疗。

（1）颅骨 X 线：70％的病例可出现人字缝两侧骨缘硬化。有时因局部颅内压增高，脑回压迫作用使颅骨凹陷，出现"破壶颅"（beaten copper cranium，BCC）。BCC 表现为特征性的颅骨斑驳样外观，因颅骨透光度不同，斑片呈类圆形，边界不清。BCC 只有鞍区骨质吸收和颅缝分离时才与颅内压增高相关[14]。

（2）CT 扫描：15％～20％的病例骨窗像显示枕部颅骨内板吸收变薄[20]，95％以上出现于患侧。颅缝似乎闭合。小于 2％的病人脑组织像出现脑组织异常：灰质异位、脑积水、胼胝体发育不良；约 70％出现明显的额部蛛网膜下隙增大（见其他颅缝早闭，见上文）。

（3）骨扫描：1 岁内人字缝对核素摄取增加，3 个月时为高峰[24]（生后第一周通常不摄取核素）。可见典型颅缝早闭表现（见章节 15.2.2）。

4. 治疗：对严重的颅面变形或颅内压增高者主张早期手术。否则保守治疗 3～6 个月。多数病人病情稳定或随时间推移和行简单的保守治疗后病情改善。约有 15％颜面畸形进一步发展。

（1）非手术治疗[25]：尽管病情常可改善，但某些仍有不同程度的颜面畸形。

85％的病人变换体位的治疗有效。将病人置于健侧或俯卧位。先天性斜颈致枕部平坦的婴儿应进行积极的物理治疗，并且斜颈应在 3～6 个月内消失。

更严重者可试行使用塑形头盔[26]（无对照组证明有效）。

（2）手术治疗：只有约 20％需要手术治疗。理想手术年龄为 6～18 个月。病人取俯卧位,头部头托固定(抬高面部,麻醉师每 30 分钟轻轻按摩防止压伤)。

手术方法的选择包括由单纯一侧颅缝颅骨切除到复杂的颅面外科重建。对年龄在 12 周内无严重颜面变形者行矢状缝至星点的线形颅骨切除已足够。必须注意避免星点附近硬膜撕裂,因为此处有横窦经过。切除的骨缝可见内嵴。手术年龄越早效果越好,6 个月以上的儿童可能需要更为彻底的手术治疗。

术中无并发症者平均失血 100~200 ml,因而常需要输血。

• **多颅缝早闭**

多或全部颅缝融合→尖头畸形(塔头畸形伴窦未发育和眶部过浅),患儿颅内压增高。

• **颜面异形综合征**

据述有超过 50 种综合征。表 15-4 为其中几种。

表 15-4　几种颜面异形综合征(修订[27])

综合征	遗传学		颅面改变	相关改变
	散　发	遗传性		
Crouzon 综合征(颜面骨发育不良)	是(25%)	AD*	冠状缝和颅底骨缝 CSO;上颌骨发育不良;眶过浅;突眼	HCP 罕见
Apert 综合征〔尖头-并指(趾)畸形〕	是(95%)	AD	同 Crouzon 综合征	2,3,4 并指(趾)畸形;上肢过短;HCP 常见
Kleeblattschadel 综合征	是	AD	三颅缝早闭(trilobular)	单发,或伴有 Apert 综合征或致死性侏儒症

* AD:常染色体显性遗传;CSO:颅缝早闭;HCP:脑积水;UE:上肢

许多颅缝早闭综合征与 FGFR(成纤维细胞生长因子受体)基因突变有关。FGFR 突变相关的颅缝早闭综合征包括一些经典综合征(Apert 综合征,Crouzon 综合征,Pfeiffer 综合征等),以及一些新的综合征(Beare-Stevenson 综合征,Muenke 综合征,Jackson-Weiss 综合征)。所有都是常染色体显性遗传。

15.2.3　脑膨出

■ **概述**

颅裂是一种颅骨闭合异常。发生于中线,常见于枕部。如果膨出物为脑膜和脑脊液,称为脑膜膨出;如膨出物为脑膜和脑组织,则称为脑膨出。

脑膨出是颅内结构突出于正常颅腔之外。每 5 例脊髓脊膜膨出的病人中可见 1 例脑膨出[28]。新生儿鼻部息肉状肿物不能除外其他病变,均应疑为脑膨出,见鉴别诊断(见章节 89.22)。

■ 分类

依据 Suwanwela[29]分类:

1. 枕部:常涉及血管结构。

2. 颅盖部:在西方国家约占脑膨出的 80%。

(1) 额骨间。

(2) 前囟。

(3) 顶骨间:常含血管结构。

(4) 颞部。

(5) 后囟。

3. 额-筛部:也称为颅顶骨前半部,占脑膨出的 15%。通过下列 3 处缺损突出于面部:

(1) 鼻额:鼻根部缺损。

(2) 鼻-筛:鼻骨与鼻软骨间缺损。

(3) 鼻-眶:眶内侧壁前下部缺损。

4. 颅底:占脑膨出的 1.5%(见下文)。

(1) 经筛骨:经筛板缺损突入鼻腔。

(2) 蝶-筛:突入下鼻腔。

(3) 经蝶骨:经未闭合的颅咽管(孔盲端)突入蝶窦或鼻咽部。

(4) 额-蝶或蝶-眶:经眶上裂突入眶。

5. 颅后窝:内容物常包含脑组织和脑室成分。

颅底脑膨出:是唯一见不到软组织肿物的脑膨出。表现脑脊液漏或反复发作的脑膜炎。可伴有其他颜面畸形,包括唇裂、鼻裂、视神经发育不良、眼组织缺损、眼小畸形、下丘脑-垂体功能障碍。

枕骨裂脑露畸形:以枕大孔区缺损、脊柱裂和颈后倾(头向后倾的痉挛性斜颈)为主要特征,多数发生死产,部分可存活至 17 岁。

■ 病因

主要有两种理论:

1. 正常限制性组织闭合停止,导致脑内容物经永久性缺损膨出。

2. 神经组织早期过度发育阻碍颅骨正常闭合。

■ 治疗

• 枕部脑膨出

切除膨出囊及其内容物,并闭合硬脑膜防止发生脑脊液漏。必须注意膨出物常含血管结构。常伴发脑积水,需单独治疗。

• 颅底脑膨出

注意:经鼻入路处理颅底脑膨出(即使只行活检)时易导致颅内出血、脑膜炎或持续性脑脊液漏。经常采用经颅（颅外肿物一并切除）和经鼻联合入路。

■ 预后

• 枕部脑膨出

枕部脑膜膨出的预后好于脑膨出，但如果膨出内容物含大量脑组织和脑室，或伴有脑积水，则预后较差。脑膨出婴儿正常发育者不到5%。

15.3 Dandy－Walker 畸形

15.3.1 概述

定义：颅后窝扩大，小脑蚓部完全或部分发育不全伴第四脑室扩大变形。这种畸形首先在1914年由Dandy和Blackfan描述，1942年Taggart和Walker发展了对该病的认识[30]，10年后由Benda定名为Dandy－Walker畸形。

15.3.2 鉴别诊断

造成颅后窝积液的原因包括[31]：

1. Dande－Walker 畸形（DWM）。

2. Dandy－Walker 变异（DWV）：小脑蚓部发育不良，颅后窝积液但无扩大。

3. 永久性Blake囊肿（BPC）：第四脑室与颅后窝交通性蛛网膜囊肿，伴或不伴小脑蚓部发育不良。

4. 小脑后方蛛网膜囊肿：第四脑室及小脑受压前移，可造成占位效应。

5. Joubert综合征：小脑蚓部缺如或发育不全。

6. 大枕大池：枕大池扩大，小脑蚓部及第四脑室正常。

鉴别特征：DWM和DWV很难鉴别，可能代表不同程度的一组发育畸形，可命名为Dandy－Walker综合征[32]。

小脑后方蛛网膜囊肿和BPC与DWM相似，但没有蚓部发育不良，在蛛网膜囊肿中，第四脑室脉络丛位置正常，在DWM中缺如，在BPC中位于囊肿上壁，CT脑室造影显示DWM中脑室与大枕大池相通而蛛网膜囊肿与脑室不通。

15.3.3 病理

DWM病因不明，可能与胚胎发育异常有关，为小脑及第四脑室发育异常的继发表现，造成第四脑室及枕大池扩大并相通[30,32]。

70%～90%病人发生脑积水，Dandy－Walker畸形占所有脑积水病人的2%～4%。

15

15.3.4   危险因素及流行病学

孕期接触风疹病毒、CMV、弓形虫、华法林、酒精、异维 A 酸可能是危险因素，在一些病例中发现了常染色体隐性遗传，但未发现基因异常。发病率：在活产儿中为 1∶25 000～35 000[30]，男女之比为 1∶3。

15.3.5   相关异常

中枢神经系统异常包括胼胝体发育不全(17%)[33]、枕部脑膜膨出(7%)。其他还包括灰质异位、脊柱裂、脊髓空洞、小头畸形、皮样囊肿、脑穿通畸形和 Klippel - Feil 畸形。多数病人颅后窝扩大及窦汇抬高。可能会发生寰枢椎孔闭锁[34]。

全身异常包括[33]：面部畸形(如血管瘤、腭裂、舌肥大、颜面变形)，眼部异常(如眼组织缺损、视网膜发育不良、眼小畸形)和心血管系统异常(如膈缺损、动脉导管未闭、主动脉狭窄、右位心)。注意：手术治疗时应注意心脏异常。

15.3.6   治疗

脑室扩大可行分流，不伴脑积水的 DWM 病人可以观察。手术治疗需行颅后窝分流，禁忌单独侧脑室分流，因有引起小脑上疝的风险[35]。手术治疗时需确定中脑导水管是否通畅，若不通畅需行幕上脑室分流，导水管狭窄率在各报道中存在差异，但是多数研究认为概率较小。

另一个选择是切除堵塞正中孔的膜，但是手术的风险较高，对于多次分流手术失败的病人可以考虑该术式。

新的治疗手段包括在导水管通畅的病人中行内镜下第三脑室底造瘘，但需要进一步研究[36,37]。

15.3.7   预后

畸形程度差别较大，尽管现代分流技术不断进步，但文献中报道死亡率仍高达 12%～50%，只有 50% 的病人智商正常。常发生共济失调、痉挛性麻痹及精细运动不良。癫痫发生率为 15%。

15.4   导水管狭窄

15.4.1   概述

导水管狭窄(AqS)可引起第三脑室脑积水，其特点是 MRI 或 CT 表现为第四脑室正常，第三脑室和侧脑室扩大。多发于儿童，某些可在成年后发病。

15

15.4.2 流行病学

1. 先天性者可伴发 Chiari 畸形或神经纤维瘤病。

2. 获得性：

（1）炎症（继发于出血或感染，例如梅毒、结核）。

（2）肿瘤：特别是脑干星形细胞瘤（包括顶盖胶质瘤，见章节 37.1.11）、脂肪瘤。

（3）四叠体蛛网膜囊肿等。

15.4.3 婴幼儿导水管狭窄

导水管狭窄是先天性脑积水最常见的病因（可高达 70%[27]），但偶尔是脑积水的结果。先天性导水管狭窄的病人常于出生时或生后 2～3 个月内发生脑积水，可能是与 X 染色体相关的隐性遗传性疾病[28]。Russel 将其（总结[38]）分为四种类型：

1. 导水管分叉：形成上皮组织正常的多个管腔（通常狭窄），且互不相通（为正常神经组织所分隔）；常伴有其他先天性异常（脊柱裂、脊髓脊膜膨出）。

2. 导水管周围神经胶质增生：室管膜下星形胶质细胞增生导致水管狭窄。

3. 真性狭窄：组织学所见正常。

4. 隔膜形成。

15.4.4 成人导水管狭窄

■ **概述**

导水管狭窄作为成人"正压性脑积水"的病因常被忽视[96]。有些导水管狭窄病人病程隐匿直到成年期才发病，其原因未明。一组 55 例的文献报道中[97]，35% 的病人症状出现时间 <1 年，47% 为 1～5 年，最长者可达 40 年。尽管多数呈缓慢的良性病变过程，但也有颅内压增高和突发死亡的报道。

■ **症状**

见表 15-5。头痛最为常见，具有颅内压增高性头痛的特点。其次是视力改变，常表现为视物模糊和视敏度下降。内分泌异常包括月经紊乱、甲状腺功能减退和多毛症。

■ **体征**

视乳头水肿最为常见（53%）。78% 的病人视野正常，其余表现为周边视野缩小，盲点扩大，象限或半侧视野缺失，或盲点增多（scotomata）。至少有 36% 的病人智力下降。其他体征有：共济失调（29%）、"锥体束征"（44%）[轻度偏瘫或下肢瘫（22%）]、痉挛性麻痹（22%）或巴宾斯基（Babinski）征（20%）、嗅觉缺失（9%）。

15

表 15‑5　成人导水管狭窄的症状(＞16 岁的病人 55 例[97])

症　　状	例　　数	百　分　比
头痛	32	58％
视力障碍	22	40％
智力障碍加重	17	31％
步态不稳	16	29％
频发跌倒	13	24％
内分泌紊乱	10	18％
恶心/呕吐	9	16％
癫痫	8	15％
大小便失禁	7	13％
眩晕	6	11％
下肢无力	4	7％
偏瘫或偏身感觉障碍	4	7％
复视	3	5％
构音障碍	1	
耳聋	1	

■ 检查

MRI 为首选检查,可表现为中脑导水管中缺乏正常脑脊液流空影。除外肿瘤病变应行增强扫描。

■ 治疗(非肿瘤性导水管狭窄)

由于脑脊液分流术及内镜第三脑室造瘘术(ETV)疗效显著,故对原发病变治疗的尝试越来越少(例如导水管隔膜松解术)。

1. 分流:脑脊液常被分流至腹腔或血管系统,也可分流至蛛网膜下隙(只有除外蛛网膜颗粒梗阻后方可施行)。

2. 成人可行 Torkildsen 分流(由侧脑室分流至枕大池[41]),[38]但患梗阻性脑积水的儿童因其蛛网膜下隙发育不良,此种分流效果欠佳。

3. 内镜第三脑室造瘘术(见章节 25.4)。

建议至少随访 2 年以除外肿瘤。

15.5   胼胝体发育不全

15.5.1   概述

于妊娠 2 周发生的大脑连合发育障碍。因胼胝体(CC)的发育是从膝部至压部[42],故多表现为胼胝体前部(膝部)发育而压部缺如(反之则较少见),进而可导致第三脑室扩大和侧脑室分离(枕角和房部扩大,内壁凹陷)。前部CC 缺如而后部正常可能是某种类型的全前脑畸形的表现。

15.5.2   发生率

影像学检出率为 $1/(2\,000\sim3\,000)$。

15.5.3   伴发的神经系统异常

见参考文献[43]。

1. 脑穿通畸形。
2. 小脑回畸形。
3. 半球间脂肪瘤和胼胝体脂肪瘤(见章节 15.7)。
4. 无嗅脑畸形。
5. 视神经萎缩。
6. 眼组织缺损。
7. 肢体发育不良。
8. Probst 神经束:阻碍胼胝体发育,并凸入侧脑室。
9. 扣带回失去正常水平位置。
10. 脑裂畸形(见章节 17.2.2)。
11. 前连合和海马连合完全或部分缺如[44]。
12. 脑积水。
13. 胼胝体区囊肿。
14. 脊柱裂伴或不伴脊膜膨出。
15. 透明隔缺如:见章节 15.6。

15.5.4   可能的表现

1. 脑积水。
2. 小头畸形。
3. 癫痫(少见)。
4. 早熟。
5. 分离综合征:多见于后天性胼胝体缺如而不是先天性者。

15

本病可偶然发现，如无其他病变可无任何临床症状。可作为复杂的临床综合征或染色体异常疾病的表现之一（如 Aicardi 综合征：胼胝体发育不全、癫痫、发育迟缓、视网膜色素沉着）。

15.6   透明隔缺如

透明隔缺如发生于[45]：

1. 全前脑畸形：见章节 17.2.2。
2. 裂脑畸形：见章节 17.2.2。
3. 胼胝体发育不良：见章节 15.5。
4. Chiari 畸形 2 型：见章节 17.1.3。
5. 颅底脑膨出。
6. 脑穿通畸形/积水性无脑畸形。
7. 严重的脑积水：认为是坏死吸收所致。
8. 视中隔发育不良：见下文。

■ 视（路）中隔发育不良[45,46]

也称 Morsier 综合征。中线前部结构早期的不完全发育导致视神经和视交叉（病人为盲人）以及垂体漏斗的发育不良。半数病人透明隔缺如、裂脑畸形（见章节 17.2.2）。

临床表现为继发性垂体功能低下所致：侏儒症、单纯生长激素缺乏或全垂体功能减退。偶见生长激素、促肾上腺皮质激素或催乳素分泌亢进和性早熟。多数病人尽管发育迟缓但智力正常。视中隔发育不良可能是一种不严重的全前脑畸形，偶为此种畸形的部分表现（伴随这种畸形的病人功能和存活期等预后不良，见章节 17.2.2）。脑室可正常或扩大。可因神经外科医师怀疑脑积水进行检查时发现。

15.7   颅内脂肪瘤

15.7.1   概述

颅内和髓内脂肪瘤被认为是发育异常导致的疾病[47]，可能由于原始脑膜内卷失败而形成[48]。

15.7.2   颅内脂肪瘤的流行病学

患病率：10 000 例尸检中发现 8 例。常常在中线矢状面及其周围发现，特别常见于胼胝体上方（该部位的脂肪瘤常常伴有胼胝体发育不良，见章节 15.5）。灰结节和四叠体是较少见的发病部位[43]。在少数情况下，病变还会累及脑桥小脑三角和小脑蚓部。该病变可能单独发生,也可能与其他一些先天性异常伴发,包括 21 三体综合征、Pai 综合征、额部脑膨出、面部畸形等。还可能有其他中线部位的畸形:胼胝体发育不全、脊膜膨出和脊柱裂[48]。

15.7.3 检查

能通过 CT、MRI(首选)诊断,婴儿还可以通过超声诊断。

CT:低密度,可以有周围钙化(MRI 难以显示)存在[48]。CT 鉴别诊断:通常需要与表皮样囊肿、畸胎瘤[49]和生殖细胞瘤鉴别[48]。

MRI:特征性表现是含有脂肪信号(T_1 像上高密度,T_2 像上低密度)的中线病变。

15.7.4 表现

常常偶然发现,大的脂肪瘤可能造成癫痫、下丘脑功能障碍或脑积水,还可能伴有智力发育迟缓、行为异常及头痛。

15.7.5 治疗

颅内脂肪瘤很少需要直接手术切除[49],当病变造成脑脊液循环障碍导致脑积水时,可以考虑分流[49]。

15.8 下丘脑错构瘤

15.8.1 概述

> **要 点**
>
> 1. 少见,非肿瘤性的先天性畸形,常发生于灰结节。
> 2. 可能为下丘脑旁或下丘脑内。
> 3. 表现:性早熟、癫痫、发育迟缓。
> 4. 治疗:促性腺激素释放激素(GnRH)类似物治疗性早熟。侧方入路切除有蒂病变,经胼胝体穹隆间入路切除下丘脑内病变,内镜手术切除直径≤1.5 cm 的病变,也可使用立体定向放射外科。

下丘脑错构瘤(HH,是少见的非肿瘤性先天畸形性病变),又称间脑错构瘤或灰结节错构瘤。由来自下丘脑下部或灰结节的外胚层神经组织组成。可能是 Pallister - Hall 综合征(常染色体显性遗传疾病,GL13 基因异常)的表现之一。

15.8.2 临床表现

1. 特异性的癫痫：

(1) 痴笑性癫痫[50]：92％的病人可能出现[51]，是最具特征性的一类。对药物治疗反应不佳，可以导致认知和行为障碍[52]。癫痫来源于新皮层[53]。

(2) 癫痫性脑病：痴笑性癫痫发作逐渐增加进而进展为复杂部分性癫痫、强直性癫痫、强直-阵挛癫痫和继发性全面性癫痫，出现严重的认知和行为障碍见于52％的病人，平均年龄为7岁[51]。

2. 性早熟：由于错构瘤细胞分泌GnRH引起[54]。HH是最常见的导致性早熟的颅内病变，其他疾病包括星形细胞瘤、室管膜瘤、松果体肿瘤(见章节40.1)、视神经胶质瘤、中枢神经系统放疗后、脑积水、中枢神经系统炎症、中隔-眼发育不良(见章节15.6)以及慢性甲状腺功能减退。

3. 智力障碍：见于癫痫病人，46％的病人智力水平可达正常低限。

4. 行为异常[55]：攻击性行为、愤怒发作等。

15.8.3 影像学检查

MRI：T_1等信号，无增强，T_2等信号或稍高信号[56]。

15.8.4 病理

HH的两种亚型[51,56]：

1. 有蒂或下丘脑旁型：通过窄的基底部附着于下丘脑底(不是来源于下丘脑)。第三脑室无变化，病人多表现为性早熟，痴笑性癫痫较少。

2. 无蒂或下丘脑内型：宽基底附着于下丘脑。第三脑室变形，病人更多表现为痴笑性癫痫。66％出现智力障碍，50％有性早熟。

显微镜下表现：小神经元细胞簇状分布，周围为锥体细胞样神经元及星形胶质细胞[23](正常下丘脑表现为正常神经节细胞，周围为少突胶质细胞)。

15.8.5 治疗

GnRH类似物通常用于治疗性早熟[58]。

■ **手术指征**

1. 药物治疗无效的性早熟。

2. 痴笑性癫痫：药物治疗无效，癫痫治疗效果与切除程度有关。

3. 肿瘤的占位效应造成神经功能障碍。

■ **治疗选择**

1. 手术治疗：

(1) 有蒂病变：入路包括[59]颞下、额下、翼点、额眶颧(最常推荐)入路，并发症包括脑神经症状、卒中[59]。

（2）无蒂病变伴脑室成分：经脉络体穹隆间入路[60-62]。并发症：记忆力障碍（穹隆损伤）、内分泌障碍、体重增加[60,62]。

（3）应用神经内镜治疗：HH≤1.5 cm[63]。并发症：25％出现丘脑血管损伤。

2. 立体定向放射外科：适用于小的无蒂病变、部分切除的病变或病人不适宜手术，在一些小规模研究中表现出类似于手术的治疗效果且神经及内分泌障碍风险较低[64,65]。

（刘兴炬　禹少臣）

参考文献

[1] Van Der Meche F, Braakman R. Arachnoid Cysts in the Middle Cranial Fossa: Cause and Treatment of Progressive and Non-Progressive Symptoms. J Neurol Neurosurg Psychiatry. 1983; 46:1102-1107

[2] Mayr U, Aichner F, Bauer G, et al. Supratentorial Extracerebral Cysts of the Middle Cranial Fossa: A Report of 23 Consecutive Cases of the So-called Temporal Lobe Agenesis Syndrome. Neurochirugia. 1982; 25:51-56

[3] Rengachary SS, Watanabe I. Ultrastructure and Pathogenesis of Intracranial Arachnoid Cysts. J Neuropathol Exp Neurol. 1981; 40:61-83

[4] Harsh GR, Edwards MSB, Wilson CB. Intracranial Arachnoid Cysts in Children. J Neurosurg. 1986; 64:835-842

[5] Pierre-Kahn A, Capelle L, Brauner R, Sainte-Rose C, et al. Presentation and Management of Suprasellar Arachnoid Cysts: Review of 20 Cases. J Neurosurg. 1990; 73:355-359

[6] Altschuler EM, Jungreis CA, Sekhar LN, Jannetta PJ, et al. Operative Treatment of Intracranial Epidermoid Cysts and Cholesterol Granulomas: Report of 21 Cases. Neurosurgery. 1990; 26:606-614

[7] Galassi E, Tognetti F, Gaist G, et al. CT scan and Metrizamide CT Cisternography in Arachnoid Cysts of the Middle Cranial Fossa. Surg Neurol. 1982; 17:363-369

[8] Hopf NJ, Perneczky A. Endoscopic Neurosurgery and Endoscope-Assisted Microneurosurgery for the Treatment of Intracranial Cysts. Neurosurgery. 1998; 43:1330-1337

[9] Page LK. Comment on Albright L: Treatment of Bobble-Head Doll Syndrome by Transcallosal Cystectomy. Neurosurgery. 1981; 8

[10] Albright L. Treatment of Bobble-Head Doll Syndrome by Transcallosal Cystectomy. Neurosurgery. 1981; 8:593-595

[11] Golabi M, Edwards MSB, Ousterhout DK. Craniosynostosis and Hydrocephalus. Neurosurgery. 1987; 21:63-67

[12] Renier D, Sainte-Rose C, Marchac D, Hirsch J-F. Intracranial Pressure in Craniostenosis. J Neurosurg. 1982; 57:370-377

[13] Burke MJ, Winston KR, Williams S. Normal Sutural Fusion and the Etiology of Single Suture Craniosynostosis: The Microspicule Hypothesis. Pediatr Neurosurg. 1995; 22:241-246

[14] Tuite GF, Evanson J, Chong WK, et al. The Beaten Copper Cranium: A Correlation between Intracranial Pressure, Cranial Radiographs, and Computed Tomographic Scans in Children with Craniosynostosis. Neurosurgery. 1996; 39:691-699

[15] Chadduck WM, Chadduck JB, Boop FA. The Subarachnoid Spaces in Craniosynostosis. Neurosurgery. 1992; 30:867-871

[16] Gates GF, Dore EK. Detection of Craniosynostosis by Bone Scanning. Radiology. 1975; 115:665-671

[17] Wall SA, Thomas GP, Johnson D, Byren JC, Jayamohan J, Magdum SA, McAuley DJ, Richards PG. The preoperative incidence of raised intracranial pressure in nonsyndromic sagittal craniosynostosis is underestimated in the literature. J Neurosurg Pediatr. 2014; 14:674-681

[18] Renier D, Arnaud E, Cinalli G, et al. Prognosis for Mental Function in Apert's Sydrome. J Neurosurg. 1996; 85:66-72

[19] Muakkassa KF, Hoffman HJ, Hinton DR, Hendrick EB, et al. Lambdoid Synostosis: Part 2: Review of Cases Managed at The Hospital for Sick Children, 1972-1982. J Neurosurg. 1984; 61:340-347

[20] Keating RF, Goodrich JT. Lambdoid Plagiocephaly. Contemp Neurosurg. 1996; 18:1-7

[21] Morrison DL, MacEwen GD. Congenital Muscular Torticollis: Observations Regarding Clinical Findings, Associated Conditions, and Results of Treatment. J Pediatr Orthop. 1982; 2:500-505

[22] American Academy of Pediatrics Task Force on Infant Positioning and SIDS. Positioning and SIDS. Pediatrics. 1992; 89:1120-1126

[23] Higginbottom MC, Jones KL, James HE. Intrauterine Constraint and Craniosynostosis. Neurosurgery. 1980; 6

[24] Hinton DR, Becker LE, Muakkassa KF, Hoffman HJ, et al. Lambdoid Synostosis: Part 1: The Lambdoid Suture: Normal Development and Pathology of 'Synostosis'. J Neurosurg. 1984; 61:333-339

[25] McComb JG. Treatment of Functional Lambdoid Synostosis. Neurosurg Clin North Am. 1991; 2

[26] Clarren SK. Plagiocephaly and Torticollis: Etiology, Natural History, and Helmet Treatment. J Pediatr. 1981; 98

[27] Section of Pediatric Neurosurgery of the American Association of Neurological Surgeons. Pediatric Neurosurgery. New York 1982

[28] Matson DD. Neurosurgery of Infancy and Childhood. 2nd ed. Springfield: Charles C Thomas; 1969

[29] Suwanwela C, Suwanwela N. A Morphological Classification of Sincipital Encephalomeningoceles. J Neurosurg. 1972; 36:201-211

[30] Incesu L, Khosia A. Dandy-Walker malformation. 2008

[31] Calabro F, Arcuri T, Jinkins JR. Blake's pouch cyst: an entity within the Dandy-Walker continuum. Neuroradiology. 2000; 42:290-295

[32] Forzano F, Mansour S, Ierullo A, Homfray T, Thilaganathan B. Posterior fossa malformation in fetuses: a report of 56 further cases and a review of the literature. Prenat Diagn. 2007; 27:495-501

[33] Hirsch JF, Pierre-Kahn A, Renier D, et al. The Dandy-Walker Malformation: A Review of 40 Cases. J Neurosurg. 1984; 61:515-522

[34] Raimondi AJ, Samuelson G, Yarzagaray L, et al. Atresia of the Foramina of Luschka and Magendie: The Dandy-Walker Cyst. J Neurosurg. 1969; 31:202-216

15

[35] Mohanty A, Biswas A, Satish S, Praharaj SS, Sastry KV. Treatment options for Dandy-Walker malformation. J Neurosurg. 2006; 105:348–356

[36] Garg A, Suri A, Chandra PS, Kumar R, Sharma BS, Mahapatra AK. Endoscopic third ventriculostomy: 5 years' experience at the All India Institute of Medical Sciences. Pediatr Neurosurg. 2009; 45:1–5

[37] Sikorski CW, Curry DJ. Endoscopic, single-catheter treatment of Dandy-Walker syndrome hydrocephalus: technical case report and review of treatment options. Pediatr Neurosurg. 2005; 41:264–268

[38] Nag TK, Falconer MA. Non-Tumoral Stenosis of the Aqueduct in Adults. Brit Med J. 1966; 2:1168–1170

[39] Vanneste J, Hyman R. Non-Tumoral Aqueduct Stenosis and Normal Pressure Hydrocephalus in the Elderly. J Neurol Neurosurg Psychiatry. 1986; 49:529–535

[40] Harrison MJG, Robert CM, Uttley D. Benign Aqueduct Stenosis in Adults. J Neurol Neurosurg Psychiatry. 1974; 37:1322–1328

[41] Alp MS. What is a Torkildsen shunt? Surg Neurol. 1995; 43:405–406

[42] Davidson HD, Abraham R, Steiner RE. Agenesis of the Corpus Callosum: Magnetic Resonance Imaging. Radiology. 1985; 155:371–373

[43] Atlas SW, Zimmerman RA, Bilaniuk LT, et al. Corpus Callosum and Limbic System: Neuroanatomic MR Evaluation of Developmental Anomalies. Radiology. 1986; 160:355–362

[44] Loeser JD, Alvord EC. Agenesis of the Corpus Callosum. Brain. 1968; 91:553–570

[45] Taveras JM, Pile-Spellman J. Neuroradiology. 3rd ed. Baltimore: Williams and Wilkins; 1996

[46] Jones KL. Smith's Recognizable Patterns of Human Malformation. 4th ed. Philadelphia: W.B. Saunders; 1988

[47] Russell DS, Rubenstein LJ. Pathology of Tumours of the Nervous System. 5th ed. Baltimore: Williams and Wilkins; 1989

[48] Rubio G, Garcci Guijo C, Mallada JJ. MR and CT Diagnosis of Intracranial Lipoma. AJR. 1991; 157:887–888

[49] Kazner E, Stochdorph O, Wende S, Grumme T. Intracranial Lipoma. Diagnostic and Therapeutic Considerations. J Neurosurg. 1980; 52:234–245

[50] Daly D, Mulder D. Gelastic epilepsy. Neurology. 1957; 7:189–192

[51] Nguyen D, Singh S, Zaatreh M, Novotny E, Levy S, Testa F, Spencer SS. Hypothalamic hamartomas: seven cases and review of the literature. Epilepsy Behav. 2003; 4:246–258

[52] Striano S, Meo R, Bilo L, Cirillo S, Nocerino C, Ruosi P, Striano P, Estraneo A. Gelastic epilepsy: symptomatic and cryptogenic cases. Epilepsia. 1999; 40:294–302

[53] Kurle PJ, Sheth RD. Gelastic seizures of neocortical origin confirmed by resective surgery. J Child Neurol. 2000; 15:835–838

[54] Culler FL, James HE, Simon ML, Jones KL. Identification of gonadotropin-releasing hormone in neurons of a hypothalamic hamartoma in a boy with precocious puberty. Neurosurgery. 1985; 17:408–412

[55] Prigatano GP. Cognitive and behavioral dysfunction in children with hypothalamic hamartoma and epilepsy. Semin Pediatr Neurol. 2007; 14:65–72

[56] Arita K, Ikawa F, Kurisu K, Sumida M, Harada K, Uozumi T, Monden S, Yoshida J, Nishi Y. The relationship between magnetic resonance imaging findings and clinical manifestations of hypothalamic hamartoma. J Neurosurg. 1999; 91:212–220

[57] Coons SW, Rekate HL, Prenger EC, Wang N, Drees C, Ng YT, Chung SS, Kerrigan JF. The histopathology of hypothalamic hamartomas: study of 57 cases. J Neuropathol Exp Neurol. 2007; 66:131–141

[58] Chamouilli JM, Razafimahefa B, Pierron H. [Precocious puberty and hypothalamic hamartoma: treatment with triptorelin during eight years]. Arch Pediatr. 1995; 2:438–441

[59] Feiz-Erfan I, Horn EM, Rekate HL, Spetzler RF, Ng YT, Rosenfeld JV, Kerrigan JF,3rd. Surgical strategies for approaching hypothalamic hamartomas causing gelastic seizures in the pediatric population: transventricular compared with skull base approaches. J Neurosurg. 2005; 103:325–332

[60] Rosenfeld JV, Harvey AS, Wrennall J, Zacharin M, Berkovic SF. Transcallosal resection of hypothalamic hamartomas, with control of seizures, in children with gelastic epilepsy. Neurosurgery. 2001; 48:108–118

[61] Ng Y, Rekate HL, Kerrigan JF, et al. Transcallosal resection of a hypothalamic hamartoma: Case report. BNI Quarterly. 2004; 20:13–17

[62] Ng YT, Rekate HL, Prenger EC, Chung SS, Feiz-Erfan I, Wang NC, Varland MR, Kerrigan JF. Transcallosal resection of hypothalamic hamartoma for intractable epilepsy. Epilepsia. 2006; 47:1192–1202

[63] Rekate HL, Feiz-Erfan I, Ng YT, Gonzalez LF, Kerrigan JF. Endoscopic surgery for hypothalamic hamartomas causing medically refractory gelastic epilepsy. Childs Nerv Syst. 2006; 22:874–880

[64] Regis J, Scavarda D, Tamura M, Villeneuve N, Bartolomei F, Brue T, Morange I, Dafonseca D, Chauvel P. Gamma knife surgery for epilepsy related to hypothalamic hamartomas. Semin Pediatr Neurol. 2007; 14:73–79

[65] Mathieu D, Kondziolka D, Niranjan A, Flickinger J, Lunsford LD. Gamma knife radiosurgery for refractory epilepsy caused by hypothalamic hamartomas. Stereotact Funct Neurosurg. 2006; 84:82–87

15

16 原发性脊髓发育异常

16.1 椎管内蛛网膜囊肿

16.1.1 概述

绝大多数在背侧,多见于胸椎。如果发现腹侧囊肿应该考虑神经肠源性囊肿(见下文)。多位于硬膜外,也称蛛网膜憩室。硬膜下 AC 可以是先天性或感染后出现。

即使病变较大,通常也无症状。

16.1.2 治疗

如果有适应证,治疗选择包括:

1. 经皮治疗:在 MRI[1]或 CT 引导下进行。CT 引导需要造影剂。

(1)针刺抽吸。

(2)针刺造瘘[1]。

2. 手术切除或造瘘。

16.2 椎管闭合不全(脊柱裂)

16.2.1 定义

见参考文献[2]。

隐性脊柱裂:先天性棘突缺如和椎板数量的变异。无脊膜或神经组织外露。

以下两种类型均归为开放性脊柱裂(spina bifida aperta, aperta 源于拉丁语,意为"开放")或囊性脊柱裂。

脊膜膨出:先天性椎弓缺如伴脊膜囊状膨出,但神经组织正常,1/3 有神经功能缺失。

脊髓脊膜膨出:先天性椎弓缺如伴脊膜囊状膨出和脊髓或马尾的结构或功能异常。

16.2.2　隐性脊柱裂(SBO)

北美地区发病率为5％～30％。缺损有时可触及,表面皮肤可有异常表现(表16-3)。常偶然发现,单独发生时临床常无重要意义。许多文献回顾表明SBO与非特异性腰痛无统计学联系[3,4]。一项研究认为SBO病人发生椎间盘突出的风险较高[5]。

少数情况下可伴有脊髓纵裂畸形、脊髓拴系综合征、脂肪瘤或皮样囊肿。当上述任一伴发疾病出现症状时,通常表现出脊髓拴系综合征的临床症状(步态不稳、下肢无力和萎缩、排尿异常、足畸形等,见脊髓拴系综合征,章节16.4)。

16.2.3　脊髓脊膜膨出

■ 胚胎学

前神经孔在孕25天时闭合,而后神经孔在28天时闭合。

■ 流行病学/遗传学

新生儿脊柱裂伴脊膜膨出或脊髓脊膜膨出(MM)在活产儿中的发病率为(1～2)/1 000(0.1％～0.2％)。如既往有一次脊髓脊膜膨出生育史,则其发病率增至2％～3％,有两次为6％～8％。如家族近亲(如兄弟姊妹)中有脊髓脊膜膨出生育史,发病风险亦增加,尤其是母系亲属。战争、饥荒或经济困难期发病率增加,但战后发病率逐年降低[6]。其遗传遵循非孟德尔遗传法则,可能为多因素致病。产前补充叶酸能降低脊髓脊膜膨出发生率(见章节17.2)。

• 脊髓脊膜膨出伴脑积水

65％～85％的脊髓脊膜膨出病人发生脑积水(HCP)。5％～10％出生时即有明显脑积水症状[7]。超过80％的病人在生后6个月内出现明显的脑积水。多数病人伴有Chiari畸形2型(见章节17.1.3)。脊髓脊膜膨出经治疗闭合但潜伏性脑积水变为显性脑积水,因为CSF出口之一被阻断了。

• 脊髓脊膜膨出病人中的乳胶过敏

高达73％的脊髓脊膜膨出病人对天然乳胶(橡胶树的乳白色汁液)过敏,这仅发生于天然橡胶产品(而不是合成纤维,如目前的硅胶、乙烯、塑料、橡胶、丁腈等)。这一过敏反应考虑与早期频繁接触乳胶制品有关,因此在这些病人中进行无乳胶手术能够减少乳胶过敏[8]。

■ 产前诊断

见神经管异常的产前检查(见章节17.2.4)。

• 子宫内闭合脊髓脊膜膨出

有争议。可减少Chiari畸形2型,但是没有证据表明可减轻症状,对减少脑积水的效果有争议,不能改善远期神经功能。

■ 一般管理

• 病变的评估和治疗

1. 测量病变大小。

2. 确定病变是否破裂：

(1) 已破裂者：抗炎治疗(例如乙氧萘胺青霉素和庆大霉素；脊髓脊膜膨出手术闭合 6 小时后停止使用；或如果预计 5～6 天后需行分流手术，则继续使用)。

(2) 未破裂者：无须应用抗生素。

3. 用 Telfa 敷料覆盖病变，再用吸附乳酸林格液或生理盐水的海绵覆盖(如病灶为囊性或突出，则围成一个无菌环)以防干燥。

4. 病人俯卧，头低脚高(Trendelenburg 体位)，防止病变受压。

5. 在 36 小时内行手术治疗使之闭合，有手术禁忌者除外[如出生时有明显脑积水(HCP)，则应同时行分流术]；见下文脊髓脊膜膨出闭合治疗时机的选择。

• 神经系统的评价和治疗

1. 与脊髓病变有关：

(1) 观察下肢的自发运动(自发运动良好则预后佳[9])。

(2) 通过检查下肢对疼痛刺激的反应来确定神经功能最低平面(见表16-1)；尽管某些婴幼儿在正常与异常平面之间有一个明确的边界，但至少有 50% 病人的运动是正常运动、反射性运动和自发运动的混杂表现(起源于未受抑制的前角自主运动神经元)[9]。

表 16-1　不同节段脊髓脊膜膨出的表现[10]

该平面以下瘫痪	表　　　现
T12	下肢肌肉完全瘫痪
L1	轻至中度髋屈曲，可触及缝匠肌挛缩
L2	重度髋屈曲和中度内收
L3	髋内收正常，伸膝几乎正常
L4	髋内收、伸膝和足背曲/内翻正常；屈髋时稍内收
L5	髋内收、屈曲和侧旋正常；中度外展；伸膝正常，中度屈曲；足背屈正常；伸髋不能；出现足背屈和股屈曲
S1	屈髋和外展/内收正常，中度伸展和侧旋；重度屈膝和足内/外翻；足中度跖屈；所有脚趾伸展，但只有踇趾末节趾骨屈曲；髋内旋和侧旋正常；足内收肌完全瘫(除外展肌和拇短屈肌)；出现爪形趾和扁平足
S2	临床难以发现异常；随着生长可因足底内肌力弱而出现爪形趾(S3 神经支配)

通常难以鉴别自发运动和反射性运动,一般来说,前者对重复刺激表现各异,而后者对重复刺激的反应总是一致的。

2. 与 Chiari 畸形 2 型有关:

(1)测量头围:进展性脑积水头围增大(见上文);可应用头围图(见章节24.4),也可观察头颅增长速度(>1 cm/d)。

(2)24 小时内行头部超声检查。

(3)检查是否有呼吸喘鸣、呼吸暂停。

• 辅助检查和治疗

1. 由儿科医师进行体格检查判断是否存在其他异常,尤其对于不能手术治疗者(如肺发育不全);脊髓脊膜膨出病人发生其他异常的发病率为 2%～2.5%。

2. 膀胱:常规导尿,泌尿科会诊(非急诊)。

3. 前后位和侧位脊髓造影:检查脊柱侧弯(基线)。

4. 严重脊柱后凸或脊柱侧弯及髋部或膝部畸形请矫形外科医师会诊。

■ 外科管理

• 脊髓脊膜膨出闭合治疗的时机

过早闭合脊髓脊膜膨出无助于神经功能改善,但有证据表明可减少感染率。无论外膜是否完整,均应在 24 小时内行手术闭合(如超过 36 小时,外部病变将有细菌生长,会增加术后感染的机会)。

• 同时进行脊髓脊膜膨出修补和脑室-腹腔分流术

多数外科医师主张对无脑积水的脊髓脊膜膨出病人,至少在脊髓脊膜膨出修补后 3 天再行分流术。出生时即发现明显脑积水者[脑室扩大伴头围增大和(或)有症状],脊髓脊膜膨出修补术和分流术需同时进行且不会增加感染机会,可缩短住院时间[125,126],也可以减少施行分流术前脊髓脊膜膨出修补破裂的风险。病人取俯卧位,头转向右侧(暴露右侧枕部),右下肢屈曲显露右侧腹部(可考虑左侧腹腔分流以防日后与阑尾切除术后瘢痕混淆)。

• 脊髓脊膜膨出修补手术技术

要 点

1. 关键目标:① 解除硬膜粘连(避免拴系);② 严密缝合硬膜;③ 缝合皮肤。手术不能改善任何神经功能。

2. 时间目标:出生后 36 小时内使用无乳胶手术关闭膨出。

3. 提示:从正常硬膜开始,显露所有的缺损,关闭前修剪硬膜,皮下分离以缝合皮肤。

4. 术后出现脑脊液漏通常意味着需要行分流手术。

手术原则[13]:保持暴露的神经组织湿润,避免干燥,使用无乳胶器械手术

（能减少乳胶过敏，减少母体抗体）。不要让消毒擦或化学消毒剂接触神经组织。不要使用单极分离。在关闭缺损时注意不要对神经造成牵拉。

　　逐层关闭缺损，理想状态下应关闭5层组织，实际上可关闭2层或以上。没有证据表明逐层关闭可以改善神经功能或减少出现拴系综合征可能，但是出现拴系综合征后，逐层关闭的切口易于分离牵拉组织。在长期随访的病例中显示硅胶覆盖不能减少粘连，反而使后续的松解手术变得困难。

　　首先分离正常及不正常皮肤。将蛛网膜从神经组织上分离，将神经置于椎管内并用蛛网膜将其包裹，然后用7-0可吸收缝线缝合蛛网膜，这有助于再次手术。通常从上方的正常硬膜开始，向下方分离，修剪后形成管状置于椎管内，并严密缝合。如果硬膜无法缝合，需仔细修剪神经基板。发现终丝后需进行分离。最后缝合皮肤。如果缝合口内有残留的皮肤，可能导致形成皮样肿瘤，也可能存在先天性皮肤异位[14]。

　　如果存在脊柱后凸畸形，在修补脊髓脊膜膨出时可同时处理。可咬除后凸骨质，并使用2-0微乔线缝合周围骨质。有些医师术后使用支具，有些不使用。

· 脊髓脊膜膨出修补手术的术后处理

1. 不要压迫手术切口。
2. 导尿。
3. 每天测量头围。
4. 避免使用镇静剂（中脑异常使这些病人更易发生镇静剂导致的呼吸抑制）。
5. 未行分流术者：
(1) 常规头部超声检查（每周1～2次）。
(2) 病人取平卧位以降低切口部位CSF压力。
6. 如果进行脊柱后凸矫正，可使用支具。

■ 远期并发症

包括：
1. 脑积水：可类似于以下任何一种。脊髓脊膜膨出病人病情恶化时应首先除外分流失败的可能。
2. 脊髓空洞［和（或）延髓空洞］：见章节76.4。
3. 脊髓拴系（见脊髓拴系综合征，章节16.4）：几乎所有脊髓脊膜膨出修补术后的影像学检查均可发现脊髓拴系，但只有少数出现症状，而对症状性脊髓再拴系尚无较好的检查方法（SSEP可恶化）[15]。
(1) 脊柱侧弯：脊髓拴系早期治疗可缓解脊柱侧弯（见章节16.4"脊髓拴系综合征"）。
(2) 症状性脊髓拴系常表现为迟发的神经功能减退[16]。
4. 在脊髓脊膜膨出位置出现皮样肿瘤（见章节51.3）[17]：发病率约16%。

5. 枕大孔区延髓受压(见章节 17.1.3)[17]。

6. 是否使用生长激素提高身高还有争议。

■ 预后

如未进行任何治疗,只有 14%～30%脊髓脊膜膨出病人可存活过婴儿期,通常只有病情最轻的病人能存活;70%的病人智商正常;50%能够行走。

现代医疗技术可使 85%脊髓脊膜膨出婴儿存活。导致早期死亡最常见的原因是 Chiari 畸形的并发症(呼吸停止、误吸等),远期死亡常因分流术失败所致。经治疗后,80%的病人可拥有正常智商。智力障碍与分流感染密切相关。40%～85%的病人可扶拐行走。但为了方便多使用轮椅。3%～10%的病人可正常控制排尿,多数病人通过间断导尿可无尿失禁。

16.2.4 脂肪瘤性脊柱裂

■ 概述

脊柱背侧闭合不全伴脂肪瘤。据述有 6 种类型[18],下列 3 种情况可发生脊髓拴系(见章节 16.4,脊髓拴系综合征)和(或)受压,导致进行性神经功能障碍:

1. 硬膜(下)脂肪瘤。

2. 脂肪瘤性脊髓脊膜膨出(见下文)。

3. 终丝脂肪纤维瘤。

■ 脂肪瘤性脊髓脊膜膨出

• 概述

皮下脂肪瘤经腰椎背侧裂、椎弓和硬膜的中线缺损处膨出,并伴有低位异常脊髓拴系[18]。可位于脊髓终端、背侧或中间(两者之间)。

硬膜内脂肪瘤也称作马尾脂肪瘤。除异常低位外,圆锥背侧中线裂开且有同一水平脊柱裂,圆锥此种背侧裂可向上延伸至完整的椎弓下[19]。头侧椎板和裂开层(组织)之间有增厚的纤维血管带相连,并可限制脊膜囊和神经组织膨出,导致膨出脊膜的表面扭曲变形。在 MRI 检查中发现 0.2%～4%的病人存在无症状的终丝脂肪瘤[20,21]。

背侧脊柱裂同一水平的硬膜裂开,反折至基板。脂肪瘤于裂开处膨出,黏附在基板背侧面,并可向上延伸至完整的椎弓下,或沿脊髓中央管向上延伸至无脊柱裂部位。脂肪瘤与正常的硬膜外脂肪有明显的区别,后者质地软且裂隙多。蛛网膜下隙明显凸向脂肪瘤对侧。这种脂肪瘤占腰骶有包膜肿物的 20%。

• 临床表现

56%的儿童病人可发现背部肿块,32%有排尿异常。10%表现足畸形、偏瘫和下肢痛[22]。

• 体格检查

几乎所有病人的脊柱裂处皮肤均出现色素沉着:有或无轻度凹陷的皮下

脂肪垫(可跨中线,双侧不对称),葡萄酒色,异常毛发,开放性皮毛窦,或皮肤附件[23]。可见杵状趾。

高达50%的病人神经系统检查可以为正常(大多只有皮肤异常表现)。最常见的神经系统异常为骶神经分布区皮肤感觉丧失。

- **辅助检查**

多数病例脊柱X线平片可见脊柱裂(根据定义判断几乎见于所有病例,但部分可能只有节段性异常)(见章节12.2)。也可见融合异常和骶骨缺损。

脊髓造影/CT或MRI检查可显示圆锥异常低位。MRI也可发现脂肪性肿物(T_1加权像高信号,T_2加权像低信号)。

术前应对所有病人进行泌尿系统检查看是否存在异常情况。

- **治疗**

产生症状的原因:① 脊髓拴系形成,尤其是身体快速生长期;② 进行性脂肪沉积产生压迫,尤其是在体重快速增长期。因而手术治疗的目的是松解系膜并减小脂肪瘤体积。以美观为目的单纯切除皮下脂肪垫不能阻止神经系统的进一步损害。并可使日后的修补手术困难甚至难以施行。

生后2个月或长大后出现症状或诊断成立时应采取手术治疗。可采用诱发电位监测和激光作为术中辅助设备。总之,经手术治疗后19%的病人病情好转,75%无任何变化,6%病情恶化。无法避免足部畸形继续发展。

- **手术技术**

见参考文献[19]。

1. 分离皮下肿物,它呈漏斗状穿过深筋膜。

2. 显露至正常的椎弓根。

3. 有一条纤维血管条带穿过最头端的裂开的椎板,寻找这一条带。

4. 剪断这一条带,可以松解硬膜囊,脊膜膨出上表面的弯曲消失。

5. 注意保护脊神经背根,在硬膜-脂肪瘤交界处前方剪开硬膜。

6. 同样处理蛛网膜。

7. 剪开硬膜及蛛网膜至被牵拉的圆锥周围。

8. 松解圆锥;可选用 Tethered 脊髓综合征中描述的监测技术(见章节16.4)。

9. 近全切除脂肪瘤:尽量切除脂肪瘤,但是为了避免损伤神经,可遗留少量脂肪。向上方延伸的肿瘤可行减压。

10. 关闭蛛网膜。

11. 关闭硬膜,必要时使用阔筋膜减张缝合。

16.2.5 皮毛窦

■ **概述**

开口于皮肤表面的窦道,其壁由上皮组织构成。常发生于神经管末端——头端或尾端。最常见的部位是腰骶部。可能是由于神经沟闭合过程中皮肤外胚层与神经外胚层分离障碍所致[2]。

■ 脊髓皮毛窦

可表现为皮肤凹陷或窦道,有或无毛发,常靠近中线,窦口只有 1～2 mm,周围皮肤可正常,色素沉着("葡萄酒样"变色),或由于其下肿块作用而变形。

皮毛窦可终止于皮肤表面。可与尾骨相连,或横贯正常椎体,或经脊柱裂突入椎管。窦道所经处均可增宽扩大形成囊肿。如窦道壁由复层鳞状上皮构成,其内只含脱落上皮细胞形成的角蛋白,则称为表皮样囊肿;如窦道壁由皮肤成分构成(包括皮肤附件,如毛囊和皮脂腺),内含皮脂和毛发,则称为皮样囊肿。

尽管皮毛窦不影响外观,却是硬膜内感染的一个潜在途径,并可导致脑膜炎(有时为反复发作性)和(或)鞘内脓肿。轻者感染可局限。由正常皮肤附件构成的窦道壁可产生毛发、皮脂、脱落上皮组织和胆固醇。其结果是窦道内容物具有刺激性,如进入硬膜下隙可引发无菌性(化学性)脑膜炎和迟发性蛛网膜炎。

据推测,骶部皮毛窦(皮肤凹陷,拉紧皮肤后不能观察到其基底)在新生儿的发病率为 1.2%[24]。

皮毛窦表现类似,但与藏毛囊肿(pilonidal cyst)有显著区别,后者也是先天性疾病(某些作者认为是后天性),含有毛发,发生于骶后筋膜的表面,并可感染。

如窦道在鞘内膨大形成囊肿,则表现为脊髓拴系或硬膜下肿物,膀胱功能障碍常为首发症状。

脊髓皮毛窦在体内常向头侧延伸。枕部皮毛窦可穿通颅骨与深达小脑或第四脑室的皮样囊肿相通。

• 检查

窦道不能探入检查或注射对比剂,因可引发感染或无菌性脑膜炎。

诊查应针对括约肌功能异常(肛门和尿道)、腰骶反射和下肢感觉及功能。

• 影像学检查

出生时发现皮毛窦,超声检查是发现脊柱裂和椎管内肿物的最佳方法。

出生后发现皮毛窦,应行 MRI 检查。矢状位像可显示窦道及其附着点,同时 MRI 也可很好地显示椎管内肿物(脂肪瘤、皮样囊肿等)。

X 线平片和 CT 不能发现皮肤和硬膜间微小的窦道。

如果准备进行手术治疗,可能行椎板完全切除时必须行 X 线平片检查。

• 治疗

腰骶部以上部位的皮毛窦应行手术切除。对偏向尾侧的病变治疗存在分歧。尽管有 25% 的病人出生时发现的发生在骶部的皮毛窦经随访(时间不确定)观察最终只形成深度皮肤凹陷,但仍主张在发生神经功能缺失和皮肤感染前,所有皮毛窦均应行手术探察并完全切除。在发生硬膜内感染前采取手术治疗效果好于感染后。诊断一经确定,应在 1 周内手术。止于尾骨尖的皮毛窦很少穿通硬膜,除非感染,一般无须治疗。

- **手术方法**

在开口处行椭圆形切口,向下探查至窦道终点。可在直视下小心置入一条泪管探针,有助于切除。如果窦道穿过脊柱,需行椎板切除,直到窦道终点,最上可切除至 T12。可有硬膜外囊肿。如果窦道进入硬膜下,通常在中线处进入,需剪开硬膜探查。需要特别注意避免内容物进入硬膜下。

■ 头颅皮毛窦

蒂部始于枕部和鼻部凹陷的皮肤。可发生皮肤血管痣、皮下皮样囊肿或毛发异常。枕部皮毛窦向下延续,如穿通颅骨,可达窦汇。临床表现包括反复发作的细菌性(常为金黄色葡萄球菌)或无菌性脑膜炎。MRI 等检查能观察颅内受累情况和相关异常,包括颅内皮样囊肿。

- **治疗**

当进行颅皮毛窦手术时,常采取矢状切口以便进行深部探查,沿窦道分离并保持窦道完整,做好进入颅后窝的准备。

16.3 Klippel‐Feil 综合征

16.3.1 概述

两个或数个颈椎先天性融合。融合程度由椎体融合(先天性脊柱分节不全)至全颈椎融合(包括椎体后部或附属结构)。本病是胚胎形成期 3～8 周颈区体节发育障碍所致。受累椎体扁平,相关椎间盘正常间隙缺如或弹性减低;也可见半椎体;椎管变小呈卵圆形,颈部椎管狭窄罕见。椎体后部结构完全缺如伴枕大孔扩大及强迫过伸体位者被称为枕骨裂脑露畸形,罕见。由于Klippel‐Feil 综合征罕见且多无症状,故难以确定其发病率。

可能与如颅底凹陷、寰枕融合等其他先天性颈椎异常同时发生。

16.3.2 临床表现

典型的临床三联症(三者同时出现发生率<50％):

1. 后发际低。

2. 短颈畸形(brevicollis)。

3. 颈部活动受限(如椎体融合小于 3 个,仅有低位颈椎融合[25],或未融合节段代偿性活动加强,症状可不明显)。轴位旋转运动受限比屈-伸或侧弯运动受限多见。

16

　　其他相关的病损包括脊柱侧弯(占60%)。颜面不对称、斜颈、颈蹼(严重者称为翼状颈皮)、Sprengel畸形(先天性翼状肩胛畸形,占25%～35%)(发生Klippel-Feil综合征时肩胛骨在高位颈区形成后不能下降至正常位置)、联带运动(镜影运动,主要表现在手部,偶尔为手臂)和较少见的面神经瘫、上睑下垂、腭裂和硬腭弓状增高。也可发生全身系统先天异常,包括泌尿生殖系统(最常见单侧肾缺如)、心肺系统、中枢神经系统,约30%发生耳聋[26](骨性内耳发育不良所致)。

　　椎体融合不直接产生神经症状。出现症状源于未融合节段(融合节段少者少见),表现为过度活动导致椎体稳定性下降或关节退行性改变。

16.3.3　治疗

　　通常进行的检查和治疗都是针对伴发的全身(其他)异常。病人应行心脏检查(心电图)、胸片检查(CXR)和肾脏超声检查,行连续的颈椎侧屈-侧伸X线摄片以观察椎体的不稳定性。有时为避免日后运动功能丧失,需对不稳定未融合的椎体进行恰当的融合手术。参见对竞技运动的指导(见章节62.7.3)。

16.4　脊髓拴系综合征

16.4.1　概述

　　异常的圆锥低位,伴有终丝变短、增厚或硬膜内脂肪瘤(其他病变如硬膜内外脂肪瘤或脊髓纵裂畸形单独讨论)。多见于脊髓脊膜膨出(MM),几乎所有病人的临床影像学检查均可发现脊髓拴系。

16.4.2　临床表现

　　脊髓拴系综合征的症状和体征如表16-2。

表16-2　脊髓拴系综合征的症状和体征[27]

表　　　现	百　分　比
皮肤改变	54%
多毛症	22%
皮下脂肪瘤(未侵及椎管内)	15%
混合表现(血管瘤样变色、皮毛窦、其他多种异常)	17%
行走困难伴下肢无力	93%
肌萎缩、短肢或踝畸形	63%

续　表

表　　　现	百分比
感觉丧失	70%
膀胱功能障碍	40%
以膀胱功能障碍为唯一病变	4%
背、腿或足弓疼痛	37%
脊柱侧弯或脊柱后凸*	29%
脊柱后裂（腰椎或骶椎）	98%
* Hoffman 报道的脊柱侧弯和后凸发病率高	

16.4.3　脊髓脊膜膨出

如果脊髓脊膜膨出病人出现进行性脊柱侧弯、痉挛，行走困难（以前可行走）或排尿困难[28]：

1. 经常检查分流管是否通畅，能否维持正常颅内压。
2. 有疼痛发作，不能确诊其他病变时应首先考虑脊髓拴系。
3. 无疼痛发作，不能确诊其他病变时应首先考虑脊髓空洞。
4. 可由脑干受压引起（见章节 17.1.3），需行颅后窝减压。

16.4.4　脊髓拴系发生脊柱侧弯

脊髓拴系可伴发进行性脊柱侧弯；对脊髓拴系的早期治疗可使之得到缓解。故应在轻度脊柱侧弯时进行系膜松解术。如侧弯度≤10°，即施行系膜松解术，68%的病人术后神经功能改善，32%保持稳定。而严重侧弯者（≥50°）中约 16%病情恶化。

16.4.5　成人脊髓拴系

■ 概述

尽管脊髓拴系多在儿童期出现症状，但仍有成人病例报道（1982 年约报道 50 例）。成人与儿童临床表现的比较如表 16-3。

■ 检查

影像学检查：圆锥低位（低于 L2 水平），终丝增厚（正常直径<1 mm，>2 mm 为病理性）。注意：在 CT 脊髓造影，显影的终丝直径与造影剂的浓度有关。

脊髓拴系和先天性脊髓低位不易鉴别（后者终丝直径一般正常）。

16

表 16-3　儿童与成人脊髓拴系综合征的比较[29]

表　现	儿童脊髓拴系综合征	成人脊髓拴系综合征
疼痛	不常见；多位于背部或腿，不包括肛周和会阴	占86%，常位于肛周和会阴；弥漫和双侧，偶尔为休克样（shock-like）
足畸形	早期常见；进行性空凹外翻（cavovarus）畸形（球棒足）	无
进行性脊髓变形	常见；常有进行性脊柱侧弯	不常见（<5%）
运动障碍	常见；常有步态异常及步态练习退化	常表现为下肢无力
泌尿系症状	常见；常有排尿淋漓不尽、时间延长、反复发作的尿路感染（UTI）、遗尿	常见；常有尿频、尿急、未排空感、紧张性尿失禁、充盈性尿失禁
营养（不良）性溃疡	多见于下肢	罕见
（神经管）闭合不全的皮肤色素沉着	占80%～100%；毛发丛，凹陷，毛细血管瘤（火焰痣）	<50%
加重因素	快速生长期	外伤，牵拉圆锥的操作，腰部脊柱强直；椎间盘突出，椎管狭窄

经授权引自 J Nearosurg，D. Pang and J.E. Wilberger，Vol.57，pp.40，1982

16.4.6　术前检查

建议做膀胱内压测量图，尤其对似乎可自主排尿者（术后膀胱功能改变并非少见，可能由于低位的马尾神经纤维牵拉所致）。

■ 手术治疗

如仅有终丝增厚变短，只需行节段性腰骶部椎板切除，并确认终丝游离。

发现脂肪瘤者，如易与神经组织分离，可与终丝一并切除。

■ 终丝的鉴别特征

终丝与神经根的不同之处在于，终丝表面有特征性蜿曲血管。此外在显微镜下，终丝明显较神经根发白，有韧带样束条穿过。注意：术中电刺激和记录肛门括约肌 EMG 更准确。

■ 预后

对于脊髓脊膜膨出病人，通常系膜松解效果不可能是永久性的，生长期儿童病人在施行 2～4 次系膜松解术后,生长发育过程也基本完成,脊髓拴系得到解决。儿童早期行系膜松解术的病人,日后可能复发,尤其在生长发育高峰期。术后 CSF 瘘发生率 15％。

成年病人:手术治疗可有效缓解疼痛,但膀胱功能恢复欠佳。

16.5 脊髓纵裂畸形

16.5.1 概述

目前对以脊髓双干或脊髓纵裂为特征的畸形没有通用的命名。Pang 等[30]推荐以下定义。

脊髓纵裂畸形(SCM)是指所有的双干脊髓,它们胚胎发生学来源基本相同。

16.5.2 Ⅰ型 SCM

Ⅰ型 SCM 是指双半侧脊髓位于各自独立的硬膜管内,中间有一个硬膜包绕的骨软骨性(骨性)中隔。常指脊髓纵裂(不完全相同)。在裂开处同一水平存在脊椎畸形(椎间盘缺如,背侧骨质增生,中线呈驼峰状)[31]。病人常有多毛症(毛发丛)和矫形足畸形(神经源性高足弓)。

治疗:除行脊髓拴系松解术外,尚需切除骨性中隔,通过硬脊膜重建成为单一硬膜管(病变处脊髓常极度弯曲扭转,因而手术应从正常解剖位置向病灶方向处理)。注意:多数病人伴有终丝拴系形成,在切除中隔前不可切除终丝,以避免中隔切除时脊髓受牵拉。

16.5.3 Ⅱ型 SCM

Ⅱ型 SCM 是指双半侧脊髓位于同一硬膜管内,被一软的纤维性中隔分开,有时称为双脊髓畸形,各自均可发出神经根。裂开水平的脊椎一般正常,但常发生腰骶部隐性脊柱裂。

治疗:包括隐性脊柱裂水平的脊髓拴系和少数情况下脊髓纵裂水平的脊髓拴系松解术[31]。

16.6 腰骶神经根异常

先天性神经根异常少见。在失败的后路椎间盘手术后应加以考虑。

Cannon 对其进行的分类[32]:

1. Ⅰ型:包括融合神经根(两根神经根在一个硬膜鞘中发出)。它们在其后分开,由相同或不同的椎间孔离开脊柱。在手术时应注意这一情况,避免不必要的损伤。

2. Ⅱ型：两根神经根由一个椎间孔离开脊柱。分类[33]：

（1）其中一个椎间孔无神经根穿出。

（2）两个椎间孔均有神经根穿出，但其中一个有两根神经根穿出。

3. Ⅲ型：邻近的神经根通过吻合相连。

（刘兴炬　禹少臣）

参考文献

[1] Takahashi S, Morikawa S, Egawa M, Saruhashi Y, Matsusue Y. Magnetic resonance imaging-guided percutaneous fenestration of a cervical intradural cyst. Case report. J Neurosurg. 2003; 99:313–315

[2] Matson DD. Neurosurgery of Infancy and Childhood. 2nd ed. Springfield: Charles C Thomas; 1969

[3] van Tulder MW, Assendelft WJ, Koes BW, Bouter LM. Spinal radiographic findings and nonspecific low back pain. A systematic review of observational studies. Spine. 1997; 22:427–434

[4] Steinberg EL, Luger E, Arbel R, Menachem A, Dekel S. A comparative roentgenographic analysis of the lumbar spine in male army recruits with and without lower back pain. Clin Radiol. 2003; 58:985–989

[5] Avrahami E, Frishman E, Fridman Z, Azor M. Spina bifida occulta of S1 is not an innocent finding. Spine. 1994; 19:12–15

[6] Lorber J, Ward AM. Spina Bifida - A Vanishing Nightmare? Arch Dis Child. 1985; 60:1086–1091

[7] Stein SC, Schut L. Hydrocephalus in Myelomeningocele. Childs Brain. 1979; 5:413–419

[8] Cremer R, Kleine-Diepenbruck U, Hoppe A, Blaker F. Latex allergy in spina bifida patients–prevention by primary prophylaxis. Allergy. 1998; 53:709–711

[9] Sharrard WJW, McLaurin RL. In: Assessment of the Myelomeningocele Child. Myelomeningocele. New York: Grune and Stratton; 1977:389–410

[10] Sharrard WJW. The Segmental Innervation of the Lower Limb Muscles in Man. Ann R Coll Surgeons (Engl). 1964; 34:106–122

[11] Epstein NE, Rosenthal RD, Zito J, et al. Shunt Placement and Myelomeningocele Repair: Simultaneous versus Sequential Shunting. Childs Nerv Syst. 1985; 1:145–147

[12] Hubballah MY, Hoffman HJ. Early Repair of Myelomeningocele and Simultaneous Insertion of VP Shunt: Technique and Results. Neurosurgery. 1987; 20:21–23

[13] McLone DG. Technique for Closure of Myelomeningocele. Childs Brain. 1980; 6:65–73

[14] Ramos E, Marlin AE, Gaskill SJ. Congenital dermoid tumor in a child at initial myelomeningocele closure: an etiological discussion. J Neurosurg Pediatrics. 2008; 2:414–415

[15] Larson SJ, Sances A, Christenson PC. Evoked Somatosensory Potentials in Man. Arch Neurol. 1966; 15:88–93

[16] Heinz ER, Rosenbaum AE, Scarff TB, Reigel DH, et al. Tethered Spinal Cord Following Meningomyelocele Repair. Radiology. 1979; 131:153–160

[17] Scott RM, Wolpert SM, Bartoshesky LE, Zimbler S, Klauber GT. Dermoid tumors occurring at the site of previous myelomeningocele repair. J Neurosurg. 1986; 65:779–783

[18] Emery JL, Lendon RG. Lipomas of the Cauda Equina and Other Fatty Tumors Related to Neurospinal Dysraphism. Dev Med Child Neurol. 1969; 11:62–70

[19] Naidich TP, McLone DG, Mutluer S. A new understanding of dorsal dysraphism with lipoma (lipomyeloschisis): radiologic evaluation and surgical correction. AJNR. 1983; 4:103–116

[20] Uchino A, Mori T, Ohno M. Thickened fatty filum terminale: MR imaging. Neuroradiology. 1991; 33:331–333

[21] Brown E, Matthes JC, Bazan C, III, Jinkins JR. Prevalence of incidental intraspinal lipoma of the lumbosacral spine as determined by MRI. Spine. 1994; 19:833–836

[22] Bruce DA, Schut L. Spinal Lipomas in Infancy and Childhood. Childs Brain. 1979; 5:192–203

[23] Sato K, Shimoji T, Sumie H, et al. Surgically Confirmed Myelographic Classification of Congenital Intraspinal Lipoma in the Lumbosacral Region. Childs Nerv Syst. 1985; 1:2–11

[24] Powell KR, Cherry JD, Horigan TJ, et al. A Prospective Search for Congenital Dermal Abnormalities of Craniospinal Axis. J Pediatr. 1975; 87:744–750

[25] Gray SW, Romaine CB, Skandalakis JE. Congenital Fusion of the Cervical Vertebrae. Surg Gynecol Obstet. 1964; 118

[26] Hensinger RN, Lang JR, MacEwen GD. Klippel-Feil Syndrome: A Constellation of Associated Anomalies. J Bone Joint Surg. 1974; 56A

[27] Youmans JR. Neurological Surgery. Philadelphia 1982

[28] Park TS, Cail WS, Maggio WM, Mitchell DC. Progressive Spasticity and Scoliosis in Children with Myelomeningocele: Radiological Investigation and Surgical Treatment. J Neurosurg. 1985; 62:367–375

[29] Pang D, Wilberger JE. Tethered Cord Syndrome in Adults. J Neurosurg. 1982; 57:32–47

[30] Pang D, Dias MS, Ahab-Barmada M. Split Spinal Cord Malformation: Part I: A Unified Theory of Embryogenesis for Double Spinal Cord Malformations. Neurosurgery. 1992; 31:451–480

[31] Hoffman HJ. Comment on Pang D, et al.: Split Spinal Cord Malformation: Part I: A Unified Theory of Embryogenesis for Double Spinal Cord Malformations. Neurosurgery. 1992; 31

[32] Cannon BW, Hunter SE, Picaza JA. Nerve-root anomalies in lumbar-disc surgery. J Neurosurg. 1962; 19:208–214

[33] Neidre A, MacNab I. Anomalies of the lumbosacral nerve roots. Review of 16 cases and classification. Spine. 1983; 8:294–299

17 原发性脑脊髓发育异常

17.1 Chiari 畸形

17.1.1 概述

"Chiari 畸形"(为纪念病理学家 Hnas Chiari)多指 1 型畸形,而"Arnold - Chiari 畸形"多指 2 型。

Chiari 畸形共包括四种后脑畸形,可能彼此无关。Chiari 畸形多数为 1 型或 2 型(表 17 - 1),其他类型少见。Chiari 畸形 0 型是一种全新的情况(见章节 17.1.4)。

表 17 - 1 Chiari 畸形 1 型和 2 型的对比(改编[1])

特　　点	Chiari 畸形 1 型	Chiari 畸形 2 型
延髓尾侧移位	少见	有
尾侧突入颈段椎管内	小脑扁桃体	小脑下蚓部,延髓,第四脑室
脊柱裂(脊髓脊膜膨出)	可有	常见
脑积水	可无	常见
延髓"扭曲(kink)"	无	发生率55%
上位颈神经走行	多正常	多向上移位
发病年龄	年轻成人	婴儿
常见症状	颈痛,枕下疼痛	进行性脑积水,呼吸窘迫

17.1.2 Chiari 畸形 1 型

■ 概述

> **要　点**
>
> 1. 异质性疾病,共同特点是枕大孔区 CSF 循环受损。
> 2. 可能是先天性或后天性的。

3. 检查：脑及颈椎(R/O 脊髓空洞症)MRI。在不确定的情况下可通过枕大孔使用磁共振电影技术评估脑脊液流动。

4. 小脑扁桃体疝：可变，常常低于枕大孔 5 mm 以上，但是对临床和诊断意义不大。

5. 如果有治疗指征，则需要手术治疗，但是手术指征有争议(通常包括枕大孔扩大)。

6. 30％～70％的病人出现脊髓空洞，几乎都能在治疗 Chiari 畸形后好转。

Chiari 畸形 1 型也称原发性小脑异位[2]，也称成人 Chiari 畸形(多在 10～30 岁时诊断)，是一组异质性疾病，共同的特征是枕大孔区的脑脊液流动异常。有些病例是先天性的，有些是获得性的。(由于历史和组织上的原因，这一部分被保留在这里。)

Chiari 畸形 1 型是一种罕见的异常，限于小脑尾侧移位，小脑扁桃体下疝达枕大孔水平以下(见下文 MRI 诊断标准)并呈"舌样伸长"。与 Chiari 畸形 2 型不同，延髓不向下移位(部分作者持异议[3])，脑干未受累，后组脑神经未见拉长，高位颈神经未上移。30％～70％的病人出现脊髓空洞症[4]，可能不会发生脊髓积水，但在男性病人中未证实存在脑脊液流动，并且对于 Chiari 畸形 1 型病人而言，通常难以证明在空洞与脊髓中央管之间存在联系。合并 Chiari 畸形 1 型和脊髓空洞的病人中 7％～9％出现脑积水[4]。

小脑扁桃体降低到枕大孔以下，虽然常见，但是已经不作为诊断的必要条件。

■ 病因

可能与以下因素相关：

1. 颅后窝小：

(1) 由于起源于旁轴中胚层的枕部体节缺陷导致的枕骨发育不全。

(2) 小脑幕位置靠下。

(3) 枕骨变厚或抬高。

(4) 颅后窝占位性病变：蛛网膜囊肿、肿瘤、硬膜血管畸形。

2. 颅内占位性病变：

(1) 慢性硬膜下血肿。

(2) 脑积水。

3. 腰椎管-腹腔分流术或多次腰椎穿刺后[6](见章节 25.5.2)：获得性 Chiari 畸形。

4. 围绕脑干和近枕大孔处的小脑扁桃体的蛛网膜网、瘢痕或纤维化。

5. 上颈段脊柱畸形：

17

（1）寰枕关节活动性增加。

（2）Klippel‐Feil 综合征。

（3）寰枕融合。

（4）枕大孔前方占位。

6. Ehlers‐Danlos 综合征。

7. 颅缝早闭：特别是多颅缝早闭的病人。

8. 残余的菱形窝顶部：少见。

■ 流行病学

平均发病年龄 41 岁（12～73 岁）。女性稍多（男∶女＝1∶1.3）。与 Chiari 畸形明确相关的症状持续时间平均为 3.1 年（1 个月至 20 年），如果包括不特异症状，如头痛等，则为 7.3 年[69]。在 MRI 应用后逐渐变短。

■ 临床

• 临床相关

Chiari 畸形 1 型的临床表现系下列因素所致：

1. 枕大孔水平的脑干受压。

2. 脑积水。

3. 脊髓空洞症。

4. 颅腔与椎管腔不通致短暂性颅压增高。

5. 15％～30％的成人 Chiari 畸形病人没有症状[8]。

• 症状

最常见的症状为疼痛（69％），尤其是位于枕下部的头痛（表 17‐2）。头痛常因伸颈或 Valsalva 动作引起。肌力下降明显，尤其是单侧握力。可有 Lhermitte 征。下肢受累常出现双侧的痉挛性麻痹。

表 17‐2 Chiari 畸形 1 型的症状（71 例病人[3]）

症　　状	百分比（％）
疼痛	69
头痛	34
颈（枕下颈部）	13
带状	11
手臂	8
腿	3
肌力下降（单个或多个肢体）	56
麻木（单个或多个肢体）	52
温度觉丧失	40
灼热感	15

17

症 状	百分比(%)
(行走)不稳	40
复视	13
言语困难	8
耳鸣	7
呕吐	5
构音困难	4
其他	
眩晕	3
耳聋	3
不省人事	3
面部麻木	3
呃逆	1
面部多汗	1

■ **体征**

下视水平眼震为特征性表现。约 10% 以枕部疼痛为唯一主诉的病人神经系统检查正常。某些病人主要表现痉挛性麻痹。

见表 17-3。表现包括三种类型[3]：

表 17-3　Chiari 畸形 1 型的体征(127 例病人[7])

体 征	百分比(%)
下肢腱反射亢进	52
眼震*	47
步态不稳	43
手(肌肉)萎缩	35
上肢肌力下降	33
(肩)胛感觉缺失	31
小脑体征	27
上肢腱反射亢进	26
后组脑神经功能障碍	26
Babinski 征	24
下肢力弱	17

17

续　表

体　征	百分比(%)
感觉迟钝	17
肌束震颤	11
Horner 征	6

* 典型表现：垂直运动时向下眼震，水平运动时旋转性眼震，包括震动幻视[10]

　　1. 枕大孔受压型(22%)：共济失调，皮质脊髓束损害和感觉障碍，小脑体征，后组脑神经麻痹；37%的病人有剧烈头痛。

　　2. 脊髓中央综合征(65%)：分离性感觉障碍（痛温觉丧失而触觉和两点辨别觉存在），偶见节段性无力和长传导束征(脊髓空洞症[9])；11%出现后组脑神经麻痹。

　　3. 小脑综合征(11%)：躯干和肢体的共济失调，眼球震颤，构音障碍。

■ 自然病史

　　不能确定（只有 2 篇关于自然病史的报道）。病情可在数年内保持稳定，伴间断性加重。罕有病情的自发改善（存在争议）。

■ 检查

• X 线颅骨平片

　　对 70 例病人行颅骨 X 线检查，只有 36%异常(26%为颅底陷入症，7%为扁平颅底，1 例 Paget 病和斜坡凹陷)；60 例行颈椎 X 线检查，35%异常(包括寰枕融合，椎管增宽，颈椎融合，寰椎后弓发育不全)。

• MRI

Σ

　　影像学检查得到的小脑扁桃体疝的数据对判断预后有局限性，因此诊断 Chiari 畸形需要与临床结合。

　　脑部及颈椎 MRI 是首选的诊断性检查，易显示上述典型病变，包括小脑扁桃体下疝和脊髓空洞积水，后者发生率为 20%～30%；可显示脑干腹侧受压；还可以发现脑积水及空蝶鞍。

　　小脑扁桃体疝：采用小脑扁桃体尖端到枕大孔的距离作为诊断标准需要慎重。

　　以前 Chiari 畸形 1 型的诊断标准为小脑扁桃体位于枕大孔以下 5 mm[11]（以 3～5 mm 作为界限）。Barkovich 通过对 200 例正常人和 25 例 Chiari 畸形 1 型病人的研究发现[11]，把正常小脑扁桃体的最低位置定于枕大孔以下 2 mm 及 3 mm 的结果[11]如表 17-4 和表 17-5 所示。

17

表 17-4　小脑扁桃体相对于枕大孔的位置[12]

类　　型	平均值*	范　　围
正常	上方 1 mm	上方 8 mm 至下方 5 mm
Chiari 畸形 1 型	下方 13 mm	下方 3～29 mm
*以枕大孔最低处为参考点,数据来自 200 位正常人和 25 位病人		

表 17-5　Chiari 畸形 1 型的诊断标准[74]

小脑扁桃体下移正常范围的低限	敏 感 度	特 异 度
枕大孔以下 2 mm	100%	98.5%
枕大孔以下 3 mm	96%	99.5%

正常情况下,小脑扁桃体随年龄增加逐渐下降[13],见表 17-6。

表 17-6　与年龄相关的小脑扁桃体下降[13]

年龄(岁)	正常值(mm)a	2SDb(mm)
0～9	−1.5	−6
10～19	−0.4	−5
20～29	−1.1	−5
30～39	0.0	
40～49	0.1	
50～59	0.2	−4
60～69	0.2	
70～79	0.6	
80～89	1.3	−3

a 负值代表低于枕大孔的距离
b SD:标准差。下降 2SD 以上为不正常,可用于通过小脑扁桃体位置做出诊断

　　有文献报道脊髓空洞症病人不伴有后脑下疝畸形,颅后窝减压治疗有效(所谓的 Chiari 畸形 0 型)[14]。相反,有 14% 的小脑扁桃体下疝>5 mm 的病人(平均 11.4 mm±4.86 mm)并没有症状[15]。

　　可能比小脑扁桃体下降的距离更有意义的是脑干在枕大孔区受压的程度,最能体现这一点的是经过枕大孔的轴位 T_2 加权像。CSF 信号消失、小脑扁桃体在枕大孔压迫脑干是常见的异常征象。

　　磁共振电影技术(Cine MRI):又称脑脊液流体研究,能显示枕大孔区

CSF 流动情况。

- **脊髓造影**

通常于无法行 MRI 检查时使用，只有 6% 的假阴性率。必须行上达枕大孔水平的全脊髓造影，通常需结合 CT 扫描。

- **CT**

由于存在骨质伪影，故平扫 CT 对枕大孔区显示欠佳。当与鞘内注射水溶性对比剂（脊髓造影片）联合使用时，可靠性升高。检查所见：小脑扁桃体下移伴造影剂可能完全堵塞在枕大孔区。

治疗

- **手术指征**

基于病人在出现症状 2 年内治疗效果最好（见下文手术结果），对于有症状的病人建议早期手术。无症状的病人需随访，如出现症状，则应采取手术治疗。已有症状且数年来一直稳定的病人可以观察，如有加重的迹象，则可考虑手术治疗。

- **手术技巧**

最常用的手术方法是颅后窝减压（枕下颅骨切除），也可同时行其他治疗（硬膜减张修补和 C1～C2 或 C3 椎板切除）。可供硬膜减张修补的材料：骨膜，阔筋膜及人工硬膜（很难达到严密缝合且有感染风险）。

手术目的：解除脑干压迫，恢复颅颈交界区脑脊液的正常循环。

病人取半俯卧位，头架固定，屈颈，牵开肩部。从粗隆至 C2 棘突沿中线切开，在枕大孔区行 3 cm×3 cm 骨窗（主要是打开枕大孔及切除上颈段的椎板，解除小脑扁桃体的压迫，而不是颅后窝减压）。枕骨切除范围过大可能导致小脑半球疝出。如果要采用自体筋膜修补，应在打开硬膜前取得，避免血液进入硬膜下[16]。

采用 Y 形切口切开硬膜，注意在 Chiari 畸形病人中横窦的位置可能靠下，减张缝合硬膜，解除小脑扁桃体压迫。

在儿童病人中可以先不打开硬膜，剪除硬膜外筋膜后使用术中 B 超探查有无足够的 CSF 流动空间，如果有，可不打开硬膜。

以往采用的技术如栓部减压、脊髓空洞引流、第四脑室引流、小脑扁桃体切除、打开正中孔等目前认为没有确定的效果。是否打开小脑扁桃体粘连并电灼存在争议。

有学者曾反复劝告不要尝试松解双侧小脑扁桃体之间的粘连（避免损伤重要结构，如 PICA）。另有学者推荐小心分离双侧小脑扁桃体甚至电灼使其收缩。

有学者认为对脑干腹侧受压者单纯行颅后窝减压术可能使病情加重[17]，故主张行经口腔的斜坡齿突切除。由于在齿突切除后可使加重的病情改善，因此对于症状恶化的病人或颅后窝减压后序列 MRI 检查发现颅底凹陷进展的病人可采用该术式治疗。

手术筹备：Chiari 畸形

参见免责声明（见凡例）。

1. 体位：俯卧。

2. 设备：

(1) 手术显微镜。

(2) 术中超声多普勒（如果需要）。

3. 知情同意书：

(1) 手术方案：经颈后部打开头颅底骨并插入一个"补丁"，为脑干腾出更多空间。

(2) 选择：非手术治疗通常无效。

(3) 并发症：脑脊液漏，脑干损伤/卒中，呼吸暂停，未能改善脊髓空洞（如果存在）。

- 术中所见

见表 17-7。

表 17-7　Chiari 畸形 1 型的术中所见（71 例[3]）

术　中　所　见	百　分　比
小脑扁桃体下移	
低于枕大孔	4%
C1	62%
C2	25%
C3	3%
非特定水平	6%
总计	100%
粘连	41%
脊髓空洞症	32%
硬膜（增厚）带（枕大孔或 C1 椎弓）	30%
血管异常*	20%
躯体异常	
枕大孔内翻	10%
骨刺（keel of bone）	3%

续　表

术　中　所　见	百　分　比
C1 椎弓闭锁	3%
寰椎枕化	1%
延颈髓"弓状隆起"	12%

* 血管异常：小脑后下动脉扩张或走行异常 8 例（小脑后下动脉下移至小脑扁桃体下缘[9]）；巨大硬膜静脉池 3 例

所有病人均存在小脑扁桃体下疝；常达 C1 水平（62%）。41% 的病人出现硬膜、蛛网膜和小脑扁桃体纤维性粘连，堵塞正中孔和侧孔。40% 的病人小脑扁桃体易于分离。

■ 手术并发症

共 71 例病人行枕下颅骨切除术加 C1～C3 椎板切除术，其中 69 例行硬膜修补，1 例术后 36 小时因睡眠呼吸暂停死亡。最常见的术后并发症是呼吸窘迫（10 例），常发生于术后 5 天内，尤其是夜间。故需进行严密的呼吸监测[3]。其他并发症还包括：脑脊液漏、小脑半球疝、血管损伤（小脑后下动脉等）。

■ 手术结果

见表 17 - 8，疼痛一般可于术后缓解。肢体肌力下降不易改善，尤其是有肌萎缩者[17]。手术可使脊髓后角未受损和仅脊髓丘脑束受累者的感觉功能获得改善。

表 17 - 8　远期疗效（69 例病人，平均随访时间 4 年[3]）

术前症状的早期改善	82%
上述症状复发率*	21%
术前体征的早期改善	70%
同术前	16%
较术前加重	0

* 这些病人术后 2～3 年内病情加重至术前水平（远期未进一步发展）；枕大孔受压综合征复发率为 30%，脊髓中央综合征复发率为 21%

Rhoton 认为手术的主要目的是防止病情进展。

小脑综合征的病人手术效果较好（87% 症状改善，无迟发性病情恶化）。提示预后不良的因素：肌萎缩、共济失调、脊柱侧弯和症状超过 2 年[17]。

17

17.1.3　Chiari 畸形 2 型

■ 概述

要　点
1. 通常伴发脊髓脊膜膨出（MM），常伴有脑积水。病理表现包括延颈交界处向尾端移位、颅后窝狭小、顶盖鸟嘴样变形，并非拴系综合征的结果。 　　2. 主要临床表现：吞咽困难，呼吸暂停，喘鸣，角弓反张，眼球向下方震颤。 　　3. 出现症状时：首先检查分流管，其次再考虑手术减压（不能治疗内在的脑干畸形）。 　　4. 颅、颈 MRI 是首选的诊断方法。

通常伴有脊髓脊膜膨出（MM），或少数情况下伴有隐性脊柱裂。

■ 病理

可能不是因伴发的脊髓脊膜膨出形成的脊髓拴系所致。更为可能的原因是原发性脑干发育不良合并其他多种发育异常[18]。

■ 主要表现

延颈髓交界处、脑桥、第四脑室和延髓下移。小脑扁桃体位于枕大孔水平或以下。正常的延颈髓交界处呈"扭结样屈曲变形"。

其他表现：

1. 中脑顶盖喙样变形。

2. 透明隔缺如伴丘脑间连合肥大：透明隔缺如被认为是继发于脑积水的坏死吸收所致，而非先天性缺如[19]。

3. 小脑各叶髓鞘发育不良。

4. 脑积水：常见。

5. 灰质异位。

6. 大脑镰发育不良。

7. 小脑回畸形。

8. 后组脑神经核变性。

9. 骨畸形：

（1）延颈髓交界处骨畸形。

（2）寰枕融合。

（3）扁平颅底。

（4）颅底陷入症。

（5）Klippel - Feil 畸形：见章节 16.3。

10. 脊髓积水。

11. 颅顶骨内面凹陷(见下文)。

■ 临床表现

症状的出现因脑干和低位脑神经功能障碍引发。始发于成年期的病例少见。新生儿的临床表现明显不同于儿童,前者病程进展快,数天内脑干神经功能障碍急剧恶化,后者症状更为隐匿且病情严重者少见[20]。

临床表现包括[20,21]:

1. 吞咽困难(神经性)(69%)[22]:表现为进食困难,进食时出现发绀,鼻腔反流,进食时间延长,或口腔分泌物滞留;常伴有张口反射减弱;新生儿尤其严重。

2. 窒息小发作(apneic spell)(58%):通气功能障碍所致,常见于新生儿。

3. 喘鸣(56%):多见于新生儿,第Ⅹ脑神经麻痹所致,常于吸气时加重(喉镜检查见声带外展麻痹,偶见内收麻痹),常为一过性,但可发展为呼吸暂停。

4. 误吸(40%)。

5. 上肢无力(27%),可发展为四肢瘫[23]。

6. 角弓反张(18%)。

7. 眼震,尤其是下视眼震。

8. 哭声弱或无。

9. 面肌无力。

■ 诊断方法

• 颅骨 X 线片

可显示因先天性脑积水所致的颅面异常。颅顶骨内面凹陷(也称 Lückenschädel)占 85%(颅骨圆形缺损,边界清晰,由不规则的骨带将其分开)。枕内隆凸低位(颅后窝缩小)。70%的病人枕大孔扩大;上位颈椎椎板拉长[1]。

• CT 和(或)MRI 表现

1. 原发性改变:

(1) 延髓呈 Z 样屈曲变形*。

(2) 小脑舌样突出。

(3) 顶盖融合("喙样顶盖")。

(4) 中间块(丘脑间连合)肥大*。

(5) 延髓拉长/延髓颈髓化。

(6) 小脑幕附着点降低。

2. 相关改变:

(1) 脑积水。

(2) 延颈髓交界区脊髓空洞(据报道有 MRI 检查前[17]发生率为 48%～88%)。

（3）第四脑室下移。

（4）小脑延髓受压*。

（5）胼胝体发育不全*。

带 * 者 MRI 表现最清晰。

- **喉镜检查**

对喘鸣者行喉镜检查，以除外喉炎或其他上呼吸道感染。

治疗

1. 脑积水者行脑脊液分流（已行分流术的需检查分流管功能）。

2. 出现神经性吞咽困难、喘鸣或窒息小发作时应立即行颅后窝减压（18.7％的脊髓脊膜膨出病人需施行[21]）；在减压术前，应确定分流管功能正常。

手术减压

注意：对于婴儿手术效果不良的原因存在争议，部分学者认为诸多固有的（无法纠正的）神经系统异常通过手术减压无法改善[24,25]。持异议者则认为组织学损害是由于慢性脑干压迫和伴随的缺血性改变所致，出现神经性吞咽困难、喘鸣、窒息小发作急性进展时应立即施行脑干减压术[20]。

手术技术

小脑扁桃体减压术，通常需要扩大修补硬膜。病人取俯卧位，屈颈。枕下开颅，并行椎板切除直到小脑扁桃体尖端以下[23]。通常能在枕大孔和 C1 椎弓之间找到紧张的硬膜。Y 形切开硬膜，在枕大孔上方打开硬膜时应注意，因为婴儿可能有发达的枕窦静脉池[21]。不要试图将小脑扁桃体和下方的延髓分离。存在明显脊髓空洞的病人需要进行空洞-蛛网膜下腔引流[20]。

对于术前有喘憋和喉麻痹的病人建议进行气管切开（常为暂时性）。术后需严密监测呼吸功能（出现低氧血症或高碳酸血症时需要机械通气）。

预后

68％的病人的症状于术后几乎消失，12％仍有轻至中度症状，20％无任何改善（一般来说新生儿较儿童预后差[20]）。

最常见的死亡原因是呼吸暂停（8/17），其他为脑膜炎/脑室炎（6 例），误吸（2 例），胆道闭锁（1 例）[21]。

随访 7 个月至 6 年，手术病人死亡率为 37.8％。

术前状况和神经功能损害进展速度是最重要的预后指标。婴儿在 2 周内出现心搏呼吸暂停、喉肌瘫痪或上肢无力的死亡率为 71％；而病情进展缓慢者死亡率为 23％。双侧声带瘫痪是手术效果不好的一个特征性预后因素[20]。

17.1.4　其他 Chiari 畸形

Chiari 畸形 0 型

有文献报道称不伴后脑下疝畸形的脊髓空洞症病人，颅后窝减压治疗有

17

效(称为"Chiari 畸形 0 型")。

■ **Chiari 畸形 1.5 型**

延髓闩部位于枕大孔下方,与枕下减压行或未行硬脑膜成形术无关。

■ **Chiari 畸形 3 型**

罕见,是最严重的一型。颅后窝结构移位,小脑由枕大孔下疝至颈部椎管内。常伴发高颈髓或枕下脑脊膜膨出。通常不能长期存活。

■ **Chiari 畸形 4 型**

小脑发育不全,无小脑下疝[29]。作为一个独立的临床诊断仍然有争议[26]。

17.2 神经管异常

17.2.1 分类

■ **概述**

并没有普遍接受的分类系统,下面是其中两种。

■ **Lemire 分类法**

有多种不同的分类方法,以下是根据 Lemire 分类法改编而来的[30]:

1. 神经胚形成障碍:神经管闭合不全导致神经组织外露。

(1)颅脊柱裂:完全不能闭合;多死于自然流产。

(2)无脑畸形:也称为露脑畸形,因前神经孔融合障碍所致。无颅盖骨和头皮覆盖于已部分受损的脑组织。均死亡,再次妊娠时本病的发生率为 3%。

(3)脊髓脊膜膨出(MM)(见章节 16.2.3)和脊髓膨出:多见于腰段。

2. 神经胚形成后缺损:导致有皮肤覆盖(即闭合)的病变(某些可认为是"移行异常",见下文)。

(1)颅脑:

1)小头畸形:见下文。

2)积水性无脑畸形:正常大脑半球缺如被 CSF 替代。需与严重脑积水鉴别(见下文)。

3)全前脑畸形:见下文。

4)无脑回畸形:见下文。

5)脑穿通畸形:见下文与脑裂畸形鉴别。

6)胼胝体发育不全:见下文。

7)小脑发育不全/Dandy - Walker 综合征:见章节 15.3。

8)巨脑畸形:见下文。

(2)脊髓:

1)脊髓纵裂畸形:见脊髓分裂畸形(章节 16.5)。

2) 脊髓积水/脊髓空洞：见章节 76.4。

■ **神经元移行异常**

另一种略有不同的分类法将下面所列出的定义为神经元位移畸形（一些被认为是神经胚形成后的畸形，见上文）。

1. 无脑回畸形：最为严重的神经元移行异常。脑回发育障碍（可能是婴儿早期大脑皮层发育停滞）；患儿严重发育障碍，常不能存活超过 2 岁。

（1）无脑回畸形：大脑表面完全平滑。

（2）巨脑回畸形：少量脑回宽平，脑沟浅。

（3）多小脑回畸形：脑回小，脑沟浅。CT/MRI 难以诊断，易与巨脑回畸形混淆。

2. 灰质异位：病灶为位置异常的灰质，可位于自皮层下白质到脑室室管膜下层的任何部位。可表现为灰质结节，是早期移行缺陷导致的移行停止。几乎都表现为癫痫。

3. 灰质发育不良：不与脑室相连的脑裂；灰质异位常见；较脑裂畸形较轻的移行异常。

4. 脑裂畸形：

（1）脑裂与脑室相通（CT 脑池造影可显示）。

（2）皮层灰质沿裂隙内折，此点是与脑穿通畸形的鉴别要点，后者为囊性病变，囊壁为结缔组织或胶质组织，与脑室系统相通，常因血管梗塞、脑内出血或穿刺损伤（包括反复脑室穿刺）引起。

（3）软膜与蛛网膜融合。

（4）分两种类型：开放型（裂隙较大、与脑室相通，属严重类型，类似积水型无脑畸形，见下文）和闭合型（裂隙前后壁融合，侧脑室侧壁可见一小窝，外侧为脑裂）。

（5）可能为单侧或双侧。

（6）可见一异常静脉顺皮层进入脑裂。

（7）80%～90%透明隔缺如。

（8）根据大小及位置不同可表现为癫痫或偏瘫。

17.2.2 神经管缺陷实例

■ **积水型无脑畸形**

• **概述**

一种神经胚形成后畸形，大脑完全或近全缺如（可有小的大脑组织条带[31]），颅腔和脑膜正常，颅腔内为 CSF。头围可能正常（特别是出生时），也可出现小头畸形，面部畸形少见。

原因可有多种，最常见的原因是双侧颈内动脉梗塞（大脑前、中动脉供血区脑组织缺如而大脑后动脉供血区脑组织保留），也可能为感染的结果（孕期或新生儿期感染风疹病毒、弓形虫、马病毒)。

病情较轻的患儿可能出生时表现正常,但常常易激惹,原始反射保留至 6 个月以上。他们常常不能发育至发出元音或出现笑容的水平,癫痫常见。

• 与脑积水鉴别

脑脊液不断增多可与严重脑积水混淆。应该注意鉴别两种情况,因为脑积水可通过分流治疗。

鉴别要点:

1. EEG:是区别两种情况的最佳手段。积水型无脑畸形无皮层脑电活动;严重脑积水的病人 EEG 异常,但常常保留有皮层的背景电活动[31]。

2. CT[31,32]、MRI 或 B 超:大部分颅腔为脑脊液,通常不能见到额叶或脑室额角,可能见到残留的颞叶、枕叶或额下皮质。中线部位可见由脑干结节(丘脑、下丘脑)、枕叶内侧面组成的结构,周围有脑脊液围绕。颅后窝结构保留。大脑镰保留,无增厚,但可能向侧方移位。脑积水病人中可见皮层。

3. 颅骨透光试验:在暗室中,将光源置于颅骨一侧,在月龄<9 个月且皮层厚度<1 cm 的病人中可见颅骨透光,硬膜下积液的病人也可为阳性,敏感性较差。

4. 血管造影:对于双侧颈内动脉闭塞的典型病例而言,造影可见双侧颈内动脉床突上段不显影,但病人的后循环血流通常正常。

治疗:可用分流手术治疗颅骨增大,但是与严重脑积水的病人不同,此类病人的大脑皮层不能继续发育。

全前脑畸形

也称无嗅脑畸形。端脑脑泡不能发育并分裂成双侧大脑半球。严重程度自无叶全前脑畸形(单脑室,无大脑半球间裂)至半叶和全叶全前脑畸形(相对轻的畸形)。嗅球小,扣带回保持融合。常见颅面中线部发育不全,其严重程度与脑泡分裂障碍程度有关(表 17-9)。三倍体型染色体畸变(主要是 13 号染色体,也可为 18 号染色体)多为本病病因,但核型可正常。患儿很少能存活超过婴儿期,存活者多数发育迟缓,少数可生活自理。某些患儿出现脑积水需行分流术。有该畸形生育史的夫妇再次妊娠发病风险增加。

表 17-9　全前脑畸形的 5 种面部改变[34]

类　型	面　部　特　征	颅　脑　改　变
独眼畸形	独眼或单眶内部分裂眼,无鼻畸形伴喙突(proboscis)	小头畸形;无叶全前脑畸形
头发育不全畸形(ethmocephaly)	眶间距过短;分隔性眼眶,无鼻畸形伴喙突(proboscis)	小头畸形;无叶全前脑畸形

续　表

类　型	面 部 特 征	颅 脑 改 变
猴头畸形	眶间距短；喙突样鼻；无唇中裂	小头畸形；常有无叶全前脑畸形
伴唇中裂	眶间距短；扁鼻	小头畸形；有时有三角头畸形；常有无叶全前脑畸形
伴人中-切牙原基	眶间距短，唇双侧裂伴中线处人中-切牙原基；扁鼻	小头畸形；有时有三角头畸形；半叶或全叶全前脑畸形

■ 小头畸形

定义：头围小于同年龄和性别平均值的 2 个标准差以上。小头畸形也称微颅、微脑。不是一种单一疾病，常伴有表 17-9 所列畸形；也可因母亲滥用可卡因引起[35]。微颅应与由颅缝早闭导致的狭颅症鉴别，因后者经外科手术治疗后可能使脑发育得到改善。

■ 巨脑畸形[36]

勿与巨头畸形混淆，后者为颅骨增大（见章节 91.14）。巨脑畸形非单一病理类型的疾病。脑体增大的原因包括：灰质过度发育，灰质和白质均过度发育，其他结构增加（胶质发育过度、弥散生长的胶质瘤、灰质移位、代谢性疾病等）。

如下情况可见巨脑畸形：

1. 神经皮肤综合征（尤其是神经纤维瘤病）。

2. 巨脑毛细血管畸形综合征（MCAP）：巨脑的过度生长综合征（常有积水、Chiari 畸形、多小脑回畸形和癫痫发作），以及皮肤毛细管畸形（通常在脸上）。

脑重量为 1 600～2 850 g。智商可能正常，但可有发育迟缓、停滞、强直，肌张力低下。头围超过平均值 4～7 cm。常没有脑积水表现（额骨隆起、囟门塌陷、"落日征"、头皮静脉充盈）。影像学检查（CT 或 MRI）显示脑室正常，可除外脑外积液。

17.2.3　致畸因素

1. 缺乏产前叶酸：早期服用叶酸[37-39]〔既往未孕育过神经管缺陷患儿的母亲，服用 0.4 mg/d 即可；如腹中正怀有或既往曾生育过神经管异常（NTD）患儿的母亲，则需服用 4 mg/d，可以将新生儿 NTD 的发生率降低 71%〕[40]（维生素 B_{12} 需保持正常水平）。

2. 叶酸抑制剂（如卡马西平）使脊髓脊膜膨出风险加倍。

3. 母亲有 5,10-亚甲基四氢叶酸还原酶多态性者能够导致组织中叶酸浓度下降。

4. 妊娠期服用丙戊酸(德巴金®)神经管异常发生率为 1‰～2‰[42]。

5. 正常母体于妊娠期前 3 个月暴露于热环境中,如热水桶、桑拿浴或发热(不包括电热毯)发生神经管异常的可能性增加[43]。

6. 肥胖(孕前或孕期)使神经管异常发生率增加[44,45]。

7. 母亲滥用可卡因可使微颅畸形、神经元移行异常、神经元分化和髓鞘形成异常的风险增加[35]。

17.2.4 神经管异常的产前检查

■ 血清甲胎蛋白(AFP)

甲胎蛋白的有关知识见章节 34.7.3。在妊娠 15～20 周期间,如母体血清 AFP 浓度增高(≥正常孕期浓度平均值的 2 倍),则发生神经管异常的风险是正常者的 224 倍。34%的先天异常伴有 AFP 浓度异常(增高或减低)[46]。母体血清 AFP 检测诊断脊柱裂的敏感度为 91%(10/11),无脑畸形为 100%(9例),其他疾病血清学检查敏感度相对较低。闭合性腰骶脊髓异常约占脊柱裂的 20%[47],其血清 AFP 筛查和超声检查可能遗漏,孕期 B 超可能也不能发现。由于母体在正常妊娠期血清 AFP 亦升高,因而过高估计胎龄可将病理性AFP 升高视为正常,低估胎龄可将正常 AFP 水平视为病理性增高[41]。

■ 超声

90%～95%的脊柱裂可经产前超声检查检出,因此在 AFP 升高的情况下,有助于对神经管异常和非神经源性 AFP 增高疾病进行鉴别(如脐突出)和准确估计孕期。

■ 羊膜穿刺

存在脊膜脊髓膨出生育史者再次妊娠,如产前超声检查未发现脊柱裂,可行羊膜穿刺术(即使未考虑流产,也有助于脊膜脊髓膨出患儿的产后护理),开放性神经管发育异常羊水 AFP 水平增高,其峰值在孕 13～15 周。羊膜穿刺术所致的胚胎死亡率约为 6%。

17.3 神经管原肠囊肿

17.3.1 概述

尚无统一命名,目前的定义是:发生于中枢神经系统内的囊肿,其内皮细胞类似于胃肠道或呼吸道内皮细胞;非真性肿瘤。最常用的别名是肠源性囊肿,其他名称有:畸胎瘤样囊肿、肠瘤、原肠性囊肿[49]、肠源囊肿和内皮囊肿。多发于上胸段和颈段,常伴有其他椎体发育异常[50]。发生于颅内者少见。脊髓 NEC 可与胃肠道形成瘘管或纤维粘连,有学者称之为内皮窦囊肿,被认为是原肠向脊索发育过程中分裂不全所致,这一点与孤立的颅内 NEC 不同。

17.3.2　颅内 NEC

■ 概述

少见,多见于颅后窝,与边界清楚、来源不明的转移性腺癌鉴别困难,但是不会快速生长。分布:

1. 颅后窝:

(1) 脑桥小脑三角[49]:通常为硬膜下脑外病变(有个例报道位于硬膜外,伴有骨破坏[52])。

(2) 中线脑干前方[50]。

(3) 枕大池[53]。

2. 幕上:至 2004 年只有 15 例报道[54]。位置:鞍上[55](与 Rathke 囊肿鉴别)、额叶脑内[54]、四叠体、颅底硬膜内。内胚层来源存在争议,因为原肠只上升到中脑水平[56]。理论:胶样囊肿、Rathke 囊肿和幕上 NEC 均来源于 Seesel 窝[57]。

■ 临床

多数在 10 岁前发病[51],大龄儿童和成人常表现为髓内肿物,引起疼痛和脊髓症状。新生儿和小龄儿童可表现为由于胸内肿物或颈髓压迫所致的心肺功能异常[51]。伴瘘管者可发生脑膜炎,尤其是新生儿和婴儿。

■ 影像学检查

• 颅内 NEC

CT:通常为低密度,无增强[58]。

MRI:T_1WI 与脑脊液比较等信号或稍高信号,T_2WI 与脑脊液等信号;无增强[58]。

■ 组织学

多数为单纯性囊肿,由立方-柱状上皮和可分泌黏蛋白的杯状(goblet)细胞组成。其他少见种类的上皮细胞包括复层鳞状上皮、假复层柱状上皮及有纤毛的上皮细胞。可见中胚层成分包括平滑肌和脂肪组织,有人称之为畸胎瘤样囊肿[59,60],畸胎瘤是真性生殖细胞性肿瘤,因此两者不应混淆。可能与胶样囊肿组织学表现相同。

■ 治疗

• 脊髓 NEC

脊髓 NEC 全切除可使症状消失,囊壁全切者复发少见。

• 颅内 NEC

颅内病变因囊壁与脑干粘连难以全切,这些囊肿远期可复发,需要长期随访。有文献曾报道单纯囊肿造瘘并清除内容物也可取得好疗效(5 例病人平均随访 5 年[61])。脑积水时行分流术。

(刘兴炬　禹少臣)

参考文献

[1] Carmel PW. Management of the Chiari Malformations in Childhood. Clinical Neurosurg. 1983; 30:385–406

[2] Spillane JD, Pallis C, Jones AM. Developmental Abnormalities in the Region of the Foramen Magnum. Brain. 1957; 80:11–52

[3] Paul KS, Lye RH, Strang FA, et al. Arnold-Chiari Malformation: Review of 71 Cases. J Neurosurg. 1983; 58:183–187

[4] Guinto G, Zamorano C, Dominguez F, Sandoval B, Villasana O, Ortiz A. Chiari I malformation: Part I. Contemp Neurosurg. 2004; 26:1–7

[5] Bahuleyan B, Rao A, Chacko AG, Daniel RT. Supracerebellar arachnoid cyst - a rare cause of acquired Chiari I malformation. Journal of Clinical Neuroscience. 2006; 14:895–898

[6] Sathi S, Stieg PE. "Acquired" Chiari I Malformation After Multiple Lumbar Punctures: Case Report. Neurosurgery. 1993; 32:306–309

[7] Levy WJ, Mason L, Hahn JF. Chiari Malformation Presenting in Adults: A Surgical Experience in 127 Cases. Neurosurgery. 1983; 12:377–390

[8] Bejjani GK, Cockerham KP. Adult Chiari malformation. Contemp Neurosurg. 2001; 23:1–7

[9] Rhoton AL. Microsurgery of Arnold-Chiari Malformation in Adults with and without Hydromyelia. J Neurosurg. 1976; 45:473–483

[10] Gingold SI, Winfield JA. Oscillopsia and Primary Cerebellar Ectopie: Case Report and Review of the Literature. Neurosurgery. 1991; 29:932–936

[11] Aboulezz AO, Sartor K, Geyer CA, Gado MH. Position of cerebellar tonsils in the normal population and in patients with Chiari malformation: a quantitative approach with MR imaging. J Comput Assist Tomogr. 1985; 9:1033–1036

[12] Barkovich AJ, Wippold FJ, Sherman JL, Citrin CM. Significance of Cerebellar Tonsillar Position on MR. AJNR. 1986; 7:795–799

[13] Mikulis DJ, Diaz O, Egglin TK, Sanchez R. Variance of the position of the cerebellar tonsils with age: preliminary report. Radiology. 1992; 183:725–728

[14] Iskandar BJ, Hedlund GL, Grabb PA, Oakes WJ. The resolution of syringohydromyelia without hindbrain herniation after posterior fossa decompression. J Neurosurg. 1998; 89:212–216

[15] Meadows J, Kraut M, Guarnieri M, Haroun RI, Carson BS. Asymptomatic Chiari Type I malformations identified on magnetic resonance imaging. J Neurosurg. 2000; 92:920–926

[16] Stevens EA, Powers AK, Sweasey TA, Tatter SB, Ojemann RG. Simplified harvest of autologous pericranium for duraplasty in Chiari malformation Type I. Technical note. J Neurosurg Spine. 2009; 11:80–83

[17] Dyste GN, Menezes AH, VanGilder JC. Symptomatic Chiari Malformations: An Analysis of Presentation, Management, and Long-Term Outcome. J Neurosurg. 1989; 71:159–168

[18] Peach B. The Arnold-Chiari Malformation. Morphogenesis. Arch Neurol. 1965; 12:527–535

[19] Taveras JM, Pile-Spellman J. Neuroradiology. 3rd ed. Baltimore: Williams and Wilkins; 1996

[20] Pollack IF, Pang D, Albright AL, Krieger D. Outcome Following Hindbrain Decompression of Symptomatic Chiari Malformations in Children Previously Treated with Myelomeningocele Closure and Shunts. J Neurosurg. 1992; 77:881–888

[21] Park TS, Hoffman HJ, Hendrick EB, et al. Experience with Surgical Decompression of the Arnold-Chiari Malformation in Young Infants with Myelomeningocele. Neurosurgery. 1983; 13:147–152

[22] Pollack IF, Pang D, Kocoshis S, Putnam P. Neurogenic Dysphagia Resulting from Chiari Malformations. Neurosurgery. 1992; 30:709–719

[23] Hoffman HJ, Hendrick EB, Humphreys RP. Manifestations and Management of Arnold-Chiari Malformation in Patients with Myelomeningocele. Childs Brain. 1975; 1:255–259

[24] Gilbert JN, Jones KL, Rorke LB, et al. Central Nervous System Anomalies Associated with Myelomeningocele, Hydrocephalus, and the Arnold-Chiari Malformation: Reappraisal of Theories Regarding the Pathogenesis of Posterior Neural Tube Closure Defects. Neurosurgery. 1986; 18:559–564

[25] Bell WO, Charney EB, Bruce DA, et al. Symptomatic Arnold-Chiari Malformation: Review of Experience with 22 Cases. J Neurosurg. 1987; 66:812–816

[26] Brownlee R, Myles T, Hamilton MG, Anson JA, Benzel EC, Awad IA. In: The Chiari III and IV malformations. Syringomyelia and the Chiari Malformations. Park Ridge, IL: American Association of Neurological Surgeons; 1997:83–90

[27] Raimondi AJ. Pediatric neuroradiology. Philadelphia: W. B. Saunders; 1972

[28] Castillo M, Quencer RM, Dominguez R. Chiari III malformation: imaging features. AJNR Am J Neuroradiol. 1992; 13:107–113

[29] Chiari H. Über veränderungen des kleinhirns des pons und der medulla oblongata in folge von congenitaler hydrocephalie des grosshirns. Denkschr Akad Wiss Wien. 1895; 63:71–116

[30] Lemire RJ. Neural Tube Defects. JAMA. 1988; 259:558–562

[31] Sutton LN, Bruce DA, Schut L. Hydranencephaly versus Maximal Hydrocephalus: An Important Clinical Distinction. Neurosurgery. 1980; 6:35–38

[32] Dublin AB, French BN. Diagnostic Image Evaluation of Hydranencephaly and Pictorially Similar Entities with Emphasis on Computed Tomography. Radiology. 1980; 137:81–91

[33] Matson DD. Neurosurgery of Infancy and Childhood. 2nd ed. Springfield: Charles C Thomas; 1969

[34] DeMyer W, Zeman W, Palmer CG. The Face Predicts the Brain: Diagnostic Significance of Median Facial Anomalies for Holoprosencephaly (Arhinencephaly). Pediatrics. 1964; 34:256–263

[35] Volpe JJ. Effect of Cocaine Use on the Fetus. N Engl J Med. 1992; 327:399–407

[36] Section of Pediatric Neurosurgery of the American Association of Neurological Surgeons. Pediatric Neurosurgery. New York 1982

[37] Werler MM, Shapiro S, Mitchell AA. Periconceptual Folic Acid Exposure and Risk of Occurrent Neural Tube Defects. JAMA. 1993; 269:1257–1261

[38] Centers for Disease Control. Recommendations for Use of Folic Acid to Reduce Number of Spina Bifida Cases and Other Neural Tube Defects. MMWR. 1992; 41:RR–14

[39] Daly LE, Kirke PN, Molloy A, et al. Folate Levels and Neural Tube Defects. JAMA. 1995; 274:1698–1702

[40] Wald N, Sneddon J. Prevention of neural tube defects: Results of the Medical Research Council Vitamin Study. Lancet. 1991; 338:131–137

[41] Kirke PN, Mills JL, Molloy AM, Brody LC, O'Leary VB, Daly L, Murray S, Conley M, Mayne PD, Smith O, Scott JM. Impact of the MTHFR C677T polymorphism on risk of neural tube defects: case-control study. BMJ. 2004; 328:1535–1536

[42] Oakeshott P, Hunt GM. Valproate and Spina Bifida. Br Med J. 1989; 298:1300–1301

[43] Milunsky A, Ulcickas M, Rothman J, et al. Maternal Heat Exposure and Neural Tube Defects. JAMA. 1992; 268:882–885

[44] Werler MM, Louik C, Shapiro S, Mitchell AA. Prepregnant Weight in Relation to Risk of Neural Tube Defects. JAMA. 1996; 275:1089–1092

[45] Shaw GM, Velie EM, Schaffer D. Risk of Neural Tube Defect-Affected Pregnancies Among Obese Women. JAMA. 1996; 275:1093–1096

[46] Milunsky A, Jick SS, Bruell CL, MacLaughlin DS, Tsung YK, Jick H, Rothman KJ, Willett W. Predictive

Values, Relative Risks, and Overall Benefits of High and Low Maternal Serum Alpha-Fetoprotein Screening in Singleton Pregnancies: New epidemiologic data. Am J Obstet Gynecol. 1989; 161:291–297

[47] Burton BK. Alpha-Fetoprotein Screening. Adv Pediatr. 1986; 33:181–196

[48] Bennett MJ, Blau K, Johnson RD, Chamberlain GVP. Some Problems of Alpha-Fetoprotein Screening. Lancet. 1978; 2:1296–1297

[49] Enyon-Lewis NJ, Kitchen N, Scaravilli F, Brookes GB. Neurenteric Cyst of the Cerebellopontine Angle. Neurosurgery. 1998; 42:655–658

[50] Lin J, Feng H, Li F, Chen Z, Wu G. Ventral brainstem enterogenous cyst: an unusual location. Acta Neurochir (Wien). 2004; 146:419–20; discussion 420

[51] LeDoux MS, Faye-Petersen OM, Aronin PA. Lumbosacral Neurenteric Cyst in an Infant. J Neurosurg. 1993; 78:821–825

[52] Inoue T, Kawahara N, Shibahara J, Masumoto T, Usami K, Kirino T. Extradural neurenteric cyst of the cerebellopontine angle. Case report. J Neurosurg. 2004; 100:1091–1093

[53] Boto GR, Lobato RD, Ramos A, Ricoy JR, Alen JF, Benito A. Enterogenous cyst of the cisterna magna. Acta Neurochir (Wien). 2000; 142:715–716

[54] Christov C, Chretien F, Brugieres P, Djindjian M. Giant supratentorial enterogenous cyst: report of a case, literature review, and discussion of pathogenesis. Neurosurgery. 2004; 54:759–63; discussion 763

[55] Fandino J, Garcia-Abeledo M. [Giant intraventricular arachnoid cyst: report of 2 cases]. Rev Neurol. 1998; 26:763–765

[56] Harris CP, Dias MS, Brockmeyer DL, Townsend JJ, Willis BK, Apfelbaum RI. Neurenteric cysts of the posterior fossa: recognition, management, and embryogenesis. Neurosurgery. 1991; 29:893–7; discussion 897-8

[57] Graziani N, Dufour H, Figarella-Branger D, Donnet A, Bouillot P, Grisoli F. Do the suprasellar neurenteric cyst, the Rathke cleft cyst and the colloid cyst constitute a same entity? Acta Neurochir (Wien). 1995; 133:174–180

[58] Shin JH, Byun BJ, Kim DW, Choi DL. Neurenteric cyst in the cerebellopontine angle with xanthogranulomatous changes: serial MR findings with pathologic correlation. AJNR Am J Neuroradiol. 2002; 23:663–665

[59] Morita Y. Neurenteric Cyst or Teratomatous Cyst. J Neurosurg. 1994; 80

[60] Hes R. Neurenteric Cyst or Teratomatous Cyst. J Neurosurg. 1994; 80:179–180

[61] Goel A. Comment on Lin J, et al.: Ventral brainstem enterogenous cyst: an unusual location. Acta Neurochir (Wien). 2004; 146

17

Part V
昏迷与脑死亡

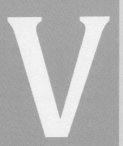

18 昏迷

18.1 概述

意识由两部分组成：觉醒和思维。觉醒受损程度可分为轻微受损（嗜睡或昏睡）、失去知觉、木僵、昏迷。昏迷是最严重的觉醒障碍，其定义为：不能执行指令、不能说话或疼痛刺激时不能睁眼。

格拉斯哥（Glasgow）昏迷评分（GCS）是目前广泛应用且具有良好重复性的评分系统，具体如表 18-1 所示（注意：此评分用于评价意识水平，而不能评价神经功能损害）。一些医学机构对因插管无法测试言语的病人在评分后加"T"作为标记[2]。90% GCS≤8 分的病人符合上述昏迷的诊断，而GCS≥9 分的病人均不符合，因而 GCS≤8 分常被认为是昏迷的合理标准。

表 18-1 格拉斯哥昏迷*评分[1]（年龄≥4 岁）

分 值+	睁 眼	言 语	运 动
6	—	—	遵嘱运动
5	—	准确	刺痛定位
4	自动睁眼	混乱	刺痛逃避
3	呼唤睁眼	错误	屈曲（去皮层强直）
2	刺痛睁眼++	无法理解	过伸（去脑强直）
1	不能睁眼	不能言语	不能运动§

＊技术上，此表为意识障碍程度的评估，但昏迷本身指无反应
＋总分值范围：3（最差）～15（正常）
＋＋观察刺痛睁眼时，应刺激四肢（对躯干的疼痛刺激引起痛苦表情，可出现闭眼）
§ 如果无运动反应，应除外脊髓横断损伤

已有许多用于儿童的评分系统被提出，其一如表 18-2[3]所示。

昏迷发生于下列情况：

1. 脑干（上位脑桥中央部）或中脑功能障碍。

2. 双侧间脑功能障碍。

表 18-2　儿童的 GCS[*]（年龄＜4 岁）

分值[+]	睁 眼	言 语		运 动
6	—			遵嘱运动
5	—	发笑，对声音定位，追踪物体，对答		刺痛定位
		哭 闹	反 应	
4	自动睁眼	安抚停止	错误	刺痛逃避
3	呼唤睁眼	安抚减轻	呻吟	屈曲(去皮层强直)
2	刺痛睁眼	安抚无效	烦躁不安	过伸(去脑强直)
1	不能睁眼	不能言语	不能言语	不能运动

＊除言语外其他项目同成人 GCS[3]
＋总分值范围：3(最差)～15(正常)

3. 双侧大脑半球弥漫性损害（皮层或皮层下白质）。

18.2　体位

18.2.1　概述

下列名称对病变的定位并不准确，去皮层状态可能由更靠头端的病变引起，预后较好。

18.2.2　去皮层体位

一般认为是中脑水平以上皮质脊髓通路中断，抑制解除所致。
特点：上肢异常屈曲，下肢异常过伸。
具体临床表现：
1. 上肢可见臂、腕、指屈曲内收。
2. 下肢过伸、内旋、跖曲。

18.2.3　去大脑体位

一般认为是前庭脊髓束（更靠尾端）和脑桥网状结构的抑制解除引起延髓网状结构去抑制（上下丘水平、前庭核和红核间横断）。
特点：四肢异常过伸。
具体临床表现：
1. 头和躯干：角弓反张（头、躯干过伸），牙关紧闭。
2. 上肢：臂过伸、内收、过度旋前（内旋），腕和指屈曲。

3. 下肢：过伸、内旋,足跖屈、内翻,趾跖屈。

18.3 昏迷的病因

18.3.1 中毒或代谢性病因

1. 电解质紊乱：特别是低钠血症、高钠血症、高钙血症、肾衰竭伴肌酐和尿素氮增高,肝功能衰竭伴血氨增高。

2. 内分泌障碍：低血糖、非酮症高渗性昏迷、糖尿病酮症(又称糖尿病性昏迷)、黏液水肿性昏迷、Addisonian 危象(肾上腺功能低下)。

3. 血管性：血管炎、DIC、高血压性脑病(见章节 11.1.3)。

4. 中毒：酒精中毒、药物过量(包括麻醉剂、治疗性用药过量、巴比妥类)、铅中毒、一氧化碳中毒、环孢霉素(引起一种 MRI 表现为白质改变的脑病,停药后可消失)。

5. 感染/炎症：脑膜炎、脑炎、败血症、狼疮性脑炎、神经结节病(见章节 10.9),中毒-休克综合征。

6. 肿瘤：软脑膜癌病,肿瘤囊变破裂。

7. 营养性：Wernicke 脑病、维生素 B_{12} 缺乏。

8. 遗传代谢性：卟啉病、乳酸酸中毒。

9. 器官衰竭：尿毒症、低氧血症、肝性脑病、Reye 综合征、缺氧性脑病(例如心搏骤停复苏后)、二氧化碳中毒。

10. 癫痫：癫痫持续状态(包括非痉挛性癫痫),癫痫后精神障碍(特别是隐匿型癫痫)。

18.3.2 昏迷的器质性病因

1. 血管性：

(1) 双侧皮层或皮层下脑梗死(例如因感染性心内膜炎、二尖瓣狭窄、心房颤动、附壁血栓引起的心源性脑栓塞)。

(2) 供应双侧大脑半球的血管闭塞(如严重的双侧颈内动脉狭窄)。

(3) 双侧间脑梗死：是文献中已有详细描述的综合征。可能是由于供应双侧丘脑内侧的丘脑穿动脉闭塞或"基底动脉顶部"闭塞所致。初始表现类似代谢性昏迷(包括脑电图弥散性慢波),最后病人清醒但遗留情感淡漠、失忆、上下视不能。

2. 感染性：脑脓肿伴明显占位效应、硬膜下积脓、单纯疱疹性脑炎。

3. 肿瘤：原发或转移性。

4. 外伤：出血性脑挫伤、水肿、血肿(见下文)。

5. 占位病变引起的脑疝：脑干受压引起网状激活系统功能受损,或一侧

18

半球病变压迫对侧致双侧大脑半球功能障碍。

　　6. 颅内压增高：脑血流减少。

　　7. 脑组织急性受压移位：例如血肿(硬膜外或硬膜下)(表 18-3)。

表 18-3　脑移位引起的意识障碍[4]

中 线 移 位	意识障碍程度
0～3 mm	清醒
3～4 mm	嗜睡
6～8.5 mm	木僵
8～13 mm	昏迷

18.3.3　假性昏迷

■ 鉴别诊断

　　1. 闭锁综合征：脑桥腹侧梗死。

　　2. 精神性：木僵症、转换反应(指情绪转换为躯体症状的过程)。

　　3. 神经性肌无力：重症肌无力、吉兰-巴雷综合征。

18.3.4　昏迷病人的处理

■ 概述

　　以下为非外伤性昏迷(外伤性昏迷见章节 54.1)的处理。

　　早期评估：包括脑保护(增加脑的供血、供氧及葡萄糖供应),检查上位脑干功能(第Ⅷ对脑神经),迅速识别外科急症,同时应注意假性昏迷的可能。

■ 昏迷病人的处理要点

　　1. 稳定心血管功能：保持呼吸道畅通,检查循环状况(心搏、血压、颈动脉搏动),必要时行心肺复苏。

　　2. 抽血检查：

　　(1) 常规检查：血常规＋分类、动脉血气、电解质(血钠、血糖、BUN)。

　　(2) 其他检查：毒理学检查(血清和尿)、血钙、血氨、抗癫痫药物血液浓度(如有服药史)。

　　3. 急性期支持用药：

　　(1) 葡萄糖：50%葡萄糖溶液 25 ml 或更大量静脉推注。由于葡萄糖对广泛缺血的病人可能存在不良影响,所以如有可能应先查指血糖。否则均应给予葡萄糖,除非确定血糖正常。

　　(2) 纳洛酮：麻醉剂过量时使用,1 支(0.4 mg)静脉推注。

　　(3) 氟马西尼：用于苯二氮䓬类药物过量,开始 0.2 mg 静脉推注,推注时间大于 30 秒;30 秒后每间隔 1 分钟给予 0.3 mg,每次推注时间大于 30 秒,直至用量达 3 mg 或病人苏醒。

(4) 维生素 B_1:50～100 mg 静脉推注(3‰的 Wernicke 综合征病人表现为昏迷)。

4. 简要的神经系统检查(评估中脑和脑桥上部的功能,可对急症做出迅速处理,病情平稳后再进行全面检查):见下文简要的神经系统检查。

5. 如存在脑疝或颅后窝占位病变压迫脑干的表现(表 18-4):首先降低颅内压(见章节 56.4),如果出现病情好转可行头颅 CT 检查,否则须急诊手术。不可行腰椎穿刺。

6. 怀疑脑膜炎者(意识改变、发热、脑膜刺激征等):

(1) 如无脑疝、颅后窝占位病变(表 18-4)、局灶性功能缺失表现的占位效应和视乳头水肿:可行腰椎穿刺,并立即应用抗生素(不必等待脑脊液检查结果)(见章节 20.1)。

表 18-4　脑疝综合征或颅后窝病变的表现

脑疝综合征	颅后窝病变表现
(参见脑疝综合征)(见章节 18.4)	[参见颅后窝(幕下)肿瘤](见章节 34.2.5)
• 单侧运动或感觉障碍 • 进行性意识障碍→昏迷 • 一侧动眼神经麻痹 • 去皮层或去大脑体位(特别是单侧)	• 首发症状为:复视、眩晕、双侧肢体无力、共济失调、枕部疼痛 • 病情迅速恶化/昏迷 • 发病时双侧运动功能障碍 • 瞳孔缩小 • 冷热试验水平运动消失,垂直运动可能保留 • 眼球跳动 • 眼外肌麻痹 • 多组脑神经异常伴长束征 • 长吸式呼吸、群集样呼吸或共济失调呼吸

(2) 如怀疑存在颅内占位病变、凝血功能障碍或脑疝:行头颅 CT 检查除外占位,如暂不能行 CT 检查,可根据经验给予抗生素或用细针(≤22 Ga)腰椎穿刺、测初始压力(OP),如压力偏高,则仅放出少量脑脊液,如病情恶化,须回注液体替换脑脊液(这种情况下腰椎穿刺有危险,见章节 97.3)。

7. 控制癫痫大发作,如有可能发生癫痫持续状态,其治疗见章节 27.6.6(尽可能行急诊脑电图检查)。

8. 治疗代谢紊乱:

(1) 维持酸碱平衡。

（2）纠正电解质紊乱。

（3）控制体温。

9. 病情平稳后详细询问病史。

10. 特殊治疗。

■ 简要神经系统检查(昏迷病人)

• 呼吸频率与节律

其改变是意识障碍最常见的表现(早期行气管内插管的病人往往缺少这些信息)：

1. 陈-施(Cheyne - Stokes)呼吸(图 18 - 1a)：呼吸幅度逐渐增大然后减弱，其后有短暂呼气暂停，并重复此过程。过度呼吸期通常比呼吸停止时间长。常见于间脑病变或双侧大脑半球功能障碍(非特异性)，如颅内压增高早期或代谢紊乱。为二氧化碳蓄积引起通气增加所致。

2. 过度通气：常由低氧血症、代谢性酸中毒、误吸或肺水肿引起。真正的中枢性过度通气少见，常因脑桥功能障碍所致。如果无其他脑干症状，可能是精神异常。

3. 丛集式呼吸(图 18 - 1b)：周期性快速不规则呼吸，间隔以呼吸暂停，可与陈-施呼吸类似，也可能合并各种喘息样呼吸。常见于高位延髓或低位脑桥病变，预后不良。

4. 长吸式呼吸(图 18 - 1c)：吸气末有暂停，由脑桥病变引起，如基底动脉闭塞。

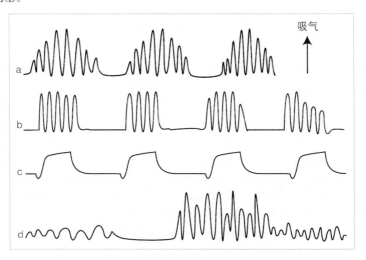

吸气

图 18 - 1　呼吸频率和呼吸模式

a. 陈-施呼吸；b. 丛集式呼吸；c. 长吸式呼吸；d. 共济失调性呼吸

18

5. 共济失调性呼吸(Biot 呼吸)(图 18-1d):呼吸节律和深度不规则,见于延髓病变,常见于临终期。

• **瞳孔**

自然光状态下以毫米(mm)表示直径,观察直接/间接对光反射。

1. 瞳孔等大、对光反射灵敏者几乎都是由中毒或代谢障碍引起(见下文)(可伴有虹膜震颤)。瞳孔对光反射是鉴别代谢性和器质性昏迷最有效的方法。

(1) 导致瞳孔固定或散大的原因包括导眠能中毒、缺氧性脑病、应用抗胆碱能药(包括局部应用阿托品),偶尔有肉毒毒素中毒。

(2) 麻醉剂引起瞳孔缩小(缩瞳),对光反射迟钝(严重时需用放大镜才能观察对光反射)。

2. 瞳孔不等大[传入神经障碍不会引起瞳孔不等大(见章节 32.5.5)]:

(1) 瞳孔散大固定:常由眼肌运动麻痹所致,可能有脑疝,特别是有瞳孔散大伴同侧动眼神经眼外肌麻痹(眼球外下斜视)时。

(2) 可能是 Horner 综合征:应考虑颈内动脉阻塞/夹层(注:Horner 综合征时缩小的一侧瞳孔为正常瞳孔)。

3. 双侧瞳孔异常:

(1) 针尖样瞳孔和微弱的对光反射可用放大镜观察[5]:脑桥病变(交感传入通路受阻,而发自中脑 Edinger-Westphal 核的副交感通路未被阻断)。

(2) 双侧瞳孔散大并固定(7~10 mm):延髓的近全损伤、缺氧后或低温状态下(核心温度低于 32.2℃)。

(3) 瞳孔固定于正中位(直径 4~6 mm):广泛的中脑病变,可能由于交感和副交感通路同时中断引起。

• **眼外肌功能**

1. 静态下眼轴位置偏斜:

(1) 双眼同向斜视:

1) 额叶病变(额叶的对侧凝视中枢):向破坏性病变患侧凝视(向偏瘫肢体的对侧)。向癫痫病灶的对侧凝视(向肢体抽搐侧凝视),可能是癫痫持续状态。眼球反射运动正常(见下文)。

2) 脑桥病变:向病变对侧或偏瘫侧凝视,患侧冷热试验异常。

3) "凝视方向错误":丘脑内侧部出血时,双眼向病变对侧或偏瘫侧凝视(理论上,幕上损毁性病变应向病变侧凝视,这是一个例外)[5]。

4) 向下斜视:可能伴有无反应瞳孔(见章节 3.2.2)。病因:丘脑或中脑顶盖前区病变,代谢性昏迷(特别是巴比妥中毒),也可在癫痫发作后。

(2) 单侧向外斜视伴瞳孔散大(动眼神经麻痹):颞叶钩回疝。

(3) 单侧向内斜视:展神经麻痹。

(4) 扭曲斜视:

1）动眼或滑车神经/神经核受损。

2）幕下病变（多在中脑背侧）。

2. 自发眼球运动：

（1）"雨刷器眼"：混乱的游动性眼同向运动，不定位。动眼神经核与内侧纵束未受损。

（2）周期性凝视方向改变（又称"乒乓凝视"）：眼以每秒约3～5次的频率向两侧运动（每侧停留2～3秒）。常提示双侧大脑半球功能障碍。

（3）眼球跳动：反复快速的垂直下视，然后缓慢复位。多见于脑桥病变（见章节32.8）。

3. 核间性眼肌麻痹（INO）：因内侧纵束（MLF）的病变所致（交叉至对侧动眼神经核的神经纤维中断），在自发运动或反射性运动（如冷热试验）时病变同侧眼球内收不能（见章节32.6.2）。

4. 反射性眼球运动（用于脑干功能检查）：

（1）眼前庭反射[a]，又称冰水试验：首先应除外鼓膜穿孔，然后床头抬高30°，一侧耳用60～100 ml冰水[b]灌注。注：肌松药（NMBA）能够阻断反射。

1）昏迷病人如脑干功能完好，应表现为向冷水刺激侧的张力性同向凝视，可延迟1分钟以上。但即使脑干功能完好也没有快速眼动（眼震）（皮层成分眼动）。[注意：眼脑反射[c]（玩偶眼）：与眼前庭反射意义类似[d]，但颈椎病情不明时可能对脊髓造成损伤。]

2）无反应：对称，可能是特异性毒素（如神经肌肉阻滞剂或巴比妥类）、代谢原因、脑死亡或者巨大幕下病变。

3）不对称：幕下病变，特别是反应与动眼神经麻痹（脑疝）不相符时。病人通常处于持续中毒/代谢性昏迷。

4）眼球震颤无强直（即眼睛保持在原位置）几乎可诊断为心因性昏迷。

5）对侧眼内收障碍：核间性眼肌麻痹（内侧纵束病变）。

（2）视动性眼震强烈提示心因性昏迷。

注释：

a 眼前庭反射（冷热试验）：常被误解。正常人清醒状态下也会发生向冷刺激侧缓慢斜视和向对侧的眼震（被称为皮质期快相）（可用"COWS"来记忆，即cold-opposite，warm-same）。但昏迷的病人眼震消失。

b 床头抬高30°可使水平半规管位于水平位，反应最明显[6]。冰水：降低远离水平半规管壶腹的内淋巴流量[6]。

c 眼脑反射（"玩偶眼"或"玩偶头"）：颈椎稳定性不明时不能进行。清醒的病人表现为眼随头运动，或者病人固定注视物体时缓慢移动头部可出现反方向的同向眼球运动[6]（眼前庭反射则与病人是否合作无关）。昏迷病人如脑干及脑神经功能完好，也会出现反方向的同向眼球运动（玩偶眼反应阳性）。

d 当前庭传入功能受损时可以出现眼前庭反射消失而眼脑反射保留,如链霉素中毒造成迷路功能损伤或双侧听神经瘤。

• **运动**

记录肌张力和反射,对疼痛的反应,足底反射(Babinski 征),尤其是双侧不对称时。

1. 正常:提示皮质脊髓束和皮层功能完整。

2. 不对称:幕上病变(通常肌张力增高),与代谢性病变不同。

3. 非持续性/多变:癫痫、精神性。

4. 对称:代谢性病变(通常减低),可表现为扑翼样震颤、震颤、肌阵挛等。

5. 反射减弱:可考虑黏液水肿性昏迷,特别是经蝶手术后数周的病人。

6. 类型:

(1) 去皮质体位:上肢屈曲,下肢过伸,提示大的皮层或皮层下病变。

(2) 去大脑体位:上下肢均过伸,提示中脑下部或以下水平的脑干损伤。

(3) 上肢屈曲,下肢张力弛缓:脑桥被盖病变。

(4) 上肢张力弛缓,下肢正常("man-in-the-barrel 综合征"):缺氧性损伤(预后较差)。

• **睫脊反射**

接受有害的皮肤刺激时瞳孔散大:检测交感神经通路的完整性。

1. 双侧:代谢性病变。

2. 单侧:同侧瞳孔散大,可能动眼神经受累(脑疝)。如同侧瞳孔缩小,则提示原来有 Horner 综合征。

3. 双侧皆无:无明显意义。

18.4 脑疝综合征

18.4.1 概述

传统理论认为脑组织移位(例如由占位病变或颅内压增高引起)经过颅内坚硬的孔洞(脑疝)压迫其他中枢神经系统结构从而引发症状。实际上脑疝可能只是一种发生于病程后期的附带现象,而非引起症状的根本原因[8]。然而,脑疝模型仍被认为是有用的模型。

脑疝综合征较多,以下列五种最为常见:

1. 幕上疝:

(1) 中心性(经小脑幕)脑疝(见章节 18.4.4)。

(2) 颞叶钩回疝(见章节 18.4.5)。

2. 扣带回疝:扣带回于大脑镰下疝出(又称镰下疝)。一般无症状,除非大脑前动脉扭曲、阻塞引起双侧额叶梗死。常提示小脑幕切迹疝。

　　3. 幕下疝：

　　(1) 小脑上疝(见下文)。

　　(2) 小脑扁桃体疝(见下文)。

18.4.2　幕上占位病变引起的昏迷

　　见参考文献[6]。

■ 概述

　　中心疝和颞叶钩回疝各自都造成不同的由头端向尾端发展的病情恶化。中心疝依次引起间脑、中脑、脑桥、延髓的功能障碍(见章节 18.4.4)。颞叶钩回疝见章节 18.4.5。"典型的"颅内压增高(血压升高、心率减慢、呼吸模式改变)多见于颅后窝病变,而在发展缓慢的幕上占位病变少见。

　　当出现中脑及以下的脑干功能障碍时不容易鉴别中心疝和颞叶钩回疝。根据脑疝表现来推断病变部位不可靠。

■ 颞叶钩回疝与中心疝不同的临床特点

　　1. 意识障碍在中心疝出现较早,而在颞叶钩回疝出现较晚。

　　2. 颞叶钩回疝很少引起去皮层体位。

■ 幕上病因的鉴别诊断

　　1. 血管性：脑血管意外、脑内出血、蛛网膜下隙出血。

　　2. 感染性：脑脓肿、硬膜下积脓、单纯疱疹病毒性脑炎。

　　3. 肿瘤性：原发或转移性。

　　4. 创伤性：硬膜外、硬膜下血肿,颅骨凹陷骨折。

18.4.3　幕下占位病变引起的昏迷

■ 概述

　　注意：判定是否有原发性颅后窝病变十分重要(表 18-4),因其往往需要外科处理。

■ 幕下病变的鉴别诊断

　　1. 血管性：脑干梗死(包括基底动脉阻塞)、小脑梗死或出血。

　　2. 感染性：小脑脓肿、脑桥中央髓鞘溶解、脑干脑炎。

　　3. 肿瘤性：原发或转移性。

　　4. 创伤性：硬膜外或硬膜下血肿。

■ 脑积水

　　幕下占位病变可以压迫导水管和第四脑室引起梗阻性脑积水。

■ 小脑上疝

　　偶见于颅后窝占位,脑室引流术可使之加重。小脑蚓部疝至小脑幕上,压迫中脑,可能引起小脑上动脉阻塞→小脑梗死,压迫中脑导水管→脑积水。

■ 小脑扁桃体疝

小脑扁桃体"锥形"疝入枕大孔压迫延髓→呼吸停止,常迅速致死。

也见于幕上及幕下病变或颅内压增高,腰椎穿刺可诱发脑疝。许多病人仅有脑干受压而没有真正的脑组织疝出[9]。某些病人发生明显的小脑扁桃体疝而意识清醒[8]。

18.4.4 中心疝

■ 概述

中心疝又称经小脑幕疝或小脑幕疝,通常比颞叶钩回疝更趋慢性,例如由肿瘤特别是额叶、顶叶或枕叶肿瘤引起。

间脑受压通过小脑幕切迹逐渐移位。垂体柄可能被牵拉导致尿崩。大脑后动脉被压向切迹边缘发生梗阻而出现皮层盲(见章节 24.4.3)。脑干因受压缺血或因发自基底动脉的穿动脉被拉断→脑干出血(Duret 出血)。

■ 影像

MRI 或 CT 征象:环池受压。

头部 X 线平片:可见松果体向下移位[10]。

■ 中心疝分期

• 间脑期

早期。由于弥漫性双侧大脑半球功能障碍(如由于颅内压增高使脑血流减少)或(更有可能)因双侧间脑向下移位引起功能障碍。此期预示即将发生(不可逆的)中脑损伤,但如果及时去除病因,常能恢复。

意识:意识改变是首发症状,常为嗜睡,部分病人表现为烦躁,然后昏睡直至昏迷。

呼吸:叹息样、打呵欠,偶有呼吸暂停,最后出现陈-施呼吸。

瞳孔:小(1~3 mm),收缩程度小。

眼球运动:转动时同向移动或轻度分离,同向运动说明脑干功能完整。"玩偶眼"征阳性,冷水试验(CWC)表现为双眼向刺激侧同向斜视。上丘和间脑顶盖前区受压可发生上视障碍(见章节 3.2.5)

运动功能:早期对有害刺激能做出正确反应,双侧 Babinski 征阳性,肌张力增高。如有病变对侧的轻偏瘫,则可能加重。最后,运动不能伴握持反射,然后出现去皮质状态(开始时常发生在病变的对侧)。

• 中脑-脑桥上段期

中脑症状明显时(成人),预后非常差(中脑严重缺血)。即使及时治疗,完全好转的可能性也小于 5%。

呼吸:陈-施呼吸→持续性呼吸急促。

瞳孔:居中,中度散大(3~5 mm),固定。

眼球运动:"玩偶眼"征和冷水试验异常,可有同向运动障碍。内侧纵束损伤→核间性眼肌麻痹(如有"玩偶眼"征或冷水试验时同向运动障碍,向内运动的眼球幅度较向外运动的小)。

运动功能:去皮层状态→双侧去大脑状态(偶可同时)。

• **脑桥下部至延髓上部期**

呼吸:规则,浅快(20～40 次/分)。

瞳孔:居中固定(3～5 mm)。

眼球运动:玩偶眼征和冷水试验不能引出。

运动功能:软瘫,双侧 Babinski 征阳性,偶有疼痛刺激引起下肢屈曲。

• **延髓期(终期)**

呼吸:慢,节律和幅度不规则,呈叹气样/喘息样,偶有呼吸急促或呼吸暂停。

瞳孔:因缺氧散大。

■ **中心疝的预后**

一项研究中 153 例存在中心疝表现的病人(意识改变、瞳孔不等或固定、运动功能异常),9%恢复较好,18%恢复部分功能,10%重残,60%死亡[11]。

预后较好的相关因素包括年龄小(特别是年龄≤17 岁),瞳孔不等大伴格拉斯哥昏迷评分(GCS)下降,非弛缓性瘫痪。预后较差的相关因素有双侧瞳孔固定,仅 3.5%有功能恢复。

18.4.5　颞叶钩回疝

■ **概述**

常见于迅速增大的外伤性血肿,血肿位于颅中窝外侧或颞叶推挤钩回内侧和海马回越过小脑幕切迹,直接压迫中脑和动眼神经。大脑后动脉可被阻断(与中心疝类似)。CT 诊断标准见下文。

意识障碍并非可靠的早期体征,最早的表现是一侧瞳孔散大。当然颞叶钩回疝的早期病人也常有其他表现(如意识模糊、烦躁等)。一旦出现脑干症状,病情可迅速恶化(数小时内出现深度昏迷)。

■ **CT 和(或)MRI 诊断标准**

见参考文献[6]。

小脑幕切迹环绕脚间池、桥前池和脑干,切迹内的空间大小有很大的个体差异。

鞍上池外侧受压常预示着颞叶钩回疝或海马疝,鞍上池正常的五边形形态变扁。脑疝时的 CT 示:脑干受压变扁平,对侧大脑脚受压,中脑旋转移位伴有同侧蛛网膜下隙稍扩大。也可出现对侧脑积水[13]。

钩回和(或)海马回受压通过小脑幕孔时可出现鞍旁池和脚间池消失。脑干受压→前后径变长。由于增强扫描脑膜可被强化,故可用于显示小脑幕缘。

■ **钩回疝阶段**

• **动眼神经受累早期**

因动眼神经受压而引起,并非脑干表现。

瞳孔:类似于昏迷病人。

眼球运动:"玩偶眼"征可正常或同向运动障碍。冷水试验表现为缓慢同向斜视,无眼震发生,如有眼外肌麻痹(EOO),可出现同向运动障碍。

呼吸:正常。

运动功能:对伤害刺激反应正常,对侧 Babinski 征阳性。

• **动眼神经受累晚期**

发生局灶性大脑损害后可立即出现中脑功能障碍(因从侧方压迫中脑,故可越过间脑期)。延误治疗将导致不可逆的损伤。

瞳孔:完全散大。

眼球运动:瞳孔散大后出现眼外肌麻痹。

意识:眼外肌麻痹后出现昏迷。

呼吸:持续性过度通气,陈-施呼吸少见。

运动功能:常发生对侧肌力下降,但对侧大脑脚于小脑幕缘处受压可导致同侧偏瘫(Kernohan 现象,假性的定位征象)。最后呈双侧去大脑状态(去皮层状态较少)。

• **中脑至脑桥上部期**

对侧瞳孔居中固定或完全散大,最后双侧瞳孔居中固定并散大(5~6 mm)。

眼球运动:障碍或消失。

呼吸:持续呼吸急促。

运动功能:双侧去大脑强直。

• **中脑至脑桥上部后阶期**

此后颞叶钩回疝与中心疝表现相同(见上文)。

18.5 缺氧性昏迷

缺氧性脑病可由低氧血症性缺氧(PO_2 下降)或缺血性缺氧(出血或心搏骤停后)引起,常见肌阵挛。

容易受损伤部位:

1. 大脑皮质第 3 层(灰质层),白质常不易受累(因需氧量较低)。

2. 海马也易受累,尤其是海马角。

3. 基底节(BG):

(1) 低氧血症性缺氧严重损伤苍白球。

(2) 缺血性缺氧损伤尾状核及壳。

4. 小脑:损伤 Purkinje 细胞、齿状核、下橄榄核。

18

表18-5和表18-6显示了影响预后的多因素分析的结果。注意：此分析只适用于低氧-缺血性昏迷[14]。近来研究证实：瞳孔无反应和疼痛刺激时无运动反应者预后差[15]；这些表现如在心搏骤停后数小时内出现，死亡或长期植物状态的可能性为80%，如持续3天可达100%。

糖皮质激素(类固醇)对心搏骤停后生存率和神经功能恢复无效[16]。

表18-5　病人恢复生活自理的最佳机会

检查时间	结　果
发病后6小时以内	瞳孔有对光反射 且　GCS运动评分>1分 且　自发眼球运动在正常范围以内，即能定向或共轭式漫游性眼动
1天	GCS运动评分>3分 且　GCS眼球运动评分比发病时增加≥2分
3天	GCS运动评分>3分 且　自发眼球运动在正常范围以内
1周	GCS运动评分=6分
2周	眼脑反射在正常范围内

表18-6　病人几乎无恢复生活自理的可能

检查时间	结　果
发病后6小时以内	无瞳孔对光反射
1天	GCS运动评分<4分 且　自发眼球运动不能定向或共轭式漫游性眼动
3天	GCS运动评分<4分
1周	GCS运动评分<6分 且　发病6小时内，自发眼球运动不能定向或共轭式漫游性眼动 且　发病3天时GCS眼球运动评分<4分
2周	眼脑反射不在正常范围内 且　发病3天时GCS运动评分<6分；GCS眼球运动评分<4分 且　发病2周时GCS眼球运动评分较发病时增加<2分

（刘兴炬　禹少臣）

参考文献

[1] Teasdale G, Jennett B. Assessment of Coma and Impaired Consciousness: a Practical Scale. Lancet. 1974; 2:81–84

[2] Valadka AB, Narayan RK, Narayan RK, Wilberger JE, Povlishock JT. In: Emergency Room Management of the Head-Injured Patient. Neurotrauma. New York: McGraw-Hill; 1996:119–135

[3] Hahn YS, Chyung C, Barthel MJ, Bailes J, Flannery AM, McLone DG. Head Injuries in Children Under 36 Months of Age: Demography and Outcome. Childs Nerv Syst. 1988; 4:34–40

[4] Ropper AH. Lateral Displacement of the Brain and Level of Consciousness in Patients with an Acute Hemispheral Mass. N Engl J Med. 1986; 314:953–958

[5] Fisher CM. Some Neuro-Ophthalmological Observations. J Neurol Neurosurg Psychiatry. 1967; 30:383–392

[6] Plum F, Posner JB. The Diagnosis of Stupor and Coma. 3rd ed. Philadelphia: F A Davis; 1980:87–130

[7] Buettner UW, Zee DS. Vestibular Testing in Comatose Patients. Arch Neurol. 1989; 46:561–563

[8] Fisher CM. Acute Brain Herniation: A Revised Concept. Sem Neurology. 1984; 4:417–421

[9] Fisher CM, Picard EH, Polak A, Ojemann RG, et al. Acute Hypertensive Cerebellar Hemorrhage: Diagnosis and Surgical Treatment. J Nerv Ment Dis. 1965; 140:38–57

[10] Hahn F, Gurney J. CT Signs of Central Descending Transtentorial Herniation. Am J Neuroradiol. 1985; 6:844–845

[11] Andrews BT, Pitts LH. Functional Recovery After Traumatic Transtentorial Herniation. Neurosurgery. 1991; 29:227–231

[12] Osborn AG. Diagnosis of Descending Transtentorial Herniation by Cranial CT. Radiology. 1977; 123:93–96

[13] Stovring J. Descending Tentorial Herniation: Findings on Computerized Tomography. Neuroradiology. 1977; 14:101–105

[14] Levy DE, Caronna JJ, Singer BH, et al. Predicting Outcome from Hypoxic-Ischemic Coma. JAMA. 1985; 253:1420–1426

[15] Zandbergen EGJ, de Haan RJ, Stoutenbeek CP, et al. Systematic Review of Early Prediction of Poor Outcome in Anoxic-Ischemic Coma. Lancet. 1998; 352:1808–1812

[16] Jastremski M, Sutton-Tyrell K, Vaagenes P, et al. Glucocorticoid Treatment Does Not Improve Neurological Recovery Following Cardiac Arrest. JAMA. 1989; 262:3427–3430

18

19 脑死亡与器官捐献

19.1 成人脑死亡

美国医学伦理问题研究总统委员会在 1981 年[1]首次发表了关于死亡判定的指南,该指南促成了统一的死亡判定法(UDDA)的通过(政策声明,见下文)[2]。

UDDA

个体持续遭受以下情况,可判定为脑死亡:

1. 循环和呼吸功能的不可逆停止,或

2. 所有脑功能的不可逆停止,包括脑干。

死亡必须按照公认的医学标准来判定。

目前美国大多数州均采用 UDDA,尽管有些颁布了关于判定医师资格的修订案。个别医院也可授权遵循特定的协议。有文献于 2010 年[3]重申:对于按照最初颁布的指南进行脑死亡临床判定的成年病人,目前尚未见神经功能恢复的报道。

19.2 脑死亡标准

19.2.1 概述

这部分讨论成人脑死亡。5 岁以下个体见儿童脑死亡(见章节 19.3)。

当死因为非自然因素时,法医或验尸官(取决于管辖权)将结合每个医院的政策进行判定。

要点:以下列出的标准用于判定脑及脑干功能的丧失。临床医师必须综合考虑引起缺失的原因,进而确定脑功能缺失的不可逆性并排除类似于脑死亡临床症状的情况。这可能需要一段时间的临床辅助检查及观察。

19.2.2 确定脑活动停止的原因

脑活动停止原因可通过结合病史、体格检查、实验室检查及影像学检查来确定。

19.2.3　临床标准

脑死亡判定可能涉及的基本要求见表 19-1。详细信息如下所示。

表 19-1　脑死亡的表现

生命体征、一般标准	
• 中心体温＞36℃（96.8℉）	
• 收缩压≥100 mmHg	
• 没有使用可导致类似脑死亡表现的药物。血液酒精含量应低于 0.08%	
脑干反射消失	
• 瞳孔固定	对光反射消失
• 角膜反射消失	用棉签毛刺激角膜不引起眼睑迅速闭合
• 眼前庭反射消失	头部抬高 30°并使用冰水刺激耳部不引起任何形式的眼球运动
• 眼脑反射消失："玩偶眼"	旋转头部不引起眼向头转动的反方向转动
• 咽反射消失	刺激咽部不引起呕吐反应
• 咳嗽反射消失	支气管吸痰不引起咳嗽
对深部中枢性疼痛无反应	刺激类似于眉弓的区域，无肢体活动，无眼球运动，无面部运动
呼吸停止试验失败	当 $PaCO_2$＞60 mmHg 时无自主呼吸

建议[1,3,5]：

1. 脑干反射消失：

（1）眼部检查：

1）瞳孔固定：对光反射消失（复苏后的病人应谨慎，见下文），瞳孔大小不重要，多数瞳孔固定居中（4～6 mm），可散大（达 9 mm）。瞳孔扩大可与脑死亡兼容，因为颈交感神经通路可能保持完整。

2）角膜反射消失［角膜反射：刺激角膜（非巩膜）时闭眼］。

3）眼脑反射（"玩偶眼"）消失，颈椎病情不明时禁忌（见章节 18.3.4）。

4）眼前庭反射（冷水试验）消失：床头抬高 30°，一侧耳注入 60～100 ml 冰水（鼓膜穿孔时禁忌）。有任何眼球运动可除外脑死亡，等待反应的时间至少为 1 分钟，试验另一侧需间隔 5 分钟或以上（避免对侧反应的消失）。

（2）刺激后咽部口咽（呕吐）反射消失。

（3）支气管吸痰无咳嗽反射。

2. 呼吸停止的测试（即呼吸停止试验）：脱离呼吸机后无自主呼吸（检查

延髓功能）。将呼吸定义为胸部或腹部规律起伏以产生足够的潮气量。如有任何异常，可让病人连接肺活量计[4]。由于 $PaCO_2$ 增高可使颅内压升高从而导致脑疝和血管舒缩不稳定，故此试验仅用于脑死亡比较肯定时的最后确认。指南[6,7]：

（1） $PaCO_2$ ＞60 mmHg 或较基线水平升高 20 mmHg 或 pH＜7.3 时呼吸停止＞2 分钟（ CO_2 是最强的呼吸刺激物），如 $PaCO_2$ ＝60 mmHg 时无自主呼吸，那么更高的 $PaCO_2$ 时也不能使呼吸恢复，但对于严重的慢性梗阻性肺病人无效。

（2）试验时应防止低氧血症（可导致心律失常或心肌梗死）：

1）在试验前吸入 100％纯氧至少 10 分钟，将 PaO_2 提高至 200 mmHg 以上。

2）试验前调整呼吸机，使 $PaCO_2 \geqslant$ 40 mmHg（可减少试验时间从而减少低氧血症的发生）。

3）试验中，通过儿童吸氧管或 14♯F 吸痰管（侧孔用胶布堵上）至气管隆凸水平，氧流量 6 L/min。

（3）从正常通气开始，平均 6 分钟达 $PaCO_2$ ＝60 mmHg［教科书中 $PaCO_2$ 上升速度为 3 mmHg/min，但实际约为 (3.7 ± 2.36) mmHg/min，从 $PaCO_2$ 正常开始为 5.1 mmHg/min[7]］，有时需长达 12 分钟。

（4）以下情况应立即停止试验：

1）有自主呼吸（胸腹运动、喘息）：不是脑死亡。

2）收缩压低于 90 mmHg（低血压）。

3）氧饱和度低于 80％超过 30 秒（脉搏血氧仪）。

4）发生严重心律失常。

（5）如无自主呼吸，则定期进行血气分析，特别是任何原因导致试验结束后。如 $PaCO_2$ ＞60 mmHg 2 分钟后病人仍无自主呼吸，试验结果说明符合脑死亡（如病情仍平稳，并且很快即可得到血气分析结果，在 $PaCO_2$ ＜60 mmHg 情况下可继续进行呼吸停止试验）。

（6）如 $PaCO_2$ 持续低于 60 mmHg， PO_2 正常，可稍微减低氧流量（ O_2 流可以从肺中带出 CO_2 ）。

（7）没有呼吸且 $PaCO_2$ 不低于 60 mmHg（或在基线以上有 20 mmHg 的上升），则为试验阳性（即符合脑死亡）。

3. 运动消失：

（1）对深部中枢性疼痛无反应：肢体无活动、无睁眼及眼球运动、无面部活动。

（2）去大脑或去皮层体位或癫痫发作不符合脑死亡诊断。

（3）脑死亡状态下可能存在脊髓调控的反射性运动（包括足底屈肌反射、屈肌回缩、肌牵张反射[8]，甚至腹壁反射和提睾反射），有时甚至出现一些复杂运动[9]，包括一侧或双侧上肢移向脸部[10]或坐起（Lazarus 征[11]），特别是低氧血症病人(脊髓缺血刺激上颈段未失活的运动神经元)。如完整的复杂运动存在,须仔细检查确认后方可诊断脑死亡[12]。

4. 无合并情况(可出现与脑死亡相似的表现):

(1) 低温:核心体温应大于36℃,低于此温度,瞳孔可散大固定[13],呼吸难以检测到,但仍有恢复的可能[14]。

(2) 无可治疗的外源性或内源性中毒的证据,包括药物或代谢(巴比妥类、苯二氮䓬类、甲丙氨酯、甲喹酮、三氯乙烯、肌松药、肝性脑病、高渗性昏迷等)。如有疑问,可根据情况,行各种检查包括药物浓度等(血、尿)。假性胆碱酯酶缺陷的发病率为1/3 000,可以使琥珀酰胆碱的效果持续8小时而不是正常人中的5分钟。肌颤监测可用于除外神经肌肉阻滞(将电极置于眼球后或穿过颧弓)。

(3) 休克(收缩压应不低于100 mmHg)和缺氧。失血超过循环血量的45%可导致嗜睡状态。

(4) 刚刚复苏后:休克、缺氧可使瞳孔散大固定;阿托品可使瞳孔扩大,但对光反射不会消失(见章节19.2.5);神经血管阻滞不会影响瞳孔,因为睫状肌没有尼古丁样受体。

(5) 戊巴比妥引起的昏迷(应在血药浓度≤10 μg/ml后观察)。

5. 临床确认试验[常用检查:脑电图、血管造影、放射性核素脑血管造影(CRAG)、脑干听觉诱发反应等,见下文]不是必需的,但可在对其余检查可靠性不确定时协助医师做出诊断。

6. 推荐的观察时间: 没有足够的证据来确定确保脑功能不可逆性停止的最短观察时间。

(1) 如有严重的不可逆性脑损伤(如巨大脑内出血、穿通性脑枪击伤),且临床检查肯定,则通常无须进一步的临床辅助检查。

(2) 已确诊存在不可逆病变,如脑损伤发生已超过几小时,一项提示脑死亡的检查即可确诊,尽管许多州立法(州及地方法见下文)表明需要两项检查。

(3) 如诊断不清(如缺氧性脑损伤、低温等),则需要更长的观察时间,也可考虑临床辅助检查。

19.2.4　州及地方法

大多数州均采用关于脑死亡的统一死亡判定法(UDDA)。州修订案及地方法规或医院政策可能规定需要1名以上的医师同意该判定。医师在进行死亡判定前必须了解其适用的法律规定。

19.2.5　辅助检查

■ 概述

没有证据表明任何一个辅助检查能准确判定脑死亡。优选检查:EEG、

CRAG 及脑血管造影。

■ 脑血管造影

与脑存活相反,会出现脑血流消失。优点:对大脑半球死亡判定具有高敏感性。缺点:费用高,耗时长,需要将病人转送至放射科或核医学科,有创性,对捐献器官的潜在损害且对脑干细微血流的检测效果不佳,需要放射科医师及技工参与。标准:颈总动脉分叉水平或 Willis 环无血流[5]。上矢状窦可有延迟充盈。没有关于该检查在不同检查者间一致性的研究。非常规应用,可用于疑难病例。

■ 脑电图(EEG)

可在床旁进行,需要有一定经验的脑电图医师操作。未发现脑干电活动及脑电静止(ECS)不能除外可逆性昏迷。脑电静止作为脑死亡确认检查只可用于无药物中毒、低温或休克的病人,而不用于脑干活动仍有可能存在的病人。注意:关于脑电图进行脑死亡判定的一个实际问题在于,即使是通过其他标准确定已经脑死亡的病人,通常也很难获得完全无电信号的结果。

脑电静止的定义:无大于 2 uV 的脑电活动,且:

1. 头皮电极或参照电极对相距≥10 cm。

2. 安置 8 个头皮电极和耳廓参照电极。

3. 电极间电阻<10 000 Ω(或阻抗<6 000 Ω)但>100 Ω。

4. 灵敏度 2 mcV/mm。

5. 记录时间常数 0.3～0.4 秒。

6. 对刺激(疼痛、声音、光)无反应。

7. 记录时间超过 30 分钟。

8. 可疑病例重复检查。

9. 由经认证的技师或有 ICU 脑电图检查经验的人员操作。

10. 不能使用远距离传输装置。

■ 放射性核素脑血管造影(CRAG)

• 概述

可利用 γ 照相机或更现代的 HMPAO SPECT(99Tcm-六甲基丙胺肟单光子发射 CT)。不能测出细小的血流,特别是脑干的供血,需要转送至放射科或核医学科并由有经验的介入医师完成。

下列情况可用于确认临床脑死亡:

1. 有并发情况,如低温、低血压(休克)、药物中毒等(如病人出现巴比妥昏迷),代谢异常。

2. 严重面部损伤难以观察眼球表现。

3. 有严重慢性梗阻性肺病或充血性心力衰竭,呼吸停止试验可能无效。

4. 需缩短观察时间。

- **技术**

使用镓相机。

1. 闪烁照相机置于头颈前后位。

2. 近端静脉或中心静脉一次注入 20～30 mCi ^{99}Tc^{m}标记的血浆白蛋白或过锝酸盐 0.5～1.5 ml,然后用 30 ml 生理盐水冲洗。

3. 以 2 秒为间隔连续行约 60 秒动态系列成像。

4. 以 400 000 计数获得静态前后位像后,在注射 5 分钟、15 分钟和 30 分钟后获得侧位像。

5. 当无诊断结果或与脑死亡表现不符需复查时,应间隔 12 小时以利造影剂从循环中清除。

- **结果**

脑实质无吸收呈"空颅现象"(图 19 - 1),颈动脉循环在颅底水平即告停止,大脑前动脉和中动脉分布区无吸收("枝状烛台像"消失)。由于颅外循环和颅内静脉存在沟通,故脑死亡病人也可出现硬膜静脉窦微弱的延迟显影[15]。

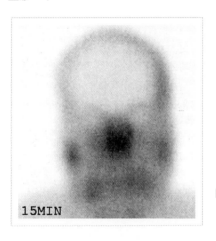

图 19 - 1 CRAG 中的"空颅现象"
(注药 15 分钟后静止前后位像)

MRI 及 MRA

MRA 对于海绵窦段颈内动脉缺血的诊断十分敏感,但其特异性缺乏准确评估,也不认为是有效的验证试验(对昏迷病人脑死亡可能出现假阳性)[3]。

CTA

等电位脑电图的病人(即不符合脑死亡的)CTA 可见脑血流。昏迷而非脑死亡病人的假阳性率尚未确定。CTA 并不是能有效确定脑死亡的检查[3]。

经颅多普勒

见参考文献[4]。

---

1. 收缩早期血流小峰,舒张期无血流,或者是震荡血流(提示显著的高颅压)。

2. 首次检查未见多普勒信号不能作为脑死亡的诊断依据,因为10%的病人没有颞骨骨窗。

■ 体感诱发电位

刺激正中神经时双侧的 N20-P22 反应消失,其替代标准为鼻咽电极记录时 P14 峰[16](基底核:内侧丘系和楔束核)消失。该研究被定为3级证据,P14记录可能是一项很有价值的确认试验,但这项检查还未被常规使用且观察者间的变异性仍有待研究[3]。

■ 阿托品试验

脑死亡时,由于迷走张力消失,1支阿托品不会影响心率(使用阿托品后心率加快可以除外脑死亡,但是其他情况如吉兰-巴雷综合征也可导致对阿托品无反应)。

全身使用阿托品只能造成瞳孔轻度扩大[17,18],但是不会导致对光反射消失,所以需在试验前检查瞳孔。

19.2.6　脑死亡判定中的缺陷

以下缺陷可能会使脑死亡判定变得更加复杂:

1. 脑死亡后身体各部分的运动:运动的性质有时很复杂,脑死亡后32小时内仍有可能存在。许多是因为细胞死亡期间由脊髓放电介导产生。明确的现象包括:面部运动,手指震颤,重复腿运动,甚至坐起来。这些运动往往是重复刻板的,而不会随着刺激的变化而改变。

2. 呼吸型态:常与呼吸机的使用有关,当呼吸机检测到病人有呼吸行为时即触发机械通气。呼吸机可以感知大血管的动脉搏动传递至肺而产生的空气运动或胸导管的运动。

19.3　儿童脑死亡

19.3.1　概述

以下是基于2011年美国重症监护医学协会、美国儿科学会重症监护科及神经病学科、美国危重病医学院认可的指南[19]。

要点[19]:

1. 足月新生儿、婴儿及儿童脑死亡的诊断是神经功能缺失及已知的功能不可逆性丧失的综合临床诊断。

2. 这些指南由于缺乏充分的数据而不适用于不足37周胎龄的婴儿。

3. 辅助检查并不是必需的,它并不能替代正确的神经系统检查。

19

4. 建议两项检查(包括呼吸停止试验)间隔一段观察期。

5. 排除或纠正可能影响神经系统检查的情况,包括低温、低血压、干扰药物(高剂量镇静药、镇痛药、麻醉药及高剂量抗惊厥药)和代谢紊乱。

19.3.2 临床检查

不同时期由不同的主治医师进行两项检查(包括呼吸停止试验),其一与脑死亡表现一致,呼吸停止试验可由同一位医师实施。

呼吸停止试验要求病人在不费力呼吸动脉血氧分压高于基线水平20 mmHg且在 60 mmHg 以上时进行,如呼吸停止试验无法安全进行,则需要进行辅助检查。

推荐的观察间期:

1. 足月(37 周龄)新生儿(30 天以内):24 小时。

2. 儿童和青少年(30 天至 18 岁):12 小时。

3. 心肺复苏后,如果对于脑死亡的诊断有疑问或者不统一,诊断应推迟至少 24 小时。

19.3.3 辅助检查

辅助检查对于脑死亡的诊断并不是必需的,在以下情况可考虑使用:

1. 当呼吸停止试验无法安全进行时,由于潜在的医疗状况或血氧饱和度低于 85% 或无法使 $PaCO_2$ 达到 60 mmHg 以上。

2. 对神经系统查体结果不确定。

3. 使用干扰神经系统查体可能出现的症状的药物。

4. 为缩短检查观察间期时。

当采用辅助试验时,应尽可能进行第二次神经学检查和呼吸暂停试验,不应发现任何与脑死亡不一致的发现。

19.4 器官和组织捐献

19.4.1 概述

医疗服务中心(CMS)要求所有获得医疗保险基金的医院将所有即将死亡的情况上报至器官获取组织(OPO)[20]。OPO 负责适宜性的测定及与法定亲属讨论捐献事宜。讨论必须由专业人员进行。OPO 还负责捐献器官的管理、分配和促进器官在手术室的恢复[20]。

19.4.2 潜在器官捐献者的转诊

大多数器官获取组织都开发了一种潜在器官捐献者转诊的方法(通过一

组"触发器"指导重症监护护士进行转诊）。"触发器"通常包括神经功能损伤（缺氧、出血、外伤等）、应用了呼吸机、脑干反射消失、GCS＜5 分或撤去生命支持的病人。这种触发机制导致许多不适合捐献的病人能早期获得 OPO 的注意，并可减少错误转诊的概率。

19.4.3 潜在器官捐献者的医疗管理

脑死亡会导致某些可预测的生理改变。许多医院制订了"灾难性脑损伤"措施来处理这些可预见的结果。

■ 低血压

由于尿崩症引起血容量下降，再加上脑桥和延髓血管运动中枢受损，因此绝大多数脑死亡病人均会出现低血压。治疗上需要恢复血容量，同时加用血管收缩药物支持治疗。通常情况下，使用去甲肾上腺素以增加心肌收缩力、使用新富林以提高外周血管阻力，便足以维持血压。

■ 尿崩症

脑死亡病人由于下丘脑功能的丧失常常出现垂体功能障碍及尿崩症，表现为大量稀释尿、高钠血症及血清渗透压增高。治疗上可选择去氨升压素注射液（1～2 μg 皮下注射/静脉滴注 q12h）或升压素（0.01～0.04 U/min 静脉滴注）。倾向于选择升压素，因其作用时间短，可避免因过量而产生的少尿症状。

■ 低体温

体温调节障碍导致的低体温可加重凝血障碍及使脑死亡测定无效。应用温毯维持体温有助于恢复正常生理功能。

19.4.4 OPO 程序

■ 授权

OPO 工作人员会在接到转诊后与医务人员及护理人员讨论，并组织病人家属讨论关于器官捐献的授权。美国器官共享网络（UNOS）的数据表明，OPO 训练有素的工作人员授权率比医务人员高。这是由于 OPO 工作人员只进行捐献倡议，如果医护人员进行倡导则易让人误解为放弃对病人的治疗。

■ 供体评估

OPO 工作人员将评估供体是否合适。高度怀疑恶性肿瘤转移的供体将被淘汰。OPO 将筛查血源性病原体〔人类免疫缺陷病毒（HIV）、丙型肝炎病毒（HCV）、乙型肝炎病毒（HBV）〕。每个器官都需要进行适宜性的评估。

1. 心脏：射血分数（EF）＞ 50%，无左心室肥厚（LVH），无冠心病（CAD）。

2. 肺：氧合指数（PaO_2/FiO_2）＞300 mmHg，支气管镜检查正常。

3. 肝脏：谷丙转氨酶（ALT）、谷草转氨酶（AST）和胆红素在正常范围内或已恢复正常，无确诊的肝脏疾病。

4. 肾脏：尿素氨(BUN)及肌酐在正常范围内。

5. 胰腺：脂肪酶、淀粉酶和糖化血红蛋白(HgbAlc)在正常范围内。

■ 分配与回收

一旦授权器官捐献的病人出现脑死亡，OPO 将按照 UNOS 分配政策及 UNOS 产生的分配列表进行器官分配。接收器官后，移植中心将安排手术时间，OPO 工作团队会立即赶往医院进行器官复苏。从授权到器官复苏的时间窗通常需要 24～36 小时或更长时间。

19.4.5 心脏死亡后的器官捐献

要 点

1. 适用者：依赖于呼吸机而家属决定撤机且医疗人员确定撤机后 60 分钟内将发生心脏停搏的病人(特别是脑或脊髓损伤的病人)。

2. 获得近亲属同意书：包括器官捐献、使用肝素以及股静脉穿刺。

3. 获得临床监督的同意(通常在非自然死亡中)。

4. 告知家属约 20% 的病人不能进行捐献，如果这种情况发生，他们会立即得到通知，并且立即开始临终治疗。

5. 移植小组不能参加临终治疗、死亡的宣告，并且在宣布心脏死亡之后才能进入手术室工作。

心脏死亡后的器官捐献者多数是依赖于呼吸机的脑或脊髓损伤病人，这些病人非常接近死亡，继续治疗没有意义，但是病人不符合脑死亡标准。通常可以获得以下的器官：肾脏、肝脏、胰腺、肺以及少数情况下可得到心脏[21]。

心脏死亡器官捐献(DCD)器官复苏相关的伦理问题已被提出[22]。医学研究院在 1997 年及 2000 年两次回顾了 DCD 并判定 DCD 符合道德并鼓励 OPO 接受 DCD 捐献[23]。

■ 同意书

在任何捐献讨论之前，均需家属决定撤去生命支持让病人进展至死亡。当家属与主治医师讨论完后，OPO 组织方能与法定近亲讨论 DCD。所有器官捐献相关程序的同意书均需在病人死亡之前签订(包括使用肝素延长器官的保存时间[24]以及可能的股静脉穿刺等)。讨论还需包括万一病人未进展至心脏停搏而需返回 ICU 的程序。

适当情况下必须获得验尸官的许可(包括事故、凶杀、自杀等造成的死亡)。

■ 操作

在手术室中停止支持治疗(通常包括拔除气管内插管)。一些研究表明心

19

脏活动不能形成脉搏后 2～5 分钟病人循环功能不能恢复[25]，这时宣布病人死亡（注意：心电活动不一定消失）。在宣告死亡后，立即对器官进行冷灌注，然后采集器官。

为了避免任何可能的利益冲突，器官移植小组的成员不能参与临终治疗和死亡的宣告[21]。约 20% 的心脏死亡并未发生在器官挽救的时间窗内，一旦发生这种情况，必须立即通知家属，继续临终生命支持。

（刘兴炬　禹少臣）

参考文献

[1] Guidelines for the determination of death. Report of the medical consultants on the diagnosis of death to the President's Commission for the Study of Ethical Problems in Medicine and Biomedical and Behavioral Research. JAMA. 1981; 246:2184–2186

[2] National Conference of Commissioners on Uniform State Laws. Uniform Determination of Death Act. 645 N. Michigan Ave., Suite 510, Chicago, IL 60611 1980

[3] Wijdicks EF, Varelas PN, Gronseth GS, Greer DM. Evidence-based guideline update: determining brain death in adults: report of the Quality Standards Subcommittee of the American Academy of Neurology. Neurology. 2010; 74:1911–1918

[4] Wijdicks EF. Determining Brain Death in Adults. Neurology. 1995; 45:1003–1011

[5] Quality Standards Subcommittee of the American Academy of Neurology. Practice Parameters for Determining Brain Death in Adults (Summary Statement). Neurology. 1995; 45:1012–1014

[6] Benzel EC, Gross CD, Hadden TA, et al. The Apnea Test for the Determination of Brain Death. J Neurosurg. 1989; 71:191–194

[7] Benzel EC, Mashburn JP, Conrad S, Modling D. Apnea Testing for the Determination of Brain Death: A Modified Protocol. J Neurosurg. 1992; 76:1029–1031

[8] Ivan LP. Spinal Reflexes in Cerebral Death. Neurology. 1973; 23:650–652

[9] Turmel A, Roux A, Bojanowski MW. Spinal Man After Declaration of Brain Death. Neurosurgery. 1991; 28:298–302

[10] Heytens L, Verlooy J, Gheuens J, et al. Lazarus Sign and Extensor Posturing in a Brain-Dead Patient. J Neurosurg. 1989; 71:449–451

[11] Ropper AH. Unusual Spontaneous Movements in Brain-Dead Patients. Neurology. 1984; 34:1089–

[12] Jastremski MS, Powner D, Snyder J, Smith J, Grenvik A. Spontaneous Decerebrate Movement After Declaration of Brain Death. Neurosurgery. 1991; 29:479–480

[13] Treatment of Hypothermia. Med Letter. 1994; 36:116–117

[14] Antretter H, Dapunt OE, Mueller LC. Survival After Prolonged Hypothermia. N Engl J Med. 1994; 330

[15] Goodman JM, Heck LL, Moore BD. Confirmation of Brain Death with Portable Isotope Angiography: A Review of 204 Consecutive Cases. Neurosurgery. 1985; 16:492–497

[16] Wagner W. Scalp, earlobe and nasopharyngeal recordings of the median nerve somatosensory evoked P14 potential in coma and brain death. Detailed latency and amplitude analysis in 181 patients. Brain. 1996; 119 (Pt 5):1507–1521

[17] Greenan J, Prasad J. Comparison of the Ocular Effects of Atropine and Glycopyrrolate with Two IV Induction Agents. Br J Anaesth. 1985; 57:180–183

[18] Goetting MG, Contreras E. Systemic Atropine Administration During Cardiac Arrest Does Not Cause Fixed and Dilated Pupils. Ann Emerg Med. 1991; 20:55–57

[19] Nakagawa TA, Ashwal S, Mathur M, Mysore MR, Bruce D, Conway EE,Jr, Duthie SE, Hamrick S, Harrison R, Kline AM, Lebovitz DJ, Madden MA, Montgomery VL, Perlman JM, Rollins N, Shemie SD, Vohra A, Williams-Phillips JA. Guidelines for the determination of brain death in infants and children: an update of the 1987 Task Force recommendations. Crit Care Med. 2011; 39:2139–2155

[20] U.S. Electronic Code of Federal Regulations. Condition of Participation for Hospitals. 1998

[21] Steinbrook R. Organ donation after cardiac death. N Engl J Med. 2007; 357:209–213

[22] DuBois JM, DeVita M. Donation after cardiac death in the United States: how to move forward. Crit Care Med. 2006; 34:3045–3047

[23] Committee on Non-Heart-Beating Transplantation II, Division of Health Care Services - Institute of Medicine. Non-Heart-Beating Organ Transplantation: Practice and Protocols. Washington, D.C.: National Academy Press; 2000

[24] Bernat JL, D'Alessandro AM, Port FK, Bleck TP, Heard SO, Medina J, Rosenbaum SH, Devita MA, Gaston RS, Merion RM, Barr ML, Marks WH, Nathan H, O'Connor K, Rudow DL, Leichtman AB, Schwab P, Ascher NL, Metzger RA, Mc Bride V, Graham W, Wagner D, Warren J, Delmonico FL. Report of a National Conference on Donation after cardiac death. Am J Transplant. 2006; 6:281–291

[25] DeVita MA. The death watch: certifying death using cardiac criteria. Prog Transplant. 2001; 11:58–66

Part VI
感 染

VI

20 细菌感染所致的脑炎、脑膜炎和 复杂性感染

20.1 脑膜炎

20.1.1 概述

社区获得性脑膜炎(CAM)比神经外科手术后所致脑膜炎更具有爆发性(前者多见于病菌毒力较强或者机体免疫力低下时)。Waterhouse-Friderichsen 综合征:见于 10%～20% 的脑膜炎球菌感染病儿(通常在 10 岁以下病儿中发生播散性感染),表现为皮肤和黏膜的大面积瘀点状出血、发热、感染性休克、肾上腺功能衰竭(肾上腺出血)以及 DIC。在急性化脓性脑膜炎局灶体征少见。脑膜炎是一种医学急症,应当及时治疗。何时行腰椎穿刺可参见章节 20.2.8 关于腰椎穿刺的讨论。

本章的其余部分讨论了非社区获得性脑膜炎。

20.1.2 神经外科术后脑膜炎

1. 常见致病菌:金黄色葡萄球菌,肠杆菌属,假单胞菌,肺炎链球菌(多有颅底骨折和耳鼻喉手术)。

2. 经验用药:万古霉素[可针对抗甲氧西林金黄色葡萄球菌(MRSA)],成人:15 mg/kg,每 8～12 小时一次加头孢他啶(2 g 静脉滴注,每 8 小时一次)。

3. 严重时,使用氨曲南(2 g 静脉滴注,每 6～8 小时一次)或环丙沙星(400 mg 静脉滴注,每 8 小时一次)。

4. 感染严重者可考虑每天鞘内给药(仅适合不含防腐剂的药物):

(1) 万古霉素。

(2) 妥布霉素/庆大霉素。

(3) 阿米卡星。

(4) 黏菌素。

5. 根据药敏试验结果选用合适的抗生素;若病原菌证实为金黄色葡萄球菌(MSSA),则更改抗生素为万古霉素、苯唑西林或萘夫西林。

对怀疑有脑脊液漏的病人:

1. 常见致病菌:链球菌,见脑脊液漏(见章节 23.5)。

2. 治疗和处理：见脑脊液漏(见章节 23.5)。

3. 对免疫缺陷病人(如 AIDS 病人)：

(1) 常见致病菌：除以上致病菌外，还有新型隐球菌、结核杆菌、单核细胞增生性李斯特菌。还有可能为 HIV 无菌性脑膜炎。

(2) 隐球菌性脑膜炎早期经验性应用抗真菌药：两性霉素 B 3~4 mg/kg 静脉滴注，每天 1 次；加上氟胞嘧啶 25 mg/kg，口服，每天 3 次，至少治疗 2 周。

(3) 巩固治疗：氟康唑 400 mg，口服，每天 1 次，至少 8 周。

(4) 维持治疗：氟康唑 200 mg，口服，每天 1 次。

20.1.3　脑脊髓创伤后脑膜炎(创伤后脑膜炎)

■ 流行病学

见于 1%~20% 的中到重度头外伤病人[1]。尽管有迟发病例的报道，但大多数发生在创伤后 2 周内[2]。75% 的病人有颅底骨折，58% 的病人有明显脑脊液漏。

■ 致病菌

如上文所述，鼻腔内固有菌群的感染率相当高，一组来自希腊的报道认为最常见的致病菌为革兰阳性球菌(溶血性葡萄球菌，华纳葡萄球菌，孔氏葡萄球菌，表皮葡萄球菌，肺炎链球菌)和革兰阴性杆菌(大肠埃希菌，肺炎克雷伯菌，无硝不动杆菌属)[1]。

■ 治疗

1. 见章节 23.9 脑脊液漏的治疗。

2. 抗生素：正确的选择应该根据药敏试验和对血-脑屏障的通透性(也应该针对病人局部的常见病原菌；在上述报道中所有革兰阴性菌株对氨苄青霉素和第三代头孢菌素都耐药，但对亚胺培南和环丙沙星敏感；革兰阳性菌株都对万古霉素敏感)。经验性用药：万古霉素，15 mg/kg，静脉滴注，每 8~12 小时一次；加上美罗培南，2 g，静脉滴注，每 8 小时一次。

3. 外科治疗与"保守治疗"：仍有争议，有人认为任何创伤后脑脊液漏均应该探查[3,4]，并认为有些脑脊液漏的自发停止是由于脑组织嵌顿漏口、形成"假性愈合"所致，但存在迟发性脑脊液漏和(或)脑膜炎的潜在可能性[2]；另有人认为这种自发停止是可以接受的(可能是借助于腰椎穿刺引流)。

4. 脑脊液无菌后持续用药 1 周。如果此时仍有鼻漏，建议外科修补漏口。

20.1.4　复发性脑膜炎

对复发性脑膜炎的病人必须考虑到与椎管或颅内是否存在异常的交通。病因包括皮毛窦(见章节 16.2.5)、脑脊液漏(见章节 23.5)、神经肠源性囊肿(见章节 17.3)。

20.1.5 慢性脑膜炎

通常由于以下病因造成：

1. 结核病。

2. 真菌感染。

3. 囊虫病,脑囊虫病(见章节 22.3.2)。

鉴别诊断包括：

1. 结节病。

2. 脑膜癌病灶播散。

20.1.6 特定病原微生物脑膜炎的抗生素用药

■ 抗生素的选择

见参考文献[5]。

如果没有特殊说明,则为常规静脉给药。

1. 肺炎链球菌：青霉素 G(其次选氯霉素)。

(1) 最低抑菌浓度(MIC)≤0.06：青霉素 G 或氨苄青霉素、第三代头孢菌素(头孢曲松钠)。

(2) MIC≥0.12：第三代头孢菌素(头孢曲松钠)。

(3) 对头孢菌素耐药：万古霉素。

(4) 其他选择：莫西沙星。

2. 脑膜炎球菌：青霉素 G(其次选氯霉素)。

(1) MIC≤0.1：青霉素 G 或氨苄青霉素。

(2) MIC≥0.1：第三代头孢菌素(头孢曲松钠)。

(3) 其他选择：莫西沙星、美罗培南。

3. 嗜血流感杆菌：

(1) 不产 β-内酰胺酶：氨苄青霉素。

(2) 产 β-内酰胺酶：

1) 第三代头孢菌素(头孢曲松钠)。

2) 其他选择：氨曲南、环丙沙星。

4. B 族链球菌：

(1) 氨苄青霉素。

(2) 其他选择：万古霉素。

5. 单核细胞增生性李斯特菌：

(1) 氨苄青霉素,加或不加静脉应用庆大霉素。

(2) 其他选择：静脉使用磺胺甲噁唑/甲氧嘧啶。

6. 金黄色葡萄球菌：

(1) 如果甲氧西林敏感：

1) 苯唑西林、萘夫西林。

2) 青霉素过敏:万古霉素。

(2) 如果耐甲氧西林:

1) 万古霉素±利福平。

2) 其他选择:利奈唑胺±利福平。

7. 需氧革兰阴性杆菌(GNB):

(1) 头孢曲松、头孢噻肟、莫西沙星(基于敏感性改变)。

(2) 如果选用氨基糖苷类,对于新生儿可考虑脑室内给药。

8. 铜绿假单胞菌:

(1) 头孢他啶或头孢吡肟。

(2) 其他选择:美罗培南或氨曲南。

(3) 脑室炎:考虑庆大霉素或妥布霉素。

9. 念珠菌:两性霉素 B 3~4 mg/kg 静脉滴注,每天 1 次;加上氟胞嘧啶 25 mg/kg 口服,每天 4 次。

■ 脑膜炎的治疗时长

一般抗生素持续使用 10~14 天。持续时间依赖于机体和临床反应。针对李斯特菌、B 族链球菌和一些革兰阴性杆菌,应治疗 21 天。

20.2 脑脓肿

20.2.1 概述

> **要 点**
>
> 1. 可来源于血源播散、邻近部位扩散或者是直接创伤。
>
> 2. 危险因素:肺脓肿或动静脉瘘、先天性紫绀型心脏病、免疫缺陷、慢性鼻窦炎/中耳炎、口腔手术。
>
> 3. 症状类似于颅内占位,但多进展迅速。
>
> 4. 外周血白细胞计数(WBC)可正常或轻度升高,C 反应蛋白(CRP)通常升高。
>
> 5. 病原微生物:葡萄球菌最常见,多达 60% 的病例为多种微生物感染。
>
> 6. 影像学:在 CT 或 MRI 上通常为圆形占位,边缘薄层强化。T_2WI 上为高信号病变,高信号区(水肿)包绕环状低信号区。不同于肿瘤,DWI 通常显示中心部分弥散受限(不绝对)。
>
> 7. 治疗:静脉应用抗生素,某些可采取穿刺引流,很少需手术切除(除了真菌感染和耐药脓肿)。

20.2.2 流行病学

美国每年有 1 500～2 500 例脑脓肿病人,发展中国家发病率更高,男、女之比为(1.5～3)∶1。

20.2.3 危险因素

易感因素包括:肺部畸形(感染、动静脉瘘等,见下文)、先天性紫绀型心脏病(见下文)、细菌性心内膜炎、穿通性脑损伤(见下文)、慢性鼻窦炎或中耳炎以及 AIDS。

20.2.4 感染途径

■ **概述**

1980 年以前最常见的脑脓肿感染途径为邻近部位感染扩散。目前常见的感染途径为血源播散。在 10%～60%的病例中无法确定感染源[6]。

■ **血源播散**

通过血源播散所致的脑脓肿在 10%～50%的病例中为多发脓肿[7]。近 25%的病例找不到原发灶,胸部是最常见的感染源。

1. 成人:肺脓肿(最常见),支气管扩张症和脓胸。

2. 儿童:先天性紫绀型心脏病(CCHD)(出现脑脓肿的可能风险为4%～7%),尤其是法洛四联症。血细胞比容增高和氧分压降低为脓肿的生长提供了合适的低氧环境。存在右向左(静脉向心房)分流的病人还丧失了肺的过滤作用(与其他部位相比大脑似乎更容易成为感染器官)。口腔链球菌群也常见,可发生在口腔手术后,细菌的共生使治疗更加棘手[8]。

3. 肺动静脉瘘:这类病人约 50%患有 Osler-Weber-Rendu 综合征(遗传性出血性毛细血管扩张症)。这类病人有 5%最终会发展成脑脓肿。

4. 细菌性心内膜炎:只有少数发展成脑脓肿[9]。急性心内膜炎比亚急性心内膜炎更容易致脑脓肿。

5. 牙周脓肿。

6. 胃肠道感染:盆腔感染可以通过 Batson 静脉丛到达脑部。

有脓栓的病人在之前发生脑梗死或缺血的区域中形成脑脓肿的概率增加[10]。

■ **邻近播散**

1. 化脓性鼻窦炎:经过局部骨髓炎或导静脉炎播散,通常为单鼻窦受累。婴幼儿少见,因为他们缺乏气化的鼻窦和乳突气房。由于鼻窦炎治疗技术的进步,这种播散途径已越来越少。

(1) 中耳和乳突气房感染经颞叶再形成脑脓肿。活动性慢性中耳炎的成年人发展成脑脓肿的概率大约为每年 1/10 000[11](看起来很低,但在一个有

20

活动性慢性中耳炎的 30 岁的人一生中发展成脑脓肿的可能性约为 1/200)。

(2) 筛窦和额窦炎发展成额叶脑脓肿。

(3) 蝶窦炎：为鼻窦炎中最少见者，但由于静脉引流到邻近的海绵窦再到颞叶，故它所致的颅内并发症发生率很高。

2. 牙源性：累及额叶，罕见，大多数病例在过去 4 周内接受过牙科手术[12]。也可经血源播散。

■ 颅脑穿通伤或神经外科手术后感染

颅脑穿通伤：大脑枪伤后如果预防性应用抗生素，发生脑脓肿的可能性非常低，除非在穿透气房后发生脑脊液漏而没有进行外科修补。穿通伤后脑脓肿不能像其他脑脓肿一样通过抽吸治愈，而需要外科开放清除异物和失活组织。

神经外科后：尤其是经气房的手术。颅内压监测和颅骨牵引后出现脑脓肿亦有报道[13]。

20.2.5　病原菌

1. 高达 25% 的病例脓液培养为无菌。

2. 病原菌随感染来源的不同而不同。

3. 通常链球菌最常见，33%～50% 为厌氧菌或微需氧菌。培养出多种细菌感染的概率常为 10%～30%，也可达 60%[6]，常包括厌氧菌（常为拟杆菌）。

4. 继发于额窦、筛窦炎：病原菌可为米勒链球菌和咽峡炎链球菌。

5. 继发于中耳炎、乳突炎或肺脓肿：常为混合感染，包括厌氧链球菌、拟杆菌、肠杆菌（变形菌属）。

6. 创伤后脑脓肿：常由金黄色葡萄球菌或肠杆菌引起。

7. 牙源性感染源：可能与放线菌相关。

8. 神经外科手术后：可有表皮葡萄球菌和金黄色葡萄球菌。

9. 器官移植后的免疫抑制的病人（骨髓移植和脏器移植）和 AIDS 病人：真菌感染更为常见。致病菌包括：

(1) 弓形虫：见章节 20.4.4；治疗见章节 20.4.3。

(2) 诺卡菌属：见章节 20.6。

(3) 白色念珠菌。

(4) 单核细胞增生性李斯特菌。

(5) 分歧杆菌。

(6) 烟曲霉菌：大多数源于原发性肺部感染。

10. 婴儿：革兰阴性菌常见，因为 IgM 不能通过胎盘。

20.2.6　临床表现

成人：没有脓肿特异性症状，许多是由于病灶周围脑水肿引起。多数是颅内压增高所致（头痛、恶心、呕吐、嗜睡）。癫痫和偏瘫可在 30%～50% 的病人中出现。2岁以前少有视乳头水肿。症状进展通常比肿瘤快。

新生儿：由于颅缝未闭和脑组织抵御感染的能力差,可导致颅腔增大。常见的表现有：癫痫,脑膜炎,易激惹,枕额径增加,生长停滞。有些作者认为新生儿脑脓肿无发热。预后不佳。

20.2.7 脑脓肿的分期

表20-1指出了脑脓肿四个明确的阶段以及手术时相应的外科穿刺阻力,发展到成熟的过程至少需要2周,如应用类固醇类药物时间还会延长。

表20-1 脑脓肿的发展阶段

阶 段	病史特点(所示天数为大致估计)	穿 刺 阻 力
1	早期脑炎期(1~3天)：感染和炎症早期,病灶与周围脑组织分界不清,神经元中毒性改变,血管周围炎性浸润	中等阻力
2	晚期脑炎期(4~9天)：出现网状基质(胶原前体细胞)和坏死中心	无阻力
3	早期脓肿期(10~13天)：形成新生血管,出现坏死中心,网状结构环绕(脑室一侧网状结构发展欠佳)	无阻力
4	晚期脓肿期(14天以上)：形成胶原囊壁*,出现坏死中心,囊壁周围神经胶质增生	阻力大,进入脓腔有突破感

* 脓肿可能是脑内遗留胶原瘢痕的唯一动因,其余瘢痕均为胶质瘢痕

20.2.8 诊断

■ 血液检查

外周血白细胞：60%~70%的病例正常或仅轻度增高(常大于10 000)。

血培养：怀疑脑脓肿时应检查,常为阴性。

红细胞沉降率：可能正常(尤其在先天性紫绀型心脏病中,红细胞增多可降低红细胞沉降率)。

C反应蛋白(CRP)：身体任何部位(包括脑肿胀和牙脓肿)的感染都可导致CRP增高,脑肿瘤和其他非感染性炎症病人也可有增高。在脓肿中敏感度约为90%,特异度为77%[14]。正常值见章节21.3.1。

■ 腰椎穿刺

腰椎穿刺在脑脓肿中的作用极不肯定,尽管在90%的脑脓肿中腰椎穿刺有异常发现,但对脑脓肿的诊断无特异性。压力常增高,白细胞计数和蛋白亦增高。腰椎穿刺得到的脑脊液极少能确定病原菌(除非脓肿破入脑室)。培养阳性率为6%~22%[15]。腰椎穿刺还有发生小脑幕切迹疝的危险,尤其是病

灶较大时。

> **注意：**
>
> 　脑脓肿时行腰椎穿刺检查存在危险且作用有限,因此尽量避免行腰椎穿刺。

■ 影像学检查

• CT

环状强化。敏感度接近100％。脓肿的CT分期见下文。

• MRI

见表20-2中的表现。增强 T_1WI 表现为:薄壁的环状强化,包绕中心的低信号区域(图89-1)。可有液平面。如为产气微生物,则可产生气颅。

弥散MRI:DWI显示高信号,ADC显示为低信号(弥散受限提示液体黏稠)[16](图89-1)。与大多数肿瘤在DWI上表现为黑暗区域不同(图89-2)。对化脓性脓肿更可靠,对于诸如真菌或结核脓肿而言可靠性较差[17]。

MR波谱成像:氨基酸和醋酸或乳酸峰的出现有助于诊断脓肿。

• 不常用的检查

$^{99}Tc^m$-HMPAO白细胞扫描:将病人自身的白细胞进行标记后重新注入体内。敏感性和特异性接近100％(如果病人在扫描前48小时内用过类固醇类药物,敏感性将下降)[14]。

• 影像学上脑脓肿分期

1. CT分期:晚期脑炎期(2期)与早期脓肿期(3期)在常规平扫CT上特征相似,但在治疗上有必要区分二者。以下可以帮助鉴别[18]:

(1)脑炎:边界多欠清楚。

1)环形增强:常见于晚期脑炎期,增强部分较厚。

2)可见造影剂弥散到病灶中央和(或)注入造影剂30～60分钟后延期增强扫描无衰减。

(2)脓肿期:

1)增强CT见模糊边界(中央坏死和周围水肿使得胶原囊壁出现)。

2)薄的环形增强并且延迟扫描有衰减。

注意:薄的环形增强但缺乏延迟衰减多考虑脑炎期。

注意:类固醇类药物可降低增强程度(尤其在脑炎期)。

2. MRI分期:表20-2所示为脑脓肿的MRI表现。在脑炎期边界不清。

■ 其他检查

胸片和胸部CT(如有指征)可以寻找肺部感染源。

心脏超声[注射经搅拌的盐水,行多普勒和(或)超声检查(气泡试验)]:

对于可疑血源播散者，寻找是否存在卵圆孔未闭或心脏赘生物。

表 20 - 2　脑脓肿的 MRI 表现

阶　　段	T_1WI	T_2WI
脑炎期	低信号	高信号
脓肿期	病灶中央：低信号 囊壁：中等信号 周围水肿带：低信号	病灶中央：等或高信号 囊壁：暗区（胶原） 周围水肿带：高信号

20.2.9　治疗

■ 概述

"治疗脑脓肿没有单一的最佳方法。"治疗措施包括：

1. 外科治疗：外科引流或切除。

2. 处理原发灶。

3. 长期应用抗生素（先静脉应用 6～8 周、再口服 4～8 周）。用药时间根据临床表现和影像学表现来确定。

■ 外科治疗与单纯药物治疗

• 概述

如果怀疑病人为脑脓肿，应该取得组织标本以证实诊断、确定病原菌的种类（最好在抗生素应用之前）。

• 药物治疗

一般来说应该采取外科引流或切除，脓肿早期（脑炎期）单用药物治疗尚有争议[19]。注意：有 6 个药物治疗失败的病例，他们虽然充分、合理地使用了抗生素，但仍然从有完整囊壁的脓液内培养出了致病菌[20]。失败原因可能与脓肿内部血供差以及酸性环境有关（有时尽管超过了最小抑菌浓度，但脓肿内酸性条件仍可使抗生素效能降低）。

满足以下条件，单用药物治疗可能成功：

1. 在脑炎期（形成囊壁之前）开始用药，尽管许多病例终将形成脑脓肿囊壁。

2. 小病灶：单用抗生素可治愈的脓肿直径为 0.8～2.5 cm（平均为 1.7 cm）。单用抗生素治疗失败的为 2～6 cm（平均为 4.2 cm）。建议以 3 cm 为界[21]，超过此界限就应该采取外科治疗。

3. 症状期小于 2 周（脑炎期相关症状）。

4. 治疗第一周内病人症状有明显进展者。

满足以下条件，可考虑单用药物治疗：

1. 难以耐受手术（任何病人只要凝血时间正常，局部麻醉下都可行立体定向活检)。

2. 多发脓肿灶,尤其是小脓肿灶。

3. 脓肿位置难以到达,如脑干[22]。

4. 伴随脑膜炎/室管膜炎。

• **外科治疗**

初始即采用外科治疗的指征包括:

1. CT 或 MRI 显示病变有明显的占位效应。

2. 诊断困难(尤其在成人)。

3. 邻近脑室:意味着有破入脑室的可能,而破入脑室预后很差[23,8]。

4. 有明显的颅高压。

5. 神经功能状况极差(病人只对疼痛有反应,甚至对疼痛都没有反应)。

6. 外伤后脑脓肿合并有异物。

7. 真菌性脓肿。

8. 多房脓肿。

9. 没有条件每 1~2 周复查 CT/MRI。

10. 药物治疗失败:包括神经功能恶化,脓肿向脑室进展,治疗 2 周脓肿扩大。治疗 4 周后脓肿未减小也可以考虑。

■ 处理

• **概要**

1. 血培养。

2. 一开始就行抗生素治疗(最好在取得活检标本之后),不考虑何种处理方式(药物或外科治疗)(详见下文)。

3. 腰椎穿刺:脑脓肿病人多数禁用(见章节 20.2.8)。

4. 抗惊厥药:多数病人需用,建议预防性应用。

5. 类固醇类药物:有争议。可减轻水肿,但会影响疗效(见下文)。

• **抗生素的选择**

1. 初始应用首选抗生素。当病原菌未明,尤其怀疑为金黄色葡萄球菌时(如果没有脑外伤或神经外科手术史,MRSA 的可能性不大):

(1)万古霉素:抗菌谱涵盖 MRSA。15 mg/kg,静脉滴注,每 8~12 小时一次。

加上:

第三代头孢菌素(头孢曲松钠);如果为手术后,则使用头孢吡肟。

加上:

甲硝唑(灭滴灵)。成人:500 mg,每 6~8 小时一次。

(2)替代:头孢吡肟＋甲硝唑:美罗培南 2 g 静脉滴注,每 8 小时一次。

(3)根据药敏试验结果调整用药。

2. 如培养发现只有链球菌,可单独用大剂量青霉素 G。

3. 如果培养发现葡萄球菌不是 MRSA,并且病人不对青霉素和萘夫西林过敏,可用萘夫西林替代万古霉素。成人:2 g 静脉滴注,每 4 小时一次。儿童:25 mg/kg 静脉滴注,每 6 小时一次。

4. 新生隐球菌、曲霉菌、念珠菌:脂质两性霉素 B 3~4 mg/(kg·d),静脉滴注,加氟胞嘧啶 25 mg/kg,口服,一日 3 次。

5. AIDS 病人中,鼠弓形虫是常见病原菌,经验性初始用药包括磺胺嘧啶加乙胺嘧啶(见章节 20.4.3)。

6. 对疑似或确诊的星形诺卡菌,详见章节 20.6.3。

• **抗生素的使用时间**

静脉给药 6~8 周(多为 6 周),即使 CT 显示有异常(新血管生成)也应停药。注意:CT 上的进展滞后于临床进展。如果脓肿和包膜被完整切除,则抗生素的使用时间可缩短。可先静脉应用后口服。

• **激素**

减轻水肿,减少形成脓肿纤维囊壁的可能性,但可能降低抗生素进入脓腔的穿透力[21]。抑制免疫系统也有不良影响。对于经临床和影像学证实、因明显占位效应而病情恶化的病人,可应用激素,但治疗时间应当尽量缩短。

• **影像学随访**

如果治疗有效,影像学检查在如下几方面应表现为下降:

1. 环形增强的程度。

2. 水肿程度。

3. 占位效应。

4. 病灶大小:需要 1~4 周(平均 2.5 周)。能单用抗生素治愈的病灶,95% 将在 1 个月之内缩小。

• **外科治疗**

1. 目前的治疗方法[24]:

(1) 穿刺抽吸:为外科治疗的主要方法,尤其适合于多发或深部病灶(见下文)。

(2) 外科切除:可防止复发、缩短抗生素治疗时间。建议用于需要清除异物(特别是骨质)的外伤后脑脓肿和抗生素相对不敏感的真菌性脑脓肿(见下文)。

(3) 外引流:有争议,不常用。

(4) 脓腔内直接注射抗生素:可作为曲霉菌脓肿治疗的最后手段,但并不是非常有效。

2. 穿刺抽吸:多数需要立体定向的帮助,尤其是在深部脓肿[25]。必要时可在局部麻醉下使用,尤其是对于全身麻醉不适合的病人,同时也可联合应用抗生素或生理盐水灌洗。70％的病例需要反复进行。有时穿刺抽吸就可治愈,但有时抽吸后必须外科切除(尤其是多房脓肿)。

穿刺路径的选择应遵循下列原则:

(1) 通过脑组织的路径最短。

(2) 避免穿过脑室或重要神经血管结构。

(3) 避免通过脑外感染结构(如感染的颅骨、鼻窦、头皮伤口)。

(4) 若是多房脓肿,穿刺的目标为[39]:

1) 最大的病灶或产生症状最严重的病灶。

2) 一旦脑脓肿诊断明确,下列病灶为穿刺的目标:

A. 直径大于 2.5 cm 的病灶。

B. 产生显著占位效应的病灶。

C. 进行性增大的病灶。

3. 培养:抽吸物作如下处理。

(1) 染色:

1) 革兰染色。

2) 抗酸染色,检查结核杆菌。

3) 改良抗酸染色(检查诺卡菌属,见下文),寻找分枝抗酸杆菌。

4) 特殊真菌染色(如六亚甲基四胺银染色、黏蛋白卡红染色等)。

(2) 培养:

1) 常规培养:需氧和厌氧培养。

2) 真菌培养:对诊断真菌感染有帮助,而且由于培养时间长,培养过程中发现的细菌生长将暴露出自己的特点,因此生长条件苛刻、惰性的细菌有时能被发现。

3) 结核杆菌培养。

4) 分子检测:PCR(分枝杆菌、EB 病毒、JC 病毒)。

4. 外科切除:只能在慢性期(脓肿晚期)实施,切除脓肿的方法类似于包膜完整的肿瘤。在完整切除某些易于接近的(如位于脑组织的极部)成熟的脓肿后,有些病例抗生素的使用时间可减少到 3 天。有异物的脑脓肿和诺卡菌脑脓肿应外科切除(见下文)。对于真菌脓肿、多房或者耐药脓肿,也需要进行手术。

20.2.10　预后

在 CT 出现之前,死亡率为 40％～60％。随着抗生素的应用、外科治疗的进展、诊断水平的提高和 CT/MRI 的引入,死亡率已降到 10％,但致残率仍很高,永久性的神经功能缺失和癫痫达到了 50％。目前的治疗结果如表 20－3 所示。如有神经功能缺失、脓肿破入脑室,则预后更差,伴有真菌性脑脓肿的移植受体死亡率接近 100％。

表 20-3 脑脓肿治疗结果

死亡率(CT 时代数据)[26,7]	0~10%
神经功能缺失	45%
晚期的局灶性或全身性癫痫	27%
偏瘫	29%

20.3 硬膜下积脓

20.3.1 概述

在 1943 年之前也称作硬膜下脓肿[27]。硬膜下积脓(SDE)是在硬膜下隙形成的化脓性感染,其在大脑半球凸面及半球间的扩散没有解剖学屏障[28](有时扩散到对侧半球或者颅后窝),并且抗生素难以进入。与脑实质内脓肿的明显区别在于,周围被一层由纤维蛋白和胶原所形成的囊所包裹。因此,硬膜下积脓更是急症。

硬膜下积脓可合并脑脓肿(影像学研究中发现有 20%~25%)、皮质静脉栓塞(有静脉性梗死的危险)或局灶脑炎。

20.3.2 流行病学

硬膜下积脓不如脑脓肿常见(脑脓肿与积脓之比为 5:1),尸检发现率为 32/万,男、女之比为 3:1。

部位:70%~80%在凸面,10%~20%在镰旁。

20.3.3 病因

见表 20-4。最常见的为局部感染的直接扩散(败血症引起者少见),感染可向颅腔内通过无瓣膜的板障静脉扩散,常合并有血栓性静脉炎[29]。

表 20-4 硬膜下积脓的病因

病 因	百 分 比(%)
鼻窦炎(尤其是额窦炎)[a]	67~75
耳炎(常为慢性中耳炎)[b]	14
外科术后(神经外科或耳鼻喉科)	4
创伤	3
脑膜炎(常在儿童[32])	2

续　表

病　　因	百分比(%)
先天性心脏病	2
混合因素(包括肺脓肿)	4
不明因素	3

a 成年人更常见
b 最近的报道没有来自耳炎的病例[30]

慢性中耳炎在抗生素出现以前是硬膜下积脓的头号致病原因,但现在已被鼻窦炎尤其是额窦炎所取代(也可由乳突炎引起)。硬膜下积脓很少但有时是颅骨牵引的严重并发症[30,31]。由已经存在的硬膜下血肿感染所致的病例(治疗或未治疗,儿童或成人)已有报道[30]。

外伤:包括复杂的颅骨骨折和穿通伤。其他的病因有骨髓炎、肺炎、糖尿病病人的不相关感染(例如:足部蜂窝织炎)。

20.3.4　病原菌

致病菌因感染原因不同而异。鼻窦炎引起的硬膜下积脓多为需氧和厌氧链球菌(表 20-5)。创伤或神经外科手术后多为葡萄球菌和革兰阴性菌(金黄色葡萄球菌不是鼻窦炎相关硬膜下积脓的常见病因)。培养有 40%阴性(某些是因为快速厌氧菌或者是既往暴露于抗生素环境中)。

表 20-5　鼻窦炎引起的硬膜下积脓的致病菌

病　原　菌	百分比 (%)
成人	
需氧链球菌	30～50
葡萄球菌	15～20
微需氧链球菌和厌氧链球菌	15～25
需氧革兰阴性杆菌	5～10
其他厌氧菌	5～10
儿童	
相同年龄组儿童的致病菌与脑膜炎的致病菌类似,抗生素的选择也与之类似	

20.3.5　临床表现

神经系统表现见表 20-6。症状由占位效应、脑组织的炎性改变、脑膜炎、脑静脉或静脉窦血栓性静脉炎所致。若存在假性脑膜炎和单侧半球功能失调应该怀疑硬膜下积脓。常可见受累的鼻窦区有明显的叩痛和压痛[28]。有时有前额或眼球肿胀(导静脉血栓)。

晚期常有局灶性神经功能缺失和癫痫。

表 20-6 硬膜下积脓的临床表现*

临 床 表 现	百分比(%)
发热	95
头痛	86
假性脑膜炎(颈强直等)	83
偏瘫	80
精神症状	76
癫痫	44
鼻窦压痛、肿胀、炎症	42
恶心、呕吐	27
同侧性偏盲	18
语言障碍	17
视乳头水肿	9

* 根据多篇文献的回顾[30]

20.3.6 评估

1. CT:增强扫描有帮助,但有时漏诊(与扫描机为早期机型、没有增强、扫描质量差有关)。若扫描正常但临床仍怀疑有硬膜下积脓可晚些时候重复扫描或行 MRI。CT 表现:低密度(高于脑脊液密度)新月形、凸透镜状的脑外病灶,内膜增强,灰白质交界向内移位;脑室变形、基底池消失都是常见表现[33]。

2. MRI:T_1WI 低信号,T_2WI 高信号。软膜室管膜线征:中枢神经系统感染非特异性 MRI 表现。

3. 腰椎穿刺:有风险(脑疝),只有在硬膜下积脓来自脑膜炎时脑脊液才可能找到病原菌。如不是来自脑膜炎,则脑脊液呈无菌性:脑脊液细胞增多(白细胞 $150\sim600/mm^3$),主要为多形核白细胞;糖正常;压力增高[28];蛋白常增高($75\sim150\ mg/dl$)。

20.3.7 治疗

1. 外科引流:绝大多数病例需外科引流,常急诊手术(非外科治疗也有报道[23],但只有在下列情况才考虑使用:无明显神经功能缺失、无明显扩散和占位效应、早期对抗生素反应良好)。

2. 病程早期,脓液较稀,更应该钻孔引流;晚期有分隔形成,需开颅。

3. 关于最合适的外科治疗仍有争议,早期研究表明开颅手术效果好,最近的研究发现二者无明显差别。

(1) 病情严重、脓肿局限的病人可行钻孔引流(如有分隔,引流将不充分)。可能需反复引流,约 20%最终需开颅手术。

(2) 开颅手术:清除脓肿,必要时加引流。由于有分隔,常需要行大骨瓣开颅。由于其下脓肿的缘故,硬膜常发白。打开硬膜,冲洗硬膜下隙。不要去除皮层的粘连物(可能导致脑梗死)。

4. 抗生素:与脑脓肿的治疗相似。

5. 抗癫痫药:常预防性用药,如有癫痫发作则必须用药。

20.3.8　预后

见表 20-7。在抗生素产生之前,死亡率接近 100%。现在约有 10%的病人治疗后神经功能改善,但是出院时有 55%的病人有神经功能缺失[30]。年龄大于 60 岁、有迟钝或昏迷、与外科或创伤有关的硬膜下积脓都预后不良[30]。钻孔引流比开颅效果更差,这可能与行钻孔引流的病人条件差有关。脑静脉梗塞病情凶险。

表 20-7　硬膜下积脓的预后

结　局	百　分　比
持续存在癫痫	34%
遗留偏瘫	17%
死亡	10%～20%

20.4　HIV/AIDS 神经系统受累

20.4.1　神经系统受累的类型

■ 概述

40%～60%的获得性免疫缺陷综合征(AIDS)病人都将出现神经系统症状,1/3 以神经系统症状为主诉[35,36]。死于 AIDS 的病人尸检时只有 5%的脑组织正常。表 20-8 所示为一项关于 AIDS 中枢神经系统并发症的研究发现。

表 20 - 8 AIDS 的中枢神经系统并发症(320 例病人[35])

并　发　症	百 分 比(%)
病毒感染综合征	
亚急性脑炎[a]	17
非典型性无菌性脑膜炎	6.5
单纯疱疹病毒性脑炎	2.8
※进行性多病灶性白质脑病(PML)	1.9[b]
病毒性脊髓炎	0.93
水痘-带状疱疹病毒脑炎	0.31
非病毒感染	
※弓形虫	＞32
新型隐球菌	13
白念珠菌	1.9
球孢子菌	0.31
苍白密螺旋体	0.62
非典型性分枝杆菌	1.9
结核杆菌	0.31
烟曲霉菌	0.31
细菌(大肠埃希菌)	0.31
肿瘤	
※原发性中枢神经系统淋巴瘤	4.7
全身性淋巴瘤的中枢神经系统受累	3.8
卡波肉瘤(包括脑转移癌)	0.93
脑血管意外(脑卒中)	
脑梗死	1.6
脑内出血	1.2
其他	7.8

a 巨细胞病毒脑炎偶有发生
b 最近估计[102]AIDS PML 的发生率为 4%

AIDS病人局灶中枢神经系统病变[103]的最常见情况有:

1. 弓形虫病。

2. 原发性中枢神经系统淋巴瘤。

3. 进行性多病灶性白质脑病(PML)。

4. 隐球菌脓肿。

5. 结核病(脑结核瘤)。

■ HIV 感染的主要反应

人类免疫缺陷病毒(HIV)感染(除了免疫缺陷导致的机会感染和肿瘤以外)后中枢神经系统受累包括:

1. AIDS 脑病:为最常见的神经系统受累表现,AIDS 病人 66％有中枢神经系统受累。

2. AIDS 性痴呆,也叫 HIV 痴呆综合征。

3. 无菌性脑膜炎。

4. 脑神经病变:包括贝尔面瘫(偶见双侧)。

5. AIDS 相关性脊髓病:脊髓空洞(见章节 92.2)。

6. 周围神经病变。

■ AIDS 相关的中枢神经系统弓形虫病

可表现为:

1. 占位效应(弓形虫脓肿),弓形虫脓肿为 AIDS 病人最常见的产生占位效应的病变(占 AIDS 病人脑占位病变的 70％～80％[39])(见下文 CT/MRI 所见)。

2. 脑膜脑炎。

3. 脑病。

中枢神经系统弓形虫病发生于 HIV 感染的晚期,多见于 $CD4^+$ 细胞计数 $<200/mm^3$ 时。

■ 进行性多病灶性白质脑病(PML)

1. 由一种称之为"JC 病毒[A]"的多瘤病毒[乳头(状瘤)多瘤空泡(形)病毒的亚群,具有闭合环状的双 DNA 链基因]感染引起,其命名来源于发现第一例患该病病人的姓名首字母,不要与雅-克病(一种朊蛋白疾病,也称雅-克病)或 Jamestown Canyon 病毒(也简称为 JC 病毒,这是一种单链 RNA 病毒,偶可致人脑炎)相混淆。60％～80％的成年人都有 JC 病毒抗体[40]。

2. 通常在免疫系统受抑制的病人中产生症状,这些病人包括:

(1) AIDS:与 PML 相关的最常见疾病。

(2) 在 AIDS 之前与 PML 相关的最常见的疾病为慢性淋巴细胞性白血病和淋巴瘤。

(3) 器官移植病人:因为要使用免疫抑制剂[41]。

(4) 长期激素治疗的病人。

(5) PML 也可见于其他恶性肿瘤、自身免疫性疾病(如系统性红斑狼疮)。

3. 病理表现：局灶性髓磷脂丧失（脱髓鞘，因此影响白质），轴索保留，但被增大的星形胶质细胞和有嗜酸性核内包涵体的奇异少突胶质细胞所包围。电镜能检出此病毒。有时可见于脑干和小脑中。

4. 临床表现：精神改变，失明，失语，进行性脑神经、运动神经或感觉神经缺失以及昏迷。癫痫少见。

5. 影像学表现：见下文。

6. 临床病程：几个月之内很快临床进展到死亡，偶尔有无法解释的长期存活者[42]。无有效治疗方法，某些病例通过初期的抗逆转录病毒治疗可有一定疗效[43]。

7. 确定诊断需要行脑活检（敏感性 40%～96%），但并不常见。JC 病毒已经从脑组织和尿液中分离出来。有报道称在 CSF 中进行 JC 病毒 DNA 的聚合酶链式反应，对 PML 具有特异性但无敏感性。

■ **原发性中枢神经系统淋巴瘤（PCNSL）**

在 AIDS 病人中的发生率约为 10%[44]，常与 EB 病毒感染有关（见章节 44.1）。

■ **神经梅毒**

1. AIDS 病人最早可在感染 4 个月后就出现神经梅毒[45]（在免疫系统正常的病人中这一过程需要 15～20 年）。

2. 即使对早期梅毒用苄星氨节青霉素给予充分治疗，仍有可能发展成神经梅毒[45,46]。

3. 疾病预防控制中心（CDC）建议[47]对有或无症状的神经梅毒病人采用以下治疗方法：

（1）青霉素 G 300 万～400 万单位，静脉滴注，4 小时一次，持续 10～14 天；或青霉素 G 240 万单位，肌内注射，每日 1 次，加上丙磺舒 500 mg，每日 3 次，同时使用 10～14 天。

（2）其他选择：对 β-内酰胺类抗生素过敏的病人，头孢曲松钠 2 g，静脉滴注，每日 1 次，使用 10～14 天。

（3）严重过敏者使用脱敏疗法。

20.4.2 AIDS 的神经影像学表现

■ **概述**

对有神经系统症状的 AIDS 的病人，推荐使用 MRI 进行影像学诊断（相对 CT 假阴性率较低[38]）。

弓形虫病、PCNSL、PML 的神经影像比较见表 20 - 9。

■ **弓形虫脓肿的 CT/MRI 所见**

见表 20 - 9。

表 20 - 9 AIDS 病人的神经影像比较

特 征	弓 形 虫 病	PCNSL	PML
多发性	病灶常在 5 个以上	多发但病灶少于 5 个	可能多发
增强	环形增强	均匀增强	无增强
部位	基底节和灰白交界	室管膜下	常局限于白质
占位效应	轻至中度	轻度	轻微或无
其他	病灶周围水肿带	越过胼胝体	T_2WI 高信号、T_1WI 低信号

1. 最常见的表现：边界清楚的脓肿在 CT 上呈大的低密度病灶,有轻到中度水肿,静脉注药后 68％的病例有边界清楚的环形增强(那些没有环形增强的病例多显示为低密度病灶,占位效应不明显,邻近病灶部位轻微增强)[48]。

2. 多位于基底节,也常见于皮质下。

3. 病灶多发(一般大于 5 个[49])、双侧。

4. 常有轻到中度占位效应[38](基底节病灶可能压迫第三脑室、导水管致梗阻性脑积水)。

5. 大多数弓形虫病病人有脑萎缩。

■ **PML 的 CT/MRI 所见**

见表 20 - 9。注意:在 AIDS 病人和非 AIDS 病人 PML 表现可不同。

1. CT:弥漫性低密度区;MRI:T_2WI 高信号。

2. 一般只有白质受累(不累及灰质),然而在 AIDS 病人累及灰质的病例已有报道。

3. 不同于多数弓形虫病灶,PML 病灶 CT 或 MRI 均无增强。

4. 无占位效应。

5. 无脑水肿。

6. 在 36％的 CT 和 13％的 MRI 中病灶单发。

7. 边界不如弓形虫病清晰[48]。

■ **PCNSL 的 CT/MRI 所见**

见表 20 - 9。注意:在 AIDS 病人和非 AIDS 病人 PCNSL 表现可不同。

1. CT:多病灶,轻度水肿和占位效应,环形增强。MRI T_2WI 上呈周围低信号围绕病灶区高信号(与非 AIDS 者为均匀一致增强不同[50])。

2. AIDS 病人比免疫抑制病人更倾向于病灶多发[51]。

20.4.3 脑内病灶的处理

对于 AIDS 病人可疑病灶,神经外科诊断常需要脑活检。对 CT 上的低

密度病灶诊断起来困难,在美国,这类诊断主要考虑如下几种情况:

1. 弓形虫病:用乙胺嘧啶和磺胺嘧啶治疗(见下文)。

2. PML:没有有效的治疗方法(抗逆转录病毒治疗可能有帮助[43])。

3. 中枢神经系统淋巴瘤:常用放射治疗(见章节 44.1 中枢神经系统淋巴瘤)。

4. 注意:隐球菌感染比 PML 和淋巴瘤更常见,但常表现为隐球菌性脑膜炎,而不是环形增强的病灶(见章节 22.4.2)。

■ 建议

PML 一般通过影像检查可以诊断,然而单独通过影像检查不能可靠地与淋巴瘤或其他伴随的疾病相鉴别(弓形虫病病人可能同时有其他疾病)。因此建议:

1. 获得所有 AIDS 病人的弓形虫抗体(IgG)基线滴度(注意:弓形虫病病人到 6 岁时 50% 有阳性滴度,到中年时 80%~90% 的有阳性滴度)。

2. 弓形虫抗体滴度由阴转阳,并且有基底节区多个强化病灶的病人感染弓形虫病的可能性更大。

3. PCNSL:对于单发病变,淋巴瘤的可能性更大而不是弓形虫病。如果强烈怀疑 PCNSL:

(1)考虑做腰椎穿刺(有占位效应时禁忌):

1)取大量脑脊液行细胞学检查:在 10%~25% 病例中用 10 ml 脑脊液就足以诊断 PCNSL。

2)送脑脊液行 EB 病毒或 JC 病毒 DNA 增殖的聚合酶链反应(PCR)[52](分别用 AIDS 相关 PCNSL 和 PML 的试剂)。

(2)有学者建议早期活检[38],证实 PCNSL,以免由于观察抗生素的治疗效果而耽误 3 周的放疗[103]。

4. 对于没有排除其他疾病的可疑弓形虫病病人(弓形虫抗体滴度阳性但 CT 无典型弓形虫所见):

(1)开始经验性用药:磺胺嘧啶 1 000 mg(体重<60 kg)或 1 500 mg(体重≥60 kg),每日 4 次+乙胺嘧啶,首次剂量 200 mg,然后 50 mg/d(体重<60 kg)或 75 mg/d(体重≥60 kg)+亚叶酸钙 10~25 mg/d。

(2)如果出现硫过敏(很常见),则将磺胺嘧啶改成克林霉素口服,或者静脉给药 600 mg,每 6 小时一次。

(3)完全不能耐受者可选:

1)阿托喹酮 1 500 mg,口服,每天 2 次+乙胺嘧啶,首次剂量 200 mg,然后 50 mg/d(体重<60 kg)或 75 mg/d(体重≥60 kg)+叶酸 10~25 mg/d。

2)阿托喹酮 1 500 mg,口服,每天 2 次+磺胺嘧啶 1 000 mg(体重<60 kg)或 1 500 mg(体重≥60 kg),每天 4 次。

(4)用药后 2~3 周之内应该有临床和影像变化[53]。

（5）如果治疗 3 周疗效不显著(有人提出 7～10 天[54])，考虑活检。

（6）如果治疗效果好，则 6～12 周后剂量减半，然后终身维持：磺胺嘧啶 1 000 mg、每天 2 次(体重＜60 kg)或 1 500 mg、每天 4 次(体重≥60 kg)＋乙胺嘧啶 25～50 mg/d＋叶酸 10～25 mg/d。

（7）针对无症状病人，如果接受抗逆转录病毒治疗(ART)，并且对 HIV 病毒负荷量抑制较好，至少连续 6 个月 CD4+细胞计数＞200/mm³，可以考虑终止维持抗感染治疗。

5. 下列情况下需活检：

（1）弓形虫抗体滴度阴性的病人（注意：有时病人由于其细胞处于无应答状态，滴度也可以呈阴性。

（2）弓形虫病不典型但易接近的病灶（如没有增强、基底节不受累、位于脑室附近）。

（3）存在与中枢神经系统有关的神经系统外感染或恶性肿瘤。

（4）病灶可能是淋巴瘤或弓形虫病[如单个病灶，见 3(1)]。

（5）有与弓形虫病类似的病变，但按以上推荐的合理应用抗弓形虫治疗方案(见上文)效果不佳者。

（6）由于诊断对治疗没有影响(绝大多数为 PML 或活检不具诊断性)，对非增强病变活检的意义就不太明确，仅对预后评价有一定帮助[54]。

（7）注意：AIDS 病人开放性脑活检的风险比非免疫抑制的病人高。立体定向活检更为合适，96％有效，致残率(主要风险为出血，发生率约为 8％)和死亡率相对较低[55,56]。

6. 立体定向活检的原则：

（1）如存在多个病灶，则选择位于非功能区、最容易接近的或对治疗反应差的病灶。

（2）活检非增强病灶的中心部位，或环形增强病灶的增强部位。

（3）建议对活检标本作如下研究：组织切片；弓形虫免疫过氧化物酶染色；结核杆菌和真菌染色；结核杆菌培养、真菌培养和脓细胞培养。

20.4.4　预后

中枢神经系统弓形虫病病人的中位生存期为 446 天，与 PML 相似，但比与 AIDS 相关的 PCNSL 的中位生存期长[46]。

AIDS 病人中枢神经系统淋巴瘤存活期比接受相同治疗的无免疫抑制的病人短(前者 3 个月，后者 13.5 个月)。若不给予治疗，中位生存期小于 1 个月。AIDS 病人中枢神经系统淋巴瘤多发生于疾病晚期，病人常死于与此无关的疾病(如卡氏肺囊虫病)[54]。

20.5　莱姆病的神经系统表现

20.5.1　概述

莱姆病(LD)是一种累及多系统的复杂疾病,由伯氏螺旋体(在北美为伯氏疏螺旋体)引起,经肩突硬蜱或太平洋硬蜱传染给人体(与美国狗蜱无关)。1975年在美国的康涅狄格州莱姆地区首先被发现,它是目前美国最常见的节肢动物感染[57]。

20.5.2　临床表现

有三个临床阶段,可互相重叠,也可单独出现。

■ **第一阶段(早期局限阶段,或迁移性红斑和流感样症状阶段)**

感染表现:感染后几天到几周内类似流感,症状包括发热、寒战、不适、疲劳、嗜睡、背痛、头痛、关节痛、肌痛,可有局部或全身性淋巴结痛。

莱姆病的特点为慢性迁移性红斑(ECM)(通常为"牛眼样红斑"),出现在蜱虫叮咬后3～30天,在60%～75%的病人中出现。慢性迁移性红斑常在大腿、腹股沟、腋窝首先出现,表现为红色斑疹,有红色边界,中央空旷,并有硬化。3～4周后消退,不留瘢痕。蜱虫叮咬后30天内,可以在无细胞的脑脊液中发现螺旋体。

■ **第二阶段(早期播散期)**

感染后几周到几个月,未经治疗的病人可出现严重的脏器受累。包括心脏和神经系统,临床表现有:

1. 心脏:8%受累,表现为传导障碍(常为房室传导阻滞,多数短暂、轻微)和心肌心包炎。

2. 眼:全眼球炎,缺血性视神经萎缩,偶有间质性角膜炎。

3. 神经系统:见于10%～15%的第二阶段病人。

(1) 莱姆病神经系统临床三联征[58]:

1) 脑神经炎(很像贝尔面瘫,在流行地区莱姆病是贝尔面瘫的最常见原因)。

2) 脑膜炎。

3) 神经根病。

(2) 其他的神经系统损害包括:脑炎、脊髓炎、周围神经炎。

神经系统表现常具有迁移性,60%的病人同时有多个神经系统病灶。在欧洲,最常见的表现为Bannwarth综合征(慢性淋巴细胞性脑膜炎、周围神经病、神经根病),主要累及周围神经系统[59]。神经系统症状可逐步恢复。

■ 第三阶段(晚期)

该期可出现关节炎和慢性神经系统综合征。关节痛常见于第一阶段,但真性关节炎在感染后数月甚至数年才会出现,见于60%的病人[60]。出现关节炎时将影响膝关节(89%)、髋关节(9%)、肩关节(9%)、踝关节(7%)和(或)肘关节(2%)[61]。神经系统受累包括[62]:

1. 脑病(慢性过程,临床症状可能较轻微)。
2. 脑脊髓炎(慢性过程,临床症状可能较轻微)。
3. 周围神经病(慢性过程,临床症状可能较轻微)。
4. 共济失调。
5. 痴呆。
6. 睡眠障碍。
7. 神经精神疾病和疲劳症状。

20.5.3　诊断

■ 诊断标准

无特殊的试验能提示活动期感染,螺旋体难以从感染者体内分离培养出来。如果能确定有疫区旅游史、蜱虫叮咬史和慢性迁移性红斑,则容易诊断。表20-10示莱姆病的CDC诊断标准。

表20-10　莱姆病的CDC诊断标准[129]

区　　域	标　　准
疫　区	慢性迁移性红斑 IFA[a]抗体滴度≥1:256且受累器官系统≥1
非疫区	慢性迁移性红斑和抗体滴度≥1:256 慢性迁移性红斑和受累器官系统≥2[b] IFA抗体滴度≥1:256和受累器官系统≥1[b]
a IFA: 免疫荧光抗体 b 肌肉、骨骼、神经系统或心脏	

■ 血清学

从最初感染到出现伯氏疏螺旋体抗体需7~10天,但未经治疗的病人需2~3周才能比较可靠地检测到抗体(抗生素能抑制免疫反应)[64]。如果临床高度怀疑莱姆病,第一次血清检测阴性时,应在4~6周后重复检测(血清检测由阴转阳则支持伯氏疏螺旋体的诊断)。若有其他螺旋体和密螺旋体感染可出现假阳性[如梅毒,梅毒血清(VDRL)试验可以用于鉴别]。

酶联免疫吸附试验(ELISA)是检测伯氏疏螺旋体IgM或IgG抗体的常用方法。IgM急性期上升;IgG缓慢上升,在4~6周时几乎所有的病人均升高,有关节炎的病人最高[57]。蛋白印迹法有助于鉴定酶联免疫吸附实验的假阳性结果(它比酶联免疫吸附实验具有更高的特异性和敏感性,但各实验室结果可不一致)。通过聚合酶链式反应(PCR)扩增伯氏疏螺旋体 DNA 敏感性更高,但有显著的假阳性,即使伯氏疏螺旋体已经死亡,也可能得到阳性结果。

■ 脑脊液

神经系统受累者脑脊液中出现伯氏疏螺旋体 IgG 抗体[65]。在晚期,脑脊液表现符合无菌性脑膜炎的特征,可出现寡克隆以及 IgG∶白蛋白之比上升[66]。

20.5.4　治疗

见参考文献[62,67,68]。

疾病早期应用抗生素更为有效。

20.6　诺卡菌属脑脓肿

20.6.1　概述

诺卡菌感染中枢神经系统有许多方式:

诺卡放线菌病主要由星状诺卡菌引起(由其他诺卡菌如巴西诺卡菌致病者不常见),星状诺卡菌是一种生长在泥土中的需氧放线菌(是细菌而不是真菌),常接种在呼吸道,产生局部或播散性感染。血源性播散常导致皮肤和中枢神经系统受累。诺卡菌属产生的脑脓肿约占 2%,绝大多数为星状诺卡菌。

诺卡放线菌病主要发生在如下慢性消耗性病人:

1. 肿瘤:白血病、淋巴瘤等。
2. 需长期应用皮质类固醇激素治疗者。
3. Cushing 病。
4. 骨 Paget 病。
5. AIDS。
6. 肾或心脏器官移植受体。

对有软组织和中枢神经系统脓肿的高风险病人应该考虑到诺卡放线菌病的诊断。中枢神经系统受累发生在约 1/3 的病人中,包括:

1. 脑脓肿:常为多房脑脓肿。
2. 脑膜炎。
3. 有脑脊液分流的脑室炎病人[69]。
4. 由椎骨骨髓炎引起的硬膜外脊髓压迫[70]。

20.6.2　诊断

除 AIDS 病人外,其他部位如有明确的诺卡菌感染证据,则诊断不需要脑组织活检[69]。AIDS病人混合感染或炎症合并肿瘤（一般为淋巴瘤）的情况很常见。

20.6.3　治疗

■ 概述

外科治疗原则与其他脑脓肿相同。

■ 抗生素

见参考文献[71,72]。

1. 首选药物：甲氧苄氨嘧啶-磺胺甲噁唑（TMP-SMZ,15 mg/kg 静脉滴注,甲氧苄氨嘧啶组每日分 2～4 次给药,加用亚胺培南 500 mg 静脉滴注,每 6 小时一次±阿米卡星 7.5 mg/kg 静脉滴注,每 12 小时一次（如果中枢神经系统感染是多种感染源导致的）。

2. 如果磺胺类过敏：用亚胺培南 500 mg 静脉滴注,每 6 小时一次±阿米卡星 7.5 mg/kg 静脉滴注,每 12 小时一次。

所有的致病菌都应该做药敏试验。

治疗时长：由于复发和血源播散的风险,故累及中枢神经系统者推荐至少持续治疗 1 年,对具有免疫缺陷的病人治疗时长不确定。

（吴　俊　高法梁）

参考文献

[1] Baltas I, Tsoulfa S, Sakellariou P, et al. Posttraumatic Meningitis: Bacteriology, Hydrocephalus, and Outcome. Neurosurgery. 1994; 35:422–427

[2] Eljamel MSM, Foy PM. Post-Traumatic CSF Fistulae, the Case for Surgical Repair. Br J Neurosurg. 1990; 4:479–483

[3] Lewin W. Cerebrospinal Fluid Rhinorrhea in Closed Head Injuries. Clin Neurosurg. 1966; 12:237–252

[4] Horwitz NH, Levy CS. Comment on Baltas I, et al.: Posttraumatic Meningitis: Bacteriology, Hydrocephalus, and Outcome. Neurosurgery. 1994; 35

[5] van de Beek D, Brouwer MC, Thwaites GE, Tunkel AR. Advances in treatment of bacterial meningitis. Lancet. 2012; 380:1693–1702

[6] Calfee DP, Wispelwey B. Brain abscess. Semin Neurol. 2000; 20:353–360

[7] Mamelak AN, Mampalam TJ, Obana WG, Rosenblum ML. Improved Management of Multiple Brain Abscesses: A Combined Surgical and Medical Approach. Neurosurgery. 1995; 36:76–86

[8] Takeshita M, Kagawa M, Yato S, et al. Current treatment of brain abscess in patients with congenital cyanotic heart disease. Neurosurgery. 1997; 41:1270–1279

[9] Kanter MC, Hart RG. Neurologic Complications of Infective Endocarditis. Neurology. 1991; 41:1015–1020

[10] Garvey G. Current Concepts of Bacterial Infections of the Central Nervous System: Bacterial Meningitis and Bacterial Brain Abscess. J Neurosurg. 1983; 59:735–744

[11] Nunez DA, Browning GG. Risks of Developing an Otogenic Intracranial Abscess. J Laryngol Otol. 1990; 104:468–472

[12] Hollin SA, Hayashi H, Gross SW. Intracranial Abscesses of Odontogenic Origin. Oral Surg. 1967; 23:277–293

[13] Williams FH, Nelms DK, McGaharan KM. Brain Abscess: A Rare Complication of Halo Usage. Arch Phys Med Rehabil. 1992; 73:490–492

[14] Grimstad IA, Hirschberg H, Rootwelt K. 99m Tc-hexamethylpropyleneamine oxime leukocyte scintigraphy and C-reactive protein levels in the differential diagnosis of brain abscesses. J Neurosurg. 1992; 77:732–736

[15] Fritz DP, Nelson PB, Roos KL. In: Brain Abscess. Central Nervous System Infectious Diseases and Therapy. New York: Marcel Dekker; 1997:481–498

[16] Desprechins B, Stadnik T, Koerts G, Shabana W, Breucq C, Osteaux M. Use of diffusion-weighted MR imaging in differential diagnosis between intracerebral necrotic tumors and cerebral abscesses. AJNR Am J Neuroradiol. 1999; 20:1252–1257

[17] Mueller-Mang C, Castillo M, Mang TG, Cartes-Zumelzu F, Weber M, Thurnher MM. Fungal versus bacterial brain abscesses: is diffusion-weighted MR imaging a useful tool in the differential diagnosis? Neuroradiology. 2007; 49:651–657

[18] Britt RH, Enzmann DR. Clinical Stages of Human Brain Abscesses on Serial CT Scans After Contrast Infusion. J Neurosurg. 1983; 59:972–989

[19] Heineman HS, Braude AI, Osterholm JL. Intracranial Suppurative Disease. JAMA. 1971; 218:1542–1547

[20] Black P, Graybill JR, Charache P. Penetration of Brain Abscess by Systemically Administered Antibiotics. J Neurosurg. 1973; 38:705–709

[21] Rosenblum ML, Hoff JT, Norman D, et al. Nonoperative Treatment of Brain Abscesses in Selected High-

risk Patients. J Neurosurg. 1980; 52:217–225

[22] Ruelle A, Zerbi D, Zuccarello M, Andrioli G. Brain Stem Abscess Treated Successfully by Medical Therapy. Neurosurgery. 1991; 28:742–746

[23] Zeidman SM, Geisler FH, Olivi A. Intraventricular Rupture of a Purulent Brain Abscess: Case Report. Neurosurgery. 1995; 36:189–193

[24] Stephanov S. Surgical Treatment of Brain Abscess. Neurosurgery. 1988; 22:724–730

[25] Hollander D, Villemure J-G, Leblanc R. Thalamic Abscess: A Stereotactically Treatable Lesion. Appl Neurophysiol. 1987; 50:168–171

[26] Rosenblum ML, Hoff JT, Norman D, et al. Decreased Mortality from Brain Abscesses Since Advent of CT. J Neurosurg. 1978; 49:658–668

[27] Stephanov S, Sidani AH. Intracranial subdural empyema and its management. A review of the literature with comment. Swiss Surg. 2002; 8:159–163

[28] Kubik CS, Adams RD. Subdural Empyema. Brain. 1943; 66:18–42

[29] Maniglia AJ, Goodwin WJ, Arnold JE, Ganz E. Intracranial Abscess Secondary to Nasal, Sinus, and Orbital Infections in Adults and Children. Arch Otolaryngol Head Neck Surg. 1989; 115:1424–1429

[30] Dill SR, Cobbs CG, McDonald CK. Subdural Empyema: Analysis of 32 Cases and Review. Clin Inf Dis. 1995; 20:372–386

[31] Garfin SR, Botte MJ, Triggs KJ, Nickel VL. Subdural Abscess Associated with Halo-Pin Traction. J Bone Joint Surg. 1988; 70A:1338–1340

[32] Jacobson PL, Farmer TW. Subdural Empyema Complicating Meningitis in Infants: Improved Prognosis. Neurology. 1981; 31:190–193

[33] Weisberg L. Subdural Empyema: Clinical and Computed Tomographic Correlations. Arch Neurol. 1986; 43:497–500

[34] Mauser HW, Ravijst RAP, Elderson A, van Gijn J, Tulleken CAF. Nonsurgical Treatment of Subdural Empyema: Case Report. J Neurosurg. 1985; 63:128–130

[35] Levy RM, Bredesen DE, Rosenblum ML Neurological manifestations of the acquired immunodeficiency syndrome (AIDS): Experience at UCSF and review of the literature. J Neurosurg. 1985; 62:475–495

[36] Simpson DM, Tagliati M. Neurologic Manifestations of HIV Infection. An Intern Med. 1994; 121:769–785

[37] Berger JR, Kaszovitz B, Post JD, et al. Progressive Multifocal Leukoencephalopathy Associated with Human Immunodeficiency Virus Infection: A Review of the Literature with a Report of Sixteen Cases. Ann Intern Med. 1987; 107:78–87

[38] Ciricillo SF, Rosenblum ML. Use of CT and MR Imaging to Distinguish Intracranial Lesions and to Define the Need for Biopsy in AIDS Patients. J Neurosurg. 1990; 73:720–724

[39] Chaisson RE, Griffin DE. Progressive Multifocal Leukoencephalopathy in AIDS. JAMA. 1990; 364:79–82

[40] Demeter LM, Mandell GL, Bennett JE. In: JC, BK, and other polyomaviruses; progressive multifocal leukoencephalopathy. Mandell, Douglas and Bennett Principles and Practice of Infectious Diseases. 4th edition ed. New York: Churchill Livingstone; 1995:1400–1406

[41] Krupp LB, Lipton RB, Swerdlow ML, Leeds NE, Llena J. Progressive Multifocal Leukoencephalopathy: Clinical and Radiographic Features. Ann Neurol. 1985; 17:344–349

[42] Berger JR, Mucke L. Prolonged Survival and Partial Recovery in AIDS-Associated Progressive Multifocal Leukoencephalopathy. Neurology. 1988; 38:1060–1065

[43] Elliot B, Aromin I, Gold R, Flanigan T, Mileno M. 2.5 year remission of AIDS-associated progressive multifocal leukoencephalopathy with combined antiretroviral therapy. Lancet. 1997; 349

[44] Jean WC, Hall WA. Management of Cranial and Spinal Infections. Contemp Neurosurg. 1998; 20:1–10

[45] Johns DR, Tierney M, Felenstein D. Alterations in the Natural History of Neurosyphilis by Concurrent Infection with the Human Immunodeficiency Virus.

N Engl J Med. 1987; 316:1569–1592

[46] Lukehart SA, Hook EW, Baker-Zander SA, Collier AC, et al. Invasion of the Central Nervous System by Treponema pallidum: Implications for Diagnosis and Treatment. Ann Int Med. 1988; 109:855–862

[47] Workowski KA, Bolan GA. Sexually transmitted diseases treatment guidelines, 2015. MMWR Recomm Rep. 2015; 64:1–137

[48] Jarvik JG, Hesselink JR, Kennedy C, et al. Acquired Immunodeficiency Syndrome: Magnetic Resonance Patterns of Brain Involvement with Pathologic Correlation. Arch Neurol. 1988; 45:731–736

[49] Sadler M, Brink NS, Gazzard BG. Management of Intracerebral Lesions in Patients with HIV: A Retrospective Study with Discussion of Diagnostic Problems. Q J Med. 1998; 91:205–217

[50] Schwaighofer BW, Hesselink JR, Press GA, et al. Primary Intracranial CNS Lymphoma: MR Manifestations. AJNR. 1989; 10:725–729

[51] So YT, Beckstead JH, Davis RL. Primary central nervous system lymphoma in acquired immune deficiency syndrome: A clinical and pathological study. Ann Neurol. 1986; 20:566–572

[52] Cinque P, Brytting M, Vago L, et al. Epstein-Barr Virus DNA in Cerebrospinal Fluid from Patients with AIDS-Related Primary Lymphoma of the Central Nervous System. Lancet. 1991; 342:398–401

[53] Cohn JA, Meeking MC, Cohen W, et al. Evaluation of the policy of empiric treatment of suspected toxoplasma encephalitis in patients with the acquired immunodeficiency syndrome. Am J Med. 1989; 86:521–527

[54] Chappell ET, Guthrie BL, Orenstein J. The Role of Stereotactic Biopsy in the Management of HIV-Related Focal Brain Lesions. Neurosurgery. 1992; 30:825–829

[55] Levy RM, Russell E, Yungbluth M, et al. The efficacy of image-guided stereotactis brain biopsy in neurologically symptomatic acquired immunodeficiency syndrome patients. Neurosurgery. 1992; 30:186–190

[56] Nicolato A, Gerosa M, Piovan E, et al. Computerized Tomography and Magnetic Resonance Guided Stereotactic Brain Biopsy in Nonimmunocompromised and AIDS Patients. Surg Neurol. 1997; 48:267–277

[57] Nocton JJ, Steere AC. Lyme Disease. Adv Int Med. 1995; 40:69–117

[58] Pachner AR, Steere AC. The Triad of Neurologic Manifestations of Lyme Disease: Meningitis, Cranial Neuritis, and Radiculoneuritis. Neurology. 1985; 35:47–53

[59] Pachner AR, Duray P, Steere. Central Nervous System Manifestations of Lyme Disease. Arch Neurol. 1990; 46:790–795

[60] Steere AC, Schoen RT, Taylor E. The Clinical Evolution of Lyme Arthritis. Ann Intern Med. 1987; 107:735–731

[61] Centers for Disease Control. Lyme Disease - Connecticut. MMWR. 1988; 37:1–3

[62] Sigal LH. Lyme Disease Overdiagnosis: Cause and Cure. Hosp Pract. 1996; 31:13–15

[63] Weinstein A, Bujak DI. Lyme Disease: A Review of its Clinical Features. NY State J Med. 1989; 89:566–571

[64] Magnarelli LA. Current Status of Laboratory Diagnosis for Lyme Disease. Am J Med. 1995; 98 (S4A):10–2S

[65] Wilkse B, Scheirz G, Preac-Mursic V, et al. Intrathecal Production of Specific Antibodies Against Borrelia burgdorferi in Patients with Lymphocytic Meningoradiculitis (Bannwarth's Syndrome). J Infect Dis. 1986; 153:304–314

[66] Henriksson A, Link H, Cruz M, et al. Immunoglobulin Abnormalities in Cerebrospinal Fluid and Blood Over the Course of Lymphocytic Meningoradiculitis (Bannwarth's Syndrome). Ann Neurol. 1986; 20:337–345

[67] Treatment of Lyme Disease. Med Letter. 1988; 30:65–66

[68] Steere AC. Lyme Disease. N Engl J Med. 1989; 321:586–596

[69] Byrne E, Brophy BP, Pettett LV. Nocardia Cerebral

Abscess: New Concepts in Diagnosis, Management, and Prognosis. J Neurol Neurosurg Psychiatry. 1979; 42:1038–1045

[70] Awad I, Bay JW, Petersen JM. Nocardial Osteomyelitis of the Spine with Epidural Spinal Cord Compression - A Case Report. Neurosurgery. 1984; 15:254–256

[71] Sorrell TC, Iredell JR, Mandell GL, Bennett JE, Dolin R. Principles and Practice of Infectious Diseases. 6th ed. Philadelphia: Elsevier; 2005

[72] Lerner PI. Nocardiosis. Clin Infect Dis. 1996; 22:891–903; quiz 904-5

21 颅骨、脊柱及术后感染

21.1 分流感染

21.1.1 流行病学

分流手术的感染率[1]：<5％～7％（许多已公布的研究结果高达 20％[2]，这可能是由于病人的人群差异所致）。

分流术后早期感染的风险：据报道为每台手术 3％～20％（一般约 7％）。

超过 50％的葡萄球菌感染发生在术后 2 周内，70％发生在术后 2 个月内，病原菌多来自病人自身的皮肤[1]。据估计，在大约 3％的分流手术中，植入分流管时脑脊液即已感染（因此植入时要做脑脊液培养）。

21.1.2 儿童分流感染的致残率

分流术后感染儿童的死亡率和癫痫风险明显高于没有感染的儿童。在分流术后出现脑室炎的脊髓脊膜膨出患儿，其智商要低于未感染患儿[3]。死亡率 10％～15％。

21.1.3 分流感染的危险因素

有许多因素，一些已证实比较确切的因素包括：

1. 病人年龄小[2]：脊髓脊膜膨出患儿 2 周左右做手术可以明显降低感染率。

2. 手术时长。

3. 开放性神经管缺损。

21.1.4 致病菌

■ **早期感染**

大多为：

1. 表皮葡萄球菌（凝固酶阴性的葡萄球菌）：占感染的 60％～75％（最常见）。

2. 金黄色葡萄球菌。

21

3. 革兰阴性杆菌(GNB)：6%～20%(可能来自肠穿孔)。

在新生儿中大多为大肠埃希菌和溶血性链球菌。

■ 晚期感染(术后 6 个月以上)

风险性：每个病人为 2.7%～31%(一般为 6%)。几乎全部为表皮葡萄球菌。有文献报道，在一组病例中，3.5%的病人发生多次感染，占总感染数的 27%[4]。

"迟发"分流感染可能是由于：

1. 表皮葡萄球菌的无痛性感染。

2. 发生败血症时的血管内种植转移(可能非常罕见)。

3. 脑膜炎的局部定植。

■ 真菌感染

• 念珠菌感染

念珠菌占真菌性脑室分流感染的大多数，多见于 1 岁以内的儿童。发病率：1%～7%[5]。某项研究发现念珠菌是神经外科手术病人发生脑膜炎的第 4 位致病菌[6]，可能与颅压监测和脑脊液引流所使用的预防性抗生素有关。在有腹部感染的脑室腹腔分流病人以及既往发生过脑膜炎的病人中发病率更高[7]。脑脊液通常表现为：白细胞和蛋白升高，糖正常。治疗建议：

1. 彻底去除感染的分流管(其重要性甚于细菌感染时分流管的去除)。

2. 换用新的脑室外引流(如果病人存在分流依赖)。

3. 应用抗真菌药物治疗。

4. 治疗 5～7 天，临床疗效明显后换用新的分流管。

5. 继续抗真菌药物治疗 6～8 周。

21.1.5 临床表现

■ 症状和体征

非特异性症状：发热、恶心、呕吐、嗜睡、厌食、易激惹；有时类似于急腹症。也可表现为分流功能异常；有分流功能异常的病人 29%可呈培养阳性。

沿分流管分布的红斑和压痛。

脑室-腹腔分流管远端感染可以类似急腹症表现。

新生儿可表现为窒息、贫血、肝脾大、颈强直[8]。表皮葡萄球菌感染一般没有痛感(可有烧灼感)；革兰阴性杆菌感染多产生更严重的症状；腹部症状更常见；主要的临床症状为低度、间歇性发热。分流管沿途偶尔可见红斑，可有压痛。

分流性肾炎[9]：可发生于脑室、心房分流术引起的慢性轻度感染时；免疫复合物沉积在肾小球，临床以血尿、蛋白尿为特征。

■ 血液检查

白细胞：1/4 的病人低于 $10 \times 10^9/L$，1/3 的病人高于 $20 \times 10^9/L$。

21

红细胞沉降率(ESR):分流术后感染的病人很少正常。

血培养:不到 1/3 的病人呈阳性。

脑脊液:白细胞一般不超过 $100/mm^3$($100\times10^6/L$),革兰染色约 50% 呈阳性(表皮葡萄球菌的结果更低),蛋白常常增高,葡萄糖低或正常。诊断社区获得性脑膜炎的快速抗原检查对于导致分流管感染的病原菌没有太大的帮助。脑脊液培养在 40% 的病例为阴性(如果脑脊液白细胞计数大于 $20\times10^9/L$,培养阳性率将增高)。

■ 分流感染的诊断

1. 病史和体格检查:可以直接明确是否存在以上症状和体征,主要包括以下几点。

(1) 其他部位感染的病史:

1) 与其他有病毒感染者的接触史,包括患病亲属。

2) 胃肠道感染(如急性胃肠炎),常合并腹泻。腹泻的症状常常掩盖了分流管感染。

3) 中耳炎(应该检查鼓膜)。

4) 扁桃体炎/咽炎。

5) 阑尾炎(腹腔感染可能阻塞脑室腹腔分流管的流出道)。

6) 上呼吸道感染。

7) 泌尿道感染。

8) 肺炎。

(2) 体格检查:排除假性脑(脊)膜炎(颈强直、畏光等)。

2. 血液检查:

(1) 血液白细胞分类、计数。

(2) ESR 和 C 反应蛋白(CRP)。

(3) 血培养。

3. 分流管穿刺检查:怀疑感染时应行此检查。备皮时应仔细,避免引入感染。革兰阴性杆菌的治疗不同于葡萄球菌,而且致残率更高,因此很有必要确定这些病人:超过 90% 的葡萄球菌感染的病人脑脊液涂片为革兰阳性(只有少量革兰阳性菌感染者才会有阳性涂片结果)。革兰阴性杆菌感染者脑脊液蛋白高、糖低,并且分类计数结果中性粒细胞占多数(来自未发表的数据[1])。

4. 影像学:

(1) CT:通常对诊断感染没有帮助。如果出现室管膜增强可以诊断为室管膜炎,CT 也可以提示分流功能异常。

(2) 腹部超声或 CT:腹部假性囊肿提示存在感染。

5. 腰椎穿刺:一般不推荐,在分流管已无功能的梗阻性脑积水(HCP)病人中有一定风险。也常常找不到病原菌,即使是在交通性脑积水中。

21.1.6 治疗

■ 单用抗生素(不取分流管)

尽管已有不取分流管而治愈分流感染的报道[10,11],但成功率还是要低于取出分流管[12],而且治疗时间长(某些长达 45 天),还存在感染的脑脊液进入腹腔(腹腔吸收脑脊液的能力降低)出现包括压痛到全腹膜炎[10]的腹部症状、体征,或血管系统的风险[分流性肾炎(见章节 21.1.5)、败血症等],并且常常也需要至少在某些部位部分性地调整分流管。因此,单用抗生素而不取出分流管只有在病人出现如下情况时才建议使用:疾病的终末期、不能耐受麻醉、裂隙脑室难以穿刺。

■ 取出分流管

多数情况下,在抗生素治疗的初期,分流管或者外置(也就是分流管的脑室远端改道并且连接到一个密闭的引流系统)或者全部取出。如为后者,对于存在分流依赖的病人必须进行脑脊液引流。或者外接脑室外引流(EVD),或者间歇性脑室穿刺或腰椎穿刺引流(有交通性脑积水的情况下)。通过脑室外引流可以很方便地进行脑脊液流量监测、颅压控制以及脑脊液白细胞重复取样计数、培养等。在有症状的病人以及脑脊液培养阳性的病人中[13],任何取下的分流管硬件均应该送培养,培养结果显示大约只有 8% 是无菌的。皮肤细菌生长条件比较苛刻,需要几天才能生长起来。

如果有腹部假性囊肿,在切除之前应行腹腔穿刺引流。

■ 抗生素

• 经验用药

见参考文献[14]。

1. 万古霉素(成人)15 mg/kg 静脉滴注,每 8~12 小时一次,保持谷浓度 15~20 mg/dl 以覆盖 MRSA+头孢吡肟 2 g 静脉滴注,每 8 小时一次或者美罗培南 2 g,每 8 小时一次以覆盖革兰阴性菌。合理的治疗必须依据培养及药敏试验结果。

2. 除静脉给药之外,还可以脑室内注射无防腐剂的抗生素,注射后夹闭脑室外引流 1 小时。

• 特定病原菌的治疗

分流管调整时取出的分流管如果培养阳性,但没有临床症状,或没有脑脊液培养阳性结果,这可能是由于污染所致,这种情况不需特殊处理[13]。

1. 金黄色葡萄球菌和表皮葡萄球菌

(1) 如果对甲氧西林敏感:萘夫西林或苯唑西林±鞘内注射万古霉素。

(2) 如果对甲氧西林耐药:继续静脉滴注万古霉素+口服利福平±鞘内注射万古霉素。

2. 肠球菌:静脉滴注氨苄西林±鞘内注射庆大霉素。

3. 其他链球菌：选用抗链球菌药物或上面治疗肠球菌的用药方案。

4. 需氧革兰阴性杆菌：按其药敏试验结果，静脉滴注 β-内酰胺类或鞘内使用抗假单胞菌氨基糖苷类。

5. 黏质沙雷菌：脑室腹腔分流感染的罕见致病菌[15]，但致残率高，因此需要强力抗生素(静脉滴注头孢曲松＋鞘内注射氨基糖苷类)以及手术治疗。

6. 棒状杆菌属或丙酸杆菌属(类白喉菌)：

(1) 如果对青霉素敏感：按上面的肠球菌治疗方案。

(2) 如果对青霉素耐药：静脉滴注＋鞘内注射万古霉素。

7. 念珠菌属：治疗方案见章节 20.1.6，系统性的抗真菌治疗和移除分流管是值得的。避免使用棘白菌素(抑制真菌葡聚糖合成抗真菌药物)，因为其不易通过血-脑屏障。

■ **后续处理**

一旦脑脊液无菌 3 天，将脑室外引流改成分流(如果未行脑室外引流，仍然建议换用新的分流管)。继续应用抗生素 10～14 天。

■ **腹膜炎病人的脑室腹腔分流处理措施**

• **导致腹膜炎的原因**

1. 肠穿孔(有些时候可能是由分流管腹腔端导致的穿孔[16]，更多见于老式的 Raimondi 导丝加强型分流管)。

2. 自发性细菌性腹膜炎(SBP)：无明确的腹腔内感染源。通常见于肝硬化腹水病人[17]。

3. 脑室腹腔分流感染病人中通过分流管种植传播产生：绝大多数为革兰阳性的皮肤微生物[18]。

• **脑室腹腔分流病人腹膜炎的后续注意事项**

1. 上行播散进入中枢神经系统：不常见，特别是在严重感染合理使用抗生素治疗并且分流系统包含有一个单向阀(多数有)的病人中不常见。脑脊液培养结果多为革兰阴性肠道混合菌群[18]。

2. 分流管远端污染：难以彻底消除感染(不伴腹膜炎的阑尾炎不会造成分流感染[18])。

3. 远端分流管堵塞造成的分流功能异常：通常因导管末端被包裹所致，多为大网膜对炎症的反应。

• **出现腹膜炎之后的处理建议(可行方法)**

1. 立即正确处理腹膜炎，多通过普外科手术(例如对于阑尾穿孔，行阑尾切除术并应用相应的抗生素治疗)，不要求一开始即处理分流管。

2. 也有一些成功处理腹膜炎的病例报道称，可以用杆菌肽溶液清洗分流管腹腔端，然后在关腹之前一直用浸泡有杆菌肽的海绵包裹腹腔端。

3. 如腹膜炎为弥漫性，或已确认分流管已被污染，建议最好在病人腹膜炎病情平稳(不发热，生命体征平稳，白细胞正常)之后即将分流管远端取出

21

外置。

(1) 分流管外置时,注意不要将污染的导管向上拉到无菌节段。可以将放置腹腔端分流管的腹部切口重新打开,然后在此切口上方再切开另一切口。在上方切口处将分流管切断。从下方切口将分流管拉出,将余下分流管从上方切口处拉出外接外引流装置。

(2) 每日行脑脊液培养。

(3) 如果连续 3 次培养结果阴性,即可植入新的腹腔端分流管。

(4) 如果连续培养出病原菌,则提示分流管可能已污染,应当更换整个分流管。

(5) 在更换分流管时,有学者[19,20]建议换用腹腔之外的别处行分流,但并非必须[18]。

21.2 脑室外引流(EVD)相关性感染

21.2.1 概述

要 点

1. 常见病原体:葡萄球菌、金黄色葡萄球菌,其次是革兰阴性杆菌。

2. 诊断:脑脊液糖低(脑脊液糖/血糖<0.2),细胞指数上升,脑脊液培养阳性时淋巴细胞计数>1 000/dl 提示存在 EVD 相关性感染。

3. 在外引流相关的脑室炎中,淋巴细胞计数、糖和蛋白这些参数的诊断效率降低,因为出血和外科手术过程等因素也会造成这些指标的异常。

4. 处理:拔出外引流管是可以接受的。经验性使用抗生素:静脉滴注万古霉素(革兰阳性)+静脉滴注头孢他啶或头孢吡肟(革兰阴性)。对耐药菌可以考虑鞘内或脑室内给药。

5. 预防:使用含抗生素涂层的导管和导管隧道可以降低感染率。

21.2.2 定义

疑似脑室外引流致脑室感染病人的建议分类(Lozier 定义的改良)[21]:

1. 细胞指数,见公式 21-1[22,23]。

$$细胞指数 = \frac{脑脊液白细胞 - 脑脊液红细胞}{外周血白细胞 - 外周血红细胞} \quad (21-1)$$

2. 污染:单次的脑脊液培养阳性和(或)革兰染色阳性,脑脊液细胞计数和葡萄糖正常,无相关症状和体征。

3. 脑室定植:多次脑脊液培养和(或)革兰染色阳性,脑脊液细胞计数和葡萄糖正常,无相关症状和体征。

4. 可能的脑室相关感染:细胞指数持续上升或脑脊液糖/血糖比值持续下降,脑脊液白细胞计数($>1\,000/\mathrm{ml}$)或脑脊液糖/血糖比值达到极端值(<0.2),并有相关症状和体征,但脑脊液培养和革兰染色阴性。

5. 很可能的脑室相关感染:脑脊液白细胞计数或脑脊液糖/血糖比值异常,但未达到极端值(白细胞计数$>1\,000/\mathrm{ml}$或脑脊液糖/血糖比值<0.2),神经功能症状和体征稳定,无明显恶化,但脑脊液培养和革兰染色阳性。

6. 确定的炎症:脑脊液白细胞计数或脑脊液糖/血糖比值异常,或白细胞数和葡萄糖达到极端值(白细胞计数$>1\,000/\mathrm{ml}$或脑脊液糖/血糖比值<0.2),有相应的神经功能症状和体征,且脑脊液培养和革兰染色阳性。

21.2.3　流行病学

1. 发病率:约为 9.5%[24]。
2. 危险因素[21]:
(1) 外引流持续的时间[21,25,26]。
(2) 引流部位脑脊液漏。
(3) 血性脑脊液(脑室出血和蛛网膜下隙出血)[26]。
(4) 通过外引流管进行脑室内注药及冲洗[25,26]。

21.2.4　微生物学

1. 与引起社区获得性急性脑膜炎的微生物不同,引起神经外科手术相关脑膜炎的微生物生长缓慢,甚至有时候需要厌氧环境。
2. 常见的引起感染的微生物有:
(1) 通常在皮肤,尤其是头皮定植的一些微生物(凝固酶阴性葡萄球菌、金黄色葡萄球菌和痤疮丙酸杆菌)。
(2) 在医疗环境中存在的一些微生物:金黄色葡萄球菌、甲氧西林敏感和耐药的革兰阴性菌,如大肠埃希菌、假单胞菌等,其中有些可有多重耐药。
3. 传染性生物体能够在导管表面形成多糖层(膜),导致对抗菌药物的耐药增加。

21.2.5　临床表现

临床症状可能包括以下部分;然而,这些症状多不典型,尤其是在 ICU 中,这些症状与颅内出血或脑积水相似[27]。
1. 意识水平的变化。
2. 发热:发热的原因可能包括颅内出血,中枢性高热,血栓,药物热,非中枢神经系统感染如血液感染、医院获得性肺炎、尿路感染等。
3. 脑膜炎体征:颈项强直,Brudzinski 征或 Kernig 征阳性。

21

21.2.6 诊断

1. 血液检查指标:可为诊断提供依据,但不能作为独立诊断依据。

(1) 一项前瞻性研究显示,外周血白细胞计数$>15\times10^9$/L 提示感染,白细胞计数$<11\times10^9$/L 提示未感染[28]。

(2) 血清炎性标志物:有关 ESR 和 CRP 诊断作用的文献非常少。降钙素作为单独指标对诊断无帮助[29]。

2. 脑脊液检查指标:有关脑脊液检查在开颅术后脑膜炎或脑室炎诊断的相关文献较少。手术本身常常会导致"化学性脑膜炎",尤其是在颅后窝手术中或脑室中有出血。在这种情况下,脑脊液中的细胞数和葡萄糖水平与感染非常相似,这就造成了鉴别诊断的困难。以下可为诊断提供参考:

(1) 脑脊液糖降低:脑脊液糖/血糖比值<0.2。

(2) 脑脊液细胞数增多:白细胞计数$>1\,000\times10^6$/L 或者细胞指数升高(见章节 21.2.2)。

(3) 脑脊液中蛋白不能作为可靠指标用于诊断[30]。

脑脊液采样:仅仅在出现症状时考虑脑脊液采样。没有证据表明在脑室外引流管置入时即行脑脊液培养或细胞计数可使病人获益,因为污染可导致假阳性结果[31]。

21.2.7 处理原则

1. 由于血-脑屏障存在,抗菌药物很难在脑脊液中达到理想的抗菌浓度。

2. 一些医院获得性病原菌相对于社区获得性病原菌,抗菌药物最小抑菌浓度更高。

3. 传染性生物体能够在导管表面形成多糖层(膜),导致对抗菌药物的耐药增加。因此,移除导管是有益的(在安全的前提下)。

4. 经验性用药:一旦脑脊液标本被采集到并怀疑脑室炎时,即可开始经验性用药。

(1) 无青霉素过敏:万古霉素持续或分 2~3 次输入[负荷剂量 60 mg/kg,而后 15 mg/(kg・d)];加上头孢他啶 2 g,静脉滴注,8 小时一次或头孢吡肟 2 g,静脉滴注,8 小时一次。

(2) 青霉素过敏:万古霉素持续或分 2~3 次输入(60 mg/kg);加上美罗培南 2 g,静脉滴注,8 小时一次,或氨曲南 2 g,静脉滴注,6 小时一次。

5. 根据培养结果或药敏试验结果(如果可行的话)调整用药(表 21-1)。

6. 治疗持续时间应该根据病人个体化制订。根据经验,对金黄色葡萄球菌和表皮样葡萄球菌,治疗 2 周;对革兰染色阴性者,治疗 3 周[32]。

7. 全身治疗无效怀疑有耐药者,可鞘内或脑室内使用抗生素。使用以下抗菌药物和浓度:

表 21-1 可选用的抗菌药物(根据培养和药敏试验结果)

微 生 物	抗 菌 药 物
MRSA 和 MRSE(最小抑菌浓度 ≤1 μg/ml)	万古霉素持续或分 2～3 次输入(负荷剂量 60 mg/kg,随后 15 mg/kg)。若引流管保留,可加用利福平 300 mg,静脉滴注,12 小时一次
MRSA 和 MRSE(最小抑菌浓度 ≤1 μg/ml)或者病人对万古霉素过敏	利奈唑胺,600 mg,静脉滴注或口服,12 小时一次
MSSA 和 MSSE	萘夫西林,2 g,静脉滴注,4 小时一次
痤疮丙酸杆菌	青霉素 G,200 万 U,静脉滴注,4 小时一次
假单胞菌	头孢他啶/头孢吡肟/美罗培南,2 g,静脉滴注,8 小时一次
大肠埃希菌或其他肠杆菌	头孢他啶,2 g,静脉滴注,12 小时一次,或美罗培南,2 g,静脉滴注,8 小时一次
肠杆菌属或枸橼酸杆菌属	头孢他啶/美罗培南,2 g,静脉滴注,8 小时一次

(1) 万古霉素:5 mg(裂隙脑室),10 mg(脑室正常),15～20 mg(脑室扩大)。

(2) 氨基糖苷类:也可以根据脑室大小来调整剂量。更通常用的是根据外引流液体量来调整。引流量>100 ml/d,每天一次。引流量 50～100 ml/d,每 2 天一次。引流量<50 ml/d,每 3 天一次。

1) 庆大霉素:4～8 mg。

2) 妥布霉素:5～20 mg。

3) 丁胺卡那霉素:5～30 mg。

(3) 黏菌素(CMS):10 mg CMS,即 125 000 IU 或者 3.75 mg CBA(黏菌素基本单位)。

(4) 达托霉素:2～5 mg。

8. 鞘内给药后,关闭引流管 15～60 分钟,在打开引流管之前使抗菌药物在脑脊液中达到浓度平衡[33]。

9. 专家意见:如果需要再次置管,则需要至少在脑脊液培养结果阴性 7～10 天后才考虑。

21.2.8 预防

1. 皮下隧道足够长(离钻孔 5 cm 以上)[34]。

2. 使用有抗生素涂层的导管(例如:利福平+米诺环素),可显著降低脑室穿刺引流相关的感染风险[35-39]。

3. 在第 5 天更换引流管并不能降低感染风险[40-42]。因此,可根据临床需要,一直使用同一根引流管[43]。

4. 术前使用一次抗生素预防感染是可行的。但延长使用抗生素预防感染不可取,因为其并不降低感染风险且可能增加微生物耐药性的风险。

21.3　切口感染

21.3.1　椎板切除术切口感染

■ 概述

发生率为 0.9%～5%[44],感染程度可以从表浅感染到严重的裂开性切口感染。易感因素有高龄、长期用类固醇类药物、肥胖,可能也包括糖尿病。术中轻度低温(手术室中很常见)也会增加切口感染的风险(在结肠直肠切除术中已证实[45])。多数由金黄色葡萄球菌感染所致。

■ 表浅伤口感染的处理

1. 培养伤口或(和)任何脓性分泌物。

2. 初始经验性地用万古霉素加头孢吡肟或美罗培南。

3. 培养或药敏试验结果出来后应该适当调整用药。

4. 清除伤口内所有坏死的或无血运的组织、可见到的缝线(异物)。浅的伤口感染可以在治疗室内进行处理,深的伤口感染处理必须在手术室内进行。

5. 比较浅的组织缺损可以二期延期愈合,可采用如下一种治疗方案:

(1) 用 1/4 块大小的碘伏(Iodophor®)纱布覆盖伤口。

(2) 至少一天换 2 次药(如果是住院病人,则一天 3 次)。

1) 如果是化脓性伤口,用 1/2 浓度的 Betadine® 由湿到干敷。

2) 当脓性分泌物消失时,改用生理盐水由湿到干敷。

(3) 抗生素作为一种辅助治疗在伤口治疗的初期可能有用,尽早改为口服抗生素。如果伤口局部得到处理,总共 10～14 天就已经足够。

6. 有作者推荐一期闭合伤口[46],但关键是要伤口没有张力。也有建议进行伤口冲洗,或在伤口内撒抗生素粉。可以在伤口处留置备线[47]。

7. 如缺损较大或者有骨和(或)硬膜暴露,需要用肌肉瓣修补(常由整形外科医师完成)[44]。

8. 脑脊液漏需要在手术室进行探查,需严密缝合硬膜以防脑膜炎的发生。

■ 术后椎间盘炎

• 流行病学

椎间盘切除后的发病率[48]为 0.2%～4%(实际发生率可能在此下限),也可发生于腰椎穿刺、脊髓造影、颈椎板切除术、腰交感神经切除术、椎间盘造影、椎体融合术(使用或者未使用内固定器械)及其他手术后。很少发生于前路颈椎间盘切除后。危险因素包括:高龄、肥胖、免疫抑制以及全身感染。

• **病理生理学**

有证据表明,并非所有术后椎间盘炎都是感染性的[49],在某些所谓的"无血管性"或"化学性"或"无菌性"椎间盘炎中,已经提示可能存在某种自身免疫过程。这些病例比感染性椎间盘炎少见。这些病人中较少出现 ESR 及 CRP 的异常,椎间隙活检也未能培养出致病菌或在显微镜下未出现感染迹象(淋巴细胞或多形核白细胞浸润)[49]。

对于存在感染的病人,已提出多种椎间盘炎的感染机制:手术时直接感染,椎间盘组织无菌性坏死后继发感染等。

• **致病菌**

见表 21-2。多数研究报道金黄色葡萄球菌是检出的最常见致病菌,占培养阳性结果的 60%[48],其次为其他葡萄球菌。其他有革兰阴性菌(包括大肠埃希菌)、草绿色链球菌、厌氧的链球菌、结核杆菌和真菌。

6 例血培养,2 例阳性,均为金黄色葡萄球菌[50]。

培养方法见下文。

表 21-2 培养结果(14 例,Craig 针刺活检)

致　病　菌	例　　数
表皮葡萄球菌	4
金黄色葡萄球菌	3
无细菌生长	7

• **临床表现**

1. 从手术至出现症状的时间:3 天至 8 个月(多见于术后 1~4 周,多在疼痛消失及手术恢复之后)。80% 的病人为 3 周。

2. 症状:

(1) 最常见症状为中到重度(多为重度)手术区背痛,脊柱活动时加剧,常伴有椎旁肌痉挛。背痛常与表现不成比例。

(2) 发热(9 例高于 38℃;文献报道仅 30%~50% 发热)、寒战。

(3) 疼痛向髋部、大腿、阴囊、腹股沟、腹部、会阴部等部位放射(真性坐骨神经痛少见)。

3. 体征:27 例病人均有椎旁肌痉挛和脊柱活动受限。13 例(48%)因疼痛而不能活动,9 例有病变段脊柱点状压痛,2 例可挤出脓液(文献报道 0~8%)。无新的神经缺损。仅 10%~12% 合并伤口感染[51]。

21

4. 实验室检查：

(1) ESR：27 例(96%)ESR>20 mm/h(平均 60 mm/h；17 例>40 mm/h；5 例>100 mm/h；1 例<20 mm/h，正在使用激素)[50]。单纯椎间盘切除术后 ESR 增高，高峰为术后 2~5 天，持续波动 3~6 周后正常[52]。术后 ESR 持续居高不下强烈提示椎间盘炎。注意：在贫血病人中，ESR 结果不可靠，尚无参考值(这些情况下可参考 CRP)。

(2) CRP[52]：一种由肝细胞合成的急性期蛋白，因为其降解迅速，故可以较 ESR 更加特异地提示术后感染。各实验室之间的检测值可能各不相同，但正常情况下血液中应该检测不出 CRP(低于 0.6 mg/dl 即 6 mg/L)。在单纯的椎间盘切除术后(即没有椎间盘炎)，CRP 高峰出现在术后 2~3 天[显微腰椎间盘切除术后为(4.6±2.1)mg/L，传统腰椎间盘切除术后为(9.2±4.7)mg/L，前路椎体融合术后为(7.0±2.3)mg/L，后路椎体融合术后为(17.3±3.9)mg/L]，术后 5~14 天恢复正常。

(3) WBC(白细胞计数)：27 例病人中仅 8 例高于 $10 \times 10^9 /L$[50](文献发生率 18%~30%)。

• 影像学检查

在术后椎间盘炎的病人中，从手术到 X 线可见的影像学表现平均需要 3 个月(范围：1~8 个月)。从首次的影像学异常到脊柱自发融合的平均时间为 2 年。

MRI：三价原子钆增强扫描更有助于诊断椎间盘炎，如表 21-3 所示(一些无症状病人也可以有其中一些改变，但通常不会全有)[53]。

MRI 检查也能排除导致其他术后疼痛的原因(硬脊膜外脓肿、椎间盘突出复发、残余椎间盘突出等)。

表 21-3 椎间盘炎钆增强扫描

增 强 部 位	例 数 (15 例非椎间盘炎病人中)	例 数 (7 例椎间盘炎病人中)
椎体骨髓	1	7
椎间隙	3	5
椎间盘纤维环后部	13	7

• 处理

1. 入院实验室检查(除常规检查外)：ESR、CRP、全血细胞计数、血培养。

2. 镇痛药+肌松剂(如地西泮 10 mg 口服，每天 3 次)。

3. 抗生素：

(1) 静脉滴注抗生素 1~6 周(或直至 ESR 下降)，然后口服 1~6 个月(多为 6 周)。

（2）多先用抗葡萄球菌抗生素（经验性初始用药：万古霉素±口服利福平）和头孢吡肟或美罗培南，如有阳性培养结果则根据药敏试验结果进行调整。

（3）治疗时长取决于感染深度和是否有金属内固定物：

1）浅表部位感染：1～2 周。

2）深部感染：4～8 周，对于复杂病例可以延长至 12 周。

3）如果金属内固定物没有去除，可以考虑长期口服抗生素治疗。

4. 限制活动（以下三种方法选其一，至疼痛明显缓解）：

（1）用人字绷带或硬塑夹克衫制动脊柱。

（2）严格卧床。

（3）活动时穿紧身胸衣型支架。

5. 有学者建议早期应用皮质激素以利于缓解疼痛。

6. 培养：影像学检查可疑时，常在 CT 引导下经皮穿刺。

（1）部位：

1）如果有证据表明椎间盘受累，则在椎间盘部抽吸。

2）如果有椎旁肿块，则穿刺该肿块。

（2）送检：

1）染色：① 革兰染色；② 真菌染色；③ 抗酸染色。

2）培养：① 常规培养：需氧及厌氧培养；② 真菌培养：不仅有助于发现真菌，而且这种培养所需时间较长，因此有可能发现一些难以培养或生长缓慢的致病微生物；③ 结核菌培养。

7. 本组 27 例病人中 3 例内科治疗无效后，施行了前路椎间盘切除及融合术。

• 预后

有 9 例病人 12～18 个月后形成骨桥；10 例病人 18～24 个月后形成骨融合[50]。

所有病例最终都疼痛消失（或明显减轻），其余病例组并不都是这样，有些报道随访病人的疼痛消失率为 60%，有学者发现大多数病人遗留有轻度背痛，另有报道称 75% 的病人都遗留有严重的下背部痛[48]。67%～88% 恢复工作；12%～25% 接受残疾抚恤金；这些数据与椎间盘手术的结果大致相同。

除了上述制动方法中前两种方法可以较早缓解疼痛外，不同制动方式结果没有差异。

21.3.2 开颅术后感染

参见后面脑膜炎章节，及神经外科术后操作章节（见章节 20.1.2）。

• CRP

在非复杂性脑肿瘤开颅手术后，CRP 在术后第 2 天达到峰值（32±

21

38)mg/L[54]。术后第 3 天开始下降,到第 5 天时平均为(6.7±11)mg/L。上述数值比多数术后感染的数值要低。

21.4　颅骨骨髓炎

21.4.1　概述

正常颅骨对骨髓炎的抵抗力很强,血源性感染很少见。大多数感染由邻近扩散而来(常常来自感染的副鼻窦,偶尔来自头皮脓肿)或者为穿通伤(包括手术和胎儿头皮监测[55])。如果感染迁延,致局部肿胀、水肿(多见于前额,也可见于乳突附近),称之为"Pott 肿块"。

21.4.2　病原菌

葡萄球菌是最常见的致病菌,其中以金黄色葡萄球菌最多见,其次为表皮葡萄球菌。在新生儿中,致病菌可以是大肠埃希菌。

21.4.3　影像学表现

影像学表现包括:骨质吸收,骨膜反应,对比剂增强等。

21.4.4　治疗

单用抗生素很少能治愈,常需外科切除感染的颅骨,用咬骨钳咬除感染的颅骨,直到声音从咬感染颅骨的哑声变为咬正常颅骨的劈啪声为止。在开颅骨瓣感染的病例,骨瓣通常须取下,咬除骨窗边缘直到出现正常颅骨。颅骨怀疑感染者应该送检行培养。

不做颅骨成形,直接缝合头皮(后期再行颅骨成形术),或者同期行钛网颅骨成形术。

外科清创术后应用 6~12 周抗生素[56]。在排除 MRSA 感染的可能性之前,联合应用万古霉素+头孢吡肟或者美罗培南。根据微生物培养及药敏试验结果来指导抗生素的使用。如果排除了 MRSA 的可能性,可将万古霉素换为耐青霉素酶的合成类青霉素(如奈夫西林)。大多数治疗失败的病例是由于外科处理后抗生素应用少于 4 周所致。

如果没有感染迹象,术后 6 个月可行颅骨成形术。

21.5　脊柱感染

脊柱感染可分为以下主要类型:
1. 脊椎骨髓炎(脊椎炎):见章节 21.5.2。

(1) 化脓性。

(2) 非化脓性、肉芽肿性：

1) 结核性脊椎炎。

2) 布氏杆菌病。

3) 曲霉病。

4) 酵母菌病。

5) 球孢子菌病。

6) 热带念珠菌病。

2. 椎间盘炎：见章节 21.5.3。通常合并脊椎骨髓炎(脊椎椎间盘炎)，见章节 21.5.2。

(1) 自发性。

(2) 术后。

3. 硬脊膜外脓肿(见下文)。

4. 硬脊膜下脓肿。

5. 脊膜炎。

6. 脊髓脓肿。

MRI 经验提示，感染性脊椎炎的病人如不治疗可发展为硬脊膜外脓肿。如果没有脊椎骨髓炎，则很少出现硬脊膜外积脓[57]。因此，两者中若发现一种，则应进一步检查是否存在另一种。

21.5.1 硬脊膜外脓肿

要 点

1. 有背痛、发热、脊柱触痛者，应考虑此诊断。

2. 主要易感因素：糖尿病、静脉吸毒、慢性肾衰竭、酗酒。

3. 可导致进行性脊髓病变，有时甚至会急性加重，因此即便没有神经功能障碍也建议尽早手术。

4. 常见发热、多汗或寒战，但白细胞计数和体温可正常。

5. 约 15% 的病人有典型的皮肤疖肿。

6. 治疗：存在争议。许多病人单用抗生素即可获得临床改善，但某些仍会恶化。

■ 流行病学

发病率：占每年住院病人的(0.2~1.2)/万[58]，可能有增加趋势[59]。平均年龄为(57.5±16.6)岁[60]。

胸段是最常见的好发部位(约占 50%)，其次为腰段(35%)，再次为颈段(15%)[60]。82% 的脓肿位于脊髓后，18% 的脓肿位于脊髓前部[58]。硬脊膜外

21

脓肿最多可累及 13 个节段[61]。

硬脊膜外脓肿通常合并脊椎骨髓炎(在一项 40 名病人的病例研究中,在所有脊髓前脓肿和约 85% 的脊髓周围脓肿的病人中都出现了骨髓炎,而在脊髓后脓肿中则没有出现)和椎间盘炎。

■ 伴发疾病

40 例病人中 65% 都出现了与免疫力下降有关的慢性疾病[62]。相关疾病包括糖尿病(32%)、静脉吸毒(18%)、慢性肾衰竭(12%)、酗酒(10%);下列疾病仅见于 1~2 名病人中:癌症、复发尿路感染、Pott 病和 HIV 活动感染。长期应用类固醇激素以及近期的脊柱手术史或损伤(如枪击伤)也是危险因素[61]。

■ 临床特点

硬脊膜外脓肿常有病变脊柱部位剧痛、脊柱叩击痛。神经根症状常见于远端脊髓受损表现之后,多是先出现肠道/膀胱功能障碍、腹胀、肌力下降,逐渐进展至截瘫和四肢瘫。从背痛至出现神经根症状的平均时间为 3 天;从神经根痛至肌力下降平均为 4.5 天;从肌力下降至出现截瘫的时间为 24 小时。

常见症状有发热、多汗或寒战,但并不总有[61]。

15% 的病人可有皮肤疖肿。

可有中至重度脑部症状,可能会延误诊断。可出现克氏征阳性的假性脑膜炎。

术后硬脊膜外脓肿除局部疼痛之外有时症状和体征格外少(没有白细胞增多及发热等表现)[63]。

■ 脊髓功能障碍的病理生理学

脊髓受损症状并不全是由于脓肿的机械性压迫(包括椎体塌陷)所致[64]。已经有一种血管机制的假说,而且也发现了各种动静脉病变[58](一组尸检结果表明,动脉几乎不受累,但的确存在硬脊膜外静脉压迫、血栓形成、血栓性静脉炎以及脊髓的静脉梗塞和水肿[65])。有时脊髓本身也受感染,可能是炎症通过硬脊膜扩散所致。

■ 鉴别诊断

有背痛、发热及脊柱触痛的病人都应考虑硬脊膜外脓肿[66],特别是对于有糖尿病、静脉注射毒品或者免疫抑制的病人。见章节 92.2"脊髓病变"。

鉴别诊断包括:

1. 脊膜炎。
2. 急性横贯性脊髓炎(瘫痪通常进展快,影像学检查正常)。
3. 椎间盘突出症。
4. 脊髓肿瘤。
5. 术后硬脊膜外脓肿可与假性脊膜膨出表现类似[63]。

■ 感染源

1. 血源性感染最常见(占 26%～50%),直接播散到硬脊膜外腔隙或播散到脊椎骨再扩展到硬脊膜外腔隙。已报道的病灶来源有:

(1) 皮肤感染(最常见):15% 的病人有皮肤疖肿。

(2) 胃肠外注射,特别是静脉吸毒[67]。

(3) 细菌性心内膜炎。

(4) 尿路感染。

(5) 呼吸道感染(包括中耳炎、副鼻窦炎、肺炎)。

(6) 咽部或牙周脓肿。

2. 直接扩散:

(1) 压疮溃疡。

(2) 腰肌脓肿:见下文。

(3) 穿透性外伤,包括腹部、颈部外伤、枪击伤。

(4) 咽部感染。

(5) 纵隔炎。

(6) 肾盂肾炎伴肾周脓肿。

(7) 皮毛窦。

3. 脊柱术后(8 例术后病人 3 例有围术期感染,如牙周感染、尿路感染、动静脉瘘[62]):

(1) 开放手术:特别是腰椎间盘切除术(发病率约为 0.67%[63])。

(2) 闭合手术:如硬脊膜外置管麻醉[68-70]、腰椎穿刺[71]等。

4. 近期有背部外伤史(多达 30%)。

5. 某些病例组中,有多达 50% 的病人无法确定感染源[72]。

■ 致病菌

术中做脓液培养最有助于确定致病菌,但培养也可能阴性(特别是已使用抗生素者)。培养阴性的病人血培养可能阳性。29%～50% 的病人无法确定致病菌。

1. 金黄色葡萄球菌:是最常见的致病菌(>50%),这可能是由于金黄色葡萄球菌有倾向于形成脓肿、无处不在及其具有感染正常人和免疫缺陷人群的能力等特点(这些特点可以解释为什么很多硬脊膜外脓肿都是由皮肤病灶发展而来)。

2. 需氧和厌氧链球菌:第二常见。

3. 大肠埃希菌。

4. 铜绿假单胞菌。

5. 肺炎双球菌。

6. 黏质沙雷菌。

7. 肠杆菌。

21

8. 慢性感染：

(1) 结核杆菌最常见。在美国虽有所减少,但仍占硬脊膜外脓肿的25%[73]。结核杆菌常与脊椎骨髓炎有关(Pott病)(见章节21.5.2)。

(2) 真菌：隐球菌病、曲霉病、布氏杆菌病。

(3) 寄生虫：包虫病。

9. 多种致病菌：约为10%。

10. 厌氧菌：约为8%。

■ **实验室检查**

全血细胞计数：急性期白细胞增多(平均为16 700/mm³);慢性期白细胞多正常(平均为9 800/mm³)[58]。

ESR：多增高[74],常大于30 mm/h[62],CRP。

腰椎穿刺：对可疑病例谨慎施行腰椎穿刺,部位要远离可疑病变部位(有时需做C1~C2穿刺脊髓造影)。接近硬膜外腔探查脓肿时进针应持续抽吸(以防将感染带入蛛网膜下隙)。抽到脓液后即停止进针,脓液送培养,终止操作。脑脊液蛋白及白细胞常增高,糖正常(提示硬膜周围感染)。19例中有5例脑脊液培养出与脓肿相同的致病菌。

血培养：某些病例中可帮助确定致病菌。

Anery battery检查：评估免疫功能(如流行性腮腺炎和念珠菌病)。

■ **影像学检查**

• **X线平片**

多正常,除非邻近椎体有骨髓炎(多见于硬膜前部感染)。应从平片上寻找骨溶解、骨质疏松、椎体上下缘弧形变等改变(可在感染后4~6周出现)。

• **MRI**

为首选的影像学检查,对鉴别其他疾病(特别是横贯性脊髓炎或脊髓梗死)优于脊髓造影和CT,可不用行腰椎穿刺。

典型表现：T_1WI硬脊膜外等或低信号占位,骨髓炎表现为骨质中有低信号;T_2WI硬脊膜外高信号占位病变,能被强化(3种强化类型：① 均一强化;② 散在低强化或无吸收的非均一强化;③ 周围薄层强化[75]),但是由于急性期脓液仅含少量肉芽组织,故只有最低限度的强化。脊椎骨髓炎时骨质内高信号,相关的椎间盘炎表现为椎间盘高信号,髓核内缝隙消失。非增强MRI可能会漏诊某些硬脊膜外脓肿[76]。钆喷酸葡胺(二甲基葡胺三胺五乙酸钆)强化可略提高灵敏度[77]。

• **脊髓CT造影**

能显示硬脊膜外受压(如完全梗阻时呈画笔样),完全梗阻时有必要行C1~C2穿刺造影,以显示上限(条件是脊髓造影后CT显示病灶以上没有显影)。见上文腰椎穿刺注意事项。

- CT 扫描

平扫 CT 时椎管内注入气体[78]。脊髓造影后再行扫描更为敏感。

■ 治疗

- 概述

存在争议。对于多数病例,治疗应首选手术清除病灶和抗生素联合治疗。争议:虽然有报道单用抗生素治疗[79-81]±制动[57],但一些开始没有神经缺损表现的病人即使应用了适当的抗生素仍出现了病情的迅速和不可逆加重[62,60]。出现病情恶化的病人有 86% 都是在一开始单用抗生素治疗者[61]。因此建议,非手术治疗仅适用于下列病人(参考[79]修订[61]):

1. 有手术禁忌证者。

2. 病变侵及椎管节段广泛者。

3. 全瘫超过 3 天者。

在很多病例进行外科治疗的时机并不是在真性脓肿期,且对炎性组织没有进行简单和有效的描述,这增加了对于治疗的争议。

- 手术治疗

目的:确定诊断和致病菌;引流脓液和清除肉芽组织;必要时骨性制动。多数硬脊膜外脓肿位于硬膜囊后方,可行扩大椎板切除到达病灶。对于椎管后方不伴脊椎骨髓炎的硬脊膜外脓肿,单纯椎板切除并应用适当抗生素治疗并不会引起脊柱不稳定[72]。在术中应全面进行抗菌冲洗。通常进行一期缝合。只有肉芽组织而没有脓液时术后不必放置引流。对复发感染,再次手术和术后负压引流可能是必要的[82]。

脊椎骨髓炎病人,特别是椎体骨质破坏明显者,在单纯椎板切除术后有可能出现脊柱不稳定[83]。因此,对于伴有骨髓炎的椎管前方硬脊膜外脓肿(尤其是 Pott 病)应尽可能采用后外侧入路(体弱的病人避免经胸或经腹入路),清除失活骨质后常需融合术,自体骨(肋骨或腓骨)移植可用于 Pott 病,移植骨感染机会很小。对于化脓性骨髓炎,不必禁用金属装置,但是植入物有导致持续感染的风险。

- 特定抗生素

如果致病菌及感染来源不明确,首先考虑金黄色葡萄球菌,经验性抗生素包括:

- 头孢曲松或头孢吡肟(考虑为假单胞菌)。

加上:

- 甲硝唑。

加上:

- 万古霉素:

➤ 可应用至能够排除耐甲氧西林金黄色葡萄球菌(MRSA)时。

➤ 一旦能排除 MRSA,则改用合成青霉素(如萘夫西林或苯唑西林)。

◦ 加或不加用口服利福平。

根据培养结果或感染来源的经验调整抗生素(如吸毒病人的革兰阴性杆菌感染率高)。

- **治疗时间**

硬脊膜外脓肿的治疗应至少持续 6 周。对于复杂感染以及行内固定术有金属植入物的病人,可能需要延长治疗时间。抗生素治疗期间建议至少制动 6 周。

- **结局**

在 $4\%\sim31\%$ 的病人中具有致命风险[84](上限多见于老年病人以及术前已瘫痪的病人[62])。有报道称瘫痪后 36 小时内手术有部分恢复的可能性[66,85],但严重的神经功能缺失极少恢复,即使瘫痪后 6~12 小时内手术亦如此。尾段脊髓瘫痪超过几小时就很少能够恢复(除 Pott 病例外,有 50% 能恢复)。死亡常与原发感染灶或截瘫并发症有关(如肺栓塞)。

21.5.2 脊椎骨髓炎

■ **概述**

> **要 点**
>
> 1. 临床表现和危险因素与脊髓硬膜外脓肿相似(见章节 21.5)。
> 2. 可由放射介入医师行经皮穿刺活检以确诊或除外肿瘤。
> 3. 治疗:大多数病例可以通过长期抗生素治疗而避免手术。
> 4. 手术治疗适用于脊柱不稳定者,偶尔适用于对抗生素严重耐药者。

鉴别诊断见章节 90.7。常合并椎间盘炎,后者通常被称为脊柱椎间盘炎。脊椎骨髓炎与硬脊膜外脓肿有相似之处(见章节 21.5)。

椎体塌陷和脊柱后凸畸形可能会与坏死骨质和椎间盘碎片向后方移位同时存在,导致脊髓或马尾神经受压。

可能出现的并发症:
1. 硬脊膜外脓肿。
2. 硬脊膜下脓肿。
3. 脊膜炎。
4. 脊柱不稳定。
5. 进行性神经功能障碍。
6. 咽部脓肿:仅见于颈椎受累。
7. 纵隔炎:仅见于胸椎受累。

■ **流行病学**

脊椎骨髓炎占全身骨髓炎的 $2\%\sim4\%$[86]。人群中发生率为 1:250 000,

且有上升趋势。男、女之比为 2∶1。发病率随年龄增长而上升,大多数病人
年龄大于 50 岁。腰椎为最常受累部位,其次为胸椎、颈椎和骶骨[87]。胸椎骨
髓炎可进展为积脓。

■ 危险因素

1. 静脉吸毒[88]。

2. 糖尿病:是少见细菌感染甚至真菌感染的易感者。

3. 血液透析:存在诊断困难,因为在不存在感染时即可出现骨髓炎的影
像学改变(见章节 90.7)。

4. 免疫抑制:

(1) AIDS。

(2) 长期应用皮质类固醇激素。

(3) 酗酒。

5. 感染性心内膜炎。

6. 脊柱手术、有创性检查或治疗操作后。

7. 可发生于无明确危险因素的老年人[89]。

■ 临床表现

体征/症状:局部疼痛(90%)、发热(52%,高热寒战少见)、体重下降、椎
旁肌痉挛、神经根痛(50%～93%)或脊髓病变。有时可产生全身症状[白细胞
和(或)ESR 正常],约 17% 的病人存在神经系统症状。在老年病人、颈椎骨髓
炎(相对于胸椎和腰椎)、合并糖尿病或类风湿关节炎的病人以及金黄色葡萄
球菌性脊椎骨髓炎病人中,更容易出现瘫痪[83]。早期神经症状少见,可导致
延误诊断[90]。因为主要发生前部压迫,故感觉障碍较运动障碍和长束征
少见。

■ 发病机制

• 感染源

自发性脊椎骨髓炎的感染源:泌尿道(最常见)、呼吸道、软组织(皮肤疖
疮、静脉吸毒等)、牙周菌群以及脊柱钝挫伤。37% 的病人无明显原发灶[91]。

• 可能的播散途径

主要有三种:动脉性播散、静脉性播散和直接扩散。

1. 血源性:成人血源播散性椎间盘炎通常最先累及骨质,一旦软骨下间
隙被感染,即可向邻近椎间盘以及下一节段的椎体扩散[92]。

(1) 动脉性播散。

(2) 经过硬脊膜外静脉丛(Batson 静脉丛[93])播散。

2. 直接扩散(手术、腰椎穿刺、外伤或局部感染后)。

■ 致病菌

1. 与硬脊膜外脓肿一样,金黄色葡萄球菌为最常见致病菌(超过
50%)。

21

2. 其次是大肠埃希菌。

3. 与某些原发感染灶有关的致病菌[94]：

(1) 静脉吸毒：常见的为铜绿假单胞菌。

(2) 尿路感染：常见的为大肠埃希菌和变形杆菌。

(3) 呼吸道感染：肺炎链球菌。

(4) 酗酒：肺炎克雷伯菌。

(5) 心内膜炎：

1) 急性心内膜炎：金黄色葡萄球菌。

2) 亚急性心内膜炎：链球菌。

4. 结核性脊椎骨髓炎：结核分枝杆菌(见下文)。

5. 少见病原菌还有：诺卡菌(见章节 20.6)。

6. 在非免疫抑制病人(多为高龄或长期使用类固醇激素的病人)中，鸟分枝杆菌复合体(鸟分枝杆菌和胞内分枝杆菌)(MAC)可以产生肺炎，也可产生与结核病类似的脊椎骨髓炎[95]，后者多为 HIV 感染病人中播散疾病的一种。

7. 化脓性感染很少为多重感染(＜2.5％)。

结核性脊椎骨髓炎：也叫结核性脊柱炎、Pott 病，多见于第三世界国家。症状常持续数月，波及多个节段。最常见受累节段为下胸段和上腰段。多累及椎体，少累及椎体后骨质。常见腰肌脓肿(腰大肌附着于 T12～L5 的椎体和椎间盘)。受累椎体可发生硬化。确诊要靠培养出抗酸杆菌或活检组织的革兰染色(可经皮穿刺)。

10％～47％的病人存在神经功能缺失[96]，可能是由于脊髓和神经根的炎症所致。感染本身很少进入椎管[97]，但硬膜外肉芽组织增生或纤维化、脊柱后凸畸形可致脊髓受压[96]。

清创及融合术的作用存在争议，内科治疗或外科治疗都可取得良好效果。外科治疗更适用于有脊髓受压或脓肿、窦道形成[98]。

■ 诊断检查

• 实验室检查

白细胞计数：仅 35％升高(很少超过 $12×10^9/L$)，提示预后较差。

ESR：几乎都升高。通常大于 40 mm/h，平均 85 mm/h。

CRP：较 ESR 敏感，在经过适当治疗后可更快恢复正常[99]。正常值见章节 21.3.1。

• 培养/活检

培养：血(约 50％阳性)、尿和局部化脓性骨质。

穿刺活检培养：可在 CT 或荧光引导下经皮经椎板入路进行。即使血培养阳性也有辅助作用(在 15％的病人中可培养出不同的致病菌[100])，因此应当尽可能地直接选取感染部位进行培养。穿刺培养有效率为 60％～90％。

开放活检更敏感,但致残率也更高。

- **影像学检查**

不同影像学的敏感度、特异性比较如表 21-4。注意:如果在病程中过早行 MRI 或 CT 检查,结果可能为阴性。

表 21-4　不同影像学检查脊椎骨髓炎的精确度[101]

类　型	敏感度	特异性	精确度
X 线平片	82%	57%	73%
骨扫描	90%	78%	86%
镓扫描	92%	100%	93%
骨扫描+镓扫描	90%	100%	94%
MRI	96%	92%	94%

MRI:T_1WI 显示从椎体到椎间隙的低信号,T_2WI 显示受累椎体和椎间隙为高信号[101]。增强:椎体和椎间盘增强,仔细寻找椎旁和硬膜外是否存在占位。

CT:有助于判断骨质受累情况,可以详细了解治疗过程中需要进行内固定的病人的骨质情况。

X 线平片:感染后的 2~8 周有改变,最早的变化是椎体皮层骨质消失、椎间隙变窄。

放射性核素骨扫描:三阶段骨扫描(见章节 13.5.1)具有良好的敏感性和特异性。镓扫描(见章节 13.5.2)的准确性更佳[102]。¹¹¹In 标记的白细胞扫描敏感性低。

- **综合判断**

对怀疑为脊椎骨髓炎的病人(具体见上文):

1. 临床方面:询问有无静脉吸毒、糖尿病、皮肤疥疮病史。

2. 体格检查:除外神经根病和脊髓病,沿脊柱按压寻找压痛点。

3. 诊断检测:

(1)血液检查:白细胞计数、ESR(ESR 正常常与脊椎骨髓炎病情不符)、血培养。

(2)影像学检查:

1)平扫和增强 MRI。

2)MRI 检查禁忌时,可通过 CT 脊髓造影来评价骨结构,同样也能证实椎管内结构受压。当诊断不明且高度怀疑时也可进行骨扫描。

(3)经皮穿刺活检培养:通常由放射医师完成。培养应包括:真菌、需氧和厌氧菌和结核杆菌。

■ 治疗

详见章节 21.5.1。90％的病人可以通过制动及抗生素等保守治疗而避免手术。适合非手术治疗病人的特点如表 21－5 所示。同时还要考虑脊柱受累节段以及病人状况。

表 21－5　自发性化脓性椎间盘炎病人的非手术治疗适应证[94]

致病菌确定
抗生素敏感
单个椎间隙受累，椎体几乎不受累
轻微或无神经功能缺失
轻微或无脊柱不稳定

在高度怀疑脊椎骨髓炎的病人中，在活检之后尽早开始应用抗生素（甚至可以更早）。抗生素治疗的具体内容见章节 21.5.1。

影像学改善可滞后于临床改善和 ESR/CRP。

神经外科手术适应证（注意：需要由普通外科医师进行干预的情况包括积脓症、腰大肌脓肿等）：

1. 恰当的抗生素治疗后病情仍进展。

2. 脊柱不稳定。

3. 硬脊膜外脓肿：见章节 21.5。

4. 药物治疗无效的慢性感染。

对于手术病人：

1. 经皮活检确定致病菌。

2. 抗生素：

（1）静脉滴注抗生素至少 6 周（当抗感染治疗时间小于 4 周时，治疗失败率增加[94]；如果 ESR 仍不正常或受累节段广泛、出现椎旁感染、骨质受累，可延长抗感染治疗时限，如 12 周）[94]。

（2）继续口服 6～8 周[94]。

3. 适当的镇痛治疗。

4. 胸腰骶矫形器（TLSO）：缓解疼痛（患侧运动时产生），减轻受累骨所受的张力，促进愈合。

5. 戴支具复查 X 线来确定支具支撑的稳定性。

6. 随访 8～12 周，戴支具复查 X 线平片，如感染或疼痛得以控制，可考虑停用支具。

• 手术治疗

神经结构减压，去除炎症组织和受累骨质，减轻生理负荷。对于化脓性感染而言，也可以使用器械融合。在 14 例行周围融合的顽固感染的病人当中应用骨形态发生蛋白(rhBMP‐2),并未产生并发症[103]。

21.5.3 椎间盘炎

■ 概述

椎间盘炎是一种少见的原发性髓核感染,始于软骨终板,进而播散至椎间盘和椎体;与脊椎骨髓炎类似,只不过脊椎骨髓炎先累及椎体,再扩散至椎间隙。

发生情况:可发生于一些操作后或自发性。

1. 自发性椎间盘炎:没有进行任何医疗操作,在后面将讨论。

2. 操作相关的椎间盘炎:可以发生在多种操作后;见术后椎间盘炎(见章节21.3.1)。

椎间盘炎和肿瘤(转移性和原发性)的很多影像学特征都相似,但肿瘤很少累及椎间隙,而大多数感染都起自或累及椎间隙(详见章节90.7.2的鉴别要点)。

两种分型:

1. 青少年型:更为常见,<20岁(见下文)。

2. 成年型:常发生于易感人群(糖尿病、静脉吸毒)。

• 青少年型椎间盘炎

发病年龄多在20岁以下,2~3岁为病变高峰期。可能是由于髓核的原始滋养动脉在20~30岁之间退化。腰椎较胸椎或颈椎更为常见。

常见表现:儿童拒走、拒站,甚至拒坐。9岁以上儿童背痛最常见。可有低热,ESR常为正常值的2~3倍,白细胞可增高。嗜血流感杆菌为常见致病菌。

大多数病例9~22周后完全消退,长期随访无复发[96]。有少数用抗生素后无缓解、复发或脊柱不稳定的病例,需手术治疗。

多数学者对有以下情况的病例使用抗生素[96]:

1. 培养阳性(血培养或活检培养)。

2. 血白细胞增高,有全身症状或高热。

3. 休息或制动后仍无好转。

4. 有神经系统后遗症(罕见)。

抗生素应使用4~6周,开始先静脉滴注,症状改善后改为口服。

■ 临床表现

1. 症状:

(1) 疼痛(主要症状):

1) 局限、中到重度的疼痛,脊柱运动后加剧,常局限于病变部位。

2) 向腹部[104]、髋部、下肢、阴囊、腹股沟、会阴等部放射。

3) 神经根症状:出现率50%~93%。

（2）发热和寒战(仅 30%~50% 发热)。

2. 体征：

（1）压痛。

（2）椎旁肌痉挛。

（3）活动受限。

■ 综合检查

• 概述

详见后文。

1. 血液检查：

（1）白细胞计数。

（2）ESR 和 CRP。

（3）血培养。

2. 影像学检查：

（1）MRI(增强或不增强)：可作为诊断参考。

（2）若 MRI 检查不可行或为禁忌，可行 CT 检查或骨扫描。

3. 经皮穿刺活检。

4. 寻找感染源：

（1）全面询问病史，寻找可能的危险因素：皮肤病灶、静脉毒品使用、免疫抑制状态。

（2）超声心动图检查：排除心内膜炎或瓣膜赘生物的可能。

• 影像学检查

有助于鉴别感染和转移性肿瘤的影像学特征：有椎间盘破坏提示感染，而肿瘤通常不会侵犯椎间盘(见章节 90.7.2)。

1. X 线平片：对早期诊断无帮助。平片的改变如下：

（1）最早改变：椎体骨质疏松，椎间隙变窄，临床症状出现后 2~4 周以内或 8 周后都见不到。

（2）临床症状出现后 4~12 周，相邻椎体的骨皮质硬化及椎体相邻部分骨密度增加提示有新骨形成。

（3）相邻椎体上下缘不规则，椎弓根不受累(结核感染除外，可累及椎弓根)。

（4）50% 的病人感染局限于椎间隙，50% 波及邻近椎体。

（5）晚期可发现椎体受侵蚀后椎间隙增宽(空泡样改变)。

（6）病程 6~8 个月，椎体周缘骨质增生可致椎体间骨刺形成。

（7）椎体间可发生自发融合。

2. MRI：能显示受损的椎间盘及椎体，除外椎旁或硬脊膜外脓肿，但对显示骨融合的效果差。MRI 敏感度与放射性核素骨扫描相同。典型表现：T_1WI 椎间盘及其相邻的部分椎体呈低信号；T_2WI 上述结构呈高信号。症状出现 3～5 天后即可有此表现。MRI 还能排除其他术后疼痛原因（硬脊膜外脓肿、复发/残余椎间盘突出等）。

3. CT 和 CT 脊髓造影：也能除外椎旁或硬脊膜外脓肿，可更好地判断骨质融合。鞘内注射水溶性造影剂对比，可以判断椎管内结构情况。

诊断标准：CT 的三个基本改变[106]如下（如三项皆有则可以确诊；只有前两项则诊断特异性为 87％）。

（1）椎体骨板碎裂。

（2）椎旁软组织肿胀，脂肪层消失。

（3）椎旁脓肿。

4. 核医学检查：对椎间盘炎和脊椎骨髓炎极为敏感（敏感度 85％），但 Pott 病 85％阴性。可选择^{99}Tc^{m}（出现临床症状后 7 天内异常）或^{67}Gd（14 天内异常）。扫描阳性表现为相邻的多个椎体骨板病灶强化，可与脊椎骨髓炎只累及一个椎体骨板鉴别。阳性结果对感染不具有特异性，可见于肿瘤、骨折、退行性变。

5. 实验室检查

（1）ESR：免疫功能正常的病人，ESR 平均升高 60 mm/h（虽然 ESR 很少正常，但如正常，则诊断应谨慎）。随诊中 ESR 可判断治疗效果。

（2）CRP：通常与 ESR 相结合进行判断。

（3）白细胞计数：外周血白细胞计数多正常，很少超过 $12×10^9$/L。

（4）结核菌素试验（PPD）：用于除外 Pott 病（见章节 21.5.2），14％的病例阴性[107]。

（5）培养：应该尽量取病变椎间隙组织进行直接培养。可在 CT 或其他影像引导下经皮穿刺（文献报道培养阳性率为 60％，如能获得髓核组织，则阳性率会高于针刺活检）或术中取材培养（注意：没有必要单纯为培养而手术）。所有病人都应行抗酸染色找结核菌。

血培养阳性率约为 50％，对选择抗生素有指导作用。

■ 病原菌

直接培养的结果显示，金黄色葡萄球菌为最常见致病菌，其次为白色葡萄球菌和表皮葡萄球菌（表皮葡萄球菌为术后椎间盘炎最常见致病菌）；也可有革兰阴性菌，包括大肠埃希菌和变形杆菌。肠道细菌引起的术后椎间盘炎可能是肠穿孔后通过前纵韧带裂口感染所致。

铜绿假单胞菌多见于静脉吸毒的病人。

流感嗜血杆菌多见于青少年型椎间盘炎（见下文）。

结核分枝杆菌：也可为结核性脊椎炎（Pott 病）。

■ 治疗

• 概述

预后通常良好，75％的病人只需抗生素＋制动治疗即可。有时需手术。

21

其他治疗见章节 21.3.1。

多数病人开始需严格卧床,然后逐渐开始在佩戴或者不佩戴支具的情况下进行活动。

• **脊柱支撑**

可能不影响最终预后,但可早期缓解疼痛,并可使脊柱更早恢复活动。对于胸部或者上腰部支具可选择背心式支具固定 6～8 周。但实际情况大多数病人会认为佩戴支具会导致不适,且佩戴与否感觉没有太大差异。其他的选择包括髋部人字形石膏固定(对下腰部椎间盘炎固定效果较好)或者束腹型支具(固定效果稍差,但是舒适性和耐受性较好)。

• **抗生素**

现在认为多数病人应该使用抗生素,根据阳性的培养结果选择敏感抗生素。对 40%～50%不能找到明确致病菌的病人,应选用广谱抗生素。血培养阳性能够帮助指导抗生素的使用。

两种可选方案:

1. 静脉滴注抗生素 4～6 周,再口服 4～6 周。

2. 静脉滴注抗生素至 ESR 正常,再改为口服。

• **外科治疗**

约 25%的病人需外科治疗。

1. 手术适应证:

(1) 诊断不明确,尤其是高度怀疑为肿瘤时(可行 CT 导向穿刺活检)。

(2) 需行神经减压,尤其是存在硬脊膜外脓肿或增生肉芽组织的压迫时。上行性麻木、肌力下降或神经源性膀胱提示有马尾症状者。

(3) 需脓肿引流,尤其是有分隔的脓肿,CT 导向经皮穿刺难以治愈者。

(4) 少数情况下,需行不稳定脊柱融合者。活动性感染期,尤其是有些能够自行融合者不宜手术。

2. 入路:

(1) 前方入路:通常用于颈胸椎病变,去除部分或者大部分感染组织。

1) 颈椎:受累区域较局限者可行前路椎间盘切除和椎体融合术,对于受累范围较大者可行后路椎体次全切除术和支撑物移植固定术。

2) 胸椎:可以采用后外侧入路(例如:经椎弓根或经关节突入路)或者经侧方入路(例如:经胸廓入路或经后腹膜入路)。

(2) 后路椎板切除术:

1) 对于腰椎病变有用(病变位于脊髓圆锥水平以下)。

2) 单纯的后路椎板切除术对于颈胸椎和颈椎水平脊髓前方受压是不充分的。

21.5.4 腰肌脓肿

21

■ 概述

1. 腰肌：

(1) 髂腰肌的其中一个头(另外一个头为髂肌)。

(2) 起点：髂骨内表面、骶骨根部以及脊柱的横突、椎体和椎间盘,下至 T12 椎体下缘,上至 L5 椎体上部。止点：股骨小转子。腰肌是主要的髋屈肌。

(3) 30%的人在腰大肌前方还存在腰小肌。

(4) 神经支配：L2~L4 神经根邻近股神经汇合处的分支。

(5) 易被感染。

1) 血供丰富,因此易于血源播散。

2) 邻近可能的感染源：乙状结肠、空肠、阑尾、子宫、主动脉、肾盂、胰腺、髂淋巴结和脊柱。

2. 可原发(无明确的潜在疾病)可继发,相关疾病见表 21-6。

3. 危险因素：静脉吸毒、艾滋病、年龄大于 65 岁、糖尿病、免疫抑制、肾衰竭。

表 21-6 继发性腰肌脓肿的相关疾病[110]

器官系统	疾病
胃肠道	憩室炎,阑尾炎,Crohn 病,结/直肠癌
泌尿生殖系统	尿路感染,癌症
肌肉骨骼感染	脊椎骨髓炎,感染性骶髂炎,败血症性关节炎
其他	心内膜炎,股动脉导管植入,腹主动脉瘤移植物感染,肝细胞性肝癌,宫内放置节育器,外伤,败血症,透析(腹膜透析或长期血液透析)

■ 临床表现

髂腰肌炎症体征包括：

1. 主动：对抗阻力屈髋时疼痛。

2. 被动：病人躺于健侧上,患侧髋部过屈会牵拉腰肌,产生疼痛。

■ 诊断检查

1. 常规感染检查：白细胞计数(常升高)、血培养、尿常规(可见脓尿)。

2. 前后位腹平片：腰肌影通常模糊。

3. CT：敏感性 80%~100%(MRI 并非更佳)[108]。可以在患侧的髂骨翼观察到腰肌的增大。

21

■ 治疗

包括 CT 引导的手术或经皮腰肌脓肿引流。腰肌脓肿的死亡率：原发性约 2.4％,继发性约 19％[109]。

（吴　俊　高法梁）

参考文献

[1] Yogev R. Cerebrospinal Fluid Shunt Infections: A Personal View. Pediatr Infect Dis. 1985; 4:113–118
[2] Ammirati M, Raimondi A. Cerebrospinal Fluid Shunt Infections in Children: A Study of the Relationship between the Etiology of the Hydrocephalus, Age at the Time of Shunt Placement, and Infection. Childs Nerv Syst. 1987; 3:106–109
[3] McLone D, Czyzewski D, Raimondi A, Sommers R. Central Nervous System Infection as a Limiting Factor in the Intelligence of Children with Myelomeningocele. Pediatrics. 1982; 70:338–342
[4] Amacher AL, Wellington J. Infantile Hydrocephalus: Long-Term Results of Surgical Therapy. Childs Brain. 1984; 11:217–229
[5] Sanchez-Portocarrero J, Martin-Rabadan P, Saldana CJ, Perez-Cecilia E. Candida cerebrospinal fluid shunt infection. Report of two new cases and review of the literature. Diagn Microbiol Infect Dis. 1994; 20:33–40
[6] Nguyen MH, Yu VL. Meningitis caused by Candida species: an emerging problem in neurosurgical patients. Clin Infect Dis. 1995; 21:323–327
[7] Geers TA, Gordon SM. Clinical significance of Candida species isolated from cerebrospinal fluid following neurosurgery. Clin Infect Dis. 1999; 28:1139–1147
[8] O'Brien M, Parent A, Davis B. Management of Ventricular Shunt Infections. Childs Brain. 1979; 5:304–309
[9] Wald SL, McLaurin RL. Shunt-Associated Glomerulonephritis. Neurosurgery. 1978; 3:146–150
[10] Section of Pediatric Neurosurgery of the American Association of Neurological Surgeons. Pediatric Neurosurgery. New York 1982
[11] Frame PT, McLaurin RL. Treatment of CSF Shunt Infections with Intrashunt Plus Oral Antibiotic Therapy. J Neurosurg. 1984; 60:354–360
[12] James HE, Walsh JW, Wilson HD, et al. Prospective Randomized Study of Therapy in Cerebrospinal Fluid Shunt Infection. Neurosurgery. 1980; 7:459–463
[13] Steinbok P, Cochrane DD, Kestle JRW. The Significance of Bacteriologically Positive Ventriculoperitoneal Shunt Components in the Absence of Other Signs of Shunt Infection. J Neurosurg. 1996; 84:617–623
[14] van de Beek D, Drake JM, Tunkel AR. Nosocomial bacterial meningitis. N Engl J Med. 2010; 362:146–154
[15] Tumialan LM, Lin F, Gupta SK. Spontaneous bacterial peritonitis causing Serratia marcescens and Proteus mirabilis ventriculoperitoneal shunt infection. Case report. J Neurosurg. 2006; 105:320–324
[16] Vinchon M, Baroncini M, Laurent T, Patrick D. Bowel perforation caused by peritoneal shunt catheters: diagnosis and treatment. Neurosurgery. 2006; 58:ONS76–82; discussion ONS76-82
[17] Gaskill SJ, Marlin AE. Spontaneous bacterial peritonitis in patients with ventriculoperitoneal shunts. Pediatr Neurosurg. 1997; 26:115–119
[18] Rush DS, Walsh JW, Belin RP, Pulito AR. Ventricular Sepsis and Abdominally Related Complications in Children with Cerebrospinal Fluid Shunts. Surgery. 1985; 97:420–427
[19] Bayston R. Epidemiology, diagnosis, treatment,

[20] Salomao JF, Leibinger RD. Abdominal pseudocysts complicating CSF shunting in infants and children. Report of 18 cases. Pediatr Neurosurg. 1999; 31:274–278
[21] Lozier AP, Sciacca RR, Romanoli M, et al. Ventriculostomy-related infection: a critical review of the literature. Neurosurgery. 2002; 51:170–182
[22] Pfausler B, Beer R, Engelhardt K, Kemmler G, Mohsenipour I, Schmutzhard E. Cell index–a new parameter for the early diagnosis of ventriculostomy (external ventricular drainage)-related ventriculitis in patients with intraventricular hemorrhage? Acta Neurochir (Wien). 2004; 146:477–481
[23] Beer R, Lackner P, Pfausler B, Schmutzhard E. Nosocomial ventriculitis and meningitis in neurocritical care patients. J Neurol. 2008; 255:1617–1624
[24] Kim JH, Desai NS, Ricci J, Stieg PE, Rosengart AJ, Hartl R, Fraser JF. Factors contributing to ventriculostomy infection. World Neurosurg. 2012; 77:135–140
[25] Aucoin PJ, Kotilainen HR, Gantz NM, Davidson R, Kellogg P, Stone B. Intracranial pressure monitors. Epidemiologic study of risk factors and infections. Am J Med. 1986; 80:369–376
[26] Mayhall CG, Archer NH, Lamb VA, Spadora AC, Baggett JW, Ward JD, Narayan RK. Ventriculostomy-related infections. A prospective epidemiologic study. N Engl J Med. 1984; 310:553–559
[27] Schade RP, Schinkel J, Roelandse FW, Geskus RB, Visser LG, van Dijk JM, Voormolen JH, Van Pelt H, Kuijper EJ. Lack of value of routine analysis of cerebrospinal fluid for prediction and diagnosis of external drainage-related bacterial meningitis. J Neurosurg. 2006; 104:101–108
[28] Schuhmann MU, Ostrowski KR, Draper EJ, Chu JW, Ham SD, Sood S, McAllister JP. The value of C-reactive protein in the management of shunt infections. J Neurosurg. 2005; 103:223–230
[29] Martinez R, Gaul C, Buchfelder M, Erbguth F, Tschaikowsky K. Serum procalcitonin monitoring for differential diagnosis of ventriculitis in adult intensive care patients. Intensive Care Med. 2002; 28:208–210
[30] Pfisterer W, Muhlbauer M, Czech T, Reinprecht A. Early diagnosis of external ventricular drainage infection: results of a prospective study. J Neurol Neurosurg Psychiatry. 2003; 74:929–932
[31] Hader WJ, Steinbok P. The value of routine cultures of the cerebrospinal fluid in patients with external ventricular drains. Neurosurgery. 2000; 46:1149–53; discussion 1153-5
[32] The management of neurosurgical patients with postoperative bacterial or aseptic meningitis or external ventricular drain-associated ventriculitis. Infection in Neurosurgery Working Party of the British Society for Antimicrobial Chemotherapy. Br J Neurosurg. 2000; 14:7–12
[33] Cook AM, Mieure KD, Owen RD, Pesaturo AB, Hatton J. Intracerebroventricular administration of drugs. Pharmacotherapy. 2009; 29:832–845
[34] Friedman WA, Vries JK. Percutaneous tunnel ventriculostomy. Summary of 100 procedures. J Neu-

rosurg. 1980; 53:662–665

[35] Harrop JS, Sharan AD, Ratliff J, Prasad S, Jabbour P, Evans JJ, Veznedaroglu E, Andrews DW, Maltenfort M, Liebman K, Flomenberg P, Sell B, Baranoski AS, Fonshell C, Reiter D, Rosenwasser RH. Impact of a standardized protocol and antibiotic-impregnated catheters on ventriculostomy infection rates in cerebrovascular patients. Neurosurgery. 2010; 67:187–191; discussion 191

[36] Zabramski JM, Spetzler RF, Sonntag VK. Impact of a standardized protocol and antibiotic-impregnated catheters on ventriculostomy infection rates in cerebrovascular patients. Neurosurgery. 2011; 69. DOI: 10.1227/NEU.0b013e31821756ca

[37] Sonabend AM, Korenfeld Y, Crisman C, Badjatia N, Mayer SA, Connolly ES, Jr. Prevention of ventriculostomy-related infections with prophylactic antibiotics and antibiotic-coated external ventricular drains: a systematic review. Neurosurgery. 2011; 68:996–1005

[38] Zabramski JM, Whiting D, Darouiche RO, Horner TG, Olson J, Robertson C, Hamilton AJ. Efficacy of antimivrobial-impregnated external ventricular drain catheters: a prospective, randomized, controlled trial. J Neurosurg. 2003; 98:725–730

[39] Poon WS, Ng S, Wai S. CSF antibiotic prophylaxis for neurosurgical patients with ventriculostomy: a randomised study. Acta Neurochir Suppl. 1998; 71:146–148

[40] Holloway KL, Barnes T, Choi S, et al. Ventriculostomy Infections: The Effect of Monitoring Duration and Catheter Exchange in 584 Patients. J Neurosurg. 1996; 85:419–424

[41] Wong GK, Poon WS, Wai S, Yu LM, Lyon D, Lam JM. Failure of regular external ventricular drain exchange to reduce cerebrospinal fluid infection: result of a randomised controlled trial. J Neurol Neurosurg Psychiatry. 2002; 73:759–761

[42] Lo CH, Spelman D, Bailey M, Cooper DJ, Rosenfeld JV, Brecknell JE. External ventricular drain infections are independent of drain duration: an argument against elective revision. J Neurosurg. 2007; 106:378–383

[43] Khalil BA, Sarsam Z, Buxton N. External ventricular drains: is there a time limit in children? Childs Nerv Syst. 2005; 21:355–357

[44] Shektman A, Granick MS, Solomon MP, et al. Management of Infected Laminectomy Wounds. Neurosurgery. 1994; 35:307–309

[45] Kurz A, Sessler DI, Lenhardt R. Perioperative Normothermia to Reduce the Incidence of Surgical-Wound Infection and Shorten Hospitalization. N Engl J Med. 1996; 334:1209–1215

[46] Dernbach PD, Gomez H, Hahn J. Primary Closure of Infected Spinal Wounds. Neurosurgery. 1990; 26:707–709

[47] Ebersold MJ. Comment on Shektman A, et al.: Primary Closure of Infected Spinal Wounds. Neurosurgery. 1994; 35

[48] Iversen E, Nielsen VAH, Hansen LG. Prognosis in Postoperative Discitis. A Retrospective Study of 111 Cases. Acta Orthop Scand. 1992; 63:305–309

[49] Fouquet B, Goupille P, Jattiot F, et al. Discitis After Lumbar Disc Surgery. Features of "Aseptic" and "Septic" Forms.. Spine. 1992; 17:356–358

[50] Rawlings CE, Wilkins RH, Gallis HA, et al. Postoperative Intervertebral Disc Space Infection. Neurosurgery. 1983; 13:371–376

[51] Malik GM, McCormick P. Management of Spine and Intervertebral Disc Space Infection. Contemp Neurosurg. 1988; 10:1–6

[52] Thelander U, Larsson S. Quantitation of C-Reactive Protein Levels and Erythrocyte Sedimentation Rate After Spinal Surgery. Spine. 1992; 17:400–404

[53] Boden SD, Davis DO, Dina TS, et al. Postoperative Diskitis: Distinguishing Early MR Imaging Findings from Normal Postoperative Disk Space Changes. Radiology. 1992; 184:765–771

[54] Mirzayan MJ, Gharabaghi A, Samii M, Tatagiba M, Krauss JK, Rosahl SK. Response of C-reactive protein after craniotomy for microsurgery of intracranial tumors. Neurosurgery. 2007; 60:621–5;

discussion 625

[55] Listinsky JL, Wood BP, Ekholm SE. Parietal Osteomyelitis and Epidural Abscess: A Delayed Complication of Fetal Monitoring. Pediatr Radiol. 1986; 16:150–151

[56] Bernard L, Dinh A, Ghout I, Simo D, Zeller V, Issartel B, Le Moing V, Belmatoug N, Lesprit P, Bru JP, Therby A, Bouhour D, Denes E, Debard A, Chirouze C, Fevre K, Dupon M, Aegerter P, Mulleman D. Antibiotic treatment for 6 weeks versus 12 weeks in patients with pyogenic vertebral osteomyelitis: an open-label, non-inferiority, randomised, controlled trial. Lancet. 2015; 385:875–882

[57] Cahill DW. Infections of the Spine. Contemp Neurosurg. 1993; 15:1–8

[58] Baker AS, Ojemann RG, Swartz MN, et al. Spinal Epidural Abscess. N Engl J Med. 1975; 293:463–468

[59] Nussbaum ES, Rigamonti D, Standiford H, et al. Spinal Epidural Abscess: A Report of 40 Cases and Review. Surg Neurol. 1992; 38:225–231

[60] Danner RL, Hartman BJ. Update of Spinal Epidural Abscess: 35 Cases and Review of the Literature. Rev Infect Dis. 1987; 9:265–274

[61] Curry WT, Jr, Hoh BL, Amin-Hanjani S, Eskandar EN. Spinal epidural abscess: clinical presentation, management, and outcome. Surg Neurol. 2005; 63:364–371; discussion 371

[62] Hlavin ML, Kaminski HJ, Ross JS, Ganz E. Spinal Epidural Abscess. A Ten-Year Perspective. Neurosurgery. 1990; 27:177–184

[63] Spiegelmann R, Findler G, Faibel M, et al. Postoperative Spinal Epidural Empyema: Clinical and Computed Tomography Features. Spine. 1991; 16:1146–1149

[64] Browder J, Meyers R. Pyogenic Infections of the Spinal Epidural Space. Surgery. 1941; 10:296–308

[65] Russell NA, Vaughan R, Morley TP. Spinal Epidural Infection. Can J Neurol Sci. 1979; 6:325–328

[66] Heusner AP. Nontuberculous Spinal Epidural Infections. N Engl J Med. 1948; 239:845–854

[67] Koppel BS, Tuchman AJ, Mangiardi JR, et al. Epidural Spinal Infection in Intravenous Drug Abusers. Arch Neurol. 1988; 45:1331–1337

[68] Abdel-Magid RA, Kotb HIM. Spinal Epidural Abscess After Spinal Anesthesia: A Favorable Outcome. Neurosurgery. 1990; 27:310–311

[69] Loarie DJ, Fairley HB. Epidural Abscess Following Spinal Anesthesia. Anesth Analg. 1978; 57:351–353

[70] Strong WE. Epidural Abscess Associated with Epidural Catheterization: A Rare Event? Report of Two Cases with Markedly Delayed Presentation. Anesthesiology. 1991; 74:943–946

[71] Bergman I, Wald ER, Meyer JD, Painter MJ. Epidural Abscess and Vertebral Osteomyelitis following Serial Lumbar Punctures. Pediatrics. 1983; 72:476–480

[72] Rea GL, McGregor JM, Miller CA, Miner ME. Surgical Treatment of the Spontaneous Spinal Epidural Abscess. Surg Neurol. 1992; 37:274–279

[73] Kaufman DM, Kaplan JG, Litman N. Infectious Agents in Spinal Epidural Abscesses. Neurology. 1980; 30:844–850

[74] Wilkins RH, Rengachary SS. Neurosurgery. New York 1985

[75] Post MJD, Sze G, Quencer RM, et al. Gadolinium-Enhanced MR in Spinal Infection. J Comput Assist Tomogr. 1990; 14:721–729

[76] Post MJD, Quencer RM, Montalvo BM, et al. Spinal infection: evaluation with MR imaging and intraoperative ultrasound. Radiology. 1988; 169:765–771

[77] Sandhu FS, Dillon WP. Spinal Epidural Abscess: Evaluation with Contrast-Enhanced MR Imaging. AJNR. 1991; 158:1087–1093

[78] Kirzner H, Oh YK, Lee SH. Intraspinal Air: A CT Finding of Epidural Abscess. AJR. 1988; 151:1217–1218

[79] Leys D, Lesoin F, Viaud C, et al. Decreased Morbidity from Acute Bacterial Spinal Epidural Abscess using Computed Tomography and Nonsurgical

21

Treatment in Selected Patients. Ann Neurol. 1985; 17:350–355

[80] Mampalam TJ, Rosegay H, Andrews BT, Rosenblum ML, Pitts LH. Nonoperative Treatment of Spinal Epidural Infections. J Neurosurg. 1989; 71:208–210

[81] Hanigan WC, Asner NG, Elwood PW. Magnetic Resonance Imaging and the Nonoperative Treatment of Spinal Epidural Abscess. Surg Neurol. 1990; 34:408–413

[82] Garrido E, Rosenwasser RH. Experience with the Suction-Irrigation Technique in the Management of Spinal Epidural Infection. Neurosurgery. 1983; 12:678–679

[83] Eismont FJ, Bohlman HH, Soni PL, Goldberg VM, et al. Pyogenic and Fungal Vertebral Osteomyelitis with Paralysis. J Bone Joint Surg. 1983; 65A:19–29

[84] Pereira CE, Lynch JC. Spinal epidural abscess: an analysis of 24 cases. Surg Neurol. 2005; 63:S26–S29

[85] Curling OD, Gower DJ, McWhorter JM. Changing Concepts in Spinal Epidural Abscess: A Report of 29 Cases. Neurosurgery. 1990; 27:185–192

[86] Schmorl G, Junghanns H. The Human Spine in Health and Disease. New York: Grune & Stratton; 1971

[87] Waldvogel FA, Vasey H. Osteomyelitis: The Past Decade. N Engl J Med. 1980; 303:360–370

[88] Holzman RS, Bishko R. Osteomyelitis in Heroin Addicts. Ann Intern Med. 1971; 75:693–696

[89] Cahill DW, Love LC, Rechtine GR. Pyogenic Osteomyelitis of the Spine in the Elderly. J Neurosurg. 1991; 74:878–886

[90] Burke DR, Brant-Zawadzki MB. CT of Pyogenic Spine Infection. Neuroradiology. 1985; 27:131–137

[91] Sapico FL, Montgomerie JZ. Pyogenic Vertebral Osteomyelitis: Report of Nine Cases and Review of the Literature. Rev Infect Dis. 1979; 1:754–776

[92] Skaf GS, Fehlings MG, Bouclaous CH. Medical and surgical management of pyogenic and nonpyogenic spondylodiscitis: Part I. Contemp Neurosurg. 2004; 26:1–5

[93] Batson OV. The Function of the Vertebral Veins and Their Role in the Spread of Metastases. Ann Surg. 1940; 112

[94] Skaf GS, Fehlings MG, Bouclaous CH. Medical and surgical management of pyogenic and nonpyogenic spondylodiscitis: Part II. Contemp Neurosurg. 2004; 26:1–5

[95] Weiner BK, Love TW, Fraser RD. Mycobacterium avium intracellulare: vertebral osteomyelitis. J Spinal Disord. 1998; 11:89–91

[96] Rothman RH, Simeone FA. The Spine. Philadelphia 1992

[97] Kinnier WSA. In: Tuberculosis of the Skull and Spine. Neurology. London: Edward Arnold; 1940:575–583

[98] Medical Research Council Working Party on Tuberculosis of the Spine. Controlled Trial of Short-Course Regimens of Chemotherapy in the Ambulatory Treatment of Spinal Tuberculosis: Results at Three Years of a Study in Korea. J Bone Joint Surg. 1993; 75B:240–248

[99] Rath SA, Nelf U, Schneider O, et al. Neurosurgical management of thoracic and lumbar vertebral osteomyelitis and discitis in adults: a review of 43 consecutive surgically treated patients. Neurosurgery. 1996; 38:926–933

[100] Patzakis MJ, Rao S, Wilkins J, Moore TM, Harvey PJ. Analysis of 61 cases of vertebral osteomyelitis. Clin Orthop. 1991; 264:178–183

[101] Modic MT, Feiglin DH, Piraino DW, et al. Vertebral Osteomyelitis: Assessment Using MR. Radiology. 1985; 157:157–166

[102] Hadjipavlou AG, Cesani-Vazquez F, Villaneuva-Meyer J, et al. The effectiveness of gallium citrate Ga 67 radionuclide imaging in vertebral osteomyelitis revisited. Am J Orthop. 1998; 27:179–183

[103] Allen RT, Lee YP, Stimson E, Garfin SR. Bone morphogenetic protein-2 (BMP-2) in the treatment of pyogenic vertebral osteomyelitis. Spine. 2007; 32:2996–3006

[104] Sullivan CR, Symmonds RE. Disk Infections and Abdominal Pain. JAMA. 1964; 188:655–658

[105] Kemp HBS, Jackson JW, Jeremiah JD, et al. Pyogenic Infections Occurring Primarily in Intervertebral Discs. J Bone Joint Surg. 1973; 55B:698–714

[106] Kopecky KK, Gilmor RL, Scott JA, et al. Pitfalls of CT in Diagnosis of Discitis. Neuroradiology. 1985; 27:57–66

[107] Lifeso RM, Weaver P, Harder EH. Tuberculous Spondylitis in Adults. J Bone Joint Surg. 1985; 67A:1405–1413

[108] Taiwo B. Psoas abscess: a primer for the internist. South Med J. 2001; 94:2–5

[109] Gruenwald I, Abrahamson J, Cohen O. Psoas abscess: case report and review of the literature. J Urol. 1992; 147:1624–1626

[110] Riyad NYM, Sallam A, Nur A. Pyogenic psoas abscess: Discussion of its Epidemiology, Etiology, Bacteriology, Diagnosis, Treatment and Prognosis - Case Report. Kuwait Medical Journal. 2003; 35:44–47

22 其他非细菌性感染

22.1 病毒性脑炎

神经外科医师所关心的脑炎影像上常有与占位病变类似的表现。某些病例活检有助诊断,有时需做脑积水分流术。本书包括下列情况:

1. 单纯疱疹病毒脑炎:见下文。
2. 多灶性水痘-带状疱疹病毒白质脑炎:见章节 22.1.2。
3. 进行性多病灶性白质脑病(PML):见章节 20.4.1。

22.1.1 单纯疱疹病毒脑炎

■ **概述**

要 点
1. 一种出血性病毒性脑炎,好发于颞叶。 2. 确切的诊断依靠脑组织活检。 3. 最佳治疗:早期静脉注射阿昔洛韦。

单纯疱疹病毒脑炎(HSE)又称多灶性坏死性脑脊髓炎,由单纯疱疹病毒Ⅰ型(HSV)引起;它导致急性、常为出血性(但并不都出现)、坏死性、水肿性脑炎;好发于颞叶、眶额叶和边缘系统。

■ **流行病学**

单纯疱疹病毒脑炎的发病率为每年 1/(75 万~100 万)。男女之间、各种族之间、各年龄段之间(超过 33% 发生在 6 个月到 18 岁的儿童)以及 1 年之中发病率相同[1]。

■ **临床表现**

病人常以意识模糊、定向力障碍起病,几天之内发展到昏迷。成人表现见表 22-1,儿童表现见表 22-2。其他症状还有头痛。

表 22 - 1　成人单纯疱疹病毒脑炎临床症状

症　　状	百　分　比
意识改变	97%
发热	90%
癫痫(常局灶发作)	67%
人格改变	71%
偏瘫	33%

表 22 - 2　儿童单纯疱疹病毒脑炎临床症状(＜10 岁)

易激惹	癫痫
不适	言语困难
定向力障碍	发热
偏瘫	视乳头水肿(小于 2 岁者除外)
精神改变	

■ 诊断

诊断基于病史、脑脊液检查和 MRI。应在病人昏迷之前迅速采取治疗措施,无须等待活检结果。

1. 脑脊液:白细胞增多(主要为单核细胞),红细胞 500~1 000/mm³(注意:3%的病人无脑脊液细胞增多)。随着病程进展,脑脊液蛋白质显著增高。脑脊液中可出现单纯疱疹病毒抗体,但至少需 14 天,因此对早期诊断意义不大。

2. 脑电图:周期性偏侧的癫痫样放电(PLED)(每几秒钟出现三相高电压放电)常源于颞叶。几天之内脑电图会有急剧变化(这在其他类似于单纯疱疹病毒脑炎的疾病中不常见)。

3. CT:水肿主要位于颞叶(如有出血性病灶则预后差)。在一宗病例回顾中,38%的病人初期 CT 显示正常[2](许多是早期 CT 扫描机或是发作 3 天内的 CT 检查)。在初期 CT 上,只有 12%存在明显的出血。

4. MRI:比 CT 敏感[3],水肿在 T_2WI 上显示为高信号,主要位于颞叶,可适当跨过侧裂("侧裂征")[71],如为双侧病变则更提示为单纯疱疹病毒脑炎[2]。应与大脑中动脉梗塞鉴别(病灶也可跨过侧裂),但后者有典型的沿动脉分布特点。第 2 周后才出现增强。

5. 放射性核素锝脑扫描:病灶位于颞叶。

6. 脑活检:可有假阴性[4],详见下文。

22

- **脑活检**

适应证：用于可疑病例。下列情况无须活检：有发热、脑病、脑脊液检查支持、局灶神经功能表现（局灶癫痫、偏瘫、颅神经麻痹），以及如下之一：局灶脑电图、CT、MRI 或放射性核素锝扫描异常。

应在使用阿昔洛韦 48 小时内活检（否则将出现假阴性）。

活检结果：在符合上述标准的 432 例脑活检中，45％有单纯疱疹病毒脑炎，22％可以明确不是单纯疱疹病毒脑炎（如血管疾病、其他病毒感染、脑白质营养不良、细菌感染等）。33％无法诊断[5]。

活检技术：

1. 颞叶前下部为好发部位。

（1）活检选择在临床表现（如局灶癫痫）、脑电图或影像学改变最明显的一侧[6]。

（2）从取样侧颞下回前部取 10 mm×10 mm×5 mm 大小的标本，不能使用电凝（用 11 号刀片切开脑皮质，再电灼非取样侧的软膜表面）。

（3）用有孔的垂体活检钳从第一块标本下面取第二块标本。

2. 分离出病毒是诊断单纯疱疹病毒脑炎病毒最具特异性（100％）和敏感性（96％～97％）的标准。其他表现（准确性欠佳）：血管周袖套样改变、淋巴细胞浸润、出血性坏死、噬神经细胞现象、核内包涵体（50％出现）。

3. 如果有电镜（EM）或免疫荧光组织化学，70％的病例可在活检后 3 小时内得以诊断。

4. 活检组织的处理：

（1）组织学检查时避免标本浸软。

（2）电镜检查标本置于戊二醛中。

（3）永久性保留的组织学标本应置入福尔马林。

（4）留做培养：

1）处理：将标本置入无菌容器中，立即送病毒实验室，如实验室关闭，标本 24 小时内可放入一般冰箱，可无限长时间地置入－70℃的冷藏库（病毒 5 年后仍可存活），不能置入一般的冷藏库（破坏病毒）。

2）培养一般至少需 1 周才可有阳性结果。

3）培养时间需达 3 周才能宣布培养阴性。

治疗

- **一般治疗措施**

综合支持治疗：控制脑水肿所致的颅内压增高，包括抬高床头，给予甘露醇，过度通气（地塞米松尚未证明确切有效）（见章节 56.4）。苯妥英预防癫痫。

- **抗病毒药**

阿昔洛韦为首选药物。

22

阿昔洛韦(Zovirax®)

成人剂量：30 mg/（kg·d），每 8 小时一次，静脉给药，每次不少于 100 ml 液体，1 小时以上滴完（液体负荷过高有害，尤其是存在脑水肿时），用药 14～21 天（已有病例报道只治疗了 10 天，后来脑炎复发）。

儿童剂量：6 个月以上儿童 500 mg/m²，静脉给药，每 8 小时一次，共 10 天。

新生儿剂量：10 mg/kg，静脉给药，每 8 小时一次，共 10 天。

阿糖腺苷(Vira‐A®)

阿昔洛韦治疗 6 个月后死亡率受以下因素影响：
• 年龄(30 岁以下为 6%，30 岁以上为 36%)。
• 治疗初期格拉斯哥(Glasgow)昏迷评分(GCS)(小于 10 分者为 25%，大于 10 分者为 0%)。
• 起病到治疗的时间(4 天之内 0%，4 天之后为 35%)。

22.1.2　多灶性水痘-带状疱疹病毒性脑炎

由水痘-带状疱疹病毒(VZV)引起，是水痘、带状疱疹(HZ)和疱疹后神经痛(见章节 28.4)的病原微生物。水痘-带状疱疹病毒与单纯疱疹病毒属于明显不同的两种疱疹病毒。

在存在皮肤带状疱疹的免疫缺陷病人中，不到 5% 可出现症状性带状疱疹相关性脑炎[7]。尽管已有病例报道起病在皮肤带状疱疹几个月后[8]，但典型起病多在短时间内(平均 9 天)。

临床表现有：意识改变、头痛、畏光、假性脑膜炎。可有局灶神经功能损害，但少见。

最近的研究对于该病毒引起的血管病变有了更加深刻的认识[9]。

MRI 可见多个不连续的圆形或卵圆形病灶，有轻度水肿(T_2WI 清晰)、轻度增强。

与单纯疱疹病毒不同，水痘-带状疱疹病毒在培养中很难分离。脑活检时在灰白交界寻找多个不连续病灶；病灶处的少突胶质细胞、星形胶质细胞、神经元有 Cowdry A 型核内包涵体；直接对水痘-带状疱疹病毒的免疫荧光抗体监测阳性。

有一例静脉应用阿昔洛韦治疗水痘-带状疱疹病毒性脑炎的病例报道[7]。

22.2 克-雅病

22.2.1 概述

要 点

1. 以进行性痴呆、共济失调、肌阵挛为特点的致命性脑病。
2. 常在症状出现后 1 年内死亡。
3. 有三种形式：① 传染性（可能通过朊病毒）；② 常染色体显性遗传性；③ 散发性。
4. 特征性脑电图：双侧尖波（0.5～2/秒）。
5. 病理：不伴炎性反应的脑海绵状改变。

克-雅病（CJD）是四种罕见的人类已知的与传染性海绵状脑病致病物质有关的疾病之一。这种致病物质又称为朊蛋白（蛋白感染颗粒）。它有时被称为"慢蛋白"，不含核酸，它对使一般病毒失活的处理措施有耐受力（表 22 -4）。朊蛋白不引起免疫反应。另外的人类朊蛋白相关疾病包括：库鲁病、Gerstmann-Straussler 综合征和致死性家族性失眠症（在两个家族中有描述[10-12]）。这种与疾病有关的抗蛋白酶蛋白被称为 PrPres 或 PrPSc，它与自然产生的蛋白酶敏感蛋白是同源异构体，后者被称为 PrPsen 或 PrPC。在异常情况下，PrPsen 主要为 α 螺旋结构，在翻译后进行加工修饰变成 PrPres，此时主要为 β 层状结构，并且聚集于神经元，破坏其细胞结构，导致细胞死亡和空泡液化[13]。

克-雅病以三种形式出现：传染性、遗传性、散发性。

22.2.2 流行病学

克-雅病年发病率：（0.5～1.5）/100 万[13]。美国每年超过 200 人死于克-雅病。

22.2.3 获得性朊蛋白疾病

自然感染途径不清楚，毒力较低，不通过呼吸道、肠道、性接触传播。病人配偶（只发现了一对夫妇共同发病）、医师、实验室工作人员发病率并无增加。尚无证据表明经胎盘传播，唯一已知的水平传播为医源性所致（见下文）。库鲁病是通过在新几内亚巴布亚岛东部高原上部落所举行的葬礼上接触和吞食尸体脑组织传播的[14]；这种习俗在 20 世纪 50 年代已基本被摒弃。库鲁病是一种亚急性致死性脑组织变性（库鲁在当地语言为震颤的意思）[15]。

22

大多数非医源性克-雅病发生于50岁以上,30岁以下者少见。潜伏期从几个月到几十年不等。直接接种后症状出现更快(16～28个月),也可以更长[经过角膜接种可长达30年[16],经人体生长激素(hGH)传播可达4～21年]。在其实验室模型中使用更大的致病剂量其潜伏期更短[17]。

22.2.4　遗传性克-雅病

5％～15％的克-雅病发生于常染色体显性遗传,20号染色体淀粉样蛋白基因[18]异常,外显率为0.56[19]。由于家族性克-雅病是常染色体显性遗传,除非直系亲属里有痴呆病史,否则无须抗蛋白酶蛋白基因分析。

22.2.5　散发性克-雅病

在90％的克-雅病病人无法确定传染源或家族来源[18],这些病例考虑为散发性。80％发生于50～70岁的病人[13],散发病例的PrP基因无异常。

22.2.6　新变异型克-雅病

非典型性克-雅病已为人们所认识。1994—1995年,在英国发现10例非常年轻(平均死亡年龄为29岁)的新变异型克-雅病病人[20],他们被认为与1980年的流行性牛海绵状脑病(BSE)存在密切联系。BSE被新闻媒体称为疯牛病。变异型克-雅病病人的脑电图上没有出现典型的克-雅病周期性棘波,临床病程也不典型(明显的精神症状,小脑共济失调,类似于库鲁病)。脑斑为其特征,能使人想到库鲁病的淀粉样斑。变异型克-雅病与克-雅病的比较见表22-3。

表 22-3　变异型克-雅病与克-雅病的比较[13]

特　　　征	变异型克-雅病	克-雅病
平均发病年龄(年)	29	60
平均病程(月)	14	5
最一致、最突出的早期体征	精神异常,感觉系统症状	痴呆,肌阵挛
小脑体征(％)	100	40
脑电图周期性的复合波(％)	0	94
病理改变	弥漫性淀粉样斑	稀疏斑(5％～10％)

22.2.7　医源性传播的克-雅病

只发生于与感染器官、组织、外科器械有直接接触的病人,已经报道的途径包括:角膜移植[21,16],来自克-雅病病人术后用福尔马林和70％的乙醇消毒的脑内电极[22]，做过克-雅病病人手术的神经外科手术室，接受了垂体来源人类生长激素(hGH)的受者[23]（多数病例发生在法国[17]，在美国没有生长激素相关的克-雅病的风险，因为自 1985 年就终止了垂体来源的生长激素的获取，目前使用的生长激素均来自 DNA 重组技术），以及自尸体硬膜移植(Lyodura®)（多数在日本）[17]。环氧乙烷、高压灭菌、福尔马林和电离辐射都不能消除克-雅病的致病物[24-26]。怀疑克-雅病病人的组织或污染物推荐使用表 22-4 内的消毒措施。

表 22-4　克-雅病病人手术室消毒措施[27]

1. 完全有效的措施(推荐使用)： 　(1) 132℃高压蒸汽灭菌 1 小时或 　(2) 室温下在 1 当量的氢氧化钠溶液中浸泡 1 小时
2. 部分有效的措施： 　(1) 121～132℃高压蒸汽灭菌 15～30 分钟，或 　(2) 室温下在 1 N 的氢氧化钠溶液中浸泡 15 分钟，或低浓度氢氧化钠溶液 　　 (0.5 N)中浸泡 1 小时。或 　(3) 次氯化钠(家用漂白粉)不稀释或 1∶10 稀释(0.5%)浸泡 1 小时[28]
3. 无效措施：煮沸、紫外线，电离辐射，环氧乙烷，乙醇，福尔马林，β-丙内酯，清洁剂，四氨基化合物，来苏，碘酒，丙酮，高锰酸钾，常规高压蒸汽灭菌

22.2.8　病理

典型的克-雅病有经典的组织学三联征——神经元丧失、星形细胞增生、神经元和星形细胞胞浆空泡化(棘细胞层水肿状态)，都不伴炎症反应。多位于脑皮质和基底节，但中枢神经系统各部位均可受累。在 5%～10%的病例，这些改变伴随有淀粉斑的沉积。PrPres 免疫染色呈阳性。

22.2.9　临床表现

1/3 的病人开始表现为疲劳、睡眠差、食欲下降。另外 1/3 的病人表现为神经系统症状，包括记忆力丧失、精神错乱或非特征性行为。最后 1/3 的有局灶体征：小脑性共济失调、失语、视力障碍(包括皮质盲)、偏瘫。

典型的病程不可逆：进行性痴呆，常逐周明显恶化，然后快速发展成锥体束体征(肢体肌力下降、强直、病理反射)，晚期出现锥体外系体征(震颤、强直、构音障碍、运动徐缓)和肌阵挛(常由刺激诱发)。散发性克-雅病的临床体征见表 22-5。

核上性凝视麻痹常是晚期偶然发现[19]。早期克-雅病可与 Alzheimer 病类似。10%的病例不存在痴呆或肌阵挛。有明显的脊髓表现者开始可能误诊为肌萎缩性侧索硬化症。

表 22-5　散发性克-雅病的主要临床体征[13]

体　征	频　率(%)
认知障碍*	100
肌阵挛	>80
锥体束体征	>50
小脑体征	>50
锥体外系体征	>50
皮质视功能障碍	>20
眼外肌运动失调	>20
运动神经元功能低下	<20
前庭功能失调	<20
癫痫	<20
感觉功能障碍	<20
自主神经功能障碍	<20

*痴呆,精神,行为异常

　　肌阵挛在终末期消失,随之出现无动性缄默。

22.2.10　诊断

■ 诊断标准

　　在高达25%的病例中不存在完整的"诊断三联征"(痴呆、肌阵挛、周期性脑电图活动)。已公布的诊断标准[29]见表22-6。除克-雅病以外,没有其他

表 22-6　克-雅病的诊断标准*[29]

• 病理证实(明确的海绵状改变)
(1) 临床:需要脑活检(见正文)
(2) 尸检发现

临床标准	精神状况恶化	肌阵挛	1~2 Hz 的周期性脑电波	任何运动失调或周期性脑电活动	病程(月)
临床确诊	+	+	+		<12
临床很可能	+	+	或 +		<18
临床有可能	+			+	<24

*此诊断标准为代谢状态和脑脊液均正常的病人。如果有早期小脑或视觉症状,然后有肌强直,或家族中有人死于得到病理明确诊断的克-雅病,那么将诊断向上升一等级

任何疾病的病人可以完全符合临床诊断克-雅病的标准。除克-雅病外最有可能符合此诊断标准的是 Alzheimer 病（早期阶段尤其难以鉴别）。诊断还包括脑脊液 14-3-3 脑蛋白免疫测定（见下文）。

■ 鉴别诊断

建议行脑脊液检查以排除某些感染性疾病如三期梅毒、亚急性硬化性全脑炎等。还需排除铋中毒、溴化物中毒和锂中毒。肌阵挛在代谢性/中毒性疾病中比在克-雅病中更为明显，癫痫在克-雅病中出现较晚[13]。

■ 诊断性检查

1. 影像学检查：CT、MRI 无特征性发现，检查常为正常，但有必要用来排除其他某些疾病（如单纯疱疹病毒脑炎，近期脑卒中等）。可能发现晚期弥漫性脑萎缩，MRI 在 79% 的病例可显示病灶区（基底节、纹状体）在 T_2 像高信号（回顾性研究）[30]。这一点不特异但有助于鉴别克-雅病与 Alzheimer 病[31]。

2. 血液检查：S-100 蛋白的血清化验既不敏感也非特异[32]，只能作诊断参考。

3. 脑脊液检查：

（1）常规：一般正常，偶尔蛋白增高。

（2）异常蛋白：

1）克-雅病病人的脑脊液中可检测到异常蛋白（130 和 131）[33]，但此检验技术上较困难。

2）蛋白 130/131 就是正常神经元蛋白 14-3-3。一种比较简单的免疫检测此种蛋白的方法已出现，只需化验 50 μl 脑脊液[34]。脑脊液中 14-3-3 蛋白的检测对伴有痴呆的克-雅病病人有 96% 的敏感性和特异性。在其他一些有广泛神经元破坏的疾病可出现假阳性，包括急性脑血管意外、疱疹性脑炎、多发性脑梗死性痴呆、原发性中枢神经系统淋巴瘤，偶可见于 Alzheimer 病（多数 Alzheimer 病病人化验阴性）。此检测需化验脑脊液（不能化验血）。

4. 脑电图：特征性发现有双侧对称性周期性双相或三相同步尖波综合，也就是周期性棘波或假周期性复合尖波（0.5～2/秒）。此特征有 70% 的敏感性和 86% 的特异性[35]。它类似于周期性一侧癫痫样放电（见章节 14.1），但对有害刺激有反应（在家族性克-雅病[19]和英国变异型克-雅病人可能无反应）（见上文）。

5. 单光子放射计算机断层显像扫描：即使脑电图正常，在变异型克-雅病人单光子放射计算机断层显像扫描也可不正常[36]，但阳性发现对变异型克-雅病病人并不特异。

6. 脑活检：见下文。

7. 扁桃体活检：变异型克-雅病病人的淋巴网状系统中可以检出 4 型变

22

异型异常朊病毒(PrPSc)。在腭扁桃体取 1 cm 大小的楔形标本活检就可完成(注意无菌操作)[37]。

■ 脑活检

由于缺乏有效的治疗和潜在的外科医源感染性,所以只有下列情况考虑脑组织活检:确定诊断很重要,或是作为研究的一部分[6],或诊断检查模棱两可且怀疑有其他可治疗的疾病时。

方法:为了防止感染物的烟雾化,建议在开颅时选用手工线锯,并且尽量不要划破硬膜。之后再应用前文中推荐的消毒措施(见表 22 - 4 和参考文献)。来自克-雅病病人的标本应标记清楚,以警示实验室人员。活检组织应置于 15%的饱和石炭酸福尔马林中(10%中性缓冲福尔马林中每分升加入 15 g 石炭酸,溶液底部应有未溶解的石炭酸)[38]。

病理诊断和免疫染色是诊断的金标准。

22.2.11 治疗和预后

假如不能证实有传染性(通过组织而不是脑脊液和脑),则不必采取类似穿隔离衣、戴口罩之类的预防隔离措施[13]。

尚无治疗方法。疾病进展迅速,平均存活期为 5 个月,80%散发性克-雅病病人死于诊断后 1 年[13]。

22.3   中枢神经系统寄生虫感染

22.3.1   概述

很多寄生虫感染都可累及中枢神经系统。免疫抑制(包括 HIV 感染)时易感性升高[39]。中枢神经系统寄生虫感染包括:

1. 囊虫病†:见下文神经系统囊虫病。

2. 弓形虫病†:可能由先天性 TORCH 感染所致,成人常有 AIDS(见章节 20.4 AIDS 的神经系统表现)。弓形虫是一种专性细胞内原生动物,它随处可见,但除免疫抑制病人外它并不致病。

3. 棘球蚴†:见章节 22.3.3。

4. 阿米巴病†:多为福氏耐格里阿米巴(见章节 22.5)。

5. 血吸虫病。

6. 疟疾。

7. 非洲锥虫病。

† 表示很可能需要外科干预的寄生虫感染。

22.3.2 神经系统囊虫病

■ 概述

要 点

1. 颅内形成含猪带绦虫幼虫的包囊。

2. 中枢神经系统最常见的寄生虫感染。

3. 神经系统症状：癫痫或进行性颅高压。

4. 通过吞食寄生虫卵（而非被寄生的猪肉）而感染。

5. 特征性的影像学表现：带偏心点状高密度（幼虫的头节）的低密度囊性变。脑积水常见。

6. 药物治疗：所有病人都需应用激素。在无颅高压表现时开始应用驱虫药物（吡喹酮或阿苯达唑）。

7. 有时候需要进行活检以确诊。对于脊髓、脑室内或蛛网膜下隙囊性变（对药物无效）或者巨大囊性变（>50 mm），在应用激素仍然存在颅高压时需要手术治疗。

神经系统囊虫病是中枢神经系统最常见的寄生虫感染[40]，也是低收入国家中继发性癫痫的最常见病因[41]。由猪囊尾蚴（猪带绦虫的幼虫阶段）感染所引起，特别好发于神经组织。墨西哥、东欧、亚洲、中部和南部美洲和非洲为神经系统囊虫的流行地区。神经系统囊虫（脑组织内形成幼虫包囊）的发病率在某些地区达到4%[42]。潜伏期从数月到数十年，但83%的病例在感染7年内将出现症状。

■ 猪带绦虫的生活史

• 阶段

分三个阶段：幼虫，胚囊（六钩蚴）和成虫。猪带绦虫通过两种途径感染人体：成虫和幼虫。

• 成虫感染（寄生性感染）

成人肠道绦虫感染（绦虫病）由进食未煮熟的受绦虫感染的猪肉（米猪肉）引起，包裹的胚胎在小肠内被释放出来，并在2个月内发育成成虫。成虫头节通过四个吸盘和两排小钩贴附于小肠壁，并在此直接通过自身的表皮细胞吸收肠内营养。人类是成虫的唯一终宿主，人胃肠道是成体节片的唯一寄生地（每一成熟的节片都包涵生殖器官），并在此地无限制地产卵、随粪便排出体外。

• 幼虫感染

当人或动物摄入由节片产生的能生育的卵，成为幼虫的中间宿主时就会发生囊虫病。吞食活性虫卵的最常见途径包括：

1. 摄入被含有虫卵或孕节的人粪便污染的食物(通常是蔬菜)和水(这也是猪发病的感染途径)。

2. 在缺乏良好卫生条件下,携带成虫的自体粪-口传播。

3. 孕节通过反向蠕动由肠道进入胃,导致自体感染(未经证实的假说)。

在人或猪的十二指肠,卵的外壳消失,发育成幼虫,穿过小肠壁,进入淋巴循环或体循环到达如下器官:

1. 脑:据估计囊虫病病人 60%～92%有脑囊虫。从吞食虫卵到出现症状性神经系统囊虫病的潜伏期为 2～5 年[43]。

2. 骨骼肌。

3. 眼睛:免疫豁免区,类似于脑。

4. 皮下组织。

5. 心脏。

在中间宿主组织内,胚胎约 2 个月形成(非成熟)囊壁,4 个月成熟为幼虫。幼虫囊壁通常很快被宿主免疫系统去除。许多幼虫在 5～7 年内自然死亡,或被杀虫药物与囊壁产生的炎性反应所杀死(颗粒结节期),有时发生钙化(结节钙化期)。在猪体内,幼虫在肌肉中处于休眠状态,"等待"被人吞食后重复其生活史。

■ 神经系统囊虫病的类型

脊髓和周围神经系统极少受累。

巨大包囊的定义:直径大于 50 mm[44]。

脑囊虫发病的两种类型[45]:

1. 纤维型脑囊虫:为一规则的圆形或卵圆形薄壁囊,大小为 3～20 mm,多位于脑实质或狭窄的蛛网膜下隙。囊内含有头节,常静止,在活动期仅产生轻微的炎症反应。

2. 串珠状脑囊虫:较大(4～12 cm),生长迅速,在基底池的蛛网膜下隙产生葡萄样串珠状改变,引起严重的炎症反应。囊内无幼虫。这些囊通常在 2～5 年内退变,囊壁增厚,囊内容物转变为一种白色的胶状物,发生钙沉积,同时囊皱缩。

脑囊虫的部位通常分为四类:

1. 位于脑膜:神经系统囊虫病 27%～56%位于脑膜。囊肿附着或漂浮于:

(1) 腹外侧蛛网膜下隙:常为纤维型脑囊虫,产生脑膜炎症状。

(2) 基底池蛛网膜下隙:常为串珠状脑囊虫,产生蛛网膜炎和纤维化,导致慢性脑膜炎,并有脑脊液糖分过少。可引起第四脑室侧孔和中央孔梗阻,由此进一步导致脑积水或基底池内陷,从而引起脑神经病(包括视觉障碍),死亡率非常高。

2. 位于脑实质:可见于 30%～63%的病人,50%的病例有局灶型或全身型癫痫(有的报道高达92%)。

3. 位于脑室：见于12%～18%的病人，可能通过脉络丛进入脑室，有蒂与脑室相连或游离于脑室内。可导致脑脊液循环梗阻、间歇性颅高压脑积水(Brun综合征)。可有邻近室管膜增强(室管膜炎)。

4. 混合性：见于23%的病例。

■ 临床表现

表现：癫痫、颅高压体征(36%的中枢神经系统囊虫病病人表现为颅内压增高的体征[46])、囊肿所造成的局灶神经功能缺损、精神状态的改变等都是常见的临床表现[46]。颅高压可能为脑积水或巨大包囊所致。症状也可以由免疫反应产生(囊虫性脑炎)。基底池蛛网膜炎可致脑神经麻痹，有时可摸到皮下结节。

■ 诊断

• 概况

诊断通常由影像学和血清学检测决定。

• 实验室检查

周围血嗜酸性粒细胞可能轻微增高，但并不总是升高，因此不可靠。

脑脊液可正常，12%～60%的病人脑脊液中可见嗜酸性粒细胞，提示寄生虫感染。蛋白可升高。

粪便：不到33%的病例粪便中能发现猪带绦虫卵。

• 血清学检查

大多数研究中心都用针对糖蛋白抗原的酶联免疫电转印记法(EIBT)进行检测，其特异性接近100%，敏感性约98%[47]。但在孤立包囊的病例中敏感性较低(70%)[48]。可以检测血清或脑脊液。EIBT明显优于ELISA，ELISA中认为血清和脑脊液囊虫抗体滴度分别为1∶64和1∶8时则有显著意义，而血清中抗体滴度超过阈值时则需要一种更具敏感性的检测方法，脑脊液中抗体滴度超过阈值更具特异性。在没有脑膜炎的病人中假阴性率高。

• 影像学检查

软组织的X线片可显示皮下结节、大腿和肩关节肌肉内的钙化灶。

头部X线片在13%～15%的神经系统囊虫病病例可见钙化，可单发或多发，圆形或类圆形。

1. CT：已经报道的CT表现如下(经修正[45,49])。

(1)大小不一的环形增强，说明有活的囊虫。只要幼虫存活，病灶周围就会有炎症反应(水肿)。特征性的发现为：小的低密度囊肿(小于2.5 cm)，带有偏心的斑点状高密度灶，可能为头节。

(2)低密度环形增强可视为活的囊虫与钙化残余的中间期，而钙化残余为肉芽肿形成的中间期。炎症反应的结果导致水肿，位于基底池蛛网膜下隙的囊虫炎症反应导致基底池蛛网膜炎。病变常环形增强。

（3）脑实质内斑点状钙化（肉芽肿），偶有但多数情况下没有周围强化，可视为寄生虫已死亡。

（4）脑积水：脑室内囊虫有时在平扫 CT 上[50]与脑脊液等密度，可能需要 CT 增强脑室造影[51]或 MRI 才能显示病灶。

2. MRI：早期表现为非增强囊性结构，T_1WI 上含偏心高信号区（头节），无炎症反应。病变可位于脑实质、脑室或蛛网膜下隙。在寄生虫演变晚期包囊塌陷，早期的水肿逐渐消退。

■ 治疗

• 概述

结合应用下列方法：

1. 驱虫药物：抗寄生虫和（或）杀胞囊药物。

2. 抗癫痫药：治疗癫痫，有时药物治疗无效。

3. 类固醇激素（见下文）。

4. 手术：

（1）适合手术切除的病变。

（2）脑室脑脊液分流。

• 类固醇激素

所有病人都应使用皮质类固醇激素。可暂时缓解症状，有助于降低抗蠕虫药治疗初期的脑水肿。如果可行，在抗蠕虫药物治疗之前 2～3 天开始使用（如：地塞米松 8 mg，每 8 小时一次[44]）在第 3 天减量至 4 mg，每 8 小时一次，在第 6 天换为泼尼松 0.4 mg/(kg·d)，分 3 次应用。在停用抗蠕虫药物后类固醇激素逐渐减量。在颅高压病人中，症状缓解之后开始应用抗蠕虫药物（通常激素给药 3 次后）。即便应用类固醇激素，所有杀胞囊药物在用于治疗眼部或脊髓囊虫时也可导致不可逆的损伤。

• 抗癫痫药

癫痫发作通常对某一种抗癫痫药敏感。不过，病人终身都有出现癫痫发作的风险。复发癫痫的危险因素：脑内钙化灶、复合癫痫、脑内多囊病变[52]。

• 驱虫药物

因为很多病灶可以自行缓解，并且使用驱虫药物有显著的并发症，因此驱虫药物的使用还具有争议[53]。

吡喹酮（Biltricide®）是一种驱虫药物，具有抗各种已知血吸虫的作用。已经公布了多种治疗方案：

• 50 mg/(kg·d)，分 3 次应用（儿童剂量相同），共用 15 天（由于类固醇激素可以降低一半的血清浓度[54]，因此在使用激素时建议加大剂量至 100 mg/(kg·d)[44]）；能明显地缓解症状，CT 显示能减少囊虫的数目[40]。

• 10～100 mg/(kg·d)×3～21 天。

• 单日高剂量疗法：25～30 mg/kg，每 2 小时一次×3 次。

22

- 对于肠道寄生：单次口服 5～10 mg/kg。

阿苯达唑(Zentel®)15 mg/(kg • d)，分 2～3 次应用，进食多油食物后服用以利吸收(儿童剂量相同)，可给药 3 个月[55,56]，如影像学提示好转可尽早停药[44]。其杀寄生虫作用强于吡喹酮，且副作用较少。

灭绦灵(Niclocide®或其他)可口服给药以治疗胃肠道成虫。用法：1 g(2片)口服，1 小时内重复给药(共 2 g)。

脑室内病变：对于脑室内囊虫的药物治疗尚无共识[44,46,57]。

• 手术治疗

有时需外科干预确定诊断，有些病例尤其是某些深部病灶比较适合立体定向活检。

尽管有可能因炎性肉芽肿碎片而堵塞分流管，但症状性脑积水仍有必要行脑脊液分流[58]。

脊髓[42]和脑室内囊虫对药物治疗反应差，适合于外科治疗。脑室内囊虫有时可用立体定向技术和(或)内镜治疗[51]，然后采用分流和驱虫药物可能就能满足治疗需求[57]。对于巨大包囊导致的颅高压对类固醇激素无效时也需要手术治疗[44]。由于存在复发可能，故在手术全切包囊之后仍需应用驱虫药物[44]。

■ 随访

每 6 个月行 CT 或 MRI 检查，直到病变消失或钙化[44]。

■ 囊虫接触者

单次剂量的灭绦灵和阿苯达唑即可以治愈绦虫病，因此对囊虫病人和与之有接触者都应做绦虫筛查[59]。与绦虫有密切接触者应询问其病史和囊虫血清学检查结果，若提示有囊虫病，就需要做神经系统查体以及 CT、MRI检查。

22.3.3　包虫病

■ 概述

包虫病又称为棘球蚴病，在流行地区(乌拉圭、澳大利亚、新西兰等)由狗绦虫棘球蚴虫颗粒感染引起。狗是成虫的主要终宿主，幼虫的中间宿主为绵羊和人。虫卵随狗粪便排出，污染绵羊所吃的牧草。摄入羊体内后，囊胚孵化，寄生虫穿过十二指肠壁，循血源性途径到达多个脏器(肝、肺、心、骨、脑)。狗摄入这些脏器后，寄生虫进入小肠，并在此处寄生。

人的感染途径包括进食被虫卵污染的食物，或直接与感染的狗接触致病。仅 3% 的病例存在中枢神经系统受累。所致脑囊肿主要位于白质。原发性包囊常为单发，继发性包囊(来自心脏包虫破裂或脑包虫医源性破裂所产生的栓子)常为多发。CT 扫描包虫密度与脑脊液相近，不增强(如有炎症反应，也可有边缘增强)，周边轻度水肿。包囊内含有能发育的寄生虫颗粒，称之为"棘球蚴沙",其内的液体每毫升约含 40 万个头节。包囊缓慢增大(约每年长 1 cm,速度也可有变化,儿童包囊生长较快),直到体积相当大,出现颅内压增高、癫痫、局灶神经功能缺失的临床症状才发病。病人常有嗜酸性粒细胞增多,可有阳性的包虫血清学检查结果。

■ **治疗**

治疗方法为手术完整切除,切除时尽量避免包囊破裂,否则头节将会污染邻近组织,导致多个包囊复发或过敏反应。可辅助应用药物治疗:阿苯达唑(Zentel®)400 mg 口服,每天 2 次[儿童剂量:15 mg/(kg·d)]×28 天,进食多油食物后服用,必要时重复[56]。

建议应用 Dowling 手术[60]:

1. 固定病人头位,以便在手术床呈床头抬高 30°时使病人的颅内包囊指向正上方。

2. 钻孔开颅时必须十分小心,避免包囊破裂或撕破硬膜。

3. 不要用电凝,使用低功率双极(避免包囊破裂)。

4. 沿骨窗四周剪开硬膜,因为中心处硬膜可能与包囊存在粘连。

5. 保持包囊表面湿润以防破裂。

6. 小心切开包囊表面的薄层皮质,用冲水和棉条进行分离。皮质切开大小为包囊直径的 3/4 即可,但不宜再小。

7. 在包囊和脑组织之间插入一根软胶导管,用生理盐水轻轻冲洗,同时将手术床缓慢降低 45°,术者用手指轻扶邻近的脑组织。

8. 继续用盐水冲洗,直到使整个包囊漂浮在盐水中。

9. 如果在手术过程中包囊破裂,立即用吸引器将包囊内容物吸除,然后切除囊壁并用盐水冲洗创面 5 分钟。更换手术器械和手套。可用经 10% 福尔马林浸泡的棉条覆盖创面,但存在争议[61]。

22.4   中枢神经系统真菌感染

22.4.1   概述

大多数只需要内科治疗而无须手术。常表现为慢性脑膜炎或脑脓肿。常见形式包括:

1. 隐球菌病:见下文。

(1)隐球菌性脑膜炎。

(2)隐球菌瘤(黏性假囊肿):罕见。

2. 念珠菌病:是最常见的中枢神经系统真菌感染,但在尸检之前很难确诊。健康个体中罕见。大部分为白念珠菌。

(1)念珠菌脑膜炎(见章节 20.1.6):是最常见的中枢神经系统感染(见章

节 20.1.6)。

（2）脑实质感染：念珠菌脑脓肿罕见。

（3）脑室分流置管术后：几乎所有的脑室腹腔分流术后真菌感染都是由念珠菌引起的[62]（见章节 21.1.4）。

3. 曲霉菌病：可能与器官移植病人的脑脓肿有关（见章节 20.2.6）。

4. 球孢子菌病：由二相性真菌粗球孢子菌引起。流行区域包括美国西南部、墨西哥和中美洲。常以脑膜炎出现，很少报道有脑实质病灶[63]。

5. 毛霉菌病（藻菌病）：常发生于糖尿病人（见章节 32.6.7）。

22.4.2 中枢神经系统的隐球菌感染

■ 概述

在活体病人中，中枢神经系统隐球菌感染比其他真菌病更常诊断，可发生于健康人或免疫功能受损的病人。在 HIV 感染中，新型隐球菌是一种典型致病菌。

1. 隐球菌瘤（黏性假囊肿）：这种实质性病变几乎只在 AIDS 病人中出现。明显少于隐球菌性脑膜炎。病灶或脑膜无强化，常位于基底节区（通过小穿支血管播散），直径常为 3～10 mm。

2. 隐球菌性脑膜炎（见章节 22.4.2）：

（1）AIDS病人中有 4％～6％患此病[64]。典型症状：发热、不适感和头痛[65]。脑膜体征（颈强直、畏光等）见于约 25％的病人。脑病症状（嗜睡、精神改变等）少见，通常来自颅高压。

（2）也可发生于非 AIDS 的病人：变种隐球菌可感染免疫正常个体的脑组织[66]。

（3）可出现颅内压增高（CT/MRI 显示有或无脑积水）、视敏度下降和（或）脑神经障碍。影像学上可以见到血管周围间隙的扩张；在 MRI 上信号与脑脊液类似，但在 FLAIR 像上信号略高。

（4）对于不伴可证实感染的晚期恶化，可先用地塞米松 4 mg，每 6 小时一次，然后改用泼尼松 25 mg 口服，每天 1 次[67]。

■ 诊断

• 腰椎穿刺

进行侧卧位测压[68]。隐球菌脑膜炎或脑膜脑炎时脑脊液隐球菌抗原滴度升高。腰椎穿刺压力通常升高，最多可有 75％的病人高于 20 cmH$_2$O。

脑脊液：中枢神经系统受累时血清隐球菌抗原几乎都升高[68]。

■ 处理

2009 年关于 HIV 感染青少年/成人中枢神经系统隐球菌感染的 CDC 指南[68]：

1. 抗真菌药物：推荐的初始标准治疗[68]为脱氧胆酸两性霉素 B

22

（Amphocin®）0.7 mg/kg 静脉滴注，每天 1 次，加上氟康唑（一种口服三唑类药物）100 mg/kg 分 4 次口服，每天 1 次。

2. 对临床上存在颅高压体征（意识障碍、视物模糊、视乳头水肿、下肢阵挛等）的病人，应腰椎穿刺测压。

3. 伴或不伴脑积水时颅高压（腰椎穿刺压力大于 25 cmH$_2$O）的处理，无证据表明皮质醇、乙酰唑胺和甘露醇有效[69]：

（1）每天腰椎穿刺：足量引流脑脊液，将颅压降低 50%（通常 20～30 ml）[70]。

（2）当连续数日压力正常后可停止腰椎穿刺。

（3）腰椎穿刺引流：偶尔在腰椎穿刺压力过高（大于 40 cmH$_2$O）需要频繁腰椎穿刺或无法控制症状时需要置管引流[69]。

（4）脑脊液分流：如果无法耐受每天腰椎穿刺或颅高压的体征和症状未缓解，可考虑分流术（无出现分流术后感染远端播散或者是产生新的感染灶的报道[71]）。方法：

1）腰椎穿刺腹腔分流。

2）脑室腹腔或脑室心房分流[72,73]。

4. 如果肾功能正常，抗真菌治疗应超过 2 周（多数免疫功能正常的病人在治疗 6 周后治疗成功[69]）。

5. 药物治疗 2 周后，腰椎穿刺查找脑脊液中的致病微生物。如治疗 2 周后脑脊液培养阳性，则提示将来可能复发、预后更差。

6. 治疗失败：定义为在包括控制颅高压在内的治疗 2 周后仍然缺乏临床改善，或在最初起效之后再次复发，表现为脑脊液培养阳性和（或）脑脊液隐球菌滴度升高。

处理方法：

（1）尚无最佳的处理措施。

（2）换用其他抗真菌药（如氟胞嘧啶）或加大氟康唑剂量。

7. 维持治疗（二级预防）：完成 10 周治疗的 HIV 感染病人应当继续服用氟康唑 200 mg，每天 1 次，直到出现免疫重建，否则应当终身治疗[68]。

8. 对于完成整个疗程治疗后仍然无症状且 CD4$^+$ 细胞计数持续升高（大于 6 个月）至超过 200/μl 的病人，其复发的风险较低。某些专家建议，在停止维持治疗之前，应行腰椎穿刺以证实脑脊液培养结果和抗原检测为阴性。

22.5　中枢神经系统阿米巴感染

22.5.1　概述

福氏耐格里阿米巴：是已知能导致人体中枢神经系统感染的唯一——种阿

米巴原虫,可导致原发性阿米巴脑膜脑炎(PAM)——弥漫性脑炎,伴出血性坏死和化脓性脑膜炎,可累及脑和脊髓。PAM 少见(2002 年美国仅报道 95 例,2004 年全世界范围内约 200 例)。通常在暴露感染后 5 天内发病,一般是通过在温暖的淡水中潜水而被感染。阿米巴通过侵蚀鼻腔黏膜进入中枢神经系统。

相关的脑水肿可导致颅高压,最终发生脑疝。大约 95% 的病人通常在 1 周内出现致命病情。

脑脊液:混浊,常为血性,白细胞升高,蛋白升高,糖正常或降低。革兰染色阴性(无细菌或真菌)。湿法涂片可以发现活的滋养体(易与白细胞混淆)。

22.5.2 治疗

首选药物:两性霉素 B[脂溶剂型(Abelcet®)可以达到高于其他剂型的最小抑菌浓度]。咪康唑可有协同作用。

外科手术干预:在出现颅高压表现时应考虑行脑室穿刺引流术。在一名幸存者中,联合应用了脑脓肿手术引流和 6 周的两性霉素 B、利福平和氯霉素等药物治疗。

(吴　俊　高法梁)

参考文献

[1] Wilkins RH, Rengachary SS. Neurosurgery. New York 1985

[2] Neils EW, Lukin R, Tomsick TA, Tew JM. Magnetic Resonance Imaging and Computerized Tomography Scanning of Herpes Simplex Encephalitis. J Neurosurg. 1987; 67:592–594

[3] Schroth G, Gawehn J, Thron A, et al. The Early Diagnosis of Herpes Simplex Encephalitis by MRI. Neurology. 1987; 37:179–183

[4] Whitley RJ, Soong S-J, Dolin R, et al. Adenosine Arabinoside Therapy of Biopsy-Proved Herpes Simplex Encephalitis: National Institute of Allergy and Infectious Diseases Collaborative Antiviral Study. N Engl J Med. 1977; 297:289–294

[5] Whitley RJ, Cobbs CG, Alford CA, et al. Diseases that Mimic Herpes Simplex Encephalitis: Diagnosis, Presentation, and Outcome. JAMA. 1989; 262:234–239

[6] Schlitt MJ, Morawetz RB, Bonnin JM, Zeiger HE, Whitley RJ. Brain Biopsy for Encephalitis. Clin Neurosurg. 1986; 33:591–602

[7] Carmack MA, Twiss J, Enzmann DR, et al. Multifocal Leukoencephalitis Caused by Varicella-Zoster Virus in a Child with Leukemia: Successful Treatment with Acyclovir. Pediatr Infect Dis J. 1993; 12:402–406

[8] Horten B, Price RW, Jimenez D. Multifocal Varicella-Zoster Virus Leukoencephalitis Temporally Remote from Herpes Zoster. Ann Neurol. 1981; 9:251–266

[9] Gilden D, Cohrs RJ, Mahalingam R, Nagel MA. Varicella zoster virus vasculopathies: diverse clinical manifestations, laboratory features, pathogenesis, and treatment. Lancet neurology. 2009; 8. DOI: 10.1 016/s1474-4422(09)70134-6

[10] Medori R, Montagna P, Tritschler HJ, et al. Fatal Familial Insomnia: A Second Kindred with Mutation of Prion Protein Gene at Codon 178. Neurology. 1992; 42:669–670

[11] Medori R, Tritschler HJ, LeBlanc A, et al. Fatal Familial Insomnia, a Prion Disease with a Mutation at Codon 178 of the Prion Protein Gene. N Engl J Med. 1992; 326:444–449

[12] Manetto V, Medori R, Cortelli P, et al. Fatal familial insomnia: Clinical and pathologic study of five new cases. Neurology. 1992; 42:312–319

[13] Johnson RT, Gibbs CJ. Creutzfeldt-Jakob Disease and Related Transmissible Spongiform Encephalopathies. N Engl J Med. 1998; 339:1994–2004

[14] Gajdusek DC. Unconventional Viruses and the Origin and Disappearance of Kuru. Science. 1977; 197:943–960

[15] Klitzman R. The Trembling Mountain. A Personal Account of Kuru, Cannibals, and Mad Cow Disease. New York: Plenum Trade; 1998

[16] Heckmann JG, Lang CJG, Petruch F, et al. Transmission of Creutzfeldt-Jakob Disease via a Corneal Transplant. J Neurol Neurosurg Psychiatry. 1997; 63:388–390

[17] Brown P, Preece M, Brandel J-P, et al. Iatrogenic Creutzfeldt-Jakob Disease at the Millennium. Neurology. 2000; 55:1075–1081

[18] Hsiao K, Prusiner SB. Inherited Human Prion Diseases. Neurology. 1990; 40:1820–1827

[19] Bertoni JM, Brown P, Goldfarb LG, Rubenstein R, Gajdusek DC. Familial Creutzfeldt-Jakob Disease (Codon 200 Mutation) With Supranuclear Palsy. JAMA. 1992; 268:2413–2411

[20] Will RG, Zeidler JW, Cousens SN, et al. A new variant of Creutzfeldt-Jakob disease in the UK. Lancet. 1996; 347:921–925

[21] Duffy P, Wolf J, Collins G, et al. Possible Person to

22

Person Transmission of Creutzfeldt-Jakob Disease. N Engl J Med. 1974; 290:692–693

[22] Bernoulli C, Siegfried J, Baumgartner G, et al. Danger of Accidental Person-To-Person Transmission of Creutzfeldt-Jakob Disease by Surgery. Lancet. 1977; 1:478–479

[23] Fradkin JE, Schonberger LB, Mills JL, et al. Creutzfeldt-Jakob Disease in Pituitary Growth Hormone Recipients in the United States. JAMA. 1991; 265:880–884

[24] Centers for Disease Control (Morbidity and Mortality Weekly Report). Rapidly Progressive Dementia in a Patient Who Received a Cadaveric Dura Mater Graft. JAMA. 1987; 257:1036–1037

[25] Thadani V, Penar PL, Partington J, et al. Creutzfeldt-Jakob disease probably acquired from a cadaveric dura mater graft. J Neurosurg. 1988; 69:766–769

[26] Centers for Disease Control. Creutzfeldt-Jakob Disease in a Second Patient Who Received a Cadaveric Dura Mater Graft. MMWR. 1989; 39:37–43

[27] Rosenberg RN, White CL, Brown P, et al. Precautions in Handling Tissues, Fluids and Other Contaminated Materials from Patients with Documented or Suspected Creutzfeldt-Jakob Disease. Ann Neurol. 1986; 12:75–77

[28] Brown P, Gibbs CJ, Amyx JL, et al. Chemical disinfection of Creutzfeldt-Jakob virus. N Engl J Med. 1982; 306:1279–1282

[29] Brown P, Cathala F, Castaigne P, Gajdusek DC. Creutzfeldt-Jakob Disease: Clinical Analysis of a Consecutive Series of 230 Neuropathologically Verified Cases. Ann Neurol. 1986; 20:597–602

[30] Finkenstaedt M, Szudra A, Zerr I, et al. MR Imaging of Creutzfeldt-Jakob Disease. Radiology. 1996; 199:793–798

[31] Gertz H-J, Henkes H, Cervos-Navarro J. Creutzfeldt-Jakob Disease: Correlation of MRI and Neuropathologic Findings. Neurology. 1988; 38:1481–1482

[32] Otto M, Wiltfang J, Schutz E, et al. Diagnosis of Creutzfeldt-Jakob Disease by Measurement of S100 Protein in Serum: Prospective Case-Control Study. Br Med J. 1998; 316:577–582

[33] Harrington MG, Merril CR, Asher DM, Gajdusek DC. Abnormal Proteins in the Cerebrospinal Fluid of Patients with Creutzfeldt-Jakob Disease. N Engl J Med. 1986; 315:279–283

[34] Hsich G, Kenney K, Gibbs CJ, et al. The 14-3-3 Brain Protein in Cerebrospinal Fluid as a Marker for Transmissible Spongiform Encephalopathies. N Engl J Med. 1996; 335:924–930

[35] Steinhoff BJ, Räcker S, Herrendorf G, et al. Accuracy and Reliability of Periodic Sharp Wave Complexes in Creutzfeldt-Jakob Disease. Arch Neurol. 1996; 53:162–166

[36] de Silva R, Patterson J, Hadley D, et al. Single photon emission computed tomography in the identification of new variant Creutzfeldt-Jakob disease: Case reports. Br Med J. 1998; 316:593–594

[37] Hill AF, Butterworth RJ, Joiner S, et al. Investigation of Variant Creutzfeldt-Jakob Disease and Other Human Prion Diseases with Tonsil Biopsy Samples. Lancet. 1999; 353:183–189

[38] Brumbach RA. Routine Use of Phenolized Formalin in Fixation of Autopsy Brain Tissue to Reduce Risk of Inadvertent Transmission of Creutzfeldt-Jakob Disease. N Engl J Med. 1988; 319

[39] Walker M, Kublin JG, Zunt JR. Parasitic central nervous system infections in immunocompromised hosts: malaria, microsporidiosis, leishmaniasis, and African trypanosomiasis. Clin Infect Dis. 2006; 42:115–125

[40] Sotelo J, Escobedo F, , et al. Therapy of parenchymal brain cysticercosis with praziquantel. N Engl J Med. 1984; 310:1001–1007

[41] Garcia HH, Gonzales AE, Evans CAW, Gilman RH, The Cysticercosis Working Group in Peru. Taenia solium cysticersosis. Lancet. 2003; 362:547–556

[42] Sotelo J, Guerrero V, Rubio F. Neurocysticercosis: A new classification based on active and inactive forms. Arch Intern Med. 1985; 145:442–445

[43] Garcia HH, Del Brutto OH, for The Cysticercosis Working Group in Peru. Neurocysticercosis:

updated concepts about an old disease. Lancet Neurology. 2005; 4:653–661

[44] Proano JV, Madrazo I, Avelar F, Lopez-Felix B, Diaz G, Grijalva I. Medical treatment for neurocysticercosis characterized by giant subarachnoid cysts. N Engl J Med. 2001; 345:879–885

[45] Leblanc R, Knowles KF, Melanson D, MacLean JD, et al. Neurocysticercosis: Surgical and Medical Management with Praziquantel. Neurosurgery. 1986; 18:419–427

[46] Colli BO, Carlotti CG, Machado HR, Assirati JA. Treatment of Patients with Intraventricular Cysticercosis. Contemp Neurosurg. 1999; 21:1–7

[47] Wilson M, Bryan RT, Fried JA, et al. Clinical Evaluation of the Cysticercosis Enzyme-Linked Immunoelectrotransfer Blot in Patients with Neurocysticercosis. J Infect Dis. 1991; 164:1007–1009

[48] Prabhakaran V, Rajshekhar V, Murrell KD, Oommen A. Taenia solium metacestode glycoproteins as diagnostic antigens for solitary cysticercus granuloma in Indian patients. Trans R Soc Trop Med Hyg. 2004; 98:478–484

[49] Enzman DR. In: Cysticercosis. Imaging of Infections and Inflammations of the Central Nervous System: Computed Tomography, Ultrasound, and Nuclear Magnetic Resonance. New York: Raven Press; 1984:103–122

[50] Madrazo I, Renteria JAG, Paredes G, Olhagaray B. Diagnosis of Intraventricular and Cisternal Cysticercosis by Computerized Tomography with Positive Intraventricular Contrast Medium. J Neurosurg. 1981; 55:947–951

[51] Apuzzo MLJ, Dobkin WR, Zee C-S, Chan JC, et al. Surgical Considerations in Treatment of Intraventricular Cysticercosis: An Analysis of 45 Cases. J Neurosurg. 1984; 60:400–407

[52] Del Brutto OH. Prognostic factors for seizure recurrence after withdrawal of antiepileptic drugs in patients with neurocysticercosis. Neurology. 1994; 44:1706–1709

[53] Abba K, Ramaratnam S, Ranganathan LN. Anthelmintics for people with neurocysticercosis. Cochrane Database Syst Rev. 2010. DOI: 10.1002/14651 858.CD000215.pub3

[54] Jung H, Hurtado M, Sanchez M, Medina MT, Sotelo J. Plasma and CSF levels of albendazole and praziquantel in patients with neurocysticercosis. Clin Neuropharmacol. 1990; 13:559–564

[55] Sotelo J, Penagos P, Escobedo F, Del Brutto OH. Short Course of Albendazole Therapy for Neurocysticercosis. Arch Neurol. 1988; 45:1130–1133

[56] Drugs for Parasitic Infections. Med Letter. 1995; 37:99–108

[57] Bandres JC, White AC, Jr, Samo T, Murphy EC, Harris RL. Extraparenchymal neurocysticercosis: report of five cases and review of management. Clin Infect Dis. 1992; 15:799–811

[58] McCormick GF, Zee C-S, Heiden J. Cysticercosis Cerebri. Arch Neurol. 1982; 39:534–539

[59] Centers for Disease Control. Locally acquired neurocysticercosis. MMWR. 1992; 41:1–4

[60] Carrea R, Dowling E, Guevara JA. Surgical Treatment of Hydatid Cysts of the Central Nervous System in the Pediatric Age (Dowling's Technique). Childs Brain. 1975; 1:4–21

[61] Youmans JR. Neurological Surgery. Philadelphia 1990

[62] Sanchez-Portocarrero J, Martin-Rabadan P, Saldana CJ, Perez-Cecilia E. Candida cerebrospinal fluid shunt infection. Report of two new cases and review of the literature. Diagn Microbiol Infect Dis. 1994; 20:33–40

[63] Mendel E, Milefchik EN, Ahmadi J, Gruen P. Coccidioidomycotic Brain Abscess: Case Report. J Neurosurg. 1994; 80:140–142

[64] Chuck SL, Sande MA. Infections with cryptococcus neoformans in the acquired immunodeficiency syndrome. N Engl J Med. 1989; 321:794–799

[65] Aberg JA, Powderly WG, Dolin R, Masur H, Saag MS. In: Cryptococcosis. AIDS Therapy. New York: Churcill Livingstone; 2002:498–510

[66] Lan S, Chang W, Lu C, Lui C, Chang H. Cerebral infarction in chronic meningitis: a comparison of tuberculous meningitis and cryptococcal meningitis. Q J Med. 2001; 94:247–253

[67] Lane M, McBride J, Archer J. Steroid responsive late deterioration in Cryptococcus neoformans variety gattii meningitis. Neurology. 2004; 63:713–714

[68] Kaplan JE, Benson C, Holmes KH, Brooks JT, Pau A, Masur H, Centers for Disease Control, Prevention, National Institutes of Health. Guidelines for prevention and treatment of opportunistic infections in HIV-infected adults and adolescents. MMWR Recomm Rep. 2009; 58:1–207; quiz CE1-4

[69] Saag MS, Graybill RJ, Larsen RA, Pappas PG, Perfect JR, et al. Practice guidelines for the management of crytpococcal disease. Clin Infect Dis. 2000; 30:710–718

[70] Fessler RD, Sobel J, Guyot L, Crane L, Vazquez J, Szuba MJ, Diaz FG. Management of elevated intracranial pressure in patients with Cryptococcal meningitis. J Acquir Immune Defic Syndr Hum Retrovirol. 1998; 17:137–142

[71] Park MK, Hospenthal DR, Bennett JE. Treatment of hydrocephalus secondary to cryptococcal meningitis by use of shunting. Clin Infect Dis. 1999; 28:629–633

[72] Bach MC, Tally PW, Godofsky EW. Use of cerebrospinal fluid shunts in patients having acquired immunodeficiency syndrome with cryptococcal meningitis and uncontrollable intracranial hypertension. J Neurosurg. 1997; 41:1280–1283

[73] Liliang PC, Liang CL, Chang WN, Lu K, Lu CH. Use of ventriculoperitoneal shunts to treat uncontrollable intracranial hypertension in patients who have cryptococcal meningitis without hydrocephalus. Clin Infect Dis. 2002; 34:E64–E68

22

Part VII
脑积水和脑脊液

VII

23 脑脊液

23.1 概述

脑脊液(CSF)包围脑和脊髓,能吸收对中枢神经系统的震荡。它还能起到类似淋巴系统的免疫作用[1]。脑脊液在蛛网膜下隙中循环。正常脑脊液为无色透明液体,密度为 1.007,pH 值为 7.33～7.35。

23.2 脑脊液的产生

23.2.1 部位

80%的脑脊液由双侧侧脑室和第四脑室的脉络丛产生(其中双侧侧脑室所产生的脑脊液占此部分的 95%),其余主要在间质间隙内产生[2],也有少部分脑脊液由脑室的室管膜产生。椎管内脑脊液主要在神经根袖套部的硬脊膜处产生。表 23-1 显示了脑脊液的产生、容积和压力。

表 23-1 正常脑脊液的产生、容积和压力

项　　目	儿　　童		成　　人
	新生儿	1～10 岁	
总量(ml)	5		150(50%颅内,50%椎管)
产生速度	25 ml/d		0.3～0.35 ml/min(450～750 ml/d)
压力*(cmH₂O)	9～12	平均:10 正常:<15	成人:7～15(>18 为异常) 青年:<18～20

*侧卧位腰椎穿刺测压

23.2.2 产生速度

成人脑脊液产生速度为 0.3 ml/min(表 23-1),约 450 ml/24 h,这就是说脑脊液一天约更换 3 次。脑脊液产生速度与颅内压无关[3](少数情况下颅内压增高致使脑血流减少时除外[4])。

23

23.3 脑脊液的吸收

脑脊液主要靠突入硬脑膜静脉窦的蛛网膜绒毛吸收,其他吸收部位包括脉络丛和淋巴系统。吸收的速度与颅内压有关[5]。

23.4 脑脊液的成分

23.4.1 细胞成分

正常成人脑脊液:淋巴细胞或单核细胞 $0 \sim 5/mm^3$,无多形核白细胞(PMNS)或红细胞。没有红细胞时,白细胞 $5 \sim 10/mm^3$ 为可疑, $>10/mm^3$ 则为异常。

23.4.2 非细胞成分

见表 23-2。

表 23-2　脑脊液中的溶质[6,7] (CEA、AFP、hCH 等见章节 34.7.2)

成　分	单　位	脑脊液	血　浆	脑脊液:血浆
渗透压	mOsm/L	295	295	1.0
水含量		99%	93%	
钠	mEq/L	138	138	1.0
钾	mEq/L	2.8	4.5	0.6
氯	mEq/L	119	102	1.2
钙	mEq/L	2.1	4.8	0.4
PCO_2	mmHg	47	41#	1.1
pH		7.33	7.41	
PO_2	mmHg	43	104#	0.4
糖	mg/dl	60	90	0.67
乳酸	mEq/L	1.6	1.0#	1.6
丙酮酸	mEq/L	0.08	0.11#	0.73
乳酸:丙酮酸		26	17.6#	
总蛋白*	mg/dl	35	7 000	0.005

续　表

成　分	单　位	脑脊液	血　浆	脑脊液：血浆
白蛋白	mg/L	155	36 600	0.004
IgG	mg/L	12.3	9 870	0.001

＃ 动脉血血浆
＊注意：脑室中脑脊液蛋白含量低于腰椎蛛网膜下隙的脑脊液蛋白含量
数据来自表 6 - 1"神经系统疾病的脑脊液变化"（Robert A. Fishman, M.D., 1980，
W.B. Saunders Co., Philadelphia, PA,授权使用）

23.4.3　部位差异

脑室内脑脊液的成分与腰椎蛛网膜下隙的脑脊液略有差异，前者是脑脊液产生的主要部位。

23.4.4　年龄差异

见表 23 - 3。

表 23 - 3　脑脊液随年龄变化

年龄组	白细胞 (/mm³)	红细胞 (/mm³)	蛋白 (mg/dl)	糖 (mg/dl)	糖的比例 (脑脊液：血浆)
新生儿					
早产	10	多	150	20～65	0.5～1.6
足月	7～8	中等	80	30～120	0.4～2.5
婴幼儿					
1～12 个月	5～6	0	15～80		
1～2 岁	2～3		15		
＜5 岁儿童	2～3	0	20		
5～15 岁	2～3	0	25		
青春期和成人	3	0	30	40～80	0.5
老年人	5	0	40＊		

＊成年人脑脊液蛋白参考值每年约增加 1 mg/dl

23.5　脑脊液漏（颅脑）

要　点

1. 外伤后出现耳漏或鼻漏，以及脑膜炎反复发生时应怀疑。

2. 治疗策略：① 确定漏出液是脑脊液；② 判断漏出部位；③ 确定发病机制。

3. 大多数临床检查不可靠，包括"脑脊液聚集征"、"圆环征"以及漏出液的糖定量。

4. 最准确的检查是 β_2 转铁蛋白。

5. CT 脑池造影是确定漏出部位的首选检查。

23.5.1　概述

外伤后有鼻漏或耳漏者，反复发作性脑膜炎病人，应怀疑有脑脊液漏。

23.5.2　可发生脑脊液漏的途径

1. 乳突气房(尤其是颅后窝手术后，如听神经瘤术后)。

2. 蝶窦气房(尤其是经蝶手术后)。

3. 筛板/筛骨顶(颅前窝底)。

4. 额窦气房。

5. 蛛网膜下隙疝入空蝶鞍再突入蝶窦。

6. 沿颈内动脉路径。

7. Rosenmüller 凹：位于海绵窦下方，磨掉前床突可暴露此凹，可以显露眼动脉瘤。

8. 颅咽管外侧的临时开口处。

9. 手术或创伤造成的皮肤伤口。

10. 岩骨嵴或内听道：发生于颞骨骨折或听神经瘤术后。包括：

(1) 鼻漏：中耳→咽鼓管→鼻咽。

(2) 耳漏：鼓膜穿孔→外耳道。

23.5.3　外伤性和非外伤性脑脊液漏的发病机制

不同病理情况下的脑脊液改变成人值见表 23 - 4。

■ 描述

两种主要类型(不再使用不明确的"自发性脑脊液漏")[8]：

1. 外伤性(或外伤后)：包括急性和延迟性。

(1) 手术后(医源性)：包括经蝶手术后及颅底手术后。

(2) 外伤后(更常见)：占 67%～77%。

2. 非外伤性：

(1) 高颅压。

表23-4 不同病理情况下的脑脊液改变(成人值)

状态	开放压(cmH_2O)	外观	细胞数(/mm³)	蛋白(mg%)	与血清糖的比例	其他
正常	7~18	无色透明	多形核白细胞 0、红细胞 0、单核细胞 0~5	15~45	50	
急性化脓性脑膜炎	常升高	混浊	很少达 20 000（白细胞主要为单核细胞）	100~1 000	<20	早期或治疗后几乎无细胞
病毒性脑炎或脑膜炎	正常	正常	白细胞很少达 350（主要为单核细胞）	40~100	正常	早期有多形核白细胞
吉兰-巴雷综合征	正常	正常	正常	50~1 000	正常	蛋白增加，常为 IgG
脊髓灰质炎	正常	正常	50~250（单核细胞）	40~100	正常	早期有多形核白细胞
结核性脑膜炎†	常升高	乳黄、静止时有纤维蛋白凝块	50~500（淋巴细胞或单核细胞）	60~700	20~40	抗酸杆菌培养（+）、抗酸染色（+）
真菌性脑膜炎	常升高	乳白色	30~300（单核细胞）	100~700	<30	隐球菌可见墨汁染色（+）
阿米巴脑膜脑炎	常升高	浑浊、可为血性	白细胞升高（400~26 000），红细胞升高	升高	<30	草兰染色阴性湿涂片可见活动滋养体（见章节 22.5）
脑脊膜周围感染	形成梗阻则升高	正常	白细胞正常或升高（0~800）	升高	正常	如硬脊膜外脓肿
损伤性穿刺‡	正常	血性：上清液无色	红细胞：白细胞比例与周围血相近	轻度升高	正常	按脑脊液留取顺序，管内红细胞逐渐下降，不变黄
SAH‡	升高	血性：上清液淡黄色	早期：红细胞增加，后期：白细胞增加	50~400 100~800	正常或下降	2 周后红细胞消失、淡黄色可持续数周
多发性硬化§	正常	正常	5~50（单核细胞）	正常~800	正常	γ球蛋白常增加（少克隆）

† 结核性脑膜炎 当发生上述综合改变时，几乎可确诊。脑脊液沉渣涂片 20%~30% 可发现抗酸杆菌
‡ 穿刺损伤与 SAH 的鉴别也可见章节 97.3.4
§ 多发性硬化脑脊液的更多描述见章节 10.4.4

1) 脑积水。

2) 肿瘤。

(2) 正常颅压：

1) 先天性缺陷。

2) 感染或坏死性疾病导致的骨侵蚀。

3) 局部萎缩（嗅沟或鞍区）。

▇ 外伤性脑脊液漏

占所有头外伤病人的 2％～3％,60％发生在伤后数日内,95％在伤后 3 个月内[9]。70％的外伤性脑脊液漏的病人在 1 周内漏液自行停止,其余多在 6 个月内停止。非外伤性脑脊液漏者仅有 33％可自行停止。成人、儿童之比为 10∶1,<2 岁者罕见。在儿童中闭合性颅脑损伤后出现脑脊液漏的比例低于 1％[10]。外伤性脑脊液漏常伴有嗅觉丧失（78％）,而自发性脑脊液漏罕见[11]。多数脑脊液耳漏(80％～85％)在 5～10 天内停止。

一组 101 例颅脑穿透伤中,8.9％有脑脊液漏,其感染率明显高于没有脑脊液漏者(50％∶4.6％)[12]。文献报道颅底手术高达 30％并发脑脊液漏[13]。

▇ 非外伤性脑脊液漏

• 概述

非外伤性脑脊液漏主要发生于 30 岁以上成人。常发病隐匿,可被误认为是过敏性鼻炎。与外伤性脑脊液漏不同,自发性脑脊液漏常为间歇性,嗅觉通常保留,气颅少见[14]。

有时与下列情况相关[15]：

1. 颅前窝底（筛骨板）或颅中窝底发育不全。

2. 空蝶鞍综合征：原发性或经蝶手术后(见章节 49.2)。

3. 颅内压增高和(或)脑积水。

4. 副鼻窦感染。

5. 肿瘤：包括垂体腺瘤(见章节 45.2.1)、脑膜瘤。

6. 永久残存的颅咽管[16]。

7. 脑动静脉畸形[14]。

8. 先天性畸形：多数与骨裂开有关。

(1) 蹬骨脚裂开,可使脑脊液通过咽鼓管形成鼻漏[14]。

(2) 卵圆孔下方骨裂开。

• 自发性颅后窝脑脊液漏

1. 儿童：通常有脑膜炎或听力丧失表现。

(1) 保留迷路功能(听力、平衡)：常表现为脑膜炎,漏道有 3 个。

1) 面神经管：可漏至中耳。

2) 岩乳管：沿着供应乳突气房黏膜的动脉走行。

3) Hyrtl 裂(即鼓室脑膜裂)：连接颅后窝与鼓室下部。

(2) 迷路异常(听力丧失):为 Mundini 发育异常的几种类型之一,常表现为圆形迷路/耳蜗,而使脑脊液通过圆窗或卵圆窗渗入听道。

2. 成人:常有传导性耳聋,伴脑脊液严重渗漏、脑膜炎(常继发于中耳炎)或脑脓肿。多经颅中窝发生脑脊液漏。这可能是由于蛛网膜颗粒进入气窦所致。

23.6 脑脊液漏(脊柱)

常表现为体位性头痛伴颈强直和颈部触痛[17]。

23.7 继发于脑脊液漏的脑膜炎

外伤性脑脊液漏继发脑膜炎的发病率:5%~10%,漏持续 7 天以上发病率上升。自发性脑脊液漏继发脑膜炎的发病率更高。术后脑脊液漏继发脑膜炎的危险性高于外伤性脑脊液漏,这是由于外伤后多有颅内压增高(使脑脊液向外流出)。

脑膜炎可促进漏口部位的炎性改变而使脑脊液漏停止。这会造成一个错误的感觉,觉得病情得到了好转而实际上只是暂时缓解了症状。

肺炎球菌性脑膜炎最常见(83%[18]),其死亡率比没有脑脊液漏的肺炎球菌性脑膜炎的死亡率低(分别为 10%以下和 50%),原因可能是后者多发生于年老体弱的病人。儿童预后较差[9]。

23.8 评估

23.8.1 确定鼻漏或耳漏是否为脑脊液漏

1. 下列特点支持脑脊液:
(1) 漏液像水一样清亮(感染或混有血液除外)。
(2) 漏液没有导致鼻内或外表皮脱落。
(3) 病人描述鼻漏液有咸味。

2. 确定性的检查:
(1) β_2 转铁蛋白:脑脊液中含有,而泪液、唾液、鼻腔分泌物和血清中没有(新生儿和肝病病人除外)[19,20]。其他只是在眼的玻璃体液中含有 β_2 转铁蛋白。可用蛋白电泳检测,取 0.5 ml 漏液放入消毒容器,用干冰包裹,送有条件的实验室检查,敏感性和特异性很高。

(2) 收集漏液行葡萄糖定量检查(即使在鼻腔分泌物中,用尿糖检测条检测仍可阳性),收集后马上检测,以减少酵解。正常脑脊液含糖>30 mg/100 ml(脑膜炎时常降低),而泪水和黏液通常含糖<5 mg/100 ml。阴性基本

可排除脑脊液(脑脊液糖分过少的病人除外),但假阳性率为 45%~75%[21]。

(3)圆环征:怀疑脑脊液漏而漏液又被血染,将漏液滴在亚麻布(床单或枕套)上,可见一圆形血迹,其周围有更大范围的无色湿痕,则提示为脑脊液(所谓的双圆征或晕圈征),这是一种陈旧且不可靠的征象。

(4)脑脊液聚集征:在特定头位时出现脑脊液涌出,多在卧床后第一次坐起时出现,可能是聚集在鼻窦中的脑脊液流出的表现,不可靠[22]。

3.影像学检查 CT 或 X 线平片显示颅内积气:约 20%的脑脊液漏病人表现为气颅[23]。

4.脑池造影:鞘内注射放射性核素后拍闪烁图,或注射造影剂后行 CT 扫描(见下文)。

5.约 5%的脑脊液漏伴有嗅觉丧失。

6.颅底手术后(尤其是侵及岩浅大神经者)可有假性脑脊液鼻漏,这可能是由于手术侧鼻黏膜自主性调节障碍引起分泌过多所致[13]。常伴有同侧鼻塞、同侧无泪,偶有面色潮红。

■ 确定漏口部位

90%的情况下,不需要用水溶性造影剂 CT 脑池造影(WS - CTC)确定漏口(见下文)。

1.CT:可发现气颅、骨折、颅底缺陷、脑积水和引起阻塞的肿瘤,包括从颅前窝到蝶鞍的薄层冠状位扫描。

(1)非增强(可选):以显示骨窗结构。

(2)增强:漏口邻近的脑实质有异常增强(可能是由于炎症所致)。

2.水溶性造影剂 CT 脑池造影(首选):见下文。

3.颅骨 X 线平片(阳性率仅 21%)。

4.MRI:可帮助确定漏出位置,与 CT 相比能更好地除外颅后窝占位、空蝶鞍。T_2 FSE 序列和脂肪抑制以及脑脊液电影技术可观察脑脊液流动(敏感性和特异性分别为 0.87 和 0.57)[24]。

5.较老的检查(已不使用):

(1)放射性核素脑池造影(RNC):现在使用较少。定位不佳。一些需要使用的放射性药物已经不再可行。

(2)鞘内染色分析:用靛胭脂或荧光素鞘内染色,有些有意义(见章节93.2),很少或没有并发症(※亚甲蓝有神经毒性而不能使用,见章节 93.2)。

• 水溶性造影剂 CT 脑池造影

适应证:

1.CT 平扫(含冠状位扫描)未发现漏口。

2.病人临床上存在脑脊液漏(没有活动性脑脊液漏的病人只有部分能发现漏口)。

3.发现多处骨缺损时,为了确定哪一处有活动性脑脊液漏。

4. CT 平扫发现骨缺损而其邻近脑组织没有相应的强化。

技术[25]：将碘海醇（iohexol）6～7 ml（见章节 12.4.1，浓度为 190～220 mg/ml）通过 22 号腰椎穿刺针注入腰部蛛网膜下隙（或 C1～C2 穿刺注入 5 ml）。病人以 Trendelenburg 卧位头低脚高 70°颈部轻度俯曲 3 分钟，做 CT 时保持俯卧位，头过伸，冠状位扫描层厚 5 mm，重叠 3 mm（必要时 1.5 mm 扫一层）。有时需诱发脑脊液漏时扫描[冠状位扫描时俯卧位（额部仰起）或以能使脑脊液漏出的体位，鞘内注入生理盐水（需用 Harvard 泵）[26]]。

观察鼻窦内有无造影剂。CT 显示明显的骨连续性中断而没有造影剂外渗，说明其可能不是漏口（骨连续性中断为 CT 部分容积效应所致的伪影）。

23.9 脑脊液漏的治疗

23.9.1 初始治疗

外伤后急性期只需观察，多数病人漏可自行停止。

预防性应用抗生素：有争议。应用或不用抗生素，其脑膜炎发病率无差异[27]，而且用抗生素后可能导致耐药菌群的产生[9]，所以应避免使用。

23.9.2 外伤后或术后持续性脑脊液漏的治疗

■ 非手术治疗

1. 降颅压：
(1) 卧床休息：尽管卧床可改善症状，但没有别的益处[28]。
(2) 避免紧张（软化粪便），避免打喷嚏。
(3) 应用乙酰唑胺（250 mg，口服，每天 4 次）减少脑脊液分泌。
(4) 适当限制液体摄入（注意经蝶手术后的尿崩症，见章节 5.3.2）：成人，1 500 ml/d；儿童每天维持量的 75%。
2. 对持续性漏（注意：应用 CT 或 MRI 先排除梗阻性脑积水）：
(1) 腰椎穿刺：1～2 次/天（使颅内压降至接近大气压或出现头痛为止）。
(2) 持续腰椎穿刺引流（CLD）：经皮置管。床头抬高 10°～15°，引流管高度平肩（若仍漏则调低位置）。每次引流 15～20 ml，闭管 1 小时后再打开。最好在 ICU 监护，若病人出现病情加重，立即停止引流，将病人放平（或轻度 Trendelenburg 位），吸 100%氧气，做急诊头颅 CT 或拍床头 X 线平片（以除外因空气进入而形成张力性气颅）。
3. 外科治疗（见下文）。

■ 外科治疗

• 概述

若术前未确定漏口位置，约有 30%会术后复发，5%～15%会在漏停止前发生感染[26]。

- **手术指征**

1. 外伤性脑脊液漏持续超过 2 周,保守治疗无效。

2. 自发性脑脊液漏和外伤性/手术后延迟性漏:因其复发率高而需手术治疗。

3. 并发脑膜炎者。

- **经筛骨板/筛骨顶部漏**

1. 硬膜外入路:耳鼻喉科医师喜欢此入路[29]。如果采用额部开颅,则采取硬膜内入路,因为从颅前窝底分离硬膜时较困难,此处硬膜常被撕破,从而很难确定硬膜破口就是漏口还是医源性损伤。术中荧光染色剂鞘内注射可帮助确定漏口(注意:荧光染色剂必须稀释,以防引起癫痫。见章节 93.2)。

2. 硬膜下入路:是常用的方法[30]。若术前没有确定漏口,则用双额骨瓣。

大致方法:

使用脂肪、肌肉、软骨或者骨质修补骨缺损。

使用阔筋膜、颞肌筋膜或骨膜修补硬膜缺损,纤维蛋白胶可用于固定组织。如果术前及术中均不能确定漏口位置,则将筛板和筛窦都加以填塞(在鞍结节位置切开硬膜,磨除骨质到达筛窦,切除黏膜,使用脂肪填塞)。

术后:术后腰椎穿刺引流有争议。有人认为一定的脑脊液压力有助于使漏口封闭物变得更牢固[31]。如果引流,则引流管高度应平肩,放置 3～5 天(注意事项见上文)。

如果颅内压升高或有脑积水,则应考虑分流术(腰大池-腹腔分流术或脑室-腹腔分流术)。

- **蝶窦漏(包括经蝶手术后漏)**

1. 当颅内压＞150 mmH$_2$O 或脑脊液有黄变时行腰椎穿刺,2 次/天,或持续腰椎穿刺引流。

(1) 漏持续 3 天以上:用脂肪、肌肉、软骨和(或)阔筋膜重新包裹蝶窦和翼状隐窝(单纯包裹不行,还必须重建鞍底)。有人反对用肌肉包裹,因为肌肉易收缩和腐烂。术后应持续腰椎穿刺或持续腰椎穿刺引流 3～5 天,如上所述。

(2) 漏超过 5 天:腰椎腹腔分流(先除外梗阻性脑积水)。

2. 更复杂的手术入路:颅内(硬膜内)入路至颅中窝的内侧。

3. 可考虑局部麻醉下经鼻蝶鞍注入纤维蛋白胶[32]。

- **经岩骨**

可表现为耳漏或鼻漏(经咽鼓管),见于:

1. 颅后窝手术后:治疗见章节 41.1.7。

2. 乳突骨折后：可行手术修复[14]。

3. 镫骨足板裂开：可能需要对中耳和咽鼓管进行封闭手术[14]。

23.10 低颅压(自发性)

可能为自发性(见下文)，外伤后(包括医源性，如腰椎穿刺后)。本节主要叙述自发性低颅压(SIH)。

> **要 点**
>
> 1. 体位性头痛(卧位时头痛改善)。
> 2. 主要靠临床诊断，腰椎穿刺可辅助诊断。
> 3. 典型的影像学表现：脑下垂，硬脑膜增厚，静脉充盈，垂体充血，硬膜下积液。
> 4. 排除合并硬脑膜穿刺史、贯穿脊柱创伤、脊柱手术或操作等。
> 5. 硬膜外自体血充填法可缓解绝大多数病人的症状。

■ **流行病学**

发生率约为 5 : 100 000，患病率 1 : 50 000[33,34]。在女性病人中更为多见[33-36]，平均年龄 40 岁[34,35]。

■ **临床表现**

自发性低颅压的特征性症状是在没有外伤或腰椎穿刺(或硬膜外注射等)的情况下出现：

1. 体位性头痛：直立时明显加重，卧床可减轻。

2. 低脑脊液压力。

3. MRI 示弥散性硬脑膜增强。

大多数病人有体位性头痛，多突然发病，也有其他被描述成以下名称的头痛：霹雳性头痛、非体位性头痛、劳累性头痛、晚间头痛，甚至平躺后加重的反常性头痛[36,37]。不典型的病人没有头痛或头痛与体位无关，MRI 没有硬脑膜增强[38]，却具有脑部病变，颈髓病或帕金森综合征的表现[39]。一部分病人脑脊液压力正常，因此该病也称"脑脊液低容量"[40]。

■ **诊断**

国际头痛协会诊断标准[国际头痛协会头痛分类第Ⅲ版(ICHD-Ⅲ)][41]：

1. 任何头痛满足标准C(见下文)。

2. 有低脑脊液压(小于 6 cmH$_2$O)和(或)脑脊液漏的影像学证据。

3. 头痛与脑脊液的低压力或脑脊液漏有明显的时间关联性，或头痛是发现脑脊液漏的原因。

4. 没有其他 ICHD-Ⅲ 分类可以更好地解释。

23

相对于旧标准[36,42]，现行诊断标准不再要求病人坐着或站立15分钟，看其是否头痛加重这一标准来帮助诊断，也不再需要MRI影像学的表现来支持诊断（有20%~25%的病人MRI表现没有异常[33,36,37,43]），并且排除了之前的72小时内硬膜外自体血充填法是否有效的标准，因为对25%的低颅压病人无效[33,36,34]。从出现症状到诊断为自发性低颅压通常为4个月，这个时间延迟是造成病人预后不良的原因。因此，当病人出现新发的直立型头痛时，建议行MRI检查（增强或不增强）[35]。

■ **发病机制**

造成自发性低颅压的根本原因是自发性脑脊液漏[34]。研究证实结缔组织病，如马方综合征、Ehlers-Danlos综合征，脑膜的脆弱是一个重要因素[17,33-45]。位于颈椎胸椎结合处或胸椎的脊柱憩室（胸椎更常见[17,33-35]），（需除外腰骶神经周围囊肿），被认为是绝大多数脑脊液漏病人的病因，脑脊液漏与自发性低颅压之间并没有必然联系[33,46]。其他导致硬脊膜损伤的病因包括椎间盘退行性变、骨赘和骨刺[34]。体位性头痛是由于脑组织下降导致颅内痛敏结构张力增加所引起的[33,34,47]。

■ **评估**

1. 影像学检查：

（1）头颅MRI：

1）由于低容量脑脊液的浮力下降，导致脑组织下垂[33,37]。在36%的病人中可见伴随存在的小脑扁桃体低位[39]、视交叉池和桥前池消失、视交叉弯曲、脑桥变扁平以及脑室塌陷[33,36-38]。

2）硬脑膜增强，软脑膜不受累，通常由于硬膜下血管扩张所致[33,46,48]。

3）静脉曲张。可见静脉扩张征，如横窦扩张和凸起[49]。

4）垂体充血。

5）50%的病人可出现硬膜液体积聚[34,50]。可以为硬膜下积液也可以为硬膜下血肿，前者发生概率为后者的两倍。偶尔需要干预[34,50]。

（2）CT扫描不能确诊但对有助于发现病变。11%的SIH病人由于脑组织下垂导致基底池消失[51,52]，出现类似假性蛛网膜下隙出血的CT表现。

（3）CT脊髓造影：是诊断和定位脑脊液漏的首选检查。造影剂注射后的及时扫描影像或注射一定时间间隔后的扫描影像有助于定位间歇性脑脊液漏的漏口[34,37]。

（4）鞘内注射钆造影剂增强MRI检查：可以作为CT脊髓造影的替代检查。注射0.5 ml钆造影剂1小时后，行全脊髓T1像和抑脂像扫描。造影剂在体内代谢需24小时，因此可以有助于检测间歇性脑脊液漏。有前瞻性队列研究报道称，该检查可以对67%的SIH病人的漏口进行定位。在另外一项研究中，造影剂注射15分钟后进行MRI扫描，发现了21%的脊髓CT造影呈阴性的 SIH 病人的漏口。未见该项检查相关副作用的报道，但是 FDA 尚未批准鞘内注射造影剂（非适应症型用药）[44,53]。

（5）脊柱 MRI：可以显示脑脊液漏，但更常用于对有局部症状的病人进行硬脊膜外积液的定位[33]。如果脊柱某局部存在疼痛，漏口常常就在其附近。其他影像学表现包括：硬脊膜增强、静脉扩张、硬脊膜囊变形、硬脊膜憩室、脊髓空洞症以及 C1—C2 水平脊髓后积液[34,55-62]。

（6）放射性核素脑池造影：分辨率低，有 1/3 的漏诊概率[34,37]。可以在 CT 脊髓造影失败时使用。

2. 腰椎穿刺：脑脊液压力小于 60 mmH$_2$O 可作为诊断的部分依据，一些病人脑脊液压力正常[34,43,63]。相关的脑脊液检查结果包括：淋巴细胞增多、蛋白增多和黄变等[34,37,51]。

3. 硬膜外自体血液充填法有效，可支持诊断。

治疗

以下治疗方案都未被随机对照临床试验证实：

1. 保守治疗：包括卧床，增加液体摄入，应用镇痛药、咖啡因和腹部黏合剂。静脉注射咖啡因、类固醇和茶碱的作用有限[33,34,36,37]。

2. 硬膜外自体血充填法（epidural blood patch，EBP）（见章节 97.3.5）：在硬膜外注入10～20 ml 自体血，病人可得到迅速缓解[34,52]。然而，一些病人可能需要不止一次的治疗，或者疗效不能持久[41]。如果未成功，可重复此疗法（相同剂量或更大剂量）。在注射后保持头低脚高位有助于血液分布到更多的节段以提高疗效。在 25%～33% 的病人中无效[33,34,36,44,64]。

3. 若上述尝试失败，则在漏口处直接进行 EBP 治疗。

4. 在以上治疗无效情况下，在漏口位置经皮穿刺放置纤维蛋白封闭剂[37,34,64,65]。

5. 外科干预：在漏口位置确定，并且以上治疗都无效的情况下采用。脑膜憩室可使用缝合术、动脉瘤夹或用明胶海绵和纤维蛋白胶肌纱布来闭合，如果能确定硬膜缺损，那么这些技术可能是有效的[37,34]。

预后

经过了合适的治疗后，病人的临床症状通常会好转且较影像学表现恢复快。通常 MRI 表现在几周后恢复正常。70% 的病人头痛可以完全缓解（几天至几周），采用 EBP 疗法的病人缓解比例较高，存在多处脑脊液漏的病人，其缓解比例较低。MRI 表现典型以及确定的脑脊液漏病人，比存在多处脑脊液漏的病人预后更好[37,34,66]。约有 10% 的病人脑脊液漏复发。有证据证实，从病人出现症状到被明确诊断的时间间隔越长，病人的预后越差[35]。

（吴　俊　高法梁）

参考文献

[1] Binhammer RT. CSF anatomy with emphasis on relations to nasal cavity and labyrinthine fluids. Ear Nose Throat J. 1992; 71:292–299

[2] Sato O, Bering EA. Extraventricular Formation of Cerebrospinal Fluid. Brain Nerv. 1967; 19:883–885

[3] Lorenzo AV, Page LK, Wlaters GV. Relationship Between Cerebrospinal Fluid Formation, Absorption, and Pressure in Human Hydrocephalus. Brain. 1970; 93:679–692

[4] Bering EA, Sato O. Hydrocephalus: Changes in Formation and Absorption of Cerebrospinal fluid within the Cerebral Ventricles. J Neurosurg. 1963; 20:1050–1063

[5] Griffith HB, Jamjoom AB. The Treatment of Childhood Hydrocephalus by Choroid Plexus Coagulation and Artificial Cerebrospinal Fluid Perfusion. Br J Neurosurg. 1990; 4:95–100

[6] Fishman RA. Cerebrospinal Fluid in Diseases of the Nervous System. Philadelphia: W. B. Saunders; 1980

[7] Felgenhauer K. Protein Size and Cerebrospinal Fluid Composition. Klin Wochenschr. 1974; 52:1158–1164

[8] Ommaya AK. Spinal fluid fistulae. Clin Neurosurg. 1975; 23:363–392

[9] Spetzler RF, Zabramski JM. Cerebrospinal Fluid Fistula. Contemp Neurosurg. 1986; 8:1–7

[10] Shulman K. Later complications of head injuries in children. Clin Neurosurg. 1971; 19:371–380

[11] Manelfe C, Cellerier P, Sobel D, et al. CSF Rhinorrhea: Evaluation with Metrizamide Cisternography. AJNR. 1982; 3:25–30

[12] Meirowsky AM, Ceveness WF, Dillon JD, et al. CSF Fistulas Complicating Missile Wounds of the Brain. J Neurosurg. 1981; 54:44–48

[13] Cusimano MD, Sekhar LN. Pseudo-Cerebrospinal Fluid Rhinorrhea. J Neurosurg. 1994; 80:26–30

[14] Calcaterra TC, English GM. In: Cerebrospinal Rhinorrhea. Otolaryngology. Philadelphia: Lippincott-Raven; 1992:1–7

[15] Nutkiewicz A, DeFeo DR, Kohout RI, et al. Cerebrospinal Fluid Rhinorrhea as a Presentation of Pituitary Adenoma. Neurosurgery. 1980; 6:195–197

[16] Jonhston WH. Cerebrospinal Rhinorrhea: The Study of One Case and Reports of Twenty Others Collected from the Literature Published Since Nineteen Hundred. Ann Otolaryngol. 1926; 35

[17] Schievink WI, Meyer FB, Atkinson JLD, Mokri B. Spontaneous Spinal Cerebrospinal Fluid Leaks and Intracranial Hypotension. J Neurosurg. 1996; 84:598–605

[18] Hand WL, Sanford JP. Posttraumatic Bacterial Meningitis. Ann Int Medicine. 1970; 72:869–874

[19] Ryall RG, Peacock MK, Simpson DA. Usefulness of β2-Transferrin Assay in the Detection of Cerebrospinal Fluid Leaks Following Head Injury. J Neurosurg. 1992; 77:737–739

[20] Fransen P, Sindic CJM, Thauvoy C, Laterre C, Stroobandt G. Highly Sensitive Detection of Beta-2 Transferrin in Rhinorrhea and Otorrhea as a Marker for Cerebrospinal Fluid (CSF) Leakage. Acta Neurochir. 1991; 109:98–101

[21] Wilkins RH, Rengachary SS. Neurosurgery. New York 1985

[22] Kaufman B, Nulsen FE, Weiss MH, Brodkey JS, White RJ, Sykora GF. Acquired spontaneous, nontraumatic normal-pressure cerebrospinal fluid fistulas originating from the middle fossa. Radiology. 1977; 122:379–387

[23] Bakay L. Head Injury. Boston: Little Brown; 1980

[24] El Gammal T, Sobol W, Wadlington VR, Sillers MJ, Crews C, Fisher WS,3rd, Lee JY. Cerebrospinal fluid fistula: detection with MR cisternography. AJNR Am J Neuroradiol. 1998; 19:627–631

[25] Ahmadi J, Weiss MH, Segall HD, et al. Evaluation of CSF Rhinorrhea by Metrizamide CT Cisternography. Neurosurgery. 1985; 16:54–60

[26] Naidich TP, Moran CJ. Precise Anatomic Localization of Atraumatic Sphenoethmoidal CSF Rhinorrhea by Metrizamide CT Cisternography. J Neurosurg. 1980; 53:222–228

[27] Klastersky J, Sadeghi M, Brihaye J. Antimicrobial Prophylaxis in Patients with Rhinorrhea or Otorrhea: A Double Blind Study. Surg Neurol. 1976; 6:111–114

[28] Allen C, Glasziou P, Del Mar C. Bed Rest: A Potentially Harmful Treatment Needing More Careful Evaluation. Lancet. 1999; 354:1229–1233

[29] Calcaterra TC. Extracranial Repair of Cerebrospinal Rhinorrhea. Ann Otol Rhinol Laryngol. 1980; 89:108–116

[30] Lewin W. Cerebrospinal Fluid Rhinorrhea in Closed Head Injuries. Br J Surgery. 1954; 17:1–18

[31] Dagi TF, George ED, Schmidek HH, Sweet WH. In: Surgical Management of Cranial Cerebrospinal Fluid Fistulas. Operative Neurosurgical Techniques. 3rd ed. Philadelphia: W.B. Saunders; 1995:117–131

[32] Fujii T, Misumi S, Onoda K, et al. Simple Management of CSF Rhinorrhea After Pituitary Surgery. Surg Neurol. 1986; 26:345–348

[33] Hoffmann J, Goadsby PJ. Update on intracranial hypertension and hypotension. Curr Opin Neurol. 2013; 26:240–247

[34] Schievink WI. Spontaneous spinal cerebrospinal fluid leaks. Cephalalgia. 2008; 28:1345–1356

[35] Mea E, Chiapparini L, Savoiardo M, Franzini A, Bussone G, Leone M. Clinical features and outcomes in spontaneous intracranial hypotension: a survey of 90 consecutive patients. Neurol Sci. 2009; 30 Suppl 1:S11–S13

[36] Schievink WI, Maya MM, Louy C, Moser FG, Tourje J. Diagnostic criteria for spontaneous spinal CSF leaks and intracranial hypotension. AJNR Am J Neuroradiol. 2008; 29:853–856

[37] Schievink WI. Spontaneous spinal cerebrospinal fluid leaks and intracranial hypotension. JAMA. 2006; 295:2286–2296

[38] Schievink WI, Tourje J. Intracranial hypotension without meningeal enhancement on magnetic resonance imaging. J Neurosurg. 2000; 92:475–477

[39] Chung SJ, Kim JS, Lee MC. Syndrome of cerebral spinal fluid hypovolemia: clinical and imaging features and outcome. Neurology. 2000; 55:1321–1327

[40] Mokri B. Spontaneous cerebrospinal fluid leaks, from intracranial hypotension to cerebrospinal fluid hypovolemia: evolution of a concept. Mayo Clin Proc. 1999; 74:1113–1123

[41] The International Classification of Headache Disorders, 3rd edition (beta version). Cephalalgia. 2013; 33:629–808

[42] Headache Classification Subcommittee of the International Headache Society. The International Classification of Headache Disorders: 2nd edition. Cephalalgia. 2004; 24 Suppl 1:9–160

[43] Schoffer KL, Benstead TJ, Grant I. Spontaneous intracranial hypotension in the absence of magnetic resonance imaging abnormalities. Can J Neurol Sci. 2002; 29:253–257

[44] Vanopdenbosch LJ, Dedeken P, Casselman JW, Vlaminck SA. MRI with intrathecal gadolinium to detect a CSF leak: a prospective open-label cohort study. J Neurol Neurosurg Psychiatry. 2011; 82:456–458

[45] Schievink WI, Gordon OK, Tourje J. Connective tissue disorders with spontaneous spinal cerebrospinal fluid leaks and intracranial hypotension: a prospective study. Neurosurgery. 2004; 54:65–70; discussion 70-71

[46] Schievink WI, Schwartz MS, Maya MM, Moser FG,

Rozen TD. Lack of causal association between spontaneous intracranial hypotension and cranial cerebrospinal fluid leaks. J Neurosurg. 2012; 116:749–754

[47] Mea E, Franzini A, D'Amico D, Leone M, Cecchini AP, Tullo V, Chiapparini L, Bussone G. Treatment of alterations in CSF dynamics. Neurol Sci. 2011; 32 Suppl 1:S117–S120

[48] Fishman RA, Dillon WP. Dural enhancement and cerebral displacement secondary to intracranial hypotension. Neurology. 1993; 43:609–611

[49] Farb RI, Forghani R, Lee SK, Mikulis DJ, Agid R. The venous distension sign: a diagnostic sign of intracranial hypotension at MR imaging of the brain. AJNR Am J Neuroradiol. 2007; 28:1489–1493

[50] Schievink WI, Maya MM, Moser FG, Tourje J. Spectrum of subdural fluid collections in spontaneous intracranial hypotension. J Neurosurg. 2005; 103:608–613

[51] Ferrante E, Regna-Gladin C, Arpino I, Rubino F, Porrinis L, Ferrante MM, Citterio A. Pseudo-subarachnoid hemorrhage: a potential imaging pitfall associated with spontaneous intracranial hypotension. Clin Neurol Neurosurg. 2013; 115:2324–2328

[52] Zada G, Pezeshkian P, Giannotta S. Spontaneous intracranial hypotension and immediate improvement following epidural blood patch placement demonstrated by intracranial pressure monitoring. Case report. J Neurosurg. 2007; 106:1089–1090

[53] Akbar JJ, Luetmer PH, Schwartz KM, Hunt CH, Diehn FE, Eckel LJ. The role of MR myelography with intrathecal gadolinium in localization of spinal CSF leaks in patients with spontaneous intracranial hypotension. AJNR Am J Neuroradiol. 2012; 33:535–540

[54] Albayram S, Kilic F, Ozer H, Baghaki S, Kocer N, Islak C. Gadolinium-enhanced MR cisternography to evaluate dural leaks in intracranial hypotension syndrome. AJNR Am J Neuroradiol. 2008; 29:116–121

[55] Moayeri NN, Henson JW, Schaefer PW, Zervas NT. Spinal dural enhancement on magnetic resonance imaging associated with spontaneous intracranial hypotension. Report of three cases and review of the literature. J Neurosurg. 1998; 88:912–918

[56] Rabin BM, Roychowdhury S, Meyer JR, Cohen BA, LaPat KD, Russell EJ. Spontaneous intracranial hypotension: spinal MR findings. AJNR Am J Neuroradiol. 1998; 19:1034–1039

[57] Dillon WP. Spinal manifestations of intracranial hypotension. AJNR Am J Neuroradiol. 2001; 22:1233–1234

[58] Yousry I, Forderreuther S, Moriggl B, Holtmannspotter M, Naidich TP, Straube A, Yousry TA. Cervical MR imaging in postural headache: MR signs and pathophysiological implications. AJNR Am J Neuroradiol. 2001; 22:1239–1250

[59] Sharma P, Sharma A, Chacko AG. Syringomyelia in spontaneous intracranial hypotension. Case report. J Neurosurg. 2001; 95:905–908

[60] Chiapparini L, Farina L, D'Incerti L, Erbetta A, Pareyson D, Carriero MR, Savoiardo M. Spinal radiological findings in nine patients with spontaneous intracranial hypotension. Neuroradiology. 2002; 44:143–50; discussion 151-152

[61] Burtis MT, Ulmer JL, Miller GA, Barboli AC, Koss SA, Brown WD. Intradural spinal vein enlargement in craniospinal hypotension. AJNR Am J Neuroradiol. 2005; 26:34–38

[62] Watanabe A, Horikoshi T, Uchida M, Koizumi H, Yagishita T, Kinouchi H. Diagnostic value of spinal MR imaging in spontaneous intracranial hypotension syndrome. AJNR Am J Neuroradiol. 2009; 30:147–151

[63] Mokri B, Piepgras DG, Miller GM. Syndrome of orthostatic headaches and diffuse pachymeningeal gadolinium enhancement. Mayo Clin Proc. 1997; 72:400–413

[64] Schievink WI, Maya MM, Moser FM. Treatment of spontaneous intracranial hypotension with percutaneous placement of a fibrin sealant. Report of four cases. J Neurosurg. 2004; 100:1098–1100

[65] Gladstone JP, Nelson K, Patel N, Dodick DW. Spontaneous CSF leak treated with percutaneous CT-guided fibrin glue. Neurology. 2005; 64:1818–1819

[66] Schievink WI, Maya MM, Louy C. Cranial MRI predicts outcome of spontaneous intracranial hypotension. Neurology. 2005; 64:1282–1284

23

24 脑积水概述

24.1 基本定义

脑室内脑脊液的异常集聚,即脑积水。

24.2 流行病学

估计患病率:1%~1.5%。

先天性脑积水在新生儿中的发生率为(0.9~1.8)/1 000[文献报道变化范围为(0.2~3.5)/1 000[1]]。

24.3 脑积水的病因

24.3.1 概述

脑积水是由于脑脊液吸收异常引起,偶尔也可见于脑脊液分泌过多。

1. 脑脊液的吸收障碍:常见两种类型。

(1)梗阻性(又称非交通性):蛛网膜颗粒近端的阻塞。CT 或 MRI 表现:梗阻近端脑室扩张(如中脑导水管阻塞时,侧脑室、第三脑室较第四脑室发生明显不成比例的扩张,有时被称为第三脑室脑积水)。

(2)交通性(又称非梗阻性):蛛网膜颗粒水平的脑脊液吸收受阻。

2. 脑脊液分泌过多:罕见。如一些脉络丛乳头状瘤病人;但这些病人的脑脊液吸收也可能存在障碍,因为正常人对脑脊液分泌的增加有一定代偿能力。

24.3.2 脑积水的特殊病因

一组儿童脑积水的资料见表 24-1。

1. 先天性:

(1)Chiari 畸形 2 型和(或)脊髓脊膜膨出(常同时发生)。

(2)Chiari 畸形 1 型:第四脑室出口阻塞时可发生脑积水。

表 24-1　170例儿童脑积水病例的病因[2]

先天性（无脊髓脊膜膨出）	38%
先天性（伴脊髓脊膜膨出）	29%
围生期出血	11%
创伤/蛛网膜下隙出血	4.7%
肿瘤	11%
既往感染	7.6%

（3）原发性中脑导水管狭窄（多见于婴儿，成人少见）。

（4）继发性中脑导水管神经胶质增生：由宫内感染或胚胎期子宫出血所致[3]。

（5）Dandy-Walker畸形：正中孔和侧孔闭锁（见章节15.3）。在脑积水病人中占2.4%。

（6）性连锁遗传疾病（见章节24.9）：罕见。

2. 获得性：

（1）感染（交通性脑积水最常见的病因）：

1）脑膜炎：特别是化脓性和基底部的，包括结核菌、隐球菌（见章节22.4）。

2）脑囊虫病。

（2）出血（交通性脑积水第二常见的病因）：

1）蛛网膜下隙出血后。

2）脑室内出血后：许多病人发生一过性脑积水。20%～50%大量脑室内出血的病人发生永久脑积水，需行分流术。

（3）占位病变：

1）非肿瘤性：如血管畸形。

2）肿瘤性：多因阻塞脑脊液循环通路引起梗阻性脑积水，特别是导水管周围的肿瘤，如髓母细胞瘤。胶样囊肿可在室间孔阻塞脑脊液循环。垂体瘤向鞍上扩展或卒中也可引起。

（4）手术：20%的颅后窝肿瘤术后的儿童发生持续性脑积水（需分流手术）。可延迟达1年发生。

（5）神经类肉瘤病：见章节10.9。

（6）"结构性巨脑室"：无症状，无须治疗。

（7）与脊髓肿瘤伴发[4]：由于脑脊液蛋白升高？静脉压力升高？曾发生过蛛网膜下隙出血？

24.3.3　脑积水的特殊类型

1. 正常压力性脑积水：见章节24.12。

2. 孤立性第四脑室：见章节 24.11。

3. 静止性脑积水（见章节 24.10）。

24.4　脑积水的症状和体征

24.4.1　成人和较大龄的儿童

表现为颅内压增高，包括：视乳头水肿、头痛、恶心呕吐、步态改变、上视和（或）外展障碍。缓慢增大的脑室一开始可能不引起症状。

24.4.2　幼儿

■ 概述

1. 头围（OFC）异常（见下文）。

2. 头颅增大比面部生长快。

3. 易激惹、头部控制差、恶心、呕吐。

4. 囟门饱满，膨出。

5. 头皮静脉扩张、充血：颅内压增高导致静脉窦血液反流[5]。

6. Macewen 征：由于脑室扩大，叩击颅骨有破罐音。

7. 展神经麻痹：其颅内走行较长导致对颅内压增高敏感。

8. "落日征"（上视障碍）（见章节 3.2.5）：Parinaud 综合征，由松果体上隐窝处压力增高引起。

9. 腱反射亢进。

10. 呼吸不规则伴有间歇性呼吸暂停。

11. 颅缝扩大（可在颅骨 X 线平片上看到）。

■ 枕额周径

每个生长期的儿童均应监测枕额周径（应作为儿童常规体检，特别是对于疑似或确诊脑积水的儿童）。按经验，婴儿正常枕额周径应等于坐高[6]。巨头畸形的鉴别诊断见章节 91.14。

测量方法[7]：使用卷尺，测量外耳道之上眉弓与枕骨最突出处的周径（施加压力压头发，以免受影响）。重复测量两次，若两次测量值误差小于 2 mm，则取较大值；如果两次测量值误差大于 2 mm，再重复测量第三次，取两次最接近的测量值的平均值。

正常头颅生长：正常的平行曲线见图 24 - 1，早产儿的曲线见图 24 - 2 和图 24 - 3。以下几点均提示应该对疾病进行治疗，并且立即进行颅内检查（如 CT、超声等），这些疾病包括活动性脑积水、硬膜下血肿、硬膜下积液等：

1. 曲线向上偏斜（曲线交叉）。

2. 头颅持续生长速度大于每周 1.25 cm。

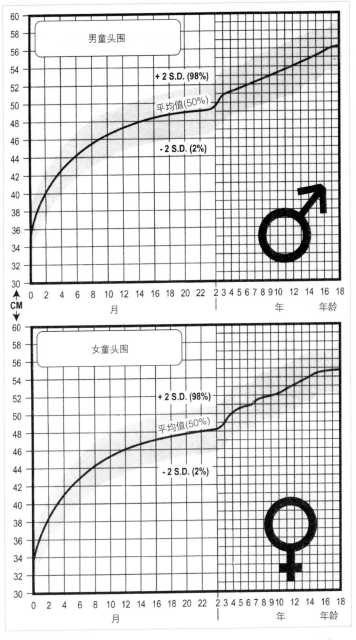

图 24 - 1　男童和女童头围(引自 Pediatrics, 1968, Vol 41, 107 - 108)

24

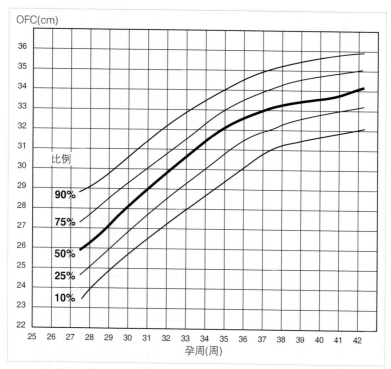

图 24-2　不同孕周胎儿的枕-额周径(OFC)

3. 枕额周径超过正常值两个标准差。

4. 头围与躯体长度、体重不成比例，即使在该年龄正常值以内(图 24-3)[8]。

以上情况也可见于早产儿在急性疾病恢复后的快速生长期(见章节 87.12.10)。向下偏离曲线，或早产儿在新生儿期头颅生长小于每周 0.5 cm (不包括头几周)，可能提示存在小头畸形(见章节 17.2.2)。

方法：绕前额和枕部(绕过耳朵)测量 3 次，取最大值。将枕额周径的测量值在年龄平均值图表上进行标记[9]，对每个患儿进行记录随访。对大多数儿童和青少年可以使用内封上的图表。图 24-2 显示了各孕周至出生时早产婴儿的枕额周径。

图 24-3 显示了各孕周头围、体重、身长的关系。

24.4.3　脑积水引起的失明

■ 概述

失明是脑积水和(或)分流障碍一个罕见的并发症，可能的原因包括：

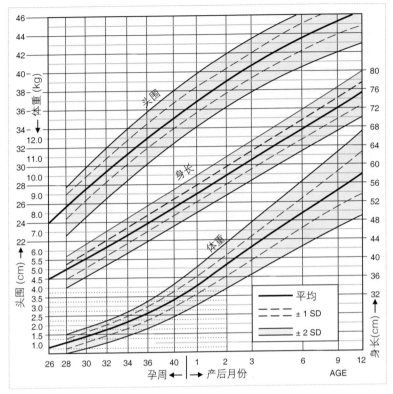

图 24-3 头围、体重和身长

1. 经小脑幕下疝所致大脑后动脉闭塞。

2. 慢性视乳头水肿所致视乳头处视神经损伤。

3. 第三脑室扩大压迫视交叉。

分流障碍时眼球运动障碍和视野缺损比失明多见[10-13]。有学者报道了一组 34 例分流障碍伴随颅内压增高所致永久失明的患儿[14](报道者在视力障碍的转诊中心工作,故未统计发生率)。另外一组 100 例小脑幕疝的病人[多由急性硬膜外血肿和(或)硬膜下血肿引起]由 CT 证实,48 例手术,只有 19 例存活超过 1 个月(都接受过手术),有 9 例发生枕叶梗死(2 例死亡、3 例植物生存状态,其余 4 例中等或重残)[15]。

■ 视力障碍的类型

9/14 为膝状体前(前视路)性失明,有明显视神经萎缩(较早),瞳孔对光反射减弱。5/14 为膝状体后(皮层)性失明,瞳孔对光反射正常,视神经轻度萎缩或无萎缩(或迟发萎缩)。少数病人膝状体前后均有损伤。

24

皮质盲：由外侧膝状体后的病变引起，也可见于缺氧或外伤[16]。偶尔可合并 Anton 综合征（否认视力缺陷）和 Ridoch 现象（可感知运动物体但不能感知静止的物体）。

■ 病理生理

• 枕叶梗死的病人

大脑后动脉供血的枕叶梗死可以是双侧或单侧，单侧梗死常合并膝状体后视路的其他损伤。最常见的机制是小脑幕下疝引起大脑后动脉或者其位于海马回表面的分支在小脑幕游离缘受压（有些学者认为海马旁回在小脑幕切迹受压导致外侧膝状体直接受损，但这种损伤过程通常不导致永久性失明）[17]。此外，小脑幕上疝（如颅后窝占位时行脑室穿刺引起）也可压迫大脑后动脉及其分支造成同样结果[18]。

枕叶梗死多伴有颅内压迅速升高（无法代偿性移位及建立侧支循环）[19]，黄斑回避常见。可能由于枕极潜在的双重血供所致（同时由 PCA 和 MCA 的分支供血），或者距状皮层由未受压的 PCA 直接分支供血。

已报道的枕叶梗死的原因包括：创伤后水肿、肿瘤、脓肿、硬膜下血肿、未分流的脑积水和分流障碍[17,22,23]。

枕极对弥散性缺氧十分敏感[24]，如心搏骤停后发生皮层盲的病人[25]。低血压合并大脑后动脉血循环受损（因脑疝或颅内压增高）可使膝状体后性失明危险性增加[14,19]。

着力点创伤和对冲伤均可导致枕叶梗死。与大脑后动脉阻塞引起的梗死不同，创伤性枕叶损伤时黄斑回避很少[17]。

• 膝状体前性失明的病人

颅内压增高传导至视网膜使其血流停止，第三脑室扩大引起视交叉机械性损伤（多引起双颞侧偏盲[10]，如不加以控制，可发展为全盲）。同样，如有低血压和缺氧，可能会造成缺血性视神经病变[26-28]，可以是前视路也可以是后视路（后者预后更差）。

■ 临床表现

表现常不易察觉（意识障碍和年幼使检查较困难[14]），对视力减退的病人需要认真检查是否存在偏盲[17]。

膝状体前性失明病人发生感觉系统障碍者较膝状体后性失明的病人少（后者较易发生中脑的直接受压和血供受损[14]）。

■ 预后

弥散性缺氧引起的皮质盲常能恢复（偶可恢复正常），通常较缓慢（据报道恢复正常的时间从数周至数年，一般数月）[25]。分流障碍引起失明多发生于CT 问世之前，那时枕叶梗死的存在和程度无法确定。报道过一些恢复较好的病例[29]，但也有全盲和严重视力障碍的报道[17,23]；尚没有可靠的预测方法。与其他区域梗死一样，年轻病人预后较好[24]。CT 上表现的严重距状裂梗死可能与视力明显恢复的结果不一致。

24.5　脑积水的 CT/MRI 诊断标准

24.5.1　概述

通常来说,CT 或 MRI 是诊断脑积水的最好方法,见图 24 - 4。偶尔也采用其他方法来诊断脑积水。目前最常用的仍然是 CT 或 MRI。已经有许多方法对脑积水进行定量诊断(多见于早期 CT 时代,其中一部分仅用于科研),见下文。本章将涵盖部分这方面的内容,作为补充。慢性脑积水的放射学表现见章节 24.7。

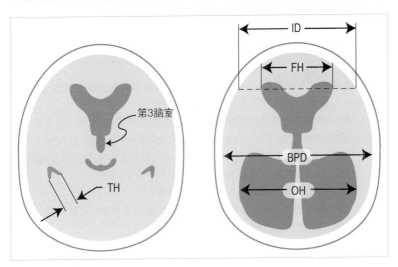

第3脑室

TH

ID

FH

BPD

OH

图 24 - 4　CT、MRI 或超声上脑室的测量线

TH：颞角；FH：额角；ID：内径；BPD：双顶径；OH：枕角

24.5.2　脑积水的特异影像学表现

符合下列任一标准即可诊断脑积水[30]：

1. 双侧颞角宽度≥2 mm(图 24 - 4)(无脑积水时,颞角很少可见),外侧裂、大脑纵裂和脑沟消失。

或

2. 双侧颞角≥2 mm,同时 FH/ID>0∶5(FH 为额角最大宽度,ID 为同一水平颅骨的内板间径)(图 24 - 4)。

以下其他特点可考虑诊断为脑积水(图 24 - 4)：

1. 侧脑室额角("米老鼠"脑室)和(或)第三脑室的气球样扩张(正常时第

三脑室呈裂隙样)。

2. CT 显示脑室周围低密度或 MRI T_2 加权像上显示脑室周围高信号。这是脑脊液经室管膜吸收的表现。(注：存在一个误解,脑脊液标志研究试验已证实,实际上脑脊液无法透过室管膜;该影像学表现可能意味着脑室周围脑组织内液体聚集)。

3. 单独使用标准：FH/ID＜40％为正常,FH/ID 40％～50％为临界状态,FH/ID＞50％则提示有脑积水。

4. Evan 比[31](或 Evan 指数)：同一 CT 层面上 FH 与最大双顶径(BPD)之比＞0.3 提示存在脑积水。注意：在儿童病人中,由于枕角的扩张不成比例,故根据额角直径进行的测量容易低估患儿的脑积水程度[32]。

5. 矢状位 MRI 显示可有胼胝体变薄或向上弯曲。

24.6 脑积水的鉴别诊断

与脑积水的表现类似,但并非由脑脊液吸收障碍所致的疾病被定义为"假性脑积水",包括以下几种情况：

1. "脑外积水",由于脑组织减少(脑萎缩)引起脑室扩大,通常为衰老的正常表现,但某些疾病可加速或加重该变化(如：阿尔茨海默病,克-雅病,脑外伤)。脑脊液动力学并没有变化,仅仅是脑组织的减少。与真性脑积水的鉴别(见章节 61.4.2)。

2. 积水性无脑畸形：见章节 17.2.2。

3. 脑室或部分脑室表现为扩大的发育异常：

1) 胼胝体发育不全(见章节 15.5)：偶尔与脑积水伴发,但更常见的是仅仅表现为第三脑室扩张和侧脑室分隔。

2) 透明隔-视神经发育不良(见章节 15.6)。

3) 积水性无脑畸形(见章节 17.2.2)：一种神经胚形成后发育缺陷。由于双侧颈内动脉闭塞引起大脑近全或全部缺如。该疾病与重型("最大")脑积水的鉴别非常重要,因为真性脑积水行分流手术后,受压的皮层可能会出现一定程度的复张。鉴别要点见章节 17.2.2。

其他的影像学表现不典型的脑积水：

1. 耳源性脑积水：一种已废弃的表述,过去指见于中耳炎病人的颅内压升高[参见特发性颅内压升高(IIH),见章节 49.1]。

2. 外周性脑积水：见于婴儿,蛛网膜下隙增宽合并头围增大,脑室系统正常或轻度扩张,见章节 24.6。

24.7 慢性脑积水

慢性脑积水的特点(与急性脑积水的不同点)：

1. 颅骨平片显示铜箔颅骨(又称银箔颅骨)[33]。此征象本身不一定提示颅内压增高,但如同时存在以下列出的第 3、4 点,则说明存在颅内压增高,可见于颅缝早闭(见章节 15.2.2)。

2. 第三脑室疝入鞍内(CT 或 MRI)。

3. 蝶鞍受侵蚀(可能由于第三脑室疝入鞍内所致),有时可导致空蝶鞍。也可存在鞍背侵蚀。

4. CT 上颞角没有急性脑积水明显。

5. 巨颅:头围大于正常长度的 98% 分位[34]。

6. 胼胝体萎缩:矢状位 MRI 最清楚。

7. 在婴儿中表现为:

(1)颅缝分离。

(2)囟门闭合延迟。

(3)不发育或发育迟缓。

24.8 外周性脑积水(又称良性外周性脑积水)

24.8.1 概述

> **要 点**
>
> 1. 1 岁以内额极部蛛网膜下隙扩大。
> 2. 脑室正常或轻度扩张。
> 3. 可根据"皮层静脉征"与硬膜下血肿鉴别。
> 4. 常于 2 岁时自行缓解。

扩大的蛛网膜下隙(多位于额极部的皮层沟内)见于婴儿(大多发生在 1 岁以内),常伴头围增大、脑室正常或轻度扩张[35]。常有基底池扩大、前纵裂增宽。无其他症状和体征(可能会由于头围增大出现轻度运动功能发育迟滞)。病因不清,有人认为可能是脑脊液吸收障碍所致。外周性脑积水可能是交通性脑积水的一个变异类型[36]。尽管一些病例合并有颅缝早闭[37](特别是斜头畸形),或在脑室内出血、上腔静脉阻塞后发生,但常无明显诱因。

24.8.2 鉴别诊断

外周性脑积水与婴儿良性硬膜下积液(脑外积液)可以有显著不同(见章节58.8.1)。外周性脑积水需与症状性慢性脑外积液(或慢性硬膜下血肿)相鉴别,后者可伴发癫痫、呕吐、头痛等(见章节 58.8.3),也可能是虐待儿童的结果。外周性脑积水 CT 或 MRI 表现为皮层静脉从脑表面经积液向颅骨内板延伸("皮层静脉征"),而硬膜下血肿的积液压迫蛛网膜下隙,使皮层静脉指向脑表面[38,39]。

24.8.3 治疗

外周性脑积水常于 12～18 个月后自我代偿而无须行分流手术[40]。建议:定期查超声和(或)CT 排除异常脑室扩大。向家长说明此病并不提示脑萎缩。由于存在头位变形的危险,家长应在患儿睡觉时定时纠正头位[41]。

很少需分流术,除非积液为血性(应考虑是否存在虐待儿童)或严重巨颅、额部突出影响外观。

24.9　X 连锁性脑积水

24.9.1　概述

遗传性脑积水,见于表型表达的男性病人,致病基因来自母亲,母亲的表型正常。典型的表型表达可隔代遗传。

发生率:1/25 000～1/60 000。患病率:每 100 例脑积水病人中存在 2 例。

该基因位于 Xq28[42-44]。

24.9.2　病理生理学

L1 细胞黏附分子(L1CAM)膜结合受体在中枢神经系统发育中作用显著,通过整联蛋白细胞结合分子和丝裂原活化蛋白(MAP)激酶信号级联反应进行特定位点的轴突运输[42-44]。

异常的基因表达可导致皮层神经元分化和成熟不良,产生大体解剖结构异常(双侧锥体束缺如,见下文)。

细胞质功能突变的结构域缺失可导致严重的 L1 综合征,而持续表达某些功能蛋白(细胞膜的某些嵌入成分)的突变基因仅导致轻度的 L1 综合征。

24.9.3　L1 综合征

典型的综合征包括 CRASH[胼胝体发育不全,发育迟滞,拇外翻(钩状手),痉挛性瘫痪,脑积水]、MASS(心理缺陷、失语、拇外翻)、HSAS(脑积水合并中脑导水管狭窄)。系列疾病还包括性连锁胼胝体发育不全(ACC)和 1 型痉挛性轻瘫[42,43]。

最新描述[44]:

轻度 L1 综合征:拇外翻,痉挛性瘫痪,胼胝体发育不全。

重度 L1 综合征:轻度 L1 综合征加上小脑前蚓部发育不全、中间块肥大、四叠板增大、脑室腹腔分流术后的脑室壁皱褶(X 染色体相关性脑积水所特有）。几乎所有病人都有明显的心理缺陷。

重度 L1 综合征可能存在的影像学表现[45]：

1. 严重的对称性脑积水,伴后角明显扩张。

2. 胼胝体发育不全。

3. 小脑前蚓部发育不全。

4. 中间块肥大。

5. 四叠板增大。

6. 脑室腹腔分流术后的脑室壁皱褶(特有症状)。

治疗：现有文献未提示有可以改善发育迟滞的治疗方案。

1. 脑室-腹腔分流术：主要目的在于处理头围大小,并不改善神经功能。

2. 目前尚无基因治疗方法来治疗 L1CAM 蛋白异常。

3. 产前超声检查：在早期(20~24 孕周)对已知为携带者的孕妇进行多次超声检查。可以指导早期终止妊娠。

4. 对存在脑积水或存在不少于 2 项临床/影像学体征的男婴,应当进行基因检测,以便对下次妊娠的 L1CAM 突变进行预测[42]。

24.10　静止性脑积水

24.10.1　概述

此病名的确切定义仍有争议,有人将其与“代偿性脑积水”通用。大多数医师用以描述脑积水无进展或无有害后遗症但需分流手术治疗者。当病人出现颅内压增高症状(失代偿)如头痛、呕吐、共济失调或视力障碍时须就诊[41]。

无分流时静止性脑积水符合以下标准：

1. 脑室大小接近正常。

2. 头颅生长曲线正常。

3. 精神运动功能持续发育。

24.10.2　分流不依赖性

分流不依赖性的观念尚未被广泛接受[46]。一些人认为它多见于发生于蛛网膜颗粒水平的脑积水(交通性脑积水)[47],另一些人则认为也可发生于无任何病因引起的脑积水[48]。对这些病人应严密随访,因为有报道称在出现明显的分流不依赖性后 5 年仍有病人死亡,某些甚至毫无征兆[47]。

24.10.3　何时取出断裂的或无功能的分流管

注意：分流管断裂后脑脊液仍然可以通过皮下窦道进行分流。以下是关于是否修补或取出断裂或无功能分流管的建议：

1. 有疑问时,分流。

2. 分流管修补(或取出)的指征:

(1) 仍处于临界功能状态的分流管。

(2) 有任何颅内压增高的症状或体征(呕吐、上视障碍、瘫痪,有时仅有头痛等[49])。

(3) 认知功能改变,注意力不集中或情绪改变。

(4) 有导水管狭窄或脊柱裂的病人:绝大多数依赖分流。

3. 由于取出分流管存在危险,故一般只有在有分流管感染时才单独进行取出术[50]。

4. 对分流管已无功能的病人应严密随访,定期查 CT,有可能时进行神经精神检查。

24.11   孤立性第四脑室

24.11.1   概述

第四脑室既不(通过中脑导水管)与第三脑室相通,也不(通过正中孔和侧孔)与基底池相通。多见于侧脑室长期分流的病人,特别是感染(特别是真菌感染)后脑积水的病人或反复分流感染的病人。发生原因可能是由于脑脊液分流后导水管侧壁室管膜粘连。可见于 2%～3% 的分流病人[51]。在 Dandy-Walker 畸形中如果导水管发生闭塞也可出现(见章节 15.3)。在存在第四脑室流出道阻塞或蛛网膜颗粒阻塞时,第四脑室脉络膜持续分泌脑脊液会引起第四脑室扩大。

24.11.2   可能有的表现

1. 头痛。

2. 后组脑神经麻痹:吞咽困难。

3. 第四脑室底受压可影响面丘(见章节 33.3),导致双侧面瘫和双侧外展障碍。

4. 共济失调。

5. 意识障碍。

6. 恶心或呕吐。

7. 也有可能是无意发现(注意:某些"非典型"表现如注意力下降也有可能与该病有关)。

24.11.3   治疗

治疗孤立性第四脑室可缓解相关的裂隙脑室症状[52]。大多数外科医师主张单独进行分流或连接到已有分流管。可选方案包括：

1. 常规首选：在直视下从小脑扁桃体下方插入。分流管可以从硬膜缝线处穿出，可将一成角接头缝合在硬膜上对分流管进行固定。

2. 经小脑半球置管：可能发生并发症，包括脑干在分流后回到正常位置后，导管尖对脑干造成迟发性损伤。将导管经小脑半球成一定角度导入第四脑室可避免此类损伤。

3. Torkildsen 分流（脑室脑池分流）：在梗阻性脑积水而且蛛网膜颗粒功能正常时可以采用（通常不适用于婴儿期发病的脑积水）。

4. 第四脑室出口开放时可考虑腰大池-腹腔分流。

脑神经麻痹可发生于第四脑室分流后，通常是由于分流后当时或延迟发生的脑干移位所致[53]，也可见于过度分流后引起的脑干移位[51]。

24.12 正常压力脑积水（NPH）

24.12.1 概述

1965 年首次被提出[54]，又称 Hakim-Adams 综合征，具有一定的临床重要性，因为可产生一些可以治疗的症状，包括某种可治性痴呆。

如前所述，正常压力脑积水以往被认为是特发性的。然而，在一些正常压力性脑积水病人中可以寻找到明确的诱因，说明颅内压可能在某个时间点升高。这些病人行分流术可能依然有效。

"继发性正常压力脑积水"可能病因包括：

1. 蛛网膜下隙出血后。
2. 外伤后。
3. 脑膜炎后。
4. 颅后窝手术后。
5. 肿瘤，包括癌性脑膜炎。
6. 也见于约 15% 的 Alzheimer 病。
7. 蛛网膜颗粒功能低下。
8. 导水管狭窄可能被忽视。

进一步而言,某些怀疑 NPH 的病人可能真的存在偶尔的颅内压增高。

纵观全文,除非特别注明,否则通常讨论先天性 NPH。

脑室扩大有可能并非最主要的潜在病理学改变,这一点已经日益被大家所公认。研究者们正在持续努力来增加对这一复杂情况的了解。

24.12.2 流行病学

先天性正常压力脑积水发生率约为每年 5.5/100 000,病人平均年龄较继发性者大。

24.12.3 临床

临床三联征[56]:三联征不是特异性的,也可见于脑血管性痴呆[57]、Alzheimer 病和 Parkinson 病。

1. 步态障碍:常最早发生,步伐宽,呈小的拖行步态,转弯时不稳。病人常感觉被胶粘住(称为"磁铁步态"),有起步和转弯困难。无肢体共济失调。

2. 痴呆:主要是记忆障碍、语速减慢(思维减慢)、运动迟缓(表 24-2 列出了某些与 Alzheimer 病的鉴别要点)。

3. 尿失禁:常为无意识性的(注意:任何原因引起的痴呆或行动障碍均可引起尿失禁)。

表 24-2　Alzheimer 病和正常压力脑积水中认知缺陷的比较*†

特　点	Alzheimer 病	正常压力脑积水
记忆	↓	±听觉记忆
执行功能‡	↓	±
注意力集中	↓	±
定位	↓	
书写	↓	
学习	↓	
精细运动速度和准度	±	↓
精神运动技能	±	减慢
语言和阅读	±	
行为或人格改变		±

* 已修正[58]
† 符号:↓代表降低,±代表临界降低
‡ 见表 15-6 中关于执行功能的定义

■ 其他临床特征

年龄通常大于 60 岁,男性略多。见下文诊断中的其他临床信息。

真性失语少见,但执行功能的降低会影响语言表达[58]。随着正常压力脑积水的进展,认知障碍可能会发生泛化并对治疗反应迟钝[58]。在约11%的病人中可以出现与Parkinson综合征完全相同的症状[59]。

报道过的与正常压力脑积水伴发的精神障碍包括:抑郁[60]、双相情感障碍[61]、攻击性[62]、偏执[63]。

■ 不常见的临床表现

虽然已经证实临床上并非频发(如SIADH[64]、晕厥等),但一些被认为不单纯由正常压力脑积水导致的临床特征包括:视乳头水肿、癫痫(分流之前)、头痛[58]。

24.12.4 CT和MRI

■ CT[65]和MRI[66]上的表现特点

1. 前提:交通性脑积水。

2. 分流有效的表现。这些表现说明脑积水并非由脑萎缩引起。[注意:脑萎缩/脑外积水,可由相关疾病(阿尔茨海默症)所引起,其对分流的反应较差,但并非完全无效]。(皮层萎缩是健康老年人的正常影像学表现[67])。

(1) CT显示脑室旁低密度区,MRI T_2 加权像显示脑室旁高信号区:可能表示脑脊液的跨室管膜吸收。分流后可缓解。

(2) 凸面脑沟的压迫(有时可见局部脑沟扩大,可能代表不典型的局部脑脊液集聚,分流术后可减轻,不应看作脑萎缩[68])。

(3) 额角变得圆钝。

临床恢复时多伴有脑室的缩小,但一些病人恢复期脑室无改变[69]。

■ 放射性核素脑池造影

其有效性仍有争议。一项研究发现脑池造影并不能增加临床和CT诊断的准确性[70]。许多研究者已经不再使用[71]。

24.12.5 正常压力性脑积水的辅助检查

■ 腰椎穿刺

• 开放压力(OP)

正常腰椎穿刺OP在左侧卧位时平均为(12.2±3.4)cmH_2O [(8.8±0.9)mmHg][72],应低于180 mmH_2O(OP>24 cmH_2O提示非交通性脑积水而非正常压力脑积水)。在正常压力脑积水中的平均OP为(15±4.5)cmH_2O(11±3.3 mmHg),略高于正常值,但有重叠。根据专家意见,建议将24 cmH_2O(17.6 mmHg)定义为正常压力脑积水的上限值。初始OP超过10 cmH_2O的病人的分流有效率更高。

• 脑脊液检查

将脑脊液送常规检查(见章节97.3.3)。以排除感染、蛋白升高(如肿瘤性)、蛛网膜下隙出血。

■ **穿刺试验**

腰椎穿刺抽出一定量的脑脊液,评估反应。穿刺试验目前尚未进行严格的前瞻性评估。排出 40～50 ml 脑脊液后,其阳性预测值为 73%～100%[74-76],但敏感性较低(26%～61%)。

■ **阻力检测**

脑脊液 Ro 的定义是脑脊液吸收机制的阻抗。1/Ro 即传导率。方法和阈值都具有中间特异性。尚无临床研究能够充分解释 Ro 通常随年龄增加的现象[77]。

与穿刺检测相比,测定脑脊液 Ro 敏感性更高(57%～100%)但阳性预测值相近(75%～92%)。

方法:有多种方法可以测定脑脊液 Ro。以下是其中两种:

1. 大剂量注射法[78]:腰椎穿刺注入液体 4 ml,速度为 1 ml/s。

2. Katzman 法[79]:通过腰椎穿刺以一定速度注入盐水,Ro 通过公式 24-1 计算(19% 的病人在注入盐水的过程中会出现头痛[80])。

$$Ro = (最终稳态压力 - 初始压力)/ 注液速度 \qquad (24-1)$$

■ **腰椎穿刺置管持续引流**[74]

将 Touhy 穿刺针经腰椎穿刺置于蛛网膜下隙,通过一个滴注器与闭式引流装置相通。平卧时滴注器置于病人耳水平,坐起或活动时置于肩水平。

一个功能正常的引流装置一天正常引流量约为 300 ml 脑脊液。

引流时如出现神经根激惹症状,可将引流管拔出数毫米。每天须行脑脊液细胞计数和培养(注意:引流可使每毫升脑脊液淋巴细胞增多约100 个)。

一般建议使用 5 天(平均有效时间:3 天)。

■ **持续脑脊液压力监测**

一些腰椎穿刺初始压力正常的病人,脑脊液压力峰值大于 270 mmH$_2$O 或出现反复性 B 波[81]。这些病人较不伴上述表现的病人分流反应性好。

■ **其他方法**

脑血流量监测:尽管研究表明脑血流监测对诊断并无特异性,但却可帮助判断哪些病人对分流可获益。分流后增加的血流量预示着更好的预后。

脑电图:诊断无特异性。

24.12.6　诊断标准

临床指南:正常压力脑积水的诊断

Level Ⅱ[58]:由于目前对正常压力脑积水的病理生理学机制缺乏认识,因此无法制定严格的诊断标准,建议将正常压力脑积水的诊断分为极可能、可能以及不大可能,如表 24-3 所示。

表 24 - 3 正常压力脑积水的诊断指南

极可能为正常压力脑积水

病史*：必须包括

1. 隐匿起病（与急性起病相对）
2. 发病年龄超过 40 岁
3. 持续时间超过 3～6 个月
4. 发病前无颅脑损伤、颅内出血、脑膜炎或其他已知继发脑积水的病因
5. 随时间进展
6. 无其他足以能够解释发病症状的神经性、精神性或全身性疾病

脑部影像学：症状出现后的 CT 或 MRI 必须有下列表现

1. 无法归因于脑萎缩的脑室扩张或先天性扩张（Evan 指数[†]＞0.3）
2. 无脑脊液通路的大体梗阻
3. 有超过 1 个下列支持诊断特点的：
   (1) 无法完全归因于海马萎缩的颞角扩张
   (2) 胼胝体角度≥40°
   (3) 脑含水量改变的证据，包括无法归因于微血管性、缺血性改变或脱髓鞘的脑室旁改变
   (4) MRI 上导水管或第四脑室流空
   其他支持极可能诊断但非必要的影像学表现：
1. 病前研究表明脑室偏小或非脑积水样
2. 核素脑池显像表明 48～72 小时后脑凸面放射性示踪剂的延迟清空
3. MRI 电影或其他技术表明脑室流量增加
4. SPECT 表明脑室旁灌注降低不因乙酰唑胺激发发生变化

生理性特点

侧卧位腰椎穿刺脑脊液开放压 5～18 mmHg（70～245 mmH$_2$O）

临床：必须有步态/平衡障碍加上认知功能和（或）小便功能减退

1. 步态/平衡障碍：下列超过 2 项（不完全由其他疾病引起）
   (1) 步高降低
   (2) 步长缩短
   (3) 步速降低
   (4) 行走时躯体摇晃加重
   (5) 站立时步宽增加
   (6) 行走时足外翻
   (7) 后退步态（自发或诱发）
   (8) 多步转身（转 180°时超过 3 步）
   (9) 行走平衡变差：前后 8 步中超过 2 次校正
2. 认知：认知检查（如 Monumental State 检查）表明行为能力减退（根据年龄和受教育程度进行校正）和（或）降低，或超过下列 2 项证据而不能完全归因于其他疾病的
   (1) 精神运动迟缓（反应潜伏期延长）
   (2) 精细运动速度降低

24

（3）精细运动准度降低

（4）分散或保持注意力困难

（5）回忆能力特别是近期记忆力减退

（6）执行功能障碍：如多步骤操作、工作记忆、抽象性/相似性表述、洞察力等方面的障碍

（7）行为或人格改变

3. 小便功能障碍

（1）下列任何 1 项：

1）无法用原发尿路疾病解释的间歇性或持续性失禁

2）持续性小便失禁

3）大便或小便失禁

（2）或者下列任何 2 项：

1）尿急：经常性有急切的尿意

2）尿频率增加（多尿）：在正常液体摄入量的情况下 12 小时内排尿超过 6 次

3）夜尿：平均每晚需要排尿超过 2 次

可能为正常压力脑积水

病史：报道的症状包括

1. 亚急性或以不确定模式起病

2. 儿童期后任何年龄均可发病

3. 持续时间：不超过 3 个月，或不确定

4. 可继发于轻度颅脑损伤、既往颅内出血或者是儿童或成人脑膜炎，或者其他一些不大可能相关的疾病

5. 与其他神经性、精神性或全身性疾病伴发，但却非完全由这些疾病引起

6. 非进行性或非确定进行性

临床：下列任一症状

1. 失禁和（或）认知障碍，不存在明显的步态/平衡障碍

2. 单纯的步态障碍或痴呆

脑部影像学：脑室扩张符合脑积水，但与下列任何 1 项有关

1. 严重程度足以解释脑室扩张的脑萎缩

2. 可能会影响到脑室大小的结构性损伤

生理性特点

脑脊液开放压不符合或者超过可能诊断为正常压力脑积水的范围

不大可能为正常压力脑积水

1. 无脑室扩张

2. 存在颅内压升高体征（如视乳头水肿）

3. 无正常压力脑积水临床三联征

4. 有其他原因（如椎管狭窄）可以解释症状

＊病史应该由熟悉病前状态和目前状态的个人进行确认

†见章节 24.5.2 Evan 指数的定义和图示

24.12.7 鉴别诊断

表 24-4 列出了用于鉴别诊断的一些与正常压力脑积水类似的表现[58,83]。表 24-5 比较了正常压力脑积水、Alzheimer 病和 Parkinson 病的一些特点。

表 24-4　表现与正常压力脑积水类似的疾病

神经变性疾病
- Alzheimer 病
- Parkinson 病
- Lewy 体病
- Huntington 病
- 额颞性痴呆
- 皮层底节变性
- 进行性核上性麻痹
- 肌萎缩侧索硬化
- 多系统萎缩
- 海绵体脑病

血管性痴呆
- 脑血管病
- 多发脑梗死性痴呆
- Binswanger 病
- CADASIL
- 椎基底动脉供血不足

其他脑积水性疾病
- 导水管狭窄
- 静止性脑积水
- 长期明显的脑室扩张综合征
- 非交通性脑积水

感染性疾病
- Lyme 病
- HIV 感染
- 梅毒

泌尿系统疾病
- 尿路感染
- 膀胱或前列腺癌
- 良性前列腺增生

续 表

其他
- 维生素 B_{12} 缺乏
- 胶原血管疾病
- 癫痫
- 抑郁
- 创伤性脑损伤
- 椎管狭窄
- Chiari 畸形
- Wernicke 脑病
- 癌性脑膜炎
- 脊髓肿瘤

表 24-5　正常压力脑积水、Alzheimer 病和 Parkinson 病的比较*

特　　点	正常压力脑积水	Alzheimer 病	Parkinson 病
步态障碍†	±	±	±
姿势不稳	±		+
小便障碍	±	±	±
记忆或认知减退	±	+	±
家务活动困难	±	+	
行为改变	±	+	
肢体僵硬			+
肢体震颤			+
运动迟缓			+

* 符号：+代表该特点存在，±代表该特点部分存在或迟发出现
† 正常压力脑积水的步态通常增宽，Parkinson 病的步态通常变窄

24.12.8　治疗

■ 策略

1. 根据病史、查体和影像学检查，依据表 24-3 将病人进行分类。对于极可能和可能组，不必进行进一步检查，诊断准确程度即可达到 50%～61%[70,84,85]。在一个高度怀疑为极可能组的健康个体中，行分流术并非多此一举[73]。

2. 为了更好地确定分流手术有效率，建议进行下列一项或多项检查[73]：

(1) 穿刺试验：腰椎穿刺抽取 40～50 ml 的脑脊液。

1）如出现阳性反应（见章节 24.12.5），分流有效率可提高至 73%～100% 水平。

2）由于敏感性低（26%～61%），故出现阴性反应也不能除外分流有效的可能性，应该进行进一步检查[73]。

3）如果腰椎穿刺开放压力大于 17.6 mmHg（24 cmH_2O），则需考虑寻找可能导致继发脑积水的原因（不排除可以通过分流术进行治疗）。

（2）阻力检测：敏感性（57%～100%）高于穿刺试验，阳性预测值近似（75%～92%）。

（3）腰椎穿刺外引流。

脑脊液转流操作

首选行脑室腹腔分流术。也曾经应用过腰椎腹腔分流，但存在一些缺点：可能造成分流过度，穿刺困难，可能出现分流管移位等。虽然低压分流阀有效率更高一些[87]，但为最大限度地降低出现硬膜下血肿的可能性（见下文），多数使用中压分流阀[86]（闭合压力 65～90 mmH_2O）。术后几天内逐渐让病人坐起，如果病人有低颅压性头痛，坐起进度还应更慢。另外，使用可调压分流管也可以降低出现硬膜下血肿的风险，一开始设置为高压（降低出现硬膜下血肿的风险），然后在数周内逐渐调低压力。

术后应随访 6～12 个月，定期行 CT 检查。

症状未好转和脑室未缩小的病人应检查有无分流异常，如分流管未阻塞并且无硬膜下积液，可更换低压分流管（如为可调压分流管，则调低压力）。

• 正常压力脑积水分流后可能发生的并发症

并发症发生率可能高达约 35%（年长病人脑组织更脆弱）[88,89]。

可能发生的并发症包括[90]：

1. 硬膜下血肿或硬膜下积液（见章节 25.6.8）：有脑萎缩的老年人或使用低压阀时多发。常伴头痛，多数自行好转或保持稳定。有大约 1/3 需取出或阻断分流管（临时或永久）。术后逐渐坐起活动可能降低此并发症的发生率。

2. 分流感染。

3. 脑实质内出血。

4. 癫痫：见章节 25.5.2。

5. 迟发并发症：除上述以外，还包括分流管阻塞或中断。

第三脑室造瘘术

最早在 1999 年用于治疗正常压力脑积水。从机制上很难解释为什么第三脑室造瘘术对正常压力脑积水有效，然而在一些经过选择的 69% 的病人身上被证实有效（尽管临床预后标准选择可能未被完全证实）[92]。如今，对大多数正常压力脑积水病人，第三脑室造瘘术不应作为一线治疗方案。

24.12.9   预后

分流术后最有可能好转的症状是尿失禁，其次是步态障碍，最不容易恢复的是痴呆。Black 等人[86]提出了分流术后有效的标准：

1. 临床上：有典型的三联征[88]（见章节 24.12.3）。有 77％的以步态障碍为主要症状的病人分流术后好转。表现为痴呆而没有步态障碍的病人分流术后很少好转。

2. 腰椎穿刺压力＞100 mmH$_2$O。

3. 放射性核素脑池造影：呈典型的正常压力脑积水表现。正常或混合形态与分流手术是否有效无关。

4. 持续性颅内压监测：颅内压＞180 mmH$_2$O 或经常出现 Lundberg B 波（见章节 56.2.6）。

5. CT 或 MRI：脑室扩大、脑沟变平（很少有脑萎缩）。

临床出现症状的时间较短时术后效果要好一些。

注意：合并有 Alzheimer 病的正常压力脑积水病人在脑室腹腔分流术后仍可好转，因此如有 Alzheimer 病，也不应排除分流术这一选择[93]。但是在一项随机前瞻性双盲(RPDB)安慰剂对照试验中，仅有 Alzheimer 病表现的病人的分流术无效[94]。

一般来说，在 5～7 年疗效较好的时期后，大多数病人最终会复发。此时应首先检查有无分流障碍和硬膜下血肿或积液。

24.13   脑积水与妊娠

24.13.1   概述

已分流的病人可能妊娠，有关于妊娠期间发生脑积水需行分流术的个案报道[95]。

腹腔分流病人腹腔端的并发症在孕妇中可能较高。以下是根据 Wisoff 等的建议总结的改进方法[95]。

24.13.2   分流病人的孕前处理

1. 检查：

（1）分流管功能检查：孕前 CT 或 MRI 检查。如怀疑功能异常，可检查分流管的通畅性。有裂隙样脑室的病人顺应性下降，脑室容量的微小变化即可引起症状。

（2）用药的检查，尤其是抗癫痫药物。

2. 咨询：

（1）遗传学检查：如果脑积水是由神经管未闭引起，则胎儿发生神经管闭合障碍的可能性有 2%～3%。

（2）其他建议包括产前早期给予维生素，避免使用致畸药物和过热（如热水浴）；见章节 17.2.3 神经管闭合障碍的危险因素。

24.13.3 妊娠期处理

1. 严密观察有无颅内压增高表现：头痛、恶心呕吐、嗜睡、共济失调、癫痫发作等。注意：这些表现可与先兆子痫相似（必须排除先兆子痫）。有 58% 的病人表现为颅内高压，原因有：

（1）部分分流障碍失去代偿作用。

（2）分流障碍。

（3）有些病人尽管分流功能正常仍有颅内高压表现，可能由脑组织含水量增加和静脉充血引起。

（4）妊娠期肿瘤扩大。

（5）脑静脉栓塞：包括硬膜窦栓塞和皮层静脉栓塞。

（6）自调节障碍相关的脑病。

2. 有颅内高压表现的病人需行 CT 或 MRI 检查。

（1）如与孕前相比无改变，则穿刺分流管囊测压、培养脑脊液。也可考虑放射性核素分流管造影。

（2）如果所有检查都为阴性，则可能是生理变化引起。治疗包括卧床休息、限制液体，严重时使用类固醇和（或）利尿剂。如症状仍不消失，胎儿肺成熟后可尽早分娩（分娩前 48 小时预防性使用抗生素）。

（3）如检查发生脑室扩大和（或）分流障碍，需调整分流管。

1）妊娠头 6 个月：可行脑室腹腔分流术（头 3 个月后不要使用腹腔通条），一般均可耐受。

2）妊娠后 3 个月：脑室心房分流或脑室胸膜腔分流可避免损伤子宫或诱发早产。

24.13.4 产时处理

1. 产时建议预防性使用抗生素以减少分流管感染的概率。由于大肠埃希菌是最常见的病原体，故 Wiscoff 等建议使用产时氨苄青霉素 2 g 静脉滴注、每 6 小时一次，庆大霉素 1.5 mg/kg 静脉滴注、每 8 小时一次，产后继续使用 48 小时[95]。

2. 无症状的病人：如产科允许可经阴道分娩（分流管远端感染和粘连的危险较低）。尽量缩短第二产程，因为与其他产程中做 Valsalva 动作时相比，脑脊液压力在此期间更高[96]。

3. 在产前或产时出现症状的病人，病人平稳后可在全身麻醉下（颅内压升高时硬膜外麻醉为禁忌）行剖宫产术，术中监测液体出入量，严重病例可使用类固醇激素和利尿剂。

（吴　俊　高法梁）

参考文献

[1] Lemire RJ. Neural Tube Defects. JAMA. 1988; 259:558–562

[2] Amacher AL, Wellington J. Infantile Hydrocephalus: Long-Term Results of Surgical Therapy. Childs Brain. 1984; 11:217–229

[3] Hill A, Rozdilsky B. Congenital Hydrocephalus Secondary to Intra-Uterine Germinal Matrix/Intraventricular Hemorrhage. Dev Med Child Neurol. 1984; 26:509–527

[4] Kudo H, Tamaki N, Kim S, et al. Intraspinal Tumors Associated with Hydrocephalus. Neurosurgery. 1987; 21:726–731

[5] Schmidek HH, Auer LM, Kapp JP. The Cerebral Venous System. Neurosurgery. 1985; 17:663–678

[6] Parker T. Never Trust a Calm Dog: And Other Rules of Thumb. New York: Harper Perennial; 1990

[7] U.S. Department of Health and Human Services - Health Resources and Services Administration. Accurately Weighing and Measuring: Technique.

[8] Babson SG, Benda GI. Growth Graphs for the Clinical Assessment of Infants of Varying Gestational Age. J Pediatr. 1976; 89:814–820

[9] Nelhaus G. Head Circumference from Birth to Eighteen Years. Pediatrics. 1968; 41:106–114

[10] Humphrey PRD, Moseley IF, Russell RWR. Visual Field Defects in Obstructive Hydrocephalus. J Neurol Neurosurg Psychiatry. 1982; 45:591–597

[11] Calogero JA, Alexander E. Unilateral Amaurosis in a Hydrocephalic Child with an Obstructed Shunt. J Neurosurg. 1971; 34:236–240

[12] Kojima N, Kuwamura K, Tamaki N, et al. Reversible Congruous Homonymous Hemianopia as a Symptom of Shunt Malfunction. Surg Neurol. 1984; 22:253–256

[13] Black PM, Chapman PH. Transient Abducens Paresis After Shunting for Hydrocephalus. J Neurosurg. 1981; 55:467–469

[14] Arroyo HA, Jan JE, McCormick AQ, et al. Permanent Visual Loss After Shunt Malfunction. Neurology. 1985; 35:25–29

[15] Sato M, Tanaka S, Kohama A, et al. Occipital Lobe Infarction Caused by Tentorial Herniation. Neurosurgery. 1986; 18:300–305

[16] Joynt RJ, Honch GW, Rubin AJ, Trudell RG, Frederiks JAM. In: Occipital Lobe Syndromes. Handbook of Clinical Neurology. Holland: Elsevier Science Publishers; 1985:49–62

[17] Hoyt WF. Vascular Lesions of the Visual Cortex with Brain Herniation Through the Tentorial Incisura. Arch Ophthalm. 1960; 64:44–57

[18] Rinaldi I, Botton JE, Troland CE. Cortical Visual Disturbances Following Ventriculography and/or Ventricular Decompression. J Neurosurg. 1962; 19:568–576

[19] Lindenberg R, Walsh FB. Vascular Compressions Involving Intracranial Visual Pathways. Tr Am Acad Ophth Otol. 1964; 68:677–694

[20] Glaser JS, Duane TD, Jaeger EA. In: Topical Diagnosis: Retrochiasmal Visual Pathways and Higher Cortical Function. Clinical Ophthalmology. 2nd ed. Philadelphia: Harper and Row; 1983:4–10

[21] Lindenberg R. Compression of Brain Arteries as Pathogenetic Factor for Tissue Necrosis and their Areas of Predilection. J Neuropath Exp Neurol. 1955; 14:223–243

[22] Barnet AB, Manson JI, Wilner E. Acute Cerebral Blindness in Childhood. Neurology. 1970; 20:1147–1156

[23] Keane JR. Blindness Following Tentorial Herniation. Ann Neurol. 1980; 8:186–190

[24] Hoyt WF, Walsh FB. Cortical Blindness with Partial Recovery Following Cerebral Anoxia from Cardiac Arrest. Arch Ophthalm. 1958; 60:1061–1069

[25] Weinberger HA, van der Woude R, Maier HC. Prognosis of Cortical Blindness Following Cardiac Arrest in Children. JAMA. 1962; 179:126–129

[26] Slavin ML. Ischemic Optic Neuropathy After Cardiac Arrest. Am J Ophthalmol. 1987; 104:435–436

[27] Sweeney PJ, Breuer AC, Selhorst JB, et al. Ischemic Optic Neuropathy: A Complication of Cardiopulmonary Bypass Surgery. Neurology. 1982; 32:560–562

[28] Drance SM, Morgan RW, Sweeney VP. Shock-Induced Optic Neuropathy. A Cause of Nonprogressive Glaucoma. N Engl J Med. 1973; 288:392–395

[29] Lorber J. Recovery of Vision Following Prolonged Blindness in Children with Hydrocephalus or Following Pyogenic Meningitis. Clin Pediatr. 1967; 6:699–703

[30] LeMay M, Hochberg FH. Ventricular Differences Between Hydrostatic Hydrocephalus and Hydrocephalus Ex Vacuo by CT. Neuroradiology. 1979; 17:191–195

[31] Evans WA. An encephalographic ratio for estimating ventricular and cerebral atrophy. Arch Neurol Psychiatry. 1942; 47:931–937

[32] O'Hayon BB, Drake JM, Ossip MG, Tuli S, Clarke M. Frontal and Occipital Horn Ratio: A Linear Estimate of Ventricular Size for Multiple Imaging Modalities in Pediatric Hydrocephalus. Pediatric Neurosurgery. 1998; 29:245–249

[33] Tuite GF, Evanson J, Chong WK, et al. The Beaten Copper Cranium: A Correlation between Intracranial Pressure, Cranial Radiographs, and Computed Tomographic Scans in Children with Craniosynostosis. Neurosurgery. 1996; 39:691–699

[34] Section of Pediatric Neurosurgery of the American Association of Neurological Surgeons. Pediatric Neurosurgery. New York 1982

[35] Alvarez LA, Maytal J, Shinnar S. Idiopathic External Hydrocephalus: Natural History and Relationship to Benign Familial Macrocephaly. Pediatrics. 1986; 77:901–907

[36] Barlow CF. CSF Dynamics in Hydrocephalus - With Special Attention to External Hydrocephalus. Brain Dev. 1984; 6:119–127

[37] Chadduck WM, Chadduck JB, Boop FA. The Subarachnoid Spaces in Craniosynostosis. Neurosurgery. 1992; 30:867–871

[38] McCluney KW, Yeakley JW, Fenstermacher JW. Subdural Hygroma Versus Atrophy on MR Brain Scans: "The Cortical Vein Sign". AJNR. 1992; 13:1335–1339

[39] Kuzma BB, Goodman JM. Differentiating External Hydrocephalus from Chronic Subdural Hematoma. Surg Neurol. 1998; 50:86–88

[40] Ment LR, Duncan CC, Geehr R. Benign Enlargement of the Subarachnoid Spaces in the Infant. J Neurosurg. 1981; 54:504–508

[41] Sutton LN. Current Management of Hydrocephalus in Children. Contemp Neurosurg. 1997; 19:1–7

[42] Weller S, Gartner J. Genetic and clinical aspects of X-linked hydrocephalus (L1 disease): Mutations in the L1CAM gene. Hum Mutat. 2001; 18:1–12

[43] Grupe A, Hultgren B, Ryan A, Ma YH, Bauer M, Stewart TA. Transgenic knockouts reveal a critical requirement for pancreatic beta cell glucokinase in maintaining glucose homeostasis. Cell. 1995; 83:69–78

[44] Yamasaki M, Arita N, Hiraga S, Izumoto S, Morimoto

24

K, Nakatani S, Fujitani K, Sato N, Hayakawa T. A clinical and neuroradiological study of X-linked hydrocephalus in Japan. J Neurosurg. 1995; 83:50–55

[45] Kanemura Y, Okamoto N, Sakamoto H, Shofuda T, Kamiguchi H, Yamasaki M. Molecular mechanisms and neuroimaging criteria for severe L1 syndrome with X-linked hydrocephalus. J Neurosurg. 2006; 105:403–412

[46] Foltz EL, Shurtleff DB. Five-Year Comparative Study of Hydrocephalus in Children with and without Operation (113 Cases). J Neurosurg. 1963; 20:1064–1079

[47] Rekate HL, Nulsen FE, Mack HL, et al. Establishing the Diagnosis of Shunt Independence. Monogr Neural Sci. 1982; 8:223–226

[48] Holtzer GJ, De Lange SA. Shunt-Independent Arrest of Hydrocephalus. J Neurosurg. 1973; 39:698–701

[49] Hemmer R. Can a Shunt Be Removed? Monogr Neural Sci. 1982; 8:227–228

[50] Epstein F. Diagnosis and Management of Arrested Hydrocephalus. Monogr Neural Sci. 1982; 8:105–107

[51] Pang D, Zwienenberg-Lee M, Smith M, Zovickian J. Progressive cranial nerve palsy following shunt placement in an isolated fourth ventricle: case report. J Neurosurg. 2005; 102:326–331

[52] Oi S, Matsumoto S. Slit ventricles as a cause of isolated ventricles after shunting. Childs Nerv Syst. 1985; 1:189–193

[53] Eder HG, Leber KA, Gruber W. Complications after shunting isolated IV ventricles. Childs Nerv Syst. 1997; 13:13–16

[54] Hakim S, Adams RD. The Special Clinical Problem of Symptomatic Hydrocephalus with Normal CSF Pressure. J Neurol Sci. 1965; 2:307–327

[55] Brean A, Eide PK. Prevalence of probable idiopathic normal pressure hydrocephalus in a Norwegian population. Acta Neurol Scand. 2008; 118:48–53

[56] Adams RD, Fisher CM, Hakim S, Ojemann RG, et al. Symptomatic Occult Hydrocephalus with 'Normal' Cerebrospinal Fluid Pressure. N Engl J Med. 1965; 273:117–126

[57] Thal LJ, Grundman M, Klauber MR. Dementia: Characteristics of a Referral Population and Factors Associated with Progression. Neurology. 1988; 38:1083–1090

[58] Relkin N, Marmarou A, Klinge P, Bergsneider M, Black PMcL. INPH Guidelines, Part II: Diagnosing idiopathic normal-pressure hydrocephalus. Neurosurgery. 2005; 57:S2–4 to 16

[59] Knutsson E, Lying-Tunell U. Gait apraxia in normal-pressure hydrocephalus. Neurology. 1985; 35:155–160

[60] Rosen H, Swigar ME. Depression and normal pressure hydrocephalus. A dilemma in neuropsychiatric differential diagnosis. J Nerv Ment Dis. 1976; 163:35–40

[61] Schneider U, Malmadier A, Dengler R, Sollmann WP, Emrich HM. Mood cycles associated with normal pressure hydrocephalus. Am J Psychiatry. 1996; 153:1366–1367

[62] Crowell RM, Tew JM,Jr, Mark VH. Aggressive dementia associated with normal pressure hydrocephalus. Report of two unusual cases. Neurology. 1973; 23:461–464

[63] Bloom KK, Kraft WA. Paranoia–an unusual presentation of hydrocephalus. Am J Phys Med Rehabil. 1998; 77:157–159

[64] Yoshino M, Yoshino Y, Taniguchi M, Nakamura S, Ikeda T. Syndrome of inappropriate secretion of antidiuretic hormone associated with idiopathic normal pressure hydrocephalus. Intern Med. 1999; 38:290–292

[65] Vassilouthis J. The Syndrome of Normal-Pressure Hydrocephalus. J Neurosurg. 1984; 61:501–509

[66] Jack CR, Mokri B, Laws ER, Houser OW, et al. MR Findings in Normal Pressure Hydrocephalus: Significance and Comparison with Other Forms of Dementia. J Comput Assist Tomogr. 1987; 11:923–931

[67] Schwartz M, Creasey H, Grady CL, et al. Computed Tomographic Analysis of Brain Morphometrics in

30 Healthy Men, Aged 21 to 81 Years. Ann Neurol. 1985; 17:146–157

[68] Holodny AI, George AE, de Leon MJ, et al. Focal Dilation and Paradoxical Collapse of Cortical Fissures and Sulci in Patients with Normal-Pressure Hydrocephalus. J Neurosurg. 1998; 89:742–747

[69] Shenkin HA, Greenberg JO, Grossman CB. Ventricular Size After Shunting For Idiopathic Normal Pressure Hydrocephalus. J Neurol Neurosurg Psychiatry. 1975; 38:833–837

[70] Vanneste J, Augustijn P, Davies GAG, Dirven C, et al. Normal-Pressure Hydrocephalus: Is Cisternography Still Useful in Selecting Patients for a Shunt? Arch Neurol. 1992; 49:366–370

[71] Relkin Norm. Neuroradiology Assessment of iNPH. Banff, Alberta, Canada 2015

[72] Bono F, Lupo MR, Serra P, Cantafio C, et al. Obesity does not induce abnormal CSF pressure in subjects with normal cerebral MR venography. Neurology. 2002; 59:1641–1643

[73] Marmarou A, Bergsneider M, Klinge P, Relkin N, Black PMcL. INPH Guidelines, Part III: The value of supplemental prognostic tests for the preoperative assessment of idiopathic normal-pressure hydrocephalus. Neurosurgery. 2005; 57:S2–17 to 28

[74] Haan J, Thomeer RTWM. Predictive Value of Temporary External Lumbar Drainage in Normal Pressure Hydrocephalus. Neurosurgery. 1988; 22:388–391

[75] Malm J, Kristensen B, Karlsson T, Fagerlund M, Elfverson J, Ekstedt J. The predictive value of cerebrospinal fluid dynamic tests in patients with the idiopathic adult hydrocephalus syndrome. Arch Neurol. 1995; 52:783–789

[76] Walchenbach R, Geiger E, Thomeer RT, Vanneste JA. The value of temporary external lumbar CSF drainage in predicting the outcome of shunting on normal pressure hydrocephalus. J Neurol Neurosurg Psychiatry. 2002; 72:503–506

[77] Czosnyka M, Czosnyka ZH, Whitfield PC, Donovan T, Pickard JD. Age dependence of cerebrospinal pressure-volume compensation in patients with hydrocephalus. J Neurosurg. 2001; 94:482–486

[78] Marmarou A, Shulman K, Rosende RM. A nonlinear analysis of the cerebrospinal fluid system and intracranial pressure dynamics. J Neurosurg. 1978; 48:332–344

[79] Katzman R, Hussey F. A simple constant-infusion manometric test for measurement of CSF absorption. I. Rationale and method. Neurology. 1970; 20:534–544

[80] Meier U, Bartels P. The importance of the intrathecal infusion test in the diagnostic of normal-pressure hydrocephalus. Eur Neurol. 2001; 46:178–186

[81] Symon L, Dorsch NWC, Stephens RJ. Pressure Waves in So-Called Low-Pressure Hydrocephalus. Lancet. 1972; 2:1291–1292

[82] Tamaki N, Kusunoki T, Wakabayashi T, et al. Cerebral Hemodynamics in Normal-Pressure Hydrocephalus: Evaluation by 133Xe Inhalation Method and Dynamic CT Study. J Neurosurg. 1984; 61:510–514

[83] Bech-Azeddine R, Waldemar G, Knudsen GM, Hogh P, Braun P, Wildschiotz G, Gjerris F, Paulson OB, Juhler M. Idiopathic nromal pressure hydrocephalus: Evaluation and findings in a multidisciplinary memory clinic. Eur J Neurol. 2001; 8:601–611

[84] Vanneste J, Augustijn P, Tan WF, Dirven C. Shunting normal pressure hydrocephalus: The predictive value of combined clinical and CT data. J Neurol Neurosurg Psychiatry. 1993; 56:251–256

[85] Takeuchi T, Kasahara E, Iwasaki M, Mima T, Mori K. Indications for shunting in patients with idiopathic normal pressure hydrocephalus presenting with dementia and brain atrophy (atypical idiopathic normal pressure hydrocephalus). Neurol Med Chir (Tokyo). 2000; 40:38–47

[86] Black PM, Ojemann RG, Tzouras A. CSF Shunts for Dementia, Incontinence and Gait Disturbance. Clin Neurosurg. 1985; 32:632–651

[87] McQuarrie IG, Saint-Louis L, Scherer PB. Treatment of Normal-Pressure Hydrocephalus with Low versus Medium Pressure Cerebrospinal Fluid Shunts. Neurosurgery. 1984; 15:484–488

[88] Black PM. Idiopathic Normal-Pressure Hydrocephalus: Results of Shunting in 62 Patients. J Neurosurg. 1980; 52:371–377

[89] Peterson RC, Mokri B, Laws ER. Surgical Treatment of Idiopathic Hydrocephalus in Elderly Patients. Neurology. 1985; 35:307–311

[90] Udvarhelyi GB, Wood JH, James AE. Results and Complications in 55 Shunted Patients with Normal Pressure Hydrocephalus. Surg Neurol. 1975; 3:271–275

[91] Mitchell P, Mathew B. Third ventriculostomy in normal pressure hydrocephalus. Br J Neurosurg. 1999; 13:382–385

[92] Gangemi M, Maiuri F, Naddeo M, Godano U, Mascari C, Broggi G, Ferroli P. Endoscopic third ventriculostomy in idiopathic normal pressure hydrocephalus: an Italian multicenter study. Neurosurgery. 2008; 63:62–7; discussion 67-69

[93] Golomb J, et al. Alzheimer's Disease Comorbidity in Normal Pressure Hydrocephalus: Prevalence and Shunt Response. J Neurol Neurosurg Psychiatry. 2000; 68:778–781

[94] Silverberg GD, Mayo M, Saul T, Fellmann J, Carvalho J, McGuire D. Continuous CSF drainage in AD: results of a double-blind, randomized, placebo-controlled study. Neurology. 2008; 71:202–209

[95] Wisoff JH, Kratzert KJ, Handwerker SM, Young BK, Epstein F. Pregnancy in Patients with Cerebrospinal Fluid Shunts: Report of a Series and Review of the Literature. Neurosurgery. 1991; 29:827–831

[96] Marx GF, Zemaitis MT, Orkin LR. CSF Pressures During Labor and Obstetrical Anesthesia. Anesthesiology. 1981; 22:348–354

25 脑积水的治疗

25.1 内科治疗

脑积水仍是外科疾病,乙酰唑胺可有缓解作用(见下文)。

利尿治疗

在有血性脑脊液的早产儿中可以使用(只要无活动性脑积水),同时观察脑脊液吸收功能是否恢复,但这只是一种辅助治疗或缓解治疗。

据报道,1岁以内的婴儿若生命体征稳定、肾功能正常、无颅高压症状(窒息、嗜睡、呕吐),使用下列方法,约50%的患儿脑积水得到了满意控制[1]:

1. 乙酰唑胺(一种碳酸酐酶抑制剂):第1天25 mg/(kg·d),分3次口服,以后每天增加25 mg/(kg·d)直至100 mg/(kg·d)。

2. 同时开始服用呋塞米:1 mg/(kg·d),分3次口服。

3. 防治酸中毒:

(1)三柠檬酸:4 ml/(kg·d),分4次口服(1 ml相当于1 mEq碳酸氢盐,含1 mEq钠和1 mEq钾)。

(2)监测血电解质,及时调整药量,维持血清 HCO_3^- 浓度大于18 mEq/L。

(3)如血钾降低,则将三柠檬酸改为柠檬酸钾(每毫升含2 mEq钾,不含钠);如血钠降低,则改为碳酸氢钠。

4. 注意电解质失衡和乙酰唑胺的副作用:昏睡、呼吸过快、腹泻、感觉异常(如指尖刺痛感)。

5. 每周行CT或超声检查,如脑室进行性扩大可行分流术,否则内科治疗6个月,然后在2~4周内逐渐减量。如脑积水进行性发展,可继续治疗3~4个月。

25.2 脑脊液引流

脑室内出血后的脑积水可能只是一过性的,脑脊液引流(脑室穿刺或腰椎穿刺[2]）可缓解症状直至脑脊液吸收恢复正常，但腰椎穿刺只能用于交通性脑积水。如脑脊液蛋白含量＜100 mg/dl 时脑脊液吸收仍未恢复，那么自我吸收功能一般不可能近期内恢复（通常需行分流术）。

25.3   外科治疗

25.3.1   治疗目的

治疗的最终目的不是脑室大小恢复正常。治疗目的在于神经功能和外观的恢复。

25.3.2   治疗方法

包括：

1. 第三脑室造瘘术（见下文）。

2. 分流术：下面将介绍各种分流术。分流术的方法将在章节 97.6.3、章节 97.6.3、章节 97.6.3、章节 97.6.5 中介绍。

3. 消除阻塞：如打开狭窄的导水管，与简单的分流术相比，死亡率高而成功率低，不过在存在肿瘤时例外。

4. 脉络丛切除术：1918 年 Dandy 提出用于治疗交通性脑积水[3]。可减少但不能完全停止脑脊液分泌（只有部分脑脊液由脉络丛分泌，其他来源包括脑室室管膜、脊神经根硬膜鞘）。开颅手术死亡率较高（可能是由于空气进入脑室）。内镜下脉络丛电凝术在 1910 年提出，最近又有较多应用[4]。

25.4   内镜下第三脑室造瘘术

25.4.1   适应证

内镜下第三脑室造瘘术（ETV）可用于治疗梗阻性脑积水，也是处理分流管感染的方法之一（在不增加颅内压的情况下取出所有异物）。ETV 也可用于分流术后发生硬膜下血肿的病人（在 ETV 术前取出分流管）。ETV 也可用于裂隙脑室综合征（见章节 25.6.6）。

25.4.2   禁忌证

传统意义上认为交通性脑积水是 ETV 的禁忌证。不过，偶尔也见用于正常压力脑积水的治疗[5]。相对禁忌证包括一些可能降低成功率的情况（见下文）。

25.4.3 并发症

1. 下丘脑损伤：可能导致多食。
2. 垂体或垂体柄损伤，导致闭经、尿崩症。
3. 一过性动眼神经和展神经麻痹。
4. 基底动脉、后交通动脉和大脑后动脉损伤。
5. 无法控制的出血。
6. 心搏骤停[6]。
7. 外伤性基底动脉瘤[7]：可能由术中使用激光产生的热损伤引起。

25.4.4 手术方法

手术方法见章节 97.6.4。

25.4.5 成功率

总的成功率约 56%（非肿瘤性导水管狭窄为 60%～94%[7]）。最高的通畅率见于以前未接受治疗的导水管狭窄。婴儿中成功率较低，因为他们的蛛网膜下隙尚未发育成熟。如合并以下情况则成功率低（仅有约 20% 的第三脑室瘘口保持开放）：

1. 肿瘤。
2. 曾行分流术。
3. 曾发生蛛网膜下隙出血。
4. 曾行全脑放疗（局灶性立体定向放射外科治疗情况尚不清楚）。
5. 手术中第三脑室底造瘘时可见明显粘连。

内镜下第三脑室造瘘术成功率评分见表 25-1[8,9]。此评分系统可以帮助选择合适的病人进行手术。

表 25-1 内镜下第三脑室造瘘术成功率评分

参　　数	描　　述	值	评　　分
年　　龄	＜1 个月	0%	＿＿%
	1～6 个月	10%	
	6～12 个月	30%	
	1～10 岁	40%	
	≥10 岁	50%	

续　表

参　数	描　述	值	评　分
病　因	感染后	0%	＿＿＿%
	脊髓脊膜膨出	20%	
	脑室下出血		
	未覆盖的肿瘤		
	中脑导水管硬化	30%	
	覆盖的肿瘤		
	其他		
分流手术史	有过分流手术史	0%	＿＿＿%
	无分流手术史	10%	
		总共(0～90%)	＿＿＿%

共有三个参数用于评分系统(年龄、病因和分流手术史)。评分小于40%预示着成功率较低,而评分大于80%预示成功率较高(相对于分流术)。中等评分(50%～70%)可能在一开始效果不如分流术,但3～6个月后内镜下第三脑室造瘘术效果相对于分流术更好。

一组病人研究显示,内镜下第三脑室造瘘术后,76%(72/95)的病人临床症状得到了改善。其中包括6例病人需要再次行内镜下第三脑室造瘘术,(有3人体内存有在造瘘术中遗留下的仅存部分功能的分流管)。

25.5　分流术

25.5.1　分流术的类型

1. 脑室-腹腔分流:
(1) 目前最常用的分流术。
(2) 多用于侧脑室。
(3) 腹压:正常时接近大气压。
2. 脑室-心房分流(血管分流):
(1) 脑室分流经颈静脉,至上腔静脉。因其脑室分流至血循环时导管尖端位于右心房,故称为脑室-心房分流。
(2) 有腹部异常(腹部大手术、腹膜炎、病态肥胖、坏死性小肠结肠炎的早产儿可能无法耐受脑室-腹腔分流术)时可作为一种治疗手段。
(3) 脑室-心房分流管较短,会导致远端压力较低,虹吸作用比脑室-腹腔分流术弱,但血流搏动压力可能会改变脑脊液的流动情况。

3. Torkildsen 分流:

(1) 由脑室向脑池分流。

(2) 很少使用。

(3) 只对获得性梗阻性脑积水有作用,先天性脑积水病人通常无发育良好的蛛网膜下隙脑脊液通路。

4. 其他分流:历史上曾经应用过多种分流方法,现在仍用于传统分流部位无法进行分流的病人(如腹膜炎时无法使用脑室-腹腔分流,亚急性细菌性心内膜炎时无法进行脑室-心房分流):

(1) 胸膜腔(脑室-胸膜腔分流):不是首选治疗方法,但如腹腔分流不能进行时也可使用[12]。如出现症状性胸腔积液,则需要调整分流管远端,为避免其发生,建议只对超过 7 岁的病人应用此方法。胸膜腔压力低于大气压。

(2) 胆囊。

(3) 输尿管或膀胱:由尿液排泄可能导致电解质失衡。

5. 腰椎穿刺腹腔分流(方法见章节 97.6.5):

(1) 只用于交通性脑积水:主要适用于原发性假性脑瘤或有脑脊液漏者[13]。脑室小时也可使用。

(2) 大于 2 岁的病人,推荐使用经皮 Touhy 针。

6. 囊肿或硬膜下分流:从蛛网膜囊肿或硬膜下积液的囊腔向腹腔分流。

25.5.2　各种分流术的缺点和并发症

■ 任何分流术都可能发生的并发症

1. 分流管阻塞:分流术失败最常见的原因。

(1) 近端阻塞:脑室端(最常见)。

(2) 阀装置阻塞。

(3) 远端阻塞:据报道发生率为 $12\% \sim 34\%$[14],发生于脑室-腹腔分流术中的腹腔端(见下文)和脑室-心房分流术的心房端。

2. 连接部位或其他位置断裂。

3. 感染:可能导致阻塞。

4. 皮肤破溃,通常只发生于虚弱的病人(特别是早产儿,头颅大,因脑积水造成头皮菲薄,因头颅狭长而常侧卧)。也可能提示硅过敏(见下文)。

5. 癫痫(仅发生于脑室分流术):置管后 1 年内发生率约为 5.5%,3 年后降为约 1.1%[15](注意:这不表明分流术是所有这些癫痫的原因)。额部分流后癫痫发生率较顶枕部高。

6. 作为一些神经系统肿瘤向颅外转移的通道(如髓母细胞瘤):可能发生率较低[16]。

7. 硅过敏[17]:少见。可类似于引起皮肤破溃的分流感染或霉菌样肉芽肿。起初脑脊液可无菌,但以后可发生感染。需换用不含硅的导管(如聚亚安酯)。

■ **脑室-腹腔分流的缺点和并发症**

1. 腹股沟疝的发生率为 17%(许多分流管在腹膜鞘突未闭时就已放置)[18]。

2. 身高增长而需延长分流管:用长分流管可避免换管(见章节 97.6.3)。

3. 腹腔端阻塞:

(1) 分流管远端为狭长开口("狭长瓣")时发生率较高,网膜或皮下隧道中的碎片可阻塞分流管[14]。

(2) 腹腔囊肿(或假性囊肿)[19]:通常伴有感染,也可由于手术中手套滑石粉反应引起(网膜通常会包裹刺激物)。一般不用鉴别因过度膨胀的膀胱破裂后导致的腹腔积尿(例如神经源性膀胱引起)和腹腔脑脊液积液。积液可经皮下抽吸,检测尿素氮和肌苷(脑脊液中没有)。

(3) 严重腹腔粘连:减少脑脊液吸收面积。

(4) 分流管末端位置不当:

1) 手术时放置不当:位于腹壁脂肪内。

2) 分流管随着身高增长可能脱出腹腔。

4. 分流管感染引起腹膜炎。

5. 鞘膜积液。

6. 脑脊液性腹水。

7. 管端移动:

(1) 进入阴囊[20]。

(2) 内脏器官穿孔[21]:胃[22]、膀胱等,多见于老式弹簧加强(Raimondi)的分流管。

(3) 穿过膈肌[23]。

8. 肠梗阻(不同于穿孔):少见。

9. 肠扭转[24]。

10. 肠绞窄:仅发生于试图取出分流管时用力向头端拔出分流管时,分流管发生断裂后腹腔残留一段(此时需立即开腹探查)[25]。

11. 分流过度:多见于脑室-心房分流,有人建议对交通性脑积水改行腰椎穿刺分流(见章节 25.6.6)。

■ **脑室-心房分流的缺点和并发症**

1. 生长期儿童分流管长度需不断增加。

2. 感染及败血症发生率高。

3. 如分流阀功能失常可能导致血液反流到脑室(少见)。

4. 分流管栓子。

5. 心血管并发症:穿孔、血栓性静脉炎、肺动脉微栓子可能导致肺动脉高压[26](发生率约 0.3%)。

25

■ **腰椎穿刺分流的缺点和并发症**

1. 除非脑室分流无法进行(如由于裂隙状脑室),否则不应用于生长期儿童,因为：

(1) 14％的儿童椎板切除术会导致脊柱侧弯[27]。

(2) 高达70％的病人有进行性小脑扁桃体下疝的危险(Chiari 畸形 1 型)[29,30]。

2. 分流过度发生时很难控制(一种特殊的水平-垂直控流阀可增加直立时的阻力,见下文)。

3. 需更改或检查通畅程度时近端手术较困难(见章节 97.6.5)。

4. 腰神经根激惹(神经根病)。

5. 脑脊液沿分流管周外渗。

6. 压力调节较困难。

7. 过度分流可导致双侧第Ⅵ、Ⅶ脑神经功能障碍。

8. 蛛网膜炎和粘连的发生率高。

■ **可调控分流阀**

在美国有以下一系列产品,包括：

• Medtronic 的 Strata(见章节 25.7.4)。

• Sophysa 的 Polaris(见章节 25.7.7)。

• Codman 的 Hakim(见章节 25.7.5)。

• Codman 的 Certas Plus。

• Aesculap 的 proGav。

所有产品均可在体外通过磁体进行调控,并且在遭遇体外磁场包括行 MRI 检查时几乎不用重新调节(Polaris 阀和 Certas Plus 阀对于磁场更为敏感)。因此,在进行 MRI 检查之后或者对分流管功能有疑问时应该对分流阀进行重新设定。所有这些分流阀的压力设定都可以通过分流阀的垂直 X 线照射进行检查(图 25 - 1,详见本书各分流的相关章节),Strata 和 Polaris 阀的检查还可以使用一种特殊的类似罗盘的手持式装置进行,该装置由厂家提供。

在所有分流阀中,调控数值的升高都会提高分流阀的压力,从而导致脑脊液分流减少。

■ **分流阀在 X 线片上的表现**

图 25 - 1 说明几种常用分流阀的理想 X 线表现。目的是帮助医师在 X 线下区分不同的分流系统,而不是用于测量分流管压力。分流阀在 X 线上的表现与在照射时 X 线的照射角度相关。相关分流阀的图示见章节 25.7。

■ **其他各种分流器材**

1. 肿瘤过滤器：用于防止肿瘤经脑脊液转移在腹腔或血管内种植(如髓

25

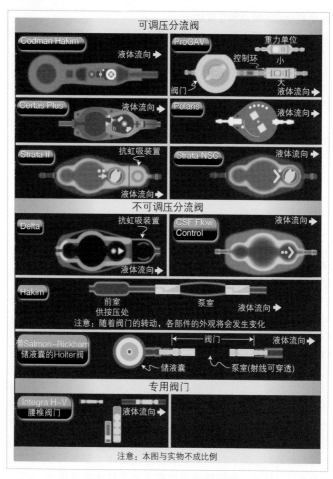

图 25-1 常见分流泵的 X 线表现

母细胞瘤[31]、原始神经外胚层肿瘤、室管膜瘤);最终被肿瘤细胞阻塞时需更换,对其进行放射处理可杀死肿瘤细胞。经分流转移的可能性较低[16]。

2. 抗虹吸装置:防止病人直立时发生虹吸。

(1) 抗虹吸装置(ASD):防止病人直立位时产生的虹吸作用。一些分流阀中整合了抗虹吸装置。抗虹吸装置通常会增加分流阀的阻力。

(2) 水平-垂直控流阀(H-V 阀):用于腰椎穿刺分流增加病人直立时的阻力防止过度分流(见章节 25.7.10)。

3. 一根标准 90 cm 长、内径 1.2 mm 的分流管末端阻力较分流阀增加为 2～2.5 mmHg/(ml/min)[32]。

25.6 分流引起的问题

25.6.1 与分流插入有关的问题

1. 脑实质内或脑室内出血：约 4%（不伴凝血功能障碍）[33]。
2. 癫痫。
3. 位置不当：
(1) 脑室端。
(2) 远端。
4. 感染。

25.6.2 已行分流术病人中的问题

分流引起的问题通常包括一种或者更多的如下问题（其中分流不足和感染是最常见的分流问题）：

1. 分流不足（见下文）：分流管阻塞（阻塞率约每年 10%）、分流管断裂等。
2. 感染（见章节 21.1.1）：1%～40% 不等。属于严重并发症。通常与分流系统阻塞相关。
3. 分流感染可降低病人智商。
4. 分流过度：
(1) 裂隙脑室综合征。
(2) 硬膜下血肿等（见章节 25.6.6）。
(3) 脊髓型头痛。
5. 癫痫：见章节 25.5.2。
6. 与分流管远端有关的问题：
(1) 腹腔：见章节 25.5.2。
(2) 心房：见章节 25.5.2。
7. 分流管装置表面皮肤破溃：感染或硅过敏（见章节 25.5.2）。

25.6.3 分流病人的评估

■ 病史和体格检查

1. 与分流相关的病史：
(1) 颅内压增高体征：
1) 姿态、位置、活动变化。
2) 复视。
3) 嗜睡。

4）共济失调。

5）婴儿：窒息、心动过缓、易怒、喂养困难。

6）癫痫：新发或频率增加，难以控制。

（2）感染症状：发热、畏寒、盗汗等。腹泻可能提示感染与分流无关。

2. 体格检查：一些体征提示颅内压增高。

（1）儿童病人：头围异常（见章节 24.4.2）。在头围生长曲线上描记病人的头围值。

（2）囟门张力高（如果患儿囟门仍开放）：囟门随着呼吸活动而轻度搏动是正常现象，囟门张力增高提示分流管阻塞。而囟门凹陷可能是正常现象，但也可能是分流过度的表现。

（3）向上凝视："落日征"、Parinaud 综合征（见章节 3.2.5）。

（4）展神经麻痹（见章节 32.6.4）：定位错误体征。

（5）视野缺损或失明（见章节 24.4.2）。

（6）分流管周围肿胀：分流系统阻塞导致脑脊液沿分流管渗漏。

3. 分流手术史：

（1）分流术类别：脑室-腹腔分流，脑室-心房分流，腰椎穿刺分流。

（2）首次分流：首次分流术的原因和病人年龄。

（3）调整分流管的最后日期和原因。

（4）调控附件存在（如抗虹吸装置）。

4. 分流阀可按压和回弹：

（1）小心：可能加重病情，尤其是对分流过度的病人。

（2）难以按压下去：提示远端阻塞。

（3）回弹缓慢（一般来说，15～30 秒内回弹）：提示近段阻塞或裂隙样脑室。

5. 脑脊液沿分流管向外渗漏的证据。

6. 只有呕吐表现的儿童，特别是胃造口术患儿和脑瘫患儿，应排除胃食管反流。

■ **影像学检查**

1. "分流组套"（用 X 线片观察分流管全长）：

（1）目的：通过观察分流管全长排除分流管中断或管端移位（注意：分流管断裂时仍可能通过管周纤维窦道发挥作用）。

（2）对于脑室-腹腔分流：行头颅正侧位、胸部正位及腹部平片检查。

（3）以下的装置是可透过 X 线的，可与分流管断裂表现相似：

1）Holter 阀的中心硅胶部分。

2）连接部分（Y 形、T 形或直通型）。

3）防虹吸装置。

4）肿瘤过滤器。

（4）与最近的 X 线片进行对比,是否存在断裂(尤其对于牵涉到多个脑室或囊肿的"复杂"分流)。

2. 囟门未闭的病人,超声检查是最好的检查方法(特别是分流前做过超声检查)。

3. 囟门已闭则需做 CT 检查,特别是复杂的分流系统(如囊肿分流)。

4. MRI:不易显示分流装置。可显示脑脊液的跨室管膜吸收、脑脊液分隔等。

5. 如仍不清楚分流管是否有功能,可考虑行"分流管造影"。

（1）放射性核素:见下文。

（2）X 线片:碘剂造影,见下文。

■ "分流管造影"

• 指征

在分流效果用其他方法不能确认的情况下使用。

• 步骤

储液囊处剃发,聚维酮碘消毒,病人仰卧,用 25 号蝴蝶穿刺针穿刺分流管储液囊,测压器测压。有多个脑室插管的病人需分别检测其是否通畅。

放射性核素造影,又称放射性核素分流管造影[34]。步骤:穿刺后抽出 2~3 ml 脑脊液,1 ml 送检。注入放射性核素[成人脑室-腹腔分流,用 1 ml 含 1 m Ci ^{99} Tc^m(锝)的过锝酸盐(范围:0.5~3 mCi)液体]。注入时阻断远端管(压迫分流阀)。用剩余的脑脊液冲洗核素。

立即用伽马照相机拍腹部片以排除核素直接注入远端管。然后拍颅骨片确认核素进入脑室(近端管开放)。

解读:如果 20 分钟内腹腔内核素显影,则分流系统通畅。如果延迟显像无放射性核素腹腔显影,则分流系统阻塞。按压分流阀观察腹腔端放射性核素弥散情况以鉴别腹腔端假性囊肿。如果弥散时间超过 20 分钟或者病人需要站立来保证弥散,这都是不确定的征象,此时要求利用其他的方法确定分流系统的通畅性。

X 线分流系统造影:在按压分流阀后,抽出 1 ml 脑脊液送检,注入碘海醇(欧乃派克 180)(见章节 12.4),同时将远端阻断(按住分流阀或出口)。

• 脑室-腹腔分流中的(腹腔)假性囊肿

通常为感染信号。

治疗对策:

其中一种可行的手术方法为:

1. 打开分流管处的腹部切口,在此处切断分流管。

2. 确认腹腔断端和远端断端(如果分流管有功能,那么按压分流阀,脑脊液可以从远端断端流出)。

3. 通过残余腹腔断端抽出囊液;

（1）如果无法抽出液体，可以逐次少量地将分流管向外拔出，边拔边抽。

（2）将抽出液体送检培养。

（3）如果无法顺利拔出分流管，则需开腹（请普外科会诊）。

4. 确定残余分流管的功能：

（1）如果残余分流管有功能：

1）将其与无菌收集装置相连。

2）监测引流量，隔天送检脑脊液培养。

3）在 3 次连续培养结果为阴性之后，将远端断端送入腹腔（用新的远端引流管）。远端分流管放置的位置（腹腔、胸腔或静脉）取决于腹腔囊液是否感染以及腹腔是否适合再放置。

（2）如果分流管无功能，应当换用新的脑室外引流装置。

1）监测引流量，隔天送检脑脊液培养。

2）在 3 次连续培养结果为阴性之后，取出旧的分流管，整体更换新分流管。远端分流管放置的位置（腹腔、胸腔或静脉）取决于腹腔囊液是否感染以及腹腔是否适合再放置。

5. 穿刺分流阀：指征差异较大，通常在怀疑分流系统阻塞时，或考虑行外科探查手术时，或强烈怀疑感染时进行分流阀穿刺（见章节 25.6.3）。

6. 分流检测：最可靠的证明分流组件有效性的方法是分别分离、操作和检测各个部件。即使没有怀疑感染，脑脊液和任何被拆除的部件也应做细菌培养。

■ 分流管穿刺

• 指征

穿刺分流管或其他可引流脑室装置（如 Ommaya 囊）的指征包括：

1. 获取脑脊液标本：

（1）检查有无引流管感染。

（2）细胞学检查：如在原发性神经上皮性肿瘤中检测脑脊液中的恶性细胞。

（3）抽出血液：如脑室出血时。

2. 检测分流管的功能：

（1）测压。

（2）造影分析：

1）近端注射造影（碘造影剂或放射标记）。

2）远端注射造影。

3. 分流管远端阻塞时作为临时缓解症状的手段[35,36]。

4. 注射药物：

（1）抗生素：分流管感染或脑室炎时。

（2）化疗（抗肿瘤）药物。

5. 置入肿瘤腔的分流管（不是真正的分流）：

(1) 定期抽出积液。

(2) 部分切除术后注入放射性液体(通常为磷)。

• **方法**

对于腰椎穿刺分流,见腰椎穿刺腹腔分流系统的评估(见章节 97.6.5)。

任意一次穿刺都可能导致分流系统感染,因此穿刺时要将感染风险降至最低。

1. 穿刺区域备皮。

2. 聚维酮碘消毒 5 分钟。

3. 用 25 号或更小的蝴蝶穿刺针(理想的是用无针芯的针):常规穿刺时,只能穿刺分流组件上表明可穿刺的部位。

测压:使用 25 号蝴蝶穿刺针和腰椎穿刺包(有测压管、标本管、三通阀等),步骤见表 25 - 2。

表 25 - 2　穿刺分流管的步骤

步　　骤	相　关　信　息
• 将针头刺入储液囊,观察有无自动回流 • 测压器测压	• 有自动回流说明近端没有完全阻塞 • 测出的压力为脑室的压力(在平卧放松的病人应小于 15 cmH$_2$O)
• 如有回流,压迫远端阻塞器再次测压	• 压力升高说明控流阀和远端引流管有一定的功能
• 无自动回流时,用注射器抽液	• 如脑脊液很容易抽出,则脑室压可能接近 0 • 如脑脊液很难抽吸,说明近端管阻塞
• 若仍无流动,则小心地向脑室端内注射 1～2 ml 生理盐水并观察是否有超过注射剂量的液体回流	• 可能可以去除分流管内的凝块或碎片 • 如仅有注射的 1～2 ml 液体回流,说明分流管不与脑室相通(可能原因:分流管堵塞;尖端位于脑实质内;裂隙脑室)
• 脑脊液送检:常规检查、蛋白/糖、细胞计数	• 检查有无感染
• 向测压器内注入生理盐水,同时阻塞近端(入口)阻塞器 • 压迫近端阻塞器 • 打开分流阀门并测量 60 秒后的流动压力	• 测量向前传导的压力(近端管阻塞时,通过控流阀和腹腔端的压力),此压力应低于脑室压
• 如果远端无液体流出,保持近端阻塞器处于压迫状态,并向分流泵远端注入 3～5 ml 生理盐水,再次测量远端流动压力 • ※向脑室内注入生理盐水的量应不超过 1～2 ml,以免引起颅内压增高	• 如腹腔端位于分隔的腔中,那么注射后压力将大大增高

25

25.6.4 分流不足

■ 概述

儿童病人置管后第一年内的发生率约 17%。

■ 病因

可能由以下原因引起：

1. 阻塞（闭塞）：

（1）可能的原因：

1）被脉络丛阻塞。

2）蛋白性粘连的聚集。

3）出血。

4）细胞性（炎症或肿瘤）。

5）继发于感染。

（2）阻塞的位置：

1）脑室端阻塞（最常见）：通常被脉络丛阻塞，也可能由于神经胶质的粘连、脑室内出血引起。

2）中段设备阻塞（控流阀、连接器等，肿瘤过滤器可能被肿瘤细胞阻塞，防虹吸装置可能被各种皮下组织挤压而闭塞[37]）。

3）远端管阻塞（见章节 25.5.2）。

2. 任何部位的中断、扭转或破裂：随着时间延长，分流管中的硅质弹性材料可发生钙化、分解，会变得更脆更硬从而增加皮下粘连[38]。注入钡剂可加快此过程。分流管破裂一般发生于锁骨附近，可能是此处活动频繁引起的。

■ 分流不足的症状和体征

表现出进行性脑积水的症状和体征（见章节 25.6.3）。

25.6.5 分流感染

见分流感染的评估和治疗（见 21 章）。

25.6.6 过度分流

■ 概述

分流过度可能引起的并发症包括[39]：

1. 裂隙脑室：包括裂隙脑室综合征（见下文）。

2. 颅内低压：见下文。

3. 硬膜下血肿：见章节 25.6.8。

4. 颅缝早闭和小头畸形：仍有争议（见章节 25.6.9）。

5. 中脑导水管狭窄或闭塞。

10%～12%长期分流病人在分流术后 6.5 年内会发生以上 5 种并发症中

的一种[39]。一些专家认为,用腰椎穿刺腹腔分流治疗交通性脑积水、用脑室-腹腔分流治疗梗阻性脑积水,就可以减少这些与分流有关的问题的出现[39]。脑室-腹腔分流可能比脑室-心房分流更容易发生分流过度,因为腹腔分流管更长,有更大的虹吸作用。

■ 颅内低压

又称低颅内压综合征,很少见。症状与脊柱性头痛相似(姿势性头痛,平卧可缓解)。虽然一般不发生以下的症状[40],但也可见到[39]:恶心、呕吐、嗜睡或神经症状(如复视、上视麻痹)。有时症状与颅内压增高相似,但俯卧时可缓解。也可能发生下列急性症状[39]:心率加快,意识丧失,颅内容物向上移动或低颅压引起的其他脑干症状。

病因是病人直立时分流管中脑脊液的虹吸作用[41]。脑室可呈裂隙状(类似裂隙脑室综合征)或正常。有时明确诊断需对比仰卧和直立时的颅内压。一些病人也可发生分流管阻塞,不易与裂隙脑室综合征相区别(见下文)。

短期症状可首选防虹吸装置治疗,而长期分流过度的病人则可能无法耐受将颅内压恢复正常的治疗[39,42]。

■ 裂隙脑室

"裂隙脑室"指的是脑室的完全塌陷。某项调查表明,额角-枕角比[43]<0.2通常即被解释为裂隙脑室综合征。可见于:

1. 分流过度。

2. 合并孤立性第四脑室:见章节 24.10.2。

3. 某些特发性颅内高压(假性脑瘤)(见 49 章)病人可存在裂隙脑室和持续性高颅压。

裂隙脑室可以分为:

1. 无症状性:

(1) 3%~80%的分流术后病人 CT 可见裂隙样脑室[40,44](侧脑室完全塌陷),大多无症状。

(2) 可能偶尔会出现与分流无关的症状,如真性偏头痛。

2. 裂隙脑室综合征(SVS):不到 12%的分流术后病人发生裂隙脑室综合征,其亚型有:

(1) 间歇性分流管阻塞:分流过度可导致脑室塌陷(裂隙脑室),导致室管膜阻塞脑室内分流管口。以后病人脑室顺应性下降[45],即使稍有扩大也可导致颅压增高引起症状。脑室扩张可使分流管管口再通(因此症状为间歇性)。症状与分流障碍相似:与体位无关的间歇性头痛,常伴恶心呕吐、嗜睡、易激惹、精神障碍。体征可有展神经麻痹。分流病人中的发生率为 2%~5%[40,46]。CT、MRI 可显示脑脊液的跨室管膜吸收。

(2) 完全性分流障碍(又称正常容积脑积水[45]):脑室无法扩张仍呈裂隙

状,可能为室管膜下神经胶所致,也可通过拉普拉斯(Laplace)定律(扩张大容器所需的压力低于扩张小容器的压力)解释。

(3)静脉高压而分流正常:可能因不完全性静脉阻塞引起(如 Crouzon 综合征中颈静脉孔水平静脉阻塞)。成人期逐渐缓解。

3. 颅内低压:平卧时症状多可缓解(见上文)。

• 裂隙脑室的检查

脑室塌陷时,分流阀经按压后充盈缓慢。

监测脑脊液压力:腰椎穿刺或用蝴蝶针穿刺分流泵(利用此方法所测压力随体位改变而变化,直立时可为负压,同时有感染的风险)。也可监测压力峰值,特别是睡眠时。

这些病人也可行分流管造影(见上文)。

• 治疗

在治疗影像上表现为裂隙脑室的病人时,须明确属于以上分类中(见上文)的哪一种。如果可明确地分类,则可按下面的方法治疗,否则只能先凭经验按颅内低压治疗,无效再改用其他方法。

1. 无症状性裂隙脑室的治疗:预防性地改为高压阀或插入防虹吸装置的方法已被广泛摒弃,但在因其他原因需更换分流管时仍可进行[66]。

2. 颅内低压的治疗:颅内低压(确因分流过度引起)引起的体位性头痛为自限性。但如症状在卧床休息超过 3 天后并已使用镇痛剂和加压腹带的情况下仍然持续存在,则应检查分流阀的压力。如果偏低,则应更换为高压阀。如压力不低,则可用防虹吸装置治疗(其亦增加分流阻力)或同时改用高压分流阀[47]。

3. 裂隙脑室综合征的治疗:裂隙脑室综合征的病人其实存在间歇性颅内高压,如果完全是由分流功能障碍引起,则需行分流管调整术。如果是间歇性阻塞,治疗手段有:

(1)分流术后或调整术后早期即发生的症状许多可能自愈,故可先观察。

(2)更换近端分流管。可能由于脑室较小而比较困难,可根据影像学检查按原入路换一较原管长或短的分流管。有人主张置第二根脑室管,保留原有脑室管。

(3)由于脑室稍扩大即可使室管膜离开分流管入口,故以下治疗也可能有效:

1)换阀[48],或者:

2)插入防虹吸装置[40,47]:部分学者主张首选此法[39],最早在 1973 年即有人提出[49]。

(4)颞肌下减压[50-52],有时加硬脑膜切开[50]。在大多数病人可使颞角扩大(压力上升的证据),但并非所有病人都有效[52]。

(5) 第三脑室造瘘[53]：见章节 25.4。

25.6.7 与分流无关的问题

对于与偏头痛相似的非体位性头痛可试用抗偏头痛药物治疗（如 Fiorinal® 等）。特发性颅内高压（假性脑瘤）的治疗，见章节 49.1.9。

25.6.8 硬膜下血肿

■ **概述**

可能因脑组织塌陷时桥静脉被撕裂引起。无 CT 的时代，分流术后硬膜下血肿的发生率被低估为约 1.2%。最近的发生率是成人 4%～23%，儿童 2.8%～5.4%。在正常压力脑积水（20%～46%）中多于"高颅压性脑积水"（0.4%～5%）[54,55]。长期脑积水引起大头颅、脑实质菲薄（颅脑比例失调）时硬膜下血肿的危险性更大，且多发生于巨颅、大脑室的儿童，其硬膜下和脑室压力间存在着极其微妙的平衡[54]。严重脑萎缩的老年病人分流后也可发生硬膜下血肿。虹吸造成的脑室内负压可促进血肿发生[55,56]。分流术后也有出现硬膜外血肿的较小可能性[55]。

■ **液体的特点**

分流同侧的血肿占 32%，对侧占 21%，双侧占 47%[55]。

发现时，血肿多为亚急性或慢性，扩大的脑室可塌陷[55]。文献报道中 19 例只有 1 例为无色液体，所有病例中血肿液的蛋白含量均较脑脊液高。

■ **治疗**

• **治疗的适应证**

颅缝已闭的病人，小的（厚度<1～2 cm）的无症状血肿可观察，定期行影像学检查。40% 的病例中硬膜下血肿有症状（与分流障碍症状相似），需治疗。颅缝未闭的儿童硬膜下血肿病人提倡积极治疗以防止迟发症状和（或）巨颅症[55]。许多学者建议无论外观如何，无症状的病例均不需手术治疗[54,57]，其他一些学者则建议根据头颅大小、外观、表现（急性、慢性、混合性等）选择不同的治疗方法。

• **治疗技术**

治疗技术很多，多采用硬膜下血肿的治疗方法（如慢性血肿的钻孔引流，急性血肿的开颅手术）和如下方法相结合：

1. 减少分流量（使硬膜下隙压力低于脑室内压力，使脑室重新扩张并防止慢性硬膜下血肿再发）：

(1) 对分流依赖的病例：

1) 改用更高压力的分流阀。

2) 增加可调控阀的压力[55,59]。

3) 使用可在体外开关的 Portnoy 装置。但应确保在紧急情况下能及时打开。

(2) 对不依赖分流的病例：

1) 采用以上用于依赖分流病例的各种方法，或者：

2) 暂时结扎分流管[60]。

(3) 接入防虹吸装置[49]。

2. 硬膜下隙引流至：

(1) 枕大池[61]。

(2) 使用低压分流阀分流至腹腔(或无阀[55])，有些作者建议护理者经常压迫阀门。

治疗目的是在分流不足(产生活动性脑积水的症状)与分流过度(促进硬膜下血肿的复发)之间建立微妙平衡。术后应缓慢搬运病人以防硬膜下血肿复发。

25.6.9 其他分流相关问题

• 颅缝早闭、小头畸形和头颅畸形

见章节 15.2.2 颅缝早闭。婴儿分流后可有多种头颅改变，包括[62]：颅底和颅盖骨增厚、向内生长、蝶鞍变小、颅骨孔变小和颅缝早闭。最常见的是矢状缝闭引起的长头畸形[63]。小头畸形占分流后头颅畸形的约 6%(其中一半有矢状缝早闭)。如发生颅内高压一些畸形是可以恢复的(除非颅缝完全闭锁)。

■ 脑室-腹腔分流术病人的腹腔镜手术

• 脑室-腹腔分流术病人腹腔镜手术的安全问题

1. 腹腔镜手术：向腹腔内充入 CO_2 制造气腹，以便普外科医师操作。常规的气腹压：15 mmHg。在体型偏瘦的病人中，10 mmHg 即足够。在术者压迫病人腹部时压力可能会短时升高。

2. 脑室-腹腔分流术病人的注意事项：

(1) 在某些病人中，充气可能会导致颅压升高[64]，可能是因为：

1) 压迫腔静脉导致头部静脉血流返回减少，与 Valsalva 动作类似(与分流压力无关)。

2) 腹腔吸收 CO_2 导致动脉血 CO_2 含量升高，使脑血管扩张、颅压升高。

3) 脑脊液流动阻力增加导致脑脊液引流减少。

4) 空气/手术碎片通过无功能分流阀逆行进入颅内(因此存在腹膜炎时有逆行感染的可能性)。即便体外背压高达 80 mmHg 也存在极低的感染风险[65]。对于无阀分流管(极少使用)也可能发生逆流。

5) 在一例经颅多普勒监测报道中[66]，对脑室-腹腔分流术病人进行腹腔镜手术，颅内血流情况无变化(腹压极高时除外)。

(2) 远端分流管被空气、碎片[67]或是软组织堵塞。

(3) 极高的腹压(体外大于 80 mmHg)可能会损坏分流阀[65],在腹腔镜手术之后就会导致分流异常。

• **预防措施**

1. 存在极大争议,可能并不需要特殊的预防措施[68]。

2. 可以临时性地关闭腹腔端导管(在极低的初始充气压力下普外科医师在腹腔镜下使用血管夹夹闭)或者由神经外科医师将分流管暂时外置,在手术结束时再重新放入(有增加感染的可能性)。

3. 在腹腔镜手术过程中进行颅压监测。

4. 应用较低的充气压力(如低于 10 mmHg)。

25.7 特殊分流装置

以下描述一些常见的分流装置的特点。

25.7.1 不可调节分流阀的比较

图 25-2 对比了一些普通不可调压分流阀的开放压力。压力栏上的标记为分流阀在 X 线下的显影图像。

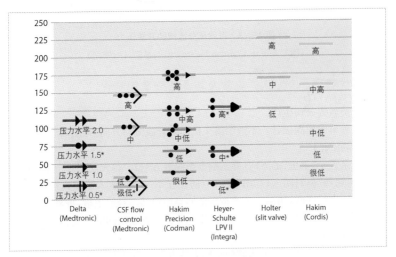

图 25-2 不可调压分流阀的开放压力值

* 数据由制造商提供,其他数据来自 Czosnyka Z, Czosnyka M, Richards H K, et al.: Laboratory testing of hydrocephalus shunts — conclusion of the U.K. Shunt evaluation programme. Acta Neurochir (Wien) 144(6): 525 - 538; discussion 538, 2002

25

25.7.2 可调节分流阀的工作压力比较

图 25-3 显示了一些常见的可编程分流阀的工作压力比较。

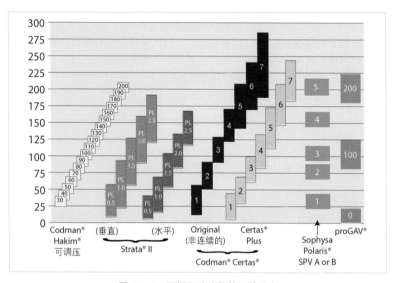

图 25-3 可调压分流阀的开放压力

（图片来源于 Codman Neuro，经同意修订后使用）

25.7.3 聚苯乙烯医用/美敦力脑脊液流量控制阀

由美敦力公司生产。

一种单向膜阀设计。不透明箭头指向脑脊液流动方向，见图 25-4。

■ **按压泵阀门**

将泵置于"前进"的方向（即从脑室至腹腔方向）。首先使用一个手指按压"进口封堵器"以封闭入口（图 25-5）（防止在下一步回流入脑室）。然后在保持这种压力的同时，用第二个手指压低储集层顶部。释放手指，重复。单向阀调节分流压力，防止脑脊液在正常使用和分流泵释放期间的回流。

■ **X线的特征**

三个可用的阀门压力由阀门上的无线电不透明点表示（允许 X 线识别阀门压力）：一个点＝低压，两个点＝中等，三个点＝高压。

25.7.4 Strata® 可调阀

Medtronic 的 Strata 阀是一种体外可调阀（用磁铁调节），有五个压力水平（图 25-6）。详见章节 25.5.2。

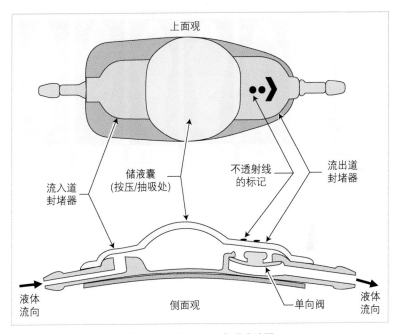

图 25−4 PS Medical 标准分流泵

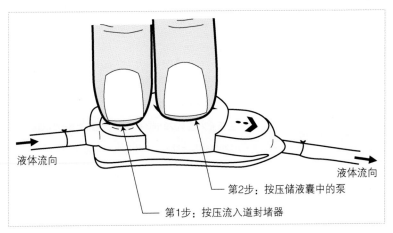

图 25−5 按压 PS Medical 阀

25.7.5 Codman Hakim 可调阀

有 18 种压力设置。可通过交流电源的调节器进行调节，在重新调节之后

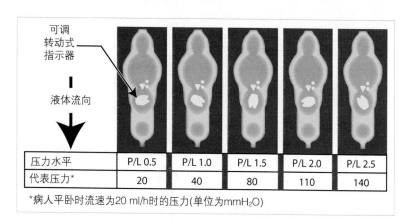

图 25-6 常规大小 Strata 分流阀压力水平(P/L)设置的 X 线片表现

必须通过 X 线进行证实。新式调节器带有发声设备,可以不用进行 X 线证实。制造商建议在 24 小时以内压力升高不要超过 40 mmH₂O。

各种压力设置的 X 线表现如图 25-7 所示(注意:$70 mmH_2O$、$120 mmH_2O$ 和 $170 mmH_2O$ 各自对应分流阀中央十字的一个臂),注意:当 X 线正确照射时,X 线首先穿过分流阀然后再穿过病人,这时分流阀上不透 X 线的标记则显示为右侧的一个实性圆点,如图 25-7 所示。如果标记位于左侧,则说明 X 线由分流阀底部穿过,实际的压力读数应该根据镜像转换得出。

25.7.6 Certas Plus

由美敦力公司生产。

X 线表现见图 25-8,压力设置见表 25-3。

表 25-3 Certas 压力设置

设 置 值	脑脊液流速为 20 ml/ h 时的平均压力(mmH₂O)	
	Certas(非连续)	Certas Plus
1	36	25
2	71	50
3	109	80
4	146	110
5	178	145
6	206	180
7	238	215
8	>400	—

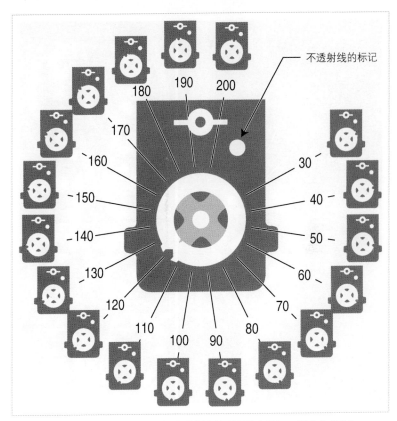

不透射线的标记

图 25 - 7　Codman Hakim 可调压分流阀不同压力(以 mmH₂O 为单位)设置时的 X 线片表现

(以中心处大图为例,压力设置为 120 mmH₂O)

25.7.7　Polaris 可调阀

Polaris 阀是一种体外可调阀,可以用两块 Samarium-Cobalt 磁铁将压力设置锁定,避免外界环境中的磁场干扰,如 MRI 检查、手机、耳机等。

有四种型号(压力范围不同,用数量不同的不透 X 线点标注),每一种型号都有五个外部调节位置。X 线特点及相应的压力值见图 25 - 9。

25.7.8　Heyer - Schulte

图 25 - 10 示 LPV 分流阀,按压泵时用一根手指按住入口阻塞器,再用另一根手指压迫储液囊(与 PS Medical 阀相同,见上文),可通过按住入口或出口阻塞器向储液囊加注药物。

25

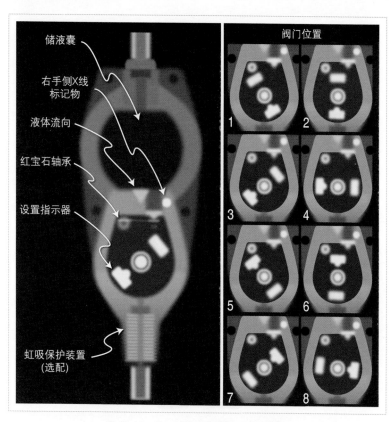

图 25-8 Certas Plus 分流阀,X 线片表现

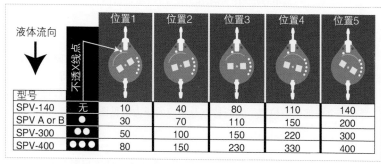

液体流向	不透X线点	位置1	位置2	位置3	位置4	位置5
型号						
SPV-140	无	10	40	80	110	140
SPV A or B	●	30	70	110	150	200
SPV-300	●●	50	100	150	220	300
SPV-400	●●●	80	150	230	330	400

图 25-9 Polaris 可调压分流阀不同压力值在 X 线片上的表现(以 mmH$_2$O 为单位)

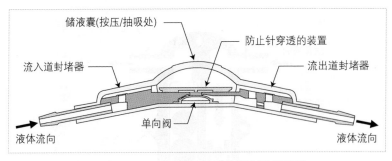

图 25 - 10 Heyer-Schulte LPV® Ⅱ 分流阀(侧面观)

25.7.9 Hakim(Cordis)分流管

由 Integra Neuroscience 公司分销。

一种双球阀机械装置(图 25 - 11),按压泵时压迫分流阀的指示部位。注意：不能在此处穿刺,因为硅酮材料无法自行闭合。可在前室部分进行此类操作。

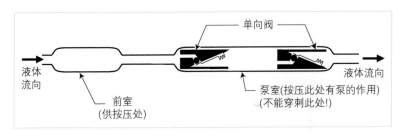

图 25 - 11 Hakim 标准机制

25.7.10 Integra(Cordis)水平-垂直腰分流阀

见图 25 - 12。可用于腰大池-腹腔分流以增加病人直立位时传导压,防止过度分流。置入时有明显的标记：

1. 入口处的箭头指明引流方向。
2. 入口管道是透明的。
3. 入口管道比出口管道细。
4. 出口管道是白色的。
5. 术中缝合固定控流阀前必须将其与蛛网膜下隙端(入口管道)和腹腔端(出口管道)相连,入口阀上的箭头应指向病人足端。

25.7.11 Holter 阀

一种双裂隙阀机械装置(图 25 - 13),通常和 Rickham 或 Salmon-Rickham

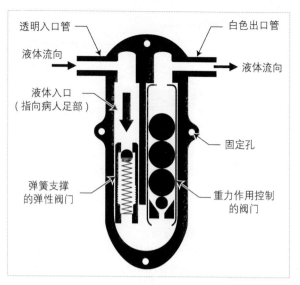

图 25 - 12   Cordis H - V 阀

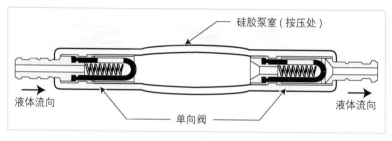

图 25 - 13   Holter 阀

储液囊合用(图 25 - 14)。

按压泵时压迫分流阀的指示部位即可。

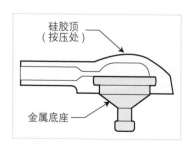

图 25 - 14   Salmon-Rickham 储流囊

X 线特征

两个单向阀之间的硅胶管可透过 X 线(见图 25 - 1)。

25.7.12 Salmon - Rickham 储液囊

除规格较低外与标准的 Rickham 储液囊相同(图 25 - 14)。

25.8 外科操作技术

见脑室分流技术(见章节 97.6.3)。

25.9 病人指导

所有脑积水的病人及其家属都应了解:

1. 分流管功能异常或感染的症状和体征。

2. 除非出于特定目的,否则不要按压分流泵。

3. 有以下情况时可预防性使用抗生素(脑室-心房分流时必须服用,其他分流时有时也建议服用):

(1) 口腔治疗。

(2) 膀胱器械操作:如膀胱镜、膀胱内测压等。

4. 对生长期患儿需定期检查,包括远端分流管的长度。

(吴　俊　高法梁)

参考文献

[1] Shinnar S, Gammon K, Bergman EW, et al. Management of Hydrocephalus in Infancy: Use of Acetazolamide and Furosemide to Avoid Cerebrospinal Fluid Shunts. J Pediatr. 1985; 107:31–37

[2] Kreusser KL, Tarby TJ, Kovnar E, et al. Serial LPs for at Least Temporary Amelioration of Neonatal Posthemorrhagic Hydrocephalus. Pediatrics. 1985; 75:719–724

[3] Dandy WE. Extirpation of the Choroid Plexus of the Lateral Ventricle in Communicating Hydrocephalus. Ann Surg. 1918; 68:569–579

[4] Griffith HB, Jamjoom AB. The Treatment of Childhood Hydrocephalus by Choroid Plexus Coagulation and Artificial Cerebrospinal Fluid Perfusion. Br J Neurosurg. 1990; 4:95–100

[5] Gangemi M, Maiuri F, Naddeo M, Godano U, Mascari C, Broggi G, Ferroli P. Endoscopic third ventriculostomy in idiopathic normal pressure hydrocephalus: an Italian multicenter study. Neurosurgery. 2008; 63:62–67; discussion 67-69

[6] Handler MH, Abbott R, Lee M. A Near-Fatal Complication of Endoscopic Third Ventriculostomy: Case Report. Neurosurgery. 1994; 35:525–528

[7] McLaughlin MR, Wahlig JB, Kaufmann AM, Albright AL. Traumatic Basilar Aneurysm After Endoscopic Third Ventriculostomy: Case Report. Neurosurgery. 1997; 41:1400–1404

[8] Kulkarni AV, Drake JM, Mallucci CL, Sgouros S, Roth J, Constantini S. Endoscopic third ventriculostomy in the treatment of childhood hydrocephalus. J Pediatr. 2009; 155:254–259 e1

[9] Kulkarni AV, Drake JM, Kestle JR, Mallucci CL, Sgouros S, Constantini S. Predicting who will benefit from endoscopic third ventriculostomy compared with shunt insertion in childhood hydrocephalus using the ETV Success Score. J Neurosurg Pediatr. 2010; 6:310–315

[10] Naftel RP, Reed GT, Kulkarni AV, Wellons JC. Evaluating the Children's Hospital of Alabama endoscopic third ventriculostomy experience using the Endoscopic Third Ventriculostomy Success Score: an external validation study. J Neurosurg Pediatr. 2011; 8:494–501

[11] Durnford AJ, Kirkham FJ, Mathad N, Sparrow OC. Endoscopic third ventriculostomy in the treatment of childhood hydrocephalus: validation of a success score that predicts long-term outcome. J Neurosurg Pediatr. 2011; 8:489–493

[12] Jones RFC, Currie BG, Kwok BCT. Ventriculopleural Shunts for Hydrocephalus: A Useful Alernative. Neurosurgery. 1988; 23:753–755

[13] James HE, Tibbs PA. Diverse Clinical Application of

Percutaneous Lumboperitoneal Shunts. Neurosurgery. 1981; 8:39–42

[14] Cozzens JW, Chandler JP. Increased Risk of Distal Ventriculoperitoneal Shunt Obstruction Associated With Slit Valves or Distal Slits in the Peritoneal Catheter. J Neurosurg. 1997; 87:682–686

[15] Dan NG, Wade MJ. The Incidence of Epilepsy After Ventricular Shunting Procedures. J Neurosurg. 1986; 65:19–21

[16] Berger MS, Baumeister B, Geyer JR, Milstein J, et al. The Risks of Metastases from Shunting in Children with Primary Central Nervous System Tumors. J Neurosurg. 1991; 74:872–877

[17] Jimenez DF, Keating R, Goodrich JT. Silicone Allergy in Ventriculoperitoneal Shunts. Childs Nerv Syst. 1994; 10:59–63

[18] Moazam F, Glenn JD, Kaplan BJ, et al. Inguinal Hernias After Ventriculoperitoneal Shunt Procedures in Pediatric Patients. Surg Gynecol Obstet. 1984; 159:570–572

[19] Bryant MS, Bremer AM, Tepas JJ, et al. Abdominal Complications of Ventriculoperitoneal Shunts. Am Surg. 1988; 54:50–55

[20] Ram Z, Findler G, Guttman I, et al. Ventriculoperitoneal Shunt Malfunction due to Migration of the Abdominal Catheter into the Scrotum. J Pediatr Surg. 1987; 22:1045–1046

[21] Rush DS, Walsh JW. Abdominal Complications of CSF-Peritoneal Shunts. Monogr Neural Sci. 1982; 8:52–54

[22] Alonso-Vanegas M, Alvarez JL, Delgado L, et al. Gastric Perforation due to Ventriculo-Peritoneal Shunt. Pediatr Neurosurg. 1994; 21:192–194

[23] Lourie H, Bajwa S. Transdiaphragmatic Migration of a Ventriculoperitoneal Catheter. Neurosurgery. 1985; 17:324–326

[24] Sakoda TH, Maxwell JA, Brackett CE. Intestinal Volvulus Secondary to a Ventriculoperitoneal Shunt. Case Report. J Neurosurg. 1971; 35:95–96

[25] Couldwell WT, LeMay DR, McComb JG. Experience with Use of Extended Length Peritoneal Shunt Catheters. J Neurosurg. 1996; 85:425–427

[26] Pascual JMS, Prakash UBS. Development of Pulmonary Hypertension After Placement of a Ventriculoatrial Shunt. Mayo Clin Proc. 1993; 68:1177–1182

[27] Chumas PD, Kulkarni AV, Drake JM, Hoffman HJ, Humphreys RP, Rutka JT. Lumboperitoneal Shunting: A Retrospective Study in the Pediatric Population. Neurosurgery. 1993; 32:376–383

[28] Welch K, Shillito J, Strand R, Fischer EG, Winston KR. Chiari I "malformation": An acquired disorder? J Neurosurg. 1982; 55:604–609

[29] Chumas PD, Armstrong DC, Drake JM, et al. Tonsillar Herniation: The Rule Rather than the Exception After Lumboperitoneal Shunting in the Pediatric Population. Neurosurgery. 1993; 78:568–573

[30] Payner TD, Prenger E, Berger TS, Crone KR. Acquired Chiari Malformations: Incidence, Diagnosis, and Management. Neurosurgery. 1994; 34:429–434

[31] Kessler LA, Dugan P, Concannon JP. Systemic Metastases of Medulloblastoma Promoted by Shunting. Surg Neurol. 1975; 3:147–152

[32] Czosnyka Z, Czosnyka M, Richards HK, Pickard JD. Laboratory testing of hydrocephalus shunts – conclusion of the U.K. Shunt evaluation programme. Acta Neurochir (Wien). 2002; 144:525–38; discussion 538

[33] Savitz MH, Bobroff LM. Low incidence of delayed intracerebral hemorrhage secondary to ventriculoperitoneal shunt insertion. J Neurosurg. 1999; 91:32–34

[34] French BN, Swanson M. Radionuclide Imaging Shuntography for the Evaluation of Shunt Patency. Monogr Neural Sci. 1982; 8:39–42

[35] Chan KH, Mann KS. Prolonged Therapeutic External Ventricular Drainage: A Prospective Study. Neurosurgery. 1988; 23:436–438

[36] Mann KS, Yue CP, Ong GB. Percutaneous Sump Drainage: A Palliation for Oft-Recurring Intracranial Cystic Lesions. Surg Neurol. 1983; 19:86–90

[37] Hassan M, Higashi S, Yamashita J. Risks in Using Siphon-Reducing Devices in Adult Patients with

[38] Boch A-L, Hermelin É, Sainte-Rose C, Sgouros S. Mechanical Dysfunction of Ventriculoperitoneal Shunts Caused by Calcification of the Silicone Rubber Catheter. J Neurosurg. 1998; 88:975–982

[39] Pudenz RH, Foltz EL. Hydrocephalus: Overdrainage by Ventricular Shunts. A Review and Recommendations. Surg Neurol. 1991; 35:200–212

[40] McLaurin RL, Olivi A. Slit-Ventricle Syndrome: Review of 15 Cases. Pediat Neurosci. 1987; 13:118–124

[41] Gruber R, Jenny P, Herzog B. Experiences with the Anti-Siphon Device (ASD) in Shunt Therapy of Pediatric Hydrpcephalus. J Neurosurg. 1984; 61:156–162

[42] Foltz EL, Blanks JP. Symptomatic Low Intraventricular Pressure in Shunted Hydrocephalus. J Neurosurg. 1988; 68:401–408

[43] O'Hayon BB, Drake JM, Ossip MG, Tuli S, Clarke M. Frontal and Occipital Horn Ratio: A Linear Estimate of Ventricular Size for Multiple Imaging Modalities in Pediatric Hydrocephalus. Pediatric Neurosurgery. 1998; 29:245–249

[44] Teo C, Morris W. Slit Ventricle Syndrome. Contemp Neurosurg. 1999; 21:1–4

[45] Engel M, Carmel PW, Chutorian AM. Increased Intraventricular Pressure Without Ventriculomegaly in Children with Shunts: "Normal Volume" Hydrocephalus. Neurosurgery. 1979; 5:549–552

[46] Kiekens R, Mortier W, Pothmann R. The Slit-ventricle Syndrome After Shunting in Hydrocephalic Children. Neuropediatrics. 1982; 13:190–194

[47] Hyde-Rowan MD, Rekate HL, Nulsen FE. Reexpansion of Previously Collapsed Ventricles: The Slit Ventricle Syndrome. J Neurosurg. 1982; 56:536–539

[48] Salmon JH. The Collapsed Ventricle: Management and Prevention. Surg Neurol. 1978; 9:349–352

[49] Portnoy HD, Schult RR, Fox JL, et al. Anti-Siphon and Reversible Occlusion Valves for Shunting in Hydrocephalus and Preventing Postshunt Subdural Hematoma. J Neurosurg. 1973; 38:729–738

[50] Epstein FJ, Fleischer AS, Hochwald GM, et al. Subtemporal Craniectomy for Recurrent Shunt Obstruction Secondary to Small Ventricles. J Neurosurg. 1974; 41:29–31

[51] Holness RO, Hoffman HJ, Hendrick EB. Subtemporal Decompression for the Slit-Ventricle Syndrome After Shunting in Hydrocephalic Children. Childs Brain. 1979; 5:137–144

[52] Linder M, Diehl J, Sklar FH. Subtemporal Decompressions for Shunt-Dependent Ventricles: Mechanism of Action. Surg Neurol. 1983; 19:520–523

[53] Reddy K, Fewer HD, West M, Hill NC. Slit Ventricle Syndrome with Aqueduct Stenosis: Third Ventriculostomy as Definitive Treatment. Neurosurgery. 1988; 23:756–759

[54] Puca A, Fernandez E, Colosimo C, et al. Hydrocephalus and Macrocrania: Surgical or Non-Surgical Treatment of Postshunting Subdural Hematoma. Surg Neurol. 1996; 45:76–82

[55] Hoppe-Hirsch E, Sainte Rose C, Renier D, Hirsch J-F. Pericerebral Collections After Shunting. Childs Nerv Syst. 1987; 3:97–102

[56] McCullogh DC, Fox JL. Negative Intracranial Pressure Hydrocephalus in Adults with Shunts and its Relationship to the Production of Subdural Hematoma. J Neurosurg. 1974; 40:372–375

[57] Schut L. Comment on Puca A, et al.: Hydrocephalus and Macrocrania: Surgical or Non-Surgical Treatment of Postshunting Subdural Hematoma. Surg Neurol. 1996; 45

[58] Dietrich U, Lumenta C, Sprick C, et al. Subdural Hematoma in a Case of Hydrocephalus and Macrocrania: Experience with a Pressure-Adjustable Valve. Childs Nerv Syst. 1987; 3:242–244

[59] Kamano S, Nakano Y, Imanishi T, Hattori M. Management with a Programmable Pressure Valve of Subdural Hematomas Caused by a Ventriculoperitoneal Shunt: Case Report. Surg Neurol. 1991;

35:381–383

[60] Illingworth RD. Subdural Hematoma After the Treatment of Chronic Hydrocephalus by Ventriculocaval Shunts. J Neurol Neurosurg Psychiatry. 1970; 33:95–99

[61] Davidoff LM, Feiring EH. Subdural Hematoma Occurring in Surgically Treated Hydrocephalic Children with a Note on a Method of Handling Persistent Accumulations. J Neurosurg. 1963; 10:557–563

[62] Kaufman B, Weiss MH, Young HF, Nulsen FE. Effects of Prolonged Cerebrospinal Fluid Shunting on the Skull and Brain. J Neurosurg. 1973; 38:288–297

[63] Faulhauer K, Schmitz P. Overdrainage Phenomena in Shunt Treated Hydrocephalus. Acta Neurochir. 1978; 45:89–101

[64] Al-Mufarrej F, Nolan C, Sookhai S, Broe P. Laparoscopic procedures in adults with ventriculoperitoneal shunts. Surg Laparosc Endosc Percutan Tech. 2005; 15:28–29

[65] Neale ML, Falk GL. In vitro assessment of back pressure on ventriculoperitoneal shunt valves. Is laparoscopy safe? Surg Endosc. 1999; 13:512–515

[66] Ravaoherisoa J, Meyer P, Afriat R, Meyer Y, Sauvanet E, Tricot A, Carli P. Laparoscopic surgery in a patient with ventriculoperitoneal shunt: monitoring of shunt function with transcranial Doppler. Br J Anaesth. 2004; 92:434–437

[67] Baskin JJ, Vishteh AG, Wesche DE, Rekate HL, Carrion CA. Ventriculoperitoneal shunt failure as a complication of laparoscopic surgery. J Soc Laparoendosc Surg. 1998; 2:177–180

[68] Collure DW, Bumpers HL, Luchette FA, Weaver WL, Hoover EL. Laparoscopic cholecystectomy in patients with ventriculoperitoneal (VP) shunts. Surg Endosc. 1995; 9:409–410

25

Part VIII
癫痫发作

VIII

26 癫痫发作的分类和抗癫痫药物

26.1 癫痫发作的分类

癫痫发作的定义：一种脑神经元异常的阵发性放电活动，导致感觉功能、运动功能、行为或意识发生改变。癫痫发作可根据发作类型、病因和癫痫综合征进行分类。

26.1.1 根据癫痫发作形式分类

■ 全身发作

1. 强直-阵挛发作(合并其他任何形式)。

2. 失神发作：

(1) 典型失神发作。

(2) 非典型失神发作。

(3) 伴其他特征的失神发作：伴肌阵挛性失神发作、伴眼睑阵挛的失神发作。

3. 肌阵挛发作：

(1) 肌阵挛发作。

(2) 肌阵挛失张力发作。

(3) 肌阵挛强直发作。

4. 阵挛发作。

5. 强直发作。

6. 失张力发作。

7. 局限发作。

8. 未知的癫痫发作：痉样痉挛。

■ 原发性全身性发作

发作时同步且对称地累及双侧大脑半球，无部分发作，起病时即有意识丧失。占全部癫痫发作的约40%。

1. 全身强直-阵挛发作(旧称癫痫大发作)：由全身强直进展为痉挛性运动的全身发作。这一特殊类型不包含继发于部分性癫痫发作的全身性发作。

2. 阵挛发作：双侧上下肢发生同步的、半节律性的抽搐，双侧基本对称，常伴有肘关节屈曲和膝关节伸展。

3. 强直发作：突发的持续性肌张力增高，伴特征性的喉部发声，类似气流通过紧缩声带的声音。

4. 失神发作（旧称癫痫小发作）：意识障碍，可伴有轻度异常活动（见下文）。

（1）典型失神发作。

（2）非典型失神发作：临床表现和脑电图变化较典型失神发作更为多样，发作持续时间更长。

5. 肌阵挛发作：休克样肢体抽搐（连续发生1次或多次）伴脑电图全脑放电活动。

6. 失张力发作（起立不能性发作或跌倒性发作）：突发的一过性肌张力丧失，可导致跌倒。

■ 部分发作

部分发作（旧称局限发作）：指发病时累及一侧半球的癫痫发作。占全部癫痫发作的约57%。一次新出现的部分发作代表一处结构性损害，除非找到其他方面的证据。

1. 简单部分发作（无意识障碍）：

（1）伴运动性体征（包括 Jacksonian 癫痫）。

（2）伴感觉性症状（特殊感觉或躯体感觉）。

（3）伴自主神经症状或体征。

（4）伴精神症状（大脑高级功能紊乱）。

2. 复杂部分发作（许多此类发作曾被分类为精神运动发作，常被归因于颞叶病变，但皮层任何区域的病变均可引起此类发作）：任何伴有自主神经先兆（通常是上腹部的上升感）的意识改变，常表现为意识丧失或自动症（包括咂嘴、咀嚼或手指摩挲）。

（1）简单部分发作继发意识丧失（可能存在先兆）：

1）不伴有自动症。

2）伴有自动症。

（2）伴有发作时意识丧失：

1）不伴有自动症（仅表现为意识丧失）。

2）伴有自动症。

（3）部分发作后继发全身发作：

1）单纯部分发作进展为全身发作。

2）复杂部分发作进展为全身发作。

3）单纯部分发作进展为复杂部分发作，进一步进展为全身发作。

■ 未分类的癫痫发作

约占全部癫痫发作的 3%。

26.1.2　癫痫综合征

■ 概述

此列表并未包含所有类型的癫痫(见参考文献[1,2])：

1. 症状性(亦称"继发性")癫痫综合征：由已知的病因(如卒中、肿瘤等)引起的癫痫发作。

• 颞叶癫痫：颞叶内侧硬化,见下文。

2. 特发性(亦称"原发性")癫痫综合征：未发现潜在病因。包括：

• 青少年肌阵挛癫痫综合征。

3. 隐匿性癫痫综合征：可能是症状性癫痫发作,但病因不明。

(1) West 综合征(婴儿痉挛、休克-点头-敬礼样惊厥)：见下文。

(2) Lennox-Gastaut 综合征：见下文。

4. 特殊的综合征：与全身状况相关的癫痫。

(1) 热性惊厥(见章节 27.5)。

(2) 仅在急性代谢性疾病或中毒时发生的癫痫：如酒精中毒等。

• **重要差异(指导不同治疗策略)**

全身强直-阵挛发作：原发性全身发作和继发于部分发作的全身发作(通常难以观察到癫痫发作的起始部位)。

凝视小发作：失神发作与复杂部分发作。

■ 癫痫

是一种症候群,而非单一疾病。特点为反复出现(2 次以上)无明显诱因的癫痫发作。

■ 失神发作

曾被称为癫痫小发作。表现为意识障碍,可伴有轻度运动异常(常出现自动症,持续时间大于 7 秒)。无发作后意识错乱。很少出现先兆症状。可通过 2~3 分钟的过度换气诱发。脑电图表现为特征性的每秒 3 个棘波。

■ 勾回发作

旧称"勾回痉挛"。癫痫发作起自颞叶内下方,通常源自海马区域。可导致幻嗅(恶嗅：嗅到并不存在的难闻气味)。

■ 颞叶内侧硬化

见参考文献[3,4]。

难治性颞叶癫痫最常见的病因。病理基础特殊：海马硬化(一侧海马细胞减少)。特点见表 26-1。鉴别诊断见章节 89.19。

表 26 - 1　颞叶内侧癫痫综合征[5]

病史

- 较其他类型癫痫更易出现在复杂性热性惊厥中
- 常有癫痫家族史
- 常在 5～10 岁间发病
- 常伴独立的先兆事件
- 极少继发于全身发作
- 癫痫发作通常在青春期或青年期内缓解
- 药物通常难以控制
- 常有癫痫发作间歇期的行为障碍(尤其是抑郁状态)

癫痫发作的临床特点

- 大部分病人出现持续数秒的先兆症状(尤其是上腹部的、情绪上的、嗅觉的或味觉方面的异常感觉)
- 复杂部分发作(CPS)常以呆滞和凝视为初始表现,常见口腔-消化道症状和复杂性自动症。对侧肢体可能出现强迫姿势。癫痫发作通常持续 1～2 分钟
- 发作后可出现持续数分钟的定向力障碍、逆行性遗忘、发作性失忆和失语(优势半球受累)

神经系统和辅助检查的特点

- 神经系统查体:除记忆缺失外,其他均正常
- MRI:海马萎缩信号异常,伴患侧侧脑室颞角扩张
- 脑电图出现单侧或双侧颞叶前部的单发棘波,伴基底电极高振幅
- 当复杂部分发作出现 5～7 Hz 的起始或延迟局部节律时,颞叶基底电极所记录的外部发作性脑电图活动可达到最大值
- 发作间期氟脱氧葡萄糖 PET 扫描:颞叶表现为低代谢,同样的表现也可出现在患侧的丘脑和基底节
- 神经心理学测试:记忆功能紊乱是累及颞叶的特异性表现
- Wada 测试(见章节 100.2.3):对侧注射苯巴比妥后出现记忆缺失

　　成人的癫痫发作在初始阶段对药物治疗敏感,但随后会出现多种变化且药物难以控制,此时可考虑手术治疗。

■ 青少年肌阵挛癫痫

　　见参考文献[6]。

　　亦称为双侧肌阵挛。占癫痫病人的 5％～10％。是一种与年龄相关的特发性全身癫痫综合征,包括三种癫痫发作类型:

　　1. 肌阵挛震颤:主要发生在清醒后。

　　2. 全身强直-阵挛发作。

　　3. 失神发作。

　　脑电图:多发棘波样放电。有明确的家族史[一些研究显示与 6 号染色体短臂的人类白细胞抗原(HLA)区域异常相关]。

　　大部分对丙戊酸钠治疗敏感。

■ West 综合征

　　West 综合征并不指代相同疾病表现,而是指导致婴幼儿痉挛的特异性病

因,因此这一名词被逐步弃用。典型的发作通常出现在幼儿时期,主要表现包括反复发生的躯干和肢体屈曲样运动,偶尔可表现为伸展(大量出现肌阵挛,旧称婴幼儿痉挛、行礼发作、折刀样痉挛)。癫痫发作频率随年龄增长而减少,通常在 5 岁前缓解。常伴有精神发育迟滞。50%的病人可进展为复杂部分发作,其余部分可发展为 Lennox-Gastaut 综合征(见下文)。一些病例可伴有颅内病变。

脑电图主要表现为发作间期节律紊乱(类似于肌电伪迹的巨大棘波合并慢波)或某些位点出现变异性发作节律紊乱。

使用促肾上腺皮质激素(ACTH)或皮质醇可缓解癫痫发作,改善脑电图结果。

■ Lennox‐Gastaut 综合征

罕见的儿童期起病的失张力发作(跌倒发作)。通常进展为强直发作并伴有精神发育迟滞。癫痫发作形式多样,药物难以控制,每天可发作 50 次。也可表现为癫痫持续状态。近 50%的病人使用丙戊酸后癫痫发作减少。胼胝体切开术可以减少失张力发作的发生频率。

26.1.3 其他类型癫痫发作

■ 癫痫发作的诱因

不论病人既往是否有癫痫发作的病史,都存在一些使癫痫发作阈值降低的因素(更易引发癫痫发作)。我们将其列入新发癫痫发作(见下文)的危险因素列表:

1. 睡眠剥夺。
2. 过度换气。
3. 光刺激(在一些病例中)。
4. 感染:全身系统感染(见章节 27.5)、中枢神经系统感染(脑膜炎等)。
5. 代谢紊乱:电解质失衡(尤其是严重的低血糖)、pH 值紊乱(尤其是碱中毒)、药物等(见下文)。
6. 头部外伤:闭合性头部外伤、贯通性创伤(见章节 27.2.4)。
7. 脑缺血:卒中(见下文)。
8. "火种":这是一个概念,认为反复的癫痫发作可能加重近期癫痫发作的严重程度。

■ Todd 样瘫痪

发生于癫痫发作后,表现为部分性或全身性瘫痪,通常由于癫痫部分发作时功能区受累所致。在继发性癫痫发作的病人中更为常见。瘫痪通常在 1 小时内逐渐缓解。瘫痪发生的原因考虑为癫痫发作时神经元过度放电,神经递质耗竭,需要逐渐恢复。其他类似症状还包括癫痫发作后的失语和偏盲。

26.2　抗癫痫药物

26.2.1　概述

抗癫痫药物（AED）发展的目标是控制癫痫发作（这一目标存在争议，通常认为是降低癫痫发作的频率和严重程度，使病人可以回归正常的生活，免受癫痫及其并发症的影响）并尽量减少或消除药物毒性作用。药物治疗可以使约 75% 的癫痫获得满意的控制效果[7]。

26.2.2　抗癫痫药物的分类

抗癫痫药物分类如表 26-2 所示。

表 26-2　抗癫痫药物分类

药　　物	适　应　证[a]
巴比妥类	
戊巴比妥（Nembutal®）	癫痫持续状态
苯巴比妥	癫痫持续状态、全身强直-阵挛发作、部分发作、热性发作、新生儿惊厥
去氧苯巴比妥（Mysoline®）	
苯二氮䓬类	
氯硝西泮（Klonopin®）	Lennox-Gastaut 综合征、无动性发作、肌阵挛发作
氯拉草酸（Tranxene-SD®）	部分发作的辅助治疗
地西泮（Valium®）	癫痫持续状态
劳拉西泮（Ativan®）	癫痫持续状态
GABA 衍生物	
加巴喷丁（Neurontin®）	部分发作的辅助治疗
噻加宾（Gabitril®）	部分发作的辅助治疗
乙内酰脲类	
磷苯妥英（Cerebyx®）	癫痫持续状态、神经外科术中癫痫发作、口服苯妥英（PHT）的短期替代治疗
苯妥英（Dilantin®）	全身强直-阵挛发作、复杂部分发作、神经外科术中和术后癫痫发作

续 表

药　　物	适　应　证[a]
苯三氮烯类	
拉莫三嗪(Lamictal®)	部分发作的辅助治疗、Lennox – Gastaut 综合征的辅助治疗
琥珀酰亚胺类	
乙琥胺(Zarontin®)	失神发作
甲琥胺(Celontin®)	其他药物无效的失神发作
其他	
乙酰唑胺(Diamox®)	
卡马西平(Tegretol®、Carbatrol®)	伴有复杂症状的部分发作、全身强直-阵挛发作、混合型发作,不可用于失神发作
非尔氨酯(Felbatol®)	使用时应极为谨慎(见下文)
左乙拉西坦(Keppra®)	部分发作的辅助治疗
奥卡西平(Trileptal®)	部分发作的单药治疗或辅助治疗
托吡酯(Topamax®)	部分发作的辅助治疗、全身强直-阵挛发作
丙戊酸(Depakene®)	复杂部分发作(单纯型或其他类型)、失神发作、多种癫痫发作的辅助治疗
唑尼沙胺(Zonegran®)	部分发作的辅助治疗

a 癫痫发作类型的适应证(不包括其他用途,如慢性疼痛等)。

以下是"广谱"抗癫痫药物(可治疗不同类型的癫痫发作):

1. 丙戊酸。
2. 拉莫三秦(Lamictal®)。
3. 左乙拉西坦(Keppra®)。

以下药物为非广谱药物:

1. 苯妥英(Dilantin®和其他)。
2. 卡马西平(Tegretol®)。

以下药物干扰血小板功能,可能增加发生出血性并发症的风险:

1. 丙戊酸。
2. 苯妥英(Dilantin®和其他)。

26.2.3 抗癫痫药物的选择

■ 不同癫痫发作类型对应的抗癫痫药物

粗体字所示药物为首选药(DOC)。

1. 原发性全身发作：

(1) 全身性强直-阵挛发作(GTC)：

1) **丙戊酸(VA)**(见本章"药物信息：丙戊酸")：除影响注意力(尚无有力证据)外，部分研究认为本药无其他明显副作用，且较苯妥英效果更好。

2) 卡马西平(见本章"药物信息：卡马西平")。

3) **苯妥英(PHT)**(见本章"药物信息：苯妥英")。

4) 苯巴比妥(PB)(见本章"药物信息：苯巴比妥")。

5) 去氧苯巴比妥(PRM)(见本章"药物信息：去氧苯巴比妥")。

(2) 失神发作：

1) **乙琥胺。**

2) **丙戊酸(VA)。**

3) 氯硝西泮。

4) 甲琥胺(见本章"药物信息：甲琥胺")。

(3) 肌阵挛发作：

• 苯二氮䓬类药物。

(4) 强直或失张力发作：

1) 苯二氮䓬类药物。

2) 非尔氨酯(见本章"药物信息：非尔氨酯")。

3) 氨己烯酸(见本章"药物信息：氨己烯酸")。

2. 部分发作(单纯或复杂部分发作，可伴或不伴有继发性全身发作)：执行良好的退伍军人管理局合作研究[8]，将药物进行了如下排序(根据控制癫痫的效果和副作用)(丙戊酸相比于卡马西平在治疗继发性全身强直-阵挛发作方面效果更好，但在治疗复杂部分发作方面不如后者[9])：

(1) **卡马西平(CBZ)**：最为有效，副作用最小。

(2) **苯妥英(PHT)**：药效较前者差。

(3) 苯巴比妥(PB)：药效较前者差。

(4) 去氧苯巴比妥(PRM)：作用稍弱，但副作用更多。

3. 上述各种类型癫痫发作的二线用药：

(1) 丙戊酸。

(2) 拉莫三嗪(见本章"药物信息：拉莫三嗪")：对多种类型的全身发作有效，但是尚未获得 FDA 认证。

(3) 托吡酯(见本章"药物信息：托吡酯")：对多种类型的全身发作有效，但是尚未获得 FDA 认证。

26.2.4 抗痉挛药物的药理学

见参考文献[10]。

■ 治疗原则

• 单药治疗与多药联合治疗

1. 增加已使用药物的剂量,直至癫痫发作控制良好或无法耐受药物的副作用(不要盲目依赖治疗剂量,该剂量范围通过统计获得,未考虑个体差异)。

2. 升级为两种药物联合治疗前,先换用其他种类药物进行单药治疗。80%的癫痫可由一种药物控制。如果单药治疗失败,则此病人癫痫药物治疗无效的概率为80%。仅有大约10%的病人在加用第二种药物后有效[9]。若需使用2种以上抗癫痫药物,则应考虑非痫性发作(见章节27.4)。

3. 首次对使用多种药物的病人进行评估时,应首先停用镇静效果最强药物(通常是巴比妥类药物和氯硝西泮)。

总体而言,给药间隔时间应小于药物半衰期。在不使用药物负荷量的情况下,一般需经过≥5个半衰期才能到达稳定剂量。

很多抗癫痫药物会对肝功能检查的结果造成影响,但很少有药物能够造成严重的肝功能异常甚至需要停药。指南:当GGT超过正常值2倍时才应考虑停用AED。

■ 特异性抗痉挛药物(表26-3)

表 26-3 抗痉挛药物:缩写

AED	抗癫痫药物
ABS	失神发作
EC	肠溶
DIV	频次
DOC	首选药物
GTC	全身强直-阵挛发作
S/C-P	单纯或复杂部分发作
药代动力学:除特殊情况外,所给剂量均为口服所需剂量	
$t_{1/2}$	半衰期
t_{PEAK}	血浆浓度达峰时间
t_{SS}	药物浓度到达稳态的时间(约 $5 \times t_{1/2}$)
$t_{D/C}$	停药时间(建议在停药过程中逐渐减量)
MDF	最小给药频率。"治疗水平"是治疗剂量范围的平均值

药物信息：苯妥英（PHT）（Dilantin®）

适应证

GTC，S/C‐P，偶用于 ABS。

药代动力学（表 26‐4）

药代动力学较为复杂：低浓度时按一级消除动力学代谢（根据浓度按比例消除），在治疗剂量水平附近达到代谢饱和后按零级消除动力学代谢（按恒定速率消除）。约 90％的药物与蛋白质结合。口服生物利用率约为 90％，静脉滴注的生物利用率约为 95％。当病人的药物用量临近治疗用量（根据零级消除动力学）的极限时，这一微小差异将起决定性作用。

表 26‐4　苯妥英的药代动力学

$t_{1/2}$	t_{PEAK}	t_{SS}	$t_{D/C}$	治疗水平[a]
约 24 小时（范围：9～140 小时[b]）	口服混悬剂：1.5～3 小时 普通胶囊：1.5～3 小时 缓释胶囊：4～12 小时	7～21 天	4 周	10～20 $\mu g/ml$

a 大多数实验室所测得治疗用量：10～20 $\mu g/ml$（请注意：游离的 PHT 是药物起效的关键成分，占全部 PHT 的约 1％，因此治疗所需的游离 PHT 范围是 1～2 $\mu g/ml$，有些实验室可以直接测量游离 PHT）

b 苯妥英的 $t_{1/2}$

肾衰竭：无须调整剂量。但尿毒症会影响血浆蛋白结合情况，会导致血浆苯妥英水平测定不准确。可根据公式 26‐1 将尿毒症病人的血浆 PHT 浓度 C（观察值）改善至非尿毒症病人血浆 PHT 浓度 C（非尿毒症）的预期值。

$$C（非尿毒症）= \frac{C（观察值）}{0.1 \times 白蛋白 + 0.1} \qquad (26‐1)$$

口服剂量

成人：维持量通常为 300～600 mg/d，每天 2～3 次（MDF＝每天 1 次，若每日服药一次，需服用苯妥英胶囊或其他缓释剂）。口服负荷剂量：300 mg 口服，每 4 小时一次，直到给药剂量达 17 mg/kg。

儿童：口服维持量为 4～7 mg/（kg·d）（MDF＝每天 2 次）。剂型（口服剂型）：苯妥英钠（钠盐）100 mg 片剂；Kapseals®（缓释）30 mg 和 100 mg；

Infatabs®（苯妥英酸）咀嚼片 50 mg；8 oz（240 ml）瓶装 125 mg/5 ml 或 5 ml 独立包装的口服混悬剂；30 mg/5 ml 的儿童混悬剂。Phenytek® 200 mg 和 300 mg 胶囊。

剂量改变

在临近治疗剂量时，药物按零级消除动力学代谢，因此剂量的微小变化也可引起血药浓度的巨大变化。尽管电脑模型计算更为精确，但仍可按照表 26-5 的剂量变化原则或图 26-1[11] 中的计算图表进行快速估计。

表 26-5　苯妥英剂量改变的原则

当前浓度（mg/dl）	变化值
<6	100 mg/d
6~8	50 mg/d
>8	25~30 mg/d

当通过鼻饲管给予 Osmolyte® 或 Isocal® 时，苯妥英混悬液或胶囊的胃肠道吸收率最多可下降 70%[12,13]，并且有报道称混悬液吸收状况可能不稳定。因此，在苯妥英给药前 2 小时和给药后 1 小时内应停止鼻饲。

非胃肠途径用药

苯妥英是负性肌力药物，可引起低血压。

苯妥英的常规用法是经深静脉或静脉滴注缓慢给药（见下文）。不应通过肌内注射给药（吸收不可靠，可能导致药物结晶而引起无菌性脓肿）。静脉给药需缓慢，以降低发生心律失常或低血压的风险，即成人小于 50 mg/min，儿童小于 1~3 mg/(kg·min)。药物仅溶于生理盐水，配制后尽快使用以避免药物析出。

负荷量：成人 18 mg/kg 缓慢静脉滴注；儿童 20 mg/kg 缓慢静脉滴注。

维持量：成人 200~500 mg/d（MDF=每天 1 次）。成人最大治疗剂量为 100 mg 口服，每天 3 次。儿童：4~7 mg/(kg·d)（MDF=每天 2 次）。

静脉滴注负荷剂量使用方法：

需要进行心电监护，每 5 分钟测量一次血压。

将 500 mg 苯妥英溶解于 50 ml 氯化钠溶液中达到 10 mg/ml 浓度，以 2 ml/min（20 mg/min）的速度给药至 18 mg/kg 总量（对于 70 kg 病人：1 200 mg 药物给药时间在 60 分钟以上）；如果发生低血压，应减慢输液速度。

磷苯妥英钠注射液

磷苯妥英钠（FOS）注射液（Cerebyx®）是静脉滴注用苯妥英较新的一

26

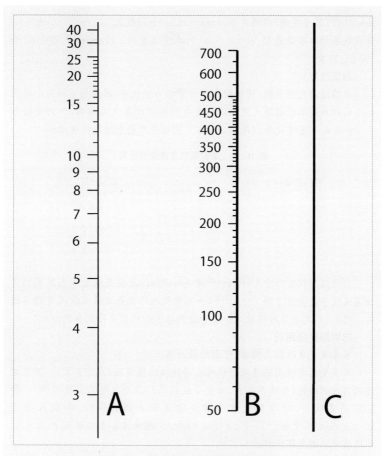

图 26-1　调整苯妥英剂量的计算表图

计算图表使用指导（假设药物浓度处于稳态）：

(a) 将 A 线上血浆药物浓度与 B 线上当前药物剂量连线

(b) 将线段延长获得与 C 线的交点

(c) 在 C 线上的交点与 A 线上的预期血浆药物浓度之间连线

(d) 在 B 线上读取新的给药剂量[获许引自 Therapeutic Drug Monitoring, "Predicting Phenytoin Dose-A Revised Nomogram", Rambeck B, et al., Vol.1, pp.325-333, 1979]

种剂型,通常用于需胃肠外给药病人的短程(≤5 天)治疗。本药半衰期为 10 分钟,药物在体内被器官和血液中的磷酸酶快速转化为苯妥英。产品标签依等效苯妥英含量(PE)给出。儿童用药的安全性尚未被证实。规格: 50 mg PE/ml,以 2 ml 或 10 ml 小瓶装(分别含 100 mg PE 和 500 mg PE)。

磷苯妥英钠的优势(与传统静脉滴注用苯妥英相比):

1. 静脉刺激性小(将溶液 pH 值降至 8.6~9,而苯妥英 pH 为 12),因此可以减少疼痛和静脉滴注时的药品溢出。

2. 磷苯妥英钠为水溶性,因此可能可以使用右旋糖酐或生理盐水作为溶媒。

3. 肌内注射耐受性好(但肌内注射给药不能用于治疗癫痫持续状态)。

4. 不与丙二醇结合[丙二醇可引起心律失常和(或)低血压]。

5. 最大给药速度可提升至苯妥英的 3 倍(例如 150 mg PE/min)。

苯妥英的副作用

可能影响认知功能。可能导致红斑狼疮样(SLE-like)综合征、肝肉芽肿、巨幼红细胞性贫血、小脑萎缩(慢性毒性)、多毛症、牙龈肥厚、中毒性表皮坏死松解症(Stevens-Johnson 变异),如产妇使用苯妥英可造成新生儿出血。苯妥英是维生素 D 的拮抗剂,可导致骨软化症和佝偻病。大多数高度敏感的人群在开始治疗后 2 个月内出现不良反应[12]。对于发生红色斑丘疹的病人,应当停止用药并重复激发试验;非首次用药者通常不会发生上述情况。该药存在致畸作用(胎儿乙内酰脲综合征[14])。

当苯妥英的浓度超过 20 μg/ml(毒性剂量通常高于 30 μg/ml)时可表现出苯妥英中毒的体征,包括眼球震颤(治疗剂量也可能发生)、复视、共济失调、扑翼样震颤、口齿不清、定向力障碍和中枢性抑郁。

药物间相互作用:氟西汀(Prozac®)可升高苯妥英的血药浓度(平均较基线提高 161%)[15]。苯妥英可削弱以下药物的作用:糖皮质激素、华法林、地高辛、多西环素、雌激素、呋塞米、口服避孕药、奎尼丁、利福平、茶碱、维生素 D。

药物信息:卡马西平(CBZ)(Tegretol®)

适应证

部分癫痫发作,可伴有或不伴有继发全身发作。三叉神经痛。静脉滴注剂型可用于治疗进行性癫痫持续状态。

剂量

口服:成人剂量范围为 600~2 000 mg/d。儿童 20~30 mg/(kg·d)。MDF=每天 2 次。

开始用药前,检查全血细胞计数、血小板计数(和网织红细胞计数)和血清铁。包装说明书示"应反复监测,在用药开始后的前 3 个月每周复查,3 年内每月复查"。

存在下列情况者不应使用 CBZ(已开始用药的病人应停药):白细胞

(WBC)＜4×10⁹/L、红细胞(RBC)＜3×10¹²/L、血细胞比容(Hct)＜32％、血小板＜100×10⁶/L、网织红细胞＜0.3％、血清铁＞150 μg％。

以低剂量用药开始,缓慢增加:200 mg 口服,每天 1 次使用 1 周,每天 2 次使用 1 周,每天 3 次使用 1 周。住院病人可每 3 天调整一次剂量,持续监测体征和副作用。门诊病人每周调整一次剂量。Carbatrol®(缓释型 CBZ)通常以 BID 的剂量用药。

规格:口服剂型有 200 mg 片剂(有刻痕)、100 mg 片剂(有刻痕、可咀嚼)。混悬液 100 mg/5 ml。静脉滴注剂型:截至本手册出版时,尚不能在美国国内应用。Carbatrol®(缓释型 CBZ)200 mg 、300 mg 片剂。

口服剂型注意事项:口服吸收不稳定,推荐低剂量多次用药[16]。口服混悬液吸收更完全。※不应同其他液态药物同时服用,可能产生胶泥样橘色沉淀团块。※可因抗利尿激素分泌异常综合征样(SIADH - like)作用加重低钠血症。

药代动力学(表 26 - 6)

表 26 - 6　卡马西平的药代动力学

$t_{1/2}$	t_{PEAK}	t_{SS}	$t_{D/C}$	治疗水平(μg/ml)[a]
单剂量:20～55 小时 长期治疗后: 10～30 小时(成人) 8～20 小时(儿童)	4～24 小时	最多 10 天[b]	4 周	6～12

a 注意与其活性代谢产物 10,11 -环氧化卡马西平相区别。该活性代谢产物可导致中毒,因此必须单独测定

b t_{SS} 在 4～6 周时因自身诱导而产生平台期,随后逐渐降低

CBZ 可诱导肝药酶产生,用药后 3～4 周药物代谢能力增加(自身诱导)。

副作用

※药物间相互作用:注意→西咪替丁、红霉素和异烟肼抑制分解 CBZ 的肝细胞色素氧化酶,可导致 CBZ 血药浓度升高[17]。副作用包括:

1. 困倦和胃肠不适:缓慢逐步增加剂量。

2. 多种白细胞相对减少:通常不需要停药。

3. 一过性复视。

4. 共济失调。

5. 较苯妥英对认知功能影响小。

6. 血液毒性:罕见,但可能很严重——粒细胞减少症和再生障碍性贫血。

7. Stevens - Johnson 综合征。

8. SIADH。

9. 致命性肝炎偶有报道。

药物信息：奥卡西平（Trileptal®）

与卡马西平的作用十分相似，但有以下不同：

1. 没有自身诱导作用（细胞色素 C - P450 不参与代谢），因此药物间相互作用小。

2. 不需要进行血液检查，由于：

(1) 无肝毒性。

(2) 没有血液毒性。

(3) 无须检查血药浓度。

3. 给药频率为每天 2 次。

4. 药代动力学为线性。

5. 价格更高。

剂量

缓解疼痛的起始用量为 150 mg 口服，每天 2 次，控制癫痫发作的起始用量是 300 mg 口服，每天 2 次。最大剂量为 2 400 mg/d。规格：150 mg、300 mg 和 600 mg 片剂（有刻痕），300 mg/5 ml 口服混悬液。

药物信息：丙戊酸

可使用丙戊酸（Depakene®）和双丙戊酸钠（Depakote®）。

适应证

对原发性全身强直阵挛发作有效。对伴有全身强直阵挛发作的失神发作、青少年肌阵挛性癫痫和部分性癫痫发作有效（后者未通过 FDA 认证）。FDA 批准此药用于偏头痛的预防性治疗。提示：由于丙戊酸半衰期较短且可引起严重的胃肠反应，因此相比于 Depakote®（双丙戊酸钠）使用较少。

剂量

成人用药范围：600～3 000 mg/d。儿童用药范围：15～60 mg/(kg · d)。MDF＝每天 1 次。

起始剂量为 15 mg/(kg · d)，而后每周增加 5～10 mg/(kg · d)。成人最大推荐剂量：60 mg/(kg · d)。如果每日用量＞250 mg，则应分次给药。规格：口服有 250 mg 胶囊；250 mg/5 ml 糖浆；125 mg、250 mg 和 500 mg Depakote®（肠溶）片；125 mg 分散胶囊。静脉给药：Depacon® 500 mg/5 ml 瓶装注射液。

药代动力学(表 26 - 7)

表 26 - 7 丙戊酸的药代动力学

t$_{1/2}$	t$_{PEAK}$	t$_{SS}$	t$_{D/C}$	治疗水平(μg/ml)^a
8～20 小时	(未包被) 1～4 小时	2～4 天	4 周	50～100

丙戊酸(VA)的蛋白结合率为 90%。乙酰水杨酸(ASA)可从血浆蛋白上置换 VA。

副作用

严重的副作用罕见。有导致胰腺炎的报告,偶尔可能危及生命。可能诱发致死性肝功能衰竭,尤其是对于年龄＜2 岁且联合使用其他 AED 者。致畸(见下文)、困倦(一过性)、轻度认知障碍、恶心呕吐(可使用丙戊酸钠缓解)、肝功能异常、高血氨症(即使无肝功能异常也可能发生)、增重、缓慢脱发、震颤(用药剂量相关,与良性家族性震颤相似;如果较严重但必须使用丙戊酸,可使用β受体阻滞剂对症治疗)。可能影响血小板功能,对此类病人进行手术时应予注意。

禁忌证

※ 妊娠:1%～2%的病人可能发生胎儿神经管缺陷(NTD)[18]。VA峰值水平与 NTD 的关系已明确。若必须使用 VA,一些专家建议采取每天 2～3 次的频次用药。

※ 年龄小于 2 岁的病人(有肝毒性风险)。

药物信息:苯巴比妥

适应证

可作为 GTC 和部分发作(非首选)的替代药物;是治疗热性惊厥的首选药物,可能有效[19]。药效与苯妥英(PHT)相似,但镇静作用强。也可用于癫痫持续状态(见表 27 - 5)。

剂量

口服、静脉滴注或肌内注射的用量用法相同。MDF＝每天 1 次[20,21]。缓慢给药,使镇静作用最小化。

成人负荷量:20 mg/kg 缓慢静脉滴注(给药速率＜100 mg/min)。维持量:30～250 mg/d(通常每天 2～3 次)。儿童负荷量:15～20 mg/kg。维持量:2～6 mg/(kg · d)(通常每天 2～3 次)。规格:15 mg、30 mg、60 mg、100 mg 片剂;20 mg/5 ml 糖浆。

药代动力学(表 26-8)

表 26-8 苯巴比妥的药代动力学

$t_{1/2}$	t_{PEAK}	t_{SS}	$t_{D/C}$	治疗水平(μg/ml)[a]
成人：5 天(范围：50~160 小时)儿童：30~70 小时	口服和肌内注射：1~6 小时	16~21 天(最多 30 天)	6~8 周(每周减量约25%)	15~30

苯巴比妥可诱导肝药酶生成参与其他 AED 的代谢。

副作用

认知损害(可能不易察觉,用药至少数月后出现[19]),因此应避免用于儿童;镇静;矛盾性多动(尤其是儿童);产妇使用苯巴比妥可能导致新生儿出血。

药物信息：去氧苯巴比妥(Mysoline®)

适应证

与苯巴比妥相同(非首选)。注意：小剂量(50~125 mg/d)联合用药可较单一用药显著改善癫痫发作控制情况,且副作用轻微。

剂量

成人：250~1 500 mg/d。儿童：15~20 mg/(kg·d);MDF＝每天2 次。

从 125 mg/d 起用药 1 周,缓慢给药避免镇静作用。规格(仅口服剂型)：50 mg、250 mg 刻痕片剂;250 mg/5 ml 混悬剂。

药代动力学(表 26-9)

包括苯乙基丙二酰胺(PEMA)和苯巴比妥代谢。因此,可通过检查苯巴比妥血药浓度作为去氧苯巴比妥浓度。

表 26-9 去氧苯巴比妥的药代动力学

$t_{1/2}$	t_{PEAK}	t_{SS}	$t_{D/C}$	治疗水平(μg/ml)[a]
由苯巴比妥的 50~160 小时推测去氧苯巴比妥为4~12 小时	2~5 小时	可达 30 天	同苯巴比妥	由苯巴比妥的10~30 推测去氧苯巴比妥为1~15

副作用

同苯巴比妥,此外还包括丧失性欲,偶有巨红细胞性贫血。

药物信息:乙琥胺(Zarontin®)

适应证

失神发作的首选药。

剂量

成人:500~1 500 mg/d。儿童:10~40 mg/(kg·d);MDF=每天 1次。规格(仅口服剂型):250 mg 胶囊;250 mg/5 mg 糖浆。

药代动力学(表 26-10)

表 26-10 乙琥胺的药代动力学

$t_{1/2}$	t_{PEAK}	t_{SS}	治疗水平(μg/ml)[a]
成人:40~70 小时 儿童:20~40 小时	1~4 小时	成人:达 14 天 儿童:达 7 天	40~100

副作用

恶心、呕吐;嗜睡;呃逆;头痛;罕见嗜酸性粒细胞增多症;白细胞减少症;多形性红斑;Stevens-Johnson 综合征;系统性红斑狼疮样综合征;中毒剂量可致精神病行为。

药物信息:甲琥胺(Celontin®)

适应证

适用于其他药物难以控制的失神发作。

剂量

需要逐步调整用药确定最佳剂量。从 300 mg 口服,每天 1 次开始,根据需要每隔一周增加 300 mg,直至最大用量 1 200 mg/d。规格:150 mg、300 mg 胶囊。

药物信息:非尔氨酯(Felbatol®)

※ 注意:由于该药导致再生障碍性贫血和肝功能衰竭的风险极高,因此用药前应充分权衡利弊;药品生产厂家建议用药前与血液科医师进行磋商。见下文所述副作用(包括药物间相互作用)。

非尔氨酯在单药和作为辅助用药治疗(复杂性和继发性)部分发作时具有明显效果,能够降低 Lennox - Gastaut 综合征中失张力发作和全身强直痉挛发作的发生频率。

药代动力学(表 26 - 11)

表 26 - 11 非尔氨酯的药代动力学

$t_{1/2}$	t_{PEAK}	t_{SS}	治疗水平(μg/ml)
20~23 小时	1~3 小时	5~7 天	尚未确定

26

剂量

※ 注意事项见上文。非尔氨酯不是一线用药。应与病人或监护人签署知情同意书。按 1 200 mg/d 的剂量每天给药 2~4 次,将其他抗癫痫药物减量 1/3。每 2 周可增加 600 mg 非尔氨酯用量,直至达到 1 600~3 600 mg/d[最多 45 mg/(kg·d)]的常规用量。若副作用严重,则应缓慢逐步增加和(或)减少其他 AED。单药治疗时注意监测安全剂量上限。规格(仅口服剂型):400 mg、600 mg 刻痕片剂;600 mg/5 ml 混悬剂。

副作用

非尔氨酯与再生障碍性贫血相关(通常在治疗后 5~30 周出现),发生率为每年(2~5)/1 000 000。其他副作用:失眠、厌食、恶心呕吐、头痛。非尔氨酯是有效的代谢抑制剂,因此联合用药时需要减少苯妥英、丙戊酸或卡马西平的用量[22](表 26 - 12;通用原则:减量 1/3)。

表 26 - 12 非尔氨酯对其他抗癫痫药物浓度水平的影响

AED	浓度水平变化	推荐用量变化
苯妥英	升高 30%~50%	降低 20%~33%
卡马西平	总量降低 30% 环氧化物升高 50%~60%	降低 20%~33%
丙戊酸	升高 25%~100%	降低 33%

药物信息:左乙拉西坦(Keppra®)

未发现药物间相互作用。蛋白结合率低于 10%。线性药代动力学,无须监测血药浓度。

适应证

用于 4 岁以上病人控制合并继发性全身发作的部分性癫痫发作的辅助用药治疗;肌阵挛发作(青少年肌阵挛癫痫);全身强直-阵挛发作。

剂量

500 mg 口服,每天 2 次起始,根据需要每 2 周增加 1 000 mg/d,直至最大剂量 3 000 mg/d。

Keppra XR:同样剂量的左乙拉西坦能够被转化为 Keppra XR 每天 1 次的用量。

静脉滴注:500~1 500 mg 溶于 100 ml 溶液(乳酸林格液、5%葡萄糖注射液、生理盐水),每天 2 次,给药时间大于 15 分钟。

规格:250 mg、500 mg、750 mg 和 1 000 mg 刻痕薄膜包衣片剂;100 mg/ml 口服溶液。500 mg Keppra XR(缓释型)。

静脉滴注:1 瓶(5 ml)含药物 500 mg。

副作用

口服或静脉滴注:15%的病人出现困倦、乏力;9%出现头晕;15%出现无力;13%出现感染(可能与鼻咽炎和流感相关)。

Keppra XR:困倦 8%、易激惹 6%。

药物信息:氯硝西泮(Klonopin®)

一种苯二氮䓬类衍生物。

适应证

※ 并非控制癫痫发作的推荐用药(见下文)。

用于肌阵挛发作、失张力发作和失神发作(治疗失神发作的副作用较丙戊酸或乙琥胺小,可能发生耐药)。

注意:氯硝西泮通常在最初的数月内非常有效,而后逐渐变差,最后仅存在镇静作用。同时,很多报道称病人可在逐渐停药期间发生癫痫发作,包括癫痫持续状态(即使病人无癫痫持续状态病史)。因此,可能需在用药超过 3~6 个月后停药。

剂量

成人:起始剂量以 1.5 mg/d 分 3 次口服,每 3 天增加 0.5~1 mg,常规剂量范围在 1~12 mg/d(最多 20 mg/d);MDF=每天 1 次。儿童:起始剂量 0.01~0.03 mg/(kg·d)分 2 次或 3 次口服,每 3 天增加 0.25~0.5 mg/(kg·d);常规剂量范围是 0.01~0.02 mg/(kg·d);MDF=每天 1 次。规格(仅口服剂型):0.5 mg、1 mg、2 mg 刻痕片剂。

药代动力学(表 26 - 13)

表 26 - 13 氯硝西泮的药代动力学

$t_{1/2}$	t_{PEAK}	t_{SS}	$t_{D/C}$	治疗水平(μg/ml)[a]
20~60 小时	1~3 小时	达 14 天	3~6 个月[a]	0.013~0.072

a 注意:停药期间癫痫发作常见,见上文

副作用

共济失调、困倦、行为改变。

药物信息:唑尼沙胺(Zonegran®)

适应证

成人部分性发作的辅助用药。

药物信息:乙酰唑胺(Diamox®)

该药的抗癫痫作用可能是通过直接抑制中枢神经系统碳酸酐酶(可能引起脑脊液生成减少),导致中枢神经系统轻度酸中毒起作用。

适应证

脑深部癫痫(失神发作或走神性发作)。可在失神发作中获得满意疗效;对全身强直-阵挛发作和肌阵挛同样有效。

副作用

不能用于妊娠 3 个月内的病人(存在致畸可能)。其利尿作用可使肾脏丢失 HCO_3^-,长期使用可导致酸中毒。本药为磺胺类药物,因而可能发生所有磺胺类药物具有的典型反应(过敏、发热、红疹、Stevens - Johnson 综合征、中毒性表皮坏死松解症等)。感觉异常:需停药。

剂量

成人:8~30 mg/(kg·d)分次服用(最多 1 g/d,更高的用量尚未证明有效)。当配合其他 AED 使用时,建议起始剂量为 250 mg 每天 1 次,而后缓慢加量。规格:125 mg、250 mg 片剂。Diamox squels® 是 500 mg 缓释胶囊。500 mg/瓶无菌冻干粉可用于非胃肠途径给药(静脉滴注)。

药物信息:加巴喷丁(Neurontin®)

尽管该药是一种 GABA 的激动剂,但它并不与任何已知的 GABA 受体相作用。对原发性全身癫痫发作和部分发作(伴或不伴继发性全身发作)有效。对失神发作无效。已知的副作用很少。无已知的药物间相互作用(可能因为本药经肾脏排出)。可用于治疗中枢性疼痛。

剂量

成人:第一天 300 mg 口服 1 次;第二天 300 mg 口服 2 次;第三天 300 mg 口服 3 次;随后可迅速加量至常规剂量 800~1 800 mg/d。难治性病人可使用 1 800~3 600 mg/d。※ 肾功能不全或进行透析的病人需减量,参考章节 7.1 进行评估。规格:100 mg、300 mg、400 mg、600 mg、800 mg 胶囊;50 mg/ml 混悬剂。

药代动力学(表 26 - 14)

加巴喷丁不能被代谢,93%以原形经肾脏排出,其血浆清除率与肌酐清除率成正比[23]。不影响肝微粒体酶,且不影响其他 AED 代谢。抑酸剂可降低该药约 20% 的生物利用率,因此应在使用抑酸剂至少 2 小时后用药[24]。

表 26 - 14　加巴喷丁的药代动力学

$t_{1/2}$	t_{PEAK}	t_{SS}	治疗水平(μg/ml)
5~7 小时[a]	2~3 小时	1~2 天	尚未确定

a 肾功能正常

副作用

嗜睡、头晕、共济失调、疲劳、眼球震颤;上述症状可在用药 2~3 周后缓解。食欲增强。致畸情况不明。

药物信息:拉莫三嗪(Lamictal®)

本药物的抗痉挛作用可能是基于对谷氨酸释放的突触前抑制[23]。

作为部分发作(伴或不伴继发性全身发作)和 Lennox - Gastaut 综合征的辅助用药。前期数据提示该药可作为治疗难治性全身发作的辅助用药,或作为新发部分发作或全身性癫痫的单药治疗用药[25]。FDA 也批准其用于双相障碍的治疗。

副作用

嗜睡、头晕、复视。※ 有报道称严重的急疹需要入院治疗并停药[急疹通常出现于用药 2 周以后,并且可能致命,包括 Stevens - Johnson 综合征(与丙戊酸联合用药时应加倍注意),以及中毒性表皮坏死松解症(TEN)]。缓慢增加用量可减少典型表皮反应的发生率。可能会增加严重婴儿型肌阵挛癫痫病人的癫痫发作频率[26]。代谢受其他 AED 药物的影响。

剂量

成人：对于使用可诱导肝药酶产生的 AED(苯妥英、卡马西平或苯巴比妥)的成年病人，起始用量为 50 mg 口服，每天 1 次持续 2 周，而后 50 mg，每天 2 次持续 2 周，继而每周增加 100 mg/d，直至常规维持剂量 200~700 mg/d(分 2 次给药)。对于单独使用丙戊酸(VA)的病人，维持剂量是 100~200 mg/d(分 2 次给药)，在开始使用拉莫三嗪的几周内将 VA 用量减少 25%。对于同时使用肝药酶诱导性 AED 和 VA 的病人，起始用量为 25 mg 口服，隔日 1 次持续 2 周，而后每 1~2 周增加 25~50 mg/d 直至维持量 100~150 mg/d(分 2 次给药)。急疹、发热或淋巴结肿大可能预示严重的反应，应当立即与医师取得联系，这一点应向病人说明。儿童：由于本药在儿童中诱发危及生命的急疹的发生率较高[23]，因此 16 岁以下的病人不具备用药指征。规格：25 mg、100 mg、150 mg 和 200 mg 片剂；2 mg、5 mg 和 25 mg 咀嚼分散片。

药代动力学[25]**(表 26-15)**

表 26-15 拉莫三嗪的药代动力学

$t_{1/2}$	t_{PEAK}	t_{SS}	治疗水平(μg/ml)
24 小时[a]	1.5~5 小时	4~7 天	存在争议[27]

a 半衰期可被苯妥英和卡马西平缩短至约 15 小时，可被丙戊酸延长至 59 小时

药物信息：氨己烯酸

适应证

治疗部分性发作有效，对全身性发作效果稍差。

剂量

成人：1 500~3 000 mg/d。

药物信息：托吡酯(Topamax®)

可能通过阻断电压敏感型钠离子通道、增强 γ-氨基丁酸 A 型受体(GABAA 受体)的 γ-氨基丁酸(GABA)活性以及抑制部分谷氨酸受体起作用[23]。

适应证[28]

作为治疗顽固性部分发作的口服辅助性药物。

剂量

※ 成人：从 50 mg/d 开始，缓慢增量至 200~400 mg/d[29]，在用药剂

量大于 600 mg/d 时无显著获益[30]。规格：25 mg、100 mg 和 200 mg 片剂。

药代动力学(表 26 - 16)

30％经肝脏代谢，其余的以原形经尿液排出。

表 26 - 16 托吡酯的药代动力学

$t_{1/2}$(半衰期)	t_{SS}(稳定状态)	治疗水平(μg/ml)
19～25 小时	5～7 天	尚未确定

副作用

可能使苯妥英的血药浓度增加25％。其他 AED 可降低托吡酯的血药浓度(苯妥英、卡马西平、丙戊酸等，其他亦有可能)。

认知障碍(找词困难、注意力不集中等)、减重、眩晕、共计失调、复视、感觉异常、神经质和精神错乱。肾结石发生率约为 1.5％，可自行排出[23]。

儿童处于高温环境或运动过多时可出现少汗(排汗减少)和体温过高。

药物信息：噻加宾(Gabitril®)

一种 GABA 摄取抑制剂，具有与托吡酯相当的认知障碍发生率[31]。

※ 成人：从 4 mg/d 开始，每周增加 4～8 mg，直至最大量 32～56 mg(分次给药，每天 2～4 次)。规格：4 mg、12 mg、16 mg 和 20 mg 片剂。

药物信息：拉科酰胺(Vimpat®)

促进电压门控钠离子通道的缓慢失活，只作用于长时间激活去极化的神经元。

适应证

部分性发作；疼痛性糖尿病性神经病变。

剂量

成人：200～400 mg。规格：片剂。

26.2.5 抗癫痫药物的停药

■ 概述

大多数癫痫发作的复发都发生于 AED 停药后的 6 个月内[32]。

■ AED 停药指征

对于病人无癫痫发作多久才可停药这一问题尚无一致意见。对于 EEG 在预后评估中的价值和停药的最佳时机亦无统一意见。

以下的结论由一项观察性研究获得,包括 92 例无癫痫发作 2 年以上的特发性癫痫病人[33]。

这些结论不适用于创伤后的癫痫发作(如全身性发作等)。减药方案为每 2 周减少 1"单位"(1"单位":200 mg CBZ 或 VA;或 100 mg PHT)。随访:平均 26 个月(范围 6~62 个月)。

31 例(34%)癫痫复发,平均复发时间为 8 个月(1~36 个月)。通过精确计算,复发风险:0~3 个月每月为 5.9%,4~6 个月每月为 2.7%,7~9 个月每月为 0.5%。可能影响复发的因素包括:

1. 发作类型:复发中 37% 为全身发作;16% 为复杂或简单部分发作;54% 为复杂部分发作继发全身发作。

2. 癫痫获得控制前的发作次数:癫痫获得控制前发作次数≥100 次的病人复发率显著高于发作次数<100 次的病人。

3. 使用单药控制成功前所尝试药品数量:使用第一种药物即控制成功者复发率为 29%;变更为第二种方案成功者复发率为 40%;需变更为第三种方案方成功者复发率为 80%。

4. EEG 分级(表 26-17):4 级者预后最差,最易复发。EEG 存在癫痫样放电者不应停药。

表 26-17 EEG 分级和癫痫发作复发率

级 别	EEG 描述		复发率	复发数量/风险病人数量
	治疗前	停药前		
1	正常	正常	34%	11/31
2	异常	正常	11%	4/35
3	异常	进展	50%	2/4
4	异常	不变	74%	14/19

在一项大型随机研究中[35],预测免于癫痫复发最重要的因素是:

1. 更长的无癫痫状态持续时间。

2. 仅用 1 种 AED(相比于多 AED 联合用药)。

3. 除强直-阵挛发作外的癫痫发作。

■ 停药时间

建议的停药时间参见表 26-18,仅供参考。

表 26-18 AED 停药推荐时间

AED	推荐的停药时间
苯妥英、丙戊酸、卡马西平	2～4 周
苯巴比妥	6～8 周(每周减少 25%)
氯硝西泮	3～6 个月;参见"注意事项"(药物信息:氯硝西泮)

26.2.6 妊娠和抗癫痫药

■ 概述

伴发癫痫的妊娠期妇女应请产科协同诊疗[36]。

■ 节育

AED 可诱导产生肝微粒体细胞色素 P450 酶系(表 26-19),使口服避孕药的避孕失败概率增加 4 倍[37]。希望使用口服避孕药的病人应当采用屏障式的避孕装置直到排卵被稳定抑制,另外还应当注意突破性出血。发生突破性出血提示需要改变激素剂量[32]。非口服激素避孕药[如左旋炔诺孕酮埋植剂(Norplant®)]可以避免肝脏的首关效应,但其效果会随时间减弱,因此仍需联合使用屏障式避孕器具。

表 26-19 AED 对肝细胞色素 P450 的作用[32,38]

诱 导 物	非 诱 导 物
卡马西平	丙戊酸
苯巴比妥	苯二氮䓬类药物
苯妥英	加巴喷丁
非尔氨酯	拉莫三嗪
去氧巴比妥	

■ 妊娠期并发症

患有癫痫的女性在妊娠期间可能出现更多并发症,但 90% 以上的孕产妇预后良好[32]。

癫痫使妊娠期子痫的发生率增加约 17%(报道范围:17%～30%),可能是妊娠期间服药依从性差或游离 AED 浓度变化所致(表 26-20)。孤立出现的癫痫发作很少引起损害,通常无害。持续癫痫状态会使孕产妇和胎儿处于严重的危险当中,因此应当积极治疗。

另外,也可轻度增加发生妊娠毒血症(妊娠高血压)和流产的风险。

表 26 - 20 妊娠期间游离 AED 浓度水平变化[39]

药　　物	变　　化
卡马西平	↓11%
苯巴比妥	↓50%
苯妥英	↓31%
丙戊酸	↑25%

■ 出生缺陷

对于已确诊的癫痫病人,其子嗣中胚胎畸形的发生率为 4%～5%,或接近总体人群水平的 2 倍[40]。致畸的原因是 AED 的使用或是遗传和环境因素,目前不得而知。所有的 AED 对胎儿均有潜在的不良作用。多药物联合治疗与单药治疗相比会增加发生出生缺陷的风险。

总体而言,与妊娠期间癫痫发作(可能伴发孕妇和胎儿缺氧、酸中毒)相比,大多数 AED 致畸风险往往被高估。但也应逐个病例进行评价。偶有病人中断使用 AED。

• 特异性药物

有研究显示卡马西平(CBZ)会增加轻度畸形(并非主要畸形)的发生率[41](此研究可能存在方法学问题),而且可能增加神经管缺陷(NTD)的发生率[42]。胎儿在子宫内暴露于苯妥英可能导致发生胎儿乙内酰脲综合征[14,43],且幼儿 IQ 降低约 10 分[44]。一项前瞻性研究认为苯巴比妥导致严重畸形的概率最高(发生率 9.1%)[45],且另一项研究认为苯巴比妥与胎儿死亡或胎儿异常风险的增加相关[46]。丙戊酸(VA)相关的 NTD 发生率最高(1%～2%)[18],可通过羊膜穿刺术检测,必要时抽取羊水检查。TID 的给药频次可降低 NTD 的发生风险(见"药物信息:丙戊酸")。产前临时使用苯二氮䓬类药物可导致婴儿低肌张力综合征[47]。其他带有镇静作用的 AED,如苯巴比妥,也具有同样效果。

• 药物推荐

总的结论是:对于大多数需要使用 AED 的育龄期女性,如癫痫发作对 CBZ 有效,故使用 CBZ 单药治疗是最有效的选择[48]。若无效,当前推荐的第二选择是丙戊酸单药治疗。上述所有情况均需(在确定正常维生素 B_{12} 水平后)补充叶酸。

(吴　俊　王明泽)

参考文献

[1] Commission on Classification and Terminology of the International League Against Epilepsy. Guidelines for Epidemiologic Studies on Epilepsy. Epilepsia. 1989; 30:389–399

[2] Mosewich RK, So EL. A Clinical Approach to the Classification of Seizures and Epileptic Syndromes. Mayo Clin Proc. 1996; 71:405–414

[3] French JA, Williamson PD, Thadani VM, et al. Characteristics of Medial Temporal Lobe Epilepsy. I. Results of History and Physical Examination. Ann Neurol. 1993; 34:774–780

[4] Williamson PD, French JA, Thadani VM, et al. Characteristics of Medial Temporal Lobe Epilepsy. II. Interictal and Ictal Scalp Electroencephalography, Neuropsychological Testing, Neuroimaging, Surgical Results, and Pathology. Ann Neurol. 1993; 34:781–787

[5] Engel JJ. Surgery for Seizures. N Engl J Med. 1996; 334:647–652

[6] Grunewald RA, Panayiotopoulos CP. Juvenile Myoclonic Epilepsy: A Review. Arch Neurol. 1993; 50:594–598

[7] Brodie MJ, Dichter MA. Antiepileptic Drugs. N Engl J Med. 1996; 334:168–175

[8] Mattson RH, Cramer JA, Collins JF, et al. Comparison of Carbamazepine, Phenobarbital, Phenytoin, and Primidone in Partial and Secondarily Generalized Tonic-Clonic Seizures. N Engl J Med. 1985; 313:145–151

[9] Mattson RH, Cramer JA, Collins JF, et al. A Comparison of Valproate with Carbamazepine for the Treatment of Complex Partial Seizures and Secondarily Generalized Tonic-Clonic Seizures in Adults. N Engl J Med. 1992; 327:765–771

[10] Drugs for Epilepsy. Med Letter. 1986; 28:91–93

[11] Rambeck B, Boenigk HE, Dunlop A, et al. Predicting Phenytoin Dose - A Revised Nomogram. Ther Drug Monit. 1979; 1:325–333

[12] Saklad JJ, Graves RH, Sharp WP. Interaction of Oral Phenytoin with Enteral Feedings. J Parent Ent Nutr. 1986; 10:322–323

[13] Worden JP, Wood CA, Workman CH. Phenytoin and Nasogastric Feedings. Neurology. 1984; 34

[14] Buehler BA, Delimont D, van Waes M, et al. Prenatal Prediction of Risk of the Fetal Hydantoin Syndrome. N Engl J Med. 1990; 322:1567–1572

[15] Public Health Service. Fluoxetine-Phenytoin Interaction. FDA Medical Bulletin. 1994; 24:3–4

[16] Winkler SR, Luer MS. Antiepileptic Drug Review: Part 1. Surg Neurol. 1998; 49:449–452

[17] Oles KS, Waqar M, Penry JK. Catastrophic Neurologic Signs due to Drug Interaction: Tegretol and Darvon. Surg Neurol. 1989; 32:144–151

[18] Oakeshott P, Hunt GM. Valproate and Spina Bifida. Br Med J. 1989; 298:1300–1301

[19] Farwell JR, Lee YJ, Hirtz DG, Sulzbacher SI, et al. Phenobarbital for Febrile Seizures - Effects on Intelligence and on Seizure Recurrence. N Engl J Med. 1990; 322:364–369

[20] Wroblewski BA, Garvin WH. Once-Daily Administration of Phenobarbital in Adults: Clinical Efficacy and Benefit. Arch Neurol. 1985; 42:699–700

[21] Davis AG, Mutchie KD, Thompson JA, Myers GG. Once-Daily Dosing with Phenobarbital in Children with Seizure Disorders. Pediatrics. 1981; 68:824–827

[22] Felbamate. Med Letter. 1993; 35:107–109

[23] Winkler SR, Luer MS. Antiepileptic Drug Review: Part 2. Surg Neurol. 1998; 49:566–568

[24] Gabapentin - A new anticonvulsant. Med Letter. 1994; 36:39–40

[25] Lamotrigine for Epilepsy. Med Letter. 1995; 37:21–23

[26] Guerrini R, Dravet C, Genton P, et al. Lamotrigine and Seizure Aggravation in Severe Myoclonic Epilepsy. Epilepsia. 1998; 39:508–512

[27] Sondergaard Khinchi M, Nielsen KA, Dahl M, Wolf P. Lamotrigine therapeutic thresholds. Seizure. 2008; 17:391–395

[28] Topiramate for Epilepsy. Med Letter. 1997; 39:51–52

[29] Faught E, Wilder BJ, Ramsay RE, et al. Topiramate Placebo-Controlled Dose-Ranging Trial in Refractory Partial Epilepsy using 200-, 400-, and 600-mg Daily Dosages. Neurology. 1996; 46:1684–1690

[30] Privitera M, Fincham R, Penry J, et al. Topiramate Placebo-Controlled Dose-Ranging Trial in Refractory Partial Epilepsy using 600-, 800-, and 1,000-mg Daily Dosages. Neurology. 1996; 46:1678–1683

[31] Tiagabine for Epilepsy. Med Letter. 1998; 40:45–46

[32] Shuster EA. Epilepsy in Women. Mayo Clin Proc. 1996; 71:991–999

[33] Callaghan N, Garrett A, Goggin T. Withdrawal of Anticonvulsant Drugs in Patients Free of Seizures for Two Years. N Engl J Med. 1988; 318:942–946

[34] Anderson T, Braathen G, Persson A, et al. A Comparison Between One and Three Years of Treatment in Uncomplicated Childhood Epilepsy: A Prospective Study. II. The EEG as Predictor of Outcome After Withdrawal of Treatment. Epilepsia. 1997; 38:225–232

[35] Medical Research Council Antiepileptic Drug Withdrawal Study Group. Randomized study of antiepileptic drug withdrawal in patients in remission. Lancet. 1991; 337:1175–1180

[36] Delgado-Escueta A, Janz D. Consensus Guidelines: Preconception Counseling, Management, and Care of the Pregnant Woman with Epilepsy. Neurology. 1992; 42:149–160

[37] Mattson RH, Cramer JA, Darney PD, Naftolin F. Use of Oral Contraceptives by Women with Epilepsy. JAMA. 1986; 256:238–240

[38] Perucca E, Hedges A, Makki KA, et al. A Comparative Study of the Relative Enzyme Inducing Properties of Anticonvulsant Drugs in Epileptic Patients. Br J Clin Pharmacol. 1984; 18:401–410

[39] Yerby MS, Freil PN, McCormick K. Antiepileptic Drug Disposition During Pregnancy. Neurology. 1992; 42:12–16

[40] Dias MS, Sekhar LN. Intracranial Hemorrhage from Aneurysms and Arteriovenous Malformations during Pregnancy and the Puerperium. Neurosurgery. 1990; 27:855–866

[41] Jones KL, Lacro RV, Johnson KA, Adams J. Patterns of Malformations in the Children of Women Treated With Carbamazepine During Pregnancy. N Engl J Med. 1989; 310:1661–1666

[42] Rosa FW. Spina Bifida in Infants of Women Treated with Carbamazepine During Pregnancy. N Engl J Med. 1991; 324:674–677

[43] Hanson JW, Smith DW. The Fetal Hydantoin Syndrome. J Pediatr. 1975; 87:285–290

[44] Scolnik D, Nulman I, Rovet J, et al. Neurodevelopment of Children Exposed In Utero to Phenytoin and Carbamazepine Monotherapy. JAMA. 1994; 271:767–770

[45] Nakane Y, Okuma T, Takahashi R, et al. Multi-Institutional Study of the Teratogenicity and Fetal Toxicity of Antiepileptic Drugs: A Report of a Collaborative Study Group in Japan. Epilepsia. 1980; 21:663–680

[46] Waters CH, Belai Y, Gott PS, et al. Outcomes of Pregnancy Associated with Antiepileptic Drugs. Arch Neurol. 1994; 51:250–253

[47] Kanto JH. Use of Benzodiazepines During Pregnancy, Labor, and Lactation, with Particular Reference to Pharmacokinetic Considerations. Drugs. 1982; 23:354–380

[48] Saunders M. Epilepsy in Women of Childbearing Age: If Anticonvulsants Cannot be Avoided, Use Carbamazepine. Br Med J. 1989; 199

27 特殊类型癫痫发作

27.1 新发癫痫发作

27.1.1 概述

在明尼苏达州的罗切斯特,经过年龄标准化后的新发癫痫发作发生率为每年 44/10 万[1]。

27.1.2 病因

对于首次发生癫痫发作的病人,病因包括(修正后[2]):

1. 继发于神经损伤:无论急性期内的(如 1 周内)还是远期的(1 周以上,3 个月以内)。

(1) 卒中:卒中后 14 天内癫痫发作的发生率为 4.2%。风险随卒中严重程度增加[3]。

(2) 头部外伤:闭合性头部损伤和贯通伤(见章节 27.2.4)。

(3) 中枢神经系统感染:脑膜炎、脑脓肿和硬膜下积脓。

(4) 热性惊厥(见章节 27.5)。

(5) 新生儿窒息。

2. 潜在的中枢神经系统(CNS)异常:

(1) 先天性 CNS 异常。

(2) 退行性 CNS 疾病。

(3) CNS 肿瘤:种植转移或原发性。

(4) 脑积水。

(5) AVM。

3. 急性系统性代谢紊乱:

(1) 电解质紊乱:尿毒症、低钠血症、低血糖(尤其是严重低血糖)、高钙血症。

(2) 药物相关,包括:

1) 酒精戒断(见章节 27.3)。

2) 可卡因中毒(见章节 11.4.3)。

3) 阿片类药物(麻醉剂)。

4) 吩噻嗪类止吐药(见章节 7.3.6)。

5) 使用氟马西尼(Romazicon®)治疗苯二氮䓬类药物(BDZ)过量(尤其是服用 BDZ 的同时,服用其他减少癫痫发作的药物,如三环类抗抑郁药和可卡因)。

6) 致幻剂(PCP):原本用于动物镇静。

7) 环孢霉素:可影响 Mg^{2+} 水平。

(3) 子痫。

4. 特发性。

一项针对急诊室 166 名患病儿童的调查研究发现,这些病人或以癫痫首次发作为主诉,或以其为出院诊断[4]。

1. 110 例癫痫反复发作或发生非痫性发作。

2. 56 例首次癫痫发作:

(1) 71% 为热性惊厥。

(2) 21% 为特发性。

(3) 7% 为"症状性"(低钠血症、脑膜炎、药物中毒等)。

一项包括 244 例无诱因新发癫痫发作病人的研究发现,仅 27% 的病人在随访中有再次(或多次)的癫痫发作[2,5]。具有癫痫家族史、EEG 棘波阳性或 CNS 损伤病史(卒中或头部外伤等)的癫痫病人更易复发癫痫发作。无癫痫发作 3 年以上的病人未见复发。如发生一次以上癫痫发作,则今后发生癫痫发作的风险更高。

27.1.3 评估

■ 成人

新发癫痫发作的成年病人如不具备明显诱因(如酒精戒断),则应积极筛查病史(特发性癫痫发作,即常见于青春期前或青春期的癫痫)。行 CT 或 MRI 检查(有无增强均可),并进行系统性的筛查以鉴别上述所列的任何一种可能的因素(见上文)。若均为阴性,则应当补充 MRI 其他序列的检查。若同样为阴性,应在 6 个月、1 年和 2 年后重复上述检查(CT 或 MRI),以免在首次检查中漏诊。

■ 儿童

对首次癫痫发作的小儿病人进行实验室检查和放射检查通常花费高昂且无意义[4]。详细的病史询问和体格检查通常帮助更大。

■ 治疗

新发成人特发性癫痫发作(即 CT 或 MRI 未发现异常,无药物戒断的证据)的治疗方案尚存在争议。在一项研究中,实验人员尝试进行 EEG 检查,若结果为阴性则进行睡眠剥夺 EEG 并观察[6],结论如下:

1. 不同医师对 EEG 的解读存在巨大差异。

2. 若两次 EEG 均正常,则癫痫的 2 年复发率为 12%。

3. 若其中 1 次或 2 次 EEG 表现出癫痫样放电,则 2 年复发率为 83%。

4. 若其中 1 次或 2 次 EEG 表现出非痫样异常,则 2 年复发率为 41%。

5. 局灶性癫痫样放电的复发率(87%)略高于广泛癫痫样放电(78%)。

结论认为通过上述方法获得的 EEG 具有一定的预测价值,可作为使用 AED 的参考。

27.2 创伤后癫痫发作

27.2.1 概述

要 点

1. 两类:伤后早发型(≤7 天)和晚发型(>7 天)。

2. AED 可用于高癫痫发作风险病人的早期创伤后癫痫发作(PTS)的预防。

3. 预防性使用 AED 不减少晚期 PTS 的发生频率。

4. 除特殊情况外,AED 用药 1 周后停药。

创伤后癫痫发作(PTS)通常被(简单地)分为早发型(伤后 1 周内发作)和晚发型(伤后 1 周以后)发作[7]。可能还存在第三类——"即刻型",即伤后数分钟至 1 小时内发病。

27.2.2 早发型 PTS(脑创伤后≤7 天)

发生于 30% 严重的脑外伤("严重"的定义为:意识丧失>24 小时、记忆缺失>24 小时、局灶神经功能缺损、明确的脑挫伤或颅内血肿)和约 1% 的轻度至中度脑外伤。在因脑外伤导致短暂意识丧失或记忆缺失的小于 15 岁的病人中,发生率为 2.6%[8]。

早发型 PTS 可能是由颅内压升高、血压变化、氧合改变和多余的神经递质释放造成的,可导致不良事件的发生[9]。

27.2.3 晚发型 PTS(脑创伤后>7 天)

据评估,在所有年龄组中明确的头部外伤(包括意识丧失>2 分钟、入院 GCS<8 分、硬脑膜外血肿等)伤后 2 年内的癫痫发生率为 10%～13%[10,11]。

发生风险是对照人群的 3.6 倍。伤后癫痫发生率：严重头部外伤≫中度＞轻度[8]。

早发型 PTS 在儿童中的发生率高于成人,晚发型则较少(发生 PTS 的儿童中,94.5％在伤后 24 小时内进展[12])。若贯通性头部损伤病人伤后 3 年内无癫痫发作,则大部分将不再发生癫痫发作[13]。儿童晚发型 PTS 与早发型 PTS 相互独立,无相关性(成人中仅适用于轻度头部外伤)。反复头部外伤可增加晚发型 PTS 的发生风险。

27.2.4　贯通性脑创伤

与闭合性脑损伤相比,贯通性脑损伤 PTS 的发生率较高(15 年随访发生率为 50％[14])。

27.2.5　治疗

■ 概述

一些早期的回顾性研究建议在伤后早期使用 PHT 以预防早发型 PTS,而且即使在停药后仍能降低晚发型 PTS 的发生风险。随后进行的前瞻性研究对该结论提出异议,但因该研究中未能保持合格的血药浓度且数据缺乏统计学效力而遭到批评[7,11]。一项针对 PTS 高危病人(除外贯通伤)的双盲前瞻性研究表明,伤后 24 小时内给予 20 mg/kg 负荷量 PHT 并维持治疗剂量血药浓度可降低早发型 PTS 的发生风险;但 1 周后继续(基于治疗目的)用药无明显获益[15]。研究证明卡马西平(Tegretol®)在降低早发型 PTS 发生风险方面有效。

长期使用苯妥英预防 PTS 会对认知产生负面影响[16]。

■ 治疗指南

基于可获得信息(见下文)可以得出以下内容:

1. 研究尚未发现可以有效阻止癫痫发作的治疗方法(即神经的改变最终导致晚发型 PTS)。
2. AED 可有效降低高危病人(表 27-1)的早发型 PTS 发生率。

表 27-1　PTS 的高危因素

1. 急性硬脑膜下、硬脑膜外或脑内血肿(SDH、EDH 或 ICH)
2. 伴有脑实质损伤的开放性颅骨粉碎性骨折
3. 伤后 24 小时内发生癫痫发作
4. GCS＜10 分
5. 贯通性脑损伤
6. 严重的酒精滥用史
7. CT 见可疑的大脑皮质挫伤(出血)

3. 尚无研究证明降低早发型 PTS 的发生率可以改善预后[17]。

4. 一旦发生癫痫,持续使用 AED 可降低癫痫复发的可能性。

基于上述观点,我们得出以下内容作为指南。

■ 开始使用 AED

可短期使用 AED(尤其是可能导致不良后果的癫痫发作)。头部外伤伤后 2 周内持续使用苯妥英可有效预防早发型 PTS,且不显著增加副作用的发生风险[18]。

事实上,癫痫发作可导致颅内压升高,并对血压和血氧产生负面影响,可能使其他损伤加重(如导致颈椎失稳病人发生脊髓损伤);也可对病人家庭产生负面心理影响,病人也因此丧失驾驶机动车的能力。癫痫发作产生的多余神经递质也可产生不良影响[9]。

选项:具备表 27‑1(修正后[9,12,15,19])中任何高危因素的病人均应在伤后 24 小时内开始使用 AED(通常使用左乙拉西坦、苯妥英或卡马西平)。使用 PHT 时,负荷量为 20 mg/kg,维持量选用高线。若不能耐受 PHT,可改用苯巴比妥。

■ 停止使用 AED

1. 治疗 1 周后逐渐停用 AED,以下情况除外:

(1)颅脑贯通伤。

(2)发生晚发型 PTS(即头部创伤 7 天后发生癫痫发作)。

(3)有原发癫痫发作病史。

(4)进行开颅手术的病人[20]。

2. 不具备上述危险因素的病人用药 1 周后停药(见上文):

(1)AED 血药浓度维持在治疗水平 6~12 个月。

(2)下列病人停药前建议行 EEG 检查除外癫痫灶(尽管其参考价值较低,但出于法律目的建议检查):

1)反复癫痫发作。

2)存在表 27‑1 中所列高危因素。

27.3　酒精戒断性癫痫发作

27.3.1　概述

可参见酒精戒断综合征(见章节 11.4.1)。戒断综合征可在乙醇浓度达到峰值后的数小时内出现;其预防和治疗参见章节 11.4.1。在酒精成瘾者戒酒或减少摄入 7~30 小时内,多达 33% 可出现酒精戒断性癫痫发作。典型的发作形式为 6 小时内出现 1~6 次全身强直‑阵挛发作,无局灶症状[21]。癫痫发作通常早于谵妄。戒断性癫痫发作也可在酒精中毒的情况下发生

（未戒断）。

戒断 48 小时内均存在癫痫发作的风险［谵妄（DT）的危险期＞48 小时］，因此通常单独使用负荷剂量的 PHT 用于预防性治疗。然而，酒精戒断性癫痫发作短暂、孤立且具有自限性，因此单纯戒断癫痫发作的病人使用 PHT 并无益处，不具备用药指征。在解毒期间使用氯硝西泮（Librium®）或其他苯二氮䓬类药物（见章节 11.4.1）可降低戒断性癫痫发作的风险[22]。

27.3.2　病情评估

下列病人应当进行头部 CT 检查并入院进一步评估，同时观察有无其他类型癫痫发作或 DT：

1. 首次发生酒精戒断性癫痫发作。
2. 存在局灶病变。
3. 6 小时内癫痫发作超过 6 次。
4. 存在创伤证据。

也应考虑到癫痫发作的其他诱因，如发热病人应进行腰椎穿刺检查以除外脑膜炎。

27.3.3　治疗

短暂孤立的癫痫发作不需要治疗，除非存在下文提及的情况。持续时间超过 3～4 分钟的癫痫发作需要使用地西泮或劳拉西泮治疗。若癫痫发作不缓解，病人处于癫痫持续状态，可进一步采取治疗措施（见章节 27.6）。具备下列适应证者可长期使用负荷剂量苯妥英治疗：

1. 有酒精戒断性癫痫发作病史。
2. 入院后癫痫再次发作。
3. 癫痫发作与酒精戒断无关。
4. 存在其他癫痫发作的危险因素（如硬脑膜下血肿）。

27.4　非痫性发作

27.4.1　概述

亦称为假性癫痫发作（可指病人佯装的癫痫发作，因此一些学者不建议使用该名词），专业名词称为精神性癫痫发作，指伴有精神性病因的非痫性发作（NES）（精神性癫痫发作是客观事件，病人无法自控）[23]。

NES 的危害之一在于放弃服用 AED，导致一些 NES 病人病情加重。NES 可能的病因见表 27 - 2。大多数 NES 都是精神性的。

表 27 - 2 非痫性发作的鉴别诊断[23]

心理疾病(精神性癫痫发作)
(1) 躯体障碍:尤其是转换障碍
(2) 焦虑:尤其是惊恐发作和创伤后精神紧张性精神障碍(PTSD)
(3) 解离性障碍
(4) 精神障碍
(5) 冲动控制障碍
(6) 注意力缺失症
(7) 人为障碍:包括 Munchausen 综合征

心血管疾病
(1) 晕厥
(2) 心律失常
(3) 一过性缺血发作
(4) 屏气发作[a]

偏头痛综合征
(1) 复杂性偏头痛[a]
(2) 基底动脉型偏头痛

运动性疾病
(1) 震颤
(2) 运动障碍
(3) 运动型抽动[a],痉挛
(4) 其他(包括颤抖)
异睡症和睡眠相关障碍
(1) 夜惊[a]、多梦、梦游症[a]
(2) 发作性嗜睡、猝倒
(3) 快速动眼睡眠行为障碍
(4) 夜间发作性肌张力障碍

胃肠功能紊乱
(1) 发作性恶心或绞痛[a]
(2) 周期性呕吐综合征[a]

其他
(1) 疑病
(2) 伴有发作性行为或言语症状的认知障碍
(3) 药物作用或中毒
(4) 白日梦

a 通常发生于儿童

■ 癫痫发作的鉴别诊断

1. 精神性:20%～90%难治性癫痫病人选择就诊于癫痫中心。这些病人通常在 5～7 年前确诊为癫痫。有些时候这些病人中多达 50%存在真性癫痛发作[24]。

2. 抽动：可被抑制，不反复发作（如反复发作，则可能是面肌痉挛）。

3. 运动性疾病：肌阵挛（可以是痫性或非痫性的）。

（1）猝倒：如伴发作性嗜睡，通常是由于大笑或其他情绪刺激（EEG 通常难以捕捉，表现为快速动眼时相出现于觉醒状态）。

（2）异睡症：是一种睡眠运动障碍（发生于睡眠期间）。包括：夜惊（发生于慢波睡眠，而多梦发生于快速动眼睡眠期）、梦游症、快速动眼睡眠行为障碍（通常发生于老年人），通常很可能存在脑退行性疾病（曾被称为夜间发作性肌张力障碍）。撞头是一种良性的异睡症。

4. 晕厥：90％的病人在晕厥时会发生肌阵挛或抖动[25]。

5. 短暂性脑缺血发作。

27.4.2　癫痫发作(ES)与非痫性发作(NES)的鉴别诊断

■ 概述

癫痫发作与非痫性发作的鉴别是常见的临床难题。对于不同寻常的癫痫发作，即使专家也会犯错误[26]。一些位于额叶和颞叶的复杂性部分发作可能产生与典型 ES 表现不一致的异常行为，并且产生头皮电极 EEG 无法识别的异常脑电活动（因此即使使用视频脑电监测也可能误诊，尽管相比于全身发作，这种情况在部分发作中更常见）。这可能需要一支多学科融合的诊疗团队。

表 27-3 将真正癫痫发作与非痫性发作的鉴别特征进行了列举。表 27-4 列举了一些与 NES 有关的特征。然而由于这些特征也存在于 ES 中，因此不存在可用于确诊 NES 的特征性指标。

表 27-3　ES 与 NES 的特点[24]

特　　点	ES	NES
男性百分比	72％	20％
上肢阵挛运动		
同步	96％	20％
非同步	0	56％
下肢阵挛运动		
同步	88％	16％
非同步	0	56％
发声		
无	16％	56％

续 表

特 点	ES	NES
发作起始时	24%	44%
发作中期	60%"癫痫性喊叫"	0
类型	仅呼吸肌强制性或阵挛性收缩的声音	呻吟、尖叫、呼噜声、鼻息声、缄默、干呕、可听懂的言语、喘息
转头		
单侧	64%	16%
从一侧到另一次	8%(缓慢、小幅度)	36%(剧烈、大幅度)

表 27-4 通常与 NES 有关的特点[23]

- 尽管使用 AED 治疗,但仍频繁癫痫发作
- 就诊于不同医师
- 前驱症状进展缓慢,癫痫发作逐渐加重(经历数分钟)
- 发作持续时间较长(超过 5 分钟)
- 临床表现随病人注意力变化
- 发作易受诱导或影响
- 间歇性心律失常和非同步的肢体抽搐运动
- 发作过程中发作强度和严重程度波动
- 反复翻滚、骨盆抽动、动作剧烈
- 双侧肢体活动伴意识正常
- 神经系统体征的非生理性播散
- 全身发作后无劳力性呼吸或流涎
- 表情放松或无明显变化
- 哭闹或幽咽
- 无发作后精神错乱或昏睡
- 不相称的发作后精神状态改变
- 无刻板动作

真性癫痫发作与 NES 共同具有的特征:呼唤无应答、自动症罕见、全身乏力和小便失禁罕见。提示:一些癫痫发作的表现较为怪异,并且可与 NES 相似(有时称为假性假癫痫发作)。10%的精神性癫痫发作病人患有癫痫。

提示非痫性发作的特征:

1. 弓背:对 NES 有 90%特异性。

2. 非同步肢体活动。

3. 起-停:癫痫发作通常开始后逐渐停止。

4. 整个癫痫发作过程中强迫性闭眼。

5. 由不能引起癫痫发作的诱因起病(如音叉接触头部、酒精棉片接触颈

部、静脉注射生理盐水等)。

6. 觉醒状态下的双侧抖动。除辅助运动区癫痫发作(额叶内侧区域)外,这些发作通常是强直性(非阵挛性)。

7. 哭泣(抱怨):高度特异。

8. 混合多种或不同类型的癫痫发作(ES 通常是一成不变的),意识状况波动,否认癫痫发作与压力的关系。

若存在下列所述中的任意 2 项,则 96% 会是 NES:

1. 上肢非同步阵挛运动。

2. 下肢非同步阵挛运动。

3. 无发声,或在发作开始前发声。

舌外侧撕裂是癫痫发作极为特异的表现。

■ 病史

尝试记录以下内容:前驱症状、诱发因素、发作的时间和环境、发作的形式和持续时间、发作时和发作后的情况、发作的频率、每次发作表现是否相同。需判断病人是否有精神病史、是否与其他 ES 病人熟识(了解癫痫发作表现)。

■ 精神测试

可能有帮助。ES 和 NES 中所表现的疑病、抑郁和精神分裂在明尼苏达多方面个性一览表(MMPI)中存在区别[27]。

■ 癫痫发作后的催乳素水平

80% 全身性发作、45% 复杂部分发作和 15% 简单部分发作的病人存在血清催乳素(HSP)一过性升高[28]。HSP 可在发作 15~20 分钟后达到峰值浓度,而后在数小时内逐步降低至基线水平[29-31]。因此,在疑似癫痫发作时检查 HSP 可帮助鉴别 NES(可有皮质醇水平升高,但催乳素处于正常水平[32])。

催乳素小幅度进行性升高与癫痫反复发作相关[33],而在失神发作或癫痫持续状态(抽搐或失神)时催乳素不升高[34]。由颞叶内侧放电产生的剧烈且影响广泛的癫痫发作通常会使 HSP 升高 2 倍以上;鉴于此,不累及边缘结构的癫痫发作不会产生如此的 HSP 升高[35]。进一步研究发现,发作间期右侧 EEG 放电较左侧放电者伴有更高的 HSP 基线水平[36],精神病学表现可影响发作后 HSP 升高程度[37]。

因此,HSP 峰值出现也许能够有力地提示真性癫痫发作,但识别失神发作可能需要更加多样且复杂的证据[38]。总体而言,判断的准确率约为 72%[31]。

27.5　热性惊厥

27.5.1　定义

见参考文献[39]。

1. 热性惊厥：发生于婴儿或儿童与发热有关的癫痫发作。未发现明确诱因,不伴有畸形神经系统疾病(包括疫苗接种发热期间的癫痫发作)。

2. 复杂热性惊厥：惊厥发作时间大于 15 分钟,可以孤立发作,也可以发作多次(每次发热期间惊厥 1 次以上)。

3. 简单热性惊厥：非复杂性的。

4. 复发性热性惊厥：发热期间发生癫痫发作 1 次以上。

27.5.2 流行病学

见参考文献[39]。

热性惊厥是癫痫发作最常见的形式。除外患有神经系统疾病或发育异常的儿童,热性惊厥的发病率约为 2.7%(美国 6 个月至 6 岁儿童,范围:2%~5%)。单纯热性惊厥后发展成为癫痫的概率约为 1%,而热性惊厥发展为癫痫的概率为 6%(长期癫痫发作者 9%,局灶性癫痫发作者 29%)。任何潜在的神经系统异常、发育异常或癫痫病家族史均会增加热性惊厥进展成为癫痫的风险。需要注意的是,暂无证据证明儿童热性惊厥发病年龄与癫痫患病风险相关。

27.5.3 治疗

在一项研究中,苯妥英钠治疗组病人的 IQ 值较安慰剂组低 8.4(95% 置信区间),停药数月后差距依然存在[40]。而且苯妥英组的癫痫发作频率并未显著降低。目前尚无任何药物对热性惊厥有效:卡马西平和苯妥英无效;丙戊酸可能有效,但用于 2 岁以下病人存在风险。热性惊厥后发生无热性癫痫发作的概率为 1%,且 AED 可能对预防癫痫发作无实际效果,因此这些病人不具备 AED 用药指征。曾有过 1 次以上热性惊厥病史的儿童可在高热时(体温>38.1℃)给予地西泮 0.33 mg/kg 口服,每 8 小时一次,退热 24 小时后停药,以降低再次发生热性惊厥的可能性[41]。

27.6 癫痫持续状态

27.6.1 概述

要 点

1. 定义：癫痫发作>5 分钟,或经一、二线 AED 药物治疗后仍存在癫痫发作。

2. 未经治疗的癫痫持续状态(SE)具有较高发病率和病死率。

3. 最常见的病因：已确诊癫痫发作的病人 AED 血药浓度低。

4. 急性原发性 SE 应视为其他疾病的表现,在处理 SE 的同时应治疗原发病。

5. 治疗方法见表 27-5。

表 27-5　癫痫持续状态治疗初始步骤的总结
(成人和 13 kg 以上的儿童;细节见下文)

ABC 法则:吸氧。使病人侧卧。检查生命体征,并行神经系统检查
监测/实验室检查:脉搏血氧饱和仪。心电图/遥测。指血测血糖 血液检查(切勿等待结果明确后才开始治疗):电解质、血细胞计数、动脉血气分析、AED 血药浓度水平、肝功能、Mg^{2+}、Ca^{2+}、头部 CT
开放 2 条高流量静脉通路,开始静脉补液
硫胺素 100 mg 静脉滴注和(或)50%葡萄糖 50 ml 静脉给药(示指血血糖结果决定)
一线 AED: • 劳拉西泮(Ativan®)成人 4 mg 静脉滴注,体重>13 kg 的儿童 2 mg 静脉滴注。<2 mg/min 或者 • 咪达唑仑(Versed®)成人 10 mg 肌内注射,体重>13 kg 的儿童 5 mg 肌内注射(无静脉通路可用或无法注射咪达唑仑时) 或者 • 可经直肠给予地西泮凝胶(Diastat®)(0.2~0.5 mg/kg) 苯二氮䓬类可视需求反复给予负荷剂量
二线 AED:用于反复给予苯二氮䓬类药物无效时(或同时给药) • 磷苯妥英:15~20 mg PE/kg 静脉滴注,速率<150 mg PE/min(首选药:给药越快,刺激越小) 或者 • 苯妥英:15~20 mg/kg 静脉滴注,速率<50 mg/min(价格便宜);如对负荷剂量无反应,可在 20 分钟后额外给予 10 mg/kg 静脉滴注 特别注意:必须遵从以上指南中的给药速率。苯妥英/磷苯妥英给药过快与心血管风险增加显著相关
※ PHT 负荷剂量 10 分钟后,苯妥英血药浓度约为 10 mg;如有需要可在 10 分钟后再次给药
其他二线 AED: • 丙戊酸钠:20~30 mg/kg 静脉滴注(最大速率 100 mg/min)——一些小型研究认为丙戊酸钠效果等同于或优于苯妥英 或者 • 苯巴比妥:20 mg/kg 静脉滴注(开始时以 50~100 mg/min 速率给药)——通常作为二线或三线 AED 使用。首次给药 10 分钟后可再次给予 25~30 mg/kg 或者 • 左乙拉西坦(Keppra®):20 mg/kg 静脉推注,给药时间大于 15 分钟——Keppra® 作为一线或二线 AED 药物的证据尚不清楚

27

如果癫痫发作持续时间>30 分钟,并且对一线和二线 AED 耐受,则 ICU 气管内插管并且给予持续静脉输注(CIT)下列药物:

- 咪达唑仑:负荷剂量 0.2 mg/kg 静脉滴注,而后给予 0.2~0.6 mg/(kg·h)或者
- 异丙酚:负荷剂量 2 mg/kg 静脉滴注,而后 2~5 mg/(kg·h)

如果癫痫发作仍持续,确保可矫正的条件均已排除或对症治疗

新的治疗选择(未经系统性研究):休克疗法等

■ 定义

癫痫发作时间>5 分钟或经适当的一线、二线 AED 治疗无效[42]。

■ 诊疗相关的关键特点

1. 癫痫发作持续时间>5 分钟的病人中,61%会持续发作>1 小时[43]。

2. 无癫痫发作病史的病人出现 SE 通常是其他皮层刺激或损伤的表现[42],最重要的是治疗原发病(此外再治疗 SE)。

3. 已确诊癫痫的病人癫痫复发和 AED 血药水平不达标者,通常是由于服用了较多种类的 AED。实际上 SE 应通过标准化的方案治疗[42]。

4. 大多数癫痫持续状态的成年病人都部分发作起病,继发全身发作。

5. 可随意选择一线或二线 AED 治疗癫痫持续状态,AED 剂量是否适当[42]和能否在癫痫发作 30 分钟内开始治疗[44]是决定能否成功终止 SE 的重要因素。

27.6.2　癫痫持续状态的类型

见参考文献[45]。

1. 全身癫痫持续状态:

(1) 抽搐型(强直-阵挛型、强直-阵挛-强直型或阵挛型):全身强直-阵挛型癫痫持续状态(SE)是最常见的类型[46],是一种紧急状况。

(2) 失神型(注意:在 SE 中可能表现为意识朦胧)。

(3) 继发性全身发作:占全身发作性 SE 的 75%。

(4) 肌阵挛型。

(5) 失张力型(跌倒发作):有时是在 Lennox - Gastaut 综合征中(见章节26.1.2)。

2. 部分癫痫持续状态(通常与自动症有关):

(1) 单纯型(亦称部分性癫痫持续状态)。

(2) 复杂型(注意:复杂型 SE 可有神志朦胧的表现):常由额叶病灶引起。需要紧急治疗(数宗病例报道称复杂型 SE 后出现永久性神经功能

缺损)。

(3) 继发性全身癫痫持续状态。

3. 非抽搐型 SE:

(1) 良性变异(典型的失神型 SE、复杂型部分 SE)。

(2) 睡眠中癫痫性电持续状态。

(3) 非典型失神性癫痫持续状态。

(4) 昏迷中的强直型癫痫持续状态(与儿童学习障碍相关)。

或者,SE 停止发作变为以下情况:

• 伴有显著的运动障碍。

• 不伴有显著的运动障碍。

• 边界综合征(在 SE 样的 EEG 中发现有脑病、行为异常、精神错乱或精神疾病等特征同时存在的综合征)。

27.6.3　流行病学

发病率在美国的门诊病人约为每年 150 000 新发病例。大部分发生于幼龄儿童(73%的患儿小于 5 岁[47]),其次是大于 60 岁的老年人。超过 50%的病人为首次癫痫发作[46]。首次癫痫发作的病人中,1/6 表现为 SE。

27.6.4　病因

最常见的诱因包括:AED 血药浓度低(34%)、远期症状性因素(24%)、脑血管事件(22%)、代谢紊乱(15%)和低氧血症(13%)。

详解:

1. 已确诊癫痫的病人因任何原因导致 AED 血药浓度低(依从性差、治疗过程中感染导致未口服用药、药物间相互作用→AED 药效降低)。

2. 热性惊厥:年轻病人的常见诱因。5%～6%的 SE 病人具有热性惊厥病史。

3. 卒中:老年人中常见的特异性诱因。

4. CNS 感染:儿童中通常为细菌感染,最常见的病原体是甲型流感病毒和肺炎链球菌。

5. 特发性:占总数的约 1/3(儿童中通常与发热相关)。

6. 癫痫:在 SE 病人中约 50%表现为癫痫或可诊断为癫痫。大约 10%最终诊断为癫痫的成年人表现出 SE。

7. 电解质失衡:低钠血症(通常发生于儿童,表现为水中毒[47])、低血糖、低钙血症、尿毒症、低镁血症等。

8. 药品滥用中毒:尤其是可卡因和安非他命。

9. 突然停药:巴比妥类药物、苯二氮䓬类药物、酒精或麻醉药物。

10. 可导致抽搐的药物,包括:β-内酰胺类抗生素(青霉素、头孢类)、抗抑郁药物(安非他酮)、氯硝西泮、支气管扩张剂、免疫抑制剂。

11. 创伤性脑损伤：急性的和陈旧的。

12. 低氧血症/脑缺血。

13. 肿瘤。

在小于 1 岁的儿童中，75％具有急性诱因：28％继发于 CNS 感染，30％由电解质紊乱造成，19％与发热有关[47]。成年人有更多可能是由于结构性病变导致的。成年人中最常见的诱因是已确诊癫痫的病人 AED 血药浓度不达标。

27.6.5 SE 的致残和死亡

病人的预后与 SE 的潜在诱因和持续时间有关。无神经功能缺损的病人 SE 平均持续时间为 1.5 小时（因此，可在 SE 前约 1 小时行戊巴比妥麻醉）。近期的死亡率＜10％～12％（仅约 2％的病人死亡与 SE 或其并发症直接相关；其他的都是由于导致 SE 的原发疾病）。死亡率最低的是儿童（约6％[47]）、AED 治疗不达标的 SE 病人和无诱因的 SE 病人[48]。死亡率最高的是老年人和由于缺氧或卒中而发生 SE 的病人[48]。1％的病人在癫痫发作过程中死亡。

致残和死亡归因于[49]：

1. 由于反复放电导致 CNS 损伤：仅需 20 分钟的抽搐性电活动就可导致神经元出现不可逆的改变。细胞通常在反复异常放电 60 分钟后死亡。

2. 癫痫发作后的全身应激反应（心脏、呼吸、肾脏和代谢）。

3. 导致 SE 的急性 CNS 损伤。

27.6.6 治疗

■ 癫痫持续状态的总体治疗方法

治疗的成功与否（如是否致残和死亡）主要依赖于时间。一篇综述显示发病 30 分钟内给予一线 AED 治疗可以终止 60％的 SE，随着癫痫发作持续时间的延长，其效果逐渐变差[Lowenstein 1993]。因此应当尽早开始治疗，以稳定病人、终止癫痫发作并查明病因（判断是否有脑急性损伤），如情况允许也可同时治疗原发病。通常在支持癫痫诊断的实验室检查回报前就应开始治疗，甚至在院前就应开始。

1. ABC 法则：

(1) 气道：如条件允许可使用口腔气道；使病人侧卧避免误吸。

(2) 通气：通过鼻插管或球囊面罩给氧。若病人呼吸差或癫痫发作持续时间＞30 分钟，可考虑气管内插管。

(3) 循环：如有需要可行心肺复苏(CPR)。开放较粗的静脉通路[建议开放 2 条：1 条用于苯妥英(PHT，Dilantin®)，若使用磷苯妥英则只需 1 条]：先给予生理盐水以保持静脉通畅(KVO)。

2. 执行 ABC 法则的同时,应当准备 AED,对于可疑 SE 病人应给药。

3. 神经系统检查。

4. 监测:心电图和基本生命体征;脉搏血氧饱和度。频繁测量血压。

5. 血液检查:STAT 毛细血管(指血)血糖(以除外低血糖)、电解质(包括葡萄糖)、血细胞计数、肝功能、Mg^{2+}、Ca^{2+}、AED 血药浓度和动脉血气分析。

6. 头部 CT(通常不用增强扫描)。

7. 纠正任何电解质失衡(由电解质紊乱引起的 SE,相比于使用 AED,纠正电解质更有效[47])。

8. 若考虑 CNS 感染,如无禁忌证(见章节 97.1),可行腰椎穿刺并取脑脊液送检(尤其是高热的儿童)。脑脊液白细胞增多至 $80×10^6$/L 可引起继发的 SE (发作后良性升高),这类病人应当给予抗生素治疗,直至培养阴性除外感染。

9. 通用药物:

(1)葡萄糖:

1)营养不良的病人(如酒精成瘾者):不添加维生素 B_1 的葡萄糖可能导致 Wernick 脑病(见章节 11.4.1)。注射葡萄糖前,先给予维生素 B_1 50~100 mg 静脉滴注。

2)如果能马上测得指血血糖水平且提示低血糖,或无法行指血检查:成人给予 25~50 ml D50 静脉推注(儿童给予 25% 葡萄糖 2 ml/kg)。如情况允许,首先抽血检测血清葡萄糖水平。

(2)纳洛酮(Narcan®)0.4 mg 静脉推注(使用麻醉药品的病人)。

(3)可考虑给予碳酸氢盐以纠正酸中毒(1~2 安瓿,取决于癫痫发作时长)。

(4)小于 2 岁的婴儿:考虑使用维生素 B_6 100 mg 静脉推注(维生素 B_6 依赖的癫痫发作是一种常染色体隐性遗传病,通常发生在婴儿早期[43])。

10. 癫痫发作持续时间大于 5~10 分钟应针对性给予抗癫痫药物(见下文)。

11. 如情况允许,可行 EEG 监测。

12. 如果使用肌松药(如行气管内插管时),应当使用短效剂型。注意:肌肉松弛后可能表面上使癫痫发作停止,但脑内仍然存在癫痫电活动,长时间可导致永久性的神经损害(见上文)。

■ 全身惊厥性癫痫持续状态的药物治疗

• 概述

尽管有公开数据为癫痫的特异性治疗提供选择,但尚无任何随机研究能够为难治性癫痫持续状态的治疗提供依据。现存多种治疗方案。表 27-5 对癫痫持续状态的药物治疗草案进行了总结,该草案的详细内容见下文(修正后[42,45,50,51])。"儿童剂量"指的是体重小于 40 kg 或年龄小于 12 岁的病人的药物用量。由于延误治疗与神经损伤和药物反应减弱相关,因此应迅速进行治疗。

- **院前阶段**

1. 即将发生的 SE:可将逐渐频繁的癫痫发作视为预警。使用劳拉西泮 1～3 天可能能够延缓病情进展为 SE 的过程。

2. 可使用咪达唑仑口腔贴或地西泮直肠给药在家中治疗 SE。

- **院内阶段**

开始时经静脉以最大给药速度的一半给药,若生命体征平稳可将给药速度调至最大。

1. 一线用药:苯二氮䓬类[52](主要副作用:约 12% 出现呼吸抑制;准备气管内插管),起效迅速(1～2 分钟)。

(1) 劳拉西泮(Ativan®)成人 4 mg 静脉滴注,儿童 2 mg 静脉滴注。速率 <2 mg/min。

(2) 或者咪达唑仑(Versed®)成人 10 mg 肌内注射,体重>13 kg 的儿童 5 mg 肌内注射——10 分钟后可再次按此剂量给药。

(3) 若无静脉通路或无法注射咪达唑仑,可用地西泮胶体 Diastat® 经直肠给药(0.2～0.5 mg/kg)。

2. 若给予首剂苯二氮䓬类药物后仍持续癫痫,则通过另一静脉通路给予二线药物。

(1) 按下列所示给予负荷量磷苯妥英(Cerebyx®)或苯妥英(Dialantin®)。只需按下列剂量和速率给药,注意监测血压和心电图避免血压过低和心律失常,无须担心急性药物过量。按下列负荷剂量给药后,转归维持量。磷苯妥英的优势在于刺激小,可快速给药,但苯妥英的优势在于价格便宜且不需体内转化。

1) 磷苯妥英:15～20 mg PE/kg 静脉滴注,速率 150 mg PE/min。

2) 或者苯妥英:15～20 mg/kg 静脉滴注,速率 50 mg/min。

A. 如负荷剂量无效,可在 20 分钟后静脉滴注追加 10 mg/kg。

B. 若病人使用 PHT 且近期血药浓度已知:粗略算法是成人每给予 0.74 mg/kg 苯妥英,血药水平升高约 1 μg/ml。

C. 若病人使用 PHT 但血药浓度不详:成人给予 500 mg,速率 <50 mg/min。

(2) 二线药物中有一些可作为磷苯妥英/苯妥英的替代。

1) 丙戊酸钠:20～30 mg/kg 静脉推注(最大速率:100 mg/min)——一些小型研究显示其作用等同或超过苯妥英。

2) 苯巴比妥:20 mg/kg 静脉滴注(起始速率 50～100 mg/min)——通常作为二线或三线抗癫痫药物。首次给药 10 分钟后可再次给予 25～30 mg/kg。

3) 左乙拉西坦(keppra®):20 mg/kg 静脉推注,给药时间大于 15 分钟——开浦兰作为一线或二线用药的证据尚不清楚。

3. 通常在开始持续输注治疗(CIT)前使用三线药物,但其成功率仅为7%[52]。因此,大多数新疗法选择直接使用麻醉药物。若在给予上述治疗后仍出现癫痫发作(从开始发病计 15～30 分钟),则按下列所示进行 CIT:

(1) 咪达唑仑:负荷剂量 0.2 mg/kg 静脉滴注,而后以 0.2～0.6 mg/(kg·h)维持。

(2) 或者异丙酚:负荷剂量 2 mg/kg 静脉滴注,而后以 2～10 mg/(kg·h)维持。

4. 经过上述治疗流程后,实验室检查应已完成并有结果回报。确认已经对所有可逆转的诱因都进行了相应处理,且进行了头部 CT 检查。

5. 苯巴比妥通常保留作为最后手段治疗上述药物不能控制的难治性SE。如有必要,按下述方法给予苯巴比妥:

苯巴比妥:5 mg/kg 静脉滴注,维持用量为 1～5 mg/(kg·h)。

6. 一些医师可能试图增加如卡马西平、奥卡西平、托吡酯、左乙拉西坦、拉莫三嗪、加巴喷丁等药物,但增加这些药物所起到的效果十分有限。

7. 试验性治疗包括静脉滴注利多卡因、吸入式麻醉药物、直接脑刺激、经颅磁刺激、电休克治疗(休克疗法)、发现癫痫病灶后的手术治疗。

牢记:肌松剂可以终止肉眼可见的癫痫表现,便于进行气管内插管和(或)进行头部影像检查;但该类药物并不能终止脑组织电活动,也不能终止电活动造成的神经损伤。

• **药物治疗的效果**

不同研究的结果差异较大,但均表明有 2/3 的病人初次治疗有效,另 1/3 的病人进展为难治性 SE[50]。

• **SE 治疗中应避免使用的药物**

1. 麻醉药物。

2. 吩噻嗪类药物:包括异丙嗪(Phenergan®)。

3. 在未使用 AED 的情况下使用神经肌肉阻滞剂:癫痫发作将继续进行并导致神经系统损伤,但并不表现出临床症状。

27.6.7 非抽搐样 SE 的药物治疗

非抽搐样 SE 的一线和二线用药已在表 27-5 中列出。但许多医师都避免将方案逐步升级至麻醉药物(CIT 苯巴比妥)而首先选择增加 AED 种类(卡马西平、奥卡西平、托吡酯、拉莫三嗪等)。

27.6.8 多因素混杂的 SE

■ **肌阵挛性癫痫持续状态**

治疗:丙戊酸(首选药),留置鼻胃管,每次鼻饲负荷剂量 20 mg/kg。维持量：40 mg/(kg·d)，分次给药。

控制急性发作时，可加用劳拉西泮（Ativan®）或氯硝西泮（Klonopin®）。

▇ 失神样癫痫持续状态

通常对地西泮敏感。

（吴　俊　王明泽）

参考文献

[1] Hauser WA, Annegers JF, Kurland LT. Incidence of Epilepsy and Unprovoked Seizures in Rochester, Minnesota, 1935-1984. Epilepsia. 1993; 34:453–468

[2] Hauser WA, Anderson VE, Loewenson RB, McRoberts SM. Seizure Recurrence After a First Unprovoked Seizure. New Engl J Med. 1982; 307:522–528

[3] Reith J, Jorgensen HS, Nakayama H, et al. Seizures in acute stroke: Predictors and prognostic significance. The Copenhagen stroke study. Stroke. 1997; 28:1585–1589

[4] Landfish N, Gieron-Korthals M, Weibley RE, Panzarino V. New Onset Childhood Seizures: Emergency Department Experience. J Fla Med Assoc. 1992; 79:697–700

[5] Hauser WA, Rich SS, Jacobs MP, Anderson VE. Patterns of Seizure Occurrence and Recurrence Risks in Patients with Newly Diagnosed Epilepsy. Epilepsia. 1983; 24:516–517

[6] van Donselaar C, Schimsheimer R-J, Geerts AT, Declerck AC. Value of the Electroencephalogram in Adult Patients With Untreated Idiopathic First Seizures. Arch Neurol. 1992; 49:231–237

[7] Young B, Rapp RP, Norton JA, et al. Failure of Prophylactically Administered Phenytoin to Prevent Late Posttraumatic Seizures. J Neurosurg. 1983; 58:236–241

[8] Annegers JF, Grabow JD, Groover RV, et al. Seizures After Head Trauma: A Population Study. Neurology. 1980; 30:683–689

[9] Bullock R, Chesnut RM, Clifton G, et al. Guidelines for the Management of Severe Head Injury. 1995

[10] McQueen JK, Blackwood DHR, Harris P, et al. Low Risk of Late Posttraumatic Seizures Following Severe Head Injury. J Neurol Neurosurg Psychiatry. 1983; 46:899–904

[11] Young B, Rapp RP, Norton JA, et al. Failure of Prophylactically Administered Phenytoin to Prevent Early Posttraumatic Seizures. J Neurosurg. 1983; 58:231–235

[12] Hahn YS, Fuchs S, Flannery AM, Barthel MJ, McLone DG. Factors Influencing Posttraumatic Seizures in Children. Neurosurgery. 1988; 22:864–867

[13] Weiss GH, Salazar AM, Vance SC, et al. Predicting Posttraumatic Epilepsy in Penetrating Head Injury. Arch Neurol. 1986; 43:771–773

[14] Temkin NR, Dikmen SS, Winn HR. Posttraumatic Seizures. Neurosurg Clin North Amer. 1991; 2:425–435

[15] Temkin NR, Dikmen SS, Wilensky AJ, Keihm J, et al. A Randomized, Double-Blind Study of Phenytoin for the Prevention of Post-Traumatic Seizures. N Engl J Med. 1990; 323:497–502

[16] Dikmen SS, Temkin NR, Miller B, Machamer J, et al. Neurobehavioral Effects of Phenytoin Prophylaxis of Posttraumatic Seizures. JAMA. 1991; 265:1271–1277

[17] Brain Trauma Foundation, Povlishock JT, Bullock MR. Antiseizure prophylaxis. J Neurotrauma. 2007; 24:S83–S86

[18] Haltiner AM, Newell DW, Temkin NR, et al. Side Effects and Mortality Associated with Use of Phenytoin for Early Posttraumatic Seizure Prophylaxis. J Neurosurg. 1999; 91:588–592

[19] Yablon SA. Posttraumatic Seizures. Arch Phys Med Rehabil. 1993; 74:983–1001

[20] North JB, Penhall RK, Hanieh A, Frewin DB, et al. Phenytoin and Postoperative Epilepsy: A Double-Blind Study. J Neurosurg. 1983; 58:672–677

[21] Charness ME, Simon RP, Greenberg DA. Ethanol and the Nervous System. N Engl J Med. 1989; 321:442–454

[22] Lechtenberg R, Worner TM. Seizure Risk With Recurrent Alcohol Detoxification. Arch Neurol. 1990; 47:535–538

[23] Chabolla DR, Krahn LE, So EL, Rummans TA. Psychogenic Nonepileptic Seizures. Mayo Clin Proc. 1996; 71:493–500

[24] Gates JR, Ramani V, Whalen S, et al. Ictal Characteristics of Pseudoseizures. Arch Neurol. 1985; 42:1183–1187

[25] Lempert T, Bauer M, Schmidt D. Syncope: a videometric analysis of 56 episodes of transient cerebral hypoxia. Ann Neurol. 1994; 36:233–237

[26] King DW, Gallagher BB, Marvin AJ, et al. Pseudoseizures: Diagnostic Evaluation. Neurology. 1982; 32:18–23

[27] Henrichs TF, Tucker DM, Farha J, Novelly RA. MMPI Indices in the Identification of Patients Evidencing Pseudoseizures. Epilepsia. 1988; 29:184–187

[28] Wyllie E, Luders H, MacMillan JP, et al. Serum Prolactin Levels After Epileptic Seizures. Neurology. 1984; 34:1601–1604

[29] Dana-Haeri J, Trimble MR, Oxley J. Prolactin and Gonadotropin Changes Following Generalized and Partial Seizures. J Neurol Neurosurg Psychiatry. 1983; 46:331–335

[30] Prichard PB, Wannamaker BB, Sagel J, et al. Serum Prolactin and Cortisol Levels in Evaluation of Pseudoepileptic Seizures. Ann Neurol. 1985; 18:87–89

[31] Laxer KD, Mullooly JP, Howell B. Prolactin Changes After Seizures Classified by EEG Monitoring. Neurology. 1985; 35:31–35

[32] Abbott RJ, Browning MCK, Davidson DLW. Serum Prolactin and Cortisol Concentrations After Grand Mal Seizures. J Neurol Neurosurg Psychiatry. 1980; 43:163–167

[33] Jackel RA, Malkowicz D, Trivedi R, Sussman NM, et al. Reduction of Prolactin Response with Repetitive Seizures. Epilepsia. 1987; 28

[34] Tomson T, Lindbom U, Nilsson BY, Svanborg E, et al. Serum Prolactin During Status Epilepticus. J Neurol Neurosurg Psychiatry. 1989; 52:1435–1437

[35] Sperling MR, Pritchard PB, Engel J, et al. Prolactin in Partial Epilepsy: An Indicator of Limbic Seizures. Ann Neurol. 1986; 20:716–722

[36] Meierkord H, Shorvon S, Lightman S, Trimble M. Comparison of the Effects of Frontal and Temporal Lobe Partial Seizures on Prolactin Levels. Arch Neurol. 1992; 49:225–230

[37] Dana-Haeri J, Trimble MR. Prolactin and Gonadotropin Changes Following Partial Seizures in Epileptic Patients With and Without Psychopathology. Biol Psychiatry. 1984; 19:329–336

[38] Herzog AG. Prolactin: Quo Vadis? Arch Neurol. 1992; 49:223–224

[39] Verity CM, Golding J. Risk of Epilepsy After Febrile Convulsions: A National Cohort Study. BMJ. 1991;

303:1373–1376

[40] Farwell JR, Lee YJ, Hirtz DG, Sulzbacher SI, et al. Phenobarbital for Febrile Seizures - Effects on Intelligence and on Seizure Recurrence. N Engl J Med. 1990; 322:364–369

[41] Rosman NP, Colton T, Labazzo J, et al. A Controlled Trial of Diazepam Administered During Febrile Ilnesses to Prevent Recurrence of Febrile Seizures. N Engl J Med. 1993; 329:79–84

[42] Costello DJ, Cole AJ. Treatment of acute seizures and status epilepticus. J Intensive Care Med. 2007; 22:319–347

[43] Abend NS, Dlugos DJ. Treatment of refractory status epilepticus: literature review and a proposed protocol. Pediatr Neurol. 2008; 38:377–390

[44] Eriksson K, Metsaranta P, Huhtala H, Auvinen A, Kuusela AL, Koivikko M. Treatment delay and the risk of prolonged status epilepticus. Neurology. 2005; 65:1316–1318

[45] Varelas PN, Spanaki MV, Mirski MA. Status epilepticus: an update. Curr Neurol Neurosci Rep. 2013; 13. DOI: 10.1007/s11910-013-0357-0

[46] Hauser WA. Status Epilepticus: Epidemiologic Considerations. Neurology. 1990; 40:9–13

[47] Phillips SA, Shanahan RJ. Etiology and Mortality of Status Epilepticus in Children. Arch Neurol. 1989; 46:74–76

[48] Delorenzo RJ, Pellock JM, Towne AR, Boggs JG. Epidemiology of Status Epilepticus. J Clin Neurophysiol. 1995; 12:312–325

[49] Fountain NB, Lothman EW. Pathophysiology of Status Epilepticus. J Clin Neurophysiol. 1995; 12:326–342

[50] Betjemann JP, Lowenstein DH. Status epilepticus in adults. Lancet Neurol. 2015; 14:615–624

[51] Kinney M, Craig J. Grand Rounds: An Update on Convulsive Status Epilepticus. Ulster Med J. 2015; 84:88–93

[52] Treiman DM, Meyers PD, Walton NY, Collins JF, Colling C, Rowan AJ, Handforth A, Faught E, Calabrese VP, Uthman BM, Ramsay RE, Mamdani MB. A comparison of four treatments for generalized convulsive status epilepticus. Veterans Affairs Status Epilepticus Cooperative Study Group. N Engl J Med. 1998; 339:792–798

27

Part IX
疼　痛

IX

28 疼痛

28.1 概述

关于治疗疼痛的药物,见章节 7.3。

疼痛的主要分型:

1. 伤害感受性:

(1)躯体性:定位明确;描述为尖锐性疼痛、刺痛、痛苦或痛性痉挛;是由于组织损伤或炎症,或神经或神经丛受压引起;治疗相应的病理改变和破坏伤害感受的通路可有效。

(2)内脏性:定位差。对主要的疼痛药物治疗反应差。

2. 传入神经阻滞:定位不明确。描述为压榨样、撕裂样、麻刺感或麻木;也会引起灼烧样感觉麻木并常伴有刀刺样疼痛以及感觉过敏;毁损性治疗对其影响不大。

3. "交感神经性持续性"疼痛或类似疼痛(如灼性神经痛):见章节28.5.1。

28.2 神经性疼痛综合征

28.2.1 概述

■ 定义

神经性疼痛:外周或中枢神经系统病变导致的疼痛,表现为感觉症状和体征(Backonja[1] 根据国际疼痛研究协会《慢性疼痛分类》修正而来[2])。

典型的神经病性疼痛综合征(NPS)包括疼痛性糖尿病性神经病(PDN)和带状疱疹后神经痛(PHN)。常见的慢性 NPS 见表 28-1[3],根据起源分为外周和中枢神经系统两类。PDN 和 PHN 的疼痛通常为烧灼样,且为持续性,大多对药物和手术治疗反应不佳。

表 28-1　常见的神经病性疼痛综合征

外周神经病性疼痛
急性和慢性炎症性脱髓鞘性多神经根病(CIDP)
酒精性多神经病
化疗诱发的多神经病
复合区域性疼痛综合征(CRPS)
卡压性神经病
HIV 感觉性神经病
医源性神经痛(如开胸后疼痛)
特发性感觉性神经病
肿瘤神经压迫或浸润
营养不良性神经病
疼痛性糖尿病性神经病(PDN)
幻肢痛
疱疹后神经痛(PHN)
放射后神经丛病
神经根病
毒物暴露相关的神经病
三叉神经痛
外伤后神经痛

中枢神经病性疼痛
颈椎病性脊髓病
HIV 性脊髓病
多发性硬化相关的疼痛
帕金森病相关的疼痛
缺血后脊髓病
放射后脊髓病
卒中后疼痛
外伤后脊髓损伤性疼痛
脊髓空洞症

28.2.2　神经病性疼痛的药物治疗

■ 概述

传统的治疗包括麻醉镇痛剂[4]和三环类抗抑郁药(见下文)。详情和其他治疗方法参见章节 28.4.5。

■ 三环类抗抑郁药

因其抗胆碱能效应和中枢反应以及对疼痛缓解有限,应用常受限[5,6]。可能是因为 5-羟色胺增强了内啡肽的镇痛效应、升高了痛阈的缘故,5-羟色胺重摄取抑制剂比去甲肾上腺素重摄取抑制剂更为有效,如曲唑酮(Desyrel®)只阻断 5-羟色胺。同样有效的还有:阿米替林(Elavil®)75 mg/d;地昔帕明(Norpramin®)10~25 mg/d;多塞平(Sinequan®)75~150 mg/d。某些患慢性疼痛的病人常伴有抑郁,这也可以产生部分疗效。副作用:抗胆碱能效应和直立性低血压,尤见于老年病人。不推荐在缺血性心脏病病人中使用。

■ 加巴喷丁

对带状疱疹后神经痛(PHN)(见章节 28.4.5)和疼痛性糖尿病性神经病有效。还可治疗与下列疾病相关的疼痛:三叉神经痛、癌症[7]、多发性硬化、HIV 相关的感觉神经病、CRPS、脊髓损伤、术后疼痛[8]、偏头痛[9](很多这种研究都由药厂进行[10])。见章节 26.2.4。

■ 利多卡因贴(Lidoderm®)

也可能有效[3]。用法:贴在疼痛最明显区域的皮肤表面,每次最多可同时用 3 张,每天最多 12 小时(可适当修剪至适合大小)。剂型:5%利多卡因(见章节 28.4.5)。

■ 曲马多(Ultram®)

中枢作用的镇痛剂[3](见章节 7.3.5)。

28.3 颅面疼痛综合征

28.3.1 概述

面部疼痛的不同通路包括:三叉神经(运动根)、面神经(通常为深部面部疼痛)和前庭蜗神经[11]。病因包括(修正后[12,13]):

1. 头部神经疼痛:

(1) 三叉神经痛(见下文):

1) 三叉神经在神经根进入区的血管压迫:最常见病因。

2) 多发性硬化:三叉神经形成斑块。

(2) 舌咽神经痛:疼痛通常位于舌根或邻近咽部(见章节 28.3.5)。

(3) 膝状神经痛:耳部和深部三叉神经痛(见章节 28.3.6)。

(4) 面肌抽搐:膝状神经痛伴半面痉挛(见章节 28.3.6)。

(5) 枕神经痛:见章节 30.3。

(6) 咽上神经痛:咽上神经为迷走神经的一个分支,主要引起咽部疼痛,偶尔疼痛在耳廓。

(7) 蝶腭神经痛。

(8) 带状疱疹:持续性疼痛(非间歇性)。疼痛之后通常出现典型的水疱和结痂,最常分布于三叉神经眼支(孤立性眼支三叉神经痛很罕见)。在少数无水疱的病例，诊断较困难。

(9) 治疗后神经痛(Ramsay‐Hunt 综合征)：见章节 28.4。

(10) 眶上神经痛(SON)：见章节 28.3.4。

(11) 三叉神经病性疼痛(也称三叉神经传入阻滞性疼痛)[13]：可见于鼻窦或牙科手术、头部外伤后。

(12) 三叉神经传入阻滞性疼痛：见于三叉神经去神经支配后，包括一些三叉神经痛的治疗措施[13]。

(13) 伴结膜充血和流泪的单侧短暂性神经痛样头痛(SUNCT)[14]：罕见。通常影响 23～77 岁的男性。眼周的短时(<2 分钟)疼痛(烧灼痛、刺痛或冲撞样疼痛)，每天发作数次。相关的自主神经表现包括("SUNCT 的标志")：上睑下垂、结膜充血、流泪、流鼻涕、充血。病因可能是脑桥小脑三角(CPA)的动静脉畸形(AVM)。在某些抗癫痫药或皮质类固醇激素治疗无效的病例中，微血管减压或三叉神经根切断可能有效。流泪(最常见的)或其他可能发生在 V1 三叉神经痛中的自主症状通常均是轻度的，仅出现在病程的后期并具有长期性[15]。严重流泪和从症状发作开始就需要结膜注射是区分 SUNCT 和三叉神经痛最明显的不同[16]。流泪也可能发生在丛集性头痛(见章节 10.2.2)。

2. 眼痛：

(1) Tolosa‐Hunt 综合征(见章节 32.7.2)：疼痛性眼神经痛。

(2) (Raeder)副三叉神经旁痛(见章节 37.2.3)：单侧 Horner 综合征＋三叉神经痛。

(3) 眼眶假瘤(见章节 32.7.1)：突眼、疼痛和眼外肌功能障碍。

(4) 糖尿病性(动眼神经)神经炎。

(5) 视神经炎。

(6) 虹膜炎。

(7) 青光眼。

(8) 前葡萄膜炎。

3. 耳痛(见下文)。

4. 咀嚼障碍：

(1) 牙或牙周疾病。

(2) 神经损伤[下颌神经或(和)上颌神经]。

(3) 颞颌关节(TMJ)功能障碍。

(4) 茎突过长。

(5) 颞肌及咀嚼肌炎。

5. 血管性疼痛综合征：

(1) 偏头痛：见章节 10.2.2。

1) 简单偏头痛：包括经典型偏头痛和普通型偏头痛。

2) 复杂偏头痛:包括偏瘫型偏头痛和眼肌麻痹型偏头痛。

(2) 丛集性头痛(见章节 10.2.2)(亚型:发作性、慢性、慢性阵发性半头痛)。

(3) 巨细胞动脉炎(颞动脉炎):见章节 11.3.2。颞浅动脉区域的疼痛。

(4) 中毒或代谢性血管性头痛(发热、高碳酸血症、酒精中毒、亚硝酸盐中毒、低氧血症、低血糖、咖啡因撤退)。

(5) 高血压头痛。

(6) 动脉瘤或 AVM(由于占位效应或出血)。

(7) 颈动脉痛:如颈动脉切开后(见章节 86.9.1)。

(8) 基底动脉延长扩张症伴三叉神经受压或脑桥塌陷。

6. 鼻窦炎(上颌窦、额窦、筛窦、蝶窦)。

7. 牙科疾病。

8. 肿瘤:可有牵涉性疼或三叉神经受压。

(1) 颅外肿瘤。

(2) 颅内肿瘤:主要是颅后窝病变,肿瘤压迫三叉神经通常导致感觉缺损(见章节 28.3.3)。

9. 非典型性面痛(AFP)(三叉神经痛):通常是很多种"毫无意义"的疼痛类型的统称。有人建议[13]保留该称谓描述某种精神性疾病。诊断可能是通过推测得到。

10. 原发性(非血管性)头痛:

(1) 紧张性(肌肉收缩)头痛。

(2) 外伤后头痛。

28.3.2 耳痛

■ 概述

由于耳部区域有很多神经支配,原发性耳痛可能来自第Ⅴ、Ⅶ、Ⅸ、Ⅹ脑神经或枕神经[17]。所以,分离切开第Ⅴ、Ⅸ或Ⅹ神经或部分第Ⅶ神经(中间神经、鼓索、膝状神经节)会表现为不同的结果[18]。另外,还可以进行相应神经的微血管减压[19]。

病情检查包括:神经耳科学检查,排除继发耳痛(中耳炎、外耳炎、颞骨肿瘤等)。没有发现原因的病例都要做 CT 或 MRI。

■ 原发性耳痛

大多数(约 80%)原发性耳痛是单侧的。扳击点触发可见于一半以上的病例,冷空气或水是最常见的诱因[18]。大约 75% 有相关的耳部症状:听力丧失、耳鸣、眩晕。用可卡因麻醉或神经阻滞咽扁桃体,如疼痛缓解则说明可能是舌咽神经痛(见章节 28.3.5),但神经分配的重叠限制了其准确性。

用于治疗三叉神经痛的初始药物(卡马西平、苯妥英、巴氯芬等,见章节28.3.3)是治疗的一线用药。对于对咽部麻醉无反应的难治性病例,可考虑行面神经(中间神经)和低位脑神经的枕下暴露,如果发现明显的血管压迫,可仅考虑行微血管减压。如果微血管减压失败,或者没有发现明显的血管,Rupa等推荐分离切断中间神经、舌咽神经和迷走神经的上两条纤维,以及切开膝状神经节(或者如果高度怀疑舌咽神经痛,可仅切断舌咽神经和迷走神经的上两条纤维)[18]。

28.3.3 三叉神经痛

■ 概述

> **要 点**
>
> 1. 尖锐的、电击样的、阵发性刀割样痛,分布于一侧三叉神经的一支或多支分布区。
> 2. 存在典型的缓解期,卡马西平初始治疗有效。
> 3. 神经系统查体无异常(唯一例外:可有轻度感觉缺失)。
> 4. 80%~90%的病例由三叉神经在神经根进入区受小脑上动脉压迫所致。在多发性硬化病人中,可由多发性硬化斑造成(多发性硬化病人的手术疗效通常欠佳)。
> 5. 75%的病例中药物治疗最终无效,需手术治疗(主要选择:微血管减压、经皮神经根切断术或放射治疗)。治疗的选择取决于病人年龄、症状部位、之前的治疗以及治疗方式的副作用。

三叉神经痛(TGN,也称面部痛性痉挛):持续数秒的阵发性刀割样疼痛,经常由感觉刺激所激发,局限于一侧面部三叉神经的一支或多支分布区(图28-1),没有神经功能缺损。"非典型性面痛"(AFP)一词有时用于描述任何其他形式的面部疼痛。

TGN很少表现为三叉神经痛持续状态,是一种似乎任何刺激均可激发的快速连续性抽搐样痉挛。静脉滴注卡马西平(如有静脉剂型)或苯妥英可能有效。

■ 流行病学

见表28-2。每年发病率4/10万。与单纯疱疹感染没有关系[20]。有自行缓解的趋势,有数周到数月的无痛间期是其特征。2%的多发性硬化(MS)病人有TGN[21],而约18%的双侧TGN病人有MS[22]。

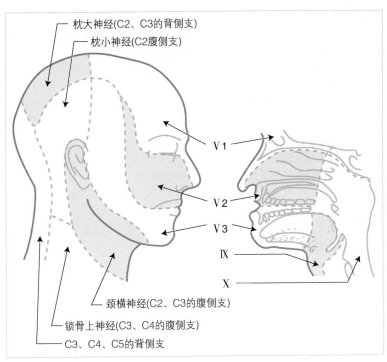

图 28 - 1　头部的痛/温觉神经支配*

* V 1：眼神经；V 2：上颌神经；V 3：下颌神经；Ⅸ：舌咽神经；Ⅹ：迷走神经

表 28 - 2　TGN 的流行病学[23,24]

年龄(岁)	通常超过 50 岁(平均 63 岁)
女：男	1.8：1
侧别	
右侧	60%
左侧	39%
双侧	1%
受累神经支	
仅 V 1	2%
仅 V 2	20%
仅 V 3	17%
V 1 和 V 2	14%
V 2 和 V 3	42%
三支	5%

■ 病理生理学

可能由于三叉神经内从直径较大的脱髓鞘 A 纤维到薄髓鞘的 A-δ 和 C（感受伤害性）纤维的神经元接触性传导引起，发病机制可能是：

1. 在三叉神经根进入区的血管压迫（注意：没有 TGN 的病人尸检中近 50％可发现压迫[25]）：

（1）大多数（80％）被小脑上动脉压迫（见神经血管压迫综合征，详见章节 98.7）。

（2）原始三叉动脉残留[26]（见章节 2.2.4）。

（3）基底动脉狭长[27]。

2. 颅后窝肿瘤（见下文"肿瘤和三叉神经痛"）。

3. 在 MS 中，脑干内的斑块可能引起 TGN，通常对于微血管减压术反应差。

除了三叉神经感觉支，其他可能的疼痛通路包括[11]：三叉神经运动支（岩小神经），或面神经或前庭蜗神经。

■ 肿瘤和三叉神经痛

在大于 2 000 例超过 10 年的面部疼痛病例中，仅 16 例存在肿瘤（＜0.8％的发病率）[28]。3 例肿瘤在颅外，包括鼻癌和颅底转移癌；所有都存在感觉减退和非典型性面痛。6 例颅中窝肿瘤，包括 2 例脑膜瘤、2 例神经鞘瘤（1 例原发半月神经节肿瘤）、1 例垂体腺瘤。颅后窝肿瘤最容易引起最接近真性 TGN 的症状；在这些病变中，听神经瘤最常见。7 例中有 2 例肿瘤在神经痛的对侧（可能由于脑干的移位）。有真正 TGN 的病人最初对卡马西平治疗有效，而有非典型性面痛者则无效。

如果面部疼痛由肿瘤引起，特别是有周围神经肿瘤，疼痛通常是不典型的（通常为持续性），经常表现为神经功能异常（虽然某些病人最初神经学检查正常，但通常会存在感觉缺失），年龄通常较典型的 TGN 年轻。

■ 鉴别诊断

见章节 28.3。

■ 评估

• 病史和查体（除了常规检查外）

1. 病史

（1）准确地描述疼痛部位，以确定三叉神经的分支。

（2）确定 TGN 发作的时间，扳击点机制。

（3）确定是否存在无痛间期以及其时间长度（没有无痛期是不典型 TGN）。

（4）确定药物治疗的时间、副作用、剂量和反应。

（5）询问是否存在提示其他疾病的病史：如疱疹病史、过度流泪［提示 SUNCT（见章节 28.3）］、面部痉挛、舌面疼痛（舌咽神经痛）、感觉缺失

（肿瘤等）、进行性不间断疼痛（肿瘤、疱疹等）以及一些提示多发性硬化的
症状。

2. 查体：在 TGN 中查体应该是正常的，任何没做过手术的病人如出现
神经功能缺损（除了极轻微的感觉缺失），都应该寻找结构方面的原因，如肿瘤
（见下文）。该检查也可以作为术后比较的基线值。

(1) 评价双侧三叉神经三个分支的感觉（包括角膜反射）。

(2) 评价咀嚼功能（咬）和翼状肌功能（张口时下颌偏向无力侧）。

(3) 评价眼外肌功能。

■ **影像学检查**

通常行 MR 明确是否存在颅内肿瘤或多发性硬化斑，尤其对于非典型病
例。典型病例中检查阳性率低。

■ **三叉神经痛的药物治疗**

药物信息：卡马西平（Tegretol®）

69%的病人可获得完全或可接受的疼痛缓解（如果 600～800 mg/d 可
以耐受但没有缓解，应该怀疑 TGN 诊断是否正确[21]）。副作用：困倦；
5%～10%出现皮疹；还可能引起 Stevens-Johnson 综合征；白细胞相对性减
少常见（通常不需要停药）。注意事项见章节 26.2.4。

用法：100 mg 口服，每天 2 次，以 200 mg/d 逐渐加量，直到最大量
1 200 mg/d，分 3 次服用（见章节 26.2.4）。

药物信息：奥卡西平（Trileptal®）

快速代谢为卡马西平，功效相同，且高于卡马西平剂量时也多能耐受。
副作用：症状性低钠血症。

用法：治疗三叉神经痛，300 mg 口服，每天 2 次，可按 600 mg/d 每周
加量。常用剂量：450～1 200 mg。最大量 2 400 mg/d。剂型：150 mg、
300 mg、600 mg 的片剂；500 mg/5 ml 的口服液。

药物信息：巴氯芬（Lioresal®）

第二首选药物（不如卡马西平有效，但副作用更少）。注意：在大鼠中
有致畸性。避免突然撤药（能引起幻觉和癫痫发作）。如果与低剂量的卡马
西平合用可能会更有效。

用法：以低剂量开始，5 mg 口服，每天 3 次，每 3 天增加 5 mg；不要超
过 20 mg，每天 4 次（80 mg/d）；应用最小的有效剂量。

> **药物信息：加巴喷丁（Neurotin®）**
>
> 　　一种抗癫痫药，可与卡马西平和巴氯芬协同起效。副作用：包括共济失调、镇静和皮疹。
>
> 　　用法：起始 100 mg 口服，每天 2 次，逐渐加量至 5～7 mg/(kg·d)（最大量 3 600 mg/d）。

■ 其他药物

可能有效的还包括：

1. 苯妥英（Dilantin®）：对于因太痛而无法张口口服卡马西平的病人，可静脉应用此药。

2. 辣椒素（Zostrix®）：在 12 例病人中，1 g、每天 3 次应用数天后，10 例病人症状可缓解（4 例在 4 个月内复发，但治疗第 2 个疗程后保持无痛 1 年）[29]。

3. 氯硝西泮（Klonopin®）：25％有效（见章节 26.2.4）。

4. 拉莫三嗪（Lamictal®）。

5. 阿米替林（Elavil®）：更多用于非典型性面痛。

6. 肉毒毒素（Botox®）：减少 CGRP 传递，直接作用于感觉神经纤维。

■ 三叉神经痛的手术治疗

• 适应证

适用于药物治疗无效的病例，或是药物治疗的副作用超过了手术的风险和缺点。

• 手术选择

1. 外周三叉神经分支手术，可阻滞或毁损涉及疼痛的分支，也可阻滞扳击点[30]。

（1）阻滞方法：

1）局部阻滞（酚、酒精）。

2）切断相关的三叉神经分支。

（2）神经分支：

1）在眶上、滑车上或眶下神经处阻滞Ⅴ1（眼支）。

2）在圆孔处阻滞Ⅴ2（上颌支）。

3）在卵圆孔阻滞Ⅴ3（下颌支），或切除下牙槽神经。

2. 阻滞扳击点：可行经皮神经根切断，也可用乙醇阻滞。

3. 经皮三叉神经根切断术（RTP）：也称经皮（立体定向）三叉神经节（Gasserian）切断术（PSR）（见下文）（不是现在真正意义上的立体定向操作，所以经皮三叉神经根切断术一词更好）。目的是选择性地破坏 A-δ 和 C 纤维（感受伤害性）但保留 A-α 和 β 纤维（触觉），实际上是一种神经节后毁损（不是神经节毁损）。也可用于阻滞扳击点。毁损技术包括（技术比较见下文）：

（1）射频神经根切断术（RFR）（来自 Sweet 和 Wespic[31]）：利用射频能量热凝疼痛的神经纤维。手术过程中需要病人保持清醒状态。

（2）将甘油注射入 Meckel 腔[32,33]：与射频相比，感觉丧失和麻木疼痛的发生率可能更低[34]。最早报道推荐用水溶性造影剂做脑池造影，但可能并不需要[35]。

（3）机械损伤[经皮微减压（PMC）溶根术]：通过 4 号 Fogarty 导管球囊充气[36-38]。病人不需要保持清醒状态。

（4）注射无菌沸水。

4. Spiller - Frazier 颞下硬膜外入路三叉神经半月节后根感觉部分切断术（现很少使用）。原始的 Spiller - Frazier 技术涉及抽离神经，具有不可接受的高出血风险。该方法可用于暴露神经节，然后将其轻微毁损。

5. 硬膜下三叉神经节后神经切断术（感觉神经根±运动神经根，见下文）：在微血管减压术中如未发现血管压迫可行此法。

6. 在低位延髓切断下行的三叉神经束（成功率 99.5%）：少用。

7. 微血管减压术（MVD）[39]（见下文）：通常通过颅后窝开颅，显微镜下暴露神经根进入区，将压迫神经的血管移位（如果能发现此类血管）。通常放置一种非吸收性的"隔离物"（Ivalon® 海绵或 Teflon 毡碎片，见章节 98.7.2）。

8. 通过颅后窝开颅完全切除神经节的近端神经。

9. 立体定向放射外科：见下文。

10. 运动皮层刺激[40]（近似于脊髓刺激治疗脊髓或肢体疼痛）：对于神经病性三叉神经痛效果更佳（与三叉神经痛不同）。

• **手术方法的选择**

影响治疗选择的一些建议（专家意见[41]）：

1. 下颌神经痛：射频。可以选择性地治疗下颌神经痛而不影响其他分支。

2. 眼神经或上颌神经：球囊加压。可导致三支均麻木，但与射频不同，角膜麻木的可耐受程度更好，而且角膜反射通常得以保留。

3. 双侧疼痛：甘油。有效维持时间最短，但如果考虑到需要治疗对侧某点，本方法不失为一种好的选择。

4. 立体定向放射外科（SRS）：由于疼痛缓解较慢，故不推荐需要快速缓解疼痛的病人作为首选。

• **外周神经毁损或神经切除**

限于疼痛或扳击点在眶上、滑车上、眶下神经或下牙槽神经区域。特别是对于疼痛位于前额（避免出现 RFR 时可能产生的眼肌瘫）、无法行 MVD（神经切断可以在局部麻醉下进行）的老年病人，应该考虑神经切断。缺点包括：神经分布区的感觉丧失、神经再生导致的高发生率的疼痛复发（通常 18～36 个月），但后者对再次神经切除仍然有效[42]。也可在 PTR 之后进行。

眶上和滑车上神经：有关眶上神经痛(SON)和滑车上神经痛(STN)的内容见章节 28.3.4。眶上神经痛可以通过神经根切断术(如乙醇或射频的方法)治疗。注射乙醇治疗滑车上神经痛要谨慎，因为存在损伤上斜肌的风险。在进行神经切除术时，于眉毛内侧上方行 2 cm 长的平行切口，进行神经显露(不要在眉毛内切开，否则有可能产生"双眉毛"；也不推荐术前剃眉毛，因为有可能无法重新长出)。切口切开至骨面，将骨膜向下牵拉至显露眶上孔或眶上切迹。在骨膜下方即可发现眶上神经。在眶上孔或眶上切迹处游离眶上神经，用蚊式止血钳夹住神经并将其抽出，类似于"从洞中拉出一条毛毛虫"。神经远端也应该抽出。对于位置更加偏内侧的滑车上神经也可同法操作。

其他神经：此处不涉及，可以切断或抽出的其他神经分支还包括：滑车下神经、泪腺神经(眼神经在眶外缘的分支)、眶下神经、下牙槽神经、舌神经和颏神经[43]。

• 经皮三叉神经根切断术(PTR)

适用于下列病人：全身麻醉风险大者(高龄或全身麻醉后风险增加者)、想避免"大"手术者、有无法切除的颅内肿瘤者、合并 MS 者、对侧听力障碍者、寿命期望有限者(<5 年)[34]。对于"非典型性面痛"者，通过面部疼痛区域的去神经措施获益的病人不超过 20%，另有 20%术后恶化[44]。复发后可再次手术。可用于治疗外周神经毁损的失败病例。

毁损方法的选择：各种毁损方法的复发率和感觉迟钝发病率都相当。PMC 在术中发生高血压的概率要低于射频根切断术(RFR)[38](没有脑内出血的报道)。PMC 中常出现心动过缓，不过并无大碍(某些可预防性应用阿托品[45])。RFR 需要病人能够配合，而 PMC 可以在病人睡眠状态下进行。PMC 后出现同侧三叉神经运动根(如翼支)瘫比 RFR 多见(通常是暂时性的)，所以如果既往手术已经造成对侧偏瘫，则不应该做 PMC。方法见章节28.3.3。

经皮三叉神经根切断术并发症(注意：在成功的 PTR 中一定程度的"麻木"属于预期结果，可见于 98%的病例[24]，因此不纳入此处的并发症范畴)：

1. 死亡率：在超过 22 000 例手术中，仅有 17 例死亡(包括了经验欠丰富的神经外科医师和被认为手术风险极大的病人)[21]。

2. 感觉迟钝[24](有时称为"恼人的感觉异常")：毁损越完全发生率越高。

(1) 轻微：9%。

(2) 明显(需要药物治疗)：2%。

(3) 感觉缺失性疼痛(严重、持续、灼烧样疼痛并对所有治疗无效)：0.2%~4%。

3. 脑膜炎[23]：0.3%。

4. 唾液改变[46]：20%(17%增多，3%减少)。

5. 部分咬肌无力(病人通常感觉不到,表 28 - 3)。

6. 动眼麻痹(通常是暂时的,表 28 - 3)。

7. 听力下降(继发于鼓膜张肌麻痹,表 28 - 3)。

8. 神经麻痹性角膜炎(由于三叉神经缺损影响感觉引起角膜炎,表 28 - 3)。

表 28 - 3 经皮射频三叉神经根切断术并发症

并 发 症	850 例[55]		315 例[57]
	直电极 (N=700)	弯电极 (N=150)	
部分咬肌无力(病人通常感觉不到)	15%～24%	7%	50%
动眼麻痹(通常是暂时的)	2%	0	
听力下降(继发于鼓膜张肌麻痹)	0	0	27%
神经麻痹性角膜炎(由于三叉神经缺损影响感觉引起角膜炎)	4%	2%	0

28

9. 颅内出血:个人报道在大于 14 000 例手术中出现 7 例(6 例致命),可能是由于一过性的高血压(收缩压高达 300 mmHg)所致。

10. 流泪改变[46]:20%(17%增加,3%减少)。

11. 单纯疱疹:如病人出现症状可用抗疱疹药物(如 Acyclovir®,见章节 22.1.1)。

12. 心动过缓和低血压:RFR 中 1%,甘油注射可达 15%。

13. 少见者[47,48]:

(1) 颞叶脓肿。

(2) 脑内脓肿:0.1%。

(3) 无菌性脑膜炎。

(4) 三叉神经营养综合征(TTS)[60]:单侧鼻翼新月形溃疡伴三叉神经皮区感觉缺失和感觉异常(可表现为严重瘙痒和抓挠引起的自身诱导性皮肤损害),是一种三叉神经损伤的结果。治疗药物包括:卡马西平、地西泮、阿米替林、氯丙嗪、氯硝西泮和匹莫齐特[61]。

(5) 与穿刺针位置有关的并发症[51]:

1) 颈动脉海绵窦瘘(CCF):可见于所有经皮手术[63](包括球囊微加压[64])。

2) 失明:眶下裂穿刺。

3) 其他脑神经损伤:Ⅱ,Ⅲ,Ⅳ,Ⅵ[55]。

(6) 蛛网膜下隙出血。

(7) 癫痫发作。

- 微血管减压术(MVD)

详见章节 28.3.3。

对于药物控制疼痛不充分、寿命期望超过 5 年且能够耐受小开颅手术的病人,可用此方法[34](手术致残率随年龄增长而增加)。缓解时间常较长,70％可保持 10 年。面部麻木的发生率比 PTR 低得多,不会出现感觉缺失性疼痛。死亡率小于 1％。无菌性脑膜炎(也称血源性脑膜炎)发生率:20％。1％~10％有明显的神经功能残疾。失败率:20％~25％。

1％~2％的 MS 病人在神经根进入区会有脱髓鞘斑块,对于这种病人 MVD 通常无效,可尝试 PTR。

- 立体定向放射外科(SRS)

Leksell 首先将 SRS 用于治疗 TGN。最初用于多次手术后的难治性病例[57],现在应用已更加广泛。这是创伤最小的方法。通常用于合并其他疾病、高风险内科疾病、之前手术治疗无效的疼痛或者是应用抗凝治疗的病人(进行 SRS 不需要逆转抗凝治疗)。

治疗计划:通过 MRI 辨认三叉神经根进入区,4~5 mm 焦斑。在中心用 70~80 Gy,使 80％等剂量曲线位于脑干以外。

结果:SRS 后疼痛明显缓解的占 80％~96％[58-61],但只有约 65％疼痛消失。疼痛缓解的中位时间为 3 个月(范围:1 天至 13 个月)[63]。3 年内疼痛复发者占 10％~25％。合并 MS 的 TGN 病人对 SRS 的治疗反应较不合并 MS 者为差。SRS 可重复进行,但须间隔 4 个月。

有利的预后因素:高放射剂量、病人之前未手术、无非典型疼痛成分、术前感觉功能正常[63]。

副作用:第一次 SRS 之后感觉减退发生率为 20％,需再次 SRS 的病人中为 32％[62](发生率较高与放射剂量更高有关[59])。

- **对于手术失败的治疗**

90％的疼痛复发出现在曾经受累的分支区域,10％出现在新的分支区域,可能提示存在潜在疾病的进展。某些治疗失败并非由于持续性三叉神经痛,而可能因为是三叉神经病性疼痛(又称三叉神经传入阻滞性疼痛)。

在疼痛复发但尚保留部分面部感觉的病人中,可以重复进行 PTR。一般再次的 PTR 都多或少有效,如失败可按如下方法处理。

对于 PTR 失败的病人可采用 MVD,但成功率可能会下降[64](先行 MVD 者为 91％,而 PTR 后再行 MVD 者则为 43％。考虑到 PTR 失败的病人代表了治疗比较困难的一组病人,91％的成功率可能有些过高)。MVD 也可重复进行,但须注意存在垫片滑落的可能性,或者在手术体位固定后真正的病因血管可能被"人工地"从神经上移开。

SRS 可以重复进行,使用相同剂量,有报道称 89％可有明显缓解,58％完全缓解[62]。

　　硬膜下三叉神经节后切断术：对于经历了一次或多次 PTR 并有完全的面部麻木的复发 TGN 病人，或者因 MVD 行颅后窝开颅但未能发现病变血管的病人，可作为最后选择。对于后者，在神经根切断术中可切断 2/3 的神经，只造成部分感觉缺失。对于术前有面部麻木的病例，应考虑切断运动根（三叉神经小部），后者也是一种疼痛传输途径[11]。

■ 经皮三叉神经根切断术(PTR)

　　由于可能会出血，术前应检查凝血象(PT/PTT，估计出血时间)，最好术前 10 天停用阿司匹林和 NSAID。可以在手术室 X 线引导下进行，也可以在放射科造影室内进行。

手术筹备：经皮三叉神经根切断术

（适用于所有经皮操作：球囊、甘油、RFR）

同时参见免责声明（见凡例）以及术前医嘱（见下文）。

1. 体位：仰卧位。

2. 麻醉：监护性麻醉、应用镇静剂。

3. 设备：

(1) 射频神经根切断术所需的毁损装置和穿刺针。

(2) C 形臂（球囊加压时需要 2 个 C 形臂）。

(3) 球囊神经根切断术所需的标准可充气球囊（类似于椎体后凸成形术中）。

4. 病人知情同意（用病人易懂的通俗语言描述，不必面面俱到）：

(1) 操作：将穿刺针刺入面颊，麻痹面部神经。

(2) 其他方法：药物治疗、后枕部手术（微血管减压术）、放射治疗（立体定向放射外科）。

(3) 并发症：可预计的是面部麻木，罕见的还包括：卒中、出血、失明。

• 术前医嘱(RFR)

1. 午夜 12 点后禁食，服药除外。

2. 继续用少量水服用 Tegretol® 和其他药物。

3. 手术当天早晨：在神经痛的对侧手臂静脉滴注盐水。

4. 必要时肌内注射阿托品 0.4 mg（快速房颤时禁用）。

5. 一次性腰椎穿刺包。

• 经皮射频三叉神经根切断术(RFR)的方法

技术已改进[65]。

注意：穿刺针插入或毁损可能引起高血压，须考虑监测血压。可用直电极（毁损 1 个分支露出 5 mm，2 个分支 7.5 mm，所有分支则露出 10 mm）或弯电极[56]。

电极放置：

1. 将接地电极连接在病人的上臂上。

2. 用聚维酮碘局部消毒患侧面颊。

3. 穿刺点：在短效麻醉剂［如异丙酚（Diprivan®），见章节 7.1］或美索比妥（Brevital®，见章节 7.1）作用下，在口角旁 2.5～3 cm 处插入电极针。

4. 穿刺路径：

（1）用戴手套的手指在口内触摸颊黏膜（牙齿外侧），用另外一只手在下颌骨冠状突的内侧刺入电极（保持电极位于黏膜下，即口腔外）。穿刺方向：沿外耳道（EAM）前 3 cm 和平视前方时瞳孔的内侧的连线。注意在病人口腔中的手不要污染术野。

（2）进针过程中，通过 X 线透视将针头指向岩骨尖和斜坡的交叉点（蝶鞍沿斜坡向下 5～10 mm）。

（3）继续进针到卵圆孔时咬肌通常会收缩，使下颌抬起产生咬合。取出针芯，看是否有脑脊液流出以确定进针位置（在再次穿刺病人中可能没有脑脊液流出），然后通过穿刺针插入电极。

在一些困难病例中，可能需行术中 X 线透视以辅助将穿刺针定位于 Meckel 腔，同时避免如插入眶上裂（毁损后能引起失明）或插入棘孔（脑膜中动脉）等情况出现。如果必须要看见卵圆孔（如当进入困难时），其最理想的观察方法是在颈部过伸 20°并向疼痛对侧转头 15°～20°的体位下摄颏下位 X 线片[66]。

阻抗测定：可能的情况下，通过电极尖可提示针尖的位置。阻抗：脑脊液（或任何液体）较低（40～120 Ω）；结缔组织、肌肉或神经通常为 200～300 Ω（最高可能到 400 Ω）；如果大于 400 Ω，这说明电极很可能接触到骨膜或骨质。在开始毁损后阻抗通常短暂降低 30 Ω，然后随着毁损的进行，逐渐回到基线水平或高出基线约 20 Ω。如果电极的顶端烧焦，则阻抗将比开始时还高。

刺激和调整位置：

一旦进入卵圆孔，穿刺针的定位应当遵循下列原则：对于Ⅴ3 分支的毁损，弯电极应贴近但不要触碰斜坡并指向下方，对于Ⅴ2 分支则应抵达斜坡并指向上方，而Ⅴ1 分支则应位于斜坡前方 5 mm 并指向上方。任何时候穿刺针尖都不能超过斜坡线 8 mm（避免出现动眼神经和外展神经的并发症）。

病人可以被唤醒，通过电极进行刺激，设置如下：频率 50～75 Hz，持续 1 ms，开始电压为 0.1 V 并缓慢增加（通常 0.2～0.5 V 已足够，再高的电压可能提示穿刺针不在靶点附近，刺激是由于远处的电流引起，但对曾经毁损过的病人有时需要高达 4V 的电压）。如果刺激不能在病人 TGN 分布区复制出疼痛，则将电压恢复到 0，重新调整电极位置［直电极：进针每次小于 5 mm，直到针尖邻近斜坡线；弯电极：前进和（或）旋转］，然后从 0 重新缓慢提高电压，并重复调整位置直到刺激能复制出疼痛的分布区。如果既往毁损已经引起痛觉缺失、病人不能感觉到刺激电流,可以在 2 Hz 条件下刺激,并观察下颌咬合(要求保留运动根)。

毁损:当刺激复制出位于三叉神经分布区的疼痛时,在短效麻醉剂作用下进行第一次毁损,60~70℃持续 90 秒。可能会出现面部潮红[66]。每次毁损后都进行毁损后评估(见下文)。目标是疼痛发作区域的痛觉缺失(不是麻醉原因)和扳击点区域的痛觉减退。在第一次治疗中平均约需行 3 次毁损,每次较前次高约 5℃,持续 90 秒。如果通过前次毁损已经达到了中度的痛觉缺失,则在第一次毁损后无须再进行麻醉。

毁损后评价:

每次毁损后以及整个过程结束后评估:

1. 三叉神经所有三个分支的针刺觉和轻触觉(分级:正常、痛觉减退、痛觉缺失、感觉缺失)。

2. 双侧角膜反射。

3. 眼外肌功能。

4. 咬肌肌力(病人紧咬牙关,触摸颊部的咬肌收缩)。

5. 翼肌肌力(嘱病人张开口,下颏偏向翼肌无力的一侧)。

• **术后护理(PTR)**

包括在术后的医嘱中:

1. 手术侧面部冰敷 4 小时。

2. 进软食。

3. 清醒时正常活动。

4. 避免使用麻醉剂(通常不需要)。

5. 如果角膜反射受损:有出现神经麻痹性角膜炎的风险。清醒时患侧眼每 2 小时滴 2 滴自然眼泪。睡前 Lacrilube® 滴眼并将眼包扎闭合。

病人出院之前,重复进行毁损后评估(见上文)。如果之后可耐受,病人可停用卡马西平。

■ 经皮微减压球囊神经根切断术(PMC)

通过 4 号 Fogarty 球囊充气。

方法:

1. 穿刺针的放置同 RFR(见章节 28.3.3)。

2. 将球囊置入内侧卵圆孔(不要置入颅中窝)。置入球囊后,插入针芯以显示球囊的路径。将 Omnipaque 240 造影剂注入球囊。

3. 用 1.4 个大气压的压力进行充气。

• **结果(PTR)**

各种 PTR 技术结果与微血管减压术(MVD)的比较见表 28-4。

合并 MS 的病人复发率高(平均 3 年随访结果为 50%)。

表 28‑4 经皮技术和 MVD 疗效比较

参 数	经皮技术(PTR)			MVD
	RFR[a]	甘 油	球囊微加压术	
最初成功率[11,24]	91%~99%	91%	93%	85%~98%
中期复发率	6 年 19%[23]	4 年 54%	2 年 21%	5 年 15%
长期复发率	12 年 80%[46]*			10 年 30%
面部麻木[24]	98%	60%	72%	2%

*该作者包括了同一次住院期间第一次 PTR 失败后需要再次手术的病例

■ 三叉神经痛的微血管减压术(MVD)

• 适应证

1. 药物治疗效果欠佳、预期寿命超过 5 年、没有明显的内外科危险因素的病人[34](虽然颅后窝小开颅探查术的耐受性通常较好,但年龄越大,手术致残率越高)。

2. 虽不符合上述标准,但有难治性疼痛和 PTR 失败的病人。

3. 痉挛疼痛累及 V1、无法接受因角膜感觉迟钝引起暴露性角膜炎风险的病人(如对侧眼已经盲),或者因任何原因不希望造成面部麻木的病人。

由于有效率低,通常认为合并 MS 的病人不宜行 MVD。

4. ※MVD 对于 MS 病人效果较差,多不考虑对 MS 病人使用 MVD。

手术筹备: 微血管减压术

同时参见免责声明(见凡例)以及术前准备(见下文)。

1. 体位: 侧卧位。

2. 设备: 显微镜。

3. 植入物: Ivalon 海绵或 Teflon 丝。

4. 术中监测: (可选)脑干听觉诱发电位,面肌电图[监测面神经和面神经分支(运动)],前庭蜗神经[CNAP(复合神经动作电位)]。

5. 病人知情同意(用病人易懂的通俗语言描述,不必面面俱到):

(1) 操作: 耳后开颅手术,将面部感觉神经表面的血管移开,如未发现任何病因血管,则可切断部分三叉神经,术后可能遗留感觉麻木。

(2) 其他方法: 面颊穿刺(经皮神经根切断术)、放射治疗(立体定向放射外科)。

(3) 并发症: (除了常见的开颅并发症之外)脑脊液漏、听力丧失(约10%)、面部麻木、切口附近疼痛(枕部神经痛或枕小神经痛),罕见的还包括复视、面瘫、手术失败。

• 方法

一些关键定位点,包括气管内插管方法,见章节 94.1.3。

术前准备:建议行 MRI 检查(如有可能,行 FIESTA 序列及类似替代序列检查)以排除占位性病变或血管畸形。某些学者还检查基础脑干听觉诱发电位[68](术中监测见下文)。

手术室准备:行侧斜位枕下(颅后窝)开颅(参见章节 94.1)。显微镜:目镜置于病变部位的对侧。

体位:见参考文献[69]。

1. 侧斜位(参见章节 94.1),症状侧向上,轴向旋转。

2. 上半身抬高 $10°\sim15°$,降低静脉压力。

3. 三点式头架固定。头位:

(1) 转头:将头部向偏离病变侧轻度旋转 $10°\sim15°$,不超过 $30°$。

(2) 侧斜:

1) 对于三叉神经痛或听神经入路:头部平行于地面(如太低,面神经和前庭蜗神经会遮挡三叉神经)。

2) 对于面神经手术或位置更低的手术,头顶水平向下旋转 $15°$。

(3) 屈颈:下颌和胸骨之间预留两指宽度。

4. 上肩部向足端牵拉、胶布固定。

5. 可选:腰椎穿刺引流。开颅时引流 $20\sim30$ ml,在手术过程中间断少量引流,尽可能地保持术野干燥,但可偶尔关闭引流以湿润脑神经。

术中监测:可选术中监测面神经肌电图和脑干听觉诱发电位(评估听神经)[68]。

入路:

1. 切皮[69]:纵向切口 $3\sim5$ cm,乳突以内 5 mm("5 - 6 - 4"的小切口,参见章节 94.1)(如病人较胖或颈部短,切口可适当延长,适当指向内下方)。75% 的切口位于横窦下方,25% 位于上方。

2. 钻孔:

(1) 星点下方 1 cm、内侧 1 cm[70]。

(2) 如果星点不易发现或如果考虑到星点可能为横窦和乙状窦的交界处[71],则将孔钻在乳突导静脉上方,后方向上向外引流进入乙状窦。

3. 开颅:骨窗上缘尽量靠近横窦。横窦的位置大致平齐茎突和枕外隆突的连接线,或大致位于乳突切迹上端以上两横指。骨窗外缘为乙状窦。两边位于两处静脉窦的三角形骨窗较为合适。骨窗大小约 3 cm 即已足够。骨缘四周以足量骨蜡封闭(封闭所有可能的乳突气房开口)。

4. 剪硬膜:可弧形剪开,两端靠近窦、硬膜瓣背离横乙交界(Jannetta 法),也可 T 形剪开(分别向横窦、乙状窦以及横乙交界三个方向剪开硬膜)。

5. 通常轻微牵拉或不牵拉小脑。

6. 操作前释放脑脊液：需要将棉条轻轻塞入脑桥小脑三角区。如果无法释放脑脊液，则需行腰椎穿刺置管。

7. 探查小脑幕与颞叶底面的交界。以牵开器轻轻向内牵开小脑并轻"抬"小脑(仅向内牵开不够)。

8. 岩静脉：电凝分离岩静脉丛(通常包含 2～3 根与小脑幕硬膜相连的静脉)。如果静脉撕裂，则硬膜端予以压迫填塞(止血有时需要 30 分钟)，游离端彻底电凝。

9. 三叉神经位于面听神经复合体深面，后者在该入路中无法直视。如果看见面神经和前庭蜗神经，将牵开器向上移动，因为即便是轻微的牵拉都有可能导致听力丧失(见图 1 - 9)。Meckel 腔后方通常有一小骨丘，可能会遮挡三叉神经进入 Meckel 腔的入口。

神经减压：

1. 锐性分离三叉神经表面的蛛网膜(注意滑车神经位于三叉神经尾端，在蛛网膜下隙沿小脑幕缘走行)。术中脑干听觉诱发电位的改变通常是因为牵拉了与面神经和前庭蜗神经相连的蛛网膜。

2. 如果之前接受过 PTR，三叉神经通常明显增粗。

3. 辨认较细的三叉神经运动根。

4. 将压迫三叉神经的动脉或静脉移开。注意：位于近端的血管通常为病因血管，但是背根进入区(是三叉神经的最敏感部分)可能存在位置变异，有可能病因血管为外周血管。神经探查和血管减压应当是从脑干发出端到 Meckel 腔入口处的全程[69]。静脉可以电凝后离断(以防再通)。

5. 最常见引起压迫的病因血管为小脑上动脉(SCA)。

6. 继续下一步之前，检查脑干处的神经发出点处是否残留其他压迫。

7. 将隔离物放置在神经与血管之间，防止形成再压迫。可选材料包括：

Ivalon®(聚乙烯醇)海绵[Ivalon 手术产品，1040 OCL Parkway，Eudora，KS，66025，U.S.A.，Fabco 销售(860)536 - 8499，免费电话：(888)813 - 8214，http://fabco.net/catalog/ivalon-ophthalmic/]，切成马鞍形。注意：如果使用的是 Ivalon 块而不是分装好的无菌垫，则应先充分浸润以去除甲醛，然后再高温消毒。在切割之前应当用盐水将 Ivalon 浸泡 10 分钟。

Teflon 丝(见章节 98.7，Ivalon 相对于 Teflon 或肌肉组织的优点)。

8. Wilson 建议为下列病人行三叉神经大部下 1/2～2/3 的感觉根部切断术：没有发现血管压迫神经或神经畸形的病人，大多数再次接受微血管减压术的病人，或症状持续超过 8～9 年的病人(后者单独行微血管减压成功率较低)[72]。

9. 如果是微血管减压术后失败的病人且需要分离神经根，可以按照神经躯体分布将 V 1 分支向上放置、将 V 3 分支向下放置。如果是想彻底消除疼痛传导通路并且考虑存在辅助疼痛传导通路,也可以考虑分离运动根(小部)。

关颅:

1. 骨窗外缘应用足量骨蜡封闭(如 Jannetta 医师[69]和 Miyagi 医师[73]所言,"骨蜡进,骨蜡出")。

2. 用温盐水轻轻冲洗术野(不要"喷射"样冲洗,以免损伤听神经)。

3. 缝合硬膜时如果脑干听觉诱发电位发生衰减,应当立即打开硬膜检查是否有血管或 Telfa 牵拉听神经。

4. 进行数次 Valsalva 动作以确保严密缝合硬膜。

5. 颅骨缺损处应进行覆盖(如盖孔板),避免出现与颅骨缺损有关的疼痛。

6. 在缝合筋膜层之后,再次进行 Valsalva 动作以确保严密缝合。

7. 用 4 - 0 尼龙缝线严密缝合皮肤切口(避免张力过大)。

MVD 的术后护理:

包含在术后医嘱中:

1. 送入 ICU。

2. 持续动脉血压监测。

3. 镇痛剂(如可代因 30～60 mg 肌内注射,每 3 小时一次)。

4. 止吐剂(如昂丹司琼 4 mg 静脉滴注,每 6 小时一次)。

5. 治疗高血压(指收缩压>160 mmHg)。

术后头痛、恶心和疼痛:术后病人常规会出现 2～3 天的头痛和恶心(如果用侧卧位代替坐位,可减少术后气颅和"气脑造影病")。但如果出现严重头痛应当立即查头部 CT 以排除颅内出血。如 CT 阴性,那么某些病人的严重头痛可能是由脑脊液压力的一过性升高引起,1 次或最多 2 次腰椎穿刺即可降低压力。无菌性脑膜炎通常对激素有效。一些病人术后数天仍存在持续性但逐渐减轻的痉挛样疼痛,通常都会逐渐好转[69]。

并发症:

短期:

1. 小脑损伤。

2. 听力丧失。

3. 脑脊液漏。

长期:

1. 死亡率:在有经验术者施行手术的情况下为 0.22%～2%(>900例)[74,75]。

2. 脑膜炎:

(1) 无菌性脑膜炎(也称血源性脑膜炎):头痛、脑膜刺激征、低热、脑脊液培养阴性、脑脊液细胞增多。发病率:约 2%(有报道高达 20%)。通常术后 3～7 天出现。腰椎穿刺加激素治疗有效。

(2) 细菌性脑膜炎：0.9％。

3. 主要的神经功能致残率：1％～10％（术者经验越少，发生率越高），包括：

(1) 耳聋：1％。

(2) 前庭神经功能障碍。

(3) 面神经功能障碍。

4. 轻微的面部感觉丧失：25％。

5. 脑神经麻痹[76]：

(1) 滑车神经(复视)：4.3％(仅约 0.1％为永久性)。

(2) 面神经：1.6％(大多数为一过性)。

(3) 听神经(听力丧失)：3％。

6. 术后出血[77]：硬膜下、脑内(1％[24])、蛛网膜下隙。

7. 癫痫发作：包括癫痫持续状态[77]。

8. 梗死[77]：包括大脑后动脉分布区、脑干梗死。

9. 脑脊液漏，通常可在腰椎穿刺引流后好转。

10. 肺炎：0.6％。

结果：

1. 成功率：75％～80％(在有既往毁损性手术的病人中可能更低)；另外约 10％明显但未完全缓解。

2. 从文献中很难确定大宗病例的复发率；根据一组 40 例平均随访 8.5 年的病人[75]：

(1) 大复发(不能用药物控制的复发痉挛疼痛)率：31％。

(2) 小复发(轻微或者可用药物控制)率：17％。

(3) 根据 Kaplan‐Meier 曲线，8.5 年时疼痛消失或仅有小复发的期望值是 70％(5 年时 80％)。MVD 后大复发的风险为每年 3.5％；小复发为每年 1.5％。

(4) 术中发现有大动脉横跨压迫神经的病人，大复发的发生率低(有静脉压迫的发生率高)。

(5) 该研究发现在既往破坏手术和大复发率之间没有关联(11 例病人)。

某些学者认为，在 MVD 手术前等待的时间越长，成功率越低。

28.3.4 眶上神经痛和滑车上神经痛

■ 解剖

眶上神经和滑车上神经起自额神经，是眼神经 5 支分支中的 2 支。眶上神经是最大的一个分支，经眶上切迹或眶上孔出眶，通常位于眶顶内 1/3[出眶处与眶内侧角的平均距离为 20 mm(范围：5~47 mm[78])）。滑车上神经不经骨孔或切迹出眶,位于眶上神经内侧 3~38 mm(平均为 15.3 mm[78]),是最靠内侧的分支,距中线 8~30 mm[78]。

■ **眶上神经痛的特点**

TGN 可以表现为眶上神经分布区的疼痛,但是眶上神经可能也与眶上神经痛(SON)有关,后者是一种临床特点截然不同的综合征。SON 是一种罕见疾病,略多见于女性,发病年龄多为 40~50 岁[79]。

特点[80]:① 位于眶上神经分布区的单侧疼痛(见图 93-2);② 眶上切迹或神经走行区域的压痛;③ 神经阻滞后可暂时缓解。

疼痛通常为慢性持续性或间歇缓解性[79]。

眶上神经痛:

1. 可为原发性(无明确病因):这些病例无感觉缺失。

2. 可为继发性(如由相应区域的外伤或佩戴游泳镜引起):较原发性眶上神经痛更为常见。在去除外界压力后大多数病例都在 1 年内[79]缓解。

■ **滑车上神经痛**

局限于滑车上神经的疼痛病例可能的确存在。滑车上神经痛(STN)有别于眶上神经痛的一点在于,疼痛更加局限于前额内侧,而且在滑车上神经阻滞后疼痛缓解。

■ **鉴别诊断**

1. 偏头痛:提示因素包括恶心、呕吐和畏光。

2. 眶上神经痛极少合并自主神经活动,如有则提示为丛集性头痛(见章节 10.2)或 SUNCT(见章节 28.3)。

3. TGN:眶上神经痛缺少典型的 TGN 特点,如典型的扳机点以及特征性的周期性/电击样疼痛。

4. 持续性偏头痛:持续的单侧疼痛,位置更靠后,对吲哚美辛有效[80]。

5. 滑车炎:滑车/上斜肌复合体的炎症,可类似于滑车上神经痛,出现由眼眶内上方短程延伸至前额的疼痛[81]。向上转眼以及按压滑车时多会出现疼痛加重,局部麻醉或滑车局部皮质类固醇激素浸润治疗后疼痛可缓解。复视罕见且轻微。

6. 钱币样头痛[82]:圆形或卵圆形区域内(直径 2~6 cm)的压迫样持续性头痛,而不伴潜在的结构性异常。在 13 例病人当中,9 例(70%)疼痛位于顶枕交界。9 例(70%)疼痛区域出现感觉减退和触摸诱发的感觉异常。

■ **治疗**

加巴喷丁(800~2 400 mg/d)或普瑞巴林(150 mg/d)对某些病人有效[83]。

疼痛区域局部应用辣椒素也可能有效,见章节 28.3.3。

对于顽固病例,乙醇神经根切断术(平均缓解时间为 8.5 个月[84])或射频毁损可有效。

持续疼痛病例可能需要进行手术探查以及在滑车上切迹处进行手术减压[85]，或是最终将神经切断（见章节 28.3.3），后者的平均缓解时间为 33.2 个月[86]。

28.3.5   舌咽神经痛

■ 流行病学

发病率：每 70 例 TGN 病人中有 1 例[87]。

■ 临床

在舌咽神经和迷走神经分布区的严重的、撕裂样疼痛[喉和舌底最常累及，放射至耳部（耳痛），偶尔也到颈部]，偶伴唾液分泌和咳嗽。罕见表现：可伴低血压[86]、晕厥[89]、心搏骤停和惊厥。可因吞咽、说话、咀嚼激发。扳击带少见。

■ 治疗

通过可卡因麻醉扁桃体柱/窝可减轻疼痛。通常而言，持续性疼痛和严重疼痛要求手术干预。可以行微血管减压，或通过颅外或颅内入路行神经分离（如需永久缓解则要考虑后者）。

颅内入路：切断舌咽神经的神经节前部分和迷走神经的上 1/3 或两根纤维（较大者）。舌咽神经可以在其出硬膜处辨认，该处硬膜隔将舌咽神经和迷走神经分开。迷走神经的上 1/3 通常只包含有单根神经根，少见情况下可有数支小的神经根。术后早期的吞咽困难通常可缓解；迷走神经切断后的心血管并发症曾有报道，需要密切监测 24 小时。

28.3.6   膝状神经节神经痛

■ 概述

膝状神经节神经痛（GeN）也称 Hunt 神经痛、中间神经痛，是一种罕见的影响中间神经（面神经的躯体感觉支，主要支配耳廓毛囊的机械受体、鼻腔和口腔的深部机械受体以及舌前 2/3 味蕾的化学受体）的神经痛。

症状：单侧阵发性耳痛（耳深部的撕裂样疼痛，通常描述为一种"冰钻钻耳"的感觉），放射到耳廓，有时会出现对侧眼和面颊周围的烧灼感和三叉神经痛（疼痛更趋于深部面部结构，包括眼眶、后鼻腔和腭区）。疼痛发作时，某些病人可能出现流涎、苦味、耳鸣和眩晕。

相关神经耳科学检查包括听力检测和眼震电图描记。某些病人还需行影像学检查（MRI 或高分辨 CT）和造影检查（排除动脉瘤）。

■ 亚型

痉挛性抽搐：GeN 如合并半面痉挛，通常是因为面神经的感觉支和运动支受血管压迫引起[17]，最常见的血管是小脑前下动脉（AICA）。首先由

Cushing 在 1920 年描述。

GeN 可能与膝状神经节疱疹感染[又称疱疹神经节炎或 Ramsay Hunt 综合征(RHS)]有关,在这些病例中,耳廓、外耳道甚至鼓膜上可出现疱疹病变。还可能出现面瘫、听力下降、耳鸣或眩晕。不同于原发性 GeN,RHS 更趋慢性,且很少为阵发性,多随着时间逐渐好转,通常对卡马西平效果差。原发性 GeN 的疼痛多比 RHS 严重,而且不会自发性缓解。

■ **治疗**

1. 药物治疗:

(1) 轻微的病例可能对卡马西平有效,有时可合用苯妥英。

(2) 丙戊酸盐(Depakote®)250 mg 口服、每天 2 次可能有效。

(3) 疱疹继发感染时局部应用抗生素。

(4) 外耳道局部麻醉。

2. 手术:适用于药物治疗无效或无法耐受药物治疗的严重病例。

(1) 微血管减压加切断中间神经(Wrisberg 神经)[90]。为定位神经,使用微神经钩钩住面神经后神经钩旋转 90°,可将神经在面神经前方钩出。局部麻醉下手术可以通过刺激神经来证实手术效果。

(2) 切除膝状神经节[91]。

28.4 疱疹后神经痛

28.4.1 概述

带状疱疹(HZ,俗称 shingles):由水痘-带状疱疹病毒(VZV)引起的疼痛性皮肤小泡样病变(水痘的病原体,与单纯疱疹病毒是两种截然不同的疱疹病毒)。约 65% 的病例发生于胸部一侧的神经皮区(有感染而无疱疹的情况很罕见,称无疹性带状疱疹)。在 20% 的病例中累及三叉神经(好发于眼支,称眼带状疱疹)。疼痛通常 2～4 周后好转。在疱疹痊愈后疼痛仍持续 1 个月以上,这种疼痛综合征即称作疱疹后神经痛(PHN)。PHN 能出现在任何部位的水痘疱疹感染后,任何治疗方法(药物或手术)都有困难。偶可发生于单个肢体,并遵循神经皮区分布(不是沿周围神经分布)。PHN 可能会自发缓解,但如果超过 6 个月,则自发缓解可能性不大。

28.4.2 流行病学

在美国,总人口中带状疱疹的发病率约为每年 125/10 万,或每年 85 万例[92]。男、女两性同样易感。没有季节变化。带状疱疹更常见于免疫低下或合并恶性病变的人(特别是淋巴增生性疾病)[93,94]。PNH 在约 10% 的 HZ 病人中出现。HZ 和 PHN 都常见于老年病人(PHN 在低于 40 岁人群中少见,通常见于 60 岁以上人群)和糖尿病病人。感染眼带状疱疹后比脊髓节段受累后更容易出现 PHN。

28.4.3 病因

病原学假说认为疱疹病毒主要藏匿于感觉神经节[脊髓背根神经节,面部受累时为三叉(半月)神经节],在病人免疫系统功能低下时即发病。神经内的炎症改变在早期即存在,之后转变为纤维化。

28.4.4 临床

PHN 通常表现为一种持续性的灼热疼痛。可合并有震荡感或戳刺感。极少产生跳痛或痉挛性痛。疼痛可以是自发的,或者由轻度皮肤刺激所激发(如穿衣服),持续按压后可能减轻。疼痛会以某种程度持续存在,并没有无疼痛间期。通常可以发现急性疱疹破溃后的结痂和皮肤色素沉着等改变。尚不清楚 PHN 是否会继发于无疹性带状疱疹。累及的区域可出现感觉减退、痛觉减退、感觉异常和感觉迟钝。

28.4.5 药物治疗

■ 带状疱疹

大龄个体的水痘接种可以提高对带状疱疹的免疫力,但还需数年才能确定此法是否可以减少 PHN 的出现[92]。

对带状疱疹急性发作性疼痛的治疗可通过硬膜外或椎旁躯体(肋间)神经阻滞来完成[95]。

抗疱疹口服药:同样有效(缩短了疼痛的时间),还可减少 PHN 的发生率。在严重免疫损害病人中大剂量应用可能引起血栓性血小板减少性紫癜/溶血性尿毒症(TTP/HUS)。这些药物包括:

阿昔洛韦(Zovirax®):消化道吸收困难(生物利用率 15%~30%)。用法:800 mg 口服,每天 5 次×7 天。

伐昔洛韦(Valtrex®)[98]是阿昔洛韦的药物前体,可更完全吸收,每日剂量更小但仍可获得同样疗效。用法:发疹 72 小时内开始,1 000 mg 口服,每天 3 次×7 天。

泛昔洛韦(Famvir®):500 mg 口服,每天 3 次×7 天。

■ 疱疹后神经痛

多数治疗三叉神经痛有用的药物(见章节 28.3.3)对 PHN 都效果欠佳。某些 PHN 的治疗药物总结在表 28-5 中。后文有详细介绍。建议开始治疗时应用利多卡因敷贴(见章节 28.4.5),这种方法出现严重副作用的可能性最低[92]。

表 28 - 5　PHN 的药物治疗[a]

治　疗	疗　效
似乎有效的治疗方法	
三环类抗抑郁药	广泛应用(见正文)
利多卡因贴(Lidoderm®)[97]	有效,副作用少(见章节 28.4.5)
鞘内注射激素＋利多卡因(见正文)	似乎很有效,需要更大样本研究和长期随访
加巴喷丁	已证明有效(见正文)
羟考酮 CR 10 mg 口服 BID[4]	已证明有效
可疑有效的治疗方法	
SSRI[b]	可能有效
SNRI	可能有效
曲马多	可能有效
局部应用辣椒素	存在争议(见正文)
离子电渗	证据不足
非甾体类激素软膏	可疑
阿司匹林丙酮悬液、乙醚或氯仿	可疑
EMLA 药膏(复方利多卡因乳膏)	可疑
无用的治疗方法	
右美沙芬,苯二氮䓬类,无环鸟苷,针灸	无用[96]
氯胺酮(NMDA 受体拮抗剂)	可能有用,但有肝毒性
预防治疗	
带状疱疹感染期间口服抗疱疹药	可以缩短带状疱疹病程,降低 PHN 发生率
大龄病人的水痘接种	相关试验尚在进行中[92]

a 经许可改编自 Rubin M, Relief for postherpetic neuralgia, Neurology Alert, 6: 33 - 34, 2001
b 羟考酮 CR:羟考酮控释片(Oxycontint®);SNRI:5-羟色胺去甲肾上腺素再摄取抑制剂;SSRI:选择性 5-羟色胺再摄取抑制剂(如 Prosac®)

• **抗癫痫药物**

药物信息:加巴喷丁(Neurontin®)

FDA 批准仅用于部分性癫痫发作和疱疹后神经痛(PHN)的治疗。

副作用:头晕和嗜睡(通常在加量期间,多随时间逐渐消失)。还可以出现共济失调、易疲劳、外周水肿、意识朦胧和抑郁。

用法:对于 PHN,第 1 天起始剂量 300 mg,第 2 天 300 mg、每天 2 次,第 3 天 300 mg、每天 3 次。剂量可加至最大 1 800 mg/d,分 3 次应用。为减轻白天嗜睡,病人需以 100 mg 开始,3～8 天内缓慢加量。虽然研究过最高 3 600 mg/d(抗癫痫剂量)的剂量,但对于 PHN 超过 1 800 mg/d 的剂量并没有明显疗效。如出现肾功能不全需减小剂量。剂型:100 mg、300 mg 和 400 mg 的胶囊;600 mg 和 800 mg 的片剂;50 mg/ml 的口服液。

药物信息:奥卡西平(Trileptal®)

用法:150 mg 口服,每天 2 次。

药物信息:唑尼沙胺(Zonegran®)

用法:起始剂量 100 mg 下午口服×2 周,再每 2 周加量 100 mg/d,至 400 mg/d。生物利用度不受进食影响。14 天内达到稳态。剂型:100 mg 的胶囊。

28

• 三环类抗抑郁药(TCA)

药物信息:阿米替林(Elavil®)

约 66% 的病人应用 75 mg/d 的平均剂量即有效,甚至不会有抗抑郁效果[5]。副作用(见章节 31.5.6,阿米替林的副作用):起始小剂量、缓慢加量即可将副作用降至最低。

用法:起始剂量 12.5～25 mg 睡前口服,每 2～5 天增加相同剂量,最大 150 mg/d。

药物信息:去甲替林(Pamelor®)

副作用比阿米替林少。

用法:起始剂量 10～20 mg 睡前口服,逐渐加量。

• 局部治疗

药物信息:辣椒素(Zostrix®)

来源于辣椒的一种香草生物碱,不需要处方即可用于带状疱疹和糖尿病神经病的疼痛局部治疗。虽然安慰剂治疗有效率较高会干扰疗效的判定,而且一些专家意见也持有怀疑,但在上述两种疾病的某些病人中仍有益处(PHN 的 8 周有效率为 90%,糖尿病神经病为 71%;两组中安慰剂的有效率为 50%)[100]。辣椒素:价格昂贵。副作用包括用药部位的灼烧感和发红(通常2~4周会消退)。

用法：制造商推荐皮肤受累区域进行涂药按摩，每天3~4次(形成一层药物薄膜)。一些专家建议每2小时用一次。避免接触眼睛或破损皮肤。目前剂型为 Zostrix®(含0.25%的辣椒素)或 Zostrix - HP®(0.75%)。

药物信息：5%利多卡因贴(Lidoderm®)

在老年病人中耐受性优于三环类抗抑郁药(由于已经存在的认知障碍、心脏疾病或全身疾病等因素)。

用法：在完整皮肤表面一次最多可贴3张5%利多卡因贴(最大面积420 cm²)，12小时一次，尽量覆盖疼痛区域[97]。

- **鞘注激素**

在接受每周一次鞘内注射甲泼尼龙(60 mg)+3%利多卡因(3 ml)、最多4周的病人中，90%以上表示取得了最长可达2年的、良好到很好的疼痛缓解效果[101]。这种方法尚未进行累及三叉神经的 PHN 的研究。还需要进一步开展临床试验对其功效和安全性进行验证[92](可能的长期副作用有粘连性蛛网膜炎)。

- **外科治疗**

治疗 PHN 还没有能够取得一致成功的手术。很多手术都已证明只是偶尔有效。已经尝试的方法有：

1. 神经阻滞：如果确诊 PHN，神经阻滞仅能提供暂时缓解[102]。

2. 脊髓切开术：虽然经皮脊髓切开术(见章节99.4)在脊髓切开水平高于 PHN 节段至少3~4个节段时可能有效，但对于有良性病因的疼痛病人不建议行此手术，因为可能产生并发症且疼痛复发率极高。

3. 神经根切断术：包括面部受累时节后神经根切断。

4. 神经切断术。

5. 交感神经切断术。

6. 脊髓脊根切断术(DREZ)[103]：早期缓解通常良好，但复发率高(见章节99.10)。

7. 针灸[104]。

8. 经皮神经电刺激疗法(TENS)。

9. 脊髓刺激：见章节99.8。

10. 皮肤毁损术。

11. 运动皮层刺激：用于面部 PHN。

28.5 复合区域性疼痛综合征(CRPS)

28.5.1 概述

名称较混乱。以前也称作灼性神经痛(反射性交感神经营养不良)。"灼性神经痛"一词由 Weir Mitchell 于 1864 年提出,用于描述在美国南北战争中一种在部分性外周神经损伤后出现的少见的综合征,其三联征为:烧灼样疼痛、自主神经功能障碍及营养改变。

Ⅱ型 CRPS(又称为重度灼性神经痛)继发于神经损伤(最初描述为高速导弹的继发损伤)。Ⅰ型 CRPS(又称为反射性交感神经营养不良或轻度灼性神经痛)指不严重的类型,最初描述为非穿通性外伤的继发损伤[105]。其他名称还包括肩手综合征和 Sudek 营养不良。1916 年,René Leriche 指出可能和自主神经系统有关,随后即开始使用反射性交感神经营养不良(RSD)这一称谓[106](但 RSD 可能与灼性神经痛表现迥异[107])。

在腕管手术以及颈部和腰部手术[108]后,CRPS 已有描述。

最好将 CRPS 看作一类症状复合体,而不是特定综合征或医学实体(见 Ochoa 的论著[109])。表现为 CRPS 征象的病人并不是一类同源性群体,包括[110]:

1. 真性 CRPS(对这些病人,Mailis 建议用"生理性 RSD"一词):一种复合性神经病理现象,可有或没有神经损伤。

2. 与 CRPS 体征截然不同和症状类似的疾病状态:血管疾病、炎症、神经疾病等。

3. 单纯制动的结果:避免严重疼痛的躲避行为或心理障碍。

4. 人为的不适,或有心理学基础(如 Munchausen 综合征),或为继发获得(经济问题、吸毒等)如诈病。

28.5.2 发病机制

早期理论解释为交感神经和痛觉传入纤维神经元之间的传导,这种理论现在已很少提及。目前一种新假说认为是交感神经末梢释放去甲肾上腺素以及继发于去神经或神经芽生的超敏性造成的结果。很多现代的假说甚至都未涉及所有的病例中都出现的自主神经受累[106,107,110]。

因此,在 CRPS 中所见到的很多变化可能仅仅是次级现象,而不是发病机制的一部分。

28.5.3 临床

CRPS 可能被描述为一种现象学表现,即在一种非同源性群体中由很多病因引起的各种症状和体征的复合体[110]。对这种复合体还没有建立相关诊断标准。不同的研究人员在研究时也采用不同的入选或排除标准。

28.5.4 症状

疼痛：累及肢体，通常为烧灼样，主要表现在手和足，大多数在受伤后 24 小时以内发病(除非损伤引起感觉缺失，然后会有数小时到数天的间隔)；不过 CRPS 可能在数天到数周后才出现。正中神经、尺神经和坐骨神经是最常累及的神经。但是，不总是都能够分辨是具体哪根神经受损。几乎任何感觉刺激都会加重疼痛(异常疼痛是指由非伤害性刺激诱发的疼痛)。

28.5.5 体征

由于疼痛通常难以查体。

血管改变：既可有血管扩张(发热、发红)，也可有血管收缩(发冷、发紫)。营养变化(可能与制动部分相关或完全相关)：皮肤干燥/脱屑、关节强直、手指变细、指甲起棱变硬、头发变长或脱发、出汗改变(从无汗到多汗)。

28.5.6 辅助检查

由于在病因和病理生理学上缺乏统一认识，因此没有特异性检查的基础，而且由于"金标准"诊断标准的缺乏使得无法对所有诊断标记的真实性进行确认。有很多检查都已经用于协助诊断 CRPS，但最终都被推翻。可选的方法包括：

1. 温度记录法(热象图)：在临床实践中证实无用。

2. 三相骨扫描：典型的 CRPS 变化也可见于交感神经切除术后[111]，过去曾认为后者是治疗 CRPS 的一种方法。

3. X 线上的骨质疏松[112]，特别是关节周围脱矿质改变：非特异性。

4. 对交感神经阻滞剂有效[曾认为是诊断轻度和重度灼性神经痛的必要条件，阻滞适当的交感神经干后疼痛完全或明显减轻(上肢阻滞星状神经节，下肢阻滞腰神经节)]：一旦进行严格的安慰剂对照试验，则很难继续开展。

5. 各种自主神经检查[113]：静息出汗、静息皮温、定量促汗轴突反射试验。

28.5.7 治疗

由于没有确切的病理生理学，故治疗效果的判断纯粹是根据主观印象的改善。CRPS 的治疗研究中安慰剂有效率异常的高[114]。药物治疗通常无效。建议的治疗包括：

1. 三环类抗抑郁药。

2. 经过一系列交感神经阻滞后 18%～25% 可得到长期的较满意的缓解（见章节 97.9），但有报道发现 30 例病人无一获得长期的好转[115]。

3. 静脉内局部交感神经阻滞，特别可用于上肢 CRPS：可用的药物包括胍乙啶[116] 20 mg、利血平、溴苄铵等，静脉滴注的同时用动脉止血带（血压计袖带）冲气压迫 10 分钟。如果没有缓解，在 3～4 周内重复。该治疗方法的效果在多项试验中并不优于安慰剂[117,118]。

4. 手术切断交感神经（见章节 98.10）：一些支持报道认为可减轻超过 90% 病人的疼痛（部分会遗留一些触痛和痛觉过敏）。另外的则认为没有合理原因考虑进行交感神经切断术，因为已经证明交感神经阻滞并不比安慰剂有效[106]。

5. 脊髓刺激：有一些成功报道。

（于 洮 赵 萌）

参考文献

[1] Backonja MM. Defining neuropathic pain. Anesth Analg. 2003; 97:785–790
[2] Merskey H, Bogduk N. Classification of Chronic Pain: Descriptions of Chronic Pain Syndromes and Definitions of Pain Terms. 2nd ed. Seattle, WA: IASP Press; 1994
[3] Dworkin RH, Backonja M, Rowbotham MC, Allen RR, Argoff CR, Bennett GJ, Bushnell MC, Farrar JT, Galer BS, Haythornthwaite JA, Hewitt DJ, Loeser JD, Max MB, Saltarelli M, Schmader KE, Stein C, Thompson D, Turk DC, Wallace MS, Watkins LR, Weinstein SM. Advances in neuropathic pain: diagnosis, mechanisms, and treatment recommendations. Arch Neurol. 2003; 60:1524–1534
[4] Watson CPN, Babul N. Efficacy of oxycodone in neuropathic pain: a randomized trial in postherpetic neuralgia. Neurology. 1998; 50:1837–1841
[5] Watson CP, Evans RJ, Reed K, Merserkey H, et al. Amitriptyline versus Placebo in Postherpetic Neuralgia. Neurology. 1982; 32:671–673
[6] Max MB, Lynch SA, Muir J, Shoaf SE, et al. Effects of Desipramine, Amitriptyline, and Fluoxetine on Pain in Diabetic Neuropathy. N Engl J Med. 1992; 326:1250–1256
[7] Bennett MI, Simpson KH. Gabapentin in the treatment of neuropathic pain. Palliat Med. 2004; 18:5–11
[8] Dierking G, Duedahl TH, Rasmussen ML, Fomsgaard JS, Moiniche S, Romsing J, Dahl JB. Effects of gabapentin on postoperative morphine consumption and pain after abdominal hysterectomy: a randomized, double-blind trial. Acta Anaesthesiol Scand. 2004; 48:322–327
[9] Mathew NT, Rapoport A, Saper J, Magnus L, Klapper J, Ramadan N, Stacey B, Tepper S. Efficacy of gabapentin in migraine prophylaxis. Headache. 2001; 41:119–128
[10] Gabapentin (Neurontin®) for chronic pain. Med Letter. 2004; 46:29–31
[11] Keller JT, van Loveren H. Pathophysiology of the Pain of Trigeminal Neuralgia and Atypical Facial Pain: A Neuroanatomical Perspective. Clin Neurosurg. 1985; 32:275–293
[12] Wilkins RH, Rengachary SS. Neurosurgery. New York 1985
[13] Burchiel KJ. A new classification for facial pain. Neurosurgery. 2003; 91:1164–1167
[14] Pareja JA, Sjaastad O. SUNCT syndrome. A clinical

review. Headache. 1997; 37:195
[15] Sjaastad O, Pareja JA, Zukerman E, Jansen J, Kruszewski P. Trigeminal neuralgia. Clinical manifestations of first division involvement. Headache. 1997; 37:346–357
[16] Pareja JA, Baron M, Gili P, Yanguela J, Caminero AB, Dobato JL, Barriga FJ, Vela L, Sanchez-del-Rio M. Objective assessment of autonomic signs during triggered first division trigeminal neuralgia. Cephalalgia. 2002; 22:251–255
[17] Yeh HS, Tew JM. Tic Convulsif, the Combination of Geniculate Neuralgia and Hemifacial Spasm Relieved by Vascular Decompression. Neurology. 1984; 34:682–683
[18] Rupa V, Saunders RL, Weider DJ. Geniculate Neuralgia: The Surgical Management of Primary Otalgia. J Neurosurg. 1991; 75:505–511
[19] Young RF. Geniculate Neuralgia. J Neurosurg. 1992; 76
[20] Wepsic JG. Tic Douloureaux: Etiology, Refined Treatment. N Engl J Med. 1973; 288:680–681
[21] Sweet WH. The Treatment of Trigeminal Neuralgia (Tic Douloureux). N Engl J Med. 1986; 315:174–177
[22] Brisman R. Bilateral Trigeminal Neuralgia. J Neurosurg. 1987; 67:44–48
[23] van Loveren H, Tew JM, Keller JT, et al. A 10-Year Experience in the Treatment of Trigeminal Neuralgia: Comparison of Percutaneous Stereotaxic Rhizotomy and Posterior Fossa Exploration. J Neurosurg. 1982; 57:757–764
[24] Taha JM, Tew JM. Comparison of Surgical Treatments for Trigeminal Neuralgia: Reevaluation of Radiofrequency Rhizotomy. Neurosurgery. 1996; 38:865–871
[25] Hardy DG, Rhoton AL. Microsurgical Relationships of the Superior Cerebellar Artery and the Trigeminal Nerve. J Neurosurg. 1978; 49:669–678
[26] Morita A, Fukushima T, Miyazaki S, et al. Tic Douloureux Caused by Primitive Trigeminal Artery or its Variant. J Neurosurg. 1989; 70:415–419
[27] Apfelbaum RI, Carter LP, Spetzler RF, Hamilton MG. In: Trigeminal Neuralgia: Vascular Decompression. Neurovascular Surgery. New York: McGraw-Hill; 1995:1107–1117
[28] Bullitt E, Tew JM, Boyd J. Intracranial Tumors in Patients with Facial Pain. J Neurosurg. 1986; 64:865–871

[29] Fusco BM, Alessandri M. Analgesic Effect of Capsaicin in Idiopathic Trigeminal Neuralgia. Anesth Analg. 1992; 74:375–377

[30] Poppen JL. An Atlas of Neurosurgical Techniques. Philadelphia: W. B. Saunders; 1960

[31] Sweet WH, Wepsic JG. Controlled Thermocoagulation of Trigeminal Ganglion and Rootlets for Differential Destruction of Pain Fibers. Part I. Trigeminal Neuralgia. J Neurosurg. 1974; 40:143–156

[32] Hakanson S. Trigeminal Neuralgia Treated by the Injection of Glycerol into the Trigeminal Cistern. Neurosurgery. 1981; 9:638–646

[33] Sweet WH, Poletti CE, Macon JB. Treatment of Trigeminal Neuralgia and Other Facial Pains by the Retrogasserian Injection of Glycerol. Neurosurgery. 1981; 9:647–653

[34] Lunsford LD, Apfelbaum RI. Choice of Surgical Therapeutic Modalities for Treatment of Trigeminal Neuralgia. Clin Neurosurg. 1985; 32:319–333

[35] Young RF. Glycerol Rhizolysis for Treatment of Trigeminal Neuralgia. J Neurosurg. 1988; 69:39–45

[36] Mullan S, Lichtor T. Percutaneous Microcompression of the Trigeminal Ganglion for Trigeminal Neuralgia. J Neurosurg. 1983; 59:1007–1012

[37] Belber CJ, Rak RA. Balloon Compression Rhizolysis in the Surgical Management of Trigeminal Neuralgia. Neurosurgery. 1987; 20:908–913

[38] Lichtor T, Mullan JF. A 10-Year Follow-Up Review of Percutaneous Microcompression of the Trigeminal Ganglion. J Neurosurg. 1990; 72:49–54

[39] Taarnhoj P. Decompression of the Posterior Trigeminal Root in Trigeminal Neuralgia. J Neurosurg. 1982; 57:14–17

[40] Henderson JM, Lad SP. Motor cortex stimulation and neuropathic facial pain. Neurosurg Focus. 2006; 21

[41] van Loveren H, Greenberg MS. Tampa 2009

[42] Murali R, Rovit RL. Are peripheral neurectomies of value in the treatment of trigeminal neuralgia? An analysis of new cases and cases involving previous radiofrequency Gasserian thermocoagulation. J Neurosurg. 1996; 85:435–437

[43] Wilkins RH, Burchiel KJ. In: Trigeminal neuralgia: Historical overview, with emphasis on surgical treatment. Surgical Management of Pain. New York: Thieme Medical Publishers, Inc.; 2002:288–301

[44] Tew JM, van Loveren H, Schmidek HH, Sweet WH. In: Percutaneous Rhizotomy in the Treatment of Intractable Facial Pain (Trigeminal, Glossopharyngeal, and Vagal Nerves). Operative Neurosurgical Techniques. 2nd ed. Philadelphia: W B Saunders; 1988:1111–1123

[45] Brown JA, Preul MC. Percutaneous Trigeminal Ganglion Compression for Trigeminal Neuralgia. Experience in 22 Cases and Review of the Literature. J Neurosurg. 1989; 70:900–904

[46] Menzel J, Piotrowski W, Penzholz H. Long-Term Results of Gasserian Ganglion Electrocoagulation. J Neurosurg. 1975; 42:140–143

[47] Wepsic JG. Complications of Percutaneous Surgery for Pain. Clin Neurosurg. 1976; 23:454–464

[48] Tew JM, Keller JT. The Treatment of Trigeminal Neuralgia by Percutaneous Radiofrequency Technique. Clin Neurosurg. 1977; 24:557–578

[49] Luksic I, Sestan-Crnek S, Virag M, Macan D. Trigeminal trophic syndrome of all three nerve branches: an underrecognized complication after brain surgery. J Neurosurg. 2008; 108:170–173

[50] Setyadi HG, Cohen PR, Schulze KE, Mason SH, Martinelli PT, Alford EL, Taffet GE, Nelson BR. Trigeminal trophic syndrome. South Med J. 2007; 100:43–48

[51] Kaplan M, Erol FS, Ozveren MF, Topsakal C, Sam B, Tekdemir I. Review of complications due to foramen ovale puncture. J Clin Neurosci. 2007; 14:563–568

[52] Sekhar L, Heros RC, Kerber CW. Carotid-Cavernous Fistula Following Percutaneous Retrogasserian Procedures. J Neurosurg. 1979; 51:700–706

[53] Kuether TA, O'Neill OR, Nesbit GM, Barnwell SL. Direct Carotid Cavernous Fistula After Trigeminal

Balloon Microcompression Gangliolysis: Case Report. Neurosurgery. 1996; 39:853–856

[54] Agazzi S, Chang S, Drucker MD, Youssef AS, Van Loveren HR. Sudden blindness as a complication of percutaneous trigeminal procedures: mechanism analysis and prevention. J Neurosurg. 2009; 110:638–641

[55] Kanpolat Y, Savas A, Bekar A, Berk C. Percutaneous controlled radiofrequency trigeminal rhizotomy for the treatment of idiopathic trigeminal neuralgia: 25-year experience with 1,600 patients. Neurosurgery. 2001; 48:524–32; discussion 532-4

[56] Tobler WD, Tew JM, Cosman E, Keller J, et al. Improved outcome in the treatment of trigeminal neuralgia by percutaneous stereotactic rhizotomy with a new, curved tip electrode. Neurosurgery. 1983; 12:313–317

[57] Lunsford LD. Comment on Taha J M and Tew J M: Comparison of Surgical Treatments for Trigeminal Neuralgia: Reevaluation of Radiofrequency Rhizotomy. Neurosurgery. 1996; 38

[58] Brisman R. Gamma knife surgery with a dose fo 75 to 76.8 Gray for trigeminal neuralgia. J Neurosurg. 2004; 100:848–854

[59] Pollock BE, Phuong LK, Foote RL, Stafford SL, Gorman DA. High-dose trigeminal neuralgia radiosurgery associated with increased risk of trigeminal nerve dysfunction. Neurosurgery. 2001; 49:58–62; discussion 62-4

[60] Kondziolka D, Lunsford LD, Flickinger JC. Stereotactic radiosurgery for the treatment of trigeminal neuralgia. Clin J Pain. 2002; 18:42–47

[61] Massager N, Lorenzoni J, Devriendt D, Desmedt F, Brotchi J, Levivier M. Gamma knife surgery for idiopathic trigeminal neuralgia performed using a far-anterior cisternal target and a high dose of radiation. J Neurosurg. 2004; 100:597–605

[62] Urgosik D, Liscak R, Novotny J, Jr, Vymazal J, Vladyka V. Treatment of essential trigeminal neuralgia with gamma knife surgery. J Neurosurg. 2005; 102 Suppl:29–33

[63] Maesawa S, Salame C, Flickinger JC, Pirris S, Kondziolka D, Lunsford LD. Clinical outcomes after stereotactic radiosurgery for idiopathic trigeminal neuralgia. J Neurosurg. 2001; 94:14–20

[64] Barba D, Alksne JF. Success of Microvascular Decompression with and without Prior Surgical Therapy for Trigeminal Neuralgia. J Neurosurg. 1984; 60:104–107

[65] Schmidek HH, Sweet WH. Operative Neurosurgical Techniques. New York 1982

[66] Onofrio BM. Radiofrequency Percutaneous Gasserian Ganglion Lesions: Results in 140 Patients with Trigeminal Pain. J Neurosurg. 1975; 42:132–139

[67] Kondziolka D, Lunsford LD, Bissonette DJ. Long-Term Results After Glycerol Rhizotomy for Multiple Sclerosis-Related Trigeminal Neuralgia. Can J Neurol Sci. 1994; 21:137–140

[68] Burchiel KJ, Favre J. Current Techniques for Pain Control. Contemp Neurosurg. 1997; 19:1–6

[69] McLaughlin MR, Jannetta PJ, Clyde BL, Subach BR, Comey CH, Resnick DK. Microvascular decompression of cranial nerves: Lessons learned after 4400 operations. J Neurosurg. 1999; 90:1–8

[70] Tew JM, van Loveren HR. Atlas of Operative Microneurosurgery. Philadelphia: W. B. Saunders; 1994; 1: Aneurysms and Arteriovenous Malformations

[71] Day JD, Tschabitscher M. Anatomic position of the asterion. Neurosurgery. 1998; 42:198–199

[72] Bederson JB, Wilson CB. Evaluation of Microvascular Decompression and Partial Sensory Rhizotomy in 252 Cases of Trigeminal Neuralgia. J Neurosurg. 1989; 71:359–367

[73] Avildsen JG. The Karate Kid. 1984

[74] Jannetta PJ. Microsurgical Management of Trigeminal Neuralgia. Arch Neurol. 1985; 42

[75] Burchiel KJ, Clarke H, Haglund M, et al. Long-Term Efficacy of Microvascular Decompression in Trigeminal Neuralgia. J Neurosurg. 1988; 69:35–38

[76] Schmidek HH, Sweet WH. Operative Neurosurgical Techniques. Philadelphia 1988

[77] Hanakita J, Kondo A. Serious Complications of

Microvascular Decompression Operations for Trigeminal Neuralgia and Hemifacial Spasm. Neurosurgery. 1988; 22:348–352

[78] Andersen NB, Bovim G, Sjaastad O. The frontotemporal peripheral nerves. Topographic variations of the supraorbital, supratrochlear and auriculotemporal nerves and their possible clinical significance. Surg Radiol Anat. 2001; 23:97–104

[79] Pareja JA, Caminero AB. Supraorbital neuralgia. Curr Pain Headache Rep. 2006; 10:302–305

[80] Headache Classification Committee of the International Headache Society. Classification and diagnostic criteria for headache disorders, cranial neuralgias, and facial pain, 2nd edition. Cephalalgia. 2004; 24:9–160

[81] Pareja JA, Pareja J, Yanguela J. Nummular headache, trochleitis, supraorbital neuralgia, and other epicranial headaches and neuralgias: the epicranias. J Headache Pain. 2003; 4:125–131

[82] Pareja JA, Caminero AB, Serra J, Barriga FJ, Baron M, Dobato JL, Vela L, Sanchez del Rio M. Nummular headache: a coin-shaped cephalgia. Neurology. 2002; 58:1678–1679

[83] Caminero AB, Pareja JA. Supraorbital neuralgia: a clinical study. Cephalalgia. 2001; 21:216–223

[84] Stookey B, Ransohoff J. Trigeminal Neuralgia: Its History and Treatment. Springfield, IL: Charles C Thomas; 1959

[85] Sjaastad O, Stolt-Nielsen A, Pareja JA, Vincent M. Supraorbital neuralgia: on the clinical manifestations and a possible therapeutic approach. Headache. 1999; 39:204–212

[86] Grantham EG, Segerberg LH. An evaluation of palliative surgical procedures in trigeminal neuralgia. J Neurosurg. 1952; 9:390–394

[87] Youmans JR. Neurological Surgery. Philadelphia 1982

[88] Weinstein RE, Herec D, Friedman JH. Hypotension due to Glossopharyngeal Neuralgia. Arch Neurol. 1986; 43:90–92

[89] Ferrante L, Artico M, Nardacci B, et al. Glossopharyngeal Neuralgia with Cardiac Syncope. Neurosurgery. 1995; 36:58–63

[90] Lovely TJ, Jannetta PJ. Surgical management of geniculate neuralgia. Am J Otol. 1997; 18:512–517

[91] Pulec JL. Geniculate neuralgia: diagnosis and surgical management. Laryngoscope. 1976; 86:955–964

[92] Watson CPN. A new treatment for postherpetic neuralgia. N Engl J Med. 2000; 343:1563–1565

[93] Loeser JD. Herpes Zoster and Postherpetic Neuralgia. Pain. 1986; 25:149–164

[94] Schimpff S, Serpick A, Stoler B, Rumack B, et al. Varicella-Zoster Infection in Patients with Cancer. Ann Intern Med. 1972; 76:241–254

[95] Youmans JR. Neurological Surgery. Philadelphia 1990

[96] Valacyclovir. Med Letter. 1996; 38:3–4

[97] Rowbotham MC, Davies PS, Verkempinck C, et al. Lidocaine patch: double-blind controlled trial of a new treatment method for postherpetic neuralgia. Pain. 1996; 65:39–44

[98] Alper BS, Lewis PR. Treatment of postherpetic neuralgia: a systematic review of the literature. J Fam Pract. 2002; 51:121–128

[99] Rowbotham MC, Harden N, Stacey B, et al. Gabapentin for the treatment of postherpetic neuralgia: A randomized controlled trial. JAMA. 1998; 280:1837–1842

[100] Capsaicin - A Topical Analgesic. Med Letter. 1992; 34:62–63

[101] Kotani N, Kushikata T, Hashimoto H, et al. Intrathecal methylprednisolone for intractable postherpetic neuralgia. N Engl J Med. 2000; 343:1514–1519

[102] Dan K, Higa K, Noda B, Fields H, Dubner R, Cervero F. In: Nerve block for herpetic pain. Advances in Pain Research and Therapy. New York: Raven Press; 1985:831–838

[103] Friedman AH, Nashold BS. Dorsal Root Entry Zone Lesions for the Treatment of Postherpetic Neuralgia. Neurosurgery. 1984; 15:969–970

[104] Lewith GT, Field J, Machin D. Acupuncture Compared with Placebo in Post-Herpetic Pain. Pain. 1983; 17:361–368

[105] Sternschein MJ, Myers SJ, Frewin DB, et al. Causalgia. Arch Phys Med Rehabil. 1975; 56:58–63

[106] Schott GD. An Unsympathetic View of Pain. Lancet. 1995; 345:634–636

[107] Ochoa JL, Verdugo RJ. Reflex Sympathetic Dystrophy: A Common Clinical Avenue for Somatoform Expression. Neurol Clin. 1995; 13:351–363

[108] Sachs BL, Zindrick MR, Beasley RD. Reflex Sympathetic Dystrophy After Operative Procedures on the Lumbar Spine. J Bone Joint Surg. 1993; 75A:721–725

[109] Ochoa JL. Reflex? Sympathetic? Dystrophy? Triple Questioned Again. Mayo Clin Proc. 1995; 70:1124–1125

[110] Mailis A. Is Diabetic Autonomic Neuropathy Protective Against Reflex Sympathetic Dystrophy? Clin J Pain. 1995; 11:77–81

[111] Mailis A, Meindok H, Papagapiou M, Pham D. Alterations of the Three-Phase Bone Scan After Sympathectomy. Clin J Pain. 1994; 10:146–155

[112] Kozin F, Genant HK, Bekerman C, et al. The Reflex Sympathetic Dystrophy Syndrome. Am J Med. 1976; 60:332–338

[113] Chelimsky TC, Low PA, Naessens JM, et al. Value of Autonomic Testing in Reflex Sympathetic Dystrophy. Mayo Clin Proc. 1995; 70:1029–1040

[114] Ochoa JL. Pain Mechanisms in Neuropathy. Curr Opin Neurol. 1994; 7:407–414

[115] Dotson R, Ochoa JL, Cline M, Yarnitsky D. A Reassessment of Sympathetic Blocks as Long Term Therapeutic Modality for "RSD". Pain. 1990; 5

[116] Hannington-Kiff JG. Relief of Sudek's Atrophy by Regional Intravenous Guanethidine. Lancet. 1977; 1:1132–1133

[117] Blanchard J, Ramamurthy W, Walsh N, et al. Intravenous Regional Sympatholysis: A Double-Blind Comparison of Guanethedine, Reserpine, and Normal Saline. J Pain Symptom Manage. 1990; 5:357–361

[118] Jadad AR, Carroll D, Glynn CJ, McQuay HJ. Intravenous Regional Sympathetic Blockade for Pain Relief in Reflex Sympathetic Dystrophy: A Systematic Review and a Randomized, Double-Blind Crossover Study. J Pain Symptom Manage. 1995; 10:13–20

28

Part X
周围神经

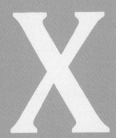

29 周围神经

29.1 概述

29.1.1 周围神经系统定义

周围神经系统(PNS)由连接中枢神经系统(CNS)和运动、感觉、躯体或内脏器官的特定神经纤维或轴突(包括Ⅲ～Ⅻ脑神经、脊神经、四肢神经以及颈丛、臂丛和腰丛)组成[1]。运动和感觉神经分类见表29-1。

表 29-1 运动和感觉神经纤维分类

感觉 分类	感觉和 运动分类	纤维最大径 (mcm)	最大传导速度 (m/s)	运动/ 感觉	评 述
Ⅰa	A_α	22	120	运动	大α运动神经元的Ⅸ层(纤维外)主要感觉传入(肌梭本体感觉)
Ⅰb	A_α	22	120	感觉	高尔基腱器官,触觉和压力受体
Ⅱ	A_β	13	70	感觉	肌梭的次级传入神经(花洒样),粗糙接触,压力受体,Pacinian 小体(振动)(到后柱[a])
Ⅱ	A_γ	8	40	运动	Ⅸ层的小γ运动神经元(纤维内)
Ⅲ	A_δ	5	15	感觉	小,薄髓鞘,轻触,压力,疼痛和温度感觉
Ⅲ	B	3	14	运动	小,薄髓鞘神经节前自主神经纤维
Ⅳ	C	1	2	运动	所有节后自主神经纤维

29

续　表

感觉 分类	感觉和 运动分类	纤维最大径 (mcm)	最大传导速度 (m/s)	运动/ 感觉	评　述
				感觉	无髓鞘疼痛和温度觉(到 脊髓丘脑束)

a 这类纤维在脊髓后索,神经根入髓区中较 C 类纤维更靠近中线(DREZ 手术目的在于毁损 C 类纤维、保留 A_β 纤维,因而对其很重要)

29.1.2　肌力和反射分级

肌力分级通常使用英国皇家医学研究理事会(MRC)的分级[2],常用的版本见表 29-2。肌张力分级见表 29-3[2]。

表 29-2　英国皇家医学研究理事会的肌力分级

级　别	肌　　力
0	没有收缩
1	颤动或细微的收缩
2	无重力情况下主动运动
3	抵抗重力的主动运动
4	抵抗阻力的主动运动,细分为→ {4− 抗轻微阻力 / 4 抗中等阻力 / 4+ 抗强阻力}
5	正常肌力
NT	不可测

表 29-3　肌牵张反射(深层肌腱反射)评分表

级　别	定　　义
0	没有收缩(完全麻痹)
0.5+	加强试验可引出[a]
1+	低于正常
2+	正常
3+	较正常敏感(反射过强)
4+	反射过强并有阵挛
5+	持续阵挛

a 下肢加强试验:嘱病人左、右手的手指勾住并用力拉(Jendrassik 法)。上肢加强试验:令病人咬紧牙关

29.1.3 上运动神经元与下运动神经元

下运动神经元(LMN)(第一级运动神经元):细胞体位于脊髓(前方灰质)或者脑干(脑神经运动核)。轴索直接与神经肌肉接点连接。

上运动神经元(UMN)(第二级运动神经元):一些细胞体位于大脑的初级运动皮质(中央前回)。轴索与LMN连接。

UMN 和 LMN 受损所致麻痹的比较见表 29 - 4。

表 29 - 4 上运动神经元麻痹与下运动神经元麻痹的比较

	上运动神经元麻痹	下运动神经元麻痹
可能的病因	卒中(运动区、内囊等),脊髓损伤,颈椎病	椎间盘突出,神经压迫综合征,脊髓灰质炎,进行性肌萎缩(PMA)
肌张力	开始低下;随后折刀样痉挛	低下
腱反射	亢进;可出现阵挛	消失
病理反射(例如 Babinski 征,Hoffmann 征)	存在(数天或数周后)	消失
肌肉表现	可出现自发痉挛和一些失用性萎缩	纤颤(需 EMG 测定),肌束震颤;数天到数周后由于营养原因萎缩

29.1.4 肌束震颤与纤颤

肌束震颤是可以肉眼见到的肌肉收缩;而纤颤肉眼不可见,需要 EMG 检测(又称纤颤诱发电位,见章节 14.3.2)。

肌束震颤代表一组肌肉纤维的放电(所有或一部分运动单位),在前角细胞病变最常见,包括:

1. 肌萎缩性侧索硬化(ALS):见章节 10.6.2。
2. 脊髓性肌萎缩:见章节 92.4.2。
3. 脊髓灰质炎。
4. 脊髓空洞症。

29.2 肌肉的神经分布

29.2.1 上肢的肌肉、神经根、神经干、神经束和神经

见表 29 - 5。

表 29-5 肌肉神经分布(肩、上肢)[a]

	肌 肉	测试动作	神经根[b]	神经干[c]	神经束[d]	神 经
	颈深肌	颈部屈、伸、旋转	C1~C4	—	—	颈神经
	斜方肌	抬肩膀,展臂>90°	XI,C3,C4			脊副神经根
	膈肌	吸气	C3~C5			膈神经
*	前锯肌	拉肩膀向前	C5~C7	—	—	胸长神经
	肩胛提肌	上提肩胛骨	C3,C4,**C5**			肩胛背神经
	菱形肌	内收、上抬肩胛骨	C4,C5			同上
	冈上肌	上臂外展(15°~30°)	C4,C5,C6			肩胛上神经
*	冈下肌	上臂外旋	**C5**,C6	S	—	同上
	背阔肌	上臂内收	C5,C6,C7,C8			胸背神经
	大圆肌,肩胛下肌	同上	C5~C7			肩胛下神经
*	三角肌	上臂外展(30°~90°)	**C5**,C6	S	P	腋神经
	小圆肌	上臂外旋	C4,C5			同上
*	肱二头肌	前臂屈(手旋后),前臂旋后	**C5**,C6	S	L	肌皮神经
	喙肱肌	屈曲肩膀的肱部	C5~C7			同上
	肱肌	屈前臂	C5,C6			同上
*	尺侧腕屈肌	手尺侧屈	C7,**C8**,T1	M,I	M	尺神经
	指深屈肌 Ⅲ、Ⅳ(尺侧)	屈 4~5 指远侧指骨	C7,**C8**,T1	M,I	M	同上
	拇收肌	内收拇指	C8,**T1**		M	同上
	小指屈肌	外展小指	C8,T1		M	同上

	肌　肉	测试动作	神经根[b]	神经干[c]	神经束[d]	神　经
	小指对掌肌	小指对掌	C7,C8,T1		M	同上
	小指短屈肌	屈小指	C7,**C8,T1**		M	同上
*	骨间肌	屈近侧指骨，伸远侧2个指骨，外展或内收手指	C8,**T1**	I	M	同上
	第3、4蚓状肌	屈近侧指骨，伸4~5远侧2个指骨	C7,**C8**			同上
*	旋前圆肌	前臂旋前	C6,C7	S,M	L	正中神经
*	桡侧腕屈肌	手桡侧屈	同上	S,M	L	同上
	掌长肌	屈腕	C7,C8,T1			同上
*	指浅屈肌	屈2~5指中节指骨，屈腕	C7,**C8**,T1	M,I	M	同上
*	拇短展肌	拇指外展	C8,**T1**	I	M	同上
	拇短屈肌	屈拇指近侧指骨	C8,**T1**			同上
*	拇对掌肌	拇指对掌	C8,**T1**	I	M	同上
	第1、2蚓状肌	屈2~3指近侧指骨，伸远侧2节指骨	C8,**T1**			同上
*	指深屈肌Ⅰ、Ⅱ（桡侧）	屈2~3指远侧指骨，屈手	C7,**C8**,T1	M,I	M	前骨间神经
*	拇长屈肌	屈拇指远侧指骨	C7,**C8**,T1			同上
*	肱三头肌	伸前臂	C6,**C7**,C8	all	P	桡神经
*	肱桡肌	屈前臂（伴拇指上指）	C5,**C6**	S	P	同上
*	桡侧腕长伸肌	桡侧伸手	C5,**C6**	S,M	P	同上

29

续　表

	肌　肉	测试动作	神经根[b]	神经干[c]	神经束[d]	神　经
*	旋后肌	前臂旋后	C6,C7	S	P	同上
*	指伸肌	伸手,伸 2～5 指骨	**C7**,C8	M,I	P	后骨间神经 (PIN)
	尺侧腕伸肌	尺侧伸手	**C7**,C8			同上
*	拇长展肌	拇指外展,桡 侧伸手	**C7**,C8	M,I	P	同上
	拇短伸肌、拇 长伸肌	伸拇指,桡侧 伸手	**C7**,C8			同上
	示指伸肌	伸示指,伸手	**C7**,C8			同上
	胸 大 肌：锁 骨头	将手臂推向前 抵抗阻力	**C5**,C6			胸外侧神经
	胸 大 肌：胸 肋头	收臂	C6,**C7**,C8			胸外侧、内 侧神经

a 用＊标注的项目是临床上重要的肌肉/神经
　美国拇指序习惯为：1＝拇指,2＝示指,3＝中指,4＝环指,5＝小指
b **粗体**表示主要的神经分布。还存在不同观点,所列出的是根据文献得出的大多数
　观点[3]
c 干(臂丛的干)：S＝上干,M＝中干,I＝下干,all＝所有三个干
d 束(臂丛的束)：P＝后束,L＝外侧束,M＝内侧束

29.2.2　拇指神经分布/运动

见表 29-6。

屈/伸发生在手掌平面。

外展/内收发生在与手掌平面成一定角度的平面。

对掌：使拇指越过手掌的运动。

表 29-6　拇指的三条神经分布

动　作	神　经	肌　肉
外展/屈/对掌*	正中神经	拇短展肌,拇短屈肌,拇对掌肌
内收	尺神经	拇收肌
伸	桡神经#	拇短伸肌和拇长伸肌

＊偶尔由尺神经支配
＃ 通过骨间后神经

29.2.3 下肢的肌肉、神经根、神经干、神经束和神经

见表 29 - 7。

表 29 - 7 肌肉神经分布(髋部、下肢)[a]

	肌 肉	动 作	神经根[b]	神经丛[c]	神 经
*	髂腰肌[d]	屈髋	**L1,L2**,L3	L	股神经,L1,L2,L3
	缝匠肌	屈髋,大腿外翻	L2,L3		股神经
*	股四头肌	伸膝,小腿	L2,**L3,L4**	L	同上
	耻骨肌	大腿内收	L2,L3		闭孔神经
*	长收肌	同上	**L2,L3**,L4	L	同上
	短收肌	同上	L2～L4		同上
	大收肌	同上	L3,L4		同上
	股薄肌	同上	L2～L4		同上
	闭孔外肌	大腿内收、旋外	L3,L4		同上
*	臀中/小肌	大腿外展、旋内	**L4,L5**,S1	S	臀上神经
	阔筋膜张肌	屈大腿	L4,L5		同上
	梨状肌	大腿旋外	L5,S1		同上
*	臀大肌	大腿外展(病人平卧)	**L5,S1**,S2	S	臀下神经
	闭孔内肌	大腿旋外	L5,S1	S	骶丛分支
	孖肌	同上	L4,L5,S1	S	同上
	股方肌	同上	L4,L5,S1	S	同上
*	股二头肌[e]	屈腿(助伸大腿)	L5,**S1**,S2		坐骨神经
*	半腱肌[e]	同上	L5,**S1**,S2		同上
*	半膜肌[e]	同上	L5,**S1**,S2	S	同上
*	胫骨前肌	足背屈	**L4,L5**[f]		腓深神经

	肌　肉	动　作	神经根[b]	神经丛[c]	神　经
*	趾长伸肌	伸 2～5 趾，足背屈	**L5**,S1	S	腓深神经
*	踇 长 伸 肌（EHL）[g]	伸踇趾，足背屈	**L5**[f],S1	S	同上
*	趾短伸肌	伸踇趾，伸 2～5 趾	**L5**,S1	S	同上
*	腓骨长/短肌	足屈跖旋前、外翻	L5,S1	L/S	腓浅神经
*	胫骨后肌	足屈跖上旋、内翻	L4,L5		胫神经
	趾长屈肌	跖屈，屈 2～5 趾末端	L5,**S1**,**S2**		同上
	踇长屈肌	跖屈，屈 踇 趾末端	L5,**S1**,**S2**		同上
	趾短屈肌	屈 2～5 趾	S2,S3		同上
	踇短屈肌	屈踇趾	L5,S1,S2		同上
*	腓肠肌	屈膝，踝跖屈	**S1**,S2	S	同上
	跖肌	同上	**S1**,S2	S	同上
*	比目鱼肌	踝跖屈	**S1**,S2	S	同上
*	踇展肌[h]	（无法检查）	**S1**,S2	S	同上
	会阴的 & 括约肌	自主收缩骨盆底	S2～S4		会阴神经

a 用 * 标注的项目为临床上重要的肌肉/神经

b 粗体指主要的神经支配，小分支通过附加说明列出。例如，当神经根表示为 L4、L5 时，表示 L5 是主要的神经支配，但是由 L4、L5 共同支配

c 丛：L=腰丛，S=骶丛

d 髂腰肌是髂肌和腰大肌的合并说法

e "腿筋"：常见的肌肉群名称，半腱肌和半膜肌（总称中央腿筋）以及股二头肌（外侧腿筋）

f 尽管很多文献指出胫骨前肌是由 L4 支配的，但也有很多学者认为 L5 支配起到更显著的作用

g 踇长伸肌是临床上测试 L5 的最适肌肉（尽管 S1 神经根病也可以使此肌肉肌力下降）

h 此肌肉在临床无法检查，但对于 EMG 很重要

29

29.3 周围神经损伤/手术

29.3.1 神经动作电位

使用一定振幅和持续时间刺激一根正常的神经纤维,超过其阈值就会产生传导性冲动,或者称神经动作电位(NAP)[4]。中等大小的轴突(纤维)阈值低于较大轴突,较大纤维的阈值低于较小或纤细的纤维[4]。

29.3.2 持续损伤时 NAP 的使用

在 60%以上的神经损伤中有不同程度的持续损伤[4]。

对于持续性损伤(LIC),如果需要手术修复,那么等到保守治疗失败再进行就太迟了。在受伤的头几个月 LIC 的远端如果存在 NAP,那么通常认为不需要外科干预。对于推荐何时检查,见表 29 - 8[4]。

表 29 - 8 建议行 NAP 检查的时机

损 伤	时 间
相对局灶性神经挫伤	2～4 个月
牵拉损伤(尤其是臂丛)	4～5 个月
部分损伤、压迫,压迫性病变以及肿瘤	任何时间
鉴别传导阻滞的部位(无论是神经失用、轴索中断还是神经断裂)	尽快

29.3.3 手术修复的时机

损伤位置与功能单位之间距离越长,手术干预就应该越早[4]。

24 个月原则[4]:失去神经支配 24 个月之后,大多数肌肉的功能就不能恢复。以下肌肉例外:面肌、大块强壮肌肉,例如肱二头肌、肱肌、腓肠肌,以及一些保留了部分神经支配的肌肉。

29.3.4 臂丛

■ **概述**

臂丛通常由 C5～T1 神经根的腹侧支组成(背侧支支配脊旁肌)。

表 29 - 5 显示了特定的肌肉动作等,同样见于图 29 - 1,"┐"指出所列肌肉的神经支配。"└"表示前面神经的分支。

■ **臂丛发出的神经**

• **桡神经**(C5～C8)

见图 29 - 2。

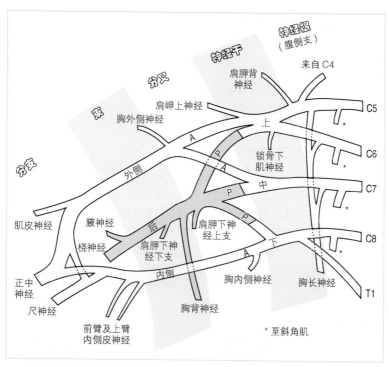

图 29 - 1 臂丛示意图

（经许可：Churchill Livingstone，Edinburgh，1973，R. Warwick & P. Williams：Gray's Anatomy 35ᵗʰ Edition Longman Group UK Limited）

桡神经（及其分支）分布在上臂和前臂的伸肌：

└肱三头肌（三个头）。

└肘肌。

└肱桡肌。

└桡侧腕长、短伸肌（后者起自大致终末分支的部位）。

└旋后肌（来自终末分支附近）。

└延续为后骨间神经进入前臂（C7，C8）。

　└尺侧腕伸肌。

　└指伸肌。

　└小指伸肌。

　└拇短伸肌、拇长伸肌。

　└拇长展肌。

　└示指伸肌。

- **腋神经**(C5,C6)

见图 29-2。

└┐小圆肌。

└┐三角肌。

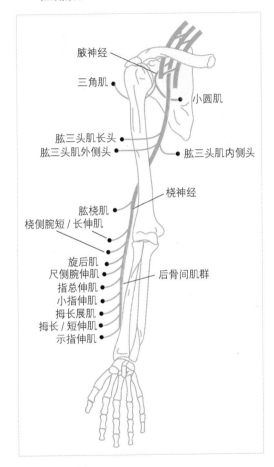

图 29-2　桡神经和腋神经的肌肉支配

- **正中神经**(C5～T1)

见图 29-3。

1. 上臂无分布。

2. 除了尺神经支配的两块肌肉外,正中神经支配前臂所有的旋前肌和屈肌。

└┐旋前圆肌。

└┐桡侧腕屈肌。

29

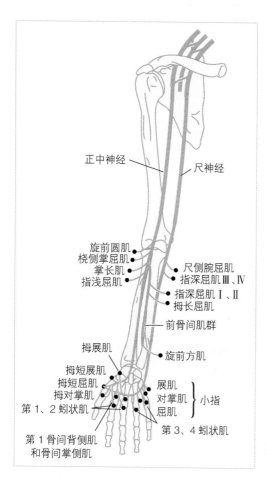

图 29-3　正中神经和尺神经的肌肉支配

（图中标注）

正中神经　　尺神经

旋前圆肌
桡侧掌屈肌
掌长肌
指浅屈肌

尺侧腕屈肌
指深屈肌Ⅲ、Ⅳ
指深屈肌Ⅰ、Ⅱ
拇长屈肌
前骨间肌群

拇展肌
旋前方肌

拇短展肌
拇短屈肌
拇对掌肌
第1、2蚓状肌

展肌
对掌肌　　小指
屈肌

第3、4蚓状肌

第1骨间背侧肌
和骨间掌侧肌

　　└掌长肌。

　　└指浅屈肌。

3. 手部：仅支配"LOAF"肌肉。

　　└第1、2蚓状肌（Lumbricals 1&2）。

　　└拇对掌肌（Opponens）。

　　└拇短展肌（Abductor pollicis brevis）。

　　└拇短屈肌（Flexor pollicis brevis）。

4. └在肘或更远处的分支是**前骨间神经**（纯运动神经）。

5. └指深屈肌Ⅰ、Ⅱ。

6. └拇长屈肌。

└旋前方肌。

- **尺神经**(C8,T1)

见图 29-3。

1. 上臂无分布。

2. 仅支配前臂两块肌肉：

└尺侧腕屈肌。

└半数指深屈肌(Ⅲ～Ⅴ指深屈肌)。

3. 所有手肌(除了上文中提到的"LOAF"肌)：

└拇收肌。

└所有骨间肌(骨间掌侧肌 3 块,骨间背侧肌 4 块)。

└第 3、4 蚓状肌。

└3 块小鱼际肌：小指展肌、小指对掌肌和小指短屈肌。

└拇短屈肌深部(通过尺神经深部分支)。

└掌肌(通过尺神经浅部分支)。

- **肌皮神经**(C5,C6)

支配上臂屈肌：

└喙肱肌。

└肱二头肌。

└肱肌。

└前臂外侧皮神经(终末支)支配前臂桡侧皮肤的感觉。

- **肩胛背神经**(C4,C5)

└菱形肌(大、小)。

└肩胛提肌。

- **肩胛上神经**(C5,C6)

└肩胛上肌。

└肩胛下肌。

- **肩胛下神经**(C5～C7)

└大圆肌。

└肩胛下肌。

- **胸背神经**(C6,C7,C8)

└背阔肌。

- **胸长神经**(C5～C7)

起自近端神经根。

└前锯肌(拉肩胛骨向前紧贴胸廓);损伤后出现"翼状肩胛"(检查方法：让病人斜靠墙,上臂外展,如果前锯肌无收缩,肩胛会和后胸壁分离。这是典型的翼状肩胛。变异可因为斜方肌损伤而发生,常在伴随副神经损伤或病人用保持在胸侧的肘部向前推动时显现)。

■ 解剖变异

• Martin-Gruber 吻合支[5]

位于正中神经和尺神经之间的吻合支,在 70 例尸检的 16 例中出现 (23%),双侧为 3 例(19%)。Ⅰ型(90%):1 个吻合支;Ⅱ型(10%):2 个吻合支。

根据起源于正中神经的位置分类:a 型(47.3%)起源于到前臂前屈肌的分支,b 型(10.6%)起源于总干,c 型(31.6%)起源于前骨间神经。在 15 例中解剖分支未出现,在 4 例中分为两支。吻合支通过倾斜角度或弧形汇入尺神经,在 4 例中位于尺动脉浅部,在 6 例中位于深部,在 9 例中与前尺回返动脉相关。

• Richie - Cannieu 吻合支

在手掌从正中神经至尺神经的运动连接支。发现于 70% 的病人。

(于 洮 赵 萌)

参考文献

[1] Fernandez E, Pallini R, La Marca F, et al. Neurosurgery of the Peripheral Nervous System - Part I: Basic Anatomic Concepts. Surg Neurol. 1996; 46:47–48

[2] Dyck PJ, Boes CJ, Mulder D, Millikan C, Windebank AJ, Espinosa R. History of standard scoring, notation, and summation of neuromuscular signs. A current survey and recommendation. J Peripher Nerv Syst. 2005; 10:158–173

[3] Medical Research Council. Aids to the Examination of the Peripheral Nervous System. London: Her Majesty's Stationery Office; 1976

[4] Kline DG, Hudson AR. Nerve Injuries: Operative Results for Major Nerve Injuries, Entrapments, and Tumors. Philadelphia: W. B. Saunders; 1995

[5] Rodriguez-Niedenfuhr M, Vazquez T, Parkin I, Logan B, Sanudo JR. Martin-Gruber anastomosis revisited. Clin Anat. 2002; 15:129–134

30 压迫性神经病

30.1 概述

压迫性神经病是一种周围神经损伤，源自外力或邻近解剖结构的压迫。发病机制各异，可有一到两个明确的压迫性因素或许多对神经局限性的、重复性的轻微压迫。某些神经由于表浅、位置固定、横穿一个局限的空间，或接近关节而在特定的部位特别容易受到压迫。最常见的症状是疼痛（在休息时频繁发生，夜间加重，常伴逆行性放射痛，而导致怀疑是更近端的病变）和压迫点的压痛。相关因素：

1. 糖尿病。
2. 低甲状腺素症：由于糖原在施万细胞内沉积所致。
3. 肢端肥大症。
4. 淀粉样变性病：原发性或继发性（如多发骨髓瘤）。
5. 癌症。
6. 风湿性多肌痛，见章节 11.3.3。
7. 风湿性关节炎：发病率 45％，有 1 种或 1 种以上的压迫性神经病。
8. 痛风。

30

30.2 损伤机制

短暂压迫主要影响有髓纤维而不损伤无髓纤维（急性重症损伤例外）。急性压迫可影响轴浆运输从而导致膜兴奋性下降。慢性压迫则既影响有髓纤维又影响无髓纤维并能造成前者的节段性脱髓鞘。若持续压迫，则会造成上述两种纤维发生轴突裂解和华勒变性（Wallerian degeneration）。关于缺血的损害问题存在争议[1]。有人认为压迫部位的静脉淤血可造成缺血，后者又可造成神经轴髓鞘外水肿而加重缺血。最终可能会发生纤维化、神经瘤形成及进行性神经病变等病理改变。

30.3　枕神经压迫

30.3.1　概述

枕大神经(Arnold 神经)是 C2 的感觉支(皮肤分布见图 28 - 1)。压迫表现为枕神经痛:疼痛位于枕部,常在上项线附近有一个扳机点。按压此处产生沿头背部向顶部的放射痛。

女性更常见。

30.3.2　鉴别诊断

1. 头痛:
(1) 可类似于转移性头痛。
(2) 可以是肌肉收缩性(紧张性)头痛的一部分。
2. 肌筋膜痛[2]:疼痛点可能距扳机点较远。
3. 椎基底系统疾病,如动脉瘤和蛛网膜下隙出血。
4. 颈椎病。
5. Chiari 畸形 1 型引起的疼痛(见章节 17.1)。

30.3.3　可能造成压迫的原因

1. 创伤:
(1) 直接创伤(缝合时的医源性损伤,包括手术中经过神经的缝线,例如,在颅后窝开颅手术关颅时)。
(2) 创伤性伸颈后[3],可以将 C2 神经根压在 C1 椎弓和 C2 椎板之间。
(3) 上部颈椎椎骨骨折。
2. 寰枢椎半脱位(AAS)(如风湿性关节炎)或关节病。
3. 被 C1~C2 增厚的韧带压迫[4]。
4. 神经瘤。
5. C2~C3 椎骨关节突的关节炎。

30.3.4　治疗

■ 概述

对于特发性枕神经痛:论点来自较小的、回顾性的病例研究,不足以断定局部注射和外科手术哪一种更有效。使用激素阻滞或局部麻醉仅能提供暂时的缓解。手术治疗,例如神经根减压术或神经切断术也可缓解某些病人的症状;然而,对于手术病人的选择标准不清楚,而且容易复发。

当没有神经功能缺陷时,此病通常有自限性。

■ 非手术治疗

1. 使用局部麻醉或激素进行枕大神经阻滞(见下文):

(1) 一般可使症状得到约 1 个月的缓解[5]。

(2) 不再作为诊断性治疗,因为其特异性太差。

2. 物理治疗:按摩和每日伸展练习。

3. 经皮神经电刺激(TENS)单元:随访 5 年可使 13 个病人中的 50%得到缓解[6]。

4. 口服抗炎药物。

5. 中枢性镇痛药物:加巴喷丁、帕罗西汀、阿米替林等。

6. 肉毒杆菌毒素注射[7]:注意有关研究中作为对照的安慰剂组也有较多起效。

如果已经有功能障碍的病人应用这些方法不能获得永久的缓解,则需要考虑手术治疗,然而许多人认为手术效果较差[2,8]。可以试用乙醇使神经组织崩解。使用颈围可能会加重症状,因此不能使用颈围治疗。

■ 枕神经阻滞

如果可以辨认出一个或多个扳机点的话(通常有一个位于上项线的扳机点),可以在这些部位进行注射。同样可以在枕神经穿出颈背肌肉的部位进行阻滞。

如果病变更靠近近端(例如,在 C2 脊神经节),需要再对神经节进行阻滞。方法[59](在透视下进行):乳突以下剃发,碘酊消毒;局部浸润麻醉,在 C1 和 C2 之间插入 20 号的脊髓穿刺针,即中线和颈背部肌肉的外侧缘之间。瞄向头侧,最终的靶点是在前后位透视上的 C1~C2 连接处的中点,几乎是贴在 C1 下关节突处走行。注入 1~3 ml 麻醉剂并检查 C2 分布区的神经痛。

■ 手术治疗

1. 如果压迫点位于 C1 和 C2 之间,则行 C2 神经根减压[4]。

2. 寰枢椎半脱位的病例,行减压术或寰枢椎融合可能有效(见章节 95.5)。

特发性枕神经痛的手术治疗:

1. 周围枕神经手术:对近端 C2 神经根或神经节的压迫可能无效。

(1) 枕神经切除术(见下文):

1) 神经周围抽出术。

2) 当枕大神经位于 C2 横突和下斜肌之间时做枕大神经抽出术。

(2) 酒精注射枕大神经。

2. 枕神经刺激器。

3. 松解斜方肌内的神经。短期效果:缓解率 46%,改善率 36%,14.5 个月时仅有 56%有改善[10]。

4. 通过后硬膜下入路行 C2 背根硬膜下分离。

5. 神经节切除术。

枕神经切除：枕神经通常进入中线两侧大约 2.5 cm 的颈部肌肉,恰好位于枕骨隆突下方。对枕大动脉的搏动进行触摸或多普勒定位有时有助于确定此神经的位置。然而手术后症状缓解率仅有约 50%,而且 1 年内复发者很常见。

30.4   正中神经压迫

30.4.1   概述

正中神经压迫两个最常见的部位：

1. 在腕部被腕横韧带压迫：腕管综合征(见下文)。

2. 在前臂上方被旋前圆肌压迫：旋前圆肌综合征见章节 30.4.4。

30.4.2   解剖

正中神经由 C5~T1 发出的神经根构成。正中神经是由臂丛的内侧索和外侧索组成的(图 29-1),并在上臂紧贴在肱动脉外侧下行。在喙肱肌水平此神经走行到肱动脉内侧。在肘窝,正中神经走行至肱二头肌腱膜后方,并进入前臂上部,在旋前圆肌的两个头之间走行,并支配此肌肉。

恰在此位置以远,分支形成纯运动性的前骨间神经,支配除屈指和屈腕的 2 块肌肉外的所有手指和腕的屈肌。前骨间神经紧贴指浅屈肌(FDS)深部表面下降,贴在指深屈肌上面。邻近腕部,它穿出 FDS 的外侧缘,变得更加表浅,位于桡侧腕屈肌肌腱的内侧,在掌长肌肌腱外侧,部分位于掌长肌肌腱表面以下。它在腕横韧带(TCL)下方通过腕管,腕管内此神经深部同样包含指深/浅屈肌肌腱(共有 9 条肌腱,每个手指 2 条,拇指 1 条[11])。运动支从 TCL 深方发出,但是可以反常地穿过 TCL。此神经支配所谓的"LOAF 肌"(第 1、2 蚓状肌,拇对掌肌,拇短展肌,拇短屈肌)。

TCL 附着于豌豆骨和钩骨,位于大多角骨和手舟骨结节的外侧。TCL 近端续于 FDS 上方的筋膜和前臂筋膜,远端续于屈肌支持带。TCL 向远端伸展,在远侧腕纹以远大约 3 cm 处进入手掌。掌长肌肌腱部分附着于 TCL,10% 的人群掌长肌肌腱缺如。

正中神经手掌皮肤分支(PCB)：在正中神经的桡侧表面发出,发出点位于桡骨茎突近端约 5.5 cm,中指的 FDS 表面的下方。它在 TCL 上方穿过腕部,提供鱼际肌基底的感觉性神经分布(因此在腕管综合征中并不受累)。

一般正中神经的感觉分布区见图 30-1。

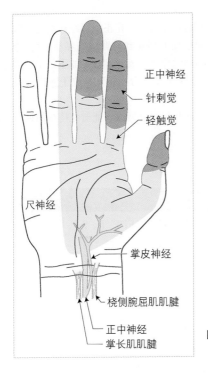

图 30-1 正中神经和尺神经在手掌侧的感觉分布

30.4.3 正中神经主干损伤

■ 概述

在肘以上水平,在很罕见的情况下正中神经可能被 Struther 韧带压迫(见下文)。在肘和前臂,在很罕见的情况下正中神经可能被以下三者之一压迫:① 纤维化的肌纤维束(肱二头肌腱膜)[12];② 旋前圆肌;③ 指浅屈肌纤维桥。神经病也可能是由直接或间接的创伤或外部压力造成("蜜月麻痹")[12]。当试图攥拳头时,长时间持续压迫正中神经主干会产生"祝福手"(由于 I、II 指深屈肌无力而表现为示指伸,中指部分屈曲)。

■ Struther 韧带

与 Struthers 弓不同,Struthers 弓是一种正常结构(见章节 30.5.2)。髁上突(SCP)是位于内上髁上方 5~7 cm 处的解剖变异,在 0.7%~2.7% 的人群中出现。Struther 韧带连接在 SCP 和内上髁之间。正中神经和桡动脉在此韧带下通过,尺神经可能也在下方通过。通常无症状,但是偶尔会引起典型的正中神经综合征。

■ **旋前(圆)肌综合征**

由直接创伤或反复用紧握的手做旋前动作造成。在正中神经和旋前圆肌两个头之间插入的部位形成压迫。引起模糊的疼痛和前臂肌肉容易疲劳,伴有握手无力以及示指和拇指难以定位的感觉异常。夜间症状不加重。手掌疼痛与腕管综合征(CTS)不同,原因是手掌正中皮肤分支(PCB)位于腕横韧带(TCL)之前,在 CTS 中不受累。

通过休息前臂治疗。当休息的同时症状仍有进展或不能避免持续的损伤时,可行手术减压。

■ **前骨间神经病**

• **概述**

> **要 点**
>
> 1. 三块肌肉无力:示指和中指的指深屈肌(FDP Ⅰ、Ⅱ)、拇长屈肌(FPL)和旋前方肌。没有感觉丧失。
>
> 2. 拇指和示指远节指节不能屈曲(掐指征)。

前骨间神经是正中神经的纯运动支,在上臂发出。前骨间神经病(AIN)无感觉缺失,主要表现为此神经支配的三组肌肉力弱:

1. 示指和中指的指深屈肌(FDP Ⅰ、Ⅱ):功能是屈指远端 2、3 指节。

2. 拇长屈肌(FPL):作用是屈拇指远端指节。

3. 旋前方肌(位于前臂远端):单独的作用不明确。

• **病因**

包括:特发性,肌萎缩,尺/桡骨骨折,穿通伤,前臂撕裂。

• **临床表现**

症状:使用拇指和示指抓小件东西时困难。特发性病例可能在之前有前臂疼痛。

查体:没有感觉缺失。

力量:单独检查第 1、2、3 指。检查者固定近端指间关节,要求被检查者屈远端指间关节。AIN 病人没有明显动作。

掐指征(pinch sign):病人在试图将示指和拇指尖用力做掐指,类似"OK"的动作时(图 30-2,左侧),末节指节不能屈曲,因此手指末端是指腹接触(掐指征)(图 30-2,右侧)[13]。

• **诊断**

除了查体以外,EMG 可能也是有用的。

EMG:主要使用 EMG 检查旋前方肌、指长屈肌(检查 FDP Ⅰ、Ⅱ 可能困难,原因是它们都有双重神经支配,尺神经也分布于此部分,支配位置较正中神经浅)。评价旋前圆肌很重要(如果异常提示病变在前臂近端)。

30

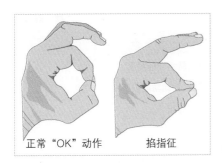

正常"OK"动作　　　　掐指征　　　　**图 30 - 2　掐指征**

• 治疗

在神经损伤的原因不明确时,建议先进行 8～12 周的试验性治疗,之后再进行手术探查,可能显示在神经起始部位有压迫带。

30.4.4　腕管综合征

■ 概述

要　点

1. 最常见的压迫性神经病。累及腕管处的正中神经。

2. 症状:手的麻刺感,夜间或者抬手的时候更重。

3. 查体不非常敏感:

感觉:第 1～3 指和第 4 指的桡侧针刺感减退。

敏感性:Tinel 征(敲击腕部)60%,Phalens 征(屈腕)80%。

4. 电生理检查:感觉潜伏电位(腕部)>3.7 ms,是最敏感的检查。

5. 治疗:

轻症:非手术治疗(NSAID、中立位夹板等)。

严重(神经功能缺失,>1 年):腕部正中神经松解,有效率 70%。

腕管综合征(CTS)是最常见的上肢压迫性神经病[14-16]。腕管松解术是数量最多的手部手术之一,大多数人术后都有满意的结果。腕管松解术结局见章节 30.4。正中神经在腕管中走行的过程中受压,位置恰在腕缝的远端。表 30 - 1 列举了腕管部位不同压力的作用。

表 30 - 1　腕管内压力

压力(mmHg)	描　　述
<20	正常
20～30	小静脉血流速度变慢

续　表

压力(mmHg)	描　　述
30	轴突转运功能损害
40	感觉、运动功能损害
60～80	血流停止

■ 流行病学

通常发生在中年病人。女：男＝4：1。超过50％的病人累及双侧,但通常以优势手为重。伴糖尿病的病人 CTS 和肘部尺神经病变(UNE)患病率更高。

■ 常见病因

见参考文献[19]。

大多数病例没有特殊的病因。CTS 在老年人中非常常见,没有特殊的易患因素。以下病因在年轻人中比较多见：

1. "经典的"CTS：病程缓慢,通常超过数月到数年。

(1) 创伤：通常和工作有关(也可以和业余爱好有关)。

1) 手或腕反复运动。

2) 反复用力捏握工具或其他物件。

3) 手和(或)腕部难受的姿势,包括伸腕、尺侧偏或特殊的强迫伸腕。

4) 对腕管直接的压力。

5) 使用振动性手动工具。

(2) 全身性疾病除了章节 30.1 列出的引起压迫性神经病的全身性疾病外(特别是风湿性关节炎、糖尿病),还应考虑：

1) 肥胖。

2) 局部创伤。

3) 妊娠：分娩 1 年后仍有 54％有症状,在妊娠早期就发病者更难缓解。

4) 黏多糖病Ⅴ型。

5) 结核性腱鞘炎。

6) 多发性骨髓瘤(屈肌支持带有淀粉沉积)：见章节 44.2。

(3) 前臂有肾脏透析用的动静脉瘘的病人 CTS 的发生率增加,可能和有缺血的基础(盗血和静脉血淤滞)或潜在的肾脏疾病有关。

2. "急性"CTS：一种不常见的疾病,CTS 的症状出现突然且严重,通常由某种类型的用力过度或创伤所引起。病因：

(1) 正中动脉栓塞：少于 10％的病人存在永存正中动脉。

(2) 腕横韧带出血或血肿。

■ **症状和体征**

对 CTS 的查体阳性率不高。症状和体征可以包括：

1. 感觉迟钝：

（1）特征性地表现为病人在夜间因手的疼痛性麻木醒来，主观感觉就像手的血液循环消失一样。病人经常通过一些办法来缓解，如手摇晃摆动、张手或摩擦手指、在手上浇上冷水或热水或在地板上踱步。症状可以向上放射至臂部，偶尔可远达肩部。

（2）白天可以引发症状的典型动作多是持续抬手的动作：拿一本书或报纸来读、开车和手持电话听筒、梳头。

（3）症状的分布：

1）桡侧三个半手指的掌侧（拇指、示指、中指和环指桡侧半的掌侧）。

2）这些手指近侧指间关节（PIP）远端的背侧。

3）手掌的桡侧半。

4）主观上累及小指的情况并不少见。

2. 手无力，特别是紧握时。典型表现为无法打开罐子。可以伴随鱼际肌萎缩（晚期改变，在当代 CTS 已经被大多数医师认识的情况下已经很难见到严重的肌萎缩）。个别病人可以表现为严重的肌萎缩而没有疼痛的病史。

3. 手或手指运动笨拙、不灵巧：和运动功能障碍相比，大多数是由于麻木引起。经常表现为系纽扣、拉拉链、戴耳环、穿内衣困难等。

4. 正中神经感觉分布区感觉减退：通常在指尖最明显，两点辨别觉缺失是更敏感的检查。

5. Phalen 试验：完全屈腕 30～60 秒，会产生或加剧疼痛或刺痛（80％的病例阳性）[21]。

6. 腕部 Tinel 征：轻叩腕管可以产生正中神经分布区的感觉异常或疼痛。60％的病人阳性。在其他情况下也可出现。反 Tinel 征：出现的症状向前臂放射，距离不等。

7. 缺血性试验：将血压带绑在腕部近端，使其膨胀 30～60 秒可以产生 CTS 疼痛。

■ **鉴别诊断**

鉴别诊断包括（修正后[62]）：

1. 颈神经根病：正中神经病或是尺神经病（C6 神经根病可类似于 CTS）病人中有 70％伴发此病。通常休息可以缓解，颈部运动可以加重。感觉障碍有皮肤分布区。已经有假说认为，颈神经根受压可以阻碍轴浆流动，使神经末端易受压迫损伤（双卡综合征即指此现象[23]）。虽然此假说已受到质疑[24]，但是尚未被否定。

2. 胸廓出口综合征：手肌而不是鱼际肌肌容积减少。感觉障碍在手和前臂的尺侧（见章节 31.8）。

3. 旋前圆肌综合征：和 CTS 相比更明显的是手掌疼痛（掌正中皮肤支不通过腕管，见章节 30.4.3）。

4. de Quervain 综合征：拇长展肌和拇短伸肌的腱鞘炎，经常由于手的反复运动导致。出现邻近拇指的腕部疼痛和压痛。25％的病人在妊娠期间发病，还有许多人在产后第一年内发病。通常腕夹板和（或）激素注射有效。神经传导速度（NCV）应显示正常。Flinkerlstein 试验：压住拇指外展肌的同时将拇指被动外展，如果疼痛加剧则为阳性[25]。

5. 交感营养不良性反射：可以是交感阻滞的反应，见章节 97.9。

6. 任何屈肌腱的腱鞘炎：偶尔可由于结核或真菌感染引起。通常病程长，无痛。可出现液体积聚。

诊断试验

电生理诊断（EDX）

肌电图（EMG）和包括神经传导速度（NCV）的神经传导学（NCS）：可以帮助鉴别 CTS 与颈神经根异常和肌炎等。

虽然 CTS 可以进展到轴突缺失，但它主要是脱髓鞘性损伤[26]。两种结果一致的感觉比较技术（正常或不正常）便足以证实和推翻诊断。对于边界异常，额外的感觉比较测试或组合的感觉指数（CSI）可以明确诊断。若感觉反应缺失，相对于尺神经区，正中神经支配区运动无力可以协助定位局部异常[27]。

> ### 临床指南：CTS 电生理诊断
>
> CTS 的实践指南推荐的诊断检查策略[28-30]：
>
> 1. 常规：跨手腕正中感觉神经传导检查（NCS），传导距离 13～14 cm。如果异常，则与症状肢体中的相邻感觉神经相比较。
>
> 2. 常规：如果跨手腕正中感觉神经传导检查（NCS）正常，则推荐进行额外比较。
>
> 3. 指南：从鱼际肌记录正中神经的运动 NCS，和症状肢体的另一神经 NCS。
>
> 4. 可选：补充 NCS。
>
> 5. 可选：对颈神经根行 EMG 筛查，检查含手掌部肌肉在内的所有肌肉。

NCV：电生理学研究支持使用跨腕横韧带正中神经传导研究来进行 CTS 的诊断。典型异常：延长的远端感觉和运动电位，减缓的传导速度和降低的运动感觉反应幅度。指南推荐的研究在美国神经肌肉和电生理诊断医学协会（AANEM），美国物理医学与康复学会（AAPM&R）和美国神经病学学会（AAN）发表。遵守指南诊断，诊断灵敏度大于 85％，特异性大于 95％[28]。感觉潜伏期比运动潜伏期更加敏感（注意：虽然高达 15％的病例可能有正常的电生理表现,但对于表现有正常感觉 NCV 和振幅的 CTS 病人施行手术应该十分谨慎)。

正常值见表 30-2,同样还列举了不正常值,但不正常的程度与症状严重程度的相关性并没有很好建立[27]。然而,如下的分类可以部分地预测具有一般和非常严重的 NCS 异常的病人在腕管隧道松解(手术)后比具有较轻 NCS 异常的病人预后更差[27,31]。

表 30-2 通过腕管的远端传导潜伏电位[a]

受累程度[b]	感 觉		运 动	
	潜伏(ms)[c]	放大(μV)	潜伏(ms)[d]	放大(mV)
正常	<3.7	>25	<4.5	>4
轻微受累	3.7~4.0		4.4~6.9	
中度受累	4.1~5.0		7.0~9.9	
严重受累	>5 或测不到		>10	

a 假定近端 NCV 正常
b 严重程度与数值无关(见正文)
c 示指
d 拇短展肌

EDX 解读(文献报道中可能会在结果和解读中包括了减慢的程度[27,32,33]):

1. 轻度:不正常的掌中间速度,相对于桡神经或尺神经。

2. 中度:延长的逆行或延长的动作潜伏电位,振幅消失。

3. 重度:EMG 运动轴索消失。

对于不确定的病例,比较正中神经和尺神经(或桡神经)的传导速度:正常时正中神经应该至少比尺神经快 4 m/s,如果结果相反,说明正中神经损伤。或者可以比较手掌正中神经和尺神经的感觉潜伏电位,正中神经的潜伏应该不会比尺神经长出 0.3 ms。

EMG:CTS 中超过 31% 正常。在相对严重的 CTS,可以显示多相性、阳性波、纤颤电位增加和大鱼际肌收缩的运动单位数量下降。如果出现运动功能受累,则有助于诊断颈神经根病。

严重的"终末期"CTS 病人,其感觉和运动电位可能无法测量,则 EMG 将丧失对病变定位的辅助作用(如:将 CTS 与其他病因相鉴别)。

• **实验室检查**

建议病因不清的病人进行此项检查(例如,年轻病人没有手反复运动的病史),该方案是对于任何外周神经病变有用的初始检查:

1. 甲状腺激素水平(总 T_4 或游离 T_4、TSH):排除黏液水肿。

2. 全面细胞计数(CBC):贫血在多发骨髓瘤病人中很常见,同样应排除淀粉样变性。

3. 电解质：

（1）排除慢性肾衰竭，可导致尿毒症性神经病。

（2）血糖：排除糖尿病。

4. 怀疑多发骨髓瘤的病人（见多发骨髓瘤的全部内容）：（见章节 44.2）

（1）24 小时尿查 κ 本周蛋白。

（2）血液检查：血清蛋白电泳（SPEP）和免疫电泳（IEP）（寻找 IgGκ 带）。

（3）骨骼放射性检查。

（4）CBC 常见贫血。

• **影像学检查**

除非怀疑有占位病变，否则不常规进行影像学检查。

腕部 MRI：敏感性很高。CTS 的表现包括：神经扁平或肿胀，屈肌支持带向掌侧弓形弯曲。还可能发现神经节囊肿、脂肪瘤等。水肿富有血管时出现增强。

诊断性超声：较 MRI 检查更便宜、更迅速，可以评估不同手腕姿势时的血流改变。18 MHz 探头可能提高影像质量。

■ CTS 治疗

临床指南：CTS 诊疗

美国矫形外科医师协会（AAOS）临床实践指南由美国神经外科医师协会、神经外科医师大会、美国整形外科医师协会、美国物理医学与康复学会和 AANEM 共同推荐[34]。

1. 确诊 CTS 的病人可以选择一疗程的非手术治疗。当有正中神经去神经支配的临床证据或病人选择直接进行手术时，早期手术也是一种选择（Grade C，Level Ⅴ）。

2. 当目前的治疗未能在 2～7 周内解决症状时，建议进行另一种非手术治疗或行手术治疗（Grade B，Level Ⅰ 和 Level Ⅱ）。

3. 当发现 CTS 同时伴有糖尿病、颈椎神经根病、甲状腺功能减退、多发性神经病、妊娠、类风湿关节炎和职业原因时，没有足够的证据提供 CTS 的具体治疗建议。（不确定）

4. 特定治疗：

（1）在考虑手术前治疗 CTS 病人时建议使用局部类固醇注射或夹板（Grade B，Level Ⅰ 和 Level Ⅱ）。

（2）可选口服类固醇以及超声检查（Grade C，Level Ⅱ）。

（3）建议使用腕管松解术治疗 CTS（Grade A，Level Ⅰ）。

尽管有 AAOS 的以上建议，但多项研究均报道即使存在多发性神经病，糖尿病病人的腕管松解术的结局也是良好的[35,36]。

■ 非手术治疗

措施包括：

1. 休息。

2. 非甾体消炎药(NSAID)、利尿剂、维生素 B_6 被证明无效[11]。

3. 治疗伴发疾病(例如甲状腺功能减退和糖尿病)，但是否会使 CTS 缓解尚无证据[11]。

4. 正中位夹板：在80%以上的病人可以缓解症状[37](通常在数日内)，并可降低感觉潜伏电位[38]。复发常见(病人不再行重体力劳动时效果好)。建议至少治疗 2～4 周。

5. 激素注射：对 75% 以上的病人有效[11]。33% 的病例在 15 个月内复发。可以反复注射，但一般应控制在 3 年内。

(1) 用 10～25 mg 氢化可的松。避免局部麻醉(可能掩盖注入神经内出现的症状)。

(2) 注射入腕管内(注入腕横韧带深部)，掌长肌尺侧，避开正中神经(在没有掌长肌的病人，注入第 4 指的延长线)。

(3) 已有报道此项技术可以导致正中神经损伤[39]，主要是由于注入神经内(所有激素在神经束内注射都有神经毒性，一些溶剂也一样)。

(4) 容易复发的情况：严重的电生理检查异常，持续麻木，感觉缺失，掌肌肌力下降和萎缩。

■ 手术治疗

• 概述

手术称作腕管松解术(CTR)，又称腕部正中神经松解术。

• 适应证

手术治疗推荐用于：持续麻木，症状>1 年无缓解，感觉缺失，掌肌肌力下降和萎缩[11]。因多发性骨髓瘤导致的病例手术治疗同样有效。

对于双侧 CTS，通常首先对疼痛严重的一侧手术。然而如果双侧的情况都很严重(在肌电图上)，并且如果病程的进展已经超出了疼痛阶段，仅仅导致无力和(或)麻木，则最好先在状况比较好的一侧手术，以试图至少在一侧使正中神经得到最大程度的恢复。也可以同时进行双侧手术[40]。对于严重的病例，神经功能可能不会立即恢复，应该等到 1 年之后再评价疗效。

• 成功率

70%以上通过手术可达到满意的疗效[41]，70%～90%再无夜间疼痛[41,42]。

• 手术技术

一些常用的手术技术包括：通过手掌切开、通过腕线横向切开(伴或不伴韧带切除术[43])和内镜技术(应用单层或双层切开)等。各手术方法的比较没有说服力的随机化试验证实过[11]。对于哪种术式最优也没有共同的意见，包括内镜或是开放 CTR[45,46]。

手掌入路(见图 30 - 3):

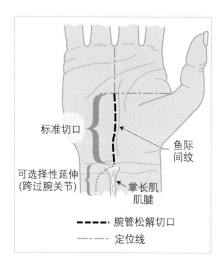

图 30 - 3　腕管综合征经手掌手术切口

对于右手外科医师,在病人的"腋下"(面对病人头部)行左侧 CTS。坐在病人的手臂(面对足)平面头侧行右侧 CTS。通常采用局部或者区域麻醉的门诊手术。如有放大装置(手术显微镜)则有助于手术。

切口沿第 3、4 指间的假想延长线(通常紧贴掌纹的尺侧以避免损伤PCB)。正中神经的位置可以通过掌长肌肌腱的位置来估计(位于此肌腱的尺侧)。切口起始于腕纹的远端,长度依赖于手掌的厚度(远端可以达到拇指起始端的水平)。另外,可以从腕纹向尺侧弯曲(有利于牵拉)。

正中神经的显露可以通过 15 号刀片行切口逐渐深入,透过腕横韧带(TCL)。所有的 CTS 手术都需要充分解剖和显露腕部的 TCL。如果遇到指浅屈肌的肌腱,术者需要向桡侧(拇指方向)寻找正中神经。在一些病例需要打开神经外膜;然而,神经内松解术可能弊大于利,需要避免。

使用 4 - 0 可吸收缝线逐层关闭切口。皮肤边缘使用 4 - 0 尼龙缝线间断垂直褥式缝合。手掌内使用一些柔软的物质填塞(打开包装的海绵)。用Kerlix® 盖上。

术后:包扎手掌,露出拇指。手腕抬高、休息数日。轻度至中度疼痛可以使用镇痛药物(例如对乙酰氨基酚、可待因)3~4 天。缝线于 7~10 天拆除。2~3 周不能从事重手部活动。

● 腕管手术的并发症[47]

1. 由于横切正中神经的掌侧皮肤支(PCB)后形成神经瘤引起疼痛:PCB

分支可以跨越鱼际间横线。

避免方法：使用放大镜，避免横向腕部切口，并且使切口稍微偏向鱼际间横线的尺侧。

处理：在该分支从前臂正中神经发出的部位缝合处理（会导致鱼际隆起的底部小范围的麻木）。

2. 桡神经背侧感觉支神经瘤：由近侧和桡侧的延伸切口造成。

可以通过神经瘤的神经松解术治疗。

3. 正中神经鱼际肌回返支（运动支）损伤：变异导致神经位于 TCL 上或穿过 TCL。

可以通过保持在中线尺侧部来避免损伤。

4. 直接损伤正中神经。

5. 在 TCL 的愈合缘形成手掌正中神经的移位和压迫。

6. 瘢痕过度增生导致正中神经受压：

(1) 通常由经过腕垂直线至掌屈褶线的切口造成。

(2) 避免方法：不通过腕屈线切开，或对于需要通过腕切开的病例，向尺侧倾斜 45°角[47]（见图 30-3 可选择性延伸）。

7. 症状没有改善：

(1) 诊断不正确：如果术前没有做 EMG 或 NCV 检查，应该在手术失败后进行[以排除诸如颈神经根受累（是否有后组肌群受累），或全身性周围神经病]。

(2) TCL 横切不完全：如果诊断正确的话，是手术失败最常见的原因（也可能是 TCL 近端的附属韧带或筋膜带切开不完全）。当此情况在重新探察中被发现后，75%的病人在完全分离后得到治愈或改善。

8. 关节僵硬：由腕和手指固定过长造成。

9. 掌浅弓（动脉）损伤：通常由 TCL 远端"盲"分离造成。

10. 屈肌肌腱绞死。

11. 复杂局部疼痛综合征：又称交感营养不良性反射，确切的发生率尚不清楚。报道的 132 例中有 4 例出现（此比例可能偏高，大多数外科大夫在其职业经历中仅能见到 1～2 例）。已经建议用酚妥拉明治疗。但大多数病例在大约 2 周后可以自限。

12. 感染：通常造成剧烈的压痛。

13. 血肿：通常同样导致剧烈的疼痛和压痛。

• **手术治疗结果（腕管松解）**

75%～90%的病人有症状缓解，或者在腕管松解后改善到令人满意的状态[17,44,48]临床改善最佳在 6 个月[49-51]，虽然感觉异常可能需要不少于 9 个月才能恢复[44,52-54]。

即使当存在广泛的周围神经病变时，减压的结果在糖尿病病人中也是良好的。相比之下,在肘部的尺神经病变在糖尿病病人中通常是严重的,并且主要是运动轴突损伤。这些病人通常对手术反应不良[35]。

- **手术治疗失败的处理**

CTR 后效果不满意包括:

1. 新症状:可能包括与手术范围不成比例的神经性疼痛,新的麻木/感觉异常区域或鱼际肌力弱[56]。若术后立即出现,则提示对正中神经分支的医源性损伤。

2. 持续症状(主要指手术失败或未改善):定义为与手术前相比保持不变的症状。病因包括:不正确的初步诊断,横断腕韧带不完全释放和严重(不可逆)的 CTS[14]。

3. 复发性症状:在症状复发之前有无症状期(没有标准化的复发性症状水平或间隔时间[44],虽然在一些研究中使用了 6 个月[56])。病因包括:正中神经周围纤维化、软组织粘连、滑膜增生、腱鞘炎、神经节淀粉样沉积物和微小的手掌半脱位[14,56]。

电生理诊断(EDX)研究:CTR 后,远端运动潜伏期 3 个月和 6 个月后升高,并可能持续升高长达 2 年[50,57,58]。电生理异常可能升高,但即使有临床改善也可能不会恢复到正常范围。当可以与术前研究相比较时,电生理学研究最有帮助[14,17,56,59,60]。对于手术失败后何时进行电生理检查,目前没有指南或标准建议。在腕管松解后 3～6 个月进行持续性症状的研究或是在出现新的或复发性症状时研究是合理的。如果重复性神经传导研究结果更差或者 EMG 检查有先前没有存在的去神经化(颤动电位和正尖锐波)的发现,则表明需要重复手术。时间不是再次手术的指征[61]。

30.5　尺神经压迫

30.5.1　概述

尺神经由 C7、C8 和 T1 神经根组成。尽管尺神经压迫是仅次于 CTS 的第二常见的压迫性神经病,但仍然相对少见。

可能的四个压迫部位:

1. 肘部以上:可能受 Struthers 弓压迫。

2. 肘部:肱骨外上髁沟(尺神经沟)在内上髁和鹰嘴突之间。受到筋膜压迫或动态压迫或重复的创伤。

3. 前臂:尺神经沟以远,在尺侧腕屈肌(FCU)两个头的韧带下面。

4. FCU 出口点。

5. 腕:Guyon 管。

病因:结构性、机械性或特异性。

运动方面的表现包括：

1. 可发生骨间肌萎缩，并且在第一骨间背侧最明显(在拇指虎口)。

2. Wartenberg 征：尺神经压迫最早期的表现之一(由于第三掌骨间肌肉无力引起的小指外展，病人常有小指无法插入衣服口袋的主诉)。

3. Froment 拇指抓握征：用拇指和示指抓住一张纸，引起拇指近端指间关节过伸和远端指间关节屈曲，是拇长屈肌(由前骨间神经支配)代替无力的拇收肌的结果[62]。

4. 爪样畸形(main en griffe)：在严重的尺神经损伤试图伸手指时出现(有人称此为祝福手"benediction hand"，和具有同样名称的正中神经损伤的区别是，后者在试图攥拳时出现此体征)。第 4、5 指和第 3 指(受累程度较轻)在掌指关节过度伸展(指伸肌没有骨间和"尺侧"第 3、4 蚓状肌的对抗)，并且在指间关节屈曲(由于牵拉长屈肌)。注意：C8 神经根病变也可以出现祝福手畸形[63]。

感觉方面的表现包括：

1. 小指和无名指尺侧。

2. 手背侧尺骨侧的感觉丧失。尺神经压迫病变在手腕不会有这种症状(背部尺骨皮肤神经分支接近手腕)。

30.5.2 肘以上损伤

病因可能是臂丛中索的损伤。

在上臂，尺神经在肱三头肌前方下降；有 70% 的人在 Struthers 弓(一条平窄的腱膜带，区别于 Struther 韧带)下通过(见章节 30.4.3)。这是一个不常见的压迫点，但是如果尺神经在分支不充分的情况下可以导致压迫和缠结[64]。

30.5.3 肘部压迫

■ 概述

在肘部或者以远产生压迫导致肘管综合征。严格来说，肘管由 FCU 的两个头部之间的纤维弓形成[65]，其近端入口刚好在髁后沟的远端。然而，通常说的"肘管综合征"也包括了沟内压迫。

又名延迟性尺神经麻痹，原因是最早的病例报道是发生在肘损伤后的 12 年或更多年以后，并且绝大多数在原发损伤后超过 10 年才发病。肘是尺神经最容易受伤的位置：在此处神经位置浅表且固定，并且穿过关节。大部分病例是原发的，但也可能有肘骨折(特别是肱骨外侧髁骨折，伴有肘外翻畸形)、脱位、关节炎或反复微小创伤的病史。韧带弓在尺神经沟上，附着于内上髁，可能增厚并压迫此神经，尤其是在屈肘时[65]。也可在麻醉过程中被损伤[66](见章节 31.5.11)。与主要是脱髓鞘表现的 CTS 相比，UNE 即使在慢性时仍有更多的轴突损失[31]。

■ 临床表现

典型症状有小指和环指尺侧不适[疼痛、麻木和（或）刺痛]、肘痛和手无力。早期症状可以是纯运动性的，不像正中神经受损总是有感觉受累（见Froment 征和上述的爪样畸形），可以因寒冷加重。经常是一种模糊的，有时被描述成手指协调性差、笨拙的症状。可发生手部被尺神经支配的肌肉抽搐和容易疲劳。疼痛未必是一个有意义的表现，但是如果出现，实际上多为沿肘或前臂的尺侧表面分布。常见骨间肌萎缩。

尺神经通常有触痛，在尺神经沟可触及膨大。Tinal 征在肘上可阳性，但特异性不大。

分级：Stewart 分级[67]见章节 29.3.4。

■ 评估

• 电生理检查

来自 AANEM 实践参数协会的文献综述在肘部尺神经病变（UNE）的 EDX 研究中，报道的敏感性范围从 37％至 86％，特异性为 95％[28-30]。

EDX 解读：报道应包括定位，并评论病变主要是脱髓鞘病变还是轴突病变。报道可使用分级分类方法[28-30]。

以下表现提示肘部尺神经病变的局灶症状。多个内部一致的异常比孤立的异常更令人信服。按照证据强度的顺序列出。

远端感觉或混合神经动作电位（NAP）的感觉异常，特别是振幅的损失，不能定位尺神经病（正中神经病和腕管综合征则可以），运动部分的检查对于定位压迫点更有意义。

临床指南：肘部尺神经病电生理诊断标准

（不需要符合全部标准而且 EMG 检查也并非必需[29,70]）

1. 纯运动传导速度（NCV）<50 m/s，从肘下（BE）到肘上（AE）。

2. BE 到腕的 NCV 比 AE 到 BE 的 NCV 下降>10 m/s。

3. 复合运动潜伏电位（CMAP）的振幅通常随距离增加逐渐降低，但 BE 到 AE 降低 20％以上是不正常的（神经支配缺失，例如 Martin-Gruber 吻合支）（见章节 29.3.4）。

4. 如果刺激部位在手腕，通过小指展肌记录肘上、下尺神经运动功能检查，其结果是不可靠的。以下可能是有益的：

(1) 从 FDI 记录的 NCS（第一背骨间肌，由尺神经支配）。

(2) 微动研究记录，以厘米为增量的延迟和幅度。

(3) 具有严重的 UNE 和 Wallerian 变性——AE 至 BE 与腋窝至 AE 的比较。

(4) 检查尺神经支配的肌肉包括：第一骨间肌（FDI）和尺神经支配的前臂肌需要常规检查，小指展肌（ADQ），FDP 至环指或小指。如果尺神经支配的肌肉异常，则应检查非尺神经支配的 C8/内侧索/下干支配的肌肉和颈部脊旁肌（例如拇对掌肌）以排除臂丛神经病/颈神经根病。

预测良好结果的两个最重要的表现是尺神经支配手肌肉完整的复合肌肉动作电位（CMAP）振幅由肘部传导阻滞（CB）引起的传导速度减慢，这与脱髓鞘一致都具有更好的预后[71]。预后不良的表现与轴索损失一致，具有小的或不存在的 CMAP，也没有 CB。

- **超声诊断**

尺神经病变的定位可能很难通过电生理检查得出。近期诊断性超声检查得到了发展，该超声使用高频探头（18 MHz），同样适用于鉴别病理，包括神经肿胀、横断[72]、神经瘤，在费用和快捷性等方面超过了 MRI。

■ 肘部尺神经病变的治疗

目前尚没有 AANEM、AAOS、神经外科年会（CNS）、美国神经外科协会（AANS）、AAPM&R 或美国整形外科医师协会认可的 UNE 治疗临床实践指南。治疗 UNE 的一个根本困难是多种病因和病变位置，个体自然史和对治疗的反应差异很大。主要治疗方法包括保守治疗和手术治疗。Cochrane 数据库综述表明，现有的证据不足以根据临床、神经生理和成像特征确定 UNE 的最佳治疗方法[73,74]。

对于间歇性症状，无肌萎缩和轻度 EDX 异常的病人，可考虑进行非手术治疗（见下文）。尽管最佳的非手术治疗方式以及其治疗周期目前尚不明确，但对于未能保守治疗的病人，建议手术干预。

建议方案：

1. 轻度或中度 UNE（1 级和 2 级，表 30-3）：研究报道保守治疗改善或完全康复率为 30%～90%[31,67]。每 2 个月跟踪这些病人以检测恶化。如有恶化发生，无论成像结果如何，都指示手术探查。

表 30-3　尺神经损伤的 Stewart 分级

级 别	描 述
1（轻）	感觉症状±运动症状；±感觉丧失；无肌萎缩或虚弱
2（中）	感觉症状与可检测的感觉丧失；轻度萎缩；4 或 4+肌力
3（重）	通常具有可检测的持续感觉丧失/感觉症状；中度至明显萎缩；4-或更小的肌力

2. 严重（3 级）UNE：起初保守治疗，在 1 个月内获得成像和随访。如果有症状恶化或发现结构异常，则需手术干预。如果稳定或改善以及影像正常，可每月随访。一旦恶化，则应行外科干预[67]。

UNE 在糖尿病病人中的患病率可能在增加。有轴索损伤的病人 UNE 通常更严重，这些病人手术效果不佳。

■ 非手术治疗

对病人应该避免的姿势（长期弯肘≥90°屈曲）进行宣教。避免肘部创伤（对病人进行教育，肘垫可有帮助）。如果可以发现并消除明确的创伤因素，效果通常比较理想。

■ 手术治疗

• 常用入路

大多数手术采用"较平缓的 Ω 形弧形"皮肤切口，中心位于内上髁，长约 6 cm，弧形顶端指向前方。尺神经位置恒定，因此在尺神经沟入口处很容易发现。然后向近端和远端游离。以下神经分支需要被保留：内侧前臂丛神经的后部分支（否则会沿前臂内侧出现新的麻木或感觉迟钝），至尺侧腕屈肌的分支（可能较早分支）。在肘关节或肘关节近侧的小的关节支可以通过简单的减压来保留，但如果移位而不能与尺神经一起被分离得足够远则可能无法保留。不行神经内部松解术，防止神经内纤维瘤。

选择其中的一种术式将确定后续步骤。

手术方法主要包括：

1. 不伴神经移位术的单纯神经减压[80]（见下文）：

（1）肘部：分离肘管支持带。

（2）肘部以远：分离尺侧腕屈肌两个头间的腱膜，有人建议在神经下方再把腱膜缝上。

（3）肘部近端：分离内侧肌间隔膜（在肱二头肌和肱三头肌远端）和 Struthers 弓（如果有的话）。

（4）保留尺侧腕屈肌的支配神经和手的背侧皮支（在手腕近端 5 cm 处发出）。

2. 神经减压和移位术（由于压迫的程度不同，故手术范围也不相同；所有的移位方式均要求一个悬吊结构，使神经保持在它的新位置）。可以移位到：

（1）皮下组织：这使得神经相当浅表，易受损伤。

（2）尺侧腕屈肌内（肌肉内移位）：有人认为这实际上会因肌肉内纤维化而使病情加重。

（3）肌肉下的位置（见下文）。

3. 内上髁切除术。通常合并进行减压术。最适用于伴有骨性畸形的病人。

4. 有时候切除神经瘤，需要爬行皮瓣。

• **肌肉下移位**

将神经移至旋前圆肌下,在尺侧腕屈肌(FCU)的深沟内。通常需要全身麻醉(气管内插管或喉罩吸氧)。

一些关键的内容[76,77]。

1. 皮肤切口延长至外上髁两侧约 8 cm 以暴露神经(保留肘前内侧皮神经,位于皮下脂肪组织,在肘部以下)。

2. 将此神经游离,注意保留尺侧腕屈肌(FCU)的神经和尺深屈肌的神经(通常在鹰嘴远端 2～4 cm 发出)。

3. 内侧肌间筋膜(在肱二头肌和肱三头肌远端之间)必须被切开,防止神经缠结。

4. 旋前圆肌在内上髁远端的位置必须完全被离断。

(1) 在内上髁远端开始将肌肉底面游离。

(2) 使用蚊式止血钳穿过肌肉底部协助。

(3) 肌肉被齐整地切开,电灼止血。

5. 在 FCU 的掌底面开槽容纳该神经。

6. 旋前圆肌重新被牵拉在神经之上,确认该神经可以在肌肉下方前后滑动。

7. 手术后通过各种动作来测试肘部寻找内上髁肱三头肌内侧的弹响点[78]。

• **神经移位术与神经减压术的比较**

对于大多数病例,推荐单纯减压术而不是移位术。除非有骨畸形和神经半脱位。

随机化研究显示减压术较移位术有相似的效果,但手术并发症少[73,79,80]。简单减压术相对于移位术的优点包括[68,81]:手术时间较短,在局部麻醉下更容易操作;在变动位置的神经周围避免神经扭结和肌肉纤维化;并且保留皮支、尺侧支和营养血管(小神经血管[67])。

关于单纯减压术的不同意见:屈肘时会有持续的压迫,可能出现神经半脱位(如果术前就有,行单纯减压术可能加重,单纯减压避免神经半脱位和血管供应丢失,避免神经 360°游离),关节压力缓解不充分。

■ **手术结果**

可能由于病人的症状出现较晚,故手术效果没有 CTS 的效果好。就整体而言,60％可以获得好到极好的效果,25％尚可,15％效果不佳(无改善或加重)[87]。在症状出现超过 1 年的病人中,效果还要差一些,仅有 30％症状改善[75]。低成功率同样见于老年病人和患有特定的内科疾病(糖尿病,酒精中毒等)的病人。对于疼痛和感觉改变的效果要好于肌无力和肌萎缩。

30.5.4 前臂神经嵌压

罕见。在肘部稍远端,尺神经从内上髁和鹰嘴突之间的尺神经沟通过,在连接尺侧腕屈肌两个头的筋膜带(尺管)下方进入两个头之间,在浅屈肌和旋前圆肌的浅方。表现类似于迟缓尺神经麻痹(见上文)。

手术治疗包括上述肘部远端尺神经减压的步骤。一种定位尺神经在肘远端走行的方法:手术医师将自己的小指(病人患侧手对侧的手)的近端指节置于尺神经沟,方向指向腕的尺侧[4]。

30.5.5 腕部或手神经嵌压

在腕部,尺神经末端进入 Guyon 管,此管的顶是掌筋膜和掌短肌,底是手掌屈肌韧带和豆钩韧带。

Guyon 管:位于腕横韧带浅方(腕横韧带覆盖腕管,压迫正中神经,产生腕管综合征)。

Guyon 管内部没有肌腱,仅有尺神经和动脉。在此管中间,神经分成深、浅两支。浅支主要是感觉性的(除了掌短神经的分支),支配小鱼际肌和环指的尺侧。深支(肌肉支)支配小鱼际肌,第 3、4 蚓状肌和所有的骨间肌。偶尔小指外展小分支从主干或浅支分出。

Shea 和 McClain[83] 将 Guyon 管内的尺神经病变分为三类,见表 30 - 4。在手掌同样可以发生远端运动支损伤,产生和 II 型损伤类似的症状。

表 30 - 4 Guyon 管中尺神经病变的类型

类　　型	压迫部位	无　　力	感觉障碍
I 型	恰在 Guyon 管近端或内部	尺神经支配的全部固有肌	尺侧手掌a
II 型	沿深分支	深分支支配的肌肉b	无
III 型	Guyon 管远末端	无	尺侧手掌a

a 尺侧手掌:小鱼际肌和环指尺侧半,仅位于手掌表面(背侧由背侧皮支支配)
b 取决于部位,可以不累及小鱼际肌

腕神经节损伤最常见[84],但是也可为创伤造成(气钻、钳子、反复按压订书机、骑自行车时车把斜靠在手掌上)。症状和尺神经在肘部受累的情况相似,但不会有手掌背侧的感觉缺失,这是因为背侧皮支在前臂腕近端 5~8 cm 离开神经(尺侧腕屈肌不受累,III、IV 指深屈肌没有定位价值,因为即使近端病变能使其受累也极少见)。通常肌电图有助于确定病变部位。当出现疼痛时,叩击豌豆骨可以加重(Tinel 征),也可以放射至前臂。

对于难治的病例可行手术减压。定位:找到尺动脉,神经位于此动脉的尺侧。关于单纯减压和皮下移位哪个更好仍有争议,研究结果类似。然而移植组在小宗病例研究[79,80]中并发症更多。

30.6 桡神经损伤

见参考文献[85]。

30.6.1 应用解剖

发自臂丛三个干的后干。接受 C5～C8 的神经分布。此神经沿桡神经沟向外侧走行,此处容易受到压迫,或者因骨折而受伤。

和臂丛后索损伤鉴别是看是否有三角肌(腋神经)和背阔肌(胸背神经)受累。

30.6.2 腋部受压

病因:不正确使用拐杖,或醉酒后睡眠中手臂姿势导致。

30.6.3 中-上臂压迫

■ 病因

1. "星期六夜麻痹":睡眠中胳膊不正确的姿势(特别是当醉酒时,失去对不适姿势自我调节的能力,例如同伴的头枕到手臂上)。

2. 全身麻醉情况下手臂不正确的姿势。

3. 由于肱骨陈旧骨折形成的硬茧。

临床表现:伸腕无力(腕下垂)和伸指无力。＊重点:肱三头肌正常,因为其支配神经发出点在螺旋沟近端。远端神经受累不同,可包括指伸肌瘫痪和桡神经分布区感觉异常。鉴别诊断:单纯伸腕伸指无力也可见于铅中毒(通常为双侧,常见于成人)。

■ 前臂压迫

- 概述

桡神经恰在肘上进入上臂的前间隔。在分为后骨间神经和桡神经浅支之前,它向肱肌、肱桡肌和桡侧腕长伸肌(ECR)发出分支。后骨间神经通过纤维带,即所谓的"Frohse弓",而进入旋后肌。

- 后骨间神经病

后骨间神经病("PIN")可以源自:脂肪瘤、神经节、纤维瘤、关节炎、Frohse弓压迫(罕见)和手臂的过度使用。

治疗:对经过4～8周预期治疗没有反应的病例应进行探察,松解任何压迫(包括Frohse弓)。

- 桡管综合征

又名旋后肌管综合征。有争议。"桡管"从肘上向肘远端延伸,在不同的部位,它的组成结构也不一样(肌肉、纤维带等)[90]。它包含桡神经及其两条主要分支(后骨间神经和桡神经浅支)。手在暴力下反复旋前或旋后,或者旋后肌(有时为桡侧腕短伸肌)炎症发作(如网球肘),均可使神经受到创伤。特征性表现:疼痛在起自外上髁的总伸肌的部位,通过拉紧桡侧腕短伸肌,阻碍中指伸展。可以被误诊为顽固性"网球肘"。也可在桡神经浅支的分布区域出现感觉异常,并且在桡骨头前方沿桡神经有局部压痛。尽管压迫部位和后骨间神经病相似,但与后者不同的是,桡管综合征通常没有肌无力。手术:很少需要,主要是神经减压[86]。

■ **损伤**

桡神经浅支的远端皮支穿过拇长伸肌腱,当伸拇指时此部位常受压。该神经的中间分支损伤常见,如戴手铐发生的损伤。导致拇指虎口背侧一小块区域感觉缺失。

30.7　腋神经损伤

在下述情况中可以发生单纯的腋神经损伤[87]:

1. 肩关节脱位:腋神经被束缚在关节囊[88]。
2. 俯卧位睡眠,手臂呈外展位放在头上方。
3. 胸部束带的压迫。
4. 在肩后面上部的注射损伤。
5. 腋神经在四边形孔被压迫(四边形孔边界为大圆肌、小圆肌、肱三头肌长头和肱骨颈),腋神经和旋肱后动脉在此通过。血管造影可以显示在上臂外展和外旋位时,动脉血供消失。

30.8　肩胛上神经损伤

■ **概述**

肩胛上神经是一条混合性周围神经,发自臂丛上干,由 C5、C6 组成。压迫发生在肩胛上切迹内,肩胛横(肩胛上)韧带(TSL)的下方。病人经常有冰冻肩和肩部创伤的病史。压迫导致冈下肌(IS)、冈上肌(SS)和深部肌萎缩,及难以定位的肩部疼痛(神经的感觉部分分布于关节囊的后部,但是没有皮肤分支)。

■ **病因**

1. 神经在肩胛上切迹处被肩胛横韧带(TSL)压迫[89]。
2. 反复肩部外伤:如果是因为负重这类原因引起,可能双侧都会有受累。
3. 腱鞘囊肿或肿瘤[90](可行 MRI 检查)。
4. 因盂唇撕裂造成的侧唇囊肿(肱二头肌长头附着于上盂唇;检查盂唇

撕裂的方法是 MRI 关节造影)。

■ **鉴别诊断**[89]

1. 肩关节内或周围的病变:

(1)肌腱套损伤(区分可能非常困难)。

(2)粘连性肩胛炎。

(3)肱二头肌腱鞘炎。

(4)关节炎。

2. 病变限于肩胛上神经的 Parsonage - Turner 综合征(见原发性臂丛神经病,见章节 31.5.4)。

3. 颈神经根病(多是 C5)。

4. 上臂丛病变。

注意:后面的两种也会产生菱形肌和三角肌无力,并且通常有皮肤感觉缺失。

诊断需要通过神经阻滞暂时缓解症状,EMG 上 IS,SS 不正常(肩关节囊的旋转套撕裂时,纤颤电位会缺失)。肩胛上神经阻滞可以短暂缓解疼痛有助于明确诊断[91]。

■ **治疗**

如果没有肿瘤,治疗包括休息患侧上肢,物理治疗,NSAID,辣椒素乳膏和皮质激素注射等。

手术治疗适用于那些已经被证明预期处理无效的病人。体位:侧卧位。切口:平行于肩胛冈上方 2 cm(有冈上肌萎缩更容易)。只需要沿着神经分离斜方肌(注意保护脊副神经)。为了定位肩胛上切迹,参考肩胛舌骨肌与肩胛骨的附着点并在其外侧触摸。肩胛上动脉、静脉穿过肩胛横韧带(TSL)并需要保留。使用较钝的神经拉钩抬起 TSL 并分离(没有必要暴露神经和切除骨切迹)。

30.9 感觉异常性股痛

30.9.1 概述

最初被称作 Bernhardt - Roth 综合征,有时被称作"暴徒(swashbuckler)病",感觉异常性股痛(MP)是由于大腿股外侧皮神经(LFCN)(一条纯粹的从 L2 和 L3 神经根分出的感觉性分支,见图 1.14 神经分布)在通过腹股沟韧带和它附着的髂前上棘(ASIS)之间的开口进入大腿的部位受压迫引起的症状。常见解剖变异,实际上神经可能穿过韧带,可发现多达 4 个分支。也可能是糖尿病性神经病最早的表现。

30.9.2 症状和体征

上部大腿外侧面烧灼样感觉迟钝,偶尔仅位于膝部以上,通常伴有对衣物的敏感性增加(痛觉过敏)。在分布区可出现感觉减退。自己在这些部位揉搓或摩擦以获得缓解是非常有特征性的表现[92]。MP 在 20% 的病例是双侧的。坐或平躺通常可改善症状。

在压迫部位可有压痛点(在此施加压力可产生疼痛),可借此定位神经穿出骨盆内侧到 ASIS 的部位。伸髋也可产生疼痛。

30.9.3 发生率

常见于肥胖病人,较紧的腰带或胸带、较长时间站立或行走都可以使症状加重。高发于糖尿病病人。也可见于较瘦的、曾在手术中保持同一种姿势的病人,一般为双侧,见章节 31.5.11。

可能的病因非常多。比较常见的病因包括:紧身衣或腰带、腹部手术后的手术瘢痕、心导管(见章节 31.5.12)、妊娠、在髂骨嵴取移植骨、腹水、肥胖、糖尿病性神经病和腹部或骨盆占位。

30.9.4 鉴别诊断

1. 股神经病:较 MP 感觉变化更靠近前内侧。

2. L2 或 L3 的神经根病:是否有运动无力(屈大腿或伸膝)。

3. 由于腹部或骨盆肿瘤引起的神经压迫(如果伴随胃肠道或泌尿生殖道的症状,应怀疑此病)。

此病通常可以根据临床表现做出诊断。需要时可行确诊性试验(常常为阴性),包括:

1. EMG(可能困难,肌电图不是总能找到神经)。

2. 当怀疑椎间盘疾病时需要 MRI 或 CT/脊髓造影。

3. 盆腔影像学检查(MRI 或 CT)。

4. 体感诱发电位。

5. 对于局部麻醉药的反应。

6. 近期使用高频探头(18 MHz)的超声在诊断方面显示了一定的价值。

30.9.5 治疗

■ 非手术治疗

有自行缓解的倾向,但常见复发。在考虑手术前应尝试非手术治疗,大约 91% 的病例可获得缓解[93]:

1. 祛除致病因素(收紧的腰带、背带、固定,紧身外套等)。

2. 对于肥胖病人：减肥和通过运动加强腹部肌肉通常是有效的，但很少被病人接受。

3. 避免伸髋的动作。

4. 在假定的收缩部位用冰敷，30 分钟，每天 3 次。

5. 选择 NSAID，用 7～10 天。

6. 辣椒素药膏，每天 3 次（见章节 28.4.5）。

7. 在感觉过敏的部位可使用利多卡因贴[94]（见章节 28.2.2）。

8. 中枢性作用的药物（例如加巴喷丁、卡巴咪嗪等）是有效的。

9. 如果上述办法无效，在有压痛的部位注射 5～10 ml 局部麻醉药（用或不用激素），或许在 ASIS 中间可以获得暂时的，有时是长期的缓解，同时可证实此病的诊断。

■ **手术治疗**

包括：

1. 手术神经减压（神经松解术）：较神经切除术失败率和复发率高。

2. 神经减压和移位。

3. 选择 L2 神经刺激。

4. 神经分割（神经切除术）更有效，但是也有可能导致去神经痛，并且遗留无感觉区域（通常并不严重）。通常作为最后的选择。

■ **技术要点**

见参考文献[93,95]。

最好在全身麻醉下进行。以压痛点远端 2 cm 为中心行 4～6 cm 的切口。由于神经走行不固定，手术一般需要探查，故需要充分暴露。如果不能找到神经，可能是由于暴露过浅。如果无法发现神经，可行腹部小切口从腹膜后寻找神经。注意：曾经出现过错误地分离了股神经的案例。

如果行神经切除术，则需要行电生理监测以防止切除运动根[相当于只切除股外侧皮神经（LFCN）]。分离神经，将其拉紧，在近端切断，断端将缩回盆腔。所有的神经都应送病理分析。神经切除术将导致 LFCN 支配的区域麻木，有时候此区域会逐渐缩小，导致病人痛苦的情况罕见。

有文献报道使用经腹股沟韧带上入路完成此手术[95]。

30.10　闭孔神经压迫

闭孔神经压迫是否存在尚有争议。闭孔神经由 L2～L4 神经根组成。沿骨盆壁走行，感觉支支配大腿内侧，运动支支配大腿内收（股薄肌和长、短收肌以及大收肌）。它可以被骨盆肿瘤压迫，同样也可在分娩过程中被胎头或产钳的压力损伤。

结果是大腿内侧麻木和大腿内收无力。

30.11　股神经压迫

由 L2～L4 神经根组成。压迫是股神经病罕见的病因。更常见的是由于骨折或手术。见章节 31.5.8。

30.12　腓总神经麻痹

30.12.1　概述和应用解剖

腓神经是最常见的出现急性压迫性麻痹的神经。

功能解剖：坐骨神经(L4～S3)鞘内包含两条独立的神经,位置多有不同(坐骨神经的腓骨支比胫骨支更容易受伤)(图 92 - 1)。

1. 胫后神经,或称胫神经(又称中间腿弯部神经),主要支配足反转及其他的运动。

2. 腓总神经(CPN),或腓神经(又名外侧腿弯部神经)：高位的损伤累及外侧腱(股二头肌短头)。CPN 经过腓骨头后部,此处浅表且固定,易受到压力或创伤(例如在膝部交叉大腿)。在此部位远端,腓总神经分成：

(1) 腓深神经(又名胫前神经)：一级运动。

1) 运动：伸足和趾[跗长伸肌(EHL),胫骨前肌(AT),趾长伸肌(EDL)]。

2) 感觉：支配第 1、2 足趾间很小的区域。

(2) 腓浅神经(又名黏膜皮肤神经)：

1) 运动：足外翻肌(腓骨长、短肌)。

2) 感觉：大腿远外侧和足背侧。

30.12.2　腓总神经损伤的原因

最常见的损伤原因是膝部损伤＋骨折(其他导致足下垂的原因见章节92.7.3)。

1. 压迫(在其经过腓骨头或穿过腓骨长肌处)。

2. 糖尿病和其他代谢性周围神经病。

3. 炎症性神经病：包括 Hansen 病(麻风病)。

4. 创伤性：例如足球运动员的夹伤,以及作用于膝部的分离性暴力引起的伸展性损伤、腓骨骨折、髋部损伤或膝部置换手术。

5. 穿通伤。

6. 腓骨头/小腿近端区域的占位病变：腘窝囊肿(Baker 囊肿)、胫前动脉瘤[96](罕见)。

7. 作用于腓骨头的压力：例如在膝部交叉大腿、投掷、产科的产钳等。

8. 神经内肿瘤：神经纤维瘤、神经鞘瘤、神经节囊肿。

9. 牵引损伤：踝部严重内翻扭伤。

10. 血管病：静脉血栓症。

11. 体重下降。

30.12.3　腓神经麻痹的表现

■ **概述**

1. 感觉改变(不常见)：累及大腿下半部的外表面。

2. 受累肌肉：见表 30－5。

表 30－5　腓神经麻痹时受累的肌肉

肌　　肉	神　　经	动　　作	受　　累
EHL		拇趾背屈	最易受累
胫前肌	腓深神经	踝关节背屈	↓
趾伸肌		足趾伸	最不易受累
腓骨肌(足外翻)	腓浅神经	足伸	(经常幸免)

腓总神经麻痹(最常见)会引起踝关节背屈减弱(由于胫骨前肌群瘫痪,足下垂)、足外翻力量减弱、腓浅及腓深神经支配区域皮肤感觉障碍(小腿外侧及足背)。在腓骨颈附近叩诊可能会出现 Tinel 征。只有当腓深神经受累时,才会出现足下垂伴轻度感觉丧失。需要与其他病因引起的足下垂相鉴别(见章节 92.7)。

■ **查体/临床联系**[76]

臀部水平损伤：除非损伤属于可以允许神经自发再生的类型,否则即使行手术治疗,恢复腓神经功能的可能性也较小。

大腿水平损伤：手术修复也很困难。一些腓肠肌功能恢复需要 6 个月以上,一些 AT 收缩可能需要 1 年及以上。

膝部水平损伤：如果恢复很顺利,腓肠肌功能恢复可能需要 3～5 个月。最早征象：试图反转足时可见腓骨近端外侧的肌肉抖动,背屈踝关节时可见腓外侧后部的肌腱紧张。

30.12.4　评估

■ **EMG**

需要在症状出现后 2～4 周,EMG 才会有阳性发现。刺激腓骨头上方和下方来获取预后信息：如果两个部位均无反应则预后差(表明发生了退行性变性）。华勒变性要大约 5 天时间产生恶化。

除了检查胫前肌常规的去神经化（见章节 14.3.2），还可以评估：

1. L5 支配的肌肉，腓总神经支配范围以外：

（1）胫后肌。

（2）趾长屈肌。

2. L5 支配的起点在膝上的肌肉（支配股二头肌短头的神经在腘窝近侧分出，使其在腓神经在腓骨头处受压的情况下不受累）：

（1）股二头肌（短头或长头）。

（2）阔筋膜张肌。

3. 脊旁肌：如果有去神经的征象，则支持病变位于神经根；如果为阴性，则无意义。

■ MRI

可能发现生长于上胫腓骨关节的神经节囊肿等疾病。

30.12.5 治疗

■ 概述

如果可逆的病因可以纠正，则预后良好。如果有难以去除的病因或者治疗无效时可考虑手术探查和减压。

■ 非手术治疗

紧固装置：踝-足矫正器（AFO）可以矫正踝关节不能背屈的缺陷，鞋子的外形并不突兀。如果仍然不够，或者为了稳定踝部，可使用弹簧支撑的向上弯曲的鞋子紧固带。应该对病人进行指导，避免出现跟腱的挛缩，以免神经功能恢复后踝关节背屈功能受损。

■ 手术治疗

在腘窝水平皮肤切口位于股二头肌小头的内侧（外侧旁腱），腓神经常位于该肌腱深部或从肌腱内侧穿过。此切口向远端沿着腓骨外科头外侧延伸。股二头肌向外侧牵拉，游离腓神经，并放置烟卷式引流。腓神经感觉支从腓神经分出的位置不定，可能在坐骨神经水平或者以远的位置。

在存在压迫的病例，外侧腓肠肌和比目鱼肌的筋膜覆盖在神经上，从腓骨头以远的位置将筋膜松解，360°地暴露神经。神经穿过腓骨颈后分为浅支和深支。浅支直接向远端走行支配腓骨长肌和腓骨短肌（足外转肌）。深支转向前方支配胫骨前肌、EHL 和𧿹趾伸肌。

如果需要取神经移植物，通常使用对侧腓肠神经，如有需要同侧的腓肠神经可作为补充。

30.13 跗管综合征

30.13.1 概述

在内踝的后方和下方,跗管内可发生胫(后)神经压迫。跗管被屈肌腱支持带(撕裂韧带)覆盖,后者从内踝向下延伸至跟骨结节。通常(但不一定)有陈旧的踝关节脱位或骨折病史。神经在屈肌支持带处受到卡压,导致足趾、足底疼痛和感觉异常(由于感觉支由跗管近端分出,所以常不累及足跟),典型者夜间加重。足肌无力可出现爪形足趾。通常可由骨折、脱位、风湿性关节炎导致,偶尔因肿瘤导致。

30.13.2 检查

在内踝按压神经产生向远端放射的感觉异常(Tinel 征)。最大程度的内翻或外翻足可加剧上述表现。背屈-外翻试验:最大程度外翻和背屈踝关节,同时背屈足趾 5～10 秒。如果发生疼痛,则为阳性。

30.13.3 诊断

EMG 和 NCV 有助于诊断。

30.13.4 非手术治疗

踝部外固定可以改善足的机械受力。

30.13.5 手术治疗

对确诊的病例如保守治疗无效可行手术减压。可行弧形切口,约在内踝后方、下方 1.5 cm。分离屈曲和支持韧带以及下面的分隔,一直分离远端神经分支直到其进入肌肉。

(于 洮 赵 萌)

参考文献

[1] Neary D, Ochoa JL, Gilliatt RW. Subclinical Entrapment Neuropathy in Man. J Neurol Sci. 1975; 24:283–298

[2] Graff-Radford SB, Jaeger B, Reeves JL. Myofascial Pain May Present Clinically as Occipital Neuralgia. Neurosurgery. 1986; 19:610–613

[3] Hunter CR, Mayfield FH. Role of the Upper Cervical Roots in the Production of Pain in the Head. Am J Surg. 1949; 48:743–751

[4] Poletti CE, Sweet WH. Entrapment of the C2 Root and Ganglion by the Atlanto-Epistrophic Ligament: Clinical Syndrome and Surgical Anatomy. Neurosurgery. 1990; 27:288–291

[5] Anthony M. Headache and the greater occipital nerve. Clin Neurol Neurosurg. 1992; 94:297–301

[6] Weiner RL, Reed KL. Peripheral neurostimulation for control of intractable occipital neuralgia. Neuromodulation. 1999; 2:217–221

[7] Freund BJ, Schwartz M. Treatment of chronic cervical-associated headache with botulinum toxin A: a pilot study. Headache. 2000; 40:231–236

[8] Weinberger LM. Cervico-Occipital Pain and Its Surgical Treatment. Am J Surg. 1978; 135:243–247

[9] Bogduk N. Local Anesthetic Blocks of the Second Cervical Ganglion. A Technique with Application in Occipital Headache. Cephalalgia. 1981; 1:41–50

[10] Bovim G, Fredriksen TA, Stolt-Nielsen A, Sjaastad O. Neurolysis of the greater occipital nerve in cervicogenic headache. A follow up study. Headache. 1992; 32:175–179

[11] Katz JN, Simmons BP. Clinical practice. Carpal tunnel syndrome. N Engl J Med. 2002; 346:1807–1812

[12] Laha RK, Lunsford LD, Dujovny M. Lacertus Fibrosus Compression of the Median Nerve. J Neurosurg. 1978; 48:838–841

[13] Nakano KK, Lundergan C, Okihiro M. Anterior Interosseous Nerve Syndromes: Diagnostic Methods and Alternative Treatments. Arch Neurol. 1977; 34:477–480

[14] Stewart JD. In: Median Nerve. Focal Peripheral Neuropathies . 4th ed. West Vancouver, Canada: JBJ Publishing; 2010:214–239

[15] Yasargil MG, Antic J, Laciga R, et al. Microsurgical Pterional Approach to Aneurysms of the Basilar Bifurcation. Surg Neurol. 1976; 6

[16] Atroshi I, Gummesson C, Johnsson R, Ornstein E, Ranstam J, Rosen I. Prevalence of carpal tunnel syndrome in a general population. JAMA. 1999; 282:153–158

[17] Mosier BA, Hughes TB. Recurrent carpal tunnel syndrome. Hand Clin. 2013; 29:427–434

[18] Jain NB, Higgins LD, Losina E, Collins J, Blazar PE, Katz JN. Epidemiology of musculoskeletal upper extremity ambulatory surgery in the United States. BMC Musculoskelet Disord. 2014; 15. DOI: 10.1186/1471-2474-15-4

[19] Feldman RG, Goldman R, Keyserling WM. Classical Syndromes in Occupational Medicine: Peripheral Nerve Entrapment Syndromes and Ergonomic Factors. Am J Ind Med. 1983; 4:661–681

[20] Padua L, Aprile I, Caliandro P, et al. Carpal tunnel syndrome in pregnancy: multiperspective follow-up of untreated cases. Neurology. 2002; 59:1643–1646

[21] Phalen GS. The Carpal Tunnel Syndrome. Clinical Evaluation of 598 Hands. Clin Ortho Rel Res. 1972; 83

[22] Sandzen SC. Carpal Tunnel Syndrome. Am Fam Physician. 1981; 24:190–204

[23] Upton RM, McComas AJ. The Double Crush in Nerve Entrapment Syndromes. Lancet. 1973; 11:359–362

[24] Wilbourn AJ, Gilliatt RW. Double-Crush Syndrome: A Critical Analysis. Neurology. 1997; 49:21–29

[25] Rempel DM, Harrison RJ, Barnhart S. Work-Related Cumulative Trauma Disorders of the Upper Extremity. JAMA. 1992; 267:838–842

[26] Robinson LR. How electrodiagnosis predicts clinical outcome of focal peripheral nerve lesions. Muscle Nerve. 2015; 52:321–333

[27] Werner RA, Andary M. Electrodiagnostic evaluation of carpal tunnel syndrome. Muscle Nerve. 2011; 44:597–607

[28] Jablecki CK, Andary MT, Floeter MK, Miller RG, Quartly CA, Vennix MJ, Wilson JR, American Association of Electrodiagnostic Medicine, American Academy of Neurology, American Academy of Physical Medicine, Rehabilitation. Practice parameter: Electrodiagnostic studies in carpal tunnel syndrome. Report of the American Association of Electrodiagnostic Medicine, American Academy of Neurology, and the American Academy of Physical Medicine and Rehabilitation. Neurology. 2002; 58:1589–1592

[29] Campbell WW. Guidelines in electrodiagnostic medicine. Practice parameter for electrodiagnostic studies in ulnar neuropathy at the elbow. Muscle Nerve Suppl. 1999; 8:S171–S205

[30] American Association of Electrodiagnostic Medicine. Chapter 9: Practice parameter for needle electromyographic evaluation of patients with suspected cervical radiculopathy: Summary statement. Muscle Nerve. 1999; 22:S209–S211

[31] Bland JD. A neurophysiological grading scale for carpal tunnel syndrome. Muscle Nerve. 2000; 23:1280–1283

[32] Robinson L, Kliot M. Stop using arbitrary grading schemes in carpal tunnel syndrome. Muscle Nerve. 2008; 37. DOI: 10.1002/mus.21012

[33] Bland JD. Stop using arbitrary grading schemes in carpal tunnel syndrome. Muscle Nerve. 2008; 38:1527; author reply 1527–1527; author reply 1528

[34] Keith MW, Masear V, Chung KC, Amadio PC, Andary M, Barth RW, Maupin K, Graham B, Watters WC,3rd, Turkelson CM, Haralson RH,3rd, Wies JL, McGowan R. American Academy of Orthopaedic Surgeons clinical practice guideline on the treatment of carpal tunnel syndrome. J Bone Joint Surg Am. 2010; 92:218–219

[35] Stewart JD. Mononeuropathies in Diabetics. 2012

[36] Thomsen NO, Cederlund R, Rosen I, Bjork J, Dahlin LB. Clinical outcomes of surgical release among diabetic patients with carpal tunnel syndrome: prospective follow-up with matched controls. J Hand Surg Am. 2009; 34:1177–1187

[37] Burke DT, Burke MM, Stewart GW, Cambre A. Splinting for carpal tunnel syndrome: in search of the optimal angle. Arch Phys Med Rehabil. 1994; 75:1241–1244

[38] Walker WC, Metzler M, Cifu DX, Swartz Z. Neutral wrist splinting in carpal tunnel syndrome: a comparison of night-only versus full-time wear instructions. Arch Phys Med Rehabil. 2000; 81:424–429

[39] Linskey ME, Segal R. Median Nerve Injury from Local Steroid Injection in Carpal Tunnel Syndrome. Neurosurgery. 1990; 26:512–515

[40] Pagnanelli DM, Barrer SJ. Bilateral Carpal Tunnel Release at One Operation: Report of 228 Patients. Neurosurgery. 1992; 31:1030–1034

[41] Katz JN, Keller RB, Simmons BP, Rogers WD, Bessette L, Fossel AH, Mooney NA. Maine Carpal Tunnel Study: outcomes of operative and nonoperative therapy for carpal tunnel syndrome in a community-based cohort. J Hand Surg Am. 1998; 23:697–710

[42] Brown RA, Gelberman RH, Seiler JG, III, Abrahamsson SO, Weiland AJ, Urbaniak JR, Schoenfeld DA, Furcolo D. Carpal tunnel release. A prospective, randomized assessment of open and endoscopic methods. J Bone Joint Surg. 1993; 75:1265–1275

[43] Pagnanelli DM, Barrer SJ. Carpal Tunel Syndrome: Surgical Treatment Using the Paine Retinaculatome. J Neurosurg. 1991; 75:77–81

[44] Louie D, Earp B, Blazar P. Long-term outcomes of carpal tunnel release: a critical review of the literature. Hand (N Y). 2012; 7:242–246

[45] Atroshi I, Larsson GU, Ornstein E, Hofer M, Johnsson R, Ranstam J. Outcomes of endoscopic surgery compared with open surgery for carpal tunnel syndrome among employed patients: randomised controlled trial. BMJ. 2006; 332. DOI: 10.1136/bmj.38863.632789.1F

[46] Atroshi I, Hofer M, Larsson GU, Ornstein E, Johnsson R, Ranstam J. Open compared with 2-portal endoscopic carpal tunnel release: a 5-year follow-up of a randomized controlled trial. J Hand Surg Am. 2009; 34:266–272

[47] Louis DS, Greene TL, Noellert RC. Complications of Carpal Tunnel Surgery. J Neurosurg. 1985; 62:352–356

[48] Louie DL, Earp BE, Collins JE, Losina E, Katz JN, Black EM, Simmons BP, Blazar PE. Outcomes of open carpal tunnel release at a minimum of ten years. J Bone Joint Surg Am. 2013; 95:1067–1073

[49] Guyette TM, Wilgis EF. Timing of improvement after carpal tunnel release. J Surg Orthop Adv. 2004; 13:206–209

[50] Zyluk A, Puchalski P. A comparison of the results of carpal tunnel release in patients in different age groups. Neurol Neurochir Pol. 2013; 47:241–246

[51] Padua L, Lo Monaco M, Padua R, Tamburrelli F, Gregori B, Tonali P. Carpal tunnel syndrome: neurophysiological results of surgery based on preoperative electrodiagnostic testing. J Hand Surg Br. 1997; 22:599–601

[52] Nancollas MP, Peimer CA, Wheeler DR, Sherwin FS. Long-term results of carpal tunnel release. J Hand Surg Br. 1995; 20:470–474

[53] Katz JN, Fossel KK, Simmons BP, Swartz RA, Fossel AH, Koris MJ. Symptoms, functional status, and neu-

romuscular impairment following carpal tunnel release. J Hand Surg Am. 1995; 20:549–555

[54] Pensy RA, Burke FD, Bradley MJ, Dubin NH, Wilgis EF. A 6-year outcome of patients who cancelled carpal tunnel surgery. J Hand Surg Eur Vol. 2011; 36:642–647

[55] Thomsen NO, Rosen I, Dahlin LB. Neurophysiologic recovery after carpal tunnel release in diabetic patients. Clin Neurophysiol. 2010; 121:1569–1573

[56] Jones NF, Ahn HC, Eo S. Revision surgery for persistent and recurrent carpal tunnel syndrome and for failed carpal tunnel release. Plast Reconstr Surg. 2012; 129:683–692

[57] Ginanneschi F, Milani P, Reale F, Rossi A. Short-term electrophysiological conduction change in median nerve fibres after carpal tunnel release. Clin Neurol Neurosurg. 2008; 110:1025–1030

[58] Shurr DG, Blair WF, Bassett G. Electromyographic changes after carpal tunnel release. J Hand Surg Am. 1986; 11:876–880

[59] Schrijver HM, Gerritsen AA, Strijers RL, Uitdehaag BM, Scholten RJ, de Vet HC, Bouter LM. Correlating nerve conduction studies and clinical outcome measures on carpal tunnel syndrome: lessons from a randomized controlled trial. J Clin Neurophysiol. 2005; 22:216–221

[60] Rotman MB, Enkvetchakul BV, Megerian JT, Gozani SN. Time course and predictors of median nerve conduction after carpal tunnel release. J Hand Surg Am. 2004; 29:367–372

[61] Stolp KA. Upper extremity Focal Neuropathies. 2013

[62] Brazis PW, Masdeu JC, Biller J. Localization in Clinical Neurology. 2nd ed. Boston: Little Brown and Company; 1990

[63] Harrop JS, Hanna A, Silva MT, Sharan A, Benzel EC, Stewart TJ. Neurological manifestations of cervical spondylosis: an overview of signs, symptoms, and pathophysiology. Neurosurgery. 2007; 60:S1–14-20

[64] Wilkins RH, Rengachary SS. New York 1985

[65] Dumitru D. Eleectrodiagnostic Medicine. Philadelphia: Hanley and Belfus; 1995

[66] Bonney G. Iatrogenic Injuries of Nerves. J Bone Joint Surg. 1986; 68B:9–13

[67] Stewart JD. In: Ulnar Nerve. Focal Peripheral Neuropathies . 4th ed. West Vancouver, Canada: JBJ Publishing; 2010:258–313

[68] Bartels RHMA, Menovsky T, Van Overbeeke JJ, Verhagen WIM. Surgical Management of Ulnar Nerve Compression at the Elbow: An Analysis of the Literature. J Neurosurg. 1988; 89:722–727

[69] Padua L, Aprile I, Mazza O, Padua R, Pietracci E, Caliandro P, Pauri F, D'Amico P, Tonali P. Neurophysiological classification of ulnar entrapment across the elbow. Neurol Sci. 2001; 22:11–16

[70] Practice parameter: electrodiagnostic studies in ulnar neuropathy at the elbow. American Association of Electrodiagnostic Medicine, American Academy of Neurology, and American Academy of Physical Medicine and Rehabilitation. Neurology. 1999; 52:688–690

[71] Beekman R, Wokke JH, Schoemaker MC, Lee ML, Visser LH. Ulnar neuropathy at the elbow: follow-up and prognostic factors determining outcome. Neurology. 2004; 63:1675–1680

[72] Cartwright MS, Chloros GD, Walker FO, Wiesler ER, Campbell WW. Diagnostic ultrasound for nerve transection. Muscle Nerve. 2007; 35:796–799

[73] Caliandro P, La Torre G, Padua R, Giannini F, Padua L. Treatment for ulnar neuropathy at the elbow. Cochrane Database Syst Rev. 2012; 7. DOI: 10.1002/14651858.CD006839.pub3

[74] Elhassan B, Steinmann SP. Entrapment neuropathy of the ulnar nerve. J Am Acad Orthop Surg. 2007;

15:672–681

[75] Le Roux PD, Ensign TD, Burchiel KJ. Surgical Decompression Without Transposition for Ulnar Neuropathy: Factors Determining Outcome. Neurosurgery. 1990; 27:709–714

[76] Kline DG, Hudson AR. Nerve Injuries: Operative Results for Major Nerve Injuries, Entrapments, and Tumors. Philadelphia: W. B. Saunders; 1995

[77] Janjua RM, Fernandez J, Tender G, Kline DG. Submuscular transposition of the ulnar nerve for the treatment of cubital tunnel syndrome. Neurosurgery. 2008; 63:321–4; discussion 324-5

[78] Spinner RJ, O'Driscoll SW, Jupiter JB, Goldner RD. Unrecognized dislocation of the medial portion of the triceps: another cause of failed ulnar nerve transposition. J Neurosurg. 2000; 92:52–57

[79] Bartels RH, Verhagen WI, van der Wilt GJ, Meulstee J, van Rossum LG, Grotenhuis JA. Prospective randomized controlled study comparing simple decompression versus anterior subcutaneous transposition for idiopathic neuropathy of the ulnar nerve at the elbow: Part 1. Neurosurgery. 2005; 56:522–30; discussion 522-30

[80] Biggs M, Curtis JA. Randomized, prospective study comparing ulnar neurolysis in situ with submuscular transposition. Neurosurgery. 2006; 58:296–304; discussion 296-304

[81] Tindall SC. Comment on LeRoux P D, et al.: Surgical Decompression without Transposition for Ulnar Neuropathy: Factors Determining Outcome. Neurosurgery. 1990; 27

[82] Youmans JR. Neurological Surgery. Philadelphia 1990

[83] Shea JD, McClain EJ. Ulnar-Nerve Compression Syndromes at and Below the Wrist. J Bone Joint Surg. 1969; 51A:1095–1103

[84] Cavallo M, Poppi M, Martinelli P, Gaist G. Distal Ulnar Neuropathy from Carpal Ganglia: A Clinical and Electrophysiological Study. Neurosurgery. 1988; 22:902–905

[85] Dyck PJ, Thomas PK. Peripheral Neuropathy. 2nd ed. Philadelphia: W. B. Saunders; 1984

[86] Roles NC, Maudsley RH. Radial Tunnel Syndrome: Resistant Tennis Elbow as a Nerve Entrapment. J Bone Joint Surg. 1972; 54B:499–508

[87] McKowen HC, Voorhies RM. Axillary Nerve Entrapment in the Quadrilateral Space: Case Report. J Neurosurg. 1987; 66:932–934

[88] de Laat EAT, Visser CPJ, Coene LNJEM, Pahlplatz PVM, Tavy DLJ. Nerve Lesions in Primary Shoulder Dislocations and Humeral Neck Fractures. J Bone Joint Surg. 1994; 76B:381–383

[89] Hadley MN, Sonntag VKH, Pittman HW. Suprascapular Nerve Entrapment: A Summary of Seven Cases. J Neurosurg. 1986; 64:843–848

[90] Fritz RC, Helms CA, Steinbach LS, et al. Suprascapular nerve entrapment: Evaluation with MR imaging. Radiology. 1992; 182:437–444

[91] Callahan JD, Scully TB, Shapiro SA, Worth RM. Suprascapular Nerve Entrapment: A Series of 27 Cases. J Neurosurg. 1991; 74:893–896

[92] Stevens HI. Meralgia Paresthetica. Arch Neurol Psychiatry. 1957; 77:557–574

[93] Williams PH, Trzil KP. Management of Meralgia Paresthetica. J Neurosurg. 1991; 74:76–80

[94] Devers A, Galer BS. Topical lidocaine patch relieves a variety of neuropathic pain conditions: an openlabel study. Clin J Pain. 2000; 16:205–208

[95] Aldrich EF, Van den Heever C. Suprainguinal Ligament Approach for Surgical Treatment of Meralgia Paresthetica. Technical Note. J Neurosurg. 1989; 70:492–494

[96] Kars HZ, Topaktas S, Dogan K. Aneurysmal Peroneal Nerve Compression. Neurosurgery. 1992; 30:930–931

31 非压迫性周围神经病

31.1 定义

周围神经病:(有时也用"多发神经病"一词)指周围神经弥散性病变,产生无力、感觉障碍和(或)反射改变。

单神经病:单根神经的病变,经常由创伤或压迫造成。

多发性单神经病:累及 2 支或更多的神经,通常由全身性疾病引起(例如血管炎、风湿性关节炎、糖尿病等)。治疗以治疗原发病为主。

31.2 周围神经病的病因

一种周围神经病病因的记忆方法是"GRAND THERAPIST"(表 31 - 1)。糖尿病、酒精中毒和急性感染性多神经炎(Guillain - Barre 综合征)占 90%。其他病因包括:动脉炎/血管炎、单克隆 γ 球蛋白病(见章节31.5)、丙型肝炎病毒(HCV)相关的冷球蛋白血症、急性特发性多神经炎和口眼干燥关节炎综合征(Sjogren 综合征/病)。

表 31 - 1 周围神经病病因的记忆法

G-R-A-N-D	T-H-E-R-A-P-I-S-T
Guillain - Barre 综合征(见章节10.7) 肾:尿毒症性神经病(见章节31.5.12) 酗酒(见下文) 营养性(维生素 B_{12} 缺乏等) 糖尿病(见下文)或药物(见章节31.5)	创伤性(Traumatic) 遗传性(Hereditary) 内分泌因素或压迫(Endocrine 或 Entrapment) 辐射(Radiation) 淀粉样变(Amyloid,见章节 31.5)或 AIDS(见章节 31.5) 卟啉病(Porphyria)或精神病(Psychiatric)或副肿瘤综合征(Paraneoplastic,见下文)或假性神经病(Pseudoneuropathy,见下文)或 PMR(见章节11.3) 感染性(Infectious)/感染后(例如 Hensen 病) 瘤样病变(Sarcoidosis,神经瘤样病变,见章节10.9)或"全身性(Systemic)" 中毒(Toxins,包括重金属,例如铅中毒,见章节67.1)

31.3 周围神经病的分类

1. 遗传性神经病：

(1) Charcot - Marie - Tooth 综合征(CMT)［又称腓骨肌萎缩，或遗传性运动和感觉性神经病(HMSN)］：有多达七种类型(最常见的类型是常染色体显性遗传，亦有 X 性连锁隐性遗传)。CMT 1 型和 2 型是周围神经最常见的遗传性神经病(发病率达 40/10 万)。脱髓鞘最常见。有运动(最初是下肢远端)和感觉功能(本体觉和振动觉)进行性丧失，伴上肢和下肢进行性萎缩。早期表现：弓形足伴槌状趾、垂足和反复踝扭伤。病人表现更类似于周围神经受累引起的压迫性神经病。Ⅰ型病人行走能力通常不丧失，然而 2 型病人常在十几岁时就有行走能力丧失。

(2) 遗传性神经病伴易患压力性麻痹(HNPP)：与 CMT 相似，但病因是由于局部髓鞘增厚("香肠样"改变)，轻度创伤或压力即可产生麻痹，可持续数月。

2. 获得性神经病：详见下文。

(1) 获得性单纯感觉性神经病(不伴有自主神经功能障碍)少见。可见于维生素 B_6 治疗或副肿瘤综合征(见下文)。

(2) 压迫性神经病：见章节 30.1。

3. 假性神经病：心因性的躯体疾病或装病而出现的疼痛、感觉异常、痛觉过敏、无力，甚至可以有客观发现，如颜色和温度的变化，和神经病的症状相似[2]。

31.4 周围神经病的临床表现和评估

31.4.1 临床表现

周围神经的临床表现包括感觉缺失、疼痛、力弱、动作不协调和行走困难。

31.4.2 评估

对不明原因的外周神经病病人的最初检查包括：

1. 血液检查：Hgb - A1C，TSH，ESR 和维生素 B_{12}。

2. EMG。

31

31.5　周围神经综合征

31.5.1　危重病多发性神经病(CIP)

又称为危重病性神经病、ICU 神经病等。鉴别诊断见章节 10.7"吉兰-巴雷综合征"。

可能发生于 70%以上的脓毒血症病人(并非所有的都有明显的症状)。首先影响远端肌肉。

诊断标准:

1. 存在脓肿、多器官衰竭、呼吸衰竭或全身性炎症反应综合征(SIR)。

2. 难以脱离呼吸机或者肢体力弱。

3. EMG:复合肌肉动作诱发电位(CMAP)和感觉神经动作电位(SNAP)降低。

4. 广泛的肌肉去神经支配诱发电位。

5. 血清肌酸激酶(CK)水平正常或仅有轻度增高。

在数周到数月时间内恢复(比吉兰-巴雷综合征恢复快)。治疗为支持治疗。50%可完全恢复。

31.5.2　副肿瘤综合征累及神经系统

见于 1%以下的癌症病人。早期癌症病人可有不明原因的周围感觉神经受累[3]。因此,当病人患有不明原因的感觉性神经病时,应排除隐匿肿瘤的可能性。如果检查结果为阴性,应对其进行随访,有 35%的病人在被随访平均 28 个月(3~72 个月)后被发现患有癌症[4](没有一种特定的癌症类型占优势,尽管以往报道肺癌是与感觉神经病相关的最常见的肿瘤)。

31.5.3　酒精性神经病

以产生弥散的感觉性神经病为特征,伴跟腱反射消失。

31.5.4　臂丛神经病

见参考文献[6]。

■ **评估**

检查:在病因不明的情况下,行胸部 X 线检查(CXR)(用顶脊柱前凸位)、血糖、红细胞沉降率和抗核抗体(ANA)检查。

若发病后 4 周左右病情仍无缓解则需要做臂丛 MRI(通常特发性臂丛神经炎在 4 周时会开始出现某些缓解。如果此时没有缓解,则应行检查以排除肿瘤)。

■ 臂丛神经病的病因鉴别诊断

1. Pancoast 综合征或 Pancoast 肿瘤又称上沟肿瘤。临床表现：肩部多种组合形式的疼痛，由于臂丛下部受累，疼痛可向上肢尺神经支配区放射；手部肌肉萎缩，霍纳综合征(见章节 32.5.6)，上肢水肿。病因：

(1) 肿瘤：

1) 最常见的：支气管癌，通常是非小细胞肺癌(NSCLC)(鳞癌或腺癌)，起自肺尖。

2) 转移癌。

(2) 感染。

(3) 炎症：肉芽肿。

2. (特发性)臂丛炎：最常见的是上丛或弥散性病变(见下文)。

3. 颈肋。

4. 病毒。

5. 继发于放射治疗：常为弥散性(见下文)。

6. 糖尿病。

7. 血管炎。

8. 遗传性：主要为基因性。

9. 创伤(见章节 31.6)。

■ 上肢神经性肌萎缩

· 概述

又称为特发性臂丛神经病，或者(麻痹性)臂丛神经炎、臂丛炎或者 Parsonage-Turner 综合征[7]。究竟是感染还是炎症尚不清楚，可能是一种过敏机制。预后一般良好。一般发作方式：一处或多处单神经炎，神经丛神经病，或者某些联合方式。详见表 31-2。

表 31-2 神经性肌萎缩

发病率	1.64/10 万
男：女	2.4：1
发病年龄分布	3 个月至 75 岁
前驱症状	•约 45％有病毒性前驱症状(25％有上呼吸道感染) •或在疫苗接种后
发作	迅速发作的疼痛或偏瘫/偏麻
首发症状	95％为疼痛
力弱	•50％局限于肩带区 •10％局限于一条周围神经
感觉缺失	67％,通常为腋部和臂丛前皮肤区

续　表

侧别	• 66%单侧(右侧占54%) • 34%双侧
实验室检查	正常

在一篇经典文献中回顾了 99 个病例[8]：主要症状是急性发作的剧烈疼痛,力弱与疼痛同时出现或在疼痛后出现(70%见于疼痛发作后的 2 周内)[7,9]。力弱从不会先于疼痛出现,80%的病人力弱突然发作。疼痛一般为持续性,被描述为"锐痛""跳痛""刺痛"等。上臂运动可以使疼痛加剧,15%出现肌肉疼痛。疼痛持续数小时到数周。35%发生感觉异常。疼痛通常不放射。当症状为双侧时,力弱通常不对称。

• **检查**

96%有无力或麻痹,50%局限在肩带。易受累肌肉的先后顺序为：三角肌、棘肌、前锯肌、肱二头肌和肱三头肌。20%发生翼状肩胛。60%的臂丛病变出现混合性感觉缺失(表面皮肤和本体感觉)。感觉缺失最常见于上臂的外表面(腋神经分布)和前臂桡侧面。反射改变无规律。

总之,主要受累的区域为 56%累及上丛,38%弥漫性受累,6%累及下丛。

• **EMG/NCV**

可以帮助定位受累的臂丛,还可以发现无临床症状的对侧肢体是否受累。此检查必须等发病超过 3 周做才有意义。与颈神经根病相鉴别：神经根病 SNAP 应该正常,而神经丛神经很多都有异常。颈部脊旁在神经丛病通常正常(除非在非常严重的病变,有退行性病变),而在神经根病中不正常(肌纤维震颤)(除非某些病变已经有充分的时间恢复正常)。

• **预后**

主要累及上丛的病人功能恢复较好。60%的病人 1 年后功能恢复正常,而累及下丛的病人恢复需要 1/5～3 年。据估计,1 年内的恢复率为 36%,2 年内为 75%,3 年内为 89%,仅 5%复发。没有证据显示激素可以影响病程,尽管有急性期应用的做法。

■ **放射性神经病**

常见于对乳腺癌进行腋窝部外放疗后,出现感觉缺失,可伴或不伴力弱。可能需要做 CT 或 MRI 以除外肿瘤侵袭臂丛。

31.5.5　腰骶丛神经病

见参考文献[10]。

■ **概述**

和特发性臂丛炎(见上文)类似。有争议的是此病是否单独存在而不伴糖尿病。经常以下肢的间断疼痛起病,在随后的数天至数周内出现伴或不伴肌萎缩的无力。感觉症状不明显,通常有感觉异常。仅偶尔出现客观的感觉缺失。股神经可能有压痛。

■ **鉴别诊断**

当股四头肌无力和疲劳时可能和股神经病或 L4 脊神经根病相混淆。同样,当有足下垂时,可能错误怀疑 L5 脊神经根病或腓神经病。直腿抬高试验偶尔可有阳性。明显不具备的特点包括:无背痛,Valsalva 试验(用力呼气,抵住关闭的声门以增加胸内压)或背部运动使疼痛加剧,感觉明显受累。与足下垂的鉴别见章节 92.7,和其他原因引起的坐骨神经痛的鉴别见章节 92.3。

■ **病因**

与臂丛神经病病因类似(除肿瘤外),还应包括盆腔占位(直肠指检检查前列腺)。

■ **辅助检查**

辅助检查与臂丛神经病类似,除外臂丛神经 MRI,腰骶丛神经病需行腰椎 MRI 及盆腔 CT 以除外占位性病变。

EMG 对于诊断极为重要:表现为失神经支配(纤颤电位、运动单元电位出现数量减少或出现振幅、时限以及相位的增加)。至少 2 个节段出现失神经支配症状且椎旁肌不受累则高度怀疑腰骶丛神经病诊断(一旦糖尿病等被排除)。

■ **预后**

肌力恢复在疼痛消失之后。病人恢复通常是单相的、较缓慢(数年)且不完全的。

31.5.6 糖尿病性神经病

■ **概述**

大约 50% 的糖尿病病人出现神经病的症状,或在电生理诊断试验中显示神经传导速度减慢。神经病有时是糖尿病的首发表现。严格控制血糖可降低糖尿病性神经病的发生[11]。

■ **综合征**

关于不同临床综合征的数量尚有争论,此病可能是一个症候群[12],有许多种不同的症状组合。一些比较确定的综合征包括:

1. 原发感觉性多神经病:为全身性,和手相比,更易影响足和下肢。呈慢性进行性,常伴逐渐加重的远端振动觉的丧失(通常随年龄缺失,在 40 岁以后每年丧失 1%),表现为疼痛、感觉异常和感觉迟钝。足底可对压力敏感。感觉异常性股痛(见章节 30.9)可能是最初的表现。

2. 自主神经病:累及膀胱、内脏和循环反射(导致直立性低血压),能导致无力、排尿障碍、腹泻、便秘、瞳孔对光反射受损。

3. 糖尿病神经丛病[13],或近端神经病,可能继发于神经的血管损伤(与糖尿病性单神经炎相同）：

（1）发生于超过 50 岁患轻度 2 型糖尿病的病人，经常和股神经病混淆。出现臀部、大腿、膝盖前部，有时小腿内侧的剧烈疼痛。股四头肌、髂腰肌，偶尔大腿内收肌无力。膝腱反射消失。可能沿大腿内侧和小腿感觉缺失。疼痛常在数周内缓解，而无力要持续数月。

（2）糖尿病性肌萎缩，发生于相同人群，经常在被诊断为糖尿病后不久发现。其他名称包括[14]：Bruns - Garland 综合征，缺血性多发性单神经病等[18]。有不对称性疼痛间断发作（通常为一种深部痛或烧灼痛，伴新出现的刺痛发作，夜间最严重），部位为背、臀部、大腿或小腿。有近端肌肉或远端肌肉进行性无力，常出现体重下降。膝腱反射消失或减弱。感觉缺失不明显。近端肌肉（特别是大腿的近端肌肉）可能萎缩。EMG 显示恒定的脱髓鞘可伴轴突变性和脊髓旁受累，没有肌病。症状为进行性或在数周甚至长达 18 个月内逐步发展，然后逐渐消退。在此期间，或以后的数月到数年内对侧肢体可以受累。腓神经活检可见脱髓鞘改变。

（3）糖尿病末梢神经病（DPN）：和糖尿病肌萎缩相比非常相似，除了可能有亚急性起病的对称性下肢无力[16]。表 31-3[16] 比较了 DPN、糖尿病肌萎缩和慢性炎症性脱髓鞘性多神经根病（CIDP）的特点。

表 31-3　糖尿病肌萎缩、DPN 和 CIDP 的比较

项　　目	糖尿病肌萎缩	DPN	CIDP
发病	急性	亚急性	逐渐
首发症状	不对称性疼痛、无力	对称性无力	对称性无力
上肢无力	无	不常见	有
感觉缺失	轻微	轻微	中度
反射消失	下肢	下肢	全身
CSF 蛋白	不确定	升高	升高
轴突病理改变	常见	典型	不常见
传导减慢	分布不均	分布不均	弥散
预后	好	好	不良，无有效治疗
对免疫治疗的反应	不清	可能有效	有效
病程	单相	单相	进行性

■ **治疗**

虽然认为免疫疗法（激素、免疫球蛋白或血浆交换）可用来治疗严重和进展性的病例（疗效尚未肯定），但是对于 Bruns - Garland 综合征仍然无有效

手段[16]。

对于感觉性多神经病,良好地控制血糖有助于缓解症状。其他曾被使用的方法有:

1. 美西律(Mexitil®):开始剂量 150 mg,每 8 小时一次,然后根据症状静脉滴注,最大剂量 10 mg/(kg·d)。

2. 阿米替林(amitriptyline)(Elavil®)和羟哌氟丙嗪(Prolixin®):开始剂量为阿米替林 25 mg 睡前口服和羟哌氟丙嗪 1 mg 口服,每天 3 次,然后逐步加量到阿米替林 75 mg 睡前口服[17](单独使用阿米替林 100 mg,每天 1 次也可能有效[18])。该药的有效性虽然被质疑[19],但是许多研究仍表明该药有益处[18,20]。限制其使用的副作用包括:镇静、精神错乱、疲劳、不适、轻度躁狂、皮疹、尿潴留和直立性低血压。

3. 地昔帕明(Norpramin®):选择性更高的去甲肾上腺素重摄取阻断剂(似乎较 5-羟色胺重摄取抑制剂更有效)。有效的平均剂量为 110 mg/d,和阿米替林类似,因此可用于不能耐受阿米替林的病人[18]。副作用包括失眠(白天给药可以使症状减轻到最小)、直立性低血压、皮疹、束支传导阻滞、震颤和发热。剂型有 10 mg、25 mg、50 mg、75 mg、100 mg 和 150 mg 的片剂。

4. 辣椒素(capsaicin)(Zostrix®):对一些病人有效(见章节 28.4.5)。

5. 帕罗西汀(Paxil®):一种抗抑郁药,为选择性的 5-羟色胺再摄取抑制剂(SSRI)。用法:20 mg 每天上午口服 1 次。如果需要,每周增加 10 mg/d,至最大量 50 mg/d(老年病人、虚弱病人或肝、肾衰竭病人最大剂量为 40 mg/d)。剂型有 20 mg 和 30 mg 片剂。

6. 加巴喷丁(Neurontin®):剂量 1 800~3 600 mg/d 可以至少中等程度缓解 60%因糖尿病性神经病引起的疼痛[21],效果与 amitriptyline 类似[22]。肾功能不全者需减量(见章节 26.2.4)。

7. 普瑞巴林(Lyrica®):起始为 50 mg 每天 3 次,1 周内剂量加到最大剂量 100 mg 口服,每天 3 次,病人肌酐清除率需不低于 60 ml/min。肾功能不全者需减量使用。剂型有:25 mg、50 mg、75 mg、100 mg、150 mg、200 mg、225 mg、300 mg 的胶囊。

31.5.7 药物诱导的神经病

许多药物都可能导致周围神经病。其中,较为明确或者严重的有:

1. 沙度利胺(thalidomide):长期使用时可引起神经病,可逆[23]。

2. 甲硝唑(Flagyl®)。

3. 苯妥英(大仑丁,Dilantin®)。

4. 阿米替林(Elavil®)。

5. 氨苯砜:据报道在非麻风病人中使用引起的罕见并发症是由于轴突变性,类似于 Guillain-Barre 综合征的一种可逆的周围神经病(见章节 10.7)。

6. 呋喃妥英（Macrodantin®）：还可引起视神经炎。

7. 降胆固醇药物：例如，洛伐他汀（Mevacor®），吲达帕胺（Lozol®），吉非罗齐（Lopid®）。

8. 铊：可产生震颤、腿痛、手足感觉异常、下肢多神经炎、精神症状、谵妄、癫痫、脑病。

9. 砷：可产生麻木、四肢烧灼痛和刺痛。

10. 化疗药物：顺铂、长春新碱等。

31.5.8 股神经病

■ 临床表现

1. 运动障碍：

（1）股四头肌（伸膝）消耗性和无力。

（2）髂腰肌无力（屈髋）：如果出现，说明是非常近端的病变（腰神经根或神经丛病变），位于从神经孔远端向髂腰肌发出分支的部位。

2. 膝腱反射减弱。

3. 感觉异常：

（1）大腿前部和小腿中部感觉缺失。

（2）在相同分布区可出现疼痛。

4. 机械性体征：直腿牵拉试验阳性（见章节 69.1.6）。

■ 病因

1. 糖尿病：最常见的病因。

2. 股神经压迫：罕见。

（1）可以继发于股疝或在疝修补术中深部缝线损伤。

（2）继发于时间长的骨盆手术，由牵开器压迫造成（通常是双侧的）。

3. 腹腔内肿瘤。

4. 股动脉插管：见下述的心脏导管手术后神经病。

5. 腹膜后血肿（例如，血友病或抗凝）。

6. 术中损伤（见章节 31.5.11）。

■ 鉴别诊断

1. L4 神经根病变：L4 神经根病变不会造成髂腰肌无力（见 L4 受累）（见章节 92.3.4）。

2. 糖尿病腰丛神经病（见上文的糖尿病性神经病）。

3. （特发性）腰骶丛神经病（见上文）。

31.5.9 AIDS 神经病

■ 概述

3.3% 的 AIDS 病人会出现周围神经病[24]（仅有 HIV 阳性者不会出现神

经病)。最常见的病症是远端对称性多神经病(DSP),通常包括模糊的麻木和刺痛,有时足痛(虽然也可以是无痛的)。可以有轻触觉和振动觉敏感性下降。其他神经病包括单神经病(通常股痛性感觉异常,见章节 30.9)、多发性单神经病或腰多发神经根病。治疗艾滋病的药物也可造成神经病(见下文)。

AIDS 病人中 DSP 经常伴巨细胞病毒(CMV)感染、细胞内分支杆菌感染,或可能由于淋巴瘤病侵袭神经,或出现淋巴瘤病脑膜炎。在电生理检查中可表现为混合性轴突脱髓鞘性神经病。

■ 与治疗 AIDS 药物有关的神经病

1. 核酸反转录酶抑制剂:

(1) 齐多夫定(Retrovir®)(正式名称:AZT)。

(2) 地达诺新(ddI;Videx®):可造成剂量相关性疼痛性神经病[25]。

(3) 司他夫定(d4T;Zerit®):可以造成感觉性神经病,通常当 d4T 间断使用时症状改善,如果重新从小剂量用起则可以不复发[25]。

(4) 扎西他滨(ddC;Hivid®):剂量相关性神经病,可以严重并且持久。在糖尿病或 didanosine 治疗的病人中更常见[25]。

2. 蛋白酶抑制剂:

(1) 利托那韦(Norvir®):可造成周围性感觉异常。

(2) 安普那韦(Agenerase®):可以造成口周感觉异常。

31.5.10 单克隆 γ 球蛋白病相关的神经病

■ 概述

单克隆 γ 球蛋白病包括骨髓瘤(见章节 44.2)、Waldenstrom 巨球蛋白血症和非恶性病例如不明意义的单克隆 γ 球蛋白病(MGUS)。关于良性 γ 球蛋白病是否会进展已经有很多研究,此处不再逐一列举。

约有 10% 的不明原因的神经病病人最后确诊患有单克隆 γ 球蛋白病(恶性或者良性)。

■ 病因

1. 抗体作用于周围神经的寡糖,例如髓磷脂相关的糖蛋白(MAG),产生脱髓鞘性神经病。

2. 冷球蛋白可能破坏血管-神经结构(营养周围神经的小血管)。

3. 恶性 γ 球蛋白病,肿瘤细胞可能侵犯周围神经(淋巴瘤病)。

4. 淀粉样变性:淀粉在周围神经沉积(见章节 31.5.12)。

5. 治疗骨髓瘤中使用的镇静剂(见章节 31.5.7)。

■ 治疗

1. IgM 单克隆 γ 球蛋白病:降低 IgM 抗体浓度。

2. IgG 或 IgA 单克隆 γ 球蛋白病:

(1) 骨髓瘤相关神经病:以治疗骨髓瘤为主。

（2）脑孤立性浆细胞瘤：切除或行放疗可改善神经病。

31.5.11　围术期神经病

■ 概述

也可见下文。大多数累及尺神经和臂丛神经。在许多病例中，有某条神经不正常但是无症状，可以由以下原因诱发产生症状：神经的牵拉或压迫、普遍缺血或代谢紊乱。损伤可以是永久或暂时的。几乎都发生在成年人[27]。

■ 类型

1. 尺神经病：有争论。通常归咎于错位导致的外来的神经压迫或牵拉。虽然在一些病例中这是事实，但是在一组病例中仅占 17%[30]。这些神经病有关的病人相关的特征见表 31 - 4。许多这类病人对侧神经传导不正常，提示病人本身就处于一种易患病的状态[32]。许多病人没有症状，直到术后 48 小时之后[31-33]。通过手臂下，尤其是在肘远端衬垫东西，避免肘屈曲（避免超过 110°屈曲，否则会拉紧肘管韧带），或者减少康复时卧床肘部支撑的时间都可以降低风险。

表 31 - 4　麻醉导致的尺神经病病人的特征

男性
肥胖（体重指数≥38）
术后卧床时间长

2. 臂丛神经病：可能会被误认为尺神经病。可能与以下原因有关：

（1）正中胸骨切开术（最常见伴内部乳房切除）：后胸骨回收取代上部肋骨的位置，可以牵拉或压迫 C6～T1 神经根（主要分布到尺神经）。

（2）当病人被肩带固定时的头低位：肩带应放置在肩锁关节以上，使用不滑的床垫以及屈膝都有效果[27]。

（3）俯卧位（少见）：尤其当肩外展、肘屈曲和头向对侧旋转时[27]。

3. 正中神经病：手术前可以由于牵拉神经造成正中神经损伤。好发于中年、肌肉发达的男性，由于肌肉量大限制了肘的伸展，这样肌肉松弛剂给予后就可能有神经的牵拉。衬垫应放在前臂下方，手保持轻度肘屈[29]。

4. 下肢神经病：多发生在进行截石位手术的病人[27]。接受截石位手术的大宗病例中神经受累的比例[32]：腓总神经 81%，坐骨神经 15%，股神经 4%。体位以外的危险因素：手术时间长、特别瘦的体型、术前吸烟。

（1）腓总神经病：在腘窝易受损伤，此处腓总神经绕腓骨头。可以被大腿固定器压迫，在此部位大腿固定器应加保护垫。

（2）股神经病：自身保持腹壁回缩或阻断髂外动脉可压迫神经[27]。出血进入髂腰肌也可压迫神经。股神经皮支可以在劳动和（或）分娩[33]过程中被损伤(多数为一过性)。

(3)坐骨神经病:可以发生牵拉损伤,在截石位髋过屈和伸膝时发生。

(4)感觉异常性股痛[34]:好发于年轻的、体型修长的男性,原因为手术中保持同一种姿势6~10小时。于术后1~8天发病。平均在5.8个月后都能自行缓解。

■ **治疗**

当发现神经病时,首先确定是感觉性、运动性还是混合性的。和运动性神经病相比,纯感觉性神经病大多数是暂时的[29],建议预期治疗5天左右(让病人避免可以加重神经损伤的体位或动作)。对所有运动性神经病和感觉性神经病持续超过5天者应请神经科会诊(发作后3周内EMG检查可能没有特别的意义)[27]。

31.5.12 其他神经病

■ **淀粉样神经病**

淀粉状蛋白是一种不溶解的细胞外蛋白质聚集体,可以沉积在周围神经。在一些条件下发生淀粉样变性,例如见于15%的多发骨髓瘤(见章节44.2)病人。此病主要产生进行性自发的神经病和对称性分离性感觉缺失(痛觉和温度觉减弱,振动觉保留)。通常运动功能受累不明显。可以使神经容易受到压力损伤(尤其是腕管综合征,见章节30.4.4)。

■ **尿毒症性神经病**

发生在慢性肾衰竭的病人。早期症状包括小腿肌痉挛("Charlie horses")、足部感觉迟钝性疼痛(类似糖尿病性神经病)和"不宁腿综合征"。跟腱反射消失。足靴区感觉消失,随后出现下肢无力,从远端向近端发展。引起不适的毒素仍不明确。透析和肾移植可以缓解症状。

■ **心导管术后的神经病**

在一组约10 000例股动脉插管[35](例如冠状动脉造影或血管成形)后的病人中,神经病的发生率为0.2%(文献中报道可高达3%)。已明确的危险因素包括:病人发生腹膜后血肿或术后发生假性动脉瘤、手术需要大的引导鞘(例如,血管成形、放置支架需要的引导鞘大于诊断性造影)、抗凝剂过量(持续至少12小时PTT>90秒)。

已经确定的两组病人见表31-5。

插管手术后极度的疼痛经常出现在神经病发生或被认识到之前。

■ **治疗**

考虑到可能有假性动脉瘤形成后,可进行手术修补,但是对于神经病则保守治疗。用手术引流血肿不能降低神经病危险。有股神经或闭孔神经病的无力表现需要住院康复。

31

表 31-5　心导管术后的神经病（N＝9 585）[35]

心导管的并发症	神经系统并发症
	第一组（4 例病人）
腹股沟血肿或假性动脉瘤	4 例均有感觉性神经病 • 在中间股皮神经分布区→在大腿前方和内侧孤立的感觉性神经病（感觉迟钝、感觉缺失） • 无运动障碍
	第二组（16 例病人）
巨大腹膜后血肿	股神经病 • 16 例均有感觉障碍：大腿前/中、小腿内侧感觉迟钝 • 其中 13 例有运动障碍：髂腰肌、股四头肌无力 4 例闭孔神经病 • 感觉：大腿上内侧感觉障碍 • 运动：闭孔肌无力
	外侧股皮神经→感觉异常性股痛

预后

第一组病人在不超过 5 个月内完全恢复。第二组中，在 2 个月内 50％完全恢复；6 例有持续症状，5 例有轻微腿感觉障碍性神经病（1 例感觉至少有轻微的残疾），1 例有轻微的持续性股四头肌无力，偶尔走路需要拐杖。

31.6　周围神经损伤

31.6.1　概述

周围神经解剖

见图 31-1。

神经内膜包绕着有髓鞘和无髓鞘的轴突。这些轴突聚集成束，外面被神经束膜包绕。神经外膜包住神经干，其中的神经束被束间的神经外膜或神经中膜分隔。

神经再生

周围神经再生的速度约为 1 mm/d[大约每个月 1 英寸（2.5 cm）]。用神经必需再生长度（来自解剖学知识）除以这个数字，可以指导要等待多久才能判断治疗（手术或非手术）成败与否。然而，这个原则可能不适用于远距离[≥12 英寸（30.5 cm）]神经，因为可能肌肉纤维化会超过神经再生。

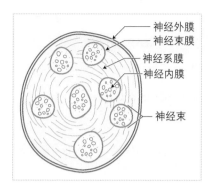

图 31-1 周围神经的横切面图

图中标注：神经外膜、神经束膜、神经系膜、神经内膜、神经束

周围神经损伤分类

有多种周围神经损伤的分类系统。Seddon 分类系统为旧的三级分类系统。Sunderland 系统有五级分类系统，实质上将神经断裂分为三个亚群。其他人又加入了第六级，见表 31-6。

表 31-6 神经损伤的 Sunderland 分类[a]

Seddon 系统	Sunderland 系统
神经失用	**第一级**
两系统的相同之处为生理横断，神经有连续性。基膜完整。压迫或缺血→局部传导阻滞（轴突转运受损）。无华勒变性[b]。运动神经受累一般多于感觉神经。自主神经功能完整	
恢复时间：数小时至数月；平均 6~8 周	通常在 2~3 周内完全恢复（并非"1 mm/d"的规律）
轴突断裂	**第二级**
两系统的相同之处为轴突和髓鞘损伤，支持结构（包括神经内膜）完整。发生华勒变性[b]。	
	轴突沿着神经内膜管以 1 mm/d 的速度生长。有时仅仅能做出回顾性诊断。当病变到达目标肌肉需要 18 个月以上时恢复差
	第三级
	神经内膜断裂，神经外膜、神经束膜完整。恢复可以从差到完全恢复，取决于神经束内纤维化的程度。大体检查神经未见严重的破坏
	第四级
	所有神经和支持成分均断裂。神经外膜完整。神经通常硬化、增大

Seddon 系统	Sunderland 系统
神经断裂	**第五级**
神经完全离断或因瘢痕组织而杂乱无章,不可能自发再生	完全横断伴连续性丧失
	第六级[c]
	从一到四级因素的结合。可以保留一些感觉性神经束(可出现 Tinel 征阳性)

a 比较和显示 Seddon 和 Sunderland 系统的相似之处
b 华勒变性又称逆行性神经病,或继发性退化:损伤远端轴突变性
c 并非 Sunderland 系统原有的内容

31.6.2　臂丛损伤

■ 病因

1. 刺入创伤。

2. 牵张性损伤(伸展损伤):较中索和正中神经而言,更易影响后索和侧索。

3. 第一肋骨骨折。

4. 血肿压迫。

■ 节前损伤与节后损伤的鉴别诊断

最初的检查需要鉴别不能通过手术修复的神经节前损伤(神经节背根近侧)和节后损伤。节前损伤的证据包括:

1. Horner 综合征:节前损伤阻断白交通支。

2. 前锯肌麻痹(胸长神经):产生翼状肩胛。

3. 菱形肌麻痹(肩胛背神经)。

4. 早期神经病疼痛提示神经根撕裂。MRI 或者脊髓 X 线片可以显示病变区域有假性脑脊膜膨出。

5. EMG:需要损伤≥3 周才有一些表现。寻找:

(1) 因丧失神经传入而在椎旁肌内产生去神经电位。脊神经后支来自神经节背根的远端。因有重叠的部分,故不能定位于特定的节段。

(2) 正常感觉神经动作电位(SNAP):节前损伤背侧神经节感觉细胞体和远端轴索完整,以致即使在麻醉区域也可在近端记录到正常 SNAP。

6. 脊髓造影术或 MRI 上的脑脊膜膨出:提示神经根撕脱(非常靠近端),但 15% 的假性脑脊膜膨出与神经根撕裂无关,20% 的神经根撕裂不伴有假性硬脊膜膨出[36,37]。

■ 臂丛损伤的类型

• Duchene‐Erb 麻痹

为上部臂丛损伤(C5、C6,有些作者将 C7 也包括在内),是因暴力将肱骨头从肩部分开所致,常见于难产或摩托车车祸(向下作用于肩部的力量可导致神经根从脊髓上撕裂)。可有三角肌、肱二头肌、菱形肌、肱桡肌、冈上/下肌麻痹,偶尔有旋后肌麻痹。C7 受累导致伸腕力弱。

运动:在肘部,臂悬于旋内,肘处于伸展位,腕位置固定("Belhop's tip position")。手运动不受影响。

• Klumpke 麻痹

为下部臂丛损伤(C8、T1,有些作者将 C7 也包括在内),来源于牵拉外展位的手臂,例如在从高处摔倒过程中抓住东西,或由于 Pancoast 综合征(肺尖肿瘤——行前弓位 X 线检查)。特征表现为爪形畸形(也见于尺神经损伤),伴无力和手小肌肉疲劳。如果 T1 受累,可出现 Horner 综合征。

• 新生儿臂丛损伤(BBPI)

存活新生儿中发生率为(0.3~2.0)/1 000(出生重量<4 000 g 的婴儿发生率为 0.1%[38])。罕见情况下,先天性畸形的病例可被误认为 BBPI[39]。一些人认为神经丛损伤可能发生于子宫收缩将胎儿肩部压向盆骨或者将肩部压向与颈椎相反的方向[39]。

BBPI 的分类:上部臂丛损伤最常见,其中大约一半有 C5、C6 损伤,并且 25%也累及 C7[40]。合并上、下部损伤的约占 20%。单纯的下部(C7~T1)损伤很罕见,仅为大约 2%。双侧损伤约为 4%。损伤程度分为四级(表 31‐7)[41]。

表 31‐7 围生期臂丛损伤

分 类	损 伤	表 现	自愈率
1	C5、C6 神经根或上干	肩外展麻痹、肘屈和前臂旋后。屈指正常	90%
2	上述神经+C7 或中干	上述表现+伸指麻痹(无屈指麻痹)	65%
3	上述神经+指屈肌	基本无手部运动。无 Horner 综合征	≤50%
4	完全臂丛损伤	连枷臂+Horner 综合征	0%
	"明显 C7"麻痹型	肩外展和伸肘功能选择性丧失	

危险因素:

1. 肩位难产。

2. 体重大的新生儿。

3. 初产妇。

4. 使用产钳[42]或胎头吸引。

5. 臀位[43]。

6. 分娩时间延长。

7. 以往同类病史。

BBPI 的治疗：大多数外科医师建议观察到 3 个月。较为保守的医师将观察 9 个月。比较积极的医师在 3 个月时如果有三角肌、肱二头肌和肱三头肌不能对抗重力，则会探查臂丛。如果证实有神经根撕裂（假性脑脊膜膨出和 EMG 提示神经节前损伤），可以在 3 个月时进行神经移植[44]。当 EMG 显示神经再通的征象时，恢复往往难以痊愈。

■ 臂丛损伤的治疗

1. 大多数损伤在发病时症状就达到高峰。进行性的功能障碍通常由血管损伤引起（假性动脉瘤、动静脉瘘或膨胀性的凝血块），这些情况应该尽快发现。

2. 清洁、锐利、相对新鲜的撕裂伤（通常为医源性，由解剖刀引起的）应尽快探查，在 72 小时内做无张力的端-端吻合修复（超过这个时间神经末端将会水肿，因此更难缝合）。

3. 伴有严重或完全神经缺损的非火器穿通伤的原发伤口愈合后应立即探查。

4. 臂丛枪伤（GSW）：缺损通常由神经轴索中断或神经断裂造成。有时神经被分开。如神经保留部分功能，通常可以自行恢复；而出现完全功能丧失的则不能恢复。手术对于下干、中索或 C8/T1 神经根离断损伤无效。大多数需保守治疗 2～5 个月。手术指征见表 31-8。

表 31-8　臂丛枪伤的神经外科手术指征[45]

1. 至少一部分在分布区完全缺失 　（1）临床无改善或在 2～5 个月内 EMG 有显示 　（2）可行手术治疗的功能障碍的分布区（例如 C5、C6、C7、上干或中干、外侧索或后索） 　（3）缺失仅在未手术的更低的部分 2. 不完全缺失伴药物控制无效的疼痛 3. 假性动脉瘤，累及臂丛的凝血块或瘘 4. 真正的灼痛需要交感神经切除术

5. 牵引损伤：不完全神经节后损伤有自发缓解的倾向。如果还没有恢复满意，在 4～5 个月时行 EMG 检查，在 6 个月时行探查手术。

6. 连续性神经瘤：没有引起 SNAP 的内部已完全离断，需要切除并神经移植。修复方法：

（1）神经松解：

1）神经外松解：多数用于爆炸的神经修复。效果不肯定。

2）神经内松解：将神经分解成束。不推荐，除非发现神经瘤边界清楚，偏离神经中心，可传导 SNAP。

（2）神经移植：腓肠神经最常用，可修补切除肿瘤后的神经缺损。

（3）神经移位。神经供体有：

1）脊副神经。

2）肋间神经到肌皮神经。

3）尺神经束到正中神经（Oberlin 手术）。

4）前骨间神经到正中神经。

31.7 周围神经的火器伤

大多数损伤为单发子弹造成的震荡和空洞而导致的轴突损伤或神经断裂，而并非子弹直接造成的神经断裂。约 70% 可有较理想的预后。

然而，如果电生理检查未发现神经活动的迹象，应于 5～6 个月内进行治疗以防止神经纤维化造成的进一步恶化和肌萎缩。

臂丛子弹损伤的手术适应证见表 31-8。

31.8 胸廓出口综合征

31.8.1 概述

胸廓出口是位于肺尖的一个有限的区域，下界是第一肋骨，上界是锁骨，锁骨下动静脉和臂丛穿行其间。

胸廓出口综合征（TOS）指一个或多个闭合结构的压迫而产生的不同种类的疾病群。TOS 更经常由普通外科和血管外科医师诊断，而不是神经科或神经外科医师。根据结构所分的四个亚群包括：

1. 非争议性：具有复杂特征性症状、可重复的临床发现、确定的实验室检查。发病率低[46]。

动脉血管性：产生手臂、手和手指的苍白和缺血。

静脉血管性：产生手臂肿胀和水肿。

真正神经性：压迫臂丛下干或中索（见下文）。

2. 有争论的神经源性：包括前斜角肌综合征（见下文）。

31.8.2 鉴别诊断

1. 颈椎间盘突出。

2. 颈关节病。

    3. 肺癌(Pancoast 肿瘤)。

    4. 迟发性尺神经麻痹。

    5. 腕管综合征。

    6. 肩部整形并发症。

    7. 复合性区域性疼痛综合征(反射性交感神经萎缩)。

31.8.3　真正神经源性 TOS

■ **概述**

一种罕见的疾病,主要累及成年妇女。通常为单侧。

    1. 绝大多数是由于 C8/T1 神经根压迫引起。

    2. 或臂丛下干近端压迫。

    3. 较少见的原因:臂丛正中索压迫。

■ **病因**

    1. 从第一肋到发育不全的"颈肋"或到过长的 C7 横突存在压迫带。

    2. 前斜角肌综合征:有争议,见下文。

    3. 喙突下胸小肌肌腱下压迫:可能由于手臂反复举过头顶引起(抬肩、过度外展)。

■ **体征和症状**

    1. 中央索支配区域感觉改变(主要为前臂内侧),正中神经(穿过上干和下干)支配区域不受累。

    2. 手的麻木、无力和消瘦,特别是拇短展肌和尺侧手内肌(C8/T1 退行性病变/萎缩)。

    3. Erb 点可能有压痛(锁骨上 2~3 cm,C6 横突之前)。

    4. 可能无痛。

    5. 通常为单侧。

■ **诊断试验**

    1. EMG:不可靠(一般为阴性)。神经源性 TOS 中最常见的异常结果是前臂内侧皮神经的感觉神经动作电位(SNAP)消失。

    2. MRI:不能显示骨性结构异常,但可显示臂丛下端的缠结。亦可排除其他表现类似的疾病,例如颈椎间盘突出。

    3. 颈椎 X 线,斜位和前凸位可显示骨性结构异常。注意不是所有颈肋都可产生此病(有些双侧颈肋病人仅有单侧症状)。

■ **治疗**

有争议。保守治疗(通常包括牵引和物理治疗)与手术治疗效果类似,并且可以避免手术并发症。

切除包绕神经的肌肉(斜角肌切除术)可以缓解感觉症状,或者(加)行经腋部第一肋骨切除术。

31.8.4 前角肌(胫前肌)综合征(有争议的神经源性 TOS)

尚有争议。在 20 世纪 40 年代和 50 年代较常提到。对于病理生理学(包括被累及的结构)、临床表现、有效的检查和理想的治疗还缺乏一致意见。常提倡的治疗方法是切除第一胸肋,多采用经腋窝入路。但手术切除第一肋常导致神经损伤,特别是臂丛下干的损伤。

其他变种包括一种"上丛"类型,提倡前斜角肌完全切除术。同样也有争议。

(于 洮 赵 萌)

参考文献

[1] Poza JJ, Cobo AM, Marti-Masso JF. Peripheral neuropathy associated with polycythemia vera. Neurologia. 1996; 11:276–279

[2] Ochoa JL, Verdugo RJ. Reflex Sympathetic Dystrophy: A Common Clinical Avenue for Somatoform Expression. Neurol Clin. 1995; 13:351–363

[3] Denny-Brown D. Primary Sensory Neuropathy with Muscular Changes Associated with Carcinoma. J Neurol Neurosurg Psychiatry. 1948; 11:73–87

[4] Camerlingo M, Nemni R, Ferraro B, et al. Malignancy and Sensory Neuropathy of Unexplained Cause: A Prospective Study of 51 Patients. Arch Neurol. 1998; 55:981–984

[5] McLeod JG, Dyck PJ, Thomas PK. In: Paraneoplastic Neuropathies. Peripheral Neuropathy. Philadelphia: W.B. Saunders; 1993:1583–1590

[6] Adams RD, Victor M. Principles of Neurology. 2nd ed. New York: McGraw-Hill; 1981

[7] Turner JW, Parsonage MJ. Neuralgic amyotrophy (paralytic brachial neuritis); with special reference to prognosis. Lancet. 1957; 273

[8] Tsairis P, Dyck PJ, Mulder DW. Natural History of Brachial Plexus Neuropathy: Report on 99 Patients. Arch Neurol. 1972; 27:109–117

[9] Misamore GW, Lehman DE. Parsonage-Turner syndrome (acute brachial neuritis). J Bone Joint Surg. 1996; 78:1405–1408

[10] Evans BA, Stevens JC, Dyck PJ. Lumbosacral Plexus Neuropathy. Neurology. 1981; 31:1327–1330

[11] The Diabetes Control and Complications Trial Research Group. The Effect of Intensive Treatment of Diabetes on the Development and Progression of Long-Term Complications in Insulin-Dependent Diabetes Mellitus. N Engl J Med. 1993; 329:977–986

[12] Asbury AK. Proximal Diabetic Neuropathy. Ann Neurol. 1977; 2:179–180

[13] Dyck PJ, Thomas PK. Peripheral Neuropathy. 2nd ed. Philadelphia: W. B. Saunders; 1984

[14] Garland H. Diabetic Amyotrophy. BMJ. 1955; 2:1287–1290

[15] Barohn RJ, Sahenk Z, Warmolts JR, Mendell JR. The Bruns-Garland Syndrome (Diabetic Amyotrophy): Revisited 100 Years Later. Arch Neurol. 1991; 48:1130–1135

[16] Pascoe MK, Low PA, Windebank AJ. Subacute Diabetic Proximal Neuropathy. Mayo Clin Proc. 1997; 72:1123–1132

[17] Davis JL, Lewis SB, Gerich JE, et al. Peripheral Diabetic Neuropathy Treated with Amitriptyline and Fluphenazine. JAMA. 1977; 21:2291–2292

[18] Max MB, Lynch SA, Muir J, Shoaf SE, et al. Effects of Desipramine, Amitriptyline, and Fluoxetine on Pain in Diabetic Neuropathy. N Engl J Med. 1992; 326:1250–1256

[19] Mendel CM, Klein RF, Chappell DA, et al. A Trial of Amitriptyline and Fluphenazine in the Treatment of Painful Diabetic Neuropathy. JAMA. 1986; 255:637–639

[20] Mendel CM, Grunfeld C. Amitriptyline and Fluphenazine for Painful Diabetic Neuropathy. JAMA. 1986; 256:712–714

[21] Backonja M, Beydoun A, Edwards KR, Schwartz SL, Fonseca V, Hes M, LaMoreaux L, Garofalo E. Gabapentin for the symptomatic treatment of painful neuropathy in patients with diabetes mellitus: a randomized controlled trial. JAMA. 1998; 280:1831–1836

[22] Morello CM, Leckband SG, Stoner CP, Moorhouse DF, Sahagian GA. Randomized double-blind study comparing the efficacy of gabapentin with amitriptyline on diabetic peripheral neuropathy pain. Arch Intern Med. 1999; 159:1931–1937

[23] New Uses of Thalidomide. Med Letter. 1996; 38:15–16

[24] Fuller GN, Jacobs JM, Guiloff RJ. Nature and Incidence of Peripheral Nerve Syndromes in HIV Infection. J Neurol Neurosurg Psychiatry. 1993; 56:372–381

[25] Drugs for HIV Infection. Med Letter. 2000; 42:1–6

[26] Kroll DA, Caplan RA, Posner K, et al. Nerve Injury Associated with Anesthesia. Anesthesiology. 1990; 73:202–207

[27] Warner MA. Perioperative Neuropathies. Mayo Clin Proc. 1998; 73:567–574

[28] Wadsworth TG, Williams JR. Cubital Tunnel External Compression Syndrome. Br Med J. 1973; 1:662–666

[29] Warner MA, Marner ME, Martin JT. Ulnar Neuropathy: Incidence, Outcome, and Risk Factors in Sedated or Anesthetized Patients. Anesthesiology. 1994; 81:1332–1340

[30] Alvine FG, Schurrer ME. Postoperative Ulnar-Nerve Palsy: Are There Predisposing Factors? J Bone Joint Surg. 1987; 69A:255–259

[31] Stewart JD, Shantz SH. Perioperative ulnar neuropathies: A medicolegal review. Can J Neurol Sci. 2003; 30:15–19

[32] Warner MA, Martin JT, Schroeder DR, et al. Lower-Extremity Motor Neuropathy Associated with Surgery Performed on Patients in a Lithotomy Position. Anesthesiology. 1994; 81:6–12

[33] O'Donnell D, Rottman R, Kotelko D, et al. Incidence of Maternal Postpartum Neurologic Dysfunction. Anesthesiology. 1994; 81

[34] Sanabria EAM, Nagashima T, Yamashita H, Ehara K, Kohmura E. Postoperative bilateral meralgia paresthetica after spine surgery: An overlooked entity? Spinal Surgery. 2003; 17:195–202

[35] Kent CK, Moscucci M, Gallagher SG, et al. Neuropathies After Cardiac Catheterization: Incidence, Clinical Patterns, and Long-Term Outcome. J Vasc Surg.

1994; 19:1008–1014

[36] Carvalho GA, Nikkhah G, Matthies C, Penkert G, Samii M. Diagnosis of root avulsions in traumatic brachial plexus injuries: value of computerized tomography myelography and magnetic resonance imaging. J Neurosurg. 1997; 86:69–76

[37] Hashimoto T, Mitomo M, Hirabuki N, Miura T, Kawai R, Nakamura H, Kawai H, Ono K, Kozuka T. Nerve root avulsion of birth palsy: comparison of myelography with CT myelography and somatosensory evoked potential. Radiology. 1991; 178:841–845

[38] Rouse DJ, Owen J, Goldenberg RL, Cliver SP. The effectiveness and costs of elective cesarean delivery for fetal macrosomia diagnosed by ultrasound. JAMA. 1996; 276:1480–1486

[39] Gilbert A, Brockman R, Carlioz H. Surgical Treatment of Brachial Plexus Birth Palsy. Clin Orthop. 1991; 264:39–47

[40] Boome RS, Kaye JC. Obstetric Traction Injuries of the Brachial Plexus: Natural History, Indications for Surgical Repair and Results. J Bone Joint Surg. 1988; 70B:571–576

[41] van Ouwerkerk WJ, van der Sluijs JA, Nollet F, Barkhof F, Slooff AC. Management of obstetric brachial plexus lesions: state of the art and future developments. Childs Nerv Syst. 2000; 16:638–644

[42] Piatt JH, Hudson AR, Hoffman HJ. Preliminary Experiences with Brachial Plexus Explorations in Children: Birth Injury and Vehicular Trauma. Neurosurgery. 1988; 22:715–723

[43] Hunt D. Surgical Management of Brachial Plexus Birth Injuries. Dev Med Child Neurol. 1988; 30:821–828

[44] Anand P, Birch R. Restoration of sensory function and lack of long-term chronic pain syndromes after brachial plexus injury in human neonates. Brain. 2002; 125:113–122

[45] Kline DG, Hudson AR. Nerve Injuries: Operative Results for Major Nerve Injuries, Entrapments, and Tumors. Philadelphia: W. B. Saunders; 1995

[46] Wilbourn AJ. The Thoracic Outlet Syndrome is Overdiagnosed. Arch Neurol. 1990; 47:328–330

31

Part XI
神经眼科学和神经耳科学

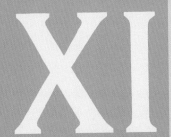

XI

32 神经眼科学

32.1 眼球震颤

32.1.1 定义

眼球震颤(简称眼震)是指眼球的不自主节律性震颤,通常为共轭性。最常见的形式为抽动样震颤,眼震的方向被定义为同快相(皮层的)震颤的方向(该相不是异常部分)。水平或垂直方向凝视诱发的震颤可由镇静药物或抗癫痫药物引起;此外,垂直震颤常提示颅后窝的病变。

32.1.2 各种形式眼震病变的定位

1. 跷跷板状眼震(seesaw nystagmus):内旋眼球向上运动,外旋眼球向下运动,反之震颤形式翻转。病变位于间脑。也有报道视交叉受压可引起跷跷板状震颤(鞍旁占位偶尔伴发双颞侧偏盲)。

2. 辐辏性眼震(convergence nystagmus):眼球缓慢外展,随后快速内收(辐辏)痉挛,通常合并 Parinaud 综合征。相似部位的病变还可引起回缩性眼震(见下文)。

3. 退缩性眼震(nystagmus retractorius):由所有眼外肌共同收缩所造成,可伴随集合性眼震。病变位于中脑上部被盖(常为血管病或肿瘤,特别是松果体瘤)。

4. 下视性眼震(downbeat nystagmus):在初始位置时眼震的快相向下,绝大多数病人有颅后窝占位性病变,尤其是延颈交界处[枕大孔(FM)][1]病变,包括 Chiari 畸形 1 型、颅底部的压迫、颅后窝肿瘤、延髓空洞症[2]。偶见于多发性硬化、脊髓小脑变性症和一些代谢异常状态(低镁血症、维生素 B_1 缺乏、酒精中毒或酒精戒断或应用苯妥英、酰胺咪嗪或锂制剂[3])。

5. 上视性眼震(upbeat nystagmus):病变位于延髓。

6. 外展性眼震(abducting nystagmus):出现于核间性眼肌麻痹,病变位于脑桥(内侧纵束)。

7. Brun 眼震(Brun's nystagmus):病变位于桥延交界处(PMJ)。

8. 前庭性眼震(vestibular nystagmus):病变位于 PMJ。

9. 眼肌阵挛(ocular myoclonus)：病变位于肌阵挛三角。

10. 周期交替性眼震(periodic alternating)(PAN)：病变位于 FM 和小脑。

11. 方波急跳(square wave jerks)，或大方波抽搐、大跳动性眼震：病变位于小脑通路。

12. "震颤性"(nystagmoid)眼球运动(非真正眼震)：

(1) 眼球浮动(ocular bobbing)：病变位于脑桥被盖(见章节 32.8)。

(2) 视辨距不良(ocular dysmetria)：患侧眼球试图固视目标时出现眼肌的过度运动，随后眼震逐渐减少，直到眼球真正对准目标。病变位于小脑或通路(在 Friedreich 共济失调中可见)。

(3) 乒乓凝视(ping-pong gaze)：见章节 18.3.4。

(4) 雨刷眼(windshield wiper eye)：见章节 18.3.4。

32.2 视乳头水肿

32.2.1 概述

视乳头水肿，又称为视神经盘水肿、视盘水肿、视盘堵塞，一般认为是由轴浆淤滞造成的。一种理论认为增高的颅内压经蛛网膜下隙传导至视神经鞘蛛网膜下隙，再至视乳头处。如果增高了的颅内压力传至视网膜中央静脉的蛛网膜下隙段(约球后 1 cm)可致中央静脉的搏动消失。视乳头水肿可取决于视网膜动脉压与视网膜静脉压的比例，当比例<1.5∶1 时更容易出现视乳头水肿。

颅内压增高通常引起双侧视乳头水肿。视乳头水肿在眼底镜下表现类似视神经炎，但后者通常视力下降的症状更严重，眼球压痛更明显。

假性视乳头水肿可以有视乳头水肿类似的表现，因为视乳头可能表现为肿胀，但是与真正的视乳头水肿不同，视乳头周围血管不被遮蔽。可为单侧或双侧。有一些良性的因素可以导致假性视乳头水肿(包括视杯浅、埋藏性视乳头玻璃疣等)，一般不需要全面检查。

颅内压增高一般在 24～48 小时内引起典型的视乳头水肿。颅内压增高持续约 6 小时可有个别出现视乳头水肿，但 6 小时以内没有视乳头水肿。如果视乳头水肿程度不很重，则不会引起视力模糊或视野缺损。

32.2.2 单侧视乳头水肿的鉴别诊断

1. 压迫性病变：

(1) 眶内肿瘤。

(2) 视神经鞘肿瘤(脑膜瘤)。

(3) 视神经肿瘤(视神经胶质瘤)。

2. 局部感染性病变。

3. Foster-Kennedy 综合征：见章节 3.2.3。

4. 脱髓鞘病变(如多发性硬化)。

5. 单眼无症状的颅内压增高：

(1) 阻碍了增高的 CSF 压力向视乳头的传导[4]。

(2) 义眼(假眼)。

32.3　视野

32.3.1　概述

正常视野：从每只眼的鼻侧 35°到颞侧 90°，垂直方向为上、下 50°。正常的生理性盲点(因为视乳头上视网膜神经和血管的集中导致缺乏光感受器)位于黄斑的颞侧。

32.3.2　黄斑回避/分裂

黄斑分裂可以发生于视路上外侧膝状体(LGB)之前或之后的病变。然而黄斑回避倾向于发生于 LGB 之后的病变。有黄斑回避的同向性偏盲发生于视放射病变或者视皮质梗死。原因有多方面：黄斑区的信号输入广泛分布于视放射和枕叶视皮质，而且枕极(视皮质)接受双重血供。

32.4　视野缺损

1. 床旁面对面检查：只有周围视野缺损很明显的时候才能检查出来。

2. 正规视野检查：

(1) 使用正面视野计屏。

(2) 使用 Godmann 视野检查计。

(3) 自动视野计：Humphrey 视野计(HVF)。

Wilbrand 膝：[因德国神经眼科学家 Hermann Wilbrand(1851—1935)命名，这位医师的名字被不同地译为 Hermann 或 Herman，也有人错误地写成 von Willebrand，Willebrand 或 Wildbrand 等。]在进入视神经管前，视神经交叉纤维的 1~2 mm"弯曲"进入对侧视神经[5]。最初在单眼摘除的组织学尸检中确定。接近交叉处的视神经损伤产生同侧神经纤维束缺损和对侧上部颞侧 1/4 缺损，视神经近段和分开的"膝部"纤维受损，因此对侧颞侧半偏盲[5,6]。关于 Wilbrand 膝的存在或意义的争论最初在进一步的尸体研究后出现，表明 Wilbrand 膝是由于眼球摘除后的视交叉以及视神经萎缩使得交叉纤维混合至对侧视神经所导致的解剖学假象[5]。然而,先进的光学成像技术已经证明视交叉前下部交叉纤维存在前弯,但没有尸检外病理证据[7]。然而,在视交叉水平的视神经术中切除的病例报道并没有显示出对侧视野缺陷[8,9]。

视野缺损的方式(图 32 - 1):

1. 双颞侧偏盲。

2. 大脑后动脉梗塞→视皮质前部梗死→对侧同向性偏盲＋黄斑回避。

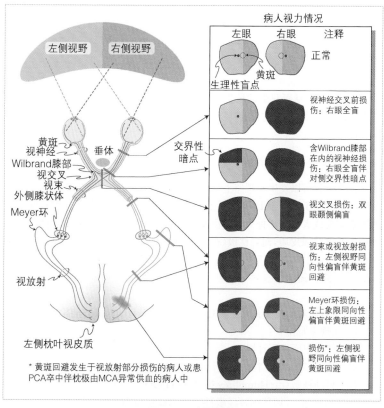

图 32 - 1　视野缺损

32.5　瞳孔直径

32.5.1　瞳孔扩大(交感性)

瞳孔扩大肌纤维在虹膜中呈放射状排列。

第一级交感神经纤维发自下丘脑的后外侧,不交叉下降,经过中脑被盖、脑桥、延髓和颈髓,至 C8～T2 脊髓中间外侧细胞柱(Budge 睫状体脊髓中心),在此处与脊髓侧角细胞换元(神经递质:乙酰胆碱)并发出第二级神经元(节前性)。

第二级神经元进入交感链,不换元上行,直至上颈节,在此发出第三级神经元。

第三级神经元(节后性)部分与颈总动脉并行,支配面部汗腺的神经随颈外动脉分出。剩余神经纤维经过颈动脉窦。一些纤维加入Ⅴ1(三叉神经眼支),经过(未换元)睫状神经节,成为 2 条睫状长神经支配眼的瞳孔散大肌[神经介质:去甲肾上腺素(NE)]。其他纤维随颈内动脉至眼动脉支配泪腺及 Muller 肌(即眶肌)。

32.5.2 瞳孔缩小(副交感)

瞳孔缩小肌纤维同虹膜括约肌一样排列。

副交感节前纤维自 Edinger - Westphal 核(在中脑上部、上丘水平)发出。在睫状神经节换元后发出节后神经纤维在第Ⅲ脑神经内走行(见章节 32.6.3)。

32.5.3 瞳孔对光反射

由视网膜杆状细胞和锥状细胞传导,这些细胞被光刺激,经它们的轴突在视神经内传导。在视觉通路内,颞侧视网膜来源的纤维留在同侧,而鼻侧视网膜来的纤维在视交叉处交叉至对侧。负责对光反射的纤维绕过外侧膝状体(LGB)(而视觉纤维进入 LGB),在上丘脑水平的顶盖前区核复合体内换元。中间神经元与双侧 Edinger - Westphal 副交感运动核联系,节前纤维在第Ⅲ脑神经内潜行至睫状神经节,如上所述,支配瞳孔缩小(副交感)。

正常情况下,对单侧眼的光刺激可引起双眼对称性(相等)瞳孔缩小(同侧反射称直接对光反射,对侧反射称间接对光反射)。

32.5.4 瞳孔检查

完整的床旁瞳孔检查包括(检查理论支持请参阅以下各节):

1. 在暗室内测量瞳孔大小:在暗处瞳孔不等大更明显提示较小的瞳孔不正常,是交感损伤。

2. 在明室内测量瞳孔大小:在亮处瞳孔不等大更明显提示较大的瞳孔不正常,代表副交感神经障碍。

3. 记录瞳孔对亮光的反应(直接和间接)。

4. 近反射(仅在光反射不好时需要检测):正常情况下,两眼做辐辏动作时瞳孔缩小,且这种反射比对光反射更为强烈(无需设备,视力障碍的病人可在医师指导下,目光追随病人自己的手指进行)。

光-近分离:辐辏运动时瞳孔缩小而对光反射消失,神经梅毒病例可以出现光-近分离(Argyll Robertson 瞳孔)。病因:

(1) 经典的病因是梅毒。

(2) Parinaud 综合征:中脑背侧病变(见章节 3.2.5)。

(3) 动眼神经病变(动眼神经受压通常导致强直性瞳孔):糖尿病、酒精中毒。

(4) 埃迪(Adie)瞳孔:见下文。

5. 手电筒摇摆试验:尽量快地反复将手电筒从一只眼照到另一只眼,然后观察 5 秒以上使瞳孔再扩大(瞳孔在最初缩小后再扩大叫瞳孔逃逸,是视网膜调节的一种正常现象)。正常情况下直接和间接对光反射均等。传入性瞳孔缺陷:如间接对光反射强于直接对光反射(直接照射的瞳孔直径大于间接照射侧瞳孔)(见下文)。

32.5.5　瞳孔直径变化

■ 瞳孔不等大

- **概述**

定义:两侧瞳孔直径不同(差别≥1 mm)。

注意:单纯的传入性瞳孔缺陷(APD)(即使一侧眼睛全盲)不会导致瞳孔不等大(如 APD 伴瞳孔不等大则提示两种不同的病变)(见下文)。

- **检查**

1. 病史询问非常重要。包括药物服用、创伤等。观察以前的照片(例如驾驶证)是否有生理性的瞳孔不等大。

2. 检查:见上文瞳孔检查部分。

3. 平扫 CT 没有意义。

- **鉴别诊断**

1. 生理性瞳孔不等大:见于约 20% 的人群(在浅色虹膜人种中更常见)。分家族性和非家族性。两侧瞳孔直径差别一般小于 0.4 mm,在明室和暗室瞳孔差距不变(或者暗室内差距略大)。

2. 药物性瞳孔(见下文):突发性瞳孔不等大的最常见的原因。

(1) 散瞳剂:

1) 类交感神经性(刺激瞳孔括张肌):通常仅可扩大 1~2 mm,可以对光线有轻度反射。包括苯肾上腺素、可乐定、苯唑啉(一种抗眼过敏的非处方药物的配方),眼接触可卡因、某些植物(例如曼陀罗)。

2) 副交感神经阻断药(抑制瞳孔括约肌):导致瞳孔最大限度地散大(最大 8 mm),对光线无反射。包括:托吡卡胺、阿托品、东莨菪碱(包括运动疾病使用的贴片)、某些植物(例如颠茄)。

（2）缩瞳剂：毛果芸香碱、有机磷酸酯（杀虫剂）、除蚤喷剂中的抗胆碱酯酶。

3. Horner 综合征：交感性瞳孔扩大调节机制受损。更小的瞳孔是不正常的一侧瞳孔。如果有眼睑下垂则应在瞳孔小的一侧。见章节 32.5.6。

4. 动眼神经麻痹：见章节 32.6。如果有眼睑下垂，应该在瞳孔大的一侧。

（1）动眼神经病变（第Ⅲ脑神经"周围性"神经病变），瞳孔一般不受累。病因：糖尿病（通常约 8 周内好转）、乙醛等。

（2）动眼神经受压：瞳孔经常受累（如瞳孔散大）。副交感神经支配丧失。包括以下内容

1）动脉瘤：

A. 后交通动脉瘤：引起该表现的最常见的动脉瘤。

B. 基底动脉分叉处动脉瘤：偶尔压迫动眼神经。

2）钩回疝：见下文。

3）肿瘤。

4）海绵窦病变：包括海绵窦颈内动脉瘤、颈内动脉-海绵窦瘘、海绵窦肿瘤。

5. Adie 瞳孔（即中毒性瞳孔）：见下文。

6. 眼球局部外伤：外伤性虹膜麻痹。瞳孔括约肌的损伤导致瞳孔扩大或瞳孔缩小（较少见），瞳孔形状常不规则。

7. 脑桥病变。

8. 义眼（假眼）。

9. 某些病人因为偏头痛导致瞳孔不等大。

10. 虹膜炎。

11. 角膜炎或角膜磨损。

■ **Marcus Gunn 瞳孔**

又称为传入性瞳孔缺陷（APD），或者黑矇瞳孔。表现：间接对光反射强于直接对光反射（与正常相反）。与有些教科书上不同，黑矇瞳孔并不比另一侧大[11]。间接对光反射的存在是直接对光反射消失侧第Ⅲ脑神经（副交感系统）完整的证据。最好的检查是手电筒摇摆试验（见上文）。

• **病因**

病变位于视交叉前方，直接对光反射损伤的一侧：

1. 在视网膜（如视网膜剥离、视网膜梗死）。

2. 或在视神经，可以出现：

（1）视神经炎或球后炎：常见于多发性硬化，但也可以出现于接种或病毒感染，通常可以逐渐改善。

（2）视神经外伤：直接损伤或间接损伤，见章节 54.7.3。

(3) 视交叉前肿瘤压迫。

■ Adie 瞳孔(强直性瞳孔)

虹膜麻痹导致瞳孔扩大,原因是节后副交感神经损伤。通常认为是由于睫状神经节病毒感染所致。当伴随所有肌腱反射消失时,称作 Holmes - Adie 病(有的教科书描述该病有膝腱反射消失,并不仅限于此)。典型病例见于 20 多岁的女性。

裂隙灯检查显示部分虹膜收缩,其他部分不收缩。

这些病人表现为光-近分离(见上文):在检查近反射时需要等待几秒钟。

去神经后的超敏感现象一般发生在病变数周之后(非急性期)。在每只眼内滴 2 滴毛果芸香碱($0.1\%\sim0.125\%$),这是一种副交感神经类药物,可以在 30 分钟内引起瞳孔缩小(收缩)(正常瞳孔对约 1% 的药物才有反应)。

■ 药物性瞳孔

• 概述

出现于应用散瞳药物后。有的情况可能使药物性瞳孔难以辨认。比如,医务人员没有意识到应用了散瞳药物,或医疗人员无意将一些制剂,如东莨菪碱或阿托品[12],滴到了病人眼中或自己眼中。可以伴头痛,如果不知道应用了散瞳剂,很可能将瞳孔散大误解为后交通动脉动脉瘤扩张。

药物性瞳孔的直径可以很大($7\sim8$ mm),甚至大于第Ⅲ脑神经受压引起的瞳孔散大($5\sim6$ mm)。

与第Ⅲ脑神经受压鉴别:在双眼(为了比较)点滴 1% 匹罗卡品(副交感药物)。药物性瞳孔扩大者瞳孔不收缩,而正常侧和第Ⅲ脑神经受压者的瞳孔会收缩。

• 药物

医师使用了使瞳孔扩大的药物(例如下文的托吡卡胺)。其他散瞳药物见上文。

• 治疗

可以暂不处理,隔夜后再检查,瞳孔应该恢复正常。

使用散瞳剂使瞳孔扩大:

指征:使检查视网膜更容易。注意:由于药物的作用将无法进行床旁瞳孔检查,可能掩盖脑疝第Ⅲ脑神经受压引起的瞳孔扩大。要经常提醒护理人员并在表中注明瞳孔扩大是药物性的,包括应用的试剂和给药的时间。

处方:0.5% 或 1% 托吡卡胺(Mydriacyl®)滴眼可阻断瞳孔副交感神经的反应,可导致瞳孔散大几个小时至半天。这种效应可以被 2.5% 苯肾上腺素滴眼液(Mydfrin®,Neofrin®,Phenoptic® 等)放大,这类药也有交感作用。

■ 动眼神经受压

动眼神经受压初期可表现为瞳孔中度扩大($5\sim6$ mm)。可能的病因包括钩回疝或后交通动脉瘤扩张、基底动脉分叉处动脉瘤扩张。然而,在 24 小时内,绝大多数病人会发展为动眼神经麻痹(眼球转向外下,并伴随眼睑下垂)。此时瞳孔对散瞳药和缩瞳药有反应(后者有助于与药物性瞳孔相鉴别,见上文)。

单侧瞳孔扩大可能为钩回疝的最初表现,但在中脑受压以前,几乎所有病人都会有其他表现,即意识状态的改变(不安、躁动等)(极少病人出现早期的钩回疝时却神志清楚,可以讲话且神经功能完整)。

■ 神经肌肉阻滞剂(NMBA)

由于虹膜缺乏烟碱受体,故非去极化肌肉阻滞剂如泮库溴铵pancuronium(Pavulon®)不能改变对光反射[13],除非应用剂量巨大,以至于第一级和第二级神经元被阻断。

■ 瞳孔反常反应

光线消失时瞳孔缩小:

1. 先天静止性夜盲。
2. 最佳疾病:常染色体显性遗传性进行性黄斑营养不良。
3. 视神经发育不全。
4. 色素性视网膜炎。

32.5.6 Horner 综合征

■ 概述

Horner 综合征(HS)可由眼和面部交感神经通路的任一环节受阻造成(见章节 32.5.1)。患侧完全性 Horner 综合征见表 32 - 1。

表 32 - 1　Horner 综合征的表现

1. 缩瞳
2. 眼睑下垂
3. 眼球内陷
4. 眼球充血
5. 患侧面部无汗

■ HS中的瞳孔缩小(瞳孔收缩)

HS 中缩小的瞳孔仅 2～3 mm,在暗室中表现更加明显。正常的瞳孔在暗室中会扩大。

■ 眼睑下垂和眼球内陷

眼睑下垂主要由于上下睑板肌肉麻痹造成(下睑板肌麻痹又被认为是"逆上睑下垂")。眼球内陷是因为 Muller 肌麻痹,这一肌肉麻痹也可使眼睑下垂,其程度最大为 2 mm。HS 中的眼睑下垂是部分性的,如果出现完全性眼睑下垂,而且是由于提上睑肌力弱所造成,那么这一肌肉的力弱并不是 HS 的表现。

■ 交感通路可能的损害位置

参见第一级、第二级、第三级交感神经元的解剖（见章节32.5）。

第一级神经元（中枢神经元）：常伴随其他脑干病变。病因：血管栓塞［通常为小脑后下动脉（PICA）］、延髓空洞症、脑室内肿瘤。

第二级神经元（节前性）：病因包括侧方交感神经切断术、严重胸部创伤、肺尖肿瘤（Pancoast肿瘤）[14]、高位胸廓或颈部神经母细胞瘤。

第三级神经元（节后性）：是最常见的类型。病因：颈部创伤、颈动脉血管病/探查（见章节86.9.1）、颈椎异常、周期性偏头痛、颅底肿瘤、海绵窦肿瘤（如脑膜瘤）。仅颈内动脉处的神经纤维受损时不出现同侧面部无汗（即汗腺分泌功能完整），原因是支配面部汗腺的神经纤维伴随颈外动脉走行。

■ HS的药理学试验

• 确诊试验

诊断HS有疑问时可使用以下药物（在暗室内患侧瞳孔可缓慢扩张时不必用）（但没有定位价值，例如病变位于第一级神经元等）：

1. 可卡因。方法：4％可卡因滴眼（而不是耳鼻喉科常用的10％浓度，但这一浓度同样也可麻醉瞳孔括约肌，从而阻止瞳孔缩小），10分钟重复一次，观察瞳孔30分钟以上。可卡因阻断了神经效应器连接处去甲肾上腺素的节后再摄取。在HS中，没有去甲肾上腺素的释放，可卡因不能使瞳孔扩大。如果瞳孔扩大与正常侧相同，则可除外HS。部分性HS病人可出现瞳孔延迟扩张。

2. 阿可乐定（Iopidine®）可以替代可待因进行确诊试验，通过去除瞳孔括约肌的高敏感性而使HS中缩小的瞳孔扩张。

• 病变定位

第一级HS通常伴随下丘脑、脑干或延髓的表现。

鉴别第二级和第三级损伤：1％羟基苯内胺（Paradine®）使神经末端神经效应器连接处释放去甲肾上腺素，使瞳孔扩张。第三级神经元病变者瞳孔不扩张（节后损伤，不能释放去甲肾腺上素）。

32.6 眼外肌（EOM）系统

32.6.1 概述

第Ⅲ脑神经（动眼神经）支配内直肌（MR）、下直肌（IR）、下斜肌（IO）、对侧的上直肌（SR）。第Ⅳ脑神经（滑车神经）支配同侧上斜肌（SO），对侧滑车运动核见章节32.6.4。第Ⅵ脑神经（展神经）支配同侧外直肌（LR）。

额叶眼运动区可以发动眼球自主性(核上性)向对侧的痉挛性("预订程序的"、快速的、有一定轨道的)运动,参与抑制性反射性眼跳和产生可控制的非视觉性眼跳。位于 Brodmann 8 区(在额叶、皮层运动区前方,见图 1-1)。这些皮质核束纤维穿过内囊膝至脑桥旁正中的网状结构(PPRF),控制水平凝视,此处发出纤维至同侧外展/副外展(Ⅵ)复合核,再通过内侧纵束(MLF)至对侧第Ⅲ脑神经核,支配对侧的内直肌。因此,右侧的 PPRF 控制眼球向右侧运动。

32.6.2 核间性眼肌麻痹

核间性眼肌麻痹(INO)是因为内侧纵束(见上文)头侧至展神经核之间的病变引起。单侧病变可以产生以下症状(图 32-2):

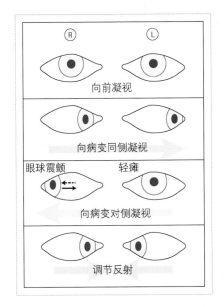

图 32-2 左侧核间性眼肌麻痹凝视表现示意图

1. 试图向 INO 对侧凝视时:
(1) 病侧眼内收运动不完全。
(2) 病变对侧外展性眼震(单眼性眼震)经常伴有外展麻痹。
2. 单纯内侧纵束病变并不引起双眼辐辏运动障碍(核间性眼球运动麻痹并非眼外肌麻痹)。

INO 最常见的原因:
1. 多发性硬化(MS):年轻人中最常见的导致双侧 INO 的原因。
2. 脑干梗死:老年人中最常见的导致单侧 INO 的原因。

32.6.3 动眼神经(第Ⅲ脑神经)麻痹(OMP)

■ 概述

动眼神经位于脑干腹侧,含有两种成分:运动核起源于动眼神经运动核,起源于 Edinger-Westphal 核的副交感神经位于周边位置。动眼神经穿过海绵窦进入眶上裂,分为上部分支(支配上直肌和上睑提肌)和下部分支(支配内直肌、下直肌、下斜肌)。副交感纤维分布在下部分支,进入睫状神经节。节后纤维进入球后支配睫状肌(调节晶状体使之"变厚"以看清近处的物体)和缩瞳肌。

动眼神经运动麻痹引起眼睑下垂,眼球转向"外、下"。动眼神经核性损伤少见。注意:单独的动眼神经麻痹最多可致 3 mm 的眼球突出(突眼),是由于直肌松弛所致。

痛性眼球运动麻痹见章节 32.6.7,非痛性眼球运动麻痹见章节 32.6.8。对于脑干综合征,见 Benedikt 综合征(见章节 3.2.4)和 Weber 综合征(见章节 3.2.4),也可见瞳孔不等大(Anisocoria)(见章节 32.5.5)。

■ 瞳孔受累的动眼神经麻痹

• 动眼神经麻痹瞳孔变化的规律

1958 年由 Rucker 阐述。实际上此说法是"由于外部神经压迫导致的动眼神经麻痹可能影响瞳孔收缩"。然而,常被忽略的是约 3% 的瞳孔并不受累[16]。

• 病因

病因包括(多数是由于动眼神经的外部压迫):

1. 肿瘤:影响动眼神经的最常见肿瘤有以下两种。

(1) 脊索瘤。

(2) 斜坡脑膜瘤。

2. 血管病,最常见的血管病有:

(1) 后交通动脉动脉瘤(动脉瘤性眼动麻痹而瞳孔不受累者<1%)。※由于此动脉瘤导致的新出现的同侧动眼神经麻痹可能表示动脉瘤有扩张,或者代表有可能破裂,故应该接受紧急治疗。

(2) 基底动脉分叉处动脉瘤(基底动脉尖)。

(3) 颈内动脉-海绵窦瘘:可能会有搏动性突眼(见章节 82.9)。

3. 钩回疝。

4. 海绵窦病变:常引起其他脑神经受损表现(Ⅴ1、Ⅴ2、Ⅳ、Ⅵ;详见海绵窦综合征,见章节 91.8.2)。海绵窦动脉瘤扩大造成的典型第Ⅲ脑神经麻痹不会有瞳孔扩大,因为引起瞳孔扩大的交感神经同样受损而麻痹[1]。

■ 瞳孔不受累的动眼神经麻痹(瞳孔存在对光反射)

• 概述

通常导致神经血管床闭塞的血管性病变可导致神经中心缺血梗死。在

62%～83%的病人中分布于第Ⅲ脑神经周围的副交感神经无缺血[16]。

- **病因**

病因包括:

1. 糖尿病。

2. 动脉硬化(可见于慢性高血压)。

3. 血管病:包括巨细胞性动脉炎(一过性动脉炎)(见章节 11.3.2)。

4. 慢性进展性眼肌麻痹,通常为双侧性。

5. 重症肌无力。

瞳孔不受累的动眼神经麻痹很少见于脑内病变,如中脑梗死[17]。

■ 其他引起眼动麻痹的原因

外伤、钩回疝、向一侧扩张的垂体腺瘤、Lyme 病、海绵窦病变:通常引起其他脑神经损伤症状[见多发脑神经麻痹(脑神经病变)(见章节 91.8)]。

眶内病变常常引起第Ⅲ脑神经的多种形式的损伤。上部的病变→上睑下垂;下部病变→下视、内收受损和对光反射受损。

32.6.4 滑车神经(第Ⅳ脑神经)麻痹

解剖:滑车神经核位于中脑导水管的腹侧,在下丘水平。滑车神经轴索向背侧绕过导水管并在下丘下方向内侧交叉。此神经支配上斜肌,作用是下压、内收眼球,但在凝视的最开始它使眼球向内旋转,然后再使眼球下压和内收(例如使眼球向下和向外)。

滑车神经的特殊特点有:

1. 是仅有的向内侧交叉的神经(例如滑车神经核位于神经的对侧,神经向上斜方向走行)。

2. 是仅有的位于脑干后方的脑神经。

3. 是仅有的通过眶上裂、不通过 Zinn 环(又称总腱环)的脑神经。

滑车神经麻痹导致眼偏向"上、内"。病人会不自觉地将头部偏向神经麻痹的一侧来纠正眼球的位置和复视。复视在向下看时明显(例如下楼梯时),尤其是同时向内侧看时,或者将被检查者的头向病变侧倾斜时。

单独的滑车神经麻痹少见。有时发生于大脑脚病变或者第四脑室底部靠近导水管处损伤时。

32.6.5 展神经(第Ⅵ脑神经)麻痹

产生外直肌麻痹。临床症状为复视,向麻痹侧凝视时加重。单纯性第Ⅵ脑神经麻痹的病因包括[18]:

1. 血管性病变:包括糖尿病和巨细胞动脉炎。绝大多数在 3 个月内缓解(若麻痹时间过长,应找其他病因)。

2. 颅内压增高:第Ⅵ脑神经麻痹可能是因为 ICP 增高,即使神经没有被直接压迫（假性定位征）也可出现麻痹。可能是由于展神经在颅内的行程较长，因此容易受到压迫。麻痹可以为双侧。病因包括：

（1）创伤导致的颅内压升高。

（2）脑积水导致的颅内压升高（例如颅后窝肿瘤）：见章节 34.2.5。

（3）原发性颅内高压（假性脑瘤）：见章节 49.1。

3. 海绵窦病变：海绵窦动脉瘤（见章节 81.1.4）、肿瘤（脑膜瘤等）、海绵窦动静脉瘘（见章节 82.9）。

4. 炎症：

（1）Gradenigo 综合征（累及 Dorello 孔）：见章节 32.7.4。

（2）蝶窦炎（累及 Dorello 孔）。

5. 颅内占位病变：如斜坡脊索瘤、软骨肉瘤。

6. 假性展神经麻痹，可能因为：

（1）甲状腺眼病：最常见的慢性第Ⅵ脑神经麻痹病因。强制外展试验阳性（眼球能被检查者诱导至外展位）。

（2）重症肌无力：对氯化腾喜龙（Tensilon®）试验有反应。

（3）长期斜视。

（4）Duane 综合征（见章节 32.8）。

（5）眶内壁骨折伴有内直肌压迫性损害。

7. 腰穿术后：几乎全是单侧（见章节 97.3.5）。

8. 斜坡骨折：见章节 57.4.2。

9. 特发性。

32.6.6　多发眼外运动神经受累

海绵窦内病变（见下文）包括第Ⅲ、Ⅳ、Ⅵ和Ⅴ1、Ⅴ2（三叉神经眼支和上颌支）脑神经，第Ⅱ、Ⅴ3 脑神经不受累。

眶上裂综合征：第Ⅲ、Ⅳ、Ⅵ、Ⅴ1 脑神经功能障碍。

眶尖综合征：第Ⅱ、Ⅲ、Ⅳ、Ⅵ和部分Ⅴ1 脑神经。

滑车神经麻痹可能来自额部外伤的对冲损伤。

32.6.7　痛性眼球运动麻痹

■ 定义

眼球运动功能障碍（第Ⅲ、Ⅳ、Ⅴ和Ⅴ1 脑神经之一或多个受损）。

■ 病因

1. 眶内：

（1）炎性假瘤（特发性眶内炎症）：见下文。

（2）持续性鼻窦炎。

（3）侵袭性真菌性鼻窦炎，导致眶尖综合征。鼻腔毛霉病（真菌病）：鼻窦炎伴随无痛性黑腭或鼻中隔溃疡或伴毛霉目,尤其是根霉菌属真菌菌丝血管浸润的焦痂形成[19]。通常见于糖尿病或免疫抑制的病人,偶尔见于健康人[20]。常累及硬膜窦并可导致海绵窦栓塞。

(4) 转移癌。

(5) 淋巴瘤。

2. 眶上裂/前海绵窦:

(1) Tolosa - Hunt 综合征:见下文。

(2) 转移癌。

(3) 鼻咽癌。

(4) 淋巴瘤。

(5) 单纯疱疹。

(6) 颈内动脉-海绵窦瘘。

(7) 海绵窦血栓形成。

(8) 海绵窦内动脉瘤。

3. 鞍旁:

(1) 垂体腺瘤。

(2) 转移癌。

(3) 鼻咽癌。

(4) 蝶窦黏液息肉。

(5) 脑膜瘤/脊索瘤。

(6) 岩尖炎(Gradenigo 综合征):见下文。

4. 颅后窝:

(1) 后交通动脉瘤。

(2) 基底动脉动脉瘤(少见)。

5. 其他:

(1) 糖尿病性眼球运动麻痹。

(2) 偏头痛性眼球运动麻痹。

(3) 颅动脉炎。

(4) 结核性脑膜炎:可引起眼球运动麻痹。通常为部分性,始发于动眼神经者常见。

32.6.8　非痛性眼球运动麻痹

鉴别诊断:

1. 慢性进展性眼球运动麻痹:瞳孔不受累,通常为双侧性,进展缓慢。

2. 重症肌无力:瞳孔不受累,对氯化腾喜龙(Tensolon®)试验有反应。

3. 肌炎:通常伴随其他器官系统(心脏、生殖腺等)症状。

32.7   神经眼科综合征

32.7.1   假瘤(眶部)

■ 概述

又称"慢性肉芽肿"(但这是错误的名称,并无真正的上皮状肉芽肿),是一种局限于眶部的特发性感染性疾病,与真正的肿瘤很相似,通常为单侧性。

典型的表现是突发性突眼、疼痛和眼外肌功能障碍(痛性眼球运动障碍伴复视),常常累及眶上裂,可能伴有巩膜炎。多数都会累及眶上组织。

■ 鉴别诊断

见章节 89.8.2。

Grave病(GD)要点:GD组织学表现(甲状腺功能亢进)与假瘤难以鉴别,GD通常为双侧性。

■ 治疗

手术易导致播散,最好不采用手术。

类固醇为治疗方案之一。处方:泼尼松 50~80 mg,每天 1 次。严重病例有必要 30~40 mg/d,连用数月。

对于反应性淋巴细胞增生的病例应行放疗,1 000 ~ 2 000 rads(10 ~ 20 Gy)。

32.7.2   Tolosa-Hunt 综合征

眶上裂区域的非典型性炎症常侵及海绵窦,有时伴随肉芽肿。此病为排除性诊断。局部解剖与眶尖假瘤相似(见上文)。临床诊断标准:

1. 痛性眼球运动障碍。

2. 穿过海绵窦的所有脑神经受累,瞳孔一般不受累(常常不是动脉瘤或特异性感染等病例)。

3. 症状持续数天至数周。

4. 自发缓解,有时有残余症状。

5. 缓解数日或数年后复发。

6. 无全身受累症状(偶尔恶心呕吐,由于头痛?)。

7. 系统应用类固醇:泼尼松 60~80 mg 口服,每天 1 次(逐渐减量),约 1 天内症状减轻。

8. 直肌偶尔感染而不是接触性感染。

32.7.3   雷德(Raeder)三叉神经疼痛

两个重要组成部分[21]:

1. 单侧眼交感神经轻度麻痹(如部分 Horner 综合征,通常缺乏无汗症状,并且在这个综合征中也可以有上睑下垂)。

2. 同侧三叉神经痛(常为痉挛性痛,但也可有痛觉丧失或咬肌无力;如果有疼痛,一定是痉挛性痛,且不包括单侧头痛、面部或血管性疼痛)。

定位意义:在颅中窝与三叉神经相邻的部位。经常不能确定原因,但很少是由于动脉瘤[22]压迫第Ⅴ1脑神经及交感神经所致。

32.7.4 Gardenigo 综合征

即岩尖炎,乳突炎累及岩尖(如果气化的话)。通常由耳鼻喉科医师发现。典型三联征:

1. 展神经麻痹:Dorello 孔处第Ⅵ脑神经炎症,神经在此处从岩尖的内侧进入海绵窦。

2. 眶后痛:因第Ⅴ1脑神经感染。

3. 耳道流液(draining ear)。

32.8 各种神经眼科学体征

角膜下颌反射:诱发角膜反射引起下颌抽动或对侧下颌运动(同侧翼状肌抽动)。是一种原始脑桥反射,可见于脑组织的各种损伤(外伤、脑内出血等)。

Duane 综合征:又称为眼球退缩综合征,当试图放松外展肌内收眼球时,出现一种矛盾的神经支配,导致外直肌和内直肌同步收缩,产生轻度的眼球内陷和假性上睑下垂。可能是先天性的(例如部分以下综合征:肢端肾脏-眼综合征、Okihiro 综合征等)。

虹膜震颤:痉挛性有节律性的瞳孔运动,改变幅度≥2 mm。当检查光反射时,可能使检查者感觉到迷惑;记录最初的反应。可能属于正常变异。没有定位价值。

Marcus Gunn 现象:不要与 Marcus Gunn 瞳孔(见章节 32.5.5)混淆。表现为张口引起下垂的眼睑抬起(翼状肌本体感受器与第Ⅲ脑神经间的异常反射)。逆 Marcus Gunn 现象:正常眼闭合时伴随闭嘴,仅见于周围性面神经损伤的病人,且可能是异常的正反馈作用所致。

眼球浮动[23]:突然、自发、共轭地向下运动,再缓缓回至中间位置,每分钟2~12次;伴随双侧水平凝视麻痹,包括玩偶眼和热水试验。最常见于脑桥被盖破坏性病变(通常为出血,但也可是梗死、胶质瘤、外伤)和压迫性病变[18]。不典型的眼球摆动与之相似,但保留了水平凝视,常见于小脑出血、脑积水、创伤和代谢性脑病。

斜视眼阵挛[25]:(少见)快速、共轭、不规则性、非节律性(这点可与眼震相鉴别)水平或垂直眼球运动,睡眠时仍持续(减弱)(如果非共轭就成为斜视眼阵挛)。常伴随广泛的肌阵挛(手指、下颌、唇、眼睑、前额、躯干和下肢),还可伴有其他不适、易疲劳、呕吐和一些小脑症状。常在 4 个月内自然减轻。

振动幻视:看固定物体时感到物体是摆动或振动的[20]。有时为 Chiari 畸形 1 型的唯一表现[21](常伴随向下的眼震)。其他病因包括多发性硬化症或双侧前庭神经损伤,如使用氨基糖苷类药物产生耳毒性[22]、行双侧前庭神经切除术(见 Dandy 综合征,见章节 33.1.1)。

假性 von Graefe 征:下视眼睑回缩(真性 von Graefe 征是甲亢时出现的上睑挛缩征),在异常神经再生时见到(下直肌引起眼睑上提)。

视神经萎缩:慢性、进展性视神经萎缩一般是由压迫性病变(动脉瘤、脑膜瘤、骨硬化病等)造成。

(于 洮 赵 萌)

参考文献

[1] Wilkins RH, Rengachary SS. Neurosurgery. New York 1985

[2] Pinel JF, Larmande P, Guegan Y, et al. Down-Beat Nystagmus: Case Report with Magnetic Resonance Imaging and Surgical Treatment. Neurosurgery. 1987; 21:736–739

[3] Williams DP, Troost BT, Rogers J. Lithium-Induced Downbeat Nystagmus. Arch Neurol. 1988; 45:1022–1023

[4] Sher NA, Wirtschafter J, Shapiro SK, et al. Unilateral Papilledema in 'Benign' Intracranial Hypertension (Pseudotumor Cerebri). JAMA. 1983; 250:2346–2347

[5] Horton JC. Wilbrand's knee of the primate optic chiasm is an artefact of monocular enucleation. Trans Am Ophthalmol Soc. 1997; 95:579–609

[6] Grzybowski A. Harry Moss Traquair (1875-1954), Scottish ophthalmologist and perimetrist. Acta Ophthalmol. 2009; 87:455–459

[7] Shin RK, Li TP. Visualization of Wilbrand's knee. Snowbird, UT 2013

[8] Lee JH, Tobias S, Kwon JT, Sade B, Kosmorsky G. Wilbrand's knee: does it exist? Surg Neurol. 2006; 66:11–7; discussion 17

[9] Zweckberger K, Unterberg AW, Schick U. Pre-chiasmatic transection of the optic nerve can save contralateral vision in patients with optic nerve sheath meningiooms. Clin Neurol Neurosurg. 2013; 115:2426–2431

[10] Kawasaki A. Physiology, assessment, and disorders of the pupil. Curr Opin Ophthalmol. 1999; 10:394–400

[11] Walsh FB, Hoyt WF. Clinical Neuro-Ophthalmology. Baltimore 1969

[12] Nakagawa TA, Guerra L, Storgion SA. Aerosolized atropine as an unusual cause of anisocoria in a child with asthma. Pediatr Emerg Care. 1993; 9:153–154

[13] Wijdicks EF. Determining Brain Death in Adults. Neurology. 1995; 45:1003–1011

[14] Lepore FE. Diagnostic Pharmacology of the Pupil. Clin Neuropharmacol. 1985; 8:27–37

[15] Zee DS. Internuclear ophthalmoplegia: pathophysiology and diagnosis. Baillieres Clin Neurol. 1992; 1:455–470

[16] Trobe JD. Third nerve palsy and the pupil. Footnotes to the rule. Arch Ophthalmol. 1988; 106:601–602

[17] Breen LA, Hopf HC, Farris BK, Gutmann L. Pupil-Sparing Oculomotor Nerve Palsy due to Midbrain Infarction. Arch Neurol. 1991; 48:105–106

[18] Galetta SL, Smith JL. Chronic Isolated Sixth Nerve Palsies. Arch Neurol. 1989; 46:79–82

[19] DeShazo RD, Chapin K, Swain RE. Fungal Sinusitis. N Engl J Med. 1997; 337:254–259

[20] Radner AB, Witt MD, Edwards JE. Acute Invasive Rhinocerebral Zygomycosis in an Otherwise Healthy Patient: Case Report and Review. Clin Infect Dis. 1995; 20:163–166

[21] Mokri B. Raeder's Paratrigeminal Syndrome. Arch Neurol. 1982; 39:395–399

[22] Kashihara K, Ito H, Yamamoto S, et al. Raeder's Syndrome Associated with Intracranial Internal Carotid Artery Aneurysm. Neurosurgery. 1987; 20:49–51

[23] Fisher CM. Ocular Bobbing. Arch Neurol. 1964; 11:543–546

[24] Sherman DG, Salmon JH. Ocular Bobbing with Superior Cerebellar Artery Aneurysm: Case Report. J Neurosurg. 1977; 47:596–598

[25] Smith JL, Walsh FB. Opsoclonus - Ataxic Conjugate Movements of the Eyes. Arch Ophthalm. 1960; 64:244–250

[26] Brickner R. Oscillopsia: A new symptom commonly occurring in multiple sclerosis. Arch Neurol Psychiatry. 1936; 36:586–589

[27] Gingold SI, Winfield JA. Oscillopsia and Primary Cerebellar Ectopie: Case Report and Review of the Literature. Neurosurgery. 1991; 29:932–936

[28] Marra TR, Reynolds NC, Stoddard JJ. Subjective Oscillopsia ("Jiggling Vision") Presumably Due to Aminoglycoside Ototoxicity: A Report of Two Cases. J Clin Neuro Ophthalmol. 1988; 8:35–38

32

33 神经耳科学

33.1 头晕和眩晕

33.1.1 头晕的鉴别诊断

1. 接近晕厥：与晕厥有重叠（见章节 91.3）。

（1）直立性低血压。

（2）心源性低血压：

1）心律失常（心律不齐）。

2）瓣膜疾病。

（3）血管迷走神经性晕厥。

（4）颈动脉窦过度敏感（见章节 91.3）。

2. 平衡失调：

（1）复合觉缺陷：例如周围神经病、视力受损等。

（2）小脑退行性病变。

3. 眩晕：觉得在运动的错觉（通常是旋转）。

（1）内耳功能障碍：

1）迷路炎。

2）梅尼埃病（见下文）。

3）创伤：内淋巴漏。

4）药物：尤其是氨基糖苷类。

5）良性（阵发的）体位性眩晕[1]：也称作嵴帽沉石病。当头转到某一特定姿势时（通常是在床上）会发生严重的眩晕，由半规管内的钙结石引起。疾病是自限性的（大多数病例病程不会超过 1 年），没有听力的丧失。

6）梅毒。

7）椎基底动脉供血不足：见章节 85.5。

（2）前庭神经功能障碍：

1）前庭神经炎：突发眩晕、逐渐好转。

2）压迫：

A. 脑膜瘤。

　　B.听神经瘤：通常是缓慢进行性加重的共济失调,而不是严重的眩晕。脑干听觉诱发反应(BAER)的潜伏期异常,CT 或 MRI 可见病变。

　　(3)体位性眩晕：如 Janneta 等所描述[2],为严重持续的体位性眩晕或平衡失调,引起持续性的恶心,但既没有前庭神经功能障碍也没有听力丧失(可出现耳鸣)。可能的原因是前庭神经的血管受压,前庭神经微血管减压术有效。

　　(4)脑干功能障碍：

　　1)血管疾病(见章节 85.5)：前庭症状不明显,非前庭症状突出。

　　2)偏头痛：尤其是基底动脉型偏头痛。

　　3)脱髓鞘疾病：如多发性硬化症。

　　4)药物：抗惊厥药、乙醇、镇静催眠药、水杨酸盐等。

　　(5)颈部本体感受器功能障碍：如颈部的骨关节炎。

　　4.难以定义的头晕：大多数是精神病性的。包括：

　　(1)过度通气。

　　(2)低血糖。

　　(3)焦虑性神经症。

　　(4)癔症。

33.1.2　前庭神经切除术

■ 概述

　　单侧前庭功能完全丧失可因为两侧前庭输入不协调而引起一过性的眩晕。从理论上讲中枢的代偿机制(小脑回路)可使症状有所改善。如果是单侧波动性的前庭功能障碍,那么这种代偿机制就会被减弱。单侧选择性前庭神经切除术(SVN)可以终止这种波动性或部分性丧失,并且(有利于)促进代偿。双侧 SVN 经常并发振动性幻视(见章节 32.8,即 Dandy 综合征,由于前庭-眼反射的丧失导致黑暗中不能维持平衡),应予避免。

■ 适应证

　　SVN 常用于两种情况,即梅尼埃病(见下文)和部分性前庭功能受损(病毒性或创伤性)。另外,SVN 也适用于前庭功能呈持续性或进展性失代偿,且药物及非毁损性外科治疗无效时[3]。

　　SVN 可保存听力,在梅尼埃(Meniere)病时控制发作性眩晕的有效率大于 90%(在非梅尼埃病时有效率约为 80%),但 SVN 不能改善头部快速运动时的稳定性。

■ SVN 的手术入路

　　1.迷路后入路,也称耳后入路：在乙状窦前,主要适用于梅尼埃病而既往没有内淋巴囊(ELS)手术史的病人,因为这时允许同时进行 SVN 和 ELS

减压术。需要进行乳突切除术及半规管和 ELS 成形。在后半规管之前、乙状窦之后切开硬膜。完全严密地缝合硬膜较困难。

2. 乙状窦后入路，也称颅后窝入路或枕下乙状窦后入路：在显微外科之前最初被 Dandy 采用，通常导致听力丧失，偶尔可保留面神经功能。显微外科技术发展后，目前的治疗效果有所改善。适用于非梅尼埃病的病例，而不需分辨 ELS，这也是正确分辨第Ⅷ脑神经最好的入路。

3. 颅中窝（硬膜外）入路：与脑桥小脑三角相比，可更好地在内听道处分离前庭神经纤维与蜗神经纤维，可以更完全地切断前庭神经，适用于通过上述入路 SVN 不能取得良好效果的病人。缺点：要牵拉颞叶，不能暴露 ELS，较迷路后入路有更高的死亡率和损伤面神经的风险[4]。

■ **选择性前庭神经切除术的手术注意事项（见图 1-7）**

1. 前庭神经是第Ⅷ脑神经复合体上面的一半，颜色比蜗神经略灰一些（因含髓鞘/磷脂少[5]），可被一条小血管或神经束分开。

2. 面神经（第Ⅶ脑神经）：

(1) 颜色比第Ⅷ脑神经浅。

(2) 在第Ⅷ脑神经前上方。

(3) 建议应用面神经肌电图。

(4) 直接刺激可证实。

3. 必须保护第Ⅷ脑神经上的血管以保存听力（必须保护内听动脉）。

4. 若前庭神经和蜗神经没有明确的分隔界面，则应分离神经束的上半部。

5. 内淋巴囊位于内听道和乙状窦后缘之间近中点处。

33.2 梅尼埃病

33.2.1 概述

要 点

1. 内淋巴压力增加。

2. 临床三联征：眩晕、耳鸣和波动性听力丧失。

3. 药物治疗失败之后选择手术治疗，包括内淋巴分流或选择性前庭神经切除术。

可能是由内淋巴液调节紊乱引起（与之相一致的表现是内淋巴水肿：内淋巴容积、压力增大伴内淋巴管的扩张），并最终产生到外淋巴间隙的漏液。

点

33.2.2　流行病学

发病率约为 1/10 万[6]。大多数病例发病年龄在 30～60 岁,很少发生在青年或老年人中。双侧患病率是 20%。

33.2.3　临床

■ 临床三联征

1. 剧烈的眩晕发作(由前庭神经功能障碍引起):通常是最早和最严重的症状。经常伴有恶心、呕吐和出汗,严重的发作可引起虚脱。眩晕可持续到完全耳聋之后。发作时平衡觉正常。

2. 耳鸣:常被描述为与远去的汽笛声(而不是"铃声")相似。

3. 波动性的低频性听力丧失:可以持续几周到几年,如果不治疗可以发展到永久性的耳聋(病人经常主诉耳内发胀[6],但这是非特异性的,任何原因引起的听力丧失都可伴随耳内发胀)。

■ 其他表现

跌倒发作(Tumarkin 耳石危象)偶尔发生。

疾病发作持续 5～30 分钟(有的说法是 2～6 小时),发作后疲劳可持续数小时。

发作频率:每年 1～2 次至每周数次不等。

除典型发作外还有两个亚型:前庭性梅尼埃综合征(发作性眩晕但听力正常)和迷路性梅尼埃综合征(几乎没有前庭症状)。

梅尼埃综合征的自然病程特点是逐渐缓解。最终,眩晕或是加重,或是消失(取而代之的是持续的失衡[7])。

■ 鉴别诊断

(参见章节 33.1.1)

1. 良性(阵发性的)体位性眩晕:也称嵴帽沉石病,是自限性的(大多数病例持续不到 1 年),没有听力丧失。

2. 严重的体位性眩晕:严重持久的体位性眩晕或平衡失调,近似于持续的恶心,既没有前庭功能障碍,也没有听力丧失(可以出现耳鸣)。

3. 听神经瘤:通常为缓慢、进行性共济失调而不是眩晕,脑干听觉诱发反应的潜伏期多为异常,CT 或 MRI 可确诊。

4. 前庭神经炎:突发眩晕,以后逐渐改善。

5. 椎基底动脉供血不足(VBI):前庭症状不明显,而有突出的非前庭症状(见章节 85.5)。

■ 实验诊断

1. 双温刺激的电眼球震颤描记图(ENG)多为异常,可显示对热刺激反应迟钝。

2. 听力图：低频听力丧失，辨别力和响度重振较正常，阻抗检测时音调衰减阴性。

3. 脑干听觉诱发反应显示潜伏期正常。

4. 梅尼埃病时影像学检查(CT、MRI 等)无阳性发现。

5. 在双侧发病时，应行性病学检查以除外梅毒。

■ 治疗

● 药物治疗

1. 减少盐(严格限制盐的摄入同任何药物治疗一样有效)和咖啡因的摄入。

2. 利尿剂：在耳发胀减轻之前每天服用，必要时测耳压(通常每周 1～2 次即可)。

乙酰唑胺(Diamox®)：500 mg 每天口服 1 次×1 周，如果症状不缓解，则增量至每天 2 次。如有感觉异常，则停止服用。妊娠前 3 个月禁用。

3. 前庭抑制剂：

(1) 地西泮(Valium®)，可能是最有效的。

(2) 盐酸氯苯甲嗪(Antivert®)：(在发作期)成人眩晕伴有前庭症状的，每天 25～100 mg 分次口服。晕动症的剂量是在活动前 1 小时口服 25～50 mg。规格：12.5 mg，25 mg 和 50 mg 片剂。副作用：嗜睡。

4. 血管扩张剂：据推测是通过增加迷路的流量而起到治疗作用：5%～10%的二氧化碳气体吸入就可有良好效果，缺点是短效。

● 外科治疗

适用于内科治疗不能控制的病人。双侧病变的发生率较高，因此当听力存在时，优先治疗听力存在的一侧。手术包括：

1. 内淋巴分流术：分流到乳突(Arenberg 分流)或蛛网膜下隙。尚存听力的病人约有 65% 的成功率(见下文)。如果症状减轻 1 年或以上，那么治疗复发应行分流调整术；如果症状减轻不足 1 年，则应行前庭神经切断术。

2. 内耳直接应用皮质激素。

3. 非选择性前庭神经切断术(适用于听力丧失侧)：

(1) 迷路切除术。

(2) 以庆大霉素行内耳灌注。

(3) 经迷路第Ⅷ脑神经切断术。

4. 选择性前庭神经切除术(适用于听力尚存侧)(见章节 33.1.2)。

■ 治疗效果

● 内淋巴分流术

112 例内淋巴分流术的效果见表 33-1。

表 33 - 1　内淋巴分流术治疗效果[7]

	眩　晕	耳　鸣	听　力[a]	耳内压
改善	79(70%)[b]	53(47%)	19(17%)	57(51%)
无变化	33(29%)	49(43%)	50(45%)	24(21%)
恶化	0	10(10%)	39(35%)	31(28%)

a 听力改善指的是达到有用听力(50 分贝的单音,70%语言分辨率),另有 4 例病人
　听力提高却达不到有用听力
b 5 例病人 1～3 年后眩晕复发

- **神经切断术**

前庭蜗神经切断术(基于早期 Dandy 所行的颅后窝手术数据;前庭蜗神经束完全切断的 587 例病人,术后均出现听力丧失):90%术后眩晕症状缓解,5%无明显改善,5%术后加重;9%出现面瘫(3%为永久性面瘫)。

选择性前庭神经切断术(保留蜗神经,Dandy 报道的 95 例病人):10%听力改善,28%无变化,48%术后加重,14%出现听力丧失。

迷路后入路:32 例(25 例内淋巴分流术失败)梅尼埃综合征病人手术有效,85%眩晕症状完全缓解,6%有所改善,9%无缓解(其中 1 例病人后行颅中窝神经切断术,效果良好)[5]。

- **并发症和副作用**

术前仅存少许前庭神经功能的病人(ENG 证实)在前庭神经切断术后通常较容易耐受,术前存在较多功能的病人在术后会出现短暂性恶化直至其适应这种变化。

在 42 例行迷路后入路手术的病人中,没有出现手术导致的听力丧失,没有面肌无力发生,1 例病人发生脑脊液漏需行二次手术修补,1 例病人发生脑膜炎,但最终恢复良好[5]。

如术后不成功,检查电眼球震颤描记图(ENG)。如果在手术侧显示任何前庭神经功能,则神经切除不完全,应考虑重新手术。

33.3　面神经麻痹

33.3.1　严重程度分级

面神经麻痹的严重程度可按 House-Brackman 标准分级(见表 41 - 3)。

33.3.2　损伤定位

■ 中枢性面瘫(也称为核上性面瘫)

支配面部运动的皮质在侧面的运动区(恰好在中央前回最下方的岛盖上

面）。鉴别中枢性面瘫（由核上损伤所致）与周围性面瘫的关键是中枢性面瘫具有以下特征：

1. 主要限于颜面下部，因为颜面上部的运动受双侧皮质支配。

2. 可以不影响面部表情的表达[8]（如开玩笑时微笑）。

■ 核性面瘫

第Ⅶ脑神经运动核在桥延交界处。运动纤维在脑桥内上升并在第Ⅵ脑神经核周围形成一个明显的弯曲，在第四脑室底构成一个肉眼可见的隆起（即面神经丘）。核性面瘫引起第Ⅶ脑神经运动功能的完全性麻痹。在核性面瘫时，邻近的神经结构由于潜在疾病（卒中、肿瘤等）也经常出现病理表现，例如：在Millard‐Gubler综合征时（见章节3.2.4），可伴有同侧展神经麻痹和对侧的肢体无力。侵及第四脑室底的肿瘤，如髓母细胞瘤，也可引起核性面瘫（由于第四脑室底面神经丘受累）。

■ 面神经损伤

运动纤维在脑桥上升围绕第Ⅵ脑神经（展神经）核形成较大幅度的弯曲（内膝），在第四脑室底形成可见的隆起（面丘）。第Ⅶ脑神经起自桥延交界处的脑干上（见图2‐6），脑桥小脑三角（CPA）肿瘤可累及该处。面神经进入内听道前上部分（见图1‐7）。膝状神经节（外膝）位于颞骨内。此神经节发出的第一支是岩浅大神经（GSPN），该神经穿过翼神经节，支配鼻、腭黏膜和眼的泪腺，该处附近的病变会引起眼干。另一支是镫骨神经，支配镫骨肌，该处附近的病变会引起听觉过敏。第三支连于面神经，为负责舌前2/3味觉的鼓索。邻近的颅底骨折会损伤该神经。神经纤维穿过鼓索支配下颌下腺、舌下腺。面神经从茎乳孔穿出颅骨，然后进入腮腺，再发出以下分支支配面肌（由上到下）：颞支、颧支、面颊支、下颌支和颈支。腮腺内的损伤（如腮腺肿瘤）可以累及部分分支（而不损伤其他分支）。

33.3.3 病因

面神经麻痹主要由以下病因引起，也可参见章节91.8，90%～95%的面神经麻痹可以用贝尔、麻痹、带状疱疹和创伤（基底骨折）解释。

1. 贝尔麻痹（Bell's palsy）：见章节33.3.4。

2. 耳带状疱疹：见章节33.3.5。

3. 创伤：颅底骨折。

4. 出生后面神经麻痹：

（1）先天性：

1）＊Mobius综合征的双侧面瘫有特征性，表现为上面部受累较下面部重（见章节91.8）。

2）＊先天性面瘫可以是面肩肱型或强直性肌营养不良的一部分。

（2）创伤性：

5. 中耳炎：在急性中耳炎时，应用抗生素后面瘫通常会改善，在慢性化脓性中耳炎时需要外科手术治疗。

6. 中枢性面瘫和核性面瘫：见上文损伤定位。

7. 肿瘤：通常引起听力丧失和缓慢进行性面瘫（与贝尔麻痹不同）。

(1) 大多数肿瘤是良性的面神经、听神经鞘瘤或者转移到颞骨的恶性肿瘤，面神经瘤大约占周围性面瘫的 5%[10]，这种面瘫为缓慢进行性的。

(2) 腮腺肿瘤可以累及面神经的部分分支。

(3) Masson 生长旺盛血管内皮细胞瘤（见章节 49.1.7）。

8. * 神经肉瘤病：面神经是最常累及的脑神经（见章节 10.9）。

9. 糖尿病：有周围性面瘫的 40 岁以上病人 17% 糖耐量试验异常。糖尿病病人发生周围性面瘫的相对（概率）风险是非糖尿病病人的 4.5 倍[11]。

10. * Ⅱ期 Lyme 病[12]（见章节 20.5.2）：特点是双侧性面瘫。

11. * 急性感染性多神经炎（Guillain - Barre 综合征）：致死病例中大约 50% 出现双侧面瘫。

12. 偶尔见于 Klippel - Feil 综合征。

13. * 孤立第四脑室（见章节 24.11）：压迫面丘。

带有 * 者通常是双侧面瘫，见多发脑神经病（见章节 91.8）。

33.3.4 贝尔麻痹

■ **概述**

贝尔麻痹(BP)也被称作（特发性）自发性周围性面瘫(PFP)，是面瘫最常见的原因（占周围性面瘫的 50%～80%）。发病率：每年 150～200/100 万。

病因：贝尔麻痹是指不明原因的周围性面瘫（明确原因如感染、肿瘤、创伤），且没有其他神经病学表现（如其他脑神经）或全身表现（如发热、糖尿病或高血压[13,14]）。因此，贝尔麻痹是特发性的，是一个排除性的诊断。大多数病例可能表现病毒性脱髓鞘性多神经炎[15]，通常为单纯疱疹病毒[16]。由 Lyme 病所引起的面瘫通常有特征性的临床表现[17]，严重病例可据 Halse - Brackmann 分级标准评定（见表 41 - 3）。

■ **临床表现**

常有病毒感染的前驱症状，如上呼吸道感染、肌（肉酸）痛、三叉神经感觉迟钝、恶心呕吐、腹泻等。麻痹可以是不完全性的（Ⅰ型），50% 的病人发病时是完全性的（Ⅱ型），保留部分功能者 1 周后可发展至完全性麻痹。通常表现为由远到近的发展过程，先是运动支，其次是鼓索（味觉丧失、流涎减少），最后是镫骨支（神经）（听觉过敏）和膝状神经节（泪液减少）。伴随症状见表 33 - 2，通常情况下（非全部）为单侧。在面瘫发生后 2～4 天有 4% 的病人出现带状疱疹，4～8 天后 30% 的病人出现带状疱疹。在恢复期可出现流泪过多（异常的神经再生）。

表 33-2　贝尔麻痹的伴随症状

症　　状	百 分 比
颜面、耳后疼痛	60%
味觉障碍	57%
听觉过敏	30%
泪液减少	17%

■ 治疗

• 总体原则

保护眼：保护眼是至关重要的，白天用滴眼液，晚上用眼膏，避免强光刺激（白天戴墨镜）。

• 药物治疗

类固醇：泼尼松 25 mg 口服，每天 2 次×10 天，发作 72 小时之内开始服用，可以改善 3 个月和 9 个月的恢复率。

无环鸟苷：无益处（无论是单独使用还是与泼尼松联用）[18]。

• 手术减压

效果有争议，到目前为止还没有明确的研究。应用极少，手术适应证包括：

1. 对电刺激没有反应的完全性面神经变性（但这种情况也被当作不手术的理由[9]）。

2. 对电刺激的反应进行性恶化（减退）。

3. 8 周后没有临床症状和客观检查指标（神经检测）的改善（但如果贝尔麻痹的诊断是确切的，发作后大约 14 天症状应该会减轻[9]）。

■ 预后

所有病例均可有一定程度的恢复（如果 6 个月后没有恢复，应寻找其他原因）。恢复程度：75%～80% 的病例完全恢复，10% 的病例部分恢复，其他恢复差。如果 10～21 天后开始恢复，那么倾向（易于）于完全恢复；若 3～8 周开始恢复，则预后良好；如果 2～4 个月才开始恢复，则预后差。发作时为不完全面瘫而没有发展到完全面瘫的病例倾向于能够完全恢复，发作时为不完全面瘫但发展到完全面瘫的病例有 75% 不完全恢复。以下情况往往提示预后较差：邻近的神经功能受累、听觉过敏、泪液减少、年龄大于 60 岁、糖尿病、高血压、神经症以及耳、颜面或神经根痛。

33.3.5　带状疱疹病毒耳炎性面瘫

症状比贝尔麻痹重，带状疱疹常有水疱，抗体效价升高。病人发生面神经变性的风险比较高。

33.3.6 面瘫的手术治疗

■ 概述

对于面神经局灶性损伤的病例(如创伤、脑桥小脑三角肿瘤手术损伤等),通常认为行神经吻合、结构重建效果优于保守治疗[19]。对于非局灶性病因的病例,例如贝尔麻痹,仅适于保守治疗。如果面肌已经萎缩或纤维化,那么神经已不可能有功能性修复。

■ 手术方式

手术方式包括:

1. 累及面神经的颅内损伤(如脑桥小脑三角肿瘤手术):脑神经的重新吻合(用或不用移植物)是最有可能使面部恢复正常的方法。

(1)时机:

1)在肿瘤切除时(听神经鞘瘤切除术中面神经发生离断[20-22]):预后最好的是 House - Brackmann 分级 Ⅲ 级。手术失败预后不佳者大约占 33%[22]。

2)延期手术,尤其是面神经的解剖连续性得以保留时。

(2)技术:

1)直接重新吻合:由于面神经很脆弱(尤其是被肿瘤牵拉时),因此较困难。

2)神经移植:如使用较粗大的耳神经[23]或腓神经。

2. 颅外段面神经吻合:

(1)舌下神经-面神经吻合(见下文)。

(2)脊副神经-面神经吻合(见下文)。

(3)膈神经-面神经吻合。

(4)舌咽神经-面神经吻合。

(5)对侧的面神经移植:效果不理想。

3. "机械的"或"静止的"方法:

(1)面神经悬吊术:如使用聚丙烯(Marlex®)网[24]。

(2)眼睑闭合技术(避免眼球暴露、减少流泪):

1)眼睑缝合术:部分或完全。

2)在眼睑上放置重物。

3)在眼睑上放置不锈钢弹簧。

■ 手术时机

如果面神经的连续性被中断(如听神经鞘瘤切除术中面神经发生离断),应及早手术治疗;当面神经的状况不清或面神经完整但没有功能时,应临床观察几个月并做电生理试验以了解自然恢复情况。面肌萎缩后的神经吻合几乎没有恢复的机会。

■ 舌下神经-面神经吻合

• 概述

不能用于双侧面瘫或其他低位脑神经有缺陷(或有缺陷的危险)的病人。尽管有些作者认为该手术无副作用,但切除舌下神经确实可以引起一些并发症(舌萎缩会引起言语障碍,大约25%的病人咀嚼和吞咽困难,当同侧面肌没有功能时病情加重;当迷走神经功能障碍且舌下神经损伤时可出现误吸)。

这种吻合的实际效果并不像理论上一样有效。最终的神经功能恢复通常不如预期的好(希望可以有组织的运动)。为了避免病人对手术有过高的期望,应当让病人充分理解可能的副作用以及交代术后面部的运动可能会远不如正常人,对面部的控制常常较差。

通常情况下将舌下神经降支吻合到远侧舌下神经以减轻舌肌的单侧萎缩,减轻舌肌萎缩也可以不用完全离断舌下神经而采用"迁移移植片(jump graft)"[25]。

• 手术技术

体位:仰卧位,头轻度偏向对侧。皮肤切口:从乳突上斜向下6~8 cm穿过颈部到下颌角2 cm。切开颈阔肌,切开胸锁乳突肌(SCM)的附着点并用骨膜剥离器牵开暴露乳突尖。切开深筋膜;避开腮腺,将腮腺拉向上方。用咬骨钳咬掉乳突的前1/3(骨蜡封闭气房)并分辨面神经在乳突和茎突之间出颈乳孔的位置。向后牵拉二腹肌增加暴露。

向外侧牵拉SCM直到暴露颈动脉鞘,暴露舌下神经。舌下神经呈袢状绕过枕动脉(发出舌下神经降支)走行在颈动脉和颈静脉之间。在神经进入颈动脉鞘处的近端游离神经,直到下颌骨下角出现明显的分支为止。

在颈乳孔处切断面神经,与舌下神经的近端吻合。舌下神经降支尽量向远端分离,并与舌下神经的远端断端吻合。

• 变异

1. 插入性迁移植片:不损伤舌下神经的功能(为了最大程度减轻声门的去神经程度,舌下神经的切口应远离舌下神经降支)[25]。

(1)用皮神经作为迁移植片[25]。

(2)用肌肉作为插入性迁移植片[26]。

2. 将面神经颞骨段从Fallopian孔移出(如上文所述[27]),然后作一斜切口吻合到部分切开的舌下神经[28]。

• 效果

如果早期手术治疗,则预后较好,但手术的最佳效果直到损伤后18个月才出现。在22例病例中,64%预后良好,14%中等,18%预后差,其中1例没有明显的神经再生的表现。59%的病例在3~6个月后有神经再生的表现,其他有神经再生的病例中8个月后才能观察到神经再生[29]。前额运动的恢复大约仅占 30％。肌张力的恢复在运动恢复之前大约 3 个月。

■ 脊副神经-面神经吻合

• 概述

1895 年由 Charles Ballanle 首先报道[30]。这种手术牺牲一部分肩部运动而不是舌的功能。由于早期过分关注肩部功能障碍和疼痛，因此当时仅使用副神经的 SCM 分支[31]，然而，这些问题（并发症）在大多数病人中，甚至在使用副神经的主要分支的病人中都并没有发生[32]。

• 手术技术

见参考文献[32]。

皮肤切口：从乳突尖沿 SCM 行弧形切口。磨除乳突的前 1/3（骨蜡封闭气房），分辨面神经并从茎乳孔出颅处切断。在乳突尖下方 3～4 cm 定位第Ⅺ脑神经，在 SCM 分支处切断。游离断端并与第Ⅶ脑神经断端吻合。手术将导致斜方肌功能丧失，但即使双侧都行该手术也不会产生症状。另外，可以使用第Ⅺ脑神经的 SCM 分支，然而如果其长度较短在某些病例中就难以使用，很多个体中 SCM 分支可能为多发的小分支。

33.4 听力丧失

分为两种解剖类型：传导性和神经性。

33.4.1 传导性耳聋

1. 病人说话时倾向于正常音量或稍低音量。

2. 病因：任何影响听小骨运动的因素均有可能引起传导性耳聋。包括：

(1) 中耳渗出的中耳炎。

(2) 耳硬化症等。

3. 单侧耳聋的检查结果（表 33 - 3）：

(1) Weber 试验结果是患侧音响较强[Weber 试验：将震动的 256 Hz 或 512 Hz 的音叉放置在前额中间。声音（更大的声音）偏向于传导性听力下降的一侧，或者是 SNHL 的一侧]。

(2) Rinne 试验阳性（也就是正常，气导大于骨导）[Rinne 试验：将震动的 256 Hz 或 512 Hz 的音叉放置在乳突，当声音听不到时，将音叉头放在耳外侧，可以观察到气导（AC）＞骨导（BC），称为 Rinne 试验阳性]。

4. 中耳阻抗测量值异常。

33.4.2 感觉神经性耳聋（SNHL）

1. 病人倾向于大声说话。

2. 临床检查结果（见表 33 - 3）：

表 33 - 3　Weber 试验和 Rinne 试验检查结果的解释

Weber 试验	Rinne 试验	解　释
无偏向性	AC>BC,双侧	正常[a]
偏向 A	正常 双侧 AC>BC	B 侧 SNHL
偏向 A	A 侧不正常 BC>AC	A 侧传导性听力丧失
偏向 A	B 侧不正常 BC>AC	B 侧传导性耳聋+SNHL

a 正常,或双侧对称性听力下降

（1）Weber 试验健侧音响较强[Weber 试验：将震动的 256 Hz 或 512 Hz 的音叉放置在前额中间。声音（更大的声音）偏向于传导性听力下降的一侧，或者是 SNHL 的一侧]。

（2）Rinne 试验阳性（也就是正常,气导大于骨导）[Rinne 试验：将震动的 256 Hz 或 512 Hz 的音叉放置在乳突,当声音听不到时,将音叉头放在耳外侧,可以观察到气导（AC）>骨导（BC）,称为 Rinne 试验阳性]。

3. 进一步分为感受器性的和神经性的。鉴别耳听放射可以通过神经电位（仅由迷路内有功能的毛细胞产生）或脑干听觉诱发电位来鉴别。

（1）感受器性：迷路内外侧毛细胞的（丧失）损伤。病因：耳蜗损伤（通常是高频听力丧失）,由噪声、耳毒性药物（如氨基糖苯类）、老年性的迷路变性、病毒性迷路炎引起。言语的辨别能力可相对较好。

（2）神经性：由于听神经的受压所致。病因：脑桥小脑三角肿瘤（如听神经瘤）,典型表现是词语辨别能力的丧失与单音听力图异常不成比例。

感受器性和神经性的听力丧失可以通过以下方法鉴别：

1. 听神经电位（仅由迷路内有功能的毛细胞产生）。

2. 脑干听觉诱发电位。

3. 镫骨反射阈值的增高程度超过了病人纯音测听（PTA）异常的程度则高度支持耳蜗后（神经性）损伤的诊断。

（于　洮　赵　萌）

33

参考文献

[1] Brandt T, Daroff RB. The Multisensory Physiological and Pathological Vertigo Syndromes. Ann Neurol. 1980; 7:195-203

[2] Jannetta PJ, Moller MB, Moller AR. Disabling Posi-tional Vertigo. N Engl J Med. 1984; 310:1700-1705

[3] Arriaga MA, Chen DA. Vestibular Nerve Section in the Treatment of Vertigo. Contemp Neurosurg. 1997; 19:1-6

[4] McElveen JT, House JW, Hitselberger WE, et al. Retrolabyrinthine Vestibular Nerve Section: A Viable Alternative to the Middle Fossa Approach. Otolaryngol Head Neck Surg. 1984; 92:136–140

[5] House JW, Hitselberger WE, McElveen J, et al. Retrolabyrinthine Section of the Vestibular Nerve. Otolaryngol Head Neck Surg. 1984; 92:212–215

[6] Tarlov EC. Microsurgical Vestibular Nerve Section for Intractable Meniere's Disease. Clin Neurosurg. 1985; 33:667–684

[7] Glassock ME, Miller GW, Drake FD, et al. Surgical Management of Meniere's Disease with the Endolymphatic Subarachnoid Shunt. Laryngoscope. 1977; 87:1668–1675

[8] Shambaugh GE. In: Facial Nerve Decompression and Repair. Surgery of the Ear. Philadelphia: W. B. Saunders; 1959:543–571

[9] Adour KK. Diagnosis and Management of Facial Paralysis. N Engl J Med. 1982; 307:348–351

[10] Shambaugh GE, Clemis JD, Paparella MM, Schumrick DA. In: Facial Nerve Paralysis. Otolaryngology. Philadelphia: W. B. Saunders; 1973

[11] Adour KK, Wingerd J, Doty HE. Prevalence of Concurrent Diabetes Mellitus and Idiopathic Facial Paralysis (Bell's Palsy). Diabetes. 1975; 24:449–451

[12] Treatment of Meniere Disease. Med Letter. 1988; 30:65–66

[13] Abraham-Inpijn L, Devriese PP, Hart AAM. Predisposing Factors in Bell's Palsy: A Clinical Study with Reference to Diabetes Mellitus, Hypertension, Clotting Mechanism and Lipid Disturbance. Clin Otolaryngol. 1982; 7:99–105

[14] Devriese PP, Schumacher T, Scheide A, et al. Incidence, Prognosis and Recovery of Bell's Palsy: A Survey of About 1000 Patients (1974-1983). Clin Otolaryngol. 1990; 15:15–27

[15] Adour KK, Byl FM, Hilsinger RL, Kahn ZM, et al. The True Nature of Bell's Palsy: Analysis of 1000 Consecutive Patients. Laryngoscope. 1978; 88:787–801

[16] Adour KK, Bell DN, Hilsinger RL. Herpes simplex virus in idiopathic facial paralysis (Bell palsy). JAMA. 1975; 233:527–530

[17] Kuiper H, Devriese PP, de Jongh BM, Vos K, Dankert J. Absence of Lyme Borreliosis Among Patients With Presumed Bell's Palsy. Arch Neurol. 1992; 49:940–943

[18] Sullivan FM, Swan IR, Donnan PT, Morrison JM, Smith BH, McKinstry B, Davenport RJ, Vale LD, Clarkson JE, Hammersley V, Hayavi S, McAteer A, Stewart K, Daly F. Early treatment with prednisolone or acyclovir in Bell's palsy. N Engl J Med. 2007; 357:1598–1607

[19] Conley J, Baker DC. Hypoglossal-Facial Nerve Anastamosis for Reinnervation of the Paralyzed Face. Plast Reconstr Surg. 1979; 63:63–72

[20] Pluchino F, Fornari M, Luccarelli G. Intracranial Repair of Interrupted Facial Nerve in Course of Operation for Acoustic Neuroma by Microsurgical Technique. Acta Neurochir. 1986; 79:87–93

[21] Stephanian E, Sekhar LN, Janecka IP, Hirsch B. Facial Nerve Repair by Interposition Nerve Graft: Results in 22 Patients. Neurosurgery. 1992; 31:73–77

[22] King TT, Sparrow OC, Arias JM, O'Connor AF. Repair of Facial Nerve After Removal of Cerebellopontine Angle Tumors: A Comparative Study. J Neurosurg. 1993; 78:720–725

[23] Alberti PWRM. The Greater Auricular Nerve. Donor for Facial Nerve Grafts: A Note on its Topographical Anatomy. Arch Otolaryngol. 1962; 76:422–424

[24] Strelzow VV, Friedman WH, Katsantonis GP. Reconstruction of the Paralyzed Face With the Polypropylene Mesh Template. Arch Otolaryngol. 1983; 109:140–144

[25] May M, Sobol SM, Mester SJ. Hypoglossal-Facial Nerve Interpositional-Jump Graft for Facial Reanimation without Tongue Atrophy. Otolaryngol Head Neck Surg. 1991; 104:818–825

[26] Drew SJ, Fullarton AC, Glasby MA, et al. Reinnervation of Facial Nerve Territory Using a Composite Hypoglossal Nerve-Muscle Autograft-Facial Nerve Bridge. An Experimental Model in Sheep. Clin Otolaryngol. 1995; 20:109–117

[27] Hitselberger WE, House WF, Luetje CM. In: Hypoglossal-Facial Anastamosis. Acoustic Tumors: Management. Baltimore: University Park Press; 1979:97–103

[28] Atlas MD, Lowinger DSG. A new technique for hypoglossal-facial nerve repair. Laryngoscope. 1997; 107:984–991

[29] Pitty LF, Tator CH. Hypoglossal-Facial Nerve Anastamosis for Facial Nerve Palsy Following Surgery for Cerebellopontine Angle Tumors. J Neurosurg. 1992; 77:724–731

[30] Duel AB. Advanced Methods in the Surgical Treatment of Facial Paralysis. Ann Otol Rhinol Laryngol. 1934; 43:76–88

[31] Poe DS, Scher N, Panje WR. Facial Reanimation by XI-VII Anastamosis Without Shoulder Paralysis. Laryngoscope. 1989; 99:1040–1047

[32] Ebersold MJ, Quast LM. Long-Term Results of Spinal Accessory Nerve-Facial Nerve Anastamosis. J Neurosurg. 1992; 77:51–54

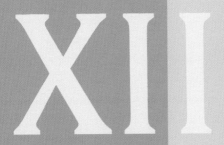

34 概述、分类及肿瘤标志物

34.1 神经系统肿瘤分类

■ 神经系统肿瘤的 WHO 分类

2007 年世界卫生组织(WHO)[1]将神经系统肿瘤分为七类(见表 34-1),下文还列有简要提纲[1-5]和非正式分类"颅内和(或)脊髓内胚胎残余"以及垂体腺瘤(不属于中枢神经系统),还包括囊肿(神经囊虫病等)、肿瘤样占位(如巨大动脉瘤)以及局限肿瘤的局部蔓延(见表 34-2)。细胞发生和分子遗传信息在某些肿瘤的最终分类上发挥的作用与日俱增。

表 34-1　WHO 神经系统肿瘤分类概述[3]

1. 神经上皮组织肿瘤
2. 脑神经和脊神经肿瘤
3. 脑脊膜肿瘤
4. 淋巴瘤和造血系统肿瘤
5. 生殖细胞肿瘤
6. 鞍区肿瘤
7. 转移性肿瘤

表 34-2　2007 年 WHO 神经系统肿瘤分类[1]

肿　　　　　瘤	ICD-O[a]
A. 神经上皮组织肿瘤[b]	
Ⅰ. 星形细胞→星形细胞肿瘤[c]	
1. 典型的浸润性星形细胞瘤(这一类低级别肿瘤有恶变倾向)	
a. 弥漫型星形细胞瘤(WHO Ⅱ[d])。变异类型有:	9400/3
• 纤维型	9420/3
• 原浆型	9410/3
• 肥胖细胞型	9411/3

肿　　瘤	ICD－O[a]
b. 间变性(恶性)星形细胞瘤(WHO Ⅲ)	9401/3
c. 胶质母细胞瘤(WHO Ⅳ)〔旧称多形性胶质母细胞瘤(GBM)〕。变异类型有：	9440/3
• 巨细胞胶质母细胞瘤	9441/3
• 胶质肉瘤	9442/3
d. 大脑胶质瘤病	9381/3
2. 边界更清楚的病变(没有进展为间变性星形细胞瘤及 GBM 的倾向)	
a. 毛细胞型星形细胞瘤	9421/1
• 毛细胞黏液性星形细胞瘤(WHO Ⅱ)	9425/3
b. 多形性黄色星形细胞瘤(PXA)	9424/3
c. 室管膜下巨细胞型星形细胞瘤：与结节性硬化相关	9384/1
Ⅱ. 少突胶质细胞→少突胶质细胞肿瘤	
1. 少突胶质细胞瘤(WHO Ⅱ)	9450/3
2. 间变性少突胶质细胞瘤(WHO Ⅲ)	9451/3
Ⅲ. 少突星形细胞肿瘤(即混合型胶质瘤)	
1. 少突星形细胞瘤(WHO Ⅱ)	9382/3
2. 间变性(恶性)少突星形细胞瘤(WHO Ⅲ)	9382/3
Ⅳ. 室管膜细胞→室管膜细胞肿瘤	
1. 室管膜瘤(WHO Ⅱ)。变异类型有：	9391/3
a. 细胞型	9391/3
b. 乳头型	9393/3
c. 透明细胞型	9391/3
d. 伸展细胞型	9391/3
2. 间变性(恶性)室管膜瘤(WHO Ⅲ)	9392/3
3. 黏液乳头状室管膜瘤：仅发生于终丝(WHO Ⅰ)	9394/1
4. 室管膜下瘤(WHO Ⅰ)	9383/1

34

肿　　　　瘤	ICD - O[a]
Ⅴ. 脉络丛肿瘤	
1. 脉络丛乳头状瘤	9390/0
2. 非典型脉络丛乳头状瘤	9390/1
3. 脉络丛癌	9390/3
Ⅵ. 其他神经上皮性肿瘤	
1. 星形母细胞瘤	9430/3
2. 第三脑室脉络丛胶质瘤	9444/1
3. 血管中心性胶质瘤	9431/1
Ⅶ. 神经元和神经元-胶质细胞混合性肿瘤	
1. 神经节细胞瘤	9492/0
2. 神经节胶质瘤	9505/1
3. 胚胎发育不良性神经上皮肿瘤(DNT)	9413/0
4. 婴儿促结缔组织增生性星形细胞瘤/神经节胶质瘤(DIG)	9412/1
5. 小脑发育不良性神经节细胞瘤(Lhermitte - Duclos 病)	9493/0
6. 间变性(恶性)神经节胶质瘤	9505/3
7. 中枢神经细胞瘤	9506/1
8. 脑室外神经细胞瘤	9506/1
9. 小脑脂肪神经细胞瘤	9506/1
10. 乳头状胶质神经元肿瘤	9509/1
11. 第四脑室玫瑰花样胶质神经元肿瘤	9509/1
12. (终丝)副神经节胶质瘤	8680/1
Ⅷ. 松果体细胞→松果体实质肿瘤	
1. 松果体细胞瘤(松果体瘤)	9361/1
2. 松果体母细胞瘤	9362/3
3. 中间分化的松果体实质肿瘤	9362/3
4. 松果体区乳头状肿瘤	9395/3
Ⅸ. 胚胎性肿瘤	

34

肿　　瘤	ICD－O[a]
1. 髓母细胞瘤。变异类型有：	9470/3
a. 促结缔组织增生/结节型髓母细胞瘤	9471/3
b. 间变性髓母细胞瘤	9474/3
c. 大细胞髓母细胞瘤	9474/3
d. 广泛结节状态的髓母细胞瘤	9471/3
2. 中枢神经系统原始神经外胚层肿瘤(PNET)	9473/3
a. 中枢神经系统神经母细胞瘤	9500/3
b. 中枢神经系统神经节母细胞瘤	9490/3
c. 髓上皮瘤	9501/3
d. 室管膜母细胞瘤	9392/3
3. 非典型畸胎样/横纹肌样肿瘤(AT/RT)	9508/3
B. 脑神经、脊神经和周围神经肿瘤	
Ⅰ. 施万细胞瘤(神经鞘膜瘤、神经鞘瘤)(前庭神经鞘瘤也称听神经瘤)	9560/0
1. 细胞型	9560/0
2. 丛状型	9560/0
3. 黑色素型	9560/0
Ⅱ. 神经纤维瘤	9540/0
丛状型	9550/0
Ⅲ. 神经束膜瘤	9571/0
1. 非特异性神经束膜瘤	9571/0
2. 恶性神经束膜瘤	9571/3
Ⅳ. 恶性周围神经鞘膜瘤(MPNST)(神经源性肉瘤、间变性神经纤维瘤、"恶性施万细胞瘤")。变异类型有：	9540/3
1. 上皮样型 MPNST	9540/3
2. 伴间质分化的 MPNST	9540/3
3. 黑色素型 MPNST	9540/3

34

续　表

肿　　　瘤	ICD – O[a]
4. 伴腺样分化的 MPNST	9540/3
C. 脑(脊)膜肿瘤	
Ⅰ. 脑(脊)膜上皮细胞肿瘤	
脑(脊)膜瘤。变异类型有:	9530/0
a. 脑(脊)膜上皮型(WHO Ⅰ)	9531/0
b. 纤维型(纤维母细胞型)(WHO Ⅰ)	9532/0
c. 移行型(混合型)(WHO Ⅰ)	9537/0
d. 砂粒型(WHO Ⅰ)	9533/0
e. 血管瘤型(WHO Ⅰ)	9534/0
f. 微囊型(WHO Ⅰ)	9530/0
g. 分泌型(WHO Ⅰ)	9530/0
h. 富淋巴-浆细胞型(WHO Ⅰ)	9530/0
i. 化生型(WHO Ⅰ)	9530/0
• 下列脑(脊)膜瘤具有偏恶性特征	
j. 透明细胞型(颅内)(WHO Ⅱ)	9538/1
k. 脊索型(WHO Ⅱ)	9538/1
l. 非典型脑(脊)膜瘤(WHO Ⅱ)	9539/1
m. 乳头型脑(脊)膜瘤(WHO Ⅲ)	9538/3
n. 横纹肌样脑(脊)膜瘤(WHO Ⅲ)	9538/3
o. 间变性(恶性)脑(脊)膜瘤(WHO Ⅲ)	9530/3
Ⅱ. 间质性、非脑(脊)膜上皮细胞肿瘤	
1. 脂肪瘤(如胼胝体脂肪瘤)	8850/0
2. 血管脂肪瘤	8861/0
3. 蛰伏脂瘤(冬眠瘤)	8880/0
4. 脂肪肉瘤	8850/3
5. 孤立性纤维肿瘤	8815/0
6. 纤维肉瘤	8810/3

34

肿　　　瘤	ICD - O[s]
7. 恶性纤维组织细胞瘤	8830/3
8. 平滑肌瘤	8890/0
9. 平滑肌肉瘤	8890/3
10. 横纹肌瘤	8900/0
11. 横纹肌肉瘤	8900/3
12. 软骨瘤	9220/0
13. 软骨肉瘤	9220/3
14. 骨瘤	9180/0
15. 骨肉瘤	9180/3
16. 骨软骨瘤	9210/0
17. 血管瘤	9210/0
18. 上皮样血管内皮瘤	9133/1
19. 血管外膜细胞瘤	9150/1
20. 间变性血管外膜细胞瘤	9150/3
21. 血管肉瘤	9120/3
22. Kaposi 肉瘤	9140/3
23. Ewing 肉瘤/PNET	9364/3
Ⅲ. 原发性黑色素细胞性病变	
1. 弥漫性黑色素细胞增多症	8728/0
2. 黑色素细胞瘤	8728/1
3. 恶性黑色素瘤(中枢神经系统原发性)	8720/3
4. 脑(脊)膜黑色素瘤病	8728/3
Ⅳ. 其他脑(脊)膜相关性肿瘤	
血管母细胞瘤	9161/1
D. 淋巴瘤和造血系统肿瘤	
Ⅰ. 恶性淋巴瘤(原发性中枢神经系统淋巴瘤)	9590/3
Ⅱ. 浆细胞瘤	9731/3

34

肿　　瘤	ICD - Oᵃ
Ⅲ. 粒细胞肉瘤	9930/3
E. 生殖细胞肿瘤	
Ⅰ. 生殖细胞瘤	9064/3
Ⅱ. 胚胎性癌	9070/3
Ⅲ. 内胚窦肿瘤(EST)(卵黄囊肿瘤)	9071/3
Ⅳ. 绒毛膜癌	9100/3
Ⅴ. 畸胎瘤(来源于 3 个胚层)	9080/1
1. 成熟型	9080/0
2. 未成熟型	9080/3
3. 伴恶性转化的畸胎瘤	9084/3
Ⅵ. 混合型生殖细胞肿瘤	9085/3
F. 鞍区肿瘤	
Ⅰ. 颅咽管瘤。变异类型有:	9350/1
1. 成釉细胞瘤型	9351/1
2. 乳头型	9352/1
Ⅱ. 腺垂体细胞→垂体腺瘤ᵉ	8272/0
1. 催乳素瘤ᵉ	8271/0
2. 促肾上腺皮质激素(ACTH)分泌型腺瘤	
3. 生长激素分泌型腺瘤	
4. 促甲状腺素(TSH)分泌型腺瘤	
5. 促性腺激素[LH 和(或)FSH]分泌型腺瘤	
Ⅲ. 神经垂体和漏斗	
1. 颗粒细胞肿瘤	9582/0
2. 神经垂体细胞	9432/1
Ⅳ. 垂体癌	
Ⅴ. 腺垂体的梭形细胞嗜酸细胞腺瘤	8291/0
G. 转移性肿瘤,涉及脑转移的含:	
Ⅰ. 肺癌:尤其是小细胞肺癌	

34

肿　　瘤	ICD - Oᵃ
Ⅱ. 乳腺癌	
Ⅲ. 黑色素瘤	
Ⅳ. 肾细胞癌	
Ⅴ. 淋巴瘤	
Ⅵ. 胃肠道肿瘤	
H. 局限肿瘤的局部蔓延ᵉ	
Ⅰ. 副神经节瘤(化学感受器瘤)	
颈静脉球瘤	
Ⅱ. 脊索→脊索瘤	
Ⅲ. 癌	
I. 囊肿和肿瘤样病变ᵉ	
Ⅰ. Rathke 裂囊肿	
Ⅱ. 外胚层残留	
1. 表皮样囊肿	
2. 胆脂瘤	
Ⅲ. 皮样囊肿	
Ⅳ. 第三脑室胶样囊肿	
Ⅴ. 神经/肠源性囊肿	
Ⅵ. 神经胶质囊肿	
Ⅶ. 下丘脑神经元错构瘤	
Ⅷ. 鼻神经胶质异位	
Ⅸ. 浆细胞肉芽肿	
J. 未分类的肿瘤ᵉ	

a ICD - O:肿瘤疾病国际分类的形态学编码(http://codes.iarc.fr)。斜线后的数字为"行为学编码":/0=良性,/1=低或未知的恶性潜能或交界性恶性肿瘤,/2=原位病变,/3=恶性肿瘤

b 代表大多数类型通常都被认为是原发性脑肿瘤

c "胶质瘤"一词偶尔用于统称所有胶质肿瘤(如在讨论所有胶质来源的低级别肿瘤时通常统称"低级别胶质瘤"),通常情况下该词(特别是在"高级别胶质瘤"中)仅特指星形细胞肿瘤

d "WHO Ⅱ"指 WHO 分级 Level Ⅱ,"WHO Ⅲ"指 WHO 分级 Level Ⅲ,以此类推

e 2007 年 WHO 分类中不包括这些肿瘤[5]

34

34.2　脑肿瘤的临床概况

34.2.1　概述

关于临床表现的详细介绍,请参阅下文幕上肿瘤和幕下肿瘤部分。大多数脑肿瘤表现为:

1. 进行性神经功能缺损(68%),通常为运动无力(45%)。
2. 头痛:54%的病人出现(见下文)。
3. 癫痫:26%的病人出现。通常为局灶性发作(肿瘤所在区域皮层受刺激所致),也可为继发性癫痫。

34.2.2　脑肿瘤相关的局灶性神经功能缺损

与其他破坏性脑部病变一样,除了非局灶性的体征和症状(如癫痫发作、颅内压升高等),肿瘤也可以造成受累脑组织神经功能的进行性缺损。一些特征性的"综合征"如下:

1. 额叶:意志缺乏,痴呆,人格改变。通常不具有偏侧性,但是也可能出现失用症、轻偏瘫或者言语障碍(优势半球受累时)。
2. 颞叶:幻听或幻嗅,记忆幻觉,记忆受损。视野检查可能会发现对侧视野上半象限偏盲。
3. 顶叶:对侧运动或感觉受损,同侧偏盲。也可能出现失认症(优势半球受累时)和失用症(见顶叶疾病的临床综合征)(见章节3.2.2)。
4. 枕叶:对侧视野缺损,失读症(特别是浸润性肿瘤侵犯胼胝体时)。
5. 颅后窝:(见上文)脑神经功能缺损,共济失调(躯干性或四肢性)。

34.2.3　脑肿瘤伴随的头痛

■ 概述

头痛可发生于有或无颅内压增高的情况下。原发性肿瘤或转移癌病人的发生概率均等(约50%的病人出现[6])。典型表现为清晨加重(可能是由于睡眠时通气不足所致),这种情况实际上也可能并不多见[6]。头痛可因咳嗽、用力或身体前倾(使头部处于下垂位置)(30%的病人)而加重。40%的病人伴有恶心和呕吐症状,呕吐后头痛可暂时缓解(可能是由于呕吐时过度通气所致)。上述特征加上局灶性神经功能缺损或癫痫发作可作为肿瘤性头痛与其他类型头痛的鉴别依据。然而,77%的脑肿瘤病人的头痛与紧张性头痛相似,还有9%的脑肿瘤病人的头痛与偏头痛相似[6]。只有8%的病人表现为"典型的"脑肿瘤性头痛,其中2/3的病人存在颅内压增高。

34

■ 肿瘤性头痛的病因

脑组织本身对疼痛不敏感,脑肿瘤病人发生头痛可能是由于下列因素合并存在而引起的:

1. 颅内压升高,可能是由于:

(1) 肿瘤的占位效应。

(2) 脑积水(梗阻性或交通性)。

(3) 伴随水肿导致的占位效应。

(4) 合并出血导致的占位效应。

2. 侵犯或压迫痛觉敏感结构:

(1) 硬脑膜。

(2) 血管。

(3) 骨膜。

3. 继发于视物困难:

(1) 支配眼外肌的神经功能障碍所导致的复视:

1) 直接压迫第Ⅲ、第Ⅳ或第Ⅵ脑神经。

2) 颅内压增高所致展神经麻痹(见章节 34.2.5)。

3) 脑干受侵犯/压迫所致的核间性眼肌麻痹。

(2) 聚焦困难:视神经受侵犯/压迫所致的功能障碍。

4. 颅高压所导致的血压极度增高(Cushing 三联征的一部分)。

5. 心理性:功能丧失所导致的紧张(如工作能力下降)。

34.2.4　幕上肿瘤

见参考文献[7]。

体征及症状包括:

1. 由颅内压升高所致(见下文幕下肿瘤):

(1) 来源于肿瘤和(或)水肿引起的占位效应。

(2) 来源于脑脊液循环受阻(脑积水):幕上肿瘤较少见(常见于胶样囊肿,也可发生于侧脑室塌陷)。

2. 进展性局灶性功能缺损:包括无力、失语(左侧大脑半球脑肿瘤病人发生率为 37%～58%[8]):

(1) 由于肿瘤侵犯破坏脑实质。

(2) 由于占位病变和(或)瘤周水肿和(或)出血压迫脑实质。

(3) 由于脑神经受压。

3. 头痛。

4. 癫痫发作:作为脑肿瘤的首发症状并不少见。对于首次发作年龄大于 20 岁的特发性癫痫病人,应积极寻找是否存在肿瘤(如果检查结果为阴性,应继续随访重复检查)。颅后窝肿瘤或垂体肿瘤导致癫痫者罕见。

5. 精神状态的改变：抑郁、嗜睡、淡漠、意识错乱。

6. 提示短暂性脑缺血发作(TIA)(称为"肿瘤性 TIA")或卒中的症状，可能是由于：

(1) 肿瘤细胞阻塞血管。

(2) 瘤内出血：任何肿瘤都有出血的可能，见章节 87.5.7"脑肿瘤出血"。

(3) 局灶性癫痫发作。

7. 垂体肿瘤的特殊病例(见第 45 章)：

(1) 内分泌紊乱所引起的症状。

(2) 垂体卒中(见章节 45.5.2)。

(3) 脑脊液漏。

手术筹备：幕上肿瘤开颅

同时参见免责声明(见凡例)。如需清醒状态开颅，见章节 93.6.3。

1. 体位：取决于肿瘤位置。

2. 术前栓塞：某些血管性肿瘤包括某些脑膜瘤(由神经介入医师完成)。

3. 设备：

(1) 显微镜。

(2) 超声吸引器。

(3) 影像引导系统。

4. 术前备血。

5. 术后：ICU 监护。

6. 病人知情同意(用病人易懂的通俗语言描述，不必面面俱到)：

(1) 操作：通过开颅尽可能安全地将肿瘤切除。

(2) 其他方法：非手术治疗，某些肿瘤可以行放射治疗(简称放疗，XRT 或 RXT)。

(3) 并发症：常见的开颅并发症见凡例及可能无法全切肿瘤。

34.2.5　幕下肿瘤

▓ 体征及症状

与幕上肿瘤不同，癫痫发作很少见(癫痫源于大脑皮质受刺激)。

1. 多数颅后窝肿瘤因脑积水(HCP)而表现出颅内压升高的症状和体征。包括：

(1) 头痛。

(2) 恶心/呕吐：可由脑积水导致的颅内压升高或迷走神经核或最后区

("呕吐中枢")直接受压引起。

（3）视乳头水肿：估计发生率为 50%～90%（当肿瘤影响脑脊液循环时更为多见）。

（4）步态障碍/共济失调。

（5）眩晕。

（6）复视：可能是由于展神经麻痹所致，可见于颅内压增高但展神经没有直接受压的情况。

2. 提示颅后窝不同部位占位效应的症状/体征：

（1）小脑半球病变可致肢体性共济失调、辨距不良、意向性震颤。

（2）小脑蚓部病变可致步距增宽、躯干性共济失调、蹒跚步态。

（3）脑干受累常导致多组脑神经和长传导束功能障碍，当出现眼球震颤（尤其是旋转或垂直方向）时应予怀疑。

■ 检查

颅后窝（幕下）肿瘤：见颅后窝病变鉴别诊断（包括非肿瘤病变）（见章节58.9）。

在儿童颅后窝肿瘤病人中，术前应行腰椎 MRI 检查以除外脱落转移灶（术后 MRI 可因血液出现伪影）。

在成年病人中，绝大多数颅后窝脑实质肿瘤为转移癌，需寻找原发灶。

■ 合并脑积水的治疗

对于就诊时已经存在脑积水的病人，一些学者主张在最终手术前先行脑室腹腔分流术或脑室外引流术（约 2 周后再行手术），因为这样或许可以降低手术死亡率[9]。这一方法理论上存在下列风险：

1. 分流管的放置通常都是终身性的，然而并非所有合并脑积水的颅后窝肿瘤病人均需行分流术。

2. 可能造成恶性肿瘤细胞（如髓母细胞瘤）的腹膜种植，需考虑放置肿瘤滤器（由于滤器的梗阻率很高且肿瘤细胞"分流转移率"低，这一处理可能不太恰当[10]）。

3. 一些分流的病人在最终手术前可能发生感染。

4. 最终治疗延迟，因此总住院天数可能会增加。

5. 如果脑脊液引流过多过快，可能会出现小脑幕上疝（见章节18.4.3）。

两种方法（分流术后择期行颅后窝手术或颅后窝肿瘤半急诊手术）均可采用。在费城儿童医院，除非病人神经系统症状恶化需行急诊手术，否则均在术前一天开始用地塞米松，第二天再行择期手术[11]。

许多神经外科医师在手术时行脑室外引流术。在硬膜打开后再开始引流脑脊液（避免小脑幕上疝），从而保持幕上、幕下的压力平衡。术后脑室外引流通常放置于较低的位置(约高于眶耳线水平 10 cm)并保持 24 小时,在随后 48 小时内逐渐抬高,于术后 72 小时左右拔除。

手术筹备:幕下肿瘤开颅

同时参见免责声明(见凡例)以及前庭神经施万细胞瘤的乙状窦后入路手术(见章节 41.7)。

1. 体位:通常取俯卧位或侧卧位,取决于肿瘤类型/位置以及术者的喜好。

2. 术前栓塞:某些血管性肿瘤如血管母细胞瘤(由神经介入医师完成)。

3. 设备:

(1) 显微镜。

(2) 超声吸引器。

(3) 影像引导系统(可选)。

4. 术前备血。

5. 术后:ICU 监护。

6. 病人知情同意(用病人易懂的通俗语言描述,不必面面俱到):

(1) 操作:通过开颅手术尽可能安全地将肿瘤切除。

(2) 其他方法:非手术治疗,某些肿瘤可以行放射治疗。

(3) 并发症:常见的开颅并发症及可能无法全切肿瘤、脑积水、脑脊液漏。

34.3　儿童脑肿瘤

34.3.1　概述

在全部儿童恶性肿瘤中,脑肿瘤的发病率(20%)仅次于白血病列第二位,是儿童最常见的实质性肿瘤[12],占全部肿瘤的 40%～50%[13]。年发病率:(2～5)/10 万。

34.3.2　肿瘤类型

常见的儿童脑肿瘤有胶质瘤(小脑、脑干和视神经)、松果体肿瘤、颅咽管瘤、畸胎瘤、肉芽肿和原始神经外胚层肿瘤(PNET,主要是髓母细胞瘤)。

脑膜瘤:1.5%的脑膜瘤发生于儿童及青少年(通常在 10～20 岁之间),占颅内肿瘤的 0.4%～4.6%[14](见 42 章)。

34.3.3   幕下肿瘤与幕上肿瘤的比较

传统观点认为:大多数儿童脑肿瘤(约 60%)位于幕下,主要包括脑干胶质瘤、小脑星形细胞瘤及髓母细胞瘤,且三者的发生率大致相等。实际上,幕上与幕下肿瘤的比率与所研究的特定年龄组有关,如表 34 - 3 所示。表 34 - 4 对 1 350 例儿童脑肿瘤的汇总数据进行了分解分析。

儿童和成人一样,星形细胞瘤是最常见的幕上肿瘤。

表 34 - 3   不同年龄儿童脑肿瘤的发生部位

年　　龄	幕下肿瘤百分比
0～6 个月	27%
6～12 个月	53%
12～24 个月	74%
2～16 岁	42%

表 34 - 4   儿童脑肿瘤的发生率[a]

肿　瘤　类　型	占总数的百分比
幕下肿瘤	54%
小脑星形细胞瘤(见章节 37.1.6)	15%
髓母细胞瘤(见章节 40.2.2)	14%
脑干胶质瘤(见章节 37.1.10)	12%
室管膜瘤[15](见章节 38.3)	9%
幕上良性星形细胞瘤	13%

a 资料来自 1 350 例儿童脑肿瘤[16]

34.3.4   发生于 1 岁之内的颅内肿瘤

发生于 1 岁之内的脑肿瘤与发生在较大儿童的脑肿瘤类型不同。在儿童医院繁忙的神经外科病房中,1 岁以内的脑肿瘤患儿约占因脑肿瘤而住院的儿童的 8%,每年平均大约只有 3 例[17]。

90% 的新生儿脑肿瘤起源于神经外胚层,畸胎瘤最常见。其中一部分肿瘤可能是先天性的[18]。其他幕上肿瘤包括星形细胞瘤、脉络丛肿瘤、室管膜瘤和颅咽管瘤。颅后窝肿瘤包括髓母细胞瘤和小脑星形细胞瘤。

由于婴儿的颅骨具有弹性、发育中的神经系统对神经功能缺损的代偿、由于患儿不配合及其神经功能有限所导致的查体困难等原因,许多肿瘤体积很大时才得以确诊。最常见的表现是呕吐、精神运动发育停止或退化、巨颅、喂养困难/停止发育。也可表现为癫痫发作。

34

34.4 脑肿瘤的药物治疗

34.4.1 类固醇激素在脑肿瘤中的应用

类固醇激素对转移性肿瘤的疗效常明显好于原发浸润性胶质瘤。

地塞米松(Decadron®)治疗脑肿瘤的剂量:

1. 未使用过激素的病人:

(1) 成人:负荷剂量 10 mg 静脉推注,然后 6 mg 口服或静脉推注,每 6 小时一次[19,20]。严重血管源性水肿的病人,剂量最大可达 10 mg,每 4 小时一次。

(2) 儿童:负荷剂量 0.5～1 mg/kg 静脉推注,然后 0.25～0.5 mg/(kg·d)口服或静脉推注,每 6 小时一次。注意:因激素有抑制儿童生长的作用,故应避免长时间使用。

2. 正在使用激素的病人:

(1) 急性加重时,试用常规剂量的 2 倍。

(2) "应激"剂量,见章节 8.1.3。

34.4.2 预防性使用抗癫痫药物在脑肿瘤中的应用

20%～40%的脑肿瘤病人在确诊前都曾经出现过癫痫发作[21]。这些病人需要使用抗癫痫药物(AED)。另外还有 20%～45%的病人最终会出现癫痫发作[21]。预防性使用抗癫痫药物并未带来足够大的益处(使无癫痫生存者的发病风险降低>25%),反而存在很大的风险。脑肿瘤的抗癫痫药物使用指南见下文。单纯的颅后窝肿瘤不必预防性使用抗癫痫药物。

> **临床指南:脑肿瘤病人抗癫痫药物的预防性使用**
>
> Level Ⅰ[21]:对于新近确诊的脑肿瘤病人,不必常规预防性使用抗癫痫药物。
>
> Level Ⅱ[21]:对于接受开颅手术的脑肿瘤病人,可以预防性使用抗癫痫药物。如果病人未发生癫痫发作,最好从术后 1 周开始逐渐减少抗癫痫药物的使用剂量。

34

34.5 脑肿瘤的化疗

34.5.1 概述

本文介绍了化疗的概况,对于某些特殊肿瘤的化疗也囊括在专门介绍该肿瘤的部分中。一些用于中枢神经系统肿瘤的化疗药物见表 34 - 5[22,23]。

表 34-5　用于中枢神经系统肿瘤的化疗药物

化 疗 药 物	作 用 机 制
亚硝基脲类：BCNU(卡莫司汀)，CCNU(洛莫司汀)，ACNU(尼莫司汀)	DNA 交联，氨基基团氨甲酰化
烷基化(甲基化)药物：丙卡巴肼，替莫唑胺(Temodar®)	DNA 烷基化，干扰蛋白质合成
卡铂，顺铂	通过链内交联产生螯合作用
氮芥类：环磷酰胺，异丙酰胺，细胞毒素	DNA 烷基化，正碳离子形成
长春碱类：长春新碱，长春花碱，紫杉醇	微管功能抑制剂
表鬼臼毒素(ETOP - oside，VP16，替尼泊苷，VM26)	拓扑异构酶 Ⅱ 抑制剂
拓扑替康，伊立替康(CPT - 11)	拓扑异构酶 Ⅰ 抑制剂
他莫昔芬	蛋白激酶 C 抑制剂(大剂量时)
贝伐单抗(Avastin®)	抗血管内皮生长因子(VEGF)抗体，可能在听神经瘤中有效
羟基脲 博来霉素 泰素(紫杉醇) 甲氨蝶呤 胞嘧啶，阿糖胞苷 皮质类固醇激素：地塞米松，泼尼松 氟尿嘧啶(FU)	

34.5.2　烷化剂

替莫唑胺(Temodar®)是达卡巴嗪(DTIC®)的衍生物，是一种口服的烷化剂。替莫唑胺是可在生理 pH 下快速非酶催化为活性化合物 5-(3-甲基三嗪-1-基)咪唑-4-酰胺(MTIC)的前体药物。MTIC 通过 DNA 各种位点主要是鸟嘌呤的 O6 和 N7 位点上的烷基化(添加烷基，其中最小的是甲基)发挥细胞毒作用。一些肿瘤可以通过由 O - 6 -甲基鸟嘌呤- DNA 甲基转移酶(MGMT)基因编码的蛋白(AGT)来修复这种损伤。

34.5.3　亚硝基脲类

该类药物具有良好的血-脑屏障通透性(见下文)。具有明显的造血系统、肺和肾毒性。

34.5.4　血-脑屏障和化疗药物

传统观点认为,血-脑屏障(BBB)是对脑肿瘤进行化疗的主要障碍。理论上,血-脑屏障能够有效地将许多化疗药物阻挡于中枢神经系统之外,从而为一些肿瘤(如转移癌)创造了一个"安全的避风港"。但这一概念已经受到挑战[24]。无论病因如何,全身化疗对大多数脑肿瘤作用都有限,但少突胶质细胞瘤(见章节38.1)和缺乏 MGMT 活性的胶质瘤却是明显例外,它们对全身化疗较为敏感。关于化疗药物与血-脑屏障之间的关系需考虑的因素包括:

1. 一些中枢神经系统肿瘤可能部分破坏血-脑屏障,特别是恶性胶质瘤[25]。

2. 亲脂性药物(如亚硝基脲类)能更容易地透过血-脑屏障。

3. 选择性动脉内(如颈动脉内或椎动脉内)注射[26]:增大药物的局部剂量有助于透过血-脑屏障,同时可以减少药物的全身毒性反应。

4. 使用化疗药物前可采用医源性方法破坏血-脑屏障(如使用甘露醇)。

5. 可通过腰椎穿刺或脑室内给药装置进行鞘内化疗,从而避开血-脑屏障(如甲氨蝶呤治疗中枢神经系统淋巴瘤)(见章节44.1)。

6. 直接植入可生物降解的、含有化疗药物的多聚体薄片。

34.5.5　肿瘤切除术后的影像学检查

在很多神经外科中心,通常术后 6～12 小时内为病人行非增强 CT 扫描来评估急性并发症(主要是出血如脑内或硬膜外或硬膜下血肿,颅内积气的量,脑积水等)。

随后,为了评估肿瘤的切除程度,术后头部 CT 或 MRI 扫描(增强或非增强)应在术后 2～3 天内进行[27],或推迟到术后 30 天以后。术后非增强扫描有助于鉴别出血和强化。增强影像中的强化区域可能代表残余的肿瘤。大约 48 小时后,术后炎性血管改变导致的强化开始出现,而且可能难以与肿瘤区分。这种强化通常在 30 天左右后才开始消退[28],可持续 6～8 周[29]。关于术后影像学检查时间的建议不适用于垂体肿瘤(见 45 章)。关于激素对强化的影响存在争议[30,31],可能与多种因素有关(包括肿瘤类型)。

34.6　术中病理会诊(冷冻切片)

34.6.1　术中病理会诊的准确性

可以通过以下方法来提高术中病理会诊的准确性:

1. 向病理医师提供相关信息:病人基本信息,现病史,影像学检查结果,之前相关的病理诊断以及临床诊断。

2. 尽可能多的标本。

3. 避免由于过度挤压或电凝而产生假象。

冷冻切片的诊断应被认为是初步的。3%～10%的病例的最终诊断与冷冻切片诊断不一致[32-34]。如果冷冻切片的结果与临床诊断不符,可能需要与病理医师进行直接沟通。

34.6.2　术中组织制备技术

1. 触摸制备:用载玻片轻轻地"触摸"标本,然后快速地固定、染色和脱水。该技术对于具有不黏细胞(例如淋巴瘤、垂体腺瘤)的肿瘤特别有用。

2. 涂抹或挤压制备:在两个载玻片之间以适当压力涂抹或压缩标本,然后快速地固定、染色和脱水。该技术尤其适用于:多发性硬化(鉴定组织细胞),显示胶质瘤中的长程细胞过程,以及鉴定细胞质包涵体或核内假性包涵体[35]。在转移瘤和脑膜瘤等肿瘤中,常存在明显的粘连,坏死区亦是如此。

3. 冷冻切片:将标本放在液氮中快速冷冻并切成 4～6 μm 切片,放在载玻片上,快速固定、染色和脱水。与触摸和涂抹制备不同,冷冻切片可以更准确地评估病变和细胞结构以及病变与脑组织的分界。其缺点包括:需要使用较大的标本,使得可用于永久病理检查的标本减少(对于活检尤为关键);可能出现类似冷冻晶体假象(显示活检已经取到病变组织,但病变组织不显示细胞结构)之类的假象[35]。如果可能,一些标本组织应该保存起来用于后续处理而不进行冷冻,以避免假象的干扰。

在解释冷冻切片时,应考虑进行其他研究,如组织培养或流式细胞术。对于微小的标本,为了保存组织进行永久性病理检查,有必要对是否需要进行冷冻切片进行讨论。

34.6.3　冷冻切片可能存在的错误或潜在的关键诊断

1. 区分低级别胶质瘤与正常或反应性的脑组织是具有挑战性的[32,33]。细胞质的增大(在低功率下评估最佳)、核非典型性的出现以及神经元周围胶质细胞卫星状增生的增多有助于区分,但上述情况并不常见[35]。

注解:Scherer 的二级结构可用于鉴定具有挑战性的胶质瘤病例,并且包括神经元周围和血管周围胶质细胞卫星状增生的增多(有限的神经元周围胶质细胞卫星状增生是正常的)以及肿瘤细胞在伴随软膜下肿瘤扩散的软膜下分子层中的堆积[36]。

2. 转移瘤与胶质瘤:冷冻切片区分起来一般不难,除外偶尔出现的极其不典型的胶质瘤并且标本量很有限的情况[33-35]。遇到这种罕见病例的时候,免疫组织化学染色将有助于区分。

3. 星形细胞瘤与少突胶质细胞瘤：冷冻切片通常难以区分。然而,部分原因是由于冷冻切片对细胞核造成的假象,在冷冻切片室内,少突胶质细胞瘤可被误认为是星形细胞瘤[32]。涂抹制备可以减少"冷冻"假象,所以有时候有助于鉴别。而且,神经元周围胶质细胞卫星状增生有时候可能在少突胶质细胞瘤中更为明显。

注解：少突胶质细胞瘤中的"煎蛋"样外观是永久切片的福尔马林固定造成的假象,并不存在于冷冻切片中,这影响了术中切片结果的解释。

4. 胶质瘤分级：采样偏差,尤其是在活检标本当中,可能会导致肿瘤级别的低估(如：活检标本中有丝分裂象不足,活检没有取到血管增殖或坏死的标本)。然而,术中病理会诊也会出现高估胶质瘤级别的现象,包括低级别儿童胶质瘤,如毛细胞型星形细胞瘤[32]。

5. 放射性坏死与复发胶质母细胞瘤：尽管在病理会诊时通常已经知道病人先前有过放疗史,但有些时候这两者区分起来依旧很困难[32]。这两者常同时出现。观察到明显的肿瘤细胞以及栅栏样坏死提示复发/残留胶质母细胞瘤。放射性坏死主要影响脑白质,诊断依据有大片地图样坏死,血管硬化/透明化或血管壁的纤维蛋白坏死,血管周围出现淋巴细胞,钙化以及出现巨噬细胞。

6. 缺血性梗死：可能会见到缺血性红色神经元改变(如果活检包含了灰质),组织细胞学检查也一样可以见到(类似于脱髓鞘病变)。坏死可以类似于环形强化病变(如胶质母细胞瘤或转移瘤)的中心,尽管肿瘤坏死通常涉及血管并且缺乏巨噬细胞应答[35]。

7. 脱髓鞘病变(肿瘤样多发性硬化)：主要影响具有离散边界的白质。冷冻切片时鉴别组织细胞对于诊断尤为关键。在冷冻切片制备时,组织细胞可以伪装成胶质瘤的星形胶质细胞;涂抹制备对于区分这两者特别有帮助。

8. 淋巴瘤(PCNSL)与小细胞癌：除非病变存在着明显的占位效应,否则这两种疾病通常均以活检确诊后放化疗,所以准确的冷冻切片诊断是至关重要的。这两者在冰冻切片上可以彼此相似,以及类似于星形细胞瘤、少突胶质细胞瘤和其他类型的转移癌[32-35]。触摸制备对识别原发性中枢神经系统淋巴瘤特别有帮助。

9. 梭形细胞肿瘤/脑膜瘤：已经证实,在术中病理会诊时,脑膜瘤与梭形细胞病变如神经鞘瘤,有时候区分起来是存在困难的[32]。脑膜瘤的典型特征(螺环、砂粒体、核内假性包涵体)可能会缺失,并且冷冻假象可以在脑膜瘤中形成一个 Antoni B(疏松)纤维区域[32]。此外,已经注意到,冷冻切片对于恶性脑膜瘤和肉瘤存在诊断不足的情况[32,33]。

10. 脊髓星形细胞瘤与室管膜瘤：在术中病理会诊时,特别是由于大多数用于冷冻制备的脊髓活检标本都是极其微量的,所以有时候这两者可能难以区分。由于髓内胶质瘤冷冻切片诊断的准确性所带来的手术影响是极为关键的,所以在术中病理会诊时,外科医师与病理医师进行仔细的讨论是很必要的(见脊柱与脊髓肿瘤章节)。

34.6.4 永久切片的组织制备

组织经过隔夜处理,通过梯度乙醇/二甲苯步骤去除水分。这使石蜡容易进入组织,可以把组织切成薄片。然后再把切片上的组织经过乙醇、二甲苯等步骤返回到水状态,进行染色,之后再脱水并盖上盖玻片永久保存。这可以产生更好的组织学切片,减少假象的出现,可以处理较大的样本体积用来评估,还能够根据需要应用特殊的染色。

新鲜标本:当需要以下技术时,组织应保持"新鲜"(即不用防腐剂,如福尔马林)。

1. 电子显微镜。

2. 流式细胞术:例如怀疑淋巴瘤时。

3. 肌肉。

4. 培养:(通常包括需氧菌、厌氧菌、耐酸菌和真菌)应在怀疑感染时应用。

34.7 神经病理学中常用的染色

34.7.1 有机物和特殊染色

1. 有机物染色:

(1) 组织革兰染色(Brown‐Brenn,Brown‐Hopps)。

(2) 真菌(过碘酸希夫染色:PAS;戈莫里六胺银染色:GMS)。

(3) 抗酸杆菌(Ziehl‐Neelsen,Kinyoun,FITE)。

2. 特殊染色:

(1) 劳克坚牢蓝染色:染色神经髓鞘;无染色提示脱髓鞘病变。若组织细胞中存在,则证明其摄入了髓磷脂,如多发性硬化。

(2) 三色染色和网状纤维染色:两者均可以显示出胶质肉瘤中的肉瘤成分。网状纤维染色可显示正常垂体腺泡周围的结缔组织,这正是垂体腺瘤缺失的特征。

34.7.2 免疫组织化学染色

■ 概述

染色模式:单个肿瘤可能缺少代表其类型的标志物。※因此,阳性染色通常比阴性染色更加有意义[37]。一般染色模式[37]如表34‐6所示。

表 34 - 6 神经系统上皮细胞肿瘤的免疫组织化学染色模式[a]

肿瘤	免疫组织化学染色反应[b,c]					
	GFAP	CAM 5.2	EMA	S - 100	CgA	Syn
少突胶质细胞瘤	+	—		—		0
室管膜瘤	0		0	+		—
脉络丛乳头状瘤				+	0	+
脊索瘤		+				
颅咽管瘤			+			
癌					0	0
垂体腺瘤	—				+	+
副神经节瘤		0				
脑膜瘤			+			
黑色素瘤				+		
血管母细胞瘤	0			0		

a 改编自 Dobbs，D J 编著的《诊断性免疫组织化学》一书中的《神经系统免疫组织化学》，作者 McKeever，P E，Churchill Livingstone，NY，© 2002 出版
b 缩写：GFAP=胶质纤维酸性蛋白；EMA=上皮膜抗原；CAM 5.2=细胞角蛋白 CAM5.2，S - 100=S - 100 蛋白，CgA=嗜铬粒蛋白 A，Syn=突触素
c "+"或"—"符号分别表明该染色存在或不存在，"0"表明对于某种特定肿瘤该染色不具有确定性

■ 胶质纤维酸性蛋白（GFAP）

多肽，相对分子质量 49 000。染色星形胶质细胞/星形细胞瘤中典型的中间纤丝蛋白。而且，GFAP 也典型表达于室管膜瘤、少突胶质细胞瘤（尤其是在小胶质细胞和神经胶质原纤维的少突胶质细胞中）以及某些脉络丛乳头状瘤中[1,38]。GFAP 在中枢神经系统之外很少见，只在施万细胞、晶状体上皮、某些肝细胞、软骨细胞等组织中可以见到。※转移性病变显示 GFAP 染色阳性是很罕见的。然而，GFAP 的表达在胶质母细胞瘤的特定亚型中可能会受限（如小细胞胶质母细胞瘤）[1]。

■ S - 100 蛋白

一种低分子量（相对分子质量 21 000）的钙结合蛋白，可以染色多种组织，包括神经胶质细胞、神经元、软骨细胞、腺垂体的星状细胞、肌上皮细胞等[37]，还可以染色多种中枢神经系统肿瘤，如胶质瘤（尽管特异性不如 GFAP）、PNET、室管膜瘤、脊索瘤以及颅咽管瘤[1,37]。S - 100 蛋白在神经病理学中被主要用作转移性黑色素瘤的诊断依据，并且在周围神经系统中被主要用于证

实施万细胞瘤或神经纤维瘤的诊断(在后者中染色较浅)[1]。

临床上已经开始测定血清中 S-100 蛋白的含量(见下文)。

细胞角蛋白(高分子量和低分子量)

染色上皮细胞的各种染色剂[低分子量角蛋白(如 CAM 5.2)和高分子量角蛋白(如 CK7,CK20 等)]。用于区分转移癌(染色阳性)与原发性中枢神经系统肿瘤(注意:细胞角蛋白可以在脉络丛乳头状瘤中表达,也可以在罕见的胶质母细胞瘤中表达)[1]。不同的角蛋白染色组合可以用来提示转移瘤的可能起源部位。

上皮膜蛋白(EMA)

染色多种癌细胞的细胞膜,可用于鉴别血管母细胞瘤(阴性)与转移性肾细胞癌(阳性)。并且,脑膜瘤和室管膜瘤一样,通常染色呈阳性。

MIB-1(又称为单克隆鼠抗人 Ki-67 抗体)

Ki67 抗体在除 G0 期外的其他各细胞周期中均有表达。MIB-1 被发现于 20 世纪 90 年代初,虽然 Ki67 是一种有价值的细胞增殖标志物,但是只能应用于新鲜冷冻标本。MIB-1 是使用重组 Ki67 蛋白作为抗原开发的一种单克隆抗体,能够应用于石蜡包埋的组织块。MIB-1 免疫组织化学染色标记离开 G0/G1 期和进入 S 期(进行 DNA 合成)的细胞(阳性染色)。这种染色可以用于半定量计数。较高的 MIB-1 标记指数提示细胞有丝分裂活性高,这通常与恶性程度相关。最常用于淋巴瘤、内分泌肿瘤和类癌等,也可应用于星形细胞瘤(见章节 36.4)和脑膜瘤(见章节 42.4)。

神经内分泌染色

神经病理中主要用于中枢神经细胞瘤、髓母细胞瘤、PNET、松果体细胞瘤、神经节细胞肿瘤、副神经节瘤以及脉络丛肿瘤[37]。神经内分泌染色阳性的转移瘤包括:小细胞肺癌(最常见)、恶性嗜铬细胞瘤以及 Merkel 细胞肿瘤。

包括:

1. 嗜铬粒蛋白:染色突触泡。在原发性中枢神经系统肿瘤中,其使用率可能不及突触素。

2. 突触素:染色突触泡。与嗜铬粒蛋白相比,突触素敏感性稍高,但特异性较低[37]。中枢神经细胞瘤突触素染色通常呈阳性,一般不进行嗜铬粒蛋白染色[1]。

3. CD56(神经细胞黏附分子):存在于神经组织及其他组织(如甲状腺、肝等)中的糖蛋白家族[37]。常用于确认神经内分泌分化。

4. 神经元特异性烯醇化酶(NSE):对神经元或神经内分泌分化较敏感但特异性不高[37](通常称为"神经元非特异性烯醇化酶")。因此,不常用作神经内分泌标志物。

分化群(CD)标志

许多种免疫组织化学染色可以检测白细胞表面抗原,其中很多也同样可以染色其他细胞类型。包括：

- CD45：普通白细胞标志。
- CD3 和 CD5：T 细胞。
- CD20：B 细胞。
- CD38 和 CD138：浆细胞。
- CD68：组织细胞。
- CD56（神经细胞黏附分子）：通常染色自然杀伤细胞（NK 细胞），同时也是一种神经内分泌标志（见上文）。
- 生物特异性免疫组织化学染色可用于检测感染神经系统的某些生物体，包括单纯疱疹病毒（HSV）、巨细胞病毒（CMV）和刚地弓形虫。

神经内分泌染色阳性的转移瘤包括：小细胞肺癌、恶性嗜铬细胞瘤以及 Merkel 细胞肿瘤。神经内分泌染色呈阳性的脑转移性小细胞肿瘤几乎均来源于肺（其他来源可能性很小）。

34.7.3　临床使用的肿瘤标志物

▓ 人绒毛膜促性腺激素（hCG）

一种糖蛋白，相对分子质量为 45 000。由胎盘滋养层上皮分泌。β 链（β-hCG）在正常情况下仅见于胎儿、妊娠或产后女性，否则提示存在疾病。通常见于绒毛膜癌（子宫或睾丸的），也见于胚胎细胞肿瘤、睾丸畸胎癌及其他疾病。

在非中枢神经系统肿瘤病人中，脑脊液 β-hCG 水平为血清的 $0.5\% \sim 2\%$。含量升高提示子宫或睾丸绒毛膜癌的脑转移、原发性绒毛膜癌、松果体区（见章节 40.1）或鞍上区的胚胎细胞癌。

▓ α-甲胎蛋白

α-甲胎蛋白（AFP）是一种正常的胎儿糖蛋白（相对分子质量为 70 000），最初由卵黄囊产生，随后由胎肝产生。见于整个孕期的胎儿血液循环中，在出生后前几周内迅速下降，到 1 岁时达到正常成人水平。正常成年男性及非妊娠妇女仅可检出微量。存在于正常妊娠妇女的羊水内，妊娠 $12 \sim 14$ 周时可测出，此后在妊娠期间稳定增加直至约 32 周[39]。

血清 AFP 异常升高可见于卵巢癌、胃癌、肺癌、结肠癌、胰腺癌，也可见于肝硬化、肝炎及大多数怀有神经管开放畸形胎儿的妊娠妇女（见章节 17.2.4）。血清 AFP>500 ng/ml 通常提示原发性肝脏肿瘤。

一些松果体生殖细胞肿瘤病人的脑脊液 AFP 水平可升高（见章节 40.1）。$16\% \sim 25\%$ 的睾丸肿瘤发生脑转移，据报道其中一些病例的脑脊液 AFP 水平升高。

▓ 癌胚抗原（CEA）

一种糖蛋白，相对分子质量 200 000。正常情况下存在于胎儿的内胚层细胞中。CEA 于 20 世纪 60 年代初期发现于结直肠腺癌病人血清中,目前已知其在许多恶性和非恶性病变中均升高(包括胆囊炎、结肠炎、憩室炎、任何肿瘤的肝脏受累,其中 $50\%\sim90\%$ 的晚期病人出现 AFP 升高)。

脑脊液 CEA:文献报道肺癌(89%)、乳腺癌($60\%\sim67\%$)、恶性黑色素瘤($25\%\sim33\%$)和膀胱癌转移至柔脑膜时脑脊液 CEA>1 ng/ml。如果肿瘤不与蛛网膜下隙相交通,即使是 CEA 分泌性脑转移瘤,脑脊液 CEA 水平也可能为正常。只有由肺癌、乳腺癌转移引起的癌性脑膜炎病人,其中大多数的脑脊液 CEA 水平才持续升高。

■ S-100 蛋白

头部创伤后血清 S-100 蛋白水平升高,其他脑损伤后也可能升高。在患 Creutzfeldt-Jakob 病的病人中也可能会升高。

(徐 珑 王成俊)

参考文献

[1] Louis DN, Ohgaki H, Wiestler OD, Cavenee WK, Bosman FT, Jaffe ES, Lakhani SR, Ohgaki H. WHO classification of tumors of the central nervous system. Lyon 2007

[2] Kleihues P, Cavenee WK. World Health Organization classification of tumors: Pathology and genetics of tumors of the nervous system. Lyon 2000

[3] Kleihues P, Louis DN, Scheithauer BW, Rorke LB, Reifenberger G, Burger PC, Cavenee WK. The WHO classification of tumors of the nervous system. J Neuropathol Exp Neurol. 2002; 61:215–25; discussion 226-9

[4] Kleihues P, Burger PC, Scheithauer BW. The new WHO classification of brain tumors. Brain Pathol. 1993; 3:255–268

[5] Escourolle R, Poirier J, Rubinstein LJ. Manual of Basic Neuropathology. 2nd ed. Philadelphia: W. B. Saunders; 1971

[6] Forsyth PA, Posner JB. Headaches in Patients with Brain Tumors: A Study of 111 Patients. Neurology. 1993; 43:1678–1683

[7] Mahaley MS, Mettlin C, Natarajan N, Laws ER, et al. National Survey of Patterns of Care for Brain-Tumor Patients. J Neurosurg. 1989; 71:826–836

[8] Whittle IR, Pringle A-M, Taylor R. Effects of Resective Surgery for Left-Sided Intracranial Tumors on Language Function: A Prospective Study. Lancet. 1998; 351:1014–1018

[9] Albright L, Reigel DH. Management of Hydrocephalus Secondary to Posterior Fossa Tumors. Preliminary Report. J Neurosurg. 1977; 46:52–55

[10] Berger MS, Baumeister B, Geyer JR, Milstein J, et al. The Risks of Metastases from Shunting in Children with Primary Central Nervous System Tumors. J Neurosurg. 1991; 74:872–877

[11] McLaurin RL, Venes JL. Pediatric Neurosurgery. Philadelphia 1989

[12] Allen JC. Childhood Brain Tumors: Current Status of Clinical Trials in Newly Diagnosed and Recurrent Disease. Ped Clin N Am. 1985; 32:633–651

[13] Laurent JP, Cheek WR. Brain Tumors in Children. J Pediatr Neurosci. 1985; 1:15–32

[14] Youmans JR. Neurological Surgery. Philadelphia 1990

[15] Duffner PK, Cohen ME, Freeman AI. Pediatric Brain Tumors: An Overview. Ca. 1985; 35:287–301

[16] Section of Pediatric Neurosurgery of the American Association of Neurological Surgeons. Pediatric Neurosurgery. New York 1982

[17] Jooma R, Hayward RD, Grant DN. Intracranial Neoplasms During the First Year of Life: Analysis of One Hundred Consecutive Cases. Neurosurgery. 1984; 14:31–41

[18] Wakai S, Arai T, Nagai M. Congenital Brain Tumors. Surg Neurol. 1984; 21:597–609

[19] Galicich JH, French LA. Use of Dexamethasone in the Treatment of Cerebral Edema Resulting from Brain Tumors and Brain Surgery. Am Pract Dig Treat. 1961; 12:169–174

[20] French LA, Galicich JH. The Use of Steroids for Control of Cerebral Edema. Clin Neurosurg. 1964; 10:212–223

[21] Glantz MJ, Cole BF, Forsyth PA, et al. Practice Parameter: Anticonvulsant Prophylaxis in Patients with Newly Diagnosed Brain Tumors. Report of the Quality Standards Subcommittee of the American Academy of Neurology. Neurology. 2000; 54:1886–1893

[22] Chicoine MR, Silbergeld DL. Pharmacology for Neurosurgeons. Part I: Anticonvulsants, Chemotherapy, Antibiotics. Contemp Neurosurg. 1996; 18:1–6

[23] Prados MD, Berger MS, Wilson CB. Primary Central Nervous System Tumors: Advances in Knowledge and Treatment. CA Cancer J Clin. 1998; 48:331–360

[24] Stewart DJ. A Critique of the Role of the Blood-Brain Barrier in the Chemotherapy of Human Brain Tumors. J Neurooncol. 1994:121–139

[25] Broadwell RD, Salcman M. In: The Blood Brain Barrier. Neurobiology of Brain Tumors. Baltimore: Williams and Wilkins; 1991:229–250

[26] Madajewicz S, Chowhan N, Tfayli A, et al. Therapy for Patients with High Grade Astrocytoma Using Intraarterial Chemotherapy and Radiation Therapy. Cancer. 2000; 88:2350–2356

[27] Barker FG, Prados MD, Chang SM, et al. Radiation Response and Survival Time in Patients with Glioblastoma Multiforme. J Neurosurg. 1996; 84:442–448

[28] Laohaprasit V, Silbergeld DL, Ojemann GA, Eskridge JM, Winn HR. Postoperative CT Contrast Enhancement Following Lobectomy for Epilepsy. J Neurosurg. 1990; 73:392–395

[29] Jeffries BF, Kishore PR, Singh KS, et al. Contrast Enhancement in the Posoperative Brain. Radiology. 1981; 139:409–413

[30] Gerber AM, Savolaine ER. Modification of Tumor Enhancement and Brain Edema in Computerized

Tomography by Corticosteroids: Case Report. Neurosurgery. 1980; 6:282-284

[31] Hatam A, Bergström M, Yu ZY, et al. Effect of Dexamethasone Treatment in Volume and Contrast Enhancement of Intracranial Neoplasms. J Comput Assist Tomogr. 1983; 7:295-300

[32] Plesec TP, Prayson RA. Frozen section discrepancy in the evaluation of central nervous system tumors. Arch Pathol Lab Med. 2007; 131:1532-1540

[33] Shah AB, Muzumdar GA, Chitale AR, Bhagwati SN. Squash preparation and frozen section in intraoperative diagnosis of central nervous system tumors. Acta Cytol. 1998; 42:1149-1154

[34] Uematsu Y, Owai Y, Okita R, Tanaka Y, Itakura T. The usefulness and problem of intraoperative rapid diagnosis in surgical neuropathology. Brain Tumor Pathol. 2007; 24:47-52

[35] Burger PC. Smears and Frozen Sections in Surgical Neuropathology: A manual. PB Medical Publishing; 2009

[36] Scherer HB. Structural Developments in Gliomas. American Journal of Cancer. 1938; 34:333-351

[37] McKeever PE, Dabbs DJ. In: Immunohistochemistry of the Nervous System. Diagnostic Immunohistochemistry. New York: Churchill Livingstone; 2002:559-624

[38] Russell DS, Rubenstein LJ. Pathology of Tumours of the Nervous System. 5th ed. Baltimore: Williams and Wilkins; 1989

[39] Burton BK. Alpha-Fetoprotein Screening. Adv Pediatr. 1986; 33:181-196

34

35 肿瘤相关综合征

35.1 神经皮肤性疾病

35.1.1 概述

过去称之为"瘢痣病"。神经皮肤性疾病(NCD)是一组疾病,其中每一种都有独特的神经系统表现和良性皮肤病变(皮肤和中枢神经系统在胚胎学上均起源于外胚层),通常伴有其他器官系统的发育不良(常包括眼睛)。除共济失调-毛细血管扩张(此处不讨论)外,均属常染色体显性遗传。自发突变率也很高。面对儿童肿瘤病人时应考虑这些综合征,必须检查其是否具有这些综合征的其他特点。

最有可能引起神经外科医师注意的 NCD:

1. 神经纤维瘤病:见下文。
2. 结节性硬化:见章节 35.1.3。
3. von Hippel - Lindau 病:见章节 43.3.3。
4. Sturge Weber 综合征:见章节 35.1.4。
5. 葡萄状血管瘤(Wyburn - Mason 综合征):中脑和视网膜动静脉畸形。

35.1.2 神经纤维瘤病

■ 概述

神经纤维瘤病(NFT)是最常见的 NCD。有六种不同类型,表 35 - 1 对最常见的两种类型(NF1、NF2)进行了比较(也存在变异类型)。

表 35 - 1　神经纤维瘤病 1 型与 2 型的比较[1]

现用名称	神经纤维瘤病 1 型(NF1)	神经纤维瘤病 2 型(NF2)
其他名称	von Recklinghausen 病	双侧听神经性 NFT,又称 MISME 综合征
废用名称	周围性 NFT	中枢性 NFT

续 表

现用名称	神经纤维瘤病 1 型(NF1)	神经纤维瘤病 2 型(NF2)
美国患病率	100 000 人	约 3 000 人
发病率	1/3 000 新生儿	1/40 000
遗传	常染色体显性	常染色体显性
散发发病率	30%～50%	＞50%
基因位点	17(17q11.2)	22(22q12.2)
基因产物	神经纤维瘤蛋白	神经膜蛋白(merlin)
听神经鞘瘤	几乎均是单侧的	双侧听神经鞘瘤是其标志
皮肤鞘瘤	无	70%
Lisch 结节	很常见	不相关
白内障	不相关	60%～80%
骨骼异常	常见	不相关
嗜铬细胞瘤	偶发	不相关
恶性外周神经鞘瘤	约 2%	不相关
智力损伤	相关	不相关
伴发脊髓髓内肿瘤	星形细胞瘤	室管膜瘤

◎ 神经鞘瘤与神经纤维瘤的比较

尽管两者很多方面都类似,但是组织结构存在差异。神经鞘瘤起源于产生髓磷脂的施万细胞,神经纤维瘤则由神经突触(幼稚或发育中的神经元的轴突/树突)、施万细胞和位于胶原或黏液样基质内的成纤维细胞构成。与神经鞘瘤替代轴突(离心)不同,神经纤维瘤包裹其起源神经(向心)。神经纤维瘤可以作为孤立病变存在,或者在有恶变倾向的 NF1 中可以表现为多发病灶。两者都含有 Antoni A(紧密)和 Antoni B(疏松)纤维,但是神经纤维瘤通常含有更多 Antoni B 纤维。年龄≤30 岁的听神经鞘瘤病人患 NF2 的风险增高。

■ **神经纤维瘤病 1 型(NF1,又称为 von Recklinghausen 病)**

见参考文献[2]。

• **概述**

较 NF2 常见,占神经纤维瘤病的 90% 以上。

• **临床特征**

诊断标准:见表 35 - 2[3]。

表 35 - 2　NF1 诊断标准[3]

下列 2 个或 2 个以上：

- 牛奶咖啡斑ª≥6 个，青春期前的病人每块斑的最大径≥5 mm，或青春期后的病人每块斑的最大径≥15 mm

- 任何类型的神经纤维瘤≥2 个，或有 1 个丛状神经纤维瘤（神经纤维瘤通常至 10～15 岁时才比较明显）。可能较疼痛

- 腋窝或腹股沟发生雀斑（色素沉着）

- 视神经胶质瘤：见下文

- Lisch 结节≥2 个：虹膜色素错构瘤，表现为半透明的黄色/棕色隆起，可随年龄增长而增多

- 特征性骨质异常，如蝶骨发育不良，伴或不伴假关节形成的长骨（如胫骨或桡骨）骨皮质变薄

- 根据上述标准，一级亲属（父母、兄弟姐妹、子女）中有 NF1 病人

a 牛奶咖啡斑：卵圆形浅棕色色素沉着性皮肤斑疹（扁平）。出生时即可出现，0～10 岁可出现数量增多和面积增大。见于 99％以上的 NF1 病人。很少发生于面部

- **相关疾病**

1. 任何神经的施万细胞瘤（但实际上不包括双侧听神经鞘瘤）。

2. 脊髓和（或）周围神经的神经纤维瘤。

3. 多发皮肤神经纤维瘤。

4. 导水管狭窄：见章节 15.4。

5. 巨头畸形：继发于导水管狭窄和脑积水，脑白质增多。

6. 颅内肿瘤：大脑半球星形细胞瘤最常见，单个或多中心的脑膜瘤（常见于成人）。NF1 伴发胶质瘤多为毛细胞型星形细胞瘤。脑干星形细胞瘤包括强化的毛细胞型星形细胞瘤和影像学上无强化的、呈弥漫性生长的星形细胞瘤。

7. 单侧眶上壁缺损→搏动性突眼。

8. 神经功能或认知功能受损：30％～60％的病人存在轻度学习障碍。

9. 脊柱后侧凸（见于 2％～10％的病人，常呈进行性发展直至需外科手术干预）。

10. 脏器内的自主神经或神经节受侵犯而引起的内脏症状。高达 10％的病人患有与黏膜下神经丛内的神经元增生相关的胃肠动力异常/神经元性肠道发育不良。

11. 约 20％的病人出现丛状神经纤维瘤：多个神经束的肿瘤沿着神经纤

维生长。几乎为 NF1 特有[4]。

12. 脊髓空洞症。

13. NFT 病人中发病率升高的恶性肿瘤：神经母细胞瘤、神经节瘤、肉瘤、白血病、Wilm 瘤、乳腺癌[5]。

14. 嗜铬细胞瘤：不常见。

15. 53%～79% 病人的脑或脊髓 MRI 可见"性质不明的亮点"（T_2 加权像为高信号，T_1 加权像为等信号），可能是错构瘤、异位移植、髓鞘形成异常或者低级别肿瘤[6]。常随年龄增长而消失。

• 遗传学

单纯的常染色体显性遗传，表现度不同，但 5 岁后外显率几乎为 100%。NF1 基因位于染色体 17q11.2，编码神经纤维瘤蛋白（该蛋白是 Ras 癌基因的负性调控因子）[7]。如 NF1 中神经纤维瘤蛋白缺失将导致生长促进信号的升高。自发突变率高，30%～50% 的病例表现为新发体细胞突变[8]。

忠告：只有当家族中有 2 个或 2 个以上成员罹患该病时，才可能通过连锁分析进行产前诊断[7]。70% 的 NF1 基因突变能通过蛋白截短分析被检测出来。

• 处理

1. 视神经胶质瘤：

(1) 与非 NFT 的视神经胶质瘤不同，很少发生于视交叉（常累及视神经），常为多发，预后更好。

(2) 大多数为非进展性，应定期随访，进行眼科学和影像学（MRI 或 CT）检查。

(3) 手术干预可能无法改变视力损害。因此，手术仅用于特殊病例（大型且形状不规则的肿瘤、压迫邻近结构等）。

2. NF1 病人其他神经系统肿瘤的处理与一般病人相同：

(1) 局灶性、可切除的、有症状的肿瘤应手术切除。

(2) NF1 病人的颅内肿瘤通常可能无法切除，对于他们而言，化疗和（或）放疗可能比较合适，在颅内压升高时再进行手术治疗。

(3) 当怀疑肿瘤发生恶变时（罕见，但肉瘤和白血病的发病率在增加），需行活检加内减压术或单纯活检。

■ 神经纤维瘤病 2（NF2，又称为双侧听神经性 NFT）

见参考文献[9]。

• 概述

又称 MISME 综合征（多发遗传性神经鞘瘤、脑膜瘤和室管膜瘤）。

• 临床特征

诊断标准：见表 35‐3[3]。

表 35-3 　NF2 诊断标准[10]

出现下列情况之一即可确诊：
1. 影像学检查（MRI 或 CT）证实双侧听神经鞘瘤
2. 一级亲属（父母、兄弟姐妹、子女）中有 NF2 病人，并符合下列两种情况之一：
   （1）单侧听神经鞘瘤，年龄＜30 岁
   （2）下列情况中的两种：脑膜瘤、神经鞘瘤（含脊神经根）、胶质瘤（含星形细胞瘤、室管膜瘤）、后囊下晶状体混浊

如果满足以下条件之一，可能诊断 NF2：
1. 单侧听神经鞘瘤，年龄＜30 岁，同时伴以下任意一项：脑膜瘤、神经鞘瘤、胶质瘤、后囊下晶状体混浊
2. 多发脑膜瘤和以下任意一项：神经鞘瘤、胶质瘤、后囊下晶状体混浊

其他临床特征：

1. 癫痫发作或其他局灶性神经功能缺失。

2. 皮肤结节、皮肤神经纤维瘤、牛奶咖啡斑（不如 NF1 常见）。

3. 多发性硬膜内脊髓肿瘤很常见（NF1 较少见）[11]：包括髓内（尤其是室管膜瘤）和髓外（神经鞘瘤、脑膜瘤等）。

4. 视网膜错构瘤。

5. 抗原性神经生长因子升高（NF1 中不存在）。

6. 尽管命名类似，但实际上 NF2 与神经纤维瘤不相关。

两种亚型[10]：

1. 较常见且较严重的类型：青年起病（20～30 岁），快速进行性听力丧失以及多发的相关肿瘤。

2. 较轻的类型：发病年龄较大，听力恶化过程相对缓慢，较少伴发相关肿瘤。

• **遗传学**

常染色体显性遗传。NF2 是由于染色体 22q12.2 处的基因突变，导致神经膜蛋白（又称为 merlin）失活而发病。与其他基因突变类型相比，伴无突变和移码突变的 NF2 病人更易于罹患髓内肿瘤（并非其他类型的肿瘤）。

• **处理建议**

1. 双侧听神经鞘瘤：

（1）当肿瘤较小时保留听力的可能性最大。因此，应尽量切除较小的一侧肿瘤；如果该耳朵术后的听力保留是有效的，则可考虑切除另一侧肿瘤。否则，应尽可能长时间地随访对侧肿瘤并进行次全切除术以防止全聋。

（2）立体定向放射治疗也是一种治疗选择。

2. 大多数 NF2 病人会出现耳聋。

3. 手术前应进行颈椎 MRI 检查以排除椎管内肿瘤，以免在其他手术或操作时椎管内肿瘤造成脊髓损伤。

35

4. 注意：妊娠可能会加速听神经鞘瘤的生长。

35.1.3 结节性硬化症

■ 概述

> **要 点**
>
> 1. 大多数情况下是由于基因自发突变形成。遗传性病例属于常染色体显性遗传。在新生儿中的发病率：1/(6 000～10 000)。
>
> 2. 临床三联征：癫痫发作、智力低下和皮脂腺腺瘤。不到 1/3 的病人出现典型的三联征。
>
> 3. 中枢神经系统典型表现：室管膜下结节（"tuber"）——错构瘤。
>
> 4. 常伴发的肿瘤：室管膜下巨细胞型星形细胞瘤。
>
> 5. 两种抑癌基因：TSC1（位于染色体 9q34）编码错构瘤蛋白，TSC2（位于染色体 16p13）编码结节蛋白。
>
> 6. CT 显示脑内钙化（常位于室管膜下）。

结节性硬化症（TSC），又称为 Bourneville 病，是一种神经皮肤性疾病，以皮肤、脑、眼和肾脏等多种器官发生错构瘤为特征。在脑内，错构瘤可表现为皮质结节、巨细胞型星形细胞瘤和位于室管膜下或白质深部的胶质结节。相关异常表现包括巨脑回和微脑回。

■ 流行病学

活产儿中的发病率：1/(6 000～10 000)[12]。时点患病率：10.6/10 万（引自 Rochester，MN[13]）。

常染色体显性遗传，大多数病例为自发性突变。已经明确的抑癌基因有两种：TSC1（位于染色体 9q34）编码错构瘤蛋白，TSC2（位于染色体 16p13）编码结节蛋白。只要其中一种基因受到影响就可以发病。这些蛋白协同作用以抑制雷帕霉素的活化（雷帕霉素靶蛋白）。已经有一个孩子罹患该病的未患病父母需进行遗传学咨询，再发率 1%～2%。

■ 病理

室管膜下结节（"tuber"）是一种良性错构瘤，几乎均有钙化且突入脑室。

室管膜下巨细胞型星形细胞瘤（SEGA）：一种转化型病变。几乎均位于室间孔（Monro 孔）处。见于 5%～15% 的 TSC 病人[15]。组织学显示存在原纤维性区域，其间夹杂着含有大量嗜酸性细胞质的细胞。镜下可能会见到坏死区和大量有丝分裂象，但是并不意味着该肿瘤具有这些镜下表现通常提示的典型恶性肿瘤的侵袭性[16]。

■ 临床特征

诊断标准：见表 35-4。

表 35-4 TSC 诊断标准[17]

- TSC：确诊需满足 2 个主要诊断标准，或 1 个主要及 2 个次要诊断标准
- 高度可能 TSC：1 个主要 ＋ 1 个次要诊断标准
- 可能 TSC：1 个主要或 2 个次要诊断标准

主要诊断标准
- 皮肤表现：面部血管纤维瘤，指甲纤维瘤，＞3 个低黑色素叶状白斑，鲨革斑 - 脑及眼部病变：皮质结节，室管膜下结节，室管膜下巨细胞型星形细胞瘤，多发视网膜结节错构瘤 - 其他器官肿瘤：心脏，横纹肌瘤，淋巴管平滑肌瘤病，肾血管平滑肌脂肪瘤

次要诊断标准
- 直肠息肉 - 牙釉质凹陷 - 骨囊肿 - 脑白质迁移异常 - 牙龈纤维瘤 - 非肾错构瘤 - 视网膜脱色斑 - 斑驳样皮肤斑 - 多发肾囊肿

在婴儿中，最早的表现是"灰叶"斑疹（低黑色素，叶形），在 Wood 灯下观察最佳。还可能出现婴儿肌阵挛。

对于较大儿童或成年病人而言，70%～80%病人的肌阵挛常被广泛性强直-阵挛癫痫发作或复杂部分性癫痫发作所取代。出生时常无面部腺瘤，但至 4 岁时 90%以上的患儿都会出现（这些并非真正的皮脂腺腺瘤，而是含有皮神经成分的小错构瘤，呈黄棕色、有光泽，常以蝶形分布于面颊，上唇不受累）。

约 50%的病人出现视网膜错构瘤（靠近视乳头处，中心钙化的错构瘤，或较小的靠外围的扁平鲑鱼色病变）。也可能会出现特征性的虹膜脱色病变。

■ 检查

• 颅骨 X 线平片

可显示钙化的大脑结节。

• CT 扫描

见参考文献[18]。

脑内钙化最为常见（97%的病例），也是特征性表现。主要位于侧脑室外侧壁的室管膜下或室间孔（Monro 孔）附近。

61%为低密度无强化病变。这可能是异位组织或缺陷性髓鞘形成的，枕叶最常见。

无梗阻时也可能出现脑积水（HCP）。如不存在肿瘤，脑积水通常为轻度。中度脑积水通常只有存在肿瘤时才会出现。

室管膜下结节常有钙化,且突入脑室(形成气脑造影时的"烛泪"样表现)。

室旁肿瘤(绝大部分是巨细胞型星形细胞瘤,见上文)基本上是 TSC 中唯一增强的病变。

• MRI

室管膜下结节在 T_2 加权像上呈高信号,在 T_1 加权像上呈低信号并且只有约 10%增强扫描出现强化。

室管膜下病变的低信号区可能是钙化,室管膜下巨细胞型星形细胞瘤强化明显(强化的室管膜下病变几乎都是 SEGA)。

放射带征:放射状延伸的异常信号强度,代表分化程度不同的神经元细胞和星形胶质细胞以及难以分类的细胞[19]。

■ 治疗

对室旁肿瘤应进行随访,结节生长缓慢,但 SEGA 出现症状时应该行手术切除。经胼胝体入路或脑室镜手术均可以。

婴儿肌阵挛使用激素治疗可能有效。存在癫痫症状的病人应使用抗癫痫药物治疗。

对于难治性癫痫,有明确的致痫灶时可行手术治疗。TSC 病人治疗的目标是控制癫痫,而不是治愈疾病。

患有进行性生长的 SEGA 且年龄≥3 岁的病人使用依维莫司治疗可以持续性缩小肿瘤体积[20]。

35.1.4 Sturge‐Weber 综合征

■ 概述

> **要 点**
>
> 1. 主要体征:① 局灶性大脑皮质萎缩及钙化;② 患侧面部葡萄酒色痣(通常位于三叉神经第一支分布区)。
>
> 2. 通常存在对侧癫痫。
>
> 3. 头部 X 线平片典型表现为"车轨"征(两条平行线)。

Sturge‐Weber 综合征又称为脑三叉神经血管瘤病。这是一种神经皮肤性疾病,包括:

1. 主要特征:

(1) 局灶性大脑皮质萎缩和钙化(尤其是大脑皮质第 2 层和第 3 层,枕叶好发):

1) X 线平片上钙化表现为双曲线形的平行线("车轨"征)。

2) 皮质萎缩通常导致对侧偏瘫、偏侧萎缩和同侧偏盲(伴有枕叶受累时)。

（2）患侧面部葡萄酒色痣(毛细血管瘤)常发生于三叉神经第一支分布区（双侧罕见）。

2.其他可能的表现：

（1）患侧突眼和(或)青光眼、虹膜缺损。

（2）眼部毛细血管性血管瘤。

（3）抽搐发作：位于面部痣和皮质萎缩的对侧。大多数病人婴儿期即开始出现。

（4）视网膜血管瘤。

■ 遗传学

大多病例为散发。另一些病例提示为隐性遗传,涉及第3号染色体。

■ 治疗

支持治疗。癫痫发作时使用抗癫痫药物。顽固性癫痫可能需行脑叶切除术或大脑半球切除术。放疗：并发症常见,疗效欠佳。激光手术治疗皮肤痣的效果令人失望,使用皮肤的彩色纹身遮盖面部痣的效果更好。

35.1.5 神经皮肤黑素沉着症(NCM)

■ 背景

1.一种罕见的先天性非遗传性斑痣性错构瘤病,其中面积巨大的或者数量较多的先天性黑色素痣与良性和(或)恶性软脑膜黑色素瘤相关[21]。

2.发病机制：源自神经嵴细胞的皮肤和软膜的黑素母细胞,为其形态发生期间的神经外胚层缺陷[21]所导致。

■ 临床特征

1. 2/3的NCM病人有巨大先天性黑色素痣[21]：色素性痣。体积大、长毛或两者均有(当痣位于头部、后颈部或脊柱旁时,提示患有NCM的可能性更大)。

2. 1/3的NCM病人存在多发病灶而缺乏单一的巨大病灶[21]。

3.实际上所有病人都存在后背大型的黑色素痣(着色)[22]。

4.神经系统体征：通常在2岁前开始出现,包括颅高压征象(昏睡、呕吐等)、局灶性癫痫、运动障碍或失语症[21]。

5.脑积水：约66%的病人出现。通常由于脑脊液循环受阻或者软脑膜增厚所致的脑脊液吸收减少引起[21]。

■ 临床诊断标准

见参考文献[23]。

1.大型或者多发先天性黑色素痣伴软脑膜黑色素沉着或黑色素瘤。

2.无皮肤黑色素瘤者,需除外良性脑膜病变(需排除从皮肤转移到软脑膜的黑色素瘤)。

3.无软脑膜黑色素瘤征象者,需除外良性皮肤病变。

■ 相关疾病

NCM 有时伴发下列疾病：

1. 神经皮肤综合征[21]。

（1）Sturge‐Weber 综合征（见章节 35.1.4）。

（2）神经纤维瘤病 1 型（NF1）（见章节 35.1.2）。

2. 颅后窝囊性畸形（如 Dandy Walker 畸形，见章节 15.3）：发生率可高达 10%。这些病例由于会发生恶变而预后较差[21]。

3. 椎管内脂肪瘤和脊髓空洞症[21]。

■ 诊断检查

1. MRI：黑色素引起的 T_1 和 T_2 短信号。静脉推注造影剂后，肿瘤侵袭的软脑膜可发生强化[21]。

2. 中枢神经系统病变病理结果显示源自软脑膜黑色素细胞的软脑膜黑色素沉着（良性）。黑色素瘤（恶性）见于 40%～62% 的病人，但是此区别对预后的判定无明显意义，因为即便不伴发黑色素瘤的症状，病人预后仍较差[21]。

■ 治疗

存在软脑膜病变时切除皮肤病灶是否获益尚存有争议[24]。NCM 对放疗、化疗均不敏感[24]。神经外科手术处理通常限于以下情况[23]：

1. 脑积水分流术。

2. 病程早期姑息性减压术。

3. 可疑病例取活检以明确诊断。

■ 预后

1. 出现神经系统症状时，不管病变是否呈现出恶性特征，其预后均较差。

2. 50% 以上的病人在首次出现神经系统症状后 3 年内死亡[21]。

35.2 家族性肿瘤综合征

35.2.1 概述

多个家族性综合征与中枢神经系统肿瘤相关，见表 35‐5。

表 35‐5 中枢神经系统肿瘤相关的家族性综合征

综 合 征	中枢神经系统肿瘤
von Hippel‐Lindau 综合征（见章节 43.3.3）	血管母细胞瘤
结节性硬化（见章节 35.1.3）	室管膜下巨细胞型星形细胞瘤

35

续 表

综 合 征	中枢神经系统肿瘤
神经纤维瘤病 1 型(见章节 35.1.2)	视神经胶质瘤,星形细胞瘤,神经纤维瘤
神经纤维瘤病 2 型(见章节 35.1.2)	听神经鞘瘤,脑膜瘤,室管膜瘤,星形细胞瘤
Turcot 综合征(BPT 综合征)[25](见章节 35.2.2)	胶质母细胞瘤,间变性星形细胞瘤,髓母细胞瘤,松果体母细胞瘤
Li‐Fraumeni 综合征(见章节 35.2.3)	星形细胞瘤,PNET
Cowden 综合征(见章节 38.4.5)	脑膜瘤
Lhermitte‐Duclos 综合征(见章节 38.4.5)	

35.2.2　Turcot 综合征

一种罕见的遗传疾病,以结直肠多发肿瘤(癌或良性腺瘤样息肉)合并中枢神经系统神经上皮性肿瘤(胶质母细胞瘤、间变性星形细胞瘤、髓母细胞瘤、松果体母细胞瘤、神经节胶质瘤和室管膜瘤)为主要特点[12]。

1 型:胶质母细胞瘤不伴家族性息肉病(但常患有非息肉性结直肠癌)。合并胶质母细胞瘤的 Turcot 综合征病人的平均生存期为 27 个月(较散发病例长)。

2 型:髓母细胞瘤和家族性腺瘤样息肉病。

35.2.3　Li‐Fraumeni 综合征

罕见(确诊的少于 400 个家族),为 TP53 抑癌基因的常染色体显性突变所致的遗传病。病人罹患多种肿瘤的概率增高,包括肉瘤和骨肉瘤、乳腺癌、星形细胞瘤、PNET、腺皮质癌、白血病。

(徐 珑 王成俊)

35

参考文献

[1] Burger PC, Scheithauer BW. AFIP Atlas of Tumor Pathology. Fourth series. Fascicle 7: Tumors of the Central Nervous System. Washington, D.C.: Armed Forces Institute of Pathology; 2007

[2] Riccardi VM. von Recklinghausen Neurofibromatosis. N Engl J Med. 1981; 305:1617‐1627

[3] National Institutes of Health Consensus Development Conference. Neurofibromatosis: Conference Statement. Arch Neurol. 1988; 45:575‐578

[4] Packer RJ, Gutmann DH, Rubenstein A, Viskochil D, Zimmerman RA, Vezina G, Small J, Korf B. Plexiform neurofibromas in NF1: toward biologic‐based therapy. Neurology. 2002; 58:1461‐1470

[5] Sharif S, Moran A, Huson SM, Iddenden R, Shenton A, Howard E, Evans DG. Women with neurofibromatosis 1 are at a moderately increased risk of developing breast cancer and should be considered for early screening. J Med Genet. 2007; 44:481‐484

[6] Sevick RJ, Barkovich AJ, Edwards MS, Koch T, Berg B, Lempert T. Evolution of white matter lesions in neurofibromatosis type 1: MR findings. AJR Am J Roentgenol. 1992; 159:171–175

[7] Karnes PS. Neurofibromatosis: A Common Neurocutaneous Disorder. Mayo Clin Proc. 1998; 73:1071–1076

[8] Walker L, Thompson D, Easton D, Ponder B, Ponder M, Frayling I, Baralle D. A prospective study of neurofibromatosis type 1 cancer incidence in the UK. Br J Cancer. 2006; 95:233–238

[9] Martuza RL, Eldridge R. Neurofibromatosis 2: (Bilateral Acoustic Neurofibromatosis). N Engl J Med. 1988; 318:684–688

[10] Parry DM, Eldridge R, Kaiser-Kupfer MI, Bouzas EA, Pikus A, Patronas N. Neurofibromatosis 2 (NF2): clinical characteristics of 63 affected individuals and clinical evidence for heterogeneity. Am J Med Genet. 1994; 52:450–461

[11] Egelhoff JC, Bates DJ, Ross JS, Rothner AD, Cohen BH. Spinal MR Findings in Neurofibromatosis Types 1 and 2. AJNR. 1992; 13:1071–1077

[12] Hottinger AF, Khakoo Y. Neurooncology of familial cancer syndromes. J Child Neurol. 2009; 24:1526–1535

[13] Wiederholt WC, Gomez MR, Kurland LT. Incidence and Prevalence of Tuberous Sclerosis in Rochester, Minnesota, 1950 through 1982. Neurology. 1985; 35:600–603

[14] Logue LG, Acker RE, Sienko AE. Best cases from the AFIP: angiomyolipomas in tuberous sclerosis. Radiographics. 2003; 23:241–246

[15] Thiele EA. Managing epilepsy in tuberous sclerosis complex. J Child Neurol. 2004; 19:680–686

[16] Chow CW, Klug GL, Lewis EA. Subependymal Giant-Cell Astrocytoma in Children: An Unusual Discrepancy Between Histological and Clinical Features. J Neurosurg. 1988; 68:880–883

[17] Roach ES, Gomez MR, Northrup H. Tuberous sclerosis complex consensus conference: revised clinical diagnostic criteria. J Child Neurol. 1998; 13:624–628

[18] McLaurin RL, Towbin RB. Tuberous Sclerosis: Diagnostic and Surgical Considerations. Pediat Neurosci. 1985; 12:43–48

[19] Bernauer TA. The radial bands sign. Radiology. 1999; 212:761–762

[20] Franz DN, Agricola K, Mays M, Tudor C, Care MM, Holland-Bouley K, Berkowitz N, Miao S, Peyrard S, Krueger DA. Everolimus for subependymal giant cell astrocytoma: 5-year final analysis. Ann Neurol. 2015. DOI: 10.1002/ana.24523

[21] Di Rocco F, Sabatino G, Koutzoglou M, Battaglia D, Caldarelli M, Tamburrini G. Neurocutaneous melanosis. Childs Nerv Syst. 2004; 20:23–28

[22] DeDavid M, Orlow SJ, Provost N, Marghoob AA, Rao BK, Wasti Q, Huang CL, Kopf AW, Bart RS. Neurocutaneous melanosis: clinical features of large congenital melanocytic nevi in patients with manifest central nervous system melanosis. J Am Acad Dermatol. 1996; 35:529–538

[23] McClelland S, III, Charnas LR, SantaCruz KS, Garner HP, Lam CH. Progressive brainstem compression in an infant with neurocutaneous melanosis and Dandy-Walker complex following ventriculoperitoneal shunt placement for hydrocephalus. Case report. J Neurosurg. 2007; 107:500–503

[24] Mena-Cedillos CA, Valencia-Herrera AM, Arroyo-Pineda AI, Salgado-Jimenez MA, Espinoza-Montero R, Martinez-Avalos AB, Perales-Arroyo A. Neurocutaneous melanosis in association with the Dandy-Walker complex, complicated by melanoma: report of a case and literature review. Pediatr Dermatol. 2002; 19:237–242

[25] Paraf F, Jothy S, Van Meir EG. Brain Tumor-Polyposis Syndrome: Two Genetic Diseases. J Clin Oncol. 1997; 15:2744–2758

35

36 星形细胞瘤

36.1 发病率、危险因素

星形细胞肿瘤是最常见的原发性脑内肿瘤。平均年龄标准化年发病率从 2006 年到 2010 年为 5.17/100 000[1],在美国每年大约有 16 000 例新发病例。

脑肿瘤已知病因包括:① 为相关综合征临床表现的一部分(家族性疾病等);② 继发于放疗。

将使用手机定为危险因素存在着争议:在美国,自 20 世纪 90 年代初以来手机的使用量急剧上升,但并未发现脑肿瘤发病率出现相应的升高[2-4]。但由于缺乏极长时间暴露的数据(大于 15 年),故在 2011 年 5 月,WHO 发出了关于使用发射非电离电磁辐射的设备(如手机)有可能致癌的警告[5]。

36.2 星形细胞瘤的分类与分级

36.2.1 根据一般形态或行为学分类

大体分类:

1. 局限性与弥漫性。

2. 非侵袭性与侵袭性[6]。

3. 特殊型与普通型。

具体分类:

1. 侵袭性星形细胞瘤:

(1)弥漫性星形细胞瘤(又称低级别星形细胞瘤):WHO Ⅱ级。遗传学标志:频繁的 TP53 突变。病理类型:

1)纤维型:最常见。

2)肥胖细胞型。

3)原浆型:罕见。

(2)混合型少突星形细胞瘤:WHO Ⅱ级。

(3)间变性星形细胞瘤:WHO Ⅲ级。

（4）间变性少突星形细胞瘤：WHO Ⅲ级。

（5）多形性胶质母细胞瘤：WHO Ⅳ级。

2. 非侵袭性星形细胞瘤：

（1）青少年毛细胞型星形细胞瘤：WHO Ⅰ级。

（2）室管膜下巨细胞型星形细胞瘤（结节性硬化症）：WHO Ⅰ级。

（3）婴幼儿促纤维增生性星形细胞瘤：WHO Ⅰ级。

（4）毛细胞黏液样星形细胞瘤：WHO Ⅱ级。

3. 独特型星形细胞瘤（预后与分级不符的独特类型）：

（1）多形性黄色星形细胞瘤：WHO Ⅱ级。

（2）肥胖型星形细胞瘤：WHO Ⅱ级。

对于弥漫/浸润性肿瘤而言，由于很少能做到手术全切，故通常有着较高的复发率和较差的预后。

特殊型与普通型：

1. 现代分类系统不再根据肿瘤的良性或恶性行为学特点来分类肿瘤。

2. 特殊型：预后较好，病人年龄较小，包括毛细胞型星形细胞瘤、小脑星形细胞瘤和室管膜下巨细胞型星形细胞瘤。

3. 普通型：预后较差，包括 WHO 分级 Ⅱ～Ⅳ级或 St. Anne/Mayo 分级 Ⅰ～Ⅳ级的病人。

36.2.2　分级与神经病理

■ 概述

星形细胞瘤的分级在历史上充满了分歧，多年以来提出了许多不同的分级方案。第一个方案为由 Bailey 和 Cushing 提出的三级方案，F@%(0,0,0,0)Kernohan 方案为四级方案，此后提出了许多类似于 Ringertz 方案[7]的三级方案。但是，多年来不同分级系统在诸如胶质母细胞瘤的构成等问题上缺乏一致性。目前倾向于使用 WHO 分级和 St. Anne/Mayo 分级这两种分级系统中的一种，关于这两种分级的详细叙述见下文。

星形细胞瘤的分级仍存在争议。必须考虑一些特殊因素：

1. 取样偏差：不同部位的恶性程度不一。

2. 去分化：经过数月或数年，肿瘤具有恶变倾向（见章节 36.2.2）。

3. 影响预后的组织学标准：包括细胞构成、存在巨细胞、间变、有丝分裂、血管增殖伴或不伴内皮细胞增生、坏死和假栅栏结构[8]。

4. 除组织学外，影响临床行为的因素还包括（绝大多数分级系统没有涵盖这些因素）：

（1）病人的年龄。

（2）肿瘤的范围。

（3）肿瘤的分布状况：肿瘤的部位，尤其是与重要结构的关系。

■ 过时的分级系统

1. Ringertz 分级系统：Ringertz 系统将星形细胞瘤恶性程度分为三个级别[7]。根据是否存在坏死区分中间等级与多形性胶质母细胞瘤。Ringertz 分级较偏重临床，与星形细胞瘤的预后相关。

2. Kernohan 系统：最初由 Mayo 诊所提出[9]，根据间变、核多形性、有丝分裂数目等特征的出现情况，将星形细胞瘤分为四级（Ⅳ级肿瘤也称为多形性胶质母细胞瘤）。Kernohan 系统根据残留在侵袭性肿瘤中正常组织的比例和肿瘤侵袭边界的类型确定肿瘤等级。预后方面，该系统在临床上只分为两类（Ⅰ/Ⅱ级和Ⅲ/Ⅳ级），目前已不再使用。出于查阅旧文献的考虑，在此一并完整列出。

■ 目前的分级系统

目前使用的两种主要的分级系统见下文，这两者主要区别在于对Ⅰ级肿瘤的分级。

1. WHO 系统：WHO 的分级系统见表 36 - 1[10]。其中Ⅰ级代表包括毛细胞型星形细胞瘤在内的边界更加清楚的特殊类型胶质瘤，更为典型的星形细胞肿瘤被分为Ⅱ～Ⅳ级。该系统与 Ringertz 分级、Kernohan 分级以及 St. Anne - Mayo 分级的大致对应关系见表 36 - 2。

表 36 - 1　星形细胞肿瘤的 WHO 分类（"普通型"）

命　　名	标　　准
Ⅱ：弥漫性星形细胞瘤	仅有细胞学异型性
Ⅲ：间变性星形细胞瘤	存在间变和有丝分裂活动
Ⅳ：胶质母细胞瘤（GBM）	包括微血管增生和（或）坏死

表 36 - 2　Ringertz 分级、Kernohan 分级（Ⅰ～Ⅳ级）以及 St. Anne - Mayo 分级与 WHO 系统的大致对应关系

改良 Ringertz	Kernohan	St. Anne - Mayo	WHO 2007[10]
			Ⅰ（如毛细胞型星形细胞瘤）
星形细胞瘤（低级别）	Ⅰ、Ⅱ	星形细胞瘤 1、2	Ⅱ：弥漫性星形细胞瘤
间变性星形细胞瘤	Ⅲ	星形细胞瘤 3	Ⅲ：间变性星形细胞瘤
多形性胶质母细胞瘤	Ⅳ	星形细胞瘤 4	Ⅳ：多形性胶质母细胞瘤

WHO 2007 年特殊类型星形细胞瘤分级：

Ⅰ级：

(1) 室管膜下巨细胞型星形细胞瘤（SEGA）。

(2) 毛细胞型星形细胞瘤。

Ⅱ级：

（1）毛细胞黏液样星形细胞瘤。

（2）弥漫性星形细胞瘤。

（3）多形性黄色星形细胞瘤。

Ⅲ级：间变性星形细胞瘤。

Ⅳ级：

（1）胶质母细胞瘤。

（2）巨细胞型胶质母细胞瘤。

（3）胶质肉瘤。

2. St.Anne/Mayo 分级系统：诸如上述的分级系统非常依赖对组织学结果的主观印象。St.Anne/Mayo(SA/M) 系统[11]解决了组织学依赖性，具有可重复性以及重要的预后意义[12]。该系统仅适用于"普通型"星形细胞瘤且该系统与毛细胞型星形细胞瘤或小脑微囊性星形细胞瘤的临床行为无关。SA/M 分级定义的Ⅰ级星形细胞瘤是一种非常罕见的不伴异型性的弥漫性星形细胞瘤，除此之外和 WHO 分级系统类似[10]。

SA/M 分级评价肿瘤是否具备 4 个标准（见表 36-3），然后根据所具备标准的数目进行分级（见表 36-4）。如果不能确定是否具备某一标准，则视为不具备。

表 36-3　St.Anne/Mayo 标准

- 核异型性：染色过度和(或)大小形状明显改变
- 有丝分裂：无论正常或异常形态
- 内皮细胞增生：血管腔被"堆积"的内皮细胞所围绕（代替正常的单层），不包括血管增多（可能出现于非肿瘤性胶质增生）
- 坏死：只有当明显存在时，才可以判定为坏死，不包括假栅栏结构单独存在的情况

表 36-4　St.Anne/Mayo 分级

分　　级	符合标准数
1	0
2	1
3	2
4	3 或 4

这些标准倾向于以可预测的顺序出现：核异型性出现在所有的Ⅱ级肿瘤中，有丝分裂出现在 92% 的Ⅲ级肿瘤中（Ⅱ级肿瘤中不出现），坏死和内皮细胞增生几乎仅见于Ⅳ级肿瘤（Ⅲ级中只有 8% 出现）。

287 例"普通型"星形细胞瘤中各级别的发生频率如下：1 级为 0.7%（罕见的肿瘤）、2 级为 16%、3 级为 17.8%、4 级为 65.5%。

中位生存期如下[11]：（Ⅰ级病人仅 2 例，1 例生存 11 年，另一例 15 年后依然存活）。Ⅱ级为 4 年、Ⅲ级为 1.6 年、Ⅳ级为 0.7 年（8.5 个月）。

3. 各级别星形细胞瘤的相对发生率：胶质母细胞瘤约占所有胶质瘤的 54% 以及间变性星形细胞瘤的 6%。较少见的例如间变性少突胶质细胞瘤、间变性少突星形细胞瘤与间变性室管膜瘤和间变性神经节胶质瘤等少见肿瘤共占所有胶质瘤的 7.2%。

■ 星形细胞瘤分级的未来方向

未来 WHO 分级的指南[13]：为了与胶质瘤分子遗传学的新进展保持一致，全球神经病理学专家达成共识。下一个 WHO 分级的指导意见如下：

1. 对诊断的标本应尽可能明确地定义，以优化观察者之间的可重复性，更好地进行临床病理学预测以及安排治疗计划。

2. 诊断应该根据组织学分类、WHO 分级和"综合诊断"下面列出的分子信息进行分层。

3. 应该对每个肿瘤标本做出关于需要、建议或不需要分子信息的诊断。

4. 一些儿童肿瘤需要与成年肿瘤区分开。

5. 应当向从事神经肿瘤学相关学科的专家征求关于肿瘤分类的指导意见。

6. 诊断报告中应遵循实体特定的分子检测和报告格式。

希望这些指南将有助于即将更新的第四版中枢神经系统肿瘤 WHO 分级。

■ 低级别星形细胞瘤（WHO Ⅱ级）注释

又称低级别弥漫性星形细胞瘤。包括三种组织病理学类型：

1. 纤维型星形细胞瘤：最常见的Ⅱ级组织学亚型。

2. 肥胖细胞型星形细胞瘤：特别容易进展为Ⅲ级和Ⅳ级。

3. 原浆型星形细胞瘤。

好发于儿童或青壮年，多数病人表现为癫痫发作。好发于颞叶、额叶后部和顶叶前部[14]。这些肿瘤表现为低度的细胞性，其内部保留有正常脑组织。钙化少见，无间变及有丝分裂（可以存在单个的有丝分裂）。血管数量可轻微增多。这些肿瘤的最终身物学行为通常为恶性。最重要的有利预后因素是年轻。不良预后因素包括颅压升高、意识改变、人格改变、显著神经功能缺损[15]、确诊前症状持续时间短（提示快速进展）以及影像学检查发生强化。

• 去分化

低级别星形细胞瘤的主要致死原因是去分化形成恶性程度更高的肿瘤。45 岁以后确诊的低级别纤维型星形细胞瘤较 45 岁以前确诊的恶性转化速度快[16]（约快 6 倍）（见表 36-5）。肥胖细胞型星形细胞瘤通常比纤维型星形细胞瘤的去分化速度快。超过 60% 的纤维型星形细胞瘤存在染色体 17p 上

36

TP53 基因的突变,这些肿瘤发生去分化的可能性更大。一旦发生去分化,此后病人的中位生存期为 2～3 年。与恶性变程度更高有关的基因标记包括:

1. 染色体 10 和 17 的杂合性缺失。

2. 9p、13q、19q 和 22q 上抑癌基因的改变。

3. 表皮生长因子受体(EGRF)和血小板衍生生长因子(PDGF)的变化。

4. p53 抑制基因的转化。

5. 异柠檬酸脱氢酶(IDH)突变(见章节 36.3.3)——导致表观遗传功能障碍的遗传畸变。

表 36－5　低级别星形细胞瘤的去分化率

	确诊病人的年龄＜45 岁	确诊病人的年龄≥45 岁
去分化的平均时间	(44.2±17)个月	(7.5±5.7)个月
生存时间	58 个月	14 个月

■ **恶性星形细胞瘤(WHO Ⅲ、Ⅳ级)注释**

　　包括间变性星形细胞瘤(AA)和胶质母细胞(GBM)。尽管均为"恶性"胶质瘤,但 AA 和 GBM 存在明显差异。在 1 265 例恶性星形细胞瘤病人中,AA 的平均年龄为 46 岁,GBM 为 56 岁。术前出现症状的平均时间 GBM 为 5.4 个月,AA 为 15.7 个月。恶性星形细胞瘤可由低级别星形细胞瘤经去分化发展而来(见上文),也可为原发。

　　幕下胶质母细胞瘤(GBM)很少见,且常为幕上 GBM 的蛛网膜下隙播散(作为所有颅后窝胶质母细胞瘤病人均应行放疗的一个证据)[19]。

■ **(多形性)胶质母细胞瘤(WHO Ⅳ级)注释**

　　GBM 为最常见的原发性脑肿瘤,也是恶性程度最高的星形细胞瘤。目前的命名中已省去"多形性"[20]。

　　GBM 的病理表现(不是所有都会出现,此列表不遵循上述任何标准分级系统):

1. 肥胖细胞型星形细胞。

2. 伴内皮细胞增生的新生血管形成。

3. 坏死区。

4. 坏死区周围的假栅栏样结构。

36.3　分子遗传学和表观遗传学

36.3.1　胶质母细胞瘤发生的分子通路

　　全基因组分析结果显示在胶质母细胞瘤之间存在着显著的基因多样

性[21,22]。分子遗传学研究确定了胶质母细胞瘤发生中的至少三个不同的
通路[23]。

1 号通路：通过受体酪氨酸激酶（RTK）基因的扩增和突变激活的生长因
子，其信号转导的调节发生异常所致。RTK 是不同种类的跨膜蛋白，作为生
长因子如表皮生长因子（EGF）、血管内皮生长因子（VEGF）、血小板衍生生长
因子（PDGF）的受体。RTK 还可以作为细胞因子、激素和其他信号传导途径
的受体。

2 号通路：磷脂酰肌醇-3-OH 激酶（PI3K）/AKT/mTOR 的活化，这是
一种细胞内信号转导通路，是调节细胞存活所必需的通路。

3 号通路：p53 和视网膜母细胞瘤（Rb）肿瘤抑制通路的失活。

36.3.2　转录沉默

O^6-甲基鸟嘌呤-DNA 甲基转移酶（MGMT）甲基化：MGMT 是恶性胶
质瘤对烷化剂类化疗药（如亚硝基脲或替莫唑胺）化疗响应的独立预后因
子[24]，这类化疗药通过将烷基连接到鸟嘌呤碱基上而损伤肿瘤 DNA。
MGMT 基因位于染色体 10q26 上，并编码 DNA 修复酶，特异性地去除诱变的
烷基 O^6-甲基鸟嘌呤，并将鸟嘌呤残基恢复到其原始状态[25,26]。MGMT 表达
的缺失可能是由于基因组上的 CpG 岛[27,28]的高甲基化导致的转录沉默引起
的，并且这种高甲基化现象经常（45%～75%）出现于胶质母细胞瘤中。

简言之，MGMT 表达的缺失使得烷化剂（如替莫唑胺）更加有效。

36.3.3　IDH1/2 突变

IDH1 Arg132 突变和 IDH2 Arg140 和 Arg172 突变占畸变的 90% 以
上[29,30]。IDH1 和 IDH2 突变降低其编码的蛋白质结合异柠檬酸（蛋白底物），
将其转化为 α-酮戊二酸（α-KG），产生二氧化碳和补充 NADH 和 NADPH
作为副产物的酶的能力[31]。这是对于细胞呼吸很重要的三羧酸循环中的不
可逆步骤之一。突变体 IDH1（细胞质）和 IDH2（线粒体）酶还具有修改酶的
能力，将 α-KG 转化为一种小的肿瘤代谢产物——2-羟基戊二酸（2-HG）。
同样重要的是，IDH1 和 IDH2 突变将个体分为具有不同临床结果的分子亚
型——突变与较低级别星形细胞瘤、少突胶质细胞瘤（Ⅱ/Ⅲ级）和继发性胶质
瘤相关，这些继发性胶质瘤比两种基因的野生型胶质母细胞瘤具有更好的总
生存期，无进展生存期和化疗敏感性[29-31]。

36.3.4　原发性与继发性胶质母细胞瘤

原发性与继发性胶质母细胞瘤[32]：最初由德国病理学家 Scherer 在 1940
年提出。

1. 原发性胶质母细胞瘤：占 GBM 的主要部分。无（临床的或组织学的）

36

证据表明肿瘤由一个低度恶性的前体肿瘤进展而来。多见于临床病史较短（少于 3 个月）的年长病人（平均年龄 55 岁）。典型特征包括：EGFR 扩增（约 40％的病人）和（或）超表达（60％），PTEN 突变（30％），p16[INK4a] 缺失（30％～40％），MDM2 扩增（<10％）和（或）超表达（50％）。在 50％～80％的病例中，整个染色体 10 上发生杂合性（LOH）损失。

2. 继发性胶质母细胞瘤：由 WHO Ⅱ级或Ⅲ级星形细胞瘤发生恶变而来。病人较年轻（平均年龄 40 岁）且有着相对较缓慢的临床病程。继发性胶质母细胞瘤较原发性少见。60％的病人存在 TP53 突变（90％以上存在低度恶性前体肿瘤的证据）。恶变特征性表现为染色体 19q 和 10q 的等位缺失。继发性胶质母细胞瘤 MGMT 启动子甲基化发生率可能比原发性高[33,34]。200 例胶质母细胞瘤的基因测序结果显示 IDH1 和 IDH2 复发突变发生于 5％的原发胶质母细胞瘤中以及 60％～90％的继发性胶质母细胞瘤当中[29,30]。

36.3.5 胶质母细胞瘤的子分类

分子技术在过去 20 年被广泛使用，在鉴定胶质母细胞瘤异质性方面取得了显著的成就。基于来自癌症基因组图谱（TCGA）研究网络的分子遗传数据[35]，Verhaak 等使用基因表达分析将 GBM 进一步分成四个亚型：Ⅰ. 经典型；Ⅱ. 间叶细胞型；Ⅲ. 前神经型；Ⅳ. 神经型[36]。

36.4 各种病理特征

胶质纤维酸性蛋白（GFAP）：大多数星形细胞瘤 GFAP 染色呈阳性（但一些分化不良的胶质瘤和纯肥胖细胞型星形细胞瘤染色可为阴性，因为染色阳性需要有纤维型星形细胞的存在）。

囊变：胶质瘤可有囊性中央坏死，但也可以有囊变而没有坏死。囊液通常呈黄色，被抽出体外之后常常形成凝块（不同于慢性硬膜下积液），因此可与脑脊液区分开。尽管囊变可发生于恶性胶质瘤，但更常见于毛细胞型星形细胞瘤（见章节 37.1.6）。

MIB-1 指数：已有建议将 MIB-1 指数≥7％～9％作为间变性肿瘤的指标，将 MIB-1<5％作为低级别肿瘤的指标。然而，在不同研究者和研究结构之间存在差异，因此无法将 MIB-1 指数作为判定Ⅱ级和Ⅲ级星形细胞瘤的唯一指标[37]。

36.5 神经放射学分级及表现

典型的星形细胞瘤位于白质中（如半卵圆中心），并沿着白质纤维束走行（见下文）。磁共振波谱表现见章节 13.2.14。

36

　　CT 扫描和 MRI 分级：根据 CT 或 MRI 对胶质瘤进行分级的方法不够精确[38]，但可以作出初步评估(见表 36 - 6)。神经放射学分级不适用于儿童病人或特殊型星形细胞瘤(如毛细胞型星形细胞瘤)。

表 36 - 6　根据 CT 或 MRI 对胶质瘤进行分级

WHO 分级	典型的影像学特征	
II	CT：低密度 MRI：T_2WI 上异常信号	无强化伴轻微占位效应或无占位效应
III	复杂强化[a]	
IV	坏死(环形强化)	

a 一些病变可能没有强化

低级别胶质瘤：CT 通常为低密度，MRI T_1WI 为低信号，T_2WI 为高信号且范围超过肿瘤的体积。大多数在 CT 或 MRI 上不强化(但有高达 40% 的病变发生强化[39]，发生强化者预后较差)。UCSF 关于低级别浸润性胶质瘤的术前分级系统[40]将四个参数都定为 1 分，如表 36 - 7 所示。将分值加起来，预后如表 36 - 8 所示(该量表需要在其他研究机构进行验证)。另外一项研究发现，与预后差相关的因素包括：年龄≥40 岁，肿瘤直径≥6 cm，肿瘤跨中线以及存在神经功能缺损[41]。

表 36 - 7　低级别胶质瘤的术前分级[40]

项　　目	是/否
年龄超过 50 岁	是＝1 分，否＝0 分
KPS[a]≤80	是＝1 分，否＝0 分
肿瘤位于功能区[b]	是＝1 分，否＝0 分
最大直径＞4 cm	是＝1 分，否＝0 分

a KPS＝Karnofsky 行为评分
b 对于该项研究，功能区定义为：主要的感觉或运动区、Wernicke 区或 Broca 区、基底节/内囊、丘脑或主要视皮层

表 36 - 8　表 36 - 7 中的评分总和

总　　和	5 年生存率	5 年无进展生存率
0~1 分	97%	76%
2 分	81%	49%
3~4 分	56%	18%

恶性胶质瘤：间变性星形细胞瘤(AA)可能不发生强化[42](31%的高度间变性和59%的中度间变性星形细胞瘤在 CT 上都不发生强化[43]；MRI 未研究)。10%～20%的 AA 可发生钙化和囊变[42]。大多数胶质母细胞瘤均发生强化,但某些罕见类型可以没有强化[38,43]。

胶质母细胞瘤(GBM)的环形强化：非强化的中央区可能代表坏死或囊变(见上文)。环形强化带为肿瘤细胞,不过肿瘤细胞也可延伸至环形强化带以外 15 mm 处远[44]。

正电子发射断层(PET)扫描：在氟脱氧葡萄糖 PET 扫描中,低级别纤维型星形细胞瘤表现为低代谢的"冷"区。高代谢的"热"区提示着高级别的星形细胞瘤并且有助于鉴别 MRI 上不发生强化的高级别胶质瘤与低级别星形细胞瘤(Ⅱ级)。

血管造影表现：AA 通常表现为无血管的占位。肿瘤显影、动静脉分流及早期引流静脉等表现在 GBM 中更有特征性。

36.6　播散

胶质瘤可以通过下列机制播散[45](注意：10%以下的复发性胶质瘤不在原位复发[46])：

1. 沿白质束
(1) 胼胝体：
1) 经胼胝体膝部或体部→双侧额叶受侵犯("蝶形胶质瘤")。
2) 经胼胝体压部→双侧顶叶或枕叶受侵犯。
(2) 大脑脚→中脑受侵犯。
(3) 内囊→基底节肿瘤侵及半卵圆中心。
(4) 钩束→同时侵犯额叶和颞叶。
(5) 丘脑间黏合→双侧丘脑胶质瘤。
2. 脑脊液通路(蛛网膜下隙种植)：高级别胶质瘤脑(脊)膜及脑室种植的发生率为 10%～25%[47]。
3. 罕见情况下,胶质瘤可全身转移。

36.7　多发胶质瘤

讨论多发胶质瘤性占位必须明确一个概念,即星形细胞瘤是一种多灶性疾病,并非只有单一病灶。某些称谓是有特定含义的,如大脑胶质瘤病代表的是一类弥漫浸润性胶质肿瘤,其内部存在可以去分化成更高级别胶质瘤的区域,因此称之为多中心性胶质瘤。

多发胶质瘤性占位可见于下列情况之一：

36

1. 传统意义上的胶质瘤通过上述机制之一发生播散(见上文)。

2. 大脑胶质瘤病:一种弥漫浸润性星形细胞瘤,侵犯全部大脑半球和脑干。通常为低级别[39],局部存在间变或胶质母细胞瘤[48],可表现为局灶性占位病变[49],20岁以前发病率最高。

3. 多发原发性胶质瘤:下面这些术语可以同义互换:"多中心""多灶"和"多发"。文献报道占胶质瘤发病率的 2%～20%[50,51](这个范围的低限 2%～4% 可能更为准确,高限可能是因为肿瘤浸润性蔓延所致[52])。

(1) 常伴发神经纤维瘤病和结节性硬化。

(2) 极少数伴发多发性硬化和进展性多灶性脑白质病。

4. 脑膜胶质瘤病:胶质瘤经 CSF 种植转移,类似于癌性脑膜炎(见章节52.10)。高级别胶质瘤病人尸检发现率可高达 20%,可表现为脑神经病、神经根病、脊髓病、痴呆和(或)交通性脑积水。

在 25 例多中心性胶质瘤病人中[53],胶质母细胞瘤是最常见的病理类型(48%),其次是间变性星形细胞瘤(20%)和胶质母细胞瘤同时伴间变性星形细胞瘤(20%)。

多发胶质瘤的治疗策略:相关数据很少。在一项关于 25 例多中心胶质瘤病人的非随机研究中[53],16 例接受手术切除肿瘤的病人,其预后比非手术病人好。然而,在选择适合行开颅手术的病人时存在明显的选择偏倚。

为了确诊通常需要/建议进行活检。

> **Σ**
>
> 一旦确诊为多发胶质瘤性占位病变,局部治疗(如手术、组织内放疗等)就不可行了。建议行全脑放疗以及可能的化疗。但存在一个例外,对于因占位效应而导致病情恶化的病人,需要考虑进行肿瘤切除以预防脑疝。

36.8 治疗

36

36.8.1 低级别星形细胞瘤(WHO Ⅱ级)

■ 治疗选择

1. 无治疗措施:定期接受神经系统检查及影像学检查。

2. 放疗。

3. 化疗。

4. 手术。

5. 联合放疗和化疗,手术或非手术。

- 分析

到目前为止,尚无设计周密的研究显示成人幕上 WHO Ⅱ 级浸润性星形细胞瘤的哪种治疗方法最佳。一些治疗措施除了给病人带来副作用外,没有任何益处。有观点认为这些肿瘤生长缓慢,在影像学证实病变进展或被证实恶变之前,不采取治疗措施可能对病人并无害处[54]。尽管这一观点已经受到质疑[55],但仍需进行确定性研究。下列因素提示肿瘤侵袭性较强,需要立即采取治疗措施:

1. 病人非常年轻,或年龄 > 50 岁(确诊时年龄增大与去分化加快有关)(见章节 36.2.2)。

2. 肿瘤巨大且强化(肿瘤大小是最重要的预后因素之一[56])。

3. 病人症状明显,尤其临床病史较短者。

4. 影像学检查提示肿瘤进展。

5. 组织学提示为星形胶质细胞/星形胶质细胞为主的混合型胶质瘤。

6. 没有手术切除,只是单纯活检。

低级别胶质瘤的手术治疗

低级别胶质瘤手术治疗的四个目的[57]:

1. 进行组织学确诊/分子基因分析。

2. 改善神经系统症状。

3. 降低肿瘤生长的风险。

4. 预防肿瘤恶变。

在大多数情况下,手术是低级别胶质瘤的主要治疗措施。尽管没有低级别胶质瘤中将肿瘤切除术与单纯活检对比的随机对照研究(RCT),但目前的观点主张早期手术切除。最近挪威的一项研究表明,在一家支持观察性等待的临床中心,其总生存期明显较短。较积极的切除手术有着更好的预后[58-60],且可以延长肿瘤恶变为间变类型的时间[59]。即使在复发的低级别胶质瘤中,手术切除同样可以带来生存获益。

- 术中定位与唤醒开颅术

由于低级别胶质瘤侵袭性特点以及其经常发生于功能区内或靠近功能区的部位,故手术完整切除肿瘤通常是不可能的。通过术中定位以及唤醒手术可以达到肿瘤的最大化安全切除[61]。对 8 091 例病人的 Meta 分析显示使用术中电刺激脑定位技术实现了更多的肿瘤全切且较少的晚期严重神经功能缺损,推荐作为胶质瘤手术的标准方法,尤其是侵犯功能区的胶质瘤[62]。多中心胶质瘤,之前被认为无法手术切除,现如今在术中唤醒定位的辅助下同样可以进行手术切除[63]。尽管有这些新进展,但对于大脑胶质瘤病或非常深在的病变,手术的作用依然较局限。

在下列情况下,手术是低级别星形细胞瘤的主要治疗措施:

1. 对几乎所有病人都建议行手术活检或部分切除以明确诊断,因为根据

36

临床和影像学资料都不能确诊[14]。

2. 毛细胞型星形细胞瘤。

（1）发生于儿童或青少年的小脑肿瘤（见章节 37.1.6）。

（2）幕上的毛细胞型星形细胞瘤。

3. 巨大肿瘤或肿瘤囊变有导致脑疝的可能时。

4. 肿瘤阻塞脑脊液循环通路。

5. 可能有助于控制难治性癫痫的发作。

6. 为推迟儿童病人接受辅助性治疗的时间以及避免辅助性治疗的副作用（尤其是年龄小于 5 岁的病人接受放疗）[14]。

7. 防止肿瘤恶变。

在下列情况下，手术对于低级别星形细胞瘤的作用有限：

1. 播散性（边界不清楚的）肿瘤。

2. 多灶性肿瘤。

3. 位于重要脑功能区的肿瘤。

■ 低级别胶质瘤的辅助治疗

放射治疗（放疗）：建议将早期放疗（54 Gy，分割为 1.8 Gy）作为辅助治疗，有研究显示其可以将中位无进展生存期（PFS）从 3.4 年延长至 5.3 年，但对总生存期（OS）无影响[64]。对于肿瘤完整切除的病人，早期放疗不能延长 PFS，建议将放疗推迟至肿瘤进展时再进行。若肿瘤未完整切除，随后的早期放疗可以显著延长 PFS 以及疾病特异生存率[65]。两项前瞻性研究发现，在不同剂量的放疗组之间 OS 或 PFS 并无差异［欧洲癌症治疗研究组织（EORTC）试验[56]：5 周 45 Gy 与 6.6 周 59.4 Gy 的放疗；组间研究[66] 50.4 Gy 与 64.8 Gy］。常规全脑放疗后副作用包括：脑白质病和认知障碍（见放射性损伤与坏死）（见章节 101.2.3）。提高放疗剂量后副作用发生率可能升高[66]，也可能不升高[67]。

化学治疗（化疗）：通常在肿瘤进展时才采用。替莫唑胺（Temodar®）治疗进展性 WHO Ⅱ级星形细胞瘤可能有效（非标准用法）[68]。通过 RTOG9802 评估 PCV（丙卡巴肼、CCNU 和长春新碱）的有效性。在 5 年总生存期比率方面，没有显著性差异［放疗（RT）＋PCV：RT＝72％：63％］。但对存活至 2 年的病人生存期的析因分析显示，RT＋PCV 组较单纯放疗组有着更高的 5 年总生存率[69]。

36.8.2 恶性星形细胞瘤（WHO Ⅲ级和Ⅳ级）

■ 新诊断高级别胶质瘤的手术治疗

高级别胶质瘤的手术目的在于细胞减容，降低占位效应以及获取供组织学和分子研究的足量标本。与其他治疗方法相比，细胞减容性手术加外照射治疗和替莫唑胺同步化疗已经成为标准治疗方法[70]。

- **切除程度**

肿瘤切除程度与术后影像学[71]上显示的残余肿瘤体积(反比关系)对肿瘤进展时间以及中位生存期有着显著的影响。有研究表明97%或更高的切除程度与生存时间呈正相关[73]。可能的情况下,全切肿瘤并保护好功能区及关键结构应该是手术追求的目标。近期在肿瘤定位、术中监测以及定位方面的新进展使得肿瘤切除更加安全有效。

- **5-氨基乙酰丙酸(5-ALA)引导切除术**

除了使用术前成像以及术中脑功能定位的立体定向技术之外,还可以使用包括5-氨基乙酰丙酸(5-ALA)在内的增强手术中肿瘤视觉识别的技术。5-ALA被代谢为荧光卟啉,在恶性胶质瘤细胞中累积。该特性使在术中辅助应用紫外线照射显露肿瘤成为可能。已有RCT证明,使用5-ALA可以获得更完全的肿瘤切除(65% : 36%,$P < 0.000\ 1$),这个结果可以转化为更高的6个月无进展生存期(41% : 21.1%,$P = 0.000\ 3$),但对总生存期没有影响[74]。

GBM的部分切除将带来显著的术后出血风险和(或)水肿伴发脑疝的风险(创伤性胶质瘤综合征)。此外,病人能否从次全切除中获益是存在疑问的。回顾性证据表明肿瘤完全切除会带来生存获益,但不完全切除则不会[75]。因此,只有当完整切除肿瘤的目标可行时,才应考虑手术切除。

作为以上描述的结论,以下情况通常不适合于手术切除:

1. 主要脑叶的弥漫性GBM。

2. 双侧半球显著受累的病变(例如大型蝶型胶质瘤)。

3. 老年病人。

4. Karnofsky评分<70分(一般来说,对于浸润性肿瘤,使用类固醇可以改善其神经系统症状,手术很少可以改善)。

5. 多中心胶质瘤。

- **立体定向活检**

由于存在取样偏差,立体定向活检可能会将胶质母细胞瘤的发生率低估约25%。

对可疑恶性星形细胞瘤进行立体定向活检(而不进行手术切除)的适应证[76]:

1. 肿瘤位于功能区或难以到达的区域。

2. 全身情况差,无法耐受全身麻醉的病人。

3. 为进一步确诊(包括出于进行更彻底手术的考虑)。某些中枢神经系统淋巴瘤在影像学上与胶质母细胞瘤类似(如不进行免疫染色,在病理上也可能发生混淆),此时应谨慎考虑活检(避免触及淋巴瘤)。

技巧:在将低密度(坏死)中心区和增强环形区作为靶点取样时,活检阳性率最高[44]。

肿瘤位于左脑、出现失语的病人,在立体定向活检之后出现语言功能恶化的风险很高(如果活检前无失语症状则恶化风险低)[77]。

■ 新诊断的胶质母细胞瘤细胞减容术后的辅助治疗(Stupp 方案)

替莫唑胺是一种口服烷化剂,口服制剂为药物前体,其在生理 pH 值条件下发生快速非酶转化成为其活性代谢物单甲基三嗪并咪唑羧酰胺(MTIC)。MTIC 的细胞毒性作用与 DNA 多个位点(包括鸟嘌呤上的 O^6 和 N^7 位置)的烷基化(甲基化)有关。

细胞减容手术加随后的 Stupp 方案已成为新诊断 GBM 的标准治疗方案[70]。Stupp 方案包括同步放化疗和辅助化疗。放化疗在 GBM 病理确诊后的 6 周内开始。Stupp 方案中的放疗由每天一次 2 Gy 剂量的分割放疗所组成,每周 5 天,持续 6 周,总剂量为 60 Gy,覆盖临床靶区周围 2~3 cm 的范围。这个方案与恶性胶质瘤 50~60 Gy 普通放疗方案(通常 50 Gy 覆盖到比 MRI 上的增强区域体积大 2~3 cm 的范围,强化区域的剂量再有所增加使总量达到 60 Gy[42])相比有所差别。同步口服替莫唑胺化疗 75 mg/(m² · d),每周 7 天,直到放射治疗结束。4 周后,为期 6 周的辅助化疗开始。每个周期有 5 天口服替莫唑胺,28 天为一个周期。第一个周期的剂量为 150 mg/(m² · d),并逐步升高至 200 mg/(m² · d)。Stupp 方案的中位生存期为 14.6 个月,单独放疗组为 12.1 个月,中位生存期获益为 2.1 个月。Stupp 方案的 5 年生存率为 9.8%,单独放疗组为 1.9%[78]。无论切除范围和 MGMT 状态如何,接受了 Stupp 方案治疗的病人都具有更长的中位生存期。具有 MGMT 启动子甲基化的病人的中位生存时间为 23.4 个月,而非甲基化者为 12.6 个月。在 MGMT 非甲基化组中,Stupp 方案仅将中位生存期从 11.8 个月改善至 12.6 个月。有些研究延长了标准 6 个周期化疗之后的辅助化疗的时间,直至观察到肿瘤进展,其中一项研究表明这个方案可以将中位生存期从 16.5 个月延长至 24.6 个月[79]。

副作用:替莫唑胺可能引起骨髓抑制。只有在中性粒细胞计数≥1.5×10⁹/L、血小板计数≥100×10⁹/L 时才可以服用。对于所有新诊断 GBM 病人,应用 42 天同步放化疗方案需要注意预防卡氏肺孢子菌肺炎。

• GBM 的其他治疗方案

Gliadel® 薄片:每个 200 mg 聚山梨醇 20 疏水性聚合物载体(薄片)中含有 7.7 mg 卡莫司汀(BCNU),手术切除肿瘤后可以将其植入瘤腔。晶片通过水解降解,药物经过 2~3 周逐渐释放。这样可使肿瘤中的 BCNU 浓度达到静脉给药的 113 倍。切除肿瘤后,最多可将 8 个直径 1.4 cm、厚 1 mm(10 美分硬币大小)的晶片贴附到瘤腔内。

这种方案可将中位生存期提高到 13.8 个月,而新诊断 GBM 的对照组为 11.6 个月[80]。对于复发胶质瘤,此方案并未显示出生存获益[81]。副作用:癫痫发作、脑水肿、切口愈合异常、颅内感染。

36

其他疗效不确切的 GBM 治疗方案：

1. AVAglio：一项针对新诊断 GBM[82] 的 Stupp 方案中加入贝伐单抗的Ⅲ期试验和 RTOG 0825（另一项设计类似的试验）显示出改善的 PFS，但对OS 没有显著改善[83]。

2. CENTRIC：Ⅲ期试验对比研究了另一种抗血管生成药物（西仑吉肽，整联蛋白抑制剂）与标准的替莫唑胺联合放疗方案，PFS 或 OS 均没有改善[17,84]。

3. RTOG 93 - 05：立体定向放射外科后常规化疗，与单纯化疗组相比，GBM 病人的中位生存期并没有提高[85]。

4. 在恶性星形细胞瘤的初始治疗中，将短距离放射治疗作为 EBRT 的辅助治疗方案并没有带来显著的益处[86]。

5. 全脑放疗与局部放疗相比并未延长生存期，反而导致副作用的风险增加[87]。

6. 在 Stupp 方案显示出明确的疗效之前，使用丙卡巴肼、洛莫司汀和长春新碱（PCV）进行联合化疗。但随机试验没有显示出任何益处[88]。

7. RTOG 0525：替莫唑胺剂量密集方案[1～21 天，100 mg/($m^2 \cdot$ d)，28天为一个周期]的Ⅲ期试验显示，在中位 OS 或中位 PFS 方面与标准给药方案相比没有显著的差别[89]。

■ 间变性星形细胞瘤的治疗方案（WHO Ⅲ级）

对于新诊断的间变性星形细胞瘤，手术加放疗是其标准治疗方案，中位OS 为 5.7 年。在一项回顾性研究中，使用替莫唑胺的同步放化疗与单独放疗相比，并不能延长中位 OS 或 PFS[90]。另一方面，替莫唑胺在 1999 年被 FDA批准用于亚硝基脲和丙卡巴肼难治性的间变性星形细胞瘤。所有反应的中位持续时间为 50 周，中位 PFS 为 4.4 个月，中位 OS 为 15.9 个月[91,92]。

36.8.3 假性进展

替莫唑胺成为治疗 GBM 的新标准方案后，已经越来越多地发现 MRI 上出现进行性强化的类似于肿瘤进展的区域，通常在治疗后 3 个月内见到。在放疗＋替莫唑胺治疗后，高达 28％～60％的病人发生这种肿瘤假性进展的现象。组织学上它类似于放射性坏死，并且研究认为其与被放疗杀伤的肿瘤有关。用化疗可以增加肿瘤杀伤，但同时导致更多的肿瘤假性进展的发生，MGMT 甲基化病人中发生率为 91％，而在未甲基化组中为 41％[93]。处理：无须治疗，MRI 结果常自行好转[94]，类固醇可能有助于改善症状。

诊断：无明确诊断方法。磁共振灌注成像曾被尝试用于区分假性与真性进展，但是并不可靠。DWI 具有较高的表观渗透系数（ADC），磁共振波谱成像和 PET 也没有显示出高灵敏度和特异性。采用连续的 MRI 检查和临床观察的监测方案似乎是一个有效的策略。

36

36.8.4 复发 GBM 的治疗

少于 10% 的复发性胶质瘤从远隔部位复发[46]。

1. 手术：再次手术可将 GBM 病人的生存期延长 36 周，AA 病人的生存期延长 88 周[95,96]（高质量生存期分别为 10 周和 83 周，术前 Karnofsky 评分＜70 分的病人则相对更短）。除了 Karnofsky 评分，再次手术疗效的重要预测因子包括：病人的年龄以及从第一次手术到再次手术的时间间隔（较短的时间间隔→较差的预后）[97]。再次手术的致残率高（5%～18%），感染率约为第一次手术的 3 倍，更有可能会出现伤口开裂。

2. 化疗：

（1）替莫唑胺：

1）在 2013 年的一项 Cochrane 系统评价中[98]，使用替莫唑胺化疗并不能延长 PFS 和 OS。

2）RESCUE 研究以 50 mg/(m² • d) 的剂量观察替莫唑胺连续剂量密集方案的疗效，结果显示其 1 年生存率为 14.8%～28.6%，生存率的高低取决于肿瘤进展的时间和开始剂量密集方案治疗的时间[99]。

（2）贝伐单抗（Avastin®）：抗 VEGF 的单克隆抗体。基于 BRAIN 关于 AVF3708g[100] 和 NCI 研究 06 - C - 0064E[101] 这两个试验的研究，FDA 在 2009 年 5 月将其批准用于经治的进展性 GBM。每 2 周给予 10 mg/kg 的量，直至疾病进展。研究显示 6 个月的无进展生存率为 36.0%。两个试验的中位反应持续时间分别为 3.9 个月和 4.2 个月。中位 OS 为 9.3 个月[102]。副作用：胃肠穿孔、伤口愈合并发症、出血、瘘的形成、动脉血栓栓塞事件、高血压。

总结：对于复发 GBM，手术仍然是最主要的治疗手段。一般来说，手术仅适用于 KPS 评分≥70 分的病人（表 36 - 9）。

表 36 - 9　复发 GBM 系统治疗的总结

端　　点	贝伐单抗[100]	贝伐单抗+伊立替康[100]	替莫唑胺[99]	PCV[103]
6 个月无进展生存率(%)	43	50	7～36	38
中位无进展生存期(月)	4.2	5.6	1.8～3.7	尚不明确
客观缓解率(%)	28	38	3～11	3.5
中位缓解持续时间(月)	5.6	4.3	尚不明确	尚不明确
中位总生存期(月)	9.3	8.9	尚不明确	尚不明确
12 个月总生存率(%)	38	38	14.8～28.6	尚不明确
类固醇剂量减少ª(%)	46.5	30.2	尚不明确	尚不明确
神经认知功能改善或稳定(%)	59～97[104]	尚不明确	尚不明确	尚不明确
a 类固醇剂量相对于基线减少≥50%				

36

36.9 预后

■ 不同级别星形细胞瘤的生存期

总体来说,经过"最佳治疗"的不同级别星形细胞瘤的生存期见表 36 - 10 (更多细节请参阅相关章节,同时请参阅表 36 - 13 以及下文中的 GBM 的递归分割分析)。

表 36 - 10　星形细胞瘤的中位生存期

级　　　别	中 位 生 存 期
Ⅰ	8～10 年
Ⅱ	7～8 年
Ⅲ	2～3 年
Ⅳ	小于 1 年

● 低级别星形细胞瘤(WHO Ⅱ级)

对于低级别浸润性胶质瘤,请参阅基于术前分级的预后(表 36 - 7)。

● 恶性星形细胞瘤(WHO Ⅲ、Ⅳ级)

预后指标:

1. 病人年龄:一致认为这是最重要的预后因子,年轻病人生存时间较长。
2. 组织学特征。
3. 行为状态,如出现症状时的 Karnofsky 评分(KPS)(见章节 88.1)。
4. 精神状态改变以及症状小于 3 个月常提示预后较差。
5. MGMT 甲基化状态。

■ MGMT 启动子甲基化的生存预后(表 36 - 11)[24]

对 206 例 MGMT 甲基化病人的分析:用替莫唑胺和 RT 治疗的 MGMT 甲基化阳性病人的中位总生存期为 21.7 个月,单纯 RT 仅为 15.3 个月。对于 MGMT 未甲基化的病人,这两种治疗方案之间没有生存差异。

表 36 - 11　MGMT 启动子甲基化病人的生存预后

MGMT	未甲基化的	甲基化的
中位总生存期(个月)	12.2	18.2
2 年生存率	7.8%	34.1%

● Stupp 方案与单纯放疗生存预后的比较[70,78]

EORTC - NCIC 试验,573 例病人,5 年的随访时间(表 36 - 12)。

胶质母细胞瘤的递归分割分析(RPA)(表 36 - 13)[105]:RPA 分类用以比

较存活类别并确定同源病人子集。可用于精制分层和Ⅲ期研究设计。可以确定哪些病人子集将受益于特定的治疗方案(并且可以免除不必要的治疗)。

表36-12 Stupp方案与单纯放疗比较,生存预后

生 存 率	RT	RT+TMZ
中位	12.1个月	14.6个月
2年	10.9%	27.2%
3年	4.4%	16.0%
4年	3.0%	12.1%
5年	1.9%	9.8%

表36-13 胶质母细胞瘤的递归分割分析(RPA)

RPA级别	中位生存期		2年生存率	
	月	95%CI	百分比(%)	95%CI
Ⅲ	17	15~21	32	21~42
Ⅳ	15	13~16	19	15~24
Ⅴ	10	9~12	11	7~16

欧洲诺模图 GBM 计算器[106]:http://www.eortc.be/tools/gbmcalculator,将源自EORTC和NCIC的随机试验的数据进行分析,用以预测GBM病人的生存期。

(徐 珑 王成俊)

参考文献

[1] Ostrom QT, Gittleman H, Farah P, Ondracek A, Chen Y, Wolinsky Y, Stroup NE, Kruchko C, Barnholtz-Sloan JS. CBTRUS statistical report: Primary brain and central nervous system tumors diagnosed in the United States in 2006-2010. Neuro Oncol. 2013; 15 Suppl 2:ii1-i56

[2] Inskip PD, Hoover RN, Devesa SS. Brain cancer incidence trends in relation to cellular telephone use in the United States. Neuro Oncol. 2010; 12:1147-1151

[3] Linet MS, Inskip PD. Cellular (mobile) telephone use and cancer risk. Rev Environ Health. 2010; 25:51-55

[4] Little MP, Rajaraman P, Curtis RE, Devesa SS, Inskip PD, Check DP, Linet MS. Mobile phone use and glioma risk: comparison of epidemiological study results with incidence trends in the United States. BMJ. 2012; 344

[5] World Health Organization. Electromagnetic fields and public health: mobile phones. 2011

[6] Berger MS, Leibel SA, Brunner JM, Finlay JL, Levin VA. In: Primary Cerebral Tumours. Cancer of the Nervous System. 2nd ed. Oxford: Oxford Univer-

sity Press; 2002:84-99

[7] Ringertz N. Grading of gliomas. Acta Pathol Microbiol Scand. 1950; 27:51-64

[8] Russell DS, Rubenstein LJ. Pathology of Tumours of the Nervous System. 5th ed. Baltimore: Williams and Wilkins; 1989:83-161

[9] Kernohan JW, Mabon RF, Svien HJ, et al. A Simplified Classification of the Gliomas. Proc Staff Meet Mayo Clin. 1949; 24:71-75

[10] Kleihues P, Louis DN, Wiestler OD, Burger PC, Scheithauer BW, Louis DN, Ohgaki H, Wiestler OD, Cavenee WK, Bosman FT, Jaffe ES, Lakhani SR, Ohgaki H. In: WHO grading of tumors of the central nervous system. WHO classification of tumors of the central nervous system. 4th ed. Lyon: International Agency for Research on Cancer; 2007:10-11

[11] Daumas-Duport C, Scheithauer B, O'Fallon J, Kelly P, et al. Grading of Astrocytomas: A Simple and Reproducible Method. Cancer. 1988; 62:2152-2165

[12] Kim TS, Halliday AL, Hedley-Whyte T, Convery K. Correlates of Survival and the Daumas-Duport

36

Grading System for Astrocytomas. J Neurosurg. 1991; 74:27–37

[13] Louis DN, Perry A, Burger P, Ellison DW, Reifenberger G, von Deimling A, Aldape K, Brat D, Collins VP, Eberhart C, Figarella-Branger D, Fuller GN, Giangaspero F, Giannini C, Hawkins C, Kleihues P, Korshunov A, Kros JM, Beatriz Lopes M, Ng HK, Ohgaki H, Paulus W, Pietsch T, Rosenblum M, Rushing E, Soylemezoglu F, Wiestler O, Wesseling P. International Society Of Neuropathology–Haarlem consensus guidelines for nervous system tumor classification and grading. Brain Pathol. 2014; 24:429–435

[14] Berger MS, Apuzzo MLJ. In: Role of Surgery in Diagnosis and Management. Benign Cerebral Glioma. Park Ridge, Illinois: American Association of Neurological Surgeons; 1995:293–307

[15] Laws ER, Taylor WF, Clifton MB, et al. Neurosurgical Management of Low-Grade Astrocytoma of the Cerebral Hemispheres. J Neurosurg. 1984; 61:665–673

[16] Shafqat S, Hedley-Whyte ET, Henson JW. Age-Dependent Rate of Anaplastic Transformation in Low-Grade Astrocytoma. Neurology. 1999; 52:867–869

[17] Nutt CL, Stemmer-Rachamimov AO, Cairncross JG, Louis DN, Ali-Osman F. In: Molecular Pathology of Nervous System Tumors. Brain Tumors. Humana Press; 2005:33–54

[18] James CD, Ali-Osman F. In: Molecular Genetics of Tumors of the Central Nervous System. Brain Tumors. Humana Press; 2005:19–32

[19] Kopelson G, Linggood R. Infratentorial Glioblastoma: The Role of Neuraxis Irradiation. Int J Radiation Oncology Biol Phys. 1982; 8:999–1003

[20] Louis DN, Ohgaki H, Wiestler OD, Cavenee WK, Bosman FT, Jaffe ES, Lakhani SR, Ohgaki H. WHO classification of tumors of the central nervous system. Lyon 2007

[21] Maher EA, Brennan C, Wen PY, Durso L, Ligon KL, Richardson A, Khatry D, Feng B, Sinha R, Louis DN, Quackenbush J, Black PM, Chin L, DePinho RA. Marked genomic differences characterize primary and secondary glioblastoma subtypes and identify two distinct molecular and clinical secondary glioblastoma entities. Cancer Res. 2006; 66:11502–11513

[22] Liang Y, Diehn M, Watson N, Bollen AW, Aldape KD, Nicholas MK, Lamborn KR, Berger MS, Botstein D, Brown PO, Israel MA. Gene expression profiling reveals molecularly and clinically distinct subtypes of glioblastoma multiforme. Proc Natl Acad Sci U S A. 2005; 102:5814–5819

[23] Furnari FB, Fenton T, Bachoo RM, Mukasa A, Stommel JM, Stegh A, Hahn WC, Ligon KL, Louis DN, Brennan C, Chin L, DePinho RA, Cavenee WK. Malignant astrocytic glioma: genetics, biology, and paths to treatment. Genes Dev. 2007; 21:2683–2710

[24] Hegi ME, Diserens AC, Gorlia T, Hamou MF, de Tribolet N, Weller M, Kros JM, Hainfellner JA, Mason W, Mariani L, Bromberg JE, Hau P, Mirimanoff RO, Cairncross JG, Janzer RC, Stupp R. MGMT gene silencing and benefit from temozolomide in glioblastoma. N Engl J Med. 2005; 352:997–1003

[25] Margison GP, Kleihues P. Chemical carcinogenesis in the nervous system. Preferential accumulation of O6-methylguanine in rat brain deoxyribonucleic acid during repetitive administration of N-methyl-N-nitrosourea. Biochem J. 1975; 148:521–525

[26] Goth R, Rajewsky MF. Persistence of O6-ethylguanine in rat-brain DNA: correlation with nervous system-specific carcinogenesis by ethylnitrosourea. Proc Natl Acad Sci U S A. 1974; 71:639–643

[27] Qian XC, Brent TP. Methylation hot spots in the 5' flanking region denote silencing of the O6-methylguanine-DNA methyltransferase gene. Cancer Res. 1997; 57:3672–3677

[28] Esteller M, Hamilton SR, Burger PC, Baylin SB, Herman JG. Inactivation of the DNA repair gene O6-methylguanine-DNA methyltransferase by promoter hypermethylation is a common event in primary human neoplasia. Cancer Res. 1999; 59:793–797

[29] Yan H, Parsons DW, Jin G, McLendon R, Rasheed BA, Yuan W, Kos I, Batinic-Haberle I, Jones S, Riggins GJ, Friedman H, Friedman A, Reardon D, Herndon J, Kinzler KW, Velculescu VE, Vogelstein B, Bigner DD. IDH1 and IDH2 mutations in gliomas. N Engl J Med. 2009; 360:765–773

[30] Parsons DW, Jones S, Zhang X, Lin JC, Leary RJ, Angenendt P, Mankoo P, Carter H, Siu IM, Gallia GL, Olivi A, McLendon R, Rasheed BA, Keir S, Nikolskaya T, Nikolsky Y, Busam DA, Tekleab H, Diaz LA, Jr, Hartigan J, Smith DR, Strausberg RL, Marie SK, Shinjo SM, Yan H, Riggins GJ, Bigner DD, Karchin R, Papadopoulos N, Parmigiani G, Vogelstein B, Velculescu VE, Kinzler KW. An integrated genomic analysis of human glioblastoma multiforme. Science. 2008; 321:1807–1812

[31] Yen KE, Bittinger MA, Su SM, Fantin VR. Cancer-associated IDH mutations: biomarker and therapeutic opportunities. Oncogene. 2010; 29:6409–6417

[32] Ohgaki H, Kleihues P. The definition of primary and secondary glioblastoma. Clin Cancer Res. 2013; 19:764–772

[33] Bello MJ, Alonso ME, Aminoso C, Anselmo NP, Arjona D, Gonzalez-Gomez P, Lopez-Marin I, de Campos JM, Gutierrez M, Isla A, Kusak ME, Lassaletta L, Sarasa JL, Vaquero J, Casartelli C, Rey JA. Hypermethylation of the DNA repair gene MGMT: association with TP53 G:C to A:T transitions in a series of 469 nervous system tumors. Mutat Res. 2004; 554:23–32

[34] Nakamura M, Watanabe T, Yonekawa Y, Kleihues P, Ohgaki H. Promoter methylation of the DNA repair gene MGMT in astrocytomas is frequently associated with G:C –> A:T mutations of the TP53 tumor suppressor gene. Carcinogenesis. 2001; 22:1715–1719

[35] Cancer Genome Atlas Research Network. Comprehensive genomic characterization defines human glioblastoma genes and core pathways. Nature. 2008; 455:1061–1068

[36] Verhaak RG, Hoadley KA, Purdom E, Wang V, Qi Y, Wilkerson MD, Miller CR, Ding L, Golub T, Mesirov JP, Alexe G, Lawrence M, O'Kelly M, Tamayo P, Weir BA, Gabriel S, Winckler W, Gupta S, Jakkula L, Feiler HS, Hodgson JG, James CD, Sarkaria JN, Brennan C, Kahn A, Spellman PT, Wilson RK, Speed TP, Gray JW, Meyerson M, Getz G, Perou CM, Hayes DN, Cancer Genome Atlas Research Network. Integrated genomic analysis identifies clinically relevant subtypes of glioblastoma characterized by abnormalities in PDGFRA, IDH1, EGFR, and NF1. Cancer Cell. 2010; 17:98–110

[37] Kleihues P, Louis DN, Scheithauer BW, Rorke LB, Reifenberger G, Burger PC, Cavenee WK. The WHO classification of tumors of the nervous system. J Neuropathol Exp Neurol. 2002; 61:215–25; discussion 226-9

[38] Kondziolka D, Lunsford ID, Martinez AJ. Unreliability of Contemporary Neurodiagnostic Imaging in Evaluating Suspected Adult Supratentorial (Low-Grade) Astrocytoma. J Neurosurg. 1993; 79:533–536

[39] Zee CS, Conti P, Destian S, et al. Apuzzo MLJ. In: Imaging Features of Benign Gliomas. Benign Cerebral Glioma. Park Ridge, Illinois: American Association of Neurological Surgeons; 1995:247–274

[40] Chang EF, Smith JS, Chang SM, Lamborn KR, Prados MD, Butowski N, Barbaro NM, Parsa AT, Berger MS, McDermott MM. Preoperative prognostic classification system for hemispheric low-grade gliomas in adults. J Neurosurg. 2008; 109:817–824

[41] Pignatti F, van den Bent M, Curran D, Debruyne C, Sylvester R, Therasse P, Afra D, Cornu P, Bolla M, Vecht C, Karim AB. Prognostic factors for survival in adult patients with cerebral low-grade glioma. J Clin Oncol. 2002; 20:2076–2084

[42] Narayan P, Olson JJ. Management of anaplastic astrocytoma. Contemp Neurosurg. 2001; 23:1–6

[43] Chamberlain MC, Murovic J, Levin VA. Absence of

Contrast Enhancementon CT Brain Scans of Patients with Supratentorial Malignant Gliomas. Neurology. 1988; 38:1371–1373

[44] Greene GM, Hitchon PW, Schelper RL, et al. Diagnostic Yield in CT-Guided Stereotactic Biopsy of Gliomas. J Neurosurg. 1989; 71:494–497

[45] Scherer HJ. The Forms of Growth in Gliomas and their Practical Significance. Brain. 1940; 63:1–35

[46] Choucair AK, Levin VA, Gutin PH, et al. Development of Multiple Lesions During Radiation Therapy and Chemotherapy. J Neurosurg. 1986; 65:654–658

[47] Erlich SS, Davis RL. Spinal Subarachnoid Metastasis from Primary Intracranial Glioblastoma Multiforme. Cancer. 1978; 42:2854–2864

[48] Artigas J, Cervos-Navarro J, Iglesias JR, et al. Gliomatosis Cerebri: Clinical and Histological Findings. Clin Neuropathol. 1985; 4:135–148

[49] Wilson NW, Symon L, Lantos PL. Gliomatosis Cerebri: Report of a Case Presenting as a Focal Cerebral Mass. J Neurol. 1987; 234:445–447

[50] Barnard RO, Geddes JF. The Incidence of Multifocal Cerebral Gliomas: A Histological Study of Large Hemisphere Sections. Cancer. 1987; 60:1519–1531

[51] van Tassel P, Lee Y-Y, Bruner JM. Synchronous and Metachronous Malignant Gliomas: CT Findings. AJNR. 1988; 9:725–732

[52] Harsh GR, Wilson CB, Youmans JR. In: Nuroepithelial Tumors of the Adult Brain. Neurological Surgery. 3rd ed. Philadelphia: W. B. Saunders; 1990:3040–3136

[53] Salvati M, Caroli E, Orlando ER, Frati A, et al. Multicentric glioma: our experience in 25 patients and critical review of the literature. Neurosurg Rev. 2003; 26:275–279

[54] Cairncross JG, Laperriere NJ. Low-Grade Glioma: To Treat or Not to Treat? Arch Neurol. 1989; 46:1238–1239

[55] Shaw EG. Low-Grade Gliomas: To Treat or Not to Treat? A Radiation Oncologist's Viewpoint. Arch Neurol. 1990; 47:1138–1139

[56] Karim ABMF, Maat B, Hatlevoll R, et al. A randomized trial on dose-response in radiation therapy of low-grade cerebral glioma: European Organization for Research and Treatment of Cancer (EORTC) Study 22844. Int J Radiation Oncology Biol Phys. 1996; 36:549–556

[57] van den Bent MJ, Snijders TJ, Bromberg JE. Current treatment of low grade gliomas. Memo. 2012; 5:223–227

[58] McGirt MJ, Goldstein IM, Chaichana KL, Tobias ME, Kothbauer KF, Jallo GI. Extent of surgical resection of malignant astrocytomas of the spinal cord: outcome analysis of 35 patients. Neurosurgery. 2008; 63:55–60; discussion 60-1

[59] Capelle L, Fontaine D, Mandonnet E, Taillandier L, Golmard JL, Bauchet L, Pallud J, Peruzzi P, Baron MH, Kujas M, Guyotat J, Guillevin R, Frenay M, Taillibert S, Colin P, Rigau V, Vandenbos F, Pinelli C, Duffau H. Spontaneous and therapeutic prognostic factors in adult hemispheric World Health Organization Grade II gliomas: a series of 1097 cases: clinical article. J Neurosurg. 2013; 118:1157–1168

[60] Shaw EG, Berkey B, Coons SW, Bullard D, Brachman D, Buckner JC, Stelzer KJ, Barger GR, Brown PD, Gilbert MR, Mehta M. Recurrence following neurosurgeon-determined gross-total resection of adult supratentorial low-grade glioma: results of a prospective clinical trial. J Neurosurg. 2008; 109:835–841

[61] De Benedictis A, Moritz-Gasser S, Duffau H. Awake mapping optimizes the extent of resection for low-grade gliomas in eloquent areas. Neurosurgery. 2010; 66:1074–84; discussion 1084

[62] De Witt Hamer PC, Robles SG, Zwinderman AH, Duffau H, Berger MS. Impact of intraoperative stimulation brain mapping on glioma surgery outcome: a meta-analysis. J Clin Oncol. 2012; 30:2559–2565

[63] Terakawa Y, Yordanova YN, Tate MC, Duffau H. Surgical management of multicentric diffuse low-grade gliomas: functional and oncological outcomes: clinical article. J Neurosurg. 2013; 118:1169–1175

[64] van den Bent MJ, Afra D, de Witte O, Ben Hassel M, Schraub S, Hoang-Xuan K, Malmstrom PO, Collette L, Pierart M, Mirimanoff R, Karim AB. Long-term efficacy of early versus delayed radiotherapy for low-grade astrocytoma and oligodendroglioma in adults: the EORTC 22845 randomised trial. Lancet. 2005; 366:985–990

[65] Hanzely Z, Polgar C, Fodor J, Brucher JM, Vitanovics D, Mangel LC, Afra D. Role of early radiotherapy in the treatment of supratentorial WHO Grade II astrocytomas: long-term results of 97 patients. J Neurooncol. 2003; 63:305–312

[66] Shaw E, Arusell R, Scheithauer B, O'Fallon J, O'Neill B, Dinapoli R, Nelson D, Earle J, Jones C, Cascino T, Nichols D, Ivnik R, Hellman R, Curran W, Abrams R. Prospective randomized trial of low- versus high-dose radiation therapy in adults with supratentorial low-grade glioma: initial report of a North Central Cancer Treatment Group/Radiation Therapy Oncology Group/Eastern Cooperative Oncology Group study. J Clin Oncol. 2002; 20:2267–2276

[67] Laack NN, Brown PD, Ivnik RJ, Furth AF, Ballman KV, Hammack JE, Arusell RM, Shaw EG, Buckner JC. Cognitive function after radiotherapy for supratentorial low-grade glioma: a North Central Cancer Treatment Group prospective study. Int J Radiat Oncol Biol Phys. 2005; 63:1175–1183

[68] Quinn JA, Reardon DA, Friedman AH, Rich JN, Sampson JH, Provenzale JM, McLendon RE, Gururangan S, Bigner DD, Herndon JE, II, Avgeropoulos N, Finlay J, Tourt-Uhlig S, Affronti ML, Evans B, Stafford-Fox V, Zaknoen S, Friedman HS. Phase II trial of temozolomide in patients with progressive low-grade glioma. J Clin Oncol. 2003; 21:646–651

[69] Shaw EG, Wang M, Coons SW, Brachman DG, Buckner JC, Stelzer KJ, Barger GR, Brown PD, Gilbert MR, Mehta MP. Randomized trial of radiation therapy plus procarbazine, lomustine, and vincristine chemotherapy for supratentorial adult low-grade glioma: initial results of RTOG 9802. J Clin Oncol. 2012; 30:3065–3070

[70] Stupp R, Mason WP, van den Bent MJ, Weller M, Fisher B, Taphoorn MJ, Belanger K, Brandes AA, Marosi C, Bogdahn U, Curschmann J, Janzer RC, Ludwin SK, Gorlia T, Allgeier A, Lacombe D, Cairncross JG, Eisenhauer E, Mirimanoff RO. Radiotherapy plus concomitant and adjuvant temozolomide for glioblastoma. N Engl J Med. 2005; 352:987–996

[71] Grabowski MM, Recinos PF, Nowacki AS, Schroeder JL, Angelov L, Barnett GH, Vogelbaum MA. Residual tumor volume versus extent of resection: predictors of survival after surgery for glioblastoma. J Neurosurg. 2014; 21:1115–1123

[72] Keles GE, Anderson B, Berger MS. The Effect of Extent of Resection on Time to Tumor Progression and Survival in Patients with Glioblastoma Multiforme of the Cerebral Hemirsphere. Surg Neurol. 1999; 52:371–379

[73] Lacroix M, Abi-Said D, Fourney DR, Gokaslan ZL, Shi W, DeMonte F, Lang FF, McCutcheon IE, Hassenbusch SJ, Holland E, Hess K, Michael C, Miller D, Sawaya R. A multivariate analysis of 416 patients with glioblastoma multiforme: prognosis, extent of resection, and survival. J Neurosurg. 2001; 95:190–198

[74] Stummer W, Pichlmeier U, Meinel T, Wiestler OD, Zanella F, Reulen HJ. Fluorescence-guided surgery with 5-aminolevulinic acid for resection of malignant glioma: a randomised controlled multicentre phase III trial. Lancet Oncol. 2006; 7:392–401

[75] Kreth FW, Thon N, Simon M, Westphal M, Schackert G, Nikkhah G, Hentschel B, Reifenberger G, Pietsch T, Weller M, Tonn JC. Gross total but not incomplete resection of glioblastoma prolongs survival in the era of radiochemotherapy. Ann Oncol. 2013; 24:3117–3123

[76] Coffey RJ, Lunsford LD, Taylor FH. Survival After

Stereotactic Biopsy of Malignant Gliomas. Neurosurgery. 1988; 22:465–473

[77] Thomson A-M, Taylor R, Fraser D, Whittle IR. Stereotactic Biopsy of Nonpolar Tumors in the Dominant Hemisphere: A Prospective Study of Effects on Language Functions. J Neurosurg. 1997; 89:923–926

[78] Stupp R, Hegi ME, Mason WP, van den Bent MJ, Taphoorn MJ, Janzer RC, Ludwin SK, Allgeier A, Fisher B, Belanger K, Hau P, Brandes AA, Gijtenbeek J, Marosi C, Vecht CJ, Mokhtari K, Wesseling P, Villa S, Eisenhauer E, Gorlia T, Weller M, Lacombe D, Cairncross JG, Mirimanoff RO. Effects of radiotherapy with concomitant and adjuvant temozolomide versus radiotherapy alone on survival in glioblastoma in a randomised phase III study: 5-year analysis of the EORTC-NCIC trial. Lancet Oncol. 2009; 10:459–466

[79] Roldan Urgoiti GB, Singh AD, Easaw JC. Extended adjuvant temozolomide for treatment of newly diagnosed glioblastoma multiforme. J Neurooncol. 2012; 108:173–177

[80] Westphal M, Ram Z, Riddle V, Hilt D, Bortey E. Gliadel wafer in initial surgery for malignant glioma: long-term follow-up of a multicenter controlled trial. Acta Neurochir (Wien). 2006; 148:269–75; discussion 275

[81] Hart MG, Grant R, Garside R, Rogers G, Somerville M, Stein K. Chemotherapy wafers for high grade glioma. Cochrane Database Syst Rev. 2011. DOI: 10.1002/14651858.CD007294.pub2

[82] Genentech Study Showed That Avastin Helped People with Newly Diagnosed Glioblastoma Live Longer without Their Disease Worsening When Added to Radiation and Chemotherapy. 2012

[83] Gilbert MR, Dignam J, Won M, Blumenthal DT, et al. RTOG 0825: Phase III double-blind placebo-controlled trial evaluating bevacizumab in patients with newly diagnosed glioblastoma. J Clin Oncol. 2013; 31

[84] Merck: Phase III Trial of Cilengitide Did Not Meet Primary Endpoint in Patients With Newly Diagnosed Glioblastoma. 2013

[85] Souhami L, Seiferheld W, Brachman D, Podgorsak EB, Werner-Wasik M, Lustig R, Schultz CJ, Sause W, Okunieff P, Buckner J, Zamorano L, Mehta MP, Curran WJ, Jr. Randomized comparison of stereotactic radiosurgery followed by conventional radiotherapy with carmustine to conventional radiotherapy with carmustine for patients with glioblastoma multiforme: report of Radiation Therapy Oncology Group 93-05 protocol. Int J Radiat Oncol Biol Phys. 2004; 60:853–860

[86] Sneed PK, McDermott MW, Gutin PH. Interstitial brachytherapy procedures for brain tumors. Semin Surg Oncol. 1997; 13:157–166

[87] Shapiro WR, Green SB, Burger PC, et al. Randomized Trial of Three Chemotherapy Regimens and Two Radiotherapy Regimens in Postoperative Treatment of Malignant Glioma: Brain Tumor Cooperative Group Trial 8001. J Neurosurg. 1989; 71:1–9

[88] Randomized trial of procarbazine, lomustine, and vincristine in the adjuvant treatment of high-grade astrocytoma: a Medical Research Council trial. J Clin Oncol. 2001; 19:509–518

[89] Gilbert MR, Wang M, Aldape KD, Stupp R, Hegi ME, Jaeckle KA, Armstrong TS, Wefel JS, Won M, Blumenthal DT, Mahajan A, Schultz CJ, Erridge S, Baumert B, Hopkins KI, Tzuk-Shina T, Brown PD, Chakravarti A, Curran WJ Jr, Mehta MP. Dose-dense temozolomide for newly diagnosed glioblastoma: a randomized phase III clinical trial. J Clin Oncol. 2013; 31:4085–4091

[90] Shonka NA, Theeler B, Cahill D, Yung A, Smith L, Lei X, Gilbert MR. Outcomes for patients with anaplastic astrocytoma treated with chemoradiation, radiation therapy alone or radiation therapy followed by chemotherapy: a retrospective review within the era of temozolomide. J Neurooncol.

2013; 113:305–311

[91] Yung WK, Prados MD, Yaya-Tur R, et al. Multicenter phase II trial of temozolomide in patients with anaplastic astrocytoma or anaplastic oligoastrocytoma at first relapse. Temodal Brain Tumor Group. J Clin Oncol. 1999; 17:2762–2771

[92] Food and Drug Administration (FDA). Briefing book for the March 13, 2003 ODAC meeting regarding accelerated approval clinical phase 4 commitments NDA 21-029 Temodar® (temozolomide). 2003

[93] Brandes AA, Tosoni A, Spagnolli F, Frezza G, Leonardi M, Calbucci F, Franceschi E. Disease progression or pseudoprogression after concomitant radiochemotherapy treatment: pitfalls in neuro-oncology. Neuro Oncol. 2008; 10:361–367

[94] Brandsma D, Stalpers L, Taal W, Sminia P, van den Bent MJ. Clinical features, mechanisms, and management of pseudoprogression in malignant gliomas. Lancet Oncol. 2008; 9:453–461

[95] Harsh GR, Levin VA, Gutin PH, Wilson CB, et al. Reoperation for Recurrent Glioblastoma and Anaplastic Astrocytoma. Neurosurgery. 1987; 21:615–621

[96] Ammirati M, Galicich JH, Arbit E, et al. Reoperation in the Treatment of Recurrent Intracranial Malignant Gliomas. Neurosurgery. 1987; 21:607–614

[97] Brem H, Piantadosi S, Burger PC, et al. Placebo-Controlled Trial of Safety and Efficacy of Intraoperative Controlled Delivery by Biodegradable Polymers of Chemotherapy for Recurrent Gliomas. Lancet. 1995; 345:1008–1012

[98] Hart MG, Garside R, Rogers G, Stein K, Grant R. Temozolomide for high grade glioma. Cochrane Database Syst Rev. 2013; 4. DOI: 10.1002/14651858.CD007415.pub2

[99] Perry JR, Belanger K, Mason WP, Fulton D, Kavan P, Easaw J, Shields C, Kirby S, Macdonald DR, Eisenstat DD, Thiessen B, Forsyth P, Pouliot JF. Phase II trial of continuous dose-intense temozolomide in recurrent malignant glioma: RESCUE study. J Clin Oncol. 2010; 28:2051–2057

[100] Friedman HS, Prados MD, Wen PY, Mikkelsen T, Schiff D, Abrey LE, Yung WK, Paleologos N, Nicholas MK, Jensen R, Vredenburgh J, Huang J, Zheng M, Cloughesy T. Bevacizumab alone and in combination with irinotecan in recurrent glioblastoma. J Clin Oncol. 2009; 27:4733–4740

[101] Kreisl TN, Kim L, Moore K, Duic P, Royce C, Stroud I, Garren N, Mackey M, Butman JA, Camphausen K, Park J, Albert PS, Fine HA. Phase II trial of single-agent bevacizumab followed by bevacizumab plus irinotecan at tumor progression in recurrent glioblastoma. J Clin Oncol. 2009; 27:740–745

[102] Cohen MH, Shen YL, Keegan P, Pazdur R. FDA drug approval summary: bevacizumab (Avastin) as treatment of recurrent glioblastoma multiforme. Oncologist. 2009; 14:1131–1138

[103] Schmidt F, Fischer J, Herrlinger U, Dietz K, Dichgans J, Weller M. PCV chemotherapy for recurrent glioblastoma. Neurology. 2006; 66:587–589

[104] Henriksson R, Asklund T, Poulsen HS. Impact of therapy on quality of life, neurocognitive function and their correlates in glioblastoma multiforme: a review. J Neurooncol. 2011; 104:639–646

[105] Mirimanoff RO, Gorlia T, Mason W, Van den Bent MJ, Kortmann RD, Fisher B, Reni M, Brandes AA, Curschmann J, Villa S, Cairncross G, Allgeier A, Lacombe D, Stupp R. Radiotherapy and temozolomide for newly diagnosed glioblastoma: recursive partitioning analysis of the EORTC 26981/22981-NCIC CE3 phase III randomized trial. J Clin Oncol. 2006; 24:2563–2569

[106] Gorlia T, van den Bent MJ, Hegi ME, Mirimanoff RO, Weller M, Cairncross JG, Eisenhauer E, Belanger K, Brandes AA, Allgeier A, Lacombe D, Stupp R. Nomograms for predicting survival of patients with newly diagnosed glioblastoma: prognostic factor analysis of EORTC and NCIC trial 26981-22981/CE.3. Lancet Oncol. 2008; 9:29–38

37 其他星形细胞肿瘤

37.1 毛细胞型星形细胞瘤

37.1.1 概述

> **要点**
>
> 1. 星形细胞瘤的一个亚型,预后较浸润性纤维型或弥漫型星形细胞瘤好(10年生存率:94%)。
>
> 2. 75%的病人年龄≤20岁,较典型星形细胞瘤小。
>
> 3. 常见部位:小脑半球、视神经/视交叉、下丘脑。
>
> 4. 影像学表现:对比剂增强,通常为带有壁结节的囊性病变。
>
> 5. 病理:致密或疏松排列的星形细胞伴有Rosenthal纤维和(或)嗜酸性颗粒小体。
>
> 6. 如果不认识此病,就存在分级过高或过度治疗的危险。单纯依靠病理学不足以作出诊断。
>
> 7. 影像学知识非常重要。

■ 背景与术语

毛细胞型星形细胞瘤(PCA)是目前对此类肿瘤所推荐使用的分类名称,这些肿瘤在过去多年来曾经被称为小脑囊性星形细胞瘤、青少年毛细胞型星形细胞瘤、视神经胶质瘤和下丘脑胶质瘤[1]。由于肿瘤部位和神经组织受侵犯情况不同,相应的治疗方案也各不相同。在组织浸润能力和恶变方面,PCA与浸润性纤维型星形细胞瘤或弥漫性星形细胞瘤存在显著差异。

37.1.2 部位

PCA可发生于脑和脊髓的任何部位,在儿童及青壮年中更常见。

1. 视神经胶质瘤和下丘脑胶质瘤:

(1) 发生于视神经的PCA称为视神经胶质瘤(见章节37.1.7)。

(2) 当发生于视交叉区域时,无论从临床上还是影像学上均无法与所谓

37

的下丘脑胶质瘤(见章节 37.1.8)或第三脑室区域的胶质瘤区分。

2. **大脑半球**：发病年龄较发生于视神经/下丘脑部位肿瘤的病人大(即青壮年)。这些 PCA 可能会与恶性潜能较高的纤维型星形细胞瘤相互混淆。两者的区别在于,PCA 通常具有囊性成分并伴有可强化的壁结节(纤维型星形细胞瘤没有这种典型表现),一部分 PCA 还具有致密的钙化灶[1]。

3. **脑干胶质瘤**：通常为浸润性纤维型星形细胞瘤,只有一小部分是 PCA。预后较好的脑干胶质瘤被称为"背侧外生型",其中绝大多数可能都是 PCA[2]。

4. **小脑**：过去曾被称为小脑囊性星形细胞瘤(见章节 37.1.6)。

5. **脊髓**：PCA 可发生于脊髓,但相关资料很少。同样地,脊髓 PCA 比脊髓纤维型星形细胞瘤的发病年龄小。

37.1.3　病理

PCA 由疏松排列的组织和致密排列的组织混杂组成。疏松组织中含有微囊区,其中有星形细胞和嗜酸性颗粒小体;致密组织中含有细长形的纤维细胞,并通常伴有 Rosenthal 纤维形成[1](Rosenthal 纤维：腊肠状或螺丝锥状的胞浆嗜酸性包涵体,含有类似玻璃的胶质纤维。Masson 三色涂片呈鲜红色)。

最后两个明显特征有助于诊断。另一个特征是肿瘤易于突破软脑膜,充满蛛网膜下隙。PCA 也可以浸润血管周围间隙。血管增生很常见。细胞核排列于细胞周边的多核巨细胞也很常见,尤其是在小脑或大脑 PCA 中。可见有丝分裂象,但与纤维型星形细胞瘤中不同,这一现象并不预示着恶变。也可见坏死区,尽管肉眼观察 PCA 以及其 MRI 影像上均有明确边界,但是至少有 64% 的 PCA 浸润周围脑实质,尤其是白质[3](临床意义不明,有一项研究发现这种情况造成无统计学意义的生存期缩短[4])。

与弥漫性或浸润性纤维型星形细胞瘤的鉴别：除非存在上述的某些特征,否则单独靠病理难以鉴别。特别是在立体定向活检等标本组织量较少的情况下,鉴别起来更加困难。发病年龄小可以提示该诊断,此时影像学知识通常至关重要(见下文)。

恶变：文献中有恶变的报道,常发生于多年以后。尽管多数恶变的病例曾接受过放疗[6],但未接受过放疗者也可能发生恶性变[5]。

37.1.4　影像学表现

在 CT 及 MRI 上,PCA 通常边界清楚,增强扫描 94% 呈现强化(与一些低级别纤维型星形细胞瘤不同)[3],通常具有囊性成分并伴有壁结节,周围无水肿或轻微水肿。尽管它们可发生于中枢神经系统的任何部位,但 82% 见于脑室周围[3],偶见钙化[3]。小脑或大脑 PCA 的四种主要的影像学模式见表 37-1。

37

表 37-1 小脑或大脑 PCA 的常见影像学特征

比　　例	描　　　　述	
21%	囊不增强,壁结节增强	超过 66% 为合并增强壁结节的囊性病变
46%	囊与壁结节均增强	
16%	中心区(坏死)不增强的占位病变	
17%	实性占位,轻度囊变或无囊变	

37.1.5　流行病学

通常在 10～20 岁间发病。75% 的病人年龄小于 20 岁[7]。无性别差异。

37.1.6　小脑毛细胞型星形细胞瘤

■ 概述

> **要　点**
>
> 1. 常为囊性,半数肿瘤具有壁结节。
> 2. 好发年龄为 10～20 岁。
> 3. 见毛细胞型星形细胞瘤概述中的要点(见章节 37.1.1)。

过去称之为小脑囊性星形细胞瘤,这一概念模糊且没有特异性。该肿瘤是儿童脑肿瘤中较常见的类型之一(约为 10%[8]),占儿童颅后窝肿瘤的 27%～40%[9,10],也可发生于成人,成年病人与纤维型星形细胞瘤病人相比,平均年龄低,术后生存期更长[11]。

■ 临床表现

小脑毛细胞型星形细胞瘤(PCA)的体征和症状与其他颅后窝占位(见章节 34.2.5)一样,即脑积水和小脑功能障碍的体征和症状(见上文)。

■ 病理

典型的小脑"青少年毛细胞型星形细胞瘤"是一种具有显著特征的肿瘤,该肿瘤肉眼观为囊状结构,显微镜下可见海绵状外观[1]。其他镜下表现见上文。

这些肿瘤可以是实性的,但多数是囊性的(过去的名称"小脑囊性星形细胞瘤"由此而来),确诊时肿瘤体积多较大(囊性肿瘤:直径 4～5.6 cm;实性肿瘤:直径 2～4.8 cm)。囊腔内是富含蛋白质的液体(在 CT 片上密度比脑脊液平均高 4 Hu[8])。

50% 的囊性肿瘤具有壁结节,囊壁为活性的非肿瘤小脑组织或室管膜(CT 上不强化),其余 50% 的囊性肿瘤没有壁结节,囊壁由少量肿瘤细胞所构成[12]（CT 上强化）。

Winston 组织学分类

Winston 分类系统[13] 见表 37 - 2，在其病例中，72％的小脑 PCA 具有 A 型或 B 型的特征，18％两者均有，10％两者均无。

表 37 - 2　小脑星形细胞瘤的分类

- A 型：微囊、软膜沉积物、Rosenthal 纤维、局灶为少突胶质细胞瘤
- B 型：血管周围假玫瑰花结、细胞密集、有丝分裂、钙化
- A 型和 B 型的共同特征：血管密集、内皮细胞增生、脑实质结缔组织生成、多形性

治疗原则

这些肿瘤的自然病程特点是生长缓慢。首选治疗是在不造成神经功能缺损的情况下最大限度地切除肿瘤。某些肿瘤侵犯脑干、累及脑神经或血管，因而切除受限。由壁结节和真囊所构成的肿瘤，切除壁结节就足够了。囊壁是非瘤性的，可以不必切除。有些肿瘤具有所谓的"假囊"，囊壁厚且强化（在 CT 或 MRI 上），这种囊壁也必须切除。由于 5 年和 10 年生存率很高，且在这期间进行放疗出现并发症的比例也很高（见放射损伤和坏死）（见章节101.2.3），另外，许多未完全切除的肿瘤即使经过 5 年、10 年甚至 20 年时间也只是轻度增大，还有些肿瘤根本没有增大，因此建议术后不对这些病人进行放疗。正确做法是对他们进行随访，定期复查 CT 或 MRI，如果肿瘤复发，应再次手术[14]。只有当复发肿瘤无法切除（在可能情况下优先选择再次手术）或组织学提示肿瘤恶变时才进行放疗。对于年幼病人，化疗优于放疗[15]。

关于脑积水等的治疗原则请参见颅后窝（幕下）肿瘤（见章节 34.2.5）。

预后

Winston A 型小脑 PCA 患儿的 10 年生存率为 94％，而 B 型患儿只有 29％。

肿瘤复发相对常见，尽管过去认为复发一般发生在术后大约 3 年内[16]，但这种观点仍存在争议，而且远期复发也较常见[14]（违背了 Collins 定律，该定律认为，如果肿瘤在病人确诊年龄＋9 个月的时间内没有复发，即可认为肿瘤治愈）。另外，一些肿瘤部分切除后不再继续生长，这也是治愈的一种形式。

手术后约有 20％的病人出现脑积水，需要进行治疗[17]。所谓的"脱落转移"在 PCA 中很罕见。

37.1.7　视神经胶质瘤

概述

约占成人胶质瘤的 2％，儿童胶质瘤的 7％。在神经纤维瘤病（NFT）中发

病率较高(约为 25%)。

可以下列任一模式起源:

1. 一侧视神经(无视交叉受累)。

2. 视交叉：NFT 病人比散发病人少见。

3. 双侧视神经多中心起源,无视交叉侵犯:几乎仅见于 NFT 病人。

4. 与下丘脑胶质瘤相连,或者作为下丘脑胶质瘤的一部分(见下文)。

■ **病理**

大多数肿瘤由低级别(毛细胞型)星形细胞构成。恶性肿瘤罕见。

■ **临床表现**

无痛性突眼是侵犯单侧视神经的病变的早期体征。视交叉病变造成各种非特异性视野缺损(通常为单眼),无眼球突出。大型视交叉肿瘤可能会造成下丘脑及垂体功能紊乱,也可能因阻塞 Monro 孔而造成脑积水。眼底镜可能可以观察到视乳头胶质增生。

■ **检查**

X 线平片:有些病例可以从视神经管位片上观察到视神经管扩大,但通常对诊断没有帮助。

CT/MRI：CT 扫描可以很好地显示眶内结构。MRI 有助于显示视交叉或下丘脑是否受累。在 CT 或 MRI 上,受累视神经表现为视神经梭形增大,可强化,长度通常在 1 cm 以上。

■ **治疗**

导致突眼、失明但没有侵犯视交叉的单侧视神经肿瘤应采用经颅入路手术,切除从眼球至视交叉的全部视神经[经眶(Kronlein)入路不合适,因为视神经残端可能会有肿瘤残留]。除了预期的患侧失明之外,还可能产生交界性盲点(见章节 46.1)。

视交叉胶质瘤一般不采用手术治疗,手术只用于活检(特别是在视神经胶质瘤与下丘脑胶质瘤难以鉴别时)、脑脊液分流或切除罕见的外生型肿瘤成分以期改善视力。

进一步治疗:化疗[15](尤其适用于年幼病人)或放疗可用于治疗视交叉肿瘤、多中心肿瘤、位于视神经切除术后的视交叉残端的肿瘤残余以及罕见的恶性肿瘤。典型的放疗方案为总剂量 45 Gy,分成 25 次,每次 1.8 Gy。

37.1.8　下丘脑胶质瘤

下丘脑及第三脑室区的毛细胞型星形细胞瘤主要发生于儿童。影像学上,病变可以位于脑室内。这类肿瘤多数都在一定程度上侵犯视交叉,与视神经胶质瘤难以鉴别(见上文)。

临床上可表现为所谓的"间脑综合征",这是一种发生于儿童的罕见综合征,通常由下丘脑前部的浸润性胶质瘤所引起。典型表现为恶病质(皮下脂肪缺失),伴有极度活跃、过度警觉和欣快感;也可表现为低血糖、发育障碍、巨头畸形。

　　当手术无法完全切除肿瘤时,可能需要进一步治疗,请参考视神经胶质瘤章节中所提到的方法(见上文星形细胞瘤)。

37.1.9　毛细胞黏液样星形细胞瘤(PMA)

　　WHO Ⅱ级。与毛细胞型星形细胞瘤相关但更具侵袭性,更易复发且更易在脑脊液中播散[18]。可能是 PCA 的胚胎型,有一例报道称其可"成熟"为典型的 PCA[19]。多见于婴儿期(10 个月)。

　　组织学:黏液样基质占大多数,单一形态的双极细胞,血管中心性细胞排列。根据定义,其不含 Rosenthal 纤维。

　　也可发生于脊髓,有一例报道称可通过脑室-腹腔分流导致腹膜转移[20]。

37.1.10　脑干胶质瘤

▓ 概述

> **要　点**
>
> 　　1. 不是一类肿瘤,MRI 可区分良性和恶性病变。
> 　　2. 趋势:低级别肿瘤好发于脑干上部,较高级别的肿瘤好发于脑干下部/延髓。
> 　　3. 常表现为多发脑神经麻痹和长束功能受损的症状。
> 　　4. 多数为恶性,预后不良,不宜手术。
> 　　5. 手术作用主要为切除背生型病变和脑脊液分流。
> 　　脑干胶质瘤(BSG)好发于儿童和青少年(77%的病人<20 岁,BSG 仅占成人肿瘤的 1%[21])。BSG 是儿童最常见的三种脑肿瘤之一(见章节 34.3),占儿童中枢神经系统肿瘤的 10%~20%[2]。

▓ 临床表现

　　见参考文献[22]。

　　脑干上部的肿瘤多出现脑积水和小脑功能受损的症状,脑干下部的肿瘤多出现多发后组脑神经功能缺损及长束功能受损的症状。由于肿瘤具有侵袭性,因此通常直到肿瘤体积很大时病人才出现症状和体征。

　　症状与体征:

　　1. 步态障碍。

　　2. 头痛(见章节 34.2.3)。

　　3. 恶心/呕吐。

4. 脑神经功能缺损：复视、面部不对称。

5. 30％的病人出现肢体远端运动无力。

6. 50％的病人出现视乳头水肿。

7. 60％的病人出现脑积水，通常是导水管梗阻所致（出现较晚，但发生导水管周围肿瘤时可以早期出现，见下文顶盖胶质瘤）。

8. 发育障碍（特别是年龄≤2岁者）。

病理

BSG是一组性质不一的肿瘤。BSG分布可能具有下述趋势：低级别肿瘤发生在脑干上部（76％为低级别肿瘤）比脑干下部（胶质母细胞瘤100％发生于延髓）多[23]。囊变及钙化均少见。可以根据MRI表现将肿瘤的生长方式分为四种[24]，肿瘤的生长方式可能与预后相关[25]。

1. 弥漫型：均为恶性肿瘤（多数是间变性星形细胞瘤，其余是胶质母细胞瘤）。MRI上，这些肿瘤沿着纵轴生长侵犯邻近区域［如延髓肿瘤向脑桥和（或）颈髓发展］，极少数向闩部生长，仍位于脑干内。

2. 延颈交界型：大多数（72％）为低级别星形细胞瘤。肿瘤向尾端延伸的范围局限在脊髓延髓交界处。大多数突向第四脑室闩部（一些肿瘤可以有外生性成分）。

3. 局灶型：范围仅限于延髓（既不向上蔓延至脑桥也不向下蔓延至脊髓）。大多数（66％）为低级别星形细胞瘤。

4. 背侧外生型：可能是"局灶型"肿瘤的蔓延（见上文）。这些肿瘤中许多实际上是低级别胶质瘤，包括：

（1）毛细胞型星形细胞瘤（见章节37.1）。

（2）神经节胶质瘤（见章节39.1）：非常罕见，1984年只有13例报道。与其他BSG相比，这些病人年龄稍大，延髓受累更为常见[26]。

检查

• MRI

首选诊断方法。MRI能够评估脑室的状态，为肿瘤提供最佳评估方法（CT不能很好地显示颅后窝病变），还能显示肿瘤的外生性成分。T_1WI：几乎都表现为均匀的低信号（除囊变外）；T_2WI：信号增高，均匀（除囊变外）。增强扫描后强化情况多种多样[24]。

• CT

除外生成分可能强化之外，大多数肿瘤在CT上不强化。如果强化明显，就应考虑其他诊断（如高级别小脑蚓部星形细胞瘤）。

治疗

• 手术

活检：若MRI表现为弥漫浸润性脑干病变，则不应进行活检（无法改变治疗及预后）[27]。

通常采用非手术治疗。可以考虑手术的情况包括：

1. 肿瘤具有背侧外生成分[2]：见下文，肿瘤可以突入第四脑室或脑桥小脑三角，静脉推注对比剂后多强化，多为低别肿瘤。

2. 非恶性、非外生型肿瘤：手术治疗非恶性、非外生型肿瘤已经取得一定进展（手术治疗恶性星形细胞瘤没有益处）[25]（缺乏详细随访资料）。

3. 脑积水分流。

• **背侧外生型肿瘤**

组织学上，这些肿瘤通常为良性肿瘤（如神经节胶质瘤），根治性次全切除术治疗效果较好。可以延长生存期，短期随访表明病变进展的发生率很低[2]。

外生型肿瘤手术治疗的目标包括：

1. 次全切除外生成分以延长生存期[28]：肿瘤通常与第四脑室底部广泛粘连，因而无法完全切除（尽管文献中有关于某些"安全进入"区域的描述[29]）。术中超吸有助于肿瘤切除。

2. 明确诊断：影像学上，外生型脑干胶质瘤与其他病变（如髓母细胞瘤、室管膜瘤和皮样囊肿）可能难以鉴别。

3. 某些肿瘤切除后复发，但组织学性质仍为良性，可以再次切除[2]。

术前症状（共济失调、脑神经麻痹等）的恶化是手术的常见并发症，通常可随时间延长而改善。

• **药物治疗**

无确切有效的化疗方案，常使用激素。儿童病人对 Temodar® （替莫唑胺）（见章节 34.5.2）治疗有一定反应。

• **放疗**

传统放疗方案总剂量为 45～55 Gy，为期 6 周，每周 5 天。与激素合用时，80% 的病人可得到症状改善。

所谓的"超分割治疗"，即采用较小剂量、每日多次放疗，或许能够延长生存期。

■ **预后**

大多数恶性 BSG 患儿在确诊后 6～12 个月内死亡。放疗可能无法延长Ⅲ级或Ⅳ级肿瘤病人的生存期。儿童病人中存在一个亚组，所患肿瘤生长较缓慢，其 5 年生存率可高达 50%。由毛细胞型星形细胞瘤构成的背侧外生型肿瘤预后较好。

37.1.11 顶盖胶质瘤

■ **概述**

这是根据肿瘤部位定义的诊断，通常是低级别星形细胞瘤。这些肿瘤是脑干胶质瘤中的一组良性肿瘤。由于肿瘤位置的原因，脑积水很常见。顶盖胶质瘤戏剧性地被称为"身体中可导致病人死亡的最小肿瘤"[30]。局灶性神经功能缺损(复视、视野缺损、眼球震颤、Parinaud 综合征、共济失调、癫痫发作等)比较少见,且在脑积水被纠正后通常可以恢复。

■ 流行病学

约占手术治疗的儿童脑肿瘤的 6%[31]。通常在儿童期出现症状。病人出现症状的中位年龄为 6~14 岁[31]。

■ 病理

由于这些肿瘤中许多都没有进行活检,因此无法进行有意义的统计学分析。已发现的病理类型包括:WHO Ⅱ级弥漫性星形细胞瘤,毛细胞型星形细胞瘤,WHO Ⅱ级室管膜瘤,间变性星形细胞瘤,少突胶质细胞瘤和少突星形细胞瘤。

■ 影像学评估

CT 扫描能够发现脑积水,但可能会漏诊大约 50% 的肿瘤[32]。文献报道 CT 上出现钙化的比例为 9%~25%[32,33]。

MRI 是诊断和随访的首选检查方法。典型表现是从四叠体板向背侧突出的占位。T_1WI 为等信号,T_2WI 为等信号或高信号[31,34]。18% 的肿瘤增强扫描后发生强化,肿瘤强化与预后的关系尚不明确。

■ 治疗

由于肿瘤的惰性病程,因此不建议进行开颅手术。可选择的治疗方法包括:

1. VP 分流:已经使用多年的标准方法。有效的分流能够带来良好的长期疗效。

2. 内镜下第三脑室造瘘术:可以避免采用分流术。如果技术上可行,还可以利用同一个骨孔进行内镜下活检(要求 Monro 孔扩张,这种现象很常见)[35]。长期疗效不明。

3. 内镜下导水管成形术(使用或不使用支架):可用于部分病人。长期疗效不明。

立体定向放射外科:可用于肿瘤出现进展时(肿瘤进展的标准尚未确定:影像学上存在进展表现可能与临床症状恶化并不相关[34])。射线剂量应该控制在 14 Gy 以下,50%~70% 等剂量线水平,以避免放疗的副作用[36]。

■ 预后

肿瘤进展:文献报道的比例为 15%~25%。

随访:没有公认的指南。建议每 6~12 个月定期接受神经系统检查和 MRI 检查[31]。

37.2 多形性黄色星形细胞瘤

37.2.1 概述

> **要 点**
>
> 1. 低级别胶质瘤,可能来源于软膜下星形细胞,部位浅表,超过90%位于幕上,最常见于儿童或青少年。
> 2. 25%可见壁结节伴囊性变,脑膜受累超过67%。
> 3. 病理:多型性细胞[黄色瘤(富含脂质)细胞、纤维型和巨大多核星形细胞]。通常边界清楚,偶有侵袭性。
> 4. WHO Ⅱ级,如有丝分裂指数较高且存在坏死,则为 WHO Ⅲ级。
> 5. 治疗:最大限度地安全切除。放疗或化疗仅用于 WHO Ⅲ级。

一种低级别胶质瘤,通常认为来源于软膜下的星形细胞,这刚好可以解释该肿瘤通常位于浅表并且富含网状纤维。超过90%的肿瘤位于幕上。好发于颞叶(50%),其次是顶叶、枕叶和额叶。大多数存在囊性成分(可包含多个小囊,但90%以上都有一个单一的大囊)。

37.2.2 流行病学

约占星形细胞瘤的1%。通常见于儿童和青壮年(多小于18岁)。无性别差异。

37.2.3 临床表现

常见表现:癫痫发作。也可以存在局灶功能障碍或颅高压。

37.2.4 鉴别诊断

1. 影像学检查:脑膜瘤同样位于浅表,具有脑膜尾征,也可类似于低级别纤维型星形细胞瘤。
2. 病理检查:可与间变性星形细胞瘤混淆。

37.2.5 病理

WHO Ⅱ级(通常 MIB <1%),如有丝分裂指数较高且存在坏死则定义为 WHO Ⅲ级"具有间变性质的 PXA"[37]。表现为致密的浅表肿瘤,具有显著的细胞多形性[纤维型和巨大多核星形细胞、大的黄色瘤(富含脂质)细胞、GFAP 染色细胞(说明属于胶质来源)],富含网状纤维,血管周围常有慢性炎

37

性细胞浸润。网状纤维包绕两类细胞:

1. 梭形细胞:细胞呈梭形,细胞核较长。

2. 多形性细胞:细胞呈圆形,其细胞核是多形性,染色不均,可单叶也可分叶。细胞内脂质含量不等。

通常边界清楚,偶尔可侵犯皮质。典型的细胞多形性可能会导致其被误诊为间变性星形细胞瘤。无血管增生和坏死[38],大多数但并非全部都缺少有丝分裂表现。某些 PXA 可发生间变[39]。已经有多个报道称 PXA 可发生恶变,成为间变性星形细胞瘤或胶质母细胞瘤[40]。

37.2.6 影像学检查

囊性部分在 CT 或 MRI 上可有部分强化。25%存在壁结节。可有"脑膜尾征"(67%表现为软膜受累,13%表现为 3 层脑膜均受累)。可有轻到中度瘤周水肿,钙化罕见[41]。

CT:肿瘤的实性部分边界不清,密度与灰质相近。

MRI:T_1WI 囊性部分呈低信号,实性部分呈等信号,边界不清,明显强化。T_2WI 囊性部分呈高信号,实性部分呈等信号,边界不清。

37.2.7 治疗

1. 手术:主要的治疗措施。

(1)在不发生难以接受的神经功能缺损的前提下,应争取全切肿瘤,否则应行次全切除。

(2)切除范围:与无复发生存期紧密相关[42]。

(3)未全切的病人应随访,因为在需要再次治疗之前这些肿瘤可能缓慢生长很多年,必要时需考虑再次手术切除。

2. 放疗:存在争议。

(1)文献表明在总生存期方面无明显差异,或者可能放疗生存期更长[38]。

(2)适用于病变残留、有丝分裂指数高或坏死的病人。

3. 化疗:作用不明。

37.2.8 预后

肿瘤全切或次全切,加或不加放化疗的总体生存期:5 年为 80%,10 年为 71%[37]。

切除范围、有丝分裂指数以及坏死都是预后的最佳预测因子[41,42]。

(徐　珑　王成俊)

37

参考文献

[1] Burger PC, Scheithauer BW. Atlas of Tumor Pathology. Tumors of the Central Nervous System. Washington, D.C.: Armed Forces Institute of Pathology; 1994

[2] Pollack IF, Hoffman HJ, Humphreys RP, Becker L. The Long-Term Outcome After Surgical Treatment of Dorsally Exophytic Brain-Stem Gliomas. J Neurosurg. 1993; 78:859–863

[3] Coakley KJ, Huston J, Scheithauer BW, Forbes G, Kelly PJ. Pilocytic Astrocytomas: Well-Demarcated Magnetic Resonance Appearance Despite Frequent Infiltration Histologically. Mayo Clin Proc. 1995; 70:747–751

[4] Hayostek CJ, Shaw EG, Scheithauer B, et al. Astrocytomas of the Cerebellum: A Comparative Clinicopathologic Study of Pilocytic and Diffuse Astrocytomas. Cancer. 1993; 72:856–869

[5] Bernell WR, Kepes JJ, Seitz EP. Late Malignant Recurrence of Childhood Cerebellar Astrocytoma. J Neurosurg. 1972; 37:470–474

[6] Schwartz AM, Ghatak NR. Malignant Transformation of Benign Cerebellar Astrocytoma. Cancer. 1990; 65:333–336

[7] Wallner KE, Gonzales MF, Edwards MSB, Wara WM, Sheline GE. Treatment of juvenile pilocytic astrocytoma. J Neurosurg. 1988; 69:171–176

[8] Zimmerman RA, Bilaniuk CT, Bruno LA, et al. CT of Cerebellar Astrocytoma. Am J Roentgenol. 1978; 130:929–933

[9] Section of Pediatric Neurosurgery of the American Association of Neurological Surgeons. Pediatric Neurosurgery. New York 1982

[10] Youmans JR. Neurological Surgery. Philadelphia 1990

[11] Ringertz N, Nordenstam H. Cerebellar Astrocytoma. J Neuropathol Exp Neurol. 1951; 10:343–367

[12] Gol A. Cerebellar Astrocytomas in Children. Am J Dis Child. 1963; 106:21–24

[13] Winston K, Gilles FH, Leviton A, et al. Cerebellar Gliomas in Children. J Natl Cancer Inst. 1977; 58:833–838

[14] Austin EJ, Alvord EC. Recurrences of Cerebellar Astrocytomas: A Violation of Collins' Law. J Neurosurg. 1988; 68:41–47

[15] Packer RJ, Lange B, Ater J, et al. Carboplatin and Vincristine for Recurrent and Newly Diagnosed Low-Grade Gliomas of Childhood. J Clin Oncol. 1993; 11:850–856

[16] Bucy PC, Thieman PW. Astrocytomas of the Cerebellum. A Study of Patients Operated Upon Over 28 Years Ago. Arch Neurol. 1968; 18:14–19

[17] Stein BM, Tenner MS, Fraser RAR. Hydrocephalus Following Removal of Cerebellar Astrocytomas in Children. J Neurosurg. 1972; 36:763–768

[18] Tihan T, Fisher PG, Kepner JL, Godfrained C, McComb RD, Goldthwaite PT, Burger PC. Pediatric astrocytomas with monomorphous pilomyxoid features and a less favorable outcome. J Neuropathol Exp Neurol. 1999; 58:1061–1068

[19] Ceppa EP, Bouffet E, Griebel R, Robinson C, Tihan T. The pilomyxoid astrocytoma and its relationship to pilocytic astrocytoma: report of a case and a critical review of the entity. J Neurooncol. 2007; 81:191–196

[20] Arulrajah S, Huisman TA. Pilomyxoid astrocytoma of the spinal cord with cerebrospinal fluid and peritoneal metastasis. Neuropediatrics. 2008; 39:243–245

[21] Packer RJ, Nicholson HS, Vezina LG, Johnson DL. Brainstem gliomas. Neurosurg Clin N Am. 1992; 3:863–879

[22] Laurent JP, Cheek WR. Brain Tumors in Children. J Pediatr Neurosci. 1985; 1:15–32

[23] Reigel DH, Scarff TB, Woodford JE. Biopsy of Pediatric Brain Stem Tumors. Childs Brain. 1979; 5:329–340

[24] Epstein FJ, Farmaer J-P. Brain-Stem Glioma Growth Patterns. J Neurosurg. 1993; 78:408–412

[25] Epstein F, McCleary EL. Intrinsic Brain-Stem Tumors of Childhood: Surgical Indications. J Neurosurg. 1986; 64:11–15

[26] Garcia CA, McGarry PA, Collada M. Ganglioglioma of the Brain Stem. Case Report. J Neurosurg. 1984; 60:431–434

[27] Albright AL, Packer RJ, Zimmerman R, et al. Magnetic Resonance Scans Should Replace Biopsies for the Diagnosis of Diffuse Brain Stem Gliomas: A Report from the Children's Cancer Group. Neurosurgery. 1993; 33:1026–1030

[28] Hoffman HJ, Becker L, Craven MA. A Clinically and Pathologically Distinct Group of Benign Brainstem Gliomas. Neurosurgery. 1980; 7:243–248

[29] Kyoshima K, Kobayashi S, Gibo H, Kuroyanagi T. A Study of Safe Entry Zones via the Floor of the Fourth Ventricle for Brain-Stem Lesions. J Neurosurg. 1993; 78:987–993

[30] Kernohan WJ, Armed Forces Institute of Pathology. In: Tumors of the central nervous system. Atlas of Tumor Pathology. Washington, DC 1952:19–42

[31] Stark AM, Fritsch MJ, Claviez A, Dorner L, Mehdorn HM. Management of tectal glioma in childhood. Pediatr Neurol. 2005

[32] Bognar L, Turjman F, Villanyi E, Mottolese C, Guyotat J, Fischer C, Jouvet A, Lapras C. Tectal plate gliomas. Part II: CT scans and MR imaging of tectal gliomas. Acta Neurochir (Wien). 1994; 127:48–54

[33] Pollack IF, Pang D, Albright AL. The long-term outcome in children with late-onset aqueductal stenosis resulting from benign intrinsic tectal tumors. J Neurosurg. 1994; 80:681–688

[34] Grant GA, Avellino AM, Loeser JD, Ellenbogen RG, Berger MS, Roberts TS. Management of intrinsic gliomas of the tectal plate in children. A ten-year review. Pediatr Neurosurg. 1999; 31:170–176

[35] Oka K, Kin Y, Go Y, Ueno Y, Hirakawa K, Tomonaga M, Inoue T, Yoshioka S. Neuroendoscopic approach to tectal tumors: a consecutive series. J Neurosurg. 1999; 91:964–970

[36] Kihlstrom L, Lindquist C, Lindquist M, Karlsson B. Stereotactic radiosurgery for tectal low-grade gliomas. Acta Neurochir Suppl. 1994; 62:55–57

[37] Fouladi M, Jenkins J, Burger P, Langston J, Merchant T, Heideman R, Thompson S, Sanford A, Kun L, Gajjar A. Pleomorphic xanthoastrocytoma: favorable outcome after complete surgical resection. Neurooncol. 2001; 3:184–192

[38] Kepes JJ, Rubinstein LJ, Eng LF. Pleomorphic Xanthoastrocytoma: A Distinctive Meningeal Glioma of Young Subjects with Relatively Favorable Prognosis. A Study of 12 Cases. Cancer. 1979; 44:1839–1852

[39] Weldon-Linne CM, Victor TA, Groothuis DR, Vick NA. Pleomorphic Xanthoastrocytoma: Ultrastructural and Immunohistochemical Study of a Case with a Rapidly Fatal Outcome Following Surgery. Cancer. 1983; 52:2055–2063

[40] Kumar S, Retnam TM, Menon G, Nair S, Bhattacharya RN, Radhakrishnan VV. Cerebellar hemisphere, an uncommon location for pleomorphic xanthoastrocytoma and lipidized glioblastoma multiformis. Neurol India. 2003; 51:246–247

[41] Pahapill PA, Ramsay DA, Del Maestro RF. Pleomorphic xanthoastrocytoma: case report and analysis of the literature concerning the efficacy of resection and the significance of necrosis. Neurosurgery. 1996; 38:822–8; discussion 828-9

[42] Giannini C, Scheithauer BW, Burger PC, Brat DJ, Wollan PC, Lach B, O'Neill BP. Pleomorphic xanthoastrocytoma: what do we really know about it? Cancer. 1999; 85:2033–2045

37

38 少突胶质细胞瘤、室管膜及脉络丛肿瘤和其他神经上皮肿瘤

38.1 少突胶质细胞瘤

38.1.1 概述

> **要 点**
>
> 1. 常表现为癫痫发作。
> 2. 好发于额叶。
> 3. 组织学："煎蛋样"胞浆(石蜡病理切片上)及"鸡爪样"血管等典型特征并不可靠。钙化常见。
> 4. 分级：存在争议。推荐分级：低级别和高级别。
> 5. 推荐治疗：占位效应明显或低级别肿瘤应行手术治疗(高级别肿瘤存在争议),所有肿瘤均使用化疗(经过或未经过手术),放疗仅用于肿瘤间变时。

38.1.2 流行病学

长期以来一直认为,少突胶质细胞瘤(ODG)仅占原发性脑肿瘤的 2%～4%[1,2]或脑胶质瘤的 4%～8%[3]。但最近的证据表明,这些肿瘤中有许多并没有得到正确诊断(许多被误诊为纤维型星形细胞瘤,尤其是浸润性纤维型星形细胞瘤),因此 ODG 可能占到胶质肿瘤的 25%～33%[3,4]。男：女=3：2。肿瘤主要见于成人,平均发病年龄约 40 岁(发病高峰在 26～46 岁);儿童中具有一个发病的小高峰,在 6～12 岁[5]。有文献报道 ODG 经脑脊液转移高达 10%,但更为准确的估计可能是 1%[1]。脊髓 ODG 仅占脊髓和终丝髓内肿瘤的 2.6%。ODG 发病部位见表 38-1。

表38-1 少突胶质细胞瘤的部位

部　　　位	比　　　例
幕上	＞90％
额叶	45％
半球（额叶以外）	40％
第三脑室或侧脑室内	15％
幕下＋脊髓	＜10％

38.1.3 临床表现

ODG的典型表现：病人在确诊前有多年癫痫发作病史，最终因瘤周脑内出血引起卒中事件而得到确诊。这种典型表现在CT/MRI出现后已较少见。

50％～80％的病人症状表现为癫痫发作[1,5]。其余症状对ODG来说没有特异性，这些症状通常与病变局部占位效应有关，少数也与颅内压升高有关。出现的症状列于表38-2。

表38-2 208例少突胶质细胞瘤出现的症状[1]

症　　　状	比　　　例
癫痫发作	57％
头痛	22％
精神状态改变	10％
眩晕/恶心	9％

38.1.4 辅助检查

X线平片上28％～60％的ODG可见钙化[1]，CT上90％的ODG可见钙化。

38.1.5 病理

■ 概述

73％的肿瘤有微小钙化[6]。孤立的肿瘤细胞持续侵袭大致完整的脑实质，相关的实性肿瘤成分可能存在也可能不存在[4]。如果具有实性部分，则其典型表现为核周透明晕环所产生的"煎蛋样"表现（实际上是福尔马林固定产生的伪影，冷冻切片上没有，因此冷冻切片诊断困难）。文献中还曾经描述过"鸡爪样"血管形态[7]。这些特征都不可靠，更为稳定的特征是细胞具有单一的圆形细胞核（常位于大片细胞内），伴有偏心的嗜酸性胞浆边缘，没有明显细

38

胞突起[8]。

16％的大脑半球 ODG 为囊性[6]（由微小出血形成微囊、微囊融合形成囊肿，与星形细胞瘤主动分泌液体不同）。

33％~41％的 ODG 具有室管膜细胞或肿瘤性星形细胞成分（所谓的少突星形细胞瘤或混合性胶质瘤[9]）（见章节 38.4）。

GFAP 染色：因为大多数 ODG 含有微管，而不是胶质原纤维[10]，所以大多数 ODG 的 GFAP 染色呈阴性（见章节 34.7.2），但也有少数例外[11]。另外，在混合性胶质瘤中，星形细胞成分 GFAP 染色可为阳性。

分级

正处于进行中的工作。历史上曾提出过许多 ODG 的分级方法，但都因为缺乏预后意义而被摒弃（综述见参考文献[8]）。例如，Smith 等人提出的分级系统[12]（见下文）基于五个组织病理学特征，已经被证实这些并非肿瘤进展的独立决定因素（仅多形性被证实与生存期有统计学相关性[8]）。坏死不是预测不良预后的可靠因子[8]。

从预后角度出发，有人建议将 ODG 分成两组：

1. 少突胶质细胞瘤（WHO Ⅱ级）或低级别组。

2. 间变性少突胶质细胞瘤（WHO Ⅲ级）或高级别组[2,8]。

尽管对于如何区分这两组尚未达成一致，但是必须考虑表 38-3 中列出的因素，因为已经证实这些因素具有预后意义。采用空间分级系统对低级别胶质瘤进行分级，ODG 均不是 1 型肿瘤（无浸润性成分的实性肿瘤）。

表 38-3　低级别和高级别少突胶质细胞瘤的特征

特　　征	（WHO Ⅱ）低级别	（WHO Ⅲ）高级别
CT 或 MRI 上强化	无	有
组织学上可见内皮细胞增生	无	有
多形性（细胞核和细胞质的大小、形状差异大）	无	有
肿瘤增殖（有丝分裂象或 MIB-1 指数高[a]）	无	有
星形细胞成分	无	有
a MIB-1 指数的相关信息见章节 34.7.2		

Smith 分级系统

见参考文献[12]。

适用于至少含 51％少突胶质细胞成分的肿瘤，按以下五个组织学特征进行分级：

1. 最大细胞核/质比：正常少突胶质细胞的该比率是降低的（↓），数值高于该比率的判定为升高（↑）。

2. 最大细胞密度：根据标本的外观来判定。细胞密度与白质相似判定为低(↓)，很少或基本没有细胞外神经纤维网的细胞切片判定为高(↑)。

3. 多形性：根据标本的外观来判定。如果细胞核和细胞质的大小和形状存在很大的变异性，则判定为阳性(＋)。

4. 内皮细胞增殖：如果可观察到一个或多个典型内皮细胞增殖，则判定为存在(＋)。

5. 坏死：如果可观察到一个或多个凝固性坏死和(或)充满巨噬细胞的碎片区，则判定为存在(＋)。

然后根据表 38-4 进行肿瘤分级。

表 38-4　少突胶质细胞瘤的 Smith 分级

级别	细胞核/质比	最大细胞密度	多形性	内皮细胞增殖	坏 死
A	↓	↓	—	—	—
B	↑a	↑a	＋a	—	—
C	↑	↑	＋	＋	—
D	↑	↑	＋	＋	＋

↑代表升高，↓代表下降，＋代表存在该特征，—代表缺乏该特征
a 如果可观察到一个或多个该特征，则判定为 B 级

38.1.6　治疗

■ 概述

> Σ
>
> 建议：详见正文。化疗是主要治疗措施(如果可以手术，则在恰当的手术后再进行化疗)。如果肿瘤发生间变，则采用放疗[8]。

■ 化疗

大多数 ODG 对化疗有反应，通常在 3 个月之内肿瘤体积缩小。肿瘤对化疗反应的程度和持续时间不同[13]。对于高级别 ODG，尚未发现任何病理学或临床特征能够可靠地预测肿瘤对化疗的反应。不过，染色体 1p 的等位基因缺失、染色体臂 1p 和 19q 的联合缺失与肿瘤对化疗的反应有关，且 1p 和 19q 联合缺失与化疗后无瘤生存期更长相关[14]。

经验最多的化疗方案是 PCV 方案[丙卡巴肼 60 mg/m² 静脉滴注、CCNU(又称洛莫司汀)(CeeNU®)110 mg/m² 口服、长春新碱 1.4 mg/m² 静脉滴注，三种药物均以 29 天为一个周期，每 6 周重复一次][15,16]。另外还有研究表明，替莫唑胺对复发的间变性少突星形细胞瘤有一定疗效[17]。

■ 手术

手术适应证为：

1. 具有明显占位效应的各种级别 ODG：手术可减少对皮质激素的需要量，减轻症状，延长生存期。

2. 无明显占位效应的肿瘤：

（1）低级别 ODG 和少突星形细胞瘤：可切除的病变建议手术治疗。在保留神经功能的情况下，尽量全切肿瘤（对于生存期的延长甚至超过星形细胞瘤[18]）。

（2）高级别 ODG：可以延长生存期的数据不太可信，一些研究表明，与部分切除或仅行活检相比，手术全切治疗高级别肿瘤并无优势[8]。较陈旧的观点是，积极的肿瘤切除可带来更长的生存期[19]以及比"部分切除"更少的副作用[20]。

肉眼观，肿瘤为粉色或红色，质脆。在肿瘤和看似正常的脑组织之间可能会有一个假性边界。

■ 术后放疗

关于术后放疗的效果存在争议[5]。一项无明确入选标准的回顾性分析表明，接受 45 Gy 以上剂量（1 Gy＝100 cGy）放疗的病人，其生存期更长[21]。在另一组病例中，手术后接受放疗和未接受放疗病人的 5 年生存率无显著性差异（放疗剂量未说明）[22]。在这些接受放疗的病人中，随着生存期延长，记忆丧失、痴呆和人格改变等放疗的副作用更为常见[23]。

38.1.7　预后

单纯性 ODG 的预后比混合性少突星形细胞瘤好，而后者的预后又比单纯性星形细胞瘤好（只要肿瘤存在少突胶质细胞成分，无论多少，都意味着预后较好）。

323 例使用 Smith 分级系统分级的病人，其中位生存期情况如下：A 级 94 个月；B 级和 C 级没有统计学差异，分别为 51 个月和 45 个月；D 级 17 个月。

完全性 ODG 或以少突胶质细胞为主的 ODG 的 10 年生存率为 10%～30%[21]。将采用手术治疗的病人归为一组，其术后中位生存期为 35 个月（平均为 52 个月）[1]。

存在钙化是否具有预后意义还存在争议，在一组病例中，X 线平片中存在钙化的 ODG 病人的中位生存期更长，为 108 个月（无钙化者为 58 个月）[1]。

额叶 ODG 病人的生存期较颞叶 ODG 病人长（术后生存期分别为 37 个月和 28 个月）[1]，或许是由于前者更容易被根治性切除所致。

染色体 1p 缺失（或联合 1p 和 19q 缺失）与生存期长有关[14,24]。

38.2　少突星形细胞肿瘤

分子生物学

可以表现出典型的弥漫性星形细胞瘤（17p上的TP53突变和杂合性缺失）或ODG（1p和19q上的杂合性缺失）的特点。尚未证实有任何分子基因标志物可以区分少突星形细胞瘤与星形细胞瘤或ODG。与ODG不同，1p杂合性缺失的预后/治疗价值不甚明朗[24]。

■ **少突星形细胞瘤（WHO Ⅱ级）**

有两种截然不同的肿瘤细胞类型：1型类似于少突胶质细胞瘤细胞，2型类似于弥漫性星形细胞瘤细胞。有些细胞可能兼有二者的特点。这两种类型的细胞可彼此分开，也可弥漫混合。

■ **间变性少突星形细胞瘤（WHO Ⅲ级）**

细胞更密集，核异形更多，细胞多形性更明显、有丝分裂活性更高。可存在坏死和微血管增生。难以与胶质细胞瘤相鉴别，因为GBM可能存在类似于间变性ODG的区域（已经建议废用"含少突胶质细胞瘤成分的胶质母细胞瘤"一词，因为尚未证实其生存期要优于普通GBM[25]）。

38.3　室管膜肿瘤

室管膜瘤

■ **颅内和椎管内室管膜瘤概述**

室管膜瘤来源于脑室和脊髓中央管内衬的室管膜细胞。它们可发生于神经系统的任何部位。在儿童中最常见于颅后窝（见下文），在成人中好发于脊髓内（见章节51.5.3）。

■ **流行病学**

1. 颅内：仅占颅内胶质瘤的5%～6%，69%发生于儿童[26]，占儿童脑肿瘤的9%[27]。儿童颅内室管膜瘤的发病率：全美国每年约200例。

2. 脊髓：约占脊髓胶质瘤的60%（胸中段以下最常见的原发脊髓髓内胶质瘤，见章节51.5脊髓髓内胶质瘤），96%发生于成人[26]，尤其是终丝肿瘤（见下文，黏液乳头状室管膜瘤）。

确诊时的平均年龄见表38-5。

室管膜瘤具有通过脑脊液在神经系统内（包括脊髓）播散的潜能，这一过程称为"种植"，在11%的病人中引起所谓的"脱落转移"。肿瘤的级别越高，转移的发生率也越高[27]。全身性转移罕见。

表 38 - 5　确诊时的平均年龄[26]

部位(101 名病人)	所有病人的平均年龄(岁)	儿童的平均年龄(岁) (年龄＜15 岁)
颅内	17.5	5
幕下	14.5	4.5
幕上	22	6.5
椎管内	40	
髓内	47	
尾部	32	

■ 病理

尽管肿瘤通常表面覆盖着室管膜作为边界,但它们也可以具有侵袭性。

分类工作仍在不断进展。不同部位的室管膜瘤(颅后窝、幕上、脊髓),其遗传基因是不同的[28]。世界卫生组织(WHO)分类:

1. 室管膜瘤(WHO Ⅱ级)——亚型:

(1) 细胞型。

(2) 乳头型:"典型病变"发生于脑或脊髓,可转移(高达 30%)。细胞核为深色、较小,细胞质有两种类型:

1) 沿胶质细胞系分化:形成血管周围的"假玫瑰花结"(血管周围的放射状突起区,不含有细胞核),出现此表现即可确诊。

2) 立方形细胞:可以形成"真玫瑰花结"(细胞质进行性延伸形成一个缺乏中心血管的管腔样结构)。"真玫瑰花结"与室管膜瘤具有典型相关性,然而血管周围的假玫瑰花结更常见。

(3) 透明细胞型。

(4) 伸长细胞型:罕见,肿瘤细胞表现类似于"室管膜瘤"或"伸长细胞"(在正常中枢神经系统细胞中,其伸长程度有限),不含"真玫瑰花结"。病人年龄、性别、好发部位无特异性[29]。治疗:全切肿瘤[29]。

2. 黏液乳头状室管膜瘤(WHO Ⅰ级):具有特征性,仅发生于终丝。乳头状,具有微囊泡和黏液物质。

3. 室管膜下瘤(WHO Ⅰ级):典型病例发生于侧脑室前部或第四脑室后部,主要为室管膜下胶质细胞。尸检时发现者为数不少,很少进行手术治疗(见章节 89.17)。

4. 间变性室管膜瘤(WHO Ⅲ级):具有多形性、多核、巨细胞、有丝分裂象、血管改变和坏死区。"室管膜母细胞瘤"有时用于指间变程度较高的室管膜瘤,但该名称最好仅用于指特定的、较为罕见的儿童原始神经外胚层肿瘤(见章节 40.2.3)。间变程度对预后有何影响尚不明确。

■ 颅内室管膜瘤

要 点

1. 通常为良性肿瘤,常有纤维性上皮样外观。典型(乳头状)室管膜瘤可以形成血管周围假玫瑰花结或真玫瑰花结。

2. 通常发生于第四脑室底部,可伴发脑积水(颅内压增高)和脑神经麻痹症状(Ⅵ和Ⅶ)。

3. 辅助检查:由于肿瘤可能通过脑脊液种植转移,故应进行全脑全脊髓影像学检查(通常采用增强 MRI:脑部、颈部、胸部、腰部)。

4. 病人年龄越小,预后越差(特别是年龄小于 24 个月者)。

5. 治疗:全切肿瘤(术后 MRI 无增强的残余肿瘤)辅以术后放疗,可以获得最佳的预后。年龄小于 3 岁者不能行放疗。

6. 术后 2 周左右行腰椎穿刺,取 10 ml 脑脊液行细胞学检查,用于预后评估。

通常为边界清楚的良性肿瘤[尽管也存在间变性(恶性)室管膜瘤]。病变一般起源于第四脑室底部(60%～70%位于幕下,均发生于第四脑室附近[26],占第四脑室区肿瘤的 25%[30])。儿童的颅后窝室管膜瘤常为间变性肿瘤,沿脑脊髓播散的风险更大。幕上的室管膜瘤通常为囊性。发生在中枢神经系统之外的室管膜瘤罕见,可出现于纵隔、肺或卵巢。尽管室管膜瘤在组织学上不如髓母细胞瘤恶性程度高,但其预后更差,因为它们常侵犯闩部,导致手术无法完全切除。

■ 临床表现

症状:大多数表现为颅后窝肿瘤引起 ICP 升高所造成的症状[50](源自脑积水)以及脑神经受累症状。

颅内压增高引起的症状:

1. 头痛:80%。

2. 恶心/呕吐:75%。

3. 共济失调或眩晕:60%。

4. 癫痫发作:仅见于约 30%的幕上肿瘤,仅占表现为癫痫发作的颅内肿瘤的 1%。

脑神经受累体征:病变侵犯第四脑室底可能累及面神经丘,导致面神经麻痹(面神经膝受累)(见章节 33.3)以及展神经麻痹(展神经核受累)。

■ 辅助检查

MRI:常用的检查方法,行全脑全脊髓平扫和增强扫描有助于发现可能的转移性病灶。通常表现为第四脑室底部的占位病变,常伴梗阻性脑积水。影像学上可能与髓母细胞瘤(MBS)难以鉴别,鉴别见章节 89.2.1。

38

CT：评价颅后窝肿瘤作用有限。

脊髓造影：水溶性造影剂脊髓造影在检测"脱落转移"方面与增强 MRI 检查同样敏感。脊髓造影时还可以留取脑脊液进行细胞学检查，用于肿瘤分级。

■ 治疗

• 手术切除

手术目的：在不引起神经功能缺损的情况下，最大限度地切除肿瘤（因为手术切除程度是一项重要的预后因子）。当肿瘤广泛侵袭第四脑室底部或肿瘤扩展穿过 Lushka 孔时（术中心动过缓可能影响全切肿瘤），肿瘤可能不能完全切除。

术后 2 周进行腰椎穿刺寻找"脱落转移灶"。取 10 ml 脑脊液进行细胞学检查，如果存在恶性细胞，可以对其进行定量计数（可用于随后治疗）。如果腰椎穿刺结果阳性，可以确定"脱落转移灶"。如果腰椎穿刺结果阴性，则对于临床意义不大（敏感性不高）。脑室外引流获得的脑脊液标本敏感性低于腰椎穿刺获得的脑脊液。

第四脑室区的病变可以采用枕下后正中入路行手术治疗。

• 放疗

室管膜瘤的放射敏感性仅次于髓母细胞瘤，列第二位。手术切除肿瘤后辅以放疗（术后放疗可以改善生存率[26,31]：50% 接受放疗的病人的生存期较未接受放疗的病人长 2 年[26]，未接受放疗的病人 5 年生存率为 20%～40%，接受放疗的病人该数据上升至 40%～80%[31]）。年龄小于 3 岁病人的放疗见下文。

1. 颅脑放疗：

（1）传统治疗：瘤床 45～48 Gy[31]（复发者另加 15～20 Gy[30]。

（2）最近推荐治疗方案：三维适形放疗，剂量略高（瘤床及周边 1 cm 59.4 Gy[32]。

（3）调强放疗可以获得相似的局部控制，但可能会对正常组织影响较小。

2. 脊髓放疗：大多数只在具有"脱落转移灶"或脑脊液细胞学检查阳性的情况下使用（然而，对于是否进行预防性脊髓放疗尚有争议[34]）。

（1）低剂量全脊髓放疗（一个疗程平均剂量 30 Gy[31]）。

（2）增加"脱落转移灶"部位的放射剂量。

3. 由于存在副作用，故 3 岁以下婴幼儿不推荐放疗。当治疗失败时采用放疗，约 30% 的年龄小于 3 岁的婴幼儿可以避免放疗并获得类似的生存率[35,36]。这种选择性放疗的概念可能也适用于年长一些的儿童[37]。

• 化疗

效果有限。

1. 对于新诊断病例作用极其有限。3 岁以上病人，放疗后辅助化疗未能使病人受益。

2. 可能可以减少肿瘤血供,从而利于手术全切肿瘤(有时在二次手术时)。

3. 年龄小于 3 岁,需推迟使用放疗时可以考虑采用化疗(见上文)。

4. 肿瘤复发时,化疗可在短时期内控制肿瘤生长。

■ 结果

手术死亡率[30]:早期病例研究报道为 20%～50%,近期为 5%～8%。

手术致残率:术前向病人及家属交代术后可能需要放置胃管(G-tube)和行气管切开术(这些可能是暂时的)。

年龄:儿童组 5 年生存率为 20%～30%[27,38],成人高达 80%。年龄在 24～35 个月的幼儿(5 年生存率为 73%)预后好于年龄小于 24 个月的婴幼儿(5 年生存率为 26%)和年龄大于 36 个月的幼儿(5 年生存率为 36%)[39]。

病理:间变性室管膜瘤(WHO Ⅲ级)预后较"标准"级别的室管膜瘤(WHO Ⅱ级)差[40,41]。但是,除外 WHO Ⅲ级肿瘤,室管膜瘤的恶性表现与不良预后没有必然联系[42]。

切除程度:肿瘤次全切除后最易复发。颅内原发肿瘤全切(GTR)+术后全脑全脊髓放疗,5 年生存率约为 41%。

治疗失败:WHO Ⅱ级肿瘤常出现原位复发[40]。但是治疗失败最主要的原因是 9%～25%的病人出现"脱落转移灶"[39,43]。

38.4　神经元和混合性胶质细胞肿瘤

38.4.1　婴儿促结缔组织增生性星形细胞瘤/神经节胶质瘤

之前的"婴儿促结缔组织增生性大脑星形细胞瘤"和"婴儿促结缔组织增生性神经节胶质瘤"已经合并为"婴儿促结缔组织增生性星形细胞瘤/神经节胶质瘤"(DIG)[44]。这是一种具有星形细胞瘤和胶质-神经元双重分化的病变,预后通常较好。

38.4.2　中枢神经细胞瘤

■ 概述

> **要　点**
>
> 1. 罕见,WHO Ⅱ级神经元肿瘤。
> 2. 主要见于青壮年。
> 3. 手术全切肿瘤可以达到治愈。

38

4. 如果 MIB-1 标记指数＞2％～4％,则肿瘤次全切除后的复发风险上升。

5. 如果 MIB-1 标记指数上升,则肿瘤次全切除后辅以放疗可以减少复发风险。

中枢神经细胞瘤是一种 WHO Ⅱ级神经元肿瘤,占所有脑肿瘤的 0.1％～0.5％。中枢神经细胞瘤通常位于侧脑室内附着于室间隔或位于第三脑室内。发病率高峰在 20～30 岁,但也可以发生于儿童及老年人。不存在性别差异。最常见的临床表现是颅内压增高和脑室扩大[45,46]。

■ 病理

中枢神经细胞瘤的细胞具有小而圆的细胞核。HE 染色上细胞通常表现为"煎蛋"外观,其可以与少突胶质细胞瘤相混淆。有两种主要的细胞结构类型:蜂窝型(类似于少突胶质细胞瘤)和纤维型。也可以看到玫瑰花结。神经元标志物——突触素和 Neu-N 免疫组织化学染色通常呈阳性。当诊断不清时,可以使用电子显微镜来寻找神经元的特征,包括显著的高尔基体、平行微管和致密的核心神经分泌颗粒[45,46]。

中枢神经细胞瘤中没有过 1p/19q 缺失的报道,但在脑室外神经细胞瘤中见到过[47]。

■ 变异类型

1. 脑室外神经细胞瘤是较罕见的亚型,可以位于脑实质、小脑、丘脑、脑干、松果体区和脊髓中。肿瘤细胞可以局部浸润到周围组织中。病理结果包括血管壁透明样变和神经节分化。细胞质和神经纤维中的突触素,免疫组织化学染色呈阳性;Neu-N 染色通常也是阳性的。电子显微镜检查结果与中枢神经细胞瘤类似,包括圆形细胞核和神经分泌颗粒。1p 和 19q 缺失,单独或联合缺失,可以在脑室外神经细胞瘤中见到[47]。

2. 脂肪神经细胞瘤是一种载脂的神经细胞瘤,最常发生于小脑。罕见,类似的肿瘤也可以出现在侧脑室。有人建议其宽泛的名称"脂肪神经细胞瘤"应取代单独的 WHO 分类的"小脑脂肪神经细胞瘤"。还有人认为,发生于幕上的病变即中枢神经细胞瘤含有经过脂化的神经细胞,而不是实际性的脂肪化生[48]。

■ 影像学检查

CT:25％～50％的中枢神经细胞瘤显示钙化,多为等密度,含囊变的低密度区[45]。

MRI:肿瘤在 T_1 像上表现为不均匀等信号,在 T_2 像上表现为高信号。磁共振波谱成像显示一个高甘氨酸峰[49]。

增强 CT 和 MRI 扫描,病变显示中到重度强化[46]。

■ 治疗

1. 全切肿瘤常常可以治愈该疾病。一般来说,肿瘤全切后不需要放疗[45]。

2. 次全切除肿瘤,术后可辅以立体定向放射外科,尤其是 MIB-1 标记指数>2%~4%的病人[45,46,49,50]。

3. 有文献报道过使用多种药物对复发和无法手术的肿瘤进行化疗,这些化疗药物包括:烷化剂(卡莫司汀、环磷酰胺、异环磷酰胺、洛莫司汀)、铂类药物(卡铂和顺铂)、依托泊苷、拓扑替康和长春新碱[49,50]。

4. 治疗结束后,应对病人进行长期影像学检查随访,监测肿瘤复发[46]。

■ 预后

全切肿瘤可以治愈该疾病[45,49]。次全切除肿瘤后复发风险随 MIB-1 标记指数而变化。在 2004 年的一项研究中,MIB-1 标记指数>2%的中枢神经细胞瘤,单纯次全切术后的 5 年局部控制率为 7%,但如果次全切除术后辅以放疗,则 5 年局部控制率为 70%[50]。在 2013 年的一项研究中,MIB-1 标记指数<4%的病人在次全术后 4 年没有肿瘤复发。如果肿瘤次全切除且 MIB-1 标记指数>4%,术后 2 年有 50%的病人肿瘤复发,术后 4 年则有 75%的病人肿瘤复发[49]。大多数局部复发发生在 3~6 年内。复发在脑室外神经细胞瘤中更常见[50]。

38.4.3   小脑脂肪神经细胞瘤

又称脂肪瘤样髓母细胞瘤。只见于成人的小脑中(平均年龄 50 岁)。无性别差异。

组织学:成簇的脂化神经肿瘤细胞(类似于脂肪细胞),背景为小的肿瘤细胞,其形态学特征更加提示属于神经细胞。突触素(见章节 34.7.2)和 MAP-2 免疫染色结果均匀而弥散,常见局灶 GFAP 阳性。通常不含有丝分裂象。MIB-1 标记指数为 1%~3%。

38.4.4   胚胎不良性神经上皮肿瘤(DNT)或(DNET)

见参考文献[51,52]。

■ 流行病学

发病率:由于可能会漏诊,因此并不知道准确的发病率。估计范围:占原发性脑肿瘤的 0.8%~5%。通常发生于儿童和青壮年。

常见部位:颞叶或额叶。顶叶、枕叶受累罕见。文献中还曾经报道过 DNT 发生于小脑、脑桥和基底节区。

■ 病理

WHO I 级的胶质瘤。目前认为该肿瘤在胚胎学上起源于第二胚层(包括室管膜下层、小脑外颗粒层、海马齿状筋膜和软脑膜下颗粒层)。

38

主要特征为低倍镜下可见多发结节,主要组成细胞是少突胶质细胞,还有少量星形细胞,常为毛细胞型星形细胞。有时难以与少突胶质细胞瘤进行鉴别。

具有两种不同形式[53](预后没有区别):

1. 简单型:胶质神经成分由与皮质表面垂直的轴突束所构成。内衬少突胶质细胞样的细胞,这些细胞免疫组织化学染色 S-100 呈阳性、GFAP 呈阴性。正常形态的神经元漂浮在淡嗜酸性基质中,散在分布于这些柱状结构之间(与神经节细胞不同,不像神经节胶质瘤)。

2. 复杂型:上述简单型中的胶质神经成分伴遍布散在分布的胶质结节。胶质成分与低级别的纤维型星形细胞瘤很容易混淆。存在局灶性皮质发育不良。

■ 临床表现

典型病例出现长期的、药物难以控制的癫痫发作,通常为复杂部分性发作。通常在 20 岁之前出现症状。

■ 影像学检查

皮层病变不伴瘤周水肿,没有中线占位效应。

CT:边界清晰的低密度病变。常合并颅骨畸形。

MRI:T_1WI 低信号。T_2WI 高信号,可能可以看到分隔。如果病变出现强化,常为结节状强化。

PET 扫描:^{18}F-氟脱氧葡萄糖为低代谢,^{11}C-蛋氨酸摄取呈阴性(与其他胶质不同)。

■ 结果

癫痫发作的控制:手术后通常有所好转。癫痫发作控制的程度似乎与手术切除的完全程度相关。对于长期难治性癫痫的控制效果不理想。

复发/持续生长:完全切除后肿瘤复发以及部分切除后肿瘤继续生长的情况都很罕见。辅助治疗(放疗、化疗等)没有什么作用。偶尔可以观察到有丝分裂或内皮细胞增殖,但这些现象对预后没有影响。恶变非常少见。

38.4.5　小脑发育不良性神经节细胞瘤(Lhermitte-Duclos 病)

■ 概述

又称小脑神经节瘤、浦肯野瘤、小脑颗粒细胞肥大、发育不良性神经节细胞瘤、小脑错构瘤等。

一种罕见(200 例报道[54])的小脑病变,兼有畸形和低级别(WHO Ⅰ 级)肿瘤的特征,手术后有逐渐进展(增大)和复发的趋势。可为局灶性或弥漫性。小脑沟呈弥漫性增大。

与 Cowden 综合征密切相关:Cowden 综合征又称多发性错构瘤综合征,为常染色体显性遗传;活产儿中的发病率:1/250 000[55];与甲状腺癌、乳腺癌、子宫癌、黏膜神经瘤和脑膜瘤有关。

■ 病理

小脑正常层状细胞排列错乱,同时伴:

1. 外层分子细胞层增厚。

2. 中间浦肯野细胞层缺失。

3. 内层颗粒细胞层发生发育不良性神经节细胞浸润。

■ 临床表现

通常为中年人,出现小脑占位的症状和体征。也可以出现脑积水症状,或为偶然发现。

■ 影像学检查

CT:低或等密度,不增强,有占位效应的病变。

MRI:T_1WI 低信号或等信号。T_2WI 高信号,不均一。不增强。因小脑沟增宽而呈现典型的层状外观(虎纹征)[56]。可有钙化。DWI:高信号。ADC 像:低信号。

注意:如果在儿童中出现 Lhermitte - Duclos 病(LDD)的 MRI 表现(即便是很典型的),髓母细胞瘤[特别是广泛结节状态的髓母细胞瘤[59](MBEN)]在统计上的可能性更大[57,58]。

■ 治疗

存在争议。已经报道了几例良性病程的病例[60]。存在脑积水时可行分流手术。对于儿童病人建议活检以除外髓母细胞瘤[58]。出现明显占位效应时考虑行手术切除[61]。放疗作用不明。

38.5 脉络丛肿瘤

38.5.1 概述

组织学上多数为良性肿瘤[脉络丛乳头状瘤(CPP),WHO Ⅰ级],少数为中间型(非典型脉络丛乳头状瘤,WHO Ⅱ级)和恶性肿瘤[脉络丛癌(CPC),WHO Ⅲ级]。对 124 例 CPP 进行为期平均 59 个月的随访发现其中有 2 例向WHO Ⅱ级或 WHO Ⅲ级进展[62]。所有病人均可能出现脑脊液脱落转移,但 WHO Ⅲ级肿瘤更为常见。尽管通常肿瘤生长缓慢,有时会生长较迅速。

非典型脉络丛乳头状瘤的细胞有丝分裂较多,但没有脉络丛癌的标志[63],至少有以下 4 个特点中的 2 个:细胞结构增多,核多形性,非乳头状方式生长,细胞坏死区。

38.5.2 流行病学

占所有颅内肿瘤的 0.4%~1%,占所有儿童肿瘤的 1.5%~6%。

38

尽管可发生于任何年龄,但 70％的病人在 2 岁以下[64]。一些肿瘤发生于新生儿,这一点支持"部分肿瘤是先天性的"这一假说[65]。

部位:脉络丛肿瘤发生在成人时通常位于幕下,发生在儿童时则位于幕上侧脑室内[65](与其他大多数肿瘤的情况相反),且多见于左侧脑室。鉴别诊断见章节 89.14,脑室内病变。存在脉络丛的部位均可以发生肿瘤,最常见的部位包括侧脑室或第四脑室、脑桥小脑三角(源自通过 Luschka 孔延伸而来的脉络丛)。

尽管存在恶性肿瘤(脉络丛癌),但大多数肿瘤组织学为良性(脉络丛乳头状瘤)。肿瘤有时生长很快。

38.5.3 临床表现

大多数表现为脑积水所致的颅内压增高的症状(头痛、恶心、呕吐、头围增大),其他症状包括:癫痫发作、蛛网膜下腔出血(伴假性脑膜炎)或局灶性神经功能缺损(偏瘫、感觉障碍、小脑体征或第Ⅲ、Ⅳ、Ⅵ脑神经麻痹)。

脑积水,可能是由于以下原因造成:脑脊液产生过多(肿瘤全切并不一定能够治愈脑积水——尤其见于脑脊液蛋白含量高、肿瘤或手术导致出血以及室管膜炎的病人),脑脊液循环受阻或交通性脑积水。

38.5.4 影像学检查

脑部 MRI 和 CT 增强和非增强扫描显示脑室内高密度、有多个分叶的占位,叶状分布为其经典特点,常合并脑积水。

38.5.5 治疗

■ 概述

化疗或放疗对良性肿瘤没有治疗作用,对脉络丛癌而言,化疗只对一部分病人有益[66]。

■ 手术治疗

良性肿瘤可通过手术全切而治愈,恶性肿瘤的手术疗效也很好。肿瘤质脆和脉络膜动脉出血可增加手术难度。然而,由于术后 5 年生存率可达84％,因此应积极行第二次甚至第三次手术[65]。经皮层造瘘入路肿瘤切除术后,由于脑室硬膜下隙瘘的持续存在,可能会出现硬膜下积液,这种情况有时需行硬膜下隙-腹腔分流术[64]。

38.5.6 复发

124 例完全切除肿瘤的病人,术后平均随访时间 59 个月,结果发现其中有 12 例(占 WHO Ⅰ级病人的 6％,占 WHO Ⅱ级病人的 29％)出现需要再次手术干预的肿瘤复发[62]。

38.6   其他神经上皮肿瘤

1. 星形母细胞瘤。

2. 第三脑室脊索样胶质瘤[67]：很少见的成人良性肿瘤，质硬，明显增强。男：女＝1∶3，多数肿瘤没有核分裂。GFAP 染色常呈阳性，S－100 染色结果不一，病理上类似脊索样脑膜瘤，后者 GFAP 染色呈阴性。肿瘤附着于第三脑室壁(下丘脑)时很难全切。

3. 血管中心性胶质瘤。

（徐　珑　王成俊）

参考文献

[1] Mork SJ, Lindegaard KF, Halvorsen TB, et al. Oligodendroglioma: Incidence and Biological Behavior in a Defined Population. J Neurosurg. 1985; 63:881–889

[2] Daumas-Duport C, Tucker M-L, Kolles H, et al. Oligodendrogliomas: Part II - A new grading system based on morphological and imaging criteria. J Neurooncol. 1997; 34:61–78

[3] Coons SW, Johnson PC, Scheithauer BW, et al. Improving Diagnostic Accuracy and Interobserver Concordance in the Classification and Grading of Primary Gliomas. Cancer. 1997; 79:1381–1393

[4] Daumas-Duport C, Varlet P, Tucker M-L, et al. Oligodendrogliomas: Part I - Patterns of Growth, Histological Diagnosis, Clinical and Imaging Correlations: A Study of 153 Cases. J Neurooncol. 1997; 34:37–59

[5] Chin HW, Hazel JJ, Kim TH, et al. Oligodendrogliomas. I. A Clinical Study of Cerebral Oligodendrogliomas. Cancer. 1980; 45:1458–1466

[6] Roberts M, German W. A Long Term Study of Patients with Oligodendrogliomas. J Neurosurg. 1966; 24:697–700

[7] Coons SW, Johnson PC, Pearl DK, Olafsen AG. The Prognostic Significance of Ki-67 Labeling Indices for Oligodendrogliomas. Neurosurgery. 1997; 41:878–885

[8] Fortin D, Cairncross GJ, Hammond RR. Oligodendroglioma: An Appraisal of Recent Data Pertaining to Diagnosis and Treatment. Neurosurgery. 1999; 45:1279–1291

[9] Hart MN, Petito CK, Earle KM. Mixed Gliomas. Cancer. 1974; 33:134–140

[10] Rutka JT, Murakami M, Dirks PB, et al. Role of Glial Filaments in Cells and Tumors of Glial Origin: A Review. J Neurosurg. 1997; 87:420–430

[11] Kros JM, Schouten WCD, Janssen PJA, et al. Proliferation of Gemistocytic Cells and Glial Fibrillary Acidic Protein (GFAP)-Positive Oligodendroglial Cells in Gliomas: A MIB-1/GFAP Double Labeling Study. Acta Neuropathol (Berl). 1996; 91:99–103

[12] Smith MT, Ludwig CL, Godfrey AD, et al. Grading of Oligodendrogliomas. Cancer. 1983; 52:2107–2114

[13] Cairncross JG, Macdonald D, Ludwin S, et al. Chemotherapy for Anaplastic Oligodendroglioma. J Clin Oncol. 1994; 12:2013–2021

[14] Cairncross JG, Ueki K, Zlatescu MC, et al. Specific Genetic Predictors of Chemotherapeutic Response and Survival in Patients with Anaplastic Oligodendrogliomas. J Natl Cancer Inst. 1998; 90:1473–1479

[15] Levin VA, Edwards MS, Wright DC, et al. Modified Procarbazine, CCNU and Vincristine (PCV-3) Combination Chemotherapy in the Treatment of Malignant Brain Tumors. Cancer Treat Rep. 1980; 64:237–244

[16] Glass J, Hochberg FH, Gruber ML, Louis DN, et al. The Treatment of Oligodendrogliomas and Mixed Oligodendroglioma-Astrocytomas with PCV Chemotherapy. J Neurosurg. 1992; 76:741–745

[17] Yung WK, Prados MD, Yaya-Tur R, et al. Multicenter phase II trial of temozolomide in patients with anaplastic astrocytoma or anaplastic oligoastrocytoma at first relapse. Temodal Brain Tumor Group. J Clin Oncol. 1999; 17:2762–2771

[18] Berger MS, Rostomily RC. Low Grade Gliomas: Functional Mapping Resection Strategies, Extent of Resection, and Outcome. J Neurooncol. 1997; 34:85–101

[19] Earnest F, Kernohan JW, Craig WM. Oligodendrogliomas: A Review of 200 Cases. Arch Neurol Psychiat. 1950; 63:964–976

[20] Ciric I, Ammirati M, Vick N, et al. Supratentorial Gliomas: Surgical Considerations and Immediate Postoperative Results. Neurosurgery. 1987; 21:21–26

[21] Gonzales M, Sheline GE. Treatment of Oligodendrogliomas With or Without Postoperative Radiation. J Neurosurg. 1988; 68:684–688

[22] Reedy DP, Bay JW, Hahn JF. Role of Radiation Therapy in the Treatment of Cerebral Oligodendroglioma. Neurosurgery. 1983; 13:499–503

[23] Taphoorn MJ, Heimans JJ, Snoek FJ, et al. Assessment of Quality of Life in Patients Treated for Low-Grade Glioma: A Preliminary Report. J Neurol Neurosurg Psychiatry. 1992; 55:372–376

[24] Smith JS, Perry A, Borell TJ, Lee HK, O'Fallon J, Hosek SM, Kimmel D, Yates A, Burger PC, Scheithauer BW, Jenkins RB. Alterations of chromosome arms 1p and 19q as predictors of survival in oligodendrogliomas, astrocytomas, and mixed oligoastrocytomas. J Clin Oncol. 2000; 18:636–645

[25] Kraus JA, Lamszus K, Glesmann N, Beck M, Wolter M, Sabel M, Krex D, Klockgether T, Reifenberger G, Schlegel U. Molecular genetic alterations in gliablastomas with oligodendroglial component. Acta Neuropathol (Berl). 2001; 101:311–320

[26] Mork SJ, Loken AC. Ependymoma: A Follow-Up Study of 101 Cases. Cancer. 1977; 40:907–915

[27] Duffner PK, Cohen ME, Freeman AI. Pediatric Brain Tumors: An Overview. Ca. 1985; 35:287–301

[28] Taylor MD, Poppleton H, Fuller C, Su X, Liu Y, Jensen P, Magdaleno S, Dalton J, Calabrese C, Board J, Macdonald T, Rutka J, Guha A, Gajjar A, Curran T, Gilbertson RJ. Radial glia cells are candidate stem cells of ependymoma. Cancer Cell. 2005; 8:323–335

38

[29] Kleihues P, Louis DN, Scheithauer BW, Rorke LB, Reifenberger G, Burger PC, Cavenee WK. The WHO classification of tumors of the nervous system. J Neuropathol Exp Neurol. 2002; 61:215–25; discussion 226-9

[30] Youmans JR. Neurological Surgery. Philadelphia 1982

[31] Shaw EG, Evans RG, Scheithauer BW, et al. Postoperative Radiotherapy of Intracranial Ependymoma in Pediatric and Adult Patients. Int J Radiation Oncology Biol Phys. 1987; 13:1457–1462

[32] Merchant TE, Mulhern RK, Krasin MJ, Kun LE, Williams T, Li C, Xiong X, Khan RB, Lustig RA, Boop FA, Sanford RA. Preliminary results from a phase II trial of conformal radiation therapy and evaluation of radiation-related CNS effects for pediatric patients with localized ependymoma. J Clin Oncol. 2004; 22:3156–3162

[33] MacDonald SM, Safai S, Trofimov A, Wolfgang J, Fullerton B, Yeap BY, Bortfeld T, Tarbell NJ, Yock T. Proton radiotherapy for childhood ependymoma: initial clinical outcomes and dose comparisons. Int J Radiat Oncol Biol Phys. 2008; 71:979–986

[34] Vanuytsel L, Brada M. The Role of Prophylactic Apinal Irradiation in Localized Intracranial Ependymoma. Int J Radiation Oncology Biol Phys. 1991; 21:825–830

[35] van Veelen-Vincent ML, Pierre-Kahn A, Kalifa C, Sainte-Rose C, Zerah M, Thorne J, Renier D. Ependymoma in childhood: prognostic factors, extent of surgery, and adjuvant therapy. J Neurosurg. 2002; 97:827–835

[36] Grundy RG, Wilne SA, Weston CL, Robinson K, Lashford LS, Ironside J, Cox T, Chong WK, Campbell RH, Bailey CC, Gattamaneni R, Picton S, Thorpe N, Mallucci C, English MW, Punt JA, Walker DA, Ellison DW, Machin D. Primary postoperative chemotherapy without radiotherapy for intracranial ependymoma in children: the UKCCSG/SIOP prospective study. Lancet Oncol. 2007; 8:696–705

[37] Little AS, Sheean T, Manoharan R, Darbar A, Teo C. The management of completely resected childhood intracranial ependymoma: the argument for observation only. Childs Nerv Syst. 2009; 25:281–284

[38] Sutton LN, Goldwein J, Perilongo G, et al. Prognostic Factors in Childhood Ependymomas. Pediatr Neurosurg. 1990; 16:57–65

[39] Zacharoulis S, Ji L, Pollack IF, Duffner P, Geyer R, Grill J, Schild S, Jaing TH, Massimino M, Finlay J, Sposto R. Metastatic ependymoma: a multi-institutional retrospective analysis of prognostic factors. Pediatr Blood Cancer. 2008; 50:231–235

[40] Kawabata Y, Takahashi JA, Arakawa Y, Hashimoto N. Long-term outcome in patients harboring intracranial ependymoma. J Neurosurg. 2005; 103:31–37

[41] Tihan T, Zhou T, Holmes E, Burger PC, Ozuysal S, Rushing EJ. The prognostic value of histological grading of posterior fossa ependymomas in children: a Children's Oncology Group study and a review of prognostic factors. Mod Pathol. 2008; 21:165–177

[42] Ross GW, Rubinstein LJ. Lack of Histopathological Correlation of Malignant Ependymomas with Postoperative Survival. J Neurosurg. 1989; 70:31–36

[43] Foreman NK, Love S, Thorne R. Intracranial ependymomas: analysis of prognostic factors in a population-based series. Pediatr Neurosurg. 1996; 24:119–125

[44] Louis DN, Ohgaki H, Wiestler OD, Cavenee WK, Bosman FT, Jaffe ES, Lakhani SR, Ohgaki H. WHO classification of tumors of the central nervous system. Lyon 2007

[45] Patel DM, Schmidt RF, Liu JK. Update on the diagnosis, pathogenesis, and treatment strategies for central neurocytoma. J Clin Neurosci. 2013; 20:1193–1199

[46] Sharma MC, Deb P, Sharma S, Sarkar C. Neurocytoma: a comprehensive review. Neurosurg Rev. 2006; 29:270–80; discussion 285

[47] Agarwal S, Sharma MC, Sarkar C, Suri V, Jain A, Sharma MS, Ailawadhi P, Garg A, Mallick S. Extraventricular neurocytomas: a morphological and histogenetic consideration. A study of six cases.

Pathology (Phila). 2011; 43:327–334

[48] Chakraborti S, Mahadevan A, Govindan A, Yasha TC, Santosh V, Kovoor JM, Ramamurthi R, Alapatt JP, Hedge T, Shankar SK. Supratentorial and cerebellar liponeurocytomas: report of four cases with review of literature. J Neurooncol. 2011; 103:121–127

[49] Kaur G, Kane AJ, Sughrue MF, Oh M, Safaee M, Sun M, Tihan T, McDermott MW, Berger MS, Parsa AT. MIB-1 labeling index predicts recurrence in intraventricular central neurocytomas. J Clin Neurosci. 2013; 20:89–93

[50] Rades D, Fehlauer F, Schild SE. Treatment of atypical neurocytomas. Cancer. 2004; 100:814–817

[51] Daumas-Duport C, Scheithauer BW, Chodkiewicz J-P, Laws ER, Vedrenne C. Dysembryoplastic Neuroepithelial Tumor: A Surgically Curable Tumor of Young Patients with Intractable Seizures. Neurosurgery. 1988; 23:545–556

[52] Daumas-Duport C, Varlet P, Bacha S, Beuvon F, Cervera-Pierot P, Chodkiewicz JP. Dysembryoplastic neuroepithelial tumors: nonspecific histological forms – a study of 40 cases. J Neurooncol. 1999; 41:267–280

[53] Adada B, Sayed K. Dysembryoplastic neuroepithelial tumors. Contemp Neurosurg. 2004; 26:1–5

[54] Robinson S, Cohen AR. Cowden disease and Lhermitte-Duclos disease: an update. Case report and review of the literature. Neurosurg Focus. 2006; 20

[55] Nelen MR, van Staveren WC, Peeters EA, Hassel MB, Gorlin RJ, Hamm H, Lindboe CF, Fryns JP, Sijmons RH, Woods DG, Mariman EC, Padberg GW, Kremer H. Germline mutations in the PTEN/MMAC1 gene in patients with Cowden disease. Hum Mol Genet. 1997; 6:1383–1387

[56] Meltzer CC, Smirniotopoulos JG, Jones RV. The striated cerebellum: an MR imaging sign in Lhermitte-Duclos disease (dysplastic gangliocytoma). Radiology. 1995; 194:699–703

[57] Chen KS, Hung PC, Wang HS, Jung SM, Ng SH. Medulloblastoma or cerebellar dysplastic gangliocytoma (Lhermitte-Duclos disease)? Pediatr Neurol. 2002; 27:404–406

[58] Someshwar S, Hogg JP, Nield LS. Lhermitte-Duclos disease or neoplasm? Applied Neurology. 2007; 3:37–39

[59] Suresh TN, Santosh V, Yasha TC, Anandh B, Mohanty A, Indiradevi B, Sampath S, Shankar SK. Medulloblastoma with extensive nodularity: a variant occurring in the very young-clinicopathological and immunohistochemical study of four cases. Childs Nerv Syst. 2004; 20:55–60

[60] Capone Mori A, Hoeltzenbein M, Poetsch M, Schneider JF, Brandner S, Boltshauser E. Lhermitte-Duclos disease in 3 children: a clinical long-term observation. Neuropediatrics. 2003; 34:30–35

[61] Carlson JJ, Milburn JM, Barre GM. Lhermitte-Duclos disease: case report. J Neuroimaging. 2006; 16:157–162

[62] Jeibmann A, Wrede B, Peters O, Wolff J, Paulus W, Hasselblatt M. Malignant progression in choroid plexus papillomas. J Neurosurg. 2007; 107:199–202

[63] Jeibmann A, Hasselblatt M, Gerss J, Wrede B, Egensperger R, Beschorner R, Hans VH, Rickert CH, Wolff JE, Paulus W. Prognostic implications of atypical histologic features in choroid plexus papilloma. J Neuropathol Exp Neurol. 2006; 65:1069–1073

[64] Boyd MC, Steinbok P. Choroid Plexus Tumors: Problems in Diagnosis and Management. J Neurosurg. 1987; 66:800–805

[65] Ellenbogen RG, Winston KR, Kupsky WJ. Tumors of the Choroid Plexus in Children. Neurosurgery. 1989; 25:327–335

[66] Wrede B, Liu P, Wolff JE. Chemotherapy improves the survival of patients with choroid plexus carcinoma: a metaanalysis of individual cases with choroid plexus tumors. J Neurooncol. 2007; 85:345–351

[67] Brat DJ, Scheithauer BW, Staugaitis SM, Cortez SC, Brecher K, Burger PC. Third ventricular chordoid glioma: a distinct clinicopathologic entity. J Neuropathol Exp Neurol. 1998; 57:283–290

39 神经元和神经元−胶质细胞混合性肿瘤

39.1 神经节胶质瘤

39.1.1 概述

> **要 点**
>
> 1. 由两种细胞类型组成：神经节细胞（神经元）和胶质细胞。
> 2. 极罕见（占颅内肿瘤的 2% 以下）。
> 3. 主要发病于 30 岁以下。
> 4. 具有生长缓慢和易于钙化的特点。

"神经节胶质瘤"最早由 Courville 在 1930 年提出[1]。这种肿瘤由两种细胞组成：一种是神经节细胞（神经元），可能来源于原始神经母细胞；另一种是胶质细胞，通常是处于不同分化阶段的星形细胞[2]。

39.1.2 流行病学

■ 发病率

通常引用的数据为 0.3%～0.6%[3]。有一组病例研究[4]认为神经节胶质瘤占全部脑肿瘤（包括转移瘤）的 1.3%，或原发性脑肿瘤的 3%。在儿童和青少年组中，其发病率占所有脑肿瘤的 1.2%～7.6%[3]。

■ 人口统计资料

主要发生于儿童及青少年（发病高峰年龄：11 岁）。

39.1.3 部位

可发生于神经系统的许多部位（大脑半球、脊髓、脑干、小脑、松果体区、丘脑、鞍内、视神经及周围神经均有报道[3]）。大多数发生于幕上，主要位于第三脑室及其附近、下丘脑、颞叶或额叶[5]。脑干神经节胶质瘤（见章节 37.1.10）罕见。

39.1.4 病理

由两种肿瘤细胞混合构成：神经元(神经节)和星形细胞(胶质细胞)。生长极为缓慢。

两种主要类型：神经节瘤(更少见,良性程度更高;主要为神经元成分)和神经节胶质瘤(以胶质细胞为主)。

大体观：白质内占位;边界清楚,质硬,偶尔有囊变及钙化部分。大多数肿瘤与脑组织易分离,但实性部分有浸润性生长倾向[3]。

显微镜下：神经节细胞一定会显示出神经细胞的分化特征,比如尼氏体和轴突或树突。缺点：区分肿瘤性神经元与被侵袭性星形细胞瘤所包裹的神经元可能较困难。此外,光镜下肿瘤性星形细胞可能与神经元形态类似。10例病人中有2例含少突胶质细胞瘤成分。有一组病例研究发现14例病人中有7例存在坏死区、轻微钙化及Rosenthal小体[6]。推荐的诊断标准为[7]：

1. 大细胞簇,有可能代表着神经元(诊断必需)。
2. 可疑的肿瘤性神经元周围没有胶质细胞聚集。
3. 纤维化(结缔组织形成)。
4. 钙化。

尽管肿瘤的"侵袭性"背景并不少见,可能并不意味着恶性,但胶质成分的侵袭性恶变可能导致预后不良。

39.1.5 临床表现

最常见的首发症状是癫痫发作或原有癫痫类型的改变。通常癫痫症状难以用药物控制。

39.1.6 影像学评估

该肿瘤的神经影像学表现无特异性。

头部X线片：6例病人中有2例出现钙化[3]。

CT：10位病人在CT平扫上均表现为低密度病变;增强扫描8例呈轻度强化,5例出现钙化[4]。有6例病变位于颞叶(许多研究中都发现了这一倾向,但并非全部研究均支持此结论),4例位于额叶。CT上常表现出囊性,但可能术中发现其仍是实性病变。很少表现出占位效应(提示生长缓慢)。

MRI：T_1WI 为高信号,T_2WI 为低信号。钙化在 T_1WI 及 T_2WI 上均为低信号[3]。

血管造影：表现为无血管或少血管的占位病变。

39.1.7 治疗

推荐在可能的条件下进行广泛性根治切除(脊髓和脑干肿瘤可能较受

限)。建议术后密切随访,如果肿瘤复发,应考虑再次切除。放疗的作用尚不明确,由于放疗存在副作用且肿瘤的长期预后良好,因此不推荐使用放疗作为初始治疗,但在肿瘤复发时可以考虑[8]。

39.1.8 预后

Russell 和 Rubenstein[9]首先提出:肿瘤星形细胞成分的级别决定着肿瘤的预后。这一观点已经得到某些病例报道的支持,但临床病例研究还没有证实组织学特点与预后的相关性[8]。因此,肿瘤间变与预后不良的相关性并不明显[8]。

切除肿瘤后,大多数病人情况良好,症状消失。在一组 10 例病人的研究中,有 1 例在术后第 3 天因脑水肿死亡。

在 58 名病人中,5 年生存率为 89%,10 年生存率为 84%[8]。9 例脑干神经节胶质瘤的病人,其 5 年生存率为 78%。

放疗的作用尚不明确。当 CT 随访证实肿瘤明显生长或术中发现肿瘤浸润时,可考虑放疗。

1 例病人手术切除 5 年后复发,肿瘤恶变为胶质母细胞瘤(这例病人接受了放疗)。

次全切除术后,脑干神经节胶质瘤的预后好于脑干胶质瘤(作为一个整体)[5]。

39.2 副神经节瘤

39.2.1 概述

又称为化学感受器瘤、血管球瘤。表 39-1 列出了这些肿瘤在不同部位的名称。

表 39-1 根据起源部位命名

部　　位	命　　名
颈动脉分叉(最常见)	颈动脉体瘤
迷走神经耳支(中耳)	鼓室球瘤
迷走神经上神经节(颈静脉孔)	颈静脉球瘤
迷走(结状)下神经节(颅底鼻咽部)(最少见)	迷走神经球瘤(或迷走神经内球瘤)
肾上腺髓质及交感链	嗜铬细胞瘤

这些肿瘤起源于副神经节细胞(不是以前所认为的化学感受器细胞,因此"化学感受器瘤"一词已逐渐被弃用)。生长缓慢(5 年内小于 2 cm)。组织学

39

为良性(10%以下的病人出现淋巴结受累或远处转移)。电镜下大多数肿瘤含有分泌性颗粒[大多为肾上腺素和去甲肾上腺素,这些肿瘤偶尔也能够分泌儿茶酚胺,可能导致致命的高血压和(或)心律失常]。

血管球瘤可以两种形式发生:

1. 家族性:非多中心,高达 50%。

2. 非家族性:可以是多中心的(异时的)5%。

39.2.2　嗜铬细胞瘤

■ 概述

位于肾上腺,可以散发,或者作为家族性综合征的一部分(von Hippel - Lindau 病(见章节 43.3.3),MEN 2A、2B 或神经纤维瘤病)。当诊断时病人年龄小于 50 岁且怀疑 VHL 突变或其他遗传学异常时,应行基因检测。

■ 实验室检查

1. 分次检测血浆甲氧基肾上腺素:敏感性 96%,特异性 85%[11]。比检测血清儿茶酚胺敏感性高。如果血浆甲基去甲福林(NMN)<112 pg/ml 并且甲氧基肾上腺素(MN)<61 pg/ml,则嗜铬细胞瘤可除外。如果甲基去甲福林(NMN)>400 pg/ml 或甲氧基肾上腺素(MN)>236 pg/ml,则高度怀疑嗜铬细胞瘤。

2. 收集 24 小时尿液:测定总儿茶酚胺水平(肾上腺素和去甲肾上腺素)和甲氧基肾上腺素(敏感性 88%,特异性 99.7%[12])。注意:不再进行香草基扁桃酸(VMA)的检测。

3. 水平升高者,需行可乐定抑制实验。正常反应包括血浆儿茶酚胺水平较基线下降≤50% 且低于 500 pg/ml(特发性高血压者分泌减少,但嗜铬细胞瘤和其他肿瘤的分泌水平不变)。

■ 影像学检查

实验室检测确诊嗜铬细胞瘤后应行影像学检查。

增强 MRI 检查优于 CT。

存在 MRI 检查禁忌时,可使用 CT,但其敏感性低,尤其是当病变直径小于 1 cm 时。

^{123}I-间碘苄胍(^{123}I-MIBG)显影检测肾上腺外嗜铬细胞瘤敏感性为 83%～100%,特异性为 95%～100%。不能使用^{131}I-间碘苄胍(^{131}I-MIBG),其检测敏感性为 77%～90%,特异性为 95%～100%。

39.2.3　颈动脉体瘤

■ 概述

可能是最常见的副神经节瘤(嗜铬细胞瘤可能更为常见)。大约 5% 为双侧发病;在家族性病例中,双侧发病的比例可增加至 26%(可能是常染色体显性遗传)。

■ 临床表现

通常表现为上颈部无痛性缓慢生长的肿块。大型肿瘤可侵犯脑神经(尤其是迷走神经和舌下神经);也可导致颈内动脉狭窄,引起短暂性脑缺血发作(TIA)或卒中。

■ 评估

1. 颈动脉血管造影:可显示肿瘤的主要供血动脉(通常为颈外动脉,也可能有来自椎动脉或甲状颈干的血供)。也可发现双侧病变。特征性表现:分叉处扩张。

2. MRI(或 CT):显示肿瘤范围,评估肿瘤向颅内侵犯的程度。

■ 治疗

文献报道手术切除的并发症发生率很高,包括卒中(8%～20%)、脑神经损伤(33%～44%)。死亡率为 5%～13%。

39.2.4　血管球瘤

■ 概述

血管球瘤可以分为颈静脉球瘤和鼓室球瘤两个亚类。颈静脉球瘤起自颈静脉球(位于乙状窦和颈内静脉交界处的颈静脉孔),鼓室球瘤中心位置高于颈静脉球。血管球瘤很少见(占所有头颈部肿瘤的 0.6%),但鼓室球瘤是中耳最常见的肿瘤。颈静脉球瘤(GJT)起源于血管球体,常位于颈静脉球区,沿血管生长,可呈指状伸入颈静脉(切除时可导致静脉栓塞)[13]。尽管有些肿瘤生长迅速,但多数血管球瘤生长缓慢。

血供:肿瘤血供非常丰富,主要由颈外动脉供血(尤其是咽升动脉的下鼓室支和耳后动脉、枕动脉及颌内动脉的分支);另外,颈内动脉(ICA)岩骨段也可参与供血。鼓室球瘤血供来自耳动脉。

■ 流行病学

男、女比例为 1∶6。几乎均为单侧发病。

■ 病理

• 概述

组织学上与颈动脉体瘤无法区分。可以通过破坏颞骨和沿着先存通道(沿血管、咽鼓管、颈静脉、颈动脉)发生局部侵犯,尤其是后者更常见。向硬膜内生长的情况少见。可发生恶变,但很少见。这些肿瘤很少转移。

• 分泌性质

这些肿瘤通常含有分泌颗粒(即使是无功能的肿瘤),可以活跃地分泌儿茶酚胺类物质(类似于嗜铬细胞瘤,仅 1%～4% 的 GJT 出现[14])。功能活跃的肿瘤中去甲肾上腺素水平升高,这是因为血管球瘤缺乏甲基转移酶,因此不能将去甲肾上腺素转化为肾上腺素。另外,肿瘤还可能分泌 5-羟色胺和血管

39

舒缓素,引起类癌综合征(支气管收缩、腹痛、暴发性腹泻、剧烈头痛、皮肤充血、高血压、肝大和高血糖)[15]。在手术操作中,这些肿瘤还可以释放组胺和缓激肽,导致低血压及支气管收缩[16]。

■ 临床表现

• 症状

病人通常以听力丧失和搏动性耳鸣起病,眩晕是第三大常见症状,也可有耳痛。

• 体征

听力丧失可能是传导性(例如,外耳道阻塞所致)或感觉性的,后者由迷路受侵袭所致,常伴眩晕(第Ⅷ对脑神经是最常受侵犯的神经)。可出现第Ⅸ、Ⅹ、Ⅺ和Ⅻ对脑神经麻痹的各种形式的组合(见章节 3.3,"颈静脉孔综合征"),偶尔可出现面神经麻痹(通常是在颞骨内受侵犯所致)。导致脑干受压的大型肿瘤也可出现共济失调和(或)脑积水。病人偶尔也可因为分泌产物引起的症状而就诊(见下文)。

耳镜检查:鼓膜后搏动性红-蓝色肿物(偶尔,耳鼻咽喉科医师不恰当地取活检可能导致大出血)。

■ 鉴别诊断

见章节 89.2.2。主要与神经鞘瘤(听神经瘤)进行鉴别,两者在 CT 上均发生强化。具有囊性成分和颈静脉球外压性表现是神经鞘瘤的特征。难以鉴别的病例可行血管造影检查。

■ 评估

• 神经生理学测试

应进行听力检查及前庭功能测试。

• 影像学检查

1. CT 或 MRI 用于显示肿瘤部位及生长范围,CT 对于颅底骨质破坏的显示优于 MRI。

2. 血管造影:明确诊断(有助于排除听神经瘤),当肿瘤侧颈静脉必须阻断时,用于明确对侧颈静脉的通畅程度,颈静脉球和(或)静脉通常部分或完全闭塞。

• 内分泌检查

见上文。

■ 分类

已经提出过许多分类方案。改良的 Jackson 分类法见表 39-2。

■ 治疗

对于局限于中耳内的小肿瘤,手术切除通常是简单而有效的方法。对于侵犯和破坏骨质的较大肿瘤,手术和(或)放疗的相对作用仍未完全明确。对于大型肿瘤,手术有造成严重脑神经麻痹的风险。

39

表 39 - 2　改良的 Jackson 分类法[17]

类　型	描　　　　　述	颅内扩展
Ⅰ	小；累及颈静脉球、中耳和乳突	无
Ⅱ	在 IAC 下方延伸	可有
Ⅲ	延伸至岩骨尖部内	可有
Ⅳ	越过岩骨尖部,延伸进入斜坡或颞下窝	可有

- **药物治疗**

儿茶酚胺分泌活跃的肿瘤,药物治疗有助于缓解症状,或者作为栓塞或手术前的辅助治疗。在栓塞或手术前使用 α 受体阻滞剂和 β 受体阻滞剂可以避免可能出现的致命性血压波动和心律失常。α 受体阻滞剂需 2～3 周、β 受体阻滞剂至少需 24 小时才能达到充分阻滞;紧急情况下,药物治疗 3 天可能也足够。

1. α 受体阻滞剂:通过抑制周围血管收缩而降低血压。

(1) 酚苄明(Dibenzyline®):长效,峰值效应 1～2 小时,起始剂量为 10 mg PO BID,逐渐增加至 40～100 mg/d,分成 2 次给药。

(2) 酚妥拉明(Regitine®):短效。常用于手术或栓塞时的高血压危象,静脉给药。

用法:5 mg 静脉给药/肌内注射(儿童:1 mg),术前 1～2 小时给药,必要时术前或术中可重复给药。

2. β 受体阻滞剂:减少由儿茶酚胺引起的心动过缓和心律失常(也可防止仅用 α 受体阻滞剂时可能发生的低血压)。并非任何时候都需要用这种药物,但当使用这种药物时需注意:在使用 α 受体阻滞剂之前不能使用 β 受体阻滞剂(防止高血压危象及心肌缺血)。

(1) 普萘洛尔(Inderal®):口服剂量 5～10 mg,每 6 小时 1 次,术中静脉用药剂量0.5～2 mg 缓慢静脉推注。

(2) 拉贝洛尔(Normodyne®)(见章节 6.1):可能有一些选择性 α₁ 受体阻滞和非选择性 β 受体阻滞的作用(作用小于普萘洛尔)。

3. 5 -羟色胺、缓激肽、组胺释放阻滞剂:这些物质可激发支气管收缩,且激素治疗无效,但吸入性 β 受体激动剂或吸入性抗胆碱能药物有效。生长抑素可用于抑制 5 -羟色胺、缓激肽或组胺的释放。由于这类药物半衰期短,最好使用奥曲肽(见章节 46.2.5)100 μg,皮下注射,每 8 小时 1 次。

- **放疗**

尽管肿瘤依然存在,但放疗可以缓解症状并使肿瘤停止生长。建议总剂量 40～45 Gy,分为每次 2 Gy[18]。更低剂量(总量约 35 Gy,分为 15 次,每次 2.35 Gy)似乎同样有效且副作用更少[19]。通常仅作为大型肿瘤、年龄太大或健康状况无法耐受手术者的主要治疗方法。有些外科医师在术前4~6个月进行放疗，以减少肿瘤的血供[20]（存在争议）。

- **栓塞**

1. 通常仅用于血供丰富的大型肿瘤（即血管可被选择性栓塞，不存在栓塞颗粒进入正常脑区的危险）。

2. 栓塞后肿瘤肿胀可压迫脑干或小脑。

3. 于术前24~48小时进行栓塞以减少肿瘤血供（不能早于这个时间，因为栓塞后将出现水肿）。

4. 对分泌活跃的肿瘤进行栓塞必须谨慎，因为这些肿瘤被栓塞出现梗死后可能释放一些血管活性物质（如肾上腺素）。

5. 可作为无法手术病人的主要治疗方案（±放疗）。在这种情况下，只能缓解症状，因为肿瘤还会形成新的血液供应。

6. 所用材料分为可吸收（Gelfoam®）和不可吸收（Ivalon®）两种。

■ 手术治疗

肿瘤主要位于硬膜外，硬膜周围有大量血管。

枕入路可导致致命性出血，且通常不能完全切除。提倡由神经外科医师和神经耳科学家，在可能的条件下还需要头颈外科医师共同组成手术团队进行手术[2]。这种情况下使用经颈部的颅底入路。

早期结扎来自颈外动脉（ECA）的供血动脉，然后迅速结扎引流静脉（防止儿茶酚胺类物质释放入血）。

如果对侧颈静脉（JV）通畅，那么结扎患侧颈静脉是可以耐受的（通常患侧颈静脉已闭塞）。

手术并发症及预后：最常见的并发症是脑脊液瘘、面神经麻痹、不同程度的吞咽困难（后组脑神经功能障碍所致）。第Ⅶ到第Ⅻ对脑神经中的任何一个都可能损伤，如果怀疑存在后组脑神经功能障碍，应行气管切开术，可能需暂时或终身行胃造瘘插管进食。后组脑神经功能障碍易引起误吸，术后胆囊收缩素（CCK）水平降低所导致的胃排空障碍及肠梗阻也增加了误吸的风险。也可能会造成失血过多。

即使手术全切肿瘤，术后复发率仍高达 $1/3$[20,22]。

39.3 神经母细胞瘤

39.3.1 概述

起源于交感神经节[23]。可出现在交感神经系统任何部位，最常见的是肾上腺（40%）、胸交感节（15%）、颈部（5%）和盆底（5%）。此处所述肿瘤包含：

1. 神经母细胞瘤：分化最差且侵袭性最强。

2. 神经节神经母细胞瘤。

3. 神经节神经细胞瘤。

注意：嗅神经母细胞瘤称为成感觉神经母细胞瘤（见章节 89.22）。

39.3.2 临床表现

可表现为腹部肿物、局部疼痛或者根性痛，或者（伴高胸段或颈段肿瘤）Horner 综合征。脊髓压迫可能为穿过神经孔的侵袭所致，可出现脊柱侧弯。肿瘤可分泌儿茶酚胺前体[高香草酸（HVA）、香草扁桃酸（VMA）和多巴胺]并导致 HTN（可通过尿液检查评估）。肿瘤转移至眶周可导致"熊猫眼征"（常表现为单侧的瘀斑和突眼）。多数低级别肿瘤可自行退化且不再复发。

（徐　珑　王成俊）

参考文献

[1] Courville CB. Ganglioglioma. Tumor of the Central Nervous System: Review of the Literature and Report of Two Cases. Arch Neurol Psychiatry. 1930; 24:439–491

[2] Rubinstein LJ. Tumors of the Central Nervous System. Atlas of Tumor Pathology, Second Series, Fascicle 6. Washington, DC: Armed Forces Institute of Pathology; 1972

[3] Demierre B, Stichnoth FA, Hori A, et al. Intracerebral Ganglioglioma. J Neurosurg. 1986; 65:177–182

[4] Kalyan-Raman UP, Olivero WC. Ganglioglioma: A Correlative Clinicopathological and Radiological Study of Ten Surgically Treated Cases with Follow-Up. Neurosurgery. 1987; 20:428–433

[5] Garcia CA, McGarry PA, Collada M. Ganglioglioma of the Brain Stem. Case Report. J Neurosurg. 1984; 60:431–434

[6] Sutton LN, Packer RJ, Rorke LB, et al. Cerebral Gangliogliomas During Childhood. Neurosurgery. 1983; 13:124–128

[7] Miller DC, Lang FF, Epstein FJ. Central Nervous System Gangliogliomas. Part 1: Pathology. J Neurosurg. 1993; 79:859–866

[8] Lang FF, Epstein FJ, Ransohoff J, et al. Central Nervous System Gangliogliomas. Part 2: Clinical Outcome. J Neurosurg. 1993; 79:867–873

[9] Russell DS, Rubenstein LJ. Ganglioglioma: A Case with a Long History and Malignant Evolution. J Neuropathol Exp Neurol. 1962; 21:185–193

[10] van Nederveen FH, Gaal J, Favier J, Korpershoek E, Oldenburg RA, de Bruyn EM, Sleddens HF, Derkx P, Riviere J, Dannenberg H, Petri BJ, Komminoth P, Pacak K, Hop WC, Pollard PJ, Mannelli M, Bayley JP, Perren A, Niemann S, Verhofstad AA, de Bruine AP, Maher ER, Tissier F, Meatchi T, Badoual C, Bertherat J, Amar L, Alataki D, Van Marck E, Ferrau F, Francois J, de Herder WW, Peeters MP, van Linge A, Lenders JW, Gimenez-Roqueplo AP, de Krijger RR, Dinjens WN. An immunohistochemical procedure to detect patients with paraganglioma and phaeochromocytoma with germline SDHB, SDHC, or SDHD gene mutations: a retrospective and prospective analysis. Lancet Oncol. 2009; 10:764–771

[11] Kudva YC, Sawka AM, Young WF, Jr. Clinical review 164: The laboratory diagnosis of adrenal pheochromocytoma: the Mayo Clinic experience. J Clin Endocrinol Metab. 2003; 88:4533–4539

[12] de Jong WH, Eisenhofer G, Post WJ, Muskiet FA, de Vries EG, Kema IP. Dietary influences on plasma and urinary metanephrines: implications for diagnosis of catecholamine-producing tumors. J Clin Endocrinol Metab. 2009; 94:2841–2849

[13] Chretien PB, Engelman K, Hoye RC, et al. Surgical Management of Intravascular Glomus Jugulare Tumor. Am J Surg. 1971; 122:740–743

[14] Jackson CG, Harris PF, Glasscock MEI, et al. Diagnosis and Management of Paragangliomas of the Skull Base. Am J Surg. 1990; 159:389–393

[15] Farrior JB, Hyams VJ, Benke RH, Farrior JB. Carcinoid Apudoma Arising in a Glomus Jugulare Tumor: Review of Endocrine Activity in Glomus Jugulare Tumors. Laryngoscope. 1980; 90:110–119

[16] Jensen NF. Glomus Tumors of the Head and Neck: Anesthetic Considerations. Anesth Analg. 1994; 78:112–119

[17] Jackson CG, Glasscock ME, Nissen AJ, et al. Glomus Tumor Surgery: The Approach, Results, and Problems. Otolaryngol Clin North Am. 1982; 15:897–916

[18] Kim J-A, Elkon D, Lim M-L, Constable WC. Optimum Dose of Radiotherapy for Chemodectomas of the Middle Ear. Int J Radiation Oncology Biol Phys. 1980; 6:815–819

[19] Cummings BJ, Beale FA, Garrett PG, Harwood AR, et al. The Treatment of Glomus Tumors in the Temporal Bone by Megavoltage Radiation. Cancer. 1984; 53:2635–2640

[20] Spector GJ, Fierstein J, Ogura JH. A Comparison of Therapeutic Modalities of Glomus Tumors in the Temporal Bone. Laryngoscope. 1976; 86:690–696

[21] Schmidek HH, Sweet WH. Operative Neurosurgical Techniques. New York 1982

[22] Hatfield PM, James AE, Schulz MD. Chemodectomas of the Glomus Jugulare. Cancer. 1972; 30:1164–1168

[23] Brodeur GM, Pritchard J, Berthold F, et al. Revisions of the international criteria for neuroblastoma diagnosis, staging, and response to treatment. J Clin Oncol. 1993; 11:1466–1477

39

40 松果体区及胚胎性肿瘤

40.1 松果体区肿瘤

40.1.1 概述

> **要 点**
>
> 1. 病理类型广泛：生殖细胞肿瘤（生殖细胞瘤和畸胎瘤最常见）、星形细胞瘤和松果体肿瘤（松果体母细胞瘤最常见）占主要部分。
> 2. 肿瘤含有多种细胞类型：脑脊液肿瘤标志物检测（β-hCG、AFP 等）对诊断意义不大，但可以反映治疗效果。
> 3. 传统方法采用试验剂量的放疗（XRT）来辅助诊断，但目前越来越倾向于在进行治疗前获取组织学诊断。

松果体区[1]：背侧为胼胝体压部和脉络组织，腹侧为四叠体板和中脑顶盖，头侧为第三脑室后部，尾侧为小脑蚓部。一个显著特征是此部位的病变类型多样（肿瘤和非肿瘤），因为正常情况下该部位存在多种组织，见表 40-1。

表 40-1 松果体区肿瘤的起源

松果体区肿瘤形成的基础	可能引起的肿瘤
松果体的腺体组织	松果体细胞瘤和松果体母细胞瘤
胶质细胞	星形细胞瘤（含毛细胞型）、少突胶质细胞瘤、胶质囊肿（又称松果体囊肿）
蛛网膜细胞	脑膜瘤、蛛网膜囊肿（非肿瘤性）。大脑内静脉向下方移位是此部位脑膜瘤的典型特征
室管膜	室管膜瘤
交感神经	化学感受器瘤
生殖细胞的残余	生殖细胞肿瘤：绒毛膜癌、生殖细胞瘤、胚胎性癌、内胚窦肿瘤（卵黄囊肿瘤）和畸胎瘤

续　表

松果体区肿瘤形成的基础	可能引起的肿瘤
松果体腺缺乏血-脑障碍(BBB)	血源性转移癌的好发部位
外胚层的残余物	表皮样囊肿或皮样囊肿
类似肿瘤的非肿瘤性病变	
血管源性	Galen 静脉动脉瘤(见章节 82.8),AVM
感染	囊虫病(见章节 22.3.2)

40.1.2　松果体囊肿(PC)

■ 概述

常为偶然发现(即无症状),MRI 检出率约为 4%[2],尸检的检出率为 $25\%\sim$ 40%[3](很多为显微镜检查发现)。最常见的是囊内充满松果体胶质细胞的囊肿,其直径<1 cm。病因不明,PC 为非肿瘤性病变,可能是由于缺血性胶质变性或松果体憩室被隔离而形成。这些囊肿通常为良性,其自然病程尚不确定[4]。

囊肿内部可含有清亮、轻微黄染或出血性液体。罕见情况下,囊肿可能会增大,并和其他松果体区占位一样,压迫导水管引起脑积水从而产生症状[5],还会出现包括 Parinaud 综合征(见章节 3.2.5)在内的凝视障碍[6]或下丘脑的症状。

PC 可以引起体位性头痛,其原理是囊肿能够间断性压迫 Galen 静脉和(或)中脑导水管[7]。上述理论尚未得到证实,因为 MRI 检查显示囊肿可以压迫 Galen 静脉和四叠体板而并不引起症状[8]。

■ 影像学特点

由于和脑脊液密度相近,故肿瘤在 CT 上可能难以发现。在 MRI T_1WI 上表现为松果体隐窝部位的圆形或卵圆形病变,信号因蛋白质含量而异(等信号或稍高信号)。T_2WI 偶尔表现为信号增高[4]。增强扫描,囊肿壁偶尔发生强化,最大厚度为 2 mm,囊肿壁不规则并伴有结节状强化时提示非良性病变。

松果体区也可能会出现表皮样囊肿和皮样囊肿,它们体积较大,在 MRI 检查中具有不同的信号特点。

■ 治疗

对于直径<2 cm 且表现典型的无症状性 PC,进行临床随访并每年进行一次影像学检查。对于有症状的或 MRI 表现发生变化的病变,建议进行手术治疗以缓解症状或明确诊断。

脑积水病人的手术选择:

1. 脑脊液分流术:可能无法缓解凝视障碍(压迫中脑顶盖部)。

2. 囊肿切除术：缓解症状和明确诊断。致残率低。

3. 立体定向或内镜下抽吸：可能无法获取用于诊断的足量标本。

4. 内镜下第三脑室造瘘术（ETV）（见章节 97.6.4）：仅适用于典型 PC，因为无法获取组织进行诊断。有文献报道一部分病例在治疗后 PC 消退[9]。

40.1.3 松果体区肿瘤

■ 概述

松果体区肿瘤在儿童中多见（占儿童脑肿瘤的 3%～8%），成人所占比例不到 1%[10]。此处可发生 17 种以上类型的肿瘤[11]。生殖细胞瘤是最常见的肿瘤（在欧美人群的松果体区肿瘤中占 21%～44%，日本人中占 43%～70%），其次是星形细胞瘤、畸胎瘤和松果体母细胞瘤[12]，很多肿瘤含多种细胞类型。

生殖细胞肿瘤（GCT）、室管膜瘤和松果体细胞肿瘤易于通过脑脊液转移（"脱落转移"）。

■ 松果体肿瘤

• 松果体细胞肿瘤

松果体细胞瘤是起源于松果体上皮细胞、分化良好的肿瘤。松果体母细胞瘤是一种恶性肿瘤，属于原始神经外胚层肿瘤（PNET）（见章节 40.2.3）。两者均可随脑脊液转移，均对放疗敏感。

• 生殖细胞肿瘤（GCT）

当发生于中枢神经系统时，常位于中线部位的鞍上和松果体区（如病变同时发生于鞍上和松果体区，则称为同步生殖细胞瘤，占 GCT 的 13%，对放疗高度敏感[13]）。松果体区生殖细胞肿瘤男性多见。女性 GCT 以鞍上多见[14]。除了良性畸胎瘤，所有颅内 GCT 均为恶性肿瘤，可经脑脊液播散或发生全身性转移。

生殖细胞肿瘤的种类：

1. 生殖细胞瘤：原始生殖细胞的恶性肿瘤，发生于性腺（男性称为睾丸精原细胞瘤，女性称为无性细胞瘤）或中枢神经系统内。这些肿瘤的生存率远较非生殖细胞瘤好。

2. 非生殖细胞瘤（NGGCT）包括：

（1）胚胎性癌。

（2）绒毛膜癌。

（3）内胚窦瘤（EST）：又称卵黄囊癌，通常为恶性。

（4）畸胎瘤：

1）成熟畸胎瘤。

2）未成熟畸胎瘤。

- **肿瘤标志物**

GCT 在脑脊液中特征性地(并非总是)生成肿瘤标志物(β- hCG 和 AFP)(见章节 34.7.3)。脑脊液中 β- hCG 升高通常与绒毛膜癌相关,但也可见于大约 50% 的生殖细胞瘤(更为常见)。甲胎蛋白(AFP)升高见于内胚窦瘤、胚胎性癌和少数畸胎瘤。颅内 GCT 可引起血清或脑脊液中的胎盘碱性磷酸酶(PLAP)升高[15]。有关这些标志物的总结详见表 40 - 2。如果检测结果呈阳性,则可对肿瘤标志物进行连续性随访,用于评价疗效及监测复发(应检测血浆及脑脊液中的含量)。注意:许多肿瘤含多种细胞型,因此仅根据这些肿瘤标志物并不足以确诊松果体区肿瘤。

表 40 - 2　松果体 GCT 脑脊液中的肿瘤标志物[a]

肿　　瘤	β- hCG	AFP	PLAP[b]
绒毛膜癌	≈100%	—	—
生殖细胞瘤	10%～50%	—	+
胚胎性癌	—	+	—
卵黄囊瘤	—	+	—
未成熟畸胎瘤	—	+	—
成熟畸胎瘤	—	—	—

a 改编版本(已获得原作者 Ashraf Samy Youssef, M.D., Ph.D.授权)
b 血清中 PLAP 也可能升高

- **儿童**

一组病例研究中儿童松果体区肿瘤的分类情况见表 40 - 3(A 组)。

在 36 名年龄≤18 岁的病人中,发现了 17 种不同组织学类型的肿瘤: 11 例生殖细胞瘤(最常见的肿瘤),7 例星形细胞瘤,其余 18 例病人分属 15 种肿瘤[17]。

- **成人**

GCT 和松果体细胞肿瘤主要发生于儿童和青壮年。因此,40 岁之后,松果体区肿瘤多为脑膜瘤或胶质瘤。表 40 - 3 中的 B 组既包括成人,也包括儿童。

表 40 - 3　松果体区肿瘤

肿　　瘤	A 组[a](%)	B 组[b](%)
生殖细胞瘤	30	27
星形细胞瘤	19	26
松果体细胞瘤	6	12

续 表

肿　瘤	A 组[a](%)	B 组[b](%)
恶性畸胎瘤	6	
未辨明的生殖细胞肿瘤	6	
绒毛膜癌	3	1.1
恶性畸胎瘤/胚胎细胞肿瘤	3	1.6
胶质母细胞瘤	3	
畸胎瘤	3	4.3
生殖细胞瘤/外胚窦肿瘤	3	
皮样囊肿	3	
胚胎细胞肿瘤	3	
松果体母细胞瘤	3	12
松果体细胞瘤/松果体母细胞瘤	3	
内胚窦肿瘤	3	
胶质囊肿(松果体囊肿)[16]	3	2.7
蛛网膜囊肿	3	
转移癌		2.7
脑膜瘤		2.7
室管膜瘤		4.3
少突胶质细胞瘤		0.54
神经节胶质神经瘤		2.7
淋巴瘤		2.7

a 36 名年龄≤18 岁的儿童病人[17]
b 370 例病人,年龄 3～73 岁[10]

• 临床表现

　　几乎所有病人出现症状时均有脑积水,出现头痛、呕吐、嗜睡、记忆障碍、婴儿头围异常增大和癫痫发作等典型症状和体征。可出现 Parinaud 综合征(见章节 3.2.5)或中脑导水管综合征。患绒毛膜癌和生殖细胞瘤的男童,由于肿瘤中的合体滋养层细胞能够向脑脊液中分泌 β - hCG,产生类黄体生成素的作用,故而发生性早熟。鞍上 GCT:尿崩症、视力受损以及全垂体功能减退症构成"三联征"[14]。

　　脑脊液种植引起的脱落转移灶能够引起神经根病和(或)脊髓病。

• 治疗

到目前为止,松果体区肿瘤的最佳治疗方案仍未确定。

试验性放疗:有争议(见章节 40.1.3)。由于放疗存在副作用且 $36\%\sim 50\%$ 的松果体区肿瘤为良性或对放疗敏感性差,故目前的观点主张大部分病例应获取组织学结果(如立体定向活检)[18]。也有观点认为如果松果体区肿瘤 MRI 上增强均匀,有生殖细胞瘤的典型表现,可以给予 5 Gy 的试验性放疗;如果肿瘤缩小,则可以基本确诊生殖细胞瘤,然后继续放疗而无须手术。但是,这可能会导致患良性或放射抵抗性肿瘤的病人不必要地接受放疗[10]。

根据 MRI 怀疑畸胎瘤或表皮样囊肿的病人应避免试验性放疗,在混合细胞类型的肿瘤相对常见的情况下,放疗反应可能是误导性的。

治疗建议:

1. 行全脊柱 MRI 扫描,评估是否有脱落转移。

2. 肿瘤标志物检查(β - hCG、AFP、PLAP)(见章节 40.1.3)(有一定帮助,但不足以确诊):如果肿瘤标志物检测结果呈阴性,则可能是松果体细胞肿瘤或缺乏标志物的 GCT(见上文)。如果肿瘤标志物检测结果呈阳性,病变仍然有可能是一个混合细胞型肿瘤。

(1) 血清。

(2) 脑脊液(如果可以安全获取):对患大型颅内病变和(或)梗阻性脑积水的病人禁止行腰椎穿刺。如果放置了脑室外引流装置,可以从中获取脑脊液标本。

3. 多数病人行组织学检查:常规采用活检,标本需足量(避免丢失混合细胞型肿瘤中的其他组织学成分)。

(1) 如果存在脑积水:采用经脑室穿刺活检。

(2) 不伴脑积水:

1) 开颅取活检。

2) 立体定向活检。

3) 计算机辅助脑池内镜活检(CACE)。

4. 肿瘤标志物和组织病理学检查:

(1) 生殖细胞瘤:放疗+化疗。

(2) 其他肿瘤:手术切除+辅助治疗(通常帮助不大)。

◎ 脑积水

因脑积水急诊入院的病人最好行脑室外引流术(EVD)。此方法可控制脑脊液引流量,防止肿瘤的腹膜种植转移(极罕见[19]),还可使许多病人避免放置永久性分流管,这部分病人切除肿瘤后不需进行分流(尽管约 90% 的松果体区 GCT 病人需行分流)。保证术后阶段存在进入脑室的通路非常重要(经 EVD 或 Frazier 钻孔,见章节 94.1.3),以防急性脑积水。

立体定向技术:可用于明确诊断(活检),或用于治疗有症状的松果体囊肿[20,21]。操作必须谨慎,因为松果体区有许多血管(Galen 静脉、Rosenthal 基底静脉、大脑内静脉及脉络膜后内侧动脉)[22],这些血管可能发生移位。立体定向活检并发症的发生率:死亡率约 1.3%,致残率约 7%,370 例病人中有 1 例发生种植转移,确诊率约为 94%[10]。立体定向活检的缺点之一是:不能发现某些肿瘤的所有组织类型。

主要有两种立体定向通路:① 前外侧(低额)大脑内静脉下方入路;② 后外侧经顶-枕叶入路[11]。一项研究发现,操作通路与并发症的发生相关,建议采用前外侧通路[23]。然而,另一项研究发现,操作通路与并发症之间并不存在相关性[10],质地坚硬的肿瘤并发症发生率较高(松果体细胞瘤、畸胎瘤和星形细胞瘤),因此建议,活检时第一次试穿难以穿透肿瘤时,应行开颅活检。

立体定向放射外科可能适用于治疗部分病变。

计算机辅助脑池内镜活检(CACE):采用幕下小脑上入路,可以显露神经、血管结构并且避免穿过脑实质[11]。

放疗:试验剂量放疗存在争议(见章节 40.1.3)。生殖细胞瘤对放疗(及化疗)非常敏感,上述方法可能是最佳治疗,放疗后应进行随访。

其他恶性肿瘤术后也可采用放疗。对患高度恶性肿瘤或有脑脊液种植转移的病人,应行全脑全脊髓放疗,并在瘤床部位增加射线剂量。

幼儿病人应尽可能避免放疗。小于 3 岁的患儿可行化疗,待其长大后,对放疗耐受性较好时再考虑行放疗[14]。

• 肿瘤的手术治疗

◎ 适应证

存在争议。有作者认为大多数肿瘤(除生殖细胞瘤最好用放疗外)都可行开颅手术切除[24]。另一些则认为,只有下列约占 25% 的肿瘤适宜手术切除[10]:

1. 对放疗不敏感(如恶性非生殖细胞瘤型 GCT):占松果体区肿瘤的 35%~50%(在非局限于儿童病人的病例研究中,该比例更高)。

2. 良性肿瘤(如脑膜瘤、畸胎瘤等)。

3. 包膜完整。

4. 注意:恶性 GCT 应不含转移征象(手术切除原发肿瘤对伴转移灶的病人无益)。

5. 松果体细胞瘤:建议手术切除+残余肿瘤立体定向放射外科(SRS)。

◎ 可选方案

1. 直接手术切除:获取足量的标本用于活检,良性肿瘤可治愈。对恶性肿瘤和无并发症的生殖细胞瘤不适合。

2. 活检后行辅助治疗:适合恶性肿瘤和生殖细胞瘤。

◎ 手术入路

术前 MRI 有助于选择,入路包括:

1. 最常用入路——幕下小脑上入路[25]：若小脑幕的角度过于陡峭，则不能采用（MRI 上评估最佳）。可采用坐位（存在空气栓塞风险）（见章节 94.1.2）或 Concorde 位（见章节 94.1.2）。

2. 枕部经小脑幕入路：视野开阔。可能损伤视皮质和胼胝体压部。建议用于位于小脑幕缘中央或上方以及位于 Galen 静脉上方的病变，还可以用于罕见的伴幕上延伸的囊肿。向外侧牵拉枕叶，在直窦外侧 1 cm 处切开小脑幕。

3. 经脑室入路：适用于大型、偏心性并伴有脑室扩张的病变。通常采用经颞上回后部的皮质切口。手术风险：视力损伤、癫痫发作，如果位于优势半球，还可能出现言语障碍。

4. 幕下旁正中入路。

5. 经胼胝体入路：除延伸至胼胝体或第三脑室的肿瘤外，已基本弃用。

6. 旁正中幕下小脑上入路：可用于未延伸至幕上和对侧的囊肿[4]，避开了中间的静脉结构。

◎ 手术需考虑的重要因素

松果体的底部是第三脑室的后壁。上方为胼胝体压部，两侧为丘脑。松果体向后下方突向四叠体池。大脑深部的静脉是此区域手术的主要障碍。松果体区静脉引流必须保护好。

◎ 手术效果

死亡率：5％～10％[10]。术后并发症包括：新发的视野缺损、硬膜外积液、感染和小脑性共济失调。

40.2　胚胎性肿瘤

40.2.1　概述

■ 有关原始神经外胚层肿瘤（PNET）的一些说明

起初，PNET 一词包含了很多既往单独命名的肿瘤，这些肿瘤的病理显示它们有共同的位于室管膜下基质的祖细胞（原始神经外胚层细胞）（尽管确切的起源部位尚不明确）。这些肿瘤在组织病理学上很难鉴别，但在基因学上能鉴别[26]。目前，推荐将这些肿瘤称为"胚胎性肿瘤"[27]。但 PNET 一词已经根深蒂固了。这类肿瘤包括：视网膜母细胞瘤、松果体母细胞瘤、神经母细胞瘤、嗅神经母细胞瘤。髓母细胞瘤（MB）不仅仅是颅后窝的 PNET（见下文），还是与 MB 进化相关的变异类型，例如 β-连环蛋白和 APC 突变在松果体母细胞瘤和幕上原始神经外胚层肿瘤（sPNET）中并不存在。至少一些 MB 起源于小脑的外颗粒层细胞。

■ 胚胎性肿瘤

部位：小脑蚓部是最常见的部位（MB），也可见于大脑、松果体、脑干或脊

40

髓。原发性脊髓 PNET 极其少见(至 2007 年,报道了约 30 例[28]),sPNET 预后比 MB 差(见下文)。

播散:胚胎性肿瘤(ET)可自发通过脑脊液播散[29],或医源性播散(手术后或脑室分流术后,后者少见[19])。因此,所有的 ET 病人均需行脊髓影像学评估(MRI 增强扫描和脊髓造影敏感性基本一致)和脑脊液细胞学检查。肿瘤切除术后,建议病人接受预防性的全脑全脊髓放疗。对于年龄小于 3 岁的病人,为避免智力损害和生长发育停滞,应尽可能避免行全脑放疗(参阅放射性损伤和坏死,见章节 101.2.3)。病变也可能出现神经系统以外的转移灶。

Collin 定律:又称复发风险周期(PRR),常用于接受过治疗的胚胎性肿瘤患儿(尤其是 MB),但也可被用于其他源于妊娠事件的肿瘤。该定律认为复发风险周期等于病人确诊时的年龄加上 9 个月的时间[30]。超过 PRR 后仍未出现肿瘤复发的病人,其肿瘤复发风险较低。据文献报道,有较少的病例在超过 PRR 后出现复发(约占 1.4%)[31],但可能会发生其他肿瘤,如用于治疗原先肿瘤而采取的放疗所造成的新发肿瘤。

40.2.2 髓母细胞瘤(MB)

■ 概述

> **要 点**
>
> 1. 小细胞胚胎性肿瘤,主要见于儿童(发病高峰:10 岁以内),同时也是儿童最常见的恶性脑肿瘤。
> 2. 通常起源于小脑蚓部,常造成脑积水。
> 3. 肿瘤侵犯脑干使得手术无法全切。
> 4. 所有病人都需要评估有无"脱落转移"。

■ 流行病学

本病占儿童颅内肿瘤的 15%~20%[32],占颅后窝肿瘤的 30%~55%。MB 是儿童最常见的恶性脑肿瘤[33]。MB 占成人脑肿瘤的比例不到 1%。发病高峰年龄:10 岁以下,平均确诊年龄 5~7 岁(75%的病人在 15 岁前确诊),男:女=2:1。家族性肿瘤综合征包括:Gorlin 综合征、Turcot 综合征(见章节 35.2.2)。

■ 病理

所有 MB 均为 WHO Ⅳ级[34]。

组织亚型[34]:

1. 经典型(90%):细胞小,密度高,未分化,细胞核深染,细胞质少(各种异常肿瘤细胞簇形成 Homer - weight 环)[35](有时候称为"蓝色肿瘤")(单调的外观)。

2. 促结缔组织增生型(6%)：和经典型相似,含有"肾小球"或称苍白的细胞岛(细胞数目少,纤维束多)。有显著的神经元分化趋势。成人更常见。预后有争议：可能和经典型一样[36]或侵袭性稍差[37]。

3. 大细胞型(4%)[38]：细胞大,圆形,多形性细胞核,有丝分裂活跃。在为数不多的病例报道中,均为男性病人,比经典型侵袭性更高。类似于非典型畸胎瘤样或小脑横纹肌瘤,但具有不同的表型和细胞遗传学特征。

分子生物学

根据 MB 中分子遗传变异情况将其分为三个组：

1. 非随机染色体异常：(如 17p 标志物一致缺失)出现率 35%～40%。

2. 基因信息分析：

(1) ZIC 和 NSCL1 是与 MB 紧密相关的基因。

(2) 某些基因与较好的预后相关(观察某 8 个基因,当其存在时 5 年生存率为 80%,缺失时则降为 17%)。

3. 异常信号转导途径：如神经营养因子信号转导通路(对小脑发育很重要)或 Sonic hedgehog(音猬因子)通路(Shh)[39]。

种植和转移

10%～35%的病人确诊时已有脑-脊髓种植[32],5%的病人可发生神经系统外的转移[33],脑脊液分流术有时可以导致转移[40](尽管不常见[19])。

临床表现

病程较短(6～12 周)。MB 通常起源于小脑蚓部,位于第Ⅳ脑室顶的顶端(顶点)。该部位的肿瘤在早期即容易引起梗阻性脑积水。常见症状：头痛、恶心、呕吐、躯干和四肢共济失调。婴儿合并脑积水可出现烦躁、嗜睡或进行性头颅增大(巨颅)[41]。脊髓脱落转移可引起颈部疼痛、尿潴留或肢体无力。常见体征：视乳头水肿、共济失调、眼球震颤、眼外肌麻痹。

评估

CT 或 MRI 上常表现为强化明显的实性肿瘤[有文献报道,在年龄<3 岁的患儿中,肿瘤可出现罕见的弥散性变异,呈广泛的结节状的 MB(MBEN)]。多数肿瘤位于第Ⅳ脑室区域的中线部位(靠外侧的肿瘤多见于成人),通常合并脑积水。影像学上主要与室管膜瘤(见章节 89.2.1)相鉴别。

CT：平扫→通常为高密度,增强扫描→明显强化,20%可有钙化。

MRI：T_1WI→低信号或等信号,T_2WI→由于存在囊变、血管和钙化,因此表现为混杂信号[35],大多数肿瘤发生强化(含 MBEN)。

脊髓影像学检查：行增强 MRI、CT 或使用水溶性造影剂的脊髓造影检查以排除"脱落转移"。检查应在术前或术后 2～3 周内进行。

治疗

将病人分层为不同的风险组以指导治疗,见表 40-4。

该肿瘤对放疗高度敏感,对化疗中度敏感。

40

表 40 - 4　髓母细胞瘤风险分层

标准风险病人	术后 MRI 显示无肿瘤残余,脑脊液检查结果为阴性。5 年生存率超过 5% 且无进展生存率为 50%[48,49]
低风险病人	术后有大块肿瘤残余(>1.5 cm²),存在脑、脊髓或脑脊液播散。5 年无病率生存率为 35%~50%[50]
中等风险病人	可能存在,但没有明确的表述

治疗选择:(在不引起神经功能损伤的情况下)尽可能多地切除肿瘤,然后进行全脑全脊髓放疗(由于肿瘤易复发和种植,因此放疗是必需的)。肿瘤侵犯或黏附于第四脑室底部(脑干内面神经丘所在部位)常使切除受限。脑干上残留少量肿瘤(术后病人情况良好)好于追求脑干肿瘤完全切除(采用这种方法出现神经功能损伤的可能性更大)。

手术时暴露中线部位的髓母细胞瘤需要打开枕大孔,通常需去除 C1 后弓,偶尔还需去除 C2 后弓。肿瘤转移可引起蛛网膜增厚("糖衣")。

放疗:全脑-全脊髓最佳射线剂量为 35~40 Gy,瘤床(通常为颅后窝)和可见的脊髓转移灶另加 10~15 Gy,分割剂量在 6~7 周内完成[43,44]。年龄<3 岁的病人剂量减少 20%~25%,或用化疗代替。如果能够证实肿瘤已经全切,则对神经系统进行较低剂量的放疗(25 Gy)也能获得可以接受的肿瘤控制效果[45]。

化疗:无标准化疗方案。主要药物有洛莫司汀(CCNU)、顺铂和长春新碱(VCR),但通常仅用于复发、低风险(见下文)或年龄<3 岁的儿童病人。接受辅助化疗的低风险患儿与未接受化疗的患儿相比,有着显著的生存获益,前者的 5 年精确无病生存率为 87%,而后者仅为 33%。此差异在标准风险组病人中不存在[46]。

分流术:颅后窝肿瘤切除术后,30%~40% 的儿童病人需行永久性 VP 分流术。有人认为分流术相关的种植转移风险高达 10%~20%[32],但此估计可能过高[19]。过去常使用肿瘤滤器,由于梗阻发生率很高,因此目前已很少使用。

■ 预后

预后不良[47]。

1. 年龄小(尤其是 3 岁以下)。

2. 病变播散(转移)。

3. 不能全切(尤其残留病变>1.5 cm²)。

4. 组织学上沿胶质细胞、室管膜细胞、神经细胞系分化。

分层方案见表 40 - 4。

患儿的性别是 MB 一个重要的生存预后因子,女性患儿预后较好[51]。基因表达分析能很好地预测肿瘤对治疗的反应程度,其预测的准确性明显好于

当前的分期标准[26]。生物标志物和临床标志物对预测 MB 病人预后的效果
当前正在评估中[52,53]。

长期生存的 MB 病人合并需要永久治疗的内分泌、认知和心理后遗症的
风险较高。由于婴幼儿和年龄很小的儿童病人的肿瘤常为最致命的 MB 类
型,其发生治疗相关后遗症的风险也最高,故目前对这部分病人的治疗仍然是
一个难点。

颅后窝是 MB 最常见的复发部位。

Collin 定律同样被用于计算 MB 病人的复发风险周期(PRR),但文献曾
报道过不符合该定律的病例[31]。

40.2.3 幕上原始神经外胚层肿瘤

■ 概述

幕上原始神经外胚层肿瘤(sPNET)是高度恶性病变,主要见于幼儿
(65% 小于 5 岁),占儿童脑肿瘤的 2.5%～6%,成人罕见。不存在性别差异。
组织学上难以与 MB 相区分。sPNET 有独特的基因序列,较 MB 侵袭性更
强,且常对 MB 特异性治疗(尤其是松果体母细胞瘤)反应性较差。sPNET 的
总生存率总体上较 MB 低,局限性 sPNET 病人 3 年期望无进展生存率约
为 50%[54,55]。

■ 室管膜母细胞瘤

是一种细胞形态高度胚胎化的室管膜肿瘤[56]。大多数肿瘤发生于 5 岁
以下的儿童。预后不良,术后中位生存期为 12～20 个月,且术后 3 年的死亡
率几乎为 100%。与其他 PNET 相似,也易于发生蛛网膜下隙种植。

40.2.4 非典型畸胎瘤样(AT)/横纹肌样瘤(RT)

是中枢神经系统一种独特的胚胎性肿瘤,很多这类肿瘤以前可能被误诊
为 MB。主要发生在婴儿和儿童(超过 90%<5 岁,大部分<2 岁),少数病人
合并原发性肾横纹肌瘤。50% 的 AT/RT 发生在颅后窝,尤其是脑桥小脑三
角(CPA)。

33% 出现脑脊液播散的症状,多数病人在诊断后 1 年内死亡。

组织病理学:部分肿瘤完全由横纹肌细胞组成,其他一些可由横纹肌细
胞合并类似 PNET/MB 的细胞组成。其他细胞类型有:恶性间质细胞(常为
梭形细胞)、恶性上皮细胞(腺样/鳞状)。

分子生物学:AT/RT 和肾横纹肌瘤出现 22 号染色体缺失或为单条染色体。

40.2.5 嗅神经母细胞瘤

■ 概述

嗅神经母细胞瘤(ENB)最早于 1924 年提出,又称嗅神经神经母细胞瘤、

成感觉神经母细胞瘤和嗅基板肿瘤[57]，是人群发病率约为 0.4/100 万的罕见鼻腔肿瘤[58]。ENB 为恶性，起源于鼻腔上部的嗅神经嵴细胞。ENB 发病年龄范围较广（3～90 岁），存在两个发病高峰（20～30 岁和 60～70 岁）。

■ 影像学检查

MRI：T_1 像为等信号，T_2 像为等信号至高信号，增强扫描呈现不均匀强化。信号特征与脑膜瘤类似。高级别病变可以侵蚀骨板，薄层 CT 扫描可以显示。确定是否可行手术切除的最重要因素是病变是否存在颅内蔓延。MRI 有助于区分硬膜外肿瘤，硬脑膜受侵袭或脑实质受侵袭，但这些均非该肿瘤的特异性表现。

■ 鉴别诊断

包括鼻窦未分化癌、鼻黑色素瘤、鼻鳞状细胞癌和脑膜瘤。

■ 诊断

通常术前在耳鼻咽喉科行内镜下活检术。

应行临床肿瘤学检查，如果怀疑转移癌，应行 PET 扫描，其对于转移性疾病很敏感。

■ 临床分级系统

改良 Kadish 分级系统[59]（在原始 Kadish 分级系统[60]上新增了 D 类）见表 40-5。此分级可能与生存期相关[59]。虽然 Biller 等人[61]提出了替代分级系统，Dulguerov 和 Calcaterra[62]细分了 Kadish C 级进行改良（见表 40-5），但更流行且更为常用的依然是 Kadish 分级系统。

表 40-5　嗅神经母细胞瘤的临床分级系统

改良 Kadish 分级系统[59]	Biller 等的替代分级系统[61]	Dulguerov 和 Calcaterra 改良的分级系统[62]
A：局限于鼻腔	T1：鼻腔/鼻旁窦	T1：鼻腔/鼻旁窦
B：蔓延至鼻旁窦	T2：眶周/颅前窝蔓延	T2：侵蚀纸样板
C：局部蔓延（眼眶或纸样板）	T3：侵犯脑组织，有可切除的边界	T3：眶周/颅前窝蔓延
D：远处转移	T4：无法获取阴性边界——无法切除	T4：侵犯脑组织

■ 病理分级

Hyams 分级，是用于所有上呼吸道癌的分级系统，评估细胞核多形性、有丝分裂活性、玫瑰花结出现情况、坏死情况，并将它们求和以产生 Hyams 1～4 级[63]。荟萃分析和大宗病例研究显示，Hyams 1 级和 2 级提示疾病为良性进程，而 3 级和 4 级则提示疾病为恶性病程。建议对所有病例使用该分级系统[64,65]。

■ 治疗

主要治疗方案上存在争议。一些医院主张在头颈外科手术前联合使用放疗、化疗。经典的手术治疗包括以下两类，对 Kadish A 级和 B 级病变行内镜切除（含肿瘤及其阴性边界），对 Kadish C 级和 D 级病变行头颈外科手术（双额开颅加鼻侧切术）。然而，随着内镜技术的出现，鼻侧切术常被替换为纯内镜入路。只有在眼眶下外侧壁或上颌骨受累时才使用鼻侧切术。目前，有些医院单纯使用内镜治疗所有 Kadish 分级的病人，若术中无法切除肿瘤阴性边界，需转为开放式手术或术后使用立体定向放射外科，但这种方案存在争议。

■ 预后

通常中位总生存期为 (7.2 ± 0.7) 年[64]。

平均无进展生存期为 (4.8 ± 0.7) 年。5 年和 10 年生存率分别为 63% 和 40%[64]。

基于人群的监测流行病学和终末结果（SEER）数据库的分析证实，F@% $(0,0,0,0)$Kadish 分期、淋巴结受累情况和诊断时的年龄具有显著的预后评估价值[66]。该结果已被 Kane 等人于 2010 年发表的大型荟萃分析证实[65]。此外，较高的 Hyams 分级（3 级和 4 级）与较差的预后相关[64,65]。

救助治疗：对于肿瘤复发的病人，见于两种类型——颅内复发或远处转移[67,68]。颅内复发病灶通常选择再次手术切除，立体定向放射外科也是一种可行的选择[67-69]。对于伴颈部淋巴结转移的病人，需行改良根治性颈部淋巴结清扫术以明确病变的范围。此时还可以使用化疗，使用铂类药物的化疗方案仍然是目前的标准治疗方案[67,70,74]。

（徐　珑　王成俊）

参考文献

[1] Ringertz N, Nordenstam H, Flyger G. Tumors of the Pineal Region. J Neuropathol Exp Neurol. 1954; 13:540–561

[2] Di Costanzo A, Tedeschi G, Di Salle F, Golia F, Morrone R, Bonavita V. Pineal Cysts: An Incidental MRI Finding? J Neurol Neurosurg Psychiatry. 1993; 56:207–208

[3] Hasegawa A, Ohtsubo K, Mori W. Pineal Gland in Old Age: Quantitative and Qualitative Morphological Study of 168 Human Autopsy Cases. Brain Res. 1987; 409:343–349

[4] Torres A, Krisht AF, Akouri S. Current Management of Pineal Cysts. Contemp Neurosurg. 2005; 27:1–5

[5] Maurer PK, Ecklund J, Parisi JE, Ondra S. Symptomatic Pineal Cysts: Case Report. Neurosurgery. 1990; 27:451–454

[6] Wisoff JH, Epstein F. Surgical Management of Symptomatic Pineal Cysts. J Neurosurg. 1992; 77:896–900

[7] Klein P, Rubinstein LJ. Benign Symptomatic Glial Cysts of The Pineal Gland: A Report of Seven Cases and Review of the Literature. J Neurol Neurosurg Psychiatry. 1989; 52:991–995

[8] Mamourian AC, Towfighi J. Pineal Cysts: MR Imaging. AJNR. 1986; 7:1081–1086

[9] Di Chirico A, Di Rocco F, Velardi F. Spontaneous regression of a symptomatic pineal cyst after endoscopic third-ventriculostomy. Childs Nerv Syst. 2001; 17:42–46

[10] Regis J, Bouillot P, Rouby-Volot F, et al. Pineal Region Tumors and the Role of Stereotactic Biopsy: Review of the Mortality, Morbidity, and Diagnostic Rates in 370 Cases. Neurosurgery. 1996; 39:907–914

[11] Youssef AS, Keller JT, van Loveren HR. Novel application of computer-assisted cisternal endoscopy for the biopsy of pineal region tumors: cadaveric study. Acta Neurochir (Wien). 2007; 149:399–406

[12] Oi S, Matsumoto S. Controversy pertaining to therapeutic modalities for tumors of the pineal region: a worldwide survey of different patient populations. Childs Nerv Syst. 1992; 8:332–336

[13] Sugiyama K, Uozumi T, Kiya K, Mukada K, Arita K, Kurisu K, Hotta T, Ogasawara H, Sumida M. Intracranial germ-cell tumor with synchronous lesions in the pineal and suprasellar regions: report of six cases and review of the literature. Surg Neurol. 1992; 38:114–120

[14] Hoffman HJ, Ostubo H, Hendrick EB, et al. Intracranial Germ-Cell Tumors in Children. J Neurosurg. 1991; 74:545–551

40

[15] Shinoda J, Yamada H, Sakai N, Ando T, Hirata T, Miwa Y. Placental alkaline phosphatase as a tumor marker for primary intracranial germinoma. J Neurosurg. 1988; 68:710–720

[16] Todo T, Kondo T, Shinoura N, Yamada R. Large Cysts of the Pineal Gland: Report of Two Cases. Neurosurgery. 1991; 29:101–106

[17] Edwards MSB, Hudgins RJ, Wilson CB, et al. Pineal Region Tumors in Children. J Neurosurg. 1988; 68:689–697

[18] Oi S, Matsuzawa K, Choi JU, Kim DS, Kang JK, Cho BK. Identical characteristics of the patient populations with pineal region tumors in Japan and in Korea and therapeutic modalities. Childs Nerv Syst. 1998; 14:36–40

[19] Berger MS, Baumeister B, Geyer JR, Milstein J, et al. The Risks of Metastases from Shunting in Children with Primary Central Nervous System Tumors. J Neurosurg. 1991; 74:872–877

[20] Stern JD, Ross DA. Stereotactic Management of Benign Pineal Region Cysts: Report of Two Cases. Neurosurgery. 1993; 32:310–314

[21] Musolino A, Cambria S, Rizzo G, Cambria M. Symptomatic Cysts of the Pineal Gland: Stereotactic Diagnosis and Treatment of Two Cases and Review of the Literature. Neurosurgery. 1993; 32:315–321

[22] Kelly PJ. Comment on Musolino A, et al.: Symptomatic Cysts of the Pineal Gland: Stereotactic Diagnosis and Treatment of Two Cases and Review of the Literature. Neurosurgery. 1993; 32:320–321

[23] Dempsey PK, Kondziolka D, Lunsford LD. Stereotactic Diagnosis and Treatment of Pineal Region Tumors and Vascular Malformations. Acta Neurochir. 1992; 116:14–22

[24] Kelly PJ. Comment on Regis J, et al.: Pineal Region Tumors and the Role of Stereotactic Biopsy: Review of the Mortality, Morbidity, and Diagnostic Rates in 370 Cases. Neurosurgery. 1996; 39:912–913

[25] Stein BM. The infratentorial supracerebellar approach to pineal lesions. J Neurosurg. 1971; 35:197–202

[26] Pomeroy SL, Tamayo P, Gaasenbeek M, Sturla LM, Angelo M, McLaughlin ME, Kim JY, Goumnerova LC, Black PM, Lau C, Allen JC, Zagzag D, Olson JM, Curran T, Wetmore C, Biegel JA, Poggio T, Mukherjee S, Rifkin R, Califano A, Stolovitzky G, Louis DN, Mesirov JP, Lander ES, Golub TR. Prediction of central nervous system embryonal tumour outcome based on gene expression. Nature. 2002; 415:436–442

[27] Louis DN, Ohgaki H, Wiestler OD, Cavenee WK, Bosman FT, Jaffe ES, Lakhani SR, Ohgaki H. WHO classification of tumors of the central nervous system. Lyon 2007

[28] Kumar R, Reddy SJ, Wani AA, Pal L. Primary spinal primitive neuroectodermal tumor: case series and review of the literature. Pediatr Neurosurg. 2007; 43:1–6

[29] Tomita T, McLone DG. Spontaneous Seeding of Medulloblastoma: Results of Cerebrospinal Fluid Cytology and Arachnoid Biopsy from the Cisterna Magna. Neurosurgery. 1983; 12:265–267

[30] Collins VP, Loeffler RK, Tivey H. Observations on growth rates of human tumors. Am J Roentgenol Radium Ther Nucl Med. 1956; 76:988–1000

[31] Sure U, Berghorn WJ, Bertalanffy H. Collins' law. Prediction of recurrence or cure in childhood medulloblastoma? Clin Neurol Neurosurg. 1997; 99:113–116

[32] Laurent JP, Cheek WR. Brain Tumors in Children. J Pediatr Neurosci. 1985; 1:15–32

[33] Allen JC. Childhood Brain Tumors: Current Status of Clinical Trials in Newly Diagnosed and Recurrent Disease. Ped Clin N Am. 1985; 32:633–651

[34] Eberhart CG, Kepner JL, Goldthwaite PT, Kun LE, Duffner PK, Friedman HS, Strother DR, Burger PC. Histopathologic grading of medulloblastomas: a Pediatric Oncology Group study. Cancer. 2002; 94:552–560

[35] Blaser SI, Harwood-Nash DC. Neuroradiology of pediatric posterior fossa medulloblastoma. J Neurooncol. 1996; 29:23–34

[36] Pramanik P, Sharma MC, Mukhopadhyay P, Singh VP, Sarkar C. A comparative study of classical vs. desmoplastic medulloblastomas. Neurol India. 2003; 51:27–34

[37] Kleihues P, Louis DN, Scheithauer BW, Rorke LB, Reifenberger G, Burger PC, Cavenee WK. The WHO classification of tumors of the nervous system. J Neuropathol Exp Neurol. 2002; 61:215–25; discussion 226-9

[38] Giangaspero F, Rigobello L, Badiali M, et al. Large-cell medulloblastoma. Am J Surg Pathol. 1992; 16:687–693

[39] Corcoran RB, Scott MP. Oxysterols stimulate Sonic hedgehog signal transduction and proliferation of medulloblastoma cells. Proc Natl Acad Sci U S A. 2006; 103:8408–8413

[40] Kessler LA, Dugan P, Concannon JP. Systemic Metastases of Medulloblastoma Promoted by Shunting. Surg Neurol. 1975; 3:147–152

[41] Park TS, Hoffman HJ, Hendrick EB, et al. Medulloblastoma: Clinical Presentation and Management. J Neurosurg. 1983; 58:543–552

[42] Suresh TN, Santosh V, Yasha TC, Anandh B, Mohanty A, Indiradevi B, Sampath S, Shankar SK. Medulloblastoma with extensive nodularity: a variant occurring in the very young-clinicopathological and immunohistochemical study of four cases. Childs Nerv Syst. 2004; 20:55–60

[43] Merchant TE, Wang MH, Haida T, Lindsley KL, Finlay J, Dunkel IJ, Rosenblum MK, Leibel SA. Medulloblastoma: long-term results for patients treated with definitive radiation therapy during the computed tomography era. Int J Radiat Oncol Biol Phys. 1996; 36:29–35

[44] Packer RJ, Gajjar A, Vezina G, Rorke-Adams L, Burger PC, Robertson PL, Bayer L, LaFond D, Donahue BR, Marymont MH, Muraszko K, Langston J, Sposto R. Phase III study of craniospinal radiation therapy followed by adjuvant chemotherapy for newly diagnosed average-risk medulloblastoma. J Clin Oncol. 2006; 24:4202–4208

[45] Tomita T, McLone DG. Medulloblastoma in Childhood: Results of Radical Resection and Low-Dose Radiation Therapy. J Neurosurg. 1986; 64:238–242

[46] Packer RJ, Sutton LN, Goldwein JW, Perilongo G, Bunin G, Ryan J, Cohen BH, D'Angio G, Kramer ED, Zimmerman RA, et al. Improved survival with the use of adjuvant chemotherapy in the treatment of medulloblastoma. J Neurosurg. 1991; 74:433–440

[47] Gilbertson RJ. Medulloblastoma: signalling a change in treatment. Lancet Oncol. 2004; 5:209–218

[48] David KM, Casey AT, Hayward RD, Harkness WF, Phipps K, Wade AM. Medulloblastoma: is the 5-year survival rate improving? A review of 80 cases from a single institution. J Neurosurg. 1997; 86:13–21

[49] Albright AL, Wisoff JH, Zeltzer PM, Boyett JM, Rorke LB, Stanley P. Effects of medulloblastoma resections on outcome in children: a report from the Children's Cancer Group. Neurosurgery. 1996; 38:265–271

[50] Evans AE, Jenkins RD, Sposto R, et al. The Treatment of Medulloblastoma: Results of a Prospective Randomized Trial of Radiation Therapy With and Without CCNU, Vincristine, and Prednisone. J Neurosurg. 1990; 72:572–582

[51] Weil MD, Lamborn K, Edwards MS, Wara WM. Influence of a child's sex on medulloblastoma outcome. JAMA. 1998; 279:1474–1476

[52] Gajjar A, Hernan R, Kocak M, Fuller C, Lee Y, McKinnon PJ, Wallace D, Lau C, Chintagumpala M, Ashley DM, Kellie SJ, Kun L, Gilbertson RJ. Clinical, histopathologic, and molecular markers of prognosis: toward a new disease risk stratification system for medulloblastoma. J Clin Oncol. 2004; 22:984–993

[53] Ray A, Ho M, Ma J, Parkes RK, Mainprize TG, Ueda S, McLaughlin J, Bouffet E, Rutka JT, Hawkins CE. A clinicobiological model predicting survival in medulloblastoma. Clin Cancer Res. 2004; 10:7613–7620

[54] Reddy AT, Janss AJ, Phillips PC, Weiss HL, Packer RJ. Outcome for children with supratentorial primitive neuroectodermal tumors treated with surgery, radiation, and chemotherapy. Cancer. 2000;

40

88:2189–2193

[55] Hong TS, Mehta MP, Boyett JM, Donahue B, Rorke LB, Yao MS, Zeltzer PM. Patterns of failure in supratentorial primitive neuroectodermal tumors treated in Children's Cancer Group Study 921, a phase III combined modality study. Int J Radiat Oncol Biol Phys. 2004; 60:204–213

[56] Mork SJ, Rubinstein LJ. Ependymoblastoma. A Reappraisal of a Rare Embryonal Tumor. Cancer. 1985; 55:1536–1542

[57] Berger L, Luc G, Richard D. L'Esthesioneuroepitheliome Olfactif. Bull Assoc Franc Etude Cancer. 1924; 13:410–421

[58] Theilgaard SA, Buchwald C, Ingeholm P, Kornum Larsen S, Eriksen JG, Sand Hansen H. Esthesioneuroblastoma: a Danish demographic study of 40 patients registered between 1978 and 2000. Acta Otolaryngol. 2003; 123:433–439

[59] Chao KS, Kaplan C, Simpson JR, Haughey B, Spector GJ, Sessions DG, Arquette M. Esthesioneuroblastoma: the impact of treatment modality. Head Neck. 2001; 23:749–757

[60] Kadish S, Goodman M, Wang CC. Olfactory neuroblastoma. A clinical analysis of 17 cases. Cancer. 1976; 37:1571–1576

[61] Biller HF, Lawson W, Sachdev VP, Som P. Esthesioneuroblastoma: surgical treatment without radiation. Laryngoscope. 1990; 100:1199–1201

[62] Dulguerov P, Calcaterra T. Esthesioneuroblastoma: the UCLA experience 1970-1990. Laryngoscope. 1992; 102:843–849

[63] Hyams V. Tumors of the upper respiratory tract and ear. Washington, D.C.: Armed Forces Institute of Pathology; 1988

[64] Van Gompel JJ, Giannini C, Olsen KD, Moore E, Piccirilli M, Foote RL, Buckner JC, Link MJ. Long-term outcome of esthesioneuroblastoma: hyams grade predicts patient survival. J Neurol Surg B Skull Base. 2012; 73:331–336

[65] Kane AJ, Sughrue ME, Rutkowski MJ, Aranda D, Mills SA, Buencamino R, Fang S, Barani IJ, Parsa AT. Posttreatment prognosis of patients with esthesioneuroblastoma. J Neurosurg. 2010; 113:340–351

[66] Gardner G, Robertson JH. Hearing Preservation in Unilateral Acoustic Neuroma Surgery. Ann Otol Rhinol Laryngol. 1988; 97:55–66

[67] Dias FL, Sa GM, Lima RA, Kligerman J, Leoncio MP, Freitas EQ, Soares JR, Arcuri RA. Patterns of failure and outcome in esthesioneuroblastoma. Arch Otolaryngol Head Neck Surg. 2003; 129:1186–1192

[68] Gore MR, Zanation AM. Salvage Treatment of Local Recurrence in Esthesioneuroblastoma: A Meta-analysis. Skull Base. 2011; 21:1–6

[69] Van Gompel JJ, Carlson ML, Pollock BE, Moore EJ, Foote RL, Link MJ. Stereotactic radiosurgical salvage treatment for locally recurrent esthesioneuroblastoma. Neurosurgery. 2013; 72:332–9; discussion 339-40

[70] Foote RL, Morita A, Ebersold MJ, Olsen KD, Lewis JE, Quast LM, Ferguson JA, O'Fallon WM. Esthesioneuroblastoma: the role of adjuvant radiation therapy. Int J Radiat Oncol Biol Phys. 1993; 27:835–842

[71] Kim HJ, Cho HJ, Kim KS, Lee HS, Kim HJ, Jung E, Yoon JH. Results of salvage therapy after failure of initial treatment for advanced olfactory neuroblastoma. J Craniomaxillofac Surg. 2008; 36:47–52

41 脑神经、脊神经和周围神经肿瘤

41.1 前庭神经施万细胞瘤

41.1.1 概述

> **要点**
>
> 1. 脑桥小脑三角(CPA)第Ⅷ对脑神经的良性肿瘤。
>
> 2. 通常起自第Ⅷ对脑神经的前庭神经下支(存在争议)。
>
> 3. 三个最常见的早期症状(临床三联征):听力丧失(隐匿性、进展性)、耳鸣(高调)和平衡障碍(常见真性眩晕)。
>
> 4. 检查:所有病人均行 MRI(增强和非增强)、听力检测(纯音测听和语言识别)。另外,对小的听神经瘤(直径≤15 mm)应行眼震电图(ENG)、前庭诱发肌源性电位(VEMP)、听觉脑干反应(ABR)检查。
>
> 5. 组织学:由 Antoni A(狭长的双极细胞)和 Antoni B 纤维(疏松网状)组成。
>
> 6. 治疗选择[观察、手术、放疗或化疗(Avastin®)]主要取决于肿瘤大小、生长情况、听力状态、面神经功能以及是否存在 NF2。

前庭神经施万细胞瘤(VS)是组织学呈良性的施万细胞鞘瘤,通常来源于前庭神经下支(而不是耳蜗部分)。VS 的发生是 22 号染色体长臂上的一个抑癌基因缺失所致[在散发病例中属于体细胞突变,在神经纤维瘤病 2 型(NF2)中则可能是遗传获得或是新发突变,后者可能传递给下一代]。

该疾病的其他名称列出仅供参考,应避免使用[1,2]:听神经瘤,听神经细胞瘤(神经细胞瘤是被神经鞘瘤代替的过期术语)、神经鞘膜瘤。

41.1.2 流行病学

VS 是最常见的颅内肿瘤之一,在大多数病例研究中占肿瘤的 8%～10%[3]。年发病率为 1.5/10 万,由于 MRI 的广泛应用,在过去的几十年中该数值不断上升,而确诊时的肿瘤大小却在下降[4]。在美国,2004—2007 年 VS

年发病率波动在(1.1～1.3)/10 万之间。通常在 30 岁以后出现症状。95％以上为单侧。

◎ 神经纤维瘤病 2 型

神经纤维瘤病(NFT)中前庭神经施万细胞瘤(VS)的发病率升高,双侧听神经鞘瘤是 NF2(中枢性 NFT,见章节 35.1.2)的特异病征。年龄＜40 岁的单侧听神经鞘瘤病人也应进一步检查是否患有 NF2。在细胞学方面,NF2 中的 VS 与散发病例相同,不过,NF2 中的肿瘤呈葡萄串状,可以浸润神经纤维(而大多数散发 VS 表现为推移前庭蜗神经)。

41.1.3 病理

肿瘤由 Antoni A(狭长的双极细胞)和 Antoni B 纤维(疏松网状)组成。还可以见到 Verocay 小体,其中含有无细胞结构的嗜酸性区域,周围是平行排列的梭形施万细胞(它们不是一个细胞类型)。

41.1.4 临床表现

■ 症状

• 概述

症状见表 41-1。症状类型与肿瘤大小密切相关。大多数肿瘤早期表现为同侧感觉神经性听力丧失、耳鸣和平衡障碍三联征。较大的肿瘤能够导致面部麻木、面肌无力或抽搐,也可能出现脑干症状。少数情况下,大型肿瘤可能导致脑积水。使用目前的影像学检查方法(CT,特别是 MRI)能够发现更多微小病变。

表 41-1 前庭神经施万细胞瘤的症状(131 例病人[3])

症 状	比 例
听力丧失	98％
耳鸣	70％
平衡障碍[a]	67％
头痛	32％
面部麻木	29％
面肌无力	10％
复视	10％
恶心、呕吐	9％
耳痛	9％
味觉改变	6％

a 或眩晕

- **前庭蜗神经受压症状**

单侧感觉神经性听力丧失、耳鸣和平衡障碍均与内听道内前庭蜗神经复合体所受到的压迫有关。这些是早期症状,到肿瘤确诊时,几乎所有病人都存在耳科症状。

大多数病人的听力丧失是隐匿性和进展性的(比较:Meniere 病的听力丧失是波动性的),但也有 10% 的病人表现为突聋(见下文)。70% 的病人表现为高频听力丧失,语言识别能力常受到影响(在电话交谈时尤其易于察觉)。

通常呈高调性耳鸣。

站立不稳主要表现为平衡困难,20% 以下存在真性眩晕。

突发听力丧失(SHL):需要与多种疾病进行鉴别诊断[6]。据估算,特发性 SHL(即没有明确病因,必须排除肿瘤、感染、自身免疫性疾病、血管性疾病和中毒等原因)的发病率约为 10/10 万[7]。1% 的 SHL 病人被证实患有 VS,1%～14% 的 VS 病人可能表现为 SHL[8]。VS 病人发生 SHL 可能是因为听神经梗死或耳蜗动脉急性闭塞所致。

SHL 的治疗方法包括:

1. 皮质类固醇激素:如泼尼松 60 mg 口服,每天 1 次×10 天,然后逐渐减量[8]。

2. 泛昔洛韦(Famvir®):500 mg 口服,每天 3 次×10 天。

3. ※已经证实肝素无效。

4. 保守治疗:休息,限盐、酒精和烟草[9]。

5. 试验性治疗:溶栓性治疗(如 rt - PA)(见章节 84.3.2)。

- **三叉神经和面神经受压症状**

当肿瘤长大压迫三叉神经和面神经时,会出现耳痛、面部麻木、面肌无力、味觉改变等症状。这些症状通常出现在肿瘤＞2 cm 时。这就突出了一个有趣的悖论:面神经通常在早期就会遭到扭曲,但是面肌无力却很少见或很晚才出现;尽管三叉神经距肿瘤较远,但一旦三叉神经受到压迫,面部麻木就会很快出现(通常面部运动功能正常)[10]。这一现象可能是由于运动神经比感觉神经弹性更好造成的。

- **脑干和其他脑神经受压症状**

大型肿瘤导致脑干受压(出现共济失调、头痛、恶心、呕吐、复视、小脑功能受损的体征,如果症状未得到控制,可出现昏迷、呼吸抑制甚至死亡)和后组脑神经(IX、X、XII)麻痹(声音嘶哑、吞咽困难等)。大型肿瘤(通常在 4 cm 以上)阻塞脑脊液循环时可以造成脑积水,伴有颅内压升高。

少数情况下,展神经受累可导致复视。

■ **体征**

前庭蜗神经最早受累导致听力丧失。66% 的病人除听力丧失外无其他异常体征(其他表现见表 41 - 2)。

表 41 - 2　131 例 VS 的体征(除听力丧失外)[3]

体　　征	比　例(%)
角膜反射异常	33
眼球震颤	26
面部感觉减退	26
面肌无力(麻痹)	12
眼球运动异常	11
视乳头水肿	10
Babinski 征	5

由于听力丧失是感觉神经性的,因此 Weber 试验将偏向健侧,如果保留有足够的听力,则双侧 Rinne 试验可为阳性(即正常,气导>骨导)(见章节 33.4.1)。

在接受治疗前,面神经功能障碍并不常见。如果存在障碍,可以根据 House 和 Brackmann 量表对面神经功能进行临床分级(见表 41 - 3)。

表 41 - 3　面神经功能的临床分级(House 和 Brackmann 量表[11])

级别	功　能	描　　　述
1	正常	面神经各方面功能均正常
2	轻度功能障碍	1. 肉眼观:仔细检查可见轻微无力,可有非常轻微的联带运动 2. 静止状态:正常对称,正常肌张力 3. 运动: 　(1)前额:轻至中度运动 　(2)眼:用力可完全闭合 　(3)嘴:轻微不对称
3	中度功能障碍	1. 肉眼观:明显不对称,但不影响容貌;可见联带运动,但不严重 2. 运动: 　(1)前额:轻至中度运动 　(2)眼:用力可完全闭合 　(3)嘴:用全力时轻度无力
4	中至重度功能障碍	1. 肉眼观:明显无力和(或)不对称 2. 运动: 　(1)前额:无 　(2)眼:闭合不完全 　(3)嘴:用全力时仍不对称

41

级别	功　能	描　述
5	重度功能障碍	1. 肉眼观：几乎感觉不到运动 2. 静止状态：不对称 3. 运动： 　(1) 前额：无 　(2) 眼：闭合不完全
6	完全瘫痪	无运动

前庭神经受累可致眼球震颤(可为中央性或周围性)，冷热刺激时产生异常眼震电图(ENG)。

■ 鉴别诊断

见章节89.2.2。主要鉴别诊断包括脑膜瘤或邻近脑神经(如三叉神经)的神经鞘瘤。

41.1.5　检查

■ 概述

1. 脑部 MRI 平扫及增强扫描。若有条件可以查 MRI FIESTA 序列。如果无法行 MRI 检查，CT 平扫及增强扫描可以作为替代选择。

2. 如计划行手术治疗，应行颞骨 CT 检查以明确局部骨性解剖。

3. 听力检查：

(1) 纯音测听(见下文)。

(2) 语言识别检查(见下文)。

(3) 对于患小型 VS(直径≤15 mm)的病人，需加做以下检查：

1) ENG：评估前庭神经上支(见章节41.1.5)。

2) VEMP：评估前庭神经下支(见章节41.1.5)。

3) ABR：提示听力保留的可能性(见章节41.1.5)。

■ 听力测定和听力学检查

• 概述

基线研究有助于制订治疗决策、术后比较以及评估对侧听力。

• 纯音测听(PTA)

可以作为初筛试验，气导评估的是整个听觉系统，骨导评估的是耳蜗及其近端结构。PTA 评估听力的功能性(有助于制订治疗决策)并作为将来进行比较的基线数据。纯音听阈均值(也缩写为 PTA)为单个数字分数，是听觉谱中多个频率阈值的平均值(500 Hz、1 000 Hz 和 2 000 Hz)。在标准的听力图上，X 代表左耳(AS)，O 代表右耳(AD)。

超过 95％的 VS 病人出现进展性单侧或不对称性感觉神经性高音听力丧失[12]。高频听力丧失也是衰老和噪声暴露所致听力丧失的最常见类型,但通常是双侧发病的。只有约 1/1 000 的听力不对称病人患有 VS[1]。非对称性感觉神经性听力丧失的其他原因包括[13]:其他脑桥小脑三角区病变(如脑膜瘤)、内耳病变、脑内病变(包括梗死)、多发性硬化症。听力筛查中,如果发现双耳听力差异>10～15 dB 且无法解释,应怀疑 VS 并做进一步检查。

• 语言识别检查

语言识别功能在传导性听力丧失时保留,在耳蜗性听力丧失时中度受损,在蜗后病变时受损最严重。目前已不再将其用于诊断[评分为 4％提示蜗后病变,评分低于 4％时,根据 PTA 测试也可以做出同样的预测(言语识别阈值应该与 4 kHz 以下的 PTA 阈值相似)]。现已证实,语言识别有助于确定听力有效性和预测听力保留手术的预后。开放式词汇识别评分(WRS,见表 41‑4)是一种比 PTA 更敏感的交流能力评估方法。

表 41‑4　开放式词汇识别评分

分　　级	WRS
I	70％～100％
II	50％～69％
III	1％～49％
IV	0

有效听力的定义:关于有效听力的定义有很多种。同样,即便是无效听力也有用处。如果 WRS 优良(≥70％)而 PTA 较差,使用助听器将大有裨益。

两个常用的听力评分系统包括:

1. 改良 Gardener‑Robertson 听力分级系统见表 41‑5。I 级病人可使用评估侧耳接听电话,II 级病人能对声音进行定位。

表 41‑5　改良 Gardener 和 Robertson 听力分级[a]

级　别	临床效用	描　　述	纯音测听[b](dB)	语言识别[c]
I	有效	良好至优秀	0～30	70％～100％
II	有效	有效	31～50	50％～59％
III	无效	无效	51～90	5％～49％
IV	无效	差	91 至最大	1％～4％
V	无效	无	无法测定	0

a 修改[15]自 Silverstein 和 Norrell 分级系统[16]
b 如果纯音测听和语言识别评分不在同一级别,则取较低的级别

41

2. 美国耳鼻咽喉-头颈外科学会的听力分类系统[14]见表 41-6。

表 41-6　美国耳鼻咽喉-头颈外科学会听力分类系统

分　级	临床效用	纯音阈值(dB)ᵃ		语言识别ᵇ(%)
A	有效	≤30	且	≥70
B	有效	>30,≤50	且	≥50
C	有帮助的	>50	且	≥50
D	无功能	任何水平		<50

a 0.5 Hz、1 Hz、2 Hz 和 3 kHz 时气导纯音听力阈值的平均值
b 40 dB 或最大舒适响度时的言语识别

有效听力的一些定义如下(详见下文)：

1. AAO-HNS 分级 A 级或 B 级。

2. "50/50 法则"：Gardner-Robertson Ⅰ级或Ⅱ级(纯音测听阈值≤50 dB且语言识别评分≥50%)。

3. 某些学者更喜欢"70/30 法则"(70% WRS,30 dB PTA)。

4. 在对侧听力良好的病人中,如患侧语言识别评分(SDS)<70%则不能被定为听力良好。但如果对侧全聋,只要患侧 SDS≥50%就会有用[17]。

对于小型 VS(直径≤15 mm)有用的其他检查

ENG 和 VEMP 可以分别检查前庭神经(VN)上支和下支的功能。前庭神经下支较上支距耳蜗神经更近(见图 1-7),前庭神经下支的小型肿瘤(直径≤4 mm)位置更深在、距耳蜗神经更近,而上支同样大小的肿瘤位置更浅、更加容易切除。

眼震电图(ENG)：只检测水平半规管,由于其受前庭神经上支支配,因此评估的是前庭神经上支的功能。正常情况下,两侧耳响应各占 50%。如果两侧差异大于 20%,则为异常。如果是起源于前庭神经下支的小型肿瘤,则病人的响应可能为正常。注意：在几乎全部神经纤维都受累之前,前庭神经都可能存在功能。记忆眼球震颤的定向性(基于眼球震颤快速阶段的定向分类)。冷热试验(对侧冷,同侧热)。注意：与脑死亡的冷热试验不同,易被混淆。

前庭诱发肌源性电位(VEMP)：通过给予球囊声刺激评估前庭神经下支的功能[18]。不依赖于听力(即便是重度感觉神经性耳聋也可以进行)。将电极放置于胸锁乳突肌上(SCM)。

听觉脑干反应(ABR)：也称 BAER(见章节 14.2.3)。最常见的表现是Ⅰ～Ⅲ和Ⅰ～Ⅴ峰之间的潜伏期延长。不再用作诊断之用[敏感性仅 88%～90%(即会漏诊 10%～12%的 VS),特异性也仅 85%]。ABR 可用于提示预后,波形不良提示听力保留的可能性较低(即便听力尚佳)。

■ 影像学检查

• MRI

轴位薄层增强 MRI 扫描是首选诊断方法,敏感性接近 98%,假阳性率几乎为 0。特征性表现:以 IAC 为中心的圆形或卵圆形强化肿瘤。大型 VS(直径>3 cm)在 CT 或 MRI 上可以出现囊变区域,但实际上这些区域通常是实性的。邻近的脑脊液池梗阻也可以出现囊变表现。一项前瞻性研究发现,T_2 像呈高信号的肿瘤质地较软,术中可被吸除[19],还提示可以更好地保护面神经功能。

FIESTA MRI(快速成像稳态采集序列):使用脑脊液作为增强剂(因此不需要注射钆增强剂),可以更好地显示肿瘤与神经。

• CT

增强 CT 扫描是次选影像学检查。如果存在 MRI 检查的禁忌证且临床上高度怀疑 VS,但 CT 表现正常,则可以经腰椎穿刺向蛛网膜下隙注入 3～4 ml 空气,然后保持患侧上(将空气局限在内听道区域)进行扫描,这样做有助于显示小型病变;如果内听道未被充盈,则提示内听道内存在占位。在 Mayo 的病例研究中,即使使用空气对比,仍有 6% VS 的 CT 表现正常[3]。

尽管许多 VS 造成内听道开口扩大(称为喇叭形)(正常内听道的直径为 5～8 mm),但 3%～5% 的 VS 在 CT 上无内听道扩大的表现(小型 VS 与大型 VS 相比,这个比例可能更高)。

颞骨薄层 CT 扫描作为重要的术前检查,可用于以下情况的识别:

1. 颅中窝入路:识别膝状神经节骨质是否开裂。

2. 经迷路入路:

(1)乳突的气化程度和乙状窦的位置。乳突气化不良伴乙状窦前移提示该入路空间狭小。

(2)颈静脉球的位置。若颈静脉球高位,则该入路空间狭小。

3. 乙状窦后经内听道入路:后半规管和前庭导水管骨质的位置和厚度。迷路周围气房及面后气房的判读有助于手术入路的选择及脑脊液漏的预防。

41.1.6 治疗

■ 治疗选择

1. 期待疗法:对症状、听力(听力测定)进行随访,定期进行影像学检查(MRI 或 CT)监测肿瘤生长情况。如果肿瘤进展,则应进行干预。观察到的肿瘤生长方式包括:

(1)无生长或微量生长:大多数(83%)局限于 IAC 内的 VS 以及 30% 长入脑桥小脑三角的 VS(见下文,肿瘤生长的自然史)。

(2)缓慢生长:每年约 2 mm。

(3)快速生长:每年不少于 10 mm。

41

(4) 少数会缩小[4]。

2. 放疗(单独应用,或与手术联合应用):

外照射放疗(EBRT):

(1) 立体定向放疗。

(2) 立体定向放射外科(SRS):单次剂量(见章节 101.3)。

(3) 立体定向放疗(SRT):分割剂量。

3. 手术入路(详见下文):

(1) 乙状窦后(枕下)入路:或许能够保存听力。

(2) 经迷路(及几种变化)入路:牺牲听力,对面神经的保护稍好。

(3) 颅中窝入路(颞下硬膜外)入路:仅适用于外侧型的小型 VS。

4. 化疗:使用贝伐单抗(Avastin®)治疗侵袭性 NF2 相关的 VS 取得了一些初步成果,贝伐单抗是一种抗 VEGF(血管内皮生长因子)的单克隆抗体。副作用:由于血管坏死导致出血,发生率约 7%。

■ **影响治疗决策的病人/肿瘤因素**

除了影响脑肿瘤治疗决策的常见因素,如病人的一般情况、年龄、自然病史外,其他一些与 VS 相关的特殊因素还包括:(在仍保存有效听力的病人中)保留面神经和三叉神经功能以及听力的概率(这些都与肿瘤大小有关)、是否存在 NF2 等。

具体因素:

1. 肿瘤生长的自然史:

(1) 通常范围:每年 1~10 mm,但变异巨大。

(2) 严格位于内听道内的肿瘤:仅 17% 长出内听道外[552 例 VS 病人,平均随访时间 3.6 年(230 例确诊时位于内听道内,322 例存在内听道外蔓延)][4]。

(3) 内听道外肿瘤(蔓延至脑桥小脑三角区):30% 大于 2 mm[552 例 VS 病人,平均随访时间 3.6 年][4]。

(4) 若 VS 确诊后 5 年内未生长,则以后也不会再生长。

(5) 6% 的肿瘤的体积还会缩小[20]。

2. AAO-HNS 分级 A 级(见表 41-6)且未治疗的内听道内 VS 病人的听觉功能自然史[21]:

(1) 50% 在 4.6 年以后进展为较低级别(PTA 丧失≥10 dB 或 SDS 丧失≥10 dB)。

(2) 观察 4.6 年之后,能够接受保存听力治疗[词汇识别评分 I 级(70%~100% SDS)]的病人比例降至 28%(下降了 44%),按照 AAO-HNS 分级 A 级计算则降至 9%(下降了 53%)。

(3) 听力丧失的风险与下列无关:年龄、性别、内听道内肿瘤大小(所有瘤体都位于内听道内时)或肿瘤具体位置(内听道底、中央或开口)。

(4) 听力丧失与肿瘤的绝对生长速度正相关(最终长出内听道的肿瘤,其导致听力丧失的速度和程度都要高于局限于内听道内的肿瘤)。

(5) 听力丧失的风险在词汇识别评分为 100％ 的病人中明显较低。观察 4.6 年后,上述病人中 89％ 的 WRS 等级仍为 Ⅰ 级(见表 41-4),而在确诊时 WRS 轻度丧失(1％～10％)的病人该数值则仅有 43％。

3. 肿瘤大小:当直径＞15 mm 时,治疗相关并发症将增加。

(1) 听力保留的可能性明显降低。

(2) 面神经损伤的概率增加。

4. 囊变:囊性肿瘤可能出现突然或急剧的生长[4]。

5. 有效听力:见上文,有效听力的定义(见章节 41.1.5)。

6. 对侧听力。

■ 治疗原则

1. 存在完好听力(WRS 100％)的小型肿瘤(直径＜15 mm):定期行影像学检查(CT 或 MRI)及听力检测。

(1) 影像学检查:

确诊后头 2 年,每 6 个月检查一次;然后(若肿瘤稳定)到确诊后第 5 年,每年检查一次;然后(若肿瘤稳定)第 7、9、14 年进行检查[4]。两次检查结果对比,发现肿瘤生长超过 2 mm 者建议治疗。

(2) 每年进行听力检查:

1) 听力恶化(WRS＜100％)但肿瘤未生长:见下文。

2) 原理:对于患小型肿瘤且 WRS 正常的病人,比较手术或 SRS 治疗后与自然观察后的听力保留结果,结论是:经过确认的肿瘤生长是采取治疗的主要决定因素[17]。

2. 伴有效听力的小型肿瘤:治疗方案存在争议。

(1) 一般来说,存在有效听力但 WRS＜100％ 的病人,无论是采用观察、SRS 或显微手术切除,均有 50％ 保留有效听力(50/50 法则或 AAO-HNS 分级 A 级或 B 级)的机会。

(2) 有文献报道,经过精心筛选的病人(小型肿瘤,位于 IAC 中部,术前存在完整的 ABR 振幅和潜伏期),行显微手术或放疗,其听力保留率均高于 50％。

(3) 尝试扭转自然病史(10 年 50％ 的听力丧失概率)的治疗方案需要根据肿瘤的因素(大小、部位)和病人自身的因素(ABR、年龄、基础疾病、偏好)来进行个体化分析而定。

(4) 最终的治疗决策常由非医疗因素决定(病人的接受程度、社会地位、经济情况、支持系统等)。

3. 中等大小肿瘤(直径 15～25 mm):

(1) 15～20 mm 的肿瘤应当采取治疗措施[4,17],尤其是年轻病人。

41

（2）严密监测肿瘤的生长情况对于老年或合并基础疾病的病人也是一种有效的选择。

（3）肿瘤体积越大，并发症发生率越高且术后面神经功能越差。

（4）NF2病人情况特殊，应当具体分析。通常而言，这些病人中肿瘤治疗的成功率偏低（脑神经功能障碍和复发率都较高）[22,23]。目前认为早期治疗干预效果更好[24]。有回顾性研究发现使用贝伐单抗（Avastin®）治疗伴进展性VS的NF2病人，其中50％的病人出现了显著听力改善以及肿瘤体积缩小（见上文）。

4. 大型肿瘤（直径＞25 mm）：建议治疗。

（1）显微手术切除可以减轻肿瘤占位效应并且解除肿瘤对脑干的压迫。

（2）SRS可用于患大型肿瘤的老年病人或伴基础疾病的病人。

■ 治疗选择

一旦决定治疗（见上文），就必须要选择治疗类型。

• 显微手术和放疗的比较

1. 听力保留：对于术前存在可检出听力的病人，放疗或立体定向放射外科（SRS）在保留听力方面似乎要优于显微手术。如果肿瘤小于10 mm且术前听力很好（70％ SDS，30 dB PTA），则两者差异很小。对于肿瘤较大且术前听力丧失较明显的病人，放疗优势明显。具体如下：

（1）SRS：总体而言，在术后第3、5、10年时，分别有81％、77％、66％的病人GR听力等级（见表41-5）保持不变。对于接受肿瘤边缘剂量13 Gy或更低的病人，上述比例分别为93％、87％、87％[25]。听力保留似乎与耳蜗处而不是肿瘤处的放射剂量相关[26]。

（2）显微手术：听力保留与肿瘤大小以及手术团队的经验明显相关。在Samii的1 000例VS病例中[23]，听力保留比例由前200例的24％提高到后期病例的49％。随着直接耳蜗神经监测[27]的应用，显微手术中听力保留情况较单独监测脑干听觉诱发电位时已大为改善。A级、小型肿瘤和使用直接耳蜗神经监测（复合神经动作电位）的病人中听力保留率为91％[28]。显微手术听力保留的持久性也很好，仅有15％术后听力为A级以及33％术后听力为B级的病人在5年随访时等级下滑至下一个级别[29]。

2. 面神经保护：

（1）显微手术和放疗都可以较好地保护面神经。

（2）显微手术：总体保留率为98.5％[30]，肿瘤不接触脑干时为100％。对于巨型VS（直径＞4～4.5 cm），有学者建议分期切除以提高面神经的保留率[31]。

（3）放疗：98％的病人可保留[25]。将SRS剂量降低至12～13 Gy后面神经病变的发生率明显降低。最近研究报道的面神经病变多见于放射剂量18～

20 Gy 的病人中。

3. 三叉神经病变(TGN):

(1) TGN 是大型肿瘤常会出现的并发症,尤其是在 SRS 治疗后。

(2) SRS:TGN 发生率为 7%(主要见于接受较高剂量治疗的病人,如 18 Gy)。治疗剂量低于 13 Gy 的病人均未发生 TGN[25]。

(3) 显微手术:大多数病例研究报道中均不存在术后 TGN。

4. 肿瘤控制(局部控制率,LCR):

(1) 肿瘤控制已经成为放疗的一个关注因素,最近的研究已将剂量由 18~20 Gy 降至 12~14 Gy,但还缺乏长期的数据。

(2) 显微手术:肿瘤复发研究甚少。文献中的复发率从 6 年 0.5%[30] 到 9.2%不等[32]。

(3) SRS:术后 5 年,肿瘤复发需要再次治疗的为 4%[25],18%的病人在平均术后约 8 个月的时候出现了一过性的肿瘤增长("假性生长"),其后一半病人的肿瘤又恢复原有大小,另一半病人的肿瘤在另一个大小水平上保持稳定。

■ 眩晕

对于以间歇性眩晕或平衡障碍为主要症状的病人:

1. 牢记:VS病人对其他致眩晕因素同样敏感,病人应接受 ENG 和平衡功能检查。

2. VS 所引起的眩晕常具有自限性,在未进行治疗的情况下,经过 6~8 周可以恢复到能够忍受的程度(所谓的"前庭康复"治疗可以使病人恢复得更好)。

3. 无论采用 SRS 还是显微手术,术后残留眩晕和平衡障碍均很常见,但通常显微手术术后发生率较低。

4. 最近一项基于病人自觉眩晕程度的研究显示,选择任意治疗方式与单纯观察相比,均能改善病人的眩晕症状(van Gompel 等[33])。

5. SRS 后治疗效果最少需要 5 个月才会出现,有时可能需要 18 个月。显微手术术后较 SRS 术后症状改善得快。

6. MS 后眩晕严重程度取决于术前患侧前庭功能情况。如果术前同侧前庭功能已丧失,病人术后便不会出现眩晕或恶心。如果术前同侧前庭功能是完好的,病人在术后头 24 小时内可能会出现严重的眩晕和恶心症状。

7. 结论:

(1) 对于约 20%的病人而言,观察是最好的选择。

(2) 如果希望采取治疗:

1) 对于大多数引起眩晕的 VS 病人而言,手术是最好的选择。

2) 对于某些病人,特别是患有其他疾病的老年病人(>70 岁)、复发性 VS 和偏爱 SRS 治疗者而言,SRS 可能是最佳选择。

41

■ 脑积水

当存在脑积水时，可能需要单独行脑脊液分流术治疗（见章节 41.1.7），也可以在 VS 切除手术时同时进行（必要时）。

41.1.7 手术治疗

■ 手术入路

• 概述

三种基本的手术入路：

1. 有可能保留听力的病人：

（1）颅中窝入路（MF）：颅后窝显露不佳（见下文）。

（2）乙状窦后入路（RS）：又称乙状窦后-经内听道入路（见下文）。

2. 经迷路入路（TL）：不保留听力（见下文）。

每一种入路都有相应的成功病例报道。指南假定手术团队熟悉所有入路。

• 入路选择原则

入路的选择由听力挽救的可能性和肿瘤的大小决定。

1. 可挽救的听力（见表 41-7 的定义和原则）：

（1）如果肿瘤位于内听道内［蔓延至颅后窝（脑桥小脑三角）不超过几毫米］，则使用颅中窝入路。注意：关于通过颅中窝入路能够切除脑桥小脑三角区肿瘤的体积存在不同观点。另外，有学者专门使用乙状窦后入路来保留听力，甚至对此类肿瘤也具有良好的效果。

（2）如果肿瘤蔓延至颅后窝超过几毫米，则使用乙状窦后入路（目前广泛认为肿瘤的脑池部分通过颅中窝入路暴露欠佳，尤其是考虑到需要将肿瘤从脑神经上剥离时）。

2. 不可挽救的听力（见表 41-7 的定义和原则）：

表 41-7 听力挽救的可能性

有效听力和无法挽救的听力
有效听力的定义
有效听力的广义定义：PTA<50 dB 且 SDS>50%[a]
无法挽救的听力
在下列情况下术后有效听力难以保存： 1. 术前 SDS<75% 2. 或术前 PTA 丧失>25 dB 3. 或术前 BAER 存在异常波形 4. 或肿瘤直径>2~2.5 cm
a 有效听力的其他定义见章节 41.1.5

(1) 使用经迷路入路或乙状窦后入路。

(2) 不论肿瘤大小,两种入路均可以采用。手术团队的喜好是主要决定因素。相关影响因素:

1) 不伴小脑萎缩的年轻病人使用经迷路入路较为适宜。

2) 乙状窦前移和(或)颈静脉球高位使得经迷路入路的操作空间狭小,这种情况下采用乙状窦后入路较为合适。

■ 手术注意事项

• 概述

第一例前庭神经施万细胞瘤切除手术于一个多世纪前的 1894 年完成[34]。

约 75% 的病例中面神经被肿瘤推挤向前方(范围: 50%～80%),但偶尔也被推向头侧,其次为下方,后方推移很少见。即使面神经受压呈扁平状附着在肿瘤包膜表面,仍然可有正常的功能。

麻醉时使用最小量的肌松剂可以在术中对面神经进行监测。只有约10% 的大型肿瘤中耳蜗神经呈带状与肿瘤包膜分离,其余病例耳蜗神经均被包裹在肿瘤中。

尽管手术的目标通常是全切肿瘤,但面神经功能保护才是第一位的,应放在肿瘤切除程度前面优先考虑。如果肿瘤与面神经或脑干粘连紧密,近全切除(面神经上残留很小的一薄片样肿瘤)或次全切除也是很好的选择,无论是术后观察或辅以放疗,这两种方案均有着很高的长期肿瘤控制率。

如果存在脑积水,过去的标准治疗方法是先行脑脊液分流术,等待 2 周后再进行手术[35]。这种做法仍然可以接受,但目前已较少采用,取而代之的是病人一次性完成分流或脑室外引流术加肿瘤切除术,只需要经历一次全身麻醉。

大型肿瘤可能需要通过分期手术来切除肿瘤并保护面神经,或者有计划地肿瘤次全切除辅以术后放疗。对于直径>3 cm 的肿瘤,这种方案可以提高术后面神经功能的保留率[36]。

采用经迷路入路耗时较长,额外的麻醉时间对于老年病人而言是不利的。

• 颅中窝入路

1. 适应证:

(1) 保留听力。

(2) 位于外侧的肿瘤。

(3) 小型肿瘤(通常直径<2.5 cm)。

2. 优点:

(1) 可以磨除骨质、全程显露内听道至膝状神经节(适用于位于外侧的肿瘤)。

41

（2）基本为硬膜外颞下操作。

3. 缺点：

（1）可能损伤颞叶引起癫痫。

（2）此入路中面神经位置最表浅，因此术者即相当于在面神经"周围"进行操作（可能损伤面神经）。

4. 技术总结：

（1）腰椎穿刺引流。

（2）通常采用直切口，起自耳屏前，向上延伸 6 cm，用自动牵开器撑开切口。

（3）在术野后方垂直切开颞肌（沿着肌纤维方向），翻向前方。

（4）开颅骨窗：4 cm×3 cm。

（5）抬起颅中窝硬膜，切断脑膜中动脉。确认并保留岩浅大神经（GSPN）、弓状隆起、三叉神经下颌支以及岩骨真性边界（假性边界为岩上窦沟）。

（6）磨除骨质，显露内听道至 Bill 嵴的全程（对于向外侧蔓延的肿瘤）。

（7）用神经刺激器定位面神经。

（8）沿内听道轴向打开内听道硬膜，避免损伤面神经。

（9）确认前庭、耳蜗和面神经。

（10）切除神经上的肿瘤。

• **经迷路入路**

常受到耳鼻咽喉科医师青睐。

1. 优缺点：见表 41-8。

表 41-8　经迷路入路的优缺点

缺　　　点	优　　　点
• 牺牲听力（在听力已经没有功能或者其他入路也无法保存听力的情况下可以接受） • 手术时间较乙状窦后入路长 • 术后脑脊液漏的发生率可能较高	• 早期辨认面神经可以提高其保留率 • 小脑及后组脑神经损伤机会较小 • 病人不会出现流入小脑延髓池中的出血所引起的症状（本质上是颅外入路）

2. 技术总结：

（1）体位：仰卧位，头转向对侧，如果预计不需要使用牵开器，可以使用头托或头圈。

（2）腹部消毒备用（几乎都需要取脂肪填塞）。

（3）皮肤切口应该与乙状窦位置一致（观察术前 MRI 上乙状窦和耳廓的位置）。通常切口较乙状窦后入路小。

（4）不需要开颅。对于需要"扩大经迷路入路"的大型肿瘤，在磨除乳突的过程中需要暴露 1~2 cm 范围的乙状窦后硬膜,以便牵拉乙状窦。

(5)使用刺激器确认面神经后,沿内听道走形切开硬膜。

(6)对于大型肿瘤,结扎岩上窦并切开小脑幕以增加硬膜下显露范围。

(7)缝合时需要脂肪填塞。

手术筹备:经迷路入路前庭神经施万细胞瘤切除术

同时参见免责声明(见凡例)。

1. 体位:仰卧位,转肩。

2. 设备:

(1)显微镜。

(2)高速开颅钻。

(3)超声吸引器。

3. 某些术者由神经耳科医师帮助处理内听道并进行随访。

4. 神经监测:面肌电图(不需要脑电图技术),SSEP(肿瘤侵犯脑干)(需要脑电图技术)。

5. 术后:ICU 监护。

6. 病人知情同意(用病人易懂的通俗语言描述,不必面面俱到):

(1)手术过程:通过耳后切口切除颅内肿瘤,术后可能需要腰椎穿刺置管引流,脂肪填塞(几乎都需要)。

(2)其他方法:非手术 MRI 随访,采用其他入路手术,放疗(立体定向放疗)。

(3)并发症:脑脊液漏及其可能导致的脑膜炎,同侧听力丧失(如术前未丧失),手术侧面瘫(可能需要进行手术矫正,矫正效果通常很不理想),术后平衡障碍/眩晕,脑干损伤伴脑卒中。

• 乙状窦后入路

又称颅后窝、枕下入路[37,38]。

1. 优点:

(1)为大多数神经外科医师所熟悉,所以为神外医师首选入路。

(2)显露肿瘤速度快。

(3)可保留听力。

(4)注意:该入路功能十分强大。Samii[23] 切除听神经肿瘤均采用乙状窦后入路,他通常采用病人坐位进行手术,使脑组织自然下降从而获得良好的暴露,但由于手术存在相关并发症,美国通常不使用这种方法(见章节 94.1)。

2. 缺点:

(1)牵拉小脑:对于直径<4 cm 的肿瘤这种影响较小,前提是开颅骨窗足够靠外且枕大池和脑桥小脑三角池脑脊液释放较充分。

41

（2）头痛：目前认为乙状窦后入路较经迷路入路头痛症状更常见。可能的机制：经迷路入路为纯硬膜外钻孔，不会造成骨沫进入蛛网膜下隙，而且其皮肤切口更加靠前，对枕下肌肉和枕大神经的损伤较小。

手术筹备：经乙状窦后入路前庭神经施万细胞瘤切除术

同时参见免责声明（见凡例）。

1. 体位：侧卧位，肿瘤侧朝上。

2. 设备：

（1）显微镜。

（2）超声吸引器。

（3）影像导航系统（如果需要）（不仅可以对肿瘤定位，还有助于确定皮肤切口及骨窗位置）。

3. 某些术者由神经耳科医师帮助处理内听道并进行随访。

4. 神经监测：面肌电图（不需要脑电图技术），脑干听觉诱发电位（BAERS），近场监测（CNAP：复合神经动作电位）。

5. 术后：ICU监护。

6. 病人知情同意（用病人易懂的通俗语言描述，不必面面俱到）：

（1）手术过程：通过耳后切口切除颅内肿瘤，术后可能需要腰椎穿刺置管引流，脂肪填塞（选择性）。

（2）其他方法：非手术MRI随访，采用其他入路手术，放疗（立体定向放疗）。

（3）并发症：脑脊液漏及其可能导致的脑膜炎，同侧听力丧失（如术前未丧失），手术侧面瘫（可能需要进行手术矫正，矫正效果通常很不理想），面部麻木（不常见），术后平衡障碍/眩晕，脑干损伤伴脑卒中。

---

3. 技术总结：

（1）体位：侧卧位，肿瘤侧朝上，头架固定（可能需要拉肩），保持颧弓处于水平位。将头部抬高30°，这一点很关键（见章节94.1）。

（2）经皮腰椎穿刺脑脊液外引流（可选）。

（3）切口形状与耳廓类似，位于外耳道后3指处。

（4）开颅骨窗必须足够靠外以显露乙状窦和横窦交汇处，同时保证可以直视下观察到IAC的颅内端。

（5）为了防止脑脊液漏，用骨蜡严密封闭所有骨缘。

（6）沿骨缘剪开硬膜。

（7）显微镜下打开脑桥小脑三角池和枕大池，充分释放脑脊液，以增加显露范围（也可以通过腰椎穿刺引流管释放出20~40 ml脑脊液）。

（8）手术开始时通常离断岩静脉，使小脑得以松弛，还可以避免横窦撕裂。注意不要电凝常与岩静脉伴行的小脑上动脉。

(9) 术中应用面神经刺激器,探查肿瘤后部,确认面神经是否被推挤向后移位。

(10) 确认覆盖在大多数肿瘤表面的薄层蛛网膜。蛛网膜内的血管可能与耳蜗功能有关,应将其留在蛛网膜内加以保护。

(11) 沿肿瘤与小脑之间的边界可追溯至脑干,偶尔也可发现面神经(在切除肿瘤发生出血时该边界追溯起来较困难)。

(12) 定位面神经在脑干上的发出端的方法见表 41-9 及图 1-9 脑桥小脑三角区解剖。

表 41-9 面神经脑干发出端的辅助定位方法[41]

- 面神经发自桥延沟外侧,前庭蜗神经前方 1～2 mm

- 桥延沟终于 Luschka 孔内侧(延伸至第四脑室外侧隐窝),见图 1-9

- 通常会有少量脉络丛伸出到 Luschka 孔外、舌咽神经和迷走神经后方及面神经发出点前方

- 小脑绒球从外侧隐窝凸入到脑桥小脑三角区,位于面神经和前庭蜗神经发出点的后方

- 面神经发出点位于舌咽神经发出点上方 4 mm 和前方 2 mm 处

(13) 打开肿瘤的后外侧包膜,进行瘤内减压。肿瘤向内塌陷后,保持包膜完整并将其向外从面神经上剥离下来完成切除。在面神经与肿瘤分离过程中,最困难的地方为内听道开口的近端。目前认为,对于通过刺激器已明确面神经位置的病例,次全或近全切除肿瘤以达到面神经的解剖学保留是可以接受的,但是因为面神经长期受压致形态扁平,故不能将其视为肿瘤表面的独立结构。

(14) 内听道外的肿瘤被切除之后,切开内听道上方的硬膜,磨开内听道并切除此处的肿瘤。为了保护听力,骨迷路不能被损伤。后半规管(SCC)是最为脆弱的结构(见图 41-1)。SCC 的前庭部同样存在被损伤的风险,但相对机会较小。通过术前 CT 可以确定在不进入 SCC 的前提下能够磨除颞骨岩部骨质的最大量。颞骨的骨盖为一小斜坡,在蜗神经孔的后方存在一个明显的神经沟。它标记前庭导水管的位置,并且是乙状窦后入路暴露 IAC 过程中可以磨除骨质的后界的良好标志。在术前 CT 上测量从 IAC 到后半规管的距离及覆盖在后半规管上的骨板厚度,对于安全显露 IAC,特别是对听力保护是极有帮助的。然而,迷路开放常常是难以避免的,一旦打开,须用骨蜡或肌肉填塞[39]。如果面神经已离断并且不准备行神经移植术,则应该填塞 IAC,例如,用一小块锤击过的肌肉包裹骨蜡加上 Gelfoam® 进行填塞(肌肉经锤打后可以激活外源性凝血因子,因此变黏)。

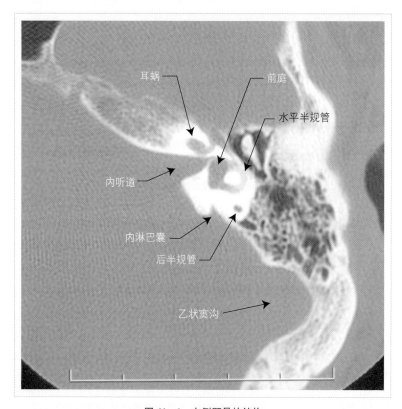

耳蜗
前庭
水平半规管
内听道
内淋巴囊
后半规管
乙状窦沟

图 41-1　左侧颞骨的结构

CT 扫描(左侧岩骨轴位像),由 Chris Danner 友情提供

注意:在某些大型肿瘤中,肿瘤包膜可能与脑干粘连,因此必须残余少量瘤体。这些肿瘤的复发率为 $10\%\sim20\%$[40]。大型肿瘤还可能向上侵犯三叉神经(有时将面神经向上推挤,向三叉神经方向移位),向下侵犯舌咽神经、迷走神经和副神经。将后组脑神经小心从肿瘤包膜表面剥离并用棉条加以保护。

■ 术后护理及并发症的护理

• 脑神经和脑干功能障碍

面神经(Ⅶ):如果由于面神经功能障碍造成眼睑闭合障碍,则给予患侧眼人工泪液 2 滴,每 2 小时滴眼一次或必要时滴眼。睡前给予患眼 Lacrilube® 并用胶带将眼睑闭合。如果面神经完全瘫痪,早期恢复的可能性很小,或面部感觉功能(三叉神经)同时受损,则应在术后数日内行眼睑缝合术。

41

如果面神经离断,可于术后1~2个月行面神经修复术(如舌下神经-面神经吻合术)。解剖上完整保留的面神经,如果术后1年其功能仍未恢复,也应行面神经修复术。

前庭神经(Ⅷ):术后前庭功能障碍常见,因此(和颅内积气)产生的恶心和呕吐也很常见。前庭功能障碍所造成的平衡困难很快消失,但脑干功能障碍造成的共济失调可能是永久性的。

后组脑神经:舌咽神经、迷走神经和舌下神经联合性功能障碍可引起吞咽困难,并造成病人误吸的风险。

脑干功能障碍:将肿瘤从脑干上剥离时可引起脑干功能障碍,可导致共济失调、对侧身体感觉异常等症状。尽管这些症状可能会有所改善,但一旦出现,其中一些会永久性存在难以恢复。

• 脑脊液漏

见章节23.5。

脑脊液漏可发生于皮肤切口、经过鼓膜裂口发生于耳(脑脊液耳漏),或通过咽鼓管经鼻(鼻漏)或向下到达咽后壁。

鼻漏可通过以下任一途径发生(见图41-2中带圈数字):

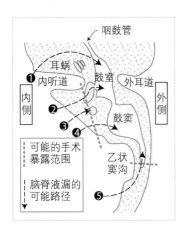

图41-2　VS术后脑脊液漏的可能路径(右侧岩骨轴位像)

改编自 Surgical Neurology, Vol. 43, Nutik SL, Korol HW, Cerebrospinal Fluid Leak After Acoustic Neuroma Surgery, 553-557, 1995,经 Elsevier Science 授权

1. ① 通过顶端气房到达鼓室(TC)或咽鼓管(最常见的途径)。

2. 进入骨迷路——如果骨迷路内骨蜡填塞过度可导致卵圆窗破裂进入中耳。

(1) ② 经水平半规管(SCC)前庭。

(2) ③ 经后半规管(后半规管是磨除内听道骨质后最常见的耳漏通路)。

3. ④ 经迷路周围气房进入乳突窦。

4. ⑤ 经开颅时开放的乳突气房。

大多数病例在术后1周内都可以确诊,但有1例脑脊液漏发生于术后4年[42]。可能向外磨开IAC顶越多,脑脊液漏就越常见[42]。5%～25%的脑脊液漏病人常于脑脊液漏发生后数日内并发脑膜炎[42]。脑积水可以促进脑脊液漏的发生。

治疗:25%～35%的脑脊液漏可自行停止(有一组病例报道该比例达80%)[42]。

治疗方法包括:

1. 非手术治疗:

(1)抬高床头。

(2)可以尝试腰椎穿刺脑脊液外引流术[43,44],对其效果尚存争议[38],并且理论上有将细菌引入中枢神经系统的风险。

2. 持续脑脊液漏的手术治疗:一般来说,术后脑脊液漏(含鼻漏)最佳处理方式为再次手术探查。

(1)对于同侧听力丧失行经迷路入路的病人,可行经鼓膜入路永久性填塞咽鼓管来治疗脑脊液鼻漏。这是一个非常有效的方法,不需要再次开颅取出之前填塞的脂肪组织。

(2)如果存在听力(除外经迷路入路),需要尽全力保护咽鼓管功能从而保证中耳的功能正常。再次探查术野,用骨蜡重新封闭气房并放置额外的脂肪、筋膜、骨膜或其他密封剂来封堵气房。这种积极的处理方案是最确切也是最快速的治疗方法,避免了保守治疗或放置腰大池引流所需要的长期卧床休息。

3. 脑脊液漏可能是脑脊液流体动力学发生改变的一个信号。多数病人表现为显著的脑室扩张(脑积水)。某些病人脑脊液漏可以成为颅内压释放的一个途径反而可以改善脑室扩张症状(即如果没有脑脊液漏存在,病人将出现脑积水)。常需要为病人加做脑脊液分流术,否则脑脊液漏的修补比较容易失败。

■ 结果及随访

文献报道手术完全切除率为97%～99%[45]。

• 手术致残率和死亡率

参见章节94.1.7中颅后窝开颅术的术后注意事项。一些并发症的估计发生率[46]:脑脊液漏(最常见的并发症)4%～27%[42](见上文),脑膜炎5.7%,脑卒中0.7%,术后需行脑脊液分流术(治疗脑积水或脑脊液漏)6.5%。

专业的神经外科中心的死亡率约为1%[22,45,47]。

• 脑神经功能障碍

表41-10显示了枕下乙状窦后入路VS切除术后在几组不同肿瘤大小的病人中的面神经及前庭蜗神经功能保留情况,详见下文。

放射性脑神经病变一般在立体定向放射外科(SRS)[49]后 6～18 个月出现，半数以上的病人经过激素治疗后一般在出现症状后 3～6 个月内得到缓解。

表 41‐10 乙状窦后入路 VS 切除术的脑神经保留情况[a]

肿瘤大小	保留的功能	
	面神经	前庭蜗神经
<1 cm	95%～100%	57%
1～2 cm	80%～92%	33%
>2 cm	50%～76%	6%

a 135 例 VS[48]病例研究及其他资料[40,45]

◎ 面神经(Ⅶ)

House 和 Brackmann 分级量表见表 41‐3。Ⅰ～Ⅲ级为可以接受的功能状态。面神经保护与肿瘤大小相关。

手术：通过使用现代面神经监测设备，面神经解剖保留率在大型肿瘤中可达 90% 以上，在中型肿瘤中接近 99%[50]。对于面神经受压变形术中需要残留部分与神经粘连的肿瘤来保持其完整性的病例，术后面神经功能一般较差，尤其是在大型肿瘤中。患大型肿瘤的病人中只有 75% 术后可以保存良好的面神经功能(HB 分级Ⅰ～Ⅲ级)，在中型肿瘤中该比例为 91%。

对于直径≤3 cm 的肿瘤可采用 SRS 治疗，根据现代 SRS 剂量学制订治疗方案(对于存在有效听力的病人使用 12～13 Gy 的射线量，无有效听力的为 13～14 Gy，术后新发面神经功能降低的发病率为 4%)[51]。

◎ 前庭蜗神经(Ⅷ)

在一项大宗病例研究中，患单侧 VS 且听力为Ⅰ级或Ⅱ级(见表 41‐5)的病人约占 12%[52]。听力的保留关键取决于肿瘤的大小，当肿瘤直径>1～1.5 cm 时，保留听力的机会很小。术中使用脑干听觉诱发电位监测可能会提高听力保留率[53]。在有大量 VS 治疗经验的神经外科中心，当肿瘤直径<1.5 cm 时，听力保留率能够达到 35%～71%[52,54](尽管 14%～48% 可能更符合实际[55])。术后听力改善者极少[56]。

SRS：用于直径≤3 cm 的肿瘤[57]，65 名术前纯音阈值<90 dB 的病人听力保留率为 26%。随肿瘤体积增大，听力丧失率升高[58]。注意：术后第 1 年听力丧失的发生率较高。SRT：93% 的病人保留有用听力[59]。

术后前庭神经功能正常者很少。试图保护"前庭"功能的手术与不特别强调此问题的手术相比，效果并无差异。大多数单侧前庭神经功能丧失的病人，如果对侧功能正常，可以在很大程度上通过对侧传入进行代偿。因肿瘤或手术造成脑干损伤引起共济失调的病人，术后需要面对的困难更多。一些病人

41

术后早期前庭神经功能似乎良好,但手术数月后发生迟发性恶化。这些病例可能是前庭神经纤维异常再生所致,其治疗可能非常困难。有些专家建议切断前庭神经(与治疗 Meniere 病相同,见章节 33.2)。

◎ 三叉神经(Ⅴ)

显微手术术后 22%的病人出现暂时性三叉神经症状,11%的病人出现永久性症状,与 SRS 的结果类似[60]。SRT 新发面部麻木发生率为 2%[59]。

◎ 后组脑神经

舌咽神经、迷走神经和副神经损伤不常见,多发生于切除大型肿瘤时,这些肿瘤使后组脑神经扭曲并向下方移位。

• 复发

◎ 显微手术(MS)后

复发在很大程度上与肿瘤切除程度相关。然而,复发既可以发生于似乎已经全切的肿瘤,也可发生于次全切除的肿瘤。术后多年依然可以出现肿瘤复发。次全切除术后的肿瘤进展率约为 20%[55]。所有病人均应行影像学(CT 或 MRI)随访。较早的一组随访 15 年以上的病例显示,肿瘤"完全切除"后局部控制率(LCR)约 94%。最近的一组 MRI 随访病例显示,复发率为 7%～11%(随访 3～16 年)[55]。

◎ EBRT 的使用

EBRT 可以改善未全切肿瘤的 LCR,见表 41-11(注意:由于良性肿瘤生存期较长,故放疗后的并发症有可能会出现)。

表 41-11　手术组与手术＋EBRT 治疗组 VS 局部控制率的比较[61]

手术切除程度	局部控制率(LCR)	
	手　术	手术＋EBRTa
全切	60/62(97%)	无数据
近全切除(90%～99%)	14/15(93%)	2/2(100%)
次全切除(<90%)	7/13(54%)	17/20(85%)a
仅行活检	无数据	3/3(100%)

a 剂量<45 Gy 时,LCR 为 33%;剂量>45 Gy 时,LCR 为 94%

◎ 显微手术与 SRS 的比较

目前推荐使用 14 Gy 剂量进行 SRS,但长期效果不明[34](尽管有杂志文章显示疗效确切[62])。在一项 VS 直径<3 cm 的非随机回顾性研究中[60],显微手术的短期 LCR(中位随访期 24 个月)为 97%,SRS 为 94%。然而,对于良性肿瘤来说,长期随访(可能 5～10 年[49])非常重要,这一结果提示,显微手术的长期 LCR 将高于 SRS。不能用 SRS 长期随访研究的结果[63]直接进行比

41

较,因为这些随访期最长的病例接受了更高的放射剂量,结果造成放射并发症的发生率较高,当然其 LCR 也较高。

SRS 治疗后的最初阶段,约 5% 的病人出现肿瘤暂时增大,伴有中心强化消失[64](只有约 2% 的病人显示真正的肿瘤早期生长),因此可以直到证实肿瘤属于持续生长,再对 SRS 治疗后的病人采取进一步治疗措施[65]。SRS 治疗后的 6~18 个月期间应避免进行手术,因为这段时期放射性损害最严重[65]。

尽管研究数量不多,但结果显示,如果 SRS 失败后再行显微手术与首选显微手术治疗的病人相比,面神经损伤的发生率比较高[66,67]。不过,对于这一点仍存在争议[65]。最后,SRS 后 VS 有恶变的可能,包括蝶螈瘤[68,69](具有杆状特征的恶性肿瘤),或有诱发颅底肿瘤的可能(文献报道采用 EBRT 时发生[70])以及迟发性动脉闭塞的风险(AICA 位于 VS 表面附近),上述这些情况均可在多年之后发生。

◎ 显微手术后复发肿瘤的治疗

对于复发性 VS,再次手术是可选择的治疗措施之一。一组 23 例病人的病例研究结果显示[71],面神经功能正常或中度异常的 10 例病人当中,6 例在再次手术后至少保留了中度功能,3 例共济失调加重,1 例发生小脑血肿。对于在一次或多次手术后复发的 VS[55],有人建议采用 SRS。采用 SRS 治疗复发性 VS,SRS 前面神经功能为 Ⅰ~Ⅲ 级的病人中有 23% 出现面神经功能恶化(中位随访期为 43 个月),14% 出现新的三叉神经症状[55],6% 的病人在 SRS 治疗后出现肿瘤进展。

◎ 脑积水

可发生于 VS 治疗后(显微手术或 SRS),也可发生于数年后。脑脊液压力升高者易发生脑脊液漏。

41.2 周围神经肿瘤:神经束膜瘤

属于神经鞘瘤,包括以下类型:

1. 神经内神经束膜瘤:发生于青少年或青年人的孤立性病变,主要累及周围神经(很少累及脑神经)。神经圆柱样增大超过 2~10 cm,形成类似洋葱鳞茎样改变。有丝分裂罕见,MIB - 1 标记指数低,22 号染色体缺失是其特点[72],不合并 NF1。治疗:保守性活检术,而非手术切除。

2. 软组织神经束膜瘤:少见。很少累及神经,几乎均为良性,但可出现恶变。男:女=1:4。男性手部常见,分散,无包膜,直径 1.5~20 cm。治疗:全切病变可以治愈。

(徐 珑 王成俊)

41

参考文献

[1] National Institutes of Health Consensus Development Conference. Acoustic Neuroma: Consensus Statement. Bethesda, MD 1991

[2] Eldridge R, Parry D. Summary: Vestibular Schwannoma (Acoustic Neuroma) Consensus Development Conference. Neurosurgery. 1992; 30:962–964

[3] Harner SG, Laws ER. Clinical Findings in Patients with Acoustic Neuromas. Mayo Clin Proc. 1983; 58:721–728

[4] Stangerup SE, Caye-Thomasen P, Tos M, Thomsen J. The natural history of vestibular schwannoma. Otol Neurotol. 2006; 27:547–552

[5] Lau T, Olivera R, Miller T, Jr, Downes K, Danner C, van Loveren HR, Agazzi S. Paradoxical trends in the management of vestibular schwannoma in the United States. J Neurosurg. 2012; 117:514–519

[6] Jaffe B. Clinical Studies in Sudden Deafness. Adv Otorhinolaryngol. 1973; 20:221–228

[7] Byl F. Seventy-Six Cases of Presumed Sudden Hearing Loss Occurring in 1973: Prognosis and Incidence. Laryngoscope. 1977; 87:817–824

[8] Berenholz LP, Eriksen C, Hirsh FA. Recovery From Repeated Sudden Hearing Loss With Corticosteroid Use in the Presence of an Acoustic Neuroma. Ann Otol Rhinol Laryngol. 1992; 101:827–831

[9] Moskowitz D, Lee KJ, Smith HW. Steroid Use in Idiopathic Suden Sensorineuroal Hearing Loss. Laryngoscope. 1984; 94:664–666

[10] Tarlov EC. Microsurgical Vestibular Nerve Section for Intractable Meniere's Disease. Clin Neurosurg. 1985; 33:667–684

[11] House WF, Brackmann DE. Facial Nerve Grading System. Otolaryngol Head Neck Surg. 1985; 93:184–193

[12] Hardy DG, Macfarlane R, Baguley D, et al. Surgery for Acoustic Neurinoma: An Analysis of 100 Translabyrinthine Operations. J Neurosurg. 1989; 71:799–804

[13] Daniels RL, Swallow C, Shelton C, Davidson HC, Krejci CS, Harnsberger HR. Causes of unilateral sensorineural hearing loss screened by high-resolution fast spin echo magnetic resonance imaging: review of 1,070 consecutive cases. Am J Otol. 2000; 21:173–180

[14] Committee on Hearing and Equilibrium of the American Academy of Otolaryngology-Head and Neck Surgery Foundation. Guidelines for the evaluation of hearing preservation in acoustic neuroma (vestibular schwannoma). Otolaryngol Head Neck Surg. 1995; 113:179–180

[15] Gardner G, Robertson JH. Hearing Preservation in Unilateral Acoustic Neuroma Surgery. Ann Otol Rhinol Laryngol. 1988; 97:55–66

[16] Silverstein H, McDaniel A, Norrell H, Haberkamp T. Hearing Preservation After Acoustic Neuroma Surgery with Intraoperative Direct Eighth Cranial Nerve Monitoring: Part II. A Classification of Results. Otolaryngol Head Neck Surg. 1986; 95

[17] Stangerup SE, Caye-Thomasen P, Tos M, Thomsen J. Change in hearing during 'wait and scan' management of patients with vestibular schwannoma. J Laryngol Otol. 2008; 122:673–681

[18] Murofushi T, Matsuzaki M, Mizuno M. Vestibular evoked myogenic potentials in patients with acoustic neuromas. Arch Otolaryngol Head Neck Surg. 1998; 124:509–512

[19] Copeland WR, Hoover JM, Morris JM, Driscoll CL, Link MJ. Use of preoperative MRI to predict vestibular schwannoma intraoperative consistency and facial nerve outcome. J Neurol Surg B Skull Base. 2013; 74:347–350

[20] Bederson JB, von Ammon K, Wichmann WW, Yasargil MG. Conservative Treatment of Patients with Acoustic Tumors. Neurosurgery. 1991; 28:646–651

[21] Caye-Thomasen P, Dethloff T, Hansen S, Stangerup SE, Thomsen J. Hearing in patients with intracanalicular vestibular schwannomas. Audiol Neurootol. 2007; 12:1–12

[22] Asthagiri AR, Parry DM, Butman JA, Kim HJ, Tsilou ET, Zhuang Z, Lonser RR. Neurofibromatosis type 2. Lancet. 2009; 373:1974–1986

[23] Samii M, Matthies C. Management of 1000 Vestibular Schwannomas (Acoustic Neuromas): Surgical Management with an Emphasis on Complications and How to Avoid Them. Neurosurgery. 1997; 40:11–23

[24] Brackmann DE, Fayad JN, Slattery WH, III, Friedman RA, Day JD, Hitselberger WE, Owens RM. Early proactive management of vestibular schwannomas in neurofibromatosis type 2. Neurosurgery. 2001; 49:274–80; discussion 280-3

[25] Lobato-Polo J, Kondziolka D, Zorro O, Kano H, Flickinger JC, Lunsford LD. Gamma knife radiosurgery in younger patients with vestibular schwannomas. Neurosurgery. 2009; 65:294–300; discussion 300-1

[26] Timmer FC, Hanssens PE, van Haren AE, Mulder JJ, Cremers CW, Beynon AJ, van Overbeeke JJ, Graamans K. Gamma knife radiosurgery for vestibular schwannomas: results of hearing preservation in relation to the cochlear radiation dose. Laryngoscope. 2009; 119:1076–1081

[27] Danner C, Mastrodimos B, Cueva RA. A comparison of direct eighth nerve monitoring and auditory brainstem response in hearing preservation surgery for vestibular schwannoma. Otol Neurotol. 2004; 25:826–832

[28] Yamakami I, Yoshinori H, Saeki N, Wada M, Oka N. Hearing preservation and intraoperative auditory brainstem response and cochlear nerve compound action potential monitoring in the removal of small acoustic neurinoma via the retrosigmoid approach. J Neurol Neurosurg Psychiatry. 2009; 80:218–227

[29] Wang AC, Chinn SB, Than KD, Arts HA, Telian SA, El-Kashlan HK, Thompson BG. Durability of hearing preservation after microsurgical treatment of vestibular schwannoma using the middle cranial fossa approach. J Neurosurg. 2013; 119:131–138

[30] Samii M, Gerganov V, Samii A. Improved preservation of hearing and facial nerve function in vestibular schwannoma surgery via the retrosigmoid approach in a series of 200 patients. J Neurosurg. 2006; 105:527–535

[31] Patni AH, Kartush JM. Staged resection of large acoustic neuromas. Otolaryngol Head Neck Surg. 2005; 132:11–19

[32] Roche PH, Ribeiro T, Khalil M, Soumare O, Thomassin JM, Pellet W. Recurrence of vestibular schwannomas after surgery. Prog Neurol Surg. 2008; 21:89–92

[33] Van Gompel JJ, Patel J, Danner C, Zhang AN, Samy Youssef AA, van Loveren HR, Agazzi S. Acoustic neuroma observation associated with an increase in symptomatic tinnitus: results of the 2007-2008 Acoustic Neuroma Association survey. J Neurosurg. 2013; 119:864–868

[34] Pitts LH, Jackler RK. Treatment of Acoustic Neuromas. N Engl J Med. 1998; 339:1471–1473

[35] Ojemann RG. Microsurgical Suboccipital Approach to Cerebellopontine Angle Tumors. Clin Neurosurg. 1978; 25:461–479

[36] Porter RG, LaRouere MJ, Kartush JM, Bojrab DI, Pieper DR. Improved facial nerve outcomes using an evolving treatment method for large acoustic neuromas. Otol Neurotol. 2013; 34:304–310

[37] Rhoton AL, Jr. The cerebellopontine angle and posterior fossa cranial nerves by the retrosigmoid approach. Neurosurgery. 2000; 47:S93–129

[38] Ebersold MJ, Harner SG, Beatty CW, Harper CM, et al. Current Results of the Retrosigmoid Approach to Acoustic Neurinoma. J Neurosurg. 1992; 76:901–

909

[39] Tatagiba M, Samii M, Matthies C, El Azm M, Schönmayr R. The Significance for Postoperative Hearing of Preserving the Labyrinth in Acoustic Neurinoma Surgery. J Neurosurg. 1992; 77:677–684

[40] Youmans JR. Neurological Surgery. Philadelphia 1990

[41] Rhoton AL. Microsurgical Anatomy of the Brainstem Surface Facing an Acoustic Neuroma. Surg Neurol. 1986; 25:326–339

[42] Nutik SL, Korol HW. Cerebrospinal Fluid Leak After Acoustic Neuroma Surgery. Surg Neurol. 1995; 43:553–557

[43] Symon L, Pell MF. Cerebrospinal Fluid Rhinorrhea Following Acoustic Neurinoma Surgery: Technical Note. J Neurosurg. 1991; 74:152–153

[44] Ojemann RG. Management of Acoustic Neuromas (Vestibular Schwannomas). Clin Neurosurg. 1993; 40:498–539

[45] Sekhar LN, Gormely WB, Wright DC. The Best Treatment for Vestibular Schwannoma (Acoustic Neuroma): Microsurgery or Radiosurgery? Am J Otol. 1996; 17:676–689

[46] Wiegand DA, Fickel V. Acoustic Neuromas. The Patient's Perspective. Subjective Assessment of Symptoms, Diagnosis, Therapy, and Outsome in 541 Patients. Laryngoscope. 1989; 99:179–187

[47] Gormley WB, Sekhar LN, Wright DC, et al. Acoustic Neuroma: Results of Current Surgical Management. Neurosurgery. 1997; 41:50–60

[48] Wilkins RH, Rengachary SS. Neurosurgery. New York 1985

[49] Flickinger JC, Kondziolka D, Pollock BE, Lunsford LD. Evolution in Technique for Vestibular Schwannoma Radiosurgery and Effect on Outcome. Int J Radiation Oncology Biol Phys. 1996; 36:275–280

[50] Samii M, Gerganov VM, Samii A. Functional outcome after complete surgical removal of giant vestibular schwannomas. J Neurosurg. 2010; 112:860–867

[51] Pollock BE, Driscoll CL, Foote RL, Link MJ, Gorman DA, Bauch CD, Mandrekar JN, Krecke KN, Johnson CH. Patient outcomes after vestibular schwannoma management: a prospective comparison of microsurgical resection and stereotactic radiosurgery. Neurosurgery. 2006; 59:77–85; discussion 77-85

[52] Glasscock ME, Hays JW, Minor LB, Haynes DS, Carrasco VN. Preservation of Hearing in Surgery for Acoustic Neuromas. J Neurosurg. 1993; 78:864–870

[53] Ojemann RG, Levine RA, Montgomery WM, et al. Use of Intraoperative Auditory Evoked Potentials to Preserve Hearing in Unilateral Acoustic Neuroma Removal. J Neurosurg. 1984; 61:938–948

[54] Brackmann DE, House JRIII, Hitselberger WE. Technical Modifications to the Middle Cranial Fossa Approach in Removal of Acoustic Neuromas. Los Angeles, CA 1993

[55] Pollock BE, Lunsford LD, Flickinger JC, Clyde BL, Kondziolka D. Vestibular Schwannoma Management. Part I. Failed Microsurgery and the Role of Delayed Stereotactic Radiosurgery. J Neurosurg.

1998; 89:944–948

[56] Shelton C, House WF. Hearing Improvement After Acoustic Tumor Removal. Otolaryngol Head Neck Surg. 1990; 103:963–965

[57] Hirsch A, Norén G. Audiological Findings After Stereotactic Radiosurgery in Acoustic Neuromas. Acta Otolaryngol (Stockh). 1988; 106:244–251

[58] Flickinger JC, Lunsford LD, Coffey RJ, Linskey ME, et al. Radiosurgery of Acoustic Neurinomas. Cancer. 1991; 67:345–353

[59] Selch MT, Pedroso A, Lee SP, Solberg TD, Agazaryan N, Cabatan-Awang C, DeSalles AA. Stereotactic radiotherapy for the treatment of acoustic neuromas. J Neurosurg. 2004; 101:362–372

[60] Pollock BE, Lunsford LD, Kondziolka D, et al. Outcome Analysis of Acoustic Neuroma Management: A Comparison of Microsurgery and Stereotactic Radiosurgery. Neurosurgery. 1995; 36:215–229

[61] Wallner KE, Sheline GE, Pitts LH, Wara WM, et al. Efficacy of Irradiation for Incompletely Excised Acoustic Neurilemomas. J Neurosurg. 1987; 67:858–863

[62] Kondziolka D, Lunsford LD, McLaughlin MR, Flickinger JC. Long-Term Outcomes After Radiosurgery for Acoustic Neuromas. N Engl J Med. 1998; 339:1426–1433

[63] Noren G, Hirsch A, Mosskin M. Long-Term Efficacy of Gamma Knife Radiosurgery in Vestibular Schwannomas. Acta Neurochir. 1993; 122

[64] Linskey ME, Lunsford LD, Flickinger JC. Neuroimaging of Acoustic Nerve Sheath Tumors After Stereotactic Radiosurgery. AJNR. 1991; 12:1165–1175

[65] Pollock BE, Lunsford LD, Kondziolka D, et al. Vestibular Schwannoma Management. Part II. Failed Radiosurgery and the Role of Delayed Microsurgery. J Neurosurg. 1998; 89:949–955

[66] Slattery WH, Brackmann DE. Results of Surgery Following Stereotactic Irradiation for Acoustic Neuromas. Am J Otol. 1995; 16:315–321

[67] Wiet RJ, Micco AG, Bauer GP. Complications of the Gamma Knife. Arch Otolaryngol Head Neck Surg. 1996; 122:414–416

[68] Yakulis R, Manack L, Murphy Al. Postradiation Malignant Triton Tumor: A Case Report and Review of the Literature. Arch Pathol Lab Med. 1996; 120:541–548

[69] Comey CH, McLaughlin MR, Jho HD, Martinez AJ, Lunsford LD. Death From a Malignant Cerebellopontine Angle Triton Tumor Despite Stereotactic Radiosurgery. J Neurosurg. 1998; 89:653–658

[70] Lustig LR, Jackler RK, Lanser MJ. Radiation-Induced Tumors of the Temporal Bone. Am J Otol. 1997; 18:230–235

[71] Beatty CW, Ebersold MJ, Harner SG. Residual and Recurrent Acoustic Neuromas. Laryngoscope. 1987; 97:1168–1171

[72] Emory TS, Scheithauer BW, Hirose T, Wood M, Onofrio BM, Jenkins RB. Intraneural perineurioma. A clonal neoplasm associated with abnormalities fo chromosome 22. Am J Clin Pathol. 1995; 103:696–704

42 脑膜瘤

42.1 概述

要 点

1. 生长缓慢，脑外肿瘤，通常为良性，起源于蛛网膜(而非硬膜)。

2. 影像学检查(MRI 或 CT)：通常基底较宽并与硬膜粘连，多有硬膜尾征，常呈明显增强，可导致邻近骨质增生。

3. MRI：T_1WI 呈等信号，T_2WI 呈低信号。

4. 32%的偶然发现的脑膜瘤随访 3 年后并未生长。

5. 手术适应证：连续的影像学检查证实肿瘤生长和(或)由病变引发的相关症状药物控制不满意者。

6. 完全切除肿瘤后大多数(并非所有)肿瘤可治愈，但有时候难以全切。

7. 最常见的生长部位为大脑镰、大脑凸面或蝶骨。

8. 常伴钙化。典型病理特点：砂粒体。

脑膜瘤是最常见的原发性颅内肿瘤，通常为生长缓慢、边界清楚(非浸润性)的良性病变。本章中也介绍组织学呈恶性(发生率约占脑膜瘤的 1.7%[1])和(或)生长迅速的变异类型(生长迅速的类似于脑膜瘤的病变有可能是血管外膜细胞瘤)(见章节 43.3)。脑膜瘤实际起源于蛛网膜颗粒细胞(而非硬膜)。高达 8%的病人为多发病变[2]，在神经纤维瘤病病人中多发病变更为多见。脑膜瘤偶尔也呈弥漫性生长(斑块状脑膜瘤)。本节讨论颅内脑膜瘤。

脑膜瘤可发生于任何存在蛛网膜细胞的部位(脑与颅骨之间、脑室内及脊髓全程)。异位脑膜瘤可能起源于颅骨内(原发性骨内脑膜瘤)[3]，还可能起源于皮下组织，不与颅骨相连。大多数无明显症状(见下文)。

42.2 流行病学

60 岁以上病人尸检结果显示，3%的病人有脑膜瘤存在[4]。脑膜瘤占原发性颅内肿瘤的 14.3%～19%[5]。发病高峰为 45 岁。男：女为 1∶1.8。

1.5%发生于儿童和青少年,通常在 10～20 岁[6]。19%～24%的青少年脑膜瘤发生于神经纤维瘤病 1 型病人(von Recklinghausen 病)。

42.3 常见部位

42.3.1 概述

表 42-1 列出了脑膜瘤的常见部位。其他部位包括：脑桥小脑三角、斜坡、蝶骨平台和枕大孔。60%～70%的脑膜瘤沿大脑镰(包括矢状窦旁)、蝶骨(包括鞍结节)或大脑凸面生长。儿童脑膜瘤少见,28%发生于脑室内,颅后窝也是一个常见部位。

表 42-1　成人脑膜瘤的部位(336 例[7])

部　　　位	比　　例(%)
矢状窦旁	20.8
凸面	15.2
鞍结节	12.8
蝶骨嵴	11.9
嗅沟	9.8
大脑镰	8
侧脑室	4.2
小脑幕	3.6
颅中窝	3
眼眶	1.2
脊髓	1.2
侧裂内	0.3
颅骨外	0.3
多发	0.9

42.3.2 蝶骨嵴(或翼)脑膜瘤

三种基本类型[8]：

1. 蝶骨嵴外侧型(或翼点型)：临床表现与治疗方式通常与大脑凸面脑膜瘤类似。

42

2. 蝶骨嵴中 1/3 型(或翼型)。

3. 蝶骨嵴内侧型(床突型):多包绕颈内动脉(ICA)、大脑中动脉(MCA)、眶上裂部位的脑神经和视神经。可压迫脑干。通常无法全切肿瘤。

42.3.3　矢状窦旁和大脑镰脑膜瘤

多达半数侵入上矢状窦(SSS)。根据 SSS 前后方向上的肿瘤具体位置分组如下:

1. 前组(筛板至冠状缝):占 33%。最常见的症状是头痛和精神状态改变。

2. 中组(冠状缝与人字缝之间):占 50%。最常见的症状为 Jacksonian 癫痫和进展性单侧肢体偏瘫。

3. 后组(人字缝至窦汇):占 20%。最常见的症状为头痛、视觉症状、局灶性癫痫或精神状态改变。

SSS 受侵犯程度分级系统包括 Bonnal 和 Brotchi 分级[9],更近期还有 Sindou 等人[10]提出的分级系统,如图 42-1 所示。

矢状窦旁脑膜瘤可以起源于运动区,对侧足下垂是其最常见的首发症状[11]。

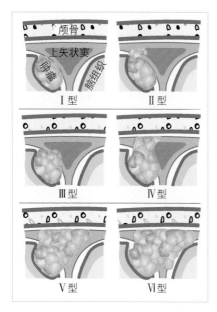

图 42-1　脑膜瘤侵犯上矢状窦的程度分级系统(引自 Sindou MP et al., J Neurosurg, 105: p 514-525, 2006)

图示:SSS 的冠状位示意图
Ⅰ型:与 SSS 外侧壁粘连
Ⅱ型:侵入侧隐窝
Ⅲ型:侵入窦外侧壁
Ⅳ型:侵入窦外侧壁及窦顶
Ⅴ型:窦完全闭塞,对侧壁未受累
Ⅵ型:窦完全闭塞,所有壁均受侵

42.3.4　嗅沟脑膜瘤

临床表现(通常直至肿瘤很大时才出现症状)包括:

1. Foster‐Kennedy 综合征(见章节 3.2.3)：嗅觉丧失(病人通常没有察觉)，同侧视神经萎缩，对侧视乳头水肿。

2. 精神状态改变：通常表现为额叶症状(情感淡漠、意志缺失等)。

3. 尿失禁。

4. 位置靠后的肿瘤可能会压迫视觉器官而导致视觉受损。

5. 大型肿瘤会压迫穹窿导致短期记忆丧失。

6. 癫痫发作。

肿瘤大于 3 cm 时，其致残率、死亡率和全切肿瘤的难度均会显著增加[12]。

术前磁共振血管造影(MRA)、CT 血管造影(CTA)或全脑血管造影(DSA)有助于评估大脑前动脉与肿瘤的相对位置关系。70%～80%嗅沟脑膜瘤的血液供应来源于筛前动脉，由于存在损伤眼动脉(致盲)的风险，故通常不进行栓塞。如果肿瘤存在脑膜中动脉供血，可以考虑对其进行栓塞，但作用较小。

42.3.5 蝶骨平台脑膜瘤

肿瘤起自颅前窝后部、视交叉沟以前的蝶骨平台处，如图 42‐2 所示。

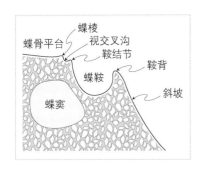

图 42‐2 蝶骨平台与鞍结节解剖位置

42.3.6 鞍结节脑膜瘤(TSM)

鞍结节脑膜瘤起源部位仅位于嗅沟脑膜瘤后方 2 cm 处[12]。鞍结节是位于视交叉沟和蝶鞍之间的骨性突起(见图 42‐2)。根据定义，视交叉沟的前界为颅前窝与颅中窝的分界。因此，鞍结节脑膜瘤起源于颅中窝(而蝶骨平台脑膜瘤位于颅前窝)。

这些肿瘤常引起视力丧失(视交叉综合征：原发性视神经萎缩＋双眼颞侧偏盲)。如果鞍结节脑膜瘤向后蔓延进入鞍内，可被误诊为垂体大腺瘤(见图 89‐3)。

42

42.3.7　枕大孔脑膜瘤

与其他枕大孔区病变相似(见章节 89.2.4),这些肿瘤所引起的神经系统症状和体征可能非常容易混淆,在起病之时通常并不提示此部位发生肿瘤。

在法国的一项合作研究中,共有 106 例枕大孔脑膜瘤[13],其中 31% 起源于枕大孔前唇,56% 起源于侧面,其余 13% 起源于后唇。大多数肿瘤位于硬膜内,但也可以位于硬膜外或者两者混合(后两种情况起源于侧面,通常呈侵袭性,从而使全切肿瘤更加困难)[14]。肿瘤可能位于椎动脉上方、下方或者两侧[14]。

42.4　病理

有四个关键的组织病理学参数:
1. 等级:见表 42-2。
2. 组织学亚型:见表 42-2。
3. 增生指数:见下文。
4. 是否存在脑侵犯:见下文。

存在多种病理分类系统[15-17],而且在主要类型之间存在着过渡形式。在某个特定肿瘤中可以存在一种以上的组织学类型。WHO 2000 分级见表 42-2。

表 42-2　脑膜瘤的 WHO 分级

WHO Ⅰ级	脑膜上皮型 纤维型(成纤维细胞型) 移行型(混合型) 砂粒型 血管瘤型 微囊型 分泌型 富淋巴-浆细胞型 化生型
WHO Ⅱ级	脊索瘤样型 透明细胞型(颅内) 非典型
WHO Ⅲ级	乳头型 横纹肌样型(见正文) 间变性

1.复发风险和(或)侵袭性程度较低的脑膜瘤(WHO Ⅰ级):

(1)脑膜上皮型或脑膜上皮瘤型,也称为合胞体型:最常见,含大片多角细胞。有人将具有紧密排列血管的脑膜上皮型称为血管瘤型。

(2)纤维型或成纤维细胞型:细胞被结缔组织间质分隔开。比脑膜上皮型和移行型更有弹性。

(3)移行型:介于上皮型和纤维型之间。细胞多呈纺锤形,但也存在典型的脑膜上皮瘤样细胞。细胞呈旋涡状排列,部分有钙化(沙粒体)。

(4)砂粒型:存在钙化的脑膜上皮细胞旋涡。

(5)血管瘤型。

(6)微囊型:也称为"湿润"或空泡性脑膜瘤。典型表现为细胞外间隙扩张,其中通常无任何成分,但偶尔含有 PAS 染色阳性的成分(糖蛋白?)或者含有脂肪[18]。微囊可以互相融合,形成肉眼或影像学检查可见的囊腔,类似于星形细胞瘤。

(7)分泌型。

(8)富淋巴-浆细胞型。

2.复发风险和(或)侵袭性程度较高的脑膜瘤:

(1)非典型脑膜瘤:有丝分裂活性增加(每高倍视野 1~2 个有丝分裂象),细胞密度升高,存在巨细胞及局灶性坏死区。细胞多形性不少见,但并不显著。随非典型性升高,肿瘤的侵袭性增强。

(2)横纹肌样脑膜瘤:通常呈侵袭性并具有恶性特征。缺乏恶性行为学特点的此类肿瘤属于未定型[19]。

(3)恶性脑膜瘤:也称为间变型、乳头型或肉瘤型。特征性表现为有丝分裂象常见,大脑皮质受侵犯,表观完全切除后迅速复发[20],少数发生转移(见下文)。出现大量有丝分裂象(每高倍视野超过 4 个有丝分裂象)或乳头样特征强烈提示恶性。可能更常见于年轻病人。

旧文献中使用的一些目前已废用的名称(根据当前的 WHO 分类)包括:化生型、黏液瘤型、黄色瘤型(细胞质内脂质丰富,形成空泡)、脂肪瘤型、颗粒型、成软骨细胞型、成骨细胞型、黑色素型、血管母细胞型或脑膜型血管外皮细胞瘤(真正的血管外皮细胞瘤属于肉瘤,见章节 43.3)。有人用"血管母细胞型"称呼那些组织学类似于血管母细胞瘤的肿瘤类型。与其他类型相比,血管母细胞型脑膜瘤的临床特征恶性程度可能高于其他类型[16]。

■ 增生指数

由于各研究机构和观察者之间存在差异,故不建议将增生指数(如 Ki-67 或 MIB-1)作为分级的唯一指标。不过,这些指数的确与预后相关(见表 42-3)。对于增生指数很高的肿瘤,建议加上描述语"具有高度增生活性"[19]。

表 42 - 3　脑膜瘤的 Ki - 67 增生指数[21] a

描述和 WHO 分级	平均 Ki - 67 指数a	复发率
普通脑膜瘤(WHO Ⅰ级)	0.7%	9%
非典型脑膜瘤(WHO Ⅱ级)	2.1%	29%
间变性脑膜瘤(WHO Ⅲ级)	11%	50%

a 不建议用于分级(见正文)

42.4.1　脑侵犯

如果肿瘤存在脑侵犯,则其复发的概率将上升至非典型(并非间变性)脑膜瘤类似水平[22],但不属于恶性分级指标。非典型脑膜瘤发生脑侵犯并不提示恶性行为。建议加上描述语"伴脑侵犯"以提示其高复发风险[19]。

42.4.2　转移

脑膜瘤发生中枢神经系统外转移者极为少见,大多数是血管母细胞型或恶性脑膜瘤。最常见的转移部位是肺、肝、淋巴结和心脏。

42.4.3　鉴别诊断/诊断注意事项

1. 多发脑膜瘤:提示神经纤维瘤病 2 型(NF2)。

2. 多形性黄色星形细胞瘤(PXA)(见章节 37.2):和脑膜瘤类似,多位于浅表且可能存在硬膜尾征。

3. Rosai - Dorfman 病:尤其是颅内病灶同时伴发颅外病变时高度怀疑此疾病。这是一种伴有窦性组织细胞增多症和巨大无痛性淋巴病(多数有颈部淋巴结病)的结缔组织病。多见于年轻病人,颅内单独受累罕见。MRI:基底位于硬膜的增强性占位病变,信号特点类似于脑膜瘤,可有硬膜尾征。颅内最常见发病部位:半球凸面、矢状窦旁、鞍上及海绵窦。病理:致密的纤维胶原结缔组织伴梭形细胞和淋巴细胞浸润,CD68 和 S - 100 染色阳性。非恶性的组织细胞增生,泡沫样的组织细胞为本病特征性病变。手术和免疫抑制治疗无效。低剂量放疗可能是最佳选择。

42.5　临床表现

临床症状与肿瘤位置有关,某些特殊部位的肿瘤会引起相关的典型综合征。

由于大脑皮层受刺激,幕上脑膜瘤病人可表现为癫痫发作。

■ 无症状性脑膜瘤

脑膜瘤是最常见的原发性颅内肿瘤,大多数病人终生没有症状[23]。随着 CT 和 MRI 检查的常规应用,偶然发现的(无症状性)脑膜瘤大大增加。一项基于人群(研究对象是高加索人中的中产阶级群体,研究结果可能不能推广到其他人群)的研究表明[23],通过 MRI 偶然发现的脑膜瘤占 0.9%。在另一项研究中,32%的影像学检查中发现的原发性脑肿瘤是脑膜瘤,这些病例中 39%的病人没有症状[24]。对 63 例非手术病人超过 1 年的随访结果显示,68%的病人在平均时长 36.6 个月的随访中肿瘤没有增大,而 32%在平均时长 28 个月的随访中肿瘤有所增大[24]。CT 上出现钙化和(或)MRI T_2WI 呈低信号的无症状脑膜瘤生长速度较为缓慢[24]。

由于数据匮乏,故无法制订循证治疗指南。建议在初诊之后 3~4 个月进行影像学随访研究以排除是否存在快速进展,然后每年重复检查一次,持续 2~3 年。如有症状进展,立即进行检查。

如果病变产生的症状药物控制不满意,或者连续的影像学检查结果证实肿瘤存在明显的持续性生长,则应采取治疗措施。进行手术治疗时,年龄>70 岁病人的围术期致残率(23%)要明显高于年龄<70 岁人的致残率(3.5%),这一差异具有统计学显著性[24]。

42.6 检查

42.6.1 MRI

偶尔在 T_1WI 和 T_2WI 上与脑组织呈等信号,不过大多数肿瘤增强扫描都存在强化。脑水肿可有可无。钙化在 MRI 上表现为无信号区。磁共振静脉造影(MRV)可显示硬脑膜静脉窦通畅性(预测静脉窦受累的准确率约为 90%[25])。"硬膜尾征"为常见征象[26]。

42.6.2 CT

表现为密度均匀、明显强化的占位病变,以宽基底附着于硬脑膜边缘。CT 平扫 Hounsfield 值为 60~70 Hu 的脑膜瘤通常存在沙粒体样钙化。脑水肿可以很轻微,也可以很明显,甚至可以沿着整个大脑半球的白质延伸。

脑室内脑膜瘤:50%引起脑室外水肿。血管造影片上易误认为是恶性肿瘤。

前列腺癌可能与脑膜瘤表现类似(前列腺癌脑转移罕见,但常转移至骨骼,可以转移至颅骨导致颅骨骨质增生)。

42.6.3　血管造影

典型表现："来得早，走得晚"（在动脉期很早就显影，静脉期之后仍持续显影）。脑膜瘤的特点是存在颈外动脉供血。例外：额叶底部靠中线部位（如嗅沟）的脑膜瘤由颈内动脉（眼动脉筛骨支）供血。鞍上脑膜瘤也可以由眼动脉的大型分支动脉供血。鞍旁脑膜瘤多由颈内动脉直接供血。继发供血可来自大脑前、中、后动脉的软膜支。

Bernasconi 和 Cassinari 动脉，也称为小脑幕动脉（脑膜垂体干的分支）以及"意大利"动脉，当病变累及小脑幕时该动脉出现扩张（如小脑幕脑膜瘤）。

血管造影还能提供关于硬脑膜静脉窦阻塞的信息，这一点对矢状窦旁/大脑镰脑膜瘤尤为有用。斜位片是评估上矢状窦（SSS）通畅程度的最佳角度。血管造影表现为延迟性均匀肿瘤染色，这一特征有助于确诊。血管造影的同时也可以行术前栓塞。

术前栓塞：减少富血供肿瘤的血供，有利于手术切除。栓塞后的手术时机选择存在争议。有学者建议等待 7～10 天，肿瘤部分坏死之后有利于切除[27,28]。栓塞并发症包括：出血（瘤内出血和 SAH）、脑神经功能障碍（常为短暂性）、通过 ICA 或椎动脉（VA）吻合栓塞导致的卒中、头皮坏死、视网膜栓子以及具有潜在危险性的肿瘤肿胀。某些脑膜瘤（如嗅沟脑膜瘤）对栓塞效果欠佳。

42.6.4　颅骨 X 线平片

可能出现瘤内钙化（约 10%）、颅骨骨质增生或起泡（如嗅沟脑膜瘤病人的颅前窝底部）、血管沟扩大（尤其是脑膜中动脉）。

42.7　治疗

42.7.1　概述

对于有症状的脑膜瘤病人，手术是首选治疗方法。不伴脑水肿的偶然发现的脑膜瘤或者仅表现为癫痫发作且易于用药物控制的脑膜瘤可以采用期待疗法，定期接受影像学检查即可，因为脑膜瘤生长缓慢，某些脑膜瘤可能会"燃尽"并停止生长（见上文）。

放疗可以用于以下情况：存在手术禁忌证，肿瘤位置深在难以触及，多次复发的脑膜瘤，次全切除术后或第一次复发后的非典型或恶性脑膜瘤。

42.7.2　手术技术

■ 概述

脑膜瘤常常血供丰富。对于某些特殊病例而言，术前栓塞及自体输血很

42

有帮助。脑膜瘤手术的总体原则如下[29]：

1. 早期切断肿瘤的血供。

2. 瘤内减压(使用超吸、烙圈等)。

3. 分离肿瘤包膜时,将瘤体向中心减压区翻折,电凝切断相连血管和蛛网膜粘连,尽量减少对邻近脑组织的牵拉。

4. 尽可能地去除受侵蚀的颅骨和硬膜。

• **体位**

通常需要将头部抬高,使之高于右心房约30°。

对于累及上矢状窦(SSS)的脑膜瘤：

1. 累及 SSS 前 1/3 的肿瘤：仰卧半坐位。

2. 累及 SSS 中 1/3 的肿瘤：侧卧位、肿瘤侧朝下,向上方肩部转颈45°。

3. 累及 SSS 后 1/3 的肿瘤：俯卧位。

• **窦受累**

> **Greenberg IMHO**
>
> 对受肿瘤侵犯的中 1/3 上矢状窦进行闭塞或旁路移植的做法都存在很大风险。即便是有经验的术者,出现静脉梗塞/静脉窦闭塞的风险也相当突出,存在8%的致残率和3%的死亡率[10],而且仍难以保证肿瘤全切[31]。头皮、颅骨、靠近窦的硬脑膜甚至肿瘤本身也参与静脉回流。通常宁可术中残余部分肿瘤术后辅以放疗,也不愿导致静脉梗塞。

硬膜静脉窦受累的治疗方法包括：

1. 上矢状窦(SSS)：如果肿瘤闭塞 SSS,建议小心切除闭塞的静脉窦,注意保护血液流入矢状窦通畅部分的引流静脉。※不过,操作时也应当意识到仍然有静脉梗塞发生的可能,可能是小的静脉窦血流以及硬膜中的静脉通道受损的结果。在结扎静脉窦之前,应检查窦腔内是否有残余肿瘤。

上矢状窦的部分闭塞：

(1) 冠状缝以前,通常可以安全地结扎。

(2) 冠状缝以后(更加准确地说,应为 Trolard 静脉的后方),不能结扎,否则有出现静脉梗塞的风险。

1) 如为浅层受累(Ⅰ型,图42-1),可以小心将肿瘤从窦上剥离,注意保持窦的通畅。

2) 如为广泛受累：

A. 窦重建：很危险。应用静脉移植的办法栓塞率高达50%,使用人工材料的移植物(如 Gore-Tex)该比例则接近100%,因此后者不能使用。

B. 最佳办法是残余少量肿瘤,定期 CT 或 MRI 随访。如果残余肿瘤体积增长,或 Ki-67 评分较高(见章节42.4.3),则可以使用 SRS;对于直径<2.3~

42

3 cm 的肿瘤,也可以将 SRS 作为初始治疗措施(见章节 101.3)。

2. 横窦(TS):通畅的横窦不能突然阻断。

■ 蝶骨嵴、矢状窦旁或镰旁脑膜瘤(总体原则)

肿瘤显露后,便开始进行瘤内部分切除。然后用双极将肿瘤基底(大脑镰或蝶骨嵴的附着处)的供血动脉烧灼离断。切断血供之后,肿瘤便不再出血,就可以将其分块切除。

■ 矢状窦旁和镰旁脑膜瘤

肿瘤的下部可能与大脑前动脉的分支粘连。矢状窦中后 1/3 的肿瘤通过马蹄形切口进行显露,切口需要根据皮瓣的主要血供方向来设计。病人可以采用侧卧位,或者采取坐位的同时用多普勒监测气栓(见章节 94.1)。矢状窦前 1/3 的肿瘤通过仰卧位冠状切口进行显露。对于横跨中线的肿瘤,跨窦进行钻孔。关于窦受累的处理,见上文。

由于这类脑膜瘤通常需要进行瘤内减压,所以与完整切除相比,其切除过程相对出血较多。术前栓塞常常存在限制,但可以将其作为一个辅助手段。技术要点:沿肿瘤基底处切断肿瘤,可在硬膜上残留一薄层肿瘤组织,先切除这部分已经基本断了血供的肿瘤。然后,切开肿瘤基底附近的硬膜,这个过程中出血较多,一旦将其控制住之后,肿瘤附近受累的硬膜便可以被切除(如果窦受侵犯,可能需要残留一小块肿瘤)。

■ 蝶骨嵴脑膜瘤

使用翼点入路。拉伸颈部,使脑组织在重力作用下离开颅底。

蝶骨嵴外侧脑膜瘤:这类肿瘤的手术入路与凸面脑膜瘤类似。皮肤切口和骨窗的范围应该足够大以便显露肿瘤。

蝶骨嵴内侧脑膜瘤:行腰椎穿刺置管。头部向对侧旋转 30°。从硬膜外将蝶骨嵴磨除。额眶颧(FTOZ)入路可以提供更大的显露范围。充分打开侧裂,ICA 和 MCA 通常会被肿瘤包绕(在 MRI 上注意观察肿瘤表面的"沟"状结构,可能代表该处存在血管,如 MCA)。定位 ICA 时,可以先确定 MCA,然后逆行追溯。视神经在视神经管处很容易被辨认。不要过度牵拉视器。肿瘤深部常常会存在很多支来自 ICA 的供血动脉(因此这部分肿瘤血供非常丰富),还可能侵犯海绵窦外侧壁(因此在切除时可能导致脑神经功能障碍)。因此,建议残留少量肿瘤,术后辅以放疗。

■ 嗅沟脑膜瘤

使用双额入路(保留骨膜,在手术结束时用于覆盖额窦和前颅底)。小型肿瘤可以通过肿瘤侧单额入路进行手术切除[6]。对于大型肿瘤,术前腰椎穿刺置管有助于脑组织塌陷[12]。将头部向一侧旋转 20°以便于解剖分离大脑前动脉和视神经并同时保证肿瘤两侧的显露[32]。将颈部轻度拉伸。硬膜剪开需足够低,尽量靠近颅底,分离并结扎上矢状窦。为了避免过度牵拉,必要时可考虑切除部分额极脑组织。肿瘤血供来源于颅前窝底部的中线部分。手术开始时,先打开肿瘤前方包膜,向颅底方向进行瘤内切除减压以切断血供。肿瘤后方包膜要小心处理,因为此处可能包裹来自大脑前动脉的分支和(或)视神经、视交叉。伴鞍上蔓延的大型肿瘤通常会导致视神经和视交叉向下方移位[12]。如果需要,可以牺牲掉大脑前动脉的额极分支以及其他一些小分支,一般不会出现问题[33]。术后风险包括经筛板的脑脊液漏。

■ 鞍结节脑膜瘤

这类肿瘤通常导致双侧视神经向后、向外侧移位[12],偶尔也会将神经完全包绕。

■ 脑桥小脑三角脑膜瘤

通常起自覆盖在岩骨上的脑膜。可以分为内听道前型和内听道后型。

■ 枕大孔脑膜瘤

起自枕大孔后唇或后外侧唇的脑膜瘤可以相对容易地手术切除。枕大孔前唇和外侧唇的脑膜瘤可以通过后外侧入路进行切除,对于前唇脑膜瘤[14]还可以用经髁入路[34]。

如果脑膜瘤位于椎动脉下方,后组脑神经会随椎动脉一起被推挤向上方移位。然而,若肿瘤位于椎动脉上方,则无法估计后组脑神经的具体位置[14]。

大型肿瘤可能会粘连或包裹相关的神经血管结构,对这些肿瘤应当先行瘤内减压再分离周边。

枕下后正中入路:用于起自枕大孔后唇或略偏后外侧唇的肿瘤。

病人取俯卧位或 3/4 俯卧位。尽量避免屈颈以避免肿瘤压迫脑干[35]。术者必须时刻注意小脑后下动脉(PICA)和椎动脉,这两者都有可能被肿瘤包裹。

42.7.3 放疗

通常认为将其作为初治手段是无效的。许多人提倡对于"良性"病变不要采用放疗。放疗是否能够防止肿瘤复发尚存有争议(见下文)。一些外科医师仅将放疗用于恶性(侵袭性)、血管型、快速复发型("侵袭性")或无法行手术切除的脑膜瘤。

对于复发的非典型脑膜瘤或术后有残存肿瘤的间变性脑膜瘤,建议行总量为 55~60 Gy 的放疗。

42.8 预后

脑膜瘤病人的 5 年生存率[36]:91.3%。

■ 复发

术中切除范围是防止肿瘤复发的最重要因素。关于脑膜瘤切除范围的 Simpson 分级系统见表 42-4。被该分级系统忽略掉的一点是:它只关注了

42

硬膜下肿瘤的切除程度,即使存在其他残余肿瘤(如矢状窦内残余部分),仍然被归为全切。

表 42 - 4 脑膜瘤切除的 Simpson 分级系统[37]

级 别	切 除 程 度
I	肉眼下完全切除,硬膜附着处及异常颅骨一并切除(包括受累的硬膜窦)
II	肉眼下完全切除,硬膜附着处进行电凝处理(电灼或激光)
III	肉眼下完全切除,硬膜附着处及硬膜外蔓延(如增生的骨质)未切除或电凝处理
IV	部分切除,原位有肿瘤残留
V	单纯减压(±活检)

肉眼全切肿瘤的术后复发率为 11%～15%,未全切肿瘤的复发率为 29%(未说明随访时间)[7]。有文献曾报道肿瘤部分切除的 5 年复发率为37%[38]～85%[39]。一组病例研究报道的 20 年总体复发率为 19%[40],另一项研究提供的数据则为 50%[39]。恶性脑膜瘤的复发率比良性高。

■ **放疗的价值**

加州大学旧金山分校(UCSF)对 135 例非恶性脑膜瘤术后随访 5～15 年的回顾性研究显示,肿瘤全切的术后复发率为 4%,部分切除且未行放疗的复发率为 60%,部分切除但接受了放疗的复发率为 32%[41]。放疗组的平均复发时间(125 个月)长于非放疗组(66 个月)。上述结果提示放疗对于部分切除的脑膜瘤可能有益。不过,对于部分切除的病人也可以单纯只用 CT 或 MRI进行随访,而不行放疗。

除了放疗常见的副作用外(见章节 101.2.3),还有一例病例报道提到脑膜瘤放疗后进展为恶性星形细胞瘤[42]。

(徐 珑 王成俊)

参考文献

[1] Mahmood A, Caccamo DV, Tomecek FJ, Malik GM. Atypical and Malignant Meningiomas: A Clinicopathological Review. Neurosurgery. 1993; 33:955–963

[2] Sheehy JP, Crockard HA. Multiple Meningiomas: A Long-Term Review. J Neurosurg. 1983; 59:1–5

[3] Kulali A, Ilcayto R, Rahmanli O. Primary calvarial ectopic meningiomas. Neurochirurgia (Stuttg). 1991; 34:174–177

[4] Nakasu S, Hirano A, Shimura T, et al. Incidental Meningiomas in Autopsy Studies. Surg Neurol. 1987; 27:319–322

[5] Wara WM, Sheline GE, Newman H, et al. Radiation Therapy of Meningiomas. AJR. 1975; 123:453–458

[6] Youmans JR. Neurological Surgery. Philadelphia 1990

[7] Yamashita J, Handa H, Iwaki K, et al. Recurrence of Intracranial Meningiomas, with Special Reference to Radiotherapy. Surg Neurol. 1980; 14:33–40

[8] Cushing H, Eisenhardt L. In: Mengiomas of the Sphenoidal Ridge. A. Those of the Deep or Clinoidal Third. Meningiomas: Their Classification, Regional Behaviour, Life History, and Surgical End Results. Springfield, Illinois: Charles C Thomas; 1938:298–319

[9] Bonnal J, Brotchi J. Surgery of the superior sagittal sinus in parasagittal meningiomas. J Neurosurg. 1978; 48:935–945

[10] Sindou MP, Alvernia JE. Results of attempted radical tumor removal and venous repair in 100 consecutive meningiomas involving the major dural sinuses. J Neurosurg. 2006; 105:514–525

[11] Eskandary H, Hamzel A, Yasamy MT. Foot Drop Following Brain Lesion. Surg Neurol. 1995; 43:89–90

[12] Al-Mefty O, Sekhar LN, Janecka IP. In: Tuberculum Sella and Olfactory Groove Meningiomas. Surgery of Cranial Base Tumors. New York: Raven Press; 1993:507–519

[13] George B, Lot G, Velut S. Tumors of the Foramen Magnum. Neurochirurgie. 1993; 39:1–89

[14] George B, Lot G, Boissonnet H. Meningioma of the Foramen Magnum: A Series of 40 Cases. Surg Neurol. 1997; 47:371–379

[15] Zulch KJ. Histologic Typing or Tumors of the Central Nervous System. International Histological Classification of Tumors, no. 21. Geneva: World Health Organization; 1979

[16] Russell DS, Rubenstein LJ. Pathology of Tumours of the Nervous System. 5th ed. Baltimore: Williams and Wilkins; 1989

[17] Kleihues P, Burger PC, Scheithauer BW. The new WHO classification of brain tumors. Brain Pathol. 1993; 3:255–268

[18] Michaud J, Gagné F. Microcystic meningoma. Clinicopathologic Report of Eight Cases. Arch Pathol Lab Med. 1983; 107:75–80

[19] Kleihues P, Louis DN, Scheithauer BW, Rorke LB, Reifenberger G, Burger PC, Cavenee WK. The WHO classification of tumors of the nervous system. J Neuropathol Exp Neurol. 2002; 61:215–25; discussion 226-9

[20] Thomas HG, Dolman CL, Berry K. Malignant Meningioma: Clinical and Pathological Features. J Neurosurg. 1981; 55:929–934

[21] Kolles H, Niedermayer I, Schmitt C, Henn W, Feld R, Steudel WI, Zang KD, Feiden W. Triple approach for diagnosis and grading of meningiomas: histology, morphometry of Ki-67/Feulgen stainings, and cytogenetics. Acta Neurochir (Wien). 1995; 137:174–181

[22] Perry A, Scheithauer BW, Stafford SL, Lohse CM, Wollan PC. "Malignancy" in meningiomas: A clinicopathological study of 116 patients with grading implications. Cancer. 1999; 85:2046–2056

[23] Vernooji MW, Ikram A, Tanghe HL, et al. Incidental findings on brain MRI in the general population. N Engl J Med. 2007; 357:1821–1828

[24] Kuratsu J-I, Kochi M, Ushio Y. Incidence and Clinical Features of Asymptomatic Meningiomas. J Neurosurg. 2000; 92:766–770

[25] Zimmerman RD, Fleming CA, Saint-Louis LA, et al. Magnetic Resonance of Meningiomas. AJNR. 1985; 6:149–157

[26] Taylor SL, Barakos JA, Harsh GR, Wilson CB. Magnetic Resonance Imaging of Tuberculum Sellae Meningiomas: Preventing Preoperative Misdiagnosis as Pituitary Macroadenoma. Neurosurgery. 1992; 31:621–627

[27] Chun JY, McDermott MW, Lamborn KR, Wilson CB, Higashida R, Berger MS. Delayed surgical resection reduces intraoperative blood loss for embolized meningiomas. Neurosurgery. 2002; 50:1231–5; discussion 1235-7

[28] Kai Y, Hamada J, Morioka M, Yano S, Todaka T, Ushio Y. Appropriate interval between embolization and surgery in patients with meningioma. AJNR Am J Neuroradiol. 2002; 23:139–142

[29] Ojemann RG. Management of Cranial and Spinal Meningiomas. Clin Neurosurg. 1992; 40:321–383

[30] Colli BO, Carlotti CG. Parasagittal meningiomas. Contemp Neurosurg. 2007; 29:1–8

[31] Heros RC. Meningiomas involving the sinus. J Neurosurg. 2006; 105:511–513

[32] Bogaev CA, Sekhar LN, Sekhar LN, Fessler RG. In: Ofactory groove and planum sphenoidale meningiomas. Atlas of Neurosurgical Techniques. New York: Thieme Medical Publishers, Inc.; 2006:608–617

[33] Ojemann RG, Schmidek HH, Sweet WH. In: Surgical Management of Olfactory Groove Meningiomas. Operative Neurosurgical Techniques. 3rd ed. Philadelphia: W.B. Saunders; 1995:393–401

[34] Hakuba A, Tsujimoto T, Sekhar LN, Janecka IP. In: Transcondyle Approach for Foramen Magnum Meningiomas. Surgery of Cranial Base Tumors. New York: Raven Press; 1993:671–678

[35] David CA, Spetzler R. Foramen Magnum Meningiomas. Clin Neurosurg. 1997; 44:467–489

[36] Mahaley MS, Mettlin C, Natarajan N, Laws ER, et al. National Survey of Patterns of Care for Brain-Tumor Patients. J Neurosurg. 1989; 71:826–836

[37] Simpson D. The recurrence of intracranial meningiomas after surgical treatment. J Neurol Neurosurg Psychiatry. 1957; 20:22–39

[38] Mirimanoff RO, Dosoretz DE, Lingood RM, et al. Meningioma: Analysis of Recurrence and Progression Following Neurosurgical Resection. J Neurosurg. 1985; 62:18–24

[39] Adegbite AV, Khan MI, Paine KWE, et al. The Recurrence of Intracranial Meningiomas After Surgical Treatment. J Neurosurg. 1983; 58:51–56

[40] Jaaskelainen J. Seemingly complete removal of histologically benign intracranial meningioma: late recurrence rate and factors predicting recurrence in 657 patients. A multivariate analysis. Surg Neurol. 1986; 26:461–469

[41] Barbaro NM, Gutin PH, Wilson CB, et al. Radiation Therapy in the Treatment of Partially Resected Meningiomas. Neurosurgery. 1987; 20:525–528

[42] Zuccarello M, Sawaya R, deCourten-Myers. Glioblastoma Occurring After Radiation Therapy for Meningioma: Case Report and Review of Literature. Neurosurgery. 1986; 19:114–119

43 其他脑(脊)膜相关性肿瘤

43.1 间叶组织肿瘤、非脑膜上皮细胞肿瘤

43.1.1 血管外膜细胞瘤

由周围细胞(血管周围)引起的肉瘤。可发生转移(通常至骨、肺或肝),可发生于体内的任何部位(软组织、肌肉、胸主动脉、肾、网膜等)。在 CT 或 MRI 上与脑膜瘤较类似[磁共振波谱分析(MRS)可能有助于鉴别[1]]。肿瘤复发很常见,有时候复发间隔时间可能较长。

神经系统常见发生部位:

1. 颅内:包括脑室内。

2. 椎管内。

治疗:手术是其主要治疗方式。放疗或许可以降低复发率。对于转移灶或局部无法控制的肿瘤可以使用化疗。

43.1.2 原发性脑肉瘤

罕见,可能由已经存在的肿瘤,如脑膜瘤、胶质母细胞瘤或少突胶质细胞瘤的肉瘤样改变所形成。

43.2 原发性黑色素病变

■ 原发性中枢神经系统黑色素瘤

可能起源于柔脑膜的黑色素细胞。可沿脑脊液通路播散,偶尔可转移至全身除中枢神经系统之外的其他部位[2]。

这种肿瘤的发病高峰年龄为 30～40 岁(原发性皮肤黑色素瘤的发病高峰年龄为 60～70 岁)[3]。

43.3 血管母细胞瘤

43.3.1 概述

> **要 点**
>
> 1. 血供丰富、边界清楚的实性或囊性肿瘤,可发生于中枢神经系统及视网膜。
> 2. 成人颅后窝最常见的原发性颅内肿瘤。
> 3. 可散发或者作为 von Hipple - Lindau 病的一部分。
> 4. 影像上,可表现为实性或含强化的瘤结节的囊性病变。
> 5. 全血细胞计数(CBC):可能与红细胞增多症(红血球增多症)有关。

血管母细胞瘤(HGB)[4] 为组织学良性肿瘤。在颅内,几乎只发生于颅后窝(是成人颅后窝最常见的原发性颅内肿瘤)。可发生于小脑半球、小脑蚓部或脑干。幕上 HGB 较罕见,只有不到 100 例的报道。还可以发生于脊髓(见章节 51.5.3)(占脊髓肿瘤的 1.5%~2.5%)。与成血管性脑膜瘤之间的关系和(或)鉴别存在争议。组织学上与肾细胞瘤之间也难以区分。

HGB 可以表现为散发,20% 作为 von Hipple - Lindau 病(VHL)的一部分而发生(见下文)。6% 的小脑 HGB 病人伴发视网膜 HGB 和(或)血管瘤。

43.3.2 血管母细胞瘤

■ 流行病学

HGB 占所有颅内肿瘤的 1%~2.5%,占颅后窝原发肿瘤的 7%~12%[5]。5%~30% 的小脑 HGB 和 80% 的脊髓 HGB 合并有 VHL(见上文)。

散发病例好发于 30~40 岁,VHL 的病例发病相对稍早一些(发病高峰为 20~30 岁)。散发病例中,HGB 呈实性,起源部位及所占比例分别为小脑 83%~95%、脊髓 3%~13%、延髓 2%[6]、大脑 1.5%[5]。约 30% 的小脑 HGB 病人存在 VHL[7]。

■ 临床表现

小脑 HGB 的症状和体征与其他颅后窝病变相似,可出现头痛、恶心、呕吐、小脑相关症状等(见章节 34.2.5),还可能出现梗阻性脑积水。HGB 很少导致颅内出血性卒中(脑叶或整个小脑),然而有研究认为,如果仔细分析颅内出血的病例,有可能惊奇地发现符合 HGB 特征的异常血管(偶尔被误诊为 AVM),而且可能并不少见(尽管 CT 或血管造影呈阴性)[8]。

视网膜 HGB 好发于视网膜周边,可能会出血并引起视网膜脱落。红细胞增多症可能是由于肿瘤释放的促红细胞生成素所致。

■ 病理

没有 HGB 恶变的报道。术后可能会经脑脊液播散，但仍为良性。没有真正的包膜，但通常边界清楚（狭窄浸润区）。可以为实性，或含瘤结节的囊性病变（70%的小脑病变为囊性病变，结节富含血管，外观为红色，常位于软脑膜表面附近，可小至 2 mm，囊液黄色清亮，蛋白含量高）。在囊性病变中，囊壁是受压迫的小脑，而不是肿瘤组织。由于囊的血管壁很薄，水分子可以自由通透而蛋白分子难以透过，所以囊变可以逐步增大。

主要特征：大量毛细孔道，被单层内皮所覆盖，周围包绕着网状纤维。巨噬细胞 PAS 染色呈阳性。

三类细胞：

1. 内皮细胞。

2. 外皮细胞：被基底膜包绕。

3. 基质细胞：多角形。泡沫状透明细胞质，通常充满脂质。其来源存在争议。

三种已知的 HGB[9]：

1. 幼稚型：薄壁毛细血管及扩张血管紧密排列。

2. 移行型：薄壁毛细血管及扩张血管中间夹杂着基质细胞，一部分基质细胞中充满脂质（嗜苏丹）。

3. 透明细胞型：肿瘤几乎完全由大片黄色瘤细胞和富含血管的基质构成。

囊变类型[10]：

1. 无囊变：28%。

2. 仅瘤周囊变：51%。

3. 瘤内囊变：17%。

4. 瘤周及瘤内均有囊变：4%。

■ 检查

颅后窝 HGB 病人（影像学怀疑或组织学证实）由于存在合并脊髓 HGB 可能（可能距颅后窝病变较远，提示 VHL 可能），应当行全脑、全脊髓 MRI 检查。

CT：通常为等密度、强化明显的实性病变，囊性 HGB 增强后仍为低密度，其结节明显强化。

MRI：由于肿瘤好发于颅后窝，因此 MRI 优于 CT。可以显示蛇形信号流空影，尤其在病灶周边多见。另外，病灶周边也可因陈旧出血而出现含铁血黄素沉积[5]。

椎动脉血管造影：通常可显示密集的血管（颅后窝的其他大多数肿瘤都是相对乏血供性病变）。当 HGB 的瘤结节较小，在 CT 及 MRI 上无法显示时,需行造影检查。有四种表现形式：① 含有血管的瘤结节位于无血管的囊壁上；② 血管性病变包绕着无血管的囊；③ 实性的血管性占位；④ 多发、孤立的血管性结节。

实验室检查：常表现为红细胞增多症(肿瘤内无造血灶)。如果病史提示可能存在嗜铬细胞瘤,应行实验室检查明确是否有肿瘤产生的儿茶酚胺(见章节 39.2.2)。

治疗

• 手术

对于散发性 HGB,手术切除可以治愈,但对 VHL 病人则并非如此。

术前栓塞可能可以减少病变血供。

囊性 HGB 需切除瘤结节(否则囊性病变将复发)。除非 MRI 有证据表明囊壁内存在肿瘤(典型表现为囊壁增厚)或术中发现肿瘤位于囊壁内[10],否则囊壁不必切除。5-氨基乙酰丙酸(5-ALA)荧光显影有助于定位较小的位于囊壁内的 HGB[11]。

实性 HGB 切除比较困难。采用类似 AVM 的切除策略(避免分块切除),沿肿瘤边缘分离,切断肿瘤血供。使用双极沿肿瘤表面电凝可以缩小肿瘤体积,有助于切除肿瘤。与第四脑室底粘连的 HGB 切除时存在危险(呼吸及循环并发症)。

多发病变：如果直径≥0.8～1 cm,可作为孤立病变进行治疗。肿瘤较小或位置较深时术中定位存在困难。

囊性脑干 HGB：在显微镜下使用双极分离病变与脑实质之间的胶质粘连,进而切除肿瘤的实性结节,不需要切除囊壁。在肿瘤与第四脑室底部之间通常存有缝隙,有利于肿瘤的切除。为减少出血,应避免分块切除。在瘤结节的血供被分离切断之前应保护好大的引流静脉[12]。

• 放疗

有效性仍存在疑问。对于不宜手术的病人,多发性、深部的小型病变或无法手术的脑干 HGB,放疗可能有助于减小肿瘤体积或延缓生长。肿瘤次全切除术后进行放疗不能阻止肿瘤复发。

43.3.3 von Hipple‑Lindau 病(VHL)

概述

要点

1. 是一种可合并小脑、视网膜、脑干和脊髓 HGB、肾囊肿/肾肿瘤和嗜铬细胞瘤的疾病。

2. 常染色体显性遗传,染色体 3p25 上抑癌基因失活所致。

43

3. 发病及出现症状的时间不确定,但绝大多数病人在 60 岁前会出现症状。

4. 比散发 HGB 病人至少提前 10 年出现 HGB。

VHL 的特征性表现是易发生多系统肿瘤性疾病:视网膜 HGB、脑和脊髓 HGB、肾透明细胞癌、嗜铬细胞瘤、内淋巴囊肿瘤及其他肿瘤[6,13](视网膜是仅次于小脑的第二常见发病部位)(见表 43‑1)。由于 VHL 的多变性,有人建议使用"血管母细胞瘤病"来命名。

表 43‑1　VHL 的相关疾病[a]

常 见 病 变	VHL 中的发生频率
HGB	
• 小脑(实性或囊性)	80%
• 视网膜	41%～59%
• 脑干	10%～25%
• 脊髓	10%～50%
胰腺肿瘤或囊肿	22%～80%
肾透明细胞癌或囊肿	14%～60%
红细胞增多症	颅内 HGB 的 9%～20%
罕见病变(与神经系统有关)	VHL 中的发生频率
幕上 HGB	3%～6%
阔韧带囊腺瘤	10%(女性)
附睾乳头状囊腺瘤	25%～60%(男性)
内淋巴囊肿瘤	10%～15%
肾上腺髓质嗜铬细胞瘤(好发于双侧)	7%～24%

a 详见参考文献[6,14,15]

■ 流行病学

活产儿中的发病率:1/(31 000～36 000)。约 30% 的小脑 HGB 病人合并 VHL[7]。

■ 遗传学

常染色体显性遗传,病人 60 岁时外显率约 95%[6,16]。4% 的 VHL 为无症状携带者。VHL 基因是位于常染色 3p25 上的抑癌基因,发生肿瘤需要两个等位基因失活[7]。大多数病人遗传有来自受影响亲本种系突变的 VHL 基因(等位基因)和来自未受影响亲本的正常体细胞(野生型)VHL 基因。

■ VHL 亚型

见参考文献[17]。

Ⅰ型:可以有 VHL 除嗜铬细胞瘤外的所有表现。

Ⅱ型:以嗜铬细胞瘤为特征性表现。

ⅡA 型:有发生肾细胞癌和胰腺神经内分泌肿瘤的低危风险。

ⅡB 型:有发生肾细胞癌和胰腺神经内分泌肿瘤的高危风险。

ⅡC 型:只有发生嗜铬细胞瘤的风险(无发生 HGB 或 RCC 的风险)。

■ 诊断标准

诊断 VHL 的三个推荐标准:

1. 80% 的 VHL 病人有多发家族史,并且只要存在一个临床表现(中枢神经系统 HGB 或内脏病变)便可以确诊。

2. 20% 的 VHL 病人没有家族史(这些病例中很多是新发突变),需要有两种表现才可以诊断,其中必须包括一个视网膜或中枢神经系统的 HGB[18]。

3. 不能确诊病例需要行遗传学检测(见下文)。

■ VHL 相关肿瘤

1. 小脑 HGB:

(1) 发病率:见于 44%~72% 的 VHL 病人。

(2) VHL 小脑 HGB 病人确诊的平均年龄早于散发小脑 HGB 病人至少 10 岁。

(3) 小脑、脑干和脊髓 HGB 常见囊变。

(4) 囊性部分比 HGB 实性部分生长迅速,症状多是由囊肿引起的占位效应所致。

(5) 小脑 HGB 位于小脑半球后上半部分的浅表处[10]。

(6) 93% 的小脑 HGB 位于小脑半球,7% 位于小脑蚓部。

(7) HGB 也常见于脑干后半部的浅表处和脊髓内。

(8) HGB 有多发连续性生长期和静止期。

2. 脊髓 HGB:

(1) 见于 13%~44% 的 VHL 病人。

(2) 90% 位于颈髓和胸髓的头侧。几乎所有(96%)的肿瘤都位于脊髓的后半部,4% 位于脊髓的腹侧半。1%~3% 位于腰骶神经根。

(3) 80% 的脊髓 HGB 与 VHL 有关,只有 5%~31% 的小脑 HGB 与 VHL 有关。

(4) 95% 的有明显症状的脊髓 HGB 与脊髓空洞症有关。

3. 脑干 HGB:多位于延髓后部,围绕闩部和最后区。

4. 嗜铬细胞瘤(PCC):20% 的嗜铬细胞瘤与 VHL 有关,PCC 发生于

7％～20％的 VHL 家族中。

5. 内淋巴囊肿瘤（ELST）：

（1）局部浸润性良性肿瘤，10％～15％的 VHL 病人出现 ELST（30％的病人将会进展为双侧 ELST，VHL 是唯一可以引起双侧 ELST 的疾病），发生转移者罕见。

（2）表现：95％的病人会出现听力丧失［急性发病（86％）或隐匿性起病（14％）］，还可出现耳鸣（90％）、眩晕或平衡障碍（66％）、耳胀满感（30％）和面部感觉异常（8％）。

（3）出现听力丧失的平均年龄：22 岁（范围 12～50 岁）[19]。

6. 视网膜 HGB[20]：

（1）50％以上的 VHL 病人出现，平均发病年龄为 25 岁。

（2）常双侧起病，多病灶且易复发。

（3）通常无症状，眼部症状与肿瘤持续生长、水肿、视网膜脱落和硬性渗出物有关。

（4）典型的好发部位：视乳头或视乳头的附近及周围。

（5）外周可能存在几百微米的无血供的微血管瘤。

（6）球后 HGB 罕见（NIH 病例发生率为 5.3％）[21]。

（7）眼病的严重性与中枢神经系统和肾脏受累有关。

（8）早期诊断和使用激光凝固术和冷冻疗法治疗可以预防视力丧失。低剂量外放疗可能是顽固病例的治疗选择。

7. 肾细胞癌（RCC）[15,22-28]：

（1）VHL 最常见的恶性肿瘤，通常为透明细胞癌。

（2）VHL 病人终身有患 RCC 的风险：约 70％。

（3）RCC 生长率高度变异。

（4）RCC 是 15％～50％的病人致死的原因。

（5）肿瘤转移后对放疗、化疗不敏感。

（6）双侧发病和多发病变常见。

（7）采用肾部分切除术或肿瘤摘除术可以避免或延缓透析和移植手术。

（8）肿瘤小于 3 cm 者，推荐保留肾单位或肾脏手术。

（9）有前景的技术：肿瘤小于 3 cm 者，可行冷冻或射频消融治疗。

8. 肾囊肿[15,24,27-29]：

（1）50％～70％的 VHL 病人存在双侧或多发肾囊肿。

（2）很少引起明显的肾功能减退。

（3）与多囊性肾病相比，发生慢性肾功能不全或肾性高血压者少见。

9. 附睾的囊腺瘤：

（1）起源于附睾管的良性病变。

（2）见于 10％～60％的男性 VHL 病人。

（3）常见于青少年。

（4）双侧起病可能引发不育。

（5）可能为多发。

10. 阔韧带囊腺瘤：

（1）起源于胚胎时期中肾管。

（2）真实发病率不清楚。

（3）很少报道，女性 VHL 病人常不易察觉。

11. 胰腺神经内分泌肿瘤和囊肿：

（1）35%～70%的 VHL 病人可能出现内分泌性肿瘤或囊肿。

（2）胰腺囊肿通常无症状且常为多发。

（3）胰腺神经内分泌肿瘤通常无功能，8%为恶性。

（4）鉴别诊断：胰岛细胞肿瘤，多发性内分泌腺瘤综合征 2 型（MEN2）。

■ 治疗

VHL 病人肿瘤的特点是多发、易于复发和生长活跃。因此，为减少病人终身的手术次数，单个中枢神经系统肿瘤直到产生症状才推荐手术治疗。手术是治疗囊性 HGB 的选择（见上文）。

立体定向放射外科（SRS）[30]：5 年以上局部控制率可能在 50%以上。如果直径>5 mm 的无症状 HGB 为囊性或监测时肿瘤增大，推荐 SRS[31]。头颅治疗方案：中位剂量 22 Gy（范围：12～40 Gy），82%等剂量线中位剂量，治疗 1～4 个周期。囊性病变只需要治疗增强的瘤结节（囊壁不需要治疗）。脊髓治疗方案：中位剂量 21 Gy（范围：20～25 Gy），77%等剂量线中位剂量治疗 1～3 个周期。通常放疗禁用于伴囊变的实性 HGB。

■ 监测

病人终身有发生肿瘤的风险，因此需要常规对病人进行监测。目前存在多种方法[33,34]，包括 NIH[15]推荐的和 Danish[35]临床推荐的方法。VHL 病人家庭联盟推荐 VHL 病人及有风险亲属的监测表见表 43-2（如果未检测到异常，则高危亲属可以在 60 岁时停止筛查）。

DNA 检测显示未携带异常改变基因的个体无须监测。

表 43-2　健康护理提供者为 VHL 病人或有患 VHL 风险者提供的监测指导[a]

年　龄	监　　　测
所有年龄	VHL 标记物的 DNA 监测可用于鉴定有风险的家庭成员
从出生	监测神经功能缺损、眼震、斜视、白色瞳孔，神经眼科专家检查；新生儿听力筛查
1 岁	视网膜检查[b]（尤其是 VHL 基因突变呈阳性者）

年　龄	监　　　测
2～10岁	每年： • PE^c包括：站立时血压测量、神经功能检查、视网膜检查^b • 血液检查或24小时尿液儿茶酚胺、甲氧基肾上腺素检查（见章节39.2.2）。如果检测值升高，则需行腹部MRI或MIBG扫描（见章节39.2.2） • 腹部超声检查（8岁时开始） 每2～3年：全套听力检查，如果存在听力丧失、耳鸣或眩晕，则需每年检查
11～19岁	每6个月：视网膜检查^b 每年： • PE（包括男性阴囊检查），神经功能检查 • 24小时尿液儿茶酚胺、甲氧基肾上腺素检查（见章节39.2.2）。如果检测值升高，则需行腹部MRI或MIBG扫描（见章节39.2.2） • 腹部超声检查（肾脏、胰腺和肾上腺），如有异常，则需行腹部MRI或CT扫描（妊娠期间除外） 每1～2年或出现症状进展时： • 脑和脊髓增强MRI检查。青春期开始或妊娠前后每年检查（妊娠期仅用于急诊检查） • 全套的听力检查，如有异常、耳鸣或眩晕，则需行内听道MRI检查以除外ELST
≥20岁	每年： • 扩大的视网膜检查^b • PE（包括男性阴囊检查），神经功能检查 • 血液检查或24小时尿液儿茶酚胺、甲氧基肾上腺素检查（见章节39.2.2）。如果检测值升高，则需行腹部MRI或MIBG扫描（见章节39.2.2） • 腹部超声检查（肾脏、胰腺和肾上腺）；至少每隔一年行平扫/增强腹部CT（妊娠期间除外） 每2年： • 脑和脊髓增强MRI检查（或妊娠前、后，急诊检查除外） • 全套的听力检查，如有异常或耳鸣、眩晕，则需行内听道MRI检查以除外ELST
手术前或产前	• 血液检查或24小时尿液儿茶酚胺、甲氧基肾上腺素检查（见下文），以除外嗜铬细胞瘤

a 经修正的^[32]

b 熟悉VHL的眼科专家进行眼底镜检查

c 缩写：PE＝熟悉VHL的内科医师进行体检，ELST＝内淋巴囊肿瘤

■ 预后

VHL病人寿命缩短。30%～50%的病人死于肾细胞癌（RCC）。肾细胞

癌转移和小脑 HGB 导致的神经系统并发症是主要的死亡原因。转移灶对放疗和化疗均不敏感。

■ 资源

少数几个中心可以进行 VHL 的遗传筛查。可以在 http：//www.vhl.org/查到病人或家族的信息。

（徐　珑　王成俊）

43

参考文献

[1] Barba I, Moreno A, Martinez-Perez I, et al. Magnetic resonance scroscripy of brain hemangiopericytomas: high myoinositol concentrations and discrimination from meningiomas. J Neurosurg. 2001; 94:55–60

[2] Savitz MH, Anderson PJ. Primary Melanoma of the Leptomeninges: A Review. Mt Sinai J Med. 1974; 41:774–791

[3] Gibson JB, Burrows D, Weir WP. Primary Melanoma of the Meninges. J Pathol Bacteriol. 1957; 74:419–438

[4] Wilkins RH, Rengachary SS. Neurosurgery. New York 1985

[5] Ho VB, Smirniotopoulos JG, Murphy FM, Rushing EJ. Radiologic-Pathologic Correlation: Hemangioblastoma. AJNR. 1992; 13:1343–1352

[6] Catapano D, Muscarella LA, Guarnieri V, Zelante L, D'Angelo VA, D'Agruma L. Hemangioblastomas of central nervous system: molecular genetic analysis and clinical management. Neurosurgery. 2005; 56:1215–21; discussion 1221

[7] Hottinger AF, Khakoo Y. Neurooncology of familial cancer syndromes. J Child Neurol. 2009; 24:1526–1535

[8] Wakai S, Inoh S, Ueda Y, et al. Hemangioblastoma Presenting with Intraparenchymatous Hemorrhage. J Neurosurg. 1984; 61:956–960

[9] Silver ML, Hennigar G. Cerebellar Hemangioma (Hemangioblastoma). A Clinicopathological Review of 40 Cases. J Neurosurg. 1952; 9:484–494

[10] Jagannathan J, Lonser RR, Smith R, DeVroom HL, Oldfield EH. Surgical management of cerebellar hemangioblastomas in patients with von Hippel-Lindau disease. J Neurosurg. 2008; 108:210–222

[11] Utsuki S, Oka H, Sato K, Shimizu S, Suzuki S, Fujii K. Fluorescence diagnosis of tumor cells in hemangioblastoma cysts with 5-aminolevulinic acid. J Neurosurg. 2009. DOI: 10.3171/2009.5.JNS08442

[12] Agrawal A, Kakani A, Vagh SJ, Hiwale KM, Kolte G. Cystic hemangioblastoma of the brainstem. J Neurosci Rural Pract. 2010; 1:20–22

[13] Glenn GM, Linehan WM, Hosoe S, Latif F, et al. Screening for von Hippel-Lindau Disease by DNA Polymorphism Analysis. JAMA. 1992; 267:1226–1231

[14] Wanebo JE, Lonser RR, Glenn GM, Oldfield EH. The natural history of hemangioblastomas of the central nervous system in patients with von Hippel-Lindau disease. J Neurosurg. 2003; 98:82–94

[15] Butman JA, Linehan WM, Lonser RR. Neurologic manifestations of von Hippel-Lindau disease. JAMA. 2008; 300:1334–1342

[16] Go RCP, Lamiell JM, Hsia YE, et al. Segregation and Linkage Analysis of von Hippel-Lindau Disease Among 220 Descendents from one Kindred. Am J Human Genet. 1984; 36:131–142

[17] Friedrich CA. Genotype-phenotype correlation in von Hippel-Lindau syndrome. Hum Mol Genet. 2001; 10:763–767

[18] Melmon KL, Rosen SW. Lindau's Disease. Review of the Literature and Study of a Large Kindred. Am J Med. 1964; 36:595–617

[19] Manski TJ, Heffner DK, Glenn GM, Patronas NJ, Pikus AT, Katz D, Lebovics R, Sledjeski K, Choyke PL, Zbar B, Linehan WM, Oldfield EH. Endolymphatic sac tumors. A source of morbid hearing loss in von Hippel-Lindau disease. JAMA. 1997; 277:1461–1466

[20] Chew EY. Ocular manifestations of von Hippel-Lindau disease: clinical and genetic investigations. Trans Am Ophthalmol Soc. 2005; 103:495–511

[21] Meyerle CB, Dahr SS, Wetjen NM, Jirawuthiworavong GV, Butman JA, Lonser RR, Oldfield E, Rodriguez-Coleman H, Wong WT, Chew E. Clinical course of retrobulbar hemangioblastomas in von Hippel-Lindau disease. Ophthalmology. 2008; 115:1382–1389

[22] Niemela M, Lemeta S, Summanen P, Bohling T, Sainio M, Kere J, Poussa K, Sankila R, Haapasalo H, Kaariainen H, Pukkala E, Jaaskelainen J. Long-term prognosis of haemangioblastoma of the CNS: impact of von Hippel-Lindau disease. Acta Neurochir (Wien). 1999; 141:1147–1156

[23] Choyke PL, Glenn GM, Walther MM, Zbar B, Linehan WM. Hereditary renal cancers. Radiology. 2003; 226:33–46

[24] Meister M, Choyke P, Anderson C, Patel U. Radiological evaluation, management, and surveillance of renal masses in Von Hippel-Lindau disease. Clin Radiol. 2009; 64:589–600

[25] Maher ER, Kaelin WG,Jr. von Hippel-Lindau disease. Medicine (Baltimore). 1997; 76:381–391

[26] Hes FJ, Feldberg MA. Von Hippel-Lindau disease: strategies in early detection (renal-, adrenal-, pancreatic masses). Eur Radiol. 1999; 9:598–610

[27] Bisceglia M, Galliani CA, Senger C, Stallone C, Sessa A. Renal cystic diseases: a review. Adv Anat Pathol. 2006; 13:26–56

[28] Truong LD, Choi YJ, Shen SS, Ayala G, Amato R, Krishnan B. Renal cystic neoplasms and renal neoplasms associated with cystic renal diseases: pathogenetic and molecular links. Adv Anat Pathol. 2003; 10:135–159

[29] Bradley S, Dumas N, Ludman M, Wood L. Hereditary renal cell carcinoma associated with von Hippel-Lindau disease: a description of a Nova Scotia cohort. Can Urol Assoc J. 2009; 3:32–36

[30] Moss JM, Choi CY, Adler JR, Jr, Soltys SG, Gibbs IC, Chang SD. Stereotactic radiosurgical treatment of cranial and spinal hemangioblastomas. Neurosurgery. 2009; 65:79–85; discussion 85

[31] Chang SD, Meisel JA, Hancock SL, Martin DP, McManus M, Adler JR, Jr. Treatment of hemangioblastomas in von Hippel-Lindau disease with linear accelerator-based radiosurgery. Neurosurgery. 1998; 43:28–34; discussion 34-5

[32] VHL Family Alliance. VHL Handbook. Section 5: Suggested screening guidelines. 2009

[33] Constans JP, Meder F, Maiuri F, Donzelli R, Spaziante R, de Divitiis E. Posterior fossa hemangioblastoms.

Surg Neurol. 1986; 25:269–275

[34] Hes FJ, van der Luijt RB. [Von Hippel-Lindau disease: protocols for diagnosis and periodical clinical monitoring. National Von Hippel-Lindau Disease Working Group]. Ned Tijdschr Geneeskd. 2000; 144:505–509

[35] Poulsen ML, Budtz-Jorgensen E, Bisgaard ML. Surveillance in von Hippel-Lindau disease (vHL). Clin Genet. 2009. DOI: 10.1111/j.1399-0004.2009.01281.x

43

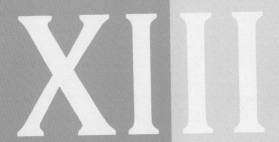

44 淋巴瘤和造血系统肿瘤

44.1 中枢神经系统淋巴瘤

44.1.1 概述

> **要 点**
>
> 1. 可以为原发或继发(病理特点相同)。
> 2. 中央灰质或胼胝体上出现均匀强化病灶(在 MRI 或 CT 上)应怀疑此病,特别是 AIDS 病人可以表现为多发脑神经麻痹。
> 3. 如果肿瘤伴发葡萄膜炎,则诊断此病更加可靠。
> 4. 初治对激素非常敏感(可产生"鬼影肿瘤")。
> 5. 治疗:通常采用放疗±化疗。神经外科处理常限于活检和(或)置管,便于脑室内化疗。
> 6. 危险因素:免疫抑制状态(AIDS、移植后),EB 病毒感染,胶原血管病。

累及中枢神经系统(CNS)的淋巴瘤可以继发于"全身性"淋巴瘤,也可以原发于 CNS。对于大多数颅内恶性淋巴瘤是原发[1]还是继发[2],尚存在争议。

44.1.2 原发性与继发性淋巴瘤

■ 继发性 CNS 淋巴瘤

非 CNS 淋巴瘤是美国癌症死亡原因的第 5 位,63％的新发病例为非霍奇金淋巴瘤。继发性 CNS 受累常发生于病程晚期。尸检发现,1％～7％的全身性淋巴瘤病例出现脑实质转移[3]。

■ 原发性 CNS 淋巴瘤(PCNSL)

由于淋巴瘤曾经被认为起源于小胶质细胞瘤,也是网状细胞肉瘤系统的一部分,所以以往的名称包括网状细胞肉瘤和小胶质细胞瘤[4]。

这是一种罕见的原发 CNS 肿瘤,占全部原发脑肿瘤的 0.85％～2％,占恶性淋巴瘤的 0.2％～2％[5]。少数情况下转移到 CNS 以外的其他部位。

44.1.3　流行病学

相对于其他脑肿瘤而言,PCNSL 的发病率正在升高,未来可能会超过低级别星形细胞瘤,达到脑膜瘤的水平。部分原因是 AIDS 和器官移植病人中 PCNSL 的发生率升高,但过去 20 年中总体人群的发病率也在升高[6]。

男∶女＝1.5∶1(根据文献综述[7])。

确诊时的中位年龄:52 岁[7](免疫缺陷病人的年龄较小,约为 34 岁)。

幕上最常见的部位为额叶,其后是深部神经核团;脑室周围也很常见。幕下最常见的部位是小脑。

44.1.4　PCNSL 的高危因素

1. 胶原血管性疾病:

(1) 系统性红斑狼疮。

(2) Sjogren 综合征:自身免疫性结缔组织疾病。

(3) 类风湿关节炎。

2. 免疫抑制状态:

(1) 器官移植病人的长期免疫抑制状态,移植后淋巴组织增生性疾病[8]。

(2) 严重的先天性免疫缺陷综合征("SCIDS")。

(3) AIDS[9,10]:10％的 AIDS 病人发生 CNS 淋巴瘤,在 0.6％的病人中为首发临床表现。

(4) 老年病人中发病率升高可能是由于免疫系统功能减退所致。

3. Epstein - Barr 病毒[11]出现在许多淋巴细胞增生性疾病中,全身性淋巴瘤中该病毒的检出率为 30％～50％,但该病毒几乎 100％与 PCNSL 相关[12],特别是在 AIDS 病例中[13]。

44.1.5　病理

特征性部位:胼胝体、基底节、脑室周围。

与全身性淋巴瘤中的肿瘤细胞一致。肿瘤大多体积较大,与脑室或脑脊膜相邻。组织学鉴别特点:肿瘤细胞在血管周围形成血管套,证明基底膜增厚(银网染色是最佳证明方法)。

冰冻切片使细胞扭曲,因此可能将淋巴瘤误诊为恶性胶质瘤[13]。

免疫组织化学染色可区分 B 细胞淋巴瘤与 T 细胞淋巴瘤(B 细胞淋巴瘤更为常见,特别是在 PCNSL 及 AIDS 病人中)。

电子显微镜(EM)显示缺乏连接复合体(桥粒),这种结构通常见于上皮来源的肿瘤。

血管内淋巴瘤病[14]:过去称为(恶性)血管内皮细胞瘤病。这是一种罕见的淋巴瘤,没有实性占位病变,恶性淋巴样细胞位于受累器官的小血管腔内。大多数病例累及 CNS。临床表现无特异性:病人常出现发热,还可能出现渐进性、多灶性脑血管事件(包括卒中或出血),脊髓或者神经根症状(包括马尾症状,见章节 69.1.9),脑病,周围神经病或脑神经病[15]。起病时短暂的脑部症状可能与 TIA 或癫痫发作相似。ESR 通常在开始用激素治疗前就升高。CSF 中也可能见到淋巴瘤细胞。

皮肤痛性结节或斑块见于 10% 左右的病例中,通常累及腹部或下肢,这些病例可以通过皮肤活检得到诊断。否则,诊断此病通常需要进行脑活检(开放性或立体定向手术),活检时取出影像学检查提示的受累部位。病理:恶性淋巴样细胞肿胀,小动脉闭塞,静脉和毛细血管很少或者无实质性扩张[13]。在治疗方面,某些病人通过联合化疗就能得到长期缓解,但关键在于病变造成永久性损伤之前对其进行早期诊断(很少能在病人生前作出诊断)。

44.1.6 临床表现

■ **概述**

原发性与继发性 CNS 淋巴瘤的临床表现相似,最常见的两大症状是脊髓硬膜外压迫的症状和癌性脑膜炎的症状(多发脑神经功能缺陷,见章节 52.10.2)。癫痫发作的发生率可达 30%[1]。

■ **症状**

1. 超过 50% 的病人表现为非局灶性、非特异性症状。起病时最常见的症状包括:

(1) 1/3 的病人出现精神状态改变。

(2) 颅内压(ICP)升高的症状(头痛、恶心、呕吐)。

(3) 9% 的病人出现癫痫全身发作。

2. 30%~42% 的病例出现局灶性症状:

(1) 偏身运动或偏身感觉症状。

(2) 部分发作性癫痫。

(3) 多发脑神经麻痹(癌性脑膜炎所致)。

3. 局灶性和非局灶性症状同时存在。

■ **体征**

1. 16% 为非局灶性:

(1) 视乳头水肿。

(2) 脑病。

(3) 痴呆。

2. 45% 的病例出现局灶性体征:

(1) 偏身运动或偏身感觉障碍。

(2) 失语症。

（3）视野缺损。

3. 局灶性和非局灶性症状同时存在。

■ **不常见但具有特征性的综合征**

1. 葡萄膜睫状体炎，与淋巴瘤同时出现（占 6％）或在淋巴瘤得到诊断前出现（占 11％）。

2. 亚急性脑炎伴室管膜下浸润。

3. MS 样病变，激素治疗可使其消失。

44.1.7 评估

所有病人均应评估与淋巴瘤发生相关的各种因素（病史、查体、恰当的实验室检查）（见章节 44.1）。由于原发性 CNS 淋巴瘤非常罕见，因此所有 CNS 淋巴瘤病人均应检查是否存在隐匿的全身性淋巴瘤，需进行的检查包括：

1. 仔细检查所有淋巴结（LN）。

2. 检查肺门周围和盆腔淋巴结（胸片、胸腹部 CT）。

3. 血、尿常规检查。

4. 骨髓活检。

5. 全脊柱 MRI 检查。

6. 男性睾丸超声检查。

7. 所有病人均应行眼科学检查（包括双眼裂隙灯检查）。

（1）可能存在葡萄膜炎。

（2）大约 28％的 PCNSL 病人也患有眼内淋巴瘤。通常甲氨蝶呤治疗无效，但眼部低剂量放疗有效（7～8 Gy）。

44.1.8 诊断

■ **概述**

在影像学上（CT 或 MRI）：50％～60％发生于一个或多个脑叶（灰质或白质内）。25％发生于深部中线结构（透明隔、基底节、胼胝体）。25％发生于幕下。10％～30％的病人起病时病变为多发。与此相反，转移至 CNS 的全身性淋巴瘤易累及软脑膜，而不是脑实质[16]。

■ **CT**

非 AIDS 相关病例多表现为均匀强化，而 AIDS 相关病例通常存在中心坏死，因此表现为多灶性环形强化病变[17]（淋巴瘤的壁比脓肿的壁厚）。非 AIDS 相关病例：中央灰质或胼胝体内出现均匀强化的病变时，应怀疑为 CNS 淋巴瘤。75％与室管膜或脑膜表面相连（这一征象与明显强化共同形成"假脑膜瘤征"，但淋巴瘤缺乏钙化，而且有多发倾向）。

60％为高密度，只有 10％为低密度。特征性表现：这些肿瘤 90％以上发生强化，70％以上为明显均匀强化。因此，在罕见情况下当病灶无强化时，诊断常被延误[18]。在 CT 上,增强的 PCNSL 表现类似"棉绒球"。周边可有水肿[19],常有占位效应。

使用激素后,CT 上(甚至在手术时)可见肿瘤迅速地部分或全部消失,因此又被称为"鬼影肿瘤"[20,21]或消失的肿瘤,这种现象有助于诊断。

■ MRI

无特异性表现。当肿瘤位于室管膜下时可能难以发现(信号类似于 CSF);质子加权像可避免这种缺点。CT 或 MRI 上不增强的淋巴瘤非常少见[22](部分这种不增强的肿瘤在放疗后可能强化),但也可能缺少相关报道。弥散加权成像(DWI)高信号(弥散抑制),表现弥散系数(ADC)显示等信号或低信号。

■ CSF

只有在无占位效应时才能进行检查。通常为异常,但无特异性。最常见的异常为蛋白含量升高(见于 80% 以上的病人)和细胞计数升高(见于 40% 的病人)。只有 10% 的病人细胞学检查可见淋巴瘤细胞(术前)(非 AIDS 病人软脑膜受累时,这项检查的敏感性高于 AIDS 病人中常见的脑组织受累)。重复进行腰椎穿刺(LP)(3 次)可使检出率升高。尽管可以通过 CSF 诊断淋巴瘤,但是通过这种方式获得的细胞不足以进行组织分型,而活检获得的细胞可以进行分型。

■ 血管造影

帮助很小。60% 的病例仅表现为无血管性的肿块。30%～40% 的病例表现为弥漫均匀的染色或充血。

44.1.9 治疗

■ 手术

手术部分切除或完全切除肿瘤并不能改善病人的预后。主要的手术指征是:
• 活检:获得固体组织以便确定肿瘤是淋巴瘤,同时进行分型。立体定向活检非常适合位于深部的肿瘤。

■ 放疗

组织活检后,标准治疗方法是全脑放疗。所用剂量通常低于其他的原发性脑肿瘤。总剂量为 40～50 Gy,每天给予 1.8～3 Gy。

■ 化疗

对于非 AIDS 病例,化疗联合放疗比单独使用放疗的生存期长[24]。
• 甲氨蝶呤(MTX)

如果使用能够到达脑室的装置向脑室内(而不是仅仅经 LP 向鞘内)给予甲氨蝶呤(MTX)(每次 12 mg,每周 2 次,共 6 次,加静脉给予亚叶酸钙进行解救),则生存期可以进一步延长[25]。当鞘内注射 MTX 过量(OD)时,建议采取治疗措施[26]（大到 85 mg 的 OD 剂量能被较好地耐受，且几乎无副作用）：立即行 LP 引流 CSF，能将很大部分药物清除（在 OD 2 小时内，引流 15 ml CSF 能够清除 20%～30%的 MTX）。然后将 240 ml 温热、等张、不含防腐剂的盐水经侧脑室注入，由放置在腰椎蛛网膜下隙内的导管引出，进行脑室-腰椎灌洗数小时。对于 500 mg 以上的 OD，还要鞘内给予 2 000 U 的羧肽酶 G_2（使 MTX 失活的酶）。对于 MTX 过量的病人，静脉内给予地塞米松和静脉内（不是鞘内）给予亚叶酸钙可以防止全身毒性。

- 利妥昔单抗(Rituximab)

自 1997 年就用于治疗顽固性 B 细胞来源非霍奇金淋巴瘤。鞘内注射利妥昔单抗可能对 CD33$^+$ 淋巴瘤有效。

44.1.10 预后

确诊后不经任何治疗的病人的中位生存期为 1.8～3.3 个月。

采用放疗[1]，中位生存期是 10 个月，47%的病人中位生存期是 1 年，16%的病人中位生存期是 2 年。3 年生存率是 8%，5 年生存率是 3%～4%。脑室内注射 MTX 的病人，中位复发时间为 41 个月[25]。少数情况下可见长期生存者[27]。

复发率为 78%，通常发生于治疗后大约 15 个月（也有更晚复发者）。在这些复发病例中，93%局限于 CNS（如果原发部位治疗反应较好，则常复发于其他部位），7%复发于 CNS 外。

AIDS 相关病例的预后较差。尽管放疗后 20%～50%的病人完全缓解，但中位生存期仅 3～5 个月[28,29]，通常死于 AIDS 相关的机会性感染。尽管如此，约 75%的病人神经功能和生活质量也得到改善[28]。

虽然个别研究结果显示了这些趋势，但目前尚无与生存期相关性良好的预后特征。

44.2 多发骨髓瘤

44.2.1 概述

多发骨髓瘤（MM）（有时简称为骨髓瘤）是浆细胞单克隆性肿瘤，以浆细胞在骨髓内增生为特征，通常伴有成熟或不成熟的浆细胞及单克隆免疫球蛋白的产物［通常为 IgG 或 IgA（统称为 M 蛋白）[30]］侵犯周围软组织。循环前骨髓瘤细胞滞留于合适的微环境（如骨髓），然后分化生长。尽管 MM 常指骨的转移性病变，但有时也被认为是一种原发性肿瘤。

如果只发现单个病变，这一病变就被称为"浆细胞瘤"（全身骨骼必须无其他病变，骨髓穿刺无骨髓瘤征象，血浆或尿电泳无 M 蛋白）。

44.2.2　流行病学

美国高加索人发病率为$(1\sim2)/10$万,大约是黑人的 2 倍。MM 占恶性肿瘤的 1%,血液癌的 10%,好发年龄为 $60\sim70$ 岁,不到 2%的病人年龄在 40 岁以下,男性略多。不伴 MM 的单克隆丙种球蛋白病在普通人群中的发生率约 0.15%,在长期随访中有 16%的病人发展为 MM,年发生率约为 0.18%[31]。

44.2.3　临床表现

■ 概述

MM 由下列情况引起(画线部分为 MM 的主要特点):

1. 浆细胞增生:影响免疫系统功能→更易感染。

2. 骨侵犯:

(1) 骨髓侵犯→破坏造血功能→正常细胞正常色素性贫血,白细胞减少,血小板减少。

(2) 骨吸收:

1)→骨坚固性降低→病理性骨折(见下文)。

2)→高钙血症(开始仅见于 25%的 MM 病人中,见下文)。

(3) 骨肿胀或局限性压痛。

(4) 骨性疼痛:特征性表现为运动时诱发,休息时消失。

(5) 脊髓侵犯:

1) 10%侵犯椎管→脊髓压迫→骨髓病。

2) 神经根压迫(神经根病)。

3. 浆细胞过多产生某一蛋白,可导致:

(1) 高黏滞度综合征。

(2) 冷球蛋白血症。

(3) 淀粉样变。

(4) 肾衰竭:多种因素所致,但单克隆轻链起了重要作用。

■ 骨骼性疾病

根据定义,MM 的骨侵犯肯定是多发的,通常仅侵犯红骨髓——肋骨、胸骨、脊柱、锁骨、颅骨或四肢骨。颅骨或脊柱的病变是来神经外科就诊的主要原因。

MM 的骨吸收不是单纯由浆细胞的机械性侵蚀引起,还发现破骨细胞活动性增高。

侵犯颅盖骨的浆细胞瘤通常不产生神经系统症状。颅底受侵犯常引起脑神经麻痹。侵犯眼眶可致突眼。

■ 神经系统侵犯

神经系统症状可由以下原因引起:

1. 肿瘤侵犯脊柱及颅骨（见上文）：

（1）脊髓部位的肿瘤压迫脊髓或者神经根。

（2）颅骨部位的肿瘤压迫脑组织或者脑神经。

2. 腕屈肌韧带淀粉样蛋白沉积→腕管综合征（正中神经无淀粉样蛋白，因此手术时较易从腕横韧带分离，见章节 30.4.4）。

3. 弥漫进展性运动感觉多发神经病：见于 3%～5% 的 MM。

（1）大约一半是因为淀粉样蛋白沉积（见章节 31.5.12）。

（2）多发神经病也可在无淀粉样蛋白增多时发生，尤其是少见的骨硬化型 MM。

4. 文献报道多发性白质脑病也见于 MM 病人[32]。

5. 高钙血症：可引起急性脑病，出现意识错乱、谵妄或昏迷。MM 伴随的高钙血症引起的神经系统症状，较其他原因导致的高钙血症常见。

6. 非常少见：脑组织内转移性病变[33]。

44.2.4　评估

MM 的诊断标准见表 44-1。

表 44-1　MM 诊断标准[a]

1. 细胞学标准：
   A. 骨髓形态学：在每 1 000 个细胞或更多的细胞中，浆细胞和（或）骨髓瘤细胞 ≥10%
   B. 活检证实为浆细胞瘤
2. 临床和实验室标准：
   A. 血清或尿电泳骨髓瘤蛋白即 M 蛋白（通常在 3 g/dl 以上）
   B. X 线片见溶骨性病变（如果骨髓包含 30% 以上的浆细胞或骨髓瘤细胞，骨质疏松的诊断可确立）
   C. 外周血涂片检查骨髓瘤细胞 ≥2

a 诊断要求[35]：1A+1B
　　　　　　　或：1A（或 1B）+2A（或 2B 或 2C）

有关 MM 的检查包括：

1. 测定 24 小时尿 κBence-Jones 蛋白，见于 75% 的病人[注意：80% 的 MM 病人尿中可见小分子蛋白（包括轻链蛋白和免疫球蛋白），约 1% 的 MM 病人尿中及血清中检测不到单克隆蛋白；0.5%～2.5% 的 MM 病人可检测到两种及以上单克隆蛋白]。

2. 血液检查：血浆蛋白电泳（SPEP）和免疫电泳（IEP）（查 IgG κ 带）。

3. 骨骼影像学检查：典型 X 线表现为被侵犯骨内多发、圆形、"穿孔形"（边缘锐利）溶解性病变。骨硬化型 MM 病人不到 3%。可见弥漫性骨质疏松。

4. CBC：大多数 MM 病人最终出现贫血，常为中-重度贫血（血红蛋白

70～100 g/L),网织红细胞计数降低。

5. 未经治疗的 MM ^{99}Tc 核素骨扫描常为阴性(因自发性新骨形成稀少),敏感性不如常规影像学检查。因此,当出现的体征可能是 MM 以外的其他原因所致时,该检查才有帮助。治疗后,由于新骨形成可使骨扫描呈阳性(炎症反应)。

6. 血清肌酐:判断预后。

7. 骨髓活检:几乎所有 MM 病人均可见骨髓瘤细胞(尽管敏感,但特异性差,需寻找其他诊断标准)。

44.2.5 治疗

治疗的许多方面由肿瘤科医师承担(见综述[31]),需神经外科医师处理的有:

1. 放疗(见章节 52.8.5):MM 对放疗非常敏感,局部放疗可以治疗由明确骨病灶导致的疼痛,并且可以帮助治愈病理性骨折,对脊髓压迫也有效。

2. 制动:因为疼痛或害怕病理性压缩性骨折而制动,导致血浆钙进一步升高。

3. 疼痛控制:水杨酸盐对轻微疼痛的疗效良好(血小板减少症禁用)。局部放疗也有效(见下文)。

4. 一些脊髓病变可以应用经皮椎体后凸成形术(见章节 66.3.4)(优于椎体成形术,因为可以减少肿瘤的扩散)。

5. 治疗高钙血症常可改善因钙沉积引起的症状。

6. 双磷酸盐抑制骨吸收,可快速降低血钙(见章节 74.1.8)。帕米膦酸钠(Pamidronate)目前使用较其他药物广泛。

7. 硼替佐米(Velcade®):第一个蛋白酶体抑制剂,对治疗顽固性 MM 有效。

44.2.6 预后

未经治疗的 MM 平均生存期为 6 个月,单发浆细胞瘤 10 年生存率为 50%。如果是单发病灶但是可以检测到蛋白(单纯浆细胞瘤是没有 M 蛋白的),经过放疗后 M 蛋白消失了,则预示着有 50%～60% 的可能不会发展为 MM,但是如果 M 蛋白不消失,那么有很大可能发展为 MM。

44.3 浆细胞瘤

44.3.1 概述

单克隆浆细胞形成的一种与多发骨髓瘤(见上文)类似的肿瘤,诊断需满足以下标准：

    1. 必须彻底进行骨骼检查排除其他疾病（非骨扫描）。

    2. 骨髓检查必须证实无骨髓瘤。

    3. 血清和尿电泳必须无 M 蛋白。

55％～60％的单发浆细胞瘤在 5 年内会发展为 MM，70％～80％在 10 年内会发展为 MM。

44.3.2 治疗

    1. 局部放疗可较好地控制局部病灶。

    2. 经皮椎体后凸成形术（见章节 66.34）优于椎体成形术，因为减少了潜在的肿瘤扩散。

（徐　珑　马永刚）

参考文献

[1] O'Neill BP, Illig JJ. Primary Central Nervous System Lymphoma. Mayo Clin Proc. 1989; 64:1005–1020

[2] Kawakami Y, Tabuchi K, Ohnishi R, et al. Primary Central Nervous System Lymphoma. J Neurosurg. 1985; 62:522–527

[3] Jellinger K, Radaszkiewicz T. Involvement of the Central Nervous System in Malignant Lymphomas. Virchows Arch (Pathol Anat). 1976; 370:345–362

[4] Helle TL, Britt RH, Colby TV. Primary Lymphoma of the Central Nervous System. J Neurosurg. 1984; 60:94–103

[5] Alic L, Haid M. Primary Lymphoma of the Brain: A Case Report and Review of the Literature. J Surg Oncol. 1984; 26:115–121

[6] Eby NL, Grufferman S, Flannelly CM, Scholf SC, Vogel FS, Burger PC. Increasing Incidence of Primary Brain Lymphoma in the U.S. Cancer. 1988; 62:2461–2465

[7] Murray K, Kun L, Cox J. Primary Malignant Lymphoma of the Central Nervous System: Results of Treatment of 11 Cases and Review of the Literature. J Neurosurg. 1986; 65:600–607

[8] Penn I. Development of Cancer as a Complication of Clinical Transplantation. Transplant Proc. 1977; 9:1121–1127

[9] Levy RM, Bredesen DE, Rosenblum ML. Neurological manifestations of the acquired immunodeficiency syndrome (AIDS): Experience at UCSF and review of the literature. J Neurosurg. 1985; 62:475–495

[10] Jean WC, Hall WA. Management of Cranial and Spinal Infections. Contemp Neurosurg. 1998; 20:1–10

[11] Hochberg FH, Miller G, Schooley RT, et al. Central-Nervous-System Lymphoma Related to Epstein-Barr Virus. N Engl J Med. 1983; 309:745–748

[12] MacMahon EME, Glass JD, Hayward SD, et al. Epstein-Barr Virus in AIDS-Related Primary Central Nervous System Lymphoma. Lancet. 1991; 338:969–973

[13] Burger PC, Scheithauer BW, Vogel FS. Surgical Pathology of the Nervous System and Its Coverings. 4th ed. New York: Churchill Livingstone; 2002

[14] Calamia KT, Miller A, Shuster EA, et al. Intravascular Lymphomatosis: A Report of Ten Patients with Central Nervous System Involvement and a Review of the Disease Process. Adv Exp Med Biol. 1999; 455:249–265

[15] Glass J, Hochberg FH, Miller DC. Intravascular Lymphomatosis. A Systemic Disease with Neurologic Manifestations. Cancer. 1993; 71:3156–3164

[16] So YT, Beckstead JH, Davis RL Primary central nervous system lymphoma in acquired immune deficiency syndrome: A clinical and pathological study. Ann Neurol. 1986; 20:566–572

[17] Poon T, Matoso I, Tchertkoff V, et al. CT features of primary cerebral lymphoma in AIDS and non-AIDS patients. J Comput Assist Tomogr. 1989; 13:6–9

[18] DeAngelis LM. Cerebral Lymphoma Presenting as a Nonenhancing Lesion of Computed Tomographic/Magnetic Resonance Scan. Ann Neurol. 1993; 33:308–311

[19] Enzmann DR, Krikorian J, Norman D, et al. Computed Tomography in Primary Reticulum Cell Sarcoma of the Brain. Radiology. 1979; 130:165–170

[20] Vaquero J, Martinez R, Rossi E, et al. Primary Cerebral Lymphoma: the 'Ghost Tumor'. J Neurosurg. 1984; 60:174–176

[21] Gray RS, Abrahams JJ, Hufnagel TJ, et al. Ghost-cell tumor of the optic chiasm; primary CNS lymphoma. J Clin Neuroophthalmol. 1989; 9:98–104

[22] DeAngelis LM. Cerebral lymphoma presenting as a nonenhancing lesion on computed tomographic/magnetic resonance scan. Ann Neurol. 1993; 33:308–311

[23] O'Neill BP, Kelly PJ, Earle JD, et al. Computer-Assisted Stereotactic Biopsy for the Diagnosis of Primary Central Nervous System Lymphoma. Neurology. 1987; 37:1160–1164

[24] DeAngelis LM, Yahalom J, Heinemann M-H, et al. Primary Central Nervous System Lymphomas: Combined Treatment with Chemotherapy and Radiotherapy. Neurology. 1990; 40:80–86

[25] DeAngelis LM, Yahalom J, Thaler HT, Kher U. Combined Modality Therapy for Primary CNS Lymphomas. J Clin Oncol. 1992; 10:635–643

[26] O'Marcaigh AS, Johnson CM, Smithson WA, et al. Successful Treatment of Intrathecal Methotrexate Overdose by Using Ventriculolumbar Perfusion and Intrathecal Instillation of Carboxypeptidase G2. Mayo Clin Proc. 1996; 71:161–165

[27] Hochberg FH, Miller DC. Primary Central Nervous System Lymphoma. J Neurosurg. 1988; 68:835–853

[28] Baumgartner JE, Rachlin JR, Beckstead JH, Levy RM,

et al. Primary Central Nervous System Lymphomas: Natural History and Response to Radiation Therapy in 55 Patients with Acquied Immunodeficiency Syndrome. J Neurosurg. 1990; 73:206–211

[29] Formenti SC, Gill PS, Lean E, et al. Primary Central Nervous System Lymphoma in AIDS: Results of Radiation Therapy. Cancer. 1989; 63:1101–1107

[30] Keren DF, Alexanian R, Goeken JA, Gorevic PD, Kyle RA, Tomar RH. Guidelines for Clinical and Laboratory Evaluation of Patients with Monoclonal Gammopathies. Arch Pathol Lab Med. 1999; 123:106–107

[31] Bataille R, Harousseau J-L. Multiple Myeloma. N Engl J Med. 1997; 336:1657–1664

[32] McCarthy J, Proctor SJ. Cerebral Involvement in Multiple Myeloma. Case Report. J Clin Pathol. 1978; 31:259–264

[33] Norum J, Wist E, Dahil IM. Cerebral Metastases from Multiple Myeloma. Acta Oncol. 1991; 30:868–869

[34] Foerster J, Lee GR, Bithell TC, Foerster J, Athens JW, Lukens JN. In: Multiple Myeloma. Wintrobe's Clinical Hematology. 9th ed. Philadelphia: Lea and Febiger; 1993:2219–2249

[35] Costa G, Engle RL, Schilling A, et al. Melphalan and Prednisone: An Effective Combination for the Treatment of Multiple Myeloma. Am J Med. 1973; 54:589–599

44

45 垂体肿瘤概述和分类

45.1 概述

要 点

1. 大多数是起源于垂体前叶(腺垂体)的良性肿瘤。

2. 表现(见下文):最常见的是激素作用的表现(包括高催乳素血症、Cushing 综合征、肢端肥大症等)、占位效应(最常见的是视交叉受压引起的双颞侧偏盲)。也会偶然发现罕见的垂体瘤卒中表现(见章节 45.5.2)。

3. 对新诊断的鞍内病变的检查:见表 46-1。

4. 某些催乳素瘤可以通过药物治疗(多巴胺拮抗剂)。其他类型肿瘤可以经蝶、经颅手术或放疗。

5. 术后关注点包括:尿崩症、肾上腺功能不全、脑脊液漏。

垂体的胚胎学和神经内分泌学见章节 8.3。

45.2 垂体肿瘤类型

45.2.1 垂体腺瘤

大多数原发性垂体肿瘤为起源于垂体前叶(腺垂体)的良性腺瘤。腺瘤有多种分类方法,可以根据内分泌功能(通过免疫染色)、常规病理染色的光学显微镜下表现(见章节 45.6.3)及电子显微镜表现分类。

微腺瘤:直径<1 cm 的垂体瘤。现在大约 50% 的垂体瘤确诊时直径<5 mm,增加了术中寻找的难度。

大腺瘤:肿瘤直径>1 cm。

45.2.2 垂体癌

见参考文献[1]。

罕见(少于 140 例报道)。通常具有侵袭性和分泌功能[常见激素为促肾上腺皮质激素（ACTH）和催乳素（PRL）]。可发生转移,如转移则预后差（1 年死亡率为 66％）,手术、放疗、化疗效果差。

45.2.3 神经垂体肿瘤

神经垂体肿瘤（也就是垂体后部的肿瘤）比较罕见;见垂体细胞瘤（见章节 45.6.3）。

45.3 流行病学

垂体瘤约占颅内肿瘤的 10％,尸检发生率更高。30～40 岁多见。男女均等。其发病率在多发性内分泌腺瘤病或多发性内分泌肿瘤（MEA 或 MEN）[尤其Ⅰ型,常染色体显性遗传,外显率较高,包括胰岛细胞瘤（可以分泌胃泌素并且导致 Zollinger‐Ellison 综合征）和甲状旁腺瘤（导致甲状腺功能亢进）以及无内分泌功能的垂体瘤]的病人中是升高的。

45.4 垂体肿瘤的鉴别诊断

见章节 89.5.1,包括非肿瘤性病变。

45.5 垂体瘤的临床表现

45.5.1 概述

通常将垂体瘤分为两类:功能性（或分泌性）和非功能性（又称内分泌不活跃,不分泌或分泌产物如促性腺激素不引起内分泌症状）。

分泌性肿瘤通常表现为激素分泌过多引起的生理方面的症状[2]（但是这不适用于男性催乳素瘤,因为这种病人的症状可能很轻微以至于他们根本注意不到）。通常直到肿瘤体积较大引起占位效应导致功能缺失才出现症状。

45.5.2 临床表现

■ 概述

主要包括:内分泌综合征,占位效应,无意发现（主要是大腺瘤）,垂体卒中。

■ 内分泌紊乱

• 激素过度分泌（分泌性肿瘤）

约 65％的腺瘤分泌活性激素[48％为 PRL,10％为生长激素（GH）,6％为 ACTH,1％为促甲状腺激素（TSH）][3]。

1. PRL(见下文)：可导致女性闭经-泌乳综合征、男性阳痿。

病因：

(1) 催乳素瘤：垂体催乳素细胞肿瘤(见下文)。

(2) 垂体柄效应：垂体柄受压可抑制 PRL 分泌(见下文)。

2. GH：95％的 GH 升高是由垂体腺瘤造成的。

(1) 在成人：导致肢端肥大症(见下文)。

(2) 在青春期前儿童(在骨骺闭合前)：导致垂体性巨人症(很罕见)。

3. ACTH：

(1) Cushing 病(内源性皮质醇增多症)：见下文。

(2) Nelson 综合征：仅见于肾上腺切除术后病人(见下文)。

4. TSH：继发性(中枢性)甲状腺功能亢进(见下文)。

5. 促性腺激素[黄体生长激素(LH)和(或)促卵泡素(FSH)]：通常不产生临床症状。

• 垂体激素分泌不足

较大肿瘤压迫正常垂体可导致激素分泌不足。非分泌性肿瘤较分泌性肿瘤常见。对压迫敏感性的排序(或按占位效应对垂体激素分泌的影响程度排序)：GH、促性腺激素(LH 和 FSH)、TSH、ACTH(记忆技巧：go look for the Adenoma)。所有垂体激素的长期缺乏(全垂体功能低下)均可导致垂体危象(又称 Simmond 危象)。

注意：在垂体腺瘤中,选择性的单一激素缺乏很不常见,但有可能发生于自身免疫性垂体炎(见章节 89.6.4),包括 ACTH 或者 ADH 减少(导致尿崩[4],见下文)：

1. 特殊激素缺乏。

2. GH 缺乏[注意：GH 刺激试验(见下文)比测基础 GH 水平更加特异及敏感]：

(1) 儿童：导致生长迟缓。

(2) 成人：产生类似代谢综合征的体征(体重下降、向心性肥胖、运动耐力下降、幸福感降低)。

(3) 性功能低下：闭经(女性)、性欲下降、不育。

3. 甲状腺功能低下：畏寒、黏液性水肿、卡压性神经病(如腕管综合征)、体重增加、记忆障碍、皮肤改变(皮肤干燥、毛发干枯、指甲质脆)、便秘、睡眠需求增加。

4. 肾上腺功能低下：直立性低血压、易激惹。

5. 尿崩症：几乎不见于垂体肿瘤术前(垂体卒中除外,见下文)。如果存在尿崩,应当寻找其他病因,包括：

(1) 自身免疫性垂体炎：见章节 89.6.4。

(2) 小丘脑胶质瘤。

（3）鞍上生殖细胞肿瘤。

6. 促性腺激素缺乏（促性腺激素低下性性功能减退）伴嗅觉缺失，为Kallmann综合征的一部分[5]。

■ 占位效应（并非垂体受压）

由于在发现之前体积容易变得更大，故无功能性垂体瘤更容易产生占位效应。在功能性垂体瘤中，产生占位效应可能性最大的是催乳素瘤（ACTH肿瘤可能性最小）。还包括头痛等非特异性症状。常见的受压结构及表现包括：

1. 视交叉：通常产生双颞侧偏盲（异向性），还可以导致视力降低。

2. 第三脑室受压可导致梗阻性脑积水。

3. 海绵窦：

（1）其内的脑神经（Ⅲ、Ⅳ、V1、V2、Ⅵ）受压，上睑下垂、面部疼痛、复视。

（2）海绵窦闭塞：突眼、球结膜水肿。

（3）肿瘤包裹颈内动脉：可导致血管轻度狭窄，但完全闭塞罕见。

4. 侵袭性腺瘤可见罕见的脑脊液鼻漏[6]，由于药物治疗后，侵袭性催乳素腺瘤体积会发生收缩，可能会导致鼻漏症状的发生。

5. 大腺瘤可因鞍内压力升高导致头痛。

■ 垂体卒中

• 概述

> **要　点**
>
> 1. 因出血或坏死导致的垂体腺瘤体积增大引起。
>
> 2. 典型表现：阵发性头痛伴内分泌和（或）神经功能缺失（通常为眼外肌麻痹或视野缺损）。
>
> 3. 治疗：立即给予糖皮质激素，大多数病例在7天内进行经蝶手术减压。

• 定义

鞍内占位体积突然增大导致的神经功能和（或）内分泌功能恶化。

• 病因

通常是因为位于鞍内的肿瘤出血、坏死[7,8]和（或）肿瘤及邻近垂体腺体梗死所致。出血也可偶尔发生于正常垂体或Rathke裂囊肿[9]。

• 流行病学

在Wilson报道的病例中，3％的垂体大腺瘤病人出现垂体卒中。在另外一组560例垂体肿瘤病人中，出现了高达17％的垂体卒中发病率（症状严重者占7％，较轻者2％，8％的病人无症状）[10]。有文献报道垂体卒中作为垂体肿瘤的首发症状也较常见[11]。

• 临床表现

病人常出现突发头痛、视力障碍和意识丧失。神经功能障碍包括：

1. 视力障碍：最常见的表现之一。包括：

(1) 眼外肌麻痹(单侧或双侧)：通常是肿瘤的对侧,眼外肌麻痹(78%)要比视觉通路障碍(52%～64%)常见得多[12]。

(2) 垂体肿瘤中典型的症状之一——视野缺损(见章节 46.1.2)。

2. 精神状态减退：由颅内压升高或下丘脑受累引起。

3. 海绵窦受压可导致静脉淤血和(或)海绵窦内结构受压：

(1) 三叉神经症状。

(2) 突眼。

(3) 眼外肌麻痹(动眼神经麻痹要比展神经麻痹常见)。

(4) 早期可出现上睑下垂[13,14]。

(5) 颈动脉受压。

(6) 海绵窦内交感神经受压可产生 Horner 综合征：单侧上睑下垂、瞳孔缩小和前额无汗。

(7) 颈动脉受压可导致脑血管意外或脑血管痉挛。

4. 在出血突破肿瘤包膜和蛛网膜进入视交叉池后,可以出现 SAH 的体征和症状：

(1) 恶心、呕吐。

(2) 脑膜刺激征。

(3) 畏光。

5. 颅内压升高可出现昏睡、恍惚或昏迷。

6. 下丘脑受累：

(1) 低血压。

(2) 体温调节障碍。

(3) 心律失常。

(4) 呼吸节律紊乱。

(5) 尿崩症。

(6) 精神状态改变：嗜睡、木僵或昏迷。

7. 鞍上肿瘤增大可导致急性脑积水。

• 评估

CT 或 MRI 可以显示鞍内和(或)鞍上部分出血,常使第三脑室前部变形。在难以鉴别垂体卒中和动脉瘤性 SAH 时可考虑行脑血管造影。

• 治疗

垂体功能常受损,需迅速补充皮质激素和进行内分泌功能检查。

如果没有视野缺损,催乳素瘤可以通过溴隐亭治疗。

下列情况需快速减压：视野突然缩小,严重和(或)快速的视力下降,因脑积水神经功能恶化。对 37 个病人进行回顾性分析,垂体卒中 7 天内进行手术,眼外肌麻痹、视力和视野缺损的改善(分别为 100%、88% 和 95%)均优于

7天后手术[15]。减压手术通常采用经蝶入路(对于一些病人开颅减压可能更好)。手术目的包括:

    1. 给以下结构减压(如果受压):视器、垂体腺、海绵窦、第三脑室(缓解脑积水)。

    2. 获取组织行病理检查。

    3. 通常不必全切肿瘤。

    4. 脑积水:通常需要脑室穿刺引流。

45.6 特殊类型的垂体瘤

45

45.6.1 侵袭性垂体腺瘤

约5%的病人有局部侵袭表现。尽管病理相似,但侵袭性肿瘤在基因组成方面与更为良性的肿瘤存在差异[16]。侵袭性肿瘤有多种分类系统,Wilson分类系统[17](根据Hardy分类系统改编[18,19])见表45-1。

表45-1 垂体腺瘤的解剖学分类(根据Hardy分类系统修改)[17]

扩　　展
1. 鞍上扩展 　0:无 　A:进入鞍上池 　B:到达第三脑室前壁 　C:第三脑室底完全移位 2. 鞍旁扩展 　D*:颅内(硬膜下) 　E:进入海绵窦内或下方(硬膜外)

侵犯/转移
1. 鞍底完整 　Ⅰ:蝶鞍正常或局部扩张;肿瘤<10 mm 　Ⅱ:蝶鞍扩大;肿瘤≥10 mm 2. 蝶骨 　Ⅲ:鞍底局部穿透 　Ⅳ:鞍底弥漫性破坏 3. 远处转移 　Ⅴ:经脑脊液或血-骨转移
* 详细说明:① 颅前窝;② 颅中窝;③ 颅后窝

临床病程变化不一,有些更富有侵袭性。偶尔肿瘤可长至巨大(直径>4 cm),常伴广泛侵袭和恶性病程[20]。

有时肿瘤可将海绵窦内侧壁向外推移而不突破硬脑膜[21]，在 MRI 片上难以确定,海绵窦侵犯最确切的表现是颈内动脉的包裹[22]。

■ 临床表现

1. 视觉系统：

（1）大多数肿瘤病人以视神经受压的症状为主要临床表现,通常导致进行性视力障碍(也有突然失明的例子)。

（2）海绵窦侵犯可致眼外肌功能障碍,通常在视力丧失后出现。

（3）侵犯眼眶导致眶静脉回流障碍可引起突眼。

2. 脑积水：鞍上扩展可阻塞 Monro 孔导致脑积水。

3. 颅底侵犯可导致鼻腔阻塞或脑脊液漏,偶可因溴隐亭治疗肿瘤缩小后加重,这增加了脑膜炎的风险[23]。

4. 催乳素瘤可致高催乳素血症(见上文),PRL 通常在 1 000 ng/dl 以上(注意：分泌大量 PRL 的巨大侵袭性垂体腺瘤可因"钩状效应"表现为 PRL 水平假性降低,见下文)。

45.6.2 激素活性垂体肿瘤

■ 催乳素腺瘤

催乳素腺瘤是最常见的分泌性腺瘤,来源于腺垂体催乳素细胞的肿瘤样转化。高催乳素血症的鉴别诊断见表 46-4。

长期高催乳素血症的表现：

1. 女性：闭经-泌乳综合征（又称 Forbes - Albright 综合征、Ahumada - del Castillo 综合征）。变异：月经过稀、月经周期不规律。在 5% 的原发性闭经女性病人中可发现分泌 PRL 的垂体肿瘤[24]。记住：妊娠是导致育龄女性继发性闭经的最常见原因。泌乳可为自发性或触发性(仅出现在挤压乳头后)。

2. 男性：阳痿、性欲下降。泌乳罕见(通常需要雌激素和催乳素共同作用)。男性乳房发育同样罕见。青春期前催乳素瘤可引起小睾丸和女性体型。

3. 两性：

（1）常见不育。

（2）骨质缺失：由于雌激素相对缺乏而非 PRL 升高引起(女性骨质疏松,男性骨皮质和骨小梁骨质疏松)。

在诊断时 90% 的女性催乳素瘤、60% 的男性催乳素瘤为微腺瘤(可能因为症状上的性别特异性使女性更早出现症状)。某些肿瘤可同时分泌 PRL 和 GH。

■ Cushing 病

• 概述和 Cushing 综合征

Cushing 综合征（CS）是由皮质醇增多引起的一系列改变。Cushing 病（ACTH 分泌型垂体腺瘤分泌过多 ACTH 引起的内源性高皮质激素血症）是 CS 的病因之一。CS 最常见的原因为医源性因素(使用外源性激素)。内源性高皮质激素血症的可能原因见表 45-2。为确定 CS 的病因,常行地塞米松抑制试验,见章节 46.1.2。

ACTH 和皮质醇的美国单位和国际标准单位之间的转换系数[25]见公式 45-1 和公式 45-2。

ACTH: $\qquad$ 1 pg/ml=1 ng/L $\qquad$ (45-1)

皮质醇: $\qquad$ 1 μg/dl=27.59 nmol/L $\qquad$ (45-2)

表 45-2 内源性高皮质激素血症的原因

病变部位	分泌产物	比 例	ACTH 水平
促皮质激素型垂体腺瘤(Cushing 病)	ACTH	60%～80%	轻度升高*
异位 ACTH 分泌(大多数为肺肿瘤,其他还包括胰腺肿瘤等)		1%～10%	明显升高
肾上腺(瘤或癌)	皮质醇	10%～20%	低
下丘脑或异位促肾上腺皮质激素释放激素(CRH)分泌导致垂体促皮质激素细胞增生(假 Cushing 状态)	CRH	罕见	升高

* ACTH 可正常或轻度升高,高皮质醇血症而 ACTH 正常被视为不成比例的升高

- **异位 ACTH 分泌**

通常由肿瘤分泌,最常见的为小细胞肺癌、胸腺瘤、类癌、嗜铬细胞瘤、甲状腺髓样癌。因肿瘤快速致命的恶性特质,除了 CS 的表现以外,病人通常具有恶病质表现。

- **Cushing 病的发生率**

40/100 万。ACTH 分泌性腺瘤占垂体腺瘤的 10%～12%[26]。Cushing 病女性是男性的 9 倍,而异位 ACTH 分泌性肿瘤男性是女性的 10 倍。非医源性 CS 发生率为 25%,与肢端肥大相当。

半数以上的 Cushing 病病人在出现症状时就已经存在直径<5 mm 的垂体肿瘤,但在 CT 或 MRI 片上很难发现。多为嗜碱性染色,有些(尤其是大型肿瘤)为嫌色性。只有约 10% 的肿瘤体积较大,足以引起占位效应,造成蝶鞍扩大、视野缺损、脑神经受累和(或)垂体功能减退。

- **Cushing 病的临床表现**

即 Cushing 综合征(任何原因引起的皮质醇增多症)的临床表现,包括:

1. 体重增加:

(1) 约出现于 50% 的病人。

(2) 50％为向心性脂肪沉积：躯干、上部胸椎（"水牛背"）、锁骨上脂肪垫、颈部、"垂肉瘤"（上胸骨脂肪）、非常圆的脸（"满月脸"）及细长的四肢。

2. 高血压。

3. 瘀斑和紫纹，尤其在侧腹部、胸部及下腹部。

4. 女性闭经，男性阳痿，性欲降低。

5. 皮肤、黏膜色素沉着过度：由促黑素（MSH）与 ACTH 的交叉反应引起。仅见于 ACTH 升高的病人，如 Cushing 病（非 CS）或异位 ACTH 分泌（参见下文 Nelson 综合征）。

6. 皮肤萎缩、薄纸样改变，易青紫，伤口愈合差。

7. 心理：情绪低落、不稳定和精神障碍。

8. 骨质疏松。

9. 全身性肌肉萎缩，易疲倦。

10. 其他肾上腺激素升高：雄激素可致多毛症和粉刺。

11. 败血症：与 CS 进展有关。

• **Cushing 病的实验室检查**

1. 血糖升高：糖尿病或糖耐量降低。

2. 低钾性碱中毒。

3. 皮质醇水平昼夜节律消失。

4. ACTH 水平正常或升高。

5. 小剂量（1 mg）地塞米松抑制试验阴性：见章节 46.1.2。

6. 24 小时尿游离皮质醇升高。

7. CRH 水平降低（非常规检查）。

Nelson 综合征（NS）

• **概述**

要 点

1. 一种罕见综合征，见于 10％～30％的因 Cushing 病行双侧肾上腺切除（TBA）的病人，详见 TBA（见章节 46.2.6）。

2. 典型三联征：过度色素沉着（皮肤和黏膜），ACTH 水平的异常升高，垂体肿瘤（最后一条标准目前存在争议）。

3. 治疗选择：手术（经蝶或经颅），放疗，药物治疗。

一种罕见综合征，见于 10％～30％因 Cushing 病行 TBA 治疗的病人；详见 TBA。NS 由分泌 ACTH 的腺瘤细胞持续生长而诱发。通常发生在 TBA 之后 1～4 年（范围：2 个月至 24 年）[26]。理论上认为（未经证实）[27]：在 TBA 之后，皮质醇增多症逐渐好转，CRH 从受抑制状态（降低）回升至正常水平；NS 病人的促肾上腺皮质激素腺瘤对 CRH 存在明显的、长期的反应，导致肿瘤快速生长。并且 NS 和 Cushing 病病人的促肾上腺皮质激素细胞受糖皮质激素的抑制作用也降低。对于一些 NS 病例,是否与 TBA 术后糖皮质激素补充不足有关,目前尚存在争议[26]。

- **临床表现**

见参考文献[27]。

1. 过度色素沉着[原因为黑色素刺激激素(MSH)存在 ACTH 交叉活性以及阿片-促黑色素细胞皮质素原分泌增加导致 MSH 水平升高]:通常是 Nelson 综合征最早出现的体征。检查是否存在黑线(由耻骨到肚脐的中线色素沉着)以及瘢痕、牙龈和乳晕的过度色素沉着。过度色素沉着的鉴别诊断包括:原发性肾上腺功能低下(ACTH 水平升高)、异位性 ACTH 分泌、血色素沉着病(褐色更多)、黄疸(浅黄色)。

2. 肿瘤生长导致占位效应或侵袭增加(见章节 45.5.2):这是最严重的结果。这些促肾上腺皮质激素性肿瘤属于最具侵袭性的垂体肿瘤之一[28]。可以产生与大腺瘤有关的所有症状(视神经受压、海绵窦受累、垂体功能低下、头痛、骨侵犯等)以及发生坏死导致颅内压急剧升高[29](垂体卒中,见章节 45.5.2)。

3. 促肾上腺皮质激素肿瘤的恶变(极为罕见)。

4. 残余肾上腺组织的肥大:可发生于睾丸,引起疼痛性睾丸增大和精子减少。少见情况下,这些残余组织可分泌足够的皮质醇使其保持正常水平,甚至在肾上腺切除术后引起 Cushing 病复发。

- **评估**

1. 实验室检查:

(1) ACTH>200 ng/L(通常数千 ng/L)(正常值:通常低于 54 ng/L)。

(2) ACTH 对 CRH 的反应增强(非诊断必需)。

(3) 其他垂体激素均可受影响,与造成占位效应的大腺瘤类似(见章节 45.5.2),应当进行内分泌筛查(见章节 46.1.2)。

2. 对存在肿瘤鞍上扩展的病人或考虑进行手术的病人应当进行正规的视野检查(作为基线参考)(见章节 46.1.2)。

- **治疗**

治疗见章节 46.2。

肢端肥大症

- **概述**

要　点

1. 成人的生长激素水平异常升高,超过 95% 的病例由良性垂体生长激素腺瘤引起,75% 以上在诊断时直径大于 10 mm。

2. 可导致软组织和骨骼改变、心肌病、结肠癌。

3. 检查：内分泌检查(见章节 46.1.2)、心内科会诊、结肠镜。

4. 治疗(见章节 46.2.5)：大多数采取手术治疗，必要时采用药物治疗和(或)放疗(见章节 46.3.6)。

5. 生物化学治愈的建议标准(见章节 47.2.3)：IGF - 1 正常，GH 水平低于 5 ng/ml，以及口服糖耐量试验(OGST)后 GH 最低水平低于 1 ng/ml(见章节 46.1.2)。

45

发病率：每年 3/100 万。GH 过高的病人 95％以上是因为垂体生长激素腺瘤所致。生长激素癌极为罕见。异位 GH 分泌少见，可见于类癌性肿瘤、淋巴瘤、胰岛肿瘤。在诊断时，超过 75％的垂体生长激素肿瘤为大腺瘤(直径大于 10 mm)，并伴海绵窦受累和(或)鞍上扩展。

25％的肢端肥大症病人存在甲状腺激素正常的甲状腺肿大。25％的生长激素腺瘤也分泌 PRL。肢端肥大症还可能出现在一些少见的遗传综合征中，包括多发内分泌肿瘤 1 型(MEN 1)、McCune - Albright 综合征、家族性肢端肥大症以及 Carney 综合征[30]。

- **临床表现**

儿童在长骨骨骺闭合前 GH 水平升高可导致巨人症。通常见于十几岁的儿童。

成人 GH 水平升高可导致肢端肥大症(通常超过 50 岁)，可表现为[31,32](参见表 45 - 3)：

1. 骨骼过度生长性畸形：

(1) 手、足变大。

(2) 足跟增厚。

(3) 前额隆起。

(4) 下颌前突。

2. 心血管系统：

(1) 心脏症状(结构性和功能性)：心律失常、血管病、心肌向心性肥大。

(2) 高血压(30％)。

3. 软组织肿大(包括巨舌)。

4. 糖耐量差。

5. 周围神经卡压综合征(包括腕管综合征)。

6. 使人衰弱的头痛。

7. 出汗过多(尤其是手掌)。

8. 油性皮肤。

9. 关节痛。

10. 睡眠呼吸暂停。

11. 劳累。

12. 结肠癌：风险是普通人群的 2 倍[33]。

GH 水平升高的病人(包括经过部分治疗的病人)预期死亡率增加 2～3 倍[34]，主要是因为高血压、糖尿病、肺部感染、癌症及心脏病(见表 45-3)。软组织肿胀和神经卡压症状会随 GH 的水平恢复正常而恢复，但是外观变化和健康风险是永久的(具体见表 45-3)。

表 45-3　长期 GH 过量的危害[34]

关节病

1. 与发生年龄或 GH 水平无关
2. 常伴长期肢端肥大
3. 可逆性*：
   (1) 症状快速改善
   (2) 骨和软骨病变不可逆

周围神经病

1. 间歇性麻木、感觉异常
2. 感觉运动性多发性神经病
3. 感觉减退
4. 可逆性*：
   (1) 症状可改善
   (2) 洋葱样(旋涡)改变不消失

心血管疾病

1. 心肌病
   (1) 左心室舒张功能减退
   (2) 左心室增大及心律失常
   (3) 纤维结缔组织过度增生
2. 高血压：加重心肌病理性改变
3. 可逆性*：即使 GH 正常也可继续发展

呼吸系统疾病

1. 上呼吸道梗阻：约 50% 由软组织过度增生和咽部肌肉张力下降伴睡眠呼吸暂停引起
2. 可逆性*：一般可改善

肿瘤形成

1. 恶性肿瘤(尤其是结肠癌)和软组织息肉的发生率增加
2. 可逆性*：未知

糖耐受不良

1. 发生于 25% 的肢端肥大症病人(有糖尿病家族史的更常见)
2. 可逆性*：改善

*GH 水平正常时的可逆性

■ 促甲状腺素(TSH)分泌型腺瘤

• 概述

罕见,占垂体肿瘤的 $0.5\%\sim1\%$[3,35]。导致中枢性(继发性)甲状腺功能亢进(注意:中枢性甲状腺功能亢进也可伴发甲状腺素垂体抵抗;循环 T_3 和 T_4 升高,TSH 升高或反常的正常[36](在原发性甲状腺功能亢进中应当检测不出 TSH)。高达 33% 的 TSH 免疫染色阳性的病人都属于非分泌性肿瘤[36]。很多这种肿瘤都分泌多种激素,但这些次要激素通常不产生临床症状。大多数这类肿瘤都具有侵袭性,出现症状时体积都已较大且产生占位效应(尤其是在进行甲状腺切除术之前,因对垂体异常缺乏认识使得这一手术的比例高达 60%[36,37])。

• 临床表现

甲状腺功能亢进的症状:易怒、心悸(因为心房颤动)、不耐热、多汗以及正常或过多摄入后的体重增加。体征:多动、瞬目减少、心动过速、心房颤动时心律不齐、腱反射亢进、震颤。突眼和浸润性皮肤病(如胫前黏液水肿)仅见于 Grave 病。

45.6.3　垂体肿瘤的病理分类

■ 腺瘤的光学显微镜表现

按照以前的分类方法,实用性受限。随着新技术(EM、免疫组织化学、放射免疫测定)的应用,许多以前被认为没有分泌功能的肿瘤,被证实含有分泌激素所必需的所有成分。

按发生率递减排列:

1. 嫌色性:最常见[嫌色性与嗜酸性之为$(4\sim20):1$],最初认为是"非分泌性的",实际上可产生 PRL、GH 或 TSH。

2. 嗜酸性(嗜伊红性):分泌 PRL、TSH 或 GH。

3. 嗜碱性:分泌促性腺激素、β-促脂素或 ACTH,ACTH 过多导致 Cushing 病。

■ 根据分泌产物分类

1. 内分泌活性肿瘤:约有 70% 的垂体瘤病人分泌一种或两种激素,在血清中可测出,并且产生特定的临床综合征,这些是根据他们的分泌产物分类。

2. 内分泌非活性(非功能性)肿瘤[38](注意:裸细胞腺瘤和大嗜酸性粒细胞瘤占内分泌功能不活跃肿瘤的大多数):

(1)裸细胞腺瘤。

(2)大嗜酸性粒细胞瘤。

(3)促性腺激素腺瘤。

(4)静息的促皮质激素腺瘤。

(5)糖蛋白分泌性腺瘤。

■ 神经垂体和垂体柄肿瘤

• 概述

发生于神经垂体的最常见肿瘤为转移瘤(因血供丰富)。

• 颗粒细胞瘤

又称(漏斗)颗粒细胞瘤(GCT);WHO Ⅰ级。一些弃用的名称还包括:迷芽瘤[39]、颗粒细胞成肌细胞瘤、垂体细胞瘤(这一名称现特指一类界限清楚的胶质肿瘤,见下文)。肿瘤细胞较大,巢状聚集,胞浆含颗粒、呈嗜酸性。

虽然很罕见,但 GCT 是神经垂体和垂体柄/漏斗最常见的原发性肿瘤[40],好发于垂体柄(造成鞍上扩展)。已经在胃肠道、泌尿生殖道、眼眶以及 CNS 其他部位(如脊膜[41])发现了与垂体腺或下丘脑无关的 GCT。女∶男≥2∶1。临床无症状、镜下呈簇状的颗粒细胞更为常见,发生率高达 17%[42]。

最常见的表现是视交叉受压引起的视野缺损[39]。不过,无激素活性的鞍区占位所引起的典型症状都可能出现。

影像学:可以类似于腺瘤。术前鉴别诊断时容易被忽略。CT 上呈等密度,T_1WI 上呈等信号,CT 和 MRI 上均为均匀的明显强化。

治疗:如果术前怀疑 GCT,建议经颅手术而非经蝶,因为 GCT 血供丰富,也因为这一点,60%～70%的报道病例都难以全切[43]。对于次全切病例可考虑放疗[40]。

• 垂体细胞瘤

另外少见的名称还包括垂体后叶星形细胞瘤;罕见(大多数为病例报道)。肿瘤边界清楚,含梭形细胞,来自漏斗的神经垂体或垂体柄[44];WHO Ⅰ级。仅见于成人。

治疗:手术切除。次全切之后数年可复发。

(徐 珑 马永刚)

参考文献

[1] Ragel BT, Couldwell WT. Pituitary carcinoma: a review of the literature. Neurosurg Focus. 2004; 16

[2] Ebersold MJ, Quast LM, Laws ER, et al. Long-Term Results in Transsphenoidal Removal of Nonfunctioning Pituitary Adenomas. J Neurosurg. 1986; 64:713–719

[3] Biller BM, Swearingen B, Zervas NT. A decade of the Massachusetts General Hospital Neuroendocrine Clinical Center. J Clin Endocrinol Metab. 1997; 82:1668–1674

[4] Abe T, Matsumoto K, Sanno N, Osamura Y. Lymphocytic Hypophysitis: Case Report. Neurosurgery. 1995; 36:1016–1019

[5] Lieblich JM, Rogol AD, White BJ, Rosen SW. Syndrome of anosmia with hypogonadotropic hypogonadism (Kallmann syndrome): clinical and laboratory studies in 23 cases. Am J Med. 1982; 73:506–519

[6] Nutkiewicz A, DeFeo DR, Kohout RI, et al. Cerebrospinal Fluid Rhinorrhea as a Presentation of Pituitary Adenoma. Neurosurgery. 1980; 6:195–197

[7] Reid RL, Quigley ME, Yen SC. Pituitary Apoplexy: A

Review. Arch Neurol. 1985; 42:712–719

[8] Cardoso ER, Peterson EW. Pituitary Apoplexy: A Review. Neurosurgery. 1984; 14:363–373

[9] Onesti ST, Wisniewski T, Post KD. Pituitary Hemorrhage into a Rathke's Cleft Cyst. Neurosurgery. 1990; 27:644–646

[10] Wakai S, Fukushima T, Teramoto A, Sano K. Pituitary Apoplexy: Its Incidence and Clinical Significance. J Neurosurg. 1981; 55:187–193

[11] Rovit RL, Fein JM. Pituitary Apoplexy, A Review and Reappraisal. J Neurosurg. 1972; 37:280–288

[12] Liu JK, Couldwell W. Pituitary apoplexy: Diagnosis and management. Contemp Neurosurg. 2003; 25:1–5

[13] Yen MY, Liu JH, Jaw SJ. Ptosis as the early manifestation of pituitary tumour. Br J Ophthalmol. 1990; 74:188–191

[14] Telesca M, Santini F, Mazzucco A. Adenoma related pituitary apoplexy disclosed by ptosis after routine cardiac surgery: occasional reappearance of a dismal complication. Intensive Care Med. 2009;

35:185-186

[15] Bills DC, Meyer FB, Laws ER,Jr, Davis DH, Ebersold MJ, Scheithauer BW, Ilstrup DM, Abboud CF. A retrospective analysis of pituitary apoplexy. Neurosurgery. 1993; 33:602-8; discussion 608-9

[16] Pei L, Melmed S, Scheithauer B, et al. Frequent Loss of Heterozygosity at the Retinoblastoma Susceptibility Gene (RB) Locus in Aggressive Pituitary Tumors: Evidence for a Chromosome 13 Tumor Suppressor Gene Other Than RB. Cancer Res. 1995; 55:1613-1616

[17] Wilson CB, Tindall GT, Collins WF. In: Neurosurgical Management of Large and Invasive Pituitary Tumors. Clinical Management of Pituitary Disorders. New York: Raven Press; 1979:335-342

[18] Hardy J, Kohler PO, Ross GT. In: Transsphenoidal Surgery of Hypersecreting Pituitary Tumors. Diagnosis and Treatment of Pituitary Tumors. New York: Excerpta Medica/American Elsevier; 1973:179-194

[19] Hardy J, Thompson RA, Green R. In: Transsphenoidal Surgery of Intracranial Neoplasm. Adv Neurol. New York: Raven Press; 1976:261-274

[20] Krisht AF. Giant Invasive Pituitary Adenomas. Contemp Neurosurg. 1999; 21:1-6

[21] Laws ER. Comment on Knosp E, et al.: Pituitary Adenomas with Invasion of the Cavernous Sinus Space: A Magnetic Resonance Imaging Classification Compared with Surgical Findings. Neurosurgery. 1993; 33

[22] Scotti G, Yu CY, Dillon WP, et al. MR Imaging of Cavernous Sinus Involvement by Pituitary Adenomas. AJR. 1988; 151:799-806

[23] Barlas O, Bayindir C, Hepgul K, Can M, Kiris T, Sencer E, Unal F, Aral F. Bromocriptine-induced cerebrospinal fluid fistula in patients with macroprolactinomas: report of three cases and a review of the literature. Surg Neurol. 1994; 41:486-489

[24] Amar AP, Couldwell WT, Weiss MH. Prolactinomas: Focus on Indications, Outcomes, and Management of Recurrences. Contemp Neurosurg. 1989; 21:1-6

[25] Esposito F, Dusick JR, Cohan P, et al. Early morning cortisol levels as a predictor of remission after transsphenoidal surgery for Cushing's disease. J Clin Endocrinol Metab. 2006; 91:7-13

[26] Banasiak MJ, Malek AR. Nelson syndrome: comprehensive review of pathophysiology, diagnosis, and management. Neurosurg Focus. 2007; 23

[27] Assie G, Bahurel H, Coste J, Silvera S, Kujas M, Dugue MA, et al. Corticotroph tumor progression after adrenalectomy in Cushing's Disease: a reappraisal of Nelson's syndrome. J Clin Endocrinol Metab. 2007; 49:381-386

[28] Bertagna X, Raux-Demay M-C, Guilhaume B, er al., Melmed S. In: Cushing's Disease. The Pituitary. 2nd ed. Malden, MA: Blackwell Scientific; 2002:496-560

[29] Kasperlik-Zaluska AA, Bonicki W, Jeske W, Janik J, et al. Nelson's syndrome - 46 years later: clinical experience with 37 patients. Zentralbl Neurochir. 2006; 67:14-20

[30] Cook DM. AACE Medical Guidelines for Clinical Practice for the diagnosis and treatment of acromegaly. Endocr Pract. 2004; 10:213-225

[31] Melmed S. Acromegaly. N Engl J Med. 1990; 322:966-977

[32] Melmed S. Medical progress: Acromegaly. N Engl J Med. 2006; 355:2558-2573

[33] Renehan AG, Shalet SM. Acromegaly and colorectal cancer: risk assessment should be based on population-based studies. J Clin Endocrinol Metab. 2002; 87:1909-1909

[34] Acromegaly Therapy Consensus Development Panel. Consensus Statement: Benefits Versus Risks of Medical Therapy for Acromegaly. Am J Med. 1994; 97:468-473

[35] Beck-Peccoz P, Brucker-Davis F, Persani L, Smallridge RC, Weintraub BD. Thyrotropin-secreting pituitary tumors. Endocr Rev. 1996; 17:610-638

[36] Clarke MJ, Erickson D, Castro MR, Atkinson JL. Thyroid-stimulating hormone pituitary adenomas. J Neurosurg. 2008; 109:17-22

[37] Beck-Peccoz P, Persani L. Medical management of thyrotropin-secreting pituitary adenomas. Pituitary. 2002; 5:83-88

[38] Wilson CB. Endocrine-Inactive Pituitary Adenomas. Clin Neurosurg. 1992; 38:10-31

[39] Cohen-Gadol AA, Pichelmann MA, Link MJ, Scheithauer BW, Krecke KN, Young WF, Jr, Hardy J, Giannini C. Granular cell tumor of the sellar and suprasellar region: clinicopathologic study of 11 cases and literature review. Mayo Clin Proc. 2003; 78:567-573

[40] Schaller B, Kirsch E, Tolnay M, Mindermann T. Symptomatic granular cell tumor of the pituitary gland: case report and review of the literature. Neurosurgery. 1998; 42:166-70; discussion 170-1

[41] Markesbery WR, Duffy PE, Cowen D. Granular cell tumors of the central nervous system. J Neuropathol Exp Neurol. 1973; 32:92-109

[42] Fuller GN, Wesseling P, Louis DN, Ohgaki H, Wiestler OD, Cavenee WK, Bosman FT, Jaffe ES, Lakhani SR, Ohgaki H. In: Granular cell tumors of the neurohypophysis. WHO classification of tumors of the central nervous system. 4th ed. Lyon: International Agency for Research on Cancer; 2007:241-242

[43] Gueguen B, Merland JJ, Riche MC, Rey A. Vascular Malformations of the Spinal Cord: Intrathecal Perimedullary Arteriovonous Fistulas Fed by Medullary Arteries. Neurology. 1987; 37:969-979

[44] Wesseling P, Brat DJ, Fuller GN, Louis DN, Ohgaki H, Wiestler OD, Cavenee WK, Bosman FT, Jaffe ES, Lakhani SR, Ohgaki H. In: Pituicytoma. WHO classification of tumors of the central nervous system. 4th ed. Lyon: International Agency for Research on Cancer; 2007:243-244

46 垂体瘤的评估和非手术治疗

46.1 评估

46.1.1 病史和查体

寻找下列有关的症状和体征：

1. 内分泌功能亢进（参见上文功能性垂体肿瘤），包括：

（1）PRL：闭经（女性）、乳头溢液（主要见于女性，尽管也需要雌激素）、阳痿（男性）。

（2）甲状腺：不耐热。

（3）GH：戒指或鞋的尺寸变大，或面部皮肤粗糙，巨人症（儿童）。

（4）皮质醇：过度色素沉着，Cushing 样表现。

2. 内分泌功能缺失（由垂体占位效应造成）（见章节 45.5.2）。

3. 视野缺损：在床边进行面对面检查以除外视野缺损（通常为双颞侧偏盲，见下文）。

4. 海绵窦内的脑神经麻痹：

（1）Ⅲ、Ⅳ、Ⅵ：瞳孔和眼外出现问题。

（2）Ⅴ1、Ⅴ2：额部、鼻、上唇及颊部感觉减退。

46.1.2 诊断检查

■ 概述

对已知或可疑垂体占位的病人需要进行的检查见表 46-1。如果结果异常或强烈怀疑特定的综合征，则需进一步检查。

■ 视野

常规视野检查：通过正切视野屏（利用红色刺激物，因为颜色去饱和是视交叉受压的早期体征）、Goldman 或 Humphrey 自动视野计来实施（Humphrey 视野检查需病人良好的合作，否则无效）。

■ 视野缺损的类型

部分取决于视交叉相对于蝶鞍的位置：79%的视交叉位于蝶鞍上方，4%位于蝶鞍后方（后置视交叉），5%位于蝶鞍前方（前置视交叉）[2]：

　　1. 视交叉受压：

　　(1) 双颞侧偏盲遵循垂直子午线界限：与垂体肿瘤相关的典型视野缺损，因压迫视交叉的鼻侧纤维所致(见章节 32.4)。

　　(2) 其他报道过的罕见类型：单眼颞侧偏盲。

　　2. 视神经受压：多见于视交叉后置病人。

　　(1) 同侧视力丧失。如果仔细检查，通常对侧可能存在外上(颞侧)象限盲[2](即所谓的交界性盲点，也称"空中馅饼"样缺损)，因压迫 Wilbrand 前膝部所致(即便不存在后置视交叉也可能是早期发现)(见章节 80.6.2)。

　　(2) 可产生中央盲点或单眼视力下降。

　　3. 视束受压：可见于前置视交叉。产生同向偏盲。

■ 基础内分泌检查

　　见参考文献[3]。

　　见表 46-1(可提示肿瘤类型、需补充哪种激素并将激素术前检查值作为治疗前后对比的基础值)。应包括临床症状、体征及实验室检查评估。所有垂体肿瘤病人均应进行内分泌筛查。注意：某一种垂体激素的选择性降低伴垂体柄增粗强烈提示自身免疫性垂体炎(见章节 89.6.4)。

表 46-1　垂体肿瘤检查方法概述

检　查	理　由
视野检查[通常为 Humphrey 视野(HVF)]	视交叉受压引起视野缺损(通常为双颞侧偏盲)
内分泌筛查　早 8 点(8AM)皮质醇* 和 24 小时尿游离皮质醇*	1. 皮质醇增多症时皮质醇升高(Cushing 综合征) 2. 皮质醇减少症时皮质醇降低(原发或继发)
游离 T_4，TSH(如果偏好也可以用总 T_4)	甲状腺功能减退 1. 原发性甲状腺功能减退时 T_4 降低、TSH 升高(可导致垂体腺中促甲状腺激素细胞增生) 2. 继发性甲状腺功能减退时 T_4 降低、TSH 正常或降低
	甲状腺毒症 1. 原发性甲状腺功能亢进时 T_4 升高、TSH 降低 2. TSH 分泌型肿瘤时 T_4 升高、TSH 升高
催乳素	1. 催乳素瘤时升高或明显升高 2. 垂体柄效应时轻度升高(通常低于 90 ng/ml)
促性腺激素(FSH，LH)和性激素(女性为雌二醇，男性为睾酮)	1. 促性腺激素低下性性腺功能低下时降低(因垂体腺受压) 2. 促性腺激素分泌性腺瘤时升高

续　表

检　查	理　由
内分泌筛查 胰岛素样生长因子 1（IGF-1），又称生长调节素 C[†]	1. 肢端肥大症时升高 2. 垂体功能低下时降低（最敏感的标志物之一）
空腹血糖	肾上腺功能低下时降低（原发或继发）

影像学检查包括：
1. 头部及垂体 MRI（增强或不增强）（可选），常用于导航系统。有医师会加做头部平扫 CT 以观察骨性解剖结构（如蝶窦）
2. 如果无法查 MRI，则行 CT 平扫加增强（加冠状重建）＋脑血管造影

* 早 8 点皮质醇是检查皮质醇减少症（如判断是否存在垂体功能低下）的最佳方法，而 24 小时尿游离皮质醇是检查皮质醇增多症（如判断是否存在 Cushing 综合征）的最佳方法[1]
† IGF-1 是检查 GH 过量的主要方法；GH 的直接检测方法不可靠

1. 肾上腺轴筛查（评估皮质醇储备水平）：

（1）皮质醇的高峰在上午 7 点至 8 点。正常情况下，上午的皮质醇水平可轻度升高（相比参考范围）。8AM 皮质醇水平：适用于皮质醇减少症[1]。正常值：6～18 μg/100 ml。注释：

1）8AM 皮质醇＜6 μg/100 ml：提示肾上腺分泌不足。

2）8AM 皮质醇 6～14 μg/100 ml：不足以诊断。

3）8AM 皮质醇＞14 μg/100 ml：基本不可能是肾上腺分泌不足。

（2）对不确定的病例，可鉴别假性 Cushing 状态与 Cushing 综合征。

（3）24 小时尿游离皮质醇：对皮质醇增多症更精确[1]（特异性和敏感性几乎达 100%，除应激和慢性酒精中毒外，假阴性结果很少）。如果未出现比正常值升高数倍的结果，至少应再查 2 次[4]。

2. 甲状腺轴：筛查依据见表 46-2。

表 46-2　甲状腺筛查的依据

原发性甲状腺功能减退（甲状腺本身的问题）	T_4	TSH
1. 慢性原发性甲状腺功能减退可以产生继发性垂体增生（垂体假瘤），后者在 CT 和 MRI 上与腺瘤截然不同。在所有垂体占位病人中都应当考虑[7,8] 2. 病理生理学：甲状腺激素负反馈的缺失会导致下丘脑分泌促甲状腺激素释放激素（TRH）增加，导致腺垂体内促甲状腺激素细胞继发性增生。病人可能因垂体增大症状（视力症状、垂体柄效应导致 PRL 升高、X 线片上蝶鞍扩大等）而就诊 3. TRH 升高的长期刺激很少能产生促甲状腺激素腺瘤 4. 实验室检查：T_4 降低或正常，TSH 升高（促甲状腺激素细胞增生的病人 TSH＞90～100 mIU/L）	↓	↑

续　表

继发性甲状腺功能减退(TSH 对甲状腺的刺激不足)		
1. 垂体性甲状腺功能减退仅占所有甲状腺功能减退病例的 2%～4%[9] 2. 如果未经治疗,约 23%的嫌色细胞腺瘤病人会出现继发性甲状腺功能减退(垂体受压导致 TSH 下降) 3. 实验室检查:T_4 降低或正常,TRH 刺激试验反应降低(见正文)	↓	↓ 或正常
原发性甲状腺功能亢进(甲状腺本身的问题)		
1. 病因:局限性结节性增生、刺激甲状腺的循环抗体,或弥漫性甲状腺增生(Grave 病,又称为突眼性甲状腺功能亢进) 2. 实验室检查:T_4 升高,TSH 基本正常(通常检测不出)	↑	↓
继发性甲状腺功能亢进(中枢性甲状腺功能亢进)		
1. 病因: (1) TSH 分泌性垂体瘤(罕见) (2) 垂体对抗甲状腺激素(打断负反馈环路) 2. 实验室检查:T_4 升高,TSH 水平升高或反常地位于正常水平	↑	↑ 或正常
注意:皮质醇储备不足的甲状腺激素替代治疗(和全垂体功能低下中类似)可导致肾上腺危象(处理见章节 46.2.2)		

（1）筛查：T_4 水平（总体或游离），促甲状腺素（TSH）。正常值：游离 T_4 指数为 0.8～1.5，TSH 为 0.4～5.5 μU/ml，总 T_4 为 4～12 μg/100 ml（注意：要同时查 T_4 和 TSH）。

（2）进一步检查：促甲状腺素释放激素（TRH）兴奋试验（如 T_4 水平低或位于临界水平，应考虑行此检查）。检查 TSH 的基础水平，静脉注射 TRH 500 μg，分别于 30 分钟、60 分钟测定 TSH。正常反应：峰值出现在 30 分钟时，且为基础水平的 2 倍。反应不足且 T_4 水平低提示垂体功能不足。反应过度提示原发性甲状腺功能减退。

3. 性腺轴：

（1）筛查：

1）血浆促性腺激素：FSH 和 LH。

2）性激素：

A. 女性测雌二醇。

B. 男性查睾酮：检测总睾酮。

（2）进一步检查：没有任何一种可靠检查可区分病变是垂体性的还是下丘脑性的。

4. PRL 水平：PRL 的神经生理学见章节 8.3.2。

（1）解释见表 46-3。高催乳素血症的鉴别诊断见表 46-4。PRL 水平与催乳素瘤大小相关[5]：如果 PRL 低于 200 ng/ml，则约 80%的肿瘤为微腺瘤，其中 76% 在术后 PRL 可正常；如果 PRL 高于 200，则仅有约 20% 为微腺瘤。

表 46‑3　PRL 水平的意义 *

PRL(ng/ml)	解　释	见　于
3～30[†] 10～400 2～20	正常	未妊娠女性 妊娠女性（见表 46‑4） 绝经女性
25[‡]～150	中度升高	• 催乳素瘤 • "垂体柄效应"（见正文） • 其他原因[§]
>150[‡]	明显升高	催乳素瘤[§]

* 注意：PRL 的异位分泌罕有报道（如畸胎瘤[10]）
† 正常值不定，用自己实验室的参考值
‡ 有学者建议将可疑 PRL 腺瘤的临界值定为 200 ng/ml[11]
§ 高催乳素血症的鉴别诊断见表 46‑4

表 46‑4　PRL 水平升高（高催乳素血症）的鉴别诊断 *

1. 妊娠相关：
   (1) 妊娠期间[†]：10～400 ng/ml
   (2) 产后：在产后第一周 PRL 下降约 50%（降至约 100 ng/ml），通常在 3 周时降至正常
   (3) 哺乳期女性：婴儿吸吮可使 PRL 升高，这对母乳的产生很重要（该机制一旦开始，非妊娠 PRL 水平即可维持哺乳）。产后前 2～3 周：PRL 基础值为 40～50 ng/ml，婴儿吸吮后 PRL 升高 10～20 倍。产后 3～6 个月：PRL 基础值恢复正常或轻度升高，吸吮时双倍增高。断奶后 6 个月 PRL 应恢复正常
2. 垂体腺瘤：
   (1) 催乳素瘤：在较大的催乳素腺瘤和大腺瘤中 PRL 通常在 100 ng/ml 以上
   (2) 垂体柄效应：经验法则，由催乳素腺瘤导致 PRL 升高的可能性百分比等于 PRL 水平的一半
   (3) 某些肿瘤同时分泌 PRL 和 GH
3. 药物：多巴胺受体拮抗剂（如吩噻嗪、甲氧氯普胺）、口服避孕药（雌激素）、三环类抗抑郁药、维拉帕米、H_2 受体拮抗剂（如雷尼替丁）、某些 SSRI 特别是帕罗西汀(Paxil®)[12]等
4. 原发性甲状腺功能减退：TRH[一种催乳素释放因子(PRF)]会升高（见章节 8.3.2）
5. 空蝶鞍综合征：见章节 49.1
6. 癫痫发作后：一次癫痫发作后 1～2 小时内 PRL 通常恢复正常（见章节 27.4.2）
7. 乳房或胸壁外伤/手术：通常不超过 50 ng/ml
8. 过量活动：通常不超过 50 ng/ml
9. 应激：某些情况下抽血检验的应激即可以导致 PRL 升高；神经性厌食症
10. 异位分泌：在肾细胞或肝细胞肿瘤、输尿管纤维瘤、淋巴瘤中有过报道
11. 下丘脑浸润性肿瘤
12. 肾衰竭
13. 肝硬化
14. 巨催乳素血症（见正文）

* 催乳素瘤之外的病因导致的高催乳素血症很少超过 200 ng/ml
† 在闭经和高催乳素血症的育龄女性中常用于排除妊娠

(2) 应当在上午 10 点左右采血(不是在醒后马上),不能在应激、乳房刺激或是体检之后进行,因为有可能导致 PRL 升高。

(3) 在评估 PRL 水平时应当注意下列事项:

1) 因为 PRL 分泌存在差异(每日差异可高达 30%)以及放射免疫检测的固有不准确性,所以如果结果可疑,应当重复检测 PRL 水平。

2) 异嗜性抗体(见于经常暴露于动物血清产品的个体)可产生异常结果。

3) 垂体柄作用:PRL 是唯一主要受抑制性调节的垂体激素(见章节 8.3.2)。下丘脑或垂体柄损伤,可导致 PRL 抑制因子(PRIF)降低,从而引起 PRL 一定程度的升高。经验法则:由催乳素腺瘤导致 PRL 升高的可能性百分比等于 PRL 水平的一半。由于垂体柄损伤,肿瘤即使全切除,术后 PRL 仍可升高(通常 PRL≤90 ng/ml,如果 PRL>150 ng/ml 就可能不是垂体柄作用)。因存在垂体柄效应,需随访这些病人,故不能应用溴隐亭。

4) "PRL>200 ng/ml":如实验室检查结果 PRL>200 ng/ml(或其他较高值)而不是某一固定值,通常提示 PRL 水平极高,超过了检查值的上限。询问检验科让其确定实际数值。通常需要经过数次稀释以便可以定量检测(他们可以用已经拥有的血液标本或者重新抽取)。这一点很重要,因为:

A. 指导治疗决策:PRL>500 ng/ml 通常提示仅通过手术无法使 PRL 降至正常值(见章节 46.2.4)。

B. 评估治疗反应:了解治疗前的数值对评估治疗(药物、手术、放疗等)反应很重要。

5) Hook 效应:PRL 过高可能导致偏低的假阴性结果(大量的 PRL 会妨碍放射免疫检测所需的 PRL -抗体-信号复合物的形成)。因此,对于 PRL 正常的大腺瘤,应建议检验科将血样进行不同程度的稀释之后再复测,尤其是在临床上存在高催乳素血症的病人中。

6) 巨催乳素血症:PRL 分子发生聚合并结合到免疫球蛋白上。这种形式的 PRL,其生物学活性降低但却产生了高催乳素血症的实验室结果。临床意义存在争议[6],无症状病人通常不需要治疗。

5. GH:

(1) IGF - 1(生长调节素 C)水平是首选检查(IGF - 1 升高对肢端肥大症极为敏感)。

(2) 单次随机的 GH 测定可能不可靠,因此不推荐。

6. 神经垂体(垂体后叶):在垂体瘤病人中很少出现功能缺损。

(1) 筛查:限制水的摄入,通过尿的浓缩,检查 ADH 是否充足。

(2) 进一步检查:测定血浆 ADH 对输入高张盐水的反应。

■ 特殊内分泌检查

• Cushing 综合征(CS)

◎ 用于检查是否有皮质醇增多症

这些检查用于判断是否存在皮质醇增多症,不管病因是什么。24 小时尿游离皮质醇筛查结果(见章节 46.1.2)可疑时,可能需要这些检查(检测依据见表 46-5)。

表 46-5 CS 的生化检查依据

1. 正常情况下小剂量地塞米松通过负反馈作用于下丘脑-垂体轴,可以抑制 ACTH 分泌,降低尿和血浆中的皮质激素水平
2. 98%以上的 CS 病人可出现抑制反应,但阈值要高得多
3. 即使用很大剂量的地塞米松,肾上腺肿瘤及多数(85%～90%)的 ACTH 异位分泌(尤其是支气管肺癌)也不出现抑制反应
4. CS 中 ACTH 对 CRH 呈过度反应
5. 地塞米松不影响尿和血浆皮质醇及 17-羟皮质醇的测定

1. 小剂量地塞米松(DMZ)抑制试验[13]:

(1) 过夜小剂量地塞米松抑制试验:晚 11 点口服 DMZ 1 mg,第二天早 8 点抽血。结果:

1) 皮质醇<1.8 μg/dl(注意:目前这个数值被公认为正常数值,以前是 5 μg/dl。1 μg/dl=1 μg/100 ml=27.6 nmol/L):CS 可排除(只有极少数 CS 病人对小剂量 DMZ 产生抑制反应,可能是因为 DMZ 清除降低[14])。

2) 皮质醇 1.8～10 μg/dl:不能确定,需再次检查。

3) 皮质醇>10 μg/dl:可能存在 CS。异位 CRH 分泌可导致垂体促皮质激素细胞增生而出现所谓的"假 Cushing 状态",此时可出现假阳性结果,临床上与垂体 ACTH 腺瘤无法鉴别(需进一步检查[14])。见于 15%的肥胖病人、25%的住院及慢性病病人、高雌激素状态、尿毒症及抑郁症。可以通过 DMZ-CRH 结合试验加以鉴别(见参考文献[14])。假阳性也可见于酒精中毒及服用苯巴比妥或苯妥英的病人,因为酒精和这两种药物可诱导肝微粒体降解,导致 DMZ 代谢增高。

(2) 2 天小剂量试验(当过夜抑制试验结果可疑时):从早 6 点开始口服 DMZ 0.5 mg,每 6 小时一次,服用 2 天,在试验前以及服用 DMZ 的第二天留取 24 小时尿检验。正常人的 17-羟皮质醇(OHCS)受抑制,低于 4 mg/24 h,而 95%的 CS 病人反应异常(尿中含量很高)[14]。

2. 晚 11 点唾液皮质醇:晚 11 点是正常皮质醇分泌最低点的时刻。试验必须在美国国立卫生研究院(NIH)批准的实验室进行。准确性与小剂量 DMZ 抑制试验相当。

◎ 鉴别原发性 Cushing 病和异位 ACTH 分泌

这些检查用于鉴别原发性 Cushing 病（垂体性 ACTH 分泌）和异位 ACTH 分泌及肾上腺瘤（40％的 CD 病人 MRI 表现正常[1]）：

1. 随机测定血浆 ACTH 水平：如 ACTH<5 ng/L 则提示 ACTH 非依赖性 CS（如肾上腺肿瘤）。因 ACTH 水平多变，故敏感性和特异性均差。

2. 腹部 CT：肾上腺肿瘤可显示单侧肾上腺占位，ACTH 依赖性病人显示肾上腺正常或双侧增大。

3. 大剂量地塞米松（DMZ）抑制试验（注意：多达 20％的 CD 病人可不出现大剂量 DMZ 抑制反应，苯妥英也可能影响大剂量 DMZ 抑制试验[15]）：

（1）隔夜大剂量试验：测定早 8 点血浆皮质醇基础水平。

（2）然后晚 11 点口服 DMZ 8 mg，次日早 8 点测定血浆皮质醇水平。

（3）95％的 CD 病人的血浆皮质醇水平降至基础值的 50％以下，而异位 ACTH 或肾上腺肿瘤通常不变。

4. 美替拉酮（Metopirone®）试验：适用于住院病人。口服美替拉酮 750 mg（抑制皮质醇的合成），每 4 小时一次，连续 6 次，大多数 CD 病人的尿 17 - OHCS 会超出基础水平 70％；或血浆 11 -脱氧皮质醇水平升至基础水平的 400 倍。

5. CRH 兴奋试验：一次性静脉推注 CRH 0.1 μg/kg，CD 病人血浆 ACTH 及皮质醇水平升高明显，异位 ACTH 及肾上腺肿瘤病人无反应[16]。

6. 岩下窦（IPS）取血（有学者推荐海绵窦取血）：由神经介入医师进行。利用微导管测定双侧的 ACTH 基础水平，在静脉推注 CRH 后 2 分钟、5 分钟、10 分钟时再测定（每次同时测定外周 ACTH 水平）。

（1）如符合下列 CD 标准则无须 IPS 取血[17]：

1）ACTH 依赖性 Cushing 病。

2）大剂量地塞米松试验可抑制（见上文）。

3）MRI 上可发现垂体腺瘤。

（2）可确定垂体微腺瘤的大致侧别[这样就有可能避免双侧肾上腺切除，否则需要糖皮质激素/盐皮质激素终身替代治疗，且 10％～30％的病人还可出现尼尔森综合征（见章节 45.6.2）]。因环窦的沟通效应，15％～30％的病人可出现肿瘤侧别定位错误。

（3）IPS 的基础 ACTH 值与外周 ACTH 值之比为 1.4：1，提示原发性 Cushing 病。

（4）CRH 刺激后 IPS 的基础 ACTH 值与外周 ACTH 值之比大于 3 也提示原发性 Cushing 病。

（5）并发症发生率为 1％～2％，如穿透窦壁。

◎ 检查皮质醇储备

1. 促肾上腺皮质激素兴奋试验[18]：

(1) 画一皮质醇水平基线图(不必禁食,可在任何时候检查)。

(2) 肌内注射或静脉推注促肾上腺皮质激素(Cortrosyn®)250 μg(ACTH 有效类似物)。

(3) 在 30 分钟(可选)及 60 分钟时测皮质醇水平。

(4) 正常反应:皮质醇峰值水平>18 μg/dl,且增加值>7 μg/dl;或峰值>20 μg/dl,无论升高与否。

(5) 低于正常的反应:提示肾上腺功能不足。在原发性肾上腺功能不足的病人中垂体 ACTH 的分泌升高;在继发性病人中 ACTH 长期减少导致肾上腺萎缩,对急性、外源性 ACTH 的刺激无反应。

(6) 正常反应:可排除原发及明显继发性肾上腺功能不足,但在轻度垂体性 ACTH 减少而垂体手术后早期肾上腺无萎缩的病人中结果可正常。对于这些病人,进一步检查可为阳性:见美替拉酮试验(见章节 47.1.6)或胰岛素耐量试验。

2. 胰岛素耐量试验(ITT):评估下丘脑-垂体-肾上腺轴完整性的"金标准",较为繁琐。80% 的 CS 病人结果不正常。可评估 ACTH、皮质醇以及 GH 的储备情况。

(1) 原理:如果对胰岛素诱发的低血糖皮质醇适当升高,说明病人对其他应激(急性病、手术等)也能够有所反应。

(2) 禁忌证:癫痫发作性疾病、缺血性心脏病、未经治疗的甲状腺功能减退。

(3) 试验前准备:试验前停用雌激素替代治疗 6 周。试验过程中备好 50 ml D50 和 100 mg 静脉用氢化可的松。

(4) 方案:正规胰岛素 0.1 U/kg 静脉推注,然后在 0 分钟、10 分钟、20 分钟、30 分钟、45 分钟、60 分钟、90 分钟和 120 分钟时分别抽血测血糖、皮质醇及 GH(试验期间取指血监测血糖,如果出现症状,则静脉给予葡萄糖)。如果 30 分钟时血糖仍在 50 mg/dl 以上且病人无症状,则再静脉推注 5 U 正规胰岛素。血糖充分降低之后必须留取 2 份血样。

(5) 结果:

1) 如果血糖未能达到足够低(<40 mg/dl):不能诊断皮质醇或 GH 不足。

2) 正常:皮质醇升高>6 μg/dl 至峰值>20 μg/dl。

3) 皮质醇峰值 16~20 μg/dl:仅在应激时需要应用类固醇。

4) 皮质醇峰值<16 μg/dl:需要糖皮质激素替代治疗。

5) CS:皮质醇升高<6 μg/dl。

• **肢端肥大**

对于可疑肢端肥大者,最有效的方法是检测 IGF-1 水平。

1. IGF-1(旧称生长调节素 C)水平:反映平均 GH 分泌的极好标志物。

正常水平取决于年龄(青春期时最高)、性别、青春期长短以及实验室条件。空腹水平与年龄的关系见表 46-6。雌激素可抑制 IGF-1 水平。

表 46-6 各年龄段的正常 IGF-1 水平

年　　龄(岁)	水　　平(ng/ml)
1~5	49~327
6~8	52~345
9~11	74~551
12~15	143~996
16~20	141~903
21~39	109~358
40~54	87~267
54 以上	55~225

2. GH：正常空腹基础值低于 5 ng/ml。肢端肥大症病人常大于 10 ng/ml，但也可正常。正常基础水平无法可靠鉴别正常病人与 GH 不足的病人[19]。此外，由于 GH 的脉冲式分泌，正常病人个别高峰可达 50 ng/ml[20]。肢端肥大症病人偶尔也可出现 GH 水平低于 37 pg/ml[21]。因此，这一方法对于确诊肢端肥大症作用不大(见上文 IGF-1)。

3. 其他不常用的试验：

(1) 口服糖抑制试验(OGST)：比 IGF-1 测定更昂贵，且精确性更低，但在监测对治疗的初始反应方面较 IGF-1 可能更有用。口服 75 g 葡萄糖后 0 分钟、30 分钟、60 分钟、90 分钟和 120 分钟时测定 GH 水平。如果 GH 低值未低于 1 ng/ml，则病人为肢端肥大症[22,23]。如存在肝病、控制不佳的糖尿病及肾衰竭，则无 GH 抑制。相对禁忌证还包括糖尿病和高血糖状态。

(2) 生长激素释放激素(GHRH)水平：在确诊肢端肥大症但影像学上没有垂体肿瘤表现的病人中，GHRH 水平有助于异位性 GH 分泌的诊断。如果怀疑垂体外来源，应当检查胸腹 CT 和(或)MRI[24]。

(3) GHRH 刺激试验：高达 50% 的肢端肥大症病人结果可不一致[22]，因此已很少使用[撰写本书时生长激素释放因子(GHRF)的药物制剂已经停产]。

4. 奥曲肽扫描：在注射 6.5 mCi [111]In OctreoScan(一种生长抑素受体造影剂)之后 4 小时和 24 小时进行 SPECT 成像。

■ 影像学检查

• 概述

在引起 CS 的垂体瘤病人中，约有 50% 的肿瘤很小，难以通过 CT 或 MRI

分辨(因此需进行内分泌检验以证实是否为垂体源性)。见章节89.6鞍内肿瘤的鉴别诊断(一些从影像学上无法鉴别)。

垂体正常前后径:育龄女性(13~35岁)不超过11 mm,其他不超过9 mm[青春期女孩垂体由于青春期激素的刺激作用会生理性增大(平均高度8.2 mm±1.4 mm)[25]]。

• 头部 X 线片

头部X线侧位片可以显示蝶窦的解剖,对考虑经蝶入路的病人有帮助(目前通常首选CT)。

• MRI

◎ 垂体瘤的影像学检查的选择

预约MRI:

1. 垂体瘤的首选检查:有导航协议(比如 BrainLab™, or Stealth™公司协议)的头部及垂体MRI平扫和增强(垂体协议应该包括鞍部的薄层扫描,显示海绵窦及视交叉)。

2. 如果想发现微腺瘤,动态MRI可以增大发现微腺瘤的机会,可以区分腺体和腺瘤。

3. 对于大腺瘤的随访,常规的冠状位及矢状位的平扫及增强就足够了。

MRI可显示肿瘤侵犯海绵窦情况,显示位置和(或)颈内动脉受累情况。CS病人有25%~45%的肿瘤不能显示[26]。3T和1.5T MRI:根据对5例Cushing病病人的观察,有2例病人的腺瘤通过3T MRI显示得更清晰,1例病人3T显示了正确的肿瘤侧别,而1.5T显示正好相反,2例病人无论是3T还是1.5T都未显示微腺瘤[27]。

微腺瘤:75%的T_1像表现为低信号,T_2像表现为高信号(25%表现不典型,可与上述情况相反)。强化的时间依赖性很强,MRI必须在注射药物后5分钟成像才能显示微腺瘤。最开始是正常垂体(无血-脑屏障)而不是肿瘤增强,约30分钟后肿瘤开始出现增强。可通过动态MRI扫描以提高敏感性(对比剂在MRI扫描过程中注入)。

神经垂体:通常情况下在T_1像表现为高信号[28](可能是因为磷脂的缘故)。缺乏此"亮点"征象者常伴有尿崩症,可见于自身免疫性垂体炎(见章节89.6.4),但是没有"亮点"并不都是异常。

垂体柄的移位也提示存在垂体微腺瘤,正常垂体柄的厚度相当于基底动脉的直径。垂体柄增厚通常不是腺瘤,其需要与以下疾病相鉴别:淋巴瘤、淋巴细胞性垂体炎(见章节89.6.6)、肉芽肿病、下丘脑胶质瘤。

• CT

通常被MRI取代。在不宜行MRI检查(如有心脏起搏器)时可采用。行CT扫描时应包括直接冠状扫描,或通过轴位薄层扫描图像进行冠状位重建。如无法行MRI,还可以考虑行脑血管造影以显示鞍旁颈内动脉并排除可能的动脉瘤。

垂体内钙化通常提示肿瘤内出血或梗死。

- **血管造影**

有时用于经蝶入路(作为对 CT 的补充)时颈内动脉鞍旁段的定位(注意：MRI 可提供这些信息,评价海绵窦侵犯情况,通常无须行血管造影)。

46.2 处理/治疗

46.2.1 概述

垂体卒中的治疗见章节 45.5.2,侵袭性大腺瘤见下文。

注意：催乳素瘤是唯一的以药物治疗(多巴胺拮抗剂)为主的垂体肿瘤(在某些情况下)。

■ 激素替代治疗(HRT)

对于术前或术后垂体内分泌功能缺陷的病人需要 HRT。

1. 皮质激素：

(1)适应证：促皮质激素刺激试验证实的皮质醇储备不足(刺激后未能达到 18 μg/dl 以上的皮质醇峰值水平)。

(2)在抽取刺激试验所用血样之后即可立即开始应用可的松(不用等待结果),然后在结果出来之后根据结果继续治疗。

(3)生理替代剂量：每天上午口服 20 mg 和每天下午 4 点口服可的松 10 mg。在一些刺激下可能需要应激剂量(见章节 8.1.3)。

2. 甲状腺激素替代：

(1)如果在肾上腺功能低下病人中先于可的松应用可导致肾上腺危象(可见于全垂体功能低下)：

1)行促皮质激素刺激试验,开始可的松治疗。

2)甲状腺激素替代治疗可以在应用一整天可的松之后开始。

用法：左甲状腺素钠起始剂量 125 μg/d。

(2)虽然曾有警示称甲状腺激素不足病人不能手术,但实际情况是：充分的替代治疗需耗时 3~4 周,而甲状腺激素不足病人通常在这一时间之前即行手术且无不良反应。

3. 睾酮替代：可提高肿瘤内雌二醇水平从而导致肿瘤生长,因此应待肿瘤稳定之后再开始治疗。

46.2.2 侵袭性大腺瘤的处理

见参考文献[29]。

1. 催乳素瘤：

（1）给予多巴胺（DA）受体激动剂，除非神经功能缺失进行性发展。

（2）对于神经功能缺失进行性发展或 DA 治疗无效的肿瘤：经蝶手术切除肿瘤后再用 DA 治疗。

2. 分泌 GH 或 ACTH 的肿瘤：应采取更为积极的手术治疗，因为这些肿瘤分泌的激素对健康有害，且缺乏有效的辅助治疗药物。

（1）所有 GH 分泌型肿瘤术前均应采用生长抑素类似物治疗以降低手术风险（全身以及心血管状况）。

（2）老年病人或直径＞4 cm 的肿瘤：经蝶手术切除肿瘤和（或）辅助治疗［放疗和（或）药物治疗］。

（3）年轻且直径＜4 cm 的肿瘤：手术全切（可治愈）。

3. 无功能性腺瘤：

（1）老年病人：可选择观察，如出现肿瘤进展的症状（影像学检查或神经系统查体），则采取治疗措施。

（2）中央型肿瘤或肿瘤进展的老年病人：经蝶手术和（或）放疗（海绵窦残余肿瘤可数年无变化或只发生轻微变化，而且由于是无功能性腺瘤，故不会产生由有害内分泌产物所致的损伤）。

（3）鞍旁肿瘤和（或）年轻病人：手术全切（常不能治愈）。

46.2.3 无功能大腺瘤的处理

■ 概述

对药物治疗反应极差，在能够治疗时应尽量首选手术和（或）放疗（放疗见下文）。

■ 药物治疗无功能大腺瘤

使用溴隐亭药物治疗，只有约 20％的病人出现肿瘤轻度缩小。疗效不好可能是因为这些肿瘤细胞膜上的多巴胺能受体稀少。奥曲肽可使约 10％的肿瘤缩小。在某些病人中可以在术前应用这些药物以减小肿瘤体积。

■ 推荐药物治疗激素非活性大腺瘤的随访

对于无症状的微腺瘤（直径＜1 cm），建议在 1 年、2 年、5 年（或 10 年）进行 MRI 随访（如肿瘤无生长，10 年甚至是 5 年后即可停止随访）。对于超过 1 cm 的肿瘤，建议在 0.5 年、1 年、2 年和 5 年以及症状进展时进行视野、垂体血液学检查（以除外垂体功能低下）以及垂体 MRI 检查。

■ 促性腺激素分泌型肿瘤

罕见，一些非功能性腺瘤可能分泌一些促性腺激素（FSH、LH），这些激素不引起临床症状。正常或腺瘤样促性腺激素细胞有促性腺激素释放激素（GnRH）受体，长效 GnRH 拮抗剂（通过下调受体）或 GnRH 拮抗剂治疗可能有效，但无肿瘤体积明显缩小。

■ **手术治疗**

无功能大腺瘤的手术适应证：

1. 有肿瘤占位效应引起的症状：视野缺损（通常为双颞侧偏盲、全垂体功能低下）。

2. 对于将视交叉向上抬高的大腺瘤，即使没有内分泌异常或视野缺损，一些神经外科医师仍建议采用手术治疗，因为肿瘤可能会损伤视觉结构。

3. 急性和迅速的视力或其他神经功能恶化。可能意味着视交叉缺血、出血或肿瘤梗死体积增大（垂体卒中）。主要危险是失明（垂体功能低下可采取替代治疗）。失明通常需要急诊手术减压。一些神经外科医师认为必须采用开颅手术，但经蝶减压也可获得满意效果[29,30]。

4. 对于可疑病人，手术获得的组织用于病理诊断。

5. Nelson 综合征（见章节 45.6.2）：

（1）手术（经蝶或经颅）：主要的治疗方法。由于肿瘤存在侵袭性，故有时需要全垂体切除。

（2）放疗（包括立体定向放射外科）用于次全切术后。

（3）药物治疗通常无效。可以考虑使用的药物包括[31]：多巴胺拮抗剂、丙戊酸、生长抑素类似物、罗格列酮和 5-羟色胺激动剂。

46.2.4 催乳素瘤的处理

■ **概述**

1. PRL<500 ng/ml、肿瘤未广泛侵袭（侵袭性肿瘤见下文）：手术治疗可纠正 PRL。

2. PRL>500 ng/ml：手术纠正 PRL 水平的可能性极低[32]。对策：

（1）如果没有急性进展（视力恶化等等），因术前 PRL>500 ng/ml 者很难通过手术得到纠正，故开始时可尝试纯药物治疗[32]（这些肿瘤经溴隐亭治疗后可能明显缩小）。

（2）治疗效果在术后 4～6 周内出现。

（3）如果药物控制无效（约 18% 对溴隐亭无反应）：手术后继续药物治疗可纠正 PRL 水平。

■ **药物治疗**

• **多巴胺受体激动剂**

副作用[33]：（随制剂不同而异）恶心、头痛、疲乏、直立性低血压伴头晕、寒冷诱发的外周血管扩张、抑郁、梦魇及鼻塞。在治疗的最初数周内副作用最明显。通过睡前和食物一起服用、减慢剂量增加的速度、鼻塞时用拟交感类药物及服药前 1～2 小时用对乙酰氨基酚减轻头痛等方法可提高耐受。精神障碍和血管痉挛是较为少见的副作用，通常需要停药。

药物信息：溴隐亭(Parlodel®)

溴隐亭是一种半合成麦角生物碱，与正常或肿瘤催乳素细胞的多巴胺受体结合(多巴胺受体激动剂)，抑制 PRL 的合成和释放及其他细胞过程，使细胞分裂和生长减慢。不论 PRL 是来源于腺瘤还是正常垂体(如因垂体柄作用)，溴隐亭均能降低其水平，大多数病人的 PRL 水平较治疗前水平降低 <10% 左右。约 75% 的大型腺瘤病人在服药 6~8 周内可使肿瘤缩小，但只有在坚持服药的情况下以及对分泌 PRL 的肿瘤才起作用。服用溴隐亭的病人中只有约 1% 肿瘤继续增大。停药后催乳素瘤可迅速增大。不过，也可能出现永久性正常催乳素血症(见下文)。

妊娠问题：溴隐亭可使生育能力恢复。妊娠期间坚持服药先天畸形的发生率为 3.3%，自然流产率为 11%，与正常情况下一致。妊娠期间雌激素升高可刺激催乳素细胞和某些催乳素瘤增生，但是出现微腺瘤以及完全鞍内型大腺瘤症状性增大的风险低于 3%，而大腺瘤相应风险为 30%[34]。

溴隐亭长期治疗可降低以后外科手术的治愈率，微腺瘤的病人服用溴隐亭 1 年后，可使外科手术治愈率降低 50%，可能的原因是其诱发了纤维化[35]。因此，如果欲行外科手术治疗，需在服溴隐亭治疗的 6 个月之内进行。服用溴隐亭使大肿瘤缩小可导致脑脊液鼻漏[36]。副作用：见上文。

用法：开始剂量 1.25 mg/d(2.5 mg 片剂的一半)(睡前服用可减轻某些副作用)(可选择阴道给药)。必要时可每天加量 2.5 mg(根据 PRL 水平)，对微腺瘤每 2~4 周改变一次剂量，对于造成占位效应的大腺瘤每 3~4 天改变一次。约 4 周后再次检查 PRL 水平以便验证治疗效果。为了让 PRL 水平极高的大腺瘤缩小，通常需要较高剂量(如 7.5 mg，每天 3 次，服用约 6 个月)，然后低剂量维持正常水平[通常的维持量：每天 5~7.5 mg(范围：2.5~15 mg)，可单次服用或分 3 次服用]。剂型：片剂 2.5 mg，胶囊 5 mg。

药物信息：卡麦角林(Dostinex®)

一种麦角生物碱衍生物，是一种选择性 D2 多巴胺受体激动剂[溴隐亭(见上文)同时作用于 D2 和 D1 受体][37]。半衰期为 60~100 小时，通常每 1~2 周服用一次。卡麦角林对于 PRL 的控制及排卵周期恢复的效果可能优于溴隐亭[38]。副作用：(见上文)文献报道头痛和胃肠道症状较溴隐亭轻。可能出现影响二尖瓣、主动脉瓣和三尖瓣的心脏瓣膜疾病[39]，可能导致血液反流，但在治疗催乳素瘤剂量下尚未观察到(治疗 Parkinson 病时的剂量可能导致血液反流，该剂量为垂体瘤剂量的 10 倍)。建议：如果每周剂量 <2 mg，不要因上述原因停药。禁忌证：子痫或先兆子痫，控制欠佳的

高血压。严重肝功能异常必须减量。

　　用法：开始剂量口服 0.25 mg，每周 2 次，如有必要可每 4 周增加一次（每周最大剂量 3 mg）。常用剂量为 0.5～1 mg，每周 2 次。有些可给予总剂量，每周 1 次。约 4 周后再次检查 PRL 水平以便验证治疗效果。剂型：片剂 0.5 mg。

药物信息：培高利特（Permax®）

　　一种长效麦角生物碱类多巴胺受体激动剂，降低 PRL 水平的作用持续超过 24 小时，但未经 FDA 批准用于高催乳素血症的治疗。每天服药一次可改善依从性。副作用：见上文。有患心脏瓣膜疾病的风险［见上文卡麦角林（Dostinex®）］。

　　用法：开始剂量 0.05 mg，睡前口服，每次增加 0.025～0.05 mg（最大剂量约 0.25 mg/d），直至 PRL 水平控制良好。

• 药物治疗反应

　　对多巴胺的治疗反应可通过表 46 - 7 中的系列 PRL 水平进行评估。催乳素瘤增大但 PRL 水平不升的情况并不常见[5]。

表 46 - 7　多巴胺受体激动剂治疗的 PRL 水平

PRL 水平(ng/ml)	建　　议
<20	维持
20～50	重新评估剂量
>50	考虑手术

　　停用多巴胺受体激动剂：长期应用多巴胺受体激动剂治疗会对垂体组织产生杀细胞作用。在早期报道中，24 个月之后停药会导致超过 95% 的复发[40]。近期文献表明，在特定病人中经药物治疗可能会有 20%～30% 的机会 PRL 水平恢复正常[41]。

　　建议[41]：如果对多巴胺受体激动剂反应良好，则坚持服用 1～4 年（微腺瘤：每年复查 PRL，大腺瘤继续生长的可能性较大，应当更频繁地复查）。在 MRI 上不再显示存在微腺瘤或大腺瘤者可以考虑停药。对于微腺瘤，直接停药；对于大腺瘤，缓慢减量然后停药。复发率在第 1 年最高，因此在第 1 年内每 3 个月检查一次 PRL 水平和临床情况。需要进行长期随访，尤其是大腺瘤病人。

46.2.5　肢端肥大症治疗

　　参见参考文献[23,42,43]。

■ 手术

如果有治疗指征,手术是首选方法。

1. 无症状的老年病人不需要治疗,因为没有证据表明采取治疗措施可以改变这类人群的预期寿命。

2. 如果无禁忌,手术(通常为经蝶入路肿瘤切除)是目前最佳的初始治疗(大腺瘤预后差),可以快速降低 GH 水平并解除神经结构(如视交叉)的受压,还可以提高后续生长抑素类似物的疗效[43]。老年病人不建议手术治疗。

3. 下列情况考虑药物治疗(见上文):

(1) 手术未治愈的病人(再次手术通常对于肢端肥大症疗效欠佳)。注意:大腺瘤的生物化学治疗目前尚未标准化(见章节 47.2.3),手术仍然对那些未治愈的病人有用,并且提高了其他治疗方法的疗效,术后数月 IGF－1 才能恢复正常。

(2) 无法耐受手术的病人(如患心肌病、严重高血压、气道梗阻等,药物治疗可改善这些疾病的症状,然后再考虑手术)。

(3) 术后、放疗后复发的病人。

4. 放疗(见下文):适用于药物治疗无效者。并不建议作为初始治疗。注意:某些医师对手术失败者进行放疗,而在等待放疗期间又进行药物治疗(放疗后 GH 水平下降非常缓慢,详情及副作用见上文)。

■ 药物治疗

• 概述

1. 多巴胺受体激动剂:虽然美国临床内分泌医师学会(AACE)指南未提及[22],但可以尝试应用多巴胺看是否有效(约 20% 的肿瘤有反应)。如果有效,则多巴胺尤其适用于同时分泌 PRL 的 GH 肿瘤:

(1) 溴隐亭:(见下文)尽管只有少数病人有效,但比培维索孟和奥曲肽便宜,并且可口服(见下文)。

(2) 麦角卡林(见上文)。

(3) 培高利特磺酸(见上文)。

(4) 其他:麦角乙脲、左旋溴隐亭(溴隐亭－LAR)。

2. 生长抑素类似物:作为初始药物治疗,如果对多巴胺无效,还可以术前应用以提高手术成功率。

(1) 奥曲肽和奥曲肽－LAR(见下文)。

(2) 兰瑞肽、兰瑞肽－SR 和长效兰瑞肽液态凝胶(Autogel)。

3. GH 拮抗剂:培维索孟(见下文),可考虑上述药物治疗无效者(非主要治疗)。

4. 联合治疗:可能较单药治疗更有效。如对单药无效,可联合应用培维索孟或奥曲肽＋多巴胺受体激动剂。

• 具体药剂

药物信息：溴隐亭（Parlodel®）

　　肿瘤性生长激素细胞对多巴胺受体激动剂很敏感，可减少 GH 的分泌。溴隐亭可使 54% 的病人的 GH 水平降至 10 ng/ml 以下，仅约 12% 降至 5 ng/ml 以下。不到 20% 的病人出现肿瘤缩小。与催乳素腺瘤相比，生长激素腺瘤需要更大剂量。如果有效可继续给药，但需定期停药以评价 GH 水平。副作用见上文。在美国 1 年的费用约 3 200 美元。

　　用法： 对于对溴隐亭敏感的生长激素腺瘤，常用剂量 20～60 mg/d，分次给药（更大剂量未获准），最大剂量 100 mg/d。

药物信息：奥曲肽（Sandostatin®）

　　一种拟生长抑素类似物，在抑制 GH 分泌方面作用较生长抑素大 45 倍，但抑制胰岛素分泌的作用只大 1 倍，半衰期更长（皮下注射约为 2 小时，而生长抑素约数分钟），且无反弹性 GH 分泌增多。71% 的病人 GH 水平降低，93% IGF-1 降低，50%～66% GH 水平正常，66% IGF-1 水平正常，约 30% 的病人肿瘤明显缩小。包括头痛在内的很多症状通常在开始治疗后的几周内缓解。在美国，每年的治疗费用至少 7 800 美元。通常与溴隐亭同时使用。

　　皮下注射 50 μg 后，1 小时内 GH 分泌出现抑制，3 小时达最低，维持 6～8 小时（有时达 12 小时）。副作用：胃肠道运动和分泌减慢、痢疾、脂肪泻、胃肠胀气、恶心、腹部不适（通常均在 10 天之内缓解），15% 出现严重的心律失常、胆石症（10%～25%）或泥沙样胆汁。无症状性结石不需要治疗，不需要定期查胆囊超声。可能出现轻度甲状腺功能减退或糖耐受不良加重。

　　用法： 开始剂量 50～100 μg 皮下注射，每 8 小时一次。最大剂量可达 1 500 μg/d（剂量很少需超过 750 μg/d）。平均剂量 100～200 μg，皮下注射，每 8 小时一次。

　　长效释放（LAR）剂型：肌内注射给药。用法：先给皮下注射测试剂量的短效奥曲肽，如果无反应（如头痛等），则可以开始每 4 周肌内注射 20 mg，如在第 4 次给药之前 GH>5 mU/L，则剂量升至 30 mg。某些病人每 8～12 周给药一次即可起效[44]。

药物信息：培维索孟（Somavert®）

　　一种竞争性 GH 受体拮抗剂。97% 的病人经过超过 12 个月的治疗 IGF-1 可恢复正常水平[45]。未观察到出现垂体肿瘤大小的变化[46]。适应证：GH分泌型腺瘤中生长抑素治疗无效者(病人改用培维索孟治疗方案，而非补充方案)。副作用：少于1%的病人会出现明显但可逆的肝功能异常。血浆GH升高，可能因为IGF-1生成负反馈丧失所致。17%出现GH抗体但是没有耐药反应。

用法：5～40 mg/d皮下注射(必须逐渐增量以保持IGF-1位于正常水平，避免出现GH低下)。

46.2.6　Cushing病治疗

■ 治疗原则

1. 如垂体MRI显示占位：经蝶手术。

2. 如垂体MRI阴性(多达40%的Cushing病病人MRI结果为阴性)：行岩下窦(IPS)取样(见章节46.1.2)。

(1) 如岩下窦取样阳性：手术。

(2) 如岩下窦取样阴性：寻找垂体外ACTH来源(腹部CT)。

3. 如手术未能达到生物化学上的治愈(标准见章节47.2.3)：

(1) 不同于肢端肥大症，部分切除无效。

(2) 如仍然怀疑垂体来源，则考虑再次探查。

(3) 立体定向手术或药物治疗(见下文)。

(4) 在特定病人中行肾上腺切除术(见下文)。

■ 经蝶手术

经蝶入路肿瘤切除术是大多数病人的首选治疗(初始选择药物治疗无效，因为尚无有效的垂体抑制药物)。微腺瘤(肿瘤直径≤1 cm)的治愈率约为85%，更大型肿瘤的治愈率更低。而对于大腺瘤，探查时需要切除肿瘤侧的半侧垂体才能获得治愈(肿瘤难以完全吸除)，而发生脑脊液漏的风险也随之增加。如手术失败，则应考虑垂体全切除。全切除仍然失败者，则应考虑行双侧肾上腺切除术(全垂体切除术可有效降低肾上腺切除后出现Nelson综合征的风险，见下文)。

■ 立体定向放射外科

通常可使血浆皮质醇水平恢复正常，可用于术后复发、无法手术的肿瘤(如海绵窦内)[47]等。

■ 肾上腺切除术

双侧肾上腺全切术(TBA)可以纠正96%～100%的病人的皮质醇增多症[31](除非存在肾上腺外来源)，不过需要终身进行糖皮质激素和盐皮质激素替代治疗，而且多达30%的病人可能出现Nelson综合征(见章节45.6.2)(全垂体切除术或垂体放疗可能降低其发生率)。适应证：下列情况下的持续性皮质醇增多症。

1. 无法切除的垂体腺瘤。

2. 经蝶术后药物控制症状失败。

3. 危及生命的 Cushing 病（CD）。

4. 无垂体肿瘤证据的 CD［应当进行大剂量地塞米松抑制试验（见章节 46.1.2)和（或）岩下窦取样］。

在 TBA 之后进行随访以除外 Nelson 综合征：无标准方案。建议：每 3～6 个月查一次血浆 ACTH 水平，持续 1 年；然后每 6 个月一次，持续 2 年；之后每年 1 次。如 ACTH＞100 ng/L，则查垂体 MRI，否则每年查 1 次 MRI，连查 3 年即可[48]，之后如 ACTH 降低，则每 2 年查一次 MRI。

■ 药物治疗

手术治疗失败或无法耐受外科手术的病人，可采用药物和（或）放射治疗。少数情况下为控制由高皮质醇导致的严重症状（如糖尿病、高血压、心理异常等，见章节 45.6.2)，可在择期手术数周之前给药。

酮康唑（Nizoral®)[33]：一种抗真菌药物，可阻断肾上腺皮质激素的合成，是首选药物，可以使 75％以上的病人尿游离皮质醇和 17-羟皮质激素水平正常。副作用：可逆性肝脏转氨酶升高（发生率 15％）、胃肠道不适、水肿、皮疹。严重的肝中毒发生率为 1/15 000，见表 8-2。

用法：开始剂量 200 mg 口服，每天 2 次。根据 24 小时尿游离皮质醇和 17-羟皮质激素水平调整剂量。通常维持剂量为 400～1 200 mg/d，分次服用（每日最大剂量 1 600 mg）。

氨基导眠能（Cytadren®)[33]：抑制由胆固醇合成类固醇激素的起始酶。可使约 50％的病人尿游离皮质醇正常。副作用：剂量依赖的可逆作用包括镇静、食欲缺乏、恶心、面部潮红及甲状腺功能减退（由于干扰甲状腺激素的合成）。

用法：开始剂量 125～250 mg 口服，每天 2 次。几个月后疗效逐渐减弱，需加大剂量。一般不超过 1 000 mg/d。

美替拉酮（Metopirone®)：抑制 11β-羟化酶（涉及皮质醇合成的最后一步），可以单独使用，或与其他药物合用，可使约 75％的病人血浆皮质醇降至正常。副作用：倦怠、头晕、共济失调、恶心呕吐、原发性肾上腺皮质功能不足、多毛症和痤疮。

用法：常用剂量 750～6 000 mg/d，分 3 次使用，进餐时服用。效果可随时间逐渐减弱。

米托坦（Lysodren®)：类似于杀虫剂双对氯苯基三氯乙烷（DDT）。抑制糖皮质激素合成的多个步骤，对肾上腺皮质细胞有毒性作用（抗肾上腺素药物）。治疗 6～12 个月后 75％的病人进入缓解期，有时可停药（但高皮质醇血症可能复发）。副作用：可能有限，包括食欲缺乏、倦怠、头晕、认知障碍、胃肠道应激、高胆固醇血症、皮质功能不足（由于诱发降解加速，故可能需要用高于常用剂量的皮质激素替代治疗）。

用法：开始剂量 250～500 mg，睡前口服，逐渐缓慢加量。常用剂量为 4～12 g/d，分 3～4 次使用。疗效可随时间逐渐减弱。

赛庚啶（Periactin®）：一种 5-羟色胺受体拮抗剂，可纠正少部分 Cushing 病病人的异常，提示部分"垂体"性 Cushing 病确实是由下丘脑病变导致的。某些病人联合应用溴隐亭可能更有效。副作用：镇静、进食过多伴体重增加，通常可能影响药效。

用法：常用剂量为 8～36 mg/d，分 3 次使用。

46.2.7 促甲状腺激素(TSH)分泌型腺瘤的处理

■ 概述

1. 经蝶手术是传统的一线治疗方法[49]。这些肿瘤可能存在纤维化，切除困难[50]。

2. 对于不全切除，需行术后放疗。

3. 如甲亢持续存在，可加用其他药物，如奥曲肽、溴隐亭（对同时分泌 PRL 的肿瘤更有效）、口服胆囊造影剂（可抑制 T_4 到 T_3 的转化）如碘番酸。

■ 药物治疗

正常的和肿瘤性的腺垂体促甲状腺激素细胞会表达生长抑素受体，大多数对奥曲肽有反应（见下文）。偶尔也需要应用 β 受体阻滞剂或低剂量的抗甲状腺药物［如 Tapazole®（甲硫咪唑），成人口服 5 mg，每天 3 次］。

- **奥曲肽（Sandostatin®）**

所需剂量通常小于肢端肥大症病人，88% 的病人 TSH 降低 50% 以上，约 75% 降至正常。几乎所有病人均出现 T_3 和 T_4 降低，75% 可恢复正常。约 33% 的肿瘤缩小。

用法：开始剂量 50～100 μg，皮下注射，每 8 小时一次，根据 TSH、T_3、T_4 水平调整剂量。

46.3 放疗

46.3.1 概述

传统放疗总剂量通常为 40～50 Gy，在 4～6 周内完成。

46.3.2 副作用

剩余正常垂体的放射性损伤可导致 40%～50% 的病人在 10 年后出现肾上腺皮质功能减退、性腺功能减退、甲状腺功能减退。也可损伤视神经、视交叉（可能导致失明），导致嗜睡、记忆障碍、脑神经麻痹、肿瘤坏死、出血及卒中。

质子束治疗的治愈率及并发症均更高。

46.3.3   建议

手术切除后不应常规行放疗。每年随访检查 MRI,复发者再次手术治疗。对不能切除的复发肿瘤及继续长大的肿瘤可考虑放疗。

46.3.4   非分泌性肿瘤的放疗

一组 89 例直径为 0.5~5 cm(平均 2 cm)的非功能性垂体瘤病人,因侵犯海绵窦(或其他不能达到的部位)未全切除,一半进行了放疗。放疗组既没有降低复发率(实际上更高),也没有推迟复发[51]。然而,另一组 108 例大型垂体瘤病例复发率见表 46-8,结果提示放疗有效。

表 46-8   经蝶垂体瘤切除后的复发率[a]

切 除 程 度	术后放疗?	复 发 率
次全切除	否	50%
大体全切		21%
次全切除	是	10%
大体全切		0

a 108 例大腺瘤,随访 6 个月至 14 年[52]

如果放疗,建议剂量为 40 Gy 或 45 Gy,分 20~25 次进行[53]。嗜酸性无功能性垂体瘤对放疗的敏感性低于非嗜酸性未分化细胞腺瘤[53]。

46.3.5   肢端肥大症的放疗

不推荐首选放疗。GH 初始水平较低者效果较好。大多数病人的 GH 水平在放疗后第 1 年开始下降,2 年后下降约 50%,且此后逐渐下降,70% 的病人 10 年后降至 10 ng/ml 以下。90% 的病人需要 20 年 GH 水平才能降至 5 ng/ml 以下。在此期间,病人的 GH 水平仍处于一个难以令人接受的高水平(等待期间可使用奥曲肽)。病人仍有出现上述放射副作用的危险。可选放疗项目包括常规外照射(EBRT)、立体定向放射外科(疗效相当)。估计费用: 20 000 美元。

46.3.6   Cushing 病的放疗

放疗可纠正 20%~40% 病人的皮质醇增多症,另外 40% 的病人得到改善。治疗后 1~2 年可能看不出改善。

(徐　珑　马永刚)

参考文献

[1] Chandler WF. Treatment of disorders of the pituitary gland: pearls and pitfalls from 30 years of experience. Clin Neurosurg. 2008; 56:18–22

[2] Walsh FB, Hoyt WF. Clinical Neuro-Ophthalmology. Baltimore 1969

[3] Tindall GT, Barrow DL. Current Management of Pituitary Tumors: Part I. Contemp Neurosurg. 1988; 10:1–6

[4] Watts NB. Cushing's Syndrome: An Update. Contemp Neurosurg. 1995; 17:1–7

[5] Gillam MP, Molitch ME, Lombardi G, Colao A. Advances in the treatment of prolactinomas. Endocr Rev. 2006; 27:485–534

[6] Olukoga AO. Macroprolactinemia is clinically important. J Clin Endocrinol Metab. 2002; 87:4833–4834

[7] Bilaniuk LT, Moshang T, Cara J, et al. Pituitary Enlargement Mimicking Pituitary Tumor. J Neurosurg. 1985; 63:39–42

[8] Atchison JA, Lee PA, Albright L. Reversible Suprasellar Pituitary Mass Secondary to Hypothyroidism. JAMA. 1989; 262:3175–3177

[9] Watanakunakorn C, Hodges RE, Evans TC. Myxedema. A Study of 400 Cases. Arch Intern Med. 1965; 116:183–190

[10] Kallenberg GA, Pesce CM, Norman B, et al. Ectopic Hyperprolactinemia Resulting From an Ovarian Teratoma. JAMA. 1990; 263:2472–2474

[11] Randall RV, Scheithauer BW, Laws ER, et al. Pituitary Adenomas Associated with Hyperprolactinemia. Mayo Clin Proc. 1985; 60:753–762

[12] Cowen PJ, Sargent PA. Changes in plasma prolactin during SSRI treatment: evidence for a delayed increase in 5-HT neurotransmission. J Psychopharmacol. 1997; 11:345–348

[13] Tyrell JB, Aron DC, Forsham PH, Greenspan FS. In: Glucocorticoids and Adrenal Androgens. Basic and Clinical Endocrinology. 3rd ed. Norwalk: Appleton and Lange; 1991:323–362

[14] Yanovski JA, Cutler GB, Chrousos GP, Nieman LK. Corticotropin-releasing sormone stimulation following low-dose dexamethasone administration: A new test to distinguish Cushing's syndrome from pseudo-Cushing's states. JAMA. 1993; 269:2232–2238

[15] McCutcheon IE, Oldfield EH, Barrow DL, Selman W. In: Cortisol: Regulation, Disorders, and Clinical Evaluation. Neuroendocrinology. Baltimore: Williams and Wilkins; 1992:117–173

[16] Chrousos GP, Schulte HM, Oldfield EH, et al. The Corticotropin-Releasing Factor Stimulation Test: An Aid in the Evaluation of Patients with Cushing's Syndrome. N Engl J Med. 1984; 310:622–626

[17] Esposito F, Dusick JR, Cohan P, et al. Early morning cortisol levels as a predictor of remission after transsphenoidal surgery for Cushing's disease. J Clin Endocrinol Metab. 2006; 91:7–13

[18] Watts NB, Tindall GT. Rapid assessment of corticotropin reserve after pituitary surgery. JAMA. 1988; 259:708–711

[19] Abboud CF. Laboratory Diagnosis of Hypopituitarism. Mayo Clin Proc. 1986; 61:35–48

[20] Melmed S. Acromegaly. N Engl J Med. 1990; 322:966–977

[21] Dimaraki EV, Jaffe CA, DeMott-Friberg R, Chandler WF, Barkan AL. Acromegaly with apparently normal GH secretion: implications for diagnosis and follow-up. J Clin Endocrinol Metab. 2002; 87:3537–3542

[22] Cook DM. AACE Medical Guidelines for Clinical Practice for the diagnosis and treatment of acromegaly. Endocr Pract. 2004; 10:213–225

[23] Melmed S. Medical progress: Acromegaly. N Engl J Med. 2006; 355:2558–2573

[24] Frohman LA. Ectopic hormone production by tumors: growth hormone-releasing factor. Neuroendocrine Perspect. 1984; 3:201–224

[25] Peyster RG, Hoover ED, Viscarello RR, et al. CT Appearance of the Adolescent and Preadolescent Pituitary Gland. AJNR. 1983; 4:411–414

[26] Watson JC, Shawker TH, Nieman LK, et al. Localization of Pituitary Adenomas by Using Intraoperative Ultrasound in Patients with Cushing's Disease and No Demonstrable Pituitary Tumor on Magnetic Resonance Imaging. J Neurosurg. 1998; 89:927–932

[27] Kim LJ, Lekovic GP, White WL, Karis J. Preliminary Experience with 3-Tesla MRI and Cushing's Disease. Skull Base. 2007; 17:273–277

[28] Kucharczyk W, Davis DO, Kelly WM, et al. Pituitary adenomas: high-resolution MR imaging at 1.5 T. Radiology. 1986; 161:761–765

[29] Krisht AF. Giant Invasive Pituitary Adenomas. Contemp Neurosurg. 1999; 21:1–6

[30] Wilson CB. Endocrine-Inactive Pituitary Adenomas. Clin Neurosurg. 1992; 38:10–31

[31] Banasiak MJ, Malek AR. Nelson syndrome: comprehensive review of pathophysiology, diagnosis, and management. Neurosurg Focus. 2007; 23

[32] Barrow DL, Mizuno J, Tindall GT. Management of Prolactinomas Associated with Very High Serum Prolactin Levels. J Neurosurg. 1988; 68:554–558

[33] Blevins LS. Medical Management of Pituitary Adenomas. Contemp Neurosurg. 1997; 19:1–6

[34] Molitch ME. Pregnancy and the hyperprolactinemic woman. N Engl J Med. 1985; 312:1364–1370

[35] Landolt AM, Osterwalder V. Perivascular Fibrosis in Prolactinomas: Is it Increased by Bromocriptine? J Clin Endocrinol Metab. 1984; 58:1179–1183

[36] Barlas O, Bayindir C, Hepgul K, Can M, Kiris T, Sencer E, Unal F, Aral F. Bromocriptine-induced cerebrospinal fluid fistula in patients with macroprolactinomas: report of three cases and a review of the literature. Surg Neurol. 1994; 41:486–489

[37] Cabergoline for Hyperprolactinemia. Med Letter. 1997; 39:58–59

[38] Webster J, Piscitelli G, Polli A, et al. A Comparison of Cabergoline and Bromocriptine in the Treatment of Hyperprolactinemic Amenorrhea. N Engl J Med. 1994; 331:904–909

[39] Schade R, Andersohn F, Suissa S, Haverkamp W, Garbe E. Dopamine agonists and the risk of cardiac-valve regurgitation. N Engl J Med. 2007; 356:29–38

[40] Johnston DG, Hall K, Kendall-Taylor P, Patrick D, Watson M, Cook DB. Effect of dopamine agonist withdrawal after long-term therapy in prolactinomas. Studies with high-definition computerised tomography. Lancet. 1984; 2:187–192

[41] Schlechte JA. Long-term management of prolactinomas. J Clin Endocrinol Metab. 2007; 92:2861–2865

[42] Acromegaly Therapy Consensus Development Panel. Consensus Statement: Benefits Versus Risks of Medical Therapy for Acromegaly. Am J Med. 1994; 97:468–473

[43] Colao A, Attanasio R, Pivonello R, et al. Partial surgical removal of growth hormone-secreting pituitary tumors enhances the response to somatostatin analogs in acromegaly. J Clin Endocrinol Metab. 2006; 91:85–92

[44] Turner HE, Thornton-Jones VA, Wass JA. Systematic dose-extension of octreotide LAR: the importance of individual tailoring of treatment in patients with acromegaly. Clin Endocrinol (Oxf). 2004; 61:224–231

[45] van der Lely AJ, Hutson RK, Trainer PJ, Besser GM, Barkan A, Katznelson L, Klibanski A, Herman-Bonert V, Melmed S, Vance ML, Freda PU, Stewart PM, Friend KE, Clemmons DR, Johannsson G, Stavrou S, Cook DM, Phillips LS, Strasburger CJ, Hackett S, Zib KA, Davis RJ, Scarlett JA, Thorner MO. Long-term treatment of acromegaly with pegvisomant, a growth hormone receptor antagonist. Lancet. 2001; 358:1754–1759

46

[46] Pegvisomant (Somavert) for acromegaly. Med Letter. 2003; 45:55–56

[47] Sheehan JM, Vance ML, Sheehan JP, Ellegala DB, Laws ER, Jr. Radiosurgery for Cushing's disease after failed transsphenoidal surgery. J Neurosurg. 2000; 93:738–742

[48] Assie G, Bahurel H, Coste J, Silvera S, Kujas M, Dugue MA, et al. Corticotroph tumor progression after adrenalectomy in Cushing's Disease: a reappraisal of Nelson's syndrome. J Clin Endocrinol Metab. 2007; 49:381–386

[49] Clarke MJ, Erickson D, Castro MR, Atkinson JL. Thyroid-stimulating hormone pituitary adenomas. J Neurosurg. 2008; 109:17–22

[50] Sanno N, Teramoto A, Osamura RY. Long-term surgical outcome in 16 patients with thyrotropin pituitary adenoma. J Neurosurg. 2000; 93:194–200

[51] Ebersold MJ, Quast LM, Laws ER, et al. Long-Term Results in Transsphenoidal Removal of Nonfunctioning Pituitary Adenomas. J Neurosurg. 1986; 64:713–719

[52] Ciric I, Mikhael M, Stafford T, et al. Transsphenoidal Microsurgery of Pituitary Macroadenomas with Long-Term Follow-Up Results. J Neurosurg. 1983; 59:395–401

[53] Breen P, Flickinger JC, Kondziolka D, Martinez AJ. Radiotherapy for Nonfunctional Pituitary Adenoma: Analysis of Long-Term Tumor Control. J Neurosurg. 1998; 89:933–938

46

47 垂体瘤的手术治疗、预后及复发处理

47.1 垂体瘤的手术治疗

47.1.1 手术的药物准备

1. 应激剂量的皮质激素：所有病人在术中及术后均可即刻应用。

2. 甲状腺功能减退（简称甲减）：理论上讲，甲减病人应当进行 4 周以上的替代治疗以逆转甲减。但是：

（1）在评估肾上腺轴之前不要进行甲状腺激素替代治疗，在肾上腺功能低下病人中进行甲状腺激素替代治疗会诱发肾上腺危象。如果肾上腺功能低下，则先开始进行皮质醇替代，24 小时之后方可进行甲状腺激素替代。

（2）在甲减病人中手术很普遍，但绝大多数病人情况良好。

47.1.2 手术入路概述

1. 经蝶入路：属于蛛网膜外入路，无须牵拉脑组织，无外部瘢痕（取自体脂肪组织除外）。常为首选入路。适应证：微腺瘤、侧方扩展超过蝶鞍边缘不多的大腺瘤、脑脊液漏病人及肿瘤突入蝶窦者。

（1）唇下入路。

（2）经鼻入路：必要时可采用经鼻 Alotomy 入路以增加显露。

2. 经筛窦入路[1]。

3. 经颅入路：

（1）适应证：即使肿瘤存在明显的鞍上扩展，大多数垂体腺瘤也可采用经蝶手术（见上文）。不过，下列情况应考虑开颅手术[2]：

1）蝶鞍轻微扩大，肿瘤主要位于鞍上，尤其是肿瘤被鞍膈束紧（"农家面包"样肿瘤），且鞍上部分压迫视交叉[3]。

2）向鞍外扩展到颅中窝生长且大于鞍内部分的肿瘤。

3）经蝶手术可能会复杂化的不明病变：罕见，如鞍旁动脉瘤。

4）少见的纤维化肿瘤，经蝶手术无法全切。

5）经蝶术后的复发肿瘤。

（2）入路的选择：

1) 额下入路：可达双侧视神经,视交叉前置者较为困难。

2) 额颞入路(翼点)：视神经、有时颈内动脉会挡住肿瘤的视角,鞍内病变暴露也不充分,对于明显侧方生长的肿瘤显露好。

3) 颞下入路：通常情况下不采用,对视神经/视交叉及颈内动脉显露不好。鞍内肿瘤无法全切。

47.1.3　经蝶手术

手术筹备：经蝶手术

同时参见免责声明(见凡例)及术前医嘱(见章节 47.1.6)。

1. 体位：仰卧位,采用马蹄形头枕或(如应用影像导航系统)头架。

2. 设备：

(1) 显微镜。

(2) C 形臂(如果使用)。

(3) 影像导航系统(如果使用)。

(4) 内镜设备(根据术者喜好)。

3. 器械：经蝶手术器械(通常包括鼻镜、刮匙、包括双极在内的一些长器械)。

4. 某些术者通过耳鼻咽喉科辅助进行手术和随访。

5. 术后：ICU 监护。

6. 病人知情同意(用病人易懂的通俗语言描述,不必面面俱到)：

(1) 操作：通过鼻腔切除垂体肿瘤,可能需从腹部取脂肪。

(2) 其他方法：开颅手术、放疗。

(3) 并发症：脑脊液漏及可能伴发的脑膜炎,可能会有永久性的垂体激素异常(可能需要终身药物替代治疗),视神经损伤可导致失明,颈内动脉损伤可导致出血和(或)休克。

■ 方法

• 概述

术前、术后医嘱见下文。

手术详情远不止下文所述,请参见相关参考文献[3-6]。

• 术中高危情况

通常与标记辨识不清有关[3]。用术中导航和荧光透视镜确定病灶位置可以减少损伤。

1. 损伤颈内动脉：

(1) 常从侧方进入时损伤颈内动脉,骨从颈内动脉处裂开。

(2) 表现为大量喷血。

（3）通常可填塞止血（如果大腿或腹部的脂肪/筋膜容易获取，则用其填塞；否则用人工材料，如 woven surgical）。

（4）立即停止手术，并在术后检查动脉造影。

（5）如果造影发现形成假性动脉瘤或者破裂口，则必须在破裂之前予以处置；可以采用血管内技术或手术夹闭。

2. 开口于斜坡，错误地留取脑桥组织。

3. 开口于前颅底，进入额叶下部并损伤嗅神经。

• 手术操作概述

1. 腰椎穿刺置管引流：在大腺瘤手术时有助于使肿瘤下降（见下文），也可用于经蝶脑脊液漏修补术后的脑脊液引流。

2. 药物（术前用药除外，见下文）：术中静脉滴注 100 mg 氢化可的松，每 8 小时一次。

3. 体位：

（1）胸部抬高 $10°\sim15°$：减小静脉压力。

（2）头部固定：如果用影像导航系统，则用 Mayfield 头架固定或者用带有注册数据的头带将头固定于马蹄形头枕上。如果不用导航，则只用马蹄形头枕就可以了。

（3）可选体位 1：术者站在病人右侧。

1）转肩。

2）头顶向左侧轻度倾斜。

3）颈部位置：对于用显微镜者，头部无论是用 Mayfield 头架固定还是置于马蹄形头枕上，均需轻度伸颈。对于用内镜者，不用伸颈（这样手持器械更舒服）。

4）气管内插管置于病人左侧（避免妨碍手术操作）。

5）显微镜：助手镜位于左侧。

（4）可选体位 2：术者站在病人头侧，病人头部竖直向上，颈部轻度伸展。

（5）腹部或右腿显露以备术中脂肪移植用。

4. C 形臂透视：如使用影像导航系统则可不用透视。将 C 形臂置于侧位，方法是对准下颌骨的下颌支或调节使左、右颅前窝底重合。

5. 在到达鞍底之后（见下文），用导航系统或者在透视下用一器械（如吸引器头）标记出鞍底的上、下界（为保存资料只用可洗片保存）。

6. 打开鞍底：

（1）开始打开：严格按中线打开，以鼻中隔作为标记（注意：将蝶窦间隔作为中线不可靠，其通常向下弯曲指向一侧颈内动脉）。

1）大腺瘤可能使鞍底骨质异常菲薄。

2）可用膝状凿或高速磨钻打开鞍底。

（2）用 Kerrison 咬骨钳扩大开口：注意避开鞍底外侧两端骨质，否则容易进入海绵窦或损伤颈内动脉。

7. 用双极"X"形电凝鞍底硬膜(不要"＋"形)。大腺瘤可能将其下方的硬膜黄染。

8. 用 20 号针头穿刺硬膜以除外大的静脉窦(此处硬膜通常呈浅蓝色)、动脉瘤或空蝶鞍。

9. 用 11 号膝状尖刀"X"形切开硬膜。

10. 大腺瘤切除：

(1) 用刮圈小心将肿瘤刮至术野中央,然后用垂体标本钳或吸引器取出标本。某些肿瘤明显纤维化,取出较为困难。

(2) 不要用垂体标本钳牵拉肿瘤外侧部分,因为容易损伤颈内动脉。

(3) 如果鞍上部分不下降,可以请麻醉师通过腰椎穿刺置管注入 5 ml 盐水,使鞍上肿瘤下降,同时监测血压和脉搏[3,7]。

(4) 在肿瘤内部切除减压后,尝试辨认肿瘤包膜与正常垂体之间的分界。下方硬膜通常可与肿瘤包膜分离,可从此处辨认。有时因为出血较多无法去除肿瘤包膜。

(5) 通常无法全切肿瘤,手术目的是"遏制"肿瘤生长。

(6) 可应用内镜技术和影像导航系统辅助切除大腺瘤。

11. 微腺瘤切除：

(1) 如果已知肿瘤侧别,可开始探查肿瘤,用 11 号刀片切开硬膜,用解剖器对肿瘤进行定位(类似于"蓝莓上的米粒")。

(2) 对于 Cushing 病,如术前 MRI 未发现肿瘤迹象[8]：

1) 在 70% 的病例中术中超声都有助于肿瘤定位[9],但是需要特殊的超声探头。

2) 如果岩下窦取样提示为单侧型 ACTH 梯度：

A. 在 ACTH 梯度较高的一侧行旁正中切口。

B. 如切开后未发现腺瘤,则行对侧旁正中切开,再行正中切开寻找腺瘤。

3) 如岩下窦取样和 MRI 均未提示肿瘤位置：先于两侧行旁正中切口,再行正中切口进行探查。

4) 如果仍无法发现腺瘤,且岩下窦取样提示单侧型梯度,则在 ACTH 水平较高一侧或在冰冻提示可疑组织的一侧行半侧垂体切除术。不常规进行全垂体切除术[8]。

(3) 大多数腺瘤为紫灰色,很容易吸除,但是某些可能存在明显纤维化。正常的垂体组织较为坚韧(腺垂体为橙色,神经垂体为灰白色),通常难以吸动。

(4) 通过导航或透视手段辅助确定鞍膈的大致位置。不要向上突破此界限以免发生脑脊液漏,避免进入此处的环状静脉窦,避免损伤视交叉。

12. 吸除大腺瘤之后,通过透视或导航检查瘤床深度,确定是否能与 MRI

上的大致肿瘤体积相符。

13. 填塞蝶鞍的方法有很多[6]，下述为其中一种：

（1）如果发生脑脊液漏，则在蝶鞍内放置肌肉或脂肪。有人建议不用肌肉，因为极易液化[3]。不要填塞太多以免再次形成占位效应。

（2）用鼻软骨重建鞍底，或者使用无孔 Medpor® 聚乙烯经蝶鞍内填充物（Porex 手术产品，http://www.porexsurgical.com）。

（3）如果发生脑脊液漏，可用腹部脂肪填塞蝶窦（可选表面带有筋膜的脂肪）。

（4）可以使用纤维蛋白胶以增加上述材料的稳固性。

• **显微手术经蝶入路**

通常由助手耳鼻喉咽科医师完成。下述为方法之一：

1. 将临时窥具插入鼻腔。此处主要讨论右侧鼻腔。

2. 使用内镜定位中鼻甲。沿此向后辨认蝶窦开口，通常位于中鼻甲的后部略偏上。

3. 注入含肾上腺素的局部麻醉药物使鼻腔黏膜变白。

4. 插入镰状刀，刀刃朝向鼻中隔（内侧），向外移动刀片将黏膜切开。

5. 用 Freer 剥离鼻中隔黏膜瓣（一个拉向上，一个拉向下）。

6. 突破鼻中隔后部，显露蝶窦底两侧。保留骨性鼻中隔及软骨，必要时可用于之后的鞍底重建。

7. 打开蝶窦底，一直到右侧开口（可能看不到左侧开口）。

8. 放入 Hardy 窥具或类似物。

9. 缓慢去除蝶窦内黏膜。

• **显微镜切除**

没有证据表明经内镜切除优于通过窥器经显微镜切除。

显微镜切除的优点：视野更好，尤其是在观察瘤床时。

缺点：相比耳鼻咽喉科医师，大多神经外科医师不熟悉内镜的操作。缺乏 3D 视野（但是如果用 3D 内镜，这个问题可以解决）。需要单手操作技巧（但是如果助手可以辅助扶一下镜子或者用内镜支架，比如 Mitaka，这个问题也可以克服），如果实际手术过程中要用双手操作，则需要双鼻孔入路。

47.1.4　围术期并发症

1. 激素失衡：

（1）急性失衡：

1）ADH 改变：一过性异常常见（术后典型改变见下文），包括尿崩，但尿崩超过 3 个月者不常见。

2）皮质醇缺乏→皮质醇减少症→严重时出现 Addison 危象。

（2）长期失衡：约 5% 出现垂体功能低下（回顾研究[10]）：

1）TSH 缺乏→甲减→严重时出现黏液性水肿(少见)。

2）肾上腺功能低下。

3）性激素缺乏→低促性腺激素性性腺功能减退。

2. 继发性空蝶鞍综合征(视交叉被牵扯入空蝶鞍→视觉受损)。

3. 脑积水伴昏迷[11]：鞍上生长的肿瘤可行手术切除(经蝶或经颅)，如果出现脑积水则行脑室造瘘术(即使没有症状)。可能的原因包括：

(1) 对第三脑室的牵拉。

(2) 对垂体和(或)垂体柄牵引引起升压素释放，导致脑水肿。

(3) 肿瘤切除后水肿。

4. 感染：

(1) 垂体脓肿[12,13]。

(2) 脑膜炎。

5. 脑脊液鼻漏：发生率为 3.5%[14]。

6. 颈内动脉破裂：罕见。可术中发生(见上文)或术后迟发，常发生于外科术后约 10 天(因颈内动脉周围纤维蛋白降解，或术中损伤导致假性动脉瘤破裂)。

7. 进入海绵窦损害海绵窦内结构。

8. 鼻中隔穿孔。

47.1.5　额颞(翼点)入路

常选择右侧入路(对优势半球危险性较低)。例外情况：左侧视力受损更重；肿瘤左侧生长为主；左侧有其他病变(如动脉瘤)。

体位同前交通动脉瘤，头侧 60°(见图 94 - 5)。抬起额叶，向后轻拉颞极。颞极的桥静脉必须电灼离断以避免撕裂出血，这与所有翼点入路都一样。该入路与前交通动脉瘤类似(加强调额叶的抬起而非颞极的牵拉)，不同之处在于，因为无须控制近端血管，故不需要显露颈内动脉。

在两侧视神经之间通常可以看见肿瘤包膜。用双极电凝包膜并切开。然后从瘤内开始切除肿瘤。始终瘤内操作能够最大限度地降低损伤垂体柄或视交叉的风险。如果肿瘤质软可吸动，则可以通过吸除去掉绝大多数的肿瘤组织。

注意：视交叉的血供来自下方。游离视交叉或者尝试剥离表面的肿瘤都有可能使视力恶化。

47.1.6　围术期处理

■ 术前医嘱

1. 手术前一晚双侧鼻腔注入 Polysporin® 软膏(PSO)。

2. 抗生素，选择下列方案之一：

（1）晚 11 点及早 6 点氯霉素 500 mg 静脉滴注。

（2）或氯霉素 500 mg 上夜口服加早 6 点静脉滴注，氨苄青霉素 1 g 午夜口服加早 6 点静脉滴注。

（3）Unasyn®（1 g 氨苄青霉素＋0.5 g 舒巴坦）：1.5 g 午夜及早 6 点静脉滴注。

3. 类固醇激素，选择下列方案之一：

（1）氢化可的松琥珀酸钠（Solu‐Cortef®）50 mg 肌内注射，晚 11 点、早 6 点、进手术室前各 1 次：1 L 含葡萄糖 5％的乳酸钠林格液（D5LR）＋20 mEq/L KCl＋50 mg 琥珀酸钠以 75 ml/h 速度静脉滴注。

（2）氢化可的松 100 mg 午夜口服及早 6 点静脉滴注。

4. 术中：继续使用氢化可的松 100 mg 静脉滴注，每 8 小时一次。

术后医嘱

1. 记录每小时出入量，每 4 小时或尿量（UO）＞250 ml/h 时检测尿比重。

2. 活动度：卧床，床头抬高 30°。

3. 饮食：必要时进食冰块。病人不能用吸管饮水（要避免蝶窦负压，因为有加重脑脊液鼻漏的风险）。

4. 不能进行刺激性肺活量检测（要避免蝶窦负压，因为有加重脑脊液鼻漏的风险）。

5. 静脉补液：基础量含 5％葡萄糖的 1/2 张生理盐水＋20 mEq/L KCl，以恰当的速度输入（75～100 ml/h）。

加：用 1/2 张生理盐水补充尿量超过静脉补液基础量的部分。

注意：如果术中输入了大量液体，则术后病人可能出现多尿，对这些病人用 1/2 张生理盐水仅补充约 UO 与静脉输入量之差的 2/3。

6. 药物治疗：

（1）抗生素：继续使用氯霉素 500 mg 静脉滴注，每 6 小时一次（如果术前使用氨苄青霉素则继续使用），能耐受时改为口服，鼻腔填塞物拔除时停药。

（2）激素（术后需要补充类固醇激素，直至有足够的内源性激素产生，尤其是 Cushing 病，见下文）。选择下列方案之一：

1）氢化可的松 50 mg 肌内注射或静脉滴注，每 6 小时一次，术后第二天改为口服泼尼松 5 mg，每 6 小时一次×1 天，然后改为 5 mg，每天 2 次，术后第六天停药。

2）氢化可的松 50 mg 肌内注射或静脉滴注或口服，每天 2 次，然后每天每次减量 10 mg 至上午 20 mg，下午 10 mg 的生理剂量。

（3）尿崩症（DI）：病人要按尿崩症检测（检测 UO，血、尿常规），典型表现见下文。

诊断标准：尿量＞250 ml/h×（1～2）小时，且尿比重（SG）＜1.005（通常

SG<1.003),通常伴有血钠升高。如果出现尿崩症,应静脉补充丢失的液体(见上文),当丢失的速度太快、静脉或口服补充难以跟上时(>300 ml/h×4小时或>500 ml/h),如果检查尿比重<1.005,应给予血管升压素(见下文,或表5-7)。注意:对于三相反应的病人有过量的危险(见下文),因此使用下列方案之一。

1)5 U血管升压素(Pitressin®)水剂静脉推注/肌内注射/皮下注射,必要时每6小时1次。

2)或根据尿量使用去氨升压素(DDVAP®)皮下注射/静脉滴注。通常成人剂量为0.5~1 ml/d(2~4 μg/d),分2次给予。

3)避免使用鞣酸盐油悬浮剂,因为它是一种长效制剂,吸收不稳定。

然后:当鼻腔填塞物取出后,使用下列方法之一。

4)鼻腔内用DDVAP(100 μg/ml):范围0.1~0.4 ml(10~40 μg),鼻腔内使用,必要时每天2次(通常为0.2 ml,每天2次)。

5)氯贝丁酯(Atromid S®)500 mg口服,每天4次(不会总起效)。

7. 实验室检查:每6小时测量一次渗透压以了解肾功能,测量血浆皮质醇水平。

8. 鼻腔填塞物:术后3~6天取出。

■ 尿量:术后尿崩症的表现

尿崩症的治疗同上。术后尿崩症通常表现为下列三种方式之一[15](详见章节5.3.2):

1. 一过性尿崩:持续到术后12~36小时。

2. "长期"型尿崩:持续数月,也可能是永久性的。

3. "三相反应"(最少见),概括如下:

(1)尿崩(持续时间短):由于垂体后部受到损伤所致。

(2)正常或SIADH样表现:由于下丘脑的神经元末梢释放ADH所致。在这个阶段,因尿崩症期的过度治疗而导致发生严重低钠血症的风险很高。

(3)再次尿崩(持续时间长)。

■ 术后类固醇激素的停用

• 简单管理方案

对于术前没有低皮质醇的病人,一些医师不常规评估术后ACTH的储备:

1. 术后24~48小时逐渐减少或者停用氢化可的松。然后在停药24小时后检测早6点的血皮质醇水平,解释结果见表47-1[16]。

2. 如果评估ACTH储备有问题,可以让病人口服氢化可的松,每天上午50 mg,每天下午4点25 mg,直到肾上腺可以正常评估。

表 47 - 1 早 6 点皮质醇水平的意义

早 6 点皮质醇	意 义	处 理
≥9 μg/dl	正常	无须进一步检查或治疗
3~9 μg/dl	可能 ACTH 不足	服用氢化可的松*(见章节 8.1)
≤3 μg/dl	ACTH 不足	

*术后 1 个月进行 α/1 - 24/-促肾上腺皮质激素兴奋试验(见章节 46.1.2)及美替拉酮试验:如果正常,则停用激素;如果低于正常,则需要终身替代治疗

- **评价术后 ACTH(促皮质激素)的储备**

简单的评估方案适用于出院后应用氢化可的松而术前未应用的病人:

1. 在 2~3 周内逐渐减量至上午 20 mg、下午 10 mg(略高于维持量以提供一定程度的应激能力),维持数日。

2. 然后保持下午剂量不变,第二天早 8 点检查皮质醇水平。

3. 为了避免储备不足的病人出现肾上腺功能不足,抽血之后即让病人服下其上午的剂量,在结果出来之前继续规律用药。

4. 如早 8 点皮质醇结果提示储备功能尚佳,则逐渐减量停药。

- **美替拉酮(Metopirone®)试验**

对于怀疑垂体性 ACTH 储备减少的病人可能有帮助。美替拉酮抑制肾上腺皮质内的 β-羟化,减少皮质醇和皮质酮的产生,同时使 11 -羟脱氧皮质醇前体及它的 17 - OHCS(羟皮质类固醇)(出现于尿内)的代谢升高。作为反应,正常垂体的 ACTH 产物水平将升高。

1. 所有病人均应行 α/1 - 24/-促肾上腺皮质激素兴奋试验,以排除原发性垂体性肾上腺功能不足(见章节 46.1.2)。

2. 如果存在原发性肾上腺功能不足,则禁止做此试验。

3. 对门诊病人也不要做此试验。

4. 方法:

(1) 半夜给予美替拉酮 2~3 g 口服。

(2) 正常反应为次日清晨血浆 11 -脱氧皮质醇水平>7 μg/dl。

(3) 注意:储备功能很弱的病人,皮质醇的减少可诱发肾上腺功能不足(这一试验较用于尿 17 - OHCS 测定的大剂量更为安全)。

■ **术后 CT/MRI 扫描**

12 例经蝶手术后未行放疗的大腺瘤病人术后立即复查 CT 显示,垂体"肿块"最大高度未恢复至正常高度(即使肿瘤全切除),而是需要 3~4 个月[17]。

Σ

经蝶术后通过 CT 或 MRI 判断是否复发的最佳时机为术后 3~4 个月。

47.2　经蝶手术后效果

47.2.1　概述

108 例大腺瘤中,鞍上生长超过 2 cm 的肿瘤全切除者非常少见[14]。

47.2.2　视野缺损

肿瘤压迫视器的病人术后视力可有显著改善[14,18]。

47.2.3　生化效果

■ 催乳素腺瘤

108 例大腺瘤中,催乳素瘤的内分泌学治愈率为 25%[4]。

■ 肢端肥大症

• 生化治愈的标准

肢端肥大症治愈的生化标准尚未标准化。在 IGF-1 水平和 GH 平均水平之间可能存在不一致[19]。常用 GH 临界值:<2.5~5 ng/ml。有人认为即便 GH<5 ng/ml,IGF-1 升高也说明未被治愈。不过,IGF-1 正常并非必要条件[20]。还有人认为需要 IGF-1 正常且口服葡萄糖抑制试验(OGST)正常(见章节 46.1.2)。

GH 水平低、OGST 之后未被抑制至 1 ng/ml 以下者,可认为得到控制但尚未治愈(即便 IGF-1 正常)[21]。如果无症状,建议观察治疗、严密随访[21]。

> **Σ**
>
> 肢端肥大症的生化治愈标准尚未标准化。建议[21]:
> 1. IGF-1 水平位于年龄相关参考值范围内。
> 2. 基础(早晨)血浆 GH 水平<5 ng/ml,且 OGST 中 GH 最低值<1 ng/ml。

• 效果

直径<10 mm、无局部侵犯、术前随机 GH 水平<40 ng/ml 的病人在经蝶手术后生化治愈率为 85%。总共约 50% 的肢端肥大症病人经蝶手术后可达到生化治愈[22]。只有 30% 的大腺瘤以及极少量鞍上扩展明显病人可获手术治愈。手术未能治愈的病人需要终身药物治疗。肿瘤在明确治愈数年后仍有可能复发。每 6~12 个月应进行随访看是否复发[21]。

■ Cushing 病

确认 Cushing 病的生化治愈有多种方法。难处之一在于,术后通常都给予外源性激素类药物以避免出现肾上腺功能低下、Addison 危象或恶心。方法包括：

1. 术后即刻检查凌晨的皮质醇水平[8]：

(1) 术后停用所有激素类药物(包括用作止吐药的地塞米松)，直至出现皮质醇减少症的生化和(或)临床证据(包括恶心、厌食、头痛、关节痛)。需要严密监测，如果出现症状则立即应用激素。

(2) 在术后第 1、2 天的早 6 点至 9 点抽血检查血浆 ACTH 和皮质醇水平。

(3) 早期缓解定义为最低皮质醇水平≤140 nmol/L(≤5 μg/dl)。

1) 97%(31/32)的早期缓解病人在平均 32 个月的随访期内都能维持缓解。

2) 仅 12.5%(1/8)的无早期缓解病人出现持续缓解。

3) 该指标已经用于可能需要早期再次探查的病人的筛选。

4) 早期 ACTH 水平常会下降，但不会一直低于正常，对于持续缓解的预测价值不可靠[8]。

2. 刺激试验：

(1) 过夜小剂量地塞米松抑制试验：若术后第 3 天上午皮质醇水平(经过过夜 1 mg 地塞米松抑制试验)不超过 221.1 nmol/L(8 μg/dl)，则提示 97%可持续缓解[23]。

(2) CRH 刺激试验[24]。

3. 在术后开始应用糖皮质激素、在术后 3 天到 2 周内停用类固醇激素 24 小时之后进行的检测：

(1) 24 小时尿游离皮质醇。

(2) 血浆皮质醇：皮质醇水平<50 nmol/L(<1.8 μg/dl)[25-27]的标准可能过于严格[28,29,8]。

(3) 血浆 ACTH。

1980 年以来的总体缓解率为 64%～93%，MRI 表现为非侵袭性微腺瘤的病人缓解率最高(86%～98%)[8]。

在经过有效治疗之后，下列指标通常都会改善但可能不会恢复正常：

1. 高血压和高血糖：约 1 年内。

2. 与 Cushing 病有关的骨质疏松：约超过 2 年。

3. 精神症状。

■ 促甲状腺激素(TSH)分泌性腺瘤

在大部切除之后，少量的残余肿瘤可持续分泌足量的 TSH，因此甲状腺功能亢进会继续存在[30]。经手术+放疗之后，仅约 40%的病人可获治愈(定义为术中或影像学上无肿瘤残留，游离 T_3 正常且 TSH 水平正常或低于正常)。

47.3 复发垂体腺瘤的治疗

复发率约为 12%,大多数复发时间为术后 4~8 年[14]。

对于首次术后明显复发或出现明显症状的肿瘤,应考虑再次手术。大部切除肿瘤之后,应考虑进行放疗,可在二次手术后立即进行,如果二次术后再次复发,则第三次术后就必须进行放疗。

(徐 珑 马永刚)

参考文献

[1] Schmidek HH, Sweet WH. Operative Neurosurgical Techniques. New York 1982

[2] Wilson CB. Endocrine-Inactive Pituitary Adenomas. Clin Neurosurg. 1992; 38:10–31

[3] Powell M, Lightman SL. Management of Pituitary Tumours: A Handbook. New York 1996

[4] Hardy J. Transsphenoidal Hypophysectomy. J Neurosurg. 1971; 34:582–594

[5] Kern EB, Pearson BW, McDonald TJ, et al. The Transseptal Approach to Lesions of the Pituitary and Parasellar Region. Laryngoscope. 1979; 89S:1–34

[6] Spaziante R, de Divitiis E, Cappabianca P. Reconstruction of the Pituitary Fossa in Transsphenoidal Surgery: An Experience of 140 Cases. Neurosurgery. 1985; 17:453–458

[7] Zhang X, Fei Z, Zhang J, et al. Management of Nonfunctioning Pituitary Adenomas with Suprasellar Extension by Transsphenoidal Microsurgery. Surg Neurol. 1999; 52:380–385

[8] Esposito F, Dusick JR, Cohan P, et al. Early morning cortisol levels as a predictor of remission after transsphenoidal surgery for Cushing's disease. J Clin Endocrinol Metab. 2006; 91:7–13

[9] Watson JC, Shawker TH, Nieman LK, et al. Localization of Pituitary Adenomas by Using Intraoperative Ultrasound in Patients with Cushing's Disease and No Demonstrable Pituitary Tumor on Magnetic Resonance Imaging. J Neurosurg. 1998; 89:927–932

[10] Fatemi N, Dusick JR, Mattozo C, McArthur DL, Cohan P, Boscardin J, Wang C, Swerdloff RS, Kelly DF. Pituitary hormonal loss and recovery after transsphenoidal adenoma removal. Neurosurgery. 2008; 63:709–18; discussion 718-9

[11] Decker RE, Chalif DJ. Progressive Coma After the Transsphenoidal Decompression of a Pituitary Adenoma with Marked Suprasellar Extension: Report of Two Cases. Neurosurgery. 1991; 28:154–158

[12] Domingue JN, Wilson CB. Pituitary Abscesses. J Neurosurg. 1977; 46:601–608

[13] Robinson B. Intrasellar Abscess After Transsphenoidal Pituitary Adenectomy. Neurosurgery. 1983; 12:684–686

[14] Ciric I, Mikhael M, Stafford T, et al. Transsphenoidal Microsurgery of Pituitary Macroadenomas with Long-Term Follow-Up Results. J Neurosurg. 1983; 59:395–401

[15] Verbalis JG, Robinson AG, Moses AM. Postoperative and Post-Traumatic Diabetes Insipidus. Front Horm Res. 1985; 13:247–265

[16] Watts NB, Tindall GT. Rapid assessment of corticotropin reserve after pituitary surgery. JAMA. 1988; 259:708–711

[17] Teng MMH, Huang CI, Chang T. The Pituitary Mass After Transsphenoidal Hypophysectomy. AJNR. 1988; 9:23–26

[18] Cohen AR, Cooper PR, Kupersmith MJ, et al. Visual Recovery After Transsphenoidal Removal of Pituitary Adenoma. Neurosurgery. 1985; 17:446–452

[19] Turner HE, Thornton-Jones VA, Wass JA. Systematic dose-extension of octreotide LAR: the importance of individual tailoring of treatment in patients with acromegaly. Clin Endocrinol (Oxf). 2004; 61:224–231

[20] Ayuk J, Clayton RN, Holder G, Sheppard MC, Stewart PM, Bates AS. Growth hormone and pituitary radiotherapy, but not serum insulin-like growth factor-I concentrations, predict excess mortality in patients with acromegaly. J Clin Endocrinol Metab. 2004; 89:1613–1617

[21] Cook DM. AACE Medical Guidelines for Clinical Practice for the diagnosis and treatment of acromegaly. Endocr Pract. 2004; 10:213–225

[22] Davis DH, Laws ER, Ilstrup DM, et al. Results of Surgical Treatment for Growth Hormone-Secreting Pituitary Adenomas. J Neurosurg. 1993; 79:70–75

[23] Chen JC, Amar AP, Choi S, Singer P, Couldwell WT, Weiss MH. Transsphenoidal microsurgical treatment of Cushing's disease: postoperative assessment of surgical efficacy by application of an overnight low-dose dexamethasone suppression test. J Neurosurg. 2003; 98:967–973

[24] Nishizawa S, Oki Y, Ohta S, Yokota N, et al. What can predict postoperative "endocrinological cure" in Cushing's disease? Neurosurgery. 1999; 45:239–244

[25] Trainer PJ, Lawrie HS, Verhelst J, et al. Transsphenoidal resection in Cushing's disease: undetectable serum cortisol as the definition of successful treatment. Clinical Endocrinology (Oxf). 1993; 38:73–78

[26] Rees DA, Hanna FW, Davies JS, Mills RG, Vafidis J, Scanlon MF. Long-term follow-up results of transsphenoidal surgery for Cushing's disease in a single centre using strict criteria for remission. Clinical Endocrinology (Oxf). 2002; 56:541–551

[27] Yap LB, Turner HE, Adams CB, Wass JA. Undetectable postoperative cortisol does not always predict long-term remission in Cushing's disease: A single centre audit. Clinical Endocrinology (Oxf). 2002; 56:25–31

[28] Simmons NE, Alden TD, Thorner MO, Laws ER. Serum cortisol response to transsphenoidal surgery for Cushing disease. J Neurosurg. 2001; 95:1–8

[29] Rollin GA, Ferreira NP, Junges M, Gross JL, Czepielewski MA. Dynamics of serum cortisol levels after transsphenoidal surgery in a cohort of patients with Cushing's disease. J Clin Endocrinol Metab. 2004; 89:1131–1139

[30] Sanno N, Teramoto A, Osamura RY. Long-term surgical outcome in 16 patients with thyrotropin pituitary adenoma. J Neurosurg. 2000; 93:194–200

48 囊肿和肿瘤样病变

48.1 Rathke 裂囊肿

Rathke 裂囊肿(RCC)是一种非肿瘤性病变,被认为是 Rathke 囊的残余物,主要位于鞍内,尸检发现率为 13%~23%[1]。腺垂体来源于 Rathke 囊前壁细胞的增生,因此,RCC 与垂体腺瘤具有相似的细胞来源,极少数情况下可同时存在[2]。许多人经常将 RCC 与颅咽管瘤(CP)(见上文)进行比较。一些特征的比较见表 48-1。

表 48-1 颅咽管瘤与 RCC 的比较

特 征	颅咽管瘤	RCC
起源部位	垂体的前上方边缘	垂体的中间部
细胞内衬	复层鳞状上皮	单层立方上皮
囊内容物	胆固醇结晶	类似机油
手术治疗	目标为完全切除	部分切除加引流[3]
囊壁	厚壁	薄壁

在 CT 上,RCC 常表现为低密度囊性病变,半数出现包膜增强的表现。MRI 表现各异[3]。经验:鞍内的小结节通常为 RCC。

48.2 胶样囊肿

48.2.1 概述

要 点

1. 缓慢生长的良性肿瘤,占颅内肿瘤的 1% 以下。

2. 典型病例发生于第三脑室前部,阻塞 Monro 孔导致侧脑室梗阻性脑积水(特异性较高)。

3. CT/MRI 轻微强化或无强化。

4. 自然病程：有文献报道存在猝死的风险，但尚有争议。

5. 治疗：有指征时手术。主要选择：经胼胝体，经皮质/脑室（仅存在脑积水时），脑室镜。

又称神经上皮囊肿。占胶质瘤的 2%，所有颅内肿瘤的 0.5%～1%[4]。通常确诊年龄为 20～50 岁。

48.2.2　发病机制

起源不明。所涉及的结构包括脑旁体（第三脑室顶部的外突结构，在人类为退化结构）、软腭后弓隐窝内的间脑室管膜、脑室的神经上皮。

囊壁由纤维上皮所覆盖,囊内为黏液样物质或致密的玻璃样物质（Hyloid substance），是一种生长缓慢的良性肿瘤。

最常见于第三脑室的 Monro 孔区,但也可见于其他部位,如透明隔[5]。

48.2.3　临床症状及体征

症状见表 48-2。体征见表 48-3,最常见的是间歇性、急性颅内高压的体征（典型原因是囊肿以蒂为基点进行运动,引起 Monro 孔间歇性阻塞所致,术中很少破裂）或慢性脑积水的体征（慢性梗阻所致）。囊肿直径小于 1 cm 通常没有脑积水,也没有临床症状。

表 48-2　胶样囊肿就诊时的症状 *

症　　状	病　例　数	比　　例
头痛	26	68%
步态异常	18	47%
精神活动障碍	14	37%
呕吐（±恶心）	14	37%
视物模糊	9	24%
大小便失禁	5	13%
眩晕	5	13%
耳鸣	5	13%
癫痫发作	4	10%
急性恶化	4	10%
复视	3	8%

续 表

症 状	病 例 数	比 例
"跌倒发作"	1	
尿崩症	1	
无症状	1	

* 38 例病人,当时尚无 CT 检查[4]

表 48 - 3 胶样囊肿就诊时的体征*

体 征	病 例 数	比 例
视乳头水肿	18	47%
步态异常	12	32%
查体无异常	10	26%
腱反射亢进	9	24%
Babinski 征(+)	8	21%
动作失调	5	13%
眼球震颤	5	13%
震颤	4	10%
腱反射减退	3	8%
第Ⅵ脑神经麻痹	2	5%

48

* 38 例病人,当时尚无 CT 检查[4]

　　胶样囊肿病人猝死发生率高(CT 使用前为 20%[6]),但可能估计过高。以前的理论认为,此类肿瘤是活动的,其位置可发生变化,能够造成 CSF 流动的急性梗阻而导致脑疝。由于肿瘤生长逐渐阻塞 CSF 流动常常引起慢性脑积水,在一些病例中大脑可能会失代偿。医疗操作(腰椎穿刺、脑室造影等)所引起的 CSF 动力学改变也可能是原因之一[7]。另一个提出的机制是下丘脑调节的心血管反射控制障碍[7]。

48.2.4　诊断

　　影像学(MRI 或 CT)显示肿瘤通常位于第三脑室前部。在此部位,肿瘤常堵塞双侧 Monro 孔,造成特征性的只累及侧脑室的脑积水(第三和第四脑室不受影响)。鉴别诊断包括基底动脉动脉瘤、错构瘤、原发或者继发性肿瘤以及黄色肉芽肿[8]。

　　MRI:通常是最佳的影像学检查技术。然而,有些囊肿在 MRI 上表现为等信号,对于这些病例,CT 扫描优于 MRI[9](仔细检查中线的 T_1 加权像)。当病灶已明确时,MRI 可清楚地显示囊肿位置及囊肿与周围结构的关系。常可避免行血管造影检查。MRI 表现多变。T_1WI 通常为高信号,T_2WI 通常为低信号。一些数据认为有症状的病人 T_2 像表现为高信号,意味着囊肿内容物为水,同时也暗示了囊肿有可能继续扩大[10]。增强扫描:轻微强化,有时只有包膜强化。

CT 扫描:表现各异,大多数囊肿为高密度(然而,也有等密度和低密度的胶样囊肿),大约半数轻微增强。CT 密度值可能与囊肿内容物黏性有关,高密度囊肿很难经皮外引流[11]。通常 CT 扫描不如 MRI 敏感,尤其是等密度囊肿。这些肿瘤钙化罕见。

腰椎穿刺(LP):由于有发生脑疝的风险,因此禁忌在放置分流管前进行。

48.2.5 治疗

48

■ 概述

最佳治疗方法仍有争议。早期提倡仅行分流手术,不对囊肿进行治疗[12]。梗阻的性质(双侧 Monro 孔)决定了需要进行双侧侧脑室分流(或者单侧分流加透明隔开窗术)。目前通常提倡采用各种方式直接手术切除,原因如下:

1. 防止依赖分流。

2. 减少肿瘤生长的可能。

3. 神经功能突然恶化的原因不是脑积水,而可能是下丘脑受压迫所引起的心血管不稳定等因素。

■ 手术治疗选择

• 治疗方案

另见章节 94.7:

1. 经胼胝体入路:不依赖于扩张的脑室。静脉性梗死或穹隆损伤的发生率较高(见下文)。

2. 经皮质入路:术后癫痫的发生率较高(约 5%)。脑室大小正常时不可行(比如,接受了 VP 分流术的病人)(见章节 94.7.4)。

3. 立体定向引流:见下文。

4. 脑室镜切除:见下文。

一项 1 278 例病人的 Meta 分析比较了内镜手术组与显微手术组,发现显微手术入路组相比内镜组能更大程度地切除囊肿(96.8%:58.2%),并且复发率和再次手术率都比内镜组低(1.48%:3.91%和 0.38%:3.0%)。两组的死亡率(1.4%:0.6%)和分流依赖率(6.2%:3.9%)相近。总的来说,内镜组的并发症发生率要比显微手术组低(10.5%:16.3%)。在显微手术组的亚组中,经胼胝体入路亚组要比经皮质入路亚组的死亡率低(14.4%:24.5%)[13]。

- **自然史决定治疗策略**

在对 58 例偶然发现第三脑室胶样囊肿的无症状病人(平均年龄 57 岁)长达平均 79 个月的随访研究中发现,在第 2 年、第 5 年、第 10 年出现症状加重的概率分别为 0%、0%、8%。其中 34 例有随访影像资料,32 例病人的囊肿大小及脑室大小都没有变化。这些病人的平均年龄要比那些有症状、经过手术治疗的病人平均年龄大(57:41),因此这可能反映了不同自然史的队列研究[14]。

注意:很多无症状的病人在确诊时会有头痛,因此要仔细分析头痛的病因(如外伤后、偏头痛、紧张等),决定头痛是由胶样囊肿引起的还是囊肿是无症状的。

Pollock 等人对 155 例新发胶样囊肿进行了回归分割分析(RPA),将病人分为三级,见表 48-4。

表 48-4　基于回归分割分析的分级

分 级	年 龄	囊肿直径	脑 室	有症状的病人所占百分比	治疗方法
I	>50 岁	<10 mm	正常	12%	可以进行临床监测以及影像检测(CT 或者 MRI)
II	>50 岁	<10 mm	巨脑室	50%	如果没有症状,可以进行临床监测以及影像检测(CT 或者 MRI)
III	<50 岁	>10 mm	巨脑室	85%	建议手术治疗

另外,很多 III 级病人的囊肿内容物在 T_2 像上是高信号(44%:13%),并且相比无症状的病人,有症状的病人在 T_2 像上信号更高(44%:8%)。作者认为 T_2 像表现为低信号的无症状囊肿病人,后期囊肿扩大或者发展为有症状的概率很小(即使存在巨脑室)。这意味着某些病人可以采用非手术的保守疗法。尽管如此,大多数医师还是建议那些有巨脑室或者有症状(比如头痛,即使和囊肿无关)的病人行手术治疗。

- **经胼胝体入路**

经 Monro 孔或穹隆间入路到达第三脑室。由于胶样囊肿恰好易发于Monro 孔处,因此很少需要通过扩大该孔来确定肿瘤位置。见章节 94.7.3 经胼胝体入路到达侧脑室或第三脑室。

- **胶样囊肿的立体定向引流**

可能有效[15],特别是治疗分流术后脑室大小正常的病人,但囊肿的内容物有可能非常黏稠[16],而且坚韧的囊壁有可能造成盲穿非常困难。在一些病例中,全部吸除甚至次全吸除后就不再需要进一步治疗;但是,吸除的复发率比手术切除高[17]。

这种疗法早期并发症的发生率相对较高(文献中没有广泛报道),可能是血管损伤或机械性创伤所致;这种情况已经得到改善。术中进行脑室造影[18]或使用脑室镜[19]可使这种疗法更易进行(某些人认为这种疗法应作为首选治疗[20],治疗失败后再进行开颅手术)。

下述两种情况与立体定向吸除术不成功相关[21]:

1. 高黏度:在 CT 上表现为高密度(低黏度在 CT 上表现为低或等密度,MRI 表现与黏度不相关)。

2. 由于囊肿较小,因而吸引针头偏离囊肿。

立体定向技术[22]:

1. 立体定向穿刺针的穿刺点位于右侧冠状缝前方。

2. 开始时使用 1.8 mm 的尖头探针,到达靶点后再前进 3~5 mm(根据囊壁移位进行调整)。

3. 使用 10 ml 注射器,保持 6~8 ml 的吸引负压。

4. 如果未抽出任何东西,再用 2.1 mm 的探针重复上述操作。

5. 最理想的结果是将囊肿完全吸空,如果无法做到,也可以吸出一部分囊肿内容物使脑室通路开放(可注入 1~2 ml 碘海醇进行证实)。

48.3 表皮样和皮样肿瘤

48.3.1 概述

又称为表皮样或皮样囊肿。

均为发育性的良性肿瘤,当残留的外胚层被两个融合的外胚层面包裹时可发生。和皮肤一样,这些肿瘤以线性速度生长(而不像新生肿瘤以指数速度生长)。这些肿瘤可发生于下列部位:

1. 颅盖:在颅骨发育过程中包裹入外胚层残余物可使病变发生于颅骨(见章节 50.1.4),可随肿瘤生长向硬膜外扩展。

2. 颅内:最常见于以下部位。

(1) 鞍上:常导致双颞侧偏盲和视神经萎缩,偶尔引起垂体(内分泌)症状(包括尿崩症)。

(2) 大脑外侧裂:可表现为癫痫发作。

(3) 脑桥小脑三角:可导致三叉神经痛,尤其在青年病人中。

(4) 颅底-颅后凹:可引起后组脑神经症状、小脑功能障碍和(或)皮质-脊髓束功能异常。

（5）脑室系统内：第四脑室内最常见。

3. 头皮。

4. 椎管内：

（1）大多数起源于胸段或上腰段脊柱。

（2）低位腰椎的表皮样肿瘤可为医源性，发生于 LP 之后（见章节 97.3）。

（3）椎管的皮样肿瘤常伴皮肤窦道（见章节 16.2.5），可导致脊膜炎反复发作。

48.3.2 表皮样与皮样肿瘤的比较

这两种肿瘤的鉴别特征见表 48 - 5。

表 48 - 5 表皮样囊肿与皮样囊肿的比较

特　征	表 皮 样 囊 肿	皮 样 囊 肿
发生频率	占脑肿瘤的 0.5%～1.5%	占脑肿瘤的 0.3%
内层	复层鳞状上皮	也包括皮肤附属器官（毛囊和皮脂腺）
内容物	角蛋白、细胞碎片和胆固醇	同表皮样囊肿，还有毛发和皮脂
部位	更靠外侧（如脑桥小脑三角）	更靠中线
相关异常	一般单独存在	高达 50% 的病例伴有其他先天异常
脑膜炎	无菌性脑膜炎可短暂反复发作（见章节 48.3.3）	细菌性脑膜炎可反复发作

48.3.3 表皮样囊肿

■ 概述

要　点

1. 通常起源于被包裹在 CNS 内的外胚层或异位于 CNS 的外胚层。

2. 好发部位：脑桥小脑三角、第四脑室、鞍上区域、脊髓。

3. 又称为胆脂瘤（不要与胆固醇肉芽肿混淆）。

4. 以线性速度生长（不像真正的肿瘤以指数速度生长）。

5. 影像学检查：类似脑脊液密度的占位（在 MRI DWI 像上呈高信号，是最好的鉴别方法）。

6. 也引起无菌性脑膜炎（Mollaret 脑膜炎是其中一种形式）。

7. 治疗：手术切除；放疗无作用。

又称为胆脂瘤（不是胆固醇肉芽肿，见下文）或珠光瘤或外胚层包裹囊肿。

与皮样囊肿的比较见表 48-5。尽管表皮样囊肿和胆脂瘤在组织学上是相同的(都起源于包埋于异常部位的上皮细胞,表皮样囊肿位于硬膜内,胆脂瘤位于硬膜外)。胆脂瘤通常用来描述位于中耳的病变,表皮细胞在慢性中耳感染时形成袖口状回缩(很少见,可能为先天性)。

可起源于[23]:

1. 妊娠第 3~5 周神经管闭合期间所包裹的移位的背侧中线处的外胚层细胞残余。

2. 具有多向分化潜能的胚胎性细胞残余。

3. 随听囊发育被携带至脑桥小脑三角处的上皮细胞残余。

4. 移位进入 CNS 的上皮细胞,如经 LP(见章节 97.3)或者反复经皮经颅硬脑膜穿刺[24]。

流行病学

表皮样囊肿占颅内肿瘤的 1%、脑桥小脑三角区肿瘤的 7%,发病高峰年龄为 40 岁,没有性别差异。

组织病理学

表皮样囊肿内层为复层鳞状上皮,含有角蛋白(来自脱屑的上皮)、细胞碎屑和胆固醇[25]。表皮样囊肿以线性速度生长,类似正常皮肤,而不像真正的肿瘤那样以指数速度生长[26]。囊内容物可为液体或均匀的薄片。常沿正常裂隙蔓延并包绕重要结构(脑神经、ICA 等)。少数出现骨质破坏,常为很大的肿瘤。表皮样囊肿退变为鳞癌者罕见,常见于多次手术后所出现复发的病人中。

与胆固醇肉芽肿的区别

表皮样囊肿常被等同于胆固醇肉芽肿[28],可能由于它们的术语相近。然而,它们是两种不同的病变[29],胆固醇肉芽肿通常继发于慢性炎症(通常在颞骨的气化部分——岩尖、乳突气房、中耳)。表 48-6 列出了一些区别。

表 48-6 表皮样囊肿与胆固醇肉芽肿特征的比较

特 征	表皮样囊肿	胆脂瘤	胆固醇肉芽肿
起源	CNS 中的外胚层残余物(位于 CNS、硬膜内)	CNS 中的外胚层残余物(位于耳内、硬膜外)	包绕着胆固醇晶体(来自红细胞膜的降解?)的慢性炎性细胞
前驱疾病	通常为先天性,偶尔为获得性,如腰椎穿刺(见章节 97.3)	通常为获得性(通常继发于鼓膜来源上皮细胞的慢性感染?),偶尔也为先天性	慢性中耳感染或特发性血鼓室
症状	因部位而异	慢性听力丧失、耳漏、耳周围疼痛或者麻木	常侵犯前庭或耳蜗功能异常

续　表

特　征	表皮样囊肿	胆脂瘤	胆固醇肉芽肿
影像学表现	CT：低密度；无强化；33％出现骨侵蚀 MRI：T_1WI 信号稍高于 CSF；T_2WI 肿瘤和脑脊液相似，均为高信号		CT：均匀、等密度；边缘强化，岩骨广泛破坏 MRI：T_1WI 及 T_2WI 上信号均升高
大体表现	珠光白		棕色（来自含铁血黄素）
显微镜下的病理表现	内层为复层鳞状上皮细胞		纤维母细胞增生、富含含铁血黄素的巨噬细胞、胆固醇裂隙、巨细胞反应
理想治疗	尽可能地接近完全切除		次全切除加引流可能就足够了

■ 临床表现

1. 表皮样囊肿可以和相同部位的任何占位病变表现相同。

2. 脑桥小脑三角区病变可引起第Ⅴ、Ⅶ、Ⅷ对脑神经相应的症状。

3. 由于囊内容物的破裂，还可以表现为反复发作的无菌性脑膜炎，也可以导致脑积水。

（1）症状包括发热和脑膜刺激征。

（2）CSF 表现为细胞增多、糖含量降低、蛋白含量升高和细菌培养阴性。可见胆固醇结晶，根据其无定形、双折射的表现进行辨认。

（3）Mollaret 脑膜炎是一种罕见的无菌性脑膜炎，CSF 中含有类似内皮细胞的大细胞（可能是巨噬细胞[564]），某些表皮样囊肿病人会出现这种表现[30,31]。

■ 影像学表现

MRI：（图 48-1）类似脑脊液，T_1WI 呈低信号，也可稍高于 CSF，T_2WI 呈高信号。肿瘤在 T_2 通常也是高信号，但是大多数都有强化（胆脂瘤不强化）。表皮样囊肿可以从颅后窝沿着小脑幕切迹向颅中窝生长。

弥散加权成像（DWI）是鉴别表皮样囊肿和脑脊液（或蛛网膜囊肿）的最好方法。由于抑制了水分子的运动，表皮样囊肿在 DWI 上呈增强信号。

■ 治疗

切除表皮样囊肿时需小心以免内容物溢出，因为这些物质的刺激性很强，可引起严重的化学性脑膜炎（Mollaret 脑膜炎，见上文）。Berger[23] 提倡术中使用氢化可的松冲洗（100 mg/L，乳酸钠林格液），以减少术后交通性脑积水的风险。围术期静脉给予糖皮质激素及术中使用大量盐水冲洗可以起到类似的作用。肿瘤不是囊壁，手术目的是尽可能多地切除，但是靠近重要结构的囊

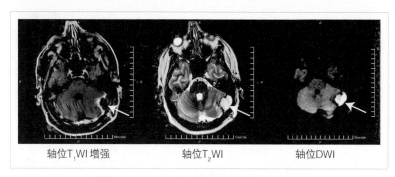

| 轴位T$_1$WI 增强 | 轴位T$_2$WI | 轴位DWI |

图 48-1   MRI 示左侧脑桥小脑三角表皮样囊肿

注意：DWI 上脑脊液为低信号

壁比如脑干和血管的囊壁要保留，如果残留部分比较小，也可能会获得满意的效果。

尽管对肿瘤进行了充分切除，但术后影像学检查显示脑干变形持续存在的情况并不少见[29]。术后不需要进行放疗，因为肿瘤为良性，而且放疗并不能防止肿瘤复发[34]。

48.4   颅咽管瘤

48.4.1   概述

颅咽管瘤(CP)起源于 Rathke 囊残存细胞(见章节 8.3.1)，好发于垂体前上方边缘，肿瘤内层由复层鳞状上皮所覆盖。一些 CP 也可以原发于第三脑室[35]。几乎所有 CP 均有实性和囊性部分；囊内液体多样，但通常含有胆固醇结晶。CP 不会发生恶性变，但治愈困难的特点使得它们具有恶性肿瘤的生物学行为[36]。CP 与 Rathke 裂囊肿存在差异，但也有一些相似之处(见下文)。

钙化：显微镜下 50%；X 线平片：儿童 85%，成人 40%。

48.4.2   流行病学

发病率：占所有脑肿瘤的 2.5%～4%；约 50% 发生于儿童(在 Matson 的病例中占 9%)。发病高峰年龄：5～10 岁。

48.4.3   解剖

供血动脉：通常为发自大脑前动脉、前交通动脉、颈内动脉和后交通动脉的一些小分支(除非肿瘤"窃取"第三脑室底部的血供，否则一般无来自大脑后动脉或基底动脉分叉部的血供)。

48.4.4 手术治疗

■ **术前内分泌学评估**

与垂体肿瘤一样(见章节 46.1)。肾上腺功能减退可迅速得到纠正,但甲状腺功能减退的恢复需要较长时间。上述任何一种情况均可使手术死亡率升高。

■ **手术入路**

通常通过扩大的右侧翼点入路,前颅窝底暴露尽可能低(蝶骨大翼咬除/磨除)。无论是额下入路还是翼点入路暴露肿瘤均无须损伤脑组织,应当全切肿瘤(即便影像学表现呈实质性)。可选的显微手术入路包括:

1. 视交叉下:通过双侧视神经和视交叉前部的空间,颅咽管瘤病人视交叉前置常见(例如,先天性短视神经常伴有视交叉接近蝶平面),使得经视交叉下进行手术更加困难。然而,很多病例中的实际情况是:由于第三脑室内的肿瘤向前推挤视交叉,因而产生视交叉前置的错觉。

2. 经视神经颈内动脉间隙(在右侧颈内动脉和右侧视神经/视束之间)。

3. 经终板(肿瘤常常需要被提起并经视交叉下切除)[35,37]。

4. 经颈内动脉侧方间隙。

5. 经额-经蝶骨:磨除鞍结节。

除翼点入路之外的其他入路:

1. 单纯经蝶:如果吸除深色的液体,而无脑脊液,则瘤腔和蝶窦之间可能有瘤壁残留,可以持续引流。

2. 经胼胝体:仅限肿瘤位于第三脑室。

3. 联合额下/翼点入路:兼具两种入路优点(头部轻度侧旋)。

保护下列结构:视交叉和视束下表面的小供血动脉(主要血供),保留垂体柄(可通过垂体门脉系统形成的纵纹识别)。如果较易从上方牵开肿瘤,这是允许的。不要过分牵拉,否则下丘脑可能受到损伤。

术后注意事项:

1. 激素:所有病人均应按照肾上腺皮质功能减退病人处理,除给予抗水肿的地塞米松(糖皮质激素)并逐渐减量外,还应增加生理剂量的氢化可的松(盐皮质激素活性)。激素应缓慢减量,以避免无菌性(化学性)脑膜炎。

2. 尿崩症(DI,见章节 47.1.6):常早期发生,可发展为"三相反应"。早期最好使用液体替代疗法。如有必要,可使用短效血管升压素(使用血管升压素期间如果出现类似 SIADH 的反应,应注意防治医源性肾衰竭)。

48.4.5 放疗

存在争议。副作用包括内分泌障碍、视神经炎、痴呆。如果手术时有肿瘤残留,则术后放疗可能可以防止残余肿瘤再次生长[38],不过,对于儿童病人最好推迟放疗（把对智商的损害降到最低），应认识到肿瘤复发可能需再次手术。

48.4.6　结果

大多数病例研究中，死亡率为 5%～10%，多因下丘脑损伤所致（单侧下丘脑病变很少出现明显临床症状，双侧损伤可导致高热和嗜睡；前部渗透压感受器损伤可使渴感丧失）。5 年生存率为 55%～85%（有文献报道范围是 30%～93%）。

48.4.7　复发

大多数在 1 年内复发，3 年后复发者很少（延迟复发通常见于那些被认为肿瘤已"完全"切除的病人）。再次手术的致残率/死亡率均升高。

（徐　珑　马永刚）

48

参考文献

[1] Maggio WW, Cail WS, Brookeman JR, et al. Rathke's Cleft Cyst: Computed Tomographic and Magnetic Resonance Imaging Appearances. Neurosurgery. 1987; 21:60–62

[2] Nishio S, Mizuno J, Barrow DL, Takei Y, Tindall GT. Pituitary Tumors Composed of Adenohypophysial Adenoma and Rathke's Cleft Cyst Elements: A Clinicopathological Study. Neurosurgery. 1987; 21:371–377

[3] Voelker JL, Campbell RL, Muller J. Clinical, Radiographic, and Pathological Features of Symptomatic Rathke's Cleft Cysts. J Neurosurg. 1991; 74:535–544

[4] Little JR, MacCarty CS. Colloid Cysts of the Third Ventricle. J Neurosurg. 1974; 39:230–235

[5] Ciric I, Zivin I. Neuroepithelial (Colloid) Cysts of the Septum Pellucidum. J Neurosurg. 1975; 43:69–73

[6] Guner M, Shaw MDM, Turner JW, et al. Computed Tomography in the Diagnosis of Colloid Cyst. Surg Neurol. 1976; 6:345–348

[7] Ryder JW, Kleinschmidt BK, Keller TS. Sudden Deterioration and Death in Patients with Benign Tumors of the Third Ventricle Area. J Neurosurg. 1986; 64:216–223

[8] Tatter SB, Ogilvy CS, Golden JA, Ojemann RG, Louis DN. Third ventricular xanthogranulomas clinically and radiologically mimicking colloid cysts. Report of two cases. J Neurosurg. 1994; 81:605–609

[9] Mamourian AC, Cromwell RR, Harbaugh RE. Colloid Cyst of the Third Ventricle: Sometimes More Conspicuous on CT Than MR. AJNR. 1998; 19:875–878

[10] Pollock BE, Schreiner SA, Huston J, III. A theory on the natural history of colloid cysts of the third ventricle. Neurosurgery. 2000; 46:1077–81; discussion 1081-3

[11] El Khoury C, Brugieres P, Decq P, Cosson-Stanescu R, Combes C, Ricolfi F, Gaston A. Colloid cysts of the third ventricle: are MR imaging patterns predictive of difficulty with percutaneous treatment? AJNR Am J Neuroradiol. 2000; 21:489–492

[12] Torkildsen A. Should Extirpation be Attempted in Cases of Neoplasm in or Near the Third Ventricle of the Brain? Experiences with a Palliative Method. J Neurosurg. 1948; 5:249–275

[13] Sheikh AB, Mendelson ZS, Liu JK. Endoscopic versus microsurgical resection of colloid cysts: a systematic review and meta-analysis of 1,278 patients. World Neurosurg. 2014; 82:1187–1197

[14] Pollock BE, Huston J, III. Natural history of asymptomatic colloid cysts of the third ventricle. J Neurosurg. 1999; 91:364–369

[15] Bosch DA, Rahn T, Backlund EO. Treatment of Colloid Cyst of the Third Ventricle by Stereotactic Aspiration. Surg Neurol. 1978; 9:15–18

[16] Rivas JJ, Lobato RD. CT-Assisted Stereotaxic Aspiration of Colloid Cysts of the Third Ventricle. J Neurosurg. 1985; 62:238–242

[17] Mathiesen T, Grane P, Lindquist C, von Holst H. High Recurrence Rate Following Aspiration of Colloid Cysts in the Third Ventricle. J Neurosurg. 1993; 78:748–752

[18] Musolino A, Fosse S, Munari C, et al. Diagnosis and Treatment of Colloid Cysts of the Third Ventricle by Stereotactic Drainage. Report on Eleven Cases. Surg Neurol. 1989; 32:294–299

[19] Apuzzo MLJ, Chandrasoma PT, Zelman V, Giannotta SL, et al. Computed Tomographic Guidance Stereotaxis in the Management of Lesions of the Third Ventricular Region. Neurosurgery. 1984; 15:502–508

[20] Apuzzo MLJ. Comment on Garrido E, et al.: Cerebral Venous and Sagittal Sinus Thrombosis After Transcallosal Removal of a Colloid Cyst of the Third Ventricle: Case Report. Neurosurgery. 1990; 26

[21] Kondziolka D, Lunsford LD. Stereotactic Management of Colloid Cysts: Factors Predicting Success. J Neurosurg. 1991; 75:45–51

[22] Hall WA, Lunsford LD. Changing Concepts in the Treatment of Colloid Cysts. An 11-Year Experience in the CT Era. J Neurosurg. 1987; 66:186–191

[23] Berger MS, Wilson CB. Epidermoid Cysts of the Posterior Fossa. J Neurosurg. 1985; 62:214–219

[24] Gutin PH, Boehm J, Bank WO, Edwards MS, Rosegay H. Cerebral convexity epidermoid tumor subsequent to multiple percutaneous subdural aspirations. Case report. J Neurosurg. 1980; 52:574–577

[25] Fleming JFR, Botterell EH. Cranial Dermoid and Epidermoid Tumors. Surg Gynecol Obstet. 1959; 109:57–79

[26] Alvord EC. Growth Rates of Epidermoid Tumors. Ann Neurol. 1977; 2:367–370

[27] Link MJ, Cohen PL, Breneman JC, Tew JM, Jr. Malignant squamous degeneration of a cerebellopontine angle epidermoid tumor. Case report. J Neurosurg. 2002; 97:1237–1243

[28] Sabin HI, Bardi LT, Symon L. Epidermoid Cysts and Cholesterol Granulomas Centered on the Posterior Fossa: Twenty Years of Diagnosis and Management.

Neurosurgery. 1987; 21:798–803

[29] Altschuler EM, Jungreis CA, Sekhar LN, Jannetta PJ, et al. Operative Treatment of Intracranial Epidermoid Cysts and Cholesterol Granulomas: Report of 21 Cases. Neurosurgery. 1990; 26:606–614

[30] Abramson RC, Morawetz RB, Schlitt M. Multiple Complications from an Intracranial Epidermoid Cyst: Case Report and Literature Review. Neurosurgery. 1989; 24:574–578

[31] Szabo M, Majtenyi C, Gusea A. Contribution to the Background of Mollaret's Meningitis. Acta Neuropathol. 1983; 59:115–118

[32] Friedman I. Epidermoid Cholesteatoma and Cholesterol Granuloma: Experimental and Human. Ann Otol Rhinol Laryngol. 1959; 68:57–79

[33] Chang P, Fagan PA, Atlas MD, Roche J. Imaging destructive lesions of the petrous apex. Laryngo-scope. 1998; 108:599–604

[34] Keville FJ, Wise BL. Intracranial Epidermoid and Dermoid Tumors. J Neurosurg. 1959; 16:564–569

[35] Klein HJ, Rath SA. Removal of Tumors of the III Ventricle Using Lamina Terminalis Approach: Three Cases of Isolated Growth of Craniopharyngiomas in the III Ventricle. Childs Nerv Syst. 1989; 5:144–147

[36] Wilkins RH, Rengachary SS. Neurosurgery. New York 1985

[37] Patterson RH, Denylevich A. Surgical Removal of Craniopharyngiomas by a Transcranial Approach through the Lamina Terminalis and Sphenoid Sinus. Neurosurgery. 1980; 7:111–117

[38] Manaka S, Teramoto A, Takakura K. The Efficacy of Radiotherapy for Craniopharyngioma. J Neurosurg. 1985; 62:648–656

48

49 假性脑瘤和空泡蝶鞍综合征

49.1 假性脑瘤

49.1.1 概述

> **要 点**
>
> 1. 在无颅内占位或感染的情况下，发生视乳头水肿和症状性颅内压升高＞20 cmH$_2$O，常合并硬脑膜窦血栓。
>
> 2. 在因视神经萎缩而导致失明的各种病因中，这是一种可预防的因素（常为永久性）。
>
> 3. 在肥胖的育龄妇女中的发病率高于总体人群。
>
> 4. 推荐措施：
>
> (1) 优先影像学检查：MRI（平扫或增强）＋磁共振静脉造影（MRV）结果正常（允许出现的异常：裂缝样脑室）。
>
> (2) 腰椎穿刺（LP）：开放压＞25 cmH$_2$O，脑脊液检验结果正常。
>
> (3) 眼科评估：视野、视力、视乳头。
>
> 5. 通常为自限性，复发常见，有些病人为慢性。
>
> 6. 失明的风险与症状的持续时间、视乳头水肿、头痛、Snellen 视力及复发次数无确切关系。
>
> 7. 对于内科治疗无效的病人（减轻体重、乙酰唑胺等）：
>
> (1) 视神经鞘开窗术（ONSF）是治疗不伴头痛的视力丧失的最佳方法。
>
> (2) CSF 分流术治疗头痛的效果优于视神经鞘开窗术。

假性脑瘤（PTC）又称为特发性颅内高压（IIH），还可称为良性颅内高压（还有许多其他已经过时的名词[1]），是一组不同疾病的统称，这些疾病的特征性表现为：颅内压（ICP）升高，且无颅内占位、脑积水、感染（如脑膜炎，尤其是慢性真菌性脑膜炎）或高血压脑病的证据。一部分作者将存在硬膜窦血栓形成的颅内高压排除在外。因此 IIH 是一种排除性诊断。分为青少年型和成人型两类。

总的来说,假性脑瘤这个术语更好,因为它包含了有明确病因的病例,同时又包括了先天性病例("继发性先天性颅内高压"的概念是自相矛盾的)。

49.1.2　流行病学

1. 文献报道女性与男性的比例为(2～8)：1(在青少年型中无性别差异)。

2. 据报道,11％～90％的病例出现肥胖,男性病人的肥胖比例较低[2]。

3. 肥胖的育龄妇女中的发病率[3,4]：(19～21)/10 万[而总体人群的发病率[1]：(1～2)/10 万]。

4. 发病的高峰年龄为 20～30 岁(范围：1～55 岁)。37％的病例为儿童,其中 90％年龄在 5～15 岁之间。婴儿极少见。

5. 通常为自限性(复发率：9％～43％)。

6. 4％～12％的病人出现严重视力损害,且与症状持续时间、视乳头水肿程度、头痛、视物模糊及复发次数无关[5]。视野检查是检测和随访视觉丧失的最好方法。

49.1.3　发病机制

尚未充分弄清。脑水肿加重或脑含水量增加、静脉压升高或脑血容量增加以及 CSF 吸收减少等都已经得到证实。解释肥胖女性中此病高发的理论有：

1. 机械理论：肥胖→腹压增加→中心静脉压增加→CSF 重吸收减少→ICP 增加(然而,一些研究认为静脉压力增高只是原发 ICP 增高的偶发症状[6])。

2. 激素理论：脂肪细胞将雄烯二酮转换为雌酮进而导致 CSF 分泌增加。

49.1.4　诊断标准

改良诊断标准见表 49-1。

表 49-1　PTC 的改良 Dandy 标准

1. ICP 升高的体征、症状
2. 对于神志清楚的病人,除了第Ⅵ脑神经麻痹*之外,没有其他局部体征
3. CSF 压力升高,不伴有化学和细胞学异常
4. 脑室正常或较小,没有颅内占位

*可能是 ICP 升高所致(见章节 32.6.5)

具体而言,有四条诊断标准[7]：

1. CSF 压力：＞20 cmH₂O(压力＞40 cmH₂O 并不少见)^A。一部分人建

49

议压力＞25 cmH$_2$O 才能视为不正常[8]。

2. CSF 成分：葡萄糖含量及细胞计数正常。蛋白含量正常或偏低（约2/3 的病例）（＜20 mg/dl）。

3. 仅有 ICP 升高的症状和体征，即视乳头水肿和头痛，无局灶性体征（但可以存在 ICP 升高所导致的展神经麻痹（见章节 32.6.5））。

4. 除下列情况外，脑影像学检查（CT 或 MRI）正常：

（1）偶尔可存在裂缝样脑室（PTC 病人和相应年龄对照的发病率都很低[9]）或空泡蝶鞍。

（2）婴儿型可表现为脑室宽大以及脑表面存在很大的液体空隙。

（3）可能存在眶内异常：见下文。

49.1.5 临床表现

■ 症状

见参考文献[7,10]。

1. 典型（主要）症状：

（1）头痛（最常见的症状）：94％～99％。通常位于眼球后，呈搏动性。可能会因眼球运动而加重。严重程度与 CSF 压力升高的程度没有相关性。有时上午会加重。

（2）恶心：32％（真正的呕吐并不常见）。

（3）视觉功能丧失（见下文 PTC 的视觉功能丧失）：

1）短暂性视物模糊（TVO）。

2）永久性传入视觉通路损伤。

（4）复视（成人多见，通常是因为第Ⅵ脑神经麻痹所致）：30％。

2. 次要症状[11]：

1）颈部强直：30％～50％。

2）耳鸣（IIH 合并这些症状在降低 ICP 后能够好转正是它们之间的因果关系）：高达 60％。通常与脉搏同步；呈急流样噪声；可以单侧发生（在这种情况下，可以通过压迫同侧颈静脉＋向同侧转头使耳鸣减轻）。

3）共济失调：4％～11％。

4）肢端感觉异常：25％。

5）眼球运动时出现球后眼痛。

6）关节痛：11％～18％。

7）眩晕：32％。

8）乏力。

9）嗅觉灵敏度下降。

■ 体征

一般仅限于视觉系统。

尽管 ICP 很高,但没有意识水平的明显缺失。

1. 眼部检查发现:

(1) 视乳头水肿:

1) 几乎 100% 出现。

2) 不伴视乳头水肿的特发性颅内高压(IIH-WOP)[12]:是 IIH 的一种变异类型。通常不发生视觉功能丧失。

3) 通常为双侧性,偶尔为单侧性[13]。

4) 程度可以很轻(神经纤维细微隆起)。

(2) 展神经(第 VI 脑神经)麻痹:20%(这是一种假性定位体征)。内斜视的范围是第一眼位凝视棱镜屈光共轭不良角度从 <5° 到 >50°[14]。

(3) 视力改变:是评估视觉功能相对不敏感的方法。

(4) 视野缺损:9%。

1) 早期变化:周边和鼻侧象限视野受损。

2) 盲点增大(66%)和周边视野向心性缩小(就诊时失明很少见)。

2. 婴儿型可以只表现为眶额皮层(OFC)扩大,常常为自限性,通常仅需随访而不需特殊治疗。

注意:改变姿势(俯身、Valsalva 动作等)使 ICP 增加时上述任何症状加重是特发性颅内高压的特征性表现。

▓ PTC 的视觉功能丧失

• 概述

文献报道 PTC 中视觉功能丧失的发生率范围:48%～68%(较低的数据通常来源于人群样本)。一项前瞻性研究发现,50 名病人中 96% 的 Goldman 视野计检查结果存在变化[15]。与视觉功能恶化相关的唯一其他因素是近期体重增加。

• 病理机制

升高的 ICP 沿着视神经鞘传递→筛板处的视网膜神经节细胞轴突周边受压[14]。

• 表现

1. 短暂性视物模糊(TVO):视物发灰或突然看不到。持续大约 1 秒。单侧或双侧发生。典型者伴随眼球运动、俯身或 Valsalva 动作发生。与视乳头水肿的严重程度直接成比例。TVO 发生的频率与 ICP 的升高平行,但与永久性视觉功能丧失无关。

2. PTC 的视觉功能丧失可发生于早期或晚期,可突然发生,也可缓慢进展。与症状的持续时间、视乳头水肿、头痛、Snellen 视力及复发次数无明确关系。可直到病情很严重时才被发现。

(1) 早期:通常表现为视野受限和色觉丧失(所以视野检查是随访 PTC 视觉功能的最佳方法)。

（2）晚期：中央视觉受到影响。体征包括：视野向心性缩小、盲点增大、鼻下象限缺损、弓形缺损、中心盲点。

49.1.6　相关情况

■ 概述

一些 PTC 为特发性的。然而，常常有些"IIH"实际可能继发于一些其他情况（比如横窦血栓形成，见下文）。许多被认为与 PTC 相关的疾病实际可能只是一种巧合。表 49-2 列出了 4 条标准，有人提议以这些标准建立因果关系[10]。

表 49-2　PTC 与其他病变是否具有因果关系的标准

1. 符合 Dandy 标准（表 49-1）
2. 经证实该病变能够引起 ICP 升高
3. 治疗该病变能够改善 IIH
4. 有合适对照的研究应该能够证实该病变与 IIH 之间的关系

建议使用量表（见表 49-3），根据符合表 49-2 中的几条标准，对不同病变和 IIH 相关的可能性进行评估。

表 49-3　可能与 PTC 有关的病变[16]

肯定有关
符合表 49-2 中的 4 条标准
肥胖
非常可能有关
符合表 49-2 中的 3 条标准
1. 药物：十氯酮（开蓬）、林旦
2. 维生素 A 中毒症
很可能有关
符合表 49-2 中的 2 条标准
1. 激素撤退[a]
2. 儿童甲状腺素替代治疗
3. Bartter 综合征中使用酮洛芬、吲哚美辛
4. 甲状旁腺功能减退症
5. Addison 病[a]
6. 尿毒症
7. 缺铁性贫血
8. 药物：四环素、萘啶酸、达那唑、锂、胺碘酮、苯妥英、呋喃妥因、环丙沙星、硝酸甘油

续 表

可能有关
符合表 49-2 中的 1 条标准
1. 月经不规律
2. 使用口服避孕药[b]
3. Cushing 综合征
4. 维生素 A 缺乏
5. 轻微头部创伤
6. Behcet 综合征
不可能有关
不符合表 49-2 的标准
1. 甲状腺功能亢进症
2. 使用激素
3. 免疫接种
不支持有关
1. 妊娠
2. 月经初潮

a 可能对激素有反应
b 可能与硬脑膜静脉窦血栓形成有关,见正文

硬膜静脉窦压力增加引起的可能相关的情况(见下文):

1. 累及岩部的中耳炎(所谓的耳炎性脑积水)。

2. 根治性颈部手术伴颈静脉切除。

3. 高凝状态。

■ 静脉高压、窦静脉异常

通常认为静脉高压是 PTC 潜在的统一病因。硬膜静脉窦异常,包括血栓形成、狭窄[17]、阻塞或压力升高(高达 40 mmHg)等,已经被一系列的研究所证实。虽然上述异常可能是许多病例的潜在原因,但它们实际上可能只是表面现象(比如,ICP 升高压迫横窦可能会引起静脉高压[6]),上述异常不可能对所有病例的原因做出解释。

文献报道,29 例 PTC 病人中有 27 例可以发现双侧静脉窦狭窄(采用复杂的 3D 增强 MRV 成像,较为敏感),而 59 例对照中仅有 4 人有狭窄[17]。

49.1.7 鉴别诊断

1. 真正的占位病变:肿瘤、脑脓肿、硬膜下血肿,少数情况下 CT 检查无法发现大脑胶质瘤病而将其误诊为 PTC。

2. 颅内静脉流出受阻(有些学者将其视为 IIH)[18]:

(1) 硬膜窦血栓形成(见章节 85.7)。

（2）充血性心力衰竭。

（3）上腔静脉综合征。

（4）单侧或双侧颈静脉或乙状窦梗阻[19]。

（5）高血黏度综合征。

（6）Masson 植物性血管内皮瘤[20]：不常见，常为良性病变，少数情况下累及神经系统（包括颅内侵犯），不是真正的肿瘤，机化的血栓向血管腔形成内皮样突起。一定要与其他类似情况鉴别，比如血管肉瘤。

3. Chiari 畸形 1 型（CIM）：可以引起与 PTC 相似的体征。6% 的 IIH 病人存在明显的小脑扁桃体异位，大约 5% 伴有 CIM 的病人存在视乳头水肿[14]。

4. 感染（CSF 大多存在异常）：脑炎、蛛网膜炎、脑膜炎（尤其是颅底脑膜炎或肉芽肿性感染，如梅毒性脑膜炎、慢性隐球菌脑膜炎）、慢性布鲁杆菌病。

5. 炎性病变：如神经类肉瘤病（见章节 10.9）、系统性红斑狼疮（SLE）。

6. 血管炎：如 Behcet 综合征。

7. 代谢性疾病：如铅中毒。

8. 远视和玻璃疣相关的假性视乳头水肿（视神经乳头异常隆起）。通常存在视网膜静脉搏动。当偏头痛病人出现假性视乳头水肿时尤其难鉴别，可给予对症治疗（治疗头痛）。

9. 恶性高血压：可以造成头痛和双侧视乳头水肿，后者和视乳头水肿无法区分。还可以引起高血压性脑病（见章节 11.1）。对所有疑患 PTC 者都要检查血压。

10. 脑膜癌病。

11. Guillain‐Barre 综合征：CSF 蛋白通常升高（见章节 10.7）。

12. 头部外伤后。

49.1.8 评估建议

■ 概述

大多数检查是用于排除类似 PTC 的病变的：

1. 脑影像学检查：脑 CT 或 MRI 扫描（见下文），平扫和增强扫描。

2. 腰椎穿刺（LP）：

（1）病人侧卧，测定开放压力（OP）。

（2）CSF 分析，排除感染（比如真菌感染、结核病或 Lyme 病）、炎症（比如结节病、系统性红斑狼疮）或肿瘤（比如癌性脑膜炎）：

1）蛋白/葡萄糖。

2）细胞计数。

3）常规、真菌培养。

4）如果怀疑癌性脑膜炎，需行细胞学检查。

3. 常规实验室检查：CBC、电解质、凝血酶原时间/部分凝血活酶时间（PT/PTT）。

4. 如果其他检查结果提示可能为结节病或系统性红斑狼疮（比如皮肤结节、高凝状态等），则需行全面检查。

5. 建议进行神经眼科学评估，包括使用定量视野计的视野检查，评估盲点的大小，裂隙灯检查±眼底摄影。

6. 检查血压以排除恶性高血压引起的高血压性脑病（见章节 49.1.7）。

■ CT

通常情况下足以排除可能引起颅内高压的颅内占位，但可能会漏诊硬脑膜静脉窦血栓形成。在这种情况下最好行 MRI 和 MRV 检查。

■ MRI

通常没有异常的颅内表现，或仅存在很小的异常（30％～70％存在裂缝样脑室、空泡蝶鞍）。然而，眶内异常表现可能更为明显，其中包括[14]：

1. 巩膜后部扁平：80％。

2. 筛板前视神经强化：50％。

3. 视神经周围的蛛网膜下隙增宽：45％。

4. 眶部的视神经垂直扭曲：40％。

5. 筛板前视神经向眼内突出：30％。

■ 静脉造影

MRV 已经替代传统的静脉造影用于排除硬脑膜静脉窦血栓形成或静脉血栓。

49.1.9 治疗和处理

■ 自然病程

自发缓解很常见，有些病例在几个月内缓解，但通常要在大约 1 年之后才能缓解。约 15％的病人视乳头水肿持续存在。2％～24％（取决于使用的标准和寻求的程度）的病人发生永久性视觉功能丧失。还有些病人会出现持续性头痛。首次缓解后，大约 10％会复发[14]。

■ 干预措施

• 概述

由于自发缓解很常见，因此对研究结果通常难以做出解释。

1. 所有病人均需反复进行彻底的眼科学检查（见上文）。

2. 停用可能有害的药物。

3. 减轻体重：减轻体重 6％通常可以使视乳头水肿完全缓解[21]。然而，对于急性视觉损害而言，这种缓解速度太慢。减轻体重也可以降低肥胖引起的其他健康风险。如果体重恢复，症状可能复发：

（1）节食：无对照的一些研究认为是有效的[22]，很少能够成功或者保持效果。

（2）肥胖手术：胃转流术、腹腔镜胃束带术等。

4. 无症状性 PTC 病人的治疗存在争议，因为视觉功能丧失没有可靠的预测指标。必须密切随访并定期进行正规视野检查。病人不稳定或视野恶化时建议进行干预。没有头痛或视乳头水肿的情况下也可能发生视觉功能丧失。

5. 多数经 6～15 周缓解，但复发常见。

6. 内科治疗：

（1）限制液体和盐的摄入。

（2）利尿剂（减慢 CSF 的生成）：见下文。

（3）如果无效，则加用激素［可使用地塞米松（Decadron®）12 mg/d，泼尼松 40～60 mg/d 或甲泼尼龙 250 mg 静脉滴注，每 6 小时一次］。对于炎症或静脉血栓形成病人，可以增加 CSF 的重吸收。可以作为等待手术病人的姑息用药。症状减轻应该发生在治疗 2 周左右，此后激素应在 2 周内逐渐减量。不推荐长期使用激素，原因之一是激素会引起体重增加。

7. 手术治疗[23]：仅用于上述治疗无效，或视觉功能进行性丧失，或初始症状严重，或不平稳的病人。

（1）连续腰椎穿刺（LP）直至症状缓解（25％ 的病人第一次 LP 后即缓解[24]）：最多可放出 30 ml CSF 使开放压力（OP）减半，隔日进行一次 LP 直至 OP<20 cmH_2O，然后减为每周一次（第二次 LP 后症状缓解的病人没有一例第一次 LP 的 OP>350 mmH_2O）。使用大号穿刺针头（比如 18Ga），有助于促进 LP 后 CSF 漏入皮下组织。肥胖病人进行 LP 可能很困难。高达 50％ 需要进行穿刺调整。副作用包括神经根刺激引起的坐骨神经痛、获得性小脑扁桃体疝（见章节 25.5.2）、脊髓性头痛（低颅压所致）。

（2）分流术：见下文。

（3）视神经鞘开窗术：见下文。

（4）已过时的治疗方法：颞下（Dandy 建议使用）或枕下减压。通常在双侧颞肌下进行颅骨切除术，切口银圆大小，深达颅中窝底，切开硬膜，脑组织上覆盖可吸收海绵，筋膜和肌肉严密缝合。术后有发生癫痫的风险，因此术前即应开始使用抗癫痫药物。

8. 介入治疗：对于难治性病例可以考虑放置静脉窦支架[25]。

9. 病人应至少随访 2 年（重复进行影像学检查，比如 MRI 以排除隐匿性肿瘤。

• 利尿剂

1. 碳酸酐酶（CA）抑制剂：

（1）乙酰唑胺（Diamox®）：起始剂量 125～250 mg 口服，每 8～12 小时一次，或长效制剂 Diamox Sequels® 500 mg 口服，每天 2 次。每天增加 250 mg，直至症状改善、发生副作用或剂量达到每天 2 g。副作用（大剂量）：肢端感觉异常、恶心、代谢性酸中毒、味觉改变、肾结石、嗜睡。罕见副作用：Stevens-Johnson 综合征、中毒性表皮坏死溶解、粒细胞缺乏症。※对磺胺类药物过敏或有肾结石病史者禁用。

(2) 醋甲唑胺(Neptazane®)：耐受性好、疗效较差。用法：50～100 mg 口服，每天 2～3 次。这个品牌在市场上已经买不到了。副作用：与乙酰唑胺相似。

(3) 托吡酯(Topamax®)：抗惊厥药，具有二次抑制 CA 的作用。用法：200 mg 口服，每天 2 次。副作用：与乙酰唑胺相似，可以用于磺胺类药物过敏者。

2. 呋塞米(Lasix®)：

(1) 起始剂量：成人 160 mg/d，根据症状和眼科检查调整(而不是根据 CSF 压力)。

(2) 如果无效，剂量加倍。

(3) 监测 K^+ 水平，必要时进行补充。

• **分流术**

1. 腰椎分流术：通常采用腰椎-腹膜腔分流(见章节 97.6.5)。肥胖病人可能存在困难。可能需要水平-垂直阀门(见章节 25.5.2)以防止低颅压性头痛。其他方法：腰椎-胸膜腔分流。

2. 还可以使用其他分流方法，特别是患有蛛网膜炎不能使用腰椎蛛网膜下隙时，比如：

(1) VP 分流：由于脑室通常很小或呈裂隙状，因此难以施行[26]。立体定向技术可以使 VP 分流在技术方面更可行。

(2) 枕大池分流：可分流入血管系统。

• **视神经鞘开窗术(ONSF)**

参见参考文献[27-29]。

一般来说，保护视觉功能和逆转视乳头水肿的作用优于对其他症状的改善(比如头痛)。多采用眶内侧壁切开术，少数情况下也采用眶外侧壁切开术或经结膜内侧入路。可以逆转视觉功能恶化或使之稳定[30]，有时(并非所有情况)可以降低 ICP(通过连续性 CSF 滤过)，可以保护对侧眼(如果不能，则必须进行对侧 ONSF)。有些病例进行 LP 分流术后视觉功能持续丧失，这可能是由于眼眶和颅内的蛛网膜下隙之间交通性差所致，这些病例采用 ONSF 治疗已经取得成功[31]。副作用：可能的不良作用包括瞳孔功能异常、视乳头周围出血、结膜水肿、脉络膜视网膜瘢痕[32]、内直肌破裂所致的复视(通常为自限性)。0～6%的病人需要重复进行开窗术[14]。

■ **特定情况下的治疗建议**

所有病人都应该减轻体重。

1. 患有头痛但没有视觉功能丧失的 PTC：使用内科治疗控制 ICP 升高和

头痛。不推荐使用 ONSF。内科治疗无效时，分流术也是一种选择。

2. 患有视觉功能丧失但没有头痛的 IIH：

（1）轻度视觉功能丧失：乙酰唑胺 500～1 500 mg/d，每 2 周随访一次。

（2）中度视觉功能丧失：乙酰唑胺 2 000～3 000 mg/d，每周随访一次。

（3）严重视觉功能丧失、对乙酰唑胺治疗无反应的中度视觉功能丧失或视盘存在风险：

1）甲泼尼龙 250 mg IV 每 6 小时一次＋乙酰唑胺 1 000 mg 口服，每天 2 次。

2）如果无改善：ONSF。ICP＞300 mmH$_2$O 时，考虑行分流术。

（4）患有视觉功能丧失和头痛的 IIH：对于具有手术适应证的病人，两种手术方法都可以。分流术可以同时缓解两种症状。ONSF 改善视觉问题的作用可能更为可靠（失败率可能低于分流故障率），但缓解头痛的作用不如分流术。

3. IIH‐WOP：对头痛对症治疗，应用利尿剂。

4. 儿童和青少年 PTC：

（1）可以发生于哮喘治疗的激素撤退时。

（2）寻找潜在病因（上述不利药物、高钙血症、癌症等）并将其纠正。

（3）乙酰唑胺疗效佳。

5. 妊娠 PTC：

（1）妊娠时首次出现 PTC 的妇女：通常分娩后 IIH 即缓解。

（2）在 PTC 治疗中妊娠的妇女：

1）妊娠早期（前 3 个月）：观察、限制体重增加、定期进行 LP。

※乙酰唑胺能够致畸，应避免使用。

2）妊娠中、晚期：乙酰唑胺可以安全使用，但建议在有丰富经验的产科专家的指导下使用。

6. 假性视乳头水肿（伴玻璃疣等，没有颅内高压）：无干预措施[14]。给予安慰并治疗头痛。

49.2　空泡蝶鞍综合征

49.2.1　概述

空泡蝶鞍综合征（ESS）可以是"原发性"或"继发性"。

49.2.2　原发性空泡蝶鞍综合征

■ 概述

在没有优先治疗垂体瘤的情况下发生（放疗、化疗、手术）。蛛网膜疝入蝶鞍[33]，其行为类似于占位病变，这一现象可能是由于 CSF 反复冲击造成的。蝶鞍可扩大（见章节 12.3.1，蝶鞍的正常大小），垂体可被压向鞍底。

好发人群：女性（女：男＝5：1），肥胖者，高血压病人。垂体瘤病人和任何原因引起的颅内高压（包括特发性颅内高压，见章节 49.1）病人，蛛网膜疝入蝶鞍的概率比普通人群高。

这些病人的症状通常并不提示存在鞍内病变，包括头痛（最常见的症状）、眩晕、癫痫发作等，病人偶尔还可出现脑脊液鼻漏[34]、视觉功能恶化（由于视交叉疝入蝶鞍，引起扭曲弯折，因此出现视力或视野缺陷）或闭经-泌乳综合征。

原发性 ESS 临床上出现明显内分泌异常者少见，但高达 30% 的病人垂体功能试验结果异常，最常见的是刺激后 GH 分泌减少。还可能出现 PRL 轻度升高、ADH 减少，这可能是垂体柄受压所致。这些病人受到 TRH 兴奋时 PRL 正常升高（而催乳素瘤病人不升高）。

■ 治疗

通常不考虑手术治疗，除非存在脑脊液鼻漏。对于这类病人，应明确 ICP 是否升高，如果升高是否有明确的原因。如果对脑积水采用单纯分流术，空气可经此前的漏口进入，因此具有发生张力性气颅的风险。可能需要经蝶修补，同时行腰椎外引流，短期后再行永久性分流术。如果高催乳素血症影响性腺功能可用溴隐亭治疗（见章节 46.2.4）。

49.2.3 继发性空泡蝶鞍综合征

病因：

1. 外伤后。

2. 发生于成功的经蝶垂体瘤切除手术后，或垂体瘤接受放疗后[35]。

3. 任何可能引起颅内压升高的原因：特发性高颅内压（假性脑瘤），Chiari 畸形。

由于视交叉疝入空的蝶鞍内，因此经常发生视觉功能恶化。也可能是垂体功能低下的根本原因。

视力恶化时可采用视交叉支撑术（chiasmopexy）（支撑视交叉），常采用经蝶入路，用脂肪、肌肉或软骨填塞蝶鞍；也可以在内镜下完成。对视野缺损的改善要比视敏度缺损好。

（徐珑 马永刚）

参考文献

[1] Radhakrishnan K, Ahlskog JE, Garrity JA, Kurland LT. Idiopathic Intracranial Hypertension. Mayo Clin Proc. 1994; 69:169–180

[2] Digre KB, Corbett JJ. Pseudotumor Cerebri in Men. Arch Neurol. 1988; 45:866–872

[3] Durcan FJ, Corbett JJ, Wall M. The Incidence of Pseu-

dotumor Cerebri: Population Studies in Iowa and Louisiana. Arch Neurol. 1988; 45:875–877

[4] Radhakrishnan K, Ahlskog JE, Cross SA, Kurland LT, et al. Idiopathic Intracranial Hypertension (Pseudotumor Cerebri): Descriptive Epidemiology in Rochester, Minn, 1976 to 1990. Arch Neurol. 1993; 50:78–80

[5] Rush JA. Pseudotumor Cerebri: Clinical Profile and Visual Outcome in 63 Patients. Mayo Clin Proc. 1980; 55:541–546

[6] King JO, Mitchell PJ, Thomson KR, Tress BM. Manometry combined with cervical puncture in idiopathic intracranial hypertension. Neurology. 2002; 58:26–30

[7] Ahlskog JE, O'Neill BP. Pseudotumor Cerebri. Ann Int Med. 1982; 97:249–256

[8] Corbett JJ, Mehta MP. Cerebrospinal fluid pressure in normal obese subjects and patients with pseudotumor cerebri. Neurology. 1983; 33:1386–1388

[9] Jacobson DM, Karanjia PN, Olson KA, Warner JJ. Computed Tomography Ventricular Size has no Predictive Value in Diagnosing Pseudotumor Cerebri. Neurology. 1990; 40:1454–1455

[10] Giuseffi V, Wall M, Siegel PZ, Rojas PB. Symptoms and disease associations in idiopathic intracranial hypertension (pseudotumor cerebri): a case-control study. Neurology. 1991; 41:239–244

[11] Round R, Keane JR. The minor symptoms of increased intracranial hypertension: 101 patients with benign intracranial hypertension. Neurology. 1988; 38:1461–1464

[12] Wang SJ, Silberstein SD, Patterson S, Young WB. Idiopathic intracranial hypertension without papilledema: a case control study in a headache center. Neurology. 1998; 51:245–249

[13] Sher NA, Wirtschafter J, Shapiro SK, et al. Unilateral Papilledema in 'Benign' Intracranial Hypertension (Pseudotumor Cerebri). JAMA. 1983; 250:2346–2347

[14] Bejjani GK, Cockerham KP, Pless M, Rothfus WE. Idiopathic intracranial hypertension. Contemp Neurosurg. 2002; 24:1–8

[15] Wall M, George D. Idiopathic Intracranial Hypertension: A Prospective Study of 50 Patients. Brain. 1991; 114:155–180

[16] Digre KB. Epidemioligy of idiopathic intracranial hypertension. 1992

[17] Farb RI, Vanek I, Scott JN, Mikulis DJ, Willinsky RA, Tomlinson G, TerBrugge KG. Idiopathic intracranial hypertension: The prevalence and morphology of sinovenous stenosis. Neurology. 2003; 60:1418–1424

[18] Johnston I, Hawke S, Halmagyi M, Teo C. The Pseudotumor Syndrome: Disorders of Cerebrospinal Fluid Circulation Causing Intracranial Hypertension Without Ventriculomegaly. Arch Neurol. 1991; 48:740–747

[19] Powers JM, Schnur JA, Baldree ME. Pseudotumor Cerebri due to Partial Obstruction of the Sigmoid Sinus by a Cholesteatoma. Arch Neurol. 1986; 43:519–521

[20] Wen DY, Hardten DR, Wirtschafter JD, et al. Elevated Intracranial Pressure from Cerebral Venous Obstruction by Masson's Vegetant Intravascular Hemangioendothelioma. J Neurosurg. 1991; 75:787–790

[21] Johnson LN, Krohel GB, Madsen RW, March GA,Jr. The role of weight loss and acetazolamide in the treatment of idiopathic intracranial hypertension (pseudotumor cerebri). Ophthalmology. 1998; 105:2313–2317

[22] Newberg B. Pseudotumor Cerebri Treated by Rice/ Reduction Diet. Arch Intern Med. 1974; 133:802–807

[23] Wilkins RH, Rengachary SS. Neurosurgery. New York 1985

[24] Weisberg LA. Benign Intracranial Hypertension. Medicine (Baltimore). 1975; 54:197–207

[25] Higgins JN, Owler BK, Cousins C, Pickard JD. Venous sinus stenting for refractory benign intracranial hypertension. Lancet. 2002; 359:228–230

[26] Hahn FJ, McWilliams FE. The Small Ventricle in Pseudotumor Cerebri: Demonstration of the Small Ventricle in Benign Intracranial Hypertension. CT. 1978; 2:249–253

[27] Brourman ND, Spoor TC, Ramocki JM. Optic Nerve Sheath Decompression for Pseudotumor Cerebri. Arch Ophthalmol. 1988; 106:1384–1390

[28] Sergott RC, Savino PJ, Bosley TM. Modified Optic Nerve Sheath Decompression Provides Long-Term Visual Improvement for Pseudotumor Cerebri. Arch Ophthalmol. 1988; 106:1384–1390

[29] Corbett JJ, Nerad JA, Tse D, et al. Optic Nerve Sheath Fenestration for Pseudotumor Cerebri: The Lateral Orbitotomy Approach. Arch Ophthalmol. 1988; 106:1391–1397

[30] Kelman SE, Heaps R, Wolf A, Elman MJ. Optic Nerve Decompression Surgery Improves Visual Function in Patients with Pseudotumor Cerebri. Neurosurgery. 1992; 30:391–395

[31] Kelman SE, Sergott RC, Cioffi GA, et al. Modified Optic Nerve Decompression in Patients with Functioning Lumboperitoneal Shunts and Progressive Visual Loss. Ophthalmology. 1991; 98:1449–1453

[32] Spoor TC, Ramocki JM, Madion MP, et al. Treatment of Pseudotumor Cerebri by Primary and Secondary Optic Nerve Sheath Decompression. Am J Ophthalmol. 1991; 112:177–185

[33] Kaufman B. The "empty" sella turcica - A manifestation of the intrasellar subarachnoid space. Radiology. 1968; 90:931–941

[34] Perani D, Scotti G, Colombo N, Sterzi R, Castelli A. Spontaneous CSF rhinorrhea through the lamina cribrosa associated with primary empty sella. Ital J Neurol Sci. 1984; 5:167–172

[35] Lee WM, Adams JE. The Empty Sella Syndrome. J Neurosurg. 1968; 28:351–356

[36] Alvarez Berastegui GR, Raza SM, Anand VK, Schwartz TH. Endonasal endoscopic transsphenoidal chiasmapexy using a clival cranial base cranioplasty for visual loss from massive empty sella following macroprolactinoma treatment with bromocriptine: case report. J Neurosurg. 2015:1–7

[37] Fouad W. Review of empty sella syndrome and its surgical mangement. Alexandria Journal of Medicine. 2011; 47:139–147

49

50 颅骨肿瘤和肿瘤样病变

50.1 颅骨肿瘤

鉴别诊断和评估见章节 89.10(包括非肿瘤性病变)。如果仅考虑肿瘤,则鉴别诊断包括:

1.良性肿瘤:

(1)骨瘤:见下文。

(2)血管瘤:见下文。

(3)皮样和表皮样肿瘤:见下文。

(4)软骨瘤:主要发生于颅底软骨结合处。

(5)脑膜瘤。

(6)动脉瘤性骨囊肿。

2.恶性肿瘤:单发大型或多发(>6 个)小型溶骨性病变,边缘不整齐、潜行或缺乏骨质硬化[1]等均提示为恶性肿瘤。

(1)颅骨的转移性肿瘤。通常包括:

1)前列腺。

2)乳腺。

3)肺。

4)肾。

5)甲状腺。

6)淋巴瘤。

7)多发性骨髓瘤/浆细胞瘤。

(2)软骨肉瘤。

(3)骨肉瘤。

(4)纤维肉瘤。

50.1.2 骨瘤

■ 概述

骨瘤是颅盖处最常见的原发性骨肿瘤;为良性肿瘤,生长缓慢;常发生于颅顶、乳突、鼻旁窦和下颌骨。位于鼻旁窦内的病变可以表现为反复发作的鼻窦炎。女性更常见,60 岁左右发病率最高。Gardner 综合征的三联征:多发颅骨骨瘤(颅盖、鼻窦和下颌骨)、结肠息肉病和软组织肿瘤。

鉴别诊断见章节 89.10.6。

■ **病理**

由位于成骨组织内的骨样组织构成,周围为反应性增生骨。与纤维性结构不良难以区别。

■ **影像学评估**

颅骨 X 线片:边界清楚,密度均匀的突起。通常起源于外板(内板少见)。可以是致密的或疏松的(海绵状骨瘤为可透射线的)。板障保留且血管通道不增加是与脑膜瘤的不同之处。

核素骨扫描中骨瘤表现为"热"区。

■ **治疗**

无症状的病变进行随访即可。出于美容原因或病变压迫邻近组织引起不适时,可考虑手术治疗。仅累及外板的病变,可以切除病变并保留内板的完整。

50.1.3 血管瘤

■ **概述**

约占颅骨肿瘤的 7%[1]。这些良性肿瘤通常发生于颅骨(在此讨论)及脊柱(见章节 51.6.4)。两种类型:海绵型(最常见)和毛细血管型(少见)。

■ **影像学评估**

颅骨 X 线片:特征性表现为环形透明区,伴有蜂窝状或小梁状结构(见于约 50% 的病例),或小梁排列成放射状,产生日光放射结构(见于约 11% 的病例)[1]。明显的硬化边缘仅见于约 33% 的病人。

CT:低密度病变,伴硬化小梁;不强化。

骨扫描:典型者为"热"区。

■ **治疗**

易到达的病变可经完全切除术或刮除术治愈。肉眼观表现为骨膜下的蓝顶硬质肿物。手术无法到达部位的肿瘤可考虑进行放疗。

50.1.4 颅骨的表皮样和皮样肿瘤

■ **概述**

见章节 48.3。

表皮样和皮样囊肿是良性的、包裹外胚层的囊肿,可侵及颅骨及硬膜下静脉和脑组织。这些组织可能被感染。原发性颅骨侵犯很少见,当颅骨发育过程将残余外胚层包裹即可侵犯颅骨,可发生于板障内并扩展到内板和外板。由于不是肿瘤,所以呈线性增长(而不是指数增长),通常发生于中线。

表皮样囊肿仅包括皮肤的外层,因此囊肿内层是复层鳞状上皮及附属产物角蛋白。所以表皮样囊肿和皮样囊肿的临床和影像学表现相似,但皮样囊肿含有所有皮肤成分,包括毛囊(因此肿瘤可见头发)、汗腺[皮脂腺(顶分泌)和汗腺(外分泌)][2]。

畸胎瘤是真正的肿瘤,也可包含骨、软骨、牙齿和指甲。

■ 临床表现

如果持续增长,这些病变可引起占位效应。

可发生破裂(皮样囊肿比表皮样囊肿更常见),导致无菌性脑膜炎(由于脂肪或者角蛋白的刺激)或感染性脑膜炎。

■ 影像学评估

1. 颅骨 X 线片:溶骨性病变,边界清楚,有硬化边缘。

2. 评价颅内侵犯需要进行的影像学检查:

(1) CT:病变为低密度(角蛋白含有脂肪),不强化。

(2) MRI:类似脑脊液,T_1WI 为低信号,T_2WI 为高信号,在 DWI 上和脑脊液不一样,呈高信号(见章节 48.3.3)。

■ 治疗

治疗方法是手术。不建议放疗和化疗。

在手术过程中尽可能避免囊肿破裂,防止无菌性或者细菌性脑膜炎的发生。

刮除骨边缘。必须探查有无通向颅腔内的窦道,如果存在,必须进行随访。病变位于矢状窦上方(包括窦汇)时应做好修补硬脑膜窦的准备。

对于颅底的病变,内镜也是一种选择。

50.1.5　朗格汉斯(Langerhans)细胞组织细胞增多症

■ 概述

组织细胞疾病可如下分类:

1. 恶性(真正的组织细胞淋巴瘤)。

2. 反应性(良性组织细胞增多症)。

3. 朗格汉斯细胞组织细胞增多症:

(1) 单病灶:嗜酸性肉芽肿,罕见(在美国,每年 1 200 个新发病例中只有 1 个),常见于儿童,慢性进展性疾病,可发生于骨、皮肤、肺或者胃。

(2) 多病灶单系统:主要见于儿童。可有发热及骨和皮肤病灶。

(3) 多病灶多系统:Letterer - Siwe 综合征(婴儿的暴发性恶性淋巴瘤)[3],Hand - Schüller - Christian 病[尿崩症(由于侵及垂体柄)、突眼(眶内肿瘤)和溶骨性病变(尤其是颅骨)]。

这部分主要讨论单病灶朗格汉斯细胞组织细胞增多症,也称嗜酸性肉芽肿。

■ 临床表现

通常好发于青年,70%的病人年龄<20 岁。在一项包括 26 例病人的病例研究中[3],年龄范围是 18 个月至 49 岁(平均值:16 岁)。

最常见的症状:有压痛、逐渐增大的颅骨占位(>90%)。可以无症状,因其他原因行颅骨 X 线平片检查时偶然发现。血液检查除 1 例嗜酸性粒细胞增多(23%)外,均为正常。

顶骨是最常见的发生部位(42%),其次为额骨(31%)[3](有些病例研究表明额骨是最常见的发生部位)。

■ 评估

• 颅骨 X 线片

典型 X 线表现:颅骨的突起性病变,圆形或椭圆形,无骨质硬化,边界清楚,同时累及内外板(病变发生于板障间隙),边缘通常为斜面。病变中央偶尔可见骨性密度(罕见,但有诊断意义),邻近颅骨无异常血管,无骨膜反应。与血管瘤的区别在于无"日光放射"表现。

• CT 扫描

典型表现:骨破坏区内的软组织肿块,中央为高密度[4]。与表皮样囊肿的区别在于病灶周围没有高密度的硬化区。

■ 病理

大体:粉灰色至紫色病变,突出于颅骨表面,侵犯骨膜。26 例病人中有 1 例侵犯但未穿透硬脑膜。

显微镜下:网状纤维网中含有大量组织细胞、嗜酸性粒细胞和多核细胞。无感染的证据。

■ 治疗

有自行退化的倾向,然而,大多数单发病变需经刮除术治疗。多发病变常侵犯颅骨以外的部位,通常采用化疗和(或)低剂量放疗的方法治疗。对放疗非常敏感。

■ 预后

平均随访 8 年,8 名病人(31%)出现新的病变,其中 5 名病人年龄<3 岁(可能是 Letterer - Siwe 综合征的一种形式,因此对年轻病人应密切随诊)。1 例局部复发,其他复发病例累及了其他骨(包括颅骨、股骨、腰椎)或脑组织(包括下丘脑,表现为尿崩症和生长延迟)。

50.1.6 脊索瘤

■ 概述

要 点

1. 骶骨或斜坡的原发性恶性肿瘤,复发率高。

2. 组织学：具有特征性的含空泡细胞(细胞内含有黏蛋白)。

3. 通常生长缓慢，对放疗不敏感。

4. 治疗选择：广泛性完全切除(分块切除有增加转移的风险)，质子束放疗可能有效。

原始脊索(正常情况下分化为椎间盘的髓核)残余物来源的肿瘤，很少见(发生率约 0.51/100 万)。可以发生于神经轴上具有脊索残余物的任何部位，不过多数肿瘤好发于原始脊索的两端：35% 发生在颅内[5]，位于蝶枕区(斜坡)；53% 发生在脊柱，位于骶尾区[6]。偶尔也发生于骶骨上方的脊柱[7]。占颅内肿瘤的不到 1%，原发脊柱肿瘤的 3%。转移率低(5%～20%)[9]，但手术后复发率高，可达 85%，因此术后常采用积极的放疗。

■ 病理

组织学上，这些肿瘤具有低度恶性。然而，由于难以完全切除、复发率高和能够发生转移(通常较晚)，因此表现出较高的恶性行为。肿瘤生长缓慢，能够局部浸润和造成骨质破坏。大约 10% 的骶部肿瘤发生转移，转移通常发生较晚，且发生于多次切除术后，最常见的转移部位为肺、肝和骨。向纤维肉瘤或恶性纤维组织细胞瘤进行恶性转化的情况罕见。含空泡细胞在组织学上是具有特征性的空泡细胞，可能代表着超微结构中细胞质内的黏液空泡。

■ 影像学表现

通常表现为溶骨性骨质破坏，常伴钙化[10]。CT 增强扫描可以强化[10]。少数情况下可表现为硬化性脊椎[11]("象牙椎")。

■ 颅内脊索瘤

颅内脊索瘤的发病高峰是 50～60 岁。年龄＜30 岁的病人罕见[12]。男、女发病率基本相同。

鉴别诊断：主要与颅底的其他软骨性肿瘤鉴别(与其他枕大孔区肿瘤的鉴别诊断见章节 89.2.4)。

1. 软骨肉瘤。

2. 软骨瘤。

临床表现：通常引起脑神经麻痹(通常为动眼神经或展神经)。

■ 脊柱脊索瘤

• 概述

主要发生在骶尾区。与颅内脊索瘤不同，骶部脊索瘤男性占绝大多数[5]，病人年龄更大。脊索瘤占骶骨原发性骨肿瘤的 50% 以上，可引起疼痛、括约肌功能障碍或局部神经根受压的症状。偶尔可向头端延伸，进入腰椎管内。前方通常以骶前筋膜为界，仅有极少数侵犯直肠壁[13]。直肠指检时可在骶骨与直肠之间触及一个坚硬、固定的肿块。

- **评估**

特征性影像学表现：骶骨中线部位数个节段被破坏，其前方存在软组织肿块，有时伴有小钙化灶。CT 和 MRI 显示骨质破坏。X 线平片通常难以显示。MRI 也可显示软组织肿块。

开放手术或 CT 引导下经皮后方穿刺活检可明确诊断。应避免经直肠穿刺活检，因为可能出现直肠转移[14]。

胸部 CT 和骨扫描：除外转移灶，用于肿瘤分期。

- **治疗**

◎ **手术**

尽管可能只有短期效果，但广泛完全切除加术后放疗仍是常用的最佳方案。最好避免进行减压术，因为进入瘤内会引起肿瘤播散进而导致复发。C2 脊索瘤通常难以广泛完全切除[15]。

骶部脊索瘤：手术方式的选择取决于肿瘤的浸润范围。肿瘤可能浸润至臀部肌肉，必要时需要切除受累肌肉，可能需要带蒂腹直肌皮瓣修复。如果需要切除直肠或期望行骶骨切除术，可能需要行结肠造瘘术[16]。

S3 尾侧脊索瘤，多数学者认为后方入路即可获得满意的暴露。对于更靠近头侧的病变，一些人提倡前后方联合入路，然而，也可以单独采用后方入路治疗这些病变[16]。

骶骨切除的副作用：如果受肿瘤侵犯的最头端的神经根在 S2 水平以下，那么膀胱和直肠功能正常的概率约为 50%[16]。如果受肿瘤侵犯的最头端的神经根在 S1 水平或 S1 水平以上，那么大多数将会出现膀胱控制功能受损和排便障碍[16]。

◎ **放疗**

完全切除手术（即使是最低限度的）可以获得最佳治疗效果，有时与大剂量放疗联合使用[7,17]（常规放疗联合姑息性或减瘤性手术并不能阻止肿瘤复发[17]，但可延缓复发[17]）。早期放疗可以延长生存期[18]。出于对脊髓放射性损伤方面的考虑，骶尾区放疗的剂量（45～80 Gy）可高于颈椎区（45～55 Gy）。调强放疗（IMRT）和立体定向放射外科也已被应用[15]。质子束疗法单独使用[9]或与高能 X 线（光子）疗法联合使用[19,20]可能比单独使用常规放疗更有效。然而，质子束疗法需要到少数有回旋加速器的单位去实施（美国：Boston，或 Loma Linda，California），由于所采用的阶梯疗法通常需要大约 7 周时间，因此可能难以安排。

◎ **化疗**

伊马替尼（Imatinib，Gleevec®）（一种酪氨酸激酶抑制剂）有抗肿瘤效应[21]。

- **预后**

平均生存期 6.3 年[15]。

50.2　非肿瘤性颅骨病变

50.2.1　概述

包括：

1. 骨硬化症（见章节 91.8.2）。

2. 颅骨 Paget 病。

3. 额骨内板骨质增生（见下文）。

4. 纤维性结构不良（见章节 50.2.3）。

50.2.2　额骨内板骨质增生症

■ 概述

鉴别诊断见章节 89.10.7。额骨内板骨质增生（HFI）是一种良性病变，表现为额骨内板的不规则、结节样增厚，几乎均为双侧发生。中线处的大脑镰嵌入部位不受影响。单侧病变在文献中也有报道[22]，对于这些病例，必须排除其他病变，如脑膜瘤、钙化的硬膜外血肿、骨瘤、纤维性结构不良、硬膜外的纤维性肿瘤[23]或 Paget 病。

■ 流行病学

HFI 在总人群中的发病率为 1.4%～5%[22]。女性多见（女∶男可高达9∶1），老年女性的发病率可达 15%～72%。文献中报道了许多可能的相关情况（多数未经证实），其中大多数情况为代谢性，因此又名"代谢性颅病"。相关情况包括：

1. Morgagni 综合征（又称为 Morgagni‑Stewart‑Morel 综合征）：头痛、肥胖、男性化和神经精神疾病（包括智力低下）。

2. 内分泌异常：

（1）肢端肥大症[24]（见章节 45.6.2）（激素水平升高）。

（2）高催乳素血症[2]。

3. 代谢异常：

（1）高磷酸酯酶血症。

（2）肥胖。

4. 弥漫性特发性骨质增生（DISH）（见章节 74.5）。

■ 临床表现

HFI 可无任何症状，因其他原因行影像学检查时偶然发现。HFI 引起的症状和体征包括：高血压、癫痫发作、头痛、脑神经功能缺陷、痴呆、易激惹、抑郁、癔症、易疲劳和精神迟钝。据统计，HFI 病人头痛的发生率比总人群高[25]。

■ 评估

在某些特定病例中，为排除上述因素，需要进行下列血液检查：测定生长激素、催乳素、磷酸盐、碱性磷酸酶（以排除 Paget 病）。

颅骨 X 线平片显示额骨增厚，中线部位不受累是病变的特征性表现。偶尔可延伸至顶骨和枕骨。

CT 显示病变通常引起骨质增厚 5～10 mm，但有文献报道增厚最大可达 4 cm。

骨扫描：HFI 通常表现为中度摄取（通常不如骨转移灶的摄取强）。另外，[111]In 白细胞扫描（常用于检测隐性感染）表现为核素聚集（假阳性）[26,27]。

■ 治疗

尽管大多数出版的医学刊物中的相关描述性文献主要是 20 世纪早中期，但是对于症状可能是由 HFI 所引起者，文献中几乎没有治疗方面的报道。有一篇文献报道成功切除了增厚骨质，没有发生硬膜粘连，术后癔症的症状得到改善[22]。

50.2.3　纤维性结构不良(FD)

■ 概述

通常情况下是良性病变，正常骨被纤维性结缔组织所代替（恶性变的发生率<1%）。不遗传。大多数病变发生于肋骨或颅面骨，特别是上颌骨。

■ 受累征象

1. 单骨性：最常见。

2. 多骨性：此型中 25% 的病人骨骼受累>50%，伴有相关骨折和骨骼畸形。

3. McCune - Albright 综合征（内分泌障碍；牛奶咖啡斑，此斑好发于中线一侧，比神经纤维瘤病中的斑更加不规则（见章节 35.1.2）；纤维性结构不良；性早熟，主要发生于女孩）的一部分及其变异类型。

■ 临床表现

FD 的临床表现包括：

1. 偶然发现（无症状）。

2. 局部疼痛。

3. 局部肿胀（少数情况下会出现与动脉瘤性骨囊肿相似的明显变形）或畸形。

4. 发生于长骨时容易引起病理性骨折。

5. 脑神经受累：包括累及颞骨时，由于外听道闭塞所引起的听力丧失。

6. 癫痫发作。

7. 33% 的病例血浆碱性磷酸酶水平升高，血钙正常。

8. 颅骨病变表面所覆盖的头发色素加深。

9. 自发性头皮出血。

10. 少数情况下与 Cushing 综合征、肢端肥大症有关。

FD 病变的三种形式：

1. 囊性（严格意义上病变并不是真正的囊肿）：板障增宽，通常伴有外板变薄，内板很少受累。通常见于颅盖的高处。

2. 硬化性：通常发生于颅底（特别是蝶骨）和面骨。

3. 混合性：表现与囊性型相似，在透明病变中存在片状高密度区。

X 线上的毛玻璃表现是网状原始骨中的细小针状体所形成的。

■ 治疗

FD 没有治愈方法。出现畸形和其他治疗方法无效的骨痛时，可进行局部手术（大多数是整形外科手术）。引起难治性疼痛和神经系统症状的颅骨病变需要神经外科医师参与治疗。颅盖病变可通过刮除术和颅骨成形术治疗。广泛侵犯并伴有骨痛和（或）血浆碱性磷酸酶水平升高的病变可用降钙素治疗。

（徐　珑　马永刚）

参考文献

[1] Thomas JE, Baker HL. Assessment of Roentgenographic Lucencies of the Skull: A Systematic Approach. Neurology. 1975; 25:99–106

[2] Smirniotopoulos JG, Chiechi MV. Teratomas, dermoids, and epidermoids of the head and neck. Radiographics. 1995; 15:1437–1455

[3] Rawlings CE, Wilkins RH. Solitary Eosinophilic Granuloma of the Skull. Neurosurgery. 1984; 15:155–161

[4] Mitnick JS, Pinto RS. CT in the Diagnosis of Eosinophilic Granuloma. J Comput Assist Tomogr. 1980; 4:791–793

[5] O'Neill P, Bell BA, Miller JD, Jacobson I, Guthrie W. Fifty Years of Experience with Chordomas in Southeast Scotland. Neurosurgery. 1985; 16:166–170

[6] Heffelfinger MJ, Dahlin DC, MacCarty CS, et al. Chordomas and Cartilaginous Tumors at the Skull Base. Cancer. 1973; 32:410–420

[7] Boriani S, Chevalley F, Weinstein JN, et al. Chordoma of the Spine Above the Sacrum. Treatment and Outcome in 21 Cases. Spine. 1996; 21:1569–1577

[8] Wright D. Nasopharyngeal and Cervical Chordoma – Some Aspects of the Development and Treatment. J Laryngol Otol. 1967; 81:1335–1337

[9] Hug EB, Loredo LN, Slater JD, et al. Proton Radiation Therapy for Chordomas and Chondrosarcomas of the Skull Base. J Neurosurg. 1999; 91:432–439

[10] Meyer JE, Lepke RA, Lindfors KK, et al. Chordomas: Their CT Appearance in the Cervical, Thoracic and Lumbar Spine. Radiology. 1984; 153:693–696

[11] Schwarz SS, Fisher WS, Pulliam MW, Weinstein ZR. Thoracic Chordoma in a Patient with Paraparesis and Ivory Vertebral Body. Neurosurgery. 1985; 16:100–102

[12] Wold LE, Laws ER. Cranial Chordomas in Children and Young Adults. J Neurosurg. 1983; 59:1043–1047

[13] Azzarelli A, Quagliuolo V, Cerasoli S, et al. Chordoma: Natural History and Treatment Results in 33 Cases. J Surg Oncol. 1988; 37:185–191

[14] Mindell ER. Current Concepts Review. Chordoma. J Bone Joint Surg. 1981; 63A:501–505

[15] Jiang L, Liu ZJ, Liu XG, Ma QJ, Wei F, Lv Y, Dang GT. Upper cervical spine chordoma of C2-C3. Eur Spine J. 2009; 18:293–298; discussion 298-300

[16] Samson IR, Springfield DS, Suit HD, Mankin HJ. Operative Treatment of Sacrococcygeal Chordoma. A Review of Twenty-One Cases. J Bone Joint Surg. 1993; 75:1476–1484

[17] Klekamp J, Samii M. Spinal Chordomas - Results of Treatment Over a 17-Year Period. Acta Neurochir (Wien). 1996; 138:514–519

[18] Cheng EY, Özerdemoglu RA, Transfeldt EE, Thompson RC. Lumbosacral Chordoma. Prognostic Factors and Treatment. Spine. 1999; 24:1639–1645

[19] Suit HD, Goitein M, Munzenrider J, et al. Definitive Radiation Therapy for Chordoma and Chondrosarcoma of Base of Skull and Cervical Spine. J Neurosurg. 1982; 56:377–385

[20] Rich TA, Schiller A, Mankin HJ. Clinical and Pathologic Review of 48 Cases of Chordoma. Cancer. 1985; 56:182–187

[21] Magenau JM, Schuetze SM. New targets for therapy of sarcoma. Curr Opin Oncol. 2008; 20:400–406

[22] Hasegawa T, Ito H, Yamamoto S, et al. Unilateral Hyperostosis Frontalis Interna: Case Report. J Neurosurg. 1983; 59:710–713

[23] Willison CD, Schochet SS, Voelker JL. Cranial Epidural Fibrous Tumor Associated with Hyperostosis: A Case Report. Surg Neurol. 1993; 40:508–511

[24] Fulton JD, Shand J, Ritchie D, McGhee J. Hyperostosis frontalis interna, acromegaly and hyperprolactinemia. Postgrad Med J. 1990; 66:16–19

[25] Bavazzano A, Del Bianco PL, Del Bene E, Leoni V. A statistical evaluation of the relationships between headache and internal frontal hyperostosis. Res Clin Stud Headache. 1970; 3:191–197

[26] Floyd JL, Jackson DE, Carretta R. Appearance of Hyperostosis Frontalis Interna on Indium-111 Leukocyte Scans: Potential Diagnostic Pitfall. J Nucl Med. 1986; 27:495–497

[27] Oates E. Spectrum of Appearance of Hyperostosis Frontalis Interna on In-111 Leukocyte Scans. Clin Nucl Med. 1988; 13:922–923

50

51 脊髓和脊柱肿瘤

51.1 概述

15％的原发性 CNS 肿瘤位于椎管内(星形细胞瘤颅内与椎管内发生比为10∶1,室管膜瘤比例为(3～20)∶1)[1]。有关发病、预后、最佳治疗意见不一致。大多数原发 CNS 脊髓肿瘤为良性(不同于颅内肿瘤),表现为压迫而不是侵袭[2]。

51.2 脊髓肿瘤的类型

可分为三类。尽管转移癌可发生于每一类,但常位于硬膜外,以下引用的数据来自一个综合性医院,硬膜外病变在神经外科病房少见,因为很多肿瘤学家已经将其治疗,而不需要神经外科的参与。

1. 硬脊膜外(ED)(55％):起自脊髓外的椎体或硬脊膜外组织。

2. 髓外硬脊膜下(ID‐EM)(40％):起自软膜或神经根。原发性脊膜瘤与神经纤维瘤共占 ID‐EM 的 55％左右。

3. 髓内(IMSCT)(5％):起自髓内组织,侵犯破坏传导束及灰质(见章节51.5)。

51.2.1 淋巴瘤

淋巴瘤可发生于上述类型的任何一型。

1. 硬脊膜外:

(1) 转移或继发淋巴瘤:脊髓淋巴瘤最常见的形式;脊髓侵犯见于0.1％～10％的非霍奇金淋巴瘤病人。

(2) 原发脊髓硬脊膜外非霍奇金淋巴瘤:罕见,完全位于硬脊膜外,无骨质破坏。关于这种类型的存在仍有争议,一些作者认为这是腹膜后或椎体淋巴瘤向内生长。预后可能较继发性好[3]。

2. 髓内:

(1) 继发性:见章节 51.5.3。

（2）原发性：罕见（见下文）。

51.3　脊柱和脊髓肿瘤的鉴别诊断

51.3.1　概述

导致脊髓功能异常的非肿瘤性因素见第 92 章（如脊膜囊肿、硬膜外血肿、横贯性脊髓炎等）。

51.3.2　硬脊膜外肿瘤（55％）

起源于椎体或硬脊膜外组织。

1. 转移癌：占 ED 肿瘤的大多数。

（1）多数导致骨质破坏（见第 53 章）。常见的有：

1）淋巴瘤：多数为全身病变的转移（继发性），但有些是原发的（见下文）。

2）肺癌。

3）乳腺癌。

4）前列腺癌。

（2）成骨性转移癌：

1）男性：前列腺癌最常见。

2）女性：乳腺癌最常见。

2. 原发脊髓肿瘤（非常少）：

（1）脊索瘤：见章节 50.1.6。

（2）类骨质骨瘤：见章节 51.6。

（3）成骨性骨瘤：见章节 51.6。

（4）动脉瘤样骨囊肿（ABC）：为膨胀性肿瘤样溶骨性病变，由结缔组织间隔的富含血管的蜂窝状血管腔结构组成，周围由可能扩张的深层皮质骨包被。占脊柱肿瘤的 15％[4]，病因仍有争议，可能起源于之前就存在的肿瘤（包括成骨细胞瘤、骨巨细胞瘤、骨纤维异常增生症、软骨肉瘤）。或者急性骨折。在脊柱，容易侵犯脊柱的后部，发病的高峰年龄在 10～20 岁。手术通常包括病灶内刮除术，如果切除不彻底，复发率很高（25％～50％）。

（5）软骨肉瘤：一种软骨的恶性肿瘤，由小叶片状组成的伴有钙化的肿瘤。

（6）骨软骨瘤（软骨瘤）：起源于成熟透明软骨的良性肿瘤，青少年最常见。内生软骨瘤与起源于髓腔内的肿瘤类似。

（7）椎体血管瘤：见章节 51.6.4。

（8）骨巨细胞瘤：又称破骨细胞瘤，见章节 51.6.5。

（9）巨细胞肉芽肿：动脉瘤样骨囊肿的实性变种[5]。主要发生在下颌骨、上颌骨、手和足部，但是亦有病例报道涉及脊柱[5,6]。不属于真正的肿瘤，更像是反应性增生。治疗：刮除术。复发率为 22%～50%，可行再切除术。

（10）甲状旁腺功能亢进症棕色瘤。

（11）骨肉瘤：脊椎少见。

3. 其他类型：

（1）浆细胞瘤：见章节 44.3。

（2）多发骨髓瘤：见章节 44.2。

（3）单病灶朗格汉斯细胞增多症（LHC）又称嗜酸性肉芽肿：溶骨性破坏伴进行性骨塌陷。LHC 是导致扁平椎的原因之一。颈椎是最常见的受累部位。伴随全身其他疾病（Letterer‐Siwe 或 Hand‐Schuller‐Christian 病）的孤立性 LHC 采用活检加固定治疗。塌陷或压迫导致的功能缺失需要减压和（或）植骨融合。小剂量的放疗可能有效[7,8]。

（4）Ewing 肉瘤：侵袭性恶性肿瘤好发年龄为 10～20 岁。转移灶多于原发灶。治疗基本上是姑息性的：全切除＋放疗和化疗[9]。

（5）绿色瘤：白血病细胞局部浸润。

（6）血管脂肪瘤：文献报道约 60 例。

（7）神经纤维瘤：多为硬膜下，少数为硬膜外（见章节 51.4.2）。

（8）Masson 植物性血管内皮瘤[10]（见章节 49.1.7）。

51.3.3　髓外硬脊膜内肿瘤（40%）

1. 脊膜瘤：通常为硬脊膜内，但也有部分位于硬脊膜外者，完全位于硬脊膜外者占 15%。

2. 神经纤维瘤：通常为硬脊膜内，但是也存在部分位于或者完全位于硬脊膜外者。

3. 许多髓外脂肪瘤向髓内侵入。

4. 其他：仅约 4% 的转移癌侵入此间隙。

51.3.4　髓内肿瘤（5%）

1. 星形细胞瘤（见章节 51.5.3）：30%。

2. 室管膜瘤（见章节 51.5.3）：30%，包括黏液乳头状室管膜瘤。

3. 其他：30%。包括：

1）恶性胶质母细胞瘤。

2）皮样囊肿：除了一般人群，皮样囊肿以延迟闭合的形式存在于约 16% 的脊髓脊膜膨出（MM）中[11]，也有人认为是医源性原因[12]，但是，一个脊髓脊膜膨出合并皮样囊肿的新生儿病例[13]说明皮样囊肿并不是总起源于在 MM 闭合时未完全离体的真皮成分。

3）表皮样囊肿。

4）畸胎瘤。

5）脂肪瘤。

6）血管母细胞瘤(见章节 51.5.3)。

7）神经细胞瘤(髓内极少见)。

8）脊髓空洞症(非肿瘤性)。

4. 非常罕见的肿瘤：

1）淋巴瘤。

2）少突胶质细胞瘤。

3）胆脂瘤。

4）髓内转移癌：仅占脊髓转移癌的 2％。

5）孤立的脊髓纤维性肿瘤：1996 年发现，可能起源于间叶细胞，也可发生于髓外(非常少见)。经完全手术切除治疗，预后不清楚[14]。

51.4　髓外硬脊膜内脊髓瘤

51.4.1　脊膜瘤

见参考文献[15]。

■ **流行病学**

发病高峰：40～70 岁。总体女：男＝4：1，但是在腰椎节段为 1：1。82％位于胸椎，15％位于颈椎，2％位于腰椎。90％完全位于硬脊膜下，5％位于硬脊膜外，5％贯穿硬脊膜。68％位于脊髓侧方，18％位于脊髓后方，15％位于脊髓前方。多发脊膜瘤罕见。

■ **临床表现**

• **症状(见表 51-1)**

手术前症状(174 名病人中仅 1 名病人幸免)[15]。

1. 运动：

(1) 仅锥体系症状：26％。

(2) 行走需辅助：41％。

(3) 对抗重力困难：17％。

(4) 舒张-屈曲对抗重力困难：6％。

(5) 瘫痪：9％。

2. 感觉：

(1) 根性：7％。

(2) 长束：90％。

3. 括约肌功能障碍：51％。

表 51-1　脊膜瘤的症状

	起　病　时	首次手术时
局部或根性疼痛	42%	53%
运动障碍	33%	92%
感觉症状	25%	61%
括约肌功能障碍		50%

■ 预后

最短期限为 6 年的随访显示全切后复发率为 7%(复发从术后 4 年到17 年)[15]。

51.4.2　脊髓施万细胞瘤

■ 概述

> **要　点**
>
> 　　1. 生长缓慢的良性肿瘤。
> 　　2. 大多数(75%)起源于背部(感觉)神经根。
> 　　3. 早期症状通常表现为根性。
> 　　4. 全切后复发罕见(神经纤维瘤病除外)。

51

发生率：每年(0.3～0.4)/10 万。多孤立、零星发生,可能与神经纤维瘤 2 型(NF2)相关(见章节 35.1.2),但是也可伴随 1 型发生。

■ 外形

大多数完全位于硬脊膜内,但 8%～32% 可完全位于硬脊膜外[16,17],1%～19% 可横跨硬脊膜内外,6%～23% 呈哑铃状,1%位于髓内。

哑铃肿瘤：肿瘤生长过程中遇到"路障"类解剖结构,因而表现为"沙漏样"外形。不是所有哑铃肿瘤都是施万细胞瘤,如成神经细胞瘤(见章节 35.1.2)。大多数具有椎管内部、狭窄的腰部和椎管外部(神经空扩张是其特征性表现,甚至在平片上就可以看得出,并且判断其为良性病灶)三部分。狭窄的腰部也可能是由于硬脊膜收缩导致的。

Asazuma[18]等将脊髓哑铃施万细胞瘤分类如图 51-1。

Ⅰ型：具有硬脊膜内和硬脊膜外部分,局限于椎管内。硬脊膜受压迫。

Ⅱ型：完全位于硬脊膜外,亚分类有三类。Ⅱa：未超过神经孔；Ⅱb：进入椎管＋椎体旁；Ⅱc：神经孔内＋椎体旁。

Ⅲa 型：硬脊膜下＋硬脊膜外神经孔内；Ⅲb 型：硬脊膜下＋硬脊膜下椎体旁。

Ⅳ型：硬脊膜外＋椎体内。

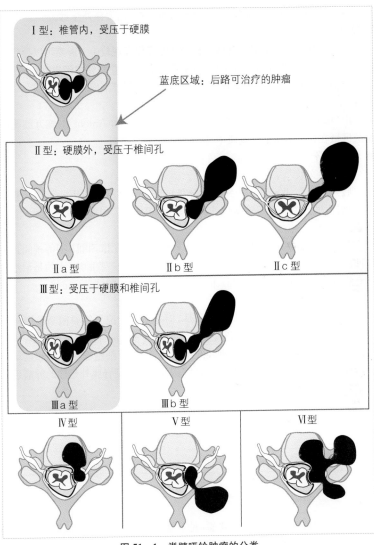

图 51 - 1　脊髓哑铃肿瘤的分类

　　改编自 Asazuma T, Yoshiaki T, Hirofumi M, et al.: Surgical strategy for cervical dumbbell tumors based on a three-dimensional classification. Spine 29 (1): E10 - 14, 2003

　　Ⅴ型: 硬脊膜外+椎弓外及椎弓侵袭。

　　Ⅵ型: 多方向骨侵袭。

　　外扩散: IF、TF 分别表示涉及的椎间孔和横突孔。

涉及 C1、C2 的施万细胞瘤：可能涉及椎动脉，需要额外注意。

■ 临床表现

病人表现为典型的局部疼痛。神经功能障碍表现较晚。肿瘤可以导致神经根病（由于压迫神经根）、脊髓病（由于压迫脊髓）、脊髓脊神经病（由于压迫神经根和脊髓）或者马尾综合征（由于位于脊髓圆锥下面）。

■ 病理

由 Antoni A（致密，交织成细长的施万细胞束）和 Antoni B（施万细胞的稀疏区域在松散的嗜酸性基质中）构成。

■ 手术入路

见参考文献[19]。

后入路：Ⅰ、Ⅱa、Ⅲa、上颈椎部分Ⅲb 和部分Ⅵ型可使用此入路。Ⅱa、Ⅲa型需行椎骨关节面切除术以达到完整的切除[18]。如后方缺损较大，需进行重建。

前入路和前/后联合入路：Asazuma[18]等建议对Ⅱb、Ⅱc 和Ⅲb 型等椎间孔外延伸部较大的肿瘤采取联合入路（超出椎动脉）。对于一些肿瘤（大约是治疗的所有病例的 10％），包括Ⅳ（2 例）、Ⅱb（1 例）、Ⅵ型（1 例）酌情进行重建。

• 神经截断

通常可以保留神经根的部分神经丛，但是某些情况下需要截断整个神经根，因为受牵连的神经丛大多已经丧失功能而且邻近的神经根可能代偿，所以可能不会有新的损伤出现。与神经纤维瘤相比，施万细胞瘤更易引起运动障碍，颈部比腰部肿瘤引起运动障碍的风险大，颈部伴硬脊膜外延伸的肿瘤引起运动障碍的风险也较高。

■ 预后

完全切除后复发罕见，除了伴有 NF2 的病人。

51.5　脊髓髓内肿瘤

51.5.1　脊髓髓内肿瘤的类型

下面列出的类型排除了转移瘤（见下文）和淋巴瘤（起源存在疑问[20]，实际上大多数是自硬脊膜外向硬脊膜内生长，见下文）。注意：在儿童，星形细胞瘤和室管膜瘤占脊髓髓内肿瘤的 90％。

1. 星形细胞瘤（非恶性）：30％［脊髓除终丝外最常见的髓内肿瘤（IMSCT）[2]］。

2. 室管膜瘤：30％。

3. 其他：30％。包括：

（1）恶性胶质母细胞瘤。

(2) 皮样囊肿。

(3) 表皮样囊肿（包括由腰椎穿刺导致的医源性囊肿）[21,22]。

(4) 畸胎瘤。

(5) 血管母细胞瘤（见下文）。

(6) 血管瘤。

(7) 神经细胞瘤（髓内极罕见）。

(8) 极罕见肿瘤：

1) 原发性淋巴瘤（文献仅有 6 例报道，均为非霍奇金淋巴瘤[23]）。

2) 少突胶质细胞瘤，仅见 38 例报道[24]。

3) 胆脂瘤。

4) 副神经节瘤。

5) 原发脊髓胚胎肿瘤（脊柱 PNET）[25]。

6) 毛细胞黏液样星形细胞瘤（见章节 37.1.9）。

7) 转移。

51.5.2 鉴别诊断

见脊髓病的鉴别诊断（见第 92 章）。

1. 肿瘤：增强扫描 91% 可见增强[26]，另外 9% 不增强的多是星形细胞瘤。增强效应与肿瘤分级无关。

2. 非肿瘤性病变：

(1) 血管病变（如 AVM）：匐行线性流空区。脊髓血管造影有助于鉴别[2]。

(2) 脱髓鞘病变（如多发硬化）：

1) 通常不超过 2 个椎体节段。

2) 多发硬化的脊髓病变多见于颈部。

(3) 炎性脊髓炎。

(4) 副肿瘤性髓鞘病。

(5) 引起躯体特定节段疼痛的疾病（如胆囊炎、肾盂肾炎、肠道病变）：呈现皮节分布，做 Valsalva 动作时加重，伴有感觉和（或）运动改变者提示脊髓或者神经根病变。经常需要通过影像学检查来进行鉴别。

(6) 椎体结构病变（如 Paget 病、骨巨细胞瘤）：见章节 51.6.5。

51.5.3 脊髓髓内肿瘤的具体类型

■ 室管膜瘤

• 概述

要　点

1. 低位脊髓、圆锥及终丝最常见的胶质瘤（大多数位于圆锥终丝的室管膜瘤是黏液乳头状室管膜瘤),常见于成人。

2. 评估:包括扫描整个神经轴(通常用增强 MRI:颈部、胸部、腰部和脑),因为可以通过 CSF 种植转移。

3. 相关囊变常见。

4. 治疗:手术切除(大多数是有包膜的)。

低位脊髓、圆锥及终丝最常见的胶质瘤(见下文),生长缓慢,良性,男性稍多;发病高峰年龄为 30～60 岁。50％以上发生于终丝,第二常见部位是颈髓。组织学:乳头型、细胞型、上皮细胞型或混合型(黏液乳头状室管膜瘤是终丝最常见的肿瘤,见下文)。46％发生囊变,可使终丝处椎管扩大[27]。常有包膜,血供少(乳头型血管丰富可出现 SAH)。82％的病人病史在 1 年以上[28]。

- **黏液乳头状室管膜瘤**

圆锥、终丝部位的室管膜瘤通常是黏液乳头状室管膜瘤,WHO Ⅰ级,通常为单发。组织学:乳头型有空泡状微囊,内含黏液、结缔组织,无间变,但偶尔可发生 CSF 种植转移(脊髓肿瘤切除后可以种植在颅内[29]),新发颅内病灶很少发生。全身性转移的病例非常罕见。神经系统外转移可发生于骶尾部皮下组织,由于室管膜细胞异位导致[30]。

沿病变边缘上下电凝分离终丝,全切除肿瘤(见章节 16.4.6),在病变上方切断终丝,以防复发。

■ 星形细胞瘤

1 岁以内少见,发病高峰在 30～60 岁,男:女=1.5:1,各年龄段良性:恶性=3:1[27]。可发生于各个节段,胸段最多见,其次是颈段;38％为囊性,通常囊液蛋白含量高。

■ 皮样和表皮样囊肿

后者在年龄小的儿童少见,女性略多,颈段和上胸段少见,常发生于圆锥。通常为髓外-硬脊膜下,但圆锥和马尾可有髓内部分(完全位于髓内者罕见)。

■ 脂肪瘤

可发生于脊髓闭合不全的交界部分(见章节 16.2.4"脂肪瘤性脊柱裂"),下面讨论不合并脊柱裂的脂肪瘤。

发病高峰年龄为 20～40 岁、50～60 岁;从学术上来说属于错构瘤;无性别差异;通常为髓外-硬脊膜下(一个亚型完全位于髓内,取代脊髓[31]),颈-胸段是最常见的好发部位。注意:与其他脊髓髓内肿瘤不同,最常见的症状是上行性单瘫或偏侧轻瘫(比较痛苦)。低位病变括约肌功能障碍常见。局部皮肤包块或凹陷常见。Malis 建议无症状的病人 1 岁时早期行次全切除[31]。仅切除骶骨外部分是不够的,因为病人髓内将产生大量的瘢痕组织,导致更加快速、严重的神经功能损伤,即使采取恰当治疗也难以挽救。

■ **血管母细胞瘤**

通常为非浸润性的,界限清楚,有囊变。33%的脊髓血管母细胞瘤病人同时合并 von Hipple - Lindau 病(见章节 43.3.3)。由于血管丰富,所以既不能切除也不能治愈,需要类似 AVM 的显微外科技术,可能需术中控制性降压。

■ **转移癌**

大多数脊髓转移癌位于硬脊膜外,文献报道只有数百例髓内转移病变[32],占有症状的脊髓转移癌的 3.4%[33],原发性肿瘤包括小细胞肺癌[34]、乳腺癌、恶性黑色素瘤、淋巴瘤、结肠癌[33,35]。很少以髓内转移灶的症状为首发临床表现。

51.5.4 临床表现

1. 疼痛:最常见的症状,几乎见于所有的脊神经根瘤(除脂肪瘤外)[21]。可能的疼痛方式:

(1) 根痛:Valsalva 试验和脊髓运动时加重,如果椎间盘突出区皮肤异常,应怀疑脊髓肿瘤(SCT)。

(2) 局部:颈背部僵硬,Valsalva 试验加重,※休息时疼痛(夜痛)提示 SCT。

(3) 脊髓(如脊髓空洞):压迫感、烧灼感、感觉缺失、非根痛,常为双侧,Valsalva 试验无影响。

2. 运动异常:

(1) 2～3 度肌力(弱)是最常见的症状,常在感觉症状不久后出现。

(2) 儿童大多有步态异常。

(3) 脊髓空洞症:提示髓内肿瘤。体征:上肢弛缓性部分瘫痪、腱反射减弱、分离性感觉缺失(见下文)。

(4) 长束受侵犯→笨拙及共济失调(与力弱不同)。

(5) 肌萎缩、抽搐、肌束震颤。

3. 非疼痛性感觉障碍:

(1) 分离性感觉缺失:痛、温觉降低,轻触觉保留(见章节 62.9.3)。脊髓髓内肿瘤此现象是否常见意见不一[2,36]。非根性感觉缺失(早期)向上扩展[37]。

(2) 感觉异常:根性或"髓内型"分布。

4. 括约肌功能障碍:

(1) 通常为泌尿生殖器括约肌功能障碍(肛门少见)→排尿困难、尿潴留、尿失禁、阳痿。圆椎或马尾病变,尤其是脂肪瘤(疼痛不明显)出现早。

(2) 1 岁以下病人腰骶部病变(皮样、表皮样囊肿)多见,故括约肌功能异常多见。

5. 其他症状:

51

（1）脊柱侧弯或斜颈。

（2）SAH。

（3）脊柱包块。

■ 症状的时间变化特点

通常开始为隐匿性，但也可突然出现（儿童良性病变偶可在数小时内加重）。常将外伤发生的时间误认为发作起始时间。病情发展分为四个阶段[38]：

1. 仅有疼痛（神经性）。

2. Brown‐Sequard 综合征。

3. 不全横断性功能障碍。

4. 完全横断性功能障碍。

注意：78%（共 23 例）的室管膜瘤、74%（共 42 例）的胶质瘤、全部 7 例皮样囊肿和 50%（共 8 例）的脂肪瘤在诊断时达到后两个阶段［在 SC 横切面和纵切面上均未受影响（圆椎病变除外，确诊时第 1 阶段更为常见）（CT 出现前的年代）］。

51.5.5 诊断

根据临床表现很难鉴别髓内、髓外硬脊膜下及硬脊膜外病变[2]。施万细胞瘤常以根部症状为首发，晚期累及脊髓；大多数髓内肿瘤位于脊髓的后侧，所以早期感觉异常明显[20]。

■ 诊断性检查

MRI：主要诊断方法。室管膜瘤强化明显并且与出血和囊变有关。有时可将水肿误认为囊肿。

X 线片：椎体破坏、椎间孔扩大、根部间距增大提示硬脊膜外脊髓肿瘤。

腰椎穿刺：蛋白升高最常见[1]，约 95%。原发性髓内肿瘤为 50～2 240 mg/dl。除脊膜瘤外葡萄糖正常。脊髓肿瘤可导致完全梗阻，以下检查支持脊髓肿瘤的诊断：

1. Froin 综合征：CSF 凝固（纤维蛋白原）和黄变。

2. Queckenstedt 试验（压迫颈静脉不能使 CSF 压力升高，在无梗阻的情况下压力会升高）。

3. 脊髓造影显示造影剂流动受阻。

脊髓造影（见章节 53.4.4）：典型表现为脊髓梭形增粗（早期可正常），与硬脊膜外肿瘤导致的滴水样（不完全梗阻）或油漆刷样（完全梗阻）改变不同，也与髓外硬脊膜下病变导致的帽口样（半月板征）改变不同。

CT：有些髓内病变可有强化。增强 CT 可鉴别髓内和髓外硬脊膜下病变（不能很好地鉴别各种髓内病变）。

脊髓血管造影：除血管母细胞瘤外（脊髓造影或 MRI 发现明显的血管影时）很少需要。MRI 常可以取代该项检查。

51.5.6　治疗

■ 概述

无症状者可以随访观察,因为手术有很大风险导致神经功能缺损。有症状的病人在确诊之后应尽可能快地行手术治疗(通常不作为急诊),因为手术效果和术前的神经功能缺损密切相关,并且随访观察是没有意义的,因为神经功能缺损是进展性的(一些是不可逆转的)[39]。

星形细胞瘤:对低级别病变而言,如果肿瘤和脊髓间存在一个分界面(如果存在,它通常由一层薄的胶质层组成,小血管及粘连组织穿入其中),则可以尝试全切[40]。对与高级别病变或者无明显分界面的低级别病变,则建议取活检或者活检加有限的切除[40]。

高级别病变术后建议放疗(联合/不联合化疗)[40]。对于完整切除的低级别胶质瘤不建议放疗[40]。

室管膜瘤:建议尝试全切。全切后不建议放疗[40]。

51.5.7　手术技巧

1. 体位:通常为俯卧位,需保护性垫护,同时固定牢靠以免术中运动诱发电位(MEP)检测时出现活动。也可使用侧斜位、坐位。

2. 若怀疑囊性组织存在,暴露脊髓后需用25G针头部分抽吸以减压(避免完全抽出囊内液体,因其可导致肿瘤定位困难)[41]。如肿瘤在其任何一端形成"帽",则无须打开覆盖在肿瘤外的硬膜,切除肿瘤即可形成引流。

3. 附加选择:

(1) 术中脊髓监测[脊髓体感诱发电位(SSEP)和MEP][42]:脊髓切开后,体感诱发电位(SEP)总是出现降级,但是与运动功能预后相关性不佳(至关重要)[43-45](比如,在脊髓切开刚开始时SEP彻底消失并不少见,但是和手术效果关系不大),并且即使术中SEP未出现异常,术后仍然有可能出现运动功能障碍[42,43];相反,即使术中SEP消失了但是术后没有出现运动功能障碍。然而,使用术中MEP监测可以改善预后的证据也并不存在[44]。

(2) 术中超声:有争议[45],一些专家支持。星形细胞瘤与脊髓组织在超声下难以鉴别,但是室管膜通常表现为高回声。

4. 为避开后正中静脉,脊髓切开可选择在背侧中线或者一侧。此外,如果已经确认肿瘤位置表浅且悬浮于中线之上,切口也可选择于此。肿瘤可能导致畸形和中线的移位,需寻找两侧背神经根入口区域来确认中线,作为根神经入口的中点。

5. 6-0丝线穿过软膜缘后轻柔牵开暴露脊髓。可用标准尺寸的"刺刀镊"轻柔分离组织。

6. 使用双极操作肿瘤/脊髓时,需充分灌注以减少双极产热对脊髓的影响。禁止使用单极电刀[41]。

7. 激光或者超声吸引器(USA)吸除肿瘤时从肿瘤内部开始直到胶质/肿瘤界面。与超声吸引器相比,激光的碳化效应可能会导致胶质/肿瘤界面难以辨认。此外,激光在吸除较大肿瘤时相对更慢。

8. 水密性良好的缝合至关重要。

手术切除要点见表 51-2。

表 51-2 手术切除要点

1. 几乎所有的 IMSCT 都需要用超声吸引器或者激光从肿瘤内部开始吸除(避免在神经组织上操作),无须在肿瘤和脊髓之间制造一个间隙面(即使是在室管膜瘤手术时)(室管膜瘤是第三常见的 IMSCT,也是唯一一个确定存在此间隙的 IMSCT)
2. 如果进行 MEP 监测,波幅降低至基线的 50% 以下时,需终止肿瘤切除

51.5.8 预后

无设计科学的关于显微外科术、激光及放疗后长期效果的研究。最初的功能缺失越少,效果越好[20]。复发与切除程度及肿瘤的生长方式有关。

室管膜瘤:全切除可改善功能,黏液乳头状室管膜瘤效果明显好于"典型"室管膜瘤[28]。术前症状轻微、病史不到 2 年及全切除的病人功能恢复最好[46]。生存期与切除程度无关。

星形细胞瘤:很少能完全切除(即使在显微镜下也不易辨认其边界)。长期效果较室管膜瘤差。4~5 年的复发率为 50%。

51.6 原发性脊柱肿瘤

51.6.1 概述

■ 肿瘤的类型

1. 转移瘤:脊髓最常见的恶性肿瘤。

(1) 常见骨转移瘤(见第 53 章):

1) 肺癌。

2) 乳腺癌。

3) 前列腺癌。

4) 淋巴瘤:大多数病例表现为全身性病变的扩散(继发性淋巴瘤),但是也有原发的(见章节 51.2.1)。

5) 浆细胞瘤(见章节 44.2)。

6) 多发骨髓瘤(见章节 44.2)。

7) 嗜酸细胞肉芽肿：见鉴别特点(见章节 51.3.2)。

(2) 可能骨转移的肿瘤：

1) 男性：前列腺癌最常见。

2) 女性：乳腺癌最常见。

(3) 尤文肉瘤：见章节 51.3.2。

(4) 绿色瘤：局部白细胞浸润。

2. 原发脊髓肿瘤(极罕见)：

(1) 良性：

1) 椎体血管瘤(见章节 51.3.2)。

2) 骨瘤(见章节 51.6.2)。

3) 成骨细胞瘤(见章节 51.6.2)。

4) 动脉瘤样骨囊肿(见章节 51.3.2)：高度血管蜂窝化的腔被一个可以扩张的壳包绕。

5) 骨软骨瘤(见章节 51.3.2)。

6) 骨巨细胞瘤(见章节 51.6.5)：又称破骨细胞瘤，为良性肿瘤，但是伴恶性行为。

(2) 恶性：

1) 软骨肉瘤(见章节 51.3.2)。

2) 脊索瘤(见章节 50.1.6)。

3) 成骨肉瘤：脊柱少见。

51.6.2　骨样骨瘤和成骨细胞瘤

■ 概述

> **要　点**
>
> 1. 都是良性骨肿瘤。
>
> 2. 组织学上相同的，主要靠体积鉴别(≤1 cm 为骨样骨瘤，>1 cm 为成骨细胞瘤)。
>
> 3. 可以发生在脊柱，导致神经症状(尤其是成骨细胞瘤)。
>
> 4. 完整切除后治愈率高。

骨良性成骨病变可分为两类：骨样骨瘤(OO)和良性成骨细胞瘤(BOB)(见表 51-3)。这两种病变组织学上难以区分，必须依靠体积和肿瘤学行为进行分辨。

特征性表现为夜间痛，服用阿司匹林可缓解(见下文)。

成骨细胞瘤是一种罕见的、良性、局部复发性肿瘤，好发于脊柱，极少数情况下可发生肉瘤变(只有一小部分病例转变为骨肉瘤[48])；血管较骨样骨瘤多[49]。

表 51-3 骨样骨瘤与良性成骨细胞瘤的比较[47]

	骨 样 骨 瘤	良性成骨细胞瘤
占原发骨肿瘤的百分比	3.2%	
占原发脊椎肿瘤的百分比	1.4%	
发生于脊柱的百分比	10%	35%
大小限制	≤1 cm	>1 cm
生长方式	局限,自限	更广泛,可突入椎管
恶变潜能	无	罕见
脊柱内位置(83 例)		
颈段	27%	25%
胸段		35%
腰段	59%	35%
椎体内位置(81 例)		
仅限椎板	33%	16%
茎突	15%	32%
关节面	19%	0
椎体	7%	5%
横突	6%	8%
棘突	5%	5%
椎弓1个以上成分	6%	19%
后部结构+椎体	0	11%

■ 鉴别诊断

症状类似,核素骨扫描摄入增加的疾病:

1. 良性成骨细胞瘤。
2. 骨样骨瘤:邻近骨硬化较 BOB 明显。
3. 成骨性肉瘤:脊柱少见。
4. 动脉瘤样骨囊肿(见章节 51.3.2):通常可见中央部骨小梁呈透亮区。
5. 单侧关节突或椎板坏死。

■ 临床表现

症状和体征见表 51-4。约 60% 出现病灶周边软化。28% 的 BOB 病人表现为脊髓功能障碍。骨样骨瘤仅 22% 出现神经功能缺失。

表 51-4 82 例病人的症状和体征[47]

症　　状	骨 样 骨 瘤(%)	良性成骨细胞瘤(%)
疼痛	100	100
疼痛运动时加重	49	74

症　　状	骨样骨瘤(%)	良性成骨细胞瘤(%)
Valsalva 动作时加重	17	36
夜痛	46	36
服阿司匹林疼痛减轻	40	25
根痛	50	44
脊柱侧凸	66	36
神经功能异常	22	54
脊髓病	0	28
力弱	12	51
肌萎缩	9	15

■ 评估

骨扫描是一种敏感的方法,一旦确定病变部位,局部 CT 及 MRI 检查能更好地显示病变。针刺活检需谨慎:如果病变结果为骨肉瘤,污染的进针隧道可能导致更差的预后。

• 骨样骨瘤

放射透亮区可有或无周围密度升高,常独立于茎突或关节面之外,断层扫描可能不能显示。

• 成骨细胞瘤

多为膨胀性、破坏性生长,17%存在中等程度的硬化,31%有密度增高区,20%周围有一钙化壳。对侧常有骨质疏松[48]。

■ 治疗

这些病变必须全切除才能获治愈。放疗的作用仍不清楚,可能无效[48]。

• 骨样骨瘤

皮质骨可变硬增厚,腔内可有肉芽肿。

• 成骨细胞瘤

易出血、质脆、红色至紫色、边界清楚。完全切除→93%疼痛完全消失。仅刮除→疼痛缓解,复发可能性更大。全切除的复发率约10%。

51.6.3　骨肉瘤

最常见的骨原发肿瘤,儿童更常见,多位于长骨的末端附近,也可发生于下颌骨、骨盆,脊柱罕见[50]。脊柱骨肉瘤通常发生在 40 多岁男性的腰骶段,有时起源于骨母细胞瘤或者 Paget 病。如果经皮穿刺活检证实骨肉瘤,污染的针道将增加外科切除的难度。预后差,中位生存期约 10 个月[50]。

51.6.4 椎体血管瘤

■ **概述**

> **要 点**
>
> 1. 最常见的原发脊柱肿瘤,良性。
>
> 2. 很少有症状($<1.2\%$),症状主要源于压缩性骨折、椎间盘突出,由骨膨胀导致的神经症状少见。
>
> 3. MRI:小病灶在 T_1 和 T_2 是高信号,大病灶有可能为低信号。CT 或者 X 线:条纹状(灯芯绒)或者蜂窝状表现。骨扫描:吸收通常不增加。
>
> 4. 治疗:偶然发现的病灶不需要常规随访。高度怀疑时要活检。治疗选择(如果有指征):放疗,栓塞,椎体成形术(优于后凸成形术)。

又称脊椎血管瘤(VH)、海绵状血管瘤、血管瘤病性血管瘤。椎体血管瘤(VH)是脊椎的一种良性病变,脊柱最常见的原发肿瘤(脊柱原发肿瘤的 $10\%\sim12\%$)。发生率为 $9\%\sim12\%$[51,52]。70% 为单发,30% 为多发(可侵犯 5 个节段,通常不连续)。腰椎及低位胸椎是最常见的发生部位,颈椎少见。约 25% 仅侵犯椎体,25% 侵犯椎弓,50% 侵犯上述两处。偶尔可见单纯的硬脊膜外病[53]。髓内生长少见[54]。通常发生于青春期后的女性。

未见恶性变的报道。血管取代正常的骨髓,产生大量硬化、首尾排列的骨小梁;有以下两种形式:海绵状(静脉的)或毛细血管性(不同的亚类与预后无关)。

■ **症状和体征**

1. 偶然发现:多数 VH 无症状,这些病人不需要随访(见下文)。

2. 出现症状者:仅有 $0.9\%\sim1.2\%$ 有症状。可能是激素的作用(未证实)使妊娠期间症状增多[55](也可能是因为血容量增多、静脉压升高)或随月经而变化,这就解释了为什么很少在青春期前的女性中发生。

(1)疼痛:偶可表现为相应节段的局部疼痛,无根痛;然而其他疾病(椎间盘突出、椎管狭窄等)引起疼痛的机会较 VH 高。

(2)进行性神经功能缺失:很少发生,常以胸髓病的形式出现,可能机制如下。

1)骨膜下(硬脊膜外)生长的肿瘤突入椎管。

2)骨质增生,茎突椎板增宽,使骨性椎管狭窄。

3)供血血管或引流静脉压迫。

4)受侵犯的椎体压缩性骨折(罕见)[56]。

5)自发性出血导致硬脊膜外血肿(罕见)[57]。

6)脊髓因"盗血"缺血。

■ **评估**

　　X 线片：典型表现为垂直方向层状或"蜂窝"样改变，至少有 1/3 的 VB 病人有此表现（图 51-2 矢状位证实了这点）。

垂直条纹

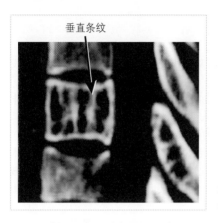

图 51-2 椎体血管瘤
在矢状位 CT 重建骨窗像上可见垂直条纹

　　骨扫描：通常无透亮区，除非出现压缩性骨折，有助于与转移癌鉴别（通常是亮点）。

　　CT：首选诊断方法。"Polka 圆点征"[58]：多发高密度点代表增厚的骨小梁交叉切面（见图 51-3）。

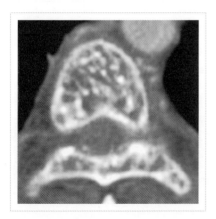

图 51-3 椎体血管瘤
轴位 CT 骨窗像显示"Polka 圆点征"

　　MRI：小的血管瘤在 T_1WI 和 T_2WI 上表现为局限性、圆形、高信号病灶。大的病灶可能是低信号，MRI 有助于鉴别静止性病变（T_1WI 和 T_2WI 混杂的高信号，可能是因为脂肪组织）和易出现临床症状的病变（T_1WI 等信号，T_2WI 高信号）。

脊髓血管造影：也有助于鉴别非进展性（相较于邻近骨血管正常或轻微增多）和症状性病变（血管中到重度增多）。治疗：如果供血动脉不加入脊髓前动脉，可术前栓塞或手术时阻断。

治疗

见参考文献[51]。

治疗指南：

1. 无症状性 VH 不需常规随访，除非出现疼痛或神经功能缺失，偶然发现的 VH 病人很少出现这些症状。

2. 活检：诊断不明确者可考虑（如高度怀疑转移癌时）。尽管病变血管丰富，但在 CT 引导下活检导致的出血未见报道。

3. 表现为疼痛或神经功能缺失的病人：

（1）放疗：对于疼痛病人可单独使用，术前辅助治疗，或未全切病变的术后辅助治疗。VH 对放疗敏感，经硬化区消减。总剂量应不超过 40 Gy 以减少放射性脊髓病的危险。疼痛的改善可能需要几个月到几年的时间，且无影像学证据表明治疗有效。

（2）栓塞：缓解疼痛的速度较放疗快，也可用作术前的辅助治疗。如果主要的根动脉被栓塞，则有引起脊髓梗死的危险（见章节 2.4）。

（3）脊椎成形：见章节 66.3.3，效果比后凸成形术好，因为后凸成形术会损害骨小梁。

（4）手术：对于疼痛性病变上述治疗失败者或伴进行性神经功能缺失的病变，选择手术治疗（见下文）。

手术治疗

适应证上面已提出，治疗建议见表 51 - 5。

表 51 - 5　VH 手术治疗的建议[51]

VH 影响范围	入　　路	术后放疗？
仅后部结构	经后方入路全切除	全切除不需要
椎管前方受压	经前路椎体次全切除＋内固定术	
VB 受累但无扩张 ST 位于椎管侧方	椎板切除，同时切除软组织	序列 CT 随访，若 VB 或 ST 受侵犯，则给予放疗
前后方椎体附件广泛受侵袭，伴周围骨质膨胀，无 ST 压迫	椎板切除	放疗或 CT 密切随访，如果 ST 处复发或进行性 VB 受侵犯，则给予放疗
广泛侵犯伴 ST 压迫	经前路椎体次全切除＋内固定术	
VB：椎体；ST：VH 的软组织成分		

手术主要危险：失血，脊柱不稳，神经功能缺失（术中或术后硬脊膜外血肿）。次全切除复发率为 $20\%\sim30\%$，通常在 2 年之内复发。次全切除＋放疗的病人复发率可降低至 7%。

51.6.5　骨巨细胞瘤

又称为破骨细胞瘤（起源破骨细胞）。与动脉瘤样骨囊肿类别相同。通常见于青春期病人，一般为良性病变，绝大多数位于膝和腕部。那些易引起神经外科医师注意的是发生在颅骨（特别是颅底，尤其是蝶骨）的病变或脊柱的病变（约 4% 发生于椎间盘）。

■ 病理

溶骨伴骨质塌陷。多数为良性，伴假恶性行为（复发常见，可以发生肺部转移）。

■ 评估

软组织最好用 MRI 检查。脊柱 CT 非常重要，可以评估骨损害程度以及制订手术方案。检查包括胸 CT，因为可能有肺转移。

■ 治疗

瘤内刮除，在可能的情况下术前可栓塞。这种治疗的复发率（即使是次全切除）只有 20% 左右。放疗的治疗作用目前仍存在争论[7]，因为有可能恶性变（因此 RXT 仅用于不能切除的病变）。次全切除后使用破骨抑制药物（如氨羟二磷酸二钠，见章节 74.1.8）可使一些病人获得良好的控制。

切除后残余肿瘤可考虑再次切除。

冷冻手术：液氮冷冻手术已经应用于长骨病变。但是其神经外科应用受限，考虑可能损伤邻近神经结构（脑、脊髓）且可能导致骨折，尽管已经应用于骶骨的报道[59]。

需要密切随访，因为该病有复发倾向。初始每隔 3 个月复查 CT 或 MRI。

（徐　珑　马永刚）

参考文献

[1] Kopelson G, Linggood RM, Kleinman GM, et al. Management of Intramedullary Spinal Cord Tumors. Radiology. 1980; 135:473–479

[2] Adams RD, Victor M. In: Intraspinal Tumors. Principles of Neurology. 2nd ed. New York: McGraw-Hill; 1981:638–641

[3] Lyons MK, O'Neill BP, Kurtin PJ, Marsh WR. Diagnosis and Management of Primary Spinal Epidural Non-Hodgkin's Lymphoma. Mayo Clin Proc. 1996; 71:453–457

[4] Liu JK, Brockmeyer DL, Dailey AT, Schmidt MH. Surgical management of aneurysmal bone cysts of the spine. Neurosurg Focus. 2003; 15

[5] Suzuki M, Satoh T, Nishida J, Kato S, Toba T, Honda T, Masuda T. Solid variant of aneurysmal bone cyst of the cervical spine. Spine. 2004; 29:E376–E381

[6] Neviaser JS, Eisenberg SH. Giant cell reparative

granuloma of the cervical spine; case report. Bull Hosp Joint Dis. 1954; 15:73–78

[7] Dunn EJ, Davidson RI, Desai S, The Cervical Spine Research Society Editorial Committee. In: Diagnosis and Management of Tumors of the Cervical Spine. The Cervical Spine. 2nd ed. Philadelphia: JB Lippincott; 1989:693–722

[8] Menezes AH, Sato Y. Primary Tumors of the Spine in Children - Natural History and Management. Concepts Pediatr Neurosurg. 1990; 10:30–53

[9] Grubb MR, Currier BL, Pritchard DJ, et al. Primary Ewing's Sarcoma of the Spine. Spine. 1994; 19:309–313

[10] Porter DG, Martin AJ, Mallucci CL, et al. Spinal Cord Compression Due To Masson's Vegetant Intravascular Hemangioendothelioma: Case Report. J Neurosurg. 1995; 82:125–127

51

[11] Scott RM, Wolpert SM, Bartoshesky LE, Zimbler S, Klauber GT. Dermoid tumors occurring at the site of previous myelomeningocele repair. J Neurosurg. 1986; 65:779–783
[12] Storrs BB. Are dermoid and epidermoid tumors preventable complications of myelomeningocele repair? Pediatr Neurosurg. 1994; 20:160–162
[13] Ramos E, Marlin AE, Gaskill SJ. Congenital dermoid tumor in a child at initial myelomeningocele closure: an etiological discussion. J Neurosurg Pediatrics. 2008; 2:414–415
[14] Metellus P, Bouvier C, Guyotat J, Fuentes S, Jouvet A, Vasiljevic A, Giorgi R, Dufour H, Grisoli F, Figarella-Branger D. Solitary fibrous tumors of the central nervous system: clinicopathological and therapeutic considerations of 18 cases. Neurosurgery. 2007; 60:715–22; discussion 722
[15] Solero CL, Fornari M, Giombini S, Lasio G, Oliveri G, Cimino C, Pluchino F. Spinal meningiomas: review of 174 operated cases. Neurosurgery. 1989; 25:153–160
[16] Seppala MT, Haltia MJ, Sankila RJ, Jaaskelainen JE, Heiskanen O. Long-term outcome after removal of spinal schwannoma: a clinicopathological study of 187 cases. J Neurosurg. 1995; 83:621–626
[17] Conti P, Pansini G, Mouchaty H, Capuano C, Conti R. Spinal neurinomas: retrospective analysis and long-term outcome of 179 consecutively operated cases and review of the literature. Surg Neurol. 2004; 61:34–43; discussion 44
[18] Asazuma T, Toyama Y, Maruiwa H, Fujimura Y, Hira-bayashi K. Surgical strategy for cervical dumbbell tumors based on a three-dimensional classification. Spine. 2004; 29:E10–E14
[19] Gottfried ON, Binning MJ, Schmidt MH. Surgical Approaches to Spinal Schwannomas. Contemp Neurosurg. 2005; 27:1–8
[20] Stein B. Intramedullary Spinal Cord Tumors. Clin Neurosurg. 1983; 30:717–741
[21] Stern WE. Localization and Diagnosis of Spinal Cord Tumors. Clin Neurosurg. 1977; 25:480–494
[22] DeSousa AL, Kalsbeck JE, Mealey J, et al. Intraspinal Tumors in Children. A Review of 81 Cases. J Neurosurg. 1979; 51:437–445
[23] Hautzer NW, Aiyesimoju A, Robitaille Y. Primary Spinal Intramedullary Lymphomas: A Review. Ann Neurol. 1983; 14:62–66
[24] Alvisi C, Cerisoli M, Giuloni M. Intramedullary Spinal Gliomas: Long Term Results of Surgical Treatment. Acta Neurochir. 1984; 70:169–179
[25] Kumar R, Reddy SJ, Wani AA, Pal L. Primary spinal primitive neuroectodermal tumor: case series and review of the literature. Pediatr Neurosurg. 2007; 43:1–6
[26] White JB, Miller GM, Layton KF, Krauss WE. Nonenhancing tumors of the spinal cord. J Neurosurg Spine. 2007; 7:403–407
[27] Dorwart RH, LaMasters DL, Watanabe TJ, Newton TH, Potts DG. In: Tumors. Computed Tomography of the Spine and Spinal Cord. San Anselmo: Clavadal Press; 1983:115–131
[28] Mork SJ, Loken AC. Ependymoma: A Follow-Up Study of 101 Cases. Cancer. 1977; 40:907–915
[29] Tzerakis N, Georgakoulias N, Kontogeorgos G, Mitsos A, Jenkins A, Orphanidis G. Intraparenchymal myxopapillary ependymoma: case report. Neurosurgery. 2004; 55
[30] Helwig EB, Stern JB. Subcutaneous sacrococcygeal myxopapillary ependymoma. A clinicopathologic study of 32 cases. Am J Clin Pathol. 1984; 81:156–161
[31] Malis LI. Intramedullary Spinal Cord Tumors. Clin Neurosurg. 1978; 25:512–539
[32] Smaltino F, Bernini FP, Santoro S. Computerized Tomography in the Diagnosis of Intramedullary Metastases. Acta Neurochir. 1980; 52:299–303
[33] Edelson RN, Deck MDF, Posner JB. Intramedullary Spinal Cord Metastases. Neurology. 1972; 22:1222–1231
[34] Murphy KC, Feld R, Evans WK, et al. Intramedullary

Spinal Cord Metastases from Small Cell Carcinoma of the Lung. J Clin Onc. 1983; 1:99–106
[35] Jellinger K, Kothbauer P, Sunder-Plassmann, et al. Intramedullary Spinal Cord Metastases. J Neurol. 1979; 220:31–41
[36] Stein B. Surgery of Intramedullary Spinal Cord Tumors. Clin Neurosurg. 1979; 26:473–479
[37] Sebastian PR, Fisher M, Smith TW, et al. Intramedullary Spinal Cord Metastasis. Surg Neurol. 1981; 16:336–339
[38] Nittner K, Olivecrona H, Tonnis W. Handbuch der Neurochirurgie. New York: Springer-Verlag; 1972:1–606
[39] Post KD, Stein BM, Schmidek HH, Sweet WH. In: Surgical Management of Spinal Cord Tumors and Arteriovenous Malformations. Operative Neurosurgical Techniques. 3rd ed. Philadelphia: W.B. Saunders; 1995:2027–2048
[40] Nadkarni TD, Rekate HL. Pediatric Intramedullary Spinal Cord Tumors: Critical Review of the Literature. Childs Nerv Syst. 1999; 15:17–28
[41] Greenwood J. Surgical Removal of Intramedullary Tumors. J Neurosurg. 1967; 26:276–282
[42] Morota N, Deletis V, Constantini S, et al. The Role of Motor Evoked Potentials During Surgery for Intramedullary Spinal Cord Tumors. Neurosurgery. 1997; 41:1327–1336
[43] Kothbauer P, Deletis V, Epstein FJ. Intraoperative Spinal Cord Monitoring for Intramedullary Surgery: An Essential Adjunct. Pediatric Neurosurgery. 1997; 26:247–254
[44] Albright AL. Intraoperative Spinal Cord Monitoring for Intramedullary Surgery: An Essential Adjunct? Pediatric Neurosurgery. 1998; 29
[45] Albright AL. Pediatric Intramedullary Spinal Cord Tumors. Childs Nerv Syst. 1999; 15:436–437
[46] Guidetti B, Mercuri S, Vagnozzi R. Long-Term Results of the Surgical Treatment of 129 Intramedullary Spinal Gliomas. J Neurosurg. 1981; 54:323–330
[47] Janin Y, Epstein JA, Carras R, et al. Osteoid Osteomas and Osteoblastomas of the Spine. Neurosurgery. 1981; 8:31–38
[48] Amacher AL, Eltomey A. Spinal Osteoblastoma in Children and Adolescents. Childs Nerv Syst. 1985; 1:29–32
[49] Lichtenstein L, Sawyer WR. Benign Osteoblastoma. J Bone Joint Surg. 1964; 46A:755–765
[50] Shives TC, Dahlin DC, Sim FH, Pritchard DJ, Earle JD. Osteosarcoma of the spine. J Bone Joint Surg Am. 1986; 68:660–668
[51] Fox MW, Onofrio BM. The Natural History and Management of Symptomatic and Asymptomatic Vertebral Hemangiomas. J Neurosurg. 1993; 78:36–45
[52] Healy M, Herz DA, Pearl L. Spinal Hemangiomas. Neurosurgery. 1983; 13:689–691
[53] Richardson RR, Cerullo LJ. Spinal Epidural Cavernous Hemangioma. Surg Neurol. 1979; 12:266–268
[54] Cosgrove GR, Bertrand G, Fontaine S, et al. Cavernous Angiomas of the Spinal Cord. J Neurosurg. 1988; 68:31–36
[55] Tekkök IH, Açikgöz B, Saglam A, Önol B. Vertebral Hemangioma Symptomatic During Pregnancy – Report of a Case and Review of the Literature. Neurosurgery. 1993; 32:302–306
[56] Graham JJ, Yang WC. Vertebral Hemangioma with Compression Fracture and Paraparesis Treated with Preoperative Embolization and Vertebral Resection. Spine. 1984; 9:97–101
[57] Kosary IA, Braham J, Shacked I, Shacked R. Spinal Epidural Hematoma due to Hemangioma of Vertebra. Surg Neurol. 1977; 7:61–62
[58] Persaud T. The polka-dot sign. Radiology. 2008; 246:980–981
[59] Marcove RC, Sheth DS, Brien EW, Huvos AG, Healey JH. Conservative surgery for giant cell tumors of the sacrum. The role of cryosurgery as a supplement to curettage and partial excision. Cancer. 1994; 74:1253–1260

51

52 脑转移瘤

52.1 概述

要 点

1. 脑转移瘤是临床上最常见的脑肿瘤。

2. 出现神经功能症状时,70％的病人行 MRI 显示多发。

3. 对于既往有癌症病史的病人如果出现颅内的单发占位,都应行组织病理学检查,尽管 11％的病人不是转移瘤。

4. 尽管病人最长的中位生存期为 8 个月(和胶质母细胞瘤类似),但仍然有长期生存者。

52.2 脑转移瘤的特点

脑转移瘤是临床上最常见的脑肿瘤,占脑肿瘤的半数稍多一些(如果仅考虑影像学检查结果,则脑转移瘤约占 30％)。在美国,每年新发的脑转移瘤病例>170 000 例[1],而原发性脑肿瘤约为 17 000 例。有 15％～30％的癌症病人发生脑转移[2]。在无癌症病史的病人中,15％的病人以脑转移病灶作为首发症状。在这些病人中,43％～60％X 线胸片(CXR)检查可见异常[3,4](显示原发性支气管肺癌或其他肿瘤转移至肺)。

在 9％的病例中,脑转移灶是唯一可发现的转移灶。只有 6％的儿童病人发生脑转移。

脑转移的途径通常为血源性,但也可通过局部蔓延转移。

单发转移瘤:

1. CT:得到神经科诊断时,50％的病例在 CT 上表现为单发病变[5,6](见章节 52.7)。

2. MRI:如果上述病人进行 MRI 检查,则单发病变的比例<30％[7]。

3. 尸检:脑转移病人约 1/3 为单发,1％～3％的单发病变发生于脑干[8]。

脑转移瘤的发病率升高可能与许多因素有关:

1. 癌症治疗方法的改善使得癌症病人的生存期延长[9]。

2. CT 和(或)MRI 等检查手段使得 CNS 肿瘤的检出率提高。

3. 许多全身应用的化疗药物不能很好地透过血-脑屏障(BBB),使得此处成为肿瘤生长的"避难所"。

4. 一些化疗药物可以短暂地削弱 BBB 的功能,使得肿瘤发生 CNS 种植转移。

52.3   原发性中枢神经系统肿瘤的转移

52.3.1   经 CSF 途径转移

可经 CSF 途径转移的肿瘤包括(当这些肿瘤转移至脊髓时,常被称为"脱落转移灶"):

1. 高级别胶质瘤(10%～25%)(见章节 36.7)。

2. 原始神经外胚层肿瘤(PNET),尤其是髓母细胞瘤(见章节 40.2.2)。

3. 室管膜瘤(11%)(见章节 38.3)。

4. 脉络丛肿瘤(见章节 38.5)。

5. 松果体区肿瘤:

(1) 生殖细胞肿瘤(见章节 40.1.3)。

(2) 松果体细胞瘤和松果体母细胞瘤(见章节 40.1.3)。

6. 罕见:

(1) 少突胶质细胞瘤(约 1%)(见章节 38.1)。

(2) 血管母细胞瘤(见章节 43.1.1)。

(3) 原发性 CNS 黑色素瘤(见章节 43.2)。

52.3.2   神经系统以外的转移

尽管大多数 CNS 肿瘤不向全身转移,但下列肿瘤可能会向神经系统外转移:

1. 髓母细胞瘤(小脑 PNET):发生神经系统外转移最常见的原发性颅内肿瘤。可转移至肺、骨髓、淋巴结、腹部。

2. 脑膜瘤:极少数可转移至心脏和肺。

3. 恶性星形细胞瘤极少数情况下可全身转移。

4. 室管膜瘤。

5. 松果体母细胞瘤。

6. 脑膜肉瘤。

7. 脉络丛肿瘤。

8. 经 CSF 途径转移的肿瘤(见上文)可经 CSF 分流途径转移(比如,经

VP 分流转移至腹膜或经 VA 分流血行转移),但这种转移的概率很小[10]。

52.4 脑转移瘤的部位

颅内转移瘤可以是脑实质性的(约 75%),也可表现为侵犯软脑膜的癌性脑膜炎(见章节 52.10)。80% 的单发转移灶位于大脑半球。

脑实质转移灶以外侧裂后方颞、顶、枕叶交界区附近发生率最高(可能是由于肿瘤性栓子转移至大脑中动脉末梢所致)[11]。许多转移灶好发于灰质和白质交界处。

小脑也是发生颅内转移瘤的常见部位,占单发脑转移瘤的 16%。脑转移瘤是成人颅后窝最常见的肿瘤。因此"成人颅后窝的单发病变首先考虑脑转移瘤"。肿瘤可经脊髓的硬脊膜外静脉丛(Batson 静脉丛)和椎静脉转移至颅后窝。

52.5 脑转移瘤病人的原发性肿瘤

52.5.1 概述

在美国,准确确定脑转移瘤的来源非常困难,因为缺少详细的编码。在 Sloan-Kettering 癌症中心接受尸检的 2 700 多例成人原发性肿瘤病人中,脑转移瘤的来源如表 52-1 所示。儿童脑转移瘤的来源见表 52-2。

表 52-1　成人脑转移瘤的来源

原发肿瘤	比例
肺癌	44%
乳腺癌	10%
肾(肾细胞)癌[a]	7%
胃肠道肿瘤	6%
黑色素瘤[b]	3%
未确定	10%

a 一种罕见肿瘤,常发生脑转移(20%～25%)
b 在年龄较大的病例组中占 16%[13]

表 52-2　儿童脑转移瘤的来源

神经母细胞瘤
横纹肌肉瘤
Wilm 瘤

52

在成人中,肺癌和乳腺癌占脑转移瘤的50％以上。

部分病人以颅内转移瘤为首发症状(原发灶未发现),这类病人与已知原发灶的病人(脑内病灶数量相同)相比向脑外转移的概率增加[14],大概有26％的病人发现不了原发灶[14]。Sloan-Kettering癌症中心各种原发肿瘤的脑转移尸检发生率见表52-3。

表 52-3　特定原发肿瘤的脑转移尸检发生率

原　发　肿　瘤	脑转移的发生率
肺癌	21％
乳腺癌	9％
黑色素瘤	40％
淋巴瘤	1％
霍奇金	0
非霍奇金	2％
胃肠道	3％
结肠癌	5％
胃癌	0
胰腺癌	2％
泌尿生殖系统	11％
肾(肾细胞)癌	21％
前列腺癌*	0
睾丸肿瘤	46％
宫颈癌	5％
卵巢癌	5％
骨肉瘤	10％
神经母细胞瘤	5％
头颈部肿瘤	6％

* 不常见,但也会出现

52.5.2　肺癌

脑转移瘤中肺癌最常见,常为多发。肺部原发灶可能很小,以致难以发现。

尸检表明,小细胞肺癌(SCLC)和非鳞癌、非小细胞肺癌病人中脑转移的发生率高达50％[15]。

■ 小细胞肺癌(SCLC)

又称为"燕麦细胞"癌,是一种神经内分泌肿瘤。95％发生于气道近端,通常位于主支气管或肺叶支气管。发病年龄(27～66 岁)一般较其他肺癌病人小。肿瘤的发生与吸烟关系密切。中位生存期：6～10个月。可分为两期：

1. 局限性：局限于胸部某处，可被一个放疗范围所包括。

2. 广泛性：转移至胸外，或胸内病变不能被一个放疗范围所包括。

尽管 SCLC 仅约占原发性肺癌的 20%，但它比其他支气管源性细胞类型的肺癌更易发生脑转移（SCLC 确诊后生存超过 2 年的病人 80% 发生脑转移）[9]。

- **治疗**

对放疗非常敏感。

可疑脑转移：预防性脑放疗（PCI）和全脑放疗（WBXRT）能减少症状转移和延长生存期（无病生存期）[16,17]。常用 25 Gy，分 10 次给予。

脑转移：病变较大、威胁病人生命时手术切除，否则可行放疗。脑内多发 SCLC：放疗（初始剂量 30 Gy，分 10 次给予）＋化疗。

原发癌的治疗：通常不切除；放疗＋化疗。

初始治疗后脑转移复发：20 Gy，分 10 次给予。

■ 非小细胞肺癌（NSCLC）

包括：腺癌（最常见的 NSCLC）、大细胞肺癌、鳞状细胞癌、支气管肺泡癌。对 NSCLC 病人的回顾性分析发现，肺部病灶完全切除后，6.8% 的首次复发在脑内[15]。采用经典的 TNM 系统进行分期。预后比 SCLC 好。

原发癌的治疗：

Ⅰ、Ⅱ、ⅢA 级：手术切除。

更高级别（例如：远处转移，排除单发脑转移）：放疗＋化疗。

■ 已知肺部原发肿瘤的分期研究

1. PET 扫描：能够发现小的恶性病变。有助于确定 NSCLC 的原发灶是否能够切除；对 SCLC 的初始评估没有帮助。

2. 胸部 CT：通常包括肾上腺和肝脏（因此不需进行腹部和盆腔 CT 检查）。

3. 骨扫描。

4. 脑：CT 或 MRI。

如果怀疑新发现的脑部病变是肺癌转移灶，从脑部占位中取得组织之前，应先对肺部病变进行活检（如果技术上可行），除外 SCLC。

52.5.3 黑色素瘤

■ 概述

黑色素瘤在男性癌症中居第五位，女性癌症中居第七位，发病率在增加。黑色素瘤最常见的转移部位有皮肤、视网膜、脑（原发 CNS 黑色素瘤，见章节 43.2）和甲床。大约 14% 的黑色素瘤不能确定原发部位[18]。极难发现的原发部位包括眼内、胃肠道黏膜。

临床研究发现 10%～70% 的黑色素瘤可出现脑转移，其中 70%～90% 经活检证实病人死于黑色素瘤脑转移。病人脑转移的神经系统症状常在发现原发灶后 14 个月出现。一旦发现黑色素瘤脑转移灶,病人的中位生存期≤6 个月[19-21],且 94％的病例死于脑转移瘤[22]。有一小部分病人生存期>3 年,这些病人的转移灶为单发、手术能够切除,而且除转移灶外无其他内脏病变。

▨ 评估

转移性黑色素瘤在影像学上通常累及软脑膜/蛛网膜,常合并出现脑出血。

CT:由于黑色素的缘故,在非增强 CT 上密度可能比脑组织高。增强扫描时强化不如其他转移瘤(比如支气管肺癌)常见。

MRI:T_2WI 信号减低,瘤体四周水肿明显。黑色素瘤病人头部 T_1WI 颅内占位增强高度提示黑色素瘤转移。

全身性检查:是否全身系统转移决定了 70％黑色素瘤脑转移病人的生存期。检测是否有全身转移的方法有胸部、腹部、盆腔 CT 及骨扫描,在出现临床症状显示肿瘤转移时,PET 扫描比 CT 敏感性更高[23],但除外脑转移,头部 MRI 在发现脑转移上比 CT 或 PET 更敏感。

▨ 治疗

• 手术适应证

1. 当病人的全身系统疾病进展缓慢或者没有全身性疾病,CNS 转移灶在 1～4 个并且可以全部切除时,可能长期生存。

2. 当颅内转移病变不能全切或病人合并不可控全身系统疾病时,手术可在以下情况下作为备选:

(1)减轻症状:如肿瘤压迫引发疼痛。

(2)危及生命时:如巨大占位,第四脑室受压。

(3)肿瘤合并出血,出现血块压迫症状。

• 全脑放疗(WBXRT)

黑色素瘤对放疗有抵抗,WBXRT 只能延长病人 2～3 个月生存期,仅适用于颅内多发转移的病人,此时的肿瘤已经无法全切或行 SRS 治疗。

• 立体定向放射外科(SRS)

适应证:病变≤4 个,且每个病变直径≤3 cm,不适合手术切除,全身系统累计较少或病变处于静息状态。相对禁忌证:合并出血,病变较大,瘤体四周水肿明显。

• 化疗

1. 烷化剂:

(1)氮烯唑胺:治疗黑色素瘤的金标准药,效果和新用于口服的替莫唑胺类似,有效率为 10％～20％。

(2)福莫司汀:在Ⅱ期试验中表现出有前景,但是在Ⅲ期试验中仅有 6％有反应(而氮烯唑胺是 0％)[24]。

2. 免疫治疗：

(1) 伊匹单抗：细胞毒性 T 淋巴细胞相关抗原-4(CTLA-4)的单克隆抗体。对不需要皮质醇类激素的病人更有效。

(2) 白细胞介素-2(IL-2)：在脑转移瘤中活性较低，由于毛细血管渗血，故未经治疗或者未控制的脑转移有水肿和出血的风险，不建议这样的病人尝试。

3. BRAF 激酶抑制剂：抑制 BRAF 激酶(一种参与细胞分裂分化的酶)，在有 BRAF 基因突变的肿瘤中有作用(与野生型 BRAF 相对)。原癌基因突变在黑色素瘤中常见。

(1) 达拉菲尼：正在进行 II 期临床试验(NCT01266967)[28]。

(2) 威罗菲尼：在重症病人效果好。正在进行 II 期临床试验(NCT01378975)[29]。

4. 抗 PD-1 药物(PD-1 程序性细胞死亡受体的单克隆抗体)：派姆单抗(Keytruda)对高级别或者对其他药物无反应、无法切除的黑色素瘤有效[30]。

转移至脑的黑色素瘤的治疗规范见图 52-1[31]。KPS 评分＜70 分的病人(见章节 88.1)不适合手术治疗。

要点：

1. 有进展性全身性疾病：在治疗脑转移瘤前首先治疗全身性疾病。

2. 没有全身性疾病或者病灶数 1~4 个(基于 Bindal 的文章[32])，如果病灶位置容易达到，则可以全部切除。可选择 SRS。

■ 预后

1. 单发颅内转移瘤(任何类型)，F@%(0,0,0,0)KPS 评分＞70 并且没有颅外疾病，手术＋放疗的中位生存期是 40 周；如果仅放疗，中位生存期仅 15 周。

2. 对于黑色素瘤，回顾性研究提示，如果脑内所有病灶都能得到治疗，则无论是手术治疗还是放疗都有效(可能存在选择偏倚)[34-37]。

3. 黑色素瘤预后不良的因素：

(1) 脑内转移灶＞3 个[20]。

(2) 颅外疾病诊断后脑内病灶继续发展[20]。

(3) 乳酸脱氢酶大于正常的 2 倍[21]。

(4) 骨转移[21]。

(5) 多发颅内转移和广泛的内脏疾病。

52.5.4 肾细胞癌

又称为肾上腺样瘤，侵犯 CNS 之前，通常伴有肺、淋巴结、肝、骨(对骨高度亲和)、肾上腺和对侧肾转移(因此这种肿瘤很少表现为孤立的脑转移瘤)。检查病人是否有血尿、腹痛，触诊或行 CT 检查寻找腹部包块。对放疗有效率

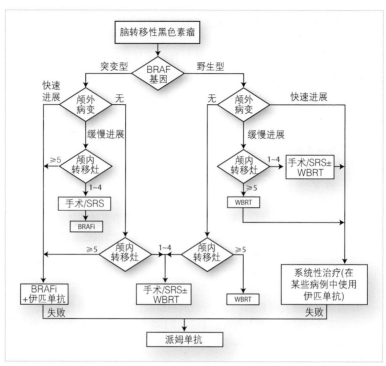

图52-1　脑转移性黑色素瘤病人的推荐治疗方案(修订版[31])

约 10%。

52.5.5　食管癌

基于 26 例病人的分析,中位生存期是 4.2 个月。单发颅内转移灶、KPS评分较高并且手术治疗的病人预后较好。

52.6　临床表现

和大多数脑肿瘤一样,脑转移瘤病人的症状和体征通常发展缓慢,与血管事件(缺血性或出血性梗死)起病突然且缓解很慢的特点不同;与放电事件(癫痫发作)起病突然且缓解迅速的特点也不同。根据临床表现无法鉴别肿瘤是原发瘤还是转移瘤。

体征和症状包括:

1. 占位效应和(或)CSF 引流受阻(脑积水)引起 ICP 升高,导致出现以下症状：

(1) 头痛(H/A)：最常见的症状，发生率约 50%。

(2) 恶心、呕吐。

2. 局灶性神经功能缺陷：

(1) 肿瘤和(或)瘤周水肿压迫脑实质所致(比如无感觉障碍的单瘫)。

(2) 脑神经受压所致。

3. 癫痫发作：仅发生于约 15% 的病例。

4. 精神状态改变：抑郁、嗜睡、淡漠、意识错乱。

5. 提示 TIA(称为"肿瘤性 TIA")或卒中的症状，可能是因为：

(1) 肿瘤细胞堵塞血管。

(2) 瘤内出血，转移性黑色素瘤、绒毛膜癌和肾细胞癌尤其多见[40] (见章节 87.5.7 出血性脑肿瘤)，也可由血小板计数减少引起。

52.7 评估

52.7.1 影像学检查(CT 或 MRI)

CT 上转移瘤一般表现为"非复杂"病灶(圆形，边界清楚)，通常发生于灰/白质交界处。特征性表现为：明显白质水肿("指状水肿")，从肿瘤向脑组织深部延伸，通常比原发性(浸润性)脑肿瘤所引起的水肿重。当出现多发病变时(脑部 CT 或 MRI 片上见到多发转移灶)，可使用 Chamber 规则——"谁数得最多谁正确"。转移灶常有强化，必须与环形强化的病变进行鉴别诊断。

MRI 比 CT 更敏感，特别是对于颅后窝病变(包括脑干)。CT 上表现为单发性转移灶的病例约有 20% 在 MRI 上可以发现多发转移灶[2]。多方位投影也有助于手术计划的制订。

52.7.2 腰椎穿刺

当有颅内占位时做腰椎穿刺(LP)相对禁忌(排除占位性病变后可考虑进行此项检查)。对于诊断癌性脑膜炎可能最有帮助(见章节 52.10)，对诊断淋巴瘤也有作用。

52.7.3 转移瘤检查方案

取得脑部病变的组织之前：根据影像学检查或手术活检怀疑为转移性病变时，应该寻找原发病灶并对其他病变进行评估，因为可以为活检提供可选择的位点并指导治疗(比如，广泛转移瘤要避免侵入性治疗)，所需进行的检查包括：

1. 胸部、腹部和盆腔 CT(胸部 CT 比 CXR 敏感)：对原发以及额外的肿

52

瘤进行评估(对肺、肾上腺、肝脏等,CT 已经取代了胸片)。

2. 放射性核素骨扫描:针对骨痛病人或容易引起骨转移的肿瘤(尤其是前列腺癌、乳腺癌、肾细胞癌、甲状腺癌和肺癌)。

3. 女性摄乳房 X 线片。

4. 男性前列腺抗原(PSA)检查。

5. PET 扫描:能够发现小的恶性病变。

未明确原发灶的癌症(CUP):如果转移检查(如上所述)是阴性的,那么脑转移瘤的病理检查会提示特发的原发部位。

肺部的小细胞癌转移至脑部是最常见的情况[神经内分泌染色阳性(见章节 34.7.2)]。

腺癌:肺为最常见的原发部位,其他来源有胃肠道、乳腺。即使进行广泛的评估,仍然有 88% 的原发灶是隐匿的[41]。免疫组织化学检查已经被用来试图确认原发灶,但其有效性存在疑问。

52.8 治疗

52.8.1 概述

即使获得最佳治疗,脑转移瘤病人的中位生存期也仅为 26～32 周,因此大多数治疗都是姑息性治疗(各种治疗方法的比较见章节 52.9)。

52.8.2 明确诊断

注意:有癌症病史(过去 5 年内)且脑部 CT 及 MRI 异常的病人中,11%不是脑转移瘤[33]。鉴别诊断包括:原发脑肿瘤(多形性胶质母细胞瘤、低级别星形细胞瘤)、脓肿、非特异性炎症反应。如果考虑采用非手术治疗(如化疗或放疗),应进行活检以明确诊断。

52.8.3 治疗决策

■ 预测

这是至关重要的,因为任何治疗决定都取决于总体预后。

RTOG RPA:即放射治疗肿瘤组回归分割分析分类(Radiation therapy oncology group recursive partitioning analysis classification)[42](见表 52-4)(来自 1 200 例接受放疗的脑转移瘤病例)。结论:对于预后,肿瘤具体类型、诊断后的时间长短等因素不及 KPS 评分重要(见第 88 章)。

脑黑色素转移瘤的 RPA 应用仍有争议(既有支持的[43],又有反对的[37])。

RPA 第 3 类病人在接受很多治疗后无获益,而第 1 类病人更易获益。大部分病人为第 2 类,是否获益不明确。

表 52 - 4 脑转移瘤的 RPA 分类

RPA 类型	描　述	中位生存期(月)[a]
1	KPS[b] 评分≥70 分 且年龄<65 岁 且已得到控制[c]或不存在原发肿瘤且脑内转移癌的唯一部位	7
2	其他所有[d]	4
3	KPS 评分<70 分	2

a 病人行放疗
b KPS 评分(见章节 88.1)
c 已得到控制:经过 3 个月以上的观察,疾病较稳定
d 非 RPA 1 型及 3 型

■ 治疗方案的选择

表 52-5 列出了治疗建议的总结(详细情况见后面的章节)。

表 52 - 5 脑转移瘤的治疗建议[a]

临床情况		治疗
原发灶不明或未确诊		对于几乎所有病人均考虑手术切除或立体定向活检
未控制的广泛性全身转移癌、预期寿命明显缩短和(或)体力状态较差者(KPS 评分≤70 分)(见第 88 章)		活检(如上所述)+WBRT 或不治疗
全身病变稳定,KPS 评分>70 分		
单发转移灶	出现症状、大型或可到达部位的病变	手术切除+WBRT
	无症状、小型或无法到达部位的病变	WBRT±SRS 辅助
多发转移灶	其中一个大型病变危及生命或引起占位效应时	手术切除大型病变+对剩余病灶行 WBRT
	病变≤3 个:有症状且能被切除	手术+WBRT 或 SRS+WBRT
	病变≤3 个:无法切除	WBRT 或 SRS+WBRT
	病变>3 个:占位效应不需手术	WBRT

a 根据文献改编[45]

52

此外,对于患有系统性疾病(如肾细胞癌或黑色素瘤)适合白介素-2(IL-2)化疗,且存在可手术全切除颅内转移灶的病人,由于有报道称这种药物与转移癌一样可引起严重的脑水肿,因此也可以考虑手术切除。

52.8.4　药物治疗

■ 初始治疗

1. 抗惊厥类药物:比如左乙拉西坦(Keppra®)初始剂量是 500 mg 口服或静脉给药,每 12 小时一次。颅后窝病变通常不需要。

2. 皮质激素类药物:许多症状是由瘤周水肿(主要是血管源性水肿)引起的,使用激素后24~48 小时内可缓解。但缓解不是永久性的,而且长期使用激素可出现副作用(见章节 34.4.1)。

用法:症状明显且未曾使用过激素的病人的常用剂量:地塞米松(Decadron®)10~20 mg,静脉给药,随后 6 mg 静脉给药,每 6 小时一次,用2~3 天,然后改为 4 mg 口服,每天 4 次。一旦症状得到控制,则在症状无恶化的情况下逐渐减量至2~4 mg 口服,每天 3 次。

3. H₂受体拮抗剂(如雷尼替丁 150 mg 口服,每 12 小时一次)或质子泵抑制剂(奥美拉唑)。

■ 化疗

脑部化疗的局限性在章节 34.5.4 进行了讨论。如果脑部影像学检查发现了小细胞癌的多发病灶,则首选治疗是放疗加化疗。

52.8.5　放疗

■ 概述

注意:并非癌症病人的所有脑部病变都是转移瘤(见上文)。

不考虑手术的病人,激素和放疗可缓解头痛,约 50% 的病例症状改善或完全缓解[46]。但对于大多数病人而言,脑部病变并未得到局部控制,他们常常死于脑部病变的进展。

被认为对全脑放疗(WBRT)"敏感"的肿瘤见表 52-6。

表 52-6　对 WBXRT"敏感"的脑转移瘤

敏 感 度	肿　瘤
敏感[33]	小细胞肺癌 生殖细胞肿瘤 淋巴瘤 白血病 多发性骨髓瘤
中度敏感	乳腺癌

续　表

敏 感 度	肿 瘤
中度抵抗	结肠癌 非小细胞肺癌
高度抵抗[a]	甲状腺癌 肾细胞癌(10%有反应) 恶性黑色素瘤 肉瘤 腺癌

a 对于这一类,SRS 可能优于 WBXRT

常用剂量为 30 Gy,2 周内分 10 次进行。使用这一剂量放疗,11%生存 1 年的病人和 50%生存 2 年的病人出现了严重痴呆。

■ 预防性头颅照射

手术切除 SCLC 后,预防性头颅照射可以减少脑部病变复发,但对生存率无影响[47]。

■ 术后放疗

转移性病变开颅术后通常建议行 WBRT[48],尤其是小细胞肺癌,因为推测肿瘤的"微小转移灶"可能遍布全脑[注意:某些治疗中心不常规进行术后 WBRT(除非原发肿瘤对于放疗非常敏感,比如 SCLC),而是对病人定期进行影像学检查随访,当发现转移瘤时才进行放疗]。

最佳治疗剂量仍存在争议。早期文献建议无论是否进行手术,都给予总剂量 30~39 Gy,2~2.5 周内完成(每次 3 Gy)[49]。对于生存期较短的病人,由于不至于出现放疗的远期副作用,因此可以接受这一方案。近来,建议采用更低剂量以减少神经毒性,每天 1.8~2.0 Gy[50]。这一低剂量治疗方案使得脑转移瘤的复发率升高[51]。由于需要 50 Gy 的剂量才能对微转移灶达到控制 90%以上,因此有些人采用 45~50 Gy WBRT,外加瘤床照射,使总治疗剂量达 55 Gy,所有的每日剂量均为 1.8~2.0 Gy[52]。

• 立体定向放射外科

缩小肿瘤的作用不一致。一些回顾性研究显示其效果和手术相当[53],一些研究则相反[54]。立体定向放射无法获得组织学检查,不适合病变大于 3 cm 的病人,见章节 52.9.6。

52.8.6　手术治疗

■ 单发病变

单发病变手术切除的适应证:
1. 原发病变静止。
2. 病变位于手术可到达的部位。
3. 病变出现症状或威胁生命。

4. 已知原发性肿瘤对放疗相对不敏感(很少对未治疗的 SCLC 脑转移瘤进行手术切除,因为这种肿瘤对放疗敏感)。

5. 复发性 SCLC,放疗后。

6. 诊断不明:还可以考虑活检,比如立体定向活检。

如果病人全身病变进展和(或)具有明显的神经功能缺陷,则可能不适宜手术切除[55]。另外,对于新近得到诊断的肿瘤病人,进行开颅术可能会使全身性治疗推迟数周,因此而引起的疾病蔓延也是需要考虑的因素。

■ 多发病变

多发转移瘤病人的生存情况通常不如单发转移瘤的病人[50]。多发转移瘤通常采用放疗,而不进行手术。然而,如果能够完全切除所有转移灶,那么即使是多发性转移瘤,手术切除后的生存情况也与单发转移瘤手术切除后类似[32](总结另见表 52−5)。如果不能完全切除(即不能切除所有转移灶,或其中 1 个或 1 个以上的病灶只能部分切除),则手术并不能改善生存情况,因此建议仅采用放疗。一次手术切除 1 个以上转移灶与仅切除单个转移灶相比,前者死亡率的增高没有统计学意义。

多发转移瘤的手术适应证[56]:

1. 存在一个特定病变,引起症状和(或)危及生命(危及生命的病变包括颅后窝肿瘤和大型颞叶肿瘤),且病变位于手术可以到达的部位。手术只是姑息性治疗,用于减少病变引起的症状/威胁。

2. 能够被完全切除的多发病变(见上文)。

3. 诊断不明(比如原发病灶不明确):考虑立体定向活检。

■ 立体定向活检

下列情况可考虑:

1. 不适宜手术的病变,包括没有明确诊断的病例和深部病变、多发小病灶。

2. 不适宜手术的病人:

(1)身体情况差。

(2)神经功能差。

(3)全身性疾病活动或广泛。

3. 为明确诊断:

(1)当可能存在其他诊断时:比如,无其他部位的转移瘤,原发癌与脑转移瘤的发生间隔时间长等。

(2)尤其是对于那些计划采用非手术治疗的病人(见上文)。

■ 术中考虑手术切除

多数病变位于大脑表面或者通过硬脊膜,对于不位于大脑表面或不显而易见的皮层下病变,术中可应用 B 超或立体定向技术定位。

转移瘤通常有明确的界限,因此可以从正常脑组织剥离那一间隙,达到全部切除。

52.9 预后

52.9.1 概述

表 52 - 7 列出了生存情况好的相关因素,这些因素与治疗无关。另外,转移灶越多,预后越差[45]。在一些研究中,即使采用最佳治疗,中位生存期也仅有大约 6 个月。从这个角度看,脑转移瘤比胶质母细胞瘤更严重。

表 52 - 7 提示预后良好的因素(与治疗方法无关)

1. Karnofsky 评分 * >70 分
2. 年龄<60 岁
3. 仅有脑转移(无全身其他部位转移)
4. 无原发病灶或原发病灶得到控制
5. 发生脑转移与原发性肿瘤得到确诊的时间间隔>1 年
6. 脑转移灶数目较少
7. 女性

* Karnofsky 评分(见第 88 章)可能是最重要的预后因素;评分为 100 分的病人中位生存期>150 周

52.9.2 自然病程

出现神经系统症状或体征时,不接受治疗的病人的中位生存期约为 1 个月[57]。

52.9.3 皮质激素

单独使用激素(用于控制水肿)可使生存期延长[58]到 2 个月(注意:这一结论基本上是根据 CT 检查出现前的数据得出的,因此当时肿瘤的体积可能比目前研究中肿瘤的体积大)。

52.9.4 WBRT

WBRT+激素治疗可使生存期延长至 3～6 个月[32]。50％的死亡病例死于颅内病变进展。

52.9.5 手术切除±WBRT

术后采用 WBRT,肿瘤的复发率明显降低且复发时间延迟[48]。辅助性使用 WBRT 并不能延长生存期。许多病例还额外出现了认知功能丧失,采用 WBRT 后,病人很少能够自理。

33例手术切除单个转移灶＋术后 WBRT 的病人[60]，中位生存期为8个月，1年生存率为44％。如果没有全身性肿瘤，1年生存率可达81％。如果存在全身性肿瘤（活动性或不活动性），1年生存率为20％。单发脑转移瘤病人和无活动性全身性肿瘤的病人预后最好[46,55]。手术完全切除后，6个月内无复发或新的脑实质转移灶出现，主要死亡原因是 CNS 外肿瘤的进展。一项随机试验证实，手术切除＋WBRT 与单独使用 WBRT 相比，单发转移灶病人的寿命延长、生活质量改善（中位生存期为40周∶15周）[33]。手术死亡率为4％（与仅用放疗组30天的死亡率大致相同）。仅采用 WBRT 治疗的病人死于脑转移灶者多于接受手术的病人。手术完全切除且术后采用 WBRT 治疗后，22％的病人在术后1年出现复发性脑肿瘤[50]。这一结果好于仅进行手术而未行放疗的病人（文献报道的失效率分别为46％[50]和85％[644]）。

52.9.6 立体定向放射外科(SRS)

目前尚无比较手术与 SRS 治疗效果的随机研究。回顾性研究提示 SRS 与手术效果类似[53,61]。然而，一项前瞻性（非随机，采用回顾性配对）研究[54]发现，SRS 治疗的中位生存期为7.5个月，手术治疗的中位生存期为16.4个月，而且 SRS 组死于脑部疾病的概率更高（死于 SRS 治疗的病灶而不是新病灶）。有文献报道局部控制率约为88％，还有一项研究建议 SRS 后使用 WBRT 能够获得更好的局部控制[62]。

使用 SRS＋WBRT 后，精确计算出的1年控制率为75％～80％，与手术＋WBRT 的效果类似[45]。然而，SRS 在缩小肿瘤体积方面的作用并不可靠。

52.9.7 多发转移灶

手术完全切除多发转移灶的病人与手术切除单发转移灶的病人生存情况类似[32]（见上文）。

52.10 癌性脑膜炎

52.10.1 概述

癌性脑膜炎(CM)又称为(软)脑膜癌病(LMC)。全身性肿瘤病人尸检的发现率达8％。48％的病人首先表现为 CM 而无原发肿瘤的症状。最常见的原发肿瘤为乳腺癌、肺癌，然后是黑色素瘤[63]。鉴别诊断必须包括淋巴瘤性脑膜炎（见章节44.1）。

52.10.2 临床情况

神经系统内多部位同时出现症状。多发脑神经功能障碍很常见（可达

94%,最常见的为第Ⅶ、Ⅱ、Ⅴ、Ⅵ对脑神经),常为进展性。最常见的症状:头痛、精神状态改变、嗜睡、癫痫发作、共济失调。非梗阻性脑积水也很常见。"水滴状转移灶"病人可出现疼痛性神经根病。

52.10.3 诊断

■ 腰椎穿刺

头颅 CT 或 MRI 检查排除了占位病变之后进行。尽管首次腰椎穿刺结果可能正常,但 95% 以上的病例会逐渐出现 CSF 异常。

CSF 应进行下列检查:

1. 细胞学检查,寻找恶性细胞(为了对 CM 进行充分评估,约需要 10 ml)。如果结果为阴性,应进行重复检查(第一次检查的阳性率为 45%,6 次腰椎穿刺后阳性率可逐渐升高至 81%)。可能需要用微孔滤器过滤 CSF。

2. 细菌和真菌培养(包括不常见的微生物,如隐球菌)。

3. 肿瘤标志物:癌胚抗原、α 甲胎蛋白。

4. 蛋白质、葡萄糖:蛋白质含量升高是最常见的异常表现。大约 1/3 的病人葡萄糖可低至 40 mg/dl。

■ MRI

增强 MRI 对于显示脑膜强化更为敏感[64]。

■ CT

可显示(轻度)脑室扩张,基底池强化。大脑凸面受累时可出现脑沟强化。

■ 脊髓造影

脊髓种植转移("脱落转移灶")在脊髓造影中可产生充盈缺损。

52.10.4 生存情况

未治疗的病人:<2 个月。放疗+化疗:中位生存期为 5.8 个月(范围:1~29 个月)。化疗可采用鞘内给药。大约半数病人死于 CNS 受累,另一半病人死于全身性病变。

(徐 珑 马永刚)

52

参考文献

[1] Johnson JD, Young B. Demographics of brain metastasis. Neurosurg Clin N Am. 1996; 7:337–344

[2] Mintz AP, Cairncross JG. Treatment of a Single Brain Metastasis. The Role of Radiation Following Surgical Excision. JAMA. 1998; 280:1527–1529

[3] Voorhies RM, Sundaresan N, Thaler HT. The Single Supratentorial Lesion: An Evaluation of Preoperative Diagnosis. J Neurosurg. 1980; 53:364–368

[4] Patchell RA, Posner JB. Neurologic Complications of Systemic Cancer. Neurol Clin. 1985; 3:729–750

[5] Zimm S, Galen L, Wampler GL, et al. Intracerebral Metastases in Solid-Tumor Patients: Natural History

and Results of Treatment. Cancer. 1981; 48:384–394

[6] DeAngelis LM. Management of Brain Metastases. Cancer Invest. 1994; 12:156–165

[7] Davis PC, Hudgins PA, Peterman SB, Hoffman JC. Diagnosis of Cerebral Metastases: Double-Dose Delayed CT versus Contrast-Enhanced MR Imaging. AJNR. 1991; 12:293–300

[8] Weiss HD, Richardson EP. Solitary Brainstem Metastasis. Neurology. 1978; 28:562–566

[9] Nugent JL, Bunn PA, Matthews MJ, et al. CNS Metastses in Small-Cell Bronchogenic Carcinoma:

Increasing Frequency and Changing Pattern with Lengthening Survival. Cancer. 1979; 44:1885–1893

[10] Berger MS, Baumeister B, Geyer JR, Milstein J, et al. The Risks of Metastases from Shunting in Children with Primary Central Nervous System Tumors. J Neurosurg. 1991; 74:872–877

[11] Kindt GW. The Pattern of Location of Cerebral Metastatic Tumors. J Neurosurg. 1964; 21:54–57

[12] Gavrilovic IT, Posner JB. Brain metastases: epidemiology and pathophysiology. J Neurooncol. 2005; 75:5–14

[13] Vieth RG, Odom GL. Intracranial Metastases and their Neurosurgical Treatment. J Neurosurg. 1965; 23:375–383

[14] Agazzi S, Pampallona S, Pica A, Vernet O, Regli L, Porchet F, Villemure JG, Leyvraz S. The origin of brain metastases in patients with an undiagnosed primary tumour. Acta Neurochir (Wien). 2004; 146:153–157

[15] Figlin RA, Piantadosi S, Feld R, et al. Intracranial Recurrence of Carcinoma After Complete Resection of Stage I, II, and III Non-Small-Cell Lung Cancer. N Engl J Med. 1988; 318:1300–1305

[16] Auperin A, Arriagada R, Pignon JP, Le Pechoux C, Gregor A, Stephens RJ, Kristjansen PE, Johnson BE, Ueoka H, Wagner H, Aisner J. Prophylactic cranial irradiation for patients with small-cell lung cancer in complete remission. Prophylactic Cranial Irradiation Overview Collaborative Group. N Engl J Med. 1999; 341:476–484

[17] Slotman B, Faivre-Finn C, Kramer G, Rankin E, Snee M, Hatton M, Postmus P, Collette L, Musat E, Senan S. Prophylactic cranial irradiation in extensive small-cell lung cancer. N Engl J Med. 2007; 357:664–672

[18] Solis OJ, Davis KR, Adair LB, et al. Intracerebral Metastatic Melanoma: CT Evaluation. Comput Tomogr. 1977; 1:135–143

[19] Zakrzewski J, Geraghty LN, Rose AE, Christos PJ, Mazumdar M, Polsky D, Shapiro R, Berman R, Darvishian F, Hernando E, Pavlick A, Osman I. Clinical variables and primary tumor characteristics predictive of the development of melanoma brain metastases and post-brain metastases survival. Cancer. 2011; 117:1711–1720

[20] Davies MA, Liu P, McIntyre S, Kim KB, Papadopoulos N, Hwu WJ, Hwu P, Bedikian A. Prognostic factors for survival in melanoma patients with brain metastases. Cancer. 2011; 117:1687–1696

[21] Staudt M, Lasithiotakis K, Leiter U, Meier F, Eigentler T, Bamberg M, Tatagiba M, Brossart P, Garbe C. Determinants of survival in patients with brain metastases from cutaneous melanoma. Br J Cancer. 2010; 102:1213–1218

[22] Sampson JH, Carter JH, Friedman AH, Seigler HF. Demographics, Prognosis, and Therapy in 702 Patients with Brain Metastases from Malignant Melanoma. J Neurosurg. 1998; 88:11–20

[23] Swetter SM, Carroll LA, Johnson DL, Segall GM. Positron emission tomography is superior to computed tomography for metastatic detection in melanoma patients. Ann Surg Oncol. 2002; 9:646–653

[24] Avril MF, Aamdal S, Grob JJ, Hauschild A, Mohr P, Bonerandi JJ, Weichenthal M, Neuber K, Bieber T, Gilde K, Guillem Porta V, Fra J, Bonneterre J, Saiag P, Kamanabrou D, Pehamberger H, Sufliarsky J, Gonzalez Larriba JL, Scherrer A, Menu Y. Fotemustine compared with dacarbazine in patients with disseminated malignant melanoma: a phase III study. J Clin Oncol. 2004; 22:1118–1125

[25] Guirguis LM, Yang JC, White DE, Steinberg SM, Liewehr DJ, Rosenberg SA, Schwartzentruber DJ. Safety and efficacy of high-dose interleukin-2 therapy in patients with brain metastases. J Immunother. 2002; 25:82–87

[26] Lochead R, McKhann G, Hankinson T, et al. High dose systemic interleukin-2 for metastatic melanoma in patients with treated brain metastases. J Immunother. 2004; 27

[27] Majer M, Jensen RL, Shrieve DC, Watson GA, Wang M, Leachman SA, Boucher KM, Samlowski WE. Biochemotherapy of metastatic melanoma in patients with or without recently diagnosed brain metasta-

ses. Cancer. 2007; 110:1329–1337

[28] ClinicalTrials.gov identifier: NCT 01266967. A Study of GSK 2118436 in BRAF Mutant Metastatic Melanoma to the Brain (Break MB). 2014

[29] ClinicalTrials.gov identifier: NCT 01378975. A Study of Vemurafenib in Metastatic Melanoma Patients With Brain Metastases. 2015

[30] U.S. Food and Drug Administration (FDA), . FDA approves Keytruda for advanced melanoma. 2014

[31] Carlino MatteoS, Fogarty GeraldB, Long GeorginaV. Treatment of Melanoma Brain Metastases: A New Paradigm. The Cancer Journal. 2012; 18:208–212

[32] Bindal RK, Sawaya R, Leavens ME, Lee JJ. Surgical Treatment of Multiple Brain Metastases. J Neurosurg. 1993; 79:210–216

[33] Patchell RA, Tibbs PA, Walsh JW, Young B, et al. A Randomized Trial of Surgery in the Treatment of Single Metastases to the Brain. N Engl J Med. 1990; 322:494–500

[34] Vecht CJ, Haaxma-Reiche H, Noordijk EM, Padberg GW, Voormolen JH, Hoekstra FH, Tans JT, Lambooij N, Metsaars JA, Wattendorff AR, et al. Treatment of single brain metastasis: radiotherapy alone or combined with neurosurgery? Ann Neurol. 1993; 33:583–590

[35] Sampson JH, Carter JH, Jr, Friedman AH, Seigler HF. Demographics, prognosis, and therapy in 702 patients with brain metastases from malignant melanoma. J Neurosurg. 1998; 88:11–20

[36] Fife KM, Colman MH, Stevens GN, Firth IC, Moon D, Shannon KF, Harman R, Petersen-Schaefer K, Zacest AC, Besser M, Milton GW, McCarthy WH, Thompson JF. Determinants of outcome in melanoma patients with cerebral metastases. J Clin Oncol. 2004; 22:1293–1300

[37] Eigentler TK, Figl A, Krex D, Mohr P, Mauch C, Rass K, Bostroem A, Heese O, Koelbl O, Garbe C, Schadendorf D. Number of metastases, serum lactate dehydrogenase level, and type of treatment are prognostic factors in patients with brain metastases of malignant melanoma. Cancer. 2011; 117:1697–1703

[38] Gupta G, Robertson AG, MacKie RM. Cerebral metastases of cutaneous melanoma. Br J Cancer. 1997; 76:256–259

[39] Song Z, Lin B, Shao L, Zhang Y. Brain metastases from esophageal cancer: clinical review of 26 cases. World Neurosurg. 2014; 81:131–135

[40] Kondziolka D, Bernstein M, Resch L, et al. Significance of Hemorrhage into Brain Tumors: Clinicopathological Study. J Neurosurg. 1987; 67:852–857

[41] Shildt RA, Kennedy PS, Chen TT, Athens JW, O'Bryan RM, Balcerzak SP. Management of patients with metastatic adenocarcinoma of unknown origin: a Southwest Oncology Group study. Cancer Treat Rep. 1983; 67:77–79

[42] Gaspar L, Scott C, Rotman M, Asbell S, Phillips T, Wasserman T, McKenna WG, Byhardt R. Recursive partitioning analysis (RPA) of prognostic factors in three Radiation Therapy Oncology Group (RTOG) brain metastasis trials. Int J Radiat Oncol Biol Phys. 1997; 37:745–751

[43] Morris SL, Low SH, A'Hern RP, Eisen TG, Gore ME, Nutting CM, Harrington KJ. A prognostic index that predicts outcome following palliative whole brain radiotherapy for patients with metastatic malignant melanoma. Br J Cancer. 2004; 91:829–833

[44] Nieder C, Andratschke N, Grosu AL, Molls M. Recursive partitioning analysis (RPA) class does not predict survival in patients with four or more brain metastases. Strahlenther Onkol. 2003; 179:16–20

[45] Pollock BE. Management of Patients with Multiple Brain Metastases. Contemp Neurosurg. 1999; 21:1–6

[46] Horton J. Treatment of Metastases to the Brain. 1984

[47] Jackson DV, Richards F, Cooper MR, et al. Prophylactic Cranial Irradiation in Small Cell Carcinoma of the Lung: A Randomized Study. JAMA. 1977; 237:2730–2733

[48] Patchell RA, Tibbs PA, Regine WF, Dempsey RJ, Mohiuddin M, Kryscio RJ, Markesbery WR, Foon KA,

Young B. Postoperative radiotherapy in the treatment of single metastases to the brain: a randomized trial. JAMA. 1998; 280:1485–1489

[49] Kramer S, Hendrickson F, Zelen M, et al. Therapeutic Trials in the Management of Metastatic Brain Tumors by Different Time/Dose Fraction Schemes. Natl Cancer Inst Monogr. 1977; 46:213–221

[50] DeAngelis LM, Mandell LR, Thaler HT, et al. The Role of Postoperative Radiotherapy After Resection of Single Brain Metastases. Neurosurgery. 1989; 24:798–804

[51] Smalley SR, Schray MF, Laws ER, O'Fallon JR. Adjuvant Radiation Therapy After Surgical Resection of Solitary Brain Metastasis: Association with Pattern of Failure and Survival. Int J Radiation Oncology Biol Phys. 1987; 13:1611–1616

[52] Shaw E. Comment on DeAngelis LM, et al.: The Role of Postoperative Radiotherapy After Resection of Single Brain Metastases. Neurosurgery. 1989; 24:804–805

[53] Sills AK. Current treatment approaches to surgery for brain metastases. Neurosurgery. 2005; 57:S24–32; discusssion S1-4

[54] Bindal AK, Bindal RK, Hess KR, Shiu A, Hassenbusch SJ, Shi WM, Sawaya R. Surgery versus Radiosurgery in the Treatment of Brain Metastasis. J Neurosurg. 1996; 84:748–754

[55] Smalley SR, Laws ER, O'Fallon JR, Shaw EG, Schray MF. Resection for Solitary Brain Metastasis: Role of Adjuvant Radiation and Prognostic Variables in 229 Patients. J Neurosurg. 1992; 77:531–540

[56] Tobler WD, Sawaya R, Tew JM. Successful Laser-assisted Excision of a Metastatic Midbrain Tumor. Neurosurgery. 1986; 18:795–797

[57] Markesbery WR, Brooks WH, Gupta GD, et al. Treatment for Patients with Cerebral Metastases. Arch Neurol. 1978; 35:754–756

[58] Ruderman NB, Hall TC. Use of Glucocorticoids in the Palliative Treatment of Metastatic Brain Tumors. Cancer. 1965; 18:298–306

[59] Posner JB. Surgery for Metastases to the Brain. N Engl J Med. 1990; 322:544–545

[60] Galicich JH, Sundaresan N, Thaler HT. Surgical Treatment of Single Brain Metastasis: Evaluation of Results by CT Scanning. J Neurosurg. 1980; 53:63–67

[61] Alexander E, Moriarty TM, Davis RB, et al. Stereotactic Radiosurgery for the Definitive Noninvasive Treatment of Brain Metastases. J Natl Cancer Inst. 1995; 87:34–40

[62] Fuller BG, Kaplan ID, Adler J, Cox RS, Bagshaw MA. Stereotactic Radiosurgery for Brain Metastases: The Importance of Adjuvant Whole Brain Irradiation. Int J Radiation Oncology Biol Phys. 1992; 23:413–418

[63] Wilkins RH, Rengachary SS. Neurosurgery. New York 1985

[64] Sze G, Soletsky S, Bronen R, Krol G. MR Imaging of the Cranial Meninges with Emphasis on Contrast Enhancement and Meningeal Carcinomatosis. AJNR. 1989; 10:965–975

52

53 脊髓硬脊膜外转移癌

53.1 概述

> **要点**
>
> 1. 癌症病人卧床时持续性背痛。
> 2. 约 10% 的癌症病人发生。
> 3. 80% 的原发部位：肺、乳腺、胃肠道（GI）、前列腺、黑色素瘤、淋巴瘤。
> 4. 多种治疗方式可缓解疼痛。特定病人接受手术＋放疗可提高离床活动的概率，同时稍提高存活率。
> 5. 如果不存在神经功能损伤或者骨不稳定，通常的治疗为活检（CT 或者荧光引导）后行放疗（手术适应证见表 53-4）。
> 6. 手术治疗对以下情况无效：完全瘫痪＞8 小时，不能离床活动＞24 小时。此外，不建议应用于预计存活时间＜3～4 个月，一般状况差以及放射线敏感的肿瘤。

脊髓硬脊膜外转移癌（SEM）有时可见于 10% 的癌症病人[1]，是最常见的脊髓肿瘤。5%～10% 的恶性肿瘤病人以脊髓压迫为首发症状[2]，其他原因引起的脊髓压迫见章节 92.2 脊髓病变中带"†"标志的标题。

转移途径：

1. 动脉。
2. 静脉［经脊髓硬脊膜外静脉（Batson 静脉丛[3]）］。
3. 周围神经（直接扩散）。

较常见的是经血行转移至椎体，侵蚀椎根然后突入硬脊膜外腔（比如前正中）。也可先转移到椎管的后外侧。大多数转移灶位于硬脊膜外，只有 2%～4% 位于硬脊膜下，1%～2% 位于髓内。转移至各节段的机会与长度相关，因此胸段是最常见的转移部位（50%～60%）。

53.2　转移至脊柱的原发肿瘤

表 53-1 示产生 SEM 的原发肿瘤种类。大部分为有骨转移倾向的常见原发肿瘤(肺癌、乳腺癌、前列腺癌、肾细胞癌和甲状腺癌)。罕见的可能骨转移的肿瘤包括黏液型脂肪肉瘤[4](17%的此类病人出现骨转移,5 年中位存活率为 16%)。

表 53-1　造成脊髓压迫的脊髓脊硬膜外转移癌的来源

原 发 部 位	A 组	B 组*	C 组#
肺	17%	14%	31%
乳腺	16%	21%	24%
前列腺	11%	19%	8%
肾脏	9%		1%
部位不明	9%	5%	2%
肉瘤	8%		2%
淋巴瘤	6%	12%	6%
胃肠道	6%		9%
甲状腺	6%		
黑色素瘤	2%		4%
其他(包括多发骨髓瘤)	13%	29%△	13%

* B 组:58 例回顾性研究,均行 MRI 检查[1]
\# C 组:140 例背痛病人前瞻性研究中的 75 例 SEM[5]
△ B 组中"其他"包括胃肠道、泌尿生殖道、皮肤、耳鼻喉、CNS

53.3　临床表现

疼痛:最常见的症状,95%的 SEM 病人有疼痛症状[6,7]。疼痛的类型:

1. 局部痛:典型的疼痛,发生在侵及的水平。平躺时疼痛加重(尤其是夜间)是其特征。

2. 根性痛:尖锐样或者射击样疼痛,主要发生在神经根支配的皮肤(胸段常为双侧)。

3. 牵涉痛。运动时加重。

颈部过伸、伸腿、咳嗽、喷嚏及用力时加重。也可出现病理性骨折。

运动或自主神经功能障碍:第二常见的症状。高达 85%的病人在确诊时有无力的症状。腿部僵硬可能是早期症状。膀胱功能障碍（尿急、排尿犹豫、尿潴留）是最常见的自主神经表现。其他包括便秘或者阳痿。

感觉功能障碍：麻木、感觉减退、感觉异常，通常发生在有运动障碍的病人。颈部和胸部侵犯可以产生感觉障碍。

其他表现：病理性骨折。骨转移灶有时可导致高钙血症（一种急症）。

治疗开始时神经功能缺损的症状越严重，恢复的机会就越小。确诊时约76%的病人出现肢体乏力[1]。15%的病人截瘫，其中不到5%的病人治疗后能步行。自症状发作至确诊时间平均为2个月[8]。

上颈髓转移癌

鉴别诊断见章节89.2.4和章节90.4。

C1~C2转移癌仅约占脊髓转移癌的0.5%[9]，典型首发症状为枕部及后颈部疼痛，随着病情发展，病人逐渐出现"难以坐起"这一典型症状（有些病人需要用手支撑头部以保持稳定）。可能是因为该水平段椎管空间大，仅11%~15%的病人出现神经功能障碍。15%的病人出现脊髓压迫[10]，约6%的病人因寰枢椎半脱位导致四肢瘫[10]。

采用前方入路固定该部位较困难。由溶骨性肿瘤（如前列腺癌、部分乳腺癌）导致的病理性骨折可经放疗加固定手术治愈。对于其他病人，放疗加后融合手术可以很好地缓解疼痛、稳定脊柱[10]。

53.4　检查与治疗

53.4.1　概述

圆椎上、下病变的治疗效果无明显差异，因此脊髓、圆椎或马尾转移癌在此均视为硬脊膜外脊髓压迫（ESCC）。帮助鉴别圆椎与马尾病变的特点见表53-2。

表53-2　圆锥与马尾病变的比较[11]

	圆 椎 病 变	马 尾 病 变
自发性疼痛	少见；出现疼痛时，在会阴、大腿处常为双侧对称	可能是最明显的症状；严重；根痛；见于大腿、会阴、背部、膀胱
感觉缺失	呈鞍状分布；通常双侧对称；感觉分离	呈鞍状分布；无感觉分离；可为单侧，不对称
运动缺失	对称，不明显；可有肌束震颤	不对称，明显；可有肌萎缩；肌束震颤少

续 表

	圆 椎 病 变	马 尾 病 变
自主神经	早期明显	晚期出现
反射	仅跟腱反射消失（膝反射保留）	跟腱反射及膝反射均消失
发作	双侧，突然	单侧，渐进性

53.4.2 功能分级

就诊时的功能状况与预后密切相关。建议采用 Brice - McKissock 分级法（见表53-3），但还未被广泛应用。ASIA 分级更常用。

表 53 - 3 脊髓转移癌病人的脊髓功能分级（Brice 和 McKissock）[12]

分 组	分 级	描 述
1	轻	能够行走
2	中	能移动腿，但不能抵抗重力
3	重	少量残余运动及感觉功能
4	完全损伤	病变水平以下无运动、感觉或括约肌功能

53.4.3 诊断性检查

■ MRI

大多数情况下，MRI 平扫＋增强是首选检查。

脊髓硬脊膜外转移癌的 MRI 征象：

1. T_1WI 椎体转移瘤与正常骨髓相比呈轻度低信号，T_2WI 呈轻度高信号。

2. 轴位典型表现为病变侵袭后方椎体伴单侧或双侧椎弓根受累。

3. 存在脊髓病变或者神经根病变时，通常有肿瘤延伸进入椎管内（只有局部疼痛的病灶不会出现这种情况）。

4. DWI 影像可协助区别骨质疏松导致的压缩骨折及病理性骨折。

■ X 线平片

大多数脊柱转移瘤为溶骨性，但是至少 50％ 的骨在平片出现异常前已经被侵蚀[14]。特异性不高。可能发现的现象：椎弓根受侵蚀（脊柱前后位片的"猫头鹰眼征"或者"眨眼猫头鹰征"）或者增宽，病理性压缩骨折，椎体扁形征，椎体结核，成骨性改变（可发生于前列腺癌、霍奇金病，偶尔会发生于乳腺癌，很少发生于多发骨髓瘤）。

■ CT

显示骨质细节很好。通常对手术计划有帮助。但 CT 对肿瘤所致的脊髓压迫敏感性较低。鞘内注射对比剂可增加敏感性(CT 脊髓造影)。

■ CT 脊髓造影

当无法行 MRI 时可以选择(比如 MRI 禁忌或者无效)。

CT 脊髓造影相比 MRI 的优势:

1. 可获得 CSF(当行腰椎穿刺注射对比剂时)来做细胞学检查。

2. 对骨显影良好。

3. 当病人有起搏器/植入式心脏除颤器(AICD)、幽闭恐惧症时可以行 CT脊髓造影。

CT 脊髓造影相比 MRI 的劣势:

1. 侵袭性检查。

2. 如果完全梗阻,需要二次操作(C1~C2 穿刺),掌握这种技术的越来越少。

3. 完全梗阻的病人有神经功能恶化的风险。

4. 不能发现未导致骨性损坏的病变或者脊柱蛛网膜下隙空间改变。

5. 20%的 SEM 病人通常有至少两处脊髓压迫,MRI 可评估两个完全受压之间的区域,脊髓造影则不行。

6. 不能发现脊柱旁病变。

7. 不能使脊髓实质显影。

■ PET 扫描

PET 使用[18]F 氟氧葡萄糖对已知罹患肿瘤病人进行全身扫描[15]。敏感度高,但是空间分辨率和特异性低,所以通常必须和 CT 和(或)MRI 联合。

■ 可疑脊柱转移病人进行的检查

1. 胸部、腹部、骨盆 CT:评估肿瘤的数量、分期及预后(决定是否手术),已经替代了平片用于排除病灶(原发或是转移瘤)。

2. 骨扫描:检查是否存在其他部位的骨组织受侵犯。

3. 男性病人行血清前列腺特异抗原(PSA)检查。

4. 女性病人行乳腺 X 线检查。

5. 多发骨髓瘤的相关检查:见章节 44.2.4。

6. 对淋巴结进行仔细的检查。

53.4.4 处理

■ 概述

治疗方式取决于神经功能损害的程度和速度[11]。将病人分为 3 组,每组都概述了随后的治疗方案。对于怀疑有脊柱转移瘤的病人,治疗的目的是:

1. 对神经系统受累情况及神经功能变化的时限进行评估。

2. 描绘脊柱受累程度。

3. 确定组织学诊断。对治疗方案制订有重要意义。

4. 保护或恢复神经功能。

5. 保护或恢复脊柱稳定性。

6. 控制疼痛。

评估以及稳定阶段用到的工具已经在上述诊断检查中列出。本章接下来讨论实施这些检查的时效问题。

如果时间允许应开始转移癌的检查计划(见上文转移癌检查计划)(一个初步的方案,如第 I 组病人仅包括胸片＋查体,其他病人可行更完整的检查)。

■ 第 I 组　快速进展或者严重功能缺损

体征/症状(S/S)

新出现的体征/症状(S/S)或进行性加重(几小时到几天)的脊髓受压(如尿急、上行性麻木)。这些病人很可能急剧恶化,需立即检查。

● 处理

1. 地塞米松(DMZ)(Decadron®)：85％的病人可减轻疼痛,可短暂改善神经功能。最佳剂量目前还不明确。静脉滴注 100 mg 与 10 mg 没有发现差别[16]。建议：10 mg 静脉滴注或口服,每 6 小时一次×72 小时,然后小剂量 4～6 mg,每 6 小时一次。甾体类激素能够暂时性掩盖淋巴瘤(在影像上以及在手术中),然而即使这样,给予激素治疗的益处也大于弊处。

2. 影像学评估：

(1) 立即行 MRI(见上文)。

(2) 如果时间允许,进行侵犯节段以及上、下两个节段的 CT 平扫,为手术评估骨特征。

(3) 急诊脊髓造影：无法行 MRI 检查时可行该检查(在知情同意书上说明可能须行 C1～C2 穿刺)。以一个所谓的"梗阻造影"开始,以除外完全性梗阻：经腰椎穿刺注入 2～4 ml 碘苯脂(Pantopaque®)(见章节 12.4),让造影剂沿椎管下降(完全梗阻时 CSF 通常黄变,见章节 51.5.5)。

1) 如果未完全梗阻,取 10 ml CSF 送检(细胞、蛋白、葡萄糖),然后注入更多的造影剂完成此项检查。

2) 如果完全梗阻,禁止释放 CSF(经腰椎穿刺引起的压力变化可使约 14％的病人症状加重[17],而 C1～C2 穿刺者无加重)。在某些情况下,通过微孔过滤器注入 5～10 ml 空气,可使造影剂"挤过"完全梗阻处[18]或 C1～C2 侧方穿刺(见章节 97.5)注入水溶性造影剂,显示病变以上部分。

3) 使用水溶性造影剂,硬脊膜外不完全梗阻典型表现为"滴漏"样变形,完全梗阻时则表现为"油漆刷"(羽毛边)样改变,和髓外硬脊膜下锐利边缘(帽

53

状或半月板征)或髓内病变的脊髓梭形增粗不同。

4) 如果时间允许,可行骨扫描。脊髓转移癌的病人约 66% 骨扫描异常。

3. 根据影像学检查治疗:

(1) 如果无硬脊膜外病变:治疗原发病(如化疗)。如果出现骨转移,则行局部放疗。给予镇痛剂镇痛。

(2) 如果有硬脊膜外病变,可行手术或放疗(通常在 7～10 天内分 10 次进行,总剂量为 30～40 Gy,放疗范围为病变上、下各两个节段)。放疗与椎板切除效果相似(详细情况见章节 53.4.4 SEM 的治疗)且并发症少。因此,仅在表 53 - 4 列出的情况下才采用手术治疗。

表 53 - 4 脊髓转移癌手术治疗的适应证和禁忌证

适应证

1. 原发病未知,无病理诊断(如果病变可到达,可考虑先行穿刺活检)。注意:其他病变如硬脊膜外脓肿易与转移癌混淆[21]
2. 脊柱不稳定
3. 因脊椎骨质(而不是肿瘤)变形或压迫导致的功能缺失(如因压缩性骨折导致椎体塌陷和错位)
4. 放疗期间恶化(通常试验至少持续 48 小时,除非症状显著或急剧恶化);对放疗不敏感的肿瘤(如肾细胞癌、黑色素瘤等)
5. 最大剂量放疗后复发
6. 神经功能急剧恶化

相对禁忌证

1. 放疗高度敏感的肿瘤(如多发骨髓瘤、淋巴瘤),以前未曾放疗
2. 完全瘫痪(Brice and McKissock group 4 组)或不能稳定行走(Brice and McKissock group 1 组)超过 24 小时(几乎无恢复的可能,不建议手术治疗)
3. 预期生存不足 3～4 个月
4. 多节段多发病变
5. 病人情况不能耐受手术:对于肺部病变的病人要检查肺功能

(3) 根据梗阻程度和加剧速度选择急诊治疗(手术或放疗):

1) 如梗阻程度大于 80% 或症状迅速恶化:尽快给予治疗(如果采用放疗,则继续使用地塞米松 24 mg 静脉推注,每 6 小时一次×2 天,然后在放疗的 2 周内逐渐减量至停药)。

2) 如果梗阻小于 80%:行常规治疗(放疗,继续使用地塞米松 4 mg 静脉推注,每 6 小时一次,然后逐渐减量至停药)。

■ 第Ⅱ组 轻微和稳定的体征和症状

体征/症状

脊髓压迫的症状、体征轻微(如只有 Babinski 征)且稳定,或仅有神经丛或神经根症状而无脊髓压迫的证据。收入院,24 小时内完成检查。

- **处理**

1. 怀疑 ESCC 时，如无紧急情况按第 I 组处理。用小剂量的地塞米松，除非影像学显示梗阻程度大于 80％或者高度怀疑淋巴瘤以及组织相对容易获取。

2. 仅有神经根异常表现的病人（根痛、肌力下降、反射改变或感觉改变）：如果 X 线片提示骨质病变，那么脊髓造影 70％～88％的病人有 ESCC；如果平片是正常的，那么仅有 9％～25％的病人有 ESCC。行 MRI 或脊髓造影检查并按 ESCC 处理。

3. 神经丛病变（臂丛或腰骶丛）：疼痛是最常见的症状，且不仅限于一个节段，常放射至肘部或踝部。可被误认为根部病变，EMG（根部病变的椎旁肌失神经支配）或有近端的症状和体征（颈椎区：Horner 综合征；腰椎区：输尿管梗阻）有助于鉴别。处理：

(1) MRI 是首选的诊断方法（如果没有 MRI，可选用 CT）：行 C4～T4 节段扫描以显示臂丛，行 L1 至骨盆扫描以显示腰骶丛。

(2) 如果 CT 显示骨质病变或椎旁肿瘤（如果 CT 检查正常，那么 X 线片及骨扫描无多大帮助；如果进行了这些检查且 X 线片显示骨病变的恶性表现，或骨扫描异常，应在 24 小时内行 MRI 或脊髓造影检查）（如果怀疑 ESCC或者未能及时行 MRI 和脊髓造影，则应给予地塞米松）：像第 I 组一样基于阻塞的程度进行处理，放疗要向侧方延伸，包括在 CT 上显示的所有占位。

(3) 如果 CT/MRI 检查未见骨或椎旁肿瘤，主要治疗神经丛瘤，给予镇痛剂镇痛。

■ 第Ⅲ组　没有神经受累的疼痛

体征/症状

仅有背痛而无神经系统症状和体征，可在门诊检查数天（根据病人的活动能力和顺从性等作调整）。

53.4.5　SEM 的治疗

■ 治疗目标和预后

没有任何治疗被证实可延长病人的生命。治疗的目的是缓解疼痛、维持脊柱的稳定性、维持括约肌和行走功能。

不考虑治疗方式，影响预后最重要的因素是治疗开始时行走的能力。括约肌功能丧失通常预后不良且不可逆。

最重要的决定是手术＋术后放疗还是单独放疗。至今，仍然没有发现对 SEM 有效的化疗药（刚开始可能有帮助）。仅采取手术治疗缓解疼痛的作用有限（36％，手术＋放疗为 67％，单独放疗为 76％）[19]。然而，手术治疗有

11％的病人出现感觉缺失、术后疼痛、伤口愈合不良等相关并发症(如果放疗,并发症更加复杂),椎板切除术后会有5％～6％的死亡率,经前路内固定术后会有10％的死亡率[20]。因此,椎板切除术最好仅用于表53-4所列出的情况。

■ 药物治疗

化疗对SEM无效。

二磷酸盐可使椎体压缩骨折(VCF)的风险下降约50％,但是2～3年后其效果似乎在减低。

目前正在进行试验的有希望的药物包括:迪诺塞麦(Denosumab)———一种RANK配体抑制剂(见章节66.3.4),可抵消细胞溶酶性骨转移所致的RANK配体过度表达[22]。该药物似乎比二磷酸盐更有效。

■ 椎体成形/椎体后凸成形

椎体成形/椎体后凸成形可减轻84％[23]因病理性骨折所致的疼痛(见章节66.3.4),同时改善功能预后结局[24]。椎体后凸成形可产生与椎体成形类似的疼痛缓解效果而且骨水泥渗出率较低[24]。

相对禁忌证:脊髓压迫。除非诊断早已确立,否则在注射PMMA之前应该通过一个椎弓根进行活检。

■ 放疗

放疗敏感肿瘤:表52-6列出了放疗敏感的转移瘤(脑或者脊髓)。

使用剂量:剂量范围为25～40 Gy。典型计划:每次3 Gy,分10次(两个工作周)进行,共30 Gy,放疗范围至少包括病变上、下各一个节段。时间:第1次放疗应在诊断后24小时内;对术后放疗,应在术后14天内开始。

理论上存在放射性水肿加速神经功能恶化的可能,每日使用小剂量的试验研究结果证实不存在这种危险。症状恶化多因肿瘤发展所致[27]。在治疗SEM时,脊髓通常是放疗剂量的限制结构。

立体定向放射外科精度提高可适当增加脊髓转移瘤放射剂量[28]。

■ 手术治疗

适应证见表53-4。

术前栓塞可减少术中出血,从而利于切除血管化程度高的肿瘤,如肾细胞癌、甲状腺癌、肝细胞癌。血液通过肋间动脉供应,栓塞时需注意避开脊髓主要供血动脉,尤其是根髓大动脉(见章节2.4)。

• 手术技巧

当病灶位于脊髓前方时,单独的椎板切除术对于脊髓转移瘤来说效果是不好的,因为很难暴露肿瘤。当转移瘤侵犯椎体时,椎板切除术导致的不稳定也很显著[29,30]。

三个主要指标(疼痛、小便控制、行走)之一恶化见于26％的单独椎板切除减压治疗的病人、20％的椎板切除＋放疗病人、17％的放疗病人。9％的病人出现脊柱不稳定[19]。

Patchell 等进行的一项随机对照研究表明以肿瘤位置和稳定性为导向的手术入路(比如肋骨横突切断术,经胸入路)优于简单的椎板切开术,而且手术＋放疗优于单纯放疗(见表 53-5)。这个研究认为可以略微提高生存率,但是更重要的是恢复或者维持目前的行走能力。然而,一项文献综述显示前路减压术和稳定术相关死亡率(10％)大约是椎板切除术(6％)或者椎板切除术＋稳定术(5％)的 2 倍[20]。

表 53-5 手术＋放疗和单纯放疗的对比

结　　　果	放　　　疗	放疗＋手术
治疗后可走动	57％	84％
治疗后可走动的天数	13	122
治疗前不会走动治疗后可以走动	19％	62％
平均生存期(天)	100	126

孤立且无痛的脊髓转移瘤(如肾细胞癌),可尝试脊椎全切术[32,33]。

椎板切除术仍然适用于单独后部附件受累的病人。对于病变位于前部的病人,如果椎体后方附件未受侵犯,采用经胸入路椎体切除＋内固定术(如用甲基丙二酸盐及 Steinmann 钉[34]或脊柱固定器材),术后行放疗可使约 75％的病人神经功能改善、85％的病人疼痛减轻。后外侧入路(如肋骨横突切除术)可用于前外侧肿瘤的切除[35]。联合椎体次全切除术和切除椎弓根以及后部附件导致脊柱不稳定,因此在进行椎体次全切除术之前需要使用后路工具进行内固定[36-42]。肋骨横突切除术为了暴露椎体,需要切除和椎体相连的肋骨以及下一节肋骨。

(徐　珑　马永刚)

参考文献

[1] Godersky JC, Smoker WRK, Knutzon R. Use of MRI in the Evaluation of Metastatic Spinal Disease. Neurosurgery. 1987; 21:676–680

[2] Livingston KE, Perrin RG. The neurosurgical management of spinal metastases causing cord and cauda equina compression. J Neurosurg. 1978; 49:839–843

[3] Batson OV. The Function of the Vertebral Veins and Their Role in the Spread of Metastases. Ann Surg. 1940; 112

[4] Schwab JH, Boland P, Guo T, Brennan MF, Singer S, Healey JH, Antonescu CR. Skeletal metastases in myxoid liposarcoma: an unusual pattern of distant spread. Ann Surg Oncol. 2007; 14:1507–1514

[5] Rodichok LD, Ruckdeschel JC, Harper GR, et al. Early Detection and Treatment of Spinal Epidural Metastases: The Role of Myelography. Ann Neurol. 1986; 20:696–702

[6] Bach F, Larsen BH, Rhode K, et al. Metastatic spinal cord compression. Occurrence, symptoms, clinical presentations and prognosis in 398 patients with spinal cord compression. Acta Neurochir (Wien). 1990; 107:37–43

[7] Helwig-Larsen S, Sorensen PS. Symptoms and signs in metastatic spinal cord compression: a study from first symptom until diagnosis in 153 patients. Eur J Cancer. 1994; 30A:396–398

[8] Levack P, Graham J, Collie D, et al. Don't wait for a sensory level: listen to the symptoms: a prospective audit of the delays in diagnosis of malignant cord compression. Clin Oncol (R Coll Radiol). 2002; 14:472–480

[9] Sherk HH. Lesions of the Atlas and Axis. Clin Orthop. 1975; 109:33–41

[10] Nakamura M, Toyama Y, Suzuki N, Fujimura Y. Metastases to the upper cervical spine. J Spinal Dis-

53

ord. 1996; 9:195–201

[11] Portenoy RK, Lipton RB, Foley KM. Back Pain in the Cancer Patient: An Algorithm for Evaluation and Management. Neurology. 1987; 37:134–138

[12] Brice J, McKissock W. Surgical Treatment of Malignant Extradural Spinal Tumors. Br Med J. 1965; 1:1341–1344

[13] Li KC, Poon PY. Sensitivity and specificity of MRI in detecting spinal cord compression and in distinguishing malignant from benign compression fractures of vertebrae. Magn Reson Imaging. 1988; 6:547–556

[14] Gabriel K, Schi D. Metastatic spinal cord compression by solid tumors. Semin Neurol. 2004; 24:375–383

[15] Francken AB, Hong AM, Fulham MJ, et al. Detection of unsuspected spinal cord compression in melanoma patients by 18F-fluorodeoxyglucose-positron emission tomography. Eur J Surg Oncol. 2005; 31:197–204

[16] Vecht CJ, Haaxma-Reiche H, van Putten WL, et al. Initial bolus of conventional versus high-dose dexamethasone in metastatic spinal cord compression. Neurology. 1989; 39:1255–1257

[17] Hollis PH, Malis LI, Zappulla RA. Neurological Deterioration After Lumbar Puncture Below Complete Spinal Subarachnoid Block. J Neurosurg. 1986; 64:253–256

[18] Lee Y-Y, Glass JP, Wallace S. Myelography in Cancer Patients: Modified Technique. AJR. 1985; 145:791–795

[19] Findlay GFG. Adverse Effects of the Management of Malignant Spinal Cord Compression. J Neurol Neurosurg Psychiatry. 1984; 47:761–768

[20] Witham TF, Khavkin YA, Gallia GL, et al. Surgery insight: current management of epidural spinal cord compression from metastatic spine disease. Nat Clin Pract Neurol. 2006; 2:87–94

[21] Danner RL, Hartman BJ. Update of Spinal Epidural Abscess: 35 Cases and Review of the Literature. Rev Infect Dis. 1987; 9:265–274

[22] Mundy GR. Metastasis to bone: causes, consequences and therapeutic opportunities. Nat Rev Cancer. 2002; 2:584–593

[23] Fourney DR, Schomer DF, Nader R, Chlan-Fourney J, Suki D, Ahrar K, Rhines LD, Gokaslan ZL. Percutaneous vertebroplasty and kyphoplasty for painful vertebral body fractures in cancer patients. J Neurosurg. 2003; 98:21–30

[24] Bouza C, Lopez-Cuadrado T, Cediel P, Saz-Parkinson Z, Amate JM. Balloon kyphoplasty in malignant spinal fractures: a systematic review and meta-analysis. BMC Palliat Care. 2009; 8. DOI: 10.1186/1472-684X-8-12

[25] Reitan JB, Kaalhus O. Radiotherapy of liposarcomas. Br J Radiol. 1980; 53:969–975

[26] Faul CM, Flickinger JC. The use of radiation in the management of spinal metastases. J Neurooncol. 1995; 23:149–161

[27] Rubin P. Extradural Spinal Cord Compression by Tumor: Part I. Experimental Production and Treatment Trials. Radiology. 1969; 93:1243–1248

[28] Rock JP, Ryu S, Yin FF, Schreiber F, Abdulhak M. The evolving role of stereotactic radiosurgery and stereotactic radiation therapy for patients with spine tumors. J Neurooncol. 2004; 69:319–334

[29] Onimus M, Schraub S, Bertin D, et al. Surgical Treatment of Vertebral Metastasis. Spine. 1986; 11:883–891

[30] Cooper PR, Errico TJ, Martin R, Crawford B, DiBartolo T. A Systematic Approach to Spinal Reconstruction After Anterior Decompression for Neoplastic Disease of the Thoracic and Lumbar Spine. Neurosurgery. 1993; 32:1–8

[31] Patchell RA, Tibbs PA, Regine WF, Payne R, Saris S, Kryscio RJ, Mohiuddin M, Young B. Direct decompressive surgical resection in the treatment of spinal cord compression caused by metastatic cancer: a randomized trial. Lancet. 2005; 366:643–648

[32] Fourney DR, Abi-Said D, Rhines LD, et al. Simultaneous anterior-posterior approach to the thoracic and lumbar spine for the radical resection of tumors followed by reconstruction and stabilization. J Neurosurg. 2001; 94:232–244

[33] Sakaura H, Hosono N, Mukai Y, et al. Outcome of total en bloc spondylectomy for solitary metastasis of the thoracolumbar spine. J Spinal Disord. 2004; 17:297–300

[34] Sundaresan N, Galicich JH, Lane JM, et al. Treatment of Neoplastic Epidural Cord Compression by Vertebral Body Resection and Stabilization. J Neurosurg. 1985; 63:676–684

[35] Overby MC, Rothman AS. Anterolateral Decompression for Metastatic Epidural Spinal Cord Tumors: Results of a Modified Costrotransversectomy Approach. J Neurosurg. 1985; 62:344–348

[36] Shaw B, Mansfield FL, Borges L. One-Stage Posterolateral Decompression and Stabilization for Primary and Metastatic Vertebral Tumors in the Thoracic and Lumbar Spine. J Neurosurg. 1989; 70:405–410

[37] Akeyson EW, McCutcheon IE. Single-stage posterior vertebrectomy and replacement combined with posterior instrumentation for spinal metastasis. J Neurosurg. 1996; 85:211–220

[38] Fourney DR, Abi-Said D, Lang FF, et al. Use of pedicle screw fixation in the management of malignant spinal disease: experience in 100 consecutive cases. J Neurosurg. 2001; 94:25–37

[39] Wang JC, Boland P, Mitra N, et al. Single-stage posterolateral transpedicular approach for resection of epidural metastatic spine tumors involving the vertebral body with circumferential reconstruction: results in 140 patients. J Neurosurg Spine. 2004; 1:287–298

[40] Hunt T, Shen FH, Arlet V. Expandable cage placement via a posterolateral approach in lumbar spine reconstructions: technical note. J Neurosurg Spine. 2006; 5:271–274

[41] Snell BE, Nasr FF, Wolfla CE. Single-stage thoracolumbar vertebrectomy with circumferential reconstruction and arthrodesis: surgical technique and results in 15 patients. Neurosurgery (Operative Neurosurgery). 2006; 58:263–269

[42] Sciubba DM, Gallia GL, McGirt MJ, et al. Thoracic kyphotic deformity reduction with a distractible titanium cage via an entirely posterior approach. Neurosurgery. 2007; 60:223–231

53

Part XIV
颅脑损伤

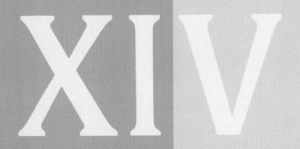

54 概述、分级、初期管理

54.1 概述

54.1.1 介绍

56%~60%格拉斯哥(Glasgow)昏迷评分(GCS)≤8分的病人至少合并一处其他器官损伤[1]。25%的病人需要手术干预。严重颅脑损伤的病人有4%~5%的概率合并脊柱骨折(通常为C1~C3)。

如果无法采集到详细的病史,需要记住:意识丧失可能发生在外伤之前(可能因此而导致外伤发生)。因此,临床上在处理外伤及外伤性昏迷的病人时,应考虑还存在动脉瘤性蛛网膜下隙出血、低血糖的可能。

外伤性脑损伤可分为两个不同的阶段:

1. 原发性脑损伤:外伤发生时(皮层挫伤、撕裂伤、骨折、弥漫轴索损伤、脑干挫伤)。

2. 继发性脑损伤:脑损伤发生在外伤之后,包括脑血肿、脑水肿、低氧、脑缺血、血管痉挛导致的损伤(颅内压升高或者休克)。

由于神经外科医师无法干预原发性脑损伤,所以重点放在了减少继发性脑损伤上,而减少继发损伤需要神经外科医师做好一般医疗护理和熟知颅内压管理(见第56章)。

54.1.2 迟发性病情恶化

约15%的病人最初没有明显脑损伤的征象,而是表现为迟发性的病情恶化,有时出现"谈话间恶化",甚或"谈话间死亡"[2]。出现这些变化的病因如下:

1. 约75%为颅内血肿:

(1) 可能首次检查时血肿就已经存在。

(2) 也可能是迟发性血肿:

1) 迟发性硬膜外血肿(见章节58.3.7)。

2) 迟发性硬膜下血肿(见章节58.4.5)。

3）迟发外伤性脑挫裂伤血肿（见章节 58.2.3）。

2.外伤后弥漫性脑水肿（见章节 55.2.3）。

3.脑积水。

4.张力性气颅。

5.癫痫。

6.代谢异常，包括：

（1）低钠血症。

（2）低氧血症：病因有气胸、心肌梗死和充血性心力衰竭等。

（3）肝性脑病。

（4）低糖血症：包括胰岛素反应。

（5）肾上腺功能不全。

（6）药物或酒精戒断。

7.脑血管事件：

（1）硬脑膜静脉窦血栓形成（见章节 85.7）。

（2）颈动脉（少见于椎动脉）夹层动脉瘤（见章节 86.9）。

（3）蛛网膜下隙出血：由于动脉瘤（自发性或者创伤后）或颈内动脉海绵窦瘘破裂所致（见章节 82.9）。

（4）栓塞：包括脂肪栓塞综合征（见章节 54.7.2）。

8.脑膜炎。

9.低血压（休克）。

54.2　分级

　　尽管有很多不同意见，但是复苏后 GCS 可能由于能反复评估颅脑损伤，仍然是最广泛应用的分级标准（表 18-1）。GCS 的主要问题在于此系统的变量参数为非线性关系（也就是说无法精确到具体的量化指标）。参数之间为非线性相关，譬如，一个参数减少 2 分，与另一个参数减少 2 分并不完全相同[3]。因此，通常做数学运算（比如统计，或者平均值）是不合理的[4]。

　　对脑损伤严重程度的分级方案有很多，任何一种都是主观的、不完美的。按照 GCS 简单划分为：

1.GCS 14～15 分：轻型。

2.GCS 9～13 分：中型。

3.GCS≤8 分：重型。

　　除了 GCS 外，综合考虑其他因素的更详细的分级方案[3] 见图 54-1。

轻 微	轻 度	中 度	重 度	
GCS 15 分 无意识丧失 无遗忘症	GCS 14 分 或 GCS 15 分伴以下情况之一：短暂的意识丧失（＜5分钟）或神志、记忆障碍	GCS 9～13 分 或意识丧失≥5分钟 或局灶神经功能障碍	GCS 5～8 分	极重度
				GCS 3～4 分

脑震荡

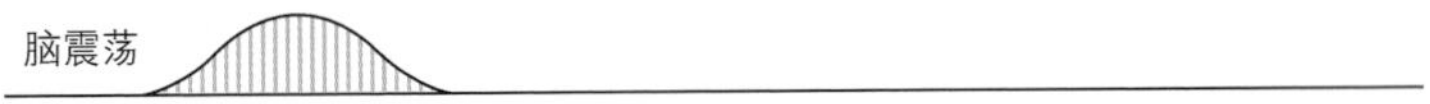

图 54-1 颅脑损伤严重程度分级

表 54-1 颅脑损伤的评估要点

临床注意要点	检查项目	处 理
低氧血症或通气不足	血气分析,呼吸频率	给有高碳酸血症或低氧血症的病人气管内插管
低血压或高血压	血压,血红蛋白/血细胞比容(Hgb/Hct)	血容量不足需静脉补充
贫血	Hgb/Hct	严重贫血时输血
癫痫	血电解质;抗癫痫药血浓度	纠正低钠血症和高血糖;调整抗癫痫药用量[a]
感染和高热	白细胞计数;体温	如果考虑脑膜炎,若无禁忌证,则行腰椎穿刺检查(见章节97.3.1)
脊柱稳定性	脊柱 X 线片	脊柱固定(脊柱板、颈托和沙袋等);发生关节交锁(locked facets)的病人在搬运之前尽可能复位

a 参见癫痫(见第 26 章)、创伤后癫痫(见章节 27.2)

54.3 外伤病人的转运

有时候神经外科医师需要从不具备处理脑外伤条件的单位接收脑外伤病

人，或由于种种原因需要将病人转运至其他单位。表 54-1 所列为转运前需要评估和控制平稳(有可能时)的因素。这些因素不仅是神经外科医师在急诊室面对外伤病人时需要考虑到，在面对其他非外伤性神经系统疾病时也应注意。

54.4　急诊处理

54.4.1　一般措施

■ 血压和血氧

> **临床指南：血压和血氧**
>
> Level Ⅱ[5]：监测血压，避免低血压[收缩压(SBP)＜90 mmHg]。
> Level Ⅲ[5]：监测血氧，避免低血氧[动脉血氧分压(PaO_2)＜60 mmHg或氧饱和度＜90％]。

■ 低血压

除以下情况外，脑外伤很少引起低血压(休克)：

1. 临终状态(延髓功能紊乱和循环衰竭)。
2. 幼儿，颅内出血或者帽状腱膜下血肿出血量大引起休克。
3. 头皮损伤出血导致血容量减少(失血)。

低血压(定义：SBP＜90 mmHg)死亡率翻倍，低血氧(呼吸暂停或者发绀，或者 PaO_2＜60 mmHg)也会增加死亡率[6]，如果两者均有，会导致死亡率增加到原来的 3 倍并且还会升高不良预后的风险。SBP＜90 mmHg 可能会导致脑血流减少和脑损伤病情恶化，应该予以预防(见章节 56.4.4)。

■ 肌松剂和镇静剂的早期应用(颅内压监测之前)

> **临床指南：早期镇静和麻醉**
>
> Level Ⅲ[7]：镇静剂和神经肌肉阻滞剂(NMB)有助于转送，但对神经查体有干扰。
> Level Ⅲ[7]：NMB 可以在镇静剂无效的时候使用。

颅脑损伤病人如常规应用肌松剂和镇静剂，可能导致肺炎的发生率增加、入 ICU 的时间延长，并易出现败血症[8]。这些药物也使医师无法观察神经系统体征变化[7,9]，其应用仅限于有明确颅内压增高的病人(见表 54-2)，或是为了转运病人和检查的需要(举例：躁动的病人行 CT 检查需要保持静止)[10]。

表 54 - 2　颅内压增高的临床征象ª

1. 瞳孔散大(单侧或双侧)
2. 瞳孔对光反射不对称
3. 去大脑或去皮层状态(通常为瞳孔散大ᵇ 的对侧)
4. 神经系统检查进行性恶化,排除颅外因素的作用

a 1～3 为脑疝的临床表现,颅内压增高最有说服力的临床征象是一种或几种上述表现的发展
b 婴儿颅内压增高可表现为囟门凸出

■ 气管内插管和过度通气

颅脑损伤气管内插管的适应证:也参见"临床指南:气管内插管的适应证"(见章节 54.4.1)。

1. 意识水平低(病人不能保护自己的呼吸道):一般 GCS≤7 分。

2. 需要过度通气:见下文。

3. 严重颌面损伤:呼吸道明显受压狭窄,或者担心组织肿胀或出血导致呼吸道阻塞。

4. 由于诊断或治疗的需要给予肌松药。

临床指南:气管插管的适应证

Level Ⅲ[11]:对 GCS<8 分的病人,无法保证自己获得足够的通气,保证其呼吸道通畅(通过气管内插管)。

气管内插管的注意事项:

1. 如果病人可能存在经筛板颅底骨折,应忌用鼻导管(经筛板入颅),而应选用经口气管内插管。

2. 避免用语言能力直接评估病人病情[9],比如 GCS。气管内插管的病人应该于插管前评估语言能力[无,只能发音,只能说出(不恰当)单词,言语错乱,正常交谈]。

3. 肺炎的风险:见"临床指南:气管内插管抗生素应用"。

临床指南:气管内插管抗生素应用

Level Ⅱ[12]:围气管内插管期应用抗生素能降低肺炎的风险,但不影响住院时间和死亡率。

■ 过度通气(HPV)

临床指南:早期/预防性应用过度通气

Level Ⅱ[13]:预防性 HPV(PaCO$_2$≤25 mmHg)不推荐。

54

Level Ⅲ：

1. 有小脑幕切迹疝征象(见表 54 - 2)或不是由于颅外因素导致进行性神经系统恶化的病人[7]，颅内压监测前应该保留 HPV[13]。

2. HPV 在创伤性脑损伤(TBI)后 24 小时内应该避免使用[脑血流量(CBF)严重降低][13]。

1. 由于可能加重脑缺血,故不应预防性应用 HPV(见章节 56.4.4)。

2. 在进行颅内压监测之前,如 CT 和体征(见表 54 - 2)提示颅内压增高,可以短期应用 HPV。

(1) 符合适应证时,通过 HPV 将 $PaCO_2$ 控制在 30～35 mmHg。

(2) 禁忌 $PaCO_2$ 低于 30 mmHg 时使用,否则将进一步降低脑血流量且无助于降低颅内压。

3. 急性碱中毒可增加蛋白与钙的结合(降低离子状态 Ca^{2+})。病人 HPV 可能导致低钙血症而引发抽搐(但钙总量正常)。

■ 甘露醇的急诊室应用

临床指南：早期使用甘露醇

Level Ⅲ[7,14]：有小脑幕切迹疝征象(见表 54 - 2)或不是由于颅外因素导致进行性神经系统恶化的病人,颅内压监测前可以应用甘露醇。

• **急诊室使用的适应证**(见章节 56.4.4)

1. 具有颅内压增高的表现(见表 54 - 2)。

2. 出现占位效应(局灶症状,如偏瘫)。

3. CT 检查之前突发病情恶化(包括瞳孔散大)。

4. CT 提示病变引起颅内压增高。

5. CT 检查后准备入手术室。

6. 评价可成功抢救的概率:观察脑干功能消失者是否能出现脑干反射。

• **禁忌证**

1. 不具备适应证者(见上文):由于甘露醇具有容量损失效应,故不主张滥用。

2. 低血压和低血容量:低血压可使预后不良[10],因此当颅内压增高时首先应用镇静肌松药和脑脊液引流;下一步可在补充液体之后应用甘露醇;低血容量病人在应用甘露醇之前可先进行过度通气。

3. 相对禁忌:甘露醇能够轻度影响正常的凝血功能。

4. 充血性心力衰竭:甘露醇在产生利尿作用之前会一过性增加血容量,因此慎用于心力衰竭病人,应用之前可先给予呋塞米。

※ 处方：0.25～1 g/kg,20 分钟内输入,一般成人约给予 20% 甘露醇 350 ml;作用高峰约出现于 20 分钟后(见章节 56.4.4)。

■ **预防应用抗癫痫药(AED)**

Level Ⅱ[15-17]：预防性使用苯妥英钠、卡马西平、苯巴比妥或丙戊酸钠,不会减少晚期癫痫发作。

Level Ⅲ：AED[17](苯妥英钠、丙戊酸钠或者卡马西平[15,16,18])可以减少 TBI 后有癫痫高风险病人(表 54-3)的早期癫痫发作(TBI 7 天内),但不会改善预后。

常规预防性应用抗癫痫药物并不能防止外伤后远期的抽搐发作,因此外伤后除了某些特殊情况外没有必要使用[15,16]。颅脑损伤后抗癫痫药的应用细则见章节 27.2.5,表 54-3 列举了增加早期癫痫发作风险的因素。

表 54-3　外伤后癫痫发作的危险因素

1. 急性硬膜下、硬膜外和脑内血肿
2. 开放-凹陷性颅骨骨折伴脑实质损伤
3. 外伤后 24 小时内有过癫痫发作史
4. GCS 10 分以下
5. 颅脑穿通伤
6. 有明显的酗酒史
7. CT 可见皮层(出血性)脑挫裂伤

54.4.2　外伤的神经系统检查

■ **一般措施**

神经系统查体：不可能归纳出一套普遍适用任何情况的神经系统查体。重型脑损伤通常要在嘈杂的环境中快速地评估病人病情,针对病人病情做出个性化的判断——外伤的类型,受伤的程度,是否需要应用肌松药(见章节 54.4.1),是否合并其他脏器损伤需要其他科的联合治疗,和对多个病人的病情进行分类、分级等。

以下内容描述了一些特定情况下查体的内容,一定要注意外伤病人的查体必须个体化。以下查体内容只适用于颅脑和脊柱损伤病人,并且假定病人的其他损伤(内出血、心肌/肺挫伤等)和骨科的损伤(长骨和骨盆骨折)已经被其他科医师组成的"创伤队伍"妥善处理。尽管以下以纲要形式呈现神经查体的步骤,但是根据所处的情况选择适宜的神经系统查体顺序才是最有效的。

■ 一般状况检查（相对于神经系统检查）

1. 头颅视诊：

（1）颅底骨折征象（见章节 57.4）：

1）熊猫眼征：眼眶周围皮下瘀血。

2）Battle 征：耳后乳突周围皮下瘀血。

3）脑脊液鼻漏/耳漏：见章节 23.8。

4）鼓室积血或外耳道裂伤。

（2）面部骨折的检查：

1）LeFort 骨折（见章节 57.5.2）：面骨触诊不稳定，包括颧弓。

2）眶缘骨折：可触及反常运动。

（3）眶周水肿、眼球突出。

2. 颅颈听诊：

（1）颈动脉听诊：杂音可能与颈动脉夹层动脉瘤有关。

（2）眼球听诊：杂音提示外伤性颈内动脉海绵窦瘘；见颈动脉海绵窦瘘（见章节 82.9）。

3. 脊柱外伤的体征：皮肤擦伤，畸形。

4. 癫痫的证据：单发、多发或持续（癫痫的状态）。

■ 神经系统检查

1. 脑神经检查：

（1）视神经功能（见章节 54.7.3）：

1）对于意识清楚的病人，连续定量观察视力是很重要的[19]。理想的方法是应用 Rosenbaum 短距离视力检测卡，如果病人不能辨认，则进一步行数指检查；若仍不成功，则检查手动和视觉光感是否存在。儿童在枕部受到打击后可以出现暂时性皮质盲，持续 1～2 天。

2）对于意识不清的病人，检查传入性瞳孔反射障碍（见章节 32.5.5），应用强光照射（swinging flashlight）试验（见章节 32.5.4），可以提示视神经损伤。

3）眼底镜检查：检查是否存在视乳头水肿、前视网膜出血、视网膜剥离，视网膜的异常提示视神经前端的损伤。进一步的详细检查要应用散瞳剂，但将造成一段时间内无法观察瞳孔变化，必须慎重应用（见章节 32.5.5）。

（2）瞳孔：瞳孔的大小和对光反射（直接和间接）。

（3）面神经（Ⅶ）：检查周围性面瘫（见章节 57.4.2）（一侧面部上半和下半部肌肉与对侧不对称）。

（4）展神经（Ⅵ）：展神经麻痹（见章节 32.6.4）可能由于外伤后颅内压升高或斜坡骨折导致（见章节 57.4.2）。

2. 意识水平/精神状态：

（1）GCS 定量评价昏迷病人的意识水平（表 18-1）。

（2）能语言交流的病人检查定向力。

3. 运动系统检查(检查运动区皮层至脊髓的运动传导束)：

(1) 病人合作：检查四肢肌力。

(2) 病人不合作：观察四肢对疼痛刺激的活动反应(要鉴别自主活动、姿态和脊髓反射)。也有助于评价意识障碍病人的躯体感觉功能。

(3) 疑有脊髓损伤：检查静息状态下肛门括约肌张力，如果病人合作，应检查肛门括约肌自主收缩功能；检查肛门反射和球海绵体肌反射(见章节62.8.4)(见章节62.8)。

4. 感觉系统检查：

(1) 合作病人：

1) 检查躯干和四肢针刺觉，以及主要皮区的触觉(C4、C6、C7、C8、T4、T6、T10、L2、L4、L5、S1、骶尾骨区)。

2) 检查脊髓后索功能：下肢关节位置觉。

(2) 不合作病人：检查病人对疼痛刺激的中枢反应，即痛苦表情、对刺痛的定位等；而不是单纯的肢体屈曲回缩，这可能只是脊髓介导的反射。

5. 反射：

(1) 肌肉牵张反射(腱反射)：反射存在表明肌肉的瘫痪是由于中枢神经系统的损伤而不是周围神经损害所致，反之亦然。

(2) 足跖反射(Babinski 征)。

(3) 疑有脊髓损伤：检查肛门反射和球海绵体肌反射(见上文)。

54.4.3　颅脑损伤的 CT 适应证与入院标准

■ 一般措施

众多研究已经确定各种病人需要的治疗措施。对于受伤很轻微的病人很少需要行 CT 检查，但是对于那些头部受伤严重的显然需要行 CT 检查。所以大多数研究针对的主要是那些受伤很轻微的但是可能有严重颅脑损伤的病人。目前没有明确的针对此类病人的指南，也没有前瞻性研究。鉴于目前的研究情况，下文呈现的只是治疗指导方针。

依照下文出现颅内损伤的可能性将病人分为三组[20,21]。

■ 低度颅内损伤风险

● 标准

可能的临床表现见表 54 - 4。

表 54 - 4　低度颅内损伤风险的临床表现

1. 无症状
2. 头痛
3. 头晕
4. 头皮血肿、裂伤、挫伤、擦伤
5. 未出现达到中度和高度颅内损伤标准的表现(表 54 - 7 和表 54 - 8)
6. 无意识丧失病史

54

在本组内发生颅内损伤(ICI)的风险极小,甚至有颅骨骨折时亦是如此(10 000 例中不超过 8.5 例,置信区间 95%[20])。

- **建议**

一般不需要行 CT 检查;也不主张摄 X 线片,本组 99.6%的病人 X 线片均正常。本组非移位的线形骨折不需要任何治疗,但是可以考虑至少住院观察一夜。

本组的病人也可以回家观察,标准见表 54-5。要将"头外伤院外观察指导卡"交给病人,内容见表 54-6。

表 54-5 可院外观察的标准

1. 头颅 CT 未显示或者显示正常[22]
2. 初次检查 GCS≥14 分
3. 未满足高度风险的标准
4. 未满足中度风险的标准,但不包括意识丧失
5. 病人当时神经系统功能正常(对受伤事件的遗忘是可以接受的)
6. 有清醒、可负责的成年人监护病人
7. 病人在必要时能够方便地回到医院急诊室
8. 没有伴随的复杂情况(如没有可疑家庭暴力,包括儿童虐待)

表 54-6 头外伤院外观察指导卡示例

出现以下症状立即复诊:
1. 意识水平改变(包括不易唤醒)
2. 行为异常
3. 头痛加重
4. 言语含糊
5. 一侧上肢或下肢力弱或感觉丧失
6. 持续呕吐
7. 一侧或双侧瞳孔散大(眼球中部的圆形黑眼仁),用亮光照射时不缩小
8. 癫痫(痉挛或抽搐发作)
9. 受伤部位肿胀明显加重
在 48 小时以内不要应用作用强于对乙酰氨基酚的镇静催眠药或镇痛药。不要应用阿司匹林或其他抗炎症药物,因为这些药物会影响血小板功能,理论上会升高出血风险

中度颅内损伤风险

- **标准**

可能的临床表现见表 54-7。

- **建议**

1. 平扫头颅 CT 检查:本组临床表现本身易于遗漏严重的颅内损伤[22]。8%~46%受到轻度头外伤(MHI)的病人出现颅内损伤,最常见的是出血性脑挫裂伤[23]。

表 54-7 中度颅内损伤风险的临床表现

1. 受伤当时或伤后有意识改变或丧失
2. 头痛进行性加重
3. 酒精或药物中毒
4. 外伤后癫痫
5. 病史不可靠或欠充分
6. 年龄小于 2 岁(除非外伤轻微)
7. 呕吐
8. 外伤后遗忘
9. 颅底骨折的征象
10. 多发损伤
11. 严重的面部损伤
12. 可能存在颅骨穿通或凹陷骨折
13. 可疑儿童虐待
14. 明显的帽状腱膜下肿胀[21]

2. 头颅 X 线片(见章节 54.5.3):除非无条件做 CT 检查,否则一般不主张采用。只有当头颅 X 线片结果呈阳性时才有意义(对诊断临床未发现的颅骨凹陷性骨折较重要)。

3. 观察:

(1) 院外观察:如果病人的表现符合表 54-5 所列,则为病人的监护人提供头外伤院外观察指导卡(有时称作"硬膜下观察"),见表 54-6。

(2) 住院观察:如果病人的条件不符合表 54-5(包括无条件做 CT 检查的病人),需要住院观察除外神经系统功能的恶化。

病人应住院密切观察,只有在病人出现病情恶化时(GCS≤13 分)才行 CT 检查,这与常规早期 CT 检查对颅内血肿诊断的敏感性和可靠程度是一样的[23-27];这种策略比常规做 CT 来决定院外观察的总体诊疗成本低[23]。

■ 高度颅内损伤风险

• 标准

可能的临床表现见表 54-8。

表 54-8 高度颅内损伤风险的临床表现

意识障碍:没有明确的酒精、药物、代谢性疾病、癫痫发作等原因
局灶神经系统体征
意识水平进行性下降
颅骨穿通伤和凹陷骨折

• 治疗建议

1. 收住院
2. 立即行 CT 平扫。

3. 如果神经系统查体发现局灶体征：

（1）通知手术室做好手术准备。

（2）如果没有 CT 或者 MRI，考虑于急诊室钻孔（见章节 54.8）。

4. 决定是否需要颅内压监护（见章节 56.2.6）。

5. 头颅 X 线平片不推荐：头颅骨折很常见，并且头部 X 线平片无法充分评估颅内损伤情况。在手术室该检查对定位颅内异物（刀片或者子弹等）可能有价值。

■ **其他危险因素**

• **枕部-额部骨折**

枕部骨折病人出现明显颅内损伤的风险更高。可能由于前面的外伤有上肢的保护作用，而枕部骨折则没有。另外，面骨和气窦也有吸收缓解冲击力的作用。在 210 例面骨骨折的病人中[28]，面上部骨折造成颅内损伤的风险最高。那些下颌和面中部区域骨折（骨折没有累及面上部）的病人颅内损伤的风险较低，下颌区域受伤颅内损伤的风险更低。

54.5 影像学检查

54.5.1 颅脑损伤的 CT 扫描

■ **基本信息**

平扫 CT 几乎能够明确诊断所有急诊颅脑损伤情况；有时可能需要进一步行增强 CT 扫描和 MRI，但是一般无须急诊进行（除外以下情况：怀疑肿瘤造成明显脑水肿、非增强 CT 无法显示；有脊髓损伤和压迫，需行脊髓 MRI）。

必须明确的急诊情况简述如下：

1. 出血或血肿：

（1）脑外出血：最大厚度≥1 cm 一般需要手术。

1）硬膜外血肿（EDH）（见章节 58.3）：一般表现双凸透镜形，多由于动脉出血引起。

2）硬膜下血肿（SDH）（见章节 58.4）：一般呈新月形，多由于静脉出血引起；常较硬膜外血肿范围大。急、慢性分型：急性＝高密度，亚急性≈等密度，慢性≈低密度。

（2）蛛网膜下隙出血（SAH）：大脑半球凸面弥漫薄层高密度影并充斥脑沟和基底池。创伤是 SAH 最常见的原因，但是，当外伤病史不明确时，需要行血管造影除外动脉瘤破裂（可能先于外伤发生）。

（3）脑内出血（ICH）：脑实质内高密度影。

（4）出血性脑挫裂伤（见章节 58.2）：经常表现脑实质内"蓬松"、不均匀高密度区，位于颅骨突起附近（额、枕极、蝶骨嵴），不如 ICH 所见范围清楚。

(5) 脑室内出血(见章节 79.4.2):见于约 10%的重型颅脑损伤[29],且经常预后不良;脑室内出血可能提示伴随严重损伤,但并不是预后不良的原因。有研究表明脑室内应用阿替普酶(rt-PA)可治疗脑室内出血[30]。

2. 脑积水:有时外伤后可见脑室增大。

3. 脑肿胀:基底池消失(见章节 61.5.2),脑室和脑沟裂受压变小等。

4. 脑缺氧的证据:灰白质边界消失,有脑肿胀征象。

5. 颅骨骨折:

(1) 颅底骨折(包括颞骨骨折)。

(2) 眶骨骨折。

(3) 颅盖骨折(CT 可能漏诊未移位的线形骨折)。

(4) 线形骨折/粉碎骨折。

(5) 开放性骨折/闭合性骨折。

(6) 颅缝分离。

(7) 凹陷骨折/非凹陷性骨折:CT 可确定是否需要手术。

6. 缺血性梗死:卒中 24 小时以内 CT 改变不明显。

7. 气颅:提示颅骨骨折(颅底骨折和开放性凸面颅骨骨折)。

8. 中线结构移位(由于脑内和脑外血肿或非对称性的水肿所致):移位可使意识状态发生变化(见章节 61.5.2)。

■ 受伤后 CT 检查的适应证

1. 任何符合中度[31]和高度颅脑损伤风险标准的病人(表 54-7 和表 54-8),包括 GCS≤14 分、意识不清、局灶神经功能障碍、外伤后遗忘症、精神障碍(包括醉酒者)、神经系统状况恶化、具有颅底或颅盖骨折征象。

2. 由于其他原因需要进行全身麻醉,无法观察神经系统体征改变以除外病情恶化者。

■ 复查 CT

常规复查 CT(以下是不需要紧急复查 CT 的适应证):

1. 很多医院 24 小时之后对那些病情稳定,但是首次 CT 发现有创伤性 SAH,或者小的硬膜下出血或硬膜外出血,脑实质挫伤的病人,再次行 CT 检查。

2. 对于重度脑损伤的病人:

(1) 病情比较稳定的病人,伤后 3~5 天复查 CT(有些人建议 24 小时之后复查),再次复查 CT 在伤后 10~14 天。

(2) 一些人建议应该在第一次 CT(就是伤后首次 CT)后几个小时之内再次复查 CT 除外迟发性硬膜外血肿(见章节 58.3.7)、迟发性硬膜下血肿(见章节 58.4.5)、脑挫伤(见章节 58.4)[32]。

3. 对于轻中度脑损伤的病人:

对于那些首次 CT 异常的病人,通常在病人出院前复查 CT。

轻度脑损伤病情稳定并且初次 CT 正常的病人,不需要复查 CT。

紧急复查 CT:神经系统病情恶化(GCS 降低 2 分及以上,出现偏瘫和瞳孔不对称)、呕吐、头痛加重、癫痫和不能解释的颅内压增高,需急诊复查 CT。

54.5.2　脊柱片

1. 颈椎:必须明确影像学检查,除外颅颈交界区至 C7～T1 的损伤。在除外颈椎损伤之前,要采取预防颈髓损伤的措施(颈托等)。获得理想影像的操作步骤见章节 63.4。

2. 根据病人的体征表现和受伤机制决定是否拍摄胸椎和腰骶片,详见章节 63.4。

54.5.3　头部 X 线片

有颅骨骨折时颅内损伤的风险增加(昏迷病人颅内损伤风险增加 20 倍,清醒病人增加 400 倍[33,34])。但是,明显颅内损伤时 X 线片也可以是正常的(CT 可见轻型颅内损伤病人有 75% X 线片正常,说明 X 线片的诊断是不敏感的[23])。在多数研究中,该检查只对 0.4%～2% 的病人诊疗有指导意义[20]。

X 线片对下述情况可能有意义:

1. 中度颅内损伤风险者(表 54 - 7)可能意外发现颅骨凹陷骨折,但是病人多数需要行 CT 检查,没有必要进行本项检查。

2. 如果不能进行 CT 检查,X 线平片可以发现诸如松果体移位、气颅、鼻旁窦气液平、线形或凹陷骨折等,但是对诊断颅内损伤的敏感性是很低的。

3. 子弹穿通伤的病人:有助于显示一些金属物体。

54.5.4　外伤中 MRI 检查

通常不适用于急性脑损伤。主要是由于 MRI 扫描时间较长,扫描时无法观察病人情况,监控病人一般情况困难很大(需要非磁性通气支持设备,大多数通气设备无法用等),且 MRI 对于急性脑出血的敏感性低于 CT[36]。目前还没有发现 MRI 显示的出血性病变在 CT 上没有显示的病例[36]。一些医院急诊科不仅可以行 CT 还可以急诊行 MRI,可能会使病人的获益更大[37]。

MRI 对于病情稳定后的病人可能有帮助,比如评估脑干损伤的程度,白质的细微变化[38],再比如弥漫性轴索损伤中胼胝体小的出血(见章节 55.2.3)等。脊柱 MRI 可以显示病人的脊髓损伤。

快速序列 MRI 可以减少射线照射,适用于儿童的随访。

54.5.5　脑血管造影检查

脑血管造影(见章节 59.2.4):对非子弹穿通伤有意义。

54.6　轻度或中度头部外伤

54.6.1　一般措施

通常,GCS≥13 分定义为轻度头部外伤。但是越来越多 GCS＝13 分的病人不仅 CT 异常,而且还有需要手术处理的损伤,这表明 GCS＝13 分的病人比起归于轻度脑损伤,更应该归于中度脑损伤[22]。CT 适应证和创伤性脑损伤入院标准(见章节 54.4.3)。

54.6.2　轻微头部外伤(GCS≥14 分)

1. 体位:卧位,头部抬高 30°～45°。

2. 每 2 小时做一次神经检查(如果不放心可以每小时做一次;也可以考虑入 ICU 观察)。如果出现神经系统恶化,马上联系神经内科医师。

3. 禁食、禁饮直到病人清醒,然后给予清流食,若病人可耐受可一直保持进行。

4. 等张液(比如生理盐水＋ KCl 20 mg/L)成年人按照(见章节 56.4.4)大约 100 ml/h 静脉滴注[儿童:2 000 ml/(m² · d)]。注意:"干化病人"的概念已经淘汰了。

5. 轻度镇痛:对乙酰氨基酚(口服,或者在禁食、禁饮时经肛门给予),如果有必要可以用可待因。

6. 止吐药:避免过度镇静,避免使用吩噻嗪类药物止吐(会降低癫痫发作的阈值);比如成年人必要时用三甲氧苯酰胺 200 mg 肌内注射,每 8 小时一次。

54.6.3　中度头部外伤(GCS 9～13 分)

1. 和轻微头部外伤的原则一样(见上文),除外手术的病人需要禁食、禁饮(包括颅内压监测)。

2. 对于 GCS 9～12 分的病人需入 ICU 观察。对于 GCS 13 分者,如果 CT 明显异常,入 ICU 观察(除非出血性脑挫伤非常轻微或为薄层硬膜下血肿等情况)。

3. CT 检查正常或者近似正常的病人应该随时间的推移越来越好,如果这类病人在 12 小时以后 GCS 没有达到 14～15 分,则需要复查 CT[31]。

54.7　合并其他系统严重损伤

54.7.1　腹部损伤

创伤外科医师常用诊断性腹腔穿刺和腹部超声评估腹内外有无出血。如果进行诊断性腹腔穿刺冲洗未见血性液,而且病人血流动力学指标稳定,则可进行头颅 CT 检查(如果初次腹腔穿刺无血性液体,CT 做完后可以收集腹腔液标本送检定量分析)。

如果腹腔冲洗液外观呈血性或者腹部 B 超提示出血和(或)血流动力学指标不稳定,创伤科医师应该马上将病人推入手术室先行剖腹探查术,此时病人做 CT 是无益的,指南原则如下:

注意事项:许多严重创伤的病人可能已发生弥散性血管内凝血(DIC)。可由于全身性的损伤,也可以由于严重的颅脑损伤本身引起(因为脑组织富含促凝血酶原激酶[39])。对 DIC 的病人进行手术将会造成严重后果(见章节 9.2.5),因此至少要筛查 PT/INR/PTT。

1. 神经系统状况相对良好(如 GCS>8 分,提示损伤为局灶性病变):

(1) 可能暂不需要神经外科手术。

(2) 采用神经科麻醉术(抬高头部、准确调整应用静脉补液量、避免应用预防性过度通气等)。

(3) 剖腹探查术后立即行 CT 检查。

2. 有局灶性神经功能障碍:在处理其他损伤的同时,在手术室行钻孔探查术,根据术前神经功能缺失情况来定位(见章节 54.8)。

3. 重型颅脑损伤(GCS≤8 分)而无局灶性神经功能障碍,钻孔探查结果阴性或没有进行术前神经系统检查:

(1) 测量颅内压:置入脑室内颅压检测导管,或者如果 3 次穿刺侧脑室不成功,则改用脑内或蛛网膜下隙光纤探头。

1) 颅内压正常:可能不需要手术治疗,如有脑室内导管,则行脑脊液引流。

2) 颅内压增高(≥20 mmHg):自脑室内颅压检测导管注入 3～4 ml 空气,拍摄术中正位头颅 X 线片(术中气脑造影),确定是否有中线移位。如果有中线移位≥5 mm 的占位效应,则行移位相反方向一侧钻孔探查[40]。若无占位效应,则采取颅内压增高的治疗措施和脑室引流。

(2) 儿童 GCS 3 分:常规钻孔探查效果不肯定。

54.7.2　脂肪栓塞综合征

■ 一般措施

通常见于长骨骨折(多见于股骨,也见于锁骨、胫骨,甚至见于孤立的颅骨骨折)。尽管通过尸检发现大多数病人都有肺部的脂肪栓塞,但是通常是轻微或者亚临床表现的,只有 10%～20% 的病人会有严重的表现,但是以暴发的形式导致多个器官衰竭的病例比较罕见。通常在伤后 12～72 小时出现临床症状,并且也不是三种典型的症状全包括:

1. 急性呼吸衰竭(包括低氧血症、呼吸过速、呼吸困难),双肺弥漫性浸润

（通常可见双肺毛玻璃样浸润）。临床表现仅见于 75% 的脂肪栓塞病人。

2. 全身神经功能障碍：可能包括意识障碍（血氧分压低的程度通常无法解释[42]）、嗜睡、癫痫。

3. 瘀斑：通常在骨折后 24～72 小时之内，胸部皮肤出现。

其他的表现包括：

1. 发热。

2. 视网膜脂肪栓子。

没有针对脂肪栓塞综合征的特异性检查。以下是建议的检查，但是这些检查敏感性和特异性都很差：尿（大约 1/3 阳性[43]）和血清中含有脂肪滴，血脂肪酶升高。在那些无法解释的神经或者肺部异常的病例中，如果支气管肺泡灌洗的灌洗液中超过 5% 的细胞行油红 O 中性脂肪染色呈阳性，则可诊断为脂肪栓塞综合征。非特异性检查还包括动脉血气分析（表现：低氧血症，过度换气导致的低碳酸血症，呼吸性碱中毒）。

■ 治疗

氧疗，或者机械通气（包括呼吸末正压通气）。类固醇类治疗脂肪栓塞是有争议的。乙醇（降低脂肪酶活性）和肝素并没有使此类病人获益。早期手术固定骨折断端，能减少脂肪栓塞的发生率[45]。

■ 预后

通常与原发损伤相关性更强。尽管脂肪栓塞综合征通常有较好的预后，但文献表明其存在 10% 的死亡率。

54.7.3　间接视神经损伤

■ 基本信息

约 5% 的颅脑损伤病人表现出视路系统某一部位的损伤，0.5%～1.5% 为视神经的间接损伤（区别于穿通伤），通常由于同侧头部打击伤引起，一般见于额部，偶见颞部，少见于枕部[19]。视神经分为四段：球内段（1 mm）、眶内段（25～30 mm）、视神经管内段（10 mm）和颅内段（10 mm）。视神经管内段是闭合性颅脑损伤最常见的视神经损伤部位。伤后早期检查发现眼底异常提示视神经前段损伤[球内段（视乳头）或紧随其后 10～15 mm 的眶内段，有视网膜中央动脉走行于视神经中]，而视神经后段的损伤（指前段与视交叉之间的部分）于 4～8 周之后才出现视乳头苍白和视网膜神经纤维层消失。

■ 治疗措施

见参考文献[19]。

尚无前瞻性的研究。有人提倡对间接视神经损伤行视神经减压术，但是治疗结果不如预期的那样良好；只有出现迟发的视力障碍，视神经减压才是较好的手术适应证。可采用的手术方法是经筛板入路，一般在伤后 1～3 周进行[46]。给予大剂量类固醇激素是合理的辅助诊疗措施。

54.7.4　外伤后垂体功能低下

创伤很少造成垂体功能低下。可以发生于闭合性颅脑损伤(伴和不伴颅底骨折)或脑穿通伤[47]。20例外伤后垂体功能低下的病人[60],均有生长激素和促性腺激素的缺乏,95%出现促肾上腺皮质激素缺乏,85%TSH降低,63%PRL增高,只有40%出现一过性或永久性的糖尿病。

54.8　钻孔探查术

54.8.1　一般措施

颅脑损伤病人出现"三联征"——意识改变,一侧瞳孔散大、对光反射消失和对侧偏瘫,大多提示小脑幕切迹疝压迫上部脑干,多数病例是由于脑实质外的颅内血肿引起。脑疝可导致病人预后不良,尽快施行减压可以在一定程度上改善预后,但是抢救仅能约20%的病人有好的预后。

钻孔原是一种诊断方法,因为通过钻孔无法控制出血且大多数急性血肿形成血凝块难以排出。但是,如果钻孔探查为阳性结果,则可能施行扩大骨窗减压,并可进一步在钻孔的基础上行骨瓣开颅手术。

由于CT的迅速普及和广泛应用,钻孔探查术已经较少应用。

54.8.2　适应证

1. 临床标准:根据病人神经系统功能恶化情况选用。于急诊室应用钻孔的指征(少用):小脑幕切迹疝病情迅速恶化或给予甘露醇和过度通气后脑干受压的表现无改善[49]。

(1) 小脑幕切迹疝/脑干减压的指征:

1) GCS突然降低。

2) 一侧瞳孔散大固定。

3) 偏瘫或去大脑强直(一般为瞳孔散大对侧)。

(2) 建议采用钻孔探查的情况:

1) 病情稳定的病人在观察时目击出现上述病情恶化表现。

2) 清醒病人在转送过程中出现上述变化过程。

2. 其他标准:合并其他脏器损伤需要立即急诊手术,例如腹腔穿刺冲洗阳性+血流动力学指标不稳定,没有充分的时间进行CT检查(见章节54.5.1)。

54.8.3　处理原则

尚有争议,以下处理仅供参考:

1. 病人符合上述标准：合并其他脏器损伤需要立即急诊手术或病情迅速恶化，甘露醇和过度通气不能改善，且不能马上完成 CT 检查，则治疗无须等待 CT 结果。

（1）如果可以立即进手术室，钻孔应选择在手术室进行（便于进一步开颅手术、有良好的照明、无菌条件和专业刷手护士等）。这种方法对于引起脑疝的脑外血肿的诊断和处理更快速及时，但是对预后是否有显著影响尚未证实。

（2）如果估计不能尽快进入手术室，应该在急诊室就地钻孔探查。

2. 钻孔探查的位置和顺序见下文"技术方法"。

54.8.4 技术方法

■ 体位

病人仰卧位，头肩转向一侧使探查侧朝上，如果考虑合并动脉瘤和 AVM（需要使用牵开器和固定头部）或其他出于稳定性的需要（如不稳定的颈椎骨折），则用头钉 3 点固定头部，除此特殊情况之外，一般用马蹄形头托就足以固定头部，且节省时间并便于快速转向另一侧探查。

■ 钻孔探查的选择

先从颞部开始钻孔：

1. 瞳孔散大的一侧钻孔，对探查硬脊膜外[50]和其他脑外占位性损害[51]的准确率达到 85％以上。

2. 双侧瞳孔散大，如果能够得知其变化过程，则探查瞳孔先散大的一侧。

3. 双侧瞳孔等大或不知道哪一侧先散大，则在有明显头皮损伤的一侧探查。

4. 若没有定位线索，则先在左侧钻孔，以使优势半球得到减压。

■ 方法

钻孔的位置要位于"外伤开颅皮瓣"切口的沿线上，以便必要时进行骨瓣开颅（如图 54-2）。之所以称为"外伤开颅皮瓣"的原因在于其入路涉及范围较大，可以显露清除大脑凸面多数急性出血凝块并止血。

首先画出外伤开颅皮瓣的切口：

1. 切口向下达颞弓，耳屏前方 1 cm 以内，不伤及支配额肌的面神经分支和颞浅动脉前支。

2. 切口向上并于耳廓顶端水平向后拐。

3. 于耳廓后方 4～6 cm 向上行。

4. 在中线旁 1～2 cm 拐向前直达发迹。

■ 钻孔位置

1. 首选颞部钻孔：在颅中窝底之上（图 54-2 中♯1 位置），正好在颞弓上方。能够显露颅中窝底，是硬膜外血肿最常见部位，一般也能显露多数大脑凸面底硬膜下血肿，同时可以处理位于翼点底部的脑膜中动脉。

2. 如果未见硬膜外血肿,硬膜发蓝提示硬膜下血肿或高度怀疑该侧有占位性病变,则切开硬膜探查。

3. 如果为阴性结果,则一般在对侧颞部钻孔探查。

4. 如果还是阴性结果,尚无法做 CT 检查,则需要进一步钻孔。

5. 一侧额部钻孔(图 54-2♯2 位置)。

6. 之后的钻孔部位是顶部(图 54-2♯3 位置),最后是颅后窝(图 54-2♯4 位置)。

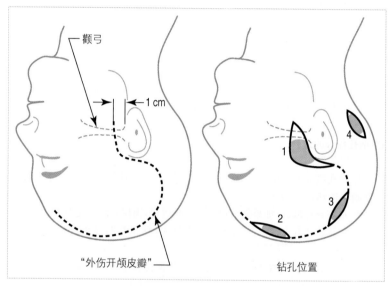

颧弓

1 cm

"外伤开颅皮瓣"

钻孔位置

图 54-2　钻孔探查转为骨瓣开颅的方法图解(修订版[51,52])

■ 文献回顾

文献报道小脑幕切迹疝脑干受压 100 例[63],在手术室行双侧颞、额和顶部钻孔探查,阳性率 56%,30 岁以下年轻病人和交通事故伤的阳性率低。硬膜下血肿是最常见的脑外占位性损伤,单纯性和单侧者占 70%,双侧占 11%,合并硬膜外血肿和脑内血肿占 9% 以上。钻孔阳性者中,按照上述策略第一孔探查准确率为 86%。6 例明显脑外血肿探查漏诊,主要是由于钻孔探查不彻底。符合上述神经系统表现而实际结果为脑实质内血肿者仅 3 例。

■ 预后

随访 1~37 个月,平均 11 个月。100 例中 70 例死亡。死亡率和致残率与钻孔无关。钻孔阳性者 4 例预后良好,4 例轻残。

（徐　珑　葛培聪）

参考文献

[1] Saul TG, Ducker TB. Effect of Intracranial Pressure Monitoring and Aggressive Treatment on Mortality in Severe Head Injury. J Neurosurg. 1982; 56:498–503

[2] Reilly PL, Adams JH, Graham DI. Patients with Head Injury Who Talk and Die. Lancet. 1975; 2:375–377

[3] Stein SC, Narayan RK, Wilberger JE, Povlishock JT. In: Classification of Head Injury. Neurotrauma. New York: McGraw-Hill; 1996:31–41

[4] Price DJ. Is Diagnostic Severity Grading for Head Injuries Possible? Acta Neurochir. 1986; Suppl 36:67–69

[5] Brain Trauma Foundation, Povlishock JT, Bullock MR. Blood pressure and oxygenation. J Neurotrauma. 2007; 24:S7–13

[6] Chesnut RM, Marshall LF, Klauber MR, et al. The Role of Secondary Brain Injury in Determining Outcome from Severe Head Injury. J Trauma. 1993; 34:216–222

[7] The Brain Trauma Foundation. The American Association of Neurological Surgeons. The Joint Section on Neurotrauma and Critical Care. Initial management. J Neurotrauma. 2000; 17:463–469

[8] Hsiang JK, Chesnut RM, Crisp CD, et al. Early, Routine Paralysis for Intracranial Pressure Control in Severe Head Injury: Is It Necessary? Crit Care Med. 1994; 22:1471–1476

[9] Marion DW, Carlier PM. Problems with Initial Glasgow Coma Scale Assessment Caused by Prehospital Treatment of Patients with Head Injuries: Results of a National Survey. J Trauma. 1994; 36:89–95

[10] Bullock R, Chesnut RM, Clifton G, et al. Guidelines for the Management of Severe Head Injury. 1995

[11] The Brain Trauma Foundation. The American Association of Neurological Surgeons. The Joint Section on Neurotrauma and Critical Care. Resuscitation of blood pressure and oxygenation. J Neurotrauma. 2000; 17:471–478

[12] Brain Trauma Foundation, Povlishock JT, Bullock MR. Infection prophylaxis. J Neurotrauma. 2007; 24:S26–S31

[13] Brain Trauma Foundation, Povlishock JT, Bullock MR. Hyperventilation. J Neurotrauma. 2007; 24: S87–S90

[14] Brain Trauma Foundation, Povlishock JT, Bullock MR. Hyperosmolar therapy. J Neurotrauma. 2007; 24:S14–S20

[15] Bullock R, Chesnut RM, Clifton G, et al. In: The role of anti-seizure prophylaxis following head injury. Guidelines for the Management of Severe Head Injury.The Brain Trauma Foundation (New York), The American Association of Neurological Surgeons (Park Ridge, Illinois), and The Joint Section of Neurotrauma and Critical Care; 1995

[16] Chang BS, Lowenstein DH. Antiepileptic drug prophylaxis in severe traumatic brain injury. Report of the Quality Standards Subcommittee of the American Academy of Neurology. Neurology. 2003; 60:10–16

[17] Brain Trauma Foundation, Povlishock JT, Bullock MR. Antiseizure prophylaxis. J Neurotrauma. 2007; 24:S83–S86

[18] The Brain Trauma Foundation. The American Association of Neurological Surgeons. The Joint Section on Neurotrauma and Critical Care. Role of antiseizure prophylaxis following head injury. J Neurotrauma. 2000; 17:549–553

[19] Kline LB, Morawetz RB, Swaid SN. Indirect Injury of the Optic Nerve. Neurosurgery. 1984; 14:756–764

[20] Masters SJ, McClean PM, Arcarese JS, et al. Skull X-Ray Examination After Head Trauma. N Engl J Med. 1987; 316:84–91

[21] Arienta C, Caroli M, Balbi S. Management of Head-Injured Patients in the Emergency Department: A Practical Protocol. Surg Neurol. 1997; 48:213–219

[22] Stein SC, Ross SE. The Value of Computed Tomographic Scans in Patients with Low-Risk Head Injuries. Neurosurgery. 1990; 26:638–640

[23] Ingebrigtsen R, Romner B. Routine Early CT-Scan is Cost Saving After Minor Head Injury. Acta Neurol Scand. 1996; 93:207–210

[24] Duus BR, Lind B, Christensen H, Nielsen OA. The Role of Neuroimaging in the Initial Management of Patients with Minor Head Injury. Ann Emerg Med. 1994; 23:1279–1283

[25] Feuerman T, Wackym PA, Gade GF, Becker DP. Value of Skull Radiography, Head Computed Tomographic Scanning, and Admission for Observation in Cases of Minor Head Injury. Neurosurgery. 1988; 22:449–453

[26] Schacford SR, Wald SR, Ross SE, et al. The Clinical Utility of Computed Tomographic Scanning and Neurologic Examination in the Management of Patients with Minor Head Injuries. J Trauma. 1992; 33:385–394

[27] Stein SC, Ross SE. Mild Head Injury: A Plea for Routine Early CT Scanning. J Trauma. 1992; 33:11–13

[28] Lee KF, Wagner LK, Lee YE, et al. The Impact-Absorbing Effects of Facial Fractures in Closed-Head Injuries. J Neurosurg. 1987; 66:542–547

[29] Le Roux PD, Haglund MM, Newell DW, Grady MS, Winn HR. Intraventricular Hemorrhage in Blunt Head Trauma: An Analysis of 43 Cases. Neurosurgery. 1992; 31:678–685

[30] Grabb PA. Traumatic intraventricular hemorrhage treated with intraventricular recombinant-tissue plasminogen activator: technical case report. Neurosurgery. 1998; 43:966–969

[31] Stein SC, Ross SE. Moderate Head Injury: A Guide to Initial Management. J Neurosurg. 1992; 77:562–564

[32] Young HA, Gleave JRW, Schmidek HH, Gregory S. Delayed Traumatic Intracerebral Hematoma: Report of 15 Cases Operatively Treated. Neurosurgery. 1984; 14:22–25

[33] Jennett B, Teasdale G. Management of Head Injuries. Philadelphia: Davis; 1981

[34] Dacey RG, Alves WM, Rimel RW, Jane JA, et al. Neurosurgical Complications After Apparently Minor Head Injury: Assessment of Risk in a Series of 610 Patients. J Neurosurg. 1986; 65:203–210

[35] Snow RB, Zimmerman RD, Gandy SE, Deck MDF. Comparison of Magnetic Resonance Imaging and Computed Tomography in the Evaluation of Head Injury. Neurosurgery. 1986; 18:45–52

[36] Wilberger JE, Deeb Z, Rothfus W. Magnetic Resonance Imaging After Closed Head Injury. Neurosurgery. 1987; 20:571–576

[37] Kesterson L, Benzel EC, Marchand EP, et al. Magnetic Resonance Imaging in Acute Cranial and Cervical Spine Trauma. Neurosurgery. 1990; 26

[38] Levin HS, Amparo EG, Eisenberg HM, et al. Magnetic Resonance Imaging After Closed Head Injury in Children. Neurosurgery. 1989; 24:223–227

[39] Kaufman HH, Hui K-S, Mattson JC, et al. Clinicopathological Correlations of Disseminated Intravascular Coagulation in Patients with Head Injury. Neurosurgery. 1984; 15:34–42

[40] Becker DP, Miller JD, Ward JD, et al. The Outcome from Severe Head Injury with Early Diagnosis and Intensive Management. J Neurosurg. 1977; 47:491–502

[41] Johnson DL, Duma C, Sivit C. The Role of Immediate Operative Intervention in Severely Head-Injured Children with a Glasgow Coma Scale Score of 3. Neurosurgery. 1992; 30:320–324

[42] Fabian TC, Hoots AV, Stanford DS, Patterson CR, et al. Fat Embolism Syndrome: Prospective Evaluation in 92 Fracture Patients. Crit Care Med. 1990; 18:42–46

54

[43] Dines DE, Burgher LW, Okazaki H. The Clinical and Pathologic Correlation of Fat Embolism Syndrome. Mayo Clin Proc. 1975; 50:407–411

[44] Chastre J, Fagon JY, Soler P, Fichelle A, et al. Bronchoalveolar Lavage for Rapid Diagnosis of the Fat Embolism Syndrome in Trauma Patients. Ann Intern Med. 1990; 113:583–588

[45] Riska EB, Myllynen P. Fat Embolism in Patients with Multiple Injuries. J Trauma. 1982; 22:891–894

[46] Niho S, Niho M, Niho K. Decompression of the Optic Canal by the Transethmoidal Route and Decompression of the Superior Orbital Fissure. Can J Ophthalmol. 1970; 5:22–40

[47] Vance ML. Hypopituitarism. N Engl J Med. 1994; 330:1651–1662

[48] Edwards OM, Clark JDA. Post-Traumatic Hypopituitarism: Six Cases and a Review of the Literature. Medicine (Baltimore). 1986; 65:281–290

[49] Mahoney BD, Rockswold GL, Ruiz E, Clinton JE. Emergency Twist Drill Trephination. Neurosurgery. 1981; 8:551–554

[50] McKissock W, Taylor JC, Bloom WH, et al. Extradural Hematoma: Observations on 125 Cases. Lancet. 1960; 2:167–172

[51] Andrews BT, Pitts LH, Lovely MP, et al. Is CT Scanning Necessary in Patients with Tentorial Herniation? Neurosurgery. 1986; 19:408–414

[52] Mayfield FH, McBride BH, Coates JB, Meirowsky AM. In: Differential Diagnosis and Treatment of Surgical Lesions. Neurological Surgery of Trauma. Washington D.C.: Office of the Surgeon General; 1965:55–64

55 脑震荡、高原脑水肿、脑血管损伤

55.1 脑震荡

55.1.1 概述

> **要 点**
>
> 1. 创伤引起的复杂的病理生理变化影响大脑,但是影像学上没有发现可识别的结构异常。
> 2. 脑震荡属于轻度创伤性脑损伤的一种,而不等同于轻度脑损伤。
> 3. 外伤后出现任何以下改变提示脑震荡:GCS 13~15 分的病人方向、平衡、语速和(或)学习记忆力变差[1]。
> 4. 意识丧失或者头部受到直接打击为非必需条件。
> 5. 评分量表已经弃用,缘于多种"辅助性"工具取代了经验评估。

脑震荡属于轻度脑损伤的一种(见图 54 - 1)。轻度脑损伤之所以称为轻度,是因为它不会有生命危险。尽管很多脑震荡的病人都完全恢复了,但是脑震荡的影响可能非常严重,有时会伴随病人一生。

运动是造成脑震荡的常见原因,因此本章讨论的多数是运动相关的脑震荡,所以应用于其他类型外伤造成的脑震荡要慎重。

脑震荡分级量表已经被废弃,目前脑震荡诊断依赖于有经验的医师与相关辅助检查,最理想的情况是有病人受伤前的基本情况量表,这样可以前后对比。

脑震荡病人头部不一定受到直接打击,比如可以因暴力地摇晃身体和头部引起。脑震荡症状可能在吵架后马上或者推迟发生。

病人可能没有意识到自己有脑震荡直到出现症状。

55.1.2 流行病学

发病率:美国每年由于运动和娱乐活动导致脑震荡者有 1 600 万~3 800 万人。并且这还是在 50% 的脑震荡没有报道的情况下[2]。

55.1.3 脑震荡遗传学

没有证据表明脑震荡具有遗传易感性。回顾性和前瞻性研究过脂蛋白 E4、载脂蛋白 EG‐219T 启动子和外显子 6 与脑震荡的关系,没有发现它们之间有直接的联系[2,3]。

55.1.4 脑震荡的定义

目前没有普遍认同的脑震荡的定义[4]。现在大多数脑震荡定义[2-7]的要素包含在运动团体脑震荡 2012 共识中[3],总结如下。但是此定义还存在争议,比如脑震荡是否会造成长久影响,脑震荡是否需要与其他疾病相鉴别。

定义:由于非穿透性生物力学导致,影像学无异常表现,但病理生理过程影响大脑并导致脑功能改变,称为脑震荡。

运动团体脑震荡 2012 共识对脑震荡的定义如下:

1. 导致神经系统症状,包括或者不包括意识丧失。

2. 症状快速出现,持续时间短,随后消失。可能表现为短暂的平衡、协调丧失,记忆/认知、力量或者敏感度下降。

3. 可能会导致神经生理学改变,但是通常急性临床症状仅使神经功能改变,一般不会造成结构改变。

4. 临床和认知特征通常遵循一个连续的过程。

5. 通常神经影像学检查显示脑结构正常。

55.1.5 脑震荡和轻度创伤性脑损伤(mTBI)

1. 脑震荡和轻度创伤性脑损伤是不可互换的,尽管临床症状相似(图 57‐2),但脑震荡属于轻度创伤性脑损伤不严重的一类[2,5,6,8]。

2. 轻度创伤性脑损伤和脑震荡的主要区别是影像结构不正常(比如脑出血/挫伤)。mTBI 是基于 GCS 评分进行分级的颅脑创伤严重程度谱的一部分。创伤性脑损伤在伤后 6 小时评估,分为轻度、中度和重度;评分见章节 54.2。脑震荡是伤后直接评估并依据多种辅助检查明确临床诊断。将脑震荡纳入颅脑创伤严重程度谱中,那么其必须位于 mTBI 的末尾处,与"微小"损伤之间存在部分重叠。大多数轻度创伤性脑损伤如果影像学没有异常可以认为是脑震荡,但是大多数运动引起的脑震荡不能被分级成 mTBI[5,8]。

55.1.6 脑震荡发生的危险因素

1. 既往脑震荡史,以后受伤发生脑震荡的风险增大。

2. 发生意外事故:自行车、行人和机动车事故。

3. 战斗的士兵。

4. 受虐待的人。

5. 坠落(尤其是儿童和老年人)。

6. 男性比女性更易发生运动相关的脑震荡(由于男性参加体育活动多于女性),但是在同一运动中,女性更易发生脑震荡(如足球和篮球)[7]。

7. 参加以下运动,脑震荡的风险会更高:

(1)美式足球。

(2)澳式橄榄球。

(3)冰球。

(4)拳击。

(5)足球是女性发生脑震荡风险最高的运动。

8. (相反,脑震荡风险低的运动包括棒球、垒球、排球和体操。)

9. BMI>27 kg/m^2 和每周运动 3 小时以下会增加运动相关性脑震荡[7]。

55.1.7 诊断

■ 触发条件

脑震荡可能产生的相关表现如表 55-1 所示。如果病人在伤后出现表中任何表现应该考虑脑震荡。对于太小还无法表达的儿童,脑震荡的表现见表 55-2。

■ 一般诊断信息

• 临床评价

目前还没有任何生理学评价手段可以监测到导致脑震荡出现临床表现的原因。因此,诊断主要依据包括:功能不正常自我报告(症状),观察生理学不正常(体征)(包括认知障碍)[11],有时需要行影像学检查排除结构异常。

如果头部受外伤后出现平衡、协调性异常,记忆力/认知、力量、反应速度发生改变,那么临床上可以诊断为脑震荡。临床表现包括谵妄、失忆、头痛、嗜睡或者意识丧失(意识丧失并不是诊断必需的[6],病人自己可能根本就没有察觉到,无论他们有没有意识丧失[4])。脑震荡常见的神经行为特征见表 55-1。儿童可能无法用言语表达他们的症状,如果出现表 55-2 的临床表现可能提示脑震荡。诊断脑挫伤等需要更进一步的阳性影像学表现。

• 方法

1. 脑震荡在问卷中特有的症状包括:头痛,恶心,呕吐,畏光,耳鸣,如在雾中,睡眠障碍。

2. 既往病史对脑震荡的评估有影响:

(1)既往脑震荡史。

(2)头痛史。

(3)ADD/HD。

(4)学习障碍。

(5)药物(合法或者非法的)会影响认知和身体敏感性。

表 55-1　脑震荡可能的临床表现[2,9,10]

症状、体征	认　知	情　绪	睡　眠
呆滞或者迷茫的表情 眩晕或不知所措 头痛或者头部感觉有压力 恶心 呕吐 易疲劳 "眼冒金星" 畏光 畏声 耳鸣 回答迟钝与刻板性回复 注意力难以集中 无法完成正常活动 言语改变: 　发音不清或语无伦次 　言语杂乱或无法理解 协调障碍 任意时长的意识丧失 昏迷伴肢体瘫痪,对刺激无反应	感觉身在雾中 回答问题或者 遵循指令缓慢 注意力涣散 定向障碍(比如 走错方向) 不知道日期、时 间或地方 记忆力障碍 遗忘 重复询问已经 回答过的问题	情绪夸张: 不恰当,大哭 心烦意乱 易怒 神经质	昏睡 失眠 嗜睡 难以入睡或者 一直睡觉

表 55-2　儿童脑震荡表现

无精打采或者易疲劳,睡眠模式改变 易怒 出现头昏 平衡障碍 大哭 饮食习惯改变 对自己最喜欢的玩具丧失兴趣

3. 进行系统的神经系统查体。

4. 包括脑震荡特异的查体:

(1) 定向力。

(2) 记忆力。

(3) 平衡:闭目难立征,单腿加强试验。

(4) 眼动:视动性眼球震颤,平稳跟踪试验。

(5) 两项活动同时发生:比如病人行走的时候,手指呈弯曲状。

5. 包括选用合适的辅助检查(见下文)。

• 辅助检查

1. 对于脑震荡的检查没有单一的有效的诊断方法[4]。有熟知病人既往史和身体情况并且从受伤到医院有连续性评估的家庭医师是临床诊断脑震荡最理想的情况(确诊最理想情况是在受伤后 24 小时之内)[2-7]。

2. 脑震荡评估工具如 SCAT3、ImPACT™有助于脑震荡的诊断。

没有单一的有效的诊断脑震荡的检测方法,诊断脑震荡也不应该用单一的方法来决定运动员是否重返赛场。运动员也学习掌握了脑震荡的一些基本检查方法,避免自己在可疑脑震荡后不能重返赛场。

3. SCAT3(运动相关性脑震荡评价工具-第三版)[12]:来源于 2012 年的苏黎世会议[3]。SCAT 是诊断运动相关性脑震荡最常用的辅助评估手段。脑震荡诊断的敏感性和特异性随着环境的改变而改变,因此辅助手段(如SACT)不适用于室内环境下脑震荡的诊断。

(1) SCAT3 是运动相关性脑震荡会议制定的只适用于医务人员对运动相关性脑震荡进行评估的工具。

(2) 可以在 http://bjsm.bmj.com/content/47/5/259 看到全文。

(3) 适用于年龄≥13 岁的运动员(儿童 SCAT3 适用于 12 岁以下者)。

(4) 含 8 个章节、多个评估方式,包括自述症状和体格检查如认知、记忆力、平衡力、步态和运动情况。

(5) 评估需要花费 8~10 分钟。

(6) SCAT 正常并不能排除脑震荡。

(7) 它还没有经过验证。

4. 其他类型的运动相关性脑震荡评估方法(多数可以在 YouTube 上看到):

(1) 神经认知功能检测(需要 20 分钟)。

(2) SAC(脑震荡的标准化评估)[14]:神经认知监测包括瞬时记忆、延迟记忆、7 秒评估、记忆广度。

(3) ImPACT™(脑震荡后立即评估和认知评估测试):一个广泛应用的商业化计算机评估方法(https://www.impacttest.com)。独立验证研究产生了矛盾的结果并且不同操作人员所得到的结果也存在分歧[15]。

(4) PCSS(脑震荡症状量表)。

(5) CSI(脑震荡症状清单)。

(6) BESS(平衡力评分系统):内容包括各种标准化姿势保持 20 秒,记录出现问题的次数(站立不稳、睁眼、手从臀部移走等)。

(7) SOT(综合感觉测试)。

(8) 美国神经病学学会为手机用户提供了"脑震荡快速监测"的应用软件。

(9) King - Devick 眼动测试:只需花费 2~3 分钟。以卡片或者平板电脑测试(http://kingdevicktest.com/for-concussions/)。

5. 标准神经心理学测试：建议用于有延迟认知症状的病人。

6. 脑震荡血清标志：目前还没有任何血清学或者体液监测作为诊断脑震荡的可靠依据。神经元特异性烯醇化酶、S100 和裂解 T 蛋白已经在轻度创伤性颅脑损伤和脑震荡后病人中做过研究。脑震荡后症状预测，S100 仅有33.3%的敏感性；1 个月内格拉斯哥预后评分<5 分者，S100 有 93%的敏感性。另一项包含轻度创伤性脑损伤儿童病人的研究表明，特异性烯醇化酶、S100 在有症状和无症状儿童之间没有区别。一项前瞻性研究表明，轻度创伤性脑损伤病人脑震荡后症状与裂解 T 蛋白无关[16]。

■ **现场评估**

任何怀疑有脑震荡的个体都应该立即停止运动(对于运动员，立即停止比赛)并且立即让专业医务人员评估病人情况，在处理脑震荡的同时除外颈椎损伤[2,3]。如果现场没有医务人员，需要立即停止活动，并且预约医师诊治。

医务人员如果排除病人需要急诊处理的情况，应该给病人做一个脑震荡评估(可以运用标准化的量表如 SCAT3™或者其他方法)。

此类病人不能独处，并且在以后的几个小时内要进行几次评估，判断病人有无恶化。

对于重返赛场的指南，见下文。

55.1.8 影像学检查或者其他诊断监测的适应证

脑震荡影像学检查通常用于排除更严重的创伤。

CT 或者 MRI 的适应证[4]：

1. 有或者没有意识障碍或者记忆丧失的成年人：

(1) 局灶性神经功能障碍。

(2) GCS<15 分。

(3) 严重头痛。

(4) 凝血功能障碍。

(5) 呕吐。

(6) 年龄>65 岁。

(7) 癫痫。

2. 儿童：

(1) 意识障碍>60 秒。

(2) 有颅骨骨折的证据。

(3) 局灶性神经功能障碍。

其他影像学研究：

1. 弥散张量成像(DTI)：运用四种类型的分析方法量化大脑白质束的完

整性——体素分析、兴趣区域(ROI)的分析、直方图分析和纤维束成像。利用DTI诊断或者评估疾病进展目前没有达成共识,但是目前很多研究表明轻度创伤性脑损伤和对照组DTI参数之间是有差别的[8]。

2. 功能磁共振成像(fMRI):包括两种类型(任务态 fMRI 和静息态fMRI),主要是依据血氧水平依赖效应(BOLD)。特殊的 MRI 序列可以监测/计算到神经活动后血氧水平的升高。任务态 fMRI 和静息态 fMRI 均表明轻度创伤性脑损伤和对照组之间存在组间差异(尤其是在额叶功能紊乱时),但是在其广泛用于个体诊断和治疗之前,需要进一步完善单一时间点和纵向时间研究[8]。

3. 目前在脑震荡科研中主要使用的影像学技术:PET、CT - SPECT和 MRS。

定量脑电图(QEGG)是研究脑震荡的另一辅助检查,评估脑活动、皮质活动模式和神经元网络,主要是脑震荡后与基线做对比。目前的研究主要是在验证此方法。

55.1.9 急性期病理生理学

生物机械应力可以导致离子通道(K^+ 外流,Na^+/Ca^{2+} 内流)异常,导致细胞脂质膜上亚致死量的化学孔道开放,释放大量超急性期谷氨基酸(见表 55 - 3)。这个触发电压/配体封闭的离子通道引起皮质传递一系列活动,这些活动可能立即导致脑震荡后症状。随后腺苷三磷酸(ATP)依赖性离子通道上调电位恢复细胞内稳态,导致细胞内大量储存的能量消耗,产生大量腺苷二磷酸(ADP)。细胞随后进入代谢受损状态能量危机,可能会持续 7~10 天,并且可能会引起脑血流量改变。这个受损的代谢状态可能会到导致再次受伤后代偿很脆弱,或者随后的行为学和空间学习障碍。细胞支架破坏,轴突功能障碍,神经传递改变,虽然没有被证实,但是可能它们的每一个病理过程都会跟一个独立的症候群相关[17]。

表 55 - 3 生理状态受损及相应的临床症状[17]

受损	症状
离子内流	偏头痛、畏光、畏声
能量危机	易受二次损伤
轴索损伤	认识功能受损、行动缓慢、反应迟缓
神经传导受损	认知功能受损、行动缓慢、反应迟缓
蛋白酶激活,细胞骨架蛋白发生改变,细胞死亡	慢性萎缩、持续损害

55.1.10　脑震荡后综合征(PCS)

　　脑震荡病人 10%～15% 会发生。如同大多数脑震荡相关性疾病,PCS 有很多种定义。一些定义如下:病人应该至少有 3 个症状,包括头痛、疲劳、头晕、易怒、难以集中注意力、记忆力下降、失眠,对压力、情感或酒精不耐受,并且症状必须发生在伤后 4 周之内,持续 1 个月以上[16,18]。回顾性研究得出的结论如下[18]:

　　1. 80% 以上的 PCS 病人既往有过脑震荡。

　　2. 既往脑震荡的平均次数为 3.4 次。

　　3. PCS 发生的中位时间为脑震荡后 6 个月。

　　4. 50% 的病人年龄<18 岁。

　　5. 丧失意识并不会提高 PCS 发生的风险。

55.1.11　预防脑震荡

　　1. AAN 指南指出橄榄球的头盔"高度可能"降低脑震荡的发生率[7]。但是,美国运动医学协会(AMSSM)则指出目前还没有证据表明软或者硬的头盔能降低脑震荡的发生率或机体受伤的严重程度(足球、曲棍球、冰球、英式足球、橄榄球)[2,3]。生物力学研究表明头盔可以减少头受到的力量,但是不能认为能预防脑震荡[3]。

　　2. 尚没有足够的数据来证实某一款足球头盔在预防脑震荡方面较另一款更好。

　　3. 没有充分证据表明头罩可以防止脑震荡。

55.1.12　脑震荡的处理和脑震荡后症状

■ 重返赛场(RTP)

　　1. 目前还没有已经被证明是科学有效的受伤运动员重返赛场(RTP)的判断指标。

　　2. 发生脑震荡后,运动员当天不可以重返赛场[2-7]。美国某些州有相关的法律。

　　3. 症状明显的运动员不能重返赛场。

　　4. 如果诊断不清:"如果怀疑脑震荡,就坐在观众席。"

　　5. 应该逐步评估病人。运动员应在激烈的运动和休息时均无症状[3]。

　　通常,运动员如果排除脑震荡,可以在 24 小时之后逐步从轻度有氧运动过渡到激烈体育竞技。但是每次运动后运动员还需要评估身体情况。如果出现了脑震荡后症状,然后运动员回到先前的无症状状态,那么经过 24 小时休息后便可以再次尝试返回赛场。脑震荡 80%～90% 的病人在 7～10 天内缓解。青少年和儿童恢复的时间长一些。

6. CDC 制定了针对高校运动员的五步重返赛场规定,见表 55‑4。运动员如果没有新的症状出现,则可以进入下一步。如果症状再次出现或者新的症状出现,那么应该立即就医,症状消失后可以再返回到上一步。

表 55‑4　五步重返赛场

步　骤	简　　　介
基线	运动员没有症状,重返常规训练活动
1	轻度有氧运动:心率加快最多保持 5～10 分钟。不要举重
2	适度运动:随着身体或者头部的运动增加心率。可以包括中度举重(较其常规中位时间短并且强度小)
3	高强度非接触运动:可以包括跑步,高强度骑行,常规举重,非接触运动特异性训练
4	训练、全力运动:在控制训练量的基础上运动
5	竞技

重返赛场的禁忌证见表 55‑5。

表 55‑5　重返赛场的禁忌证

1. 持续的脑震荡症状
2. 头部受伤后出现永久的中枢神经系统损伤(比如器质性痴呆、偏瘫、同侧偏盲)
3. 脑积水
4. 任何原因造成的自发性蛛网膜下隙出血
5. 枕大孔异常(Chiari 畸形)出现症状(神经性或者疼痛)

■ 脑震荡后综合征的治疗

这是一个极其复杂的话题,由于可能会引起诉讼,且脑震荡的症状常为模糊、非特异性的,同时没有客观证据来证实病人的主观症状,因此处理起来相当棘手。

大多数脑震荡的症状在 7～10 天内就会缓解,并且不需要任何治疗方法。但是 7～10 天后病人可能还有创伤后头痛,其中最常见的亚类型是急性创伤性偏头痛。

典型症状包括:头痛,头晕,失眠,活动耐力下降,抑郁,易怒,焦虑,记忆丧失,注意力难以集中,易疲劳,光声敏感。

如果病人出现延迟症状,则需要直接治疗。

1. 通常需要心理学和神经生理学一同干预。
2. 药物治疗:没有证据表明药物对脑震荡后症状有效(除了头痛以外)。
3. 难治性头痛:脑震荡后发生率约 15%。

（1）难以控制的头痛通常需要神经外科专家会诊。

（2）非甾体类药物通常是首选药物。

（3）对非甾体类药物无反应的病人可以用曲普坦类药物。

（4）三线药物包括酮咯酸或者 DHE‐45（双氢麦角胺）。

（5）激素对于某些病人有用。

（6）避免使用麻醉药品、布他比妥/咖啡因类药物、β受体阻滞剂和钙通道阻滞剂。

55.1.13　二次损伤综合征(SIS)

这种情况偶见于运动员，前一次颅脑损伤的症状尚未完全恢复时再次受伤。典型表现是运动员二次受伤后尚能独立行走退出运动场，然而在 1～5 分钟内迅速出现昏迷，由于脑血管扩张，出现各种治疗措施均难以纠正的恶性脑水肿。死亡率：50%～100%。

Schneider[20]于 1973 年首次描述了一种与 SIS 的表现相似的脑损伤综合征，此后于 1984 年被命名为"灾难性脑创伤二次损伤综合征"（second impact syndrome of catastrophic head injury）[21]。虽然 SIS 很少见（如果真的有），有可能被过度诊断了[22]，但是研究发现其好发于儿童和青少年，所以对此类人群，脑震荡后的病情变化仍然需要格外注意。

55.1.14　慢性创伤性脑病(CTE)

仅有很少一部分关于 CTE 的病理生理学和自然史的研究。可能由于其是反复的脑外伤后特异的神经变性病变（Tau 变性），虽然不局限于报道的脑震荡的运动员，但是只能在验尸后依靠病理诊断。少部分研究表明病人发病年龄不同，且他们的行为、情绪、死亡时表现出的认知障碍（92% 的病人在死亡前存在症状）均不相同[10,16]。

详见 CTE 章节（见章节 61.6.13）。

55.2　创伤性脑损伤其他概念

55.2.1　挫伤

创伤性脑损伤 CT 显示挫伤的表现如下：

1. 低密度区：代表有水肿。

2. 高密度区（又称"出血性脑挫伤"）：通常产生的占位效应小于其显示的大小。通常发生在突然减速时，由脑组织与颅骨内面突起处相撞击所导致（比如颞极、额极或者枕极）。通常这些区域可以进展到实质出血（影像学表现像"开花"一样）。如果出现脑疝，可以考虑手术减压（见章节 58.1.1）。

55.2.2　对冲伤

（法语："对侧外伤"）对冲伤是指头部受伤部位的力量传递到头部受伤部位的对侧造成的间接损伤。可能会造成上述部位的脑挫伤。

55.2.3　其他概念

■ 创伤后脑水肿

这一概念包含两个不同的病理生理过程：

1. 脑血容量增加：可能由于脑血管的自我调节机制丧失所致（见章节56.2）。有些病人尤其是儿童可能会迅速出现脑充血，被称为扩散或者"恶性脑水肿"[23]，导致接近 100% 的死亡率。建议有创性监测，包括维持颅内压<20 mmHg，脑灌注压 > 60 mmHg[24]。建议脑灌注压（CPP）≥ 70 mmHg，颅内压控制阈值见章节 56.4。

2. 真性脑水肿：尸检可见大脑"流液"[25]。头部受伤后几个小时之内既可以出现血管源性脑水肿，也可以出现细胞性脑水肿（见章节 3.1.1）[25,26]，偶尔可能需要行去骨瓣减压术来治疗（见章节 58.1）。

■ 弥漫性轴索损伤（DAI）

旋转性加速或减速外力造成的原发性脑损伤[27]。严重病例可见脑深部结构多发点状出血，位于胼胝体和脑干等处，显微镜下可见轴索弥漫性损伤的病理改变（轴索回缩球、微胶质星和白质纤维束退行性改变）。一般认为是脑外伤后立即出现原发昏迷的病理基础，而 CT 未出现占位性损害[28]（有时也可以伴有硬膜内[29]和硬膜外[30]血肿）。

诊断包括意识丧失＞6 小时，而没有发现颅内占位或缺血。可以使用表 55-6 进行分级。

表 55-6　DAI 分级

DAI 分级	描　　述
轻型	昏迷＞6～24 小时，有轻度至中度记忆损害，轻度至中度功能障碍
中型	昏迷＞24 小时，有意识混乱和长时间的记忆遗忘，行为和认知功能障碍
重型	昏迷持续数月，处于过伸或过屈固定姿势。定向力、记忆力、言语、感觉、运动和人格缺陷。可能出现自主神经功能异常

55.3　高原脑水肿

急性高原病（AHAS）是一种全身性疾病，一般在到达高海拔后 6～48 小时内发生。急性高山病(AMS)是 AHAS 的最常见类型,症状表现为恶心、呕吐、头痛、厌食、呼吸困难、失眠和疲劳[31],通常运用 Lake Louise 系统进行评估。发生率在 7 000 英尺(2 134 m)时约 25%,15 000 英尺(4 572 m)时约50%。AHAS 的其他症状包括手足水肿和肺水肿(高原肺水肿)。眼底检查发现视网膜出血、神经纤维层梗死、视乳头水肿和玻璃体出血[34]。高原脑水肿(HACE)一般伴随肺水肿,可见于严重的 AHAS。HACE 的症状包括剧烈头痛、精神失常(幻视、行为失常、精神状态下降)和神经系统异常(共济失调、瘫痪和小脑半球症状)。

有种未经证实的假说称为"紧张适应",即顺应性差的脑脊液系统(脑室较小)更容易患 AMS[35]。一个小型研究有 10 名志愿者,证实了此假说[36]。

预防:逐渐上升高度,2~4 天间断升高高度(尤其要在这些不同的高度睡眠),禁用酒精和催眠药。

治疗:建议立即降低高度并吸氧(鼻管或面罩 6~12L/min)。地塞米松8 mg 口服或静脉滴注,以后每 6 小时应用 4 mg,可以暂时缓解症状。

55.4 外伤性颈动脉夹层

55.4.1 概述

颈动脉夹层是颈脑血管损伤的亚型。

颈脑血管损伤:

1. 贯通伤(见章节 67.2)。

2. 外伤性夹层:本章的内容包括以下几方面。

(1)由于钝性创伤导致。

(2)由于牵拉,如颈部过伸或者治疗性颈椎推拿导致。

(3)医源性:由于血管造影导致颈动脉内膜破口。

3. 外伤性狭窄或者闭塞:

(1)血管扭结错乱:如颈椎骨折或者错位。

(2)骨折碎片压迫:如骨折片从横突孔穿过。

本章节主要讨论外伤性颈动脉夹层。与自发性颈动脉夹层很大部分有重复(见第 86 章),但是,与外伤后夹层相关的特点我们在这里描述。

目前没有最理想的筛查、诊断、治疗方法。我们认为 13% 的死亡率比较低。因为有近 1/3 的病人无法治疗。

55.4.2 流行病学

发病率:发生于 1%~2% 的钝挫伤病人[37](在创伤医院留观>24 小时的病人发病率 2.4%[37])。

55.4.3 危险因素

钝性脑血管损伤(BCVI)的创伤危险因素见表 55-7。与创伤类型不直接相关的危险因素包括血管肌纤维发育不良,由于其导致易感性增加,因而轻微的损伤也可能导致动脉夹层形成。即使不存在明确的危险因素也可能会发生BCVI。

表 55-7 BCVI 的危险因素[38,39]

- 高度的能量转移伴:
  (1) 面中部错位骨折:LeForye 骨折 Ⅱ 型或 Ⅲ 型(见章节 57.5.2)
  (2) 颈动脉管受累的颅底骨折
- DAI 且 GCS<6 分的 TBI
- 颈椎椎体或横突孔骨折、颈椎半脱位或任意水平的韧带损伤
- C1~C3 受累的骨折
- 几乎窒息伴大脑缺氧性损伤
- 晾衣绳样损伤或安全带损伤伴颈部肿胀、疼痛或精神状态改变

55.4.4 临床表现

BCVI 的症状和体征见表 55-8。

表 55-8 BCVI 的症状和体征[39]

- 颈部/鼻/口腔的动脉出血(可能需手术处理)
- 50 岁以下的病人出现颈部杂音
- 扩大的颈部血肿
- 局部神经功能受损:TIA,Horner 综合征、偏瘫、椎基底动脉供血不足
- 神经功能损伤与头颅 CT 不符
- CT 或 MRI 显示出脑卒中表现

55.4.5 有 BCVI 症状/体征或者危险因素病人的评估

以下是西方创伤协会制定的指南的流程图[39],我们把其变成表格的形式。指南主要基于观察性研究和专家意见制定(没有Ⅰ类证据)。

注意:CTA 平扫要不少于 16 个层面[16 排螺旋 CTA(16MD-CTA)准确度接近 99%[40],监测的预测价值相当于造影]。MRA[41,42]和超声[43,44]检查不适合于 BCVI。如果诊断不明确,则可以行造影检查。

1. 以下是需要做 16MD-CTA 的情况:

(1) 急诊病人有 BCVI 症状/体征(表 55-8)。

(2) 有高 BCVI 风险的无症状病人(表 55-7)。

55

1) 如果 BCVI 的临床表现需要改变治疗方法(比如没有肝素的禁忌证),多层螺旋 CT 血管造影(MDCTA)如果可行需要在 12 小时之内做。

2) 如果由于创伤引起,肝素是禁忌证,则 MDCTA 的时间主要取决于病人的情况。

2. 如果 MDCTA 怀疑,或者虽然影像学表现阴性,但是临床高度怀疑:病人可以行造影检查(如果还是阴性,则证明为阴性)。

3. 分级。如果 MDCTA 或者动脉造影显示阳性结果(见章节 86.7):

(1) 损伤的分级见表 55-9[45](有时也称为"丹弗评分量表")。

(2) 依据分级处理病情(见下文)。

表 55-9　BCVI 评分量表[45]("丹弗评分量表")

评　分	描　　述
I	管腔不规则,狭窄<25%
II	管腔壁不规则,附壁血栓或者内膜翻起,狭窄≥25%
III	假性动脉瘤
IV	闭塞
V	血管横断伴血液外渗

55.4.6　BCVI 治疗措施

阿司匹林由于其抗凝作用可以预防脑血管夹层后脑梗死[46,47]。

■ **分级治疗**

1. I、II级:

(1) 保守治疗。

(2) 尽管对低级别损伤肝素稍微优于阿司匹林,但是由于阿司匹林出血风险较低,故大多选用阿司匹林。

2. III级:肝素抗凝治疗。原理:肝素和阿司匹林在治疗III级 BCVI 方面是占有相同地位的,但是 7~10 天后的效果需要进一步的研究。

伤后 7~10 天,复查造影或者 16MD-CTA。进一步的治疗见下文。

3. IV级:介入闭塞防止血栓形成。

4. V级:致命性损伤。

(1) 如果能手术,考虑急诊手术修复。

(2) 对于不能手术的病变(大多数):没有完全横断的可以抗栓的同时行血管内支架治疗;对于完全横断的可以直接结扎(或者介入闭塞)。

对于III级评分的病人,伤后 7~10 天复查 MDCTA 或者动脉造影评估是否康复[48]。结果:

1. 损伤愈合：停止抗凝治疗。

2. 损伤没有愈合：

（1）严重的管腔狭窄或者假性动脉瘤可以考虑血管内支架治疗（争议：好的结果[46]和不好的结果[49]可能会混淆）。

（2）将肝素换成阿司匹林（75～150 mg/d）。

（3）伤后 3 个月复查 MDCTA 或者动脉造影（大多数病人可以在 6 周后痊愈）。结果：

1）损伤痊愈：考虑停阿司匹林。

2）损伤未痊愈：最佳的药物治疗和随访时间未知。建议[39]：终身服用阿司匹林或者氯吡格雷抗血小板治疗。合并急性冠脉综合征或者接受血管成形术（支架）的病人需要双抗治疗，但是对于有卒中或者短暂性脑缺血发作的病人不建议行双抗治疗。

■ 肝素化

抗凝前需要测一个基础的 PTT，然后再开始应用肝素 15 U/(kg·h)。6 小时后重复 PTT，滴液法测量 PTT 维持在 40～50 秒。

外伤抗凝的禁忌证：有活动性出血，有出血的潜在风险或者一旦出血后果很严重的病人，如肝脾损伤、骨盆骨折和颅内出血。

夹层相关抗凝的风险：内出血的延伸（SAH 可能）和颅内出血（梗死转换成出血）。

55.4.7　劲动脉钝性损伤

■ 概述

脑血管夹层和自发性夹层见第 86 章。病情评估与处理见上文。

本章节主要介绍钝性损伤（非贯通伤）相关的颈内动脉夹层。颈部过伸外旋通常会造成此种损伤，主要是因为这种姿势能使颈动脉处于上位颈椎的横突上。在外伤后夹层中，最常见的症状是缺血相关症状[51]。

病因：

1. 摩托车车祸后：最常见的病因。

2. 勒杀。

3. 颈椎推拿治疗：椎动脉夹层相对于颈内动脉更常见。

多数颈内动脉夹层起始于颈内动脉起始段约 2 cm 处。

■ 临床表现

不同颈内动脉夹层分级卒中的风险见表 55-10。颈内动脉损伤级别越高，卒中的风险越大，但是不适用于椎动脉损伤。

Ⅰ级：肝素化或者不肝素化，70% 的病人可以治愈。25% 的病人症状会持续。4%～12% 会进展到更严重的一级。数据表明抗凝治疗可以降低病情进展风险[38]。

55

表 55 - 10　颈内动脉夹层的卒中风险

级　别[a]	描　述	卒中风险
I	狭窄＜25％	3％
II	狭窄＞25％	11％
III	假性动脉瘤	44％
IV	闭塞	均致命

a 分级参阅表 55 - 9

II级：即使肝素化治疗，仍有 70％的病人会病情进展到更严重的分级。

III级或者IV级：大多数症状持续存在。

起初，病人可能没有神经系统后遗症，但是随后会出现血栓进一步形成、颅内出血和栓塞症状。伤后到出现症状的时间见表 55 - 11（大多数发生在第一个 24 小时）。

表 55 - 11　非贯通伤后出现症状的时间

时　间	占所有病例的百分比(％)
0～1 小时	6～10
1～24 小时	57～73
24 小时以上	17～35

■ 治疗措施

治疗措施见 BCVI(见章节 55.4.6)。

■ 预后

自然病史未知。大多数症状轻微的病人没有发现并且预后很好。在一组病例中，75％的病人回归正常，16％有轻微功能障碍，8％有严重功能障碍或者死亡[53]。

55.4.8　椎动脉钝性损伤

■ 概述

椎动脉分段解剖见章节 2.2.4。

椎动脉钝性损伤(BVI)比较少见，占钝性损伤病人的 0.5％～0.7％[54]。可能会导致椎基底动脉供血不足(VBI)或者后循环缺血。横突孔骨折、面部骨折、脱臼或者脊椎半脱位的病人常见 BVI[38,55,56]（如果出现颈椎骨折或者韧带损伤，风险会升到 6％）。

■ 病因

多见于机动车事故，任何能导致颈椎损伤的因素都可引起 BVI(跳水意外、脊柱推拿术等)。

1. 车祸。

2. 脊柱推拿术(SMT):Caplan 等人[58]发现 15 例病人中有 11 例与脊柱按摩[57]或者相似的治疗相关。通过多因素分析发现,30 天内 SMT 是椎动脉夹层的独立危险因素(OR 6.62,95% CI 1.4~30)[59]。

3. 猛然转头。

4. 颈部的直接外伤。

■ **BVI 相关卒中**

BVI 夹层的丹弗分级并不像颈内动脉夹层分级那样,不与卒中的风险或者死亡率相关[60]。不同于颈动脉损伤,BVI 发生 TIA 通常没有任何先兆。从受伤到卒中:平均 4 天(8 小时至 12 天)。

■ **评估**

一旦病人诊断 BVI,需要立即评价患侧的椎动脉情况。

临床指南:椎动脉钝性损伤

评估

Level I [61]:

符合"丹弗筛选标准"(症状见表 55 - 8,风险因素见表 55 - 7)的病人需要行 16MD - CTA 排除 BVI。

Level Ⅲ [61]:

1. 对于无法行 16MD - CTA 检查尤其是还需要行血管内治疗的病人,推荐血管造影。

2. 对于不完全 SCI 或者脊椎半脱位的诊断 BVI 的病人建议行 MRI。

■ **治疗方法**

临床指南:椎动脉钝性损伤

治疗

Level Ⅲ [61]:

1. 治疗方法无特异性指南(抗凝、抗血小板或者保守治疗)。

2. 血管内治疗 BVI 效果不明确。

BVI 相关卒中通常发生在没有初始肝素化的病人,无论是有症状还是无症状[38]。但是,以往的病例对照研究不能明确筛查或者治疗能改善预后[54]。

建议:阿司匹林治疗 BVI。3 个月后复查是否出现慢性闭塞。

治疗方法包括血管内支架治疗。支架治疗可以使血流正常,但是缺少远期结果支持[62]。并且,支架治疗需要大约 3 个月的抗血小板治疗,对于一些人有禁忌证。

■ 预后

单侧 BVI 的死亡率是 8%～18%，低于颈动脉夹层死亡率(17%～40%)。双侧椎动脉加夹层则死亡率很高。

(徐 珑 葛培聪)

参考文献

[1] Carney N, Ghajar J, Jagoda A, Bedrick S, Davis-O'Reilly C, du Coudray H, Hack D, Helfand N, Huddleston A, Nettleton T, Riggio S. Concussion guidelines step 1: systematic review of prevalent indicators. Neurosurgery. 2014; 75 Suppl 1:S3–15

[2] Harmon KG, Drezner JA, Gammons M, Guskiewicz KM, Halstead M, Herring SA, Kutcher JS, Pana A, Putukian M, Roberts WO. American Medical Society for Sports Medicine position statement: concussion in sport. Br J Sports Med. 2013; 47:15–26

[3] McCrory P, Meeuwisse WH, Aubry M, Cantu B, Dvorak J, Echemendia RJ, Engebretsen L, Johnston K, Kutcher JS, Raftery M, Sills A, Benson BW, Davis GA, Ellenbogen RG, Guskiewicz K, Herring SA, Iverson GL, Jordan BD, Kissick J, McCrea M, McIntosh AS, Maddocks D, Makdissi M, Purcell L, Putukian M, Schneider K, Tator CH, Turner M. Consensus statement on concussion in sport: the 4th International Conference on Concussion in Sport held in Zurich, November 2012. Br J Sports Med. 2013; 47:250–258

[4] Scorza KA, Raleigh MF, O'Connor FG. Current concepts in concussion: evaluation and management. Am Fam Physician. 2012; 85:123–132

[5] McCrory P, Meeuwisse WH, Echemendia RJ, Iverson GL, Dvorak J, Kutcher JS. What is the lowest threshold to make a diagnosis of concussion? Br J Sports Med. 2013; 47:268–271

[6] Putukian M, Raftery M, Guskiewicz K, Herring S, Aubry M, Cantu RC, Molloy M. Onfield assessment of concussion in the adult athlete. Br J Sports Med. 2013; 47:285–288

[7] Giza CC, Kutcher JS, Ashwal S, Barth J, Getchius TS, Gioia GA, Gronseth GS, Guskiewicz K, Mandel S, Manley G, McKeag DB, Thurman DJ, Zafonte R. Summary of evidence-based guideline update: evaluation and management of concussion in sports: report of the Guideline Development Subcommittee of the American Academy of Neurology. Neurology. 2013; 80:2250–2257

[8] Yuh EL, Hawryluk GW, Manley GT. Imaging concussion: a review. Neurosurgery. 2014; 75 Suppl 4: S50–S63

[9] Kelly JP, Rosenberg JH. Diagnosis and Management of Concussion in Sports. Neurology. 1997; 48:575–580

[10] Putukian M, Kutcher J. Current concepts in the treatment of sports concussions. Neurosurgery. 2014; 75 Suppl 4:S64–S70

[11] Carney N, Ghajar J, Jagoda A, Bedrick S, Davis-O'Reilly C, du Coudray H, Hack D, Helfand N, Huddleston A, Nettleton T, Riggio S. Executive summary of Concussion guidelines step 1: systematic review of prevalent indicators. Neurosurgery. 2014; 75 Suppl 1:S1–S2

[12] SCAT3. Br J Sports Med. 2013; 47

[13] Child SCAT3. Br J Sports Med. 2013; 47

[14] McCrea M, Kelly JP, Kluge J, et al. Standardized Assessment of Concussion in Football Players. Neurology. 1997; 48:586–588

[15] Broglio SP, Ferrara MS, Macciocchi SN, Baumgartner TA, Elliott R. Test-Retest Reliability of Computerized Concussion Assessment Programs. Journal of Athletic Training. 2007; 42:509–514

[16] Saigal R, Berger MS. The long-term effects of repetitive mild head injuries in sports. Neurosurgery. 2014; 75 Suppl 4:S149–S155

[17] Giza CC, Hovda DA. The new neurometabolic cascade of concussion. Neurosurgery. 2014; 75 Suppl 4:S24–S33

[18] Tator CH, Davis H. The postconcussion syndrome in sports and recreation: clinical features and demography in 138 athletes. Neurosurgery. 2014; 75 Suppl 4:S106–S112

[19] Centers for Disease Control and Prevention. Brain Injury Basics - Returning to Sports and Activities. 2015

[20] Schneider RC. Head and Neck Injuries in Football. Baltimore: Williams & Wilkins; 1973

[21] Saunders RL, Harbaugh RE. Second Impact in Catastrophic Contact-Sports Head Trauma. JAMA. 1984; 252:538–539

[22] McCrory PR, Berkovic SF. Second Impact Syndrome. Neurology. 1998; 50:677–683

[23] Bruce DA, Alavi A, Bilaniuk L, et al. Diffuse Cerebral Swelling Following Head Injuries in Children: The Syndrome of "Malignant Brain Edema". J Neurosurg. 1981; 54:170–178

[24] Juul N, Morris GF, Marshall SB, et al. Intracranial Hypertension and Cerebral Perfusion Pressure: Influence on Neurological Deterioration and Outcome in Severe Head Injury. J Neurosurg. 2000; 92:1–6

[25] Kimelberg H. Current Concepts of Brain Edema. J Neurosurg. 1995; 83:1051–1059

[26] Bullock R, Maxwell W, Graham D. Glial Swelling Following Cerebral Contusion: An Ultrastructural Study. J Neurol Neurosurg Psychiatry. 1991; 54:427–434

[27] Gennarelli TA, Thibault LE, Adams JH, et al. Diffuse Axonal Injury and Traumatic Coma in the Primate. Ann Neurol. 1982; 12:564–574

[28] Adams JH, Graham DI, Murray LS, Scott G. Diffuse Axonal Injury Due to Nonmissile Head Injury in Humans: An Analysis of 45 Cases. Ann Neurol. 1982; 12:557–563

[29] Sahuquillo-Barris J, Lamarca-Ciuro J, Vilalta-Castan J, Rubio-Garcia E, et al. Acute Subdural Hematoma and Diffuse Axonal Injury After Severe Head Trauma. J Neurosurg. 1988; 68:894–900

[30] Lamarca-Ciuro J, Vilalta-Castan J, et al. Epidural Hematoma and Diffuse Axonal Injury. Neurosurgery. 1985; 17:378–379

[31] Montgomery AB, Mills J, Luce JM. Incidence of Acute Mountain Sickness at Intermediate Altitude. JAMA. 1989; 261:732–734

[32] Roach RC, Bartsch P, Hackett PH, Oelz O. The Lake Louise Acute Mountain Sickness scoring system. Burlington: Queen City Printers; 1993

[33] Butler FK, Harris DJ, Reynolds RD. Altitude Retinopathy on Mount Everest, 1989. Ophthalmology. 1992; 99:739–746

[34] Frayser R, Houston CS, Bryan AC, et al. Retinal Hemorrhage at High Altitude. N Engl J Med. 1970; 282:1183–1184

[35] Ross RT. The random nature of cerebral mountain sickness. Lancet. 1985; 1:990–991

[36] Wilson MH, Milledge J. Direct measurement of

55

intracranial pressure at high altitude and correlation of ventricular size with acute mountain sickness: Brian Cummins' results from the 1985 Kishtwar expedition. Neurosurgery. 2008; 63:970–4; discussion 974-5

[37] Stein DM, Boswell S, Sliker CW, Lui FY, Scalea TM. Blunt cerebrovascular injuries: does treatment always matter? J Trauma. 2009; 66:132–43; discussion 143-4

[38] Biffl WL, Moore EE, Elliott JP, Ray C, Offner PJ, Franciose RJ, Brega KE, Burch JM. The devastating potential of blunt vertebral arterial injuries. Ann Surg. 2000; 231:672–681

[39] Biffl WL, Cothren CC, Moore EE. Western Trauma Association critical decisions in trauma: Screening for and treatment of blunt cerebrovascular injuries. J Trauma. 2009; 67:1150–1153

[40] Eastman AL, Chason DP, Perez CL, McAnulty AL, Minei JP. Computed tomographic angiography for the diagnosis of blunt cervical vascular injury: is it ready for primetime? J Trauma. 2006; 60:925–9; discussion 929

[41] Miller PR, Fabian TC, Croce MA, Cagiannos C, Williams JS, Vang M, Qaisi WG, Felker RE, Timmons SD. Prospective screening for blunt cerebrovascular injuries: analysis of diagnostic modalities and outcomes. Ann Surg. 2002; 236:386–93; discussion 393-5

[42] Biffl WL, Ray CE, Jr, Moore EE, Mestek M, Johnson JL, Burch JM. Noninvasive diagnosis of blunt cerebrovascular injuries: a preliminary report. J Trauma. 2002; 53:850–856

[43] Cogbill TH, Moore EE, Meissner M, Fischer RP, Hoyt DB, Morris JA, Shackford SR, Wallace JR, Ross SE, Ochsner MG, et al. The spectrum of blunt injury to the carotid artery: a multicenter perspective. J Trauma. 1994; 37:473–479

[44] Mutze S, Rademacher G, Matthes G, Hosten N, Stengel D. Blunt cerebrovascular injury in patients with blunt multiple trauma: diagnostic accuracy of duplex Doppler US and early CT angiography. Radiology. 2005; 237:884–892

[45] Biffl WL, Moore EE, Offner PJ, Brega KE, Franciose RJ, Burch JM. Blunt carotid arterial injuries: implications of a new grading scale. J Trauma. 1999; 47:845–853

[46] Edwards NM, Fabian TC, Claridge JA, Timmons SD, Fischer PE, Croce MA. Antithrombotic therapy and endovascular stents are effective treatment for blunt carotid injuries: results from longterm follow-up. J Am Coll Surg. 2007; 204:1007–13; discussion 1014-5

[47] Markus HS, Hayter E, Levi C, Feldman A, Venables G, Norris J. Antiplatelet treatment compared with anticoagulation treatment for cervical artery dissection (CADISS): a randomised trial. Lancet Neurol. 2015; 14:361–367

[48] Biffl WL, Ray CE, Jr, Moore EE, Franciose RJ, Aly S, Heyrosa MG, Johnson JL, Burch JM. Treatment-related outcomes from blunt cerebrovascular injuries: importance of routine follow-up arteriography. Ann Surg. 2002; 235:699–706; discussion 706-7

[49] Cothren CC, Moore EE, Ray CE, Jr, Ciesla DJ, Johnson JL, Moore JB, Burch JM. Carotid artery stents for blunt cerebrovascular injury: risks exceed benefits. Arch Surg. 2005; 140:480–5; discussion 485-6

[50] Hermosillo AJ, Spinler SA. Aspirin, clopidogrel, and warfarin: is the combination appropriate and effective or inappropriate and too dangerous? Ann Pharmacother. 2008; 42:790–805

[51] Anson J, Crowell RM. Cervicocranial Arterial Dissection. Neurosurgery. 1991; 29:89–96

[52] Biller J, Hingtgen WL, Adams HP, et al. Cervicocephalic Arterial Dissections: A Ten-Year Experience. Arch Neurol. 1986; 43:1234–1238

[53] Hart RG, Easton JD. Dissections of Cervical and Cerebral Arteries. Neurol Clin North Am. 1983; 1:255–282

[54] Berne JD, Norwood SH. Blunt Vertebral Artery Injuries in the Era of Computed Tomographic Angiographic Screening: Incidence and Outcomes From 8292 Patients. J Trauma. 2009. DOI: 10.1097/TA.0b013e318188888c7

[55] Louw JA, Mafoyane NA, Small B, Neser CP. Occlusion of the vertebral artery in cervical spine dislocations. J Bone Joint Surg Br. 1990; 72:679–681

[56] Willis BK, Greiner F, Orrison WW, Benzel EC. The incidence of vertebral artery injury after midcervical spine fracture or subluxation. Neurosurgery. 1994; 34:435–41; discussion 441-2

[57] Mas JL, Henin D, Bousser MG, Hauw JJ. Dissecting Aneurysm of the Vertebral Artery and Cervical Manipulation: A Case Report with Autopsy. Neurology. 1989; 39:512–515

[58] Caplan LR, Zarins CK, Hemmati M. Spontaneous Dissection of the Extracranial Vertebral Arteries. Stroke. 1985; 16:1030–1038

[59] Smith WS, Johnston SC, Skalabrin EJ, Weaver M, Azari P, Albers GW, Gress DR. Spinal manipulative therapy is an independent risk factor for vertebral artery dissection. Neurology. 2003; 60:1424–1428

[60] Fusco MR, Harrigan MR. Cerebrovascular dissections: a review. Part II: blunt cerebrovascular injury. Neurosurgery. 2011; 68:517–30; discussion 530

[61] Harrigan MR, Hadley MN, Dhall SS, Walters BC, Aarabi B, Gelb DE, Hurlbert RJ, Rozzelle CJ, Ryken TC, Theodore N. Management of vertebral artery injuries following non-penetrating cervical trauma. Neurosurgery. 2013; 72 Suppl 2:234–243

[62] Lee YJ, Ahn JY, Han IB, Chung YS, Hong CK, Joo JY. Therapeutic endovascular treatments for traumatic vertebral artery injuries. J Trauma. 2007; 62:886–891

56 神经监测技术

56.1 概述

本章节主要介绍基本的在病人床边进行的神经监测技术,因此不包括 CT灌注成像或者 PET 等。文献中大多数神经监测主要是颅内压监测。其他监测内容还包括:颈静脉氧分压(见章节 56.3.1)、局部脑血流量(CBF)(见章节 56.3.3)、脑组织氧分压(见章节 56.3.2)和脑代谢监测(丙酮酸、乳酸、糖等)(见章节 56.3.4)。

辅助神经监测目前未知。未解答的问题包括:神经监测应该因病而异(比如 SAH 与创伤性脑损伤不同),监测应该提供哪方面的信息,监测存在的意义是什么,如果出现异常需要用什么方法纠正?

56.2 颅内压(ICP)

56.2.1 背景

颅内压在本章讨论是因为颅内压增高和创伤关系密切。颅内压增高的对症治疗还在其他章节中描述,例如颅内肿瘤、硬脑膜静脉血栓等。

56.2.2 脑灌注压(CPP)和脑血管自主调节

继发性脑损伤在一定程度上与脑缺血有关(见章节 54.1.1)。决定脑功能和生存率的重要参数并非颅内压,而是脑血流量(CBF)适应脑氧代谢率($CMRO_2$)的需求(关于 CBF 的讨论见章节 83.2)。CBF 难以定量测定,必须使用复杂的特殊设备在床边连续监测[1]。但是,CBF 是由 CPP 决定的,CPP 又与颅内压相关,颅内压更容易测量,二者的关系见公式(56-1)。

$$脑灌注压=平均动脉压^* -颅内压 \qquad (56-1)$$

用缩写表示,即

$$CPP=MAP^* -ICP$$

56

＊注意：真正关注的是平均颈动脉压（MCP），传感器零点约位于室间孔水平时 MCP 与 MAP 是接近的[2]。

正常成人 CPP 大于 50 mmHg。脑血管自主调节是指系统血压在较大的范围内波动时 CBF 只产生很小的变化。由于自主调节功能的存在，正常脑组织只有在 CPP 降低到 40 mmHg 以下时才出现 CBF 降低。

在颅脑损伤的病人中，由于脑血管阻力逐渐增加，故以往推荐 CPP≥70 mmHg。近来有证据表明，颅脑损伤病人颅内压增高（≥20 mmHg）比 CPP 改变（只要 CPP＞60 mmHg[4]）[5]对机体更加有害（较高水平的 CPP 并不能预防 ICP 显著升高）[5]。

56.2.3　颅内压的原理

以下用模型的方式描述以简化对颅内压的理解，因此不绝对精确。

1. 正常颅内容物（和大概容量）：

（1）脑实质（包括细胞外液体）：1400 ml。

（2）脑血液容量（CBV）：150 ml。

（3）脑脊液（CSF）：150 ml。

2. 颅内容物存在于无弹性、完全封闭的颅腔内。

3. 压力在整个颅腔内的分布是均匀的（实际上压力是有梯度的[6,7]）。

4. 改进的 Monro - Kellie 假说[8]认为：颅内容物的总容积〔包括血液、脑组织、脑脊液和其他成分（如肿瘤、血肿等）〕是恒定的，其中任何一种成分的增加必须通过另一种成分的等量减少来抵消，否则将出现颅内压增高。机制：颅内压力均衡。如果一种内容物增加（例如这种成分的容量增加），将导致颅内压增加。如果增加的颅内压超过某个压力将使内容物通过枕大孔疝出（完整头颅唯一有效的开口）以减少颅内的容积，最后达到压力的平衡。颅内-脊髓轴可以允许少量的容量增加或仅有颅内压的轻度增高。如果持续扩张，则更高的颅内压将导致新的平衡，结果：

（1）压力轻度增加，如果没有脑积水，脑脊液可以从脑室和蛛网膜下隙通过枕大孔流出。

（2）静脉内血液也可通过枕大孔流出。

（3）如果压力继续增加，动脉血供减少，CPP 降低，最后将导致弥漫性脑缺血。如果压力与平均动脉压相等，动脉血将无法进入枕大孔，导致脑血供停止，出现严重脑梗死。

（4）脑水肿增加，或占位增大（例如血肿）可以将脑实质推入枕大孔（枕大孔疝）。

56.2.4　正常颅内压

颅内压正常值范围随年龄有所不同，儿童颅内压的正常值尚不完全确定，

56

见表56-1。

表56-1 正常颅内压

年 龄 组	正常值范围(mmHg)
成人和大龄儿童[a]	<10~15
小龄儿童	3~7
婴儿[b]	1.5~6

a 大龄和小龄儿童的年龄界限无明确界定
b 新生儿可能低于大气压[9]

56.2.5 颅内压增高(IC-HTN)

创伤性颅内压增高可以由于以下任何一个原因导致,可以单独存在,也可以为多个不同原因的组合:

1. 脑水肿。
2. 脑充血:是对脑创伤的正常反应[10],可能是由于血管运动麻痹(脑血管自主调节功能丧失)所致,可能比脑水肿对颅内压增高的影响更大[11](见章节58.5.5)。
3. 创伤性占位性病变:
(1) 硬膜外血肿。
(2) 硬膜下血肿。
(3) 脑实质内出血(出血性脑挫裂伤)。
(4) 异物(如子弹)。
(5) 颅骨凹陷骨折。
4. 脑脊液吸收或循环梗阻导致脑积水。
5. 通气不足:引起高碳酸血症,导致脑血管扩张。
6. 系统性高血压。
7. 静脉窦血栓。
8. 肌肉张力增高和姿态或刺激诱发的 Valsalva 动作→胸腔内压力增高→颈静脉压力增高→颅内流出血液减少。
9. 外伤后癫痫持续状态。

继发性颅内压增高有时见于伤后3~10天,可能导致预后不良[12],产生原因如下:

1. 迟发性血肿形成:
(1) 迟发性硬膜外血肿(见章节58.3.7)。
(2) 迟发性急性硬膜下血肿(见章节58.4.5)。
(3) 迟发性外伤性脑内血肿[13]或出血性脑挫裂伤伴周围水肿:通常

见于中老年人,可以导致病情突然恶化,可能需要手术清除病变(见章节58.2.3)。

2. 脑血管痉挛[14]。

3. 严重的成人呼吸窘迫综合征(ARDS)伴通气不足。

4. 迟发性脑水肿形成:多见于儿童。

5. 低钠血症。

■ Cushing 三联征

Cushing 三联征见表 56-2,可发生于任何原因的颅内压增高。但是,出现全部典型表现者只占约 33%。

表 56-2 颅内压升高——Cushing 三联征

1. 血压升高
2. 心动过缓
3. 呼吸不规则

由于外伤导致颅内压升高的病人,颅内占位(肿瘤)或者脑积水(非假性脑瘤)反而会减轻。

■ CT 扫描和颅内压增高

尽管 CT 所见可以提示颅内压增高的存在,但是不能准确估计颅内压的水平。CT 异常的颅内损伤病人 60% 存在高颅压[15]。[注意:异常 CT 指的是显示出血肿(EDH、SDH 或 ICN)、脑挫伤[15]、基底池受压(见章节 61.5.2)、脑疝或脑组织肿胀[16,17]]

只有 13%CT 正常的病人有颅内压增高[15]。但是 CT 正常的病人伴随表 56-3 中 2 项或以上危险因素时高颅压的危险达到约 60%;如果不伴随或只伴随 1 项危险因素,则颅内压只增加 4%。

56.2.6 颅内压监测

■ 颅内压监测的适应证

临床指南:颅内压监测的适应证

用于治疗重型颅脑损伤(心肺复苏后 GCS≤8 分):

Level Ⅱ[17]:入院头颅 CT 异常[注意:异常 CT 指的是显示出血肿(EDH、SDH 或 ICN)、脑挫伤[15]、基底池受压(见章节 61.5.2)、脑疝或脑组织肿胀[16,17]]。

Level Ⅲ[17]:入院时 CT 正常,但有表 56-3 中 2 项或 2 项以上的风险因素。

表 56 - 3　CT 正常时颅内压增高的危险因素

年龄 40 岁以上
SBP＜90 mmHg
运动系统检查一侧或双侧去大脑或去皮层状态

1. 神经系统标准：见"临床指南：颅内压监测的适应证"(见上文)：

(1) 某些医疗中心的监测指征是病人不能遵嘱活动,理论依据是：遵嘱活动(GCS≥9 分)时颅内压增高的风险低,可以通过神经系统检查连续观察病情变化并指导治疗。

(2) 某些中心的指征是病人对刺激不能定位,监测颅内压的同时随诊其他神经系统体征。

2. 多脏器损伤伴意识障碍：其他脏器损伤的治疗可能对颅内压产生不利影响,如呼气末正压通气(PEEP)、大剂量静脉扩容或应用强效镇静剂。

3. 有创性颅内占位(血肿、凹陷骨折等)：

(1) 医师可以选择部分病人进行监测。

(2) 占位清除术后可以监测。

4. 颅内压监测在非创伤情况下的指征：

某些中心在急性暴发性肝损伤,国际标准化比值(INR)＞1.5 和Ⅲ级昏迷时进行监测。近期研究发现注射凝血因子Ⅶ 40 μg/kg 后尽快置入蛛网膜下隙栓没有明显的出血风险。所有病人都进行低体温治疗,难治性颅内高压可以使用其他颅内压治疗方法。

■ 相对禁忌证

1. 清醒病人：一般不需要监测而连续观察神经系统体征。

2. 凝血障碍(包括 DIC)：常见于重型颅脑损伤。如果确实需要监测,应该先实施纠正凝血障碍的步骤[新鲜冰冻血浆(FFP)、血小板等]并考虑采用蛛网膜下隙或硬膜外监测探头,禁忌使用脑内或脑室内探头。推荐的 PT 或国际标准化比值见章节 9.2.5。

■ 监测时间周期

降低颅内压治疗结束 48～72 小时颅内压保持正常可以停止监测。注意：颅内压增高可能迟发出现,经常开始于第 2～3 天,第 9～11 天是常见的第二高峰期,尤其是儿童。参见章节 54.1.2。不要因早期颅内压正常而放松警惕。

■ 颅内压监测的并发症

• 概述

表 56 - 4 显示了不同颅内压监测装置的合并症发生率[3]。

表 56-4　各种不同颅内压监测装置的合并症发生率

监测类型	菌落形成[a]	出血	失效或梗阻
脑室内导管（IVC）	平均：10%～17% 范围[19,20]：0～40%	1.1%	6.3%
蛛网膜下隙探头	平均：5% 范围：0～10%	0	16%
硬膜下探头	平均：4% 范围：1%～10%	0	10.5%
脑实质内探头	平均：14% （2 例报道，分别为 12% 和 17%）	2.8%	9%～40%

a 在一些研究中成为感染，但是没有区别临床上明显的感染和颅内压监测定植感染

1. 感染：见下文。

2. 出血[3]：各种监测设备的总发生率是 1.4%，分项数据见表 56-4。血管瘤联盟[21]定义了出血的概念：存在急性或亚急性症状（以下任何症状：头痛、癫痫、意识不清或与探头位置相关的新发/加重的局灶性神经功能障碍），并被影像学检查、病理检查、术中所见或罕见的脑脊液证据证实的病灶内、外出血。此定义不包括探头直径的增加，没有其他近期出血的证据，也无含铁血黄素环的出现。需要手术清除的血肿只占 0.5%～2.5%[15,22,23]。

3. 失效或梗阻：附加有脑室液引流的装置，在颅内压高于 50 mmHg 时梗阻的发生率高。

4. 放置不到位：3% 脑室内颅压监测导管需要重新放置。

• **颅内压监测感染**

监测装置的菌落形成比有临床表现的明显感染（脑膜炎或脑室炎）常见得多，见表 56-4 中的菌落形成率。发热、白细胞增多和脑脊液淋巴细胞计数增高诊断意义不大，而脑脊液细菌培养更有意义。文献中报道的感染率：1%～27%[24]。

临床指南：颅内压监测感染的预防

Level Ⅲ[25]：不推荐预防性使用抗生素或者常规更换导管以减少感染。

感染的危险因素[20,24,26,27]：

1. 脑内、蛛网膜下隙或者脑室内出血。

2. 颅内压＞20 mmHg。

3. 监测持续时间：文献报道各不相同。一项 1984 年的前瞻性研究表明，

监测超过 5 天感染机会增加,监测第 11 天感染机会达到 42%[22,26]。另一项研究表明,感染与监测时间并不相关。近期回顾性研究发现[20],在前 10~12 天感染危险呈非线性增加,其后迅速降低。

4. 神经外科手术:包括手术处理颅骨凹陷骨折。

5. 监测系统的冲洗。

6. IVC 周围渗漏。

7. 开放性骨折(包括有脑脊液漏的颅底骨折)。

8. 其他感染:菌血症、肺炎。

与增加感染机会无关的因素:

1. 在 ICU 而非手术室置入脑室内监测导管。

2. 此前曾应用 IVC。

3. 引流脑脊液(CSF)。

4. 应用类固醇激素。

• 感染的治疗

可能的话撤除监测装置,如确有继续监测的必要,可以改换其他部位重新放置,同时给予适当的抗生素。

监测装置的类型

1. 脑室内导管(IVC):也称脑室外引流(EVD),通过充有液体的导管与外部压力传感器相接。其优缺点为(参见下文"脑室内导管";注意:IVC 所使用的光纤或者应变仪设备位于导管内部;在本章中,IVC 并不代表此类型):

(1) 优点:

1) 相对准确(可以重新校准,减小测量值的漂移)。

2) 价格相对低廉。

3) 测压作用之外,尚有治疗性的脑脊液引流(能直接降低颅内压,可以引流异物,如 SAH 后血细胞的分解产物,这些产物可以阻塞蛛网膜颗粒)。

(2) 缺点:

1) 脑室受压或移位时安放困难。

2) 脑室液沉积物梗阻(如血凝块,或者脑室塌陷造成脑室内管道受压)造成测量不准确。

3) 需要特别的检查和维护以保持测压效果(见章节 56.2.6)。

4) 传感器的位置必须始终处于一个相对于病人头部固定的参照点,随病人头位(HOB)的升降而移动。

2. 脑实质内颅压监测(如 Camino 或 Honeywell/Phillips 品牌[31,32]):与 IVC 类似但更昂贵,有些产品存在测量值漂移问题[33,34],有些则不存在[35]。

3. 一些准确性较低的监测系统:

(1) 蛛网膜下隙探头:感染风险 1%,3 天后增高。在颅内压较高时,也是最需要进行监测的时候,由于脑表面腔隙的闭塞而导致误读,一般低于实际值,但仍可显示与正常相似的颅内压波动曲线。

(2)硬膜下颅压监测:可以是一种有光纤头的充液导管或其他类型。

(3)硬膜外颅压监测:可以为充液导管或带光纤头的导管,准确性不高。

(4)婴儿可利用未闭合的前囟监测:

1)前囟测压计[36]:可能不太精确。

2)眼压计原理:在合适的情况下可以应用。即如果婴儿直立时前囟内凹,平卧或低头时隆起,估计颅内压在 1 cmH$_2$O 以内[9]。婴儿仰卧,改变头位水平可见前囟轮廓及其波动。当前囟平坦时,颅内压力与大气压力相等;临床颅内压的估计可以用前囟到静脉压 0 点(静止婴儿一般位于锁骨中点)垂直距离的厘米水柱(cmH$_2$O)表示。如果直立时前囟不凹陷,则这种估计方法是不适用的,因为此时可能颅内压已超过上述距离值或者由于头皮过厚无法估计。

换算:mmHg 和 cmH$_2$O 的换算见公式 56-2 和公式 56-3(水银的密度是水的 13.6 倍,脑脊液的密度接近水的密度)。

$$1 \text{ mmHg} = 13.6 \text{ cmH}_2\text{O} \tag{56-2}$$

$$1 \text{ cmH}_2\text{O} = 0.735 \text{ mmHg} \tag{56-3}$$

■ 脑室内导管(IVC)

• 穿刺置入

关于额角置入导管,可参见 Kocher 点(见章节 97.6.1)。一般选择右侧插管,除非由于特殊原因,如右侧脑室出血,为防止凝血块堵塞,才于左侧穿刺。

• 监测装置的组装

图 56-1 所示为典型的脑室外引流-脑室内颅压监测系统,并不是每一种产品都有相同的组成部件(有的产品多些东西或者少些东西)。在滴液腔的顶端,通过一空气过滤口与外界开放,因此只要过滤口没有沾湿和堵塞,脑室内的压力就可以通过改变滴液嘴的高度得到调节,数值可以在标尺板上读出,滴液嘴在虚线位置时为 0 点。

外耳道经常成为表示 0 点的简便外部标志,大约相当于枕大孔的水平。图 56-1 中所示滴液嘴的位置约在外耳道上 8 cm。

• 脑室内颅压监测系统的正常运作

至少每 2 小时应检查一次系统的功能状态。任何颅内压发生变化时(增高或降低)、进行神经系统观察时或计脑脊液流出量时,都应检查系统情况。

1.检查随呼吸和脉压变化的正常波形是否存在。

2.脑室内颅压监测导管:检查开放性,打开系统引流,降低滴液腔的位置,观察 2～3 滴脑室液流出,一般不允许过多放出脑室液。

3.脑室液的引流:

56

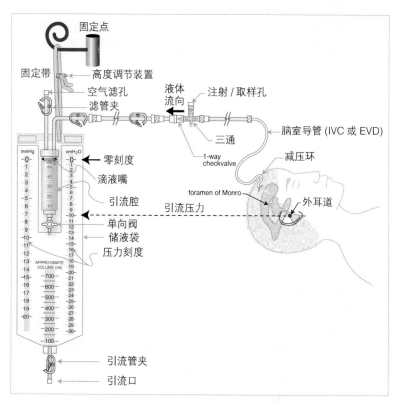

图 56 - 1　Medtronic® 脑室外引流-颅内压监测系统

（1）脑室液的流出量应每小时在滴液腔的标签上做标记。引流液量应逐渐增多，除非滴液口的位置高于颅内压，这时将无液体流出。注意：如果产生的脑脊液不被病人自身吸收，则预期的脑室引流量应为 450～700 ml/d，一般能够达到的引流量约为每 8 小时 75 ml。

（2）滴液腔要定期（如每 4～8 小时）或在储满时清空（并计量）。

4. 对监测数值是否真实反映颅内压有疑问时：降低头位至 0°应使颅内压增加；同时轻压双侧颈静脉，颅内压应该在 5～15 秒内逐渐升高，停止压迫后应降回基线。

• **脑室内颅压监测的故障**

下面是一些关于脑室外引流-颅压监测的故障和缺陷，有些是一般颅内压监测也可能出现的问题。

1. 滴液腔的空气过滤嘴浸湿（空气无法通过滤嘴）：

（1）脑室内压力不受滴液腔高度的调节，脑室液不能自由流出：

1) 如果滴液腔已被夹闭,则无脑室液引出。

2) 如果滴液腔的阻断夹是开放的,可以看到压力的调节已不受滴液腔高度的影响,而受储液袋高度的影响。

(2) 解决方法:如果有新的过滤嘴,则更换被浸湿者,否则必须临时用其他方法替换(系统有被污染的危险),可以使用静脉输液器上的过滤器或用无菌纱布包裹。

2. 储液袋的空气过滤嘴浸湿:使滴液腔中的液体难以进入储液袋。

(1) 此问题并不急于解决,除非滴液腔已充满或储液袋已胀满空气。

(2) 滤嘴一段时间后将干燥并重新起作用。

(3) 如果有必要在滤嘴干燥之前清空滴液腔,则可在无菌消毒后,于储液袋排出口穿刺注射针,放出液体和空气。

3. 连接不当:绝不能将含有或不含有肝素溶液的加压冲洗袋与颅内压监测装置连接。

4. 头位高低的变化:必须相应调整滴液腔的高度,使之与头的位置关系保持在同一水平。

(1) 当开放引流时,保证维持适当的压。

(2) 与压力传感器连接时,保持正确的零点。

5. 开放引流时压力传感器的读数无意义:此时读数不可能超过滴液腔高度的数值。

6. 滴液腔不慎落地:

(1) 过度引流:可能引起癫痫和硬膜下血肿。

(2) 解决方法:妥善固定滴液腔,定期检查其位置。

• **脑室内颅压监测的故障处理**

参考上文"脑室内颅压监测的故障"。

◎ 监测系统失效

1. 故障表现:

(1) 波形显示异常或不能显示。

(2) 引流开放时无液体引出。

2. 可能的故障原因:

(1) 传感器近端导管堵塞:

1) 导管夹或者活塞未打开。

2) 导管被脑组织块、血细胞或蛋白堵塞。

(2) 脑室穿刺管滑至脑室外:

1) 测试:暂时降低滴液嘴高度,观察脑室液流出 2~3 滴。

2) 解决方法:

A. 证实所有关闭夹均已开放。

B. 向脑室引流管内轻推不超过 1.5 ml 无菌盐水冲洗。注意:*颅内压增*

高时脑组织顺应性降低,颅内容物少量增加可以引起颅内压大幅上升。

　　C. 如果脑室引流的功能仍未恢复,则可能是导管仍被脑组织或凝块堵塞。如果能查明脑室已经塌陷,则导管本身可能正常,过一段时间其功能可能会自然恢复,否则说明导管功能确实失效。如果需要继续应用此监测-引流系统,则须更换新导管重新穿刺。如果脑室的情况不明,首选 CT 检查。如果导管是被脑室内出血形成的血凝块堵塞,可使用 rt‐PA(见章节 87.9.3)[37]。

　　◎ 颅内压曲线不正常

　　可能的原因:

　　(1) 传感器近端导管堵塞:见上文。

　　(2) 脑室穿刺管移出脑室外:无脑室液引出。

　　(3) 引流系统内进气:

　　1) 解决方法:调整脑室液流出,排出空气。

　　2) 注意:不要使脑室液流出过多,否则可能使导管梗阻和硬膜下血肿/积液形成;不要采用注液冲洗的方式,以免使空气进入颅内。

　　(4) 去骨瓣减压术后异常:测压装置不再处于一个封闭空间内,此时曲线一般异常。

■ 颅内压波动曲线的类型

• 正常波动曲线

　　正常颅内压波动曲线是指在正常血压和没有颅内压增高时的颅内压波动,如图 56‐2 所示,一般少见,因为通常只有在颅内压增高时才进行监测。有关颅内压变动的起源尚有一些争议。对两种波形的一种解释是[38]:

　　1. 系统动脉血压传递至颅内引起小幅度搏动:

　　(1) 大幅(1~2 mmHg)波峰与系统动脉血压对应,伴有一个小二重搏动切迹。

　　(2) 之后是不明显的小幅波动。

　　(3) 其后的一个波峰对应于来自右心房的中心静脉“A”波。

　　2. 血压的搏动存在于缓慢的呼吸波动之上。在呼气期,上腔静脉压增高使颅内静脉回流减少,引起颅内压上升。这种变化在机械通气时相反,同时也与脊髓腰段蛛网膜下隙压力变化相反(受下腔静脉压变化影响)。

• 病理性颅内压波动曲线

　　由于颅内压增高和脑顺应性降低,曲线中反映静脉波动的成分消失,而反映动脉搏动的成分更明显。右心房衰竭时,中心静脉压升高,颅内压波形显示更多静脉成分,以静脉“A”波为主,整体外观呈更大的弧度。

　　以往曾有很多病理性颅内压波形被报道。目前认为,这种分类就颅内压增高的诊断和治疗而言,临床应用价值不大,更多的关注放在认识和成功治疗高颅压上。平台波属于罕见情况,因为根据本书所述(见章节 56.3),这种波形一旦出现通常就放弃治疗。以下简述一些主要波形[39]:

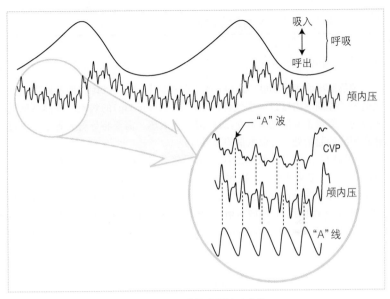

图 56 - 2　正常颅内压波动曲线

1. Lundberg A 波（也称"Lundberg 平台波"）：见图 56 - 3。颅内压增高≥50 mmHg 持续 5～20 分钟。一般伴有平均动脉压升高，二者的因果关系尚有争议。

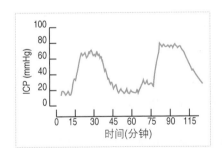

图 56 - 3　平台波（Lundberg A 波）

2. Lundberg B 波（也称"压力脉冲"）：振幅 10～20 mmHg，低于 Lundberg A 波。随呼吸周期类型变化。持续 30 秒～2 分钟。

3. Lundberg C 波：频率 4～8 次/分。低幅 C 波（也称 Traube - Hering 波）有时可见于正常颅内压。高幅 C 波可以是临终前的表现，有时可见于平台波上部。

56.3 颅内压监测的辅助设备

56.3.1 颈静脉氧监测

颈静脉球血氧饱和度($SjVO_2$)或者脑组织氧分压($PbtO_2$)的监测适应证包括了为了控制颅内压过度换气($PaCO_2$ 20～25 mmHg)的病人。颈静脉球处血液的含氧量正常情况下不变,对局部病变敏感。需要将导管放置于颈内静脉在颅底的起始处。可以测量的参数有:

1. $SjVO_2$:使用特殊的纤维光学导管连续测定。正常 $SjVO_2 \geq 60\%$。$SjVO_2 < 50\%$ 提示缺血。多次测量 $SjVO_2 < 50\%$,或者持续(≥ 10 分钟)或严重饱和度降低提示预后不佳[40,41]。持续 $SjVO_2$ 降低时需要立即查明可纠正的病因,如颈静脉扭曲、颅内压增高、导管位置不佳、CPP < 60 mmHg、血管痉挛、手术损伤和 $PaCO_2 < 28$ mmHg。$SjVO_2 > 75\%$ 可能提示充血或者组织梗死,也提示预后不佳。

2. 颈静脉血氧含量(CVO_2):需要间断取血样。

3. 颈动静脉氧含量差($AVdO_2$)[43]。$AVdO_2 > 9$ ml/dl 时提示很可能有脑缺血[44,45],而 $AVdO_2 < 4$ ml/dl 提示脑充血[46](CBF 灌注超出脑组织代谢的需要[45])。

56.3.2 脑组织氧分压($PbtO_2$)监测

$SjVO_2$ 或者 $PbtO_2$ 的适应证包括了为了控制颅内压过度换气($PaCO_2$ 20～25 mmHg)的病人。监测器使用 Licox® 探头。$PbtO_2$ 持续降低至 15 mmHg 以下或者短期下降至 6 mmHg 以下提示死亡率增加[47]。起始 $PbtO_2 < 10$ mmHg 或持续 30 分钟以上提示死亡率增加或预后差[48]。可参考"临床指南:脑氧合监测"(见章节 56.4.2)。

探头放置:

1. TBI:弥漫性病变,常放在损伤较少的一侧。

2. SAH:在血管痉挛最可能发生的部位。

(1)ACA(有 ACA 或前交通动脉瘤):标准额部放置(中线旁 2～3 cm)。

(2)MCA(ICA 或 MCA 动脉瘤):中线旁 4.5～5.5 cm。

(3)ACA - MCA 分水岭区:中线旁 3 cm。

3. ICH:通常放置在出血部位。

$PbtO_2$ 监测/干预对于预后的影响:没有随机化研究。

1. 对于 TBI[49]:目标是保持 $PbtO_2 > 25$ mmHg。$PbtO_2$ 增加可改善预后。可能是由于增加关注的原因("Hawthorne 效应")。

2. 对于 SAH[50]：CPP 和 PbtO$_2$ 之间移动相关系数（ORx）的变动，出现高 ORx 代表自主调节功能变差，此数值在 SAH 后 5～6 天出现代表迟发性梗死。

PbtO$_2$＜15～20 mmHg 的治疗：

1. 将颈静脉氧饱和度监测或乳酸微透析作为监测指标。

2. 将 CBF 作为判断 PbtO$_2$ 普遍性的指标。

3. 治疗：三阶梯。

（1）第一阶梯：

1）保持体温＜37.5℃。

2）增加 CPP 至 60 mmHg 以上（在使用缩血管药物前先使用液体使 CVP＞8 cmH$_2$O，再使用缩血管药物）。

（2）第二阶梯：

1）增加吸入氧浓度百分比（FiO$_2$）至 60％。

2）增加 PaCO$_2$ 至 45～50 mmHg。

3）输入浓缩红细胞（PRBC）至 Hgb＞10 g/dl。

（3）第三阶梯：

1）增加 FiO$_2$ 至 100％。

2）如果 FiO$_2$ 为 100％，则考虑增加 PEEP 以增加 PaO$_2$。

3）降低颅内压至 10 mmHg 以下（引流脑脊液，甘露醇，镇静剂）。

56.3.3 床旁局部 CBF（rCBF）监测

热扩散测定仪可以通过评估到组织血流的热传导来进行连续的 rCBF 测定。探头尖插入脑白质。商品中可以应用的包括使用 QFLOW 500® 探头的 Hemedex® 监测系统（Codman）。

探头放置：与 PbtO$_2$ 监测相似。

读数：

1. K 值（热传导）：白质为 4.9～5.8 mW/(cm·℃)（如果 K 值不在此范围内，则 CBF 读数偏低）。

（1）K＜4.9 mW/(cm·℃)：探头尖可能不在脑组织或白质内，应再插入 1～2 mm。

（2）K＞5.8 mW/(cm·℃)：探头尖可能过深，接近血管，或者在脑室或硬膜外或硬膜下间隙，探头尖应撤回 1～2 mm。

2. CBF：

（1）正常白质：18～25 ml/(100 g·min)：

1）白质 CBF＜15 ml/(100 g·min)：可能代表血管痉挛或缺血。

2）白质 CBF＜10 ml/(100 g·min)：可能代表梗死。

（2）正常灰质：67～80 ml/(100 g·min)。

观察指标：在一个小样本研究中（SAH 5 例，TBI 3 例），rCBF 和 $PbtO_2$ 91％的情况下都相关。在 36％的情况下因病人发热无法进行监测（因全身性原因无法监测）。

56.3.4 脑微透析

可检测的复合物包括：乳酸、丙酮酸盐、乳酸/丙酮酸比例、葡萄糖、谷氨酸盐、尿素和电解质（包括 K^+ 和 Ca^{2+}）。观察指标：

1. 乳酸水平在 $SjVO_2$ 减饱和过程中下降[52]。
2. 细胞外糖水平降低可导致死亡率增加[53]。

56.4 颅内压增高的治疗措施

56.4.1 基本信息

本节叙述已经证实或临床高度怀疑颅内压增高时的一般处理方案，通常要遵循美国脑创伤基金会的指南[3,54-56]。除非特别说明，否则一般针对的是成年人（≥18 岁）。

56.4.2 治疗阈值

■ 颅内压治疗起始标准

理想的颅内压增高治疗开始的标准仍不确定。不同的中心治疗颅内压增高的起始值不同（15 mmHg、20 mmHg 和 25 mmHg），但脑创伤基金会指南建议在颅内压＞20 mmHg 开始治疗[57]，参见"临床指南：颅内压的治疗起始标准"（见下文）。注意：病人在颅内压＜20 mmHg 时仍然可能脑疝[58]（主要取决于占位的位置）。

基本原理：20％的颅内压持续＞20 mmHg 的病人比颅内压＜20 mmHg 的病人死亡率更高，预后更差[5]。早期控制颅内压比等颅内压高了再降低颅内压或者出现高原波再降低好得多[60]。

临床指南：颅内压的治疗起始标准

Level Ⅱ[57]：*颅内压＞20 mmHg*。

Level Ⅲ[57]：*治疗需要结合颅内压、临床表现、CT 检查综合考虑*。

■ 脑灌注压（CPP）

CPP 的最佳值仍有待确定。缺血的阈值为 50～60 mmHg。由于系统毒性的影响，将 CPP 保持在 70 mmHg 以上的观点已经废弃。"临床指南：CPP 问题"给出了目前关于 CPP 的建议。

临床指南：CPP 问题

Level Ⅱ[61]：避免使用液体和缩血管药物，保持 CPP＞70 mmHg（以防 ARDS）。

Level Ⅲ[61]：避免 CPP＜50 mmHg。

Level Ⅲ[61]：监测 CBF、脑氧合或代谢有助于 CPP 的治疗。

■ 脑氧合参数

治疗阈值见"临床指南：脑氧合监测"。干预手段是否有用，能否改善预后有待确定。

临床指南：脑氧合监测

Level Ⅲ[62]：$SjVO_2$＜50％或 $PbtO_2$＜15 mmHg 是治疗阈值。

56.4.3 颅内压治疗方案：供快速参考的总结

表 56 - 5 总结了颅内压治疗方案。

表 56 - 5 控制颅内压增高措施概要[a]（目标：保持颅内压＜20 mmHg，CPP≥70 mmHg）[56,57]

步骤措施	原　理
需要常规应用的一般措施	
头部抬高 30°～45°	通过增加静脉回流降低颅内压，但是也降低平均颈动脉压，对脑脊液量无改变
保持颈部伸直，避免包裹压迫	颈静脉回流受限会增加颅内压
避免低血压（收缩压＜90 mmHg）	1. 使血容量保持正常 2. 必要时用升压药
控制高血压	1. 无心动过速时给予尼卡地平 2. 有心动过速时给予 β 受体阻滞剂（拉贝洛尔、艾司洛尔等） 3. ※避免过度治疗引起低血压
避免低氧血症（PO_2＜60 mmHg 或氧饱和度＜90％）（保持气道通畅和足够的氧合）	低氧血症可能进一步引起缺血性脑损害
控制呼吸使 $PaCO_2$ 正常（35～40 mmHg）	※避免预防性应用过度通气（见章节 56.4.4）

56

续　表

步 骤 措 施	原　　理
需要常规应用的一般措施	
轻度镇静:可待因 30～60 mg 肌内注射,必要时每 4 小时一次	(见下面"大剂量镇静")
有争议的方法:预防性低体温,使用不能超过 48 小时	降低 CMRO₂,有效性不会显著增加(见章节 56.4.4)
有颅内压增高行平扫头颅 CT	除外需要手术的情况
颅内压增高的特殊治疗措施 **证实持续存在颅内压增高的进一步治疗**	
大剂量镇静:芬太尼 1～2 ml 或(硫酸)吗啡(MSO₄)2～4 mg 静脉推注,每小时 1 次;和(或)肌松药(维库溴铵 8～10 mg 静脉推注)	降低增高的交感张力和运动、腹肌紧张引起的高颅压
如果有 IVC,则引流 3～5 ml 脑室液	减少颅内容物体积
过度通气使 PaCO₂ 控制在 30～35 mmHg	CO₂ 是强力的血管舒张药过度通气→PaCO₂ 下降→CBV 下降→ICP 降低 过度通气→CBF 降低
甘露醇首次剂量 0.25～1 mg/kg,然后 0.25 mg/kg,每 6 小时一次,如高颅压持续和血清渗透压≤320 mmol/L 则增加用量(注意:低血容量和低颅压时不用此措施)	甘露醇→起初增加血浆容量同时提高血清张力使脑组织中的水分排出→颅内物体容积下降,还可增加血液流动性 甘露醇属于渗透性利尿剂,最终降低血浆容量
如果存在渗透压不足(即血清渗透压<320 mmol/L),则静脉推注 10～20 ml 23.4%高渗盐水	某些对甘露醇无反应的病人可用高渗盐水纠正
过度通气使 PaCO₂ 控制在 25～30 mmHg	CBF 降低存在脑缺血的风险,可能条件下监测 SjVO₂(见章节 56.3.1)或 CBF
若颅内压仍持续增高,则行增强 CT[b] 和 EEG[c](除外亚临床型癫痫),进一步"升级治疗"(见章节 56.4.4)	

a 详见章节 56.4.4,颅内压增高缓解后,停止治疗需谨慎

b 如果颅高压持续,尤其是颅内压不明原因的突然升高或无法控制,应考虑复查头颅 CT 以除外需要手术的情况(SDH、EDH 或 ICH)

c EEG 用于除外临床上表现不明显的癫痫,这也可能会导致颅内压升高

　　剂量针对成人,除非标注了 mg/kg。只要存在急性神经功能恶化或颅内

高压的临床表现,在行颅内压监测之前便可以开始治疗,但是后续治疗应有持续颅高压的证据。

对于持续颅高压可使用"第二阶梯"治疗(见章节 56.4.4)。

治疗急性颅内压危象的其他方法见表 56-6。

表 56-6　处理急性颅内压危象的措施[a]

处 理 步 骤	原 理
检查呼吸道及颈部位置(见表 56-5 中的一般措施);顽固或突发高颅压考虑平扫头颅 CT	
证实病人已镇静和肌肉松弛(见表 56-5)	见表 56-5
如有 IVC 监测,则引流 3～5 ml 脑室液	减少颅内容物
甘露醇[b]1 g/kg 或 10～20 ml 23.4％的高渗盐水静脉滴注	增加血浆容量→增加 CBF→降低颅内压;升高血清渗透压→减少脑组织含水量
加压氧气囊过度通气,使 $PaCO_2 >$ 25 mmHg	"吹掉"(降低)$PaCO_2$→减少 CBF→降低颅内压 注意:由于可降低 CBF,故应用不要超过数分钟
苯巴比妥[c]100 mg 缓慢静脉推注或硫喷妥 2.5 mg/kg 10 分钟以上静脉推注	镇静,降低颅内压,治疗癫痫,可能有神经保护作用。同时,心肌受到抑制→平均动脉压下降

a 长期颅内压治疗见表 56-5
b 如有低血压、低血容量或渗透压＞320 mOsm/L,则不输注甘露醇
c 苯巴比妥在美国较少使用,可用其他镇静药物,见章节 56.4.4

56.4.4　颅内压治疗方案

■ 治疗目标

1. 维持颅内压≤20 mmHg,防止平台波出现,避免 CBF 减少、脑缺血和脑死亡[30]。

2. 维持 CPP≥50 mmHg[61],即避免低血压;主要目标是控制颅内压,同时维持足够的平均动脉压,以保持 CPP[63](维持正常血管内容量或者升高血压维持理想的 CPP,没有任何研究显示对于颅内压有不良影响)。

■ 手术治疗

1. 创伤性颅内占位处理见下文。分别参见硬膜下血肿(见章节 58.4)、硬膜外血肿(见章节 58.3)、脑内血肿(见章节 58.2)或颅后窝占位(见章节 58.9)的手术指征。

2. 出血性脑挫裂伤表现进行性恶化者可以考虑清除损伤坏死的脑组织

（见章节 56.4.4）。

3. 颅内压难以药物控制者可考虑开颅减压。

▉ 全身治疗

• 主要目标

1. 避免低氧血症（$PO_2 < 60$ mmHg）。

2. 避免低血压（SBP ≤ 90 mmHg）：低血压者 67% 预后不良（如果同时有低氧血症，则为 79%）[64]。

• 特殊治疗措施

1. 所有病人均应预防类固醇激素性溃疡（应用激素引起）和应激性溃疡（见于重型颅脑损伤和颅内压增高，伴高胃泌素血症[65-69]）。参见章节 6.3.2。

（1）增高胃液 pH：抗酸药和（或）H_2受体拮抗剂（如雷尼替丁 50 mg 静脉滴注，每 8 小时一次）。应用苯妥英钠时不能给予西咪替丁。

（2）硫糖铝。

2. 积极控制发热：发热是增加 CBF 的强刺激因素，可以促进平台波的出现[30]。

3. 动脉插管连续监测血压和动脉血气（ABG）。

4. 中心静脉压（CVP）和肺动脉导管（PA）：需要大剂量应用甘露醇时监测 CVP 和 PA 有助于保持病人血容量正常。

5. 静脉输液：

（1）液体的选择：

1）单纯颅脑损伤：选择等张液（如：NS + KCl 20 mEq/L）。

2）忌用低张溶液（如乳酸林格液），可能使脑顺应性下降[70]。

（2）输液量：

1）补充足够的液体，避免出现低血压。

2）补充维持正常的血容量对颅内压是无害的。

3）虽然限制液体入量可以减少甘露醇的用量[71]，但"使病人处于脱水状态"的观念已经被废弃[72]。

4）如果需要应用甘露醇，必须维持正常的血容量。

5）也请注意有关 SAH 后限制输液的问题（见章节 5.2.5）。

6）如果伴随其他脏器损害（如内脏穿孔），补液治疗也是必需的。

（3）颅脑损伤应用升压药一般加入滴注液体中静脉滴注。

▉ 降低颅内压措施

• 需要常规应用的措施

1. 体位：

（1）头部抬高 30°~45°（见下文）。

（2）摆正头部，避免扭曲颈静脉。

2. 轻度镇静：可待因 30~60 mg 肌内注射，必要时每 4 小时一次；或劳拉西泮 1～2 mg 静脉推注,必要时每 4～6 小时一次。

3. 防止低血压(SBP<90 mmHg):补充血容量,必要时用升压药。

4. 控制高血压:对于脑内血肿病人,目的是达到病人的基线水平,见章节 87.8"ICH 的早期处理"。

5. 防止高血糖:加重脑水肿,常见于颅脑损伤,应用类固醇激素可加重高血糖[73,74]。

6. GCS≤8 分者或呼吸抑制者气管内插管,先静脉给予利多卡因和抗生素(见章节 54.4.1)。

7. 避免通气过度:$PaCO_2$ 维持在血碳酸正常水平的低限(35 mmHg)。

8. 预防性低体温:对于降低死亡率没有统计学意义。保持目标体温在 48 小时以上。

- **证实有颅内压增高时的治疗措施**

首先检查上述常规措施的执行情况,如果高颅压仍存在,则执行下列步骤:

1. 强镇静和(或)肌肉松弛:必要时应用,亦有辅助降压作用,如病人躁动不安时或由于做 CT 等操作需要。注意:强镇静或肌肉松弛时无法观察神经系统体征变化。

(1)强镇静时建议行气管内插管以免呼吸抑制、$PaCO_2$ 增高,使颅内压增高。如以下情况:

1)MSO_4:2～4 mg 静脉推注。

2)芬太尼:1～2 mg 静脉推注,每小时一次[或 2～5 $\mu g/(kg \cdot h)$ 静脉滴注]。

3)舒芬太尼:试验剂量 10～30 μg,随后 0.05～2 $\mu g/(kg \cdot h)$ 静脉滴注。

4)咪达唑仑(Versed®):试验剂量 2 mg,随后 2～4 mg/h 静脉滴注。

5)异丙酚(见章节 4.2.3):试验剂量 0.5 mg/kg,随后 20～75 $\mu g/(kg \cdot min)$ 静脉滴注,避免高剂量异丙酚[不超过 83 $\mu g/(kg \cdot min)$]。

6)小剂量苯巴比妥:成人 100 mg 静脉推注,每 4 小时一次;儿童 2～5 mg/kg,每 4 小时一次。注意:苯巴比妥在美国的应用受到限制,可能需要其他替代品。

(2)肌肉松弛时气管内插管是必需的:如维库溴铵 8～10 mg 静脉推注,每 2～3 小时一次。

2. 脑室内置管监测颅压时引流脑脊液:滴液腔在外耳道上不超过 10 cm,引流 3～5 ml 脑脊液。引流后可立即起到降颅压作用,可能也促使脑水肿液渗入脑室[76],这一点尚有争议。

3. "渗透性治疗":证实有高颅压存在时采用。

(1)甘露醇(见下文):颅内压>20 mmHg 时 0.25～1 g/kg 20 分钟以内

输入;随后 0.25 g/kg 静脉推注(20 分钟以上),必要时每 6 小时一次。近期文献显示 1.4 g/kg 的起始剂量可能更有效。可以与呋塞米交替应用(见下文):成人 10~20 mg 静脉滴注,必要时每 6 小时一次;儿童 1 mg/kg,最大量 6 mg 静脉滴注,必要时每 6 小时一次。

(2) 维持病人血容量至轻度增高。

(3) 若颅内高压持续存在且血清渗透压<320 mOsm/L,增加甘露醇剂量至 1 mg/kg,缩短用药间隔。

(4) 如果颅内压对甘露醇无反应,可考虑使用高渗盐水,持续 3% 盐水滴注或者一次性推注 10~20 ml 23.4% 的盐水(约 72 小时后停止以避免水肿复发)。

(5) 血清渗透压≥320 mOsm/L 则停止渗透性治疗,更高的张力没有更大的效果,反而损害肾功能(见下文),或可能导致 SBP 低于 100 mmHg。

4. 过度通气使 $PaCO_2$ 维持在 30~35 mmHg(详见下文):

(1) 不要预防性应用。

(2) 任何时候都不要过度使用($PaCO_2 \leqslant 25$ mmHg)。

(3) 只在以下情况应用:

1) 神经系统功能急性恶化时短期应用。

2) 已证实存在持续颅内压增高,对镇静、肌肉松弛、脑脊液引流和渗透性治疗无反应。

(4) 尽可能不在伤后 24 小时内应用过度通气。

5. 类固醇激素:不主张常规应用糖皮质激素治疗颅脑损伤(见下文)。

• 顽固性颅内压增高的"第二阶梯"治疗

如果经过上述处理后颅内压增高仍难以纠正,尤其是已经得到控制后再次发生高颅压,那么在开始"升级"治疗前非常有必要复查头部 CT 以除外需要手术的情况,理由是"升级"治疗虽然有效,但是有明显的风险,而且对预后的影响也具有不确定性(如大剂量的巴比妥治疗)。也应考虑到行 EEG 检查以除外临床表现不明显的癫痫持续状态(参见章节 27.6.6;有些药物对控制癫痫和高颅压均有益,如苯巴比妥和异丙酚等)。

1. 大剂量巴比妥治疗:如果颅内压持续高于 20~25 mmHg,可以开始这一治疗(见章节 56.4.4)。

2. 过度通气使 $PaCO_2$ 维持在 25~30 mmHg,监测 $SjVO_2$、$AVdO_2$ 和(或)CBF。

3. 低温治疗[77,78]:必须监测病人的心脏指数下降、血小板减少症、肌酐清除率升高和胰腺炎。避免寒战引起的颅内压升高[78]。

4. 开颅减压:

(1) 切除部分颅盖骨[79]:仍有争议(可能导致脑水肿加剧[80])。无论是否有瞳孔对光反射,开颅时机、脑移位和年龄情况如何,开颅术在 85% 的病例[81]

中可以使颅内压立即降至 20 mmHg 以下。如果高颅压减轻则预后好转[81,82,17]。更多的随机化研究有待开展。早期的减压手术可以被认为是急诊手术(骨折、硬膜外血肿、硬膜下血肿)[83]。皮瓣直径至少要 12 cm,必须行硬膜成形(参见章节 85.3.2)。

(2)切除有挫裂伤和出血的脑组织(立即释放出空间;切除血-脑屏障受损的部位)。颞极部位挫伤可以考虑颞极切除术,优势半球颞极切除范围不超过 4~5 cm,非优势半球可达 6~7 cm;颞叶全切除术[84]侵袭性过大。额极挫裂伤可以行额极切除术。手术的治疗效果不很肯定。

5. 腰椎穿刺引流:具有某些优点。

6. 治疗高血压。

• **辅助治疗措施**

1. 利多卡因:1.5 mg/kg,在气管内插管或吸引前至少 1 分钟静脉推注,观察是否发生低血压,必要时减少剂量。缓解颅内压的增高以及心动过速和高血压(经验源自为脑肿瘤病人行巴比妥-氧化亚氮麻醉时,推广至外伤病人其效果尚不明确)[85]。

2. 高频通气:需要高水平 PEEP 时可以考虑应用[86](注意:肺顺应性下降如肺水肿,可以通过肺传递压力至胸腔血管,使颅内压增高)。10 cmH$_2$O 水平的 PEEP 不会引起临床显著的颅内压增高[86]。不建议采用>15~20 mmHg 的高水平 PEEP。另外,突然停止 PEEP 可能使循环血液量突然增加,可能加重脑水肿和增高颅内压。

▇ 上述一些措施的细节

• **抬高头部(HOB)**

抬高体位看似简单,但是仍旧存在争议。早期的资料显示抬高头部30°~45°可以使以下两个因素达到最佳平衡:① 降低颅内压(有利于静脉回流并促进脑脊液流向脊髓蛛网膜下腔);② 降低颈动脉水平的平均动脉压进而降低 CPP。一些研究表明抬高头部反而会导致不利影响,应让病人平躺[2]。

近期资料[88]提示:头部抬高 30°时虽然可使平均颈动脉压下降,但颅内压同时也降低,对脑血流量无影响。头部抬高的作用立即显现。

• **预防体温过低**

临床指南:预防体温过低

Level Ⅲ[75]:预防体温过低。

1. 提高获得中等至良好预后(Gosi 4~5 分)的概率——随访期末尾使用的目标体温是 32~35℃(91.4~95°F)(注意:冷却时长或复温频率与预后无明显关系)。

2. 存在非显著性的趋势： 目标体温维持超过 48 小时可降低死亡率（注意：实际目标温度和复温频率不影响死亡率）。

- **过度通气**

动脉内二氧化碳（$PaCO_2$）是引起脑血管扩张的主要因素，主要机制可能是 CO_2 快速扩散入血-脑屏障，引起 pH 改变[89]。过度通气通过降低 $PaCO_2$ 引起血管收缩，减少颅内血液容积，使颅内压降低[90]。值得注意的是血管收缩减少 CBF，使脑血管自主调节功能尚存的区域因为盗血作用而局部缺血[91,92]。然而由于氧摄取分数（OEF）也相应增高，故并不一定出现脑缺血[93]。

> **临床指南：过度通气降低颅内压**[a]
>
> Level I[94]：如果没有颅高压，应避免慢性过度通气（HPV）（$PaCO_2 \leqslant$ 25 mmHg）。
>
> Level II[95]：不推荐预防性过度通气（$PaCO_2 \leqslant$ 25 mmHg）。
>
> Level III：
>
> 1. HPV 可能在急性神经功能恶化的短期内有效，或者镇静、偏瘫、脑脊液引流和渗透性利尿都无效时可能在较长时间内有效[94]。
>
> 2. 外伤后 24 小时内避免 HPV[95]。
>
> 3. 如果使用 HPV，应监测 $SjVO_2$（见章节 56.3.1）或脑氧分压（见章节 56.3）以及监测脑组织氧供应量[95]。
>
> 同时请参阅"临床指南：早期预防过度通气"（见章节 54.4.1）。

过度通气（HPV）曾经是颅内高压的一线治疗措施，但目前只在特定情况下适度应用[3]（见下文），预防性应用将导致预后更差[96]。应用时必须将 $PaCO_2$ 控制在 30～35 mmHg（见下文"过度通气的注意事项"）。重型颅脑损伤的 CBF 在伤后 24 小时已减少到正常的一半[97-100]。研究表明，过度通气使 $PaCO_2$ 降到 30 mmHg 8～14 小时不会引起大脑半球的代谢障碍[93]，但是关于局灶变化尚无研究。$PaCO_2$ 降到 30 mmHg 以下仍可使 CBF 进一步降低，但是已不能保证使颅内压下降，并且可能引起脑血管自主调节功能丧失[45]。如果进行密切监测，偶尔可以应用这一方法。没有研究表明可能会造成弥散性脑梗死的严重过度通气（$PaCO_2 \leqslant$ 25 mmHg）会改善预后[45]。关于 $PaCO_2$ 的控制范围和建议见表 56-7。

$PaCO_2$ 从 35 mmHg 降至 29 mmHg 可以使多数病人的颅内压下降 25%～30%，作用开始于 30 秒以内，8 分钟时作用达高峰，持续时间有时短至 15～20 分钟，1 小时后作用逐渐减退（经验源于颅内肿瘤的病人），随后如果恢复正常血碳酸水平，则颅内压将会反跳[101,102]，因此过度通气必须逐渐停止[30]。

56

表 56 - 7　颅脑损伤后控制 $PaCO_2$ 的建议

PCO_2 (mmHg)	描　　述
35～40	正常血碳酸,常规通气
30～35	过度通气。不要预防性应用,只在以下情况应用:有颅内压增高的临床症状时短期应用;已证实存在持续颅内压增高,其他措施效果不佳
25～30	进一步过度通气;二线升级治疗;只在其他方法不能控制时应用。建议监测除外脑缺血
<25	过分过度通气;未证实有益;有显著脑缺血风险

- **过度通气的适应证**

1. 在以下情况短暂应用:

(1) 颅内压监测前有颅内压增高临床表现,见表 54 - 2。

(2) 置入颅内压监测后颅内压突然上升和(或)病情急性恶化,当评价是否有治疗价值时(如迟发脑内血肿),可应用过度通气。

2. 已经证实颅内压增高,对镇静、肌肉松弛、脑脊液引流和渗透压性治疗无反应时,过度通气时间可以更长。

3. 适合应用于脑充血引起的颅内压增高(见章节 58.5.5)。

- **过度通气的注意事项**

1. 尽可能避免在外伤前 5 天(尤其是前 24 小时)内应用。

2. 不要预防性应用,即无预防性应用的适应证(见上文)。

3. 如果明确证实的颅内压增高对其他治疗无反应,则应用过度通气使 $PaCO_2$ 控制在 30～35 mmHg。

4. 如果确有必要延长过度通气 $PaCO_2$ 降至 25～30 mmHg,要考虑监测 $SjVO_2$、$AVdO_2$ 或 CBF 以除外脑缺血(见章节 56.3.3)。

5. 绝对不可使 $PaCO_2$ <25 mmHg(除外几分钟很短时间)。

- **甘露醇**

临床指南:严重 TBI 中甘露醇的应用

Level II [103,104]:

甘露醇可有效控制严重 TBI 后的颅内高压(注意:不建议应用高渗盐水[104]):

1. 间断应用可能比连续使用更有效。

2. 有效剂量为 0.25～1 g/kg。

3. 避免甘露醇利尿效应导致的低血压(SBP<90 mmHg),可能会导致循环血容量下降。

56

Level Ⅲ[103]：

1. 适应证：脑疝征象或进行性神经功能恶化。

2. 保持体液平衡（避免低血容量），充分补液。留置尿管很重要。

3. 如果有肾衰竭的危险，则血浆渗透压保持在 320 mOsm 以下。

目前没有任何研究表明甘露醇优于安慰剂[3]。甘露醇治疗作用机制仍有争议，可能包含以下几种因素的综合作用：

1. 降低颅内压：

（1）迅速扩充血浆容量[105-107]：降低血细胞比容和血液黏滞度，改善血液流动性，增加 CBF 和氧传递，使颅内压在几分钟内降低，并且对 CPP＜70 mmHg 的病人作用最明显。

（2）渗透压效应：增加血清渗透压，从脑实质摄取水肿液。15～30 分钟渗透压梯度形成[105]。依临床状况的不同，作用持续时间 1.5～6 小时[3,108,109]。

2. 通过改善血液流动性促进微循环（见上文）。

3. 可能具有清除自由基的作用[110]。

快速输注给药后，降低颅内压作用 1～5 分钟出现，20～60 分钟达到高峰。需要紧急降低颅内压时，首次剂量 1 g/kg 30 分钟输入；如果希望长期降颅压，输入时间延长到 60 分钟[111]，剂量减少，如 0.25～0.5 mg/kg，每 6 小时一次。先前大剂量应用甘露醇可能会降低随后的药效[71]，因此最理想的是应用最小有效剂量（最好小剂量多次，0.25 mg/kg，每 2～3 小时一次）。持续静脉滴注降低颅内压（代替每隔一段时间给药）能使甘露醇总剂量减少[71,112]。当应用襻利尿剂（比如呋塞米，见下文）时[13]，甘露醇的效应会增强，建议交替使用两种药物。

• **应用甘露醇的注意事项**

1. 甘露醇可使血-脑屏障开放，通过血-脑屏障的甘露醇将水分摄入脑组织，可以加重血管源性脑水肿[115]，将持续滴注变为反复间断的给药方式可最大限度地减少这种作用[106,114]。因此，停药时应逐渐减量以防止颅内压反跳[111]。

2. 注意：皮质类固醇＋苯妥英钠＋甘露醇可能引起非酮性高渗状态，死亡率高[30]。

3. 用药过量可引起高血压，如果脑血管自主调节功能不全使 CBF 增加，则不但不能预防脑疝，反而会促进其形成[116]。

4. 大剂量甘露醇有引起急性肾衰竭（急性肾小管坏死）的危险，尤其是在以下情况[10,117]：血清渗透压＞320 mOsm/L、应用其他肾毒性药物、败血症、既往有肾脏疾病。

5. 大剂量应用甘露醇时不宜用尿渗透压和尿比重法诊断尿崩症（见章节 5.3.2）。

6. 由于可能进一步增加 CBF[118]，故脑充血引起的颅内压增高应用甘露醇可能是有害的（见章节 52.5.5）。

• **呋塞米**

呋塞米得到广泛应用，但缺乏理论支持[3]。襻利尿功能可以减轻脑水肿[119]而降低颅内压[120]，可能是通过增加血清渗透压起作用，也可能有减少脑脊液产生的作用[121]。呋塞米与甘露醇具有协同作用[122]，见上文"甘露醇"。

用法：10～20 mg 静脉推注，每 6 小时一次，可以与甘露醇每 6 小时交替应用，血清渗透压＞320 mOsm/L 时停药。

• **高渗盐水**

对甘露醇治疗无效的病人使用高渗盐水可有效降低颅内压[123,124]，然而没有确切证据证明其相对于甘露醇的预后更好[124,125]。在动物实验中高渗盐水可能对缺血半暗带有不良影响。研究[126,127]不建议常规使用高渗盐水[104]。

用法：持续滴注时，3％盐水 25～50 ml/h，静脉滴注。单次使用时，7.5％～23.4％盐水静脉推注 10～20 ml。必须使用中心静脉置管推注。高渗盐水需要在大约 72 小时后停用以防止反跳性水肿[124]。血清渗透压＞320 mOsm/L 时停药。

• **类固醇激素**

临床指南：重型颅脑损伤糖皮质激素的应用

Level I[128]：不推荐在严重 TBI 病人中出于改善预后和降低颅内压的目的而使用激素（除非病人自身有激素分泌不足[129,130]）。大剂量甲泼尼龙会增加死亡率，因此禁止使用[128]。

虽然糖皮质激素可减轻血管源性脑水肿，如肿瘤周围水肿，并对降低假性脑肿瘤的颅内压有效，但是对外伤后常见的细胞毒性脑水肿作用甚小（见章节 3.1.1）。

可能引起明显的副作用[131]，包括凝血病、对脑水肿有不利作用的高糖血症[132]（见章节 34.4.1）和增加感染概率。大剂量使用甲泼尼龙可能会增加死亡率[133]。

关于非糖皮质激素类固醇（如 21 - 氨基类固醇，也称拉扎碱类[134,135]）和合成糖皮质激素曲安奈德的应用已证实无效[136]。

• **大剂量巴比妥疗法**

临床指南：严重 TBI 巴比妥的使用

Level II[137]：不推荐预防性使用巴比妥来抑制 EEG 异常。

Level II[137]：大剂量巴比妥被推荐用于手术和药物治疗都无效的难治性颅内高压。病人在治疗前的血流动力学必须稳定。

56

　　巴比妥类治疗颅脑损伤理论上的依据在于使正常区域的血管收缩,血液向缺血脑组织分流,降低脑的氧代谢率($CMRO_2$)、降低 CBF、清除自由基、减少细胞内的钙负荷和稳定溶酶体[138]。巴比妥类药几乎毫无疑问能降低颅内压,即使在其他方法已经无效时[139];但是关于预后,有些研究提示有改善作用[140,141]而有些则未显示有改善[142,143]。血管反应尚完好的病人可能会从巴比妥类药物中获益[144];病人对其他药物失去反应时使用巴比妥类药物被证实可降低颅内压[145]。对此治疗有反应者死亡率低(33％),而颅内压不能控制者死亡率高(75％)[141]。

　　这一治疗的主要限制因素一般是降低交感活性引起的低血压[146],机制是使外周血管扩张和直接轻度抑制心肌。即使补充足够的血容量和应用多巴胺,仍有约50％的低血压病人出现低血压[147]。

　　注意:无法通过神经系统检查观察病情,必须进行颅内压监测。

　　"巴比妥昏迷"与大剂量巴比妥治疗:如果给予巴比妥类药物,那么直至病人出现脑电图爆发抑制,才是真正的"巴比妥昏迷",此时 $CMRO_2$ 和 CBF 的降低接近高峰[3]。但是实际上多数情况只能算作技术上的"大剂量静脉疗法",因为其初衷仅仅是达到一定的血清巴比妥浓度(如苯巴比妥 3～4 mg/dl),但应注意血清浓度与疗效和并发症的相关性较低[3]。

　　应用大剂量巴比妥的辅助措施:

　　1. 给予负荷量的第一个小时内要行 Swan-Ganz(PA)导管监测。

　　2. 行胃肠减压,因为大剂量巴比妥可引起麻痹性肠梗阻,并考虑静脉高营养直至停止巴比妥治疗。

　　• **适应证**

　　巴比妥疗法的应用只能限于上文所述的措施均不能控制的颅内压增高[141],因为有证据表明预防性应用巴比妥并不能改善预后,反而可能引起明显的副作用,主要是低血压[147],导致神经系统功能的进一步恶化。

　　• **巴比妥类药物的选择**

　　虽然对一系列巴比妥类药物进行过研究,但是没有足够的资料能够证实其中任何一种具有更大的优越性。现有观察资料最多的是苯巴比妥(见下文)。替代品尚未进行详尽的研究,如硫喷妥(见下文)、苯巴比妥(见章节26.2.4)、异丙酚(见章节56.4.4)。

药物信息:苯巴比妥

　　苯巴比妥起效快,约15分钟以内达高峰;作用时间短,3～4 小时;半衰期15～48 小时。

　　成人苯巴比妥治疗方案

　　有许多种方案,最简单的一个方案出自一个随机临床试验[145]:

1. 负荷量:

(1) 苯巴比妥 10 mg/kg 静脉滴注 30 分钟以上。

(2) 随后 5 mg/kg,每小时 1 次,共 3 次。

2. 维持量:1 mg/(kg·h)。

详细方案:

1. 负荷量:苯巴比妥 10 mg/(kg·h) 静脉给药 4 小时以上,具体如下。

(1) 第 1 小时:2.5 mg/kg 每 15 分钟缓慢静脉推注 1 次×4,密切观察血压。

(2) 此后 3 小时:10 mg/(kg·h) 持续泵入[2 500 mg 加入 250 ml 适当的液体中,以 K ml/h×3 小时的速度滴入,F@%(0,0,0,0)K 是病人体重(以 kg 为单位)]。

2. 维持量:1.5 mg/(kg·h) 泵入(250 mg 加入 250 ml 液体中,1.5×K ml/h)。

3. 负荷量完成后 1 小时检测血清苯巴比妥浓度,一般 3.5~5.0 mg/dl。

4. 以后每天检测血清浓度。

5. 如果浓度>5%而颅内压的程度可以接受,则减少剂量。

6. 在治疗早期检查基线水平的脑干听觉诱发电位(BAER);如果药物浓度>6%,则复查 BAER;如果 BAER 反应恶化,则减少剂量。注意:鼓室积血干扰检查结果。

7. 治疗目标:颅内压<24 mmHg 而药物浓度在 3~5 mg/dl。如果达到足够的药物浓度 24 小时后颅内压仍然高于 24 mmHg,治疗无效,则考虑停药。

8. 如果颅内压<20 mmHg,则继续治疗 48 小时,然后逐渐减量;颅内压回升可以重复治疗。神经系统功能的恢复要待停药后 2 天,见表 56-8;苯巴比妥浓度≤10 μg/ml 脑死亡的检查才是有效的。

表 56-8　不同浓度苯巴比妥对中枢神经系统的影响*

中枢神经系统受抑制的程度	mg/dl	μg/ml
可进行有效的脑死亡方面的检查	≤1	≤10
镇静,放松,易被唤醒	0.05~0.3	0.5~3
重度镇静,难以唤醒,呼吸抑制	2	20
"昏迷"(大多数病人出现爆发抑制)	5	50

* 此处所列浓度是对药物不耐受的病人而言;事实上病人对药物的耐受程度差异很大,有的病人在药物浓度达 100 μg/ml 时仍无镇静效果

56

药物信息：硫喷妥静脉滴注

用于快速作用的巴比妥治疗,如术中应用或不能获得大剂量的苯巴比妥时。注意:硫喷妥的这一适应证未经详细研究,但理论上作用与苯巴比妥相似[148,149]。用法如下:

1. 负荷量:硫喷妥 5 mg/kg(范围:3~5 mg/kg)静脉滴注 10 分钟以上→短暂的爆发抑制(<10 分钟)和硫喷妥血药浓度 10~30 μg/ml。高剂量(大约 35 mg/kg)硫喷妥应用于没有低体温的病人,为心肺功能通路产生更长的爆发抑制时间。

2. 5 mg/(kg·h)[范围:3~5 mg/(kg·h)]持续泵入 24 小时。

3. 根据颅内压控制情况可能需要追加 2.5 mg/kg。

4. 24 小时后脂肪蓄积达到饱和,减量至 2.5 mg/(kg·h)泵入。

5. 滴定控制颅内压,EEG 监测脑电静默。

6. 药物有效血清浓度:6~8.5 mg/dl。

药物信息：异丙酚

Level II[137]:异丙酚可能在使用后的数小时内控制颅内压,但无法改善死亡率和 6 个月后的预后。注意:大剂量异丙酚(总剂量>100 mg/kg使用超过 48 小时)可能导致明显的并发症。

用法:0.5 mg/kg 试验剂量,随后 20~75 μg/(kg·min)静脉泵入。根据颅内压情况必要时每 5~10 分钟加量 5~10 μg/(kg·min)[不要超过83 μg/(kg·min)=5 mg/(kg·h)]。

副作用:包括异丙酚使用后综合征(见章节 7.1.3)。剂量大于 5 mg/(kg·h)或使用超过 48 小时要谨慎使用。

(徐　珑　葛培聪)

参考文献

56

[1] Sioutos PJ, Orozco JA, Carter LP, et al. Continuous Regional Cerebral Cortical Blood Flow Monitoring in Head-Injured Patients. Neurosurgery. 1995; 36:943–950

[2] Rosner MJ, Coley IB. Cerebral Perfusion Pressure, Intracranial Pressure, and Head Elevation. J Neurosurg. 1986; 65:636–641

[3] Bullock R, Chesnut RM, Clifton G, et al. Guidelines for the Management of Severe Head Injury. 1995

[4] Unterberg AW, Kienning KL, Hartl R, et al. Multimodal Monitoring in Patients with Head Injury: Evaluation of the Effects of Treatment on Cerebral Oxygenation. J Trauma. 1997; 42:S32–S37

[5] Juul N, Morris GF, Marshall SB, et al. Intracranial Hypertension and Cerebral Perfusion Pressure: Influence on Neurological Deterioration and Outcome in Severe Head Injury. J Neurosurg. 2000; 92:1–6

[6] Yano M, Ikeda Y, Kobayashi S, et al. Intracranial Pressure in Head-Injured Patients with Various Intracranial Lesions is Identical Throughout the Supratentorial Intracranial Compartment. Neurosurgery. 1987; 21:688–692

[7] Takizawa H, Gabra-Sanders T, Miller JD. Analysis of Changes in Intracranial Pressure and Pressure-Volume Index at Different Locations in the Craniospinal Axis During Supratentorial Epidural Balloon Inflation. Neurosurgery. 1986; 19:1–8

[8] Mokri B. The Monro-Kellie hypothesis: applications in CSF volume depletion. Neurology. 2001; 56:1746–1748

[9] Welch K. The Intracranial Pressure in Infants. J Neurosurg. 1980; 52:693–699

[10] Mendelow AD, Teasdale GM, Russell T, et al. Effect

of Mannitol on Cerebral Blood Flow and Cerebral Perfusion Pressure in Human Head Injury. J Neurosurg. 1985; 63:43–48

[11] Bruce DA, Alavi A, Bilaniuk L, et al. Diffuse Cerebral Swelling Following Head Injuries in Children: The Syndrome of "Malignant Brain Edema". J Neurosurg. 1981; 54:170–178

[12] Unterberg A, Kiening K, Schmiedek P, Lanksch W. Long-Term Observations of Intracranial Pressure After Severe Head Injury. The Phenomenon of Secondary Rise of Intracranial Pressure. Neurosurgery. 1993; 32:17–24

[13] Young HA, Gleave JRW, Schmidek HH, Gregory S. Delayed Traumatic Intracerebral Hematoma: Report of 15 Cases Operatively Treated. Neurosurgery. 1984; 14:22–25

[14] Taneda M, Kataoka K, Akai F, et al. Traumatic Subarachnoid Hemorrhage as a Predictable Indicator of Delayed Ischemic Symptoms. J Neurosurg. 1996; 84:762–768

[15] Narayan RK, Kishore PRS, Becker DP, et al. Intracranial Pressure: To Monitor or Not to Monitor? A Review of Our Experience with Severe Head Injury. J Neurosurg. 1982; 56:650–659

[16] The Brain Trauma Foundation. The American Association of Neurological Surgeons. The Joint Section on Neurotrauma and Critical Care. Indications for intracranial pressure monitoring. J Neurotrauma. 2000; 17:479–491

[17] Brain Trauma Foundation, Povlishock JT, Bullock MR. Indications for intracranial pressure monitoring. J Neurotrauma. 2007; 24:S37–S44

[18] Bullock R, Chesnut RM, Clifton G, et al. In: Indications for intracranial pressure monitoring. Guidelines for the Management of Severe Head Injury. The Brain Trauma Foundation (New York), The American Association of Neurological Surgeons (Park Ridge, Illinois), and The Joint Section of Neurotrauma and Critical Care; 1995

[19] Smith RW, Alksine JF. Infections Complicating the Use of External Ventriculostomy. J Neurosurg. 1976; 44:567–570

[20] Holloway KL, Barnes T, Choi S, et al. Ventriculostomy Infections: The Effect of Monitoring Duration and Catheter Exchange in 584 Patients. J Neurosurg. 1996; 85:419–424

[21] Al-Shahi Salman R, Berg MJ, Morrison L, Awad IA. Hemorrhage from cavernous malformations of the brain: definition and reporting standards. Angioma Alliance Scientific Advisory Board. Stroke. 2008; 39:3222–3230

[22] Paramore CG, Turner DA. Relative Risks of Ventriculostomy Infection and Morbidity. Acta Neurochir. 1994; 127:79–84

[23] Maniker AH, Vaynman AY, Karimi RJ, Sabit AO, et al. Hemorrhagic complications of external ventricular drainage. Operative Neurosurgery. 2006; 59:419–425

[24] Lozier AP, Sciacca RR, Romanoli M, et al. Ventriculostomy-related infection: a critical review of the literature. Neurosurgery. 2002; 51:170–182

[25] Brain Trauma Foundation, Povlishock JT, Bullock MR. Infection prophylaxis. J Neurotrauma. 2007; 24:S26–S31

[26] Mayhall CG, Archer NH, Lamb VA, Spadora AC, Baggett JW, Ward JD, Narayan RK. Ventriculostomy-related infections. A prospective epidemiologic study. N Engl J Med. 1984; 310:553–559

[27] Lyke KE, Obasanjo OO, Williams MA, et al. Ventriculitis complicating use of intraventricular catheters in adult neurosurgical patients. Clin Infect Dis. 2001; 33:2028–2033

[28] Winfield JA, Rosenthal P, Kanter R, et al. Duration of intracranial pressure monitoring does not predict daily risk of infections complications. Neurosurgery. 1993; 33:424–431

[29] Brain Trauma Foundation, Povlishock JT, Bullock MR. Intracranial pressure monitoring technology. J Neurotrauma. 2007; 24:S45–S54

[30] Ropper AH. Raised Intracranial Pressure in Neurologic Disease. Sem Neurology. 1984; 4:397–407

[31] Sundbarg G, Nordstrom C-H, Messetter K, et al. A Comparison of Intraparenchymatous and Intraventricular Pressure Recording in Clinical Practice. J Neurosurg. 1987; 67:841–845

[32] Crutchfield JS, Narayan RK, Robertson CS, Michael LH. Evaluation of a Fiberoptic Intracranial Pressure Monitor. J Neurosurg. 1990; 72:482–487

[33] Ostrup RC, Luerssen TG, Marshall LF, et al. Continuous Monitoring of Intracranial Pressure with a Miniaturized Fiberoptic Device. J Neurosurg. 1987; 67:206–209

[34] Piek J, Bock WJ. Continuous Monitoring of Cerebral Tissue Pressure in Neurosurgical Practice - Experience with 100 Patients. Intens Care Med. 1990; 16:184–188

[35] Gopinath SP, Robertson CS, Contant CF, et al. Clinical Evaluation of a Miniature Strain-Gauge Transducer for Monitoring Intracranial Pressure. Neurosurgery. 1995; 36:1137–1141

[36] Salmon JH, Hajjar W, Bada HS. The Fontogram: A Noninvasive Intracranial Pressure Monitor. Pediatrics. 1977; 60:721–725

[37] Grabb PA. Traumatic intraventricular hemorrhage treated with intraventricular recombinant-tissue plasminogen activator: technical case report. Neurosurgery. 1998; 43:966–969

[38] Hamer J, Alberti E, Hoyer S, Wiedemann K. Factors Influencing CSF Pulse Waves. J Neurosurg. 1977; 46:36–45

[39] Lundberg N. Continuous Recording and Control of Ventricular Fluid Pressure in Neurosurgical Practice. Acta Psych Neurol Scand. 1960; 36S:1–193

[40] Cruz J. On-Line Monitoring of Global Cerebral Hypoxia in Acute Brain Injury. Relationship to Intracranial Hypertension. J Neurosurg. 1993; 79:228–233

[41] Sheinberg M, Kanter MJ, Robertson CS, et al. Continuous Monitoring of Jugular Venous Oxygen Saturation in Head-Injured Patients. J Neurosurg. 1992; 76:212–217

[42] Cormio M, Valadka AB, Robertson CS. Elevated jugular venous oxygen saturation after severe head injury. J Neurosurg. 1999; 90:9–15

[43] Robertson CS, Narayan RK, Gokaslan ZL, et al. Cerebral Arteriovenous Oxygen Difference as an Estimate of Cerebral Blood Flow in Comatose Patients. J Neurosurg. 1989; 70:222–230

[44] Gotoh F, Meyer JS, Takagi Y. Cerebral Effects of Hyperventilation in Man. Arch Neurol. 1965; 12:410–423

[45] Obrist WD, Langfitt TW, Jaggi JL, et al. Cerebral Blood Flow and Metabolism in Comatose Patients with Acute Head Injury. Relationship to Intracranial Hypertension. J Neurosurg. 1984; 61:241–253

[46] Pickard JD, Czosnyka M. Management of Raised Intracranial Pressure. J Neurol Neurosurg Psychiatry. 1993; 56:845–858

[47] Valadka AB, Gopinath SP, Contant CF, Uzura M, Robertson CS. Relationship of brain tissue PO2 to outcome after severe head injury. Crit Care Med. 1998; 26:1576–1581

[48] van den Brink WA, van Santbrink H, Steyerberg EW, Avezaat CJ, Suazo JA, Hogesteeger C, Jansen WJ, Kloos LM, Vermeulen J, Maas AI. Brain oxygen tension in severe head injury. Neurosurgery. 2000; 46:868–76; discussion 876-8

[49] Stiefel MF, Spiotta A, Gracias VH, Garuffe AM, Guillamondegui O, Maloney-Wilensky E, Bloom S, Grady MS, LeRoux PD. Reduced mortality rate in patients with severe traumatic brain injury treated with brain tissue oxygen monitoring. J Neurosurg. 2005; 103:805–811

[50] Jaeger M, Schuhmann MU, Soehle M, Nagel C, Meixensberger J. Continuous monitoring of cerebrovascular autoregulation after subarachnoid hemorrhage by brain tissue oxygen pressure reactivity and its relation to delayed cerebral infarction. Stroke. 2007; 38:981–986

[51] Jaeger M, Soehle M, Schuhmann MU, Winkler D, Meixensberger J. Correlation of continuously monitored regional cerebral blood flow and brain tissue oxygen. Acta Neurochir (Wien). 2005; 147:51–6; discussion 56

56

[52] Goodman JC, Valadka AB, Gopinath SP, Uzura M, Robertson CS. Extracellular lactate and glucose alterations in the brain after head injury measured by microdialysis. Crit Care Med. 1999; 27:1965–1973

[53] Vespa PM, McArthur D, O'Phelan K, Glenn T, Etchepare M, Kelly D, Bergsneider M, Martin NA, Hovda DA. Persistently low extracellular glucose correlates with poor outcome 6 months after human traumatic brain injury despite a lack of increased lactate: a microdialysis study. J Cereb Blood Flow Metab. 2003; 23:865–877

[54] Bullock R, Chesnut RM, Clifton G, et al. Guidelines for the Management of Severe Head Injury. J Neurotrauma. 1996; 13:639–734

[55] Bullock R, Chestnut R, Ghajar J, et al. Guidelines for the management of severe traumatic brain injury. J Neurotrauma. 2000; 17:449–454

[56] Brain Trauma Foundation, Povlishock JT, Bullock MR. Blood pressure and oxygenation. J Neurotrauma. 2007; 24:S7–13

[57] Brain Trauma Foundation, Povlishock JT, Bullock MR. Intracranial pressure thresholds. J Neurotrauma. 2007; 24:S55–S58

[58] Marshall LF, Barba D, Toole BM, Bowers SA. The oval pupil: clinical significance and relationship to intracranial hypertension. J Neurosurg. 1983; 58:566–568

[59] Miller JD, Butterworth JF, Gudeman SK, et al. Further Experience in the Management of Severe Head Injury. J Neurosurg. 1981; 54:289–299

[60] Saul TG, Ducker TB. Effect of Intracranial Pressure Monitoring on and Aggressive Treatment on Mortality in Severe Head Injury. J Neurosurg. 1982; 56:498–503

[61] Brain Trauma Foundation, Povlishock JT, Bullock MR. Cerebral perfusion thresholds. J Neurotrauma. 2007; 24:S59–S64

[62] Brain Trauma Foundation, Povlishock JT, Bullock MR. Brain oxygen monitoring and thresholds. J Neurotrauma. 2007; 24:S65–S70

[63] Bouma GJ, Muizelaar JP. Relationship between Cardiac Output and Cerebral Blood Flow in Patients with Intact and with Impaired Autoregulation. J Neurosurg. 1990; 73:368–374

[64] The Brain Trauma Foundation. The American Association of Neurological Surgeons. The Joint Section on Neurotrauma and Critical Care. Hypotension. J Neurotrauma. 2000; 17:591–595

[65] Larson DE, Farnell MB. Upper Gastrointestinal Hemorrhage. Mayo Clin Proc. 1983; 58:371–387

[66] Grosfeld JL, Shipley F, Fitzgerald JF, et al. Acute Peptic Ulcer in Infancy and Childhood. Am Surgeon. 1978; 44:13–19

[67] Curci MR, Little K, Sieber WK, et al. Peptic Ulcer Disease in Childhood Reexamined. J Ped Surg. 1976; 11:329–335

[68] Krasna IH, Schneider KM, Becker JM. Surgical Management of Stress Ulcerations in Childhood. J Ped Surg. 1971; 6:301–306

[69] Chan K-H, Lai ECS, Tuen H, et al. Prospective Double-Blind Placebo-Controlled Randomized Trial on the Use of Ranitidine in Preventing Postoperative Gastroduodenal Complications in High-Risk Neurosurgical Patients. J Neurosurg. 1995; 82:413–417

[70] Shackford SR, Zhuang J, Schmoker J. Intravenous Fluid Tonicity: Effect on Intracranial Pressure, Cerebral Blood Flow, and Cerebral Oxygen Delivery in Focal Brain Injury. J Neurosurg. 1992; 76:91–98

[71] Garretson HD, McGraw CP, O'Connor C, Howard G, et al. Ishii S, Nagai H, Brock M. In: Effectiveness of Fluid Restriction, Mannitol and Furosemide in Reducing ICP. Intracranial Pressure V. Berlin: Springer-Verlag; 1983:742–745

[72] Ward JD, Moulton RJ, Muizelaar PJ, Marmarou AM, Wirth FP, Ratcheson RA. In: Cerebral Homeostasis. Neurosurgical Critical Care. Baltimore: Williams and Wilkins; 1987:187–213

[73] De Salles AAF, Muizelaar JP, Young HF. Hyperglycemia, Cerebrospinal Fluid Lactic Acidosis, and Cerebral Blood Flow in Severely Head-injured

Patients. Neurosurgery. 1987; 21:45–50

[74] Kaufman HH, Bretaudiere J-P, Rowlands BJ, et al. General Metabolism in Head Injury. Neurosurgery. 1987; 20:254–265

[75] Brain Trauma Foundation, Povlishock JT, Bullock MR. Prophylactic hypothermia. J Neurotrauma. 2007; 24:S21–S25

[76] Cao M, Lisheng H, Shouzheng S. Resolution of Brain Edema in Severe Brain Injury at Controlled High and Low ICPs. J Neurosurg. 1984; 61:707–712

[77] Metz C, Holzschuh M, Bein T, et al. Moderate Hypothermia in Patients with Severe Head Injury: Cerebral and Extracerebral Effects. J Neurosurg. 1996; 85:533–541

[78] Mild therapeutic hypothermia to improve the neurologic outcome after cardiac arrest. N Engl J Med. 2002; 346:549–556

[79] Polin RS, Shaffrey ME, Bogaev CA, et al. Decompressive Bifrontal Craniectomy in the Treatment of Severe Refractory Posttraumatic Cerebral Edema. Neurosurgery. 1997; 41:84–94

[80] Cooper PR, Hagler H, Clark W, Shulman K, Marmarou A. Intracranial Pressure IV. New York: Springer Verlag; 1980:277–279

[81] Aarabi B, Hesdorffer DC, Ahn ES, Aresco C, Scalea TM, Eisenberg HM. Outcome following decompressive craniectomy for malignant swelling due to severe head injury. J Neurosurg. 2006; 104:469–479

[82] Timofeev I, Kirkpatrick PJ, Corteen E, Hiler M, Czosnyka M, Menon DK, Pickard JD, Hutchinson PJ. Decompressive craniectomy in traumatic brain injury: outcome following protocol-driven therapy. Acta Neurochir Suppl. 2006; 96:11–16

[83] Holland M, Nakaji P. Craniectomy: Surgical indications and technique. Operative Techniques in Neurosurgery. 2004; 7:10–15

[84] Nussbaum ES, Wolf AL, Sebring L, Mirvis S. Complete Temporal Lobectomy for Surgical Resuscitation of Patients with Transtentorial Herniation Secondary to Unilateral Hemispheric Swelling. Neurosurgery. 1991; 29:62–66

[85] Hamill JF, Bedford RF, Weaver DC, et al. Lidocaine before Endotracheal Intubation: Intravenous or Laryngotracheal? Anesthesiology. 1981; 55:578–581

[86] Hurst JM, Saul TG, DeHaven CB, et al. Use of High Frequency Jet Ventilation during Mechanical Hyperventilation to Reduce ICP in Patients with Multiple Organ System Injury. Neurosurgery. 1984; 15:530–534

[87] Cooper KR, Boswell PA, Choi SC. Safe Use of PEEP in patients with Severe Head Injury. J Neurosurg. 1985; 63:552–555

[88] Feldman Z, Kanter MJ, Robertson CS, Contant CF, et al. Effect of Head Elevation on Intracranial Pressure, Cerebral Perfusion Pressure, and Cerebral Blood Flow in Head-Injured Patients. J Neurosurg. 1992; 76:207–211

[89] Raichle ME, Plum F. Hyperventilation and cerebral blood flow. Stroke. 1972; 3:566–575

[90] Grubb RL, Raichle ME, Eichling JO, et al. The Effects of Changes in PaCO2 on Cerebral Blood Volume, Blood Flow, and Vascular Mean Transit Time. Stroke. 1974; 5:630–639

[91] Darby JM, Yonas H, Marion DW, Latchaw RE, et al. Local 'Inverse Steal' Induced by Hyperventilation in Head Injury. Neurosurgery. 1988; 23:84–88

[92] Fleischer AS, Patton JM, Tindall GT. Monitoring Intraventricular Pressure Using an Implanted Reservoir in Head Injured Patients. Surg Neurol. 1975; 3:309–311

[93] Diringer MN, Yundt K, Videen TO, et al. No Reduction in Cerebral Metabolism as a Result of Early Moderate Hyperventilation Following Severe Traumatic Brain Injury. J Neurosurg. 2000; 92:7–13

[94] Bullock R, Chesnut RM, Clifton G, et al. In: The use of hyperventilation in the acute management of severe traumatic brain injury. Guidelines for the Management of Severe Head Injury.The Brain Trauma Foundation (New York), The American As-

sociation of Neurological Surgeons (Park Ridge, Illinois), and The Joint Section of Neurotrauma and Critical Care; 1995

[95] Brain Trauma Foundation, Povlishock JT, Bullock MR. Hyperventilation. J Neurotrauma. 2007; 24: S87–S90

[96] Muizelaar JP, Marmarou A, Ward JD, et al. Adverse Effects of Prolonged Hyperventilation in Patients with Severe Head Injury: A Randomized Clinical Trial. J Neurosurg. 1991; 75:731–739

[97] Bouma GJ, Muizelaar JP, Choi SC, et al. Cerebral Circulation and Metabolism After Severe Traumatic Brain Injury: The Elusive Role of Ischemia. J Neurosurg. 1991; 75:685–693

[98] Bouma GJ, Muizelaar JP, Stringer WA, et al. Ultra Early Evaluation of Regional Cerebral Blood Flow in Severely Head Injured Patients using Xenon Enhanced Computed Tomography. J Neurosurg. 1992; 77:360–368

[99] Fieschi C, Battistini N, Beduschi A, et al. Regional Cerebral Blood Flow and Intraventricular Pressure in Acute Head Injuries. J Neurol Neurosurg Psychiatry. 1974; 37:1378–1388

[100] Schroder ML, Muizelaar JP, Kuta AJ. Documented Reversal of Global Ischemia Immediately After Removal of an Acute Subdural Hematoma. Neurosurgery. 1994; 80:324–327

[101] James H, Langfitt T, Kumar V, et al. Treatment of Intracranial Hypertension; Analysis of 105 Consecutive Continuous Recordings of ICP. Acta Neurochir. 1977; 36:189–200

[102] Lundberg N, Kjallquist A. A Reduction of Increased ICP by Hyperventilation, a Therapeutic Aid in Neurological Surgery. Acta Psych Neurol Scand (Suppl). 1958; 139:1–64

[103] Bullock R, Chesnut RM, Clifton G, et al. In: The use of mannitol in severe head injury. Guidelines for the Management of Severe Head Injury.The Brain Trauma Foundation (New York), The American Association of Neurological Surgeons (Park Ridge, Illinois), and The Joint Section of Neurotrauma and Critical Care; 1995

[104] Brain Trauma Foundation, Povlishock JT, Bullock MR. Hyperosmolar therapy. J Neurotrauma. 2007; 24:S14–S20

[105] Barry KG, Berman AR. Mannitol Infusion. Part III. The Acute Effect of the Intravenous Infusion of Mannitol on Blood and Plasma Volume. N Engl J Med. 1961; 264:1085–1088

[106] James HE. Methodology for the Control of Intracranial Pressure with Hypertonic Mannitol. Acta Neurochir. 1980; 51:161–172

[107] McGraw CP, Howard G. The Effect of Mannitol on Increased Intracranial Pressure. Neurosurgery. 1983; 13:269–271

[108] Cruz J, Miner ME, Allen SJ, et al. Continuous Monitoring of Cerebral Oxygenation in Acute Brain Injury: Injection of Mannitol During Hyperventilation. J Neurosurg. 1990; 73:725–730

[109] Marshall LF, Smith RW, Rauscher LA, Shapiro HM. Mannitol Dose Requirements in Brain-Injured Patients. J Neurosurg. 1978; 48:169–172

[110] Takagi H, Saito T, Kitahara T, Ishii S, Nagai H, Brock M. In: The Mechanism of the ICP Reducing Effect of Mannitol. ICP V. Berlin: Springer-Verlag; 1993:729–733

[111] Node Y, Yajima K, Nakazawa S, Ishii S, Nagai H, Brock M. In: A Study of Mannitol and Glycerol on the Reduction of Raised Intracranial Pressure on Their Rebound Phemonenon. Intracranial Pressure V. Berlin: Springer-Verlag; 1983:738–741

[112] Smith HP, Kelly DL, McWhorter JM. Comparison of Mannitol Regimens in Patients with Severe Head Injury Undergoing Intracranial Monitoring. J Neurosurg. 1986; 65:820–824

[113] Pollay M, Roberts PA, Fullenwider C, Stevens FA, Ishii S, Nagai H, Brock M. In: The Effect of Mannitol and Furosemide on the Blood-Brain Osmotic Gradient and Intracranial Pressure. Intracranial Pressure V. Berlin: Springer-Verlag; 1983:734–736

[114] Cold GE. Cerebral Blood Flow in Acute Head Injury: The Regulation of Cerebral Blood Flow and Metab-

olism During the Acute Phase of Head Injury, and Its Significance for Therapy. Acta Neurochir. 1990; Suppl 49:1–64

[115] Kaufmann AM, Cardoso ER. Aggravation of Vasogenic Cerebral Edema by Multiple Dose Mannitol. J Neurosurg. 1992; 77:584–589

[116] Ravussin P, Abou-Madi M, Archer D, et al. Changes in CSF Pressure After Mannitol in Patients With and Without Elevated CSF Pressure. J Neurosurg. 1988; 69:869–876

[117] Feig PU, McCurdy DK. The Hypertonic State. N Engl J Med. 1977; 297:1444–1454

[118] Muizelaar JP, Lutz HA, Becker DP. Effect of Mannitol on ICP and CBF and Correlation with Pressure Autoregulation in Severely Head-Injured Patients. J Neurosurg. 1984; 61:700–706

[119] Cottrell JE, Robustelli A, Post K, et al. Furosemide- and Mannitol-Induced Changes in Intracranial Pressure and Serum Osmolality and Electrolytes. Anesthesiology. 1977; 47:28–30

[120] Tornheim PA, McLaurin RL, Sawaya R. Effect of Furosemide on Experimental Cerebral Edema. Neurosurgery. 1979; 4:48–52

[121] Buhrley LE, Reed DJ. The Effect of Furosemide on Sodium-22 Uptake into Cerebrospinal Fluid and Brain. Exp Brain Res. 1972; 14:503–510

[122] Marion DW, Letarte PB. Management of Intracranial Hypertension. Contemp Neurosurg. 1997; 19:1–6

[123] Doyle JA, Davis DP, Hoyt DB. The use of hypertonic saline in the treatment of traumatic brain injury. J Trauma. 2001; 50:367–383

[124] Ogden AT, Mayer SA, Connolly ES. Hyperosmolar agents in neurosurgical practice: The evolving role of hypertonic saline. Neurosurgery. 2005; 57:207–215

[125] Vialet R, Albanese J, Thomachot L, Antonini F, Bourgouin A, Alliez B, Martin C. Isovolume hypertonic solutes (sodium chloride or mannitol) in the treatment of refractory posttraumatic intracranial hypertension: 2 mL/kg 7.5% saline is more effective than 2 mL/kg 20% mannitol. Crit Care Med. 2003; 31:1683–1687

[126] Shackford SR, Bourguignon PR, Wald SL, Rogers FB, Osler TM, Clark DE. Hypertonic saline resuscitation of patients with head injury: a prospective, randomized clinical trial. J Trauma. 1998; 44:50–58

[127] Qureshi AI, Suarez JI, Castro A, Bhardwaj A. Use of hypertonic saline/acetate infusion in treatment of cerebral edema in patients with head trauma: experience at a single center. J Trauma. 1999; 47:659–665

[128] Brain Trauma Foundation, Povlishock JT, Bullock MR. Steroids. J Neurotrauma. 2007; 24:S91–S95

[129] Bullock R, Chesnut RM, Clifton G, et al. In: The role of glucocorticoids in the treatment of severe head injury. Guidelines for the Management of Severe Head Injury.The Brain Trauma Foundation (New York), The American Association of Neurological Surgeons (Park Ridge, Illinois), and The Joint Section of Neurotrauma and Critical Care; 1995

[130] The Brain Trauma Foundation. The American Association of Neurological Surgeons. The Joint Section on Neurotrauma and Critical Care. Role of steroids. J Neurotrauma. 2000; 17:531–535

[131] Braughler JM, Hall ED. Current Application of "High-Dose" Steroid Therapy for CNS Injury: A Pharmacological Perspective. J Neurosurg. 1985; 62:806–810

[132] Lam AM, Winn HR, Cullen BF, et al. Hyperglycemia and Neurologic Outcome in Patients with Head Injury. J Neurosurg. 1991; 75:545–551

[133] Roberts I, Yates D, Sandercock P, et al. Effects of intravenous corticosteroids on death within 14 days in 10,008 adults with clinically significant head injury (MRC CRASH trial): randomized placebo controlled trial. Lancet. 2004; 364

[134] Doppenberg EMR, Bullock R. Clinical neuro-protection trials in severe traumatic brain injury: lessons from previous studies. J Neurotrauma. 1997; 14:71–80

56

[135] Marshall LF, Maas AL, Marshall SB, et al. A multicenter trial on the efficacy of using tirilazad mesylate in cases of head injury. J Neurosurg. 1998; 89:519–525

[136] Grumme T, Baethmann A, Kolodziejczyk D, et al. Treatment of patients with severe head injury by triamcinolone: a prospective, controlled multicenter clinical trial of 396 cases. Res Exp Med (Berl). 1995; 195:217–229

[137] Brain Trauma Foundation, Povlishock JT, Bullock MR. Anesthetics, analgesics, and sedatives. J Neurotrauma. 2007; 24:S71–S76

[138] Lyons MK, Meyer FB. Cerebrospinal Fluid Physiology and the Management of Increased Intracranial Pressure. Mayo Clin Proc. 1990; 65:684–707

[139] Shapiro HM, Wyte SR, Loeser J. Barbiturate Augmented Hypothermia for Reduction of Persistent Intracranial Hypertension. J Neurosurg. 1979; 40:90–100

[140] Marshall LF, Smith RW, Shapiro HM. The Outcome with Aggressive Treatment in Severe Head Injuries. Part II: Acute and Chronic Barbiturate Administration in the Management of Head Injury. J Neurosurg. 1979; 50:26–30

[141] Rea GL, Rockswold GL. Barbiturate Therapy in Uncontrolled Intracranial Hypertension. Neurosurgery. 1983; 12:401–404

[142] Ward JD, Becker DP, Miller JD, et al. Failure of Prophylactic Barbiturate Coma in the Treatment of Severe Head Injury. J Neurosurg. 1985; 62:383–388

[143] Schwartz M, Tator C, Towed D, et al. The University of Toronto Head Injury Treatment Study: A Prospective Randomized Comparison of Pentobarbital and Mannitol. Can J Neurol Sci. 1984; 11:434–440

[144] Nordstrom C-H, Messeter K, Sundbarg G, et al. Cerebral Blood Flow, Vasoreactivity, and Oxygen Consumption During Barbiturate Therapy in Severe Traumatic Brain Lesions. J Neurosurg. 1988; 68:424–431

[145] Eisenberg HM, Frankowski RF, Contant CF, Marshall LF, et al. High-Dose Barbiturate Control of Elevated Intracranial Pressure in Patients with Severe Head Injury. J Neurosurg. 1988; 69:15–23

[146] Gilman AG, Goodman LS, Gilman A. Goodman and Gilman's The Pharmacological Basis of Therapeutics. New York 1980

[147] Ward JD, Becker DP, Miller JD, et al. Failure of Prophylactic Barbiturate Coma in the Treatment of Severe Head Injury. J Neurosurg. 1985; 62:383–388

[148] Boarini DJ, Kassell NF, Coester HC. Comparison of Sodium Thiopental and Methohexital for High-Dose Barbiturate Anesthesia. J Neurosurg. 1984; 60:602–608

[149] Spetzler RF, Martin N, Hadley MN, et al. Microsurgical Endarterectomy Under Barbiturate Protection: A Prospective Study. J Neurosurg. 1986; 65:63–73

57 颅骨骨折

57.1 概述

分为闭合性(简单骨折)和开放性(混合骨折)。

颅缝分离性骨折：骨折线与颅缝相连并使颅缝分离，更常见于幼儿[1]。

57.2 凸面线形骨折

90％儿童颅骨骨折为颅盖的线形骨折。

表 57‐1 为颅骨线形骨折的鉴别诊断要点。参见章节 54.4.3。

线形骨折一般可自愈，凸面的线形骨折很少需要手术干预。

表 57‐1　颅骨线形骨折与正常颅骨平片的鉴别诊断

特　　点	颅骨线形骨折	颅骨血管沟	颅　　缝
密度	深黑	灰	灰
走行	直	弯曲	与已知颅缝相同
分支	一般无	经常分支	与其他颅缝相连
宽度	骨折线很细	比骨折线宽	宽、锯齿状

57.3 颅骨凹陷骨折

儿童凹陷骨折见章节 60.5.3。

57.3.1 手术适应证

见"临床指南：凹陷骨折的手术治疗"。

成人凹陷骨折需要额外观察的指标：

1. 如果凹陷骨折造成了功能缺陷，应考虑手术。

2. 如果凹陷骨折的位置跨越大硬脑膜窦之上,则考虑保守治疗[注意:凹陷骨折跨越或者压迫硬脑膜窦手术非常危险,如果病人神经功能完整,那么没有任何手术指征(比如脑脊液引流手术),最好保守治疗]。

临床指南:凹陷骨折的手术治疗

手术适应证

Level Ⅲ[2]:

1. 开放(复合)性骨折:

(1) 凹陷骨折的深度超过颅骨厚度,且没有下文中保守治疗指征者。

(2) 非手术治疗:

1) 没有硬膜穿通(脑脊液漏、硬膜内积气)的证据(临床表现或 CT)。

2) 没有明显的颅内血肿。

3) 凹陷深度<1 cm。

4) 没有额窦开放。

5) 没有感染和污染。

6) 没有美容方面的顾虑。

2. 闭合性(单纯)凹陷骨折:可以手术治疗或保守治疗。

手术时机

Level Ⅲ[2]:早期手术可减少感染。

手术方法

Level Ⅲ[2]:

1. 复位和清创术。

2. 如果没有伤口污染,可以行颅骨修补。

3. 复合性凹陷骨折都需要使用抗生素。

没有证据能证明凹陷骨折复位手术有助于减少外伤后癫痫的发生[3],癫痫可能与原发脑损伤关系更密切。

57.3.2 凹陷骨折的手术治疗

■ 概述

手术筹备:凹陷骨折开颅

同时参见免责声明(见凡例)。

1. 体位:根据骨折的位置而定。

2. 术后:ICU。

3. 输血。

4.知情同意:

(1)程序:手术区域为骨折部位,恢复颅骨形状,清除异物,甚至包括清除不可恢复的脑组织和坏死脑组织,清除血块,止血,可能放置颅内压监测装置。如果有大范围的颅骨缺损,可能需要在3个月后修补。

(2)其他选择:非手术治疗。

(3)并发症:包括开颅常见的并发症,如永久性的脑损伤、癫痫(无论是否手术)、脑积水、感染(包括迟发感染和脓肿)。

■ 手术技术

手术目的(修订版[4]):

1.皮肤边缘清创术。

2.复位骨片。

3.修补硬膜撕裂。

4.脑组织清创和恢复功能。

5.颅骨重建。

6.关颅。

技术:

1.如果是开放性、受到污染的骨折,应该去除凹陷的骨片。对于这些病例,一些医师随访6～12个月来确定没有感染,然后再行修补手术。没有研究表明使用这些骨片会增加感染概率,推荐将骨片泡在聚维酮碘中[4]。

2.为了复位骨片,可以在周围钻孔以方便取下骨瓣。使用咬骨钳或者开颅器来整复凹陷的部分。

3.大的静脉窦撕裂的病例,进行充分的修补静脉窦的准备[5]:

(1)准备好处理大量失血。

(2)准备小的 Fogarty 导管以临时阻断静脉窦。

(3)做好静脉旁路移植术的准备。

(4)做好大隐静脉区域的备皮以取移植物。

(5)可能会撕裂静脉窦的骨片最后去除。

57.4 颅底骨折

57.4.1 概述

多数颅底骨折是颅盖线形骨折的延续。

严重的颅底骨折可能导致垂体产生撕裂伤。

颅底骨折尤其是损伤到斜坡的骨折,可能会造成创伤性动脉瘤,但是很少发生在儿童[6]。

57.4.2 一些特殊类型的骨折

■ 颞骨骨折

• 概述

颞骨骨折分为两种基本类型,经常混合出现:

1. 纵行骨折:更常见,占 70%～90%。经常穿过岩-鳞骨缝,与外听道平行。经常可由检耳镜检查发现。骨折一般从耳蜗和半规管之间穿过,避开了第Ⅶ和Ⅷ脑神经,但可能使听骨链中断。

2. 横行骨折:与外听道垂直,经常穿经耳蜗和牵拉膝状神经节,分别导致第Ⅶ和Ⅷ脑神经的功能障碍。

• 外伤后面神经麻痹

外伤后一侧周围性面神经麻痹可能伴随上述的岩骨骨折。

• 治疗

由于经常伴随其他损伤,如颅脑损伤行气管内插管,故面瘫出现的时间难以确定。治疗指南如下:

1. 不考虑面瘫出现的时间:

(1) 一般应用类固醇激素,效果不肯定。

(2) 通常需要请耳鼻咽喉科医师会诊。

2. 立即出现的一侧周围性面瘫:至少 72 小时后才出现面肌肌电图(EMG)[7]的异常。观察这一类病人的病情变化,如果类固醇激素治疗无效果,可以行面神经减压术,手术治疗的时间窗尚有争议,但一般不急诊手术。

3. 迟发的一侧周围性面瘫:进行系列肌电图复查,如果应用类固醇激素时神经功能不断恶化,并且肌电图显示活动性降低到对侧的 10%以下,可以考虑手术减压,手术效果有争议,一般认为可使 40%～75%的预后改善。

■ 斜坡骨折

见参考文献[8]。

分为三种类型(75%为纵行或横行):

1. 纵行骨折:可能并发椎基底血管损伤。

(1) 夹层或闭塞:可能导致脑干梗死。

(2) 创伤性动脉瘤。

2. 横行骨折:可能伴有前循环损伤。

3. 斜行骨折。

斜坡骨折易致命。可能因为:

1. 脑神经损伤:尤其是第Ⅲ脑神经和第Ⅵ脑神经;双颞侧偏盲。

2. 脑脊液漏。

3. 糖尿病。

4. 延迟性创伤性动脉瘤[9]。

■ 枕髁骨折

见脊椎骨折章节(见章节 64.2)。

57.4.3　影像学诊断

颅底骨折表现为经过颅底的线形透亮区。

多维重建 CT 是直接诊断颅底骨折最敏感的检查方法。

头部 X 线片和临床表现(见下文)也能明确诊断。

CT 和 X 线片提示颅底骨折的间接征象包括:气颅(在不伴有开放性颅盖骨折时具有诊断意义)、旁窦内气液平或乳浊状不透明;其他有关的发现包括筛板或眶顶骨折。

57.4.4　临床诊断

以下体征有些可能于几个小时之后出现:

1. 脑脊液耳漏或鼻漏。

2. 鼓室积血或外耳道裂伤。

3. 耳后瘀斑(Battle 征)。

4. 眶周瘀斑(熊猫眼征):没有明显的眼眶损伤,尤其是双侧者。

5. 脑神经损伤:

(1) 面神经和(或)听神经损伤:一般伴随颞骨骨折。

(2) 嗅神经损伤:经常伴随颅前窝底骨折并出现嗅觉丧失;骨折可能延及视神经管导致视神经损伤。

(3) 展神经损伤:可能见于经斜坡底骨折。

57.4.5　治疗

■ 鼻胃管

注意:颅底骨折时经鼻胃管可能插入颅内[10-12],导致死亡率高达 64%。可能是由于筛板薄弱(先天性或慢性炎症引起)或颅底骨折(颅前窝底骨折或颅底粉碎骨折)引起。

盲插鼻胃管的禁忌证为:可能有外伤颅底骨折;现有或既往脑脊液鼻漏;脑膜炎伴慢性鼻窦炎。

■ 预防性应用抗生素

关于是否常规预防性应用抗生素尚有争议,即使伴脑脊液鼻漏亦然(见章节 23.5)。但是,多数医师主张将涉及鼻旁窦的骨折按照开放性骨折处理,给予广谱抗生素 7~10 天(如环丙沙星)。

■ 颅底骨折的治疗

多数颅底骨折本身不需要处理,需要特殊处理的情况如下:

57

1. 创伤性动脉瘤[13]：见章节 81.4。

2. 外伤性颈内动脉海绵窦瘘：见章节 82.9。

3. 脑脊液漏：持续脑脊液鼻漏需要手术治疗（见章节 23.5）。

4. 脑膜炎或脑脓肿：可见于涉及颅骨气窦的骨折（额窦或乳突），即使未出现脑脊液漏也可能发生，甚至可以在颅底骨折后数年出现（见章节 20.1.3）。

5. 面部畸形。

6. 外伤后面神经麻痹（见下文"颞骨骨折"）。

57.5　颅面骨折

57.5.1　额窦骨折

■ 概述

额窦骨折占颅面骨折的 $5\% \sim 15\%$。

存在额窦骨折时，如果行 CT 检查可见气颅，即使没有脑脊液漏也要考虑伴有硬脑膜的破裂，这一情况也可能由于颅底骨折所引起（见下文）。

前额感觉缺失可能是由于滑车上和（或）眶上神经受累引起。

额窦后壁骨折的并发症可能延迟发生（有些甚至在数月或数年后发生），包括：

1. 脑脓肿。

2. 脑脊液漏，可发生脑膜炎。

3. 囊肿或黏液囊肿形成：损伤额窦黏膜较损伤其他鼻窦更可能形成黏液囊肿[14]。黏液囊肿也可能是由于骨折或慢性炎症导致的额鼻导管闭塞引起。黏液囊肿容易引起感染而侵蚀骨性结构并容易引起硬膜感染。

■ 额窦解剖

2 岁左右时额窦开始出现；8 岁时额窦延伸到眶上缘，在影像学检查时可以观察到[15]。其内衬呼吸上皮细胞分泌的黏液经额鼻管向中间和下方引流至中鼻道。

■ 手术治疗

• 适应证

额窦前壁的线形骨折不需要特殊处理。

后壁骨折的探查手术尚有争议。一种观点支持小范围切除，如果有脑脊液漏则不需探查。而亦有观点强烈反对此做法。

• 手术技术

如果存在创伤性前面部撕裂，可能在暴露前面部撕裂伤的过程中暴露额窦。如果没有这种撕裂伤，可采用双侧冠状切口或者蝶形切口（通过眉毛的下部)。

如果有气颅,但是硬膜表面没有明显的撕裂,则应该检查额叶底面的硬膜以寻找漏口。硬膜外检查和修补很少;抬高筛窦处的颅前窝区硬膜会导致硬膜撕裂[17]。硬膜内修补可以用补片(阔筋膜是最理想的;不磨虽然有点薄,但是也可以接受),补片用针线固定,并且要足够大覆盖前颅底区域一直到蝶骨峰(纤维蛋白胶加强修复)。

骨膜瓣可以放在颅前窝底来隔开硬膜和额窦,防止脑脊液漏。

- **额窦的处理**

※简单填塞窦(骨蜡、肌肉或脂肪)会增加感染或黏液囊肿的形成。

切除额窦的后壁(称为额窦的"成颅骨"法)。此时相当于将额窦切除(剥除额窦黏膜,下至鼻额导管,然后用肌肉填塞额窦[16]),然后用钻头将窦的骨壁磨除,切除骨表面的少量黏膜,以防形成黏液囊肿[14]。如果有任何窦的残留,应该使用腹部脂肪填塞。术后风险包括感染、黏液囊肿形成、脑脊液漏。

57.5.2 Lefort 骨折

经过内在薄弱区"分裂平面"的复杂性骨折,导致不稳定分割(浮动的面部),见图 57 - 1(骨折通常都与这三型相关)。

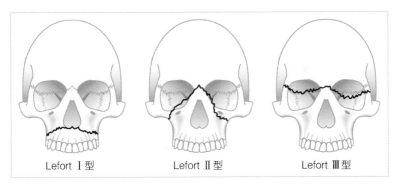

Lefort Ⅰ型   Lefort Ⅱ型   Lefort Ⅲ型

图 57 - 1 Lefort 骨折

1. Lefort Ⅰ型:横行骨折。骨折线穿过翼板和上颌骨,正好位于上齿根部的上方。可能累及上颌窦。

2. Lefort Ⅱ型:金字塔形。横行骨折线向上扩展穿过眶下缘和眶底达中间眶壁,然后穿过鼻额骨缝。通常从下向上累及鼻区域。

3. Lefort Ⅲ型:颅面移位变形。骨折涉及颧弓、颧额缝、鼻额缝、翼板和眶底,使上颌骨与颅骨分离。需要较大的暴力,因此通常伴随有其他损伤,包括脑损伤。

57.6　气颅

57.6.1　概述

也称颅内积气,定义为颅内有气体,注意与"张力性气颅"相区别(见下文)。积气的部位可以是以下任何腔隙内:硬膜外、硬膜下、蛛网膜下隙、脑实质内和脑室内。

57.6.2　病因

任何导致脑脊液漏的因素都可以导致气颅。

1. 颅骨缺损:

(1) 神经外科手术后:

1) 开颅:坐位手术出现气颅的风险高[18]。

2) 分流管置入[19,20]。

3) 慢性硬膜下血肿钻孔引流[21,22]:发生率可能不超过 2.5%[22],有的报道更高。

(2) 外伤后:

1) 累及鼻旁窦的骨折:包括颅底骨折。

2) 颅盖开放性骨折:一般伴有硬膜撕裂。

(3) 先天性颅骨缺陷:包括鼓室盖缺陷[23]。

(4) 肿瘤(骨瘤[24]、表皮样囊肿[25]、垂体瘤):通常由肿瘤侵蚀鞍底进入蝶窦所致。

2. 感染:

(1) 产气微生物。

(2) 乳突炎。

3. 一些有创性的操作:

(1) 腰椎穿刺。

(2) 脑室造瘘术。

(3) 脊椎麻醉[26]。

4. 脊髓损伤(也包括腰椎穿刺)。

5. 气压伤[27]:如水下呼吸器潜水,气体通过缺陷的鼓室盖进入。

6. 脑脊液漏时应用脑脊液引流可能诱发[28]。

57.6.3　表现

头痛(占 38%)、恶心、呕吐、癫痫、头晕和反应迟钝[29]。有颅内震水音者并不多见,只占 7%。张力性气颅还可能出现与占位效应有关的其他症状,如局灶症状和颅内压增高。

57.6.4　鉴别诊断(可能与气颅相似的情况)

尽管 CT 上颅内低密度可能是表皮样囊肿、脂肪瘤、脑脊液的信号,但空气的信号最低。骨窗对空气的显示更好。

57.6.5　张力性气颅

以下情况可使颅内积气的压力增高:

1. 关闭硬膜之前没有停止应用氧化亚氮麻醉[30],见章节 4.2。

2. 活瓣效应:导致破口处允许气体进入颅腔而气体和脑脊液不能排出。

3. 室温气体进入颅内在体温作用下膨胀:这一效应只使体积增加约 4%[31]。

4. 存在产气微生物的持续作用。

57.6.6　诊断

通过 CT 易于诊断气颅[32],可以辨别少至 0.5 ml 的气体,表现为深黑色阴影,比脑脊液密度更低,Hounsfield 系数为 $-1\,000$。一个特征性的表现是"富士山征",即两侧额极被气体围绕并分离,像富士山的轮廓(图 57-2)。头颅 X 线片也可以显示颅内积气的存在。

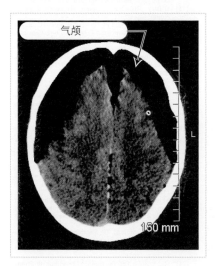

图 57-2　双侧气颅的"富士山征"(轴位平扫 CT)

由于气颅一般不需要特殊治疗,因此必须与张力性气颅鉴别,后者若有症状则可能需要将气体排出。两者的鉴别可能会有一定困难,例如,慢性硬膜下血肿使脑组织受压,其后出现的颅内积气很像张力性气颅压迫脑组织。

57.6.7 治疗

如果病因是产气微生物感染,治疗应该首先处理原发感染,随后治疗气颅。

非感染性单纯气颅的处理取决于是否存在脑脊液漏。如果没有脑脊液漏,积气会逐渐被吸收;若占位效应不严重,可以只观察病情变化;如果存在脑脊液漏,则要对漏口进行处理(见章节 23.5"脑脊液漏颅腔")。

术后出现明显和有症状的气颅可以给予 100％氧气,使用非氧气呼吸器吸入(100％ FiO_2 可以给予 24～48 小时而没有明显的肺毒性)。

张力性气颅必须将气体排出,处理的紧迫性与处理颅内血肿相同。有压力的气体被释放后病情会迅速缓解。治疗可以选择钻孔或新型螺旋钻,或在已有的骨孔穿刺。

(徐 珑 葛培聪)

参考文献

[1] Mealey J, Section of Pediatric Neurosurgery of the American Association of Neurological Surgeons. In: Skull Fractures. Pediatric Neurosurgery. 1st ed. New York: Grune and Stratton; 1982:289–299

[2] Bullock MR, Chesnut RM, Ghajar J, et al. Surgical management of depressed cranial fractures. Neurosurgery. 2006; 58:S56–S60

[3] Jennett B. Epilepsy after Non-Missile Head Injuries. 2nd ed. London: William Heinemann; 1975

[4] Raffel C, Litofsky NS, Cheek WR, Marlin AE, McLone DG, Reigel DH, Walker ML, American Society of Pediatric Neurosurgeons Section of Pediatric Neurosurgery of the A.A.N.S.. In: Skull fractures. Pediatric Neurosurgery: Surgery of the Developing Nervous System. 3rd ed. Philadelphia: W.B. Saunders; 1994:257–265

[5] Kapp JP, Gielchinsky I, Deardourff SL. Operative Techniques for Management of Lesions Involving the Dural Venous Sinuses. Surg Neurol. 1977; 7:339–342

[6] Buckingham MJ, Crone KR, Ball WS, Tomsick TA, Berger TS, Tew JM. Traumatic Intracranial Aneurysms in Childhood: Two Cases and a Review of the Literature. Neurosurgery. 1988; 22:398–408

[7] Esslen E, Miehlke A. In: Electrodiagnosis of Facial Palsy. Surgery of the Facial Nerve. 2nd ed. Philadelphia: W. B. Saunders; 1973:45–51

[8] Feiz-Erfan I, Ferreira MAT, Rekate HL, Petersen SR. Longitudinal clival fracture: A lethal injury survived. BNI Quarterly. 2001; 17

[9] Meguro K, Rowed DW. Traumatic aneurysm of the posterior inferior cerebellar artery caused by fracture of the clivus. Neurosurgery. 1985; 16:666–668

[10] Seebacher J, Nozik D, Mathieu A. Inadvertend Intracranial Introduction of a Nasogastric Tube. A Complication of Severe Maxillofacial Trauma. Anesthesia. 1975; 42:100–102

[11] Wyler AR, Reynolds AF. An Intracranial Complication of Nasogastric Intubation: Case Report. J Neurosurg. 1977; 47:297–298

[12] Baskaya MK. Inadvertend Intracranial Placement of a Nasogastric Tube in Patients with Head Injuries. Surg Neurol. 1999; 52:426–427

[13] Benoit BG, Wortzman G. Traumatic Cerebral Aneurysms: Clinical Features and Natural History. J Neurol Neurosurg Psychiatry. 1973; 36:127–138

[14] Donald PJ. The Tenacity of the Frontal Sinus Mucosa. Otolaryngol Head Neck Surg. 1979; 87:557–566

[15] El-Bary THA. Neurosurgical Management of the Frontal Sinus. Surg Neurol. 1995; 44:80–81

[16] Robinson J, Donald PJ, Pitts LH, Wagner FC. In: Management of Associated Cranial Lesions. Craniospinal Trauma. New York: Thieme Medical Publishers, Inc.; 1990:59–87

[17] Lewin W. Cerebrospinal Fluid Rhinorrhea in Closed Head Injuries. Br J Surgery. 1954; 17:1–18

[18] Lunsford LD, Maroon JC, Sheptak PE, et al. Subdural Tension Pneumocephalus: Report of Two Cases. J Neurosurg. 1979; 50:525–527

[19] Little JR, MacCarty CS. Tension Pneumocephalus After Insertion of Ventriculoperitoneal Shunt for Aqueductal Stenosis: Case Report. J Neurosurg. 1976; 44:383–385

[20] Pitts LH, Wilson CB, Dedo HH, Anderson RE. Pneumocephalus Following Ventriculoperitoneal Shunt: Case Report. J Neurosurg. 1975; 43:631–633

[21] Caron J-L, Worthington C, Bertrand G. Tension Pneumocephalus After Evacuation of Chronic Subdural Hematoma and Subsequent Treatment with Continuous Lumbar Subarachnoid Infusion and Craniostomy Drainage. Neurosurgery. 1985; 16:107–110

[22] Ishiwata Y, Fujitsu K, Sekino T, et al. Subdural Tension Pneumocephalus Following Surgery for Chronic Subdural Hematoma. J Neurosurg. 1988; 68:58–61

[23] Dowd GC, Molony TB, Voorhies RM. Spontaneous Otogenic Pneumocephalus: Case Report and Review of the Literature. J Neurosurg. 1998; 89:1036–1039

[24] Mendelsohn DB, Hertzanu Y, Friedman R. Frontal Osteoma with Spontaneous Subdural and Intracerebral Pneumatacele. J Laryngol Otol. 1984; 98:543–545

[25] Clark JB, Six EG. Epidermoid Tumor Presenting as Tension Pneumocephalus. J Neurosurg. 1984;

60:1312–1314

[26] Roderick L, Moore DC, Artru AA. Pneumocephalus with Headache During Spinal Anesthesia. Anesthesiology. 1985; 62:690–692

[27] Goldmann RW. Pneumocephalus as a Consequence of Barotrauma: Case Report. JAMA. 1986; 255:3154–3156

[28] Black PM, Davis JM, Kjellberg RN, et al. Tension Pneumocephalus of the Cranial Subdural Space: A Case Report. Neurosurgery. 1979; 5:368–370

[29] Markham TJ. The Clinical Features of Pneumocephalus Based on a Survey of 284 Cases with Report of 11 Additional Cases. Acta Neurochir. 1967; 15:1–78

[30] Raggio JF, Fleischer AS, Sung YF, et al. Expanding Pneumocephalus due to Nitrous Oxide Anesthesia: Case Report. Neurosurgery. 1979; 4:261–263

[31] Raggio JF. Comment on Black P M, et al.: Tension Pneumocephalus of the Cranial Subdural Space: A Case Report. Neurosurgery. 1979; 5

[32] Osborn AG, Daines JH, Wing SD, et al. Intracranial Air on Computerized Tomography. J Neurosurg. 1978; 48:355–359

[33] Gore PA, Maan H, Chang S, Pitt AM, Spetzler RF, Nakaji P. Normobaric oxygen therapy strategies in the treatment of postcraniotomy pneumocephalus. J Neurosurg. 2008; 108:926–929

[34] Klein J. Normobaric pulmonary oxygen toxicity. Anesth Analg. 1990; 70:195–207

57

58 创伤性出血的相关疾病

58.1 创伤后脑实质损伤

58.1.1 脑水肿

手术减压：见"临床指南：创伤后脑水肿"。

临床指南：创伤后脑水肿

手术适应证和手术时机

Level Ⅲ[1]：创伤后病人出现弥漫性、难治性创伤后脑水肿并有颅内高压，在 48 小时内可行双额开颅减压手术。

58.1.2 弥漫性损伤

有严重损伤的病人可考虑行开颅减压术。

临床指南：弥漫损伤

手术适应证

Level Ⅲ[1]：对于难治性颅内高压和弥漫性脑实质损伤，并有脑疝的影像学证据的病人，可考虑开颅减压手术。

58.2 出血性脑挫裂伤

58.2.1 概述

出血性脑挫裂伤也称"创伤性脑内出血"(TICH)。这一概念是随着神经影像学的发展产生的，尚未得到一致认可。一般指 CT 所见的高密度区，有些文献不包括直径小于 1 cm 者[2]。所产生的占位效应远小于其本身体积。主要发生于突然减速性损伤使脑与颅骨突起冲击的部位，如颞极、额极和枕极，可以在冲击部位,也可以在对冲部位。

TICH 表现为连续 CT 检查上的出血扩大和(或)融合,也可以表现为迟发性,见下文"迟发性外伤性脑内血肿"。数月后复查 CT 经常只表现微小的脑软化灶甚至无脑软化遗留。

58.2.2 治疗

> **临床指南:TICH 的手术治疗**
>
> 1. Level Ⅲ[1]:TICH 的手术指征。
>
> (1) TICH 引起的进行性神经功能恶化,药物难治性颅内高压,或者 CT 上有占位征象。
>
> (2) 或者 TICH 容量>50 cm^3。
>
> (3) 或者 GCS 6~8 分,额叶或颞叶 TICH 容量>20 cm^3,有中线移位(MLS)≥5 mm 和(或)CT 上基底池受压(见章节 61.5.2)。
>
> 2. 非手术治疗和加强监护及反复影像学复查:可以用于无神经压迫和 CT 上无明显占位效应和颅内压可控制的 TICH。

58.2.3 迟发性外伤性脑内出血(DTICH)

DTICH 初次 CT 影像学表现正常。

在 GCS≤8 分的病人中,发生率约为 10%[3,4],文献所报道的数据由于 CT 分辨率[5]、检查时间和对迟发性血肿定义的不同而存在一定差异。多数 DTICH 出现于伤后 72 小时以内[4]。个别看似病情轻微的病人表现类似卒中发作样病情变化,这种急剧的病情恶化只有 12%由于 DTICH 引起[6]。

导致 DTICH 形成的因素包括:全身或局部凝血功能障碍、出血进入脑组织坏死软化区和微小出血灶融合[7]。治疗同上文"外伤性脑内出血"。

文献报道 DTICH 一般预后较差,死亡率在 50%~75%之间[7]。

58.3 硬膜外血肿

58.3.1 概述

硬膜外血肿(EDH)的发生率:占入院脑外伤病人的 1%,约是硬膜下血肿的一半,男、女比例为 4∶1,通常好发于年轻成人,2 岁以下和 60 岁以上者少见,可能是由于该组病人硬膜和颅骨内板粘连更紧密。

形成机制是由于颞顶颅骨骨折使位于翼点附近骨沟内的脑膜中动脉破裂出血,导致硬膜和颅骨内板分离。也可能先发生硬膜和颅骨内板分离,然后出血聚集在所形成的间隙内。

出血来源：85％是动脉出血，脑膜中动脉破裂是颅中窝底硬膜外血肿最常见的出血来源；其他病例许多是由于脑膜中静脉或硬膜静脉窦破裂出血引起。

70％硬膜外血肿发生于一侧大脑半球凸面并以翼点为中心，其他位于额部、枕部和颅后窝，分别各占5％～10％。

58.3.2 临床表现

教科书所描述的典型表现只占不到10％～27％[8]，包括：

1. 外伤后短暂意识丧失。

2. 清醒后数小时的"中间清醒期"。

3. 随后出现反应迟钝、对侧偏瘫、同侧瞳孔散大。

病情的恶化过程一般只需几个小时，但有时也可长达几天、几周以上者很少。较长的中间清醒期发生的可能是静脉出血。

其他表现：头痛、呕吐、癫痫（可能是单侧性）、一侧腱反射亢进和Babinski征阳性。心动过速一般是晚期表现。婴幼儿病人入院后血红蛋白降低10％以上者要考虑到硬膜外血肿的可能。

对侧偏瘫不一定出现，尤其是血肿没有位于半球外侧面时。由于血肿占位效应脑干受压移位，使对侧大脑脚压迫于小脑幕切迹，产生血肿同侧的偏瘫，这一表现称为"Kernohan现象"[9]，是一种假性定位体征。

60％的硬膜外血肿出现一侧瞳孔散大，其中85％为血肿同侧。

没有原发性昏迷者占60％，20％没有中间清醒期。注意：中间清醒期也可以见于其他情况，如硬膜下血肿。

58.3.3 鉴别诊断

1. 硬膜下血肿。

2. 包括Denny-Brown描述的一种外伤后病症：中间清醒期后出现心动过速、短暂的不安和呕吐，没有颅内压增高和占位病变。儿童尤其容易出现头痛、昏睡和精神错乱。发病机制：一种迷走神经晕厥。须行CT以与硬膜外血肿鉴别。

58.3.4 辅助检查

■ 头颅X线片

40％的硬膜外血肿不能发现颅骨骨折，此类病人年龄几乎都在30岁以下。

■ CT扫描

84％具有典型的CT表现：骨板下双凸透镜形高密度影。11％表现为骨板侧呈球面外凸形，而大脑侧平直；5%表现为类似于硬膜下血肿的新月形[10]。硬膜外血肿一般密度均匀，边界清楚，密度高(血液未稀释)，紧邻颅骨内板，一般局限于颅盖骨下较小的范围。占位效应常见。偶见血肿与脑组织等密度，必须增强扫描才能显示[10]。超急性期硬膜外血肿是斑点状密度[11]。

58.3.5　硬膜外血肿的死亡率

总体死亡率20%～55%，老年病人死亡率更高。在几小时内得到及时的诊断和处理者死亡率为5%～10%，而应用CT以来的报道为12%[12]。无中间清醒期比有中间清醒期的病人死亡率高1倍。术前出现双侧病理征或去大脑强直者预后差。死亡一般是由于颞叶钩回疝损伤中脑导致呼吸抑制所致。

20%CT诊断的硬膜外血肿在手术中或尸检时发现伴随急性硬膜下血肿，两种损伤并存时死亡率更高，达25%～90%。

58.3.6　硬膜外血肿的治疗

■ 保守治疗

CT可以发现很小的硬膜外血肿并可进行动态观察。但是，多数情况下硬膜外血肿需要手术治疗(见下文)。

非手术治疗的适应证：

亚急性或慢性的小血肿(最大厚度≤1 cm)，神经系统症状、体征轻微(如轻度嗜睡、头痛)，没有脑疝的征象。虽然也有颅后窝硬膜外血肿保守治疗成功的报道，但有较大风险，建议手术治疗。

50%的病人在5～16天之间血肿有暂时的轻度扩大，而且当有脑疝征象时有些病人需要急诊开颅手术[14]。

■ 处理措施

必需的处理包括：收入院，密切观察(最好在监护病房)。可选择应用的措施：应用数天类固醇激素，然后逐渐减量。复查CT：临床情况稳定者于1周后复查；如果病人无症状，则1～3个月再次复查。如果出现局部占位效应、脑疝征象(意识障碍、瞳孔改变、偏瘫等)或呼吸循环异常，立即急诊手术。

■ 手术治疗

儿童硬膜外血肿病人的风险较成人更大，原因是颅内空间较成人小。儿童手术的指征可以放宽。

58

临床指南：硬膜外血肿的手术治疗

手术适应证

Level Ⅲ[15]：

1. 硬膜外血肿体积>30 cm³，无论GCS是多少都应手术。

2. 硬膜外血肿如果有以下任何一项都可以保守治疗和观察：

(1) 体积＜30 cm³。

(2) 厚度＜15 mm。

(3) 中线移位＜5 mm。

(4) GCS＞8 分。

(5) 没有局部神经功能缺陷。

手术时机

Level Ⅲ[15]：强烈推荐急性硬膜外血肿、GCS＜9 分和双瞳不等大的病人进行手术治疗。

（注意凸透镜的体积＝$(1.6\sim2)\times r^2 t=(0.4\sim0.5)\times d^2 t$,在椭圆体约为 $(A\times B\times T)/2$,即血肿的高度与前后径以及厚度 T 乘积的一半。对于体积＜30 ml,厚度 1.5 cm 的硬膜外血肿,其直径（非半径）＜6.3～7 cm。对于体积＜30 ml,厚度 1 cm 的硬膜外血肿,其直径＜7.7～8.6 cm。）

手术筹备：急性硬膜外血肿/硬膜下血肿的开颅手术

同时参见免责声明(见凡例)。

1. 体位：根据血肿的位置而定,通常仰卧位。

2. 输血：血型和监测(严重硬膜下血肿输入 2 U 红细胞)。

3. 术后：ICU。

4. 一般处理(并非所有病人都一样)：

(1) 手术：开颅清除血块,严格止血,放置颅内压监测装置。

(2) 其他选择：保守治疗。

(3) 并发症：(通常为开颅并发症)术后出血(尤其是服用抗凝药物、抗血小板药物或既往有出血史的病人)可能需要再次手术,可能造成永久性脑损伤、脑积水。

• 手术治疗的目标

除非病人在急诊室发生脑疝,否则手术应该在手术室内进行。

1. 清除血凝块：降低颅内压,解除局部的占位效应。

2. 止血：止住软组织出血(硬膜的静脉和动脉)；用骨蜡封固板障内的出血血管(如脑膜中动脉主干)。也需要大范围的暴露。

3. 防止血肿复发：(有些出血可能会再出现,硬膜进而从内板分离。)硬膜悬吊。

58.3.7　硬膜外血肿的特殊情况

■ 迟发性硬膜外血肿(DEDH)

定义：首次 CT 检查未见硬膜外血肿,随后复查发现的硬膜外血肿,占所有硬膜外血肿的 9%～10%[16,17]。

　　理论上,DEDH 的危险因素如下(注意:这些因素可能在首次 CT 检查阴性并收入院治疗之后出现):

　　1. 药物(如渗透性利尿)和(或)手术(如清除对侧血肿)治疗降低颅内压,减少了压塞效应。

　　2. 迅速纠正休克:血流动力学的恢复可能引起 DEDH[18]。

　　3. 凝血功能障碍。

　　病人如果有严重头部损伤和相关全身损伤,可能会出现 DEDH,需要留院观察。DEDH 发生于轻型颅脑损伤(GCS>12 分)的报道较少[19]。DEDH 的一个常见特点是伴随颅骨骨折[19]。

　　诊断要点:很大程度上依赖医师的警惕性,不要忽视首次术前 CT 检查正常的病人。文献报道 7 例病人中 6 例在血肿扩大时病情缓解或保持稳定,但大多最终病情恶化。5 例颅内压监测中 1 例无颅内压先兆增高。DEDH 可能在颅脑损伤手术治疗后出现,有报道手术清除一个部位的硬膜外血肿后 24 小时内 7 例病人中 5 例发生另一个部位的血肿。7 例迟发性硬膜外血肿病人中 6 例在血肿区有颅骨骨折[17],另一报道 3 例病人均未见骨折[18]。

■ 颅后窝硬膜外血肿

　　占硬膜外血肿的 5%左右[20,21]。20 岁以内的病人更多见。虽然多达 84%伴有枕骨骨折,但儿童枕骨骨折只有约 3%发生颅后窝硬膜外血肿。经常不能找到出血来源,但硬膜静脉窦撕裂的发生率也很高。多数缺乏或只有轻微的小脑体征。有症状者建议手术清除。总体死亡率约为 26%,伴随其他颅脑损伤时死亡率增高。

58.4　急性硬膜下血肿

58.4.1　概述

　　急性硬膜下血肿(ASDH)原发性损伤(相对继发性损伤而言,见章节 54.1.2)的程度通常明显重于硬膜外血肿,因而使得此类损伤更致命。一般伴随血肿部位下脑组织的损伤,这在硬膜外血肿是不常见的。症状可由于脑实质的损伤和可能出现的脑水肿,以及其下脑组织受压、中线移位[22,23]引起。

　　外伤性 ASDH 的两个主要原因:

　　1. 出血在脑实质裂伤周围聚集,一般位于额叶和颞叶。血肿下通常有严重的原发性脑损伤。病人一般无中间清醒期,局灶体征常出现较晚,不及硬膜外血肿明显。

　　2. 大脑加速-减速暴力运动时脑表面血管或桥静脉撕裂。这一类型原发性脑损伤可能比较轻,有时出现中间清醒期,然后病情恶化。

58

　　ASDH 也可见于应用抗凝治疗的病人[24,25]，一般有外伤史（可以比较轻微），有时可无外伤史。接受抗凝治疗使男性 ASDH 的风险增高 7 倍，女性增高 26 倍[24]。

58.4.2　ASDH 的 CT 检查

　　颅骨内板下新月形高密度影，脑水肿常见。

　　位置：

　　1. 通常位于凸面。

　　2. 两半球间。

　　3. 小脑幕上分层。

　　4. 跨颅窝。

　　CT 表现的动态变化（表 58 - 1）：约 2 周以后血肿变为等密度，只能见到脑沟消失和中线移位的征象，血肿为双侧时可无中线移位；随后，血肿影低于脑组织密度（见章节 58.5"慢性硬膜下血肿"）。外伤后约 4 天血肿周围开始形成包膜[26]。

表 58 - 1　ASDH CT 密度的动态变化

类　型	时　间　窗	CT 密度
急　性	1～3 天	高密度
亚急性	4 天至 2～3 周	约等密度
慢　性	一般在 3 周以上和 3～4 个月以内	低密度（接近脑脊液密度）
	1～2 个月以后	可能形成透镜形（类似硬膜外血肿），密度高于脑脊液，低于血液

　　与硬膜外血肿的区别：硬膜下血肿范围更弥散，血肿影欠均匀，脑组织面为凹陷形，因混有脑脊液而密度较低。

58.4.3　治疗

■ 手术适应证

　　手术适应证见"临床指南：ASDH 的手术治疗"。其他需要考虑的因素有：

　　1. 病人使用抗凝药物或抗血小板药物：如果病人神经功能好，可在手术前先去除这些药物的效应（增加手术的安全性）。

　　2. 血肿的定位：一般位于大脑凸面的硬膜下血肿（SDH）危险性低于伴中线移位的同等体积的颞/顶叶 SDH。

　　3. 病人的基础状态，是否签署拒绝心肺复苏术（DNR）协议等。

4. 尽管指南推荐在某些情况下对血肿厚度<1 cm 的 SDH 进行手术,但血肿更小且有中线移位的情况只是很少一部分。

临床指南:ASDH 的手术治疗

手术适应证

Level Ⅲ[27]:

1. ASDH 厚度>10 mm 或中线移位(MLS)>5 mm 需要手术治疗,无论 GCS 多少分。

2. ASDH 厚度<10 mm 且 MLS<5 mm 在下列情况下需要手术:

(1) GCS 在受伤后到入院时下降 2 分。

(2) 和(或)瞳孔不对称、固定、扩大。

(3) 和(或)颅内压>20 mmHg。

3. ASDH 病人 GCS<9 分者需要监测颅内压。

手术时机

Level Ⅲ[27]:符合手术标准的 ASDH。

手术方法

Level Ⅲ[27]:符合手术标准的 ASDH 应该通过开颅手术进行清除并修补硬膜(厚的血肿通常需要大骨瓣开颅寻找出血点)。

■ **手术时机**

ASDH 的手术时机仍存在争议。但是普遍认为,ASDH 如果出现,需要马上手术。

• **"4 小时法则"**

来自 1981 年一项 82 例 ASDH 的研究[28],目前已被普遍接受:

1. 伤后 4 小时以内手术治疗的死亡率为 30%,而 4 小时以上者达 90%。

2. 功能生存率[格拉斯哥预后评分(GOS)≥4 分,见表 88 - 5]:4 小时以内手术者可达 65%。

3. 该组研究与预后有关的其他因素:

(1) 术后颅内压:79% 功能得到恢复的病人术后颅内压不超过 20 mmHg,而死亡者只有 30% 颅内压低于 20 mmHg。

(2) 首次神经系统检查的状况。

(3) 年龄不是影响预后的因素(ASDH 比硬膜外血肿更好发于年龄较高的病人)。

但是,一项近期的 101 例 ASDH 的报道表明,延误至 4 小时以上手术死亡率从 59% 增高至 69%,功能生存率(GOS≤4 分,见表 88 - 5)从 26% 降到 16%,有差异但没有统计学意义[29]。

手术筹备：ASDH

ASDH 的手术方法参见急性硬膜外血肿（见章节 58.3.6）。

■ 手术技巧

实际出血点在术中一般无法发现。术者可以首先在硬膜上切一小口，清除部分血肿，然后在脑肿胀可控的情况下再逐步扩大。

58.4.4 ASDH 的死亡率和致残率

死亡率：50%～90%，相当一部分死亡是由于血肿下方的脑损伤引起，而不是硬膜下血肿本身。

传统上认为老年病人死亡率高（60%）。抗凝治疗的病人死亡率为90%～100%[25]。

一项 101 例 ASDH 的报道表明，功能恢复的病人比例为 19%[29]。术后出现癫痫的概率为 9%，但是和预后无关。以下因素会影响预后：

1. 损伤机制：摩托车事故预后最差，不戴头盔者死亡率 100%，戴头盔者为 33%。

2. 年龄：在 65 岁以上病人组中，其预后与年龄相关，本组中死亡率为82%，功能恢复者占 5%（其他组中有类似的结果[30]）。

3. 入院神经状况：入院 GCS 与病人的死亡率和功能生存率之比相关，见表 58-2。

4. 术后颅内压：颅内压峰值<20 mmHg 者有 40% 的死亡率，颅内压>45 mmHg 的没有病人存活。

表 58-2 **ASDH 的预后与入院 GCS 的关系**

GCS(分)	死 亡 率	功能生存率
3	90%	5%
4	76%	10%
5	62%	18%
6 和 7	51%	44%

所有上述因素中只有手术时间和术后颅内压可以通过神经外科医师的努力加以改善。

58.4.5 ASDH 的特殊情况

■ 大脑半球间硬膜下血肿

• 概述

SDH 可在大脑半球间沿大脑镰分布。

可能发生于儿童[31]，与儿童暴力有关[32]。

在成年人中，大脑半球间硬膜下血肿 79％～91％ 是动脉瘤破裂导致的头部外伤所致[33]，约 12％ 为胼胝体部位手术所致，很少自发[34]。

发生率未知。自发者应该怀疑是否有动脉瘤。偶尔为双侧，有时是迟发的。

大多数病人无症状，或者表现为"大脑镰综合征"，即偏瘫或局灶癫痫。其他表现：步态不稳、痴呆、语言功能障碍、动眼麻痹。

• 治疗

有争议。小的无症状的病例建议保守治疗。对于进行性恶化的病例考虑手术。手术入路可以通过矢状窦旁开颅。手术可能会造成严重后果，主要原因是静脉性梗死或者上矢状窦损伤。

• 预后

报道死亡率：25％～42％。意识障碍者死亡率更高。死亡率实际上比所有颅脑损伤病人的死亡率。死亡率明显低于其他部位 SDH。

■ 迟发急性硬膜下血肿（DASDH）

DASDH 的重要性不及迟发硬膜外和脑内血肿。占手术治疗 ASDH 的 0.5％ 左右[7]。

定义：首次 CT 或 MRI 检查时未出现而随后复查发现的 ASDH。治疗的适应证与 ASDH 相同。血肿较小、神经功能稳定和内科治疗可控制颅内压者可以保守治疗。

■ 婴儿 ASDH

• 概述

经常被视作 SDH 的一种特殊情况。一般指婴儿轻微外伤后出现的 ASDH，不伴原发昏迷或脑挫裂伤[35]，可能由于桥静脉破裂引起。最常见的受伤情况是坐位或站立时向后跌倒。伤后常立即哭闹，然后一般在几分钟至 1 小时之内出现癫痫大发作。患儿年龄一般在 2 岁以内，6～12 个月开始学步的年龄最多见[36]。

血肿凝块很少是纯粹的血液，经常混有脑脊液。75％ 为双侧或伴对侧硬膜下积液。有人推测可能是急性出血进入原已存在的积液内[36]。

伴有颅骨骨折少见。文献报道，全部 26 例病人均伴视网膜和视网膜前出血[36]。

• 治疗

根据临床状况和血肿的大小。症状轻微（呕吐、烦躁、无意识障碍和肢体运动障碍）、血肿液化者可以经皮硬膜下穿刺，根据需要反复抽吸。慢性不愈者可以考虑硬膜下腹腔分流术。

症状明显、CT 示血肿密度高的病例需要开颅手术治疗。类似成人慢性硬膜下血肿形成包膜者并不少见[36]。注意：此类病人术中易发生低血容量性休克。

   • **预后**

   文献报道死亡率和致残率为 8%[35]，预后明显好于所有年龄组的 ASDH，可能是由于婴儿 ASDH 不伴有脑挫裂伤。

58.5 慢性硬膜下血肿

58.5.1 概述

   Virchow[37]在 1857 年最初称慢性硬膜下血肿为"出血性硬膜炎"。一般发生于中老年人，平均年龄约 63 岁（婴幼儿硬膜下积液例外，见章节 58.8.2）。能够询问出头部外伤史者不足 50%，有时外伤非常轻微。其他危险因素：酗酒、癫痫、脑脊液分流、凝血功能障碍（包括抗凝药物治疗[25]）以及病人易于跌倒（如既往脑血管病偏瘫）。20%～25% 的血肿为双侧[38,39]。

   老年病人由于脑组织重量减少，硬膜下间隙增多，因此血肿厚度常更大[40]。

   典型的慢性硬膜下血肿为"酱油色"陈旧不凝血[41]。如果硬膜下聚集的液体为无色透明的脑脊液，则称为"硬膜下水瘤"（见章节 58.7）。

58.5.2 病理生理

   很多慢性硬膜下血肿很可能起源于急性出血，随后积血演化为炎症反应。几天之后，纤维母细胞侵入血肿凝块，在脏层和壁层形成包膜。随后伴有新生毛细血管的生长，纤维蛋白的酶解和血肿块的液化。纤维蛋白降解产物与新的血凝块再结合并抑制凝血。慢性硬膜下血肿的病理过程取决于两个方面的平衡：一方面为血浆的渗出和（或）新生包膜的再出血，另一方面为液化血肿的再吸收[42,43]。

58.5.3 临床表现

   病人可以表现轻微头痛、精神错乱、语言障碍或暂时性脑缺血发作（TIA）样症状（见章节 91.4）。也可能发生不同程度的昏迷、偏瘫或癫痫（局灶性或较少出现大发作）。一般单纯根据临床表现不易诊断，须依赖影像学检查。文献报道有临床分级标准，但应用不广泛。

58.5.4 治疗

■ 规范化治疗

   1. 预防癫痫：有些人主张应用。给予静脉应用负荷剂量苯妥英钠（17 mg/kg 缓慢静脉推注），以后每 8 小时予 100 mg 维持。如果 1 周左右没有癫痫发作,则可以停药。不管是否预防性应用抗癫痫药,只要后期出现癫痫,都需要长期用药。有些人认为抗癫痫药的副作用与癫痫的发生率相当,因此不主张预防性用药。

2. 纠正凝血功能障碍。

3. 手术清除血肿的适应证:

(1) 有症状者:局灶功能障碍、精神状态改变等。

(2) 血肿最大厚度超过 1 cm。

(3) CT 或者 MRI 平扫血肿进展性增大。

■ 手术治疗原则

手术筹备:慢性硬膜下血肿开颅术

同时参见免责声明(见凡例)。

1. 体位:通常为仰卧位,马蹄形头架固定。

2. 术后:ICU。

3. 一般操作:

(1) 操作:清除血凝块,止血,放置引流,术后进一步引流。

(2) 其他选择:保守治疗。

(3) 并发症:(通常为开颅并发症)术后出血(尤其是服用抗凝药物、抗血小板药物或既往有出血史的病人)可能需要再次手术,可能造成永久性脑损伤、脑积水。

■ 手术方法选择

对于治疗慢性硬膜下血肿最佳的手术方案没有一致意见,详细方法如下:

1. 钻 2 个骨孔,用温盐水反复冲洗直至流出的冲洗液清亮。

2. 钻 1 个较大骨孔,冲洗并吸出冲洗液(见下文)。

3. 钻 1 个骨孔,硬膜下置管,引流 24～48 小时,引出液不多时拔除。

4. 骨锥钻颅术:见下文(无硬膜下引流,血肿复发率高于钻孔术)。

5. 开颅硬膜下包膜切除术:适合上述方法处理后反复复发的病例,可能是由于从包膜渗出导致复发,这时开颅手术不失为一安全有效的手段[44]。不要试图切除深部粘连于脑组织表面的脏层包膜。

术中清除血肿后,为减少液体的存留和防止血肿复发,可采取以下措施:

1. 留置硬膜下引流管:见下文。

2. 颞肌下扩大钻孔骨窗。

3. 病人保持平卧,头部与床平面相等(可以用枕头),术后轻度增高病人的水负荷 24～48 小时(或拔除引流管后 24～48 小时),有助于使脑组织膨胀,排出残存的硬膜下液体。使病人术后立即坐起 30°～40°会增加复发的风险(保持平卧者 2.3%,坐起来者 19%),但一般都不需要再次手术[45]。

58

4. 有人主张对脑组织膨胀不良的病人进行脊髓蛛网膜下隙液体灌注,但是这种方法可能出现并发症[46]。

■ 骨锥钻颅术

一般认为此方法可使脑组织缓慢减压,避免了其他方法压力解除过快而出现的并发症,如脑内出血。另外,这个方法较简便,可以在床旁局部麻醉下进行。

在皮肤上切 0.5 cm 的切口,然后与颅骨呈 45°角钻孔。如果硬膜没有穿透,可以使用 18Ga 的腰椎穿刺针刺破硬膜。将脑室穿刺管插入硬膜下间隙,接常规脑室引流袋低于穿刺点 20 cm 引流[47-49](见下文"硬膜下引流")。病人平卧(见上文)。复查 CT 了解引流是否充分。至少 20％以上的积血引出或病人体征好转(发生于 1～7 天,平均 2.1 天)后,可以拔管。

一些管会有低压引流阀,可防止气体或者液体逆流。

■ 慢性硬膜下血肿钻孔术

为防止血肿复发,不主张单纯钻孔(较小而且不放置硬膜下引流)。应该于颞下扩大骨窗至直径 2.5 cm 以上,电烧硬膜和血肿包膜使之回缩到骨窗范围之外,但不要试图分离这两层膜以防继续出血。该方法使液体持续引流至颞肌并吸收。可于骨窗覆盖明胶海绵以防新鲜血液渗入。

■ 硬膜下引流

硬膜下引流可使再次手术的概率由 19％下降到 10％[50]。建议采用闭合引流系统。应用脑室内穿刺管可能会遇到引流欠通畅的问题,一方面是由于引流管较细,另一方面是由于侧孔都位于管的尖端,这种设计本来是为了引流脑脊液时防止脉络丛包裹。但有时使用这一方法的目的之一是缓慢引流。引流袋的位置保持在头部以下 50～80 cm[49,51]。另外可以使用小的 Jachson - Pratt 引流系统,引流泵球有"指压"控制和单向活瓣,利于引流(但是,过度按压操作有过度引流的风险)。

术后病人平卧(见上文),预防性应用抗生素 24～48 小时直至拔除引流管,然后可以逐渐抬高头位。拔管之前或之后短期之内复查 CT,以在病情恶化时作为对照。

有通过硬膜下引流使用尿激酶治疗血凝块重聚集的病例报道[52]。

58.5.5　预后

■ 概述

积液/血肿液排出约 20％以后,硬膜下的压力降至接近 0,这时临床症状将出现好转[49]。

硬膜下压力高的病人比压力低者脑组织膨胀和临床症状的缓解更快[51]。

治疗后 CT 检查常见有硬膜下液体残留,但临床症状的好转并不一定伴随 CT 上积液的完全消失。术后第 10 天 CT 可见液体残留者占 78％,40 天以后占 15％[51]，完全吸收有可能需要长达 6 个月。建议不要处理术后的积液残留，尤其是在 20 天以内，除非 CT 所见病变扩大和病人症状不恢复或恶化。

114 例病人行骨锥钻颅术脑室引流管硬膜下引流，单次治疗成功占 76％，单次或 2 次治疗成功占 90％[47]。上述结果略好于单纯骨锥钻颅术抽吸而不放置引流管。

■ 手术治疗的并发症

虽然上述方法一般治疗结果良好，但也可能出现严重的并发症：

1. 癫痫：包括难以控制的癫痫持续状态。

2. 脑内出血：发生率 0.7％～5％[53]，严重影响预后，1/3 病人死亡，另有 1/3 重残。

3. 脑组织膨胀不良和(或)硬膜下积血/积液复发。

4. 张力性气颅。

5. 硬膜下积脓：也可见于未手术治疗的硬膜下积液/血肿[54]。

60％的 75 岁以上病人脑组织迅速减压后立即出现血肿下脑皮层充血，可能与脑内出血和癫痫并发症有关[53]，75 岁以下病人无这一现象发生。所有并发症均更容易发生于高龄和体弱病人。

慢性硬膜下血肿手术治疗的总体死亡率为 0～8％[53]。文献报道 104 例主要应用骨锥钻颅术治疗的病例[55]，死亡率约为 4％，均发生于 60 岁以上病人，并且均死于伴随疾病。另一大宗报道死亡率为 0.5％[56]。引流术后神经系统功能恶化者约占 4％[55]。

58.6　自发性硬膜下血肿

58.6.1　概述

偶见无明显外伤史的病人出现头痛，伴或不伴恶心、呕吐、癫痫、嗜睡、局灶体征如对侧偏瘫等[57]，CT 或 MRI 检查发现急性、亚急性或慢性硬膜下血肿。经常表现为突然发病[57]。

58.6.2　危险因素

文献报道回顾总结了 21 例病人，分析危险因素如下[58]：

1. 高血压：7 例。

2. 血管异常：动静脉畸形、动脉瘤[59]。

3. 肿瘤。

4. 感染：包括脑膜炎和结核。

5. 药物滥用：酒精、可卡因[60]。

6. 维生素缺乏：尤其是维生素 C 缺乏[37]。

7. 凝血功能障碍：

(1) 医源性抗凝药物治疗。

(2) 银杏(GB)提取物：EGb761 和 LI1379。含有银杏苦内酯(尤其是 B 型)，后者是血小板激活因子的抑制剂[61]，也可以扩张血管和降低血液流速。曾有病例报道显示出血与使用 GB 有关[62]，尤其是长期大剂量摄入时。然而，对于 7 天后 29 项参数的研究没有得到一致的结论[63]（某些病例报道中出血时间轻度延长[62,64]）。一些个体可能更容易受到其他因素的影响，而目前尚无与其他因素相互作用的研究(例如酒精、阿司匹林等)[65]。

(3) ⅩⅢ凝血因子缺陷[66,67]：儿童病人可能有出生时脐带出血的病史。凝血参数中ⅩⅢ标准的检查可能是正常或轻度升高的。

8. 看似无关的损伤：如弯腰或颅脑间接损伤(如颈椎过度屈伸损伤、挥鞭样损伤)。

9. 颅内低压：自发性，继发于硬膜外麻醉、腰椎穿刺或者 VP 分流术[68,69]。

58.6.3 病因

21 例病人中 14 例可明确出血位置，主要为侧裂区大脑中动脉到皮层的分支的动脉性出血[58]。

ASDH 中动脉破裂出血机制可能是由于头部突然移动或者未引起重视的颅脑外伤，导致以下结构撕裂[70,71]：

1. 从皮层动脉垂直发出的分支。

2. 连接硬膜和皮层的小动脉。

3. 皮层动脉和硬膜间的粘连。

58.6.4 治疗

创伤性 SDH：如果有症状或厚度＞1 cm，治疗选择手术清除。对于亚急性或慢性血肿，通过钻孔一般可以达到治疗目的(见上文)。对 ASDH，需要开颅手术，应该暴露侧裂来寻找出血点。曾有报道可以手术修复动脉壁。

58.7 外伤性硬膜下水瘤

58.7.1 概述

水瘤(hygroma)来自希腊语中 hygros 一词，是"湿"的意思，也称为"硬膜下积液"。过多的液体在硬膜下间隙内聚集，积液可为清亮、血性或黄变，积液压力可高可低不等，几乎均与颅脑损伤有关，尤其是酒后跌伤或打伤[72]。39％伴有颅骨骨折。与慢性硬膜下血肿的区别在于：后者一般与血肿下的脑组织挫伤有关,含有深色血凝块或"酱油"样血肿液,在硬膜的内侧面可以有包膜形成(硬膜下水瘤无包膜)。

"单纯性水瘤"指没有明显的其他伴随情况。"复杂性水瘤"指伴随明显的硬膜下、硬膜外或脑内血肿。

58.7.2 病理机制

水瘤的形成可能是由于蛛网膜撕裂导致脑脊液流入硬膜下间隙。蛛网膜撕裂最常见的部位是侧裂或视交叉池。另外一个可能的机制是脑膜炎后的渗出,尤其是流感性脑膜炎。

水瘤可能具有较高的压力。可能由于活瓣机制的作用,水瘤可以逐渐扩大并产生占位效应。单纯性水瘤 19％表现有脑萎缩。

58.7.3 临床表现

表 58-3 所示为硬膜下水瘤的临床所见,许多无局灶症状和体征。复杂性水瘤一般发病更急骤,需要立即处理。

表 58-3 外伤性硬膜下水瘤的主要临床特点[72]

水瘤的类型	单 纯 性	复 杂 性	合 计
病人例数	66	14	80
自主睁眼	74％	57％	71％
定向障碍或昏迷	65％	57％	64％
精神异常,无局灶体征	52％	50％	51％
稳定的功能缺损或迟发病情恶化	42％	7％	36％
癫痫(一般为大发作)	36％	43％	38％
轻偏瘫	32％	21％	30％
颈强直	26％	14％	24％
瞳孔不等大(对光反射存在)	15％	7％	14％
头痛	14％	14％	14％
神志清楚(无精神改变)	8％	0	6％
偏瘫	6％	14％	8％
昏睡(只对疼痛刺激有反应)	3％	43％	10％

58.7.4 影像学表现

在 CT 中水瘤的密度和脑脊液是相似的。

MRI 中水流的密度和脑脊液有明显区别。

58.7.5 治疗

无症状的硬膜下水瘤不需要治疗。单纯钻孔引流后常有复发的情况。许多医师术后保留硬膜下引流 24～48 小时。复发者可行开颅手术明确脑脊液的漏出点(可能很困难)或行硬膜下-腹腔分流术。

58.7.6 预后

预后主要取决于伴随的损伤而不是水瘤本身。

9 例伴硬膜下血肿的复杂性水瘤 5 例死亡。单纯性水瘤病残率为 20%，其中无局灶症状只有神志改变者病残率为 12%，有轻偏瘫或偏瘫者病残率为 32%。

58.8 儿童脑外积液

58.8.1 鉴别诊断

1. 婴儿良性硬膜下积液(见下文)。

2. 慢性、有症状的脑外积液或渗出(见下文)。

3. 脑萎缩：积液无黄变和蛋白含量增高。

4. "外部脑积水"：脑室常扩大，积液为脑脊液(见章节 24.8)。

5. 扩大的蛛网膜下隙和纵裂的正常变异。

6. 急性硬膜下血肿：新鲜出血 CT 上为高密度，红细胞含量较低的儿童积液有时表现为低密度，一般为单侧(上述其他情况一般为双侧)。可以由于产伤导致，典型表现为癫痫、面色苍白、囟门张力高、呼吸功能差、低血压和视网膜出血。

7. "颅-脑比例失衡"[73]：脑外间隙增宽达 1.5 cm，并充斥脑脊液样液体(也可能就是脑脊液)，脑室大小在正常的上限，脑沟深，纵裂增宽，颅内压正常。病人生长发育正常。可能与婴儿良性脑外积液相同(见下文)。在出生后前几个月难以确定这一诊断。

58.8.2 婴儿良性硬膜下积液

■ 概述

婴儿良性硬膜下积液(或渗出)[74,75]严格来讲应该称为"婴儿良性脑外积液"，因为明确区分积液是位于硬膜下还是在蛛网膜下是很困难的[76]。CT 表现为额叶表面的低密度，也可见纵裂间隙、脑沟[77]和侧裂的扩张。脑室一般正常或轻度扩大，无室旁水肿。脑体积正常。双侧额部透光试验增强。积液一般黄色清亮(黄变),蛋白含量增高。发病原因尚不清楚,有些病例可能由于产前损伤引起。足月婴儿比早产儿更常见。须与"外部脑积水"鉴别(见章节24.8)。

■ 临床表现

出现症状的平均年龄约为 4 个月[76]。

可表现为颅内压增高(前囟扩大和张力增高,头围增大加快)。生长发育延迟一般是由于头颅过大、前额隆起、易激惹使头部的活动受影响所致(生长发育迟缓但不伴头颅增大与"良性硬膜下积液"不符[76])。其他症状如癫痫(可为局灶性)则提示为有症状的积液(见下文)。积液体积大而无头颅扩大者提示存在脑萎缩。

• 治疗

多数病例可以逐渐自发吸收,一般在 8~9 个月之内。单纯穿刺有诊断意义(鉴别脑萎缩并除外感染性病变),同时也有加速积液消失的作用。每隔3~6 个月应复查体检并测量头围。头颅的生长一般在 1~2 岁时平行于或接近正常曲线,30~36 个月时头围接近正常。生长发育也随着头围的正常而逐渐正常。

58.8.3 儿童有症状的慢性脑外积液

■ 概述

此病分为血肿(慢性硬膜下血肿)、渗出和水瘤几种情况。由于影像表现和治疗相似,故 Litofsky 等建议将其统称为"脑外积液"[78]。与"良性"硬膜下积液的区别仅在于临床表现的程度。

■ 病因

以下发病因素引自一份 103 例的报道[78]:

1. 36%被认为是外伤的结果(22 例为儿童虐待受害者)。

2. 22%为细菌性脑膜炎后。

3. 19 例为分流管置入或调整术后(见章节 25.6.7)。

4. 17 例原因不明。

其他原因[73]:

1. 肿瘤:脑内或脑外。

2. 窒息后缺氧性脑损害和脑萎缩。

3. 凝血功能障碍:维生素 K 缺乏等。

■ 症状和体征

症状包括:癫痫(26%)、头颅增大(22%)、呕吐(20%)、易激惹(13%)、嗜睡(13%)、头痛(较大儿童)、进食差、呼吸抑制等。

体征包括:前囟饱满(30%)、头颅增大(25%)、发热(17%)、嗜睡(13%)、轻偏瘫(12%)、视网膜出血、昏迷、视乳头水肿、生长发育延迟等。

58

■ **诊断**

一般 CT/MRI 表现为脑室受压、脑沟裂不清，此点不同于良性硬膜下积液。"皮层静脉征"有助于与"外部脑积水"鉴别（见章节 24.8）。

■ **治疗**

治疗措施包括：

1. 观察：随诊动态检查头围、超声和 CT/MRI。

2. 反复经皮硬膜下穿刺：有些病人穿刺多达 16 次[79]，某些研究显示效果较好，但另一些则认为效果差[80,81]。

3. 钻孔引流：可能行较长时间的外引流。颅-脑比例明显失衡者单纯钻孔效果不佳，因为脑组织难以膨起闭塞脑外的积液间隙。

4. 硬膜下-腹腔分流术：即使是双侧积液，行单侧分流手术也可以达到良好的治疗目的[78,81,82]（不需要研究两侧是否存在交通[78,83]）。应采用超低压分流系统。一般在术后 2～3 个月拔除分流管（积液间隙闭塞），以防硬膜和蛛网膜发生矿物质沉积而引起癫痫。在这个时期内分流管易于拔除，如果时间更长则可能出现一定困难[84]。

其他治疗建议：

至少行一次经皮穿刺以除外感染。

许多作者建议对无症状或只有头颅增大和生长发育延迟的病人只进行观察。

58.9 外伤性颅后窝占位

少于 3% 的头部损伤累及颅后窝[85]。硬膜外血肿占大多数（见章节 58.3）。其他病变（硬膜下血肿、脑内血肿[86]）占一小部分。治疗方案见"临床指南：创伤性颅后窝病变的手术治疗"。任何上述病变都可能导致脑积水。

大多数脑实质内出血直径＜3 cm 都可以保守治疗。

临床指南：创伤性颅后窝病变的手术治疗

手术指征

Level Ⅲ[87]：

有症状或 CT 上有占位效应者应该行手术治疗。注意：CT 占位效应的定义为第四脑室移位、受压或者闭塞，基底池受压或者消失（见章节 61.5.2）或者出现梗阻性脑积水。

没有症状且 CT 无占位效应的病变可以密切观察，定期复查 CT。

手术时机

Level Ⅲ[87]：颅后窝占位如果达到手术治疗标准应该立即行手术治疗，防止病情快速恶化。

手术方法

Level Ⅲ[87]：推荐枕下开颅术。

(徐　珑　葛培聪)

参考文献

[1] Bullock MR, Chesnut RM, Ghajar J, et al. Surgical management of traumatic parenchymal lesions. Neurosurgery. 2006; 58:S25–S46

[2] Lipper MH, Kishore PRS, Girevendulis AK, et al. Delayed Intracranial Hematoma in Patients with Severe Head Injury. Neuroradiology. 1979; 133:645–649

[3] Cooper PR, Maravilla K, Moody S, Clark WK. Serial Computerized Tomographic Scanning and the Prognosis of Severe Head Injury. Neurosurgery. 1979; 5:566–569

[4] Gudeman SK, Kishore PR, Miller JD, Girevendulis AK. The Genesis and Significance of Delayed Traumatic Intracerebral Hematoma. Neurosurgery. 1979; 5:309–313

[5] Young HA, Gleave JRW, Schmidek HH, Gregory S. Delayed Traumatic Intracerebral Hematoma: Report of 15 Cases Operatively Treated. Neurosurgery. 1984; 14:22–25

[6] Rockswold GL, Leonard PR, Nagib M. Analysis of Management in Thirty-Three Closed Head Injury Patients Who "Talked and Deteriorated". Neurosurgery. 1987; 21:51–55

[7] Cohen TI, Gudeman SK, Narayan RK, Wilberger JE, Povlishock JT. In: Delayed Traumatic Intracranial Hematoma. Neurotrauma. New York: McGraw-Hill; 1996:689–701

[8] McKissock W, Taylor JC, Bloom WH, et al. Extradural Hematoma: Observations on 125 Cases. Lancet. 1960; 2:167–172

[9] Kernohan JW, Woltman HW. Incisura of the Crus due to Contralateral Brain Tumor. Arch Neurol Psychiatr. 1929; 21

[10] Tsai FY, Teal JS, Hieshima GB. Neuroradiology of Head Trauma. Baltimore: University Park Press; 1984

[11] Greenberg JJ, Cohen WA, Cooper PR. The "hyperacute" extraaxial intracranial hematoma: computed tomographic findings and clinical significance. Neurosurgery. 1985; 17:48–56

[12] Rivas JJ, Lobato RD, Sarabia R, et al. Extradural Hematoma: Analysis of Factors Influencing the Courses of 161 Patients. Neurosurgery. 1988; 23:44–51

[13] Kaye EM, Cass PR, Dooling E, et al. Chronic Epidural Hematomas in Childhood: Increased Recognition and Nonsurgical Management. Pediat Neurol. 1985; 1:255–259

[14] Pang D, Horton JA, Herron JM, et al. Nonsurgical Management of Extradural Hematomas in Children. J Neurosurg. 1983; 59:958–971

[15] Bullock MR, Chesnut RM, Ghajar J, et al. Surgical management of acute epidural hematomas. Neurosurgery. 2006; 58:S7–15

[16] Piepmeier JM, Wagner FC. Delayed Post-Traumatic Extracerebral Hematoma. J Trauma. 1982; 22:455–460

[17] Borovich B, Braun J, Guilburd JN, et al. Delayed Onset of Traumatic Extradural Hematoma. J Neurosurg. 1985; 63:30–34

[18] Bucci MN, Phillips TW, McGillicuddy JE. Delayed Epidural Hemorrhage in Hypotensive Multiple Trauma Patients. Neurosurgery. 1986; 19:65–68

[19] Riesgo P, Piquer J, Botella C, et al. Delayed Extradural Hematoma After Mild Head Injury: Report of Three Cases. Surg Neurol. 1997; 48:226–231

[20] Zuccarello M, Pardatscher K, Andrioli GC, Fiore DL, Iavicoli R, Cervellini P. Epidural hematomas of the posterior cranial fossa. Neurosurgery. 1981; 8:434–437

[21] Roda JM, Giminez D, Perez-Higueras A, et al. Posterior Fossa Epidural Hematomas: A Review and Synthesis. Surg Neurol. 1983; 19:419–424

[22] Aoki N, Oikawa A, Sakai T. Symptomatic Subacute Subdural Hematoma Associated with Cerebral Hemispheric Swelling and Ischemia. Neurol Res. 1996; 18:145–149

[23] Nishio M, Akagi K, Abekura M, Matsumoto K. [A Case of Traumatic Subacute Subdural Hematoma Presenting Symptoms Arising from Cerebral Hemisphere Edema]. No Shinkei Geka. 1998; 26:425–429

[24] Wintzen AR, Tijssen JGP. Subdural Hematoma and Oral Anticoagulation Therapy. Ann Neurol. 1982; 39:69–72

[25] Kawamata T, Takeshita M, Kubo O, et al. Management of Intracranial Hemorrhage Associated with Anticoagulation Therapy. Surg Neurol. 1995; 44:438–443

[26] Munro D, Merritt HH. Surgical Pathology of Subdural Hematoma: Based on a Study of One Hundred and Five Cases. Arch Neurol Psychiatry. 1936; 35:64–78

[27] Bullock MR, Chesnut RM, Ghajar J, et al. Surgical management of acute subdural hematomas. Neurosurgery. 2006; 58:S16–S24

[28] Seelig JM, Becker DP, Miller JD, et al. Traumatic Acute Subdural Hematoma: Major Mortality Reduction in Comatose Patients Treated within Four Hours. N Engl J Med. 1981; 304:1511–1518

[29] Wilberger JE, Harris M, Diamond DL. Acute Subdural Hematoma: Morbidity, Mortality, and Operative Timing. J Neurosurg. 1991; 74:212–218

[30] Howard MA, Gross AS, Dacey RG, Winn HR. Acute Subdural Hematomas: An Age-Dependent Clinical Entity. J Neurosurg. 1989; 71:858–863

[31] Houtteville JP, Toumi K, Theoron J, Derlon JM, Benazza A, Hubert P. Interhemispheric subdural hematoma: seven cases and review of the literature. Br J Neurosurg. 1988; 2:357–367

[32] Duhaime A-C, Gennarelli TA, Thibault LE, Bruce DA, et al. The Shaken Baby Syndrome: A Clinical, Pathological, and Biomechanical Study. J Neurosurg. 1987; 66:409–415

[33] Fein JM, Rovit RL. Interhemispheric subdural hematoma secondary to hemorrhage from a calloso-marginal artery aneurysm. Neuroradiology. 1970; 1:183–186

[34] Rapana A, Lamaida E, Pizza V, et al. Inter-hemispheric scissure, a rare location for a traumatic subdural hematoma, case report and review of the literature. Clin Neurol Neurosurg. 1997; 99:124–129

[35] Aoki N, Masuzawa H. Infantile Acute Subdural Hematoma. J Neurosurg. 1984; 61:273–280

[36] Ikeda A, Sato O, Tsugane R, Shibuya N, et al. Infantile Acute Subdural Hematoma. Childs Nerv Syst. 1987; 3:19–22

[37] Scott M. Spontaneous Nontraumatic Subdural Hematomas. JAMA. 1949; 141:596–602

[38] Robinson RG. Chronic Subdural Hematoma: Surgical Management in 133 Patients. J Neurosurg. 1984;

58

61:263–268

[39] Wakai S, Hashimoto K, Watanabe N, et al. Efficacy of Closed-System Drainage in Treating Chronic Subdural Hematoma: A Prospective Comparative Study. Neurosurgery. 1990; 26:771–773

[40] Fogelholm R, Heiskanen O, Waltimo O. Influence of Patient's Age on Symptoms, Signs, and Thickness of Hematoma. J Neurosurg. 1975; 42:43–46

[41] Weir BK, Gordon P. Factors Affecting Coagulation, Fibrinolysis in Chronic Subdural Fluid Collection. J Neurosurg. 1983; 58:242–245

[42] Labadie EL, Sawaya R. In: Fibrinolysis in the Formation and Growth of Chronic Subdural Hematomas. Fibrinolysis and the Central Nervous System. Philadelphia: Hanley and Belfus; 1990:141–148

[43] Drapkin AJ. Chronic Subdural Hematoma: Pathophysiological Basis of Treatment. Br J Neurosurg. 1991; 5:467–473

[44] Hamilton MG, Frizzell JB, Tranmer BI. Chronic Subdural Hematoma: The Role for Craniotomy Reevaluated. Neurosurgery. 1993; 33:67–72

[45] Abouzari M, Rashidi A, Rezaii J, Esfandiari K, Asadollahi M, Aleali H, Abdollahzadeh M. The role of postoperative patient posture in the recurrence of traumatic chronic subdural hematoma after burrhole surgery. Neurosurgery. 2007; 61:794–7; discussion 797

[46] Caron J-L, Worthington C, Bertrand G. Tension Pneumocephalus After Evacuation of Chronic Subdural Hematoma and Subsequent Treatment with Continuous Lumbar Subarachnoid Infusion and Craniostomy Drainage. Neurosurgery. 1985; 16:107–110

[47] Camel M, Grubb RL. Treatment of Chronic Subdural Hematoma by Twist-Drill Craniostomy with Continuous Catheter Drainage. J Neurosurg. 1986; 65:183–187

[48] Hubschmann OR. Twist Drill Craniostomy in the Treatment of Chronic and Subacute Hematomas in Severely Ill and Elderly Patients. Neurosurgery. 1980; 6:233–240

[49] Tabaddor K, Shulman K. Definitive Treatment of Chronic Subdural Hematoma by Twist-Drill Craniostomy and Closed-System Drainage. J Neurosurg. 1977; 46:220–226

[50] Lind CR, Lind CJ, Mee EW. Reduction in the number of repeated operations for the treatment of subacute and chronic subdural hematomas by placement of subdural drains. J Neurosurg. 2003; 99:44–46

[51] Markwalder T-M, Steinsiepe KF, Rohner M, et al. The Course of Chronic Subdural Hematomas After Burr-Hole Craniostomy and Closed-System Drainage. J Neurosurg. 1981; 55:390–393

[52] Arginteanu MS, Byun H, King W. Treatment of a recurrent subdural hematoma using urokinase. J Neurotrauma. 1999; 16:1235–1239

[53] Ogasawara K, Koshu K, Yoshimoto T, Ogawa A. Transient Hyperemia Immediately After Rapid Decompression of Chronic Subdural Hematoma. Neurosurgery. 1999; 45:484–489

[54] Dill SR, Cobbs CG, McDonald CK. Subdural Empyema: Analysis of 32 Cases and Review. Clin Inf Dis. 1995; 20:372–386

[55] Ernestus R-I, Beldzinski P, Lanfermann H, Klug N. Chronic Subdural Hematoma: Surgical Treatment and Outcome in 104 Patients. Surg Neurol. 1997; 48:220–225

[56] Sambasivan M. An Overview of Chronic Subdural Hematoma: Experience with 2300 Cases. Surg Neurol. 1997; 47:418–422

[57] Talalla A, McKissock W. Acute 'Spontaneous' Subdural Hemorrhage: An Unusual Form of Cerebrovascular Accident. Neurology. 1971; 21:19–25

[58] Hesselbrock R, Sawaya R, Means ED. Acute Spontaneous Subdural Hematoma. Surg Neurol. 1984; 21:363–366

[59] Korosue K, Kondoh T, Ishikawa Y, Nagao T, et al. Acute Subdural Hematoma Associated with Nontraumatic Middle Meningeal Artery Aneurysm: Case Report. Neurosurgery. 1988; 22:411–413

[60] Keller TM, Chappell ET. Spontaneous acute subdural

hematoma precipitated by cocaine abuse: case report. Surg Neurol. 1997; 47:12–4; discussion 14-5

[61] Koch E. Inhibition of platelet activating factor (PAF)-induced aggregation of human thrombocytes by ginkgolides: considerations on possible bleeding complications after oral intake of Ginkgo biloba extracts. Phytomedicine. 2005; 12:10–16

[62] Rowin J, Lewis SL. Spontaneous bilateral subdural hematomas associated with chronic Ginkgo biloba ingestion. Neurology. 1996; 46:1775–1776

[63] Kohler S, Funk P, Kieser M. Influence of a 7-day treatment with Ginkgo biloba special extract EGb 761 on bleeding time and coagulation: a randomized, placebo-controlled, double-blind study in healthy volunteers. Blood Coagul Fibrinolysis. 2004; 15:303–309

[64] Vale S. Subarachnoid haemorrhage associated with Ginkgo biloba. Lancet. 1998; 352

[65] Wolf HR. Does Ginkgo biloba special extract EGb 761 provide additional effects on coagulation and bleeding when added to acetylsalicylic acid 500 mg daily? Drugs R D. 2006; 7:163–172

[66] Albanese A, Tuttolomondo A, Anile C, Sabatino G, Pompucci A, Pinto A, Licata G, Mangiola A. Spontaneous chronic subdural hematomas in young adults with a deficiency in coagulation factor XIII. Report of three cases. J Neurosurg. 2005; 102:1130–1132

[67] Vural M, Yarar C, Durmaz R, Atasoy MA. Spontaneous Acute Subdural Hematoma and Chronic Epidural Hematoma in a Child with F XIII Deficiency. J Emerg Med. 2008. DOI: 10.1016/j.jemermed.2007.1 041

[68] de Noronha RJ, Sharrack B, Hadjivassiliou M, Romanowski CA. Subdural haematoma: a potentially serious consequence of spontaneous intracranial hypotension. J Neurol Neurosurg Psychiatry. 2003; 74:752–755

[69] Chung SJ, Lee JH, Kim SJ, Kwun BD, Lee MC. Subdural hematoma in spontaneous CSF hypovolemia. Neurology. 2006; 67:1088–1089

[70] McDermott M, Fleming JF, Vanderlinden RG, Tucker WS. Spontaneous arterial subdural hematoma. Neurosurgery. 1984; 14:13–18

[71] Matsuyama T, Shimomura T, Okumura Y, Sakaki T. Acute subdural hematomas due to rupture of cortical arteries: a study of the points of rupture in 19 cases. Surg Neurol. 1997; 47:423–427

[72] Stone JL, Lang RGR, Sugar O, et al. Traumatic Subdural Hygroma. Neurosurgery. 1981; 8:542–550

[73] Strassburg HM. Macrocephaly is Not Always Due to Hydrocephalus. J Child Neurol. 1989; 4:S32–S40

[74] Briner S, Bodensteiner J. Benign Subdural Collections of Infancy. Pediatrics. 1980; 67:802–804

[75] Robertson WC, Chun RWM, Orrison WW, et al. Benign Subdural Collections of Infancy. J Pediatr. 1979; 94

[76] Carolan PL, McLaurin RL, Towbin RB, Towbin JA, Egelhoff JC. Benign Extraaxial Collections of Infancy. Pediatr Neurosci. 1986; 12:140–144

[77] Mori K, Handa H, Itoh M, Okuno T. Benign Subdural Effusion in Infants. J Comput Assist Tomogr. 1980; 4:466–471

[78] Litofsky NS, Raffel C, McComb JG. Management of Symptomatic Chronic Extra-Axial Fluid Collections in Pediatric Patients. Neurosurgery. 1992; 31:445–450

[79] McLaurin RL, Isaacs E, Lewis HP. Results of Nonoperative Treatment in 15 Cases of Infantile Subdural Hematoma. J Neurosurg. 1971; 34:753–759

[80] Herzberger E, Rotem Y, Braham J. Remarks on Thirty-Three Cases of Subdural Effusions in Infancy. Arch Dis Childhood. 1956; 31:44–50

[81] Moyes PD. Subdural Effusions in Infants. Can Med Assoc J. 1969; 100:231–234

[82] Aoki N, Miztani H, Masuzawa H. Unilateral Subdural-Peritoneal Shunting for Bilateral Chronic Subdural Hematomas in Infancy. J Neurosurg. 1985; 63:134–137

[83] Aoki N. Chronic Subdural Hematoma in Infancy. Clinical Analysis of 30 Cases in the CT Era. J Neuro-

surg. 1990; 73:201-205

[84] Johnson DL. Comment on Litofsky N S, et al.: Management of Symptomatic Chronic Extra-Axial Fluid Collections in Pediatric Patients. Neurosurgery. 1992; 31

[85] Karasawa H, Furuya H, Naito H, Sugiyama K, Ueno J, Kin H. Acute hydrocephalus in posterior fossa injury. J Neurosurg. 1997; 86:629-632

[86] d'Avella D, Servadei F, Scerrati M, Tomei G, Brambil-

la G, Angileri FF, Massaro F, Cristofori L, Tartara F, Pozzati E, Delfini R, Tomasello F. Traumatic intracerebellar hemorrhage: clinicoradiological analysis of 81 patients. Neurosurgery. 2002; 50:16-25; discussion 25-7

[87] Bullock MR, Chesnut RM, Ghajar J, et al. Surgical management of posterior fossa mass lesions. Neurosurgery. 2006; 58:S47-S55

59 枪伤和非火器穿通伤

59.1 头部枪伤

59.1.1 概述

颅脑穿通性损伤以颅脑枪伤为主,约占 45 岁以下脑损伤死亡的 35%,是颅脑损伤中最致命的类型,约 2/3 死于受伤现场,并且最终是 90% 以上伤者的最直接死亡原因[1]。

59.1.2 原发性损伤

头部枪伤导致的原发性损伤由以下一系列因素引起:

1. 软组织损伤:

(1) 头皮和(或)面部的直接损伤。

(2) 软组织和细菌被带入颅内,失活的软组织可以支持细菌生长。

(3) 武器的距离较近时燃烧气体的压力波可以引起损伤。

2. 粉碎骨折:可以伤及其下的血管和(或)皮层组织(颅骨凹陷骨折),骨折片还可以形成次级弹片。

3. 弹片导致脑损伤:

弹道内的直接脑损伤:

(1) 子弹碎片。

(2) 遇到骨后的反弹。

(3) 子弹飞行时的弹道偏离:子弹翻滚(向前翻滚-颠簸)、偏离(垂直翻滚)、旋转、下垂。

(4) 子弹受到冲击后变形:例如蘑菇样。

4. 枪弹形成震动波和冲击+对冲脑组织损伤,可以引起弹道远隔部位的脑损伤同侧或对侧的损伤(可能远离弹道)。

由于弹道学的复杂程度高,故即使子弹速度慢下来(失去动能),其所造成的远隔部位损伤也往往多于入口处。

原发性损伤的范围、程度与冲击速率相关:

1. 冲击速率>100 m/s:引起致命的爆炸性颅内损伤(冲击速率低于初

速度）。

2. 非子弹型武器（例如手榴弹碎片）速度一般更低。

3. 低初速度枪弹（约＜250 m/s）：多数手枪的弹速属于此类。主要引起软组织沿弹道裂伤和软化，比枪弹的直径略宽。

4. 高初速度枪弹（600～750 m/s）：来自军用武器和打猎步枪。震荡波和暂时性的气穴效应（软组织被子弹推压形成圆锥形的孔穴，超过子弹直径的许多倍，并且形成低压区将表面的碎片带入伤口内）引起额外的损伤。

59.1.3 继发性损伤

脑水肿的发生与闭合性颅脑损伤相似。颅内压可于数分钟内迅速升高（冲击速度越快，颅内压上升得越高）。心排血量也可以先期下降。颅内压增高和平均动脉压降低从两个不同的方面造成脑灌注压的降低。

其他常见的伴随因素包括：弥散性血管内凝血、脑血管破裂引起的脑内血肿。

59.1.4 后期并发症

后期的并发症包括：

1. 脑脓肿：子弹的迁移可能是前兆。通常与含有的污染性物质有关（子弹、骨、皮肤），但是也可能是因为与鼻腔沟通。

2. 创伤性动脉瘤[2]。

3. 癫痫。

4. 大残留弹片可以迁移：

（1）子弹的迁移：通常提示有脓肿或血肿腔[3]。可能迁移进入脑室。

（2）脑室内碎片可能迁移导致梗阻性脑积水[4]。

5. 铅中毒：子弹位于椎间隙中会相当棘手（见第 67 章）。

59.1.5 病情评估

■ 体格检查

检查应包括肉眼可见的入口和出口伤情。颅骨的子弹穿入和穿出伤中，由于出口处组织蘑菇样碎裂膨胀，一般入口伤要小于出口伤。当枪口直接接触头部时入口伤尤其小。手术和尸检时可见，典型的表现是子弹入口颅骨内板呈斜面，而出口处外板呈斜面。

■ 影像学检查

• 颅骨 X 线片正侧位

颅骨 X 线片能为枪伤的诊断治疗提供有用的信息，但是仍旧没有 CT 敏感。可以帮助定位金属和骨碎片的位置，确定识别出入口。如果时间紧迫可以省略此步骤。

- **颅脑 CT 平扫**

最主要的检查工具。可以确定金属和骨碎片的位置；描绘出子弹的轨道，评估子弹是否通过脑室，有多少半球的象限被子弹穿过；显示脑内血肿的量，评估颅内血肿（硬膜外、硬膜下、脑实质内）。

- **头部枪伤的血管造影**

很少急诊进行。如果需要，一般于伤后 2～3 天进行。

适应证[5]：

1. 意外的迟发出血。

2. 弹道涉及主要的颅内血管且有挽救希望者。

3. 有挽救希望者出现巨大脑实质内血肿。

59.1.6 处理

初步处理

- **一般措施**

1. 必要时行心肺复苏：如果昏迷或呼吸道欠通畅，则予气管内插管。

2. 查明合并伤（如胸外伤）并予妥善处理。

3. 脊柱损伤的常规预防措施。

4. 根据估计失血量补充液体：失血量的估计可能有较大出入，注意避免补液过多以减少脑水肿。

5. 补液中或补液后予升压药维持平均动脉压。

- **损伤治疗**

如果时间允许，尽快和尽可能全面地行神经科检查。

GCS 仍然是广泛应用的分级标准，比专门的头部枪伤分级标准更利于进行系列比较。

神经外科医师在确定治疗决策时应考虑适当的处理步骤。仅存少许中枢神经系统功能（不伴休克）的病人行开颅手术不太可能获得好的结果，多数病例只适合支持性的治疗（为器官捐献提供可能，为家属逐渐接受事实提供时间，以及为诊断脑死亡提供观察时间）。

对考虑给予进一步治疗的病人，任何时候出现病情迅速恶化并有脑疝征象时，要立即急诊手术治疗。如果时间允许，应该采取以下措施：

1. 初步措施：

(1) 控制头皮和合并损伤的出血：止血钳止血。

(2) 剃除头发，明确弹伤入口/出口位置，节省手术室的时间。

2. 内科治疗（与闭合性颅脑损伤相似）：

(1) 如果有颅内压增高：

1) 摆正头部，抬高头部 30°～45°，避免扭曲颈静脉。

2) 血压正常者予甘露醇 1 g/kg。

59

3）过度通气使 $PaCO_2$ 维持在 30～35 mmHg：符合适应证时应用（见章节 56.4.4）。

4）类固醇激素：效果不肯定。地塞米松 10 mg 静脉推注。

（2）预防胃肠道溃疡：H_2 受体拮抗剂，如雷尼替丁 50 mg，每 8 小时一次；鼻胃管吸引。

（3）开始抗癫痫治疗（并不能降低晚期癫痫的发生率）。

（4）抗生素：虽然尚无对照研究证实对预防脑膜炎和脑脓肿有效，但一般主张应用。多数细菌对耐青霉素酶的抗生素敏感，如乙氧萘青霉素，建议应用 5 天左右。

（5）应用破伤风类毒素。

■ **手术治疗**

手术治疗的适应证尚有争议。一些人认为，手术治疗会产生好的预后，保守治疗预后会较差[6]。仅存少许神经功能者，如瞳孔固定、去皮层或去大脑强直等（不伴休克和供氧充足），不应手术治疗，因为有意义的康复机会几乎为零。未达到上述严重程度的损伤应急诊手术。

■ **手术目标**

1. 失活组织的清创术：术后颅内压增高提示需要行更广泛的清创，尤其是对非语言区的脑组织，如颞极。

2. 清除血肿：硬膜下、脑实质内。

3. 取出可及的子弹或骨碎片。

4. 以司法鉴定为目的取出弹片（任何处理弹片的人都可能作为证人被传唤）。大而完整的弹片易发生迁移，应找到并摘除。

5. 止血。

6. 严密缝合硬膜：一般需要移植修补。

7. 封闭颅腔与鼻旁窦的弹道瘘口。

8. 为法律诉讼的目的确认火器伤的入口和出口。

■ **手术技术**

手术的关键点[7]：

1. 复位和缝合子弹入口、出口的伤口。

2. 失活组织的清创术：子弹入口和出口的伤口需要切除。

3. 骨折部位周围行环形开颅术（向周围切除直至暴露清洁骨质）。

4. 开放的气窦需要进行黏膜切除，使用肌肉填塞，覆盖以移植物（例如骨膜和阔筋膜），以用于与颅内物质隔离。

5. 硬膜以放射状打开。

6. 被毁坏的脑组织使用吸引器和双极清除，并锥形扩大直至正常脑组织（应避免损伤中线部位的正常脑组织）。

7. 对侧的碎片如果没有出口应该进行移除。

59

8. 脑室内碎片的处理风险可能很大,可能需要脑室镜(如果条件允许)。

9. 硬膜缝合应该严密;使用骨膜、颞筋膜或阔筋膜;避免使用人工硬膜。

10. 颅骨塑型可以在伤后 6~12 个月进行,以减少感染的风险。

11. 术后脑脊液漏如果超过 2 周则应行修补手术。

■ 颅内压监测

清创术后经常出现颅内压增高[6],需要进行监测。

■ 预后

• 预后因素

1. 意识水平是影响预后最主要的因素:入院时昏迷的病人约 94% 死亡,半数存活者重残[8]。

2. 最初由 Cushing 提出,弹道也是一个重要的预后因素。特别是以下因素与预后较差有关:

(1) 子弹穿过中线。

(2) 子弹穿过大脑的中心。

(3) 子弹进入或穿过脑室。

(4) 子弹穿过多个脑叶。

3. CT 可见血肿是预后不良的表现。

4. 自杀受伤者更可能致命。

59.2 非火器穿通伤

59.2.1 概述

本章讨论火器弹伤之外的颅脑穿通性损伤,一定程度上也涉及脊髓损伤。这一类损伤包括刀扎伤、标枪刺伤、射箭伤等。损伤程度较火器伤轻。

59.2.2 箭伤

低速(如 58 m/s)箭伤与火器伤及锐器伤相比,其损伤常局限于箭头直接刺入的部位[9]。

59.2.3 有颅内异物的损伤

对颅脑穿通伤的病人,在进入手术室之前一般不应将穿入的异物拔除,除非不得不如此。如果可能,可以用一个外形相同的物体进行比对,有助于设计拔出方式[10]。为使神经系统损伤减小到最低程度,在运送病人和进行检查时应将刺入物妥善固定。术中可以使用例如 Greenberg 牵开器在准备过程中固定物体。

59

59.2.4 血管造影的适应证

1. 刺入物经过主要的大血管区域。

2. 刺入物经过硬膜静脉窦附近。

3. 可见动脉性出血的证据：如果出血不能控制则不宜行血管造影。

59.2.5 手术技术

一些概括性的方法包括：

1. 应经验性使用抗生素；见脑脊髓创伤后脑膜炎（见章节20.1.3）。从伤口取培养物来指导后期用药。

2. 可以在异物周围开颅，避免碰到异物。最后残留的少量骨可以用咬骨钳咬除。

3. 在移除物体前尽可能地打开硬膜，因为不打开硬膜就取出异物不利于止血。

4. 取出异物时尽可能沿着原来的轨迹。

5. 尽管枪伤被认为不是无菌的，但比穿通伤感染的概率小。术者应该清除骨片和创伤口内的其他异物。

59.2.6 术后治疗

1. 由于感染比较普遍，因此都应该使用抗生素治疗。

2. 可以考虑术后血管造影来除外创伤性动脉瘤。

（徐 珑 葛培聪）

参考文献

[1] Kaufman HH. Civilian Gunshot Wounds to the Head. Neurosurgery. 1993; 32:962–964

[2] Kaufman HH, Moake JL, Olson JD, et al. Delayed Intracerebral Hematoma due to Traumatic Aneurysm caused by a Shotgun Wound: A Problem in Prophylaxis. Neurosurgery. 1980; 6:181–184

[3] DesChamps GT, Jr, Morano JU. Intracranial bullet migration - a sign of brain abscess: case report. J Trauma. 1991; 31:293–295

[4] Sternbergh WC, Jr, Watts C, Clark K. Bullet within the fourth ventricle. Case report. J Neurosurg. 1971; 34:805–807

[5] Miner ME. Comment on Benzel EC, et al. Civilian Craniocerebral Gunshot Wounds. Neurosurgery. 1991; 29

[6] Kaufman HH, Makela ME, Lee KF, et al. Gunshot Wounds to the Head: A Perspective. Neurosurgery. 1986; 18:689–695

[7] Youmans JR. Neurological Surgery. Philadelphia 1990

[8] Benzel EC, Day WT, Kesterson L, Willis BK, et al. Civilian Craniocerebral Gunshot Wounds. Neurosurgery. 1991; 29:67–72

[9] Karger B, Sudhues H, Kneubuehl BP, Brinkmann B. Experimental arrow wounds: ballistics and traumatology. J Trauma. 1998; 45:495–501

[10] Salvino CK, Origitano TC, Dries DJ, Shea JF. Transoral Crossbow Injury to the Cervical Spine: An Unusual Case of Penetrating Cervical Spine Injury. Neurosurgery. 1991; 28:904–907

60 儿童颅脑损伤

60.1 概述

因创伤住院的儿童 75% 有颅脑损伤。虽然多数儿童颅脑损伤为轻型,只需要诊断检查和短期的住院观察,但中枢神经系统损伤也是儿童创伤死亡的最主要原因[1]。需要住院治疗的儿童脑外伤的总体死亡率文献报道为 10%~13%[2],而儿童重型颅脑损伤表现去大脑强直者则高达 71%[3]。

与成人颅脑损伤的区别:

1. 流行病学:

(1) 通常比成人的损伤轻。

(2) 昏迷儿童手术治疗的机会低[4]。

2. 损伤类型:儿童的特殊损伤主要包括以下几类。

(1) 产伤:颅骨骨折、头皮血肿(见下文)、硬膜下或硬膜外血肿、臂丛损伤(见章节 31.6)。

(2) 扶车损伤。

(3) 儿童虐待(见下文):摇晃婴儿综合征(shaken baby syndrome)等。

(4) 滑板运动。

(5) 投掷。

(6) 头皮血肿(见下文)。

(7) 软脑膜囊肿(见章节 60.5.2):又称为"生长性颅骨骨折"。

3. 对损伤的反应:

(1) 大龄儿童脑外伤后的反应与成人相似。

(2) "恶性脑水肿":颅脑损伤后,有些病人,尤其是年幼的儿童,发生严重的急性脑肿胀,可能是脑充血引起[5,6](这种情况可能不像以往所认为的常见[7])。

(3) 儿童比成人更容易在第一个 24 小时之内出现外伤后癫痫[8](见章节 27.2)。

60.2 处理

60.2.1 影像学检查

CT 检查的适应证见下文。

当没有明显禁忌时,可以应用快速 MRI 平扫(避免发育中的儿童受到额外的辐射),尤其是随访时更应使用 MRI 检查。

> **临床指南:较小儿童脑外伤的影像学检查**
>
> 　1. 建议[9]:对有神经或认知缺陷的儿童,或怀疑有压缩性或颅底骨折的儿童行 CT 检查。
> 　2. 建议[9]:如果符合上述条件的儿童≤1 岁(考虑镇静剂应用年龄),则用头颅平片代替 CT。
> 　基于多数的前瞻性研究(非随机)或者大宗病例调查:
> 　儿童的定义:年龄为 1 个月至 17 岁。较小脑外伤的定义:GCS≥ 13 分(除外:怀疑有儿童虐待,病人为了其他原因住院治疗)。

有 5 分钟以上意识丧失的儿童约 22% 有脑损伤,而没有此类意识丧失的儿童 92% 没有脑损伤[9]。

60.2.2 回家观察

> **临床指南:较小儿童回家观察的指征**
>
> 　建议[9]:GCS 14～15 分,CT 检查正常的患儿可以回家观察(患儿发生脑损伤的概率接近于 0)。
> 　基于多数的前瞻性研究(非随机)或者大宗病例调查:
> 　儿童的定义:年龄为 1 个月至 17 岁。较小脑外伤的定义:GCS≥ 13 分(除外:怀疑有儿童虐待,病人为了其他原因住院治疗)。

60.3 预后

颅脑损伤儿童组病情的缓解要好于成人组[10],但幼龄儿童恢复不如学龄儿童好[11]。

颅脑损伤后神经心理功能障碍的各个方面并不一定都与创伤有关,因为受伤的儿童在伤前就可能存在一些问题使他们受伤的可能性增加[12](这一点有争议[13])。

60.4 头皮血肿

60.4.1 概述

出血在头皮下聚集。几乎主要见于儿童。

两种类型：

1. 帽状腱膜下血肿：可以在无颅骨损伤的情况下出现，也可以伴随无移位的颅骨线形骨折（尤其是 1 岁以内者）。出血将骨膜和帽状腱膜之间疏松的结缔组织剥离，血肿可以跨越骨缝。一般起病时为一个较小的局限血肿，最终形成巨大的帽状腱膜下血肿，可以导致 1 岁以内的儿童血容量严重减少，必须补液治疗。经验不足的医师有时将其误诊为头皮下脑脊液漏。血肿一般表现为柔软、有波动感的肿物。血肿不会形成钙化。

2. 骨膜下血肿：最常见于新生儿，与分娩有关，也可能由于新生儿头皮监测引起[14,15]。出血将骨膜顶起，扩张范围受骨缝限制。血肿质地比帽状腱膜下血肿硬[16]，头皮可以在血肿表面被自如推动。80％可以吸收，一般在 2～3 周之内，偶见钙化。

在血肿吸收过程中，婴儿病人可能出现黄疸（高胆红素血症），偶尔可持续超过 10 天。

60.4.2 治疗

头皮血肿除了给予镇痛药之外几乎从不需要特殊处理，通常 2～4 周之内会全部吸收。应避免试图穿刺抽吸血肿液，因为出现感染的风险要高于保守处理，而且对于新生儿来说，清除血肿液可能造成贫血。血肿巨大者要动态监测血红蛋白含量和红细胞比容。如果骨膜下血肿超过 6 周未吸收，应检查颅骨 X 线片。若出现钙化，可以为美容的目的行清除手术，但多数病例在 3～6 个月后颅骨的轮廓会自然恢复正常[16]。

60.5 儿童颅骨骨折

60.5.1 概述

本章主要介绍儿童颅骨骨折的特点。也参见儿童虐待章节（见章节 60.6）。

60.5.2 创伤后软脑膜囊肿（生长性颅骨骨折）

■ 概述

创伤后软脑膜囊肿（PTLMC）又名生长性颅骨骨折，不要和蛛网膜囊肿混涌(软脑膜囊肿不一定是创伤后)。PTLMC病人有骨折线,并且进展性变宽。尽管大多数无症状,但是囊肿会造成占位效应影响神经功能。

1816年PTLMC被首次描述,并且非常少见,颅骨骨折病人发生率为0.05%～0.6%[18,19]。PTLMC通常需要具备比较宽的骨折和硬脑膜撕裂两个条件。平均受伤年龄在1岁以下,90%以上的病人发生在3岁以前[20](形成需要快速发育的大脑[21]),成人虽然很少,但是也有[2,17,23](1998年文献中报道了5例)。PTLMC很少发生伤后6个月之后。一些儿童的颅骨骨折可能在伤后最初的几周内进展,通常不伴帽状腱膜下占位,并且能在伤后几个月自愈,称之为"假性生长性骨折"[24]。

■ 临床表现

最常见的临床表现是头皮占位(通常是帽状腱膜下),也有部分患儿只有头痛表现[22]。

■ 诊断

影像学表现:骨折线进展性增宽和边缘呈扇形(或圆形)。

■ PTLMC发展的筛查

如果早期有骨折线但是不合并帽状腱膜下占位,则1～2个月后术前复查头颅X线片(排除假性生长性骨折)。在有分离性骨折(骨折早期的宽度数值常难以获得)的年轻病人,伤后6～12个月后复查头颅X线片。尽管发现存在占位的PTLMC病人需要随访,但是常规X线片随访检查性价比不高。

■ 治疗

确诊的PTLMC通过关闭硬膜手术治疗。因为硬膜的缺损通常大于骨的缺损,所以最好是在骨折周围开颅,修补硬膜缺损。然后再修补骨缺损[23]。假性进展性骨折应该进行X线片随访,如果几个月后骨折持续进展或者帽状腱膜下出现占位,则应马上手术治疗。

60.5.3 儿童凹陷骨折

见参考文献[25]。

■ 概述

多见于额骨和顶骨。1/3为闭合性骨折,多见于年龄较小(3.4岁±4.2岁,而开放性骨折为8.0岁±4.5岁)的儿童(由于其头骨更薄、可塑性更高)。开放性骨折常由严重外伤造成,而闭合性骨折常由室内的轻度外伤造成。硬膜撕裂更多见于复合骨折。

■ 单纯凹陷性骨折

在111例年龄小于16岁的儿童中,手术组与非手术组在预后(癫痫、神经功能缺损、容貌)方面无明显差异。较小的儿童由于大脑生长造成的颅骨重塑型将会避免畸形的发生。

儿童单纯凹陷骨折的手术适应证为:

1. 确定发生硬膜穿透。

2. 较大儿童水肿消退后仍有美容方面的明显缺陷。

3. 存在与骨折有关的局灶性神经功能缺陷(具有更高的硬膜撕裂的风险,但硬膜撕裂并非主要问题)。

■ 乒乓球骨折

见参考文献[26]。

青枝骨折导致颅骨局部凹陷,类似于乒乓球凹陷。一般只见于颅骨可塑性较高的新生儿。

• 手术适应证

当骨折位于颞顶区,其下脑组织无损伤时,不需要治疗处理,因为骨折将随颅骨的生长逐渐复位。

1. 影像学检查显示脑实质内有骨碎片。

2. 骨折造成神经功能缺陷(罕见)。

3. 出现颅内压增高的征象。

4. 帽状腱膜深处有脑脊液漏的征象。

5. 难以进行长期随访。

■ 技巧

位于额骨的病变可以采用发际线内美容小切口,打开骨折凹陷处,使其复位可以用 Penfield ♯3 解剖器。

60.6   非意外创伤(NAT)

60.6.1   概述

又称儿童虐待,声称为意外事故送急诊室处理的 10 岁以下儿童病人,至少 10% 是儿童虐待的受害者[27]。因意外事故造成明显颅脑损伤在 3 岁以下儿童的发生率很低,而因殴打致伤的发生率在本组最高[28]。

没有能够确诊儿童虐待的临床表现,但以下表现提示可能有儿童虐待:

1. 视网膜出血(见下文)。

2. 2 岁以下儿童双侧慢性硬膜下血肿(见章节 58.8.2)。

3. 多发颅骨骨折或伴颅内损伤。

4. 神经系统损伤明显而体表外部损伤轻微。

60.6.2   摇晃婴儿综合征(shaken baby syndrome)

小儿受到剧烈摇晃时,头部出现类似挥鞭样的角加速度-减速度,婴儿的头部相对身体的比例较大,而颈部肌肉相对较弱[29],于是会导致明显的脑损伤。有些学者认为常同时存在冲击性损伤[30]。

有特征性的临床表现包括：视网膜出血(见下文)、硬膜下血肿(80%为双侧)和(或)蛛网膜下隙出血。一般很少或没有体表外部损伤的证据(包括冲击性损伤的病例,但尸检时可能发现明显的外部损伤)。有些病例可见胸部手掌印,多发肋骨骨折和(或)肺不张伴或不伴肺实质出血。死亡几乎全部是由于不能控制的颅内压增高所致。也可能伴有延颈交界区的损伤[31]。

60.6.3　儿童虐待引起的视网膜出血

"儿童多发损伤,病史前后不一致,出现视网膜出血,可以确诊殴打损伤。"[28]但是,视网膜出血也可见于没有其他任何儿童虐待证据的病例。26例3岁以下受害者中有16例眼底检查可见视网膜出血,而32例非殴打受伤的脑外伤儿童中有1例伴有视网膜出血,唯一的假阳性者为产伤(此类病儿视网膜出血发生率为15%～30%)。

视网膜出血原因的鉴别诊断：

1. 儿童虐待(包括摇晃婴儿综合征,见上文)。

2. 婴儿良性硬膜下积液(见章节58.8.2)。

3. 急性高原病(见章节55.3)。

4. 急性颅内压增高：例如发生严重癫痫时(可能与Purtschers视网膜病类似)。

5. Purtschers视网膜病[32]：出现视力丧失,继发于较严重创伤后(胸部撞击伤、气囊释放撞伤[33]等)、胰腺炎、分娩或肾衰竭。脂肪、空气、纤维素凝块、补体介导的聚集物或血小板凝块所形成的微血栓造成的絮状分泌物和出血在视盘周围造成后视柱缺血。目前尚无有效的治疗方法。

60.6.4　儿童虐待颅骨骨折

39例儿童虐待导致的骨折与95例意外造成的骨折比较如下[27]：

1. 两组中顶骨骨折最常见(约90%)。

2. 凹陷骨折由于血肿覆盖,临床通常会漏诊。

3. 意外造成和儿童虐待造成的骨折没有明显的区别(视网膜出血发生于1例儿童虐待和1例意外造成的骨折：注意视网膜出血更常见于"摇晃婴儿"综合征,通常不会发生骨折)。

4. 儿童虐待相比其他外伤有三个特点：

(1) 多发骨折。

(2) 双侧骨折。

(3) 经过颅缝的骨折。

(徐　珑　葛培聪)

参考文献

[1] Ward JD, Narayan RK, Wilberger JE, Povlishock JT. In: Pediatric Head Injury. Neurotrauma. New York: McGraw-Hill; 1996:859–867

[2] Zuccarello M, Facco E, Zampieri P, et al. Severe Head Injury in Children: Early Prognosis and Outcome. Childs Nerv Syst. 1985; 1:158–162

[3] Bruce DA, Raphaely RC, Goldberg AI, et al. Pathophysiology, Treatment and Outcome following Severe Head Injury in Children. Childs Brain. 1979; 5:174–191

[4] Alberico AM, Ward JD, Choi SC, et al. Outcome After Severe Head Injury: Relationahip to Mass Lesions, Diffuse Injury, and ICP Course in Pediatric and Adult Patients. J Neurosurg. 1987; 67:648–656

[5] Bruce DA, Alavi A, Bilaniuk L, et al. Diffuse Cerebral Swelling Following Head Injuries in Children: The Syndrome of "Malignant Brain Edema". J Neurosurg. 1981; 54:170–178

[6] Humphreys RP, Hendrick EB, Hoffman HJ. The Head Injured Child Who "Talks and Dies". Childs Nerv Syst. 1990; 6:139–142

[7] Muizelaar JP, Marmarou AM, DeSalles AA, et al. Cerebral Blood Flow in Severely Head-Injured Children: Part I. Relationship with GCS Score, Outcome, ICP, and PVI. J Neurosurg. 1989; 71:63–71

[8] Hahn YS, Fuchs S, Flannery AM, Barthel MJ, McLone DG. Factors Influencing Posttraumatic Seizures in Children. Neurosurgery. 1988; 22:864–867

[9] Health Policy & Clinical Effectiveness Program. Evidence Based Clinical Practice Guideline for Management of Children with Mild Traumatic Head Injury. Cincinnati, Ohio 2000

[10] Luerson TG, Klauber MR, Marshall LF. Outcome from Head Injury Related to Patient's Age: A Longitudinal Prospective Study of Adult and Pediatric Head Injury. J Neurosurg. 1988; 68:409–416

[11] Kriel RL, Krach LE, Panser LA. Closed Head Injury: Comparison of Children Younger and Older Than 6 Years of Age. Pediatr Neurol. 1989; 5:296–300

[12] Bijur PE, Haslum M, Golding J. Cognitive and Behavioral Sequelae of Mild Head Injury in Children. Pediatrics. 1990; 86:337–344

[13] Pelco L, Sawyer M, Duffielf G, et al. Premorbid Emotional and Behavioral Adjustment in Children with Mild Head Injury. Brain Inj. 1992; 6:29–37

[14] Listinsky JL, Wood BP, Ekholm SE. Parietal Osteomyelitis and Epidural Abscess: A Delayed Complication of Fetal Monitoring. Pediatr Radiol. 1986; 16:150–151

[15] Kaufman HH, Hochberg J, Anderson RP, et al. Treatment of Calcified Cephalhematoma. Neurosurgery. 1993; 32:1037–1040

[16] Matson DD. Neurosurgery of Infancy and Childhood. 2nd ed. Springfield: Charles C Thomas; 1969

[17] Britz GW, Kim K, Mayberg MR. Traumatic Leptomeningeal Cyst in an Adult: A Case Report and Review of the Literature. Surg Neurol. 1998; 50:465–469

[18] Ramamurthi B, Kalyanaraman S. Rationale for Surgery in Growing Fractures of the Skull. J Neurosurg. 1970; 32:427–430

[19] Arseni CS. Growing Skull Fractures of Children. A Particular Form of Post-Traumatic Encephalopathy. Acta Neurochir. 1966; 15:159–172

[20] Lende R, Erickson T. Growing Skull Fractures of Childhood. J Neurosurg. 1961; 18:479–489

[21] Gadoth N, Grunebaum M, Young LW. Leptomeningeal Cyst After Skull Fracture. Am J Dis Child. 1983; 137:1019–1020

[22] Halliday AL, Chapman PH, Heros RC. Leptomeningeal Cyst Resulting from Adulthood Trauma: Case Report. Neurosurgery. 1990; 26:150–153

[23] Iplikciglu AC, Kokes F, Bayar A, Buharali Z. Leptomeningeal Cyst. Neurosurgery. 1990; 27:1027–1028

[24] Sekhar LN, Scarff TB. Pseudogrowth in Skull Fractures of Childhood. Neurosurgery. 1980; 6:285–289

[25] Steinbok P, Flodmark O, Martens D, Germann ET. Management of Simple Depressed Skull Fractures in Children. J Neurosurg. 1987; 66:506–510

[26] Loeser JD, Kilburn HL, Jolley T. Management of depressed skull fracture in the newborn. J Neurosurg. 1976; 44:62–64

[27] Meservy CJ, Towbin R, McLaurin RL, et al. Radiographic Characteristics of Skull Fractures Resulting from Child Abuse. AJR. 1987; 149:173–175

[28] Eisenberg AD. Retinal Hemorrhage in the Battered Child. Childs Brain. 1979; 5:40–44

[29] Caffey J. On the Theory and Practice of Shaking Infants. Its Potential Residual Effects of Permanent Brain Damage and Mental Retardation. Am J Dis Child. 1972; 124:161–169

[30] Duhaime A-C, Gennarelli TA, Thibault LE, Bruce DA, et al. The Shaken Baby Syndrome: A Clinical, Pathological, and Biomechanical Study. J Neurosurg. 1987; 66:409–415

[31] Hadley MN, Sonntag VKH, Rekate HL, Murphy A. The Infant Whiplash-Shake Injury Syndrome: A Clinical and Pathological Study. Neurosurgery. 1989; 24:536–540

[32] Buckley SA, James B. Purtscher's retinopathy. Postgrad Med J. 1996; 72:409–412

[33] Shah GK, Penne R, Grand MG. Purtscher's retinopathy secondary to airbag injury. Retina. 2001; 21:68–69

61 头部外伤的长期管理、并发症和预后

61.1 气道管理

临床指南：气管切开的时机

Level II[1]：早期气管切开可减少机械通气的天数,但不影响死亡率或者肺炎发生率。

临床指南：拔除气管内插管的时机

Level III[1]：符合拔管条件的病人早期拔管不增加肺炎的风险。

61.2 预防深静脉血栓(DVT)

参见神经外科病人血栓形成(见章节 9.2.5)。DVT 风险在严重 TBI 中占 20%。

临床指南：严重 TBI 中 DVT 的预防措施

Level III[3]：

1. 除非有禁忌证,否则都推荐病人使用弹力袜和间断压迫下肢,直到可以下地活动。

2. 低分子肝素(LMWH)或者低剂量普通肝素联合机械方法治疗可降低 DVT 的风险,但有增加颅内出血的风险(注意:在一种药物优于另一种药物、确定药物的最佳剂量或最佳用药时机方面,尚缺乏充分的证据)。

61.3　颅脑损伤病人的营养

61.3.1　建议

临床指南：营养

> Level Ⅱ[4]：创伤后 7 天内应该给予足够能量的营养治疗。

Σ

> 1. 在颅脑损伤后第 7 天之前,以如下方式替代(肠内或肠外营养)：
> (1) 未瘫痪病人：给予基础能耗(BEE)的 140%。
> (2) 瘫痪病人：给予基础能耗的 100%。
> 2. 蛋白质占热量的比例不低于 15%。
> 3. 营养替代治疗应在伤后 72 小时内开始,以便在 7 天时达到第一条中的要求。
> 4. 尽管通过肠内和肠外营养所能达到的热量相近,但需要增加氮的摄入量或病人胃肠排空减慢时,最好还是采用静脉高营养。

61.3.2　能量需求

　　单纯颅脑损伤昏迷病人在静息状态时新陈代谢的能量消耗是正常的 140%(范围：120%~250%)[5-8]。肌肉阻滞剂麻痹或巴比妥昏迷时多数病人的这种能耗增高得到降低,达到正常的 100%~120%,但是仍然有些病人持续增高 20%~30%[9]。能量需求的增高开始于伤后 2 周之内,但将持续多久尚不清楚。在创伤之后 7 天之内开始营养替代治疗的病人死亡率降低[10]。由于不管采用肠内营养还是肠外营养,都需要 2~3 天才能使营养替代达到消耗的速度[8],因此建议在脑外伤后 72 小时之内开始营养替代治疗。

61.3.3　肠内和肠外营养

　　都可以取得相同的治疗效果[12]。更加推荐肠内营养,因为可以降低高血糖、感染和消耗的风险[13]。静脉高营养可以在氮高摄取或者胃肠排空有障碍的情况下使用。肠内和肠外营养在血清白蛋白、体重下降、氮平衡、感染率和最终预后等方面未见显著差别[12]。

　　基础能耗(BEE)的估计可以应用 Harris‑Benedict 公式[14],见公式 61‑1 至公式 61‑3,其中 W 为体重(kg),H 为身高(cm),A 为年龄。

男性：BEE=66.47+13.75×W+5.0×H−6.76×A　　(61-1)

女性：BEE=65.51+9.56×W+1.85×H−4.68×A　　(61-2)

婴儿：BEE=22.1+31.05×W+1.16×H　　(61-3)

61.3.4　肠内营养

应用足够浓度的等张营养液，开始时 30 ml/h。每 4 小时检查一次胃残留，如果成人残留量超过 125 ml 则停止喂食。每隔 12～24 小时喂食速度增加 15～25 ml/h 直至达到需要的速度[15]。不主张稀释营养液，因为可能减慢胃排空，但是如果需要如此，则要用生理盐水稀释以减少游离水的摄入。

注意：经鼻胃管给营养液可能干扰苯妥英钠的吸收（见章节 26.2.4）。颅脑损伤后有可能出现胃排空减慢[16]（有时可能出现暂时性胃排空加快），亦见于苯巴比妥昏迷，这时需要用静脉高营养直至胃肠途径可用。有人曾报道空肠喂食显示具有良好的耐受性[17]。

61.3.5　氮平衡

正常人饮食三天无蛋白，会排出氮 85 mg/(kg·d)。如果病人无蛋白饮食，将会加重损伤。

尿中氮升高主要是尿素排泄增加（占尿中氮的 80%～90%）。这代表人体调动蛋白质，破坏骨骼肌中的氨基酸[18]。这也可能代表某一重要器官受损需要保护以牺牲其他器官为代价，单依靠升高热量是无法维持超高的氮平衡的[12,15]。分解代谢蛋白质产生的能量约 16.7 kJ/g（糖类：4.2 kJ/g，脂肪：37.7 kJ/g），在未受伤的正常成年人中仅提供大约 10% 的能量需要[19]。

据估计，每排出 1 g 氮（主要通过尿液排出，一部分也通过粪便丢失）有 6.25 g 蛋白质被分解。建议给予病人的热量 15% 应为蛋白质。蛋白质的热量消耗百分比（PCC）可以通过公式 61-4 计算，其中 N 表示氮的克数，BEE 表示基础能耗[5]（见公式 61-1 至公式 61-3）。

$$\text{蛋白质的热量消耗百分比} = \frac{N(g) \times \dfrac{6.25 \text{ g（蛋白质）}}{N(g)} \times \dfrac{4.0 \text{ kcal}}{\text{蛋白质}(g)}}{\text{BEE}} \times 100$$

$$(61-4)$$

(1 kcal=4.2 kJ)

因此，设定蛋白质的 PCC 为 15%，一旦 BEE 的值已知，便可应用公式 61-5。临床应用的一些肠内营养制剂有 Magnacal®（PCC 14%）和 TraumaCal®（PCC 22%）。

$$N(g) = 0.006 \times BEE \qquad (61-5)$$

61.4 创伤后脑积水

61.4.1 概述

61 例严重颅脑损伤(GCS 3～8 分)的病人有 40％出现脑积水,中度颅脑损伤(GCS 9～13 分)的 34 例病人中有 27％出现脑积水[20]。颅脑损伤后脑积水有58％在 4 周时出现,有 70％在 2 个月时出现[20]。创伤后脑积水与年龄、SAH、损伤类型(局部或弥漫)之间没有统计学相关性。创伤后脑积水预后更差[20]。

■ **创伤性蛛网膜下隙出血后脑积水**

临床中创伤性蛛网膜下隙出血后在 3 个月内出现脑积水者有大约12％[21]。在 301 例病人中,多因素分析显示发展成脑积水者与年龄、脑室内出血、出血厚度≥5 mm 和弥漫性出血都正相关。与性别、GCS、SAH 的位置和开颅手术不相关[21]。注意:单因素分析显示脑积水的风险随着 TBI 的程度加重而增多。

61.4.2 真性脑积水和脑外脑积水的鉴别

TBI 后迟发性脑室扩大也可能是由于脑萎缩所致(脑外积水),原因可能是弥漫性轴索损伤,可能不表现为真性脑积水。这两种情况可能无法区分,因此决定是否分流可能有困难(与正压性脑积水和脑萎缩之间的困局相类似)。

61.4.3 手术适应证

倾向于脑积水、需要行分流手术的情况包括:
1. 1 次或多次腰椎穿刺发现压力增高。
2. 眼底镜发现视乳头水肿。
3. 头痛/颅内压增高引起症状。
4. CT 或 MRI T_2WI 上"室旁水肿"。
5. 病人神经功能恢复比预料的差。
6. 推荐进行激发试验(见章节 15.2.2)[22]。
病人有脑室扩大但没有临床症状并可很好地完成日常活动时,可以保守治疗,进一步观察。

61.5 颅脑损伤的预后

61.5.1 年龄

一般来讲,闭合性颅脑损伤后恢复的程度婴幼儿要好于成年人。成人出现去大脑强直或肌肉迟缓伴瞳孔和眼前庭反射消失时,多数病例预后不良,但在儿童则不一定是结局不良的预兆。

61.5.2　预测预后的因素

■ 概述

以下因素使闭合性颅脑损伤后预后不良的概率增加:过度通气后颅内压持续高于 20 mmHg,年龄增高,瞳孔对光反射和眼球运动不全和消失,低血压(SBP<90 mmHg),高碳酸血症,低氧血症和贫血[23]。可能部分原因在于这些因素常提示身体其他系统的显著损伤。导致预后不良最重要的因素之一是存在需要手术清除的占位性损害[24]。伤后前 24 小时出现高颅压也是预后不良的因素。

• CT 上基底池闭塞

基底池的情况常使用中脑水平的轴位 CT 图像来评估,(图 61-1)中可将其分成 3 支[25](后支为四叠体池,两侧支为环池的后部)。注意:创伤文献中提到的"基底池"是中脑周围池的一部分(见章节 81.9.4)。可能的情况包括:

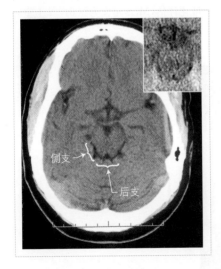

图 61-1　CT 示开放的基底池(右上图为几乎完全闭塞的基底池)

1. 开放:3 支都开放。

2. 部分闭合:1 支或 2 支闭合。

3. 完全闭合:3 支都闭合。

基底池受压或闭合提示颅内压增高的风险增加 3 倍,基底池的状态与预后有关[25]。

218 例 GCS≤8 分的病人,根据入院时首次 CT(几乎全部为 48 小时之

61

内)所见基底池的状况分为消失、受压、正常或无法辨别(因图像质量差)[26]，预后与基底池的关系见表 61-1。

表 61-1　格拉斯哥预后评分(GOS)与基底池的关系

基底池	预后				
	死　亡	植物生存	重　残	轻　残	良　好
	(GOS1)	(GOS2)	(GOS3)	(GOS4)	(GOS5)
正　　常	22%	6%	16%	21%	35%
受　　压	39%	7%	18%	17%	19%
消　　失	77%	2%	6%	4%	11%
无法辨认	68%	0	11%	9%	12%

　　18 例脑结构移位超过 15 mm 伴基底池消失者全部死亡。基底池的状态在同一 GCS 组内比较比跨组比较更有意义。

■ **中线移位(MLS)**

　　MLS 与更差的预后有关。为了标准化评估，MLS 定义为图 61-2 上室间孔水平的中线移位情况，计算使用公式 61-6。

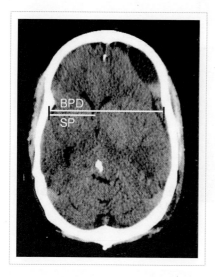

图 61-2　中线移位的计算(左侧慢加急性硬膜下血肿的轴位 CT)

$$MLS=BPD/2-SP \qquad (61-6)$$

　　MLS 相当于双顶径(BPD)除以 2 减去 SP(内板到中线移位一侧的距离)。如果病人头部不足够垂直可能会有误差。中线移位可能与意识障碍程度有关

（见章节 18.3.4）。

■ 载脂蛋白 E(apoE)ε4 等位基因

出现这一基因型的颅脑损伤病人预后更差[27]，而且，重型颅脑损伤病人中 apoE-4 等位基因的频率大大高于一般人群的基因频率[28]。该基因也是 Alzheimer 病（见下文）和慢性创伤性脑病（见章节 61.6.3）的危险因素。

61.6 颅脑损伤的晚期并发症

61.6.1 概述

长期存在的并发症有：

1. 外伤后癫痫（见章节 27.2）。

2. 交通性脑积水：重型颅脑损伤中交通性脑积水的发生率约为 3.9%。

3. 外伤后综合征（或脑震荡后综合征）：见下文。

4. 促性腺激素减低性性腺功能低下[29]：见章节 54.7.4。

5. 慢性创伤性脑病：见章节 61.6.3。

6. Alzheimer 病（AD）：颅脑损伤（尤其是重型颅脑损伤）促进淀粉样蛋白的沉积，尤其是携带 apoE ε4 等位基因者[28]，后者可能与 AD 的发展相关[30-32]。

61.6.2 脑震荡后综合征

■ 概述

是有多种定义的一组综合征（见下文），一般认为是轻型颅脑损伤后可能出现的后遗症，但是其中的一些表现也可见于较重脑外伤后。伤后意识丧失并不是诊断的必要条件。

关于是否确实存在器官的功能障碍，还是以神经精神因素为主尚存争议，后者包括转化反应，为求得关注、经济补偿和药物而继发产生等。而且，有些症状的出现必然会引起其他症状的产生，如头痛可以引起注意力下降，于是工作能力降低，进而导致抑郁。

■ 临床表现

临床医师已经注意到这样一个矛盾的现象，以严重颅脑损伤后的抱怨频率为参考，与轻型颅脑损伤的抱怨频率似乎不成比例。同时也注意到，病人外伤后的早期主诉一般随时间逐渐好转，而后期症状的发展则表现为延迟和爆发性的过程。

一般认为属于本综合征的症状包括（其中头痛、头晕和记忆困难最为常见）：

61

1. 躯体症状：

（1）头痛。

（2）头晕或头晕目眩。

（3）视觉紊乱：视物模糊常见。

（4）嗅觉丧失。

（5）听觉异常：耳鸣、听力下降。

（6）平衡困难。

2. 认知症状：

（1）注意力难集中。

（2）痴呆：多次脑损伤比单次脑震荡更多见（见章节 61.6.3"慢性创伤性脑病"）。

1）智力丧失。

2）记忆障碍：通常是短期记忆不全。

（3）判断力不全。

3. 精神社会症状：

（1）情感障碍：包括抑郁、情绪波动（情感不稳定）、欣快/眩晕、易激惹、缺乏动力、意志缺失。

（2）人格改变。

（3）性欲丧失。

（4）睡眠/觉醒周期紊乱、失眠。

（5）易疲劳。

（6）畏光和（或）畏声。

（7）失业率和离婚率上升（可能由于上述任一原因）。

事实上，上述任何一个症状都可以归因于社会环境因素。本综合征的定义中未包括但病人可能主诉的其他症状有：

1. 晕厥（血管迷走神经反应）：须除外脑外伤后癫痫和其他原因引起的晕厥。

2. 味觉改变。

3. 肌张力障碍[33]。

■ **处理**

本组症状的处理是倾向于支持性的。病人经常由初级保健医师、神经科医师、康复医师或精神科医师和心理学家治疗。神经外科参与病人的持续治疗过程通常是由神经外科医师根据自己的临床经验进行判断来实施的。病人的恢复情况差异较大。

早期的随访护理（包括安慰、倾诉和神经心理学评估及干预）会减少一些病人 6 个月后的脑震荡后症状。这些人包括伤后遗忘持续不少于 1 小时或者需要住院治疗的病人，但是不包括那些不需要治疗的病人或者伤后遗忘少于

1 小时的病人[34]。

有些症状需要进一步检查以明确是否可能形成后期的并发症,如癫痫、脑积水和脑脊液漏等。Alves 和 Jane[35] 对轻微颅脑损伤 3 个月后仍然有症状者行 CT、MRI、BAER 和神经心理测验,可能出现癫痫者应行 EEG。如果所有的检查结果均未见异常,则"作者告知病人(和律师):没有明确患病的证据,建议进行心理学检查"。如果这些检查没有发现需要纠正的异常情况,则提示可以确保症状会在 1 年之内缓解,除了心理咨询之外不需要其他治疗。

61.6.3 慢性创伤性脑病

■ 概述

慢性创伤性脑病(CTE)经常见于退役的拳击运动员,包括从轻微到严重(所谓拳击手痴呆[36] 或拳击手酩酊样脑病综合征)的一组症状。症状包括运动、认知和精神心理系统。CTE 与单次脑外伤导致的创伤后痴呆和外伤后 Alzheimer 综合征不同。虽然多数人接受这一概念,但是也并不是所有作者都同意反复的脑震荡会引起任何长期后遗症[37]。

CTE 与 Alzheimer 病(AD)有一定相似之处(主要区别是 CTE 相比于 AD 更倾向于大脑表面[38]),包括出现的神经元纤维缠结有相似的纤维结构特点以及淀粉样血管病变伴脑内出血危险[39]。1/3~1/2 职业拳击手出现脑电图改变(弥漫性慢波或低电压)。

■ 神经病理学

特点:

1. 大脑和小脑萎缩。

2. 皮层和皮层下区域神经纤维退化。

3. β 淀粉样物质沉积:

(1) 形成弥散淀粉样蛋白斑。

(2) β 淀粉样物质沉积并侵犯血管壁的 CTE 病人会出现淀粉样脑血管病。

■ 临床表现

CTE 的临床特点见表 61 - 2[36],包括以下方面[36]:

1. 认知:反应迟钝和记忆缺损(痴呆)。

2. 人格改变:爆发性行为、病态的猜疑、病态酒精依赖、妄想。

3. 运动:小脑功能障碍、帕金森病症状、锥体束症状。

分级标准的设计是为了将病人分为很可能、可能和不可能患 CTE 三类。

慢性脑损伤分级(CBIS)用以评价运动、认知和心理几方面的损害,见表 61 - 3。

61

表 61 - 2　拳击慢性创伤性脑病

运　　动	认　　知	精 神 心 理
早期(约57%)		
构音障碍 震颤 轻度动作失调(尤其是 　非优势侧手)	综合注意力下降	情感不稳定 欣快/轻躁狂 易怒,多疑 丧失攻击性,多语
中期(约17%)		
帕金森综合征 加重的构音障碍、震颤 　和运动失调	反应减慢 记忆力、注意力和行动能 　力轻度缺陷	个性放大 自发行为减少 偏执、嫉妒 不适当情感 暴力发泄
后期(<3%)		
椎体束征 明显的帕金森综合征 　表现 严重的构音障碍、震颤 　和共济失调	思维和语言明显减慢 遗忘症 注意力丧失 行为能力障碍	愉悦/愚蠢 自知力下降 偏执、精神错乱 去抑制、暴躁 可能出现 Klüver - Bucy 综合征

表 61 - 3　慢性脑损伤分级

评分包括以下方面:	每一方面的分数:
运动 认知 精神心理	0＝无症状 1＝轻度 2＝中度 3＝重度
总　　分	严 重 程 度
0 分	正常
1～2 分	轻度
3～4 分	中度
＞4 分	重度

■ 拳击手痴呆的危险因素[36]

见参考文献[36]。

1. 拳击职业生涯的时间越长危险性越高,尤其是 10 年以上。

2. 退役年龄:28 岁以后危险性增高。

3. 比赛场次:尤其是 20 场以上,比击倒的次数更重要。

61

4. 拳击风格：技术较差不善于防卫的力量型拳击手比技术型拳击手危险性高。

5. 检查时的年龄：CTE 潜伏期长，年龄高者多见。

6. 可能与头部受打击的次数有关。

7. 携带 apoE ε4 等位基因（同 Alzheimer 病）的病人风险高，见表 61-4。

8. 职业拳击手患病风险高于业余拳击手。

表 61-4 进展为 Alzheimer 病的比值比

颅脑损伤	apoE ε4 等位基因	比 值 比
—	—	1
—	+	2
+	—	1
+	+	10

■ 神经影像

最常见的表现是脑萎缩。13% 的拳击手可见透明隔间腔[40]，在这类病人中可能是获得性的[41]，并与脑萎缩有关。

（徐　珑　葛培聪）

参考文献

[1] Brain Trauma Foundation, Povlishock JT, Bullock MR. Infection prophylaxis. J Neurotrauma. 2007; 24:S26–S31

[2] Kaufman HH, Slatterwhite T, McConnell BJ, et al. Deep vein thrombosis and pulmonary embolism in head-injured patients. Angiology. 1983; 34:627–638

[3] Brain Trauma Foundation, Povlishock JT, Bullock MR. Deep vein thrombosis prophylaxis. J Neurotrauma. 2007; 24:S32–S36

[4] Brain Trauma Foundation, Povlishock JT, Bullock MR. Nutrition. J Neurotrauma. 2007; 24:S77–S82

[5] Clifton GL, Robertson CS, Grossman RG, et al. The Metabolic Response to Severe Head Injury. J Neurosurg. 1984; 60:687–696

[6] Young B, Ott L, Norton J, et al. Metabolic and Nutritional Sequelae in the Non-Steroid Treated Head Injury Patient. Neurosurgery. 1985; 17:784–791

[7] Deutschman CS, Konstantinides FN, Raup S, et al. Physiological and Metabolic Response to Isolated Closed Head Injury. J Neurosurg. 1986; 64:89–98

[8] Bullock R, Chesnut RM, Clifton G, et al. Guidelines for the Management of Severe Head Injury. 1995

[9] Clifton GL, Robertson CS, Choi SC. Assessment of Nutritional Requirements of Head Injured Patients. J Neurosurg. 1986; 64:895–901

[10] Rapp RP, Young B, Twyman D, et al. The Favorable Effect of Early Parenteral Feeding on Survival in Head Injured Patients. J Neurosurg. 1983; 58:906–912

[11] Young B, Ott L, Twyman D, et al. The Effect of Nutritional Support on Outcome from Severe Head Injury. Neurosurgery. 1987; 67:668–676

[12] Hadley MN, Grahm TW, Harrington T, et al. Nutritional Support and Neurotrauma: A Critical Review of Early Nutrition in Forty-Five Acute Head Injury Patients. Neurosurgery. 1986; 19:367–373

[13] The Brain Trauma Foundation. The American Association of Neurological Surgeons. The Joint Section on Neurotrauma and Critical Care. Nutrition. J Neurotrauma. 2000; 17:539–547

[14] Harris JA, Benedict FG. Biometric Studies of Basal Metabolism in Man. Washington, D.C. 1919

[15] Clifton GL, Robertson CS, Contant CF, et al. Enteral Hyperalimantation in Head Injury. J Neurosurg. 1985; 62:186–193

[16] Ott L, Young B, Phillips R, et al. Altered Gastric Emptying in the Head-Injured Patient: Relationship to Feeding Intolerance. J Neurosurg. 1991; 74:738–742

[17] Grahm TW, Zadrozny DB, Harrington T. Benefits of Early Jejunal Hyperalimantation in the Head-Injured Patient. Neurosurgery. 1989; 25:729–735

[18] Gadisseux P, Ward JD, Young HF, Becker DP. Nutrition and the Neurosurgical Patient. J Neurosurg. 1984; 60:219–232

[19] Duke JH, Jorgensen SB, Broell JR, et al. Contribution of Protein to Caloric Expenditure Following Injury. Surgery. 1970; 68:168–174

[20] Poca MA, Sahuquillo J, Mataro M, Benejam B, Arikan F, Baguena M. Ventricular enlargement after moderate or severe head injury: a frequent and neglected problem. J Neurotrauma. 2005; 22:1303–1310

61

[21] Tian HL, Xu T, Hu J, Cui YH, Chen H, Zhou LF. Risk factors related to hydrocephalus after traumatic subarachnoid hemorrhage. Surg Neurol. 2008; 69:241-6; discussion 246

[22] Marmarou A, Foda MA, Bandoh K, Yoshihara M, Yamamoto T, Tsuji O, Zasler N, Ward JD, Young HF. Posttraumatic ventriculomegaly: hydrocephalus or atrophy? A new approach for diagnosis using CSF dynamics. J Neurosurg. 1996; 85:1026-1035

[23] Miller JD, Butterworth JF, Gudeman SK, et al. Further Experience in the Management of Severe Head Injury. J Neurosurg. 1981; 54:289-299

[24] Stablein DM, Miller JD, Choi SC, et al. Statistical Methods for Determining Prognosis in Severe Head Injury. Neurosurgery. 1980; 6:243-248

[25] Bullock MR, Chesnut RM, Ghajar J, et al. Appendix II: Evaluation of relevant computed tomographic scan findings. Neurosurgery. 2006; 58

[26] Toutant SM, Klauber MR, Marshall LF, et al. Absent or Compressed Basal Cisterns on First CT Scan: Ominous Predictor of Outcome in Severe Head Injury. J Neurosurg. 1984; 61:691-694

[27] Friedman G, Froom P, Sazbon L, et al. Apolipoprotein E-e4 Genotype Predicts a Poor Outcome in Survivors of Traumatic Injury. Neurology. 1999; 52:244-248

[28] Nicoll JAR, Roberts GW, Graham DI. Apolipoprotein E e4 Allele is Associated with Deposition of Amyloid ß-Protein Following Head Injury. Nature Med. 1995; 1:135-137

[29] Clark JDA, Raggatt PR, Edward OM. Hypothalamic Hypogonadism Following Major Head Injury. Clin Endocrin. 1988; 29:153-165

[30] Mayeux R, Ottman R, Tang MX, et al. Genetic Susceptibility and Head Injury as Risk Factors for Alzheimer's Disease Among Community-Dwelling Elderly Persons and Their First Degree Relatives. Ann Neurol. 1993; 33:494-501

[31] Roberts GW, Gentleman SM, Lynch A, et al. ß Amyloid Protein Deposition in the Brain After Severe Head Injury: Implications for the Pathogenesis of Alzheimer's Disease. J Neurol Neurosurg Psychiatry. 1994; 57:419-425

[32] Mayeux R, Ottman R, Maestre G, et al. Synergistic Effects of Traumatic Head Injury and Apolipoprotein-e4 in Patients with Alzheimer's Disease. Neurology. 1995; 45:555-557

[33] Lee MS, Rinne JO, Ceballos-Bauman A, et al. Dystonia After Head Trauma. Neurology. 1994; 44:1374-1378

[34] Wade DT, Crawford S, Wenden FJ, et al. Does Routine Follow Up After Head Injury Help? A Randomized Controlled Trial. J Neurol Neurosurg Psychiatry. 1997; 62:478-484

[35] Alves WM, Jane JA, Youmans JR. In: Post-Traumatic Syndrome. Neurological Surgery. 3rd ed. Philadelphia: W. B. Saunders; 1990:2230-2242

[36] Mendez MF. The Neuropsychiatric Aspects of Boxing. Int'l J Psychiatry in Medicine. 1995; 25:249-262

[37] Parkinson D. Evaluating Cerebral Concussion. Surg Neurol. 1996; 45:459-462

[38] Hof PR, Bouras C, Buee L, et al. Differential Distribution of Neurofibrillary Tangles in the Cerebral Cortex of Dementia Pugilistica and Alzheimer's Disease Cases. Acta Neuropathol. 1992; 85:23-30

[39] Jordan BD, Kanik AB, Horwich MS, et al. Apolipoprotein E e4 and Fatal Cerebral Amyloid Angiopathy Associated with Dementia Pugilistica. Ann Neurol. 1995; 38:698-699

[40] Jordan BD, Jahre C, Hauser WA, et al. CT of 338 Active Professional Boxers. Radiology. 1992; 185:509-512

[41] Jordan BD, Jahre C, Hauser WA. Serial Computed Tomography in Professional Boxers. J Neuroimaging. 1992; 25:249-262

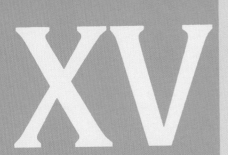

Part XV
脊柱损伤

XV

62 概述、神经系统评估、挥鞭伤和运动相关损伤、儿童脊柱损伤

62.1 引言

脊柱损伤的病人除主要损伤外有 20% 伴有相邻或非相邻节段的第二处脊柱损伤。这些病人通常还伴有身体其他部位的非相关性损伤（如胸外伤、创伤性颅脑损伤等）。与脊髓损伤直接相关的损伤包括动脉夹层[颈动脉和(或)椎动脉]。

62.2 专业名词

62.2.1 脊柱稳定性

曾有很多种定义被提出。White 和 Panjabi[1] 提出了临床稳定性的概念性定义：在生理负荷下限制脊柱位移以预防脊髓和神经根（包括马尾）遭受损伤或刺激，并阻止因结构改变而导致功能丧失或疼痛。

生物力学稳定性：指脊柱抵抗外力的能力。

预测脊柱稳定性通常十分困难。为此曾有多种模型被相继提出，但均不够完善。颈椎损伤脊柱稳定性模型见章节 65.1.4，胸腰椎骨折的脊柱稳定性模型见章节 66.1.2。

62.2.2 损伤平面

对于如何定义脊髓"损伤平面"尚存争议。一些学者将"损伤平面"定义为功能完全正常的最低脊髓平面（因此一部分 C6 运动功能轻度损伤的病人会被诊断为 C5 四肢瘫痪）。然而，大多数"损伤平面"的定义为保留痛温觉并具有 3/5 级肌力运动功能的最末段脊髓。

62.2.3 损伤的完全性

损伤的完全性评估对于选择诊疗方案和评估预后十分重要。

■ **不完全损伤**

定义：在损伤平面三个节段以下残存任何运动或感觉功能[2]。有如下长束功能保留的体征。

不完全损伤的体征：

1. 脊髓颈段或胸段损伤，存在下肢感觉（包括位置觉）或随意运动。

2. "骶部保留（鞍区回避）"：肛周感觉、肛门括约肌自主收缩或足趾自主屈曲存在。

3. 如仅保留骶神经反射（如球海绵体肌反射），则不能称为不完全损伤。

不完全损伤的类型：

1. 中央脊髓综合征（见章节 62.9.3）。

2. Brown - Sequard 综合征（脊髓半切综合征）（见章节 62.9.3）。

3. 前索综合征（见章节 62.9.3）。

4. 后索综合征（见章节 62.9.3）；少见。

■ **完全性损伤**

排除脊髓休克，在损伤平面三个节段以下未残存任何运动和（或）感觉功能。约 3% 在首次检查时表现出完全性损伤的病人在 24 小时内可有所恢复。完全性脊髓损伤持续 72 小时以上者几乎无恢复可能。

■ **脊髓休克**

这一术语通常用于两种完全不同的情境：

1. 脊髓损伤后发生低血压（休克）（收缩压通常约为 80 mmHg）（治疗见低血压章节 63.3.1）。可由多种因素引起：

（1）交感神经的阻断：见于 T1 以上脊髓损伤。

1）损伤平面下血管张力（血管收缩）丧失。

2）副交感神经拮抗减少导致心动过缓。

（2）损伤平面下骨骼肌瘫痪所致肌张力丧失，使静脉淤血，血容量相对减少。

（3）创口失血，导致真性血容量降低。

2. 脊髓损伤平面以下全部神经功能一过性丧失（包括节段性和多突触反射活动及自主神经功能）[3,4]，导致软瘫和反射消失：

（1）持续时间：最快可在 72 小时内缓解，但通常持续 1～2 周，偶可持续数月。

（2）伴球海绵体肌反射消失。

（3）根据 Schiff - Sherrington 现象，损伤平面以上邻近节段的脊髓反射也可被抑制。

（4）脊髓休克缓解后，损伤平面以下将处于痉挛状态，球海绵体肌反射恢复。

（5）提示预后不良。

62.3　挥鞭伤（WAD）

62.3.1　概述

"挥鞭伤"起初是一个非专业术语,如今定义为由于颈部过度屈伸或旋转导致的颈椎区域创伤性软组织结构的损伤（包括颈部肌肉、韧带、椎间盘、关节面等）,但不存在骨折、脱位或椎间盘突出[5],是交通事故中最常见的非致死性损伤[6]。症状可立即出现,但通常延迟于数小时或数天后出现。除颈椎相关症状外,通常还伴有头痛、认知障碍和腰部疼痛等主诉。

62.3.2　临床分级

WAD 的临床分级见表 62 - 1[7]。

表 62 - 1　WAD 严重程度临床分级

级　别		描　　　述
挥鞭伤	0	无主诉,无体征ᵃ
	1	颈部疼痛或僵硬或压痛,无体征
	2	上述症状伴活动范围减小或压痛点
	3	上述症状伴肌力下降、感觉障碍或深反射消失
	4	上述症状伴骨折或脱位ᵃ

a 此类病例不能诊断为挥鞭伤[5]

62.3.3　评估和治疗

此类损伤的诊疗共识见表 62 - 2 和表 62 - 3。需注意的是挥鞭样损伤后可偶发枕部神经痛,类似的情况应当给予适当的治疗（表 62 - 3）。

表 62 - 2　WAD 的评估

1 级病人:精神状况平稳,体格检查正常,不需要行影像平片检查
2 级病人、3 级病人:行颈椎 X 线片检查,可能需过屈-过伸位。不需要特殊的影像学检查（MRI、CT、脊髓造影术）
3 级、4 级病人:这些病人应考虑脊髓损伤的可能,见下文脊髓损伤初始治疗的相关章节（见 63 章）

表 62 - 3　WAD 的治疗[8]a

揮鞭伤通常是良性的,无须特殊处理。并且大多数病例通常在数日到数周内恢复			
建　议	级　别		
	1	2	3
活动度训练	所有病人都应立即开始		
鼓励回归正常生活	立即	尽早	
颈托和休息b	不需要	伤后 72 小时以上者不需要	伤后 96 小时以上者不需要
被动理疗:热敷、冷敷、按摩、经皮神经电刺激、超声波、肌肉放松、针灸和调整工作	不需要	症状持续 3 周以上者可考虑	
药物:可选用非甾体类消炎药(NSAID)和非麻醉性镇痛药(建议不超过 3 周)	不需要	需要	需要。可能偶尔需要麻醉性镇痛药
手术	不需要	不需要	仅适用于进展性神经功能能障碍或上肢持续疼痛的病人

※ 不推荐:颈枕和软颈托、卧床休息、喷雾和拉伸训练、肌松药、反射疗法、磁性项链、草药方剂、顺势疗法、非处方药物(除 NSAID 外,见上文)和在关节内、关节囊内或压痛点内注射皮质醇

a 除外骨折、脱位或脊髓损伤的病人
b 不建议使用软泡沫颈托;如果使用,则窄边应放置在前方,以避免颈部过伸[5]

62.3.4　预后

在瑞士(所有治疗费用由政府承担,尽管可能遗留终身残疾,但病人无权因病痛而进行起诉或获得赔偿)进行的一项包含 117 例 56 岁以下因交通事故而导致 WAD(除外伴有颈椎骨折、脱位或身体其他部位损伤的病人)的研究中[9],康复情况如表 62 - 4 所示。在 21 名 2 年后仍有持续性症状的病人中,仅 5 人由于疾病的限制无法进行工作(3 人由全职转为兼职工作,2 人残疾)。出现持续性症状的病人通常年龄更大,在初诊时有更多不适,在受创时头位旋转或倾斜更严重,创伤前头痛的发生率更高,存在既往疾病的概率更高(如有影像学证据的颈椎骨关节炎)。机动车的受损程度、车速与损伤程度关系不大,预后不受性别、职业或精神因素的影响。

表 62-4 WAD病人的恢复

时　　间(个月)	恢 复 百 分 比
3	56％
6	70％
12	76％
24	82％

62.4 儿童脊柱损伤

62.4.1 概述

脊髓损伤不常见于儿童,儿童头部损伤与脊髓损伤的发病比例约为30∶1。仅有5％的脊髓损伤见于儿童。由于韧带松弛且头身重量比较大、椎旁肌肉未发育成熟、钩突不发达,因此损伤通常涉及韧带而不是骨性结构,见无影像学异常的脊髓损伤(SCIWORA)(见章节65.8)。儿童还可能发生骨骺(生长板)的分离,但容易治愈。颈椎是脊柱最脆弱的节段(枢椎以下损伤较少见),42％的损伤发生于此;胸椎损伤占31％;腰椎占27％。与成人相比,儿童脊柱损伤的致死率更高(与脑损伤的情况相反),但死因通常与身体其他严重损伤相关,而非脊柱损伤本身[10]。

62.4.2 评估

诊断的临床指南见下文[见"临床指南:儿童颈椎损伤的评估"(见章节62.4.3)]。

62.4.3 儿童颈椎损伤和鉴别诊断

▇ 概述

见儿童颈椎解剖(见章节12.1.5)。在≤9岁的病人中,67％的颈椎损伤发生于颈椎的前三个节段(枕部至C2)[11]。

▇ 软骨结合

正常的软骨结合(见章节12.1.5)可被误认为骨折,尤其是寰椎中央的软骨连结(见章节12.1.5)可被误认为齿突骨折。相反,真正的骨折可贯穿软骨连结[12,13]。贯穿软骨连结的骨折治疗建议:由于软骨连结具有自发融合的趋势,因此建议急诊复位加外固定。如发生持续的颈椎不稳定,可考虑内固定/融合[13]。

▇ 寰椎假性移位

见参考文献[14]。

62

寰椎假性移位(定义为张口前后位上 C1 的两侧块超过 C2 关节面 2 mm 以上)存在于大多数 3 个月到 4 岁的儿童中。1～2 岁之间发生率为 91%～100%。最小见于 3 个月,最大见于 5.75 岁。正常的总体偏移是 1 岁以内 2 mm,2 岁时 4 mm,3 岁时 6 mm,而后逐渐减少。最大可偏移 8 mm。创伤并非影响因素。

假性移位可能是枢椎与寰椎生长不匹配造成的,可被误诊为 Jefferson 骨折(见章节 64.4.3),而 Jefferson 骨折在青春期前十分罕见(归因于儿童体重小、颈部柔韧性好、颅骨可塑性强和 C1 软骨连结吸收冲击的能力强)。

颈部转动也可出现 Jefferson 骨折的表象。

如高度怀疑骨折,行 C1 段 CT 扫描可以明确。

■ 假性半脱位

发生在 C2(枢椎)与 C3 之间层面的前向脱位和(或)显著成角,可见于创伤后儿童(≤10 岁)颈椎侧位片。10 岁以前颈椎屈伸的中心都在 C2～C3 水平,10 岁以后下移至 C4～C5 或 C5～C6。正常儿童的 C2 通常可向前移动2～3 mm[15]。当头部屈曲时可发生脱位,肌肉痉挛会使情况加重[16]。假性脱位并不代表病理性失稳。骨折和脱位在儿童中并不常见,一旦发生其表现与成人相似。

有 10 例 4～6 岁儿童假性半脱位的报道[17]:疼痛较为常见,每例均有头部或颈部的屈曲(有时轻微),头部中立位 X 线片见假性半脱位消失。

建议:针对病人的软组织损伤(而非半脱位)进行治疗。

■ 治疗

62

> #### 临床指南:儿童颈椎损伤的评估
>
> Level I [18]:
>
> 疑似寰枕脱位(AOD)的患儿行 CT 评估枕髁到 C1 的间距(CCI)。
>
> Level II [18]:
>
> 1. 具备下列情况的 3 岁以上创伤患儿无须进行颈椎影像学检查:
>
> (1) 清醒的。
>
> (2) 神经功能完整的。
>
> (3) 无颈后正中线压痛(亦无牵拉痛)。
>
> (4) 不存在无法解释的低血压。
>
> (5) 非中毒性。
>
> 2. 具备下列全部特征的 3 岁以下创伤患儿无须进行颈椎影像学检查:
>
> (1) GCS>13 分。
>
> (2) 神经功能完整。
>
> (3) 无颈后正中线压痛(亦无牵拉痛)。

（4）非中毒性。

（5）不存在无法解释的低血压。

（6）已知不涉及交通事故、10 英尺（3 m）以上坠落或其他受伤机制明确的意外创伤。

3. 对不满足上述条件的创伤患儿进行颈椎平片或高分辨率 CT 检查。

4. 对怀疑寰枢关节旋转固定（AARF）的患儿行三维 CT 并进行 C1～C2 的动态分析，以明确诊断并分类。

Level Ⅲ[18]：

1. 8 岁以下患儿：抬高胸部限制活动或放低枕部（由于头部相对较大，故此处置可使脊柱呈中立位）。

2. 7 岁以下伴有 C2 软骨结合（见章节 12.1.5）损伤的患儿：闭合复位、颅骨制动。

3. AARF 的病人：

（1）急性 AARF（发病＜4 周）不会自发缓解：手法复位或系带牵引复位。

（2）慢性 AARF（发病＞4 周）：使用系带或骨钳/颅骨牵引复位。

（3）复发或顽固性 AARF：内固定或融合。

4. 孤立的颈椎韧带损伤和不稳定的或难以复位的骨折脱位畸形：应考虑一期手术治疗。

5. 保守治疗失败的颈椎损伤：手术治疗。

Level Ⅲ[19]：

1. 8 岁以下患儿：制动并抬升胸部或降低枕部（由于头部相对较大，故此处置可使脊柱呈中立位）。

2. 7 岁以下伴有 C2 软骨结合（见章节 12.1.5）损伤的患儿：闭合复位、颅骨固定。

3. 考虑：对孤立的颈椎韧带损伤伴畸形的病人进行一期手术治疗。

62.5　颈部支架

62.5.1　软颈托

软的（海绵橡胶）颈托无法起到颈椎制动的作用。其功能主要是提醒病人减少颈部活动。

62.5.2 硬颈托

无法为上部和中部颈椎提供有效制动和防止旋转。

常规硬颈托：

1. Miami J 颈托和 Aspen 颈托：衬垫可移动。

2. Philadelphia 颈托：衬垫不可移动，穿戴感受更热。

62.5.3 后部支架

与颈胸矫正器的区别是没有腋下系带，包括四柱支架。预防颈椎中段屈曲效果好。

62.5.4 颈胸矫正器(CTO)

CTO 结合了人体背心的形式以固定颈椎。以下装置可以增加制动的程度：

Guilford 支架：主要由环绕于枕骨及下颌的圈环和两条连接于前后胸垫的支柱组成。

SOMI 支架：是胸骨-枕骨-下颌骨固定的缩写。对抗屈曲的支撑较好(特别是对高位颈椎)。由于枕部支撑较弱，因此并不适用于过伸型的损伤。有特殊的额部附件，使病人可以在没有下颌支撑的情况下舒适进食。

"Yale 支架"：是 Philadelphia 颈托的扩展版。是控制屈伸和旋转最为有效的 CTO。主要的缺点是防侧方屈曲的作用较差(仅减少约 50%)。

62.5.5 头环-背心(halo-vest)

可用于固定上段或下段颈椎，对中段颈椎固定效果欠佳(由于中段颈椎呈 S 样走形所致)。当椎体切除术后的病人采取直立位时不能提供足够的支撑(即不是便携式颈椎牵引装置)。总体上可减少 90%～95% 的屈曲/伸展和侧屈活动及 98% 的旋转运动。定位见章节 63.5.2。

62.6 随访日程

颈椎疾病(稳定或不稳)初始诊疗(手术或保守治疗)结束后的随访日程见表 62-5。通过随访可以发现治疗中存在的问题[1](3 周起随访间隔时间逐步加倍)。

表 62 - 5　颈椎损伤随访访视样表

术 后 时 间	安 排
7～10 天	间断缝合者检查伤口(仅对术后病人)
4～6 周	佩戴支架的前后位和侧位颈椎平片
10～12 周	1. 不佩戴支架的后前位和侧位颈椎平片,包含屈曲位/伸展位 2. 若 X 线片结果良好且病人恢复佳,可拆除支架
6 个月	1. 前后位和侧位颈椎平片,包含屈曲位/伸展位 2. 若病人恢复良好,部分可不随访
1 年	1. 前后位和侧位颈椎平片,包含屈曲位/伸展位 2. 恢复好的病人可不随访

62.7　运动相关的颈椎损伤

62.7.1　概述

本书中涉及的任何脊柱损伤都是与运动相关的。本节讨论一些运动特有的损伤。

Bailes 等[20]对运动相关脊髓损伤(SCI)进行了分类,见表 62 - 6。Ⅰ型损伤可以是完全性的脊髓损伤,或存在不完全性脊髓损伤综合征的一些特点(通常是混合型或部分性的)。Ⅱ型损伤包括脊髓震荡、脊髓神经失用症(见下文)和灼手综合征(见下文),所有这些损伤都缺乏影像学的异常表现,并且症状均可完全缓解。评估病人病情应谨慎。出现神经功能缺损者、影像学检查损伤明确者、先天颈椎异常者和反复发作者(见章节 62.7.3)不应重返赛场。Ⅲ型损伤最为常见。对失稳定的损伤应当进行积极治疗(见章节 65.7.3)。

表 62 - 6　运动相关脊髓损伤

类 型	描 述
Ⅰ	永久性脊髓损伤
Ⅱ	一过性脊髓损伤,不伴有影像学改变
Ⅲ	影像学异常但不伴有神经功能缺损

62.7.2　橄榄球相关的颈椎损伤

■ 概述

可疑颈椎损伤的橄榄球运动员在离场前不应摘下头盔(见章节 63.2)。

■ 专业名词

橄榄球竞技中常发生多种与颈椎相关的损伤,以下专业名词可能来源于类似更衣室俚语的语境,而后再赋予医学专业的定义,因此此可能无法对其准确的定义达成一致。尽管语义可能存在差异,但更重要的是从诊断和治疗的立场出发,鉴别神经根损伤、臂丛神经损伤和脊髓损伤。

1. 颈髓神经失用症[21] (CCN):感觉异常,包括麻木、刺痛和烧灼感。可伴或不伴有无力或完全瘫痪等运动症状。典型症状持续时间<15分钟(尽管最多可持续48小时),80%的病人会累及四肢。可能是由颈椎椎管矢状径狭窄引起的。恢复接触性活动时,复发率约为56%,椎管狭窄者复发风险更高。评估病情时应参考颈椎MRI。Torg[21]认为单纯的CCN(无脊柱失稳,MRI未显示脊髓损伤或水肿)形成永久性损伤的风险较低,不建议限制病人活动。

2. "针刺感"或"烧灼感":与灼手综合征不同,该症状为单侧性。烧灼痛由肩部向下放射,有时可出现C5、C6神经根支配区肌力下降。通常在拦截抢球时出现。可能是由于臂丛上干向下牵拉(由于肩部向下受压及颈部向对侧屈曲造成)或神经孔内的神经根直接受压迫引起的(非脊髓损伤)。

3. 灼手综合征[22]:与"针刺感"相似,但是双侧的。可能代表发生了脊髓损伤,可能是中央脊髓综合征的一种症状较轻的类型(见章节62.9.3)。

4. 其他神经系统损伤:包括颈动脉或椎动脉的血管性损伤。通常与颈部直接受袭和剧烈运动所致的内膜剥脱相关(见章节67.2.4)。症状表现同TIA或卒中。

■ 橄榄球撞击阻击手颈椎(spear tackler's spine)

自1976年比赛规则变更(禁止用头盔撞击阻击对手)后,橄榄球相关的颈椎骨折和四肢瘫痪的发生数量明显减少[23]。

本病有四个特点:

1. 颈椎管狭窄。

2. 颈椎向前的生理弯曲消失:因此颈椎轴向的负荷更容易传递至椎体,而不是被颈椎的肌肉和韧带吸收,从而增加了爆裂骨折和四肢瘫痪的风险。

3. 存在既往创伤性病变的证据。

4. 有使用撞击阻击技术的记录。

治疗建议:运动员需停赛,直至颈椎生理弯曲恢复,并教授运动员使用其他阻击技术。该项技术已从1976年起被禁止。

62.7.3　重返赛场与赛前评估指南

颈椎相关的重返赛场(return to play,RTP)和赛前评估指南见表62-7(改良版[24])。内容仅作为指导,不能确保运动员的安全。必须进行临床评估判断。

表 62-7 颈椎相关的参赛禁忌证[a]

状 况[b]	禁忌证[c]
先天性[d]	
齿突畸形（寰枢椎失稳可能导致严重的损伤）	
1 （1） 完全发育不全（罕见）	绝对
（2） 发育不全（见于合并软骨发育不良和骨骺发育不良者）	绝对
（3） 齿突游离（可能为创伤性的）	绝对
2 寰枕融合（寰椎与枕部的部分或完全性融合）：有突然起病或猝死的报道	绝对
Klippel-Feil 畸形（≥2 个颈椎节段的先天性融合）[e]	
3 （1） Ⅰ型：颈椎和上段胸椎大量融合	绝对
（2） Ⅱ型：仅 1 个或 2 个间隙融合	
1）伴活动受限、枕颈畸形、失稳、椎间盘疾病和退行性病变	绝对
2）活动范围正常，无上述其他疾病	无
获得性	
颈椎狭窄[f]	
1 （1） 无症状性	无
（2） 曾有脊髓神经失用症发作	相对
（3） 脊髓神经失用症＋MRI 证据提示脊髓损伤或水肿	绝对
（4） 脊髓神经失用症＋韧带失稳，症状或神经功能异常持续时间＞36 小时或频繁发作	绝对
2 橄榄球撞击阻击手颈椎（见上文）	绝对
3 隐性脊柱裂：罕见，X 线检查偶然发现	无
颈椎上段受损后	
1 寰枢椎失稳定（成人寰齿间隙＞3 mm，儿童寰齿间隙＞4 mm）	绝对
2 寰枢椎旋转固定（可能与横韧带断裂有关）	绝对
骨折	
3 （1） 已治愈，无疼痛，活动范围正常，发生下列骨折但无神经系统异常：非脱位性 Jefferson 骨折、齿突骨折或枢椎侧块骨折	无
（2） 其他	绝对
4 术后寰枢椎融合	绝对

续 表

状 况[b]			禁忌证[c]
枢椎以下颈椎受损后			
1	韧带损伤：>3.5 mm 半脱位,或屈-伸位成角>11°		绝对
2	骨折		
	(1)	已治愈的体检正常的下列稳定型骨折：不累及后部的椎体压缩骨折、棘突骨折	无
	(2)	伴有矢状面结构或后部骨折或韧带受累的椎体骨折	绝对
	(3)	粉碎骨折,碎片进入椎管	绝对
	(4)	引起关节突不协调的侧块骨折	绝对
3	椎间盘损伤		
	(1)	保守治疗愈合的椎间盘突出	无
	(2)	颈椎前路椎间盘切除术和融合术术后椎间融合,常规检查无异常,无活动受限和疼痛	无
	(3)	慢性椎间盘突出伴疼痛,神经功能异常或活动受限,或急性椎间盘突出	绝对
4	术后融合状态		
	(1)	稳定的单节段融合	无
	(2)	稳定的两节段融合	相对
	(3)	两个以上节段融合	绝对

a 有组织的对抗性运动[24]：拳击、橄榄球、冰上曲棍球、长曲棍球、英式橄榄球和摔跤
b 可参考头颅(及头颈)相关情况(见章节 76.8)(如 Chiari 畸形 1 型等)
c 禁忌证分为绝对禁忌证、相对禁忌证(包括未明确)或无禁忌
d 先天性畸形可能与"残疾人奥林匹克运动会"相关
e 注意：Klippel - Feil 畸形可能并发其他脏器系统的畸形(如心脏),可能对参赛产生影响(见章节 16.3)
f Pavlov 比率(见章节 71.5.1)预测对抗性运动损伤的阳性值偏低,因此不适用于筛查(如无症状性 Pavlov 比率<0.8 并不是参赛的禁忌证)

62.8 神经系统评估

62.8.1 概述

对损伤平面进行评估需要熟练掌握以下有关骨性脊柱与脊髓和神经之间

关系的知识(图 62 - 1)。

1. 由于存在 8 对颈神经,但只有 7 节颈椎,所以:

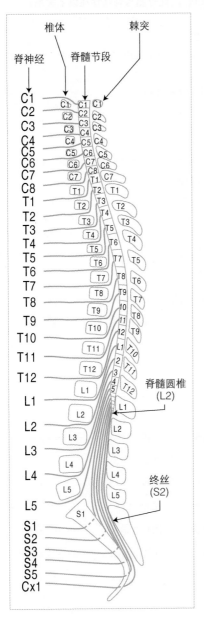

图 62 - 1　脊髓、神经根与脊柱之间的关系

(1) 第 1～8 对颈神经在对应的颈椎的椎弓根上方出椎管。

(2) 胸神经、腰神经和骶神经在对应的椎体的椎弓根下方出椎管。

2. 由于在发育中脊柱较脊髓生长快，因此脊髓与脊柱存在以下关系：

(1) 由椎体推测脊髓节段：

1) 从 T2 到 T10：棘突节段数加 2。

2) T11、T12 和 L1 对应着最低的 11 个脊髓节段（L1～L5，S1～S5，以及尾 1）。

(2) 成人的脊髓圆锥对应 L1 或 L2 脊柱节段。

62.8.2 运动层面的评估

■ 概述

下列表格用于快速评估（运动神经支配详情见表 29 - 5 和表 29 - 7）。

■ ASIA（美国脊柱损伤协会）运动评分系统

应用 MRC（英国皇家医学研究所）分级评分（见表 62 - 8）可迅速为 10 个关键肌肉进行评分，左右均为 0～5 分，总分 100 分[25,26]。注意：大多数肌肉受相邻两节段脊髓支配，表 62 - 8 所示支配为较低的节段。若运动评分尚可（≥3 分）则考虑脊髓节段完好。更多信息见 http://www.asia-spinalinjury.org。中轴肌群评估请参见表 62 - 9。

表 62 - 8　关键肌肉组的运动层面分类（四肢）

右侧评分	节　段	肌　肉	测试动作	左侧评分
0～5	C5	肱二头肌	屈肘	0～5
0～5	C6	腕伸肌	手腕上翘	0～5
0～5	C7	肱三头肌	伸肘	0～5
0～5	C8	指深屈肌	屈曲中指远端	0～5
0～5	T1	手内在肌	小指外展	0～5
0～5	L2	髂腰肌	屈髋	0～5
0～5	L3	股四头肌	伸膝	0～5
0～5	L4	胫骨前肌	足背屈	0～5
0～5	L5	趾长伸肌	踇趾背屈	0～5
0～5	S1	腓肠肌	足跖屈	0～5
50		←总分→		50

总计：100 分

表 62 - 9　中轴肌群评估[27]

层　　面	肌　　群	测　试　动　作
C4	膈肌	潮气量、第 1 秒用力呼气量、肺活量
T2~T9 T9~T10 T11~T12	肋间肌 上腹肌 下腹肌	检查感觉平面、腹壁反射和 Beevor 征

■ 更多运动评估的细节

骨骼肌及其主要脊髓神经支配见表 62 - 10。

表 62 - 10　骨骼肌及其主要脊髓神经支配

节　　段	肌　　肉	测　试　动　作	反　　射
C1~C4	颈部肌肉		
C3~C5	膈肌	吸气,潮气量、第 1 秒用力呼气量、肺活量	
C5,C6	三角肌	上肢外展>90°	
C5,C6	肱二头肌	屈肘	肱二头肌
C6,C7	桡侧腕伸肌	伸腕	旋后肌
C7,C8	肱三头肌,指伸肌	伸肘,伸指	肱三头肌
C8,T1	指深屈肌	抓取(指远端屈曲)	
C8,T1	手内在肌	小指外展,拇指外展	
T2~T9	肋间肌[a]		
T9,T10	上腹肌[a]	Beevor 征[b]	腹壁反射[c]
T11,T12	下腹肌[a]		
L2,L3	髂腰肌,内收肌	屈髋	提睾反射[d]
L3,L4	股四头肌	伸膝	髌骨反射(膝阵挛)
L4,L5	股后内侧肌群,胫骨前肌	踝关节背屈	股后内侧肌群
L5,S1	股外侧肌群,胫骨后肌,腓骨肌群	屈膝	

62

续 表

节 段	肌 肉	测试动作	反 射
L5,S1	趾伸肌,趾长伸肌	踇趾背伸	
S1,S2	腓肠肌,比目鱼肌	踝关节跖屈	踝阵挛
S2,S3	趾屈肌,踇趾屈肌		
S2~S4	膀胱,小肠下段,肛门括约肌	膝胸卧位直肠检查	肛门反射ᵉ,球海绵体肌和阴茎异常勃起

a 通常同时检查感觉平面以协助评估这些节段

b Beevor 征：检查腹部肌群以评估损伤平面。病人屈颈将头部抬离床面；如果下腹部肌群(大致低于 T9 水平)比上腹部肌群力弱,则脐部将向头侧移动。当上、下腹肌均力弱时则无效

c 腹壁反射：使用尖锐物体搔刮腹部的一个象限引起下层肌群收缩,使脐部向该象限移动。上腹部反射：T8~T9。下腹部反射：T10~T12。腹壁反射为皮层反射(即反射环路传入皮层后直接传出至腹部肌肉)。反射存在提示胸髓下段不完全损伤

d 提睾反射：L1~L2 的浅表反射

e 肛门反射：亦称肛吮。正常：肛周皮肤轻度刺激(如针刺)可引起无意识的肛门收缩。球海绵体肌(BC)反射：见章节 62.8.5

62.8.3 感觉平面的评估(皮肤和感觉神经)

■ ASIA 标准[25]

表 62-11 中所列为 28 个关键部位。使用针刺和轻触的方法对左、右两侧分别进行检查,并根据表 62-12 所示量表进行评分,针刺最高得分为 112 分(左和右),轻触最高得分为 112 分(左和右)。

表 62-11 关键感觉标志

层 面	皮 肤
C2	枕结节
C3	锁骨上窝
C4	肩锁关节顶点
C5	肘窝外侧面
C6	拇指背侧近端
C7	中指背侧近端
C8	小指背侧近端

续 表

层　　面	皮　　肤
T1	肘窝内侧(尺侧)
T2	腋窝顶点
T3	第三肋间
T4	第四肋间(乳头连线)
T5	第五肋间(T6 和 T8 连线中点)
T6	第六肋间(剑突)
T7	第七肋间(T6 和 T8 连线中点)
T8	第八肋间(T6 和 T10 连线中点)
T9	第九肋间(T8 和 T10 连线中点)
T10	第十肋间(脐水平)
T11	第十一肋间(T10 和 T12 连线中点)
T12	腹股沟韧带中点
L1	T12~L2 中点
L2	大腿前侧中部
L3	股骨内髁
L4	内踝
L5	第三跖趾关节背侧
S1	足跟外侧
S2	腘窝中点
S3	坐骨结节
S4~S5	肛周区域(视为 1 个节段)

表 62-12　感觉评分量表

评　　分	描　　述
0	缺失
1	受损(部分性或变为感觉过敏)
2	正常
NT	无法测量

注意：C4 岬又称 bib 区，位于胸背上部；感觉节段从 C4"跳跃"至 T2，中间的感觉节段分布于上肢(图 1 - 14)。该变化的位置因人而异。

62.8.4 直肠检查

1. 直肠外括约肌通过检查者佩戴手套进行指检检查：

(1)记录病人反应，感觉存在或消失。病人有任何感觉均提示感觉损伤不完全。

(2)记录括约肌放松时的张力以及任何自主收缩。

2. 球海绵体肌反射(见表 62 - 10，也可见下文)：反射阴性提示脊髓休克，但并不诊断骶髓以上的完全损伤，因为脊髓休克可一过性地抑制脊髓功能。

62.8.5 球海绵体肌(BC)反射

是一个由 S2~S4 神经根传递，经脊髓多突触介导的反射。挤压男性龟头或牵拉导尿管(不分性别)可引起肛门括约肌反射性地收缩(必须与导尿管球囊移动相鉴别)。

以下情况可导致反射减弱：

1. 脊髓休克：当骶上脊髓损伤脊髓休克时可出现 BC 反射消失。有报道显示 BC 反射的恢复是脊髓休克缓解的早期临床指征。

2. 损伤累及马尾或脊髓圆椎。

BC 反射存在通常被认为是脊髓不完全损伤的指征，但仅存在 BC 反射并非预后良好的指征。

62.8.6 其他感觉检查

以下检查可选择性进行，建议将结果分为感觉缺失、感觉受损和正常：

1. 位置觉：检查双侧示指、拇趾。

2. 深触觉/深痛觉。

62.8.7 ASIA 损伤量表

ASIA 损伤量表*[25]如表 62 - 13 所示(改良的 Frankel Neurological Performance 量表[28])。

表 62 - 13　ASIA 损伤量表

分　级	描　　述
A	完全：无任何运动或感觉功能
B	不完全：病变层面以下(包括骶髓 S4~S5)有感觉，但无运动功能

续　表

分　级	描　　　　　述
C	不完全：病变层面以下存在运动功能（层面以下多于半数的肌群肌力＜3级）[a]
D	不完全：病变层面以下存在运动功能（层面以下多于半数的肌群肌力≥3级）
E	正常：运动和感觉功能正常

a 肌力评分见表 29 - 2

＊注意：本量表与其他 ASIA 量表不同，用于检查脊髓损伤的完全性；同时参见运动和感觉评分（见章节 62.8.2）。

62.9　脊髓损伤

62.9.1　完全性脊髓损伤

见完全性脊髓损伤与不完全性脊髓损伤的定义（见章节 62.2.3）。

此外，如出现损伤平面下自主运动、括约肌控制和感觉的丧失，则可能发生阴茎的异常勃起。同时也可能出现低血压和心动过缓（见章节 62.2.3）（脊髓休克）。

62.9.2　延-颈髓分离

由 C3 以上（含）节段脊髓损伤所致（包括寰枕脱位和寰枢脱位所致的脊髓损伤）。延-颈髓分离可迅速导致呼吸、心搏停止。数分钟内未行心肺复苏可致死亡。病人通常四肢瘫痪，且需要呼吸机辅助呼吸（可通过膈神经刺激脱机）。

62.9.3　不完全脊髓损伤

■ **中央脊髓综合征（CCS）**
 • **概述**

> **要　点**
>
> 1. 上下肢不匹配的运动功能缺失，上肢严重。
> 2. 通常是存在骨赘的情况下由过伸性损伤引起的。
> 3. 需手术减压，除病情进行性恶化者外，其余可行非急诊手术。

由 Schneider 等[29]在 1954 年首先进行了描述。CCS 是脊髓不完全损伤综合征的最常见类型。常见于老年人,尤其常见于患有骨质增生(前方)和黄韧带增生(后方)所致后天性椎管狭窄的病人发生急性过伸性损伤。有时可继发于先天性椎管狭窄。某一节段椎体的平移也可导致 CCS。病史中往往可以追溯到前额或上面部受冲击伤,或检查时发现(如上面部或前额的裂伤、擦伤等)。外伤的发生通常与交通事故或向前倾倒有关,常见于醉酒状态。年轻病人的 CCS 通常并发于运动损伤,见灼手综合征(见章节 92.11)。CCS 可能伴发或不伴发颈椎骨折或脱位[30]。CCS 可能与急性创伤性椎间盘突出相关。CCS 亦可能发生于风湿性关节炎。

- **病理机制**

理论:脊髓的最内部区域是血管供血的分水岭区,更易因水肿受损。经过颈髓的长纤维束根据体表投影区分布在颈髓的不同位置,例如上肢的纤维与下肢的纤维相比位置更靠内侧(图 1-13)。

- **临床表现**

见参考文献[29]。

临床表现与脊髓空洞症有一定相似性。

1. 运动:上肢力弱,较下肢严重。

2. 感觉:可能发生损伤平面以下不同分布区的不同程度的感觉缺失。

3. 脊髓病的表现:括约肌功能丧失(通常是尿潴留)。

对有害刺激和非有害刺激痛觉过敏十分常见,尤其在上肢近端,常延迟出现并使病人十分痛苦[31]。Lhermitte 征发生于约 7% 的病例中。

- **自然病史**

初期可见症状改善(特点:下肢先恢复,随后是膀胱功能、上肢肌力,最后是手指活动;感觉恢复无固定模式),随后是平台期,而后是迟发性恶化[32]。90% 的病人在 5 天内可在协助下行走[33]。病人常不能完全恢复,恢复的程度取决于损伤的严重程度和病人年龄[34]。

如果 CCS 由脊髓毁损(非脊髓挫伤)所致的脊髓积血引起,可能导致症状累及范围扩大(向上或向下)。

- **评估**

临床发现:年轻病人倾向于患椎间盘突出、半脱位、脱位或骨折[33]。老年病人倾向于患多节段椎管狭窄,通常由骨赘形成、椎间盘突出、黄韧带增厚导致[30]。

颈椎 X 线片:可以显示先天性狭窄、骨赘增生、创伤性骨折/脱位。偶尔可在前后位发现不伴有骨赘生成的狭窄[30]。在以下情况下 X 线平片不能显示出椎管狭窄:黄韧带增厚、关节突关节增生、骨赘钙化不良[30]。

颈椎 CT:诊断骨折和骨赘形成十分有效,评估椎间盘、脊髓和神经的效果不如 MRI。

MRI：可显示由椎间盘或骨赘引起的椎管前部病变（结合颈椎平片可增加骨赘形成与创伤性椎间盘突出的鉴别能力）。评估黄韧带的效果亦较好。T_2 加权像可以显示脊髓急性水肿[35]，并且能检测到血肿。MRI 显示骨折的能力较差。

• **治疗**

CCS 治疗的适应证、时机和最佳治疗方式存在争议。

临床指南：急性创伤性中央脊髓损伤（ATCCS）

Level Ⅲ[34,36]：

1. ATCCS 的病人应入 ICU 监护，尤其是神经功能缺损严重者（因为可能导致心脏、呼吸和血压的异常）。

2. 治疗包括以下内容：伤后 1 周内进行心脏、血流动力学和呼吸的监测，平均血压控制在 85～90 mmHg（必要时使用升压药），保证脊髓血流灌注。

3. 尽早减少骨折/脱位损伤。

4. 对受压迫的脊髓行手术减压，尤其是在局灶压迫位于前方时。在 ATCCS 发生于长节段的脊髓压迫或无骨质损伤的脊柱狭窄中外科手术的作用未明确（详情见下文）。

• **手术适应证**

1. 与下列神经功能缺失相关的脊髓持续受压[37]（见章节 66.3.4）：

（1）恢复期仍存在明显的运动功能障碍（见下文）。

（2）神经功能进行性恶化。

（3）明显的、持续的感觉迟钝性疼痛。

2. 脊柱失稳：短期和长期随访的结果表明对侵犯性病变进行亚急性期减压术可以改善预后[33]。许多未手术治疗的病人遗留有长期的疼痛和力弱。

手术时机：尚存争议。传统观点认为此种情况是早期手术的禁忌证，可能加重神经功能缺损。若无脊柱失稳，则传统的治疗方式包括卧床休息并戴软颈托 3～4 周，而后再考虑手术治疗，也可逐渐恢复活动并将颈托佩戴时间延长 6 周。但此治疗建议仅来源于早先的 8 例 CCS 病例报道，报道中 2 例进行了手术治疗，其中 1 例术后病情加重（手术方式包括椎板切除术，开放硬脊膜，切除了齿状韧带并为探查前方椎管而牵拉脊髓）[29]。目前认为尚无确凿证据证明早期减压手术（不牵拉脊髓）有害，但也没有证据证明其有效。只有个别症状改善后加重的病人进行早期手术是有正当理由的[38]，但应当严格掌握手术指征，避免许多病人被施以不适当的手术[39]。手术可能改善一些特定病人的恢复速度和康复程度[40]。对于早期功能改善后平台期病人，伴有明显的持续性脊髓压迫（比如骨赘），以及有明显脊柱失稳的病人，建议手术治疗[35]，通常在创伤后 2～3 周内手术。伤后数周到数月内进行减压手术者预后好于更晚进行干预的病人（如 1～2 年后）[37]（见章节 66.3.4）。

Σ

> 非进行性压迫或失稳的病人无须手术治疗。个别进行性压迫且病情进行性恶化的病人应尽早行减压手术。
>
> 应对症状好转的病人进行随访，可选择性地对有持续脊髓压迫的病人行减压术。对于稳定的 CCS 和持续性脊髓压迫的手术时机目前存在争议：缺乏Ⅰ级或Ⅱ级证据（Class Ⅰ 或 Class Ⅱ），但总的趋势大致是在保守治疗稳定后尽早手术减压，而不是盲目地保守观察。

技术考量：最快速的脊髓减压术通常是多节段的椎板切除。此术式常伴发脊髓向背侧移行，可在 MRI 上观察到[32]。伴脊髓病的病人中，行减压术＋椎体融合术的病人预后优于单纯减压术病人。可在行减压术的同时于后路进行融合（如对侧块钉棒系统固定），或行椎板切除术时（或二期）行前路融合（如多节段椎间盘切除或椎体部分切除并椎间融合器植入及颈椎体前钢板固定术）。

- **预后**

不伴脊髓积血的脊髓挫伤病人约 50％ 可恢复足够的下肢力量和感觉达到独立步行，尽管仍会遗留明显的肌强直。上肢的恢复往往不如下肢理想，不能进行精细运动。肠道和膀胱功能通常能够恢复，但经常发生膀胱痉挛。不论是否进行外科治疗，老年病人总体上预后均不如年轻病人（50 岁以上病人仅 41％能够步行，而年轻病人可达 97％[41]）。

■ 脊髓前索综合征

- **概述**

亦称为脊髓前动脉综合征。脊髓前动脉供血的区域发生梗死。一些文献认为此综合征较脊髓中央综合征常见。

可能由脊髓前动脉阻塞或脊髓前方压迫引起，如脱位的碎骨片或创伤性椎间盘突出。

- **临床表现**

1. 截瘫，或（如果高于 C7）四肢瘫。

2. 损伤层面以下分离性感觉丧失：

（1）痛温觉障碍（脊髓丘脑束受损）。

（2）保留两点辨别觉、关节位置觉和深触觉（后索功能）[42]。

- **评估**

区别手术指征（如前方骨折碎片）和非手术指征（如脊髓前动脉阻塞）十分重要。这需要进行下列至少一项检查：脊髓造影术、CT 或 MRI。

- 治疗

脊髓受压证据明确的病人(如严重的椎间盘突出)或脊柱稳定性受到影响的病人(韧带相关或骨性相关的)应行手术治疗。

- 预后

最差的预后是不完全脊髓损伤。仅 $10\%\sim20\%$ 的病人能够恢复随意运动功能。感觉功能可以恢复至足够防止受伤的水平(如烫伤、压疮等)。

▌Brown‐Séquard 综合征

- 概述

又名脊髓半切综合征,于 1849 年由 Brown‐Séquard 首次描述[43]。

- 病因

通常由贯通伤引起,在创伤性脊髓损伤中占 $2\%\sim4\%$[44];也可由放射性脊髓病、硬脊膜外血肿压迫脊髓、严重的椎间盘突出[45-47](罕见)、脊髓肿瘤、脊髓 AVM、颈椎病和脊髓疝(见章节 76.6)引起。

- 临床表现

经典临床表现(此种单纯表现罕见):

1. 同侧表现:

(1)损伤节段以下运动性瘫痪(由于皮质脊髓束受损)。

(2)后柱功能丧失(本体觉和振动觉)。

2. 对侧表现:分离性感觉丧失。

(1)损伤平面以下 $1\sim2$ 节段起痛觉、温觉丧失(脊髓丘脑束受损)。

(2)由于同时有同侧和对侧纤维传导,故保留粗触觉(脊髓丘脑前束)。

- 预后

此综合征在各种不完全脊髓损伤中预后最好。约 90% 的病人能够独立生活,并自主控制排便、排尿。

▌脊髓后索综合征

亦称为项挫伤,相对罕见。可引起颈部、上肢和躯干的疼痛和感觉异常(通常是烧灼感),可能出现上肢轻度瘫痪,长束表现轻微。

(姚玉强　王明泽)

62

参考文献

[1] White AA, Panjabi MM. In: The Problem of Clinical Instability in the Human Spine: A Systematic Approach. Clinical Biomechanics of the Spine. 2nd ed. Philadelphia: J.B. Lippincott; 1990:277-378

[2] Waters RL, Adkins RH, Yakura J, Sie I. Profiles of Spinal Cord Injury and Recovery After Gunshot Injury. Clin Orthop. 1991; 267:14-21

[3] Atkinson PP, Atkinson JLD. Spinal Shock. Mayo Clin Proc. 1996; 71:384-389

[4] Chesnut RM, Narayan RK, Wilberger JE, Povlishock JT. In: Emergency Management of Spinal Cord Injury. Neurotrauma. New York: McGraw-Hill;

1996:1121-1138

[5] Hirsch SA, Hirsch PJ, Hiramoto H, Weiss A. Whiplash Syndrome: Fact or Fiction? Orthop Clin North Am. 1988; 19:791-795

[6] Riley LH, Long D, Riley Jr. LH. The Science of Whiplash. Medicine (Baltimore). 1995; 74:298-299

[7] Spitzer WO, LeBlanc FE, Dupuis M, et al. Scientific Approach to the Assessment and Management of Clinicians: Report of the Quebec Task Force on Spinal Disorders. Chapter 3: Diagnosis of the Problem (The Problem of Diagnosis). Spine. 1987; 12:S16-

S21

[8] Spitzer WO, Skovron ML, Salmi LR, et al. Scientific Monograph of the Quebec Task Force on Whiplash-Associated Disorders: Redefining "Whiplash" and Its Management. Spine. 1995; 20:1S–73S

[9] Radanov BP, Sturzenegger M, Di Stefano G. Long-Term Outcome After Whiplash Injury. Medicine (Baltimore). 1995; 74:281–297

[10] Hamilton MG, Myles ST. Pediatric Spinal Injury: Review of 61 Deaths. J Neurosurg. 1992; 77:705–708

[11] Hamilton MG, Myles ST. Pediatric Spinal Injury: Review of 174 Hospital Admissions. J Neurosurg. 1992; 77:700–704

[12] Mandabach M, Ruge JR, Hahn YS, et al. Pediatric axis fractures: early halo immobilization, management and outcome. Pediatric Neurosurgery. 1993; 19:225–232

[13] Garton HJL, Park P, Papadopoulos SM. Fracture dis-location of the neurocentral synchondroses of the axis. Case illustration. J Neurosurg. 2002; (Spine 3) 96

[14] Suss RA, Zimmerman RD, Leeds NE. Pseudospread of the Atlas: False Sign of Jefferson Fracture in Young Children. AJR. 1983; 140:1079–1082

[15] Bailey DK. The Normal Cervical Spine in Infants and Children. Radiology. 1952; 59:712–719

[16] Townsend EH, Rowe ML. Mobility of the Upper Cervical Spine in Health and Disease. Pediatrics. 1952; 10:567–574

[17] Jacobson G, Bleeker HH. Pseudosubluxation of the Axis in Children. Am J Roentgenol. 1959; 82:472–481

[18] Rozzelle CJ, Aarabi B, Dhall SS, Gelb DE, Hurlbert RJ, Ryken TC, Theodore N, Walters BC, Hadley MN. Management of pediatric cervical spine and spinal cord injuries. Neurosurgery. 2013; 72 Suppl 2:205–226

[19] Section on Disorders of the Spine and Peripheral Nerves of the American Association of Neurological Surgeons and the Congress of Neurological Surgeons. Management of pediatric cervical spine and spinal cord injuries. Neurosurgery. 2002; 50 Supplement:S85–S99

[20] Bailes JE, Hadley MN, Quigley MR, Sonntag VKH, Cerullo LJ. Management of Athletic Injuries of the Cervical Spine and Spinal Cord. Neurosurgery. 1991; 29:491–497

[21] Torg JS, Corcoran TA, Thibault LF, et al. Cervical Cord Neuropraxia: Classification, Pathomechanics, Morbidity, and Management Guidelines. J Neurosurg. 1997; 87:843–850

[22] Maroon JC. "Burning Hands" in Football Spinal Cord Injuries. JAMA. 1977; 238:2049–2051

[23] Cantu RC, Mueller FO. Catastrophic Spine Injuries in Football. J Spinal Disord. 1990; 3:227–231

[24] Torg JS, Ramsey-Emrhein JA. Management Guidelines for Participation in Collision Activities with Congenital, Developmental, or Post-Injury Lesions Involving the Cervical Spine. Clin Sports Med. 1997; 16:501–531

[25] American Spinal Injury Association. International Standards for Neurological Classification of Spinal Cord Injury, Revised 2000. 6th ed. Chicago, IL: American Spinal Injury Association; 2000

[26] Ditunno JF, Jr. New spinal cord injury standards, 1992. Paraplegia. 1992; 30:90–91

[27] Lucas JT, Ducker TB. Motor Classification of Spinal Cord Injuries with Mobility, Morbidity and Recovery Indices. Am Surg. 1979; 45:151–158

[28] Frankel HL, Hancock DO, Hyslop G, et al. The Value of Postural Reduction in the Initial Management of Closed Injuries of the Spine with Paraplegia and Tetraplegia. Part I. Paraplegia. 1969; 7:179–192

[29] Schneider RC, Cherry G, Pantek H. The Syndrome of Acute Central Cervical Spinal Cord Injury. J Neurosurg. 1954; 11:546–577

[30] Epstein N, Epstein JA, Benjamin V, Ransohoff J. Traumatic Myelopathy in Patients With Cervical Spinal Stenosis Without Fracture or Dislocation: Methods of Diagnosis, Management, and Prognosis. Spine. 1980; 5:489–496

[31] Merriam WF, Taylor TKF, Ruff SJ, McPhail MJ. A Reappraisal of Acute Traumatic Central Cord Syndrome. J Bone Joint Surg. 1986; 68B:708–713

[32] Levi L, Wolf A, Mirvis S, Rigamonti D, et al. The Significance of Dorsal Migration of the Cord After Extensive Cervical Laminectomy for Patients with Traumatic Central Cord Syndrome. J Spinal Disord. 1995; 8:289–295

[33] Chen TY, Lee ST, Lui TN, et al. Efficacy of Surgical Treatment in Traumatic Central Cord Syndrome. Surg Neurol. 1997; 48:435–440

[34] Section on Disorders of the Spine and Peripheral Nerves of the American Association of Neurological Surgeons and the Congress of Neurological Surgeons. Management of acute central spinal cord injuries. Neurosurgery. 2002; 50 Supplement:S166–S172

[35] Massaro F, Lanotte M, Faccani G. Acute Traumatic Central Cord Syndrome. Acta Neurol (Napoli). 1993; 15:97–105

[36] Aarabi B, Hadley MN, Dhall SS, Gelb DE, Hurlbert RJ, Rozzelle CJ, Ryken TC, Theodore N, Walters BC. Management of acute traumatic central cord syndrome (ATCCS). Neurosurgery. 2013; 72 Suppl 2:195–204

[37] Rothman RH, Simeone FA. The Spine. Philadelphia 1992

[38] Fox JL, Wener L, Drennan DC, Manz HJ, Won DJ, Al-Mefty O. Central spinal cord injury: magnetic resonance imaging confirmation and operative considerations. Neurosurgery. 1988; 22:340–347

[39] Ducker TB. Comment on Fox J L, et al.: Central spinal cord injury: magnetic resonance imaging confirmation and operative considerations. Neurosurgery. 1988; 22:346–347

[40] Bose B, Northrup BE, Osterholm JL, et al. Reanalysis of Central Cervical Cord Injury Management. Neurosurgery. 1984; 15:367–372

[41] Penrod LE, Hegde SK, Ditunno JF. Age Effect on Prognosis for Functional Recovery in Acute, Traumatic Central Cord Syndrome. Arch Phys Med Rehabil. 1990; 71:963–968

[42] Schneider RC. The Syndrome of Acute Anterior Spinal Cord Injury. J Neurosurg. 1955; 12:95–122

[43] Brown-Sequard CE. De la transmission des impressions sensitives par la moelle epiniere. C R Soc Biol. 1849; 1

[44] Roth EJ, Park T, Pang T, Yarkony GM, Lee MY. Traumatic Cervical Brown-Sequard and Brown-Sequard Plus Syndromes: The Spectrum of Presentations and Outcomes. Paraplegia. 1991; 29:582–589

[45] Rumana CS, Baskin DS. Brown-Sequard Syndrome Produced By Cervical Disc Herniation: Case Report and Literature Review. Surg Neurol. 1996; 45:359–361

[46] Kobayashi N, Asamoto S, Doi H, Sugiyama H. Brown-Sequard syndrome produced by cervical disc herniation: report of two cases and review of the literature. Spine J. 2003; 3:530–533

[47] Kim JT, Bong HJ, Chung DS, Park YS. Cervical disc herniation producing acute Brown-Sequard syndrome. J Korean Neurosurg Soc. 2009; 45:312–314

62

63 脊髓损伤的治疗

63.1 概述

脊髓损伤(SCI)的主要死因是误吸和休克[1]。早期处理应使用 ATLS 方案:优先评估气道状况,接着评估呼吸、循环和控制出血(ABC 的顺序)。上述过程之后可进行简单的神经系统查体。

注意:其他损伤(如腹部损伤)位于脊髓损伤层面以下时可能会被掩盖。

任何具有下列特征的病人都应被视作脊髓损伤治疗,直到证明为其他疾病:

1. 所有具有明显创伤的受害者。

2. 发生意识丧失的创伤病人。

3. 轻微创伤的受害者,主诉症状指向脊柱(颈部或背部疼痛、压痛)或脊髓(肢体麻木或刺痛、力弱、偏瘫)。

4. 伴有脊髓损伤相关的临床表现,包括:

(1) 腹式呼吸。

(2) 阴茎异常勃起(自主神经功能障碍)。

创伤病人应依据下列内容进行检伤分类:

1. 无明显外伤史,完全清醒,定向力正常,无药物或酒精滥用,无指向脊柱的主诉:大多数无须行颈椎平片检查;见影像学评估(见章节 63.4)。

2. 有明显的创伤,但无有力证据支持脊柱或脊髓损伤:强调排除骨性病变并预防损伤。

3. 伴神经功能缺损的病人:强调明确骨性损伤并预防继发脊髓损伤和功能丧失,逆转功能缺损,或使其最小化。一旦明确有神经功能缺损,需权衡利弊,然后决定是否使用大剂量甲泼尼龙治疗(见章节 63.3.3)。

63.2 现场处理

1. 在撤离车辆或转运时应优先注意脊柱制动,以防止脊柱发生主动或被动的活动。

(1) 移除怀疑颈椎损伤的橄榄球运动员的头盔需参照表 63 - 1 的全国体育教练员协会(NATA)指南。当需要 CPR 时应优先进行。注意气管内插管(见下文)。

(2) 将病人置于背板上。

表 63 - 1　NATA 头盔移除指南[a]

注意：不要在现场移除头盔
1. 大多数损伤在佩戴头盔时都可见
2. 神经系统检查可在佩戴头盔时进行
3. 病人佩戴头盔也可在脊柱板上制动
4. 可使用专用工具移除面部护具以暴露气道
5. 移除垫肩和头盔时应避免过伸
在情况明确时(通常是行 X 线平片检查后)将头盔和垫肩作为整体一并移除,避免颈部屈伸
移除头盔可能的适应证
1. 可接受的时间内无法移除面部护具
2. 即使移除面部护具也不能建立通畅气道
3. 头盔下有危及生命的出血,不移除头盔无法控制
4. 头盔和束带无法将头部安全固定,即仅固定头盔无法获得满意的脊柱制动效果(如头盔不匹配或头盔损坏)
5. 转运过程中头盔妨碍适当体位的制动
6. 病人处于不稳定的状态(专业医师决定)

a 更多信息见 http://www.nata.org

63

(3) 沙袋固定头部两侧,并使用 3 英尺(0.9 m)胶布从背板的一端经前额固定至另一端以制动脊柱,需配合硬性矫正器[2],但可允许下颌活动并保持气道通畅。

(4) 硬颈托(如 Philadelphia 颈托)可用于支撑。

2. 维持血压(见下文低血压,章节 63.3.1):

(1) 升压药物可治疗潜在的病症(脊髓损伤本质上是创伤性交感神经离断)。多巴胺是一种选择,作用优于补液(除非有必要补充损失的体液);见休克的心血管药物中升压药物章节(见章节 6.2)。避免使用去氧肾上腺素(见下文)。

(2) 补充损失的体液是必需的。

(3) 军用抗休克长裤(MAST):制动下段脊柱,对脊柱损伤所致肌张力丧失起代偿作用(防止静脉淤血)。

3. 维持氧合水平(足够的 FIO_2 和足够的通气):

(1) 若无气管内插管指征,则使用鼻咽通气道或面罩吸氧。

(2) 气管内插管:气道状况差或通气不足的病人可能需要气管内插管。在脊髓损伤病人中,通气不足可能是由于肋间肌瘫痪、膈肌瘫痪(膈神经由

C3、C4 和 C5 支配)引起。通气不足也可能是由 TBI 所致意识丧失引起。

(3)颈椎情况不明时行气管内插管应小心：

1)提颌法(而非下颌推挤法)可避免颈部屈曲。

2)经鼻气管内插管可以避免移动颈椎,但病人必须有自主呼吸。

3)如有可能尽量避免行气管造口术或环甲膜切开术(可能会对随后进行的颈椎前入路手术造成影响)。

4.进行简单的运动检查以明确有无功能缺损(也可明确是否有迟发性的恶化)。要求病人：

(1)活动手臂。

(2)活动双手。

(3)活动双腿。

(4)活动足趾。

63.3 院内治疗

63.3.1 固定和初期评估

1.制动：移到 CT 床时保持背板/头带(见上文)固定等。病人翻身时沿长轴滚动。一旦检查完成,尽快将病人从背板上移开(尽早脱离背板可以降低压疮发生风险)。

2.低血压(脊髓休克)：维持收缩压$\geqslant$90 mmHg。脊髓损伤通过多种因素联合作用(见章节 62.2.3)引起的低血压可能进一步损伤脊髓[3]或其他脏器系统：

(1)如需要可使用升压药物：多巴胺是一种选择(避免使用去氧肾上腺素：非正性肌力药物,可能反射性地引起迷走神经张力升高,导致心动过缓)。

(2)谨慎水化(血流动力学异常可能导致肺水肿)。

(3)阿托品治疗低血压相关的心动过缓。

3.氧合(见上文)。

4.鼻胃管吸引：防止呕吐和误吸,并且对于腹胀的病人能够降低腹部压力促进呼吸(麻痹性肠梗阻常见,通常持续数日)。

5.保留尿道插管(Foley 管)：用于记录出入量,可以防止尿潴留引起的腹胀。

6.预防性深静脉置管：见下文。

7.体温调节：血管收缩麻痹可能导致体温变化(体温调节能力丧失),需要时可使用冰毯。

8.电解质：低血容量和低血压可以引起血浆醛固酮升高,可能导致低钾血症。

63

9.更多神经系统评估内容见章节62.8。可使用 ASIA 损伤量表对病人进行分类(表 62-13)。

(1)重要的病史:需要关心的关键问题。

1)受伤机制(过屈、过伸或轴向负荷等)。

2)有无意识丧失的病史。

3)在损伤后肢体力弱的病史。

4)伤后任何时间出现麻木或针刺感。

(2)脊柱压痛点、棘突台阶样改变和椎间隙增宽的触诊。

(3)运动平面评估:

1)骨骼肌检查(能够定位节段)。

2)肛诊检查肛门括约肌的收缩。

(4)感觉平面评估:

1)针刺觉(检查脊髓丘脑束,可定位节段):确保检查了面部感觉(三叉神经脊髓束可能降低至约 C4 水平)。

2)轻(粗)触觉:检查前索(脊髓丘脑前束)。

3)本体觉/关节位置觉(检查后索)。

(5)反射评估:

1)肌肉牵张反射:通常在脊髓损伤初期缺失。

2)腹壁反射。

3)提睾反射。

4)骶神经:球海绵体反射(表 62-10)、肛门反射。

(6)自主神经功能障碍的检查:

1)排汗功能改变(腹部皮肤在损伤平面以上光滑,以下则因缺乏排汗而变得粗糙)。

2)大小便失禁。

3)阴茎异常勃起。

10.影像学评估:见下文。

11.脊髓损伤的针对性治疗:

1)甲泼发龙(见下文)。

2)试验性/研究性药物:纳洛酮、二甲基亚砜、拉扎洛侬®、甲磺酸替拉扎特(Freedox®)尚未在人类中发现明确的获益,疗效均较甲泼尼龙差[4]。

63.3.2 概述

临床指南:脊髓损伤(SCI)的院内评估

临床评估

Level Ⅲ[5]:SCI 的神经系统和功能评估建议使用 ASIA 国际标准(见

章节 62.8.2)功能预后评估。

  Level Ⅱ[5]：推荐使用功能损害量表®（FIM™，见表 88 - 7）。

  Level Ⅲ[5]：建议使用改良巴氏量表（Barthel index）（表 88 - 6）。

临床指南：SCI 的院内危重症治疗

  Level Ⅲ[6]：在 ICU 中对急性 SCI 的病人进行监测（尤其是严重颈椎损伤者）或予以同等强度的监护。

  Level Ⅲ[6]：推荐对急性 SCI 病人进行心脏、血流动力学和呼吸监测。

  Level Ⅲ[7]：应当避免血压过低（收缩压<90 mmHg），发生低血压应尽快纠正。

  Level Ⅲ[7]：在 SCI 的前 7 天中应将平均动脉压（MAP）维持在 85～90 mmHg 以改善脊髓灌注。

63.3.3　甲泼尼龙

临床指南：SCI 的甲泼尼龙治疗

  Level Ⅰ[8]：

  1. 不推荐在 SCI 急性期使用甲泼尼龙（methylprednisolone，MP）。

  2. 不推荐在 SCI 急性期使用 GM - 1 神经节苷脂（sygen）。

  MP 未获 FDA 批准用于 SCI 急性期的治疗。尚无Ⅰ级或Ⅱ级证据（Class Ⅰ或 Class Ⅱ）支持使用 MP。当前支持使用 MP 的都是Ⅲ级证据（Class Ⅲ），并且其获益可能存在随机性和选择偏倚[8]。相反，有Ⅰ级、Ⅱ级和Ⅲ级证据（Class Ⅰ、Ⅱ、Ⅲ）证明大剂量的皮质醇与有害的副作用甚至死亡相关[8]。使用大剂量 MP 的脊柱科医师正在逐步减少[9]，但在一项调查中发现仍有 56% 的医师在使用大剂量 MP[9]。

63.3.4　脊髓损伤的低温疗法

  美国神经外科医师协会（AANS）和神经外科医师协会（CNS）联合发表的声明认为没有充足的证据推荐或反驳对 SCI 急性期病人使用全身或局部的低温治疗，但应注意全身低温在 TBI 的治疗中已证实有相关并发症出现[10]。

63.3.5　脊髓损伤中的深静脉血栓形成

■ 概述

  参考神经外科病人血栓形成章节（见章节 9.2.5）。使用[131]I-纤维蛋白原可使深静脉血栓(DVT)的发生率高达 100%[11]。SCI 病人中 DVT 的总体致死率为 9%。

临床指南：颈椎 SCI 病人的 DVT

预防

Level Ⅰ[12]：

针对合并 SCI 所致严重运动障碍的病人，静脉血栓形成(VTE)的预防措施包括：

(1) 使用低分子肝素、转动病床和调整肝素剂量或这些措施联合使用。

(2) 或小剂量肝素＋气动压缩袜或电刺激。

Level Ⅱ[12]：

1. 预防 VET 措施的早期应用(72 小时内)。

2. 治疗持续 3 个月：

(1) 不应单独使用小剂量肝素。

(2) 不应单独使用口服抗凝药。

Level Ⅲ[12]：

放置静脉腔内滤网不应作为常规预防手段，可选择性地用于抗凝治疗无效或不适宜抗凝治疗的病人。

诊断

Level Ⅲ[12]：

建议使用双功能多普勒超声、阻抗描记法、静脉造影术和临床检查作为 SCI 病人 DVT 的检查手段。

■ **预防**

一项 75 例病人的研究发现，与低剂量肝素(5 000 U 皮下注射，每 12 小时一次)相比，使用较大剂量肝素将 PTT 延长至正常人的 1.5 倍，可有效降低血栓形成事件(深静脉血栓形成、肺栓塞)的发生率(由 31% 降至 7%)[13]。肝素可以造成血栓形成、血小板减少，且长期使用可导致骨质疏松，见肝素章节(见章节 9.2.5)。

63.4　影像学评估和初期颈椎制动

63.4.1　颈椎失稳的临床排除标准

创伤病人如果符合下列临床指南各个条目，应无隐性颈椎损伤的可能[14,15](注意：尽管仍有这类病人骨质或韧带异常的报道，但尚无这些异常造成神经系统损伤的报道)。

63

临床指南：清醒、无症状创伤病人的影像学评估

Level Ⅰ[16]和 Level Ⅱ[17,18]：符合下列全部条件的病人不推荐进行影像学检查[这些基本是 NEXUS（国家急诊 X 线检查利用情况研究）的条件[19]]：

1. 无精神状态改变（无酒精/药物摄入史）。注意：精神状态变化包括 GCS≤14 分；识别人物、地点、时间和事件的定向力障碍；5 分钟内不能记住 3 个物体；对外界刺激反应迟钝。饮酒和摄入药物的证据包括病史信息、体检发现（口齿不清、共济失调、呼吸带有酒气）或血液检查和尿液检查结果阳性。

2. 无颈部疼痛或后正中线压痛（且无牵涉痛）。

3. 无局灶神经功能障碍（通过运动和感觉检查判断）。

4. 无明显伴发损伤。

这些病人可在无颈椎影像学检查的情况下解除颈部制动。

加拿大颈椎规则（Canadian C - spine rule，CCR）更敏感且更具特异性[20]，但此版手册和 EAST（东部创伤外科学会）未将其纳入[17]。

63.4.2 颈椎制动

■ 概述

颈托应在确保安全的情况下尽早移除。早期移除颈托的好处包括：减少皮肤破损[21]、减少机械通气的时间[22]、减少 ICU 住院时间[22]、减少颅内压监测时间[23,24]。

■ 指南

"解放"颈椎和移除颈托的指南见"临床指南：创伤病人的颈椎制动"。

临床指南：创伤病人的颈椎制动

符合下列条件的创伤病人无须佩戴颈托：

1. "临床指南：清醒、无症状创伤病人的影像学评估"中涉及的无症状创伤病人：清醒，无神经功能缺失或颈痛、压痛等附加损伤，无颈椎活动受限（Level Ⅱ[17]）的病人。

2. 脑贯通伤：除非弹道提示对颈椎造成了直接损伤（Level Ⅲ[17]）。

3. Level Ⅲ[17,25]：颈痛或压痛的清醒病人，颈部 CT 正常（当缺乏明确的骨折与脱位的证据时，为除外可能被掩盖的韧带或其他软组织损伤和失稳，需要进行这些检查）并伴有下列两项之一者：

(1) 动态屈-伸位颈部 X 线片正常。

(2) 颈部 MRI 扫描正常。注意：AANS/CNS 从 2002 年起指南推荐

63

48小时内进行MRI检查[25]。通常在病人不能配合进行屈-伸位X线片检查时行MRI检查(见章节63.4.3)。

四肢运动大体正常且颈部CT正常的反应迟缓病人：

1. 不应行屈-伸位颈椎X线片检查(Level Ⅱ[17])。

2. 可选措施：

(1) 持续佩戴颈托，直至可以进行临床检查[17]。

(2) 仅CT正常也可作为移除颈托的依据[17](CT阴性的韧带损伤发生率<5%，临床上显著损伤的发生率未知但在1%以下[17])。

(3) 进行颈椎MRI检查(AANS/CNS从2002年起指南推荐48小时内进行MRI检查[25])：

1) Level Ⅲ[17]：行CT检查后另行MRI检查的风险和获益尚不清楚，需依个体情况决定。

2) Level Ⅱ[17]：如果MRI正常，那么移除颈托十分安全。

63.4.3　精简影像学评估

■ 概述

对于多发创伤病人颈椎最基本影像学评估的构成要素尚存争议。没有一种影像学检查方式是100%准确的。

无症状病人——符合"临床指南：清醒、无症状创伤病人的影像学评估"(见章节63.4.1)：可以看作颈椎稳定且无须再行任何颈椎影像学检查[17,25]。增加脊柱损伤误诊风险的因素包括：意识水平降低(由于损伤或药物/酒精引起)、多发损伤、X线片的技术局限性(见章节67.4)[26]。

■ 首选影像学检查推荐

临床指南：反应迟缓或无法评估的创伤病人的影像学检查

包括无反应的病人或不可靠者(精神状态改变、散在的疼痛或损伤)。

1. Level Ⅰ[18]：

(1) 首选高质量CT检查，如果高质量CT检查可用，则无须检查颈椎X线三位片。

(2) 如果高质量CT不可用，建议行颈椎X线三位片(前后位、侧位和开口齿突位)。若平片考虑存在问题或显影不清，应在条件允许的情况下行CT检查进行补充。

2. Level Ⅱ[18]：如果高质量CT结果正常，但是仍高度怀疑存在脊柱损伤，进一步的治疗应交由脊柱损伤专科医师完成。

3. Level Ⅲ[18]：如高质量 CT 结果正常，可选措施如下。

(1) 继续颈椎制动直到症状消失。

(2) 伤后 48 小时内行颈椎 MRI 检查，如果正常，则可以移除颈椎制动。

(3) 由经诊医师充分评估后移除颈椎制动。

※ 常规进行的动态影像检查(屈-伸位)获益很小，此处不推荐进行。

＊ Class Ⅱ和 Class Ⅲ存在局限性和争议。

CT 检查尽管对骨性损伤十分敏感，但并不适于评估软组织(如创伤性椎间盘突出、脊髓挫伤等)或韧带损伤[可能需要行屈-伸位 X 线片检查(见下文)和(或)MRI]。

■ **当 CT 扫描不适合作为初步影像学检查或无法行 CT 检查时**

当不能进行 CT 检查时，应遵循以下指南：

仔细辨别颈椎 X 线片是否正常(具体见相关章节 12.1)。表 63-2 中列出了提示可能存在明显的颈椎创伤的线索，应当提醒阅片者加以关注(这些线索本身并不能明确有无失稳)。

表 63-2 颈椎损伤的影像学特点(改良[34])

软组织
1. 咽后间隙＞7 mm，或气管后间隙＞14 mm(成人)或 22 mm(儿童)，详见表 12-2 2. 椎前脂肪带位移 3. 气管移位和食管移位

椎体排列
1. 颈椎前凸消失 2. 急性后凸成角 3. 斜颈 4. 椎间隙增宽(张开) 5. 椎体轴向旋转 6. 轮廓线不连续(见章节 12.1)

关节异常
1. 寰齿间隙(ADI)＞3 mm(成人)或＞4 mm(儿童)(详情见表 12-1) 2. 椎间隙缩窄或增宽 3. 小关节面增宽

1. 颈椎：应当从寰枕关节起向下清晰显影，并包括 C7～T1 关节(C7～T1 关节病变的发生率高达 9%[27])：

(1) 佩戴硬质颈托时行颈椎侧位 X 线片：可能遗漏约 15% 的损伤[28]。

（2）如果所有 7 节颈椎和 C7～T1 关节可见且正常，病人无颈痛或压痛主诉，神经系统查体正常（病人清醒，无药物或酒精滥用且主诉可靠），则可以移除颈托并完成其余的颈椎系列检查［前后位、开口齿突位（MOM）］。对于神经功能完好的病人，侧位、前后位和张口位 X 线平片基本可以发现所有的非稳定性骨折[29]（尽管前后位很少能提供有效信息[30]）。在受伤严重的病人中，前后位和侧位片通常能够满足急性期的评估（但不完善）[31]。

（3）如果上述检查正常，但存在颈痛、压痛或神经系统症状（平片正常者依然可能存在脊髓损伤），或如果病人不能准确描述疼痛或不能配合进行神经系统查体，应当进行进一步影像学检查，可以包括以下任何内容：

1）X 线斜位片（一些作者将斜位片包含在"精简"评估中[31]，另一些则没有[29]）：可显示椎间孔（可能被一侧关节面掩盖）（见章节 65.5.4）并展示与前后位不同角度的钩突，协助评估侧块和椎板的完整性（椎板应呈线性覆瓦状排列）[31]。

2）屈-伸位 X 线片：见下文。

3）CT 扫描：可帮助鉴别骨性损伤，尤其是在平片中难以观察到的骨性损伤。但 CT 不能排除软组织或韧带损伤[32]。

4）MRI：仅在特殊情况下有用（见下文），且其准确性尚不明确。

5）X 线断层成像：现很少使用。

6）柱状位观：用于显示颈椎关节正面（用于怀疑侧块骨折的病例）[33]。头转向一侧（需通过先前影像学检查除外上段颈椎损伤），将阴极射线管置于对侧偏离正中线 2 cm 处，射线呈 25°向下投射，中点位于甲状软骨上缘。

（4）关节半脱位的病人，若脱位≤3.5 mm 且病人神经功能完好（神经功能完好指病人清醒，无药物/酒精中毒，能够如实描述疼痛），可行颈椎屈-伸位 X 线片检查（见下文）：

1）如果没有病理移位，可停止佩戴颈托。

2）即使平片未显示颈椎失稳，也需要在疼痛和肌肉痉挛缓解后复查以明确颈椎是否失稳。

（5）如果颈椎下段［和（或）颈胸椎关节］不能很好显影：

1）向下牵引上肢重复侧位颈椎平片（需除外其他损伤带来的禁忌证，如肩部损伤）。

2）如果依然不可见，可拍"游泳者"位平片（Twining 位）：将球管置于远胶片侧肩部上方，朝向近胶片侧腋窝，与头部呈 10°～15°角，手臂置于头部上方。

3）如果仍然不可见：对显影不清晰的层面行 CT 检查（CT 对评估脊柱排列和冠状面骨折的能力较差，薄层扫描后重建可以改善这一问题）。

（6）见枢椎下区稳定性的相关问题（见章节 65.1.2）。

（7）颈椎骨折或脱位的病人需在开始牵引或制动期间每天复查颈椎

平片。

2. 胸椎和腰骶椎：对有下列情况的创伤病人行前后位和侧位平片检查。

(1) 被抛到车外者，或坠落高度≥6 英尺(1.8 m)者。

(2) 诉背部疼痛者。

(3) 意识不清者。

(4) 不能如实描述背部疼痛或有精神异常拒绝检查者(包括不能描述背部疼痛或触痛者)。

(5) 受伤机制不清，或其他损伤可能累及脊柱者。

3. 提示：当存在可疑的陈旧性异常时，可行骨扫描以帮助辨别急性损伤和陈旧损伤(老年人中效果差；成人中，伤后 24～48 小时内骨扫描呈核素聚集状态，并且在 1 年内保持这种状态；而在老年人中，在伤后 2～3 周后才表现出核素聚集，并持续 1 年)。

4. 如果发现骨性异常或所发现的神经功能缺损与某一节段损伤对应，则应尽可能地对该节段进行 CT 或 MRI 检查。

■ 屈-伸位颈椎 X 线片

目的：发现韧带失稳。

原理：仅累及后韧带复合体而不发生任何骨折的单纯性韧带损伤是可能的(见章节 65.5.2)。屈-伸位侧位片可以协助发现这些损伤，以及影响稳定性的其他损伤(如骨折压迫)。对于因椎旁肌痉挛导致屈曲受限的病人(有时是因为疼痛)，应予佩戴硬质颈托，如果疼痛持续，则应在 2～3 周后[35]复查颈椎屈-伸位片。

可选检查：伤后 48～72 小时内行颈椎 MRI(使用 STIR 序列可能更敏感或相当)可明确韧带或其他软组织损伤，尤其是对于不能配合行颈椎屈-伸位 X 线片检查的病人。

注意：

1. 病人必须配合，且无精神异常(如无脑损伤、非街头吸毒者或药瘾者、非酗酒者等)。

2. 病人的颈椎 X 线检查中不应存在任一节段半脱位>3.5 mm[半脱位>3.5 mm 可能造成颈椎失稳(见章节 65.5.3)]。

3. 病人必须神经功能完好(如果有任何程度的脊髓损伤，首先使用替代方案，如 MRI)。

4. 由于 F/E X 线检查效率低，性价比差，且可能造成危险[17]，因此不再建议对反应迟缓的病人行该检查。

■ 检查技术

病人坐位，在指导下缓慢屈曲颈部，并在疼痛时停止。角度每次增加 5°～10°拍摄一系列的 X 线片(或在透视下观察，对关键影像摄片)，如无异常，可鼓励病人进一步屈曲。重复这些步骤直至发现颈椎失稳的证据或病人因疼痛或活动受限不能进一步屈曲颈部。伸颈并重复这一过程。

■ 发现

正常的屈-伸位片可见正常的轮廓线,所有颈椎都有轻度的向前半脱位(图 12 - 1)。异常发现包括:棘突"张开"(见章节 12.1.4)。

■ 急诊 MRI(或脊髓造影)

• 概述

下列为脊髓损伤的急诊 MRI 适应证。

当不能进行 MRI 检查时,需行脊髓造影(鞘内注射造影剂后行 CT 扫描)。注意:颈椎损伤的病人进行颈髓造影时需在 C1~C2 穿刺注射造影剂以使颈段区域造影剂充分聚积,从而避免经腰椎穿刺注射后需伸颈或活动颈部造成危险。而且,腰椎穿刺造成的压力变化可使 14% 的病人神经功能缺损加重发生截瘫[36]。

• 适应证

1. 椎体排列正常的不完全脊髓损伤:检查软组织是否压迫脊髓。

2. 神经功能恶化(功能损伤加重或损伤节段上升)(包括闭合复位术后)。

3. 影像学检查发现无法解释的神经功能缺损,包括:

(1) 骨折层面与功能缺损层面不同。

(2) 无明显骨性损伤:进一步行影像学检查除外需要手术治疗的软组织压迫(椎间盘突出、血肿等)。

(3) 检查有无动脉夹层(见第 86 章)。

■ MRI(非急诊)

• 概述

MRI 可发现韧带或软组织损伤所造成的潜在颈椎失稳。注意:MRI 中的异常信号并不总与屈-伸位 X 线片所示的失稳相关[37]。建议在伤后 48 小时[25]或 72 小时[38]内行 MRI。通过 MRI 判断骨性损伤并不可靠。

• 非急诊 MRI 的适应证(改良)

见参考文献[39]。

1. 颈椎影像学检查结果不明确,包括可疑的骨折。

2. 有明显的椎旁压痛,以及病人不能完成屈-伸位 X 线片检查。

3. 反应迟钝或昏迷的病人。

T_2 加权像和 STIR 是最有用的序列。典型的异常发现有:

1. 脊柱腹侧信号异常伴椎前肿胀。

2. 椎体背侧信号异常。扩展至黄韧带的信号异常比局限于棘突间隙的信号异常更不稳[39]。这些病人需要佩戴硬质颈托或 Minerva 马甲 1~3 个月,失稳严重的病人需行融合术。

3. 椎间盘中的信号异常、间盘高度增加或明显的椎间盘突出提示椎间盘有损伤。

63.5 颈椎损伤的牵引/复位

63.5.1 概述

■ **目的**

减少骨折/脱位,保持椎体正常排列和(或)制动颈椎以避免进一步的脊髓损伤。对脊髓和神经根进行复位减压,促进骨愈合。

■ **临床指南**

> **临床指南:颈椎脊髓损伤骨折/脱位的早期闭合复位**
>
> Level Ⅲ[40,41]:
>
> 1. 清醒病人的颈椎骨折/脱位性损伤早期闭合复位并进行颅颈牵引可以恢复正常的解剖关系。
>
> 2. 不推荐对另有延髓损伤的病人行闭合复位。
>
> 3. 对于尝试闭合复位时或后路手术复位前不能进行检查的颈椎骨折/脱位病人,应当在尝试复位前做颈椎 MRI 扫描(见下文提示)。通过该检查发现的明显的椎间盘突出是前路减压的适应证[如颈椎前入路椎间盘切除术和融合术(ACDF)]。
>
> 4. 也推荐闭合复位失败(见下文提示)的病人行颈椎 MRI 检查。

■ **争议**

1. 是否应迅速进行复位[1]。

2. 尝试闭合复位前是否应行 MRI 检查(复位前 MRI 可以发现关节面半脱位的病人中 33%～50%存在椎间盘破裂或突出。这些发现并不会对清醒病人闭合复位的预后产生显著影响;复位前 MRI 的作用尚不清楚):

(1) 神经功能完好的病人:复位前 MRI 可帮助其除外可能因复位导致神经功能缺损加重的情况(如创伤性椎间盘突出),必须与病人运送至 MRI 室的风险相权衡。

(2) 有神经功能缺损的病人(完全性或部分性脊髓损伤):存在争议。

■ **禁忌证**

1. 寰枕脱位(见章节 64.1):牵引可能导致神经功能缺损加重。如果需使用牵引钳或牵引环,则配重不能大于 4 磅(1.8 kg)。

2. ⅡA 或Ⅲ型绞刑骨折(枢椎椎弓骨折)(见章节 64.5.3)。

3. 入钉部位有颅骨缺损/骨折:可能需要改变入钉位置。

4. 在儿童中使用应注意(≤3 岁禁止使用)。

5. 年龄过大的病人。

63

6. 颅骨骨质疏松：某些老年病人、骨发育不全者等。

7. 伴有延髓损伤的病人。

8. 伴有运动障碍疾病的人：持续运动可能导致颅骨钉扎入颅内。

63.5.2　牵引钳或牵引环的应用

■ **概述**

材料：手套、局部麻醉剂(通常用 1% 利多卡因配肾上腺素)、聚维酮碘软膏。

可选器材：剃刀或理发器、手术刀。

装置的选择：有多种颅骨钳可供选择。Crutchfield 颅骨钳需要事先在颅骨上钻孔。Gardner‐Well 牵引钳较为常用。如果在完成急性期的稳定后需要换用头环-背心(halo‐vest)牵引，则应在开始时使用头环牵引，在合适的时间换作背心牵引(如后路融合术后)。

准备：使病人在轮床或病床上仰卧。可选项：对所选进钉点附近皮肤进行备皮(见下文)。聚维酮碘消毒皮肤，局部浸润麻醉。可选项：手术刀切开皮肤(防止头钉带入皮肤表面的污物)。

■ **Gardner‐Well 颅骨钳**

进钉位置：头钉应位于颞嵴(颞肌上方)，耳廓上方 2～3 横指(3～4 cm)。行中立位牵引时置于外耳道正上方，屈曲位则位于外耳道后方 2～3 cm，伸展位时位于外耳道前方 2～3 cm。

每个头钉都有弹簧压力指示。紧固头钉直至超过指示平面 1 mm。在牵引前 1～2 天，复紧头钉 1 mm，而后不再复紧。

■ **头环(halo ring)**

材料(除上述材料外)：可选用垫子(亦称"匙"，支持头部使其高于床面)、牵引适配器(又称"牵引桶"，为带有环形把手的桶状物，源自古法语中的"桶")。在开始操作前(包括定位)熟读以下内容：

1. 头环大小：合适的头环与头皮之间有 1～2 cm 的间隙。

2. 头环位置：将头环置于颅骨最宽处或最宽处的下方(颅骨"赤道")，但额部需在眶上缘约 1 cm 以上，后部需在耳廓上方约 1 cm[42]。头环通常使用临时头钉固定，以塑料片与颅骨相接。

3. 进钉位置：选择能够垂直于颅骨的钉孔进钉，并尽量满足下列条件。

(1) 前钉：位于眶外侧 2/3 的上方。

(2) 后钉：位于耳后。

(3) 儿童应增加头钉数量以分散头钉对脆弱颅骨的压力。

4. 头钉插入：将头钉逐渐移近头皮，在对应位置进行局部麻醉。而后依次拧紧头钉，遵从对角线上钉的原则。大多数头环都附带提供扭矩扳手，成人可用 8 磅（3.6 kg）扭矩扳手，儿童使用 2～5 磅（0.9～2.3 kg）。

5. 放置指示器：

（1）在牵引或制动装置固定妥当前一直佩戴颈托。

（2）尽量保持头环左右水平，否则连接牵引背心（vest）时将出现倾斜，并且外观不美观。

（3）首先完成额部头钉的操作，让病人闭眼并在进钉时保持（避免睁眼固定）。

（4）避免将头钉固定在颞肌或颞骨鳞部。

（5）不要将头钉固定在眶内侧 1/3，以免损伤眶上神经和滑车上神经，减少穿透额窦菲薄前壁的风险。

■ 进行牵引

为行牵引，需将病人转移至床头固定有颅骨钳或头环的床上。在颅骨钳/头环上系绳索并穿过床头的滑轮。通过改变滑轮高度调整屈伸位置，使病人头位与其身体长轴相适应。

X 线平片：在牵引后常规立即行颈椎 X 线侧位片检查，并在每次调节或改变配重后复查。目的在于检查颈椎排列情况并除外任何节段的过度牵引和寰枕脱位；颅底-齿突间距（BDI）应不超过 12 mm（见第 64 章）。

配重：如果不存在脊柱排列紊乱，牵引仅适用于稳定伤情和代偿失稳的韧带，则上颈段可使用 5 磅（2.3 kg）配重，下颈段可使用 10 磅（4.5 kg）。关节突交锁的复位见下文（见章节 65.5.4）。当病人颈椎复位良好或恢复稳定后可移除颈托。

■ 牵引后的护理

头钉紧固：24 小时内需重新紧固头钉。一些文献作者在 24 小时后额外紧固一次。之后不应进一步紧固头钉，避免穿透颅骨。

头钉护理：清洁（浓度减半的过氧化氢溶液），然后使用聚维酮碘软膏涂抹头钉处。频率：院内每次换班时一次。院外每天 2 次。

作为替代方案，也可使用肥皂和清水每天清洁 2 次。

■ 头环-背心（halo-vest）的使用

佩戴头环后（见上文）穿着背心（如保留牵引的病人）需通过支架将头环与背心连接。机械结构因厂家不同而略有区别。如情况允许，建议病人在佩戴背心前穿着棉质短袖衣物（可能需要暴露颈部皮肤以调整头环）。

背心应调整至舒适位置，过紧可能限制呼吸。肩带应与肩部相连（在病人坐位时胸架可能向上移动）。大多数背心都附带有扳手，以在心肺复苏等特殊情况下紧急拆卸。

■ 交锁关节复位

背景信息见"临床指南：颈椎脊髓损伤的骨折/脱位早期闭合复位"（见章节 63.5.1），交锁关节复位技术见章节 65.5.4。

63

■ **并发症**

1. 头钉穿透颅骨。可能是由于：

（1）头钉加压过高。

（2）头钉置于菲薄骨质处：颞骨鳞部或额窦。

（3）老年病人、小儿病人或颅骨发育不全的病人。

（4）肿瘤侵袭骨质：如多发骨髓瘤。

（5）进钉部位骨折。

2. 颈椎脱位的复位可能导致神经功能恶化，通常是由椎间盘后突造成的[43]，需立即行 MRI 或脊髓造影/CT 检查。

3. 配重过大造成过度牵引（尤其是对于上段颈椎损伤），可能损伤支持组织。

4. 注意 C1～C3 的损伤，尤其是伴有后附件骨折者（牵引可能使碎骨片移入椎管内）。

5. 感染：

（1）进钉点骨髓炎：良好的头钉护理可以降低其风险。

（2）硬膜下积脓（见章节 20.3）：罕见[44,45]。

63.6　急诊减压手术的适应证

63.6.1　注意事项和禁忌证

注意事项：一些病例中急性脊髓损伤行椎板切除术与神经功能恶化相关。当具备急诊减压的指征时，通常还需进行脊椎内固定。

急诊手术的禁忌证：

1. 完全性脊髓损伤≥24 小时（损伤平面以下无感觉或运动功能），无脊髓休克（即功能缺失是由完全性 SCI 造成，而非脊髓休克造成的一过性功能丧失）。球海绵体肌反射通常被用于辨别有无脊髓休克（详见球海绵体肌反射）。

2. 生命体征不平稳。

3. 中央脊髓综合征（见章节 62.9.3）：存在争议。

63.6.2　改良的 Schneider 推荐方案

见参考文献[46]。

尚无任何研究证实手术减压或闭合复位对完全性脊髓损伤病人的预后有改善作用[47]。总体而言，手术仅限于由异物压迫引起的不完全脊髓损伤病人［中央脊髓综合征的病人通常不适用（见章节 62.9.3）］，这些病人可能在复位半脱位后出现以下情况：

1. 神经功能恶化。

2. Queckenstedt 试验或影像学检查（脊髓造影或 MRI）提示完全性蛛网膜下隙阻塞。

3. 脊髓压迫（CT/脊髓造影、CT 或 MRI 示），如骨折碎片或软组织（创伤性椎间盘突出）。

4. 对致命的颈神经根压迫进行减压。

5. 脊柱复合骨折或贯通伤。

6. 急性前脊髓综合征（见章节 62.9.3）。

7. 关节交锁导致无法复位的骨折/脱位并压迫脊髓。

（姚玉强　王明泽）

参考文献

[1] Chesnut RM, Narayan RK, Wilberger JE, Povlishock JT. In: Emergency Management of Spinal Cord Injury. Neurotrauma. New York: McGraw-Hill; 1996:1121–1138
[2] Podolsky SM, Baraff LJ, Simon RR, et al. Efficacy of Cervical Spine Immobilization Methods. J Trauma. 1983; 23:687–690
[3] Meguro K, Tator CH. Effect of Multiple Trauma on Mortality and Neurological Recovery After Spinal Cord or Cauda Equina Injury. Neurol Med Chir. 1988; 28:34–41
[4] Bracken MB, Shepard MJ, Holford TR, et al. Administration of Methylprednisolone for 24 or 48 Hours or Tirilazad Mesylate for 48 Hours in the Treatment of Acute Spinal Cord Injury. JAMA. 1997; 277:1597–1604
[5] Section on Disorders of the Spine and Peripheral Nerves of the American Association of Neurological Surgeons and the Congress of Neurological Surgeons. Clinical assessment after acute cervical spinal cord injury. Neurosurgery. 2002; 50 Supplement:S21–S29
[6] Section on Disorders of the Spine and Peripheral Nerves of the American Association of Neurological Surgeons and the Congress of Neurological Surgeons. Management of acute spinal cord injuries in an intensive care unit or other monitored setting. Neurosurgery. 2002; 50 Supplement:S51–S57
[7] Section on Disorders of the Spine and Peripheral Nerves of the American Association of Neurological Surgeons and the Congress of Neurological Surgeons. Blood pressure management after acute spinal cord injury. Neurosurgery. 2002; 50 Supplement:S58–S62
[8] Hurlbert RJ, Hadley MN, Walters BC, Aarabi B, Dhall SS, Gelb DE, Rozzelle CJ, Ryken TC, Theodore N. Pharmacological therapy for acute spinal cord injury. Neurosurgery. 2013; 72 Suppl 2:93–105
[9] Schroeder GD, Kwon BK, Eck JC, Savage JW, Hsu WK, Patel AA. Survey of Cervical Spine Research Society members on the use of high-dose steroids for acute spinal cord injuries. Spine (Phila Pa 1976). 2014; 39:971–977
[10] Resnick DK, Kaiser MG, Fehlings M, McCormick PC. Hypothermia and human spinal cord injury: Position statement and evidence based recommendations from the AANS/CNS Joint Section on Disorders of the Spine and the AANS/CNS Joint Section on Trauma. 2007
[11] Hamilton MG, Hull RD, Pineo GF. Venous Thromboembolism in Neurosurgery and Neurology Patients: A Review. Neurosurgery. 1994; 34:280–296
[12] Dhall SS, Hadley MN, Aarabi B, Gelb DE, Hurlbert RJ, Rozzelle CJ, Ryken TC, Theodore N, Walters BC. Deep venous thrombosis and thromboembolism in patients with cervical spinal cord injuries. Neurosurgery. 2013; 72 Suppl 2:244–254
[13] Green D, Lee MY, Ito VY, et al. Fixed- vs Adjusted-Dose Heparin in the Prophylaxis of Thromboembolism in Spinal Cord Injury. JAMA. 1988; 260:1255–1258
[14] Bachulis BL, Hynes GD, et al. Clinical indications for cervical spine radiographs in the traumatized patient. Am J Surg. 1987; 153:473–478
[15] Harris MB, Waguespack AM, Kronlage S. 'Clearing' Cervical Spine Injuries in Polytrauma Patients: Is It Really Safe to Remove the Collar? Orthopedics. 1997; 20:903–907
[16] Section on Disorders of the Spine and Peripheral Nerves of the American Association of Neurological Surgeons and the Congress of Neurological Surgeons. Radiographic assessment of the cervical spine in asymptomatic trauma patients. Neurosurgery. 2002; 50 Supplement:S30–S35
[17] Como JJ, Diaz JJ, Dunham CM, et al. Practice management guidelines for identification of cervical spine injuries following trauma: update from the Eastern Association for the Surgery of Trauma Practice Management Guidelines Committee. J Trauma. 2009; 67:651–659
[18] Ryken TC, Hadley MN, Walters BC, Aarabi B, Dhall SS, Gelb DE, Hurlbert RJ, Rozzelle CJ, Theodore N. Radiographic assessment. Neurosurgery. 2013; 72 Suppl 2:54–72
[19] Hoffman JR, Mower WR, Wolfson AB, Todd KH, Zucker MI. Validity of a set of clinical criteria to rule out injury to the cervical spine in patients with blunt trauma. National Emergency X-Radiography Utilization Study Group. N Engl J Med. 2000; 343:94–99
[20] Stiell IG, Clement CM, McKnight RD, Brison R, Schull MJ, Rowe BH, Worthington JR, Eisenhauer MA, Cass D, Greenberg G, MacPhail I, Dreyer J, Lee JS, Bandiera G, Reardon M, Holroyd B, Lesiuk H, Wells GA. The Canadian C-spine rule versus the NEXUS low-risk criteria in patients with trauma. N Engl J Med. 2003; 349:2510–2518
[21] Chendrasekhar A, Moorman DW, Timberlake GA. An evaluation of the effects of semirigid cervical collars in patients with severe closed head injury. Am Surg. 1998; 64:604–606
[22] Stelfox HT, Velmahos GC, Gettings E, Bigatello LM, Schmidt U. Computed tomography for early and safe discontinuation of cervical spine immobilization in obtunded multiply injured patients. J Trauma. 2007; 63:630–636
[23] Hunt K, Hallworth S, Smith M. The effects of rigid collar placement on intracranial and cerebral perfusion pressures. Anaesthesia. 2001; 56:511–513

63

[24] Mobbs RJ, Stoodley MA, Fuller J. Effect of cervical hard collar on intracranial pressure after head injury. ANZ J Surg. 2002; 72:389–391

[25] Section on Disorders of the Spine and Peripheral Nerves of the American Association of Neurological Surgeons and the Congress of Neurological Surgeons. Radiographic assessment of the cervical spine in symptomatic trauma patients. Neurosurgery. 2002; 50 Supplement:S36–S43

[26] Walter J, Doris P, Shaffer M. Clinical Presentation of Patients with Acute Cervical Spine Injury. Ann Emerg Med. 1984; 13:512–515

[27] Nichols CG, Young DH, Schiller WR. Evaluation of Cervicothoracic Junction Injury. Ann Emerg Med. 1987; 16:640–642

[28] Shaffer M, Doris P. Limitation of the Cross Table Lateral View in Detecting Cervical Spine Injuries: A Retrospective Analysis. Ann Emerg Med. 1981; 10:508–513

[29] MacDonald RL, Schwartz ML, Mirich D, et al. Diagnosis of Cervical Spine Injury in Motor Vehicle Crash Victims: How Many X-Rays Are Enough? J Trauma. 1990; 30:392–397

[30] Holliman C, Mayer J, Cook R, et al. Is the AP Radiograph of the Cervical Spine Necessary in Evaluation of Trauma? Ann Emerg Med. 1990; 19:483–484

[31] Harris JH. Radiographic Evaluation of Spinal Trauma. Orthop Clin North Am. 1986; 17:75–86

[32] Tehranzedeh J, Bonk T, Ansari A, Mesgarzdeh M. Efficacy of Limited CT for Non-Visualized Lower Cervical Spine in Patients with Blunt Trauma. Skeletal Radiol. 1994; 23:349–352

[33] Miller MD, Gehweiler JA, Martinez S, et al. Significant new observations on cervical spine trauma. AJR. 1978; 130:659–663

[34] Clark WM, Gehweiler JA, Laib R. Twelve Significant Signs of Cervical Spine Trauma. Skeletal Radiol. 1979; 3:201–205

[35] Wales L, Knopp R, Morishima M. Recommendations for Evaluation of the Acutely Injured Spine: A Clinical Radiographic Algorithm. Ann Emerg Med. 1980; 9:422–428

[36] Hollis PH, Malis LI, Zappulla RA. Neurological Deterioration After Lumbar Puncture Below Complete Spinal Subarachnoid Block. J Neurosurg. 1986; 64:253–256

[37] Horn EM, Lekovic GP, Feiz-Erfan I, Sonntag VK, Theodore N. Cervical magnetic resonance imaging abnormalities not predictive of cervical spine instability in traumatically injured patients. J Neurosurg Spine. 2004; 1:39–42

[38] Schuster R, Waxman K, Sanchez B, Becerra S, Chung R, Conner S, Jones T. Magnetic resonance imaging is not needed to clear cervical spines in blunt trauma patients with normal computed tomographic results and no motor deficits. Arch Surg. 2005; 140:762–766

[39] Benzel EC, Hart BL, Ball PA, Baldwin NG, Orrison WW, Espinosa MC. Magnetic resonance imaging for the evaluation of patients with occult cervical spine injury. J Neurosurg. 1996; 85:824–829

[40] Section on Disorders of the Spine and Peripheral Nerves of the American Association of Neurological Surgeons and the Congress of Neurological Surgeons. Initial closed reduction of cervical spine fracture-dislocation injuries. Neurosurgery. 2002; 50 Supplement:S44–S50

[41] Gelb DE, Aarabi B, Dhall SS, Hurlbert RJ, Rozzelle CJ, Ryken TC, Theodore N, Walters BC, Hadley MN. Treatment of subaxial cervical spinal injuries. Neurosurgery. 2013; 72 Suppl 2:187–194

[42] Botte MJ, Byrne TP, Abrams RA, Garfin SR. Halo Skeletal Fixation: Techniques of Application and Prevention of Complications. J Am Acad Orthop Surg. 1996; 4:44–53

[43] Robertson PA, Ryan MD. Neurological Deterioration After Reduction of Cervical Subluxation: Mechanical Compression by Disc Material. J Bone Joint Surg. 1992; 74B:224–227

[44] Garfin SR, Botte MJ, Triggs KJ, Nickel VL. Subdural Abscess Associated with Halo-Pin Traction. J Bone Joint Surg. 1988; 70A:1338–1340

[45] Dill SR, Cobbs CG, McDonald CK. Subdural Empyema: Analysis of 32 Cases and Review. Clin Inf Dis. 1995; 20:372–386

[46] Schneider RC, Crosby EC, Russo RH, et al. Traumatic Spinal Cord Syndromes and Their Management. Clin Neurosurg. 1972; 20:424–492

[47] Wagner FC, Chehrazi B. Early Decompression and Neurological Outcome in Acute Cervical Spinal Cord Injuries. J Neurosurg. 1982; 56:699–705

63

64 枕寰枢椎损伤(枕骨到 C2)

64.1 寰枕脱位

64.1.1 概述

相关解剖见枕寰枢复合体解剖(见章节 1.8)。

寰枕脱位(AOD)亦称颅颈关节脱位,颅颈关节的稳定性受到破坏(由韧带损伤引起)。发生于约 1％的颈椎损伤病人中[1](广义的颈椎损伤)和 8％～19％的致死性脊柱损伤的尸检中[2,3],可能被漏诊。儿童的发病率是成人的 2 倍,可能是由于儿童关节面更平整(即缺少凹陷),头身重量比更大,且韧带更松弛所致。病人通常仅有轻微的神经功能缺损或表现为延-颈髓分离(BCD)(见章节 62.9.2)。一些病人可能表现为交叉性瘫痪(见章节 92.8)。大多数死亡都是由于 BCD 后呼吸停止所致的缺氧引起的。

■ 分型

见参考文献[4]和图 64 - 1。

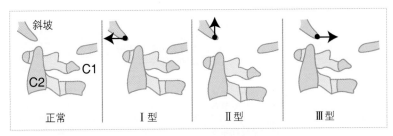

图 64 - 1 寰枕脱位的分类

Ⅰ型:枕部向寰椎前方脱位。

Ⅱ型:纵向脱位(分离)。

Ⅲ型:枕部向后方脱位。

也可发生复合型脱位(如分离型前脱位[5])。

临床指南：AOD 的诊断

Level I[6]：

诊断儿童 AOD 建议行 CT 检查评估枕髁-C1 间距(CCI)。

Level III[6]：

1. 对于儿童病人，CT 测量 CCI 诊断 AOD 的敏感性和特异性最高，但在成人中的作用尚无报道。

2. 建议行颈椎 X 线侧位片来诊断 AOD。如果需要行影像学检查来评估 AOD，建议采用 BAI-BDI 法(BAI 为颅底-枢椎间距，BDI 为颅底-齿突间距)(见表64-1)。若 X 线平片发现上颈段椎前软组织肿胀，则应行颈椎 CT 以除外 AOD。

表 64-1　AOD 的影像学评估

方　法	评　价	正　常　值	
		X 线平片	CT
BAI-BDI 法[7]a (BAI 和 BDI 都只适用于成人)	BAI[8] 为颅底(斜坡下方尖端)到椎体后轴线延长线(PAL)(C2 椎体皮质后缘)的距离，即 Harris 线。更适用于 I 型和 III 型 AOD	成人： -4≤BAI≤12 mm。 正常：BAI 和 BDI 均不超过 12 mm	可使用[9]，但不能在 CT 上可靠重复[10]
		儿童：0~12 mm (BAI 不可能为阴性)	
	BDI 为颅底到齿突尖的最近距离。更适用于 II 型 AOD	成人：≤12 mm(范围：2~15 mm，平均 7.5 mm ± 4.3 mm)	成人：<8.5 mm(范围：1.4~9 mm)[10]
		儿童：<13 岁儿童的结果不可信。因为齿突尖部骨化融合(os)的年龄差异较大	儿童[11]b：<10.5 mm (95% 置信区间) 伴 os c：<9.5 mm 不伴 os c：<11.5 mm
寰枕间隙(AOI)	即髁间隙[12]，是通过 O-C1 关节的 X 线侧位片或 CT 矢状位重建测量所得的枕髁与 C1 上关节面的距离。Pang[13] 在矢状位和冠状位上各取 4 个等距点，计算出枕髁到 C1 距离的平均值(共 8 个点)	成人 d：≤2 mm[12]	成人： < 1.4 mm (95% 置信区间)(基于单点测量)[10]
		儿童：≤5 mm (测量全部 5 个等距点[14])	儿童：2.5 mm(单点测量)[11]，或小于 4 mm(2 个平面共 8 个点测量的平均值)[15]

续 表

方 法	评 价	正 常 值	
		X线平片	CT
Powers 比和 Dublin 测量法	Powers 比：不能用于 C1 或枕大孔骨折,仅能诊断 I 型 AOD(见正文)。需要确定 4 个参考点：B＝颅底,A＝C1 前弓,C＝C1 后弓,O＝颅后点[e]	成人：＜1(范围：0.5～1.2)(95% 置信区间 0.6～0.9)(详见正文)	同 X 线平片[10]
		儿童：＜0.9[f]	
	Dublin 测量法[16] 敏感性为 25%[17]	下颌骨至寰椎前方：≤13 mm 下颌升支至齿突：≤20 mm	
交叉线法	亦称为枕-枢连线法[17] 需要确定 6 个参考点和 2 条线(敏感性为 75%)[17]。焦片距(被摄与底片距离)6 英尺(1.8 m),病人坐位[18],急诊室中通常不适用[5] • C2O 线：从枢椎椎体后下角到颅后点的距离,与 C1 棘突椎板线的最高点相切 • BC2SL 线：从颅底到 C2 棘突椎板线的中点,应当与齿突后上相切		
MRI	MRI 的异常发现包括：寰枕关节或寰枕(O-C1)后韧带 T_2 加权像异常高信号。对不稳定型 AOD 非常敏感(约 100%)但不特异。 左图显示的是 O-C1 后韧带(箭头 1)、黄韧带和软组织(箭头 2)的异常信号		

a 原始的研究中仰卧病人侧位 X 线平片焦片距是 40 英寸(1.0 m)。在明确所有标定点后,BAI-BDI 法诊断 AOD 的敏感性良好,但仍旧只有约 75%[9]

b 此研究中,儿童定义为 10 岁以下,但 8～10 岁的儿童颈椎平片均可达成人的比例(无须在大小上达标)

c os：终末小骨(见章节 64.5.4)

d 平片中的 C1 关节突经常被乳突尖部掩盖

e 约 56% 的颈椎侧位片无法辨别颅后点

f 由于(常为 C1 后弓)骨化程度欠佳,故很多儿童病人无法测量

64.1.2 临床表现

1. 神经功能可能完好,因此在严重创伤时需排除 AOD 的可能。

2. 延-颈髓分离(见章节 62.9.2)。

3. 可能有后组脑神经功能缺损(也可以是展神经麻痹)±颈髓损伤。

4. 颈椎牵引后神经功能缺损加重:牵引后立即行颈椎侧位片检查(见章节 63.5.2)。

64.1.3 影像学评估

大量的影像学检查方法被用于诊断 AOD。各种指标的终极目标均为检测有无枕-颈关节失稳。没有一种检查方式是完全可靠的[19]。CT 上的测量比平片准确(更容易确定解剖标志,无放大或转动误差),但参考值与平片不同。一些检查方式列于表 64-1 中。建议使用 BAI-BDI 法和 AOI 法。

一条经验之谈:斜坡下方的尖端应指向齿突顶点(X 线平片可能比较模糊)。

额外的 CT 线索:基底池中可能有出血(间接征象)。在薄层轴位 CT 中,可能由于枕骨和 C1 的间隙而导致几张影片中无骨性结构。

64.1.4 影像学评估的技术性建议

1. X 线平片:需确保成像为正确的侧位片(即确保双侧下颌升支和后床突重合)。

2. CT:是所有检查中敏感性、特异性和阳性/阴性预测值最高的方法。进行矢状位 CT 重建效果更佳,可代替平片[20](超过 99％的 CT 可以识别相关的标定点,而 X 线平片仅为 39％~84％)。

Powers 比[1]:BC 间距(颅底到寰椎后弓)被 AO 间距(颅后点到寰椎前弓)分割,见表 64-1,说明见表 64-2。

表 64-2 Powers 比

比 值	解 释	评 价
BC/AO<0.9	正常	标准差低于 AOD 病人的最小值
0.9≤BC/AO<1	"灰色区域"(难以界定)	包括 7％的正常人,无 AOD 病人在此范围
BC/AO≥1	AOD	包含所有 AOD 病人

不能用于任何寰椎或枕大孔骨折的病人,也不能用于先天性解剖异常者,仅用于Ⅰ型 AOD(即不能用于Ⅱ型或Ⅲ型 AOD)。

64.1.5 治疗

■ 初期治疗

若怀疑 AOD,应立即使用头环矫正器或沙袋制动颈部。※不能为试图复位 AOD 而进行颈椎牵引,因为存在 10%的风险导致神经功能缺损加重。

■ 后续治疗

对于进行手术融合还是使用头环支架长期制动(4～12 个月)目前存在争议,但通常建议行枕颈后融合术(见章节 75.1.6)。

> **临床指南:AOD 的治疗**
>
> Level Ⅲ[6]:
> 1. 内固定和关节固定术(融合术)是可选治疗方法。
> 2. 注意:治疗 AOD 的过程中不建议行颈椎牵引术。

Horn 等[9]建议将病人按表 64-3 中所示进行分组并针对性地治疗。

儿童:手术复位和融合(常使用跨关节螺钉)。

表 64-3　AOD 的评级和治疗[9]

评级	定　　义	治　疗
Ⅰ	CT 未见异常[a],仅见 MRI 中度异常(后方韧带或寰枕关节高信号)	外固定(头环或颈托)
Ⅱ	寰枕关节、盖膜或翼状韧带或十字韧带存在 1 个或 1 个以上 CT 征象[a]或 MRI 存在明显的异常	手术固定

a CT 征象:Powers 比、BAI-BDI、交叉线法

64.1.6　预后

预测预后最重要的指标是发病时神经功能损伤的严重程度[9]。在原发性损伤幸存的 AOD 病人中,伴有严重颅脑创伤、脑干功能失调或完全性延-颈髓分离的病人预后均较差[9]。伴有不完全性 SCI 或非重型 TBI 的病人预后稍好。

64.2　枕髁骨折

64.2.1　概述

> **要　点**
>
> 1. 不常见(占创伤病人的 0.4%)。
> 2. 可能表现为下段脑神经功能受损,可能迟发(如舌下神经麻痹)。可发生单肢、半身、四肢瘫痪或麻痹。

64

3. 评估：CT 扫描并重建（很少能根据 X 线平片做出诊断）。

4. 治疗：通常佩戴硬质颈托。枕颈融合术或头环制动的适应证：颅颈错位（枕骨-C1 间距>2.0 mm）。

枕髁骨折（OCF）首先于 1817 年由 Bell 描述[21]。

罕见。发生率：0.4%（一项针对 24 745 例急诊收治的创伤病人进行的连续研究[22]）。

64.2.2 诊断

临床上具备下列 1 项或 1 项以上时应怀疑 OCF[23]：

1. 高能钝器伤。
2. 颅颈损伤。
3. 意识转差。
4. 枕部疼痛或触痛。
5. 颈椎活动受限。
6. 后组脑神经麻痹。
7. 食管后软组织肿胀。

临床指南：OCF 的诊断

Level Ⅱ[24]：

• CT 可诊断枕髁骨折。

Level Ⅲ[24]：

• 使用 MRI 评估颅颈复合体的韧带完整性。

64.2.3 分型

表 64-4 中所示为当前最为广泛采用的 Anderson-Montesano 分型系统[25]。

表 64-4　Anderson-Montesano OCF 分型

分　型	描　　　　述
Ⅰ	冲击后粉碎骨折：可能由轴向负荷引起
Ⅱ	颅底线形骨折扩大[26]
Ⅲ	枕髁撕脱性骨折（牵拉伤）：可能发生于旋转、侧弯或复合损伤机制。多认为此型骨折不稳定

64

Maserati 等[22]通过 CT 重建影像评估颅颈结构是否错位(定义颅颈错位为枕髁- C1 间距>2.0 mm)对病人进行简单的分类。他们认为其他分类系统是冗余的,在他们所做的回顾性研究中发现分类结果并不影响预后(见下文治疗)。

64.2.4 治疗

存在争议。下段颅神经功能缺损通常由未经治疗的 OCF 发展而来,可通过外固定缓解或改善。Anderson - Montesano Ⅰ型和Ⅱ型外固定与否(颈托或头环),其预后并无显著差异。由于Ⅲ型骨折发生迟发性功能缺损的风险较高,因此建议行外固定 6~8 周。

临床指南：OCF 的治疗

Level Ⅲ[24]：

1.OCF 伴寰枕韧带损伤或失稳：头环-背心固定或枕颈内固定(融合)。

2.双侧 OCF 可考虑头环-背心固定,取代颈托以增强稳定性。

3.颈椎外固定可用于所有其他类型的 OCF。

64.2.5 预后

在一项针对 100 例 OCF 病人进行的回顾性研究[22]中,3 例因颅颈错位(2例)或不相关的 C1~C2 骨折(1 例)进行了枕颈融合术(见章节 95.2.2),其余病人(无颅颈错位)佩戴硬质颈托并进行临床和影像学随访。未手术病人未出现神经功能缺损,无病人发生迟发性失稳、错位或神经功能缺损(其他分类系统作用较小)。

64.3 寰枢椎半脱位/脱位

64.3.1 概述

与 AOD 相比发病率和致死率均较低[27]。相关解剖见枕-寰-枢复合体解剖(见章节 1.7)。

寰枢椎半脱位的类型：

1.旋转脱位：(见下文)通常见于跌倒后的或受到轻微外伤的儿童。

2.前脱位：情况较重(见下文)。

3.后脱位：罕见。通常由于齿突骨质破坏引起,不稳定,需行融合术。

64.3.2 寰枢椎旋转半脱位

■ 概述

> **要点**
>
> 1. 一般见于儿童。
> 2. 与创伤、类风湿关节炎、儿童呼吸系统感染(Grisel 综合征)相关。
> 3. 通常表现为知更鸟(cock-robin)头位(倾斜、旋转、屈曲)。
> 4. 分型：Fielding - Hawkins 分型(表 64 - 5)。
> 5. 治疗：早期牵引有效。控制 Grisel 综合征的感染。牵引不能复位的半脱位可能需经口咽入路减压，再行后路融合术。

表 64 - 5　寰枢椎旋转半脱位的 Fielding - Hawkins 分型

分　型	描　　　述		AD(mm)	评　　　价
	TAL[a]	关节面损伤		
I	完好	双侧	≤3	齿突起支点作用
II	损伤	单侧	3.1~5	完整的关节作为支点
III	损伤	双侧	>5	罕见,非常不稳定
IV	齿突支持不足并向后方移位			罕见,非常不稳定

a TAL：寰椎横韧带；AD：C1 相对 C2 向前脱位

　　寰枢椎关节旋转畸形通常持续时间较短且容易复位。寰枢椎关节旋转闭锁(亦称寰枢椎旋转固定[28])少见，通常见于儿童。可自发(伴类风湿关节炎[29]或先天性齿突畸形)，或继发于严重或轻微创伤(包括颈部按摩甚至打哈欠时头部转动[28])，或伴头部或颈部感染包括上呼吸道感染[如 Grisel 综合征[30]：炎症可对关节囊和(或)横韧带造成机械性或化学性损伤]。

　　过度旋转可能使椎动脉(VA)受累，尤其是伴有前脱位时。

■ 半脱位的发生机制

　　脱位可发生在寰枕关节和(或)寰枢椎关节[31]。其难以复位的原因尚不清楚。当横韧带完好时，旋转并不会造成前向脱位。如果横韧带因创伤或感染不能提供支持，则可能造成前向脱位并可能导致神经损伤。后向脱位十分罕见[28]。

■ 分型

　　Fielding - Hawkins 分型见表 64 - 5。

■ 临床表现

　　病人通常十分年轻。很少发生神经功能缺损。临床表现可能包括：颈痛、头痛、斜颈特征性的"cock-robin"头位[头部呈约 20°斜向一侧,并呈 20°角转向对侧,约 10°轻度伸展,见鉴别诊断(见 90 章)],颈部活动范围减小,面部扁平[28]。尽管病人的脱位不能被复位,但他们可能会转动半脱位关节导致脱位程度增加,进而增加损伤高节段颈髓的风险。

累及 VA 时可导致脑干和小脑梗死甚至死亡[32]。

■ 影像学评估

X 线:阳性表现(可能不明确)包括以下几方面。

1. 重度病例中颈椎 X 线前后片的确诊性发现:C2 向前突出,同时 C1 斜向突出[33](见章节 5.3.2)。在病情稍轻的病例中,C1 的侧块因前移显得更大,并且较其他的脱位更靠近中线。

2. 寰枢椎关节不对称,并且不能通过转动头部纠正。张口齿突位片见头部位于中立位及向两侧各转 10°～15°显示持续的不对称。

3. 枢椎棘突斜向一侧,并向其他棘突旋转(可发生于任何原因导致的斜颈)。

CT 扫描:显示寰椎有旋转[31]。

MRI:可评估横韧带的承载能力。

■ 治疗

• Grisel 综合征

针对病原菌使用恰当的抗生素,并按如下方式对半脱位进行牵引(见下文)和外固定[30]。Fielding(表 64-5)Ⅰ型:软质颈托;Ⅱ型:Philadelphia 颈托或 SOMI 矫形器;Ⅲ型或Ⅳ型:头环制动 6～8 周后,通过颈椎屈-伸位 X 线片检查稳定性。如仍不稳定,可手术融合。

• 牵引

如在起病数月内[34]治疗,半脱位往往可通过温和的牵引[儿童由 7～8 磅 (3.2～3.6 kg)开始,数天内缓慢增加到 15 磅(6.8 kg);成人由 15 磅(6.8 kg)开始,缓慢增加到 20 磅(9.1 kg)]复位。如果半脱位已发生 1 个月以上,则牵引治愈的可能性降低。牵引时鼓励左右转动颈部。

如果可复位,则牵引或头环外固定需保持 3 个月[28](范围:6～12 周)。

• 手术融合

无法复位或牵引制动后复发的半脱位应行手术融合。通常在牵引 2～3 周,关节获得最大程度复位后进行。除其他部位骨折或出现其他情况外,通常融合 C1～C2(见章节 95.5)[28]。即使 C1、C2 的成角没有完全复位也可以行融合术。对于不可复位的固定,可先期行经口咽前入路减压术对寰枢椎复合体进行减压(小心地从外侧暴露寰枢椎关节并避免损伤椎动脉,将软组织从关节和寰枢椎间隙中仔细清除,此过程中不要试图复位),而后逐渐行颅骨牵引,再行二期 C1～C2 融合术[34]。

64

64.3.3 寰枢椎前半脱位(AAS)

见参考文献[27]。

■ **概述**

1/3 的 AAS 病人存在神经功能缺损或死亡。相关解剖见枕-寰-枢复合体(见章节 1.5.2)。

可能造成半脱位的原因:

1. 寰椎横韧带(TAL)断裂:寰齿间隙(ADI)(见下文)将增加。

(1) 类风湿关节炎中横韧带附着点的强度减弱(见章节 95.5)。

(2) 创伤:可能导致韧带功能紊乱或解剖结构破坏(见下文)。

2. 齿突功能不全:

(1) 齿突骨折。

(2) 先天性发育不全,如 Morquio 综合征(见章节 76.8)。

■ **临床表现**

颈痛常见。但疼痛方式上无特异性。

■ **V 形齿突前间隙**

见参考文献[35]。

颈椎 X 线侧位片可见 C1 前弓和齿突间距增加。尚不清楚这种位移是否代表了横韧带和(或)后韧带复合体的拉伸或松弛。在儿童屈曲位片中可能是正常表现。

真性的半脱位会导致 C1 和 C2 的排列紊乱。关键的鉴别特征是 ADI 是否增加。

■ **评估和分型**

推荐使用 CT 和 MRI 评估骨折、TAL 和其骨性连结。

■ **横韧带完整性的评估**

1. TAL 断裂可通过以下方式推测:

(1) Spence 法则:在开口位齿突 X 线片,C1 两侧侧块与 C2 总体间距≥7 mm 者。

(2) ADI(见章节 12.1.3):成人 ADI>3 mm,儿童 ADI>4 mm。

2. TAL 可能能在 MRI 中显影。断裂的表现(轴位 MRI):梯度回声 MRI 中 TAL 存在高信号,连续性中断,有出血表现[36]。

3. CT 显示骨性损伤累及 TAL 在 C1 的附着点。

■ **TAL 断裂的分型**

见参考文献[37]。

1. Ⅰ型:解剖性断裂。TAL 自身撕裂。罕见(齿突通常在 TAL 撕裂前发生骨折),不易治愈,需要手术内固定。

2. Ⅱ型:生理性断裂。TAL 位于 C1 结节的附着点(图 1-12)发生撕脱,可发生于 C1 侧块粉碎骨折。通过制动(建议使用头环[37])治疗的治愈率为 74%。

■ **治疗**

1. TAL 撕裂者:一种方法是对所有Ⅰ型 TAL 损伤以及Ⅱ型损伤经过3~4 个月制动仍未恢复稳定者行融合术[37]。复位困难者建议行融合术。如C1 完整,可行 C1~C2 融合术。涉及 C1 骨折者见下文。

2. 齿突骨折但 TAL 完好者按章节 64.5.4 所示治疗。

64.4 寰椎(C1)骨折

64.4.1 概述

急性 C1 骨折占颈椎骨折的 3%~13%[38]。一项涉及 57 例病人的研究中,56% 为孤立的 C1 骨折;44% 为 C1~C2 复合型骨折,9% 伴有非邻近节段的颈椎骨折,21% 伴头外伤[38]。

64.4.2 C1 骨折的分型

见参考文献[39]。

Ⅰ型:骨折仅累及单个椎弓(占 C1 骨折的 31%~45%)。

Ⅱ型:爆裂骨折(37%~51%)——经典的 Jefferson 骨折(见下文)。

Ⅲ型:寰椎侧块骨折(13%~37%)。

64.4.3 Jefferson 骨折

由 Geoffrey Jefferson 医师首先描述[40]。经典的 Jefferson 骨折是指 C1 环的 4 点(爆裂)骨折[42],但如今该名词也用于经过 C1 椎弓(最薄弱部位)的 2 点或 3 点骨折[42]。通常是由轴向负荷("爆裂"骨折)造成。41% 由 C2 骨折引起。

儿童病人中,很难将 C1 骨折与正常的软骨结合(见章节 12.1.5)及寰椎假性延伸(见章节 62.4)相鉴别。骨折线可通过未融合的软骨连结。

64.4.4 稳定性

反复强调:枕-寰-枢复合体的稳定性主要依靠韧带,骨性结构的作用较小;见枕-寰-枢复合体(见章节 1.5.2)。横韧带的完整性是衡量稳定性的最重要指标(见上文横韧带完整性的评估)。

Jefferson 骨折是不稳定的,但孤立的 Jefferson 骨折通常不发生神经功能缺损(因为此节段椎管直径较大,且压力会将碎骨片推向外,远离脊髓)。

64.4.5 临床表现

神经功能缺损罕见。一项研究中 25 例中有 3 例 Jefferson 骨折病人存在持续的神经功能缺损(1 例完全性损伤,2 例中央脊髓综合征)。

64.4.6 评估

可选用薄层高分辨率 CT 作为诊断性检查。应当对 C1～C3 进行仔细评估以获得对 C1 骨折的精准描述,同时评价相关的 C2 损伤。

MRI 可能能够用于评估 TAL 的完整性,但在影像上常难以解释清楚。

64.4.7 治疗

治疗方式的选择取决于 TAL 损伤的严重程度。临床指南见下文。特征性的描述如表 64 - 6 所示[43]。使用外固定者应持续 8～16 周(平均 12 周)。

表 64 - 6 孤立性 C1 骨折的治疗

骨折类型	可选治疗
前弓或后弓骨折	颈托或 SOMI
前弓和后弓骨折(爆裂)	
1. 稳定(TAL 完整)	颈托或 SOMI、头环
2. 不稳定(TAL 断裂)	头环、C1～C2 内固定和融合
侧块骨折	
1. 粉碎骨折	颈托或 SOMI、头环
2. 横突骨折	颈托或 SOMI

64

> **临床指南:治疗孤立性寰椎骨折**
>
> Level Ⅲ[44]:孤立性寰椎骨折
> 1. 治疗方式取决于骨折类型和 TAL 的完整性。
> 2. TAL 完整:可进行颈椎制动。
> 3. TAL 断裂:可选下列方法中的一种(提示:TAL 断裂可以是解剖性断裂或生理性断裂,详情见正文):
> (1) 单纯颈部制动。
> (2) 手术固定融合。

具有手术指征时融合方式的选择[37]:
1. 椎弓环单发骨折或 C1 前弓骨折:C1～C2 融合。

2. 椎弓环多发骨折或 C1 后弓骨折：枕颈融合。

手术方式选择：

1. 融合术：① 椎弓环单发骨折；② 椎弓环多发骨折。

2. 不涉及关节固定术的手术方式：C1 后路螺丝固定、经口咽前入路螺丝/钢板固定。

64.4.8　预后

众多研究显示[38,45]未发生 TAL 断裂的病例行保守治疗可获得满意的预后。

64.5　枢椎(C2)骨折

64.5.1　概述

急性枢椎骨折约占颈椎骨折的 20%。神经损伤不常见，仅发生于 10% 以下的病例中。大多数可通过制动治愈。

Steele 三分法：齿突、间隙、脊髓在寰椎水平椎管内各占 1/3[46]。

64.5.2　C2 骨折分型

1. 齿突骨折(见章节 64.5.4)：Ⅱ 型齿突骨折是枢椎损伤最常见的类型。

2. 绞刑骨折：见下文。

3. 其他各种 C2 骨折(见章节 64.5.5)。

64.5.3　绞刑骨折

■ **概述**

要　点

1. 伴有创伤性 C2、C3 半脱位的经 C2 椎弓根的双侧骨折,通常由过度伸展＋轴向负荷造成。

2. 大多数稳定,不伴有神经功能缺损。

3. 分型：Levine 系统(表 64 - 7)。重要分界线：C2～C3 椎间盘的破裂(Ⅱ 型或更高型)可能使骨折不稳定。

4. 治疗：所有病人均需行颈椎 CT 扫描并行矢状位和冠状位重建。颈椎 MRI 用于评估 C2～C3 椎间盘破裂(Levine Ⅱ 型)情况。如骨折经过横突孔,则行 CTA 以评估血管情况(适用于所有 C2 骨折,见表 55 - 7)。

5. 大多数可经非晕头环制动 8～14 周后缓解。除外：严重/失稳性骨折(见下文)或矫正器固定后不能保持正常序列者。

表 64－7 HF 的 Levine 分型(改良 Effendi 系统)[a]

分型	描述	影像学发现	机制	评价
I	仅椎体后方的峡部骨折	C2 在 C3 上的半脱位 ≤3 mm 且无成角	轴向负荷、伸展	屈-伸位 X 线平片稳定。神经功能缺损罕见
I A	双侧骨折线不平行。骨折可能经过一侧横突孔	骨折线可能在 X 线片中不可见。C2 椎体在 C3 上可能向前半脱位 2～3 mm 且 C2 椎体可能被拉长	可能是由于过度伸展＋侧弯	"非典型绞刑骨折"[52]。椎管可能狭窄。33% 发生瘫痪
II	骨折经过峡部。C2～C3 椎间盘破裂,后纵韧带断裂	C2 在 C3 上的半脱位＞3 mm 和(或)成角[b]。可能向 C3 前方轻度压迫	轴向负荷、屈曲后伸展	可能导致早期失稳。神经功能缺损罕见。通常通过牵引可复位
II A	斜行骨折(通常由前下方到后上方)。半脱位较少(通常不超过 3 mm)但成角严重(可以大于 15°)	屈曲牵拉(后弓无法拉紧)	罕见(＜10%)。不稳定 ※牵引→增加成角、椎间盘间隙增宽。因此不适合牵引
III	II 型＋双侧 C2～C3 关节囊破裂。C2 后弓游离。前纵韧带断裂或从 C3 剥离	C2/C3 关节面可能发生半脱位或闭锁	不明,可能是由于屈曲(关节囊破裂)而后发生压迫(峡部骨折)	罕见。可能发生神经功能缺损,可能致死。脱位的关节通常不能通过闭合牵引复位 ※牵引可能十分危险(见正文)

a Effendi 等[50]、Levine 和 Edwards[51]、Sonntag 和 Dickman[27]以及 Levine[53]
b 原文中并不强调成角大小,但一些文献提出成角＞10°

亦称为创伤性枢椎前滑脱(该名词首先出现在 1964 年[47])。

描述:经过 C2 椎弓根的关节突(峡部)的双侧骨折(图 64-2;C2 外

形独特,关节突和椎弓根无明显分界)。通常还伴有 C2 相对于 C3 的前向半脱位。

名词"绞刑骨折"(HF)由 Schneider 等[48]提出。现代 HF 的发生机制(由交通事故或坠落引起的过伸和轴向负荷)已不同于绞刑(颏下的绳结导致颈部过伸和撕脱[49])。一些病例可能是由颈部强制性屈曲或在伸展时压迫颈部造成的。

儿童:8 岁以下儿童少见,通常外力会导致未完全融合的齿突发生骨折,见骨骺骨折(见章节 12.1.5)。儿童中,需要鉴别假性半脱位(见章节 62.4.3)。

通常较稳定。神经功能缺损少见,骨折不愈合罕见。90%可通过制动治愈,很少需要手术融合。未经过 C2 峡部的骨折不算作真正意义上的 HF,可能需要其他治疗(见章节 64.5.5)。

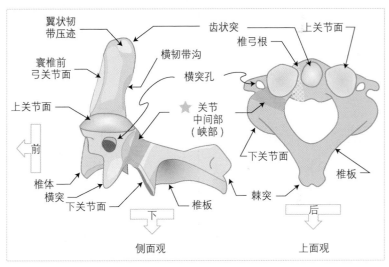

图 64 - 2　枢椎的解剖(椎弓峡部用黑五角星表示)

■ 分型

• Levine/Effendi 分型

Effendi 等[50]提出的分型系统由 Levine 等[51]进行了改良,并广泛应用于成人 HF(不适用于儿童)的分型。需测量 C2 和 C3 终板的成角。C2 相对于 C3 前向半脱位>3 mm(Ⅱ型)通常是 C2~C3 椎间盘破裂的替代指标。椎间盘破裂可从 MRI 直接观察到。

■ France 等人的评级系统

评分系统[54]见表 64 - 8。

测量方法见图 64 - 3。

表 64 - 8　**Francis 对于 HF 的评级系统** *

评　级	成　角 θ	移　位
I	<11°	d<3.5 mm
II	>11°	d<3.5 mm
III	<11°	d>3.5 mm 且 d/b<0.5
IV	>11°	d>3.5 mm 且 d/b<0.5
V		有椎间盘破坏

* 定义见图 64 - 3
d：移位长度；b：C3 椎体宽度

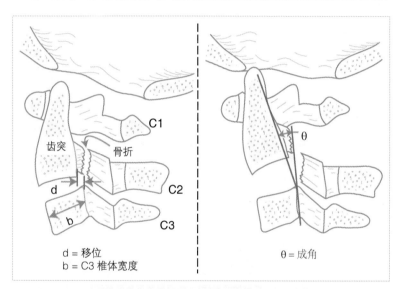

图 64 - 3　Francis 分级系统

- **Levine/Francis 相关性**

在一个 340 例枢椎骨折的病例研究中[55]，最常见的骨折类型是 Levine 系统中的 I 型骨折(72%)和 Francis 系统中的 I 级骨折(65%)，两者具有如下紧密联系：

Levine I 型≈Francis I 级。

Levine III 型≈Francis IV 级。

- **其他类型骨折**

并不是所有骨折都能纳入到这些分型系统中[56]。例如：延伸经过 C2 椎体后部的冠状骨折。

■ 临床表现

大多数病人(约 95%)神经功能完好,即使有神经功能缺损也较为轻微(感觉异常、单肢轻瘫等)并且能够在 1 个月内恢复[54]。绝大多数清醒的病人都会有上颈段后方疼痛的主诉,枕部神经痛常见[57]。头外伤的伴发率较高,并且 1/3 的病人可能伴有其他颈椎损伤,如 C1 骨折(见上文)或铲土者骨折(见章节 65.2),大多发生在颈椎上 3 个节段内。通常有头面部伤口作为过伸和轴向承重相关的表征。

■ 评估

颈椎 CT:行矢状位、冠状位重建以对骨折进行全面评估。

CTA:如果骨折扩展至横突孔(Levine Ⅰ A 型),以及有卒中症状,则应行 CTA 以评估椎动脉情况。一些专家建议对所有 C2 骨折行 CTA 检查(表 55 - 7)。脑血管造影或 MRA 可替代 CTA。

MRI:应行颈椎 MRI 以明确 C2~C3 椎间盘是否破裂[颈椎失稳的标志(Levine Ⅱ型),通常需要手术内固定]。阳性表现包括 MRI 信号强度的异常升高(FLAIR 像和 T_2 加权像明显)。

X 线平片:颈椎侧位 X 线平片能够发现 95% 的骨折,同时可以显示 C2 成角和(或)半脱位。大多数骨折经过枢椎峡部或横突孔[54],7% 贯穿 C2 椎体(见章节 64.6)。以 C2 椎体相对 C3 向前脱位(指南[54]:位移超过 C3 椎体前后径的 50% 时可认为有失稳)、C2/C3 过度成角或屈-伸位片显示有过度活动作为判断脊柱失稳的标志。

怀疑 Levine Ⅰ 型骨折但神经功能完好的病人应在医师指导下进行屈-伸位的 X 线片检查以除外已复位的 Ⅱ 型骨折。

■ 治疗

• 概述

非手术治疗复位率为 97%~100%,融合成功率为 93%~100%[27,58,59],需进行 8~14 周[60]外固定(平均治疗时间为 11.5 周[54])。根据病人的依从性和下列稳定程度的描述可对病人进行针对性的治疗。大多数病人行无头环制动都可获得满意效果[59]。临床指南如下:

临床指南:孤立性 HF 的治疗

Level Ⅲ[61,62]:

1. 大多数 HF 可首先使用外固定治疗(头环或颈托)。

2. 下列情况应考虑手术内固定:

(1) 严重的 C2/C3 成角(Levine Ⅱ型、Francis Ⅱ级和Ⅳ级)。

(2) C2~C3 椎间盘破裂(Levine Ⅱ型,Francis Ⅴ级)。

(3) 外固定失败或无法获得满意的弯曲度。

- **稳定型骨折(Levine Ⅰ型或ⅠA型或Francis Ⅰ级或Ⅱ级)**

制动 3 个月[53][Aspen 或 Philadelphia 颈托[63]或颈胸矫正器(CTO)(如 SOMI)]。头环-背心(halo-vest)适用于依从性较差或 C1～C2 复合骨折的病人。Schneider 报道了 50 例Ⅰ型骨折使用非头环固定的病人,仅 1 例转入手术治疗,且发现骨折已经融合。

- **不稳定型骨折**

◎ Levine Ⅱ型

通过适当的颈椎牵引复位[大多数使用 30 磅(13.6 kg)或 30 磅以下[53]],头处于微伸位(推荐采用头环牵引)并对韧带失稳者[54]连续进行 X 线检查预防"医源性绞刑"。头环-背心佩戴 3 个月。病人通过一系列的 X 线检查进行随访。如果骨折断端移位,则需手术固定。

◎ 半脱位≤5 mm 且成角<10°的Ⅱ型骨折

一旦复位,则使用头环-背心牵引并且嘱病人活动(通常在伤后 24 小时内)。使用严格垂直的颈椎 X 线侧位片确认外固定牢固。如不满意则转入手术。8～12 周后,换用 Philadelphia 颈托或 CTO 直至患椎完全融合(通常需 3～4 个月)。

◎ 半脱位>5 mm 或成角≥10°的Ⅱ型骨折

鉴于以下考虑,建议对这类病人进行手术融合:

1. 复位后在头环-背心中立即活动可能导致复位失败。

2. 较大的成角愈合可能会导致慢性疼痛。

3. 如未经复位处理,骨折片间距可能过大,仅凭牵引无法建立骨性桥接。

作为替代的治疗方案,在颈椎牵引约 4 周后,移除牵引配重 1 小时后对稳定性进行重新评估。如果稳定,在佩戴头环-背心活动 24 小时后再次评估。如果不稳,继续牵引 5～6 周后再次评估。如果 6 周后仍然不稳,则建议手术融合[53]。

◎ Levine ⅡA型

牵引会使畸形加重[53]。应立即穿戴头环-背心(旁路牵引)使骨折复位,使头呈伸展位并加压。头环-背心制动 3 个月后愈合率约为 95%。

◎ Levine Ⅲ型

关节交锁者进行牵引十分危险,建议行切开复位内固定术(ORIF)[27]。术前应行 MRI 检查评估 C2～C3 椎间盘。ORIF 后使用头环-背心或 ORIF 同期手术融合。

- **手术治疗**

◎ 适应证

HF 病人具备手术指征者较少,包括:

1. 骨折无法复位者(包括多数 Levine Ⅲ型和部分Ⅱ型)。

2. 外固定制动失败。

3. 创伤性 C2～C3 椎间盘突出并压迫脊髓[64]。

4. 断端无法愈合：屈-伸位平片有断端活动表现(见章节 63.4.3)[54]；非手术治疗失败,位移＞4 mm 者[27]。

可能需要手术治疗的 HF[55]：

1. Levine Ⅱ型或Ⅲ型。

2. 或 Francis Ⅱ级、Ⅳ级或Ⅴ级。

3. 或具备下列任一条者：

(1) C2 椎体前向位移大于 C3 椎体前后径 50％者。

(2) 或成角畸形拓宽了 C2～C3 椎间隙前/后缘的高度(大于下方正常 C3～C4 椎间盘高度)。

◎ 可选术式

1. 融合术：

(1) 后路：如果骨折钢钉固定失败(骨折固定术见下文),则需要行 C1～C2 融合术。是否需要行 C1～C3 融合术,视 C2～C3 椎间盘和椎间关节囊的完整性而定；偶尔也需要融合枕骨。C1～C2 融合术的可选术式：

1) C1～C2 钢丝融合。

2) C1～C2 侧块钉棒固定(见章节 95.5.3)。

(2) 前路 C2～C3 椎间盘切除术[54]及椎间融合术：可选前路钢板或 0 形置入体/板,手术切口可采用下颌角与甲状软骨之间的颈前横切口[58,64]。

1) 不融合 C1 可保留更多活动度。

2) 此入路同样适用于骨折不愈合者[54]。

3) 也适用于 Levine Ⅲ型需要 ORIF 治疗关节闭锁者。

4) 可用于骨折复位不完全者。

5) 手术技巧：C2～C3 关节手术入路的相关注意事项见手术技巧相关章节。

2. 骨折固定术：通过后路经 C2 椎弓根植入螺钉固定骨折碎片[53]。必须在螺钉植入前复位骨折[65]。可使用 C2 椎弓根螺钉(见章节 95.5.3)。后方的骨折碎片可能会被 3.5 mm 钻头钻透。应在钻孔中放置"顶帽"并使用 2.7 mm 钻头进行椎体打孔。螺钉长度：成人平均为 30～35 mm。作为替代可使用拉力螺钉(有 20 mm 无螺纹段)。

• **治疗终点**

X 线平片可见骨折断端骨小梁形成或 C2～C3 椎体间融合。屈-伸位侧位片显示骨折端无移动。

64

64.5.4　齿突骨折

■ 概述

年轻病人大多因明显的外力作用而发生齿突骨折，通常是机动车事故（MVA）、高空坠落、滑雪事故等。年龄＞70 岁的病人大多是平地摔倒（GLF）导致骨折。齿突骨折占所有颈椎骨折的 10％～15％[66]。在初步评估时极易漏诊，尤其是伴有其他明显损伤或被其症状掩盖时。病理性骨折亦可见，如发生于肿瘤转移中（见章节 90.5）。

颈部屈曲导致 C1/C2 向前脱位（寰枢椎半脱位）是常见的损伤机制。头部伸展仅偶尔造成齿突骨折，通常与向后脱位相关。

■ 症状和体征

事故发生时由齿突骨折直接导致的致死率尚不知晓，据评估在 25％～40％之间[67]。对 7 篇发生Ⅱ型骨折的文献进行的回顾性研究发现，神经功能完好者占 82％，轻度神经功能缺损（头皮或肢体感觉障碍）者占 8％，显著神经功能障碍（从单肢瘫痪到四肢瘫）者占 10％[68]。Ⅲ性骨折很少继发神经损伤。

常见症状包括高位后颈椎痛、有些会放射到枕大神经分布区（枕神经痛）。几乎所有高位后颈椎痛的病人都存在椎旁肌痉挛，导致颈部活动受限和触诊时上颈段压痛。最具提示性的线索是病人在直立位和仰卧位之间变换体位时喜欢用手支撑头部。也可发生上肢的感觉异常和腱反射的轻度亢进。骨折分离者可发生脊髓病（见下文）。

■ 分型

Anderson 和 D'Alonzo[69] 分型最为常用，见图 64 - 4 和表 64 - 9。

Ⅰ型骨折由翼状韧带从附着点撕脱引起。十分罕见。尽管长期以来被认为是一种稳定性的损伤，但它们不会像骨折一样孤立发生，且可能是寰枕脱位的表现[71]。同时，齿突骨折也是横韧带断裂的潜在标志[72]，可能导致寰枢椎失稳。

图像要点：由于骨折断端位于椎体上，故在 CT 矢状位重建中Ⅲ型齿突骨折易被误认为Ⅱ型骨折。因此,需要核对冠状位重建。冠状位重建能够更加准确地反映骨折断端与椎体的关系。

表 64 - 9   齿突骨折的 Anderson 和 D'Alonzo 分型

分型	特　　　点	稳定性
Ⅰ	骨折线经过尖端(在横韧带以上),罕见	不稳定[a]
Ⅱ	骨折线经过颈部的基底,是最常见的齿突骨折(在X线前后位片中最易发现)	通常不稳定
ⅡA	同Ⅱ型,但骨折处碎片较大[70],约占Ⅱ型齿突骨折的3%。通过X线平片和(或)CT诊断	通常不稳定
Ⅲ	通过C2椎体(通常累及髓腔)。可能累及上关节面	通常稳定

a 存在争议,见正文

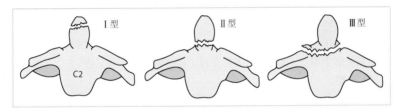

图 64 - 4   齿突骨折的主要类型(前后位)

■ 治疗

• 临床指南

临床指南见下文,详情见后续章节。

64

临床指南:孤立性齿突骨折的治疗

1. Level Ⅱ[62]:孤立的Ⅱ型齿突骨折如发生在年龄≥50岁的病人中,则应考虑手术内固定及融合。

2. Level Ⅲ[62]:

(1)无移位的Ⅰ型、Ⅱ型和Ⅲ型骨折可以通过颈椎外固定治疗,但Ⅱ型齿突骨折不愈合的发生率较高。

(2)Ⅱ型和Ⅲ型骨折有以下情况应考虑手术固定:

1)齿突位移≥5 mm。

2)或ⅡA型骨折(骨折端粉碎)。

3)或通过外固定无法保持或恢复正常曲度。

(3)前路或后路手术均可。

- **外固定**

用于不具备手术指征的病人,根据表 64-10 中的建议行外固定 10~12 周。尚无各种外固定方式之间相互比较的Ⅰ级证据。

表 64-10 齿突骨折的外固定

骨 折 类 型	可 选 措 施
Ⅰ型	颈托、头环
Ⅱ型[a]	头环、颈托[a]
Ⅱ A 型[a]	头环[a]
Ⅲ型[a]	颈托、头环

a 考虑手术治疗。如果不适合手术治疗,可选择合适的支具

头环-背心:融合率约 72%[73]。表现优于 SOMI。如果使用头环,应行仰卧位和直立位的 X 线颈椎侧位片检查。如果骨折端活动,建议手术内固定。

硬质颈托[73,74]:融合率为 53%。

不适合于手术的病人可以考虑行降钙素治疗(见章节 66.3.4)并配合使用硬质颈托矫正器[75],该治疗方案存在理论依据和临床经验支持。

- **Ⅰ型**

很少见,因此难以进行有意义的统计学分析。如果与寰枢椎失稳相关,则应当在必要时手术治疗。

- **Ⅱ型**

◎ 概述

治疗方式存在争议。尽管做过很多尝试,但尚未就Ⅱ型骨折的外固定治疗和手术融合的影响因素达成一致意见。严格的文献回顾认为缺乏严谨的研究。据报道,单纯外固定后愈合不良率波动范围较大(5%~76%):估计 30% 的不愈合率比较可信,其中 6 mm 以下的移位中仍有 10% 的不愈合率[73]。预测愈合不良的关键因素可能包括:

1. 断端移位程度:可能是最重要的影响因素。

(1)一些作者认为移位>4 mm 会增加愈合不良的风险[69,76]。

(2)一些作者认为移位≥6 mm 是关键值,忽略病人年龄、断端移位方向等因素,愈合不良率为 70%[60]。

2. 年龄:

(1)<7 岁的儿童大部分可以通过外固定治愈。

(2)一些专家认为应该存在一个分界年龄,高于此年龄的愈合不良率升高。这个年龄被设定在 40 岁(高于此年龄愈合不良可能升高 2 倍)[76]、55 岁[77]、65 岁[78]等,但其他专家并不认为年龄增长是一个危险因素[73]。

◎ Ⅱ型齿突骨折外科手术的适应证

除上文所述以外,没有更加精确的标准。以下(以及上文)作为指南参考:年龄≥7岁并伴有下列情况的Ⅱ型齿突骨折病人应行手术治疗(而非外固定):

1. 位移≥5 mm。

2. 使用头环-背心后骨折端仍不稳定。

3. 年龄≥50岁:愈合不良率增加21倍(合并使用头环)[79]。

4. 愈合不良(影像学征象见表64-11),包括坚固的纤维愈合[80],尤其是伴发脊髓病时[57]。

5. 横韧带断裂:与迟发脊椎失稳相关[37]。

◎ 可选术式

1. 齿突张力螺钉(见章节95.5.3):适用于急性Ⅱ型骨折,横韧带完整。

2. C1~C2关节融合术(见章节95.3.2):包括钢丝固定/融合、经关节螺钉、Halifax椎板夹等。

• ⅡA型

建议早期对ⅡA型骨折进行手术治疗[70]。

• Ⅲ型

如佩戴外固定装置(配合镇痛药)8~14周,治愈率可达约90%[60]。头环-背心支架可能是最好的选择[74],一项研究中融合率高达100%[73]。硬质颈托:融合率为50%~70%;如果使用,应当频繁行颈椎X线平片检查以除外愈合不良。

◎ 可选的外科治疗

见寰枢椎融合术(C1~C2关节融合术)(见章节95.3.2)和前路齿突螺钉固定术(见章节95.4)。

■ 骨折不愈合

骨折不愈合的影像学征象如表64-11所示。

表64-11 齿突愈合不良的影像学征象

1. 齿突异常伴碎骨片周围硬化(血管性假性关节)
2. 齿突异常伴骨折端不断被吸收(疏松性骨炎或萎缩性假关节)
3. 齿突异常伴骨皮质不连续
4. 屈-伸位X线片齿突断端移动

愈合不良最常见的症状是移除支架后高位后颈部疼痛。由于不稳定型骨折的断端活动和软组织增生,愈合不良者77%会发生迟发脊髓病[67,81]。

■ 齿突游离(os odontoideum)

• 概述

指不同大小的、皮质光滑的游离骨片从缩短的齿突分离出来,有时可与斜

坡融合。与Ⅰ型或Ⅱ型齿突骨折相仿。关于病因仍有争议,目前证据支持下列两种理论(但病因并不影响其诊断和治疗):

1. 先天性:发育异常(枢椎齿突与椎体未融合)。然而并不源自已知的骨化中心(图 12-4),并且有 9 例病人先前存在正常的齿突[82]。

2. 获得性:可由于陈旧性骨折不愈合或齿突发育阶段供血血管损伤引起[82,83]。

真性齿突游离罕见。骨化终止:第二骨化中心尖部愈合不良更为常见。

两种解剖类型:

1. 原位的:小骨片随 C1 前弓移动。

2. 异位的:小骨片与颅底功能性融合,可能相对 C1 椎弓向前半脱位。

• 临床表现

文献中的主要内容[84]包括:

1. 枕颈椎/颈痛。

2. 骨髓病,进一步亚组分型[82]:

(1)一过性脊髓病:常发生于创伤后。

(2)静止期脊髓病。

(3)进展性脊髓病。

3. 颅内症状或体征:由椎基底动脉缺血导致。

4. 偶然发现。

大多数病人神经功能完好,偶然体检发现寰枢椎失稳。很多有症状和无症状的病人在长期随访中均无新发症状[85]。相反,也有报道称病人在轻微外伤后发生严重的脊髓损伤[86]。

Σ

病人的自然病史各异,病情进展的影响因素(尤其针对无症状者)并未明确[87]。

• 评估

临床指南:齿突游离的诊断

Level Ⅲ[88]:

建议:行前后位、张口齿突位、侧位(正常位和屈-伸位)颈椎 X 线平片检查,可行颅颈关节的断层摄影(CT 或平片)和(或)MRI。

除外 C1～C2 失稳十分重要。但脊髓病与 C1～C2 的失稳程度无关。前后位 X 线平片中椎管直径<13 mm 与脊髓病的表现相关。

- **治疗**

无论齿突游离是先天性的还是陈旧的骨折不愈合造成的,外固定都不能使其融合。因此,通常建议手术治疗,常用寰枢椎关节融合术(见章节 95.5)。

临床指南:齿突游离的治疗

Level Ⅲ[88]:

1. 无神经症状或体征的病人:

(1) 可进行临床和影像学观察。

(2) 或行后路 C1~C2 融合术。

2. 存在神经症状或体征或 C1~C2 失稳的病人:后路 C1~C2 内固定和融合术。

3. 如果已行手术治疗:建议术后头环外固定(如后入路栓结术、融合术后),除非使用了坚固的内固定系统。

4. 对于颈髓压迫和(或)枕-寰-枢失稳者:枕-寰-枢融合术±C1 椎板切除术。

5. 对于颈髓压迫难以复位者:考虑腹侧减压。

64.5.5 其他类型 C2 骨折

约占 C2 骨折的 20%[27],包括棘突、椎板、关节面、侧块或 C2 椎体的骨折。棘突或椎板骨折可以使用 Philadelphia 颈托或颈胸固定器(CTO)治疗。累及前柱或中柱而无移位的骨折(如关节面、C2 椎体或侧块骨折)需用 CTO 或头环-背心治疗。移位者使用头环。

临床指南:枢椎椎体骨折的治疗

Level Ⅲ[61,62]:

1. 大多数病人可通过外固定装置(头环或颈托)进行初步治疗。

2. 以下病人考虑手术内固定:

(1) 严重的韧带失稳。

(2) 或通过外固定不能维持或恢复曲度。

3. 累及枢椎椎体的粉碎骨折应评估椎动脉损伤情况。

64.6 C1~C2 联合损伤

64.6.1 概述

C1~C2 联合损伤相对常见,结构破坏和损伤机制也较单独的 C1 或 C2

64

骨折更复杂。C1~C2 联合损伤中 C2 骨折的发生率如表 64-12 所示。5%~ 53%的 II 型或 III 型齿突骨折病人和 6%~26%的绞刑骨折病人可合并 C1 骨折[89]。

表 64-12　伴随 C2 损伤的比例

损　伤	比　例
II 型齿突骨折	40%
III 型齿突骨折	20%
绞刑骨折	12%
其他	28%

64.6.2　治疗

临床指南：寰枢椎联合骨折的治疗

Level III[89]：

1. 推荐：优先采取针对 C2 各型损伤的治疗。

2. 推荐：大多数 C1~C2 骨折可行外固定治疗。

3. 以下情况考虑手术内固定。提示：C1 环完整性缺失可能需要改变手术方案；这些损伤都有潜在的不稳定性，见枢椎(C2)骨折(见章节 64.5)：

(1) C1＋II 型齿突骨折，ADI≥5 mm。

(2) C1＋绞刑骨折合并 C2~C3 成角≥11°。

可选治疗方案总结见表 64-13[89]。

表 64-13　C1~C2 联合损伤的可选治疗措施

损　伤	可选治疗措施
C1＋绞刑骨折	
稳定	颈托、头环、手术[a]
不稳定(C2~C3 成角≥11°)	头环、手术
C1＋II 型齿突骨折	
稳定(ADI[a]＜5 mm)	颈托、头环、手术
不稳定(ADI≥5 mm)	头环、手术
C1＋III 型齿突骨折	头环
C1＋C2 其他类型骨折	颈托、头环
a ADI：寰齿间隙；"手术"指手术固定＋融合	

64.6.3 预后

仅 1 例愈合不良(C1＋Ⅱ型齿突骨折,初期使用头环外固定)。无新发神经功能缺损。

(姚玉强　王明泽)

参考文献

[1] Powers B, Miller MD, Kramer RS, et al. Traumatic Anterior Atlanto-Occipital Dislocation. Neurosurgery. 1979; 4:12–17

[2] Alker GJ, Leslie EV. High Cervical Spine and Craniocervical Junction Injuries in Fatal Traffic Accidents: A Radiological Study. Orthop Clin North Am. 1978; 9:1003–1010

[3] Bucholz RW, Burkhead WZ, Graham W, Petty C. Occult Cervical Spine Injuries in Fatal Traffic Accidents. J Trauma. 1979; 19:768–771

[4] Traynelis VC, Marano GD, Dunker RO, et al. Traumatic Atlanto-Occipital Dislocation. Case Report. J Neurosurg. 1986; 65:863–870

[5] Harris JH, Jr, Carson GC, Wagner LK, Kerr N. Radiologic diagnosis of traumatic occipitovertebral dissociation: 2. Comparison of three methods of detecting occipitovertebral relationships on lateral radiographs of supine subjects. AJR Am J Roentgenol. 1994; 162:887–892

[6] Theodore N, Aarabi B, Dhall SS, Gelb DE, Hurlbert RJ, Rozzelle CJ, Ryken TC, Walters BC, Hadley MN. The diagnosis and management of traumatic atlanto-occipital dislocation injuries. Neurosurgery. 2013; 72 Suppl 2:114–126

[7] Przybylski GJ, Clyde BL, Fitz CR. Craniocervical junction subarachnoid hemorrhage associated with atlanto-occipital dislocation. Spine. 1996; 21:1761–1768

[8] Section on Disorders of the Spine and Peripheral Nerves of the American Association of Neurological Surgeons and the Congress of Neurological Surgeons. Diagnosis and management of traumatic atlanto-occipital dislocation injuries. Neurosurgery. 2002; 50 Supplement:S105–S113

[9] Harris JH, Carson GC, Wagner LK. Radiologic diagnosis of traumatic occipitovertebral dissociation: 1. Normal occipitovertebral relationships on lateral radiographs of supine subjects. AJR Am J Roentgenol. 1994; 162:881–886

[10] Horn EM, Feiz-Erfan I, Lekovic GP, Dickman CA, Sonntag VK, Theodore N. Survivors of occipitoatlantal dislocation injuries: imaging and clinical correlates. J Neurosurg Spine. 2007; 6:113–120

[11] Rojas CA, Bertozzi JC, Martinez CR, Whitlow J. Reassessment of the craniocervical junction: normal values on CT. AJNR Am J Neuroradiol. 2007; 28:1819–1823

[12] Bertozzi JC, Rojas CA, Martinez CR. Evaluation of the pediatric craniocervical junction on MDCT. AJR Am J Roentgenol. 2009; 192:26–31

[13] Werne S. Studies in spontaneous atlas dislocation. Acta Orthop Scand Suppl. 1957; 23:1–150

[14] Pang D, Nemzek WR, Zovickian J. Atlanto-occipital dislocation: part 1–normal occipital condyle-C1 interval in 89 children. Neurosurgery. 2007; 61:514–21; discussion 521

[15] Kaufman RA, Carroll CD, Buncher CR. Atlantooccipital junction: standards for measurement in normal children. AJNR Am J Neuroradiol. 1987; 8:995–999

[16] Pang D, Nemzek WR, Zovickian J. Atlanto-occipital dislocation–part 2: The clinical use of (occipital) condyle-C1 interval, comparison with other diagnostic methods, and the manifestation, management, and outcome of atlanto-occipital dislocation

in children. Neurosurgery. 2007; 61:995–1015; discussion 1015

[17] Dublin AB, Marks WM, Weinstock D, Newton TH. Traumatic dislocation of the atlanto-occipital articulation (AOA) with short-term survival. With a radiographic method of measuring the AOA. J Neurosurg. 1980; 52:541–546

[18] Lee C, Woodring JH, Goldstein SJ, Daniel TL, Young AB, Tibbs PA. Evaluation of traumatic atlantooccipital dislocations. AJNR Am J Neuroradiol. 1987; 8:19–26

[19] Wholey MH, Bruwer AJ, Baker HL. The lateral roentgenogram of the neck; with comments on the atlanto-odontoid-basion relationship. Radiology. 1958; 71:350–356

[20] Dziurzynski K, Anderson PA, Bean DB, Choi J, Leverson GE, Marin RL, Resnick DK. A blinded assessment of radiographic criteria for atlanto-occipital dislocation. Spine. 2005; 30:1427–1432

[21] Bell CL. Surgical Observations. Middlesex Hosp J. 1817; 4

[22] Maserati MB, Stephens B, Zohny Z, Lee JY, Kanter AS, Spiro RM, Okonkwo DO. Occipital condyle fractures: clinical decision rule and surgical management. J Neurosurg: Spine. 2009; 11:388–395

[23] Section on Disorders of the Spine and Peripheral Nerves of the American Association of Neurological Surgeons and the Congress of Neurological Surgeons. Occipital condyle fractures. Neurosurgery. 2002; 50 Supplement:S114–S119

[24] Theodore N, Aarabi B, Dhall SS, Gelb DE, Hurlbert RJ, Rozzelle CJ, Ryken TC, Walters BC, Hadley MN. Occipital condyle fractures. Neurosurgery. 2013; 72 Suppl 2:106–113

[25] Anderson PA, Montesano PX. Morphology and treatment of occipital condyle fractures. Spine. 1988; 13:731–736

[26] Jacoby CG. Fracture of the occipital condyle. AJR Am J Roentgenol. 1979; 132

[27] Sonntag VKH, Dickman CA, Rea GL, Miller CA, . In: Treatment of Upper Cervical Spine Injuries. Spinal Trauma: Current Evaluation and Management. American Association of Neurological Surgeons; 1993:25–74

[28] Fielding JW, Hawkins RJ. Atlanto-Axial Rotatory Fixation. (Fixed Rotatory Subluxation of the Atlanto-Axial Joint). J Bone Joint Surg. 1977; 59A:37–44

[29] Lourie H, Stewart WA. Spontaneous atlantoaxial dislocation: a complication of rheumatic disease. N Engl J Med. 1961; 265:677–681

[30] Wetzel FT, La Rocca H. Grisel's syndrome. Clin Orthop. 1989:141–152

[31] Fielding JW, Stillwell WT, Chynn KY, Spyropoulos EC. Use of computed tomography for the diagnosis of atlanto-axial rotatory fixation. J Bone Joint Surg. 1978; 60A:1102–1104

[32] Schneider RC, Schemm GW. Vertebral artery insufficiency in acute and chronic spinal trauma. With special reference to the syndrome of acute central cervical spinal cord injury. J Neurosurg. 1961; 18:348–360

[33] Banna M. In: Spinal Fractures and Dislocations. Clinical Radiology of the Spine and the Spinal Cord. Rockville, Maryland: Aspen Systems Corporation;

64

1985:102-159

[34] Govender S, Kumar KP. Staged reduction and stabilisation in chronic atlantoaxial rotatory fixation. J Bone Joint Surg Br. 2002; 84:727-731

[35] Bohrer SP, Klein MD, Martin W. "V" shaped predens space. Skeletal Radiol. 1985; 14:111-116

[36] Dickman CA, Mamourian A, Sonntag VK, Drayer BP. Magnetic resonance imaging the transverse atlantal ligament for the evaluation of atlantoaxial instability. J Neurosurg. 1991; 75:221-227

[37] Dickman CA, Greene KA, Sonntag VK. Injuries involving the transverse atlantal ligament: classification and treatment guidelines based upon experience with 39 injuries. Neurosurgery. 1996; 38:44-50

[38] Hadley MN, Dickman CA, Browner CM, et al. Acute Traumatic Atlas Fractures: Management and Long-Term Outcome. Neurosurgery. 1988; 23:31-35

[39] Landells CD, Van Peteghem PK. Fractures of the atlas: classification, treatment and morbidity. Spine. 1988; 13:450-452

[40] Jefferson G. Fractures of the atlas vertebra: report of four cases, and a review of those previously recorded. Br J Surg. 1920; 7:407-422

[41] Papadopoulos SM, Rea GL, Miller CA. In: Biomechanics of Occipito-Atlanto-Axial Trauma. Spinal Trauma: Current Evaluation and Management. American Association of Neurological Surgeons; 1993:17-23

[42] Alker GJ, Oh YS, Leslie EV, et al. Postmortem Radiology of Head and Neck Injuries in Fatal Traffic Accidents. Radiology. 1975; 114:611-617

[43] Section on Disorders of the Spine and Peripheral Nerves of the American Association of Neurological Surgeons and the Congress of Neurological Surgeons. Isolated fractures of the atlas in adults. Neurosurgery. 2002; 50 Supplement: S120-S124

[44] Ryken TC, Aarabi B, Dhall SS, Gelb DE, Hurlbert RJ, Rozzelle CJ, Theodore N, Walters BC, Hadley MN. Management of isolated fractures of the atlas in adults. Neurosurgery. 2013; 72 Suppl 2:127-131

[45] Levine AM, Edwards CC. Fractures of the atlas. J Bone Joint Surg Am. 1991; 73:680-691

[46] Spence KF, Decker S, Sell KW. Bursting Atlantal Fracture Associated with Rupture of the Transverse Ligament. J Bone Joint Surg. 1970; 52A:543-549

[47] Garber J. Abnormalities of the atlas and axis vertebrae: Congenital and traumatic. J Bone Joint Surg Am. 1964; 46A:1782-1791

[48] Schneider RC, Livingston KE, Cave AJE, Hamilton G. 'Hangman's Fracture' of the Cervical Spine. J Neurosurg. 1965; 22:141-154

[49] Wood-Jones F. The Ideal Lesion Produced by Judicial Hanging. Lancet. 1913; 1

[50] Effendi B, Roy D, Cornish B, Dussault RG, Laurin CA. Fractures of the Ring of the Axis: A Classification Based on the Analysis of 131 Cases. J Bone Joint Surg. 1981; 63B:319-327

[51] Levine AM, Edwards CC. The Management of Traumatic Spondylolisthesis of the Axis. J Bone Joint Surg. 1985; 67A:217-226

[52] Starr JK, Eismont FJ. Atypical hangman's fractures. Spine. 1993; 18:1954-1957

[53] Levine AM, The Cervical Spine Research Society Editorial Committee. In: Traumatic Spondylolisthesis of the Axis: "Hangman's Fracture". The Cervical Spine. 3rd ed. Philadelphia: Lippincott-Raven; 1998:429-448

[54] Francis WR, Fielding JW, Hawkins RJ, Pepin J, et al. Traumatic Spondylolisthesis of the Axis. J Bone Joint Surg. 1981; 63B:313-318

[55] Greene KA, Dickman CA, Marciano FF, et al. Acute axis fractures. Analysis of management and outcome in 340 consecutive cases. Spine. 1997; 22:1843-1852

[56] Burke JT, Harris JH, Jr. Acute injuries of the axis vertebra. Skeletal Radiol. 1989; 18:335-346

[57] The Cervical Spine Research Society Editorial Committee. The Cervical Spine. Philadelphia 1989

[58] Tuite GF, Papadopoulos SM, Sonntag VKH. Caspar plate fixation for the treatment of complex hang-

[59] Coric D, Wilson JA, Kelly DL. Treatment of Traumatic Spondylolisthesis of the Axis with Nonrigid Immobilization: A Review of 64 Cases. J Neurosurg. 1996; 85:550-554

[60] Sonntag VKH, Hadley MN. Nonoperative Management of Cervical Spine Injuries. Clin Neurosurg. 1988; 34:630-649

[61] Section on Disorders of the Spine and Peripheral Nerves of the American Association of Neurological Surgeons and the Congress of Neurological Surgeons. Isolated fractures of the axis in adults. Neurosurgery. 2002; 50 Supplement:S125-S139

[62] Ryken TC, Hadley MN, Aarabi B, Dhall SS, Gelb DE, Hurlbert RJ, Rozzelle CJ, Theodore N, Walters BC. Management of isolated fractures of the axis in adults. Neurosurgery. 2013; 72 Suppl 2:132-150

[63] Youmans JR. Neurological Surgery. Philadelphia 1982

[64] Hadley MN. Comment on Tuite G F, et al.: Caspar plate fixation for the treatment of complex hangman's fractures. Neurosurgery. 1992; 30:761-765

[65] ElMiligui Y, Koptan W, Emran I. Transpedicular screw fixation for type II Hangman's fracture: a motion preserving procedure. Eur Spine J. 2010; 19:1299-1305

[66] Husby J, Sorensen KH. Fracture of the Odontoid Process of the Axis. Acta Orthop Scand. 1974; 45:182-192

[67] Crockard HA, Heilman AE, Stevens JM. Progressive myelopathy secondary to odontoid fractures: clinical, radiological, and surgical features. J Neurosurg. 1993; 78:579-586

[68] Przybylski GJ. Management of Odontoid Fractures. Contemp Neurosurg. 1998; 20:1-6

[69] Anderson LD, D'Alonzo RT. Fractures of the Odontoid Process of the Axis. J Bone Joint Surg. 1974; 56A:1663-1674

[70] Hadley MN, Browner CM, Liu SS, Sonntag VKH. New Subtype of Acute Odontoid Fractures (Type IIA). Neurosurgery. 1988; 22:67-71

[71] Scott EW, Haid RW, Peace D. Type I Fractures of the Odontoid Process: Implications for Atlanto-Occipital Instability: Case Report. J Neurosurg. 1990; 72:488-492

[72] Naim-ur-Rahman, Jamjoom ZA, Jamjoom AB. Ruptured transverse ligament: an injury that is often forgotten. Br J Neurosurg. 2000; 14:375-377

[73] Hadley MN, Dickman CA, Browner CM, Sonntag VKH. Acute Axis Fractures: A Review of 229 Cases. J Neurosurg. 1989; 71:642-647

[74] Polin RS, Szabo T, Bogaev CA, et al. Nonoperative Management of Types II and III Odontoid Fractures: The Philadelphia Collar versus the Halo Vest. Neurosurgery. 1996; 38:450-457

[75] Darakchiev BJ, Bulas RV, Dunsker S. Use of Calcitonin for the Treatment of an Odontoid Fracture: Case Report. J Neurosurg. 2000; (Spine 1) 93:157-160

[76] Apuzzo MLJ, Heiden JS, Weiss MH, et al. Acute Fractures of the Odontoid Process. An Analysis of 45 Cases. J Neurosurg. 1978; 48:85-91

[77] Ekong CEU, Schwartz ML, Tator CH, et al. Odontoid Fracture: Management with Early Mobilization Using the Halo Device. Neurosurgery. 1981; 9:631-637

[78] Dunn ME, Seljeskog EL. Experience in the Management of Odontoid Process Injuries: An Analysis of 128 Cases. Neurosurgery. 1986; 18:306-310

[79] Lennarson PJ, Mostafavi H, Traynelis VC, Walters BC. Management of type II dens fractures: a case-control study. Spine. 2000; 25:1234-1237

[80] Bohler J. Anterior Stabilization for Acute Fractures and Non-Unions of the Dens. J Bone Joint Surg. 1982; 64:18-28

[81] Paridis GR, Janes JM. Posttraumatic Atlanto-Axial Instability: The Fate of the Odontoid Process Fracture in 46 Cases. J Trauma. 1973; 13:359-367

[82] Fielding JW, Hensinger RN, Hawkins RJ. Os Odontoideum. J Bone Joint Surg. 1980; 62A:376-383

[83] Ricciardi JE, Kaufer H, Louis DS. Acquired Os Odontoideum Following Acute Ligament Injury. J Bone Joint Surg. 1976; 58A:410-412

64

[84] Clements WD, Mezue W, Mathew B. Os odontoi-
deum: congenital or acquired? That's not the ques-
tion. Injury. 1995; 26:640–642

[85] Spierings EL, Braakman R. The management of os
odontoideum. Analysis of 37 cases. J Bone Joint Surg
Br. 1982; 64:422–428

[86] Menezes AH, Ryken TC. Craniovertebral abnormal-
ities in Down's syndrome. Pediatr Neurosurg. 1992;
18:24–33

[87] Section on Disorders of the Spine and Peripheral
Nerves of the American Association of Neurological
Surgeons and the Congress of Neurological Sur-

geons. Os odontoideum. Neurosurgery. 2002; 50
Supplement:S148–S155

[88] Rozzelle CJ, Aarabi B, Dhall SS, Gelb DE, Hurlbert RJ,
Ryken TC, Theodore N, Walters BC, Hadley MN. Os
odontoideum. Neurosurgery. 2013; 72 Suppl
2:159–169

[89] Section on Disorders of the Spine and Peripheral
Nerves of the American Association of Neurological
Surgeons and the Congress of Neurological Sur-
geons. Management of combination fractures of the
atlas and axis in adults. Neurosurgery. 2002; 50
Supplement:S140–S147

64

65 下颈椎(C3 到 C7)损伤/骨折

65.1 分型系统

65.1.1 概述

人们提出了多种系统来协助评估稳定性和(或)指导治疗。Allen - Ferguson 系统(见下文)是基于受伤机制的分型系统,旨在量化生物力学稳定性的系统包括 White 和 Panjabi 系统(见下文)和最近提出的下颈椎损伤分型(SLIC)(见下文)。脊柱损伤的评估方法大多基于 Bono 等[1]提出的纲领。

> **临床指南:下颈椎损伤分型**
>
> Level I[2]:
>
> 1. 使用下颈椎损伤分型(SLIC)和脊髓损伤(SCI)严重程度量表(见章节 65.1.2)。
>
> 2. 使用颈椎损伤严重度评分量表(CSISS)对颈椎的稳定程度和骨折模式进行分类:CSISS 是较为复杂的方式,可能更适用于临床研究,而非日常使用(见参考文献[2])。

65.1.2 脊柱创伤研究小组下颈椎损伤分型(SLIC)

■ 概述

SLIC[3]如表 65-1 所示,可用于评估椎间盘-韧带复合体的损伤情况,并融入了神经系统和骨性损伤评估。评定者信度组内相关系数为 0.71。

表 65-1 SLIC[3]

损伤(按损伤最重的节段评分)	得 分
形态学	
无异常	0
单纯压缩骨折(压缩骨折、终板断裂、矢状面或冠状面椎体骨折)	1

续　表

损伤(按损伤最重的节段评分)	得　分
爆裂骨折	2
撕脱性骨折(关节分离、后方附件骨折)	3
旋转/平移(小关节脱位、泪滴样骨折、严重的压缩性损伤、双侧椎弓根骨折、侧块游离)(见章节 65.6.3)。 指南：相对轴位旋转≥11°[4]或非退行性病变所致平移	4
椎间盘韧带复合体(DLC)	
完好	0
不明确(孤立性椎间隙增宽伴相对成角<11°且无异常关节排列，MRI 中 T₂ 加权像韧带信号增强等)	1
断裂(关节分离或移位，关节移位<50%，关节分离>2 mm，前椎间盘间隙增宽，MRI 中椎间盘 T₂ 加权像信号整体增高)	2
神经功能	
完好	0
神经根症状	1
完全性脊髓损伤	2
不完全性脊髓损伤	3
• 持续的脊髓压迫伴神经功能缺损	+1

椎间盘韧带复合体(DLC)完整性[3]；DLC 包括前纵韧带(DLC 前方最强有力的结构)、后纵韧带、黄韧带、关节囊(DLC 后方最强有力的结构)、棘间韧带、棘上韧带。DLC 是 SLIC 各参数中最难评估的部分。大量信息需通过 MRI 间接获得。成人 DLC 愈合情况的可预测性低于骨性结构。欲可靠评估此参数需积累大量数据。

基于 SLIC 评分总分的治疗原则见表 65-2。

表 65-2　基于 SLIC 评分总分的治疗原则

SLIC 评分	治　疗
1~3	非手术
4	未明确
≥5	手术

通过 SLIC 可获得以下损伤的信息：

65

1. 损伤的脊髓平面。

2. SLIC 形态学(根据表 65-1):使用损伤最重的类型。

3. 描述骨性损伤:如横突、椎弓根、终板、上下关节突、侧块的骨折或脱位。

4. SLIC 椎间盘韧带复合体(DLC)(根据表 65-1)的描述:如椎间盘突出等。

5. SLIC 神经功能(根据表 65-1)。

6. 混杂因素:如强直性脊柱炎、弥漫性特发性骨肥厚症(DISH)、骨质疏松、手术史、退行性病变等。

65.1.3 基于创伤机制的颈椎损伤分型

改良的 Allen-Ferguson 系统[4]根据受伤时主要外力负荷和颈部的位置关系将颈椎骨折/脱位分为 8 组,如表 65-3 所示。各评分组的损伤严重程度均有描述,这些骨折也可能与旋转负荷的损伤有关。

骨折类型的详情见后续章节。

表 65-3 颈椎损伤类型举例

主要外力负荷	单独作用	伴压迫	伴牵拉
屈曲(见章节 65.4)	单侧或双侧关节脱位(见章节 65.5.4)	1. 椎体前部骨折伴后凸畸形 2. 棘突间韧带断裂 3. 泪滴样骨折(见章节 65.4.3)	1. 后韧带撕裂(可能为隐性) 2. 关节突关节交锁或脱位(见章节 65.5.4)
伸展[a](见章节 65.6)	棘突或椎板骨折[b]	骨折线经过侧块或关节突[b],包括关节突变平(见章节 65.6.4)	前纵韧带断裂伴上级椎体向后滑脱[b]
中立位		爆裂骨折(见章节 65.3)	完全性韧带断裂(非常不稳定)

a 年轻病人中任何伸展位的损伤都可能导致无影像学异常的脊髓损伤(SCIWORA),如合并椎管狭窄可导致中央脊髓综合征

65.1.4 White 和 Panjabi 的稳定性模型

White 和 Panjabi[5]提出的下段颈椎失稳(见章节 62.2)临床诊断指南见表 65-4。总体而言,同等情况下,前柱结构损伤在伸展时易导致失稳,而后柱结构损伤则在屈曲时容易失稳(对于病人的转运和制动至关重要)。注意:一些情况,例如强直性脊髓炎(见章节 74.2)可能使稳定的损伤变得不稳定。

表 65‑4　中段、下段颈椎失稳的临床诊断指南[5]

项　　　　目	评分[a]
前部结构[b]破坏或功能丧失	2
后部结构[b]破坏或功能丧失	2
牵拉试验阳性[c]	2
脊髓损伤	2
神经根损伤	1
椎间隙狭窄	1
进展性椎管狭窄，具备下列任一条： • 矢状径<13 mm，或 • Pavlov 比率[d]<0.8	1
预期有危险的负荷[e]	1
影像学标准	
中立位 X 线片	
• 矢状面上移位>3.5 mm 或 20%	2
• 矢状面上成角>11°	2
或	
屈‑伸位 X 线片	
• 矢状面上平移>3.5 mm 或 20%	2
• 矢状面上旋转>20°	2
总分≥5 分则不稳定	

a 若某项目不能评价，则记该项目总分的一半
b 在颈椎平片上，颈椎的后部结构即后纵韧带后方的解剖结构
c 牵拉试验：缓慢牵引颈椎，每 5 分钟增加 10 磅(4.5 kg)负荷，直至体重的 33%[最大 65 磅(29.5 kg)]。每次增加重量后行 X 线平片检查和神经系统查体。如果神经系统体征变化或平片显示颈椎分离>1.7 mm 或成角>7.5°则为阳性。明显颈椎失稳是该试验的禁忌证
d Pavlov 比率即后椎体的中线到椎板线的最近距离与椎体中央前后径的比值
e 例如重体力劳动者、对抗性运动的运动员、摩托车驾驶员

65

　　牵拉试验：颈部拉伸试验可能对使用其他方法难以判断颈椎稳定性的病人有帮助，也可用于检测无明显骨性或韧带损伤的运动员的颈椎稳定性。检查时使病人仰卧于 X 线检查床上，并逐渐施加颈部牵引力。进行一系列的神经系统查体并拍摄颈椎 X 线侧位片，如表 65‑4 的注所示。

65.2 铲土者骨折

棘突(通常是 C7)撕裂;首先由澳大利亚 Perth 的医师描述(病理机制:在挥铲抛撒的过程中,黏土可能黏附于铁锹上需要抖动斜方肌和其他附着于颈椎棘突上的肌肉)[6]。也可由以下原因引起:挥鞭伤[7]、手臂向上运动时受震荡(如接坠物)、颈部过屈,或对棘突的直接冲击。

这种骨折较稳定,风险较小。如果病人功能完好,应当进一步检查(X 线颈椎屈-伸位片或 CT 扫描受累层面)以除外其他可能的骨折。必要时佩戴硬质颈托缓解疼痛。

65.3 椎体压缩损伤

若要对脊柱施加单纯的压缩性外力,需要使正常的脊柱生理弯曲发生反向改变,如同轻度屈曲的姿态。爆裂骨折最为常见,可使碎骨片向后突入椎管内引起神经功能障碍。

65.4 下颈椎的屈曲性损伤

65.4.1 概述

占颈椎创伤的 15%。通常由以下因素引起:机动车事故、高处坠落和浅水跳水[8]。

65.4.2 压缩性屈曲损伤

经典的原型是跳水损伤。压缩屈曲损伤中多达 50% 为后部结构骨折[9]。尽管屈曲压缩伤在一定程度上牵拉后部结构,但大多数不引起后韧带损伤。压缩屈曲骨折的亚型包括泪滴样骨折(见下文)和四边形骨折(见章节65.4.5)。

治疗:不伴有神经功能缺损或碎骨片突入椎管的轻度压缩骨折通常可以使用硬质矫正器治疗,直至 X 线检查显示治愈(通常 6~12 周)。完全移除支具前行屈-伸位 X 线片(见章节 63.4.3)评估其稳定性。更严重的压缩骨折可使用头环支架治疗,强直性融合率约为 90%。

65.4.3 泪滴样骨折

■ 概述

由 Schneider & Kahn 首先提出[10]。由过度屈曲或屈颈时(大于正常生理曲度)垂直作用于颅骨的轴向负荷过大引起[11](通常被误认为由向后滑脱所致的过度伸展引起)。涉及两种外力:① 对前柱的压缩力;② 对 DLC 的张力。严重程度多样。最严重的形式是所有韧带完全断裂,椎间盘和关节完全破坏[12],椎体向后移位≥3 mm 进入椎管。如最初描述中所提到的,骨折椎体下缘后移进入椎管是一个重要的特征[10]。此种骨折通常不稳定。

一项大样本量研究表明,此类骨折约占颈椎外伤病人(均有 X 线影像学证据)的 5%[13]。病人常表现为四肢瘫痪,但有一些病人可能功能完好,有一些可能发生前颈髓综合征(见章节 62.9.3)。

■ **临床表现**

可能相关的损伤和影像学表现包括[12,14]:

1. X 线侧位片可见受累椎体前下缘存在小的碎骨片(形似"泪滴")。

2. 通常伴发贯穿椎体矢状面的骨折(矢状分裂),在 X 线前后位片可见(可位于中线或偏侧)。薄层 CT 扫描更敏感。

3. 椎体前下方大的三角形碎片。

4. 也可见贯穿椎体的其他骨折。

5. 骨折椎体通常相对下方椎体发生后向移位(容易在 X 线斜位片中观察到,图 65-1)。然而,也有不发生向后滑脱者[9]。

6. 骨折椎体通常向前压缩(后凸畸形),也可能向侧方压缩。

7. 关节突关节的破坏可能导致 X 线侧位片上发现关节分离,通常经过颈椎牵引可显露。

8. 椎前软组织肿胀,测量见章节 12.1.4。

9. 骨折下方椎间隙狭窄(提示椎间盘破裂)。

■ **泪滴样骨折与撕脱骨折的鉴别**

理论上,泪滴样骨折必须与单纯撕脱骨折鉴别,后者也可导致椎体前下方出现小的碎骨片,通常在过伸时由前纵韧带牵拉所致,尽管可能存在前纵韧带断裂,但通常并不引起失稳。

方法:对椎体前下方存在小的碎骨片的病人需要除外泪滴样骨折。符合下列标准时可排除:

1. 神经功能完整(因为需要病人合作,因此评估包括精神状态,除外醉酒和意识模糊的病人)。

2. 碎骨片较小。

3. 无椎体错位。

4. X 线颈椎前后位片或 CT 扫描无椎体矢状面骨折的证据。

5. X 线或 CT 未发现后部结构骨折。

6. 骨折平面无椎前软组织肿胀(见章节 12.1.4)。

7. 无椎体高度或椎间隙高度丢失。

如果符合上述条件,行颈椎 X 线屈-伸位片检查(见章节 63.4.3)。如果无

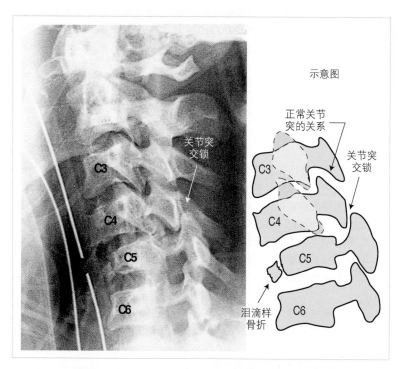

图 65 - 1　单侧关节突交锁（左侧 C4 位于 C5 之上）和 C5 泪滴样骨折（见章节 65.4.3）
　　左图为左前斜 60°颈椎 X 线片，右图为模式图（CT 扫描见经 C5 椎体矢状面骨折，未显示）。注意 C4 在 C5 上的前半脱位和 C5 相对 C6 的轻度向后滑脱

异常活动，可嘱病人佩戴硬质颈托（如 Philadelphia 颈托）出院，并在 4～7 天后复查平片（如果疼痛缓解，可以确定颈椎序列正常不是由于疼痛引起的颈部肌肉痉挛造成），如第二次平片检查结果正常，则可摘除颈托。

　　如果病人不符合上述条件，则进行骨折节段的 CT 扫描以评估相关骨折（如矢状面骨折不能在 X 线平片中显影），在此之前视为不稳定型骨折。

　　MRI 可评估椎间盘的完整性，并提供一些后韧带的信息。

65.4.4　泪滴样骨折的治疗

　　如果椎间盘和韧带完好（根据 MRI 判断），可选择使用头环支架固定直至骨折愈合（除去头环后行颈椎 X 线屈-伸位片检查以除外失稳）。也可代以手术内固定，尤其是 MRI 示韧带或椎间盘损伤的病人。当损伤原发于后韧带断裂和小关节的破坏，且未发生组织突入椎管前方时可以行后路融合术（见章节 65.7.3）。伴有椎管压迫的严重损伤需要进行前路减压和融合术（首先实施）

联合后路融合术(可使用改良 Bohlman 三线缆技术或侧块钉棒技术)。

65.4.5　四边形骨折

见参考文献[15]。

四个特征:

1. 由前上方皮质边缘到下方终板的斜行椎体骨折。

2. 上位椎体的后向半脱位。

3. 脊柱后凸畸形。

4. 椎间盘破裂,前韧带和后韧带断裂。

治疗:可能需行前后入路联合融合术。

65.5　分离性屈曲损伤

65.5.1　概述

包括颈部过度屈曲扭伤(轻度,见下文)、微小半脱位(中度)和双侧关节突交锁(重度,见下文)。通常有早期后韧带损伤,并且有颈椎棘突间隙增宽的表现(见章节 12.1.4)。

65.5.2　过度屈曲扭伤

单纯的韧带损伤,仅发生后韧带复合体断裂,未发生骨折。若颈椎 X 线侧位片颈椎排列正常,则可能被忽略;需要行屈-伸位摄影(见章节 63.4.3)。由于伤后早期椎旁肌痉挛,阻止了颈部真性屈曲,因此平片检查可能无法揭示该损伤[16]。对于颈部屈曲受限的病人,应当嘱病人进行硬质颈托固定,如果 1~2 周后疼痛仍持续存在,则应复查颈椎平片(包括屈-伸位片)。

过度屈曲扭伤的影像学征象[17]包括(X线可能正常):

1. 脊柱后凸成角。

2. 前旋和(或)轻度(1~3 mm)半脱位。

3. 椎间盘前方狭窄而后方增宽。

4. 半脱位椎体后皮质和下位椎体关节的前皮质间距增大。

5. 上关节突向前上方向移位(导致关节增宽)。

6. 颈椎 X 线侧位片椎棘突隙扇样展开(异常增宽),或前后位片示棘突间隙增宽,见棘突间隙章节(见章节 12.1.4)。

65.5.3　半脱位

尸检表明韧带型失稳的指征是上位与下位椎体水平半脱位>3.5 mm,或成角>11°[18,19](表 65-4)。因此,如果平片显示半脱位≤3.5 mm 并且不伴有

65

神经功能缺损,则行屈-伸位 X 线片(详见章节 63.4.3)。如果无异常活动,则可移除颈托。

65.5.4 关节突交锁

■ 概述

严重的屈曲型损伤可以导致关节突交锁(亦称为"弹簧样"关节突或"弹跳"关节突)伴关节突之间正常的"叠瓦状"关系破坏(正常时上一椎体的下关节突在下一椎体上关节突的后方)。涉及关节突关节囊的破坏。有明显韧带断裂,但关节突分离没有达到完全交锁的程度,称为"关节突对顶"。

屈曲+旋转→单侧关节突交锁。过度屈曲→双侧关节突交锁。

■ 单侧关节突交锁

25％的病人神经功能完好,37％的病人有神经根症状,22％的病人有不完全性脊髓损伤,15％的病人有完全性四肢瘫痪[20]。

■ 双侧关节交锁

由关节突关节韧带、黄韧带、纵韧带、棘间韧带和纤维环的破坏所致。罕见。常发生于 C5～C6 或 C6～C7。65％～87％发生完全性四肢瘫痪,13％～25％为不完全性四肢瘫痪,≤10％神经功能完整。相关骨折(椎体、关节突、椎板、椎弓根等)的发生率为 40％～60％[4,21]。也可能发生神经根症状。

■ 诊断

矢状位 CT:通常作为鉴别关节突交锁的优选检查。

颈椎 X 线片:单侧(ULF)和双侧关节突交锁(BLF)均会导致半脱位(ULF→旋转型半脱位)。

BLF:通常颈椎 X 线侧位片显示半脱位>50％。

ULF:

1. 前后位:半脱位上方的棘突转向交锁关节突的同侧(下同)。

2. 侧位:"领结征"(受损节段关节突呈左右排列,取代正常层叠排列[20])。可见半脱位。后韧带复合体破坏,导致棘突间隙增宽。

3. 斜位:可通过椎间孔阻塞显示关节突交锁存在(约 60°左前斜位用于显示左侧关节突交锁;60°右前斜位用于右侧,即右前斜位时病人右肩靠近胶片)。

轴位 CT:"关节突裸露征":可见关节突正常的关节配对消失或交锁在关节面错误的一侧(图 65 - 2)。ULF 者 CT 能够显示在交锁关节一侧,交锁关节以上的结构相对于关节面以下的结构前旋。

MRI:是用于排除创伤性椎间盘突出最有效的检查(可在 80％的 BLF 病例中发现)[22]。

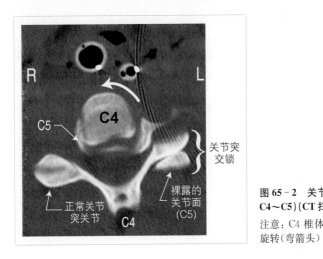

图 65 - 2 关节突交锁(左侧 C4~C5)(CT 扫描)
注意：C4 椎体在 C5 上方的旋转(弯箭头)

▊ 治疗

• 临床指南

见"临床指南：颈椎脊髓损伤骨折/脱位的早期闭合复位"(见章节 63.5.1)。

• 交锁关节的闭合复位

MRI 提示创伤性椎间盘突出为闭合复位的禁忌证。无法进行神经功能评估的病人可以行 SSEP/MEP 监测。有两种闭合复位的方法：

1. 牵引：在美国更常用。

(1) 初始重量(以磅记)≈3×颈椎层面数，每隔 10~15 分钟增加 5~10 磅(2.3~4.5 kg)，直至复位[于每次增重后进行神经系统查体评估状况(或用 SSEP/MEP)并行颈椎 X 线侧位片或透视检查避免过度牵引]。

(2) 终点(如停止牵引)：

1) 大多数情况下每节段颈椎不超过 10 磅(一些人认为 5 磅/节段)。指南：不论是目标节段还是正常节段，都应当尽量避免过度牵引。

2) 分离/交锁的关节突已达到满意的复位程度。

3) 发生枕颈关节失稳。

4) 任何椎间隙高度超过 10 mm(过度牵引)。

5) 神经功能症状加重或 SSEP/MEP 恶化。

(3) ULF 者可向交锁一侧附加轻柔的扭转力。对 BLF 者可以向后增加轻柔的张力(如在枕部放置敷料卷)。

(4) 一旦关节突分离，逐渐地减少牵引重量通常可以使关节复位——通过 X 线可见[置颈部于轻度伸展位(如使用小肩枕)可以帮助复位]。

2. 手法复位(通常在麻醉下)：不常用[20]，在欧洲较常用。在透视下对骨折层面进行轴向牵引，改变矢状成角，有时配合旋转和直接施压。

松弛椎旁肌有助于复位(但不足以直接治愈)。静脉应用地西泮(Valium®)和(或)麻醉性镇痛药。困难病例可使用全身麻醉(配合使用SSEP/MEP 监测)。

一旦复位成功，保留 5～10 磅的牵引使其稳固。

◎ 闭合复位的缺点

1. BLF 复位失败率约为 25%。

2. 高位节段有过度牵拉的风险，可能使其他骨折加重。

3. 伴发创伤性椎间盘突出者，闭合复位可能使神经功能缺损加重[21,23]。应当立即使用 MRI 评估病情，如果确认存在创伤性椎间盘突出，应行椎间盘切除术。

4. 可能增加病人的护理时间和疼痛，尤其是最终很多病人仍需手术融合。

闭合复位之后，讨论内固定(手术)与外固定(如支架)。

手术复位和固定通常在闭合复位失败后进行。BLF 的闭合复位较 ULF困难。

• **关节突交锁的手术复位**

1. 后方入路：最常用的入路。尽管较罕见，但此入路可能造成创伤性椎间盘突出进而引起神经功能恶化。因此术前应尽可能行 MRI 检查。通常需要在下位颈椎关节突的上面钻孔。当存在神经根症状并可见神经根压迫时，建议行椎间孔切开术。

2. 前方入路：通过移除半脱位节段的椎间盘来探查前方的硬膜外间隙，理论上可减少创伤性椎间盘突出致神经功能缺损加重的风险。配合同期手法牵引可使交锁关节复位。

3. 前后联合入路(360°)：前路放置椎前钢板，后路置入侧钉棒，术后不需要外固定。

• **内固定术**

闭合复位成功或失败后或手术复位后通常均需要行外科融合术。

如果在关节表面有骨折碎片，闭合复位成功后使用头环-背心制动(3 个月)可能获得满意的愈合[24]。但需要进行频繁的 X 线检查以除外再脱位[25]。在移除头环前需行 X 线屈-伸位检查，如仍有颈椎失稳则需行手术治疗。据报道，仅使用头环-背心的 ULF 和 BLF 病人中多达 77%(伴或不伴关节突骨折碎片)不能达到满意的解剖复位(尽管晚发型失稳并不常见)，提示所有病人均应考虑手术治疗[26]。不伴有关节突骨折碎片(韧带型失稳本身可能无法自愈)或需要手术复位的病人行外科手术融合的指征较为明确。

如果存在手术指征，术前应行 MRI 检查。如果没有脊髓前方占位(如创伤性椎间盘突出或大型骨赘形成)且存在椎体半脱位＞1/3 椎体宽度(提示严重的后韧带损伤),或后部结构骨折,建议行后方入路手术。对于难复性脱位,后入路手术是唯一的选择,见后入路可选术式(见章节 65.7.3)。

65.6 下颈椎的伸展性损伤

65.6.1 无骨性损伤的伸展性损伤

伸展性损伤可在不伴有骨性损伤的情况下引起脊髓损伤(SCI)。损伤方式包括：中央脊髓综合征(见章节 62.9.3)常发生于患有颈椎病的老年病人,无影像学异常的脊髓损伤(SCIWORA)(见下文)常发生于幼龄儿童。可迅速自行复位的过度伸展脱位的中年病人可能出现不伴有 X 线骨性异常的 SCI,但 MRI 或尸检可能发现前纵韧带和(或)椎间盘的断裂。伸展性应力同样可导致颈内动脉内膜剥脱(见章节 86.9.1)。

65.6.2 轻度伸展性损伤

可能由单纯伸展颈部的动作引起,包括棘突和椎板骨折。如果是自发的,则比较稳定。

65.6.3 伸展性压力损伤

是侧块/关节突骨折的最常见损伤机制(见下文)。

65.6.4 颈椎侧块和关节突骨折

■ **概述**

通常由颈部伸展合并压缩性应力引起。

■ **颈椎侧块和关节突骨折的分型**

四种颈椎侧块和关节突骨折的模式见表 65 - 5。

65

表 65 - 5 颈椎侧块和关节突骨折的分型[27]

命 名	图 像	描 述
分离型骨折		骨折线经过椎板和同侧椎弓根。使关节突水平移位(见正文)[28]

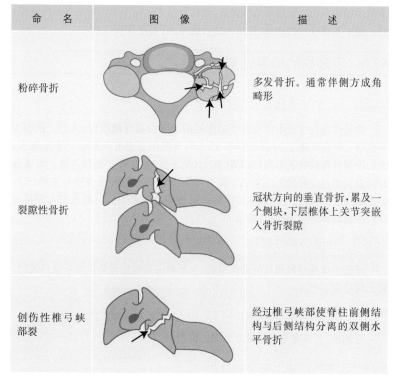

命　名	图　像	描　述
粉碎骨折		多发骨折。通常伴侧方成角畸形
裂隙性骨折		冠状方向的垂直骨折,累及一个侧块,下层椎体上关节突嵌入骨折裂隙
创伤性椎弓峡部裂		经过椎弓峡部使脊柱前侧结构与后侧结构分离的双侧水平骨折

侧块完全骨折的病人中 77％可见骨折椎体向前半脱位[27]。

■ 关节突水平化或关节块分离性骨折

颈部伸展结合压缩和旋转应力可能引起一侧椎弓根和同侧椎板骨折,可导致关节块分离(侧块"漂浮")并旋前到更水平的方向[28](关节突水平化)(表65-5)。可能合并前纵韧带和 1～2 个节段椎间盘的破裂。神经功能缺损常见。不稳定。

■ 非手术治疗失败

一项涉及 26 例单侧颈椎关节突骨折的研究[29]通过 CT 扫描发现非手术治疗失败的危险因素如下(测量方法的示意见图 65-3):骨折碎片(FF)高度定义为连续矢状位重建所示尖端到尖端的最大头尾径。

非手术治疗可能因骨折碎片(FF)具备以下条件而失败:

1. >1 cm。

2. 或>40％LM(同节段对侧完整侧块的高度,规定为连续矢状位重建显示的尖端到尖端的最大头尾径)。

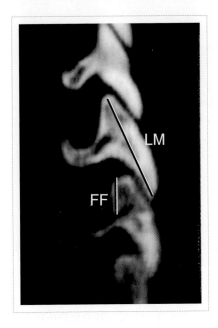

图 65 - 3　关节突骨折碎片的测量方法(矢状位 CT 重建图像)

FF：骨折碎片的高度；LM：侧块的高度(通过骨折水平的对侧图像进行测量，此处未显示)

■ 关节突或侧块骨折的手术治疗

大多数病例可通过后路钉棒固定(侧块螺钉或椎弓根螺钉[27])治愈。螺钉至少超过骨折层面上、下各 1 个节段(通常在骨折层面的骨折侧不置入螺钉)。需要时可同时行神经减压术。另外，如需要可行前路手术对僵直畸形进行矫正或为前柱提供额外支撑[27]。一些分离型骨折可使用颈椎椎弓根螺钉横穿骨折断端进行骨折固定术(以保留运动功能)[27]。

前路手术可作为备选方案。优点：通常仅需融合 1 个节段。缺点：通常无法清除所有压迫脊髓的骨折碎片，并且此入路可能破坏未受累的区域(若存在半脱位，则可能使前柱受累)。

65.7　下颈椎骨折的治疗

65.7.1　概述

临床指南：下颈椎骨折或脱位的治疗

Level Ⅲ[30]：

1. 以缓解脊髓压迫和重建椎管为目标，对下颈椎骨折或脱位进行闭合或手术复位。

2.为促进病人早期活动和尽早康复,应通过内固定或外固定进行制动。如果进行手术治疗,当没有特殊的脊髓减压需求时,前入路或后入路均可作为固定术的备选入路。

3.如果更积极的治疗不能施行,则可延长卧床牵引的时间。

4.可用于伴发强直性脊柱炎的病人的治疗。

(1)建议常规使用 CT 或 MRI,即使仅经受轻微创伤。

(2)当需要进行手术内固定时,可行后路长节段内固定和融合术,或前/后入路联合手术(360°融合术)。这类病人仅行前路内固定和融合术的治疗失败率高达 50%。

65.7.2 治疗概况

一些特殊类型颈椎骨折的治疗在相关章节中已进行论述。此处阐述的是非特殊类型的骨折治疗和通用的治疗原则[5]:

1.外固定和闭合复位(如可能):可使用牵引 0～7 天。

2.根据实际情况尽快决定是否有行减压术的指征(临床状况允许的条件下),如需要则行减压术。尽管存在争议,但以下的非完全性脊髓损伤病人急诊减压手术指征一般是被接受的:

(1)存在椎管内骨性结构或异物导致脊髓症状的影像学证据。

(2)CT、脊髓造影或 MRI 显示椎管完全梗阻。

(3)临床判断:医师认为减压术将带来获益的进展性不完全性脊髓损伤。

3.明确损伤的稳定性(见表 65-4):

(1)稳定型骨折:佩戴非头环矫正装置 1～6 周(见章节 62.5)。

(2)不稳定型骨折:下列措施均可选,孰优孰劣尚无证据(基于远期脊柱稳定性):

1)牵引 7 周,而后佩戴矫正器 8 周。

2)头环固定 11 周,而后佩戴矫正器 4 周。

3)手术融合,术后佩戴矫正器 15 周。

4)手术融合并行内固定(侧块钉棒系统)±短期佩戴矫正器(数周)。

65.7.3 手术治疗

■ 完全性脊髓损伤病人

对完全性脊髓损伤的病人(ASIA A 级且非脊髓休克状态)进行手术治疗并不能显著恢复神经功能[31]。如果存在脊髓压迫并且球海绵体肌反射消失,则病人可能处于脊髓休克状态,应在确保安全的情况下尽早手术。然而对于创伤性半脱位,积极进行非手术复位才是上策。

手术的首要目标是保证脊柱的稳定性,以保证病人可以采取坐位,改善呼吸功能和心理状况,促进早期康复。尽管很多病例中脊柱会自发融合(需要8~12周),但手术内固定可以加快此进程并降低迟发性脊柱后凸畸形的风险。早期手术可能导致进一步神经功能损伤,因此手术应当推迟至病人一般情况和神经功能平稳后进行。大多数病例中,在 4~5 天内进行手术(如果病人病情平稳)足以减少呼吸系统并发症的发生。

■ 不完全损伤病人

伴有椎管压迫(骨性、椎间盘、不可复位的半脱位或血肿)的不完全性脊髓损伤的病人,不论是通过保守治疗无改善,还是恶化,均应进行手术减压和内固定[31]。此种做法可能能够促进脊髓功能的远期恢复。中央脊髓综合征(见章节 62.9.3)例外。

■ 前入路还是后入路?

手术方式选择很大程度上取决于受伤机制。治疗旨在消除脊柱失稳、减少功能结构损害。内固定(缝线/金属线、侧块钉棒、椎体夹等)用于固定在骨融合过程中不稳定的区域。如不进行骨融合术,最终所有的机械装置都将失去作用,于是就变成了骨融合与装置失效之间的"竞赛"。广泛性损伤[包括泪滴样骨折(见章节 65.4.3)和压缩性爆裂骨折]可能需要进行前/后入路联合手术(分期或同期进行;前入路减压术先于后入路融合)。

■ 后入路固定和融合术

适应证:该术式适合大多数颈椎屈曲型损伤。当椎体损伤轻微且不伴有前方脊髓和神经压迫时最为有效。包括:后韧带失稳、创伤性半脱位、单侧或双侧关节突交锁、单纯楔形压缩骨折。

常用术式包括手术或闭合复位,继而使用侧块钉棒固定(见章节 64.4.7),也可换用椎体间 Halifax 夹[32]。尽管有成功使用甲基丙烯酸甲酯的报道[33],但该材料并不与骨性结构结合,且强度随时间降低,因此不建议用于创伤性损伤[34]。

后入路术式的选择:如果负重前柱受损严重,或椎板、棘突缺失或受累,则建议行前/后入路联合手术,或后入路牢固内固定加融合术(如侧块钢板螺钉或钉棒固定术)[35]。

■ 前入路

并不依靠后部结构的完整性来达到稳定。

适应证:

1. 椎体骨折的碎骨片向后突入椎管内(爆裂骨折)。

2. 大多数颈椎伸展性损伤。

3. 严重的后部结构骨折,阻碍后入路内固定和融合术者。

4. 可用于颈椎创伤性半脱位的治疗。

通常包括以下术式:

1. 椎体次全切除术:减压神经(如需要)并移除骨折断端和有害的骨性结构:

65

（1）减压术通常需要较大范围的椎体次全切除，至少约 16 mm（触摸椎体的前表面以确定切除宽度；根据术前 CT 结果判断椎动脉的位置）。提示：椎体次全切除的范围向外不要超过颈长肌内侧缘 3 mm，如此可与横突孔保留约 5 mm 的安全距离[36]。

（2）如果不需要行减压术，则切除约 12 mm 即可（即半英寸（1.27 cm）强生棉条的宽度）。

2. 和

（1）植骨融合术：以下列材料置换受累的椎体。

1）骨性材料（通常是髂嵴、肋骨或腓骨，可以是自体的，也可以是尸体的）。

2）或合成固定架（如钛或 PEEK）。

（2）通常合并使用压板。

（3）术后通常需使用外固定。

（4）椎体次全切除＞1 个节段，或存在后部结构损伤通常是增加后方内固定的指征。

■ 手术治疗的并发症

1. 器械问题：

（1）前路合成固定架的问题：

1）固定架的移位/挤出。

2）固定架的下陷/套叠进入终板。

3）椎体骨折。

（2）钢板的问题：

1）螺钉脱出/松动或折断。

2）钢板疲劳断裂。

3）螺钉损伤：神经根、脊髓或椎动脉。

2. 不充分的术后制动：

（1）支架选择不当。

（2）病人佩戴制动装置的依从性差。

3. 植骨失败（愈合不良）。

4. 判断失误：

（1）没能兼顾所有失稳节段。

（2）手术入路选择不当。

65.8　无影像学异常的脊髓损伤（SCIWORA）

65.8.1　概述

尽管脊髓损伤在儿童中并不常见，但仍存在一个亚组，该亚组病人并无骨结构或韧带损伤的影像学证据(包括 X 线动态屈-伸位片)。这是因为年轻人脊柱韧带和椎旁软组织的弹性较好[37]。这类病人被定义为 SCIWORA("无影像学异常的脊髓损伤"的缩写)。SCIWORA 在儿童中的发病年龄为 1.5～16 岁,在年龄≤9 岁的儿童中具有较高的发病率[38]。可能发生脊髓挫伤、横切、梗死、牵拉性损伤或脊膜破裂。其他病因包括:腹部钝性创伤伴主动脉或分支血流异常、创伤性椎间盘突出。患有无症状的 Chiari 畸形 1 型的儿童具有更高发生 SCIWORA 的风险[39]。

54%的 SCIWORA 患病儿童在受伤(一些儿童在受伤时出现一过性麻木、感觉异常、Lhermitte 征或全身力弱)和发生客观的感觉运动障碍之间存在从 30 分钟到 4 天不等的间隔期(潜伏阶段)。

临床指南:SCIWORA 的诊断

Level Ⅲ[40]:

1. 对怀疑损伤的区域行 MRI 检查。

2. 对整段脊柱进行影像学扫描。

3. 在急性期和后期随访中,借助 X 线屈-伸位片评估脊柱稳定性,即使 MRI 未见神经损伤。

※不建议:脊髓血管造影或脊髓造影。

65.8.2   影像学评估

除进行正位平片和屈-伸位平片检查外(用于判断有无明显的脊柱不稳定,以决定是否需要进行手术融合),还应当进行 MRI 检查。脊髓实质损伤在 MRI 的 T_2 加权像中可能显示高信号。在 13 例进行脊髓造影/CT 检查的病人中,未发现椎管内占位性病变[37]。

65.8.3   治疗

临床指南:SCIWORA 的治疗

Level Ⅲ[40]:

1. 受损脊髓节段外固定至多 12 周。

2. 症状消失及经过屈-伸位 X 线片确定无颈椎失稳的病人可早期终止外固定。

3. SCIWORA 痊愈后 6 个月内避免"高危活动"。

外科干预(包括椎板切除术)在所尝试的几例病例中并未发现获益[42]。

由于当仅予硬质颈托制动和限制对抗性体育活动(均持续 2 周)时,10 周内再次复发率为 20%（部分由于轻微伤，部分没有明确的受伤史），因此推荐更为积极的治疗方法（见表 65‐6）。

表 65‐6　SCIWORA 的治疗方案（改良[41]）

1. 病人收治入院（有助于强调损伤的严重性）
2. 使用硬质颈托制动，直到屈‐伸位 X 线片正常
3. 行 MRI 检查以明确脊髓损伤
4. 将损伤的严重性和所列治疗方式的原理告知病人和家属
5. 使用 Guilford 支架制动 3 个月[a]
6. 禁止对抗性和非对抗性运动
7. 规律随访并监测病情和病人依从性
8. 如果 3 个月后颈椎屈‐伸位片正常则可自由活动

a 是极端保守的治疗建议，稍宽松的建议是制动 1～3 周[42]；见"临床指南：SCIWORA 的治疗"（见章节 65.8.3）

（姚玉强　王明泽）

参考文献

[1] Bono CM, Vaccaro AR, Fehlings M, et al. Measurment techniques for lower cervical spine injuries: consensus statement of the Spine Trauma Study Group. Spine. 2006; 31:603–609

[2] Aarabi B, Walters BC, Dhall SS, Gelb DE, Hurlbert RJ, Rozzelle CJ, Ryken TC, Theodore N, Hadley MN. Subaxial cervical spine injury classification systems. Neurosurgery. 2013; 72 Suppl 2:170–186

[3] Vaccaro AR, Hulbert RJ, Patel AA, Fisher C, Dvorak M, Lehman RA,Jr, Anderson P, Harrop J, Oner FC, Arnold P, Fehlings M, Hedlund R, Madrazo I, Rechtine G, Aarabi B, Shainline M. Subaxial cervical spine injury classification system: a novel approach to recognize the importance of morphology, neurology, and integrity of the disco-ligamentous complex. Spine. 2007; 32:2365–2374

[4] White AA, III, Panjabi MM. Update on the evaluation of instability of the lower cervical spine. Instr Course Lect. 1987; 36:513–520

[5] Allen BL, Ferguson RL, Lehmann TR, O'Brien RP. A Mechanistic Classification of Closed, Indirect Fractures and Dislocations of the Lower Cervical Spine. Spine. 1982; 7:1–27

[6] White AA, Panjabi MM. In: The Problem of Clinical Instability in the Human Spine: A Systematic Approach. Clinical Biomechanics of the Spine. 2nd ed. Philadelphia: J.B. Lippincott; 1990:277–378

[7] Hall RDM. Clay-Shoveller's Fracture. J Bone Joint Surg. 1940; 22:63–75

[8] Gershon-Cohen J, Budin E, Glauser F. Whiplash Fractures of Cervicodorsal Spinous Processes. JAMA. 1954; 155:560–561

[9] Abitbol J-J, Kostuik JP, The Cervical Spine Research Society Editorial Committee. In: Flexion Injuries to the Lower Cervical Spine. The Cervical Spine. 3rd ed. Philadelphia: Lippincott-Raven; 1998:457–464

[10] Fuentes J-M, Bloncourt J, Vlahovitch B, Castan P. La Tear Drop Fracture: Contribution à l'étude du Mécanisme et des Lésions Ostéo-Disco-Ligamentaires. Nirochirurgie. 1983; 29:129–134

[11] Schneider RC, Kahn EA, Arbor A. Chronic Neurologic Sequelae of Acute Trauma to the Spine and Spinal Cord. The Significance of Acute Flexion or Teardrop

[12] Torg JS, Vegso JJ, Sennett B. The national football head and neck injury registry: 14-year report of cervical quadriplegia (1971-1984). Clin Sports Med. 1987; 6:61–72

[13] Harris JH, Edeiken-Monroe B, Kopaniky DR. A Practical Classification of Acute Cervical Spine Injuries. Orthop Clin North Am. 1986; 17:15–30

[14] Gehweiler JA, Clark WM, Schaaf RE, Powers B, et al. Cervical Spine Trauma: The Common Combined Conditions. Radiology. 1979; 130

[15] Gehweiler JA, Osborne RL. The Radiology of Vertebral Trauma. Philadelphia: W. B. Saunders; 1980

[16] Favero KJ, VanPeteghem PK. The Quadrangular Fragment Fracture: Roentgenographic Features and Treatment Protocol. Clin Orthop. 1989; 239:40–46

[17] Webb JK, Broughton RBK, McSweeney T, et al. Hidden Flexion Injury of the Cervical Spine. J Bone Joint Surg. 1976; 58B:322–327

[18] Fazl M, LaFebvre J, Willinsky RA, et al. Posttraumatic Ligamentous Disruption of the Cervical Spine, an Easily Overlooked Diagnosis: Presentation of Three Cases. Neurosurgery. 1990; 26:674–677

[19] White AA, Johnson RM, Panjabi MM, et al. Biomechanical Analysis of Clinical Stability in the Cervical Spine. Clin Orthop. 1975; 109:85–96

[20] White AA, Southwick WO, Panjabi MM. Clinical Instability in the Lower Cervical Spine - A Review of Past and Current Concepts. Spine. 1976; 1:15–27

[21] Andreshak JL, Dekutoski MB. Management of Unilateral Facet Dislocations: A Review of the Literature. Orthopedics. 1997; 20:917–926

[22] Payer M, Schmidt MH. Management of traumatic bilateral locked facets of the subaxial cervical spine. Contemp Neurosurg. 2005; 27:1–4

[23] Rizzolo SJ, Piazza MR, Cotler JM, Balderston RA, Schaefer D, Flanders A. Intervertebral disc injury complicating cervical spine trauma. Spine. 1991; 16:S187–S189

[24] Doran SE, Papadopoulos SM, Ducker TB, et al. Magnetic Resonance Imaging Documentation of Coexistent Traumatic Locked Facets of the Cervical Spine

and Disc Herniation. J Neurosurg. 1993; 79:341–345

[25] Sonntag VKH. Management of Bilateral Locked Facets of the Cervical Spine. Neurosurgery. 1981; 8:150–152

[26] Glasser JA, Whitehall R, Stamp WG, Jane JA. Complications Associated with the Halo Vest. J Neurosurg. 1986; 65:76–79

[27] Sears W, Fazl M. Prediction of Stability of Cervical Spine Fracture Managed in the Halo Vest and Indications for Surgical Intervention. J Neurosurg. 1990; 72:426–432

[28] Kotani Y, Abumi K, Ito M, Minami A. Cervical spine injuries associated with lateral mass and facet joint fractures: New classification and surgical treatment with pedicle screw fixation. Eur Spine J. 2005; 14:69–77

[29] Roy-Camille R, Saillant G. Osteosynthese des fractures du rachis cervical. Actual Chir Orthop Hop R Poincarré Mason, Paris. 1970; 8:175–194

[30] Spector LR, Kim DH, Affonso J, Albert TJ, Hilibrand AS, Vaccaro AR. Use of computed tomography to predict failure of nonoperative treatment of unilateral facet fractures of the cervical spine. Spine (Phila Pa 1976). 2006; 31:2827–2835

[31] Gelb DE, Aarabi B, Dhall SS, Hurlbert RJ, Rozzelle CJ, Ryken TC, Theodore N, Walters BC, Hadley MN. Treatment of subaxial cervical spinal injuries. Neurosurgery. 2013; 72 Suppl 2:187–194

[32] Sonntag VKH, Hadley MN. Nonoperative Management of Cervical Spine Injuries. Clin Neurosurg. 1988; 34:630–649

[33] Aldrich EF, Crow WN, Weber PB, Spagnolia TN. Use of MR Imaging-Compatible Halifax Interlaminar Clamps for Posterior Cervical Fusion. J Neurosurg. 1991; 74:185–189

[34] Branch CL, Kelly DL, Davis CH, McWhorter JM, et al.

Fixation of Fractures of the Lower Cervical Spine Using Methylmethacrylate and Wire: Technique and Results in 99 Patients. Neurosurgery. 1989; 25:503–513

[35] Cooper PR. Comment on Branch C L, et al.: Fixation of Fractures of the Lower Cervical Spine Using Methylmethacrylate and Wire. Neurosurgery. 1989; 25:512–513

[36] McGuire RA, The Cervical Spine Research Society Editorial Committee. In: Cervical Spine Arthrodesis. The Cervical Spine. 3rd ed. Philadelphia: Lippincott-Raven; 1998:499–508

[37] Vaccaro A, Ring D, Seuderi G, Garfin S. Vertebral artery location in relation to the vertebral body as determined by two-dimensional computed tomography evaluation. Spine. 1994; 19

[38] Pang D, Wilberger JE. Spinal Cord Injury without Radiographic Abnormalities in Children. J Neurosurg. 1982; 57:114–129

[39] Hamilton MG, Myles ST. Pediatric Spinal Injury: Review of 174 Hospital Admissions. J Neurosurg. 1992; 77:700–704

[40] Bondurant CP, Oró JJ. Spinal Cord Injury without Radiographic Abnormality and Chiari Malformation. J Neurosurg. 1993; 79:833–838

[41] Rozzelle CJ, Aarabi B, Dhall SS, Gelb DE, Hurlbert RJ, Ryken TC, Theodore N, Walters BC, Hadley MN. Spinal cord injury without radiographic abnormality (SCIWORA). Neurosurgery. 2013; 72 Suppl 2:227–233

[42] Pollack IF, Pang D, Sclabassi R. Recurrent Spinal Cord Injury without Radiographic Abnormalities in Children. J Neurosurg. 1988; 69:177–182

[43] Madsen JR, Freiman T. Cervical Spinal Cord Injury in Children. Contemp Neurosurg. 1998; 20:1–5

65

66 胸椎、腰椎和骶椎骨折

66.1 胸腰椎骨折的评估与治疗

66.1.1 概述

Denis 的三柱模型被广泛用于胸腰椎稳定性的评估（见下文）。

也可参照最近提出的胸腰椎损伤分型和严重度评分（TLICS）系统（见章节 66.1.3）。

66.1.2 三柱模型

■ 概述

脊柱的 Denis 三柱模型（图 66-1）旨在识别胸腰椎骨折失稳的 CT 征象[1]。此模型具有很好的预测价值，然而任何尝试制订不稳定型"规则"的做法都带有自身的局限性。

■ 定义

1. 前柱：椎体（VB）和椎间盘的前半部分［包括纤维环（AF）前部］加上前纵韧带（ALL）。

2. 中柱：椎体和椎间盘的后半部分（包括椎体后壁和纤维环后部）、后纵韧带（PLL）和椎弓根。

3. 后柱：后骨性复合体（后弓）和其间的后韧带复合体［包括棘上韧带、棘间韧带、关节突关节和关节囊、黄韧带（LF）］。单独此柱损伤不会引起失稳。

■ 轻型损伤和重型损伤的分类

• 轻型损伤

仅伤及一个柱的一部分，且未引起急性失稳（不伴有重型损伤）。包括：

1. 横突骨折：神经功能通常完好，除非累及以下两个区域。

（1）L4～L5→腰骶神经丛损伤（可能合并有肾损伤，检查尿红细胞）。

（2）T1～T2→臂丛神经损伤。

2. 关节突或峡部骨折。

3. 孤立的棘突骨折：在胸腰椎，主要是由直接外伤导致。通过 X 线平片通常难以发现。

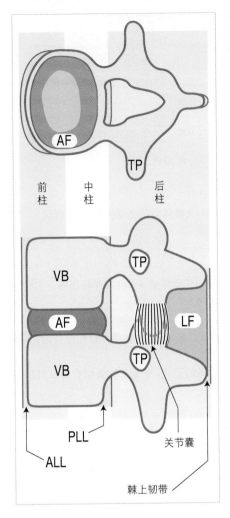

图 66-1 脊柱的三柱模型
(TP：横突,其他缩写请参照正文)
(经允许,改编自 Denis F, Spine,
Vol. 8，p.317-331,1983)

66

4. 孤立的椎板骨折：罕见,应当是稳定的。

• **重型损伤**

McAfee 分类系统描绘了六种主要的骨折类型[2]。简化的四分类系统如下(见表 66-1)：

1 型,压缩骨折：前柱压缩；中柱完好(与以下三种重型损伤不同),可作为支点。

1. 两种亚型：

(1) 前部：T6~T8 和 T12~L3 中最常见。

表 66 - 1 胸腰椎骨折的四种重型损伤类型[a]

骨折类型	柱		
	前 柱	中 柱	后 柱
压缩骨折	压缩	完好	完好,严重者可能分离
爆裂骨折	压缩	压缩	完好
安全带骨折	完好或椎体前部10%~20%的轻度压缩	分离	
骨折-脱位	压缩、旋转、剪切	分离、旋转、剪切	

a 经授权改编[1]

1) 侧位 X 线片:椎体前部呈楔形,无椎体后部高度丢失,无半脱位。

2) CT:椎管完好,前部终板破坏。

(2) 侧部(罕见)。

2. 临床表现:无神经功能缺损。

2 型,爆裂骨折:单纯的轴向负荷→椎体压缩→前柱和中柱压缩。主要发生在胸腰结合部,通常是 T10~L2 之间。

1. 五种亚型(L5 爆裂骨折可以归为额外罕见的一种亚型)(见下文):

(1) 双侧终板骨折:可见于腰椎下段区域(轴向负荷→脊柱伸展增加,不同于胸椎在轴向负荷增加后发生屈曲)。

(2) 上终板骨折:爆裂骨折最常见的形式,可见于胸腰结合部。机制为轴向负荷+屈曲。

(3) 下终板骨折:罕见。

(4) 旋转性爆裂骨折:通常发生在中腰段。机制为轴向负荷+旋转。

(5) 侧屈性爆裂骨折:机制为轴向负荷+侧屈。

2. 影像学评估:

(1) X 线侧位片:椎体后壁皮质骨折,椎体后壁高度降低,碎骨片由终板后突进入椎管内。

(2) X 线前后位片:椎弓根间距(IPD)增加,椎板纵行骨折,关节突关节延展,IPD 增加提示中柱受损。

(3) CT:可显示椎体后壁破坏及侵入椎管的碎骨片(平均占据 50% 的椎管面积),IPD 增宽伴后弓延展(包括关节突)。

(4) MRI:椎管前方受累于碎骨片,当碎骨片占位超过椎管直径的 50% 时可引起脊髓压迫。

(5) MRI 或脊髓造影:椎管内压迫。

3. 临床表现:主要取决于损伤层面(由于胸椎的空间较脊髓圆锥更紧凑,因此更加容易损伤脊髓)、损伤时瞬间暴力以及椎管占位的程度。

(1) 约 50% 在初期检查时功能完好[其中一半能回忆起在伤后即刻出现下肢麻木、刺痛和(或)力弱]。

(2) 存在神经功能缺损的病人中,仅 5% 发生完全性截瘫。

3 型,安全带骨折(偶尔称为屈曲-分离骨折,但这个称呼也被用于骨折-脱位的一个亚型):以前柱前方作为屈曲支点(如安全带)→前柱压缩,中柱和后柱牵拉受损。可能发生骨性或韧带性损伤。

1. 四种亚型:

(1) Chance 骨折(1948 年以 G. Q. Chance 命名):累及一个层面,经过整个椎骨。

(2) 累及一个层面,经过韧带。

(3) 累及两个节段,经过中柱骨骼及前后柱韧带。

(4) 累及两个节段,经过三柱的韧带结构。

2. 影像学评估:

(1) X 线平片:棘突间距增宽,椎弓峡部骨折、椎弓根和横突水平分离。无半脱位。

(2) CT:轴位扫描对此型骨折效果较差(大多数骨折位于 CT 轴位层面内)。矢状位和冠状位重建可清晰显示骨折。可能存在椎弓峡部骨折。

3. 临床表现:无神经功能缺损。

4 型,骨折-脱位:压迫、分离、旋转或剪切使三个柱均受累→半脱位或脱位。

1. X 线:某些情况下,摄片时可能已经复位。应寻找显著损伤的其他标志(多发肋骨骨折、一侧关节突骨折、棘突骨折、椎板水平骨折)。

2. 三种亚型:

(1) 屈曲旋转:后柱和中柱破坏,前柱压迫→前向楔形骨折。

1) X 线侧位片:半脱位或脱位。保留椎体后壁。棘突间隙增加。

2) CT:椎体旋转并偏心→椎管直径缩小,关节突上翘。

3) 临床表现:25% 神经功能完好,50% 发生完全性截瘫。

(2) 剪切:三柱均破坏[包括前纵韧带(ALL)]:

1) 当创伤作用力直接由后向前(更常见)作用时,上位椎体受到向前的剪切力,发生后弓骨折(椎板游离)和下位椎体的上关节突骨折。

2) 临床表现:7 例病人均发生完全性截瘫。

(3) 屈曲分离:

1) 影像学上类似于安全带骨折,另伴有半脱位,或伴有前柱压缩 >10%～20%。

2) 临床表现:神经功能缺损(不完全性缺损 3 例,完全性缺损 1 例)。

• 伴发损伤

除上述损伤以外,伴发损伤包括:椎体终板撕裂、韧带损伤、臀部和骨盆骨折。胸腰椎骨折可能因血胸或主动脉损伤而影响血流动力学。横突骨折可能合并腹部创伤(如 L4～L5 水平可能合并肾损伤)。

■ 胸腰椎骨折的稳定性及治疗

• 轻型损伤

孤立的胸腰椎横突骨折(脊柱 CT 所示)并不需要干预[3,4]。

• 重型损伤

Denis 将失稳做如下分类:

1. 1 度:机械性失稳。

2. 2 度:神经功能失稳。

3. 3 度:机械性和神经功能均失稳。

• 前柱损伤

孤立的前柱损伤通常稳定,并且可按表 66 - 2 中所示方法进行治疗。

表 66 - 2　胸腰椎稳定型前柱或中柱损伤的治疗

1. 使用镇痛药和卧床 1～3 周作为初始治疗
2. 疼痛减轻是开始活动的良好指征,是否佩戴外固定装置[紧身支架或 Boston 支架或伸展位胸腰骶矫正器(TLSO)使用约 12 周]主要取决于后凸畸形的程度
3. 可考虑脊柱塑形(±椎体后凸畸形矫正术)(见章节 66.3.4)
4. 行连续 X 线检查以除外进展性畸形

下述情况通常不稳定(1 度),且需要手术治疗[1,5]。

• 不稳定型压缩骨折

1. 单发压缩骨折伴:

(1) 椎体高度压缩＞50％并伴成角(尤其是楔状物前端被压缩成一个点)。

(2) 某一节段过度的后凸成角(使用不同的标准,并不绝对。建议值:＞30°、＞40°)。

2. 连续的压缩骨折累及 3 个或更多节段。

3. 神经功能缺损(一般不会由单纯压缩骨折引起)。

4. 后柱破坏或中柱轻度以上破坏。

5. 进行性后凸畸形:当前椎体高度压缩＞75％时,发生进行性后凸畸形的风险增加。与胸椎相比,腰椎压缩骨折的风险更高。

• 中柱功能受损

除下述稳定的形式(稳定型损伤应当按表 66 - 2 所示方法治疗)以外,其他的均为不稳定型损伤(通常需要手术治疗)。

• 稳定型中柱骨折

1. T8 以上骨折,肋骨和胸骨完好(可提供前方支撑)。

66

2. L4 以下骨折,如后部结构完整。

3. Chance 骨折(前柱压缩骨折,中柱分离)。

4. 前柱破坏伴中柱轻度功能受损。

- **后柱破坏**

除非伴有中柱功能受损(后纵韧带和纤维环后部),否则不会导致急性失稳。然而,可能引起慢性失稳伴后凸畸形(尤其是儿童)。

- **不伴神经功能缺损的安全带型损伤**

无急性神经损伤的危险。大多通过脊柱伸展位外固定治疗(如 Jewett 过伸支架或塑型 TLSO)。

- **骨折-脱位**

不稳定。治疗选择:

1. 外科减压术和内固定术:通常病人存在以下情况。

(1) 压缩伴椎体高度减少>50%,且成角。

(2) 或后凸成角>40°(或>25°)。

(3) 或有神经功能缺损。

(4) 或希望缩短卧床时间。

2. 延长卧床时间:如果不具备上述条件,可考虑延长卧床时间。

当进行椎体切除术(椎体次全切除术)时,可选的入路包括:经胸或经腹入路(或联合)、经椎弓根入路(用于胸椎)、外侧(腹膜后/胸膜后)入路。骨折和压缩通常发生在椎体的上缘,因此应首先从下位椎间隙开始切除。切除后进行植骨(笼或骨:髂嵴或腓骨或胫骨)。通常需要后方固定装置,见脊柱固定(见章节 66.2.3)。

- **爆裂骨折**

不是所有的爆裂骨折都一样。一些爆裂骨折可能引起神经功能缺损(即使起初无缺损)。中柱的碎骨片进入椎管会威胁神经组织。因此,提出下列标准以区分轻度和重度爆裂骨折。尚无标准的分型系统。推荐如下[1,6]。

爆裂骨折的手术指征:伴有下列任何一项的爆裂骨折。

1. 前椎体高度≤后椎体高度的 50%。

2. 残存椎管直径不足正常的 50%(提示:后移到椎管内的碎骨片无论进行支架治疗还是手术治疗都会被吸收,因此此条是否为手术独立适应证尚存在争议[7,8])。

3. 后凸畸形成角≥20°。

4. 初始 X 线显示的椎弓根间距增宽,在佩带支具行站立位前后位 X 线检查时进一步增宽。

5. 神经功能缺损(不完全性)。

6. 进展性后凸畸形。

爆裂骨折或严重压缩骨折的常用手术方案:

1. 如果仅需行内固定术：

(1) 在骨折上、下各 2 个层面使用椎弓根螺钉。

(2) 如果能够固定目标层面（即如果椎弓根条件良好，可以使用稍短的螺钉），可在损伤层面和其上、下各 1 个层面分别置入螺钉，也可达到相似的生物力学稳定性[9]。

2. 如果需行椎管减压术和（或）椎体前方支撑，可以使用椎体次全切除术合并植骨术（如使用可扩展型内固定架），并可配合使用经皮椎弓根螺钉固定。入路：

(1) 后入路适合于需行椎板切除术的病人，前方的碎骨片可经椎弓根入路，从后方使用锤和反钩的 Scoville 刮匙移除。

(2) 或行外侧椎体次全切除术，以移除椎管内骨质。

未进行手术的病人（如不需要手术或存在禁忌证者）可选择卧床 1～6 周（周期取决于疼痛和畸形程度）[6]。避免早期活动，以免进一步增加轴向负荷（即使佩戴支架）。适当时，佩戴矫正器［如塑型 TLSO 或 Jewett 支架］练习步行并对病人随访 3～5 个月进行一系列的 X 线检查以及时发现进展性椎体坍缩或成角（可能需要进一步治疗）。L5 爆裂骨折不适用于此治疗策略（见下文）。

66.1.3 胸腰椎损伤分型和严重度评分（TLICS）

TLICS 系统简化了胸腰椎骨折的分型，使其便于讨论[10,11]。评分如表 66-3 所示。将各项得分相加后根据表 66-4 中的指南进行治疗。

神经功能缺损，尤其是部分性缺损者，适宜手术。

表 66-3　胸腰椎骨折分型和严重度评分（TLICS）

项　目	表　现	得　分
影像学表现	压缩骨折	1
	爆裂骨折或侧方成角＞15°	1
	分离型损伤	2
	平移/旋转性损伤	3
神经系统状态	完好	0
	神经根损伤	2
	完全性 SCI	2
	不完全性 SCI	3
	马尾综合征	3

项　目	表　现	得　分
	完好	0
后韧带复合体的完整性	情况不明	2
	损伤确切	3
TLICS 总分→		

表 66-4　基于 TLICS 的治疗

TLICS	治　疗
≤3 分	非手术治疗
4 分	"灰色区域"可考虑手术或非手术治疗
≥5 分	手术治疗

66.2　手术治疗

66.2.1　牵引复位

　　可能对 PLL 完整的后退进入椎管前部的碎骨片有效(对中柱损伤的病人不适合),牵引可能会将碎骨片拉回到正常位置(牵引复位),尽管这一方式尚不确切[12]。在伤后 48 小时内行牵引复位成功的概率较大。在后入路复位并行椎板切除术时术中超声波检查可以显示残留在椎管内的碎骨片[13]。如果有需要,碎骨片可从前方被挤出椎板,应使用如 Sypert 脊柱锤的捣棒。关键是不要过度牵拉,以避免神经损伤。

66.2.2　手术入路的选择

　　当无特殊需求时,建议使用后入路。

66.2.3　脊柱固定

　　腰椎下段难以进行前固定,尤其不推荐对 L4 以下的脊柱行前固定。

66.2.4　爆裂骨折

■ 手术入路的选择

　　手术注意事项:硬脊膜撕裂者选用后入路,而伴有部分功能缺损的爆裂骨折和椎管受压迫者使用前入路更有效[2]。单纯进行脊柱后固定可能使脊柱

66

成角畸形稍加重（由于损伤的前柱未获得纠正），但是通常并不需要治疗。

■ 后入路

在理想状态下［骨质良好，椎弓根螺钉置入顺利（即无骨折或破坏），病人不吸烟］，可行上、下各跨 1 个节段的融合/钉棒固定术（使用椎弓根螺钉；更长的跨度则需要使用椎板钩）。通过这种方式进行较短节段的融合，会随时间发生大约 10°的脊柱前凸消失，因此应当稍作过度纠正来抵消。如果病人不符合上述标准（如骨质薄弱），可选用"长固定棒，短融合"的方法（即固定棒跨越骨折上、下各 2 个节段，但只融合上、下各 1 个节段），当融合稳定之后移除固定物（即 8～12 个月后），这样可以避免非病变节段融合，获得更好的稳定性。如融合 4 个节段，则因邻近节段退变需再次手术的时间窗在 3 年左右，而融合 3 个节段者，二次手术的时间长为 8～9 年。跨越关键节段的融合（如胸腰结合部 T11 或 L1 压缩骨折）需要同时融合病变两侧 2～3 个节段（作用于相对固定的胸椎与腰椎结合部的长节段的应力可能增加骨折愈合不良的风险）。

对于胸椎骨折不严重和不需要手术减压的病人，可选择椎弓根钉棒固定术（可经皮放置），不需要植骨。其理念是在骨折愈合过程中前方的肋骨和后方的钉棒可以起到足够的稳定作用。融合牢固后可以选择性地移除固定装置（通常在 8～12 个月后）。这种方法欧洲比美国常用。

66.2.5 伤口感染

脊柱内固定术后伤口感染通常由金黄色葡萄球菌引起。由于使用了钛金属装置，因此可以对失活组织（如填补用的移植骨）行清创术，并彻底灌洗（经典的方法是使用 3 L 抗生素溶液配合脉冲式灌洗器灌洗——避免直接冲洗开放的硬脊膜），而不用移除内固定装置，并在术后配合使用抗生素[2]。此方法也可能对顽固性感染有效。如果无效，则需要移除固定装置。

66.3 骨质疏松性脊柱骨折

66.3.1 概述

骨质疏松的定义是由于骨质减少、骨的微结构退化或两者并存导致骨骼脆性增加[14]。在绝经后白种女性中最常见，在更年期前罕见。一生中症状性骨质疏松性椎体压缩骨折的发病风险女性为 16%，男性为 5%。美国每年发生椎体压缩骨折约 700 000 例。

这些病人通常在轻微跌倒出现背部疼痛后行 X 线平片检查发现有明显的椎体压缩骨折。CT 通常能够发现大量骨质被向后推入椎管内。

66.3.2 危险因素

增加骨质疏松发生风险的因素包括:

1. 体重<58 kg。

2. 吸烟[15]。

3. 病人或一级亲属有轻微损伤后的椎体骨折。

4. 药物:

(1) 酗酒。

(2) 抗癫痫药(AED)(尤其是苯妥英)。

(3) 华法林。

(4) 类固醇药物:

1) 泼尼松 7.5 mg/d 使用>6 个月后可见骨改变。

2) 长期使用糖皮质激素者 30%~50%发生椎体骨折。

5. 绝经后女性。

6. 进行雄激素阻断治疗的男性(如治疗前列腺癌)。睾丸切除或使用促性腺激素释放激素激动剂超过 9 支者所有骨折类型的发生风险增加1.5 倍[16]。

7. 缺乏身体锻炼。

8. 钙摄入不足。

9. 血浆维生素 D 水平低(会使钙吸收减少,见下文)。实验室检查:血浆25-羟维生素 D[25-(OH)D],也称为骨化二醇,是评价维生素 D 水平最好的指标(表 66-5)。

表 66-5 血浆 25-羟维生素 D 浓度

ng/ml[a]	nmol/L[a]	解　　　读
<10~11	<25~27.5	维生素 D 缺乏→佝偻病(儿童)和骨软化病(成人)
<10~15	<25~37.5	不足以维持骨和全身健康
≥15	≥37.5	足以维持骨和全身健康
始终在 200 以上	始终在 500 以上	可能中毒→高钙血症、高磷血症
a 1 ng/ml=2.5 nmol/L		

对抗骨质疏松的保护因素包括对抗性运动和较多的体脂。

66.3.3 诊断的注意事项

注意将骨质疏松性压缩骨折与其他病理性骨折相鉴别,见脊柱的病理性骨折(见章节 90.5)。

■ 骨折前诊断

1. 测量骨脆性并不现实。

2. 与骨脆性最为相关的影像学测量指标是使用 DEXA（双能 X 线骨密度仪）扫描的骨密度（BMD）。

3. 微小创伤后骨折或脆性骨折的病人即使 BMD 比标定值高，仍考虑为骨质疏松性骨折。

DEXA 扫描：测量 BMD 的首选方法。

1. 股骨近端：此部位所测得的 BMD 值是预测未来骨折最可靠的指标。

2. 腰骶椎：是评估治疗效果的最佳部位（由于前后位片会受椎后结构和主动脉钙化影响，使 BMD 偏高，因此需要前后位和侧位片）。

3. 前臂 BMD 通常在臀部或脊柱无法测量时使用。

DEXA 扫描结果的解读：

1. 结果通常报告如下：

（1）T 值：健康年轻成年人的正常值。

（2）Z 值：与病人同性别，同年龄者的正常值。

2. 诊断条件：WHO 定义（呈正态分布，低于均值 1 个标准差为第 25 百分位，低于平均值 2 个标准差为第 2.5 百分位）如下。

（1）正常：>-1 标准差（SD）。

（2）骨量减少：-1～-2.5 SD。

（3）骨质疏松：<-2.5 SD[17]。

骨折后注意事项：

1. 应当除外其他原因的病理性骨折，尤其是肿瘤（如多发骨髓瘤、乳腺癌转移）。

2. 较年轻的骨质疏松病人应当进行评估并针对性地治疗骨质疏松（如甲状腺功能亢进、皮质醇滥用、甲状旁腺功能亢进、骨软化病、Cushing 综合征）。

66.3.4 治疗

见参考文献[18,19]。

■ 骨质疏松的预防

儿童时期大剂量钙的摄入可能使骨峰值增加。成年期的负重训练可以帮助减缓钙流失。同样有效：雌激素（见下文）、二磷酸盐类（阿仑膦酸钠和利塞膦酸钠）以及雷洛昔芬。

■ 已确诊骨质疏松的治疗

促进成骨的药物包括：

1. 间断低剂量的甲状旁腺素：仍在进行试验。

2. 氟化钠：75 mg/d 可增加骨量，但不显著降低骨折发生率。缓释剂型（Slow Fluioride®）25 mg 口服，每天 2 次，可以减少骨折发生率但可能使骨脆性增加,并且增加髋部骨折的风险。氟化物增加钙离子的需求量,因此需要每天补充 800 mg 钙离子和 400 IU 维生素 D。建议使用时间不超过 2 年。

减缓骨质吸收的药物对骨松质效果欠佳(骨松质主要位于脊柱和长骨末端[19])。脊柱骨密度的改善仅作为已知可降低脊柱骨折风险因素的一小部分[20]。药物包括:

1. 雌激素:不能用于男性。雌激素替代治疗(HRT)中椎骨骨量增加>5%,脊柱骨折发生率下降 50%。同时也可解决停经后综合征并降低冠心病发生风险。但 HRT 增加乳腺癌的患病风险[21],且可使乳腺癌复发[22]和出现深静脉血栓。因此,其作用被大致抵消了。

2. 钙剂:目前推荐绝经妇女使用,1 000~1 500 mg/d,进餐时服用[23]。

3. 维生素 D 或类似物:促进胃肠道对钙的吸收。经常配合钙剂使用(单独使用钙剂或维生素 D 效果减弱)。维生素 D 400~800 IU/d 通常可以满足需求。如果尿液中 Ca^{2+} 仍较低,可试用高剂量维生素 D(50 000 IU,每 7~10 天一次)。因为高剂量剂型在美国已被停用,可尝试使用其类似物如骨化二醇(Calderol®) 50 µg/d 或骨化三醇(Rocaltrol®)最多 0.25 µg/d,并配合钙剂使用。血浆 25-羟维生素 D(亦称骨化二醇)的浓度是衡量维生素 D 水平最好的指标。维生素 D 浓度及意义见表 66-5[23]。使用高剂量维生素 D 或类似物应监测血浆和尿液中的 Ca^{2+}。

4. 降钙素:一种由甲状腺合成的激素,可减少破骨细胞对骨的吸收。可来自多种途径,鲑鱼是最常见的来源。在开始治疗的前 18~24 个月骨骼反应最强。但预防骨折方面的贡献尚无有力支持[19]:

(1) 胃肠外鲑鱼降钙素(Calcimar®、Miacalcin®):适用于有雌激素使用禁忌的病人。较昂贵(每年 1 500~3 000 美元)并且必须通过肌内注射或皮下注射。30%~60% 的病人可能产生针对该药物的抗体,使药效下降。用法:0.5 ml(100 U)降钙素(同时使用钙剂,预防甲状旁腺功能亢进)皮下注射,每天 1 次。

(2) 鼻内剂型(Miacalin 鼻腔喷雾):效果稍差(绝经 5 年以上的女性效果更好)。200~400 IU/d 单侧鼻孔给药(每天更换鼻孔)并增加 Ca^{2+} 500 mg/d,增加维生素 D 摄入。

5. 双磷酸盐类药物:焦磷酸盐的碳类似物,可通过破坏破骨细胞来抑制骨吸收。不被代谢。可保持与骨结合数周:

(1) 依替膦酸钠(Didronel®):是第一代药物,未获 FDA 批准治疗骨质疏松。可能能够降低椎体骨折发生率,但未经随访验证。由于抑制骨的矿化,因此可能会增加髋部骨折的风险。下列第二代和第三代药物则无此作用。

每天 400 mg 口服,用药 2 周,并继续补钙 11~13 周。

(2) 阿仑膦酸钠(Fosamax®):可引起食管溃疡。预防:每天 5 mg 口服;治疗量为每天 10 mg 口服;进食任何食物或饮料前 30 分钟以水送服。每周预防用量为 35 mg,治疗用量为 70 mg[19,24]。同时服用 Ca^{2+} 1 000～1 500 mg/d 及维生素 D 400 IU/d。

（3）利塞膦酸钠（Actonel®）：预防或治疗用量为每天 5 mg 口服,或每周 35 mg 空腹顿服（同阿仑膦酸钠,见上文）。

6. 雌激素类似物：

（1）他莫昔芬（Nolvadex®）：是一种作用于乳腺组织的雌激素拮抗剂,却是骨组织的雌激素受体激动剂,对子宫的雌激素受体有部分激动作用,可增加子宫内膜癌的发生率。

（2）雷洛昔芬（Evista®）：与他莫昔芬相似,是子宫的雌激素受体拮抗剂[25]。可降低华法林（Coumadin®）的药效。

用法：60 mg 口服,每天 1 次。规格：60 mg 片剂。

7. RANK 配体（RANKL）抑制剂：RANKL 与 RANK 受体结合刺激前导细胞成熟为破骨细胞,并抑制其凋亡[26]。在研药物包括地诺单抗（Prolia®）60 mg,皮下注射每 6 个月一次,表现出比阿仑膦酸钠更好的效果[27]。

■ 骨质疏松性椎体压缩骨折的治疗

病人很少出现神经功能缺损,他们通常是骨脆性较高的老年女性,不能耐受大型手术,还患有其他骨骼的骨质疏松,不宜使用内固定。

治疗主要包括镇痛和卧床休息,然后逐渐增加活动。通常使用外支架固定（但通常不能耐受）。很少进行手术治疗。对于疼痛难以控制或神经受压导致神经功能缺损的病人,可考虑局部减压术。经皮椎体成形术（见下文）是一个新的选择。

保守治疗的经典流程：

1. 初期,严重的疼痛使医院或亚急性护理机构将病人收入院以充分控制疼痛。

（1）足量的镇痛药。

（2）卧床 7～10 天（建议预防 DVT）。

2. 7～10 天后在病人耐受的情况下开始理疗（PT）（延长卧床时间可能导致"失用性骨质疏松"）：

（1）病人开始活动时,使用腰围可使疼痛减轻,因其可限制身体活动,故可减少反复"微骨折"的发生。

（2）佩戴腰围出院并于门诊进行理疗。

3. 平均 4～6 周后疼痛减轻（范围：2～12 周）。

■ 椎体扩张

• 经皮椎体成形术（PVP）

经椎弓根注射聚甲基丙烯酸甲酯（PMMA）（亦称"骨水泥"）至压缩的椎体以达到以下目的（提示：PMMA 注射经 FDA 批准,可用于治疗由骨质疏松或肿瘤引起的压缩骨折,但不能用于创伤,因为 PMMA 会阻止骨折愈合）：

1. 可缩短疼痛持续时间(有时可在数分钟到数小时内缓解疼痛)。

牢记:疾病的自然病史中,所有病人的疼痛最终都将消失。消除疼痛的机制可归因于骨结构的稳定和(或)疼痛的神经传导通路被骨水泥凝固放热所阻断。

2. 可使骨结构稳定:可预防进展性后凸畸形。

2009年进行的一项随机研究发现,椎体成形术相比假手术(假装行椎体成形术)在1个月[28]或最长至6个月的术后随访中未带来更多获益[29]。提示:并未对椎体后凸畸形(见下文)进行研究;对脊柱转移肿瘤中的应用也未予评估。术前对病人的选择可能提示这项技术或多或少适用于特定病人。

• **椎体后凸矫正术**

与PVP相似,除了第一条——使用球囊经椎弓根置入压缩骨折的椎体中,而后扩张球囊并取出。将PMMA注入由此产生的空隙内。与椎体成形术相比,此式的优势在于:可能能够恢复一定的椎体高度,发生PMMA溢出和栓塞的概率也更低(由于产生了空腔,且使用了更黏稠的PMMA)。在一项(企业赞助的)随机非盲的FREE研究中[30],椎体后凸矫正术与非手术组比较,在术后1个月的疼痛缓解和生活质量改善方面有显著区别,术后1年这种差别逐渐消失。

• **适应证**

1. 伴疼痛的骨质疏松性压缩骨折:

(1) 高度丢失<5%~10%者通常不治疗。

(2) 严重的疼痛影响病人生活。

(3) 口服镇痛药物无效。

(4) 疼痛部位与骨折节段存在对应关系。

(5) 急性骨折:已愈合的骨折不适宜进行本手术。对于可疑的病例,可行STIR MRI检查(见下文)。

2. 层面:尽管FDA批准用于T5到L5,但已超说明书(主要用于肿瘤,如多发性骨髓瘤)使用在了从T1到骶椎的节段,并且还有过经前入路治疗颈椎病变(肿瘤)的描述。

3. 引起椎体塌陷或突入椎管引起神经功能缺陷的椎体血管瘤(而非偶然发现的血管瘤)(见章节51.6.4):PVP的第一个适应证[31]。

4. 溶骨性转移瘤和多发性骨髓瘤[32]:缓解疼痛和稳定脊柱。

5. 转移瘤引起的病理性压缩骨折[33]:PVP并不能如治疗骨质疏松性压缩骨折一样迅速缓解疼痛(PVP术后通常需要增加镇痛药剂量7~10天)。

6. 椎弓根螺钉置入过程中,发生椎弓根骨折或螺丝脱落时的应急措施。

• **禁忌证**

1. 凝血障碍。

2. 完全愈合的骨折(MRI无水肿或骨扫描无高信号)。

66

3. 活动性感染：败血症、骨髓炎、椎间盘炎和硬脊膜外脓肿。

4. 脊柱失稳定。

5. 局灶神经体征：可能提示椎间盘突出或碎骨片挤入椎管，行 CT 或 MRI 以除外这种情况。

6. 相对禁忌证：

(1) 骨折导致椎体高度减少＞80％（技术上较困难）。

(2) 急性爆裂骨折。

(3) 肿瘤或后退的骨质造成明显的椎管压迫。

(4) 椎体后壁部分性或完全性破坏：并不是绝对禁忌证。

7. 碘剂过敏：存在较小的注射 PMMA 前所使用的球囊发生破裂并造成造影剂泄露的风险。可选措施：碘过敏准备（见章节 12.4.1），使用钆剂替代碘造影剂。

• **并发症**

并发症发生率：1％～9％。治疗骨质疏松性压缩骨折时发生率最低，治疗椎体血管瘤时稍高，治疗病理性骨折时最高。

1. 甲基丙烯酸酯漏出至以下部位：

(1) 软组织：通常无影响。

(2) 椎管：症状性脊髓压迫较少见。

(3) 椎间孔：可能导致神经根病。

(4) 椎间盘间隙。

(5) 静脉：可进入椎静脉丛或腔静脉，有 0.3％～1％的风险发生临床可见的肺栓塞(PE)[34]。

2. 神经根病：发生率 5％～7％。一些病例可能是由于骨水泥凝固放热所致。通常保守治疗，使用类固醇、镇痛药、神经阻断剂等。

3. 椎弓根骨折。

4. 肋骨骨折。

5. 横突骨折。

6. 穿刺针向前贯通：刺伤大血管、气胸。

7. 增加邻近节段在未来发生椎体压缩骨折的风险。

◎ 相关症状的治疗

1. 胸痛：

(1) 行肋骨 X 线片。

(2) 有适应证者行通气灌注(VQ)扫描。

2. 注射时病人开始咳嗽：非常常见。可能是肋骨疼痛或对 PMMA 气味的反应，也可能提示溶剂进入肺部，停止注射。

3. 背痛：行 X 线片检查除外新发骨折或 PMMA 进入静脉。

4. 神经症状：行 CT 扫描。

· 术前评估

1. X线平片：最低要求，大多数选择进行 MRI 或骨扫描。

2. CT：帮助除外椎管骨性压迫。椎管骨性压迫提示术中 PMMA 泄漏进入椎管的风险增加。

3. MRI：并不是必需的，但对一些病人可能有帮助。

（1）短时反转恢复序列（STIR）成像可显示骨水肿，提示急性骨折（但不能很好地鉴别病理类型）[35]。

（2）MRI 可通过软组织影显示神经压迫（如肿瘤）。

4. 多发压缩骨折的病人：考虑进行骨扫描并对疼痛所在位置和骨扫描热点部位的椎体进行 PVP（骨扫描热点节段行 PVP 与良好预后关系密切）。

手术筹备：椎体后凸矫正术

同时参见免责声明（见凡例）。

1. 体位：俯卧位。

2. 麻醉：可全身麻醉或以最低肺泡有效浓度（MAC）进行吸入麻醉。

3. 设备：C 形臂 2 台行双平面透视。

4. 置入物：

（1）椎体后凸矫正装置。

（2）碘对比剂充盈球囊。

5. 知情同意书（向病人解释术语，并不包括全部术语）：

（1）手术过程：将穿刺针置入骨折或异常的骨组织，有时会取活检，之后置入球囊并扩张，使骨折的椎骨恢复正常大小，而后注入液体骨水泥，在骨内凝固并使骨折部坚硬。

（2）替代方案：非手术治疗，传统手术，有些肿瘤病人可能需要进行放疗。

（3）并发症：骨水泥泄漏，可能压迫神经并且需要手术取出；肋骨骨折（因体位所致）；穿刺针损伤大血管或肺部；不能如愿缓解疼痛。

· 手术过程

1. 镇痛：

（1）牢记：接受此手术的病人呈俯卧位，腹部受压，且通常是虚弱的吸烟的老年女性。因此，应当注意避免过度镇静和呼吸抑制。

（2）镇静和镇痛药。

（3）在穿刺过程中给予局部麻醉。

（4）在注射前给予额外的镇痛药。

2. 在双平面透视仪下使穿刺针经过椎弓根进入椎体（见经皮椎弓根螺钉置入，见章节 96.7.4），使穿刺针占椎体的 1/2~2/3。

66

3. 尝试注射造影剂,如碘海醇(Omnipaque 300)(见章节 12.4.1);如设备条件允许,行数字减影造影(DSA)。若行椎体后凸矫正术,此时扩张球囊:

(1) 静脉可轻度增强。

(2) 如果可见腔静脉:

1) 不要回撤穿刺针(瘘口已经形成)。

2) 将穿刺针稍向前推入。

3) 或经穿刺针推入一些海绵明胶(在造影剂内浸泡)。

4) 或透视下注入非常少量的 PMMA,使其阻塞瘘口。

4. 透视下注射 PMMA(已与钽粉或硫酸钡混合变浑浊)直至:

(1) 注射 3~5 ml(轻度的压缩骨折可容纳更多骨水泥,有时可达约8 ml)。疼痛缓解与 PMMA 注射用量无关[32]。

(2) PMMA 接近椎体后壁。出现以下情况应停止注射骨水泥:进入椎间盘间隙、腔静脉、椎弓根或椎管。

• **术后**

1. PVP 通常是门诊手术,也可用于夜间急诊入院病人的治疗。

2. 观察:

(1) 胸痛或背痛(可能提示肋骨骨折)。

(2) 发热:可能对骨水泥有反应。

(3) 神经症状。

3. 活动:

(1) 约 2 小时后逐渐开始活动。

(2) 可进行理疗。

(3) 可进行短期使用外固定支架(大多数中心不使用)。

4. 治疗骨质疏松:牢记脆性骨折的病人应诊断为骨质疏松,未来存在发生骨折的风险。

66.4　骶骨骨折

66.4.1　概述

不常见,通常由剪切力引起。骨盆骨折的病人中发现率为 17%[36](切记当骨盆骨折病人出现神经功能缺损时应考虑与骶椎骨折相关)。22%~60%的病人发生神经损伤[36]。

S2 以下骶椎并不主要参与行走和支撑脊柱,但仰卧或坐立时压力仍可传递到此区域导致失稳。

66.4.2 分型

根据受累区域分为三个临床表型[36,37]，如表 66 - 6 所示。

表 66 - 6 骶椎骨折分型

Ⅰ 区	Ⅱ 区	Ⅲ区垂直骨折	Ⅲ水平骨折
Ⅰ区：骶骨翼不累及中央管和神经孔。偶尔累及部分 L5 神经根，可能是由于向上移动的骨折碎片和 L5 横突之间受到压迫	Ⅱ区：骶孔区垂直型骨折可能累及一侧 L5、S1 和(或)S2 神经根(产生坐骨神经痛)，膀胱功能受累罕见	Ⅲ区：骶管区通常导致括约肌功能丧失(仅见于双侧神经根损伤时)和鞍区麻木。分为垂直型和水平型[36] 垂直型：几乎总伴有骨盆环骨折	水平型：罕见。通常是由于从高处坠落时直接冲击骶椎所致。骨折碎片明显的移位可以导致严重的神经功能缺损[a](大小便失禁)

a 明显的神经缺损在 S4(含)以下骨折中罕见

66.4.3 治疗

在一项研究中[38]，所有 35 例病人均未行手术治疗，仅 1 例伴有完全性马尾综合征的病人症状未改善。其他一些专家认为手术可能有效[36]：

1. 手术复位并对失稳的骨折进行内固定可以帮助缓解疼痛并促进早期行走。

2. 减压术和(或)手术复位/固定术可能改善神经根或括约肌的功能缺损。

一些观察结果[36]：

1. Ⅰ区骨折中将骶骨翼复位可以促进 L5 神经的恢复。

2. Ⅱ区骨折伴神经功能受损者不论是否行手术复位和固定均可恢复。

3. Ⅲ区水平型骨折伴严重神经功能缺损：存在争议。复位和减压术不能

66

确保康复，而保守治疗可能会达成恢复。

（姚玉强　王明泽）

参考文献

[1] Denis F. The Three Column Spine and Its Significance in the Classification of Acute Thoracolumbar Spinal Injuries. Spine. 1983; 8:817–831

[2] Chedid MK, Green C. A Review of the Management of Lumbar Fractures With Focus on Surgical Decision-Making and Techniques. Contemp Neurosurg. 1999; 21:1–5

[3] Homnick A, Lavery R, Nicastro O, Livingston DH, Hauser CJ. Isolated thoracolumbar transverse process fractures: call physical therapy, not spine. J Trauma. 2007; 63:1292–1295

[4] Bradley LH, Paullus WC, Howe J, Litofsky NS. Isolated transverse process fractures: spine service management not needed. J Trauma. 2008; 65:832–6; discussion 836

[5] Hitchon PW, Jurf AA, Kernstine K, Torner JC. Management options in thoracolumbar fractures. Contemp Neurosurg. 2000; 22:1–12

[6] Hitchon PW, Torner JC, Haddad SF, Follett KA. Management Options in Thoracolumbar Burst Fractures. Surg Neurol. 1998; 49:619–627

[7] Klerk LWL, Fontijne PJ, Stijnen T, et al. Spontaneous remodeling of the spinal canal after conservative management of thoracolumbar burst fractures. Spine. 1998; 23:1057–1057

[8] Dai LY. Remodeling of the spinal canal after thoracolumbar burst fractures. Clin Orthop. 2001; 382:119–119

[9] Baaj AA, Reyes PM, Yaqoobi AS, Uribe JS, Vale FL, Theodore N, Sonntag VK, Crawford NR. Biomechanical advantage of the index-level pedicle screw in unstable thoracolumbar junction fractures. J Neurosurg Spine. 2011; 14:192–197

[10] Vaccaro AR, Zieller SC, Hulbert RJ, et al. The thoracolumbar injury severity score: a proposed treatment algorithm. Journal of Spinal Disorders Tech. 2005; 18:209–215

[11] Vaccaro AR, Lehman RA, Jr, Hurlbert RJ, Anderson PA, Harris M, Hedlund R, Harrop J, Dvorak M, Wood K, Fehlings MG, Fisher C, Zeiller SC, Anderson DG, Bono CM, Stock GH, Brown AK, Kuklo T, Oner FC. A new classification of thoracolumbar injuries: the importance of injury morphology, the integrity of the posterior ligamentous complex, and neurologic status. Spine. 2005; 30:2325–2333

[12] Bose B, Osterholm JL, Northrup BE, et al. Management of Lumbar Translocation Injuries: Case Reports. Neurosurgery. 1985; 17:958–961

[13] Blumenkopf B, Daniels T. Intraoperative Ultrasonography (IOUS) in Thoracolumbar Fractures. J Spinal Disord. 1988; 1:86–93

[14] Consensus Development Conference. Prophylaxis and Treatment of Osteoporosis. Am J Med. 1991; 90:107–110

[15] Daniell HW. Osteoporosis of the Slender Smoker: Vertebral Compression Fracture and Loss of Metacarpal Cortex in Relation to Postmenopausal Cigarette Smoking and Lack of Obesity. Arch Int Med. 1976; 136:298–304

[16] Shahinian VB, Kuo YF, Freeman JL, Goodwin JS. Risk of fracture after androgen deprivation for prostate cancer. N Engl J Med. 2005; 352:154–164

[17] Kanis JA, Melton J, Christiansen C, et al. The Diagnosis of Osteoporosis. J Bone Miner Res. 1994; 9:1137–1141

[18] Choice of Drugs for Postmenopausal Osteoporosis. Med Letter. 1992; 34:101–102

[19] Riggs BL, Melton LJ. The Prevention and Treatment of Osteoporosis. N Engl J Med. 1992; 327:620–627

[20] Khosla S, Riggs BL. Treatment Options for Osteoporosis. Mayo Clin Proc. 1995; 70:978–982

[21] Drugs for Prevention and Treatment of Postmenopausal Osteoporosis. Med Letter. 2000; 42:97–100

[22] Cummings SR, Karpf DB, Harris F, Genant HK, Ensrud K, LaCroix AZ, Black DM. Improvement in spine bone density and reduction in risk of vertebral fractures during treatment with antiresorptive drugs. Am J Med. 2002; 112:281–289

[23] Rossouw JE, Anderson GL, Prentice RL, LaCroix AZ, Kooperberg C, Stefanick ML, Jackson RD, Beresford SA, Howard BV, Johnson KC, Kotchen JM, Ockene J. Writing Group for the Women's Health Initiative Investigators. Risks and benefits of estrogen plus progestin in healthy postmenopausal women: principal results From the Women's Health Initiative randomized controlled trial. JAMA. 2002; 288:321–333

[24] Holmberg L, Anderson H. Data monitoring committees. HABITS (hormonal replacement therapy after breast cancer–is it safe?), a randomised comparison: trial stopped. Lancet. 2004; 363:453–455

[25] Office of Dietary Supplement - National Institutes of Health. Dietary supplement fact sheet: Vitamin D. 2009

[26] Once-A-Week Risedronate (Actonel). Med Letter. 2002; 44:87–88

[27] Raloxifene for Postmenopausal Osteoporosis. Med Letter. 1998; 40:29–30

[28] Bell NH. RANK ligand and the regulation of skeletal remodeling. J Clin Invest. 2003; 111:1120–1122

[29] McClung MR, Lewiecki EM, Cohen SB, Bolognese MA, Woodson GC, Moffett AH, Peacock M, Miller PD, Lederman SN, Chesnut CH, Lain D, Kivitz AJ, Holloway DL, Zhang C, Peterson MC, Bekker PJ. Denosumab in postmenopausal women with low bone mineral density. N Engl J Med. 2006; 354:821–831

[30] Kallmes DF, Comstock BA, Heagerty PJ, Turner JA, Wilson DJ, Diamond TH, Edwards R, Gray LA, Stout L, Owen S, Hollingworth W, Ghdoke B, Annesley-Williams DJ, Ralston SH, Jarvik JG. A randomized trial of vertebroplasty for osteoporotic spinal fractures. N Engl J Med. 2009; 361:569–579

[31] Buchbinder R, Osborne RH, Ebeling PR, Wark JD, Mitchell P, Wriedt C, Graves S, Staples MP, Murphy B. A randomized trial of vertebroplasty for painful osteoporotic vertebral fractures. N Engl J Med. 2009; 361:557–568

[32] Wardlaw D, Cummings SR, Van Meirhaeghe J, Bastian L, Tillman JB, Ranstam J, Eastell R, Shabe P, Talmadge K, Boonen S. Efficacy and safety of balloon kyphoplasty compared with non-surgical care for vertebral compression fracture (FREE): a randomised controlled trial. Lancet. 2009; 373:1016–1024

[33] Deramond H, Depriester C, Galibert P, Le Gars D. Percutaneous Vertebroplasty with Polymehtylmethacrylate. Radiol Clin North Am. 1998; 36:533–546

[34] Cotten A, Dewatre F, Cortet B, Assaker R, Leblond D, Duquesnoy B, Chastanet P, Clarisse J. Percutaneous vertebroplasty for osteolytic metastases and myeloma: effects of the percentage of lesion filling and the leakage of methyl methacrylate at clinical follow-up. Radiology. 1996; 200:525–530

[35] Fourney DR, Schomer DF, Nader R, Chlan-Fourney J, Suki D, Ahrar K, Rhines LD, Gokaslan ZL. Percutaneous vertebroplasty and kyphoplasty for painful vertebral body fractures in cancer patients. J Neurosurg. 2003; 98:21–30

[36] Choe DH, Marom EM, Ahrar K, et al. Pulmonary embolism of polymethyl methacrylate during percutaneous vertebroplasty and kyphoplasty. Am J

66

Roentgenol. 2004; 183:1097–1102

[37] Bendok BR, Halpin RJ, Rubin MN, Boco T, Przybylo JH, Liu JC. Percutaneous vertebroplasty. Contemp Neurosurg. 2004; 26:1–6

[38] Gibbons KJ, Soloniuk DS, Razack N. Neurological injury and patterns of sacral fractures. J Neurosurg. 1990; 72:889–893

[39] Denis F, Davis S, Comfort T. Sacral fractures: An important problem. Retrospective analysis of 236 cases. Clin Orthop. 1988; 227:67–81

[40] Sabiston CP, Wing PC. Sacral fractures: classification and neurologic implications. J Trauma. 1986; 26:1113–1115

67 贯通性脊柱损伤和长期治疗/并发症

67.1 脊柱火器伤

67.1.1 概述

大多数由手枪袭击引起。分布：颈椎 $19\%\sim37\%$，胸椎 $48\%\sim64\%$，腰椎 $10\%\sim29\%$（大致与脊柱节段的长度成正比）。平民枪弹伤所致脊髓损伤主要归因于子弹的直接损伤（不同于可由冲击波和气穴造成损伤的军用武器）。无使用类固醇的指征（见章节 63.3.3）。

67.1.2 手术适应证

1. 马尾损伤（不论完全性或不完全性）表现出神经根压迫症状[1]。

2. 神经功能恶化：提示可能存在硬脊膜外血肿。

3. 神经根压迫。

4. 脑脊液漏。

5. 脊柱失稳：孤立的脊柱枪弹伤中罕见。

6. 摘除包铜弹头：铜可引起强烈的局部反应[2]。

7. 不完全损伤：存在较大争议。一些研究显示手术可改善预后[3]，另一些则显示与保守治疗无显著区别。

8. 行清创术以降低感染风险：由于军事枪弹伤可导致大量组织损伤，而大多数平民枪弹伤损伤较小（除子弹射入消化道或呼吸道），因此清创术对前者更重要。

9. 血管性损伤。

10. 晚期并发症的手术治疗：

（1）弹头移位。

（2）铅毒性[4]（铅中毒）：只有当弹头卡在关节、滑囊或椎间盘间隙中时，铅才会被吸收。表现包括：贫血、中毒性脑病、运动神经病、肾病、腹部绞痛。

（3）晚发型脊柱失稳：尤其是术后。

67.2 颈部贯通伤

67.2.1 概述

大多数情况下,颈部软组织损伤由普外科/创伤科医师和(或)血管外科医师负责。但是,根据各地区实际情况,神经外科医师也可能需要参与此类创伤的治疗,有些病人也可能发生神经外科相关的脊柱损伤(见章节 67.1)。

颈部贯通伤的致死约为 15%,早期死亡大多数是由于气道损伤造成的窒息,或开放损伤造成失血过多或胸腔和上呼吸道内出血;晚期死亡主要是由脑缺血或脊髓损伤并发症引起的。

67.2.2 血管性损伤

静脉损伤约占颈部贯通伤的 18%,动脉损伤约占 12%。在颈部动脉中,颈总动脉最常受累,其次是颈内动脉、颈外动脉和椎动脉。预后可能与入院时神经功能状况密切相关,与治疗关系不大。

椎动脉:主要是贯通伤。由于邻近其他血管、脊髓和神经根,因此很少发生孤立的椎动脉损伤。72%的椎动脉损伤都无阳性体征[5]。

67.2.3 分类

创伤科医师传统上将颈部贯通伤分为三个区域[6],尽管定义有些差别,但下面所列分区方法接受度较高[7]:

Ⅰ区:锁骨头以下区域,包括胸廓出口。

Ⅱ区:从锁骨到下颌角。

Ⅲ区:从下颌角到颅底。

67.2.4 评估

神经系统查体:全身神经功能缺损可能由休克或窒息所致低氧血症引起。脑神经功能缺损通常是由血管损伤,脑缺血引起的。局部体征可能与脑神经损伤相关。单侧上肢运动障碍可能与臂丛神经或神经根受累有关。正中神经或尺神经功能障碍可能是由于腋动脉近端的假性动脉瘤压迫所致。脊髓受累可以表现为完全性脊髓损伤或不完全性脊髓损伤综合征(见章节62.9.3)。脊髓损伤引起的休克通常合并心动过缓(见章节 62.2.3),不同于低血容量性休克所引起的心动过速。

颈椎 X 线片:评估损伤的弹道和颈椎完整性。

血管造影:病情稳定的前提下尽量进行(尤其是Ⅰ区或Ⅲ区损伤者,以及Ⅱ区无其他探查指征者,或存在后三角贯通伤的病人,或伤口邻近横突有椎动

脉受损可能者）。有活动性出血的病人应立即送往手术室,不进行术前血管造影。血管造影异常包括:

1. 血液外溢:

（1）软组织内血肿:可能压迫气道。

（2）假性动脉瘤。

（3）动静脉瘘。

（4）气道出血。

（5）外部流血。

2. 动脉内膜剥脱,伴发阻塞或管腔狭窄(包括可能出现"线样征")。

3. 软组织或骨栓塞。

67.2.5 治疗

■ 气道

病情平稳且无气道受累的病人不应为维持气道通畅而行"预防性"气管插管。血流动力学不稳定或气道受压的病人应立即行气管插管。可选:

1. 气管内气管插管:首选。

2. 环甲膜切开术:如果不能进行气道内气管插管(如因为气管偏斜或病人躁动),或存在颈椎损伤证据禁忌活动颈部者,可行环甲膜切开术并使用 6 号或 7 号套管气管插管(病人病情平稳后可在手术室内行气管造瘘术)。

3. 清醒病人的经鼻气管插管:适用于考虑伴有脊柱损伤的病人。

■ 手术探查的适应证

主张对所有累及颈阔肌并进入颈前三角的病例进行手术探查[8],但 40%～60%的探查是阴性的。尽管可以根据血管造影结果选择入路,但一些文章作者建议对所有Ⅱ区损伤的病例进行探查以避免假阴性结果[9]。

■ 血管损伤的手术治疗

一些病例可能适合介入技术,尤其是已经在介入设备上接受血管造影的病人。但活动性出血的病人通常在手术室通过手术治疗。

颈总动脉:可选择原位修复、血管移植或阻断。由于颈总动脉阻塞所致昏迷或严重卒中的病人死亡率≥40%,因此不建议行血管重建术[7],然而动脉阻断术的预后更差。建议对无神经功能障碍或症状轻微的病人行动脉损伤修复术。建议对颈内动脉出血难以控制的病人进行动脉阻断,也曾应用于 1 例颅底造影剂溢出的病人[10]。

椎动脉:治疗方式通常是阻断而非直接修复[11],尤其是在探查时出血者。不太紧急的情况(如动静脉瘘)需要在阻断前获知对侧椎动脉的通畅性,以及其经过基底动脉反流灌注同侧小脑后下动脉的能力(15%的病例通过血管造影可发现异常,不宜阻断)。经前入路将胸锁乳突肌由胸骨游离可以实现椎动脉的近端阻断。此外,还可以通过介入技术如可脱性球囊完成近端阻断,或使用血栓形成性弹簧圈治疗假性动脉瘤。如需要阻断动脉远端，则必须通过手术完成暴露和阻断。横突孔内椎动脉血栓形成性损伤的可选治疗方案尚不清楚，但如果不能进行阻断，则可能需要行动脉旁路移植术。

67.3 迟发型颈椎失稳

67.3.1 概述

定义（修订版[12]）：损伤 20 天后发现的颈椎失稳（见章节 62.2.1）。可能是迟发的失稳，也可能是诊断延迟。

67.3.2 病因

迟发型颈椎失稳的原因：

1. 不充分的影像学评估[13]：

（1）检查不完全（如检查至 C7～T1 关节）。

（2）未达标的检查：运动伪影、体位不正确等。病因包括：病人由于躁动或醉酒而配合度差、使用便携式胶片、技术不合格等。

2. X 线片漏诊：

（1）忽略骨折、半脱位。

（2）尽管进行了适当而充分的 X 线检查，但没能显示损伤，见影像学诊断范围的建议（见章节 71.5.1）：

1）骨折类型未在影像学检查结果上显示。

2）病人体位（如仰卧位）使异常排列的程度减小。

3）颈椎肌肉痉挛可能掩盖损伤。

4）微骨折。

3. 不适宜的诊断模型：有些病变在特定诊断模型下会被判断为稳定的，长期观察可能是不稳定的（并没有完美的失稳模型）。

67.3.3 额外检查的适应证

影像学检查不合格、半脱位<3 mm 或考虑手术的伴有神经功能缺损、持续疼痛、显著的退行性改变的病人应在伤后数周做进一步检查或复查 X 线片[14]。

67.4 脊髓损伤后的迟发性恶化

病因包括：

1. 创伤后脊髓空洞症（见章节 76.5）。症状潜伏期：3 个月至 34 年。

2. 亚急性进行性上行性脊髓病（SPAM）：罕见，中位发生时间为伤后 13

天(范围：4~86 天)[15]。信号异常向上扩展至原发损伤 4 个节段以上。

3. 未发现的脊柱失稳[16]：平均延迟诊断的时间为 20 天。

4. 脊髓拴系：可能是由伤处的瘢痕组织造成的。

5. 迟发性硬脊膜外血肿(SEH)：大多数症状性 SHE 发生于术后 72 小时内，但还有更长时间的报道[17]。

6. 神经元、少突胶质细胞和星形细胞的凋亡[18]：急性期即发生，在 SCI 慢性期加剧(SCI 后数月到数年)。

7. 胶质瘢痕形成：占位效应，同时也会释放损伤残存神经元的因子[19]。

67.5   脊髓损伤的长期治疗

67.5.1   概述

下列大部分内容都见于本手册的其他章节，但都与 SCI 相关，详见相关章节。

1. 自主神经反射亢进：见下文。

2. 异位成骨，包括关节旁异位骨化：15％~20％的瘫痪病人出现部分关节骨化。

3. 骨质疏松和病理性骨折(见章节 66.3)。

4. 强直状态(见章节 98.5)。

5. 脊髓空洞症(见章节 76.4)。

6. 深静脉血栓形成(见章节 63.3.5)：见下文。

7. 肩手综合征：可能持续存在。

67.5.2   SCI 病人的呼吸道管理

欲使高节段 SCI 病人脱离呼吸机，换用 Plumonaid® 降低 CO_2 负荷可能有所帮助。

由于腹肌瘫痪使咳痰无力，颈椎 SCI 病人常发生肺炎。

67.5.3   自主神经反射亢进

■ 概述

要 点

1. 对正常良性刺激自主神经反应亢进。

2. 仅发生于约 T6 以上 SCI 的病人。

3. 病人主诉重击样头痛，损伤节段以上潮红、多汗。

4. 可能危及生命，需要快速控制高血压，检查并消除有害刺激。

亦称为自主神经反射失调。自主神经反射亢进(AH)[20,21]是一种自主神经对正常温和刺激的过度反应(通常是交感神经主导)。在四肢瘫和高位截瘫病人中发生率约为30%(文献报道最高可达66%~85%),但T6节段以下损伤的病人不会发生(只有损伤层面位于内脏支配区以上才可能发生AH,而内脏支配区通常位于T6或以下)。在伤后12~16周内很少发生。

发作期间,去甲肾上腺素(NE)(而非肾上腺素)释放。对NE的高反应性可能一部分是由于儿茶酚胺静息水平低于正常所致。自身稳态反应包括血管收缩(损伤层面以上)和心动过缓(然而交感神经兴奋可能引起心动过速)。

■ 刺激源

刺激源导致AH发作:

1. 膀胱:76%[扩张(73%)、尿路感染(3%)、膀胱结石等]。
2. 直结肠:19%[粪便嵌顿(12%)、使用灌肠剂或栓剂(4%)]。
3. 压疮/皮肤感染:4%。
4. 深静脉血栓形成。
5. 其他:穿衣过紧或腿袋束缚,进行膀胱镜检查或压疮清创等操作,也有耻骨上膀胱置管的报道。

■ 临床表现

1. 阵发性高血压:90%。
2. 焦虑。
3. 多汗。
4. 竖毛。
5. 重击样头痛。
6. 眼部症状:
(1) 瞳孔散大。
(2) 视物模糊。
(3) 眼睑退缩或眼睑迟滞。
7. 面部、颈部和躯干发红:25%。
8. 损伤层面以下皮肤苍白(由于血管收缩引起)。
9. 心率:心动过快(38%)或较基线轻度上升,心动过缓(10%)。
10. 面部和颈部斑点:3%。
11. 骨骼肌震颤。
12. 强直状态加重。
13. 阴茎勃起。
14. Horner征。
15. 85%出现三联征:头痛、多汗、皮肤血管扩张。

■ 评估

在恰当的情况下(如四肢瘫的病人出现急性的膀胱膨大),通过症状可以确诊。

该病很多特点在嗜铬细胞瘤中也较为常见。针对儿茶酚胺水平的研究所得结果不一致,AH病人均有轻度升高。AH的鉴别特点是面部皮肤潮红多汗,而身体其他的部位出现皮肤苍白和血管收缩(不同于嗜铬细胞瘤)。

■ 治疗

1. 立即抬高床头(降低颅内压),每5分钟测一次血压。

2. 治疗选项:寻找和消除有害刺激。

(1)确保膀胱排空(如果有尿管,检查是否尿管打结或沉淀物阻塞)。注意:膀胱灌洗可能加重AH(可考虑耻骨上穿刺术)。

(2)检查大便(避免直肠指诊,可能加重病情)。腹部触诊或行腹部X线检查(由此产生的AH一般可自行缓解,无须人工解除嵌塞)。

(3)检查皮肤和甲沟有无溃疡或感染。

(4)去除紧身衣物。

3. 极端的高血压或反应迟钝者需要立即治疗以预防癫痫发作和(或)脑出血、高血压性脑病。治疗时应留意避免发生低血压。用药包括:舌下含服硝苯地平[22] 10 mg、静脉注射酚妥拉明(α胆碱能受体阻断剂)(见章节39.2.3)或尼卡地平(见章节6.1)。

4. 考虑使用地西泮(Valium®)2~5 mg 静脉推注(<5 mg/min),解除骨骼肌和平滑肌痉挛(包括逼尿肌),也有抗焦虑作用。

■ 预防

好的排便/排尿功能和皮肤护理是最好的预防措施。

• 复发病人的预防

1. 酚苄明(Dibenzyline®):一种α受体阻断剂。在急性发作时作用差。在激动交感神经节α受体方面不如儿茶酚胺有效[23]。当交感神经兴奋性降低后病人可能出现低血压。因此,酚苄明仅用于难治性病例(注意:不会影响由乙酰胆碱介导的多汗)。

成人:文献用量范围宽泛,平均20~30 mg 口服,每天2次。

2. β受体阻断剂:与α受体阻断剂协同作用,避免因单纯β$_2$受体激动导致低血压(理论上的考量)。

3. 非那吡啶(Pyridium®):典型的麻醉药,经尿路排泄。可能减少膀胱壁的刺激,但是应尽量治疗原发刺激。

成人:200 mg 口服,每天2次,餐后服药。规格:100 mg、200 mg片剂。

4. "根治措施"如交感神经切断术、骨盆或阴部神经切断术、声带切除术或囊内酒精注射等在过去曾被推荐过,但很少采用,且可能损害回避反射。

5. 刺激性操作前预防性使用麻醉药,即使是在因脊柱损伤可能无须麻醉的区域。硝苯地平 10 mg 舌下含服对预防和治疗膀胱镜检期间的 AH 十分有效[22]。

（姚玉强　王明泽）

参考文献

[1] Robertson DP, Simpson RK. Penetrating Injuries Restricted to the Cauda Equina: A Retrospective Review. Neurosurgery. 1992; 31:265–270

[2] Messer HD, Cereza PF. Copper Jacketed Bullets in the Central Nervous System. Neuroradiology. 1976; 12:121–129

[3] Benzel EC, Hadden TA, Coleman JE. Civilian Gunshot Wounds to the Spinal Cord and Cauda Equina. Neurosurgery. 1987; 20:281–285

[4] Linden MA, Manton WI, Stewart RM, et al. Lead Poisoning from Retained Bullets. Pathogenesis, Diagnosis, and Management. Ann Surg. 1982; 195:305–313

[5] Reid JDS, Weigelt JA. Forty-Three Cases of Vertebral Artery Trauma. J Trauma. 1988; 28:1007–1012

[6] Monson DO, Saletta JD, Freeark RJ. Carotid Vertebral Trauma. J Trauma. 1969; 9:987–989

[7] Perry MO, Rutherford RB. In: Injuries of the Brachiocephalic Vessels. Vasc Surg. 4th ed. Philadelphia: W.B. Saunders; 1995:705–713

[8] Fogelman MJ, Stewart RD. Penetrating Wounds of the Neck. Am J Surg. 1956; 91:581–596

[9] Meyer JP, Barrett JA, Schuler JJ, Flanigan DP. Mandatory versus Selective Exploration for Penetrating Neck Trauma. A Prospective Assessment. Arch Surg. 1987; 122:592–597

[10] Ledgerwood AM, Mullins RJ, Lucas CE. Primary Repair vs Ligation for Carotid Artery Injuries. Arch Surg. 1980; 115:488–493

[11] Meier DE, Brink BE, Fry WJ. Vertebral Artery Trauma: Acute Recognition and Treatment. Arch Surg. 1981; 116:236–239

[12] Herkowitz HN, Rothman RH. Subacute Instability of the Cervical Spine. Spine. 1984; 9:348–357

[13] Walter J, Doris P, Shaffer M. Clinical Presentation of Patients with Acute Cervical Spine Injury. Ann Emerg Med. 1984; 13:512–515

[14] Delfini R, Dorizzi A, Facchinetti G, et al. Delayed Post-Traumatic Cervical Instability. Surg Neurol. 1999; 51:588–595

[15] Planner AC, Pretorius PM, Graham A, Meagher TM. Subacute progressive ascending myelopathy following spinal cord injury: MRI appearances and clinical presentation. Spinal Cord. 2008; 46:140–144

[16] Levi AD, Hurlbert RJ, Anderson P, Fehlings M, et al. Neurologic deterioration secondary to unrecognized spinal instability following trauma - a multicenter trial. Spine. 2006; 41:451–458

[17] Parthiban CJKB, Majeed SA. Delayed spinal extradural hematoma following thoracic spine surgery and resulting in paraplegia: a case report. 2008

[18] Liu XZ, Xu HM, Hu R, Du C, et al. Neuronal and glial apoptosis after traumatic spinal cord injury. J Neurosci. 1997; 17:5395–5406

[19] Liverman CT, Altevogt BM, Joy JE, Johnson RT. Spinal cord injury: progress, promise and priorities. Washington, D.C. 2005

[20] Erickson RP. Autonomic Hyperreflexia: Pathophysiology and Medical Management. Arch Phys Med Rehabil. 1980; 61:431–440

[21] Kewalramani LS, Orth MS. Autonomic Dysreflexia in Traumatic Myelopathy. Am J Phys Med. 1980; 59:1–21

[22] Dykstra DD, Sidi AA, Anderson LC. The Effect of Nifedipine on Cystoscopy-Induced Autonomic Hyperreflexia in Patients with High Spinal Cord Injuries. J Urol. 1987; 138:1155–1157

[23] Sizemore GW, Winternitz WW. Autonomic Hyper-Reflexia - Suppression with Alpha-Adrenergic Blocking Agents. N Engl J Med. 1970; 282

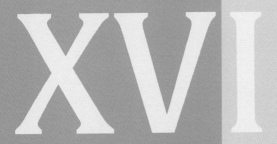

68 腰痛与神经根病变

68.1 概述

要点[1]

见参考文献[1]。

1. 腰痛是一种常见症状,85%的病例诊断不明。

2. 在症状出现的最初4周内,通过临床症状、体征的初步检查即能发现病因,否则影像学检查及进一步检查意义不大。

3. 缓解症状的最好方法是使用非处方镇痛药和(或)腰部按摩。

4. 应该适当卧床休息,但最好不要超过4天,应鼓励病人尽早恢复日常生活及工作。

5. 89%~90%的病例无须任何治疗其症状也会在1个月内减轻(包括椎间盘突出造成的坐骨神经痛)。

腰痛(LBP)极其常见,是第二位常见的就诊原因[2],腰痛是继普通上呼吸道感染后第二位影响工作的原因。腰痛约占门诊病例的15%,在小于45岁的人群中是最常见的致残原因[3]。终身患病率为60%~90%,年患病率为5%,其中,有神经根症状的病例仅占1%[4],腰椎间盘突出的病例仅占1%~3%。多数LBP的病人预后良好,无须治疗或仅对症处理,多数病人亦可好转。

68.2 椎间盘

68.2.1 概述

椎间盘的功能是维持脊柱运动的稳定性,并在运动中起到支撑与承重的作用。椎间盘是人体最大的非血管结构,这赋予了它一些独特的性质。

68.2.2 解剖

纤维环[5]:为复层韧带性结构,附着于终板软骨及软骨环并包裹髓核。

68

髓核:椎间盘的中央部分,是脊索的残留结构。

椎间盘囊[5]:由纤维环的多层纤维和后纵韧带组成(这个术语很有用,因为纤维环和后纵韧带这两种组织在影像上可能难以区分)。

68.3 椎间盘病变的命名

以往,椎间盘病变的命名存在争议并且没有标准化,规范椎间盘病变命名委员会公布了其推荐的命名分类 2.0 版本[6],一些建议有助于使临床诊断报道与科研命名保持一致,但可能不适用于临床工作。表 68 - 1 是其推荐的命名分类的一部分。

表 68 - 1　腰椎间盘病变的分类术语

术　语	描　　述
纤维环撕裂	纤维环的纤维之间分裂,纤维从椎骨附着点撕脱,或者纤维呈放射状、横向或同心圆形破裂
退行性变	干燥,纤维化,椎间盘空间变小,纤维环弥漫性膨胀超出椎间盘范围、广泛破裂(纤维环严重撕裂),纤维环黏液样变性,终板缺陷或硬化,椎骨突起处有骨赘
椎间盘退行性变性疾病	椎间盘退行性变(同上)有关症状的临床综合征,通常也包括椎间盘以外结构的退行性变
椎间盘膨出	椎间盘结构整体性移位超出了椎间盘间隙的边缘(通常定义为超过 50% 或大于 180°)。不认为是一种疝出。可能是一种正常表现,一般无症状
椎间盘突出	椎间盘结构局部移位超出了椎间盘间隙的边缘(小于 50% 或小于 180°) 局灶型:小于椎间盘周长的 25% 广基型:椎间盘周长的 25%～50% 凸出型:椎间盘碎片在任一坐标上都不存在一个更为狭窄的"颈部" 挤出型:椎间盘碎片在至少一个坐标上存在一个更为狭窄的"颈部",包括两种亚型 1. 分离型:碎片与原有椎间盘之间脱离(也称游离碎片) 2. 移行型:碎片从挤出处移开,不论是否分离 椎间盘椎体内疝(即许莫氏结节)(见章节 69.1.14):椎间盘沿头尾方向通过软骨终板疝入椎体

椎间盘退行性变(定义见表68-1)：有人认为退行性变的椎间盘可引起根性疼痛，其原因或可能为炎性机制[7]，但这并未被普遍接受。

空椎间盘：在神经影像上为气体样影像，提示椎间盘退行性变，而非感染。

68.4　椎体松质骨改变

与退行性病变或炎性改变相关。Modic 根据 MRI 特点对椎体松质骨改变进行了分类，见表68-2。

表 68-2　Modic 分类

Modic 分类	信号改变		描　　述
	T₁WI	T₂WI	
1*	↓	↑	急性或亚急性炎症所致的松质骨肿胀
2	↑	等信号或↑	慢性改变　椎体松质骨被脂肪组织替代
3	↓	↓	反应性骨硬化

*1型可能因融合术导致，见章节68.14.3

68.5　临床术语

神经根病变：神经根功能障碍(症状和体征包括：神经根分布区的疼痛、感觉异常，神经根支配区的肌无力及牵张反射减退)。

劳损性腰痛(见68章)：也称"肌肉骨骼"痛(这两者均为非专业性词语)，是最常见的腰痛。可能是由于椎旁肌和(或)韧带劳损、关节面刺激等因素造成，不包括器质性病因(如肿瘤、椎间盘突出等)。

坐骨神经痛：疼痛沿着坐骨神经分布，通常是由于神经根受压所致(坐骨神经包括 L1~L5 神经根)。

68.6　残疾、疼痛和预后评分

出于科研目的，产生了腰痛的残疾评分。一些广泛应用的评分包括：

1. 可视化模拟评分：应用于各种疼痛。病人被要求在一条线上标出他们的疼痛水平，这条线被分成带有一系列标签的线段，从 0(无疼痛)到 10(最痛)。

2. Oswestry 残疾指数（ODI）[9]：一个广泛应用于腰背部疼痛的等级评分。有四个广泛应用的英语版本[10]，版本 2.0[11] 被推荐。它由 10 个与日常生活中活动相关的问题组成。每个项目评分为 0～5 分（5 分指的是最严重的残疾），所有的分数乘以 2%得到最后的总分（总分：0～100%）。最终分数的解释见表 68‑3。分数大于 45%则被评估为完全残疾。青少年的评分十分实用。

表 68‑3　Oswestry 残疾指数评分

评　分	注　　释
0～20%	轻型残障：可以应对多数日常活动
21%～40%	中型残障：疼痛并难以完成坐、起立、站立动作。病人可能难以工作
41%～60%	重型残障：疼痛是最主要的问题，但其他方面也会受影响
61%～80%	残疾：背痛影响了病人生活的各个方面
81%～100%	这些病人或者长期卧床，或者是夸大了自己的症状

3. Roland‑Morris 残疾问卷[12]。

4. 简表 36（SF36）[13]。

68.7　腰痛的鉴别诊断

鉴别诊断（腰痛，见 68 章）部分与脊髓病重复。多数情况下（85%）可作出非特异性的诊断[14]，但是通常可以排除一些严重的和（或）危险的疾患。

68.8　背痛病人的初步评估

68.8.1　背景

初步评估包括病史采集和体格检查，重点在于鉴别严重的潜在疾患，例如骨折、肿瘤、感染以及马尾综合征（见章节 69.19）。表现为腰背痛的严重疾患相对少见。

68.8.2　病史

已经发现以下信息有助于鉴别患有潜在严重疾病（如癌症或椎管内感染）的病人。表 68‑4 显示了敏感性和特异性。

表 68-4 腰痛病人各种病史发现的敏感性和特异性

疾　病	病　　史	敏感性	特异性
肿瘤	年龄≥50 岁	0.77	0.71
	既往肿瘤病史	0.31	0.98
	不能解释的体重减轻	0.15	0.94
	保守治疗 1 个月后无改善	0.31	0.90
	以上任意一项	1.00	0.60
	疼痛时间＞1 个月	0.50	0.81
脊柱骨髓炎	静脉吸毒、尿路感染或皮肤感染	0.40	无资料
压缩骨折	年龄≥50 岁	0.84	0.61
	年龄≥70 岁	0.22	0.96
	肿瘤	0.30	0.85
	使用类固醇	0.06	0.995
腰椎间盘突出	坐骨神经痛	0.95	0.88
椎管狭窄	假性跛行	0.60	无资料
	年龄≥50 岁	0.90*	0.70
强直性脊柱炎	以下 4 点均符合	0.23	0.82
	发病年龄≤40 岁	1.00	0.07
	仰卧时疼痛不缓解	0.80	0.49
	晨起背部僵直	0.64	0.59
	疼痛持续时间≥3 个月	0.71	0.54

＊估计值

1. 年龄。

2. 恶性肿瘤病史(特别是有骨转移倾向的恶性肿瘤,如前列腺癌、乳腺癌、肾癌、甲状腺癌、肺癌)。

3. 无原因的体重减轻。

4. 免疫抑制:由类固醇、器官移植后药物治疗和 HIV 造成。

5. 长期使用类固醇。

6. 症状持续时间。

7. 对既往治疗的敏感性。

8. 休息时疼痛加重。

9. 皮肤感染病史:特别是疖肿。

10. 静脉吸毒病史。

11. 泌尿道或其他部位感染。

12. 膝以下放射痛。

13. 持续性下肢麻木或无力。

14. 严重的外伤史：对一个年轻病人，可能是机动车事故、高处坠落病史或对后背的直接打击。对一个年老病人，轻微跌倒、提重物，甚至是严重的咳嗽都可能造成骨折，特别是骨质疏松症的病人。

15. 马尾综合征的表现（见章节 69.1.9）：

（1）膀胱功能障碍（通常是尿潴留或充盈性尿失禁）或大便失禁。

（2）鞍区感觉缺失：（见章节 69.1.9）。

（3）单侧或双侧下肢无力或疼痛。

16. 心理或社会经济因素可能影响病人对症状的描述（见章节 68.13），医师应该询问：

（1）工作状况。

（2）主要工作任务。

（3）受教育水平。

（4）悬而未决的诉讼。

（5）工人的赔偿金或伤残问题。

（6）失败的既往治疗。

（7）药物滥用。

（8）抑郁症。

68.8.3 体格检查

与病史相比，对鉴别病人是否患有癌症等疾病帮助较小，但在发现脊柱感染上可能有较大帮助。

1. 脊柱感染（见章节 21.5）：一些提示这种可能性（但这些症状在非感染病人身上更常见）的表现如下。

（1）发热：硬膜外脓肿及脊柱骨髓炎常见，椎间盘炎病人相对少见。

（2）脊柱压痛。

（3）脊柱活动严重受限。

2. 可能发现的神经系统受损症状：以下体格检查可以鉴别多数 L4～L5 或 L5～S1 椎间盘突出引起明显临床症状的神经根受损，而 L4～L5 或 L5～S1 椎间盘突出占因椎间盘突出引起的神经根受损病例的 90%（若体格检查只局限于以下所述，可能不能发现较少见的上腰段椎间盘突出，上腰段椎间盘突出很难通过体格检查发现，见章节 69.1.10）。

（1）踇趾和踝部背屈的力量：力弱提示 L5 和部分 L4 功能障碍。

（2）跟腱反射：反射消失提示 S1 神经根功能障碍。

（3）足部轻触觉：

1）踝和足内侧消失：提示 L4 功能障碍。

2）足背消失：提示 L5 功能障碍。

3）踝和足外侧消失：提示 S1 功能障碍。

（4）直腿抬高试验（SLR）（同时做对侧的直腿抬高试验）：见章节 69.1.6。

68.8.4　腰痛病人病史和体格检查中的"危险信号"

在以上的病史和体格检查中，表 68-5 中的发现提示导致腰痛的严重潜在疾病的可能性。同样，胸部疼痛相对少见，但也应提高警惕。

表 68-5　腰痛病人的危险信号

疾　　病	危　险　信　号
癌症或感染	1. 年龄大于 50 岁或小于 20 岁 2. 癌症病史 3. 不能解释的体重减轻 4. 免疫抑制治疗（见正文） 5. 尿路感染、静脉吸毒、发热或寒战 6. 腰痛休息后不缓解
脊柱骨折	1. 严重外伤病史（见正文） 2. 长期应用类固醇 3. 年龄大于 70 岁
马尾综合征或严重的神经功能受损	1. 急性尿潴留或充溢性尿失禁 2. 大便失禁或肛门括约肌张力消失 3. 鞍区感觉缺失 4. 下肢肌力完全或进行性丧失

68.8.5　特殊诊断检查

在超过 95% 的急性腰痛的病人中，对于缺少一个提示严重潜在疾患体征的病人，在出现症状 1 个月以内不需要做进一步的检查[1]。

68.9　影像学检查

68.9.1　概述

诊断腰椎管狭窄或椎间盘突出通常只对拟行手术者有帮助[15]。拟行手术者包括有适当临床症状，经过足够疗程的适当的非手术治疗但疗效不满意且没有手术禁忌证的病人。影像学的确诊通常需要脊髓 X 线造影[16]、CT[17]、

68

MRI[18]或联合使用（见下文）。无症状病人的脊髓 X 线造影[22]、CT[23]、MRI[24]检查也可以显示腰椎间盘的膨出或疝出（如 24％的无症状病人有椎间盘突出表现，4％有椎管狭窄；对于 60～80 岁的人，这些数值分别为 36％和21％）[19]。所以应该依据临床症状对这些检查做出解释，并且解剖上的水平和侧别应该与病史、体格检查和（或）其他生理数据相对应。将诊断性影像学检查作为大部分脊柱疾病的首次检查，其益处不大[20]。

当缺乏提示严重疾病的危险信号时，在出现症状的第一个月中，不推荐进行影像学检查[1]。对于既往有腰背手术史的病人，增强 MRI 可能是最好的检查。脊髓造影（有或无 CT）是有创检查，并且增加了发生并发症的危险，所以只有在 MRI 检查无法实现或不足以诊断，并且准备手术治疗时才进行脊髓造影。

Σ

对于以下病人建议进行影像学检查：

1. 怀疑良性疾病，症状持续 4 周以上，程度严重至必须考虑手术治疗，包括：

（1）腰腿症状：有神经根受压的特异体征。

（2）有神经性跛行（见章节 72.5.2）、病史或其他提示椎管狭窄的发现。

（3）与脊柱畸形/脊柱不稳相关的症状，特别是随直立时间增加而明显的位置性腰背痛。

2. 重要体征：体格检查或其他检查结果提示另外一些严重侵犯脊柱的疾病（如马尾综合征、骨折、感染、肿瘤或其他占位性病灶或缺损）。

对于应用 MRI 和椎间盘造影来筛选适合行融合术的病人的建议见临床指南（见下文）。

临床指南：MRI 和椎间盘造影用于选择腰椎融合病人*

Level Ⅱ[21]：

1. MRI 推荐为初步诊断性检查。

2. MRI 上看上去正常的椎间盘不应考虑行椎间盘造影或治疗。

3. 腰椎间盘造影不应视为一项独立的检查。

4. 考虑治疗哪个水平的椎间盘，如果应用了椎间盘造影，应该有与之一致的疼痛§和 MRI 上相应的畸形。

Level Ⅲ[21]：对于模棱两可的 MRI 结果，椎间盘造影应保留，尤其是结果邻近明确异常的水平时。

＊对于应用关节面注射治疗的推荐，见章节 68.14.2 临床指南

§ 与之一致的疼痛：确切的疼痛或者与病人平时的疼痛相似（椎间盘造影可以使之前没有疼痛主诉的病人出现严重的腰背部疼痛[22,23]）

MRI 上的异常椎间盘形态：T_2WI 上信号强度丢失（"黑椎间盘"），椎间盘压缩，有 Modic 改变（见表 68-2）和高信号区域（这些改变也经常见于无症状病人[24]）

68.9.2 腰骶 X 线平片

■ 概况

50 岁以下的成年人中，出现不正常现象的概率为 1/2 500[25]。从平片上不能判断椎间盘突出和椎管狭窄的手术指征。可以诊断许多意义不明确的先天异常（如隐性脊柱裂），退行性变的证据（包括骨赘）在有症状和无症状的病人中发生的概率相同。应注意对性腺有辐射。一般不推荐在妊娠期进行此项检查。

■ 建议

如果没有出现"危险信号"（见下文），对于急性腰背部不适的病人症状出现第一个月内不推荐做常规检查。对于可能有脊柱恶性肿瘤、感染、炎性脊椎炎或明显的临床骨折的病人，应行腰骶 X 线平片检查。对这些病人，X 线平片可能只是一个开始，即使是 X 线平片未发现异常，通常也要做进一步检查（CT、MRI 等）。这些疾病危险信号包括：

1. 年龄大于 70 岁，或小于 20 岁。

2. 系统性疾病病人。

3. 体温超过华氏 100 度（或 38℃）。

4. 恶性肿瘤病史。

5. 近期感染病史。

6. 病人有提示马尾综合征的神经功能损害（鞍区感觉障碍、尿失禁或尿潴留、下肢无力，见章节 69.1.9）。

7. 酗酒或静脉吸毒。

8. 糖尿病。

9. 免疫抑制病人（包括长时间应用皮质激素治疗的病人）。

10. 近期尿路或脊柱手术的病人。

11. 近期外伤史：任何年龄的严重外伤，或 50 岁以上的轻微外伤。

12. 休息时疼痛不缓解。

13. 疼痛持续大约 4 周以上。

14. 不明原因的体重减少。

当提示行 X 线平片检查时，通常做正、侧位摄片即已足够[26]。斜位像和

68

L5～S1 的俯视位像需要 2 倍以上的放射剂量,并且只有 4%～8% 的病例可提供更多的信息[27],特殊病例需要时可进行此项检查(如侧位片发现脊椎前移时,用来诊断脊椎滑脱)。

68.9.3 MRI

对于椎间盘突出和椎管狭窄的大多数病例的诊断,除非有禁忌证,否则 MRI 平扫已经取代了 CT 和脊髓 X 线摄片成为首选检查方法。对腰椎间盘突出诊断的特异性和敏感性与脊髓 X 线摄片及 CT 相当,均较单纯的脊髓 X 线摄片好[1,28,29]。

优点:

1. 在所有可以获得的诊断检查中,MRI 可以提供最多的软组织信息(椎间盘、脊髓、炎症等)。

2. 提供椎管外相关组织的信息[如最外侧间盘疝出(见章节 69.1.11)、肿瘤等]。

3. 无创且无电离辐射。

缺点:

1. 疼痛严重或有幽闭恐惧症的病人可能难以保持静止不动。

2. 不能很好地显示骨骼。

3. 早期不能很好地显示出血(如硬脊膜外血肿)。

4. 价格昂贵(提示:MRI 如果能避免脊髓 X 线造影后的住院过夜,特别是脊髓 X 线造影可能出现的罕见并发症,则性价比更高)。

5. 对脊柱侧弯的病例难以读片,只能在轴位像上获得部分代偿信息,相比而言,脊髓 X 线摄片或 CT 更好。

6. 很多并发症:见 MRI 并发症,章节 13.2.19。

表现:除了可以证明椎间盘突出,压迫神经根或鞘囊之外,MRI 可以发现明显的提示椎间盘退行性变[30]的椎间盘信号改变(T_2WI 上信号减弱,椎间盘高度减小),并对诊断感染和肿瘤有帮助。

68.9.4 腰骶 CT

如果可以获得良好、清晰的图像(例如扫面质量良好,没有由于病人的移动或肥胖而产生影像上的伪迹),则 CT 可以单独诊断多数脊柱疾病。对于椎间盘突出,敏感度是 80%～95%,特异性是 68%～88%[31,32]。然而,即使是一些大的椎间盘突出也可能被 CT 平扫漏诊。对于老年人,CT 检查对椎间盘突出的诊断欠佳。腰骶 CT 更多地应用于骨折的诊断。

椎间盘物质的密度(Hounsfield 单位)约为硬膜囊的 2 倍。椎间盘突出的表现包括:

1. 硬膜外脂肪的缺失(正常时表现为椎管前外侧的低密度)。

68

2. 硬膜囊的突起缺失(被疝出的椎间盘压迫回缩)。

优点:

1. 良好的骨组织显示。

2. 无创伤。

3. 可在门诊检查。

4. 能评估脊柱旁的软组织(例如排除肿瘤、椎旁脓肿等)。

5. 较 MRI 的优点:扫描更快(对不能长时间静卧的病人适用),相对便宜,较少产生幽闭恐惧症,禁忌证少(见 MRI 禁忌证,章节 13.2.9)。

缺点:

1. 有电离辐射(X 线)。

2. 敏感度明显低于 MRI 或脊髓 X 线造影/CT。

68.9.5 脊髓 X 线摄片

使用水溶型造影剂,敏感性(62%~100%)以及特异性(83%~94%)与用 CT 诊断腰椎间盘突出相似[33-36]。结合脊髓造影 CT 扫描(脊髓 X 线摄片/CT),敏感性和特异性明显增加[37]。L5~S1 节段疝出的椎间盘位于硬膜囊与椎体后缘之间的较大间隙内(不敏感区域)可能在脊髓 X 线造影上无法显示(CT 或 MRI 对发现此病变更有优势)。

优点:

1. 评估马尾综合征比平扫 CT 更好。

2. 可提供有关狭窄程度的"功能性"信息(只有在特定体位变换后,高度梗阻处才能通过造影剂)。

3. 结合 CT 可能显示一些 MRI 中人工金属制品遮盖的部位。

缺点:

1. 可能遗漏硬膜外的病变(包括最侧面椎间盘突出),结合脊髓造影后 CT 扫描,敏感性增加。

2. 有创:

(1) 必须停用某些药物,如华法林,有时需改用肝素。

(2) 偶有副作用(腰椎穿刺有头痛、恶心、呕吐,癫痫罕见)。

3. 对严重的碘过敏病人有风险:

(1) 需做好碘过敏准备。

(2) 可能仍然会有风险(尤其是对于严重碘过敏的病人)。

表现:疝出的椎间盘在椎间盘水平产生硬膜外的充盈缺损。巨大的椎间盘突出或严重的腰椎管狭窄可能产生完全或接近完全的梗阻。在一些腰椎管狭窄的病例,表现可能很细微,包括神经根套袖的造影剂充盈缺损(与对侧或其他节段的正常神经相比)。另一个细微的表现是侧位像上的"双影"。

68.9.6 骨扫描

见下文。

68.9.7 椎间盘造影术

将水溶性的造影剂直接注射入所要观察的椎间盘的髓核中。检查结果取决于进入椎间盘的染色剂数量,注射染色剂所需的压力,影像学成像(X线平片称为"椎间盘X线片",也可以用CT扫描)上染色的形状(包括椎间盘范围以外的漏出),注射时病人复发的疼痛。椎间盘X线摄片的目的之一是确定可能产生"椎间盘源性疼痛"或"椎间盘疼痛综合征(见下文)"的脊柱水平,但这种观点存在争议。

评论:侵袭性检查。结果意义不明确,可能发生并发症(椎间盘感染,椎间盘突出),CT椎间盘造影放射剂量大。虽然近期研究没有提示假阳性结果如此之高[38],但无症状的病人可能结果不正常[22,23](上述检查均可能出现)。见临床指南(章节68.9.1)。

68.10 腰背部不适病人的电生理检查

如果在临床上神经根病变的诊断明确,则不必做电生理检查[1]。

1.针式肌电图(见章节14.3):可以对急性和慢性神经根功能障碍、脊髓病、肌病做出评估,对于怀疑患有其他疾病(如神经病变)的病人来讲也是有帮助的,或者可用于肌力辅助评估。刺激反应减弱可见于症状出现后的前几天,然而,自发的电活动(见章节14.3)经过10～21天才会出现(所以,肌电图对于前3周帮助相对较小)。同样,对正常肌肉的肌力测试一般也没有帮助。肌电图的准确性高度依赖于操作者,结合影像学检查和临床资料可以提高诊断精确度[39]。对神经根病变的检查结果(见章节14.3)。

2.霍夫曼反射(见章节14.3):测量通过神经根的感觉传导。与跟腱反射相关。其应用限于S1神经根病变[40]。

3.体感诱发电位(见章节14.2.2):评价在脊髓后柱和外周神经的感觉神经纤维。在诊断可疑的椎管狭窄和脊髓病方面可能有作用。在某些影响到脊髓背侧柱导致关节位置觉及本体感觉受损的疾病(如颈段脊椎硬化性脊髓病)中可能是异常的。

4.神经传导检查(包括神经传导速度):可以帮助区分类似于神经根病变的急性和慢性神经病变。

5.下列项目对评估急性腰背疾患不推荐使用[1]:

(1)F波反应(见章节14.3):测量通过神经根的运动神经传导,用来检测近端神经病变。

（2）体表肌电图：使用体表电极（而不是针），检查静止和运动时的急性和慢性复原模式。

68.11 腰背疾患的骨扫描

说明：注射放射性标记的化合物（通常是 $^{99}Tc^m$），注射后被代谢活跃的骨组织吸收。用一个 γ 相机定位吸收放射性标记物的区域。整个的放射剂量与一组腰椎 X 线摄片相当[1]。妊娠期间禁忌，骨扫描后必须暂停哺乳，因为母乳中可出现放射性示踪物。

当病史或体格检查中的"危险信号"（见表 68-5）、实验室检查或 X 线平片提示脊柱肿瘤[41]、感染[42]或隐性骨折时，骨扫描可作为一种中度敏感的检查。特异性不是很高，但可以定位隐性的病灶，并协助与退行性变相鉴别。提示脊柱肿瘤、感染或隐性骨折等疾病的阳性骨扫描结果通常必须用其他诊断性试验或检查加以确定（尚无将骨扫描和 CT 或 MRI 比较的研究）。

对于持续很长时间、X 线平片和实验室检查（特别是红细胞沉降率）正常的腰背部疾患的病人，诊断作用不大[41]。

SPECT 对骨扫描可提供额外的信息。

68.12 腰背疾患的热成像法

不推荐使用[1]。不能准确地预测有无手术时能够见到的神经根受压[43]，在相当一部分无症状病人呈阳性表现[44]。

68.13 社会心理因素

对一些慢性腰背疼痛（持续时间超过 3 个月）的病人在一开始即能够做出诊断，但心理和社会经济因素（例如抑郁、继发获益等）在疼痛的持续或加重中起到重要作用。在一项研究中[39]，用明尼苏达多项人格调查表（MMPI）来分级的心理因素，特别是兴奋性癔症或臆想症，比影像学表现更能够预测结果。已经提出一个 5 个因素的筛选标准[45]（任意 3 项阳性提示心理性疼痛）。

1. 下列项目可能可靠：

（1）模拟轴向加压时产生疼痛：按压头顶。

（2）不一致的表现：如不能忍受仰卧时的直腿抬高（SLR），但坐位时可忍受。

（3）体格检查时反应过度。

2. 下列项目可能不可靠：

（1）表面的或广泛的不相称压痛。

68

（2）与解剖范围不相称的运动或感觉异常（如：感觉异常表现在皮区、周围神经分布区等）。

但是这些信息的作用有限，对它们也没有提出有效的干预手段。所以美国卫生保健政策研究局（AHCRP）专家小组不能推荐特殊的评估方法和干预手段[1]。

68.14　治疗

68.14.1　概述

最初可以采用非手术治疗（"保守"治疗，见下文）。但以下情况下应紧急手术治疗：① 存在马尾综合征的症状（尿潴留、鞍区感觉障碍等，见马尾综合征，章节 69.1.9）；② 进行性神经功能缺损，或严重运动无力；③ 相对手术指征是严重的、用足量的镇痛药也无法控制的疼痛（少见）。

做出了特异性的诊断（如腰椎间盘突出或症状性的腰椎管狭窄）后，如果病人症状改善不满意，可行手术治疗。对于不能做出特异性的诊断的病人，处理包括保守治疗和随诊，以排除由其他更严重的疾病所致症状进展，而该疾病早期症状并不明显。

68.14.2　"保守"治疗

这个词指非手术治疗。稍加改变，相似的方法可以用于治疗机械性腰痛和椎间盘突出引起的急性神经根病变。

建议（以 AHCPR 在没有"危险信号"时的发现[1]为基础①）：

1. 改变活动度：没有发现任何研究有足够的证据，符合 AHCPR 专家小组提出的检查标准。但以下的建议可能有用：

（1）卧床休息：最多 2～3 天。

1）理论上的目标是通过减少神经根压力和（或）椎间盘内的压力[在仰卧半福勒体位[47]（斜坡卧位）时最低]来减少症状。同时也减少了引起疼痛的运动。

2）与逐渐恢复成正常活动[48]相比，长时间的卧床休息（>4 天）对病人不利（导致力弱、僵直，增加疼痛）。

3）建议：多数腰痛的病人不需要卧床休息。对那些一开始有严重的根性症状的病人，卧床休息是一个选择，但可能并不比观察随诊好[49]，并且可能有害[50]。

---

① 这里给出了一些关键的引用文献，主要来自支持 AHCPR 专家小组建议的较好的研究。Bigos 等人分析和列出了参考文献。

（2）活动方式的改变：

1）目标是将不适控制在可忍受的范围之内，同时继续充分地活动，将对日常活动的干扰降到最低水平。

2）危险因素：虽然对它们的确切作用没有一致意见，但认为以下因素可以增加腰背痛发生的概率。工作需要重复地提重物，全身振动（来自车辆或工厂的设备），保持不对称的姿势，或长时间保持一种姿势（包括长时间保持坐位）。

3）建议：暂时不要经常提重物、久坐、弯腰或转腰。建立活动目标，以便将注意力放在可预期的全部功能状态的恢复上。

（3）体育锻炼（可作为物理治疗过程的一部分）：

1）出现症状的第一个月内，低强度的有氧锻炼可以将不活动产生的虚弱降到最低水平。最初 2 周，采取背部强度最小的锻炼：步行、骑自行车或游泳。

2）如果症状持续存在，调整锻炼来练习躯干的肌肉（特别是背部的伸肌，腹部肌肉也需要练习）是有益的（最初 2 周，这些锻炼可能使症状恶化）。

3）没有证据支持伸展背部肌肉的锻炼，也没有证据显示特殊的背部锻炼器械较传统的锻炼好。

4）与简单地于疼痛时让病人停止锻炼相比，逐渐增加锻炼强度效果更好[51]。

2. 镇痛药：

（1）最初的短时间内，可用对乙酰氨基酚（APAP）或非甾体消炎药（见章节 7.3.3）。在一个急性腰背部疼痛的研究中[52]非甾体消炎药与 APAP＋标准化教育相比没有增加益处（见下文）。

（2）严重的疼痛，通常是严重的根性疼痛，可能需要用更强的镇痛药（多数是阿片类药物，见章节 7.3.5）。对于非特异性的背痛，除了使用非甾体消炎药或 APAP 外[1]，没有使病人更早恢复完全活动的方法。阿片类药物使用不要超过 2～3 周，在这段时间内应停止使用非甾体消炎药。

3. 肌松药：

（1）没有证明肌肉痉挛会造成疼痛，最常用的肌松药对肌肉痉挛没有外周作用。

（2）可能比安慰剂有效，但没有显示比非甾体消炎药更有效，与非甾体消炎药联合使用并不比单独使用非甾体消炎药有效。

（3）可能的副作用：瞌睡（30％以上发生）。多数制造商建议使用不要超过 2～3 周。诸如氯唑沙宗（Parafon Forte® 或其他）的药物可能与严重致命的肝毒性风险有关[53]。

4. 教育（可作为物理治疗计划的一部分提供）：

（1）用可理解的词语向病人解释病情[54]。明确地告知病人病情多数会缓解[55]，已经显示这种做法较许多其他形式的治疗都有效。

（2）应当告诉病人适当的姿势、睡姿，提物的技巧等。正规的"背部疾病学校"或可有效[56]，而且效果和花费有很大差异。

5. 腰部按摩（SMT）：定义为手法治疗，治疗中使用或长或短的杠杆方法对脊柱施力，使选定的关节达到随意活动的最大范围，接着给以冲动性的加力（可以是物理治疗计划的一部分）：

（1）对急性腰背部不适，没有神经根病变的病人，在出现症状的第一个月内治疗不超过 1 个月的时间可能有益（出现症状超过 1 个月的病人疗效不明确）。

（2）对神经根病变的病人，没有足够的依据推荐使用 SMT。

（3）严重或进行性神经功能缺损的病人，在排除严重的疾病前，不应该应用 SMT。

（4）注意：有关颈部脊柱推拿治疗导致的动脉夹层（尤其是椎动脉，见章节 86.9.2）、脑血管意外、脊髓病变和硬膜外血肿，腰部脊柱推拿治疗导致的马尾综合征[58-60]以及脊柱推拿治疗益处的不确定性均导致了对 SMT 的质疑[58]（尤其是颈部）。

6. 硬膜外注射：

（1）硬膜外（皮质）类固醇注射（ESI）：没有证据显示这种治疗对急性神经根病变有效[61]。大多数显示有效的研究是回顾性和非队列研究。前瞻性研究产生了不同的结果[62]。3 周和 6 周可能出现一些改善（但不是功能性益处，对是否需要手术也无改变），3 个月时没有益处[63]。与急性疼痛相比，慢性背痛对治疗的反应差。当病人不适合用口服药物控制或不是在等待手术时，ESI 是短期缓解根性疼痛的一个选择。

（2）对于没有神经根病变的腰痛，没有依据支持进行硬膜外注射类固醇、局部麻醉药和（或）阿片类药物。

（3）对一些疾病，例如腰椎管狭窄的治疗效果，意见不一致[62]。

对急性腰背疼痛，但缺乏"危险信号"（见表 68-5）的病人，AHCPR 专家小组不推荐使用以下方法：

1. 药物疗法：

（1）口服类固醇：随机接受口服 1 周地塞米松或安慰剂治疗，1 周或 1 年后均无差异[64]。

（2）秋水仙碱：依据互相矛盾，有的显示有一些[65]治疗效果，有的显示没有[66]治疗效果。副作用是恶心、呕吐和腹泻[1]。

（3）抗抑郁药：多数关于这种药物的研究是用来治疗慢性背痛的。一些方法有缺点的研究，没能证实与安慰剂相比，抗抑郁药治疗慢性（非急性）腰背疼痛有效[67]。

2. 物理疗法：

（1）TENS（经皮神经电刺激）：与无效对照相比，没有显著性获益，并且对个人锻炼没有益处[68]。

（2）牵引（包括骨盆牵引）：没有被证明有效[69]。

（3）物理因素和形式：包括热敷（含电热疗法）、冰敷、超声疗法。没有足够的证据证明有效，然而家庭的自我热治疗或冷治疗是可以考虑的。妊娠时不应做超声和电热疗法。

（4）围腰和支撑带：没有被证实对急性背痛有效。曾经提倡预防性应用，但存在争议[70]。

（5）生物反馈：没有就急性背痛进行研究。主要主张应用于慢性腰背疼痛，有效性存在争议[71]。

3. 注射治疗：

（1）触发点和韧带注射：对触发点产生并且保持了腰背疼痛这种理论存在争议，许多专家表示怀疑。注射局部麻醉剂效果不明确（生理盐水可能有效）而且有轻微创伤。

（2）小关节面注射：理论基础是"小关节面综合征"造成腰背部疼痛，这种疼痛在脊柱伸展时加重，没有神经根紧张的体征（见章节 69.1.6）。对持续时间小于 3 个月的病人进行注射，没有研究对此进行充分的调查。对于慢性腰背部疼痛，无论是药物，还是部位（小关节面内或囊周围），均对结果有很重要的影响[73,74]。

（3）没有神经根病变时进行硬膜外注射：见上文。

（4）针灸：没有发现其在急性背痛中作用的研究。所有的随机临床试验都是治疗慢性腰背疼痛的病人，并且即使是最好的试验，也让人感觉是效果一般且自相矛盾。Meta 分析显示针灸治疗对于缓解慢性腰痛比安慰剂或不进行治疗更有效[75]，但是没有与其他治疗方法对比。

临床指南：腰背部疼痛的注射治疗

治疗推荐

Level Ⅲ[76]：腰椎硬膜外注射或"扳机点"注射不被推荐为长期减缓慢性腰痛的治疗。这些技术或小关节内注射仅用于为特定病人短暂缓解疼痛。

诊断推荐

Level Ⅲ[76]：腰椎小关节内注射可以预测射频消融的效果，暂不推荐用作预测腰椎融合术疗效的诊断性工具。

68.14.3　外科治疗

■ 手术治疗椎间盘突出的指征

见章节 69.1.9。

■ 没有椎管狭窄和腰椎滑脱的慢性腰痛病人的融合术指征

有争议。

临床指南：没有椎管狭窄和腰椎滑脱的慢性腰痛病人的融合术

Level I [77]：腰椎融合术只在仔细筛选出的病人中推荐*，这些病人患有因1个或2个节段退行性变导致的致残的腰背部疼痛，但无椎管狭窄或腰椎滑脱。(*在主要引用的研究中[76]患有慢性腰痛2年以上且有影像学证据证明椎间盘退行性变位于L4~L5，L5~S1或者均有，并且未能行充分治疗的病人)。

Level III [77,79]：对传统药物治疗无效的腰痛病人推荐强化的物理治疗以及认知疗法。

临床指南：融合术技术的选择

Level II [80]：对前入路腰椎融合术或前入路腰椎融合术＋内固定，不推荐再行后外侧融合术(经证实的益处小于因此导致的时间延长和血液损失)。

Level III [80]：

1. 对于1个或2个节段的椎间盘病变导致的腰痛，可选择后外侧融合术或者椎体间融合术(后入路腰椎椎体间融合术、前入路腰椎椎体间融合术、经椎间孔腰椎椎体间融合术)。

2. 椎体间植骨术是一个提高融合术成功率和改善功能预后的选择。注意：融合成功率和手术效果的提高很微小，并且椎体间融合出现并发症的概率增大，尤其是联合入路(例如360°融合)。

注意：对没有畸形的腰痛病人不推荐多入路融合术(前入路＋后入路)作为常规治疗。

■ 外科治疗的种类

所选择的外科治疗手段应与确诊的具体疾病相适应。举例见表68-6。以下提供了一些选择的探讨。

表 68-6　腰背疾病的外科治疗选择

疾　病	可选择的外科治疗
"常规"腰椎间盘突出或腰椎间盘突出的首次复发	1. 标准椎间盘切除术和显微椎间盘切除术效果相似 2. 椎间盘内操作：不推荐髓核切除及激光椎间盘减压(见章节69.1.9)

续　表

疾　　　病	可选择的外科治疗
椎间孔型或极外侧型腰椎间盘突出	1. 部分或全部椎骨关节面切除(见章节 69.1.11) 2. 椎管外入路(见章节 69.1.11) 3. 内镜方法
腰椎管狭窄	1. 简单的椎板切除减压 2. 椎板切除加融合：适用于退行性脊椎前移、狭窄以及神经根病变的病人

- **腰椎融合**

虽然对适应证没有统一意见[81]，但腰椎融合(LSF)仍然被作为骨折/脱位或肿瘤和感染造成的不稳定的治疗方法。

对于退行性脊柱病变，操作范围如下。与 Modic 改变Ⅰ型(见表 68-2)相关的疼痛可能会对固定术产生反应，其他类型的 Modic 改变没有显示出这种关联。

临床指南：椎间盘突出的腰椎融合

Level Ⅲ[82]：

1. 腰椎融合不推荐作为椎间盘突出病人椎间盘切除术后或者复发的椎间盘突出导致神经根病变的常规处理。

2. 腰椎融合对于椎间盘突出或复发的椎间盘突出行椎间盘切除是一种潜在的辅助：

(1) 有证据证实术前腰椎畸形或腰椎不稳定。

(2) 对于与神经根病变相关的慢性轴向腰痛病人。

- **融合术辅助器械**

临床指南：椎弓根螺钉内固定术

Level Ⅲ[83]：椎弓根螺钉内固定术被推荐为需要行后入路融合术但融合术易失败的腰痛病人的治疗选择*（＊椎弓根螺钉内固定术不被常规推荐因为是否可以获益存在争议，另外有费用和并发症增加的证据）。

使用器械增加了融合的概率[84]。在未行融合术的情况下，硬件材料本身最终将疲劳，特别是在腰椎前凸的区域。所以，器械只能起到临时内部固定的作用。

68.15　慢性腰痛

对于慢性腰痛持续时间≥3个月的病人,极少能够做出解剖学上的诊断[85](见章节68.13)。与急性疼痛的病人相比,慢性疼痛综合征(CPS)的病人更高频率地使用带有感情色彩的或情绪化的词语来讲述他们的疾病[86]。病人由于腰背疾病导致失业的时间长短与病人重返工作岗位的机会有关,见表68-7。

表 68-7　病人重返工作岗位的机会

失业的时间	重返工作岗位的机会
＜6个月	50％
1年	20％
2年	＜5％

68.16　骶尾部疼痛

68.16.1　概述

尾骨附近的疼痛和压痛;是一种症状,而非诊断。典型的不适多发生于坐下或由坐位起身时。女性更常见,可能是由于尾骨更突出所致。没有外伤时,男性少见,应高度怀疑有无潜在疾病。

68.16.2　病因

鉴别诊断见急性腰痛(章节92.6.3)。被更多人接受的病因包括[87]:

1. 局部外伤(可能与骨折或脱位有关):

(1) 25％的病人有跌落史。

(2) 12％有反复外伤(使用健身器材,过长时间骑自行车等)。

(3) 12％分娩时发病。

(4) 5％手术后发病(一半为截石位)。

2. 特发性: 除了外伤,多数病例找不到病因。

3. 肿瘤:

(1) 脊索瘤。

(2) 巨细胞瘤。

(3) 硬膜下神经鞘瘤。

(4) 神经束囊肿。

68

(5) 骨内脂肪瘤。

(6) 直肠癌。

(7) 骶部血管瘤。

(8) 骨盆转移癌(如前列腺癌转移)。

4. 前列腺炎。

存在争议的病因包括[87,88]：

1. 作用于突出尾骨上的局部压力。

2. 可归因的疼痛：

(1) 脊柱疾病：

1) 腰骶椎间盘突出。

2) 马尾综合征。

3) 蛛网膜炎。

(2) 骨盆/内脏疾病：

1) 骨盆炎性疾病(PID)。

2) 直肠周围脓肿。

3) 直肠周围瘘。

4) 藏毛囊肿。

3. 连接于尾骨的韧带的炎症疾病。

4. 神经症或癔症。

虽然缺血性坏死曾被提出，但尾骨的组织学研究对描述病因没有帮助[90]。

68.16.3　评估

MRI：有助于检测软组织肿物，包括骶骨前的肿物。

CT：没有一致的发现。对骨质病变很敏感(骨折、破坏性损伤等)。

常常行骶尾平片检查来排除骨破坏性疾病。通常会提出有无骨折的问题，但许多情况下通过这种检查不能明确地排除或者肯定其存在。这种骨折可能有意义也可能没意义。

在 50 例尾骨痛的病人中核素骨扫描被证明没有帮助[87]。

68.16.4　治疗

现已提出很多治疗方法，因为历史原因下面列出其中一部分(防止随意尝试而影响现实中已经尝试过的"新"的治疗方法)：

1. 石膏夹克。

2. 热水浴(坐浴)，电热垫。

3. 推拿疗法。

4. X 线技术。

5. 心理疗法。

多数病人保守治疗约 3 个月内症状消退,治疗包括非甾体消炎药,轻的镇痛剂,以及减轻尾骨上压力的方法[如橡胶环形坐垫("面包圈");腰部支持物以保持坐位时脊柱前凸,以便将重量从尾骨移向大腿后方][91]。

顽固病例推荐的治疗方法[87,91]:

1. 局部注射:皮质激素＋局部麻醉药(40 mg 醋酸甲泼尼龙®溶于 10 ml 0.25％丁哌卡因中)对 60％的病人有效。推荐作为初始治疗,注射 2 次后应该起效。

2. 尾骨推拿:通常在全身麻醉下进行。与局部注射联合应用,约 85％的病人取得成功。

3. 物理治疗(电热疗法和超声波疗法):发现只对约 16％的病人有益(非全身麻醉下对尾骨进行轻柔操作或许更加有效)。

4. 尾部硬脊膜外注射类固醇。

5. 奇神经节(也就是 Walther 神经节,成对的脊柱旁交感神经链中最低的神经节,位于骶尾结合处的前方)封闭或神经组织毁损术(依靠化学或冷冻消融[93]):已有使用这种技术取得一定成功的描述(传统上用于肿瘤引起的交感性会阴顽固性疼痛[94])。

6. 针对 S4、S5 和尾神经的神经毁损技术。

7. 尾骨切除术(手术切除尾骨的可活动部分,接着使剩余的突出于骶骨的部分变平滑):在一组病例中,约 20％的病人需要行此手术[87],报道成功率 90％。然而,多数从业者并不认为这是一种很有效的方法,认为对这种治疗应该有严格的限制。

68.16.5 复发

传统治疗病例中 20％第一年内会复发,反复治疗可以使疼痛永久缓解。难治性的病人可以考虑进一步治疗。

68.17 难治性背痛综合征

68.17.1 概述

定义:腰背手术后腰痛或神经根病变症状改善不满意的情况。这些病人经常需要应用镇痛药,不能返回工作岗位。腰椎间盘切除术不能提供满意的长时间疼痛缓解,概率为 8％～25％[95]。对于疗效不佳而提出经济补偿的诉求使这一综合征更加棘手[96]。

68.17.2 病因

可能造成或参与形成难治性背痛综合征的因素:

1. 首诊失误：

(1) 手术前影像学检查不充分。

(2) 临床表现与影像学不相符。

(3) 引起症状的其他原因：如转子滑囊炎、糖尿病性肌萎缩等。

2. 造成持续神经根或马尾压迫的原因：

(1) 残余物质压迫(残余的椎间盘物质、骨赘等)。

(2) 同一节段病情复发：同一节段复发的椎间盘突出[通常手术后疼痛中断期＞6个月(见章节 69.1.16)]或者再狭窄(很多年以后[97]；中线融合术更常见)。

(3) 邻近节段的病变：椎间盘突出或椎管狭窄[97]。

(4) 硬膜周围瘢痕(肉芽)组织压迫神经根(见下文)。

(5) 假性脊膜膨出。

(6) 硬膜外血肿。

(7) 上、下节段或异位神经根的相互异常挤压。

(8) 节段性不稳定：三种类型[98]。① 横向旋转不稳定；② 手术后椎体滑脱；③ 手术后脊柱侧弯。

3. 原椎间盘突出或手术造成永久性的神经根损伤，表现为持续性烧灼样疼痛或冰刺样感觉。

4. 粘连性蛛网膜炎：是造成 6%～16% 的手术后病人持续性症状的原因[99](见下文)。

5. 椎间盘炎：通常在手术后 2～4 周产生剧烈背痛(见章节 21.5.3)。

6. 脊椎关节强直。

7. 与原发病无关的其他造成腰痛的原因：椎旁肌肉痉挛、肌筋膜综合征等，寻找触发点、痉挛的证据。

8. 手术后反射交感性营养不良(RSD)：见章节 69.1.9。

9. "非解剖性因素"：病人活动少、继发获得、药物成瘾、心理因素等(见章节 69.1.9)。

68.17.3　蛛网膜炎(即粘连性蛛网膜炎)

■ 概述

腰神经根的炎性疾病。实际上是一个错误名称，因为粘连性蛛网膜炎实际上是将三层脊膜结构(软膜、蛛网膜、硬膜)均影响到的炎性或纤维化过程。

■ 病因

许多"危险因素"被认为与蛛网膜炎的形成有关，包括[100]：

1. 脊柱麻醉：或是由于麻醉药，或是由于注射器上的清洁剂污染物。

2. 脊膜炎：化脓性、梅毒性、结核性。

3. 肿瘤。

68

4. 脊髓造影的显影剂：使用市售的水溶性造影剂极少导致蛛网膜炎。

5. 损伤：

（1）手术后：特别是多次手术后。

（2）外伤。

6. 出血。

7. 特发性。

■ 蛛网膜炎的影像学表现

注意：蛛网膜炎的影像学证据在无症状人群中同样可以发现[100]。蛛网膜炎必须与肿瘤鉴别诊断：中央粘连型（见下文）可能与肿瘤的脑脊液播散相似，脊髓造影梗阻可能与硬膜内肿瘤类似。

• MRI 表现

三种类型[101,102]：

1. 神经根中央粘连形成 1 个或 2 个中央"索条"。

2. "空鞘囊"型：神经根粘连至硬膜的周边，鞘内只能见到脑脊液信号。

3. 鞘囊内充满炎性组织，没有脑脊液信号。符合脊髓造影梗阻和烛泪（或蜡烛沟）样表现。

增强扫描：急性蛛网膜炎可能强化，慢性蛛网膜炎强化程度不如肿瘤那么显著。

• 脊髓造影表现

可以完全梗阻，或在神经根处凝集。根据脊髓造影表现，蛛网膜炎有很多种分型系统[103]，其中一种分型方法见表 68-8。

表 68-8 蛛网膜炎的脊髓造影分型

分 型	描 述
1	单侧的充盈缺损，位于椎间盘周围，以神经根袖套为中心
2	硬膜周围的环形缩窄
3	完全梗阻，具有"钟乳石"或"蜡烛沟""烛泪"或"油漆刷"充盈缺损
4	没有根性条纹的漏斗状堵塞

68.17.4 硬膜周围瘢痕

■ 概述

虽然硬膜周围瘢痕常被认为是症状复发的原因[104,105]，但没有证据证明二者之间的联系[106]。硬膜周围纤维化是腰椎间盘手术不可避免的结果。即使是椎间盘切除术后疼痛缓解的病人，手术后也产生一些瘢痕组织[107]。虽然已经证明一个病人如果腰椎间盘切除术后有复发的神经根疼痛，70%的概率在 MRI 上会发现大的硬膜周围瘢痕[106],但是这个研究同时发现手术后 6 个月的 MRI 上,43%的病人有大的瘢痕,此时 84%没有症状[108]。所以医师必须用临床依据来确定是否一个 MRI 上有显著瘢痕的病人属于 16%的少数范围,这些人由于瘢痕造成了根性症状[108]。

减少硬膜周围瘢痕的方法的讨论见章节 69.1.9。

■ 影像学评估

• 概述

病人只有持续的腰背或臀部疼痛,没有强烈的根性疼痛,神经系统检查正常或与手术前相比没有变化,应予以对症治疗。病人有复发神经根病变的症状和体征(阳性的直腿抬高试验是一个对神经根压迫敏感的试验),尤其是症状和体征在一段时间的明显恢复后再次出现,应该进行进一步评价。

区分残留/复发椎间盘突出与瘢痕组织和粘连性蛛网膜炎非常重要,因为后两者通常手术效果不好(见下文"难治性背痛综合征的治疗")。

• MRI 的平扫与增强扫描

是理想的诊断性检查。是确定残留和复发椎间盘突出以及可靠的区分椎间盘与瘢痕组织的最好检查。研究增强前的 T_1WI 和 T_2WI,准确性约为 83%,与增强 CT 扫描相当[109,110]。静脉注射造影剂钆后,应用以下方法,具有 100%的敏感性,71%的特异性,89%的准确度[111]。也可以发现粘连性蛛网膜炎(见上文)。随时间延长,瘢痕变得更加纤维化和钙化,与此不同,椎间盘的强化逐渐减弱并在手术后 1~2 年完全消失(一些瘢痕组织可以表现为强化 20 年以上)。

■ 推荐方法[111]

先行 T_1WI 和 T_2WI。静脉给予 0.1 mmol/kg 钆。10 分钟内获得 T_1WI(增强后早期)。增强扫描 T_2WI 没有益处。

■ MRI 平扫的表现

当程序由 T_1WI 变为 T_2WI 时,椎间盘突出的信号变得更强,在这种情况下,瘢痕组织的信号变弱。间接信号(同样适用于 CT):

1. 占位效应:如为突出的椎间盘,则推挤神经根而使其移位;如为瘢痕组织,则由于粘连作用使神经根受到牵拉。

2. 位置:椎间盘结构的信号与椎间盘间隙的信号往往相延续(在 MRI 矢状位图像上最易于观察)。

■ 增强 MRI 的表现

早期(注射造影剂后 10 分钟内)T_1WI:瘢痕不均匀地增强,椎间盘不增强。不规则增强的物质环绕着不增强的中心区域,可能表示椎间盘被瘢痕所环绕。静脉丛亦增强,当由于椎间盘物质而扭曲时,可能会更加显著,但在这些情况下,从形态学上容易与瘢痕组织相区分。

晚期(注射造影剂后 30 分钟以上)T_1WI:瘢痕均一增强,椎间盘不确定

68

或不增强。正常神经根即使是在晚期亦不增强。

- **CT 扫描有或无静脉(碘化物)增强**

手术后背部 CT 平扫的密度测量并不可靠[112]。增强 CT 只适用于区分瘢痕(增强)和椎间盘(不增强,但边缘可能增强)。准确率与平扫 MRI 相当。

- **脊髓 X 线造影、脊髓造影后 CT**

单纯使用术后脊髓造影来区分椎间盘物质和瘢痕并不可靠[100,113]。加用 CT 扫描可以清晰地显示神经压迫,但是仍不能可靠地区分瘢痕和椎间盘物质。

脊髓造影(尤其是脊髓造影后 CT)在证实蛛网膜炎方面十分有用[113](见上文)。

- **腰骶 X 线平片**

总的来说,只对不稳定、脊椎排列错乱或椎关节强直有用[113]。当证明不稳定时,屈位/伸展位最有效。

68.17.5 难治性背痛综合征的治疗

■ 术后椎间盘炎

椎间盘间隙感染的治疗见椎间盘炎(章节 21.5.3)。

■ 对症治疗

对于没有根性症状和体征的病人,或者对于影像学证实有瘢痕组织或粘连性蛛网膜炎的多数病人,建议对症治疗。与其他非特异性腰痛病人的治疗相同,包括短期卧床休息,应用镇痛药(多数情况下为非麻醉性药物)、抗炎药(非类固醇性和偶尔短期应用类固醇),以及物理治疗。

■ 手术

应用于复发或残留椎间盘突出、节段性不稳定或假性脊膜膨出的病人。手术后脊柱不稳定的病人应该考虑行脊柱融合[98](见章节 68.14.3)。

在多数随访足够长的病例组中,与同时存在椎间盘和瘢痕的病人(也只有约 37%)相比,只存在硬膜外瘢痕的病人再次手术的成功率低(低至 1%)[95]。在一个病例组中[105],总的成功率(50%以上的疼痛缓解>2 年)约为 34%,在以下病人中手术效果更好:年轻病人、女性病人,前一次手术效果好,以前手术的次数少,手术前有工作,主要为根性(相对于轴向)痛,不需要行瘢痕松解术。

除了缺乏椎间盘物质,其他与预后不好相关的因素有:感觉缺失超过一个皮区,过去或正在提出补偿索赔要求[95,114]。

蛛网膜炎:对仔细筛选的蛛网膜炎病人[影像学改变轻的病人(表 68-8 中的 1 型和 2 型)、既往背部手术<3 次][103]进行手术治疗,取得了中等程度的成功(虽然在这组病例中,没有病人恢复工作)。其他研究也有近似的成功率[115,116]:50%失败,20%能够工作但有症状,10%～19%没有症状。手术包

括切除硬膜外包绕鞘囊的瘢痕，切除任何突出的椎间盘，有指征时行椎间孔切开术。不提倡行硬膜下粘连松解术，因为没有证据显示能够预防瘢痕的再形成[116]。

（金　铂　王科大）

参考文献

[1] Bigos S, Bowyer O, Braen G, et al. Acute Low Back Problems in Adults. Clinical Practice Guideline No.14. AHCPR Publication No. 95-0642. Rockville, MD: Agency for Health Care Policy and Research, Public Health Service, U.S. Department of Health and Human Services; 1994

[2] Cypress BK. Characteristics of Physician Visits for Back Symptoms: A National Perspective. Am J Public Health. 1983; 73:389–395

[3] Cunningham LS, Kelsey JL. Epidemiology of Musculoskeletal Impairments and Associated Disability. Am J Public Health. 1984; 74:574–579

[4] Frymoyer JW. Back Pain and Sciatica. N Engl J Med. 1988; 318:291–300

[5] Fardon DF, Milette PC. Nomenclature and classification of lumbar disc pathology. Recommendations of the Combined task Forces of the North American Spine Society, American Society of Spine Radiology, and American Society of Neuroradiology. Spine. 2001; 26:E93–E113

[6] Fardon DF, Williams AL, Dohring EJ, Murtagh FR, Gabriel Rothman SL, Sze GK. Lumbar disc nomenclature: version 2.0: Recommendations of the combined task forces of the North American Spine Society, the American Society of Spine Radiology and the American Society of Neuroradiology. Spine J. 2014. DOI: 10.1016/j.spinee.2014.04.022

[7] McCarron RF, Wimpee MW, Hudkins PG, Laros GS. The Inflammatory Effect of Nucleus Pulposus: A Possible Element in the Pathogenesis of Low-Back Pain. Spine. 1987; 12:760–764

[8] Modic MT. In: Degenerative disorders of the spine. Magnetic Resonance Imaging of the Spine. New York: Yearbook Medical; 1989:83–95

[9] Fairbank JC, Couper J, Davies JB, O'Brien JP. The Oswestry low back pain disability questionnaire. Physiotherapy. 1980; 66:271–273

[10] Fairbank JC, Pynsent PB. The Oswestry Disability Index. Spine. 2000; 25:2940–52; discussion 2952

[11] Baker D, Pynsent P, Fairbank J, Roland M, Jenner J. In: The Oswestry Disability Index revisited. Back pain: New approaches to rehabilitation and education. Manchester: Manchester University Press; 1989:174–186

[12] Roland M, Morris R. A study of the natural history of back pain. Part I: development of a reliable and sensitive measure of disability in low-back pain. Spine (Phila Pa 1976). 1983; 8:141–144

[13] Grevitt M, Khazim R, Webb J, Mulholland R, Shepperd J. The short form-36 health survey questionnaire in spine surgery. J Bone Joint Surg Br. 1997; 79:48–52

[14] Kelsey JL, White AA, Gordon SL. Idiopathic Low Back Pain: Magnitude of the Problem. 1982

[15] Deyo RA, Bigos SJ, Maravilla KR. Diagnostic Imaging Procedures for the Lumbar Spine. Ann Intern Med. 1989; 111:865–867

[16] Hitselberger WE, Witten RM. Abnormal Myelograms in Asymptomatic Patients. J Neurosurg. 1968; 28:204–206

[17] Wiesel SW, Tsourmas N, Feffer HL, Citrin CM, Patronas N. A Study of Computer-Assisted Tomography. I. The Incidence of Positive CAT Scans in an Asymptomatic Group of Patients. Spine. 1984; 9:549–551

[18] Jensen MC, Brant-Zawadzki MN, Obuchowski N, et al. Magnetic Resonance Imaging of the Lumbar Spine in People Without Back Pain. N Engl J Med. 1994; 331:69–73

[19] Boden SD, Davis DO, Dina TS, Patronas NJ, Wiesel SW. Abnormal Magnetic-Resonance Scans of the Lumbar Spine in Asymptomatic Subjects. J Bone Joint Surg. 1990; 72A:403–408

[20] Spitzer WO, LeBlanc FE, Dupuis M, et al. Scientific Approach to the Assessment and Management of Activity-Related Spinal Disorders: A Monograph for Clinicians: Report of the Quebec Task Force on Spinal Disorders. Chapter 3: Diagnosis of the Problem (The Problem of Diagnosis). Spine. 1987; 12: S16–S21

[21] Resnick DK, Choudhri TF, Dailey AT, Groff MW, Khoo L, Matz PG, Mummaneni P, Watters WC, Wang J, Walters BC, Hadley MN. Part 6: Magnetic resonance imaging and discography for patient selection for lumbar fusion. J Neurosurg Spine. 2005; 2:662–669

[22] Holt EP. The Question of Lumbar Discography. J Bone Joint Surg. 1968; 50A:720–726

[23] Carragee EJ, Tanner CM, Khurana S, Hayward C, Welsh J, Date E, Truong T, Rossi M, Hagle C. The rates of false-positive lumbar discography in select patients without low back symptoms. Spine. 2000; 25:1373–1380; discussion 1381

[24] Carragee EJ, Paragioudakis SJ, Khurana S. 2000 Volvo Award winner in clinical studies: Lumbar high-intensity zone and discography in subjects without low back problems. Spine. 2000; 25:2987–2992

[25] Nachemson AL. The Lumbar Spine: An Orthopedic Challenge. Spine. 1976; 1:59–71

[26] World Health Organization. A Rational Approach to Radiodiagnostic Investigations. 1983

[27] Scavone JG, Latschaw RF, Rohrer GV. Use of Lumbar Spine Films: Statistical Evaluation of a University Teaching Hospital. JAMA. 1981; 246: 1105–1108

[28] Modic MT, Masaryk T, Boumphrey F, et al. Lumbar Herniated Disk Disease and Canal Stenosis: Prospective Evaluation by Surface Coil MR, CT, and Myelography. AJR. 1986; 147:757–765

[29] Jackson RP, Cain JE, Jacobs RR, Cooper BR, McManus GE. The Neuroradiologic Diagnosis of Lumbar Herniated Nucleus Pulposus: II. A Comparison of Computed Tomography (CT), Myelography, CT-Myelography, and Magnetic Resonance Imaging. Spine. 1989; 14:1362–1367

[30] Modic MT, Pavlicek W, Weinstein MA, Hardy R, et al. Magnetic Resonance Imaging of Intervertebral Disk Disease. Radiology. 1984; 152:103–111

[31] Bosacco SJ, Berman AT, Garbarino JL, et al. A Comparison of CT Scanning and Myelography in the Diagnosis of Lumbar Disc Herniation. Clin Orthop. 1984; 190:124–128

[32] Moufarrij NA, Hardy RW, Weinstein MA. Computed Tomographic, Myelographic, and Operative Findings in Patients with Suspected Herniated Lumbar Discs. Neurosurgery. 1983; 12:184–188

[33] Aejmelaeus R, Hiltunen H, Härkönen M, et al. Myelographic Versus Clinical Diagnostics in Lumbar Disc Disease. Arch Orthop Trauma Surg. 1984; 103:18–25

[34] Herron LD, Turner J. Patient Selection for Lumbar

68

Laminectomy and Discectomy with a Revised Objective Rating System. Clin Orthop. 1985; 199:145–152

[35] Kortelainen P, Puranen J, Koivisto E, Lähde S. Symptoms and Signs of Sciatica and their Relation to the Localization of the Lumbar Disc Herniation. Spine. 1985; 10:88–92

[36] Hirsch C, Nachemson A. The Reliability of Lumbar Disk Surgery. Clin Orthop. 1963; 29

[37] Slebus FG, Braakman R, Schipper J, et al. Non-Corresponding Radiological and Surgical Diagnoses in Patients Operated for Sciatica. Acta Neurochir. 1988; 94:137–143

[38] Walsh TR, Weinstein JN, Spratt KF, et al. Lumbar Discography in Normal Patients. A Controlled, Prospective Study. J Bone Joint Surg. 1990; 72A: 1081–1088

[39] Spengler DM, Ouellette EA, Battié M, Zeh J. Elective Discectomy for Herniation of a Lumbar Disc. Additional Experience with an Objective Method. J Bone Joint Surg. 1990; 72A:230–237

[40] Braddom RL, Johnson EW. Standardization of H Reflex and Diagnostic Use in S1 Radiculopathy. Arch Phys Med Rehabil. 1974; 55:161–166

[41] Schütte HE, Park WM. The Diagnostic Value of Bone Scintigraphy in Patients with Low Back Pain. Skeletal Radiol. 1983; 10:1–4

[42] Whalen JL, Brown ML, McLeod R, Fitzgerald RH. Limitations of Indium Leukocyte Imaging for the Diagnosis of Spine Infections. Spine. 1991; 16:193–197

[43] Mills GH, Davies GK, Getty CJM, Conway J. The Evaluation of Liquid Crystal Thermography in the Investigation of Nerve Root Compression due to Lumbosacral Lateral Spinal Stenosis. Spine. 1986; 11:427–432

[44] Harper CM, Low PA, Fealy RD, et al. Utility of Thermography in the Diagnosis of Lumbosacral Radiculopathy. Neurology. 1991; 41:1010–1014

[45] Waddell G, McCulloch JA, Kummel E, Vernner RM. Nonorganic Physical Signs in Low Back Pain. Spine. 1980; 5:117–125

[46] McCombe PF, Fairbank JCT, Cockersole BC, Pynsent PB. Reproducibility of Physical Signs in Low-Back Pain. Spine. 1989; 14:908–918

[47] Nachemson AL. Newest Knowledge of Low Back Pain. A Critical Look. Clin Orthop. 1992; 279:8–20

[48] Deyo RA, Diehl AK, Rosenthal M. How Many Days of Bed Rest for Acute Low Back Pain? A Randomized Clinical Trial. N Engl J Med. 1986; 315: 1064–1070

[49] Vroomen PCAJ, de Krom MCTFM, Wilmink JT, et al. Lack of Effectiveness of Bed Rest for Sciatica. N Engl J Med. 1999; 340:418–423

[50] Allen C, Glasziou P, Del Mar C. Bed Rest: A Potentially Harmful Treatment Needing More Careful Evaluation. Lancet. 1999; 354:1229–1233

[51] Lindström I, Ohlund C, Eek C, Wallin L, Peterson L, Fordyce WE, Nachemson AL. The Effect of Graded Activity on Patients with Subacute Low Back Pain: A Randomized Prospective Clinical Study with an Operant-Conditioning Behavioral Approach. Phys Ther. 1992; 72:279–293

[52] Hancock MJ, Maher CG, Latimer J, McLachlan AJ, Cooper CW, Day RO, Spindler MF, McAuley JH. Assessment of diclofenac or spinal manipulative therapy, or both, in addition to recommended first-line treatment for acute low back pain: a randomised controlled trial. Lancet. 2007; 370:1638–1643

[53] Chlorzoxazone Hepatotoxicity. Med Letter. 1996; 38

[54] Deyo RA, Diehl AK. Patient Satisfaction with Medical Care for Low-Back Pain. Spine. 1986; 11:28–30

[55] Thomas KB. General Practice Consultations: Is There Any Point in Being Positive? Br Med J. 1987; 294:1200–1202

[56] Keijsers JFEM, Bouter LM, Meertens RM. Validity and Comparability of Studies on the Effects of Back Schools. Physiother Theory Pract. 1991; 7:177–184

[57] Bergquist-Ullman M, Larsson U. Acute Low Back Pain in Industry. A Controlled Prospective Study with Special Reference to Therapy and Confounding Factors. Acta Orthop Scand. 1977; 170:1–117

[58] Di Fabio RP. Manipulation of the cervical spine: risks and benefits. Phys Ther. 1999; 79:50–65

[59] Ernst E. Life-threatening complications of spinal manipulation. Stroke. 2001; 32:809–810

[60] Stevinson C, Honan W, Cooke B, Ernst E. Neurological complications of cervical spine manipulation. J R Soc Med. 2001; 94:107–110

[61] Cuckler JM, Bernini PA, Wiesel SW, et al. The Use of Epidural Steroids in the Treatment of Lumbar Radicular Pain. A Prospective, Randomized, Double-Blind Study. J Bone Joint Surg. 1985; 67A:63–66

[62] Spaccarelli KC. Lumbar and Caudal Epidural Corticosteroid Injections. Mayo Clin Proc. 1996; 71:169–178

[63] Carette S, Leclaire R, Marcoux S, et al. Epidural Corticosteroid Injections for Sciatica due to Herniated Nucleus Pulposus. N Engl J Med. 1997; 336: 1634–1640

[64] Haimovic IC, Beresford HR. Dexamethasone is Not Superior to Placebo for Treating Lumbosacral Radicular Pain. Neurology. 1986; 36:1593–1594

[65] Meek JB, Giudice VW, McFadden JW, Key JD. Colchicine Confirmed as Highly Effective in Disk Disorders. Final Results of a Double-Blind Study. J Neuro & Orthop Med & Surg. 1985; 6:211–218

[66] Schnebel BE, Simmons JW. The Use of Oral Colchicine for Low-Back Pain. A Double-Blind Study. Spine. 1988; 13:354–357

[67] Goodkin K, Gullion CM, Agras WS. A Randomized, Double-Blind, Placebo-Controlled Trial of Trazodone Hydrochloride in Chronic Low Back Pain Syndrome. J Clin Psychopharmacol. 1990; 10:269–278

[68] Deyo RA, Walsh NE, Martin DC, et al. A Controlled Trial of Transcutaneous Electrical Stimulation (TENS) and Exercise for Chronic Low Back Pain. N Engl J Med. 1990; 322:1627–1634

[69] Mathews JA, Hickling J. Lumbar Traction: A Double-Blind Controlled Study for Sciatica. Rheumatol Rehabil. 1975; 14:222–225

[70] van Poppel NNM, Koes BW, van der Ploeg T, et al. Lumbar Supports and Education for the Prevention of Low Back Pain in Industry: A Randomized Controlled Study. JAMA. 1998; 279:1789–1794

[71] Bush C, Ditto B, Feuerstein M. A Controlled Evaluation of Paraspinal EMG Biofeedback in the Treatment of Chronic Low Back Pain. Health Psychol. 1985; 4:307–321

[72] Frost FA, Jessen B, Siggaard-Andersen J. A Control, Double-Blind Comparison of Mepivicaine Injection Versus Saline Injection for Myofascial Pain. Lancet. 1980; 1:499–501

[73] Carette S, Marcoux S, Truchon R, et al. A Controlled Trial of Corticosteroid Injections into Facet Joints for Chronic Low Back Pain. N Engl J Med. 1991; 325:1002–1007

[74] Jackson RP. The Facet Syndrome. Myth or Reality? Clin Orthop Rel Res. 1992; 279:110–121

[75] Manheimer E, White A, Berman B, Forys K, Ernst E. Meta-analysis: acupuncture for low back pain. Ann Intern Med. 2005; 142:651–663

[76] Resnick DK, Choudhri TF, Dailey AT, Groff MW, Khoo L, Matz PG, Mummaneni P, Watters WC, Wang J, Walters BC, Hadley MN. Part 13: Injection therapies, low-back pain, and lumbar fusion. J Neurosurg: Spine. 2005; 2:707–715

[77] Resnick DK, Choudhri TF, Dailey AT, Groff MW, Khoo L, Matz PG, Mummaneni P, Watters WC, Wang J, Walters BC, Hadley MN. Part 7: Intractable low-back pain without stenosis or spondylolisthesis. J Neurosurg Spine. 2005; 2:670–672

[78] Fritzell P, Hagg O, Wessberg P, Nordwall A. 2001 Volvo Award Winner in Clinical Studies: Lumbar fusion versus nonsurgical treatment for chronic low back pain: a multicenter randomized controlled trial from the Swedish Lumbar Spine Study Group. Spine. 2001; 26: 2521–2532; discussion 2532-2534

[79] Ivar Brox J, Sorensen R, Friis A, Nygaard O, Indahl

68

A, Keller A, Ingebrigtsen T, Eriksen HR, Holm I, Koller AK, Riise R, Reikeras O. Randomized clinical trial of lumbar instrumented fusion and cognitive intervention and exercises in patients with chronic low back pain and disc degeneration. Spine. 2003; 28:1913–1921

[80] Resnick DK, Choudhri TF, Dailey AT, Groff MW, Khoo L, Matz PG, Mummaneni P, Watters WC, Wang J, Walters BC, Hadley MN. Part 11: Interbody techniques for lumbar fusion. J Neurosurg Spine. 2005; 2:692–699

[81] Turner JA, Ersek M, Herron L, et al. Patient Outcomes After Lumbar Spinal Fusions. JAMA. 1992; 268:907–911

[82] Resnick DK, Choudhri TF, Dailey AT, Groff MW, Khoo L, Matz PG, Mummaneni P, Watters WC, Wang J, Walters BC, Hadley MN. Part 8: Lumbar fusion for disc herniation and radiculopathy. J Neurosurg Spine. 2005; 2:673–678

[83] Resnick DK, Choudhri TF, Dailey AT, Groff MW, Khoo L, Matz PG, Mummaneni P, Watters WC, Wang J, Walters BC, Hadley MN. Part 12: Pedicle screw fixation as an adjunct to posterolateral fusion for low-back pain. J Neurosurg Spine. 2005; 2:700–706

[84] Lorenz M, Zindrick M, Schwaegler P, et al. A Comparison of Single-Level Fusions With and Without Hardware. Spine. 1991; 16:S455–S458

[85] Gatchel RJ, Mayer TG, Capra P, et al. Quantification of Lumbar Function, VI: The Use of Psychological Measures in Guiding Physical Functional Restoration. Spine. 1986; 11:36–42

[86] Morley S, Pallin V. Scaling the Affective Domain of Pain: A Study of the Dimensionality of Verbal Descriptors. Pain. 1995; 62:39–49

[87] Wray CC, Easom S, Hoskinson J. Coccydynia. Etiology and Treatment. J Bone Joint Surg. 1991; 73B:335–338

[88] Lath R, Rajshekhar V, Chacko G. Sacral Hemangioma as a Cause of Coccydynia. Neuroradiology. 1998; 40:524–526

[89] Thiele GH. Coccydynia: Cause and Treatment. Dis Colon Rectum. 1963; 6:422–435

[90] Lourie J, Young S. Avascular Necrosis of the Coccyx: A Cause of Coccydynia? Case Report and Histological Findings in Sixteen Patients. Br J Clin Pract. 1985; 39:247–248

[91] Raj PP, Raj PP. In: Miscelleneous Pain Disorders. Pain Medicine: A Comprehensive Review. St. Louis: C V Mosby; 1996:492–501

[92] Boeglin ER. Coccydynia. J Bone Joint Surg. 1991; 73B

[93] Loev MA, Varklet VL, Wilsey BL, Ferrante FM. Cryoablation: A Novel Approach to Neurolysis of the Ganglion Impar. Anesthesiology. 1998; 88: 1391–1393

[94] Plancarte R, Amescua C, Patt RB, Aldrette JA. Superior Hypogastric Plexus Block for Pelvic Cancer Pain. Anesthesiology. 1990; 73:236–239

[95] Law JD, Lehman RAW, Kirsch WM, et al. Reoperation After Lumbar Intervertebral Disc Surgery. J Neurosurg. 1978; 48:259–263

[96] Davis RA. A Long-Term Outcome Analysis of 984 Surgically Treated Herniated Lumbar Discs. J Neurosurg. 1994; 80:415–421

[97] Caputy AJ, Luessenhop AJ. Long-Term Evaluation of Decompressive Surgery for Degenerative Lumbar Stenosis. J Neurosurg. 1992; 77:669–676

[98] Markwalder TM, Battaglia M. Failed Back Surgery Syndrome. Part 1: Analysis of the Clinical Presentation and Results of Testing Procedures for Insta-bility of the Lumbar Spine in 171 Patients. Acta Neurochir. 1993; 123:46–51

[99] Burton CV, Kirkaldy-Willis WH, Yong-Hing K, Heithoff KB. Causes of Failure of Surgery on the Lumbar Spine. Clin Orthop. 1981; 157:191–199

[100] Quencer RM, Tenner M, Rothman L. The Postoperative Myelogram: Radiographic Evaluation of Arachnoiditis and Dural/Arachnoidal Tears. Radiology. 1977; 123:667–669

[101] Ross JS, Masaryk TJ, Modic MT, et al. MR Imaging of Lumbar Arachnoiditis. AJNR. 1987; 8:885–892

[102] Delamarter RB, Ross JS, Masaryk TJ, Modic MT, Bohlman HH. Diagnosis of Lumbar Arachnoiditis by Magnetic Resonance Imaging. Spine. 1990; 15:304–310

[103] Roca J, Moreta D, Ubierna MT, et al. The Results of Surgical Treatment of Lumbar Arachnoiditis. Int Orthop. 1993; 17:77–81

[104] Martin-Ferrer S. Failure of Autologous Fat Grafts to Prevent Post Operative Epidural Fibrosis in Surgery of the Lumbar Spine. Neurosurgery. 1989; 24:718–721

[105] North RB, Campbell JN, James CS, et al. Failed Back Surgery Syndrome: 5-Year Follow-Up in 102 Patients Undergoing Repeated Operations. Neurosurgery. 1991; 28:685–691

[106] Ross JS, Robertson JT, Frederickson RCA, et al. Association Between Peridural Scar and Recurrent Radicular Pain After Lumbar Discectomy: Magnetic Resonance Evaluation. Neurosurgery. 1996; 38:855–863

[107] Cooper PR. Comment on Ross JS, et al. Association Between Peridural Scar and Recurrent Radicular Pain After Lumbar Discectomy. Neurosurgery. 1996; 38

[108] Sonntag VKH. Comment on Ross JS, et al. Association Between Peridural Scar and Recurrent Radicular Pain After Lumbar Discectomy. Neurosurgery. 1996; 38

[109] Bundschuh CV, Modic MT, Ross JS, Masaryk TJ, et al. Epidural Fibrosis and Recurrent Disc Herniation in the Lumbar Spine: Assessment with Magnetic Resonance. AJNR. 1988; 9:169–178

[110] Sotiropoulos S, Chafetz NE, Lang P, Winkler M, et al. Differentiation Between Postoperative Scar and Recurrent Disk Herniation: Prospective Comparison of MR, CT, and Contrast-Enhanced CT. AJNR. 1989; 10:639–643

[111] Hueftle MG, Modic MT, Ross JS, Masaryk TJ, et al. Lumbar Spine: Postoperative MR Imaging with Gd-DPTA. Radiology. 1988; 167:817–824

[112] Braun IF, Hoffman JC, Davis PC, Tindall GT, et al. Contrast Enhancement in CT Differentiation between Recurrent Disk Herniation and Postoperative Scar: Prospective Study. AJR. 1985; 145:785–790

[113] Byrd SE, Cohn ML, Biggers SL, Huntington CT, et al. The Radiologic Evaluation of the Symptomatic Postoperative Lumbar Spine Patient. Spine. 1985; 10:652–661

[114] Greenwood J, McGuire TH, Kimbell F. A Study of the Causes of Failure in the Herniated Intervertebral Disc Operation. An Analysis of Sixty-Seven Reoperated Cases. J Neurosurg. 1952; 9:15–20

[115] Jorgensen J, Hansen PH, Steenskov V, Ovesen N. A Clinical and Radiological Study of Chronic Lower Spinal Arachnoiditis. Neuroradiology. 1975; 9:139–144

[116] Johnston JDH, Matheny JB. Microscopic Lysis of Lumbar Adhesive Arachnoiditis. Spine. 1978; 3:36–39

68

69 腰椎和胸椎间盘突出/神经根病变

69.1 腰椎间盘突出和腰椎神经根病

69.1.1 概述

> **要 点**
>
> 1. 神经根病变：神经根支配区域的疼痛和（或）主观的感觉改变（麻木、刺痛等），可能伴随相应神经根支配的肌肉无力和反射改变。
> 2. 典型的椎间盘突出导致突出节段以下的神经根症状。
> 3. 椎间盘突出严重者可以导致马尾综合征（是一种临床急症）。典型症状：鞍区感觉减退，尿潴留，下肢无力（见章节 69.1.9）。
> 4. 多数病例保守治疗和手术治疗疗效相同，因此首先考虑保守治疗。
> 5. 手术适应证：马尾综合征，症状逐渐加重，或保守治疗无效者，或者严重疼痛持续时间超过 6 周。

69.1.2 病理生理学

椎间盘可能发生退行性病变（见第 72 章）；定义见表 68 - 1，包括纤维环干燥及纤维化进而导致撕裂，增加椎间盘向正常椎间隙以外的部位疝出的风险。

突出的椎间盘可能压迫一个或多个神经根，从而导致腰椎神经根病变或少见的马尾综合征。

69.1.3 突出区域

■ 中央型和旁正中型椎间盘突出

后纵韧带在中线上最稳固有力，纤维环后外侧可以承受不成比例的部分负载。这就可以解释为什么多数疝出的腰椎间盘（HLD）出现于后侧，在中央管区稍向一侧突出或在关节下区（如图 69 - 1）。压迫一侧神经根，以造成严重的根性疼痛为特点。

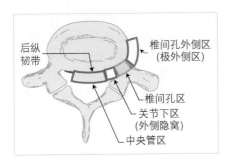

后纵韧带

椎间孔外侧区（极外侧区）

椎间孔区

关节下区（外侧隐窝）

中央管区

图 69-1 腰椎间盘突出的区域

■ 外侧型椎间盘突出

　　椎间盘突出也可能发生在椎间孔区，累及同一节段的神经根。

　　椎间孔外侧椎间盘突出偶尔累及同一节段的神经根，但是这个部位的椎间盘突出和脊髓前部的椎间盘突出可能不会导致任何神经根受累。

69.1.4 其他椎间盘突出变异

　　1. 椎间盘椎体内疝（许莫结节）：见章节 69.1.14。

　　2. 硬膜内椎间盘突出：见章节 69.1.13。

　　3. 边缘骨折：在环状韧带附着处椎骨环状突起的边缘外伤性破裂。可能合并腰椎间盘突出。

69.1.5 病史特点

　　1. 首发症状可能是背痛，几天或几周后逐渐（有时是突然）产生根性疼痛，通常伴随着背痛的减轻。

　　2. 发病因素：很多因素常被认为与发病有关，但是很少有确定的[1]。

　　3. 屈膝屈股时疼痛减轻（仰卧位时在膝关节下放个枕头）。

　　4. 病人通常避免过多活动，然而，一个姿势（坐、站或卧）保持过久也可能会加重疼痛，有时强迫的体位变换从数分钟到数十分钟不等。这与持续的因疼痛而辗转不安不同（例如输尿管梗阻）。

　　5. "咳嗽效应"：咳嗽、打喷嚏或用力排便时疼痛加重。在一组病例中，"咳嗽效应"出现于 87% 的病例[2]。

　　6. 膀胱症状：排尿障碍的发生率是 1%～18%[3]。最常见的症状有：排尿困难、排尿费力或尿潴留。膀胱感觉减退可能是最早期的表现。以后，"刺激"症状的出现并不少见，包括尿急、尿频（包括夜尿）、残余尿增多。相对少见的有：遗尿、滴尿性尿失禁[4]（注意：马尾综合征的病人可能出现尿潴留，见章节 69.1.9）。有时，腰椎间盘突出的病人可能只出现膀胱症状，手术后症状可能改善[69]。椎板切除术可能改善膀胱症状，但不一定。

69

腰痛通常只是症状中的一小部分(只有1%的急性腰痛的病人有坐骨神经痛[6]),当腰痛是唯一出现的症状时,应该寻找其他原因(见第68章)。坐骨神经痛对于腰椎间盘突出的敏感性极高,如果没有坐骨神经痛,病人存在有临床意义的腰椎间盘突出的可能性是1/1 000[7]。例外情况包括中央型椎间盘突出,可以产生腰椎管狭窄的症状(如神经源性跛行)或马尾综合征。

69.1.6 神经根病变的体格检查发现

■ 概述

病变侵害神经根产生了一系列不同程度的症状和体征。典型的综合征包含了最常见的神经根受累症状;见神经根综合征(章节69.1.6)。

在一组因放射性下肢痛转诊至神经外科门诊的病人中,28%有运动受损(但只有12%被记录有运动力弱的主诉),45%有感觉功能障碍,51%有反射改变[8]。

以下症状和体征提示神经根受损。表69-1列出了坐骨神经痛病人一些检查结果的敏感性和特异性。

1. 神经根病变的体征/症状(见表69-1):
(1) 下肢放射性疼痛。
(2) 运动力弱。
(3) 皮区性感觉改变。
(4) 反射改变:精神因素可能影响对称性[9]。
2. 神经根张力增高的阳性体征:包括Lasègue征(见下文)。
3. 坐骨切迹压痛。

表69-1 腰椎间盘突出并出现坐骨神经痛的病人体格检查结果的敏感性和特异性[10]

检 查	注 释	敏感性	特异性
同侧直腿抬高试验	阳性结果:<60°产生疼痛	0.80	0.40
交叉直腿抬高试验	对侧出现疼痛	0.25	0.90
踝反射受损	腰椎间盘突出通常在L5~S1(完全丧失时特异性增加)	0.50	0.60
感觉缺失	缺失区域在定位腰椎间盘突出的节段方面意义不大	0.50	0.50
膝反射	提示较高水平的腰椎间盘突出	0.50	未知

续 表

检 查	注 释	敏感性	特异性
肌力下降			
股四头肌	腰椎间盘突出通常在 L3～L4	<0.01	0.99
踝背屈	腰椎间盘突出通常在 L4～L5	0.35	0.70
踝跖屈	腰椎间盘突出通常在 L5～S1	0.06	0.95
蹞趾	腰椎间盘突出在 L5～S1 占 60%，在 L4～L5 占 30%	0.50	0.70

■ 神经根刺激体征

包括[11]：

1. Lasègue 征，即直腿抬高(SLR)试验：可以协助鉴别坐骨神经痛与髋部病变产生的疼痛。试验：病人仰卧，由踝关节处抬高患肢，直到引出疼痛[12]（应当在低于 60°时出现，神经张力在这个角度之上不增加）。阳性结果包括腿痛或疼痛区域的感觉障碍（单纯背痛不符合）。病人可能通过伸展髋部（臀部抬离桌面）来减少角度。虽然不是 Lasègue 征的一部分，直腿抬高时踝部背屈，由于神经根压迫，增加了疼痛。直腿抬高主要增加 L5 和 S1 的张力，L4 增加较少，更远端神经根张力增加很少。大约 83% 的病例神经根压迫产生了阳性的 Lasègue 征[2]（30 岁以下的腰椎间盘突出病人更容易产生阳性结果[13]）。腰骶神经丛病变的病人可能阳性（见章节 31.5.5）。提示：与屈单侧有症状的腿相比，病人更容易耐受在膝部伸展的情况下屈双侧腿（"高位坐姿"或坐位膝部伸展）。

2. Cram 试验：病人仰卧，在膝部轻度屈曲的状态下，抬高有症状的腿，接着伸展膝部。结果与 SLR 相似。

3. 交叉直腿抬高试验，即 Fajersztajn 征：不痛的腿直腿抬高，造成对侧下肢疼痛（抬高的程度通常需要大于疼痛一侧）。比 SLR 特异性高，但敏感性差（有此体征的病人手术治疗，97% 有明确的腰椎间盘突出[14]）。可能与更接近中央的椎间盘突出有关系。

4. 股牵拉试验[15]，即反向直腿抬高试验：病人俯卧位，检查者的手掌放于腘窝，膝部最大限度地背屈。经常在 L2、L3 或 L4 神经根压迫时阳性（例如在高位腰椎间盘突出），或极外侧型腰椎间盘突出（亦可能在糖尿病性腿部神经病变或腰大肌血肿的病人呈阳性）；在这些情况下，SLR（Lasègue 征）通常阴性（由于没有影响到 L5 和 S1）。

5. "弓弦征"（"bowstring sign"）：SLR 时出现疼痛，屈膝使足部降低至床面，保持髋部屈曲。这种手法使坐骨神经疼痛消失，但髋部疼痛持续。

69

6. 坐位膝部伸展试验：病人坐位，双髋和膝部屈曲 90°，缓慢伸展一侧膝部。牵拉神经根程度与中度 SLR 相仿。

■ 诊断腰部神经根病变的其他有用体征

1. FABER：是屈曲外展外旋(flexion abduction external-rotation)的缩写，即 Fabere 试验(Fabere 末尾的"e"代表伸展)，即 Patrick 试验；是一个髋部运动的试验。方法：髋关节、膝关节屈曲，外侧踝放置在对侧膝部。同侧膝部轻柔地放置在朝向检查台的位置。这样可以使髋关节紧张，但通常不会加重真正的神经根压迫。在髋关节病变(如转子滑囊炎，见章节 72.6)、骶髂关节炎或机械性腰痛时呈显著阳性。

2. Trendelenburg 征：病人单腿站立时，检查者由后面观察骨盆。正常情况下骨盆保持水平。当骨盆在抬起腿的一侧向下倾斜时为阳性，提示对侧股内收肌无力(主要由 L5 神经分布)。

3. 交叉内收肌反应：行膝腱反射(KJ)检查时，另一侧股内收肌收缩。当同侧膝反射亢进时，可能提示上运动神经元病变；当同侧膝反射低下时，可能是一种病理性扩散，提示神经根易激惹。

4. Hoover 征[16]：通过对侧臀中肌的协同性收缩来鉴别单侧髂腰肌功能性力弱与器质性力弱。病人仰卧位，在检查者用手向下压病人的一侧腿的情况下，嘱病人将此侧腿抬离床面。检查者同时将另一只手放在病人另一侧的足跟下面轻轻将该侧腿上抬。试验 1：当病人上抬正常一侧腿时，如果力弱的一侧腿向下的力量比之前单纯测试展现出来的力量强，则这种力弱被判定为功能性力弱；如果与之前一样弱，则这种力弱被判定为器质性力弱。试验 1 不能用于髋关节伸展肌先前为正常的情况。试验 2(知晓度更高的试验)：让病人抬起力弱一侧的腿。如果正常一侧的足跟被检查者被动抬起，则提示这种力弱是功能性的(即病人没有在努力)。测试结果并不都可靠[17,18]。

5. 外展征：Hoover 试验的一个替代选择，通过对侧大腿外展肌的协同收缩来鉴别大腿外展肌是功能性力弱还是器质性力弱[104]。病人仰卧位，检查者将手分别放在病人两腿的外侧。嘱病人将一侧腿外展，然后检查者施加阻力的同时让病人用力外展另一侧腿。检查者心里记住没有外展的一侧下肢的反应。结果见表 69 - 2。

表 69 - 2　外展试验

外展的下肢	对侧的下肢(未外展一侧的下肢)	
	器质性力弱	功能性力弱
力弱的下肢	保持原位置	过度外展
力量正常的下肢	过度外展	保持原位置

■ 神经根综合征

由于下文列出的原因,一个突出的椎间盘通常不压迫相应间隙发出的神经根,而是损害由下一个水平节段神经孔发出的神经(如 L5~S1 椎间盘突出通常造成 S1 神经根病变)。这就造成了典型的腰神经根综合征,见表 69-3。

腰椎间盘疾病的重要注意事项:

1. 腰部的神经根紧贴同一序数椎弓根下方发出。

2. 椎间盘恰好在椎弓根下方。

3. 不是所有的病人都有 5 个腰椎[见脊柱外科节段定位(章节 93.7)]。

表 69-3　腰椎间盘综合征

	腰椎间盘节段		
	L3~L4	L4~L5	L5~S1
通常压迫的神经根	L4	L5	S1
占腰椎间盘的百分比	3%~10%(平均5%)	40%~45%	45%~50%
消失的反射	膝跳反射*(Westphal征)	股内侧腱反射⁻	Achilles*(踝反射)
运动无力	股四头肌(膝伸展)	踇长伸肌和胫骨前肌(足下垂)#	腓肠肌(足底屈),踇长伸肌#
感觉减退*	踝和足的内侧	踇趾蹼和足背侧	踝和足的外侧
疼痛分布	股前	下肢后侧	下肢后侧,常常至踝部

* 延德劳希克手法(Jendrassik maneuver)可以加强(见表 29-2)
⁻ 股内侧腱反射不可靠(不总是单纯的 L5),引出时可能刺激其他内收肌
见表 69-1 中的力弱
† 感觉受损多出现于远端末端皮区[19]

69.1.7 影像学检查

见腰痛影像学检查(章节 92.6.3)。70% 的椎间盘向下方突出。

69.1.8 非手术治疗

见非手术治疗(章节 68.14.2)。

69.1.9 手术治疗

■ 手术适应证

尚未发现肯定的预测因素可以确定哪些病人可以自愈,哪些病人行手术

治疗更佳。

影像学证实椎间盘突出的病人的手术指征与病史和查体结果有关。

1. 非手术治疗控制疼痛 5～8 周后失败：超过 85％的急性椎间盘突出病人在平均 6 周内没有进行手术干预，症状也会有改善[20]（70％的病人在 4 周以内[21]）。多数临床医师建议在神经根疾病发作后等待 5～8 周，再考虑手术（假设没有以下列举的指征出现）。

2. "急诊手术"（即在 5～8 周过去之前）指征：

（1）马尾综合征（CES）：（见下文）。

（2）进行性运动功能缺失（例如足下垂）：持续时间不明的轻瘫是一个值得怀疑的手术指征[1,22,23]（没有研究显示这类病人手术治疗后运动缺失会更少[24]）。然而，急性发展和进展的运动力弱是值得考虑的紧急手术指征。

（3）虽然给予适当的镇痛药物治疗，但病人仍不能忍受疼痛，这种情况可能提示"紧急"手术治疗。

3. 病人不想花费时间进行非手术的试验性治疗，并且在试验治疗之后他们还是可能需要手术治疗。

■ 马尾综合征（CES）

指的是腰段椎管内多个腰骶神经根功能异常导致的临床病变。通常是由于马尾神经受到压迫导致（见表 53 - 2）。

• 可能的表现

1. 括约肌紊乱：

（1）尿潴留：最常见的表现。敏感度约 90％（在病程的某些时间点）[25,26]。若明确评估，应让病人排空膀胱，测排空后的残余尿（通过导尿或膀胱超声）。如果没有尿潴留，则只有 1/1 000 的可能会有 CES。膀胱内压测量图（如果做了）显示膀胱张力减退，感觉减退，容量增加。

（2）尿和（或）便失禁[27]（一些尿潴留的病人会出现充溢性尿失禁）。

（3）肛门括约肌张力：60％～80％减小。

2. "鞍区感觉缺失"：最常见的感觉缺损。分布：肛门区域、生殖器下部、会阴、臀部、大腿后上侧。敏感度约 75％。一旦出现整个会阴的感觉缺失，病人倾向于出现永久的膀胱瘫痪[28]。

3. 严重力弱：通常涉及一个以上的神经根（如果不治疗，则可能进展为截瘫）。

4. 腰痛和（或）坐骨神经痛：坐骨神经痛通常是双侧的，但可以是单侧的或完全没有，当没有或为双侧时预后可能更不好[26]。

5. 已经发现有双侧跟腱反射消失[29]。

6. 性功能障碍：通常晚些时候才会被发现。

• 发病机制

1. 马尾受压：

（1）较大的椎间盘突出：见下文。

（2）肿瘤：

1）压迫：例如，转移到椎管的病变在硬膜外扩张。

2）血管内淋巴瘤（B细胞淋巴瘤）（见章节44.1.5）：在骶管内往往没有肿物形成。这类病人中枢神经系统的表现有：痴呆，MRI上可见硬膜强化，脑脊液内可找到淋巴细胞，以及CES。

（3）椎间盘切除术后的游离脂肪转移[30]。

（4）外伤：骨折碎片压迫马尾。

（5）椎管硬膜外血肿。

2.感染：可能由于以下原因导致神经功能受损。

（1）压迫：最典型的是由椎管硬膜外脓肿合并椎间盘炎或椎骨骨髓炎导致。

（2）大量的感染引起的CES是由化脓性血栓性静脉炎导致的血管病变所致。这可能导致预后更差，因为手术不能改变这种病理机制。

3.神经病变：

（1）缺血性病变。

（2）炎症性病变。

4.强直性脊柱炎：机制不清楚（见章节74.2）。

腰椎间盘突出造成的马尾综合征：可能是由于巨大的椎间盘突出造成，通常在中线部位，最常见的为L4～L5，通常会与之前就存在的疾病（椎管狭窄、脊髓拴系等）叠加[27]。

• **流行病学**

1.在腰背部疼痛中出现的概率为0.000 4[7]。

2.在手术治疗的腰椎间盘突出中的概率仅为1‰～2‰[7]。

• **时间进程**

CES倾向于迅速进展，也有的缓慢发展（较少，预后比急性进展的更差，尤其是膀胱功能的恢复，大约只有50‰）[25]。可以归纳为三种类型[31]：

1.第Ⅰ组：CES症状突然发作，以前没有与腰背相关的症状。

2.第Ⅱ组：既往有反复的腰痛和坐骨神经痛，最近的发作合并出现CES。

3.第Ⅲ组：出现腰痛和双侧坐骨神经痛，以后发展成CES。

• **手术**

有人建议行双侧椎板切除术[27]（但这不是主流的）。偶尔，很难切除中线处张力很高的椎间盘，经硬膜切除[29]可能会有帮助。

CES行椎间盘切除的手术时机：存在争议，并且在大量的诉讼中都是争论的焦点。早期报道强调快速减压[29]，另有研究认为CES出现后何时手术与功能恢复没有关系[25,26]。最近的证据支持48小时内进行手术（虽然在可能的情况下于24小时内手术更理想，但统计学没有显著性支持延迟到48小时进

69

行是有害的)[32,33]。

手术筹备：腰椎间盘切除术

同时参见免责声明(见凡例)。

1. 体位：俯卧位。

2. 设备：显微镜(如果使用的话)，微创牵开器(如果使用的话)。

3. 知情同意(对病人用非专业术语说明，下面条目并不是全部包括的)：

(1) 手术步骤：通过后背，经过椎骨间切掉压迫神经根的椎间盘。

(2) 其他选择：非手术治疗。

(3) 并发症：一般脊柱手术的并发症(见章节67.2.5)再加上：大约在6%的病例中椎间盘可以从同一个地方再次疝出，在手术过程中可能找不到椎间盘碎片，可能不能达到预想的疼痛缓解的程度(后背痛对手术的反应不像神经根痛那样)。

■ 腰神经根病变可供选择的外科治疗手段

一旦决定手术治疗，方法包括：

1. 经椎管入路：

(1) 标准的开放性腰椎板切除术和椎间盘切除术。据报道，术后1年65%～85%的坐骨神经痛会消失，而保守治疗大约36%会消失[34]。

(2) "显微椎间盘切除术"[35,36]：与标准方法类似，但切口更小。优点可能包括美观，住院时间短，失血少。但要取出某些碎片可能更加困难[37,38]。总的效果与标准的椎间盘切除术类似[39]。

(3) 死骨切除术：仅切除椎间盘突出的部分。

2. 椎间盘内方法(见下文)：

(1) 髓核化学溶解术：使用木瓜凝乳蛋白酶(现已不再使用)。

(2) 自动经皮腰椎间盘切除术：使用髓核切除器。

(3) 经皮内镜椎间盘切除术(见下文)。

(4) 椎间盘内热疗(见下文)。

(5) 激光椎间盘减压。

■ 椎间盘内外科治疗(ISP)

ISP(见下文特殊治疗)是存在争议最多的腰椎治疗方法。理论上的优点是可以避免硬膜外瘢痕，切口小，甚至可以只利用穿刺来进行。这种治疗的另一目的是减少手术后疼痛和住院天数(常常作为门诊治疗)。ISP在概念上是将椎间盘中央的内容物切除(这部分并不产生症状)，通过减少椎间盘内的压力来解除椎间盘疝出部分对神经根的压力。准备进行手术治疗椎间盘疾病的病人中，只有10%～15%适合进行ISP治疗。ISP通常在局部麻醉下进行，这样病人可以报告神经根痛，以便用手术器械或针定位受侵犯的神经根。总的来说，只有对照试验证明其效果后，才推荐使用 ISP[10]。

ISP 的支持者所使用的适应证：

1. 椎间盘突出的类型：只适用于"包含型"的椎间盘突出（也就是纤维环的外层完整）。

2. 适用的节段：最适合 L4～L5 椎间盘突出。也可以用于 L3～L4。由于所需的角度和髂骨嵴的干扰，在 L5～S1 困难，但多数情况下是可行的（使用有角度的器械或其他技术手段）。

3. 当存在严重的神经损害时，不推荐使用[40]。

结果：报道的"成功"率（大概为疼痛消失，并且在适当时候返回工作）为 37%～75%[41-43]。

经皮自动腰椎间盘切除：即髓核成形术。使用一个髓核切除器[44]来切除椎间盘中央的内容物，1 年成功率是 37%（髓核化学溶解术为 66%）。并发症包括髓核切除器放置不当引起的马尾综合征[45]。在另一个研究中，治疗腰椎间盘突出的髓核成形术[有或无椎间盘内热疗（见下文）]在术后 9 个月时仅显示出很小的疼痛缓解[46]。

激光椎间盘减压：将 1 根针插入椎间盘，通过针导入激光光纤，使激光能够在椎间盘的中心烧融组织[47,48]（有或无内镜监视）。

2014 年北美脊柱协会报道委员会立场声明：现今不提倡脊椎和腰椎的激光脊柱手术，由于缺少高质量的颈椎和腰椎激光脊柱手术临床试验，不能认可它是一种辅助性的、微创的或经皮的外科技术。

经皮内镜腰椎间盘切除术（PELD）：虽然一些小的不在纤维环内的碎片也可以被治疗，但这个术语主要是指对纤维环外缘完整的突出的椎间盘进行盘内治疗[50]。没有大的随机研究将这项技术与公认的开放式椎间盘切除术（有或无显微镜辅助）相比较。在一个报道中[51]，326 例 L4～L5 椎间盘突出的病人中只有 8 例（2.4%）符合 PELD 治疗的标准（之前未手术，保守治疗失败，影像学证实椎间盘突出，椎间盘造影排除椎间盘破裂）。这 8 例中只有 3 例被报道效果良好。当然，仅以上述研究评价此技术尚不足。

椎间盘内热疗（IDET）：即椎间盘内（电）热纤维环成形术（IDTA）。有效性：治疗"椎间盘内破裂"[52]（放射性破裂，从髓核延伸至纤维环）后 1 年有 23%～60% 的病人有效，机制不清，而据报道称"椎间盘内破裂"占到慢性腰痛病人的 40%[53]。

■ 腰椎椎板切除术的辅助治疗

• 椎间盘切除术后硬膜外应用类固醇

在一个单盲非随机研究中，在椎间盘切除后关闭伤口前，使用类固醇[醋酸甲泼尼龙（Depo‐Medrol®），剂量没有详细说明]在硬膜外对硬膜囊和神经根进行冲洗，对于手术后需要的镇痛药、住院天数或返回工作岗位的时间方面,没有显著性益处[54]。然而,在开始时联合全身使用类固醇[Depo - Medrol® 160 mg 肌内注射以及甲泼尼龙琥珀酸钠(Solu - Medrol®)250 mg 静脉滴注],并且在切开和关闭时用 30 ml 0.25%的丁哌卡因(Marcaine®)浸润椎旁肌,可以减少住院天数和手术后麻醉性镇痛药的用量[55]。

■ 减少瘢痕形成的方法

• 硬膜外游离脂肪移植

使用自体游离脂肪移植在硬膜外是一种很常见的操作,目的是减少手术后硬膜外的瘢痕形成。对其有效性的看法并不统一,一些人认为有效,一些认为加重了瘢痕[56]。在一些病人,数年后再次手术,无法找到移植物的痕迹。在手术后最初几天,脂肪移植物不太可能造成神经根压迫[57]或马尾综合征[30],有 1 例个案报道手术 6 年后产生压迫[58]。

• 其他手段

其他方法包括放置阻隔膜或明胶。有很多材料可供使用,但没有一种显示出可重复性益处。

■ 腰椎椎板切除术的风险

• 概述

大宗报道总的死亡率[59,60]为 0.06%,多数由于败血症、心肌梗死或肺栓塞引起。很难准确地统计并发症的发生率[34],但以下列出的项目可作为指南。

• 一般并发症

1. 感染:

(1) 表面伤口感染:0.9%~5%[61](风险随着年龄、长时间使用类固醇、肥胖和糖尿病而增加),多数是由于金黄色葡萄球菌引起的[见椎板切除术切口感染(章节 21.3.1)的处理办法]。

(2) 深部感染:<1%(见下文少见的并发症)。

2. 运动障碍加重:1%~8%(一些是暂时的)。

3. 非故意的"偶然的"硬膜切开①:(见下文)发生率 0.3%~13%(再次手术增加至 18%)[62]。可能的后遗症包括表 69 - 4 所列出的项目。

(1) 脑脊液漏(脑脊液外漏):脑脊液漏需要手术修补的概率是 10/10 000[59]。

(2) 假性脊膜膨出:0.7%~2%[62][影像学上可能与硬脊膜外脓肿(SEA)相似,但手术后 SEA 通常强化,更加不规则,合并肌肉水肿]。

4. 椎间盘突出复发(节段和侧别相同):4%(随访 10 年)[63](见章节 69.1.15)。

---

① 术语推荐使用"非故意的硬膜切开",优于"硬膜撕裂"(见下文)。

表 69 - 4　硬膜开放可能的后遗症

证据充分的
1.脑脊液漏 　(1)表皮完整：假性脊膜膨出 　(2)外漏：脑脊液漏 2.神经根通过开放处疝出 3.相关神经根挫伤,马尾撕裂或受损 4.脑脊液漏造成硬膜囊塌陷,可以增加硬膜外出血的失血量
证据不太充分的
1.蛛网膜炎 2.慢性疼痛 3.膀胱、肠和(或)性功能障碍

5. 术后尿潴留(POUR)：通常是暂时的,但可能会延长住院时间。

• 少见的并发症

1. 对神经结构的直接损伤：对于大的突出的椎间盘,考虑双侧暴露以降低此风险。

2. 损伤椎体(VB)前方的结构：通过椎间隙突破前纵韧带(ALL)时可能造成的损伤,如使用垂体咬骨钳。应当保持器械穿入椎间盘的深度≤3 cm,因为 5% 的腰椎间盘的直径小至 3.3 cm[64]。高达 12% 的椎间盘切除术出现无症状的 ALL 穿孔。突破 ALL 能使以下结构受到潜在损伤：

(1) 大血管[65]：危险包括潜在致命的出血,动静脉瘘可能在数年后出现。多数这种损伤出现于 L4~L5 椎间盘切除术。只有大约 50% 的出血在手术中进入椎间盘所在空间,其他情况下会进入腹膜后。提示紧急开腹手术或血管内治疗[66],如果可能的话,最好由具有血管外科经验的医师来进行手术。死亡率 37%~67%。

1) 主动脉：主动脉分叉部在 L4 椎体下部的左侧,所以主动脉可能在此水平以上受损。

2) L4 以下,髂总动脉可能受损。

3) 静脉(比动脉受损更常见)：腔静脉在 L4 水平或以上,髂总静脉在 L4 以下。

(2) 输尿管。

(3) 肠：在 L5~S1 水平,回肠是最容易受损的内脏。

(4) 交感干。

3. 手术部位错误：在自我报道的调查中,每 10 000 个腰椎间盘手术中有 4.5 个[67]。可能导致错误的潜在因素有：病人的解剖变异,没有进行影像学定位。32% 的神经外科医师指出他们在整个职业生涯中曾在错误的节段取出椎间盘。

4. 少见的感染：

（1）脑膜炎。

（2）深部感染：＜1％。包括：

1）椎间盘炎：0.5％（见章节 21.5.3）。

2）脊柱硬膜外脓肿（SEA）：0.67％（见章节 21.5.1）。

5. 马尾综合征：可能由于手术后椎管硬膜外血肿造成（见下文）。在一组 2 842 例腰椎间盘切除术中发生率是 0.21％[68]，在一组 12 000 例脊柱手术中的发生率为 0.14％[69]。危险信号：尿潴留、鞍区或双下肢感觉障碍。

6. 术后失明（POVL）[70]：见下文。

7. 体位相关的并发症：

（1）压迫性神经病变：尺神经、腓神经。肘部使用垫物，并防止腘窝后方受压。

（2）胫骨前部骨筋膜室综合征：由于压迫腿前部造成（由 Andrew 机构报道），是骨科紧急情况，可能需要紧急行筋膜切开术。

（3）压迫眼：角膜擦伤，损害到前房。

（4）由于麻醉后肌肉的松弛，摆放位置时损伤到颈椎。

8. 手术后蛛网膜炎（见章节 68.17.3）：危险因素包括硬膜外血肿、瘢痕体质、术后椎间盘炎、鞘内注射麻醉药或类固醇。手术治疗效果不满意。鞘内注射醋酸甲泼尼龙可能产生短期的缓解（当类固醇是造成蛛网膜炎的危险因素时除外）。

9. 血栓性静脉炎和深静脉血栓有造成肺栓塞（PE）的危险[59]：0.1％［见神经外科手术血栓栓塞（见章节 9.2.5）］。

10. 复杂性区域疼痛综合征即交感反射性萎缩（RSD）（见章节 28.5）：被报道发生率高达 1.2％，通常发生于有融合术的后路减压，经常在再次手术[71]后 4 天至 20 周发作。见章节 28.5 对 RSD 的评述。治疗包括以下一部分或全部：物理治疗、交感阻滞、口服甲泼尼龙，若存在金属制品则将其去除。

11. 非常少见：Ogilvie 综合征（结肠假性梗阻综合征），常见于住院或非常虚弱的病人。曾经作为脊柱手术/外伤、脊柱或硬膜外麻醉、脊柱转移以及脊髓 X 线摄片的并发症被报道[72]。

- **非故意的硬膜切开**

脊柱手术中非故意的打开硬膜的概率为 0～14％[73]。

术语："非故意的硬膜切开""偶然的硬膜切开"[73]，甚至只是"硬膜开放"都被认为优于"硬膜撕裂"而受到推荐，在没有多加说明的情况下，后者有暗示粗心疏忽的意思[62]。在与腰椎手术有关的医疗事故诉讼中，硬膜开放与一种或更多种所谓的并发症或后遗症有关。

损伤：有意或无意地开放硬膜本身并不会对病人造成不良后果[62,74]。事实上,在突出的椎间盘突入硬膜[75]或存在肿瘤等情况下,开放硬膜是手术中标准的一部分。虽然不是频繁发生(发生率,见上文),但非故意的硬膜切开并不罕见,单独出现也不能考虑为医疗事故性的操作。然而,它可能导致一个或多个产生严重损伤的事件。这些事件和损伤应该按它们本身的意义来处理。

可能的后遗症包括表69-4所列出的项目。脑脊液漏可能产生"脊柱性头痛"以及相关的其他症状(见章节97.3.5),如果脑脊液经皮肤漏出,则极易导致脑膜炎。疼痛或感觉/运动障碍可能与损伤到神经或之后神经通过硬膜开放处疝出有关。

病因:发病率见上文。可能的原因很多,包括[62]:没有预料到的解剖变异,硬膜与所切除骨质粘连,器械滑脱,不清晰的硬膜皱襞被咬骨钳或刮匙损伤,椎管长期狭窄造成硬膜变薄,当硬膜膨胀至手术所产生的骨性尖刺时产生穿孔,造成迟发脑脊液漏[77]。在后纵韧带骨化使用前入路减压时、调整手术方案时,以及使用高速骨钻时,硬膜开放的风险显著增加[73]。

治疗:如果手术时发现硬膜开放,首先应该尝试用不吸收的丝线,水密性地闭合硬膜(使用或不使用补片移植),尽可能地避免假性脊膜膨出和(或)脑脊液漏。将棉片放到硬膜开口处防止神经根被吸入[78]。一定要小心,避免将神经根包入其中。多数硬膜修复后不会给病人带来并发症或后遗症。如果硬膜开口位于硬膜的远端(前面),可以考虑从后面打开硬膜,在硬膜内修复前面破损的硬膜,随后闭合后面的硬膜(但这样可能带来额外的神经根受损的风险)。可使用生物相容性固定剂(如纤维蛋白胶[73])来进一步缝合。

在一些情况下(例如:硬膜破口找不到,或够不到,有时发生于神经根袖套处),硬膜的初步修复可能难以实现,此时备用的选择方法包括:将脂肪或肌肉移植到可能的硬膜破损处,用病人自己的血液做"血液补片"(麻醉师从病人的上肢静脉抽取5~10 ml血液,将血液置于注射器中直到血液开始凝固,然后让麻醉师将血液注射到硬膜处),使用明胶海绵、纤维蛋白胶等。由于筋膜、脂肪和皮肤形成水密性的封闭,故有人建议术后不使用切口引流。也有医师使用皮下引流或硬膜外引流。也可以使用脑脊液分流(如在离硬膜破损处1个或更多个节段处放置引流)。

虽然常常建议卧床休息4~7天,以减少症状和促进愈合,但如果能达到水密性的缝合,则正常的手术后活动与高的渗漏率无关(症状发展时推荐卧床休息)[73]。

在一个报道中,8例病人手术后出现脑脊液漏,局部麻醉下重新缝合皮肤,之后用轻度的Trendelenburg体位(垂头仰卧体位)卧床休息,使用广谱抗生素,皮肤切口使用抗生素软膏,每天穿刺引流皮下积液,最终避免了再次手术[79]。

脑脊液漏相关头痛的其他治疗手段见章节69.1.6。

• 术后视力丧失

1. 缺血性视神经病变[80]：非常罕见的术后视力丧失现象的最常见原因。常为双侧病变。通常与严重失血(平均：2 L)和(或)手术时间较长(超过 6 小时)有关。所有出现缺血性视神经病变的病人，其麻醉时间均超过 5 小时或失血量大于 1 L。失血可以导致低血压(由于血流动力学压力较低，除了会减少血液流动之外，还会导致内源性血管收缩剂的释放)和血小板聚集增加。缺血性视神经病变的发生在绝大多数情况下并非是由于对眼球的直接压迫所引起，该病变可以发生于任何年龄的病人，甚至健康的人中。该病变与年龄、高血压、动脉粥样硬化、吸烟以及糖尿病没有相关性。

失明呈广泛性而且通常是永久性的。由于目前尚缺乏有效的治疗措施，故预防该病变显得尤为重要[81]。

(1) 后部缺血性视神经病变(PION)[80]：可能发生于术后(手术性PION)。危险因素除上述部分外，还包括：

1) 俯卧位手术[可以导致眶周水肿和眼球直接受压(罕见)]。

2) 缺乏严格的血糖控制。

3) 使用 Trendelenburg 卧位(头低脚高位)。

4) 血液稀释或过量使用晶体液或胶体液(血液)进行液体置换。

5) 长时间的低血压。

6) 细胞缺氧。

7) 肾血流灌注降低。

(2) 术后视力丧失(POVL)的 6 个独立危险因素[81]：

1) 男性：比值比(OR)=2.53。

2) 肥胖：通过临床评估或 BMI 超过 30，OR=2.83。

3) 使用了 Wilson 框架，OR=4.30。

4) 麻醉时长：OR=1.39/h。

5) 失血总量：OR=1.34/L。

6) 输入胶体液占非血置换液体总量的百分比：不确定(存在小的争议)。OR=0.67/5%的胶体液。

(3) 前部缺血性视神经病变(AION)：分为动脉炎性(合并巨细胞动脉炎)和非动脉炎性(常合并糖尿病)。

2. 视网膜中央动脉闭塞。

3. 皮质盲：可能由于栓塞引起枕叶梗死所致。

■ **手术后护理**

• 手术后医嘱

以下是对无术中并发症的腰椎椎板切除术后医嘱的指导，一定要考虑到医师和医疗机构的不同：

1. 进入麻醉后康复室(PACU)。

2. 护理单元测量生命体征：每 2 小时一次×4 小时,每 4 小时一次×24 小时,然后每 8 小时一次。

3. 活动：在协助下起身,可耐受的前提下逐渐增加。

4. 护理：

(1) 记出入量。

(2) 无排尿者,需要每 4～6 小时间断导尿。

(3) 可选择的措施：弹力长筒袜(可以减少深静脉血栓的风险)或呼吸压力罩。

(4) 可选择的措施(如果使用了引流的话)：每 8 小时或需要时放空引流。

5. 饮食：清流食,在可耐受的情况下增加。

6. 静脉滴注：5％葡萄糖 0.45％NaCl＋KCl 20 mEq/L,75 ml/h,可很好耐受口服时停止(如果使用预防性抗生素,则在停用抗生素后停止)。

7. 药物：

(1) 酌情选择缓泻剂(LOC)。

(2) 当可以口服时,多库酯钠(如 Colace®)100 mg 口服,每天 2 次(便软化剂,不能代替缓泻剂)。

(3) 可选择的措施：可以使用预防性抗生素。

(4) 必要时,对乙酰氨基酚(Tylenol®)650 mg 口服或经直肠给药,每 3 小时一次。

(5) 麻醉性镇痛药。

(6) 可选择的措施：一些医师使用类固醇来减少手术操作对神经根的刺激。

8. 实验室检查：可选择的检查(如果手术中有显著的失血)有全血细胞计数。

• **手术后检查**

除了常规检查,还应做以下检查：

1. 下肢肌力,特别是与神经根有关的肌肉,如 L5～S1 手术查腓肠肌,L4～L5 手术查踇长伸肌等。

2. 敷料的外观：寻找过度出血、脑脊液漏等的征象。

3. 马尾综合征的征象(见章节 69.1.9),如由于手术后硬膜外血肿造成：

(1) 会阴区感觉缺失(鞍区感觉缺失)。

(2) 排尿障碍：腰椎椎板切除术的病人可能不常见,如果合并会阴区感觉障碍,要多加注意。

(3) 手术后疼痛超过了一般的时间。

(4) 多个肌肉组力弱。

出现任何新的神经功能损害都应立即评估有无硬膜外血肿[69](EDH)。

迟发性神经功能损害可能是由于硬膜外出血或硬膜外脓肿引起。在恢复室所拍的术后平片可以排除融合术或内固定术操作中的移植物或器械的错位。理想的诊断性检测是 MRI。如果 MRI 有禁忌证或无 MRI，可用 CT 或脊髓造影。术后立即出现的硬膜外异常提示 EDH。

■ **手术治疗结果**

在一组 100 例椎间盘切除术的病人中，手术后 1 年，73％的病人腿痛完全缓解，63％的病人腰痛完全缓解；5～10 年后两类缓解率均为 62％[2]。手术后 5～10 年，只有 14％的病人感觉疼痛与术前相同或较术前严重（也就是说，86％得到改善），5％的病人符合难治性背痛综合征（这是一个没有精确定义的词组，这里指的是不能返回工作岗位，需要使用镇痛药，接受工人补偿金，见章节 68.16.4）。

有人试图比较传统治疗和手术的优点，但结果不明。最近的 SPORT 研究[82,83]存在严重的选择偏倚，因为病人被允许进入研究的另外一组，因而更接近手术选择的方法学研究而非真正的随机对照研究[84]。早期的随机试验的尝试同样遇到了方法学缺陷[1]。从这些研究中可以得出以下结论[84]：多数具有可控的或逐渐改善的疼痛并且疾病较轻的病人选择传统治疗，大多数病人症状改善，然而，疼痛十分严重、持续性疼痛或疼痛逐渐加重和（或）神经功能损害的病人更可能选择疗效很好的手术治疗。

如果病人手术前膝腱反射或跟腱反射消失，则分别有 35％和 43％的病人在手术后 1 年仍有反射减退[8]；分别有 3％和 10％的病人手术后反射消失。同一研究发现，80％病人的运动力弱得以改善，3％恶化，5％的病人于手术后新出现；69％的病人感觉障碍改善，15％手术后加重。

足下垂：有 5％～10％的腰椎间盘突出病人有踝背屈严重或完全消失，这些人中的 50％经过或不经过治疗后会恢复。椎间盘切除术不能改善预后，尤其是对于无痛的足下垂[24]。

复发椎间盘突出：见章节 69.1.25。

69.1.10 上腰部椎间盘突出

■ **概述**

多数（约为 90％，也可能高达 98％）的腰椎间盘突出是 L4～L5 和 L5～S1；L3～L4 椎间盘突出的病人中 24％有 L4～L5 或 L5～S1 椎间盘突出的病史，提示了椎间盘突出好发于 L4～L5 及 L5～S1。在一组 1395 例椎间盘突出的病人中，4 例位于 L1～L2（概率为 0.28％），18 例位于 L2～L3（1.3％），51 例位于 L3～L4（3.6％）[85]。

■ **表现**

典型的表现是腰痛，51％在外伤或劳损后发生。随着病情进展，出现股前侧疼痛，并有下肢力弱（特别是上楼）。

■ **体征**

股四头肌是最常受累的肌肉,表现为力弱,有时出现萎缩。

40%直腿抬高试验阳性。27%腰大肌牵张试验阳性。股牵张试验可能为阳性(见章节 69.1.6)。

50%膝腱反射减弱或消失;18%踝反射异常;L3～L4 椎间盘突出病人的腱反射改变(81%)较 L1～L2(无)或 L2～L3(44%)多见。

69.1.11 外侧型腰椎间盘突出

■ **概述**

椎间盘突出至小关节面(椎间孔间盘突出)或其远侧(椎间孔外椎间盘突出)(虽然一些作者不认为椎间孔间盘突出属于外侧型腰椎间盘突出)。见图 69-1。

发生率(见表 69-5):占腰椎间盘突出(HLD)的 3%～10%(发生率高的病例组[186]包含了一些不是真正的极外侧腰椎间盘突出的病例)。

表 69-5   各节段极外侧 HLD 的发生率*

椎间盘水平	数 量	发 生 率
L1～L2	1	1%
L2～L3	11	8%
L3～L4	35	24%
L4～L5	82	60%
L5～S1	9	7%

*138 例病例[86]

最常见于 L4～L5,其次是 L3～L4(见表 69-5),所以 L4 是最常受累的神经,其次是 L3。临床上显示上部腰神经根受压(即直腿抬高试验阴性的神经根病变)的病例中,外侧型 HLD 与上腰部椎间盘突出的比例是 3:1。

与一般的中央型或关节下型 HLD 的区别:

1. 受累的神经根通常在同一节段(与下一节段的神经根相比较而言)。

2. 发作后≥1 周,85%～90%的病例直腿抬高(SLR)试验阴性(不包括双重椎间盘突出,如果包括双重椎间盘突出的病例,则约 65%为阴性);股牵拉试验可能为阳性(见章节 69.1.6)。

3. 75%的病人向椎间盘突出侧侧弯腰部时产生疼痛。

4. 部分突出的概率更高(60%)。

5. 相同水平,同一侧,发生双重突出的概率更高(15%)。

6. 比一般的 HLD 疼痛更加严重(可能是由于直接压迫了背根神经节),

69

且疼痛呈烧灼样。

- **临床表现**

股四头肌肌力弱,膝反射减弱,L3 或 L4 皮区感觉缺失是最常见的表现。

■ 鉴别诊断

1. 侧隐窝狭窄或上关节面增生。

2. 腹膜后血肿或肿瘤。

3. 糖尿病性神经病变(肌萎缩):见章节 31.5.6。

4. 脊柱肿瘤:

(1) 良性肿瘤(神经鞘瘤或神经纤维瘤)。

(2) 恶性肿瘤。

(3) 淋巴瘤。

5. 感染:

(1) 局部感染(椎管硬膜外脓肿)。

(2) 腰大肌脓肿。

(3) 肉芽肿性病变。

6. 脊椎前移(部分缺损)。

7. 神经根间受压。

8. 椎间孔静脉扩张的 MRI 表现酷似外侧型椎间盘突出。

■ 影像学诊断

注意:如果积极地寻找,在 CT 或 MRI 上可以发现许多无症状的外侧型椎间盘突出。

MRI:敏感度与椎间盘造影后 CT 相似。通过神经孔的矢状位像可以帮助发现椎间盘突出[87]。由于扩张的孔静脉显影,与极外侧椎间盘突出相似,故 MRI 有约 8% 的假阳性率[88]。

脊髓造影:单独脊髓造影无法诊断[通常需要结合脊髓造影后 CT[89,90],因为神经根压迫出现在神经根套袖的远端(因此造影剂不能达到)[91],87% 的病例即使使用水溶性造影剂也不能发现病变]。

CT 扫描[90]:显示一团块推挤硬膜外脂肪移位,侵犯椎间孔或外侧隐窝,损害发出的神经根;也可以在椎间孔的外侧。敏感度约 50%,与脊髓造影后 CT 类似[91]。椎间盘造影后 CT[91,92]也可以发现。

■ 手术治疗

注意:背根神经节的受压可能导致椎间盘切除术后恢复缓慢,术后总体的满意度要比更常见的旁正中椎间盘突出差。

- **椎间孔处椎间盘**

通常需要切除上下关节面的内侧部分,以显示硬膜囊,避免过度牵拉神经根或马尾。注意:完全的椎关节面切除加椎间盘切除术易导致不稳(单独的完全椎关节面切除术造成滑脱的概率约为 10%),虽然其他病例组发现不稳概率低(约 1/33[93,94])。可采用经下面切除上关节面的外侧部分[95]。内镜技术有可能很适合于治疗这个部位的椎间盘突出[96]。

■ 椎间盘突出至椎间孔之外(侧方)

有多种入路,包括:

1. 传统的中线半椎板切除术:同侧的小关节面必须部分或完全地切除。最安全找到发出的神经根的方法是对上一椎体(如 L4～L5 HLD 时指 L4)行足够高的椎板切除术,暴露神经根窝,然后切除关节面,向侧方追踪神经通过神经孔,直至看到椎间盘突出。

2. 旁正中切口侧方(即外椎管)入路[97]:优点是小关节保留(小关节面加椎间盘切除可能导致不稳定),牵拉肌肉更容易。缺点:多数神经外科医师不熟悉此入路,不能从中间向侧方追踪神经。脊柱刺穿后摄 X 线片进行定位。在椎间盘突出的一侧做正中线旁 3～4 cm 纵向切口,长 4～5 cm。切开至胸腰筋膜,将皮下组织与胸腰筋膜分开。在 L4 以上,可以触到多裂肌(内侧)和背最长肌(外侧)之间的沟,从此处切开筋膜。触到关节突关节,钝性切开直至到达关节突关节的侧面和椎间盘突出水平的上一节段和下一节段的横突。可用探针做标记行 X 线检查以确认切开的节段是否正确。分开横突间肌与筋膜。一定要小心避免神经和背根神经节(紧贴着横突间韧带的下方)受到机械性或电损伤。根动脉、根静脉和神经根位于横突的下方,通常比这个位置稍微偏内侧。神经根离开神经孔处(使用齿龈剥离器可以帮助定位)弧形攀过上一节段的椎弓根,神经根可能在疝出的椎间盘碎片上方展开。如果需要显露中线侧结构,可以切除侧方关节突关节。切除突出的腰椎间盘后用向下型垂体咬骨钳将椎体间残余的间盘全部切除。L5～S1 的椎管外入路要求切除部分骶骨以显露 L5 横突尾侧间隙。

69.1.12 小儿椎间盘突出

椎间盘手术中 10～20 岁的病人不足 1‰(Mayo 的一个病例组中,HLD 手术病人中年龄<17 岁者占 0.4%[98])。这些病人中除了持续的直腿抬高试验阳性外[99],通常很少有神经系统表现。年轻人中突出的椎间盘物质倾向于坚硬、纤维性以及牢固地附着于软骨盘,与成年人突出椎间盘的退化性物质不同。X 线表现为先天性脊柱异常发生率高(移行性椎体、脊柱过度前突、脊椎滑脱、脊柱裂等)。第一次手术后 78% 效果良好[98]。

69.1.13 硬膜内椎间盘突出

部分椎间盘突出进入硬膜囊,或进入神经根袖(后者有时称为"神经根内"椎间盘突出),报道发生率占椎间盘突出的 0.04%～1.1%[75,100]。虽然手术前依据脊髓 X 线造影或 MRI 可能怀疑有硬膜内椎间盘突出,但手术前很少做出这样的诊断[100]。手术中,在神经根袖套中发现高张力并且坚硬的团块,或是对有明显临床症状以及在影像学切面明确异常的节段探查阴性(证实暴露了正确的节段后),则提示可能有硬膜内椎间盘突出。

外科治疗:

虽然手术中可以打开硬膜[75],但是有人发现,只有在少数病例中是必要的[101]。

69.1.14 椎间盘椎体内疝

■ 概述

即许莫结节(Schmorls' node 或 Schmors' nodule),也称 Geipel 疝[103]。椎间盘通过软骨终板疝入椎体(VB)的松质骨(即松质骨内椎间盘疝)。通常在 X 线片或 MRI 上偶然发现。临床意义存在争议。可能产生持续 3～4 个月的下腰部疼痛。椎间盘弥漫性病变(可能见于骨质疏松)有时被称为空椎间盘[104]。

■ 临床表现

在急性期(有症状时),病人可能表现出负重或运动时加重的腰痛。受累节段可能会有叩击痛或压痛。

■ 影像学表现

MRI:在矢状位极易显示椎间盘疝入椎体。有人认为[105]区别急性(有症状)许莫结节与慢性(无症状)许莫结节的 MRI 特征为后者的结节周边骨髓质有炎性反应,见表 69 - 6。

CT:由于椎间盘密度明显低于骨组织,故 CT 上可以显示出软骨终板及椎体的缺损。

平片:平片上可能会发现不超过 33% 的许莫结节[106]。在急性期可能不能发现直至硬化性骨质铸型形成。

表 69 - 6 许莫结节的 MRI 信号*

病　　损	T_1WI	T_2WI
有症状(急性)	低	高
无症状(慢性)	高⊥	低⊥

* 许莫结节周围骨髓的信号
⊥ 与正常骨髓相同

■ 治疗

应保守治疗,通常使用非甾体消炎药(NSAID)。有时需要更强的镇痛药物和(或)腰部支撑。很少需要手术治疗。

■ 预后

经过保守治疗,症状通常在发病后 3～4 个月内消失(就像大多数椎体骨折一样)。

69.1.15 复发腰椎间盘突出

■ 概述

有报道随着随访时间的延长,复发率可高达 3%～19%[107]。个别病例组中,随访时间平均 10 年,椎间盘突出复发率 4%(相同水平,相同侧别),其中 1/3 在手术后第 1 年出现(平均:4.3 年)[63]。另一个病例组[107]随访平均 4.5 年,相同部位的第二次复发率为 1%。在这组中[107],病人出现再次椎间盘突出,在相同节段复发占 74%,但是有 26% 的病人在另一节段出现椎间盘突出。复发椎间盘突出出现于 L4～L5 的概率超过了 L5～S1 的 2 倍[107]。

通常是相对小的(而不是原来大小)复发的突出椎间盘产生症状。因为神经根通常被瘢痕组织固定,故不能离开突出的椎间盘[56]。

■ 治疗

首选治疗与第一次椎间盘突出相同。没有进行性神经缺损、马尾综合征(CES)或顽固性疼痛时,应用非手术治疗。

69.1.16 手术治疗

在最佳治疗的认识上存在争议。见章节 68.14.3。

手术结果:对于首次椎间盘突出,手术治疗结果在要求工人赔偿的病例和进行诉讼的病人中较差,这些病人只有约 40% 有效[107,108]。第一次手术缓解<6 个月以及再次手术发现局部仅有纤维化而无复发椎间盘突出者,疗效较差。

69.1.17 脊柱刺激

一项研究表明,脊柱刺激的预后比再次手术好[109]。因为治疗复发性椎间盘突出的手术冒着更高的硬膜和神经根损伤的风险,比第一次手术成功率低,这(脊柱刺激)对于一些病人可能是一种可行的选择。

69.2 胸椎间盘突出

69.2.1 概述

> **要 点**
>
> 1. 仅占所有椎间盘突出的 0.25%,占椎间盘手术病例的 4% 以下。
> 2. 好发于 T8(是胸椎中活动度最大的节段)或 T8 以下。
> 3. 钙化概率高,所以应行 CT 检查椎间盘(可能影响到术式选择)。

4. 手术治疗的主要指征：顽固性疼痛，进行性加重的脊髓病变。

5. 手术治疗：椎板切除术效果不佳。

仅占所有椎间盘突出的 0.25%～0.75%[110]，80%出现于第 3 个和第 5 个 10 年。75%在 T8 以下（胸椎中更容易活动的部位），峰值在 T11～T12（26%），94%为中央外侧型，6%为外侧型[111]。25%的病例有外伤史。

最常见的症状：疼痛（60%），感觉改变（23%），运动改变（18%）。具有胸部神经根病变的病人，疼痛和感觉异常是一种沿着受累神经根支配区向前、向下的束带感。运动受累难以描述。

69.2.2　评估

MRI 是主要的诊断方法。但是 CT 检查也是必不可少的，它有助于判断椎间盘是否钙化，这对选择手术入路有重要影响。CT 也有助于显示骨质细节。

69.2.3　手术指征

需要手术治疗的胸椎间盘突出罕见[111]。指征：顽固性疼痛（通常为放射性、束带状）或进行性脊髓病变。不常见的有：从椎间盘突出节段开始的脊髓空洞。

69.2.4　手术入路

胸椎间盘疾病手术是棘手的，因为：前入路困难；与颈部和腰部区域相比，脊髓和椎间管之间的距离成比例缩小，当从后入路向前企图对脊髓进行操作时，处于分水岭部位的血液供应造成了脊髓损伤的严重风险。突出的胸椎间盘在 65%的考虑手术的病人中存在钙化[111]（与非钙化的椎间盘相比，无论从后方入路还是侧方入路都更难）。

开放手术入路[111,112]：

1. 后方（中线椎板切除术）：主要的指征是对位于后方的椎管内的病变进行减压（如转移癌），特别适用于多个节段。当用于单一节段的前方病变时（如中线椎间盘突出），失败率和并发症发生率均高。

2. 后外侧：

(1) 外侧沟：椎板切除加椎弓根切除。

(2) 经椎弓根入路[113]。

(3) 肋骨椎骨横突切除术（见下文）。

(4) 经小关节保留椎弓根术。

3. 前外侧（经胸）。

4. 侧方经胸腔入路[114]。

开放手术的选择之一是胸腔镜手术。

69.2.5 入路选择

■ 概述

胸椎的前方入路,见章节 96.1。

对于脊髓型颈椎病,SSEP 和 MEP 可能有帮助。

对于无脊髓型颈椎病的侧方疝出的胸椎间盘,后外侧入路行内侧小关节切除术在技术上很简单,一般术后结果良好。对于中央型椎间盘突出,或者出现脊髓病变时,经胸入路脊髓损伤概率最低,手术结果最好(见表 69 - 7)。对于前方入路,除非病变明显在左侧,一般更倾向于右侧开胸手术,因为心脏不会影响手术进程。

表 69 - 7　各种入路治疗胸椎间盘突出的结果[115]

入　路	指　征	总数量	结　果			
			正常	改善	不变	恶化
椎板切除术	肿块位于后方	129	15%	42%	11%	32%
后外侧入路(经椎弓根)	外侧的椎间盘突出伴根性疼痛;肿物活检	27	37%	45%	11%	7%
外侧入路(肋骨椎骨横突切除术)	对中线椎间盘突出两侧入路一致;病变偏向一侧时,同侧入路显露好,经对侧入路显露差	43	35%	53%	12%	0
经胸入路	最适合于中线病灶,特别要到达脊髓双侧时	12	67%	33%	0	0

■ 肋骨椎骨横突切除术

指征:过去曾广泛用于脊柱结核脓肿的引流。可用于侧方椎间盘突出,椎体或椎弓根的活检,肿瘤疾病或骨折碎片压迫脊髓时对脊髓行有限的单侧减压,交感神经切除术。基本可用于任一胸椎节段。限制:难以看见椎管的前部来处理前方中线的病变。相对于钙化的椎间盘,对处理软椎间盘更好。

涉及切除横突和至少约 4~5 cm 的后方肋骨。这种入路的一个严重的风险是阻断一支重要的根动脉,这支动脉可能参与脊髓的血液供应(见脊髓血管,章节 2.3.2)。同样存在气胸的风险,但相比之下严重性稍轻。

手术筹备：肋骨椎骨横突切除术

同时参见免责声明（见凡例）。

1. 体位：俯卧位，通常趴在胸垫上。

2. 设备：

(1) 显微镜（不是所有病例都使用）。

(2) C形臂。

3. 植入物：如果预测术后脊柱不稳定，可以使用胸椎椎弓根螺钉，可能使用固定架（如用于骨折或肿瘤病人，并非椎间盘突出病人专用）。

4. 神经监测：SSEP/MEP。

5. 知情同意（对病人用非专业术语说明，下面条目并不是全部包括的）：

(1) 手术步骤：通过后背做手术，切除一小截肋骨以保证切除疝出的/钙化的椎间盘。

(2) 其他选择：非手术治疗，经侧胸入路做手术。

(3) 并发症：脊髓损伤导致瘫痪，肺部并发症，包括气胸或血胸（在肺的外面有气体或血液），运动诱发电位检测（如果使用的话）时可能出现癫痫。

69.2.6 手术技术

对于大多数神经外科医师来说，手术入路可能有些难，因为大多数神经外科医师对此入路的解剖不熟悉。做好面对"深的、红色的洞，里面的所有东西看起来都很相似，并且骨性解剖不容易辨认"的准备。有耐心和恒心，以及在手术室内解剖模型的帮助下，医师可以掌握好方向。其中最有用的标志是追踪神经血管束（而不只是神经根）向内侧到达神经孔。

术前需行X线定位，将定位针置于两个棘突之间可以当作标志。

安置病人体位。手术入路是经病变/有症状一侧。对于中央型椎间盘突出，右侧卧位可以降低Adamkiewicz动脉损伤的风险（80%位于左侧，见章节2.3.2）。选择有：

1. 斜侧位，从直俯卧位约抬高30°，"豆袋椅"可以帮助固定体位。对于较瘦的病人，医师可以站在病人的前面（可以有更水平的视角，但对于较重的病人不适用，因为在侧方进入时有很多的皮肤/肌肉）。

2. 俯卧位趴在胸垫上。在病变一侧的胸垫应该更靠内，这样可以让肩和肩胛骨低下来从而不挡住手术入路。

选择皮肤切口：

1. 弯曲的旁正中皮肤切口：顶点定位于中线旁，沿着脊柱旁肌肉外侧界与肋骨分界处的轻微凹陷处（位于正中线旁 6～7 cm），以目标椎间隙为中心，向上方、下方各扩大长约 3 个椎体的长度。切口通过皮肤、皮下脂肪、斜方肌和（对于 T6 水平以下，多数胸椎间盘突出的位置）背阔肌，向下到达肋骨，这个肌皮瓣可以作为一个单位向内侧翻起。

2. 正中切口：需要从病变水平向上、下扩展 3～4 个节段，获得足够低的角度来看见小关节突的后面，以到达后方的椎体。下面可以朝着病变一侧向侧方弯曲。优点：如果需要的话，更便于行椎板切除术（如果这个角度不能提供足够的视角，作为应急措施，可以行椎骨关节面切除术，甚至可以切除椎弓根向下到达椎间盘。这通常能保证轻松减压整个硬膜囊。在胸椎，固定术是选择性的，如果选择的话，单侧的椎弓根螺钉和融合术一般就足够）。

肋骨切除和暴露胸腔：对于简单的活检或者小脓肿引流，仅切除 1 个节段的肋骨就已足够。要切除的肋骨是要到达的椎间盘的下一节段肋骨[116]（例如，切除 T4 肋骨以到达 T3～T4 椎间盘）。对于大多数其他的病变，通常切除 2 个或 3 个节段的肋骨[117]。为了到达椎体，应切除同一水平和下一水平的肋骨。

肋骨上附着有很多韧带：肋间神经血管束（NVB）走行于肋横突上韧带内侧，而肋横突上韧带延伸于肋骨的上面与上一节段的横突之间。分开肋横突上韧带和肋横突外侧韧带，用咬骨钳咬掉横突（横突的基底部位于椎弓根后面的椎板上）。这样就暴露了横突前方的肋骨。从肋角至肋椎关节切开肋骨骨膜，通过切除骨膜下周围结构，将胸膜与肋骨的前方分开。将神经血管束随骨膜一起从深部下方的表面切开。然后用肋骨剪在肋角处（大约在肋角外侧 5 cm）将肋骨横着剪，用钳子将肋骨夹住，在锐性切断肋骨上的韧带（包括辐射韧带，分别在上、下肋凹处连接着肋骨与椎间盘上、下节段的椎体。除了 T1、T11、T12，它们仅与同一水平的椎体相连接）时不断旋转断开的肋骨，然后将肋骨切除。除了肿瘤或感染的情况，被切除的肋骨可以用作融合术的底物。然后将胸膜从肋骨和椎体的深面切下（小心不要损伤节段性血管或将交感神经干随着胸膜一起从椎体上切下）。最后用可延展性丝带或 Deaver 牵开器将胸膜牵向侧方。

目标椎间孔可跟随上一肋的神经血管束进行定位，肋间神经（此水平的神经根的腹侧分支）从两个椎弓根之间进入。然后可以通过用高速气钻和 Kerrison 咬骨钳咬除部分椎弓根来扩大椎间孔，以暴露硬膜。

对于简单的椎间盘切除术，很少使用内固定/融合术。由骨折、肿瘤或过度切除（例如，把整个关节突关节切除）造成的不稳定需要行手术进行固定，常使用椎弓根螺钉/螺杆上、下各延伸 2 个节段。在关闭手术切口前，通过在切开处打满盐水以及让麻醉师应用 Valslva 动作来检查有无漏气。如果确认有漏气，可以通过术野将 Cook 导管放置于胸膜腔内，或者在椎板切除的切口关闭后，可以通过另外的肋间放置胸腔引流管。无论有无漏气，术后均应行胸部

X线检查。

■ 经椎弓根入路

钻下椎弓根,切除椎体的一小部分,将材料从硬膜外间隙推进制造的缺损处并将之切除。要求仅切除肋头。优点:气胸风险小,解剖更熟悉。缺点:需要内固定,尤其是做双侧的时候,角度不是很倾斜,所以能看到硬膜外间隙的视野很小,如果有严重的双侧病变,则需要行两侧的经椎弓根入路手术。

手术筹备:经椎弓根入路

同肋骨横突切除术(见章节 69.2.5)。

■ 经胸入路

指征:胸部疾病、胸椎突发骨折等。

优点[118]:

1. 前部暴露充分(尤其是对多节段更有优势)。

2. 不损害稳定性(由于肋支架的支撑作用)。

3. 机械性脊髓损伤的概率低。

缺点:

1. 需要胸外科医师(或熟悉胸外科手术的医师)。

2. 有一定血管性脊髓损伤的危险(由于要牺牲肋间动脉)。

3. 若手术前不能确诊,那么术中也无法获得确诊。

可能的并发症:

1. 肺部并发症:胸膜渗出、肺不张、肺炎、脓胸、通气不足。

2. 脑脊液-胸膜漏。

手术筹备:经胸脊柱手术

同时参见免责声明(见凡例)。

1. 体位:侧卧位,约束带束缚。

2. 设备:

(1)显微镜(不是所有病例都使用)。

(2)C形臂。

3. 麻醉:双腔管。

4. 移植:如果预测术后脊柱不稳定,可以使用胸椎椎弓根螺钉,可能使用固定架(如用于骨折或肿瘤病人,并非椎间盘突出病人专用)。

5. 神经监测:SSEP/MEP。

6. 备血:同型并交叉配血 2U 浓缩红细胞。

7. 有些医师让胸外科医师来完成手术暴露、缝合以及随访。

8.知情同意(对病人用非专业术语说明,下面条目并不是全部包括的):

(1)手术步骤:通过后背手术,切除一小截肋骨以保证切除疝出的/钙化的椎间盘。

(2)其他选择:非手术治疗,经侧胸或后背入路手术。

(3)并发症:脊髓损伤导致瘫痪、气胸,运动诱发电位检测(如果使用的话)时可能出现癫痫。

■ 关键技术要点

1.通常需要有经验的胸外科医师的帮助。

2.体位:正侧位(便于术中 X 线进行定位);从运动受累一侧进入。对于上胸段正中线区,有人喜欢右侧朝上来消除胸主动脉妨碍暴露,降低遇到 Adamkiewicz 动脉的风险[119];另一些人喜欢左侧朝上,把主动脉当作标志[118](对于低于心膈角的节段,应使用左侧卧位,因为下腔静脉难以移动)。

3.通常切除 1 个节段的肋骨;通常切除紧挨目的椎间盘上方的椎体所对应的肋骨(有助于暴露)。可以切除多节段的肋骨以增加暴露。

4.当切除椎体(VB)时(例如由于骨髓炎,尤其是 Pott 病或脊柱后侧弯畸形行椎体切除术):

(1)椎体后方的皮质必须向前拉(例如,用成角型刮匙)来避免机械性脊髓损伤。

(2)可以用切除的肋骨做前路融合。如果不够的话,可以使用髂骨或腓骨。

5.大的根动脉应该保留。肋间神经可用作寻找神经孔的向导(神经从上方和后方进入椎间孔)。

6.对于多数节段的胸椎,椎间盘位于椎间孔的尾侧。

7.通常不得不牺牲 1 个或 2 个椎间动脉或静脉;为了使缺血性脊髓损伤降到最低,切除血管时越靠近脊柱的中线越好(侧支血管更倾向位于脊柱的侧方)。

8.交感神经链被从椎体上切下并推向后方。

■ 侧方入路

见参考文献[114]。

用于侧方腰椎椎体融合术(见章节 96.8)的器械也可用于胸椎椎体融合术来治疗胸椎间盘突出。

检查术前 MRI 确认主动脉的位置,排除主动脉动脉瘤。在 T11 以上,从右侧进入。牵开器被"倒置",使其中央的齿位于前方,并且放置垫片,当以前后方向撑开牵开器的时候,侧方的齿向后移动,为后方的椎间盘区域提供了更多的空间。总体来讲,不要穿透对侧的纤维环,因为其邻近主动脉。在 T12～L1 水平或者紧邻 T12～L1 以下,膈附着于椎体。不需要双腔气管内插管。如果有胸腔漏气,则需要胸腔插管;如果没有漏气;则可用可不用(猪尾导管可能就足够)。

(金　铂　王科大)

参考文献

[1] Weber H. Lumbar Disc Herniation. A Controlled, Prospective Study with Ten Years of Observation. Spine. 1983; 8:131–140

[2] Lewis PJ, Weir BKA, Broad R, et al. Long-Term Prospective Study of Lumbosacral Discectomy. J Neurosurg. 1987; 67:49–53

[3] Wein AJ, Walsh PC, Retik AB, Vaughan ED, Wein AJ. In: Neuromuscular Dysfunction of the Lower Urinary Tract and Its Treatment. Campbell's Urology. 7th ed. Philadelphia: W.B. Saunders; 1998:953–1006

[4] Jones DL, Moore T. The Types of Neuropathic Bladder Dysfunction Associated with Prolapsed Lumbar Intervertebral Discs. Br J Urol. 1973; 45:39–43

[5] Ross JC, Jameson RM. Vesical Dysfunction Due to Prolapsed Disc. Br Med J. 1971; 3:752–754

[6] Frymoyer JW. Back Pain and Sciatica. N Engl J Med. 1988; 318:291–300

[7] Deyo RA, Rainville J, Kent DL. What Can the History and Physical Examination Tell Us About Low Back Pain? JAMA. 1992; 268:760–765

[8] Blaauw G, Braakman R, Gelpke GJ, Singh R, et al. Changes in Radicular Function Following Low-Back Surgery. J Neurosurg. 1988; 69:649–652

[9] Stam J, Speelman HD, van Crevel H. Tendon Reflex Asymmetry by Voluntary Mental Effort in Healthy Subjects. Arch Neurol. 1989; 46:70–73

[10] Bigos S, Bowyer O, Braen G, et al. Acute Low Back Problems in Adults. Clinical Practice Guideline No.14. AHCPR Publication No. 95-0642. Rockville, MD: Agency for Health Care Policy and Research, Public Health Service, U.S. Department of Health and Human Services; 1994

[11] Scham SM, Taylor TKF. Tension Signs in Lumbar Disc Prolapse. Clin Orthop. 1971; 75:195–204

[12] Dyck P. Lumbar Nerve Root: The Enigmatic Eponyms. Spine. 1984; 9:3–6

[13] Spangfort EV. The Lumbar Disc Herniation. A Computer-Aided Analysis of 2,504 Operations. Acta Orthop Scand. 1972; 142:1–93

[14] Rothman RH, Simeone FA. The Spine. Philadelphia 1992

[15] Estridge MN, Rouhe SA, Johnson NG. The Femoral Stretch Test: A Valuable Sign in Diagnosing Upper Lumbar Disc Herniations. J Neurosurg. 1982; 57:813–817

[16] Hoover CF. A new sign for the detection of malingering and functional paresis of the lower extremities. JAMA. 1908; 51:746–747

[17] Archibald KC, Wiechec F. A reappraisal of Hoover's test. Arch Phys Med Rehabil. 1970; 51:234–238

[18] Sonoo M. Abductor sign: A reliable new sign to detect unilateral non-organic paresis of the lower limb. J Neurol Neurosurg Psychiatry. 2004; 75:121–125

[19] Keegan JJ. Dermatome Hypalgesia Associated with Herniation of Intervertebral Disk. Arch Neurol Psychiatry. 1943; 50:67–83

[20] Fager CA. Observations on Spontaneous Recovery from Intervertebral Disc Herniation. Surg Neurol. 1994; 42:282–286

[21] Weber H, Holme I, Amlie E. The Natural Course of Acute Sciatica, with Nerve Root Symptoms in a Double Blind Placebo Controlled Trial Evaluating the Effect of Piroxicam (NSAID). Spine. 1993; 18:1433–1438

[22] Weber H. The Effect of Delayed Disc Surgery on Muscular Paresis. Acta Orthop Scand. 1975; 46:631–642

[23] Saal JA, Saal JS. Nonoperative Treatment of Herniated Lumbar Intervertebral Disc with Radiculopathy: An Outcome Study. Spine. 1989; 14:431–437

[24] Marshall RW. The functional relevance of neurological recovery 20 years or more after lumbar discectomy. J Bone Joint Surg Br. 2008; 90:554–555

[25] Kostuik JP, Harrington I, Alexander D, Rand W, et al. Cauda Equina Syndrome and Lumbar Disc Herniation. J Bone Joint Surg. 1986; 68A:386–391

[26] O'Laoire SA, Crockard HA, Thomas DG. Prognosis for Sphincter Recovery After Operation for Cauda Equina Compression Owing to Lumbar Disc Prolapse. Br Med J. 1981; 282:1852–1854

[27] Shapiro S. Cauda Equina Syndrome Secondary to Lumbar Disc Herniation. Neurosurgery. 1993; 32:743–747

[28] Scott PJ. Bladder Paralysis in Cauda Equina Lesions from Disc Prolapse. J Bone Joint Surg. 1965; 47B:224–235

[29] Tay ECK, Chacha PB. Midline Prolapse of a Lumbar Intervertebral Disc with Compression of the Cauda Equina. J Bone Joint Surg. 1979; 61B:43–46

[30] Prusick VD, Lint DS, Bruder J. Cauda Equina Syndrome as a Complication of Free Epidural Fat-Grafting. J Bone Joint Surg. 1988; 70A:1256–1258

[31] Tandon PN, Sankaran B. Cauda Equina Syndrome due to Lumbar Disc Prolapse. Indian J Orthopedics. 1967; 1:112–119

[32] Shapiro S. Medical Realities of Cauda Equina Syndrome Secondary to Lumbar Disc Herniation. Spine. 2000; 25:348–351

[33] Kostuik JP. Point of View: Comment on Shapiro, S: Medical Realities of Cauda Equina Syndrome Secondary to Lumbar Disc Herniation. Spine. 2000; 25

[34] Hoffman RM, Wheeler KJ, Deyo RA. Surgery for herniated lumbar discs: a literature synthesis. J Gen Intern Med. 1993; 8:487–496

[35] Williams RW. Microlumbar Discectomy: A Conservative Surgical Approach to the Virgin Herniated Lumbar Disc. Spine. 1978; 3:175–182

[36] Caspar W, Campbell B, Barbier DD, et al. The Caspar Microsurgical Discectomy and Comparison with a Conventional Lumbar Disc Procedure. Neurosurgery. 1991; 28:78–87

[37] Schmidek HH, Sweet WH. Operative Neurosurgical Techniques. New York 1982

[38] Fager CA. Lumbar Discectomy: A Contrary Opinion. Clin Neurosurg. 1986; 33:419–456

[39] Tulberg T, Isacson J, Weidenhielm L. Does Microscopic Removal of Lumbar Disc Herniation Lead to Better Results than the Standard Procedure? Results of a One-Year Randomized Study. J Neurosurg. 1993; 70:869–875

[40] Hoppenfield S. Percutaneous Removal of Herniated Lumbar Discs. 50 Cases with Ten-Year Follow-Up Periods. Clin Orthop. 1989; 238:92–97

[41] Kahanovitz N, Viola K, Goldstein T, et al. A Multicenter Analysis of Percutaneous Discectomy. Spine. 1990; 15:713–715

[42] Davis GW, Onik G. Clinical Experience with Automated Percutaneous Lumbar Discectomy. Clin Orthop. 1989; 238:98–103

[43] Revel M, Payan C, Vallee C, et al. Automated Percutaneous Lumbar Discectomy Versus Chemonucleolysis in the Treatment of Sciatica. Spine. 1993; 18:1–7

[44] Maroon JC, Onik G, Sternau L. Percutaneous automated discectomy. A new method for lumbar disc removal. Technical note. J Neurosurg. 1987; 66:143–146

[45] Onik G, Maroon JC, Jackson R. Cauda Equina Syndrome Secondary to an Improperly Placed Nucleotome Probe. Neurosurgery. 1992; 30:412–415

[46] Cohen SP, Williams S, Kurihara C, Griffith S, Larkin TM. Nucleoplasty with or without intradiscal electrothermal therapy (IDET) as a treatment for lumbar herniated disc. J Spinal Disord Tech. 2005; 18 Suppl:S119–S124

[47] Yonezawa T, Onomura T, Kosaka R, et al. The System and Procedures of Percutaneous Intradiscal Laser Nucleotomy. Spine. 1990; 15:1175–1185

[48] Choy DSJ, Ascher PW, Saddekni S, et al. Percutaneous laser disc decompression: A new therapeutic modality. Spine. 1992; 17:949–956

[49] North American Spine Society Coverage Committee. Laser Spine Surgery. Burr Ridge, IL 2014

[50] Mayer HM, Brock M. Percutaneous Endoscopic Discectomy: Surgical Technique and Preliminary Results Compared to Microsurgical Discectomy. J Neurosurg. 1993; 78:216–225

[51] Kleinpeter G, Markowitsch MM, Bock F. Percutaneous Endoscopic Lumbar Discectomy: Minimally Invasive, But Perhaps Only Minimally Useful? Surg Neurol. 1995; 43:534–541

[52] Karasek M, Bogduk N. Twelve-month follow-up of a controlled trial of intradiscal thermal anuloplasty for back pain due to internal disc disruption. Spine. 2000; 25:2601–2607

[53] Schwarzer AC, Aprill CN, Derby R, Fortin J, Kine G, Bogduk N. The prevalence and clinical features of internal disc disruption in patients with chronic low back pain. Spine. 1995; 20:1878–1883

[54] Ranguis SC, Li D, Webster AC. Perioperative epidural steroids for lumbar spine surgery in degenerative spinal disease. J Neurosurg Spine. 2010; 13:745–757

[55] Glasser RS, Knego RS, Delashaw JB, Fessler RG. The Perioperative Use of Corticosteroids and Bipuvicaine in the Management of Lumbar Disc Disease. J Neurosurg. 1993; 78:383–387

[56] Dunsker SB. Comment on Cobanoglu S, et al.: Complication of Epidural Fat Graft in Lumbar Spine Disc Surgery: Case Report. Surg Neurol. 1995; 44:481–482

[57] Cabezudo JM, Lopez A, Bacci F. Symptomatic Root Compression by a Free Fat Transplant After Hemilaminectomy: Case Report. J Neurosurg. 1985; 63:633–635

[58] Cobanoglu S, Imer M, Ozylmaz F, Memis M. Complication of Epidural Fat Graft in Lumbar Spine Disc Surgery: Case Report. Surg Neurol. 1995; 44:479–482

[59] Ramirez LF, Thisted R. Complications and Demographic Characteristics of Patients Undergoing Lumbar Discectomy in Community Hospitals. Neurosurgery. 1989; 25:226–231

[60] Deyo RA, Cherkin DC, Loeser JD, Bigos SJ, et al. Morbidity and mortality in association with operations on the lumbar spine. The influence of age, diagnosis, and procedure. J Bone Joint Surg. 1992; 74A:536–543

[61] Shektman A, Granick MS, Solomon MP, et al. Management of Infected Laminectomy Wounds. Neurosurgery. 1994; 35:307–309

[62] Goodkin R, Laska LL. Unintended 'Incidental' Durotomy During Surgery of the Lumbar Spine: Medicolegal Implications. Surg Neurol. 1995; 43:4–14

[63] Davis RA. A Long-Term Outcome Analysis of 984 Surgically Treated Herniated Lumbar Discs. J Neurosurg. 1994; 80:415–421

[64] Bilsky MH, Shields CB. Complications of Lumbar

Disc Surgery. Contemp Neurosurg. 1995; 17:1–6

[65] DeSaussure RL. Vascular Injuries Coincident to Disc Surgery. J Neurosurg. 1959; 16:222–239

[66] Nam TK, Park SW, Shim HJ, Hwang SN. Endovascular treatment for common iliac artery injury complicating lumbar disc surgery: limited usefulness of temporary balloon occlusion. J Korean Neurosurg Soc. 2009; 46:261–264

[67] Jhawar BS, Mitsis D, Duggal N. Wrong-sided and wrong-level neurosurgery: a national survey. J Neurosurg Spine. 2007; 7:467–472

[68] Mclaren AC, Bailey SI. Cauda Equina Syndrome: A Complication of Lumbar Discectomy. Clin Orthop. 1986; 204:143–149

[69] Porter RW, Detwiler PW, Lawton MT, Sonntag VKH, Dickman CA. Postoperative Spinal Epidural Hematomas: Longitudinal Review of 12,000 Spinal Operations. BNI Quarterly. 2000; 16:10–17

[70] Lee LA, Roth S, Posner KL, Cheney FW, Caplan RA, et al. The American Society of Anesthesiologists Postoperative Visual Loss Registry: analysis of 93 spine surgery cases with postoperative visual loss. Anesthesiology. 2006; 105:652–659

[71] Sachs BL, Zindrick MR, Beasley RD. Reflex Sympathetic Dystrophy After Operative Procedures on the Lumbar Spine. J Bone Joint Surg. 1993; 75A:721–725

[72] Feldman RA, Karl RC. Diagnosis and Treatment of Ogilvie's Syndrome After Lumbar Spinal Surgery. J Neurosurg. 1992; 76:1012–1016

[73] Hodges SD, Humphreys C, Eck JC, Covington LA. Management of Incidental Durotomy Without Mandatory Bed Rest. Spine. 1999; 24:2062–2064

[74] Fink LH. Unintended 'incidental' durotomy. Surg Neurol. 1996; 45

[75] Ciappetta P, Delfini R, Cantore GP. Intradural Lumbar Disc Hernia: Description of Three Cases. Neurosurgery. 1981; 8:104–107

[76] Desai A, Ball PA, Bekelis K, Lurie J, Mirza SK, Tosteson TD, Weinstein JN. SPORT: Does incidental durotomy affect longterm outcomes in cases of spinal stenosis? Neurosurgery. 2015; 76 Suppl 1:S57–63; discussion S63

[77] Horwitz NH, Rizzoli HV, Horwitz NH, Rizzoli HV. In: Herniated Intervertebral Discs and Spinal Stenosis. Postoperative Complications of Extracranial Neurological Surgery. Baltimore: Williams and Wilkins; 1987:1–72

[78] Eismont FL, Wiesel SW, Rothman RH. Treatment of Dural Tears Associated with Spinal Surgery. J Bone Joint Surg. 1981; 63A:1132–1136

[79] Waisman M, Schweppe Y. Postoperative Cerebrospinal Fluid Leakage After Lumbar Spine Operations. Conservative Treatment. Spine. 1991; 15:52–53

[80] Hayreh SS. Ischemic optic neuropathy. Prog Retin Eye Res. 2009; 28:34–62

[81] Postoperative Visual Loss Study Group. Risk factors associated with ischemic optic neuropathy after spinal fusion surgery. Anesthesiology. 2012; 116:15–24

[82] Weinstein JN, Tosteson TD, Lurie JD, Tosteson AN, Hanscom B, Skinner JS, Abdu WA, Hilibrand AS, Boden SD, Deyo RA. Surgical vs nonoperative treatment for lumbar disk herniation: the Spine Patient Outcomes Research Trial (SPORT): a randomized trial. JAMA. 2006; 296:2441–2450

[83] Weinstein JN, Lurie JD, Tosteson TD, Skinner JS, Hanscom B, Tosteson AN, Herkowitz H, Fischgrund J, Cammisa FP, Albert T, Deyo RA. Surgical vs nonoperative treatment for lumbar disk herniation: the Spine Patient Outcomes Research Trial (SPORT) observational cohort. JAMA. 2006; 296:2451–2459

[84] McCormick PC. The Spine Patient Outcomes Research Trial results for lumbar disc herniation: a critical review. J Neurosurg Spine. 2007; 6:513–520

[85] Aronson HA, Dunsmore RH. Herniated Upper Lumbar Discs. J Bone Joint Surg. 1963; 45:311–317

[86] Abdullah AF, Wolber PGH, Warfield JR, et al. Surgical Management of Extreme Lateral Lumbar Disc

69

Herniations: Review of 138 Cases. Neurosurgery. 1988; 22:648–653

[87] Osborn AG, Hood RS, Sherry RG, et al. CT/MR Spectrum of Far Lateral and Anterior Lumbosacral Disk Herniations. AJNR. 1988; 9:775–778

[88] Grenier N, Greselle J-F, Douws C, et al. MR Imaging of Foraminal and Extraforaminal Lumbar Disk Herniations. J Comput Assist Tomogr. 1990; 14:243–249

[89] Godersky JC, Erickson DL, Seljeskog EL. Extreme Lateral Disc Herniation: Diagnosis by CT Scanning. Neurosurgery. 1984; 14:549–552

[90] Osborne DR, Heinz ER, Bullard D, et al. Role of CT in the Radiological Evaluation of Painful Radiculopathy After Negative Myelography. Neurosurgery. 1984; 14:147–153

[91] Jackson RP, Glah JJ. Foraminal and Extraforaminal Lumbar Disc Herniation: Diagnosis and Treatment. Spine. 1987; 12:577–585

[92] Angtuaco EJC, Holder JC, Boop WC, Binet EF. Computed Tomographic Discography in the Evaluation of Extreme Lateral Disc Herniation. Neurosurgery. 1984; 14:350–352

[93] Garrido E, Connaughton PN. Unilateral Facetectomy Approach for Lateral Lumbar Disc Herniation. J Neurosurg. 1991; 74:754–756

[94] Epstein NE, Epstein JA, Carras R, et al. Far Lateral Lumbar Disc Herniations and Associated Structural Abnormalities. An Evaluation in 60 Patients of the Comparative Value of CT, MRI, and Myelo-CT in Diagnosis and Management. Spine. 1990; 15:534–539

[95] Jane JA, Haworth CS, Broaddus WC, Lee JH, Malik J. A Neurosurgical Approach to Far-Lateral Disc Herniation. J Neurosurg. 1990; 72:143–144

[96] Ditsworth DA. Endoscopic Transforaminal Lumbar Discectomy and Reconfiguration: A Posterolateral Approach into the Spinal Canal. Surg Neurol. 1998; 49:588–598

[97] Maroon JC, Kopitnik TA, Schulhof LA, et al. Diagnosis and Microsurgical Approach to Far-Lateral Disc Herniation in the Lumbar Spine. J Neurosurg. 1990; 72:378–382

[98] Ebersold MJ, Quast LM, Bianco AJ. Results of Lumbar Discectomy in the Pediatric Patient. J Neurosurg. 1987; 67:643–647

[99] Epstein JA, Epstein NE, Marc J, Rosenthal AD, et al. Lumbar Intervertebral Disk Herniation in Teenage Children: Recognition and Management of Associated Anomalies. Spine. 1984; 9:427–432

[100] Kataoka O, Nishibayashi Y, Sho T. Intradural Lumbar Disc Herniation: Report of Three Cases with a Review of the Literature. Spine. 1989:529–533

[101] Schisano G, Franco A, Nina P. Intraradicular and Intradural Lumbar Disc Herniation: Experience with Nine Cases. Surg Neurol. 1995; 44:536–543

[102] Schmorl G, Junghanns H. The Human Spine in Health and Disease. New York: Grune & Stratton; 1971

[103] Deeg HJ. Schmorl's nodule. N Engl J Med. 1978; 298

[104] Fardon DF, Milette PC. Nomenclature and classification of lumbar disc pathology. Recommendations of the Combined task Forces of the North American Spine Society, American Society of Spine Radiology, and American Society of Neuroradiology. Spine. 2001; 26:E93–E113

[105] Takahashi K, Miyazaki T, Ohnari H, Takino T, Tomita K. Schmorl's nodes and low-back pain. Analysis of magnetic resonance imaging findings in symptomatic and asymptomatic individuals. Eur Spine J. 1995; 4:56–59

[106] Hamanishi C, Kawabata T, Yosii T, Tanaka S. Schmorl's nodes on magnetic resonance imaging. Spine. 1994; 19:450–453

[107] Herron L. Recurrent Lumbar Disc Herniation: Results of Repeat Laminectomy and Discectomy. J Spinal Disord. 1994; 7:161–166

[108] Waddell G, Crummel EG, Solts WN, Graham JD, Hall H, McCulloch JA. Failed Lumbar Disc Surgery and Repeat Surgery Following Industrial Injuries. J Bone Joint Surg. 1979; 61A:201–207

[109] Bell GK, Kidd D, North RB. Cost-effectiveness analysis of spinal cord stimulation in treatment of failed back surgery syndrome. J Pain Symptom Manage. 1997; 13:286–295

[110] El-Kalliny M, Tew JM, van Loveren H, Dunsker S. Surgical approaches to thoracic disk herniations. Acta Neurochir. 1991; 111:22–32

[111] Stillerman CB, Chen TC, Couldwell WT, Zhang W, Weiss MH. Experience in the surgical management of 82 symptomatic herniated thoracic discs and review of the literature. J Neurosurg. 1998; 88:623–633

[112] Dohn DF. Thoracic Spinal Cord Decompression: Alternative Surgical Approaches and Basis of Choice. Clin Neurosurg. 1980; 27:611–623

[113] Le Roux PD, Haglund MM, Harris AB. Thoracic Disc Disease: Experience with the Transpedicular Approach in Twenty Consecutive Patients. Neurosurgery. 1993; 33:58–66

[114] Uribe JS, Smith WD, Pimenta L, Hartl R, Dakwar E, Modhia UM, Pollock GA, Nagineni V, Smith R, Christian G, Oliveira L, Marchi L, Deviren V. Minimally invasive lateral approach for symptomatic thoracic disc herniation: initial multicenter clinical experience. J Neurosurg Spine. 2012; 16:264–279

[115] Arce AC, Dohrmann GJ. Thoracic Disc Herniation. Surg Neurol. 1985; 23:356–361

[116] Ahlgren BD, Herkowitz HN. A modified posterolateral approach to the thoracic spine. J Spinal Disord. 1195; 8:69–75

[117] O'Leary ST, Ganju A, Rauzzino MJ, et al. Fessler RG, Sekhar L In: Costotransversectomy. Atlas of Neurosurgical Techniques. New York: Thieme Medical Publishers, Inc.; 2006:441–447

[118] Chou SN, Seljeskog EL. Alternative Surgical Approaches to the Thoracic Spine. Clin Neurosurg. 1972; 20:306–321

[119] Perot PL, Munro DD. Transthoracic Removal of Midline Thoracic Disc Protrusions Causing Spinal Cord Compression. J Neurosurg. 1969; 31:452–461

70 颈椎间盘突出

70.1 概述

颈椎间盘突出(HCD)重要的解剖基础:

1. 颈部神经根位于相同数目椎体椎弓根的上方(与腰椎相反,因为有8个神经根,但是只有7个颈椎)。

2. 颈神经根紧贴椎弓根的下表面通过椎间孔。

3. 椎间隙与椎弓根的下部邻近(与腰椎不同)。

70.2 颈神经根综合征(颈神经根病变)

70.2.1 概述

由于以上事实,一个颈椎间盘突出通常侵害突出节段的椎间孔发出的神经,(如C6~C7通常造成C7神经根病变)。这一点支持表70-1列出的典型的颈神经根综合征。

表70-1 颈椎间盘综合征

	颈椎间盘突出的节段			
	C4~C5	C5~C6	C6~C7	C7~T1
占颈椎间盘突出的百分比	2%	19%	69%	10%
受压神经根	C5	C6	C7	C8
消失的腱反射	三角肌反射和胸肌反射	肱二头肌反射和肱桡肌反射	肱三头肌反射	指反射*
运动力弱	三角肌	前臂屈肌	前臂伸肌(垂腕)	手内部肌
感觉异常和感觉减退	肩	上臂、拇指	第2、3手指,所有的指尖	第4、5手指

*不是每个人都有指反射。描述:轻轻抬起病人旋前的指尖,用叩诊锤轻叩手指的底面。阳性时手指弯曲

70.2.2　临床要点

C4 神经根病变不常见,可能产生非放射性轴向颈部疼痛。左侧 C6 神经根病变(如由 C5~C6 HCD 造成),有时出现类似于急性心肌梗死(AMI)的疼痛。C8 和 T1 神经根受累可以产生部分 Horner 综合征。

颈椎间盘突出的症状最常出现在晨起时,而且没有可明确的肿瘤或压迫[1]。

70.3　颈部脊髓病变及颈椎间盘突出造成的脊髓损伤

在外伤性颈椎间盘突出[3]中会出现急性脊髓压迫,表现为脊髓病变或脊髓损伤(包括完全的脊髓损伤和不完全脊髓损伤综合征,尤其是脊髓中央损伤综合征(见章节 62.9.3),有时会出现 Brown‐Sequard 综合征[2](见章节 62.9.3))。较少见的是,这些表现也会出现在非外伤性颈椎间盘突出中。

70.4　鉴别诊断

见章节 92.10。

70.5　体格检查

70.5.1　概述

1. 神经根病变的评估:
(1) 下运动神经元表现:
1) 一侧肌群力弱。
2) 肌肉体积和肌紧张:可能表现为肌萎缩和肌束颤动。
(2) 感觉:由于神经根受压,皮节区感觉减退,受累神经根支配区域肌力减弱。
(3) 肌牵张反射。
(4) 机械性体征:轴向加压头部神经根症状复发。
2. 脊髓受累证据(脊髓病变):
(1) 上运动神经元表现:通常在下肢。
1) 不伴肌萎缩或肌束震颤的力弱。
2) 痉挛:步行、轮替腿时对腿的控制减弱。
(2) 感觉:受累节段以下任何感觉减退。
1) 完全消失。

2) Brown - Sequard 综合征：单侧痛觉消失伴对侧振动觉和位置觉消失。

3) 脊髓中央损伤综合征：上肢暂时感觉消失，很少累及下肢。

4) 病理反射：Hoffmann 反射、Babinski 征、踝阵挛。

70.5.2　在评估颈神经根病变中有用的体征

■ 概述

几乎所有的颈椎间盘突出均造成疼痛性的颈部活动受限。存在颈椎间盘疾病时，颈部伸展通常加重疼痛（相反，一些病人表现为屈曲时疼痛）。一些病人在举起手臂用手弯曲背部或头顶时（肩外展试验的变形），感到疼痛缓解。可出现 Lhermitte 征（沿脊柱向下放射的电击样感觉，见章节 92.13）。

■ 其他方面

以下试验是特异的，但在发现颈神经根受压时，不是非常敏感[4]：

1. Spurling 征[5]：病人向有症状的一侧倾斜头部（有时加上颈部伸展），检查者压迫其头顶，产生放射性疼痛。头部倾斜造成椎间孔的变窄，可能增加椎间盘的突出。与腰椎间盘突出中的直腿抬高试验相似，作为"机械性体征"应用。

2. 轴向人工牵拉：有神经根性症状的病人仰卧，应用 10～15 kg 的轴向牵拉（牵拉病人的下颌骨和枕部向上）。神经根性症状减轻或消失为阳性。

3. 肩外展试验[6]：有神经根性症状的病人取坐位，抬起手置于头上。神经根性症状减轻或消失为阳性。该试验中度敏感，特异性较高[7]。

70.6　影像学评估

70.6.1　MRI

是对颈椎间盘突出进行最初评估的方法。准确度较水溶性造影剂的脊髓X 线造影/CT 小（MRI 有 85%～90% 的准确度，因为只有神经孔成像良好才令人满意），但它是无创的。对脊髓病变，MRI 在诊断上，有效性＞95%。

方案：

1. 矢状位 T_1WI。

2. 多重回波矢状位图像（TR 1 560 毫秒，TE 25 毫秒）。

3. 静态梯度回调采集（GRASS）图像：轴向，翻转角度快速扫描（TR 25 毫秒，TE 13 毫秒，角度 8°）。椎间盘旁黑色物质是骨，椎间盘呈相对较高信号，脑脊液和流动的血液呈高信号。

70.6.2　CT 和脊髓 X 线造影/CT

指征：不能行 MRI 时，或 MRI 的清晰度和质量不充分时，或需要更多的骨质细节信息时，或要为可疑病例检查有无后纵韧带骨化（OPLL）时。

普通 CT：通常在 C5～C6 成像清晰，在 C6～C7 成像情况变化较大（病人体型不同，其肩关节引起的伪影也不一样），在 C7～T1 通常成像不佳。

脊髓 X 线造影/CT（水溶性鞘内造影剂）：有创的，个别病人可能需要住院过夜。对颈椎间盘疾病准确度约为 98%。

70.6.3　电生理检查（肌电图和神经传导速度）

背侧（神经节前）感觉神经根（如果单发，则只产生感觉神经根病变）和（或）腹侧（运动）神经根可能受压。运动检测正常时，肌电图不可能呈现异常。颈神经根病变的 AANEM 实用参数报道针式肌电图检查敏感性为 50%～71%，阳性的针式肌电图与影像学表现有 65%～85% 的相关性。

仅有感觉神经根病变，肌电图表现也可以是正常的，这偶尔会出现在颈椎而不是腰椎。因为大多数肌肉至少接受双重神经支配，这对近端颈神经根病变提出特殊的挑战，这个部位许多肌肉接受相同的神经支配，如肱二头肌、三角肌、肱桡肌、冈下肌和冈上肌都接受 C5～C6 神经支配。

对于颈椎和腰骶椎神经根病变，筛查可覆盖所有神经根节段的 6 块肌肉也能够产生较高的识别度。

表现出纤颤和阳性波的肌肉，支配肌肉的运动神经轴突一定存在轴突缺失。失去神经支配后，肌肉在 1～2 周内表现出纤颤和阳性波，时间先后取决于神经和肌肉的距离。

神经传导速度有助于评估末梢神经病变，其症状与神经根病变相似（如腕管综合征和 C6 神经根病变；尺神经病变和 C8 神经根病变）。大多数病例中，良好的体格检查可以鉴别这些病变。

临床指南：颈神经根病变 EDX 指南

见参考文献[10]。

1. 针式肌电图检测：

（1）在有症状的肢体，针刺检查至少一个由 C5、C6、C7、C8、T1 脊神经根支配的肌肉。

（2）一个或多个节段的颈椎旁肌肉（颈椎前后入路手术的病人除外）。

（3）如果发现异常，可对一个或两个额外的由可疑神经根所支配的肌肉和不同末梢神经进行研究。

2. 临床受累的肢体至少行一个运动和一个感觉神经传导研究（NCS），来判断是否伴发多发性神经病或神经卡压。如果症状和体征提示 CTS 或尺神经病变，可行正中神经和尺神经运动及感觉神经传导研究。若一个或多个神经传导研究异常或临床特征提示多发性神经病，则进一步评估可能包括同侧和对侧肢体其他神经的神经传导研究。

70.7 治疗

70.7.1 概述

超过 90% 的由颈椎间盘突出造成的急性颈神经根病可以不通过手术得到改善[12],CT 和 MRI[13-15]可以发现突出的颈椎间盘复原。应用适当的镇痛药、抗炎药(非甾体消炎药,或短期减量的类固醇)以及间断颈部牵拉[如10~15 磅(4.5~6.8 kg)10~15 分钟,每天 2~3 次],可以使病人更能够耐受恢复期。

手术适合于那些不能改善或进行非手术治疗时仍然有进展性神经功能缺损的病人。

与急性颈椎间盘突出有关的脊髓病变/脊髓中央损伤综合征的治疗存在争议,因为大多数病人的自然病史是有利的。然而,一些病人即使经过急诊手术治疗后恢复仍差,仍旧有永久的功能损害[16]。

70.7.2 保守治疗

方法包括:

1. 物理治疗,包括颈椎牵引。

2. 疼痛干预治疗:

(1) 触发点注射。

(2) 关节面阻滞。

(3) 硬膜外注射类固醇:腰椎不常用。

70.7.3 手术

■ 手术选择

1. 经前入路颈椎间盘切除术:见下文。

(1) 不做任何置换或融合:现很少使用。

(2) 联合椎体融合:最常见的入路如下。

1) 无颈前内固定。

2) 有颈前内固定。

(3) 人工椎间盘即颈椎间盘关节成形术。

2. 后入路:

(1) 颈椎椎板切除术:不用于颈椎间盘突出,更多地用于颈椎椎管狭窄,后纵韧带骨化。

1) 无后路融合。

2) 与侧块融合。

(2)锁孔椎板切除术：有时可以去除椎间盘碎片。

颈神经根病变手术中的电生理监测的指南见章节 71.6.2。

ACDF(经前入路颈椎间盘切除加融合术)

没有特殊改变,颈前入路局限于 C3～C7 水平。对于颈部短粗的病人,入路更加局限,对于颈部细长的病人,上到 C2～C3 下至 C7～T1 可经前入路。

较颈后入路的优点：

1. 可以安全地切除骨赘。

2. 为椎间隙融合提供了固定(广泛的后入路有超过 10% 的半脱位的概率)。

3. 是处理中央型椎间盘突出的唯一可行的方法。

相对于颈后入路的缺点：融合节段的不稳定可能增加相邻椎间隙的压力。如果行融合术,一些外科医师会指示病人戴硬的颈托(如 Philadelphia 颈托)6～12 周。多节段的 ACDF 会阻断一个(或多个)切除了的椎间盘之间的椎体的血运。

手术筹备：ACDF

同时参见免责声明(见凡例)。

1. 体位：仰卧位,有时使用牵引带来保持体位。

2. 设备：

(1)显微镜(并不是所有的神经外科医师都使用)。

(2)C 形臂。

3. 移植物：移植体(例如,聚醚醚酮、尸体骨、钛笼等)和经前入路人工椎间盘(选择性使用,尤其是对于单节段的 ACDF)。

4. 神经监测：(选择性使用)一些外科医师使用体感诱发电位/感觉诱发电位(SSEP/MEP)。

5. 知情同意(对病人用非专业术语解释,以下并不全)：

(1)步骤：通过颈前部切除退变的椎间盘和骨刺,可能要在脊柱的前面放置金属盘。一些医师从髂部取骨来代替切除的椎间盘。

(2)其他选择：非手术治疗,经颈后入路手术,人工椎间盘(对于某些病人)。

(3)并发症：吞咽困难常见但一般能恢复,声音嘶哑(有 4% 以下的概率为永久性);以下结构损伤：食管、气管、脑部供血动脉(颈动脉),脊髓损伤导致瘫痪,神经根损伤导致瘫痪,可能会出现 MEP 相关的癫痫。

手术技巧

这里有所需操作步骤的总结。对于 C5～C6 水平,切口位于环状软骨水平;对于其他水平,向上或向下做适度的调整,有时需要荧光显微镜的帮助。

水平切口,长4～5 cm,以胸锁乳突肌为中心。许多右利手的外科医师喜欢在颈部右侧做手术,虽然从左侧入路对喉返神经(RLN)的损伤略低(RLN位于食管与气管之间的沟槽内)。可以将皮肤与颈阔肌分开,以保证颈阔肌内的垂直切口与肌肉纤维走行方向一致。也可水平切开颈阔肌。

在胸锁乳突肌内侧组织平面内解剖。在C5～C6间隙,应略向头侧。对于C6～C7椎间盘,继续几乎垂直向下到达脊柱。轻拉甲状舌骨肌(远离它并保护喉返神经)。将气管和食管牵向内侧。将颈动脉鞘和胸锁乳突肌牵向外侧。

将脊柱针置于椎间隙,用侧位C形臂确认椎间盘水平后,用双极电凝椎前筋膜和在中线上纵行的颈长肌的内侧缘。将自动牵开器的齿置于筋膜下方以将颈长肌牵向侧方。让麻醉师给气管内插管放气,然后用最小泄露技术重新打气,以降低牵开器压迫损伤的风险。用15号手术刀片切开椎间隙。用刮匙和垂体咬骨钳行椎间盘切除术,用椎体吊具辅助暴露。切开后纵韧带,一种技术是用尖锐的神经拉钩将之抬起然后用11号手术刀片切开。用钝头神经拉钩探查韧带下方的空间。用带斜面的Kerrison咬骨钳咬除上、下椎体的后唇。用钝头神经拉钩确认神经根减压充分。如果需要,在此时将移植物植入椎间隙进行椎体融合。

对于再次手术(同一节段或不同节段):一般采用与上次手术相同的入路,因为很多病人术后有吞咽问题,其中一部分是由喉返神经部分再损伤(可能症状不明显)引起,如果双侧均损伤,则可能需要长期留置胃管。如果由于某些原因需要行与上次手术相反一侧的入路手术,建议由耳鼻咽喉科进行评估,需要行内镜检查以排除亚临床问题,这些亚临床问题如果双侧均出现,则可能导致严重的问题。

■ 移植物的选择

自体骨(通常来自髂骨嵴),非自体骨(尸体的)或骨骼替代品(如hydroxylapatite[17])或合成物(例如,聚醚醚酮或钛笼)。自体骨的替代品消除了病人提供移植骨部位可能发生的问题(见下文),但可能有更高的概率被吸收。在1985年曾有通过尸体移植骨传播HIV的病例,然而随着抗体检测及谨慎地筛选捐赠者,对AIDS的认识提高,以后再没有此类病例报道。

■ 颈前内固定

ACDF后内固定的建议见临床指南。

临床指南:颈前内固定

1个节段的ACDF:建议ACDF后再行内固定术以减少假关节率和移植问题(Level D,Class Ⅲ)和保持脊柱前弯(Level C,Class Ⅱ),但它不单独改善临床预后(Level B,Class Ⅱ)[18]。

2 个节段的 ACDF：建议内固定以改善上肢疼痛。内固定不能改善其他方面的预后参数(Level B，Class Ⅱ)[18]。

• 骨形态形成蛋白(BMP)的使用

现有证据不支持重组人骨形态形成蛋白在颈椎关节融合术中常规使用(Level C，Class Ⅱ)[19](对于某些具有高度危险的骨不连接的病人，可以在有预防措施的情况下使用)。

在颈前入路椎间盘切除术中使用 BMP 没有得到美国 FDA 的认可，但它一直被超适应证使用。据报道，手术并发症的概率高达 $23\% \sim 27\%$(包括术后因水肿造成的吞咽和呼吸困难，这些往往是暂时的)，相对而言，没有应用 BMP 出现并发症的概率为 3%[19]。如果要使用的话，推荐应用比腰椎更小的剂量(建议用 25% 的量)，避免 BMP 与颈部软组织的接触。

■ 手术后检查

除了常规检查，还应该做以下检查：

1. 提示手术后严重血肿的证据：对于术后呼吸道梗阻的病人应该首先考虑。如果呼吸道受到损害，应该在地板上紧急将伤口打开(见章节 84.4.5)。鉴别诊断(见下文)中也应考虑颈内静脉血栓形成(罕见)引起的肿胀。

(1) 呼吸困难。

(2) 极度吞咽困难：可能预示移植骨向前压迫食管(核对侧位 C 形臂 X 线)。

(3) 气管偏斜：可能可以观察到，或可能在正位 C 形臂平片上观察到。

2. 手术节段的神经根支配肌肉肌力下降：如 C5～C6 神经根支配的肱二头肌，C6～C7 神经根支配的肱三头肌。

3. 锥体束征(Babinski 征等)：可能提示脊膜外血肿压迫脊髓。

4. 声音嘶哑：可能提示喉返神经损伤引起的声带麻痹，禁止经口进食，直到能够进一步评估。

■ ACDF 并发症

• 概述

以下列出常见的并发症，更详细的信息见参考文献[20,21]。ACDF 术后最常见的并发症为吞咽困难(可能为多因素的)。

1. 暴露损伤：

(1) 内脏穿孔：应钝性分离直到将颈长肌从椎体附着处分离下来，来减小这种可能。

1）咽。

2）食管损伤很难治疗，需要耳鼻咽喉科治疗。使用颈前内固定术发生率可能会更高，症状可能直至融合术后数年才明显（可能是因为食管在内固定物上反复地运动所致）。食管穿孔的治疗需要辅助以内固定物的去除。

3）气管。

（2）声带麻痹：由于损伤喉返神经（RLN）或迷走神经引起。概率：暂时性 11%，永久性 4%。症状包括：声音嘶哑、憋气、误吸、异物感、吞咽困难和声带疲劳[23]。避免在气管旁肌肉进行锐性分离。有些病例是由于过长时间地牵拉气管以及没有进行神经分离引起。为了降低发生率，在放置自动牵开器后应让麻醉师放空气管内插管的气囊，然后重新打气使气囊至最低泄露压力。右侧入路损伤更常见，主要是在低位颈椎（C5～C6 以及更低），此处的喉返神经更容易受损伤[23]。

（3）椎动脉损伤：血栓或撕裂。发生率 0.3%[21]。可选择的治疗包括：压迫法，直接修补（方法为先用临时动脉瘤夹夹闭后再用 8-0 的缝线修补[24] 以及血管内球囊导入）。用压迫法治疗出血的危险包括：再出血，动静脉瘘，假性动脉瘤和动脉血栓[21]，远端栓塞性脑血管意外（主要在小脑）。

（4）颈动脉损伤：血栓、阻塞或撕裂（通常是由于牵拉造成的）。

（5）脑脊液漏：通常很难直接修补。将筋膜移植物放在骨瓣的下面。手术后床头抬高。可考虑用纤维蛋白胶，腰椎穿刺引流。

（6）Horner 综合征：交感神经丛在颈长肌的下面，所以不要将切口向外延伸至这些肌肉。

（7）胸导管损伤：在暴露下颈椎时，主要在左侧。

（8）颈内静脉血栓形成[25]：罕见。有 2%～3% 的可能导致肺栓塞[26]。治疗选择：抗凝（口服或静脉给药）可能降低死亡率[27]；如果抗凝治疗有禁忌，则使用上腔静脉滤网[28]；可选择经皮取栓术[29]。

2. 脊髓或神经根损伤：

（1）脊髓损伤：特别是在椎管狭窄的脊髓病变风险高。在间隙的外侧边缘穿过骨赘，以减少风险（然而，这样增加了损伤神经根的风险）。

（2）避免插管时过度后伸：麻醉师手术前可能需要决定病人能够耐受的程度。在极度狭窄的情况下，考虑在纤维支气管镜引导下或在清醒状态下经鼻气管内插管。

（3）骨移植物必须比椎间间隙的深度短。将移植物导入时要小心。

（4）睡眠引起的呼吸暂停：C3～C4 水平手术少见但有严重的并发症[30]。可能并发心动过缓和心肺不稳定。可能是由于中断了中枢呼吸控制机制的传入部分。

3. 骨融合问题：

（1）融合失败（假关节）：见下文。

（2）前（后）成角畸形：使用 Cloward 技术时，发生率高达 60%（依靠颈托固定可以减小）。使用 Hirsch 技术时，过度进行骨切除，可以产生成角畸形。

（3）移植物疝出：发生率 2%（除非是向后压迫脊髓，或向前压迫食管或气管，否则很少需要再次手术）。

（4）移植物供给部位的并发症：血肿/皮下积液，感染，髂骨骨折，损伤股外侧皮神经，瘢痕产生持续疼痛，肠穿孔。

4. 其他：

（1）伤口感染：概率<1%。

（2）手术后血肿：见上文。在手术时放置颈托可能导致发现不及时。

（3）吞咽困难和声音嘶哑：常见，通常是暂时的。

（4）相邻节段的退化：对于相邻节段的退化是否代表了手术引起生物机械学的改变，或手术后更容易产生颈椎关节强直存在争议[31]。许多（>70%）是无症状的[32]。

（5）手术后不适：

1）癔球症：咽喉有肿块的感觉（见下文）。

2）颈部、肩部难以忍受的不适，肩胛间区更为常见（可能持续数月）：可能与从椎间盘内取出物质的量有关。

（6）复杂区域性疼痛综合征：即交感反射性萎缩（RSD），文献中很少有描述[33]，可能是由于星状神经节损伤引起（见章节 28.5）。

（7）血管性水肿：舌和颈部的严重水肿[269]，是一种严重的高敏性反应（并不是 ACDF 直接的并发症，但可能与术后血肿的某些表现相混淆）。如果水肿仅限于舌，则气道不会受影响。治疗见章节 12.4.2。

（8）气胸或血胸[35]：接近 C7～T1 或者更低时可能会暴露胸膜。

- **ACDF 术后的吞咽困难**

◎ 症状

包括吞咽困难（固体、流食，包括唾液）、下咽时疼痛（吞咽痛）、癔球症（咽喉有肿块的感觉）以及防止误吸的能力受损。食物可能会卡在喉咙（或者感觉是这样），可能会有咳嗽或窒息。

◎ 发生率

早期的吞咽困难常见。在行内固定的融合术后的回顾性调查中发生率为 60%[36]（对照组病人行与之不相关的腰椎手术，23% 的病人发生吞咽困难），在前瞻性研究中发生率为 50%[37]。在术后 6 个月，仅约 5% 的病人称有中度或重度吞咽困难[37]。多节段的手术在术后 1～2 个月患吞咽困难的风险增加[37]。在术后 6 个月时患病率大大降低[37]。

◎ 病因

术后吞咽困难的病因包括：

1. 术后血肿。如果严重可能导致气管梗阻（见上文）。

2. 术后水肿：由于食管受牵拉所致。

3. 全身麻醉的影响：例如，气管内插管的刺激。在早期的症状中约占23%，通常在 24～72 小时内症状消失。

4. 喉返神经功能受损：

(1) 暂时性：通常由于神经受牵拉所致。

(2) 永久性：在术后 12 个月约有 1.3%[37]。

5. 食管受损：

(1) 术中受损。

(2) 延迟性：可能由于食管在手术区域或者与硬件反复磨损所致[22]。

6. 颈托：

(1) 防止病人吞咽时低下颌，而低下颌可以导致声门闭合受影响。

(2) 可能由于颈托过紧而直接挤压咽喉。

7. 移植物或椎体前面的硬件突出：

(1) 一些突出可能见于最前面的硬件。这种情况可以通过使用"零剖面"的器械来将突出降到最小。

(2) 硬件安装失败(螺钉脱出/旋出/破裂，内固定物脱出)。

(3) 椎体移植物迁移：没有前面的固定，或与其连接的前面的内固定物发生迁移。

8. 过度粘连[38]。

9. 咽丛去神经支配[38]。

10. 罕见的病变：颈内静脉血栓导致的肿胀，血管源性水肿。

◎ 治疗

1. 初始治疗：排除紧急/严重的疾病(严重水肿，导致气道受挤压的血肿，呼吸困难)。

如果有明显的喘鸣音或发音困难，尤其是气管偏移明显，则病人必须有人看护，同时紧急将病人转入手术室做切口探查。如果因某种原因发生了耽误或症状十分严重，应考虑在床旁打开切口(见章节 84.4.5)。紧急请麻醉科会诊来保护气道，告诉他们气管偏移的可能性，这对于即使插管最专业的麻醉师也是一种挑战。

2. 一旦排除了紧急情况，应安排早期治疗以缓解症状。

(1) 建议病人食用较软的食物(暂时避免进食牛排和面包)。仔细咀嚼食物，用饮料将干燥的食物冲下。告知病人大多数病人术后 6 个月后会明显好转[37]。

(2) 如果严重的症状持续时间>2 周：

1) 将病人转至耳鼻咽喉科做喉镜以排除声带麻痹(由喉返神经受损造成)或其他病因。

2) 改良式吞钡。

3. 症状持续应行手术干预,包括移除硬件物品及解除粘连[38],食管穿孔的治疗通常需要耳鼻咽喉科会诊。

◎ 食管穿孔的治疗

对最佳治疗方案没有统一意见。下列情况需要头颈外科医师与脊柱外科医师协作行多学科入路手术[22]:

1. 胸锁乳突肌瓣或可能的带蒂皮瓣包闭。

2. 去除所有颈前硬件物品。如果有融合不牢固的证据,可能需要后方固定。

• 喉返神经麻痹

憋气、声音嘶哑、误吸提示喉返神经麻痹。将病人转至耳鼻咽喉科检查是否有声带麻痹及麻痹的位置。四种可能的位置:① 正中位;② 旁正中位;③ 中间位;④ 外侧位(见于尸体)。许多病人对正中位或旁正中位声带麻痹可以代偿。需要干预的病人通常使用内推技术来治疗,采取注射疗法或者使用移植物行甲状软骨成形术。对于注射治疗,根据需要维持疗效的时间选择不同的材料(聚四氟乙烯是唯一可利用的药剂,基本上是长效的),因此早期干预可能使用临时材料(而不是像过去那样,需要等待 1 年)。

• ACDF 术后假关节形成

假关节形成在有或无颈前内固定时均可能出现。

> **临床指南:融合的评估**
>
> 　　在颈椎动力片(屈-伸位 X 线片)上 2 mm 以上的棘突间距的改变被推荐为判定假关节的标准(Level B,Class Ⅱ),当由经治医师来测量时其结果不可靠(Level C,Class Ⅱ)[39]。
>
> 　　在静止片上看到跨越融合区的骨小梁形成是融合成功的不太可靠的标志(Level D, Class Ⅲ)[二维重建 CT 可增加其准确率(Level D, Class Ⅲ)][39]。

发生率:因为缺乏确认的标准而难以评估。估计为 $2\% \sim 20\%$。与 Bailey 和 Badgley 使用拱顶技术,Smith-Robinson 使用内体方法(10%),或 Hirsch 提倡的非融合相比,使用桩钉技术(Cloward)融合失败的发生率高。一个判定标准:在侧位屈-伸位 X 线片上 2 mm 以上的棘突尖端间距的改变[40,41]。其他标准:颈前内固定螺钉的周围有透亮区,在屈-伸位 X 线片上螺钉移位。

表现:与症状和问题并非完全一致[40,42]。有的病人可能会有慢性或急性的颈部疼痛,有的可能表现为神经根症状[注意:当行 Depalma 数据分析时,如果病人颈部和(或)上肢症状持续存在就被列为失败,则形成假关节者手术的成功率更低[43]]。

治疗：(指导原则见临床指南，见下文。)对于无症状的假关节形成病人不需要治疗。有症状病人的选择包括：重新切除骨移植物并再次融合[44]（有人建议如果曾使用异体移植物，则此次应使用自体移植骨；如果之前没有使用内固定，则此次可以考虑使用内固定），颈部椎体切除加融合术[44]，或后路颈椎融合术。

临床指南：颈前假关节的治疗

对有症状的假关节病人应当考虑修复手术（Level D, Class Ⅲ）[45]。与颈前入路相比，经颈后入路修复手术可能有更高的融合成功率（Level D, Class Ⅲ）[45]。

■ 颈椎间盘置换术

是融合术的替代选择。在椎间盘切除节段使用人工椎间盘来保留活动度。一些可行的颈椎间盘替代（CDR）模型见表 70 - 2[46]。

表 70 - 2　人工椎间盘

商标名称	制造商	材　料	IAR*	评　论
Prestige®	Medtronic	MOM*（铬钴不锈钢）	在沟槽中的可变球	第一个 FDA 认可的颈椎间盘替代物；MRI 上有很多伪影
Bryan®	Medtronic	密封在一个弹性膜内的润滑了的弹性球	在椎间盘中心内	
Advent®	Blackstone (Orthofix)	可伸缩的弹性核心		已从市场上撤销
ProDisc - C®	Synthes	金属-聚乙烯	下位椎体的后半部分	从中线填入椎体，MRI 上有很多伪影
Mobic®	LDR Spine	金属-聚乙烯	在椎间盘中心内	推荐用于 1～2 个节段
PCM®	Cervitech	金属-聚乙烯	滑翔运动	使其与终板轮廓相符

＊IAR：瞬间旋转轴；MOM：金属-金属；PCM：多孔涂层活动

FDA 描述的禁忌证包括：孤立的轴向颈痛、骨质增生、伴过渡性骨赘的严重椎关节强直或后纵韧带骨化、椎间盘压缩>50%、脊柱感染、对假肢组件金属过敏、严重的骨质疏松/骨质减少、活动性恶性肿瘤、代谢性骨病、创伤、节段失稳、3个或更多节段需要治疗、胰岛素依赖型糖尿病、HIV 感染、乙/丙型肝炎、病态肥胖、缺乏运动(<2°)、后关节面关节病。

临床指南：颈椎间盘置换术

对于某些筛选出来的病人，颈椎间盘置换术被推荐为 ACDF 的替换选择来控制上肢和颈部疼痛(Level B,Class Ⅱ)[18]。

手术筹备：颈椎间盘置换术

同时参见免责声明(见凡例)。

1. 体位：仰卧位，有时用束缚带维持体位。

2. 设备：

(1) 显微镜(不是所有医师都使用)。

(2) C 形臂。

3. 移植：安排供应商提供想要的人工椎间盘。

4. 神经监测：(选择性使用)有些医师使用 SSEP/MEP。

5. 知情同意(对病人用非专业术语说明，下面条目并不是全部包括的)：

(1) 手术步骤：通过颈前部切除变性的椎间盘和骨赘，放置人工椎间盘。

(2) 其他选择：非手术治疗，融合术(从颈部的前方或后方做手术)。

(3) 并发症：吞咽困难常见但通常都能解决，声音嘶哑(<4%的概率为永久性)，损伤食管、气管，损伤脑部供血动脉(颈动脉)导致卒中，损伤脊髓导致瘫痪，损伤神经根导致瘫痪，行运动诱发电位监测(如果使用的话)时可能出现癫痫。椎间盘可能最终会脱出，需要进一步手术治疗。

术后医嘱：

1. 不戴颈托(目的是保持手术节段的活动)。

2. 非甾体消炎药使用 2 周(防止骨质生长，理论上可以帮助防止手术节段不必要的融合)。

■ 后入路颈椎减压(颈椎椎板切除术)

对于单侧神经根病[使用颈椎前路减压术(ACD)或锁孔椎板切除术]来说不需要后入路颈椎减压。包括切除颈椎椎板(椎板切除术)和脊柱棘突，使椎管由"管状"变为"沟槽状"。

通常在以下情况下使用：

1. 多节段颈椎间盘突出或骨赘造成脊髓病变[前方颈椎间盘切除术

（ACD）一般用来治疗2个或可能3个节段的椎间盘突出]。

2. 当椎间盘突出与椎管狭窄合并发生时[后者更加广泛和（或）更加重要)(见71章,颈椎管狭窄]。

3. 职业演说者或歌唱者,无法接受喉返神经受损引起的4%的永久性声音改变的风险。

手术筹备:颈椎椎板切除术

同时参见免责声明(见凡例)。

1. 体位:俯卧位,有时用头架。

2. 设备:

(1) C形臂。

(2) 高速钻。

3. 移植:如果需要行融合术,则需要植入颈部侧块螺钉及固定板。

4. 神经监测:有些医师使用SSEP/MEP。

5. 知情同意(对病人用非专业术语说明,下面条目并不是全部包括的):

(1) 手术步骤:通过颈后部切除压迫脊髓和神经根的椎板,如果可能的话放置螺钉和固定板,将骨融合在一起。

(2) 其他选择:非手术治疗,从颈前做手术,不做融合的颈后入路手术,行椎板成形术。

(3) 并发症:神经根损伤(C5神经根损伤最常见)。可能不能缓解症状需要进一步手术,行运动诱发电位监测(如果使用的话)时可能出现癫痫。如果未做融合,则可能有进行性椎体滑脱的风险,需要进一步手术。

■ 后方锁孔椎板切除术

也称"锁孔椎间孔切开术",1951年被首次提出[47]。这项技术通过在椎板上制造一个小的"锁孔"让神经根通过,来对单一的神经根(而不是脊髓)减压。

临床指南:颈部椎板切除术

椎板切除术被推荐为椎间盘突出或侧隐窝狭窄引起的有症状的神经根型颈椎病的手术治疗方案(Level D,Class Ⅲ)[48]。

• 锁孔入路的指征(相对于ACD)

1. 单侧神经根病,后外侧有软的椎间盘分离(外侧小的骨赘性骨刺也可处理)。对中央型或宽基底的椎间盘突出或椎管狭窄,该入路不能提供足够的减压。

2. 病人为职业演说者或歌唱者(见上文)。

3. 低位(如 C7、C8 或 T1)或高位(如 C3 或 C4)颈神经根受压,尤其对颈部短粗的病人,使用前入路更加困难。

4. 椎间盘突出的病人不愿意做融合术(可颈前入路)。

手术筹备:颈椎锁孔椎板切除术

同时参见免责声明(见凡例)。

1. 体位:俯卧位,有时使用头架。

2. 设备:

(1) 显微镜(不是所有医师都使用)。

(2) C 形臂。

3. 设备:有些外科医师使用管状牵引系统。

4. 神经监测:有些医师使用 SSEP/MEP。

5. 知情同意(对病人用非专业术语说明,下面的条目并不是全部包括的):

(1) 手术步骤:通过颈后部切除压迫神经根的椎板,可能切除疝出的椎间盘碎片。

(2) 其他选择:非手术治疗,从颈前入路做手术,颈后入路手术+融合术。

(3) 并发症:神经根损伤(C5 神经根最常见)。可能不能缓解症状需要进一步手术,行运动诱发电位监测时可能出现癫痫。如果未做融合术,将存在出现进行性骨滑动需要进一步手术的风险。

■ **手术技巧**

见参考文献[49-51]。

姿势:

1. 俯卧位,俯卧于卷成卷的中单上。对于任一低于 C4～C5 的节段使用胶带将病人肩膀向下牵拉。将头固定于马蹄形的头垫上或用 Mayhield 头架固定。

2. 坐位:基本上已弃用。在有预防措施的情况下可以使用(见 94 章)。

■ **"开放式"锁孔椎间孔切开术**

在切开皮肤前用术中 X 线或荧光显微镜进行定位,皮肤切口为正中切口,2～3 cm 便足够。单侧暴露即可。在骨膜下层面使用骨膜剥离器将椎板和小关节上的肌肉剥下。可以将 Kocher 钳置于棘突上行术中 X 线摄片来确认节段正确。使用 Scoville 牵开器或类似的器材。

使用高速气钻(例如,金刚钻头)打开目标椎间盘上方椎骨的下关节面的内侧 1/3～1/2,慢慢向中间扩展到达与椎板的连接处。一旦突破了下关节面,下一节段椎体的上关节面便可以观察到。用电钻将上关节突变薄(向下切除下一节段上关节面直至与椎弓根连接处十分关键)。可以用 Kerrison 钳将椎板开口轻轻扩大。打开覆盖在侧方硬脊膜上的黄韧带。可以确认由硬膜囊处发出的神经根,可见神经根从上、下椎骨的椎弓根之间走行。软组织(包括黄韧带)形成神经背侧的纤维束带,将其切除以进一步扩大神经根的硬膜。用双极电凝电凝神经根周围的静脉丛,然后将其切开以使神经活动。使用显微神经拉钩将神经轻轻移动几毫米。不应处理覆盖在脊髓表面上的硬膜,不需要进入椎间盘内。探查有无椎间盘碎片时应使用探针(例如,钝头神经拉钩)从神经袖套开始。然后,可以触摸一下神经根前面的区域(椎间盘的区域)。任何脱落的椎间盘碎片都应该用小的垂体咬骨钳去除。如果椎间盘碎片被包绕在后纵韧带(PLL)前方,应该用一个 11 号手术刀片在神经根袖套处向下方和侧方切开后纵韧带,切开时应远离神经根和脊髓。如果用探针试探椎间孔感觉椎间孔仍然过紧,则椎间孔切开术可以向侧方略扩大。可以使用小的反角刮匙刮掉小的骨赘,虽然有的医师认为经锁孔切开术减压后,这种需要已经被排除。在一些病例,简单的神经根后路减压(不切除椎间盘碎片)缓解症状已经足够。如果不到一半的关节突关节被切除,一般不需要行脊柱固定术。

■ 脊柱微创手术(MIS)锁孔椎间孔切开术

体位同上文所述。

1. 皮肤切口:

(1) 使用荧光来定位正确的切口位置。

(2) 在病变椎间盘节段、病变的一侧正中线旁开 1 cm 切开皮肤。

(3) 从切口周围切除粘连的塑料屏障(如 Ioban®),防止病变被拽进椎间盘。

2. 避免使用导丝来降低棘突间隙穿孔的风险。始终保持在侧方,插入最薄的扩张器。在侧块上敲进牵开器并逐渐插入型号合适的牵开器。

3. 使用 Bovie 显露侧方椎板和内侧关节突关节。从外侧容易触摸到骨的地方开始,但有穿透棘突间隙、损伤脊髓的风险。

4. 使用直刮匙显露上方一侧椎板的下缘和内侧关节突关节。

5. 磨除内侧下关节面,暴露下一节段的上关节面。

6. 打磨内侧上面关节面,直到可以清楚看到下一节段椎弓根的上面。

7. 这样完成了对骨的处理,然后如上文开放式锁孔椎间孔扩大术所述,继续处理软组织。

■ 结果

许多大型病例组报道了良好或优秀的结果,范围 $90\%\sim96\%$ [50]。

(金　铂　王科大)

参考文献

[1] Mayfield FH. Cervical Spondylosis: A Comparison of the Anterior and Posterior Approaches. Clin Neurosurg. 1966; 13:181–188

[2] Kobayashi N, Asamoto S, Doi H, Sugiyama H. Brown-Sequard syndrome produced by cervical disc herniation: report of two cases and review of the literature. Spine J. 2003; 3:530–533

[3] Dai Liyang, Jia Lianshun. Central Cord Injury Complicating Acute Cervical Disc Herniation in Trauma. Spine. 2000; 25:331–336

[4] Viikari-Juntura E, Porras M, Laasonen EM. Validity of Clinical Tests in the Diagnosis of Root Compression in Cervical Disc Disease. Spine. 1989; 14:253–257

[5] Spurling RG, Scoville WB. Lateral Rupture of the Cervical Intervertebral Discs: A Common Cause of Shoulder and Arm Pain. Surg Gynecol Obstet. 1944; 78:350–358

[6] Davidson RI, Dunn EJ, Metzmaker JN. The shoulder abduction test in the diagnosis of radicular pain in cervical extradural compressive miniradiculopathies. Spine. 1981; 6:441–446

[7] Rubinstein SM, Pool JJ, van Tulder MW, Riphagen II, de Vet HC. A systematic review of the diagnostic accuracy of provocative tests of the neck for diagnosing cervical radiculopathy. Eur Spine J. 2006; 16:307–319

[8] Jablecki CK, Andary MT, Floeter MK, Miller RG, Quartly CA, Vennix MJ, Wilson JR, American Association of Electrodiagnostic Medicine, American Academy of Neurology, American Academy of Physical Medicine, Rehabilitation. Practice parameter: Electrodiagnostic studies in carpal tunnel syndrome. Report of the American Association of Electrodiagnostic Medicine, American Academy of Neurology, and the American Academy of Physical Medicine and Rehabilitation. Neurology. 2002; 58:1589–1592

[9] Campbell WW. Guidelines in electrodiagnostic medicine. Practice parameter for electrodiagnostic studies in ulnar neuropathy at the elbow. Muscle Nerve Suppl. 1999; 8:S171–S205

[10] American Association of Electrodiagnostic Medicine. Chapter 9: Practice parameter for needle electromyographic evaluation of patients with suspected cervical radiculopathy: Summary statement. Muscle Nerve. 1999; 22:S209–S211

[11] Dillingham TR. Evaluating the patient with suspected radiculopathy. PM R. 2013; 5:S41–S49

[12] Saal J, Saal Y, Yurth E. Nonoperative Management of Herniated Cervical Intervertebral Disc with Radiculopathy. Spine. 1996; 21:1877–1883

[13] Maigne JY, Deligne L. Computed tomographic follow-up study of 21 cases of nonoperatively treated cervical intervertebral soft disc herniation. Spine (Phila Pa 1976). 1994; 19:189–191

[14] Mochida K, Komori H, Okawa A, Muneta T, Haro H, Shinomiya K. Regression of cervical disc herniation observed on magnetic resonance images. Spine (Phila Pa 1976). 1998; 23:990–5; discussion 996-7

[15] Bush K, Chaudhuri R, Hillier S, Penny J. The pathomorphologic changes that accompany the resolution of cervical radiculopathy. A prospective study with repeat magnetic resonance imaging. Spine (Phila Pa 1976). 1997; 22:183–6; discussion 187

[16] Joanes V. Cervical disc herniation presenting with acue myelopathy. Surg Neurol. 2000; 54

[17] Senter HJ, Kortyna R, Kemp WR. Anterior Cervical Discectomy with Hydroxylapatite Fusion. Neurosurgery. 1989; 25:39–43

[18] Matz PG, Ryken TC, Groff MW, Vresilovic EJ, Anderson PA, Heary RF, Holly LT, Kaiser MG, Mummaneni PV, Choudhri TF, Resnick DK. Techniques for anterior cervical decompression for radiculopathy. J Neurosurg: Spine. 2009; 11:183–197

[19] Ryken TC, Heary RF, Matz PG, Anderson PA, Groff MW, Holly LT, Kaiser MG, Mummaneni PV, Choudhri TF, Vresilovic EJ, Resnick DK. Techniques for cervical interbody grafting. J Neurosurg: Spine. 2009; 11:203–220

[20] Tew JM, Mayfield FH. Complications of Surgery of the Anterior Cervical Spine. Clin Neurosurg. 1976; 23:424–434

[21] Taylor BA, Vaccaro AR, Albert TJ. Complications of Anterior and Posterior Surgical Approaches in the Treatment of Cervical Degenerative Disc Disease. Semin Spine Surg. 1999; 11:337–346

[22] Dakwar E, Uribe JS, Padhya TA, Vale FL. Management of delayed esophageal perforations after anterior cervical spinal surgery. J Neurosurg Spine. 2009; 11:320–325

[23] Netterville JL, Koriwchak MJ, Winkle M, et al. Vocal Fold Paralysis Following the Anterior Approach to the Cervical Spine. Ann Otol Rhinol Laryngol. 1996; 105:85–91

[24] Pfeifer BA, Freidberg SR, Jewell ER. Repair of Injured Vertebral Artery in Anterior Cervical Procedures. Spine. 1994; 19:1471–1474

[25] Karim A, Knapp J, Nanda A. Internal jugular venous thrombosis as a complication after an elective anterior cervical discectomy: case report. Neurosurgery. 2006; 59

[26] Ascher E, Salles-Cunha S, Hingorani A. Morbidity and mortality associated with internal jugular vein thromboses. Vasc Endovascular Surg. 2005; 39:335–339

[27] Sheikh MA, Topoulos AP, Deitcher SR. Isolated internal jugular vein thrombosis: risk factors and natural history. Vasc Med. 2002; 7:177–179

[28] Ascher E, Hingorani A, Mazzariol F, Jacob T, Yorkovich W, Gade P. Clinical experience with superior vena caval Greenfield filters. J Endovasc Surg. 1999; 6:365–369

[29] Tajima H, Murata S, Kumazaki T, Ichikawa K, Tajiri T, Yamamoto Y. Successful interventional treatment of acute internal jugular vein thrombosis. AJR Am J Roentgenol. 2004; 182:467–469

[30] Krieger AJ, Rosomoff HL. Sleep-Induced Apnea. Part 2: Respiratory Failure After Anterior Spinal Surgery. J Neurosurg. 1974; 39:181–185

[31] Truumees E, Herkowitz HN. Adjacent Segment Degeneration in the Cervical Spine: Incidence and Management. Semin Spine Surg. 1999; 11:373–383

[32] Gore DR, Sepic SB. Anterior Cervical Fusion for Degenerated or Protruded Discs. A Review of One Hundred and Fifty-Six Patients. Spine. 1984; 9:667–671

[33] Hawkins RJ, Bilco T, Bonutti P. Cervical Spine and Shoulder Pain. Clin Orthop Rel Res. 1990; 258:142–146

[34] Krnacik MJ, Heggeness MH. Severe angioedema causing airway obstruction after anterior cervical surgery. Spine. 1997; 22:2188–2190

[35] Harhangi BS, Menovsky T, Wurzer HA. Hemothorax as a complication after anterior cervical discectomy: case report. Neurosurgery. 2005; 56

[36] Winslow CP, Winslow TJ, Wax MK. Dysphonia and dysphagia following the anterior approach to the cervical spine. Arch Otolaryngol Head Neck Surg. 2001; 127:51–55

[37] Bazaz R, Lee MJ, Yoo JU. Incidence of dysphagia after anterior cervical spine surgery: a prospective study. Spine. 2002; 27:2453–2458

[38] Fogel GR, McDonnell MF. Surgical treatment of dysphagia after anterior cervical interbody fusion. Spine J. 2005; 5:140–144

[39] Kaiser MG, Mummaneni PV, Matz PG, Anderson PA, Groff MW, Heary RF, Holly LT, Ryken TC, Choudhri TF, Vresilovic EJ, Resnick DK. Radiographic assessment of cervical subaxial fusion. J Neurosurg: Spine.

2009; 11:221-227

[40] Phillips FM, Carlson G, Emery SE, et al. Anterior Cervical Pseudarthrosis: Natural History and Treatment. Spine. 1997; 22:1585-1589

[41] Cannada LK, Scherping SC, Yoo JU, Jones PK, Emery SE. Pseudoarthrosis of the cervical spine: a comparison of radiographic diagnostic measures. Spine (Phila Pa 1976). 2003; 28:46-51

[42] DePalma AF, Cooke AJ. Results of Anterior Interbody Fusion of The Cervical Spine. Clin Orthop. 1968; 60:169-185

[43] Puschak TJ, Anderson PA. Pseudarthrosis After Anterior Fusion: Treatment Options and Results. Semin Spine Surg. 1999; 11:312-321

[44] Zdeblick TA, Hughes SS, Riew KD, Bohlman HH. Failed anterior cervical discectomy and arthrodesis. Analysis and treatment of thirty-five patients. J Bone Joint Surg. 1997; 79:523-532

[45] Kaiser MG, Mummaneni PV, Matz PG, Anderson PA, Groff MW, Heary RF, Holly LT, Ryken TC, Choudhri TF, Vresilovic EJ, Resnick DK. Management of anterior cervical pseudarthrosis. J Neurosurg: Spine. 2009; 11:228-237

[46] Yi S, Lee DY, Kim DH, Ahn PG, et al. Cervical artificial disc replacement. Part 1: History, design, and overview of the cervical artificial disc. Neurosurg Q. 2008; 18

[47] Scoville WB, Whitcomb BB, McLaurin RL. The Cervical Ruptured Disc: Report of 115 Operative Cases. Trans Am Neurol Assoc. 1951; 76:222-224

[48] Heary RF, Ryken TC, Matz PG, Anderson PA, Groff MW, Holly LT, Kaiser MG, Mummaneni PV, Choudhri TF, Vresilovic EJ, Resnick DK. Cervical laminoforaminotomy for the treatment of cervical degenerative radiculopathy. J Neurosurg: Spine. 2009; 11:198-202

[49] Aldrich F. Posterolateral Microdiscectomy for Cervical Monoradiculopathy Caused by Posterolateral Soft Cervical Disc Sequestration. J Neurosurg. 1990; 72:370-377

[50] Zeidman SM, Ducker TB. Posterior Cervical Laminoforaminotomy for Radiculopathy: Review of 172 Cases. Neurosurgery. 1993; 33:356-362

[51] Collias JC, Roberts MP, Schmidek HH, Sweet WH. In: Posterior Surgical Approaches for Cervical Disc Herniation and Spondylotic Myelopathy. Operative Neurosurgical Techniques. 3rd ed. Philadelphia: W. B. Saunders; 1995:1805-1816

71 退行性颈椎病和颈髓病变

71.1 概述

退行性颈椎病通常以术语"颈椎关节强直"来讨论,有时与"颈椎管狭窄"同义使用。椎关节强直通常意味着更广泛的年龄相关的颈椎的退行性变,包括以下几方面:

1. 先天性脊柱狭窄("浅颈椎管"[1])。

2. 椎间盘退行性变产生局部狭窄(因"颈部限制"存在),常为以下病变组合:

(1)赘生骨刺(神经外科术语中的"硬盘")。

(2)和(或)椎间盘内组织突出("软盘")。

3. 以下任何一种组织增生肥大(也会导致椎管狭窄):

(1)纤维环。

(2)脊膜。

(3)关节面。

(4)韧带,包括以下情况:

1)相比于屈曲运动,伸展运动中狭窄加重更加常见(基于 MRI 研究[2]和尸体研究),这主要是由于黄韧带后部屈曲所致[3]。

2)后纵韧带:可能包括后纵韧带骨化(OPLL)[4](见章节 74.3)。可以是节段性或弥漫性的。经常与硬膜粘连。

3)黄韧带骨化(黄韧带)。

4. 半脱位:由于椎间盘和小关节变性导致。

5. 活动性改变:脊柱重度强直节段可能融合且通常结构稳定,而通常在邻近或其他节段存在活动过度。

6. 由于椎体高度下降造成脊柱缩短→椎板"叠瓦"。

7. 正常脊柱前凸曲度的改变[6](注意:异常曲度值与脊髓病变程度不相符):

(1)脊柱前凸曲度减少,包括:

1)变直。

2）曲率逆转（后凸）：可导致胯骨赘的脊髓"弓弦状态"。

（2）前凸过度：最少见（也可导致脊髓弓弦）。

尽管 50 岁以上人群多伴有明显颈椎退行性疾病的影像改变，但仅少数出现神经系统症状。

71.2 病理生理学

发病机制尚存争议。包括以下机制或多种机制的联合作用：

1. 增生肥厚或内翻的黄韧带及骨赘对脊髓形成直接压迫，合并先天性狭窄或颈椎半脱位者尤为明显。

2. 血管结构受压造成缺血[8]［动脉供血不足[9]和（或）静脉淤滞[10]］。

3. 有椎间盘突出和（或）骨赘增生（椎关节强直）所致颈椎活动受限时，正常活动下局部脊髓反复损伤（脊髓和神经根损伤[11]）：

（1）颈椎前屈、后伸时产生脊髓向头侧/尾侧位移[12]。

（2）齿状韧带[13]及神经根对脊髓产生前向/后向牵拉。

（3）颈椎前屈或后伸时椎管直径变化：

1）加重的椎管狭窄较多见于颈椎后伸时（见上文）。

2）不稳定节段可出现椎体半脱位（即钳夹机制）[14]。

组织病理学上，脊髓受压节段存在中央灰质退行性变，受压节段以上存在后索退行性变（以前内侧部为甚），病损节段以下存在侧索脱髓鞘改变（尤以皮质脊髓束明显）。脊髓前束相对正常。脊髓前后根可有萎缩性改变，且脊髓前角细胞可出现噬神经现象。

71.3 临床表现

71.3.1 概述

颈椎病可能产生以下几种临床表现[16]：

1. 骨髓性脑病，包括以下一些组合：

（1）神经根病变：神经根压迫可能引起神经根病变。

（2）脊髓压迫可能引起脊髓病变：一些典型并发症见下文［颈椎关节强直性脊髓病（CSM）］。

2. 部分病例仅表现为头、颈、肩部疼痛及感觉异常，查体及影像学检查均未见异常。该型治疗最为困难，往往需要良好的医患沟通从而确定是否通过手术治疗以期缓解。

在年龄＞55 岁的病人中，颈椎强直是脊髓病最常见的原因[17]。CSM 在年龄＜40 岁的病人中较为罕见。

颈椎椎管横断面狭窄≥30％者几乎均伴有颈椎强直性脊髓病[18]（虽然部分伴有重度脊髓压迫者并无脊髓病[19,20]）。

步态异常伴下肢乏力或强直，为 CSM 常见早发症状[21]。共济失调常在早期出现，可能由脊髓小脑后受压所导致。早期，病人可能出现跑步困难。颈部疼痛及机械体征在单纯脊髓病并不多见。表 71 - 1 为一组 CSM 病例中发病症状的统计。多数病例有轻度功能障碍，预后良好。

表 71 - 1　CSM 症状统计

表　　　　现	比　　例
单纯脊髓病	59％
脊髓病＋神经根病	41％
反射	
反射亢进	87％
Babinski 征	54％
Hoffmann 征	13％
感觉障碍	
感觉节段	41％
后索	39％
上肢皮区	33％
感觉异常	21％
Romberg 征阳性	15％
运动障碍	
上肢力弱	31％
下肢轻瘫	21％
轻偏瘫	18％
四肢瘫	10％
Brown - Séquard 综合征	10％
肌萎缩	13％
肌束震颤	13％
疼痛	
上肢根性痛	41％
下肢根性痛	13％
颈部疼痛	8％
强直痉挛状态	54％
括约肌功能障碍	49％
颈部机械体征	26％

71.3.2 运动

表现可能是由于脊髓(UMN)和(或)神经根(LMN)压迫造成的。早期运动功能可表现为典型的三头肌和手部肌肉无力[23]。可能有手部肌肉的失用[24]。慢慢地,会出现拳头张合的强直[25]。精细运动(写字、系扣子等)笨拙常见。

通常可出现下肢近端无力(54%的病人可出现轻中度髂腰肌无力)和下肢痉挛。

71.3.3 感觉

感觉障碍可能较少出现,出现时通常不是根型分布。手部可有呈手套状分布的感觉缺失[26]。感觉障碍可能出现在脊髓压迫区域的数个节段之下。

下肢通常有振动觉丧失(高达82%),偶有针刺觉减退(9%)(几乎全部局限于踝部以下)。压迫脊髓小脑束可能造成跑步困难。37例中只有2例出现Lhermitte征。一些病人可能出现显著的后柱功能障碍(关节姿势感觉和两点辨别觉损害)[27]。

71.3.4 反射

72%~87%的病人可于狭窄节段以下不定距离出现反射亢进。可能出现Clonus征、Babinski征(见第3章)或Hoffmann征(见第3章)。动态Hoffmann征[28]可能更敏感:在病人坚持做复杂的颈部屈伸运动时检查Hoffmann征,94%的伴有Hoffmann反射的无症状病人在MRI上将表现出明显的脊髓压迫[29]。反桡骨膜反射:引出臂桡骨反射时手指相应做出反射动作,可作为CSM的特异性表现[30]。

下颌反射亢进提示脑桥中部上运动神经元病灶,可区分枕骨大孔以上病变引起的长束表现和下部病变(如颈髓病);下颌反射消失无意义(一种正常变异)。简单反射(抓握反射、噘嘴反射、觅食反射)用于定位额叶病变时并不可靠(可能需排除抓握反射)。

71.3.5 括约肌

尿急和尿频在CSM中很常见,而且这些症状在老龄化人口中十分多见。尿失禁比较罕见。肛门括约肌功能紊乱不常见。

71.3.6 综合征

CSM可归纳为以下五种临床综合征[25]:

1. 横向病灶综合征:累及皮质脊髓束和脊髓丘脑束以及后柱,前角细胞节段性受累。这是最常见的综合征,可能是疾病过程的"终末阶段"。

2. 运动系统综合征：主要是皮质脊髓束以及前角受累,伴轻度或不伴感觉缺失。可同时产生上肢下运动神经元受累表现和下肢上运动神经元受累表现(脊髓病),与肌萎缩性侧索硬化(ALS,见下文)相似。最狭窄处以下可能出现反射亢进(包括上肢),偶尔起始于狭窄以下数个节段。

3. 脊髓中央综合征：上肢的感觉和运动受累重于下肢。这个综合征的特点是脊髓中央分水岭处的功能障碍,造成了显著的手部症状[31](造成"麻木-笨拙手"[32])。这组病人中 Lhermitte 征更常见。

4. Brown-Sèquard 综合征：通常为不对称的椎管狭窄,狭窄严重的一侧造成同侧皮质脊髓束(上运动神经元性无力)和后柱功能障碍,对侧痛温觉丧失。

5. 臂痛脊髓综合征：上肢根性疼痛以及下运动神经元性无力,一些有长束受累[运动和(或)感觉]。

71.3.7　分级

1. 日本整形外科协会改良(mJOA)评分(表 71-2)为一非特异性但信度、效度较高的分级系统。

表 71-2　颈部脊髓病 JOA 改良评分[23]*

评　分	描　　述	
上肢(UE)运动功能障碍		
0	不能自主进食	
1	不能使用刀叉;可使用匙进食	
2	使用刀叉较困难	
3	使用刀叉稍困难	
4	无功能障碍(正常)	
下肢(LE)运动功能障碍		
0	不能行走	
1	助步器械辅助下可完成平地行走	
2	扶手辅助下可完成上下楼梯	
3	平稳慢跑稍受限	
4	无功能障碍(正常)	
感觉功能障碍		
0	UE	严重感觉减退或疼痛
1		轻度感觉减退
2		无感觉功能障碍(正常)

评　分		描　述
0		严重感觉减退或疼痛
1	LE	轻度感觉减退
2		无感觉功能障碍（正常）
0		严重感觉减退或疼痛
1	躯干	轻度感觉减退
2		无感觉功能障碍（正常）
括约肌功能障碍		
0		不能排空
1		明显排空障碍（尿潴留）
2		轻度排空障碍（尿急或尿踌躇）
3		无功能障碍（正常）

* 总分 0～17 分（正常）

2. 颈部功能指数（NDI）：为包含 10 个问题的调查问卷，与腰部脊髓的 Oswestry 功能指数（表 68-3）相似。评分 10%～28% 为轻度功能障碍，30%～48% 为中度功能障碍，50%～68% 为重度功能障碍，72% 及以上者为完全性功能丧失。

3. 其他常用评分系统（可信度及效度未经验证）：

（1）Nurick 评分系统[34]（表 74-2）。

（2）Harsh 评分系统。

71.3.8 自然病史

症状演变的时间进程多变且不可预测。约 75% 的 CSM 病例，或是阶梯式进展（1/3）或是逐渐进展（2/3）[35]。一些病例组中，最常见的类型是最初阶段恶化，其后稳定，典型者可持续数年不变[36,37]。在这些病例中，功能障碍可能在颈椎病病程的早期已经形成。其他学者并不赞同这种"良性"预后，并指出保守治疗病人中有超过 50% 的病例会持续恶化[7]。自发改善的病例可能很罕见[17]。

对于 75 岁以下且 mJOA 评分大于 12 分（轻度脊髓病）的病人，在 3 年随访中临床情况保持稳定（Ⅰ级）[38]（然而，这些病人仍能够出现明显的术后功能障碍）。伴有狭窄但不伴脊髓病的病人若有电诊断的异常和临床神经根病，则往往有进展为脊髓病的风险（Ⅰ级）[38]。多年的长期严重狭窄可能会因灰质和白质的坏死而导致不可逆的病变（Ⅲ级）[38]。

71.4 鉴别诊断

71.4.1 概述

参见脊髓病（见章节 92.2）了解其他可能的原因。一些病因（如脊髓肿瘤、OPLL）可能在影像学上有所表现。无症状的颈椎病很常见，将颈部脊髓病症状归因于颈椎病的病人中，大约有 12％在以后发现是由于其他病因导致的，包括：

1. ALS：见下文。

2. 多发性硬化（MS）：脊髓脱髓鞘与 CSM 类似。MS 病程中缓解和恶化常见，并且患病人群更年轻。

3. 椎间盘突出（软性间盘）：患病人群较 CSM 更年轻，病情进展更快。

4. 亚急性多系统疾病：维生素 B_{12} 水平异常，以及大细胞性贫血（见章节 92.2）。

5. 遗传性痉挛性截瘫：家族史是关键。为排除性诊断[39]。

6.（自发）颅内低血压（见章节 23.10）。

71.4.2 肌萎缩性侧索硬化（ALS）

也就是（前角）运动神经元病（也可参考章节 10.6.2）。可能与 CSM 的运动系统综合征（见上文）类似，而且 60％以上的 ALS 病人在 MRI 上可见到脊髓受压征象[40]。

ALS"三联征"：

1. 手和前臂肌萎缩且肌力减弱（早期）——LMN 表现。

2. 轻度下肢强直状态——UMN 表现。

3. 弥散性反射亢进——UMN 表现。

在一些 ALS 特征性症状出现前，部分脱髓鞘病变早期会难以避免地被误诊为 CSM［在一组含 1 500 例 ALS 病人的病例研究中，4％的病人在 ALS 被确诊前即接受了脊柱手术（其中 56％在颈段，42％在腰段，2％在胸段）][40]。

有助于鉴别 ALS 与 CSM 的症状包括：

1. ALS：明显无感觉改变。

2. ALS：延髓综合征（构音困难、下颌反射亢进等）[41]。

3. ALS：双手广泛的肌力减弱或肌萎缩，通常伴有肌束震颤[42]。

4. ALS：舌的下运动神经元（LMN）表现（可见的肌束震颤，或 EMG 上的阳性锐波）或下肢表现（如肌束震颤和肌萎缩）更倾向于诊断 ALS，而非 CSM（但如果 CSM 病人碰巧患有腰椎神经根病，可有下肢的下运动神经元受累表现)。

5. CSM 或者椎间盘突出：通常包括颈肩痛、颈部运动受限、感觉障碍和局限于 1 个或 2 个脊髓节段的下运动神经元表现。

71.5 评估

71.5.1 X 线平片

■ **概述**

基本评估包括枕寰枢位、侧位(正位)和开口位。如果需要可以获得屈-伸位和(或)斜位片，但是需要特定的序列。

CSM 病人可行 MRI 检查时，X 线颈椎平扫所获得的额外信息就相对有限。在此条件下，X 线可能最适合于以下情况：

1. 屈-伸位可显示关节运动的不稳定性(见下文)。

2. 站立侧位颈椎 X 线下测量的矢状位平衡可提供预后信息[43]。

3. X 线可以弥补以下 MRI 缺陷，但是颈部 CT 效果更好：

(1) 鉴别"软性椎间盘"的硬化椎间盘或骨刺。

(2) 鉴别 OPLL 及增厚的后纵韧带。

(3) 显示骨异常：骨折、溶骨性病变。

■ **颈椎管狭窄**

颈椎管狭窄可以通过 X 线平片诊断。※NB：在 X 线上测量的管腔直径实际上是所需检查项目的代替指标：椎管狭窄可产生脊髓压迫和脊髓症状。这些均可以在脊髓 MRI 或 CT 上直接显示，且 MRI 也可以检测内在脊髓信号异常。

管腔内径正常尺寸见章节 12.1.4。CSM 病人平均最小轴位椎管直径为 11.8 mm[44]，如果数值≤10 mm 可能患有脊髓病[45]。轴位直径<14 mm 的病人患病风险增加[46]，直径>16 mm 的病人罕有患 CSM 者，即使是有明显骨刺的病例[17]。

当棘突线在平片上距离脊柱侧后缘较近时，常常提示椎孔狭窄。

Pavlov 比率(即 Torg 比率[47,48])：椎体中间水平的椎管轴位直径与同水平的椎体直径之比。该比率<0.8 时易患短暂神经失用，但已经被证明对 CSM 的预测价值不大。

■ **斜位片**

斜位片可以显示赘生骨刺导致的椎间孔狭窄。

■ **屈-伸位片**

屈-伸侧位 X 线平片可以通过检查运动不稳定性(明显的运动异常)提供有价值的信息，这些信息在静态 MRI 和 CT 上都不易鉴别，包括屈位片上寰-

齿间隙增大(见章节12.1)。

71.5.2 MRI

MRI提供了椎管的信息,同时也显示了髓内的异常(脱髓鞘、脊髓空洞、脊髓萎缩、水肿等)。MRI也有助于排除其他可能的诊断(Chiari畸形、脊髓肿瘤等)。MRI对骨结构和钙化的韧带显像不理想。上述不足以及MRI不利于鉴别骨赘和椎间盘突出的缺点可通过加做颈椎X线平片或使用CT骨窗像薄层扫描来克服[49]。

提示预后不良的MRI表现(Ⅲ级)[50]:

1. 多节段脊髓实质内呈现 T_2WI 高信号。

2. 单节段上 T_2WI 高信号,T_1WI 低信号。

3. 脊髓萎缩(横断面面积小于 45 mm^2)。

CSM的其他MRI表现:

1. 脊髓受压最严重的平面上脊髓横断面面积(TASC)减小。轴位像上"香蕉状"的脊髓对患CSM有较高预测价值[46]。能否以椎管狭窄的程度预测预后在循证方面尚存争议[50]。矢状位的 T_2WI 易于夸张骨赘和(或)椎间盘对脊髓压迫的程度,因此此在评估病情时也需考虑使用轴位像和 T_1WI。椎管狭窄并不是CSM的特异性表现:在64岁以上的无症状病人中,约26%在MRI上有脊髓受压的表现[51]。

2. 轴位 T_2WI(见图71-1)上脊髓内的"蛇眼征"(亦即"枭眼征")可能与脊髓的囊性坏死有关[52],可能与预后较差有关(Ⅲ级)[50]。

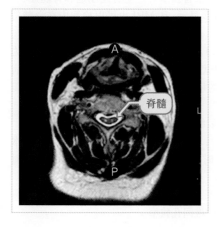

图71-1 "蛇眼征"(髓内两处高信号的点),轴位 T_2 像上可见稍偏平、轻度萎缩的脊髓

71.5.3 CT/脊髓造影

平扫CT可能显示椎管狭窄,但不能充分提供有关软组织(椎间盘、韧带、

脊髓和神经根)的信息。颈段脊髓造影后应用高分辨率 CT 扫描,可提供矢状位和轴位的信息(包括脊髓萎缩),对骨骼细节的显像也较 MRI 更理想[49]。与 MRI 不同,CT/脊髓造影为侵袭性检查(需要腰椎穿刺),病人需要经受电离辐射且不能显示脊髓实质的病变。

71.5.4 肌电图(EMG)

CSM 病人并不常规应用 EMG。EMG 对于颈段神经根病敏感性较低,而且对于预测手术治疗 CSM 的预后并不可靠(Ⅲ级)[50]。对于需要排除诸如外周神经系统疾病和 ALS 等其他病因的可疑病例,EMG 是首选。

71.5.5 体感诱发电位(SEP)

术前 SEP 正常或术后早期 SEP 正常提示预后良好[53]。

> **临床指南:CSM 病人的术前 SEP**
>
> 若额外的预后信息能帮助决定治疗决策,则需考虑术前体感诱发电位(Level B,Class Ⅱ)[53]。

71.6 治疗措施

71.6.1 非手术治疗

延长使用坚硬颈部支架固定的时间,以减少局部运动,从而减少外伤对脊髓的累积效应;减少运动以消除运动"高风险"或卧床休息;以及消炎药物治疗[54]。

71.6.2 手术治疗

■ 手术指征

见"临床指南:手术与非手术治疗"(见章节 71.6)。

> **临床指南:手术与非手术治疗**
>
> 轻度脊髓病(mJOA 评分大于 12 分):病人可在短期(3 年)内选择手术减压或非手术治疗[延长使用坚硬颈围固定的时间,消炎药物治疗,以及"低风险"活动或卧床休息(Level C,Class Ⅱ)][55]。注意:mJOA 评分大于 12 分的病人并不全是轻度损伤,他们行手术治疗可能会获得显著的改善,手术后恶化者往往预后不佳。

较严重的脊髓病：应采用手术减压,并保证术后 5～15 年的疗效(Level D,Class Ⅲ)[55]。

Level B,Class Ⅰ[56]退行性颈段神经根病：采用前入路减压术±融合术的优点如下(与保守治疗相比较)。

1. 颈臂痛和感觉丧失可较快缓解(3～4 个月内)。

2. 可缓解伸腕无力、伸肘无力、肩外展和内旋无力等长期(大于 12 个月)症状[58]。

■ 术中电生理监测

临床指南：手术治疗 CSM 或神经根病时应用术中电生理监测

在 CSM 或颈段神经根病的常规手术中可实施术中电生理监测,但不建议将其作为改变手术方案或应用类固醇药物的适应证,因尚未发现这种治疗方法有助于减少神经系统损伤的发病率(Level D,Class Ⅲ)[57]。

■ 手术入路的选择

• 概述

对于前入路(前部颈椎间盘切除术或椎体切除术)和后入路(颈椎板切除减压)的争论可以追溯到二者均被广泛应用的时期[16]。一般观点是使用前入路治疗椎间盘水平的前部疾病(如骨赘性骨棘、椎间盘突出等),通常局限于不大于 3 个(或偶尔 4 个)节段。对于以下情况,使用后入路作为起始治疗。制定治疗决策时应考虑到脊椎弯曲。

临床指南：手术治疗 CSM 的入路选择

无充分证据区分以下治疗手段的优劣(从治疗 CSM 的短期疗效来看)：ACDF,前入路椎体切除和融合术,椎板切除术(合并或不合并融合术)和椎板成形术(Level D,Class Ⅲ)[58]。

然而,不合并融合术的单纯椎板切除术与晚期脊柱后凸畸形的高发病率有关*(Level D,Class Ⅲ)[58]。

• 后入路

可选择术式包括：

1. 单纯椎板切除术/关节融合术(例如：椎体切除术＋侧块融合术)：Ⅲ级(该操作被证实有效,证据等级可以显示效力性)[59]。

2. 椎板成形术(Ⅲ级：该操作被证实有效,证据等级可以显示效力性)[59]：方法包括单侧扩大("开窗")和中线扩大("法式门")。

3. 多节段椎间孔切开术：通常不适合椎管狭窄。

一般将后入路手术作为首选的情况：

1. 先天椎管狭窄：当切除骨赘后轴位直径仍然不能达到约 12 mm 的情况。

2. 疾病≥3 个节段(虽然达到 4 个节段时偶尔使用前入路)。

3. 病变部位主要在后方的疾病(如黄韧带包绕)。

4. 一些 OPLL 病例(前入路手术硬膜撕裂的风险较高)。

后入路的缺点：

1. 不合并融合手术的单纯椎板切除术：

(1) 术后退行性变和骨赘继续进展。

(2) 有并发半脱位或进行性脊柱成角后凸("鹅颈"畸形)的风险。

1) 文献报道发病率：14%～47%[61-63](术中注意保护关节面可使发病风险最小化)。

2) 并非所有病例都需要治疗：在一组病例研究中，31%(18/58)术后并发脊柱后凸，而其中仅 16%(3/18)需要手术固定[64]。

3) 脊柱后凸畸形的发展可能并不会影响临床预后[63]，且与病情发生恶化时神经系统的恶化并无关联[65]。

2. 术后初期疼痛更剧烈，且有时康复期延长。

3. 长期的头部沉重感，这可能与椎旁肌的萎缩有关。

4. 先前即存在"鹅颈"畸形者为手术禁忌证，存在正常脊柱前凸发生反转(也就是出现后突曲线)[66]的病人因前入路减压不能解放脊髓，故不建议手术，半脱位≥3.5 mm 者或矢状位旋转＞20°者[46]也不建议手术，对脊髓过度前凸者手术操作应谨慎(见下文)。

- **前入路**

也被报道手术有效(Ⅲ级)[55]。

内固定术式选择：关于 2 个节段(如 2 个椎间隙)的前入路手术的融合率(Ⅲ级)[58]：

放置前路钢板的 2 个节段的 ACDF	=	放置钢板的 1 个节段的椎体切除术	＞	不放钢板的 1 个节段的椎体切除术*	＞	不放钢板的 2 个节段的 ACDF

＊椎体切除术的移植物排异率要大于 ACDF

据报道前入路减压术后有 2%～5%的病人脊髓病加重[67,68](术中 SSEP 监测可能有助于减小这种概率)，并且可能出现 C5 神经根病(见下文)。

前路钢板：

很多内固定系统都是有效的，而且基本求同存异。所有手术都包括一些防止螺丝脱落的方法，下面是一些基本原则：

1. 对于单平面的融合术,标准的钢板长度是 22～24 mm。

2. 螺丝长度:要求女性 12 mm,男性 14 mm。

3. 在将对角螺丝松紧适度地固定好前,不要完全拧紧其中单个螺丝(防止钢板翘起)。

4. 大多数固定系统有固定角度和可调节角度的螺丝。可调节角度的螺丝可同时承受移植物(此处可证明 Wolff 的衍生规则:分担承重有助于刺激融合)。避免螺丝角度过大可保证正当连接而防止发生锁扣。

5. 最佳的钢板植入术应当在螺丝固定处使钢板与椎体接触。这可能要求:

(1) 根据颈椎前凸曲线来确定钢板的轮廓线。

(2) 减少前骨赘。

■ 后入路

对颈椎椎板切除减压来说,一般的操作是切除超过狭窄上、下各 1～2 个节段的椎板[69,70]。

对弯曲度的考虑:"扩大椎板切除术"包括 C2,有时也包括 C1。对颈椎曲线强直的病人建议行扩大椎板切除术[6]。对于过度脊柱前凸的病人,扩大椎板切除后脊髓后移位可能增加神经根和血管的张力(可能并发神经系统恶化),建议对脊髓压迫的部位行局限性椎板切除术(见下文"术后 C5 麻痹")。

在神经根病变节段施行"锁孔椎间孔切开术"或中度椎间孔切开术加关节面的下切除术。

体位:主要选择俯卧位、侧斜位或坐位。俯卧位的主要缺点是不能将头抬高到心脏水平以上,而易造成静脉充血及术中显著出血。坐位有一定的固有危险(见章节 94.1.2),包括脊髓的灌注[68]。侧斜位由于不对称的姿势可能造成一定的解剖结构变形。

手术后脊柱畸形的风险是 25％～42％。据报道在一些病例组中神经系统恶化率为 2％,其他一些病例组中更高。可能出现 C5 神经根病(见下文)。

为了避免显著的颈椎不稳定,应注意以下几方面:

1. 解剖分离时,不要将软组织移位叠压在小关节面上(保持它们的血供)。

2. 椎板切除侧方最远到达椎管的范围,小心保留小关节[7](必要时使用锁孔椎板切除术)。

3. 在任何节段都要避免一个小关节面的完全切除。

■ 结局

• 概述

即使是排除了以后证明为脱髓鞘病的病例,CSM 的手术效果通常也不令人满意。一旦 CSM 临床上症状明显时,完全缓解几乎是不可能的。就诊时受累病灶的病变严重程度越重[69],症状持续的时间越长,手术预后越差

（发病1年内手术，48％显示临床治愈或改善，而1年后手术的临床治愈或改善率只有16％[7]）。有其他CNS退行性疾病（ALS、MS等）时，手术成功率也会降低。

手术减压可能会阻止脊髓病的进展。但这种情况并不可靠，一些早期病例总结[34,37]显示了椎板切除术后56％改善，25％无变化，19％加重，而保守治疗结果相似。与之前描述相同（见章节71.3.8），一些CSM病人早期即出现大多数的功能障碍，然后病变趋于稳定。

一些病例表现出较好结局，64％～75％的CSM病人在术后出现改善[22]。但这并没有引起其他作者的重视。对接受前入路手术的病人在术后进行问卷调查，66％的病人根性痛有所缓解，然而只有33％的病人感觉和运动方面的症状有所改善[22]。在一个病例组中，半数病人手指精细运动有所改善，而另外一半手术后症状反而恶化[71]。脊髓持续性压迫或缺血导致的脊髓萎缩可能与恢复不良有一定关联。严重脊髓病卧床不起的病人很少有功能恢复。

- **术后C5麻痹**

标准：三角肌和（或）肱二头肌无力，且无脊髓病恶化。3％～5％的扩大前入路或后入路减压术（包括椎板成形术）后[67,72]可发生。50％病人只有运动功能受累（三角肌比肱二头肌严重），50％病人同时伴有C5皮区感觉丧失和（或）C5皮区疼痛（肩部）。大多数发生在术后1周以内[72]。92％表现为单侧性[72]。目前尚无确定的术前危险因素[73]。病原学：病因未明，可能与减压后脊髓向后移位牵拉神经根或放置骨移植物有关。自行恢复的预后往往较好；较严重的病变恢复所需时间更长[72]。

- **后期恶化**

许多早期改善的病人会出现后期恶化（达到平台后7～12年）[46]，这些病例中找不到影像学证据的高达20％[74]，其他病例可发现邻近手术部位的脊柱节段发生退行性变。

邻近节段病变（ASD）：邻近之前融合部位的一个运动节段发生退行性变。表现包括：椎间盘退化、椎管狭窄、小关节面肥大、脊柱侧弯、脊柱滑脱和不稳定。ACDF术后观察10年以上，ASD的发病率为每年2.9％[75]。评估：25％的病人在手术后10年内将出现邻近节段的有症状病变[75]。伴C5～C6或C6～C7的单节段融合术的发病率比伴多节段融合术的发病率高，且与该病的自然进程明显相关[75]（例如自然史并不完全取决于融合术）。大多数有影像学表现的ASD病例是无症状的。

71.7 并发性颈椎、腰椎间管狭窄

并发的有症状的腰部和颈部椎间管狭窄通常首先对颈部进行减压，其后再行腰部手术（除非主要表现为严重的神经性跛行）。对某些病例，也有可能

71 同时行两个部位的手术[76,77]。

（金　铂　王科大）

参考文献

[1] Miller CA. Shallow Cervical Canal: Recognition, Clinical Symptoms, and Treatment. Contemp Neurosurg. 1985; 7:1–5

[2] Muhle C, Weinert D, Falliner A, et al. Dynamic changes of the spinal canal in patients with cervical spondyolosis at flexion and extension using mangnetic resonance imaging. Invest Radiol. 1998; 33:444–449

[3] Shedid D, Benzel EC, Benzel EC, Stewart TJ. Cervical spondylosis anatomy: pathophysiology and biomechanics. Neurosurgery. 2007; 60:S1–1–11

[4] Nagashima C. Cervical Myelopathy due to Ossification of the Posterior Longitudinal Ligament. J Neurosurg. 1972; 37:653–660

[5] Miyazawa N, Akiyama I. Ossification of the ligamentum flavum of the cervical spine. J Neurosurg Sci. 2007; 51:139–144

[6] Batzdorf U, Batzdorf A. Analysis of Cervical Spine Curvature in Patients with Cervical Spondylosis. Neurosurgery. 1988; 22:827–836

[7] Cusick JF. Pathophysiology and Treatment of Cervical Spondylotic Myelopathy. Clin Neurosurg. 1989; 37:661–681

[8] Taylor AR. Vascular Factors in the Myelopathy Associated with Cervical Spondylosis. Neurology. 1964; 14:62–68

[9] Bohlman HH, Emery JL. The pathophysiology of cervical spondylosis and myelopathy. Spine. 1988; 13:843–846

[10] Kim RC, Nelson JS, Parisi JE, Schochet SS. In: Spinal cord pathology. Principals and Practice of Neuropathology. St. Louis: C V Mosby; 1993:398–435

[11] Jeffreys RV. The Surgical Treatment of Cervical Myelopathy Due to Spondylosis and Disc Degeneration. J Neurol Neurosurg Psychiatry. 1986; 49:353–361

[12] Adams CBT, Logue V. Studies in Cervical Spondylotic Myelopathy: I. Movement of the Cervical Roots, Dura and Cord, and their Relation to the Course of the Extrathecal Roots. Brain. 1971; 94:557–568

[13] Levine DN. Pathogenesis of Cervical Spondylotic Myelopathy. J Neurol Neurosurg Psychiatry. 1997; 62:334–340

[14] Benzel EC. Biomechanics of Spine Stabilization. Rolling Meadows, IL: American Association of Neurological Surgeons Publications; 2001

[15] Ogino H, Tada K, Okada K, et al. Canal Diameter, Anteroposterior Compression Ratio, and Spondylotic Myelopathy of the Cervical Spine. Spine. 1983; 8:1–15

[16] Mayfield FH. Cervical Spondylosis: A Comparison of the Anterior and Posterior Approaches. Clin Neurosurg. 1966; 13:181–188

[17] Cooper PR. Cervical Spondylotic Myelopathy. Contemp Neurosurg. 1997; 19:1–7

[18] Yu YL, du Boulay GH, Stevens JM, Kendall BE. Computed Tomography in Cervical Spondylotic Myelopathy and Radiculopathy: Visualization of Structures, Myelographic Comparison, Cord Measurements and Clinical Utility. Neuroradiology. 1986; 28:221–236

[19] Epstein JA, Marc JA, Hyman RA, Khan A, et al. Total Myelography in the Evaluation of Lumbar Disks. Spine. 1979; 4:121–128

[20] Houser OW, Onofrio BM, Miller GM, et al. Cervical Spondylotic Stenosis and Myelopathy: Evaluation with Computed Tomographic Myelography. Mayo Clin Proc. 1994; 69:557–563

[21] Emery SE. Cervical spondylotic myelopathy: diagnosis and treatment. J Am Acad Orthop Surg. 2001; 9:376–388

[22] Lunsford LD, Bissonette DJ, Zorub DS. Anterior Surgery for Cervical Disc Disease. Part 2: Treatment of Cervical Spondylotic Myelopathy in 32 Cases. J Neurosurg. 1980; 53:12–19

[23] Chiles BW, III, Leonard MA, Choudhri HF, Cooper PR. Cervical spondylotic myelopathy: Patterns of neurological deficit and recovery after anterior cervical decompression. Neurosurgery. 1999; 44:762–769

[24] Ebara S, Yonenobu K, Fujiwara K, Yamashita K, Ono K. Myelopathy hand characterized by muscle wasting: A different type of myelopathy hand in patients with cervical spondylosis. Spine. 1988; 13:785–791

[25] Crandall PH, Batzdorf U. Cervical Spondylotic Myelopathy. J Neurosurg. 1966; 25:57–66

[26] Voskuhl RR, Hinton RC. Sensory Impairment in the Hands Secondary to Spondylotic Compression of the Cervical Spinal Cord. Arch Neurol. 1990; 47:309–311

[27] MacFadyen DJ. Posterior Column Dysfunction in Cervical Spondylotic Myelopathy. Can J Neurol Sci. 1984; 11:365–370

[28] Denno JJ, Meadows GR. Early diagnosis of cervical spondylotic myelopathy. A useful clinical sign. Spine. 1991; 16:1353–1355

[29] Sung RD, Wang JC. Correlation between a positive Hoffmann's reflex and cervical pathology in asymptomatic individuals. Spine. 2001; 26:67–70

[30] Wiggins GC, Shaffrey CI. Laminectomy in the Cervical Spine: Indications, Surgical Technniques, and Avoidance of Complications. Contemp Neurosurg. 1999; 21:1–10

[31] England JD, Hsu CY, Vera CL, et al. Spondylotic High Cervical Spinal Cord Compression Presenting with Hand Complaints. Surg Neurol. 1986; 25:299–303

[32] Good DC, Couch JR, Wacasser L. "Numb, Clumsy Hands" and High Cervical Spondylosis. Surg Neurol. 1984; 22:285–291

[33] Vernon H, Mior S. The Neck Disability Index: a study of reliability and validity. J Manipulative Physiol Ther. 1991; 14:409–415

[34] Nurick S. The Pathogenesis of the Spinal Cord Disorder Associated with Cervical Spondylosis. Brain. 1972; 95:87–100

[35] Clarke E, Robinson PK. Cervical Myelopathy: A complication of Cervical Spondylosis. Brain. 1956; 79:483–485

[36] Lees F, Aldren Turner JS. Natural History and Prognosis of Cervical Spondylosis. Br Med J. 1963; 2:1607–1610

[37] Nurick S. The Natural History and the Results of Surgical Treatment of the Spinal Cord Disorder Associated with Cervical Spondylosis. Brain. 1972; 95:101–108

[38] Matz PG, Anderson PA, Holly LT, Groff MW, Heary RF, Kaiser MG, Mummaneni PV, Ryken TC, Choudhri TF, Vresilovic EJ, Resnick DK. The natural history of cervical spondylotic myelopathy. J Neurosurg: Spine. 2009; 11:104–111

[39] Ungar-Sargon JY, Lovelace RE, Brust JC. Spastic paraplegia-paraparesis: A Reappraisal. J Neurol Sci. 1980; 46:1–12

[40] Yoshor D, Klugh A, III, Appel SH, Haverkamp LJ. Incidence and characteristics of spinal decompression surgery after the onset of symptoms of amyotrophic lateral sclerosis. Neurosurgery. 2005; 57:984–9; discussion 984-9

[41] Campbell AMG, Phillips DG. Cervical Disk Lesions with Neurological Disorder. Differential Diagnosis, Treatment, and Prognosis. Br Med J. 1960; 2:481–485

[42] Rowland LP. Diagnosis of amyotrophic lateral scle-

rosis. J Neurol Sci. 1998; 160:S6–24

[43] Roguski M, Benzel EC, Curran JN, Magge SN, Bisson EF, Krishnaney AA, Steinmetz MP, Butler WE, Heary RF, Ghogawala Z. Postoperative cervical sagittal imbalance negatively affects outcomes after surgery for cervical spondylotic myelopathy. Spine (Phila Pa 1976). 2014; 39:2070–2077

[44] Adams CBT, Logue V. Studies in Cervical Spondylotic Myelopathy: II. The Movement and Contour of the Spine in Relation to the Neural Complications of Cervical Spondylosis. Brain. 1971; 94:569–586

[45] Wolf BS, Khilnani M, Malis L. The Sagittal Diameter of the Bony Cervical Spinal Canal and its Significance in Cervical Spondylosis. J of Mount Sinai Hospital. 1956; 23:283–292

[46] Krauss WE, Ebersold MJ, Quast LM. Cervical Spondylotic Myelopathy: Surgical Indications and Technique. Contemp Neurosurg. 1998; 20:1–6

[47] Pavlov H, Torg JS, Robie B, Jahre C. Cervical Spinal Stenosis: Determination with Vertebral Body Ratio Method. Radiology. 1987; 164:771–775

[48] Torg JS, Naranja RJ, Pavlov H, et al. The Relationship of Developmental Narrowing of the Cervical Spinal Canal to Reversible and Irreversible Injury of the Cervical Spinal Cord in Football Players. J Bone Joint Surg. 1996; 78A:1308–1314

[49] Brown BM, Schwartz RH, Frank E, Blank NK. Preoperative Evaluation of Cervical Radiculopathy and Myelopathy by Surface-Coil MR Imaging. AJNR. 1988; 9:859–866

[50] Mummaneni PV, Kaiser MG, Matz PG, Anderson PA, Groff M, Heary R, Holly L, Ryken T, Choudhri T, Vresilovic E, Resnick D. Preoperative patient selection with magnetic resonance imaging, computed tomography, and electroencephalography: does the test predict outcome after cervical surgery? J Neurosurg: Spine. 2009; 11:119–129

[51] Teresi LM, Lufkin RB, Reicher MA, Moffitt BJ, et al. Asymptomatic cervical disk disease and spondylosis of the cervical spine: MR imaging. Radiology. 1987; 164:83–88

[52] Mizuno J, Nakagawa H, Inoue T, Hashizume Y. Clinicopathological study of "snake-eye appearance" in compressive myelopathy of the cervical spinal cord. J Neurosurg. 2003; 99:162–168

[53] Holly LT, Matz PG, Anderson PA, Groff MW, Heary RF, Kaiser MG, Mummaneni PV, Ryken TC, Choudhri TF, Vresilovic EJ, Resnick DK. Clinical prognostic indicators of surgical outcome in cervical spondylotic myelopathy. J Neurosurg: Spine. 2009; 11:112–118

[54] Kadanka Z, Bednarik J, Vohanka S, et al. Conservative tratment versus surgery in spondylotic cervical myelopathy treated conservatively or surgically. Eur Spine J. 2000; 9:538–544

[55] Matz PG, Holly LT, Mummaneni PV, Anderson PA, Groff MW, Heary RF, Kaiser MG, Ryken TC, Choudhri TF, Vresilovic EJ, Resnick DK. Anterior cervical surgery for the treatment of cervical degenerative myelopathy. J Neurosurg: Spine. 2009; 11:170–173

[56] Matz PG, Holly LT, Groff MW, Vresilovic EJ, Anderson PA, Heary RF, Kaiser MG, Mummaneni PV, Ryken TC, Choudhri TF, Resnick DK. Indications for anterior cervical decompression for the treatment of cervical degenerative radiculopathy. J Neurosurg: Spine. 2009; 11:174–182

[57] Resnick DK, Anderson PA, Kaiser MG, Groff MW, Heary RF, Holly LT, Mummaneni PV, Ryken TC, Choudhri T, Vresilovic EJ, Matz PG. Electrophysiological monitoring during surgery for cervical degenerative myelopathy and radiculopathy. J Neurosurg: Spine. 2009; 11:245–252

[58] Mummaneni PV, Kaiser MG, Matz PG, Anderson PA, Groff MW, Heary RF, Holly LT, Ryken TC, Choudhri TF, Vresilovic EJ, Resnick DK. Cervical surgical techniques for the treatment of cervical spondylotic myelopathy. J Neurosurg: Spine. 2009; 11:130–141

[59] Anderson PA, Matz PG, Groff MW, Heary RF, Holly LT, Kaiser MG, Mummaneni PV, Ryken TC, Choudhri

TF, Vresilovic EJ, Resnick DK. Laminectomy and fusion for the treatment of cervical degenerative myelopathy. J Neurosurg: Spine. 2009; 11:150–156

[60] Matz PG, Anderson PA, Groff MW, Heary RF, Holly LT, Kaiser MG, Mummaneni PV, Ryken TC, Choudhri TF, Vresilovic EJ, Resnick DK. Cervical laminoplasty for the treatment of cervical degenerative myelopathy. J Neurosurg: Spine. 2009; 11:157–169

[61] Hamanishi C, Tanaka S. Bilateral multilevel laminectomy with or without posterolateral fusion for cervical spondylotic myelopathy: relationship to type of onset and time until operation. J Neurosurg. 1996; 85:447–451

[62] Matsunaga S, Sakou T, Nakanisi K. Analysis of the cervical spine alignment following laminoplasty and laminectomy. Spinal Cord. 1999; 37:20–24

[63] Ryken TC, Heary RF, Matz PG, Anderson PA, Groff MW, Holly LT, Kaiser MG, Mummaneni PV, Choudhri TF, Vresilovic EJ, Resnick DK. Cervical laminectomy for the treatment of cervical degenerative myelopathy. J Neurosurg: Spine. 2009; 11:142–149

[64] Guigui P, Benoist M, Deburge A. Spinal deformity and instability after multilevel cervical laminectomy for spondylotic myelopathy. Spine. 1998; 23:440–447

[65] Kaptain GJ, Simmons NE, Replogle RE, Pobereskin L. Incidence and outcome of kyphotic deformity following laminectomy for cervical spondylotic myelopathy. J Neurosurg. 2000; 93:199–204

[66] Benzel EC, Lancon J, Kesterson L, Hadden T. Cervical laminectomy and dentate ligament section for cervical spondylotic myelopathy. J Spinal Disord. 1991; 4:286–295

[67] Yonenobu K, Hosono N, Iwasaki M, et el.. Neurologic Complications of Surgery for Cervical Compression Myelopathy. Spine. 1991; 16:1277–1282

[68] Epstein NE, Danto J, Nardi D. Evaluation of Intraoperative Somatosensory-Evoked Potential Monitoring During 100 Cervical Operations. Spine. 1993; 18:737–747

[69] Epstein J, Janin Y, Carras R, Lavine LS. A Comparative Study of the Treatment of Cervical Spondylotic Myeloradiculopathy: Experience with 50 Cases Treated by Means of Extensive Laminectomy, Foraminotomy, and Excision of Osteophytes During the Past 10 Years. Acta Neurochir. 1982; 61

[70] Epstein NE, Epstein JA, The Cervical Spine Research Society Editorial Committee. In: Operative Management of Cervical Spondylotic Myelopathy: Technique and Result of Laminectomy. The Cervical Spine. 3rd ed. Philadelphia: Lippincott-Raven; 1998:839–848

[71] Gregorius FK, Estrin T, Crandall PH. Cervical Spondylotic Radiculopathy and Myelopathy. A Long-Term Follow-Up Study. Arch Neurol. 1976; 33:618–625

[72] Sakaura H, Hosono N, Mukai Y, Ishii T, Yoshikawa H. C5 palsy after decompression surgery for cervical myelopathy: review of the literature. Spine. 2003; 28:2447–2451

[73] Komagata M, Nishiyama M, Endo K, Ikegami H, Tanaka S, Imakiire A. Prophylaxis of C5 palsy after cervical expansive laminoplasty by bilateral partial foraminotomy. Spine J. 2004; 4:650–655

[74] Ebersold MJ, Pare MC, Quast LM. Surgical Treatment for Cervical Spondylitic Myelopathy. J Neurosurg. 1995; 82:745–751

[75] Hilibrand AS, Carlson GD, Palumbo MA, Jones PK, Bohlman HH. Radiculopathy and myelopathy at segments adjacent to the site of a previous anterior cervical arthrodesis. J Bone Joint Surg Am. 1999; 81:519–528

[76] Epstein NE, Epstein JA, Carras R, et al. Coexisting Cervical and Lumbar Spinal Stenosis: Diagnosis and Management. Neurosurgery. 1984; 15:489–496

[77] Dagi TF, Tarkington MA, Leech JJ. Tandem Lumbar and Cervical Spinal Stenosis. J Neurosurg. 1987; 66:842–849

72 胸椎、腰椎间盘退行性变

72.1 椎间盘退行性变(DDD)概述

因为椎间盘以外的结构通常也会被累及,退行性脊柱病变(DSD)这个词可能比退行性椎间盘病更准确。脊柱关节强直是一个非特异性术语,可能包括退行性脊柱病变。"颈椎关节强直"有时在使用上与颈椎管狭窄同义(见第71章)。

症状性椎管狭窄在胸椎少见[1],并且通常见于椎间盘钙化的情形下。本章主要叙述腰椎 DSD,颈椎部分见 71 章。

72.2 解剖学基础

72.2.1 概述

DSD 是一种脊柱结构的渐进性退变,包括:

1. 椎间盘畸形:

(1) 椎间盘髓核内蛋白多糖含量随着年龄增加而降低。

(2) 出现椎间盘脱水(水消失)。

(3) 髓核内出现撕裂,然后出现层状结构内部破裂。在机械性压力下,可能因髓核压力的增加而出现髓核的疝出。

(4) 黏液样变性和纤维组织向内生长。

(5) 随后出现椎间盘吸收。

(6) 存在椎间盘高度的丧失以及损伤易感性增加。

2. 关节突畸形:增生肥厚,关节囊松弛。

3. 骨赘通常发生于椎体的边缘,以变性的椎间盘为界。

4. 脊椎前移:一个椎体在另一个椎体上向前半脱位(见下文的"椎体滑脱")。

5. 黄韧带增生肥厚。

腰椎管狭窄中相关的神经病学问题可能包括以下三点中的一点或几点:

1. 中央管狭窄:椎管的前后径线值缩小到临界值以下。

72

管腔直径的减小可导致局部神经受压或供应到脊髓(颈椎)或马尾(腰椎)的血供减少。

(1) 先天性(如软骨生长发育不全的侏儒病人)。

(2) 获得性:与关节面和黄韧带增厚相同。

(3) 最常见的先天性狭窄基础上的获得性狭窄。

2. 椎间孔狭窄:椎间孔狭窄可能是以下任意组合的结果——椎间盘突出、脊椎前移、关节面肥大、椎间隙塌陷、钩椎关节肥大、滑膜囊肿。

3. 外侧隐窝狭窄:仅见于腰椎(见章节 72.2.4)。

72.2.2 腰椎管狭窄

要 点

1. 由于小关节面和黄韧带肥厚造成,可能由于椎间盘突出或脊椎前移而加重,可能在先天狭窄的基础上发生。

2. 最常见于 L4~L5,其次是 L3~L4。

3. 症状性狭窄产生逐渐进展的站立和行走时的腰腿痛,坐位和卧位时缓解(神经性跛行)。

4. 症状与血管性跛行不同,后者通常在休息时缓解,与体位无关。

5. 通常行减压手术(有时合并融合术)或植入棘突间稳定器有效。

症状性腰椎管狭窄最常位于 L4~L5,其次位于 L3~L4、L2~L3,最后是位于 L5~S1[2],L1~L2 罕见。一般发生于椎管先天狭窄的病人[见正常腰骶椎测量,(章节 72.7.1)],合并获得性的退行性变,后者以小关节面肥厚、黄韧带肥厚、椎间盘突出(通常有钙化)、脊椎前移中几种的联合形式为表现。最先于 20 世纪 50 年代和 60 年代被认为是产生特征性症状的特殊的临床实体[3,4]。

可以分为[5]:

1. 稳定形式:小关节面肥厚和黄韧带肥厚合并椎间盘退行性变和坍塌。

2. 不稳定形式:有以上情况外加以下情况。

(1) 退行性脊椎前移:(见章节 72.2.5)单节段病变形式。

(2) 退行性脊柱侧弯:多节段病变形式。

72.2.3 中央管狭窄

中央管狭窄可能是以下一系列因素导致的:

1. 黄韧带肥厚。

2. 关节面肥厚。

3. 先天性短椎弓根。

4. 椎间盘纤维环破裂。

5. 椎体后骨刺生长。

6. 关节面旁囊肿。

7. 脊椎前移。

72.2.4 外侧隐窝综合征

外侧隐窝是椎弓根旁的"沟槽",神经根由神经孔穿出进入邻近的外侧隐窝(见图72-1)。外侧隐窝的前方是椎体,侧方是椎弓根,后方是下一个椎体的上关节面。这个上关节面的肥厚会压迫神经根。L4～L5是最常受累的小关节。

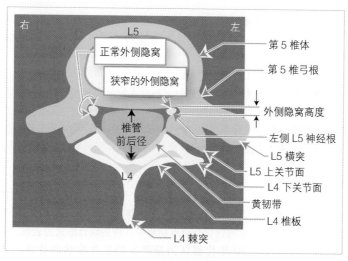

**图72-1 经过L4～L5关节突关节的轴位CT示意图,
显示外侧隐窝(右侧正常,左侧狭窄)**

72.2.5 脊椎前移

■ 概述

一个椎体在另一个椎体上向前半脱位,通常为L5在S1上,有时为L4在L5上。

椎间盘突出和神经根压迫:椎间盘突出发生于前移的节段很少见,然而,椎间盘可能"滚"出去,好像椎间盘暴露在外面,在MRI上产生过去称之为"假椎间盘"的影像结果。更常发生于上一个节段。

如果前移产生了神经根压迫,则倾向于影响向前半脱位椎体的椎弓根下发出的神经(如果L4～L5间隙脊椎前移导致神经根压迫症状,一般会影响到

L4 神经根）。压迫通常由于下一节段的上关节突的向上移位以及椎间盘内物质造成,症状类似神经性跛行,虽然有时会出现真正的神经根病变。骨折产生的炎性物质也可导致压迫症状产生。

狭窄性脊柱前移很少产生中央管狭窄,因为只有椎体前部产生前移。神经根孔狭窄可能会导致神经根压迫或神经性跛行,椎弓根下方的神经最易受损。另外,该疾病也容易表现为低位腰背痛,也有部分病人表现为无症状性。

■ 青少年脊椎前移

青少年脊椎前移病人多为反复做腰部过伸展运动的运动员。女性病人多为体操运动员以及垒球投球运动员。男性则多为足球运动员。

在这些年轻病人中,停止运动几个月病情可以好转。

手术治疗适合于不愿中断运动的病人。

■ 脊椎前移分级

矢状位椎体半脱位的 Meyerding 分级[7,8]见表 72 - 1。

表 72 - 1   脊椎前移的分级

级　　别	半脱位的程度*
Ⅰ	<25%
Ⅱ	25%～50%
Ⅲ	50%～75%
Ⅳ	75%完全脱位
椎体滑脱	>100%

* 占椎体前后径的百分数

■ 脊椎前移分型

1 型,发育不良:先天性。上骶骨或 L5 椎弓造成脊椎前移。无峡部缺陷。94%与隐性脊柱裂有关。一些有可能进展(进展过程中无法明确地识别)。

2 型,峡部性脊椎前移,又称脊椎滑脱:椎弓障碍,表现为关节突间部(斜位腰骶椎 X 线平片上的"狗颈")的缺陷。可以在 5%～20%的脊柱 X 线检查中见到[9]。有三种类型:

1. 溶解性:峡部疲劳骨折或椎弓不完全性骨折。在儿童组可能出现于运动员中(尤其是体操运动员或足球运动员),在某些人这可能是之前就存在的缺陷的恶化,在其他人可能是反复性创伤造成的结果。

2. 峡部延长但保持完整:可能是由于反复骨折和修复造成的。

3. 峡部急性骨折。

3 型,退行性:由于长期的节间不稳定造成。通常在 L4～L5。峡部无断裂。发现在 5.8％的男性和 9.1％的女性中存在(许多人是无症状的)[9]。

　　4 型,外伤性：由于骨钩其他部位和峡部的骨折造成。

　　5 型,病理性：全身或局部骨性疾病。

■ 自然病史

　　脊椎前移进展可能发生在未手术时,但术后发生进展更常见。

72.2.6　退行性脊柱侧弯

　　相比于青年脊柱侧弯,退行性脊柱侧弯最主要的区别点在于：椎间隙从冠状位看存在不对称性狭窄,且椎体形态倾向于保持正常。

72.3　危险因素

　　进展性 DSD 的危险因素多种多样,包括：

　　1. 基因遗传是进展性 DSD 最有力的决定性因素,另外还有一些其他不太明确的因素(来自一项关于双胞胎的研究)[11]。环境因素研究(包括久坐、运动、职业以及吸烟)显示这些因素对疾病进展影响适中,这也就能解释为什么关于这些研究的报道存在争议。

　　2. 微小创伤及巨大创伤对疾病进展的累积影响。

　　3. 骨质疏松症。

　　4. 吸烟：一些流行病学研究发现腰背痛、坐骨神经痛以及腰椎退行性变在吸烟病人中的发病率更高。

　　5. 腰椎：

　　(1) 腰椎压力包括体重过重所带来的影响。

　　(2) 肌张力下降(主要是腹肌与椎旁肌)会导致椎骨承受更大的压力以提供结构支持。

72.4　相关疾病

　　1. 先天性：

　　(1) 软骨发育不全。

　　(2) 先天椎管狭窄。

　　2. 获得性：

　　(1) 脊椎前移。

　　(2) 肢端肥大症。

　　(3) 外伤后。

　　(4) Paget 病(见章节 74.1)。

　　(5) 强直性脊柱炎(见章节 74.2)。

（6）黄韧带骨化：在东亚更常见，高加索人罕见[14]。经常合并后纵韧带钙化，但不总是这样[15]。

72.5 临床表现

72.5.1 概述

1. 退行性变可能产生椎管狭窄进而导致神经损伤，并产生以下症状：

（1）根性症状（在颈椎中比在腰椎中更常见）。

（2）神经性跛行（腰椎）或脊髓病变（颈椎）。

2. 退行性变导致的矢状不平衡和脊柱侧弯可以使特定节段承受压力，并导致疼痛。此外，肌肉代偿维持平衡状态可能导致疼痛。

3. 椎间盘性疼痛（尚存争议）在 DSD 的晚期可能比较少见，可能导致"肌肉骨骼性腰痛"，但此处产生的疼痛性质不确定。

4. 许多 DSD 病例（包括脊柱狭窄和脊椎前移）是无症状的，退行性变多为偶然发现。

72.5.2 神经性跛行

腰椎管狭窄常表现为神经性跛行（NC）（claudicate，从拉丁文 claudico 演化而来），即假性跛行。与血管性跛行（即间歇跛行）不同，后者是由于血管所供应的肌肉缺血造成的（见表 72 - 2）。

表 72 - 2 鉴别神经性和血管性跛行的临床特点

特 点	神经性跛行	血管性跛行
疼痛分布	按神经分布（皮区性）	按共同血管供血的肌肉组分布（生骨节性）
感觉缺失	皮区分布	血运性分布
触发因素	不定量的运动，还包括长时间保持一种给定的姿势（65%站立休息时疼痛）；38%咳嗽时产生疼痛	一定量的运动（如步行距离）必定会导致疼痛，随着疾病进展，运动量会相应减少；很少在休息时产生疼痛（27%在站立休息时产生疼痛）
休息缓解	缓慢（通常在 30 分钟以上），可变，通常与姿势有关（一般需要弯腰或坐位） ※站立休息通常不能缓解	几乎立刻缓解；不依赖于姿势（行走诱发的症状站立时缓解，是一个关键的鉴别特点）
跛行距离	62%每日不同	88%每日相同

72

特 点	神 经 性 跛 行	血 管 性 跛 行
提物或屈曲时不适	常见(67%)	不常见(15%)
抬高时足部苍白	无	显著
外周血管搏动	正常;如果减弱,通常只是单侧减弱	减弱或消失;股部杂音常见
足部皮温	正常	减低

　　神经性跛行特点:站立或行走引起单侧或双侧臀部、髋部、大腿或小腿的不适,当改变姿势时产生特征性的缓解。部分病人也会伴随下肢疼痛、烧灼感等感觉异常,且 Valsalva 动作通常不会加重疼痛。许多病人早起疼痛,起床活动一段时间(1 小时左右)后有所好转。

　　病情通常在几个月到几年内逐渐进展。随着病情进展,通过变换体位缓解疼痛的能力逐渐降低。但是,急性、持续性疼痛不属于此疾病的特征性表现,一旦出现,应当积极寻找病因。

　　相比之下,HLD 病人通常在坐位时,疼痛加剧常急性发作,直腿抬高时疼痛,Valsalva 动作加重疼痛。

　　神经性跛行被认为是腰骶神经根缺血引起的,缺血是运动时代谢需求增加以及周围组织的压迫产生神经根血管损害的结果。神经性跛行对椎管狭窄只有中度敏感性(约 60%),但其特异性较高[17]。疼痛可能不是主要的主诉,一些病人可能产生感觉异常或行走时下肢力弱。部分病人主诉可能为肌肉痉挛,尤其是小腿处。

　　症状减轻出现于可以减轻腰椎前凸的体位时,因为这样可以增加中央管的前后径(通过减少黄韧带向内屈曲)并可以牵开关节突关节(可以使神经管变大)。喜欢的姿势包括:坐、蹲和卧位。病人可能出现"类人猿姿势"(腰部夸张的屈曲)。如果"购物车征"病人可以向前倾,如靠在购物车上,那么他们可以走得更远。骑自行车也很容易耐受。

72.5.3　神经系统检查

　　大约 18% 的病例神经系统检查正常(包括正常肌肉牵拉反射和阴性的直腿抬高试验)。某些 L4~L5 中央管狭窄或 L5~S1 椎间孔狭窄的病人可能出现胫前肌或踇长伸肌肌力减退[17]。踝反射减弱或消失以及膝腱反射减弱较常见[17]。腰部伸展时疼痛再次出现。

72.6 鉴别诊断

概述

1. 血管供血不足（即血管性或间歇性跛行）：见上文。

2. 髋部病变：股骨粗隆滑囊炎（见下文），退行性关节病变。

3. 椎间盘突出（腰椎或胸椎）。

4. 关节突关节疼痛（有争议）：可能对内侧支阻滞有反应（治疗性＋诊断性）。

5. Baastrup 综合征[18]：即棘突间关节病变。影像表现：相邻棘突连接（"脊柱接吻"）并有棘突增大、扁平和棘突间表面反应性硬化。产生局灶性中线部位的腰痛和后背伸展时疼痛，屈曲时、局部麻醉药注射后或受累棘突部分切除后可以缓解。

6. 小关节面旁囊肿：见章节 76.3。

7. 蛛网膜炎。

8. 椎管内肿瘤。

9. Ⅰ型椎管内动静脉畸形（椎管内硬膜 AVM）：见章节 76.1。

10. 糖尿病性神经炎：这种疾病病人的足底对检查者的按压通常非常敏感。

11. 延迟发作性肌肉疼痛（DOMS）：疼痛通常于开始新的活动或改变活动后 12～48 小时出现（神经性跛行在活动中出现）。症状典型的在 2 天内达到高峰并在几天内缓解。

12. 腹股沟疝：通常产生腹股沟区疼痛。

13. 功能性病因。

■ 髋关节退行性变

转子滑囊炎（TBS）和退行性髋关节炎也需要与神经性跛行相鉴别[19,20]。虽然 TBS 可以为原发病，但它也可以继发于包括椎管狭窄、腰椎或膝部退行性关节炎、双腿长度不一致在内的其他疾病。TBS 产生髋部侧面的间断疼痛。虽然通常是慢性的，但偶然可以产生急性或亚急性的发作。20%～40% 的病人疼痛放射至大腿的侧面（所谓假性神经根病），但很少扩展至大腿的后面或远达膝部。大腿上部可以有麻木和感觉异常样症状，通常不是按皮区分布的。与神经性跛行相同，疼痛可以由长时间站立、走路和攀登触发，但与神经性跛行不同的是，病变侧卧位时依然疼痛。事实上，通过大转子处的局部压痛可以筛选出此类病人，最大压痛点位于上髋部和大转子的结合处。负重时（通常表现为从第一步时开始，与神经性跛行不同）以及特定的髋部运动特别是外旋时疼痛增强（超过一半的病人 Patrick - fabere 试验阳性，见章节

72

69.1.6)，极少有髋部屈曲/伸展时疼痛加重。治疗包括非甾体消炎药、局部注射糖皮质激素(通常与局部麻醉药联用)、理疗(伸展以及肌肉力量练习)和局部冰敷。这些均没有对照试验加以证明。

72.7 诊断评估

72.7.1 影像学评估

■ 各种检查的比较

MRI：显示对神经结构的损害，并且狭窄严重节段 T_2WI 上脑脊液信号缺失。MRI 观察骨骼不好，而后者对于病理很有帮助(可能对手术计划有益)。可良好地评估脊椎前移引起的神经损害(可能较脊髓造影/CT 好)和小关节旁囊肿。高达 33% 的 50～70 岁无症状的病人显示有无症状的异常[2]。

腰骶椎 X 线片：可以显示脊椎前移。椎管轴位直径通常狭窄(先天性的或获得性的)(见下文正常腰骶椎测量)，椎弓根间的距离可能正常[16]。斜位片可以显示部分缺陷。

立位 X 线片：可以提供关于脊柱侧弯和矢状平衡的信息。可以发现成人退行性脊柱侧弯，为手术及测量提供信息。

CT 扫描(或者是常规的，或者使用水溶性造影剂进行脊髓造影后)：典型的表现是"三叶草"形椎管(四叶苜蓿形，有 3 片小叶)。CT 还可显示椎管前后位直径、韧带肥厚、小关节面关节病、椎弓骨折，并且偶尔还可见到纤维环膨出以及突出的椎间盘。

脊髓 X 线造影：侧位片通常显示"洗衣板型"影像(多个前方的缺陷)，轴位片经常显示"细腰型"(染色柱狭窄)，还可以显示部分或完全(特别是在俯卧位)梗阻。如果狭窄严重，则进行腰椎穿刺困难(脑脊液流出少并且难以避开神经根)。

■ 正常腰骶椎的测量

腰椎正常径线见表 72-3(平片)和表 72-4(CT)。

表 72-3　侧位平片上腰椎管正常前后径
(由椎板线至后方的椎体)[21]

平均(正常)	22～25 mm
正常低限	15 mm
严重腰椎管狭窄	<11 mm

表72-4　CT上腰椎的正常测量值[22]

前后径	≥11.5 mm
椎弓根间距离(IPD)	≥16 mm
椎管横截面和	≥1.45 cm²
黄韧带厚度[23]	≤4～5 mm
侧隐窝高度(表72-5)	≥3 mm

表72-5　外侧隐窝测量(骨窗)[22]

外侧隐窝高度	外侧隐窝狭窄
3～4 mm	边界(症状性病人合并其他疾病)
<3 mm	提示外侧隐窝综合征
<2 mm	诊断外侧隐窝综合征

72.7.2　影像学评估的补充检查

"骑车试验"：神经性跛行的病人与间歇性(血管性)跛行的病人相比,通常对骑车运动的耐受时间更长,因为骑车姿势常需弯曲腰部。

踝和臂的血压比(A∶B)＞1.0为正常;间歇性跛行的病人该值平均0.59;静息痛的病人该值为0.26;该值＜0.05提示将发生坏疽。

肌电图(EMG)及其神经传导速度(NCV)可以显示双侧多个神经根异常。

72.8　治疗

72.8.1　概述

在一个对27例未手术病人的研究中,19人无变化,4人改善,4人加重(平均随访49个月,随访从10个月到103个月不等)[24]。

非甾体消炎药(最近研究表明醋氨酚可能有相同效果)和物理治疗是主要的非手术治疗。

可以尝试使用LSO支持治疗等,下文为指南。

临床指南：支持治疗

Level Ⅱ[25]：

1. 建议短期使用(1～3周)刚性腰椎支撑治疗LBP持续时间相对较短者(＜6个月)。

72

2. 不推荐对 LBP>6 个月的病人进行支持治疗,因为没有显示此治疗具有长期获益。

Level Ⅲ[25]:

1. 腰椎矫正器可以减少由于早先腰椎损伤导致的 LBP 病人的病假天数。在一般工作人群中不推荐使用支持治疗。

2. 不推荐将使用术前支撑或椎弓根外固定作为预测腰椎融合手术预后的工具。

当药物治疗无效,症状仍然加重时,应采取手术减压。手术目的是缓解疼痛,阻止症状进展,可能使已经存在的一些神经缺陷恢复。多数学者在症状持续超过 3 个月前不考虑手术,多数病人接受手术前症状已持续超过 1 年。

介入性疼痛管理是持续性疼痛的一种选择。硬膜外类固醇药物使用可提供暂时性缓解(通常最多几天到几周)。也可选择封闭治疗及神经根阻断术(如果有帮助,持续更久)。

72.8.2　峡部裂性脊椎前移的治疗策略

见参考文献[9]。

作为脊椎狭窄的一部分,峡部裂性脊椎前移有一些特殊的治疗策略:

1. 具有硬化边缘的病变通常比较稳定,几乎没有愈合的机会。

2. 手术适用于具有神经缺陷或失能症状或进展性脊椎前移的病人。

3. 无硬化的病灶在骨扫描上显示高密度影(提示活动性损伤,有愈合可能)或 MRI T_2 像[26]及 STIR 原则上呈高信号,可在刚性矫形器治疗下愈合,例如使用波士顿支撑器 3 个月以上。

4. 症状性病人的治疗:

(1) 仅 LBP:用 NSAID、物理治疗。

(2) LBP 伴有脊髓病、神经根病或神经性跛行:手术治疗[27](表 72-6 用于手术选择)。

表 72-6　脊椎前移手术治疗推荐

脊椎前移自然史	本　　质	术　　　式
退行性	中央管或神经根压迫	减压术(保留关节面)
	前移节段脊椎狭窄	减压术:一些学者支持横突间融合[29]
	椎孔外神经根受压	激进减压[椎弓峡部裂分离椎弓全切除术(CILL),见下文],扩大融合
外伤性	无关	减压,扩大融合

5. 在儿童病人中,可能需要胸腰骶矫形器以及长程的理疗(如6~9个月)来缓解症状。当症状消失后可以考虑体育运动,如果症状复发应避免运动或考虑手术治疗。

72.8.3 手术适应证

保守治疗症状加重时需要行手术治疗。手术目的是减轻疼痛,阻止症状进展并且可能会恢复某些缺失的神经功能。多数学者不考虑手术处理,除非症状出现超过 3 个月,并且行手术治疗的绝大多数病人,其症状持续 1 年以上。

72.8.4 手术

■ 手术选择

1. 椎板切除术:中央管和神经孔的后入路(直接)减压伴或不伴融合术。融合术的选择:

(1) 后外侧融合术伴或不伴椎弓根螺钉/螺杆固定术。

(2) 体内融合术:一般不作为单独术式应用(例如:常需额外的固定手术,包括椎弓根螺钉、关节面螺钉、关节面接合钉和棘突夹等)。

1) 后入路腰椎体内融合术(PLIF):通常双侧均放置移植物(见章节96.7.8)。

2) 经椎间孔入路腰椎体间融合术(TLIF):去除一侧关节面,并仅在该侧放置移植物(见章节96.7.8)。

2. 增大椎间隙高度,从而间接达到为神经孔减压的目的,而避免了直接减压术。

(1) 前入路腰椎体内融合术(ALIF):通过剖腹手术(见章节96.5.11)。

(2) 侧方入路腰椎体内融合术:包括(见章节96.8)一些专利技术,比如侧方入路体内扩大融合术(XLIF™)或直接侧方入路手术(DLIF™)。

(3) 轴向腰椎体内融合术(Ax-LIF):只用于 L5~S1。

3. 限制椎间隙的伸展:如 X-Stop®(见下文)。

■ 术式选择

选择术式时应注意的事项包括:

1. 以下情况考虑间接减压[侧方入路体内融合术(例如 XLIF® 或 DLIF®)]、棘突间减压术(例如 X-Stop®):

(1) 椎间孔狭窄明显(例如在脊柱侧弯曲线的凹面伴有椎间隙变窄或关节面增生)。

(2) 先前行过脊柱手术,可能使神经暴露难度加大或风险增高。

2. 以下情况考虑直接减压术(例如椎板切除术):

(1)"针尖样"中央管狭窄,尤其当椎间盘高度和神经孔尚保持正常时。

72

（2）主要压迫是由于局灶性的可纠正的病变导致的，比如椎间盘脱出、滑膜囊肿或椎管内肿瘤。

3. 以下情况考虑保存运动功能的保守手术：一个节段接受了融合手术，且邻近节段已开始表现出退行性变但尚未严重到需手术治疗的程度。保存邻近节段的运动功能在理论上可使其免受融合节段传递过来的压力破坏。

4. 以下情况在行神经直接或间接减压术的同时，应考虑另行融合手术：

（1）脊椎前移（尤其是大于 I 级的病人）。

（2）症状性矢状位失衡或退行性脊柱侧弯。

（3）在腰椎的屈-伸侧位 X 线片上表现为动力不稳定。

（4）预测减压术将会破坏脊柱稳定性（例如行 TLIF 手术时去除关节面）。

（5）多次复发的椎间盘脱出（对同一椎间盘曾行两次或两次以上手术者）。

（6）有争议的情况，例如 MRI 表现为"黑色椎间盘"且在椎间盘造影片上相同节段有相应的阳性表现：无神经压迫时提倡行不伴减压术的单纯融合术。

■ 存在脊椎前移时

不行减压术也可能会出现，但是更常见于术后[10]。然而，腰椎减压性椎板切除术后的腰椎不稳定比较罕见（约占因狭窄行椎板切除术病人的 1%，可以发展为进展性半脱位）。退行性狭窄很少需要行融合术以防止半脱位进展[28]。

对于 I 级和 II 级脊椎前移，可以考虑无脊柱融合的椎板切除术。如果手术中关节面被保留大于 $50\% \sim 66\%$，且椎间盘大部分未被破坏（保持前柱和中柱的完整性），那么脊柱稳定性（不需器械帮助）可以维持。年轻或更活跃的病人具有较高的半脱位风险。椎间隙较大（正常范围）的病人相比椎间隙塌陷的病人具有更高的半脱位风险。

一种方法是在术前行屈-伸位 X 线摄片，并在减压后跟踪随访病人。那些在术后出现症状性腰椎滑脱的病人可能需要椎体融合治疗，也可能需要联合支撑器械治疗。

具有手术指征时，表 72-6 可作为选择术式的指南。

■ 椎板切除术/椎板切开术的手术技术

后入路手术，并将受累节段的脊柱和椎板连同相应的黄韧带一同去除（"去顶术"）。针对神经孔中的神经根受压，可于适当的节段行椎间孔切开术。对 L4 行完整的椎板切除术可解除狭窄，从而解放 L4～L5 椎间孔和 L5～S1 椎间孔的上部。如果 L3 椎间孔的下部也被移除，可直接开放 L3 的下椎弓根，从而开放 L3～L4 神经孔。对神经孔中的神经进行减压时，通常需要从下部切除上关节面（见章节 72.2.2）。当邻近节段的中度狭窄有很大可能在以后出现症状时，应当及时采取治疗[30]。

对于中央管矢状径正常但外侧管狭窄的病例,可选用椎板切开术代替椎板切除术[31,32]。多节段的关节下开窗术是这类病例的另一种选择[33]。

体位:下述体位都是可行的。

1. 俯卧位:俯卧于框架上或采取含胸位或胸膝位,从而减小腹部压力以降低静脉压,进而减少出血。

2. 侧卧位:如果症状无偏侧化,右侧卧位(左侧朝上)更便于大多数右利的外科术者平行于神经根操作克里森(Kerrison)咬骨钳。

手术筹备:腰椎板切除术

同时参见免责声明(见凡例)。

1. 体位:俯卧位。

2. 植入物:用于融合。需器械提供商准备所需植入物并做相关检测。

3. 知情同意书(给病人看的专业术语,并非全部):

(1)步骤:从背后移除骨骼、韧带和其他压迫神经的组织。如果需行融合术,则往往要根据需求应用螺钉、螺杆和小套笼。

(2)其他选择:非手术治疗。

(3)并发症:(常见的脊髓手术并发症)很多病人可能并没有实现预期的疼痛缓解(背部疼痛不如神经根疼痛对手术反应良好)。如果应用了植入物,可能会产生相关问题,包括植入物断裂、移位(滑脱)或没有到达预期位置,并因此可能需要进行再次手术。

■ 微侵袭脊柱手术(MISS)减压

通常指一种"微骨窗"技术,采用大约 2.54 cm 的切口并应用可扩张的牵开器。

1. 可选择双侧椎板切开术(见上文)。

2. 通过单侧椎板切开术实现双侧减压:

(1)进入位点:中线旁开 3.5~4 cm,从而预留出所需角度。

(2)用带有"敞口边"的牵开器时将敞口边面向侧方(例如应用 Nuvasive Maxces 时将手柄放在正中),以预留出对侧减压时所需的角度。

(3)行椎板切除术和关节面摘除术(通常用于 TLIF)。

(4)打开进行手术一侧的黄韧带,从而暴露椎管后面,便于找到黄韧带后部和骨骼下表面之间的平面。

(5)保留对侧的黄韧带,可在钻孔时保护硬脊膜。

(6)完成手术一侧的减压术和椎间盘移除术。

(7)在骨骼下表面(棘突和对侧椎板)钻孔,从而实现对侧减压。

(8)一旦完成对侧管壁后部下表面的钻孔,就用垂体咬骨钳移除黄韧带。此处还可行对侧椎间孔切开术(曲线型克里森咬骨钳有助于施行该手术)。

(9) 椎弓根螺钉通过敞口边植入,后经皮透过对侧。

(10) 通常需行经椎间孔入路腰椎体间融合术(TLIF)。

■ 棘突间减压术/固定术/融合术

棘突间撑开器[例如 X‑Stop™(Medtronic)]限制1个或2个节段上伸展(不伴融合术),从而防止相应神经孔变狭窄,并且还可能减轻关节面甚至椎间盘的压力。"成功率":2年内63%。这种手术方式可独立实施。

棘突间稳定器[例如 Aspen®(Lanx)、Affix™(Nuvasive)或 Spire®(Medtronic)]夹住两个棘突从而使之得到固定(与只限制伸展的 X‑Stop™不同)。Aspen®夹子为移植物留有空隙,可用于促进棘突间的融合。棘突间板可能会被用于增强其他结构例如侧方入路体内融合[34],但不建议独立实施。据报道俯屈时双侧椎弓根螺钉的生物力学稳定性与侧弯时单侧椎弓根螺钉相似[35]。

禁忌证[包括 IDE(研究型设备豁免试验)的排除标准]:

1. 节段不稳定:椎体前移大于 I 级或脊柱侧弯且 Cobb 角≥25°。

2. 马尾综合征。

3. 棘突急性骨折。

4. 双侧病变(棘突与前方组织分离)。

5. 骨质疏松症。按照 IDE:DEXA 扫描(见章节 66.3.3)脊柱或髋部 T 得分小于−2.5(即比正常成人的平均值低 2.5 个标准差以上)并出现一处或以上的易碎性骨折为禁忌证。注意:棘突骨折是在插入节段,到了随后的消退节段则表现为微骨折。然而,F@%(0,0,0,0)Kondrashov[36]认为 T 得分小于−2.5 者均预示骨质疏松症(即使没有易碎性骨折)。该症可选择:

(1) 通过往每个棘突(SP)中注射 0.5~1 ml 的 PMMA(聚甲基丙烯酸甲酯)扩大棘突。注射时可在即时荧光透视下[36]用 13 号针头插入棘突中约一半长度,以扩大间隙或放置 X‑Stop。可在矢状位即时荧光透视下检验针头是否在棘突正中,并在即时荧光透视指导下注射。

(2) 应用由 PEEK(由 PEEK 构成的模具的弹性比钛更接近正常骨骼)构成的 X‑Stop(现在已在欧洲投入应用,很快将在美国普及)。

6. 关节强硬的节段(即已经融合的)。

7. L5~S1 节段:S1 的棘突一般都太小(通常不引起关注,因为 L5~S1 的有症状性狭窄很少见)。

8. 年龄小于 50 岁:IDE 调查中没有纳入研究。

预后指征:

1. 间隔位于棘突前 1/3 者预后较差。

2. 病人在下列情况下预后可能较好:清醒、局部麻醉或保持一个可以缓解疼痛的体位(便于打开病情较重的节段)。上述情况可能会降低假体缩短的风险。

术后注意事项(制造商建议):

1. 避免棘突应力骨折:活动量应逐渐增加。
2. 术后 6 周内避免脊柱过伸、提持重物,减少攀爬楼梯。
3. 术后初期,建议适量短途步行(1 小时以内)。
4. 术后 2 周可增加踏车运动(原地踏车器械或自行车均可)。
5. 术后 6 个月可参加如游泳、高尔夫球、壁球、网球、慢跑等活动。

■ Gill 手术:椎弓峡部裂分离椎弓全切除术

这个操作以及它的改良操作[37]由神经根减压组成,包括切除松弛的后方组件和整个关节突的切除。在这之后经常行融合术(后外侧或椎体间)。内固定的使用可能提高融合成功率(例如,经椎弓根钉-杆固定)[38]。

■ 纠正脊椎前移

纠正脊椎前移可以通过器械或椎体融合来完成。

Ⅰ级或Ⅱ级脊椎前移纠正术的神经根损伤风险较低。

高级别(Ⅲ级或Ⅳ级)脊椎前移的纠正治疗在 50% 的病例中(例如,L5～S1 脊椎前移的手术可能导致 L5 神经根病变)有导致神经根病变的风险(有些是永久性的),并可能导致马尾综合征,可能由于神经根牵拉所致。EMG 刺激使用逐渐减少,部分学者建议术中神经刺激,并且如果刺激所需的电流增加超过基线 50% 则停止。

■ 峡部裂性脊椎前移——椎弓关节突间骨质缺损

内固定与椎体融合联合或单用。

临床指南:椎体融合术治疗不伴脊椎前移的单纯腰椎管狭窄

Level Ⅲ[39]:

1. 腰椎管狭窄行椎板减压后,无原发性或医源性(小关节切除术所致)脊柱不稳定者,不建议行椎体后侧方原位融合。
2. 腰椎管狭窄伴脊柱不稳定者,建议行椎体后侧方原位融合。
3. 椎板减压后不推荐椎弓根内固定联合椎体后侧方融合。

临床指南:椎体融合术治疗伴脊椎前移的腰椎管狭窄

Level Ⅱ[40]:椎管狭窄伴退行性脊椎前移需椎板减压者,推荐后侧方椎体融合。

Level Ⅲ[40]:椎管狭窄伴脊椎前移,术前在脊椎前移节段有脊柱不稳定*/后凸畸形*或预测术后可能出现医源性脊柱不稳定者,推荐椎体后侧方融合加椎弓根固定("脊柱不稳定"及"后凸畸形"尚无标准定义)。

72

椎体融合可能加重邻近脊柱节段退行性变。有专家建议在脊椎前移椎管狭窄节段进行椎体融合[5,30]。同时合并退行性脊椎前移、椎管狭窄及神经根病为椎体融合适应证[41]。

手术筹备：腰椎间盘切除术＋椎体融合

同时参见免责声明（见凡例）。

1. 体位：俯卧位。

2. 设备：适用于椎体融合，定制所需要的移植物及相关器械。

3. 知情同意书（给病人看的非专业术语，并非全部）：

（1）手术步骤：通过后背，经过椎骨间切掉压迫神经根的椎间盘。

（2）其他选择：非手术治疗。

（3）并发症：一般脊柱手术的并发症再加上：大约在 6% 的病例中椎间盘可以从同一个地方再次疝出，在手术过程中可能找不到椎间盘碎片，可能不能达到预想的疼痛缓解的程度（对手术的反应神经根痛和腰背痛不同）。

72.9 预后

72.9.1 发病率/死亡率

手术院内死亡率为 0.32%[17]，其他手术风险包括意外硬膜切开（见章节69.1.9）（0.32%[17]～13%[28,42]）、深部组织感染（5.9%）、表浅组织感染（2.3%）以及深静脉血栓（2.8%）（见腰椎椎板切除术手术风险部分，章节69.1.9）。

72.9.2 骨折不愈合

融合术中骨折不愈合的危险因素（与手术成功无必然联系）：

1. 吸烟：在脊椎椎体融合术尤其是腰椎椎体融合者，吸烟延迟骨愈合并增加假性关节病发病风险[12]。

2. 椎体节段数量：腰椎椎体融合 2 个节段较 1 个节段，骨折不愈合比例增加[43]。

3. NSAID：有争议。

（1）术后短期应用（5 天以内）：大剂量酮咯酸（120～240 mg/d）增加骨折不愈合风险，但小剂量酮咯酸（≤110 mg/d）、塞来考昔（200～600 mg/d）或罗非考昔（50 mg/d）则不会[43]。

（2）部分学者认为长期使用 NSAID 确实降低椎体融合率[44]。

72.9.3 手术成功

■ **概述**

尚无随机研究比较手术与"保守"治疗效果。疼痛与体位有关者较与体位无关者手术治疗效果好(手术成功率前者 96％,后者 50％),腿痛缓解较腰痛缓解更成功[45]。手术可能主要减轻下肢疼痛并增加行走耐受[41]。

■ **预后研究**

• **SPORT 研究**

目前已经有许多研究来明确手术的获益情况,包括一项 1 350 万美元的 SPORT 研究。研究的缺点包括:允许病人非随机化进入观察性队列,这可能给实验组引入偏差,随机分配的手术病人和随机分配的非手术病人之间存在交叉(降低"意向治疗"分析),没有标准的手术或非手术技术,长期随访率较低(8 年时为 52％),范式从分析意向-治疗转变成治疗后分析。

结果表明,在 4 年的随访中手术有明确的获益[46],在 8 年的随机队列中获益似乎减少,但在观察队列仍显示获益。

• **长期效果**

文献回顾[17]发现术后平均 64％(置信区间:26％～100％)长期随访效果良好或优秀。一项病人满意度调查提示术后显著改善者占 37％,术后部分改善者占 29％(合计:66％)[48]。一项前瞻性研究发现术后 6 周及 6 个月时手术成功率为 78％～88％,而 1 年及 5 年后手术成功率降至约 70％[49]。外侧隐窝综合征者手术成功率稍低。

■ **手术失败原因**

手术失败可分为两类:

1. 病人起初有改善,但出现复发症状。尽管术后病人症状通常均有短期改善[46],但仍有许多病人日后逐渐出现进行性恶化[47,50]。一项研究随访 5 年发现症状复发率 27％[30](30％由手术节段再狭窄导致,30％由新发生狭窄导致;其中 75％二次手术有效)。其他病因包括:椎间盘突出,迟发性椎体不稳定,合并其他疾病。

2. 病人术后无任何疼痛缓解(早期治疗失败)。在一项纳入 45 例此类病人的研究中[51]:

(1) 最常见的情况是手术指征不明确,缺乏充分的临床和影像学依据(例如非根性下腰痛合并椎管中度狭窄)。

(2) 手术技术因素对手术效果影响较小。其中,未对侧隐窝进行减压最常见(侧隐窝减压需要对内侧小关节面切除或上关节面的下方切除)。

(3) 存在误诊(如蛛网膜炎)、漏诊(脊髓 AVM 等)。

(金 铂 王科大)

参考文献

[1] Yamamoto I, Matsumae M, Ikeda A, et al. Thoracic Spinal Stenosis: Experience with Seven Cases. J Neurosurg. 1988; 68:37–40

[2] Epstein NE. Symptomatic Lumbar Spinal Stenosis. Surg Neurol. 1998; 50:3–10

[3] Verbiest H. A Radicular Syndrome from Developmental Narrowing of the Lumbar Canal. J Bone Joint Surg. 1954; 36B:230–237

[4] Epstein JA, Epstein BS, Lavine L. Nerve Root Compression Associated with Narrowing of the Lumbar Spinal Canal. J Neurol Neurosurg Psychiatry. 1962; 52:165–176

[5] Duggal N, Sonntag VKH, Dickman CA. Fusion options and indications in the lumbosacral spine. Contemp Neurosurg. 2001; 23:1–8

[6] Ciric I, Mikhael MA, Tarkington JA, et al. The Lateral Recess Syndrome. J Neurosurg. 1980; 53:433–443

[7] Meyerding HW. Spondylolisthesis. Surg Gynecol Obstet. 1932; 54:371–377

[8] Rothman RH, Simeone FA. The Spine. Philadelphia 1982

[9] Frymoyer JW. Back Pain and Sciatica. N Engl J Med. 1988; 318:291–300

[10] Tuite GF, Doran SE, Stern JD, et al. Outcome After Laminectomy for Lumbar Spinal Stenosis. Part II: Radiographic Changes and Clinical Correlations. J Neurosurg. 1994; 81:707–715

[11] Battie MC, Videman T, Gibbons LE, Fisher LD, Manninen H, Gill K. 1995 Volvo Award in clinical sciences: determinants of lumbar disc degeneration. A study relating lifetime exposures and magnetic resonance imaging findings in identical twins. Spine. 1995; 20:2601–2612

[12] Hadley MN, Reddy SV. Smoking and the Human Vertebral Column: A Review of the Impact of Cigarette Use on Vertebral Bone Metabolism and Spinal Fusion. Neurosurgery. 1997; 41:116–124

[13] Fogelholm RR, Alho AV. Smoking and intervertebral disc degeneration. Med Hypotheses. 2001; 56:537–539

[14] Xu R, Sciubba DM, Gokaslan ZL, Bydon A. Ossification of the ligamentum flavum in a Caucasian man. J Neurosurg Spine. 2008; 9:427–437

[15] Miyazawa N, Akiyama I. Ossification of the ligamentum flavum of the cervical spine. J Neurosurg Sci. 2007; 51:139–144

[16] Hawkes CH, Roberts GM. Neurogenic and Vascular Claudication. J Neurol Sci. 1978; 38:337–345

[17] Turner JA, Ersek M, Herron L, Deyo R. Surgery for Lumbar Spinal Stenosis: Attempted Meta-Analysis of the Literature. Spine. 1992; 17:1–8

[18] Kota GK, Kumar NKS, Thomas R. Baastrups Disease An Unusual Cause Of Backpain : A Case Report. 2005

[19] Shbeeb MI, Matteson EL. Trochanteric Bursitis (Greater Trochanter Pain Syndrome). Mayo Clin Proc. 1996; 71:565–569

[20] Deen HG. Diagnosis and Management of Lumbar Disk Disease. Mayo Clin Proc. 1996; 71:283–287

[21] Ehni G. Significance of the Small Lumbar Spinal Canal. J Neurosurg. 1969; 31:490–494

[22] Ullrich CG, Binet FF, Sanecki MG, et al. Quantitative Assessment of the Lumbar Spinal Canal by CT. Radiology. 1980; 134:137–143

[23] Post MJD. Computed Tomography of the Spine. Baltimore 1984

[24] Johnsson KE, Rosén I, Udén A. The Natural Course of Lumbar Spinal Stenosis. Acta Orthop Scand. 1990; 61

[25] Resnick DK, Choudhri TF, Dailey AT, Groff MW, Khoo L, Matz PG, Mummaneni P, Watters WC, Wang J, Walters BC, Hadley MN. Part 14: Brace therapy as an adjunct to or substitute for lumbar fusion. J Neurosurg: Spine. 2005; 2:716–724

[26] Sairyo K, Katoh S, Takata Y, Terai T, Yasui N, Goel VK, Masuda A, Vadapalli S, Biyani A, Ebraheim N. MRI signal changes of the pedicle as an indicator for early diagnosis of spondylolysis in children and adolescents: a clinical and biomechanical study. Spine. 2006; 31:206–211

[27] Weinstein JN, Lurie JD, Tosteson TD, Hanscom B, Tosteson AN, Blood EA, Birkmeyer NJ, Hilibrand AS, Herkowitz H, Cammisa FP, Albert TJ, Emery SE, Lenke LG, Abdu WA, Longley M, Errico TJ, Hu SS. Surgical versus nonsurgical treatment for lumbar degenerative spondylolisthesis. N Engl J Med. 2007; 356:2257–2270

[28] Silvers HR, Lewis PJ, . Decompressive Lumbar Laminectomy for Spinal Stenosis. J Neurosurg. 1993; 78:695–701

[29] Herkowitz HN, Kurz LT. Degenerative Lumbar Spondylolisthesis with Spinal Stenosis: A Prospective Study Comparing Decompression with Decompression and Intertransverse Process Arthrodesis. J Bone Joint Surg. 1991; 73A:802–808

[30] Caputy AJ, Luessenhop AJ. Long-Term Evaluation of Decompressive Surgery for Degenerative Lumbar Stenosis. J Neurosurg. 1992; 77:669–676

[31] Aryanpur J, Ducker T. Multilevel Lumbar Laminotomies for Focal Spinal Stenosis: Case Report. Neurosurgery. 1988; 23:111–115

[32] Aryanpur J, Ducker T. Multilevel Lumbar Laminotomies: An Alternative to Laminectomy in the Treatment of Lumbar Stenosis. Neurosurgery. 1990; 26:429–433

[33] Young S, Veeraoen R, O'Laoire SA. Relief of Lumbar Canal Stenosis Using Multilevel Subarticular Fenestrations as an Alternative to Wide Laminectomy: Preliminary Report. Neurosurgery. 1988; 23:628–633

[34] Wang JC, Haid RW, Jr, Miller JS, Robinson JC. Comparison of CD HORIZON SPIRE spinous process plate stabilization and pedicle screw fixation after anterior lumbar interbody fusion. J Neurosurg Spine. 2006; 4:132–136

[35] Wang JC, Spenciner D, Robinson JC. SPIRE spinous process stabilization plate: biomechanical evaluation of a novel technology. J Neurosurg Spine. 2006; 4:160–164

[36] Kondrashov Dimitriy. 2007

[37] Rombold C. Teatment of Spondylolisthesis by Posterolateral Fusion, Resection of the Pars Interarticularis, and Prompt Mobilization of the Patient: An End-Result Study of Seventy-Three Patients. J Bone Joint Surg. 1966; 48A:1282–1300

[38] Dickman CA, Fessler RG, MacMillan M, Haid RW. Transpedicular Screw-Rod Fixation of the Lumbar Spine: Operative Technique and Outcome in 104 Cases. J Neurosurg. 1992; 77:860–870

[39] Resnick DK, Choudhri TF, Dailey AT, Groff MW, Khoo L, Matz PG, Mummaneni P, Watters WC, Wang J, Walters BC, Hadley MN. Part 10: Fusion following decompression in patients with stenosis without spondylolisthesis. J Neurosurg Spine. 2005; 2:686–691

[40] Resnick DK, Choudhri TF, Dailey AT, Groff MW, Khoo L, Matz PG, Mummaneni P, Watters WC, Wang J, Walters BC, Hadley MN. Part 9: Fusion in patients with stenosis and spondylolisthesis. J Neurosurg Spine. 2005; 2:679–685

[41] Bigos S, Bowyer O, Braen G, et al. Acute Low Back Problems in Adults. Clinical Practice Guideline No.14. AHCPR Publication No. 95-0642. Rockville, MD: Agency for Health Care Policy and Research, Public Health Service, U.S. Department of Health and Human Services; 1994

[42] Deburge A, Lassale B, Benoist M, et al. Le Traitment Chirurgical des Stenosis Lombaires et ses Resultats a Propos d'Une Serie de 163 Cas Operes. Rev Rheum Mal Osteoartic. 1983; 50:47–54

72

[43] Reuben SS, Ablett D, Kaye R. High dose nonsteroidal anti-inflammatory drugs compromise spinal fusion. Can J Anaesth. 2005; 52:506–512

[44] Thaller J, Walker M, Kline AJ, Anderson DG. The effect of nonsteroidal anti-inflammatory agents on spinal fusion. Orthopedics. 2005; 28:299–303; quiz 304-5

[45] Ganz JC. Lumbar Spinal Stenosis: Postoperative Results in Terms of Preoperative Posture-Related Pain. J Neurosurg. 1990; 72:71–74

[46] Weinstein JN, Tosteson TD, Lurie JD, Tosteson A, Blood E, Herkowitz H, Cammisa F, Albert T, Boden SD, Hilibrand A, Goldberg H, Berven S, An H. Surgical versus nonoperative treatment for lumbar spinal stenosis four-year results of the Spine Patient Outcomes Research Trial. Spine (Phila Pa 1976). 2010; 35:1329–1338

[47] Lurie JD, Tosteson TD, Tosteson A, Abdu WA, Zhao W, Morgan TS, Weinstein JN. Long-term outcomes of lumbar spinal stenosis: eight-year results of the Spine Patient Outcomes Research Trial (SPORT). Spine (Phila Pa 1976). 2015; 40:63–76

[48] Tuite GF, Stern JD, Doran SE, et al. Outcome After Laminectomy for Lumbar Spinal Stenosis. Part I: Clinical Correlations. J Neurosurg. 1994; 81:699–706

[49] Javid MJ, Hadar EJ. Long-Term Follow-Up Review of Patients Who Underwent Laminectomy for Lumbar Stenosis: A Prospective Study. J Neurosurg. 1998; 89:1–7

[50] Katz JN, Lipson SJ, Larson MG, et al. The Outcome of Decompressive Laminectomy for Degenerative Lumbar Stenosis. J Bone Joint Surg. 1991; 73A:809–816

[51] Deen HG, Zimmerman RS, Lyons MK, et al. Analysis of Early Failures After Lumbar Decompressive Laminectomy for Spinal Stenosis. Mayo Clin Proc. 1995; 70:33–36

73 成人脊柱畸形及退行性脊柱侧弯

73.1 概述

成人脊柱畸形(ASD)是宽泛的概念,泛指成熟脊椎的结构异常。ASD 包括冠状面(脊柱侧弯)及矢状面的异常。

术语"成年退行性脊柱侧弯"(ADS)[与特发性青少年脊柱侧弯(IJS)不同]通常与 ASD 可互换使用。成人退行性脊柱侧弯的定义：脊柱畸形,在骨骼成熟个体中 Cobb 角[1]>10°[2]。ADS 可能是儿童特发性脊柱侧弯持续到成年期的结果,或可以是新生的。

ASD 中的畸形主要是由于不对称椎间盘退行性变或继发病变、骨质疏松和不对称负荷引起[3]。其后涉及脊柱后部(包括关节面),然后发生轴向旋转、侧面松弛和韧带松弛[2,4]。进展性关节面及椎间盘退行性变可能会导致矢状位失衡和继发于黄韧带肥厚、骨赘形成[5]及脊椎前移的中央孔/椎间孔狭窄。

治疗目标包括减轻疼痛、症状性神经压迫和由于畸形导致的残疾。ADS治疗的方法学及生物力学与治疗青年 LJS 大不相同。

ADS 趋向于以每年 3°(范围：1°~6°)的平均速率进展[4]。以下因素可导致更高的进展率：Cobb 角>30°,顶端旋转>Ⅱ级(在 Nash - Moe 系统上[6],已被弃用),外侧前移>6 mm,嵴间线经过 L5[4]。与进展速度无关的因素：年龄和性别。有争议的关联因素：骨质减少。

73.2　流行病学

ASD 在年龄＞60 岁的病人中更普遍，然而真正的患病率没有明确的得出。50％以上的脊柱畸形的成年住院病人年龄＞65 岁[7]。无症状的脊柱侧弯的发生率为 1.4％～32％，且在年龄≥60 岁[8] 的病人中高达 68％。

73.3　临床评估

发作位置、发作时间和持续疼痛（腿部与轴向背部）时间是评估 ASD 病人的重要因素。这些病人还可能伴随脊柱狭窄（中枢或神经根）的症状，可能需要减压治疗。病人进行日常生活活动的能力和伴随疾病（例如心脏病、骨质疏松症等）需要被考虑入治疗计划内。

一些病人存在明显的脊柱畸形（脊柱侧弯、腰部前屈、屈膝行走）。

与神经性跛行一样，病人在站立时更容易出现症状。尝试使用椎旁肌来纠正脊柱失衡，膝关节未完全伸展时逆转骨盆（在臀部向后旋转）会产生剧痛。所有这些额外的肌肉活动均会使背部和大腿肌肉疲劳，并产生肌肉疼痛。ASD 的病人在上午休息时往往状态更好。

与不存在脊柱侧弯的腰椎管狭窄症相比，屈曲不能缓解症状[2]。当使用拐杖时可能有一些缓解。

73.4　诊断检查

CT 及 MRI 被推荐用于评价症状性 ASD 及椎关节强直病人的脊髓受压程度。

DEXA（双能 X 线吸收法）：术前应当评估骨质减少/骨质疏松情况。术前给予相应的治疗可能有益于手术。

一些医师术前给予病人特立帕肽（适应证外使用，有争议），以快速增加骨质疏松病人的骨质强度使其适应手术。

立位脊柱侧弯 X 线：推荐用于评估整体及局部脊柱平衡性。术前、术后平片可以帮助确认矫正是否成功有效。

通过立位 X 线可以进行矢状位平衡的测量（CT/MRI 检查在仰卧位下进行，且价值不同）。

1. X 线必须从 C7 向股骨头摄片。

2. 病人需要尽量保持膝盖笔直（伸展）。

3. 手臂应该折叠在胸前（并且不能倾斜或握住任何物品）。

动态脊柱侧弯 X 线片（"侧弯成像"）有助于在术前确定脊柱弯曲的程度。

73.5　相关脊柱测量

73.5.1　概述

对脊柱畸形严重程度的定量评估和分类有助于指导治疗。

73.5.2　脊柱侧弯术语

Cobb 角度可用于测量脊柱侧弯。在前后位（AP）X 线下，"末端椎骨"可在脊柱侧弯曲线的顶部和底部被识别，并且被定义为椎体相对于水平面的最大角度。通过上部的"端部椎骨"绘制一条水平线，并于下部"端部椎骨"画第二条水平线。

Cobb 角是这两条线之间的一个角。曲线按凸面方向命名（右凸＝曲面凸向右，左凸＝曲面凸向左）。

非结构性曲线可以在结构边缘进行校正。结构性曲线不灵活。

主曲线是最大的结构曲线。局部曲线是主曲线下级的曲线。

73.5.3　脊柱骨盆参数

测量方法和相关信息见表 73 - 1，详细描述见图 73 - 1 和图 73 - 2。基本测量方法可以反映疼痛缓解情况和生活质量。

1. LL（腰椎前凸角）。

2. PI（骨盆入射角）。

3. PT（骨盆倾斜角）。

4. ±SVA（矢状位平衡）：虽然有时可以提供帮助，但它也似乎容易因病人直立的疼痛程度不同而表现出差异性。

除 CSVL 外，表 73 - 1 中所示的测量值取自侧立位 X 线片（图 73 - 1 和图 73 - 2）。

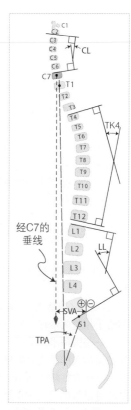

图 73 - 1　脊柱侧位示意图，显示测量 CL、TK、LL、SVA 及 TPA 的方法

表 73-1 脊柱-骨盆参数：测量方法和相关信息

参 数	描 述	正常值	矫正目标	评 价
矢状位平衡（SVA）或（C7-SVA）	S1 后上缘与经 C7 椎体中心所作垂线的水平距离	小于 5 cm	小于 5 cm	垂线位于 S1 椎体后上缘前方为正值。病人的站姿、测量时双臂放松程度等因素可能会导致误差
骨盆倾斜角（PT）	S1 上终板中点与股骨头中心[a]的连线与垂直参考线（VRL）的夹角	10°～25°[11]	小于 20°	PT 超过 20° 提示病人在努力代偿脊柱失衡（有学者认为 PT 值 25° 仍然为正常）
骨盆入射角（PI）	S1 上终板中点与股骨头中心[a]的连线与 S1 终板垂线的夹角	约 50°	见腰椎前凸角	骨发育成熟后，PI 值便已固定[b]。为简化测量，PI = 90°—θ[12]
骶骨倾斜角（SS）	S1 上终板切线与水平参考线（HRL）的夹角	36°～42°		SS=PI—PT
腰椎前凸角（LL）	S1 上终板垂线与 L1 上终板垂线的夹角	20°～40°[13]	LL = PI ±9°	LL 与 PI 的值差应在 9°范围内，以实现"骨盆和谐（pelvic harmony）"
胸椎后凸角（TK）	T4 上终板垂线与 T12 下终板垂线的夹角	41°±12°[14]		由于 T1 测量不便，因此以 T4 替代，有时缩写为"TK4"
T1 骨盆夹角（TPA）	T1 中点与股骨头中心连线，股骨头中心[a]与 S1 上终板中点连线，两线之间的夹角	20°[15]		与 SVA 相比，其受 X 线检查时病人姿势的影响可能较小
骶骨正中垂直线（CSVL）	（在立位脊柱侧弯正位 X 线片上）平分骶骨的垂线并与经髂嵴的切线垂直	为了达到冠状位平衡，经 C7 椎体中点的垂线与 CSVL 之间的距离应小于 4 cm	经 C7 椎体中点的垂线与 CSVL 之间的距离应小于 4 cm	经 C7 椎体中点的垂线位于 CSVL 右侧为正值，位于其左侧为负值

a 对于需经过股骨头的测量参数（PT、PI 和 TPA），若双侧股骨头未重叠，则测量的点选择在双侧股骨头中心连线的中点
b PI 不受病人姿势或脊柱退行性变的影响（即：病人无法通过改变 PI 来进行代偿）。PI 值大小与发生脊椎前移的风险呈正相关

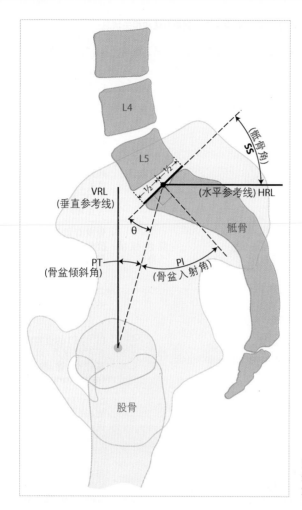

图 73 - 2 脊柱侧位示意图,显示测量 PT、PI 及 SS 的方法

73.6 成人脊柱畸形的 SRS - Schwab 分类

成人脊柱侧弯分类已经由脊柱侧弯研究协会(SRS)[16]基于其区域/全球影像学特征(一份过去 King/Moe 以及 Lenke 分类所制定的模型)以及最近的脊柱-骨盆参数所制定,因其与健康相关生活质量有关,详述如下[17-19]:

1. 冠状曲线:

(1) T:仅胸部(腰部曲线<30°)。

(2) L:胸腰椎/腰椎(胸部曲线<30°)。

(3) D：双曲线(T 曲线和 T/L 曲线均在 30°以上)。

(4) N：无主要冠状畸形(所有冠状曲线<30°)。

2. 矢状位修正：

(1) 骨盆融合(PI - LL)。

1) 0：非病理性(PI - LL<10°)。

2) ＋：中度畸形(10°<PI - LL<20°)。

3) ＋＋：明显畸形(PI - LL>20°)。

(2) 总体平衡(SVA)：

1) 0：非病理性(SVA<4 cm)。

2) ＋：中度畸形(4 cm<SVA<9.5 cm)。

3) ＋＋：明显畸形(SVA>9.5 cm)。

(3) 骨盆倾斜角(PT)：

1) 0：非病理性(PT<20°)。

2) ＋：中度畸形(20°<PT<30°)。

3) ＋＋：明显畸形(PT>30°)。

73.7 治疗措施/策略

73.7.1 选择

1. 观察。

2. 局部减压。

3. 手术治疗畸形：

(1) MIS(微创手术)。

(2) 杂交手术(MIS＋开放手术)。

(3) 传统开放手术[传统腰椎椎间融合术(TLIF)，后腰椎椎间融合术(PLIF)]。

治疗策略基于临床症状(轴向背痛±神经根病与单纯神经根病)以及矢状位病变程度[因平衡需求行骨板切开术及前柱移除(ACR)]。神经症状最常起源于弯曲凹陷处的椎间孔压迫，但也可在关节面退行性变病人中发生于凸面处，关节面退行性变可导致直接压迫，在冠状平面可矫正。矢状位中心性狭窄(神经性跛行)可能需要畸形矫正及伴随物直接减压。

手术目标：改善生活质量，缓解神经性和轴性疼痛。外科治疗措施包括传统开放手术、MIS 和杂交手术，这是根据病人和畸形具体情况决定的。最近，外科决策范例已经收录 MIS 技术以减少入路相关的发病率。MIS 技术包括侧面椎体间融合、ALLR、MIS - TLIF 和经皮椎弓根螺钉固定，可用于后截骨术以增强矫正力。

73.7.2 整体脊柱平衡矫正

■ 手术适应证

1. 轴背痛＋神经病性症状(对 ADL 有害)：

(1) SVA 异常。

(2) ±CSVL(中央垂直线)异常。

(3) 或脊柱-骨盆参数紊乱。

2. 必须考虑病人年龄和合并症(骨质减少、麻醉风险和治疗合并症可以限制矫正目标和安全手术量)。

■ 脊柱-骨盆参数概述

1. LL＝ PI±9°。

2. PT<20°。

3. SVA<5 cm。

在大多数情况下,矢状位不平衡的矫正在腰椎前凸角(LL)相对不足的情况下进行,其与骨盆入射角(PI)相关——可以被认为是板样背综合征。也就是说,LL 通常比 PI 低 9°以上。

骨盆倾斜角(PT)>20°表明病人试图通过逆转骨盆进行代偿(一些学者认为大于正常值 25°以内均可接受)。

因此,外科医师试图实现矫正的最小量是 LL 需要增加以使其在 PI 的 9°以内,并且通常还可增加至病人的代偿量(即 PT 大于 20°的量),这产生以下结果近似值(当 LL 低于 PI 大于 9°,PT 大于 20°时适用);见公式 73 - 1：

$$LL 需要增加的度数 \approx (PE-LL-9°)+(PT-20°) \quad (73-1)$$

冠状位平衡：测量在 AP 站立位 X 线的脊柱侧弯。铅垂线从 C7 中心下垂。如果它从骶骨的中线(CSVL 所在的位置)下降 4 cm 以上,则存在冠状位失衡(如果铅垂线落在 CSVL 的右边,则是正的,落在左边是负的)。

73.7.3 腰椎前凸增加的手术选择

可以使用各种外科技术来增加腰椎前凸以使其达到需要规格。如果必要,可以切除相应元件(椎板切除)以达到减压。不同手术可以获得脊柱前凸增加的大致量的比较如表 73 - 2 所示。

表 73 - 2　各种手术技术可以获得腰椎前凸量的比较

技　术	TLIF/ PLIF	LLIF	ALIF	SPO + ACR	PSO
腰椎前凸度	<0 (即后凸)高达 2°[20]	1°[21]	6°[20]	16°[22]	30°~40°[22,23]

SPO：Smith - Petersen 截骨术；PSO：椎弓根小截面截骨术

■ **经椎间孔入路腰椎体间融合术(TLIF)以及后入路腰椎体间融合术(PLIF)**

可行传统手术,也可行开放手术或 MIS。

■ **外侧入路腰椎体间融合术(LLIF)**

经腰大肌入路(XLIF、DLIF)或经侧方或前侧方腰大肌前入路(OLIF)。可以通过增加椎间盘空间的高度来分散椎体进而间接地解压神经。如果骨质量好,并且没有不稳定性或脊椎前移>Ⅰ级,同时如所用钛笼前后位的宽度大于 22 mm(或最佳 26 mm),则单纯手术(不用螺钉固定)可能是一种选择。

■ **前柱松解(ACR)**

包括前纵韧带切断术[ALL 切除(ALLR)],通常需经前路植入一个"过度前凸"的固定架(20°~30°)。随后行固定术,常与 Smith - Petersen 截骨术(特别是对于 30°固定架)和压缩术联用。它可以将 LL 增加到每 ACR 水平 12°且改善 SVA 高达 3 cm(取决于手术的水平)[22,24]。

对大血管造成损伤的风险,包括直接损伤(切割 ALL 时)或通过伸长前柱间接损伤。关键是评估大血管轴向 MRI 或 CT 或血管造影,且如果血管看上去与椎体或骨赘紧密接触,则不进行该级别相应的手术。

■ **Smith - Petersen 截骨术(SPO)**

又称"人字形或延伸截骨术"可增加脊柱前凸,每级最多 10°。对于每 1 mm 的骨切除大约 1°[25,26]。包括去除双侧上、下部小关节面以及黄韧带及其上、下椎板的一部分。然后,所形成的间隙随着后部元件的压缩而关闭,使脊柱前凸(切除后部元件并使用中柱作为支点并延长前柱。图 73 - 3A)[26,27]。病人每移除 1 mm 骨时 LL 增加约 1°。

术语"Ponte 截骨术"通常与 SPO 互换使用,但"Ponte 截骨术"最初被用于治疗 Scheuermann 脊柱侧弯。

■ **经椎弓根椎体截骨术(PSO)**

涉及去除后部元件,包括黄韧带、纤维层和关节面,然后双侧椎弓根孤立加切除术以及椎体楔形切除,只能勉强切除至腹侧骨皮质。通过后部元件的压缩以及孤立的腹侧骨皮质随后形成的青枝骨折来填满所产生的间隙(图 73 - 3B)[23]。每个水平可以增加 LL 30°~40°,改善 SVA 5.5~13 cm[22,23]。

这个过程在技术上是具有挑战性的,并与 SPO 相比存在大量失血风险(在一组病例中为 3 L[28]),且增加并发症风险[包括近端交界性脊柱后凸(PJK)发生率约 23%[28]]。通常保留为以前已经融合的脊柱,因为从未融合的水平无法获得足够多的脊柱前凸角度。PSO 是脊柱"缩短"手术。

使用前柱作为支点。由于硬膜的向内屈曲(L3 是最常见的水平),该术式通常仅限于脊髓圆锥水平以下(L1~L2)。需要行术中电生理监测。相对禁忌证:骨质量差。

■ **前入路腰椎体间融合术(ALIF)**

最适合 L5~S1(因为大血管不会妨碍手术入路,并且作为椎体最低处,此

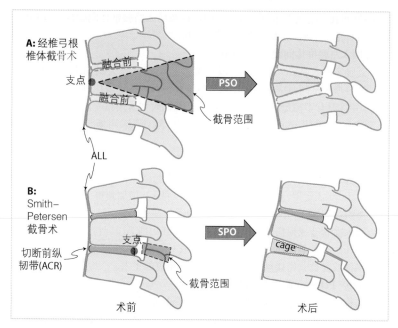

图 73-3 经椎弓根椎体截骨术(A)与 Smith-Petersen 截骨术加 ACR 手术(B)的对比
缩写：ALL：前纵韧带；ACR：前柱松解

处相对于其他节段中每个层面校正后 SVA 的改善比其他节段的改善更显著）。

73.7.4 MIS 治疗 ASD 的治疗指南

一种基于脊柱-骨盆参数的矢状位失衡的简单算法以及近似的 SRS-Schwab 分度如表 73-3[9]所示。详见参考文献[10,29]。

表 73-3 根据 ASD[9]的严重程度 MIS 治疗建议与 SRS-Schwab 分度[17]类似等价

	轻度(平衡)		中度(代偿)		重度(失代偿)	
	Deukmedjian[9]	SRS-Schwab[17]	Deukmedjian[9]	SRS-Schwab[17]	Deukmedjian[9]	SRS-Schwab[17]
CCA	<30°	N	>30°	T、L 或 D	>30°	T、L 或 D
PI-IL	<20°	0 或+	20°~30°	++	>30°	++
SVA	<5 cm	0	5~9 cm	+	T、L 或 D	++
PT^A	<25°	0	25°~30°	+	>30°	++

续 表

	轻度(平衡)		中度(代偿)		重度(失代偿)	
	Deukmedjian[9]	SRS-Schwab[17]	Deukmedjian[9]	SRS-Schwab[17]	Deukmedjian[9]	SRS-Schwab[17]
建议前入路	MIS-LLIF		椎体 MIS-LLIF+ACR		椎体 MIS-LLIF+ACR	
建议后入路	如果 PT<20°考虑单纯手术[b],否则经皮固定		S1 经皮固定±关节面切除		开放固定至 S2 或髂骨+截骨术	

若应用此表,需使用 Deukmedjian 参数(基于该参考)或大致等效的 SRS-Schwab 参数确定病人适合的类别(轻度、中度或严重)

CCA: Cobb 冠状角;LLIF: 外侧入路腰椎椎间融合术(例如 XLIF、DLIF、OLIF 等)

a 在 SRS-Schwab 分度中,PT<20°被认为是正常的

b 单纯手术意味着无后固定,需确定骨质量(非骨质疏松)且椎间隙宽度至少为 22 mm(以降低塌陷的风险)

目前由 SRS 正在研究的方面包括:作为减轻疼痛并使病人能够无明显疼痛直立的简单的减压术(可能是最小的融合)的结果,在什么时候可改善矢状位平衡发生,改善程度有多大。

（金　铂　王科大）

参考文献

[1] Cobb JR. Outline for study of scoliosis. Am Acad Orthop Surg. 1948; 5:261–275

[2] Silva FE, Lenke LG. Adult degenerative scoliosis: evaluation and management. Neurosurg Focus. 2010; 28. DOI: 10.3171/2010.1.FOCUS09271

[3] Wiet RJ, Wiet RJ, Glasscock ME, Shambaugh GE. In: Dissection Manual. Surgical Anatomy of the Temporal Bone Through Dissection. Philadelphia: W.B. Saunders; 1980:677–725

[4] Pritchett JW, Bortel DT. Degenerative symptomatic lumbar scoliosis. Spine (Phila Pa 1976). 1993; 18:700–703

[5] Faldini C, Di Martino A, De Fine M, Miscione MT, Calamelli C, Mazzotti A, Perna F. Current classification systems for adult degenerative scoliosis. Musculoskelet Surg. 2013; 97:1–8

[6] Nash CL, Jr, Moe JH. A study of vertebral rotation. J Bone Joint Surg. 1969; 51:223–229

[7] Drazin D, Shirzadi A, Rosner J, Eboli P, Safee M, Baron EM, Liu JC, Acosta FL,Jr. Complications and outcomes after spinal deformity surgery in the elderly: review of the existing literature and future directions. Neurosurg Focus. 2011; 31. DOI: 10.3171/2011.7.FOCUS11145

[8] Schwab F, Dubey A, Gamez L, El Fegoun AB, Hwang K, Pagala M, Farcy JP. Adult scoliosis: prevalence, SF-36, and nutritional parameters in an elderly volunteer population. Spine (Phila Pa 1976). 2005; 30:1082–1085

[9] Deukmedjian AR, Ahmadian A, Bach K, Zouzias A, Uribe JS. Minimally invasive lateral approach for adult degenerative scoliosis: lessons learned. Neurosurg Focus. 2013; 35. DOI: 10.3171/2013.5.FOCUS13173

[10] Haque RM, Mundis GM, Jr, Ahmed Y, El Ahmadieh TY, Wang MY, Mummaneni PV, Uribe JS, Okonkwo DO, Eastlack RK, Anand N, Kanter AS, La Marca F, Akbarnia BA, Park P, Lafage V, Terran JS, Shaffrey CI, Klineberg E, Deviren V, Fessler RG. Comparison of radiographic results after minimally invasive, hybrid, and open surgery for adult spinal deformity: a multicenter study of 184 patients. Neurosurg Focus. 2014; 36. DOI: 10.3171/2014.3.FOCUS1424

[11] Lafage V, Schwab F, Patel A, Hawkinson N, Farcy JP. Pelvic tilt and truncal inclination: two key radiographic parameters in the setting of adults with spinal deformity. Spine (Phila Pa 1976). 2009; 34: E599–E606

[12] Ryan MD. Geometry for Dummies. 2nd ed. Indianapolis, Indiana: Wiley Publishing, Inc.; 2008

[13] Tuzun C, Yorulmaz I, Cindas A, Vatan S. Low back pain and posture. Clin Rheumatol. 1999; 18:308–312

[14] Schwab F, Lafage V, Boyce R, Skalli W, Farcy JP. Gravity line analysis in adult volunteers: age-related correlation with spinal parameters, pelvic parameters, and foot position. Spine (Phila Pa 1976). 2006; 31:E959–E967

[15] Protopsaltis TS, Schwab FJ, Smith JS, et al. The T1 Pelvic Angle (TPA), a Novel Radiographic Parameter of Sagittal Deformity, Correlates Strongly with Clinical Measures of Disability. The Spine Journal. 2013; 13

[16] Lowe T, Berven SH, Schwab FJ, Bridwell KH. The SRS classification for adult spinal deformity: building on the King/Moe and Lenke classification systems.

Spine (Phila Pa 1976). 2006; 31:S119–S125

[17] Schwab F, Ungar B, Blondel B, Buchowski J, Coe J, Deinlein D, DeWald C, Mehdian H, Shaffrey C, Tribus C, Lafage V. Scoliosis Research Society-Schwab adult spinal deformity classification: a validation study. Spine (Phila Pa 1976). 2012; 37:1077–1082

[18] Liu Y, Liu Z, Zhu F, Qian BP, Zhu Z, Xu L, Ding Y, Qiu Y. Validation and reliability analysis of the new SRS-Schwab classification for adult spinal deformity. Spine (Phila Pa 1976). 2013; 38:902–908

[19] Ames CP, Smith JS, Scheer JK, Bess S, Bederman SS, Deviren V, Lafage V, Schwab F, Shaffrey CI. Impact of spinopelvic alignment on decision making in deformity surgery in adults: A review. J Neurosurg Spine. 2012; 16:547–564

[20] Hsieh PC, Koski TR, O'Shaughnessy BA, Sugrue P, Salehi S, Ondra S, Liu JC. Anterior lumbar interbody fusion in comparison with transforaminal lumbar interbody fusion: implications for the restoration of foraminal height, local disc angle, lumbar lordosis, and sagittal balance. J Neurosurg Spine. 2007; 7:379–386

[21] Le TV, Vivas AC, Dakwar E, Baaj AA, Uribe JS. The effect of the retroperitoneal transpsoas minimally invasive lateral interbody fusion on segmental and regional lumbar lordosis. ScientificWorldJournal. 2012; 2012. DOI: 10.1100/2012/516706

[22] Manwaring JC, Bach K, Ahmadian AA, Deukmedjian AR, Smith DA, Uribe JS. Management of sagittal balance in adult spinal deformity with minimally invasive anterolateral lumbar interbody fusion: a preliminary radiographic study. J Neurosurg Spine. 2014; 20:515–522

[23] Mummaneni PV, Dhall SS, Ondra SL, Mummaneni VP, Berven S. Pedicle subtraction osteotomy. Neurosurgery. 2008; 63:171–176

[24] Deukmedjian AR, Dakwar E, Ahmadian A, Smith DA, Uribe JS. Early outcomes of minimally invasive anterior longitudinal ligament release for correction of sagittal imbalance in patients with adult spinal deformity. ScientificWorldJournal. 2012; 2012. DOI: 10.1100/2012/789698

[25] Smith-Petersen MN, Larson CB, Aufranc OE. Osteotomy of the spine for correction of flexion deformity in rheumatoid arthritis. Clin Orthop Relat Res. 1969; 66:6–9

[26] Cho KJ, Bridwell KH, Lenke LG, Berra A, Baldus C. Comparison of Smith-Petersen versus pedicle subtraction osteotomy for the correction of fixed sagittal imbalance. Spine (Phila Pa 1976). 2005; 30:2030–2037; discussion 2038

[27] La Marca F, Brumblay H. Smith-Petersen osteotomy in thoracolumbar deformity surgery. Neurosurgery. 2008; 63:163–170

[28] Hyun SJ, Rhim SC. Clinical outcomes and complications after pedicle subtraction osteotomy for fixed sagittal imbalance patients : a long-term follow-up data. J Korean Neurosurg Soc. 2010; 47:95–101

[29] Mummaneni PV, Shaffrey CI, Lenke LG, Park P, Wang MY, La Marca F, Smith JS, Mundis GM,Jr, Okonkwo DO, Moal B, Fessler RG, Anand N, Uribe JS, Kanter AS, Akbarnia B, Fu KM. The minimally invasive spinal deformity surgery algorithm: a reproducible rational framework for decision making in minimally invasive spinal deformity surgery. Neurosurg Focus. 2014; 36. DOI: 10.3171/2014.3.FOCUS1413

74 影响脊柱的特殊情况

74.1 脊柱 Paget 病

74.1.1 病理生理学

Paget 病(PD)(也就是畸形性骨炎)是一种破骨细胞紊乱(可能是病毒造成的),可引起骨吸收速率上升,并伴有反应性过度成骨,进而形成新的、不坚固的、编织样的骨骼,产生特征性的"马赛克图像"。

最初有一个"高反应"期,成骨活性上升,骨内血管生成增加。成骨细胞生成一个软的、非板层的骨骼。接着出现"低反应"期,血管间质消失,生成硬化的、影像学上高密度的、易碎的骨骼[1]("象牙骨")。

74.1.2 恶性变

是一个误称,因为恶性变实际上发生在反应性的成骨细胞。大约 1%(报道中为 1%～14%)变性成为肉瘤(成骨肉瘤、纤维肉瘤、软骨肉瘤)[2],可能有全身转移(如肺)。与颅骨和股骨相比,脊椎骨的恶性变不常见。

74.1.3 流行病学

患病率:在欧洲和美国 55 岁以上年龄段人群中约 3%[3]。男性稍多。在 Paget 病中 15%～30% 的病例有家族史(精确度差,因为大多数病人是无症状的)。

74.1.4 好发部位

多发于中轴骨、长骨和颅骨。按降序大致排列,依次为:骨盆。胸椎和腰椎、颅骨、股骨、胫骨、腓骨、锁骨。

74.1.5 神经表现

Paget 病可能由于以下原因而就诊于神经外科:
1. 背痛:通常不是椎体受累的直接结果(见下文)。
2. 脊髓和(或)神经根症状:

(1) 脊髓或马尾受压(相对少见)。

(2) 脊神经根受压。

(3) 由于受累区域的反应性血管扩张造成血管盗血。

3. 累及颅骨：

(1) 脑神经出骨孔时受压(最常见的是第Ⅷ对脑神经,可导致耳聋和共济失调)(见章节91.8)。

(2) 颅底受累：颅底凹陷。

4. 明确椎骨和颅骨不明骨性病变的诊断。

74.1.6　临床表现

■ 概述

只有约30％的Paget病病人的病变部位是有症状的[4],其他为偶然发现。不坚固骨的过度生成可能造成骨骼疼痛(最常见的症状),易出现骨折和压迫症状(脑神经[见章节91.8]、脊神经根等]。长骨的无痛性弯曲可能是最早的表现。一部分病人由于Paget病引起关节功能障碍,并造成疼痛而发病。

绝大多数Paget病灶是无症状的[5]病灶,由于其他原因或作为针对碱性磷酸酶升高检查的一部分,行影像学或骨扫描检查才得以发现病灶。虽然Paget病病人最常见的主诉是背痛,但只有约12％的病人是单独由Paget病造成的[6],其余病例的症状则继发于其他因素,其中部分原因如下所述。

■ 可能与Paget病相关的症状

以下因素所致症状为缓慢进展(通常病程超过12个月;小于6个月者罕见)：

1. 神经压迫。

(1) 压迫原因：

1) 松质骨扩张。

2) 类骨样组织所致。

3) Paget病灶扩张到黄韧带和硬膜外脂肪[7]。

(2) 压迫部位：

1) 脊髓(见下文)。

2) 神经孔处的神经根。

2. 小关节骨关节炎(Paget病可能促成骨关节炎[6])。

以下因素所致症状更倾向于快速进展：

1. 受累骨恶变(肉瘤)(罕见,见上文)。

2. 病理性骨折(起病常突发疼痛)。

3. 以下原因所致神经血管异常(脊髓或神经的血液供应受损)：

(1) 压迫血管(动脉或静脉)。

(2) Paget病性血管盗血(见下文)。

■ 脊髓症状

脊髓病或马尾综合征可能由脊髓压迫或血管性原因(血管闭塞,或邻近血管反应性扩张引起"盗血"[5])所致。截至 1981 年,只有约 100 例对该症状的报道[8]。出现症状者以邻近 3～5 段椎体受累为特征[9],而单个椎体受累往往无症状[10]。在文献的病例报道中,进展性的四肢瘫或下肢截瘫为最常见表现[11]。感觉异常通常为首发症状,逐渐进展为乏力及括约肌功能紊乱。仅有5.5%的病人神经系统未受累,而以疼痛为唯一表现。

疼痛表现为突然恶化的快速进展性病例(平均 6 周)更有恶性变的可能。

74.1.7　评估

1. 实验室检查(标志物在单骨受累时可能正常):

(1) 血清碱性磷酸酶:通常上升(此酶参与骨的合成过程,在单纯溶骨性Paget 病时可能不上升[5]);平均值:(380±318)IU/L;正常范围:9～44 IU/L[6]。骨特异性碱性磷酸酶可能更敏感,且在单骨受累时可能也有用[3]。

(2) 钙:通常正常(如果上升,应当排除甲状旁腺功能亢进)。

(3) 尿羟脯氨酸:几乎只存在于软骨中。由于骨的更新率加快,尿羟脯氨酸通常在 PD 病人上升,平均值(280±262)mg/24 h(正常范围:18～38 mg/24 h)[6]。

2. 骨扫描:多数情况下受累区域信号增强,但并非所有[6]病例都有此表现。

3. X 线平片:

(1) 局部骨增大:存在的独特表现(未见于其他溶骨性疾病,如前列腺癌骨转移)。

(2) 皮质增厚。

(3) 硬化性改变。

(4) 溶骨区(在颅骨→界限清楚的骨质疏松;在长骨→V 形病灶)。

(5) 脊柱 Paget 病通常累及邻近的数个节段。椎弓根和椎板增厚,椎体通常变致密并且压缩,宽度增加。其间椎间盘被骨骼所替代。

4. CT:小关节肥厚性改变,并有粗大骨小梁形成。

74.1.8　治疗

■ Paget 病内科治疗

• 概述

Paget 病尚无治愈方法。内科治疗适用于疾病诊断明确且非快速进展的病人,不适用于外科手术的病人,以及不能耐受过多出血的术前病人。内科治疗于 50%病例中可改善部分神经功能缺损[12],但总体需要长时间(6～

8 个月)治疗方可缓解,且由于有复发倾向,症状改善后可能还需要长期继续治疗。

• 降钙素衍生物

注射用鲑鱼降钙素(Calcimar®)[12]:直接减少破骨活动,从而缓解继发性成骨活跃。但降钙素使用过程中仍有复发可能。副作用包括恶心、颜面潮红以及对鲑鱼降钙素产生抗体[这些病人获益可能需要使用更昂贵的合成制剂(Cibaclcin®),起始剂量每天 0.5 mg 皮下注射[13]]。

用法:每天 50～100 IU(药物研究委员会推荐剂量)皮下注射 1 个月,随后数月每周皮下注射 3 次[3]。如术前用药以减少骨骼血管生成,则理想疗程约为 6 个月。每周 3 次、每次约 50 IU 的小剂量可作术后长期用药或作为单药治疗(一半以上的病人在用药 3～6 个月内,碱性磷酸酶和尿羟脯氨酸会下降 30%～50%,但很少能达到正常)。

• 二膦酸盐

该类药物是焦磷酸盐的类似物,与羟磷灰石结晶结合,可抑制再吸收;同时可改变成骨细胞代谢,抑制其活性,减少成骨细胞数量。药物在吸收前可在骨骼内持续存在。该类药物口服吸收均有限(特别是在食物中)。治疗期间成骨呈板状,而非不规则针织状。

羟基乙膦酸钠(依替膦酸钠®)(亦即 EHDP):减少正常的骨矿化[特别是剂量≥20 mg/(kg·d)时]。骨矿化可产生矿化缺陷(骨软化症),可能增加骨折的危险,但在用药过程中有恢复的倾向[14]。对于肾功能衰竭、骨质软化症或下肢有严重溶解性病变者禁用。用法:每天 5～10 mg/kg 口服(平均剂量 400 mg/d,老年体弱者 200～300 mg/d),疗程 6 个月,如果生化指标提示复发,可间歇 3～6 个月后重复用药。

替鲁膦酸钠(Skelid®)与依替膦酸钠不同,推荐剂量下不影响骨矿化。副作用:腹痛、腹泻、恶心/呕吐。用法:400 mg 药物以 6～8 盎司(重量单位;一盎司为 28.35 g)白水送服,饭前或饭后 2 小时服用,每天 1 次,疗程 3 个月。可用剂型:200 mg 片剂。

帕米膦酸钠(Aredia®)较依替膦酸钠更强效。可能造成短暂性急性流感样综合征。口服剂量受胃肠道耐受性限制,可能需采用静脉滴注。每个疗程剂量小于 180 mg 时,不会出现矿化不良。用法:静脉滴注 90 mg/d,连用 3 天,或每周/每月静脉注射 1 次。

阿仑膦酸钠(Fosamax®):不会引起矿化不良(见章节 66.3.4)。

氯屈膦酸钠(Ostac®,Bonefos®):用法:口服 400～1 600 mg/d,连用 3～6 个月。静脉滴注 300 mg/d,连用 5 天。

利塞膦酸盐(Actonel®):推荐剂量下不影响骨矿化[15]。用法:口服 30 mg,6～8 盎司水送服,每天 1 次。每天第一顿饭前空腹服用,服药至少 30 分钟后方可进餐。

■ 手术治疗

• 概述

总体而言，Paget 病所致骨折若采取保守治疗，则延迟愈合率较高。

• 手术指征

1. 病情快速进展：提示恶性变或脊柱不稳定可能。

2. 脊柱不稳定：严重脊柱后凸或病理性骨折后骨碎片所致椎管损害。尽管严重塌陷多为长期逐渐形成，但也有突发压迫可能。

3. 诊断不明确：特别是需要排除转移性疾病者（破骨性病变）。

4. 药物治疗无改善。

• 手术需考虑的因素

1. 通常出血多：如明显出血可能造成严重情况，术前应尽可能长时间使用双膦酸盐或降钙素治疗（见上文）：

(1) 采用骨蜡帮助止血。

(2) 有止血困难的可能。

2. 治疗继发性椎管狭窄：胸段病变行椎板减压切除术为标准治疗手段[11]，而如果多数病变位于脊柱前部，则手术需采取前入路。

3. 骨质常增厚融合，正常间隙分界消失。手术可采用高速骨钻。

4. 术后可能需要继续药物治疗预防复发。

5. 成骨肉瘤：

(1) 采用手术及化疗，但与非 Paget 病起源的原发性骨肉瘤相比，治愈可能性更小。

(2) 头皮活检需要整体切除头皮和肿瘤。

• 手术结果

见参考文献[11]。

65 例椎板减压切除术者，55 例（85%）术后有明确的不同程度改善。仅有轻度改善者通常为病灶有恶性变者。1 例术后病情恶化，7 例（10%）手术死亡。恶性变者入院后存活时间不足 5.5 个月。

74.2 强直性脊柱炎(AS)

74.2.1 概述

要点

1. 脊柱关节病，血清检查阴性（附着点病）。

2. 骶髂关节起病并向近端发展。

3. 临床表现：背部晨僵，脊柱后凸畸形致使胸廓活动受限。

4. X线片表现:"竹节样脊柱",椎体破坏性损害,进行性胸椎后凸。

5. 轻微外伤后易发生骨折。

即 Marie‑Strumpell 病是所谓的血清阴性脊柱关节病的一种(ANA 和血清类风湿因子阴性,该表现与类风湿关节炎不同)。脊柱是骨骼主要受累部位,通常起于骶髂关节及腰椎并向头侧进展。

附着点病:附着点部位(韧带、肌腱或关节囊附着于骨的部位;AS 受累点)的非肉芽肿性炎症改变,促进韧带骨化,最终导致脊柱椎体(VB)骨质疏松,椎间盘钙化(不累及髓核)及韧带骨化,产生椎体方形变及椎体间桥接韧带骨赘,即所谓的"竹节样脊柱"或"棒样脊柱"。

神经外科手术通常处理以下情况:

1. 马尾综合征(CES):病因多不清,但通常非狭窄或压迫病灶导致。无压迫者无外科手术指征。发病潜伏而缓慢,且有较高概率发生硬膜扩张[16]。每个 AS 病人伴随神经症状时都应怀疑 CES 直到有证据证实可除外该疾病。若不治疗,大多数病人的症状都会恶化[16]。

2. 旋转半脱位:发生于寰枕关节及寰枢关节。典型表现为全脊椎仅有寰枕关节及寰枢关节可活动。发病率明显少于类风湿类关节炎伴发者。在一般情况下尚可稳定的病变,在 AS 者常不稳定。

3. "弓弦效应"引起的脊髓病变:椎板切除术可能会加重症状。

4. 急性脊髓损伤(SCI):AS 骨折所致 SCI 或 CES 风险增加,可继发于轻微外伤。损伤多见于下段颈髓。AS 者僵直脊椎骨折后形成长杆状结构且极不稳固[17]。迟发性恶化可由脊髓硬膜外血肿导致[18]。

5. Andersson 病变:病变多因炎症、骨折发现,机械压力可以防止病变导致的关节融合(通过关节置换治疗)。

6. 脊柱畸形。

7. 脊椎狭窄:罕见。

8. 扁平颅底。

74.2.2　流行病学

普通人群发病率约 0.44～7.3/100 000[20]。可能是因为女性病人存在漏诊现象而男性病人常表现为快速进展的脊柱关节僵硬,从而导致文献报道的男女性别比为 3∶1。发病高峰:17～35 岁。90% 以上的 AS 病人为 HLA‑B27 阳性病人(只有 8% 的正常人无 AS 却伴拥有此抗原),但是仅有 2% 伴 HLA‑B27 阳性的正常人会发展为临床 AS。AS 虽非遗传性疾病,但一级亲属的发病风险将会增加。

74.2.3 临床表现

典型起病症状为非放射性腰痛,背部晨僵,臀部疼痛肿胀(大关节炎所致),静止后症状加重,活动后可缓解[21]。

Patrick 试验常为阳性(见章节 69.1.6)。侧卧位压迫骨盆引起疼痛。

Schober 试验(前屈位时测量背部皮肤标记间增加的距离,从而了解因脊柱融合所致的脊柱活动度下降)并非炎性脊柱病的特异检查[22],但有助于监测当前物理治疗效果。

74.2.4 诊断

经验丰富的风湿病学家的诊断与金标准最接近[23]。关节强直评估国际学会(ASAS)最近提出的修改建议使用修订柏林算法[23]作为风湿病学家诊断AS 的潜在有用的工具。骶髂(SI)关节被牵涉是确定诊断的必要条件。诊断非常复杂,包括慢性腰痛,臀部疼痛,骶髂关节炎,家族史,牛皮癣,炎性肠病或关节炎后在 1 个月内尿道炎,子宫颈炎或急性腹泻,肠梗阻,家庭史和积极的X 线摄片检查。(过时的)纽约标准(表 74 - 1)是早期尝试建立的诊断标准,在这里给出以供参考,但不应再用于明确诊断。

表 74 - 1　修订版 AS 纽约标准(不再用于确诊)

诊断(见下列标准)
确诊 AS:满足影像学标准+≥1 项临床标准
疑诊 AS:满足影像学标准但不符合临床标准,或具备 3 项临床标准但不符合影像学标准
临 床 标 准
腰背部痛>3 个月,活动后缓解,休息后不缓解
腰椎矢状面及冠状面活动均受限
较相应年龄及性别正常者胸廓活动受限
影 像 学 标 准
骶髂关节炎

74.2.5 影像学检查评估

X 线平片:诊断及随访的重要手段。骶髂关节受累(骨盆前后位或在骶髂关节切面斜位像可见)是最早期的影像表现之一,多为对称性骨质疏松继以骨质硬化为特征性表现。"竹节样脊柱"(见上文)也为经典表现。由于多发性、非连续性(多为疑诊)骨折并不少见,故建议行全脊柱 X 线摄片。见图 74 - 1。

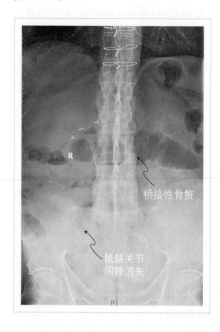

桥接性骨赘

骶髂关节
间隙消失

图 74 - 1 腰椎/骨盆正位 X 线片,显示"竹节样脊柱"和骶髂关节硬化

CT:诊断颈椎在平片上不明显的骨折且用于术前评估骨解剖。

MRI:可排除脊髓硬膜外血肿及偶发髓核脱出。Andersson 病变:韧带插入部位的病理改变(终板前后部 MRI 信号异常)为特征性表现。椎间盘间隙的假性关节所致的侵蚀性改变可表现为类似椎间盘炎的信号(T_1 和 T_2 加权像高信号伴强化)。

骨扫描:骶髂关节/骶骨摄取比大于 1.3 : 1 提示 AS。

74.2.6 鉴别诊断

1. 类风湿关节炎:早期 AS 可类似于类风湿关节炎,但 AS 者关节无结节形成且血清类风湿因子阴性。

2. 前列腺转移癌:老年男性前列腺转移癌,可出现骶髂疼痛及与骶髂关节炎类似的骨质破坏。

3. Forestier 病(见章节 74.5)及弥漫性特发性骨质增生症(DISH)(见章节 74.5):两病可有重叠,出现椎间盘前部和侧方骨质过度增生,但无 AS 中椎间盘的退行性变及骨化。两者均无关节突关节及骶髂关节受累,不引起脊柱曲畸形,多见于 50 岁以上老年男性(较典型 AS 发病年龄大)[25]。

4. 银屑病及 Reiter 综合征、反应性关节炎、炎性肠病性关节炎(IBD 相关):伴随这些疾病的脊柱炎程度多较轻且多变,骶髂关节受累型多无症状。皮肤表现(结节性红斑、坏疽性脓皮病)在 AS 中不存在[26]。

74.2.7 自然史

进展缓慢,病人活动功能通常尚可保存。胸廓后凸伴发代偿性颈椎及腰椎前凸增加多见。重心转移伴随脊柱强直脆化造成反复椎体塌陷及进一步脊髓损伤。

74.2.8 治疗

■ 概述

目前,ASAS/EULAR 关于 AS 控制的建议是最全面的(副本可从 ASAS 网站获得)。由多学科、风湿病学家合作完成[27]。治疗目标是通过症状控制和预防长期进行性结构损伤提高生活质量。NSAID 是药物治疗的一线用药[27]。在持续高活动性的病人中治疗疾病的药物本身可能涉及肿瘤坏死因子(TNF)抑制剂。

■ 手术治疗

• 概述

最常见的外科手术是骨科全髋关节置换术[27]。

• 颈椎骨折

颈椎是 AS 病人中最常见的骨折部位[28]。病人通常不能区分慢性炎性疼痛与急性骨折疼痛;因此应该有一个低阈值以获得成像。当应用 C 领时,必须确定损伤前的对线,因为可能引起过度伸展性损伤[29]。轻度、低重量的牵引力与力矢量向前导向并可优先用于早期固定[30,31]。对于不稳定骨折可用头环-背心(halo-vest)固定或行手术治疗。

手术适应证:

1. 难以复位的畸形。

2. 恶化的硬膜外血肿或其他来源的神经受压症状[32]。

3. 不稳定断裂(例如,大多数由于上段或下段的融合椎体的长臂杠杆作用导致的第 3 颈椎断裂,此类骨折非常不稳定):头环-背心(halo-vest)制动疗法是正在增加的一种新的治疗选择。手术:如果有脊髓压迫的证据,则行减压性椎板切除术[37]。加强骨质量、扩展杠杆臂,良好的融合床和跨越骨折上、下端的多节段融合十分重要[33]。近端,侧面螺钉可达 C3,可能在 C2 使用椎弓根螺钉且椎弓根螺钉在胸椎远端固定[33]。在某些情况下 360°融合可以提供最理想的固定(如可行)。

• 胸腰椎骨折

主要发生于胸腰段[33]。可分为三类[34]:

1. 剪切损伤：通常为急性。类似 Chance 骨折,高度不稳定的三柱损伤[34]。

2. 楔形压缩：通常为慢性。

3. 假关节：通常亚急性早期未发现的骨折。

楔形压缩或假关节;排除后部元件参与受力以确定是否存在不稳定型骨折。可以用外部矫形器治疗稳定型骨折。不稳定型骨折,考虑用较厚的杆或更刚性的杆材料以解决骨折处受力增加的问题,且 PMMA 可加强以防止螺丝拔出。

• **后凸畸形**

ASAS/EULAR 建议包括对严重残疾畸形的病人行矫正性截骨术[27]。可以通过开放式楔形截骨术、多节段楔形截骨术或闭合楔形截骨术(并发症发生率最低)[35]。颈椎畸形最常见于 C7 和 T1,因为在这些水平的横突孔中没有椎动脉。最近文献的趋势是于急性骨折固定的同时解决畸形。

• **马尾综合征**

虽然证据是有限的,在不能证明神经受压的情况下,腰大池-腹腔(LP)分流可能是改善神经系统功能障碍或阻止神经功能缺损的进展的最佳选择[36]。

• **手术考虑**

1. 麻醉团队应注意脊柱后凸畸形和骨折位置：应用鼻气管或纤维插管,以防止颈部过度伸展和神经损伤加重[33]。

2. 术前评估：骨折类型,下肢约束,神经压迫和功能,术前骨质量[33]。

3. 手术部位修改,以解决先前存在的畸形;支撑所有畸形区域防止过度伸展和神经系统损伤的加重。

4. 髂骨移植(ICBG)是金标准;然而,通常显著的痛源会潜在地限制病人活动并增加瘀血后遗症(例如 DVT)发生的可能性,可考虑同种异体移植[32]。

5. 充分了解侧块和椎弓根解剖结构,确保在骨结构扭曲以及典型解剖标志不清晰的情况下也能安全地植入移植物。

6. 通过头环-背心(halo-vest)或胸腰骶矫形器进行术后固定。

7. AS 病人易发生肺动脉并发症,(应加快出院动员)应嘱咐病人早期下床活动。

8. 行整形手术,以处理皮肤坏死和伤口闭合。

74.3 后纵韧带骨化(OPLL)

74.3.1 概述

要　点

1. 后纵韧带纤维化、钙化继之骨化,病变可累及硬脊膜。

2. 好发于亚洲人群。

3. 多数病例症状轻微。

4. 50%的病例有糖耐量异常,肋横突韧带和肋头辐状韧带骨化可致呼吸运动减弱。

5. 手术适用于中度神经功能损伤者(Nurick 分级 3~4 级)。

OPLL 病人年龄 32~81 岁(平均 53 岁),男性稍多。随年龄增长,发病人数增加。症状持续时间平均约 13 个月。日本人口发病率高(2%~3.5%)[37,38]。

74.3.2 病理生理学

OPLL 的病理基础不明,但骨质硬化增生的概率增加,提示有遗传学基础。

OPLL 开始于后纵韧带的过度血管纤维化,随后出现病变区域的钙化、骨膜软骨细胞的增生,最后发展为骨化[39]。病理过程经常累及硬脊膜。最终可能出现活性骨髓的生成。不同病人病程进展速度不同,平均每年轴向生长 0.67 mm,纵向生长 4.1 mm[40]。

后纵韧带的肥大或骨化可能引起脊髓病(由直接的脊髓压迫或缺血所致)和(或)神经根病(由神经根受压或牵拉所致)。

脊髓的病变引起的侧后灰质受累要比白质受累严重,可提示神经受累的缺血性基础。

74.3.3 分布

平均累及 2.7~4 个椎体节段。受累概率:

1. 颈椎:占 OPLL 病例的 70%~75%。典型病人开始于 C3~C4,并向远端进展,通常累及 C4~C5 和 C5~C6,但通常不累及 C6~C7。

2. 胸椎:15%~20%(通常位于上段,T4~T6 上下)。

3. 腰椎:10%~15%(通常也位于上段,L1~L3 上下)。

74.3.4 病理分型

见参考文献[41]。

1. 节段性:局限于椎体后方,不跨越椎间盘。

2. 连续性:由一椎体延续至另一椎体,跨越椎间盘。

3. 混合性:既有节段性病灶,也有连续性病灶。

4. 其他类型:包括一种少见的 OPLL 类型:邻近终板,局限于椎间盘(包括后纵韧带伴有斑点状钙化的肥厚病变)。

74.3.5 临床表现

大多数病人表现为无症状或仅有轻微主诉。这可能是由于后纵韧带骨化和进展非常缓慢的椎体压缩导致的具有保护效应的椎体融合引起的。

自然史：一项平均随访 1.6 年的研究[42]显示，先前无脊髓病的病人中17％会进展为脊髓病。统计表明，最初未表现出脊髓病的病人在发病 30 年后不患脊髓病的概率为 71％[42]。

74.3.6 评估

■ X 线平片

一般不能显示后纵韧带骨化。

■ MRI

OPLL 显示为低信号区，在厚度达到约 5 mm 前很难在 MRI 上发现病灶。在 T_1WI 上，与腹侧蛛网膜下隙的低信号区相混合；在 T_2WI 上，脑脊液信号增强，而 OPLL 仍为低信号。矢状位图像有助于了解受累范围的大致情况，且 T_2WI 可以显示脊髓内部异常，进而可能提示预后不良。

■ 脊髓成像/CT

脊髓成像结合造影后 CT 检查（尤其是结合三维重建），可能是显示和确诊 OPLL 的最佳手段。

74.3.7 治疗

■ 治疗决策

基于以下临床分级[41]：

1. Ⅰ级：有影像学证据，但没有临床症状和体征。多数 OPLL 病人是无症状的[38]。非严重病例可保守治疗。

2. Ⅱ级：病人有脊髓病或神经根病。病灶较小或稳定者可保守观察。病灶较大或明确进展者手术治疗。

3. ⅢA 级：中至重度的脊髓病。一般需要手术治疗。

4. ⅢB 级：重度至完全的四肢瘫。不完全四肢瘫并且表现为慢性进展加重时，考虑手术治疗。快速恶化或完全四肢瘫、高龄或一般情况不佳皆提示预后不良。

对于中度的病人（Nurick 分级 3～4 级[43]，见表 74 - 2），统计学上手术治疗可以有效防止病变恶化。对于轻度的病人（Nurick 分级 1～2 级），手术治疗和保守治疗没有区别。对于重度病人（Nurick 分级 5 级）[42]，手术治疗无效。

表 74-2 颈椎病功能障碍的 Nurick 分级[43]

分 级	描 述
0	有神经根受累的症状、体征,无脊髓病
1	脊髓病,无行走障碍
2	轻微行走障碍,可以工作
3	行走困难但不需搀扶,无法全时工作
4	只能在搀扶或者拐杖帮助下行走
5	只能坐在轮椅上或卧床

■ 术前评估

恰当的心肺功能评估应注意以下两点:

1. 呼吸功能损害可能是由于肋横突韧带和肋头辐状韧带骨化造成的。

2. 50%的病人糖耐量受损可能会有伴发糖尿病的风险。

■ 手术操作注意事项

重度 OPLL 增加了颈部插管时损伤脊髓的危险性,在做鼻支气管插管时应高度警惕。

虽然椎板切除术也可行,但一般前入路术式更受青睐。一些学者建议实施躯体感觉诱发电位监测[39]。对于 OPLL 病人在脊髓减压前应避免行撑开牵引术。

一些学者主张将骨质从硬脊膜完全剥离,然而其他学者认为可以留下一些细小的骨质附着于硬脊膜。在去除骨质时应特别小心,因为骨质很容易跟硬脊膜混合在一起,若一起去除,将使脊髓裸露出来。

根据病变的上下累及范围,可能会考虑结合支架植入的椎体切除术。一般可辅助实施椎间盘内固定术。若行单一节段的前入路椎间盘切除加融合术(ACDF)或 1~2 节段的椎体切除术,术后需用坚硬项圈制动最少 3 个月;若椎体切除大于 2 个节段,需用头环-背心(halo-vest)牵引制动。

74.3.8 手术结果

椎体切除并支架植入术后假关节形成的概率为 5%~10%,且该概率随融合节段的增加而增加。

在一组病例中,10%的病人在前入路手术后有神经系统功能的短暂恶化[40],可能是由于撑开牵引导致的。

前入路手术后硬脊膜撕裂伴脑脊液漏出的风险取决于硬脊膜附着的骨骼切除的程度,发生概率为 16%~25%。

前入路手术的其他风险(见章节 70.7.3)同样存在。

74.4 前纵韧带骨化(OALL)

颈椎前纵韧带骨化和(或)颈前骨赘增生可能具有严重的影像学表现但临床症状轻微。与 Forestier 病不同(见下文),颈椎受累可能出现吞咽困难[44]。

74.5 弥漫性特发性骨质增生症(DISH)

要　点

1. 多无症状,但可表现为咽喉部的异物黏着感。

2. 诊断检查:交谈疗法[用以评估吞咽困难程度(通常包括钡餐)],颈椎CT,数字食管镜。

又称"DISH",骨化韧带性脊柱炎或骨肥厚性强直性脊柱炎。疾病的特点是在没有退行性变、外伤或感染后改变的情况下,出现平滑的骨赘形成。高加索人及男性更为常见,并好发于 60～70 岁。

97%的病例发生于胸椎,90%的病例同时见于腰椎,颈椎见于 78%的病人,70%的病人同时累及 3 个节段。骶髂关节不受累(不同于强直性脊柱炎)(见章节 74.2)。与强直性脊柱炎相同,未融合的节段可能非常不稳定。

通常不产生临床症状。病人可能有晨起僵硬以及轻度活动受限。颈椎受累可能产生吞咽困难或癔球征(咽喉肿块感),是由于在骨赘和坚硬的喉结构之间食管受到压迫产生的[47](Forestier 病的一部分[48])。

在吞咽困难的病例中,评估应该包括交谈疗法(评价吞咽困难的程度)、钡餐(明确梗阻的部位)以及数字食管镜检查(排除食管内疾病)。X 线平片和CT 扫描可以帮助明确病理。对于因不满饮食改变而体重下降或有反复的呛噎和肺炎的病人应考虑手术治疗。推荐使用颈前入路,术中使用高速钻,小心保护软组织结构(食管、颈动脉鞘),不需要固定脊柱或椎间盘切除[47]。需注意病人术后早期可能症状加重(由于对食管的操作以及可能对某些食管自主神经的损伤引起),可能需要胃管鼻饲,上述症状在术后 1 年可能会得以改善。

74.6 休门后凸畸形

74.6.1 概述

又称休门(Scheuermann)青少年脊柱炎、休门病、青少年脊柱骨关节炎。

定义:≥3 个相邻胸椎至少 5°的前契入。

其他发现包括：Schmorl 淋巴结(见章节 69.1.14)和终板狭窄。

74.6.2 临床表现

青少年：通常表现为与进行性脊柱后凸相关的外观畸形，可能被误认为是一种懒散的表现。

成人：通常表现为疼痛。

74.6.3 评估

病人需要行站立位脊柱侧弯 X 线和仔细的神经系统检查。

MRI 的作用是有争议的，并非所有的医师均认可这一点。

74.6.4 影像学评估

脊柱多节段的楔形变，终板不规则及具有许莫结节。

74.6.5 治疗

支带可用于青年病人。

以疼痛为主要表现的成年病人通常可行非手术治疗，包括理疗和应用非甾体消炎药。

手术适应证：

1. 胸椎后凸超过 $70°\sim75°$。

2. 美化外观。

3. 难治性疼痛。

4. 进行性脊柱后凸。

5. 神经缺陷。

74.7 脊髓硬膜外血肿

74.7.1 概述

罕见。有超过 200 例不同的病因报道[49]，近 1/3 的病例与抗凝治疗相关[50]。NSAID 也可能是一个危险因素[51]。病因包括：

1. 创伤性：包括继发于腰椎穿刺或硬膜外麻醉[49,52-54]，骨折(见下文)，脊柱手术[55]或脊椎按摩[56]。主要发生在以下病人：抗凝治疗[57]、血小板减少，或有出血倾向或血管病变。

2. 自发性[58]：罕见。病因：来自脊髓 AVM(76 章)、脊柱血管瘤(见章节 51.6.4)或肿瘤的出血。

可能发生在脊柱的任何水平，但胸部是最常见的。最常见的位于脊髓后

（除了颈前手术后的血肿），通过椎板切除术有助于切除。

74.7.2 椎骨骨折相关性外伤性硬膜外血肿(TSEH)

在一组病例研究中，74 例创伤病人中有 59 例接受了脊柱 MRI，大约一半的脊柱骨折病人也有 TSEH。治疗及处理骨折，伴发 TSEH 的组中具有神经功能缺损的病人的预后并不比没有伴发 TSEH 组中的同类病人差。

74.7.3 临床表现

自发性脊髓硬膜外血肿的临床表现基本一致，但没有特异性。通常起始症状以严重背痛与神经根痛为主。它可能偶尔伴随轻微的损伤，并且不常发生在主要损伤或背部创伤之前。脊髓神经功能缺损随后发生，通常持续数小时，偶尔为几天。当病人因疼痛而卧床不起时，其肌力减退的症状可能会被忽视。

74.7.4 治疗

在没有手术的情况下恢复神经功能缺损是罕见的（文献中只有一例报道[51]），因此最佳治疗是可以耐受手术的病人的即时减压性椎板切除术[50]。在一组病例研究中，症状发生 72 小时内行减压术多数病人恢复良好[60]。另一方面，6 小时内行减压手术者预后更好。

高风险病人：对于需抗凝治疗的高危病人（如急性心肌梗死），手术死亡率和致残率极高，在决定是否手术时必须考虑这一点。在没有手术的病人中，应停止应用抗凝剂，如果可能，应予以逆转；见凝血病的矫正或抗凝剂的逆转（章节 9.2.5）。考虑使用高剂量甲泼尼龙以减少脊髓损伤；见脊髓损伤后甲泼尼龙的应用（章节 63.3.3）。经皮穿刺针抽吸是高危病人的一个可能的治疗方式。

74.8 脊髓硬膜下血肿(SSH)

罕见。可能是创伤后（包括医源性原因）或可能自发发生。自发性或腰椎穿刺后发生的 SSH 通常发生在患有凝血病（原发性或医源性）的病人中[61]。

对于神经损伤较小的创伤性 SSH，可以进行保守治疗。

（金 铂 王科大）

参考文献

[1] Walpin LA, Singer FR. Paget's Disease: Reversal of Severe Paraparesis Using Calcitonin. Spine. 1979; 4:213–219

[2] Youmans JR. Neurological Surgery. Philadelphia

1990

[3] Delmas PD, Meunier PJ. The Management of Paget's Disease of Bone. N Engl J Med. 1997; 336:558–566

[4] Meunier PJ, Salson C, Mathieu L, et al. Skeletal Dis-

tribution and Biochemical Parameters of Paget's Disease. Clin Orthop. 1987; 217:37–44

[5] Rothman RH, Simeone FA. The Spine. Philadelphia 1992

[6] Altman RD, Brown M, Gargano F. Low Back Pain in Paget's Disease of Bone. Clin Orthop. 1987; 217:152–161

[7] Hadjipavlou A, Shaffer N, Lander P, et al. Pagetic Spinal Stenosis with Extradural Pagetoid Ossification. Spine. 1988; 13:128–130

[8] Douglas DL, Duckworth T, Kanis JA, et al. Spinal Cord Dysfunction in Paget's Disease of Bone: Has Medical Treatment a Vascular Basis? J Bone Joint Surg. 1981; 63B:495–503

[9] Wilkins RH, Rengachary SS. Neurosurgery. New York 1985

[10] Dinneen SF, Buckley TF. Spinal Nerve Root Compression due to Monostotic Paget's Disease of a Lumbar Vertebra. Spine. 1987; 12:948–950

[11] Sadar ES, Walton RJ, Gossman HH. Neurological Dysfunction in Paget's Disease of the Vertebral Column. J Neurosurg. 1972; 37:661–665

[12] Chen J-R, Rhee RSC, Wallach S, et al. Neurologic Disturbances in Paget Disease of Bone: Response to Calcitonin. Neurology. 1979; 29:448–457

[13] Human Calcitonin for Paget's Disease. Med Letter. 1987; 29:47–48

[14] Tiludronate for Paget's Disease of Bone. Med Letter. 1997; 39:65–66

[15] Risedronate for Paget's Disease of Bone. Med Letter. 1998; 40:87–88

[16] Ahn NU, Ahn UM, Nallamshetty L, Springer BD, Buchowski JM, Funches L, Garrett ES, Kostuik JP, Kebaish KM, Sponseller PD. Cauda equina syndrome in ankylosing spondylitis (the CES-AS syndrome): meta-analysis of outcomes after medical and surgical treatments. J Spinal Disord. 2001; 14:427–433

[17] Caron T, Bransford R, Nguyen Q, Agel J, Chapman J, Bellabarba C. Spine fractures in patients with ankylosing spinal disorders. Spine (Phila Pa 1976). 2010; 35:E458–E464

[18] Farhat SM, Schneider RC, Gray JM. Traumatic Spinal Epidural Hematoma Associated with Cervical Fractures in Rheumatoid Spondylitis. J Trauma. 1973; 13:591–599

[19] Bron JL, de Vries MK, Snieders MN, van der Horst-Bruinsma IE, van Royen BJ. Discovertebral (Andersson) lesions of the spine in ankylosing spondylitis revisited. Clin Rheumatol. 2009; 28:883–892

[20] Stolwijk C, Boonen A, van Tubergen A, Reveille JD. Epidemiology of spondyloarthritis. Rheum Dis Clin North Am. 2012; 38:441–476

[21] Calin A. Early diagnosis of ankylosing spondylitis. Lancet. 1977; 2

[22] Rae PS, Waddell G, Venner RM. A Simple Technique for Measuring Lumbar Spinal Flexion. J R Coll Surg Edin. 1984; 29:281–284

[23] van den Berg R, de Hooge M, Rudwaleit M, Sieper J, van Gaalen F, Reijnierse M, Landewe R, Huizinga T, van der Heijde D. ASAS modification of the Berlin algorithm for diagnosing axial spondyloarthritis: results from the SPondyloArthritis Caught Early (SPACE)-cohort and from the Assessment of SpondyloArthritis international Society (ASAS)-cohort. Ann Rheum Dis. 2013; 72:1646–1653

[24] van der Linden S, Valkenburg HA, Cats A. Evaluation of diagnostic criteria for ankylosing spondylitis. A proposal for modification of the New York criteria. Arthritis Rheum. 1984; 27:361–368

[25] Bennett GJ. Ankylosing Spondylitis. Clin Neurosurg. 1991; 37:622–635

[26] Qubti MA, Flynn JA, Imboden JB, Hellmann DB, Stone JH. In: Ankylosing spondylitis & the arthritis of inflammatory bowel disease. Current rheumatology diagnosis & treatment. 1st ed. New York: McGraw-Hill; 2004

[27] Braun J, van den Berg R, Baraliakos X, Boehm H, Burgos-Vargas R, Collantes-Estevez E, Dagfinrud H, Dijkmans B, Dougados M, Emery P, Geher P, Hammoudeh M, Inman RD, Jongkees M, Khan MA, Kiltz U, Kvien T, Leirisalo-Repo M, Maksymowych WP, Olivieri I, Pavelka K, Sieper J, Stanislawska-Biernat

E, Wendling D, Ozgocmen S, van Drogen C, van Royen B, van der Heijde D. 2010 update of the ASAS/EULAR recommendations for the management of ankylosing spondylitis. Ann Rheum Dis. 2011; 70:896–904

[28] Westerveld LA, Verlaan JJ, Oner FC. Spinal fractures in patients with ankylosing spinal disorders: a systematic review of the literature on treatment, neurological status and complications. Eur Spine J. 2009; 18:145–156

[29] Clarke A, James S, Ahuja S. Ankylosing spondylitis: inadvertent application of a rigid collar after cervical fracture, leading to neurological complications and death. Acta Orthop Belg. 2010; 76:413–415

[30] Detwiler KN, Loftus CM, Godersky JC. Management of Cervical Spine Injuries in Patients with Ankylosing Spondylitis. J Neurosurg. 1990; 72:210–215

[31] Schneider PS, Bouchard J, Moghadam K, Swamy G. Acute cervical fractures in ankylosing spondylitis: an opportunity to correct preexisting deformity. Spine (Phila Pa 1976). 2010; 35:E248–E252

[32] Kanter AS, Wang MY, Mummaneni PV. A treatment algorithm for the management of cervical spine fractures and deformity in patients with ankylosing spondylitis. Neurosurg Focus. 2008; 24. DOI: 10.317 1/FOC/2008/24/1/E11

[33] Chaudhary SB, Hullinger H, Vives MJ. Management of acute spinal fractures in ankylosing spondylitis. ISRN Rheumatol. 2011; 2011. DOI: 10.5402/2011/1 50484

[34] Trent G, Armstrong GW, O'Neil J. Thoracolumbar fractures in ankylosing spondylitis. High-risk injuries. Clin Orthop Relat Res. 1988; 227:61–66

[35] Van Royen BJ, De Gast A. Lumbar osteotomy for correction of thoracolumbar kyphotic deformity in ankylosing spondylitis. A structured review of three methods of treatment. Ann Rheum Dis. 1999; 58:399–406

[36] Dinichert A, Cornelius JF, Lot G. Lumboperitoneal shunt for treatment of dural ectasia in ankylosing spondylitis. J Clin Neurosci. 2008; 15:1179–1182

[37] Tsuyama N. Ossification of the Posterior Longitudinal Ligament of the Spine. Clin Orthop. 1984; 184:71–84

[38] Nakanishi T, Mannen T, Toyokura Y. Asymptomatic Ossification of the Posterior Longitudinal Ligament of the Cervical Spine. J Neurol Sci. 1973; 19:375–381

[39] Epstein N. Diagnosis and Surgical Management of Ossification of the Posterior Longitudinal Ligament. Contemp Neurosurg. 1992; 14:1–6

[40] Harsh GR, Sypert GW, Weinstein PR, et al. Cervical Spine Stenosis Secondary to Ossification of the Posterior Longitudinal Ligament. J Neurosurg. 1987; 67:349–357

[41] Hirabayashi K, Watanabe K, Wakano K, et al. Expansive Cervical Laminoplasty for Cervical Spinal Stenotic Myelopathy. Spine. 1983; 8:693–693

[42] Matsunaga S, Sakou T, Taketomi E, Komiya S. Clinical course of patients with ossification of the posterior longitudinal ligament: a minimum 10-year cohort study. J Neurosurg. 2004; 100:245–248

[43] Nurick S. The Pathogenesis of the Spinal Cord Disorder Associated with Cervical Spondylosis. Brain. 1972; 95:87–100

[44] Epstein NE, Hollingsworth R. Ossification of the Cervical Anterior Longitudinal Ligament Contributing to Dysphagia: Case Report. J Neurosurg. 1999; 90 (Spine 2):261–263

[45] Kiss C, Szilagyi M, Paksy A, Poor G. Risk factors for diffuse idiopathic skeletal hyperostosis: a case-control study. Rheumatology (Oxford). 2002; 41:27–30

[46] Denko CW, Boja B, Moskowitz RW. Growth promoting peptides in osteoarthritis and diffuse idiopathic skeletal hyperostosis–insulin, insulin-like growth factor-I, growth hormone. J Rheumatol. 1994; 21:1725–1730

[47] Burkus JK. Esophageal Obstruction Secondary to Diffuse Idiopathic Skeletal Hyperostosis. Orthopedics. 1988; 11:717–720

[48] McCafferty RR, Harrison MJ, Tamas LB, Larkins MV. Ossification of the Anterior Longitudinal Ligament

and Forestier's Disease: An Analysis of Seven Cases. J Neurosurg. 1995; 83:13–17

[49] Tekkok IH, Cataltepe K, Tahta K, Bertan V. Extradural Hematoma After Continuous Extradural Anesthesia. Brit J Anaesth. 1991; 67:112–115

[50] Harik SI, Raichle ME, Reis DJ. Spontaneous Remitting Spinal Epidural Hematoma in a Patient on Anticoagulants. N Engl J Med. 1971; 284:1355–1357

[51] Silber SH. Complete Nonsurgical Resolution of a Spontaneous Spinal Epidural Hematoma. Am J Emergency Med. 1996; 14:391–393

[52] Shnider SM, Levinson G. In: Neurologic Complications of Regional Anesthesia. Anesthesia for Obstetrics. 2nd ed. Baltimore: Williams and Wilkins; 1987:319–320

[53] Sage DJ. Epidurals, Spinals and Bleeding Disorders in Pregnancy: A Review. Anaesth Intens Care. 1990; 18:319–326

[54] Gustafsson H, Rutberg H, Bengtsson M. Spinal Hematoma Following Epidural Analgesia: Report of a Patient with Ankylosing Spondylitis and a Bleeding Diathesis. Anaesthesia. 1988; 43:220–222

[55] Porter RW, Detwiler PW, Lawton MT, Sonntag VKH, Dickman CA. Postoperative Spinal Epidural Hematomas: Longitudinal Review of 12,000 Spinal Operations. BNI Quarterly. 2000; 16:10–17

[56] Domenicucci M, Ramieri A, Salvati M, Brogna C, Raco A. Cervicothoracic epidural hematoma after chiropractic spinal manipulation therapy. Case report and review of the literature. J Neurosurg Spine. 2007; 7:571–574

[57] Dickman CA, Shedd SA, Spetzler RF, Sonntag VKH, et al. Spinal Epidural Hematoma Associated with Epidural Anesthesia: Complications of Systemic Heparinization in Patients Receiving Peripheral Vascular Thrombolytic Therapy. 1990; 72

[58] Packer NP, Cummins BH. Spontaneous Epidural Hemorrhage: A Surgical Emergency. Lancet. 1978; 1:356–358

[59] Bennett DL, George MJ, Ohashi K, El-Khoury GY, Lucas JJ, Peterson MC. Acute traumatic spinal epidural hematoma: imaging and neurologic outcome. Emerg Radiol. 2005; 11:136–144

[60] Rebello MD, Dastur HM. Spinal Epidural Hemorrhage: A Review of Case Reports. Neurol India. 1966; 14:135–145

[61] Domenicucci M, Ramieri A, Ciappetta P, Delfini R. Nontraumatic Acute Spinal Subdural Hematoma. J Neurosurg. 1999; (Spine 1) 91:65–73

75 其他非脊柱病变引起的脊柱相关症状

75.1 类风湿关节炎

75.1.1 概述

中度或重度类风湿关节炎(RA)的病人中,85%以上有影像学证据证明颈椎受累[1]。

表 75-1 是 Ranawat 等人[1]对神经性障碍的分级系统,除类风湿关节炎(RA)外也可用于其他病因的脊髓疾病。

表 75-1 Ranawat 脊髓障碍分级

分 级	描 述
I	没有神经功能缺陷
II	主观能力减弱+反射亢进+感觉迟钝
III	客观能力减弱+长束征 IIIA:可走动 IIIB:四肢瘫并且不能步行

75.1.2 RA 中常见的颈椎受累

1.上颈椎受累:

在 RA 病例中高达 44%~88%的病人有上颈椎受累[2]。RA 中常见的上颈椎受累类型(经常同时存在):

(1)向前的寰枢椎半脱位:RA 在颈椎最常见的临床表现,可见于高达 25%的 RA 病人(见下文)。

(2)颅底凹陷(BI):齿突的向上易位,约占 RA 病人的 8%(见章节 75.1.6)。

(3)肉芽组织形成的血管翳:形成于齿突周围。

2.下颈椎受累(C2 以下):半脱位(见章节 75.1.7)。

RA 中不常见的颈椎受累:

1. 寰枢椎关节的向后半脱位：与联合骨折或关节炎侵蚀近乎全部齿突有必然联系。

2. 继发于颅颈交界区病变的椎动脉供血不足[3]。

75.1.3 RA 的寰枢椎半脱位(AAS)

■ 概述

炎症侵蚀寰枢椎的滑膜关节,造成齿突的侵蚀性改变以及横韧带嵌入寰椎部分的脱钙和松弛(前方累及滑膜关节与 C1 椎弓,后方累及滑膜关节与横韧带)。这些病变导致的不稳定性促成了 C1 相对于 C2 的剪切作用,使寰椎相对于枢椎向前半脱位。RA 病人中约 25％出现寰枢椎半脱位(AAS)[3]。从 RA 症状出现到诊断 AAS 的平均时间是 14 年(15 例病人)[4]。

■ 临床表现

AAS 的症状和体征见表 75-2。

表 75-2　AAS 的症状和体征(15 例 AAS 病人[4])

表　　现	百　分　比
疼痛	
1. 局部痛	67％
2. 牵涉痛	27％
反射亢进	67％
痉挛状态	27％
轻瘫	27％
感觉障碍	20％
在这个病例组中尚有其他可能出现的症状和体征:手脚笨拙,神经源性膀胱,Babinski 征	

AAS 通常进展缓慢。症状出现的平均年龄是 57 岁。

疼痛表现为局部痛(上颈段和枕下区域,通常是由于 C2 神经根受压迫导致的)或牵涉痛(累及乳突、枕部、颞部、额部区域)。

椎基底动脉供血不足(VBI)可能是由于椎动脉(VA)受累所导致的(见章节 85.5)。

■ 影像学评估

• 概述

寰枢半脱位的程度通常随颈俯屈而增大。

• 侧位颈椎 X 线摄片

下文的 ADI 和 PADI 是脊柱不稳定以及脊髓受压的替代标志。MRI 的出现减少了这些测量方法的使用,它可以直接评估脊髓受压情况,尤其是用于评估脊髓受压时。

- **寰椎-齿突前间隙（ADI）**

通过 ADI 只可以评估 C1～C2 关节的稳定性（见章节 12.1.3）。成人中 ADI 的正常值＜3～4 mm[5,6]。ADI 增宽提示可能有横韧带功能不全。然而，ADI 与神经系统损伤的风险并无相关性[7,8]，同时也不能预测无症状性 AAS 向有症状性 AAS 的进展。

- **寰椎-齿突后间隙（PADI）**

对于任一 ADI，脊髓有效空间的大小都会改变，取决于椎管的前后径和血管翳的厚度。在侧位颈椎 X 线片上测量的 PADI（见章节 12.1.4）和下段椎管的前后径与瘫痪的发生和严重程度有关[7]。

PADI 还可以预测手术后神经功能的恢复。伴有瘫痪的 AAS 病人若术前 PADI＜10 mm，则表现为术后神经功能无恢复[7]。

PADI≤14 mm 已经被列为手术固定的指征之一。

- **MRI**

MRI 是评估上颈髓或延髓受压原因和程度的最好方法。能显示齿突的位置、血管翳范围、半脱位的结果（做检查时，可能需要屈颈来评估这一点）。

■ 治疗

- **概述**

需要了解以下信息：

1. 自然病史：多数 AAS 病人进行性发展，少数或者稳定，或者自发融合。在一个病例组中[9]平均随访 4.5 年，45％的病人半脱位由 3.5～5 mm 进展到 5～8 mm，10％的病人进展到 8 mm 以上。

2. 一旦出现脊髓病，即为不可逆的。

3. 脊髓病越重，发生突然死亡的风险越大。

4. 一旦半脱位≥9 mm，则发现脊髓病的概率显著增加[10]。

5. 联合的颅脑固定术进一步减弱了病人对 AAS 的耐受力。

6. RA 病人的预期寿命较一般人群少 10 年[9]。

7. 手术的死亡率和致残率见下文。

8. 药物治疗可能会引起血管翳在一定程度上退化。

- **何时治疗**

1. 有症状的 AAS 病人：几乎均需要手术治疗（大多数病例行 C1～C2 融合）。治疗如下：

对于最大齿突-C1 距离＜6 mm 者，一些医师不进行手术。

2. 无症状的病人：有争议。

（1）如果齿突-C1 距离在一定界限之下，对于无症状的病人，一些学者认为手术融合没有必要。推荐的界限范围是 6～10 mm[11]，经常被引用的是 8 mm（这个界限尚未得到验证）。

（2）这些病人经常佩戴硬颈托,例如在户外时佩戴,尽管一般认为颈托可能无法提供显著的支持或保护。

（3）注意：一些之前无症状的 RA 病人猝死可能是由于 AAS,但当时可能被错误地归因于心律失常等[12]。

- **手术治疗**

行 C1 - C2 或枕- C1 - C2 融合前,减少半脱位或行上颈髓减压是必要的。Menezes 使用兼容 MRI 的 Halo 颈椎牵引架来评估半脱位病人的可复位性。方法如下：开始用 5 磅(2.3 kg),在 1 周内逐渐增加。多数病例在 2～3 天内复位。如果 7 天后不复位,则或许已失去复位可能。只有约 20% 的病人是不可复位的(这些病例多数齿突超过枕大孔 15 mm 以上)。

多数需要通过 C1～C2 或枕部至 C2 的后方拴结或融合来取得稳定。枕部至 C2 的拴结或融合需联合减压手术使用(C1 后方椎板切除术并扩大枕大孔)(见章节 95.5)。

如果半脱位是不可复位的,或血管翳造成明显的压迫,那么只行后方融合术不能提供充分的缓解(但融合术后血管翳可能有一定恢复)。对于这些病例,可能需要经口齿突切除术。首先进行后方固定和减压使一些病人避免了二次手术,并使剩下的病人避免了进行前入路手术时的不稳定因素。然而,仍然有一些外科医师首先进行齿突切除术[11](需要病人在融合前持续牵引)。

提醒：病人必须能够开口大于 25 mm,以保证能够进行经口齿突切除术而不必切开下颌骨。

- **后方融合术**

手术方法参见章节 95.5。RA 病人,病理侵蚀和骨质疏松使 C1 椎弓变薄弱,应该特别注意避免骨折损伤。

75.1.4　患病率和死亡率

由于疾病往往同时累及其他系统,包括肺、心脏和内分泌系统,故手术死亡率为 5%～15%[11]。

C1～C2 拴结和融合的不融合率曾经被报道高达 50%[13],其中典型病例的概率不高(在一个病例组报道中,18% 的病人发展成为纤维性结合[11])。最常见的不能形成骨性融合的部位是骨移植物和 C1 后弓之间的面[14]。

75.1.5　术后护理

病人一般手术后几乎立刻可以在头环-背心(halo-vest)的牵引下进行活动(一些病人在活动之前使用一定时间的持续牵引)。由于 RA 损害了康复功能,所以应该穿戴头环-背心(halo-vest)一直到 X 线上见到很好的融合(通常 8～12 周)。Sonntag 将头环从支架上分开,通过颈椎侧位的屈-伸位 X 线片来评估病人。

75.1.6 风湿性关节炎病人的颅底凹陷症(BI)

■ 概述

即寰枢嵌合。C1 侧块的侵蚀性改变使 C1 挤压 C2 椎体造成 C1 向腹侧移位，椎管轴位前后径减小。与之伴随的是齿突的向上移位。C1 后弓经常通过枕大孔向上突出。所有这些因素导致了脑桥和延髓的受压。齿突后的类风湿性肉芽组织也参与了这一过程。椎动脉和(或)脊髓前动脉受压可能也引起神经功能紊乱。

C1 受侵蚀的程度与齿突凹陷的程度有关。

■ 临床表现

症状和体征见表 75-3。

表 75-3　BI 的症状和体征

表　　　现	比　　　例
头痛	100%
进行性行走困难	80%
反射亢进＋Babinski 征	80%
肢体感觉异常	71%
神经源性膀胱	31%
脑神经功能障碍	22%
三叉神经麻痹 舌咽神经麻痹 迷走神经麻痹 舌下神经麻痹	20%
各种其他表现	
核间性眼肌瘫痪 眩晕 复视 向下眼震 睡眠呼吸暂停 痉挛性四肢瘫	

C1 和(或)C2 的神经根受压可能会导致疼痛。延髓受压可能引起脑神经功能障碍。

由于严重的多关节退化并伴有疼痛，运动检查通常难以实施。感觉表现(所有表现均为非局部的)：振动觉、位置觉和轻触觉消失。

■ 影像学评估

BI 的影像学诊断标准参见章节 12.3.2。

RA 病人中常见齿突尖端的侵蚀，这种病变使得所有基于齿突尖端位置的测量手段均无法实施[15]。出于这个原因，其他手段得到了发展，包括 Clark 标准[14]、Redlund-johnell 标准[16]和 Ranawat 标准[1]。但因为这些手段仍然会漏诊 RA 病人中 6％的 BI 的病例[15]，所以建议可疑病例做进一步的检查［比如做 CT 和（或）MRI 检查］。

MRI：显示脑干受累的最佳选择，但对骨骼成像不理想。颈髓延髓角：在 MRI 矢状位上分别沿延髓和颈髓的长轴画线，两线的夹角即颈髓延髓角。CMA 的正常值为 135°～170°。CMA＜135°则与颈髓延髓受压、脊髓病或 C2 神经根病的症状有关[17]。

CT：主要用于评估骨性结构（骨侵蚀、骨折等）。

CTA：在准备行手术治疗前应做 CTA 检查，以明确椎动脉（VA）情况。

脊髓造影（水溶性）后 CT 扫描：对显示骨骼病变也有很好效果。

■ 治疗

可参考章节 76.8。

• 颈部牵引

可以尝试使用 Gardner-Wells 钳。从约 7 磅（3.2 kg）开始，逐渐缓慢增加至 15 磅（6.8 kg）。一些病人可能需要牵拉数周才能复位。

• 外科手术

可复位的病例：后方枕颈融合±C1 椎板切除减压。

不能复位的病例：需要经口齿突切除术，可以在后方融合术之前进行（但必须在牵引状态下等待第二步治疗）。

75.1.7 风湿性关节炎病人的枢椎下区半脱位

风湿性关节炎对下半脊柱的影响涉及后面的小关节。通常作为 RA 的一项晚期症状出现的椎间盘退行性变并不是滑膜炎导致的[18]。最常见的累及部位是 C2～C3 和 C3～C4。

75.2 唐氏综合征

75.2.1 概述

唐氏综合征（Down syndrome，DS）与脊髓韧带松弛有关。韧带松弛可能导致寰枢椎半脱位（AAS）。

75.2.2 DS 病人中的 ASS

■ 概述

并不是所有的 ASS 病例都是不稳定的（但都明确需要治疗）。

在 DS 病人中 ASS 的发病率是 20％[19]，但只有 1％～2％的 DS 病人有有症状的 ASS[20]，DS 病人发生 ASS 似乎是由于寰椎横韧带（TAL）的松弛引起的。随着年龄增大，TAL 会变硬从而松弛度降低。

■ 处理

尚有争议。对于处理方法有支持者[21]，但也存在反对者[20,22]。

建议（已改良[23]）：ADI：寰椎齿突间隙；PADI：寰椎齿突后间隙（见章节12.1.3）。

1. 已经做过检查但未发现 ASS 的儿童：10 岁以后不再需要进一步的检查（因为 ASS 在之后不会继续发展，但这个界限年龄是有争议的）。

2. 齿突：外科融合手术。

3. 有症状的 ASS：

（1）症状可能包括：步履艰难、颈痛、颈部运动受限、斜颈、笨拙、感觉缺损和脊髓病的其他症状。

（2）对于颈部 MRI 上 ADI＞4.5 mm 或者 PADI＜14 mm 或者有脊髓损伤者：外科融合手术。

4. 在侧位颈椎 X 线片上发现的无症状的 ASS：

（1）对于 ADI≤4.5 mm 和 PADI≥14 mm 者：不需要进一步检查。

（2）对于 ADI＞4.5 mm 或 PADI＜14 mm 者：

1）MRI 显示为脊髓损伤：外科融合手术。

2）MRI 显示无脊髓损伤：外科融合手术可选择性实施。若未行融合手术，则病人禁止进行高风险的活动并在 1 年内复查。

75.3 病态肥胖

病态肥胖，定义为 BMI＞40。与正常人相比，各类并发症（心脏、肾脏、肺部、伤口并发症等）[24] 风险接近 2 倍（13.6％：6.9％）。住院费用及住院时间也会增加。

（金 铂 王科大）

参考文献

[1] Ranawat CS, O'Leary P, Pellicci P, et al. Cervical Spine Fusion in Rheumatoid Arthritis. J Bone Joint Surg. 1979; 61A:1003–1010

[2] Menezes AH, VanGilder JC, Clark CR, et al. Odontoid Upward Migration in Rheumatoid Arthritis. J Neurosurg. 1985; 63:500–509

[3] Rana NA, Hancock DO, Taylor AR. Atlanto-Axial Subluxation in Rheumatoid Arthritis. J Bone Joint Surg. 1973; 55B:458–470

[4] Hildebrandt G, Agnoli AL, Zierski J. Atlanto-Axial Dislocation in Rheumatoid Arthritis: Diagnostic and Therapeutic Aspects. Acta Neurochir. 1987; 84:110–117

[5] Hinck VC, Hopkins CE. Measurement of the Atlanto-Dental Interval in the Adult. Am J Roentgenol Radi-

um Ther Nucl Med. 1960; 84:945–951

[6] Meijers KAE, van Beusekom GT, Luyendijk W, et al. Dislocation of the Cervical Spine with Cord Compression in Rheumatoid Arthritis. J Bone Joint Surg. 1974; 56B:668–680

[7] Boden SD, Dodge LD, Bohlman HH, Rechtine GR. Rheumatoid arthritis of the cervical spine. A long-term analysis with predictors of paralysis and recovery. J Bone Joint Surg. 1993; 75:1282–1297

[8] Collins DN, Barnes CL, FitzRandolph RL. Cervical spine instability in rheumatoid patients having total hip or knee arthroplasty. Clin Orthop Relat Res. 1991:127–135

[9] Smith PH, Benn RT, Sharp J. Natural History of Rheumatoid Cervical Luxations. Ann Rheum Dis.

1972; 31:431–439

[10] Weissman BNW, Aliabadi P, Weinfeld MS, et al. Prognostic Features of Atlantoaxial Subluxation in Rheumatoid Arthritis Patients. Radiology. 1982; 144:745–751

[11] Papadopoulos SM, Dickman CA, Sonntag VKH. Atlantoaxial Stabilization in Rheumatoid Arthritis. J Neurosurg. 1991; 74:1–7

[12] Mikulowski P, Wollheim FA, Rotmil P, Olsen I. Sudden death in rheumatoid arthritis with atlantoaxial dislocation. Acta Med Scand. 1975; 198:445–451

[13] Kourtopoulos H, von EssenC. Stabilization of the Unstable Upper Cervical Spine in Rheumatoid Arthritis. Acta Neurochir. 1988; 91:113–115

[14] Clark CR, Goetz DD, Menezes AH. Arthrodesis of the Cervical Spine in Rheumatoid Arthritis. J Bone Joint Surg. 1989; 71A:381–392

[15] Riew KD, Hilibrand AS, Palumbo MA, Sethi N, Bohlman HH. Diagnosing basilar invagination in the rheumatoid patient. The reliability of radiographic criteria. J Bone Joint Surg. 2001; 83-A:194–200

[16] Redlund-Johnell I, Pettersson H. Radiographic measurements of the cranio-vertebral region. Designed for evaluation of abnormalities in rheumatoid arthritis. Acta Radiol Diagn (Stockh). 1984; 25:23–28

[17] Bundschuh C, Modic MT, Kearney F, Morris R, Deal C. Rheumatoid arthritis of the cervical spine: surface-coil MR imaging. AJR Am J Roentgenol. 1988; 151:181–187

[18] Kim DH, Hilibrand AS. Rheumatoid arthritis in the cervical spine. J Am Acad Orthop Surg. 2005; 13:463–474

[19] Martel W, Tishler JM. Observations on the spine in mongoloidism. Am J Roentgenol Radium Ther Nucl Med. 1966; 97:630–638

[20] Pueschel SM. Should children with Down syndrome be screened for atlantoaxial instability? Arch Pediatr Adolesc Med. 1998; 152:123–125

[21] American Academy of Pediatrics Committee on Sports Medicine and Fitness. Atlantoaxial instability in Down syndrome: subject review. Pediatrics. 1995; 96:151–154

[22] Cohen WI. Atlantoaxial instability. What's next? Arch Pediatr Adolesc Med. 1998; 152:119–122

[23] Brockmeyer D. Down syndrome and craniovertebral instability. Topic review and treatment recommendations. Pediatr Neurosurg. 1999; 31:71–77

[24] Kalanithi PA, Arrigo R, Boakye M. Morbid obesity increases cost and complication rates in spinal arthrodesis. Spine (Phila Pa 1976). 2012; 37:982–988

75

76 影响脊髓的特殊疾病

76.1 脊柱血管畸形

76.1.1 概述

也就是通常所说的脊柱 AVM,是脊柱血管畸形(SVM)的一个亚型。脊柱 AVM(S-AVM)占原发脊柱内占位的 4%。80% 发生于 20~60 岁[1]。

76.1.2 分类

分类是逐步发展的(见 Black[2] 的综述),目前的三个系统分类是美英法联合分类、Hopital Bicetre 分类和 Spetzler 等的分类。

■ **美英法联合分类**

见参考文献[2-10]。

1. Ⅰ型:硬膜 AVM,即动静脉瘘;是成人 SVM 最常见的类型(80%),由根动脉供血在硬膜神经根袖套(位于椎间孔)[8]形成动静脉分流(瘘),引流进入充盈的脊髓背侧静脉,引流静脉的高压力可能造成脊髓静脉性充血,受累脊髓可能远离瘘本身。症状:下腰部疼痛和进行性的脊髓神经根病或马尾综合征(由于静脉充血)产生的尿潴留,通常见于中年病人,男性占 90%。35% 的病人有疼痛症状,15%~20% 的病人合并有其他动静脉畸形(皮肤或其他部位)。本型出血罕见。

(1) ⅠA 型:单一动脉供血。

(2) ⅠB 型:2 支或多支动脉供血。

2. 硬膜内动静脉畸形(高血流):75% 表现为急性起病,通常是由于出血造成(蛛网膜下隙或髓内出血):

(1) Ⅱ型:即脊髓血管球型动静脉畸形,位于髓内,是真正的脊髓动静脉畸形,占全部 SVM 的 15%~20%。由髓动脉供血的致密病变伴全部位于或至少部分位于脊髓或软膜内的动静脉短路。可能还伴有供血动脉动脉瘤,与硬膜 AVM[8]相比预后更差,80% 的病变由 1 支或最多 2~3 支动脉供血。

(2) Ⅲ型:即青少年脊髓动静脉畸形,其本质是扩大的血管球型动静脉畸形占据整个脊髓横截面,并且侵袭椎体造成脊柱侧弯。

（3）Ⅳ型[7]：硬膜内髓周动静脉畸形（也称动静脉瘘），是供应脊髓的动脉（通常是脊髓前动脉，常为 Adamkiewicz 动脉）与引流静脉间的直接的动静脉瘘。与Ⅰ型相比，本型通常见于更年轻病人，可能表现为灾难性的蛛网膜下隙出血[12]。表 76-1 显示了Ⅳ型病变的三种亚型[9]。

表 76-1　Merland 的Ⅳ型（髓周）动静脉瘘亚型分类

亚　型	动　脉　供　应	动静脉瘘	静　脉　引　流
Ⅰ	单一（细的脊髓前动脉）	单一，小	缓慢上升至髓周静脉系统
Ⅱ	多重（扩张的脊髓前动脉和脊髓后动脉）	多重，中等	
Ⅲ		单一，大	快速的异构静脉引流

3. 其他脊髓血管性病变：

（1）脊髓海绵状血管瘤。

（2）脊髓静脉瘤：极为少见，很难通过血管造影发现。

（3）椎体血管瘤（见章节 51.6.4）。

■ **Hopital Bicetre 分类**[13]

1. AVM。

2. 瘘：小的或大的瘘。

3. 脊髓动静脉分流的基因学分类。

动静脉短路：

（1）基因遗传性病变：大的瘘和出血性毛细血管扩张。

（2）基因非遗传性病变：节段性或脊髓全长的多发病变。

（3）单发病变：（1）或（2）的不全病变。

■ **Spetzler 等的分类**[14]

（这个系统重新合并了脊髓血管性肿瘤）

1. 肿瘤性血管病变：

（1）血管母细胞瘤。

（2）海绵状血管畸形。

2. 脊髓动脉瘤（罕见）。

3. 动静脉病变：

（1）动静脉瘘：

1）硬膜外。

2）硬膜内：背侧或腹侧。

（2）动静脉畸形：

1）硬膜外-硬膜内。

2）硬膜内。

3）髓内。

4）髓内-髓外。

5）位于脊髓圆锥。

76.1.3　临床表现

85％表现为进展性神经功能缺损（持续数月至数年的背痛和与之相关的进展性的感觉缺失以及下肢力弱）。表现为脊髓"肿瘤"的病例中，5％以下为 S-AVM。10％～20％的 S-AVM 病人表现为突发脊髓病，通常年龄＜30 岁[15,16]，继发于出血（造成 SAH、脊髓出血、硬膜外血肿、区域性梗死）。"Michon 的匕首"：发作性 SAH 伴突发严重背痛（S-AVM 的临床证据）。

Foix-Alajouanine 综合征（亚急性坏死性脊髓病变）：没有出血证据的 S-AVM 病人出现急性或亚急性神经功能恶化。表现为痉挛性截瘫，然后发展为迟缓性截瘫，感觉平面上升，丧失括约肌的控制能力。最初认为是由于 AVM 自发血栓形成，造成亚急性坏死性脊髓病[17]，而脊髓病变是可逆的。但是，更新的证据提示脊髓病可能是由于静脉高压继发缺血造成的，通过治疗可能改善[18]。

2％～3％的病例脊柱听诊可闻及杂音。3％～25％的病例有背部皮肤血管瘤；Valsalva 动作可以使血管瘤变得更红[16]。

76.1.4　评估

脊髓血管造影：对于制订治疗方案是必要的。最好在常规做脊髓血管造影的中心做该检查。对于Ⅰ型动静脉畸形，血管造影必须包含神经轴的所有硬膜供血血管，包括：

1. 颈内动脉：因为有 Bernasconi-Cassinari 动脉（见章节 2.2.4）。

2. 所有的根动脉，包括 Adamkiewicz 动脉（见章节 2.4）。

3. 髂内动脉：明确脊髓骶段的血供。

MRI：在发现脊髓 AVM 方面较血管造影敏感性和安全性更高[19]，但是对于治疗计划的制订是不够的。82％显示有髓外流空信号。增强扫描可出现不同程度的脊髓增强（因为静脉充血或静脉梗塞）。MRI 没有阳性发现并不能排除脊髓血管畸形的诊断。

脊髓造影：典型的脊髓造影显示为匍行性的硬膜下充盈缺损。已基本被 MRI 取代。如果行该检查，病人应该做俯卧位和仰卧位的摄片（避免遗漏背侧的 AVM）。注意存在脊髓造影穿刺针穿刺到扩张的动脉或静脉而引起出血的可能。

76.1.5　治疗

Ⅰ型（硬膜 AVM）：通常需要治疗。通常可以用血管内技术、使用 OnYx

胶治疗,近端的静脉也必须栓塞住。如果不能将硬膜瘘(椎管内或颅内)彻底处理掉,它还会复发!

Ⅱ型(脊髓血管球型动静脉畸形):可以使用介入影像学手段来治疗,包括栓塞术[20],尤其是ⅡA型(单支供血血管)。然而,介入治疗后的复发率可能比手术治疗高,并且对于ⅡB型(≥2支供血动脉),一般更倾向于手术治疗。

手术策略:类似于颅内动静脉畸形,除了实质不能回缩,出血很少危及生命,侧支动脉必须保留以避免毁坏性功能缺陷。术中血管荧光造影通常有帮助。病灶很紧凑,并且在MRI上病灶周围的含铁血黄素环常常代表了病灶需要显露的范围。

Ⅲ型(青少年型脊柱动静脉畸形):自然病史可能比任何治疗的预后都好。

Ⅳ型(髓周动静脉瘘):推荐治疗[10]见表76-2。

表76-2　Ⅳ型动静脉瘘的推荐治疗[10]

亚　型	诊　断	栓　塞	手　术
Ⅰ型	困难;MRI的可信度*? 脊髓CT;脊髓CTA	困难	终丝手术容易;脊髓圆锥手术困难
Ⅱ型	容易;MRI或脊髓X线造影	不完全闭塞	后外侧动静脉瘘
Ⅲ型		有效	困难,危险
*因其不准确,故不应推迟DSA而行MRA检查			

76.2　脊膜囊肿

76.2.1　概述

脊膜囊肿(SMC):硬膜囊、神经根鞘或蛛网膜憩室。可能有家族发病倾向。

文献中的术语混乱。表76-3为一种分类系统,也就是以前所称的Tarlov神经束膜囊肿、脊髓蛛网膜囊肿,以及硬膜外憩室、袋或囊。这里只考虑先天性病变。

1. 位于骶骨上的Ⅰ型SMC通常在邻近背侧神经根入口处有蒂。

2. Ⅱ型脊膜囊肿:过去称为Tarlov囊肿,与神经根膨出不同,因为过去的定义与蛛网膜下隙相通,新的定义与蛛网膜下隙不相通。然而鞘内对比CT(ICCT)显示两者皆相通。通常多发,位于背侧神经根的某处,但骶部最多见,症状最明显。

表76-3　脊膜囊肿的类型[21]

类　型	描　　述
Ⅰ型	硬膜外脊膜囊肿,没有脊神经根纤维
ⅠA	"硬膜外脊膜/蛛网膜囊肿"
ⅠB	(隐性)脊膜膨出
Ⅱ型	硬膜外脊膜囊肿,有脊神经根纤维("Tarlov神经上皮囊肿""脊神经根膨出")
Ⅲ型	硬膜下脊膜囊肿("硬膜下蛛网膜囊肿")

3.Ⅲ型脊膜囊肿:也可以是多发和有症状的。后方蛛网膜下隙更常见。属于蛛网膜小梁增生。

76.2.2　临床表现

可以无症状(偶然发现)。可能由于压迫邻近的神经根造成神经根病(出现的症状可以与所发出处的神经根有关或无关)。症状组合与脊膜囊肿的大小、是否邻近脊髓和神经根有关。

1.Ⅰ型脊膜囊肿:位于胸部和颈部时可以表现为急性脊髓病变(强直状态以及感觉平面受损));位于腰部时表现为腰痛以及神经根病;位于骶部时表现为括约肌功能紊乱。

2.Ⅱ型脊膜囊肿:通常无症状,但骶部的病灶可以引起坐骨神经痛和(或)括约肌功能紊乱。

3.Ⅲ型脊膜囊肿:也可以为多发并且无症状;多位于后部的蛛网膜下隙。

76.2.3　评估

用MRI识别肿块,然后使用水溶性的鞘内注射CT来辨别囊肿是否与蛛网膜下隙相通。

1.Ⅱ型脊膜囊肿:所有18例病例均有骨侵蚀(显示为椎管增宽,椎弓根侵蚀,椎间孔扩大,椎体边缘不齐)。

2.Ⅲ型脊膜囊肿:也可以造成骨侵蚀;脊髓造影显示为硬膜下缺损,如果与蛛网膜下隙相通,造成造影剂与邻近的蛛网膜下隙相混则不能在ICCT上显示囊肿。

76.2.4　治疗

1.Ⅰ型脊膜囊肿:关闭囊肿和蛛网膜下隙之间的流入孔。骶部以上,通常能够从硬膜上分离;有时因为纤维粘连而无法分离。

2.Ⅱ型脊膜囊肿:没有蒂,所以或者部分切除缝合囊壁,或者切除囊以及受累的神经根。不建议单纯吸除。

3. Ⅲ型脊膜囊肿：袋状囊肿，除非是纤维粘连紧密不能完全切除，否则应完全切除。不完全切除倾向于复发。

76.3 腰椎关节突关节囊肿

76.3.1 概述

术语关节突关节囊肿（JFC）是由 Kao[22] 等人于 1974 年提出的，包括滑膜囊肿（具有滑膜内膜）和神经节囊肿（缺乏滑膜内膜），囊肿邻近脊柱关节突关节或起源于黄韧带处。如果没有病理诊断，那么区分这两种囊肿可能较为困难（见下文），对这两者进行区分的临床意义不大[23]。

JFC 主要发生于腰椎（尽管发生于颈椎[24-26] 和胸椎[27] 的囊肿也有过报道）。第一次报道为 1880 年由 von Gruker 尸检时发现，第一例临床确诊病例见于 1968 年[29]。确切病因尚不清楚（可能包括：滑膜液从关节囊中渗出，发育性静止的潜伏生长，黏液样变性以及囊肿形成胶原性结缔组织等）；运动量增加在许多囊肿的产生中均有作用；创伤在发病机制中的作用存在争议[25,30]，但可能起到一小部分作用（约 14%）。JFC 相对很少见，在一组 1 500 例脊柱 CT 检查中只发现了 3 例，但是由于 MRI 的广泛使用以及对于疾病认识的增加，其检出率应该会继续上升。

76.3.2 病理

囊壁由不同厚度和细胞结构的纤维连接组织组成。通常没有感染或炎症的迹象。可能有滑膜衬层[33]（滑膜囊肿），也可能没有[34]（神经节囊肿）。滑膜囊肿和神经节囊肿之间的鉴别是比较困难的[23]，部分原因是由于神经节囊肿中的成纤维细胞可能形成不完全的滑膜样内皮。在结缔组织中可观察到微小静脉的增殖。可能存在含铁血黄素沉积，可能与创伤史相关，也可能不相关。

76.3.3 临床表现

在一个系列研究中平均年龄为 63 岁[31]，在一份包含 54 个案例的综述为 58 岁[33]（范围：33～87 岁），在两份报道中女性稍多。大多数发生在严重椎关节硬化和关节突关节变性的病人中[34]，25% 的病人伴有退行性脊椎前移[31]。L4～L5 是最常见的水平[31,36]；可能是双侧的。疼痛是最常见的症状，通常是神经根性痛。一些 JFC 可能导致椎管狭窄，并且可能产生神经性跛行[37]（见章节 72.5.2）或偶尔发生马尾综合征。与严重压迫性病变（如 HLD）相比较，JFC 的症状可能显现出更加间歇性的特点。疼痛突然加重可能是由于囊肿内出血引起。一些 JFC 可能是无症状的。

76.3.4 鉴别诊断

参见坐骨神经痛的鉴别诊断(见章节 92.3)。JFC 主要依赖表现和位置与其他疾病鉴别。其他鉴别特征包括:

1. 神经纤维瘤:不可能钙化。
2. HLD 的游离片段:在外观上不是囊性的。
3. 硬膜外或神经根转移:非囊性。
4. 硬脊膜下蛛网膜下根管扩张(见章节 76.2)。
5. 蛛网膜囊肿(蛛网膜从硬膜缺损处疝出):与关节突关节无关,其边缘较 JFC 薄[39]。
6. 神经束膜囊肿(Tarlov 囊肿):在神经束膜和神经内膜之间的空间产生,通常在骶骨根上[40],偶尔在骨髓造影中显示延迟充盈。通常与相邻骨的重塑相关。

76.3.5 评估

明确诊断 JFC 对外科医师有帮助,因为手术入路与 HLD 稍不同,囊肿可能会被漏过或无意地刺破,造成后期努力寻找压迫性病变时不必要的时间浪费。或者,不知情的外科医师可能将囊肿误解为"经脊膜椎间盘突出",并不必要地打开硬脊膜。术前诊断在 30% 的 JFC 手术病例中不正确。

脊髓造影:后外侧填充缺损(大多数椎间盘位于前面,偶尔椎间盘可能向后侧移动,而 JFC 将永远在后外侧),通常具有圆形的硬膜外观。

CT 扫描:显示低密度硬膜外囊性病变,通常位于关节旁的后外侧。有些人有钙化的边缘[38],一些可能有气体[41]。偶尔可以见到椎板骨质受侵蚀[36,42]。

MRI:图像多变(可能由于囊液的成分不同所致:浆液性与蛋白性[43])。非出血性 JFC 的非增强信号特征与脑脊液非常相似,出血性 JFC 是高信号。MRI 通常看不到骨质侵蚀。

76.3.6 治疗

最佳治疗是未知的。有一例病例报道囊肿自发恢复[32]。如果保守治疗症状持续,可给予促进囊肿吸出或关节面注射类固醇的治疗[44],而大多数医师主张手术切除囊肿。

手术治疗:囊肿可能黏附在硬脑膜上。囊肿也可在手术期间塌陷并可能被遗漏。JFC 可以作为可能的关节不稳定的标志,并提示应对其评估。有些人认为需行融合术,因为 JFC 可能导致关节不稳定,然而,在许多情况下似乎不需要融合就可获得良好的结果[44]。因此,建议基于关节不稳定考虑融合而不仅仅是基于 JFC 的存在。

微创脊柱手术（MISS）也已被用于切除囊肿[45]，长期随访缺乏。将15 mm切口改成在中线的15 mm横向切口。在手术治疗后，有症状的JFC可能在对侧复发或发展。

76.4　脊髓空洞症

76.4.1　概述

> **要　点**
>
> 　　1. 即脊髓空洞（syrinx）。脊髓内囊腔形成。
> 　　2. 70%合并Chiari畸形1型，10%合并颅底凹陷，也可为创伤、肿瘤或感染的并发症。
> 　　3. 症状：进行性神经功能障碍，长达数月至数年，通常先累及上肢。
> 　　4. 直径＞5 mm且合并灶旁水肿者往往症状进行性加重。
> 　　5. 治疗旨在解除病理生理学因素。

脊髓空洞症也就是脊髓瘘管（syrinx）。脊髓内囊腔形成。其他不是很精确的术语包括：脊髓积水空洞症、交通性脊髓空洞症或非交通性脊髓空洞症。

延髓空洞症：向上扩展至脑干（通常是延髓）。可能表现为（双侧）口腔周围的刺痛和麻木，应为三叉神经交叉时受到压迫。

76.4.2　病因

■ 原发性脊髓空洞症

这个术语被不同的作者不同地应用[46]，在这里指的是没有明确病因的脊髓空洞。

■ 继发性脊髓空洞症

大多数病例被认为是继发于脊髓蛛网膜下隙的局部梗阻[46]。未回答的问题：如果这样的话，为什么有不同程度的退行性颈椎狭窄的病人没有出现脊髓空洞？

　　1. Chiari畸形1型：脊髓空洞最常见的病因（见章节17.1.2）。

　　2. 炎症后：

　　(1) 感染后：

　　1) 肉芽肿性脑膜炎（结核和真菌性）。

　　2) 术后脑膜炎，尤其是硬膜内操作后。

　　(2) 化学性或无菌性炎症：

　　1) 少见于蛛网膜下隙出血后。

（2）脊髓造影后：尤其是使用现在不再使用的早期的造影剂。

3. 创伤后：参见下文。

（1）有严重的创伤后脊柱后凸畸形：例如,有碎裂性骨块、瘢痕形成等。

（2）没有明确外伤的蛛网膜下隙瘢痕形成。

（3）脊髓和(或)脊髓被膜的严重损伤。出血可能是起作用的因素。

脊髓空洞产生的较早的概念是外伤性脊髓出血病灶的聚合,但此概念没有得到证实。

1. 术后：在不复杂的硬膜内肿瘤（例如,神经纤维瘤）切除术很多年后确认出现脊髓空洞。

2. 基底蛛网膜炎：

（1）自发性。

（2）感染后：见上文。

3. 颅底扁平（枕大孔区拥挤,见章节 12.3.2）。

4. 合并脊髓肿瘤（这与肿瘤囊肿不同）。

5. 合并椎间盘突出。

6. 小脑外疝。

7. Dandy Walker 综合征。

76.4.3　流行病学[47]

非创伤后脊髓空洞的发病率：8.4/10 万。多见于 20～50 岁。

合并的临床综合征见表 76 - 4。

表 76 - 4　与脊髓空洞合并的疾病

疾　　　病	比　　　例*
Chiari 畸形(寰枕畸形)1 型	70%
颅底扁平	10%
髓内肿瘤	4%

* 占脊髓空洞症病人的百分比

76.4.4　病理生理

脊髓空洞形成的主要理论：

1. Gardner 的液体动力学（"水锤"）理论：心脏的收缩搏动通过颅内腔传递到中央管。随着 MRI 的应用,该理论被证实有误[48]。

2. William 理论（"脑脊髓分离"）：使脑脊液压力上升的方法（鼓气憋气、咳嗽等）造成水从脊髓组织"分离"。在非交通性脊髓空洞症中可能更常见。

3. Heiss - Oldfield 理论：枕大孔区闭塞导致心脏收缩期的脑脊液搏动通

过血管周围间隙,由此增加了细胞外水分,聚合后形成空洞[47](例如通过脊髓实质)。

76.4.5 临床表现

表现变化很大;通常在数月或多年内缓慢进展,早期进展较快,随后逐渐变慢[47]。最初,疼痛、力弱、肌萎缩以及上肢痛觉和温度觉的丧失(颈段脊髓空洞)常见。数年后逐渐发生脊髓病变。

76.4.6 特征性的综合征

(髓内脊髓病理为非特异性)

1. 感觉缺失(与脊髓中央综合征类似)为悬浮状(披肩样)分离性感觉缺失(痛温觉消失,触觉和关节位置觉保留→由于不被察觉的损伤造成无痛溃疡)。

2. 疼痛:常见的为颈枕痛。感觉迟钝性疼痛通常出现于感觉丧失的分布区[47]。

3. 力弱:下运动神经元性手和臂无力。

4. 无痛性(神经源性)关节病(Charcot 关节):尤其是因为疼痛和温度觉丧失导致的肩部和颈部关节病,见于不足 5% 的病人。

76.4.7 评估

在 CT/MRI 应用前,诊断依靠脊髓造影或尸体解剖。

MRI:在矢状位和轴位平面上详细显示了解剖结构。MRI 是首选检查。应行颈椎、胸椎以及脑的 MRI 检查(无或有增强扫描,包括颈枕结合部)。脊髓空洞可能很复杂,有非交通性通道(在外伤性脊髓空洞中更常见)。

CT:无论是在 CT 平扫上,还是在脊髓造影/CT 上(使用水溶性造影剂),均在髓内呈低信号区。

脊髓造影:很少单独使用(通常与 CT 联合应用)。单独使用时,经常呈现正常(假阴性),在脊髓空洞的区域呈现部分至完全堵塞;碘造影剂检查可能显示脊髓梭状增宽,空气对比剂可能显示脊髓塌陷[49]。染色剂可能缓慢进入囊腔。

EMG:没有特征性发现,但可能有助于排除其他可以导致类似症状的疾病(例如,周围神经病变导致感觉异常)。

76.4.8 与类似疾病相鉴别

1. 肿瘤囊腔:

(1)尤其是髓内星形细胞瘤。肿瘤可以产生液体,或可以形成小的囊腔并最终相互合并。大多数(并不是所有)髓内肿瘤在 MRI 上经静脉注射造影剂后会有增强。

（2）肿瘤囊腔内液体通常蛋白含量高，而脊髓空洞内液体在 MRI 上通常与脑脊液有相同的特征（真正的脊髓空洞与肿瘤同时出现）。

2. 脊髓中央管：

（1）残存的脊髓中央管：出生时中央管存在于髓内，正常情况下随着年龄增长逐渐消失[50]。中央管的持续存在是一种正常的变异。特征性的影像学表现为：

1）矢状位 MRI 上呈线形或梭形。

2）最大宽度≤2～4 mm。

3）可能只有一个，也可能在头-尾方向上有数个不连续的区域。

4）在截面上显示完美的圆形并且在轴位 MRI 上居中。

5）如果行静脉造影，应该没有强化。

（2）单纯中央管扩张，内衬室管膜细胞，有时被称为脊髓积水，但是此用法存在争议。

76.4.9 治疗

■ 概述

对于偶然发现的没有确定病因的脊髓空洞（无症状且无神经功能损害），如果空洞的大小观察超过 2～3 年仍保持稳定，则可以随访观察，如果症状无进展，复查间隔可以为 2～3 年。

■ 手术治疗

对于有症状的病变可以考虑干预（不是所有的病变均有症状）。如果不能发现潜在的病因，直接治疗很小的脊髓空洞可能很难（然而，这些不太可能导致不可逆的症状）。

选择包括：

1. 当前的理论是治疗潜在的病理生理改变（当不可行时，把空洞引流作为第二选择）。

（1）后减压：后部呈现不正常时的选择（如 Chiari 畸形）。

（2）如果发现有其他部位的压迫，则行此处的减压。

2. 分流：

（1）缺点：

1）并发症发生率：16%。

2）临床稳定率：术后 10 年为 54%。

3）可能对脊髓产生牵拉，存在进一步损伤的可能。

4）有导致梗阻的倾向：术后 4 年为 50%。

5）不能纠正潜在的病理生理改变，所以脊髓空洞可能复发。

（2）指征：弥漫性蛛网膜炎（例如，因结核病或化学性脑膜炎引起）的病例,梗阻延伸至多个节段,且空洞直径>3~4 mm。

(3) K 管或 T 管引流;远端的选择包括:

1)腹膜[51](在颈部困难)。

2)胸腔。

3)蛛网膜下隙(如 Heyer‐Schulte‐Pudenz 系统):要求在蛛网膜下隙有正常的脑脊液流动,因此不能用于蛛网膜炎的病人。

3. 经皮抽吸囊腔[52](可重复应用)。

4. ※不再推荐使用:

(1)闩部填入肌肉、特氟隆或其他材料。

(2)打开蛛网膜下隙,切除下面的扁桃体。

(3)造瘘术:通常不能保持开放,所以推荐使用限制物或分流(蛛网膜下隙瘘管和腹膜瘘管)。

• 手术技术

1. 术中超声有助于:

(1)定位空洞。

(2)评估分隔(防止仅仅分流空洞的一部分)。

2. 如果没有 Chiari 畸形,则首先考虑行空洞-蛛网膜下隙引流。如果失败,则需要行空洞-腹腔引流。

3. Rhoton 建议在背侧神经根进入区(DREZ)行脊髓切开术,因为这一区域为最薄的部分,并且一般已经存在空洞导致的上肢本体感觉障碍[53]。分流术后约 10%的病人出现脊髓后柱功能障碍。

4. 行空洞-蛛网膜下隙引流,一定要确定远端引流管的尖端位于蛛网膜下隙(而不是仅位于硬膜下),否则分流管没有功能。

5. 行空洞-胸腔分流,可以后路行胸膜切开,靠近一个肋骨,就像脑室-胸腔分流术中所描述的那样(见章节 97.6.3)。

6. 腹腔分流:病人取俯卧位,将近端分流管放置在空洞内,然后将病人转为侧卧位,分流管腹腔端的皮下隧道设在腋中线的侧面,可将分流管缠绕,在皮下呈袋状,用 Tegaderm 敷料将其覆盖并使用夹子将其临时关闭。脊柱手术切口缝合完毕后,可将病人转为仰卧位,去掉 Tegaderm 敷料,消毒腹部及侧面切口的皮肤,去除夹闭分流管的夹子,从皮下取出分流管并将其经皮下隧道置入腹腔内。在上述两部分手术过程中,需要一个小垫子将身体侧面垫高以便于手术操作。

76.4.10　结果

由于疾病少见、自然病史变化大(可能自发停止)以及随访时间短,所以评价治疗结果困难[54]。在神经外科医师中,直接治疗(分流、开窗术等)的积极性较低,因为手术效果差且有医源性神经功能恶化的风险[55]。

76.5 外伤后脊髓空洞

76.5.1 概述

外伤后脊髓空洞症(PTSx)可能发生于严重的脊椎损伤后(有或没有临床脊髓损伤)。包括脊髓贯穿伤和非贯穿性猛烈损伤(不包括脊柱麻醉后和胸椎间盘突出后的损伤)。

76.5.2 流行病学

通常是脊髓损伤后的晚期表现,所以随访时间长的病例组中发病率高。随着脊髓损伤后存活率的提高以及 MRI 的广泛应用,发病率升高。范围:占脊髓损伤病人的 0.3%~3%(见表 76-5)。

表 76-5 外伤后脊髓空洞症的发病率

损 伤 类 型	数量/危险人群*	概 率
所有脊髓损伤的病人	30/951	3.2%
完全四肢瘫的病人	14/177	7.9%
不完全四肢瘫的病人	4/181	4.5%
完全截瘫的病人	4/282	1.7%
不完全截瘫的病人	4/181	2.2%

* 951 例病人随访 11 年,分子为出现脊髓空洞的人数,分母为 951 人中的危险人群数量[56]

对多中心协作数据库资料中的大量病人进行随访发现,颈髓损伤后较胸髓损伤后发生脊髓空洞症的病人少[57](可能是人为假象,因为病灶低的病人更能注意到节段的上升)。

脊髓损伤后的潜伏期:

1. 症状出现后的潜伏期:3 个月至 34 年(平均 9 年)(完全性脊髓损伤的病人,其脊髓空洞较不完全性脊髓损伤的病人出现得早:平均 7.5 年:9.9 年)。

2. 诊断后的潜伏期:新症状出现后最长达 12 年(平均 2.8 年)。

76.5.3 临床表现

外伤后脊髓空洞症病人的表现见表 76-6。截瘫病人晚期出现上肢症状应该高度警惕外伤后脊髓空洞[58]。

表 76-6　临床表现(30 例脊髓空洞症病人[56])

症　状	最初时	诊断时
疼痛*	57%	70%
麻木	27%	40%
运动障碍加重	23%	40%
痉挛状态加重	10%	23%
出汗增多(多汗症)	3%	13%
自律性神经反射	3%	3%
无症状	7%	7%

体　征	概　率
感觉平面上升	93%
腱反射减弱	77%
运动障碍增加	40%

* 疼痛通常很严重,并且用镇痛剂不能缓解[59]

多汗症可能是完全脊髓损伤病人发生下降性脊髓空洞症后的唯一表现[60]。鉴别诊断见章节 67.3 脊柱损伤后迟发性恶化。

76.5.4　评估

空洞的一端通常在脊柱骨折处或异常成角处。

76.5.5　治疗

■ **概述**

许多作者倡导早期手术引流空洞腔,作为一种减少迟发功能障碍增加的手段[61]。一些学者认为除感觉症状紊乱外,运动功能减退并不见,所以多数病例建议进行保守治疗[62]。

■ **内科治疗**

非手术治疗:31%稳定,68%在数年内进展(之后进行更长时间的随访)。

■ **手术**

小的脊髓空洞手术治疗可能不能为病人带来益处[56]。

• **手术选择**

同交通性脊髓空洞症,但有以下不同:

1. 脊髓横断术(脊髓切断术)[63]:只针对完全损伤的病人。

2. 可能无须栓塞门部(先天脊髓空洞存在争议)。

■ 结果

9 例外伤后脊髓空洞症的病人行空洞分流[56]：所有病人（9 例）均疼痛缓解（1 例只有轻度缓解），5/8 能恢复，1/10 腱反射改善。9 例病人的一些手术后并发症包括：1 例不完全病灶变为完全性，1 例感觉运动功能恶化，3 例有短暂疼痛。

对于根性症状来说，多数结果良好；对于自主症状和强直痉挛来说，有不明确的效果。

76.6　脊髓疝（原发性）

76.6.1　概述

罕见。脊髓通过硬膜缺损处疝出通常位于 T2～T8 之间前侧或前外侧[64]。有时可见硬膜缺损前面的骨质侵蚀。通常与钙化的椎间盘碎片相关，理论上说可能逐步侵蚀穿透硬膜。

76.6.2　鉴别诊断

主要需与背侧蛛网膜下隙囊肿鉴别诊断（见章节 92.1）。二者均可导致脊髓背侧蛛网膜下隙增宽，以及脊髓腹侧的扭曲。脊髓疝病人 MRI 上可见邻近脑脊液搏动，然而蛛网膜囊肿可能周围无脑脊液搏动。

76.6.3　临床表现

通常表现为不完全的 Brown-sequard 综合征（脊髓后柱相对不被累及）。症状可能由于脊髓的扭曲所致，但血管损伤可能也起一定作用。

76.6.4　手术

需要行后外侧或前外侧入路来减少对脊髓的处理（见章节 69.1.16）。将硬膜破损处扩大，通常可以减轻脊髓的疝出。然后可以将硬膜替代物悬吊在脊髓前方来防止再次疝出。

76.7　脊椎硬膜外脂肪过多症（SEL）

76.7.1　概述

硬膜外脂肪肥大，在大多数（75％）病例中是由于长时间的外源性类固醇激素治疗引起[65]（通常为数年应用中等量或较高的剂量[66]），但也可能与以下因素有关：Cushing 病，Cushing 综合征，肥胖[67]，甲状腺功能减退或可能为特发性[68]。男、女之比为 3∶1[66]。

背痛通常出现于其他所有症状之前。逐渐加重的下肢无力和感觉改变很普遍。括约肌功能障碍可能出现但较少见。SEL 最常见于胸椎(约占 60%),其余的位于腰椎(没有报道过出现于颈椎的病例)。

76.7.2 评估

CT:脂肪组织的密度非常低(-80~-120 Hounsfield 单位)[69],由此可以将 SEL 与其他大多数疾病区分(除了脂肪瘤)。

MRI:脂肪信号(T_1 像呈高信号,T_2 像呈中等强度信号)。建议的诊断标准:硬膜外脂肪厚度大于 7 mm 应考虑为 SEL[67,70]。

76.7.3 治疗

在那些可以停止使用类固醇激素和可以减轻体重的病人中,有一些病人可以避免手术[71]。如果 SEL 与肥胖相关,仅仅减轻体重就可能有效。

上述措施不成功或不适合的病人可以考虑手术治疗。对于内源性高皮质醇水平的病人(Cushing 病等),在行椎板切除术之前,应努力将皮质醇水平调整至正常。由于潜在并发症的存在以及脂肪组织的缓慢生长,做出行手术治疗的决定应该慎重。

手术通常包括椎板切除术加脂肪组织去除术。有时因脂肪组织的再次积累而重复手术。

76.7.4 结果

手术通常可以使症状得到明显改善[70]。特发性病例的手术效果可能比因激素过多导致的 SEL 的手术效果要好。马尾压迫对于手术的反应要比胸段脊髓病变的反应好。

并发症发生率可能比预想的高,一部分原因是因为合并其他疾病。Fessler 等人[72]报道 1 年死亡率为 22%。

76.8 颅颈交界区和上颈椎异常

76.8.1 相关疾病

参考枢椎(C_2)损伤章节,见章节 90.4。

在一些疾病中可以见到这个部位的异常,包括:

1. 类风湿关节炎:见章节 75.1。
2. 创伤性或创伤后:包括齿突、枕髁骨折等。
3. 强直性脊柱炎:(见章节 74.2)可能造成整个脊柱的融合,但不累及枕寰椎和(或)寰枢椎,但可以导致这个部位的不稳定。

4. 先天性疾病:

(1) Chiari 畸形:见章节 17.1。

(2) Klippel‐Feil 综合征:见章节 16.3。

(3) Down 综合征。

(4) 寰枢椎脱位(AAD)。

(5) 寰椎枕化:可在 40% 的先天 AAD 中见到[73]。

(6) Morquio 综合征(黏多糖增多症):由于齿突发育不全以及关节松弛,造成寰枢椎半脱位。

5. 肿瘤:转移性肿瘤(见章节 53.3.1)或原发性肿瘤。

6. 感染。

7. 颅底或颈椎手术后:如经口齿突切除术。

76.8.2 畸形类型

畸形包括:

1. 颅底扁平/凹陷:同 Paget 病表现。

2. 寰枕脱位。

3. 寰枢椎脱位。

4. 寰椎枕化,或寰椎后弓薄或缺如[74]。

76.8.3 治疗

枕髁、寰椎或枢椎的骨折通常接受外固定治疗(参考枕髁骨折章节,见章节 64.2)。因为外伤性枕颈椎脱位通常是致命的,而最佳治疗方案尚未达成共识。寰椎枕化可以通过在枕部构造并固定"人工寰椎"来治疗[74]。

适应证和手术方法见寰枢椎融合(C1～C2 关节融合术)章节,见章节 95.5。

(金　铂　王科大)

参考文献

[1] Youmans JR. Neurological Surgery. Philadelphia 1982

[2] Black P. Spinal vascular malformations: an historical perspective. Neurosurg Focus. 2006; 21

[3] Di Chiro G, Doppman J, Ommaya AK. Selective arteriography of arteriovenous aneurysms of spinal cord. Radiology. 1967; 88:1065–1077

[4] Djindjian R. Embolization of angiomas of the spinal cord. Surg Neurol. 1975; 4:411–420

[5] Kendall BE, Logue V. Spinal epidural angiomatous malformations draining into intrathecal veins. Neuroradiology. 1977; 13:181–189

[6] Oldfield EH, Di Chiro G, Quindlen EA, Rieth KG, Doppman JL. Successful treatment of a group of spinal cord arteriovenous malformations by interruption of dural fistula. J Neurosurg. 1983; 59:1019–1030

[7] Heros RC, Debrun GM, Ojemann RG, Lasjaunias PL, Naessens PJ. Direct spinal arteriovenous fistula: a new type of spinal AVM. Case report. J Neurosurg. 1986; 64:134–139

[8] Rosenblum B, Oldfield EH, Doppman JL, Di Chiro G. Spinal Arteriovenous Malformations: A Comparison of Dural Arteriovenous Fistulas and Intradural AVM's in 81 Patients. J Neurosurg. 1987; 67:795–802

[9] Gueguen B, Merland JJ, Riche MC, Rey A. Vascular Malformations of the Spinal Cord: Intrathecal Perimedullary Arteriovanous Fistulas Fed by Medullary Arteries. Neurology. 1987; 37:969–979

[10] Mourier KL, Gobin YP, George B, et al. Intradural Perimedullary Arteriovenous Fistulae: Results of Surgical and Endovascular Treatment in a Series of 35 Cases. Neurosurgery. 1993; 32:885–891

[11] Strugar J, Chyatte D. In Situ Photocoagulation of Spinal Dural Arteriovenous Malformations Using the Nd:YAG Laser. J Neurosurg. 1992; 77:571–574

[12] Bederson JB, Spetzler RF. Pathophysiology of Type I Spinal Dural Arteriovenous Malformations. BNI Quarterly. 1996; 12:23–32

[13] Rodesch G, Hurth M, Alvarez H, Tadie M, Lasjaunias P. Classification of spinal cord arteriovenous shunts: proposal for a reappraisal-the Bicetre experience with 155 consecutive patients treated between 1981 and 1999. Neurosurgery. 2002; 51:374–9; discussion 379-80

[14] Spetzler RF, Detwiler PW, Riina HA, Porter RW. Modified classification of spinal cord vascular lesions. J Neurosurg. 2002; 96:145–156

[15] Aminoff MJ, Logue V. The Prognosis of Patients with Spinal Vascular Malformations. Brain. 1974; 97:211–218

[16] Tobin WD, Layton DD. The Diagnosis and Natural History of Spinal Cord Arteriovenous Malformations. Mayo Clin Proc. 1976; 51:637–646

[17] Wirth FP, Post KD, Di Chiro G, et al. Foix-Alajouanine Disease. Spontaneous Thrombosis of a Spinal Cord Arteriovenous Malformation: A Case Report. Neurology. 1970; 20:1114–1118

[18] Criscuolo GR, Oldfield EH, Doppman JL. Reversible Acute and Subacute Myelopathy in Patients with Dural Arteriovenous Fistulas: Foix-Alajouanine Syndrome Reconsidered. J Neurosurg. 1989; 70:354–359

[19] Barnwell SL, Dowd CF, Davis RL, Wilson CB, et al. Cryptic Vascular Malformations of the Spinal Cord: Diagnosis by Magnetic Resonance Imaging and Outcome of Surgery. J Neurosurg. 1990; 72:403–407

[20] Anson JA, Spetzler RF. Interventional Neuroradiology for Spinal Pathology. Clin Neurosurg. 1991; 39:388–417

[21] Nabors MW, Pait TG, Byrd EB, et al. Updated Assessment and Current Classification of Spinal Meningeal Cysts. J Neurosurg. 1988; 68:366–377

[22] Kao CC, Winkler SS, Turner JH. Synovial Cyst of Spinal Facet. Case Report. J Neurosurg. 1974; 41:372–376

[23] Freidberg SR, Fellows T, Thomas CB, Mancall AC. Experience with Symptomatic Epidural Cysts. Neurosurgery. 1994; 34:989–993

[24] Cartwright MJ, Nehls DG, Carrion CA, Spetzler RF. Synovial Cyst of a Cervical Facet Joint: Case Report. Neurosurgery. 1985; 16:850–852

[25] Onofrio BM, Mih AD. Synovial Cysts of the Spine. Neurosurgery. 1988; 22:642–647

[26] Goffin J, Wilms G, Plets C, et al. Synovial Cyst at the C1-C2 Junction. Neurosurgery. 1992; 30:914–916

[27] Lopes NMM, Aesse FF, Lopes DK. Compression of Thoracic Nerve Root by a Facet Joint Synovial Cyst: Case Report. Surg Neurol. 1992; 38:338–340

[28] Heary RF, Stellar S, Fobben ES. Preoperative Diagnosis of an Extradural Cyst Arising from a Spinal Facet Joint: Case Report. Neurosurgery. 1992; 30:415–418

[29] Kao CC, Uihlein A, Bickel WH, et al. Lumbar Intraspinal Extradural Ganglion Cyst. J Neurosurg. 1968; 29:168–172

[30] Franck JI, King RB, Petro GR, Kanzer MD. A Posttraumatic Lumbar Spinal Synovial Cyst. Case Report. J Neurosurg. 1987; 66:293–296

[31] Sabo RA, Tracy PT, Weinger JM. A Series of 60 Juxtafacet Cysts: Clinical Presentation, the Role of Spinal Instability, and Treatment. J Neurosurg. 1996; 85:560–565

[32] Mercader J, Gomez JM, Cardenal C. Intraspinal Synovial Cyst: Diagnosis by CT. Follow-Up and Spontaneous Remission. Neuroradiology. 1985; 27:346–348

[33] Liu SS, Williams KD, Drayer BP, Spetzler RF, Sonntag VKH. Synovial Cysts of the Lumbosacral Spine: Diagnosis by MR Imaging. AJNR. 1989; 10:1239–1242

[34] Silbergleit R, Gebarski SS, Brunberg JA, McGilli-

[35] cuddy J, Blaivas M. Lumbar Synovial Cysts: Correlation of Myelographic, CT, MR, and Pathologic Findings. AJNR. 1990; 11:777–779

[35] Soren A. Pathogenesis and Treatment of Ganglion. Clin Orthop. 1966; 48:173–179

[36] Gorey MT, Hyman RA, Black KS, et al. Lumbar Synovial Cysts Eroding Bone. AJNR. 1992; 13:161–163

[37] Conrad M, Pitkethly D. Bilateral Synovial Cysts Creating Spinal Stenosis. J Comput Assist Tomogr. 1987; 11:196–197

[38] Hemminghytt S, Daniels DL, Williams ML, et al. Intraspinal Synovial Cysts: Natural History and Diagnosis by CT. Radiology. 1982; 145:375–376

[39] Budris DM. Intraspinal Lumbar Synovial Cyst. Orthopedics. 1991; 14:618–620

[40] Tarlov IM. Spinal Perineurial and Meningeal Cysts. J Neurol Neurosurg Psychiatry. 1970; 33:833–843

[41] Schulz EE, West WL, Hinshaw DB, Johnson DR. Gas in a Lumbar Extradural Juxtaarticular Cyst: Sign of Synovial Origin. Am J Radiol. 1984; 143:875–876

[42] Munz M, Tampieri D, Robitaille Y, Bertrand G. Spinal Synovial Cyst: Case Report Using Magnetic Resonance Imaging. Surg Neurol. 1990; 34:431–434

[43] Martin D, Awwad E, Sundaram M. Lumbar Ganglion Cyst Causing Radiculopathy. Orthopedics. 1990; 13:1182–1183

[44] Kurz LT, Garfin SR, Unger AS, et al. Intraspinal Synovial Cyst Causing Sciatica. J Bone Joint Surg. 1985; 67A:865–871

[45] Sehati N, Khoo LT, Holly LT. Treatment of lumbar synovial cysts using minimally invasive surgical techniques. Neurosurg Focus. 2006; 20:E2–E6

[46] Batzdorf U. Primary spinal syringomyelia. Invited submission from the joint section meeting on disorders of the spine and peripheral nerves, March 2005. J Neurosurg Spine. 2005; 3:429–435

[47] Heiss JD, Oldfield EH. Pathophysiology and treatment of syringomyelia. Contemp Neurosurg. 2003; 25:1–8

[48] Oldfield EH, Muraszko K, Shawker TH, Patronas NJ. Pathophysiology of Syringomyelia Associated with Chiari I Malformation of the Cerebellar Tonsils. J Neurosurg. 1994; 80:3–15

[49] Williams B, Terry AF, Jones F, et al. Syringomyelia as a Sequel to Traumatic Paraplegia. Paraplegia. 1981; 19:67–80

[50] Yasui K, Hashizume Y, Yoshida M, Kameyama T, Sobue G. Age-related morphologic changes of the central canal of the human spinal cord. Acta Neuropathol (Berl). 1999; 97:253–259

[51] Suzuki M, Davis C, Symon L, et al. Syringoperitoneal Shunt for Treatment of Cord Cavitation. J Neurol Neurosurg Psychiatry. 1985; 48:650–627

[52] Booth AE, Kendall BE. Percutaneous Aspiration of Cystic Lesions of the Spinal Cord. J Neurosurg. 1970; 33:140–144

[53] Schmidek HH, Sweet WH. Operative Neurosurgical Techniques. New York 1982

[54] Logue V, Edwards MR. Syringomyelia and its Surgical Treatment. J Neurol Neurosurg Psychiatry. 1981; 44:273–284

[55] Phillips TW, Knott GW. Syringoperitoneal shunt for syringomyelia: a preliminary report. Surg Neurol. 1981; 16:462–466

[56] Rossier AB, Foo D, Shillito J, et al. Posttraumatic Cervical Syringomyelia. Brain. 1985; 108:439–461

[57] Vernon JD, Chir B, Silver JR, et al. Posttraumatic Syringomyelia. Paraplegia. 1982; 20:339–364

[58] Griffiths ER, McCormick CC. Posttraumatic Syringomyelia (Cystic Myelopathy). Paraplegia. 1981; 19:81–88

[59] Shannon N, Symon L, Logue V, et al. Clinical Features, Investigation and Treatment of Posttraumatic Syringomyelia. J Neurol Neurosurg Psychiatry. 1981; 44:35–42

[60] Stanworth PA. The Significance of Hyperhidrosis in Patients with Posttraumatic Syringomyelia. Paraplegia. 1982; 20:282–287

[61] Dworkin GE, Staas WE. Posttraumatic Syringomyelia. Arch Phys Med Rehabil. 1985; 66:329–331

[62] Watson N. Ascending Cystic Degeneration of the Cord After Spinal Cord Injury. Paraplegia. 1981;

19:89–95

[63] Durward QJ, Rice GP, Ball MJ, et al. Selective Spinal Cordectomy: Clinicopathological Correlation. J Neurosurg. 1982; 56:359–367

[64] Darbar A, Krishnamurthy S, Holsapple JW, Hodge CJ,Jr. Ventral thoracic spinal cord herniation: frequently misdiagnosed entity. Spine. 2006; 31: E600–E605

[65] George WE, Wilmot M, Greenhouse A, et al. Medical Management of Steroid-Induced Epidural Lipomatosis. N Engl J Med. 1983; 308:316–319

[66] Fassett DR, Schmidt MH. Spinal epidural lipomatosis: a review of its causes and recommendations for treatment. Neurosurg Focus. 2004; 16

[67] Kumar K, Nath RK, Nair CPV, Tchang SP. Symptomatic Epidural Lipomatosis Secondary to Obesity: Case Report. J Neurosurg. 1996; 85:348–350

[68] Haddad SF, Hitchon PW, Godersky. Idiopathic and Glucocorticoid-Induced Spinal Epidural Lipomatosis. J Neurosurg. 1991; 74:38–42

[69] Roy-Camille R, Mazel C, Husson JL, et al. Sympto-matic spinal epidural lipomatosis induced by a long-term steroid treatment. Review of the literature and report of two additional cases. Spine. 1991; 16:1365–1371

[70] Robertson SC, Traynelis VC, Follett KA, et al. Idiopathic spinal epidural lipomatosis. Neurosurgery. 1997; 41:68–75

[71] Beges C, Rousselin B, Chevrot A, Godefroy D, Vallee C, Berenbaum F, Deshays C, Amor B. Epidural lipomatosis. Interest of magnetic resonance imaging in a weight-reduction treated case. Spine. 1994; 19:251–254

[72] Fessler RD, Johnson DL, Brown FD, et al. Epidural lipomatosis in steroid-treated patients. Spine. 1992; 17:183–188

[73] Sinh G. Congenital Atlanto-Axial Dislocation. Neurosurg Rev. 1983; 6:211–220

[74] Jain VK, Mittal P, Banerji D, et al. Posterior Occipitoaxial Fusion for Atlantoaxial Dislocation Associated with Occipitalized Axis. J Neurosurg. 1996; 84:559–564

76

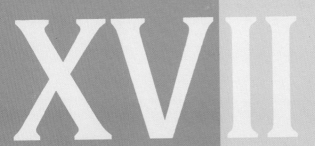

77 概述、分级、药物治疗和特殊情况

77.1 概述

77.1.1 定义

出血进入蛛网膜下隙中,即在蛛网膜和软脑膜之间。

77.1.2 关于蛛网膜下隙出血(SAH)的各种数据

1. 可能出现在外伤后或自发的,外伤是最常见的原因。

2. 大部分自发性 SAH 病例源于动脉瘤破裂。

3. 动脉瘤性 SAH 发生的高峰年龄是 55～60 岁,大约 20% 的病例出现在 15～45 岁之间[1]。

4. 30% 的动脉瘤性 SAH 出现在睡眠中。

5. 10%～50% 的病人可出现先兆头痛,即发生于 SAH 发作之前的相关头痛,并且通常出现在 SAH 发作前的 2～8 周之内[2-4]。

6. 单侧头痛占 30%,大部分为动脉瘤侧。

7. SAH 合并颅内出血的占 20%～40%,合并脑室内出血的占 13%～28%(见章节 79.4.2),合并硬膜下出血的占 2%～5%,多见于过度凸起的后交通动脉,或大脑半球间硬膜下的大脑前动脉末梢(DACA)动脉瘤(见章节 80.2)。

8. 不很确切的证据表明破裂发生率在春秋季更高。

9. 大于 70 岁的病人严重神经功能分级比例更高[5]。

10. SAH 后有 20% 的病人可出现癫痫症状,通常在第一个 24 小时内出现,与颅内出血(ICH)、高血压病(HTN)和动脉瘤位置[大脑中动脉(MCA)、前交通动脉]相关[6,7]。

77.1.3 动脉瘤性 SAH 的预后

1. 10%～15% 的病人在获得医疗救助之前死亡。

2. 10% 的病人在最初几天内死亡。

3. 在某系列研究[8]中,30 天的死亡率是 46%,在另外的研究[9]中,超过半

数病人在 SAH 后 2 周内死亡。

4. 美国流行病学研究表明,其中位死亡率为 32%,而欧洲为 44%,日本为 27%(数据的降低可能是因为忽略了院前死亡病例)[10]。

5. 死亡原因:

(1) 25%死于 SAH 的(内科)并发症[11]。

1) 神经源性肺水肿(见章节 78.2)。

2) 神经源性心肌顿抑(见章节 78.1)。

(2) 初次出血者大约 8%死于进行性病情恶化[12]。

6. 未经手术治疗而存活下来的初次出血病人,再出血是其致残和死亡的主要原因(见章节 77.9),2 周内的危险发生率为 15%~20%。而早期手术的目的就是降低这种再出血风险(见章节 79.8)。

7. 在接受了神经外科手术治疗的病人当中,死于血管痉挛(见章节 78.3)的病人占 7%,还有 7%有严重的功能缺失[13]。

8. 大约 30%的存活者有中度至重度残疾[14],而基于一些研究[10],永久性中重度致残率估计为 8%~20%。

9. 成功夹闭动脉瘤的病人中,有大约 66%无法恢复到 SAH 以前的生活质量[14,15]。

10. 在神经功能分级的任意等级中,大于 70 岁的病人预后更差[5]。一项多因素分析表明年龄和世界神经外科学会联合会(WFNS)分级是长期预后最相关的因素,而治疗方式与预后无关[16]。

11. 临床表现的严重程度是预测预后的最强有力因素。

77.2 SAH 的病因

SAH 的病因包括[17]:

1. 外伤:是 SAH 最常见的原因[18,19]。而以下所涉及的,均指非创伤性(即自发性)SAH。

2. 自发性 SAH:

(1) 颅内动脉瘤破裂:占自发性 SAH 的 75%~80%(见 79 章)。

(2) 脑动静脉畸形(AVM):占 4%~5%;相比 SAH,AVM 通常更会引起 ICH 和脑室内出血(IVH)(见章节 82.2)。

(3) 中枢神经系统受累的血管病,见"血管炎和血管病变"(章节 11.3)。

(4) 肿瘤:少见(多为个案报道[20-31])。

(5) 脑血管夹层(可能也是外伤后的):

1) 颈动脉(见章节 86.8)。

2) 椎动脉:可能导致脑室内出血(特别是第四脑室和第三脑室)(见章节 86.9.2)。

(6) 小的浅表动脉的破裂。

(7) 动脉圆锥破裂(见章节 77.6)。

(8) 凝血机制异常：

1) 医源性或出血性恶病质。

2) 血小板减少。

(9) 硬脑膜静脉窦血栓形成。

(10) 脊髓 AVM：通常为颈段或上胸段(见章节 76.1)。

(11) 皮质 SAH。

(12) 脑干前非动脉瘤性 SAH(见章节 81.9)。

(13) 极少数药物：如可卡因(见章节 11.4)。

(14) 镰状细胞性贫血。

(15) 垂体卒中(见章节 45.2)。

(16) 还有 14%～22%不能确定的原因(见章节 81.8)。

77.3　SAH 的发病率

美国动脉瘤性 SAH 大致的年发病率：(9.7～14.5)/10 万[32,33]。南美和中美洲报道的发病率较低[34]，而在日本和芬兰较高[35]。SAH 的发生率随着年龄的增加而增加(平均发病年龄＞50 岁)[33,36-38]；往往在女性中发病率更高(是男性的 1.24 倍)[34]，在非洲裔美国人和西班牙人中似乎更高(相较高加索人而言)[32,39,40]。

77.4　SAH 的危险因素

见参考文献[17,41]。

1. 生活方式相关的因素：

(1) 高血压。

(2) 吸烟。

(3) 酗酒。

(4) 拟交感神经药物(见章节 11.4)。

2. 性别和种族(见上文)。

3. 脑动脉瘤史：

(1) 破裂动脉瘤。

(2) 未破裂动脉瘤(尤其是那些有症状、直径大并且位于后循环的动脉瘤)。

(3) 动脉瘤形态：瘤颈的形态[43]和动脉瘤占载瘤动脉比例的增加与破裂风险增加相关[44,45]。

4. 动脉瘤家族史(至少是一级亲属且有 2 位或 2 位以上被影响)。

5. 遗传综合征:

(1) 常染色体显性多囊性肾病。

(2) Ⅳ型 Ehlers - Danlos 综合征。

6. 妊娠:在妊娠、分娩和产褥期中动脉瘤性 SAH 发生的风险似乎没有增加[46,47]。

77.5   SAH 的临床特征

77.5.1   SAH 的症状

突发剧烈头痛(见下文),通常合并呕吐、晕厥(卒中)、颈部疼痛(脑膜刺激征)及畏光。如果有意识丧失,病人可能很快恢复神志[48]。可发生局灶性脑神经功能障碍[如:动脉瘤压迫致动眼神经麻痹,导致复视和(或)上睑下垂]。血肿刺激腰部神经根可引起腰背部疼痛。

77.5.2   头痛

头痛是最常见的症状,超过 97% 的病人出现这种症状。通常很剧烈(典型描述为:"是我平生经历过的最严重的头痛"),发作突然(阵发性)。头痛可能会消失,那么病人可能就不会就诊(指的是先兆性出血或头痛,或警示性头痛;30%~60% 的 SAH 病人会出现这种情况)。如果头痛严重或合并意识水平下降,大部分病人会就诊。由于少量出血所致的头痛可在病人的 CT 上或对其进行腰椎穿刺(LP)时发现出血,然而警示性头痛在无 SAH 状态下也可能发生,这可能是因为动脉瘤增大或局限于动脉瘤壁的出血所致[49]。警示性头痛通常突然发生,但比动脉瘤破裂所致的头痛程度轻,并且会持续几天时间。

剧烈、急性、发作性头痛的鉴别诊断(25% 可能会有 SAH[50]):

1. SAH:也包括所谓"警示性头痛"或"先兆性头痛"(见上文)。

2. 良性的"雷鸣样头痛"(BTH)或撞击样偏头痛[51]:突然发作的剧烈全头痛在 1 分钟内达到最剧烈程度,约 50% 的病人伴有呕吐。头痛可能反复发作,推测这是血管性头痛的一种形式。部分病例有一过性局灶症状。没有可靠的临床证据可以将其与 SAH 区分开[52](尽管癫痫发作和复视出现时通常与 SAH 相关)。CT 和腰椎穿刺未发现 SAH 可能是排除 SAH 的首要证据。经验表明对于这些病人[53]没有必要早期行血管造影[54,55]。

3. 可逆性脑血管痉挛综合征(RCVS)[56](即良性脑血管病或血管炎[57]):阵发性严重头痛±神经功能缺失,通常 1~3 个月脑血管造影会清晰显示串珠样改变。50% 以上的报道发生于血管收缩药物应用后(可卡因、大麻、鼻血管

收缩药、麦角衍生物、SSRI、干扰素、尼古丁片),有时在酗酒后出现;也可见于产后。24%出现并发症,包括:

(1) 多于第一周出现:SAH,ICH,癫痫发作,可逆性后部白质脑病综合征(RPLS)。

(2) 多于第二周出现:缺血性事件(TIA,卒中)。

4. 良性性高潮头痛:一种剧烈的、搏动性头痛,有时为"爆炸性"头痛。在性高潮之前或当中出现(不同于性高潮前头痛,此头痛会随着性唤起增强[58])。在一项包含 21 位病人的研究中[59],神经系统检查全部正常,血管造影示 9 人正常。9 人有偏头痛病史或家族史,随访 2~7 年,18 位病人无其他症状,诊断方法与上述雷鸣样头痛相似。

77.5.3 体征

脑膜刺激征(见下文),高血压,局灶性神经功能缺失(例如动眼神经麻痹,偏瘫),迟钝或昏迷(见下文),眼部出血(见下文)。

■ 脑膜刺激征

颈强直(特别是屈曲时)常发生于 6~24 小时。病人可以有 Kernig 征阳性(大腿屈曲 90°,同时膝关节屈曲,然后伸直膝关节,阳性表现为腘窝疼痛),或 Brudzinski 征(病人取仰卧位,屈曲其颈部,阳性征象为不自主髋部屈曲)。

■ SAH 后昏迷

SAH 后昏迷可由于以下一个或几个原因引起[60]:

1. 颅内压增高。

2. 脑实质内出血损伤脑组织(同样可导致颅内压增高)。

3. 脑积水。

4. 弥漫性缺血(可能继发于颅内压增高)。

5. 癫痫。

6. 低血流灌注(脑血流量减少):心排血量减少所致(见章节 78.1)。

■ 眼部出血(OH)

伴随着 SAH 可有三种形式的 OH。在 20%~40% 的 SAH 病人中,出血可单独出现,也可以不同组合形式出现[61]。

1. 透明膜下(视网膜前)出血:11%~33%的病人眼底检查可见视乳头旁边有明亮的红色出血,其下的视网膜血管模糊。可能与高死亡率相关[62]。

2. 视网膜(内)出血:可发生于中央凹周围。

3. 玻璃体内出血(Terson 综合征):最早由法国眼科医师 Albert Terson 描述。发生于 4%~27%的动脉性 SAH 病人[63-65],且通常是双侧的。可发生于包括 AVM 破裂等其他原因所致的颅内压增高。眼底检查可见玻璃体混浊。玻璃体出血的部位在各种报道不尽相同(透明膜下、视网膜前膜、内界膜)[66]。前循环动脉瘤(特别是前交通动脉)更常见,但是有一项研究认为与位置无关[64]。在硬膜下血肿(SDH)和外伤性 SAH 中很少出现。初检时常漏诊。虽然通常在初次检查时即可表现,但最迟于 SAH 后 12 天也可发生,可伴随再出血[64]。那些伴有玻璃体出血的 SAH 病人死亡率高于无玻璃体出血的病人。病人应进行眼出血并发症的随访(眼内压升高,视网膜膜状物形成→视网膜脱离,视网膜皱褶[67])。大部分病人 6~12 个月内自行消退。对于视力无望恢复[65]或期望尽快改善视力的病人[68],可以考虑玻璃体摘除术。约80%的病人视力长期预后是良好的,不管是否行玻璃体摘除术[68]。

OH 的病理机制是有争议的。OH 最初被归因为血液从蛛网膜下隙扩展至玻璃体内,但这两种结构之间并无通道存在。实际上可能由于视网膜中央静脉受压以及脑脊液压力升高[65]引起视网膜脉络膜吻合支形成,导致静脉高压和视网膜静脉破裂。

77.6　可疑 SAH 的处理

77.6.1　概述

1. 诊断 SAH 的检查:
(1) 非增强高分辨率 CT:见下文。
(2) 若 CT 结果阴性:疑似病例可行 LP(见下文)。
2. 确定 SAH 来源的检查:可选择 CTA、MRA 或数字减影血管造影(DSA)。选择检查方法时需考虑病人年龄、肾功能,甚至最好考虑动脉瘤的可能部位。
(1) MRA:无放射性,2D - TOF MRA(见章节 13.2)不应用造影剂。SAH 早期探查动脉瘤敏感性差(见下文)。
(2) CTA 与 DSA:需要权衡操作的风险和可行性。
1) 健康成人用碘总量需低于 90 g/24 h。老年病人和(或)可能肾功能障碍病人应减量。CTA 一般应用 65~75 ml 造影剂(每毫升约含碘 300 mg),或约 21 g 碘。脑动脉造影应用造影剂剂量不同。尽管如此,如果行 CTA 后需进一步行血管造影,无须等 24 小时以后。
2) 若需考虑肾功能影响(如血肌酐>100 μmol/L),则对病人予以水化,可选择性应用乙酰半胱氨酸(见章节 12.4)。
3) CTA 结果呈阳性的病人可能需进一步行 DSA 检查以更清晰地显示解剖结构,或确定供血动脉及穿支动脉。CTA 结果呈阴性但高度可疑的病人也需行 DSA 检查。在绝大多数病例中 CTA 能够可靠评估血管内治疗的可行性,但某些情况下仍需行 DSA 检查。
3. 若 CTA/DSA 阴性:见不明原因的 SAH(见章节 81.8)。

77.6.2 实验室/影像学检查

■ **CT 扫描**

高质量（如无运动伪影）、非强化高分辨率 CT 可在 SAH 后 48 小时内发现 95％以上的 SAH。出血表现为蛛网膜下隙内高密度（白色）。对于微小的 SAH，观察侧脑室枕角和外侧裂的相关部分。CT 也可评定以下方面：

1. 脑室尺寸：21％的动脉瘤破裂病人立即发生脑积水[70]（见章节 77.11）。

2. 血肿：有占位效应的脑内血肿或大量硬膜下出血需要急诊清除。

3. 脑梗死：梗死后第一个 24 小时内不敏感（见章节 84.2）。

4. 脑池和脑沟中出血量：是预测血管痉挛发生的重要依据（见章节 78.3），并且能够发现脑干前出血（见章节 81.8）。

5. 在约 78％的病例中 CT 扫描可以基于血流分布来对动脉瘤进行定位（但主要用于 MCA 和前交通动脉瘤）[71]：

（1）出血主要位于前纵裂（±侧脑室内出血）或直回提示前交通动脉瘤。

（2）出血主要位于一侧大脑侧裂提示该侧后交通动脉或 MCA 动脉瘤。

（3）出血主要位于桥前池或脚间池提示基底动脉尖端或小脑上动脉（SCA）动脉瘤。

（4）出血主要位于脑室内（见章节 79.4）：

1）出血主要位于第四和第三脑室：提示颅后窝下方来源，如小脑后下动脉（PICA）动脉瘤或椎动脉（VA）夹层。

2）出血主要位于第三脑室提示基底动脉尖端动脉瘤。

6. 合并多发动脉瘤，CT 可确定哪个动脉瘤出血（见前述）。其他"线索"见章节 81.2。

■ **SAH 在 CT 上的鉴别诊断**

在 CT 上与 SAH 表现相似的有：

1. 脓液。

2. 使用对比剂之后：有时在第四脑室，特别是在鞘内。

3. 在自发性颅内低血压中偶尔出现的硬脑膜增厚（见章节 23.8）。

■ **腰椎穿刺**

SAH 最敏感的检查方法。然而，可有假阳性，如穿刺损伤；见 SAH 与穿刺损伤的鉴别（见章节 97.3）。由于假阳性率高，此方法已不再是诊断 SAH 的常用方法。

※注意：降低脑脊液压力有可能由于跨壁压力增加而促进再出血发生（见章节 77.11）。应只放出少量脑脊液（数毫升）且应用细的腰椎穿刺针（≤20 Ga）。

结果（见表 23-4）：

1. 开放压：升高。

2. 外观：

（1）无血凝块的血性液体，连续数管不变清。

（2）脑脊液变黄：黄色的脑脊液上清液（标本必须在实验室离心）是由于红细胞破裂释放亚铁血红素所致。脑脊液变黄是鉴别 SAH 和穿刺损伤最可靠的方法。在头部 CT 阴性的病人中，胆红素变为脑脊液中可检测到的物质最少需要多长时间，以及最少需要多少血液进入脑脊液从而使其变为黄色，目前仍未可知。然而，脑脊液变黄的现象通常于 SAH 后 2～4 小时开始出现。此表现在出血 12 小时后几乎为 100%，3 周后有 70%，4 周后仍可发现有 40%。分光光度计较肉眼观察更为准确，但精确性较差限制了其广泛使用[72,73]。假阳性：可见于黄疸或脑脊液蛋白含量增高。

3. 细胞计数：红细胞计数通常大于 10 万/mm³。比较第一管与最后一管红细胞计数（不应该下降明显）。

4. 蛋白：血液降解产物导致其升高。

5. 糖：正常或减少（红细胞可代谢部分糖）。

MRI

最初 24～48 小时内不敏感[74]（高铁血红蛋白过少），特别是薄层出血时。4～7 天后敏感性增加（对于亚急性到远期 SAH，10～20 天以上，效果极佳）。MRI FLAIR 像是检查 SAH 最敏感的影像学检查。可能对于确定多发动脉瘤中的出血来源有帮助（见章节 81.2）。

磁共振血管造影（MRA）

综述研究显示检出颅内动脉瘤（IA）敏感性为 87%，特异性为 92%（与 DSA 相比），对直径<3 mm 的动脉瘤敏感性较差[76-78]。

MRA 检出 IA 与动脉瘤大小、瘤内相对于磁场的血流速度和方向、动脉瘤血栓和钙化形成相关。MRA 可作为高危病人最重要的筛查手段，包括直系亲属中有两名 IA 病人，尤其自身还有吸烟史或高血压病史者[79]。

CT 血管造影（CTA）

多中心研究显示 CTA 效果良好（见章节 13.1），回顾性研究示动脉瘤显示率为 97%，作为破裂或未破裂的大脑动脉瘤首选单一检查方法安全有效[80]。CTA 可显示三维图像（和现代血管造影一样），有助于分辨动脉瘤周边粘连的引流血管。CTA 还可以显示附近骨性结构关系，这对手术计划的制订有很大帮助。CTA 在评估血管痉挛方面的应用也日益增加[81]。

脑血管造影

• 概述

使用导管将不透射线的（碘化的）造影剂（"染料"）选择性注射到血管中，一般是大腿上部的股动脉中，同时采取连续 X 线照射从而获得"视频像"来显示脉管系统。

脑血管造影是脑动脉瘤诊断的"金标准"。目前广泛应用的是数字减影血管造影（DSA）。在 $80\%\sim85\%$ 的病人中可显示出血来源（通常是动脉瘤）。其余为所谓"不明原因的 SAH"（见章节 81.8）。可显示是否存在影像学上的血管痉挛——临床血管痉挛几乎从不发生于 SAH 后 3 天以内（见章节78.3）——在需行动脉阻断时还可评价供血动脉、侧支循环。

基本原则：

1. 首先检查最高度怀疑的血管（以防病人状况改变而停止操作）。

2. 继而完成 4 根脑血管的造影（即使动脉瘤已经显现），以排除其他的动脉瘤并且评价侧支循环。

3. 如果存在动脉瘤或者怀疑有动脉瘤，则应获取更多的位像以帮助描述动脉瘤颈和方向。

4. 如果未发现动脉瘤，在血管造影认为阴性之前，必须：

（1）使双侧 PICA 起始部显影：$1\%\sim2\%$ 的动脉瘤发生在 PICA 起始部。如果有足够的血流反流到对侧椎动脉，通过一侧椎动脉注射，双侧 PICA 通常可以显影。除了观察 PICA 的反流外，有时还需要观察对侧椎动脉更详细的情况，此时就需要进行选择性血管造影。

（2）通过前交通动脉血流造影：如果一侧注射，双侧大脑前动脉均显影，则通常造影效果是令人满意的。这可能需要在颈动脉注射时进行交叉压迫试验（首先确定受压颈动脉无血管斑块），或应用更高注射速率以利于血流通过前交通动脉。

（3）如果有动脉圆锥与 SAH 共存（见下文），不建议诊断为血管造影阴性，有些专家建议行进一步检查[82]。

• **动脉圆锥**

动脉起始节段漏斗状结构，须与动脉瘤区分。在正常血管造影中发现有 $7\%\sim13\%$ 存在动脉圆锥[83,84]，在多发性或家族性动脉瘤中发生率更高。25% 为双侧性[84]。大多数发现于后交通动脉起始部，其他部位罕见。与动脉瘤的鉴别见表 77 - 1。动脉圆锥可能为胚胎血管不全遗迹[85]。

表 77 - 1　动脉圆锥的诊断标准

1. 三角形
2. 口（最宽部分）$<3\ mm^a$[86]
3. 血管位于顶部
a 被广泛接受，但可能制定得比较主观

尽管也可能出血[82,87-89]，但其破裂危险低于囊性动脉瘤（研究发现，3 mm以下的动脉圆锥无出血[90]）。然而，已经证明动脉圆锥可发展为动脉瘤（即它们为"动脉瘤前状态"）从而出血（2009 年 13 例文献报道）。建议治疗：在因为其他原因行手术的同时，封闭或置环形夹处理动脉圆锥，若能保证安全可切除其所在动脉（动脉圆锥缺少真正的"颈"）。

- **血管造影表现**

1. 动脉瘤在血管造影中的一般特征(特殊类型动脉瘤见81章):

(1) 动脉瘤大小:

1) 部分血栓形成的动脉瘤充盈表现小于实际体积,MRI 或 CT 有助于诊断。

2) 大动脉瘤(直径≥15 mm)行介入治疗难以完全栓塞[91,92]。

(2) 瘤颈大小:

1) 瘤颈<5 mm 适宜行介入栓塞治疗[93]。

2) 瘤颈≥5 mm 介入治疗难以完全栓塞或易再通[92]。

3) 支架或球囊辅助弹簧圈可用于颈部较宽的动脉瘤。如可避免,应尽量不使用支架(见章节102.5)。

(3) 瘤体:瘤颈≥2 mm 宜行介入栓塞治疗[93]。

2. 基底分叉动脉瘤(见章节80.7)。

77.7 SAH 的分级

77.7.1 概述

通常有四种分级方法,这里列出两种最为广泛使用的分级方法。

77.7.2 Hunt 和 Hess 分级

见表77-2和表77-3。1～2级病人一旦诊断为动脉瘤应立即手术。≥3级病人应先治疗至病人的情况恢复至2级或1级。此外:危及生命的血肿或多发出血(不必考虑分级而进行手术)。

表 77-2 SAH[94]的 Hunt 和 Hess 分级a

分　级	描　　　　　述
1	无症状,或轻度头痛和轻度颈强直
2	脑神经麻痹(如Ⅲ、Ⅵ),中至重度头痛,颈强直
3	轻度局灶性神经功能缺失,嗜睡或意识模糊
4	木僵,中至重度偏侧不全麻痹,早期去大脑强直
5	深昏迷,去大脑强直,濒死状态

若有严重的全身疾患(如高血压、糖尿病、重度动脉粥样硬化、慢性阻塞性肺病)或动脉造影上显示有严重的血管痉挛则加1级

a 原文没有考虑病人的年龄、动脉瘤部位或出血后的时间;病人在入院时及手术前进行分级

表 77-3 修订后的分级增加的内容[95]

分 级	描 述
0	未破裂动脉瘤
1a	无急性脑膜/脑反应,但有固定的神经功能缺失

来自国际合作动脉瘤研究(International Cooperative Aneurysm Study)的数据分析表明,如果意识清醒,则 Hunt 和 Hess 分级 1 级和 2 级病人预后相同,轻度偏瘫和(或)失语对死亡率没有影响。

死亡率:

入院时 Hunt 和 Hess 分级 1 级或 2 级:20%。

进入手术室的 1 级或 2 级病人(无论采取了何种措施):14%。

1 级或 2 级病人主要死亡原因是再出血。

脑膜刺激征会增加手术风险。

77.7.3 世界神经外科学会联合会/世界神经外科医师联盟(WFNS) SAH 分级

由于缺乏症状重要性的相关数据,如头痛、颈强直、主要神经功能缺失,WFNS 通用 SAH 分级标准委员会[96,97]提出的分级系统见表 77-4。它使用 Glasgow 昏迷评分(GCS)(见表 18-1)来评估意识状态水平,用有无主要局灶性神经功能缺失来区分 2 级和 3 级。

表 77-4 WFNS SAH 分级[96]

WFNS 分级	GCS[a]	主要局灶性神经功能缺失[b]
0[c]		
1	15	—
2	13~14	—
3	13~14	
4	7~12	+或—
5	3~6	+或—

a GCS:Glasgow 昏迷评分,见表 18-1
b 失语、轻偏瘫或偏瘫(+为有,—为无)
c 未破裂动脉瘤

77.8　SAH 的初期治疗

77.8.1　概述

■ 临床指南

> **临床指南：动脉瘤性 SAH 的初期治疗**
>
> Level I[41]：
>
> 1. 对所有动脉瘤性 SAH 的病人给予口服尼莫地平治疗。其他钙离子通道阻滞剂的作用目前还不明确。
>
> 2. 维持血容量和正常循环血量。
>
> Level II[41]：
>
> 控制 HTN：降低再出血风险的理想血压还未可知。目前合理的目标是保持收缩压（SBP）<160 mmHg。

■ 初期治疗

1. 再出血：是初期使病情稳定的主要注意事项。

2. 脑积水：急性脑积水通常为梗阻性（由于血凝块阻塞脑脊液循环通路所致），但 SAH 后早期脑室增大及后期脑积水通常为交通性（见章节 77.11）（由于血液分解产物对蛛网膜颗粒的毒性作用所致）。

3. 迟发性缺血性神经功能缺失（DIND）：通常由于血管痉挛引起。SAH后几天内开始出现。

4. 低钠血症与低血容量：见章节 77.8。

5. 深静脉血栓（DVT）与肺栓塞：见章节 9.2。

6. 癫痫发作：见章节 77.8。

7. 确定出血来源：应早期行 CTA 或血管造影。检查时间及方法应结合病人情况（病情不稳定或濒危病人不宜）、早期治疗可能性（最佳）及介入治疗可能性（基于病人年龄、动脉瘤部位及可行性）综合考虑。

■ 神经系统损伤保守治疗目的

除了预防低钠血症、低血容量、癫痫发作等（见下文），初始保守治疗目的还包括：

1. 增加脑血流量（CBF）：主要方法为高动力治疗（见章节 78.3）。目的有：

（1）增加脑灌注压（CPP）。

（2）改善血液流变学：SAH 后红细胞聚集增加[98]。

（3）保持容量平衡：SAH 后 24 小时大多数病人血容量减低。同时也要避免高血容量。

（4）维持正常颅内压。

2. 神经保护：在该种或其他任意类型颅脑损伤中尚无明确有效可用于神经保护的药物。动物实验提示这一概念将来有望应用于临床[99]。

77.8.2　监测/插管

见下文。

1. 动脉插管：适用病人包括血流动力学不稳定、木僵或昏迷、高血压难以控制以及需要频繁化验检查的病人（如应用呼吸机的病人）。

2. 昏迷或不能维持呼吸道通畅的病人（如哮喘）应进行气管内插管。

3. 肺动脉（PA）导管（即 Swann‐Ganz 导管）：这一装置的安全性及有效性在近 10 年重症监护文献中已有探讨，有人建议暂缓应用[100]。这一有创操作可能会被密切监测血流动力学的新方法取代[101]。然而下列情况可考虑 PA 导管应用：

（1）Hunt 和 Hess 分级≥3 级（不包括情况好的 3 级病人）。

（2）可能有脑性耗盐（CSW）或抗利尿激素分泌不当（SIADH）的病人。

（3）血流动力学不稳定病人。

4. 心律监测：SAH 后可发生心律失常（见章节 78.1）。

5. 脑室内置管（IVC）即脑室造口引流术。可能的指征：

（1）发生 SAH 后急性脑积水的病人或严重的脑室内出血（可以测量颅内压并同时引流血性脑脊液）。几乎 2/3 的病人用 IVC 可改善症状[70]。可能增加再出血危险（见章节 77.11），然而脑积水不经治疗可能更危险[102]。

（2）Hunt 和 Hess 分级≥3 级（不包括情况好的 3 级病人）。一些专家认为如果应用 IVC 能改善高分级病人病情，则病人的预后可能会更好。如果颅内压升高，则应使用甘露醇；见颅内压升高的治疗方法（章节 56.4）。

77.8.3　入院医嘱

1. 收入 ICU（监测病床）。

2. 每小时行神经系统检查。

3. 活动：卧床休息，床头抬高 30°。给予 SAH 的防治措施（如减少外界刺激，限制探视，禁止噪声）。

4. 护理：

（1）严格记出入量。

（2）每日测量体重。

（3）使用高于膝部的弹力袜以及气压靴（PCB）。

（4）病人昏睡、尿失禁或不能用尿壶或床上便盆时可留置 Foley 尿管。可以考虑使用体温传感导管，用于严格控制发热。

5. 饮食：禁食(为行手术治疗或介入治疗做术前准备)。

6. 静脉输液：在脑性耗盐(CSW)之前进行早期积极的液体治疗。

(1) 生理盐水＋KCl 20 mEq/L 以 2 ml/(kg·h)的速度(一般为 140～150 ml/h)静脉滴注(见下文)。

(2) 如果血细胞比容(Hct)＜40%[103]，则入院 4 小时内给予 500 ml 的5%白蛋白。

7. 药物(避免肌内注射以减少疼痛)：

(1) 预防性应用抗癫痫药：见下文中的 SAH 后癫痫。

(2) 镇静剂(不过分镇静)：例如丙泊酚。

(3) 镇痛药：芬太尼(不同于吗啡,不会造成组胺释放;可降低颅内压),25～100 µg(0.5～2 ml)静脉推注,必要时每 1～2 小时 1 次(避免应用Demerol®,因其可降低癫痫阈值)。

(4) 地塞米松(Decadron®)：对头颈部疼痛有帮助,对脑水肿的作用存在争议。通常在开颅术前给药。

(5) 能进食的病人应口服大便软化剂[多库酯(docucussate)100 mg 口服,每天 2 次]。

(6) 止吐药：避免应用吩噻嗪,因为它可降低癫痫阈值。可应用 Zofran®(昂丹司琼),在 2～5 分钟内 4 mg 静脉滴注,可在 4 小时或 8 小时内重复,然后每 8 小时一次使用 1～2 天。

(7) 钙离子通道阻滞剂(见章节 78.3)：尼莫地平(Nimotop®)60 mg 口服/鼻饲,每 4 小时 1 次,在 SAH 最初 96 小时内用药(有些为避免血压周期性降低给予 30 mg,每 2 小时 1 次)。静脉给药效果相同[104]。对于所有 SAH 病人均应口服尼莫地平。

(8) H₂ 受体阻滞剂(如雷尼替丁)或质子泵抑制剂[如 Prevacid®(兰索拉唑)30 mg,口服或静脉滴注每天一次]：可减少应激性溃疡的危险。

(9) ※以下药物损害凝血功能,应禁忌使用：阿司匹林、右旋糖酐[105]、肝素及连续多日重复应用羟乙基淀粉(Hespan®)[106,107]。

(10) 他汀类药物：几项临床试验表明他汀类药物的使用结果多样。最近,一项荟萃分析[108]表明无服用此类药物临床获益的证据。另外,一项多中心随机三期试验没有发现任何服用辛伐他汀的短期或长期获益[109]。

8. 吸氧：

(1) 未行气管内插管的病人：如果能耐受,必要时经鼻导管给氧 2 L/min(根据动脉血气)。

(2) 机械通气病人：力争二氧化碳分压正常,PO₂＞100 mmHg。

9. 体温(正常体温)：推荐采用药物[泰诺(Tylenol)]以及物理降温法(如冰袋,Arctic Sun 体外降温装置)减少和预防发热,因为发热被认为是 SAH 病人认知水平和神经功能预后恶化的独立相关因素[110-112]。

10. 高血压：在未夹闭动脉瘤病人,将袖带测量收缩压的值控制在 120～160 mmHg 范围内(见下文)。

11. 实验室检查：

(1) 入院时检查动脉血气、电解质、全血细胞计数、PT/PTT。

(2) 每天检查动脉血气、电解质、全血细胞计数(如果病人不稳定,每 6 小时测量一次动脉血气;如果发生低钠血症,每 12 小时检验一次电解质,见下文 SAH 后低钠血症)。

(3) 如果尿量增多或减少,则应检测血清和尿中的渗透压;见抗利尿激素分泌不当综合征(章节 5.2)。

(4) 血红蛋白和 Hct：一些研究表明,血红蛋白值升高是 SAH 预后改善的相关指标[113,114]。然而,随意输注红细胞会使 SAH 病人预后不佳[115,116]。目前,SAH 发病后的最佳血红蛋白范围还不清楚,而且这可能还与血管痉挛存在与否相关。

(5) 血清葡萄糖：动脉瘤性 SAH(aSAH)后有效的血糖控制可以显著降低不良预后的风险。

(6) 每日行胸部 X 线检查直至病情稳定：行 3 - H 治疗的病人根据 Starling 容量曲线可能出现严重的肺水肿。SAH 病人很少有神经源性肺水肿的危险(见章节 78.2)[118]。

(7) 条件允许时,每周一、三、五行经颅多普勒监测大脑中动脉(MCA)、大脑前动脉(ACA)、颈内动脉(ICA)、椎动脉(VA)及基底动脉(BA)血流速度和 Lindegaard 比率(见章节 78.3)。

77.8.4　血压和血容量管理

▇ 概述

对于不安全(未夹闭或栓塞)的动脉瘤,轻度扩容和血液稀释以及略微升高血压有助于防止或减少血管痉挛的影响[119]及脑性耗盐。然而过高的血压必须避免(以降低再出血的风险)。高容量对于缓和血管痉挛无效并可能增加并发症,也应避免[120]。

▇ 初期血压

理想的血压存在争议,必须考虑到病人的基础血压水平,血压高低的控制与减少再出血风险的对应关系尚未建立,但是收缩压降至 160 mmHg 以下是合理水平。

如果血压不稳定,应该使用拉贝洛尔或尼卡地平,同时进行动脉压监测。避免低血压,因为低血压会加重缺血。

需要连续治疗的病人开始时应使用长效药物(如 ACEI)。对 SAH 前有高血压且血压易控制在正常水平的病人,可使用 β 受体阻滞剂如拉贝洛尔(见章节 6.1),必要时联用 ACEI。

77

77.8.5　SAH 后低钠血症

■ 背景

作为尿钠增多和利尿的结果,SAH 后经常发生低血容量和低钠血症。报道指出在 aSAH 中发生低钠血症的概率为 $10\%\sim30\%$[41]。尽管低钠血症曾被归因于 ADH 升高[121](从而引起 SIADH 伴高血容量的产生),事实上 ADH 的增加通常是一过性的,持续仅仅约 4 天,而不发生高血容量。另一个理论根据这样一个事实:心房利钠因子(ANF)(一种 28 氨基酸的多肽)在初期轻度升高后常有一个迟发的高峰[122],随后常出现尿钠丢失[脑性耗盐(CSW),见章节 5.2],类似 SIADH 和血容量下降。尽管在大部分病人中 CSW 已被确认为低钠血症的原因[123],但仍有人怀疑是否 ANF 就是 SAH 中起作用的利钠因子[124]。SAH 后心房利钠肽(ANP)和脑利钠肽(BNP)的升高与体液负平衡的产生有关[125]。

SIADH 和 CSW 的常规实验室检查是相同的[126],但细胞外液容量(更难测量)在 CSW 中是低的,而在 SIADH 中是正常或升高的(见表 5 - 5,有这两种情况的比较)。低钠血症对神经功能的影响(见章节 5.2)类似血管痉挛所致迟发性缺血性神经功能缺失。低钠血症病人的 SAH 后迟发性脑梗死的发生率约是正常血钠病人的 3 倍[127]。低钠血症与超声证实的临床血管痉挛发病时间有关。

可能增加 SAH 后低钠血症的危险因素包括糖尿病史、慢性心力衰竭、肝硬化、肾上腺分泌不足或应用下列任何药物:非甾体消炎药(NSAID)、对乙酰氨基酚、麻醉剂、噻嗪类利尿药[130]。

■ 治疗

※注意:为治疗 SIADS 而限制液体入量对 CSW 病人是危险的(SAH 后 CSW 较 SIADH 更易发生),因为脱水增加血液黏度,从而加重血管痉挛所致的缺血[127]。

1. 治疗低血容量可积极输注晶体(如生理盐水)、浓缩红细胞液(PRBC)或胶体。

2. 高渗盐溶液(3%)已被证明可以有效纠正低钠血症[131],并且似乎可以增加高级别 aSAH 病人的局部脑血流量、脑组织供氧以及 pH[131]。

3. 已经证明氟氢可的松可以帮助纠正低钠血症,减少补液需求[133,134]。同样,使用氢化可的松也可以减少尿钠排泄,降低低钠血症发生率[135]。

77.8.6　SAH 后癫痫

■ 概述

没有既往的随机对照试验(RCT)来帮助指导癫痫的预防和制订治疗决策。还有一些相冲突的证据试图证明发作的癫痫预示着迟发癫痫或

SAH 后癫痫[136,137]。因此,医师对是否需要服用抗癫痫药(AED)、效果最好的 AED、哪些病人需要预防性服用 AED 以及最佳剂量和疗程并没有达成共识。

流行病学

在各项观察性研究中癫痫样发作的发病率相差很大。一项文献综述[138]报道 4%~26%的 SAH 病人发生癫痫,1%~28%的病人为早期癫痫(在前 2周以内),1%~35%的病人为晚期癫痫(2 周后)[139]。另外,非痉挛性癫痫持续状态被报道发生在 3%~18%的 SAH 病人当中,怀疑此种情况与神经系统检查结果不良或神经功能恶化有关[140,141]。

SAH 后癫痫的危险因素[4,6,138-140,142-144]:

1. 年龄增加。
2. MCA 动脉瘤。
3. SAH 的体积/血凝块的厚度。
4. 相关脑内或硬膜下血肿。
5. 较差的神经功能评分。
6. 再出血。
7. 脑梗死。
8. 血管痉挛。
9. 低钠血症。
10. 脑积水。
11. 高血压。
12. 治疗方式,见栓塞与夹闭(章节 79.5)。

结果

癫痫发作与功能预后之间的关系仍不清楚。一项研究[140]表明院内癫痫发生是预测 1 年死亡率的独立因素(发作病人死亡率 65%,未发作病人死亡率 23%),但是还有其他研究认为癫痫与预后不良无关[138,143,154]。两项大型回顾性单一机构研究认为 aSAH 病人如果出现非惊厥性癫痫持续状态则强烈预示着预后不良[41,141,146]。

AED

研究评估苯妥英钠短期和长期使用的预后,提示高剂量和长疗程的使用与预后不良有关[147,148]。当比较开浦兰和苯妥英钠两种药物时,开浦兰与短期癫痫反复发生率升高有关[149],但是会改善远期预后而且副作用少[139,150]。尽管对 aSAH 病人预防性使用 AED 存在争议,但是癫痫全身发作对于一个易破裂的动脉瘤来说可能是灾难性的。因此,很多专家认为应在急性期给予 AED,至少到确认动脉瘤是安全的为止。例如:开浦兰®(左乙拉西坦)1 g 静脉滴注,每 12 小时 1 次,直至确认动脉瘤是安全的。

临床指南：SAH 后癫痫

Level II[41]：预防性抗癫痫药可以用于急性出血期。

Level III[41]：不推荐常规长期使用抗癫痫药。

Level II[41]：如果伴其他一些已知的可引发迟发性癫痫的危险因素（如既往癫痫发作史、脑内出血、顽固性高血压、脑梗死、MCA 动脉瘤），应考虑长期使用抗癫痫药。

77.9　再出血

77.9.1　概述

北美每年大约有 3 000 人死于动脉瘤破裂再出血[151]。对于未破裂动脉瘤，出血频率最高的是在第一天（在 4%～13.6%之间）[152-155]，超过 1/3 的再出血出现在 3 小时以内，1/2 的病人在出现症状 6 小时以内再出血。第一天之后的 13 天内，每天的出血风险是 1.5%。总体而言，14 天内的出血发生率为 15%～20%，50%的病人将会在 6 个月内再出血，此后出血发生率大约为每年 3%，死亡率为每年 2%[157][注：为理解动脉瘤的长期累积破裂风险，可参见每年及终身的出血和反复出血风险（见章节 82.2）；这是针对 AVM 的讨论但同样适用于动脉瘤]。50%的死亡病人出现在第一个月内。

如果动脉瘤未经治疗，那么随时都会有再出血风险。因此，早期治疗破裂动脉瘤可以减低再出血风险[158]（见动脉瘤介入的时机）。另外，Hunt 和 Hess 分级高[159]、动脉瘤直径大和血压控制欠佳（>160 mmHg）与再出血风险增加有关[154,155,160]。

术前脑室穿刺引流术如 SAH 后急性脑积水（见章节 77.11）和腰椎穿刺引流（见章节 79.8）可能增加再出血的风险。

不明原因的 SAH 再出血风险和 AVM 导致的再出血风险，以及偶然发现的多发未破裂动脉瘤的出血风险，大约都是每年 1%；可能实际上，不明原因的 SAH 再出血风险要低一些[161]（见章节 81.8）。

77.9.2　再出血的预防

预防再出血的最佳方法是早期行手术夹闭或介入栓塞治疗。卧床休息和高动力学治疗不能预防再出血[162]。

77.9.3　抗纤溶治疗

血凝块溶解在早期再出血中的作用仍不确定。

临床指南：抗纤溶治疗

Level Ⅱ[41]：动脉瘤性 SAH 的病人在治疗动脉瘤时，会有一段不可避免的延迟，对于病人来说此时有明显的再出血风险而且没有绝对的医学禁忌证，72 小时的氨甲环酸或氨基己酸治疗是合理的。

药品信息：氨甲环酸(Cyklokapron®)

减少早期再出血风险[153]。

※证实 SAH 的诊断以后，尽快使用 1 g 静脉滴注(如果病人此时需要转运到其他医疗机构进行治疗，那么应在病人转运之前给予药物)，之后每 6 小时给予 1 g，直至动脉瘤闭塞；此项治疗不应超过 72 小时。

药品信息：氨基己酸(Amicar®)

氨基己酸(EACA)为一种抗纤溶药物，竞争性抑制纤溶酶原活化为纤溶酶。已有的纤溶酶可以被内生抗纤溶酶中和。EACA 确实能降低再出血的危险性。但是，长期应用可增加脑积水及迟发性缺血性神经功能损害(血管痉挛)[163]的发生率。在起效前，还有一个 24~48 小时的滞后期[164]。

因为增加脑梗死发生率，故 EACA 未能降低早期死亡率，故不推荐使用。

最近一项除了Ⅳ、Ⅴ级病人的非随机化研究[165]重新评价了 EACA 的作用，提示通过静脉滴注负荷量(以消除起效前的滞后期)及限制使用时间至病人能接受早期手术，可以将 EACA 产生的问题减小到最低程度。最近的一项更深入的研究[166]显示 EACA 治疗病人与非 EACA 治疗病人相比，再出血风险明显下降(2.7%：11.4%)。由于再出血风险下降，死亡率降低了 76%，经 EACA 治疗的低级别病人中(Hunt 和 Hess 分级 1~3 级)，预后改善的增加了 13%；在高级别病人中(Hunt 和 Hess 分级 4~5 级)，预后改善的增加了 6.8%。但这些结果并没有统计学意义。尽管在 EACA 组 DVT 有 8 倍增加，但是肺栓塞没有增加。另外，缺血性并发症没有组间差异。

※[166]EACA 4 g 静脉滴注负荷剂量，随后 1 g/h，并在血管造影前 4 小时停止，SAH 后的最大疗程不超过 72 小时。

77.10　妊娠和颅内出血

77.10.1　概述

妊娠期间颅内出血少见(包括蛛网膜下隙或脑实质内出血)(估计发病率

为所有妊娠妇女中 $0.01\%\sim0.05\%$[167]),占孕期死亡原因的 $5\%\sim12\%$。

妊娠颅内出血(ICHOP)通常发生于子痫时,更常见脑实质内出血[168],可能与脑血管自身调节功能丧失有关(见章节 11.1)[169]。伴或不伴 ICHOP 的子痫症状包括头痛、意识状态变化及癫痫发作。

有文献回顾报道了 154 例 ICHOP 相关 SAH 病例,发现 77% 是动脉瘤性的,23% 来自 AVM 破裂(其他研究显示 AVM 出血的比例为 $21\%\sim48\%$)。其死亡率,动脉瘤性占 35%,AVM 出血占 28%(后者高于非孕病人)。随着生育年龄的增长,不管动脉瘤还是 AVM,其出血倾向均在上升(更早的报道认为只有动脉瘤是这样[170])。

ICHOP 病人 AVM 破裂出血的年龄要小于动脉瘤,与总体人群发生年龄相平行。一项常被引用的研究显示,妊娠期间 AVM 的出血风险增加[171](出血率 87%),但也有其他研究反驳之[172],发现没有脑出血史者孕期出血危险性为 3.5%,而既往有出血史者为 5.8%。另一项研究评估妊娠期和分娩期动脉瘤破裂风险,分别是 1.4% 和 0.05%[173]。文献回顾[167]发现,因动脉瘤或 AVM 引起 ICHOP 的病人如继续保持妊娠状态,其再出血的风险为 $33\%\sim50\%$。

77.10.2 妊娠病人的治疗修订

妊娠病人的评估方法和治疗技术应进行一些必要的修改。

1. 神经影像学检查:

(1) CT 扫描:为胎儿准备保护罩,脑 CT 扫描可将对胎儿的放射暴露剂量降至最低。

(2) MRI:

1) 一般认为潜在并发症很少,但是很多中心都建议在妊娠后的 3 个月内不要做 MRI。

2) 动物实验证实高剂量反复使用钆增强剂(GBCA)有致畸作用。但在人类妊娠中还没有研究。26 名孕妇在妊娠期前 3 个月接受 GBCA 之后,没有显示出致畸性和突变性[171]。也没有报道指出它与肾源性系统性纤维化有相关性。GBCA 是 FDA C 级药物——孕期不建议使用,但在收益大于潜在风险的情况下可以使用。

(3) 脑血管造影:为胎儿准备保护罩,这样放射暴露最少。碘对比剂对婴儿影响较小,母亲应在检查中和检查后多饮水[167]。

2. 抗癫痫药物:见妊娠和抗癫痫药物(章节 26.2)。

3. 利尿剂:孕期应避免用甘露醇,防止胎儿脱水、母体低血容量及子宫灌注不足。

4. 降压药:在孕期不应使用硝普钠。

5. 尼莫地平在动物中有潜在致畸性,对人尚不清楚。如果其益处大于风险则应用之。

77.10.3 神经外科治疗

目前对于妊娠病人的破裂动脉瘤推荐立即行手术治疗,以避免再出血和血管痉挛所致的缺血并发症。一项荟萃分析表明孕妇和胎儿均会从手术治疗中获益——这样可将母亲的死亡率从 63% 降至 11%,而胎儿的死亡率从 27% 降至 5%[167,175]。曾有过对 aSAH 病人进行介入治疗成功的案例报道,但是将胎儿暴露在放射线下是一个值得关注的问题。胎儿吸收的放射线剂量估计在 0.17~2.8 mGy 的范围内,相当于胎儿出生时患有遗传病的风险以及胎儿从出生到 15 岁期间累积的肿瘤风险,而这两者均低于自然发病的风险[176]。由于介入治疗需要肝素全身抗凝治疗,因此在栓塞手术期或围术期分娩可导致出血性风险。

77.10.4 ICHOP 的产科治疗

一些报道认为胎儿和母亲的预后在阴道分娩和剖宫产相比是没有差异的,其预后更多取决于有害病灶是否被切除。然而没有正式的研究提供指导,来为 aSAH 孕妇提供一项最佳治疗方案。一种策略[175]是在胎儿足够成熟,能够在子宫外生存的情况下,行紧急剖宫产,然后治疗动脉瘤。如果胎儿<24周,那么治疗动脉瘤并保持妊娠状态。如果胎儿在 24~28 周之间,应该根据母亲和胎儿的实际状况进行考量。剖宫产可以用于妊娠晚期濒死的母亲,以挽救胎儿生命。在阴道分娩过程中,可通过骶管或硬膜外麻醉减少出血风险,缩短第二产程,必要时可行低位产钳助产。

77.11 SAH 后脑积水

77.11.1 创伤性 SAH 后脑积水

见创伤后脑积水(章节 61.4)。

77.11.2 急性脑积水

■ 概述

SAH 后初次 CT 检查脑积水(HCP)的发生率取决于使用的判定标准,文献报道的范围为 9%~67%[177]。在 SAH 病人中的实际发生率为 15%~20%,其中 30%~60% 不影响意识状况[177,178]。初次 CT 检查无 HCP 者中 3% 在 1 周内发生 HCP[177]。

促使急性 HCP 发生的因素包括:血液影响脑脊液在大脑导水管、第四脑室出口或蛛网膜下腔的流动和(或)蛛网膜颗粒的重吸收。

急性脑积水的相关特点[178]:

1. 年龄大。

2. 入院时 CT 发现：脑室出血、广泛 SAH、蛛网膜下隙较厚的局灶性出血积聚（脑实质内出血与慢性 HCP 无关，CT 正常的病人发生率低）。

3. 高血压：入院时、入院前（病史）或术后。

4. 部位：

（1）后循环动脉瘤 HCP 发生率高。

（2）MCA 动脉瘤 HCP 发生率低。

5. 其他情况：低钠血症、入院时神志不清、术前使用抗纤溶药物、Glasgow 预后评分低。

■ **治疗**

大约半数急性脑积水及意识障碍的病人会自发改善[177]。Hunt 和 Hess 分级 4～5 级伴脑室扩大的病人可出现脑积水症状，应考虑行脑室穿刺引流术，约 80% 的病人可出现好转[177]。SAH 后短期内接受脑室穿刺引流术可能增加动脉瘤再出血的风险[177,179,180]，尤其是早期进行及颅内压突然下降者。已经有一些回顾性系列研究对行脑室穿刺引流术后动脉瘤再出血的风险进行探讨，并得出了不同的结论[181-183]。其机制存在争议，可能是由于跨壁压增高所致（动脉瘤壁两侧压力相当于动脉压与颅内压之差）。

行脑室穿刺引流术时，建议保持颅内压在 15～25 mmHg[184] 范围内，避免压力下降过快（除非绝对必要）以减少脑室内置管（IVC）诱发动脉瘤再出血的风险。一种推荐方式是保持脑室外引流（EVD）开放并使引流高度保持在耳屏上方 15～20 cm 处。

> **临床指南：急性脑积水合并 aSAH**
>
> Level B[41]：对急性脑积水合并 aSAH 的病人行脑脊液分流（EVD 或腰椎引流）。

77.11.3　慢性 HCP

> **临床指南：慢性脑积水合并 aSAH**
>
> Level B[41]：永久脑脊液分流术用于治疗 aSAH 后的有症状的慢性脑积水。
>
> Level C[41]：停止 EVD 超过 24 小时，对永久性脑脊液分流的需要似乎没有减少。
>
> Level C[41]：不推荐常规行终板开窗术，因为并不会减少对永久性脑脊液分流的需要。

慢性脑积水是由于软脑膜-蛛网膜粘连或蛛网膜颗粒永久损害引起。急性脑积水并非一定会发展为慢性脑积水。文献报道[185]8％～45％的破裂动脉瘤病人及约50％的 SAH 后急性脑积水病人需要永久脑脊液分流。许多研究试图找到预测 aSAH 相关分流依赖性慢性脑积水的因素。脑室内出血增加了此项风险[185]。关于急性脑积水脑室引流的使用，是增加[186]还是减少[185]了引流依赖性，仍存在争议。慢性脑积水是否需要行脑脊液引流术似乎与 Fisher 分级呈正相关[187]。另外，Hoh 等人[188]发现年龄（每年增加2％）、合并症评分（糖尿病、高血压或酗酒）、入院情况、保险类型（公共医疗补助和个人支付会增加）以及医院动脉瘤病人的数量是预测破裂动脉瘤病人放置分流管的指标。对治疗方式（夹闭与栓塞）也进行了研究，但没有证明一项比另一项有明确的优势（见章节79.6）。

一项单中心 RCT 研究探讨了病人需要放置分流管的指征[189]。在 EVD 病人中，早期中断引流（<24 小时）与逐渐中断引流（96 小时）的病人（早期中断63.4％，逐渐中断62.5％）分流放置率没有显著差别。

（邓正海　刘继超）

参考文献

[1] Biller J, Toffol GJ, Kassell NF, et al. Spontaneous Subarachnoid Hemorrhage in Young Adults. Neurosurgery. 1987; 21:664–667

[2] Okawara SH. Warning Signs Prior to Rupture of an Intracranial Aneurysm. J Neurosurg. 1973; 38:575–580

[3] de Falco FA. Sentinel headache. Neurol Sci. 2004; 25 Suppl 3:S215–S217

[4] Polmear A. Sentinel headaches in aneurysmal subarachnoid haemorrhage: what is the true incidence? A systematic review. Cephalalgia. 2003; 23:935–941

[5] Yamashita K, Kashiwagi S, Kato S, et al. Cerebral Aneurysms in the Elderly in Yamaguchi, Japan. Analysis of the Yamaguchi Data Bank of Cerebral Aneurysm From 1985 to 1995. Stroke. 1997; 28:1926–1931

[6] Ohman J. Hypertension as a risk factor for epilepsy after aneurysmal subarachnoid hemorrhage and surgery. Neurosurgery. 1990; 27:578–581

[7] Sundaram MB, Chow F. Seizures associated with spontaneous subarachnoid hemorrhage. Can J Neurol Sci. 1986; 13:229–231

[8] Broderick JP, Brott TG, Tomsick T, et al. Intracerebral Hemorrhage More Than Twice as Common as Subarachnoid Hemorrhage. J Neurosurg. 1993; 78:188–191

[9] Sarti C, Tuomilehto J, Salomaa V, et al. Epidemiology of Subarachnoid Hemorrhage in Finland from 1983 to 1985. Stroke. 1991; 22:848–853

[10] Nieuwkamp DJ, Setz LE, Algra A, Linn FH, de Rooij NK, Rinkel GJ. Changes in case fatality of aneurysmal subarachnoid haemorrhage over time, according to age, sex, and region: a meta-analysis. Lancet Neurol. 2009; 8:635–642

[11] Solenski NJ, Haley EC, Kassell NF, et al. Medical complications of aneurysmal subarachnoid hemorrhage: a report of the multicenter, cooperative aneurysm study. Participants of the Multicenter Cooperative Aneurysm Study. Crit Care Med. 1995; 23:1007–1017

[12] Sahs AL, Nibbelink DW, Torner JC. Aneurysmal Subarachnoid Hemorrhage: Report of the Cooperative Study. Baltimore-Munich 1981

[13] Kassell NF, Sasaki T, Colohan ART, et al. Cerebral Vasospasm Following Aneurysmal Subarachnoid Hemorrhage. Stroke. 1985; 16:562–572

[14] Hop JW, Rinkel GJ, Algra A, ven Gijn J. Case-Fatality Rates and Functional Outcome After Subarachnoid Hemorrhage: A Systematic Review. Stroke. 1997; 28:660–664

[15] Drake CG. Management of Cerebral Aneurysm. Stroke. 1981; 12:273–283

[16] Park J, Woo H, Kang DH, Kim Y. Critical age affecting 1-year functional outcome in elderly patients aged >/= 70 years with aneurysmal subarachnoid hemorrhage. Acta Neurochir (Wien). 2014; 156:1655–1661

[17] Wirth FP. Surgical Treatment of Incidental Intracranial Aneurysms. Clin Neurosurg. 1986; 33:125–135

[18] Greene KA, Marciano FF, Johnson BA, Jacobowitz R, Spetzler RF, Harrington TR. Impact of Traumatic Subarachnoid Hemorrhage on Outcome in Nonpenetrating Head Injury. J Neurosurg. 1995; 83:445–452

[19] Taneda M, Kataoka K, Akai F, et al. Traumatic Subarachnoid Hemorrhage as a Predictable Indicator of Delayed Ischemic Symptoms. J Neurosurg. 1996; 84:762–768

[20] Dagi TF, Maccabe JJ. Metastatic Trophoblastic Disease Presenting as a Subarachnoid Hemorrhage. Surg Neurol. 1980; 14:175–184

[21] Memon MY, Neal A, Imami R, et al. Low Grade Glioma Presenting as Subarachnoid Hemorrhage. Neurosurgery. 1984; 14:574–577

[22] Miller RH. Spontaneous Subarachnoid Hemorrhage: A Presenting Symptom of a Tumor of the Third Ventricle. Surg Clin N Amer. 1961; 41:1043–1048

[23] Glass B, Abbott KH. Subarachnoid Hemorrhage Consequent to Intracranial Tumors. Arch Neurol

77

Psych. 1955; 73:369–379

[24] Gleeson RK, Butzer JF, Grin OD. Acoustic Neurinoma Presenting as Subarachnoid Hemorrhage. J Neurosurg. 1978; 49:602–604

[25] Yasargil MG, So SC. Cerebellopontine Angle Meningioma Presenting as Subarachnoid Hemorrhage. Surg Neurol. 1976; 6:3–6

[26] Smith VR, Stein PS, MacCarty CS. Subarachnoid Hemorrhage Due to Lateral Ventricular Meningiomas. Surg Neurol. 1975; 4:241–243

[27] Ernsting J. Choroid Plexus Papilloma Causing Spontaneous Subarachnoid Hemorrhage. J Neurol Neurosurg Psychiatry. 1955; 18:134–136

[28] Simonsen J. Fatal Subarachnoid Hemorrhage Originating in an Intracranial Chordoma. Acta Pathol Microbiol Scand. 1963; 59:13–20

[29] Latchaw JP, Dohn DF, Hahn JF, et al. Subarachnoid Hemorrhage from an Intracranial Meningioma. Neurosurgery. 1981; 9:433–435

[30] Fortuna L, Palma L, Ferrante L, et al. Repeated Subarachnoid Hemorrhage with Vasospasm Secondary to Tuberculum Sella Meningioma. J Neurosurg Sci. 1977; 21:251–256

[31] Ellenbogen RG, Winston KR, Kupsky WJ. Tumors of the Choroid Plexus in Children. Neurosurgery. 1989; 25:327–335

[32] Labovitz DL, Halim AX, Brent B, Boden-Albala B, Hauser WA, Sacco RL. Subarachnoid hemorrhage incidence among Whites, Blacks and Caribbean Hispanics: the Northern Manhattan Study. Neuroepidemiology. 2006; 26:147–150

[33] Shea AM, Reed SD, Curtis LH, Alexander MJ, Villani JJ, Schulman KA. Characteristics of nontraumatic subarachnoid hemorrhage in the United States in 2003. Neurosurgery. 2007; 61:1131–7; discussion 1137-8

[34] de Rooij NK, Linn FH, van der Plas JA, Algra A, Rinkel GJ. Incidence of subarachnoid haemorrhage: a systematic review with emphasis on region, age, gender and time trends. J Neurol Neurosurg Psychiatry. 2007; 78:1365–1372

[35] Bederson JB, Awad IA, Wiebers DO, Piepgras D, et al. Recommendations for the management of patients with unruptured intracranial aneurysms. A statement for healthcare professionals from the Stroke Council of the American Heart Association. Circulation. 2000; 102:2300–2308

[36] Ingall T, Asplund K, Mahonen M, Bonita R. A multinational comparison of subarachnoid hemorrhage epidemiology in the WHO MONICA stroke study. Stroke. 2000; 31:1054–1061

[37] Mahindu A, Koivisto T, Ronkainen A, Rinne J, Assaad N, Morgan MK. Similarities and differences in aneurysmal subarachnoid haemorrhage between eastern Finland and northern Sydney. J Clin Neurosci. 2008; 15:617–621

[38] Vadikolias K, Tsivgoulis G, Heliopoulos I, Papaioakim M, Aggelopoulou C, Serdari A, Birbilis T, Piperidou C. Incidence and case fatality of subarachnoid haemorrhage in Northern Greece: the Evros Registry of Subarachnoid Haemorrhage. Int J Stroke. 2009; 4:322–327

[39] Broderick JP, Brott T, Tomsick T, Huster G, Miller R. The risk of subarachnoid and intracerebral hemorrhages in blacks as compared with whites. N Engl J Med. 1992; 326:733–736

[40] Eden SV, Heisler M, Green C, Morgenstern LB. Racial and ethnic disparities in the treatment of cerebrovascular diseases: importance to the practicing neurosurgeon. Neurocrit Care. 2008; 9:55–73

[41] Connolly ES, Jr, Rabinstein AA, Carhuapoma JR, Derdeyn CP, Dion J, Higashida RT, Hoh BL, Kirkness CJ, Naidech AM, Ogilvy CS, Patel AB, Thompson BG, Vespa P, American Heart Association Stroke Council, Council on Cardiovascular Radiology, Intervention, Council on Cardiovascular Nursing, Council on Cardiovascular Surgery, Anesthesia, Council on Clinical Cardiology. Guidelines for the management of aneurysmal subarachnoid hemorrhage: a guideline for healthcare professionals from the American Heart Association/american Stroke As-

sociation. Stroke. 2012; 43:1711–1737

[42] Bonita R. Cigarette Smoking, Hypertension and the Risk of Subarachnoid Hemorrhage: A Population-Based Case-Control Study. Stroke. 1986; 17:831–835

[43] Hoh BL, Sistrom CL, Firment CS, Fautheree GL, Velat GJ, Whiting JH, Reavey-Cantwell JF, Lewis SB. Bottleneck factor and height-width ratio: association with ruptured aneurysms in patients with multiple cerebral aneurysms. Neurosurgery. 2007; 61:716–22; discussion 722-3

[44] Dhar S, Tremmel M, Mocco J, Kim M, Yamamoto J, Siddiqui AH, Hopkins LN, Meng H. Morphology parameters for intracranial aneurysm rupture risk assessment. Neurosurgery. 2008; 63:185–96; discussion 196-7

[45] Rahman M, Smietana J, Hauck E, Hoh B, Hopkins N, Siddiqui A, Levy EI, Meng H, Mocco J. Size ratio correlates with intracranial aneurysm rupture status: a prospective study. Stroke. 2010; 41:916–920

[46] Hirsch KG, Froehler MT, Huang J, Ziai WC. Occurrence of perimesencephalic subarachnoid hemorrhage during pregnancy. Neurocrit Care. 2009; 10:339–343

[47] Tiel Groenestege AT, Rinkel GJ, van der Bom JG, Algra A, Klijn CJ. The risk of aneurysmal subarachnoid hemorrhage during pregnancy, delivery, and the puerperium in the Utrecht population: case-crossover study and standardized incidence ratio estimation. Stroke. 2009; 40:1148–1151

[48] Mohr JP, Caplan LR, Melski JW, et al. The Harvard cooperative stroke registry: A prospective study. Neurology. 1978; 28:754–762

[49] Verweij RD, Wijdicks EFM, van Gijn J. Warning Headache in Aneurysmal Subarachnoid Hemorrhage: A Case-Control Study. Arch Neurol. 1988; 45:1019–1020

[50] Linn FHH, Wijdicks EFM, van der Graaf Y, et al. Prospective Study of Sentinel Headache in Aneurysmal Subarachnoid Hemorrhage. Lancet. 1994; 344:590–593

[51] Fisher CM. Painful States: A Neurological Commentary. Clin Neurosurg. 1984; 31:32–35

[52] Linn FHH, Rinkel GJE, van Gijn J. Headache Characteristics in Subarachnoid Hemorrhage and Benign Thunderclap Headache. J Neurol Neurosurg Psychiatry. 1998; 65:791–793

[53] Day JW, Raskin NH. Thunderclap Headache: Symptom of Unruptured Cerebral Aneurysm. Lancet. 1986; 2:1247–1248

[54] Wijdicks EFM, Kerkhoff H, van Gijn J. Long-Term Follow-Up of 71 Patients with Thunderclap Headache Mimicking Subarachnoid Hemorrhage. Lancet. 1988; 2:68–70

[55] Markus HS. A Prospective Follow-Up of Thunderclap Headache Mimicking Subarachnoid Hemorrhage. J Neurol Neurosurg Psychiatry. 1991; 54:1117–1118

[56] Ducros A, Boukobza M, Porcher R, Sarov M, Valade D, Bousser MG. The clinical and radiological spectrum of reversible cerebral vasoconstriction syndrome. A prospective series of 67 patients. Brain. 2007; 130:3091–3101

[57] Snyder BD, McClelland RR. Isolated benign cerebral vasculitis. Arch Neurol. 1978; 35:612–614

[58] Frese A, Eikermann A, Frese K, Schwaag S, Husstedt IW, Evers S. Headache associated with sexual activity: demography, clinical features, and comorbidity. Neurology. 2003; 61:796–800

[59] Lance JW. Headaches Related to Sexual Activity. J Neurol Neurosurg Psychiatry. 1976; 39:1226–1230

[60] Ogilvy CS, Rordorf G, Bederson JB. In: Mechanisms and Treatment of Coma After Subarachnoid Hemorrhage. Subarachnoid Hemorrhage: Pathophysiology and Management. Park Ridge, IL: American Association of Neurological Surgeons; 1997:157–171

[61] Manschot WA. Subarachnoid Hemorrhage. Intraocular Symptoms and Their Pathogenesis. Am J Ophthalmol. 1954; 38:501–505

[62] Tsementzis SA, Williams A. Ophthalmological

Signs and Prognosis in Patients with a Subarachnoid Hemorrhage. Neurochirurgia. 1984; 27:133–135

[63] Vanderlinden RG, Chisholm LD. Vitreous Hemorrhages and Sudden Increased Intracranial Pressure. J Neurosurg. 1974; 41:167–176

[64] Pfausler B, Belcl R, Metzler R, et al. Terson's Syndrome in Spontaneous Subarachnoid Hemorrhage: A Prospective Study in 60 Consecutive Patients. J Neurosurg. 1996; 85:392–394

[65] Garfinkle AM, Danys IR, Nicolle DA, Colohan ART, et al. Terson's Syndrome: A Reversible Cause of Blindness Following Subarachnoid Hemorrhage. J Neurosurg. 1992; 76:766–771

[66] Friedman SM, Margo CE. Bilateral Subinternal Limiting Membrane Hemorrhage with Terson Syndrome. Am J Ophthalmol. 1997; 124:850–851

[67] Keithahn MAZ, Bennett SR, Cameron D, Mieler WF. Retinal Folds in Terson Syndrome. Ophthalmology. 1993; 100:1187–1190

[68] Schultz PN, Sobol WM, Weingeist TA. Long-Term Visual Outcome in Terson Syndrome. Ophthalmology. 1991; 98:1814–1819

[69] van der Jagt M, Flach HZ, Tanghe HL, Bakker SL, Hunink MG, Koudstaal PJ, van der Lugt A. Assessment of feasibility of endovascular treatment of ruptured intracranial aneurysms with 16-detector row CT angiography. Cerebrovasc Dis. 2008; 26:482–488

[70] Milhorat TH. Acute Hydrocephalus After Aneurysmal Subarachnoid Hemorrhage. Neurosurgery. 1987; 20:15–20

[71] Karttunen AI, Jartti PH, Ukkola VA, Sajanti J, Haapea M. Value of the quantity and distribution of subarachnoid haemorrhage on CT in the localization of a ruptured cerebral aneurysm. Acta Neurochir (Wien). 2003; 145:655–61; discussion 661

[72] Perry JJ, Sivilotti ML, Stiell IG, Wells GA, Raymond J, Mortensen M, Symington C. Should spectrophotometry be used to identify xanthochromia in the cerebrospinal fluid of alert patients suspected of having subarachnoid hemorrhage? Stroke. 2006; 37:2467–2472

[73] Gangloff A, Nadeau L, Perry JJ, Baril P, Emond M. Ruptured aneurysmal subarachnoid hemorrhage in the emergency department: Clinical outcome of patients having a lumbar puncture for red blood cell count, visual and spectrophotometric xanthochromia after a negative computed tomography. Clin Biochem. 2015; 48:634–639

[74] Consensus Conference. Magnetic Resonance Imaging. JAMA. 1988; 259:2132–2138

[75] Hackney DB, Lesnick JE, Zimmerman RA, et al. MR Identification of Bleeding Site in Subarachnoid Hemorrhage with Multiple Intracranial Aneurysms. J Comput Assist Tomogr. 1986; 10:878–880

[76] Ross JS, Masaryk TJ, Modic MT, et al. Intracranial Aneurysms: Evaluation by MR Angiography. AJNR. 1990; 11:449–456

[77] Ronkainen A, Hernesniemi J, Puranen M, Niemitukia L, Vanninen R, Ryynanen M, Kuivaniemi H, Tromp G. Familial Intracranial Aneurysms. Lancet. 1997; 349:380–384

[78] White PM, Wardlaw JM, Easton V. Can noninvasive imaging accurately depict intracranial aneurysms? A systematic review. Radiology. 2000; 217:361–370

[79] Broderick JP, Brown RD, Jr, Sauerbeck L, Hornung R, Huston J, III, Woo D, Anderson C, Rouleau G, Kleindorfer D, Flaherty ML, Meissner I, Foroud T, Moomaw EC, Connolly ES. Greater rupture risk for familial as compared to sporadic unruptured intracranial aneurysms. Stroke. 2009; 40:1952–1957

[80] Hoh BL, Cheung AC, Rabinov JD, Pryor JC, Carter BS, Ogilvy CS. Results of a prospective protocol of computed tomographic angiography in place of catheter angiography as the only diagnostic and pretreatment planning study for cerebral aneurysms by a combined neurovascular team. Neurosurgery. 2004; 54:1329–40; discussion 1340-2

[81] Chaudhary SR, Ko N, Dillon WP, Yu MB, Liu S, Criqui GI, Higashida RT, Smith WS, Wintermark M. Prospective evaluation of multidetector-row CT angiography for the diagnosis of vasospasm following subarachnoid hemorrhage: a comparison with digital subtraction angiography. Cerebrovasc Dis. 2008; 25:144–150

[82] Coupe NJ, Athwal RK, Marshman LA, Brydon HL. Subarachnoid hemorrhage emanating from a ruptured infundibulum: case report and literature review. Surg Neurol. 2007; 67:204–206

[83] Saltzman GF. Infundibular Widening of the Posterior Communicating Artery Studied by Carotid Angiography. Acta Radiol. 1959; 51:415–421

[84] Wollschlaeger G, Wollschlaeger PB, Lucas FV, Lopez VF. Experience and Results with Post-Mortem Cerebral Angiography Performed as Routine Procedure of the Autopsy. Am J Roentgenol Radium Ther Nucl Med. 1967; 101:68–87

[85] Osborn AG. Diagnostic Cerebral Angiography. Philadelphia: Lippincott, Williams and Wilkins; 1999

[86] Yoshimoto T, Suzuki J. Surgical Treatment of an Aneurysm on the Funnel-Shaped Bulge of the Posterior Communicating Artery. J Neurosurg. 1974; 41:377–379

[87] Archer CR, Silbert S. Infundibula May Be Clinically Significant. Neuroradiology. 1978; 152:247–251

[88] Trasi S, Vincent LM, Zingesser LH. Development of Aneurysm from Infundibulum of Posterior Communicating Artery with Documentation of Prior Hemorrhage. AJNR. 1981; 2:368–370

[89] Leblanc R, Worsley KJ, Melanson D, Tampieri D. Angiographic Screening and Elective Surgery of Familial Cerebral Aneurysms. Neurosurgery. 1994; 35:9–18

[90] Locksley HB. Report on the Cooperative Study of Intracranial Aneurysms and Subarachnoid Hemorrhage: Section V - Part II: Natural History of Subarachnoid Hemorrhage, Intracranial Aneurysms, and Arteriovenous Malformations - Based on 6368 Cases in the Cooperative Study. J Neurosurg. 1966; 25:321–368

[91] Henkes H, Fischer S, Weber W, Miloslavski E, Felber S, Brew S, Kuehne D. Endovascular coil occlusion of 1811 intracranial aneurysms: early angiographic and clinical results. Neurosurgery. 2004; 54:268–80; discussion 280-5

[92] Henkes H, Fischer S, Mariushi W, Weber W, Liebig T, Miloslavski E, Brew S, Kuhne D. Angiographic and clinical results in 316 coil-treated basilar artery bifurcation aneurysms. J Neurosurg. 2005; 103:990–999

[93] Debrun GM, Aletich VA, Kehrli P, Misra M, Ausman JI, Charbel F. Selection of cerebral aneurysms for treatment using Guglielmi detachable coils: the preliminary University of Illinois at Chicago experience. Neurosurgery. 1998; 43:1281–95; discussion 1296-7

[94] Hunt WE, Hess RM. Surgical Risk as Related to Time of Intervention in the Repair of Intracranial Aneurysms. J Neurosurg. 1968; 28:14–20

[95] Hunt WE, Kosnik EJ. Timing and Perioperative Care in Intracranial Aneurysm Surgery. Clin Neurosurg. 1974; 21:79–89

[96] Drake CG. Report of World Federation of Neurological Surgeons Committee on a Universal Subarachnoid Hemorrhage Grading Scale. J Neurosurg. 1988; 68:985–986

[97] Teasdale GM, Drake CG, Hunt W, Kassell N, Sano K, Pertuiset B, De Villiers JC. A universal subarachnoid hemorrhage scale: report of a committee of the World Federation of Neurosurgical Societies. J Neurol Neurosurg Psychiatry. 1988; 51

[98] Mori K, Arai H, Nakajima K, Tajima A, Maeda M. Hemorheological and Hemodynamic Analysis of Hypervolemic Hemodilution Therapy for Cerebral Vasospasm After Aneurysmal Subarachnoid Hemorrhage. Stroke. 1996; 26:1620–1626

[99] Dirnagl U, Becker K, Meisel A. Preconditioning and tolerance against cerebral ischaemia: from experimental strategies to clinical use. Lancet Neurol. 2009; 8:398–412

[100] Dalen JE, Bone RC. Is it time to pull the pulmonary artery catheter? JAMA. 1996; 276:916–918

77

[101] Mutoh T, Kazumata K, Ishikawa T, Terasaka S. Performance of bedside transpulmonary thermodilution monitoring for goal-directed hemodynamic management after subarachnoid hemorrhage. Stroke. 2009; 40:2368–2374

[102] Redekop G, Ferguson G, Carter LP, Spetzler RF, Hamilton MG. In: Intracranial Aneurysms. Neurovascular Surgery. New York: McGraw-Hill; 1995:625–648

[103] Vermeulen LC, Ratko TA, Erstad BL, et al. The University Hospital Consortium Guidelines for the Use of Albumin, Nonprotein Colloid, and Crystalloid Solutions. Arch Intern Med. 1995; 155:373–379

[104] Kronvall E, Undren P, Romner B, Saveland H, Cronqvist M, Nilsson OG. Nimodipine in aneurysmal subarachnoid hemorrhage: a randomized study of intravenous or peroral administration. J Neurosurg. 2009; 110:58–63

[105] Nearman HS, Herman ML. Toxic Effects of Colloids in the Intensive Care Unit. Crit Care Med. 1991; 7:713–723

[106] Bianchine JR. Intracranial Bleeding During Treatment with Hydroxyethyl Starch - Letter in Reply. New Engl J Med. 1987; 317

[107] Trumble ER, Muizelaar JP, Myseros JS. Coagulopathy with the Use of Hetastarch in the Treatment of Vasospasm. J Neurosurg. 1995; 82:44–47

[108] Vergouwen MD, de Haan RJ, Vermeulen M, Roos YB. Effect of statin treatment on vasospasm, delayed cerebral ischemia, and functional outcome in patients with aneurysmal subarachnoid hemorrhage: a systematic review and meta-analysis update. Stroke. 2010; 41:e47–e52

[109] Kirkpatrick PJ, Turner CL, Smith C, Hutchinson PJ, Murray GD. Simvastatin in aneurysmal subarachnoid haemorrhage (STASH): a multicentre randomised phase 3 trial. Lancet Neurol. 2014; 13:666–675

[110] Fernandez A, Schmidt JM, Claassen J, Pavlicova M, Huddleston D, Kreiter KT, Ostapkovich ND, Kowalski RG, Parra A, Connolly ES, Mayer SA. Fever after subarachnoid hemorrhage: risk factors and impact on outcome. Neurology. 2007; 68:1013–1019

[111] Zhang G, Zhang JH, Qin X. Fever increased in-hospital mortality after subarachnoid hemorrhage. Acta Neurochir Suppl. 2011; 110:239–243

[112] Badjatia N, Fernandez L, Schmidt JM, Lee K, Claassen J, Connolly ES, Mayer SA. Impact of induced normothermia on outcome after subarachnoid hemorrhage: a case-control study. Neurosurgery. 2010; 66:696–700; discussion 700-1

[113] Naidech AM, Drescher J, Ault ML, Shaibani A, Batjer HH, Alberts MJ. Higher hemoglobin is associated with less cerebral infarction, poor outcome, and death after subarachnoid hemorrhage. Neurosurgery. 2006; 59:775–9; discussion 779-80

[114] Naidech AM, Jovanovic B, Wartenberg KE, Parra A, Ostapkovich N, Connolly ES, Mayer SA, Commichau C. Higher hemoglobin is associated with improved outcome after subarachnoid hemorrhage. Crit Care Med. 2007; 35:2383–2389

[115] Kramer AH, Gurka MJ, Nathan B, Dumont AS, Kassell NF, Bleck TP. Complications associated with anemia and blood transfusion in patients with aneurysmal subarachnoid hemorrhage. Crit Care Med. 2008; 36:2070–2075

[116] Smith MJ, Le Roux PD, Elliott JP, Winn HR. Blood transfusion and increased risk for vasospasm and poor outcome after subarachnoid hemorrhage. J Neurosurg. 2004; 101:1–7

[117] Schlenk F, Vajkoczy P, Sarrafzadeh A. Inpatient hyperglycemia following aneurysmal subarachnoid hemorrhage: relation to cerebral metabolism and outcome. Neurocrit Care. 2009; 11:56–63

[118] Ciongoli AK, Poser CM. Pulmonary Edema Secondary to Subarachnoid Hemorrhage. Neurology (NY). 1972; 22:867–870

[119] Solomon RA, Fink ME, Lennihan L. Prophylactic Volume Expansion Therapy for the Prevention of Delayed Cerebral Ischemia After Early Aneurysm Surgery. Arch Neurol. 1988; 45:325–332

[120] Egge A, Waterloo K, Sjoholm H, Solberg T, Ingebrigtsen T, Romner B. Prophylactic hyperdynamic postoperative fluid therapy after aneurysmal subarachnoid hemorrhage: a clinical, prospective, randomized, controlled study. Neurosurgery. 2001; 49:593–605; discussion 605-6

[121] Wise BL. SIADH After Spontaneous Subarachnoid Hemorrhage: A Reversible Cause of Clinical Deterioration. Neurosurgery. 1978; 3:412–414

[122] Wijdicks EFM, Ropper AH, Hunnicutt EJ, Richardson GS, et al. Atrial Natriuretic Factor and Salt Wasting After Aneurysmal Subarachnoid Hemorrhage. Stroke. 1991; 22:1519–1524

[123] Harrigan MR. Cerebral Salt Wasting Syndrome: A Review. Neurosurgery. 1996; 38:152–160

[124] Kröll M, Juhler M, Lindholm J. Hyponatremia in Acute Brain Disease. J Int Med. 1992; 232:291–297

[125] Wijdicks EFM, Schievink WI, Burnett JC. Natriuretic Peptide System and Endothelin in Aneurysmal Subarachnoid Hemorrhage. J Neurosurg. 1997; 87:275–280

[126] Nelson PB, Seif SM, Maroon JC, et al. Hyponatremia in Intracranial Disease. Perhaps Not the Syndrome of Inappropriate Secretion of Antidiuretic Hormone (SIADH). J Neurosurg. 1981; 55:938–941

[127] Wijdicks EFM, Vermeulen M, Hijdra A, et al. Hyponatremia and Cerebral Infarction in Patients with Ruptured Intracranial Aneurysms: Is Fluid Restriction Harmful? Ann Neurol. 1985; 17:137–140

[128] Chandy D, Sy R, Aronow WS, Lee WN, Maguire G, Murali R. Hyponatremia and cerebrovascular spasm in aneurysmal subarachnoid hemorrhage. Neurol India. 2006; 54:273–275

[129] Nakagawa I, Kurokawa S, Takayama K, Wada T, Nakase H. [Increased urinary sodium excretion in the early phase of aneurysmal subarachnoid hemorrhage as a predictor of cerebral salt wasting syndrome]. Brain Nerve. 2009; 61:1419–1423

[130] Harbaugh RE. Aneurysmal Subarachnoid Hemorrhage and Hyponatremia. Contemp Neurosurg. 1993; 15:1–5

[131] Suarez JI, Qureshi AI, Parekh PD, Razumovsky A, Tamargo RJ, Bhardwaj A, Ulatowski JA. Administration of hypertonic (3% sodium chloride/acetate in hyponatremic patients with symptomatic vasospasm following subarachnoid hemorrhage. J Neurosurg Anesthesiol. 1999; 11:178–184

[132] Al-Rawi PG, Tseng MY, Richards HK, Nortje J, Timofeev I, Matta BF, Hutchinson PJ, Kirkpatrick PJ. Hypertonic saline in patients with poor-grade subarachnoid hemorrhage improves cerebral blood flow, brain tissue oxygen, and pH. Stroke. 2010; 41:122–128

[133] Hasan D, Lindsay KW, Wijdicks EFM, et al. Effect of Fludrocortisone Acetate in Patients with Subarachnoid Hemorrhage. Stroke. 1989; 20:1156–1161

[134] Mori T, Katayama Y, Kawamata T, Hirayama T. Improved efficiency of hypervolemic therapy with inhibition of natriuresis by fludrocortisone in patients with aneurysmal subarachnoid hemorrhage. J Neurosurg. 1999; 91:947–952

[135] Katayama Y, Haraoka J, Hirabayashi H, Kawamata T, Kawamoto K, Kitahara T, Kojima J, Kuroiwa T, Mori T, Moro N, Nagata I, Ogawa A, Ohno K, Seiki Y, Shiokawa Y, Teramoto A, Tominaga T, Yoshimine T. A randomized controlled trial of hydrocortisone against hyponatremia in patients with aneurysmal subarachnoid hemorrhage. Stroke. 2007; 38:2373–2375

[136] Butzkueven H, Evans AH, Pitman A, Leopold C, Jolley DJ, Kaye AH, Kilpatrick CJ, Davis SM. Onset seizures independently predict poor outcome after subarachnoid hemorrhage. Neurology. 2000; 55:1315–1320

[137] Byrne JV, Boardman P, Ioannidis I, Adcock J, Traill Z. Seizures after aneurysmal subarachnoid hemorrhage treated with coil embolization. Neurosurgery. 2003; 52:545–52; discussion 550-2

[138] Lin CL, Dumont AS, Lieu AS, Yen CP, Hwang SL, Kwan AL, Kassell NF, Howng SL. Characterization of perioperative seizures and epilepsy following aneurysmal subarachnoid hemorrhage. J Neurosurg. 2003; 99:978–985

[139] Marigold R, Gunther A, Tiwari D, Kwan J. Antiepileptic drugs for the primary and secondary prevention of seizures after subarachnoid haemorrhage. Cochrane Database Syst Rev. 2013; 6. DOI: 10.1002/14651858.CD008710.pub2

[140] Claassen J, Mayer SA, Kowalski RG, Emerson RG, Hirsch LJ. Detection of electrographic seizures with continuous EEG monitoring in critically ill patients. Neurology. 2004; 62:1743–1748

[141] Dennis LJ, Claassen J, Hirsch LJ, Emerson RG, Connolly ES, Mayer SA. Nonconvulsive status epilepticus after subarachnoid hemorrhage. Neurosurgery. 2002; 51:1136–43; discussion 1144

[142] Ukkola V, Heikkinen ER. Epilepsy after operative treatment of ruptured cerebral aneurysms. Acta Neurochir (Wien). 1990; 106:115–118

[143] Choi KS, Chun HJ, Yi HJ, Ko Y, Kim YS, Kim JM. Seizures and Epilepsy following Aneurysmal Subarachnoid Hemorrhage : Incidence and Risk Factors. J Korean Neurosurg Soc. 2009; 46:93–98

[144] Kotila M, Waltimo O. Epilepsy after stroke. Epilepsia. 1992; 33:495–498

[145] Rhoney DH, Tipps LB, Murry KR, Basham MC, Michael DB, Coplin WM. Anticonvulsant prophylaxis and timing of seizures after aneurysmal subarachnoid hemorrhage. Neurology. 2000; 55:258–265

[146] Little AS, Kerrigan JF, McDougall CG, Zabramski JM, Albuquerque FC, Nakaji P, Spetzler RF. Nonconvulsive status epilepticus in patients suffering spontaneous subarachnoid hemorrhage. J Neurosurg. 2007; 106:805–811

[147] Chumnanvej S, Dunn IF, Kim DH. Three-day phenytoin prophylaxis is adequate after subarachnoid hemorrhage. Neurosurgery. 2007; 60:99–102; discussion 102-3

[148] Naidech AM, Kreiter KT, Janjua N, Ostapkovich N, Parra A, Commichau C, Connolly ES, Mayer SA, Fitzsimmons BF. Phenytoin exposure is associated with functional and cognitive disability after subarachnoid hemorrhage. Stroke. 2005; 36:583–587

[149] Murphy-Human T, Welch E, Zipfel G, Diringer MN, Dhar R. Comparison of short-duration levetiracetam with extended-course phenytoin for seizure prophylaxis after subarachnoid hemorrhage. World Neurosurg. 2011; 75:269–274

[150] Szaflarski JP, Sangha KS, Lindsell CJ, Shutter LA. Prospective, randomized, single-blinded comparative trial of intravenous levetiracetam versus phenytoin for seizure prophylaxis. Neurocrit Care. 2010; 12:165–172

[151] Kassell NF, Drake CG. Review of the Management of Saccular Aneurysms. Neurol Clin. 1983; 1:73–86

[152] Kassell NF, Torner JC. Aneurysmal rebleeding: a preliminary report from the Cooperative Aneurysm Study. Neurosurgery. 1983; 13:479–481

[153] Hillman J, Fridriksson S, Nilsson O, Yu Z, Saveland H, Jakobsson KE. Immediate administration of tranexamic acid and reduced incidence of early rebleeding after aneurysmal subarachnoid hemorrhage: a prospective randomized study. J Neurosurg. 2002; 97:771–778

[154] Naidech AM, Janjua N, Kreiter KT, Ostapkovich ND, Fitzsimmons BF, Parra A, Commichau C, Connolly ES, Mayer SA. Predictors and impact of aneurysm rebleeding after subarachnoid hemorrhage. Arch Neurol. 2005; 62:410–416

[155] Ohkuma H, Tsurutani H, Suzuki S. Incidence and significance of early aneurysmal rebleeding before neurosurgical or neurological management. Stroke. 2001; 32:1176–1180

[156] Tanno Y, Homma M, Oinuma M, Kodama N, Yamamoto T. Rebleeding from ruptured intracranial aneurysms in North Eastern Province of Japan. A cooperative study. J Neurol Sci. 2007; 258:11–16

[157] Winn HR, Richardson AE, Jane JA. The Long-Term Prognosis in Untreated Cerebral Aneurysms. I. The Incidence of Late Hemorrhage in Cerebral Aneurysm: A 10-Year Evaluation of 364 Patients. Ann Neurol. 1977; 1:358–370

[158] Kassell NF, Torner JC, Haley EC, Jr, Jane JA, Adams HP, Kongable GL. The International Cooperative Study on the Timing of Aneurysm Surgery. Part 1: Overall Management Results. J Neurosurg. 1990; 73:18–36

[159] Inagawa T, Kamiya K, Ogasawara H, et al. Rebleeding of Ruptured Intracranial Aneurysms in the Acute Stage. Surg Neurol. 1987; 28:93–99

[160] Matsuda M, Watanabe K, Saito A, Matsumura K, Ichikawa M. Circumstances, activities, and events precipitating aneurysmal subarachnoid hemorrhage. J Stroke Cerebrovasc Dis. 2007; 16:25–29

[161] Jane JA, Kassell NF, Torner JC, et al. The Natural History of Aneurysms and AVMs. J Neurosurg. 1985; 62:321–323

[162] Biller J, Godersky JC, Adams HP. Management of Aneurysmal Subarachnoid Hemorrhage. Stroke. 1988; 19:1300–1305

[163] Kassell NF, Torner JC, Adams HP. Antifibrinolytic Therapy in the Acute Period Following Aneurysmal Subarachnoid Hemorrhage: Preliminary Observations from the Cooperative Aneurysm Study. J Neurosurg. 1984; 61:225–230

[164] Glick R, Green D, Ts'ao C-H, Witt WA, Yu ATW, Raimondi AJ. High Dose e-Aminocaproic Acid Prolongs the Bleeding Time and Increases Rebleeding and Intraoperative Hemorrhage in Patients with Subarachnoid Hemorrhage. Neurosurgery. 1981; 9:398–401

[165] Leipzig TJ, Redelman K, Horner TG. Reducing the Risk of Rebleeding Before Early Aneurysm Surgery: A Possible Role for Antifibrinolytic Therapy. J Neurosurg. 1997; 86:220–225

[166] Starke RM, Kim GH, Fernandez A, Komotar RJ, Hickman ZL, Otten ML, Ducruet AF, Kellner CP, Hahn DK, Chwajol M, Mayer SA, Connolly ES,Jr. Impact of a protocol for acute antifibrinolytic therapy on aneurysm rebleeding after subarachnoid hemorrhage. Stroke. 2008; 39:2617–2621

[167] Dias MS, Sekhar LN. Intracranial Hemorrhage from Aneurysms and Arteriovenous Malformations during Pregnancy and the Puerperium. Neurosurgery. 1990; 27:855–866

[168] Crawford S, Varner MW, Digre KB, Servais G, et al. Cranial Magnetic Resonance Imaging in Eclampsia. Obstet Gynecol. 1987; 70:474–477

[169] Postma IR, Slager S, Kremer HP, de Groot JC, Zeeman GG. Long-term consequences of the posterior reversible encephalopathy syndrome in eclampsia and preeclampsia: a review of the obstetric and nonobstetric literature. Obstet Gynecol Surv. 2014; 69:287–300

[170] Robinson JL, Hall CJ, Sedzimir CB. Subarachnoid Hemorrhage in Pregnancy. J Neurosurg. 1972; 36:27–33

[171] Robinson JL, Hall CS, Sedzimir CB. Arteriovenous Malformations, Aneurysms, and Pregnancy. J Neurosurg. 1974; 41:63–70

[172] Horton JC, Chambers WA, Lyons SL, Adams RD, et al. Pregnancy and the Risk of Hemorrhage from Cerebral Arteriovenous Malformations. Neurosurgery. 1990; 27:867–872

[173] Kim YW, Neal D, Hoh BL. Cerebral aneurysms in pregnancy and delivery: pregnancy and delivery do not increase the risk of aneurysm rupture. Neurosurgery. 2013; 72:143–9; discussion 150

[174] De Santis M, Straface G, Cavaliere AF, Carducci B, Caruso A. Gadolinium periconceptional exposure: pregnancy and neonatal outcome. Acta Obstet Gynecol Scand. 2007; 86:99–101

[175] Kataoka H, Miyoshi T, Neki R, Yoshimatsu J, Ishibashi-Ueda H, Iihara K. Subarachnoid hemorrhage from intracranial aneurysms during pregnancy and the puerperium. Neurol Med Chir (Tokyo). 2013; 53:549–554

[176] Marshman LA, Rai MS, Aspoas AR. Comment to "Endovascular treatment of ruptured intracranial aneurysms during pregnancy: report of three cases". Arch Gynecol Obstet. 2005; 272. DOI: 10.1 007/s00404-004-0707-x

[177] Hasan D, Vermeulen M, Wijdicks EFM, Hijdra A, van Gijn J. Management Problems in Acute Hydrocephalus After Subarachnoid Hemorrhage. Stroke. 1989; 20:747–753

77

[178] Graff-Radford N, Torner J, Adams HP, Kassell NF, et al. Factors Associated With Hydrocephalus After Subarachnoid Hemorrhage. Arch Neurol. 1989; 46:744–752

[179] Kusske JA, Turner PT, Ojemann GA, Harris AB. Ventriculostomy for the Treatment of Acute Hydrocephalus Following Subarachnoid Hemorrhage. J Neurosurg. 1973; 38:591–595

[180] van Gijn J, Hijdra A, Wijdicks EFM, Vermeulen M, van Crevel H. Acute Hydrocephalus After Aneurysmal Subarachnoid Hemorrhage. J Neurosurg. 1985; 63:355–362

[181] Hellingman CA, van den Bergh WM, Beijer IS, van Dijk GW, Algra A, van Gijn J, Rinkel GJ. Risk of rebleeding after treatment of acute hydrocephalus in patients with aneurysmal subarachnoid hemorrhage. Stroke. 2007; 38:96–99

[182] Pare L, Delfino R, Leblanc R. The relationship of ventricular drainage to aneurysmal rebleeding. J Neurosurg. 1992; 76:422–427

[183] McIver JI, Friedman JA, Wijdicks EF, Piepgras DG, Pichelmann MA, Toussaint LG, III, McClelland RL, Nichols DA, Atkinson JL. Preoperative ventriculostomy and rebleeding after aneurysmal subarachnoid hemorrhage. J Neurosurg. 2002; 97:1042–1044

[184] Voldby B, Enevoldsen EM. Intracranial Pressure Changes Following Aneurysm Rupture. 3. Recurrent Hemorrhage. J Neurosurg. 1982; 56:784–789

[185] Auer LM, Mokry M. Disturbed Cerebrospinal Fluid Circulation After Subarachnoid Hemorrhage and Acute Aneurysm Surgery. Neurosurgery. 1990; 26:804–809

[186] Connolly ES, Kader AA, Frazzini VI, Winfree CJ, Solomon RA. The Safety of Intraoperative Lumbar Subarachnoid Drainage for Acutely Ruptured Intracranial Aneurysm: Technical Note. Surg Neurol. 1997; 48:338–344

[187] Koh KM, Ng Z, Low SY, Chua HZ, Chou N, Low SW, Yeo TT. Management of ruptured intracranial aneurysms in the post-ISAT era: outcome of surgical clipping versus endovascular coiling in a Singapore tertiary institution. Singapore Med J. 2013; 54:332–338

[188] Hoh BL, Kleinhenz DT, Chi YY, Mocco J, Barker FG, II. Incidence of ventricular shunt placement for hydrocephalus with clipping versus coiling for ruptured and unruptured cerebral aneurysms in the Nationwide Inpatient Sample database: 2002 to 2007. World Neurosurg. 2011; 76:548–554

[189] Klopfenstein JD, Kim LJ, Feiz-Erfan I, Hott JS, Goslar P, Zabramski JM, Spetzler RF. Comparison of rapid and gradual weaning from external ventricular drainage in patients with aneurysmal subarachnoid hemorrhage: a prospective randomized trial. J Neurosurg. 2004; 100:225–229

78 动脉瘤病人的重症监护

78.1 神经源性应激性心肌病(NSC)

78.1.1 概述

> **要 点**
>
> 1. 心脏功能受损(射血分数减少)不能归因于潜在的冠状动脉疾病或心肌异常;可能是可逆的。
> 2. 心肌酶(肌钙蛋白)常较相应心肌损伤程度的预估值低,可用于鉴别NSC和急性MI。
> 3. 推定的机制:由于下丘脑刺激或SAH损伤导致儿茶酚胺激增(可能在心肌交感神经)。
> 4. 可能的后遗症:低血压、充血性心力衰竭(CHF)、心律失常等,所有这些可能进一步加重脑缺血。
> 5. 高峰发病时间:SAH后2天至2周。
> 6. 危险因素:Hunt和Hess分级高。
> 7. 治疗:可包括多巴酚丁胺[用于SBP<90 mmHg和低外周血管阻力(SVR)者]和(或)米力农(用于SBP>90和SVR增高者)。

旧称:可逆性缺血性心肌功能障碍[1]、神经源性心肌顿抑。常见于心外科术后病人,可能与肌钙蛋白I(TnI)缺乏有关[2]。某些病人SAH后可能出现心肌动力减低[3]。心电图可与心肌梗死相仿,但肌钙蛋白较真性心肌梗死低(多低于2.8 ng/ml)[4]。发病高峰在SAH后2天至2周。多数5天内完全恢复,因为正常心肌细胞会逐渐替代具有缺陷型TnI的心肌细胞。约10%病人可发展为真性心肌梗死。

每搏量和心排血量降低。危险因素包括:高Hunt和Hess分级(>3级)[5-8]、女性[8,9]、吸烟和年龄[5]。由于CO降低可被SVR增高代偿,故不一定出现低血压。然而早期手术时用于脑保护的苯巴比妥类药物有心肌抑制作用,CO降低可降低对药物的耐受性。术中经食管超声心动图(TEE)监测有助于指导升压药滴注。CO 降低还可能影响血管痉挛的高动力治疗。

78.1.2　心律失常和心电图(EKG)变化

超过 50％的 SAH 病人出现 EKG 改变,包括:T 波宽大倒置,QT 间期延长,ST 段抬高或压低,U 波,房性或室性期前收缩,室上性心动过速,心室扑动或心室颤动[10],心动过缓。某些 EKG 异常表现难以与急性心肌梗死鉴别[11,12]。

78.1.3　可能的机制

继发于 aSAH 的颅内压增高导致交感神经激活被认为是导致心肌细胞过度收缩和心肌损伤的原因之一[5]。相关理论提出,下丘脑缺血会引起交感神经紧张性增加,下丘脑缺血引起的交感神经紧张性增加以及血液中儿茶酚胺水平激增可导致心内膜下缺血[13]或冠状动脉血管痉挛。与全身相比,儿茶酚胺激增似乎更集中在局部(如心脏)。

78.1.4　治疗

对于 NSC,已研究出若干增加心排血量的干预措施[14,15]:

1. 米力农:用于 SBP＞90 mmHg 和正常 SVR 病人,或当病人长期应用慢性 β 受体阻滞剂时。

2. 多巴酚丁胺:低血压(SBP＜90 mmHg)及低 SVR 时更有效。

3. 其他:交感神经节阻滞,镁制剂。

78.2　神经源性肺水肿

78.2.1　概述

神经源性肺水肿是一种与各种颅内病变相关的罕见病症,包括:

1. SAH。

2. 全身性发作。

3. 头部损伤。

78.2.2　病理生理学

存在两种可能的协同机制。第一,突然增高的颅内压(ICP)或下丘脑损伤可能产生交感神经放电,使血液再分布到肺循环,导致肺毛细血管楔压(PCWP)升高和渗透性增加。第二,与之相关的儿茶酚胺增加会直接破坏毛细血管内皮细胞从而使肺泡通透性增加。

78.2.3 治疗

支持性疗法,如使用低水平呼气末正压通气(PEEP)的正压通气(见章节56.4.4)和一些降低颅内压的措施。

PA 导管通常是有帮助的。

根据需要使用添加呋塞米的多巴酚丁胺静脉滴注可能有一些功效[16]。多巴酚丁胺比先前尝试的 α 受体阻滞剂和 β 受体阻滞剂的理论上的优点是多巴酚丁胺不减少脑灌注。

78.3 血管痉挛

78.3.1 概述

要 点

1. 迟发脑缺血综合征和(或)脑动脉狭窄可见于某些 SAH(较多)、外伤或其他损伤后血管造影检查。

2. 时间窗:几乎不早于 SAH 后 3 天,峰值在 SAH 后 6~8 天,罕见开始于 SAH 17 天后。主要风险期:SAH 后 3~14 天。

3. 危险因素:高级别 SAH,CT 示出血量较多。

4. 导致血管壁内的病理变化(不仅仅是血管收缩)。

5. 诊断:可根据临床情况、血管造影或经颅多普勒诊断。

6. 治疗:无治愈方法。主要治疗方法:

(1) 维持血容量和提高血流动力(即之前的 3-H 疗法)。

(2) 神经血管内介入:血管成形术或动脉内注射维拉帕米。

脑血管痉挛最常见于 aSAH,但也可伴发于其他颅内出血(如:AVM 致脑室内出血[17],不明原因的 SAH)、颅脑外伤(伴或不伴 SAH)[18]、脑部外科手术、腰椎穿刺、下丘脑损伤、感染以及先兆子痫(见章节 11.1.2)。血管痉挛的概念始于 1951 年,由 Ecker 提出[19]。血管痉挛有两个内涵不一致的定义(见下文)。

1. 临床血管痉挛:见下文。

2. 放射性血管痉挛:见下文。

78.3.2 定义

■ 迟发性脑缺血(DCI)和早期脑损伤(EBI)

认为 SAH 通过血管痉挛的方式对机体造成有害作用的观点正在面临淘

汰,而 DCI 和 EBI 的概念正在涌现[20]。

DCI:迟发的神经功能缺失,GCS 下降至少 2 分,伴或不伴有与动脉瘤治疗或其他原因无关的脑梗死。DCI 是一个涵盖许多临床情况的综合术语,包括症状性血管痉挛[迟发性缺血性神经功能缺失(DIND)]和无症状迟发性脑梗死[21]。

EBI:除了来自 SAH 的直接机械损伤,EBI 还指许多其他因素,包括颅内压(ICP)的瞬时增高、脑血流量(CBF)的减少、细胞凋亡和水肿形成。

■ 临床血管痉挛

有时称为迟发性缺血性神经功能缺失(DIND),也称症状性血管痉挛,是 SAH 后迟发性的缺血性神经功能障碍。临床特征表现为:意识混乱或意识水平下降,伴局灶性神经功能缺损(语言或运动)。该诊断是一种排除性诊断,有时不能确定。

临床表现见章节 78.3.3。

■ 放射性血管痉挛(又称血管造影性血管痉挛)

颅内血管造影示动脉变窄,通常合并造影剂充盈减慢。通过前后对比同一血管的造影结果才能确诊血管痉挛。在一些情况下,DIND 对应于血管造影所见的血管痉挛区域。SAH 后血管造影性血管痉挛的发生率约为 50%(范围:20%～100%)[22]。

78.3.3 脑血管痉挛的特征

■ 临床表现

临床表现通常逐渐发展,呈进展性或波动性。可包括:

1. 非定位性表现:
(1) 新发的或加重的头痛。
(2) 意识水平改变(昏睡等)。
(3) 定向力障碍。
(4) 假性脑膜炎。

2. 可出现局灶性神经定位体征,包括脑神经麻痹[23,24]和局灶性运动缺陷。同时,症状可归于下文的"综合征"(ACA 分布区的血管痉挛发病率高于 MCA):

(1) 大脑前动脉(ACA)综合征:额叶症状为主(意识丧失,握持/吸吮反射,尿失禁,嗜睡,迟缓,意识错乱,低语)。双侧 ACA 分布区梗死通常由于前交通动脉动脉瘤破裂后血管痉挛引起。

(2) 大脑中动脉(MCA)综合征:偏瘫,单瘫,失语(或非优势半球失用症——由于枕下或顶叶病变,不能使用物体或熟练性操作;亚型:观念运动性失用和感觉性失用)。

■ 发病率

1. SAH 后约 7 天造影有 20%～100%表现为放射性血管痉挛,而其中症状性血管痉挛仅在约 30％的 SAH 病人中出现[25]。

2. 造影见血管痉挛有时可发生在无临床症状的情况下,反之亦然。

■ 严重程度

1. 脑血管痉挛(CVS)是引起 SAH 病人致死及致残的最主要因素,甚至超过了动脉瘤破裂和再出血引起的直接效应[26,27]。

2. CVS 的程度不等,从轻度可逆性损伤至继发于缺血性梗死的严重永久性功能障碍(最多可达 60％的 SAH 病人)[28],7％的 SAH 发生致命的血管痉挛[25,28]。

3. CVS 发生越早损害越严重。

■ 血管痉挛的时间进程

1. 发生:几乎从不在 SAH 后 3 天内发生[29]。

2. 高峰期是 SAH 后 6～8 天(偶尔也可迟发于 17 天左右)。典型风险期为 3～14 天[30]。

3. 症状性 CVS 几乎都在 SAH 后 12 天内缓解。一旦造影显示有血管痉挛,则通常需要 3～4 周才能缓解。

4. 痉挛的起病通常是缓慢的,但约 10％为突然和严重的恶化。

■ 相关发现

1. 当高压的动脉血与大脑底部的血管接触时风险较高。CVS 很少发生在实质内或单纯脑室内出血(例如来自 AVM)或分布局限于大脑凸面的 SAH。

2. 当血凝块与 ACA 和 MCA 近端 9 cm 直接接触时,尤其易导致痉挛。

3. 并非所有 SAH 病人都会发生 CVS,而且除了 SAH 以外,CVS 还会来源于其他损害,如肿瘤切除[31]、脑膜炎[32]、杏仁核海马切除术[33],甚至还可能与性交[34]、黑甘草的滥用[35]有关。

4. 入院时 Hunt 和 Hess 分级与 CVS 的风险相关(表 78 - 1)。

5. CT 上的出血量与 CVS 的严重程度相关[36,37](表 78 - 2,也适用于创伤性 SAH[38])。

6. 病人年龄越大,发生率越高。

7. 吸烟史是一个独立的危险因素[39]。

8. 既往高血压病史。

9. CT 显示的凝血块的主要部位、迟发神经功能缺失的部位以及造影可见相应的动脉血管痉挛,三者之间有很好的但不是绝对的相关性。

10. SAH 约 3 天后的增强 CT 上的软脑膜强化可能与 CVS 的高风险相关(提示血-脑屏障通透性增加)[40],但这一点尚存争议[41]。

11. 对于接受早期手术的病人,如果在术后 24 小时 CT 示少量 SAH,则几乎没有血管痉挛的风险。

12. 抗纤维蛋白溶解疗法可减少再出血,但增加脑积水和血管痉挛的风险(见章节 77.9.1)[42]。

13. 造影剂可加重 CVS。

14. 血容量不足。

表 78-1 迟发性缺血性神经功能缺失(DIND)与
Hunt 和 Hess 分级的关系

Hunt 和 Hess 分级	DIND(临床症状性痉挛)
1	22%
2	33%
3	52%
4	53%
5	74%

表 78-2 改良[43]Fisher[36]分级系统(CT 上
出血量与血管痉挛的关系)

改良 Fisher 分级	CT 显示出血量*	症状性血管痉挛
	未见 SAH 或 IVH	
1	局灶性或弥漫性薄层 SAH,无 IVH	24%
2	局灶性或弥漫性薄层 SAH,伴 IVH	33%
3	局灶性或弥漫性厚层 SAH,无 IVH	33%
4	局灶性或弥漫性厚层 SAH,伴 IVH	40%

*对 47 名 SAH 病人,在其出血 5 天内进行 CT 扫描,测量其出血的横向和纵向最大径(没有对实际厚度进行缩放);对于半球间出血,大脑镰在其间所占厚度不到 1 mm

78.3.4 发病机制

发病机制尚不明确。

在人类中,CVS 是一种慢性病症,受累血管有明确的长期的形态学改变。人们对 CVS 了解不足,因为缺乏一个好的动物模型(人类显示轻度急性期,大多数动物研究未能显示慢性期)。

表 78-3 列出了在血管壁中观察到的病理变化。

■ **直接介质**

血管痉挛是由平滑肌收缩引起的,而平滑肌收缩是因为血管舒张因子表达减少,或血管收缩因子过度表达,或更可能是二者的共同作用。

1. 血液的各组成成分均被证明可导致血管痉挛:

(1) 与氧结合的血红蛋白在接触血管外壁时可引起脑动脉的收缩。

(2) 血红蛋白可以清除一氧化氮,而一氧化氮是强大的血管舒张剂[46]。

表 78 - 3　血管痉挛的病理改变

时　间	血管层	病　理　改　变
1～8 天	外膜	炎症细胞聚集(淋巴细胞、浆细胞、肥大细胞)和结缔组织
	中膜	肌纤维坏死和弹力层断裂
	内膜	增厚伴内皮细胞肿胀、空泡化、紧密连接开放[44,45]
9～60 天	内膜	平滑肌细胞增生→进行性内膜增厚

(3) 血小板衍生生长因子诱导血管增生→血管硬化和扩张能力受损[47]。

2. 内皮功能障碍：理论包括一氧化氮和前列环素产生减少,内皮素-1 产生过量。

3. 血管由交感神经系统所支配。在小鼠中,交感神经支配的中断可防止血管痉挛[48]。

■ **血管痉挛的机制**

1. 血管壁介导的平滑肌收缩,可由以下情况引起：

(1) 出血性动脉血中的血管收缩因子[49](见下文)。

(2) 释放到脑脊液中的血管活性物质[50,51]。

(3) 经由血管神经的神经元机制(血管壁中的神经)：

1) 血管收缩神经张力增加(可能由于去神经支配后敏感性增加引起)。

2) 血管收缩神经张力降低。

3) 血管收缩神经与血管扩张神经的神经支配相比,时间依赖性的相对不平衡更有利于前者[53]。

4) 交感神经活性过度：例如由于颅内压升高导致下丘脑损伤[53]。

(4) 内皮衍生的舒张因子(EDRF)的损伤：由于某些药物作用,血管内皮可通过释放一种血管舒张因子(EDRF)从而在血管舒张中起着不可或缺的作用[54]。

2. 增殖性血管病变。

3. 免疫反应过程。

4. 炎症过程。

5. 机械现象：

(1) 拉伸蛛网膜纤维。

(2) 血块直接压迫。

(3) 血小板聚集[49]。

78.3.5　脑血管痉挛的诊断

■ **概述**

诊断需要合适的临床标准并且排除其他可能引起迟发性神经功能恶化的状况。见表 78 - 4。

表 78-4 临床血管痉挛诊断[55]

> 1. 延迟发作或持续的神经缺陷
> 2. SAH 后 4~20 天发作
> 3. 神经功能障碍与受累动脉相符
> 4. 排除其他恶化的原因
>   (1) 再出血
>   (2) 脑积水
>   (3) 脑水肿
>   (4) 癫痫
>   (5) 代谢紊乱：低钠血症等
>   (6) 缺氧
>   (7) 败血症
> 5. 辅助检查(见正文)
>   (1) 经颅多普勒
>   (2) CBF 研究

■ 血管痉挛的辅助检查

除血管造影直接显示血管痉挛外,还可进行以下检查：

1. 经颅多普勒(TCD)：见下文。

2. 颅内压监测：颅内脑搏动波形的改变[56]。

3. CTA：特异性显示血管痉挛,但可能高估狭窄程度[57]。

4. MRA：有助于血管痉挛治疗的观察(但临床实际中并不能代替血管造影)[58]。

5. 在 ICU 进行持续定量的脑电图(EEG)监测：

(1) α波(6~14 Hz)百分比降低称为"相对 α"(relative alpha, RA),从平均 0.45 降到 0.17,预示着比 TCD 和造影变化还早的血管痉挛的发生[59]。

(2) 全导 EEG 波幅降低(α波峰值的衰减)对预示血管痉挛有 91% 的灵敏度[60]。

6. 脑血流量(CBF)的变化：

(1) MRI：弥散加权成像(DWI)和灌注成像(PWI)可发现早期缺血(见章节 13.2.12)。

(2) CT 灌注研究(见章节 13.1)。

(3) 氙 CT：可以发现半球 CBF 的变化,但其不够敏感,无法检测局部血流变化情况[61,62],与增加 TCD 速度无关。

(4) 正电子发射断层扫描(PET)[63]或 SPECT 扫描(非定量,比氙 CT 检查花费的时间更长)。

• 经颅多普勒(TCD)

应用超声相移可无创性半定量测量特定动脉血流速度(在颅骨较薄处)。动脉腔狭窄引起血流速度增加可被 TCD 探测到[64-66]。在临床症状出现前 24～48 小时可检测到变化。若能获得在即将发生血管痉挛前的基线表现，则更有用。

MCA 的典型表现数值见表 78‐5,而且每天增加＞50 cm/s 可提示血管痉挛。血流速度与 ACA 的痉挛关系不大。可以应用血管的流速比（也称为 Lindegaard 率）来区别血管痉挛与充血（充血可使 MCA 和 ICA 流速都加快），见表 78‐5。

一旦数值升高,通常需经几周才能回降。

表 78‐5　血管痉挛的经颅多普勒表现

平均 MCA 流速（cm/s）	MCA：ICA（Lindegaard 率）	说　明
＜120	＜3	正常
120～200[a]	3～6	中度痉挛[a]
＞200	＞6	重度痉挛

a 在这个速度范围内对血管痉挛是特异性的,但只有约 60% 的敏感度

• 诊断方法的比较

通过表 78‐6 中所列出的阳性预测值（PPV）和阴性预测值（NPV）[21] 可确定其中各项检查的灵敏度和特异性。

表 78‐6　脑血管痉挛各种检测方法的阳性预测值（PPV）、
阴性预测值（NPV）测试

测　试		PPV（%）	NPV（%）
TCD	MCA	83～100	29～98
	ACA	41～100	37～80
	ICA	73	56
	PCA	37	78
	BA	63	88
	VA	54	82
CTA		43～100	37～100
CTP		71～100	27～99

78.3.6　血管痉挛的治疗

▌概述

治疗流程见章节 78.3.7。

学者对许多治疗 CVS 的方法进行过评价[67,68]。与动物模型实验截然相

反,人类的血管痉挛对相当多的药物没有反应。

■ **血管痉挛的预防**

　　到目前为止,没有有效的针对 CVS 的预防措施[69]。通过输液和输血预防 SAH 后低血容量和贫血可以减轻血管痉挛的发生。尽管动脉瘤夹闭早期手术不能预防血管痉挛(实际上对血管的操作会增加痉挛的可能性),但是可以通过消除再出血的危险(允许安全使用高动力疗法)和清除血凝块(见下文)使 CVS 发生率降低,从而有助于 CVS 的治疗;见动脉瘤手术时机中对早期手术的讨论(章节 79.7)。不建议预防性应用(即在血管痉挛诊断之前)高动力疗法——3 - H 疗法(见章节 78.3.7)(因其可能造成并发症且无益处)[70]。

■ **血管痉挛的治疗选择**

　　可以分为以下几类:

　　1. 直接应用扩血管药物:

　　(1) 平滑肌松弛剂:

　　1) 钙通道阻滞剂(已作为标准疗法):并不能对抗血管痉挛,但能提供神经保护功能(见章节 78.3)。

　　2) 内皮素(ET)受体拮抗剂(具有应用前景的实验或研究技术):ET_A 拮抗剂和 $ET_{A/B}$ 拮抗剂[71,72]。

　　3) Ryanodine 受体阻滞剂:丹曲林。介导细胞内钙离子从肌质网释放。这是少数几个同时具有预防和逆转血管痉挛作用的药物之一[73,74]。

　　4) 镁剂:MASH - 2 研究显示临床结果无改善[75]。

　　(2) 交感神经阻滞剂(已批准用于临床,但并非标准疗法且并非所有医疗中心均有此种药物)。

　　(3) 动脉内罂粟碱[76,77]:短期应用(见下文)。

　　(4) αICAM - 1 抑制物(细胞间黏附分子的抗体;已批准用于临床,但并非标准疗法且并非所有医疗中心均有此种药物)。

　　2. 直接机械性动脉扩张:球囊血管成形术(见下文)。

　　3. 间接性动脉舒张:高动力疗法(已作为标准疗法,见下文)。

　　4. 手术治疗:颈交感神经节切除术(限用或弃用的方法)[78]。

　　5. 去除可能的血管致痉因子:

　　(1) 清除血块:不能完全避免血管痉挛。

　　1) 行动脉瘤手术时去除[79,80]。

　　2) 在手术中或手术后通过脑池导管[81-84](必须在夹闭术后约 48 小时内)或鞘内注射[85]向蛛网膜下隙灌注纤溶药物。对于未完全夹闭的动脉瘤比较危险[84]。

　　(2) 脑脊液引流:腰椎穿刺,持续脑室引流或术后脑池引流[86]。

　　6. 中枢神经系统缺血性损伤的预防:钙离子通道阻滞剂(见章节 78.3.6),已作为标准疗法。

7. 改善血液流变学来增加缺血区的灌注；也是高动力疗法的治疗终点（见章节78.3.7）；已作为标准疗法。

(1) 包括：血浆、白蛋白、低分子右旋糖酐（限用或弃用的方法）、全氟化碳（具有应用前景的实验或研究技术）、甘露醇（见章节79.8.3）。

(2) 关于最佳 Hct（既降低血液黏滞度而又不显著降低携氧能力）目前尚有争议，30%～35%是一个很好的折中（可以通过血液稀释降低 Hct；不宜采用放血疗法）。

8. 他汀类药物：还没有发现辛伐他汀带来的益处[87]。

9. 血管痉挛区颅内外血管吻合（限用或弃用的方法）[88,89]。

■ 通过血管成形术扩张血管

导管引导球囊血管成形术可用来治疗血管痉挛[90,91]，但仅限于一些有介入神经放射医师的医疗中心。该方法有导致动脉闭塞、动脉破裂、动脉瘤夹移位[92,93]、夹层动脉瘤的风险，仅用于颅内大动脉（无法到达远端动脉）。临床改善率为60%～80%。在大多数病例中可改善血管直径和神经功能缺失[94]。

预防性经腔内气囊血管成形术（TBA）：Ⅱ期前瞻性试验未能显示主要终点获益（GOS评分），但发生血管痉挛的病人数量变少[95]。

经腔内气囊血管成形术（TBA）的适应证：

1. 高动力治疗失败。

2. 破裂动脉瘤已修补。

3. 出现症状12小时内手术预后较好。

4. 术前存在血管痉挛者可在夹闭术后立即进行。

5. 争论：单侧血管痉挛行成形术时，术中可见对侧无症状性血管痉挛。有些学者认为也应该使用球囊进行扩张，但其他学者考虑到并发症发生的概率认为应当观察。

近期脑梗死（卒中）：TBA的禁忌证。在TBA之前行CT或MRI以排除。

■ 动脉内药物注射扩张血管

动脉内药物（IAD）注射扩张血管效果短暂，而且其药效高峰时的治疗作用也不如血管成形术。但是 IAD 可反复应用，这需要多次动脉插管。IAD 可扩张血管，利于放置气囊，因此对血管成形气囊无法到达的动脉来说，仍然具有应用价值。

血管扩张应用药物（见章节102.5.2）：

1. 维拉帕米：首选药物。

2. 尼卡地平：二氢吡啶类钙离子通道阻滞剂，与心肌平滑肌相比更多作用于血管平滑肌。至少维持血管为正常直径的60%。70%应用该药物治疗的病人 CT 示无卒中。可造成收缩压降低，但不超过30%[96]。动脉内治疗：每次10～40 mg。三个回顾性病例研究证明有血管扩张以及暂时改善神经功能障碍的作用[94]。

　　3. 罂粟碱。

　　4. 硝化甘油。

78.3.7　血管痉挛的治疗流程

■ 相关指南

　　Level Ⅰ[69]：维持血容量和正常循环血量。

　　Level Ⅰ[69]：诱导高血压，除非血压基线升高或由于心脏支架的原因无法诱导。

　　Level Ⅱ[69]：血管内血管成形术和(或)选择性动脉内血管扩张剂治疗可以用于起效缓慢的病人或作为高血压病治疗备选方案。

■ aSAH 后血管痉挛/DCI 的特殊治疗

　　病人临床怀疑出现血管痉挛(DIND)，或 TCD 血流速度增加>50 cm/s，或绝对速率>200 cm/s 时：

　　1. 一般护理措施：

　　(1) 连续神经系统检查：虽然重要，但 CVS/DCI 对于状态不好的病人敏感性有限[69]。

　　(2) 活动：卧床休息，床头抬高约 30°。

　　(3) 弹力袜和(或)持续压力靴。

　　(4) 严格记出入量。

　　2. 诊断方法(主要是排除造成神经症状的其他原因)：

　　(1) 立即行非增强 CT 排除脑积水、水肿、梗死或再出血。

　　(2) 选项：CT 灌注或 MRI(如果可行)。

　　(3) STAT 血液检测：

　　1) 血电解质检测以排除低钠血症[97]。

　　2) 全血细胞分析(CBC)评估流变学，排除脓毒血症或贫血。

　　3) 血气分析(ABG)排除低氧血症。

　　(4) 如果可以，重复行 TCD 检查，检测血管痉挛的变化。

　　3. 监测：

　　(1) 动脉插管(A - line)以监测血压(BP)。

　　(2) 可能的话使用肺动脉(PA)导管监测 PCWP 和心排血量[无法放置 PA 导管时，使用中心静脉导管监测中心静脉压(CVP)]。

　　(3) 若怀疑颅内压异常则行颅内压监测，在血流高动力之前使用甘露醇或脑脊液引流处理颅内压增高(注意：甘露醇的利尿作用可能会导致血容量降低;此外,遇到未经治疗的动脉在降低颅内压时要小心)。

4. 治疗方式:

(1) 持续尼莫地平治疗。如果病人无法吞咽,可通过胃管给药。

(2) 吸氧以保持 $PO_2 > 70$ mmHg。

5. 保证血容量:SAH 病人在发病过程中经常出现血容量不足[98-100]。

(1) 首选静脉补充晶体液,通常是等渗的[如生理盐水(NS)]。

(2) 当 Hct<40%时补充血液(全血或 PRBC)。

(3) 胶体:给予血浆成分或 5%白蛋白(以 100 ml/h 的速度补液)以维持 Hct 在 40%(如果 Hct>40%,则使用晶体液[101])。

(4) 20%甘露醇 0.25 g/(kg/h)静脉滴注可改善微循环的血流变特性(避免利尿后的低血容量)。

(5) 用晶体液平衡尿量(UO)(若 Hct<40%,则使用 5%白蛋白,通常输液速度为 20~25 ml/h)。

(6) 避免应用淀粉制剂(Hespan®)(见章节 77.8.3)和右旋糖酐,会引起凝血功能障碍。

6. 监测:

(1) 每天行血气分析和血红蛋白、Hct 检测。

(2) 每 12 小时检测血清和尿电解质及渗透压(肌酐升高可能提示血管升压药造成外周缺血)。

(3) 每天行胸部 X 线片检查。

(4) 经常行心电图检查。

7. 开始行高动力疗法(3-H)持续 6 小时(见下文),除非血压基线升高或由于心脏支架的原因无法诱导。

8. 如果 3-H 治疗 6 小时后没有反应,或多普勒超声以及 CT 灌注、MRI 提示血管痉挛,那么应对病人行血管造影以确定血管痉挛的存在,并进行介入治疗或神经放射治疗(动脉内注射维拉帕米,血管成形术)。

(1) 将病人移至 ICU 并给予持续 3-H 治疗 6 小时。

(2) 选择:CT 灌注或 MRI(如果可以)。

(3) 如果经过 6 小时的 3-H 治疗没有反应,或 CT 灌注检查提示血管痉挛,则行血管造影检查以确定血管痉挛的存在,并为介入治疗或神经放射治疗做准备(动脉内注射维拉帕米,血管成形术)。

高动力疗法(以前的"3-H"治疗)。很多 CVS 以往的治疗方案包括所谓的"3-H"治疗(即高血容量、高血压和血液稀释)[102]。现已被"高动力疗法"所取代,包括维持血容量和诱导高动脉压[103]。虽然概念存在混乱,但这一方法有时被称为"3-H"治疗[69]。

诱导高血压(HTN)可能会导致未夹闭的动脉瘤破裂的风险。一旦动脉瘤经过治疗,在出现明显 CVS 之前采取治疗措施可以使 CVS 的发病率最

78

小化[104,105]。

使用液体维持血容量。

调控血压,使收缩压(SBP)增加 15% 直至神经症状改善或 SBP 达到 220 mmHg。药物包括:

1. 多巴胺(见章节 6.2.2):

(1) 以 2.5 μg/(kg·min)开始(肾用剂量)。

(2) 逐渐增加至 15~20 μg/(kg·min)。

2. 左旋去甲肾上腺素:

(1) 以 1~2 μg/min 开始。

(2) 每 2~5 分钟增加 1 倍:双倍递增剂量至 64 μg/min,然后以 10 μg/min 递增。

3. 新福林(去氧肾上腺素):不会加重心动过速。

(1) 以 5 μg/min 开始。

(2) 每 2~5 分钟增加 1 倍:双倍递增剂量至 64 μg/min,然后以 10 μg/min 递增至最大量 10 μg/kg。

4. 多巴酚丁胺:正性肌力药。

(1) 以 5 μg/(kg·min)开始。

(2) 以 2.5 μg/(kg·min)增加剂量至最大量 20 μg/(kg·min)。

高动力疗法的并发症:

1. 颅内并发症[106]:

(1) 可能加重脑水肿和颅内压增高。

(2) 可在先前的缺血区造成出血性梗死。

2. 颅外并发症:

(1) 肺水肿:17%。

(2) 3 例再出血(1 例死亡)。

(3) 2% 的病人心肌梗死。

(4) 放置肺动脉导管引起的并发症[107]:

1) 导管引起的脓毒血症:13%。

2) 锁骨下静脉血栓形成:1.3%。

3) 气胸:1%。

4) 血胸:可能由右旋糖酐引起的凝血障碍所促发[106]。

78.4　动脉瘤夹闭术后处理

1. 病人送入麻醉恢复室(PACU),稳定后返 ICU(如有条件入神经单元)。

2. 监测生命体征:每 15 分钟 1 次,测 4 小时,然后每小时 1 次。监测体温,每 4 小时 1 次测 3 天,然后每 8 小时 1 次。神经系统检查每小时 1 次。

3. 活动：卧床(BR)，床头抬高 20°～30°。

4. 给予过膝的 TED 长筒袜及充气压力靴。

5. 监测出入量，每小时 1 次(如果没有 Foley 尿管，则根据膀胱充盈情况每 4 小时导尿 1 次)。

6. 清醒情况下测定肺活量，每 2 小时 1 次(经蝶术后不要做该操作)。

7. 补液：NS＋KCl 20 mEq/L，速度 90 ml/h。

对于无气管内插管的病人：

1. 饮食：肠内营养，除非需要特殊冰片或药物。

2. 氧气：2 L 鼻导管吸氧。

对于气管内插管的病人：

1. 饮食：肠内营养。放置胃管，间歇减压。给药后可夹闭 1 小时。

2. 机械通气。

对于所有病人：

1. 药物治疗：

(1) H_2 受体拮抗剂，例如：雷尼替丁 50 mg 静脉滴注，每 8 小时 1 次。

(2) 开浦兰(左乙拉西坦)：500 mg 口服或静脉滴注，每 12 小时 1 次。对于多数开颅手术病人术后 2～3 个月保持血药浓度在治疗水平。

(3) Cardene 静脉滴注：维持 SBP＜160 mmHg 及 DBP(舒张压)＜100 mmHg(袖带血压或应用 A-line 测压)。

(4) 镇痛：芬太尼(与吗啡不同，不造成组胺释放。可降低颅内压)25～100 μg(0.5～2 ml)静脉推注，必要时每 1～2 小时 1 次。

(5) 对乙酰氨基酚(Tylenol)650 mg 口服/肠内给药，必要时[体温＞100.5°F(38℃)]每 4 小时 1 次。

(6) 小剂量肝素或依诺肝素(用于预防 DVT，这两种药物在肝素诱导的血小板减少症方面无差别[108])。

(7) 钙离子通道阻滞剂(见入院医嘱，章节 77.8.3)：尼莫地平(Nimotop)60 mg 口服/肠内给药，每 4 小时 1 次，或 30 mg，每 2 小时 1 次，以避免血压减低。如有静脉制剂也可静脉给药。

(8) 如已预防性应用抗生素则继续应用。例如：头孢唑啉(Kefzol)500～1 000 mg 静脉滴注，每 6 小时 1 次，应用 24 小时，然后停药。

2. 如果有条件则行 TCD 监测 MCA、ACA、ICA、VA 和 BA 流速及 Lindegaard 率(见章节 78.3.5)(标准方案为每周 3 次)。

3. 实验室检查：

(1) 安返 ICU 后检查血常规，此后每日检查。

(2) 安返 ICU 后检查肾功能，此后每 12 小时检查 1 次。

(3) 安返 ICU 后检查动脉血气，此后每 12 小时检查 1 次，监测 2 天，然后停止(机械通气病人每次调整通气后监测动脉血气)。

4. 有异常情况通知医师,如体温＞101°F(38.5℃),SBP 突然增高,SBP＜120,尿量＜60 ml/2 h。

(邓正海　刘继超)

参考文献

[1] Braunwald E, Kloner RA. The Stunned Myocardium: Prolonged Postischemic Ventricular Dysfunction. Circulation. 1982; 66:1146–1149

[2] Murphy AM, Kögler H, Georgakopoulos D, et al. Transgenic Mouse Model of Stunned Myocardium. Science. 2000; 389:491–495

[3] Yuki K, Kodama Y, Onda J, et al. Coronary Vasospasm Following Subarachnoid Hemorhage as a Cause of Stunned Myocardium. J Neurosurg. 1991; 75:308–311

[4] Bulsara KR, McGirt MJ, Liao L, et al. Use of the peak troponin value to differentiate myocardial infarction from reversible neurogenic left ventricul dysfunction associated with aneurysmal subarachnoid hemorrhage. J Neurosurg. 2003; 98:524–528

[5] Malik AN, Gross BA, Rosalind Lai PM, Moses ZB, Du R. Neurogenic Stress Cardiomyopathy After Aneurysmal Subarachnoid Hemorrhage. World Neurosurg. 2015; 83:880–885

[6] Hravnak M, Frangiskakis JM, Crago EA, Chang Y, Tanabe M, Gorcsan J,3rd, Horowitz MB. Elevated cardiac troponin I and relationship to persistence of electrocardiographic and echocardiographic abnormalities after aneurysmal subarachnoid hemorrhage. Stroke. 2009; 40:3478–3484

[7] Kilbourn KJ, Levy S, Staff I, Kureshi I, McCullough L. Clinical characteristics and outcomes of neurogenic stress cadiomyopathy in aneurysmal subarachnoid hemorrhage. Clin Neurol Neurosurg. 2013; 115:909–914

[8] Tung P, Kopelnik A, Banki N, et al. Predictors of neurocardiogenic injury after subarachnoid hemorrhage. Stroke. 2004; 35:548–551

[9] Mayer SA, Lin J, Homma S, Solomon RA, Lennihan L, Sherman D, Fink ME, Beckford A, Klebanoff LM. Myocardial injury and left ventricular performance after subarachnoid hemorrhage. Stroke. 1999; 30:780–786

[10] Harries AD. Subarachnoid Hemorhage and the Electrocardiogram: A Review. Postgrad Med J. 1981; 57:294–296

[11] Beard EF, Robertson JW, Robertson RCL. Spontaneous Subarachnoid Hemorhage Simulating Acute Myocardial Infarction. Am Heart J. 1959; 58:755–759

[12] Gascon P, Ley TJ, Toltzis RJ, et al. Spontaneous Subarachnoid Hemorrhage Simulating Acute Transmural Myocardial Infarction. Am Heart J. 1983; 105:511–513

[13] Marion DW, Segal R, Thompson ME. Subarachnoid hemorrhage and the heart. Neurosurgery. 1986; 18:101–106

[14] DiDomenico RJ, Park HY, Southworth MR, et al. Guidelines for acute decompensated heart failure treatment. Ann Pharmacother. 2004; 38:649–660

[15] Naidech A, Du Y, Kreiter KT, Parra A, Fitzsimmons BF, Lavine SD, Connolly ES, Mayer SA, Commichau C. Dobutamine versus milrinone after subarachnoid hemorrhage. Neurosurgery. 2005; 56:21–27

[16] Knudsen F, Jensen HP, Petersen PL. Neurogenic Pulmonary Edema: Treatment with Dobutamine. Neurosurgery. 1991; 29:269–270

[17] Maeda K, Kurita H, Nakamura T, et al. Occurrence of Severe Vasospasm Following Intraventricular Hemorrhage from an Arteriovenous Malformation. J Neurosurg. 1997; 87:436–439

[18] Martin NA, Doberstein C, Zane C, et al. Posttraumatic Cerebral Arterial Spasm: Transcranial Doppler Ultrasound, Cerebral Blood Flow, and Angiographic Findings. J Neurosurg. 1992; 77:575–583

[19] Ecker A, Riemenschneider PA. Arteriographic Demonstration of Spasm of the Intracranial Arteries: With Special Reference to Saccular Aneurysms. J Neurosurg. 1951; 8:660–667

[20] Etminan N. Aneurysmal subarachnoid hemorrhage–status quo and perspective. Transl Stroke Res. 2015; 6:167–170

[21] Washington CW, Zipfel GJ. Detection and monitoring of vasospasm and delayed cerebral ischemia: a review and assessment of the literature. Neurocrit Care. 2011; 15:312–317

[22] Dorsch N. A clinical review of cerebral vasospasm and delayed ischaemia following aneurysm rupture. Acta Neurochir Suppl. 2011; 110:5–6

[23] Wedekind C, Hildebrandt G, Klug N. A case of delayed loss of facial nerve function after acoustic neuroma surgery. Zentralbl Neurochir. 1996; 57:163–166

[24] Kudo T. Postoperative oculomotor palsy due to vasospasm in a patient with a ruptured internal carotid artery aneurysm: a case report. Neurosurgery. 1986; 19:274–277

[25] Kassell NF, Sasaki T, Colohan ART, et al. Cerebral Vasospasm Following Aneurysmal Subarachnoid Hemorrhage. Stroke. 1985; 16:562–572

[26] Awad IA, Carter LP, Spetzler RF, Medina M, Williams FC, Jr. Clinical Vasospasm After Subarachnoid Hemorrhage: Response to Hypervolemic Hemodilution and Arterial Hypertension. Stroke. 1987; 18:365–372

[27] Broderick JP, Brott TG, Duldner JE, Tomsick T, Leach A. Initial and recurrent bleeding are the major causes of death following subarachnoid hemorrhage. Stroke. 1994; 25:1342–1347

[28] Alaraj A, Wallace A, Mander N, Aletich V, Charbel FT, Amin-Hanjani S. Outcome following symptomatic cerebral vasospasm on presentation in aneurysmal subarachnoid hemorrhage: coiling vs. clipping. World Neurosurg. 2010; 74:138–142

[29] Weir B, Grace M, Hansen J, et al. Time Course of Vasospasm in Man. J Neurosurg. 1978; 48:173–178

[30] Pasqualin A. Epidemiology and pathophysiology of cerebral vasospasm following subarachnoid hemorrhage. J Neurosurg Sci. 1998; 42:15–21

[31] Bejjani GK, Sekhar LN, Yost AM, Bank WO, Wright DC. Vasospasm after cranial base tumor resection: pathogenesis, diagnosis, and therapy. Surg Neurol. 1999; 52:577–83; discussion 583-4

[32] Popugaev KA, Savin IA, Lubnin AU, Goriachev AS, Kadashev BA, Kalinin PL, Pronin IN, Oshorov AV, Kutin MA. Unusual cause of cerebral vasospasm after pituitary surgery. Neurol Sci. 2011; 32:673–680

[33] Mandonnet E, Chassoux F, Naggara O, Roux FX, Devaux B. Transient symptomatic vasospasm following antero-mesial temporal lobectomy for refractory epilepsy. Acta Neurochir (Wien). 2009; 151:1723–1726

[34] Valenca MM, Valenca LP, Bordini CA, da Silva WF, Leite JP, Antunes-Rodrigues J, Speciali JG. Cerebral vasospasm and headache during sexual intercourse and masturbatory orgasms. Headache. 2004; 44:244–248

[35] Chatterjee N, Domoto-Reilly K, Fecci PE, Schwamm

78

LH, Singhal AB. Licorice-associated reversible cerebral vasoconstriction with PRES. Neurology. 2010; 75:1939–1941

[36] Fisher CM, Kistler JP, Davis JM. Relation of Cerebral Vasospasm to Subarachnoid Hemorrhage Visualized by CT Scanning. Neurosurgery. 1980; 6:1–9

[37] Kistler JP, Crowell RM, Davis KR, et al. The Relation of Cerebral Vasospasm to the Extent and Location of Subarachnoid Blood Visualized by CT. Neurology. 1983; 33:424–426

[38] Taneda M, Kataoka K, Akai F, et al. Traumatic Subarachnoid Hemorrhage as a Predictable Indicator of Delayed Ischemic Symptoms. J Neurosurg. 1996; 84:762–768

[39] Lasner TM, Weil RJ, Riina HA, et al. Cigarette Smoking-Induced Increase in the Risk of Symptomatic Vasospasm After Aneurysmal Subarachnoid Hemorrhage. J Neurosurg. 1997; 87:381–384

[40] Fox JL, Ko JP. Cerebral Vasospasm: A Clinical Observation. Surg Neurol. 1978; 10

[41] Davis JM, Davis KR, Crowell RM. Subarachnoid Hemorrhage Secondary to Ruptured Intracranial Aneurysm: Prognostic Significance of Cranial CT. AJNR. 1980; 1:17–21

[42] Kassell NF, Torner JC, Adams HP. Antifibrinolytic Therapy in the Acute Period Following Aneurysmal Subarachnoid Hemorrhage: Preliminary Observations from the Cooperative Aneurysm Study. J Neurosurg. 1984; 61:225–230

[43] Frontera JA, Claassen J, Schmidt JM, Wartenberg KE, Temes R, Connolly ES,Jr, MacDonald RL, Mayer SA. Prediction of symptomatic vasospasm after subarachnoid hemorrhage: the modified fisher scale. Neurosurgery. 2006; 59:21–7; discussion 21-7

[44] Sasaki T, Kassell NF, Zuccarello M, et al. Barrier Disruption in the Major Cerebral Arteries During the Acute Stage After Experimental Subarachnoid Hemorrhage. Neurosurgery. 1986; 19:177–184

[45] Sasaki T, Kassell NF, Yamashita M, et al. Barrier Disruption in the Major Cerebral Arteries Following Experimental Subarachnoid Hemorrhage. J Neurosurg. 1985; 63:433–440

[46] Pluta RM, Thompson BG, Afshar JK, Boock RJ, Iuliano B, Oldfield EH. Nitric oxide and vasospasm. Acta Neurochir Suppl. 2001; 77:67–72

[47] Borel CO, McKee A, Parra A, Haglund MM, Solan A, Prabhakar V, Sheng H, Warner DS, Niklason L. Possible role for vascular smooth cell proliferation in cerebral vasospasm after subarachnoid hemorrhage. Stroke. 2003; 34:427–433

[48] Svendgaard NA, Brismar J, Delgado TJ, et al. Subarachnoid Hemorrhage in the Rat: Effect on the Development of Vasospasm of Selective Lesions of the Catecholamine Systems in the Lower Brain Stem. Stroke. 1985; 16:602–608

[49] Honma Y, Clower BR, Haining JL, et al. Comparison of Intimal Platelet Accumulation in Cerebral Arteries in Two Experimental Models of Subarachnoid Hemorrhage. Neurosurgery. 1989; 24:487–490

[50] Allen GS, Gross CJ, French LA, et al. Cerebral Arterial Spasm. Part 5: In Vitro Contractile Activity of Vasoactive Agents Including Human CSF on Human Basilar and Anterior Cerebral Artery. J Neurosurg. 1976; 44:596–600

[51] Sasaki T, Asano T, Takakura K, et al. Nature of the Vasoactive Substance in CSF from Patients with Subarachnoid Hemorrhage. J Neurosurg. 1984; 60:1186–1191

[52] Tew J, Tsai S-H, Greenberg M, Shipley M. Disturbance of Cerebrovascular Innervation After Experimental Subarachnoid Hemorrhage. Baltimore 1987

[53] Wilkins RH. Cerebral Vasospasm. Contemp Neurosurg. 1988; 10-4:1–6

[54] Nakagomi T, Kassell NF, Sasaki T, et al. Effect of Subarachnoid Hemorrhage on Endothelium-Dependent Vasodilatation. J Neurosurg. 1987; 66:915–923

[55] Findlay JM. Current Management of Cerebral Vasospasm. Contemp Neurosurg. 1997; 19:1–6

[56] Cardoso ER, Reddy K, Bose D. Effect of Subarachnoid Hemorrhage on Intracranial Pulse Waves in Cats. J Neurosurg. 1988; 69:712–718

[57] Greenberg ED, Gold R, Reichman M, John M, Ivanidze J, Edwards AM, Johnson CE, Comunale JP, Sanelli P. Diagnostic accuracy of CT angiography and CT perfusion for cerebral vasospasm: a meta-analysis. AJNR Am J Neuroradiol. 2010; 31:1853–1860

[58] Tamatani S, Sasaki O, Takeuchi S, Fujii Y, Koike T, Tanaka R. Detection of delayed cerebral vasospasm, after rupture of intracranial aneurysms, by magnetic resonance angiography. Neurosurgery. 1997; 40:748–53; discussion 753-4

[59] Vespa PM, Nuwer MR, Juhász C, et al. Early Detection of Vasospasm After Acute Subarachnoid Hemorrhage Using Continuous EEG ICU Monitoring. EEG Clin Neurophys. 1997; 103:607–615

[60] Labar DR, Fisch BJ, Pedley TA, Fink ME, Solomon RA. Quantitative EEG Monitoring for Patients with Subarachnoid Hemorrhage. EEG Clin Neurophys. 1991; 78:325–332

[61] Weir B, Menon D, Overton T. Regional Cerebral Blood Flow in Patients with Aneurysms: Estimation by Xenon 133 Inhalation. Can J Neurol Sci. 1978; 5:301–305

[62] Knuckney NW, Fox RA, Surveyor I, et al. Early Cerebral Blood Flow and CT in Predicting Ischemia After Cerebral Aneurysm Rupture. J Neurosurg. 1985; 62:850–855

[63] Powers WJ, Grubb RL, Baker RP, et al. Regional Cerebral Blood Flow and Metabolism in Reversible Ischemia due to Vasospasm: Determination by Positron Emission Tomography. J Neurosurg. 1985; 62:539–546

[64] Seiler RW, Grolimund P, Aaslid R, et al. Cerebral Vasospasm Evaluated by Transcranial Ultrasound Correlated with Clinical Grade and CT-Visualized Subarachnoid Hemorrhage. J Neurosurg. 1986; 64:594–600

[65] Lindegaard KF, Nornes H, Bakke SJ, et al. Cerebral Vasospasm After Subarachnoid Hemorrhage Investigated by Means of Transcranial Doppler Ultrasound. Acta Neurochir. 1988; 42:81–84

[66] Sekhar LN, Wechsler LR, Yonas H, et al. Value of Transcranial Doppler Examination in the Diagnosis of Cerebral Vasospasm After Subarachnoid Hemorrhage. Neurosurgery. 1988; 22:813–821

[67] Wilkins RH. Attempted Prevention or Treatment of Intracranial Arterial Spasm: A Survey. Neurosurgery. 1980; 6:198–210

[68] Wilkins RH. Attempts at Prevention or Treatment of Intracranial Arterial Spasm: An Update. Neurosurgery. 1986; 18:808–825

[69] Connolly ES, Jr, Rabinstein AA, Carhuapoma JR, Derdeyn CP, Dion J, Higashida RT, Hoh BL, Kirkness CJ, Naidech AM, Ogilvy CS, Patel AB, Thompson BG, Vespa P, American Heart Association Stroke Council, Council on Cardiovascular Radiology, Intervention, Council on Cardiovascular Nursing, Council on Cardiovascular Surgery, Anesthesia, Council on Clinical Cardiology. Guidelines for the management of aneurysmal subarachnoid hemorrhage: a guideline for healthcare professionals from the American Heart Association/american Stroke Association. Stroke.2012; 43:1711–1737

[70] Egge A, Waterloo K, Sjoholm H, Solberg T, Ingebrigtsen T, Romner B. Prophylactic hyperdynamic postoperative fluid therapy after aneurysmal subarachnoid hemorrhage: a clinical, prospective, randomized, controlled study. Neurosurgery. 2001; 49:593–605; discussion 605-6

[71] Foley PL, Caner HH, Kassell NF, Lee KS. Reversal of Subarachnoid Hemorrhage-Induced Vasoconstriction with an Endothelin Receptor Antagonists. Neurosurgery. 1994; 34:108–113

[72] Zuccarello M, Soattin GB, Lewis AI, Breu V, Hallak H, Rapoport RM. Prevention of Subarachnoid Hemorrhage-Induced Cerebral Vasospasm by Oral Administration of Endothelin Receptor Antagonists. J Neurosurg. 1996; 84:503–507

[73] Muehlschlegel S, Rordorf G, Sims J. Effects of a sin-

gle dose of dantrolene in patients with cerebral vasospasm after subarachnoid hemorrhage: a prospective pilot study. Stroke. 2011; 42:1301–1306

[74] Majidi S, Grigoryan M, Tekle WG, Qureshi AI. Intra-arterial dantrolene for refractory cerebral vasospasm after aneurysmal subarachnoid hemorrhage. Neurocrit Care. 2012; 17:245–249

[75] Mees SMD, Algra A, Vandertop WP, van Kooten F, Kuijsten HAJM, Boiten J, van Oostenbrugge RF, Salman R, Lavados PM, Rinkel GJE, van den Bergh WM. Magnesium for aneurysmal subarachnoid haemorrhage (MASH-2): a randomised placebo-controlled trial. The Lancet. 2012; 380:44–49

[76] Kaku Y, Yonekawa Y, Tsukahara T, Kazekawa K. Superselective Intra-Arterial Infusion of Papaverine for the Treatment of Cerebral Vasospasm After Subarachnoid Hemorrhage. J Neurosurg. 1992; 77:842–847

[77] Kassell NF, Helm G, Simmons N, et al. Treatment of Cerebral Vasospasm with Intra-Arterial Papaverine. J Neurosurg. 1992; 77:848–852

[78] Hori S, Suzuki J. Early Intracranial Operations for Ruptured Aneurysms. Acta Neurochir. 1979; 46:93–104

[79] Mitzukami M, Kawase T, Tazawa T. Prevention of Vasospasm by Early Operation with Removal of Subarachnoid Blood. Neurosurgery. 1982; 10:301–306

[80] Nosko M, Weir BKA, Lunt A, et al. Effect of Clot Removal at 24 Hours on Chronic Vasospasm After Subarachnoid Hemorrhage in the Primate Model. J Neurosurg. 1987; 66:416–422

[81] Findlay JM, Weir BKA, Steinke D, et al. Effect of Intrathecal Thrombolytic Therapy on Subarachnoid Clot and Chronic Vasospasm in a Primate. J Neurosurg. 1988; 69:723–735

[82] Findlay JM, Weir BKA, Kanamaru K, et al. Intrathecal Fibrinolytic Therapy After Subarachnoid Hemorrhage: Dosage Study in a Primate Model and Review of Literature. Can J Neurol Sci. 1989; 16:28–40

[83] Findlay JM, Weir BKA, Gordon P, et al. Safety and Efficacy of Intrathecal Thrombolytic Therapy in a Primate Model of Cerebral Vasospasm. Neurosurgery. 1989; 24:491–498

[84] Findlay JM, Kassell NF, Weir BKA, et al. A Randomized Trial of Intraoperative, Intracisternal Tissue Plasminogen Activator for the Prevention of Vasospasm. Neurosurgery. 1995; 37:168–178

[85] Mizoi K, Yoshimoto T, Fujiwara S, Takahashi A, et al. Prevention of Vasospasm by Clot Removal and Intrathecal Bolus Injection of Tissue-Type Plasminogen Activator: Preliminary Report. Neurosurgery. 1991; 28:807–813

[86] Ito U, Tomita H, Yamazaki S, et al. Enhanced Cisternal Drainage and Cerebral Vasospasm in Early Aneurysm Surgery. Acta Neurochir. 1986; 80:18–23

[87] Kirkpatrick PJ, Turner CL, Smith C, Hutchinson PJ, Murray GD. Simvastatin in aneurysmal subarachnoid haemorrhage (STASH): a multicentre randomised phase 3 trial. Lancet Neurol. 2014; 13:666–675

[88] Benzel EC, Kesterson L. Extracranial-Intracranial Bypass Surgery for the Management of Vasospasm After Subarachnoid Hemorrhage. Surg Neurol. 1988; 30:231–234

[89] Batjer H, Samson D. Use of Extracranial-Intracranial Bypass in the Management of Symptomatic Vasospasm. Neurosurgery. 1986; 19:235–246

[90] Hieshima GB, Higashida RT, Wapenski J, et al. Balloon Embolization of a Large Distal Basilar Artery Aneurysm: Case Report. J Neurosurg. 1986; 65:413–416

[91] Zubkov YN, Nikiforov BM, Shustin VA. Balloon Catheter Technique for Dilatation of Constricted Cerebral Artery After Aneurysmal Subarachnoid Hemorrhage. Acta Neurochir. 1984; 70:65–79

[92] Newell DW, Eskridge JM, Mayberg MR, Grady MS, et al. Angioplasty for the Treatment of Symptomatic Vasospasm Following Subarachnoid Hemorrhage. J Neurosurg. 1989; 71:654–660

[93] Linskey ME, Horton JA, Rao GR, Yonas H. Fatal Rupture of the Intracranial Carotid Artery During Transluminal Angioplasty for Vasospasm Induced by Subarachnoid Hemorrhage. J Neurosurg. 1991; 74:985–990

[94] Kimball MM, Velat GJ, Hoh BL. Critical care guidelines on the endovascular management of cerebral vasospasm. Neurocrit Care. 2011; 15:336–341

[95] Zwienenberg-Lee M, Hartman J, Rudisill N, Madden LK, Smith K, Eskridge J, Newell D, Verweij B, Bullock MR, Baker A, Coplin W, Mericle R, Dai J, Rocke D, Muizelaar JP. Effect of prophylactic transluminal balloon angioplasty on cerebral vasospasm and outcome in patients with Fisher grade III subarachnoid hemorrhage: results of a phase II multicenter, randomized, clinical trial. Stroke. 2008; 39:1759–1765

[96] Tejada JG, Taylor RA, Ugurel MS, Hayakawa M, Lee SK, Chaloupka JC. Safety and feasibility of intra-arterial nicardipine for the treatment of subarachnoid hemorrhage-associated vasospasm: initial clinical experience with high-dose infusions. AJNR Am J Neuroradiol. 2007; 28:844–848

[97] Wise BL. SIADH After Spontaneous Subarachnoid Hemorrhage: A Reversible Cause of Clinical Deterioration. Neurosurgery. 1978; 3:412–414

[98] Maroon JC, Nelson PB. Hypovolemia in Patients with Subarachnoid Hemorrhage: Therapeutic Implications. Neurosurgery. 1979; 4:223–226

[99] Wijdicks EFM, Vermeulen M, Hijdra A, et al. Hyponatremia and Cerebral Infarction in Patients with Ruptured Intracranial Aneurysms: Is Fluid Restriction Harmful? Ann Neurol. 1985; 17:137–140

[100] Wijdicks EFM, Vermeulen M, ten Haaf JA, et al. Volume Depletion and Natriuresis in Patients with a Ruptured Intracranial Aneurysm. Ann Neurol. 1985; 18:211–216

[101] Vermeulen LC, Ratko TA, Erstad BL, et al. The University Hospital Consortium Guidelines for the Use of Albumin, Nonprotein Colloid, and Crystalloid Solutions. Arch Intern Med. 1995; 155:373–379

[102] Origitano TC, Wascher TM, Reichman OH, Anderson DE. Sustained Increased Cerebral Blood Flow with Prophylactic Hypertensive Hypervolemic Hemodilution ("Triple-H" Therapy) After Subarachnoid Hemorrhage. Neurosurgery. 1990; 27:729–740

[103] Dankbaar JW, Slooter AJ, Rinkel GJ, Schaaf IC. Effect of different components of triple-H therapy on cerebral perfusion in patients with aneurysmal subarachnoid haemorrhage: a systematic review. Crit Care. 2010; 14. DOI: 10.1186/cc8886

[104] Solomon RA, Fink ME, Lennihan L. Prophylactic Volume Expansion Therapy for the Prevention of Delayed Cerebral Ischemia After Early Aneurysm Surgery. Arch Neurol. 1988; 45:325–332

[105] Solomon RA, Fink ME, Lennihan L. Early Aneurysm Surgery and Prophylactic Hypervolemic Hypertensive Therapy for the Treatment of Aneurysmal Subarachnoid Hemorrhage. Neurosurgery. 1988; 23:699–704

[106] Shimoda M, Oda S, Tsugane R, Sato O. Intracranial Complications of Hypervoemic Therapy in Patients with a Delayed Ischemic Deficit Attributed to Vasospasm. J Neurosurg. 1993; 78:423–429

[107] Rosenwasser RH, Jallo JI, Getch CC, Liebman KE. Complications of Swan-Ganz Catheterization for Hemodynamic Monitoring in Patients with Subarachnoid Hemorrhage. Neurosurgery. 1995; 37:872–876

[108] Kim GH, Hahn DK, Kellner CP, Komotar RJ, Starke R, Garrett MC, Yao J, Cleveland J, Mayer SA, Connolly ES. The incidence of heparin-induced thrombocytopenia Type II in patients with subarachnoid hemorrhage treated with heparin versus enoxaparin. J Neurosurg. 2009; 110:50–57

79 颅内动脉瘤破裂导致的 SAH

79.1 颅内动脉瘤的流行病学

发病率较难估计。尸检动脉瘤发生率范围为：$0.2\%\sim7.9\%$（差异是由于运用立体显微镜、医院种类及解剖方式、关注点的不同引起的）。估计偶发动脉瘤的发病率为人群的 $1\%\sim5\%$[1-5]，而发病率随着 CT 和 MRI 的普遍应用变得越来越高[6]。破裂与未破裂动脉瘤（偶然）比例为 5∶(3～6)（粗略估计为 1∶1，也就是说 50% 的动脉瘤破裂)[7]。未破裂颅内动脉瘤在女性（大约 3∶1）[8,9]和年龄大的人[10]中发病率更高，在儿童时期仅有 2% 的发病率[11]。在儿童病人中，男童发病率更高（男、女之比为 2∶1)且多位于后循环（$40\%\sim45\%$)[12,13]。

79.2 颅内动脉瘤的病因

动脉瘤发展的确切病理生理学仍然存在争议。与颅外血管比较，在脑血管中膜和外膜缺乏弹力纤维，中层肌肉少、外膜薄、内弹力层更加发达[14,15]。另外，大的脑血管走行在蛛网膜下隙中，起支持作用的结缔组织很少[16]，故这些血管有发展出囊状动脉瘤的趋势。动脉瘤往往出现在载瘤动脉走行较为曲折的区域，在载瘤动脉与其主要分支的夹角间，并指向载瘤动脉本该延续而实际不存在的弯曲处[17]。

动脉瘤的病因：

1. 先天因素（如动脉血管壁肌层缺陷，指中间层缺损）。

2. "动脉粥样硬化"或高血压：是多数囊性动脉瘤的可疑病因，可能与上述的先天因素相互作用。

3. 栓塞性：如心房黏液瘤。

4. 感染性（见章节 81.5）。

5. 外伤性（见章节 81.4）。

6. 其他因素（见下文）。

79.3　颅内动脉瘤的部位

囊性动脉瘤也称浆果样动脉瘤,通常位于较大的已命名的脑动脉,在分支点的顶端,即血管中血流动力学冲击最大的部位[18]。多数周围性动脉瘤属于这种情况,但可能合并感染(霉菌性动脉瘤)或外伤。梭形动脉瘤在椎基底动脉系统更常见。夹层动脉瘤应根据动脉夹层的情况分类(见章节 86.3)。

囊性动脉瘤位置:

1. 85%～95%在颈动脉系统,最常见于以下三个位置:

(1) 前交通动脉(ACoA)(多为单发):占 30%(前交通动脉与大脑前动脉囊性动脉瘤更多见于男性)。

(2) 后交通动脉(PCoA):占 25%。

(3) 大脑中动脉(MCA):占 20%。

2. 5%～15%见于后循环(椎基底动脉):

(1) 约 10%位于基底动脉:基底动脉分叉处,即基底动脉顶端最常见,其次为基底动脉分出小脑上动脉处(BA - SCA)、基底动脉-椎动脉(BA - VA)连接处、小脑前下动脉(AICA)。

(2) 约 5%在椎动脉:最常见于椎动脉-小脑后下动脉(VA - PICA)连接处。

3. 20%～30%的动脉瘤病人有多发动脉瘤(见章节 81.2)[19]。

79.4　颅内动脉瘤的表现

79.4.1　破裂

为最常见的表现:

1. 最常见的为蛛网膜下隙出血(SAH)(见章节 77.8)。

2. 颅内出血:发生于 20%～40%的病例(多见于 Willis 动脉环的远端动脉瘤,如 MCA 动脉瘤)。

3. 脑室内出血:发生于 13%～28%的病例[20](见下文)。

4. 硬膜下出血:占 2%～5%。

79.4.2　脑室内出血

脑室内出血(IVH)的其他病因(见章节 89.18)。

在临床中 13%～28%的动脉瘤破裂发生 IVH(尸检更高)[20]。发生 IVH 者预后更差(死亡率 64%)[20]。入院时的脑室大小是最重要的预后因素(脑室大者预后差)。可能的类型有:

79

1. PICA 远端动脉瘤：可直接通过 Luschka 孔[21]破入第四脑室。

2. 前交通动脉瘤：我们认为破裂出血经终板进入第三脑室前部或侧脑室，但在手术中并不总能得到证实。

3. 基底动脉远端或颈内动脉末端动脉瘤：可能破裂进入第三脑室底（罕见）。

79.4.3 除破裂以外的其他症状

■ 概述

可作为可能的"警示标志"：

1. 占位效应：

（1）巨大动脉瘤：包括脑干受压产生偏瘫和脑神经麻痹。

（2）脑神经麻痹：从出现警示症状到 SAH 平均潜伏期 110 天（注：这些症状的平均潜伏期来自一项回顾性研究，此研究的对象是那些被认为有警示症状的 SAH 病人[22]）。见下文。

（3）鞍内或鞍上动脉瘤产生内分泌紊乱[23]：由于垂体和垂体柄受压引起。

2. 小的出血：警示性或前哨出血；见头痛（章节 77.5.2）。

这组病人出现症状与发生 SAH 之间的潜伏期最短（10 天）（注：这些症状的平均潜伏期来自一项回顾性研究，此研究的对象是那些被认为有警示症状的 SAH 病人[22]）。

3. 小梗死或短暂的缺血：由于远端栓塞（包括一过性黑朦、同向偏盲等）[24]；从出现症状到 SAH 的平均潜伏期为 21 天。

4. 癫痫：术中可能会发现相邻区域的脑软化[24]。癫痫可能是局部胶质增生的结果，并非一定代表动脉瘤的扩大，没有资料表明这一组出血的风险增加。

5. 头痛[24]不伴有出血：大多数病例治疗后缓解。

（1）急性：无明显诱因，可能很严重，呈"雷劈样"[25]，一些人将其描述为"此生中最剧烈的头痛"。可归结于动脉瘤增大、血栓形成或瘤内出血[26]，不包括动脉瘤破裂。

（2）≥2 周：约半数为单侧（常位于眼眶后或眼眶周），可能由于动脉瘤上覆盖的硬膜刺激所致。另一半为弥散性或双侧，可能由于占位效应引起颅内压升高。

6. 偶然发现（即无症状性，如由于其他原因而做血管造影、CT 或 MRI 发现）。

■ 动脉瘤压迫所致的脑神经病变

1. 动眼神经（第Ⅲ对脑神经）麻痹（ONP）：出现在大约 9% 的后交通动脉瘤[27]（破裂或未破裂），少部分见于基底动脉尖端动脉瘤。症状包括：

（1）眼外肌麻痹（眼球下外斜→复视）。

（2）上睑下垂。

（3）瞳孔扩大，对光反射消失（非瞳孔分离性动眼神经麻痹为动眼神经受压的典型表现，见章节 32.5.5）。

2. 视力丧失[24]，是由于：

（1）眼动脉瘤压迫视神经：产生特征性鼻侧象限性偏盲。

（2）视交叉综合征：由于眼动脉、前交通动脉或基底动脉顶端动脉瘤引起。

3. 面部疼痛综合征：位于眼神经和上颌神经分布区，类似三叉神经痛，可能发生于海绵窦内或床突上动脉瘤[24,28]。

※注意：非破裂性动脉瘤病人出现动眼神经麻痹症状为急症，可能由动脉瘤扩张所致并预示将要发生破裂[24,28]。

79.5　动脉瘤合并症

79.5.1　概述

1. 常染色体显性遗传多囊性肾病：见下文。

2. 肌纤维发育不良（FMD）：肾性 FMD 的动脉瘤发生率为 7%，主动脉脑性 FMD 为 21%。

3. 动静脉畸形（AVM），包括烟雾病；见 AVM 和动脉瘤（见章节 82.2.5）。

4. 结缔组织病[29]：

（1）Ehlers-Danlos 综合征，特别是 Ⅳ 型（缺乏 Ⅲ 型胶原蛋白），同时动脉夹层的风险也增高，包括血管造影或栓塞时。

（2）马方综合征（见章节 86.3）。

（3）弹性纤维性假黄瘤。

5. 多个家族成员有颅内动脉瘤。家族性颅内动脉瘤综合征（FIA）：2 个及以上亲属，三代以内，影像学证实的颅内动脉瘤。参见家族性动脉瘤（章节 81.3）。

6. 主动脉缩窄[30]。

7. Osler-Weber-Rendu 综合征。

8. 动脉粥样硬化[31]。

9. 细菌性心内膜炎。

10. 多发性内分泌肿瘤 Ⅰ 型[32]。

11. 遗传性出血性毛细血管扩张症[33]。

12. 神经纤维瘤病 1 型[34]。

79.5.2 常染色体显性遗传多囊性肾病(ADPKD)

■ 概述

成人多囊性肾病,尸检发生率为 1/500,美国大约有 500 000 人携带常染色体显性遗传多囊性肾病(ADPKD)的突变基因。病人在前几十年中肾功能多是正常的,以后有渐进性慢性肾功能衰竭。其常见后遗症是高血压。为常染色体显性遗传,到 80 岁时外显率为 100%[35]。可能存在其他器官的囊性变(肝囊性变约 33%,偶见于肺、胰腺)[36]。

1904 年,Dunger 首次将 ADPKD 和脑动脉瘤联系在一起。据报道,颅内动脉瘤合并 ADPKD 的发生率是 10%～30%[37],15% 较为合理[38]。多位于MCA,31% 为多发动脉瘤[39]。除了动脉瘤的发病率高以外,似乎动脉瘤破裂的危险性也大[40],其中 64% 于 50 岁之前发生。因此,与一般人群相比,ADPKD 病人 SAH 的风险高出了 10～20 倍[41]。动脉瘤很少在 20 岁之前被发现。动脉瘤的平均破裂风险大约是每年 2%(见章节 77.8.6)。

■ 建议

根据这些统计,以及 ADPKD 病人寿命期望值和其他评估(手术致残和死亡率),决策分析结果表明,对大于 25 岁的病人不必常规行动脉造影检查[37]。然而,对于动脉瘤未破裂而有症状者及 SAH 者,应行血管造影检查,一旦发现动脉瘤(特别是直径大于 1 cm 者)应行手术治疗。一项决策分析研究发现[38],用 MRA 筛选比出现症状再治疗对病人更加有益。复查 MRA 会使病人更加受益,复查如下文所示:

1. 年轻的 ADPKD 病人,每 2～3 年复查一次,但以下两种情况除外:

(1) 动脉瘤病史。

(2) ADPKD 合并动脉瘤病人的家属。

2. 存在 ADPKD 家族史而无动脉瘤病史的病人,每 5～20 年复查一次[38]。

79.6 动脉瘤治疗方式的选择

79.6.1 概述

动脉瘤治疗方式的选择取决于病人的年龄和身体情况、动脉瘤和相关血管的解剖、手术医生的能力、介入治疗的选择,而且必须与动脉瘤的自然史相权衡。并且动脉瘤的治疗要为血管痉挛治疗提供方便。

自然史:

1. 出血进入蛛网膜下隙的风险:

(1) 破裂动脉瘤:再出血风险(见章节 77.10.3)。

(2) 未破裂动脉瘤(见章节 81.1)。

（3）颈内动脉海绵窦段动脉瘤：风险小（见章节81.1.4）。

2. 自发性动脉瘤血栓形成非常罕见[42-44]（估计在尸体解剖中的发生率是9％~13％[44]）。然而，此情况可能再出现[45,46]，甚至在多年以后可出现延迟性破裂。

3. 动脉瘤增大引起的占位效应：有些动脉瘤逐渐增大变为巨大动脉瘤，可导致占位效应，不论破裂与否。

尽管目前仍存在争议，但血管内治疗仍为动脉瘤破裂的首选治疗。见未破裂动脉瘤（见章节81.1.4）。

79.6.2 不直接针对动脉瘤的治疗

治疗的理想目标是动脉瘤不再出血并形成血栓（见上文）。

1. 入院后持续药物治疗：如控制高血压，持续服用钙离子通道阻滞剂、大便软化剂，限制活动等。

2. 不常用的治疗方式：

（1）纤溶治疗：如6-氨基己酸（EACA）；注意：已弃用，虽可降低再出血，但增加动脉血管痉挛和脑积水的发生率[47]。

（2）连续腰椎穿刺：为曾经使用的治疗方式[48]，可能增加动脉瘤再破裂危险。

79.6.3 血管内治疗动脉瘤

1. 栓塞动脉瘤：

（1）使用Guglielmi可脱性线圈（见下文）。

（2）Onyx HD 500（见章节102.5.1）用于治疗宽颈部及巨大颈内动脉动脉瘤[49]。22名病人中，由于Onyx移位，1名出现ICA狭窄，2名出现ICA阻塞。

（3）"血流转向装置"联合"覆膜支架"（紧密编织支架）可以促进动脉瘤中血栓形成（见章节102.5.1）。

2. 孤立术（trapping）：有效的治疗要求阻断动脉瘤近端和远端的载瘤动脉，常通过血管内介入治疗[50]，有时也可通过直接的手术手段（结扎或夹闭），或两者联合，可联合颈外颈内动脉（EC-IC）旁路移植术来保持孤立节段远端血流[51]。

3. 近端结扎（自Hunter在1 784例外周动脉瘤病人中结扎其动脉瘤近端腘窝动脉后也称Hunterian结扎）：对巨大动脉瘤有效[53,54]。对于非巨大型则优点较少，且增加血栓栓塞的危险性（通过闭塞CCA而不是ICA可能会降低风险[54]），同时也可能会增加对侧动脉瘤形成的风险[55]。

79.6.4 动脉瘤的外科治疗

1. 放置一动脉瘤夹跨过动脉瘤颈部将动脉瘤隔离而不损伤正常血管："金标准"（见下文）。

2. 包裹或加固动脉瘤：尽管这并非手术的目的，但在无计可施的情况下可能会需要使用此方法（如基底动脉主干的梭形动脉瘤，有重要分支起自瘤顶部，或瘤颈部分在海绵窦内）。

（1）使用肌肉：曾是外科手术治疗动脉瘤的第一个方法[56]（病人死于再出血）。

（2）使用棉纱或棉布：经 Gillingham 推广[57]。一项包含 60 位病人的研究显示，8.5% 的病人在 6 个月内再出血，此后的年再出血率为 1.5%[58]（与自然史相近）。

（3）使用塑料树脂或其他聚合物：可能略优于肌肉或纱布[59]。一项研究的长期随访显示，这种方式对第一个月的再出血没有保护作用，但是此后的风险要略小于自然史[59]。其他研究显示与自然病程无明显差异[60]。

（4）聚四氟乙烯和纤维蛋白胶[61]。

79.6.5 治疗决策：栓塞与夹闭

■ 概述

以弹簧圈栓塞为主要方式的介入方法治疗动脉瘤的病例数量逐渐增加（见上文其他治疗方式的选择）。2002～2008 年，在美国和英国栓塞方法治疗动脉瘤的比例分别从 17% 和 35% 增加到了 58% 和 68%[62,63]。目前关于动脉瘤（破裂和未破裂）的最佳治疗方式仍存在很大争议。使争论不能达成一致的原因有：已发表的研究中方法学的缺陷，介入技术发展过快使得很多研究尚未完成就已过时，以及介入治疗预后迫切需要长期的随访结果。

本节通过回顾既往研究，对手术治疗与介入栓塞进行比较。

■ 破裂颅内动脉瘤

目前为止，有四项已发表的随机对照试验比较了破裂动脉瘤栓塞治疗和手术夹闭的功能预后："芬兰研究"[64]，ISAT 2002[65]，"中国研究"[66]，以及 BART 2012[67]。四项 RCT 的治疗数据总结见表 79 - 1。

表 79 - 1　四项随机对照研究关于评价治疗效果的指标——
再出血、完全闭塞和再治疗率的总结（夹闭与栓塞）

	再出血[a]：夹闭	再出血[a]：栓塞	完全闭塞：夹闭	完全闭塞：栓塞	再次夹闭	再次栓塞
芬兰研究	0%	0%	73.7%[b]	50%[b]	7%	23.1%
ISAT	1.0%	2.6%	82%	66%	4.2%	15.1%
ISAT_5[c]	0.3%*	0.9%*	n/a	n/a	—	—
ISAT_10[c]	0.4%	1.6%	n/a	n/a	—	—
中国研究	3.3%	3.2%	83.7%*	64.9%*	—	—

续　表

	再出血：夹闭	再出血：栓塞	完全闭塞：夹闭	完全闭塞：栓塞	再次夹闭	再次栓塞
BRAT[d]	0.8%[e]	0%	85%	58%	4.5%[*]	10.6%[*]
BRAT[3][d]	0%	0%	87%	52%	5%[*]	13%[*]

* 有统计学显著差异($P<0.05$)
a 第一次手术后目标动脉瘤再出血
b 首次住院后的预后
c ISAT[5] 和 ISAT[10]指的是 5 年和 10 年随访研究。再出血指的是这些研究在 1 年的
　随访后再次出现 SAH 的情况
d BRAT[3] 指的是 3 年随访研究。BRAT 和 BRAT[3] 是"接受治疗"的结果
e 初次住院期间发生的再出血事件

• ISAT

规模最大的试验，国际蛛网膜下隙出血动脉瘤试验(the international
subarachnoid hemorrhage aneurysm trial，ISAT)，在 1997～2002 年间招收了
2 143 位病人，试验由于 2 组之间介入栓塞治疗的优势结果过于显著而提前停
止。尽管 ISAT 存在一定限制(见下文)，但是这些发现仍被推广到所有动脉
瘤病人中，并对动脉瘤的治疗产生了重大影响。

结果：在第一年，与手术组相比(31%；$P=0.001\,9$)，栓塞组(24%)不良
预后的风险明显降低(即改良 Rankin 评分>2)，为 7%。虽然没有统计学意
义，但治疗第一年后栓塞的再出血率(2.6%)高于夹闭(1.0%)。因此，介入栓
塞治疗的持续性以及避免动脉瘤治疗后再出血的能力令人怀疑。另外，ISAT
还有很多重要的缺陷，详情见表 79 - 2。

表 79 - 2　ISAT 的方法学缺陷

1. 9 559 位 SAH 病人中仅有 20%是随机研究[a]：
　 (1) 病人的选择可能存在偏倚
　 (2) MS 组比 EDC 组有更多的非随机病人[b]
　 (3) 尚无建议哪些病人可行 EDC 的指南
2. 大多数研究中心位于欧洲、澳大利亚和加拿大
3. 并未提及手术医师和介入医师的专业知识水平，且缺乏必要的比较
4. 下面的特征并不能完全代表大样本的 SAH 病人：
　 (1) 80%的病人临床情况良好(Hunt 和 Hess 分级 1 级或 2 级)
　 (2) 93%的动脉瘤直径≤10 mm
　 (3) 97%位于前循环系统
5. 再出血率：EDC(2.4%)或 MS 后(1.0%)的再出血率均偏高，超过 1 年以上的随访
　 可能差异更加明显

a 大多数 SAH 病人被指定行 MS 或 EDC。随机的只是那些研究人员不清楚采用哪
　种方法更好的病人。未提供非随机病人的结果
b MS：显微手术；EDC：电解可脱性弹簧圈

初期报道之后,中期随访结果也被公布出来[68]。1 年后在介入治疗队列的 8 447 次随访中,发现有 10 位病人在动脉瘤治疗后再出血。在手术队列的 8 177 次随访中,发现有 3 位病人在动脉瘤治疗后再出血(其中 1 位病人在随机试验中拒绝行手术治疗,而选择了介入栓塞治疗方式)。介入治疗组中,通过治疗意向分析有一个非显著增加的再出血风险($P=0.06$),但是当进行实际治疗分析时,却有显著差异($P=0.02$)。5 年内的可能死亡人数栓塞组(11%)显著低于手术夹闭组(14%,$P=0.03$)。然而,如果排除在接受治疗前死亡的病人,则不再有统计学差异($P=0.1$)[69]。这些病人 5 年独立生存的概率没有组间差异(栓塞 83%;夹闭 82%)。

为期 10 年的英国队列研究初期结果已经有所报道[70]。与 5 年结果相似,预后良好的病人比例在两组之间没有差异,但是比较两组间死亡或生活不能自理的情况,介入治疗组的良好生存状态比例更高。在介入组有 13 位病人的责任动脉瘤出现再出血(每年每 641 人中有 1 人),在手术组中有 4 人(每年每 2 041 人中有 1 人)。尽管在介入组中再出血风险更高,但是总的风险较小,且再出血导致死亡或生活不能自理方面并没有组间差异。

在后续的 ISAT Ⅱ期试验(多中心随机对照研究)中,正在试图阐明不同治疗方法之间的疗效差异[71]。

• 中国研究[66]

192 例 aSAH 病人采取随机性栓塞治疗或夹闭治疗。手术夹闭增加了症状性血管痉挛的风险(OR 1.24),且手术夹闭治疗组有更多的新发脑梗死病人(21.7%:12.8%)。动脉瘤完全闭塞的发生率在栓塞组中显著降低(64.9%:83.7%)。两组的再出血率相似(约 3%)。在 1 年时,死亡率没有显著差异(栓塞 10.6%;夹闭为 15.2%)。另外,两组的良好预后也没有显著差异(栓塞为 75%;夹闭为 67.9%)。

• BRAT[67]

最初由 Barrow 神经学研究所于 2002 年发起,旨在反映北美洲的破裂动脉瘤治疗的真实情况。在病人允许的情况下,采取交替的方式随机分配每个 SAH 病人。大量被分配到介入治疗组的病人转入了手术治疗组,因为在招收病人时,没有考虑动脉瘤适合于哪种治疗方式(75 位病人从栓塞组转入手术组;4 位病人从手术组转入栓塞组)。病人预后不良[即改良 Rankin 量表评分(mRS)>2]的比例在手术组中为 33.7%,相比之下介入组为 23.2%($P=0.02$,意向治疗分析)。一项"现实治疗"分析表明预后相似(33.9%:20.4%,$P=0.01$)。有 2 位治疗后再出血的病人,一位被收入夹闭组而且在夹闭组接受治疗,另一位被收入栓塞组,但是接受了手术夹闭治疗。12 位病人(2.9%)在首次住院治疗后需要再次治疗(9 位手术组病人以及 3 位介入组病人)。总的来说,在第一年,实际接受栓塞治疗的病人与实际接受手术治疗的病人相比再次治疗的概率显著增加(栓塞为 10.6%;手术为 4.49%,$P=0.03$)。

3 年后[72],栓塞组（30%）和手术组（35.8%）的不良预后没有显著差异。亚组分析：前循环动脉瘤病人在任何时间点，两个治疗组之间 mRS 没有显著统计学差异（83%）。然而，在后循环动脉瘤病人中（17%），介入治疗组的 mRS 在每个时间点都显著好于手术治疗组。值得注意的是，除基底动脉顶端动脉瘤外，后循环动脉瘤的随机治疗选择具有倾向性（大多数 SCA 和 PICA 动脉瘤被夹闭，而大部分 PCA、椎动脉和基底动脉动脉瘤被栓塞）。治疗组间缺乏解剖结构平等的比较，使得很难得出有力的结论。另外，动脉瘤闭塞的程度（87%：52%）和动脉瘤复发率（5%：13%）都是夹闭组显著好于栓塞组。然而，在第二年和第三年的 BRAT 中，没有再出血发生的记录。

- **荟萃分析**

Lanzino 等人[73]对 3 项前瞻性对照研究（芬兰研究、ISAT、BRAT）进行了荟萃分析。汇总数据显示，栓塞组在 1 年后的预后不良率较低；死亡率无明显组间差异；栓塞组在第一个月后再出血率更高。然而，此结论与 ISAT 的数据有很大区别。

Li 等人[74]对 4 项随机对照研究（见上文）以及 23 项观察性研究进行了荟萃分析。关于 1 年后不良预后的 RCT 分析结果与 Lanzino 等人的分析相一致。然而，在非随机对照试验分析中，组间不良预后没有差异。另外，亚组分析显示栓塞后再出血发生率较高[（2%～3%）：1%]，与之对应的是夹闭后的动脉瘤完全闭塞率更高（84%：66.5%）。术后并发症发生率和 1 年后死亡率没有显著组间差异。

- **血管痉挛**

栓塞或夹闭与症状性血管痉挛是否有独立相关性尚有争议。一项荟萃分析[75]认为与夹闭相比，栓塞后症状性血管痉挛发生的可能性更小。然而，这项分析有很多局限性——两组之间在年龄、临床分级、动脉瘤位置等方面没有可比性；在研究设计以及对血管痉挛的定义上存在差异；且缺乏血管痉挛的血管造影诊断。在中国随机对照研究中（见上文），症状性血管痉挛及其导致的脑梗死在栓塞组中更常见。Li 等人[74]发现血管痉挛在夹闭之后更常见（48.8%：43.1%），然而，缺血性脑梗死的发生没有显著区别。不同的治疗方式会产生不同的痉挛方式：在一项研究中[76]，接受夹闭治疗的病人表现为破裂部位周围的局部血管痉挛，而那些接受栓塞治疗的病人随着时间推移，表现为进行性远端血管痉挛（可能与具体的治疗效果对脑脊液循环产生影响有关）。

- **分流依赖性脑积水**

一项研究显示手术治疗组分流依赖性脑积水发生率较低（19.9%：47.1%）[77]，然而很多其他研究都没有找到相关性[74,78-86]。

曾有这样一个建议：手术时行终板造瘘术可减少分流依赖性慢性脑积水，但已经被一项包括 11 个非随机对照研究的荟萃分析[87]否定了（行造瘘术者脑积水发生率为 10％，而不行造瘘术者脑积水发生率为 15％）。

• **癫痫**

一篇关于 aSAH 后癫痫的综述[88]表明，无论是手术夹闭还是介入栓塞，癫痫发生率大约为 2％。相反，ISAT 显示介入栓塞治疗第一年的癫痫发生率（13.3％～3.3％）比手术夹闭（2.2％～5.2％）低。因此，治疗方式是否独立影响癫痫发作和(或)诱发癫痫，目前尚未定论。

• **考虑因素(夹闭与栓塞)**

1. 可用的医疗环境/设备。

2. 神经外科医师和介入医师的技术和经验：操作者每年治疗动脉瘤的数量与减少并发症显著相关[89]。

3. 动脉瘤的解剖和位置：

(1) 宽颈动脉瘤与合适的瘤体/瘤颈比。

(2) 大脑中动脉动脉瘤可能栓塞较困难，因为瘤颈部附近有一些分支。

(3) 基底动脉顶端：更适合栓塞治疗。

(4) 伴有脑实质出血(IPH)/硬膜下血肿(SDH)：手术可以清除大脑动脉瘤破裂所致的出血并治疗。

(5) 具有占位效应者：夹闭[90,91]可能较栓塞更好。在 13 位后交通动脉合并动眼神经(第Ⅲ对脑神经)麻痹(ONP)的病人中，7 位行夹闭治疗的病人有 6 位完全恢复，而 6 位行介入治疗的病人中仅有 2 位完全恢复[27]。两种治疗方式都可以改善部分性 ONP；但对于完全性 ONP 来说，接受夹闭治疗的 4 位病人有 3 位恢复，而 3 位接受栓塞治疗的病人则无一人恢复[27]。

4. 病人年龄：年龄小者，手术风险低，有生之年动脉瘤复发风险比介入低。

5. 临床状态/合并症：

(1) 在状况不好的病人(WFNS 4 级/5 级)当中，夹闭治疗后有 63％的病人预后良好，而栓塞治疗后有 46％的病人预后良好(与临床指南中的发现相反[92])，因此依据血管造影的特点选择治疗方式，可使显微手术和介入治疗获得良好预后的可能性基本相同[93]。

(2) 抗凝病人(比如应用波立维)更适合介入治疗。

临床指南：动脉瘤的治疗决策

Level C[92]：治疗决策应该是基于多学科的考虑(由经验丰富的脑血管和介入专家制订)，并考虑到病人和动脉瘤的特点。

Level C[92]：大量的脑实质内出血(>50 ml)以及大脑中动脉动脉瘤的病人，更倾向于使用显微手术夹闭方法。

Level C[92]：年龄大(>70 岁)的病人，WFNS 分级较差(4 级/5 级)的 aSAH 病人以及基底动脉顶端动脉瘤病人，更倾向于使用介入栓塞方法。

Level B[92]：动脉瘤破裂的病人，如果在技术上行介入栓塞和手术夹闭均可，那么优先使用介入方法。

■ 未破裂颅内动脉瘤

如同破裂动脉瘤那样，对于未破裂颅内动脉瘤(IUA)的最佳治疗方法同样存在争议，并且 IUA 还有一些不确定问题需要进行处理(与已知相比较)。Darsaut 等人[94]发现即便是有相似背景、技术水平和实践经验的术者，对于 IUA 的治疗也没能达成一致。

目前还没有关于未破裂颅内动脉瘤治疗和保守观察的前瞻性随机研究[95]，或不同治疗选择的比较研究。大部分数据来自个人的系列研究或回顾性研究。

• 手术夹闭

一项包含 260 位病人(包括多中心回顾性分析)的总结显示没有病人因手术而死亡，致残率为 0～10.3%(多中心研究显示存在 6.5% 的重大致残率和 8% 的轻微致残率)[5]。一项包含 733 位病人的荟萃分析发现，接受手术夹闭治疗的病人的死亡率是 1%，重大致残率为 4%[96]。一个包含 2 460 位病人的大型荟萃分析显示死亡率和致残率分别为 2.6% 和 10.9%[97]。

ISUIA 的研究员发现，30 天手术死亡率是 2.3%，1 年后的死亡率是 3.8%[98]。另外他们发现，既往无出血者 1 年手术死亡率和致残率为 12.6%，而既往发生过另一动脉瘤引发的蛛网膜下隙出血的病人其死亡率和致残率为 10.1%。巨大动脉瘤、后循环动脉瘤以及年龄大于 50 岁的病人手术死亡率和致残率更高。相比之下，451 位病人介入治疗 30 天后的死亡率和致残率为 9.1%，1 年后为 9.5%。不良预后的预测因素包括动脉瘤大小和后循环动脉瘤。另外，钙化(独立于动脉瘤大小)可能预示着不良预后概率的增加[99]。

• 夹闭和栓塞的比较

早期的回顾性研究[100,101]表明，与手术治疗相比，介入治疗的院内死亡率以及对护理技术的要求较低。最近一个单中心回顾性研究[102]显示，手术夹闭的早期预后好，且并发症发生率低，但长期预后并没有这样的结果。一项荟萃分析[103]显示，夹闭比介入有更大的致残率(OR 2.38～2.83)。然而，通过结果-测量时间的亚组分析发现，手术夹闭与短期(<6 个月)致残风险更高相关，与长期(>6 个月)致残风险无关。另外，死亡率(住院期间和总体死亡率)、出血率以及梗死率没有组间差异。尽管包含大量研究和病人，但是从荟萃分析中试图总结出一些结论依旧很有挑战，因为所有研究都是观察性的(即低级别的证据)，分析没有根据动脉瘤大小和(或)位置对结果进行分层。

Lawson 等人[104]比较自然破裂史以及全美栓塞和夹闭治疗后的风险(数据来自全美 2002～2008 年间的住院病人样本)，夹闭和栓塞的总死亡率分别为 2.66％和 2.17％。夹闭的不良预后发生率要远大于栓塞(4.75％：2.16％)。两组研究中动脉瘤大小或位置的同质性数据不可用。得出的治疗风险曲线与自然史精算曲线(由四个著名的研究[9,105-107]计算得出)进行比较。总的来说,分析给出一个基本指导方案,夹闭方法适合小的未破裂动脉瘤,病人年龄<61～70 岁;而栓塞适合于小的未破裂动脉瘤,病人年龄<70～80 岁。

其他的研究集中于年龄对预后的影响。Mahaney 等人[108]认为在手术治疗中手术以及住院致残率和死亡率随着年龄增加而增加,但是在介入治疗中保持稳定。动脉瘤导致的预后不良或手术相关的死亡率到致残率在 65 岁年龄组和更低年龄组中没有差别,但在超过 65 岁的手术组中显著增高。在年龄<50 岁的病人中,1 年中手术似乎预后更好。其他人已经提出了血管内治疗相对于手术夹闭的总体益处,其随着年龄增加变得更加明显[109]。

• **费用**

一些研究比较了未破裂动脉瘤的总住院费用,得到了不同结果。Halkes 等人[110]和 Hoh 等人[111]发现介入治疗的住院费用更高。Hoh 等人之后的研究[112]发现在国家整体水平,手术夹闭与高费用有关。一项长期研究[113]表明夹闭治疗的初始费用高,但 2 年和 5 年的总费用与栓塞相似(有大量的随访造影和门诊费用)。最近一项研究显示,夹闭治疗的总住院费用低,尽管有较高的固定直接费用和固定间接费用[114]。这是因为介入治疗有一个更高的可变成本(如弹簧圈和其他器械的费用),同时这个成本可抵消介入治疗病人因住院时间短导致的实质性花费的减少。

• **其他**

动眼神经麻痹:手术治疗动眼神经麻痹合并后交通动脉瘤比介入治疗更可能使病人得到完全恢复(87％：44％)[115]。

• **妊娠**

没有研究直接比较夹闭与栓塞。可能有人更倾向于夹闭[116];见妊娠和SAH(章节 77.10)。

79.7 动脉瘤手术治疗的时机

79.7.1 背景知识

既往普遍存在所谓"早期手术"(通常在 SAH 后≤48～96 小时,但无严格定义)和"晚期手术"(通常在 SAH 后 10～14 天以上)的争论。目前的共识是应尽快对破裂动脉瘤进行干预(夹闭或栓塞),以确保动脉瘤安全,避免再出血。在一篇综述中,2002～2010 年间,在全美住院病人样本中,对所有夹闭或栓塞治疗的病人进行回顾,发现非教学医院和年龄大(>80 岁)与夹闭动脉瘤时间延迟有关,但在介入治疗时,没有看到这些关联[117]。延缓手术时间(>3 天)与中度至重度神经功能缺损的可能性增加显著相关。对 SAH 分级差（Hunt 和 Hess 分级 4 级/5 级）的病人,与超过 24 小时进行栓塞相比,超早期（SAH 后 24 小时内）对破裂动脉瘤进行栓塞治疗与改善临床预后（mRS0－2）有关[118]。尽管如此,这并没有排除选择性偏倚。另外,对影像学上已存在血管痉挛的病人,手术治疗与死亡率和致残率增加有关,因此对这些病人更适合介入治疗。

主张早期手术有以下几个原因:

1. 一旦成功,则本质上消除了再出血的风险,因为再出血大多发生在 SAH 后的前几天（见章节 77.9）。

2. 血管痉挛发生在 SAH 后第 6～8 天（从未见在 3 天内发生）,因手术成功后已无动脉瘤破裂之风险,可以允许诱导动脉性高血压以及扩容治疗,进而有利于血管痉挛的治疗。

3. 通过冲洗而除去潜在的致血管痉挛物质而避免其接触血管,包括应用溶栓剂（见章节 78.3.6）。

4. 虽然手术死亡率较高,但是总体死亡率较低[119]。

反对早期手术,而赞成晚期手术的争论包括:

1. SAH 后即时发生严重的炎症反应和脑水肿:

(1) 它迫使对脑的牵拉加重。

(2) 同时它使脑组织软化,而使牵引更加困难（牵引器更易于撕裂脆的脑组织）。

2. 由于坚硬血凝块的存在,来不及溶解而妨碍手术。

3. 早期手术的术中动脉瘤破裂危险性更高。

4. 早期手术机械损伤血管,可能增加血管痉挛的发生率。

适合选择早期手术的情况包括:

1. 病人一般情况良好。

2. 病人神经状况良好（Hunt 和 Hess 分级≤3 级）。

3. 大量的蛛网膜下隙积血,增加了血管痉挛的可能性和严重性（见章节 78.3.7）,见表 78－2。夹闭动脉瘤有利于血管痉挛的高动力治疗。

4. 若不夹闭动脉瘤,将面临复杂的治疗情况:如血压不稳、频繁和（或）顽固性癫痫。

5. 伴随 SAH 的大血块有占位效应。

6. 早期再出血,特别是多次再出血。

7. 急性再出血征兆:见下文。

适合选择择期手术（SAH 后 10～14 天）的情况包括:

1. 病人一般情况差和（或）年龄偏大（当对病人进行 Hunt 和 Hess 分级[120]时,年龄可能不是与预后相关的独立因素）。

2. 病人神经状况差（Hunt 和 Hess 分级≥4 级）:该观点存在争议。有些观点认为再出血的风险和死亡率高,所以即使对于分级高的病人也要求早期手术[121]，因为在临床的角度否决手术可能导致一些原本可能通过手术会恢复良好的病人放弃治疗（一项研究中，54％的 Hunt 和 Hess 分级 4 级和 24％ Hunt 和 Hess 分级 5 级的病人预后尚可[120]）。一些资料显示，对于分级好和差的前交通动脉瘤病人，手术并发症上并无差别[122]。

3. 动脉瘤由于巨大或位置因素而夹闭困难，需要手术中脑组织松弛（如基底分叉或基底中段动脉瘤、巨大动脉瘤等）。

4. CT 可见明显脑水肿。

5. 出现活动性血管痉挛。

79.7.2 结论

> **临床指南：破裂动脉瘤的干预时机**
>
> Level B[92]：对于大多数动脉瘤破裂导致 SAH 的病人而言，应尽早行手术夹闭或介入栓塞治疗，以降低再出血风险。

79.7.3 即将发生的动脉瘤破裂

动脉瘤破裂征兆包括：

1. 进行性脑神经麻痹，如后交通动脉瘤病人第Ⅲ对脑神经麻痹（通常作为紧急治疗指征）（见章节 79.4.3）。

2. 复查血管造影显示动脉瘤体积增大。

3. 搏动性动脉瘤体征[123]：影像学断面上可见动脉瘤大小搏动性变化（可见于血管造影、MRA 或 CTA）。

79.8 动脉瘤手术的一般技术要求

79.8.1 概述

动脉瘤手术的目的是防止动脉瘤破裂或进一步扩大，同时保护所有的正常血管而使脑组织及脑神经损伤减至最小。通常是通过夹闭瘤颈而使之孤立于循环之外来达到这一目的。夹闭瘤颈位置过低可能引起载瘤动脉的狭窄或闭塞，而过高可出现所谓"动脉瘤残留"，这样是不利的，因为会引起动脉瘤继续扩大（见下文）。

减少术中动脉瘤破裂并发症的一般方法，见下文术中动脉瘤破裂。

79.8.2 动脉瘤残留

当动脉瘤的一部分瘤颈未经手术夹闭时，则称为动脉瘤残留。当夹子成角而残留部分瘤颈时,动脉瘤夹两侧的瘤颈一侧呈"狗耳"形,而另一侧则闭塞。残留并非无害,即使仅残留 1~2 mm,也可能日后扩大或多年后破裂,特别是年轻病人[124]。在一项研究中再出血的发生率为 3.7%,在 4~13 年的观察期间,每年的风险为 0.4%~0.8%[125]。病人应该术后随访一系列血管造影,如果发生任何大小上的增加,应该尽可能再次手术或血管内治疗。

手术筹备:动脉瘤开颅手术

同时参见免责声明(见凡例)。

1. 体位:取决于动脉瘤部位;使用可透过射线的头架。

2. 术中血管造影(选择性)。

3. 器材:显微镜[可行吲哚菁绿(ICG)造影]。

4. 备血:血型及交叉配型,2U PRBC。

5. 术后:入 ICU。

6. 知情同意(未包括所有内容):

(1) 手术操作:经颅手术,于动脉瘤基底部放置永久动脉瘤夹以预防破裂出血,术中行血管造影,可能需行脑室外引流或腰大池引流。

(2) 其他选择:非手术治疗,某些病人可选择介入治疗。

(3) 并发症:常规开颅手术并发症(见凡例)+(下述并非真正手术并发症而是可能出现的情况)术后血管痉挛、脑积水、新动脉瘤形成。

79.8.3 手术暴露

■ 概述

为避免脑组织的过度牵拉,手术暴露要求足够大的骨窗和充分的脑松弛(见下文)。

■ 脑松弛

与更容易到达的动脉瘤(如后交通动脉或 MCA 等)相比,脑松弛对于前交通动脉和基底动脉顶端动脉瘤更重要。技术上包括:

1. 过度换气。

2. 脑脊液引流:可使脑组织松弛、术野脑脊液"干燥"并去除血液及血液降解产物。在打开硬膜之前行脑脊液引流可使动脉瘤再出血的风险增加(见章节 77.9)。

(1) 脑室引流术:风险包括癫痫发作、导管插入时出血、感染(脑室炎、脑膜炎),可能增加血管痉挛的风险。

1) 一旦有急性 SAH 后脑积水,可术前放置(见章节 77.11)。

2) 术中放置。

(2) 腰椎引流(见下文)。

（3）术中从脑池引流脑脊液。

3. 利尿剂：甘露醇和（或）呋塞米。虽然缺少证据，但通过利尿剂或任何方法降低颅内压在理论上都可能增加动脉瘤再出血的风险[126]。

■ 腰椎引流

麻醉诱导后，在最终体位之前可置入 Touhy 针头（以最大限度减少血压升高）。只有在硬膜打开以后，才可由麻醉师开始缓慢引流脑脊液（以最大限度减少术中动脉瘤出血的机会），通常每次约 10 ml，引流总量 30～50 ml。

风险包括[127]：动脉瘤再出血（≤0.3%），背部疼痛（10%，0.6%可为慢性），导管功能异常阻止了脑脊液引流（<5%），导管断裂或撕裂导致导管尖端滞留在脊髓蛛网膜下隙，术后脑脊液漏，脊髓性头痛（可能与开颅术后头痛鉴别有困难），感染，神经病变（神经根被针刺伤），硬膜外血肿［脊髓和（或）颅内］。

■ 术中脑保护

• 脑缺血的病理生理学

脑耗氧代谢率（$CMRO_2$）（见章节 83.2.3）可反映神经元耗能完成以下两个功能时的脑耗氧代谢情况：① 保持细胞的完整性（内环境稳定），正常情况占能量消耗约 40%；② 传导电冲动。动脉闭塞可产生一个缺血脑组织中心区域，此区域 $CMRO_2$ 值为零。氧气缺乏导致细胞有氧糖酵解和氧化磷酸化被阻断，ATP 产生下降，细胞内环境不能保持稳定，在数分钟内出现不可逆的细胞死亡，即所谓的脑梗死。围绕着这一中心区域的是半暗带（penumbra），通过侧支血流（通常通过软脑膜血管）提供临界性的氧合作用，可能损害细胞功能而不会立即出现不可逆损伤。半暗带内的细胞可能保持生存状态数小时。

• 提高中枢神经系统的缺血耐受性的脑保护措施

1. 减轻缺血的毒性作用而不降低 $CMRO_2$ 的药物：

（1）钙通道阻滞剂：尼莫地平、尼卡地平、氟桂利嗪（flunarizine）。

（2）自由基清除剂：超氧化物歧化酶、二甲硫脲、拉扎洛依、巴比妥、维生素 C。

（3）甘露醇：虽然本质上不是脑保护剂，但它可能通过短暂提高 CBV 和降低血流黏性而改善微血管灌注，从而有助于损伤脑实质重建血流。

2. 降低 $CMRO_2$：

（1）减少神经元的电活动：将这些药物在 EEG 等电位情况下使用，其最多可将 $CMRO_2$ 降低 50% 左右。

1）巴比妥类：除了减少 $CMRO_2$，还可重新分布血流到缺血的皮层，抑制自由基和稳定细胞膜。硫喷妥钠的剂量见下文。

2）异氟醚（见章节 4.2.2）：比巴比妥作用时间短并有较少的心肌抑制。

（2）减少保持神经元活性的能量：目前还没有药物可达到这种效果，仅仅低温对此有作用。亚低温的脑外作用必须监测（见章节 56.4.4）：

1) 亚低温(mild hypothermia)(中心温度降到 33℃)：在多中心随机对照研究中[128]，亚低温被证明是安全的，但对于分级较好的病人(Hunt 和 Hess 分级 1～3 级)没有改善其开颅术后神经方面的预后。

2) 中度低温(moderate hypothermia)：32.5～33℃已应用于头外伤。

3) 深度低温(deep hypothermia)：降到 18℃，允许脑耐受 1 小时的循环停止。

4) 超深度低温(profound hypothermia)：<10℃，允许数小时的完全缺血(这种低温的临床应用还没有证实)。

- **动脉瘤术中的附加脑保护技术**

1. 系统性低血压：

(1) 通常在显露动脉瘤的最后阶段和放置瘤夹时应用。

(2) 理论上的目的：

1) 通过减少动脉瘤充盈来协助夹闭动脉瘤，特别是有动脉硬化的瘤颈。

2) 降低透壁压(见章节 77.11.2)，减少术中破裂的风险。

(3) 一项回顾性研究[129]表明平均动脉压(MAP)减少超过 50% 与不良预后有关。然而，在调整年龄后，这种关联不再具有统计学意义。因为缺氧有损伤脑和其他器官的潜在风险(包括自动调节受损区域和正常区域)，所以一些外科医师避免使用这种方法。

2. "局部"低血压：将临时动脉瘤夹(应特别设计降低闭合力量以避免内膜损伤)放置在载瘤动脉上(临时阻断时小的穿通支将难以耐受缺血损伤)：

(1) 联合应用脑保护的方法来对抗缺血。

(2) 可能联合应用系统性高血压来增加侧支循环血流。

(3) 在一些病例近端 ICA 能耐受 1 小时或更长时间的闭塞，而 MCA 和基底动脉顶端的穿支动脉可能仅能耐受数分钟。

(4) 除了缺血的风险，还有血管内血栓形成和随后去掉夹子后栓子脱落的风险。

3. 循环暂停，与深低温联合应用：适用于有巨大动脉瘤，并有明显的动脉硬化和(或)血栓形成而妨碍动脉瘤夹闭合以及瘤底与重要的神经结构粘连的病人。

4. 血糖：术中高血糖与认知和重要神经功能[130]下降有关，故应尽量避免。

- **脑保护的系统性方法**

见参考文献[131]。

以下情况可能要求应用临时阻断夹(以及相关的脑保护技术)：巨大动脉瘤、瘤颈钙化、瘤底薄/脆、瘤底与重要结构粘连、重要动脉分支贴近动脉瘤颈、术中破裂。除了巨大动脉瘤，这些因素的大部分在术前很难判断。所以，Solomon 提供了一定程度上对所有动脉瘤手术病人的脑保护。

1. 在手术期间自然降温是可行的，通常在动脉瘤周围分离开始时使体温降到 34℃。

2. 如果应用临时阻断夹：

(1) 如果一个长节段的 ICA 要被孤立,则静脉给予 5 000 U 肝素以预防血栓形成和随后的栓塞。

(2) 5 分钟以内的临时夹闭阻断：不需要进一步的干预。

(3) 10 分钟或 15 分钟的阻断：静脉滴注脑保护麻醉剂[如硫喷妥钠、异丙酚和(或)依托咪酯],直到 EEG 出现压缩谱序列的爆发抑制。

1) 静脉滴注脑保护麻醉剂,直至爆发抑制,在此期间联合临时阻断夹可以显著降低脑梗死发生率[132]。

2) 在一些研究中[132],间歇性再灌注被认为是有益的,而在另外一些研究中却得出相反结论[133,134]。

(4) 20 分钟以上的阻断：无法耐受(除了 ICA 近端至后交通动脉可能耐受),如果可能的话停止手术,再次手术时再应用。

1) 深低温循环暂停(见上文)。

2) 血管内介入技术。

3) 准备对闭塞的节段实施旁路移植术时。

79.8.4 术后脑血管造影

由于 19% 的术后血管造影(唯一证实的预测因素是术后出现新的神经功能缺损,往往提示大血管闭塞)常可见到意外的情况(动脉瘤残留、不能夹闭的动脉瘤或大血管的闭塞),所以推荐术后常规应用血管造影[135]。

79.8.5 动脉瘤手术中用药

药物信息：丙泊酚(Diprivan®)

可获得强烈的抑制作用[136],比其他巴比妥类药物更短效。但结果是初步的,对于其神经保护的作用程度需进一步探讨。有报道认为 170 μg/(kg·min)(如果耐受的话)可起到神经保护作用,但这可能带来一定风险。也可持续滴注用于镇静(见章节 7.1.3)及颅内压管理(见章节 56.4.4)。停药后可快速逆转(通常在 5~10 分钟之内)。

副作用：据报道可能出现呼吸道的血管神经性水肿的过敏反应[138]和丙泊酚注射综合征(见章节 7.1.3)。

79.8.6 术中动脉瘤破裂

■ 流行病学

研究报道中动脉瘤术中破裂(IAR)率大约范围从一项合作性研究(1963~

1978)[139]中的 18％、另一组研究中显微镜使用之前[140]的 36％（注：此组研究中显微镜使用后有着难以解释的高 IAR 率，高达 61％）直至最近研究的 40％[141]。有研究发现早期手术的破裂率可能比晚期手术高[141]，其他的研究发现并无差异[142]。

发生明显 IAR 的病人病残率和死亡率为 30％～35％（而没有这一并发症者约为 10％）。而当 IAR 发生于麻醉诱导期或打开硬膜时，可能会极大地影响预后[141]。

线圈放置过程中动脉瘤破裂见章节 102.5.1。

■ 术中动脉瘤破裂的预防

下列内容应纳入常规手术技巧：

1. 避免疼痛反应产生儿茶酚胺而导致高血压：

（1）在上头架及切皮时保证麻醉深度。

（2）在头架钉子放置的部位及皮肤切口上考虑局部麻醉（不用肾上腺素）。

2. 将硬膜内外压力差减至最小：将要打开硬膜前，将平均动脉压降至稍低于基线水平。

3. 通过最大限度减少脑的牵拉而减少分离时对动脉瘤的切应力：

（1）对于 Willis 环上动脉瘤要彻底咬除蝶骨嵴。

（2）可通过几种方法减少脑容量：应用利尿剂（甘露醇、呋塞米），术前行腰椎穿刺释放脑脊液，切开硬膜时让麻醉师引流脑脊液，过度换气。

4. 减少在动脉瘤底或颈部的大的撕裂：

（1）暴露动脉瘤时采取锐性分离，并清除动脉瘤周围的血块。

（2）如果有可能，在上动脉瘤夹之前，完全游离并仔细检查动脉瘤。

■ 术中动脉瘤破裂的细节

破裂可发生在动脉瘤手术中三个阶段的任一阶段[143]：

1. 开始暴露（分离前）：

（1）少见。即使看到出血进入已打开的蛛网膜下隙，脑组织也可变得异常的坚硬；通常预后很差。

（2）可能原因：

1）钻骨孔时的震动：不确切的。

2）打开硬膜时硬膜内外压力差增高。

3）疼痛反应引起儿茶酚胺增加而造成血压升高（见上文）。

（3）处理对策：

1）让麻醉师尽量降低血压。

2）控制出血（前循环动脉瘤）：在颈内动脉出海绵窦处上临时阻断夹；如果还不能控制出血，可通过手术单在颈部压迫病人的颈内动脉。

3）若有必要，可切除部分额叶或颞叶。

2. 分离动脉瘤：是动脉瘤破裂的主要情况。有两种基本类型：

(1) 钝性分离引起撕裂：

1) 多数损伤较大，在瘤颈近端，控制困难。

2) 在没有充分暴露时，不要试图完全闭夹（通常并非动脉瘤撕裂所致）。

3) 临时夹闭：此步骤很必要，当临时夹闭后，恢复 MAP 到正常，并给予神经保护剂（比如丙泊酚）。

4) 一旦放置临时阻断夹，尽快提高暴露程度，并将永久夹放置在最合适的位置，而不是仓促夹闭，并努力恢复循环。

5) 微吸引器有必要放在载瘤动脉上的破裂孔附近。

(2) 锐性分离引起撕裂：

1) 一般较小，常在底的远端，通常一个吸引器就可容易控制。

2) 用小棉片轻轻填塞可起效。

3) 重复用低电流的双极电凝可使其萎缩（要避免高电流连续电凝）。

3. 放置瘤夹：此时出血通常有两个原因。

(1) 动脉瘤暴露欠佳：夹子的叶片可能穿透未看见的动脉分叶；类似钝性分离时引起的撕裂（见上文）。出血将会由于夹子叶片的靠近而加重。

1) 尽量打开并去掉夹子，尤其在开始有出血迹象时，以减小撕裂程度。

2) 用 2 个吸引器来判断能否完全夹闭，或更多见的是判断能否放置临时阻断夹（见上文）。

(2) 放置瘤夹技术差：当夹子叶片靠近时出血可能减轻；基于以下两点目的需对瘤夹尖端进行检查。

1) 确认其已跨越瘤颈的宽度。如果没有，通常并行放置一个较长的夹子，会有所改善。

2) 确认夹子叶片足够靠近。如果没有，此时有必要上两个夹子，有时需更多。

79.8.7 治疗后的动脉瘤复发

未完全处理的动脉瘤可继续增大和（或）出血。此情况包括动脉瘤夹闭或线圈闭塞，而仍有动脉瘤充盈，或永久性的动脉瘤或动脉瘤颈残留（见章节 79.8.2）。多数动脉瘤表现稳定，但仍有一小部分可进行性增大或破裂[144]。

另外，即使是完全闭塞的动脉瘤也可能复发。因此，必须考虑治疗效果的持久性。完全夹闭的动脉瘤复发率约为 4.4 年 1.5%[144]。

79.8.8 动脉瘤治疗后的随访

综上所述，及考虑其他部位新动脉瘤形成可能[144]，对动脉瘤病人进行无限期随访很必要。表 79 - 3 为随访建议之一。

79

表 79 - 3　动脉瘤治疗的随访时间表

治疗后随访时间内进行以下指定的检查方法	
栓塞动脉瘤	夹闭动脉瘤
检查方法：CTA 或 gad - MRA*	检查方法：CTA
6 个月	1 年
1.5 年	5 年
3.5 年	此后,每 10 年复查 1 次
? 每 5～10 年复查 1 次(与动脉瘤夹闭术相同)	

* gad - MRA 代表钆 - MRA,比 TOF - MRA(见章节 13.2.12)更敏感。为将每次随访的结果进行准确比对,应使用相同的检查方法

（邓正海　刘继超）

参考文献

[1] Jellinger K. Pathology of intracerebral hemorrhage. Zentralbl Neurochir. 1977; 38:29–42

[2] Jakubowski J, Kendall B. Coincidental aneurysms with tumours of pituitary origin. J Neurol Neurosurg Psychiatry. 1978; 41:972–979

[3] Vlak MH, Algra A, Brandenburg R, Rinkel GJ. Prevalence of unruptured intracranial aneurysms, with emphasis on sex, age, comorbidity, country, and time period: a systematic review and meta-analysis. Lancet Neurol. 2011; 10:626–636

[4] Brown RD, Jr, Broderick JP. Unruptured intracranial aneurysms: epidemiology, natural history, management options, and familial screening. Lancet Neurol. 2014; 13:393–404

[5] Wirth FP. Surgical Treatment of Incidental Intracranial Aneurysms. Clin Neurosurg. 1986; 33:125–135

[6] Menghini VV, Brown RD, Jr, Sicks JD, O'Fallon WM, Wiebers DO. Incidence and prevalence of intracranial aneurysms and hemorrhage in Olmsted County, Minnesota, 1965 to 1995. Neurology. 1998; 51:405–411

[7] Fox JL. Intracranial Aneurysms. New York: Springer-Verlag; 1983

[8] Chason JL, Hindman WM. Berry aneurysms of the circle of Willis; results of a planned autopsy study. Neurology. 1958; 8:41–44

[9] Wiebers DO, Whisnant JP, Huston J, III, Meissner I, Brown RD, Jr, Piepgras DG, Forbes GS, Thielen K, Nichols D, O'Fallon WM, Peacock J, Jaeger L, Kassell NF, Kongable-Beckman GL, Torner JC, International Study of Unruptured Intracranial Aneurysms Investigators. Unruptured intracranial aneurysms: natural history, clinical outcome, and risks of surgical and endovascular treatment. Lancet. 2003; 362:103–110

[10] Inagawa T, Hirano A. Autopsy study of unruptured incidental intracranial aneurysms. Surg Neurol. 1990; 34:361–365

[11] Almeida GM, Pindaro J, Plese P, Bianco E, et al. Intracranial Arterial Aneurysms in Infancy and Childhood. Childs Brain. 1977; 3:193–199

[12] Storrs BB, Humphreys RP, Hendrick EB, Hoffman HJ. Intracranial aneurysms in the pediatric age-group. Childs Brain. 1982; 9:358–361

[13] Meyer FB, Sundt TM, Jr, Fode NC, Morgan MK, Forbes GS, Mellinger JF. Cerebral aneurysms in childhood and adolescence. J Neurosurg. 1989; 70:420–425

[14] Fang H, Wright IS, Millikan CH. In: A Comparison of Blood Vessels of the Brain and Peripheral Blood Vessels. Cerebral Vascular Diseases. New York: Grune and Stratton; 1958:17–22

[15] Wilkinson IMS. The Vertebral Artery: Extracranial and Intracranial Structure. Arch Neurol. 1972; 27:392–396

[16] Youmans JR. Neurological Surgery. Philadelphia 1990

[17] Rhoton AL. Anatomy of Saccular Aneurysms. Surg Neurol. 1981; 14:59–66

[18] Ferguson GG. Physical Factors in the Initiation, Growth, and Rupture of Human Intracranial Saccular Aneurysms. J Neurosurg. 1972; 37:666–677

[19] Nehls DG, Flom RA, Carter LP, et al. Multiple Intracranial Aneurysms: Determining the Site of Rupture. J Neurosurg. 1985; 63:342–348

[20] Mohr G, Ferguson G, Khan M, et al. Intraventricular Hemorrhage from Ruptured Aneurysm: Retrospective Analysis of 91 Cases. J Neurosurg. 1983; 58:482–487

[21] Yeh HS, Tomsick TA, Tew JM. Intraventricular Hemorrhage due to Aneurysms of the Distal Posterior Inferior Cerebellar Artery. J Neurosurg. 1985; 62:772–775

[22] Okawara SH. Warning Signs Prior to Rupture of an Intracranial Aneurysm. J Neurosurg. 1973; 38:575–580

[23] White JC, Ballantine HT. Intrasellar Aneurysms Simulating Hypophyseal Tumors. J Neurosurg. 1961; 18:34–50

[24] Raps EC, Galetta SL, Solomon RA, et al. The Clinical Spectrum of Unruptured Intracranial Aneurysms. Arch Neurol. 1993; 50:265–268

[25] Day JW, Raskin NH. Thunderclap Headache: Symptom of Unruptured Cerebral Aneurysm. Lancet. 1986; 2:1247–1248

[26] Verweij RD, Wijdicks EFM, van Gijn J. Warning Headache in Aneurysmal Subarachnoid Hemorrhage: A Case-Control Study. Arch Neurol. 1988; 45:1019–1020

[27] Chen PR, Amin-Hanjani S, Albuquerque FC, McDougall C, Zabramski JM, Spetzler RF. Outcome

of oculomotor nerve palsy from posterior communicating artery aneurysms: comparison of clipping and coiling. Neurosurgery. 2006; 58:1040–6; discussion 1040-6

[28] Sano H, Jain VK, Kato Y, et al. Bilateral Giant Intracavernous Aneurysms: Technique of Unilateral Operation. Surg Neurol. 1988; 29:35–38

[29] ter Berg HWM, Bijlsma JB, Viega PiresJA, et al. Familial association of intracranial aneurysms and multiple congenital anomalies. Arch Neurol. 1986; 43:30–33

[30] Bigelow NH. The association of polycystic kidneys with intracranial aneurysms and other related disorders. Am J Med Sci. 1953; 225:485–494

[31] Longstreth WT, Koepsell TD, Yerby MS, van Belle G. Risk Factors for Subarachnoid Hemorrhage. Stroke. 1985; 16:377–385

[32] Schievink WI. Genetics and aneurysm formation. Neurosurg Clin N Am. 1998; 9:485–495

[33] Maher CO, Piepgras DG, Brown RD, Jr, Friedman JA, Pollock BE. Cerebrovascular manifestations in 321 cases of hereditary hemorrhagic telangiectasia. Stroke. 2001; 32:877–882

[34] Schievink WI, Riedinger M, Maya MM. Frequency of incidental intracranial aneurysms in neurofibromatosis type 1. Am J Med Genet A. 2005; 134A:45–48

[35] Beeson PB, McDermott W. Cecil's Textbook of Medicine. Philadelphia 1979

[36] Peebles BrownR. Polycystic Disease of the Kidneys and Intracranial Aneurysms. Glasgow Med J. 1951; 32:333–348

[37] Levey AS, Pauker SG, Kassirer JP. Occult Intracranial Aneurysms in Polycystic Kidney Disease: When is Cerebral Angiography Indicated? N Engl J Med. 1983; 308:986–994

[38] Butler WE, Barker FG, Crowell RM. Patients with Polycystic Kidney Disease Would Benefit from Routine Magnetic Resonance Angiographic Screening for Intracerebral Aneurysms: A Decision Analysis. Neurosurgery. 1996; 38:506–516

[39] Chauveau D, Pirson Y, Verellen-Dumoulin C, et al. Intracranial aneurysms in autosomal dominant polycystic kidney disease. Kidney Int. 1994; 45:1140–1146

[40] Schievink WI, Prendergast V, Zabramski JM. Rupture of a Previously Documented Small Asymptomatic Intracranial Aneurysm in a Patient with Autosomal Dominant Polycystic Kidney Disease. J Neurosurg. 1998; 89:479–482

[41] Schievink WI, Torres VE, Piepgras DG, Wiebers DO. Saccular Intracranial Aneurysms in Autosomal Dominant Polycystic Kidney Disease. J Am Soc Nephrol. 1992; 3:88–95

[42] Davila S, Oliver B, Molet J, Bartumeus F. Spontaneous Thrombosis of an Intracranial Aneurysm. Surg Neurol. 1984; 22:29–32

[43] Kumar S, Rao VRK, Mandalam KR, Phadke RV. Disappearance of a Cerebral Aneurysm: An Unusual Angiographic Event. Clin Neurol Neurosurg. 1991; 93:151–153

[44] Sobel DF, Dalessio D, Copeland B, Schwartz B. Cerebral Aneurysm Thrombosis, Shrinkage, Then Disappearance After Subarachnoid Hemorrhage. Surg Neurol. 1996; 45:133–137

[45] Spetzler RF, Winestock D, Newton HT, Bodrey EB. Disappearance and Reappearance of Cerebral Aneurysm in Serial Arteriograms: Case Report. J Neurosurg. 1974; 41:508–510

[46] Atkinson JLD, Lane JI, Colbassani HJ, Llewellyn DME. Spontaneous Thrombosis of Posterior Cerebral Artery Aneurysm with Angiographic Reappearance. J Neurosurg. 1993; 79:434–437

[47] Kassell NF, Torner JC, Adams HP. Antifibrinolytic Therapy in the Acute Period Following Aneurysmal Subarachnoid Hemorrhage: Preliminary Observations from the Cooperative Aneurysm Study. J Neurosurg. 1984; 61:225–230

[48] Aring CD. Treatment of Aneurysmal Subarachnoid Hemorrhage. Arch Neurol. 1990; 47:450–451

[49] Weber W, Siekmann R, Kis B, Kuehne D. Treatment and follow-up of 22 unruptured wide-necked intracranial aneurysms of the internal carotid artery with Onyx HD 500. AJNR Am J Neuroradiol. 2005; 26:1909–1915

[50] Fox AJ, Vinuela F, Pelz DM, Peerless SJ, et al. Use of Detachable Balloons for Proximal Artery Occlusion in the Treatment of Unclippable Cerebral Aneurysm. J Neurosurg. 1987; 66:40–46

[51] Bey L, Connolly S, Duong H, et al. Treatment of Inoperable Carotid Aneurysms with Endovascular Carotid Occlusion After Extracranial-Intracranial Bypass Surgery. Neurosurgery. 1997; 41:1225–1234

[52] Drake CG. Giant Intracranial Aneurysms: Experience with Surgical Treatment in 174 Patients. Clin Neurosurg. 1979; 26:12–95

[53] Drake CG. Ligation of the Vertebral (Unilateral or Bilateral) or Basilar Artery in the Treatment of Large Intracranial Aneurysms. J Neurosurg. 1975; 43:255–274

[54] Swearingen B, Heros RC. Common Carotid Occlusion for Unclippable Carotid Aneurysms: An Old but Still Effective Operation. Neurosurgery. 1987; 21:288–295

[55] Drapkin AJ, Rose WS. Serial Development of 'de Novo' Aneurysms After Carotid Ligation: Case Report. Surg Neurol. 1992; 38:302–308

[56] Dott NM. Intracranial Aneurysms: Cerebral Arteriography, Surgical Treatment. Trans Med Chir Soc Edin. 1933; 40:219–234

[57] Gillingham FJ. The Management of Ruptured Intracranial Aneurysms. Hunterian Lecture. Ann R Coll Surg Engl. 1958; 23:89–117

[58] Todd NV, Tocher JL, Jones PA, Miller JD. Outcome Following Aneurysm Wrapping: A 10-Year Follow-Up Review of Clipped and Wrapped Aneurysms. J Neurosurg. 1989; 70:841–846

[59] Cossu M, Pau A, Turtas S, Viola C, Viale GL. Subsequent Bleeding from Ruptured Intracranial Aneurysms Treated by Wrapping or Coating: A Review of the Long-Term Results in 47 Cases. Neurosurgery. 1993; 32:344–347

[60] Minakawa T, Koike T, Fujii Y, et al. Long Term Results of Ruptured Aneurysms Treated by Coating. Neurosurgery. 1987; 21:660–663

[61] Pellissou-Guyotat J, Deruty R, Mottolese C, Amat D. The Use of Teflon as Wrapping Material in Aneurysm Surgery. Neurol Res. 1994; 16:224–227

[62] Gnanalingham KK, Apostolopoulos V, Barazi S, O'Neill K. The impact of the international subarachnoid aneurysm trial (ISAT) on the management of aneurysmal subarachnoid haemorrhage in a neurosurgical unit in the UK. Clin Neurol Neurosurg. 2006; 108:117–123

[63] Smith DA, Dagostino P, Maltenfort MG, Dumont AS, Ratliff JK. Geographic variation and regional trends in adoption of endovascular techniques for cerebral aneurysms. J Neurosurg. 2011; 114:1768–1777

[64] Koivisto T, Vanninen R, Hurskainen H, Saari T, Hernesniemi J, Vapalahti M. Outcomes of early endovascular versus surgical treatment of ruptured cerebral aneurysms. A prospective randomized study. Stroke. 2000; 31:2369–2377

[65] Molyneux A, Kerr R, Stratton I, Sandercock P, Clarke M, Shrimpton J, Holman R. International Subarachnoid Aneurysm Trial (ISAT) of neurosurgical clipping versus endovascular coiling in 2143 patients with ruptured intracranial aneurysms: a randomized trial. J Stroke Cerebrovasc Dis. 2002; 11:304–314

[66] Li ZQ, Wang QH, Chen G, Quan Z. Outcomes of endovascular coiling versus surgical clipping in the treatment of ruptured intracranial aneurysms. J Int Med Res. 2012; 40:2145–2151

[67] McDougall CG, Spetzler RF, Zabramski JM, Partovi S, Hills NK, Nakaji P, Albuquerque FC. The Barrow Ruptured Aneurysm Trial. J Neurosurg. 2012; 116:135–144

[68] Molyneux AJ, Kerr RS, Birks J, Ramzi N, Yarnold J, Sneade M, Rischmiller J. Risk of recurrent subarachnoid haemorrhage, death, or dependence and

standardised mortality ratios after clipping or coiling of an intracranial aneurysm in the International Subarachnoid Aneurysm Trial (ISAT): long-term follow-up. Lancet Neurol. 2009; 8:427–433

[69] Bakker NA, Metzemaekers JD, Groen RJ, Mooij JJ, Van Dijk JM. International subarachnoid aneurysm trial 2009: endovascular coiling of ruptured intracranial aneurysms has no significant advantage over neurosurgical clipping. Neurosurgery. 2010; 66:961–962

[70] Molyneux AJ, Birks J, Clarke A, Sneade M, Kerr RS. The durability of endovascular coiling versus neurosurgical clipping of ruptured cerebral aneurysms: 18 year follow-up of the UK cohort of the International Subarachnoid Aneurysm Trial (ISAT). Lancet. 2015; 385:691–697

[71] Darsaut TE, Jack AS, Kerr RS, Raymond J. International Subarachnoid Aneurysm Trial - ISAT part II: study protocol for a randomized controlled trial. Trials. 2013; 14. DOI: 10.1186/1745-6215-14-156

[72] Spetzler RF, McDougall CG, Albuquerque FC, Zabramski JM, Hills NK, Partovi S, Nakaji P, Wallace RC. The Barrow Ruptured Aneurysm Trial: 3-year results. J Neurosurg. 2013; 119:146–157

[73] Lanzino G, Murad MH, d'Urso PI, Rabinstein AA. Coil embolization versus clipping for ruptured intracranial aneurysms: a meta-analysis of prospective controlled published studies. AJNR Am J Neuroradiol. 2013; 34:1764–1768

[74] Li H, Pan R, Wang H, Rong X, Yin Z, Milgrom DP, Shi X, Tang Y, Peng Y. Clipping versus coiling for ruptured intracranial aneurysms: a systematic review and meta-analysis. Stroke. 2013; 44:29–37

[75] de Oliveira JG, Beck J, Ulrich C, Rathert J, Raabe A, Seifert V. Comparison between clipping and coiling on the incidence of cerebral vasospasm after aneurysmal subarachnoid hemorrhage: a systematic review and meta-analysis. Neurosurg Rev. 2007; 30:22–30; discussion 30-1

[76] Jones J, Sayre J, Chang R, Tian J, Szeder V, Gonzalez N, Jahan R, Vinuela F, Duckwiler G, Tateshima S. Cerebral vasospasm patterns following aneurysmal subarachnoid hemorrhage: an angiographic study comparing coils with clips. J Neurointerv Surg. 2015; 7:803–807

[77] Dorai Z, Hynan LS, Kopitnik TA, Samson D. Factors related to hydrocephalus after aneurysmal subarachnoid hemorrhage. Neurosurgery. 2003; 52:763–9; discussion 769-71

[78] Gruber A, Reinprecht A, Bavinzski G, Czech T, Richling B. Chronic shunt-dependent hydrocephalus after early surgical and early endovascular treatment of ruptured intracranial aneurysms. Neurosurgery. 1999; 44:503–9; discussion 509-12

[79] Bae IS, Yi HJ, Choi KS, Chun HJ. Comparison of Incidence and Risk Factors for Shunt-dependent Hydrocephalus in Aneurysmal Subarachnoid Hemorrhage Patients. J Cerebrovasc Endovasc Neurosurg. 2014; 16:78–84

[80] de Oliveira JG, Beck J, Setzer M, Gerlach R, Vatter H, Seifert V, Raabe A. Risk of shunt-dependent hydrocephalus after occlusion of ruptured intracranial aneurysms by surgical clipping or endovascular coiling: a single-institution series and meta-analysis. Neurosurgery. 2007; 61:924–33; discussion 933-4

[81] Varelas P, Helms A, Sinson G, Spanaki M, Hacein-Bey L. Clipping or coiling of ruptured cerebral aneurysms and shunt-dependent hydrocephalus. Neurocrit Care. 2006; 4:223–228

[82] Dehdashti AR, Rilliet B, Rufenacht DA, de Tribolet N. Shunt-dependent hydrocephalus after rupture of intracranial aneurysms: a prospective study of the influence of treatment modality. J Neurosurg. 2004; 101:402–407

[83] Mura J, Rojas-Zalazar D, Ruiz A, Vintimilla LC, Marengo JJ. Improved outcome in high-grade aneurysmal subarachnoid hemorrhage by enhancement of endogenous clearance of cisternal blood clots: a prospective study that demonstrates the role of lamina terminalis fenestration combined with modern microsurgical cisternal blood evacuation.

Minim Invasive Neurosurg. 2007; 50:355–362

[84] Jartti P, Karttunen A, Isokangas JM, Jartti A, Koskelainen T, Tervonen O. Chronic hydrocephalus after neurosurgical and endovascular treatment of ruptured intracranial aneurysms. Acta Radiol. 2008; 49:680–686

[85] Sethi H, Moore A, Dervin J, Clifton A, MacSweeney JE. Hydrocephalus: comparison of clipping and embolization in aneurysm treatment. J Neurosurg. 2000; 92:991–994

[86] Hoh BL, Kleinhenz DT, Chi YY, Mocco J, Barker FG, II. Incidence of ventricular shunt placement for hydrocephalus with clipping versus coiling for ruptured and unruptured cerebral aneurysms in the Nationwide Inpatient Sample database: 2002 to 2007. World Neurosurg. 2011; 76:548–554

[87] Komotar RJ, Hahn DK, Kim GH, Starke RM, Garrett MC, Merkow MB, Otten ML, Sciacca RR, Connolly ES,Jr. Efficacy of lamina terminalis fenestration in reducing shunt-dependent hydrocephalus following aneurysmal subarachnoid hemorrhage: a systematic review. Clinical article. J Neurosurg. 2009; 111:147–154

[88] Lanzino G, D'Urso PI, Suarez J. Seizures and anticonvulsants after aneurysmal subarachnoid hemorrhage. Neurocrit Care. 2011; 15:247–256

[89] Brinjikji W, Rabinstein AA, Lanzino G, Kallmes DF, Cloft HJ. Patient outcomes are better for unruptured cerebral aneurysms treated at centers that preferentially treat with endovascular coiling: a study of the national inpatient sample 2001-2007. AJNR Am J Neuroradiol. 2011; 32:1065–1070

[90] Leivo S, Hernesniemi J, Luukkonen M, et al. Early surgery improves the cure of aneurysm-induced oculmotor palsy. Surg Neurol. 1996; 45:430–434

[91] Feely M, Kapoor S. Third nerve palsy due to posterior communicating artery aneurysm: the importance of early surgery. J Neurol Neurosurg Psychiatry. 1987; 50:1051–1052

[92] Connolly ES, Jr, Rabinstein AA, Carhuapoma JR, Derdeyn CP, Dion J, Higashida RT, Hoh BL, Kirkness CJ, Naidech AM, Ogilvy CS, Patel AB, Thompson BG, Vespa P, American Heart Association Stroke Council, Council on Cardiovascular Radiology, Intervention, Council on Cardiovascular Nursing, Council on Cardiovascular Surgery, Anesthesia, Council on Clinical Cardiology. Guidelines for the management of aneurysmal subarachnoid hemorrhage: a guideline for healthcare professionals from the American Heart Association/american Stroke Association. Stroke. 2012; 43:1711–1737

[93] Sandstrom N, Yan B, Dowling R, Laidlaw J, Mitchell P. Comparison of microsurgery and endovascular treatment on clinical outcome following poor-grade subarachnoid hemorrhage. J Clin Neurosci. 2013; 20:1213–1218

[94] Darsaut TE, Estrade L, Jamali S, Bojanowski MW, Chagnon M, Raymond J. Uncertainty and agreement in the management of unruptured intracranial aneurysms. J Neurosurg. 2014; 120:618–623

[95] Bederson JB, Awad IA, Wiebers DO, Piepgras D, et al. Recommendations for the management of patients with unruptured intracranial aneurysms. A statement for healthcare professionals from the Stroke Council of the American Heart Association. Circulation. 2000; 102:2300–2308

[96] King JT, Jr, Berlin JA, Flamm ES. Morbidity and mortality from elective surgery for asymptomatic, unruptured, intracranial aneurysms: a meta-analysis. J Neurosurg. 1994; 81:837–842

[97] Raaymakers TW, Rinkel GJ, Limburg M, Algra A. Mortality and morbidity of surgery for unruptured intracranial aneurysms: a meta-analysis. Stroke. 1998; 29:1531–1538

[98] The International Study Group of Unruptured Intracranial Aneurysms Investigators (ISUIA). Unruptured Intracranial Aneurysms - Risk of Rupture and Risks of Surgical Intervention. N Engl J Med. 1998; 339:1725–1733

[99] Bhatia S, Sekula RF, Quigley MR, Williams R, Ku A. Role of calcification in the outcomes of treated,

unruptured, intracerebral aneurysms. Acta Neurochir (Wien). 2011; 153:905–911

[100] Johnston SC, Zhao S, Dudley RA, Berman MF, Gress DR. Treatment of unruptured cerebral aneurysms in California. Stroke. 2001; 32:597–605

[101] Johnston SC, Dudley RA, Gress DR, Ono L. Surgical and Endovascular Treatment of Unruptured Cerebral Aneurysms at University Hospitals. Neurology. 1999; 52:1799–1805

[102] Birski M, Walesa C, Gaca W, Paczkowski D, Birska J, Harat A. Clipping versus coiling for intracranial aneurysms. Neurol Neurochir Pol. 2014; 48:122–129

[103] Hwang JS, Hyun MK, Lee HJ, Choi JE, Kim JH, Lee NR, Kwon JW, Lee E. Endovascular coiling versus neurosurgical clipping in patients with unruptured intracranial aneurysm: a systematic review. BMC Neurol. 2012; 12. DOI: 10.1186/1471-2377-12-99

[104] Lawson MF, Neal DW, Mocco J, Hoh BL. Rationale for treating unruptured intracranial aneurysms: actuarial analysis of natural history risk versus treatment risk for coiling or clipping based on 14,050 patients in the Nationwide Inpatient Sample database. World Neurosurg. 2013; 79:472–478

[105] Juvela S, Porras M, Poussa K. Natural history of unruptured intracranial aneurysms: probability of and risk factors for aneurysm rupture. J Neurosurg. 2000; 93:379–387

[106] Tsutsumi K, Ueki K, Morita A, Kirino T. Risk of rupture from incidental cerebral aneurysms. J Neurosurg. 2000; 93:550–553

[107] Ishibashi T, Murayama Y, Urashima M, Saguchi T, Ebara M, Arakawa H, Irie K, Takao H, Abe T. Unruptured intracranial aneurysms: incidence of rupture and risk factors. Stroke. 2009; 40:313–316

[108] Mahaney KB, Brown RD, Jr, Meissner I, Piepgras DG, Huston J, III, Zhang J, Torner JC. Age-related differences in unruptured intracranial aneurysms: 1-year outcomes. J Neurosurg. 2014; 121:1024–1038

[109] Brinjikji W, Rabinstein AA, Lanzino G, Kallmes DF, Cloft HJ. Effect of age on outcomes of treatment of unruptured cerebral aneurysms: a study of the National Inpatient Sample 2001-2008. Stroke. 2011; 42:1320–1324

[110] Halkes PH, Wermer MJ, Rinkel GJ, Buskens E. Direct costs of surgical clipping and endovascular coiling of unruptured intracranial aneurysms. Cerebrovasc Dis. 2006; 22:40–45

[111] Hoh BL, Chi YY, Dermott MA, Lipori PJ, Lewis SB. The effect of coiling versus clipping of ruptured and unruptured cerebral aneurysms on length of stay, hospital cost, hospital reimbursement, and surgeon reimbursement at the university of Florida. Neurosurgery. 2009; 64:614–9; discussion 619-21

[112] Hoh BL, Chi YY, Lawson MF, Mocco J, Barker FG, II. Length of stay and total hospital charges of clipping versus coiling for ruptured and unruptured adult cerebral aneurysms in the Nationwide Inpatient Sample database 2002 to 2006. Stroke. 2010; 41:337–342

[113] Lad SP, Babu R, Rhee MS, Franklin RL, Ugiliweneza B, Hodes J, Nimjee SM, Zomorodi AR, Smith TP, Friedman AH, Patil CG, Boakye M. Long-term economic impact of coiling vs clipping for unruptured intracranial aneurysms. Neurosurgery. 2013; 72:1000–11; discussion 1011-3

[114] Duan Y, Blackham K, Nelson J, Selman W, Bambakidis N. Analysis of short-term total hospital costs and current primary cost drivers of coiling versus clipping for unruptured intracranial aneurysms. J Neurointerv Surg. 2015; 7:614–618

[115] Khan SA, Agrawal A, Hailey CE, Smith TP, Gokhale S, Alexander MJ, Britz GW, Zomorodi AR, McDonagh DL, James ML. Effect of surgical clipping versus endovascular coiling on recovery from oculomotor nerve palsy in patients with posterior communicating artery aneurysms: A retrospective comparative study and meta-analysis. Asian J Neurosurg. 2013; 8:117–124

[116] Kataoka H, Miyoshi T, Neki R, Yoshimatsu J, Ishibashi-Ueda H, Iihara K. Subarachnoid hemorrhage from intracranial aneurysms during pregnancy and the puerperium. Neurol Med Chir (Tokyo). 2013; 53:549–554

[117] Attenello FJ, Reid P, Wen T, Cen S, Kim-Tenser M, Sanossian N, Russin J, Amar A, Giannotta S, Mack WJ, Tenser M. Evaluation of time to aneurysm treatment following subarachnoid hemorrhage: comparison of patients treated with clipping versus coiling. J Neurointerv Surg. 2015. DOI: 10.1136/neurintsurg-2014-011642

[118] Luo YC, Shen CS, Mao JL, Liang CY, Zhang Q, He ZJ. Ultra-early versus delayed coil treatment for ruptured poor-grade aneurysm. Neuroradiology. 2015; 57:205–210

[119] Milhorat TH, Krautheim M. Results of Early and Delayed Operations for Ruptured Intracranial Aneurysms in Two Series of 100 Consecutive Patients. Surg Neurol. 1986; 26:123–128

[120] Le Roux PD, Elliott JP, Newell DW, Grady MS, Winn HR. Predicting Outcome in Poor-Grade Patients with Subarachnoid Hemorrhage: A Retrospective Review of 159 Aggressively Managed Cases. J Neurosurg. 1996; 85:39–49

[121] Disney L, Weir B, Grace M, et al. Factors Influencing the Outcome of Aneurysm Rupture in Poor Grade Patients: A Prospective Series. Neurosurgery. 1988; 23:1–9

[122] Le Roux PD, Elliot JP, Newell DW, et al. The Incidence of Surgical Complications is Similar in Good and Poor Grade Patients Undergoing Repair of Ruptured Anterior Circulation Aneurysms: A Retrospective Review of 355 Patients. Neurosurgery. 1996; 38:887–897

[123] Malek AM, Halbach VV, Holmes S, Phatouros CC, Meyers PM, Dowd CF, Higashida RT. Beating aneurysm sign: angiographic evidence of ruptured aneurysm tamponade by intracranial hemorrhage. Case illustration. J Neurosurg. 1999; 91

[124] Lin T, Fox AJ, Drake CG. Regrowth of Aneurysm Sacs from Residual Neck Following Aneurysm Clipping. J Neurosurg. 1989; 70:556–560

[125] Feuerberg I, Lindquist M, Steiner L. Natural History of Postoperative Aneurysm Rests. J Neurosurg. 1987; 66:30–34

[126] Rosenorn J, Westergaard L, Hansen PH. Mannitol-Induced Rebleeding from Intracranial Aneurysm: Case Report. J Neurosurg. 1983; 59:529–530

[127] Connolly ES, Kader AA, Frazzini VI, Winfree CJ, Solomon RA. The Safety of Intraoperative Lumbar Subarachnoid Drainage for Acutely Ruptured Intracranial Aneurysm: Technical Note. Surg Neurol. 1997; 48:338–344

[128] Todd MM, Hindman BJ, Clarke WR, Torner JC. Mild intraoperative hypothermia during surgery for intracranial aneurysm. N Engl J Med. 2005; 352:135–145

[129] Hoff RG, Mettes S, Verweij BH, Algra A, Rinkel GJ, Kalkman CJ. Hypotension in anaesthetized patients during aneurysm clipping: not as bad as expected? Acta Anaesthesiol Scand. 2008; 52:1006–1011

[130] Pasternak JJ, McGregor DG, Schroeder DR, Lanier WL, Shi Q, Hindman BJ, Clarke WR, Torner JC, Weeks JB, Todd MM. Hyperglycemia in patients undergoing cerebral aneurysm surgery: its association with long-term gross neurologic and neuropsychological function. Mayo Clin Proc. 2008; 83:406–417

[131] Solomon RA. Methods of Cerebral Protection During Aneurysm Surgery. Contemp Neurosurg. 1995; 16:1–6

[132] Lavine SD, Masri LS, Levy ML, Giannotta SL. Temporary occlusion of the middle cerebral artery in intracranial aneurysm surgery: time limitation and advantage of brain protection. J Neurosurg. 1997; 87:817–824

[133] Ogilvy CS, Carter BS, Kaplan S, Rich C, Crowell RM. Temporary vessel occlusion for aneurysm surgery: risk factors for stroke in patients protected by induced hypothermia and hypertension and intra-

venous mannitol administration. J Neurosurg. 1996; 84:785–791

[134] Samson D, Batjer HH, Bowman G, Mootz L, Krippner WJ,Jr, Meyer YJ, Allen BC. A clinical study of the parameters and effects of temporary arterial occlusion in the management of intracranial aneurysms. Neurosurgery. 1994; 34:22–8; discussion 28-9

[135] Macdonald RL, Wallace C, Kestle JRW. Role of Angiography Following Aneurysm Surgery. J Neurosurg. 1993; 79:826–832

[136] Ravussin P, de Tribolet N. Total Intravenous Anesthesia with Propofol for Burst Suppression in Cerebral Aneurysm Surgery: Preliminary Report of 42 Patients. Neurosurgery. 1993; 32:236–240

[137] Batjer HH, Samson DS, Bowman M. Comment on Ravussin R and de Tribolet N: Total Intravenous Anesthesia with Propofol for Burst Suppression in Cerebral Aneurysm Surgery: Preliminary Report of 42 Patients. Neurosurgery. 1993; 32

[138] Couldwell WT, Gianotta SL, Zelman V, DeGiorgio CM. Life-Threatening Reactions to Propofol. Neurosurgery. 1993; 33:1116–1117

[139] Graf CJ, Nibbelink DW, Sahs AL, Nibbelink DW. In: Randomized Treatment Study: Intracranial Surgery. Aneurysmal Subarachnoid Hemorrhage - Report of the Cooperative Study. Baltimore: Urban and Schwarzenburg; 1981:145–202

[140] Pertuiset B, Pia HW, Langmaid C. In: Intraoperative Aneurysmal Rupture and Reduction by Coagulation of the Sac. Cerebral Aneurysms - Advances in Diagnosis and Therapy. Berlin: Springer-Verlag; 1979:398–401

[141] Schramm J, Cedzich C. Outcome and Management of Intraoperative Aneurysm Rupture. Surg Neurol. 1993; 40:26–30

[142] Kassell NF, Boarini DJ, Adams HP, Sahs AL, et al. Overall Management of Ruptured Aneurysm: Comparison of Early and Later Operation. Neurosurgery. 1981; 9:120–128

[143] Batjer H, Samson DS. Management of Intraoperative Aneurysm Rupture. Clin Neurosurg. 1988; 36:275–288

[144] David CA, Vishteh AG, Spetzler RF, et al. Late angiographic follow-up review of surgically treated aneurysms. J Neurosurg. 1999; 91:396–401

80 不同部位的动脉瘤类型

80.1 前交通动脉瘤

80.1.1 概述

是表现为 SAH 的最常见的动脉瘤[1]。临床上可同时出现尿崩症(DI)或其他下丘脑损伤症状。

80.1.2 CT 扫描

几乎所有前交通动脉瘤破裂所致 SAH 均位于前纵裂内,其中 63% 伴有脑内血肿[2]。79% 可见脑室内血肿,约 1/3 的脑内血肿病人血破入脑室。急性脑积水见于 25% 的病人(晚期脑积水为 SAH 常见后遗症,未统计进去)。

额叶脑梗死见于 20% 的病人,通常 SAH 后几天发生[2]。双侧大脑前动脉(ACA)分布区梗死罕见,出现原因之一是前交通动脉瘤破裂出血引起的血管痉挛。它可使病人出现类似前额叶切除术后的表现,如情感淡漠和意志丧失。

80.1.3 血管造影发现

见表 102 - 2。血管造影在评估对侧颈内动脉以及确定动脉瘤是否由双侧 ACA 供血方面十分重要。如果仅一侧充盈,则有必要注射另一侧,同时交叉压迫已充盈动脉瘤的一侧,来看是否有对侧血流存在。同时,也证实是否双侧颈内动脉充盈双侧 ACA,或每个 ACA 是否来自单侧的颈内动脉(允许孤立手术,见下文)。

如果需要进一步更好地显示动脉瘤,可试倾斜 25° 注射,中线高于一侧眶缘侧面 3~4 cm,调整 X 线管于 Towne 位。颏下尖位像也可显示这一区域,但是影像可能会被其中的很多骨骼所减弱。

80.1.4 手术治疗

■ 手术入路
• 概述
1. 翼点入路:为常见手术入路(见下文)。

2. 额下入路：特别适用于动脉瘤朝向上方且有大量血块的情况（可以同时清除血块）。

3. 纵裂前入路[3]：禁用于朝向前方的动脉瘤，因为接近动脉瘤顶很困难，且难以对近端进行控制（见下文）。

4. 经胼胝体入路。

• **翼点入路**

开颅侧的选择：通常用右翼点入路，排除以下几点（以下应用左翼点开颅）。

1. 大的前交通动脉瘤指向右侧：左侧开颅，使得暴露瘤颈先于瘤顶。

2. 左侧优势 A1 段供应动脉瘤（右侧 A1 段未见动脉瘤充盈）：左侧开颅可提供近端控制可能。

3. 合并其他左侧动脉瘤。

体位等见翼点入路开颅术（见章节 94.2）（抬高肩部，头偏离垂直位 60°，见图 94 - 5）。开颅术如图 94 - 7 所示（与后交通动脉瘤等相比，额叶需要暴露更多）。

腰大池引流（如未置入 IVC）有助于脑组织松弛。

■ **显微手术技巧**

分离外侧裂，轻轻抬起额叶。首先见到嗅神经，然后是视神经。打开颈内动脉及视神经池蛛网膜，释放脑脊液。抬起颞极，电凝颞极桥静脉，暴露颈内动脉。

沿颈内动脉向远端探查，寻找 A1（显露这一部分可在破裂时行临时阻断）。若 A1 分支过高可能难以显露，需进一步切除暴露。增加暴露的方法有：

1. 切除直回：可将嗅束内侧 1 cm 长的直回皮质切除[4]。有助于寻找同侧 A1 及前交通动脉（ACoA）、A2。这一方法也适用于瘤顶朝下的动脉瘤，可在显露动脉瘤顶之前先暴露对侧 A1（利于近端控制）。可造成神经精神障碍。行软膜下切除以保留此处小的动脉分支。

2. 额颞眶颧开颅。

3. 分离外侧裂：约 50% 的术者常规进行此项操作。

4. 脑室引流。

一旦显露，则沿 A1 定位 A2。然后定位对侧 A2 并向近端暴露 A1。ACoA 通常随之暴露。

需保护的重要分支：Heubner 回返动脉；小的 ACoA 穿支（可与动脉瘤体粘连）。若动脉瘤无法夹闭，只有当双侧 ACA 均由同侧颈内动脉供血的情况下才可以夹闭 ACoA 的两端，进行动脉瘤孤立。

夹闭后，某些学者建议行终板造瘘以减少术后分流。

• **前纵裂入路**

见参考文献[3]。

脑组织牵拉少。

适用于向上生长的动脉瘤,但仍难以近端控制。

体位:仰卧位,头过伸 15°。在下额额纹处行皮肤横切口。作者[3] 应用 1.5 英寸(3.8 cm)环钻在中线眉间上钻孔。矩形骨窗更利于剪开硬膜。硬膜瓣悬吊于上矢状窦。动脉瘤深度约距硬膜 6 cm。该入路难以从近端控制 ACA A1 段。

80.2 大脑前动脉远端动脉瘤

80.2.1 概述

大脑前动脉远端(DACA)(即 ACoA 远端的 ACA)动脉瘤通常位于额极动脉的起始端,或者在胼周动脉和胼缘动脉在胼胝体膝部的分叉位置。位于更远端的动脉瘤通常是外伤后、感染(霉菌性)或由于肿瘤栓塞引起[5]。DACA 动脉瘤通常合并脑内血肿或半球间硬膜下血肿[6],因为此处的蛛网膜下隙空间局限。DACA 动脉瘤保守治疗通常预后较差。未破裂 DACA 动脉瘤相较其他位置的未破裂动脉瘤来说具有更高的出血风险。此处的动脉瘤质脆而与脑组织粘连,从而易于发生术中早的破裂。

在动脉造影术中,如果两个 ACA 从单侧颈动脉注射填充,则可能很难分辨出哪个 ACA 给动脉瘤供血。多发动脉瘤通常与 DACA 动脉瘤相关。

80.2.2 治疗

霉菌性动脉瘤的治疗参见章节 81.5.4。

直径 1 cm 以下起自 ACoA 的动脉瘤可通过标准翼点入路并切除部分直回。

直径>1 cm 的 ACoA 远端达到胼胝体膝部以内的动脉瘤,包括胼周动脉/胼缘动脉分叉,可通过双冠状皮肤切口额部开颅额底半球间入路到达[7]。病人取仰卧位,头过伸,垂直位或稍左偏。大多数情况下倾向于右额开颅(例外:动脉瘤侵入右侧大脑半球内,抬起困难),但需过中线几厘米。显露前颅底暴露 ACA 以便近端控制。经眶上 8 cm 开颅,为引流入上矢状窦的桥静脉留出空间。硬膜瓣基底位于上矢状窦侧。如需游离上矢状窦,可经前端较低位置分离。

胼胝体膝部远端的 ACA 动脉瘤可经单侧皮瓣开颅纵裂入路到达。这种情况下病人头部无须过伸,行矢状窦旁开颅即可,不需要显露前颅底。扣带回分离困难,必须小心,过度牵拉可造成扣带回与动脉瘤顶部分离,导致未成熟动脉瘤破裂。

理想情况下,先显露动脉瘤近端 A2 以便近端控制,再向远端定位动脉瘤。如不可行,可沿 ACA 远端分支向近端分离,注意不要损伤动脉瘤。通常需切除部分扣带回,有时需切开胼胝体前部 1～2 cm。

手术并发症:持续牵拉扣带回可产生运动性缄默症,通常是短暂的。胼周动脉直径小且可能有动脉硬化,这样增加了夹闭动脉瘤后载瘤动脉闭塞的风险。

80.3　后交通动脉瘤

80.3.1　概述

可能出现在后交通动脉(PCoA)两端,即大脑后动脉(PCA)的连接处,更多见于与颈内动脉的连接处(典型的指向一侧、后方和下方)。均可能侵犯第Ⅲ脑神经,引起动眼神经麻痹(眼睑下垂、瞳孔散大、"向下外"偏斜),99%的病例不是瞳孔问题。开颅夹闭比介入栓塞治疗 PCoA 动脉瘤所致的动眼神经麻痹更有优势[8,9]。

80.3.2　血管造影表现

见表 102－2。椎动脉(VA)注药对评价后交通动脉瘤有帮助:

1. 后交通动脉开放:判定是否存在"胎儿循环"(fetal circulation),即后循环仅通过后交通动脉供血。

2. 判定动脉瘤是否可由椎动脉充盈。

如果需要进一步更好地显示动脉瘤,则试于眶旁向注射对侧倾斜 55°,中轴线由单侧眶侧缘下部向后 1 cm,调整 X 线管向头部倾斜 12°。

80.3.3　手术治疗

■ 翼点入路

见翼点开颅术(章节 94.2)关于体位等内容。较常见的颈内动脉-后交通动脉交界处动脉瘤,术中头偏 15°～30°(见图 94－5)。开颅手术见图 94－5(与前交通动脉瘤相比,额叶暴露范围较小)。

■ 显微手术技巧

最终主要牵拉颞极(额叶的牵拉较大脑前交通动脉瘤少些),但入路需更偏前以避免术中动脉瘤破裂。

1. 沿外侧裂分离,抬起额叶显露视神经。

2. 小心抬起颞极[动脉瘤可能与颞极和(或)小脑幕粘连],如有必要,可电凝颞极桥静脉。

3. 沿视神经由前向后切开蛛网膜。

4. 打开蛛网膜释放脑脊液减压。

5. 沿前缘分离颈内动脉(在与视神经交叉处)并向后缘探查动脉瘤(分离

颈内动脉利于近端控制)。

动脉瘤体多指向侧后下方,多于见到后交通动脉前显露并阻碍后交通动脉显露。动脉瘤通常位于小脑幕缘后。

需保护的重要血管:前脉络膜动脉,后交通动脉。如有必要可牺牲后交通动脉,且多无重要后遗症,但胚胎型循环除外。

80.4 颈动脉末端(分叉部)动脉瘤

80.4.1 血管造影表现

见表102-2。

如果需要进一步更好地显示动脉瘤,则试向注射对侧倾斜25°,中线高于一侧眶缘侧面3～4 cm,调整X线管于Towne位。也可试用颌下位。

80.4.2 手术注意事项

见翼点开颅术(章节94.2)关于体位等内容(头偏30°,见图94-5)。开颅手术见图94-7。

80.5 大脑中动脉瘤

80.5.1 概述

以下主要讨论大脑中动脉(MCA)M1～M2交界处(被称为"三分叉"区域,但不是真正的三分叉,见章节2.2.3)的动脉瘤。

80.5.2 手术治疗

■ **手术入路**

1. 翼点开颅后的经侧裂入路:最常用。

2. 颞上回入路[10]:

(1)优点:减少脑牵拉,可能减少对近端血管操作时引起的血管痉挛。

(2)缺点:近端控制困难,骨瓣稍大,可能增加癫痫发作风险。

■ **开颅手术夹闭术与去骨瓣减压术**

对于分级较差(WFNS 4级/5级)的MCA动脉瘤性SAH合并脑实质出血(IPH)(>30 ml)的病人,与单纯开颅手术夹闭相比,去骨瓣减压术并不能改善生存,且与预后改善无关[11]。

■ **翼点入路**

见翼点开颅术(章节94.2)关于体位等内容(头偏45°,见图94-5)。

■ **开颅术**

开颅术见图 94-7。额叶无须过多暴露(如与前交通动脉瘤手术夹闭术相比)(图 94-7 中"B"距离为 1 cm)。骨窗高度"H"为 5~6 cm(大于 Willis 环动脉瘤切除)。

■ **显微手术技巧**

分离外侧裂,抬起颞极(额叶的牵拉较前交通动脉瘤少)。打开蛛网膜释放脑脊液。抬起颞极,电凝颞极桥静脉,显露颈内动脉便于破裂时从近端控制。

沿颈内动脉向远端分离外侧裂显露 M1(同样为了便于近端控制)。尽管充分暴露便于意外情况下从近端控制,但在术中动脉瘤破裂时尽量避免临时阻断 MCA,可加大吸引力度并置入动脉瘤夹(MCA 血流量远不及颈内动脉,动脉瘤显露相对容易)。

需保护的重要分支:MCA 远端分支,MCA 主要分支的回返穿支。

80.6 床突上段动脉瘤

见参考文献[12]。

80.6.1 应用解剖

颈内动脉出海绵窦,在称为颈动脉环(也称床突环)的硬膜束带处进入蛛网膜下隙。颈内动脉床突上部分可分为以下节段[12]:

1. 眼段:床突上颈内动脉最大的部分。位于眼动脉与后交通动脉(PCoA)起始处之间。它的近端部分(包括眼动脉的起始部)经常被前床突所掩盖。其分支包括:

(1) 眼动脉:通常起自海绵窦上颈内动脉,在颈内动脉刚进入蛛网膜下隙处之后(变异见章节 2.2.4),进入视神经管位于视神经的外侧下方。

(2) 垂体上动脉:供应海绵窦硬膜和垂体腺上部和垂体柄的穿支中最大的一支。

2. 交通段:从 PCoA 起始部到脉络膜前动脉(AChA)的起始部。

3. 脉络膜段:从 AChA 起始部到颈内动脉最后分叉之间。

80.6.2 眼动脉段动脉瘤(OSA)

见参考文献[14]。

■ **概述**

眼动脉段动脉瘤包括(注意:命名在不同作者中有变化):

1. 眼动脉瘤。

2. 垂体上动脉瘤。

(1) 床突旁变异:通常不产生视觉症状。

（2）床突上变异：当动脉瘤巨大时，可能在 CT 上与垂体瘤相似。

■ 临床表现（不包括偶然发现）

• 眼动脉瘤

起自 ICA 眼动脉起始部稍远处。方向突向背侧或背内侧，朝向视神经外侧部分。表现：

1. 约 45% 表现为 SAH。

2. 约 45% 表现为视野缺损：

（1）动脉瘤扩大压迫视神经外侧部分→颞侧纤维受压→同侧单眼鼻上侧象限盲。

（2）继续扩大→视神经向上移位挤压大脑镰（或反折）→上侧纤维受压→单眼鼻下侧视野缺损。

（3）除了受累眼几乎完全失明以外，压迫贴近视交叉的视神经可产生自受损处至 Wilbrand 前膝（在它们交叉后，鼻侧视网膜纤维在对侧的视神经前行一段距离[15]）范围内的对侧眼颞上侧象限视野缺损（结合盲点处的"梦幻样"缺损）。

3. 约 10% 两者均有。

• 垂体上动脉瘤

起自近鞍区外侧面、ICA 内侧的小蛛网膜囊内。扩张的方向受此囊的大小和鞍区外侧壁高度的支配，可分为两种亚型：床突旁型和鞍上型。

鞍上变异动脉瘤可急速生长到足够大，压迫垂体柄并引起垂体功能低下和"典型的"视交叉症状（双颞侧偏盲）。

■ 血管造影表现

见表 102-2。经常能在巨大眼动脉瘤的前、上、内侧部分由于视神经而观察到一个切迹[16]。

如果需要进一步更好地显示动脉瘤，则试向注药对侧倾斜 25°，中轴线高于眶缘侧面 3～4 cm，调整 X 线管于 Towne 位。可试用颏下位。

80.6.3　手术治疗

见参考文献[12]。

■ 眼动脉瘤

若有必要，可以牺牲眼动脉且在绝大多数病例中不会导致视力恶化。夹闭对侧眼动脉瘤技术上并不困难，且与眼动脉段动脉瘤常为多发不同，这项技术并非经常使用。

动脉瘤起自 ICA 眼动脉起始部稍远端的上内侧面，向上突起。

早期切除大脑镰反折可缓解神经压迫，减少手术操作带来的视力障碍。

对于未破裂动脉瘤，先经硬膜外磨除前床突，然后打开硬膜探查瘤颈；对于破裂的动脉瘤该种方法可能不安全。

大多数情况下,可沿动脉瘤颈部与供血动脉平行放置侧方成角的动脉瘤夹。

▇ 垂体上动脉瘤

若有必要,可夹闭一侧的垂体上动脉,一般并不引起严重后果(因为垂体和垂体柄为双侧供血)。夹闭对侧的垂体上动脉瘤不容易。

常规翼点入路通常先见到颈内动脉,大型动脉瘤通常朝术者方向,凸向外侧。多需去除床突。整段颈内动脉管壁可能均受牵连,可能需用环形夹平行于载瘤动脉放置,行颈内动脉临时阻断(同时注意脑保护)以重建颈内动脉。

80.7 后循环动脉瘤

80.7.1 概述

参见基底动脉顶端动脉瘤(章节 80.7.6)。除了引起呼吸暂停及随后的神经源性肺水肿的可能性增加以外,颅后窝 SAH 导致的临床症状与前循环动脉瘤 SAH 导致的临床症状常难以区分。颅后窝 SAH 后的血管痉挛比其他部位 SAH 后的血管痉挛更易引起中脑症状。

80.7.2 脑积水

在 Yamaura 的研究中[18],12%的病人颅后窝 SAH 后为去除血性脑脊液引起的脑积水而需要行脑室外引流(EDV),而且 20%还需要永久性的脑室分流。

80.7.3 椎动脉瘤

▇ 概述

外伤性椎动脉瘤(VAA)(也称夹层动脉瘤)比非外伤性多见。以下讨论非外伤性 VAA。多数 VAA 起自椎动脉-小脑后下动脉(VA‑PICA)连接处。其他部位:VA‑AICA,VA‑BA。

▇ 血管造影表现

见表 102‑2。VAA 血管造影需要评价对侧 VA 在孤立动脉瘤时的代偿能力。Allcock 试验(压迫颈内动脉的 VA 造影)可用于评价 Willis 环的代偿能力。试验性球囊导管栓塞可以确定病人能否耐受闭塞(双腔球囊可测量远端压力)。

▇ PICA 动脉瘤

● 概述

PICA 的解剖见图 2‑6。血管造影见图 2‑7。

约占脑动脉瘤的 3%。三个常见部位:

1. 位于 VA‑PICA 连接处的 PICA 动脉瘤[19]：

（1）囊形动脉瘤：最常见于其远（上）角。CT 检查发现第四脑室内大量出血时，应怀疑该部位的动脉瘤[20]（动脉瘤底可与 Luschka 孔粘连；破裂后CT 上可见血液充满脑室，伴少量 SAH）。其部位因 PICA 的起点而异，可低至枕大孔，高至脑桥延髓交界。多数 VA‑PICA 动脉瘤位于延髓池的前侧方[21]，第一齿状韧带前方[22]。但是有时 PICA 起始处可位于中线内或跨越中线。

（2）梭形动脉瘤：通常缘于之前的夹层动脉瘤，见章节 86.9.2。

2. 在 VA‑PICA 交界远端的 PICA 动脉瘤：较脆弱，常在相对短期内多次出血。因此，即使是偶然发现，也应积极处理。

3. 累及 PICA 的梭形 VA 动脉瘤。

• **血管造影表现**

见表 102‑2。

• **治疗**

要点：

1. 直接动脉瘤夹闭为推荐的治疗方法。

2. 血管内弹簧圈栓塞：不如夹闭减轻脑干或脑神经受压症状效果好。

3. 不能夹闭和栓塞的动脉瘤（如梭形、巨大或夹层动脉瘤）可选择：

（1）近端（hunterian）VA 结扎[23]，必须远离 PICA 起始处以避免引起严重残疾或死亡[24]。

（2）在 PICA 起始处的 VA 远端球囊闭塞。

（3）颈中段 VA 球囊闭塞（允许经枕下肌支进行侧支循环），如血管内 Amplatzer 栓。

• **VA‑PICA 连接处囊状动脉瘤的手术夹闭**

暴露 VA‑PICA 连接处的其中一种入路是经颅后窝极远外侧入路。但当动脉瘤位于脑干前方较远处时可能难以显露。同样，由于该类动脉瘤多向后上发展，故这种入路可直接损伤 PICA。枕下外侧经髁入路可经外侧更直接地显露动脉瘤[25]。

体位：可选择坐位（应用较少，见章节 94.1.2）或侧俯卧位（"公园长椅位"）。

• **侧俯卧位**

体位：受累 PICA 朝上，胸部抬高约 15°。头部与胸部保持直线，颈部微屈，向地面偏 20°（远离动脉瘤侧）。上方的肩部用黏性绷带压低。置入腰椎蛛网膜下导管，硬膜打开后用于引流脊髓脑液。

皮肤切口：避免偏外侧过远，否则肌肉肿胀可影响手术视野[26]。

1. 上项线稍上方至 C2 椎体[21]：

（1）旁正中切口。

（2）正中直切口（曲棍球杆）。

2.乙状窦形切口，经乳突切迹内侧 2 cm 切开，在 C1 椎弓水平拐向中线[27]。

开颅术：显露颅骨外侧至乳突基底，向内过中线。高度无须达到横窦。打开枕大孔至外缘。去除 C1 由中线至动脉沟（VA 下）的后弓有助于显露 VA 近端，但并非必需[28]。

打开硬膜：K 形剪开硬膜，同时剪开寰枕筋膜（某些病人存在弓状窦，需行血管夹闭）。

入路：首先在 VA 刚入硬膜段控制其近端（以防动脉瘤破裂）。向上抬起小脑（注意：动脉瘤顶部可能会有粘连）。沿 VA 入硬膜处向上；可在瘤颈部见到 PICA 起始点（可能被误认为 VA 的延续）。分离副脊神经咽支及下方的迷走神经。可在靠近 PICA 处放置临时阻断夹阻断 VA。永久性阻断夹可放在 Ⅸ、Ⅹ 脑神经和 Ⅺ 脑神经之间。即使残留小部分动脉瘤也应避免 PICA 受损[28]。

术后护理：如果可能出现后组脑神经麻痹（夹闭时分离困难或牵拉），则将气管内插管保留至第二日。病人不耐受拔管的应立即再插管，并择期行气管切开。气管切开应保留至脑神经麻痹恢复。

- **PICA 远端动脉瘤的手术夹闭**

越过中线的开颅术可以到达延髓外侧段远端动脉瘤。

80.7.4　椎基底动脉连接处动脉瘤

■ 概述

位于双侧 VA 交界处的囊性动脉瘤多发生于基底动脉窗形成处（基底动脉窗动脉瘤）。

■ 血管造影表现

见表 102 - 2。

作为辅助方法，CT 血管造影可能更为有用，因为它可以同时使两个 VA 不透明（导管血管造影一般不可行）。

■ 手术入路

1.枕下入路：最常用；体位采用侧俯卧位。

2.若椎基底连接处位置太高，可采用颞下经小脑幕入路；仰卧位。

- **侧俯卧位枕下入路**

注意：入路侧别需根据血管造影决定，VA 的弯曲走行可造成动脉瘤完全位于脑干对侧。

体位：胸部抬高约 15°。头部与胸部保持直线，颈部微屈，偏向动脉瘤对侧。上方的肩部用黏性绷带压低。置入腰椎蛛网膜下导管，硬膜打开后用于引流脑脊液。

80.7.5 AICA 动脉瘤

■ **血管造影表现**

见表 102 - 2。

80.7.6 基底动脉分叉处动脉瘤

■ **概述**

也称基底动脉顶端动脉瘤,是最常见的后循环动脉瘤,约占颅内动脉瘤的 5%。最开始认为该动脉瘤是无法手术的,直至 Drake 在 1964 年报道了 4 个病例[29],以及之后报道了大型研究[30],才改变了这种认识。

■ **临床表现**

大多表现为 SAH,与前循环动脉瘤破裂引起的 SAH 区别困难。动脉瘤破裂前的增大少数可引起视交叉受压,导致双颞侧视野缺损(与垂体瘤相似),或偶尔可压迫动眼神经,尤其在其刚出脚间窝时,导致动眼神经麻痹[17]。

■ **CT/MRI 扫描**

可偶尔在 CT 或 MRI 上看到鞍上池区域的圆形占位。若合并 SAH,则可见脚间池出血并涌入第四脑室(进入第三脑室或侧脑室的情况较少)。偶尔可能类似脑干前非动脉瘤性 SAH(见章节 81.9)。

■ **血管造影**

见表 102 - 2。瘤顶通常朝上。在需要孤立手术的病例,必须评价后交通动脉血流情况(可能需要 Allcock 试验)。也需要评价与鞍背相关的基底动脉分叉处的高度(见下文)。

重要血管造影表现(血管造影检查或 CTA):

1. 基本表现:见章节 77.6.2。

2. 方向:以决定是否可行手术治疗。向后的动脉瘤多有穿支粘连,手术困难。

3. PCA 及 SCA 开放。

4. 后交通动脉开放及直径:

(1) 后交通动脉直径需大于 1 mm 才能保证侧支循环(专家意见)。

(2) 决定 P1 段是否可牺牲。

(3) 后交通动脉开放及直径对于介入治疗很重要,可提供在 P1 至对侧 P1 间放置水平支架的潜在路径[31,32]。

(4) 利于临时阻断,或牺牲血管,或放置支架。

5. 动脉瘤相对于后床突的高度影响手术入路选择[33,34](后床突高度 4～14 mm[34]):

(1) 床突上型:动脉瘤颈部在后床突上方 5 mm 以上。

(2) 床突型:动脉瘤颈部距后床突 5 mm 以内。

（3）床突下型：动脉瘤颈部在后床突下方 5 mm 以上。

■ 手术治疗

• 时机

最初的经验倾向于待基底动脉末端动脉瘤 SAH"冷却下来"10～14 天后，再考虑手术治疗，使脑水肿尽量减轻。而最近，与前循环动脉瘤一样，也提倡早期手术[35]（见章节 79.7）。然而，一些外科医师仍然推荐等待约 1 周[36]，并且大多数同意如果由于大小、结构或动脉瘤位置而使得技术上存在明显困难，那么早期手术可能不适合。另外，如果在开颅时发现脑水肿妨碍暴露，应停止手术并推迟手术时间。

• 入路

1. 右侧颞下开颅（Drake 的经典入路）：经小脑幕切迹入路或切开小脑幕。大多数基底动脉尖端动脉瘤可通过翼点入路达到最好暴露（见下文），除了动脉瘤底向后生长。

（1）优点：

1）到基底动脉末端距离较短。

2）对于向后或后下生长的动脉瘤比翼点入路更好[36]。

（2）缺点：

1）需要牵拉颞叶（可通过腰椎穿刺引流、甘露醇和切断颧弓来减轻牵拉[37]）。

2）对侧 P1 段和丘脑穿支显露差。

2. 翼点入路（Yasargil 描述）：经侧裂（见下文）。

（1）优点：

1）对颞叶牵拉较小或不牵拉（不同于颞下入路）。

2）对 P1 段和丘脑穿支暴露均较好。

3）合并其他动脉瘤，如前循环动脉瘤，可同时治疗。

（2）缺点：

1）与颞下入路相比，到达动脉瘤的距离增加约 1 cm。

2）需要对侧裂较广泛的分离。

3）术野比颞下入路要狭窄。

4）从 P1 后部发出的穿支可能无法显露。

3. 改良翼点开颅：可允许经侧裂或颞下入路[36]。开颅比标准翼点开颅更靠后一些。

4. 眶颧入路：允许到达分叉以下的基底动脉部分。可否去除斜坡顶存在争议。

选择性地切除颞极将提高两种入路的暴露。不同于大多数前循环动脉瘤，保证近端控制非常困难。

相对于正常分叉高度，如果基底动脉分叉高于鞍背，那么经颞下入路对颞叶的牵拉会更多（接近鞍背）。这可通过经侧裂入路打开更多的侧裂，或通过额下入路经过终板经第三脑室来处理[38]。若分叉较低,可能需要在滑车神经后劈开小脑幕。

- **翼点入路**

见参考文献[39]。

风险包括:动眼神经麻痹约占 30%(大多轻微,暂时性)。

一般采取右侧入路,除非:

1. 另有左侧的动脉瘤(如后交通动脉瘤),可通过左侧入路同时治疗。

2. 动脉瘤指向右侧。

3. 动脉瘤位于中线偏左(即使动脉瘤偏向开颅对侧 2~3 mm,手术也将十分困难)[36]。

4. 病人有右侧偏瘫或左侧动眼神经麻痹。

翼点开颅见章节 94.2。头偏 30°颞突朝上(见图 94 - 5)。对于低位动脉瘤颈部微屈,高位动脉瘤颈部微伸。开颅术见图 94 - 7,进一步去除蝶骨嵴。蝶骨嵴和眶顶可用磨钻磨除。可去除后床突增加显露。

- **入路**

分离外侧裂显露 M1 由颈内动脉发出点。颈内动脉内侧空间≥5~10 mm时可经颈内动脉内侧进入(颈内动脉和视神经之间)。如果颈内动脉与视神经距离过近,可经颈内动脉外侧进入,向内侧牵拉颈内动脉/M1 段(见图 94 - 8)。这种显露方法受 M1 距离颅底的高度限制,如果基底动脉尖端与颅底的距离远远超过上述高度,则经此入路夹闭动脉瘤难以实现[18]。

确定第Ⅲ脑神经。显露颈内动脉后方发出的后交通动脉和脉络膜前动脉(AChA)(二者鉴别:后交通动脉起始段相对偏颈内动脉近端,且后交通动脉沿 Liliequist 膜垂直走行,脉络膜前动脉斜形走行进入脚间池)。沿后交通动脉向后打开 Liliequist 膜显露桥前池。沿后交通动脉探查至大脑后动脉,在P1/P2 交界处进入 PCA。如后交通动脉缺如,则沿第Ⅲ脑神经向后寻找其经PCA 和 SCA 之间走行段。沿 P1 向近端探查基底动脉分叉处,可见对侧 P1和 SCA。向尾端分离 Liliequist 膜显露脚间池及基底动脉近端(以便动脉瘤破裂时从近端控制基底动脉出血)。

丘脑穿支动脉(ThPA)起自后交通动脉远端和 PCA 近端,多影响操作。基底动脉顶端动脉瘤夹闭术早期手术效果不佳被归结于这些动脉损伤,造成丘脑、中脑、底丘脑、顶盖前区腔隙性梗死。如果发育不良,可在动脉瘤夹之间分离后交通动脉增加显露(保护起自主干的 ThPA)。同样,P1 发育不良 PCA由后交通动脉供血时也可分离 P1。如果 ThPA 影响动脉瘤夹闭,需牺牲一些穿支,最好由起始处离断。幸运的是尚有某些吻合支存在[40],这些动脉并非像从前认为的那样是完全性终末动脉。

■ **治疗结果**

如果动脉瘤不能通过介入技术治疗,那么可以考虑手术方法。总的来说死亡率为 5%,病残率为 12%(主要原因是损伤了穿支血管)[41]。

80.7.7　基底动脉主干动脉瘤

许多基底动脉主干动脉瘤为梭形动脉瘤,外科手术夹闭极其困难。

(邓正海　刘继超)

参考文献

[1] Locksley HB. Report on the Cooperative Study of Intracranial Aneurysms and Subarachnoid Hemorrhage: Section V. J Neurosurg. 1966; 25:219–239

[2] Yock DH, Larson DA. CT of Hemorrhage from Anterior Communicating Artery Aneurysms, with Angiographic Correlation. Radiology. 1980; 134:399–407

[3] Yeh H, Tew JM. Anterior Interhemispheric Approach to Aneurysms of the Anterior Communicating Artery. Surg Neurol. 1985; 23:98–100

[4] VanderArk GD, Kempe LG, Smith DR. Anterior Communicating Aneurysms: The Gyrus Rectus Approach. Clin Neurosurg. 1974; 21:120–133

[5] Olmsted WW, McGee TP. The Pathogenesis of Peripheral Aneurysms of the Central Nervous System: A Subject Review from the AFIP. Radiology. 1977; 123:661–666

[6] Fein JM, Rovit RL. Interhemispheric subdural hematoma secondary to hemorrhage from a calloso-marginal artery aneurysm. Neuroradiology. 1970; 1:183–186

[7] Becker DH, Newton TH. Distal Anterior Cerebral Artery Aneurysm. Neurosurgery. 1979; 4:495–503

[8] Tan H, Huang G, Zhang T, Liu J, Li Z, Wang Z. A retrospective comparison of the influence of surgical clipping and endovascular embolization on recovery of oculomotor nerve palsy in patients with posterior communicating artery aneurysms. Neurosurgery. 2015; 76:687–94; discussion 694

[9] Khan SA, Agrawal A, Hailey CE, Smith TP, Gokhale S, Alexander MJ, Britz GW, Zomorodi AR, McDonagh DL, James ML. Effect of surgical clipping versus endovascular coiling on recovery from oculomotor nerve palsy in patients with posterior communicating artery aneurysms: A retrospective comparative study and meta-analysis. Asian J Neurosurg. 2013; 8:117–124

[10] Heros RC, Ojemann RG, Crowell RM. Superior Temporal Gyrus Approach to Middle Cerebral Artery Aneurysms: Technique and Results. Neurosurgery. 1982; 10:308–313

[11] Zhao B, Zhao Y, Tan X, Cao Y, Wu J, Zhong M, Wang S. Primary decompressive craniectomy for poorgrade middle cerebral artery aneurysms with associated intracerebral hemorrhage. Clin Neurol Neurosurg. 2015; 133:1–5

[12] Day AL. Clinicoanatomic Features of Supraclinoid Aneurysms. Clin Neurosurg. 1988; 36:256–274

[13] Gibo H, Lenkey C, Rhoton AL. Microsurgical Anatomy of the Supraclinoid Portion of the Internal Carotid Artery. J Neurosurg. 1981; 55:560–574

[14] Day AL. Aneurysms of the Ophthalmic Segment: A Clinical and Anatomical Analysis. J Neurosurg. 1990; 72:677–691

[15] Berson EL, Freeman MI, Gay AJ. Visual Field Defects in Giant Suprasellar Aneurysms of Internal Carotid. Arch Ophthalmol. 1966; 76:52–58

[16] Heros RC, Nelson PB, Ojemann RG, et al. Large and Giant Paraclinoid Aneurysms: Surgical Techniques, Complications, and Results. Neurosurgery. 1983; 12:153–163

[17] Drake CG. The Treatment of Aneurysms of the Posterior Circulation. Clin Neurosurg. 1979; 26:96–144

[18] Yamaura A. Surgical Management of Posterior Circulation Aneurysms - Part I. Contemporary Neurosurg. 1985; 7:1–6

[19] Fox JL. Intracranial Aneurysms. New York: Springer-Verlag; 1983

[20] Yeh HS, Tomsick TA, Tew JM. Intraventricular Hemorrhage due to Aneurysms of the Distal Posterior Inferior Cerebellar Artery. J Neurosurg. 1985; 62:772–775

[21] Hammon WM, Kempe LG. The Posterior Fossa Approach to Aneurysms of the Vertebral and Basilar Arteries. J Neurosurg. 1972; 37:339–347

[22] Drake CG. The Surgical Treatment of Vertebral-Basilar Aneurysms. Clin Neurosurg. 1969; 16:114–169

[23] Friedman AH, Drake CG. Subarachnoid hemorrhage from intracranial dissecting aneurysm. J Neurosurg. 1984; 60:325–334

[24] Yamada K, Hayakawa T, Ushio Y, et al. Therapeutic Occlusion of the Vertebral Artery for Unclippable Vertebral Aneurysm. Neurosurgery. 1984; 15:834–838

[25] Sen CN, Sekhar LN. An Extreme Lateral Approach to Intradural Lesions of the Cervical Spine and Foramen Magnum. Neurosurgery. 1990; 27:197–204

[26] Youmans JR. Neurological Surgery. Philadelphia 1982

[27] Heros RC. Lateral Suboccipital Approach for Vertebral and Vertebrobasilar Artery Aneurysms. J Neurosurg. 1986; 64:559–562

[28] Getch CC, O'Shaughnessy BA, Bendok BR, Parkinson RJ, Batjer HH. Surgical management of intracranial aneurysms involving the posterior inferior cerebellar artery. Contemp Neurosurg. 2004; 26:1–7

[29] Drake CG. Bleeding Aneurysms of the Basilar Artery: Direct Surgical Management in Four Cases. J Neurosurg. 1961; 18:230–238

[30] Drake CG. Further Experience with Surgical Treatment of Aneurysms of the Basilar Artery. J Neurosurg. 1968; 29:372–392

[31] Cross DT, III, Moran CJ, Derdeyn CP, Mazumdar A, Rivet D, Chicoine MM. Neuroform stent deployment for treatment of a basilar tip aneurysm via a posterior communicating artery route. AJNR Am J Neuroradiol. 2005; 26:2578–2581

[32] Wanke I, Gizewski E, Forsting M. Horizontal stent placement plus coiling in a broad-based basilar-tip aneurysm: an alternative to the Y-stent technique. Neuroradiology. 2006; 48:817–820

[33] Friedman RA, Pensak ML, Tauber M, Tew JM, Jr, van Loveren HR. Anterior petrosectomy approach to infraclinoidal basilar artery aneurysms: the emerging role of the neuro-otologist in multidisciplinary management of basilar artery aneurysms. Laryngoscope. 1997; 107:977–983

[34] Aziz KM, van Loveren HR, Tew JM, Jr, Chicoine MR. The Kawase approach to retrosellar and upper clival basilar aneurysms. Neurosurgery. 1999; 44:1225–34; discussion 1234-6

[35] Peerless SJ, Hernesniemi JA, Gutman FB, Drake CG. Early Surgery for Ruptured Vertebrobasilar Aneurysms. J Neurosurg. 1994; 80:643–649

[36] Chyatte D, Philips M. Surgical Approaches for Basilar

Artery Aneurysms. Contemp Neurosurg. 1991; 13:1–6

[37] Pitelli SD, Almeida GGM, Nakagawa EJ, et al. Basilar Aneurysm Surgery: The Subtemporal Approach with Section of the Zygomatic Arch. Neurosurgery. 1986; 18:125–128

[38] Canbolt A, Önal Ç, Kiris T. A High-Position Basilar Top Aneurysm Apprached via Third Ventricle: Case Report. Surg Neurol. 1993; 39:196–199

[39] Yasargil MG, Antic J, Laciga R, et al. Microsurgi Pterional Approach to Aneurysms of the Basi Bifurcation. Surg Neurol. 1976; 6

[40] Marinkovic SV, Milisavljevic MM, Kovacevic M Anastamoses Among the Thalamoperforat Branches of the Posterior Cerebral Artery. Al Neurol. 1986; 43:811–814

[41] Drake CG. Management of Cerebral Aneurys Stroke. 1981; 12:273–283

81 特殊类型动脉瘤和非动脉瘤性 SAH

81.1 未破裂动脉瘤

81.1.1 概述

未破裂颅内动脉瘤(UIA)包括偶然发现的动脉瘤(不产生任何症状而偶然发现)及由于出血以外的其他症状而发现的动脉瘤(如由于第Ⅲ脑神经受压瞳孔扩大)。UIA 值得治疗的原因是 SAH 的预后不管手术与否都是较差的,即使在最好的条件下也如此。约 65% 的病人死于首次 SAH[1],即使病人动脉瘤破裂后无神经系统缺陷症状,也仅有 46% 可完全康复,而仅 44% 可回到正常工作中[2]。然而,动脉瘤破裂未加以干涉的风险应该与手术夹闭或介入治疗的风险相权衡。据估计偶然性动脉瘤的发病率占正常人群的 5%~10%[2]。

81.1.2 临床表现

见脑动脉瘤的表现中"破裂"以外的条目(章节 79.4)。

81.1.3 自然史

未破裂动脉瘤出血的危险性与已破裂的不同,真正的风险尚不清楚。早期研究发现年出血率是 6.25%,而之后的研究估计 20 岁 UIA 病人一生的出血风险是 16%,而到 60 岁时风险降至 5%[2]。最近的一项研究[3]估计年破裂率为 1%。未破裂动脉瘤国际研究(ISUIA)[4]是第一个大规模前瞻性研究,评估了未破裂动脉瘤的自然史以及治疗风险。作者认为破裂率与动脉瘤大小和位置有关,并且风险随着既往独立动脉瘤所致 aSAH 的发生而增加(见下文)。然而,ISUIA 有很大的局限性(见表 81-1)。

Σ

考虑有两种类型动脉瘤:破裂型和相对稳定型。多数就诊的未破裂动脉瘤属于后者。

未破裂动脉瘤自发血栓形成少见(见章节 79.6.1)。

已进行一些额外的回顾性及前瞻性研究用于评估未破裂动脉瘤的自然史。总的来说,已确定的破裂的危险因素如下:

1. 病人因素:

(1) 病史中曾有其他动脉瘤破裂导致 SAH 者[4,5]。

(2) 多发动脉瘤[6,7]。

(3) 年龄:有一些相互矛盾的证据,一些研究发现了年龄与破裂风险成反比[7,8],还有一些研究认为年龄 40 岁或年龄更大的人破裂风险高[9],或者破裂风险与年龄无关[10]。

(4) 一般状况:

1) 高血压[7]。

2) 吸烟[8]。

(5) 地理位置:北美洲/欧洲＜日本＜芬兰[11]。

(6) 性别:在一项研究中,与男性相比,女性的破裂风险更大,但只是接近统计学意义[9]。

(7) 家族史:在家族性颅内动脉瘤研究中[12]未破裂动脉瘤病人的破裂率以及这些病人的一级亲属诊断有颅内动脉瘤的,其破裂率是 ISUIA 研究中未破裂颅内动脉瘤病人的 17 倍(在匹配动脉瘤大小和位置之后)——尽管研究结果受限于破裂数量较小。其他研究没能在这亚组中证明风险增加。

表 81-1　ISUIA 研究的主要方法学限制

1. 病人没有随机分配到手术组(与非手术组),并且治疗组和未治疗组之间存在显著差异
2. 50％的病人随访时间＜5 年
3. 选择偏差:每个中心招募的病人人数较少

2. 动脉瘤特征:

(1) 大小:其破裂的风险主要依赖于动脉瘤直径。ISUIA 估计直径＜10 mm 的动脉瘤每年破裂风险为 0.05％,而其他一些研究显示直径＜10 mm 的动脉瘤年破裂风险大约为 1％[5,8,13-15]。此外,小型未破裂颅内动脉瘤验证研究[7]表明小动脉瘤(＜5 mm)的破裂风险并不是可以忽略不计的,其年破裂风险约为 0.5％。最近一项回顾性研究显示,大多数(62％)破裂动脉瘤＜7 mm,其中大多数是前交通动脉瘤[16]。有人推测这可能是动脉瘤破裂后回缩的缘故。大动脉瘤(10~25 mm)估计有 3％~18％的年破裂风险,而巨大动脉瘤(≥25 mm)有 8％~50％的年破裂风险。

(2) 位置:ISUIA 研究表明后交通动脉瘤和后循环动脉瘤破裂风险增加[16]。Ishibashi 等人[5]也认为后循环动脉瘤破裂风险高。相反,一些研究发现前交通动脉瘤破裂风险增加[8,16,17]。

(3) 形态:存在子囊[15]、瘤颈形态[18]以及动脉瘤大小与载瘤动脉直径比

81

例增加,均与动脉瘤破裂风险增加有关[19,20]。

基于危险因素的组合来评估病人动脉瘤破裂的独立风险是十分复杂的。最近,通过汇总来自六个前瞻性研究[5,7,8,15,21,22]的病人数据已开发出一个评分系统(PHASES),这有助于通过危险因素状况来估计 5 年的破裂风险[11]。预测包括 PHASES 动脉瘤破裂风险评分和基于评分预测的动脉瘤破裂 5 年累积风险,总结如表 81‐2。然而需要进一步的研究通过外部数据证实分数有效。

表 81‐2 PHASES 动脉瘤破裂风险评分包括的预测因素;
基于评分预测 5 年累计动脉瘤破裂风险[11]

预 测 因 素	分 数
(P)种群	
北美洲,欧洲(除了芬兰)	0
日本	3
芬兰	5
(H)高血压	
无	0
有	1
(A)年龄	
<70 岁	0
≥70 岁	1
(S)大小	
<7 mm	0
7~9 mm	3
10~19.9 mm	6
20 mm	10
(E)既往其他动脉瘤破裂史	
无	0
有	1
PHASES 风险分数	**5 年动脉瘤破裂风险**
2	0.4%
3	0.7%
4	0.9%
5	1.3%
6	1.7%

续 表

PHASES 风险分数	5 年动脉瘤破裂风险
7	2.4%
8	3.2%
9	4.3%
10	5.3%
11	7.2%
12	17.8%

81.1.4 治疗

■ 累积破裂风险

若要理解动脉瘤破裂累积风险的计算,可参考 AVM 章节中关于这方面的讨论,它也与动脉瘤有关(见章节 82.2.5)。

■ 决策分析

决策分析是一种通过概率和为结果指定"可取因素"对多种决策选项所产生结果进行数学建模的方法。这种分析需要的数据包括自然史(见上文)、预期寿命以及 SAH 和动脉瘤手术的致残率和死亡率。虽然它只是一个模型,但确实能在一些复杂的决策中提供帮助。

在一项这样的研究中[23],应用表 81-3 的数据,结果是 12 年以上的寿命期望值是一个"盈亏平衡点"(break-even point)。举例来说,如果预估病人无法生存 12 年以上,那么非手术治疗与手术治疗相比是更好的选择[这种结果涉及很多假设和估计;如 5% 的"风险厌恶"(risk aversiveness)(干预),源自病人对立即手术的风险的恐惧或持续多年的动脉瘤破裂风险的担忧]。另一个针对 50 岁女性的多因素分析发现,对于以下 UIA 治疗是值得和有效的:有症状、直径≥10 mm、有 SAH 既往史[24]。

表 81-3 用于决策分析的未破裂动脉瘤的治疗资料[23]

	代 表 值	范 围
每年破裂的危险*	1%	0.5%~2%
SAH 3 个月死亡率	55%	50%~60%
SAH 后严重病残率	15%	10%~20%
手术死亡和病残率	2% 和 6%	4%~10%

* 本资料为直径 6~10 mm 动脉瘤危险度中间值(注意:大小可变;小动脉瘤可能长大)

81

■ 治疗建议

治疗方案取决于自然病史数据与干预的致残率和死亡率(手术/介入)的比较,建议主要基于专家意见,而缺乏高等级的证据。动脉瘤大小、病人年龄和位置是影响是否治疗未破裂动脉瘤(病人之前没有 SAH)以及治疗方法的重要因素。另外,对于既往有 aSAH 病史、显著家族史、症状性动脉瘤以及动脉瘤增大或形态改变的病人应建议治疗[25]。许多建议制订了一个动脉瘤临界大小,大于这个尺寸应考虑手术治疗,临界大小包括 3 mm[26]、5 mm[27]、7 mm[28]和 9 mm[29]。最新的美国心脏协会指南并未推荐没有既往 SAH 的病人进行小动脉瘤(<10 mm)修复手术[25],但是这个报道是在近期的前瞻性试验之前进行的。此外,病人的预期寿命也同样要考虑到,因此在年轻病人组中应特别考虑。在所有治疗决策中,一般情况也应该考虑在内。

最近提出的一项治疗策略概述如下:

1. 巨大和(或)症状性动脉瘤(特别是在年轻病人中)→干预。

2. 病人年龄<60 岁:

(1) 直径<7 mm:

1) 前循环,无风险因素→治疗或干预。

2) 后交通/后循环,症状性动脉瘤,显著家族史→干预。

(2) 直径>7 mm→干预(手术或介入治疗,基于大小、位置等因素)。

3. 病人年龄>60 岁:

(1) 直径<7 mm:

1) 无家族史、无症状→治疗。

2) +危险因素→干预。

(2) 直径 7~12 mm:

1) 前循环→治疗或干预。

2) 后交通/后循环→干预。

(3) 直径>12 mm→干预。

■ UIA 保守治疗的随访建议

Σ

大多数未经治疗的偶发动脉瘤推荐每年进行一次 MRA/CTA。如果显示增大,可进行干预。如果未见增大,可重复影像学检查并降低复查频率。

背景:导管动脉造影风险太高,不作为随访方法。CTA 较 MRA 准确性更高,但需注入碘造影剂及有放射性。TOF-MRA(非钆 MRA)无风险也无放射性,但空间分辨率较低。

不幸的是,多数动脉瘤随访中并未发现增大但出现破裂。动脉瘤增长无固定速率,可能经过几年 MRA 才能显示出 1 mm 的变化。

研究已经确定了增长的相关危险因素,包括大小[31-34],位置(MCA、基底动脉分叉处)[33,34],有 1 个以上动脉瘤,SAH 家族史[33]以及吸烟[31]。

由于大多数增大的动脉瘤随后便得到治疗,因此难以估计增大情况下的破裂风险。在一项研究中,增大的动脉瘤其破裂风险是每年 2.4%(没有增大的动脉瘤是每年 0.2%)[31]。在另一项包含 18 位日本病人的研究中,增大后的破裂风险是每年 18.5%[35]。

■ 未破裂海绵窦段颈内动脉瘤

海绵窦段颈内动脉瘤(CCAA)在颅内动脉瘤中具有独特的风险特征。大多数在动脉水平段发生。

• 临床表现

1. CCAA 可被偶然发现:

(1)其他原因行动脉造影。

(2)MRI。

(3)偶尔在 CT 上被发现。

2. 当有症状时:

(1)通常表现为:

1)头痛。

2)海绵窦综合征(见章节 91.8.2):主要产生复视(由于眼肌麻痹)。经典的是增大的 CCAA 引起第Ⅲ脑神经麻痹,但不产生一侧瞳孔增大,因为扩大瞳孔的交感神经同时也出现麻痹[36](见章节 96.3.3)。

3)从颈动脉环扩大进入到蛛网膜下隙的动脉瘤可由于压迫视神经导致单眼盲[37]。

(2)少见,以疼痛(眶后痛或类似三叉神经痛[38,39])或颈内动脉海绵窦瘘(CCF)为唯一的临床表现。

(3)当 CCAA 破裂时,通常产生 CCF。

(4)危及生命的并发症少见,可能更常见于巨大海绵窦内动脉瘤[40]。表现有:

1)SAH[40,41]:主要是跨越颈动脉环的 CCAA[蛛网膜下延伸的 CCAA 可通过血管造影术中的动脉瘤"束腰征(waisting)"来显示][42]。

2)动脉性鼻出血破入蝶窦:通常见于外伤性动脉瘤(见章节 81.4);蛛网膜下延伸的 CCAA 可通过血管造影术中的动脉瘤"束腰征(waisting)"来显示[42]。

3)血栓栓子。

• 治疗指征

1. 未破裂 CCAA:自然史不确切。

(1)有症状:有难以忍受的疼痛或视觉障碍[43]。

(2)巨大动脉瘤:特别是那些骑跨在床突环的巨大动脉瘤[蛛网膜下延伸的 CCAA 可通过血管造影术中的动脉瘤"束腰征(waisting)"来显示[42]]。

81

（3）在连续的影像中发现动脉瘤扩大。

（4）争论：偶然发现的动脉瘤位于需行颈动脉内膜剥脱术的狭窄的颈动脉的分布区。没有证据表明行内膜剥脱术会增加动脉瘤破裂的风险，并且，如上所述，大多数破裂并不危及生命，所以颈动脉疾病应根据其自身情况采取相应的治疗。

2. 破裂 CCAA：

（1）有鼻出血或 SAH 的病例可急诊治疗。

（2）有严重眼痛或威胁视力的 CCF 应紧急处理。

• CCAA 的治疗选择

对于小的偶然发现的海绵窦内 CCAA 总体上没有治疗指征[25]。

对于其他未破裂 CCAA，选择包括用可脱性线圈栓塞动脉瘤（见章节 79.6.3）。这种方法可减少约 50% 的占位效应。很少有适合开放手术治疗的。动脉瘤破裂并产生 CCF 者可用可脱性球囊栓塞治疗（见章节 82.9）。

81.2　多发动脉瘤

多发动脉瘤在 SAH 病例中占 15%～33.5%[2]。在多发性因素的相关研究中发现，高血压与动脉瘤的多发性最为相关[44]。

当病人表现为 SAH 而发现有多发动脉瘤时，以下方法可提示是哪个动脉瘤出血：

1. 在 CT 或 MRI 血液的集中点（最大浓度的中心）[45,46]。

2. 血管造影中血管痉挛的区域。

3. 动脉瘤形状不规则（所谓"Murphy's teat"）。

4. 如果以上几点没有帮助，则怀疑最大的动脉瘤。

5. 注意：一组研究显示，93 名多发动脉瘤病人出现术后出血最常见的原因是原始破裂动脉瘤再出血而最初的血管造影可能未显示出来[47]。

81.3　家族性动脉瘤

81.3.1　概述

在一些疾病中，已证实遗传因素会导致颅内动脉瘤的发生，如多囊肾病，结缔组织病中的 Ehlers‑Danlos Ⅳ型、马方综合征以及弹性假黄色瘤（见章节 79.5）。总的来说，aSAH 病人具有家族史并不见见。一项针对 SAH 病人的研究表明[48]，9.4% 的病人其一级亲属患有 aSAH 或颅内动脉瘤，14% 的病人其二级亲属患有这些疾病。在一个家族中，如果有两个或两个以上成员患病，那么 30 岁或 30 岁以上的一级亲属颅内动脉瘤的年龄校正患病率为 9.2%[49,50]。

颅内动脉瘤其他病例,如同卵双胞胎中的动脉瘤[51,52],以及原因不明的颅内动脉瘤家族性聚集也有报道,但仍属少见(估计小于 2% 的颅内动脉瘤为家族性[53])。大多数报道仅包含 2 名颅内动脉瘤家族成员,且多为同胞兄弟姐妹[54]。事实上,aSAH 病人的同胞兄弟姐妹比病人的子女具有更高的动脉瘤患病风险[30]。病例报道分析提示,当颅内动脉瘤存在于同胞时,其位置往往相同或在镜像位置,与散发性 IA 相比,家族性 IA 倾向于在较小直径和较小年龄时就破裂,而且前交通动脉瘤发病率较低[55]。有假说认为同胞中的动脉瘤可能代表一种特异性的颅内动脉瘤人群[56]。

81.3.2   筛查推荐

研究颅内动脉瘤病人的无症状亲属的适应证和最佳方法目前仍存在争议。阴性检查结果不能保证将来不会患有动脉瘤,无论该动脉瘤是日后形成的还是原有小动脉瘤形成的,抑或是最初检查时没有被发现的[57-59]。脑血管造影是最敏感的研究方法,但是血管造影的风险和费用使其不适宜作为筛查方法。此外,有一些证据表明动脉瘤倾向于在它们形成之后不久破裂[29],这可能会降低筛查的价值。

81.3.3   遗传学

一项大型荟萃分析确定了 19 个单核苷酸的多样性与散发性颅内动脉瘤有关[60]。有最强关联的染色体是 9 号(CDKN2B;反义抑制基因)8 号(SOX17;转录调节基因)以及 4 号染色体(EDNRA 基因)。

当家族中有两个或两个以上成员患有颅内动脉瘤或 aSAH 时,通常推荐对病人的一级亲属(尤其是同胞兄弟姐妹)行 MRA 或 CTA 筛查[30]。二级亲属是否需筛查尚不能确定。如果只有一个家族成员患病,通常不必筛查其一级亲属[25,58]。对主动脉缩窄的病人,通常推荐其进行筛查。另外,如果 ADPKD 病人合并有颅内动脉瘤或 aSAH 家族史,那么应该进行筛查。可疑的颅内动脉瘤应进行随访,并行四血管的造影术以确认疑似病变(MRA 假阳性率高,大约为 16%[49]),以排除其他位置的动脉瘤。

81.4   外伤性动脉瘤

81.4.1   概述

外伤性动脉瘤(TA)占颅内动脉瘤的比例<1%[61,62]。大多为真正的假动脉瘤,也称假性动脉瘤(pseudoaneurysms)(即血管壁全层破裂,动脉瘤"壁"实际上为周围脑结构形成的[63])。少见于儿童。其损伤的机制通常为以下两种之一[64]:

1. 来自穿通性损伤：通常为枪击伤，虽然以一尖锐物体穿通机体（但并不常见）可能更易引起创伤性动脉瘤[65]。

2. 来自闭合性脑损伤：更多见。发病机制包括对血管壁的牵引损伤或由于骨折引起。常见于以下情形：

（1）周围性：

1）大脑前动脉远端动脉瘤：继发于对大脑镰边缘的作用力。

2）远端皮质动脉瘤：常合并有多重颅骨骨折，有时为生长性颅骨骨折。

（2）在颅底，常累及颈内动脉的以下部位：

1）岩骨部分（实际常合并颅底骨折）。

2）海绵窦段颈内动脉（实际常合并颅底骨折）：

A. 动脉瘤扩大可引起进展性的海绵窦综合征。

B. 破裂后可引起颈内动脉海绵窦瘘（见章节 82.9）或在蝶窦骨折时伴有鼻腔大出血[66-68]。

3）颈内动脉床突上段。

医源性：源自颅底、窦或眼眶内或其周围的外科手术之后（包括经蝶手术后[69]）。第一例病例报道于 1950 年。

81.4.2　临床表现

1. 迟发性颅内出血（硬膜下、蛛网膜下、脑室内或脑实质内）：为最常见的表现。这种动脉瘤破裂的发生率较高。

2. 反复鼻出血。

3. 进行性脑神经麻痹。

4. 生长性颅骨骨折。

5. 可偶然被 CT 发现。

6. 严重头痛。

81.4.3　治疗

虽然有病例报道可以自行消退，但是仍推荐进行治疗。颅底的颈内动脉动脉瘤应用球囊孤立或栓塞。周围性动脉瘤可手术夹闭动脉瘤颈、切除动脉瘤、放置弹簧圈，或在其他方法不可行时可行包裹术。

81.5　霉菌性动脉瘤

81.5.1　概述

此名称中的"霉菌性"（mycotic）来自 Osler 时代，用该词代表任何的感染[70]，而不是现在所指的真菌病原体。现在常用的名词是感染性动脉瘤

(infectious aneurysm)(或细菌性动脉瘤)。当然,感染性动脉瘤也可发生真菌感染[71]。多在远端血管(经常是未命名的)形成。

81.5.2 流行病学和病理生理学

1. 约占颅内动脉瘤的 4%。
2. 存在于亚急性细菌性心内膜炎(SBE)3%~15%的病人中。
3. 最常见部位:MCA 分支的远端(75%~80%)。
4. 至少 20%已经或即将形成多发性动脉瘤。
5. 在有免疫低下的病人(如 AIDS)或吸毒者中发生率高。
6. 大多可能开始于外膜,向内发展。

81.5.3 诊断

血培养和腰椎穿刺可鉴别感染的病原体。表 81-4 列出了发现的典型病原体。病人若疑有感染性动脉瘤,应行心脏超声检查以发现有无心内膜炎。

表 81-4 与感染性动脉瘤有关的病原体[72]

微生物	比 例	注 解
链球菌	44%	草绿色链球菌(亚急性心内膜炎的病原体)
葡萄球菌	18%	金黄色葡萄球菌(急性心内膜炎的病因)
混合性	6%	(假单胞菌属、肠球菌、棒状菌等)
多重感染	5%	
无生长	12%	
不明的	14%	
合 计	99%	

81.5.4 治疗

此类动脉瘤通常为梭形并且质脆,因此手术相当困难和(或)危险。多数病人急性期以抗生素治疗 4~6 周。连续血管造影(7~10 天,1.5 个月、3 个月、6 个月和 12 个月时行血管造影,即使动脉瘤似乎逐渐变小,随后也可增大[73],并可能有新动脉瘤形成)有助于判断药物治疗的疗效(有些病例也可用 MRA 替代)。随着抗感染治疗的完成,动脉瘤可继续萎缩[74]。延迟夹闭可能更容易。手术指征包括:

1. 病人有 SAH。
2. 在抗感染期间动脉瘤继续增大[75](存在争议,有人认为此时难以手术[74])。
3. 4~6 周抗感染后动脉瘤未见减小[75]。

有 SBE 的病人,瓣膜置换时应要求用生物瓣膜(如组织)而不是机械瓣膜,以消除术后抗凝的必要性。

81.6 巨大动脉瘤

81.6.1 概述

定义:直径>2.5 cm(≈1 英寸)。有两种类型:囊形(为增大的"浆果样"动脉瘤)和梭形。占 3%～5% 的颅内动脉瘤;高峰年龄为 30～60 岁,女性:男性=3:1。

Drake 总结了 174 例巨大动脉瘤的表现[76]:35% 表现为出血,10% 表现为陈旧性出血。出血率不清楚,可能低于非巨大动脉瘤的每年约 2% 的出血率。

另外,还可表现为 TIA 发作(血流减少或栓塞)或占位。有约 1/3 的动脉瘤有易于夹闭的瘤颈。

81.6.2 诊断

■ 概述

Drake 认为,即使有完善的影像学诊断,也只有真正手术中所见才是唯一能准确评价动脉瘤及其分支的方法。3D－CTA 可提供与直视下相当的或更多的真实信息。

■ 血管造影

常由于动脉瘤血栓形成,使造影剂不能完全充盈而低估动脉瘤的大小。需做 MRI 或 CT 以显示血栓部分。

■ CT 扫描

通常在动脉瘤周有明显的水肿。可见动脉瘤周脑组织造影剂增强,可能由于动脉瘤炎症反应引起继发性的血管形成。

■ MRI 扫描

动脉瘤内湍流在 T_1 像表现为混杂信号。MRI 上的人工脉冲式成像(pulsation artifact)(通过动脉瘤的线性扭转性放射)有助于将巨大动脉瘤与其他实性或囊性病变相鉴别。

81.6.3 治疗

可选择方法有:

1. 直接手术夹闭:通常仅有约 50% 的病人可能做到。

2. 先行动脉瘤血管旁路移植术,然后夹闭。

3. 孤立手术。

4. 近端动脉结扎(Hubterian 结扎)。

对于椎基底动脉瘤[77]，约 95% 的病人脑神经损伤症状可好转。如果对侧椎动脉管径足够粗大，可选择结扎同侧椎动脉近端。

5. 包裹：见章节 79.6。

6. 介入治疗。

81.7　皮质 SAH

皮质 SAH(cSAH)主要位于大脑凸面。最常见的原因是创伤。非创伤原因如下[78]：

1. 软脑膜动静脉畸形。

2. 硬脑膜动静脉瘘。

3. 脑血管动脉夹层。

4. 硬脑膜或皮质静脉血栓。

5. 血管炎。

6. 可逆性脑血管收缩综合征，也称 Call-Fleming 综合征[79]，是以剧烈头痛、局灶性缺血和(或)癫痫发作的可逆节段性多灶性脑血管收缩为主要临床表现和血管造影特征的疾病。可表现为皮质脑沟的局限性出血。

7. 后部可逆性脑病综合征(PRES)。

8. 淀粉样脑血管病(CAA)。

9. 凝血病。

10. 脑肿瘤(原发性或转移性)。

81.8　不明原因的 SAH

81.8.1　概述

发病率：既往引用的发病率为所有 SAH 的 20%～28%，但是这包括了时间较久远的研究数据[有一些没有进行真正的全血管造影，和(或)没有行 CT 检查排除脑内出血]。目前估计发病率：7%～10%。不明原因的 SAH 可以分为多种类型，较好的用词可能是"血管造影阴性 SAH"，参见确诊造影结果为阴性需满足的先决条件(见章节 77.6.2)。CT 上所显示的出血量可能可以预测造影发现动脉瘤的机会的大小[80-83]。

血管造影阴性 SAH 的病人多为年轻人，少有高血压史，与血管造影结果呈阳性的病人相比男性更为常见[81]。

血管造影阴性 SAH 的可能原因包括：

1. 动脉瘤没有在初次血管造影上显示：

(1) 血管造影不正确,原因包括:

1) 血管造影不全:见章节 77.6.1。

A. 必须看到双侧 PICA 的起始部(1%～2%动脉瘤发生于此处)。

B. 需要通过 ACoA 交叉充盈(见章节 77.6.1)。

2) 图像不清楚,原因包括:

A. 病人配合差(如躁动)。可使病人镇静(应用时注意未气管插管的病人)或以后待病人合作时重复检查。

B. 仪器质量差,无法提供标准图像。

(2) 由于出血掩盖了动脉瘤。

(3) SAH 动脉瘤血栓形成:见章节 79.6。

(4) 动脉瘤太小难以显示[84]:虽然"微动脉瘤"可为 SAH 的原因,但其自然史和最佳治疗方法还不清楚。

(5) 由于血管痉挛(载瘤动脉或动脉瘤口)而未充盈动脉瘤。

2. 非动脉瘤性的 SAH,其原因不能在血管造影上显示(见章节 77.2),包括:

(1) 血管造影阴性(隐匿性)血管畸形:见章节 82.4。

(2) 脑干前非动脉瘤性 SAH:见下文。

81.8.2　再出血风险

总体再出血率为每年 0.5%,比动脉瘤和 AVM 都低。迟发性脑缺血(血管痉挛)的风险也较小。神经功能预后同样较好。

81.8.3　治疗

■ 总体方法

这些病人仍然有出现和动脉瘤 SAH 相同的并发症的风险:血管痉挛、脑积水、低钠血症、再出血等(见章节 77.8.1),治疗方法与其他类型 SAH 一样(见章节 77.8.1)。一些亚组可能并发症风险较低,可以根据实际情况治疗(见下文)。

■ 重复血管造影

早期研究(CT 前)显示在正确技术下的阴性结果重复血管造影的阳性率低(1.8%～9.8%)[85],最近引用的范围为 2%～24%[84,86,87]。CT 扫描的发现有助于决定是否重复血管造影[88]。70%在前纵裂有弥散性 SAH 和厚层血的病例在重复血管造影时会显示出伴随的 ACoA 动脉瘤[82]。在 CT 上显示无出血(SAH 4 天内行 CT)或仅仅在中脑周围脑池中有厚层血(见下文)不大可能会存在漏诊的动脉瘤。

考虑重复血管造影的建议:

1. 10～14 天后重复血管造影(允许血管痉挛,一些血凝块已吸收;注:

5～10 天之间因存在血管痉挛而很少能显示动脉瘤；10 天左右行血管造影，这样如果需要的话，可以保证在 14 天左右行手术治疗，此时刚刚超过 3～12 天的非手术时间窗）：

（1）技术上正确的四血管造影是阴性的，但 SAH 的证据明显。

（2）如果原来造影不完整或有可疑发现。

2. 如果 CT 定位血块于一特定区域，重复造影应特别注意该区域。

3. 对于典型的脑干前 SAH（见下文）或 CT 上无出血的病人不要重复血管造影。

4. 病人多住院 10～14 天等待复查血管造影（观察及处理 SAH 并发症或再出血）。

第三次血管造影：

如果第一次和第二次血管造影阴性，病史又强烈提示动脉瘤型 SAH，则 SAH 后 3～6 个月行第三次血管造影，约有 1‰ 的概率可显示出血来源。

■ 其他研究

1. 脑影像研究：MRI（若可能，可同时做 MRA）或 CT（尽可能行 CT 血管造影）。这样可看到在血管造影上不显示的动脉瘤，并可确定其他来源的 SAH 如血管造影隐匿性血管畸形（见章节 82.4）、肿瘤等。

2. 排除脊髓 AVM 的检查：脊髓 AVM 是可引起颅内 SAH 的罕见原因（见章节 76.1.2）。

（1）脊髓 MRI：颈、胸、腰段。

（2）脊髓血管造影：在大多数血管造影阴性 SAH 的病例中困难大、风险高。对高度怀疑脊髓来源的病例可以考虑。

■ 手术探查

有人提议，对于 CT 发现有 SAH，可能合并动脉瘤，血管造影显示有可疑区域的病人可实施手术探查[84]，但需仔细地向病人和家属解释手术阴性发现的可能性。

81.9　脑干前非动脉瘤性 SAH(PNSAH)

81.9.1　概述

原来称为中脑周围非动脉瘤性 SAH[89]，建议修改为脑干前非动脉瘤性 SAH 是因为神经影像技术的提高，显示出血真正的解剖位置位于脑干（truncus cerebri）前方，以脑桥前方为中心而不是中脑周围[90]。现有的一篇关于 PNSAH 的文献由于缺乏严格的解剖定义以及在研究中出血模型的标准不同而存在一定的局限性。出血常流到脚间池或延髓前池。由于该文献最初的数据来源于荷兰，故这种疾病有时也被称为"荷兰病"。

与其他不明原因的 SAH 病人相比,此种 SAH 是截然不同的一种疾病。一般认为是一种良性疾病并有良好的治疗效果,与其他未知病因的 SAH 相比,此疾病再出血、血管痉挛危险性较小[91](曾有研究,对于 37 例 PNSAH 病人平均随访 45 个月,无再出血[92],169 例随访 8～51 个月也无再出血[87];仅有 3 例血管痉挛的报道,还可能与血管造影有关而不是由 PNSAH 引起。虽然发生率低,但血管造影性血管痉挛可能比原先设想的要高[93])。

确切的病因还有待证实(有研究[87]报道 3 例病人手术探查未发现异常,1例在 MRI 上证实存在类似毛细血管扩张症的脑桥异常[94]),但可能继发于中脑周围小静脉或毛细血管的破裂出血[93]。研究显示疾病与异常的静脉解剖结构有关,包括 Rosenthal 基底静脉的原始变异[95,96],而一些作者认为这种变异导致大脑中央静脉压增高继发性出血[97,98]。其他可能的病因包括穿支动脉破裂、海绵状血管畸形、基底动脉夹层和毛细血管扩张[99]。

81.9.2 临床表现

病人可表现为严重的阵发性头痛、脑膜刺激征、畏光、恶心,意识丧失少见。这些病人通常不是十分严重[所有都在 1 级或 2 级(Hunt 和 Hess 分级或WFNS 分级)],然而,可出现并发症如低血钠或发生心脏异常。不发生视网膜前出血和先兆头痛。CT 和(或)MRI 可显示特征性表现(见下文),也可能首次 CT 会漏诊[93],腰椎穿刺可有血性脑脊液。所有的血管造影均阴性。

81.9.3 流行病学

据报道 PNSAH 占血管造影阴性 SAH 病例的 20%～68%[91,100](依赖于CT 的时间、血管造影的正确性以及 PNSAH 的定义)。然而,真正的发生率可能更多,达到 50%～75%[87]。

报道的年龄范围是 3～70 岁(平均 50 岁)[87],52%～59%为男性,既往有高血压表现的病人占 3%～20%。

81.9.4 相关解剖

■ 颅后窝脑池

中脑周围池包括:脚间池、脚池、环池和四叠体池。桥前池在脑桥的正前方。

■ Liliequist 膜(LM)[101]

通常认为是由 LM 将脚间池和视交叉池分开[102](仅 10%～30%形成有效的屏障)。更详细的资料显示,LM(双层脑膜)的上层在内侧将脚间池和视交叉池分开,而在外侧将脚间池和颈内动脉池分开[103,104];LM 的下层(中脑膜)将脚间池和桥前池分开。

此双层脑膜较厚且常可有效地将视交叉池分开。然而,颈动脉池通常和脚池以及脚间池有交通[104]。

所以,在颈动脉池或桥前池的出血和脑干前来源的低压出血来源一致。然而,在视交叉池的出血应考虑存在动脉瘤破裂的可能。

81.9.5 诊断标准

尚不知道 PNSAH 的本质,所以以下建议的诊断标准应被看作经验性的(已修正[87]):

1. 在发病 2 天内行 CT 或 MRI 扫描,符合表 81 - 5 所示的标准(以后的扫描诊断不可信,如动脉瘤 SAH 后脑脊液冲刷可能会引起符合这一标准的情况)。这一标准表明血液应保留在 LM 的下方[即中脑周围和(或)桥前池]。延伸进入鞍上池常见。明显数量的血穿过 LM 到达视交叉、侧裂或纵裂池应被视为可疑。

2. 阴性的高质量的四血管脑血管造影[105](放射学痉挛常见,不能排除诊断也不强制要求重复血管造影)。注意:约 3% 的基底动脉分叉处动脉瘤破裂病人符合表 81 - 5 的标准[106],所以首次动脉造影是强制性的。

3. 适当的临床表现:无意识丧失、无先兆头痛、SAH 分级 1 级或 2 级(Hunt 和 Hess 分级或 WFNS 分级)(见章节 77.6.2),以及未使用药物。与这些表现不同的应该怀疑其他病因。

表 81 - 5 PNSAH 的 CT 或 MRI 诊断标准[93,107]

1. 即刻出血的集中点位于脑干前方(脚间池或桥前池)
2. 有可能扩散至环池前部或侧裂的基底部分
3. 不存在前纵裂的完全充血
4. 最多侧裂侧方有少量血
5. 无明显的脑室内出血(少量的血沉积在侧脑室枕角是允许的)

最近,对一组更严格的解剖标准(见表 81 - 6)进行了测试,结果 PNSAH 观察者间达到相当的一致(97.2%)。另外,当满足解剖标准时,在正规血管造影中未发现存在动脉瘤[108]。

表 81 - 6 PNSAH 的替代 CT 解剖标准[108]

1. 即刻出血的集中点位于脑干前方的桥前池、脚间池、鞍上池后方,且与脑干相接触
2. 出血局限于桥前池、脚间池、鞍上池、大脑脚部、环池和(或)四叠体池和(或)小脑延髓池
3. 无血液进入裂或纵裂
4. 脑室内出血局限于第四脑室和侧脑室的枕角,但不完全充满
5. 无脑实质出血

81.9.6 重复血管造影

有争议。在行造影检查的人群中,血管造影有 0.2% ~ 0.5% 的引起永久

81

性神经缺损的风险[87]。大多数专家认可对于符合 PNSAH 标准的病人行重复血管造影没有指征[86,105]（另一些人推荐在所有的手术候选者中行重复血管造影[84,109]）。如果存在任何不确定,或者既往史中有相关脑动脉瘤风险增加的情况,都可以重复这项检查[93]。

81.9.7 治疗

理想的治疗还不清楚。PNSAH 的再出血和迟发性缺血的风险均较低,无须过度治疗。以下是制订的推荐方案[87,93]（阶段的而非特异的）:

1. 对症治疗。

2. 心脏监测。

3. 对于低钠血症监测电解质。

4. 临床随访病人(如果合适,则重复影像检查)以排除脑积水[常见暂时的脑室扩大,但是需要分流的脑积水少见(仅约 1%[87])]。

5. 以下治疗不推荐:

(1) 高动力治疗。

(2) 钙通道阻滞剂:还没有在 PNSAH 中应用,但可能由于 PNSAH 血管痉挛发生率低该用法不会被批准,并且当血管造影结果正常时应停用[93]。

(3) 限制活动(除非活动后头痛加剧)。

(4) 抗癫痫。

(5) 将血压降到正常。

(6) 手术探查。

（邓正海 刘继超）

参考文献

[1] Tew JM, Thompson RA, Green JR. In: Guidelines for Management and Surgical Treatment of Intracranial Aneurysms. Controversies in Neurology. New York: Raven Press; 1983:139–154

[2] Wirth FP. Surgical Treatment of Incidental Intracranial Aneurysms. Clin Neurosurg. 1986; 33:125–135

[3] Jane JA, Kassell NF, Torner JC, et al. The Natural History of Aneurysms and AVMs. J Neurosurg. 1985; 62:321–323

[4] The International Study Group of Unruptured Intracranial Aneurysms Investigators (ISUIA). Unruptured Intracranial Aneurysms - Risk of Rupture and Risks of Surgical Intervention. N Engl J Med. 1998; 339:1725–1733

[5] Ishibashi T, Murayama Y, Urashima M, Saguchi T, Ebara M, Arakawa H, Irie K, Takao H, Abe T. Unruptured intracranial aneurysms: incidence of rupture and risk factors. Stroke. 2009; 40:313–316

[6] Yasui N, Suzuki A, Nishimura H, et al. Long-Term Follow-Up Study of Unruptured Intracranial Aneurysms. Neurosurgery. 1997; 40:1155–1160

[7] Sonobe M, Yamazaki T, Yonekura M, Kikuchi H. Small unruptured intracranial aneurysm verification study: SUAVe study, Japan. Stroke. 2010;

41:1969–1977

[8] Juvela S, Poussa K, Lehto H, Porras M. Natural history of unruptured intracranial aneurysms: a long-term follow-up study. Stroke. 2013; 44:2414–2421

[9] Lee EJ, Lee HJ, Hyun MK, Choi JE, Kim JH, Lee NR, Hwang JS, Kwon JW. Rupture rate for patients with untreated unruptured intracranial aneurysms in South Korea during 2006-2009. J Neurosurg. 2012; 117:53–59

[10] Mahaney KB, Brown RD, Jr, Meissner I, Piepgras DG, Huston J,3rd, Zhang J, Torner JC. Age-related differences in unruptured intracranial aneurysms: 1-year outcomes. J Neurosurg. 2014; 121:1024–1038

[11] Greving JP, Wermer MJ, Brown RD, Jr, Morita A, Juvela S, Yonekura M, Ishibashi T, Torner JC, Nakayama T, Rinkel GJ, Algra A. Development of the PHASES score for prediction of risk of rupture of intracranial aneurysms: a pooled analysis of six prospective cohort studies. Lancet Neurol. 2014; 13:59–66

[12] Broderick JP, Brown RD, Jr, Sauerbeck L, Hornung R, Huston J, III, Woo D, Anderson C, Rouleau G, Kleindorfer D, Flaherty ML, Meissner I, Foroud T, Moomaw EC, Connolly ES. Greater rupture risk for

familial as compared to sporadic unruptured intracranial aneurysms. Stroke. 2009; 40:1952–1957

[13] Juvela S, Porras M, Poussa K. Natural history of unruptured intracranial aneurysms: probability of and risk factors for aneurysm rupture. J Neurosurg. 2000; 93:379–387

[14] Tsutsumi K, Ueki K, Morita A, Kirino T. Risk of rupture from incidental cerebral aneurysms. J Neurosurg. 2000; 93:550–553

[15] Morita A, Kirino T, Hashi K, Aoki N, Fukuhara S, Hashimoto N, Nakayama T, Sakai M, Teramoto A, Tominari S, Yoshimoto T. The natural course of unruptured cerebral aneurysms in a Japanese cohort. N Engl J Med. 2012; 366:2474–2482

[16] Orz Y, AlYamany M. The impact of size and location on rupture of intracranial aneurysms. Asian J Neurosurg. 2015; 10:26–31

[17] Joo SW, Lee SI, Noh SJ, Jeong YG, Kim MS, Jeong YT. What Is the Significance of a Large Number of Ruptured Aneurysms Smaller than 7 mm in Diameter? J Korean Neurosurg Soc. 2009; 45:85–89

[18] Hoh BL, Sistrom CL, Firment CS, Fautheree GL, Velat GJ, Whiting JH, Reavey-Cantwell JF, Lewis SB. Bottleneck factor and height-width ratio: association with ruptured aneurysms in patients with multiple cerebral aneurysms. Neurosurgery. 2007; 61:716–22; discussion 722-3

[19] Dhar S, Tremmel M, Mocco J, Kim M, Yamamoto J, Siddiqui AH, Hopkins LN, Meng H. Morphology parameters for intracranial aneurysm rupture risk assessment. Neurosurgery. 2008; 63:185–96; discussion 196-7

[20] Rahman M, Smietana J, Hauck E, Hoh B, Hopkins N, Siddiqui A, Levy EI, Meng H, Mocco J. Size ratio correlates with intracranial aneurysm rupture status: a prospective study. Stroke. 2010; 41:916–920

[21] Wiebers DO, Whisnant JP, Huston J, III, Meissner I, Brown RD, Jr, Piepgras DG, Forbes GS, Thielen K, Nichols D, O'Fallon WM, Peacock J, Jaeger L, Kassell NF, Kongable-Beckman GL, Torner JC, International Study of Unruptured Intracranial Aneurysms Investigators. Unruptured intracranial aneurysms: natural history, clinical outcome, and risks of surgical and endovascular treatment. Lancet. 2003; 362:103–110

[22] Wermer MJ, van der Schaaf IC, Velthuis BK, Majoie CB, Albrecht KW, Rinkel GJ. Yield of short-term follow-up CT/MR angiography for small aneurysms detected at screening. Stroke. 2006; 37:414–418

[23] van Crevel H, Habbema JDF, Braakman R. Decision Analysis of the Management of Incidental Intracranial Saccular Aneurysms. Neurology. 1986; 36:1335–1339

[24] Johnston SC, Gress DR, Kahn JG. Which Unruptured Cerebral Aneurysms Should be Treated? A Cost-Utility Analysis. Neurology. 1999; 52:1806–1815

[25] Bederson JB, Awad IA, Wiebers DO, Piepgras D, et al. Recommendations for the management of patients with unruptured intracranial aneurysms. A statement for healthcare professionals from the Stroke Council of the American Heart Association. Circulation. 2000; 102:2300–2308

[26] Solomon RA, Correll JW. Rupture of a Previously Documented Asymptomatic Aneurysm Enhances the Argument for Prophylactic Surgical Intervention. Surg Neurol. 1988; 30:321–323

[27] Ausman JI, Diaz FG, Malik GM, Andrews BT, et al. Management of Cerebral Aneurysms: Further Facts and Additional Myths. Surg Neurol. 1989; 32:21–35

[28] Ojemann RG. Management of the Unruptured Intracranial Aneurysm. N Engl J Med. 1981; 304:725–726

[29] Wiebers DO, Whisnant JP, Sundt TM, et al. The Significance of Unruptured Intracranial Saccular Aneurysms. J Neurosurg. 1987; 66:23–29

[30] Brown RD, Jr, Broderick JP. Unruptured intracranial aneurysms: epidemiology, natural history, management options, and familial screening. Lancet Neurol. 2014; 13:393–404

[31] Villablanca JP, Duckwiler GR, Jahan R, Tateshima S,

Martin NA, Frazee J, Gonzalez NR, Sayre J, Vinuela FV. Natural history of asymptomatic unruptured cerebral aneurysms evaluated at CT angiography: growth and rupture incidence and correlation with epidemiologic risk factors. Radiology. 2013; 269:258–265

[32] Burns JD, Huston J, III, Layton KF, Piepgras DG, Brown RD, Jr. Intracranial aneurysm enlargement on serial magnetic resonance angiography: frequency and risk factors. Stroke. 2009; 40:406–411

[33] Miyazawa N, Akiyama I, Yamagata Z. Risk factors for growth of unruptured intracranial aneurysms: follow-up study by serial 0.5-T magnetic resonance angiography. Neurosurgery. 2006; 58:1047–53; discussion 1047-53

[34] Matsubara S, Hadeishi H, Suzuki A, Yasui N, Nishimura H. Incidence and risk factors for the growth of unruptured cerebral aneurysms: observation using serial computerized tomography angiography. J Neurosurg. 2004; 101:908–914

[35] Inoue T, Shimizu H, Fujimura M, Saito A, Tominaga T. Annual rupture risk of growing unruptured cerebral aneurysms detected by magnetic resonance angiography. J Neurosurg. 2012; 117:20–25

[36] Wilkins RH, Rengachary SS. Neurosurgery. New York 1985

[37] Day AL. Clinicoanatomic Features of Supraclinoid Aneurysms. Clin Neurosurg. 1988; 36:256–274

[38] Raps EC, Galetta SL, Solomon RA, et al. The Clinical Spectrum of Unruptured Intracranial Aneurysms. Arch Neurol. 1993; 50:265–268

[39] Sano H, Jain VK, Kato Y, et al. Bilateral Giant Intracavernous Aneurysms: Technique of Unilateral Operation. Surg Neurol. 1988; 29:35–38

[40] Hamada H, Endo S, Fukuda O, et al. Giant Aneurysm in the Cavernous Sinus Causing Subarachnoid Hemorrhage 13 Years After Detection: A Case Report. Surg Neurol. 1996; 45:143–146

[41] Lee AG, Mawad ME, Baskin DS. Fatal Subarachnoid Hemorrhage from the Rupture of a Totally Intracavernous Carotid Artery Aneurysm: Case Report. Neurosurgery. 1996; 38:596–599

[42] White JA, Horowitz MB, Samson D. Dural Waisting as a Sign of Subarachnoid Extension of Cavernous Carotid Aneurysms: A Follow-Up Case Report. Surg Neurol. 1999; 52:607–610

[43] Kupersmith MJ, Hurst R, Berenstein A, Choi IS, Jafar J, Ransohoff J. The Benign Course of Cavernous Carotid Artery Aneurysms. J Neurosurg. 1992; 77:690–693

[44] Ostergaard JR, Hog E. Incidence of Multiple Intracranial Aneurysms. J Neurosurg. 1985; 63:49–55

[45] Hackney DB, Lesnick JE, Zimmerman RA, et al. MR Identification of Bleeding Site in Subarachnoid Hemorrhage with Multiple Intracranial Aneurysms. J Comput Assist Tomogr. 1986; 10:878–880

[46] Karttunen AI, Jartti PH, Ukkola VA, Sajanti J, Haapea M. Value of the quantity and distribution of subarachnoid haemorrhage on CT in the localization of a ruptured cerebral aneurysm. Acta Neurochir (Wien). 2003; 145:655–61; discussion 661

[47] Hino A, Fujimoto M, Iwamoto Y, Yamaki T, Katsumori T. False localization of rupture site in patients with multiple cerebral aneurysms and subarachnoid hemorrhage. Neurosurgery. 2000; 46:825–830

[48] Kissela BM, Sauerbeck L, Woo D, Khoury J, Carrozzella J, Pancioli A, Jauch E, Moomaw CJ, Shukla R, Gebel J, Fontaine R, Broderick J. Subarachnoid hemorrhage: a preventable disease with a heritable component. Stroke. 2002; 33:1321–1326

[49] Ronkainen A, Hernesniemi J, Puranen M, Niemitukia L, Vanninen R, Ryynanen M, Kuivaniemi H, Tromp G. Familial Intracranial Aneurysms. Lancet. 1997; 349:380–384

[50] Ronkainen A, Miettinen H, Karkola K, Papinaho S, Vanninen R, Puranen M, Hernesniemi J. Risk of harboring an unruptured intracranial aneurysm. Stroke. 1998; 29:359–362

[51] Fairburn B. "Twin" Intracranial Aneurysms Causing Subarachnoid Hemorrhage in Identical Twins. Br Med J. 1973; 1:210–211

[52] Schon F, Marshall J. Subarachnoid Hemorrhage in Identical Twins. J Neurol Neurosurg Psychiatry. 1984; 47:81–83

[53] Toglia IU, Samii AR. Familial Intracranial Aneurysms. Dis Nerv Syst. 1972; 33:611–613

[54] Norrgard O, Angquist K-A, Fodstad H, Forsell A, et al. Intracranial Aneurysms and Heredity. Neurosurgery. 1987; 20:236–239

[55] Lozano AM, Leblanc R. Familial Intracranial Aneurysms. J Neurosurg. 1987; 66:522–528

[56] Andrews RJ. Intracranial Aneurysms: Characteristics of Aneurysms in Siblings. N Engl J Med. 1977; 279

[57] Brisman R, Abbassioun K. Familial Intracranial Aneurysms. J Neurosurg. 1971; 34:678–682

[58] Schievink WI, Limburg M, Dreisen JJR, ter Berg HWM, et al. Screening for Unruptured Familial Intracranial Aneurysms: Subarachnoid Hemorrhage 2 Years After Angiography Negative for Aneurysms. Neurosurgery. 1991; 29:434–438

[59] Vanninen RL, Hernesnieni JA, Puranen MI, Tonkainen A. Magnetic Resonance Angiographic Screening for Asymptomatic Intracranial Aneurysms: The Problem of False Negatives: Technical Case Report. Neurosurgery. 1996; 38:838–841

[60] Alg VS, Sofat R, Houlden H, Werring DJ. Genetic risk factors for intracranial aneurysms: a meta-analysis in more than 116,000 individuals. Neurology. 2013; 80:2154–2165

[61] Benoit BG, Wortzman G. Traumatic Cerebral Aneurysms: Clinical Features and Natural History. J Neurol Neurosurg Psychiatry. 1973; 36:127–138

[62] Parkinson D, West M. Traumatic Intracranial Aneurysms. J Neurosurg. 1980; 52:11–20

[63] Morard M, de Tribolet N. Traumatic Aneurysm of the Posterior Inferior Cerebellar Artery: Case Report. Neurosurgery. 1991; 29:438–441

[64] Buckingham MJ, Crone KR, Ball WS, Tomsick TA, Berger TS, Tew JM. Traumatic Intracranial Aneurysms in Childhood: Two Cases and a Review of the Literature. Neurosurgery. 1988; 22:398–408

[65] Kieck CF, de Villiers JC. Vascular Lesions due to Transcranial Stab Wounds. J Neurosurg. 1984; 60:42–46

[66] Handa J, Handa H. Severe Epistaxis caused by Traumatic Aneurysm of Cavernous Carotid Artery. Surg Neurol. 1976; 5:241–243

[67] Maurer JJ, Mills M, German WJ. Triad of Unilateral Blindness, Orbital Fractures and Massive Epistaxis After Head Injury. J Neurosurg. 1961; 18:937–949

[68] Ding MX. Traumatic Aneurysm of the Intracavernous Part of the Internal Carotid Artery Presenting with Epistaxis. Case Report. Surg Neurol. 1988; 30:65–67

[69] Ahuja A, Guterkman LR, Hopkins LN. Carotid Cavernouc Fistula and False Aneurysm of the Cavernous Carotid Artery: Complications of Transsphenoidal Surgery. Neurosurgery. 1992; 31:774–779

[70] Bohmfalk GL, Story JL, Wissinger JP, et al. Bacterial Intracranial Aneurysm. J Neurosurg. 1978; 48:369–382

[71] Horten BC, Abbott GF, Porro RS. Fungal Aneurysms of Intracranial Vessels. Arch Neurol. 1976; 33:577–579

[72] Schmidek HH, Sweet WH. Operative Neurosurgical Techniques. New York 1982

[73] Pootrakul A, Carter LP. Bacterial Intracranial Aneurysm: Importance of Sequential Angiography. Surg Neurol. 1982; 17:429–431

[74] Morawetz RB, Karp RB. Evolution and Resolution of Intracranial Bacterial (Mycotic) Aneurysms. Neurosurgery. 1984; 15:43–49

[75] Bingham WF. Treatment of Mycotic Intracranial Aneurysms. J Neurosurg. 1977; 46:428–437

[76] Drake CG. Giant Intracranial Aneurysms: Experience with Surgical Treatment in 174 Patients. Clin Neurosurg. 1979; 26:12–95

[77] Drake CG. Ligation of the Vertebral (Unilateral or Bilateral) or Basilar Artery in the Treatment of Large Intracranial Aneurysms. J Neurosurg. 1975; 43:255–274

[78] Cuvinciuc V, Viguier A, Calviere L, Raposo N, Larrue V, Cognard C, Bonneville F. Isolated acute nontraumatic cortical subarachnoid hemorrhage. AJNR Am J Neuroradiol. 2010; 31:1355–1362

[79] Call GK, Fleming MC, Sealfon S, Levine H, Kistler JP, Fisher CM. Reversible cerebral segmental vasoconstriction. Stroke. 1988; 19:1159–1170

[80] Hayward RD, O'Reilly GVA. Intracerebral Hemorrhage: Accuracy of Computerized Transverse Axial Scanning in Predicting the Underlying Etiology. Lancet. 1976; 1:1–6

[81] Cioffi F, Pasqualin A, Cavazzani P, et al. Subarachnoid Hemorrhage of Unknown Origin: Clinical and Tomographical Aspects. Acta Neurochir. 1989; 97:31–39

[82] Iwanaga H, Wakai S, Ochiai C, et al. Ruptured Cerebral Aneurysms Missed by Initial Angiographic Study. Neurosurgery. 1990; 27:45–51

[83] Farres MT, Ferraz-Leite H, Schindler E, et al. Spontaneous Subarachnoid Hemorrhage with Negative Angiography: CT Findings. J Comput Assist Tomogr. 1992; 16:534–537

[84] Tatter SB, Crowell RM, Ogilvy CS. Aneurysmal and Microaneurysmal 'Angiogram Negative' Subarachnoid Hemorrhage. Neurosurgery. 1995; 37:48–55

[85] Nishioka H, Torner JC, Graf CJ, et al. Cooperative Study of Intracranial Aneurysms and Subarachnoid Hemorrhage: III. Subarachnoid Hemorrhage of Undetermined Etiology. Arch Neurol. 1984; 41:1147–1151

[86] Kaim A, Proske M, Kirsch E, et al. Value of Repeat-Angiography in Cases of Unexplained Subarachnoid Hemorrhage (SAH). Acta Neurol Scand. 1996; 93:366–373

[87] Schwartz TH, Solomon RA. Perimesencephalic Nonaneurysmal Subarachnoid Hemorrhage: Review of the Literature. Neurosurgery. 1996; 39:433–440

[88] Rinkel GJE, van Gijn J, Wijdicks EMF. Subarachnoid Hemorrhage Without Detectable Aneurysm: A Review of the Causes. Stroke. 1993; 24:1403–1409

[89] van Gijn J, van Dongen KJ, Vermeulen M, Hijdra A. Perimesencephalic Hemorrhage. A Nonaneurysmal and Benign Form of Subarachnoid Hemorrhage. Neurology. 1985; 35:493–497

[90] Schievink WI, Wijdicks EFM. Pretruncal Subarachnoid Hemorrhage: An Anatomically Correct Description of the Perimesencephalic Subarachnoid Hemorrhage. Stroke. 1997; 28

[91] van Calenbergh F, Plets C, Goffin J, Velghe L. Nonaneurysmal Subarachnoid Hemorrhage: Prevalence of Perimesencephalic Hemorrhage in a Consecutive Series. Neurosurgery. 1993; 39:320–323

[92] Rinkel GJE, Wijdicks EFM, Vermeulen M, et al. Outcome in Perimesencephalic (Nonaneurysmal) Subarachnoid Hemorrhage: A Follow-Up Study in 37 Patients. Neurology. 1990; 40:1130–1132

[93] Wijdicks EFM, Schievink WI, Miller GM. Pretruncal Nonaneurysmal Subarachnoid Hemorrhage. Mayo Clin Proc. 1998; 73:745–752

[94] Wijdicks EFM, Schievink WI. Perimesencephalic Nonaneurysmal Subarachnoid Hemorrhage: First Hint of a Cause? Neurology. 1997; 49:634–636

[95] Buyukkaya R, Yildirim N, Cebeci H, Kocaeli H, Dusak A, Ocakoglu G, Erdogan C, Hakyemez B. The relationship between perimesencephalic subarachnoid hemorrhage and deep venous system drainage pattern and calibrations. Clin Imaging. 2014; 38:226–230

[96] Sabatino G, Della Pepa GM, Scerrati A, Maira G, Rollo M, Albanese A, Marchese E. Anatomical variants of the basal vein of Rosenthal: prevalence in idiopathic subarachnoid hemorrhage. Acta Neurochir (Wien). 2014; 156:45–51

[97] Sangra MS, Teasdale E, Siddiqui MA, Lindsay KW. Perimesencephalic nonaneurysmal subarachnoid hemorrhage caused by jugular venous occlusion: case report. Neurosurgery. 2008; 63:E1202–3; discussion E1203

[98] Mathews MS, Brown D, Brant-Zawadzki M. Perimesencephalic nonaneurysmal hemorrhage associated with vein of Galen stenosis. Neurology.

2008; 70:2410–2411

[99] Lansberg MG. Concurrent presentation of perimesencephalic subarachnoid hemorrhage and ischemic stroke. J Stroke Cerebrovasc Dis. 2008; 17:248–250

[100] Rinkel GJE, Wijdicks EFM, Hasan D, et al. Outcome in Patients with Subarachnoid Hemorrhage and Negative Angiography According to Pattern of Hemorrhage on Computed Tomography. Lancet. 1991; 338:964–968

[101] Liliequist B. The Subarachnoid Cisterns: An Anatomic and Roentgenologic Study. Acta Radiol (Stockh). 1959; 185:1–108

[102] Yasargil MG. Microneurosurgery. New York: Thieme-Stratton Inc.; 1985

[103] Matsuno H, Rhoton AL, Peace D. Microsurgical Anatomy of the Posterior Fossa Cisterns. Neurosurgery. 1988; 23:58–80

[104] Brasil AVB, Schneider FL. Anatomy of Liliequist's Membrane. Neurosurgery. 1993; 32:956–961

[105] Adams HP, Gordon DL. Nonaneurysmal Subarach-

noid Hemorrhage. Ann Neurol. 1991; 29:461–462

[106] Pinto AN, Ferro JM, Canhao P, Campos J. How Often is a Perimesencephalic Subarachnoid Hemorrhage CT Pattern Caused by Ruptured Aneurysms? Acta Neurochir. 1993; 124:79–81

[107] Rinkel GJE, Wijdicks EFM, Vermeulen M, Ramos LMP, et al. Nonaneurysmal Perimesencephalic Subarachnoid Hemorrhage: CT and MR Patterns that Differ from Aneurysmal Rupture. AJNR. 1991; 12:829–834

[108] Wallace AN, Vyhmeister R, Dines JN, Chatterjee AR, Kansagra AP, Viets R, Whisenant JT, Moran CJ, Cross DT,3rd, Derdeyn CP. Evaluation of an anatomic definition of non-aneurysmal perimesencephalic subarachnhoid hemorrhage. J Neurointerv Surg. 2015. DOI: 10.1136/neurintsurg-2015-011680

[109] Cloft HJ, Kallmes DF, Dion JE. A Second Look at the Second-Look Angiogram in Cases of Subarachnoid Hemorrhage. Radiology. 1997; 205:323–324

XVIII

82 血管畸形

82.1　概述和分类

血管畸形是一组非肿瘤性的中枢神经系统血管性病变。1966 年 McCormick 首次将血管畸形分为四种类型(见表 82 - 1[1])。

表 82 - 1　四种经典类型的血管畸形

类　　别	比　　例
AVM[a]	44%～60%
海绵状血管畸形(见章节 82.6)	19%～31%
毛细血管扩张症(见章节 82.5)	4%～12%
发育性静脉异常(DVA)(原静脉血管瘤)	9%～10%

a 有时称为"软脑膜动静脉畸形(pial AVM)",以区别于硬脑膜动静脉畸形(dural AVM)

特殊类型:

1. 直接血管瘘(direct fistula),亦称动-静脉瘘(AV-fistula,非 AVM)。本病是单一或多条扩张动脉直接与一条静脉相连,无畸形血管团(nidus)产生。此类病变特点为高血流,高压力,出血率低。通常适合行介入神经放射治疗。例如:

(1) Galen 静脉畸形(静脉瘤)(见章节 82.8)。

(2) 硬膜动静脉畸形(见章节 82.7)。

(3) 颈内动脉-海绵窦瘘(见章节 82.9)。

2. 混合性或未分类的血管瘤:占全部血管造影隐匿性血管畸形(AOVM)的 11%。

82.2　动静脉畸形(AVM)

82.2.1　概述

要　点

1. 由扩张的动静脉及发育异常的血管组成。动脉血直接注入引流静脉,在畸形血管团(nidus)中无毛细血管床或脑实质。

2. AVM 具有中到高度的压力和血流灌注。

3. 常合并出血,癫痫次之。

4. 通常为先天性病变,终身存在出血风险,每年出血率为 2%～4%。

5. 血管造影、MRI 和 CT(特别是增强扫描)可显示此类病变。

6. 主要治疗手段:立体定向放射治疗(适用于小于 3 cm 的深部病变)或手术切除。

82.2.2　概念

动静脉畸形(AVM)是一组异常的血管聚集团,动脉血不经毛细血管床直接汇入引流静脉,在畸形血管团中不含有脑实质。AVM 大多数为先天性病变,体积随年龄增大,并经常从刚出生时的低流量状态发展到成年时的中到大流量、高压力状态。AVM 在大体标本上观察为相互缠绕的一组血管,包括边界清晰的中心(畸形血管团)和引流的"红色静脉"(含有动脉血的静脉)。

AVM 可分为:

1. 脑实质 AVM(内容详见下文):

(1) 软膜型。

(2) 皮层下型。

(3) 脑室旁型。

(4) 混合型。

2. 单纯硬膜 AVM(见章节 82.7)。

3. 脑实质和硬膜混合型 AVM(罕见)。

82.2.3　流行病学

患病率:可能稍大于通常引用的 0.14%。男性患病率稍高于女性。

先天性疾病,因此存在终身出血风险。

遗传型较为罕见,可作为某些遗传综合征的一部分而伴发:15%～20%的 Osler - Weber - Rendu 综合征(遗传性出血性毛细血管扩张症)病人伴发脑 AVM。

82.2.4　与动脉瘤的比较

详见参考文献[3]。

AVM 与动脉瘤的发病率之比为 1:5.3(美国,CT 出现前)。

AVM 病人平均确诊年龄约为 33 岁,较动脉瘤年轻约 10 岁[4]。

64% 的 AVM 病人在 40 岁前确诊(动脉瘤此比例为 26%)。

82.2.5　临床表现

■ 主要临床表现

1. 出血(最常见)[5]：发生率 50% (有文献报道 61%[3]，动脉瘤为 92%，详见下文)。

2. 癫痫。

3. 占位效应：如脑桥小脑三角 AVM 引起的三叉神经痛。

4. 缺血：由"盗血"现象引起。

5. 头痛(少见)：AVM 偶尔与偏头痛有关。枕部 AVM 可表现为视野损害(典型表现为偏盲或象限盲)，且头痛和偏头痛难以鉴别[6]。

6. 血管杂音：特别是伴有硬膜 AVM 时(见章节 82.7)。

7. 颅内压升高。

8. 仅见于儿童病人的症状：大部分是由体积较大的中线 AVM 引流入 Galen 静脉引起(Galen 静脉畸形，见章节 82.7)。

(1) 脑积水合并巨颅畸形：增大的 Galen 静脉压迫中脑导水管，或静脉压增高所致。

(2) 充血性心力衰竭伴心脏增大。

(3) 前额静脉突出：静脉压增高所致。

■ 出血

• 概述

出血发生的高峰期为 $15\sim20$ 岁[3]，不同文献中报道的出血所致的发病率和死亡率差异较大。估计每次出血所致的死亡率为 10%，致残率(神经功能缺失)为 $30\%\sim50\%$。对于孕期出血见章节 77.10。

• AVM 出血的部位

1. 脑实质内出血：占 82%，在出血中最常见[8]。

2. 脑室内出血：

(1) 通常合并脑实质内出血，是由脑实质内出血进入脑室造成。

(2) 单纯的脑室内出血提示脑室内 AVM 破裂。

3. 蛛网膜下隙出血：在 AVM 中常见(章节 77.1)，SAH 亦可能是由位于供血动脉的动脉瘤引起。

4. 硬膜下血肿(SDH)：不常见，AVM 引发的 SDH 可能是自发性 SDH 的病因之一(见章节 58.8.2)。

• 出血与 AVM 大小相关

小的 AVM 比大的 AVM 常更趋向于表现为出血[9,10]。有假说认为，较大的 AVM 更常导致癫痫，因为它们的体积较大，更易累及皮质。然而目前认为，较小的 AVM 供血动脉血压更高[10](见表 82 - 2)，所以较小的 AVM 更加致命。

表 82 - 2　AVM 出血风险与体积的关系[10]

临 床 特 征	AVM 体积		
	小型 (直径＜3 cm)	中型 (直径 3～6 cm)	大型 (直径＞6 cm)
病人数量	44	31	17
出血概率	82%	29%	12%
平均出血体积	4.9 cm³	2.7 cm³	2.0 cm³
供血动脉压力(mmHg)	66	47	35

- **出血与 Spetzler - Martin 分级相关**

尚存在争议,部分研究表明,Spetzler - Martin 分级(简称 S - M 分级)4～5 级(高级别)的 AVM 出血风险较高(见下文),但另一些研究持相反观点:

1. S - M 分级 1～3 级:年出血率 3.5%。

2. S - M 分级 4～5 级:年出血率 2.5%。

- **出血与既往出血史、引流静脉及血管团位置的关系**

出血风险与既往出血史、引流静脉及血管团位置的关系见表 82 - 3,引用自 Stapfet 等人的研究数据。

表 82 - 3　不同 AVM 亚组的平均年出血率[12]

引流静脉	无出血史	有出血史	血管团位置
无深部引流静脉	0.9%	4.5%	非深部
	3.1%	14.8%	深　部
有深部引流静脉	8.0%	34.4%	深　部
	2.4%	11.4%	非深部

- **每年和终身出血的风险和再出血**

AVM 的出血风险为每年 2%～4%[13](注意:出血风险根据 AVM 大小而不同,见上文)。出血风险与剩余寿命之间的关系见公式 82 - 1。此公式包含如下假设:首次出血后再出血风险恒定;终身出血风险恒定(可能在妊娠等条件下不成立);不同病变位置和年龄组风险无差异。

$$出血风险(至少 1 次) = 1 - (年不出血率)^{预期剩余寿命} \quad (82-1)$$

其中,年不出血率＝1-年出血率,例如,年出血率取平均值 3%,预期剩余寿命为 25 年,则出血风险为:

$$出血风险(25 年内至少 1 次)^* = 1 - 0.97^{[25]} = 0.53 = 53\%$$

$$(82-2)$$

82

公式 82-1 可用以下公式简略计算：

$$出血风险（至少 1 次）^* \approx 105 - 年龄 \qquad (82-3)$$

* 设年出血率为 3%

利用公式 82-1 计算出的不同年龄的出血风险见表 82-4（寿命取自保险生命表）。

表 82-4　终身出血风险的计算[a]

发病年龄	预期剩余寿命[b]	终身出血风险		
		每年 1%[c]	每年 2%	每年 3%
0	76	53%	78%	90%
15	62	46%	71%	85%
25	52	41%	65%	79%
35	43	35%	58%	73%
45	34	29%	50%	64%
55	25	22%	40%	53%
65	18	16%	30%	42%
75	11	10%	20%	28%
85	6	5.8%	11%	17%

a 修改自参考文献[13]

b 参考 1992 年 Metropolitan 人寿保险公司发布的初级寿命表

c 1% 的年风险率可能适用于偶然发现的动脉瘤，因此也被列于表中。（见章节 81.1.3）

一项针对 166 名有症状 AVM 病人的长期随访研究（平均 23.7 年）[4] 显示：AVM 大出血的风险稳定在每年 4%，且与 AVM 是否表现为出血无关。从出现临床表现到出血的平均时间为 7.7 年。年死亡率为 1%，年致残及致死率共 2.7%。

既往研究受到病例数量少[9] 或随访时间短（平均 6.5 年）[3,5] 的限制。这些研究提示出血（再出血）风险取决于首发症状为出血（每年 3.7%）还是癫痫（每年 1%～2%）。Crawford 的研究显示，8 例无症状 AVM 在 20 年的随访过程中均未出现出血，这些病人的死因与 AVM 无关[13]。

另外，出血的风险在儿童或颅后窝 AVM 更高[13]。

• 再出血

相关文献对再出血的认识存在争议。其中一项研究显示出血后第一年的再出血率为 6%[14]，另一项研究[15] 中此比率为 18%，10 年后下降至每年 2%。一项大宗病例研究[4] 显示年出血率为 4%，与临床表现无关。

■ 癫痫

病人确诊 AVM 时的年龄越小，发生癫痫的风险越大。确诊后 20 年内发

82

生癫痫的风险为：10～19 岁 44%,20～29 岁 31%,30～60 岁 6%。临床表现为出血的病人,20 年内发生癫痫的风险为 22%。无症状或存在神经功能缺损的 AVM 不出现癫痫。

■ **AVM 与动脉瘤的关系**

7% 的 AVM 病人同时患有动脉瘤。其中 75% 位于主要供血动脉(可能与血流增加有关)[9]。上述动脉瘤的分类见表 82－5。动脉瘤也可出现于畸形血管团内或引流静脉。治疗合并动脉瘤的 AVM 时,应优先处理有症状者(如有条件也可在一次手术中同时移除)[16]。如果不能明确哪个发生出血,应优先处理动脉瘤。约有 66% 的动脉瘤在移除 AVM 后体积缩小,但并不总是如此。在一项针对 9 例合并动脉瘤的 AVM 病人的研究中,无一动脉瘤在移除 AVM 后出现破裂或体积增大的现象[16]。

表 82－5　**AVM 合并动脉瘤的分类**a[16]

类　型	动脉瘤位置
I	同侧主要 AVM 供应动脉的近端
II	与 AVM 有关的对侧主要动脉的近端
III	浅表供应动脉的远端
IV	深部供应动脉的远端或近端
V	与 AVM 无关的动脉上

a 不包括畸形血管团内或引流静脉的动脉瘤

82.2.6　诊断与评估

■ **CT**

CT 平扫是排除急性出血的首选检查,亦可显示钙化。CT 增强扫描可以显示增强的血管及畸形血管团的边缘(AVM 中央高密度影),可参考下文 CTA 部分。

■ **MRI**

AVM 在 MRI 的典型表现：

1. 在 T_1WI 和 T_2WI 上的流空现象。

2. 存在供血动脉。

3. 存在引流静脉。

4. 部分翻转角(flip-angle)的信号增强,可与钙化在 T_1WI 及 T_2WI 的信号缺失相鉴别。

5. 若在 MRI 上见病变周围有明显的水肿,则相比 AVM 更可能是肿瘤出血。

6. 梯度回声序列(GRASS)可显示病变周围的含铁血黄素,提示曾出现严重出血。

7. 如病变周围存在完整的环状低密度影像(由含铁血黄素造成),则提示该病变为 AVM 而不是肿瘤。

82.2.7 CTA

MRA

• 血管造影

AVM 在血管造影中的典型表现：

1. 血管缠绕。

2. 扩张的供血动脉。

3. 扩张的引流静脉。

4. 引流静脉可在动脉期显示。

血管造影并不能显示所有 AVM(见章节 82.4)，有少数海绵状血管瘤及静脉血管瘤亦不能显示。

分级

• AVM 的 Spetzler - Martin 分级

根据表 82 - 6 的分级标准，得分总和即为级数，可分为 1~5 级。6 级特指无法治疗(包括各种方法，如手术、SRS 等)的病变，一旦切除病变将会不可避免地造成残疾或死亡。该标准对病人预后的预测性较好[17]，但不适用于儿童病人(儿童病人的 AVM 尚不成熟并随时间推移而变化，约在 18 岁时 AVM 更加稳定)。

表 82 - 6　AVM 的 Spetzler - Martin 分级[18]

分 级 标 准	评 分
大小a	
小型(<3 cm)	1
中型(3~6 cm)	2
大型(>6 cm)	3
邻近脑组织重要性	
无重要结构b	0
存在重要结构b	1
静脉引流方式c	
仅浅表	0
深部	1

a 非放大血管造影图像上血管团的最大直径(与手术切除难度相关，手术难度也与供血动脉数量及盗血程度等相关)

b 重要脑结构包括：感觉运动区、视觉和语言区、丘脑和下丘脑、内囊、脑干、小脑脚、深部小脑核团

c 引流方式为浅表是指所有引流均通过皮层静脉系统，深部是指部分或全部引流均通过深静脉系统(如大脑内静脉、基底静脉或小脑中央前静脉)

82

基于 Spetzler‐Martin 分级的治疗效果详见表 82‐7,是由 Spetzler 本人手术的 100 例连贯病例(其中无死亡病例)。

表 82‐7 基于 Spetzler‐Martin 分级的手术效果

分 级	病例数	无神经缺损	轻度神经缺损[a]	重度神经缺损[b]
1	23	23(100%)	0	0
2	21	20(95%)	1(5%)	0
3	25	21(84%)	3(12%)	1(4%)
4	15	11(73%)	3(20%)	1(7%)
5	16	11(69%)	3(19%)	2(12%)

a 轻度神经缺损:轻度脑干损伤、轻度失语、轻度共济失调
b 重度神经缺损:偏瘫、失语加重、同向偏盲

Spetzler 推荐将 AVM 分为三类进行综合诊疗[19]:

1. A 类(S‐M 分级 1~2 级):手术切除。

2. B 类(S‐M 分级 3 级):综合治疗。

3. C 类(S‐M 分级 4~5 级):每 5 年复查并行血管造影,仅在出现神经功能缺损加重、盗血症状或血管造影明确存在动脉瘤时进行治疗。

82.2.8 治疗

▓ 概述

治疗的选择与争议焦点:

1. 手术治疗:是 AVM 治疗选择之一,当手术风险过大难以接受时,可选择其他治疗手段(如 SRS)。

(1)赞成意见:立即解除出血危险,并改善癫痫。

(2)反对意见:有创、手术风险大、费用高(初始费用高的问题因为疗效好而比较值得,但出现并发症会使费用增加)。

2. 放疗:

(1)传统放疗:仅对 20% 或更少的病人有效[20,21],故被认为是无效的治疗。

(2)SRS:对部分较小的病变(血管团直径≤2.5~3 cm)或深部病变有效(见章节 101.3.1)。

1)赞成意见:门诊可完成,无创,逐步减少 AVM 血流,无恢复期。

2)反对意见:需要 1~3 年起效(潜伏期),在此期间有出血风险,风险增加或减少尚存争议;对直径≤3 cm 的血管团效果有限。

3. 血管内治疗(如栓塞):

(1) 赞成意见：有助于手术或 SRS。

(2) 反对意见：可能难以根治 AVM，且诱导血流动力学急剧改变；需要联合治疗手段 SRS 前行血管内治疗可使闭塞率从 70%（未行栓塞）降至 47%（行栓塞）。

4. 联合治疗：例如，先行栓塞使血管团缩小，再行 SRS。

治疗 AVM 时应该考虑的问题：

1. 合并动脉瘤：位于供血动脉、引流静脉或畸形血管团内。

2. 血流量高低。

3. 年龄。

4. 既往出血史。

5. 体积和畸形血管团的范围。

6. 本院神经介入科水平。

7. 病人全身状况。

■ 栓塞

常作为初步治疗手段，栓塞有助于手术[23]和可能的 SRS。但单独治疗 AVM 疗效常不彻底（可能再通），详见 AVM 栓塞（章节 102.5.3）。

■ 手术治疗

• 术前药物治疗

手术前病人预先口服普萘洛尔 20 mg，每天 4 次，以减少术后的正常灌注压突破现象（认为可引起术后出血和水肿[24]，详见下文），术前也可应用拉贝洛尔以维持平均动脉压在 70～80 mmHg[25]。

手术筹备：AVM 开颅手术

同时参见免责声明（见凡例）。

1. 体位：取决于 AVM 解剖部位，应用放射线可穿透的头架。

2. 术前栓塞（由神经介入科医师完成）：一般于术前 24～48 小时实施。

3. 术中血管造影（可选）。

4. 手术器械：

(1) 显微镜（如可能可应用带有 ICG 功能的显微镜）。

(2) 影像导航：主要用于骨瓣定位。

5. 备血：明确血型，配血 2 U 浓缩红细胞。

6. 术后送 ICU。

7. 知情同意（仅举例说明）：

(1) 步骤：术中开颅移除脑内异常血管团，并行术中血管造影。

(2) 其他治疗方案：SRS、介入治疗（大多数 AVM 不适用，可作为辅助治疗手段）。

82

（3）并发症：常见开颅手术并发症（见凡例），卒中（重要并发症），术中出血（需输血）及术后出血，与 AVM 部位有关的神经功能损害，病变难以全切，复发。

- **AVM 手术的基本原则**

1. 充分暴露。

2. 先阻断供血动脉，再阻断引流静脉（单一引流静脉的病灶如因扭曲或凝血等提前阻塞静脉则难以处理）。

3. 全切畸形血管团对防止术后再出血很有必要，而仅阻断供血动脉是不够的。

4. 区分并保护邻近未受累动脉。

5. 直接切开畸形血管团，如果有可能可经脑沟和脑裂操作。

6. 如果病变在血管造影中显示高血流量，则应考虑术前栓塞。

7. 如果病变由多个区域的血管供血，可行分期手术。

8. 如有条件应夹闭供血动脉上的动脉瘤。

- **术后病情恶化**

可能由于以下原因引起：

1. 正常灌注压突破[24]：以术后脑肿胀或出血为特征。过去认为这是由于自动调节功能的缺失导致的，但这种理论目前受到质疑[26]。可能通过术前用药降低手术风险（见上文）。

2. 闭塞性充血（occlusive hyperemia）[27]：可因邻近正常脑静脉引流受阻术后立即出现，也可因引流静脉或硬脑膜窦迟发血栓形成而迟发出现[28]。术后病人脱水（dry），可能会增加风险。

3. 残余病灶再出血。

4. 癫痫。

82.2.9 AVM 治疗后的随访

如造影显示 AVM 完全消失，仍建议治疗后第 1 年和第 5 年行血管造影进行随访（而非 CTA 或 MRA）。

82.3 静脉血管瘤

82.3.1 概述

> **要 点**
>
> 1. 静脉畸形为受累区域引流静脉的一部分，其间有脑组织交织存在，很少需要治疗。

2. 低流量,低压力。

3. 血管造影上为星芒状。

4. 罕见症状：癫痫发作较少见,出血更少见。可能出现静脉梗塞(存在争议)。

5. 可伴随海绵状血管畸形,更易造成症状(见章节 82.6)。

也称静脉畸形(venous malformation)或(进展性)静脉异常(developmental venous anomaly, DVA)。一簇髓静脉汇入一个增粗的中央干并引流入深部或浅表的静脉系统。静脉缺乏大量的平滑肌和弹力纤维。没有发现正常动脉。血管间有脑实质。最常见于 MCA 供应的区域[29]或 Galen 静脉的区域。可合并海绵状血管畸形(见章节 82.6)。非遗传性。低流量,低压力。

大多数无明显临床症状,但小部分有癫痫,极小部分有出血症状。有人报道静脉梗塞症状,但可能是巧合。如果症状存在,寻找相关的海绵状血管畸形(GRASS MRI 图像可能显示一些海绵状血管畸形,还有一些可能无法显示)。

82.3.2　图像

■ MRI

FLAIR 像上呈 T_2 高信号。

■ 血管造影

偶尔血管造影阴性,但多出现海蜇头表现(其他描述包括：九头蛇怪,车轮轮辐,蜘蛛,伞状,蘑菇状,太阳形或星形)[30]。其他血管造影表现包括：长引流静脉(比一般静脉长)引流较多脑组织范围(有假设称静脉性疾病发病与静脉长度相关),动脉期显示无动静脉截流(为 AVM 的特征表现)。

82.3.3　治疗

总的来说,这些病变不应该治疗,因为它们是邻近脑组织的引流静脉。即使合并的海绵状血管畸形有治疗指征,血管瘤也不应处理。外科手术有指征仅在：证实出血或明确是病变引起的顽固性癫痫发作。

82.4　血管造影隐匿性血管畸形

82.4.1　概述

其命名仍有争论。专业名词"隐匿性脑血管畸形(cryptic cerebrovascular malformations)"最初用于血管造影阴性、无临床表现的病变,不论病变大小。

推荐使用"血管造影隐匿性血管畸形"[angiographically occult (or cryptic)

vascular malformation，AOVM]。是指在技术上相当满意的脑血管造影(也就是说在高质量的剪片、减影及放大、血管断层扫描、快速连续血管造影或延迟影像等均比较合适的情况下)[31]上未显示的脑血管畸形。尽管血管造影为阴性，但手术中可见很多病变有很粗大的畸形血管[32]。而其他的影像技术(即 CT、MRI)可能显示这些病变。虽然常可互换使用，但名词"隐匿性畸形"(省略"血管造影")一般指用其他影像学方法不能显示的病变。

血管造影不能显示病变的原因有：

1. 病变曾出血：

(1) 由于出血使病变闭塞：难以证实[31]。

(2) 血块压迫病变[31]，可能数周或数月血块溶解后重新开放。

2. 血流缓慢。

3. 不正常的血管太小。

4. 可能需要非常晚期的成像来显示晚期充盈。

82.4.2   流行病学

AOVM 的发生率为脑血管畸形的 10％左右[29]。尸解发现 461 例自发性颅内出血(ICH)中有 21 例(4.5％)为 AOVM[34]，但自从这项 1954 年的报道后血管造影技术有所改进。

在一个文献回顾中[31]，诊断时的平均年龄为 28 岁。

82.4.3   临床表现

AOVM 常表现为癫痫发作或头痛。进行性的神经症状(通常为自发性颅内出血的结果)[35]并不常见。可偶然被发现。

本组病变的自然史尚不清楚。

82.5   Osler‑Weber‑Rendu 综合征

82.5.1   概述

又称遗传性出血性毛细血管扩张症(hereditary hemorrhagic telangiectasia，HHT)，或毛细血管扩张症(capillary telangiectasia)：轻度毛细血管扩张，低流量。无法在任何放射影像技术中成像。通常在尸检时偶然发现，无临床意义(除非位于脑干，出血风险非常低)。有掺杂在其中的脑组织[29](不像海绵状血管畸形)。通常是单独的，但作为综合征的一部分时，可以是多发的：Osler‑Weber‑Rendu(见下文)，Louis‑Barr(共济失调性毛细血管扩张症)，Myburn‑Mason，Sturge‑Weber。

该综合征合并的脑血管畸形(cerebrovascular malformation，CVM)包括：

毛细血管扩张、AVM（最常见的 CVM，可见于 5％～13％ 的 HHT 病人[36]）、静脉血管瘤和动脉瘤。同时病人易发生肺动静脉瘘，相关反常性脑栓塞风险增加，造成栓塞卒中和脑脓肿形成（见章节 20.2）。

82.5.2　流行病学

罕见的常染色体显性遗传血管病变，发生率约 1/5 000。95％反复鼻出血。

82.5.3　影像学

■ CT

可表现为边界清楚的均一或混杂的高密度影[35][高密度可缘于血肿、钙化、血栓、含铁血黄素沉着、BBB 的改变和（或）出血量的增加[31]]，24 例中有 17 例伴一定程度的增强[35]（周边或病灶内）。周围水肿或占位效应少见（除非最近有出血）。

■ MRI

可显示以往的出血[37]，对于存在多个病灶及如何选择治疗时很重要。T_2WI 可见：网状的病灶有高或低密度，周边可能存在一低信号的边缘（是由于以往出血导致充满含铁血黄素的巨噬细胞存在）。GRASS 显像可见血流相关的增强约占 60％病例，这可将其他条件时血流引起的信号缺失与钙化（和骨）或空气相区分（局限性：含铁血黄素可引起信号缺失，而在水平面血流缓慢并不增强）[38]。

82.5.4　治疗

手术指征主要是为清除血肿或明确诊断，特别是定位明确时。也可考虑通过手术来解决反复的出血（甚至有报道在血管造影正常后出血破裂）或药物治疗难治性癫痫发作。未证实有必要行立体定向放射外科治疗，目前尚没有显示出令人满意的效果/风险比[39]。

82.6　海绵状血管畸形

82.6.1　概述

要　点

1. 通常在血管造影上不显示。但可显示在 MRI 上（通道开放→T_2 像上流空，既往出血→爆米花样，尤其常见于 T_2* 梯度序列）或增强 CT 上。

82

2. 低流速。内部不含神经组织，无动脉。与静脉畸形相关（表现为存在引流静脉，应予以保护）。

3. X 线放疗（XRT）是海绵状血管畸形形成的危险因素。

4. 症状：通常表现为癫痫发作。出血：少见，风险难以预测。

5. 治疗：

(1) 对有症状、易达到的病变可选择手术治疗。

(2) 放射治疗不作为治疗选择。

也称海绵状血管瘤或血管瘤（cavernous hemangioma，cavernoma，cavernous angioma，angioma，"cavmal"）。为边界清楚的良性血管错构瘤，由不规则厚薄的窦状的血管腔道组成。位于脑内，但没有神经实质[29]、大的供血动脉或大的引流静脉。通常大小 1～5 cm。可能出血、钙化或栓塞。少见于脊髓[40]。血管腔充满血液，处于血栓形成的各种阶段（形成、机化、溶解）。通常伴发静脉血管瘤（见章节 82.3)，可在病变附近发现毛细血管扩张。血管生成因子染色阳性[41]。病变可新形成[42]，可长大（尽管比血管网状细胞瘤缓慢)、缩小或保持不变[43]。

82.6.2　病理

大体表现为"桑葚状"（有人开玩笑称之为"脑痔"，但很形象)。光镜：von Willebrand 因子染色阳性。平滑肌层缺失（除了一小部分)。电镜：内皮细胞之间紧密连接出现不正常的缝隙[44]（可能造成血液漏出）以及内皮下平滑肌细胞缺失和分化不良[44]。

82.6.3　流行病学

脑海绵状血管畸形（CM）占中枢神经系统血管畸形的 5％～13％，人群发生率为 0.02％～0.13％（基于大体尸解[45]和 MRI 的研究[46]）。48％～86％位于幕上，4％～35％位于脑干，5％～10％位于基底节[47]。

在 23％[48]～50％[49]的病例中是多发的，在遗传性病例中多发更为常见[50]。

脊髓 CMs：罕见发生于脊髓。X 线放疗（XRT）可能是一个危险因素[51]（如髓母细胞瘤术后的脑脊髓 X 线放疗[52]），特别是脊髓 CM。42％的脊髓 CM 病人同时合并≥1 个颅内海绵状血管畸形[53]。

82.6.4　基因学

分为两型：散发型和遗传型。后者以孟德尔常染色体显性方式遗传，并有多种表现型[54]。至少有 3 个基因位点（见表 82 - 8)。

家族式发病多见多发病变[46]。

82.6.5 临床表现/自然病史

见参考文献[55-57]。

■ 概述

癫痫发作（60%）、进行性神经功能缺损（50%）、出血（20%），通常为脑实质内；注意：这里的出血是指有症状的、放射学证实为病灶外出血）、脑积水或偶然发现（有报道称超过50%）。

■ 出血

风险并不清楚。甚至出血的定义还存在争议，因为根据定义所有的CM周围都含铁血黄素，提示存在小的渗漏。血管瘤联盟（Angioma Alliance）[58]将出血定义为：急性或亚急性症状[头痛、癫痫发作、意识障碍或新的（恶化的）局灶性神经功能障碍，取决于CM的解剖学位置]，合并放射学、病理学、手术或仅根据脑脊液（少数情况下）证实的病灶内外的出血证据。此定义不包括：CM最近未出血而直径增大的情况，也不包括含铁血黄素环。显著的出血风险比AVM小得多。CM易于反复发作小的出血，很少危及生命。在队列研究中，出血率往往较低，为2.6%～3.1%/年；年出血率女性（4.2%）比男性更高（0.9%）[46]。出血风险与CM的大小无关。关于出血是否增加未来出血的风险存在争议：一项研究[46]发现并不增加出血风险；而另一项研究[59]认为没有既往出血的病变每年出血风险仅为0.6%。在首次出血后，一些CM不再出血从而表现为良性。而另一些（大于2次出血）会使病人预后不佳。目前尚不清楚妊娠和分娩是否为出血的危险因素[54]。

表 82-8 CCM 的亚型

	CCM1	CCM2	CCM3
部位	7q11-q22	7p15-13	3q25.2-q27
基因	KRIT1	MGC4607（malcavrnin）	Pdcd10
特性	西班牙人多见		

Σ

出血发生率易变，定义存在争议。每个病人都有自己的自然病史，所以确定每位病人的出血风险是困难的。

■ 癫痫

新出现的癫痫年发生率为2.4%[46]。

82

82.6.6　评估

CT

不敏感：CT可能遗漏很多小的，甚至一些大的病灶，即使有些有出血表现。没有特异性：CT表现可和许多低级别肿瘤、出血、肉芽肿类似。

MRI

梯度回波T_2WI像MRI是最敏感的检查，因为对磁敏感性伪影高度敏感。一般其所见与AOVM相似（混杂信号的中心，周围为低信号边缘——有时描述为"爆米花样"，见上文）。若发现同样特点的多发病灶，并有家族史[40]，则强烈支持诊断[49]。实质性CM附近可见一静脉畸形，但不伴有多发病变[60]。弥散张量成像/白质束成像[61]和术前磁振三维稳态干扰序列（3D CISS MRI）[62]可改善病灶定位，入路和术后恢复。

血管造影

不能显示病变。MRI表现几乎可以诊断，典型病例中无须行血管造影。诊断不清的病例中血管造影用于排除其他诊断。

家族性因素

家族中如果病人数量大于1，那么病人的一级亲属应进行MRI扫描以及遗传学检查。

82.6.7　处理/治疗

概述

选择：

1. 观察。

2. 手术切除。

3. 立体定向放射外科[63-66]。争议：结果看起来与自然史相当。

尚无随机前瞻性研究。因为没有影像学研究证明病变消除，很难确定治疗效果。建议可随访再出血率，并作为终点指标。

推荐

• 偶然发现的病变

无症状、偶然发现的CM应该观察，每2～3年行影像学检查（排除亚临床出血）；其他检查基于临床表现。然而某些专家建议切除单一、易切除的、非功能区偶发CMs[64]。

※由于放射影像学表现几乎是特征性的，只为明确诊断的活检或手术切除不可取。

• 脑干CM

未出血的脑干CM几乎没有手术指征。由于出血率是$2\%\sim6\%$，故Gross等人[68]建议对于既往出血大于2次，以及MRI T_1WI上显示软脑膜/室

82

管膜表现的可行手术治疗。

未达到表明的出血在不造成神经功能损伤的情况下不能被切除(脑干表浅 CM 与脑干深部 CM 神经功能恶化的比例分别为 9%、29%[69])。入路应选择能够暴露出血距离表面最近的位点。Spetzler 认为脑干 CM 几乎总是合并静脉血管瘤(见章节 82.3)(由于其提供静脉引流,所以必须给予保留)。通过第四脑室底部的手术通常比外侧入路预后差。脑干 CM 切除术后早期可能有严重的神经功能障碍[68]。

- **脊髓 CM**

治疗与脑干 CM 相同。

- **脑神经 CM**

有很多病例报告和综述报道脑神经 CMs(罕见于中枢神经系统外),表现各异[70-72]。个案报道提示病人有少量反复出血的风险[73],早期经视交叉海绵状血管瘤出血减压可能受益。

■ **手术**

- **概述**

手术指征:

1. 病变可及:

(1) 局部神经功能损伤。

(2) 或有症状的出血。

(3) 或癫痫发作:

1) 新出现的癫痫(见章节 27.1):建议在"诱发"癫痫之前去除 CM,以更好保护以后不发生癫痫。

2) 难治性癫痫。

2. 病变不易及者:如反复出血,进行性神经功能恶化,考虑手术切除,即使在脑干[74-76]或脊髓这样的精细部位。

- **手术技术**

手术目标:完全切除畸形血管。CM 并非血块,可分块切除;对于位于脑干的病变尤为重要。

立体定位或术中超声可辅助定位。切除出血性 CM 时常可见到含 CM 和出血降解产物的腔[77]。先分离病灶与周围脑组织。尽管常无重大出血,但在分离阻断病变血供前如先进入 CM 内部有时可出现大出血。分离完全后,则可分块切除 CM 以减少脑实质损伤(尤其在脑干)。幕上 CM 多有癫痫发作,还应切除 CM 周边含铁血黄素沉积。

时刻警惕 CMs 和静脉性血管瘤的关系(见章节 82.3),常为该区域的引流静脉,如遇到应予以保留。

- **脑干 CM**

避免使用牵开器;应使用手术棉条(Cottonoid®)经血肿腔探查到达病灶。

82

与幕上病变不同,脑干 CM 与脑组织粘连紧密[67]。双极电凝:电量调低并持续打水避免热损伤。与伴随癫痫发作的幕上 CM 不同(需进一步切除周边含铁血黄素沉积脑组织),仅切除 CM。

- **术后随访**

建议术后约 3 个月行 MRI 检查。虽然影像看起来"不正常",但是可以看出病变是否全切。

■ 立体定向放射外科(SRS)

某些非对照性研究显示 SRS 后 2 年再出血率降低[66],但放疗并发症较重[78,79]。其他研究未见风险减低[80]。结果可能提示疾病的自然进程,颞叶 CM 合并出血 28 个月后出血率减低[81]。

Σ

SRS 并非手术治疗的替代选项,对于 CM 的治疗不考虑此方法。

82.6.8　预后

当 CM 可以完全切除时,以后再长或出血的风险就彻底地消除了[77](但是也有报道,在部分切除,甚至看起来完全切除后,症状复发[76,82])。

对于手术治疗的 CM,必须注意病人术后神经功能的恶化,这种情况非常常见,特别是脑干 CM[83]。恶化可为一过性的[84],可在数月后恢复。

82.7　硬脑膜动静脉瘘(DAVF)

82.7.1　概述

也称硬脑膜 AVM(DAVM)或硬膜动静脉瘘。血管畸形位于硬脑膜小叶内,为动静脉分流。在穿过硬膜之前仅仅由颈动脉或椎动脉的分支供血[85]。因为疾病是获得性的而不是先天的,故"瘘"比"畸形"更合适,但是"畸形"同样用于很多文献当中。多发性动静脉瘘占病例的 8%。

常见与硬膜静脉窦毗邻。常见部位:

1. 横窦(一侧):最常见[83](占 63%),左侧稍多[84],中心几乎都位于横窦和乙状窦相汇处。

2. 小脑幕/岩部。

3. 颅前窝/筛骨。

4. 颅中窝/侧裂。

5. 海绵窦(颈动脉-海绵窦瘘——CCF)。

6. 上矢状窦。

7. 枕大孔。

82.7.2 病因

证据表明大多数 DAVF 是获得性、特发性病变,并且与静脉窦血栓形成相关,而疾病确切的发病机制尚未完全清楚。

理论包括:

1. 静脉窦闭塞唤醒休眠的胚胎硬脑膜动静脉通道[86]。
2. 静脉高血压/血栓形成促进局部血管生成及 DAVF 形成[88]。
3. 可能 DAVF 先出现,然后导致静脉血栓形成[89]。

82.7.3 流行病学

DAVM 占所有颅内 AVM 的 10%～15%[87]。女性占 61%～66%,通常为 40～50 岁的病人。儿童罕见,如果出现,则倾向于复杂,并为双侧[90]。

82.7.4 临床表现

常见的表现见表 82 - 9,搏动性耳鸣是 DAVF 最常见的症状。皮质静脉引流伴静脉高血压可导致 IC - HTN,这是并发症和死亡的最常见原因,所以 IC - HTN 是治疗的明确指征。由于脑静脉引流或蛛网膜颗粒功能受损,可能分别导致全脑性脑水肿或脑积水。其他 DAVF 症状/体征包括头痛、癫痫、脑神经麻痹和眼静脉充血。

表 82 - 9　27 例硬膜 AVM 病人的临床表现[91]

体征/症状	人数(%)
搏动性耳鸣	25(92%)
枕部杂音	24(89%)
头痛	11(41%)
视力缺损	9(33%)
视乳头水肿	7(26%)

82.7.5 评估

■ **概述**

脑 CT 或 MRI 无增强的情况下通常是正常的。CTA 可以显示扩张迂曲的血管,对应着扩张的供血动脉或引流静脉。MRA 可以显示扩张的软脑膜血管、早期静脉窦显著充盈、窦扩大或闭塞以及与静脉高血压相关的白质水肿。需要进行全部 6 根脑血管造影(双侧 ICA、双侧 ECA、双侧椎动脉)以帮助诊断以及治疗方案的制订。

■ 血管造影分类

已有几种分类系统,对 DAVF 的特征进行描述。Borden[92](表 82 - 10)和 Cognard[93](表 82 - 11)系统是目前最常见的分级系统。皮质静脉引流是将良性(低级别)与侵袭性(高级别)瘘定义的血管造影特征(Borden Ⅰ 型,Cognard Ⅰ 型和 Cognard Ⅱ 型是低级别的,其余为高级别的)。

• Borden 分型系统

见表 82 - 10。

表 82 - 10　Borden 分型

类 型	特 点
Ⅰ 型	DAVF 引流至硬膜静脉窦或脑膜静脉,具有正常的顺行性流动。通常为良性
Ⅱ 型	DAVF 引流到硬脑膜静脉窦,但逆流进入皮层静脉
Ⅲ 型	DAVF 从瘘逆流入皮层静脉导致静脉高血压

以上可进一步分为:a,单孔;b,多孔

• Cognard 血管造影分型系统

见表 82 - 11。此系统通常最适合于累及横窦的 DAVF。

Cognard 发现 54% 的病例没有皮层静脉回流(Ⅰ 型和 Ⅱa 型),通常表现为良性。

表 82 - 11　硬膜 AVMS 血管造影分型[93]*

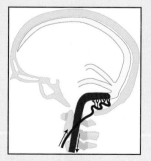

Ⅰ 型

描述:正常流入静脉窦
病程:良性+

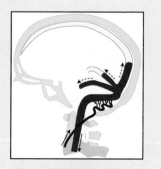

Ⅱa 型

描述:仅逆流入静脉窦++
病程:静脉窦反流造成 20% 颅内压增高

续　表

Ⅱb型

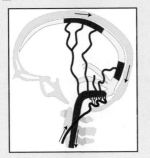

描述：仅逆流入皮层静脉
病程：逆流入静脉10%引起出血

Ⅱa＋b型

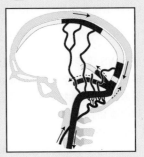

描述：逆流入静脉窦++及皮层静脉
病程：66%出现出血和（或）颅内压增高
使病情进展

Ⅲ型

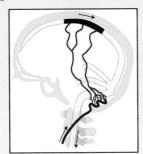

描述：皮层静脉引流，无静脉扩张
病程：40%出现出血

Ⅳ型

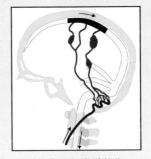

描述：皮层静脉引流，静脉扩张
病史：65%出现出血

Ⅴ型

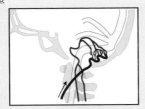

描述：除上述外还有脊髓静脉引流
病程：50%出现进行性脊髓病

* 红色方框为出血或颅高压的高危病人
+ 虽然通常预后较好，约2%可能进展，因此建议随访
++ 虚线箭头示逆流血流

82

重要决定因素：该分类系统中，引流静脉特性为关键因素。通常有皮层静脉反流的病变(Ⅱb,Ⅱa+b,Ⅲ及Ⅳ型——表82-11中红色方块)属于高危病变(可能出血或出现颅内压增高)。

82.7.6　自然病史

良性 VS 侵袭性 DAVF 的概念由皮质静脉引流的缺失或存在决定，此概念由多伦多大学报告的数据验证。在 3 年的时间里，98％的良性病变(无皮质静脉引流)维持良性特征[94]。另一方面，在 4 年时间里，侵袭性病变(具有皮质静脉引流)的年出血率、年非出血性神经功能障碍发生率和死亡率分别为 8.1％、6.9％和 10.4％[95]。

在一项包含 377 例病例的 Meta 分析中[96]，3 个位置与侵袭性行为有关(侵袭性/良性比)——小脑幕(31：1)，颅中窝/侧裂(2.5：1)，颅前窝/筛骨 (2.1：1)。

82.7.7　治疗

■ 概述

皮质静脉引流的病变一般应予以治疗。无皮质静脉引流的病变应在放射学和临床上进行随访(2％可能进展为皮质静脉引流)。如果出现血管杂音 (bruit)改变(恶化或消失)应立即再次检查。

干预指征：

1. 出现皮质静脉引流。

2. 神经功能障碍。

3. 出血。

4. 眼眶静脉充血。

5. 顽固性症状(头痛，搏动性耳鸣)。

■ 人为颈动脉压迫

某些人提倡，栓塞率约 22％，临床改善率 33％[97]，可能与自然病程相仿。病人用手压迫造成缺血(例如对于左侧 DAVM 用右手压迫左侧颈内动脉)，出现缺血时将手抬起。建议方法各有不同，其中一种为：开始每日 1 次每次 10 分钟，随后逐渐增加频率和时间。

■ 介入栓塞

可经动脉或静脉进行。在液体栓塞剂出现之前(Onyx 和 NBCA)，治疗直接针对静脉引流(与治疗软脑膜 AVM 不同)进行，成功率较高，因为弹簧圈可以被置入从而栓塞距离动静脉分流点很近的引流静脉，导致瘘中血栓形成。从动脉侧穿过动静脉分流点放置弹簧圈更困难，而液体栓塞剂(特别是 Onyx) 可以在一定距离处注射，在血流推动下通过动静脉分流点。选择经动脉、静脉或联合方法治疗，取决于瘘的独特血管结构。

■ **手术**

虽然介入治疗方法已成为大多数 DAVF 的主要治疗方式,但某些类型的疾病仍将手术作为首选治疗方案[98]。此外,在既往部分栓塞、不完全栓塞或栓塞失败的病例中,手术治疗仍能获得成功。最后,可以通过联合方式,手术可以提供 DAVF 的直接栓塞路径,这是单纯靠介入方法无法达到的。

术前栓塞可以辅助手术,以减少开颅时大出血的风险[91]。并不赞成开颅手术,因为窦或静脉撕裂将造成致命的出血。必须做好快速补充血液制品的应急准备(如深静脉通路)。头皮切口、骨瓣和硬脑膜切口应有计划地进行,并在每一步骤加以控制,按顺序消除病灶的血液供应,同时根据需要使暴露最大化。治疗 DAVF 的手术包括以下技术[98]:

1. 根治性瘘切除术。

2. 瘘骨骼化。

3. 皮质静脉引流阻断。

4. 窦点和(或)引流静脉结扎。

5. 瘘填塞(packing)。

6. 病灶供血动脉电凝。

虽然对于所有位置的 DAVF 来说手术和介入治疗均可使用,但是在以下两个位置更倾向于手术治疗:

1. 颅前窝/筛骨。

2. 小脑幕 DAVF。

这两个位置的 DAVF 对于介入方法来说难度较大,而外科手术相对简单。手术辅助栓塞技术,即先进行开颅术,然后直接穿刺目标血管进行栓塞,可用于特定病例。

■ **立体定向放射外科**

可在栓塞以后应用[89]。Pan 等[90]报道,单纯放射外科治疗(1 650～1 900 cGy)或手术/栓塞未能完全闭塞后行放射外科治疗横窦/乙状窦血管瘘,完全闭塞率为 58%。71% 的病人症状痊愈。

随着介入技术在过去 20 年中的持续进步,立体定向放射外科治疗 DAVF 的比例逐步下降;然而,这仍不失为困难病灶无法行介入/手术方法时的一种替代治疗方式。

82.8　Galen 静脉畸形

82.8.1　概述

大脑大静脉(Galen 静脉,VOG)扩大可发生于"Galen 静脉畸形"(一些人认为是 Galen 静脉动脉瘤)。为先天性,在 3 月胚胎期之前起病,而且可能不是由 Galen 静脉而是由前脑中央静脉发展而来，或继发于邻近深部脑实质 AVM 或软脑膜血管瘘引起的高血流状态。脑实质 AVM 与真正的 VOG 畸形区别在于前者可见大脑内静脉的逆向充盈[102]。

预计真正的 VOG 畸形由内侧和外侧脉络膜、圆周、中脑、前脉络膜、胼胝体周和脑膜动脉供血[102,103]。可发现相关的直窦发育不良。

82.8.2　临床表现

新生儿在出生后最初几周内易表现为充血性心力衰竭（因为高血流）[104]和颅脑血管杂音。脑积水可能缘于增大的 VOG 堵塞了中脑导水管，也可能是静脉压增加所致（也可导致头皮静脉突出[105]）。

脑实质 AVM 通常在出生后晚期因为神经功能表现[106]而得以诊断，包括有局部神经功能缺失和出血。

82.8.3　分类

基于血管瘘的位置分类[107,108]：

1. 单纯脑内血管瘘：单发或多发。
2. 丘脑穿支和 VOG 之间血管瘘。
3. 混合类型：最常见。
4. 丛状 AVM。

82.8.4　自然病史

VOG 畸形未经治疗者预后差，新生儿死亡率几乎 100％，1～12 个月者死亡率约 60％，7％严重残疾，21％正常[109]。

脑实质 AVM 表现类似于其他 AVM。

82.8.5　治疗

■ 脑积水

与 VOGM 相关的脑积水为阻塞性脑积水，由静脉曲张导致。由于分流手术有出血风险，所以通常会有担心，但是当病人出现脑积水时，还是应该进行分流术。

■ Galen 静脉畸形

儿童经常一般情况很差，影响了手术治疗的效果。治疗选择包括栓塞主要供血动脉。预后差。中脑导水管堵塞而表现脑积水者，常于出生 1 年后行此治疗。这里可以考虑神经外科手术切除，预后更好。

也可采用重复栓塞同时监测静脉引流的方法。

■ 脑实质 AVM 伴 VOG 扩大

治疗 AVM 采取与其他 AVM 相同的方法（栓塞、切除或放射外科）。

82.9 颈动脉-海绵窦瘘

82.9.1 概述

> **要 点**
>
> 1. 直接(高流量,起自 ICA)或间接(低流量,起自脑膜支)型。
> 2. 典型三联征(直接 CCF 更常见):球结膜水肿,搏动性突眼,眼球充血。
> 3. SAH 风险较低。主要危害为视力损伤。
> 4. 自然病史中低流量 CCF 约 50% 自发血栓形成。

见海绵窦解剖及引流(见章节 2.3.1)。

颈动脉海绵窦瘘(CCF):分为直接型(A 型)和间接型(B~D 型)[110]:

1. A 型:直接高流量颈内动脉海绵窦瘘:

(1) 外伤性(包括医源性):见于 0.2% 颅脑外伤病人。医源性:可见于经皮三叉神经根切断术[111],介入治疗。

(2) 自发性:多由于海绵窦 ICA 动脉瘤破裂形成,可见于结缔组织病病人。

2. 间接型(硬膜型):多为分流,源自颈外动脉硬膜支(而非起自 ICA)(例外:B 型)-通常为低流量:

(1) B 型:起自颈内动脉脑膜支(ICA)。

(2) C 型:起自颈外动脉脑膜支(ECA)。

(3) D 型:起自颈内外动脉脑膜分支。

82.9.2 临床表现

1. 眶和(或)眶后疼痛。

2. 球结膜水肿(结膜动脉化)。

3. 搏动性突眼。

4. 眼和(或)颅内杂音。

5. 视敏度下降:可能由于低氧性视网膜病变,原因是动脉压降低、静脉压增高和球内压增高。

6. 复视:最常见展神经(Ⅵ)麻痹。

7. 瞳孔扩大。

8. 眼动障碍(通常为单侧,但也可首先表现为双侧或进展为双侧)。

9. 眼压增高。

10. 巩膜或虹膜新生血管形成。

11. 少见:SAH。

间接型 CCF 多较直接型起病缓慢，表现温和。

82.9.3　评估

CT 或 MRI：多示眼球突出。眼球血管包括眼上静脉匍匐充血（冠状位 T_2 像显示良好，有助于与眼直肌区别）海绵窦外侧壁突出。

血管造影：ICA 血流分流入海绵窦。可见岩窦快速充盈和（或）眼静脉显影。

1. Huber 方法：侧面观，VA 注入造影剂人为压迫受累颈动脉。有助于确定瘘上界，多发瘘口，及完全 ICA 横断。

2. Mehringer - Hieshima 方法：向受累颈动脉以 $2\sim3$ ml/s 速度注入造影剂，同时压迫颈动脉（在导管下方）控制流速确定瘘口。

82.9.4　治疗

■ 概述

$20\%\sim50\%$ 的低流量 CCF 可出现自发性血栓形成，因此当病人视力稳定且眼内压 <25 mmHg，即可进一步观察。症状性（例如进行性视力下降）高流量 CCF 很少自发缓解，常需紧急治疗。治疗常由神经放射学家行介入栓塞或外科手术夹闭。

即使患眼的眼球活动障碍不能解决，但保存视力仍是可追求的目标，因为：

1. 对一些眼动障碍者，手术治疗可减轻复视。

2. 病人可佩戴不透明眼镜片，来消除复视并保持外周视力。

3. 少数病例，损伤对侧眼（外伤、视网膜中央动脉闭塞等），在动眼受限侧的眼睛可"保留"视力（没有对侧眼，所以无复视）。

■ 治疗指征

1. 眼球突出。

2. 视力障碍。

3. 第Ⅵ对脑神经麻痹。

4. 顽固性杂音。

5. 眼内压严重增高。

6. 血管造影示皮层静脉充盈增加。

■ 介入治疗

可选择：

1. 电解可溶性线圈。

2. Amplatzer 伞介入封堵。

• 可用的途径

1. 经颈内动脉：如果上述失败（比如动脉瘤颈宽），可放置 2 个球囊于瘘的两边来孤立颈内动脉（需牺牲颈内动脉，所以术前需行闭塞试验检测病人可否耐受；但是需要注意：瘘开放时的闭塞实验可出现假阳性结果，因为经瘘盗血可减少脑血流,产生与闭塞行为本身无关的神经功能障碍)。远端栓塞需在眼动脉发出近端进行。

2. 经颈外动脉内:仅用于硬膜瘘。

3. 经静脉:

(1) 经过心脏进入颈静脉,然后通过岩窦进入海绵窦。成功率较经动脉低(约20%)。

(2) 经眼上静脉:在眼球上静脉入眶变为眼上静脉处进入。如果有可能,最好等待至静脉因为高血流压力而动脉化后。有报道在动脉化以前,脆弱的静脉"灾难事故"的发生,可能由于以前的带气囊导管较硬,目前商业生产已经标准化(质地较以前软)。必须避免撕裂眶内静脉,并避免在没有近端闭塞情况下结扎远端静脉(会引起分流入眼的血流增加)。

■ **技术选择**

1. 间接型瘘建议行在静脉侧放置线圈(否则会有新生血管形成)。

2. 直接性瘘可行夹闭。

82.10　乙状窦憩室

有大约1.2%的无症状病人发现有乙状窦憩室(sigmoid sinus diverticulum,SSD,见图82-1)或乙状窦裂隙(sigmoid sinus dehiscence)[112]。然而,最高达23%的搏动性耳鸣病人可具有这些异常,这可能由于病变中存在湍流[113]。SSD在女性中更常见。

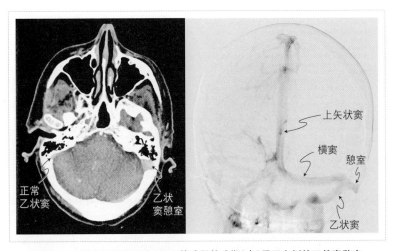

图82-1　轴位CT增强(左)和血管造影静脉期(右)显示左侧的乙状窦憩室

82

如果屏蔽噪声发生器(masking noise generators)治疗无效，可以考虑手术治疗。手术治疗的选择包括：

1. 介入弹簧圈/支架。

2. 经乳突表面重建术(见下文)。

3. 切除与夹闭重建。

经乳突表面重建术包括部分乳突切除以及通过骨片、纤维蛋白胶或肌肉闭塞该区域的全部憩室[也称窦壁表面重建术[113](Otto，2007♯7186)[114]]。

(邓正海　刘继超)

参考文献

[1] McCormick WF. The Pathology of Vascular ('Arteriovenous') Malformations. J Neurosurg. 1966; 24:807–816

[2] Lobato RD, Perez C, Rivas JJ, Cordobes F. Clinical, Radiological, and Pathological Spectrum of Angiographically Occult Intractranial Vascular Malformations. J Neurosurg. 1988; 68:518–531

[3] Perret G, Nishioka H. Report on the Cooperative Study of Intracranial Aneurysms and Subarachnoid Hemorrhage: Arteriovenous Malformations. J Neurosurg. 1966; 25:467–490

[4] Ondra SL, Troupp H, George ED, Schwab K. The Natural History of Symptomatic Arteriovenous Malformations of the Brain: A 24-Year Follow-Up Assessment. J Neurosurg. 1990; 73:387–391

[5] Drake CG. Cerebral AVMs: Considerations for and Experience with Surgical Treatment in 166 Cases. Clin Neurosurg. 1979; 26:145–208

[6] Kupersmith MJ, Vargas ME, Yashar A, Madrid M, Nelson K, Seton A, Berenstein A. Occipital arteriovenous malformations: visual disturbances and presentation. Neurology. 1996; 46:953–957

[7] Hartmann A, Mast H, Mohr JP, et al. Morbidity of Intracranial Hemorrhage in Patients with Cerebral Arteriovenous Malformation. Stroke. 1998; 29:931–934

[8] Morgan M, Sekhon L, Rahman Z, Dandie G. Morbidity of Intracranial Hemorrhage in Patients with Cerebral Arteriovenous Malformation. Stroke. 1998; 29

[9] Crawford PM, West CR, Chadwick DW, Shaw MDM. Arteriovenous Malformations of the Brain: Natural History in Unoperated Patients. J Neurol Neurosurg Psychiatry. 1986; 49:1–10

[10] Spetzler RF, Hargraves RW, McCormick PW, Zabramski JM, et al. Relationship of Perfusion Pressure and Size to Risk of Hemorrhage from Arteriovenous Malformations. J Neurosurg. 1992; 76:918–923

[11] Jayaraman MV, Marcellus ML, Do HM, Chang SD, Rosenberg JK, Steinberg GK, Marks MP. Hemorrhage rate in patients with Spetzler-Martin grades IV and V arteriovenous malformations: is treatment justified? Stroke. 2007; 38:325–329

[12] Stapf C, Mast H, Sciacca RR, Choi JH, Khaw AV, Connolly ES, Pile-Spellman J, Mohr JP. Predictors of hemorrhage in patients with untreated brain arteriovenous malformation. Neurology. 2006; 66:1350–1355

[13] Kondziolka D, McLaughlin MR, Kestle JRW. Simple Risk Predictions for Arteriovenous Malformation Hemorrhage. Neurosurgery. 1995; 37:851–855

[14] Graf CJ, Perret GE, Torner JC. Bleeding from Cerebral Arteriovenous Malformations as Part of Their Natural History. J Neurosurg. 1983; 58:331–337

[15] Fults D, Kelly DL. Natural History of Arteriovenous Malformations of the Brain: A Clinical Study. Neurosurgery. 1984; 15:658–662

[16] Cunha MJ, Stein BM, Solomon RA, McCormick PC. The Treatment of Associated Intracranial Aneurysms and Arteriovenous Malformations. J Neurosurg. 1992; 77:853–859

[17] Hamilton MG, Spetzler RF. The Prospective Application of a Grading System for Arteriovenous Malformations. Neurosurgery. 1994; 34:2–7

[18] Spetzler RF, Martin NA. A Proposed Grading System for Arteriovenous Malformations. J Neurosurg. 1986; 65:476–483

[19] Spetzler RF, Ponce FA. A 3-tier classification of cerebral arteriovenous malformations. Clinical article. J Neurosurg. 2011; 114:842–849

[20] Laing RW, Childs J, Brada M. Failure of Conventionally Fractionated Radiotherapy to Decrease the Risk of Hemorrhage in Inoperable Arteriovenous Malformations. Neurosurgery. 1992; 30:872–876

[21] Redekop GJ, Elisevich KV, Gaspar LE, Wiese KP, Drake CG. Conventional Radiation Therapy of Intracranial Arteriovenous Malformations: Long-Term Results. J Neurosurg. 1993; 78:413–422

[22] Andrade-Souza YM, Ramani M, Scora D, Tsao MN, terBrugge K, Schwartz ML Embolization before radiosurgery reduces the obliteration rate of arteriovenous malformations. Neurosurgery. 2007; 60:443–451; discussion 451-2

[23] Jafar JJ, Davis AJ, Berenstein A, et al. The Effect of Embolization with N-Butyl Cyanoacrylate Prior to Surgical Resection of Cerebral Arteriovenous Malformations. J Neurosurg. 1993; 78:60–69

[24] Spetzler RF, Wilson CB, Weinstein P, et al. Normal Perfusion Pressure Breakthrough Theory. Clin Neurosurg. 1978; 25:651–672

[25] Orlowski JP, Shiesley D, Vidt DG, Barnett GH, et al. Labetalol to Control Blood Pressure After Cerebrovascular Surgery. Crit Care Med. 1988; 16:765–768

[26] Young WL, Kader A, Prohovnik I, et al. Pressure Autoregulation Is Intact After Arteriovenous Malformation Resection. Neurosurgery. 1993; 32:491–497

[27] al-Rodhan NRF, Sundt TM, Piepgras DG, et al. Occlusive Hyperemia: A Theory for the Hemodynamic Complications Following Resection of Intracerebral Arteriovenous Malformations. J Neurosurg. 1993; 78:167–175

[28] Wilson CB, Hieshima G. Occlusive hyperemia: A new way to think about an old problem. J Neurosurg. 1993; 78:165–166

[29] Steiger HJ, Tew JM. Hemorrhage and Epilepsy in Cryptic Cerebrovascular Malformations. Arch Neurol. 1984; 41:722–724

[30] Wilkins RH, Rengachary SS. Neurosurgery. New York 1985

[31] Cohen HCM, Tucker WS, Humphreys RP, et al. Angiographically Cryptic Histologically Verified Cerebrovascular Malformations. Neurosurgery. 1982; 10:704–714

[32] Shuey HM, Day AL, Quisling RG, et al. Angiographically Cryptic Cerebrovascular Malformations. Neurosurgery. 1979; 5:476–479

[33] Ropper AH, Davis KR. Lobar Cerebral Hemorrhages: Acute Clinical Syndromes in 26 Cases. Ann Neurol. 1980; 8:141–147

[34] Russell DS. The Pathology of Spontaneous Intracranial Hemorrhage. Proc R Soc Med. 1954; 47:689–693

[35] Bitoh S, Hasegawa H, Fujiwara M, et al. Angiographically Occult Vascular Malformations Causing Intracranial Hemorrhage. Surg Neurol. 1982; 17:35–42

[36] Willemse RB, Mager JJ, Westermann CJ, Overtoom TT, Mauser H, Wolbers JG. Bleeding risk of cerebrovascular malformations in hereditary hemorrhagic telangiectasia. J Neurosurg. 2000; 92:779–784

[37] Lemme-Plaghos L, Kucharczyk W, Brant-Zawalski M, et al. MRI of Angiographically Occult Vascular Malformations. AJNR. 1986; 7:217–222

[38] Needell WM, Maravilla KR. MR Flow Imaging in Vascular Malformations Using Gradient Recalled Acquisition. AJNR. 1988; 9:637–642

[39] Lindquist C, Guo W-Y, Kerlsson B, Steiner L. Radiosurgery for Venous Angiomas. J Neurosurg. 1993; 78:531–536

[40] Cosgrove GR, Bertrand G, Fontaine S, et al. Cavernous Angiomas of the Spinal Cord. J Neurosurg. 1988; 68:31–36

[41] Uranishi R, Baev NI, Ng PY, Kim JH, Awad IA. Expression of endothelial cell angiogenesis receptors in human cerebrovascular malformations. Neurosurgery. 2001; 48:359–367; discussion 367-8

[42] Detwiler PW, Porter RW, Zabramski JM, Spetzler RF. De novo formation of a central nervous system cavernous malformation: implications for predicting risk of hemorrhage. Case report and review of the literature. J Neurosurg. 1997; 87:629–632

[43] Clatterbuck RE, Moriarity JL, Elmaci I, Lee RR, Breiter SN, Rigamonti D. Dynamic nature of cavernous malformations: a prospective magnetic resonance imaging study with volumetric analysis. J Neurosurg. 2000; 93:981–986

[44] Wong JH, Awad IA, Kim JH. Ultrastructural pathological features of cerebrovascular malformations: a preliminary report. Neurosurgery. 2000; 46:1454–1459

[45] Simard JM, Garcia-Bengochea, Ballinger WE, et al. Cavernous angioma: A review of 126 collected and 12 new clinical cases. Neurosurgery. 1986; 18:162–172

[46] Moriarity JL, Wetzel M, Clatterbuck RE, et al. The natural history of cavernous malformations: a prospective study of 68 patients. Neurosurgery. 1999; 44:1166–1173

[47] Gross BA, Batjer HH, Awad IA, Bendok BR. Cavernous malformations of the basal ganglia and thalamus. Neurosurgery. 2009; 65:7–18; discussion 18-9

[48] Moran NF, Fish DR, Kitchen N, Shorvon S, Kendall BE, Stevens JM. Supratentorial cavernous haemangiomas and epilepsy: a review of the literature and case series. J Neurol Neurosurg Psychiatry. 1999; 66:561–568

[49] Rigamonti D, Drayer BP, Johnson PC, Hadley MN, Zabramski JM, Spetzler RF. The MRI Appearance of Cavernous Malformations (Angiomas). J Neurosurg. 1987; 67:518–524

[50] Perlemuter G, Bejanin H, Fritsch J, Prat F, Gaudric M, Chaussade S, Buffet C. Biliary obstruction caused by portal cavernoma: a study of 8 cases. J Hepatol. 1996; 25:58–63

[51] Detwiler PW, Porter RW, Zabramski JM, Spetzler RF. Radiation-induced cavernous malformation. J Neurosurg. 1998; 89:167–169

[52] Maraire JN, Abdulrauf SI, Berger S, Knisely J, Awad IA. De novo development of a cavernous malformation of the spinal cord following spinal axis radiation. Case report. J Neurosurg. 1999; 90:234–238

[53] Cohen-Gadol AA, Jacob JT, Edwards DA, Krauss WE. Coexistence of intracranial and spinal cavernous malformations: a study of prevalence and natural history. J Neurosurg. 2006; 104:376–381

[54] Hayman LA, Evans RA, Ferrell RE, et al. Familial Cavernous Angiomas: Natural History and Genetic Study Over a 5-Year Period. Am J Med Genet. 1982; 11:147–160

[55] Robinson JR, Awad IA, Little JR. Natural history of the cavernous angioma. J Neurosurg. 1991; 75:709–714

[56] Del Curling O,Jr, Kelly DL, Jr, Elster AD, Craven TE. An analysis of the natural history of cavernous angiomas. J Neurosurg. 1991; 75:702–708

[57] Kim DS, Park YG, Choi JU, Chung SS, Lee KC. An analysis of the natural history of cavernous malformations. Surg Neurol. 1997; 48:9–17; discussion 17-8

[58] Al-Shahi Salman R, Berg MJ, Morrison L, Awad IA. Hemorrhage from cavernous malformations of the brain: definition and reporting standards. Angioma Alliance Scientific Advisory Board. Stroke. 2008; 39:3222–3230

[59] Kondziolka D, Lunsford LD, Kestle JRW. The natural history of cerebral cavernous malformations. J Neurosurg. 1995; 83:820–824

[60] Abdulrauf SI, Kaynar MY, Awad IA. A comparison of the clinical profile of cavernous malformations with and without associated venous malformations. Neurosurgery. 1999; 44:41–6; discussion 46-7

[61] Chen X, Weigel D, Ganslandt O, Buchfelder M, Nimsky C. Diffusion tensor imaging and white matter tractography in patients with brainstem lesions. Acta Neurochir (Wien). 2007; 149:1117–1131; discussion 1131

[62] Zausinger S, Yousry I, Brueckmann H, Schmid-Elsaesser R, Tonn JC. Cavernous malformations of the brainstem: three-dimensional-constructive interference in steady-state magnetic resonance imaging for improvement of surgical approach and clinical results. Neurosurgery. 2006; 58:322–30; discussion 322-30

[63] Kondziolka D, Lunsford LD, Flickinger JC, Kestle JR. Reduction of hemorrhage risk after stereotactic radiosurgery for cavernous malformations. J Neurosurg. 1995; 83:825–831

[64] Porter RW, Detwiler PW, Han PP, Spetzler RF. Stereotactic radiosurgery for cavernous malformations: Kjellberg's experience with proton beam therapy in 98 cases at the Harvard Cyclotron. Neurosurgery. 1999; 44:424–425

[65] Zhang N, Pan L, Wang BJ, et al. Gamma knife radiosurgery for cavernous hemangiomas. J Neurosurg. 2000; 93:74–77

[66] Pollock BE, Garces YI, Stafford SL, Foote RL, Schomberg PJ, Link MJ. Stereotactic radiosurgery for cavernous malformations. J Neurosurg. 2000; 93:987–991

[67] Scott. Orlando, FL 2008

[68] Gross BA, Batjer HH, Awad IA, Bendok BR. Brainstem cavernous malformations. Neurosurgery. 2009; 64:E805–18; discussion E818

[69] Ferroli P, Sinisi M, Franzini A, Giombini S, Solero CL, Broggi G. Brainstem cavernomas: long-term results of microsurgical resection in 52 patients. Neurosurgery. 2005; 56:1203–12; discussion 1212-4

[70] Deshmukh VR, Albuquerque FC, Zabramski JM, Spetzler RF. Surgical management of cavernous malformations involving the cranial nerves. Neurosurgery. 2003; 53:352–7; discussion 357

[71] Albanese A, Sturiale CL, D'Alessandris QG, Capone G, Maira G. Calcified extra-axial cavernoma involving lower cranial nerves: technical case report. Neurosurgery. 2009; 64:135–6; discussion 136

[72] Itshayek E, Perez-Sanchez X, Cohen JE, Umansky F, Spektor S. Cavernous hemangioma of the third cranial nerve: case report. Neurosurgery. 2007; 61. DOI: 10.1227/01.NEU.0000290916.63094.8E

[73] Crocker M, Desouza R, King A, Connor S, Thomas N. Cavernous hemangioma of the optic chiasm: a surgical review. Skull Base. 2008; 18:201–212

[74] Bicknell JM. Familial Cavernous Angioma of the Brain Stem Dominantly Inherited in Hispanics. Neurosurgery. 1989; 24:102–105

[75] Ondra SL, Doty JR, Mahla ME, et al. Surgical Excision of a Cavernous Hemangioma of the Rostral Brain Stem: Case Report. Neurosurgery. 1988; 23:490–493

[76] Zimmerman RS, Spetzler RF, Lee KS, Zabramski JM, et al. Cavernous Malformations of the Brain Stem. J Neurosurg. 1991; 75:32–39

[77] Wascher TM, Spetzler RF, Carter LP, Spetzler RF, Hamilton MG. In: Cavernous malformations of the brain stem. Neurovascular Surgery. New York: McGraw-Hill; 1995:541–555

[78] Hasegawa T, McInerney J, Kondziolka D, Lee JY, Flickinger JC, Lunsford LD. Long-term results after stereotactic radiosurgery for patients with cavernous malformations. Neurosurgery. 2002; 50:1190–7; discussion 1197-8

[79] Liu KD, Chung W Y, Wu HM, Shiau CY, Wang LW, Guo W Y, Pan DH. Gamma knife surgery for cavernous hemangiomas: an analysis of 125 patients. J Neurosurg. 2005; 102 Suppl:81–86

[80] Karlsson B, Kihlstrom L, Lindquist C, Ericson K, Steiner L. Radiosurgery for cavernous malformations. J Neurosurg. 1998; 88:293–297

[81] Barker FG, II, Amin-Hanjani S, Butler WE, Lyons S, Ojemann RG, Chapman PH, Ogilvy CS. Temporal clustering of hemorrhages from untreated cavernous malformations of the central nervous system. Neurosurgery. 2001; 49:15–24; discussion 24-5

[82] Bertalanffy H, Gilsbach JM, Eggert HR, et al. Microsurgery of deep-seated cavernous angiomas: report of 26 cases. Acta Neurochir. 1991; 108:91–99

[83] Weil SM, Tew JM,Jr. Surgical management of brain stem vascular malformations. Acta Neurochir (Wien). 1990; 105:14–23

[84] Bartolomei J, Wecht DA, Chaloupka J, Fayad P, Awad IA. Occipital lobe vascular malformations: prevalence of visual field deficits and prognosis after therapeutic intervention. Neurosurgery. 1998; 43:415–21; discussion 421-3

[85] Malik GM, Pearce JE, Ausman JI. Dural Arteriovenous Malformations and Intracranial Hemorrhage. Neurosurgery. 1984; 15:332–339

[86] Graeb DA, Dolman CL. Radiological and Pathological Aspects of Dural Arteriovenous Fistulas. J Neurosurg. 1986; 64:962–967

[87] Arnautovic KI, Krisht AF. Transverse-Sigmoid Sinus Dural Arteriovenous Malformations. Contemp Neurosurg. 2000; 21:1–6

[88] Houser OW, Campbell JK, Campbell RJ, Sundt TM, Jr. Arteriovenous malformation affecting the transverse dural venous sinus–an acquired lesion. Mayo Clin Proc. 1979; 54:651–661

[89] Aminoff MJ. Vascular anomalies in the intracranial dura mater. Brain. 1973; 96:601–612

[90] Ashour R, Aziz-Sultan MA, Soltanolkotabi M, Schoeneman SE, Alden TD, Hurley MC, Dipatri AJ, Tomita T, Elhammady MS, Shaibani A. Safety and efficacy of onyx embolization for pediatric cranial and spinal vascular lesions and tumors. Neurosurgery. 2012; 71:773–784

[91] Sundt TM, Piepgras DG. The Surgical Approach to Arteriovenous Malformations of the Lateral and Sigmoid Dural Sinuses. J Neurosurg. 1983; 59:32–39

[92] Borden JA, Wu JM, Shucart WA. A proposed classification for spinal and cranial dural arteriovenous fistulous malformations and implications for treatment. J Neurosurg. 1995; 82:166–179

[93] Cognard C, Gobin YP, Pierot L, Bailly AL, Houdart E, Casasco A, Chiras J, Merland JJ. Cerebral dural arteriovenous fistulas: clinical and angiographic correlation with a revised classification of venous drainage. Radiology. 1995; 194:671–680

[94] Davies MA, Saleh J, Ter Brugge K, Willinsky R, Wallace MC. The natural history and management of intracranial dural arteriovenous fistulae. Part 1: benign lesions. Interv Neuroradiol. 1997; 3:295–302

[95] van Dijk JM, terBrugge KG, Willinsky RA, Wallace MC. Clinical course of cranial dural arteriovenous fistulas with long-term persistent cortical venous reflux. Stroke. 2002; 33:1233–1236

[96] Awad IA, Little JR, Akarawi WP, Ahl J. Intracranial dural arteriovenous malformations: factors predisposing to an aggressive neurological course. J Neurosurg. 1990; 72:839–850

[97] Halbach V, Higashida R, Hieshima G, Goto K, Norman D, Newton T. Dural fistulas involving the transverse and sigmoid sinuses: results of the treatment in 28 patients. Radiology. 1987; 163:443–447

[98] Ashour R, Morcos JJ, Spetzler RF, Kondziolka DS. In: Surgical Management of Cerebral Dural Arteriovenous Fistulae. Comprehensive Management of Arteriovenous Malformations of the Brain and Spine. Cambridge: Cambridge University Press; 2015:144–170

[99] Barnwell SL, Halbach VV, Higashida RT, Wilson CB, et al. Complex Dural Arteriovenous Fistulas: Results of Combined Endovascular and Neurosurgical Treatment in 16 Patients. J Neurosurg. 1989; 71:352–358

[100] Lewis AI, Tomsick TA, Tew JM. Management of Tentorial Dural Arteriovenous Malformations: Transarterial Embolization Combined with Stereotactic Radiation or Surgery. J Neurosurg. 1994; 81:851–859

[101] Pan DH, Chung W Y, Guo W Y, Wu HM, Liu KD, Shiau CY, Wang LW. Stereotactic radiosurgery for the treatment of dural arteriovenous fistulas involving the transverse-sigmoid sinus. J Neurosurg. 2002; 96:823–829

[102] Khayata MH, Casaco A, Wakhloo AK, Rekate HL, Carter LP, Spetzler RF, Hamilton MG. In: Vein of Galen malformations: intravascular techniques. Neurovascular Surgery. New York: McGraw-Hill; 1995:1029–1039

[103] Lasjaunias P, Rodesch G, Pruvost P, et al. Treatment of vein of Galen aneurysmal malformation. J Neurosurg. 1989; 70:746–750

[104] Cummings GR. Circulation in neonates with intracranial arteriovenous fistula and cardiac failure. Am J Cardiol. 1980; 45:1019–1024

[105] Strassburg HM. Macrocephaly is Not Always Due to Hydrocephalus. J Child Neurol. 1989; 4:S32–S40

[106] Clarisse J, Dobbelaere P, Rey C, et al. Aneurysms of the great vein of Galen. Radiological-anatomical study of 22 cases. J Neuroradiol. 1978; 5:91–102

[107] Yasargil MG. In: AVM of the brain, clinical considerations, general and specific operative techniques, surgical results, nonoperated cases, cavernous and venous angiomas, neuroanesthesia. Microneurosurgery. Stuttgart: Georg Thieme; 1988:317–396

[108] Litvak J, Yahr MD, Ransohoff J. Aneurysms of the great vein of Galen and mid-line cerebral arteriovenous anomalies. J Neurosurg. 1960; 17:945–954

[109] Johnston IH, Whittle IR, Besser M, Morgan MK. Vein of Galen malformation: diagnosis and management. Neurosurgery. 1987; 20:747–758

[110] Barrow DL, Spector RH, Braun IF, Tindall GT, et al. Classification and Treatment of Spontaneous Carotid-Cavernous Fistulas. J Neurosurg. 1985; 62:248–256

[111] Kuether TA, O'Neill OR, Nesbit GM, Barnwell SL. Direct Carotid Cavernous Fistula After Trigeminal Balloon Microcompression Gangliolysis: Case Report. Neurosurgery. 1996; 39:853–856

[112] Schoeff S, Nicholas B, Mukherjee S, Kesser BW. Imaging prevalence of sigmoid sinus dehiscence among patients with and without pulsatile tinnitus. Otolaryngol Head Neck Surg. 2014; 150:841–846

[113] Song JJ, Kim YJ, Kim SY, An YS, Kim K, Lee SY, Koo JW. Sinus Wall Resurfacing for Patients With Temporal Bone Venous Sinus Diverticulum and Ipsilateral Pulsatile Tinnitus. Neurosurgery. 2015; 77:709–717

[114] Santa Maria PL. Sigmoid sinus dehiscence resurfacing as treatment for pulsatile tinnitus. J Laryngol Otol. 2013; 127 Suppl 2:S57–S59

82

Part XIX
卒中及闭塞性脑血管病

XIX

83 概述及卒中生理学

83.1 定义

脑卒中曾被称为脑血管意外(cerebral vascular accidents，CVA)。

1. 短暂性脑缺血发作(transient ischemic attack，TIA)：继发于(脑、脊髓、视网膜)局灶性缺血而出现的短暂性神经功能障碍并且没有(永久性)急性梗死[1](注：过去定义症状持续时间为 24 小时内)。

10％~15％发生 TIA 的病人 3 个月内出现脑卒中,在 48 小时内发生者占其中 50％。

2. 脑卒中：由于脑区或脑干低灌注而引起的永久性(不可逆的)神经功能缺损。

3. 分水岭梗死：在两个相邻的动脉供血区域边缘交界处,由于其中一侧或两侧血流紊乱导致的缺血性梗死。

83.2 脑血管血流动力学

83.2.1 脑血流量(CBF)与氧利用

表 83-1 表示典型的 CBF 值与相应的神经生理学状态。CBF<20 ml/(100 g·min)通常被认为脑缺血,持续此状态会导致细胞死亡[2]。然而,该公式假设大脑处于正常代谢率,它可能更适用于全脑处于低灌注的状态[3]。使细胞丧失电兴奋性的 CBF 阈值高于使其死亡的阈值,由此产生了缺血半暗带的概念——在这种状态下这些细胞是存活却无功能的[2]。

公式 83-1 表示 CBF 与血压的关系：

$$CBF = \frac{CPP}{CVR} = \frac{MAP - ICP}{CVR} \qquad (83-1)$$

CPP=脑灌注压(见颅脑外伤-神经监测),CVR=脑血管阻抗(见下文),MAP=平均动脉压,ICP=颅内压。

表 83 - 1　CBF 的变化效应

CBF[ml/(100 g·min)]	状　　态
>60(约值)	脑充血(CBF>脑组织需求)
45～65	静息状态正常脑
75～80	灰质
20～30	白质
<20：脑缺血	
16～18	脑电图呈直线
15	生理性瘫痪
12	脑干听觉诱发反应(BSAER)变化
10	细胞膜转运变化(细胞死亡；卒中)

83.2.2　脑血管阻抗(CVR)

受 $PaCO_2$ 影响，CBF 在 20～80 mmHg 范围内随着 $PaCO_2$ 增加，呈线性增加。

CVR 同时受 CPP(脑灌注压)变化影响，后者可肌源性的调节血管张力。在 CPP 50～150 mmHg 变化范围内，正常脑组织的 CVR 与其线性相关，从而保持基本恒定的 CBF。这种现象称为(脑)自主调节(autoregulation)，并可在病理状态下发生变化。

83.2.3　脑耗氧代谢率(CMRO₂)

脑耗氧代谢率($CMRO_2$)平均 3.0～3.8 ml/(100 g·min)。脑静息状态下，CBF 与 $CMRO_2$ 的比率(耦合比[4])是 14～18。在有局部皮层活动情况下，局部 CBF 增加约 30%，而 $CMRO_2$ 增长约 5%[5]。$CMRO_2$ 在一定程度上可调控。

83.2.4　脑血管储备及反应性

可以用氙增强的 CT、CTP(见章节 13.1.4)、TCD、SPECT 或 MRI[6-9]来评估。应用 1 000 mg 乙酰唑胺(ACZ)(Diamox®)后，可根据脑血流量对脑血管扩张剂的反应分为如下 3 型[8,9]：

1. 1 型：正常 CBF 基线，应用 ACZ 后增加 30%～60%。

2. 2 型：CBF 基线下降，应用 ACZ 后反应迟缓且增长<10%，或者增长的绝对值<10 ml/(100 g·min)。

3. 3 型：CBF 基线下降，应用 ACZ 后局部 CBF 反而下降，这反映了在基线水平血管已极度扩张，从而导致应用 ACZ 后盗血现象的发生。

83.3 侧支循环

83.3.1 颈动脉狭窄/闭塞的侧支循环

颈动脉狭窄/闭塞的影响可能因侧支循环建立而改善,血液到达脑组织的潜在的代偿途径包括:

1. 经 Willis 环:

(1) 由对侧颈内动脉经前交通动脉代偿。

(2) 由同侧后交通动脉向前代偿。

2. 自双侧颈外动脉经眼动脉逆行血流:

(1) 面动脉→角动脉→鼻背动脉→睑内侧动脉。

(2) 上颌动脉:

1) 脑膜中动脉→泪腺动脉。

2) 翼动脉(经翼管的动脉)。

(3) 面横动脉→眼睑外侧动脉。

(4) 颞浅动脉→眶上动脉

3. 上颌动脉近侧→鼓室前动脉→颈内动脉颈鼓分支。

4. 皮质-皮质吻合。

5. 硬脑膜-软脑膜吻合。

83.3.2 椎基底动脉狭窄/闭塞的侧支循环

可用的侧支循环基于梗阻或狭窄部位:

1. 基底动脉闭塞,侧支循环途径:

(1) 后交通动脉。

(2) 小脑上动脉-小脑后下动脉吻合。

2. 近段椎动脉狭窄,侧支循环途径:

(1) 颈外动脉→枕动脉→椎动脉肌支→椎动脉。

(2) 甲状颈干→颈升动脉→直接连接或脊神经动脉→椎动脉。

(3) 对侧椎动脉或颈升动脉→脊神经动脉分支或脊髓前动脉吻合。

83.4 闭塞综合征

83.4.1 主要血管闭塞(按提供血区域排列)

主要脑动脉的供血分布区见图 2-1,为了明确侧别,以 CL 代表梗死对侧,IL 代表梗死同侧。

■ 颈内动脉及其分支

脑卒中的风险和程度受其闭塞的突然性、部位、侧支循环决定(见上文)。

1.统计学研究:

(1)急性颈内动脉闭塞(所有人):26%～49%[10]的人有发生脑卒中的风险(并非所有人都发作)。

(2)1 261例症状性颈内动脉闭塞的病人中,年卒中风险:7%位于双侧,5.9%位于梗阻同侧(平均随访时间45.5个月)(即便使用抗凝或抗血小板药物)(12项前瞻性研究)。

(3)St. Louis的颈动脉闭塞研究显示[12],症状性颈内动脉闭塞的病人2年的同侧缺血性卒中发生率为5%(PET扫描OEF氧摄取率正常者)及26%(PET扫描OEF氧摄取率升高者)。

(4)无症状颈内动脉闭塞病人的卒中风险降低(有病人存在颈内动脉闭塞却无症状)。

(5)当病人出现颈内动脉供血区卒中及TIA发作时,完全闭塞发生率10%～15%[12]。

2.最糟糕的状态即颈内动脉完全闭塞并且无前交通动脉、后交通动脉血流及其他侧支循环:大脑前动脉及中动脉供血区卒中(表83-2)。

表83-2　ICA闭塞的全部状况

功能缺失[a]	完全(M1闭塞)	上分支	下分支
[CL]肢体无力下肢重于上肢	X	X	
[CL]下面部面瘫	X	X	
[CL]偏身感觉缺失(上肢或下肢)	X	X	
[CL]面部偏侧感觉缺失(所有的方式)	X	X	
[CL]忽视[b]	X	X	
[IL]偏侧凝视麻痹	X		
[CL]同侧偏盲	X		X[c]
感觉性失语[d](Wernicke's area)	X		X
表达性失语(Broca's area)	X	X	
Gerstmann综合征(见章节3.2.2):优势半球顶叶梗死			

a [CL]:对侧;[IL]:同侧。"X"表示缺陷存在
b 非优势半球侧受累
c 合并上象限偏盲
d 优势半球侧受累

3. 大脑前动脉：[CL]肢体无力，下肢重于上肢。

4. 大脑后动脉：

（1）单侧枕叶梗死→偏盲和黄斑回避（黄斑对应的视觉皮层接受 MCA、PCA 的双重血液供应）。

（2）Balint 综合征。

（3）皮质盲（Anton 综合征）。

（4）Weber 综合征。

（5）失读症，无失写。

（6）丘脑痛综合征（Dejerine - Roussy 综合征）。

5. Percheron 动脉（见章节 2.2.4）：双侧丘脑和中脑梗死。

■ 后循环

1. 椎动脉：

（1）延髓内侧综合征（Dejerine 综合征）。

（2）延髓外侧综合征（Wallenberg 综合征）：见下文。

2. 基底动脉。

3. AICA：脑桥外侧综合征（Marie - Foix 综合征）。

4. 小脑后下动脉：有时候可能有延髓外侧综合征（Wallenberg 综合征）：见下文。

5. 小脑上动脉：小脑蚓上部和小脑上部梗死。

6. 脊髓前动脉。

7. 内侧纹状动脉回返支（Heubner 回返动脉）：表达性失语症＋轻度偏瘫（上肢重于下肢，近端肌力弱于远端）。

8. 脉络膜前动脉（AChA）综合征：首先由 Foix 等人于 1925 年报道，完全性"偏瘫三联征"，包括[CL]偏瘫、偏身感觉障碍、同向性偏盲。但是，不全性"偏瘫三联征"更常见[14]。此动脉闭塞常是因为小血管病变，CT 和 MRI 常显示内囊后支（侧脑室颞角上方）[15]及其后方和外侧的白质梗死。但是此血管的闭塞有时可耐受，因为结扎此动脉治疗 Parkinson 综合征时，即使有 15％病人出现内囊梗塞也并没有不良后果[16]（见 Parkinson 病的外科治疗，章节 98.3）。

■ 延髓外侧综合征

也称为 Wallenberg 综合征或小脑后下动脉综合征。典型情况是 PICA 闭塞，且 80％～85％病例椎动脉也闭塞[17]。尚无病例报道由于脑干出血引起此综合征。通常急性起病。临床表现如表 83 - 3 所示（注意：没有锥体束受损表现，皮质感觉中枢无病变）。病灶部位和延髓结构如图 83 - 1 所示。

表 83 - 3　延髓外侧综合征的临床表现[16]

全 身 症 状	病 灶 部 位
• 眩晕,恶心/呕吐,眼球震颤,复视,振动幻视	前庭神经核和连接纤维
• 呃逆	?
病变同侧症状	病 灶 部 位
• 面部疼痛,感觉异常和减退	支配半侧面部下行传导束和三叉神经核
• 肢体共济失调	(绳状体?)
• Horner 综合征	下行交感神经束
• 吞咽困难,张口困难,声音嘶哑	第Ⅸ、第Ⅹ脑神经病变
• 上肢、躯干、下肢麻木	薄束核、楔束核
病变对侧症状	病 变 部 位
• 半身痛温觉减退	脊髓丘脑束

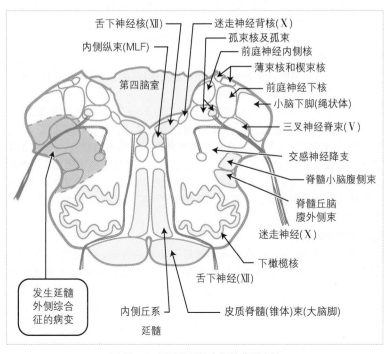

图 83 - 1　延髓外侧综合征的典型病灶

提示：基本上,只有该部位病变才会导致一侧面部感觉障碍(病变同侧)、对侧肢体感觉障碍。所有的病人没有锥体束受损的表现(例如明显的肌无力)。

这些病人有时会出现严重的小脑肿胀而需行减压术(病变组织可以被很容易地吸除)。

病人临床表现为 LMS,须排除椎动脉夹层(见章节 86.5),因为后者需要用肝素予以治疗。MRI 成像如脂肪抑制 T_1WI 及 MRA 可发现大多数夹层。

预后：43 位病人中 12% 在急性期死于呼吸系统及心血管系统并发症,2 位病人出现颅后窝的新发的梗死灶[18]。椎基底动脉区域卒中的年复发率为 1.9%[18]。

83.4.2 腔隙性卒中

■ 概述

腔隙性卒中为大脑深部非皮质区或脑干小的梗死(见表 83 - 4),是由脑动脉的穿通支闭塞引起。梗死的范围 3～20 mm(CT 能显示较大的梗死灶,对白质敏感性更好)。

表 83 - 4　腔隙性卒中的典型部位(发生率逐渐下降)

- 壳核
- 尾状核
- 丘脑
- 脑桥
- 内囊
- 脑回白质

小的腔隙性梗死(3～7 mm)可能是由于直径<200 μm 的动脉内膜有透明脂质沉积(高血压引起的血管病变)(可能也是许多脑内出血的原因);这种血管病变是小血管病变,动脉内膜剥脱术不一定能预防。

临床上,诊断腔隙性卒中需排除：失语、失用失认、感觉运动障碍、单侧瘫、同向性偏盲(HH)、严重的记忆障碍、神志恍惚、昏迷、意识丧失或癫痫发作。

L'etat 腔隙性梗死：多发性腔隙性梗死→慢性进行性神经功能衰退,一次或多次发作性不全偏瘫;导致身体衰弱、构音障碍、短小步态(marche á petits pas)、平衡失调、大小便失禁、假性延髓性麻痹和痴呆,很多症状和体征可能都是正常压力性脑积水(NPH)产生(机制不清)。

■ 腔隙性梗死综合征

主要表现(其他见参考文献[19])：

1. 单纯感觉性卒中或 TIA(腔隙性梗死最常见的表现)：常有一侧面部、上肢、下肢的麻木。仅 10% TIA 可发展为卒中。丘脑感觉核(腹后核)的腔隙性梗死,CT 很难发现。少数单纯感觉性卒中或 TIA 可发展为 Dejerine - Roussy 综合征(丘脑性疼痛综合征)。

2. 单纯运动性不全偏瘫（PMH）（第二常见）：单侧面部、上肢、下肢的运动障碍，而感觉正常，无同向性偏盲等。梗死的部位在内囊后支、脑桥基底部皮质脊髓束（CS）融合处，中脑大脑脚部则少见。

3. 共济失调性不全偏瘫：对侧单纯运动性不全偏瘫＋受影响的肢体（如果还能活动的话）的小脑性共济失调。脑桥基底部上 1/3 及下 2/3 交界处的腔隙性梗死，可出现构音障碍、眼球震颤、向一侧倾倒。面部、上肢、下肢的严重程度不同，这可能是由于皮质脊髓束的纤维被脑桥神经核分散（与结构紧密的锥体束和大脑脚不同）。

变异型：失音-笨手综合征：病灶部位相同或位于内囊膝部。可与皮层梗死类似，但后者有口唇麻木。

4. 面部以外的单纯运动性不全偏瘫：梗死灶位于延髓锥体；发病时可有眩晕、眼球震颤（类似于延髓外侧综合征）。

变异型：丘脑性痴呆：一侧丘脑的中央区＋临近的丘脑底部腔隙性梗死→意识丧失、记忆障碍＋部分 Horner 综合征（瞳孔缩小＋同侧面部无汗）。

5. 中脑丘脑综合征："基底动脉尖综合征"，通常由栓子引起。梗死灶呈典型的双侧蝶形，累及双侧脑干及大脑半球由基底动脉远端供血的区域。临床表现为：动眼神经麻痹、Parinaud 综合征及意识丧失，可有遗忘症、幻觉及嗜睡，通常没有典型的运动功能障碍。

6. Weber 综合征：动眼神经交叉瘫，对侧单纯运动性不全偏瘫（无感觉缺失），通常是由于基底动脉脚间支闭塞→中脑中央区梗死，致使大脑脚和动眼神经纤维受损。也可由基底动脉分叉部或基底动脉-小脑上动脉连接部的动脉瘤引起。

7. 单纯运动性不全偏瘫合并交叉性外展神经麻痹：腔隙性梗死灶在脑桥下面的中线旁。

8. 小脑性共济失调合并交叉性动眼神经麻痹（Claude 综合征）：腔隙灶位于齿状红核束（小脑上脚）。

9. 偏身抽搐：梗死或出血的典型部位在丘脑下部半月形 Luys 核。

10. 延髓外侧综合征：见下文。

11. 闭锁综合征（Locked-in syndrome）：双侧单纯运动性不全偏瘫，腔隙性梗死部位在内囊、脑桥、锥体或大脑脚（少见）。

83.5 青壮年脑卒中

83.5.1 概述

仅有 3% 的缺血性卒中发生于 40 岁以下的青壮年病人[20]。约有 10% 以上发生于年龄≤55 岁病人[21]。发生率：35～44 岁年龄段为 10/10 万人[75]，年龄＜55 岁人群为 73/10 万人[21]。

83.5.2　病因

原因有很多[20]，外伤是 45 岁以下病人出现卒中的最常见原因（22％）[23]。其他病因如下，多数都占很小比例（除了外伤、术后卒中和脑内血肿）。

1. 动脉硬化：占病因的 20％，该比例低于老龄人群中的比例（有一宗报道称，其所有的 18 位病人中部分患有胰岛素依赖型糖尿病，部分为 35 岁以上男性并伴有 1 个及 1 个以上的危险因素，见下文。多数人早期出现 TIA）。

2. 有明确来源的栓塞：20％。

（1）心脏来源最为常见（见上文），多数既往有心脏病：

1）风湿性心脏病。

2）瓣膜修复术后。

3）心内膜炎。

4）二尖瓣脱垂（MVP）：青年人群中有 5％～10％存在，在青年卒中病人中有 20％～40％患有 MVP（也有报道在青年卒中病人中伴有 MVP 的仅有 2％[22]）。

5）房颤。

6）左心房黏液瘤。

（2）脂肪栓塞综合征：神经系统通常可表现为各种各样的神经功能障碍（见章节 54.7.2）。

（3）反常栓塞：ASD，肺部 AVM 包括 Osler - Weber - Rendu 综合征，卵圆孔未闭（见上文）。

（4）羊水栓塞：可发生于产后。

3. 血管病：10％。

（1）炎症性：

1）Takayasu 动脉炎。

2）感染性：TB，梅毒，眼带状疱疹。

3）滥用安非他明。

4）带状疱疹性眼炎（HZO）：通常在患病 8 周左右出现迟发性对侧偏瘫[24]。

5）毛霉菌病：鼻部眼眶周围的真菌感染，尤其糖尿病或免疫抑制病人，动脉炎可引起眶静脉以及颈内动脉或大脑前动脉血栓形成。会产生眼球突出，眼肌麻痹及偏瘫。

6）合并系统性疾病，例如：SLE（狼疮）（见下文凝血障碍）；动脉炎（尤其结节性多动脉炎，见章节 11.3.4）：当累及中枢神经系统时，通常表现为多灶性及渐进性，但其早期可能表现为卒中；多发性硬化（MS）、癌症、风湿性关节炎。

（2）非炎症性：

1）肌纤维性发育异常：见章节 11.3.9。

2）颈动脉或椎动脉夹层动脉瘤（包括创伤后夹层动脉瘤）。

3）Moyamoya 病：见章节 85.8。

4）高胱氨酸尿：是一种遗传性蛋氨酸代谢缺陷病，几乎所有血管均有内膜增厚及纤维化，从而导致血栓栓塞事件发生（动脉和静脉，包括硬膜静脉窦）。估计卒中的危险性为 $10\%\sim16\%$。病人有类似马方（Marfan）综合征的表现，面颊部斑点、智力发育迟缓、尿高胱氨酸水平增高。

5）弹性假黄瘤[译者注：女性多见，四肢特别是指（趾）异常长，即蜘蛛样指（趾），晶状体不全脱位，心血管异常及其他畸形等。表现多变，为常染色体显性遗传病]。

4. 凝血障碍：10%。以下与高凝状态有关：

（1）系统性红斑狼疮（SLE）：狼疮性抗凝因子→APTT 延长且 1：1 混合实验不能完全纠正。胶原性血管病偶见以卒中为首发表现。

（2）红细胞增多或血小板增多。

（3）镰形细胞病。

（4）TTP（血栓性血小板减少性紫癜）。

（5）抗凝血酶Ⅲ缺乏（有争议——大宗青年脑血管意外病例中未发现）。

（6）C 蛋白或 S 蛋白缺乏（家族性）：C 蛋白能使止血反应减弱，纯合子型 C 蛋白缺乏在新生儿期是致命的。杂合子型 C 蛋白缺乏与血栓形成性脑卒中有关。华法林治疗初期一种少见的并发症，是 C 蛋白先于其他凝血因子降低使血液变为高凝状态。

（7）抗磷脂抗体综合征（APLAS）[25,26]：能使静脉和（或）动脉血栓形成。现已了解清楚的 2 种抗磷脂抗体是抗心肌磷脂抗体（ACLA）和狼疮性抗凝因子（LAC）。一旦引起症状，治疗应用大剂量华法林，使 INR≥3[27]。停用华法林后血栓的发生率会显著增加。阿司匹林无效。

（8）使用毒品 3,4-亚甲基二氧甲基苯丙胺（MDMA，兴奋剂（译者注：冰毒）[28]时，如果液体入量不足，可能发生高热合并高凝的情况）。

5. 围生期：5%（常在分娩前后 2 周内）。

6. 其他原因：35%。

（1）无明确原因。

（2）口服避孕药（BCP）：使脑血管意外危险性增加 9 倍，病人多有偏头痛病史。

（3）静脉血栓形成（包括硬脑膜静脉窦血栓形成）：口服避孕药可使发病率增加。

（4）偏头痛[29]：被广泛认可，但缺乏客观依据（偏头痛病人脑血管意外发病率与普通人群相同）。偏头痛导致脑血管意外少见，多见于女性，长期慢性病程；复发率<3%。可能的发病机制包括：血管痉挛，血小板功能障碍和动脉病变[30]。脑血管意外常发生于偏头痛发作时[31]或稍后。

（5）滥用可卡因[32]：卒中可继发于血管痉挛或高血压病人伴有动脉瘤或AVM者（滥用可卡因可导致明显的脉管炎，但很少见，这一点与安非他明不同）；生物碱可卡因（快克）（译者注：强力可卡因/高纯度可卡因）导致的卒中，缺血和出血情况几乎相等。

（6）可逆性后部脑病综合征（posterior reversible encephalopathy syndrome）：见章节11.1。

83.5.3 危险因素

在一项对201名年龄在15～55岁（平均为45.5岁）的澳大利亚病人的首次卒中的回顾性研究"社区危险因素控制"中，确定了以下危险因素[21]：

1. 糖尿病：OR＝12。

2. 高血压：OR＝6.8。

3. 吸烟人群：OR＝2.5。

4. 长期酒精依赖：OR＝15（在卒中前24小时内大量饮酒不是一个危险因素）。

83.5.4 评估

1. 病史和体格检查可发现全身性疾病（见上文）和可以改变的危险因素（见上文）。

2. 心脏病学检查：包括 EKG 和超声心动图。

3. 血液学检查（酌情）：

（1）常规：电解质，血常规，血小板计数和（或）功能，血沉（升高提示 SLE、动脉炎、心房黏液瘤，但是 ESR 正常不能排除血管炎），PT/PTT 等凝血检查，梅毒 VDRL 检查（所有年轻成年人卒中），空腹脂质水平。

（2）对原因不明的卒中：ANA、抗凝血酶Ⅲ、C 蛋白、S 蛋白、同型半胱氨酸、凝血因子 V 基因 Leiden 突变、PPD、镰状细胞检测、毒理学检测（血、尿、毒品如可卡因等）、血清蛋白电泳、狼疮抗凝物、血清氨基酸、组织纤溶酶原激活物和抑制物。

4. 其他测试：需要时可检测尿常规、胸片、脑脊液等。

5. 脑血管造影：对明显存在系统性疾病或明显证据的心脏栓塞病人不是必要的；如果在48小时内检查可能偶尔诊断脑栓塞。

83.6 动脉粥样硬化性颈动脉疾病

83.6.1 概述

动脉硬化斑块在20岁时开始在颈动脉中形成。在颅外脑循环，常发生在颈总动脉(CCA)的后壁。随着斑块增大会侵犯颈内动脉(ICA)的管腔。钙化坚硬的斑块可能不随时间变化。卒中的风险与狭窄的程度和溃疡的存在相关,在高凝状态和血流增快时也会增加。

■ 斑块形态

动脉粥样硬化斑块中的"脆弱"斑块可能引起血栓并发症,也可导致病变迅速进展。脆弱斑块的标准包括:内膜增厚,斑块裂隙,脂质坏死核心/薄纤维帽、钙化、血栓和斑块内出血,向外重塑。高分辨率 MRI 可以识别这些特点中的一部分[34-37]。

83.6.2　具体内容

■ 概述

如果有一次或多次与病变侧别分布相符合的缺血事件发生则称为有症状性(如果病人仅有非特异性的视觉障碍、头晕、昏厥,而与 TIA 或卒中无关,则称为无症状性)[38]。大部分(80%)的颈动脉粥样硬化斑块血栓导致卒中前无警示症状[39]。

■ 无症状颈内动脉狭窄

常常因颈动脉杂音而发现。无症状性杂音:发病率随年龄增长而升高(45~54 岁期间为 2.3%,75 岁以上为 8.2%)[40],存在杂音预测颈内动脉狭窄的准确度:50%～83%(取决于群体以及狭窄的计算标准等),敏感度只有 24%[41]。

■ 症状性颈动脉病

可表现为 TIA 或卒中,可逆性缺血性神经功能缺损(RIND)有以下表现(另见颈内动脉闭塞综合征,章节 83.3.1):

1. 视网膜功能不全或梗死(视网膜中央动脉是眼动脉的分支):同侧单眼失明。

(1)可以是短暂性:一过性黑矇,又称一过性单眼盲(TMB),分四种类型。

1)Ⅰ型:栓塞型。描述为一只眼中"像是挂了一层窗帘",完全的视力丧失,通常持续 1~2 分钟。

2)Ⅱ型:与血流相关。眼动脉低灌注→色彩饱和度下降,通常描述为视野灰蒙。

3)Ⅲ型:血管痉挛型。偏头痛时可能出现。

4)Ⅳ型:其他因素,可与抗心磷脂抗体同时出现。

(2)持续性盲。

2. 大脑中动脉缺血症状:

(1)对侧运动或感觉性 TIA(上肢和面部较下肢重),伴有反射亢进和足趾跷起。

（2）如果累及优势半球可有言语障碍。

83.6.3 颈动脉疾病程度的评估

▇ 概述

有症状的病人通常会按卒中/TIA 规范进行评估。

检查血常规、血小板计数、纤维蛋白原、PT、PTT 和比值（排除高凝状态）。

眼底镜检查可能显示 Hollenhorst 斑块（胆固醇结晶栓子）。

基于血流动力学和颈动脉病变栓塞倾向的分类太复杂，至今仍不能用于大型研究。下文所表述的实验将重点放在狭窄程度的最大值，这似乎过于简单了。斑块的成分和形态也很重要。

▇ 颈动脉狭窄的筛查建议

1. 美国预防服务工作组（USPSTF）目前不推荐一般成年人群中颈动脉狭窄的筛查（Grade D 推荐：中度或高度确定，该筛查不能使人群受益或损失大于收益）[42]。

2. AHA 卒中指南的初级预防不推荐筛查无症状性颈动脉狭窄[43]。

3. 美国神经影像学会建议筛查应只考虑年龄≥65 岁且有 3 个或更多的心血管危险因素[44]。

4. 血管外科协会推荐用超声筛查（年龄≥55 岁且有心血管危险因素，如高血压、糖尿病、吸烟、高胆固醇血症或已知的心血管疾病）[45]。

▇ 评估标准

见下文推荐的检查。

▇ 血管造影

动脉内血管造影是"金标准"。它不能作为筛选检查，因其具有侵入性、费用高且有危险性（近期数据显示经验丰富的医师也会造成＜1%的临时或永久损害；有症状的病人的风险是无症状的 2～3 倍）[46-48]。此外，与二维多普勒和 MRA 不同，它并不提供斑块厚度的信息。目前采用的狭窄程度的标准不一致，表 83-5 比较了 NASCET 研究[49]和 ECST 的标准[50]。对二者来讲，N 是颈动脉最狭窄部位的直径。研究的不同在于分母，NASCET 的 D 是颈动脉球远端的正常动脉的直径（在动脉壁变的平行得第一点处取得），而 ECST 的 B 是颈动脉球的估计直径。

用 NASCET 标准举例，狭窄的程度表示为公式 83-2。

$$狭窄程度（NASCET）（\%） = (1 - N/D) \times 100 \qquad (83-2)$$

公式 83-3 显示了 NASCET 标准和 ECST 标准的相互关系及换算[51]。

$$狭窄程度（ECST）（\%） = 0.6 \times 狭窄程度（NASCET）（\%） + 40\%$$

$$(83-3)$$

表 83-5 NASCET 和 ECST 对 ICA 狭窄的测量比较[a]

	NASCET	ECST
	1 - N/D	1 - N/B
依据直接比较以下具有相等的 ICA 狭窄程度(%)		
	30[b]	65[b]
	40[b]	70
	50	75
	60	80
	70	85
	80	91
	90	97

a 经许可引自 Donnan GA，Davis SM Chambers BR，et al、Surgery for the prevention of stroke. Lancet 351；1372,1998
b 阴影部分说明狭窄程度,外科治疗对于症状性狭窄益处不清楚(见章节 84.4)

■ 二维多普勒超声

B 型超声的图像可显示动脉横切面,图谱分析显示血液流速等信息。对"线样征"血流显示差。不能在下颌角以上扫描。低的频率穿透更深,但是信号会损失(用经颅多普勒)。敏感度 88%,特异度 76%[52]。

■ 磁共振血管成像(MRA)

一些颈内动脉狭窄者无须行血管造影,特别是有症状病人,可见有局限性的信号丢失的"血流消失"伴远端信号的重现[53,54]。有时会高估狭窄程度[55]。对于颅外颈动脉疾病检查的敏感度为 91%,特异度为 88%[56]。2D TOF - MRA 足以用于检查(虽然增强的 MRA 可以显示得更好,但对手术的病灶而言没有必要)。

有 TIA/卒中的病人,MRA 可与 MRI 检查同时进行,还可以检查有无血栓或动脉夹层。与多普勒相似,MRA 对于重度狭窄和闭塞很难区分。尽管 MRA 对检查操作者的要求不如多普勒,但是价格相对更昂贵且更耗时。且当病人病情严重时,如无法平躺,或有幽闭恐惧症、体内有起搏器或磁铁性物质植入时,MRA 检查都非常危险。高分辨率 MRI 还可用于发现不稳定型斑块(见章节 83.6.1)。

■ CT 血管成像(CTA)

CTA 具有电离辐射(X线),且需要静脉注射碘造影剂,因此对造影剂过敏及肾功能障碍的病人无法行此检查。其检查结果优于 MRA 和多普勒超声。

CTA只需数秒钟就可获得从主动脉弓到颈内/颈外血管及周围软组织的高分辨率的图像。一项META分析指出,CTA对70％～99％程度的狭窄敏感度为85％,特异度为93％[58]。CTA还可用于发现不稳定斑块(见章节83.6.1)。它的另一个重要的优点是同时可以获得CT灌注成像(见章节13.1.4)。

■ **影像学检查的选择/治疗方案的选择**

尽管对于这一疾病有很多检查手段,目前尚无数据证实其中某一个检查最好[1]。Doppler,CTA,或者MRA都可以作为初始筛查检查。对于某项检查发现异常时,在下一步进行干预前常需要其他无创检查了解颈动脉分叉部的情况。结合颈动脉超声和MRA两项检查可更明确获得血管内部情况[59]。如果两项无创性检查的结果不一致,先行血管造影再干预治疗。

83.6.4 治疗

通常治疗最初是选择以下方法:

1. "最佳药物治疗":见下文。

2. 颈内动脉内膜剥脱术:见章节84.4。

3. 血管内治疗:血管成形术结合支架(±远端血栓保护)。

■ **药物治疗**

目前,"最佳药物治疗"还无准确方案,推荐方案还不停变化。目前应用的有以下一些治疗:

1. 抗血小板治疗(见下文):

(1) 通常可用阿司匹林治疗(ASA)(见下文)。

(2) 如果不能用阿司匹林则可用氯吡格雷(Clopidogrel),单用或结合阿司匹林使用。

(3) 应用结合了缓释双嘧达莫及阿司匹林的药物(Aggrenox®)(单用双嘧达莫无显著功效)。

2. 适当的抗高血压治疗。

3. 糖尿病病人积极控制血糖。

4. 病人如果有无症状的房颤,则应抗凝治疗(见心源性脑栓塞,章节85.4)。

5. 必要时给予抗脂治疗。

6. 帮助病人戒烟。

■ **抗血小板治疗**

药物信息:阿司匹林

不可逆抑制环氧化酶,阻止血管前列环素PGI_2(血管扩张剂和血小板抑制剂)及血小板血栓烷TXA_2(血管收缩剂和血小板激活剂)的合成。血小板没有细胞器,不能重新合成环氧化酶,而血管组织则可很快合成[60]。注意：<1 000 mg/d 的阿司匹林可能对于有重度狭窄的无灌注及血流的停滞没有多大帮助，一些(不是所有)研究显示在女性效果欠佳[61]，还没有大量的研究说明阿司匹林可预防已卒中的病人再卒中。

用法：对于心绞痛，一次大剂量(160～325 mg)口服，而后每日维持剂量 80～160 mg(低剂量与高剂量同样有效)[62]。对于缺血脑血管病的最佳剂量仍需探讨。通常应用每日 325 mg 口服，可降低 25%～30% TIA 后的卒中危险性。颈动脉内膜切除术后每日剂量为 81 mg 或 325 mg 时与更高剂量比较，卒中、心肌梗死和死亡(6.4%对 8.4%)发生率低[63]。

药物信息：阿司匹林/缓释双嘧达莫(脑康平，Aggrenox®)

缓释双嘧达莫与阿司匹林联合用药比单一阿司匹林对于预防 TIA、卒中及心肌梗死更有效[64-66]。脑康平并不比氯吡格雷好，因其可以增加脑出血的风险[67]。副作用：首次用药易头痛。

用法：1 片口服，每天 2 次。剂型：胶囊含有阿司匹林 25 mg/缓释双嘧达莫 200 mg。

药物信息：氯吡格雷(波立维，Plavia®)

噻氯匹定的一种，其严重中性粒细胞减少症发生率(0.04%)与 ASA 接近(约 0.02%)[68]。通过抑制 ADP 诱导血小板纤维酶原的结合及血小板颗粒的释放来干扰血小板的膜功能，还可影响血小板之间的相互作用。药效具有时间和剂量依赖性，能够不可逆地抑制血小板聚集，并延长出血时间。如果对阿司匹林耐药或产生药物抵抗，可用氯吡格雷替代。在一些介入治疗时可与阿司匹林合用。虽然对于急性冠脉综合征，认为阿司匹林和氯吡格雷合用优于单用阿司匹林，然而 MATCH[69]研究结果不支持其对卒中和 TIA 有相似的效果。联合治疗又显著地增加了出血的风险[69]。

药物动力学：一天给药 1 次。需要数天才能达到最佳疗效(急性事件发生时如心肌梗死，或在支架植入前可使用负荷量)，停用药物 5 天，对血小板抑制作用消失。

用法：负荷量 75 mg 口服，每天 1 次。初始剂量：第一天 225 mg (3 粒)。供应的剂型为 75 mg 的薄膜包衣片。

■ 抗血小板药物的选择

对于二次卒中的预防，推荐个体化用药。阿司匹林有效，并且价格低廉。脑康平虽然可以小幅度地降低血管事件的发生，但其昂贵的价格使之不适用于预防。对于阿司匹林不耐药或有药物抵抗的病人而言，氯吡格雷是不错的替代药物。氯吡格雷加阿司匹林适用于近期有心脏缺血或血管支架术的病人[70]。

■ 无症状性的颈内动脉狭窄

要　点

1. 自然病史：卒中的发生率低（每年 2%），一半的病人没有功能障碍。

2. 大型随机临床试验证明，对无症状的狭窄度＞60% 的病人，与药物治疗相比，外科治疗可使病人中度获益。

3. 选择治疗方式的标准取决于病人的年龄、性别和合并症（以及预期寿命），还有围术期并发症发生率。

临床指南：无症状颈动脉狭窄

● Level Ⅰ[71]：颈动脉内膜剥脱术（CEA）可用于颈内动脉狭窄率＞70% 的无症状狭窄病人，围术期卒中、心肌梗死、死亡风险不高。

● Level Ⅱ[71]：当老年病人需行血运重建时，特别是当解剖结构不利于血管内介入治疗时，推荐选择 CEA。

● Level Ⅱ[71]：在解剖因素影响病人 CEA 手术时，推荐选择 CAS。

● Level Ⅱ[71]：可在严格选择的无症状 ICA 狭窄的病人中（DSA 示狭窄≥60%，超声示狭窄＞70%）行预防性颈动脉支架植入术（CAS），但是其有效性与纯粹的药物治疗相比尚不明确。

● Level Ⅱ[71]：CEA 或 CAS 治疗并发症较高的病人（包括：年龄＞80岁，NYHA 心功能分级Ⅲ级或Ⅳ级，LVEF＜30%，Ⅲ级或Ⅳ级心绞痛，左主干或多支 CAD，需要在 30 天内进行心脏手术，4 周内有过心肌梗死病史，以及重度慢性肺病）CEA、CAS 或药物治疗的效果均不肯定。

● 自然病史

颈动脉狭窄（＞50%）发病率在超过 65 岁的男性和女性中为 5%～10%，1% 的人狭窄大于 80%[72-74]。

自然病史研究发现，无症状性颈动脉狭窄（50%～99%）的 2～3 年时卒中年发病率为 1%～3.4%[75-80]。一项队列研究结果发现相似的发病累积率，同侧卒中 10 年和 15 年的发病率分别为 9.3%（或每年 0.9%），16.6%（或每年1.1%）[81]。

分析无症状性颈动脉狭窄中脑卒中风险增加的病人亚组研究提示：有明显血流动力学异常的颅外颈动脉狭窄的病人同侧无预兆的卒中年发生率为1%～2%，还有研究发现严重狭窄或进展型狭窄的病人卒中发生率更高。无症状性颈动脉狭窄提示同时伴发缺血性心脏疾病[75-81]。REACH 研究显示[82]，经年龄、性别调整后的 1 年内 TIA、非致死性卒中、致死性卒中及心血管病致死的发病率,无症状颈动脉狭窄的病人($n=3\,164$)比无颈动脉狭窄的病人($n=30\,329$)更高。

• **外科治疗和药物治疗比较**

◎ ACST(无症状颈动脉手术试验)

见参考文献[83]。

Σ

　　迄今为止最大的多中心随机试验显示,对于年龄<75岁,狭窄率$\geqslant 60\%$无症状狭窄的病人,与药物治疗相比,立即 CEA 手术可使病人中度获益。

　　具体内容:3 120 名经多普勒超声明确狭窄程度$\geqslant 60\%$的病人在医师评估后,随机分为立即 CEA 组(50% 在一个月内行 CEA 术,88% 一年内行 CEA)和药物治疗组(由专业医师诊疗)。平均随访 3.4 年。排除标准为:手术风险大、既往同侧的 CEA 及可能存在的心脏栓子。手术医师要求其围术期死亡率和致残率小于 6%。

　　5 年所有卒中或围术期死亡率:CEA 组为 6.4%,药物治疗组为 11.8%($P<0.000\,1$)。致死或致残的卒中率为 3.5%:6.1%。致死性卒中率 2.1%:4.2%。尽管男女都受益,男性受益更多。75 岁以上人群 CEA 术后未见有统计学差异的受益。在手术后近两年,直接 CEA 组没有观察到统计学优势,尽管围术期发病率和死亡率相对较低,为 3.1%[症状性狭窄 CEA 手术后可更早地观察到疗效(NASCET)[84]]。

◎ ACAS(无症状性颈动脉粥样硬化研究)

见参考文献[85]。

Σ

　　大规模临床试验随机入组健康状况良好的无症状的狭窄病人(狭窄程度$\geqslant 60\%$且计算方法与 NASCET 相同)CEA 术后加用阿司匹林或单用阿司匹林[85]发现:实施 CEA 手术后,5 年期同侧发生卒中的风险率有所降低,发生围术期的死亡率和致残率$<3\%$。

　　具体内容:CEA 组 5 年卒中发生率,男性下降 66%,女性下降 17%(无统计学差异),总计降低了 53%。CEA 并没有明显预防严重卒中或死亡($P=0.16$)(半数卒中非致残),但对所有卒中或死亡似乎有预防作用($P=0.08$)。研究组 95% 为白人,66% 是男性。排除的病人(年龄>79岁,不稳定冠心病,不能控制的高血压)可能有较高的风险。经外科医师筛选,使手术致残率(1.5%)和死亡率(0.1%)非常低。奇怪的是,总病残率(1.2%)中约一半与血

管造影有关。目前结果证明,全身健康状况较好的无症状颈内动脉狭窄＞60％的白人男性,以 CEA 治疗(由有经验的低并发症医师手术后,具体见上文)可将他的每年卒中发生率从 0.5％降低到 0.17％(对于严重卒中的风险降低较少)。在 CEA 后不到一年之内可见到 CEA 的好处。此结果与 ACST 临床试验结果不符(见上文),最有可能的原因是由于较低的围术期并发症发生率,其他原因的死亡危险(包括心肌梗死)每年约为 3.9％。社区医院卒中和死亡的发生率尽管在过去的 20 年有所改善[86],仍高达 6.3％,较参与此次研究的中心要高。

◎ 退伍军人事务局合作研究(VACS)

见参考文献[84]。

CEA 降低了同侧神经系统不良事件的发生,但是没有减少同侧卒中和死亡的发生率(很多死亡继发于心肌梗死)。这一试验没有包括女性,且各亚组的预后也无明确差异。

◎ CASANOVA 研究(无症状性颈动脉狭窄手术治疗与阿司匹林药物治疗的对比研究)

见参考文献[87]。

发现在效果上 CEA 与阿司匹林(新发卒中和死亡)没有区别,但是研究方案少见降低了它的统计学效度[88]。

◎ Mayo 无临床症状的颈动脉内膜剥脱术研究(MACE)

见参考文献[89]。

无论是药物治疗还是 CEA 组均未发生严重卒中或死亡事件。手术治疗的病人未给阿司匹林,约 26％的病人发生了心肌梗死,而在阿司匹林药物治疗组,心肌梗死发生率为 9％,这反映了在无症状性颈动脉狭窄病人中同时患有冠心病的比例相当高。

(于嵩林 杨子文)

参考文献

[1] Easton JD, Saver JL, Albers GW, Alberts MJ, Chaturvedi S, Feldmann E, Hatsukami TS, Higashida RT, Johnston SC, Kidwell CS, Lutsep HL, Miller E, Sacco RL. Definition and evaluation of transient ischemic attack. Stroke. 2009; 40:2276–2293

[2] Astrup J, Siesjö BK, Symon L. Thresholds in Cerebral Ischemia - The Ischemic Penumbra. Stroke. 1981; 12:723–725

[3] Powers WJ, Grubb RL, Darriet D, et al. Cerebral Blood Flow and Cerebral Metabolic Rate of Oxygen Requirements for Cerebral Function and Viability in Humans. J Cereb Blood Flow Metab. 1985; 5:600–608

[4] Raichle ME, Grubb RL, Gado MH, et al. Correlation Between Regional Cerebral Blood Flow and Oxidative Metabolism. In Vivo Studies in Man. Arch Neurol. 1976; 33:523–526

[5] Henegar MM, Silbergeld DL. Pharmacology for Neurosurgeons. Part II: Anesthetic Agents, ICP Management, Corticosteroids, Cerebral Protectants. Contemp Neurosurg. 1996; 18:1–6

[6] Chimowitz MI, Furlan AJ, Jones SC, Sila CA, Lorig RL, Paranandi L, Beck GJ. Transcranial Doppler assessment of cerebral perfusion reserve in patients with carotid occlusive disease and no evidence of cerebral infarction. Neurology. 1993; 43:353–357

[7] Guckel FJ, Brix G, Schmiedek P, Piepgras Z, Becker G, Kopke J, Gross H, Georgi M. Cerebrovascular reserve capacity in patients with occlusive cerebrovascular disease: assessment with dynamic susceptibility contrast-enhanced MR imaging and the acetazolamide stimulation test. Radiology. 1996; 201:405–412

[8] Rogg J, Rutigliano M, Yonas H, Johnson DW, Pentheny S, Latchaw RE. The acetazolamide challenge: imaging techniques designed to evaluate cerebral blood flow reserve. AJR Am J Roentgenol. 1989;

153:605–612

[9] Vagal AS, Leach JL, Fernandez-Ulloa M, Zuccarello M. The acetazolamide challenge: techniques and applications in the evaluation of chronic cerebral ischemia. AJNR Am J Neuroradiol. 2009; 30:876–884

[10] Allen JW. Proximal internal carotid artery branches: prevalence and importance for balloon occlusion test. J Neurosurg. 2005; 102:45–52

[11] Hankey GJ, Warlow CP. Prognosis of symptomatic carotid artery occlusion: an overview. Cerebrovasc Dis. 1991; 1:245–256

[12] Grubb RL, Jr, Powers WJ, Derdeyn CP, Adams HP,Jr, Clarke WR. The Carotid Occlusion Surgery Study. Neurosurg Focus. 2003; 14

[13] Matheus MG, Castillo M. Imaging of acute bilateral paramedian thalamic and mesencephalic infarcts. AJNR Am J Neuroradiol. 2003; 24:2005–2008

[14] Derex L, Ostrowsky K, Nighoghossian N, Trouillas P. Severe Pathological Crying After Left Anterior Choroidal Artery Infarction: Reversibility with Paroxetine Treatment. Stroke. 1997; 28:1464–1466

[15] Helgason C, Caplan LR, Goodwin J, Hedges T. Anterior Choroidal Artery-Territory Infarction: Report of Cases and Review. Arch Neurol. 1986; 43:681–686

[16] Adams RD, Victor M. Principles of Neurology. 2nd ed. New York: McGraw-Hill; 1981

[17] Fisher CM, Karnes WE, Kubik CS. Lateral Medullary Infarction: The Pattern of Vascular Occlusion. J Neuropath Exp Neurol. 1961; 29:323–379

[18] Norrving B, Cronqvist S. Lateral medullary infarction: prognosis in an unselected series. Neurology. 1991; 41:244–248

[19] Fisher CM. Lacunar Strokes and Infarcts: A Review. Neurology (NY). 1982; 32:871–876

[20] Hart RG, Miller VT. Cerebral Infarction in Young Adults: A Practical Approach. Stroke. 1983; 14:110–114

[21] You RX, McNeil JJ, O'Malley HM, et al. Risk factors for stroke due to cerebral infarction in young adults. Stroke. 1997; 28:1913–1918

[22] Adams HP, Butler MJ, Biller J, et al. Nonhemorrhagic Cerebral Infarction in Young Adults. Arch Neurol. 1986; 43:793–796

[23] Hilton-Jones D, Warlow CP. The causes of stroke in the young. J Neurol. 1985; 232:137–143

[24] Verghese A, Sugar AM. Herpes zoster ophthalmicus and granulomatous angiitis: An ill-appreciated cause of stroke. J Am Geriatr Soc. 1986; 34:309–312

[25] Toschi V, Motta A, Castelli C, et al. High Prevalence of Antiphosphatidylinositol Antibodies in Young Patients with Cerebral Ischemia of Undetermined Cause. Stroke. 1998; 29:1759–1764

[26] Tanne D, Triplett DA, Levine SR. Antiphospholipid-protein antibodies and ischemic stroke: Not just cardiolipin anymore. Stroke. 1998; 29:1755–1758

[27] Khamashta MA, Cuadrado MJ, Mujic F, et al. The Management of Thrombosis in the Antiphospholipid-Antibody Syndrome. N Engl J Med. 1995; 332:993–997

[28] Milroy CM, Clark JC, Forrest AR. Pathology of Deaths Associated with "Ecstasy" and "Eve" Misuse. J Clin Pathol. 1996; 49:149–153

[29] Welch KMA, Levine SR. Migraine-related stroke in the context of the International Headache Society Classification of head pain. Arch Neurol. 1990; 47:458–462

[30] Rothrock JF, Walicke P, Swenson MR, et al. Migrainous stroke. Arch Neurol. 1988; 45:63–67

[31] Spaccavento LJ, Solomon GD. Migraine as an etiology of stroke in young adults. Headache. 1984; 24:19–22

[32] Levine SR, Brust JCM, Futrell N, Ho KL, et al. Cerebrovascular Complications of the Use of the 'Crack' Form of Alkaloidal Cocaine. N Engl J Med. 1990; 323:699–704

[33] Kaye BR, Fainstat M. Cerebral Vasculitis Associated with Cocaine Abuse. JAMA. 1987; 258:2104–2106

[34] Cai JM, Hatsukami TS, Ferguson MS, Small R, Polissar NL, Yuan C. Classification of human carotid atherosclerotic lesions with in vivo multicontrast magnetic resonance imaging. Circulation. 2002;

106:1368–1373

[35] Saam T, Cai J, Ma L, Cai YQ, Ferguson MS, Polissar NL, Hatsukami TS, Yuan C. Comparison of symptomatic and asymptomatic atherosclerotic carotid plaque features with in vivo MR imaging. Radiology. 2006; 240:464–472

[36] Saam T, Hatsukami TS, Takaya N, Chu B, Underhill H, Kerwin WS, Cai J, Ferguson MS, Yuan C. The vulnerable, or high-risk, atherosclerotic plaque: noninvasive MR imaging for characterization and assessment. Radiology. 2007; 244:64–77

[37] Nighoghossian N, Derex L, Douek P. The vulnerable carotid artery plaque: current imaging methods and new perspectives. Stroke. 2005; 36:2764–2772

[38] Moneta GL, Taylor DC, Nicholls SC, et al. Operative Versus Nonoperative Management of Asymptomatic High-Grade Internal Carotid Artery Stenosis. Stroke. 1987; 18:1005–1010

[39] Kistler JP, Furie KL. Carotid Endarterectomy Revisited. N Engl J Med. 2000; 342:1743–1745

[40] Heyman A, Wilkinson WE, Heyden S, Helms MJ, Bartel AG, Karp HR, Tyroler HA, Hames CG. Risk of stroke in asymptomatic persons with cervical arterial bruits: a population study in Evans County, Georgia. N Engl J Med. 1980; 302:838–841

[41] Sonecha TN, Delis KT, Henein MY. Predictive value of asymptomatic cervical bruit for carotid artery disease in coronary artery surgery revisited. Int J Cardiol. 2006; 107:225–229

[42] U.S. Preventive Services Task Force. Screening for carotid artery stenosis: U.S. Preventive Services Task Force recommendation statement. Ann Intern Med. 2007; 147:854–859

[43] Goldstein LB, Adams R, Alberts MJ, Appel LJ, Brass LM, Bushnell CD, Culebras A, Degraba TJ, Gorelick PB, Guyton JR, Hart RG, Howard G, Kelly-Hayes M, Nixon JV, Sacco RL. Primary prevention of ischemic stroke. Stroke. 2006; 37:1583–1633

[44] Qureshi AI, Alexandrov AV, Tegeler CH, Hobson RW,2nd, Dennis Baker J, Hopkins LN. Guidelines for screening of extracranial carotid artery disease. J Neuroimaging. 2007; 17:19–47

[45] Society for Vascular Surgery. SVS Position Statement on Vascular Screenings, 2007. 2007

[46] Connors JJ, III, Sacks D, Furlan AJ, Selman WR, Russell EJ, Stieg PE, Hadley MN, Wojak JC, Koroshetz WJ, Heros RC, Strother CM, Duckwiler GR, Durham JD, Tomsick TO, Rosenwasser RH, McDougall CG, Haughton VM, Derdeyn CP, Wechsler LR, Hopkins PA, Alberts MJ, Raabe RD, Gomez CR, Cawley CM, III, Krol KL, Futrell N, Hauser RA, Frank JI. Training, competency, and credentialing standards for diagnostic cervicocerebral angiography, carotid stenting, and cerebrovascular intervention: a joint statement from the American Academy of Neurology, the American Association of Neurological Surgeons, the American Society of Interventional and Therapeutic Neuroradiology, the American Society of Neuroradiology, the Congress of Neurological Surgeons, the AANS/CNS Cerebrovascular Section, and the Society of Interventional Radiology. Neurology. 2005; 64:190–198

[47] Willinsky RA, Taylor SM, TerBrugge K, Farb RI, Tomlinson G, Montanera W. Neurologic complications of cerebral angiography: prospective analysis of 2,899 procedures and review of the literature. Radiology. 2003; 227:522–528

[48] Kaufmann TJ, Huston J, III, Mandrekar JN, Schleck CD, Thielen KR, Kallmes DF. Complications of diagnostic cerebral angiography: evaluation of 19,826 consecutive patients. Radiology. 2007; 243:812–819

[49] The North American Symptomatic Carotid Endarterectomy Trial. Beneficial Effect of Carotid Endarterectomy in Symptomatic Patients with High-Grade Carotid Stenosis. N Engl J Med. 1991; 325:445–453

[50] The European Carotid Surgery Trialists' Collaborative Group. Randomized Trial of Endartectomy for Recently Symptomatic Carotid Stenosis: Final Results of the MRC European Carotid Surgery Trial (ECST). Lancet. 1998; 351:1379–1387

[51] Rothwell PM, Gibson RJ, Slattery J, et al. Equivalence of Measurements of Carotid Stenosis: A Comparison of Three Methods on 1001 Angiograms. Stroke. 1994; 25:2435-2439

[52] Buskens E, Nederkoorn PJ, Buijs-Van Der Woude T, Mali WP, Kappelle LJ, Eikelboom BC, Van Der Graaf Y, Hunink MG. Imaging of carotid arteries in symptomatic patients: cost-effectiveness of diagnostic strategies. Radiology. 2004; 233:101-112

[53] Anson JA, Heiserman JE, Drayer BP, Spetzler RF. Surgical Decisions on the Basis of Magnetic Resonance Angiography of the Carotid Arteries. Neurosurgery. 1993; 32:335-343

[54] Heiserman JE, Zabramski JM, Drayer BP, Keller PJ. Clinical Significance of the Flow Gap in Carotid Magnetic Resonance Angiography. J Neurosurg. 1996; 85:384-387

[55] Anderson CM, Saloner D, Lee RE, et al. Assessment of Carotid Artery Stenosis by MR Angiography: Comparison with X-Ray Angiography and Color-Coded Doppler Ultrasound. AJNR. 1992; 13:989-1003

[56] Debrey SM, Yu H, Lynch JK, Lovblad KO, Wright VL, Janket SJ, Baird AE. Diagnostic accuracy of magnetic resonance angiography for internal carotid artery disease: a systematic review and meta-analysis. Stroke. 2008; 39:2237-2248

[57] Babiarz LS, Romero JM, Murphy EK, Brobeck B, Schaefer PW, Gonzalez RG, Lev MH. Contrast-enhanced MR angiography is not more accurate than unenhanced 2D time-of-flight MR angiography for determining > or = 70% internal carotid artery stenosis. AJNR Am J Neuroradiol. 2009; 30:761-768

[58] Koelemay MJ, Nederkoorn PJ, Reitsma JB, Majoie CB. Systematic review of computed tomographic angiography for assessment of carotid artery disease. Stroke. 2004; 35:2306-2312

[59] Kent KC, Kuntz KM, Patel MR, Kim D, Klufas RA, Whittemore AD, Polak JF, Skillman JJ, Edelman RR. Perioperative imaging strategies for carotid endarterectomy: An analysis of morbidity and cost-effectiveness in symptomatic patients. JAMA. 1995; 274:888-893

[60] Weksler BB, Pett SB, Alonso D, et al. Differential Inhibition by Aspirin of Vascular and Platelet Prostaglandin Synthesis in Atherosclerotic Patients. N Engl J Med. 1983; 308:800-805

[61] Grotta JC. Current Medical and Surgical Therapy for Cerebrovascular Disease. N Engl J Med. 1987; 317:1505-1506

[62] Théroux P, Fuster V. Acute Coronary Syndromes: Unstable Angina and Non-Q-Wave Myocardial Infarction. Circulation. 1998; 97:1195-1206

[63] Taylor DW, Barnett HJM, Haynes RB, et al. Low-Dose and High-Dose Acetylsalicylic Acid for Patients Undergoing Carotid Endarterectomy: A Randomized Controlled Trial. Lancet. 1999; 353:2179-2184

[64] Halkes PH, van Gijn J, Kappelle LJ, Koudstaal PJ, Algra A. Aspirin plus dipyridamole versus aspirin alone after cerebral ischaemia of arterial origin (ESPRIT): randomised controlled trial. Lancet. 2006; 367:1665-1673

[65] Diener HC, Cunha L, Forbes C, Sivenius J, Smets P, Lowenthal A. European Stroke Prevention Study. 2. Dipyridamole and acetylsalicylic acid in the secondary prevention of stroke. J Neurol Sci. 1996; 143:1-13

[66] Verro P, Gorelick PB, Nguyen D. Aspirin plus dipyridamole versus aspirin for prevention of vascular events after stroke or TIA: a meta-analysis. Stroke. 2008; 39:1358-1363

[67] Sacco RL, Diener HC, Yusuf S, Cotton D, Ounpuu S, Lawton WA, Palesch Y, Martin RH, Albers GW, Bath P, Bornstein N, Chan BP, Chen ST, Cunha L, Dahlof B, De Keyser J, Donnan GA, Estol C, Gorelick P, Gu V, Hermansson K, Hilbrich L, Kaste M, Lu C, Machnig T, Pais P, Roberts R, Skvortsova V, Teal P, Toni D, Vandermaelen C, Voigt T, Weber M, Yoon BW, . Aspirin and extended-release dipyridamole versus clopidogrel for recurrent stroke. N Engl J Med. 2008; 359:1238-1251

[68] Clopidogrel for Reduction of Atherosclerotic Events. Med Letter. 1998; 40:59-60

[69] Diener HC, Bogousslavsky J, Brass LM, Cimminiello C, Csiba L, Kaste M, Leys D, Matias-Guiu J, Rupprecht HJ. Aspirin and clopidogrel compared with clopidogrel alone after recent ischaemic stroke or transient ischaemic attack in high-risk patients (MATCH): randomised, double-blind, placebo-controlled trial. Lancet. 2004; 364:331-337

[70] Sacco RL, Adams R, Albers G, Alberts MJ, Benavente O, Furie K, Goldstein LB, Gorelick P, Halperin J, Harbaugh R, Johnston SC, Katzan I, Kelly-Hayes M, Kenton EJ, Marks M, Schwamm LH, Tomsick T. Guidelines for prevention of stroke in patients with ischemic stroke or transient ischemic attack: a statement for healthcare professionals. Stroke. 2006; 37:577-617

[71] Brott TG, Halperin JL, Abbara S, Bacharach JM, Barr JD, Bush RL, Cates CU, Creager MA, Fowler SB, Friday G, Hertzberg VS, Melff EB, Moore WS, Panagos PD, Riles TS, Rosenwasser RH, Taylor AJ. 2011 ASA/ACCF/AHA/AANN/AANS/ACR/ASNR/CNS/SAIP/SCAI/SIR/SNIS/SVM/SVS guideline on the management of patients with extracranial carotid and vertebral artery disease. Stroke. 2011; 42:e464-e540

[72] O'Leary DH, Polak JF, Kronmal RA, Kittner SJ, Bond MG, Wolfson SK,Jr, Bommer W, Price TR, Gardin JM, Savage PJ. Distribution and correlates of sonographically detected carotid artery disease in the Cardiovascular Health Study. The CHS Collaborative Research Group. Stroke. 1992; 23:1752-1760

[73] Fine-Edelstein JS, Wolf PA, O'Leary DH, Poehlman H, Belanger AJ, Kase CS, D'Agostino RB. Precursors of extracranial carotid atherosclerosis in the Framingham Study. Neurology. 1994; 44:1046-1050

[74] Hillen T, Nieczaj R, Munzberg H, Schaub R, Borchelt M, Steinhagen-Thiessen E. Carotid atherosclerosis, vascular risk profile and mortality in a population-based sample of functionally healthy elderly subjects: the Berlin ageing study. J Intern Med. 2000; 247:679-688

[75] Autret A, Pourcelot L, Saudeau D, Marchal C, Bertrand P, de Boisvilliers S. Stroke risk in patients with carotid stenosis. Lancet. 1987; 1:888-890

[76] Bogousslavsky J, Despland P-A, Regli F. Asymptomatic Tight Stenosis of the Internal Carotid Artery. Neurology. 1986; 36:861-863

[77] Chambers BR, Norris JW. Outcome in patients with asymptomatic neck bruits. N Engl J Med. 1986; 315:860-865

[78] Hennerici M, Hulsbomer HB, Hefter H, Lammerts D, Rautenberg W. Natural history of asymptomatic extracranial arterial disease. Results of a long-term prospective study. Brain. 1987; 110 (Pt 3):777-791

[79] Mackey AE, Abrahamowicz M, Langlois Y, Battista R, Simard D, Bourque F, Leclerc J, Cote R. Outcome of asymptomatic patients with carotid disease. Asymptomatic Cervical Bruit Study Group. Neurology. 1997; 48:896-903

[80] Meissner I, Wiebers DO, Whisnant JP, O'Fallon WM. The natural history of asymptomatic carotid artery occlusive lesions. JAMA. 1987; 258:2704-2707

[81] Nadareishvili ZG, Rothwell PM, Beletsky V, Pagniello A, Norris JW. Long-term risk of stroke and other vascular events in patients with asymptomatic carotid artery stenosis. Arch Neurol. 2002; 59:1162-1166

[82] Aichner FT, Topakian R, Alberts MJ, Bhatt DL, Haring HP, Hill MD, Montalescot G, Goto S, Touze E, Mas JL, Steg PG, Rother J. High cardiovascular event rates in patients with asymptomatic carotid stenosis: the REACH registry. Eur J Neurol. 2009. DOI: 10.1111/j.1468-1331.2009.02614.x

[83] Halliday A, Mansfield A, Marro J, Peto C, Peto R, Potter J, Thomas D. Prevention of disabling and fatal strokes by successful carotid endarterectomy in patients without recent neurological symptoms: randomised controlled trial. Lancet. 2004; 363:1491-1502

[84] Hobson RW, Weiss DG, Fields WS, et al. Efficacy of Carotid Endarterectomy for Asymptomatic Carotid Stenosis. N Engl J Med. 1993; 328:221-227

[85] The Executive Committee for the Asymptomatic Carotid Atherosclerosis Study. Endarterectomy for Asymptomatic Carotid Artery Stenosis. JAMA. 1995; 273:1421–1428

[86] Mattos MA, Modi JR, Mansour MA, et al. Evolution of Carotid Endarterectomy in Two Community Hospitals: Springfield Revisited - Seventeen Years and 2243 Operations Later. J Vasc Surg. 1995; 21:719–728

[87] CASANOVA Study Group. Carotid Surgery Versus Medical Therapy in Asymptomatic Carotid Stenosis. Stroke. 1991; 22:1229–1235

[88] Mayberg MR, Winn HR. Endarterectomy for Asymptomatic Carotid Artery Stenosis. Resolving the Controversy. JAMA. 1995; 273:1459–1461

[89] Mayo Asymptomatic Carotid Endarterectomy Study Group. Results of a randomized controlled trial of carotid endarterectomy for asymptomatic carotid stenosis. Mayo Clin Proc. 1992; 67:513–518

84 卒中的评估及治疗

84.1 急性卒中治疗的理论依据

84.1.1 概述

在脑血流完全消失后 2～3 分钟,神经元细胞耗尽内部的能量后开始凋亡。但是,在大部分脑卒中病人,由于侧支循环的代偿,颅内可有较大面积的缺血半暗带(处于卒中危险的脑组织),并在一段时间内保持活性。损伤周围的水肿进展可导致源于侧支循环脑血流下降,如果脑血流没有及时恢复,缺血半暗带可进一步发展形成脑梗死。为了预防继发性脑损伤而推动脑卒中的治疗,并由此创建了初级脑卒中中心,其任务是对潜在的脑卒中病人予以恰当、及时的分诊及治疗。

目前的标准治疗需要对所有符合条件的病人静脉滴注 t‐PA。在当前的法制医学的社会环境下,对偏离标准治疗予以解释并记录在案是必需的。

在一些先进的脑卒中中心(如综合卒中中心)也可提供其他的治疗方式。

84.2 评估

84.2.1 病史——关键部分

1. 最近一次正常的时间(越来越多的灌注性研究用来评估醒后卒中以确定有活性的脑组织的存在)。

2. 目前的神经功能障碍以及临床表现。

3. NIH 脑卒中量表予以评估并进行记录(见表 84‐1)。

4. 记录没有静脉注射 t‐PA 予以治疗的原因。

84.2.2 CT 检查(急诊)

■ **概述**

对于症状符合脑卒中的病人,尽快行脑 CT 平扫,以排除出血(实质内出血或 SAH)、血肿、缺血早期征象、陈旧性梗死或其他病变(如肿瘤)。

84

■ 缺血性卒中的 CT 扫描表现("苍白"梗死)

• 概述

注意：这些原则不适用于小的腔隙性梗死，也不适用于出血性卒中者。8％～69％的大脑中动脉卒中[1]，开始 24 小时内 CT 表现正常。

• 缺血性脑卒中随时间的改变

1. 超急性期（<6 小时）：累及大脑中动脉大面积的梗死预后不良[2]。早期可发现[3]：

（1）高密度动脉影（见下文）：灵敏性低，但如若存在则诊断价值较大。

（2）灰质中局部低密度灶*。

（3）灰白质分界消失*。

（4）豆状核密度减低。

（5）占位效应*。

1）早期：脑回消失（敏感性高）[4]。

2）晚期：大范围梗死者可发生中线移位。

（6）岛叶带消失（包括岛叶区域低密度）。

（7）增强：仅发生在 33％病例中。卒中可变成正常脑组织的等密度（称为"面罩"效应）或高密度，可能是提示梗死的唯一线索[4]。

*这些表现可能是由于如下原因致含水量增加：由于细胞通透性改变而使钠和水从细胞外移到细胞内引起细胞水肿，这也提高了细胞外的渗透压从而导致毛细血管中的水分漏出到间质中[5]。

2. 24 小时：此时大多数卒中部位可见低密度区域。

3. 1～2 周：卒中部位边界清楚。5％～10％病例可能出现一个短的时间窗（在第 7～10 天），卒中部位变成等密度，称为"雾化效应"。增强可显示。

4. 3 周：卒中部位接近脑脊液密度。

5. 占位效应：通常为 1～25 天，约 5 周时（最早 2 周）可见萎缩，系列 CT 扫描可见缺血性卒中后中线移位逐渐加剧，并在损伤后第 2～4 天达到高峰。

6. 钙化：长时间后（数月至数年），仅 1％～2％卒中可有钙化（在成人可能远低于这个比例，儿童比例较高）。因此，若有钙化，成人则可排除卒中（应考虑 AVM、低级别肿瘤等）。

■ 高密度动脉征

首次见于 1983 年对大脑中动脉卒中的描述[6]。脑血管（通常为大脑中动脉）在平扫 CT 上显示出高密度影，提示动脉内血块（血栓或栓子）[7]。在 50 例卒中病人的 24 小时内 CT 扫描中有 12％可见到此现象。在 23 例行超早期 CT 检查以排除出血的病人中有 34％可见此征。它对诊断大脑中动脉闭塞敏感性低，但特异性高[尽管也可以在颈内动脉夹层动脉瘤或（通常双侧）动脉粥样硬化钙化斑或高血细胞比容中见到[7]]。没有独立的预后意义[8]。

■ 强化

卒中病人静脉推注造影剂行 CT 增强扫描：

1. 很多出现在第 6 天，多数见于第 10 天，有些可到 5 周后出现增强。

2. 2-2 规则：第 2 天时 2％可增强，在第 2 个月时 2％可增强。

3. 脑回增强：也称为"带状"增强，通常到 1 周时可看到（灰质增强大于白质）。鉴别诊断包括炎症浸润病变如淋巴瘤、神经类肉瘤病（neurosarcoidosis）等（由于血-脑屏障被破坏）。

4. 经验法则：有占位效应时不应该同时有强化。

84.2.3 CT 血管成像（CTA）

CTA（见章节 13.1.3）是一种有效的评估急性脑缺血血管梗塞位置及程度的方法[9]，并且能够确定蛛网膜下隙出血的来源。当血管近端或者重要的大血管闭塞时，CTA 能够指导是否选择介入手术进行治疗。

84.2.4 CT 灌注成像（CTP）

理论上可通过某区域的 CBF 与 CBV 不一致辨别缺血半暗带。假设：缺血核心区（没有可挽救的脑组织）CBF 及 CBV 均下降（二者变化相一致）。不一致的区域（CBV 下降而 CBF 没有明显的降低）代表着可以挽救的缺血半暗带[10]。提示：在 CBF 及 CBV 变化相一致的梗死灶，溶栓及介入治疗很可能增加死亡率及致残率而于临床无益。

84.2.5 MRI

随着图像采集时间变快、梯度回波序列对出血高度敏感的等优点，MRI 越来越多的应用于超急性期的病变，甚至于替代 CT 成为首选扫描方法。相对于 CT 而言，MRI 更为敏感（特别是 DWI-MRI，见章节 13.2.13，尤其是卒中后 24 小时内），特别是对脑干或小脑的梗死灶。

然而 MRI 相对于 CT 具有更多的禁忌证（见章节 13.2.9）。如下描述了 MRI 增强（不常用）的四种类型[11]：

1. 血管内增强：约 75％的皮层梗死可在 1～3 天时见到，可能与血流缓慢和血管扩张有关（因此不见于完全闭塞时），可能预示该区域有脑梗死的危险。

2. 脑膜增强；尤其累及硬脑膜。35％的皮质脑血管意外者可在 1～3 天时见到（不见于脑深部及脑干卒中）。血管造影或 CT 无显示。

3. 过渡性增强：以上两种类型增强共存，为血-脑屏障（BBB）破坏的早期证据，通常在 3～6 天可见。

4. 实质增强：经常表现为皮质或皮质下脑回带状增强，在第 1～2 天可不明显，1 周后阳性率渐渐可达 100％。增强检查可以消除"雾化效应"（如 CT

上表现），该效应可使一些约 2 周的卒中在非增强 T_2WI 像上难以辨认。

84.2.6 MRI 灌注成像

同 CT 灌注成像相似（见章节 13.1.4），脑组织 DWI 及 PWI 均异常且相匹配的区域代表着梗死组织。而 PWI 异常但与 DWI 不相匹配代表着潜在的可挽救的缺血半暗带[12]。

84.2.7 急诊脑血管造影

指征：

1. 早期颈动脉分布区的卒中，伴一过性黑蒙、杂音或视网膜动脉栓塞等病史者，高度提示有进展性颈动脉狭窄、血栓性溃疡斑块形成或颈动脉夹层。

2. 如果诊断仍有疑问（如动脉瘤、血管炎等）。

3. 若恢复快，提示颈动脉引起的 TIA 并且面临进展性血管狭窄。

4. 若病情不稳定或出现严重的神经功能障碍，应避免行血管造影检查。

表现：

1. 中断征：血管在阻塞点突然中断。

2. 线样征：高度狭窄的血管中造影剂呈一窄线影。

3. "过度灌注"：反应性充血是脑组织对损伤（创伤、梗死、癫痫灶等）的一种公认反应。过度灌注是由于酸中毒导致 CBF 自身调节消失而使血流量超过需求量造成的[13]。在血管造影上表现为梗死毗邻区循环加速、染色和早期静脉引流。

84.2.8 NIH 脑卒中评分（NIHSS）

按顺序进行（见表 84-1）。应依表列顺序进行各个项目（参照病人初始表现，不要再回去重新评估）。

表 84-1 NIH 脑卒中评分（NIHSS）[a]

分 数	评 分 标 准
1a. 意识水平（LOC）	
0	清醒；反应灵敏
1	不清醒，可被轻度刺激唤醒并遵嘱回答或反应
2	不清醒，需反复刺激或反应迟钝，需强大的或疼痛刺激才有活动（非重复固定的动作）
3	昏迷，仅有反射活动（姿势反射）或自主神经反射活动或完全无反应，弛缓性瘫痪且无反应

分　数	评　分　标　准
1b. 意识水平提问 询问病人月份和他们的年龄	
0	能完全正确回答两个问题(近似者不予计分)
1	正确回答一个问题,或由于如下原因不能回答:气管插管、口部及气管创伤、严重的构音障碍、语言障碍或是其他非继发于失语症的问题
2	回答皆不正确或由于:失语、木僵或不能理解问题
1c. 意识水平指令 嘱病人睁闭眼,然后让其非瘫痪手进行握、松动作。若双手皆不能用则用另一个单动作命令代替。若病人由于力弱而不能完成动作,但有明确尝试动作者应计分。若对命令无反应,则予演示(手势)。仅记录最初的尝试动作	
0	两个动作完成正确
1	仅完成一项动作
2	皆未完成
2. 凝视(Best gaze) 仅测水平眼动。对失语病人用手势运动吸引其注意力。眼球创伤、使用绷带、之前失明或视力与视野异常之病患,应以反射性运动测试,此可由评估者来做选择。与病人做眼光接触,然后从病人一侧移到另一侧,有时可澄清是否有部分注视功能麻痹	
0	正常
1	部分凝视不能(单眼或双眼凝视异常,但不表现强迫性斜视或完全凝视不能)或病人有单独的第Ⅲ、Ⅳ或Ⅵ脑神经麻痹
2	强迫性斜视或完全凝视不能,不能被头眼反射运动校正(布娃娃眼Doll's eyes)(勿行冷热试验)
3. 视觉 视野(上、下象限)通过对诊法测定。若病人能看见边界手指运动可记为正常。对意识障碍或理解力受限病人,使用视觉威胁刺激(ocular threat)。检测时应该双侧同时刺激(DSSS)。	
0	无视觉缺失
1	部分偏盲(界限清楚,非对称)或 DSSS 反应消失
2	完全偏盲
3	双侧偏盲(全盲,包括皮质盲)

84

分 数	评 分 标 准
4. 面瘫 嘱病人(或手势)示齿或皱眉、闭眼。对于反应性差或不理解的病人可使用疼痛刺激,并根据痛苦表情评分	
0	正常对称
1	轻瘫(鼻唇沟浅平,笑时不对称)
2	部分性面瘫(下面部全或近全瘫痪)
3	一侧或双侧完全瘫痪(上、下面部均无运动)
5. 上肢运动(5a＝左,5b＝右) 嘱病人举臂平伸,手掌朝下(坐位 90°,仰卧位 45°)。若病人意识或理解力差,则帮助举其上肢到指定位置并告知病人保持此姿势	
0	无移动(举臂 90°或 45°满 10 秒)
1	移动(举臂 90°或 45°,不足 10 秒落下,但未触及床或其他支持物)
2	部分抵抗重力(不能到达或坚持在初始位置、落到床上)
3	不能抵抗重力、落臂
4	无运动
9	截肢术或关节融合:解释
6. 下肢运动(6a＝左,6b＝右) 仰卧位,嘱病人保持非瘫痪腿在 30°。若病人意识或理解力差,则帮助扶到指定位置并嘱其保持该姿势。然后在瘫痪腿上重复上述步骤	
0	无移动(举腿 30°满 5 秒)
1	移动(不足 5 秒落腿,但未触及床面)
2	部分抵抗重力(不足 5 秒落到床面)
3	不能抵抗重力(迅速落至床面)
4	无运动
9	截肢术或关节融合:解释
7. 肢体共济失调 寻找单侧小脑病变。行双侧指鼻试验和跟膝胫试验。仅当结果与肌无力明显不相称时才评分。不能理解或瘫痪病人不计共济失调	
0	无
1	单肢共济失调
2	双肢共济失调
9	截肢术或关节融合:解释

续 表

分 数	评 分 标 准

8. 感觉

使用大头针。当意识或理解力受损时,除非可见明显的神经功能缺失(如明显分界、非对称性的痛苦表情或收缩反应)者,感觉评分为正常。仅由于卒中而引起的偏身感觉缺失者计为异常。[译者注:木僵或失语的病人分数可能为 1 或 0。双侧失去感觉之脑干卒中的病人分数为 2。若病人无反应且四肢瘫痪分数为 2。昏迷(1a=3)病人则在此项目直接以 2 计分]

0	正常,无感觉缺失
1	轻到中度感觉缺失(针刺麻木或迟钝或浅表痛觉丧失,但病人触觉意识存在)
2	严重到全部丧失(病人面部、上肢及下肢触觉意识丧失)

9. 语言(Best language)

在一系列神经功能测试中,除了判断病人对指令的理解力外,还要求病人描述一个标准图画,命名普通物体以及阅读并解释下列方框中的例文。插管病人可嘱其书写
You know how 你知道怎么做
Down to earth 脚踏实地
I got home from work 我已经做完工作回家
Near the table in the dining room 在餐桌附近
They heard him speak on the radio last night 昨晚他们听到他在收音机上讲话了
(译者注:此处采用天坛医院神经内科翻译版)

0	正常,无失语
1	轻到中度失语[由于理解力或表达力下降而引起的讲话欠流利,用词有错,命名错误,言语错乱和(或)沟通障碍]
2	重度失语(听者需要提示、提问和猜测才能明白其义,仅能交流有限信息)
3	哑或半球性失语(不能讲或听不懂)或昏迷病人(项目 1a=3)

10. 构音障碍

可根据评价过程中积累的信息对病人进行分级。若病人被认为是正常的,则让其阅读(或复读)下面方框中的标准文字下面的言谈样本是绝对必要的。若病患有严重失语症,其自发性言谈之发音清晰与否仍可评量
MAMA 妈妈
TIP - TOP 踢踏
FIFTY - FIFTY 飞机飞了
THANKS 小心
HUCKLEBERRY 司马相如
BASEBALL PLAYER 吃葡萄不吐葡萄皮
CATERPILLAR 可口可乐
(译者注:此处入选的文字为英文里发音易混淆的单词,故采用天坛医院神经内科翻译版)

续　表

分　数	评　分　标　准
0	正常语音
1	轻到中度(某些词含糊,理解有一定难度)
2	重度(言语含糊不清无法理解,或与言语困难不符或缄默/言语讷吃)
9	气管插管或其他生理障碍

11. 感觉消失和注意不能(以前称为忽略)
在评价过程中可收集到足够的证据来确定是否有忽略。若病人有严重的视力丧失、视觉障碍无法进行 DSSS,但皮肤刺激正常,则得分正常。仅当 DSSS 存在异常时才记分异常

0	正常,无感觉缺失
1	对 DSSS 产生视觉、触觉、听觉、空间感或个人注意不能或感觉消失产生一种感觉障碍
2	深度或多于一种感觉障碍的半身注意不能。仅对一侧空间方向或自体手不能辨认

A. 远端运动功能(不是 NIHSS 的内容)(a=左臂,b=右臂)
检查者将病人前臂举起,要求尽量伸指。若病人无法完成,则检查者予以帮助。不要重复命令

0	正常(5 秒后指无屈曲)
1	5 秒后至少有一些伸展(任何手指活动都记分)
2	5 秒后无自主伸展

NIHSS 评分较高与近端血管病变相关(大血管闭塞引起更广泛的损害)

a 1991 年 1 月 24 日修订。基于辛辛那提卒中量表(CPSS)[14]。请联系美国国立卫生研究院——国立神经疾病和卒中研究所(Bethesda,Maryland,U.S.A)取得该表副本(更详细的内容)及获得培训信息[15]

84.3　TIA 或卒中的治疗

84.3.1　治疗选择的时限

见图 84-1。

Σ

1. 症状起始 4.5 小时内:
(1) 病人可行静脉滴注 t-PA 治疗(见章节 84.3.2)。

（2）对静脉滴注 t - PA 无反应且临床分级较好（NIHSS＞8～10，见章节 84.2.8）的病人可行：

1）动脉内注射 t - PA（IA t - PA）治疗。

2）机械取栓/栓子破坏。

2. 症状起始后 4.5～6 小时：

（1）动脉内注射 t - PA（IA t - PA）治疗。

（2）机械取栓/栓子破坏。

3. 6～8 小时　机械取栓前行 CTP 或 MRI - DWI 检查（研究截止发病后 8 小时）。若出现 1/3 以上大脑中动脉供血区域的梗死视为取栓禁忌证（有再灌注导致颅内出血的风险）。

这些时间点更适合于前循环的卒中病人。后循环导致的卒中可予以更为积极的治疗，如 IA t - PA 可在 12 小时内进行。

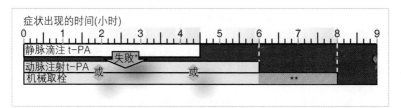

图 84 - 1　治疗选择的时限

＊NIHSS＞8～10 且失败可选

＊＊6～8 小时机械取栓前行灌注检查

84.3.2　溶栓疗法

■ 概述

纤溶酶原激活物催化纤溶酶原转化为纤维蛋白纤溶复合物。治疗用的主要药物是 alteplase（Activase®）[重组组织纤溶酶原激活剂（rt - PA，或仅 t - PA）]，FDA 批准用于急性缺血性卒中的静脉溶栓治疗（见下文）。

■ 组织纤溶酶原激活物 t - PA

• 静脉滴注 t - PA

动脉注射 t - PA 见血管内治疗。

NINDS（美国国家神经疾病和卒中研究所——译者注）对 624 名脑缺血卒中病人进行了随机双盲研究，这些病人有明确的发作时间并在用药前行 CT 扫描。结果表明：在发作后接受 rt - PA 治疗的病人 3 个月时神经功能有明显的改善（这些病人中的 30％可能有较小的或无神经功能损害）[16]，这些改善在所有的缺血性卒中亚组中持续到 6 个月和 12 个月[17]。rt - PA 病人组和对照组的卒中再发率相似(5%)。相比之下,90 天时的统计学意义不能在 ECASS-Ⅱ(the second European Cooperative Acute Stroke Study)研究中得到证实[18]。

早期数据表明 t-PA 必须在症状出现后 3 小时内给药,但是这一时间窗现已延长至 4.5 小时,源于 ECASS-Ⅲ[19]对 821 例脑卒中病人发病后 3~4.5 小时内随机予以安慰剂或 t-PA 治疗的实验。不同于安慰剂,t-PA 治疗的病人 90 天后随访时恢复良好的百分比增加了 7.2%(P=0.04)。尽管 t-PA 治疗后症状性颅内血肿的发生率增加(t-PA7.9%,安慰剂 3.5%,P<0.001),其死亡率并未增加(t-PA7.7%,安慰剂 8.4%,P=0.68)。在符合 NINDS 治疗规范的每 100 名接受 t-PA 治疗的急性缺血性卒中病人,32 名病人会从中受益,3 名病人会受到伤害[20]。

• **静脉滴注 t-PA 使用指南**

入选标准:

1. ≥18 周岁(尽管儿童卒中病人的使用正在增多[21])。

2. 优先用于发病距最后一次正常时间小于 3 小时者[ECASS-Ⅲ将某些病人这一时间窗延长至 4.5 小时[22];但 ECASS-Ⅲ未包括:病人≥80 岁,基线 NIHSS 评分>25 的病人(见章节 84.2.8)和既往卒中的糖尿病病人。依照美国和加拿大监管机构,这些病人都仍可在 0~3 小时的窗口期静脉注射 t-PA]。

3. 醒后卒中病人(见于 25%的缺血性脑卒中病人)在特定情况下[23]也可安全使用。

禁忌证(见参考文献[16]):

1. 脑内出血(ICH):CT 证实或以前有 ICH 史。

2. 症状提示 SAH(即使 CT 为阴性)。

3. 颅内有明确的动脉瘤或动静脉畸形。

4. 有活动性内脏出血。

5. 明确的出血因素,包括并不局限于:

(1) 病人接受抗凝治疗或最近 48 小时内使用过肝素者。

(2) 血小板计数<100 000/mm³(100×10⁹/L)。

6. 在过去 3 个月内有严重的头部创伤,严重卒中史或颅内手术者。

7. 收缩压>185 mmHg 或舒张压>110 mmHg,静脉滴注尼卡地平或静脉注射拉贝洛尔无法控制者。

如下情况需谨慎使用:

1. 卒中发作时有癫痫。

2. 最近 14 天内接受过大型手术者。

3. 过去 7 天内在无法压迫部位行动脉穿刺者。

4. 近期行腰椎穿刺者。

84

5. 症状迅速改善或症状轻微。

6. 血糖>400 mg/dl 或<50 mg/dl。

7. 在过去 21 天内有胃肠道或尿路出血史者。

8. 既往心肌梗死性心包炎者。

治疗的用药方案：亦见排除标准，见上文。

alteplase(Activase®)：在症状出现 4.5 小时内(NINDS 规定)给予 0.09 mg/kg 静脉注射,1 分钟左右给完,然后以 0.81 mg/kg 的剂量 60 分钟左右匀速持续静脉滴注(最大剂量 90 mg,包括静脉注射量)[29]。

严格控制高血压。

治疗后 24 小时内不能给予任何抗凝剂或抗血小板药物。如果需要使用抗凝药,需在用药前 24 小时行 CT 平扫以排除有亚临床的脑内出血的发生。

- **rt-PA 使用后的脑内出血(ICH)**

有证据表明应用 rt-PA 后出现症状性脑内血肿的危险性增加[NINDS 研究：6.4%(rt-PA 组)：0.6%(安慰剂组);ECASS Ⅱ：8.8%(rt-PA)：3.4%(安慰剂组)]。尽管如此,NINDS 研究发现 rt-PA 组与对照组在 3 个月时的死亡率相近(17%：21%)。下文这些因素是与症状性 ICH 相关的高发危险因素(对预测 ICH 有效率仅 57%)：严重的 NIHSS 评分、治疗前 CT 显示有脑水肿或占位效应。有一项研究认为 ICH 并不会影响预后,除非是占位性血肿发生时[24]。治疗组预后仍然较好,因此结论是这些病人仍为 rt-PA 的应用适应证[25]。多中心分析表明,梗死灶的大小及血糖升高是症状性脑内出血的独立危险因素[25]。

t-PA 治疗后颅内出血的处理：

1. 立即停止 t-PA 的输注并尽快行头部 CT 检查。

2. 血液检查：PT、APTT、血小板计数、纤维蛋白原、配血。

3. 准备注射 6~8 U 含有Ⅷ因子的冷沉淀物。

4. 准备注射 6~8 U 的血小板。

5. 如需行急诊脑室外引流或其他介入治疗,可在术前即刻使用重组因子Ⅷa(40~80 mg/kg)(注意：这只是权宜措施,依旧需要注射冷沉淀物)。

84.3.3 脑卒中的血管内治疗

最新的试验更偏向于急诊行血管内介入治疗近端血管闭塞、梗死核心小、侧支循环良好的急性缺血性脑卒中[27-30]。治疗方法包括动脉内注射 t-PA,机械取栓。具体信息,见血管内神经外科部分(章节 102.5.9)。

84.3.4 未行溶栓治疗病人的处理

■ 公认程序

治疗指南是针对 TIA 或卒中的病人,不适合于蛛网膜下隙出血(见章节

77.8.3)或脑内出血的病人(见章节 87.8)。指南依据见参考文献[31],初步治疗应该维持在最后一次神经系统功能恶化后 48 小时。

1. 频繁的神经系统检查及生命体征监测(前 12 小时内每小时 1 次,然后每 2 小时 1 次)。

2. 活动:卧床休息。

3. 检查:

(1) 常规:全血细胞计数(CBC)+血小板计数,电解质,PT/PTT,尿常规,心电图,胸片,血气。

(2) "特殊检查":RPR(以排除神经系统梅毒),血沉 ESR(以排除暂时性动脉炎 temporal arteritis)。

(3) 24 小时后:CBC,血小板计数,心肌酶谱,血脂,心电图。

4. 鼻导管吸氧(2 L/min)时:复查动脉血气 ABG。

5. 24 小时心电监测(有文献报道脑血管意外病人中有 5%~10% 病人会有心电图的改变,有 2%~3% 病人出现急性心肌梗死改变)。

6. 饮食:禁饮食 NPO。

7. 护理:

(1) 如果病人有意识障碍或不能使用尿壶及尿垫,应给予留置导尿;否则,应每 4~6 小时间断导尿 1 次。

(2) 记出入量;有 Foley 尿管时尿量<20 ml/h 连续 2 小时或无尿管 8 小时尿量<160 ml 时,通知医师。

8. 静脉输液:大多数病人以生理盐水或 1/2 张盐水以 75~125 ml/h 的速度静脉滴注(如果存在脱水应予以纠正):

(1) 避免输糖:高糖血症可以增大卒中区域(penumbra 缺血带)[32],尽管高血糖可能是一种应激反应,无神经毒性[33],建议尽量将血糖控制在正常范围内[34]。

(2) 脑内血肿、充血性心力衰竭或收缩压>180 mmHg 的病人应避免补液过量。这样既能保证携氧能力,又能降低血液黏度,最适宜的 HCT 红细胞比容在 33% 左右,补液尽量遵循这一原则。然而,这一理论的早期效果尚未证实。

9. 治疗充血性心力衰竭(CHF)或心律失常(检查胸片及心电图)。心肌梗死或心肌缺血可表现出神经功能缺失,这些病人应被送往 CCU。

10. 除非是血容量过负荷,应避免应用利尿剂。

11. 血压管理:

(1) 高血压病人:处理时必须参考其基础血压,见下文卒中病人的高血压处理。

(2) 低血压病人:收缩压<110 mmHg,舒张压<70 mmHg。

1) 除非有禁忌证(如 ICH、小脑梗死或心输出量减低),静脉滴注 250 ml

盐水,时间控制在 1 小时以上,然后 500 ml 在 4 小时以上,第二个 500 ml 在 8 小时以上。

2) 如果液体治疗无效或有禁忌证:应考虑应用升压药。

12. 药物治疗:

(1) 阿司匹林 325 mg 口服,每日 1 次(除非证实或怀疑有出血性卒中)。

(2) 大便软化。

13. 见下面几节关于抗凝治疗、激素、甘露醇的讨论。

■ **卒中病人高血压的处理**

• **概述**

颅内压增高时,高血压有利于维持脑血流,它通常可以自身调节。因此,治疗高血压应该慎重而且缓慢,这样可以避免降压过快及治疗过度。轻度高血压可以不用处理。紧急处理高血压的适应证包括:

1. 急性左心衰竭(少见)。

2. 急性主动脉夹层(少见)。

3. 急性高血压性肾功能衰竭(少见)。

4. 高血压引起神经系统并发症:

(1) 高血压性脑病。

(2) 从大面积苍白性(缺血性)梗死转变为出血性梗死。

(3) 伴有颅内出血(ICH)的病人(一些高血压病人需要维持 CBF,见 ICH 的初步治疗,章节 87.8)。

• **高血压治疗方法(修订)**

见参考文献[31]。

表 84-2 为推荐的高血压治疗的低限。

表 84-2 卒中病人高血压治疗的低限

	有高血压既往史	无高血压既往史
收缩压(SBP) 不要低于	160~170 mmHg	180~185 mmHg
舒张压(DBP) 不要低于	95~105 mmHg	105~110 mmHg

1. 如果舒张压(DBP)>140 mmHg(恶性高血压):降低 20%~30% 较理想。尼卡地平 Cardene 静脉滴注或拉贝洛尔静脉注射为首选用药,建议进行动脉导管监测,禁用抗交感神经药(例如樟磺咪芬)(降低脑血流量)。

2. SBP>230 mmHg 或 DBP 120~140 mmHg 持续 20 分钟:拉贝洛尔(如果无禁忌)(见章节 6.1),开始时 10 mg 静脉推注 2 分钟以上,然后每 10 分钟增加 1 倍(20 mg、40 mg、80 mg、160 mg 缓慢静脉推注)直到血压得到控制或总剂量达到 300 mg。SBP>180 mmHg 或 DBP>110 mmHg 必要时予以上述有效剂量每 6~8 小时重复使用维持。

3. SBP 180～230 mmHg 或 DBP 105～120 mmHg：除非出现左心衰竭或血压高持续 60 分钟以上，应将急诊处理改为：

(1) 见拉贝洛尔（如果无禁忌）（章节 6.1），口服拉贝洛尔剂量如下：

1) SBP>210 mmHg 或 DBP>110 mmHg：300 mg，每天 2 次。

2) SBP 180～210 mmHg 或 DBP 100～110 mmHg：200 mg，每天 2 次。

(2) 如果拉贝洛尔禁忌：尼卡地平（见章节 6.1）。

抗凝剂

• 肝素

一项前瞻性研究[35]表明，如持续静脉滴注普通肝素使 APTT 变为对照的 1.5～2.5 倍，对预后的影响无显著性差异[36]。脑血管意外后 7 天内再卒中率仅为每周 0.6%～2.2%[35,37]。除了心源性脑栓塞外，在卒中和 TIA 病人的应用尚未被证实（参见心源性脑栓塞，章节 85.4）。抗凝治疗也是比较危险的[38]，然而目前还没有前瞻性的研究来评价并发症的发生率（小规模、非随机的研究发现出现症状性 ICH 为 1%～8%，其他的出血性并发症为 3%～12%[35]）。缺血性→出血性卒中的转换率为 2%～5%（动物试验研究表明只有当高血压没有被很好控制时风险才会增高）。结论：肝素治疗急性局限性脑缺血的风险要超过任何被证实的获益[35]，在多数病例中使用肝素并不合理（特别是仅作为临床医师心理安慰性治疗时）[39,40]。美国心脏医师协会建议："除非得到更多的证据，肝素治疗目前仍只是反映了治疗医师的个人经验"[35]。少数病人用阿司匹林可明显减少卒中再发。

• 华法林

已证实大剂量的华法林治疗对抗磷脂抗体综合征（APLAS）有效（见章节 83.5.2）。

抗凝治疗的适应证少见：

1. 首先，开始治疗前先行 CT 检查排除出血。

2. 对于不适合抗凝或手术治疗的非出血性脑血管意外的病人口服阿司匹林 325 mg，每天 1 次（注意：服阿司匹林的病人血管造影可能略困难）。

3. 抗凝剂（肝素/华法林）：

(1) 适应证（少见）：

1) 可能对心源性的栓子有效（见下文心源性脑栓塞）。

2) 对卒中的演变过程无效（住院期间病人神经缺失的出现、复发、波动或恶化等），逐渐加重的 TIA 或出现完全性卒中。备注：在 74 名近期 TIA 的病人中，使用肝素升高 PTT 至正常值 1.5～2.5 倍并没有降低复发性 TIA 或卒中的风险。9 例（12.2%）发生出血。附加风险：肝素引起的血小板细胞减少症。

3) 常用于颈动脉夹层，但未证实。

(2) 禁忌证：大的心源性栓塞、大面积卒中（有出血风险），消化道溃疡且有近 6 个月内出血史,严重高血压未控制。

(3) 开始时同时静脉滴注肝素和华法林(Coumadin®),由于应用华法林可产生高凝状态,因此前 3 天需持续应用肝素,直到达到目标 APTT 和 INR,见章节 9.2.5。

(4) 6 个月后停止华法林(获益减少,风险增高)。

■ 激素[包括地塞米松(Decadron®)]

1. 激素敏感的血管炎,例如巨细胞性动脉炎(颞动脉炎)。
2. 小脑梗死/出血伴有占位效应。

■ 甘露醇

1. 小脑梗死/出血术前应用,或有占位效应。
2. 有低血压时禁忌。
3. 首次剂量:50~100 g 静脉滴注 20 分钟以上。

■ 急诊手术

可能适应证:
1. 硬膜下血肿引起脑疝。
2. 小脑出血/梗死造成脑干受压,神经系统表现逐渐恶化应行枕下开颅(见下文)。
3. 恶性大脑中动脉区域的卒中行开颅减压术(见下文)。
4. 严重的颈动脉狭窄引起同侧神经功能障碍的波动,应行颈动脉内膜剥脱术(见急诊颈动脉内膜剥脱术,章节 84.4.6)。

84.4 颈动脉内膜剥脱术

84.4.1 手术指征

■ 实验及结果

表 84-3 介绍了外科治疗颈动脉狭窄的研究现状(注:一些结果可能有争议)。

北美症状性颈动脉内膜剥脱术试验[43](NASCET)发现与最好的药物治疗比较,对于在 120 天之内的半球性或视网膜 TIA 或轻度无残疾的卒中,以及同侧颈动脉重度狭窄(>70%)的病人,颈动脉内膜剥脱术(CEA)可降低致命性及非致命性卒中的发生率(18 个月 17%)及任何原因引起的死亡(18 个月 7%)的发生率(如手术、围术期卒中或死亡的风险为 5.8%)。90%~99%狭窄的病人的获益程度是 70%~79%狭窄的病人的 2 倍。此外,CEA 可降低 2 年期主要功能损害的发生率。注意:对 NASCET 和 ECST 之间测量狭窄的技术区别,参见表 83-5。

对于无症状病人,见上文。

表 84 - 3 颈动脉内膜剥脱术研究发现的总结[a](修订版[42])

狭窄程度	相关研究	推 荐	风险减少[b]
症状性狭窄			
70%～99%	NASCET[43]	CEA	2 年内减少 16.5%
>60%	ECST[44]	CEA	3 年内减少 11.6%
50%～69%	NASCET[45]	CEA[c]	5 年内减少 10.1%
<30%	NASCET[45]	BMM	5 年内减少 0.8%
<40%	ECST[46]	BMM	3 年内出现 CEA 恶化
无症状狭窄(见上文)			
>60%	ACST[47]	CEA(如年龄<75 岁)	5 年减少 5.4%
>60%	ACAS[48], ACST[d]	CEA[d]	5 年减少 6.3%
>50%	VACS	CEA[e]	
<90%	CASANOVA	BMM[e]	

a 缩写：NASCET：北美症状性颈动脉内膜切除术试验

ECST：欧洲颈动脉外科试验

CASANOVA：无症状性颈动脉狭窄手术治疗与阿司匹林药物治疗的对比研究

ACAS：无症状性颈动脉粥样硬化研究

ACST：无症状性颈动脉外科试验研究

VACS：退伍军人事务局合作研究

CEA：颈动脉内膜剥脱术

BMM：最佳药物治疗

b CEA 与 BMM 相比,任何原因导致的所有非致命性的卒中和死亡的风险降低(例如：2 年内,绝对风险减少 16.5%,每 100 个病人 2 年的时间中,阻止 16.5 例出现非致命性卒中或死亡)

c 外科中度有益(要求低的并发症的发生率)

d 病人的整体健康非常关键

e 结果模棱两可

■ 不能解决的争论

包括：

1. 进展性卒中("演化性卒中")：见急诊颈动脉内膜剥脱术,章节 84.4.6。

2. 突然闭塞：见急诊颈动脉内膜剥脱术,章节 84.4.6。

3. 串联的病变(如颈动脉虹吸部和分叉处)：尽管这一话题存在争议,CEA 对于此类病人并未引起术后卒中率的升高[50,51],近期一些研究也报道了治疗成功的经验。

4. 进展性视网膜缺血。

84.4.2 急性卒中处理的时机

对于有轻微固定的神经功能缺失或 CT、MRI 等影像学上有小的梗死灶的病人,早期 CEA 并未增加其风险率[50,52]。在一项针对症状性 CEA 的集中研究中,病人随机入组,出现症状的 2 周内接受 CEA 治疗的病人能够从治疗获益[53]。Sundt 的研究数据(见下文 CEA 术前风险)证明只有当卒中发生在术前 7 天内,卒中才算是引起术后并发症的危险因素。

由于引入 t - PA 治疗急性缺血性卒中,有些报道显示对于有轻微固定神经功能缺失或 MRI 影像学提示小梗死区域的病人,给 t - PA 之后 24 小时内即实现了 ICA 狭窄的再通[53,54]。

84.4.3　术前危险因素

Σ

尚未明确 CEA 治疗后会出现并发症的高危病人,但临床上确实存在。

很难明确哪些病人是出现 CEA 治疗并发的高危人群。通常会引用研究中的排除标准,但是在大多数情况下,因为研究者感觉这些病人可能是"高风险"的,所以这些病人被排除于研究之外。因此,这些风险因素没有得到验证。为了信息的完整性,本书涵盖了这些风险因素。

NASCET 及 ACAS:年龄大于 80 岁,既往同侧 CEA,既往对侧 4 个月内有 CEA,既往颈部的放射治疗(XRT),纵列式病灶比目标病灶更大,其他可以引起症状的情况(房颤、既往卒中伴持续的功能障碍、心脏瓣膜病),主要器官衰竭、未控制的高血压或糖尿病,及严重的冠状动脉疾病[55,56]。

SAPPHIRE 试验(Stenting and Angioplasty with Protection in Patients at High-Risk for Endarterectomy):病人有严重的心脏病[充血性心力衰竭(CHF)、压力测试异常或需要开胸手术等]、严重的肺部疾病、对侧颈动脉闭塞、对侧喉神经麻痹、既往颈部手术或颈部放射治疗、内膜切除术后的复发狭窄、年龄大于80 岁[57]。ARCHeR 试验(ACCULINK for Reascularization of Carotids in High-Risk patients)也包含了行气管切开术、脊柱固定及依赖透析的肾功能衰竭病人[58]。

84.4.4　颈动脉内膜剥脱术-手术注意事项

■ 围术期治疗

• **术前治疗(颈动脉内膜剥脱术)**

阿司匹林(ASA):325 mg 口服,每天 3 次。术前至少 2 天,最好 5 天[59]。注意:围术期病人应继续服药,未用 ASA 者,为了减少 MI 和 TIA 的风险则应开始使用[60]。

• **术后治疗(颈动脉内膜剥脱术)**

1. 病人在 ICU 行动脉导管监测。

2. 保持病人补液充足(大多数成人静脉输入≥100 ml/h)。

3. 收缩压理想值为 110～150 mmHg,慢性严重高血压者可适当提高血压:

(1) 血压在术后第一个 24 小时常不稳定,可能由于颈动脉球处感受"新"的压力;要预防反跳性高血压或低血压,避免用长效药。

(2) 低血压:

1) 检查心电图:排除心源性休克。

2) 如果症状轻微:开始补液(晶体或胶体液)。

3) 去甲肾上腺素(Neo-Synephrine®)对抗低血压。

(3) 高血压:应选尼卡地平(Cardene®);避免反跳性低血压。

4. 避免术后 24～48 小时内应用抗血小板药物(可引起渗血);可在术后 24～72 小时后应用(注:阿司匹林 325 mg＋双嘧达莫 75 mg,每天 3 次。已证实不减少内膜剥脱术后的再狭窄[61])。

5. 选择性应用:动脉剥脱术后 10 分钟,用鱼精蛋白逆转一半的肝素化。

• 术后检查(颈动脉内膜剥脱术)

除了常规检查外,需检查下列内容:

1. 由于脑功能障碍可能引起的神经功能状态的改变,包括:

(1) 旋前肌偏移(pronator drift)(以排除新的偏瘫)。

(2) 失语的表现(尤其左侧手术)。

(3) 表情肌对称(评价面神经功能)。

2. 瞳孔直径和反射(排除卒中、Horner 综合征)。

3. 重度的头痛(特别是单侧的):可能提示高灌注综合征。

4. 颞浅动脉波动(排除颈外动脉闭塞)。

5. 伸舌活动(排除舌下神经损伤)。

6. 唇的对称(排除由于牵拉靠下颌的面神经的下颌缘支而引起的下唇降肌的无力,需 6～12 周恢复,必须与卒中引起的中枢性Ⅶ神经瘫痪区分)。

7. 检查嘶哑(排除喉返神经损伤)。

8. 评估在手术部位的血肿:注意任何的气管移位,吞咽困难。

• 术后并发症(颈动脉内膜剥脱术)

评价 CEA 手术,其(明显)并发症发生率的绝对上限应该≤3%。

1. 总体的院内死亡率:1%[62]。

2. 动脉切开吻合处破裂:少见,但紧急(见下文)。

(1) 证据:

1) 颈部肿胀:破裂可能产生假性动脉瘤。

2) 气管移位(可看到、触及或胸片证实)。

3) 症状:吞咽困难,憋气或嘶哑加重。

(2) 风险:

1) 窒息:最紧急的危险。

2) 卒中。

3）大出血（不常见，除非皮肤缝合也破裂）。

（3）迟发性（常延迟数周至数月）：假性动脉瘤[63]，危险为 0.33%。表现为颈部肿物，当有伤口感染或用移植片时的危险要比单纯内膜剥脱术时增加[53,64,65]。

3. 卒中（脑梗死）：术中或术后发生率[66]：5%。

（1）栓塞性（术后轻微的神经功能障碍的最常见原因）：来源可能是内膜剥脱术后裸露的血管中层。

（2）脑内出血（ICH）（突破出血）：发生率<0.6%[67]，大多与脑高灌注有关[68,69]（见下文）。通常发生于术前 2 周内，常术后 3~4 天发生在底节区并伴有高血压发作。最大的危险因素是有严重的狭窄而半球侧支循环血流不足。

（3）术后颈内动脉闭塞：

1）术后脑卒中的最常见原因，但可能并无症状。

2）通过手术中技术细节的注意可降低危险性[70]。

3）一些可能由于肝素诱导的高凝状态（可通过用肝素时病人的血小板下降来预测，目前这一情况治疗尚不知）[70]。

4）剥脱内膜的表面，术后 4 小时是血栓形成的高峰时期（Sundt 建议不要用药逆转肝素化）。

5）在 Sundt 的研究中，用移植片[70]：并发症率 0.8%，相关的重度卒中为 33%，轻度的 20%。

6）原发闭塞率：Sundt 经验为 4%，文献中为 2%~5%[70]。

4. 术后 TIA：大多由于 ICA 闭塞；一些可能由于小栓塞；1%为高灌注综合征引起[70]。

5. 癫痫发作[71]：常为局限性并可能有大发作，常发生较晚（术后 5~13 天），发生率为 0.4%[67]~1%[72]。原因有脑高灌注[67]、栓塞[73]和（或）脑内出血。常常起初难以控制，可用苯妥英钠和劳拉西泮治疗（见章节 26.2）。

6. 迟发性狭窄复发：1 年再狭窄率有 25%，一半的再狭窄使管腔直径减少>50%[74]。2 年之内再狭窄常由于纤维增生，2 年以后则由于典型的动脉硬化[75]。

7. 脑高灌注综合征（也称正常压力高灌注突破）：由于重度狭窄导致慢性脑缺血的区域失去自动调节，而后重新予以血流灌注时发生。仍具有争议性[69]。常表现为同侧血管性头痛或眼痛，几天后可缓解[76]，或合并癫痫发作[在 EEG 可有/无一侧性癫痫样放电（±PLED），最常见于氟烷（Halothane®）麻醉，由点样出血引起[67]]。可引起脑内出血[77]，大多数并发症发生于术后数天。

8. 声音嘶哑：最常见原因是喉水肿，既不是喉上神经也不是喉返神经损伤。

9. 脑神经损伤：CEA 术后最常见的并发症，发病率高达 8%~10%[78]。

（1）舌下神经：伸舌偏向伤侧，发生率 1%（术中松解转移Ⅻ）。单侧损伤可能引起说话、咀嚼及吞咽困难；双侧损伤可引起上呼吸道阻塞[79]，单侧舌下神经麻痹是对侧内膜剥脱术的禁忌证,需等到该侧恢复。可持续 4 个月之久。

(2) 迷走或喉返神经:单侧声带麻痹,1‰风险。

(3) 面神经下颌支:单侧唇降肌麻痹。

10. 头痛[67]。

11. 高血压[80,81]:可能术后 5~7 天出现。长期的高血压可因失去颈动脉窦压力感受反射引起。

• 并发症治疗

1. 术后 TIA:

(1) 如果 TIA 发生于恢复室,急诊 CT(排除出血),然后血管造影来诊断有无 ICA 或 CCA 闭塞(排除栓子)。

(2) 如果 TIA 发生晚,行急诊颈动脉干压力测定和眼球体积描记法(OPG);如果异常,则急诊手术(如果神经功能正常,术前可行血管造影)。

2. 术后剥脱血管供血区域相关的固定神经功能缺损:

(1) 如果缺损于术后立即发生,则应立即重新手术无须行 CT 或血管造影延误时间(病例报告表示 45 分钟之内重新建立血流则无神经功能缺损)。对迟发者,则需检查。急诊二次手术的技术要点有:

1) 分离 3 个动脉(CCA,ECA,ICA)。

2) 先闭塞 CCA,然后 ECA,最后 ICA(减少栓子)。

3) 打开动脉切开处,检查回流;若没有,于 ICA 放置 4 号 fogarty 导管,轻轻地充气,并撤出(避免内膜损伤)。

4) 如果回流良好,用补片关闭。

5) 关闭前移去弯曲的血管套圈及线结。

(2) 紧急治疗(除非有可能脑内出血或硬膜下血肿)包括:

1) 补液(如 Plasmanate®)来提高血压及改善血液流变学特征。

2) 升压剂(如去甲肾上腺素)以提高收缩压至 180 mmHg。

3) 氧气吸入。

4) 肝素化(可能有争议)。

(3) 理论上有价值的放射学评估包括:

1) CT:鉴别是否有脑内出血或硬膜下出血,可能需治疗;而非打开手术部位、提高血压。

2) 血管造影:鉴别 ICA 是否闭塞,或判断功能损害是否来自其他原因(如内膜剥脱部位的栓子),对于后者打开手术部位或介入治疗没有任何好处。

3. 动脉切开处出血及治疗的方法:

(1) 打开切口:如果有喘鸣,该处理在试图气管插管前很关键(虽然最好能在手术室操作,但若延误可能造成严重后果),清除血块(开始可用戴无菌手套的手指)并止血,避免损伤动脉,DeBakey 夹最合适。

(2) 气管插管:绝对优先考虑,可能由于气管移位明显(立刻打开切口)

而有困难或难以完成。除非急性气道阻塞,最好在可控制情况下(如手术室)
由麻醉师来做。

(3) 通知手术室以内膜剥脱术做准备,并带病人去手术室。

84.4.5 手术技巧

■ 麻醉和监测

大多外科医师(不是所有)在颈动脉内膜剥脱术中监测一些神经功能指
标。如果有证据表明不能耐受颈动脉夹闭时(1%~4%病人)可改变手术技术
(如插入血管分流管)。

1. 局部麻醉:可允许对病人神经功能的"临床"监测[83,84],缺点为病人在
手术中会移动(常因镇静及脑血流量改变而加剧),缺乏麻醉和辅助药物的脑
保护。唯一的前瞻性随机研究发现,局部和全身麻醉之间没有差别[85]。多中
心的随机对照试验(GALA)[86]发现两种麻醉技术在预防脑卒中、心肌梗死或
死亡时无显著差异。亚组分析显示,局部麻醉在围术期死亡、无事件发生的 1
年生存期和病人对侧血管闭塞方面表现较好(无统计学意义)。局部麻醉的转
流管应用显著减少[86]。一项 Cochrane 回顾性研究没有发现随机试验的证据
偏向任何一种麻醉技术[87]。

2. 全身麻醉:包括苯巴比妥等(硫喷妥钠剂量 125~250 mg,直至 EEG
上 15~30 秒的爆发抑制,而后小剂量注射或持续恒定输注以保持爆发抑制):

(1) 脑电图(EEG)监测。

(2) 体感诱发电位(SSEP)监测。

(3) 颈总动脉闭塞后测量远端残端的压力(不可靠),如果压力<25 mmHg
则分流。

(4) 经颅多普勒。

(5) 近红外分光光谱仪。

■ 体位和切口

1. 卧位,颈部轻度伸展位,并远离手术方向略旋转 30°。

2. 切口画一个轻度的弧线,顺着胸锁乳突肌的前缘,曲线弧形向后止于
其上端。

3. 保持切口水平位远离下颌约 1 cm,避免损伤面神经下颌支的边缘段
(位于腮腺下方,司唇降肌)。

4. 牵开器应避免置入过深超过颈阔肌,防止损伤喉返神经(行于食管和
气管之间)。使用钝头的牵开器以保护颈内静脉。

■ 分离

1. 面总静脉(CFV)通常跨过颈动脉分叉部并指向颈内静脉(IJV),它需
要双重结扎并断开。

2. 确认 IJV 在手术中很关键,分离就是在 IJV 和颈动脉之间进行的。

3. 舌下神经襻在 ICA 表面走行,可作为舌下神经(Ⅻ)的重要标志,术中必须明确Ⅻ,因为当没有找到Ⅻ时很容易伤及此神经。 Ⅻ可以从颈动脉分叉部到下颌角之间的任意部位起源,而最常见的是在面总静脉的近端。分离跨越其上的小动脉和静脉可以增加活动范围(ECA 的胸锁乳突肌分支)^[79]。

4. 保护舌下神经襻,如果可以移动的话,向内侧牵拉舌下神经远离可能损伤它的位置。如果确定需要分离该襻,最好在靠近舌下神经的部位进行分离以确保此段并非迷走神经的分支,使可能发生的神经损伤达到最小(该襻有一来源于颈丛的颈前支)。

5. 甲状腺上动脉是 ECA 的第一个分支,可帮助区分 ECA 和 ICA(ICA 位于 ECA 的后方)。

6. 颈动脉球可以使用 27 Ga 的针头注射 2～3 ml 的 1%利多卡因液进行麻醉。可按常规做,一些情况下,也可以在分离过程中出现低血压和(或)心动过缓发生时进行(提示Ⅸ神经受刺激)。

7. ICA 必须暴露的范围要超过斑块的部分,可以用蘸水湿润的手指轻柔的触摸来感知,也可以通过眼睛观察血管的颜色由发黄过渡到正常的粉红色来判断暴露范围。

■ 阻断及动脉切开

1. 将血管襻置于 ECA 分叉部以上 2 cm 处。

2. 将另一根血管襻置于 ICA,但是只绕一圈。

3. 在 CCA 分叉部以下 2～3 cm 处放置一个带阻断结构的全棉线。

4. 肝素(通常 5 000 IU)在阻断前 1 分钟给药。

5. 在甲状腺上动脉置一个动脉瘤临时阻断夹。

6. 阻断血管的顺序如下:

(1) 首先,阻断 ICA(比如,用一个动脉瘤临时阻断夹)。

(2) 其次,阻断 CCA(比如,用一个小的 Debakey 钳)。

(3) 最后,阻断 ECA(比如,用一个动脉瘤临时阻断夹)。

7. 在 ICA 阻断的过程中,需要麻醉师协助维持一个轻度升高的血压。

8. 分流:有些外科医师使用检测仪器(如 EEG,BSAER 等)以决定是否需要分流(见麻醉和监测,如上文),但其他医师在没有评估是否需要时即常规使用分流。

9. 血管切开术在 CCA 上进行,用一个 11 号的手术刀,进入血管腔后,用 Potts 剪刀剪切口直到 ICA 超过斑块的部位。中线切开缝合方便。

■ 取出斑块

1. 通常 CCA 中的斑块很难完全取出,因此通常使用 Potts 剪刀离段斑块以保护血管壁免受伤害,取出后尽可能地使血管内壁光滑。

2. ICA 中,必须非常小心的操作,避免留一个活瓣使之成为可能导致动脉夹层的病灶。如果需要可固定内膜,在两端从管腔内往外缝(用双针缝合线），并把结打在血管腔以外。

动脉切开术的缝合和血管的再通

1. 动脉切开术可以使用 Prolene(聚丙烯缝合线)缝合：

(1) 原位缝合。

(2) 或用一个补片增大血管的管径以减低再狭窄的风险。

(3) 有限的证据提示颈动脉补片血管成形术可以减低围术期动脉阻塞和在狭窄发生的风险。合成的补片(Dacron,PTEE)比自体的静脉(存在动脉瘤样扩张、血栓源性表面等的风险)更好[88,89]。

2. 血管再通的顺序：

(1) 首先是 ECA。

(2) 其次是 CCA(可以将空气和一些碎片冲洗至 ECA 里)。

(3) 最后是 ICA。

84.4.6 急诊颈动脉内膜剥脱术

概述

急诊颈动脉内膜剥脱术的手术指征包括：逐渐加重的 TIA 及进展性的卒中。此类情况已经倾向使用介入治疗，如溶栓及支架等，但目前尚无随机对照研究证明这一方法。最近一项急诊颈动脉内膜剥脱术的 Meta 分析显示,176 例病人因进行性加重的 TIA 行急诊颈动脉内膜剥脱术后,总体的卒中和卒中/死亡率分别为 6.5% 和 9.0%。对于 114 例进展性卒中的病人来说,总体的卒中和卒中/死亡率分别为 16.9% 和 20.0%[90]。

回顾性分析 64 例急诊颈动脉内膜剥脱术[91],指南给出下列建议。但是,即刻行手术清除梗阻仍存在争议,且无足够证据。一项早期的研究中,逾 50% 的病人急诊颈动脉内膜剥脱术后的 72 小时内出现致死性颅内血肿。

有急性神经功能缺损的病人的基本处理

1. 直接询问病史,是否以往有卒中史及其他严重疾患,并尝试辨别是否癫痫发作。

2. 基本神经学评价应包括颞浅动脉波动和颈动脉杂音。

3. 在诊断过程中,严密控制血压,鼻导管吸氧,行实验室检查及心电图(见章节 84.3),用低分子右旋糖酐来稀释血液。

4. CT 检查以排除颅内出血或梗死(早期梗死可能难以发现)。

5. 当怀疑颈动脉疾病,而 CT 未见颅内出血或急性脑梗死时,可行急诊血管造影、MRA/MRI、CTA。

急诊手术指征

• 概述

对于有急性神经功能缺损的病人,如果需要立即作出决定,很难做到对 TIA、进展性卒中及急性卒中的鉴别,也没有可能来评价神经功能缺损的性质是稳定的还是波动性的。

- **手术指征**

1. 进展性卒中。

2. 进行性加重的 TIA：TIA 发作突然频繁化，每日数次。

3. 血管内溶栓之后，急诊/急性 CEA 适用于残余的严重颈动脉狭窄[54,92]。

- **禁忌证**

病人意识情况下降，或急性固定性神经功能缺失。详见章节 84.3.2。

■ 手术治疗

同样，大多数病例现在可以通过血管内溶栓和支架置入术来处理，手术为最后的选择。

1. 对于急诊手术，血压平稳极为重要。

2. 对于颈动脉完全闭塞的病人，术中不必阻断 ICA（避免使血栓破碎）。

3. 如果血栓存在：

（1）用回流压使其自行排出。

（2）如果（1）失败，则用光滑的吸引器管吸除。

（3）如果（2）失败，则将气囊取栓导管伸入，离颅底越近越好（注意：避免损伤远端 ICA，否则会引起颈内动脉海绵窦瘘 CCF）。

（4）若无血栓暴露并且回流通畅，术中血管造影。

（5）如果回流好或血管造影不满意的，则折叠颈内动脉（以避免起始部的盲袋）。

■ 手术结果

与病人术前状态密切相关（见表 84－4）。

表 84－4　手　术　结　果

神经功能缺失	相同或改善	死　亡
完整或轻度	92%	0
中度缺损	80%	1(7%)
重度缺损	77%	3(13%)

84.5　颈动脉血管成形术/支架置入术

84.5.1　概述

Σ

对于有症状的病人，目前尚无研究足以证明在平均风险系数情况下，血管成形术/支架成形术比 CEA 有优势。而对这些病人的推荐治疗还是已被时间证明了的 CEA。

目前缺乏随机研究[57,58,93-96] 或非随机研究[58,97-105] 比较颈动脉成形术/支架成形术与 CEA 的优劣。

对于平均风险的病人,颈动脉成形术/支架成形术在短期安全性和长期有效性上同 CEA 相比的多中心随机研究的结果尚缺乏。已发表的一些研究因为差异较大(临床及方法)以至于缺乏说服力,且没有长期随访。只有 SAPPHIRE 研究[57] 比较了 CEA 和支架成形术(运用远端栓塞保护装置),研究对象为中度到重度颈动脉狭窄伴有合并症的病人——这可能增加了 CEA 风险(属于 CEA 的高危人群),发现血管成形术/支架成形术并不劣于 CEA(风险在 3% 之内,$P=0.004$)(设定 30 天内卒中、死亡、心肌梗死,或为 31 天到 1 年之间因神经源性、一侧卒中等导致的死亡为主要终点)[57]。但是这一研究的方法也已经遭到了质疑[106-108]。

一项 2007 年的循证医学回顾得出结论:现有的数据很难诠释颈动脉血管成形术/支架成形术,并且不支持改变目前临床的实际应用,仍推荐用 CEA 治疗适合的颈动脉狭窄[109]。

84.5.2 血管成形术/支架成形术的手术指征

颈动脉支架成形术需在技术条件纯熟的情况下进行,以下情况需考虑支架成形术,而不是 CEA[110]:

1. 严重血管和心脏并发症:
(1) 充血性心力衰竭(NYHA 分级Ⅲ/Ⅳ级)和(或)已知的重度左心衰竭者。
(2) 6 周内需要行开胸心脏手术者。
(3) 近期心肌梗死者(24 小时至 4 周)。
(4) 不稳定性心绞痛(CCS 分级Ⅲ/Ⅳ级)。
(5) 对侧颈动脉闭塞。
2. 特殊情况:
(1) 对侧喉神经麻痹。
(2) 颈部放射治疗。
(3) 既往 CEA 治疗过再狭窄复发。
(4) 颈内动脉颈段位置较高/颈总动脉的病变低于锁骨。
(5) 重度的串联病灶。
(6) 年龄大于 80 岁。
(7) 严重的肺部疾病。
2009 年欧洲血管外科协会(ESVS)指南指出:颈动脉血管成形术/支架成

84

形术适用于：对侧喉神经麻痹，既往根治性颈部清除术或颈部 XRT，既往 CEA（再狭窄）颈动脉分叉高或病变向颅内的延伸等，前提是围介入治疗期的卒中或死亡发生率不比 CEA 的发生率高（Class C 推荐）[88]。

AHA 指南指出，在有症状的高危病人中，血管成形术/支架形成术可能是 CEA 的合理的替代方案。然而他们强调，仍然不确定该类型的病人是否可选任意一种治疗方式[111]。

（于嵩林　杨子文）

参考文献

[1] Moulin T, Cattin F, Crépin-Leblond T, et al. Early CT Signs in Acute Middle Cerebral Artery Infarction: Predictive Value for Subsequent Infarct Locations and Outcome. Neurology. 1996; 47:366-375

[2] Marks MP, Holmgren EB, Fox AJ, Patel S, von Kummer R, Froehlich J. Evaluation of early computed tomographic findings in acute ischemic stroke. Stroke. 1999; 30:389-392

[3] Tomandl BF, Klotz E, Handschu R, Stemper B, Reinhardt F, Huk WJ, Eberhardt KE, Fateh-Moghadam S. Comprehensive imaging of ischemic stroke with multisection CT. Radiographics. 2003; 23:565-592

[4] Wall SD, Brant-Zawadzki M, Jeffrey RB, Barnes B. High Frequency CT Findings Within 24 Hours After Cerebral Infarction. AJR. 1982; 138:307-311

[5] Aarabi B, Long DM. Dynamics of Cerebral Edema. J Neurosurg. 1979; 51:779-784

[6] Gacs G, Fox AJ, Barnett HJM, Vinuela F. CT Visualization of Intracranial Thromboembolism. Stroke. 1983; 14:756-762

[7] Tomsick TA, Brott TG, Olinger CP, Adams H, et al. Hyperdense Middle Cerebral Artery: Incidence and Quantitative Significance. Neuroradiology. 1989; 31:312-315

[8] Manelfe C, Larrue V, von Kummer R, et al. Association of Hyperdense Middle Cerebral Artery Sign With Clinical Outcome in Patients Treated With Plasminogen Activator. Stroke. 1999; 30:769-772

[9] Sims JR, Rordorf G, Smith EE, Koroshetz WJ, Lev MH, Buonanno F, Schwamm LH. Arterial occlusion revealed by CT angiography predicts NIH stroke score and acute outcomes after IV tPA treatment. AJNR Am J Neuroradiol. 2005; 26:246-251

[10] Nabavi DG, Cenic A, Craen RA, Gelb AW, Bennett JD, Kozak R, Lee TY. CT assessment of cerebral perfusion: experimental validation and initial clinical experience. Radiology. 1999; 213:141-149

[11] Elster AD, Moody DM. Early Cerebral Infarction: Gadopentetate Dimeglumine Enhancement. Radiology. 1990; 177:627-632

[12] Barber PA, Darby DG, Desmond PM, Yang Q, Gerraty RP, Jolley D, Donnan GA, Tress BM, Davis SM. Prediction of stroke outcome with echoplanar perfusion- and diffusion-weighted MRI. Neurology. 1998; 51:418-426

[13] Lassen NA. Control of Cerebral Circulation in Health and Disease. Circ Res. 1974; 34:749-760

[14] Brott T, Adams HP, Ollinger CP, et al. Measurements of Acute Cerebral Infarction: A Clinical Examination Scale. Stroke. 1991; 20:864-870

[15] Lyden P, Brott T, Tilley B, et al. Improved reliability of the NIH stroke scale using video training. Stroke. 1994; 25:2220-2226

[16] The National Institute of Neurological Disorders and Stroke rt-PA Stroke Study Group. Tissue plasminogen activator for acute ischemic stroke. N Engl J Med. 1995; 333:1581-1587

[17] Kwiatkowski TG, Libman RB, Frankel M, et al. Effects of plasminogen activator for acute ischemic stroke at one year. N Engl J Med. 1999; 340:1781-1787

[18] Hacke W, Kaste M, Fieschi C, et al. Randomized double-blind placebo-controlled trial of thrombolytic therapy with intravenous alteplase in acute ischemic stroke (ECASS II). Lancet. 1998; 352:1245-1251

[19] Lansberg MG, Bluhmki E, Thijs VN. Efficacy and safety of tissue plasminogen activator 3 to 4.5 hours after acute ischemic stroke: a metaanalysis. Stroke. 2009; 40:2438-2441

[20] Saver JL. Hemorrhage after thrombolytic therapy for stroke: the clinically relevant number needed to harm. Stroke. 2007; 38:2279-2283

[21] Benedict SL, Ni OK, Schloesser P, White KS, Bale JF, Jr. Intra-arterial thrombolysis in a 2-year-old with cardioembolic stroke. J Child Neurol. 2007; 22:225-227

[22] Fisher M, Hachinski V. European Cooperative Acute Stroke Study III: support for and questions about a truly emerging therapy. Stroke. 2009; 40:2262-2263

[23] Barreto AD, Martin-Schild S, Hallevi H, Morales MM, Abraham AT, Gonzales NR, Illoh K, Grotta JC, Savitz SI. Thrombolytic therapy for patients who wake-up with stroke. Stroke. 2009; 40:827-832

[24] Toni D, Fiorelli M, Bastianello S, et al. Hemorrhagic transformation of brain infarct: Predictability in the first 5 hours from stroke onset and influence on clinical outcome. Neurology. 1996; 46:341-345

[25] The National Institute of Neurological Disorders and Stroke rt-PA Stroke Study Group. Intracerebral hemorrhage after intravenous t-PA therapy for ischemic stroke. Stroke. 1997; 28:2109-2118

[26] Paciaroni M, Agnelli G, Corea F, Ageno W, Alberti A, Lanari A, Caso V, Micheli S, Bertolani L, Venti M, Palmerini F, Biagini S, Comi G, Previdi P, Silvestrelli G. Early hemorrhagic transformation of brain infarction: rate, predictive factors, and influence on clinical outcome: results of a prospective multicenter study. Stroke. 2008; 39:2249-2256

[27] Campbell BC, Mitchell PJ, Kleinig TJ, Dewey HM, Churilov L, Yassi N, Yan B, Dowling RJ, Parsons MW, Oxley TJ, Wu TY, Brooks M, Simpson MA, Miteff F, Levi CR, Krause M, Harrington TJ, Faulder KC, Steinfort BS, Priplinger M, Ang T, Scroop R, Barber PA, McGuinness B, Wijeratne T, Phan TG, Chong W, Chandra RV, Bladin CF, Badve M, Rice H, de Villiers L, Ma H, Desmond PM, Donnan GA, Davis SM. Endovascular therapy for ischemic stroke with perfusion-imaging selection. N Engl J Med. 2015; 372:1009-1018

[28] Goyal M, Demchuk AM, Menon BK, Eesa M, Rempel JL, Thornton J, Roy D, Jovin TG, Willinsky RA, Sapkota BL, Dowlatshahi D, Frei DF, Kamal NR, Montanera WJ, Poppe AY, Ryckborst KJ, Silver FL, Shuaib A, Tampieri D, Williams D, Bang OY, Baxter BW, Burns PA, Choe H, Heo JH, Holmstedt CA, Jankowitz B, Kelly M, Linares G, Mandzia JL, Shankar J, Sohn SI, Swartz RH, Barber PA, Coutts SB, Smith EE, Morrish WF, Weill A, Subramaniam S, Mitha AP, Wong JH, Lowerison MW, Sajobi TT, Hill MD. Randomized assessment of rapid endovascular

treatment of ischemic stroke. N Engl J Med. 2015; 372:1019–1030

[29] Berkhemer OA, Fransen PS, Beumer D, van den Berg LA, Lingsma HF, Yoo AJ, Schonewille WJ, Vos JA, Nederkoorn PJ, Wermer MJ, van Walderveen MA, Staals J, Hofmeijer J, van Oostayen JA, Lycklama a Nijeholt GJ, Boiten J, Brouwer PA, Emmer BJ, de Bruijn SF, van Dijk LC, Kappelle LJ, Lo RH, van Dijk EJ, de Vries J, de Kort PL, van Rooij WJ, van den Berg JS, van Hasselt BA, Aerden LA, Dallinga RJ, Visser MC, Bot JC, Vroomen PC, Eshghi O, Schreuder TH, Heijboer RJ, Keizer K, Tielbeek AV, den Hertog HM, Gerrits DG, van den Berg-Vos RM, Karas GB, Steyerberg EW, Flach HZ, Marquering HA, Sprengers ME, Jenniskens SF, Beenen LF, van den Berg R, Koudstaal PJ, van Zwam WH, Roos YB, van der Lugt A, van Oostenbrugge RJ, Majoie CB, Dippel DW. A randomized trial of intraarterial treatment for acute ischemic stroke. N Engl J Med. 2015; 372:11–20

[30] Fransen PS, Beumer D, Berkhemer OA, van den Berg LA, Lingsma H, van der Lugt A, van Zwam WH, van Oostenbrugge RJ, Roos YB, Majoie CB, Dippel DW. MR CLEAN, a multicenter randomized clinical trial of endovascular treatment for acute ischemic stroke in the Netherlands: study protocol for a randomized controlled trial. Trials. 2014; 15. DOI: 10.1186/1745-6215-15-343

[31] Brott T, Reed RL. Intensive care for acute stroke in the community hospital setting: The first 24 hours. Stroke. 1989; 20:694–697

[32] Pulsinelli WA, Levy DE, Sigsbee B, Scherer B, et al. Increased damage after ischemic stroke in patients with hyperglycemia with or without established diabetes mellitus. Am J Med. 1983; 74:540–544

[33] Tracey F, Crawford VLS, Lawson JT, Buchanan KD, Stour RW. Hyperglycemia and mortality from acute stroke. Quart J Med. 1993; 86:439–446

[34] Wass CT, Lanier WL. Glucose Modulation of Ischemic Brain Injury: Review and Clinical Recommendations. Mayo Clin Proc. 1996; 71:801–812

[35] Swanson RA. Intravenous heparin for acute stroke. What can we learn from the megatrials? Neurology. 1999; 52:1746–1750

[36] Duke RJ, Bloch RF, Turpie AG, et al. Intravenous heparin for the prevention of stroke progression in acute partial stable stroke. Ann Intern Med. 1986; 105:825–828

[37] Barer D. Interpretation of IST and CAST stroke trials. Lancet. 1997; 350

[38] Genton E, Barnett HJM, Fields WS, et al. Cerebral Ischemia: The Role of Thrombosis and of Antithrombotic Therapy. Stroke. 1977; 8:150–175

[39] Scheinberg P. Heparin Anticoagulation. Stroke. 1989; 20:173–174

[40] Phillips SJ. An Alternative View of Heparin Anticoagulation in Acute Focal Brain Ischemia. Stroke. 1989; 20:295–298

[41] Ramirez-Lassepas M, Quiñones MR, Nino HH. Treatment of acute ischemic stroke: Open trial with continuous intravenous heparinization. Arch Neurol. 1986; 43:386–390

[42] Chassin MR. Appropriate Use of Carotid Endarterectomy. N Engl J Med. 1998; 339:1468–1471

[43] The North American Symptomatic Carotid Endarterectomy Trial. Beneficial Effect of Carotid Endarterectomy in Symptomatic Patients with High-Grade Carotid Stenosis. N Engl J Med. 1991; 325:445–453

[44] The European Carotid Surgery Trialists' Collaborative Group. Randomized Trial of Endartectomy for Recently Symptomatic Carotid Stenosis: Final Results of the MRC European Carotid Surgery Trial (ECST). Lancet. 1998; 351:1379–1387

[45] Barnett HJM, Taylor W, Eliasziw M, et al. Benefit of Carotid Endarterectomy in Patients with Symptomatic Moderate or Severe Stenosis. N Engl J Med. 1998; 339:1415–1425

[46] The European Carotid Surgery Trialists' Collaborative Group. Endartectomy for Moderate Symptomatic Carotid Stenosis: Interim Results of the MRC European Carotid Surgery Trial. Lancet. 1996;

347:1591–1593

[47] Halliday A, Mansfield A, Marro J, Peto C, Peto R, Potter J, Thomas D. Prevention of disabling and fatal strokes by successful carotid endarterectomy in patients without recent neurological symptoms: randomised controlled trial. Lancet. 2004; 363:1491–1502

[48] The Executive Committee for the Asymptomatic Carotid Atherosclerosis Study. Endarterectomy for Asymptomatic Carotid Artery Stenosis. JAMA. 1995; 273:1421–1428

[49] Haynes RB, Taylor DW, Sackett DL, et al. Prevention of Functional Impairment by Endarterectomy for Symptomatic High-Grade Stenosis. Lancet. 1994; 351:1379–1387

[50] Faries PL, Chaer RA, Patel S, Lin SC, DeRubertis B, Kent KC. Current management of extracranial carotid artery disease. Vasc Endovascular Surg. 2006; 40:165–175

[51] Rouleau PA, Huston J, III, Gilbertson J, Brown RD,Jr, Meyer FB, Bower TC. Carotid artery tandem lesions: frequency of angiographic detection and consequences for endarterectomy. AJNR Am J Neuroradiol. 1999; 20:621–625

[52] Bond R, Rerkasem K, Rothwell PM. Systematic review of the risks of carotid endarterectomy in relation to the clinical indication for and timing of surgery. Stroke. 2003; 34:2290–2301

[53] Rothwell PM, Eliasziw M, Gutnikov SA, Warlow CP, Barnett HJ. Endarterectomy for symptomatic carotid stenosis in relation to clinical subgroups and timing of surgery. Lancet. 2004; 363:915–924

[54] Bartoli MA, Squarcioni C, Nicoli F, Magnan PE, Malikov S, Berger L, Lerussi GB, Branchereau A. Early carotid endarterectomy after intravenous thrombolysis for acute ischaemic stroke. Eur J Vasc Endovasc Surg. 2009; 37:512–518

[55] Nguyen LL, Conte MS, Reed AB, Belkin M. Carotid endarterectomy: who is the high-risk patient? Semin Vasc Surg. 2004; 17:219–223

[56] Kang JL, Chung TK, Lancaster RT, Lamuraglia GM, Conrad MF, Cambria RP. Outcomes after carotid endarterectomy: is there a high-risk population? A National Surgical Quality Improvement Program report. J Vasc Surg. 2009; 49:331–8, 339 e1; discussion 338-9

[57] Yadav JS, Wholey MH, Kuntz RE, Fayad P, Katzen BT, Mishkel GJ, Bajwa TK, Whitlow P, Strickman NE, Jaff MR, Popma JJ, Snead DB, Cutlip DE, Firth BG, Ouriel K. Protected carotid-artery stenting versus endarterectomy in high-risk patients. N Engl J Med. 2004; 351:1493–1501

[58] Gray WA, Hopkins LN, Yadav S, Davis T, Wholey M, Atkinson R, Cremonesi A, Fairman R, Walker G, Verta P, Popma J, Virmani R, Cohen DJ. Protected carotid stenting in high-surgical-risk patients: the ARCHeR results. J Vasc Surg. 2006; 44:258–268

[59] Spetzler RF, Martin N, Hadley MN, et al. Microsurgical Endarterectomy Under Barbiturate Protection: A Prospective Study. J Neurosurg. 1986; 65:63–73

[60] Mayo Asymptomatic Carotid Endarterectomy Study Group. Results of a Randomized Controlled Trial of Carotid Endarterectomy for Asymptomatic Carotid Stenosis. Mayo Clin Proc. 1992; 67:513–518

[61] Harker LA, Bernstein EF, Dilley RB, Scala TE, et al. Failure of Aspirin plus Dipyridamole to Prevent Restenosis After Carotid Endarterectomy. Ann Int Med. 1992; 116:731–736

[62] McPhee JT, Hill JS, Ciocca RG, Messina LM, Eslami MH. Carotid endarterectomy was performed with lower stroke and death rates than carotid artery stenting in the United States in 2003 and 2004. J Vasc Surg. 2007; 46:1112–1118

[63] Branch CL, Davis CH. False Aneurysm Complicating Carotid Endarterectomy. Neurosurgery. 1986; 19:421–425

[64] McCollum CH, Wheeler WG, Noon GP, et al. Aneurysms of the Extracranial Carotid Artery. Am J Surg. 1979; 137:196–200

[65] Welling RE, Taha A, Goel T, et al. Extracranial Caro-

84

tid Artery Aneurysms. Surgery. 1983; 93:319–323

[66] Brott TG, Labutta RJ, Kempczinski RF. Changing Patterns in the Practice of Carotid Endarterectomy in a Large Metropolitan Area. JAMA. 1986; 255:2609–2612

[67] Reigel MM, Hollier LH, Sundt TM, et al. Cerebral Hyperperfusion Syndrome: A Cause of Neurologic Dysfunction After Carotid Endarterectomy. J Vasc Surg. 1987; 5:628–634

[68] Piepgras DG, Morgan MK, Sundt TM, et al. Intracerebral Hemorrhage After Carotid Endarterectomy. J Neurosurg. 1988; 68:532–536

[69] Ascher E, Markevich N, Schutzer RW, Kallakuri S, Jacob T, Hingorani AP. Cerebral hyperperfusion syndrome after carotid endarterectomy: predictive factors and hemodynamic changes. J Vasc Surg. 2003; 37:769–777

[70] Sundt TM. Occlusive Cerebrovascular Disease. Philadelphia: W. B. Saunders; 1987

[71] Kieburtz K, Ricotta JJ, Moxley RT. Seizures Following Carotid Endarterectomy. Arch Neurol. 1990; 47:568–570

[72] Sundt TM, Sharbrough FW, Piepgras DG, et al. Correlation of Cerebral Blood Flow and Electroencephalographic Changes During Carotid Endarterectomy. Mayo Clin Proc. 1981; 56:533–543

[73] Wilkinson JT, Adams HP, Wright CB. Convulsions After Carotid Endarterectomy. JAMA. 1980; 244:1827–1828

[74] Bernstein EF, Humber PB, Collins GM, et al. Life expectancy and late stroke following carotid enderterectomy. Ann Surg. 1983; 198:80–86

[75] Callow AD. Recurrent Stenosis After Carotid Endarterectomy. Arch Surg. 1982; 117:1082–1085

[76] Dolan JG, Mushlin AI. Hypertension, Vascular Headaches, and Seizures After Carotid Endarterectomy. Arch Intern Med. 1984; 144:1489–1491

[77] Caplan LR, Skillman J, Ojemann R, Fields W. Intracerebral Hemorrhage Following Carotid Endarterectomy: A Hypertensive Complication. Stroke. 1979; 9:457–460

[78] Sajid MS, Vijaynagar B, Singh P, Hamilton G. Literature review of cranial nerve injuries during carotid endarterectomy. Acta Chir Belg. 2007; 107:25–28

[79] Imparato AM, Bracco A, Kim GE, Bergmann L. The Hypoglossal Nerve in Carotid Arterial Reconstructions. Stroke. 1972; 3:576–578

[80] Skydell JL, Machleder HI, Baker JD, et al. Incidence and Mechanism of Postcarotid Endarterectomy Hypertension. Arch Surg. 1987; 122:1153–1155

[81] Lehv MS, Salzman EW, Silen W. Hypertension Complicating Carotid Endarterectomy. Stroke. 1970; 1:307–313

[82] Baker WH, Bergan JJ, Yao JST. In: Management of stroke during and after carotid surgery. Cerebrovascular Insufficiency. New York: Grune and Stratton; 1983:481–495

[83] Zuccarello M, Yeh H-S, Tew JM. Morbidity and Mortality of Carotid Endarterectomy under Local Anesthesia: A Retrospective Study. Neurosurgery. 1988; 23:445–450

[84] Lee KS, Courtland CH, McWhorter JM. Low Morbidity and Mortality of Carotid Endarterectomy Performed with Regional Anesthesia. J Neurosurg. 1988; 69:483–487

[85] Forssell C, Takolander R, Bergqvist D, et al. Local Versus General Anesthesia in Carotid Surgery. A Prospective Randomized Study. Eur J Vasc Surg. 1989; 3:503–509

[86] Lewis SC, Warlow CP, Bodenham AR, Colam B, Rothwell PM, Torgerson D, Dellagrammaticas D, Horrocks M, Liapis C, Banning AP, Gough M, Gough MJ. General anaesthesia versus local anaesthesia for carotid surgery (GALA): a multicentre, randomised controlled trial. Lancet. 2008; 372:2132–2142

[87] Rerkasem K, Rothwell PM. Local versus general anaesthesia for carotid endarterectomy. Cochrane Database Syst Rev. 2008. DOI: 10.1002/14651858. CD000126.pub3

[88] Liapis CD, Bell PR, Mikhailidis D, Sivenius J, Nico-

laides A, Fernandes e Fernandes J, Biasi G, Norgren L. ESVS guidelines. Invasive treatment for carotid stenosis: indications, techniques. Eur J Vasc Endovasc Surg. 2009; 37:1–19

[89] Bond R, Rerkasem K, AbuRahma AF, Naylor AR, Rothwell PM. Patch angioplasty versus primary closure for carotid endarterectomy. Cochrane Database Syst Rev. 2004. DOI: 10.1002/14651858. CD000160.pub2

[90] Karkos CD, Hernandez-Lahoz I, Naylor AR. Urgent carotid surgery in patients with crescendo transient ischaemic attacks and stroke-in-evolution: a systematic review. Eur J Vasc Endovasc Surg. 2009; 37:279–288

[91] Walters BB, Ojemann RG, Heros RC. Emergency Carotid Endarterectomy. J Neurosurg. 1987; 66:817–823

[92] Mayo Asymptomatic Carotid Endarterectomy Study Group. Results of a randomized controlled trial of carotid endarterectomy for asymptomatic carotid stenosis. Mayo Clin Proc. 1992; 67:513–518

[93] CAVATAS Investigators. Endovascular versus surgical treatment in patients with carotid stenosis in the Carotid and Vertebral Artery Transluminal Angioplasty Study (CAVATAS): a randomised trial. Lancet. 2001; 357:1729–1737

[94] Alberts MJ. Results of a multicenter prospective randomized trial of carotid artery stenting vs. carotid endarterectomy. Stroke. 2001; 32

[95] Mas JL, Chatellier G, Beyssen B, Branchereau A, Moulin T, Becquemin JP, Larrue V, Lievre M, Leys D, Bonneville JF, Watelet J, Pruvo JP, Albucher JF, Viguier A, Piquet P, Garnier P, Viader F, Touze E, Giroud M, Hosseini H, Pillet JC, Favrole P, Neau JP, Ducrocq X. Endarterectomy versus stenting in patients with symptomatic severe carotid stenosis. N Engl J Med. 2006; 355:1660–1671

[96] Ringleb PA, Allenberg J, Bruckmann H, Eckstein HH, Fraedrich G, Hartmann M, Hennerici M, Jansen O, Klein G, Kunze A, Marx P, Niederkorn K, Schmiedt W, Solymosi L, Stingele R, Zeumer H, Hacke W. 30 day results from the SPACE trial of stent-protected angioplasty versus carotid endarterectomy in symptomatic patients: a randomised non-inferiority trial. Lancet. 2006; 368:1239–1247

[97] CaRESS Steering Committee. Carotid Revascularization Using Endarterectomy or Stenting Systems (CaRESS) phase I clinical trial: 1-year results. J Vasc Surg. 2005; 42:213–219

[98] White CJ, Iyer SS, Hopkins LN, Katzen BT, Russell ME. Carotid stenting with distal protection in high surgical risk patients: the BEACH trial 30 day results. Catheter Cardiovasc Interv. 2006; 67:503–512

[99] Safian RD, Bresnahan JF, Jaff MR, Foster M, Bacharach JM, Maini B, Turco M, Myla S, Eles G, Ansel GM. Protected carotid stenting in high-risk patients with severe carotid artery stenosis. J Am Coll Cardiol. 2006; 47:2384–2389

[100] Hill MD, Morrish W, Soulez G, Nevelsteen A, Maleux G, Rogers C, Hauptmann KE, Bonafe A, Beyar R, Gruberg L, Schofer J. Multicenter evaluation of a self-expanding carotid stent system with distal protection in the treatment of carotid stenosis. AJNR Am J Neuroradiol. 2006; 27:759–765

[101] Fairman R, Gray WA, Scicli AP, Wilburn O, Verta P, Atkinson R, Yadav JS, Wholey M, Hopkins LN, Raabe R, Barnwell S, Green R. The CAPTURE registry: analysis of strokes resulting from carotid artery stenting in the post approval setting: timing, location, severity, and type. Ann Surg. 2007; 246:551–6; discussion 556-8

[102] Iyer SS, White CJ, Hopkins LN, Katzen BT, Safian R, Wholey MH, Gray WA, Ciocca R, Bachinsky WB, Ansel G, Joye JD, Russell ME. Carotid artery revascularization in high-surgical-risk patients using the Carotid WALLSTENT and FilterWire EX/EZ: 1-year outcomes in the BEACH Pivotal Group. J Am Coll Cardiol. 2008; 51:427–434

[103] Bosiers M, Peeters P, Deloose K, Verbist J, Sievert H, Sugita J, Castriota F, Cremonesi A. Does carotid

artery stenting work on the long run: 5-year results in high-volume centers (ELOCAS Registry). J Cardiovasc Surg (Torino). 2005; 46:241–247

[104] Theiss W, Hermanek P, Mathias K, Ahmadi R, Heuser L, Hoffmann FJ, Kerner R, Leisch F, Sievert H, von Sommoggy S. Pro-CAS: a prospective registry of carotid angioplasty and stenting. Stroke. 2004; 35:2134–2139

[105] Zahn R, Roth E, Ischinger T, Mark B, Hochadel M, Zeymer U, Haerten K, Hauptmann KE, von Leitner ER, Schramm A, Kasper W, Senges J. Carotid artery stenting in clinical practice results from the Carotid Artery Stenting (CAS)-registry of the Arbeitsgemeinschaft Leitende Kardiologische Krankenhausarzte (ALKK). Z Kardiol. 2005; 94:163–172

[106] Goldstein LB. New data about stenting versus endarterectomy for symptomatic carotid artery stenosis. Curr Treat Options Cardiovasc Med. 2009; 11:232–240

[107] Fayad P. Endarterectomy and stenting for asymp-

tomatic carotid stenosis: a race at breakneck speed. Stroke. 2007; 38:707–714

[108] Naylor AR, Bell PR. Treatment of asymptomatic carotid disease with stenting: con. Semin Vasc Surg. 2008; 21:100–107

[109] Ederle J, Featherstone RL, Brown MM. Percutaneous transluminal angioplasty and stenting for carotid artery stenosis. Cochrane Database Syst Rev. 2007. DOI: 10.1002/14651858.CD000515.pub3

[110] Cremonesi A, Setacci C, Bignamini A, Bolognese L, Briganti F, Di Sciascio G, Inzitari D, Lanza G, Lupattelli L, Mangiafico S, Pratesi C, Reimers B, Ricci S, de Donato G, Ugolotti U, Zaninelli A, Gensini GF. Carotid artery stenting: first consensus document of the ICCS-SPREAD Joint Committee. Stroke. 2006; 37:2400–2409

[111] Goldstein LB, Adams R, Alberts MJ, Appel LJ, Brass LM, Bushnell CD, Culebras A, Degraba TJ, Gorelick PB, Guyton JR, Hart RG, Howard G, Kelly-Hayes M, Nixon JV, Sacco RL. Primary prevention of ischemic stroke. Stroke. 2006; 37:1583–1633

84

85 特殊情况

85.1 颈动脉完全闭塞

85.1.1 概述

颈动脉供血区卒中或一过性缺血性发作(TIA)病人中的10%～15%存在颈动脉闭塞,相当于美国每年大约61 000例首次卒中和19 000例TIA发作的病人。对存在症状性卒中的颈动脉狭窄病人再次卒中的预防仍然具有难度。所有卒中的再次卒中年发生率为7%,颈动脉梗阻侧的缺血性卒中年发生率为5.9%[1]。尽管用抗血小板聚集剂和抗凝剂治疗,这些风险仍然存在[2]。无症状性颈动脉闭塞的患病率尚不清楚,且无症状的颈动脉闭塞同侧卒中的发生率可以忽略不计[3]。

85.1.2 临床表现

急性颈动脉闭塞卒中可见以下三种类型:

1. 血栓残留:导致皮层梗死。血栓通常进入颈外动脉(血流量更大,ICA的反流可能一开始阻止了栓子进入ICA),之后可能发生ICA血栓。

2. 整个半球的卒中。

3. 分水岭梗死。

有症状的病人中[4]:轻偏瘫性TIA 53%、失语性TIA 34%、有固定性神经功能缺损21%、进行性TIA 21%、一过性黑矇17%、急性偏瘫6%。有27%无症状[5]。病人可以出现所谓颈动脉闭塞的"缓慢颈动脉卒中",即间断进展的卒中。

85.1.3 自然病史

见参考文献[6]。

有轻度功能缺损且血管造影已证实ICA闭塞的病人,卒中的年发病率(两组研究)为3%或5%(其中闭塞侧为2%和3.3%)。对于急性ICA闭塞及有明显神经功能缺损者,2%～12%可恢复较好,40%～69%仍有明显的功能缺损,16%～55%在随访期死亡。

85.1.4 急性颈动脉闭塞的血管内溶栓及支架治疗

个案报道及一系列的急性颈动脉闭塞血管内治疗的经验已经证实了这一技术的可行性。与单独使用静脉内溶栓治疗相比,卒中发生后的 6 小时内积极实施动脉内溶栓再通率可达 37%～100%,临床改善率为 53%～94%并不伴显著的出血[7-12]。尽管结果看来比较乐观,关于颈段颈动脉溶栓和(或)支架治疗的随机对照研究仍然是空白。

85.1.5 手术

可选择的方法包括:内膜剥脱术,Fogarty 带气囊导管取栓(动脉粥样硬化斑块远端血管小切口处,应用 2 号 French 导管带有 0.2 ml 气囊,沿着 ICA 往上 10～12 cm),颅内外旁路移植。血管的再通率与栓塞时间呈反比,慢性闭塞的 ICA 的再通率低,即使再通后症状改善也不明显。

确切判断闭塞的时间常常是不可能的,主要依赖临床背景,所以偶发的慢性闭塞也要包括进来。

颈外动脉(如通过眼支)或者对侧 ICA 对于岩骨及海绵窦段 ICA 的逆行灌注,对于手术是一种好的征象[4]。

■ **结果**[4]

文献中,32%(15 例/47 例)手术当时即失败(没有或者极少量回血),至少 3 例死亡。在当时成功的手术中,没有卒中也没有 TIA。术后 2 天内,通畅率 70%～100%,3～7 天 50%～100%,8～14 天 27%～58%,15～30 天 4%～61%,超过 1 个月(两组研究)20%～50%。

85.1.6 指南

急性神经功能缺损伴有完全闭塞者超过 2 小时,不应行急诊手术。神经状态极差(濒死/昏迷)是手术禁忌证。病人无持久性神经功能缺损者:尽可能及早手术。病人在近期颈动脉闭塞后,频发 TIA(尽管已行最佳药物治疗),MRI 无明确梗死灶,可考虑行旁路移植术。

85.2 小脑梗死

85.2.1 概述

相对少见(不管何种原因,所有 CT 扫描中仅占 0.6%[14])。小脑梗死根据部位可分为 PICA 分布区(小脑扁桃体和/或下蚓部),小脑上动脉分布区(小脑半球上部或上蚓部)和其他未明确区域[15]。出现脑干受压体征的病人中 80%将会在数小时到数天内死亡。

85

85.2.2　早期临床表现

大多数起病突然，没有先兆症状[16]。发病前 12 小时的特点是病情不会有进展。早期表现来源于小脑本身的病变（缺血性梗死或出血）：

1. 症状：
(1) 头晕或眩晕。
(2) 恶心/呕吐。
(3) 平衡障碍，经常跌倒及不能爬起。
(4) 头痛（一项研究表明并不经常出现[16]）。
2. 体征：
(1) 躯干和四肢共济失调。
(2) 眼震。
(3) 构音困难。

85.2.3　晚期临床表现

小脑梗死病人继续发展，出现颅后窝压力增高（小脑水肿或血块引起占位效应造成），伴有脑干受压（尤其是脑桥后部）。通常是在发病后 12～96 小时之间出现临床症状。压迫中脑导水管可引起急性脑积水和随之而来的颅内压增高。

85.2.4　影像学研究

CT 扫描：这些病人早期很正常。可有颅后窝拥挤的轻微表现：基底池（脚间池）、第四脑室受压迫、阻塞或出现脑积水。

MRI（包括 DWI）：对缺血更敏感，尤其是在颅后窝。

85.2.5　手术指征

一旦出现下面的体征[17]，如果药物治疗无效，需立即行手术减压（见下文）。了解延髓外侧综合征很重要（LMS）（见章节 83.4），因其可能经常伴随着小脑梗死。LMS 的症状通常从发病即存在（吞咽困难，构音障碍，Horner 综合征，同侧面麻木，交叉的感觉丧失等），并不伴随着感觉的变化。如发生 LMS，则不需手术减压，因为它表示原发性脑干缺血而非受压迫。

在没有干预的情况下临床表现会大致按下列顺序依次出现：
1. 展神经（Ⅵ）麻痹。
2. 同向凝视障碍（压迫展神经核和侧视中枢）。
3. 周围性面瘫（面神经丘受压）。
4. 思维混乱及嗜睡（可能与脑积水有关）。
5. Babinski 征。

6. 偏瘫。

7. 昏睡。

8. 瞳孔小,但有对光反射。

9. 昏迷。

10. 强直→松弛。

11. 呼吸不规律。

85.2.6 小脑梗死的枕下去骨瓣减压

与幕上占位引起脑疝的情况不同,一些研究报道,由于脑干直接受压而造成深度昏迷的病人,立即手术可能会恢复得很好[17-19]。参见章节 87.9.2。

手术选择行枕下减压术,术中将枕大孔打开,剪开硬脑膜后梗死的脑组织会像"牙膏"样流出,很容易吸除。不要单纯行脑室引流,因为这会引起小脑上疝(见章节 18.4.3),而且也不会减轻脑干受压。

85.3 恶性大脑中动脉区域梗死

85.3.1 概述

该病有明显的症状,在卒中病人中约占 10% [20,21],死亡率可达 80% (主要死于严重的缺血后脑水肿→颅内压增高→脑疝)[21]。

病人通常出现严重半球卒中的症状(偏瘫、眼球固定、头偏转),通常最初 12 小时内 CT 检查可见大面积的脑梗死。病人入院后很快出现嗜睡,随后的 2 天内病情会逐渐加重,最后在卒中 2~4 天出现天幕疝。危险程度与下列因素有关:严重的意识障碍,明显的偏瘫,年龄在 45~50 岁及以上[22],早期 CT 扫描大脑中动脉分布区出现低密度的范围超过 50% [23],中线移位 8~10 mm 以上,早期脑沟回消失以及明显的大脑中动脉高密度征[22](见章节 84.2.2)。

神经外科医师可以参与这些病人的治疗,以降低致残率和死亡率。可选择以下方法治疗:

1. 常规控制颅内压的措施(无论有无颅内压监测仪):死亡率仍然较高,颅内压增高不是早期病情恶化的常见原因。

2. 半球切除术(见下文)。

3. 迄今为止,下面的治疗尚未证实能够改善预后:溶栓药,过度通气,甘露醇,巴比妥昏迷疗法。

85.3.2 半球切除治疗恶性大脑中动脉区域梗死

对于非优势半球的卒中,手术可将死亡率降低到 32% [24](文献报道的

死亡率是 $37\%^{[25]}$），而且令人吃惊的是偏瘫的比率也降低；而对于优势半球卒中，手术后仅有轻至中度失语（早期手术，尤其是在发生脑疝的相关变化之前进行的手术预后更好）。3 个随机对照试验 Meta 分析$^{[26]}$ 表明卒中 48 小时内行半球切除术会降低死亡率，术后神经功能恢复良好的比例也会升高。

适应证：没有绝对适应证。原则：

1. 年龄＜70 岁。

2. 非优势半球（主要为右侧）梗死要更加优先考虑手术。

3. 临床及 CT 证实有急性、完全性的 ICA 或 MCA 梗死以及将要出现或已经出现完全性的严重半球性脑水肿（入院后神经系统表现明显恶化，通常应考虑进行手术干预）。

手术方法：见章节 94.10。

85.4 心源性脑栓塞

85.4.1 概述

大约 6 个卒中病人中就有 1 名源于心脏栓子。栓子包含有富含纤维素的血栓（如由于心肌梗死或室壁瘤所致节段性心肌运动功能低下而引起的附壁血栓）、血小板（如非细菌性的血栓性心内膜炎）、钙化物质（如主动脉狭窄）或肿瘤颗粒（如心房黏液瘤）。

85.4.2 源于急性心肌梗死(AMI)

AMI 发病 1～2 周（栓子最常在这段时间形成）内约有 2.5% 的病人会出现卒中。其中前壁心肌梗死（发生率约为 6%）要比下壁心肌梗死（发生率约为 1%）更危险。

85.4.3 心房颤动(A-fib)

没有风湿病的房颤病人出现卒中的危险要增加 3～5 倍$^{[27]}$，其中未经治疗的病人每年约有 4.5% 出现卒中$^{[28]}$。在美国房颤的年发病率为 220 万。房颤病人出现卒中大约 75% 来源于左心房血栓$^{[29]}$。房颤病人出现卒中的独立危险因素有：年龄增长、以前有栓塞（卒中或 TIA）、高血压、糖尿病以及超声心动图提示有左心房增大或左心室功能不全$^{[27]}$。

对房颤病人行 CHADS2 系统评分被广泛证明有效$^{[30]}$，见表 85-1。对评分进行计算，其与风险评估的关系见表 85-2。对于 CHADS2 评分≥2，华法林治疗能够能起到有效的保护作用，可降低院外死亡率及院内卒中，MI 及出血的发生率（CI 0.61～0.91）$^{[31]}$。

表 85-1　CHADS2 评分

因　　素	分　值
充血性心力衰竭史	1
高血压史	1
年龄＞75 岁	1
糖尿病	1
二级预防:对有卒中或 TIA 病史的病人;并且绝大多数包括系统性栓塞事件	2

表 85-2　基于 CHADS2 评分的风险评估

CHADS2 评分	年卒中风险(%)
0	1.9
1	2.8
2	4
3	5.9
4	8.5
5	12.5
6	18.2

85.4.4　人工心脏瓣膜

使用人工心脏瓣膜且长期抗凝患者每年二尖瓣栓塞率为 3%,主动脉瓣为 1.5%。使用生物人工心脏瓣膜且无抗凝治疗的患者每年栓塞率为 2%～4%。

85.4.5　反常性栓塞

反常性栓塞可发生在卵圆孔未闭病人。卵圆孔未闭,在总人群中占 10%～18%,但在不明原因卒中的青壮年病人中高达 56%[32]。

85.4.6　心内膜炎

■ 诊断

血培养及经食管超声心动图(TEE)可协助诊断。

没有特异的神经系统表现能够区别这些病人。影像学表现为不同血管分布区域的多发性脑梗死灶高度怀疑此病。鉴别诊断包括:血管炎、颅内动脉粥样硬化(局灶性斑块,在以西式饮食为主的亚洲人群中更为常见)及颅内淋巴瘤病。

作为脑卒中的一个原因,心源性脑梗死(CBE)的诊断主要依赖于:可证明的潜在的心脏病因、没有脑血管疾病病史及非腔隙性梗死。

缺血性梗死出现大面积的出血改变更加提示可能存在 CBE,因为血块溶解,随后出现梗死脑组织的再灌注会引起上述改变。这种出血性的转变最常发生在 CBE 卒中后 48 小时内,在大面积的卒中病人中更常见。

■ 心脏病因的检查

多数医疗中心依靠超声心动图(不具备经食管超声)。通过严格的标准(如排除二尖瓣脱垂),大约 10% 的缺血性卒中病人通过超声能够发现潜在的心脏病,多数这样的病人会有其他的心脏病表现。临床上没有心脏病的卒中病人中仅 1.5% 有超声结果阳性;但其中年轻病人要高一些[33]。

心电图可以发现房颤,它在缺血性卒中病人中占 6%～24%,这样的病人出现卒中的危险会升高 5 倍(见下文)。

■ 治疗

CBE 是唯一的证实应用抗凝治疗可显著降低远期卒中发生率的疾病。

必须均衡对比再次栓塞(12% 的心源性栓塞卒中病人将在 2 周内出现第二次栓塞性卒中)与苍白性梗死转化为出血性梗死两者的风险。尚无研究表明早期抗凝治疗有明显益处。

推荐的抗凝治疗:

1. 如果应用抗凝剂,不应在可能为 CBE 卒中的第一个 48 小时应用。

2. CBE 卒中 48 小时后,使用抗凝剂前应行 CT 检查(排除出血)。

3. 抗凝剂不应在大面积梗死病人中应用。

4. 同时开始应用肝素和华法林。持续应用肝素 3 天而后转为华法林治疗(见抗凝治疗,章节 9.2.5)。

5. 用于减少继发栓塞和(或)出血的口服抗凝剂量尚未明确,正在补充数据,满意的 INR 值为 2～3。

6. 无症状房颤病人华法林治疗(Coumadin®)可将卒中危险减少 66%～86%[27,34]。阿司匹林的药效大约仅为华法林的一半,但对于那些没有相关危险因素(见章节 85.4)的病人来说也足够了[27]。

85.5　椎基底动脉供血不足(VBI)

85.5.1　概述

由大脑后循环(椎动脉、基底动脉及其分支)的血流量不足导致相应的症状和体征。

85.5.2　症状

表 85-3 为椎基底动脉供血不足(VBI)症状的记忆口诀。仅依据临床评

价来确定病变部位是非常不可靠的。

VBI 的诊断标准见表 85-4。

表 85-3 VBI 的 5"D"

- 跌倒发作（"Drop attack"）
- 复视（Diplopia）
- 构音不良（Dysarthria）
- 缺损（Defect）（视觉）
- 眩晕（Dizziness）

表 85-4 椎基底动脉供血不足诊断标准

要求有以下 2 个或更多的特点：
- 运动或感觉症状或两者均有，在同一事件中双侧症状同时出现
- 复视：脑干上方（中脑）动眼神经核附近的缺血
- 构音不良：低位脑干缺血
- 同侧偏盲：枕部皮质缺血（注意：为双眼同侧偏盲；而一过性黑矇为单眼）

对于体位改变引发短暂头晕发作的病人也可以考虑 VBI（眩晕用其他病因无法解释，如直立性低血压或良性位置性眩晕）。VBI 有时候可能由于椎动脉在 C1～C2 水平受压引起，见于以下几种情况：

1. 转动头部（见下文）。

2. 游离齿突小骨（见章节 64.5.4）。

3. 前向寰枢椎半脱位：如在类风湿关节炎病人中（见章节 75.1）。

4. 寰枢椎旋转半脱位（见章节 64.3.1）。

85.5.3 病理生理学

动脉粥样硬化及狭窄部位大多位于椎动脉起始部。

椎动脉供血不足症状可能由于：

1. 血流动力学不足（可能是最常见的病因），包括：

（1）锁骨下盗血（由于锁骨下动脉近端的狭窄引起的椎动脉逆行血流）。

（2）双侧椎动脉狭窄或一侧狭窄另一侧功能低下（如发育不良、闭塞或终止于 PICA）当侧支循环不充分时会引起远端血流降低。

2. 斑块溃疡引起的栓塞。

3. 脑干穿支的动脉粥样硬化性闭塞。

4. 椎基底部发育不良：文献中考虑为小脑卒中的可能病因。

85.5.4 自然病史

尚无临床研究准确地定义自然史，估计卒中率为每 5 年 22%～35%，或年 4.5%～7%[35]（一个未行血管造影的研究估计的卒中发生率为每 5 年 35%）。

椎基底动脉供血不足引起的 TIA 后一年内第一次卒中的发生率估计

为 22%[36]。

85.5.5 评估

充分的检查要求行选择性的四根血管的造影[37]，有时可行激进的策略（参见下文的"Bow Hunter 综合征"）。CTA 检查也可能有价值。

85.5.6 治疗

抗凝治疗是主要的药物治疗，其他替代治疗包括抗血小板药物如阿司匹林（有效性尚未证实[35,37]）。

外科治疗包括：

1. 椎动脉内膜剥脱术。

2. 将椎动脉改道至颈内动脉（行或不行颈动脉内膜剥脱术，行或不行大隐静脉移植）或改道至胸颈干或锁骨下动脉[38]。

3. 旁路移植（如枕动脉到 PICA 旁路移植术）。

4. 对于有游离齿突（Os odontoideum）的病人（见章节 64.5.4），C1～C2 后路关节固定术（见章节 95.5）可以预防潜在威胁生命的卒中。

85.6 Bow Hunter 卒中

85.6.1 概述

一种特殊类型的 VBI，由 Sorensen 在 1978 年命名[39]。Bow Hunter 卒中（BHS）：由于头部旋转[40]使得椎动脉间歇性闭塞引发血流动力学改变的 VBI〔从 TIA 到完全性梗死的缺血性后遗症（bow hunter 征）〕。可能在强制（如脊椎按摩疗法等[41]）或随意的头部旋转[42]时发生。

闭塞通常出现在旋转方向对侧的椎动脉，通常发生在 C1～C2 融合处（由于此部分椎动脉不可活动）[43]。但是其他部位也有类似报道[44,45]。

椎动脉闭塞时对于大部分病人而言可能不会出现症状，因为有对侧血流经对侧椎动脉和（或）Willis 环代偿。症状性的闭塞通常是因优势侧椎动脉受累[46]，但是也有可能为非优势侧的椎动脉[42]。大部分 BHS 病例发生在孤立性后循环的病人（后侧交通动脉不发达）。

BHS 也被认为是可能导致 SIDS 的原因之一[47]。

85.6.2 致病因子

1. 椎动脉外侧受压[45]：

（1）脊髓型颈椎病骨刺：特别是在横突孔部位[48]。

（2）肿瘤。

（3）纤维条带（例如：椎动脉进入 C6 的横突孔入口的近端[44]）。

（4）感染性疾病。

（5）外伤。

2. 椎动脉拴系：

（1）C1 或 C2 的横突孔。

（2）延动脉沟近端椎动脉入硬脑膜处。

3. 齿突发育不全[49]。

4. 血管动脉硬化性疾病。

85.6.3　诊断

由头部运动引发 VBI 症状的病人都要怀疑 BHS 的可能。由于椎动脉功能异常同样可引起眩晕和恶心，与此病非常难鉴别（身体旋转但头部保持不动不引起前庭症状有助于鉴别[50]）。

■ 动态脑血管造影（DCA）

注意：BHS 病人在进行 DCA 的过程中就可能出现严重的后果[43]。当头部由中立位转向对侧时，受累的椎动脉显示血流中断。颈动脉显影可见后交通动脉通畅和永存胚胎性血管吻合。

■ CT 血管成像（CTA）

需要注意的事项和 DCA 一样（见上文）。可能并非首选的诊断手段。如果 DCA 是阴性的，CTA 就不需要了。如果 DCA 是阳性结果，CTA 也许有助于指明动脉与骨性解剖的关系。

85.6.4　治疗

选择包括：

1. 抗凝治疗[50]。

2. 颈托：警示病人不要转头。

3. C1～C2 段受压的病人（见表 85-5）：

（1）C1～C2 融合：见章节 95.5。

（2）椎动脉减压：经后路 C1 椎板半切术[51]。

4. 其他部位受压：消除可能的压迫源（比如：切除束缚的韧带[44]，去掉骨刺[48]等）。

表 85-5　C1～C2 处 VA 闭塞的手术治疗的比较

方　式	优　势	劣　势
C1～C2 融合	消除症状成功率高	损失 50%～70% 的颈部旋转度，可能不舒服
VA 压迫松解术	不影响运动	33% 可能还有症状[52]

治疗推荐：对于 C1～C2 的压迫，建议椎动脉减压应考虑为首先治疗的措施。但术后需行 DCA 检查以明确转头时血管的通畅。对于临床治疗失败或 DCA 无法明确显示的病人可进行 C1～C2 融合治疗[43]。病人需要被告知每种方案的利弊。

85.7 脑血管静脉血栓

85.7.1 概述

三种形式的脑血管静脉性血栓(CVVT)(均可能导致静脉性梗死)：

1. 硬脑膜窦血栓(DST)。

2. 皮层静脉血栓。

3. 深静脉血栓。

85.7.2 病因

■ 部分病因

许多疾病可引起硬膜窦血栓形成，一些常见的疾病如下(见参考文献[53])：

1. 感染：

(1) 常为局限性，如中耳炎[54,55](引起耳源性脑积水——该术语现已弃用)、鼻窦炎、扁桃体周围脓肿、副鼻窦炎[56]。在没有抗生素的年代，CVVT 最常与慢性化脓性感染有关。

(2) 脑膜炎。

2. 妊娠及产褥期：见下文。

3. 计划生育药(BCP)(口服避孕药)[57]。

4. 脱水及恶病质(消耗性血栓形成)：包括烧伤和肿瘤疾病的恶病质。

5. 心脏病(包括充血性心力衰竭)。

6. 溃疡性结肠炎(UC)：1% 的溃疡性结肠炎病人伴有某种血栓性并发症(不一定在颅内)，并是约 33% 病人死亡的原因(常为肺栓塞)。

7. 结节性动脉周围炎。

8. 镰状红细胞特质。

9. 外伤(包括闭合性头部外伤)：见下文。

10. 医源性：如根治性颈部手术后[58]、经静脉放置起搏器、开颅术后。

11. 恶性肿瘤：包括骨髓增生性异常。

12. 高凝状态(如血栓病)：

(1) C 蛋白缺乏或对活性 C 蛋白有抵抗：遗传因子 V Leiden 突变可导致对活化 C 蛋白不敏感。在一些情况下，明显 C 蛋白缺乏可能是脱水的假象。

(2) 抗凝血酶Ⅲ缺乏。

　　（3）S 蛋白缺乏。

　　（4）抗磷脂抗体：与很多临床综合征有关：包括缺血性卒中、DVT、血小板减少症、系统性红斑狼疮 SLE。最为人知的抗体包括：

　　1）抗心磷脂抗体。

　　2）狼疮抗凝物。

　　（5）阵发性睡眠性血红蛋白尿（PNH）。

　　（6）纤维蛋白溶酶原缺乏。

　　（7）系统性红斑狼疮[60]。

　　（8）Ⅷ因子升高[61]：可以解释一些孕妇的 CVVT（见下文）。

　　13. 糖尿病：特别当有酮症酸中毒时。

　　14. 高胱氨酸尿：见章节 83.5.2。

　　15. 白塞综合征[62]：见章节 11.3.6。

　　16. 很少与腰椎穿刺有关。有报道称[63]，与遗传性抗活化的 C 蛋白有关（由于凝血因子 Ⅴ R506Q 突变（FV Leiden）。

　　在没有 BCP 等因素时，CVVT 高度考虑为骨髓增生异常引起。

■ 妊娠/围生期

　　产后头 2 周风险最大。一组研究[64]发现分娩 16 天后无一例发生 CVVT，在分娩妇女中的发病率为 1/10 000。病因可能与凝血因子含量增高有关（Ⅶ，Ⅹ，特别是Ⅷ因子[65]）。

■ 外伤

　　闭合性头外伤的少见后遗症[66]。CVVT 见于约 10% 累及脑的战伤。可以没有颅骨骨折。对于有头颅骨折或子弹等穿过静脉窦的病人应高度怀疑 CVVT。

85.7.3　硬膜窦和其他静脉累及的频率

　　硬脑膜窦和其他静脉血栓形成的相对频率。

　　1. 硬膜窦：

　　（1）上矢状窦（SSS）及左侧横窦（TS）（各 70%）。

　　（2）多个静脉窦：71%。

　　（3）下矢状窦：少见，1997 年报道第一例[67]。

　　（4）直窦[68]。

　　2. 浅表皮层静脉。

　　3. 深静脉系统（如大脑内静脉）。

　　4. 海绵窦[69,70]：少见。可能由于蝶窦炎引起海绵窦的血栓性静脉炎。MRI 可显示海绵窦的扩大和异常增强，T_2WI 像岩尖斜坡信号增加，ICA 海绵窦段狭窄[70]。

85.7.4 病理生理学

静脉血栓的形成减少了脑的静脉回流并且减少了病变区域的有效血流。这种静脉充血引起白质水肿,静脉压力的增加还可导致梗塞和(或)出血。它们都可提高颅内压。这样,临床表现可能是由于颅内高压,局限病变则与水肿和(或)出血相关。由静脉停滞引起的脑梗死称为静脉梗塞。

85.7.5 临床表现

临床表现见表 85 - 6。不具备有诊断价值的特殊表现,很多症状和体征是由于颅内压的增高引起。也可能表现一种综合征,在临床上很难与特发性颅内高压区别,见章节 49.1。

常合并有其他器官的血栓性疾病。

上矢状窦前 1/3 闭塞可以没有后遗症,在其之后则很容易出现静脉梗塞。上矢状窦中间部分的闭塞通常引起肌张力的增高,从痉挛性偏身→四肢肢瘫→去脑强直。后部分上矢状窦血栓形成引起视野缺损或皮质盲,或大片的脑梗死伴有脑水肿,可致死亡。横窦闭塞可以没有症状,除非对侧横窦发育不良,这时则表现与上矢状窦闭塞相似。

除了颅内高压引起的视物模糊和外展麻痹外,上矢状窦闭塞本身不会引起脑神经损伤。在颈静脉球的血栓形成可能压迫颈静脉孔的神经,引起声音嘶哑,发音不良,吞咽及呼吸困难(见 Vernet 综合征,章节 3.3)[71]。

表 85 - 6　硬膜窦血栓形成的表现

体征/症状	A 组[a]	B 组[a]
头痛	100%	74%
恶心呕吐	75%	—
癫痫发作	70%	29%
偏身麻痹	70%	34%
视乳头水肿	70%	45%
视物模糊	60%	—
意识变化	35%	26%

a A 组:20 个年轻女性[64];B 组:38 例法国病例[72]

85.7.6 DST 的诊断

■ **概述**

血管造影可以更好地证明残留的血流,且可以确认逆流区域。有时还可以因充盈缺损而发现血栓。CT(特别是 CTA)和 MRI 在发现血栓的部位上更有优势。当 CT 及 MRI 有提示的时候,血管造影常用作辅助检查[73]。

■ CT 扫描

• 平扫 CT

可能 10%～20%的 DST 病人是正常的,阳性发现有:

1. 窦及静脉的高密度[高密度的血凝块在皮层静脉中可产生"束带征"(cord sign),是脑静脉血栓形成的确诊性依据;仅见于 2/30 病人]。

2. "火焰样"出血(在脑实质内):见于 20%病人(对于脑内出血,如果其部位不是动脉瘤或高血压脑出血的部位,则要怀疑静脉窦血栓形成)。

3. 脑室减小:见于 50%病人。

4. 在轴向 CT 图像上,上矢状窦形成的血栓在窦后方近窦汇处会出现三角形高密度影[一些人称之为"三角(delta)征",但易与"空三角(empty delta)征"相混淆,见下文],未增强时明显的"空三角征"容易引起混淆,可见于 SSS 周围有血液时,例如蛛网膜下隙出血后,这被称为"假三角征(false delta sign)"或"伪三角征"(pseudodelta sign)[74]。建议:避免混淆"三角征"的变化,直接描述现象。

5. 白质水肿。

6. 上述变化双侧存在。

■ 静脉增强 CT

阳性发现有:

1. 增强后,窦周围的硬膜可能强化,35%病人的硬膜密度高于血凝块[75]。临近窦汇的这种表现可产生称为"空三角征"(empty delta sign)[76]的征象,但是有时也称"delta 征"。

2. 脑回增强见于 32%病人。

3. 深部(白质)静脉(侧支血流)高密度。

4. 小脑幕增强(常见)。

■ MRI

MRI 有利于诊断和随访。其可显示血流的缺少和血栓负荷,也能显示实质的变化。可鉴别静脉窦的闭塞与先天缺失。在显示脑水肿和非急性出血性变化上比 CT 更好。也可以帮助估计血栓块时间(表 85－7)。MR 血管造影可增加效用。MR 静脉造影术(MRV)往往过高估计闭塞程度。

表 85－7 静脉窦血栓形成的 MR 不同阶段表现

窦内血栓块的时间	有血栓的窦的改变	
	T_1WI	T_2WI
急性	等信号	降低(黑色),类似流空
亚急性	增加(最多)	增加(次多)
晚期(大于 10 天,再通)	黑色(流空)	黑色(流空)

▨ DST 血管造影

准确度与 MRI 接近,一些意见仍将其作为标准诊断方法。MRI 可能比血管造影有一定优点(譬如,血管造影中发育不良的横窦可能不显示,或不透明的血进入窦内可造成充盈缺损的假象)。

血管造影阳性发现有:

1. 窦内部分不充盈,或者有充盈缺损。
2. 循环时间延长:见于 50% 的病人(可能需要延迟显影来观察静脉)。
3. 残缺及异常的侧支循环通路。

▨ 腰椎穿刺

压力常升高,脑脊液呈血性或黄色。

▨ 血液检查

当病因不清楚时,可检查诱发因素。可能有用的一些检查包括评价血栓形成倾向(C 蛋白和 S 蛋白的水平,抗磷脂抗体＝抗心磷脂抗体和狼疮抗凝物)以及一些特异性诱发因素的检查[CBC、Ⅱ 因子水平、血清胱氨酸水平、阵发性睡眠性血红蛋白尿(PNH)组合、白细胞碱性磷酸酶]。

▨ 超声

可用于诊断新生儿上矢状窦血栓形成[77]。

▨ 潜在疾病的检测

在发病时,检测很困难,因为急性过程将引起凝血系统异常。最佳检查时间是病人从急性期恢复后约 3 个月。

85.7.7 治疗

▨ 概述

原则:治疗潜在的疾病(如果可能)。

应尽量积极,因为脑功能恢复可能较动脉闭塞性卒中要好。处理较复杂,因为抗血栓形成的方法(如抗凝治疗)有增加出血性梗死的风险(这种风险已经增加了),降低颅内压的方法则增加血液黏稠度,从而增加血液的凝集。

▨ 具体方法

1. 尽可能纠正现有的主要异常病变(如感染时用抗生素)。
2. 肝素(全身性):见肝素使用剂量(章节 9.2.5),特别是病人有 DIC 时。一些研究显示用肝素的死亡率比不用肝素的低[78-80]。即使证据表明它有导致已有脑内出血的出血体积增加的风险[73],它仍是首选治疗。应用华法林治疗时间以及是否需要后续治疗还没有统一意见。在病人病情恶化之前应用,成功率可能更高。
3. 避免激素治疗(因为激素降低纤溶、增强凝血)。
4. 控制高血压。
5. 抗癫痫治疗,减少发作。

6. 如果病人病情持续恶化,监测颅内压。推荐脑室穿刺,但是如果病人应用肝素则必须慎之。

(1) 只要颅内压可以耐受就积极补液。

(2) 降低颅内压的方法:总的来说,其顺序与外伤性颅内压增高几乎是相反的,这是因为利尿→高张性→黏稠度升高→凝血增加。

1) 抬高床头。

2) 过度换气。

3) 引流脑脊液。

4) 苯巴比妥昏迷疗法。

5) 最后才用高渗和(或)襻利尿剂。用等渗液静脉滴注来补充体液丢失,防止脱水(目标是高张正常血容量)。

7. 溶栓治疗:既可全身性也可直接注入有血栓的窦内[71,81],可与肝素先后应用。有很多研究及文献,但都没有对照实验。

(1) 尿激酶[68,81]或链激酶。

(2) 静脉内应用组织纤溶酶原激活物(t-PA):动物实验已经证明[82],在人类还没有报道。

8. 当以上治疗失败后,则:

(1) 开颅减压(行或不行脑叶切除术):可降低颅内压但不改善预后。

(2) 直接针对有血栓的窦的治疗:当已实行以上措施,但神经缺损进展或颅内压增高难以治疗(如药物治疗失败)(见下文)则可直接手术治疗。

9. 神经影像介入治疗:慢性栓塞治疗效较差。

(1) Penumbra® 系统:吸出血块,只能吸出一小部分血块。

(2) AngioJet®:FDA 还未批准。因其损伤脑组织还未用于动脉性血栓治疗,但对于一些静脉性血栓可能有疗效。

10. 视力缺损伴视乳头水肿可用视神经鞘减压术[83]。

11. 在急性期后,长期应用肝素和(或)华法林治疗 3～6 个月。

▪ 直接手术治疗 DST

极少有指征,血栓切除及窦重建在技术上是可能的,但血栓复发较常见。需要切除的脓肿有手术指征。

• 上矢状窦血栓的直接手术治疗技术

术前准备:大量备血,充足的静脉通道、窦分流装置、用于窦重建的材料[例如 20 cm 的大隐静脉(动脉具有较高的纤维化率,尚无合成材料使用经验)。静脉补片用肝素化的盐水浸泡时会扩张,因此在设计瓣膜时应准确]。

静脉窦暴露要充分。

如形成血栓的部位位于非重要处(如 rolandic 静脉前的 SSS,或非优势侧的横窦或乙状窦,颅底的小静脉窦等),可考虑结扎。

可以通过调节血压、Fogarty 导管(直接植入或者从出血近端的小口置入

7 号管,以便于出血部位修补)和(或)置入分流管来控制出血。

85.7.8 预后

死亡率:为 30%(5%~70%)(在法国组为 10%[72])。

预后差的因素:

1. 临床状态:

(1) 昏迷[84]。

(2) 迅速恶化的神经症状[84]及局限性体征。

2. 一般情况:

(1) 年龄:过大或过小(婴儿或老年)[84]及年龄大于 37 岁。

(2) 男性。

3. 影像学检查:

(1) 血肿,特别是体积大的血肿。

(2) 静脉性梗死。

4. 深静脉受累。

85.8 烟雾病

85.8.1 概述

要　点

1. 双侧进行性自发性 ICA 闭塞,伴颅底代偿性毛细血管增生形成血管造影下的"烟雾状"血管(日语:moyamoya)。

2. 典型表现:青少年型→缺血性梗死(有 TIA 表现的儿童都需要排除怀疑);成人型→出血。

3. 病理:无炎性内膜增厚,心脏、肾、也可受累。出血源于相关性的动脉瘤。

4. 评估:脑血管造影用于评估血管腔变窄及颅外供血动脉储备能力等,也可检查合并动脉瘤。

5. 治疗:

(1) 药物治疗(抗血小板药物、抗凝药物、血管扩张剂):尽管目前未证明有效,但是临床上常用抗凝药物、抗血小板药物。

(2) 血运重建手术:降低 CVA 和 TIA 的发病率,但对于降低出血率尚无证据。

一侧或通常是双侧颈内动脉(通常虹吸部水平)及其主要分支的自发性进展性闭塞,并在脑底继发性形成侧支毛细血管吻合网,看起来像"moyamoya",

日语中"烟雾团"的意思[85]。进行性累及包括 MCA 和 ACA 的近端,椎基底动脉系统极少累及。可能观察到合并动脉瘤(见下文)而极少有 AVM[87,88]。

最终扩张的毛细血管(moyamoya)逐渐消失,而 ECA 来源的侧支循环将进一步发展[硬膜侧支成为"怪网"(rete mirabile)]。

85.8.2 病理生理学

■ 原发性烟雾病

最常见的病理表现为:非动脉硬化性或原发性炎症所引起的大脑前动脉、大脑中动脉远端的狭窄。病因尚不清楚,但有些研究发现病人的硬脑膜和皮瓣动脉中碱性成纤维细胞生长因子(bFGF)的水平升高[89]。受累血管的内弹力膜可能变薄或者增厚。心脏、肾及其他器官的血管也可能出现类似改变,提示为系统性血管改变的疾病。

■ 继发性烟雾病

也称为"准 Moyamoya 病"或"Moyamoya 综合征"[90]。血管造影结果有"Moyamoya"现象并合并如下疾病等:

1. Graves 病/甲状腺毒症。

2. 脑炎性病变史,包括脑膜炎[特别是结核性(TB)脑膜炎和钩端螺旋体病]。

3. 色素性视网膜炎。

4. 血管疾病:动脉粥样硬化,纤维肌发育不良,弹性假黄瘤。

5. 先天性疾病:唐氏综合征,马方综合征,特纳综合征,1 型神经纤维瘤病,结节性硬化,Apert 综合征。

6. 血液病:Fanconi 贫血,镰状细胞贫血(在美国相关性更强)和镰状细胞性状。

7. 放射治疗儿童颅底的神经胶质瘤[91]。

8. 头部创伤。

9. 系统性红斑狼疮(SLE)。

■ 合并动脉瘤

颅内动脉瘤常与 Myamoya 病(MMD)相关。这可能是侧支循环扩张,血流增加的结果,或者可能是患有 Moyamoya 病的病人动脉壁中存在先天性缺陷,使它们易患动脉瘤。有三型:

1. 动脉瘤常见于 Willis 环处。

2. 在脑动脉的外周部分,如前后脉络膜动脉、Heubner 返动脉。

3. 在 Moyamoya 的血管内。在椎基底系统的动脉瘤发生率为约 62%,比普通人群要高很多[92]。

动脉瘤性 SAH 可能是某些出血的真正原因,常被误以为是由于 Moyamoya 血管本身引起。

85

85.8.3　流行病学

■ 风险因素

可能与头颈部区域的炎症病史有关。

■ 人口统计

日本发病率(每年 0.35/10 万以下)较北美高。有两个高峰(可能不是同一疾病):青少年,年龄<10 岁(平均 3 岁);成年,30～39 岁。女性轻度易感(1.8:1)。有证据说明有家族倾向(有些亚裔家族发病率 7％),但遗传学尚未证实,遗传学显示常染色体显性,低外显率。与某些 HLA 抗原[B40 在少年;B54(20)在成人]及抗双链 DNA 抗体相关。

85.8.4　临床表现

■ 青少年型

烟雾病与 6％的儿童期卒中有关[89]。缺血症状更常见(81％);包括 TIA (41％)——可以改变侧别(交叉性偏瘫是提示性的临床发现)、RIND、梗死(40％)。可因用力使劲或过度换气(如吹奏乐器,哭喊)而诱发神经症状,认为可能产生低碳酸血症合并反应性血管收缩。

头痛是常见的表现,但是癫痫、局灶性神经功能缺失、舞蹈-手足徐动症、脑出血等也可能出现。在 MMD 的 5 期和 6 期更易出现脑出血。

■ 成人型

出血曾被认为更常见(约 60％),但是一项斯坦福的研究[93]显示,89％表现为缺血。70％～80％的出血是脆弱的 moyamoya 血管破裂在基底节(BG)、丘脑或脑室(来自脑室壁)的出血。可能有 SAH,通常是由于合并的动脉瘤破裂(见上文)。在前 CT 时代,最常见的出血形式认为是由于 Moyamoya 血管破裂引起的蛛网膜下隙出血,但多数病例可能是脑室内出血或来自合并的动脉瘤破裂引起 SAH[94]。

85.8.5　自然病史

一项研究报道,成年 MMD 病人中 20％病情发展[95],女性比男性疾病进展的风险更高。

未治疗的 MMD 预后很差,自诊断 2 年内,儿童出现严重的神经功能缺失或死亡约 73％,成人病人的预后类似[93]。

85.8.6　评估及诊断

■ 诊断标准

烟雾病的诊断:出现双侧 ICA 末端对称性狭窄或闭塞,并且颅底有扩张的代偿血管[89](如果单侧发生[96],诊断难以确定,这些病例有可能发展为

85

双侧)。

其他的典型特征还包括:

1. 始于 ICA 末端和 ACA 及 MCA 的起始部位的血管狭窄/闭塞。

2. 在底节区的异常血管网(脑实质内吻合)。

3. 穿硬脑膜吻合(rete mirabile),也称"穹隆形烟雾"(vault Moyamoya)。其供应动脉有:大脑镰前动脉、脑膜中动脉、筛动脉、枕动脉、小脑幕动脉及颞浅动脉。

4. 在额底区域,由下颌内动脉经筛窦到前脑也可形成烟雾血管侧支循环。

■ CT

对于可疑病例需首先考虑平扫头颅 CT。有缺血症状的病人 CT 正常的达到 40%。也可见到低密度区(LDA),常局限于皮质及皮质下(不同于动脉硬化性疾病或急性婴儿偏瘫,CT 低密度也可发生在其底节区)。低密度区倾向于多发、双侧,特别是大脑后动脉供血区的病变(侧支循环差),多见于儿童。

■ MRI/MRA

MRA 通常可显示 ICA 的狭窄或闭塞。烟雾血管在 MRI 上显示为流空影(特别是在基底节区)并在 MRA 上为纤细的血管网,在儿童比在成年人显示更好。实质内缺血改变常可显示,并通常在分水岭区域。

■ 血管造影

血管造影不仅可用于疾病的诊断,还可帮助明确用于血运重建术的血管及发现合并的动脉瘤。本检查在烟雾病比动脉粥样硬化性闭塞疾病有更多的并发症,要避免检查前脱水及术中低血压。MMD 的血管造影 6 期表现见表 85 - 8[85],病程一直进展到青春期或 20 岁稳定时。

表 85 - 8　MMD 血管造影的 6 个时期[85]

时　期	影像学显示
1	鞍上 ICA 狭窄,通常为双侧
2	在颅底产生烟雾血管 ACA、MCA、PCA 扩张
3	ICA 狭窄进展,烟雾血管突出(大多数病例此期诊断),颅底烟雾血管最多
4	整个 Willis 环和 PCA 闭塞,颅外侧支循环开始出现,moyamoya 血管开始减少
5	4 期的进一步发展
6	烟雾血管和主要的脑动脉完全消失

■ 脑电图(EEG)

在成人无特异性。在儿童病例中:休息时可见高电压慢波,主要在枕叶和额叶。过度换气可产生正常的单相慢波的累积（δ-爆发）并在过度换气 20～60秒后恢复正常。在＞50％的病例中,在此之后或同时出现一个二相的慢波(这种特异性的发现称为"重组"),它比早期的波更不规则并更慢,通常在 10分钟内恢复正常[97]。

■ 脑血流量(CBF)

MMD的儿童CBF减少,但是在成人相对正常。CBF从额叶向枕叶的移位[98]可能反映了对后循环CBF依赖的增加。MMD的儿童CBF对于血压和 CO_2 的主动调节不足(对于高碳酸血症或低血压的反应性血管扩张的损害要大于对于低碳酸血症和高血压的反应性血管收缩)[99]。

氙(^{133} Xe)CT可以用于明确低灌注的区域。给予乙酰唑胺(可以扩张脑血管)后再重复此检查来评估CBF的储备能力,可明确"盗血"区域,也就是未来发生脑梗死的潜在部位。

85.8.7 治疗

■ 概述

药物或手术治疗无法证明其对于减少成年MMD病人出血发生有何疗效。但是,几项大宗病例研究的结论支持脑血运重建术对于降低缺血性卒中和TIA发生率有明显作用[90]。

■ 无症状性烟雾病

至今尚无治疗无症状性烟雾病的指南。日本多中心、全国性针对无症状性烟雾病的研究得出下列结论[100]。在观察的所有大脑半球中,约20％发现脑梗死,40％发现脑血流动力学紊乱。脑血管造影分期在老年病人中分期更高。对34例药物治疗的病人进行43.7个月的随访,其中7例发生TIA、缺血性卒中或脑出血。而接受血运重建术治疗的6例病人中则既无脑梗死也无脑出血。

■ 药物治疗

药物治疗常用的血小板抑制剂、抗凝药、钙通道拮抗剂[93]、激素、甘露醇、低分子量葡聚糖及抗生素等尚未证明有效。激素可用于不自主运动及急性复发性TIA的病人。

■ 外科治疗

• 概述

脑出血的病人一旦血肿形成占位效应,应行急诊减压术。血管成形术则需在病人病情稳定、无急症的情况下再作决定。

• 围术期治疗

对于任何手术:

1. 避免过度通气：由于侧支循环的敏感性高,保持 $PaCO_2$ 40～50 mmHg 以避免缺血性梗死。

2. 避免低血压：维持正常血压。

3. 避免使用 α-肾上腺素能药物，因为其可致血管收缩。

4. 脑保护：常规使用轻度低温(32～43℃)和巴比妥类。

5. 罂粟碱有助于防止血管痉挛。

- **STA-MAC 旁路移植术(搭桥术)后**

1. 避免高血压：可引起吻合口的出血、脑组织灌注升高的区域易出血。

2. 避免低血压：可导致移植血管闭塞。

3. 阿司匹林在手术后第一天开始使用。

4. 注意脑脊液漏。

5. 监测凝血状态并纠正异常。

6. 建议术后 2～6 个月后再行脑动脉造影。

- **推荐血运重建术的标准**

见参考文献[90]。

1. 病人表现有脑梗死或脑出血但神经功能状况良好。

2. 脑梗死在 CT 上的最大径小于 2 cm,且既往的所有血肿已完全清除。

3. 血管造影分期为 Ⅱ～Ⅳ期(见表 85-8)。

4. 手术时间：与最近一次发作之间间隔 2 个月及以上。

- **血运重建手术的选择**

对脑缺血血运重建的方法有多种,主要应用于儿童：

1. 直接血运重建:

(1) 结果要比间接血运重建等有优势[101,102],如果供血动脉和受体动脉的管径足够的话(最外径≥1 mm)(可能对于儿童组效果更好但是难度也大[103])。否则,可考虑行间接血运重建术(见下文)。

(2) 在所有的脑血运重建术中,颞浅动脉-大脑中动脉旁路移植(STA-MCA bypass)[104]是常选择的术式。

2. 间接血运重建手术：通常更多用于年龄更小的病人(建议年龄不大于 15 岁),可与 STA-MCA 旁路移植联合应用。

(1) 大脑表面肌肉贴附(encephalomyosynangiosis,EMS)：将颞肌放在脑表面(问题是当病人说话和咀嚼时肌肉有牵拉,并可在脑表面产生神经冲动)。

(2) 脑-硬脑膜血管贴敷术(encephaloduroarteiosynangiosis,EDAS)[105,106]：将带有帽状腱膜套的 STA 缝合到线性剪开的缺损的硬膜上。该技术的延伸还包括硬脑膜膜切开[107]。

(3) 大网膜蒂转移[108]：可用带蒂移植或带血管游离瓣。似乎比以上术式有较高的潜力重建血运,但是网膜厚度的占位效应可能存在更大的风险。

3. 上述的间接血运重建的方法可改善在 MCA 分布区的血流,并非大脑前动脉循环区。可以通过以下方法调整：

(1) 单在额部钻孔并开放其下的硬脑膜和蛛网膜[109]。

(2) 带状 EDAS(ribbon EDAS)：帽状腱膜蒂被放至大脑纵裂[110]。

4. 星状神经节切除术（颈上交感神经节切除术）及颈动脉周围交感神经剥离术：不能证实这种方式可永久性提高 CBF。

■ 预后

治疗时期的神经系统状态可基本预测长期的预后[89]。成人的死亡率（约10%）要高于青少年（约 4.3%）[96]。出血致死在 9 个儿童中占 56%，在 30 个成人中占 63%。有治疗的病人预后良好者是 58%[94]。

85.9 颅内外动脉旁路移植术（EC/IC bypass）

■ 颅内外动脉旁路移植术治疗动脉硬化性闭塞

颅内外动脉（EC/IC）旁路移植术由 Donaghy 和 Yasargil 在 1967 年率先开创[111]，在 1985 年国际合作的一项颅内外动脉旁路移植术研究[113]结果公布后手术量大幅减少[112]。EC/IC 试验将 1 377 例 ICA 或 MCA 狭窄的有症状的病人随机分配，行 STA‐MCA 旁路移植术或用阿司匹林药物治疗，尽管移植通畅率为 96%，但手术病人更多、更早的遭受致命性和非致命性的卒中。严重 MCA 狭窄和 ICA 闭塞后有持续症状的病人旁路移植术后表现特别糟糕。在平均 55.8 个月的随访期内，药物治疗组与手术组经历 1 次或多次卒中的病人的百分比分别为 29% 和 31%。批评者强调该研究的纳入标准不论在血流动力学还是血栓栓塞导致的卒中的病因区分上都不合理[2,114,115]（继发于血栓栓塞事件的缺血不会随着血流增加而改善，并且这样的病人包含在手术组中会人为地降低手术效果）。

■ 目前的进展

自 EC/IC 试验以来引入的影像技术可以识别血流相关性的缺血。氙 CT、TCD、SPECT 和 MRI 可以结合乙酰唑胺激发试验以评价脑血管储备和反应性（见章节 83.2.4）。

由于严重动脉粥样硬化闭塞性疾病的脑灌注压力降低，脑血流自动调节能力不能维持足够的 CBF 以满足代谢需求。在"灌注贫乏"的状态下，可用血流的氧摄取分数（OEF）将增加[116,117]。由 PET 测量的异常 OEF 是再次卒中的独立预测因素[2]。对乙酰唑胺激发反应异常（见章节 13.1.4）和（或）OEF 升高的病人是脑血运重建术的潜在治疗对象[2,115,118-120]。

■ 颅内外血运重建术的指征

1. 灌注贫乏的病人（见上文）。

2. 动脉瘤：某些动脉瘤不能用直接显微手术夹闭或血管内栓塞来治疗，如考虑到动脉瘤的极端大小、位置、钙化或动脉粥样硬化、夹层和涉及穿支或主要动脉时。EC/IC 旁路移植术在需要（原文为 Hunterian occlusion，译者注：动脉瘤的近端动脉结扎术）闭塞供血血管或为了明确治疗效果需要延长暂时性闭塞血管的病人中是高度可行的辅助手段[121-125]。病变处的脑血管储备及对旁路移植血管的需求量可在术前使用球囊闭塞试验(BTO)与低血压激发试验进行评估。

3. 肿瘤包围或侵入主动脉。

4. 烟雾病(见章节 85.8)。

■ 旁路移植手术方式

所使用的血管旁路移植的方式取决于术前确定的对血流增加的必需量、受体血管的大小和供体血管的可用性[126]：

1. 带蒂动脉移植：STA,枕动脉。

(1) 低流量(15~25 ml/min)。

(2) 只需行一次血管吻合术。

(3) STA - MCA 旁路移植中 95%的通畅率。

2. 桡动脉移植：

(1) 中至高流量(40~70 ml/min)。

(2) 优点：符合动脉血流的生理特点,存在的位置固定,便于获取。血管管腔直径与 M2 或 P1 接近,可以减少血流量不匹配导致的湍流和移植血管血栓形成。

(3) 缺点：血管痉挛的风险(通过压力膨胀技术可以降低)。

(4) 5 年的移植段通畅率大于 90%。

3. 隐静脉移植：

(1) 高通量(70~140 ml/min)。

(2) 优点：易获取,长度足够。

(3) 缺点：由于血流量不匹配或涡流的存在使血管末端有形成血栓的风险,移植血管开通率低。

(4) 5 年移植血管通畅率为 82%。

（于嵩林　杨子文）

参考文献

[1] Hankey GJ, Warlow CP. Prognosis of symptomatic carotid artery occlusion: an overview. Cerebrovasc Dis. 1991; 1:245–256

[2] Grubb RL,Jr, Derdeyn CP, Fritsch SM, Carpenter DA, Yundt KD, Videen TO, Spitznagel EL, Powers WJ. Importance of hemodynamic factors in the prognosis of symptomatic carotid occlusion. JAMA. 1998; 280:1055–1060

[3] Powers WJ, Derdeyn CP, Fritsch SM, Carpenter DA, Yundt KD, Videen TO, Grubb RL,Jr. Benign prognosis of never-symptomatic carotid occlusion. Neurology. 2000; 54:878–882

[4] Hafner CD, Tew JM. Surgical Management of the Totally Occluded Internal Carotid Artery. Surgery. 1981; 89:710–717

[5] Satiani B, Burns J, Vasko JS. Surgical and Nonsurgical Treatment of Total Carotid Artery Occlusion. Am J Surg. 1985; 149:362–367

[6] Walters BB, Ojemann RG, Heros RC. Emergency Carotid Endarterectomy. J Neurosurg. 1987; 66:817–823

[7] Sugg RM, Malkoff MD, Noser EA, Shaltoni HM, Weir R, Cacayorin ED, Grotta JC. Endovascular recanalization of internal carotid artery occlusion in acute ischemic stroke. AJNR Am J Neuroradiol. 2005; 26:2591–2594

[8] Nesbit GM, Clark WM, O'Neill OR, Barnwell SL. Intracranial intraarterial thrombolysis facilitated by microcatheter navigation through an occluded cervical internal carotid artery. J Neurosurg. 1996; 84:387–392

[9] Endo S, Kuwayama N, Hirashima Y, Akai T, Nishijima M, Takaku A. Results of urgent thrombolysis in patients with major stroke and atherothrombotic

85

occlusion of the cervical internal carotid artery. AJNR Am J Neuroradiol. 1998; 19:1169–1175

[10] Srinivasan A, Goyal M, Stys P, Sharma M, Lum C. Microcatheter navigation and thrombolysis in acute symptomatic cervical internal carotid occlusion. AJNR Am J Neuroradiol. 2006; 27:774–779

[11] Imai K, Mori T, Izumoto H, Watanabe M, Majima K. Emergency carotid artery stent placement in patients with acute ischemic stroke. AJNR Am J Neuroradiol. 2005; 26:1249–1258

[12] Jovin TG, Gupta R, Uchino K, Jungreis CA, Wechsler LR, Hammer MD, Tayal A, Horowitz MB. Emergent stenting of extracranial internal carotid artery occlusion in acute stroke has a high revascularization rate. Stroke. 2005; 36:2426–2430

[13] McCormick PW, Spetzler RF, Bailes JE, Zabramski JM, Frey JL. Thromboendarterectomy of the Symptomatic Occluded Internal Carotid Artery. J Neurosurg. 1992; 76:752–758

[14] Tomaszek DE, Rosner MJ. Cerebellar Infarction: Analysis of Twenty-One Cases. Surg Neurol. 1985; 24:223–226

[15] Hinshaw D, Thompson J, Haso A, Casselman E. Infarctions of the Brain Stem and Cerebellum: A Correlation of Computer Tomography and Angiography. Radiology. 1980; 137:105–112

[16] Sypert GW, Alvord EC. Cerebellar Infarction: A Clinicopathological Study. Arch Neurol. 1975; 32:357–363

[17] Heros RC. Surgical Treatment of Cerebellar Infarction. Stroke. 1992; 23:937–938

[18] Heros RC. Cerebellar Hemorrhage and Infarction. Stroke. 1982; 13:106–109

[19] Chen H-J, Lee T-C, Wei C-P. Treatment of Cerebellar Infarction by Decompressive Suboccipital Craniectomy. Stroke. 1992; 23:957–961

[20] Moulin DE, Lo R, Chiang J, Barnett HJM. Prognosis in Middle Cerebral Artery Occlusion. Stroke. 1985; 16:282–284

[21] Hacke W, Schwab S, Horn M, et al. Malignant Middle Cerebral Artery Territory Infarction: Clinical Course and Prognostic Signs. Arch Neurol. 1996; 53:309–315

[22] Wijdicks EFM, Diringer MN. Middle Cerebral Artery Territory Infarction and Early Brain Swelling: Progression and Effect of Age on Outcome. Mayo Clin Proc. 1998; 73:829–836

[23] von Kummer R, Meyding-Lamadé U, Forsting M, Rosin L, Rieke K, Hacke W, et al. Sensitivity and Prognostic Value of Early CT in Occlusion of the Middle Cerebral Artery Trunk. AJNR. 1994; 15:9–15

[24] Carter BS, Ogilvy CS, Candia GJ, et al. One-Year Outcome After Decompressive Surgery for Massive Nondominant Hemispheric Infarction. Neurosurgery. 1997; 40:1168–1176

[25] Schwab S, Steiner T, Aschoff A, et al. Early Hemicraniectomy in Patients With Complete Middle Cerebral Artery Infarction. Stroke. 1998; 29:1888–1893

[26] Vahedi K, Hofmeijer J, Juettler E, Vicaut E, George B, Algra A, Amelink GJ, Schmiedeck P, Schwab S, Rothwell PM, Bousser MG, van der Worp HB, Hacke W, Decimal Destiny, . Early decompressive surgery in malignant infarction of the middle cerebral artery: a pooled analysis of three randomised controlled trials. Lancet Neurol. 2007; 6:215–222

[27] Blackshear JL, Kopecky SL, Litin SC, et al. Management of Atrial Fibrillation in Adults: Prevention of Thromboembolism and Symptomatic Treatment. Mayo Clin Proc. 1996; 71:150–160

[28] Atrial Fibrillation Investigators. Risk factors for stroke and efficacy of antithrombotic therapy in atrial fibrillation: Analysis of pooled data from five randomized controlled trials. Arch Intern Med. 1994; 154:1449–1457

[29] Hart RG, Helperin JL. Atrial fibrillation and stroke: Revisiting the dilemmas. Stroke. 1994; 25:1337–1341

[30] Gage BF, Waterman AD, Shannon W, Boechler M, Rich MW, Radford MJ. Validation of clinical classification schemes for predicting stroke: results

from the National Registry of Atrial Fibrillation. JAMA. 2001; 285:2864–2870

[31] Gage BF, Birman-Deych E, Kerzner R, Radford MJ, Nilasena DS, Rich MW. Incidence of intracranial hemorrhage in patients with atrial fibrillation who are prone to fall. Am J Med. 2005; 118:612–617

[32] Lechat P, Mas JL, Lascault G, et al. Prevalence of patent foramen ovale in patients with stroke. N Engl J Med. 1988; 318:1148–1152

[33] Cerebral Embolism Task Force. Cardiogenic Brain Embolism. Arch Neurol. 1989; 46:727–743

[34] Stroke Prevention in Atrial Fibrillation Study Group. Preliminary report of the stroke prevention in atrial fibrillation study. N Engl J Med. 1990; 322:863–868

[35] Hopkins LN, Martin NA, Hadley MN, et al. Vertebrobasilar Insufficiency, Part 2: Microsurgical Treatment of Intracranial Vertebrobasilar Disease. J Neurosurg. 1987; 66:662–674

[36] Robertson JT. Current Management of Vertebral Basilar Occlusive Disease. Clin Neurosurg. 1983; 31:165–187

[37] Ausman JI, Shrontz CE, Pearce JE, et al. Vertebrobasilar Insufficiency: A Review. Arch Neurol. 1985; 42:803–808

[38] Diaz FG, Ausman JI, de los Reyes RA, et al. Surgical Reconstruction of the Proximal Vertebral Artery. J Neurosurg. 1984; 61:874–881

[39] Sorensen BF. Bow hunter's stroke. Neurosurgery. 1978; 2:259–261

[40] Fox MW, Piepgras DG, Bartleson JD. Anterolateral decompression of the atlantoaxial vertebral artery for symptomatic positional occlusion of the vertebral artery. J Neurosurg. 1995; 83:737–740

[41] Pratt-Thomas HR, Berger KE. Cerebellar and spinal injuries after chiropractic manipulation. JAMA. 1947; 133:600–603

[42] Matsuyama T, Morimoto T, Sakaki T. Bow hunter's stroke caused by a nondominant vertebral artery occlusion: Case report. Neurosurgery. 1997; 41:1393–1395

[43] Lemole GM, Henn JS, Spetzler RF, Zabramski JM. Bow hunter's stroke. BNI Quarterly. 2001; 17:4–10

[44] Mapstone T, Spetzler RF. Vertebrobasilar insufficiency secondary to vertebral artery occlusion from a fibrous band. Case report. J Neurosurg. 1982; 56:581–583

[45] George B, Laurian C. Impairment of vertebral artery flow caused by extrinsic lesions. Neurosurgery. 1989; 24:206–214

[46] Kuether TA, Nesbit GM, Clark WM, et al. Rotational Vertebral Artery Occlusion: A Mechanism of Vertebrobasilar Insufficiency. Neurosurgery. 1997; 41:427–433

[47] Pamphlett R, Raisanen J, Kum-Jew S. Vertebral artery compression resulting from head movement: a possible cause of the sudden infant death syndrome. Pediatrics. 1999; 103:460–468

[48] Okawara S, Nibbelink D. Vertebral artery occlusion following hyperextension and rotation of the head. Stroke. 1974; 5:640–642

[49] Ford FR. Syncope, vertigo and disturbances of vision resulting from intermittent obstruction of vertebral arteries due to defect in odontoid process and excessive mobility of second cervical vertebra. Bull Johns Hopkins Hosp. 1952; 91:168–173

[50] Tatlow WFT, Bammer HG. Syndrome of vertebral artery compression. Neurology. 1957; 7:331–340

[51] Shimizu T, Waga S, Kojima T, Niwa S. Decompression of the vertebral artery for bow-hunter's stroke. Case report. J Neurosurg. 1988; 69:127–131

[52] Matsuyama T, Morimoto T, Sakaki T. Comparison of C1-2 posterior fusion and decompression of the vertebral artery in the treatment of bow hunter's stroke. J Neurosurg. 1997; 86:619–623

[53] Wilkins RH, Rengachary SS. Neurosurgery. New York 1985

[54] Symonds CP. Otitic Hydrocephalus. Brain. 1931; 54:55–71

[55] Garcia RDJ, Baker AS, Cunningham MJ, Weber AL. Lateral Sinus Thrombosis Associated with Otitis

Media and Mastoiditis in Children. Pediatr Infect Dis J. 1995; 14:617–623

[56] Dolan RW, Chowdry K. Diagnosis and Treatment of Intracranial Complications of Paranasal Sinus Infections. J Oral Maxillofac Surg. 1995; 53:1080–1087

[57] Shende MC, Lourie H. Sagittal Sinus Thrombosis Related to Oral Contraceptives: Case Report. J Neurosurg. 1970; 33:714–717

[58] Mahasin ZZ, Saleem M, Gangopadhyay K. Transverse Sinus Thrombosis and Venous Infarction of the Brain Following Unilateral Radical Neck Dissection. J Laryngol Otol. 1998; 112:88–91

[59] Martinelli I, Landi G, Merati G, et al. Factor V Gene Mutation is a Risk Factor for Cerebral Venous Thrombosis. Thromb Maemost. 1996; 75:393–394

[60] Flusser D, Abu-Shakra M, Baumgarten-Kleiner A, et al. Superior Sagittal Sinus Thrombosis in a Patient with Systemic Lupus Erythematosus. Lupus. 1996; 5:334–336

[61] Bugnicourt JM, Roussel B, Tramier B, Lamy C, Godefroy O. Cerebral venous thrombosis and plasma concentrations of factor VIII and von Willebrand factor: a case control study. J Neurol Neurosurg Psychiatry. 2007; 78:699–701

[62] Bousser MG. Cerebral Vein Thrombosis in Bechet's Syndrome. Arch Neurol. 1982; 39

[63] Wilder-Smith E, Kothbauer-Margreiter I, Lämmle B, et al. Dural Puncture and Activated protein C Resistance: Risk Factors for Cerebral Venous Sinus Thrombosis. J Neurol Neurosurg Psychiatry. 1997; 63:351–356

[64] Estanol B, Rodriguez A, Conte G, et al. Intracranial Venous Thrombosis in Young Women. Stroke. 1979; 10:680–684

[65] Brenner B. Haemostatic changes in pregnancy. Thromb Res. 2004; 114:409–414

[66] Ferrera PC, Pauze DR, Chan L. Sagittal Sinus Thrombosis After Closed Head Injury. Am J Emerg Med. 1998; 16:382–385

[67] Elsherbiny SM, Grunewald RA, Powell T. Isolated Inferior Sagittal Sinus Thrombosis: A Case Report. Neuroradiology. 1997; 39:411–413

[68] Gerszten PC, Welch WC, Spearman MP, et al. Isolated Deep Cerebral Venous Thrombosis Treated by Direct Endovascular Thrombolysis. Surg Neurol. 1997; 48:261–266

[69] Sofferman RA. Cavernous Sinus Thrombosis Secondary to Sphenoid Sinusitis. Laryngoscope. 1983; 93:797–800

[70] Kriss TC, Kriss VM, Warf BC. Cavernous Sinus Thrombophlebitis: Case Report. Neurosurgery. 1996; 39:385–389

[71] Kalbag RM, Kapp JP, Schmidek HH. In: Cerebral Venous Thrombosis. The Cerebral Venous System and its Disorders. Orlando: Grune and Stratton; 1984:505–536

[72] Bousser MG, Chiras J, Bories J, et al. Cerebral Venous Thrombosis - A Review of 38 Cases. Stroke. 1985; 16:199–213

[73] Perkin GD. Cerebral Venous Thrombosis: Developments in Imaging and Treatment. J Neurol Neurosurg Psychiatry. 1995; 59:1–3

[74] Yeakley JW, Mayer JS, Patchell LL, et al. The Pseudodelta Sign in Acute Head Trauma. J Neurosurg. 1988; 69:867–868

[75] Rao KCVG, Knipp HC, Wagner EJ. CT Findings in Cerebral Sinus and Venous Thrombosis. Radiology. 1981; 140:391–398

[76] Virapongse C, Cazenave C, Quisling R, et al. The empty delta sign: Frequency and significance in 76 cases of dural sinus thrombosis. Radiology. 1987; 162:779–785

[77] Lam AH. Doppler Imaging of Superior Sagittal Sinus Thrombosis. J Ultrasound Med. 1995; 14:41–46

[78] Levine SR, Twyman RE, Gilman S. The Role of Anticoagulation in Cavernous Sinus Thrombosis. Neurology. 1988; 38:517–522

[79] Villringer A, Garner C, Meister W, er al.. High-Dose Heparin Treatment in Cerebral Sinus Thrombosis. Stroke. 1988; 19

[80] Einhäupl KM, Villringer A, Meister W, et al. Heparin Treatment in Sinus Venous Thrombosis. Lancet. 1991; 338:597–600

[81] Horowitz M, Purdy P, Unwin H, et al. Treatment of Dural Sinus Thrombosis Using Selective Catheterization and Urokinase. Ann Neurol. 1995; 38:58–67

[82] Alexander LF, Tamamoto Y, Ayoubi S, Al-Mefty O, et al. Efficacy of Tissue Plasminogen Activator in the Lysis of Thrombosis of the Cerebral Venous Sinus. Neurosurgery. 1990; 26:559–564

[83] Horton JC, Seiff SR, Pitts LH, Weinstein PR, Rosenblum ML, Hoyt WF. Decompression of the Optic Nerve Sheath for Vision-Threatening Papilledema Caused by Dural Sinus Occlusion. Neurosurgery. 1992; 31:203–212

[84] Stam J, Majoie CB, van Delden OM, van Lienden KP, Reekers JA. Endovascular thrombectomy and thrombolysis for severe cerebral sinus thrombosis: a prospective study. Stroke. 2008; 39:1487–1490

[85] Suzuki J, Takaku A. Cerebrovascular "Moyamoya" Disease: Disease Showing Abnormal Net-Like Vessels in Base of Brain. Arch Neurol. 1969; 20:288–299

[86] Takeuchi K, Shimuzi K. Hypogenesis of Bilateral Interanl Carotid Arteries. No To Shinkei. 1957; 9:37–37

[87] Kayama T, Suzuki S, Sakurai Y, et al. A Case of Moyamoya Disease Accompanied by an Arteriovenous Malformation. Neurosurgery. 1986; 18:465–468

[88] Lichtor T, Mullan S. Arteriovenous Malformation in Moyamoya Syndrome: Report of Three Cases. J Neurosurg. 1987; 67:603–608

[89] Smith ER, Scott RM. Surgical management of moyamoya syndrome. Skull Base. 2005; 15:15–26

[90] Zipfel GJ, Fox DJ,Jr, Rivet DJ. Moyamoya disease in adults: the role of cerebral revascularization. Skull Base. 2005; 15:27–41

[91] Rajakulasingam K, Cerullo LJ, Raimondi AJ. Childhood Moyamoya Syndrome: Postradiation Pathogenesis. Childs Brain. 1979; 5:467–475

[92] Kwak R, Ito S, Yamamoto N, Kadoya S. Significance of Intracranial Aneurysms Associated with Moyamoya Disease (Part I): Differences Between Intracranial Aneurysms Associated with Moyamoya Disease and Usual Saccular Aneurysms - Review of the Literature. Neurol Med Chir. 1984; 24:97–103

[93] Chang SD, Steinberg GK. Surgical Management of Moyamoya Disease. Contemp Neurosurg. 2000; 22:1–9

[94] Ueki K, Meyer FB, Mellinger JF. Moyamoya Disease: The Disorder and Surgical Treatment. Mayo Clin Proc. 1994; 69:749–757

[95] Kuroda S, Ishikawa T, Houkin K, Nanba R, Hokari M, Iwasaki Y. Incidence and clinical features of disease progression in adult moyamoya disease. Stroke. 2005; 36:2148–2153

[96] Nishimoto A. Moyamoya Disease. Neurol Med Chir. 1979; 19:221–228

[97] Kodama N, Aoki Y, Hiraga H, et al. Electroencephalographic Findings in Children with Moyamoya Disease. Arch Neurol. 1979; 36:16–19

[98] Ogawa A, Yoshimoto T, Suzuki J, Sakurai J. Cerebral Blood Flow in Moyamoya Disease. Part 1. Correlation with Age and Regional Distribution. Acta Neurochir. 1990; 105:30–34

[99] Ogawa A, Nakamura N, Yoshimoto T, Suzuki J. Cerebral Blood Flow in Moyamoya Disease. Part 2. Autoregulation and CO2 Response. Acta Neurochir. 1990; 105:107–111

[100] Kuroda S, Hashimoto N, Yoshimoto T, Iwasaki Y. Radiological findings, clinical course, and outcome in asymptomatic moyamoya disease: results of multicenter survey in Japan. Stroke. 2007; 38:1430–1435

[101] Matsushima Y, Inoue T, Suzuki SO, et al. Surgical Treatment of Moyamoya Disease in Pediatric Patients - Comparison between the Results of Indirect and Direct Vascularization. Neurosurgery. 1992; 31:401–405

[102] Ishikawa T, Houkin K, Kamiyama H, Abe H. Effects

of Surgical Revascularization on Outcome of Patients with Pediatric Moyamoya Disease. Stroke. 1997; 28:1170–1173

[103] Fabi AY, Meyer FB. Moyamoya Disease. Contemp Neurosurg. 1997; 19:1–6

[104] Karasawa J, Kikuchi H, Furuse S, et al. Treatment of Moyamoya Disease with STA-MCA Anastamosis. J Neurosurg. 1978; 49:679–688

[105] Matsushima Y, Fukai N, Tanaka K, et al. A new surgical treatment of moyamoya disease in children: A preliminary report. Surg Neurol. 1980; 15:313–320

[106] Matsushima Y, Inaba Y. Moyamoya Disease in Children and Its Surgical Treatment. Childs Brain. 1984; 11:155–170

[107] Kashiwagi S, Kato S, Yasuhara S, et al. Use of Split Dura for Revascularization if Ischemic Hemispheres in Moyamoya Disease. J Neurosurg. 1996; 85:380–383

[108] Karasawa J, Kikuchi H, Kawamura J, et al. Intracranial Transplantation of the Omentum for Cerebrovascular Moyamoya Disease: A Two-Year Follow-Up Study. Surg Neurol. 1980; 14:444–449

[109] Endo M, Kawano N, Miyasaka Y, et al. Cranial Burr Hole for Revascularization in Moyamoya Disease. J Neurosurg. 1989; 71:180–185

[110] Kinugasa K, Mandai S, Tokunaga K, et al. Ribbon Encephalo-Duro-Arterio-Myo-Synangiosis for Moyamoya Disease. Surg Neurol. 1994; 41:455–461

[111] Crowley RW, Medel R, Dumont AS. Evolution of cerebral revascularization techniques. Neurosurg Focus. 2008; 24. DOI: 10.3171/FOC/2008/24/2/E3

[112] Amin-Hanjani S, Butler WE, Ogilvy CS, Carter BS, Barker FG, II. Extracranial-intracranial bypass in the treatment of occlusive cerebrovascular disease and intracranial aneurysms in the United States between 1992 and 2001: a population-based study. J Neurosurg. 2005; 103:794–804

[113] EC/IC Study Group. Failure of EC-IC arterial bypass to reduce the risk of ischemic stroke. N Engl J Med. 1985; 313:1191–1200

[114] Garrett MC, Komotar RJ, Merkow MB, Starke RM, Otten ML, Connolly ES. The extracranial-intracranial bypass trial: implications for future investigations. Neurosurg Focus. 2008; 24. DOI: 10.3171/FOC/2008/24/2/E4

[115] Garrett MC, Komotar RJ, Starke RM, Merkow MB, Otten ML, Sciacca RR, Connolly ES. The efficacy of direct extracranial-intracranial bypass in the treatment of symptomatic hemodynamic failure secondary to athero-occlusive disease: a systematic review. Clin Neurol Neurosurg. 2009; 111:319–

326

[116] Baron JC, Bousser MG, Rey A, Guillard A, Comar D, Castaigne P. Reversal of focal "misery-perfusion syndrome" by extra-intracranial arterial bypass in hemodynamic cerebral ischemia. A case study with 15O positron emission tomography. Stroke. 1981; 12:454–459

[117] Powers WJ, Press GA, Grubb RL, Jr, Gado M, Raichle ME. The effect of hemodynamically significant carotid artery disease on the hemodynamic status of the cerebral circulation. Ann Intern Med. 1987; 106:27–34

[118] Grubb RL,Jr, Powers WJ, Derdeyn CP, Adams HP,Jr, Clarke WR. The Carotid Occlusion Surgery Study. Neurosurg Focus. 2003; 14

[119] Kappelle LJ, Klijn CJ, Tulleken CA. Management of patients with symptomatic carotid artery occlusion. Clin Exp Hypertens. 2002; 24:631–637

[120] Kuroda S, Houkin K, Kamiyama H, Mitsumori K, Iwasaki Y, Abe H. Long-term prognosis of medically treated patients with internal carotid or middle cerebral artery occlusion: can acetazolamide test predict it? Stroke. 2001; 32:2110–2116

[121] Cantore G, Santoro A, Guidetti G, Delfinis CP, Colonnese C, Passacantilli E. Surgical treatment of giant intracranial aneurysms: current viewpoint. Neurosurgery. 2008; 63:279–89; discussion 289-90

[122] Mohit AA, Sekhar LN, Natarajan SK, Britz GW, Ghodke B. High-flow bypass grafts in the management of complex intracranial aneurysms. Neurosurgery. 2007; 60:ONS105–22; discussion ONS122-3

[123] O'Shaughnessy BA, Salehi SA, Mindea SA, Batjer HH. Selective cerebral revascularization as an adjunct in the treatment of giant anterior circulation aneurysms. Neurosurg Focus. 2003; 14

[124] Schaller B. Extracranial-intracranial bypass to reduce the risk of ischemic stroke in intracranial aneurysms of the anterior cerebral circulation: a systematic review. J Stroke Cerebrovasc Dis. 2008; 17:287–298

[125] Sekhar LN, Bucur SD, Bank WO, Wright DC. Venous and arterial bypass grafts for difficult tumors, aneurysms, and occlusive vascular lesions: evolution of surgical treatment and improved graft results. Neurosurgery. 1999; 44:1207–23; discussion 1223-4

[126] Liu JK, Kan P, Karwande SV, Couldwell WT. Conduits for cerebrovascular bypass and lessons learned from the cardiovascular experience. Neurosurg Focus. 2003; 14

85

86 脑动脉夹层

86.1 概述

> **要 点**
>
> 1. 出血进入动脉的中膜层。
> 2. 可能是自发性或外伤后,可发生在颅外或颅内。
> 3. 可表现为疼痛(常为同侧头痛或颈动脉痛),Horner 综合征。
> 4. (在颈动脉的夹层)TIA/CVA 或 SAH。
> 5. 颅外动脉夹层常以药物治疗(抗凝治疗),颅内夹层伴有 SAH 则手术治疗。

本章节主要讨论自发性的夹层。颈部钝性外伤导致的 ICA 夹层更为常见,见章节 55.4。

86.2 命名

有一些混淆是由于文献中没有固定的命名。虽然没有标准,但 Yamaura[1]有以下建议:

1. 夹层:血液外渗到内膜和中膜之间,导致管腔狭窄或闭塞。
2. 夹层动脉瘤:血液夹层出现在中膜和外膜之间或在中膜内,导致动脉瘤样扩张,其可能破裂到蛛网膜下隙中。
3. 假性动脉瘤:动脉破裂后血管外的血肿被再次包裹,可能发生管腔狭窄。

86.3 病理生理学

所有夹层的共有损伤都是由于血液经内膜病理性外渗至血管壁而在血管腔外产生血肿。血肿可向内弹力膜从内膜剥离[2],导致真性管腔变窄。或者可以剥离到外膜下层,从而导致外膜自血管壁膨出(假性动脉瘤)。偶尔可通过血管壁破裂产生 SAH。

内膜下分离更常见于颅内血管夹层,而颅外血管(包括主动脉)通常在中层之间或中层和外膜之间分离。

"自发性"分离与很多情况相关,但尚未证实其相关性。这些情况包括:

1. 纤维肌性发育不良(FMD):可见于约 15％的病人[3]。

2. 囊性中层坏死(或退变):最初认为是常见的表现,现认为也许与血管的致命性分离有关。

3. 囊状动脉瘤。

4. 马凡(Marfan)综合征:常染色体显性遗传性结缔组织疾病。表型表现是由于异常的原纤维蛋白的产生,其为细胞外微纤维的主要成分,某些血管壁的组分,由染色体 15q21 上的 FBN1 基因编码。

5. Ehlers - Danlos 综合征(译者注:先天性结缔组织发育不全综合征)。

6. 动脉粥样硬化:仅少数认为是一种病因。更有可能是一种导致颅外动脉内膜下分离的因素。

7. Takayasu 病(译者注:多发性大动脉炎)。

8. 血管中层退行性变性。

9. 梅毒性动脉炎(在过去常见,在 1950 年以前与 60％的血管夹层相关)。

10. 常染色体显性遗传性多囊肾病:与脑动脉瘤高的发生率相关(见章节 79.5.2)。

11. 多种结节性动脉周围炎。

12. 过敏性动脉炎。

13. 高胱氨酸尿症。

14. 烟雾病(见章节 85.8)[4]。

15. 重体力活动。

86.4　流行病学

病人主要以中年人为主,平均年龄约 45 岁(外伤性夹层的平均年龄稍年轻),男性为主[1,3]。发病率不详,因常见症状仅为轻微的一过性的表现。提高对本病的认识增加了其诊断率。其中颈内动脉(ICA)夹层占首次卒中的 1％～2.5％[5]。然而,在中年和年轻成人中,它占卒中的 10％～25％[6]。

86.5　夹层发生的部位

一组 260 例研究(文献回顾＋新病例)统计了不同位置的发生率见表 86 - 1。椎动脉是最常见的颅内部位。以前,颈动脉被认为是最常见的部位。这种变化可能是由于目前对于动脉夹层作为一个导致 SAH 的原因的认识提高了

（椎动脉夹层常表现为 SAH）。多发夹层见于约 10％病例（最常见：双侧椎基底动脉病变）。

表 86-1　自发颅内动脉夹层部位

部　位	左　侧	右　侧	总　数
椎动脉	122	82	204
基底动脉	35		35
颈内动脉	17	13	30
大脑中动脉	16	10	26
大脑前动脉	10	3	13
大脑后动脉	7	9	16
PICA	4	10	14
总数	176	127	338

86.6　临床表现

脑动脉壁夹层引起症状的原因有：

1. 栓塞，继发于：

（1）血管壁暴露面刺激血小板聚集。

（2）血栓脱落（血流减慢可加重血栓形成）。

2. 远端血流减少，继发于：

（1）血流减少引起血栓形成。

（2）血管壁内血肿增大闭塞真性管腔。

3. 蛛网膜下隙出血（表现不典型，可能在后循环夹层比前循环更常见）[7]。

小于 30 岁的病人最常见表现为颈动脉夹层而没有 SAH。对于 30 岁以上的病人，椎基底动脉（VBA）夹层伴有 SAH 是最常见的[1]。

头痛，经常较严重，常在时间上早于神经功能缺损数天到数周（见章节 81.4.2）。特殊的表现见以下的章节（颈动脉见章节 86.9.1，椎基底动脉见章节 86.9.2）。

86.7　评估

■ CT

对于诊断脑梗死更有用，有时可直接见到夹层[8]。

■ CTA

通常不需要脑血管造影，因为检测器≥16 个的 CTA 扫描仪在预测价值上与脑血管造影相同,并且具有接近 99% 的准确度[9]。

血管造影

为确诊性诊断。然而,诊断可能会耽误,如果夹层被误认为:

1. 一种不寻常的囊性动脉瘤(最多见的错误)。

2. 粥样硬化病变:合并夹层,病变位于不常见的位置,可孤立发生,病人年龄较年轻,狭窄处光滑。颈部 ICA 夹层通常不涉及颈动脉球,而颈部 ICA 的动脉粥样硬化往往涉及颈动脉球。

3. SAH 后的血管痉挛:血管痉挛的狭窄在发病后延迟出现,而夹层的改变在开始时就出现。

血管造影的发现可能包括:

1. 管腔狭窄:较长一段不规则狭窄,伴有局部的近完全的狭窄("线样征",string sign)。

2. 梭形扩张伴有近端或远端的狭窄(线样和珍珠样征)。

3. 闭塞:动脉经常逐渐变细成点状。

4. 内膜瓣:如果可见,常在夹层的近端。

5. 可见近端串珠样改变("串珠"样为 FMD 的表现)。

6. "双腔征"(double lumen sign):真正血管腔和具有内膜瓣的壁内假腔。进入静脉期时通常在假腔内仍完好地存留对比剂。唯一的诊断学特征。

7. 波浪"波纹"样表现。

8. 较严重的扭转(常为双侧)。有 VBA 病变:管腔延长伴扩张。

动脉夹层的特征是它们经常在重复血管造影术上改变构型[10](有时好转、有时恶化)。在血管造影的手术期间强行注射动脉内造影剂有可能加剧损伤夹层。

MRI

并非和 CTA 或血管造影一样精确。最佳 MRI 检查是 T_1WI 轴向脂肪抑制源图像,能发现有几个层面信号的缺失,但在其上下层面可以看到。可能见到内膜瓣,可对夹层与梭形动脉瘤进行鉴别。

新月形征象:在 T_2WI 轴向图像 ICA 壁上(血管壁中的血肿)的高信号。

86.8 疗效

一项早期的文献回顾显示,在发现椎基底动脉夹层的数周内有 83% 死亡率[11]。之后的报道减轻了这一残酷的预后[12]。

根据 260 例的回顾性研究[1],发现总的死亡率为 26%。70% 效果好(根据 GOS 评分),5% 效果差。病变位于颈动脉的死亡率高(49%)于 VBA(22%)。SAH 组的死亡率为 24%,在非 SAH 组为 29%。

86.9　血管特异性夹层

86.9.1　颈内动脉壁夹层

见上文概述，外伤后较自发性更常见（见章节 55.4）。

一些称为"自发性"的病例也可能是由于轻微的外伤所致，包括剧烈地咳嗽、擤鼻涕、简单地转动颈部等，常见于年轻女性。

在自发性的动脉壁夹层中，最常见的首发症状是同侧头痛，大多数为眼眶或眼眶周围痛（60%），其他还可见于耳和乳突（39%）、额部（36%）、颞部（27%），也可能产生颈总动脉突然发作的严重疼痛，称为"颈动脉痛"（carotidynia）[13]。

不完全性 Horner 综合征（眼交感神经麻痹）：眼睑下垂、瞳孔缩小但没有无汗（由于累及 ICA 周围的交感神经丛，未伤害支配的面部汗腺的颈外动脉丛）。检查者或者病人可闻及杂音，这些和其他临床特点可见表 86 - 2。

可能是婴儿和儿童时期偏瘫和偏身麻痹的一个原因[14]。

表 86 - 2　自发性颈内动脉壁夹层的临床特点[3]

特　　征	百　分　比
局部脑缺血	76%
头痛	59%
眼交感性麻痹	30%
杂音	25%
一过性黑矇	10%
颈痛	9%
晕厥	4%
头皮触痛	2%
颈肿胀	2%

86.9.2　椎基底动脉壁夹层

■ 椎动脉夹层

• 概述

见脑动脉夹层的概述（章节 86.1）。另见外伤后椎基底动脉壁夹层（章节 55.4.8）。

比颈动脉夹层少见，位于颅外的病变数量超过颅内。

外伤性夹层易于出现在 VA 跨过骨性突起的地方，比如在 C1～C2 连接处或者进入横突孔的位置(通常在 C6)。自发性分离更易于出现在颅内,并且常常在优势 VA 上。不像颈部 ICA 夹层,不易经颈动脉管延伸至颅内,高位颈部 VA 夹层可以容易地通过枕大孔延伸至颅内。

自发性 VA 夹层的病因与纤维肌肉发育不良(FMD)、偏头痛及口服避孕药有关[15]。在一些认为是自发性的病例中,可能存在未意识到的或忘记的外伤或头部剧烈运动史。常见于年轻成年人(平均年龄:48 岁)。对于自发性夹层,36% 的病人有其他部位的夹层,21% 的病人有双侧 VA 夹层[16]。

椎动脉夹层动脉瘤(可能是一种特殊类型)也有报道[17-19]。在一项报道中,有 5/7 病例合并椎动脉夹层[20],常容易成为梭形,并可能适于夹闭。到 1984 年,仅报道了约 50 例分离性动脉瘤[20]。

- **临床表现**

在自发性硬膜外分离,在大多数病例中颈痛是突出的早期症状,常位于枕部及颈后部。也常见严重的头痛。TIA 或卒中[常伴延髓外侧综合征[21](见章节 83.4.1 延髓外侧综合征)或小脑梗死,特别是椎动脉第 3~4 段闭塞的病人[22]。5 例病人在原发性卒中后的平均 21 个月随访中没有出现新的神经系统症状[22],其中 3 例是双侧 VA 夹层。

夹层动脉瘤可表现为意识改变,并可引起蛛网膜下隙出血(30 例中有 6 例复杂性椎基底动脉夹层的病人)[20]。这些出现 SAH 的病人再出血率为 24%~30%[16],这使得病情变化极快,且具有非常高的死亡率[23,24]。

外伤性硬膜外夹层或假性动脉瘤可能有相似的表现,但是也能够产生大量的外出血或颈部血肿[16]。

- **评估**

见脑动脉夹层评估(章节 86.7)。

◎ *血管造影*

很多病例通过血管造影进行诊断可能有困难(最常误诊的是异常形状的破裂的囊性动脉瘤[25])。

在创伤后夹层中,最常见的是颅外 VAs 远端水平襻段(在 C1 寰椎后方穿行)的不规则狭窄,常为双侧发生。

15 例创伤后 VA 夹层的 14 例中,病变位于寰椎(颅外远端第 3 段)的后面,唯一的例外是直接外伤引起的近端 VA 病变。这种特性可用第 1 和第 3 段的椎动脉是活动的,而第 2 和第 4 段则相对于骨骼固定来解释。

- **治疗**

除非表现为出血或大的缺血性卒中,应立即行药物治疗。常规包括抗凝治疗,急性期用肝素,然后用口服制剂(华法林等),总时间需 6 个月。最近的初步研究显示,抗血小板治疗同样有效[26]。

与创伤性夹层一样,血管内技术现在在治疗中发挥更显著的作用。

需要干预的指征:出现 SAH(可能还会再出血)的夹层病人需要手术或

介入治疗(多数用支架,也有用闭塞及血管成形术[16]),也适用于大多数的硬脑膜内夹层。硬脑膜外病变干预的指征为夹层进展(造影检查明确)或尽管采取充分的药物治疗后症状持续存在的的。恶性度低的病变可以通过血管内支架成形术等治疗。

介入治疗的指征:球囊安装式,自扩张式或覆膜支架已较少用于治疗颈内动脉或椎动脉的夹层,虽然有良好的预后和较低的手术相关并发症发生率[27]。考虑到治疗的病人数量少和内科治疗一般有效的事实,支架术用于夹层的作用仍有待考虑。对药物治疗无效或禁忌的病人,或者当夹层导致有症状的血流受限的狭窄时,可考虑介入治疗。

外科手术指征:在手术时,可以通过动脉的梭形或管状扩大及由于动脉壁内的血液而导致的变色来识别夹层部位(颜色变化被描述为黑色、蓝色、紫色、紫红或褐色[25])。

当介入治疗无法实施时,手术治疗硬膜内夹层包括以下方法:

1. 不可夹闭的动脉瘤可在 VA 至 BA 间行 Hunterian 闭塞(译者注:动脉瘤的近端动脉结扎术)(通过显微手术技术或通过可能不精确的血管内技术)。一些病人可能对夹闭优势侧 VA 不耐受,特别是如果对侧 VA 发育不全。相反,一些病人可能耐受双侧 VA 闭塞[28]。建议使用球囊闭塞实验[16]。

(1)如果夹层累及 PICA 起始部,夹闭夹层的近段。PICA 则由反流充盈,夹层处反流的血液可将内膜压向血管壁。

(2)如果夹层在 PICA 的近端而没有累及 PICA,在夹子之间孤立动脉瘤。PICA 则由反流充盈。

(3)如果动脉瘤开始于 PICA 起始部的远端[29],在 PICA 发出的远端结扎 VA[7]。

2. VA 夹闭(不适合夹闭的动脉瘤可在动脉瘤近端行 Hunterian VA 闭塞术)联合血管旁路移植。

(1)PICA-PICA 的侧-侧吻合。

(2)PICA 起始段移植至动脉瘤外的椎动脉。

(3)枕动脉-PICA 旁路移植术。

3. 切除联合自体静脉移植。

4. 非闭塞性外科技术:

(1)用特殊设计的夹子夹闭梭形动脉瘤(如 Sundt-Kees clip)。

(2)包裹:效果存疑。

86.9.3 非 VA 的椎基底动脉系统夹层

基底动脉壁分离易于表现为脑干梗死而很少有 SAH[24],预后通常认为较差。其中一些也许可以考虑用血管内技术治疗。

(于嵩林 杨子文)

参考文献

[1] Yamaura A. Nontraumatic Intracranial Arterial Dissection: Natural History, Diagnosis, and Treatment. Contemp Neurosurg. 1994; 16:1–6
[2] Goldstein SJ. Dissecting Hematoma of the Cervical Vertebral Artery: Case Report. J Neurosurg. 1982; 56:451–454
[3] Anson J, Crowell RM. Cervicocranial Arterial Dissection. Neurosurgery. 1991; 29:89–96
[4] Yamashita M, Tanaka K, Matsuo T, et al. Cerebral dissecting aneurysms in patients with moyamoya disease. J Neurosurg. 1983; 58:120–125
[5] Bogousslavsky J, Despland PA, Regli F. Spontaneous carotid dissection with acute stroke. Arch Neurol. 1987; 44:137–140
[6] Debette S, Leys D. Cervical-artery dissections: predisposing factors, diagnosis, and outcome. Lancet Neurol. 2009; 8:668–678
[7] Friedman AH, Drake CG. Subarachnoid hemorrhage from intracraniai dissecting aneurysm. J Neurosurg. 1984; 60:325–334
[8] Hodge C, Leeson M, Cacayorin E, et al. Computed Tomographic Evaluation of Extracranial Carotid Artery Disease. Neurosurgery. 1987; 21:167–176
[9] Eastman AL, Chason DP, Perez CL, McAnulty AL, Minei JP. Computed tomographic angiography for the diagnosis of blunt cervical vascular injury: is it ready for primetime? J Trauma. 2006; 60:925–9; discussion 929
[10] Kitanaka C, Tanaki J-I, Kuwahara M, et al. Nonsurgical Treatment of Unruptured Intracranial Vertebral Artery Dissection with Serial Follow-Up Angiography. J Neurosurg. 1994; 80:667–674
[11] Berger MS, Wilson CB. Intracranial dissecting aneurysms of the posterior circulation. Report of six cases and review of the literature. J Neurosurg. 1984; 61:882–894
[12] Pozzati E, Padovani R, Fabrizi A, et al. Benign Arterial Dissection of the Posterior Circulation. J Neurosurg. 1991; 75:69–72
[13] Welling RE, Taha A, Goel T, et al. Extracranial Carotid Artery Aneurysms. Surgery. 1983; 93:319–323
[14] Chang V, Newcastle NB, Harwood-Nash DCF, Norman MG. Bilateral dissecting aneurysms of the intracranial internal carotid arteries in an 8-year-old boy. Neurology. 1975; 25:573–579
[15] Leys D, Lesoin F, Pruvo JP, et al. Bilateral Spontaneous Dissection of Extracranial Vertebral Arteries. J Neurol. 1987; 234:237–240
[16] Halbach VV, Higashida RT, Dowd CF, Fraser KW, Smith TP, Teitelmaum GP, Wilson CB, Hieshima GB. Endovascular Treatment of Vertebral Artery Dissections and Pseudoaneurysms. J Neurosurg. 1993; 79:183–191
[17] Miyazaki S, Yamaura A, Kamata K, et al. A dissecting aneurysm of the vertebral artery. Surg Neurol. 1984; 21:171–174
[18] Hugenholtz H, Pokrupa R, Montpetit VJA, et al. Spontaneous dissecting aneurysm of the extracranial vertebral artery. Neurosurgery. 1982; 10:96–100
[19] Senter HJ, Sarwar M. Nontraumatic dissecting aneurysm of the vertebral artery. J Neurosurg. 1982; 56:128–130
[20] Shimoji T, Bando K, Nakajima K, et al. Dissecting Aneurysm of the Vertebral Artery. J Neurosurg. 1984; 61:1038–1046
[21] Okuchi K, Watabe Y, Hiramatsu K, et al. [Dissecting Aneurysm of the Vertebral Artery as a Cause of Wallenberg's Syndrome]. No Shinkei Geka. 1990; 18:721–727
[22] Caplan LR, Zarins CK, Hemmati M. Spontaneous Dissection of the Extracranial Vertebral Arteries. Stroke. 1985; 16:1030–1038
[23] Aoki N, Sakai T. Rebleeding from intracranial dissecting aneurysm in the vertebral artery. Stroke. 1990; 21:1628–1631
[24] Pozzati E, Andreoli A, Limoni P, Casmiro M. Dissecting Aneurysms of the Vertebrobasilar System: Study of 16 Cases. Surg Neurol. 1994; 41:119–124
[25] Yamaura A, Watanabe Y, Saeki N. Dissecting Aneurysms of the Intracranial Vertebral Artery. J Neurosurg. 1990; 72:183–188
[26] Markus HS, Hayter E, Levi C, Feldman A, Venables G, Norris J. Antiplatelet treatment compared with anticoagulation treatment for cervical artery dissection (CADISS): a randomised trial. Lancet Neurol. 2015; 14:361–367
[27] Pham MH, Rahme RJ, Arnaout O, Hurley MC, Bernstein RA, Batjer HH, Bendok BR. Endovascular stenting of extracranial carotid and vertebral artery dissections: a systematic review of the literature. Neurosurgery. 2011; 68:856–66; discussion 866
[28] Six EG, Stringer WL, Cowley AR, et al. Posttraumatic Bilateral Vertebral Artery Occlusion. Case Report. J Neurosurg. 1981; 54:814–817
[29] Yamada K, Hayakawa T, Ushio Y, et al. Therapeutic Occlusion of the Vertebral Artery for Unclippable Vertebral Aneurysm. Neurosurgery. 1984; 15:834–838

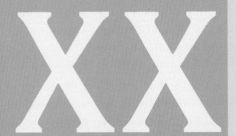

87 脑内出血

87.1 概述

脑内出血(ICH)是指发生在脑实质内的出血。以前也称为"高血压脑出血",但是高血压是否为出血的病因是有争议的(见章节87.5.4)。

87.2 成人脑内出血

> **要 点**
>
> 1. 为脑卒中常见的第二大发病形式(占卒中的15%～30%),但最致命。
> 2. 与缺血性脑梗死不同:病程由几分钟至数小时缓慢进展,通常伴有重度头痛、呕吐及意识水平的改变。
> 3. 颅脑CT平扫为首选的诊断性检查。
> 4. 血肿块的体积与致残率和死亡率密切相关。
> 5. 发病后的3小时内,至少33%的病人血块的体积增加。
> 6. 推荐行脑血管造影(在不耽误急诊治疗的前提下进行),需除外:病人年龄>45岁,既往有高血压病史并且脑出血位于丘脑、壳核或颅后窝者。
> 7. 治疗:
> (1) 仍然存在争议,最初推荐的重组凝血因子Ⅶa(rFⅦa)还没有广泛推广。
> (2) 手术治疗的价值仍然存在争议,但是仅限于一些小脑血肿,及脑表面1cm以内的幕上血肿。

87.3 流行病学

87.3.1 发病率

脑内出血是脑卒中常见的第二大发病形式(占卒中的15%～30%)(早

期估计为 10%[1]),致死率高。每年每 10 万人中有 12～15 人发病。早期的资料表明其发病率与蛛网膜下隙出血发病率相同,但是最近的基于 CT 扫描的研究显示,脑内出血发病率是蛛网膜下隙出血的两倍[2][CT 应用之前的研究可能将一些 ICH 误归类为缺血性卒中,并且一些 ICH 破裂到蛛网膜下隙中的病例(约 7%)可能被误认为 SAH]。年龄 65 岁以上者,ICH 在 20 世纪 70 年代的发病率有所下降,但在 80 年代又开始上升[3]。通常是在活动时发病(睡眠时很少发病),这可能与血压的升高或 CBF 的增加有关(见章节 87.5 病因)。

87.3.2 危险因素

以下为流行病学危险因素,其他危险因素参见病因(见章节 87.5)。

1. 年龄:55 岁以上发病率明显上升,55～80 岁者,年龄每增加 10 岁,发病率增加一倍。80 岁以上者发病率是其 10 年前的 25 倍。70 岁以上病人的相对危险度(RR)为 7。

2. 性别:男性多发于女性。

3. 种族:在美国,黑人发病率高于白人。可能与黑人的 HTN 患病率高有关。亚洲人发病率可能也高[4]。

4. 既往卒中(任何类型)者危险性升至 23:1。

5. 与饮酒相关[4,5]。

(1)近期饮酒:在 ICH 前 24 小时和 1 周内的中度或重度饮酒是 ICH[6]的独立危险因素,如表 87-1 所示。

(2)经常饮酒者:一项研究显示,每日饮酒大于 3 个标准单位者脑出血危险性增加 7 倍[7]。

(3)大量饮酒:ICH 更多见于脑叶,典型的"高血压出血"多在基底神经节[8]。

6. 吸烟:增加 SAH 和缺血性脑梗死的风险,但可能不会增加 ICH 的风险[9,10],需要进一步研究。

7. 毒品:可卡因,安非他明,苯环利定(PCP)[11]。

8. 肝功能障碍:止血功能可能因血小板减少、凝血因子减少和纤溶亢进而减弱[12](可能是慢性酒精消耗致 ICH 风险增加的原因)。

表 87-1 ICH 与饮酒量的相关危险性

饮酒时间距 ICH	饮酒量(乙醇克数)ª	相对危险度(RR)
24 小时	41～120	4.6
	＞120	11.3

续　表

饮酒时间距 ICH	饮酒量(乙醇克数)[a]	相对危险度(RR)
	1～150	2.0
1 周	151～300	4.3
	>300	6.5

a 1 个标准饮酒单位＝12 g

87.4　出血的位置

87.4.1　概述

ICH 的常见部位见表 87‑2。ICH 的常见供血动脉如下：

1. 豆纹动脉：壳核出血(可能继发于 Charcot‑Bouchard 微动脉瘤)的常见供血动脉。

2. 丘脑穿支动脉。

3. BA 的旁正中分支。

表 87‑2　ICH 常见部位

百分比	部　　　位
50%	纹状体(基底神经节)；壳核最常见；还包括豆状核、内囊、苍白球
15%	丘脑
10%～15%	脑桥(约 90%是高血压)
10%	小脑
10%～20%	大脑白质
1%～6%	脑干

87.4.2　脑叶出血

1980 年，一篇文献描述了与每个脑叶出血相关的四种临床综合征，随之脑叶出血这一概念开始普及。它包括枕叶、颞叶、额叶和顶叶的原发性出血(包括源自皮层和皮层下白质的 ICH)，而不是深层结构(例如基底节、丘脑和幕下结构)[13]的出血。对于较大的血肿，很难区分是脑叶血肿还是深部结构的血肿。

与深部出血相比，脑叶出血多与结构异常有关(见下文)。在过度饮酒的病人更为常见(见上文)。与基底节、丘脑出血相比，脑叶出血的预后更好一些[14]。

脑叶出血病因：尽管有很多 ICH 的病因都可以导致脑叶出血（见下文详述），但更可能的原因如下。

1. 深部出血的外延。

2. 脑淀粉样血管病（见章节 87.5.6）：是血压正常的老年病人脑叶出血的最常见原因。

3. 外伤。

4. 脑缺血病灶的出血性转化：见下文。

5. 肿瘤出血（见章节 87.5.7），转移癌可出现多发脑叶血肿。

6. 脑血管畸形（特别是 AVM）（见章节 82.4）。

7. 动脉瘤破裂，见下文。

8. 特发性。

87.4.3 内囊出血

如果出血在内囊（IC）内部和（或）突破 IC，则可能影响对侧运动功能，如果在 IC 的外侧并且仅仅压迫 IC，则更容易通过手术清除血肿而不损伤 IC。

87.5 病因

87.5.1 病史筛查

基于本章节内容，下面的病史信息清单有助于收集与评估成人 ICH 的病情：

1. 高血压病。

2. 服药史：

（1）拟交感类药物：

1）安非他命（译者注：苯丙胺、非冰毒-甲基苯丙胺）、可卡因。

2）食欲抑制剂或鼻血管收缩剂（苯丙醇胺、伪麻黄碱）。

（2）膳食补充特别是麻黄生物碱（麻黄）。

（3）抗凝剂：特别是华法林。

（4）抗血小板药物：阿司匹林（病人常忘记正在服用低剂量药 81 mg）、波立维（Plavix®）、NSAID。

（5）避孕药：（计划生育药物）相关性存疑。

3. 饮酒史。

4. 凝血障碍。

5. 白血病。

6. 既往卒中史。

7. 已知血管异常病史（AVM，静脉血管瘤等）。

8. 肿瘤：已知肿瘤史，特别是易脑部转移的肿瘤（肺癌、乳腺癌、消化道肿瘤、肾癌、黑色素瘤等）。

9. 近期的手术史：特别是颈动脉内膜切除术，需要使用肝素的手术操作等。

10. 近期的生产史和（或）子痫或子痫前期。

11. 近期外伤史。

87.5.2 病因列表

1. "高血压"（病因或结果尚不清，见下文）是一个危险因素：

（1）急性高血压（HTN）：可见于子痫（见下文）或使用某些药物，例如可卡因、苯丙醇胺（见下文"妊娠相关"）。

（2）慢性高血压：可能会引起脑血管壁退行性改变。

2. 可能与 CBF 的急剧增加有关（全脑性或局部性）[15]，特别是发生在之前脑缺血的部位：

（1）继发于颈动脉内膜剥脱术[16,17]。

（2）继发于儿童先天性心脏病修补术后[18]。

（3）既往卒中（栓塞[19]或其他原因）：第 1 个月出血转化可能性高达 43%[20]。可能发生于动脉血栓脱落或再通之后，虽然有些呈永久性闭塞性[21]。这些病人在卒中后 6 小时内行 CT 检查可呈阴性，但出血转化最早可于 24 小时内出现[22]。有两种类型[20,23]：

1）类型 1：弥漫性或多灶型出血：在卒中病灶内呈不均匀或斑驳性表现。比原发性 ICH 密度低。

2）类型 2：大片型血肿：很可能来源于单一出血灶，与原发性 ICH 的密度相同，也可以超出原来卒中发生的范围。与类型 1 不同，多与抗凝治疗有关。通常发生于在卒中的起初几天，临床表现常有病情恶化趋势，与原发性 ICH 较难区别，因此经常误诊[22]。

偏头痛：伴随[24]或继发[25]偏头痛发作（可能是极其罕见的事件）。

1）在 AVM 切除手术后："正常灌注压力突破"。一些病例可能是由于 AVM 切除不完全。

2）物理因素：继发于剧烈体力活动[26]，暴露于寒冷户外[27]等。

3. 血管异常：

（1）AVM 出血，见血管畸形（见章节 82.2）。

（2）动脉瘤破裂出血。

1）囊性（"树莓"）动脉瘤：① Willis 环动脉瘤（COW），由于炎症或先前的出血产生纤维化而黏附到脑表面的动脉瘤可在破裂时导致 ICH，而不是常见的 SAH；② COW 远端的动脉瘤（如大脑中动脉动脉瘤）。

2）Charcot - Bouchard 微动脉瘤（见章节 87.5.5）。

4. 静脉性血管瘤破裂：极少导致严重的 ICH。

"动脉病"：

（1）血管淀粉样变，通常为反复性的脑叶出血。

（2）纤维样坏死[1,28]（有时见于淀粉样变者）。

（3）脂质透明症：内膜富含脂质的透明物质[29]。

（4）脑动脉炎（包括坏死性血管炎）。

5. 脑肿瘤（原发性或继发性），见下文。

6. 凝血机制异常：

（1）白血病。

（2）血小板减少：

1）血栓性血小板减少性紫癜。

2）再生障碍性贫血。

（3）接受抗凝治疗的病人（见章节 87.5.8）。

（4）接受溶栓治疗的病人：

1）对于急性缺血性卒中者，使用 rt-PA 治疗的病人 36 小时内发生症状性 ICH 的危险性是 6.4%（安慰剂对照组的发生率为 0.6%）[30]。

2）对于急性 MI 或其他血栓性疾病，发生率为 0.36%～2%[31-33]。风险增加的情形：使用超过推荐的 100 mg 剂量的阿替普酶[重组组织纤溶酶原激活剂（rt-PA）][34]、老年、既往前壁 MI 或其 Killip 分级较高者和静脉推注药物（与静脉泵入相比较）[35]。当辅助使用肝素时，高剂量与 ICH 的高风险相关[36]。通常认为 ICH 发生在具有潜在血管异常的病人中[37]。可能的情况下，立即行冠状动脉成形术比用 rt-PA 更安全[33]。

（5）阿司匹林治疗：

1）ASA 100 mg，隔日一次使 ICH 的风险增高[38]，发生率为每年 0.2%～0.8%[39]。

2）对于 60 岁以上且有轻度到中度颅脑外伤（GCS≥9 分）者，ASA 100 mg/d 不会显著增加 ICH 的发病率[40]。

3）维生素 E 补充[41]：服用维生素 E 每 476 人中可减少 1 人发生缺血性卒中，每 1 250 人中可增加 1 人发生 ICH。

7. 中枢神经系统感染：

（1）尤其是真菌感染，可侵犯血管。

（2）炎性肉芽肿。

（3）单纯疱疹病毒性脑炎：可以早期表现为低密度，并发展为出血。

8. 静脉或硬脑膜窦血栓形成（见章节 85.7）。

9. 药物相关：

（1）药物滥用：

1）酒精：每日饮酒大于 3 个标准单位者脑出血危险性增加 7 倍（见章节 87.3.2）。

2）药物滥用：特别是拟交感类药物（可卡因[42,43]、安非他命[44]等）。

（2）升血压药物：

1）α肾上腺素能受体激动剂（拟交感神经药）：苯丙醇胺[45,46][也可引起缺血性卒中（见章节 83.5.2）]，FDA 已将其从 OTC 鼻充血减轻剂和食欲抑制剂中去除，但其他 OTC 类 α 受体激动剂（包括去氧肾上腺素、麻黄素[47]和伪麻黄碱[48]）也可导致 ICH[49]。

2）麻黄生物碱：作为膳食补充剂（ma huang）以抑制食欲和增加能量。与一些 HTN、SAH、ICH、癫痫和死亡的病例报告相关[50]。

10. 外伤后：常为迟发性表现[51,52]，见出血性脑挫裂伤（见第 58 章）。

11. 妊娠相关：妊娠期及产褥期（产后 6 周）出现 ICH 的风险约为 1/9 500 次分娩[53]。

（1）常与子痫及子痫前期有关：子痫的死亡率约为 6%，而颅内出血是最主要的直接原因[54]。见妊娠与颅内出血（见章节 77.10）。

（2）无子痫时，产褥期自发性脑出血（3～35 天，中位数 8 天）[55]；伴血管病时用产后脑血管病来表示。

（3）血管检查：

1）部分病例伴有孤立的脑血管病而无系统性血管炎[56]。

2）部分病例有血管痉挛。

3）部分病例提示脑血管自我调节功能异常（如枕叶可见片状增强）（见章节 83.2.2）。

4）部分病例无血管相关的异常。

12. 术后：

（1）继发于颈内动脉内膜剥脱术。

（2）继发于开颅术后：

1）位于开颅部位[57]：已知的危险因素：星形细胞瘤次全切除的残余部分易发生出血；AVM 术后（见上文）。

2）远隔开颅部位。一组 37 例病人的病例分析，提示此类出血与位于开颅部位的出血不同，以下因素被证实与该组出血无关：高血压、凝血机能障碍、脑脊液引流、潜在的隐匿性变。

继发于慢性 SDH 引流（见章节 58.5）。

继发于翼点开颅术的小脑出血[58]（这位作者考虑可能原因为快速过度脑脊液引流），或颞叶切除术[59]。

13. 特发性[14]。

87.5.3 小脑出血病因

病因基本与脑内出血相同，但还有一些差异：

1. 高血压是 2/3 的小脑出血原因。

2. AVM 需要考虑,动脉瘤则相对较少见(可能有 AICA 动脉瘤,但通常还伴有其他高流量病灶,如 AVM[60])。

3. 可能与近期的脊髓或幕上手术有关。

87.5.4 高血压作为一个病因?

随着年龄的增长(66％的大于 65 岁病人都有高血压)ICH 和 HTN 的发病率都增加。HTN 作为 ICH 的原因是有争议的。有 HTN 者,ICH 发生的相对危险度是 3.9～5.4,根据 HTN 的定义不同而异[61]。很多脑内出血的病人发病时血压都显著升高。而颅内压急升高确实可以产生高血压(Cushing 三联征的一部分,见表 56 - 2)。高血压可能是脑桥/小脑出血的危险因素,至少 35％的基底节出血原因不是由于高血压所引起。

87.5.5 Charcot - Bouchard 微动脉瘤

也称为粟粒状动脉瘤[62]。主要发生在基底节外侧豆纹动脉的小穿支(＜300 μm)的分叉处(发现超过 66 岁的高血压病人中 46％有,但对照组中只 7％有[63])。它可能是高血压性基底节区出血的起源[64],但尚有争议。

87.5.6 脑淀粉样变

脑淀粉样血管病变(cerebral amyloid angiopathy, CAA)也称"嗜刚果红血管病"(congophilic angiopathy),是由于 β - 淀粉样蛋白的病理性沉积引起(在用刚果红染色时,在偏振光下显示为双折射"苹果绿"),常沉积于脑膜或皮层小血管的中膜内(特别是白质的血管中),而无全身系统性血管淀粉样变性的证据[65]。一些血管可能显示血管壁呈纤维样坏死[66,67]。

复发性脑叶出血病人应该怀疑 CAA(不常见于高血压出血[68],见章节 87.5.2)。梯度回波 MRI 可以识别瘀点出血或可能与 CAA 有关的位于皮层的少量出血导致的含铁血黄素沉积[69]。在基底神经节或脑干出血时不大可能有这种情况[14]。

随着年龄的增加,淀粉样变的可能性增加。70 岁以上病人 50％有淀粉样变[70],而大部分未出血。淀粉样变引起的出血约占颅内出血的 10％,可能与遗传因素有关(包括载脂蛋白 Eε4 等位基因[71]),Down 综合征的病人更为常见。老年性痴呆与淀粉样变一些重叠,尽管他们是不同的疾病;CAA 中的淀粉样蛋白与阿尔茨海默病的老年斑中发现的淀粉样蛋白相同。CAA 可通过增强纤溶酶原来增加 ICH 的风险[72][与接受组织纤溶酶原激活剂(t - PA)以治疗 MI 或卒中的病人尤为相关]。

淀粉样变性病人可能呈现 TIA 样前驱症状(见下文)。

脑叶出血的病人中,载脂蛋白 apoEε4 等位基因携带者通常比非携带者首次出血提前 5 年(73 年±8 年∶79 年±7 年)[71]。

诊断性试验对于排除其他情况很有帮助。确诊淀粉样变需对脑组织进行病理检查。淀粉样变的诊断标准见表 87 - 3[73]。

表 87 - 3　脑淀粉样血管病(CAA)诊断标准[73]

诊　断	标　　　　准
确定 CAA	完整尸检发现所有的以下三点： 1. 脑叶、皮层或皮质-皮层下出血 2. 严重的 CAA 3. 无其他确诊的疾病
有病理支持的 可疑 CAA	临床数据和病理组织发现所有的以下三点： 1. 脑叶、皮层或皮质-皮层下出血 2. 标本血管有一定程度的淀粉样蛋白的沉积 3. 无其他确诊的疾病
可疑 CAA	临床数据和 MRI 表现所有的以下三点： 1. 年龄≥60 岁 2. 限于脑叶、皮层或皮质-皮层下的多发出血 3. 缺乏其他出血原因ᵃ
可能 CAA	临床数据和 MRI 发现： 1. 年龄≥60 岁 2. 单一脑叶、皮层或皮质-皮层下出血，无其他原因ᵃ，或原因 　可疑的多发出血ᵃ，或于不典型部位的出血(例如：脑干)

a 例如：过度抗凝(INR>3.0)，头部创伤、缺血性卒中、CNS 肿瘤、脑血管畸形、血管炎或恶病质

87.5.7　脑肿瘤出血

虽然任何脑肿瘤都可出血，但出血一般与恶性肿瘤关系较大。肿瘤也可导致蛛网膜下隙出血或硬脑膜下出血。

恶性肿瘤常常伴有自发性脑出血：

1. 胶质母细胞瘤。

2. 淋巴瘤。

3. 转移癌：

(1) 恶性黑色素瘤[74,75]：约 40％出血。

(2) 绒毛膜癌[74,76,77]：60％出血。

(3) 肾细胞癌。

(4) 支气管癌：尽管约只有 9％出血，但较易发生脑转移，所以是 ICH 较常见原因。

以下恶性肿瘤较少发生出血：

1. 髓母细胞瘤[78-81]（小儿多发）。

2. 胶质瘤[82,83]。

良性肿瘤好发 ICH 者：

1. 脑膜瘤可发生瘤内出血,硬脑膜下出血及邻近脑实质血肿[84-87]。成血管细胞性脑膜瘤与其他高度血管化的脑膜瘤出血倾向相似。

2. 垂体腺瘤(见垂体卒中,章节 45.5.2)。

3. 少突胶质细胞瘤(相对良性),较少出血[88],癫痫发作多年者好出血。

4. 血管网状细胞瘤[89]。

5. 听神经瘤[90-92]。

6. 小脑星形细胞瘤[93]。

87.5.8　抗凝治疗引起的 ICH

每年 10％用华法林(Coumadin®)治疗的病人可出现明显的出血并发症(不仅限于颅内),包括 ICH(本组 65％的死亡率)。在使用华法林治疗房颤的病人中,每年发生 ICH 的风险在 0～0.3％之间[39](根据 1960—1970 年的研究结果,以前这个比率高达 1.8％[94])。在老年病人亚组(平均年龄 80 岁),该数据为 1.8％[39]。一组研究表明 ICH 为华法林治疗后致死性出血的唯一原因。1 年的累积危险率为 1％,3 年的累积危险率为 2％[95]。

出血性并发症的风险随着凝血酶原时间(PT)的延长和变化程度而增高,且易发生于抗凝治疗的前 3 个月[95]。有淀粉样变性(CAA,见上文)者使用抗血小板或抗凝药物后 ICH 的发生率提高[73]。

87.6　临床表现

87.6.1　概述

一般来说,ICH 的神经功能缺损的特点是在几分钟到几小时内的平滑进展,而血栓/缺血性病变则是发病时的症状最重,脑内血肿的病人会出现剧烈头痛、呕吐及不同程度的意识障碍等较常见的症状(头痛可能不如在栓塞性脑卒中普遍,但它通常是最先、最突出的症状[14])。

87.6.2　前驱症状

CAA 的病人可能在脑叶出血[96,97]之前发生 TIA 样症状,如可获得完整病史,其发生率可高达 50％左右。与典型的 TIA 不同,脑叶血肿病人的症状包括失语、步态不稳和肢体无力(对应于随后会发生出血的区域),这些症状以杰克逊方式(Jacksonian-march)逐渐扩散,可溢出血管病变范围(可能是一种电现象而不是缺血性变化)。这些症状有提示性,但不一定是随后将发展为 ICH 特征性的表现。

87.6.3　特定部位 ICH 的伴随症状

■ 壳核出血

　　壳核为 ICH 的最好发部位,病情逐步恶化者占 62%(发病时就发生严重神经系统症状者占 30%),病情无波动性。对侧肢体轻偏瘫可发展为偏瘫并昏迷甚至死亡。14%病人发病时出现头痛,72%病人始终未出现头痛。视乳头水肿和视网膜出血较为少见。

■ 丘脑出血

　　一般出现对侧半身感觉障碍。累及内囊时可出现偏瘫症状。如果向脑干上方发展,则出现垂直凝视麻痹,缩回性眼球震颤,反侧偏斜,集合反射丧失,眼睑下垂,瞳孔不等大,有/无对光反射。20%～40%病人出现头痛。这种障碍与壳核出血相似,但对侧感觉缺失较为广泛和明显。如脑脊液循环受阻,可出现脑积水。

　　一组 41 例病人研究,当 CT 示血肿直径大于 3.3 cm,病人全部死亡。小血肿常导致永久性残疾。

■ 小脑出血

　　可包括下述任何症状的组合:

　　1. 由于下述原因引发的脑积水导致颅内压增高(嗜睡、恶心/呕吐、高血压伴心动过缓):

　　(1) 第四脑室受压——导致梗阻性脑积水。

　　(2) 出血破入脑室系统。

　　2. 对脑干的直接压迫可致:

　　(1) 面部麻痹:面神经丘受压。

　　(2) 这些病人先出现昏迷而不是先出现偏瘫,这点与其他幕上病变不同。

■ 脑叶出血

　　症状因出血所在的四个脑叶不同而有所不同[14](50%病人头痛是其首要、突出的症状):

　　1. 额叶(最显著的症状):额部头痛伴对侧偏瘫,多发生于上肢,伴下肢和面部轻度力弱。

　　2. 顶叶:对侧半身感觉障碍及轻度偏瘫。

　　3. 枕叶:同侧眼痛和对侧同向偏盲,有些可扩展至上 1/4 象限。

　　4. 颞叶:在优势半球者,出现语言不流利和听力障碍,理解力差,但重复性相对较好。

87.6.4　迟发性恶化

■ 概述

　　首次出血后出现恶化者与以下因素有关,可包括下述任何组合:

1. 再出血：见下文。
2. 水肿：见下文。
3. 脑积水：破入脑室内和颅后窝出血更易发生。
4. 癫痫。

再出血或血肿的扩大

早期再出血：出血后 1 小时内经超早期 CT 扫描及复查 CT 明确的再出血(基底节再出血较脑叶再出血多见)。再出血通常伴有临床症状的恶化[98]。血肿扩大的发生率随时间减少，首次出血后的 1～3 小时为 33%～38%[99]，3～6 小时为 16%，出血后 24 小时第一次 CT 扫描后 24 小时行第二次 CT 扫描时为 14%[100]。血肿再扩大的病人通常有更大的血肿和(或)伴有凝血功能障碍，预后更差[100]。再次出血仍然可能发生在外科手术清除血块后，即使术中止血满意。止血药[如 NovoSeven®(译者注：重组人凝血因子Ⅶa)]可降低再出血的风险(见章节 87.8)。CTA 上的"点状征"(急性自发性脑出血可见局灶性强化)与血肿扩大的风险相关[101]。

晚期再出血：文献报道晚期再出血率为 1.8%～5.3%(依随访时间长短而定)[102]。复发性出血病人舒张压明显升高，舒张压大于 90 mmHg 者年再出血率为 10%，而舒张压≤90 mmHg 者年再出血率为 1.5%(平均随访为 67个月)[102]。其他危险因素包括糖尿病、吸烟、酗酒[103]。再出血可能提示潜在的血管畸形或血管淀粉样变性(脑叶再出血可能由于淀粉样变[103])。

水肿

血肿周围的水肿或缺血性坏死可能导致迟发性恶化[1]。尽管由凝块的占位效应引起的坏死对水肿影响较小。但实验表明，占位效应自身并不足以解释发生水肿的程度。现在认为血凝块可以释放致水肿的毒性物质。有关试验研究了血凝块的不同成分，揭示从血凝块中释放出的凝血酶导致血-脑屏障通透性增高，而且有明显的血管收缩效应。这些是导致迟发性水肿和恶化的主要可疑因素。参见"脑水肿"(见章节 3.1.1)。

87.7 评估

87.7.1 CT 扫描

出血后 CT 扫描可快速方便地显示脑实质中高密度的血液。虽然占位效应常见，但血肿有被脑组织隔开的趋势，通常会导致实际占位效应小于预期值。

血凝块的体积对预后有显著意义(见章节 87.9.2)。血肿体积可以通过CT 扫描仪直接计算，也可根据椭圆公式[104]估算(最初为 AVM 开发的，基于椭圆体的体积约是其所放置的平行六面体的体积的一半的原理[105])，比其他的估计方法稍欠精确,但更简单[106],具体如公式 87-1 中所示,其中 AP、LAT 和 HT 是每一个凝块在三个维度中的长度(AP 前后,LAT 侧向和 HT 高度)。为了在只有轴向图像可用时(如在大多数初始 CT 上)估计病变的高度,可计算看到病变图像的层数,并乘以 CT 扫描的层厚[104,106,107](此信息通常印在 CT 上),或从可显示凝块的最低层面的位置减去可显示凝块的最高层面的位置。

$$椭圆体积 \approx AP \times LAT \times HT/2 \qquad (87-1)$$

血凝块体积每天平均下降 0.75 mm,而血凝块密度每天下降约 2CT 单位,最开始的 2 个星期变化不大。

87.7.2　MRI 扫描

不作为首选的检查,发病前几个小时对血肿显示效果不佳,MRI 检查中给病人通气及接近困难。较 CT 慢且昂贵。后期也许更有用,如帮助诊断脑血管淀粉样变(见章节 87.5.6)。

ICH 的 MRI 表现非常复杂,根据血凝块存在的时间,划分五个阶段,详见表 87-4。

表 87-4　出血后不同时期 ICH 的 MRI 表现[108]

阶　段	血块时间	血红蛋白状况	T_1WI	T_2WI
超急性期	<24 小时	氧化血红蛋白(细胞内)	等信号	略↑
急性期	1~3 天	去氧血红蛋白(细胞内)	略↓	极↓
亚急性期				
• 早期	>3 天	高铁血红蛋白(细胞内)	极↑	极↓
• 晚期	>7 天	高铁血红蛋白(细胞外ᵃ)	极↑	极↑
慢性期				
• 中央	>14 天	高铁血色原ᵇ(细胞外)	等信号	略↑
• 周围		含铁血黄素(细胞内)	略↓	极↓

a 红细胞溶解后,成为细胞外血红蛋白
b 抗磁性(非顺磁性)血红素衍生物

87.7.3　脑血管造影

对于 ICH 本身的诊断,血管造影不能确切地区分是由于 ICH 引起的占位效应,还是脑梗死缺血或肿瘤引起的占位效应[109]。可以显示与 ICH 相关的 AVM 和动脉瘤。复查阳性率可提高[14]。可能在一些肿瘤的情况下显示血管染色。老年人 ICH 的血管造影阴性结果不能除外脑血管淀粉样变[110]。

对于 ICH 脑血管造影的指征,见下文。

87.7.4 ICH 评分

Hemphill 等人[111]的评价系统基于表 87-5 中所示的 5 个特征得出分数。然后将这些分数相加得到"ICH 评分"。相关的 30 天死亡率列于表 87-6 中。

表 87-5 ICH 评分

特 征	标 准	得 分
GCS(表 18-1)	3~4	2
	5~12	1
	13~15	0
年龄[a]	≥80 岁	1
	<80 岁	0
部位	幕下	1
	幕上	0
ICH 血肿量(公式 87-1)	≥30 ml	1
	<30 ml	0
脑室积血	有	1
	无	0
ICH 评分总分		0~6

a 可能有偏倚,因为老年病人的治疗决策可能不同于年轻病人

表 87-6 基于 ICH 评分的死亡率

ICH 评分[a]	30 天死亡率	病人数
0	0%	26
1	13%	32
2	26%	27
3	72%	32
4	97%	29
5	100%	6
6	? 100%[b]	0

a 来自表 87-5
b 本组研究无 6 分评分的病人,但是其预期死亡率很高

87.8 早期处理

87.8.1 概述

（以下内容假设已行 CT 扫描，诊断明确。）有关 ICH 治疗的几乎所有方面，从理想的血压控制到手术治疗的指征，都尚无一致意见。提出以下一些方面供指导：

大多数治疗存在争议，以下内容仅供参考：

1. 病人需 ICU 监护治疗。

2. 高血压病：存在争议。可导致再出血，尤其是第 1 个小时内。但在一些情况下高血压也有利于维持有效灌注。如果了解患病之前的血压情况，将平均动脉压降到发病前水平；如果不了解，则降低约 20%。注意：一项对 8 个 ICH 病人的研究显示，脑血流自动调节尚存，但血压调控的下限值升高。然而，当药物治疗使 MAP 降至发病前 MAP（平均值为入院时 MAP 的 80%）以下时会导致 CBF 下降（以 ICH 入院随后发生 HTN）[112]。

3. 如果神志不清或昏迷则考虑插管。

4. 维持正常的血糖水平。

5. 维持正常体温。

6. 抗惊厥治疗：

（1）用适当的抗癫痫药物治疗抽搐。

（2）预防性使用抗癫痫药物：可选。可降低脑叶出血病人早期发生抽搐的危险。

（3）抗癫痫药物的选择：

1）左乙拉西坦（keppra）的治疗/毒性较适宜，剂量：500 mg，每天 2 次。

2）苯妥英（phenytoin）：17 mg/kg 超过 1 小时缓慢静脉滴注，继而 100 mg 每 8 小时给药一次，见（PHT，Dilantin®）（见章节 26.2.4）。

7. 凝血状况：

（1）查 INR、PT、PTT、血小板计数、血小板功能测定（PFA）：

1）纠正凝血状态，见纠正凝血不良或抗凝血作用逆转（见章节 9.2.5）。

2）血小板：正确的血小板减少症或血小板抑制药物，如下所述。

（2）出血时间：不一定有所帮助。

（3）止血药物：NovoSeven（重组激活凝血因子Ⅶ，即 rFⅦa）发病后 4 小时内静点给药[113]，见下文。

8. 激素治疗：有争议。ICH 病人激素治疗无明显益处，而会出现更多的并发症（主要是感染、消化道出血和导致糖尿病）[114]。如果影像学表现有血肿周围明显的水肿则考虑用激素治疗（推荐剂量[115]：4 mg 地塞米松，每 6 小时一次静脉滴注,7～14天逐步减量)。

9. 治疗推测的高颅内压:甘露醇和(或)呋塞米,还有助于降低血压(见章节56.4颅内压升高的治疗)。如果怀疑ICP增加,可考虑行ICP监测。

10. 脑室外引流(EVD):脑积水、脑室积血或监测ICP(见下文)。需先行除外凝血功能障碍。

11. 动态监测电解质和渗透压水平:

(1) 积极治疗高血糖(如控制不佳,可胰岛素静脉滴注)。

(2) 注意SIADH(见章节5.2.5)。

12. 血管造影:主要是为了除外潜在的血管畸形,也可针对动脉瘤(ICH较不常见原因)病人或肿瘤病人(通常增强CT或MRI可较好诊断)。

(1) 如果有急诊手术的适应证(如脑疝),为行造影而拖延手术可能会对病人造成损害,最好推迟到手术后。

(2) 指征:除外以下情况,病人年龄>45岁,以往有高血压病史并且出血位于丘脑、壳核、颅后窝者(29例此类病人无一例阳性发现)[116],对于孤立的深处ICH的病人DSA阳性率也很低[117]:

1) 对于年龄>45岁既往HTN和脑叶ICH者,DSA有10%阳性率[116],其中AVM:动脉瘤=4.3:1。

2) 脑室内出血者(无实质出血),DSA阳性率为65%[116],主要是AVM。

(3) ICH可能掩盖潜在的病变,特别是急性出血。如果首次的DSA为阴性,待血肿吸收后(2～3个月)再做一次DSA。如果仍为阴性,1年内每4～6个月行一次CT或MRI检查以除外肿瘤[1]。推迟首次DSA数周可能会增加阳性率,不失为一种选择[14]。

(4) 文献表明,对于异常结构的发现,MRI/MRA灵敏度仅有约90%,因此阴性结果不能完全排除这种可能性。

(5) 在ICH的风险增加的病人中行血管造影的阳性率将较低:例如使用华法林(Coum adin®)、慢性酒精成瘾、血管淀粉样变等。

Σ

治疗HTN时,建议血压维持在140/90 mmHg,避免矫枉过正。

87.8.2　血小板减少症或血小板抑制药物

1. 血小板减少:尽管仅当血小板计数(PC)<50×10^9/L时才推荐输血小板,但如ICH非常严重,建议保持PC>100×10^9/L(如果这很难实现,目标是PC>75×10^9/L)。

2. 使用血小板抑制药物(例如阿司匹林或Plavix®)的病人应输血小板。

3. 需要时:从6 U开始(见章节9.2.3)。

87.8.3 NovoSeven®(诺其®):重组活性抗凝血Ⅶ因子(rFⅦa)

在负荷了组织因子(TF)的细胞的位点上,rFⅦa 与 TF 形成复合物,导致凝血酶产生。同时它还可以在活化的血小板表面上将 X 因子转化为激活态 Xa,导致损伤部位的"凝血酶爆发"[118]。半衰期:2.6 小时(昂贵:每剂约 10 000 美元)。

FDA 批准用于各种出血体质(包括具有针对Ⅷ或Ⅸ因子抗体的血友病)。二期的"药品核准标示外"实验在针对 ICH 的急性出血性卒中(FAST)研究已表现出一定的效果,但是三期实验中,初步研究结果显示用药后的 90 天死亡率或主要的致残率无明显差异。

■ 用于 ICH

研究剂量包括:症状出现后的 4 小时内给药,按照 40 μg/kg、80 μg/kg、160 μg/kg 在 1~2 分钟内通过静脉推注方式给药,可降低 90 天的死亡率和致残率,且 24 小时 ICH 的平均体积的增加随剂量增加而下降。可小幅增加血栓形成并发症(GCS>5 分的病人,24 小时内未行血肿清除术,没有血栓形成或血管闭塞疾病的病史)。副作用:血栓事件(心肌梗死、卒中等)主要还是和大剂量用药有关(≥120 μg/kg)[119],危险性在下述情况可增加、DIC、有凝血倾向者、动脉粥样硬化进展期、挤压伤、败血症、联合应用激活/非激活凝血酶原复合物浓缩物(aPCC/PCC)等,其将会导致循环中组织因子水平升高。

87.8.4 ICH 后的抗凝治疗

当 ICH 的病人需要抗凝治疗时(例如:用于栓塞性缺血性卒中或用于机械性心脏瓣膜),可使治疗陷入困境。传统意义上,由于担心继续抗凝治疗可将缺血性梗死转变为血肿或增加小型 ICH 的体积,忽略了防止进一步栓塞的可能的好处。但是一项轶事研究(回顾性非对照)表明,12 例此状况下的病人无论是持续抗凝治疗(6 例病人),还是在一段治疗间歇期(4 例病人数天,1 例病人 5 天,1 例病人 14 天)后再行抗凝治疗,颅内出血发病率无增加[120]。在另一项研究中[121],35 例恢复用华法林的病人没有再发颅内出血(ICH、SAH、硬膜下血肿)。尽管这并不能证明 ICH 后抗凝治疗是安全的,但确实表明如果有明确的抗凝治疗适应证,同时没有其他可以接受的替代疗法(例如在章节 9.2 介绍的防深静脉血栓的 Greenfield 滤器),这种情况下进行抗凝治疗并不一定出现灾难性的后果。

停用华法林(中位数为 10 天)后使用 Kaplan - Meier 存活分析 30 天时发生缺血性卒中的概率,发现这一概率在最初用华法林治疗人工心脏瓣膜的病人约为 2.9%,在治疗房颤的病人为 2.6%,而在治疗心源性血栓性卒中的病人为 4.8%[121]。这些数字可能严重低估了真实的缺血性脑卒中的发生率,因为许多病人在 2 周内死亡,并且缺少随访时的影像资料[122];另一项研究[123],显示出更高的缺血性卒中发生率——20%。详见心源性脑栓塞(见章节 85.4)。

ICH 后抗血小板治疗与随后再发 ICH 风险的增加并无相关性[124](前瞻性队列研究)。

■ 推荐

房颤:ICH 后应避免长期的抗凝治疗[125]。

机械心脏瓣膜:建议每隔 1~2 周进行抗凝治疗(为了观察 ICH 或清除硬膜下血肿或夹闭动脉瘤)[121,126]。具有血栓栓塞性卒中高风险的半球深部 ICH 病人可能受益于恢复长期抗凝[125]。

在 ICH 后需要进行血液透析的病人可以行无肝素透析。

87.8.5 脑室造瘘(IVC)也称脑室外引流术(EVD)

适应证:

1. 脑室内出血可造成第三脑室流出道急性梗阻。这种情况下,脑室引流一般置于出血对侧的侧脑室(避免引流管穿到血肿腔内引起堵塞)。脑室内血肿较大的病人一般预后差。由于血块的阻塞,很难保持引流管的通畅,组织纤溶酶原激活剂可能有效(见下文)。

2. 急性脑积水。

3. 控制 fICP。

87.9 外科治疗

87.9.1 概述

Macewan 在 1888 年成功地完成第一例脑内血肿清除术[127]。病人上肢单瘫完全恢复。

手术筹备:ICH 开颅手术

同时参见免责声明(见凡例)。

1. 体位:取决于出血部位。

2. 设备:

(1) 显微镜(并非所有情况都需要)。

(2) 影像导航(并非通常需要)。

3. 术后:ICU 监护。

4. 知情同意(并非下述情况都包括,主要是对病人而言):

(1) 手术过程:手术经颅骨取出血肿块、止血、必要情况下使用(脑室)外引流。

(2)备选方案：保守治疗。

(3)并发症：常见的开颅手术并发症(见前文)以及再出血[特别是一些使用了血液稀释剂,抗血小板药物(比如华法林)或存在凝血异常,或既往有出血史者]需要二次手术,已经被出血损伤的大脑区域不可能恢复,脑积水等。

87.9.2 手术适应证

■ 概述

令人惊讶的是,尽管人们反复尝试解决这个难题,但关于手术的适应证仍然存在相当大的争议。手术可以降低再出血(尤其 ICH 的病因是动脉瘤或血管畸形者)、水肿或由于血肿的占位效应导致的坏死(未证实)的发病率,但是却很少能改善神经功能。Meta 分析[128,129]产生了模棱两可的、矛盾的结果,不能确定手术是否有益、适合手术的 ICH 类型和可能受益的病人以及各种可选择手术的相对有效性。

■ 在当前的 CT/手术时代的随机前瞻性研究(RPS)

一项 RPS[130]发现 GCS 评分在 7～10 之间的病人手术治疗的死亡率较低[注意：这些病人中仅有 20％手术在出血 8 小时内进行,所有病人的平均手术时间为 14.5 小时(范围：6～48 小时),可能较长],然而,该组中的幸存者都严重残疾(没有 1 人能自理)。

另一项[115]研究发现,手术对于壳核出血无益,所有病人预后不良。

国际 STICH 研究[131]：入组 1 033 例病人。研究缺陷：选择偏倚可能(负责的神经外科医师必须不确定保守治疗与手术治疗的益处),"早期手术"指的是中位时间 30 小时的治疗,26％保守治疗的病人之后进行了手术——发病至手术平均时间为 60 小时(晚)。鉴于这些局限性,该研究的结论是,对于幕上 ICH,早期手术没有好处(虽然可能有一些益处,如血肿在皮层下 1 cm 内的亚组)。这项试验可以更准确地认为是在研究者主观判断是否需要手术的情况中,比较早期手术与延迟手术的效果。

■ 结论

因此,是否手术需要根据病人的神经系统状况、血肿的大小和位置、病人的年龄和意愿(例如"生存意愿")以及当面对灾难性疾病时整个家庭有无采取"英勇"措施的想法进行个体化的选择。

■ 手术治疗与保守治疗的指南

(对于小脑出血手术的单独适应证,见下文。)

1. 非手术治疗：倾向于保守治疗的因素。

(1)症状极轻微的病变：例如清醒有轻微偏瘫的病人(尤其病人 GCS＞

10 分[130]）。

（2）预后不良的情况：

1）格拉斯哥昏迷评分高（见章节 87.7.4），且与以下几点有重叠。

2）血肿量大，神经功能损害严重（见下文）。

3）优势半球内的大量出血。

4）神经功能较差：例如强直性昏迷（GCS≤5 分），脑干功能缺如（眼球固定，强直等）。

5）年龄＞75 岁者一般不耐受手术治疗。

（3）严重的凝血病或其他重大基础性疾病：如发生脑疝，应考虑立即进行降低颅内压处理。

（4）基底节（壳核）或丘脑出血：手术治疗并不比药物治疗有优势，而且这两种方式均疗效不佳[115,132]（见下文）。

2. 外科治疗：倾向于采取手术快速清除血肿块的因素。

（1）病变部位有明显占位效应、水肿，影像检查显示中线移位（移位表明有早期脑疝迹象）。

（2）病变的症状（例如偏瘫/瘫痪，失语，或有时仅为思维混乱或兴奋等）可疑来自颅内压升高、血块或周围水肿导致的占位效应（如压迫）。直接因为出血造成的脑损伤，其症状不可能通过清除手术而逆转。

（3）体积：适当中等体积的血肿（如 10～30 ml，见公式 87-1），比下列情况更适合手术：

1）小血肿（＜10 ml）：血块的占位效应及水肿通常不需要手术。

2）大血肿（＞30 ml）：预后差（71 例病人中仅 1 例能自理[133]）。

3）大量出血（＞60 ml 伴 GCS≤8 分）：30 天死亡率为 91%[133]。

4）大量出血[＞85 ml（直径为 5.5 cm 球体的体积）]：无论用何种方法治疗，没有病人可以存活[134]。

（4）治疗无效的持续颅内压增高（内科措施无效）：清除血肿肯定能降低颅内压，但是预后不明。

（5）不论部位如何，病情迅速恶化（特别是出现脑干受压体征）但被认为是可挽救的病人。

（6）有利的部位，例如：

1）脑叶（非半球深部）：尽管在 1983 年进行的非随机研究中结果乐观，认为早期手术治疗深部出血病人预后良好[64]，但随后的随机研究未能证实这一益处[115]。

2）小脑：见下文。

3）外囊。

4）非优势半球。

（7）年轻病人（特别是不超过 50 岁）：这些病人比年长病人能更好地耐受

手术。而且,有别于年老病人有脑萎缩,他们颅内适应血肿和水肿导致的占位效应的空间较小。

(8) 出血后的早期干预:症状出现或者恶化后 24 小时后手术效果可能差。

■ 小脑出血的治疗

• 推荐[135]

1. GCS≥14 分且血肿直径<4 cm:保守治疗。

2. GCS≤13 分和血肿直径≥4 cm:手术清除。

3. 脑干生理反射消失和四肢弛缓性瘫痪:没有强化治疗的指证。注意:一些学者认为,直接压迫造成脑干反射的丧失可能是可逆的[136],并且小脑出血需紧急手术(并且上述标准将因此拒绝可能使病人获益的手术),参见对小脑梗死和减压的讨论(见章节 85.2)。

4. 脑积水病人:无凝血性疾病时,使用脑室导管。注意:切忌过度引流导致小脑上疝(见章节 18.4.3)。大部分脑积水病例仍须清除血肿块。

87.9.3 手术的注意事项

■ 一般性建议

1. 送标本[137](血肿块、存在的异常缠结的血管、可能的话再送一些血肿腔壁)行病理分析(以排除肿瘤、AVM、脑淀粉样血管病等)。

2. 手术选择:

(1) 标准入路:直视下行开颅血肿清除术(可使用显微镜)。

(2) 溶栓合并立体定向血肿吸除术(见章节 93.9 立体定向手术,清除脑内血肿)。

(3) 内镜手术[138]。

■ 小脑出血的手术技巧

1. 体位:侧卧位(见章节 94.1.2),出血侧朝上。

2. 如果手术紧急,推荐沿中线进行切皮,这可以迅速切开而几乎不会碰到椎动脉。

3. 颅骨切除术(去骨瓣)较开颅术好,可以缓解开颅术后的脑组织肿胀。

4. 推荐预防性钻孔(Frazier 孔),可以快速治疗术后可能出现的脑积水(放置见章节 94.1.3,使用见章节 94.1.7);或者置脑室导管以监测 ICP 并可术后引流 CSF。

5. 对于有破入脑室系统的病例,必须使用显微镜以清除进入四脑室的血肿块。

■ 组织纤溶酶原激活物(rt - PA)

脑室内给 rt - PA 有助于溶解血块,维持导管的通畅性或使得已经堵塞的导管再通。目前尚无设计好的随机研究,但之前的一些经验提示 rt - PA 相对安全(注意:对于可疑动脉瘤,AVM 或其他血管畸形等情况,此药在出血原因被纠正之前不可使用[139,140]）。

用法：2～5 mg rt-PA[139,141,142]溶于生理盐水中经脑室内导管（IVC）给药，注射后关闭 IVC 导管 2 小时[142]。低剂量 CLEAR-IVH（Clot Lysis：evaluating accelerated resolution of intraventricular hemorrhage）试验（入组 52 例病人的Ⅱ期试验），1 mg t-PA 通过脑室导管鞘内注射，每 8 小时一次，最多 4 天，30 天死亡率为 15％（预期的死亡率为 80％～85％）[143]。血肿并发症出现概率为 6％，另一项Ⅲ期的临床试验正在对此进一步论证（见 https：//clinicaltrials.gov/ct2/show/NCT00784134？term＝clear＋III＋stroke&rank＝1）。

87.10   预后

丘脑出血倾向于破坏内囊（IC）者，比 IC 外侧出血压迫但不破坏 IC 者更容易产生偏瘫。

死亡率：导致死亡（一项测试地塞米松作用的试验）的主要原因是脑疝[114]，绝大多数是在出血后第一周的 GCS≤7 分的病人。20 世纪 80 年代院内死亡率总体上是下降的，但是年龄≥65 岁的老年病人是上升的[3]。

报道的死亡率差异很大，取决于血块的大小和位置、病人的年龄和基础疾病状况，以及出血的病因。总体而言，ICH 的 30 天死亡率[2]约 44％，接近 SAH（约 46％）。脑叶出血病人（见章节 87.6.3)好于深部 ICH（基底神经节、丘脑等），26 例病人的死亡率仅为 11％[14]。

87.11   青壮年 ICH

87.11.1   概述

在 72 名年龄 15～45 岁的患有非创伤性 ICH 的病人的研究中，发现 76％有可推断的原因（表 87-7)，3 例为分娩或产后出血（见章节 87.5.3)。参见妊娠和颅内出血（见章节 77.10)。

表 87-7   年轻人的自发出血的原因[144]

病　　因	百　分　比
AVM 破裂	29.1％
动脉性高血压	15.3％
囊性动脉瘤破裂	9.7％
拟交感药物滥用	6.9％
肿瘤ª	4.2％

续　表

病　因	百　分　比
急性酒精中毒	2.8％
子痫及子痫前期	2.8％
上矢状窦栓塞	1.4％
烟雾病	1.4％
冷球蛋白血症	1.4％
其他	23.6％

a 血管瘤、室管膜瘤、转移性绒癌等(见章节 87.5.7)

AVM：这个年龄组的脑叶出血高度提示 AVM。在 40 例脑叶出血中，37.5％被确定为来自 AVM[144]。

单纯疱疹性脑炎：CT 上可见出血，特别是在颞叶。见单纯疱疹性脑炎（见章节 21.1.1）。

滥用药物：青年中也应考虑特别是拟交感神经药物如可卡因（见章节 87.5.2)的使用。

白血病：ICH 可能是年轻成人白血病的初始表现[可能是由于转移（绿色瘤-译者注：急性髓系白血病)或血小板减少]。

87.11.2　预后

在医院中总体存活率(包括内科治疗)为 87.5％。

87.12　新生儿 ICH

87.12.1　概述

主要发生在早产儿。也称室管膜下出血（SEH)和原始基质出血（GMH)或早产儿脑室周围-脑室内出血（PIVH)。脑室内出血（IVH)源于室管膜下出血的扩展[145]，见于 80％SEH。

87.12.2　病因

富含血管的原始基质（GM)是脑发育过程中原始组织的一部分，将发育成神经元和胶质细胞。它位于侧脑室的室管膜下，并逐渐退化消失直到孕龄（GA)36 周。因此，早产儿基质依旧存在。大量的 CBF 通过其内的毛细血管网进入脑室周围血液循环系统，这些血管是不成熟、易脆的，而且不能自动调节[146,147]。出血部位与年龄相关。在 GA 24～28 周之间，主要发生在尾状核体,在 GA 大于 29 周,出血出现在尾状核头[148]。

87.12.3 早产婴儿 PIVH 的发病机制

代谢活跃的 GM 对低灌注和低血压敏感,容易导致梗死。

GM 是由 Heubner 动脉(来自大脑前动脉)、纹状体外侧动脉的终支(来自大脑中动脉)及脉络膜前动脉(来自颈内动脉或大脑中动脉)供血的分水岭区域,易受缺血的影响。

1. 由透明膜病、气胸和(或)贫血等引起的呼吸窘迫综合征可导致新生儿出生后窒息,这使得活跃的 GM 缺氧,并且引起毛细血管内皮细胞的缺血,使之更易梗死、破坏。

2. 高碳酸血症最大限度地扩张了 GM 薄壁血管。在这种情况下,突然的灌注量增加可导致血管破裂。

3. 任何原因导致的静脉压升高(阵痛及分娩、正压通气、刺激、气管内吸痰、心肌缺血引起的心力衰竭等)可使得 GM 的静脉压力升高以致破裂出血。

4. 高渗溶液快速液体复苏后的脱水可促进体液从组织向血管渗透而增加血管内容量。GM 毛细血管也因全身血压升高而增加破裂风险。

87.12.4 PIVH 的风险因素

脑灌注压(CPP)的增加与脑血流量(CBF)的相应增加和缺氧是大多数 PIVH 风险因素的共同特性。升高的压力可破坏原始基质的脆弱血管而引起出血,这些血管先前可能因高 CBF、CBF 波动或缺氧已经存在损伤。

室管膜下出血危险因素包括[149]:

1. 主要与颅内压和脑血流增加有关:

(1)窒息:包括高碳酸血症(见下文)。

(2)快速扩容。

(3)癫痫发作。

(4)气胸。

(5)紫绀型心脏病(包括动脉导管未闭)。

(6)机械性通气的婴儿患呼吸窘迫综合征(RDS)和 CBF 流速波动(可用 Doppler 血流仪予以记录)[150]。

(7)贫血。

(8)低血糖。

(9)动脉导管置入。

(10)血压波动。

2. 早产。

3. 出生体重低。

4. 急性羊膜炎。

5. 早产,未能在产前 48 小时内给予产前皮质类固醇激素[151](比如在一些有分娩低体重新生儿危险的孕妇):见下文。

6. 新生儿 Apgar 评分:1 分钟时评分<4,5 分钟时评分<8。

7. 酸中毒。

8. 凝血障碍。

9. 剖腹产时全身麻醉。

10. 体外膜肺氧合(ECMO):由于 CPP 增高及肝素化所引起。

11. 母体滥用可卡因[152]。

12. 母体使用阿司匹林。

87.12.5　流行病学

■ 发病率

依据检测和人口统计的方法有所不同(许多 PIVH 没有症状)。在美国每年出生 540 000 名早产儿。其中 85 000 为非常早期早产儿(GA<32 周),385 000 是晚期早产儿(GA 为 34~36 周)。每年出生 63 000 个极低出生体重儿(<1 500 g)。在体重<1 500 g 出生体重的早产儿中,20%~25%将患有 PIVH[153,154]。

1978 年的一项研究中,经 CT 检查在 43%(20/46)的出生体重<1 500 g 的婴儿中发现了 PIVH[155]。极低出生体重儿患 PIVH 的死亡率为 55%,无 PIVH 的死亡率为 23%[155]。113 例 GA<34 周的早产儿 90%用超声波检测到 PIVH[156](49%为Ⅲ、Ⅳ级,分级见表 87-8)。

表 87-8　室管膜下出血分级[155]

分　　级	表　　现
Ⅰ	室管膜下出血
Ⅱ	IVH 不伴脑室扩大
Ⅲ	IVH 伴脑室扩大
Ⅳ	IVH 伴脑实质出血

■ 发病时间

PIVH 的发病时间呈双峰分布。PIVH 主要发生在出生后 6 小时内,50%发生在出生后的 12 小时内[157,158],产后 3~4 天时出现第二次发病高峰。只有 5%的 PIVH 发生在 4 天以后。10%~20%的婴儿有进行性出血[158]。早期发病的 PIVH 更有可能进展,死亡率更高[159]。

87.12.6　预防措施

目前已经有很多研究为找到一种可以直接降低早产儿 PIVH 发病率的方

法,但许多方法存在争议。主要方法应该是最佳的复苏治疗和新生儿监护,并将重点放在减少CBF波动的措施上:

1. 良好的产前护理及避免早产。

2. 产前皮质类固醇激素:对有早产儿风险的妇女应用一疗程的产前皮质类固醇激素可减少新生儿死亡率、呼吸窘迫综合征和PIVH[160]的发病率。多个疗程产前皮质类固醇没有改善预后,并且与出生时头围、体重和身长减少有关[161]。

3. 吲哚美辛:导致脑血管收缩并且降低CBF对CO_2变化的反应性,降低CBF和增加动脉氧合可减少动脉导管未闭(PDA)。然而,这可能增加肠穿孔的风险。

4. 产前4小时前给予维生素K肌内注射可将PIVH从33%降低至5%。

5. 7项研究中,有5项研究表明:让脐带血流出且延迟30～120秒夹闭脐带可以增加早产儿的红细胞压积,降低PIVH的发生[162]。

6. 使用表面活性剂减少呼吸窘迫综合征(RDS)的发生。

7. 减少外部刺激(一些机构使用芬太尼静脉滴注)。

8. 使用激素稳定GM血管。

87.12.7 临床诊疗

■ 分级

最常用的Papile分级方法建立在CT或超声所见的基础上,见表87-8。PIVH可分为急性、亚急性。最常见的是在行超声监测中偶然发现。

较低的孕龄(GA)和PIVH的严重程度之间存在直接的相关性。24～26周GA的早产婴儿中,32%有Ⅲ级的PIVH,19%有Ⅳ级的PIVH,而31～32周GA的早产儿则有11%有Ⅲ级的PIVH,5%有Ⅳ级的PIVH[163]。

■ 临床表现

• **无症状出血**

大多数PIVH在临床上是不可预测的,通常具有较小的出血。回顾性分析表明,这些PIVH可表现为HCT下降或神经发育迟缓。无症状PIVH的6个月生存率为78%,有症状PIVH仅20%。

• **亚急性表现**

通常为较少或较慢的出血,临床上表现为烦躁易怒、活动减少、异常眼球活动。

• **急性表现**

1. 肌张力和活动变化:通常去脑强直或去皮层状态,有时弛缓性瘫痪。

2. 癫痫:亚临床表现。

3. 囟门饱满。

4. 低血压。

5. 呼吸和循环紊乱：呼吸暂停和心动过缓（"A's 和 B's"）。

6. 瞳孔对光反射消失和（或）眼外肌瘫痪。

7. Hct 下降大于 10%。

■ 脑积水

• 概述

20%～50%的 PIVH 婴儿会有短暂或进行性的脑积水（HCP）。三级和四级与低分级相比与进行性的脑室扩大相关性更高（但是，在低分级 PIVH 也可能发生 HCP[164]）。较低的孕龄（GA）婴儿患病危险性较低。

PIVH 后 HCP 一般发生于出血后 1～3 周。可能由细胞碎片和（或）血液分解产物对蛛网膜颗粒的毒性作用引起（交通性脑积水）；也可能由于颅后窝蛛网膜粘连，或极少情况下，通过压迫或阻塞主要通路，如中脑导水管所致（梗阻性脑积水）。在一例子宫内 PIVH 后发生 HCP 的病人，尸检发现导水管胶质增生[165]。

• PIVH 脑室扩张的鉴别诊断

当发现脑室扩张时，需与下列情况鉴别：

1. 短暂的脑室扩张：PIVH 后数日内发生。这并不引起颅内压增高，是自限性的。

2. 进行性脑室扩张：20%～50%患儿可发生（真正的 HCP）。

3. "脑外积水"：由脑组织的缺失或发育不良引起。多次超声检查无进行性进展。由于缺乏脑发育，未能刺激脑的生长，头围（枕额周径 OFC）降低到正常以下。

• 可能出现的表现

OFC 异常增加、嗜睡、呼吸暂停和心动过缓、呕吐。在多次超声或 CT 或 MRI 检查中存在脑室系统的进行性扩张。

87.12.8 病理生理学

PIVH 对于脑的危害主要源于[166]：

1. 破坏原始基质及胶质前体细胞。

2. 血肿直接造成对神经组织的损伤：一旦出血被吸收，会导致患儿遗留有脑穿通畸形或囊变。

3. 血肿可对邻近脑组织产生压力，减少 CBF，甚至影响该侧半球血肿远隔部位的脑组织[167]。

4. 由于血肿[168]导致颅内压升高，致使 CBF 弥散性降低。

5. 缺氧造成 PIVH 的同时也造成了其他损害。

6. CPP 下降导致脑室周围的白质病变（PVL）及脑梗死。

7. 脑室周围出血性梗死。

8. 脑积水（见上文）：对中枢神经系统有巨大破坏。

9. 癫痫发作：反复或持续性发作可破坏神经元功能。

87.12.9　诊断

■ 超声(U/S)

通过囟门进行操作[156]。准确率约 88%(敏感性 91%,特异性 85%)[169]。U/S 具有很高的诊断价值,因为:

1. 可以显现脑室的大小、出血的部位和大小和脑皮层的厚度。

2. 可以在婴儿床旁进行操作(避免了搬动)。

3. 无创检查。

4. 不会受婴儿偶尔运动的影响(可免用镇静剂)。

5. 不需接触放射线(对儿童诊断成像的辐射具有致癌[170]和损伤晶体的远期风险)。

6. 相对容易动态追踪检查。

■ CT

有时当 U/S 不容易获得时,或在解剖结构难以从 U/S 图像推断的复杂情况下是必需的。许多 ICU 具有可用的便携式 CT 扫描,不需要转移病人。

■ 快速序列 MRI

1. 优点：没有与 CT 扫描相关的电离辐射的风险。

2. 缺点：需要将婴儿从新生儿 ICU 移至放射科。

87.12.10　治疗

■ 一般治疗

一般治疗致力于维持正常的 MAP 及 PCO_2 来改善 CPP 而不使 CBF 过度升高,并根据需要治疗存在的脑积水(见上文)。

每日腰椎穿刺可以控制出血后高颅压的恶性反应,但不能长期解决颅压高的问题(需要永久分流)。必须多次 U/S 来监测脑室变化。

■ 内科治疗

1. 不是很有效。几项研究中病人的情况甚至加重。

2. 渗透剂：异山梨醇、甘油。效应是短期的。

3. 利尿治疗：一直被应用,但一项大的研究表明该治疗在一年时出现肾钙质沉着症及生化紊乱,导致运动功能受损的风险临界增加[171]。研究的结果极具说服力,数据监测委员会更令此项研究提前结束。呋塞米及乙酰唑胺对于出血后的脑室扩大的治疗既不安全又无效,已不再推荐[172]。

■ 血块的外科/介入治疗

由于手术效果差,新生儿颅内出血并不是外科手术适应证,除非颅后窝血肿引起脑干受压且内科治疗无效时。一般先采取保守支持治疗[173]。支持治疗措施通常是有序进行的。

■ **脑室内出血的干预**

• **概述**

34%体重小于 1 500 g 的婴儿在药物治疗失败以后需要分流或腰大池引流。大于 70%的 Ⅲ 型和 Ⅳ 型的 PIVH 可出现进行性脑室扩大,而其中 32%～47%最终需要分流手术[174]。

• **手术适应证**

对于脑室内出血的干预指征为进行性巨脑室伴 OFC 增长过快,超过相应的百分位数曲线(译者注:婴儿生长曲线图)及出现颅内压升高的临床证据(颅缝分裂或囟门饱满等)。

• **反复腰椎穿刺**

操作便利,用于出血伴脑室扩张和交通性脑积水(PIVH 伴发 HCP 的常见类型)[175]。

应当首先了解 Meta 分析的结果[176],约每次 10 ml/kg 的连续腰椎或脑室穿刺用于预防或治疗进行性脑积水者与保守治疗相比没有明显的益处,并且具有 5%～9%的感染率。在极少数情况下,腰椎穿刺可以成功地暂时缓解进行性 HCP 几个星期,直到婴儿足够大以放置分流。

婴儿体重小于 800 g 因侧卧氧饱和度下降而无法耐受腰椎穿刺,或者腰椎穿刺困难。对这些病人,可以考虑做 1～2 次脑室穿刺,至少获得脑脊液以进行检查(有些病例无须做更多处理)。

• **多次脑室放液**

对于不能耐受腰椎穿刺或者脊髓蛛网膜下隙 CSF 受阻(如由于既往腰椎穿刺引起的脊髓硬脊膜下血肿等)的婴儿短期可以考虑用此法。但是它不可作为长期治疗的手段,因为可对脑组织造成反复损伤(脑穿通畸形的风险)以及脑内、脑室及硬脑膜下血肿的危险。

如果需要继续穿刺[如大出血或几次穿刺之后通过触诊前囟门(AF)饱满度确定的快速复发的高颅压],可接受的选择包括:

1. 连续腰椎穿刺(见下文)。

2. 脑室放液:经皮脑室穿刺,如多次操作不推荐,因可致脑穿通畸形。

3. 放置临时脑室通路装置(TVAD):将脑室导管连接到帽状腱膜下的储液囊(可用 Rickham 或 Mcbomb 储液囊[177]),较安全,可床旁操作,避免转运至手术室[178]。

(1)临时脑室通路:该储液囊可用于数次的经皮穿刺放液,通常每天一次或者隔日一次放液,用 27 Ga 的蝴蝶针头,聚乙烯酮碘棉签消毒 3 遍,抽取约 10 ml 脑脊液送培养。报告的感染率为 8%～12%[179]。

(2)脑室-帽状腱膜下分流:储存囊的侧端口未封闭。手术中必须提前备好帽状腱膜处的口袋结构,液体可以从这个潜在腔隙被回吸收。首先由 Mikulicz - Radecki(1850—1905)在 1893 年使用。报道的最长使用时间是 35

天[180],感染率约 6%。

(3) 储水囊在需要或合适的情况下也可改成 VP 分流。婴儿体重<1 100 g 因感染率高而不适合手术。

4. 脑室外引流(EVD)：与放置皮下储液囊相似,可能意外脱落(13%),感染率为 6%。

5. 早期脑室腹腔分流术：高感染率,许多病例腹腔情况不适合,如坏死性小肠结肠炎(NEC),经皮穿管处皮下组织缺乏。婴儿体重<2 000 g 时不推荐使用。

• 临时脑室通路装置(TVAD)

◎ TVAD 优点

1. 避免在具有感染,皮肤破裂或其他手术/麻醉并发症风险的不健康儿童中行分流手术。

2. 清除蛋白和细胞碎片(对于下一步分流更有利)。

3. 避免因反复穿刺导致的脑穿通畸形。

4. 当需要时可提供用于输注药物(如：抗生素)的端口。

5. 避免了使用笨重、容易脱出的 EVD,EVD 平均 13 天时的感染发生率为 6%。

6. 高达 25% 的患儿可康复,且避免永久性置入分流装置[181,182]。

◎ TVAD 缺点

1. 需要神经外科医师来操作(有时候难以实现)。

2. 后续如果置入永久分流装置的话,其感染发生的概率从 5% 升至 13%[183]。

3. 神经外科的一些风险这一操作同样可能出现,如血肿、感染、脑室炎、脑膜炎、脑脊液漏等。

4. 过度引流还可导致硬脑膜下血肿、影响颅骨生长等。

• 多次引流的技术讨论(通过脑室储液囊或 LP)

首先放液 8~20 ml,然后每日重复操作(如果 24 小时内前囟张力高,可增加次数)数日,以后根据反应可以从每次 5~20 ml,隔日一次到每次 15 ml,每日 3 次。抽取的频率和容量可以根据以下情况调整：

1. 前囟饱满：尝试保持前囟张力不高。

2. 连续 U/S(超声)监测脑室大小：努力防止进行性扩大,通常脑室体积会减小。

3. 观察头围(OFC)：不应超过儿童发育百分比曲线(需要有别于所谓大脑生长的"追赶阶段",一旦婴儿康复,可以充分地利用营养[184,185],连续 U/S 监测可以看到在"追赶阶段"的病例大脑迅速生长,而没有进行性脑室扩大)。

4. 脑脊液蛋白浓度：尚有争议。连续数次腰椎穿刺放液后可减少。有些人认为只要不少于 1 g/L 就不可能自发吸收,有必要反复进行腰椎穿刺放液。

5.注意:放液可以引起电解质紊乱,主要是低钠血症,定期观察血清电解质。

连续3～5天的U/S连续检测后,每周一次连续数周,然后2周一次。置入永久脑室分流管前先行CT为基线对照。

- **直接VP分流或将皮下储液囊转换为VP分流**

◎ 适应证和适合手术的条件

1.有症状脑积水(见章节87.12.7)和(或)进行性脑室扩大。

2.婴儿已拔管(停用呼吸机)。

3.婴儿体重≥2 000 g(有些人要求体重≥2 500 g)。

4.没有NEC证据(可能使分流管腹腔端出现问题)。

5.脑脊液蛋白理想值为小于1 g/L[因为担心分流管梗阻,或引起肠梗阻及液体吸收障碍(从硬膜下隙引流出的高蛋白液体不会引起这种情况[186];如果病人开始重吸收自身的脑脊液也能见到此情况)]。

◎ 技术推荐

1.在放入新分流管之前至少24小时不要再做储液囊放液(允许脑室适当扩大便于放置导管)。

2.在手术前一天做超声检查。

3.使用低压或超低压分流系统(如果脑脊液蛋白高,考虑无泵系统),必要时在婴儿期可升级。

4.避免将分流装置放置在衰弱无力的婴儿容易受压的地方(防止皮肤破溃分流装置外露)。

87.12.11 预后

■ 短期

与没有PIVH的早产儿比较,PIVH的早产儿具有更高的死亡率。

出血发生越早,死亡率越高,血肿进展越快。出血越严重,死亡率和发生脑积水的危险性越高(见表87-9)。

表87-9 PIVH短期预后(约250例[145])

出血严重性	死亡(%)	进行性脑积水(%)
轻	0	0～10
中	5～15	15～25
重	50～65	65～100

■ 长期预后

对于低级别PIVH长期的神经发展情况尚无定论。大多数研究者认为,较高等级的 PIVH 与可匹配的对照组相比具有更大程度的残疾可能。

在一组研究中,12 例婴儿 Ⅱ 级 PIVH 行反复腰椎穿刺治疗,7 例因进行性脑室扩大采用 VP 分流术,追踪随访平均 4.5 年发现所有病人都能行走,75% 的智商在正常范围内[187]。

最近对极低出生体重婴儿的研究表明,与没有 PIVH 的儿童或同样级别但不需要分流的 PIVH 患儿相比,具有严重 PIVH 且分流治疗后的 18~22 个月的儿童在 Bayley 婴儿发育量表(BSID)ⅡR 上的得分显著降低[188]。

87.13 其他导致新生儿脑内血肿的原因

1. 分娩伤可导致硬脑膜下血肿,小脑幕出血、脑实质血肿或蛛网膜下隙出血。通常在婴儿出现抽搐、呼吸暂停、心动过缓或较少见的局灶性神经系统功能障碍时经 CT 或 U/S 检查发现。一般较少需要手术干预。

2. 脉络丛出血可导致 IVH。一些情况下,HCP 可进展且需行分流术。

3. 在存活出生新生儿中出血性卒中的发病率为 6.2/100 000[189]。通常表现为脑病(100%)及抽搐(65%)。此类卒中约 75% 为特发性的。其他已经明确的病因包括血小板减少症,也有一例是海绵状血管畸形所致。围生期出血的危险因素包括:男性、胎儿窘迫、急诊剖腹产、早产及过度成熟。

4. 新生儿肿瘤也可表现为血肿。

5. 新生儿任何形式的血管畸形可导致出血,但并不常见。这些新生儿中约 40% 的被诊断为 Galen 静脉畸形[190]。这些婴儿中的大部分存在有重症充血性心力衰竭,50% 存在巨大脑室。

(于嵩林 杨子文)

参考文献

[1] Ojemann RG, Heros RC. Spontaneous Brain Hemorrhage. Stroke. 1983; 14:468–475

[2] Broderick JP, Brott TG, Tomsick T, et al. Intracerebral Hemorrhage More Than Twice as Common as Subarachnoid Hemorrhage. J Neurosurg. 1993; 78:188–191

[3] Chyatte D, Easley K, Brass LM. Increasing Hospital Admission Rates for Intracerebral Hemorrhage During the Last Decade. J Stroke Cerebrovasc Dis. 1997; 6:354–360

[4] Gorelick PB, Kelly MA, Feldman E. In: Ethanol. Intracerebral Hemorrhage. Armonk, New York: Futura Publishing Co.; 1994:195–208

[5] Camargo CA. Moderate alcohol consumption and stroke: The epidemiological evidence. Stroke. 1989; 20:1611–1626

[6] Juvela S, Hillbom M, Palomäki H. Risk Factors for Spontaneous Intracerebral Hemorrhage. Stroke. 1995; 26:1558–1564

[7] Feldman E. Intracerebral Hemorrhage. Armonk, NY 1994

[8] Monforte R, Estruch R, Graus F, et al. High Ethanol Consumption as Risk Factor for Intracerebral

[9] Shinton R, Beevers G. Meta-analysis of relation between cigarette smoking and stroke. Br Med J. 1989; 298:789–794

[10] Fogelholm R, Murros K. Cigarette Smoking and Risk of Primary Intracerebral Hemorrhage: A Population-Based Case-Control Study. Acta Neurol Scand. 1993; 87:367–370

[11] Gorelick PB. Stroke from alcohol and drug abuse. A current social peril. Postgrad Med. 1990; 88:171–178

[12] Niizuma H, Shimizu Y, Nakasato N, et al. Influence of Liver Dysfunction on Volume of Putaminal Hemorrhage. Stroke. 1988; 19:987–990

[13] Schmidek HH, Sweet WH. Operative Neurosurgical Techniques. New York 1982

[14] Ropper AH, Davis KR. Lobar Cerebral Hemorrhages: Acute Clinical Syndromes in 26 Cases. Ann Neurol. 1980; 8:141–147

[15] Caplan L. Intracerebral Hemorrhage Revisited. Neurology. 1988; 38:624–627

[16] Caplan LR, Skillman J, Ojemann R, Fields W. Intra-

cerebral Hemorrhage Following Carotid Endarterectomy: A Hypertensive Complication. Stroke. 1979; 9:457–460

[17] Bernstein M, Fleming JFR, Deck JHN. Cerebral Hyperperfusion After Carotid Endarterectomy: A Cause of Cerebral Hemorrhage. Neurosurgery. 1984; 15:50–56

[18] Humphreys RP, Hoffman HJ, Mustard WT, et al. Cerebral hemorrhage following heart surgery. J Neurosurg. 1975; 43:671–675

[19] Fisher CM, Adams RD. Observations on Brain Embolism with Special Reference to the Mechanism of Hemorrhagic Infarction. J Neuropathol Exp Neurol. 1951; 10:92–93

[20] Hornig CR, Dorndorf W, Agnoli AL. Hemorrhagic Cerebral Infarction: A Prospective Study. Stroke. 1986; 17:179–185

[21] Okada Y, Yamaguchi T, Minematsu K, et al. Hemorrhagic Transformation in Cerebral Embolism. Stroke. 1989; 20:598–603

[22] Bogousslavsky J, Regli F, Uske A, Maeder P. Early Spontaneous Hematoma in Cerebral Infarct: Is Primary Cerebral Hemorrhage Overdiagnosed? Neurology. 1991; 41:837–840

[23] Cerebral Embolism Study Group. Cardioembolic stroke, early anticoagulation, and brain hemorrhage. Arch Intern Med. 1987; 147:626–630

[24] Raabe A, Krug U. Migraine associated bilateral intracerebral hemorrhages. Clin Neurol Neurosurg. 1999; 101:193–195

[25] Cole A, Aube M. Late-Onset Migraine with Intracerebral Hemorrhage: A Recognizable Syndrome. Neurology. 1987; 37S1

[26] Lee K-C, Clough C. Intracerebral Hemorrhage After Break Dancing. N Engl J Med. 1990; 323:615–616

[27] Caplan LR, Neely S, Gorelick P. Cold-Related Intracerebral Hemorrhage. Arch Neurol. 1984; 41

[28] Rosenblum WI. Miliary Aneurysms and 'Fibrinoid' Degeneration of Cerebral Blood Vessels. Hum Pathol. 1977; 8:133–139

[29] Fisher CM. Pathological Observations in Hypertensive Cerebral Hemorrhage. J Neuropathol Exp Neurol. 1971; 30:536–550

[30] The National Institute of Neurological Disorders and Stroke rt-PA Stroke Study Group. Tissue plasminogen activator for acute ischemic stroke. N Engl J Med. 1995; 333:1581–1587

[31] Aldrich MS, Sherman SA, Greenberg HS. Cerebrovascular Complications of Streptokinase Infusion. JAMA. 1985; 253:1777–1779

[32] Maggioni AP, Franzosi MG, Santoro E, et al. The risk of stroke in patients with acute myocardial infarction after thrombolytic and antithrombotic treatment. N Engl J Med. 1992; 327:1–6

[33] Grines CL, Browne KF, Marco J, et al. A Comparison of Immediate Angioplasty with Thrombolytic Therapy for Acute Myocardial Infarction. N Engl J Med. 1993; 328:673–679

[34] Public Health Service. Approval of Thrombolytic Agents. FDA Drug Bull. 1988; 18:6–7

[35] Mehta SR, Eikelboom JW, Yusuf S. Risk of intracranial hemorrhage with bolus versus infusion thrombolytic therapy: a meta-analysis. Lancet. 2000; 356:449–454

[36] Tenecteplase (TNKase) for thrombolysis. Med Letter. 2000; 42:106–108

[37] DaSilva VF, Bormanis J. Intracerebral Hemorrhage After Combined Anticoagulant-Thrombolytic Therapy for Myocardial Infarction: Two Case Reports and a Short Review. Neurosurgery. 1992; 30:943–945

[38] The Steering Committee of the Physician's Health Study Group. Preliminary Report: Findings from the Aspirin Component of the Ongoing Physician's Health Study. N Engl J Med. 1988; 318:262–264

[39] Blackshear JL, Kopecky SL, Litin SC, et al. Management of Atrial Fibrillation in Adults: Prevention of Thromboembolism and Symptomatic Treatment. Mayo Clin Proc. 1996; 71:150–160

[40] Spektor S, Agus S, Merkin V, Constantini S. Low-dose aspirin prophylaxis and risk of intracranial hemorrhage in patients older than 60 years of age with mild or moderate head injury: a prospective study. J Neurosurg. 2003; 99:661–665

[41] Schurks M, Glynn RJ, Rist PM, Tzourio C, Kurth T. Effects of vitamin E on stroke subtypes: meta-analysis of randomised controlled trials. BMJ. 2010; 341

[42] Lowenstein DH, Collins SD, Massa SM, McKinney HE, et al. The Neurologic Complications of Cocaine Abuse. Neurology. 1987; 37S1

[43] Levine S. Cocaine and stroke. Current concepts of cerebrovascular disease. Stroke. 1987; 22:25–29

[44] Harrington H, Heller A, Dawson D, Caplan L, et al. Intracerebral Hemorrhage and Oral Amphetamines. Arch Neurol. 1983; 40:503–507

[45] Kase CS, Foster TE, Reed JE, Spatz EL, et al. Intracerebral Hemorrhage and Phenylpropanolamine Use. Neurology. 1987; 37:399–404

[46] Kernan WN, Viscoli CM, Brass LM, Broderick JP, Brott T, et al. Phenylpropanolamine and the risk of hemorrhagic stroke. N Engl J Med. 2000; 343:1826–1832

[47] Bruno A, Nolte KB, Chapin J. Stroke associated with ephedrine use. Neurology. 1993; 43:1313–1316

[48] Stoessl AJ, Young GB, Feasby TE. Intracerebral hemorrhage and angiographic beading following ingestion of catechoaminergics. Stroke. 1985; 16:734–736

[49] Phenylpropanolamine and other OTC alpha-adrenergic agonists. Med Letter. 2000; 42

[50] Haller CA, Benowitz NL. Adverse cardiovascular and central nervous system events associated with dietary supplements containing ephedra alkaloids. N Engl J Med. 2000; 343:1833–1838

[51] Gudeman SK, Kishore PR, Miller JD, Girevendulis AK. The Genesis and Significance of Delayed Traumatic Intracerebral Hematoma. Neurosurgery. 1979; 5:309–313

[52] Young HA, Gleave JRW, Schmidek HH, Gregory S. Delayed Traumatic Intracerebral Hematoma: Report of 15 Cases Operatively Treated. Neurosurgery. 1984; 14:22–25

[53] Wang KC, Chen CP, Yang YC, Wang KG, Hung FY, Su TH. Stroke complicating pregnancy and the puerperium. Zhonghua Yi Xue Za Zhi (Taipei). 1999; 62:13–19

[54] Salerni A, Wald S, Flannagan M. Relationships Among Cortical Ischemia, Infarction, and Hemorrhage in Eclampsia. Neurosurgery. 1988; 22:408–410

[55] Witlin AG, Mattar F, Sibai BM. Postpartum stroke: a twenty-year experience. Am J Obstet Gynecol. 2000; 183:83–88

[56] Geocadin RG, Razumovsky AY, Wityk RJ, Bhardwaj A, Ulatowski JA. Intracerebral hemorrhage and postpartum cerebral vasculopathy. J Neurol Sci. 2002; 205:29–34

[57] Kalfas IH, Little JR. Postoperative Hemorrhage: A Survey of 4992 Intracranial Procedures. Neurosurgery. 1988; 23:343–347

[58] Papanastassiou V, Kerr R, Adams C. Contralateral Cerebellar Hemorrhagic Infarction After Pterional Craniotomy: Report of Five Cases and Review of the Literature. Neurosurgery. 1996; 39:841–852

[59] Toczek MT, Morrell MJ, Silverberg GA, Lowe GM. Cerebellar Hemorrhage Complicating Temporal Lobectomy: Report of Four Cases. J Neurosurg. 1996; 85:718–722

[60] Menovsky T, Andre Grotenhuis J, Bartels RH. Aneurysm of the anterior inferior cerebellar artery (AICA) associated with high-flow lesion: report of two cases and review of literature. J Clin Neurosci. 2002; 9:207–211

[61] Brott T, Thalinger K, Hertzberg V. Hypertension as a Risk Factor for Spontaneous Intracerebral Hemorrhage. Stroke. 1986; 17:1078–1083

[62] Wakai S, Nagai M. Histological Verification of Microaneurysms as a Cause of Cerebral Hemorrhage in Surgical Specimens. J Neurol Neurosurg Psychiatry. 1989; 52:595–599

[63] Newton TH, Potts DG. Radiology of the Skull and Brain. Saint Louis 1971

[64] Kaneko M, Tanaka K, Shimada T, Sato K, et al. Long-Term Evaluation of Ultra-Early Operation for Hypertensive Intracerebral Hemorrhage in 100

87

Cases. J Neurosurg. 1983; 58:838–842

[65] Gilles C, Brucher JM, Khoubesserian P, et al. Cerebral Amyloid Angiopathy as a Cause of Multiple Intracerebral Hemorrhages. Neurology. 1984; 34:730–735

[66] Mandybur TI. Cerebral Amyloid Angiopathy: The Vascular Pathology and Complications. J Neuropathol Exp Neurol. 1986; 45:79–90

[67] Vonsattel JP, Myers RH, Hedley-White ET, Ropper AH, et al. Cerebral Amyloid Angiopathy Without and With Cerebral Hemorrhages: A Comparative Histological Study. Ann Neurol. 1991; 30:637–649

[68] Kase CS, Kase CS, Caplan LR. In: Cerebral Amyloid Angiopathy. Intracerebral Hemorrhage. Boston: Butterworth-Heinemann; 1994:179–200

[69] Greenberg SM, Briggs ME, Hyman BT, et al. Apolipoprotein E e4 Is Associated With the Presence and Earlier Onset of Hemorrhage in Cerebral Amyloid Angiopathy. Stroke. 1996; 27:1333–1337

[70] Vinters HV, Gilbert JJ. Amyloid Angiopathy: Its Incidence and Complications in the Aging Brain. Stroke. 1981; 12

[71] Greenberg SM, Rebeck GW, Vonsattel JPV, et al. Apolipoprotein E e4 and Cerebral Hemorrhage Associated with Amyloid Angiopathy. Ann Neurol. 1995; 38:254–259

[72] Kingston IB, Castro MJ, Anderson S. In Vitro Stimulation of Tissue-Type Plasminogen Activator by Alzheimer Amyloid Beta-Peptide Analogues. Nature Med. 1995; 1:138–142

[73] Greenberg SM, Edgar MA. Cerebral Hemorrhage in a 69-Year Old Woman Receiving Warfarin. Case Records of the Massachusetts General Hospital. Case 22-1996. N Engl J Med. 1996; 335:186–189

[74] Scott M. Spontaneous Intracerebral Hematoma caused by Cerebral Neoplasms. J Neurosurg. 1975; 42:338–342

[75] Dublin AB, Norman D. Fluid-Fluid Level in a Cystic Cerebral Metastatic Melanoma. J Comput Assist Tomogr. 1979; 3:650–652

[76] Acosta-Sison H. Extensive Cerebral Hemorrhage Caused by the Rupture of a Cerebral Blood Vessel due to a Chorionepithelioma Embolus. Am J Ob Gyn. 1956; 71

[77] Weir B, MacDonald N, Mielke B. Intracranial Vascular Complications of Choriocarcinoma. Neurosurgery. 1978; 2

[78] Weinstein ZR, Downey EF. Spontaneous Hemorrhage in Medulloblastomas. AJNR. 1983; 4:986–988

[79] McCormick WF, Ugajin K. Fatal Hemorrhage into a Medulloblastoma. J Neurosurg. 1967; 26:78–81

[80] Chugani HT, Rosemblat AM, Lavenstein BL, et al. Childhood Medulloblastoma Presenting with Hemorrhage. Childs Brain. 1984; 11:135–140

[81] Zee CS, Segall HD, Miller C, et al. Less Common CT Features of Medulloblastoma. Radiology. 1982; 144:97–102

[82] Oldberg E. Hemorrhage into Gliomas. Arch Neurol Psych. 1933; 30:1061–1073

[83] Richardson RR, Siqueira EB, Cerullo LJ. Malignant Glioma: Its Initial Presentation as Intracranial Hemorrhage. Acta Neurochir. 1979; 46:77–84

[84] Nakao S, Sato S, Ban S, et al. Massive Intracerebral Hemorrhage Caused by Angioblastic Meningioma. Surg Neurol. 1977; 7:245–247

[85] Modesti LM, Binet EF, Collins GH. Meningiomas causing Spontaneous Intracranial Hematomas. J Neurosurg. 1976; 45:437–441

[86] Goran A, Ciminello VJ, Fisher RG. Hemorrhage into Meningiomas. Arch Neurol. 1965; 13:65–69

[87] Cabezudo-Artero, Areito-Cebrecos, Vaquero-Crespo J. Hemorrhage Associated with Meningioma. J Neurol Neurosurg Psych. 1981; 44

[88] Little JR, Dial B, Belanger G, et al. Brain Hemorrhage from Intracranial Tumor. Stroke. 1979; 10:283–288

[89] Wakai S, Inoh S, Ueda Y, et al. Hemangioblastoma Presenting with Intraparenchymatous Hemorrhage. J Neurosurg. 1984; 61:956–960

[90] McCoyd K, Barron KD, Cassidy RJ. Acoustic Neurinoma Presenting as Subarachnoid Hemorrhage. J Neurosurg. 1974; 41:391–393

[91] Gleeson RK, Butzer JF, Grin OD. Acoustic Neurinoma Presenting as Subarachnoid Hemorrhage. J Neurosurg. 1978; 49:602–604

[92] Yonemitsu T, Niizuna H, Kodama N, et al. Acoustic Neurinoma Presenting as Subarachnoid Hemorrhage. Surg Neurol. 1983; 20:125–130

[93] Vincent FM, Bartone JR, Jones MZ. Cerebellar Astrocytoma Presenting as a Cerebellar Hemorrhage in a Child. Neurology. 1980; 30:91–93

[94] Kawamata T, Takeshita M, Kubo O, et al. Management of Intracranial Hemorrhage Associated with Anticoagulant Therapy. Surg Neurol. 1995; 44:438–443

[95] Fihn SD, McDonell M, Martin D, et al. Risk Factors for Complications of Chronic Anticoagulation: A Multicenter Study. Ann Intern Med. 1993; 118:511–520

[96] Smith DB, Hitchcock M, Philpot PJ. Cerebral Amyloid Angiopathy Presenting as Transient Ischemic Attacks: Case Report. J Neurosurg. 1985; 63:963–964

[97] Greenberg SM, Vonsattel JP, Stakes JW, Gruber M, Finklestein SP. The Clinical Spectrum of Cerebral Amyloid Angiopathy: Presentations without Lobar Hemorrhage. Neurology. 1993; 43:2073–2079

[98] Broderick JP, Brott TG, Tomsick T, et al. Ultra-Early Evaluation of Intracerebral Hemorrhage. J Neurosurg. 1990; 72:195–199

[99] Brott T, Broderick J, Kothari R, Barsan W, Tomsick T, Sauerbeck L, Spilker J, Duldner J, Khoury J. Early hemorrhage growth in patients with intracerebral hemorrhage. Stroke. 1997; 28:1–5

[100] Fujii Y, Tanaka R, Takeuchi S, et al. Hematoma Enlargement in Spontaneous Intracerebral Hemorrhage. J Neurosurg. 1994; 80:51–57

[101] Wada R, Aviv RI, Fox AJ, Sahlas DJ, Gladstone DJ, Tomlinson G, Symons SP. CT angiography "spot sign" predicts hematoma expansion in acute intracerebral hemorrhage. Stroke. 2007; 38:1257–1262

[102] Arakawa S, Saku Y, Ibayashi S, et al. Blood Pressure Control and Recurrence of Hypertensive Brain Hemorrhage. Stroke. 1998; 29:1806–1809

[103] Gonzalez-Duarte A, Cantu C, Ruiz-Sandoval JL, Barinagarrementeria F. Recurrent Primary Cerebral Hemorrhage: Frequency, Mechanisms, and Prognosis. Stroke. 1998; 29:1802–1805

[104] Stocchetti N, Croci M, Spagnoli D, Gilardoni F, Resta F, Colombo A. Mass volume measurement in severe head injury: accuracy and feasibility of two pragmatic methods. J Neurol Neurosurg Psychiatry. 2000; 68:14–17

[105] Pasqualin A, Barone G, Cioffi F, Rosta L, Scienza R, Da Pian R. The relevance of anatomic and hemodynamic factors to a classification of cerebral arteriovenous malformations. Neurosurgery. 1991; 28:370–379

[106] Bullock MR, Chesnut RM, Ghajar J, et al. Appendix I: Post-traumatic mass volume measurements in traumatic brain injury. Neurosurgery. 2006; 58

[107] Kothari RU, Brott T, Broderick JP, Barsan WG, Sauerbeck LR, Zuccarello M, Khoury J. The ABCs of measuring intracerebral hemorrhage volumes. Stroke. 1996; 27:1304–1305

[108] Bradley WG. MR Appearance of Hemorrhage in the Brain. Radiology. 1993; 189:15–26

[109] Taveras JM, Gilson JM, Davis DO, et al. Angiography in Cerebral Infarction. Radiology. 1969; 93:549–558

[110] Toffol GJ, Biller J, Adams HP, Smoker WRK. The Predicted Value of Arteriography in Nontraumatic Intracerebral Hemorrhage. Stroke. 1986; 17:881–883

[111] Hemphill JC,3rd, Bonovich DC, Besmertis L, Manley GT, Johnston SC. The ICH score: a simple, reliable grading scale for intracerebral hemorrhage. Stroke. 2001; 32:891–897

[112] Kaneko T, Sawada T, Niimi T, et al. Lower Limit of Blood Pressure in Treatment of Acute Hypertensive Intracranial Hemorrhage. J Cereb Blood Flow Metab. 1983; 3S1:S51–S52

[113] Mayer SA, Brun NC, Begtrup K, Broderick J, Davis S, Diringer MN, Skolnick BE, Steiner T. Recombinant activated factor VII for acute intracerebral hemorrhage. N Engl J Med. 2005; 352:777–785

[114] Poungvarin N, Bhoopat W, Viriyavejakul A, et al. Effects of Dexamethasone in Primary Supratentorial Intracerebral Hemorrhage. N Engl J Med. 1987; 316:1229–1233

[115] Batjer HH, Reisch JS, Plaizier LJ, Su CJ. Failure of Surgery to Improve Outcome in Hypertensive Putaminal Hemorrhage: A Prospective Randomized Trial. Arch Neurol. 1990; 47:1103–1106

[116] Zhu XL, Chan MSY, Poon WS. Spontaneous Intracranial Hemorrhage: Which Patients Need Diagnostic Cerebral Angiography? A Prospective Study of 206 Cases and Review of the Literature. Stroke. 1997; 28:1406–1409

[117] Laissy JP, Normand G, Monroc M, et al. Spontaneous Intracerebral Hematomas from Vascular Causes: Predictive Value of CT Compared with Angiography. Neuroradiology. 1991; 33:291–295

[118] Hoffman M, Monroe DM, III. A cell-based model of hemostasis. Thromb Haemost. 2001; 85:958–965

[119] Diringer MN, Skolnick BE, Mayer SA, Steiner T, Davis SM, Brun NC, Broderick JP. Risk of thromboembolic events in controlled trials of rFVIIa in spontaneous intracerebral hemorrhage. Stroke. 2008; 39:850–856

[120] Pessin MS, Estol CJ, Lafranchise F, Caplan LR. Safety of Anticoagulation after Intracerebral Hemorrhagic Infarction. Neurology. 1993; 43:1298–1303

[121] Phan TG, Koh M, Wijdicks EF. Safety of discontinuation of anticoagulation in patients with intracranial hemorrhage at high thromboembolic risk. Arch Neurol. 2000; 57:1710–1713

[122] Hacke W. The dilemma of reinstituting anticoagulation for patients with cardioembolic sources and intracranial hemorrhage: how wide is the strait between skylla and karybdis? Arch Neurol. 2000; 57:1682–1684

[123] Bertram M, Bonsanto M, Hacke W, Schwab S. Managing the therapeutic dilemma: patients with spontaneous intracerebral hemorrhage and urgent need for anticoagulation. J Neurol. 2000; 247:209–214

[124] Viswanathan A, Rakich SM, Engel C, Snider R, Rosand J, Greenberg SM, Smith EE. Antiplatelet use after intracerebral hemorrhage. Neurology. 2006; 66:206–209

[125] Eckman MH, Rosand J, Knudsen KA, Singer DE, Greenberg SM. Can patients be anticoagulated after intracerebral hemorrhage? A decision analysis. Stroke. 2003; 34:1710–1716

[126] Wijdicks EF, Schievink WI, Brown RD, Mullany CJ. The dilemma of discontinuation of anticoagulation therapy for patients with intracranial hemorrhage and mechanical heart valves. Neurosurgery. 1998; 42:769–773

[127] MacEwen W. An Address on the Surgery of the Brain and Spinal Cord. Br Med J. 1888; 2:302–309

[128] Hankey GJ, Hon C. Surgery for Primary Intracerebral Hemorrhage: Is It Safe and Effective? A Systematic Review of Case Series and Randomized Trials. Stroke. 1997; 28:2126–2132

[129] Teernstra OP, Evers SM, Kessels AH. Meta analyses in treatment of spontaneous supratentorial intracerebral haematoma. Acta Neurochir (Wien). 2006; 148:521–528; discussion 528

[130] Juvela S, Heiskanen O, Poranen A, et al. The Treatment of Spontaneous Intracerebral Hemorrhage: A Prospective Randomized Trial of Surgical and Conservative Treatment. J Neurosurg. 1989; 70:755–758

[131] Mendelow AD, Gregson BA, Fernandes HM, Murray GD, Teasdale GM, Hope DT, Karimi A, Shaw MD, Barer DH. Early surgery versus initial conservative treatment in patients with spontaneous supratentorial intracerebral haematomas in the International Surgical Trial in Intracerebral Haemorrhage (STICH): a randomised trial. Lancet. 2005; 365:387–397

[132] Waga S, Miyazaki M, Okada M, et al. Hypertensive Putaminal Hemorrhage: Analysis of 182 Patients. Surg Neurol. 1986; 26:159–166

[133] Broderick JP, Brott TG, Duldner JE, Tomsick T, Huster G. Volume of intracerebral hemorrhage. A powerful and easy-to-use predictor of 30-day mortality. Stroke. 1993; 24:987–993

[134] Volpin L, Cervellini P, Colombo F, et al. Spontaneous intracerebral hematomas: A new proposal about the usefulness and limits of surgical treatment. Neurosurgery. 1984; 15:663–666

[135] Kobayashi S, Sato A, Kageyama Y, et al. Treatment of Hypertensive Cerebellar Hemorrhage - Surgical or Conservative Management. Neurosurgery. 1994; 34:246–251

[136] Heros RC. Surgical Treatment of Cerebellar Infarction. Stroke. 1992; 23:937–938

[137] Hinton DR, Dolan E, Sima AF. The Value of Histopathological Examination of Surgically Removed Blood Clot in Determining the Etiology of Spontaneous Intracerebral Hemorrhage. Stroke. 1984; 15:517–520

[138] Auer LM, Deinsberger W, Niederkorn K, et al. Endoscopic Surgery Versus Medical Treatment for Spontaneous Intracerebral Hematoma: A Randomized Study. J Neurosurg. 1989; 70:530–535

[139] Findlay JM, Grace MGA, Weir BKA. Treatment of Intraventricular Hemorrhage with Tissue Plasminogen Activator. Neurosurgery. 1993; 32:941–947

[140] Engelhard HH, Andrews CO, Slavin KV, Charbel FT. Current management of intraventricular hemorrhage. Surg Neurol. 2003; 60:15–21; discussion 21-22

[141] Grabb PA. Traumatic intraventricular hemorrhage treated with intraventricular recombinant-tissue plasminogen activator: technical case report. Neurosurgery. 1998; 43:966–969

[142] Rohde V, Schaller C, Hassler WE. Intraventricular recombinant tissue plasminogen activator for lysis of intraventricular hemorrhage. J Neurol Neurosurg Psychiatry. 1995; 58:447–451

[143] CLEAR result: low-dose tPA safe, effective in treating intraventricular hemorrhage. Nice, France 2008

[144] Toffol GJ, Biller J, Adams HP. Nontraumatic Intracerebral Hemorrhage in Young Adults. Arch Neurol. 1987; 44:483–485

[145] Volpe JJ. Neonatal Intraventricular Hemorrhage. N Engl J Med. 1981; 304:886–891

[146] Lou HC, Lassen NA, Friis-Hansen B. Impaired Autoregulation of Cerebral Blood Flow in the Distressed Newborn Infant. J Pediatr. 1979; 94:118–121

[147] Milligan DWA. Failure of Autoregulation and Intraventricular Hemorrhage in Preterm Infants. Lancet. 1980; 1:896–898

[148] Hambleton G, Wigglesworth JS. Origin of intraventricular haemorrhage in the preterm infant. Arch Dis Child. 1976; 51:651–659

[149] Dykes FD, Lazzara A, Ahmann P, Blumenstein B, et al. Intraventricular Hemorrhage: A Prospective Evaluation of Etiopathologies. Pediatrics. 1980; 66:42–49

[150] Perlman JM, McMenamin JB, Volpe JJ. Fluctuating Cerebral Blood-Flow Velocity in Respiratory Distress Syndrome. N Engl J Med. 1983; 309:204–209

[151] Wirtschafter DD, Danielsen BH, Main EK, Korst LM, Gregory KD, Wertz A, Stevenson DK, Gould JB. Promoting antenatal steroid use for fetal maturation: results from the California Perinatal Quality Care Collaborative. J Pediatr. 2006; 148:606–612

[152] Volpe JJ. Effect of Cocaine Use on the Fetus. N Engl J Med. 1992; 327:399–407

[153] Murphy BP, Inder TE, Rooks V, Taylor GA, Anderson NJ, Mogridge N, Horwood LJ, Volpe JJ. Posthaemorrhagic ventricular dilatation in the premature infant: natural history and predictors of outcome. Arch Dis Child Fetal Neonatal Ed. 2002; 87:F37–F41

[154] Sheth RD. Trends in incidence and severity of intraventricular hemorrhage. J Child Neurol. 1998; 13:261–264

[155] Papile LA, Burstein J, Burstein R, et al. Incidence

and Evolution of Subependymal and Intraventricular Hemorrhage: A Study of Infants with Birth Weights Less Than 1,500 Gm. J Pediatr. 1978; 92:529–534

[156] Bejar R, Curbelo V, Coen RW, et al. Diagnosis and Follow-Up of Intraventricular and Intracerebral Hemorrhages by Ultrasound Studies of Infant's Brain Through the Fontanelles and Sutures. Pediatrics. 1980; 66:661–673

[157] Tsiantos A, Victorin L, Relier JP, Dyer N, et al. Intracranial Hemorrhage in the Prematurely Born Infant. J Pediatr. 1974; 85:854–859

[158] Perlman JM, Volpe JJ. Cerebral Blood Flow Velocity in Relation to Intraventricular Hemorrhage in the Premature Newborn Infant. J Pediatr. 1982; 100:956–959

[159] Ment LR, Oh W, Philip AG, Ehrenkranz RA, Duncan CC, Allan W, Taylor KJ, Schneider K, Katz KH, Makuch RW. Risk factors for early intraventricular hemorrhage in low birth weight infants. J Pediatr. 1992; 121:776–783

[160] Crowley P, Chalmers I, Keirse MJ. The effects of corticosteroid administration before preterm delivery: an overview of the evidence from controlled trials. Br J Obstet Gynaecol. 1990; 97:11–25

[161] Murphy KE, Hannah ME, Willan AR, Hewson SA, Ohlsson A, Kelly EN, Matthews SG, Saigal S, Asztalos E, Ross S, Delisle MF, Amankwah K, Guselle P, Gafni A, Lee SK, Armson BA. Multiple courses of antenatal corticosteroids for preterm birth (MACS): a randomised controlled trial. Lancet. 2008; 372:2143–2151

[162] Rabe H, Reynolds G, Diaz-Rossello J. Early versus delayed umbilical cord clamping in preterm infants. Cochrane Database Syst Rev. 2004. DOI: 1 0.1002/14651858.CD003248.pub2

[163] Volpe JJ. Neurology of the Newborn. 4th ed. Philadelphia: W. B. Saunders; 2008

[164] Fishman MA, Dutton RY, Okumura S. Progressive Ventriculomegaly following Minor Intracranial Hemorrhage in Premature Infants. Dev Med Child Neurol. 1984; 26:725–731

[165] Hill A, Rozdilsky B. Congenital Hydrocephalus Secondary to Intra-Uterine Germinal Matrix/Intraventricular Hemorrhage. Dev Med Child Neurol. 1984; 26:509–527

[166] James HE, Bejar R, Merritt A, et al. Management of Hydrocephalus Secondary to Intracranial Hemorrhage in the High Risk Newborn. Neurosurgery. 1984; 14:612–618

[167] Volpe JJ, Herscovitch P, Perlman JM, Raichle ME. Positron Emission Tomography in the Newborn: Extensive Impairment of Regional Cerebral Blood Flow with Intraventricular Hemorrhage and Hemorrhagic Intracerebral Involvement. Pediatrics. 1983

[168] Ment LR, Duncan CC, Ehrenkranz RA, Lange RC, et al. Intraventricular Hemorrhage in the Preterm Neonate: Timing and Cerebral Blood Flow Changes. J Pediatr. 1984; 104:419–425

[169] Trounce JQ, Fagan D, Levene MI. Intraventricular Hemorrhage and Periventricular Leucomalacia: Ultrasound and Autopsy Correlation. Arch Dis Child. 1983; 61:1203–1207

[170] Brenner DJ. Estimating cancer risks from pediatric CT: going from the qualitative to the quantitative. Pediatr Radiol. 2002; 32:228–233; discussion 242-244

[171] International PHVD Drug Trial Group. International randomised controlled trial of acetazolamide and furosemide in posthaemorrhagic ventricular dilatation in infancy. Lancet. 1998; 352:433–440

[172] Whitelaw A, Kennedy CR, Brion LP. Diuretic therapy for newborn infants with posthemorrhagic ventricular dilatation. Cochrane Database Syst Rev. 2001. DOI: 10.1002/14651858.CD002270

[173] Rom S, Serfontein GL, Humphreys RP. Intracerebellar Hematoma in the Neonate. J Pediatr. 1978; 93:486–488

[174] Murphy BP, Inder TE, Rooks V, Taylor GA, Anderson NJ, Mogridge N, Horwood LJ, Volpe JJ. Posthaemorrhagic ventricular dilatation in the premature infant: natural history and predictors of outcome. Arch Dis Child Fetal Neonatal Ed. 2002; 87:F37–F41

[175] Kreusser KL, Tarby TJ, Kovnar E, et al. Serial Lumbar Punctures for at Least Temporary Amelioration of Neonatal Posthemorrhagic Hydrocephalus. Pediatrics. 1985; 75

[176] Whitelaw A. Repeated lumbar or ventricular punctures in newborns with intraventricular hemorrhage. Cochrane Database Syst Rev. 2001

[177] Benzel EC, Reeves JP, Nguyen PK, Hadden TA. The treatment of hydrocephalus in preterm infants with intraventricular haemorrhage. Acta Neurochir (Wien). 1993; 122:200–203

[178] Marlin AE, Rivera S, Gaskill SJ. Treatment of posthemorrhagic ventriculomegaly in the preterm infant: Use of the subcutaneous ventricular reservoir. Concepts in Pediatric Neurosurgery. 1988; 8:15–22

[179] Hudgins RJ, Boydston WR, Gilreath CL. Treatment of posthemorrhagic hydrocephalus in the preterm infant with a ventricular access device. Pediatr Neurosurg. 1998; 29:309–313

[180] Tubbs RS, Smyth MD, Wellons JC,3rd, Blount JP, Grabb PA, Oakes WJ. Alternative uses for the subgaleal shunt in pediatric neurosurgery. Pediatr Neurosurg. 2003; 39:22–24

[181] Fulmer BB, Grabb PA, Oakes WJ, Mapstone TB. Neonatal ventriculosubgaleal shunts. Neurosurgery. 2000; 47:80–83; discussion 83-84

[182] Rahman S, Teo C, Morris W, Lao D, Boop FA. Ventriculosubgaleal shunt: a treatment option for progressive posthemorrhagic hydrocephalus. Childs Nerv Syst. 1995; 11:650–654

[183] Wellons JC, Shannon CN, Kulkarni AV, Simon TD, Riva-Cambrin J, Whitehead WE, Oakes WJ, Drake JM, Luerssen TG, Walker ML, Kestle JR. A multicenter retrospective comparison of conversion from temporary to permanent cerebrospinal fluid diversion in very low birth weight infants with posthemorrhagic hydrocephalus. J Neurosurg Pediatr. 2009; 4:50–55

[184] Bridgers SL, Ment LR. Absence of Hydrocephalus despite Disproportionately Increasing Head Size After the Neonatal Period in Preterm Infants with Known Intraventricular Hemorrhage. Childs Brain. 1981; 8:423–426

[185] Sher PK, Brown SA. A Longitudinal Study of Head Growth in Preterm Infants: II. Differentiation between 'Catch-Up' Head-Growth and Early Infantile Hydrocephalus. Dev Med Child Neurol. 1975; 17:711–718

[186] Aoki N, Miztani H, Masuzawa H. Unilateral Subdural-Peritoneal Shunting for Bilateral Chronic Subdural Hematomas in Infancy. J Neurosurg. 1985; 63:134–137

[187] Krishnamoorthy K, Kuehnle KJ, Todres ID, et al. Neurodevelopmental Outcome of Survivors with Posthemorrhagic Hydrocephalus. Ann Neurol. 1984; 15:201–204

[188] Adams-Chapman I, Hansen NI, Stoll BJ, Higgins R. Neurodevelopmental outcome of extremely low birth weight infants with posthemorrhagic hydrocephalus requiring shunt insertion. Pediatrics. 2008; 121:e1167–e1177

[189] Armstrong-Wells J, Johnston SC, Wu YW, Sidney S, Fullerton HJ. Prevalence and predictors of perinatal hemorrhagic stroke: results from the Kaiser Pediatric Stroke Study. Pediatrics. 2009; 123:823–828

[190] Alexander MJ, Spetzler RF. Pediatric Neurovascular Disease. New York: Thieme Medical Publishers, Inc.; 2006

Part XXI
预后评估

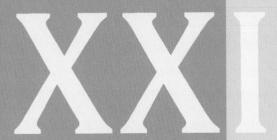

XXI

88 预后评估

88.1 癌症

远期生活质量评估（Karnofsky performation scale，KPS）（表 88 - 1）（David A. Karnofsky）通常用于评估肿瘤病人的功能状态。KPS 评分＜70（特别是脑肿瘤）的病人通常对于任何治疗预后较差。

表 88 - 1　KPS 评分(修订版[1,2])

评分	标　　准	一 般 分 类
100	正常：无身体不适，无疾患表现	能够正常工作和生活,无需特殊帮助
90	可从事正常体力活动：可有轻度不适	
80	需努力才能完成正常体力活动：部分症状	
70	仅能生活自理：不能从事正常体力活动	不能正常工作,能在家生活。多数情况下能自理,需要不同程度的帮助
60	偶需他人协助：大部分情况下能自理	
50	经常需他人协助	
40	残疾：需特殊生活照顾	不能自理,需要医院或其他机构的帮助,疾病可能迅速进展
30	严重残疾：需住院治疗,慢性衰竭状态	
20	病重：需重症监护	
10	濒死状态：进行性衰竭	
0	死亡	

WHO 功能评分：见表 88 - 2[3]［也称东部肿瘤协作组（ECOG）评分，或 Zubrod 评分（Gordon Zubrod）］，分值为 0～5,0 表示完全健康,5 表示死亡。与 Karnofsky 量表相比更简便。

表 88 - 2　WHO 功能评分

分级	描　　　　　述
0	运动功能正常,不受疾病限制
1	体力活动受限。可行走。可低强度工作,如室内工作,案头工作

续 表

分 级	描 述
2	无法执行任何工作。可行走。日间不少于一半时间可以起床活动
3	生活仅能部分自理,日间一半以上时间卧床或坐轮椅
4	完全残疾,卧床不起,生活不能自理
5	死亡

88.2 头部外伤

常用 Ranchos Los Amigos scale(表 88 - 3)来评估头部外伤后的功能受损程度,而格拉斯哥(Glasgow)预后评分(表 88 - 4)则通常用来评估预后。

表 88 - 3 Ranchos Los Amigos 认知功能分级

级 别	意 义
I	对于疼痛、触摸、声、光皆无反应
II	对疼痛刺激有泛化的全身反应
III	有局部反应。强光刺激下能眨眼,声音刺激后有转向或躲避反应,身体不适有反应,对语言指令有一定反应
IV	**有意识障碍——躁动** 警觉,极度活跃,躁动,具有攻击性或活动怪异。活动频繁但无明确目的,注意力集中时间极短
V	**有意识障碍——非躁动** 对周围环境反应混乱,易受干扰而分神,需反复提醒。很难学习新任务,过多刺激亦可导致躁动不安,能交流但用语不当
VI	**有意识障碍——反应适当** 时间及地点定向力不稳定。记忆受损,近事遗忘。能够回忆往事,能比较稳定地完成简单指令,可在他人帮助下完成一些目的明确的行动
VII	**自主状态——反应适当** 在非常熟悉的环境里,能无意识地完成日常活动,如"机器人"一般。而在陌生环境中行为能力下降,对未来缺乏现实的规划
VIII	目的明确,反应恰当

表 88-4 Glasgow 预后评分[4]

评 分	意 义
5	预后良好——恢复正常生活,但可有轻度功能缺失("重返工作"不可靠)
4	轻度残疾(可自理)——如乘坐公共交通旅游、在保护措施下工作("能胜任日常生活")
3	严重残疾(神志清楚,但肢体运动障碍)——日常生活需照顾
2	持续植物状态——反应迟钝和不能言语表达,伤后 2~3 周可睁眼,并有睡眠或觉醒周期
1	死亡——因原发性脑损伤而死亡的情况多发生在伤后的 48 小时内

88.3 脑血管意外

88.3.1 概述

有多种量表可用于评估卒中或 SAH 的预后。不同的方法侧重点不同。比如 Barthel 指数(表 88-6)侧重于对日常体力活动(ADL)的评估,而其他方法,如 Rankin(修订版[5])评分法(表 88-5)则侧重于对生活自理能力做出评估,包括与以往生活能力的对比,具有较好的观察者一致性[6],但对轻微的神经功能缺失,如失语或视野缺损等不敏感。

表 88-5 修订后*的 Rankin 评级

级 别	表 现
0	无症状
1	有症状但无明显残疾,能完成日常所有工作和活动
2	轻度残疾:不能完全从事以前的活动,但无需照顾可生活自理
3	中度残疾:需他人照顾,无需帮助可自行行走
4	中至重度残疾:无他人照顾时不能行走,需要他人生活照顾
5	严重残疾:卧床不起,大小便失禁,需他人长期照顾

*原 Rankin 量表[7]:无 0 级,1 级未包括"有症状"和"活动",并定义 2 级为"不能完全从事以前的活动等"

表 88 - 6 Barthel 指数

项目	原始 Barthel 指数			修订版 Barthel 指数				
				CODE1	CODE2	CODE3	CODE4	CODE5
	无法完成任务	需要协助完成	完全独立完成	无法完成任务	试图完成任务但不安全	需要中等程度的帮助	需要最小限度的帮助	完全独立完成任务
个人卫生	0	0	5	0	1	3	4	5
自己洗澡	0	0	5	0	1	3	4	5
进食	0	5	10	0	2	5	8	10
排便	0	5	10	0	2	5	8	10
爬楼梯	0	5	10	0	2	5	8	10
穿衣	0	5	10	0	2	5	8	10
肠道控制	0	5	10	0	2	5	8	10
膀胱控制	0	5	10	0	2	5	8	10
行走	0	5～10	15	0	3	8	12	15
轮椅[a]	0	0	5	0	1	3	4	5
椅子/床转移	0	5～10	15	0	3	8	12	15
总计（范围）	0	→→	100	0	→→→→→			100

a 只有在无法行走和病人接受轮椅活动培训时才能评分

88.3.2 评分

修订后的 Rankin 评级见表 88 - 5。

Barthel 指数（见表 88 - 6）：原始的 Barthel 指数[8,9]设计为针对 10 项日常体力活动（ADL）的三档评分，并逐项相加。修订的 Barthel 指数（MBI）则将评分档位增加至五档，似乎具有更好的敏感性[10]。分值范围为 0～100（100分提示为生活可自理，而非完全正常）。

在各种评分因素中，独立洗澡是最困难的事情。Barthel 指数中所提到的生活能力通常按固定顺序列出，许多评分相同的病人其残疾形式也往往相似。

88.4 脊髓损伤

功能自主量表™（Functional Independence Measure™）（FIM™）[11-13]：已

发展为评定脊髓损伤残疾程度的统一标准。表88-7中列出了18项需要评定分级的项目(包括13项运动功能和5项认知功能),而表88-8则给出了针对性的7个层次的评分标准。

表88-7 功能自主量表™(FIM™)

分　类	项　目
运　动	
自理功能	吃饭
	打扮
	洗澡
	穿衣(上半身)
	穿衣(下半身)
	如厕
括约肌控制	膀胱控制
	肠道控制
移动能力	床、椅子、轮椅
	马桶
	浴盆、淋浴
运动能力	行走或轮椅
	爬楼
认　知	
交流沟通	理解
	表达
社会认知	社交
	解决问题
	记忆

表88-8 FIM™ 7级残疾水平评估

依　赖　程　度	功　能　水　平	评　分
无需他人帮助	完全自理	7
	协助自理	6

续　表

依 赖 程 度	功 能 水 平	评　分
部分依赖 1 名帮助者	需要监管	5
	最小程度协助(≥75％自理)	4
	中等程度协助(≥50％自理)	3
完全依赖 1 名帮助者	最大程度协助(≥25％自理)	2
	完全协助(<25％自理)	1

FIM™评价系统具有高度的内在一致性,并且是评估护理负担的良好指标[14,15]。

(于嵩林　杨子文)

参考文献

[1] Karnofsky DA, Burchenal JH, Macleod CM. Evaluation of Chemotherapy Agents. New York: Columbia University Press. 1949;191–205
[2] Karnofsky D, Burchenal JH, Armistead GC, et al. Triethylene melamine in the treatment of neoplastic disease. Arch Intern Med. 1951; 87:477–516
[3] Oken MM, Creech RH, Tormey DC, Horton J, Davis TE, McFadden ET, Carbone PP. Toxicity and response criteria of the Eastern Cooperative Oncology Group. Am J Clin Oncol. 1982; 5:649–655
[4] Jennett B, Bond M. Assessment of Outcome After Severe Brain Damage: A Practical Scale. Lancet. 1975; i:480–484
[5] UK-TIA Study Group. The UK-TIA Aspirin Trial: Interim Results. Br Med J. 1988; 296:316–320
[6] van Swieten JC, Koudstaal PJ, Visser MC. Interobserver agreement for the assessment of handicap in stroke patients. Stroke. 1988; 19:604–607
[7] Rankin J. Cerebral Vascular Accidents in Patients Over the Age of 60. 2. Prognosis. Scott Med J. 1957; 2:200–215
[8] Mahoney FI, Barthel DW. Functional Evaluation: The Barthel Index. Maryland State Med J. 1965; 14:61–65
[9] Wade DT, Hewer RL. Functional abilities after stroke: Measurement, natural history and prognosis. J Neurol Neurosurg Psychiatry. 1987; 50:177–182
[10] Shah S, Vanclay F, Cooper B. Improving the sensitivity of the Barthel Index for stroke rehabilitation. J Clin Epidemiol. 1989; 42:703–709
[11] Forer S, Granger C, et al. Functional Independence Measure. Buffalo, NY: The Buffalo General Hospital, State University of New York at Buffalo; 1987
[12] Ditunno JF,Jr. New spinal cord injury standards, 1992. Paraplegia. 1992; 30:90–91
[13] Ditunno JF,Jr. Functional assessment measures in CNS trauma. J Neurotrauma. 1992; 9:S301–S305
[14] Dodds TA, Martin DP, Stolov WC, Deyo RA. A validation of the functional independence measurement and its performance among rehabilitation inpatients. Arch Phys Med Rehabil. 1993; 74:531–536
[15] Linacre JM, Heinemann AW, Wright BD, Granger CV, Hamilton BB. The structure and stability of the Functional Independence Measure. Arch Phys Med Rehabil. 1994; 75:127–132

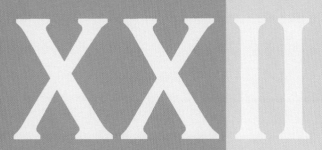

89 根据病变位置及影像学表现进行鉴别诊断——颅内篇

89.1 本章以外的鉴别诊断

本章以外的鉴别诊断如表 89 - 1 所示。

表 89 - 1 根据病变位置及影像学表现进行鉴别诊断,颅内篇——本章以外内容

脊索瘤(见章节 50.1.6)
轴外积液(见章节 58.8)
脑回异常强化(见章节 84.2.2)
脑积水(见章节 24.6)
松果体区肿瘤(见章节 40.1)
颅腔积气(见章节 57.6)
脑裂畸形(见章节 17.2.1)

89.2 颅后窝病变

89.2.1 小脑病变

■ **概述**

以下讲述轴位颅后窝异常病变(轴外病变参考下文)。

■ **发生于成人**

• **单一病灶**

经验法则:"除非证实为其他疾病,否则成人单个颅后窝脑实质内病变的鉴别诊断就是转移癌"。

1. 肿瘤:

(1) 转移癌。

(2) 血管母细胞瘤(见章节 43.1.1):是最常见的成人原发性颅后窝肿瘤(在颅后窝肿瘤中占 7%~12%)。为富血管性结节,多为囊性,血管造影示其余颅后窝肿瘤多为无血管性(此病 MRI 可见病灶周围蚓状血管流空影[1],但此特点不如海绵状血管瘤明显)。

(3)小脑(纤维型)星形细胞瘤(见章节37.1.6):实性或囊性,多见于年轻人。

(4)脑干胶质瘤:成人颅后窝孤立的胶质母细胞瘤报道较少见。

(5)脉络丛肿瘤:成人常见于幕下(见章节89.13)。

(6)小脑脂肪神经细胞瘤(见章节38.4.3)。

2. 感染:脓肿。

3. 血管性:

(1)海绵状血管瘤。

(2)出血。

(3)梗死:小脑卒中可发生头痛及枕下或颈上部疼痛感。

1)栓塞性。

2)血栓性/粥样斑块相关。

3)椎动脉夹层:较颈动脉夹层少见(见章节86.9.2)。

4)椎基底动脉发育不全:(见章节85.5.3)。

4. Lhermitte - Duclos(小脑发育不良性节细胞瘤)(见章节38.4.5):局灶性或弥漫性、无强化。典型的虎斑样条纹。可见宽的叶状病灶(大部分赘生物会破坏叶形图案)。

- **多发性病灶**

1. 转移癌。

2. 血管母细胞瘤(von Hippel - Lindau 综合征的一种表现形式),见章节43.3.3。

3. 脓肿。

4. 海绵状血管瘤。

■ 儿科

也可参考儿童脑肿瘤(见章节34.3)。

早期数据显示:67%的儿童脑肿瘤发生在颅后窝并且星形细胞瘤是其中最常见的。

当前数据显示:颅后窝肿瘤占儿童脑肿瘤的54%~60%(具体分类见下文)。其中4种类型的肿瘤约占18岁以下病人幕下肿瘤的95%[2]。其中最常见的3种肿瘤发病率相似(该比例由对1 350例小儿脑肿瘤病人中颅后窝肿瘤的研究得出[3])。

1. PNET 原始神经外胚层肿瘤(包括髓母细胞瘤,MB)(见章节40.2):占27%。

(1)大部分起源于第四脑室顶部(尖顶),且多为实性。

(2)髓母细胞瘤与室管膜瘤相鉴别:

1)髓母细胞瘤前方有脑脊液环绕("香蕉征"),而室管膜瘤是从第四脑室底部向脑室内生长的,可通过第四脑室正中孔及外侧孔向外生长。

2）MRI 上,室管膜瘤在 T_1WI 信号不均匀(同 MB 相区别)。

3）MRI 上,室管膜瘤向外生长的部分在 T_2WI 为高信号(而 MB 此部分信号仅轻度升高)。

4）钙化:室管膜瘤常见,而 MB 不到 10%。

2. 小脑(毛细胞型)星形细胞瘤(见章节 37.1.6):占 27%。大多起源于小脑半球,常为囊性伴囊壁上强化结节。

3. 脑干胶质瘤(见章节 37.1.10):占 28%。临床表现常为多发性颅内神经麻痹及长束征。

4. 室管膜瘤(见章节 38.3):常起源于第四脑室底。

5. 脉络丛乳头状瘤(见章节 38.5):大部分病人年龄<2 岁。

6. 不典型畸胎瘤/横纹肌样瘤(AT/RT)(见章节 40.2.4)。

7. 转移癌:神经母细胞瘤、横纹肌肉瘤、Wilm 肿瘤等。

8. PHACES 综合征:包括颅后窝畸形、颈面部血管瘤、头颈动脉异常、主动脉狭窄、心脏缺陷、眼异常及胸骨裂的临床表现。男、女比例为 1∶9。这些疾病可能自妊娠 8～10 周开始发生。

89.2.2　脑桥小脑三角(CPA)病灶

■ 常见病变

多见听神经瘤、脑膜瘤和表皮样囊肿,其中相当一部分为囊性病灶,见下文。

1. 听神经瘤(占脑桥小脑三角区病变的 80%～90%):与脑膜瘤的鉴别诊断特点见下文(见章节 89.2.2)。

2. 脑膜瘤(5%～10%)与听神经瘤的鉴别诊断特点见下文(见章节89.2.2)。

3. 外胚层肿瘤(见章节 48.3.3):

（1）表皮样囊肿(胆脂瘤)(5%～7%):MRI DWI 像上呈高信号(见章节48.3.3)。肿瘤从颅后窝通过切迹向颅中窝生长高度提示此病。

（2）皮样囊肿。

4. 转移癌。

5. 非第Ⅷ对脑神经发生的神经纤维瘤(鉴别诊断见下文):

（1）三叉神经瘤:病变向 Meckle 囊发展。

（2）面神经瘤[4]:可发生于第Ⅶ对脑神经的任何部位,尤其好发于膝状神经节[5],即使在这些肿瘤中,听力丧失也趋向于面神经麻痹之前,位于第Ⅶ对脑神经附近[脑池或内听道(IAC)位置]形成的肿瘤压迫第Ⅷ对脑神经感觉纤维而引起听力下降;位于第Ⅶ对脑神经第二部分(即鼓室段、水平段)肿瘤可侵犯听小骨而致听力下降。另外,还可形成面神经麻痹(周围性)(见章节 33.3),但通常在病程的晚期[4]。

（3）后 4 对脑神经鞘瘤（Ⅸ、Ⅹ、Ⅺ、Ⅻ）。

6. 蛛网膜囊肿（见章节 15.1）。

7. 肠源性囊肿（见章节 17.3）：少见[6]，可分泌黏蛋白。

8. 胆固醇肉芽肿（与表皮样囊肿鉴别）（见章节 48.3.3）。

9. 脂肪瘤。

10. 动脉瘤：PICA、AICA、椎基底动脉动脉瘤。

11. 基底动脉扩张症。

12. 囊尾蚴病。

13. 以下病变蔓延发展：

（1）脑干或小脑胶质瘤。

（2）垂体肿瘤。

（3）颅咽管瘤。

（4）脊索瘤或其他颅底肿瘤。

（5）第四脑室肿瘤（室管膜瘤、髓母细胞瘤）。

（6）脉络丛乳头状瘤：从第四脑室通过 Luschka 孔蔓延。

（7）血管球瘤：

1）颈静脉球体瘤。

2）鼓室球体瘤。

（8）颞骨原发性肿瘤（如肉瘤或癌）。

■ 脑桥小脑三角囊性病灶

以下脑桥小脑三角病灶为囊性或有囊性成分[6]：

1. 蛛网膜囊肿：MRI 序列信号同脑脊液信号相似，信号均匀。

2. 表皮样囊肿（胆脂瘤）（见章节 16.2.5）：※MRI DWI 上为高信号，以此同蛛网膜囊肿相鉴别。

3. 皮样囊肿：T_1WI 上表现为类似脂肪的高信号，常位于中线部位。

4. 囊性神经鞘瘤。

5. 胆固醇肉芽肿：※几乎是仅有的 T_1WI 上表现为高信号的病变（由于血细胞分解产物；例外：少见"白色"表皮样囊肿）。T_2WI 上也为高信号。通常见于硬脑膜外，尤其是岩骨尖，骨破坏常见。

6. 肠源性囊肿：不强化。在 MRI DWI 上为低信号。

7. 脉络膜囊肿。

8. 囊虫病：有强化的结节（头节）。

■ 第Ⅴ、Ⅶ、Ⅷ对脑神经纤维瘤的鉴别诊断

三者均可发生于脑桥小脑三角区，且可由颅后窝向颅中窝侵犯，但分别为不同的形式。听神经瘤通过小脑幕切迹向颅中窝侵犯；三叉神经纤维瘤通过岩骨尖向颅中窝发展（部分也经小脑幕切迹）；面神经纤维瘤特点为侵犯岩骨中段[4]。当面神经瘤扩展到内听道，与听神经瘤不同，面神经纤维瘤破坏内听

道的前上壁。

■ 前庭神经鞘瘤与脑桥小脑三角脑膜瘤的鉴别诊断

1. 前庭神经鞘瘤(VS)(也称为听神经鞘瘤)。

(1) 临床表现:一侧听力进行性丧失,通常伴有耳鸣。进而造成行走不稳,而真正的眩晕很少见。由于面神经有一定的伸展性而通常不受影响,晚期才出现相应症状或体征,肿瘤直径超过 3 cm 时可出现三叉神经受累的症状(通过检查角膜反射可发现),此时可见到面部痛性痉挛。

(2) 影像学检查:通常信号不均匀,呈不均匀强化。中等大小的肿瘤像一个圆筒冰激凌(内听道是圆筒)。肿瘤很少钙化。除非肿瘤很小,内听道一般扩大。肿瘤与岩骨呈锐角(脑膜瘤一般呈钝角)。

2. 脑膜瘤:除以下表现外,与前庭神经鞘瘤相似。

(1) 临床表现:由于经常起源于内听道前上壁,早期即可有面神经麻痹症状,而听力障碍出现较晚。面部痛性痉挛比听神经瘤常见。

(2) 影像学检查:平扫及强化信号均匀。肿瘤可以进入内听道,但内听道一般不扩大。内听道常常与肿瘤呈偏心性。肿瘤与岩骨呈钝角,可发生肿瘤钙化和骨质增生(少数情况下可使内听道变窄)。

89.2.3 岩骨尖病变

1. 感染/炎症:

(1) 骨髓炎:可表现为 Gradenigo 综合征(见章节 32.7.4)。

(2) 胆固醇肉芽肿(T_1WI 上为高信号,表皮样囊肿在 DWI 上为高信号,二者均无强化)。

2. 血管病变:动脉瘤。

3. 肿瘤性:

(1) 鳞状细胞癌。

(2) 血管球瘤。

(3) 软骨肉瘤:颈内动脉中远段会受压移位(其他这个区域的肿瘤通常包绕颈内动脉)。

89.2.4 枕大孔区病灶

■ 鉴别诊断

非肿瘤性病变参阅枕大孔区病变(见章节 89.2.4),大部分枕大孔区肿瘤是轴外肿瘤,包括:

1. 轴外肿瘤:

(1) 脑膜瘤:枕大孔前缘是原发性颅后窝脑膜瘤第二大常见区域,脑膜瘤(见章节 42.7.2)占枕大孔区肿瘤的 38%~46%[7,8]。

(2) 脊索瘤(见章节 50.1.6):除非证明为其他病变,否则位于齿突后压迫脊髓的为脊索瘤。

(3) 神经鞘瘤。

(4) 表皮样肿瘤。

(5) 软骨瘤。

(6) 软骨肉瘤。

(7) 转移癌。

2. 脑干肿瘤的外生部分。

3. 非肿瘤性病灶：

(1) 动脉瘤或椎动脉扩张。

(2) 颅底凹陷征(见章节 17.1.2)。

(3) 由于风湿性关节炎或骨折性旧骨不连接形成齿突血管翳。

(4) 齿突菱形韧带滑液囊肿[9]。

■ **表现**

在没有影像学辅助诊断的时期(CT 和 MRI 前)，由于相关的临床症状少见且脊髓造影技术不易视及这一区域，这些病变常常诊断相对较晚。

■ **临床表现**

• **症状**

1. 感觉：

(1) 头颈部疼痛：通常为早期症状，多数在颈部和枕部，活动头部疼痛加重。

(2) 感觉异常：通常发生较晚，表现为手指的麻木和刺痛。

2. 运动：

痉挛性四肢无力：无力通常始于同侧上肢→同侧下肢→对侧下肢→对侧上肢("旋转瘫痪")。

• **体征**

1. 感觉：

(1) 感觉分离：病变对侧痛觉、温度觉丧失，而保留触觉。

(2) 位置觉和振动觉丧失：上肢末端比下肢末端显著。

2. 运动：

(1) 痉挛性四肢无力。

(2) 手部内在肌肉群萎缩：运动神经反应减弱。

(3) 即使广泛的颅内侵犯，小脑体征也很少表现。

3. 长束征：

(1) 肌肉牵张反射亢进(反射亢进，强直状态)。

(2) 腹壁浅反射丧失。

(3) 神经性膀胱功能障碍：通常为晚期表现。

4. 同侧 Horner 综合征：由于压迫颈交感神经。

5. 眼球震颤：常见向下震颤(见章节 32.1)，但其他类型也可能发生。

曾经一致认为长束征是由于病变直接压迫在颈髓交界处造成的,并且低级运动神经在上肢的表现是由于压迫动脉、血供不足、灰质中心性坏死引起的。而解剖学研究表明,实际为下部颈椎(C8~T1)的静脉性梗死造成了低级运动神经元的症状。

89.3 CT 或 MRI 发现的多发性颅内病灶

1.肿瘤性因素:

(1)原发性肿瘤:

1)多中心性胶质瘤:约占胶质瘤的 6%,多见于神经纤维瘤病,见于多发性胶质瘤(见章节 36.7)。

2)结节性硬化(包括巨细胞性星形细胞瘤);(通常位于脑室周围)。

3)多发性脑膜瘤。

4)淋巴瘤。

5)原始神经上皮性肿瘤(PNET)。

6)多发性神经瘤(通常为神经纤维瘤病:包括双侧听神经瘤)。

(2)转移癌:通常位于皮层或皮层下,周围有显著的血管源性脑水肿(见章节 52.5.3),多见的肿瘤包括:

1)肺部。

2)乳腺。

3)黑色素瘤:CT 平扫显示病灶密度高于正常脑组织。

4)肾。

5)胃肠道肿瘤。

6)生殖系统肿瘤。

7)绒毛膜癌。

8)睾丸癌。

9)动脉黏液瘤。

10)白血病。

2.感染性病变:多数为脑脓肿或大脑炎,主要由以下原因造成。

(1)脓性球菌。

(2)弓形虫:主要发生于艾滋病病人(见章节 22.3)。

(3)真菌:

1)隐球菌。

2)支原体。

3)球霉菌。

4)曲霉病。

5)念珠菌。

（4）棘球绦虫。

（5）血吸虫。

（6）肺吸虫。

（7）单纯疱疹病毒脑炎（HSE）：通常侵犯颞叶（见章节 22.1.1）。

3. 炎症性病变：

（1）髓鞘性病变：

1）多发性硬化（MS）：通常位于白质，脑室旁，有轻度占位效应，边界清楚，肿瘤样脱髓鞘病可见环形强化（见章节 10.4）。

2）进行性多灶性白细胞脑病（PML）：通常位于白质，无强化，病人通常非常虚弱。

（2）梅毒瘤。

（3）肉芽肿。

（4）淀粉样变性。

（5）结节病。

（6）血管炎或动脉炎。

（7）胶原性血管病，包括：

1）结节性动脉周围炎（PAN）（见章节 11.3.4）。

2）系统性红斑狼疮病（SLE）。

3）肉芽肿性动脉炎。

4. 血管性病变：

（1）多发性动脉瘤（先天性或动脉硬化性）。

（2）多发性出血灶，如伴发 DIC 或其他凝血障碍（包括抗凝血治疗）。

（3）静脉性梗死［特别是硬脑膜静脉窦血栓（见章节 85.7）］。

（4）烟雾病（见章节 85.8）。

（5）亚急性高血压（恶性高血压，惊厥等）→对称性联合病变，具有轻度占位征象，枕部皮层下可见斑片状不规则强化。

（6）多发脑卒中：

1）腔隙性脑梗死（多发腔隙）。

2）多发性脑栓塞（如心房纤颤、二尖瓣脱垂、亚急性心内膜炎、空气栓塞）。

3）镰状细胞贫血。

4）血管炎。

5）血管内淋巴瘤（见章节 44.1）。

5. 脑血肿和脑挫伤：

（1）外伤性（多发出血性脑挫伤，多发性硬膜下出血）。

（2）多发"高血压性"脑出血（淀粉样脑血管病等）。

6. 颅内钙化（见章节 89.13）。

7. 混合性病灶：

（1）放射性脑坏死。

（2）异物（如枪伤后）。

（3）脑室周围低密度病灶：

1）Binswanger 病。

2）脑脊液经室管膜吸收（如急性脑积水）。

评估：判断病人多发性病灶所采取的检查方法应根据每个病人的不同情况决定以使用恰当的检查方法。

1. 心脏彩超：亚急性细菌性心内膜炎可导致感染性血栓脱落。

2."转移病灶"（见章节 57.7.3）包括：

（1）胸/腹/会阴部 CT 平扫＋增强：已经成为转移瘤标准检查的一部分，它在很大程度上代替了胸部 X 线片、下消化道造影、静脉肾盂造影。

基本原理：

1）胸部 X 线检查：原发性支气管癌或其他肿瘤肺部转移，可发现纵隔淋巴结增大，也能判断制造脓性栓子的肺脓肿。

2）评估可能的原发性病变：如肾脏、消化道、前列腺。

3）评估肝、肾上腺甚至脊柱的转移癌。

（2）女性乳房 X 线片。

（3）男性前列腺特异性抗原检查。

89.4　CT/MRI 环形强化的病灶

89.4.1　脓肿与肿瘤的鉴别诊断

见图 89-1 及图 89-2 肿瘤：强化环不完整，形态不规则。脓肿：强化环通常完整，同肿瘤相比更薄、更平滑。脓肿：DWI 像上脓肿信号比肿瘤高。

MRS 理论上是理想的鉴别肿瘤和脓肿的方法（脓肿 NAA、Cr 和胆碱下降，并且可能出现"非典型的峰值"），但 MRS 实际上并不是决定性的方法。

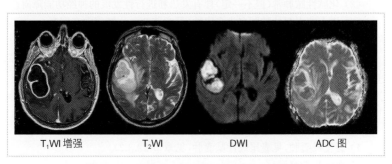

| T$_1$WI 增强 | T$_2$WI | DWI | ADC 图 |

图 89-1　脑脓肿 MRI 图像（DWI 像上呈高信号）

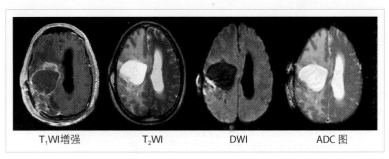

| T₁WI增强 | T₂WI | DWI | ADC 图 |

图 89－2　胶质母细胞瘤 MRI 图像（DWI 像上呈低信号）

89.4.2　短列表

多发性病变：转移癌或脓肿比星形细胞瘤可能性更大。

在成人，主要需要鉴别诊断的是（短列表）：

1. 高级别胶质瘤（恶性胶质瘤）。

2. 转移癌。

3. 脓肿。

4. 淋巴瘤也需要被鉴别诊断。

89.4.3　长列表

记忆方法："Magic Dr"[转移癌（包括淋巴瘤）、脓肿、胶质瘤、梗死、挫伤、脱髓鞘、放射性脑坏死]。

1. 星形细胞瘤：通常为多形性胶质母细胞瘤。

2. 转移癌（见第 52 章）：特别是肺部。

3. 脓肿（见章节 20.2）：

（1）数天内连续行影像学检查，可见病变明显增大。

（2）化脓性脓肿常（但不一定）伴有发热和进行性发展的神经功能障碍。

（3）诺卡菌引起的脓肿多为多房性（见章节 20.6），肺部常有病变。

4. 其他：

（1）淋巴瘤（原发或转移性）：瘤壁比脓肿厚[10]，发病率有增加趋势（见章节 44.1.4）。

（2）放射性脑坏死。

（3）血肿吸收期：T₁ 像上连续的环提示为血肿，断续的环提示为恶性肿瘤。

（4）囊性病变伴环形强化的壁或壁结节（见颅内囊肿）：

1）囊尾蚴囊肿，见囊尾蚴性脑囊肿（见章节 22.3.2）。

2）血管母细胞瘤。

3）纤维性星形细胞瘤。

4）囊性听神经瘤。

（5）外伤。

（6）最近发生的梗死灶。

（7）巨大血栓性动脉瘤。

89.5 白质病变

89.5.1 脑白质病

病变多局限在脑白质中，大部分病因为脱髓鞘性病变。

病变白质在 CT 上为低密度，T_1WI 上为低信号，T_2WI 上为高信号，通常无强化。与卒中不同，病变很少累及皮层。脑代谢性疾病、脑白质疏松症等疾病在影像学上通常呈对称性分布。

- **鉴别诊断**

1. 脑缺氧/缺血。

2. 脱髓鞘疾病：

（1）多发性硬化（MS）。

（2）急性播散性脑脊髓炎（ADEM）（见章节 10.5）。

3. 中毒：氰化物、有机溶剂、一氧化碳。

4. 维生素缺乏：缺乏维生素 B_{12} 可导致亚急性联合变性。

5. 感染：特别是病毒感染：

（1）进行性多发脑白质病（PML）（见章节 20.4.1）。

（2）水痘-带状疱疹病毒白质脑病（见章节 22.1.2）。

（3）人免疫缺陷病毒感染（AIDS）：血管周围脱髓鞘性改变。

（4）巨细胞病毒感染。

（5）Creutzfeldt‐Jakob 病：小血管周围脱髓鞘性改变。

6. 代谢紊乱：低钠血症（见章节 5.2）、低钠血症的快速过度纠正（可造成脑桥中心髓鞘破坏）。

7. 遗传性疾病：染色体异常性脑白质营养不良（克拉贝病），成人 Schilder 病。

8. 脑白质疏松症（见章节 89.15）。

9. 多发性骨髓瘤（见章节 44.2）。

10. 低级别胶质瘤（WHO Ⅱ级浸润）。

89.5.2 胼胝体病变

1. 淋巴瘤。

2. MS 斑块。

3. 肿瘤样脱髓鞘病变(见章节 10.4.6)。

4. 脂肪瘤。

5. 外伤致弥漫性轴索损伤。

89.6 鞍区、鞍上和鞍旁的病变

89.6.1 概述

可扩大、侵蚀或破坏蝶鞍。成人与儿童此部位的好发疾病不同,成人多为垂体腺瘤(垂体病灶信号强化),儿童多为颅咽管瘤和生殖细胞瘤(垂体腺瘤少见)。具体包括以下(修订后[11]):

89.6.2 肿瘤/假性肿瘤

■ 肿瘤中心位于鞍内

• 垂体肿瘤

1. 腺垂体肿瘤:

(1)腺瘤:

1)微腺瘤:直径<1 cm(见第 45 章)。

2)大腺瘤:直径≥1 cm。

3)侵袭性腺瘤(见章节 45.6.1):包括侵袭性肿瘤导致的 Nelson 综合征(见章节 45.6.2)。

(2)垂体癌或垂体癌肉瘤(见章节 45.2.2)。

2. 神经垂体肿瘤:

(1)转移瘤:是垂体后部或整个垂体最常见的肿瘤(可能与血供丰富有关):乳腺及肺是最常见的原发灶[12]。

(2)垂体细胞瘤(见章节 45.6.3):最常见的起源于神经垂体/垂体柄的肿瘤(原发性)。

(3)星形细胞瘤:起源于垂体柄或垂体后部。

• 垂体"假性肿瘤"

1. 增生:

(1)由于原发性甲减造成促甲状腺激素细胞增生[13](见表 46-2),进而 TRH 慢性刺激垂体。典型表现:游离 T_4 正常或降低,TSH 显著升高,MRI 上鞍区呈现对称的肿块。

(2)促性腺激素细胞增生:因为原发性性腺功能减退。

(3)生长激素细胞增生:由于异位的促生长激素释放激素分泌造成。

(4)催乳素细胞增生:见于妊娠时。

2. 垂体增大可见于低颅压时(见章节 23.10)。

3. 孕龄妇女通常垂体稍微增大。

■ **鞍旁或鞍上的肿瘤或肿物：这些病变均可向鞍区扩展**

1. 颅咽管瘤(见章节 48.4)：在成人中占该部位肿瘤的 20％，儿童为 54％。

2. 拉克囊肿(见章节 48.1)。

3. 脑膜瘤(鞍旁、鞍结节或鞍膈)：MRI 上鞍结节脑膜瘤同垂体大腺瘤有三个主要的特点，鉴别如下(图 89 - 3)。

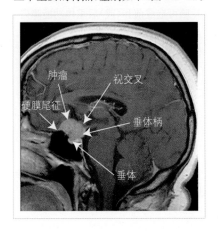

图 89 - 3　鞍结节脑膜瘤可能会被误诊成垂体腺瘤(T_1WI 矢状位增强 MRI)

(1) 在对比剂增强后出现明显均匀的强化(而垂体大腺瘤强化不明显且不均匀)。

(2) 肿瘤中心位于鞍上(垂体瘤中心位于鞍内)。

(3) 硬脑膜基底呈锥形扩展(硬脑膜尾征)[14]。

同时蝶鞍通常不会扩大，即使较大的鞍上脑膜瘤也很少出现内分泌功能紊乱[15]。

脑膜瘤可挤压垂体柄使其向后移位。可同时伴随蝶窦扩张性气化[16](肿瘤下方的蝶窦扩大，但是没有骨质的破坏)。

4. 垂体肿瘤(通常为腺瘤)伴鞍外扩展：可将颈内动脉向外侧推移(而脑膜瘤一般包绕颈内动脉)，病变较脑膜瘤对称。

5. 生殖细胞瘤(GCT)(见章节 40.1.3)：绒毛膜癌、生殖细胞瘤、畸胎瘤、胚胎性癌、内胚窦瘤。女性鞍上生殖细胞瘤更为常见，男性松果体区常见。

(1) 鞍上 GCT：可出现尿崩症、视野缺损、全垂体功能低下三联征[17]。也可出现阻塞性脑积水。

(2) 同时发生在鞍上及松果体区的病变可诊断为 GCT(即所谓的同步性生殖细胞瘤，见章节 40.1.3)。

6. 胶质瘤。

7. 下丘脑胶质瘤。

8. 视神经(或视交叉)胶质瘤(见章节 37.1.7)。

9. 转移瘤。

10. 脊索瘤。

11. 寄生虫感染：囊尾蚴病。

12. 表皮样囊肿。

13. 鞍上蛛网膜囊肿：见蛛网膜囊肿(见章节 16.1)。

14. 结节病(见章节 10.9)：累及下丘脑可造成前和(或)后垂体功能障碍。

15. 骨异常：

(1) 骨巨细胞瘤(见章节 51.6.3)。

(2) 软骨黏液纤维瘤。

(3) 甲状旁腺功能亢进病人骨棕色瘤。

(4) 骨赘形成。

(5) 髓外造血[18]。

89.6.3 血管性疾病

1. 动脉瘤：可发生于前交通动脉、颈内动脉(见章节 87.5.6)(海绵窦或垂体上动脉)以及眼动脉、基底动脉分叉处。巨大动脉瘤可产生占位效应。

2. 颈动脉海绵窦瘘(CCF)(见章节 82.9)。

89.6.4 炎症

1. (自身免疫性)垂体炎(见下文)：

(1) 影像学鉴别见表 89 - 2。

(2) 最重要的临床特征：妊娠。

(3) 最重要的检查：尿崩症(腺瘤很少出现尿崩症)。

2. 垂体肉芽肿[19]。

表 89 - 2   垂体炎与垂体腺瘤的影像学特点[20]

特　　点	垂　体　炎	垂　体　腺　瘤
增大	对称性	不对称性
垂体柄	增粗	不增粗,逐渐变细且有偏移
鞍底[a]	无改变	可被侵袭
强化	明显,不均匀	不明显,常均匀
初次就诊时病变大小	3 cm^3	10 cm^3
垂体后腺高信号[b]	无	97%者存在

a CT 上
b 垂体后部在 T_1WI 上正常为高信号(见章节 46.2)[21]

89.6.5 空蝶鞍综合征

1. 原发性(见章节 49.2)。

2. 继发性：垂体肿瘤切除术后(见章节 49.2)。

89.6.6 垂体炎

又称为自身免疫性垂体炎(AH)。

有两种表现形式：

1. 淋巴性(腺)垂体炎[20]：较为常见的一种形式。垂体柄发生炎症而导致淋巴细胞浸润。病因与自身免疫反应有关,但具体的抗原有待于确定。多数病例发生于妊娠后期及产后早期的妇女。

2. 肉芽肿性垂体炎：侵袭性较强,无性别差别,与妊娠无关。病因可能为自身免疫性,但具体的发病机制不明。

由于自身免疫性垂体炎与无分泌性垂体大腺瘤(鞍内有强化,内分泌检查正常)较难分辨,常予外科手术切除而非可能效果更好的内科治疗(如激素[22]或中断可能的致病因子如 ipilimumab[23])。

鉴别诊断见表 89 - 2。

89.7 颅内囊肿

89.7.1 概述

修订后包括如下[24]：

1. 蛛网膜囊肿(见章节 16.1)：典型者囊内衬有脑膜内皮细胞。

2. 由扩大的三脑室形成的鞍上囊肿。

3. 由于脑穿通畸形发展的半球间囊肿。

4. 神经外胚层起源的囊肿(神经胶质细胞室管膜细胞囊肿)：位于脑实质内,靠近脑室。

5. 陈旧性梗死灶：如果与脑室相通,则称其为脑室穿通性囊肿。

6. 肿瘤性囊肿(CT 上肿瘤实质部分可与脑组织密度一致)：

(1) 神经节神经胶质瘤(见章节 39.2)：通常为实性,但 CT 上可呈囊性表现。

(2) 毛发细胞型星形细胞瘤(见章节 37.1)：通常有增强的附壁结节。

(3) 神经鞘瘤可为囊性。

(4) 幕上室管膜细胞瘤通常为囊性(见章节 38.3)。

7. 感染：

(1) 脓肿。

89

（2）猪囊尾蚴病(见章节 22.3.2)：见脑囊虫病。

（3）棘球蚴囊：见棘球蚴病，包虫病(见章节 22.3.3)。

8. 松果体区囊肿(见章节 40.1.2)。

9. 胶质囊肿(见章节 48.2)。

10. Rathke 囊肿(见章节 48.1)。

11. 巨大动脉瘤。

12. CT 上低密度非强化肿瘤可呈囊性表现。

13. 慢性硬膜下血肿或水囊瘤。

14. 颅后窝(脑桥小脑三角区囊肿)(见章节 89.2.2)包括：

（1）Dandy‑Walker 畸形造成的颅后窝囊肿(见章节 15.3)。

（2）表皮样囊肿(见章节 48.3)。

（3）扩大的枕大池。

（4）小脑血管母细胞瘤：通常有一强化的附壁结节(见章节 43.3.3)。

（5）颅后窝蛛网膜囊肿。

（6）神经管原肠囊肿(见章节 17.3)。

（7）小脑毛细胞型星形细胞瘤(见章节 37.1)：通常有一强化的附壁结节。

89.7.2　颅内中线部位的空洞性病变

表 89‑3 列出了位于颅内中线的三种可能的空洞性病变及其鉴别特点。

表 89‑3　颅内中线部位空洞性病变的特点[25]

空洞性病变	解剖	发生率	临床特点
透明隔间腔(CSP)(参见下文)	位于两侧透明隔之间	早产婴儿为 100%，新生儿为 97%，成人为 10%	通常不伴有病理性情况发生
环腔	位于透明隔正后方且常与其沟通	相对少见	可伴发神经功能缺失*
中帆腔	源于第三脑室上部丘脑间穹隆脚分离	儿童 1 岁前发生率为 60%，1~10 岁为 30%	通常不伴有病理性情况发生

* 包括发育延迟、巨颅症、Apert 综合征、脑电图异常

89.7.3　透明隔间腔(CSP)

也称作第五脑室，位于两侧透明隔之间的可变的充盈脑脊液的腔隙，其内容物通常独立存在，部分情况下与第三脑室相通。CSP 作为正常发育的一部分，直至出生后短期内才消失。因此，存在于几乎所有的早产儿中。成人中约有 10% 存在，通常表现为无症状性的发育异常。但经常发现一些拳击运动员中存在这一结构，这些人通常患有慢性创伤性脑病(见章节 61.6.3)。

89.8 眼眶病变

89.8.1 概述

眼眶的 4 个组成部分：

1. 眼球（又写作"globe"或"bulbar"）。

2. 视神经鞘。

3. 角膜内。

4. 角膜外。

CT 对眼眶内结构显像较好（对于眼球的运动伪迹不像 MRI 那样敏感，其主要优势在于显示骨性结构）。

89.8.2 成人眼眶病变

眶内假瘤最为常见。

1. 肿瘤：

（1）肿瘤可邻近但并不包裹视神经：

1）海绵窦血管瘤：是最常见的原发于眶内的良性肿瘤。而脉络膜血管瘤可见于 Sturge‐Weber 综合征。

2）纤维组织细胞瘤。

3）血管外皮细胞瘤。

（2）毛细血管瘤：可造成婴幼儿突眼发生，可自行恢复。

（3）淋巴管瘤：可造成婴幼儿突眼发生，并且不可逆。

（4）黑色素瘤：是最常见的好发于成人眼部的原发性恶性肿瘤。

（5）视网膜母细胞瘤：先天性原发于视网膜的恶性肿瘤。其中 40％为双侧，90％有钙化（成为关键的鉴别诊断的显著特点，如果合并其他病变预示肿瘤性质不佳），CT 可显示视网膜剥离。

（6）眼眶淋巴瘤：可引起无痛性突眼，引起突眼的第 3 大原因。

（7）眶内脑膜瘤。

（8）原发于视神经的肿瘤：

1）视神经胶质瘤。

2）视神经鞘瘤（施旺细胞瘤）。

2. 先天性病变：

（1）Coats 视网膜炎：视网膜毛细血管扩张症性血管畸形，脂性渗出物可致视网膜剥离。可形成微小的视网膜母细胞瘤。玻璃体由于脂质较多在 MRI T_1WI 及 T_2WI 上均为高信号。

（2）玻璃体持续增生。

（3）未成熟性视网膜病（眼晶状体后面的纤维组织形成）。

3. 感染性病变：蛔虫性眼内炎。

4. 炎症性或胶原性血管病：通常为双侧。

（1）巩膜炎。

（2）眶内假瘤：常见于角膜内病变，通常为单侧（见章节 32.7.1）。

（3）结节病：可影响结膜和泪腺、损伤眶内结缔组织和肌肉。

（4）Sjogren 综合征。

5. 管性病变：

（1）眶上静脉扩张：可发生于海绵窦血栓或颈动脉海绵窦瘘。

（2）硬膜 AVM。

6. 混合性病变：

（1）脉络膜基底层透明小疣：眼球后部视网膜退行性色素沉着，CT 上类似钙化斑块。

（2）甲状腺眼病：Graves 病（甲状腺功能亢进症合并眼外肌肿胀→无痛性突眼）。80％的病例为双侧发病，其眼症与甲状腺激素水平无关（可能为自身免疫反应过程），另注：其中下直肌肿胀的影像非常类似 CT 显示的眶内肿瘤的低信号表现。

（3）由于使用类固醇激素或偶尔肥胖导致眼球外肌扩大。

（4）骨纤维结构不良。

89.8.3 发生于儿童的眶内肿瘤

1. 皮样囊肿：占 37％。是儿童最为常见的眶内病变。

2. 血管瘤：占 12％。多数不需手术可自行消失。

3. 横纹肌肉瘤：占 9％。是最为常见的眶内恶性肿瘤。

4. 视神经胶质瘤：占 6％。

5. 淋巴管瘤：<7％。影像学类似血管瘤。一般不能自行消失而需手术。伴随上呼吸道感染后预后更差。瘤内可出血（形成巧克力样囊肿）。

89.9 海绵窦疾病

修订版[26]：

1. 原发性肿瘤（少见）：

（1）脑膜瘤[27]。

（2）神经纤维瘤病。

2. 邻近区域可能侵犯海绵窦的肿瘤（头颈部肿瘤可沿脑神经，特别是第 V 对脑神经，向颅内生长）：

（1）脑膜瘤。

（2）神经鞘瘤。

（3）脊索瘤。

（4）软骨瘤。

（5）软骨肉瘤。

（6）垂体瘤[28]。

（7）鼻咽癌。

（8）嗅神经母细胞瘤。

（9）鼻咽血管纤维瘤。

（10）转移癌。

3. 炎症：例如 Tolosa‐Hunt 综合征（见章节 32.7.2）。

4. 感染：毛霉菌病（藻菌病）（见章节 32.6.6），通常发生于糖尿病病人。

5. 血管性：

（1）颈内动脉海绵窦段动脉瘤。

（2）颈内动脉-海绵窦瘘（见章节 82.9）。

（3）海绵窦血栓。

89.10 颅骨病变

89.10.1 概述

最常见的颅骨良性肿瘤为骨瘤和血管瘤，而恶性肿瘤为骨肉瘤。特异性颅骨肿瘤（见章节 50.1）。

■ **颅骨病变 X 线分析**

即便是影像学上最典型的颅骨透明影都可因与其他表现的共性特征而被误诊，故应注意下列特征，有些相较其他特征更具诊断价值（修订[29]）：

1. 病灶数量——多发性（是单发或是多发）：除多发性颅骨静脉湖外，有 6 处以上病变多提示为恶性肿瘤。

2. 病灶起源（板障内、骨板全层或是仅内板或外板）：

（1）大部分颅顶部位病灶起源于板障，由于病灶局限，因此在早期即可确认此病。

（2）板障膨胀挤压骨板，通常提示为良性肿瘤。

（3）病灶累积全层骨板往往为恶性肿瘤，而偏一侧侵犯多为良性肿瘤。

3. 病灶边缘（光滑或粗糙）：

（1）病灶边缘光滑，但边缘是否规则、清晰与否并不存在预测预后的意义。

（2）不规则边界（特别是边界粗糙破坏）常提示为炎症（如骨髓炎）或恶性肿瘤。

（3）边界清楚，但骨板全层呈破坏性改变提示为骨髓瘤。

4. 外周硬化表现：周边骨质的硬化提示为良性肿瘤（病变慢性扩张或进展缓慢），硬化环通常很窄，骨纤维结构不良除外。

5. 周围血管通道的建立或缺如：周围血管通道存在提示良性病变（其中66％为静脉湖，50％为血管瘤）。

6. 颅骨呈像形式：

（1）典型血管瘤表现为蜂窝状或小梁状（大约50％病例有此特点）或太阳光辐射状（可见于大约11％的病例）。

（2）骨纤维结构不良可见骨内边界清楚的多发骨岛，或表现为囊性及骨密度混杂。

7. 颅骨顶部（高或低）病变：与肿瘤的良恶性关系不大。

8. 有无疼痛：嗜酸性肉芽肿常有触痛。

切记：颅骨病变可能有颅内成分，CT 显示骨骼清楚（MRI 不如 CT），但由于骨性结构的伪迹现象，CT 可能错过颅盖骨顶凸面的微小病变（而 MRI 对此类病变敏感）。

放射性核素骨扫描可能是一种有用的辅助检查（能发现某些特殊病灶）。

活检：适用于不明确的颅骨病灶诊断，如果骨质还没有被软组织破坏，可用 Craig 针完成活检，在进行组织学检查前，病理科医师必须先对标本进行脱钙。

89.10.2　颅骨射线可透或骨缺损性病灶

1. 先天性或发育性：

（1）表皮样囊肿（胆脂瘤）：肿瘤边缘硬化。

（2）先天性：脑膨出、脑膜脑膨出、皮毛窦。

（3）骨纤维结构不良（见章节 50.2）：正常骨组织被纤维结缔组织代替的良性病变。好发于颅盖部，有三种类型：

1）囊性：板障增宽且外板变薄，但很少累及内板，发病典型者累及颅盖部。

2）硬化性：通常累及颅底（尤其是蝶骨）和面颅。

3）混合性：与囊性相似，在透亮病变中有斑片状高密度影。

（4）颅骨或头皮血管瘤或血管畸形。

（5）蛛网膜粒压痕：蛛网膜颗粒（旧称帕基奥尼体）重吸收脑脊液并引流至静脉系统，偶尔可造成上矢状窦旁区域骨密度降低。

（6）Albright 综合征。

（7）先天性骨孔发育异常：颅骨的"骨孔"内有导静脉。

（8）颅骨顶部变薄：通常为双侧病变。

（9）额小窗。

（10）静脉湖。

（11）脑疝：也称为枕骨蛛网膜粒小体。

2. 外伤性：

（1）手术缺损：颅骨钻孔，骨瓣开颅。

（2）骨折。

（3）创伤后软脑膜囊肿（见章节 60.5.2）。

（4）儿童外伤后并发症[30]。

3. 炎症：

（1）骨髓炎：包括结核性[31]。

（2）类肉瘤病。

（3）梅毒。

4. 肿瘤性：

（1）血管瘤：纤细蜂窝状基质，由于放射性排列的骨刺典型 X 线表现为"星芒状"（可见于 11% 的病例[29]）。

（2）颅内侵蚀性肿瘤。

（3）淋巴瘤、白血病。

（4）脑膜瘤。

（5）转移癌：骨扫描上常为"热结节"。

（6）多发性骨髓瘤，浆细胞瘤（见章节 44.2）：骨扫描通常为"冷结节"。

（7）骨肉瘤或纤维肉瘤。

（8）皮肤肿瘤的侵蚀（啮齿样溃疡）。

（9）神经母细胞瘤。

（10）脂肪瘤。

（11）表皮样囊肿（也可认为是先天性因素，见上文）。

5. 混合性：

（1）朗格汉斯（Langerhans）细胞组织细胞增生症（见章节 50.1.5）：圆形非硬化性骨质缺损，可为单发（以前称为嗜酸性肉芽肿）或多发，有触痛。

（2）Paget 病（可见一定区域骨质溶解改变，无成骨细胞形成的硬化，称其为局限性骨质疏松症），骨扫描通常为"热结节"。

（3）动脉瘤样骨囊肿：少见，发生于板障，扩张使双侧骨板变薄但完整。

（4）甲状旁腺功能亢进形成的棕色瘤。

89.10.3　弥散性去矿质性病变或颅骨破坏性病变

包括"盐或胡椒性颅骨"。

1. 常见：

（1）原发性或继发性甲状旁腺功能亢进。

（2）转移癌或神经母细胞瘤。

（3）多发性骨髓瘤。

（4）骨质疏松症。

2. 不常见：Paget 病（局限性骨质疏松症）。

89.10.4　颅骨"竖发征"样表现

1. 常见：先天性溶血性贫血（如地中海贫血，镰状细胞性贫血，遗传性球形红细胞增多症，丙酮酸激酶缺乏症）。

2. 不常见：

（1）血管瘤。

（2）先天性心脏病（伴有继发性红细胞增多症）。

（3）缺铁性贫血。

（4）转移癌：特别是胶质母细胞瘤，甲状腺癌。

（5）多发性骨髓瘤。

（6）脑膜瘤。

（7）骨肉瘤。

（8）真性红细胞增多症。

89.10.5　弥漫性密度增加，骨肥厚，或颅骨增厚

1. 常见：

（1）贫血（镰状细胞性、缺铁性、地中海贫血、遗传性球形红细胞增多症）。

（2）骨纤维结构不良：骨性狮面（狮子脸样），是多骨性纤维发育不良的一种。

（3）弥漫性骨内层肥厚症。

（4）成骨细胞性转移癌（特别是前列腺癌、乳腺癌）。

（5）Paget 病（起初表现为骨质溶解和板障增厚）。

（6）脑积水治疗后。

2. 不常见：

（1）长期服用苯妥英治疗。

（2）Engelman 病（进行性骨干发育不良）。

（3）氟中毒。

（4）维生素 D 过多症。

（5）甲状旁腺功能减退症，假性甲状旁腺功能减退症。

（6）脑膜瘤。

（7）成骨不全。

（8）骨硬化病（见章节 91.8.2）。

（9）继发性红细胞增多症。

（10）梅毒性骨炎。

(11) 结节性硬化症。

89.10.6 颅底骨密度局灶性增高

1. 常见：
(1) 骨纤维结构不良。
(2) 脑膜瘤。
2. 不常见：
(1) 乳突炎。
(2) 鼻咽癌。
(3) 骨母细胞转移癌。
(4) 骨外板或板障骨瘤。
(5) 骨软骨瘤。
(6) 骨肉瘤(如骨肉瘤,软骨肉瘤)。
(7) 蝶窦炎。

89.10.7 颅底骨密度普遍增高

1. 常见：
(1) 纤维性发育不良。
(2) Paget 病。
2. 不常见：
(1) 严重贫血(如地中海性贫血,镰状细胞性贫血)。
(2) Engelman 病(进行性骨干发育不良)。
(3) 氟中毒。
(4) 甲状旁腺功能亢进,原发性或继发性(治疗后)。
(5) 维生素 D 过多症。
(6) 原发性高钙血症。
(7) 脑膜瘤。
(8) 骨硬化病(见章节 91.8.2)。

89.10.8 颅盖局限性骨密度增加或骨肥厚

1. 常见：
(1) 解剖变异(如骨缝硬化)。
(2) 纤维性发育不良。
(3) 骨瘤(见章节 50.1.2)。
(4) 脑膜瘤。
(5) 额骨内板增生症(见章节 50.2.2)。
(6) 成骨细胞性转移癌(特别是前列腺癌、乳腺癌)。

（7）Paget 病（起初表现为骨质溶解及板障增厚）。

（8）头皮血肿。

（9）颅骨凹陷性骨折。

2. 不常见：

（1）骨肉瘤。

（2）慢性骨髓炎、结核。

（3）结节性硬化症。

（4）骨样骨瘤：X 线上为透亮样病变，周围环绕致密的硬化带。

（5）成骨细胞瘤。

（6）骨化性纤维瘤：好发于额颞区。

（7）放射性坏死。

89.10.9　窦膨出

窦膨出定义：含气的窦腔扩大，常伴骨破坏。扩张性气化（见章节 89.6.2）一般指气窦扩大而无骨质破坏，常伴有鞍结节或蝶骨平台的脑膜瘤。

窦膨出主要发生于上颌窦。扩张性气化常累及额窦。病因不明，可能为黏液囊破裂或为先天性。可伴随有骨纤维发育不良。

窦膨出或扩张性气化的临床表现：

1. 头痛。

2. 神经痛。

3. 面部不对称。

4. 额隆起（伴随额部扩张性气化）。

5. 突眼。

6. CSF 瘘。

7. 上颌窦的窦膨出的治疗：通过内镜开放上颌窦与鼻腔，观察脑膨出。

89.11　颅内外联合病变

颅内成分造成颅外占位：

1. 轴内病变（intra-axial）：经验法则："轴内病变只在颅内生长"。但未经治疗的真菌样生长的恶性神经胶质瘤却可能出现。

2. 轴外病变（extra-axial）：

（1）脑膜瘤：

1）源于板障，向颅内和颅外生长。

2）颅内脑膜瘤通过对颅骨的破坏而向外生长。

3）颅内脑膜瘤诱导成骨生长而形成颅外肿物。

（2）转移癌（如胃肠道肿瘤，尤其是前列腺癌）。

（3）骨（颅骨）病变：

1）血管瘤。

2）胆脂瘤。

3）骨纤维发育不良（少见）。

4）骨巨细胞瘤（少见）。

5）尤文肉瘤（颅骨少见）。

6）动脉瘤性骨囊肿（发生于颅骨者约占 5％，其中以枕骨最常见）。

89.12　颅内高密度影

在 CT 平扫呈高密度表现的颅内结构鉴别诊断（即比正常脑组织更"白"）：

1. 急性脑出血。

2. 钙化。

3. 低流速血管。

4. 黑素瘤：由于黑色素的原因，病变较脑组织密度稍高。

89.13　颅内钙化

89.13.1　单发性颅内钙化

1. 生理性：

（1）脉络丛：钙化通常为双侧（见下文）。

（2）蛛网膜粒。

（3）鞍膈。

（4）硬脑膜（大脑镰，小脑幕，乙状窦）。

（5）缰联合。

（6）岩骨床突间或床突间韧带。

（7）松果体：年龄在 20 岁以上的病人，55％可在颅骨 X 线平片上见到松果体钙化。

2. 感染：

（1）囊虫：单发或多发，见脑囊虫病（见章节 22.3.2）。

（2）脑炎、脑膜炎、脑脓肿（急性和已经愈合的）。

（3）肉芽肿（结核感染或其他真菌感染）。

（4）包虫囊。

（5）结核瘤。

（6）肺吸虫病。

（7）风疹。

（8）梅毒树胶肿。

3. 血管性：

（1）动脉瘤，包括：

1）Galen 静脉动脉瘤。

2）巨大动脉瘤。

（2）动脉硬化（特别是颈内动脉虹吸段）。

（3）血管瘤、动静脉畸形、Sturge－Weber 综合征（脑颜面血管瘤病）。

4. 肿瘤性：病变存在钙化常提示为良性病变。

（1）脑膜瘤（见第 42 章）。

（2）颅咽管瘤。

（3）脉络丛乳头状瘤。

（4）室管膜瘤。

（5）胶质瘤（特别是少突胶质细胞瘤，星形细胞瘤）。

（6）神经节胶质细胞瘤。

（7）胼胝体脂肪瘤。

（8）松果体瘤。

（9）灰结节错构瘤。

5. 其他：

（1）血肿：脑内血肿，硬膜外血肿，硬膜下血肿。钙化常仅在慢性过程中可能存在。

（2）原发性。

（3）结节性硬化症（见章节 35.1.3）。

89.13.2 多发性颅内钙化

1. 常见：

（1）脉络膜丛：为生理性钙化最常见的部位（侧脑室脉络丛的钙化常为双侧，呈对称性；第三、第四脑室脉络丛钙化少见）。随年龄增长，脉络丛钙化的频率及程度有所增加（50 岁后发生率为 75％）。3 岁以下少见。10 岁以下脉络丛乳头状瘤的可能性较大。下角受累常与神经纤维瘤病有关。

（2）基底节（BG）：双侧的基底节区轻度钙化在 CT 上常见，尤其是老年人。其中一些考虑为正常的影像学变异，也可能是由原发性或继发于甲状旁腺功能减退或长期服用抗惊厥药物所致，部分少见由 Fahr 病（见下述）所引起。有研究指出直径大于 0.5 cm 的基底节区钙化可伴有认知障碍，且精神症状的发生率较高（包括躁郁症和强迫症，但没有病人有精神分裂症）[32]。

2. 不常见：

（1）Fahr 病：源于基底节内侧、与脑沟深度一致的大脑皮层及齿状核的原发性钙化[33]。

（2）血管瘤，动静脉畸形，脑颜面血管瘤病（Sturg‐Weber 综合征），von Hippel‐Lindau 病。

（3）基底神经细胞综合征（大脑镰，小脑幕）。

（4）Gorlin 综合征：可伴有下颌囊肿，肋骨和椎骨畸形，短掌骨。部分病人可患有髓母细胞瘤。

（5）钙沉积在中等大小血管的中膜，对管腔没有损害，通常没有症状，当年轻病人的病灶增大到平片可见时，可能出现症状。

（6）巨细胞包涵体病。

（7）脑炎（如麻疹，水痘，新生儿单纯疱疹）。

（8）颅内血肿（硬膜下血肿或硬膜外血肿，慢性）。

（9）神经纤维瘤病（脉络丛）。

（10）弓形虫病。

（11）结核球；结核性脑膜炎（治疗后）。

（12）结节性硬化症。

（13）甲状旁腺功能减退（包括甲状腺切除术后[34]）和假性甲状旁腺功能减退。

（14）多发性肿瘤（如脑膜瘤，胶质瘤，转移癌）。

（15）囊虫病：可能为单发或是多发，见神经囊虫病（见章节 22.3.2）。

89.14 脑室内病变

89.14.1 概述

脑室内肿瘤约占中枢神经系统肿瘤的 10％。脑室内肿瘤病变周围因为有脑脊液包绕而在 CT、MRI 上表现为脑脊液"帽"，这是鉴别脑室内肿瘤与陷入脑室的脑实质内病变的关键。

89.14.2 鉴别诊断

（以下的资料来源于 UCSF[35] 的 73 例脑室内病变病人的 CT 表现。）

1. 星形细胞瘤（20％）：为最常见的病变。73％的病人存在脑积水（HCP）；CT 平扫（NCCT）时 77％为高密度病变。发生频率依次递减为：

（1）额角。

（2）第三脑室。

（3）脑室体部。

（4）第四脑室。

2. 胶样囊肿（14％）：本质上仅见于第三脑室前部室间孔处（发生于其他部位的胶样囊肿也有报道，但极其少见），50％在 CT 平扫上为高密度病变，

MRI 上表现多样,可能会漏诊。CT/MRI 上少或无强化(见章节 48.2)。注意与黄色肉芽肿鉴别。

3. 脑膜瘤(12%):多数位于脑室房部(三角区),很少位于额角。均为高密度病变,且可以均匀强化,可伴钙化,多数行血管造影肿瘤染色明显。大部分由脉络膜前动脉供血,而由脉络膜后动脉供血者少见。可能源于脉络丛的蛛网膜细胞。

4. 室管膜瘤(10%):多数位于第四脑室,也可发生于侧脑室体部。由于细胞密度高,CT 上常呈高密度表现。

5. 颅咽管瘤(7%):主要位于第三脑室内。均有斑点状钙化。这一不常见部位的颅咽管瘤可能源于残留于终板的鳞状上皮细胞。

6. 髓母细胞瘤(5%):通常充满第四脑室,CT 为高密度病变,且可以均匀强化。

7. 囊虫(5%):可发生于任一脑室或可能全脑室(注意:与生活地区相关)。

8. 脉络丛乳头状瘤(5%):多数发生于侧脑室(可为双侧),也可见于第四脑室,第三脑室较少见。可伴发交通性脑积水(可能源于脑脊液的过度产生)。脑血管造影染色明显。

9. 表皮样囊肿(胆脂瘤)(4%):主要位于第四脑室,为低密度病变且无强化(同脑脊液密度相似)。在美国,该病是第四脑室最常见的低密度病变。

10. 皮样囊肿(3%):通常位于第四脑室,可见脑室内有游离的脂肪,提示囊肿破裂。该病有发生于中线的倾向。

11. 脉络丛腺癌(3%):常位于侧脑室房部,侵及周围脑实质,引起脑水肿和移位。在脑血管造影上可见染色。该病极少见。

12. 室管膜下瘤(3%):位于第四脑室或额角。CT 上呈等密度,轻度强化。可有钙化及囊性变性(更常见于室管膜瘤),最常见于第四脑室底近闩部。

13. 室管膜囊肿(3%):常位于侧脑室,与脑脊液无交通。

14. 蛛网膜囊肿(1%):位于侧脑室。与脑脊液无交通。

15. 动静脉畸形:3%。

16. 畸胎瘤(1%):位于第三脑室前部。局部钙化和灶性脂肪信号。明显强化。

17. 中枢神经细胞瘤(见章节 38.4.2)。

18. 转移瘤:原发于乳腺及肺[36]。

19. 第三脑室脊索样胶质瘤[37]。

89.14.3　脑室内病变的鉴别特点

■ 根据脑室内部位

表 89-4 提示根据部位区分脑室内肿瘤类型。

表89-4 通过部位区分脑室内肿瘤类型[37]（共73例病人*）

第三脑室		第四脑室		侧 脑 室					
				房部(三角区)		体 部		额 角	
胶样囊肿	10	髓母细胞瘤	4	脑膜瘤	8	室管膜瘤	3	星形细胞瘤	7
颅咽管瘤	5	室管膜瘤	4	星形细胞瘤	3	脉络丛乳头状瘤	1†	脑膜瘤	1
星形细胞瘤	4	表皮样囊肿	3	脉络丛乳头状瘤	1	脉络丛乳头状瘤	1	室管膜下瘤	1
畸胎瘤	1	囊虫	2	脉络丛乳头状瘤	1	室管膜囊肿	1	皮样囊肿	1
脉络丛乳头状瘤	1	星形细胞瘤	1	蛛网膜囊肿	1	动静脉畸形	1		
囊虫	1	室管膜下瘤	1	室管膜囊肿	1				
皮样囊肿	1								
脉络丛癌	1								
动静脉畸形	1								

*1例病人为囊虫弥散性分布于脑室系统
†1例病人为双侧脑室乳头状瘤

■ 根据侧脑室肿瘤的肿瘤部位和年龄特点

见参考文献[38]。

见表89-5。该项研究中排除了源于第三脑室或侧脑室旁脑实质突入侧脑室的病例。

表89-5 通过部位和年龄特点鉴别侧脑室肿瘤

年龄（岁）	侧脑室内部位					
	室间孔(Monro孔)		三角区		体 部	
0~5	0		脉络丛乳头状瘤	8	原始神经上皮肿瘤	2
					畸胎瘤	1
6~30	室管膜下巨细胞星形细胞瘤	5	室管膜瘤	1	混合性胶质瘤	1
	多囊性星形细胞瘤	2	少突胶质细胞瘤	1	室管膜瘤	1
	脉络丛乳头状瘤	1			多囊性星形细胞瘤	1
	脑膜瘤	1				
	少突胶质细胞瘤	1				

89

续 表

年龄 (岁)	侧脑室内部位					
	室间孔(Monro孔)		三角区		体 部	
>30	转移癌	2	脑膜瘤	8	胶质母细胞瘤	2
					淋巴瘤	1
					转移癌	1
					室管膜下瘤	6

畸胎瘤和原始神经上皮肿瘤(PNET)发生于 1 岁以下婴儿,而且所有病变均有钙化。仅有 1 例脉络丛乳头状瘤病儿大于 5 岁。

在 30 岁以上的成年人中,三角区部位仅发生脑膜瘤,而室管膜下瘤是该年龄段唯一未见强化的病变。

■ **根据在第三脑室中的位置**

1. 第三脑室前部:

(1)脉络丛囊肿。

(2)鞍区病变。

(3)肉瘤病。

(4)动脉瘤。

(5)下丘脑胶质瘤。

(6)组织细胞增多症。

(7)脑膜瘤。

(8)视神经胶质瘤。

2. 第三脑室后部:

(1)松果体瘤(无性细胞瘤)。

(2)脑膜瘤。

(3)蛛网膜囊肿。

(4)Galen 静脉瘤。

■ **根据病变强化分类**

除了囊性成分(室管膜和蛛网膜)、皮样囊肿和胆脂瘤,其他病变均可强化。关于室管膜下瘤是否可以强化存在有不同的意见,Jelinek 等人认为病变不强化[38]。

■ **根据病变的多发性**

多发病变多提示以下病变:脑囊虫病、转移瘤、破裂的表皮样囊肿。

89.15　脑室旁病变

89.15.1　强化的脑室旁实性病变(发生率依次递减顺序)

1. 淋巴瘤：全身性淋巴瘤累及中枢神经系统,或罕见的颅内原发性淋巴瘤(见章节 44.1.2)；对任何强化的脑室旁的实质性肿瘤均应该同淋巴瘤进行鉴别。对放疗很敏感。

2. 室管膜瘤：(经常突入脑室)。

3. 转移癌：特别是恶性黑色素瘤或绒毛膜癌。

4. 脑室炎。

5. 髓母细胞瘤(儿童),在成人即为小脑肉瘤。

6. 松果体瘤(无性细胞瘤)：常发生于青年,位于中线。

7. 偶尔胶质母细胞瘤可以有类似的表现。

89.15.2　CT 显示为低密度或在 MRI T₂WI 为高信号的脑室旁病变

1. 细胞外或细胞内水分增加(水肿)：

(1) 在脑积水情况下：通过室管膜吸收脑脊液(见章节 24.5.2)。

(2) 梗死后坏死。

(3) 肿瘤引起的水肿。

2. 少见的肾上腺脑白质营养不良晚期表现。

3. 脑血管病：

(1) 亚急性动脉硬化性脑病(Binswanger 病)[39,40]。

(2) 脑栓塞。

(3) 脑血管炎。

(4) 淀粉样脑血管病。

(5) 低血流状态。

4. 脱髓鞘病：包括多发性硬化。

5. 脑白质疏松[41]：一个描述脑白质病变的术语,在 CT 或 MRI 上可见两侧对称(或基本上)的脑室旁白质信号病变。在临床上也可出现症状,包括痴呆。可能与下列情况有关：

(1) Bingwanger 脑病。

(2) 分水岭脑梗死[42]。

(3) 正常衰老[43]：60 岁以后每十年逐渐增加,多为片状。

(4) 低氧。

(5) 低血糖[44]。

6. 灰质移位：局部灰质出现在异常位置。

7. 放疗(XRT)后改变。

89.16 脑膜增厚/强化

89.16.1 硬脑膜强化

见参考文献[45]。

可见于颅骨内壁下方。与软脑膜强化不同,不随脑回行走,可局灶也可弥散:

1. 局灶性:

(1) 邻近脑膜:因此称为"脑膜尾"征。

(2) 多形性星形细胞瘤:也可有"脑膜尾"征。

2. 弥漫性脑膜强化[46]:约 65% 与颅外肿瘤形成过程相关。临床表现:头痛、多发神经麻痹、癫痫;可能不易与软脑膜的转移相区分。

(1) 颅内低压:在脑部 MRI 上可见弥散性硬脑膜强化(见章节 23.10)。

(2) 细菌性脑膜炎。

(3) 原发性中枢神经系统肿瘤:髓母细胞瘤、恶性脑膜瘤。

(4) 结节病。

(5) 开颅术后。

(6) 转移瘤(通常为癌):

1) 颅骨的转移瘤:13 例病人中有 10 例有此表现。

2) 硬脑膜转移瘤。

3) 软脑膜的转移瘤。

(7) 硬膜下出血后[47]。

89.16.2 软脑膜强化

见参考文献[45]。

1. 紧贴脑回的薄层细线性强化。

2. 脑表面小结节样强化。

89.17 室管膜及室管膜下强化

有时与脑室旁强化同时发生。室管膜强化经常预示严重的情况[48]。主要鉴别诊断肿瘤与感染。

1. 脑室炎或室管膜炎:化脓性脑室炎的病例中有 64% 可发生脑室管膜强化[49]。

(1) 感染可发生于以下情况：

1) 分流术后。

2) 脑室内手术后。

3) 留置人工装置(如 Ommaya 储液囊)。

4) 鞘内化疗。

5) 脑膜炎。

6) 病毒性室管膜炎。

7) 免疫力低下病人中的部分巨细胞病毒性脑炎病例。

8) 肉芽肿性病变：尤其见于免疫力低下的病人；如结核病、分枝杆菌病、梅毒。

9) 淋巴增生性疾病。

(2) 感染[48]：

1) 细菌性(化脓性)脑室炎。

2) 结核性脑室炎。

3) 囊性病变提示脑囊虫病。

2. 癌性脑膜炎：典型表现也有脑膜强化(见章节 52.10)。

3. 多发性硬化：通常多见于脑室旁(白质内)。

4. 肿瘤：

(1) 淋巴增生性疾病：

1) 中枢神经系统淋巴瘤(见章节 44.1)。

2) 白血病。

(2) 室管膜瘤：

1) 伴肿瘤扩散。

2) 报道有 1 例小儿的室管膜瘤肿瘤未扩散，但出现一过性强化[50]。

(3) 转移癌。

(4) 生殖细胞瘤。

5. 结节性脑硬化：室管膜下错构瘤表现为结节状，偶见强化(见章节 35.1.3)。随年龄增长逐渐出现钙化。

6. 可能出现系统性症状：线性强化极少与神经元结节或 Wipple 病、转移性多发性骨髓瘤(通常为结节状)相关。

免疫力低下病人：强化的特征有助于鉴别(那些趋向于发生于免疫力低下的人群[48])：

1. 薄层线性强化：考虑为病毒性(巨细胞病毒或水痘带状疱疹病毒)。

2. 结节状强化：考虑为中枢神经系统淋巴瘤。

3. 带状强化：缺乏特异性(可发生于病毒感染、淋巴瘤或结核病出现)。

89.18　脑室内出血

病因：

1. 大部分是由于脑实质出血破入脑室所致：

（1）成人：

1）自发性 ICH：特别是丘脑或壳核的出血（见章节 87.6.3）。

2）与 AVM 相关。

（2）新生儿：室管膜下出血破入脑室（见章节 87.12）。

2. 单纯的脑室内出血（IVH）通常是由于下列病变破裂而导致的：

（1）动脉瘤：占成人 IVH 的 25％左右，是仅次于脑内血肿扩大的 IVH 第二常见病因。13％～28％动脉瘤破裂的病人出现脑室内出血[51]。常见的动脉瘤部位：前交通动脉，基底动脉远端或颈内动脉终支，椎动脉或小脑后下动脉远端（见章节 79.4.2）。

（2）椎动脉剥离（或夹层动脉瘤）：见章节 86.5。

（3）脑室内动静脉畸形。

（4）脑室内肿瘤。

（5）脑室外蛛网膜下隙出血流入第四脑室内侧孔或外侧孔。

89.19　颞叶内侧面病变

可能与癫痫有关，特别是引起"钩回发作"（颞叶癫痫发作）：

1. 错构瘤。

2. 颞叶中央硬化：应可见此区域脑实质的萎缩伴有侧脑室颞角的扩大（见章节 26.1.2）。

3. 胶质瘤：可能为低级别，应该仔细检查有无占位效应和可能的强化。

89.20　基底节异常

1. 大体对称性异常：

（1）钙化（见章节 89.13.2）。

（2）Wilson 病（肝豆状核变性）：常染色体隐性遗传疾病，导致组织内铜聚集。

（3）Huntington 病（或舞蹈病）：由于 Huntington 基因（4p16.3）内大于 40 个三联 CAG 重复序列，导致 Huntington 蛋白产生。CT 或 MRI 上可见尾状核细胞减少。

（4）锰：T_1WI 相上表现为对称性高信号异常，主要位于苍白球，而在

T_2WI 相或 GRASS 上无重要发现(见章节 10.3.3)。

（5）苍白球(CT 表现为低密度)：

1）严重的一氧化碳中毒。

2）氰化物中毒。

3）缺氧。

（6）壳核：

低血糖：影响纹状体(尾状核和壳核)。

2. 卒中。

89.21　丘脑病变

星形细胞瘤为最常见的肿瘤。

1. 常见肿瘤：

（1）成人：

1）间变性星形细胞瘤。

2）多形性胶质母细胞瘤。

3）转移瘤。

4）原发性中枢神经系统淋巴瘤。

（2）儿童：

1）间变性星形细胞瘤。

2）星形细胞瘤(WHO Ⅱ级)。

3）多形性胶质母细胞瘤。

4）纤维性星形细胞瘤。

2. 不常见肿瘤：

（1）成人：

1）星形细胞瘤(WHO Ⅱ级)。

2）神经节细胞瘤。

3）少突胶质细胞瘤。

4）纤维性星形细胞瘤。

5）错构瘤。

（2）儿童：

1）生殖细胞瘤。

2）少突胶质细胞瘤。

3）PNET。

4）室管膜下巨细胞瘤。

3. 非肿瘤病变(包括儿童和成人)：

1）海绵状血管瘤。

2）肉芽肿。

3）异位症。

4）AVM。

5）梗死。

89.22 鼻腔内/颅内病变

鼻腔内的病变可能与颅内相沟通：

1. 感染：

（1）结核。

（2）梅毒。

（3）Hansen 病（麻风）。

（4）真菌感染：特别是：

1）曲霉病。

2）毛霉菌病：见于糖尿病或免疫功能低下的病人（见章节 32.6.7）。

3）申克孢子丝菌属。

4）球孢子菌属。

（5）Wegener 肉芽肿病（见章节 11.3.4）：上下呼吸道出现坏死的肉芽肿性血管炎，伴肾小球肾炎和鼻腔变形[52]。

（6）中线部位致命的肉芽肿（见章节 11.3.5）：局部破坏性的淋巴瘤样的浸润性病变，这可能不是真正的肉芽肿，也可引起局部鼻腔的破坏。但是不像 Wegener 病，该病不累及肾脏和气管。

（7）多形性网状细胞增多症：可能为鼻腔的淋巴瘤。也可能与致命的中线肉芽肿为同一种病变（见上文）。

2. 黏液囊肿：由于鼻窦开口阻塞导致鼻窦内滞留性囊肿形成，可能由于膨胀性生长对鼻窦产生破坏。在 CT 或 MRI 静脉造影中常见强化。可含有黏液或脓。

3. 肿瘤：

（1）鼻窦癌：

1）鳞状上皮癌。

2）腺癌。

3）鼻咽癌：可能与 EB 病毒感染有关。

4）未分化鼻窦癌（SNUC）[53]：有别于淋巴上皮癌（更少角化）。临床罕见，为侵袭性肿瘤（鳞状上皮癌更为致命的变种），预后差。在以前接受放疗、木工和镍厂工人中发病率略高。可侵犯周围组织结构，与神经外科医师相关的为：额窦和海绵窦。与 EBV 无关。治疗：三联治疗（放疗、化疗和姑息性手术）。

（2）成感觉神经母细胞瘤[54]：又称作嗅神经母细胞瘤，由于源自嗅神经上皮干细胞（成感觉神经母细胞）而命名。发生于鼻前庭嵴的恶性肿瘤，常累及颅内。极为罕见（共约报道了 200 例）。表现为鼻出血（76％）、鼻塞（71％）、流泪（14％）、疼痛（11％）、复视、眼球突出、嗅觉丧失和内分泌异常[55]。治疗：手术切除肿瘤后，应行放疗，酌情化疗。

（3）转移癌：十分少见，可能伴发于肾细胞癌。

（4）良性肿瘤：

1）额叶脑膜瘤：极少累及鼻腔。

2）横纹肌肉瘤。

3）良性血管外皮细胞瘤。

4）胆脂瘤。

5）脊索瘤。

4.先天性病变：

（1）脑膨出：在新生儿鼻腔内出现息肉状占位时应该考虑脑膨出的可能，除非可以证实为其他异常。分类：

1）颅盖区。

2）额骨筛窦区。

3）颅底区。

4）颅后窝。

（2）鼻腔胶质瘤：鼻腔中非肿瘤的胶质组织，经常在概念上和诊断上同脑膨出相混淆（见表 89-6）。"胶质瘤（glioma）"这个词是不恰当的，用"nasal glial heterotopia（鼻腔神经胶质异位）"描述更合适。该病变与蛛网膜下隙无交通。

表 89-6 脑膨出和鼻腔胶质瘤的鉴别诊断

表 现	脑 膨 出	鼻腔胶质瘤
搏动性	经常出现（若体积小，则可能无搏动）	无
Valsalva 法检查时病变的变化情况	肿胀（Furstenberg 征）	无变化
面部器官距离过远	提示存在脑膨出	无
与中枢神经系统的联系	有蒂	无，或很小
用探针探查	可以从外侧通过	无法从外侧通过

（邓晓峰 张绍森）

参考文献

[1] Ho VB, Smirniotopoulos JG, Murphy FM, Rushing EJ. Radiologic-Pathologic Correlation: Hemangioblastoma. AJNR. 1992; 13:1343–1352

[2] Laurent JP, Cheek WR. Brain Tumors in Children. J Pediatr Neurosci. 1985; 1:15–32

[3] Section of Pediatric Neurosurgery of the American Association of Neurological Surgeons. Pediatric Neurosurgery. New York 1982

[4] Inoue Y, Tabuchi T, Hakuba A, et al. Facial Nerve Neuromas: CT Findings. J Comput Assist Tomogr. 1987; 11:942–947

[5] Tew JM, Yeh HS, Miller GW, Shahbabian S. Intratemporal Schwannoma of the Facial Nerve. Neurosurgery. 1983; 13:186–188

[6] Enyon-Lewis NJ, Kitchen N, Scaravilli F, Brookes GB. Neurenteric Cyst of the Cerebellopontine Angle. Neurosurgery. 1998; 42:655–658

[7] George B, Lot G, Boissonnet H. Meningioma of the Foramen Magnum: A Series of 40 Cases. Surg Neurol. 1997; 47:371–379

[8] George B, Lot G, Velut S. Tumors of the Foramen Magnum. Neurochirurgie. 1993; 39:1–89

[9] Onofrio BM, Mih AD. Synovial Cysts of the Spine. Neurosurgery. 1988; 22:642–647

[10] O'Neill BP, Illig JJ. Primary Central Nervous System Lymphoma. Mayo Clin Proc. 1989; 64:1005–1020

[11] Davis DO. Sellar and Parasellar Lesions. Clin Neurosurg. 1970; 17:160–188

[12] Kovacs K. Metastatic cancer of the pituitary gland. Oncology. 1973; 27:533–542

[13] Atchison JA, Lee PA, Albright L. Reversible Suprasellar Pituitary Mass Secondary to Hypothyroidism. JAMA. 1989; 262:3175–3177

[14] Taylor SL, Barakos JA, Harsh GR, Wilson CB. Magnetic Resonance Imaging of Tuberculum Sellae Meningiomas: Preventing Preoperative Misdiagnosis as Pituitary Macroadenoma. Neurosurgery. 1992; 31:621–627

[15] Symon L, Rosenstein J. Surgical Management of Suprasellar Meningioma. J Neurosurg. 1984; 61:633–641

[16] Mai A, Karis J, Sivakumar K. Meningioma with pneumosinus dilatans. Neurology. 2003; 60

[17] Hoffman HJ, Ostubo H, Hendrick EB, et al. Intracranial Germ-Cell Tumors in Children. J Neurosurg. 1991; 74:545–551

[18] Aarabi B, Haghshenas M, Rakeii V. Visual failure caused by suprasellar extramedullary hematopoiesis in beta thalassemia: case report. Neurosurgery. 1998; 42:922–5; discussion 925-6

[19] Daniels DL, Williams AL, Thornton RS, et al. Differential Diagnosis of Intrasellar Tumors by Computed Tomography. Radiology. 1981; 141:697–701

[20] Gutenberg A, Larsen J, Lupi I, Rohde V, Caturegli P. A radiologic score to distinguish autoimmune hypophysitis from nonsecreting pituitary adenoma preoperatively. AJNR Am J Neuroradiol. 2009; 30:1766–1772

[21] Kucharczyk W, Davis DO, Kelly WM, et al. Pituitary adenomas: high-resolution MR imaging at 1.5 T. Radiology. 1986; 161:761–765

[22] Miyake I, Takeuchi Y, Kuramoto T, et al. Autoimmune hypophysitis treated with intravenous glucocorticoid therapy. Intern Med. 2006; 45:1249–1252

[23] Carpenter KJ, Murtagh RD, Lilienfeld J, Weber J, Murtagh FR. Ipilimumab-induced hypophysitis: MR imaging findings. AJNR. 2009; 30:1751–1753

[24] Harsh GR, Edwards MSB, Wilson CB. Intracranial Arachnoid Cysts in Children. J Neurosurg. 1986; 64:835–842

[25] Miller ME, Kido D, Horner F. Cavum Vergae: Association With Neurologic Abnormality and Diagnosis by Magnetic Resonance Imaging. Arch Neurol. 1986; 43:821–823

[26] Sekhar LN, Moller AR. Operative Management of Tumors Involving the Cavernous Sinus. J Neurosurg. 1986; 64:879–889

[27] Knosp E, Perneczky A, Koos WT, et al. Meningiomas of the Space of the Cavernous Sinus. Neurosurgery. 1996; 38:434–444

[28] Knosp E, Steiner E, Kitz K, Matula C. Pituitary Adenomas with Invasion of the Cavernous Sinus Space: A Magnetic Resonance Imaging Classification Compared with Surgical Findings. Neurosurgery. 1993; 33:610–618

[29] Thomas JE, Baker HL. Assessment of Roentgenographic Lucencies of the Skull: A Systematic Approach. Neurology. 1975; 25:99–106

[30] Horning GW, Beatty RM. Osteolytic Skull Lesions Secondary to Trauma. J Neurosurg. 1990; 72:506–508

[31] Le Roux PD, Griffin GE, Marsh HT, Winn HR. Tuberculosis of the Skull - A Rare Condition: Case Report and Review of the Literature. Neurosurgery. 1990; 26:851–856

[32] Lopez-Villegas D, Kulisevsky J, Deus J, et al. Neuropsychological Alterations in Patients with Computed Tomography-Detected Basal Ganglia Calcification. Arch Neurol. 1996; 53:251–256

[33] Ang LC, Alport EC, Tchang S. Fahr's Disease Associated with Astrocytic Proliferation and Astrocytoma. Surg Neurol. 1993; 39:365–369

[34] Bhimani S, Sarwar M, Virapongse C, Freilich M. Computed Tomography of Cerebrovascular Calcifications in Postsurgical Hypoparathyroidism. J Comput Assist Tomogr. 1985; 9:121–124

[35] Morrison G, Sobel DF, Kelley WM, et al. Intraventricular Mass Lesions. Radiology. 1984; 153:435–442

[36] D'Angelo VA, Galarza M, Catapano D, et al. Lateral ventricle tumors: Surgical strategies according to tumor origin and development - a series of 72 cases. Neurosurgery. 2005; 56:ONS36–ONS45

[37] Brat DJ, Scheithauer BW, Staugaitis SM, Cortez SC, Brecher K, Burger PC. Third ventricular chordoid glioma: a distinct clinicopathologic entity. J Neuropathol Exp Neurol. 1998; 57:283–290

[38] Jelinek J, Smirniotopoulos JG, Parisi JE, et al. Lateral Ventricular Neoplasms of the Brain: Differential Diagnosis Based on Clinical, CT, and MR Findings. AJNR. 1990; 11:567–574

[39] Kinkel WR, Jacobs L, Polachini I, Bates V, et al. Subcortical Arteriosclerotic Encephalopathy (Binswanger's Disease). Arch Neurol. 1985; 42:951–959

[40] Roman GC. Senile Dementia of the Binswanger Type: A Vascular Form of Dementia in the Elderly. JAMA. 1987; 258:1782–1788

[41] Hachinski VC, Potter P, Merskey H. Leuko-Araiosis. Arch Neurol. 1987; 44:21–23

[42] Steingart A, Hachinski VC, Lau C, Fox AJ, et al. Cognitive and Neurologic Findings in Subjects With Diffuse White Matter Lucencies on Computed Tomographic Scan (Leuko-Araiosis). Arch Neurol. 1987; 44:32–35

[43] Zatz LM, Jernigan TL, Ahumada AJ. White Matter Changes in Cerebral Computed Tomography Related to Aging. J Comput Assist Tomogr. 1982; 6:19–23

[44] Janota I, Mirsen TR, Hachinski VC, Lee DH, et al. Neuropathologic Correlates of Leuko-Araiosis. Arch Neurol. 1989; 46:1124–1128

[45] Paakko E, Patronas NJ, Schellinger D. Meningeal Gd-DTPA enhancement in patients with malignancies. J Comput Assist Tomogr. 1990; 14:542–546

[46] River Y, Schwartz A, Gomori JM, Soffer D, Siegal T. Clinical significance of diffuse dural enhancement detected by magnetic resonance imaging. J Neurosurg. 1996; 85:777–783

[47] Sze G, Soletsky S, Bronen R, Krol G. MR Imaging of the Cranial Meninges with Emphasis on Contrast

89

Enhancement and Meningeal Carcinomatosis. AJNR.
1989; 10:965–975

[48] Guerini H, Helie O, Leveque C, Adem C, Hauret L, Cordoliani YS. [Diagnosis of periventricular ependymal enhancement in MRI in adults]. J Neuroradiol. 2003; 30:46–56

[49] Fukui MB, Williams RL, Mudigonda S. CT and MR imaging features of pyogenic ventriculitis. AJNR Am J Neuroradiol. 2001; 22:1510–1516

[50] Butler WE, Khan A, Khan SA. Posterior fossa ependymoma with intense but transient disseminated enhancement but not metastasis. Pediatr Neurosurg. 2002; 37:27–31

[51] Mohr G, Ferguson G, Khan M, et al. Intraventricular Hemorrhage from Ruptured Aneurysm: Retrospective Analysis of 91 Cases. J Neurosurg. 1983; 58:482–487

[52] Brandwein S, Esdaile J, Danoff D, et al. Wegener's Granulomatosis: Clinical Features and Outcome in 13 Patients. Arch Intern Med. 1983; 143:476–479

[53] Jeng YM, Sung MT, Fang CL, Huang HY, Mao TL, Cheng W, Hsiao CH. Sinonasal undifferentiated carcinoma and nasopharyngeal-type undifferentiated carcinoma: two clinically, biologically, and histopathologically distinct entities. Am J Surg Pathol. 2002; 26:371–376

[54] Morita A, Ebersold MJ, Olsen KD, et al. Esthesioneuroblastoma: Prognosis and Management. Neurosurgery. 1993; 32:706–715

[55] Hlavac PJ, Henson SL, Popp AJ. Esthesioneuroblastoma: Advances in Diagnosis and Treatment. Contemp Neurosurg. 1998; 20:1–5

90 根据病变位置及影像学表现进行鉴别诊断——脊柱篇

90.1 本章以外的鉴别诊断

本章以外的鉴别诊断如表 90-1 所示。

90.2 寰枢椎半脱位

1.寰椎横韧带(TAL)病变:导致寰枢椎间隙(ADI)变大(见章节 12.1.3)。

(1)类风湿关节炎:侵蚀 TAL 关节面(见章节 75.1)。

(2)创伤性:

1)TAL 撕脱伤(罕见)。

2)TAL 关节面撕脱(如粉碎性 C1 骨折)。

(3)TAL 先天性松弛:

1)Down 综合征:发病率 20%[1](见章节 75.2)。

2)与神经纤维瘤病相关。

(4)咽后部感染:慢性扁桃体炎(见章节 64.3)、Grisel 综合征。

(5)长期使用类固醇类药物。

2.齿突病变:ADI 正常。

(1)齿突骨折(见章节 64.5.4)。

（2）齿突小骨游离（见章节 64.5.4）。

（3）类风湿关节炎（RA）侵蚀齿突（见章节 87.5.3）。

（4）肿瘤侵蚀齿突：

1）上段颈椎转移瘤（见章节 53.3.1）。

2）枢椎其他肿瘤。

（5）黏多糖综合征：齿突发育不全（见章节 76.8）。

（6）先天性齿突缺如/不典型增生。

（7）经口咽齿突切除术后：造成严重的韧带不稳定（见章节 95.2.2）。

（8）局部感染。

注：慢性寰枢椎半脱位（AAS）见于类风湿关节炎或 Down 综合征，表现较为显著，但临床症状不明显。该组病人的治疗方案常难以决定。急性 AAS 更常引起临床症状，可有生命危险。

90.3　椎体异常

对于颅颈交界和上段颈椎特有的病变，见章节 95.2。对于枢椎（C2）特有的病变，见下文。

1. 肿瘤（更广泛的列表见章节 31.5）：

（1）转移瘤：前列腺癌、乳腺癌、肺癌、肾细胞癌、甲状腺癌和多发性骨髓瘤通常转移至骨组织。有以下四个特征（T_1WI 相上几乎都为低信号）：

1）局灶性溶解（最常见）：T_1WI 低信号，T_2WI 高信号。

2）局灶性硬化：T_1WI 和 T_2WI 上均为低信号。

3）弥漫性同质信号：T_1WI 低信号，T_2WI 高信号或信号不均。

4）弥漫性异质信号：T_1WI 和 T_2WI 上混合性信号不均。

（2）原发性骨肿瘤（更详尽的讨论见章节 51.6）：

1）椎体血管瘤。

2）骨母细胞瘤。

2. 感染：骨髓炎/椎间盘炎。

3. 脂肪浸润或骨髓替换：随着年龄增长，椎体造血红骨髓逐渐被黄骨髓替代，出现斑点状，比许多其他部位发展更慢，如四肢远端骨骼[2]。T_1WI：黄骨髓（MRI 特征类似皮下脂肪）相比红骨髓表现为高信号（注意：T_1WI 相上的明亮区域可能为脂肪，或者临近低信号的正常组织）。T_2WI：黄骨髓为明亮信号。

4. 退行性改变（Modic 改变）：见表 68-2。

5. 代谢性：

（1）Paget 病：X 线片上椎体增大、皮质增厚，通常累及邻近的多个椎体（见章节 74.1）。

（2）骨质疏松症：骨密度降低。可见椎体压缩骨折。

（3）强直性脊柱炎（见章节74.2）：骨质疏松的椎体，椎间盘钙化（不累及髓核），韧带骨化→扁平椎体伴骨赘桥（"竹节样脊柱"）。自骶髂关节和腰椎开始。

90.4　枢椎(C2)损伤

1. 肿瘤：罕见。可能累及脊椎的任何部位。该部位发生与一些因素相关[3]：

（1）原发骨肿瘤：

1）软骨瘤。

2）软骨肉瘤：颅椎交界处罕见。肿瘤穿透形成钙化。

3）脊索瘤：缓慢生长、放疗抵抗的恶性肿瘤（见章节50.1.6）。

4）骨软骨瘤（软骨瘤）。

5）骨母细胞瘤：（见章节51.6.2）。

6）骨样骨瘤（见章节51.6.2）：在椎体后部更为常见[4]。

7）骨巨细胞瘤：典型病例好发于青春期，表现为骨破坏裂解[5]。

（2）转移性肿瘤：

1）自远隔部位发展至骨组织的典型转移瘤，包括：乳腺癌、前列腺癌、恶性黑色素瘤、神经节细胞瘤、肾细胞癌。

2）局部肿瘤侵犯：鼻咽肿瘤、颅咽管瘤。

（3）其他：

1）浆细胞瘤。

2）多发性骨髓瘤。

3）嗜酸性肉芽肿：骨溶解造成椎体进展性破坏。偶尔发生于C2[6]。

4）尤文(Ewing)肉瘤：恶性。10～20岁为发病高峰。

5）动脉瘤性骨囊肿[7]。

2. 感染：枢椎骨髓炎。

3. 陈旧性未愈骨折或类风湿关节炎(RA)造成血管翳。

4. 类风湿关节炎所致齿突侵蚀性改变（见章节75.1）。

90.5　脊柱病理性骨折

90.5.1　概述

转移瘤造成的骨折表现为 T_1WI 低信号，T_2WI 高信号。良性的椎体破坏应该在各节段表现为与正常椎体相同密度[8,9]，椎体为均一表现。在 T_2WI 或 STIR 影像上，椎体皮质（因为皮质骨缺少水分，表现为椎体周围的低信号）应表现完整。

90.5.2　病因

1. 骨质疏松症。

2. 肿瘤：简单列表。

（1）转移瘤：通常来自肺、乳腺、前列腺、骨髓瘤。

（2）嗜酸性肉芽肿（见章节 50.1.5）：可造成扁平椎体（见下文）。

（3）淋巴瘤。

（4）血管瘤（见章节 51.6.4）。

3. 感染。

4. **椎体非血管性坏死：**

（1）Calve‑Kummel‑Verneuil 病（见下文）。

（2）类固醇类药物使用。

90.5.3　扁平椎体

标准：

1. 均一性椎体破坏形成扁平盘状。

2. 椎体密度增加。

3. 不累及神经弓。

4. 椎间盘及间隙正常。

5. 椎间盘真空裂隙征（特有）。

6. 无驼背。

病因包括：

1. 嗜酸性肉芽肿。

2. Calve‑Kummel‑Verneuil 病：椎体的非血管性坏死。发生于 2～15 岁。

3. 血管瘤。

90.6　椎管硬膜外病变

参见章节 92.2"脊髓病变"中标有"†"处。

90.7　脊柱破坏性病变

90.7.1　病因

1. 肿瘤性：详见脊髓肿瘤的鉴别诊断（见章节 51.3）。

（1）易导致骨转移的肿瘤：前列腺癌、乳腺癌、肾细胞癌、淋巴瘤、甲状腺癌、肺癌等(见第53章)。

(2)原发性骨肿瘤:脊索瘤(见章节50.1.6)、骨样骨瘤(见章节51.6.2)、血管瘤(见章节51.6.4)。

2.感染:

(1)椎骨的骨髓炎:绝大多数为静脉吸毒者、糖尿病病人或血透病人。可伴脊柱硬脊膜外脓肿。见章节21.5.2。

(2)椎间盘炎(见章节21.5.3)。

3.慢性肾衰竭:部分病人出现破坏性脊柱关节炎,与感染相似[10,11]。

4.强直性脊椎炎(见章节74.2):竹节样脊椎(扁平椎体伴骨赘桥形成)。

5.病变产生椎体后部扇贝样改变(记忆方法:AMEN):

A. 肢端肥大症或软骨发育不全。

M. Marfan综合征或黏多糖贮积症。

E. Ehlers‐Danlos综合征(先天性结缔组织发育不全综合征)。

N. 多发性神经纤维瘤病。

同时可出现硬膜动脉扩张。

6.病变产生椎体前部扇贝样改变:

(1)主动脉动脉瘤。

(2)淋巴瘤。

(3)脊柱结核。

90.7.2 鉴别要点

许多累及椎体的溶解性或破坏性病变中,椎间隙的破坏高度提示感染,常累及至少两个相邻水平。尽管肿瘤影响相邻椎体并破坏椎间盘的高度,但是椎间隙通常不受影响[12](可能的例外包括:一些椎骨浆细胞瘤,报道的1例颈部转移癌,强直性脊椎炎偶尔会引起椎间盘的破坏[13])。与化脓性感染不同,在Pott病时椎间盘抗结核杆菌破坏的能力相对增强[14]。另外,由于转移瘤通常产生骨质的广泛累及,很少仅累及单个椎体骨质。

90.8 脊柱骨质增生

1. Paget病:典型表现为"象牙骨"伴皮质增厚(X线片表现为"相框"征)。当老年人X线片上出现在椎骨密度上升应该考虑Paget病,通常累及连续几节椎体(见章节74.1)。

2.成骨转移:

(1)男性:前列腺。

(2)女性:乳腺。

(3)淋巴瘤。

90.9 骶部病变

■ 肿瘤

1. 转移瘤：为最常见的骶部肿瘤。

2. 骶骨原发性肿瘤少见，包括：

（1）骨巨细胞瘤（见章节 92.3.3）。

（2）脊索瘤。

（3）畸胎瘤：

1）成人：骶前或骶尾部的畸胎瘤可起源于胚胎尾部亨森结外的细胞。很少引起神经系统的症状（此点可同脊索瘤相鉴别）。50％的病人骶骨可正常（而大部分脊索瘤病人骶骨受累）。治疗上可通过手术予以全切。

2）儿童：骶前恶性畸胎瘤少见，主要发生于女性患儿中。

■ 感染

大部分骶骨或骶髂关节的感染是通过邻近的化脓性感染灶扩散形成的。

关节炎：

1. 强直性脊柱炎（见章节 74.2）：多发于 S1 关节。

2. 骨关节炎。

■ 骶骨骨折

1. 外伤。

2. 长期负重。

3. 骶骨不全骨折（见章节 92.6.2）。

■ 先天性疾病

骶骨发育不全（尾部退化综合征）：少见（发病率为 0.005％～0.01％；母亲为糖尿病的儿童发病率升高为 0.1％～0.2％（16％～20％的患儿母亲患有糖尿病）。以下相关的疾病发生率升高：瘘、脊髓拴系综合征、脂肪瘤、脂肪脊髓脊膜膨出。

1. 分为以下四型：

1 型：单侧部分发育不全，局限于骶骨或尾骨。

2 型：骶骨双侧对称性部分缺陷。髂骨与 S1 形成关节，骶骨远端及尾骨发育不良。

3 型：骶骨完全发育不良＋髂骨同腰椎下段形成关节。

4 型：骶骨完全发育不良＋髂骨在其后方中线处相融合。

2. 在骶骨完全发育不良的病人（3 型、4 型），MRI 表现如下：骶尾骨缺如，腰椎部分缺失，脊髓圆锥呈特征性的棒状。

■ 其他

髂骨致密性骨炎：髂骨密度增高，通常无症状。偶尔可有背痛及压痛感。

90.10　神经根增强

1. 肿瘤：
(1) 脑膜癌病。
(2) 淋巴瘤。
2. 感染：特别是巨细胞病毒感染(常见于艾滋病病人)。
3. 炎症：
(1) 吉兰-巴雷综合征。
(2) 蛛网膜炎。
(3) 类肉瘤。

90.11　椎管内结节样增强

1. 神经纤维瘤病(NFT)。
2. 肿瘤：
(1) 种植转移癌。
(2) 神经纤维瘤。
(3) 施万细胞瘤。

90.12　椎管内囊肿

1. 脊膜囊肿(见章节 76.2)。
2. 囊性神经纤维瘤。
3. 室管膜瘤：可为囊性。终丝上可为黏液乳头型室管膜瘤(见章节 51.5.3)。
4. 脊髓空洞症(见章节 76.4)。
5. 中央管扩大(见章节 76.3)。

90.13　神经根/马尾弥漫增强

(区别于结节性强化,见上文。)
1. 吉兰-巴雷综合征(见章节 10.7)。
2. 脑膜炎。
3. 巨细胞病毒感染(特别是艾滋病病人)。
4. 脂肪瘤。
5. 类肉瘤(注意有无肺门腺病)。

(邓晓峰　张绍森)

参考文献

[1] Martel W, Tishler JM. Observations on the spine in mongoloidism. Am J Roentgenol Radium Ther Nucl Med. 1966; 97:630–638

[2] Lakhkar BN, Aggarwal M, Jose J. Pictorial essay: MR appearances of osseous spine tumors. Indian J Radiol Imaging. 2002; 12:383–390

[3] Piper JG, Menezes AH. Management Strategies for Tumors of the Axis Vertebra. J Neurosurg. 1996; 84:543–551

[4] Molloy S, Saifuddin A, Allibone J, Taylor BA. Excision of an osteoid osteoma from the body of the axis through an anterior approach. Eur Spine J. 2002; 11:599–601

[5] Honma G, Murota K, Shiba R, et al. Mandible and Tongue-Splitting Approach for Giant Cell Tumor of Axis. Spine. 1989; 14:1204–1210

[6] Osenbach RK, Youngblood LA, Menezes AH. Atlanto-Axial Instability Secondary to Solitary Eosinophilic Granuloma of C2 in a 12-Year-Old Girl. Case Report. J Spinal Disord. 1990; 3:408–412

[7] Verbiest H, The Cervical Spine Research Society Editorial Committee. In: Benign Cervical Spine Tumors: Clinical Experience. The Cervical Spine. 2nd ed. Philadelphia: J.B. Lippincott; 1989:723–774

[8] Li KC, Poon PY. Sensitivity and specificity of MRI in detecting spinal cord compression and in distinguishing malignant from benign compression fractures of vertebrae. Magn Reson Imaging. 1988; 6:547–556

[9] Yuh WTC, Zachar CK, Barloon TJ, Sato Y, Sickels WJ. Vertebral compression fractures: distinction between benign and malignant causes with MR imaging . Radiology. 1989; 172:215–218

[10] Kuntz D, Naveau B, Bardin T, Druecke T, et al. Destructive spondyloarthropathy in hemodialyzed patients: A new syndrome. Arthritis Rheum. 1984; 27:369–375

[11] Alcalay M, Goupy M-C, Azais I, Bontoux D. Hemodialysis is not Essential for the Development of Destructive Spondyloarthropathy in Patients with Chronic Renal Failure. Arthritis Rheum. 1987; 30:1182–1186

[12] Borges LF. Case Records of the Massachusetts General Hospital: Case 24-1989. N Engl J Med. 1989; 320:1610–1618

[13] Cawley MD, Chalmers TM, Kellgren JH, Ball J. Destructive Lesions of Vertebral Bodies in Ankylosing Spondylitis. Ann Rheum Dis. 1972; 31:345–348

[14] Rothman RH, Simeone FA. The Spine. Philadelphia 1992

90

91 症状和体征的鉴别诊断——颅内篇

91.1 本章以外的鉴别诊断

本章以外的鉴别诊断如表 91 - 1 所示。

表 91 - 1 症状和体征的鉴别诊断,颅内篇——本章以外内容

鉴 别 诊 断
外展神经麻痹(见章节 32.6.5)
瞳孔不等(见章节 32.5.5)
脊索瘤(见章节 50.1.6)
慢性脑膜炎(见章节 20.1.5)
昏迷(见章节 18.3)
克雅病(Creutzgeldt - Jakob 病)(见章节 22.2.10)
尿崩症(见章节 5.3.2)
眩晕(见章节 33.1.1)
面神经麻痹(Bell 麻痹)(见章节 33.3)
巨细胞动脉炎(见章节 11.3.2)
脑回样强化(见章节 84.2.2)
偏瘫/轻偏瘫(见章节 92.5)
核间性眼肌麻痹(见章节 32.6.2)
梅尼埃病(见章节 33.2)
多发性硬化(见章节 10.4.5)
眼肌麻痹
• 痛性(见章节 32.6.7)
• 无痛性(见章节 32.6.8)
视乳头水肿(见章节 32.2)
Parinaud 综合征(见章节 3.2.5)
帕金森病(见章节 10.3.3)
气颅(见章节 57.6)
催乳素增高(表 46 - 4)
假性脑瘤(见章节 49.1.7)
视网膜出血(见章节 60.6.3)
肉状瘤病(见章节 10.9.7)
癫痫
• 成人首次发作(见章节 27.1.3)

鉴 别 诊 断
● 儿童首次发作(见章节 27.1.3) ● 非癫痫性抽搐(见章节 27.4) ● 癫痫持续状态(见章节 27.6) 脑裂畸形(见章节 17.2.1) 斜颈(见章节 98.6) 三叉神经痛(见章节 28.3.3) 头晕(见章节 33.1.2)

91.2　脑病

大部分病因与引起昏迷的病因相似(见章节 18.3),脑电图对判断病因有一定辅助意义(见章节 14.1)。

1. 少见的病因可为(自发性)低颅压(见章节 23.10)。

2. 恶性高血压导致的高血压脑病。

91.3　晕厥和卒中

91.3.1　概述

晕厥可被定义为一次或多次可逆性的短暂性意识丧失(LOC)(很多人认为这一术语意味着血管迷走性发作),昏厥是另一不常用的术语,字面上无法传达相关的病因。发病率高达 50%(老年人更高),卒中(中风)传统观点通常认为是脑出血,其预后效果不如晕厥,且恢复更慢。

91.3.2　病因

修订版[1,2]注意:大部分病例病因无法确定。

1. 血管病方面:突发脑缺血时部分病人可出现肌强直发作。

(1)脑血管:

1) SAH(多见于动脉瘤)。

2)脑内出血。

3)脑干梗死。

4)垂体卒中(少见):见章节 45.5.2。

5)椎基底动脉供血不足(VBI):见章节 85.5。

6)少数情况时可见于偏头痛发作时。

(2)心血管:

1）Stokes-Adams 发作：心脏房室传导阻滞导致的晕厥同时可伴发心动过缓。

2）颈动脉窦晕厥：微小的刺激（如衣领过紧、刮胡时晕厥等）可引起反射性心动过缓和低血压，常见于有颈动脉血管病的病人，在监测心电图和血压情况下按摩颈动脉可诊断此病[2]。

3）心搏骤停：罕见于舌咽神经痛的病人（见章节 28.3.5）。

4）血管加压性晕厥，也称作血管迷走神经反应，最近提法为神经心源性晕厥[3]；是短暂性意识丧失的最常见原因。通常表现为低血压和其他自主性反应：面色苍白、恶心、大汗、瞳孔散大、心动过缓、过度通气、流涎。通常为良性，发病年龄常＜35 岁。

5）直立性低血压：站起时血压下降，收缩压下降≥25 mmHg。

6）触发性晕厥：包括排尿、咳嗽、举重物等均可引起晕厥（通常造成胸廓内压力上升）。

2. 感染：

（1）脑膜炎。

（2）脑实质炎症。

3. 癫痫发作（见章节 26.1.3）：通常表现为不自主运动，随即出现意识不清，持续至少几分钟，也可出现 Todd 麻痹（即癫痫后偏瘫或单瘫），多在数小时后慢慢好转，也可出现易激惹的特殊现象（如幻视、幻听或幻嗅）。

（1）全身发作。

（2）混合部分性发作。

（3）运动障碍性癫痫发作。

（4）跌倒发作（姿势异常，但无意识丧失）：见于 Lennox-Gastaut 综合征。

4. 代谢性异常：低血糖症（可引起癫痫，多为全身性发作）。

5. 混合性因素：

（1）间歇性脑室梗阻：典型病例就是第三脑室胶样囊肿，但其发病机制尚不清楚（见章节 48.2）。

（2）发作性睡眠摔倒：发作性睡眠症的典型表现是嗜睡和突然出现肢体无力（猝倒症）后清醒，可通过易被唤醒及发作后无嗜睡的特点与癫痫区别。嗜睡可通过中枢神经系统兴奋剂[如苯丙胺或莫达非尼（Praigil®）200 mg 口服，每天上午 1 次]，猝倒症可通过抗抑郁药物治疗。

（3）精神性因素。

6. 低颅压性因素：通常在进行脑脊液分流手术后直立体位时出现（见章节 23.10）。

7. 不明原因：约 40% 病例无法诊断原因。

91.3.3 晕厥的实用性检查

■ **概述**

诊断及治疗的核心是病史及体格检查、站立位时的生命体征及心电图,共可诊断50%[4]以下病因:

1. 由血管迷走神经或 Valsalva 动作/压力介导的反射:36%~62%。

2. 心脏瓣膜病或心律不齐:10%~30%。

3. 站立时由于自发性调控失调、脱水或多重给药:2%~24%。

4. 卒中性脑血管病:约1%。

5. 癫痫发作。

■ **诊断**

1. 病史,包括:

(1)用药史:寻找可引起直立性低血压的药物,特别是治疗高血压的药品,如β受体阻断剂。

(2)诱发因素:如变换体位、对紧身的衣领敏感等。

(3)先兆因素:如出汗及发抖提示低血糖的可能,心动过缓与血管迷走神经反射有关,强直阵挛运动提示癫痫。

(4)发作后出现:通常晕倒后较快发生晕厥,癫痫后缓慢发生晕厥,也可同时发生 Todd 瘫痪(见章节 26.1.3)。

2. 心血管病因:仍需要询问病史及体格检查、生命体征及心电图检查。

(1)心律评估:12 导联心电图或 24 小时 Holter 检测,进而行电生理检查/干预[4,5]。

(2)直立异常者可行直立倾斜试验。

(3)有心肌病史或冠心病史建议行超声心动图检查及正式的压力测试。检查结果用以决定心脏导管插入术的必要性。

3. 神经源性病因:包括<1%的病因[6]。临床上缺少此病因的证据时,神经诊断性试验(EEG、CT 平扫、MRI/MRA、颈动脉超声等)具有 2%~6%的诊断收益。这些检查仅当临床表现提示神经源性病变时[5](如癫痫、意识改变、逐步缓解的 Todd 瘫痪、既往脑血管病而未予以治疗)应用。检查包括:

(1)脑平扫 CT:排除需急诊手术的病因(如脑出血、脑积水、肿瘤伴随水肿)。

(2)CT 无法解释可行 MRI 平扫或增强扫描,或 CT 结果阴性但强烈怀疑中枢神经系统病因者。

(3)癫痫诊断:当症状提示为癫痫时。

1)脑电图:通常行剥夺睡眠脑电图,敏感性差。

2)24 小时视频脑电监测:高度怀疑癫痫或非痫性发作者。

■ 处理

通过提示性病史(如家族中突发死亡史、用力时晕厥或有目击者证实的癫痫)或诊断性实验(心律不齐、严重的体位性改变及血流动力学不稳)[4,7]诊断为心源性或神经源性晕厥的病人可收入院治疗。

91.4　短暂性神经功能缺失

关于卒中,见章节 91.3。

以下列出的前三条病因是引起短暂性神经功能缺失的主要原因:

1. 短暂脑缺血发作(TIA):由于脑缺血引起的暂时性神经功能不全,通常发作时即为最严重的状态,其定义为:发作持续时间不超过 24 小时,通常在 20 分钟内缓解(见章节 83.1)。

2. 偏头痛:与 TIA 不同,倾向于几分钟后进行性加重,随后伴或不伴头痛症状(见章节 10.2.2)。

3. 癫痫发作:可引起 Todd 麻痹(见章节 26.1.3)。

4. TIA 样综合征:

(1) 肿瘤 TIA 发作:与脑缺血引起的 TIA 不易鉴别。

(2) TIA 样综合征可能是淀粉样脑血管病(CAA)病人发生脑出血的前驱症状(见章节 87.5.8),与典型 TIA 不同[8,9],此类病人表现为肢体麻木、麻刺感和无力,这些症状可类似杰克逊样发作样播散全身,而且沿血管交叉支配区。注意:抗血小板及抗凝药物会增加 CAA 病人出血的风险(见章节 87.5.2)。

(3) 慢性硬膜下血肿:累及大脑半球可引起反复发作的 TIA 样综合征(包括短暂性失语、偏身感觉和运动障碍),其持续时间比 TIA 长[10],发病机制假说如下。

1) 电生理机制:虽然尚未正式确立癫痫为病因,但 Leao 已提出传导抑制学说[11]。

2) 占位效应造成的浅表静脉回流不畅。

3) 大脑前、后动脉移位造成局部脑灌注不足[12]。

4) 一过性颅内压升高→影响脑灌注压。

91.5　共济失调/平衡障碍

1. 小脑起源:除了下肢外通常累及上肢。

(1) 小脑肿瘤。

(2) 小脑出血。

(3) 急性小脑性共济失调:通常在<3 岁的儿童病毒感染后发生,具有自

限性,可完全恢复,预后好。

2. 脊髓:闭眼时通常加重(本体感觉输入障碍)。

(1) 椎管狭窄。

(2) 肿瘤压迫脊髓。

(3) 脊髓空洞症(可能是 Chiari 畸形的一部分)。

3. 退行性改变:

(1) 毛细血管扩张综合征。

(2) 共济失调性动眼神经失用征。

(3) Friedreich 共济失调。

(4) 脊髓小脑退行性改变。

4. 代谢性/营养性:

(1) 维生素 B_{12} 缺乏。

(2) 药源性:

1) 抗癫痫药物(特别是苯妥英或卡马西平)。

2) 酒精:急性中毒或慢性。

3) 严重金属中毒。

5. 类似于共济失调者:

(1) 肌无力。

(2) 外周神经病变。

(3) 眩晕:包括直立性低血压;见章节 33.1。

6. 外周神经病变:

(1) 可伴随吉兰-巴雷综合征(见章节 10.7),特别是 Miller Fisher 变种(见章节 10.7.3)。

(2) 平衡障碍常见于慢性免疫性脱髓鞘性多发性神经根神经病(CIPD)(见章节 10.7.3)。

91.6　复视

1. 第Ⅲ、Ⅳ(少见)、Ⅵ对脑神经中任一或混合麻痹:

(1) 多发性脑神经麻痹,见下文。

(2) 第Ⅵ对脑神经麻痹(见章节 33.3):由颅压高造成,如特发性颅内压升高(假性脑瘤,见章节 49.1)、蝶窦炎症等。其他展神经麻痹因素见章节 32.6.5。

(3) 动眼神经支配的单块肌肉麻痹提示动眼神经核病变或重症肌无力。

2. 眶内肿物压迫眼外肌:

(1) 眶内假瘤(见章节 32.7.1)。

(2) 脑膜瘤。

3. Graves 病：甲亢眼病（见章节 89.8）。

4. 重症肌无力。

5. 巨细胞动脉炎：见章节 11.3.2。

6. 肉毒素中毒：由肉毒梭菌产生（成人常见于饮食或受伤）。在神经系统症状出现之前常发生恶心呕吐、腹部绞痛及腹泻等。神经系统常对称性受累。表现为口干、脑神经麻痹（复视、上睑下垂、瞳孔调节反射及光反射消失），随后出现下行性肌无力及延髓麻痹（构音障碍、吞咽困难、言语困难、面部肌肉松弛）。躯干/四肢及呼吸肌下行性进行性无力。无感觉障碍。

7. 脑外伤后：包括眼外肌受损，眶内血肿、高颅压引起的第 VI 脑神经瘫痪。

91.7 失嗅症

1. 突然发生的失嗅：

（1）急性上呼吸道感染损伤神经上皮：是最为常见的原因。

（2）头部外伤：第二位常见的原因。严重头外伤的病人中，7%～15%出现失嗅。

2. 逐渐发生的失嗅：

（1）过敏性鼻炎及鼻窦疾病[13]：第三位常见的原因（可为间歇性）。

（2）颅内肿瘤：嗅沟脑膜瘤（见章节 3.2.3）、嗅神经母细胞瘤（见章节 89.22）。

（3）可与 Alzheimer 病有关。

（4）随着年龄增长嗅觉减退：50% 65～85 岁的病人嗅觉减退。

（5）代谢异常：维生素缺乏。

（6）鼻道阻塞：鼻息肉等。

（7）内分泌异常：糖尿病等。

（8）化学性：酗酒、暴露于溶剂中[14]、可卡因（血管收缩导致嗅黏膜缺血梗死）。

3. 先天性失嗅：Kallmann 综合征（低促性腺激素导致的性腺功能减退[15]）。

91.8 多发性脑神经麻痹

91.8.1 提纲

需与之鉴别的疾病较多，以下列出提纲（修订版[16]）：

1. 先天性疾病：

（1）Möbius 综合征：也称作先天性双侧面瘫，完全发作者约占 35%（不完全面瘫中,上面部受影响者多见于下面部,此特点与中枢性和周围性面瘫不同),合并展神经麻痹占 70%,眼外肌瘫痪占 25%,上睑下垂占 10%,舌麻痹占 18%。

(2)先天性双侧面瘫:部分原因为面肩胛臂或肌紧张性肌肉营养不良。

2. 感染:

(1)慢性脑膜炎:

1)螺旋体、真菌、支原体、病毒(包括 AIDS)。

2)分枝杆菌(也称作结核性)脑膜炎:首先及最常见累及第Ⅵ对脑神经,脑脊液检查提示为淋巴细胞增多和低葡萄糖少,涂片检查多为阴性,确诊需要多次细菌培养。

(2)莱姆病第二阶段(见章节 33.3):面神经麻痹多见,有时为双侧(流行病学上莱姆病是双侧面瘫最常见的原因),很少累及其他脑神经。

(3)神经梅毒:同 AIDS 一样少见,确诊需血清学检查。

(4)真菌感染:

1)隐球菌病(见章节 22.4):脑脊液检查隐球菌抗原和墨汁染色。

2)曲霉菌病:可由鼻窦炎发展至眶内进而影响脑神经。

3)毛霉菌病(藻菌病)(见章节 83.4.2):引起海绵窦综合征,常见于糖尿病病人。

(5)囊尾蚴病(囊虫病):特别是其基本形态(见章节 22.3.2)。

3. 外伤:尤其是颅底骨折。枕髁骨折时(见章节 64.2)或寰枕脱位(见章节 64.1)时可发生下位脑神经瘫痪(可为迟发型)。

4. 肿瘤(脑干占位和内部病灶通常在早期可引起长束征),可参考颈静脉孔综合征(见章节 3.3):

(1)脊索瘤(见章节 50.1.6)。

(2)蝶骨嵴脑膜瘤。

(3)颞骨肿瘤(通常合并慢性中耳炎及其产生的耳痛)囊性腺样癌、腺癌、黏液表皮样癌。

(4)颈静脉球肿瘤:常累及第Ⅸ、Ⅹ、Ⅺ对脑神经,可产生搏动性耳鸣(见章节 39.2 副神经节肿瘤)。

(5)类癌样或淋巴瘤性脑膜炎:脑脊液检查发现淋巴细胞过多以及蛋白水平升高,脑神经麻痹呈无痛性并伴随弥漫性头痛,感觉异常常见,可造成耳聋和失明(见章节 52.10)。

(6)垂体瘤累及海绵窦(见章节 45.5.2):造成眼外段脑神经病,逐渐可发展为视野缺损,与海绵窦内实性肿瘤相比,发病率低[17]。

(7)中枢神经系统淋巴瘤(见章节 44.1.6)。

(8)骨髓瘤累及颅底(见章节 44.2)。

(9)内肿瘤:胶质瘤、室管膜瘤、转移癌等。

5. 血管病：

(1) 动脉瘤：尤其是颅内段或海绵窦段(见章节 81.1.4)。

(2) 卒中：脑干血管出血，通常引起长束征(见章节 3.2.4)：

1) Weber 综合征：第Ⅲ脑神经受损及对侧偏瘫。

2) Millard - Gubler 综合征：第Ⅵ、Ⅶ脑神经受损及对侧偏瘫。

(3) 血管炎：Wegener 肉芽肿病可影响第Ⅷ对或其他脑神经。

6. 肉芽肿性病变：

结节病：其中 5% 可累及中枢神经系统，常表现为波动性单一或多发的脑神经病[面瘫常见，需与贝尔(Bell)麻痹鉴别]，脑脊液检查发现淋巴细胞增多(见章节 11.3.7)。

7. 炎症。

8. 神经病：

(1) 吉兰-巴雷综合征(GBS)(见章节 10.7)：累及脑神经可产生双侧面部和口咽部肌肉麻痹，也可引起外周神经病，表现为上行性肌无力，近端肌肉无力比远端严重、肌腱反射消失。

(2) GBS 的 Miller - Fisher 变种：共济失调、反射消失、眼肌麻痹。血清标志物：抗 GQ1b 抗体。

(3) 特发性多脑神经病：亚急性发病，持续面痛，通常为眶后部；急性发作多见于第Ⅲ、Ⅳ、Ⅵ对脑神经，而第Ⅴ、Ⅶ、Ⅸ～Ⅻ对脑神经少见，嗅和听神经一般会有不同程度损伤，不明原因的急慢性炎症，类固醇激素可减轻病痛并促进康复。

9. 非正常骨性压迫：

(1) 颅内内板骨增厚：一种罕见的常染色体异常为主的颅底骨性疾病，可引起反复面瘫和其他脑神经麻痹[18]。

(2) 骨硬化病(见下文)。

(3) 累及颅底的 Paget 病(见章节 74.1)：最常见累及第Ⅷ对脑神经(引起耳聋)，也可发生视神经萎缩、动眼神经、面神经和第Ⅸ、Ⅺ对脑神经、嗅神经以及其他脑神经麻痹[19]。

(4) 骨纤维异常增殖症(见章节 50.2)。

91.8.2 特殊的综合征

■ 双侧面瘫

前文中所涉及的可引起双侧面瘫(见章节 33.3)的疾病总结如下：

1. 先天性：Möbius 综合征、先天性双侧面瘫。

2. 感染性：莱姆病。

3. 神经病性：吉兰-巴雷综合征。

4. 孤立性第四脑室(见章节 33.3)：压迫面神经丘。

5.肉芽肿：结节病。

■ 海绵窦综合征

多发脑神经麻痹（累及海绵窦内脑神经：Ⅲ、Ⅳ、Ⅵ、V_1、V_2），主要引起复视（由于眼肌麻痹造成）。典型的第Ⅲ对脑神经麻痹病例（海绵窦段颈内动脉动脉瘤）不会引起瞳孔散大，这是由于支配扩大瞳孔的交感神经也同时麻痹[20]。可发生面瘫或面部感觉异常。

可致海绵窦综合征的病变见章节89.9。

■ 骨硬化病

也称作"大理石骨病"（此处应注意勿与骨硬化相混淆，全身脆性骨硬化是骨硬化病的旧称）。该病为一种罕见的遗传缺陷，表现为破骨细胞再吸收骨质异常而使骨密度增加，病因可为常染色体显性或隐性[21]。前者为良性病变，可见于成人或青少年，后者（即恶性病变）多有病人同血缘关系的特点，与颅骨内板骨肥厚病人相似（见前文），而且除好发颅骨外，肋骨、锁骨、长骨和骨盆（累及长骨可引起骨髓异常继而造成贫血）。累及的脑神经主要为视神经（视神经萎缩后失明是最常见的神经系统表现），第Ⅶ、Ⅷ和Ⅴ对脑神经也可被累及，也有广泛颅内钙化、脑积水、颅内出血和癫痫。

经眶上入路行双侧视神经减压可改善视力[21]。

91.9　双侧眼盲

1.双侧枕叶功能障碍：

(1)双侧大脑后动脉血流降低：

1)基底动脉尖综合征。

2)颅内压升高：

A.脑积水分流不畅。

B.假性脑瘤（特发性高颅压）(见章节49.1.5)。

C.隐球菌脑膜炎：视力下降(见章节22.4.2)。

(2)创伤：双侧枕叶受损（如对冲伤）。

2.癫痫：痫性盲。

3.偏头痛：皮层传播抑制。

4.后部缺血性视神经病变：见于休克病人。

5.双侧玻璃体出血：如有 SAH(Terson 综合征)。

6.功能性：转换反应、癔症盲等。

91.10　单侧眼盲

由视交叉前病变引起：

1. 一过性黑矇：

(1) TIA：通常由视网膜动脉闭塞所致（见章节 83.6）。

(2) 巨细胞动脉炎（GCA）：由于视神经或视束缺血造成（较少归于视网膜动脉闭塞）[22]（见章节 11.3.2）。

2. 创伤：视神经损伤。

3. 颈动脉海绵窦血管瘤破裂：可导致颈动脉海绵窦瘘，静脉回流受阻从而增加眼内压。

4. 眶内病变：肿瘤。

5. 眼球内病变：视网膜脱落、眼外伤等。

6. 单侧玻璃体出血：如 SAH（Terson 综合征）。

91.11 突眼

91.11.1 概述

定义：眼球异常突出。一些学者使用"exophthalmos"一词来表明由内分泌病变导致的突眼，而用"proptosis"一词指代其他原因引起的突眼，但是这些词汇是相互通用的。

标准：有不同的标准。眼球向前移位 18 mm（临床上可用 Hertal 眼球突出测量法测量，此法需要颞侧眶缘保持完整）。CT 标准：为使结果更精确，病人需睁开眼睛，目光固定于一点，保持第一眼位。眼球的赤道位置（最宽部位）在内眦与眶外侧壁连线以远，眼球超过 2/3 的部分在此线前方。

91.11.2 搏动性突眼

1. 颈动脉海绵窦瘘（CCF）（见章节 82.9）。

2. 由于眶顶缺陷所致的颅内搏动传递性突眼：

(1) 单侧，如神经纤维瘤病 1 型（见章节 35.1.2）。

(2) 打开眶顶或眶壁的手术后。

3. 血管性肿瘤。

91.11.3 非搏动性突眼

1. 肿瘤：

(1) 眶内肿瘤：可由肿瘤占位或静脉引流受阻引起：

1) 视神经胶质瘤（见章节 37.1.7）。

2) 视神经鞘纤维瘤。

3) 淋巴瘤。

4) 视神经鞘脑膜瘤[23]。

5）累及眼眶的多发性骨髓瘤（见章节 44.2）。

6）累及眼眶的侵袭性垂体瘤（见章节 49.1.9）。

7）儿科：转移性神经母细胞瘤。

8）儿科：朗格汉斯细胞组织细胞增多症（见章节 50.1.5），为 Hand‐Schüller‐Christian 三联征：尿崩症、突眼症、颅骨病损（特别是顶骨）。

（2）蝶骨嵴脑膜瘤引起的骨肥厚增生。

2. Graves 病（甲亢＋突眼症）（见章节 89.8）：尽管通常为双侧（80％），甲状腺疾病仍是单侧突眼最常见的原因[24]。

3. 眶周脂肪垫增大[25]。

4. 感染：眼眶蜂窝织炎（通常伴发鼻窦炎）。

5. 炎症：眼眶假瘤，常为单侧（见章节 32.7）。

6. 出血：

（1）外伤性。

（2）自发性。

7. 第Ⅲ脑神经麻痹：眼直肌松弛造成突眼超过 3 mm。

8. 海绵窦阻塞（可累及双眼）：

（1）海绵窦血栓形成（见章节 85.7.2）。

（2）海绵窦肿瘤，阻塞静脉回流。

9. 假性突眼：

（1）先天性巨眼球（bull's eye）。

（2）眼睑回缩：如 Graves 病，见章节 91.1.2。

（3）颅骨冠状缝早闭引起相对性突眼，见章节 15.2.2。

91.12 上睑下垂

又写作 Bleoharoptosis，指上眼睑下垂。

需同假性睑下垂相鉴别（眼睑下垂并不是由上睑提肌无力引起），后者是由眼球内陷（眼球向后移位，例如眶底爆裂性骨折）、小眼球、睑痉挛、Duane 综合征等引起。

病因：

1. 先天性：大多数为单纯性（常染色体显性遗传），复杂性睑下垂可伴发其他表现（如睑下垂伴发眼肌麻痹）。

2. 创伤性：如眼睑受损，眶顶骨折等。

3. 神经源性：

（1）第Ⅲ脑神经麻痹（见章节 32.6.3）：

1）第Ⅲ脑神经主干受损：可发生于硬脑膜内或海绵窦内。睑下垂可能为垂体腺瘤发展的早期体征（垂体卒中）（见章节 45.5.2）。

2) 累及眶内第Ⅲ脑神经的上支。

（2）Horner 综合征（见章节 35.2.6）：为部分性睑下垂（睑板肌无力导致，所以可将其归为假性睑下垂），下眼睑相对健侧升高。

4. 肌源性：

（1）肉毒素注射（如 Botox®）。

（2）重症肌无力。

5. 机械性：

（1）肿瘤：神经纤维瘤、血管瘤、恶性黑色素瘤、转移瘤等。

（2）额窦的黏液囊肿扩张。

6. 药源性，部分列举如下：

（1）糖皮质激素：包括局部用药。

（2）酒精。

（3）鸦片。

91.13　病理性睑回缩

1. 甲亢（见章节 89.8.2）。

2. 精神性因素：精神分裂症。

3. 类固醇激素。

4. Parinaud 综合征（见章节 3.2.5）。

91.14　巨颅症

巨颅症意即头围增大[26]，某些学者有时惯用其同义词"macrocrania"，即巨头颅，指的是头围超过正常水平的 98%[27]，但需注意勿与"巨脑"相混淆（巨颅也写作"megalencephaly"，见下文）。儿科最为常见的病因按降序排列依次为：家族性（父母均巨颅），婴儿良性硬脑膜下积液（见章节 58.8.2）及脑积水。

1. 脑室扩大：

（1）（流体静力学）脑积水（HCP）（见章节 24.3）：

1）交通性。

2）梗阻性。

（2）积水性无脑畸形（见章节 17.2.2）。

（3）结构性脑室增大：无原因性脑室扩大，无神经功能缺失。

（4）脑外积水：脑组织缺失（常与小头畸形相关，例如 TORCH 感染）。

（5）Galen 静脉瘤样突起：见下文。

2. 脑室正常或轻度扩大：

（1）"外源性脑积水"：主要累及蛛网膜下隙和基底池[见外源性脑积水

（也称为良性脑积水），见章节 24.8］。

（2）硬膜下积液：

1）血肿。

2）水囊瘤。

3）渗液（良性或症状性）。

4）婴儿良性硬脑膜下积液（见章节 58.8.2）。

（3）脑水肿：一些学者认为这也是假性脑瘤的一种表现形式[26]。

1）细胞毒性：铅中毒脑病（慢性铅中毒）。

2）内分泌性：甲状旁腺功能减退、半乳糖血或低磷血症、维生素 A 过多、肾上腺功能不全等。

（4）家族性（遗传性）巨颅症：父母头颅较大，脑组织容量也随之增大。

（5）特发性。

（6）巨脑畸形：脑组织增大（见章节 17.2.2）。

（7）神经皮肤综合征：通常为脑组织容量增加（巨脑，见上文）[26]，特别是神经纤维瘤病和先天性黑色素沉积过多（Ito 综合征）病人可见，较少见于结节性硬化症和 Sturge - Weber 综合征病人。也可见于罕见的半侧巨脑畸形综合征。

（8）蛛网膜囊肿（也称作室管膜下或蛛网膜囊肿）[26]：室管膜或蛛网膜之间被脑脊液充填，通常在出生后 1 个月达最大并且不再发展，其中 30％的病例由于病情发展迅速而需要治疗。囊肿治疗可采用分流或钻孔的方法，真性蛛网膜囊肿（而非脑穿通畸形形式的囊肿）且在 1 岁内未合并颅压高或进行性巨头症时预后良好。

（9）动静脉畸形：特别是 Galen 静脉瘤样扩张（见章节 82.8），听诊发现有颅内杂音，其巨头症的形式中脑水管阻塞造成的 HCP 有关[26]，对于其他畸形而言，巨颅症的形成与静脉系统压力上升有关，而非 HCP。

（10）未合并脑积水的脑肿瘤：婴儿期脑肿瘤少见，但大部分都会引起梗阻性脑积水，部分肿瘤未引起 HCP，如星形细胞瘤，常有间脑综合征（见章节 37.1.8 下丘脑前部肿瘤）。

（11）"巨人症"：

1）Soto 综合征：合并骨龄增加（X 线检查）和皮肤、面部和骨骼等多器官发育异常。

2）先天性脐疝-舌肥大综合征（EMG）：特点是低血糖（与异常朗格汉斯细胞岛形成有关）、巨大出生体重儿、脐部过大、脐疝和舌肥大。

（12）"颅脑比例失调"[26]（见章节 58.8）：与婴儿的良性轴外积液相似。

（13）软骨发育不良性侏儒：头颅增大但颅底骨却缩小，造成前额突出，OFC（枕额周缘）大于正常值的 97％，面中部发育不良及枕大孔狭窄。头颅外形生长异于正常（OFC 大于正常不属于形状异常，不归于此类症状）。

（14）Canavan 病：也称为脑海绵状变性，为常染色体隐性病，多见于德系犹太裔婴儿，特点为巨颅症，CT[28] 显示对称性双侧半球白质密度降低及巨颅。

（15）神经代谢性疾病：由于代谢底物在脑内沉积造成，见于神经节苷脂沉积症、Krabbe 病等。

3. 颅骨增厚：

（1）贫血：如地中海贫血。

（2）颅骨发育异常：如骨硬化病（见章节 91.8.2）。

91.15 耳鸣

91.15.1 概述

耳鸣可以分为主观性耳鸣（仅病人本人听到）或客观性耳鸣（颅内杂音，可被检查者用听诊器听到，常用听诊位置为顶骨、枕骨或颈内动脉处），后者发生原因多为血管性（血流增加或血管部分阻塞）。

91.15.2 搏动性耳鸣

大多数病例为血管性病变造成。

1. 与脉搏同时发生的耳鸣：

（1）颈内动脉-海绵窦瘘（见章节 82.9）。

（2）AVM：

1）软脑膜 AVM。

2）硬膜 AVM（见章节 82.7）。

（3）颈静脉球肿瘤（见章节 39.2.3）。

（4）脑动脉瘤（罕见）：特别是巨大动脉瘤血流紊乱时。

（5）高血压。

（6）甲亢。

（7）特发性颅内高压症（颅内假瘤）（见章节 49.1）。

（8）传导性杂音：来源于心脏（如主动脉狭窄）或颈动脉狭窄（特别是颈外动脉）。

（9）颈静脉球裸露或高位颈静脉球：正常的静脉变异。

（10）颅后窝肿瘤：脑桥小脑三角肿瘤，如前庭施万细胞瘤或脑膜瘤，脑实质内血管性肿瘤，如血管网织细胞瘤（特别是位于脑桥小脑三角区的肿瘤）。

（11）鼓膜发红的病变：

1）中耳内异常的颈内动脉。

2）镫骨动脉：少见。起源于异常的颈内动脉或颈内动脉水平段与岩骨垂直段交界的部分。患侧棘孔消失，伴有面神经管鼓室部前部扩大。

3）血管球瘤（见章节 39.2.3）。

2. 与脉搏不同步的耳鸣发作：非对称性乙状窦和颈静脉扩张可产生低音量杂音。

搏动性耳鸣的诊断性检查：

1. 平扫或增强 MRI：用以发现肿瘤，如颈静脉球瘤。

2. 血管造影：包括颈内或颈外动脉注射对比剂。

3. 如下项目一般无用，常规下不予检查：

（1）动脉超声：没有特异性，敏感性差。

（2）MRI/MRV：会漏诊小的动静脉瘘，而对于大的动静脉瘘不能提供治疗所需要的细节信息。

91.15.3　非搏动性耳鸣

1. 外耳道梗阻：耳垢、异物。

2. 中耳炎（中耳感染）。

3. 耳硬化症。

4. 镫骨肌痉挛：发生于面部痉挛。

5. 脑桥小脑三角肿瘤：包括前庭神经鞘瘤（见章节 41.1）。

6. 梅尼埃（Meniere）病（见章节 33.2）。

7. 迷路炎。

8. 内淋巴囊肿瘤：如 Hippel‐Lindau 病（见章节 43.3.3）。

9. 药物性因素：

（1）水杨酸类：如阿司匹林，水杨酸亚铋（Pepto Bismol®）。

（2）奎宁。

（3）氨基糖苷类毒性作用：链霉素、妥布霉素（耳鸣先于耳聋发生）。

91.16　面部感觉异常

1. 口周感觉异常：

（1）低钙血症。

（2）延髓空洞症。

2. 单侧面部感觉异常改变：

（1）三叉神经瘤。

（2）前庭神经鞘瘤（VS）：VS 瘤体直径大于 2 cm 才会导致面神经受累，第Ⅵ脑神经压迫症状见前庭神经鞘瘤章节（见章节 41.1.4）。

（3）三叉脊髓束受压（大的占位性病变可导致双侧面部感觉改变）后主要表现为痛、温觉消失而部分触觉残留[29]。解剖学上，这一传导束可低至 C2 水平(偶尔甚至到 C4 水平)。

91.17 语言障碍

1. 失语:

(1) 损伤语言中枢:

1) Wernick 失语(见章节 3.2.2):典型者为流利性失语(正常的语句长度及语调,但不能够理解意思)。

2) Broca 失语(见章节 3.2.2):言语不利伴构音障碍。

3) 传导性失语(见章节 3.2.2):语言流畅但言语错乱,病人能听懂别人讲话,亦能阅读,并且知晓其存在这一语言功能障碍。

(2) 癫痫后短暂性失语:见 Todd 瘫痪,(见章节 26.1.3)。

(3) 成人原发性进行性失语:特发性、退行性病变。

2. 运动不能性缄默:见于双侧额叶功能紊乱(如前交通动脉动脉瘤破裂造成血管痉挛而引起双侧大脑前动脉梗塞或巨大双侧额叶病灶,此时多意识不清)或扣带回病灶。

3. 小脑源性聋哑[30,31]。

4. 胼胝体术后:胼胝体中部切除可造成双侧扣带回萎缩或丘脑损伤[32]。

(邓晓峰 张绍森)

参考文献

[1] Cardoso ER, Peterson EW. Pituitary Apoplexy: A Review. Neurosurgery. 1984; 14:363–373

[2] Kapoor WN. Evaluation and Management of the Patient with Syncope. JAMA. 1992; 268:2553–2560

[3] Barron SA, Rogovski Z, Hemli Y. Vagal Cardiovascular Reflexes in Young Persons with Syncope. Ann Intern Med. 1993; 118:943–946

[4] Miller TH, Kruse JE. Evaluation of syncope. Am Fam Physician. 2005; 72:1492–1500

[5] Linzer M, Yang EH, Estes NA, III, Wang P, Vorperian VR, Kapoor WN. Diagnosing syncope. Part 1: Value of history, physical examination, and electrocardiography. Clinical Efficacy Assessment Project of the American College of Physicians. Ann Intern Med. 1997; 126:989–996

[6] Sarasin FP, Louis-Simonet M, Carballo D, Slama S, Rajeswaran A, Metzger JT, Lovis C, Unger PF, Junod AF. Prospective evaluation of patients with syncope: a population-based study. Am J Med. 2001; 111:177–184

[7] Brignole M, Alboni P, Benditt D, Bergfeldt L, Blanc JJ, Bloch Thomsen PE, van Dijk JG, Fitzpatrick A, Hohnloser S, Janousek J, Kapoor W, Kenny RA, Kulakowski P, Moya A, Raviele A, Sutton R, Theodorakis G, Wieling W. Guidelines on management (diagnosis and treatment) of syncope. Eur Heart J. 2001; 22:1256–1306

[8] Smith DB, Hitchcock M, Philpot PJ. Cerebral Amyloid Angiopathy Presenting as Transient Ischemic Attacks: Case Report. J Neurosurg. 1985; 63:963–964

[9] Greenberg SM, Vonsattel JP, Stakes JW, Gruber M, Finklestein SP. The Clinical Spectrum of Cerebral Amyloid Angiopathy: Presentations without Lobar Hemorrhage. Neurology. 1993; 43:2073–2079

[10] Kaminski HJ, Hlavin ML, Likavec MJ, Schmidley JW. Transient Neurologic Deficit Caused by Chronic Subdural Hematoma. Am J Med. 1992; 92:698–700

[11] Moster M, Johnston D, Reinmuth O. Chronic Subdural Hematoma with Transient Neurologic Deficits: A Review of 15 Cases. Ann Neurol. 1983; 14:539–542

[12] McLaurin R. Contributions of Angiography to the Pathophysiology of Subdural Hematomas. Neurology. 1965; 15:866–873

[13] Apter AJ, Mott AE, Frank ME, Clive JM. Allergic rhinitis and olfactory loss. Ann Allergy Asthma Immunol. 1995; 75:311–316

[14] Emmett EA. Parosmia and hyposmia induced by solvent exposure. Br J Ind Med. 1976; 33:196–196

[15] Lieblich JM, Rogol AD, White BJ, Rosen SW. Syndrome of anosmia with hypogonadotropic hypogonadism (Kallmann syndrome): clinical and laboratory studies in 23 cases. Am J Med. 1982; 73:506–519

[16] Beal MF. Multiple Cranial-Nerve Palsies - A Diagnostic Challenge. N Engl J Med. 1990; 322:461–463

[17] Krisht AF. Giant Invasive Pituitary Adenomas. Contemp Neurosurg. 1999; 21:1–6

[18] Manni JJ, Scaf JJ, Huygen PLM, et al. Hyperostosis cranialis interna: A new hereditary syndrome with cranial-nerve entrapment. N Engl J Med. 1990; 322:450–454

[19] Chen J-R, Rhee RSC, Wallach S, et al. Neurologic Disturbances in Paget Disease of Bone: Response to

Calcitonin. Neurology. 1979; 29:448–457

[20] Wilkins RH, Rengachary SS. Neurosurgery. New York 1985

[21] Al-Mefty O, Fox JL, Al-Rodhan N, Dew JH. Optic Nerve Decompression in Osteopetrosis. J Neurosurg. 1988; 68:80–84

[22] Salvarani C, Cantini F, Boiardi L, Hunder GG. Polymyalgia rheumatica and giant-cell arteritis. N Engl J Med. 2002; 347:261–271

[23] Clark WC, Theofilos CS, Fleming JC. Primary Optic Sheath Meningiomas: Report of Nine Cases. J Neurosurg. 1989; 70:37–40

[24] Gibson RD. Measurement of proptosis (exophthalmos) by computerised tomography. Australas Radiol. 1984; 28:9–11

[25] Peyster RG, Ginsberg F, Silber JH, Adler LP. Exophthalmos caused by excessive fat: CT volumetric analysis and differential diagnosis. AJR Am J Roentgenol. 1986; 146:459–464

[26] Strassburg HM. Macrocephaly is Not Always Due to Hydrocephalus. J Child Neurol. 1989; 4:S32–S40

[27] Section of Pediatric Neurosurgery of the American Association of Neurological Surgeons. Pediatric Neurosurgery. New York 1982

[28] Rushton AR, Shaywitz BA, Duncan CC, et al. Computed Tomography in the Diagnosis of Canavan's Disease. Ann Neurol. 1981; 10:57–60

[29] Carpenter MB. Core Text of Neuroanatomy. 2nd ed. Baltimore: Williams and Wilkins; 1978

[30] Rekate H, Grubb R, Aram D, et al. Muteness of Cerebellar Origin. Arch Neurol. 1985; 42:637–638

[31] Ammirati M, Mirzai S, Samii M. Transient Mutism Following Removal of a Cerebellar Tumor: A Case Report and Review of the Literature. Childs Nerv Syst. 1989; 5:12–14

[32] Apuzzo MLJ. Surgery of Masses Affecting the Third Ventricular Chamber: Techniques and Strategies. Clin Neurosurg. 1988; 34:499–522

92 症状和体征的鉴别诊断——脊柱及其他篇

92.1 本章节以外的鉴别诊断

本章以外的鉴别诊断如表 92 - 1 所示。

表 92 - 1 症状和体征的鉴别诊断,脊柱及其他篇——本章以外内容

鉴 别 诊 断
强直性脊柱炎(见章节 74.2.6)
膀胱功能障碍(见章节 3.1.3)
臂丛神经损伤(见章节 31.5.4)
腕管综合征(见章节 30.4.4)
颈椎管狭窄(见章节 71.4)
外侧型腰椎间盘突出症(见章节 69.1.11)
感觉异常性股痛(见章节 30.9.4)
肌病
脊髓肿瘤(见章节 51.3)
硬脊膜外脓肿(见章节 21.5.1)
腰椎管狭窄(见章节 72.6)
滑膜囊肿(脊柱)(见章节 76.3.4)
胸廓出口综合征(见章节 31.8)
斜颈(见章节 98.6)
尿潴留(见章节 3.1.3)

92.2 脊髓病变

以下标有匕首符号(†)的表示硬脊膜外占位。

■ 先天性

1. Arnold - Chiari 畸形(见章节 17.1.3):年轻人多为Ⅰ型。

2. 脊髓拴系症:多于外伤后才表现出症状。

3. 脊髓空洞症:可表现为先天性或外伤后四肢瘫痪,通常有中央管综合征伴发(见章节 76.4),或进行性脊髓病变。

4. 神经管肠源性囊肿(见章节 17.3)。

5. 黏多糖病引起的脊髓压迫症,如 Morquio 综合征(由于寰枢椎关节半脱位引起)、Hurler 综合征。

6. 遗传性痉挛性截瘫:家族史很重要。排除性诊断见文献[1]。

■ **后天获得性**

1. 颈胸段脊髓狭窄:通常为先天性椎管狭窄合并其他变性疾病(常见于软骨发育不良性侏儒)。

2. 外伤:包括脊髓休克、脊髓出血、硬脊膜外血肿(见下文血管病部分)、气压伤、电击伤、骨折后脊髓受压†、脊髓狭窄合并轻度外伤。

3. 椎间盘突出†:胸段多为脊髓累及,颈段多为神经根受累(长束征罕见)。

4. 脊柱后凸。

5. 髓外出血†(见章节 9.3):骨髓增生→脊髓束受压,多见于慢性贫血(如:重型地中海贫血)。

6. 继发于齿突或寰椎横韧带功能不全造成的骨压迫症,见于先天性原因或外伤(见章节 64.5.4)、肿瘤或炎症(特别是风湿性关节炎)。

7. 硬脊膜外脂肪瘤病†(见章节 76.7):长期使用外源性激素治疗[2]引起的硬膜外脂肪过度增生。

8. 后纵韧带骨化(OPLL)[3](见章节 74.3)。

9. 骨化性蛛网膜炎:较少发生(截至 1998 年仅有 43 例个案报道[4]),为累及蛛网膜的钙化。在胸椎表现为骨化斑或围绕脊髓呈圆筒状。磁共振成像或脊髓造影很难发现。CT 平扫有利于诊断。

10. 椎体 Paget 病†(见章节 74.1)。

11. 自发性脊髓突出症(见章节 76.6)[5,6]:罕见,由于前方硬脊膜缺损造成胸髓突出,产生 Brown-Squard 综合征或痉挛性下肢截瘫。

■ **肿瘤**

1. 脊髓或脊柱肿瘤†(见章节 51.3):

(1) 硬膜外(55%):

1) 原发性肿瘤(罕见):神经纤维瘤、脊索瘤、成骨细胞瘤、动脉瘤样骨囊肿、椎体血管瘤[7]。

2) 年龄>40 岁,怀疑原发或继发硬膜外淋巴瘤或白血病细胞沉积症(绿色瘤),特别是曾诊断为造血细胞或淋巴细胞紊乱。

3) 硬膜外肿瘤转移(见第 53 章),50 岁后多发,发生率为肿瘤病人的10%,占首发症状为脊髓受压的恶性肿瘤病人的 5%~10%。

(2) 硬膜下髓外(40%):脊膜瘤、神经纤维瘤。

(3) 硬膜下髓内:原发性(见章节 51.3.4)(室管膜瘤、星形细胞瘤)和罕见的髓内转移癌。

2. 癌性脊髓炎(见章节 52.10)：引起的神经功能缺失常不能具体定位于某一节段。

3. 类癌综合征(见章节 31.5.2)：包括脊髓和外周神经受累。

■ **血管病变**

1. 出血或血肿形成：

(1) 硬脊膜外血肿+(见章节 74.7)：常与抗凝治疗有关[8]。

1) 外伤性：腰椎穿刺后或硬膜外麻醉(见章节 74.7)。

2) 自发性[9]：罕见，包括脊髓血管畸形破裂(见章节 74.7)或椎体血管瘤破裂出血(见章节 76.1)。

(2) 脊髓 SAH：同硬脊膜外血肿相似(见章节 9.2.5)，也可为外伤性(如腰椎穿刺[10,11])或继发于脊髓 AVM。

(3) 硬脊膜下血肿。

(4) 脊髓出血。

2. 脊髓梗死：若排除梅毒性动脉炎后则并不常见。梗死部位多见于脊髓前动脉，后动脉少见，T4 水平常见(分界线)。

(1) 罹患低血压的老年人神经根动脉粥样硬化是其主要病因。

(2) 术中需要夹闭主动脉(如胸主动脉瘤手术)。

(3) 脊髓狭窄病人在坐位手术中出现相对或绝对的低血压[12]，通过纠正相对低血压可能改善，也可使用以下措施：可视纤维插管、改善体位、术中 SSEP 监测、改变体位时诱导产生高血压、避免坐位手术、避免过分牵拉、弯曲或扩张血管。

(4) 主动脉夹层。

(5) 脊髓动脉栓塞。

3. 脊髓 AVM+(见章节 76.1)：好发于 30 岁以下[13]，10%～20%为急性发作，其脊髓病变也可继发于：

(1) AVM 占位效应：表现类似脊髓"肿瘤"的病变中，脊髓 AVM 所占比例不及 5%。

(2) 破裂出血：表现为 SAH，脊髓出血或硬膜外血肿。

(3) 由于盗血而产生所谓的分水岭性梗死。

(4) 自发性血栓形成(Foix-Alajouanine 坏死性脊髓病[14]，见章节 76.1.3)：表现为痉挛性→迟缓性偏瘫，伴有感觉障碍平面。

4. 放射性脊髓病变：由于微血管阻塞造成(见章节 101.2.4)。

5. 继发于使用碘剂的肠系膜或主动脉造影后，尤其是造影中出现低血压时，心输出量由内脏向脊髓神经根动脉分流处易发生病变。治疗：保持病人坐位，腰椎穿刺放液≥100 ml 在 30 分钟以上，用等量生理盐水替换[15]。

■ **自身免疫性疾病**

病毒感染后(接种疫苗后)：可能为自身免疫性疾病的病因(如横断性脊髓炎)。37%的病人感染病毒的前驱症状表现为 ATM，病毒感染常损害灰质

（如脊髓灰质炎）。

■ **脱髓鞘性疾病**

1. 急性（自发性）横断性脊髓炎（ATM）（见章节 10.8），发病高峰期为 20 岁以下，表现为突发下肢力弱、感觉缺失、背部疼痛、括约肌功能紊乱，与脊髓压迫症鉴别有一定困难，多见于胸髓，CT 及血管造影往往都正常，MRI 上可有相应表现。腰椎穿刺化验：脑脊液细胞增多，可合并高蛋白血症。

2. 多发性硬化（MS）：仅 7% 病人表现为脊髓横断性病变，常见于年轻人，但各个年龄均可发生，MS 的脊髓病变可不明显，或不完全（仅有轻度损伤），由于涉及髓磷脂，故病变不累及灰质，此类病人通常腹壁反射消失。

3. Devic 综合征（即视神经脊髓炎，NMO）：不同于一般多发性硬化，而是以双侧视神经和横断性脊髓炎为特征（累及≥3 个脊髓节段[16]，可引起颈脊髓病），个别脊髓水肿严重的病人甚至在造影时可发现血管闭塞的情况。此病在亚洲和印度比欧美国家常见。同典型的多发性硬化相比，此病引起的脊髓病更为严重（病理上与不完全性脱髓鞘相反，坏死更为常见），恢复的可能性更小。血清检测到明显的 IgG 抗体（NOM‐IgG）可与 MS 相鉴别[17]。

■ **代谢性或毒性病变**

1. （亚急性）联合系统疾病（CSD）：也称作（亚急性）联合柱变性，病因为维生素 B12 缺乏（氰钴胺）。

病因：

（1）饮食中缺乏维生素 B12。

（2）恶性贫血：由于胃壁细胞[18]分泌内源性因子（一种小分子多肽）不足造成回肠末端对维生素 B12 吸收异常引起。

（3）其他胃功能紊乱：胃内 pH 下降，如卓-艾综合征，可抑制内源性因子和其受体结合。

2. 临床表现：此类疾病的发作是渐近性和单一形式的，以手足对称性感觉异常为首发症状（病变累及后索）→下肢强直、无力，本体感觉异常造成行走不稳，夜间表现更差→痉挛强直状态→截瘫→肠道和膀胱功能失调，部分严重病例由于脑白质异常可出现痴呆（如意识混乱、记忆力丧失、易激惹等）。由于视神经脱髓鞘病变造成有或无视神经萎缩并引起视力下降。

3. 实验室检查：

（1）血浆维生素 B12 检测：最灵敏的指标。但是维生素 B12 缺乏其血浆水平可保持正常。如果有神经系统症状，可检查丙二酸或其他维生素 B12 缺乏的标记物，如甲基丙二酸（同时检查同型半胱氨酸以除外叶酸缺乏）。

（2）CBC：大部分（但非全部）病人可能出现大细胞性（巨红细胞性）贫血（通常叶酸缺乏可导致巨幼细胞贫血，但对于全身多系统疾病（CSD）病人，补充叶酸虽可纠正贫血，但却无法改善神经功能障碍，甚至使病情加重）。

（3）希林试验：决定维生素 B12 缺乏的原因，即使是已接受维生素 B12 注射治疗的病人(首先让病人摄入足量无放射性维生素 B_{12},后口服放射性标记物氰钴胺,测量 24 小时尿酸中放射性物质比例,进行三次试验,一次不加入内因子,一次加入内因子,一次应用抗生素治疗)。

4. 影像学检查:T_2WI 可显示脊髓白质内高信号,主要见于后索,但也可见于脊髓丘脑束。

5. 治疗:每 1~3 个月注射或大剂量口服维生素 B_{12} 制剂[19](非内因子的其他转运途径可吸收约 1% 的口服摄入的维生素 B_{12},摄入剂量为 300~100 000 μg 时总吸收量为超过日常所需的 1~2.5 μg)。

6. 毒性脊髓病变:局部脊柱麻醉可引起脊髓病变,但罕见。

■ 感染性病变

1. 脊柱(旁)脓肿(也称作硬脊膜外脓肿)或硬膜外积脓[†]:多有链球菌属致病菌感染的病史,如疖,常伴有椎体骨髓炎[20],产生局部压痛、背部痛,发热,血沉升高(见章节 21.5.1)。

2. 椎体骨炎或骨髓炎(见章节 21.5.2)。

3. 脓性关节盘炎[†]:可自发形成或继发其他病变(见章节 21.5.3)。

4. HIV 或 AIDS 相关脊髓病:与维生素 B_{12} 缺乏相似,可造成痉挛性无力和共济失调,能引起脊髓空泡形成,"AIDS 引起的典型痉挛性截瘫"也可由于感染 HTLV-Ⅰ 型病毒[21]。

5. 结核:Pott 病(脊柱结核病),此部分内容可参阅结核性脊柱骨髓炎,见章节 21.5.2。

6. 硬脊膜炎伴随硬脑膜炎。

7. 病毒感染:

(1) 水痘-带状疱疹病毒:很少引起坏死性脊髓病。

(2) 单纯疱疹病毒Ⅱ型:可引起上行性脊髓炎。

(3) 巨细胞病毒:可引起横贯性脊髓炎。

8. 梅毒感染:引起脊髓痨(运动性共济失调),梅毒性脊膜炎或脊髓血管梅毒病,确诊需做血浆和脑脊液血清学检查。

9. 寄生虫性囊肿[†]。

10. Creutzfeldt-Jakob 病(CJD):其中部分病人以肌肉消瘦为首发症状,其表现类似脊髓病或 ALS(见章节 22.2)。

■ 外周性神经肌肉病变

1. Guillain-Barré 综合征(GBS):快速发展的上行性肢体无力(类似脊髓受压表现),深浅反射消失,感觉基本正常(见章节 10.7)。

2. 慢性免疫异常性神经病:与免疫介导有关[22]。

(1) 慢性免疫反应性脱髓鞘样多神经根神经病(CIDP):与 GBS 类似,病程持续时间较长(见章节 10.7.4)。

(2) 多灶性运动神经病(MMN):以不对称性肌肉消瘦、抽搐痉挛为特点。与 ALS 类似,但可治疗(静脉滴注免疫球蛋白或免疫抑制剂)。

3. 肌病:包括类固醇样肌病(此病对机体近端肌肉的影响超过远端)。

■ 运动神经元病

1. 肌萎缩性侧索硬化(ALS)(见章节 10.6.2):上下肢运动神经元疾病。轻度下肢强直(严重者少见)。手和前臂肌萎缩性无力。上肢肌肉自发收缩,感觉缺失(包括痛觉消失),通常括约肌功能未受累。

2. 原发性侧索硬化(见章节 10.3.3):见于 50 岁以上人群。无下运动神经元体征。较 ALS 进展缓慢(数年至几十年)。假性延髓性麻痹较为常见[23]。

92.3 坐骨神经痛

92.3.1 概述

定义:坐骨神经分布区域的机体组织疼痛。坐骨神经是由 L4～S3 神经根中成分组成,穿坐骨大孔沿股背侧从骨盆发出,在大腿下 1/3 分成胫神经和腓神经。

92.3.2 病因

坐骨神经痛的常见病因是腰椎间盘突出造成的神经根受压病变[24]。其鉴别诊断与脊髓病变类似(见前文),但同时包括:

1. 先天性:

(1) 脊膜囊肿(神经周囊肿):见蛛网膜囊肿(见章节 76.2)。

(2) 联合神经根(conjoined nerve root,见章节 16.6):最初不作为引起神经根病的原因,但目前认为由于其束缚作用可能引起坐骨神经痛的症状。

2. 继发性:

(1) 脊柱狭窄、椎关节强直、椎骨分离、脊椎前移。

(2) 近关节面囊肿:包括滑膜囊肿和近关节面囊肿[25](见章节 76.3):其发病率随 MRI 的普及而增加。

(3) 神经根鞘囊肿:可为先天性或继发性,可起源于腋下神经根并引起邻近神经根的压迫。治疗将囊肿切除、缝合开口。

(4) 蛛网膜炎性骨化:少见(见章节 92.2),形成椎管内柱状、圆柱状或不规则性占位[26],可引起后下背部疼痛,神经根病或马尾综合征。

(5) 髋周异位骨化[27]。

(6) 肌内注射位置不当引起的注射部位损伤。

(7) 股后部分隔综合征。

(8) 全髋关节成形术后并发症[28]。

(9) 肿瘤放疗后近病灶位置损伤。

92

3. 感染性：

(1) 关节盘炎(见章节 21.5.3)：任何动作均可引起剧痛。

(2) Lyme 病(见章节 20.5)。

(3) 带状疱疹病毒：属于少见的神经根病变[29]，其中 10％～15％的病例可累及腰骶段皮肤，疼痛发作通常与体位无关，疼痛 3～5 天后可出现典型的皮肤疱疹病灶，1％～5％的病例发展为运动无力(上臂和躯干常见)，骶段神经受累可造成膀胱肌麻痹，引起尿潴留，运动障碍病人中 55％预后良好，30％恢复一般或较好。

4. 肿瘤：

(1) 脊柱肿瘤：多发性骨髓瘤(见章节 44.2)，转移癌(见章节 53.4.5)。

(2) 沿坐骨神经生长的骨或软组织肿瘤：可误诊为腰椎间盘突出而误致进行椎板切除术[30]。疼痛在发作初期常不典型，部位也不固定(见下文)。

1) 腹腔或盆腔内肿瘤。

2) 股骨肿瘤。

3) 腘窝或腓肠肌肿瘤。

5. 炎症：

(1) 滑囊炎(见章节 72.6)：可致假性坐骨神经痛，但很少累及股后部及膝远侧。

(2) 股二头肌骨化肌炎[31]。

6. 血管性原因：

(1) 坐骨神经痛可造成类似间歇性跛行发作。

(2) 腰大肌血肿：常见于服用抗凝药的病人。有时需行血肿引流术。

7. 非脊柱来源的其他因素：非皮区疼，通常无神经根压迫的体征(见章节 72.5.3)，包括：

(1) 肾盂肾炎。

(2) 肾结石：包括输尿管梗阻。

(3) 胆囊炎。

(4) 阑尾炎。

(5) 子宫内膜炎或子宫内膜异位症。

(6) 十二指肠后壁溃疡穿孔。

(7) 腹股沟疝，尤其是发生嵌顿情况下。

(8) 壁间动脉瘤(见章节 92.5)。

8. 梨状肌综合征(PS)：具有争议性。梨状肌起于第 2～4 骶椎前面、骶结节韧带，经坐骨大孔止于股骨大转子。受 L5～S1 神经支配，是伸髋位时的主要外旋肌。可刺激或压迫坐骨神经(也称为假性坐骨神经痛，症状类似于椎间盘突出)。臀上神经由于在肌肉近端发出而不受累及。相反，梨状肌综合征可继发于下腰椎神经根病。此区病变可引起坐骨神经分布区疼痛和髋关节外旋、外展无力。体征：Freidberg 试验（髋关节伸展位时有力内旋时疼痛）或 Pace 实验（髋关节抵抗外展/外旋时疼痛）阳性。此病没有很好的治疗方法。建议疗法：功能锻炼、伸展位、通过直肠指诊定位梨状肌进行注射，但要注意不要注入坐骨神经或梨状肌肌肉部分。有时局部麻醉后注射能得到较长时间的缓解。可用肉毒素（Botox®）进行注射治疗。

9. 其他易和神经根病相混淆的外周神经病变，包括：

（1）下肢外周神经病而被误诊为 L4 神经根病变（见下文）。

（2）骶丛近端病灶而被误诊为 S1 神经根病变（见下文）。

（3）糖尿病性神经病变（见章节 31.5.6），包括糖尿病性肌萎缩。

（4）肿瘤（见下文）。

92.3.3 能引起坐骨神经痛的髓外肿瘤

疼痛特点：发作症状隐匿[30]，早期为间断发作，但最终所有病人都进行性加重,疼痛持续,与体位无关,休息后不能完全缓解[30]，约80%病人主诉明显夜间痛。

大部分病人直腿抬高试验为阳性,但超过半数病人疼痛点沿坐骨神经分布,远离坐骨切迹[30]。保守治疗无效或使疼痛暂时缓解。

约20%病人曾有肿瘤病史（通常为神经纤维瘤病或曾有恶性肿瘤）。其中恶性肿瘤包括[30]：转移瘤,原发性骨肉瘤（包括软骨肉瘤）,软组织肉瘤（淋巴瘤等）。良性肿瘤包括：淋巴瘤,神经纤维瘤,施万细胞瘤（神经鞘瘤）,骶骨的动脉瘤性骨囊肿,骶骨巨细胞瘤,腱鞘巨细胞瘤。

经过详细的病史询问和体格检查,可确定 2/3 病人肿瘤发生部位和来源结构（骨或软组织）[30]。包含股近端和骨盆的放射拍片一般可显示此部位大部分肿瘤[30,32]。

92.3.4 引起坐骨神经痛的神经根病变的鉴别特点

■ 概述

椎管神经根受损可产生坐骨神经痛（如椎间盘突出）。临床表现为神经根综合征（见章节 69.1.6）。影像学检查（MRI、脊髓造影或 CT）可显示神经根受压。而许多外周病变很难从影像上诊断。

■ L4 神经根病变

股神经病变常被误诊为 L4 神经根病,鉴别要点见表 92 - 2。

表 92 - 2　股神经病变与 L4 神经根病变的鉴别诊断

特　点	股神经病变	L4 神经根病变
感　觉　缺　失		
分布（见图 1 - 14）	股骨前方	从膝至内踝的皮肤,股前方少见

续　表

特　点	股神经病变	L4 神经根病变
肌　肉　无　力		
髂腰肌	力弱	正常
股内收肌	正常(由闭孔神经支配)	可出现力弱
股四头肌	力弱	力弱

■ L5 神经根病变

腓肠肌麻痹可被误诊为 L5 神经根病变(见章节 92.6.3)。

■ S1 神经根病变

S1 在椎管外,由于 S1 参与构成骶丛,因此椎管外病变也可累及 S1 神经根,如盆腔肿瘤。对于神经丛内病灶,肌电图可显示椎旁肌肉和臀大肌、臀中肌受损情况(前者的解剖基础是椎旁肌肉的支配神经均由神经孔出入,后者是因为臀上、下神经在椎旁神经丛的远端发出)。

92.4　急性截瘫或四肢瘫

92.4.1　概述

引起脊髓压迫的病变通常表现为：截瘫或局部轻瘫(或四肢瘫/局部麻痹),尿潴留(可通过膀胱超声或残余尿量以确定),受累平面以下的感觉障碍。病程为数小时或数天,而腱反射可亢进或减弱,有或无下肢病理征。除外伤外,常见原因多为肿瘤或骨性病变。

92.4.2　病因

部分情况与脊髓病变相同。

1. 幼儿时期发病(可致"软体婴儿综合征")：

(1) 脊髓性肌萎缩(最严重的表现形式称为 Werdnig - Hoffman 病,常在数月内死亡)。为常染色体隐形遗传性疾病,可导致脊髓前角细胞退变。常见于儿童,出生时即有症状者罕见(表现为运动减少),可出现肢体无力,腱反射消失,舌肌自发收缩,在病程进展至第 1 年或第 2 年即可发展为四肢瘫痪。

(2) 分娩时脊髓损伤：臀位分娩少见的后遗症。

(3) 先天性脊髓病：例如,婴幼儿酸性麦芽糖酶缺乏症(Pompe 病)。

(4) 婴儿肉毒素中毒：表现为肠梗阻,肌张力低下,无力,双瞳孔散大,由肉毒素杆菌和粪便毒素引起。

2. 外伤性脊髓损伤：

(1) 重型创伤：通常诊断并不困难。

(2) 轻度损伤：在存在椎管狭窄的基础上易发生脊髓损伤，可致中央管综合征，见中央管综合征相关章节（见章节 62.9.3）。

(3) 寰枢椎脱位：由于严重外伤或风湿性关节炎或肿瘤引起的稳定性改变造成。

3. 先天性原因：

(1) 继发于颈部半脊椎畸形引起的硬膜外骨性压迫（出生时可无表现，在 20 岁左右发病，偶于外伤后发现）。

(2) 颈椎狭窄（见章节 71.5.1）（通常在椎关节强直基础上形成）：四肢瘫或外伤后中央管综合征。

(3) 软骨发育不全性侏儒症：脊椎狭窄（动物模型：狗）。

(4) 脊髓空洞症：常表现为中央管综合征。

4. 代谢性：

(1) 多系统器官病变*（见章节 92.2）。

(2) 铅中毒：可引起感觉性自发症状，严重者可出现四肢瘫痪和构音障碍。

(3) 中心性脑桥髓鞘破坏（见章节 5.2.5）。

5. 感染性：

(1) 硬膜外感染（脓肿或积脓症）*。

(2) 病毒感染（或接种疫苗）：可造成横贯性脊髓炎*。

6. 周围性神经肌肉障碍*：

(1) Guillain - Barré 综合征：典型者表现为上行性麻痹（见章节 10.7.3），也有类似于脊髓损伤的下肢轻瘫，是本病的异常变种[33]。

(2) 肌病。

7. 肿瘤*：脊髓肿瘤。

8. 自身免疫反应*。

9. 血管性：

(1) 急性桥延脑梗死：通常年龄超过 50 岁，四肢瘫痪，神志清楚，延髓性麻痹（眼球运动障碍，言语能力和咽反射受损）。

(2) 脊髓梗死*：包括 AVM，放射性脊髓病等。

10. 各种占位*：包括硬膜外血肿、骨性压迫、硬膜外脂肪瘤。

11. 功能性：癔症、装病。

12. 双侧大脑半球病灶（双侧皮层运动区受累及）：全脑放射治疗或矢状窦周围病变，但无感觉异常平面。

带"＊"的内容可参考脊髓病变，详见章节 92.2。

92.5　偏瘫或半身不遂

92.5.1　概述

任何影响椎体束（皮质脊髓束）神经传导的因素——即从起点到大脑皮层运动区的巨椎体细胞向下传导至脊髓，都能产生偏瘫的症状，可导致上运动神经元瘫痪（见表 29‑4），即长束征，包括 Babinski 征阳性。

92.5.2　病因

1. 病灶定位于对侧大脑皮层运动区，若病灶较大可累及感觉皮层从而导致瘫痪侧感觉异常：

(1) 肿瘤（异常新生物）：原发或转移。

(2) 创伤性：硬膜外或硬膜下血肿，出血性脑挫伤，凹陷骨折。

(3) 血管病：

1) 梗死：

A. 缺血性：栓塞，血流减少（由于动脉硬化，壁间动脉瘤等）。

B. 出血性：脑出血，动脉瘤性 SAH 等。

2) TIA（一过性脑缺血发作，见章节 83.1）。

(4) 感染：脑炎，脓肿。

2. 病灶位于对侧内囊：仅有运动障碍而无感觉缺失，常见病因为腔隙性脑梗死。

3. 脑干病灶：缺血性梗死，出血，肿瘤。

4. 延颈交界病灶：枕大孔肿瘤（见章节 89.2.4）。

5. 单侧颈髓病变：C5 以上损伤病变，同侧肢体无力，且可致 Brown‑Séquard 综合征，伴对侧痛温觉缺失和肢体无力（见章节 62.9.3），病因见章节 62.9.3。

6. 低血糖症：有时也可导致偏瘫，给予补充葡萄糖后可改善。

7. 对于无法解释的轻偏瘫/半身不遂病人，特别是有外伤史，须考虑颈内动脉夹层。

92.6　腰骶部疼痛（LBP）

92.6.1　概述

下文即将讨论原发性腰骶部痛（LBP），其中与神经病变和脊髓病变重复的内容将不再赘述，当然，明显的外伤原因也不再讨论，与坐骨神经痛的鉴别见章节 92.3 坐骨神经痛,而与神经根病变的鉴别诊断见章节 92.6。

92.6.2 急性 LBP

讨论方式见上文列出的脊髓病变(见章节 92.2)。大部分 LBP 均为非特异性的原因(如腰骶部扭伤)引起,仅有 10%~20% 的病例可给出病理解剖学上的明确病因诊断[34]:

1. 疼痛发作中的病人,这些病人需评估其腹内或血管状态(如壁间动脉瘤病人主诉的"撕裂样疼痛"相似);而神经源性 LBP 病人倾向于能忍耐,但需间断改变体位以缓解疼痛。

2. 无发作时仍持续性疼痛:

(1)脊髓肿瘤(硬膜内或硬膜外),见章节 68.9.5:

1)原发或转移性脊髓肿瘤:疼痛时间超过 1 个月,卧床休息不能缓解,保守治疗无效,无法解释原因的体重下降,年龄超过 50 岁者高度怀疑此病[35]。

2)有夜间疼痛,服用阿司匹林可缓解,怀疑骨病或成骨细胞瘤[36](见章节 51.6.2)。

(2)感染(特别是毒品成瘾者、糖尿病、脊柱手术后、使用免疫抑制剂的病人、肾盂肾炎病人、泌尿生殖系统手术后尿路感染的病人),脊柱系统感染的病人有时发热表现并不明显,而细菌感染的病人出现棘突叩击痛阳性率可达 86%[35],但其特异性仅为 60%[35],感染的类型包括:

1)关节盘炎。

2)硬脊膜外脓肿:此类病人可表现出腰骶部疼痛、发热、棘突压痛或皮肤感染灶(如疖)。

3)椎体骨髓炎。

(3)炎症。

(4)骶髂关节炎:可致一侧或双侧 S1 关节疼痛和压痛,骨盆 X 线片可见一侧或双侧骶髂关节的硬化。

1)双侧对称病变:

A. 强直性脊柱炎(见章节 74.2):晨起背部僵硬感、休息后不能缓解,适当活动反而能改善[37],多见于 40 岁以下男性,查体可发现 Patrick(帕特里克)试验阳性(即向内和外旋髋关节时有疼痛感,见章节 69.1.6)和侧卧位挤压骨盆时产生疼痛。

B. 赖特尔综合征(Reiter syndrome,以德国微生物学家 Hams Reiter 的名字命名):反应性关节炎(常在细菌性感染 1~3 周后发生),至少累及一非关节部位(如尿道炎、葡萄膜炎/结膜炎、皮肤损伤、黏膜性溃疡等)。75% 的病人 HLA-B27 阳性。

C. 可见于克罗恩病(Crohn's disease)。

2)双侧不对称病变:

92

A. 银屑病关节炎。

B. 类风湿关节炎：见于成人及青少年。

3）单侧病变：

A. 痛风。

B. 骨关节炎。

C. 感染。

3. 进展性神经功能障碍(马尾综合征：会阴部麻痹改变,尿失禁、尿急或尿潴留,进行性力弱),要求尽快做出诊断以确定治疗,如：

（1）硬脊膜外脓肿(见章节 21.5.1)。

（2）硬脊膜外血肿(见章节 74.7)。

（3）(硬膜外或硬膜下)脊髓肿瘤(见 51 章)。

（4）椎间盘突出造成占位(见章节 69.1.9)。

4. 病理性骨折：有骨质疏松改变或既往有肿瘤病史的病人发生急性 LBP 时应立即想到病理性骨折的可能。

（1）腰椎压缩性骨折：见骨质疏松性脊柱骨折(见章节 66.3)。

（2）骶骨缺血性骨折[38]：特别是风湿性关节炎长期服用类固醇激素,但既往并无外伤史,可引起 LBP 或神经根病变,X 线平片常会漏诊,需查 CT,最好进行骨窗像检查。

5. 尾骨病变(见章节 68.16)：尾骨周围疼痛或压痛。

6. 纤维环撕裂[39]。注意：50～60 岁的无症状病人中有 40％可表现此特点,而 60～70 岁中有 75％表现如此[40]。

7. 少见继发于 SAH,原因为神经根的硬膜受出血刺激：通常伴发其他 SAH 症状(见章节 77.1.2)。

8. 肌病：可为他汀类药物(用以降低血清中低密度脂蛋白胆固醇的浓度)的副作用,伴或不伴血清肌酸激酶升高,有时可伴有四肢无力,极少数病人可出现横纹肌溶解及血红蛋白尿并最终导致肾衰竭(肾脏或肝脏功能不全、年龄较大、甲状腺功能低下、严重感染均可增加患病风险[41])。

9. 药源性：

（1）他汀类(见上文)。

（2）磷酸二酯酶-5(PDE5)抑制剂,用以治疗勃起功能障碍：与 LBP 有关,与他达拉非合用后发生率增加[42],病因不明。通常在用药后 12～24 小时发生,48 小时后好转。镇痛药多数有效。

92.6.3 亚急性腰骶部疼痛

有 10％的 LBP 病人病程可持续超过 6 周。

鉴别诊断除引起急性 LBP 的上述原因外,还应包括以下：

1. 不发作时仍有持续性疼痛,应想到脊柱骨髓炎(特别是有发热和血沉增快)或肿瘤可能。

2. 对于很多类似以下疾病的病人,可无临床症状,但 X 线片有助于发现病因:

(1) 脊椎前移(见章节 72.2.5)。

(2) 骨赘形成。

(3) 椎管狭窄。

(4) 施莫尔结节(Schmorl 结,见章节 69.1.14):由于椎间盘髓核脱出软骨纤维板而进入相邻椎骨形成(可占无临床表现病人的 19%[43])。

■ **慢性 LBP**

约有 5%的 LBP 病例症状持续时间超过 3 个月,其中 50%病人可以做出病理水平诊断,这些病人转为慢性的原因大部分(85%)是由于收入低下,有失业和需要依靠社会补助的背景[34],病因除以上急性和亚急性发病者外,还包括如下几类:

1. 退行性改变:

(1) 退行性脊椎移位(见章节 72.2.6)。

(2) 脊柱狭窄(影响到椎管)。

(3) 侧隐窝综合征。

2. 脊椎关节病:

(1) 强直性脊柱炎:骶髂关节周围侵蚀性改变和 HLA - B27 抗原阳性。

(2) 脊柱 Paget 病:累及脊柱且较为常见。

3. 髂骨致密性骨炎:髂骨骨质密度增高,通常无症状。偶尔可发生腰骶痛或压痛。常见于妊娠期妇女。

4. 精神性症状加重:包括再次加重(金钱、情绪等原因)。

92.7 足下垂

92.7.1 概述

> **要 点**
>
> 1. 腓深神经(L4,L5)支配障碍,造成胫前肌肉(负责伸膝关节)无力。
> 2. 常见病因:L4 或 L5 神经根病变,腓总神经麻痹。
> 3. 对于足下垂的病人,应检查胫后肌群肌肉(负责足内翻)和臀中肌(负责大腿内旋和固定髋关节)——两者均有腓神经麻痹且两者均为 L4/L5 神经根病。
> 4. 肌电图可协助定位及预后判断。
>
> **定义**:胫前肌肉无力(主要为 L4 和部分 L5 神经支配区域)通常伴发趾

长伸肌和蹞长伸肌无力(主要为 L5 和部分 S1 神经支配区域),以上肌肉均由腓深神经支配。

92.7.2　足下垂的发病机制

　　易混淆的鉴别诊断是神经根病变所致的足下垂和腓神经麻痹所致的足下垂(腓总神经麻痹多见)。对于腓深神经麻痹的病人,胫后肌群肌肉(负责足内翻,由胫后神经支配)和臀中肌(负责固定髋部时内旋大腿,由臀上神经支配,后者由 L5 和部分 L4 神经构成,起点位于神经根出椎间孔不远处)可受累,当 L4 或 L5 神经根损伤时,以上肌肉均可被累及,见图 92-1 和表 92-3。

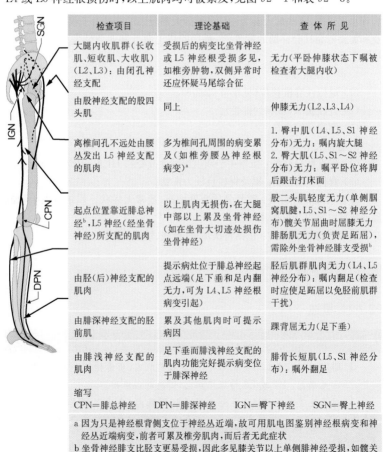

检查项目	理论基础	查 体 所 见
大腿内收肌群(长收肌、短收肌、大收肌)(L2、L3):由闭孔神经支配	受损后的病变比坐骨神经或 L5 神经根受损多见,如椎旁肿物,双侧异常时还应怀疑马尾综合征	无力(平卧伸膝状态下嘱被检查者大腿内收)
由股神经支配的股四头肌	同上	伸膝无力(L2、L3、L4)
离椎间孔不远处由腰丛发出 L5 神经支配的肌肉	多为椎间孔周围的病变累及(如椎旁腰丛神经病变)[a]	1. 臀中肌(L4、L5、S1 神经分布)无力:嘱内旋大腿 2. 臀大肌(L5、S1~S2 神经分布)无力:嘱平卧位将脚后跟击打床面
起点位置靠近腓总神经[b],L5 神经(经坐骨神经)所支配的肌肉	以上肌肉无损伤,在大腿中部以上累及坐骨神经(如在坐骨大切迹处损伤坐骨神经)	股二头肌轻度无力(单侧腘窝肌腱,L5、S1~S2 神经分布)髋关节屈曲时屈膝无力腓肠肌无力(负责足跖屈),需除外坐骨神经腓支受损[b]
由胫(后)神经支配的肌肉	提示病灶位于腓总神经起点远端(足下垂和足内翻无力,可为 L4、L5 神经根病变引起)	胫后肌群肌肉无力(L4、L5 神经分布):嘱内翻足(检查时应使足跖屈以免胫前肌群干扰)
由腓深神经支配的胫前肌	累及其他肌肉时可提示病因	踝背屈无力(足下垂)
由腓浅神经支配的肌肉	足下垂而腓浅神经支配的肌肉功能完好提示病变位于腓深神经	腓骨长短肌(L5、S1 神经分布):嘱外翻足

缩写
CPN=腓总神经　　DPN=腓深神经　　IGN=臀下神经　　SGN=臀上神经

a 因为只是神经根背侧支位于神经丛远端,故可用肌电图鉴别神经根病变和神经丛近端病变,前者可累及椎旁肌肉,而后者无此症状
b 坐骨神经腓支比胫支更易受损,因此多见膝关节以上单侧腓神经受损,如髋关节错位或骨折、刀刺伤、注射治疗时损伤等

图 92-1　下肢肌无力病变的定位检查

表 92 - 3 引起足下垂病灶的定位诊断

病　灶	运动障碍[a]					感觉障碍
	胫前肌群（踝背屈）	腓骨长短肌（足外翻）	胫后肌群（足内翻）	股二头肌（屈膝）	腓肠肌（跖屈）	
腓深神经	×					轻微或仅跗趾皮肤
腓浅神经		×				足背和下肢远端皮肤
腓总神经	×	×				以上都有
L4 或 L5 神经根	×	×	×			神经根背支分布区域（见图 3 - 7）
坐骨神经腓支[b]	×	×	×	×		同腓总神经损伤后表现
坐骨神经主干	×	×	×	×	×	下肢远侧和全部足部皮肤

a ×表示肌肉受累（如肌无力）
b 见图 92 - 1 中的脚注（b）

　　需要与足下垂鉴别的一种常见病为连枷足，连枷足由跗伸肌和跗屈肌麻痹所致，如坐骨神经功能障碍，可发生于髋部骨折或错位[44]，或注射时损伤（肌内注射部位应在髂嵴后上部和股骨大转子之间的浅表处）。另注：坐骨神经腓支比胫支更易受损。

92.7.3　足下垂的病因

　　有三个重要病因：

　　（1）肌肉病变。

　　（2）神经病变。

　　（3）结构改变。

　　1. 外周神经麻痹（比较多见）：见图 92 - 1 和表 92 - 3。

　　（1）腓神经损伤（详见章节 30.12）：可累及以下神经。

　　1）腓深神经：仅有足下垂，感觉缺失不明显（除第一脚趾区域外）。

　　2）腓浅神经：腓骨长短肌（负责足外翻）无力，而无足下垂，感觉缺失在小腿外侧和足底皮肤区域。

　　3）腓总神经：结合以上两者（如：足下垂和足外翻力弱），同时有胫后肌群损伤表现（如足内翻），感觉障碍为下肢和足的侧方皮肤。

　　（2）L5 神经根病变（L4 发生者少见）：常见原因为 L4～L5 椎间盘突出，

92

其他病因包括：L4～L5 椎管狭窄,骶骨骨折(见章节 66.4)。

1) 可造成 L5(或 L4)脊神经后根感觉纤维分布的皮肤感觉异常或疼痛。

2) 神经病变造成的肌肉无力发生在远端(如胫前肌群)比近端(如臀大肌)更多见。

3) 神经根病变引起无痛性足下垂的可能性不大;可能由腓神经病变、糖尿病性神经病变、锥体束受损、运动神经元病变等造成。

(3) 腰丛损伤。

(4) 腰骶丛神经病变(见章节 31.5.5)。

(5) 坐骨神经外侧支损伤。

(6) 外周神经病变：肌肉无力多见于肢体远端,如腕或足下垂,典型病例为进行性神经性腓骨肌萎缩(Charcot - Marie - Tooch 病,见第 31 章),值得注意的是,研究结果表明该病对病人生活质量影响不大。

(7) 运动神经元病变(脊髓侧索硬化症)早期。

(8) 严重的金属中毒。

2. 中枢神经系统原因(这里指无痛性足下垂)：

(1) 脑皮层病变(上运动神经元)：病灶可位于皮层运动区矢状窦旁(也可出现感觉障碍)[45],病人可出现病理征或跟腱反射亢进(即所谓的"痉挛性足下垂"),通常无疼痛。

(2) 脊髓病变：包括颈椎性脊髓病。

3. 非神经源性病因：

(1) 肌肉营养不良。

(2) 铅中毒：在患儿可引起足下垂而无感觉丧失。

(3) 胫前间隔综合征。

92.7.4　临床表现

由于背屈不能,行走时脚后跟蹬地时可引起足前部拍打地面。在迈步时足前部常与路面相碰(特别是在不平坦的路面上),病人常被自己绊倒。因此病人患侧可有跨域步态(屈髋屈膝幅度变大)。同时伴有胫后肌群无力时(如 L5 神经根病变),踝部不稳导致足外翻,使病人更易跌倒及踝部骨折。慢性足下垂可导致跟腱挛缩,形成马蹄足。

可致趾短伸肌劳损。

92.7.5　实验室诊断

1. 血液检查：血糖,红细胞沉降率。

2. 肌电图：可用于区别 L5 神经根病变、腓神经麻痹、神经丛病变(见图 92 - 1)和运动神经元病(见章节 10.6)。在症状出现至少 3 周后有参考价值。

3. 怀疑神经根病变：MRI(在 MRI 未见异常可行 CT 或脊髓 X 线检查)。

92.8 手部/上肢肌肉无力或萎缩

92.8.1 手部/上肢肌肉无力或萎缩,但下肢肌肉功能正常

1. 颈椎关节强硬(见第 71 章):常引起感觉障碍。

2. 颈神经根病变(见章节 70.2)。

3. 肌萎缩性侧索硬化(ALS):无感觉障碍发生,是临床上发生明显肌纤维自发性萎缩的原因之一,详见章节 92.2,其他症状鉴别可见第 92 章,肌纤维震颤见章节 29.1.4。

4. 脊髓病变:

(1) 中间带综合征(见章节 62.9.3):典型者上肢较下肢更易受累(表现为肌无力及感觉障碍)。

(2) 脊髓空洞症(见章节 76.4):手部皮肤烧灼样疼痛和触觉消失。

5. 臂丛神经损伤(见章节 31.6.2)。

6. 臂丛神经病变(包括 Parsonage - Turner 综合征)(见章节 31.5.4)。

7. 外周神经异常,包括:

(1) 腕管综合征(见章节 30.4.4)。

(2) 尺神经病(见章节 30.5)。

(3) 其他周围神经包裹综合征(见第 30 章)。

8. 枕大孔病变(见章节 89.2.4):可引起(Bell)交叉性瘫痪[46],这是由于椎体交叉以上部位受压所致,双侧上肢出现肌无力,可伴有手部肌肉萎缩,而下肢不受累[47](同脊髓中央损伤综合征相鉴别)。单侧受压亦可引起交叉性瘫痪(临床意义不同于前者),表现为一侧上肢及对侧下肢痉挛性瘫痪[47]。

9. 胸廓出口综合征(见章节 31.8)。

10. 肉毒中毒(见章节 91.8)。

11. 吉兰-巴雷综合征(咽-颈-臂神经病型)(见章节 10.7.3)。

92.8.2 背侧第一骨间肌萎缩

病因:C8/T1 神经根或尺神经受累(局灶性或弥漫性)。鉴别诊断如下:

1. 尺神经病变:检查正中神经以了解病变是否累及邻近单独的神经。

(1) 在肘部检查(见章节 30.5.4)。

(2) 在 Guyon 管处检查(见章节 30.5.5)。

2. 神经根病变:

(1) 颈神经根病变:C8 或 T1。

(2) 神经根撕裂:表现为肌无力及感觉丧失,肌电图上感觉神经动作电位正常(见章节 14.2.3),通常有外伤史。

3. 臂丛下段受损：

（1）胸廓出口综合征（见章节 31.8）。

（2）肺沟癌（见章节 31.5.4）。

4. 神经退行性病变：

（1）肌萎缩侧索硬化症（见章节 71.4.2）。

（2）多发性局灶性神经元病变（MMN）（见章节 92.2）：慢性免疫异常神经元病变，伴有不对称性肌肉萎缩、痉挛及下肢抽搐。

92.9 上肢（颈部）神经根病变

见手部/上肢肌肉无力或萎缩（见章节 92.9），另外还包括：

1. 原发性肩部病变：临床上表现典型的是随肩部主动或被动运动疼痛加重。总之，肩部病变相对于颈部而言，疼痛不明显。

（1）肩关节囊内的旋转套撕裂伤。

（2）肱二头肌腱鞘炎：沿肱二头肌腱触痛。

（3）肩峰下滑囊炎：肩锁关节可有压痛。

（4）粘连性关节囊炎。

（5）刺痛综合征：病人"空罐试验（empty can test）"阳性（检查：使病人向前方伸出双臂，向外 30° 伸直，拇指向下，检查者向下方推病人手，病人在抵抗时感到疼痛即为阳性）。

2. 风湿性多肌痛：常见肩部疼痛（见章节 11.3.3），典型者运动后可加剧。

3. 肩胛间疼痛：是颈神经根病变常发生的牵涉性痛部位，也可在胆囊炎或其他肩部病变时产生。

4. 心肌梗死：颈神经根病变（特别是左侧 C6）的部分病人可表现出类似急性心肌梗死的疼痛。

5. 复杂性局部疼痛综合征又称反射性交感神经营养不良：很难与颈神经根病变区别，星状神经节阻滞可辅助诊断[48]，见章节 28.5。

92.10 颈部疼痛（颈椎痛）

此部分将讨论颈轴疼痛，但不包括神经根病变的内容，后者见上肢（颈部）神经根病变。

1. 颈椎关节强硬（包括小关节关节炎）。

2. 颈部扭伤：包括挥鞭样损伤。

3. 颈椎骨折：高位颈椎骨折（如齿突骨折），病人典型者表现是用手抬着头，特别是在由平躺向直立位变动时。

（1）外伤。

（2）病理性骨折（肿瘤侵犯，风湿性关节炎）。

4. 枕部神经痛（见章节 30.3）。

5. 颈椎间盘突出：

（1）侧方突出：如有症状，除了颈痛，更多表现为上肢神经根受损症状。

（2）中央型突出：如有症状，则为脊髓病变表现而无颈痛。

6. 头颈交界处异常：

（1）Chiari 畸形 1 型（见章节 17.1.2）。

（2）寰枢椎关节半脱位。

7. 纤维肌痛：慢性自发性疼痛，典型表现是广泛的非关节性肌肉骨骼痛，有结节性硬化[49,50]，而无致病性炎症，可造成神经内分泌异常[51]，发病率为 2%[50]，男女发病比例为 1∶7，无诊断性实验室检查，可伴发精神疾病和非特异性多发躯体不适，包括乏力、疲劳、失眠、胃肠道不适和认知障碍。

8. Eagle 综合征：茎突延长，外科切除可缓解疼痛。可分为以下两个变种：

（1）典型者：既往行扁桃体切除术，表现有咽部疼痛、吞咽困难以及耳痛。

（2）不典型者：又称为颈动脉-茎突综合征，为颈动脉痛并辐射至同侧的眼部及头顶。

92.11　手/足烧灼感

1. 脊髓综合征：

（1）脊髓中央损伤综合征（CCS）（见章节 62.9.3）。

（2）烧伤样手综合征：CCS 的可能变种，见于与足球有关的颈椎损伤（见章节 62.7.2）。

（3）麻木-笨拙手综合征：见于颈椎型脊髓病（见章节 71.3.6）。

2. 复杂性局部疼痛综合征（CRPS）：又称为反射性交感神经失养症（见章节 28.5）。

3. 外周神经病变：糖尿病性肌萎缩，也称为 Bruns – Garland 综合征（见章节 31.5.6）。

4. 红斑性肢痛：又称为红斑性肢痛病，少见的血管功能紊乱性疾病。特点为：红斑、水肿、皮温升高、手/脚烧灼样痛。通常药物治疗无效。有报道如下治疗有效：硬膜外布比卡因（bipuvicaine）[53]、利多卡因贴片[54]、冷浸法。

（1）原发性红斑性肢痛：由先天性因素引起。

（2）继发性红斑性肢痛：与自身免疫因素和风湿性因素有关。

5. 血管性：

（1）血管闭塞性疾病：如动脉粥样硬化，雷诺综合征。

（2）静脉血流不足。

92

92.12 肌痛/压痛

1. 纤维肌痛：见上文。

2. 肌病。

3. 他汀类药物相关肌病：表现多样，轻者可出现肌痛症状，停用他汀类药物后很快减轻，有时可持续 2 个月后缓解；重者可出现横纹肌溶解症，可致肾病。

4. 对轻触严重弥漫性过敏是非器质性疼痛的标志[55]。

92.13 Lhermitte 征

92.13.1 概述

严格来说这是一个症状而非体征，颈屈时可诱发产生电击样休克感觉沿脊椎向下扩散全身（当休克感觉沿脊椎向上传递时称作反莱尔米特征）。是多发性硬化的特点之一，也可见于主要累及后索的病变。

92.13.2 病因

1. 多发性硬化（MS）（见章节 10.4）。

2. 颈椎关节强硬。

3. 亚急性联合变性：维生素 B_{12} 缺乏（见章节 71.4.1）。

4. 颈髓肿瘤。

5. 颈椎间盘突出。

6. 放射性脊髓病（见章节 101.2.4）。

7. Chiari 畸形 1 型（见章节 17.1.2）。

8. 中央管综合征（见章节 62.9.3）。

9. 影像学检查正常的脊髓损伤（SCIWORA）（见章节 65.8）。

92.14 吞咽困难

1. 机械性：术语"癔球症"描述为咽喉处肿物感：

（1）前纵韧带骨化（OALL）（见章节 74.4）。

（2）弥漫性特发性骨肥厚（DISH，又称 Forestier 病，见章节 74.5）：一种肌腱端病。

（3）ACDF 术后：

1）术后早期少许肿胀很正常。

2）在多节段病变或颈椎前路钢板植入术后吞咽困难可增加。

3）术后血肿的并发症。

2. 神经源性。

（邓晓峰　张绍森）

参考文献

[1] Ungar-Sargon JY, Lovelace RE, Brust JC. Spastic para-plegia-paraparesis: A Reappraisal. J Neurol Sci. 1980; 46:1–12

[2] George WE, Wilmot M, Greenhouse A, et al. Medical Management of Steroid-Induced Epidural Lipomatosis. N Engl J Med. 1983; 308:316–319

[3] Nagashima C. Cervical Myelopathy due to Ossification of the Posterior Longitudinal Ligament. J Neurosurg. 1972; 37:653–660

[4] Lucchesi AC, White WL, Heiserman JE, Flom RA. Review of Arachnoiditis Ossificans with a Case Report. BNI Quarterly. 1998; 14:4–9

[5] Marshman LAG, Hardwidge C, Ford-Dunn SZ, Olney JS. Idiopathic Spinal Cord Herniation: Case Report and Review of the Literature. Neurosurgery. 1999; 44:1129–1133

[6] Darbar A, Krishnamurthy S, Holsapple JW, Hodge CJ,Jr. Ventral thoracic spinal cord herniation: frequently misdiagnosed entity. Spine. 2006; 31: E600–E605

[7] Fox MW, Onofrio BM. The Natural History and Management of Symptomatic and Asymptomatic Vertebral Hemangiomas. J Neurosurg. 1993; 78:36–45

[8] Harik SI, Raichle ME, Reis DJ. Spontaneous Remitting Spinal Epidural Hematoma in a Patient on Anticoagulants. N Engl J Med. 1971; 284:1355–1357

[9] Packer NP, Cummins BH. Spontaneous Epidural Hemorrhage: A Surgical Emergency. Lancet. 1978; 1:356–358

[10] Brem SS, Hafler DA, Van Uitert RL, et al. Spinal Subarachnoid Hematoma: A Hazard of Lumbar Puncture Resulting in Reversible Paraplegia. N Engl J Med. 1981; 303:1020–1021

[11] Rengachary SS, Murphy D. Subarachnoid Hematoma Following Lumbar Puncture Causing Compression of the Cauda Equina. J Neurosurg. 1974; 41:252–254

[12] Epstein NE, Danto J, Nardi D. Evaluation of Intraoperative Somatosensory-Evoked Potential Monitoring During 100 Cervical Operations. Spine. 1993; 18:737–747

[13] Tobin WD, Layton DD. The Diagnosis and Natural History of Spinal Cord Arteriovenous Malformations. Mayo Clin Proc. 1976; 51:637–646

[14] Wirth FP, Post KD, Di Chiro G, et al. Foix-Alajouanine Disease. Spontaneous Thrombosis of a Spinal Cord Arteriovenous Malformation: A Case Report. Neurology. 1970; 20:1114–1118

[15] Rothman RH, Simeone FA. The Spine. Philadelphia 1982

[16] Wingerchuk DM, Lennon VA, Pittock SJ, et al. Revised diagnostic criteria for neuromyelitis optica. Neurology. 2006; 66:1485–1489

[17] Lennon VA, Wingerchuk DM, Kryzer TJ. A serum autoantibody marker of neuromyelitis optica: distinction from multiple sclerosis. Lancet. 2004; 364:2106–2112

[18] Pruthi RK, Tefferi A. Pernicious Anemia Revisited. Mayo Clin Proc. 1994; 69:144–150

[19] Elia M. Oral or Parental Therapy for B12 Deficiency. Lancet. 1998; 352:1721–1722

[20] Altrocchi PH. Acute Spinal Epidural Abscess vs Acute Transverse Myelopathy: A Plea for Neurosurgical Caution. Arch Neurol. 1963; 9:17–25

[21] Sheremata WA, Berger JR, Harrington WJ, et al. Human T Lymphotropic Virus Type I-Associated Myelopathy: A Report of 10 Patients Born in the United States. Arch Neurol. 1992; 49:1113–1118

[22] Busby M, Donaghy M. Chronic dysimmune neuropathy. A subclassification based upon the clinical features of 102 patients. J Neurol. 2003; 250:714–722

[23] Rowland LP. Diagnosis of amyotrophic lateral sclerosis. J Neurol Sci. 1998; 160:S6–S24

[24] Deen HG. Diagnosis and Management of Lumbar Disk Disease. Mayo Clin Proc. 1996; 71:283–287

[25] Gritza T, Taylor TKF. A Ganglion Arising from a Lumbar Articular Facet Associated with Low Back Pain and Sciatica. J Bone Joint Surg. 1970; 52:528–531

[26] Kitigawa H, Kanamori M, Tatezaki S, et al. Multiple Spinal Ossified Arachnoiditis. A Case Report. Spine. 1990; 15:1236–1238

[27] Thakkar DH, Porter RW. Heterotopic Ossification Enveloping the Sciatic Nerve Following Posterior Fracture-Dislocation of the Hip: A Case Report. Injury. 1981; 13:207–209

[28] Johanson NA, Pellici PM, Tsairis P, Salvati EA. Nerve Injury in Total Hip Arthroplasty. Clin Orthop. 1983; 179:214–222

[29] Burkman KA, Gaines RW, Kashani SR, Smith RD. Herpes Zoster: A Consideration in the Differential Diagnosis of Radiculopathy. Arch Phys Med Rehabil. 1988; 69:132–134

[30] Bickels J, Kahanovitz N, Rupert CK, et al. Extraspinal Bone and Soft-Tissue Tumors as a Cause of Sciatica. Clinical Diagnosis and Recommendations: Analysis of 32 Cases. Spine. 1999; 24:1611–1616

[31] Jones BV, Ward MW. Myositis Ossificans in the Biceps Femoris Muscles Causing Sciatic Nerve Palsy: A Case Report. J Bone Joint Surg. 1980; 62B:506–507

[32] Thompson RC, Berg TL. Primary Bone Tumors of Pelvis Presenting as Spinal Disease. Orthopedics. 1996; 19:1011–1016

[33] Ropper AH. Unusual clinical variants and signs in Guillain-Barre syndrome. Arch Neurol. 1986; 43:1150–1152

[34] Frymoyer JW. Back Pain and Sciatica. N Engl J Med. 1988; 318:291–300

[35] Deyo RA, Rainville J, Kent DL. What Can the History and Physical Examination Tell Us About Low Back Pain? JAMA. 1992; 268:760–765

[36] Janin Y, Epstein JA, Carras R, et al. Osteoid Osteomas and Osteoblastomas of the Spine. Neurosurgery. 1981; 8:31–38

[37] Calin A, Porta J, Fries JF, Schurman DJ. Clinical History as a Screening Test for Ankylosing Spondylitis. JAMA. 1977; 237:2613–2614

[38] Crayton HE, Bell CL, De Smet AA. Sacral Insufficiency Fractures. Sem Arth Rheum. 1991; 20:378–384

[39] McCarron RF, Wimpee MW, Hudkins PG, et al. The Inflammatory Effect of Nucleus Pulposus: A Possible Element in the Pathogenesis of Low-Back Pain. Spine. 1987; 12:760–764

[40] Hirsch C, Schajowicz F. Studies on Structural Changes in the Lumbar Annulus Fibrosus. Acta Orthop Scand. 1952; 22:184–231

[41] Choice of lipid-regulating drugs. Med Letter. 2001; 43:43–48

[42] Seftel AD, Farber J, Fletcher J, Deeley MC, Elion-Mboussa A, Hoover A, Yu A, Fredlund P. A three-part study to investigate the incidence and potential etiologies of tadalafil-associated back pain or myalgia. Int J Impot Res. 2005; 17:455–461

[43] Jensen MC, Brant-Zawadzki MN, Obuchowski N, et al. Magnetic Resonance Imaging of the Lumbar Spine in People Without Back Pain. N Engl J Med. 1994; 331:69–73

[44] Bonney G. Iatrogenic Injuries of Nerves. J Bone Joint Surg. 1986; 68B:9–13

[45] Eskandary H, Hamzel A, Yasamy MT. Foot Drop Following Brain Lesion. Surg Neurol. 1995; 43:89–90

[46] Bell HS. Paralysis of both arms from injury of the upper portion of the pyramidal decussation: "cruciate paralysis". J Neurosurg. 1970; 33:376–380

[47] Yayama T, Uchida K, Kobayashi S, Nakajima H, Kubota C, Sato R, Baba H. Cruciate paralysis and hemiplegia cruciata: report of three cases. Spinal Cord. 2006; 44:393–398

[48] Hawkins RJ, Bilco T, Bonutti P. Cervical Spine and Shoulder Pain. Clin Orthop Rel Res. 1990; 258:142–146

[49] Goldenberg DL. Fibromyalgia Syndrome. JAMA. 1987; 257:2782–2787

[50] Wolfe F, Smythe HA, Yunus MB, et al. The American College of Rheumatology 1990 Criteria for the Classification of Fibromyalgia: Report of the Multicenter Criteria Committee. Arthritis Rheum. 1990; 33:160–172

[51] Adler GK, Kinsley BT, Hurwitz S, et al. Reduced Hypothalamic-Pituitary and Sympathoadrenal Responses to Hypoglycemia in Women with Fibromyalgia Syndrome. Am J Med. 1999; 106:534–543

[52] Goto S, Umehara J, Aizawa T, Kokubun S. Crowned Dens syndrome. J Bone Joint Surg Am. 2007; 89:2732–2736

[53] Stricker LJ, Green CR. Resolution of refractory symptoms of secondary erythermalgia with intermittent epidural bupivacaine. Reg Anesth Pain Med. 2001; 26:488–490

[54] Davis MD, Sandroni P. Lidocaine patch for pain of erythromelalgia. Arch Dermatol. 2002; 138:17–19

[55] Sobel JB, Sollenberger P, Robinson R, Polatin PB, Gatchel RJ. Cervical nonorganic signs: A new clinical tool to assess abnormal illness behavior in neck pain patients. Arch Phys Med Rehabil. 2000; 81:170–175

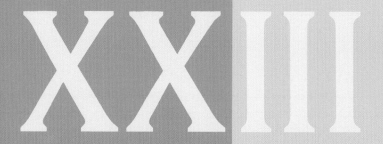

93 概述

93.1 引言

本章主要介绍手术室中的一些有用的信息,适用于很多专题。有些内容仅适于某一专题,则仅在该专题中讨论(例如,经蝶肿瘤切除将仅在垂体瘤一节中讨论)。

注意:在执行任何有创性操作之前,必须了解病人的凝血状况(病史及PT、PTT、出血时间、血小板、纤维蛋白原等)。

93.2 手术中染料

这部分介绍可用于手术室的染料。关于影像学造影剂,参见章节12.4.1。关于鞘内使用的下列造影剂,文献中很少提及。

靛卡红:是一种蓝色染料,已经被用于鞘内注射寻找脑脊液漏的位置。很少有文章报道,也没有副作用的记录。1933年,有人报道[1]了鞘内注射5 ml 0.6%靛卡红液,在15分钟内,变成蓝绿色的脑脊液经瘘管流进鼻腔,持续5小时,没有毒性征象,随尿排泄(不进入黏膜)。现在的共识是靛卡红鞘内注射是相对安全的,但制造商们不推荐该产品。

亚甲蓝:亚甲蓝可能有细胞毒性,且可能固定到神经组织中。因此,亚甲蓝不应该应用于神经外科手术或诊断性检验。共报道有14例病人在使用1%亚甲蓝液鞘内注射后发生中枢神经系统破坏(有些是永久性的)。并发症有:下肢轻瘫,四肢瘫,多个脑神经受累(包括嗅觉丧失和视神经萎缩),痴呆和脑积水[2]。

荧光素:虽然鞘内注射(例如,为寻找脑脊液漏)已经被耳鼻咽喉医师接受,且效果明显,但有发生癫痫的危险。使用方法:2.5%荧光素用脑脊液(或盐溶液)稀释成10:1,约6 ml被注入脊髓蛛网膜下隙(或0.5 ml 5%荧光素用5~10 ml脑脊混合[3])。

荧光素静脉滴注(成人剂量:1安瓿静脉滴注)可帮助显示血-脑屏障破坏处,例如用于肿瘤中(见章节34.5.4)。荧光素最终经尿、黏液排出。可使组织变成橙黄色,它也被用作动静脉畸形切除术中的"可见的血管造影"。

吲哚菁绿(ICG)：用作术中血管造影(见章节 102.5.12)。

93.3　手术室设备

93.3.1　手术显微镜-助手镜的位置

对于脊髓手术,助手镜的理想位置通常是术者对面。而颅内手术时,助手镜是被放置在术者右侧,除了下列情况：

1. 经蝶手术(术者在病人右侧站立时)。

2. 在侧斜(枕下)位时行右侧颅后窝操作时。

93.3.2　头部固定

■ 概述

• 可选措施

1. 无头钉固定：当不需要绝对固定头部时,可以使用以下方式来固定头部,同时避免头钉固定相关的并发症(见下文)：

(1) 马蹄形头托。

(2) 弹性纺织物做成的圈垫。

(3) 俯卧位时用俯卧位垫®,如后路脊髓脊柱手术。

2. 基于头钉的头部固定：最常见的固定系统是 Mayfield 头架。

■ 基于头钉的头部固定

• 头钉固定的指征

1. 3 岁以下不推荐使用,3~10 岁患儿应使用儿童头钉(这个年龄段的选取并没有科学依据,多数报道的并发症发生于 3 岁以上)。

2. 开颅：

(1) 大多数脑血管手术：术中造影时应使用透 X 线头架。

(2) 肿瘤手术经常使用,尤其是需要使用固定在头架上的自动牵开器时(如 Budde 环)。

(3) 使用术中导航(IG)时(这时也可以使用基于面罩或可捆绑的注册用头架)。

3. 颈椎手术。

• 头钉头架的应用

1. 在放置头钉前可以行"头部阻滞"(见章节 93.6.3)(头皮神经阻滞)。特别是清醒开颅手术(需要唤醒),在脑血管病病人、颅内压升高的病人,头皮阻滞可以避免血压升高,进而避免升高颅压[4,5]。操作技术见麻醉经典操作顺序(见章节 93.6.3)。

2. 头钉的放置：

(1) 厂家建议头钉置于眼眶和耳廓上方的一个带状范围内。

(2) 避免置于颞骨鳞部,尽量避免用于额窦位置[6]。

(3) 当病人仰卧位时,单个头钉尽量位于前方(图94-5),对于俯卧位行颅后窝开颅时,如果骨瓣位于一侧,则单个头钉尽量位于骨瓣侧。

(4) 双个头钉应与中线距离相等,提高稳定性。

3. 在头架上安置大小合适的无菌头钉:

(1) 小于3岁儿童容易出现颅骨穿通或压缩性骨折,应使用头垫[7]。

(2) 3～10岁儿童应使用小儿头钉(这些头钉的"肩部"会保证穿透较浅的颅骨)。

4. 头钉应涂抹抗菌药膏。

5. 头钉位置确定后加压固定,使棘轮滑动,直至头钉固定于颅骨内。

6. 使用旋钮加压(每个环20磅,即9.1 kg):

(1) 成人:加压至能看见第三个环以上(60磅,即27.2 kg),最高至80磅(36.3 kg)。

(2) 儿童:建议30～40磅(13.6～18.1 kg)[6]。即便使用小儿头钉并且减小加压力量仍有并发症风险。

- **头钉固定的并发症**

1. 头钉位置不佳:

(1) 位于不良位置:耳部,眼眶,颞浅动脉,分流管,开颅后缺损部位等。

(2) 固定不良,术中可能移动,造成颈椎损伤,手术部位损伤,术中影像导航注册失败,头皮挫伤。

2. 头钉造成的头皮穿通伤:损伤颅内结构,感染包括晚期脓肿,硬膜外血肿等[6]。

(1) 头钉加压过量。

(2) 头钉位置不佳:见上文。

(3) 颅骨软化:老年病人,骨质疏松,儿童病人[6]。

3. 头皮坏死:特别是儿童头钉常见,因为头钉"肩部"的作用。

4. 颅骨骨折:儿童中出现"乒乓球骨折"。

5. 头架关节的滑脱或者与手术床的连接部位滑脱。

6. 头架损坏[8,9]:使用前检查头架,正确地储存,根据厂家说明书进行保养。

7. 头钉部位出血:卸头架时常见,压迫止血无效时可缝合。

93.4 手术止血

93.4.1 基本方法

1. 热凝固术:

（1）电凝：

1）单极：电流通过病人身体至电极板。由于可能通过电或热敏感的神经组织进行传导，因此单极电凝不用于脑组织及神经（包括颅神经）或神经根周围。

2）双极：电流只经过双极之间，在脑组织上及神经周围或神经根上电凝时应减小功率。

（2）热装置-可任意使用 AccuTemp® 眼科热灼装置（特别是在 ICU 行脑室引流术时对硬脑膜烧灼很有用）。

（3）激光：尤其是钕：钇-铝-石榴石（Nd：YAG）激光。

2. 机械止血：

（1）骨蜡，由 Sir Victor Horsely 首先介绍使用，可妨碍骨的生长。

（2）结扎：神经外科通常很少使用。

（3）银夹（例如 HemoClips®）。

3. 化学止血：见下文。

93.4.2　化学止血

见参考文献[10]，重要的有：

1. 明胶海绵（Gelfoam®）：并非本身起凝固作用，而是吸收比本身重 45 倍的血，引起它膨胀而压迫止血。可吸收。可以与饼状或者粉末状的凝血酶合用（如 FLOSEAL®，SurgiFlo®）。

2. 氧化纤维素（Oxycel®）和再生氧纤维素（Surgicel®）：可吸收性材料，与血起反应形成红褐色"假性血凝块"。能杀灭超过 20 种不同有机体。可以妨碍骨生长。Oxycel® 比 Surgicel® 更影响上皮形成。

3. 微纤维胶原（Avitene®）：促进血小板黏着和聚合，合并严重的血小板减少症（<10 000/ml）时失去作用。可用于骨出血，应去除过量材料以减少感染危险。

4. 凝血酶（Thrombostat®）：不依靠任何生理中介。注意：当放置在软脑膜已被破坏的脑组织时，凝血酶可引起严重的水肿。但临床实践证实这种情况不常见。

93.5　开颅术概述

93.5.1　颅骨钻孔

钻孔能够使颅骨产生孔洞而使外科医师能够进行颅内操作。很多厂家的钻孔器都设计有一个滑动的离合器，可以使得一旦钻穿透颅骨内板后，钻头会失去动力、停止旋转而不会继续进入颅内。虽然这种离合器一般是可靠的，但过分信任则可能造成误操作,使得钻头继续旋转,且如果穿透颅骨内板后,整个钻头可能穿入到脑内。在 2005 年的 8 个月中,FDA 报道了 200 例因为钻头不能自停而造成的损伤[11]。FDA 给出了一些推荐方法来减少损伤风险[11],摘录如下:

1. 根据颅骨厚度(儿童 VS 成人)选择合适的钻头。

2. 在整个钻孔过程中保持钻垂直于颅骨。

3. 在钻孔过程中不能摇动、旋转或者改变角度。

4. 不要在钻上施加太多力量。一只手握钻,另一只手放在病人颅骨上且支住握钻的那只手,这样可以在钻头钻穿整个颅骨后防止钻头突然刺入颅内。

5. 以下情况需要小心:

(1) 当在轮廓不规则、弯曲或者厚度不均一的颅骨上钻孔时。

(2) 在婴儿、儿童、老年人,以及其他任何可能存在颅骨硬度下降的病人(如成骨不全等)进行钻孔时。

(3) 在发生病变、不完整或者有很松的碎片部位进行钻孔时。

93.5.2　脑实质内囊肿抽吸

在囊性肿瘤或脑出血手术中,可尝试使用脑针穿刺抽吸部分囊内容物,可显著减低压力。应避免吸出所用囊内容物以致无法寻找病变。可将脑针留在原位帮助寻找病变(也可以沿着针的轨迹寻找病变,但这样有时会比较困难)。

93.5.3　术中脑肿胀

■ 背景

在一些情况下,术中可能出现严重脑肿胀,脑组织突出于骨瓣外。原因包括:

1. 脑实质外出血:血管或动脉瘤破裂,远隔部位硬膜外、硬膜下血肿。

2. 脑内出血。

3. 静脉流出通道受阻。

4. CO_2 分压升高导致的血管扩张。

5. 脑卒中或者脑外伤后(TBI)的严重的广泛脑水肿。

■ 处理

首先应除外上述原因并对之进行治疗,同时辅以别的手段。与处理高颅压危象的手段相似。在这个过程中,应尽量避免脑组织在骨缘上受压,否则可能划破脑组织并导致脑皮层静脉损伤而进一步加重脑水肿,从而加速了此恶性循环。

1. 抬高床头(如使手术床保持头高脚低位)。

2. 检查避免颈静脉屈曲:必要时调整头架,使头部转向更中立的位置。

3. 除外高碳酸血症:保证气管插管没有打折,检查病人呼气末 CO_2 分压。

4. 降低颅内压,保护脑组织:

(1) 甘露醇 1 g/kg 静脉滴注。

(2) 脑脊液引流:从较近的脑池或者腰椎穿刺引流。

(3) 麻醉师过度通气,使 CO_2 分压维持在 30～35 mmHg。

(4) 麻醉师使用爆发抑制。

5. 对进行清醒手术的病人立即插管。

6. 如果有 B 超,则应立即行术中 B 超除外血肿(脑内血肿、硬膜外血肿、硬膜下血肿),这些血肿可能能立即清除掉。

7. 在采用上述措施同时,使用湿海绵覆盖脑表面,均匀用力将其压回骨缘以下。

8. 如果上述措施失效,可尽量扩大骨窗,必要时扩大头皮切口,关颅时去除骨瓣,硬膜敞开(见章节 94.10)。

9. 对于难以控制的脑肿胀,最后的救命措施:切除突出骨缘的脑组织。

93.5.4 开颅术前、术后管理

■ 风险

以下的风险不能涵盖所有的开颅术,仅指各种脑瘤、动脉瘤等手术。

一般风险:

1. 术后出血:

(1) 术后出血占所有风险的[12,13] 0.8%～1.1%。脑膜瘤手术最可能出现术后出血,其次是外伤、动脉瘤以及原发幕上脑肿瘤。43%～60%的出血位于脑内,28%～33%位于硬膜外、5%～7%位于硬膜下、5%位于蝶鞍内、8%为混合的、11%局限在伤口表面,出血的总体死亡率是 32%。

(2) 血肿:发生在手术的位置或远隔部位。例如翼点[14]或颞侧开颅[15]后小脑内出血。

2. 在脑瘤的开颅术中[16]:

(1) 麻醉意外:0.2%。

(2) 第 1 个 24 小时内神经症状加重者约为 10%。

(3) 伤口感染:2%。

3. 术后头痛(见章节 93.5.6)。

■ 术前医嘱

1. 肿瘤:如果病人术前应用类固醇,术前 6 小时增加类固醇 50%的剂量。术前未用类固醇者,术前 6 小时饮一小口水口服地塞米松 10 mg。

2. 抗癫痫药物:

(1) 术前有癫痫病史:

1) 如已经服用抗癫痫药,则继续给予同样剂量。

2) 如术前未用抗癫痫药,则给予苯妥英钠口服[可给予 300 mg,每 4 小时

口服一次,连用 3 次(共 900 mg)]。

(2) 术前无癫痫:

1) 如果不需要切开皮质(如动脉瘤手术),可不使用抗癫痫药。

2) 如果需要皮质造瘘,药物剂量同上。

3. 术中预防性应用抗生素(非必需):切开皮肤前 30~60 分钟给药。对于多数抗生素,已在切开皮肤前在手术室内给予。对于那些需要较长时间才能输注的抗生素(如万古霉素),可以在接到入手术室通知时即给予。

4. 预防深静脉血栓:充气压力靴,或膝高度 TED® 长筒袜。

■ 术后医嘱

拔管的原则(个体化处理):

1. 先到麻醉后恢复室(PACU),病人稳定后送至 ICU(如果有条件最好至神经科 ICU)。

2. 生命体征监测:前 4 个小时每 15 分钟测一次,然后每小时测一次。体温前三天每 4 小时测一次,然后每 8 小时测一次。每小时进行一次神经系统查体。

3. 活动:卧床休息,床头抬高 20°~30°。

4. 使用平膝高的 TED® 长筒袜替换,或使用充气压力靴。

5. 记出入量,每小时一次(如果没有留置尿管,则必要时膨胀的膀胱每 4 小时开放一次)。

6. 清醒后,每 2 小时测定肺活量一次(经蝶手术后不用)。

7. 饮食:除了少量冰片和药片,应禁食水。

8. 静脉输液:NS+KCl 20 mEq/L 每小时 90 ml。

9. 给氧:经鼻 2 L/min。

10. 药物:

(1) 地塞米松(Decadron®):如果未长期应用类固醇,予 4 mg 静脉滴注,每 6 小时一次。根据病人目前剂量和治疗的时间长短,给予冲击剂量。

(2) H_2 受体阻滞剂:雷尼替丁 50 mg 静脉滴注,每 8 小时一次。

(3) 脑皮质的手术尤其应给予抗癫痫药:Keppra® 左乙拉西坦 500 mg 口服或静脉滴注,每 12 小时一次,若术前没有癫痫史,约持续使用 1 周。

(4) Cardene®:保持收缩压<160 mmHg 和/(或)舒张压<100 mmHg,(用袖带压力计,如果动脉压力和袖带压力相一致也可以使用)。

(5) 可待因:头痛时 30~60 mg,每 3~4 小时肌内注射一次。

(6) 对乙酰氨基酚(Tylenol®):650 mg 口服/肛入,体温>38℃时,每 4 小时给药一次。

(7) 继续预防性应用抗生素[头孢唑林(Kefzol®):0.5~1 g 静脉滴注,每 6 小时一次,使用 1 天后停用]。

11. 实验室检查:

（1）全血细胞计数：在 ICU 达到稳定以后每天一次。

（2）肾功能：在 ICU 病情稳定以后每 12 小时一次。

（3）动脉血气分析：在 ICU 达到稳定，每 12 小时一次，连测 2 天，然后停止(应用呼吸机的病人,呼吸机参数调整后,也需测动脉血气分析)。

12. 如果脑神经检查有任何恶化迹象、体温＞38.5℃、突然收缩压升高、收缩压＜120 mmHg、尿量＜60 ml/2 h,立即通知医师。

13. 术后 CT：若病人在一定时间内没有恢复到基础的神经功能状态,则需行平扫后 CT,也有一部分医疗机构术后常规行 CT 检查。

93.5.5 术后病情恶化

■ **概述**

当术后神经系统症状比术前差,特别是术后最初病人症状较好,后来恶化,应紧急评估和治疗。

可能的原因：

1. 血肿(见章节 82.6.5)：

（1）脑内出血(ICH)。

（2）硬膜外血肿：在手术区或远隔部位。

（3）硬膜下血肿。

2. 脑梗死：

（1）动脉性。

（2）静脉性梗死：特别在静脉窦或其周围进行的手术(见章节 94.7.3)。

3. 术后癫痫：可能是抗癫痫药物用量不够,也可能是以上任一因素恶化(处理方法见下文)。

4. 急性脑积水。

5. 颅内积气：见颅内积气(见章节 57.6)。

（1）张力性颅内积气：见张力性颅内积气(见章节 57.6.5)。

（2）单纯气颅：即使没有张力,颅内积气也可引起神经症状,包括：昏睡、意识模糊、剧烈头痛、恶心、呕吐、癫痫。气体可位于大脑凸面、颅后窝或脑室内,通常在 1～3 天后,气体吸收,症状改善。

6. 水肿：用类固醇后可改善。

（1）脑水肿恶化：术后邻近脑皮质功能中度恶化并不少见,通常是一过性的,但必须排除一些应该治疗的病理变化(例如：硬膜下出血)。

（2）脑神经被牵拉可引起神经功能障碍,可为暂时性的,脑神经断裂可引起永久性功能障碍。

7. 持续性麻醉药物的影响(包括瘫痪病人)：与病人术后开始阶段好转但随后恶化不同。应考虑术中给予的拮抗药物(注意高血压和躁动),如纳洛酮、氟马西尼(见章节 18.3.4)或肌肉阻滞剂的拮抗药物(见章节 7.2.5)。

8. 血管痉挛：由蛛网膜下隙出血或血管周围操作引起。

■ 术后癫痫的治疗

1. 如果病人不能很快清醒，又没有保护通气道或使用呼吸机时，应该气管插管。

2. CT 扫描：排除出血（脑内或轴外）或脑积水。

3. 抗癫痫药：

（1）监测抗癫痫药血药浓度。

（2）应用额外的抗癫痫药：不需等待血药浓度结果。

93.5.6 术后头痛

■ 概述

术后持续头痛在颅后窝开颅术后很常见（发生率：0～83%[17]）。一项研究[18]显示：3 个月时头痛发生率为 23%，1 年时为 16%，2 年时为 9%。

持续性头痛亦可能继发于幕上开颅术[19]（癫痫颞叶切除术后 1 年的发生率为 12%[19]）。"环钻综合征"在一战后首次在一篇法文文献中提出，是指：头痛或搏动性疼痛（通常位于颅骨缺陷区域）、健忘、注意力不能集中、失眠等，在某些方面类似脑震荡综合征（见章节 61.6.2）。

头痛的原因有：切下的头骨未复位导致的硬膜牵拉、硬膜张力过大、颞肌或颈肌切开、缝线或血痂压迫神经、硬膜内血肿和（或）碎骨片以及脑脊液漏[19]。

■ 预防

目前尚无有效的方法能够完全防止术后头痛[20,21]。在没有其他的研究确定头痛的原因和预防措施之前，可采取的减轻头痛的方法有：恢复颞肌或枕下肌肉的功能、骨瓣严格复位、较大的颅骨切开后行颅骨成形术、精确的无张力硬膜缝合（必要时行硬膜成形术）以及尽可能减少硬膜内凝血块和碎骨片[22]。听神经瘤术后骨瓣复位可使术后头痛发生率从 17% 降至 4%[23]。

■ 治疗

初期主要对症治疗。如果术后 3 个月仍有明显头痛并不能自行缓解则应咨询治疗头痛的专科医师[22]。

93.6 术中皮层定位

93.6.1 概述

指征：功能区或功能区周围的手术，术中定位运动区，感觉皮层，语言中枢，根据解剖关系定位这些区域并不可靠。在癫痫手术或功能区病变手术时可以应用。

一些技术需要病人清醒,手术在局部麻醉镇静下进行。全身麻醉的病人也可以进行运动及感觉定位(见下文)。

93.6.2 反转电位定位初级运动及感觉皮层

■ 概述

使用术中 SSEP 在全身麻醉病人中定位感觉和运动皮层(在清醒病人则使用皮层定位技术)[24,25]。

■ 技术

术中 SSEP 对麻醉的要求参见章节 4.3。带状电极与中央沟垂直摆放,记录 SSEP。N20/P20 的相反转可以定位中央沟位置(图 93 - 1),初级运动皮层在前,感觉皮层在后,可以重复确认。

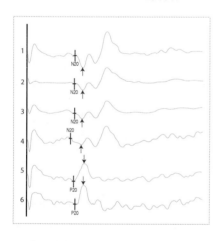

图 93 - 1 反相

术中 6 个电极记录 SEEP,在电极 4 和 5 之间可见 N20 负峰(箭头)反转为 P20 正峰,提示电极 4、5 之间为中央沟

93.6.3 清醒开颅

■ 概述

通常在皮层定位手术中使用,尤其是语言功能定位。文献中有大量的方法描述。通常使用短效药物麻醉病人[吸入和(或)注射],同时加用局部麻醉药。开颅后可唤醒病人进行术中皮层定位,如果使用肌松药,需要在进行定位前 15~30 分钟进行拮抗,使用 TOF 监测肌松情况。

手术筹备:清醒开颅手术

同时参见免责声明(见凡例)和术前会诊(见下文)。

1. 体位:取决于病变的位置,选用带头钉的头架(如使用影像引导的导航系统)。

93

2.设备：

(1)如果需要的话,切除肿瘤时使用显微镜。

(2)影像引导的导航系统。

(3)肿瘤超声吸引器。

3.麻醉：术前进行"清醒开颅"会诊,行头皮神经阻滞。

4.神经病学和神经电生理专家会诊,保证术中可以行"清醒开颅"下的神经功能监测。

5.咨询脑电图技术人员,术中行脑电图监测,提供脑刺激器。

6.术后：ICU。

7.知情同意(对病人而言,并不包括全部)：

(1)手术操作：病人清醒测试同时行手术(以及其他计划进行的操作,如切除肿瘤,切除癫痫灶等)。

(2)其他选择：全身麻醉下行手术,非手术治疗,(对于一些疾病,如肿瘤,放疗)。

(3)并发症：(一般开颅手术的并发症：卒中、出血、昏迷、死亡、感染、癫痫等。)难以精确地定位到所需的脑区。

■ 适应证

1.功能区手术(近运动区,见图 1-1 Brodmann 4 区),或语言区(Wernicke 和 Broca 区),或丘脑,包括肿瘤或癫痫灶。

2.脑干肿瘤切除。

3.癫痫手术可定位致痫灶。

■ 清醒开颅的禁忌证

病人不能配合：年幼或老年病人、意识不清的病人、语言严重障碍或失语病人。

■ 术前病人咨询

病人需知道将进行什么操作。术前可让病人练习阅读术中使用的类似资料。年龄超过 40 岁的病人可能需要眼镜才能进行阅读,手术室应准备病人自己的眼镜,但助听器在术中较难使用。病人应该知道术中可能会有疼痛。

■ 病人体位

需要注意将病人置于舒适的位置,术中需长时间不移位。术中应使用更多的保护垫。术中应可暴露病人面部,以便麻醉医师和电生理监测医师观察。

■ 手术麻醉的步骤

见参考文献[26]。

1.术前使用右旋美托咪啶(Precedex®)0.5 μg/kg 静脉滴注 20 分钟以上,术中以 0.4~1 μg/(kg·min)的速度静脉泵入。

2. 麻醉诱导异丙酚 3 mg/kg，置入喉罩。

3. 头皮阻滞[4]：局部麻醉（如 0.5% 布比卡因 30 ml），术中开颅及头架固定（影像导航系统也需要病人的头部术中尽量不要移动）后唤醒时无疼痛。每侧在 4 处注射，见图 93 - 2。

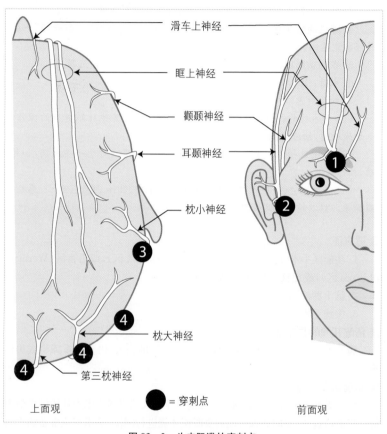

滑车上神经
眶上神经
颧颞神经
耳颞神经
枕小神经
枕大神经
第三枕神经
● = 穿刺点
上面观
前面观

图 93 - 2　头皮阻滞的穿刺点

（1）眶上神经和滑车上神经：在眶上内侧 1/3 处及眶上孔 1.5 cm 处注射 2 ml。若想使用影像导航系统的表面匹配功能（如 BrainLab 或 Stealth），在此处注射可能导致皮肤变形，影响导航的精确性。可以考虑注射少剂量高浓度的药物（如 2% 利多卡因）。

（2）耳颞神经：耳屏前方 1.5 cm 处注射 5 ml，注射于皮下避免麻醉面神经。

（3）耳大神经的耳后分支：对耳屏后方 1.5 cm 处注射 2 ml。

（4）枕大，枕小和第三枕骨神经：使用 22 G 脊椎针注射 5 ml，自乳突沿项上线至中线。

4. 开始吸入麻醉，地氟醚浓度 0.5 MAC，切皮、开颅及打开硬膜过程中保留病人自主呼吸（硬膜有痛感，但是脑组织没有）。

5. 开始剪开硬膜时停止吸入麻醉，开始以 0.1～0.2 μg/(kg·min)速度静脉泵入瑞芬太尼。

6. 剪开硬膜后，地氟醚洗出后拔除喉罩。

7. 调整瑞芬太尼剂量保持镇痛效果。

8. 可以进行神经电生理检查（见下文）。

9. 可在唤醒状态下完成手术。但是一旦颅内操作完成，可能需要加强镇痛治疗和放置躁动，甚至需要全身麻醉，此时可使用喉罩。

93.6.4 语言功能区定位

■ 概述

术中使用电流，电流设置见表 93-1，从 1 V 开始逐渐增加。

表 93-1　术中电刺激参数

	设　　置[a]
频率	50～60 Hz
波形	双相方波
波长	波峰间 2～4 毫秒
模式	重复
极性	普通
电流	2～16 mA

a 不是所有的模式都存在所有的这些设置

■ 语言区定位方法

1. 需要清醒开颅。

2. 显露颞叶后置入电极。

3. 使用双相刺激，从小电流（如 2 mA）开始，刺激皮层 3～5 秒，观察电极上的后放电表现（癫痫灶），如果没有后放电，可增加电流至约 10 mA，观察到后放电现象后降低 1～2 mA，再开始测试语言区。

4. 当病人看着卡片进行图片命名时进行皮层电刺激，观察病人命名功能（自动语言功能，如数数可能保留），观察语言功能变化，从不能说话到释义错误。

5. 在下一区域重复上述过程（先寻找后放电的阈值，随后在测试时进行刺激）。

93.7 颅骨成形术

93.7.1 适应证

1. 颅骨外表面对称性重建。

2. 减轻颅骨缺损引起的症状(见章节 93.5.5)。

3. 对开颅术后或颅脑外伤后遗留的颅骨缺损区域形成保护,避免其受到伤害(钝器伤或穿通伤)。

93.7.2 时机

视具体情况而定,没有统一的标准。为避免感染的风险,一般建议开放伤(如污染伤口)或涉及鼻窦的损伤术后至少半年以上再行"异体"颅骨成形术。但也有在处理颅骨骨折时同时行颅骨成形术。在"无污染"病例(如颅骨血管瘤术后修补骨缺损),应立即实施颅骨成形术。

93.7.3 材料

可以选择的材料包括:

1. 自体骨瓣:无菌条件下获取,无菌条件下冷藏或置于病人腹部。

2. 医师自制,可供选择的材料包括:

(1)异丁烯酸甲酯:在手术室内塑形至需要的形状,在连接至颅骨之前通常使用板进行凝固(也可以使用缝线或线)。凝固的过程可以产热,在凝固过程中应充分地清洗,避免在手术部位进行凝固,以免热量损伤脑组织。

(2)网:由钽或钛板制作。

3. 预制成型材料:由供应商根据术前 CT 薄扫的电脑模型制作材料,如果可能的话也可以采用对侧颅骨进行"镜像"制作。

(1)异丁烯酸甲酯。

(2)PEEK(聚醚醚酮)。

(3)钛板。

4. 分层的颅盖骨。

当使用异体材料时,有人推荐打孔以防止积液(在皮瓣下或皮瓣与颅骨间)。但是钛板不宜打孔。

■ **脊柱手术的定位**

在一些情况下定位脊柱节段比较困难。随着微创脊柱技术的增加和直接可视化的结构的减少,用术中成像技术以确定脊柱节段的需求逐渐增加。

可能造成定位错误的原因:

1. 术前可以根据 MRI 确定疾病位置,但是将术前 MRI 转换至术中影像系统存在一定的困难：

（1）胸椎病变：MRI 定位时从上（C2）向下数，而术中定位时从下向上数，若病人没有 12 根肋骨或 5 个腰椎椎体可能受影响。

（2）腰椎病变：可能受到异常发育的 S1～S2 椎间盘（S1 椎体腰化）以及与骶椎融合的 L5 的影响。

2. 不是所有病人都有 12 根肋骨或 5 个腰椎椎体。一般人骶椎前有 24 个椎体，但是有人有 23 或 25 个（变异包括：11 个或 13 个肋骨支撑椎骨，或腰骶过渡椎骨；术语"S1 椎体腰化"或"L5 椎体骶化"的描述不够精确）。最下方的椎间盘（通常是 L5～S1）AHLD（腰椎间盘突出）通常压迫第 25 神经根（在变异的情况下，也有可能压迫第 24 或第 26 神经根）[27]。

3. 病人发育异常：如 S1～S2 椎间盘发育或 L1 横突发育类似于肋骨。

4. 一些定位标志不准。

5. X 线片有时定位上胸椎和下颈椎有困难：

（1）在侧位片上，肩膀可能会掩盖下颈部/上胸部水平。

（2）在正位片上，这个区域的显著后凸需要 X 线束在头尾方向成角，但这样会定位到其他节段。

6. 胸椎和腰椎棘突与椎体不处在同一水平。

7. 影像学检查和手术时可能发生解剖标志变化。

有助于定位脊柱节段的方法：

1. 导航系统。

2. 术中 MRI/CT（或类似 CT 的设备，如 Medtronic 的 O-arm™，或 Siemens 的 ARCADIS®），或影像引导下的脊柱技术。

3. 术前 X 线片：腰椎 X 线片（腰椎疾病）和胸腰椎 X 线片（胸椎疾病）确定 12 个胸椎和 5 个腰椎。

4. 在腰椎侧位片，髂嵴平 L4 棘突或 L4～L5 间隙。

5. 矢状位 MRI 无法提供定位的线索，但是轴位 MRI 上可以确定骶骨及定位 L5～S1 间隙。

6. 定位方法（如果可以的话，强烈推荐使用超过一种以上的定位方法）：

（1）术中 C 形臂定位，从 T12 或 L5 开始数：确定有 12 对肋骨，在病人身上使用某种设备作为定位标志，从腰椎或下胸椎至上胸椎定位；或者数到某一水平（如 T9），然后将止血钳放置在该水平处，这样在实时 C 形臂透视下，机器缓慢移动过程中，止血钳也随着 T9 移动（从 L5 开始向上数，确定有 5 块腰椎）。放射安全：应尽量减少放射。

（2）前后位：从 T12（最低的肋骨）或 L5 向上数。

（3）侧位：从 L5 向上数。

（4）前后位上从 T1（第一肋）向下数：由于胸椎的后凸，有时需要将放射器从下方向前照射。有时候数椎弓根会有所帮助。

(5)触诊:开胸后触诊。对于上胸椎,可以从 T1 摸到肋骨然后向下数。肋骨从相应胸椎的上缘插入,靠近与上方椎体的结合处(如 T5 肋是在 T4~T5 椎间盘处与 T5 相连接)。

93.8　骨移植术

93.8.1　使用植骨延长剂或替代物促进融合

临床指南:植骨延长剂和替代物

Level I[28]:在 ALIF 手术后建议使用自体骨或重组人骨形态发生蛋白(rhBMP-2)人工骨,并使用钛网固定。

Level III[28]:

1. 在一些后侧方入路融合手术中 rhBMP-2、羟基磷灰石和磷酸钙可代替自体骨移植。

2. 推荐使用磷酸钙作为植骨填充剂,特别是与自体骨合用时。

93.8.2　腰椎融合手术的评价

临床指南:骨融合的影像学评价

Level I[29]:静止 X 线片不建议单独使用。

Level II[29]:

1. 在没有内固定的手术中,过伸/过屈位侧位片未发现椎体的相对滑动提示融合成功。

2. 不建议使用[99]Tc 显像。

Level III[29]:怀疑融合不成功时,需要联合行多种影像学检查,包括静止 X 线片,过伸/过屈位 X 线片,CT。

临床指南:融合和预后的关系

Level III[30]:融合与预后的关系不强,在任何病例中都可能出现融合与预后无关的情况。

93.8.3　骨移植物的性质

■ **概述**

对于脊柱融合,骨移植物的成分对于融合非常重要:

1. 骨诱导：动员间充质细胞并刺激这些细胞成为成骨细胞或破骨细胞。

2. 骨生成：通过宿主或移植物的间充质干细胞形成成骨细胞，形成新的骨质。

3. 骨传导：骨移植物可作为新骨形成的支架。

4. 力学稳定性：提供解剖结构和生物力学支持。

表93-2总结了各种骨移植物的性质（引自[31-33]）。更多细节请参阅下文。

表93-2 不同骨移植物的性质

移植物材料	力学稳定性	骨生成	骨诱导	骨传导
自体松质骨	±	++++	++	++++
自体骨皮质	+++	+	+	+
带血管自体骨	+++	+++	++	+++
异体骨	+	−	±	+
骨髓抽吸物	−	+	±	+
去矿物质骨基质	−	−	+	+
骨形态发生蛋白	−	−	++++	−
胶原	−	−	−	+
陶瓷	+	−	−	+++

—无效，±极小或无效，+轻度有效，++中度有效，+++高度有效，++++极度有效

自体骨

常见取骨位置：髂嵴、肋骨[34]、腓骨、减压时去除的骨质。特点：

1. 优点：没有组织相容性或传播疾病风险。

2. 缺点：

（1）取骨位置术后长期疼痛：34%的病人出现疼痛，3%出现难以忍受的疼痛。

（2）增加手术风险：

1）出血。

2）伤口感染。

3）骨折。

4）不美观。

5）增加手术时间。

6）神经损伤造成麻木（如膈神经，见下文）。

7）血肿。

3. 类型：

（1）松质骨：提供各种移植骨所需的效果除了力学稳定性较差。

(2) 密质骨(骨皮质)：

1) 提供强大的力学支持。

2) 没有骨诱导和骨传导效果。

(3) 骨皮质及松质骨：如楔形的髂嵴三面皮质骨,含有所有移植骨的成分。

(4) 带血管移植骨：

1) 技术上困难。

2) 特别适用于瘢痕,放疗后以及长节段植骨。

(5) 自体骨髓：

1) 是骨原细胞和骨诱导物质的来源。

2) 没有取骨位置并发症的风险。

3) 没有骨传导及力学支持的作用。

■ 异体骨

来自器官获取组织,冷冻保存或冷冻干燥。来自：髂骨、胫骨、腓骨、股骨及肋骨等。

1. 优点：没有自体骨采骨的风险。

2. 缺点：

(1) 有传播疾病风险,虽然风险很低。

(2) 只有骨传导作用(缺乏骨诱导和成骨作用)。

(3) 随时间不同可以取骨的程度不同。

3. 类型：

(1) 三皮层,双皮层或单皮层骨。

(2) 骨皮质及松质骨：火柴样,粉碎状。

(3) 松质骨：立方体,块状,粉碎状,骨粉。

4. 使用：可作为结构支持,用于腰椎前路椎间融合,承受压力。对于颈椎后路融合,存在缺乏骨诱导和成骨作用的缺点。

■ 去矿物质骨基质(DBM)

经过酸处理,减少抗原性,保留骨传导及部分骨诱导作用。

1. 可以是油灰,凝胶,碎片,颗粒或粉末状。

2. 通常作为其他移植材料的辅助材料使用。

3. 缺点：

(1) 花费高。

(2) 性质不稳定。

(3) 没有力学支持作用。

■ 骨形态生成蛋白(BMP)

一种生物化合物诱导间充质干细胞形成成骨细胞,可能诱导异位骨形成。在转化生长因子β族中有约20种不同蛋白,采用重组DNA技术生产。

1. 需要载体基质使可溶性蛋白固定于植骨位置(为了防止 BMP 扩散至邻近组织,从而使理想效果打折扣,可能会导致异位骨形成)。

2. FDA 只批准用于 ALIF,其他的使用方法没有批准。

3. 可用的制剂:rhBMP-2。

4. 优点:增加融合率。

5. 不足:

(1) 昂贵。

(2) 异位骨形成,骨吸收,骨重构[35]。

(3) 在前路颈椎手术中可能导致颈部肿胀,气道受压,血肿[36]。

■ 胶原

主要作为其他骨诱导、骨传导或骨生成物质的载体,与其他物质同时使用。

1. 优点:有助于血管形成,矿物质沉积,以及生长因子的附着。

2. 不足:

(1) 没有机械支持作用。

(2) 可能的免疫源性。

■ 陶瓷

包括磷酸钙,碳酸钙和羟基磷灰石。

1. 优点:没有传播疾病风险。

2. 不足:只建议用作骨支持物(与自体骨、骨髓抽吸物、BMP 同时使用)。

93.8.4 骨移植物的获取

■ 髂嵴

• 髂前上嵴移植骨

取自髂前上嵴外侧 3~4 cm 避免损伤股外侧皮神经,避免出现髂骨的疲劳性骨折。在取得三面皮质移植骨时,应该限于骨膜下层进行分离,避免损伤髂腹股沟、髂腹下和骨外侧皮神经。

• 髂后上嵴移植骨

可以用于获得包括骨松质和骨皮质条或片,或者三面皮质移植骨用于C1~C2 融合。

取自髂嵴内侧 6~8 cm(图 93-3),避开臀上神经(臀上神经穿过髂后嵴,约位于髂后上棘外侧 8 cm 处),避免出现臀部麻木或者痛性神经瘤。可以采用髂后上嵴内侧直切口。

在肥胖病人,脊柱有时可以通过定位"腰窝"(腰侧窝——有时可以见到的、位于臀裂上方、骶髂关节表面的凹陷)和稍微侧向切开找到。注意避免误将骶骨误认为髂前上嵴。

在骨膜下将臀大肌从髂嵴外侧面分离,为了避免造成髂嵴的骨折,可以使

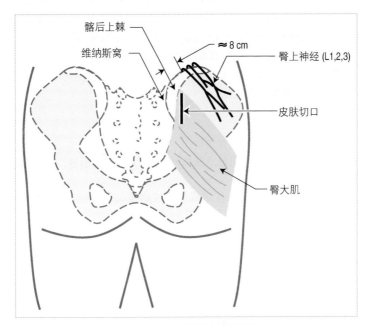

髂后上棘

维纳斯窝

≈ 8 cm

臀上神经 (L1,2,3)

皮肤切口

臀大肌

图 93 - 3　髂后上棘取骨的位置

用宽的骨凿，或者使用骨锯，避免损伤内侧骨皮层，避免造成盆腔内血肿。另一个并发症是骨折直到坐骨切迹，造成臀动脉或坐骨神经损伤。在取骨后，骨表面需涂骨蜡，并行闭式引流避免血肿形成。

93

- **腓骨**

自体腓骨可以提供高的关节融合率[37]，但是并发症风险较高，因此最好作为补救措施[38]。保留腓骨头近端避免损伤腓神经。远端至少保留 7 cm 以保留踝关节稳定性[34]。

93.9　立体定向手术

93.9.1　概述

立体定向(Stereotactic，希腊文：steteo 为三维，tactic 为接触)手术，最初是应用于动物手术，是基于从解剖汇编的三维坐标的图集。随后该词被用于人类手术，通常指对丘脑进行毁损来治疗帕金森病(见手术治疗帕金森病，章节 98.3)，通过术中气脑造影或脑室造影的标志定位要毁损的靶点。20 世纪 60 年代后期应用左旋多巴治疗帕金森病以后，这种手术的数量已明显下降[39]。

当代立体定向技术，应该更准确地称作影像引导的立体定向手术。手术的第一阶段,在病人头部安装一个定位装置,进行 CT 或 MRI 扫描(偶尔进行血管造影),在空间上准确地将靶点定位。通常可以使用高分辨率薄扫成像(通常与头架呈 0°)获得可接受的精度,然后在导航系统中行表面匹配算法将术前 CT/MRI 匹配到病人的头部。

手术的第二阶段一般在手术室内进行,病人使用预操作图像"重新注册",然后跟踪相机跟随具有适当附件的仪器的移动,以相对于操作前图像"实时地"显示仪器的位置。但是这一技术的缺点是术前的图像是"历史性的",不能随着手术操作改变了病人的解剖结构而随时更新。比如使用甘露醇后可能引起脑的移位,因此术前定位的手术部位可能会发生几毫米的移位。

93.9.2 立体定向手术的适应证

1. 活检(见下文):

(1) 脑深部病变:尤其是接近有重要结构的脑功能区的。

(2) 脑干病变:可以经大脑半球达到的[40]。

(3) 多发小病灶(例如在一些艾滋病病人中,见章节 20.4.3)。

(4) 病人内科情况差,不能耐受全身麻醉。

2. 放置导管:

(1) 深部病变引流:胶样囊肿、脓肿。

(2) 放置内导管进行肿瘤内化疗。

(3) 植入放射活性物进行间质内近距离放疗[41]。

(4) 放置分流管:用于脑积水(很少应用)或囊肿引流。

3. 放置电极:

(1) 深部电极治疗癫痫。

(2) "深部脑刺激"(DBS)用于治疗慢性疼痛(需要电生理刺激)。

4. 产生毁损:

(1) 治疗运动失调:帕金森病(见章节 98.3.4),肌张力障碍,偏侧舞动。

(2) 治疗慢性疼痛。

(3) 治疗癫痫(很少应用)。

5. 清除脑内出血:

(1) 使用一种阿基米德螺旋装置[42,43]。

(2) 用辅助性的尿激酶[44,45]或重组的组织-血浆纤维溶解酶原激活物(见章节 87.9.3)[46]。

6. 立体定向"放射外科"(见立体定向放射外科,章节 101.3)。

7. 为开颅手术定位病灶(例如 AVM[47],深部肿瘤):

(1) 应用脑室类型的导管。

(2) 应用钝头活检针或引导棒[48]。

(3) 应用可见激光束进行引导。

8. 经口对 C2(枢椎)椎体病变进行活检[49]。

9."实验性"或非常规地应用于:

(1) 立体定向夹闭动脉瘤[50]。

(2) 立体定向激光外科。

(3) 中枢神经系统移植[51];例如治疗帕金森病(见章节 98.3.3)。

(4) 异物取出[52]。

93.9.3　立体定向活检

本节将简单介绍脑立体定向活检(SBB)。SBB 的特殊情况见索引条目。活检可以使用一个小的"饼干切割器"进行开颅,或者通过一个小的钻孔针进行。可在局部麻醉或全身麻醉下进行。但是一般全身麻醉更常见。

■ 禁忌证

1. 凝血障碍:

(1) 凝血性疾病:出血体质,医源性(肝素或香豆素)。

(2) 血小板计数(PC)低:PC$<50\times10^9$/L 是绝对禁忌证,理想的条件是 PC$\geqslant100\times10^9$/L。

2. 不能耐受全身麻醉,不能配合局部麻醉。

■ 效果

SBB 的检出率(即根据 SBB 做出诊断的能力),根据文献中大宗报道,在没有免疫抑制(NIC)的病人中为 82%～99%,在艾滋病病人中稍低,为 56%～96%。对艾滋病病人可以通过改进手术技术和组织学诊断以获得较高的检出率[53]。

在 CT 或 MRI 上有强化的病变检出率(NIC 病人中有 99%)要高于不强化的病变(74%)[54]。

■ 并发症

最常见的并发症是出血,但大多数很轻微,无临床症状。在 NIC 病人中主要并发症(主要由于出血)的危险是 0～3%(大多数小于 1%);在艾滋病病人中为 0～12%[54]。据一些报道艾滋病病人并发症的发生率较高,可能是由于血小板计数或功能的降低,以及原发中枢神经系统淋巴瘤病人的血管脆性高。在 NIC 病人中,多局灶性高级别的胶质瘤并发症的发生率最高。

感染是针刺活检的常见并发症。

(邓晓峰　王　雯)

参考文献

[1] Fox N. Cure in a Case of Cerebrospinal Rhinorrhea. Arch Otolaryngol. 1933; 17:85–87

[2] Evans JP, Keegan HR. Danger in the Use of Intrathe- cal Methylene Blue. JAMA. 1960; 174:856–859

[3] Calcaterra TC. Extracranial Repair of Cerebrospinal Rhinorrhea. Ann Otol Rhinol Laryngol. 1980;

89:108–116

[4] Pinosky ML, Fishman RL, Reeves ST, Harvey SC, Patel S, Palesch Y, Dorman BH. The effect of bipuvicaine skull block on the hemodynamic response to craniotomy. Neurosurgical Anesthesia. 1996; 83:1256–1261

[5] el Gohary M, Gamil M, Girgis K, et al. Scalp nerve blocks in children undergoing a supratentorial craniotomy: A randomized controlled study. Asian J Sci Res. 2009; 2:105–112

[6] Vitali AM, Steinbok P. Depressed skull fracture and epidural hematoma from head fixation with pins for craniotomy in children. Childs Nerv Syst. 2008; 24:917–923; discussion 925

[7] Agrawal D, Steinbok P. Simple technique of head fixation for image-guided neurosurgery in infants. Childs Nerv Syst. 2006; 22:1473–1474

[8] Lee TH, Kim SJ, Cho do S. Broken mayfield head clamp. J Korean Neurosurg Soc. 2009; 45:306–308

[9] Taira T, Tanikawa T. Breakage of Mayfield head rest. J Neurosurg. 1992; 77:160–161

[10] Arand AG, Sawaya R. Intraoperative Chemical Hemostasis. Neurosurgery. 1986; 18:223–233

[11] . Cranial Perforators with an Automatic Clutch Mechanism, Failure to Disengage: FDA Safety Communication. 2015

[12] Kalfas IH, Little JR. Postoperative Hemorrhage: A Survey of 4992 Intracranial Procedures. Neurosurgery. 1988; 23:343–347

[13] Palmer JD, Sparrow OC, Iannotti FI. Postoperative Hematoma: A 5-Year Survey and Identification of Avoidable Risk Factors. Neurosurgery. 1994; 35:1061–1065

[14] Papanastassiou V, Kerr R, Adams C. Contralateral Cerebellar Hemorrhagic Infarction After Pterional Craniotomy: Report of Five Cases and Review of the Literature. Neurosurgery. 1996; 39:841–852

[15] Toczek MT, Morrell MJ, Silverberg GA, Lowe GM. Cerebellar Hemorrhage Complicating Temporal Lobectomy: Report of Four Cases. J Neurosurg. 1996; 85:718–722

[16] Mahaley MS, Mettlin C, Natarajan N, Laws ER, et al. National Survey of Patterns of Care for Brain-Tumor Patients. J Neurosurg. 1989; 71:826–836

[17] Driscoll CL, Beatty CW. Pain After Acoustic Neuroma Surgery. Otolaryngol Clin North Am. 1997; 30:893–903

[18] Harner SG, Beatty CW, Ebershold MJ. Headache After Acoustic Neuroma Excision. Am J Otolaryngol. 1993; 14:552–555

[19] Kaur A, Selwa L, Fromes G, Ross DA. Persistent Headache After Supratentorial Craniotomy. Neurosurgery. 2000; 47:633–636

[20] Catalano PJ, Jacobowitz O, Post KD. Prevention of Headache After Retrosigmoid Removal of Acoustic Tumors. Am J Otol. 1996; 17:904–908

[21] Lovely TJ, Lowry DW, Jannetta PJ. Functional Outcome and the Effect of Cranioplasty After Retromastoid Craniectomy for Microvascular Decompression. Surg Neurol. 1999; 51:191–197

[22] Long DM. Comment on Kaur A et al.: Persistent Headache After Supratentorial Craniotomy. Neurosurgery. 2000; 47

[23] Harner SG, Beatty CW, Ebersold MJ. Impact of cranioplasty on headache after acoustic neuroma removal. Neurosurgery. 1995; 36:1097–1099; discussion 1099-1100

[24] Gregori EM, Goldring S. Localization of Function in the Excision of Lesions from the Sensorimotor Region. J Neurosurg. 1984; 61:1047–1054

[25] Woolsey CN, Erickson TC, Gibson WE. Localization in Somatic Sensory and Motor Areas of Human Cerebral Cortex as Determined by Direct Recording of Evoked Potentials and Electrical Stimulation. J Neurosurg. 1979; 51:476–506

[26] Dreier JD, Williams B, Mangar D, Camporesi EM. Patients selection for awake neurosurgery. HSR Proc. 2009; 1:19–27

[27] Wigh RE. Classification of the Human Vertebral Column: Phylogenic Departures and Junctional Anomalies. Med Radiogr Photogr. 1980; 56:2–11

[28] Resnick DK, Choudhri TF, Dailey AT, Groff MW, Khoo L, Matz PG, Mummaneni P, Watters WC, Wang J, Walters BC, Hadley MN. Part 16: Bone graft extenders and substitutes. J Neurosurg: Spine. 2005; 2:733–736

[29] Resnick DK, Choudhri TF, Dailey AT, Groff MW, Khoo L, Matz PG, Mummaneni P, Watters WC, Wang J, Walters BC, Hadley MN. Part 4: Radiographic assessment of fusion. J Neurosurg Spine. 2005; 2:653–657

[30] Resnick DK, Choudhri TF, Dailey AT, Groff MW, Khoo L, Matz PG, Mummaneni P, Watters WC, Wang J, Walters BC, Hadley MN. Part 5: Correlation between radiographic and functional outcome. J Neurosurg Spine. 2005; 2:658–661

[31] Whang PG, Wang JC. Bone graft substitutes for spinal fusion. Spine J. 2003; 3:155–165

[32] Giannoudis PV, Dinopoulos H, Tsiridis E. Bone substitutes: an update. Injury. 2005; 36 Suppl 3:S20–S27

[33] Shen FH, Samartzis D, An HS. Cell technologies for spinal fusion. Spine J. 2005; 5:231S–239S

[34] Galler RM, Sonntag VKH. Bone graft harvest. BNI Quarterly. 2003; 19:13–19

[35] Heary RF, Schlenk RP, Sacchieri TA, Barone D, Brotea C. Persistent iliac crest donor site pain: independent outcome assessment. Neurosurgery. 2002; 50:510–516; discussion 516-517

[36] Vaidya R, Sethi A, Bartol S, Jacobson M, Coe C, Craig JG. Complications in the use of rhBMP-2 in PEEK cages for interbody spinal fusions. J Spinal Disord Tech. 2008; 21:557–562

[37] Gore DR. The arthrodesis rate in multilevel anterior cervical fusions using autogenous fibula. Spine. 2001; 26:1259–1263

[38] Kim CW, Abrams R, Lee G, et al. Use of vascularized fibular strut grafts as a salvage procedure for previously failed spinal arthrodesis. Spine. 2001; 19:2171–2175

[39] Gildenberg PL. Whatever Happened to Stereotactic Surgery? Neurosurgery. 1987; 20:983–987

[40] Hood TW, Gebarski SS, McKeever PE, Venes JL, et al. Stereotactic Biopsy of Intrinsic Lesions of the Brain Stem. J Neurosurg. 1986; 65:172–176

[41] Coffey RJ, Friedman WA. Interstitial Brachytherapy of Malignant Brain Tumors Using Computed Tomography-guided Stereotaxis and Available Imaging Software: Technical Report. Neurosurgery. 1987; 20:4–7

[42] Backlund E-O, von Holst H. Controlled Subtotal Evacuation of Intracerebral Hematomas by Stereotactic Technique. Surg Neurol. 1978; 9:99–101

[43] Tanikawa T, Amano K, Kawamura H, et al. CT-Guided Stereotactic Surgery for Evacuation of Hypertensive Intracerebral Hematoma. Appl Neurophysiol. 1985; 48:431–439

[44] Niizuma H, Otsuki T, Johkura H, et al. CT-Guided Stereotactic Aspiration of Intracerebral Hematoma - Result of a Hematoma-Lysis Method Using Urokinase. Appl Neurophysiol. 1985; 48:427–430

[45] Niizuma H, Shimizu Y, Yonemitsu T, Nakasato N, et al. Results of Stereotactic Aspiration in 175 Cases of Putaminal Hemorrhage. Neurosurgery. 1989; 24:814–819

[46] Schaller C, Rohde V, Meyer B, Hassler W. Stereotactic Puncture and Lysis of Spontaneous Intracerebral Hemorrhage Using Recombinant Tissue-Plasminogen Activator. Neurosurgery. 1995; 36:328–335

[47] Sisti MB, Solomon RA, Stein BM. Stereotactic Craniotomy in the Resection of Small Arteriovenous Malformations. J Neurosurg. 1991; 75:40–44

[48] Moore MR, Black PM, Ellenbogen R, Gall CM, et al. Stereotactic Craniotomy: Methods and Results Using the Brown-Roberts-Wells Stereotactic Frame. Neurosurgery. 1989; 25:572–578

[49] Patil AA. Transoral Stereotactic Biopsy of the Second Cervical Vertebral Body: Case Report with Technical Note. Neurosurgery. 1989; 25:999–1002

[50] Kandel EI, Peresedov VV. Stereotaxic Clipping of Arterial Aneurysms and Arteriovenous Malformations. J Neurosurg. 1977; 46:12–23

[51] Backlund E-O, Granberg P-O, Hamberger B, Knutson E, et al. Transplantation of Adrenal Medullary Tissue

to Striatum in Parkinsonism: First Clinical Trials. J Neurosurg. 1985; 62:169–173

[52] Blacklock JB, Maxwell RE. Stereotactic Removal of a Migrating Ventricular Catheter. Neurosurgery. 1985; 16:230–231

[53] Levy RM, Russell E, Yungbluth M, et al. The efficacy of image-guided stereotactis brain biopsy in neuro-logically symptomatic acquired immunodeficiency syndrome patients. Neurosurgery. 1992; 30:186–190

[54] Nicolato A, Gerosa M, Piovan E, et al. Computerized Tomography and Magnetic Resonance Guided Stereotactic Brain Biopsy in Nonimmunocompromised and AIDS Patients. Surg Neurol. 1997; 48:267–277

93

94 特定的开颅术

94.1 颅后窝(枕下)开颅术

94.1.1 适应证

为了暴露小脑、脑桥小脑三角(CPA)、一侧椎动脉、脑干后方、四室、松果体区,或者为了通过远外侧入路达到脑干前外侧。详见枕下旁正中和枕下后正中入路(见章节 94.1.3)。

94.1.2 体位

■ **选择**

可选择的体位如下:

1. 坐位:见下文。

2. 侧卧位(见下文):也被称为"公园长椅位",病人向前倾斜 3/4(几乎俯卧位)。

3. 半坐位。

4. 肩垫高仰卧位,头部保持水平。

5. 俯卧位。

6. Concorde 体位:俯卧,胸部抬高,颈部弯曲并向术者站立侧的对侧稍倾斜。

■ **坐位**

目前使用较以前减少,因其操作并发症较多且可被其他体位替代(除非某些特殊情况),但一些学者认为坐位的缺点是被夸大的[1]。

• **优点**

1. 利于血液和脑脊液流出术野。

2. 利于静脉回流,可减少出血,降低颅内压。

3. 胸部不受压,利于换气。

4. 病人头可保持严格中线位,利于术者定位,减少椎动脉的弯曲。

• **缺点**

1. 可能发生气体栓塞(见下文)。

2. 术者手易疲劳。

3. 增加中心静脉压导管发生并发症的危险(用来治疗可能的气栓)。如：锁骨下静脉导管导致气胸及血栓形成。

4. 术后手术区出血可能增加,当病人坐位时静脉出血可能不明显,当病人术后变成水平位时可以变得明显。然而有研究却发现不会因此增加出血发生率[2]。

5. 术后硬膜下出血的危险：发生率约 1.3%[3]。

6. 臂丛神经损伤：不令病人胳膊下垂可以防止臂丛神经损伤,可将上肢交叉放在腹部。

7. 颈中段损伤性四肢瘫[4,5]：可能由于屈曲性脊髓病所引起[6-8]。坐位造成的低血压[9],颈部屈曲压迫脊髓前动脉、头部较高引起动脉压下降等因素可能都起作用。

8. 坐骨神经损伤(梨状肌综合征)[10]：屈曲病人膝关节以预防(减少坐骨神经紧张)。

9. 颅内积气程度更明显,可增加颅内张力性积气的危险[11](见颅腔积气,章节 57.6)。

10. 麻醉状态下,双下肢静脉血淤滞引起血容量下降,可将双下肢固定于较合适的位置。

11. 由于动脉压低使脑血流减少[12]。

气栓(AE)：当手术中不可塌陷的静脉(板障静脉或硬脑膜静脉窦)有破裂口暴露于空气中且血管内为负压时(头位高于心脏位置)[13],都有潜在的致命危险。空气进入静脉,积存于右心房内,可减少静脉回流引起低血压,也可引起心律失常。另外气栓还可发生于卵圆孔未闭[14]或肺动静脉瘘,造成反常气栓,可产生缺血性脑梗死。

头的位置越高,负压越明显。但气栓可发生于任何头部高于心脏的手术。发生率：因检测方法不同,差距很大;用多普勒检测估计坐位手术的气栓发生率为 7%～25%。有明显气栓危险的手术(坐位)要求心前区多普勒监测并在右心房放置中心静脉压管[13]。

在气栓风险较高的手术中,推荐使用右心房中心静脉压(CVP)导管(以吸出空气),并监测气栓;选项包括：经食道超声(最敏感),心前区多普勒超声。(虽然理论上说气栓可见于任何头部高于右心房的手术,但是主要见于头部与手术床成角大于等于 30°的手术,尤其是坐位颅后窝手术)。

诊断和治疗：

在任何手术位置高于心脏且怀疑难以解释的低血压或者呼气末二氧化碳分压下降时,都应该怀疑气栓[16]。

1. 经食道超声(TEE)。可以在二维超声上显示气栓。

(1)优点：被认为是最敏感的监测手段。

（2）缺点：假阳性率高，价格昂贵，有创，操作者需要有经验以及警惕性。

2. 心前区多普勒超声：探头可放置于第二或者第四肋间，胸骨的左侧或者右侧，或者在后面置于肩胛骨与脊柱之间。出现声音强度和特征的变化预示着气栓的发生，首先出现叠加的不规则高调敲打声音，随后随着气体的增加所谓的"水车音"或者机械性声音会占主导。

（1）优点：最敏感的无创技术。

（2）缺点：在非常肥胖的病人或者某些体位下（例如，俯卧位或者侧卧位）会比较困难，受手术室其他声音的干扰，需要保持警惕。

发生气栓时，最早的线索是呼气末氮气分压上升，之后是呼气末血 PCO_2 下降。心前多普勒的机器声也可提示气栓。可能出现低血压。应立即采用表 94-1 中的措施。

表 94-1　气栓的治疗

1. 发现并闭塞空气进入的位置或快速用浸透的湿海绵盖住伤口，用骨蜡抹骨缘
2. 尽可能降低病人的头（与水平面呈 30°或者更小的角度）
3. 压迫颈静脉（最好双侧，其次压迫右侧）
4. 使病人左侧卧位（空气积于右心房）
5. 经中心静脉压导管从右心房抽吸空气
6. 给病人吸入纯氧
7. 不能继续使用一氧化氮（可以加重气栓）[15]
8. 使用升压和扩容药维持血压
9. PEEP 在阻止或治疗气栓时是无效的，可增加发生反常气栓的风险[13]

■ 侧俯卧位

也称"公园长椅位"。

1. 下方手臂在腋下垫高（见图 94-1），或者使病人下方的手臂伸到手术床外，置于手术床托板上，并固定。

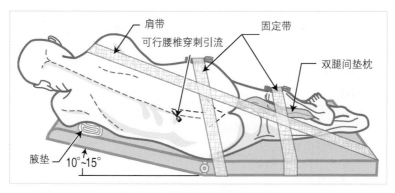

图 94-1　侧俯卧位（"公园长椅位"）

2. 上方手臂使用枕头或者治疗巾卷垫起(避免使用 Mayo 标准,因为它限制了手术中手术床的倾斜能力)。

3. 使用胶带将上面的肩膀轻轻向下拉。

4. 病人的背部应尽量向手术床的边缘靠近,使病人靠近术者。

5. 抬高上半身 10°～15°。

6. 将病人面部转向下方(见下文)。

7. 可行腰椎穿刺引流。

8. 双腿间垫枕头。

9. 在保护垫上使用胶带固定好病人,这样手术床可以在术中进行旋转。

• **为了到达耳道或者更向下**

(例如,听神经瘤;对于三叉神经痛行微血管减压不需要。)

尽量屈颈,扩大手术空间,可使用不变形的钢丝加强气管插管保证气道通畅。上面的肩膀应该用胶带尽量向下牵拉(避免过度牵拉引起的臂丛损伤)。

• **头部固定**

使用 Mayfield 头架固定,单个头钉位于病变侧,在正侧方位置前方一点(图 94 - 2)。头部旋转与水平面呈 20°～30°,面部朝下。

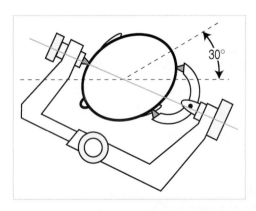

图 94 - 2　右侧枕下开颅的头位和头钉的位置(从病人头顶向下看)

94.1.3　枕下旁正中开颅术

■ 适应证

1. 脑桥小脑三角区附近病变:

(1)脑桥小脑三角区肿瘤包括:

1)听神经鞘瘤。

2)脑桥小脑三角脑膜瘤。

3)表皮样囊肿。

(2)微血管减压:

1) 三叉神经痛。

2) 单侧面肌痉挛。

3) 其他：膝状神经痛，舌咽神经痛。

2. 一侧小脑半球肿瘤：转移瘤、血管网织细胞瘤和小脑半球出血。

3. 椎动脉附近病变：

(1) 动脉瘤：小脑后下动脉，椎基底动脉连接处。

(2) 椎动脉内膜剥脱术。

(3) 脑干前外侧肿瘤（远外侧入路）。

4. 脑干前外侧病变（远外侧入路）：枕大孔区肿瘤，包括：脊索瘤，脑膜瘤。

■ **体位、皮肤切口、开颅、入路等**

见章节 94.1。

■ **皮肤切口**

• **直切口（旁正中）**

可达脑桥小脑三角，可用于血管减压及小的脑桥小脑三角肿瘤，提供需要的显露范围，对肌肉损伤较小，易于缝合硬膜来保证水密性。以下所有切口位于乳突切迹（可触及）内侧 5 mm（见图 94 - 3）：

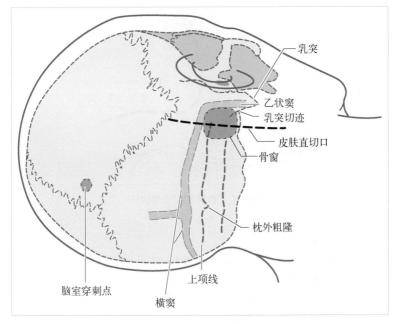

图 94 - 3　枕下旁正中开颅

1. "5-6-4"切口：位于乳突切迹内侧 5 mm，切迹上方 6 cm，下方 4 cm，上方显露横窦：

用于暴露第 V 脑神经，三叉神经血管减压术。

2. "5-5-5"切口：位于乳突切迹内侧 5 mm，切迹上方 5 cm，下方 5 cm，用于显露第 Ⅶ/Ⅷ脑神经：

（1）面神经减压。

（2）小的听神经瘤。

3. "5-4-6"切口：位于乳突切迹内侧 5 mm，切迹上方 4 cm，下方 6 cm；显露后组脑神经：用于舌咽神经痛手术。

- **"曲棍球棒"切口**

用于小脑病变或大的脑桥小脑三角病变，可以扩大显露。切口始于 C2 棘突，向上至枕外粗隆上方，向侧方直至乳突尖（图 94-4）。在外侧方可向下切一小段，有助于肌肉分离。

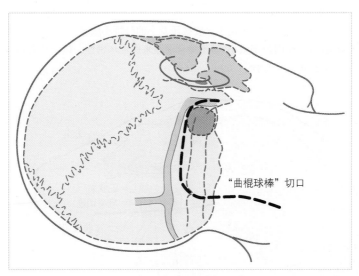

"曲棍球棒"切口

图 94-4　"曲棍球棒"皮肤切口

■ 开颅

- **定位标志**

横窦下缘位于乳突切迹上方两横指（通常位于项上线上方）。为开颅上限。

- **微血管减压术**

骨瓣直径约 2 cm，位于横窦与乙状窦夹角内。

- **小肿瘤（直径＜2.5 cm）**

在横窦乙状窦夹角位置行约 4 cm 大小的骨瓣开颅术。

- **大肿瘤**

需要更大范围开颅,骨瓣大小受以下情况限制:

1. 上方的横窦。

2. 下方的枕大孔(可以打开枕大孔,预防术后颅后窝水肿导致的小脑扁桃体下疝)。

3. 外侧的乙状窦(可以开放乳突气房,使用骨蜡、肌肉或骨末封闭[17],可以使用硬膜或者筋膜进行覆盖)。

4. 中线外侧。

- **显露后组脑神经(如用于舌咽神经痛手术)**

开颅至枕大孔上方 0.5 cm。

- **急诊脑室穿刺钻孔**

对于小脑血肿或者术后可能的水肿或者脑积水,可以行枕部钻孔(Frazier钻孔)(对于微血管减压或者小的听神经瘤不常应用)。

位置:中线旁 3~4 cm,成人枕外粗隆上方 6~7 cm[18],儿童在横窦上方2~3 cm[19](为枕外粗隆上方 3~4 cm)。术后管理见章节 94.1.7。

■ **脑桥小脑三角入路**

入路的角度决定了可以看到颅后窝的哪些部分:

1. 将小脑向下牵开(在小脑幕与岩骨的连接处)可显露三叉神经,用于三叉神经减压。

2. 在小脑中部牵开可显露内听道,如切除听神经瘤。

3. 向上牵开可显露后组脑神经,如治疗膝状神经节神经痛。

94.1.4 枕部后中开颅术

■ **适应证**

到达颅后窝中线处或颅后窝双侧病变:

1. 颅后窝中线处病变:

(1)小脑蚓部和蚓部周围的病变,包括:蚓部动静脉畸形和小脑近中线处的星形细胞瘤。

(2)第四脑室内肿瘤:室管膜瘤、髓母细胞瘤。

(3)松果体区肿瘤。

(4)脑干病变:脑干血管性病变(如:海绵状血管畸形)。

2. 颅骨减压术:治疗 Chiari 畸形。

3. 小脑肿瘤:转移瘤、血管网织细胞瘤、毛细胞型星形细胞瘤等。

■ **体位、皮肤切口、开颅、入路等**

见章节 94.1.2。

■ **皮肤、筋膜切口**

皮肤切口位于粗隆上方 6 cm 至 C2 棘突。如果需要行 Frazier 钻孔则切口可稍高于脑室穿刺点(可用同一切口)。切开头皮时应保留筋膜及肌肉的完整性。在这一手术区域一般难以使用 Raney 头皮夹。可在筋膜切口上方呈 T 形剪开,在枕骨上项线上方留下部分筋膜,以利术后紧密缝合。

■ 去骨瓣

去骨瓣指的是去除骨瓣(常分块去除),不复回原位。虽然在术后进行骨瓣复位已成功应用,有些情况下仍需要去骨瓣,例如术后水肿,没有弹性的骨瓣需要去除,以免使颅内压力更高而压迫脑干。

通常打开枕大孔,对于小脑肿物可打开寰椎后弓(注意寰椎上缘的椎动脉)。

■ 入路

Y 形剪开硬膜。如果病灶有囊性成分可行脑穿针抽吸以部分减压。

94.1.5 远外侧入路

适用于脑干前外侧区域病变,与后正中入路的区别是要翻开大片皮肤和肌肉。

关键:尽可能向侧方打开枕大孔,最好用金钢钻。

94.1.6 枕下开颅后的颅骨成型

枕下入路切除听神经瘤后使用甲基丙烯酸甲酯行颅骨成形术可降低术后头痛比例,从 17% 降至 4%[20]。

94.1.7 颅后窝开颅术后处理

■ 术后检查

除常规外,还应注意以下内容:

1. 呼吸:节律、方式(见下文气管内插管部分)。
2. 密切注意高血压(见下文)。
3. 有无脑脊液自切口处流出。

■ 术后处理

• 气管内插管

术后气管内插管常需保持 24~48 小时,因为许多并发症都是以呼吸骤停为首发表现(见下文),由此病情迅速恶化。但气管内插管是气管内刺激物,可能使高血压加重或病人躁动,因此经常需要镇静,而这往往掩盖神经系统体征并抑制呼吸。因此,如果颅后窝开颅术的病人意识恢复得很好,没有并发症,且时间尚早,并非深夜,多数医师选择拔管。

• 高血压

所有病例均应尽量避免高血压,以免细小血管出血(如手术结束前应该准备好硝普盐,如果在麻醉清醒期及术后血压≥160 mmHg 则应点滴硝普盐)。

术后有任何突发血压变化均应呼叫内科医师(可能提示术后颅后窝压力

升高,见下文)。

■ 术后并发症

• 颅后窝水肿和(或)血肿

由于颅后窝容积很小,且可迅速导致脑干直接受压,因此少量占位性病变即可能迅速致命。占位亦可通过压迫导水管使 CSF 循环受阻,引起急性脑积水,而易致小脑扁桃体下疝。颅后窝压力升高的先兆常是血压突然增高或呼吸节律改变(瞳孔反射、意识水平和颅内压改变直到晚期才会受到影响),处理见表94-2。

表94-2 颅后窝肿胀的紧急处理

迅速气管内插管,脑室穿刺(如果可能,提前钻好孔,见下文),准备再次手术。无论病人在什么地方(恢复室,ICU,地板上等),均应立即打开切口。CT 检查很可能延误宝贵的几分钟抢救时间;这种病例很少可以等待延迟治疗(必须基于个体情况进行判断)

为了快速脑室穿刺,常在颅后窝手术时行枕骨预防性钻孔(Frazier 孔),在脑血肿或脑积水的病例,应该用脑穿针(如果不易找到,可用腰椎穿刺针)紧急经皮行脑室穿刺。从钻孔处刺针,指向前额中心。在急性脑积水的病例,应在进针 3~5 cm 后可见脑脊液流出。注意:这一方案可在准备重新打开切口进行诊断性治疗时节省几分钟的宝贵时间。然而,早期不会出现脑积水,脑积水的形成往往需要一段时间。

• 枕下假性脑膜膨出

内部的脑脊液漏。枕下开颅后出现的比例:8%[21]~28%[22]。

可能无症状,也可表现为头痛,恶心呕吐,局部压痛。有的可能柔软且可压迫,有的则张力高。

手术治疗的指征:

1. CSF 外漏(见下文)。

2. 危害到手术切口的完整性。

3. 外观畸形。

4. 导致症状。

治疗选项(高达 67% 的病人需要永久的 CSF 引流[23]):

1. 无创治疗:保守治疗,限制入量,包扎头部,抬高头部,乙酰唑胺。如果怀疑无菌性脑膜炎可使用激素。

2. 经皮抽吸:抽吸后加压包扎[19,24]。风险是可能导致感染。

3. 再次手术打开伤口逐层缝合[19]。

4. 腰椎穿刺引流:只有假性脑膜膨出与蛛网膜下隙联通时有效,不通时可能导致急性颅后窝综合征(头痛、恶心、呕吐、共济失调等),停止引流后可缓解[21,22]。还可造成迷走神经麻痹,小脑扁桃体疝,硬膜下出血,大脑后动脉屈曲-卒中。引流的选择：

(1) 外引流(临时的)。

(2) 腰大池腹腔分流(永久的)。

5. 脑室引流：

(1) 脑室外引流(临时的)。

(2) 分流(永久的)。

- **CSF 漏**

发生率5%～17%。CSF漏是脑膜炎的潜在感染源，因此必须及时处理。

病因：有争议。可能包括：

1. CSF流体动力学异常(如脑积水)。除非CSF被分流或流体动力学正常，否则堵漏的操作不易成功。

2. 切口缝合不佳：真实的发生率可能比预估的要低。

3. 蛛网膜瘢痕形成。

可能与脑膜炎(无菌性的或者感染性的)、多次手术有关。可在咳嗽、打喷嚏、体位变化时加重，可能与缝合时形成单向活瓣有关。

CSF可经以下处漏出：

1. 皮肤切口。

2. 经咽鼓管；见枕下听神经瘤切除术可能的CSF漏通路：

(1) 从鼻腔流出(CSF鼻漏)。

(2) 咽后部流出。

3. 穿破鼓膜者，CSF从外耳道流出(CSF耳漏)。

治疗

首先采用姑息治疗，CSF流体动力学可能正常化和(或)漏液部位在几天内形成瘢痕。

1. 抬高床头。

2. 腰部蛛网膜下隙引流。

3. 如果CSF从皮肤切口漏出：

(1) 再次缝合加强切口。如消毒局部麻醉后用3-0尼龙线缝合。

(2) 在切口涂上几层火棉胶。

如果持续脑脊液漏，需要手术修补，见CSF漏部分(见章节23.5)；一般信息可见枕下入路听神经瘤术后CSF漏部分(见章节41.1.7)。

- **第V或VII脑神经损伤**

导致角膜反射减弱，可引起角膜溃疡；初步治疗用等渗眼药水滴眼(如Natural Tears®)必要时每2～4小时重复使用一次，或每日用湿化物(如Lacricert®)，夜晚应用眼垫或将眼睑被动闭合。

- **其他**

如幕上脑出血，可由一过性血压升高引起[25]。

94.2　翼点开颅

94.2.1　适应证

1. 动脉瘤：
(1) 所有前循环动脉瘤。
(2) 基底动脉尖端动脉瘤。
2. 海绵窦手术。
3. 鞍上肿瘤：
(1) 垂体腺瘤(当鞍上部分巨大时)。
(2) 颅咽管瘤。

94.2.2　技术

■ **体位、皮肤切口、开颅、入路等**

1. 仰卧，如果头部旋转大于30°，可抬高肩部(见下文)。
2. 胸部抬高10°~15°：减少静脉扩张。
3. 屈膝。
4. Mayfield三头钉头架固定，头钉位置在正前后方及正侧方之间(当头部旋转到合适体位时，头架基本是水平的，见图94-5)。
5. 颈部伸展15°：重力作用使额叶离开颅底。
6. 头部旋转如图94-5。

■ **手术室安排**

显微镜：左侧或者右侧的翼点开颅，助手镜均位于右侧。

■ **头皮切口**

见图94-6。从颧弓位置，耳屏前1cm开始(避免损伤面神经额支和颞浅动脉额支)。向前方弧形切开，切口位于发际后，可过中线。切皮至颞浅筋膜，但不要切开颞浅筋膜。

颞肌可以在皮肤切口更往下切开(即更靠近颧弓)；这可以使向下牵拉的颞肌最少，使手术瘢痕位于发际线以内(注意：这样做使额肌无力的风险增加，相对于颞肌切口与皮肤切口一致的情况)。

■ **开颅**

有许多方法通过翼点(蝶骨小翼使开颅变得困难)，其中一种见图94-7。

■ **钻孔**

钻两孔就足够，一个孔位于颧弓后根上方("A")，可以尽量显露颅中窝底，另一个孔位于颧骨(靠近额颧缝)，颞上线以及眶上嵴交界处("Z")，这个孔的位置应该尽量低、尽量靠近眼眶，应该尽量位于眼眶稍上方而不要进入眼

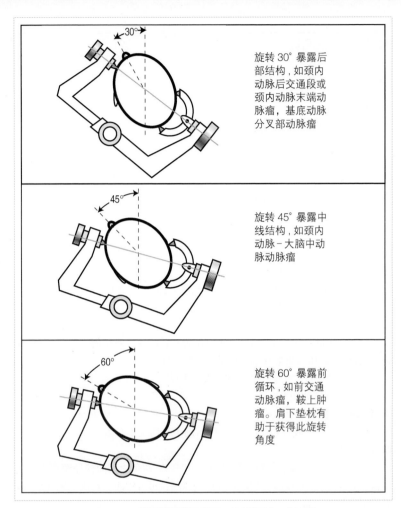

旋转 30° 暴露后部结构，如颈内动脉后交通段或颈内动脉末端动脉瘤，基底动脉分叉部动脉瘤

旋转 45° 暴露中线结构，如颈内动脉－大脑中动脉动脉瘤

旋转 60° 暴露前循环，如前交通动脉瘤，鞍上肿瘤。肩下垫枕有助于获得此旋转角度

图 94-5　根据暴露范围需要，不同的翼点开颅头位

眶。使用 Penfield 3 号剥离子将硬膜和颅骨内板剥离。

■ 开颅

骨瓣中心位于蝶骨嵴。约 33% 位于颞肌前缘的前方，66% 位于颞肌前缘的后方。

从额部钻孔处向前方铣开，注意尽量靠近颅前窝底（避免使用咬骨钳，在前额部不雅观）。在前循环动脉瘤手术中，"B"的长度应为 3 cm。在颅底入路中（如 Dolenc 入路），距离"B"应更大直到眼眶中点位置。在"Z"点向上急转直至"A"点，骨瓣宽度"H"在 Willis 环动脉瘤手术中为 3 cm，在大脑中动脉动脉

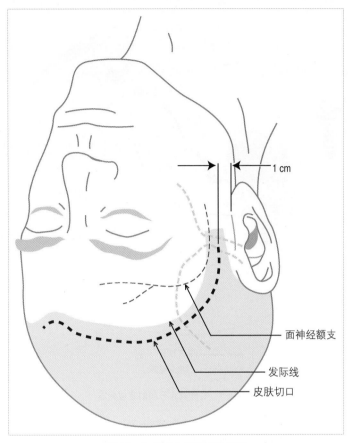

1 cm

面神经额支

发际线

皮肤切口

图 94-6 翼点入路的皮肤切口

瘤手术中为 5 cm。动脉瘤手术中可减少颞叶显露，肿瘤手术可根据情况增加颞叶显露。

从额部钻孔处向蝶骨嵴方向尽量铣开颅骨，再从"A"点向蝶骨嵴铣开颅骨。在蝶骨嵴部位掰开骨瓣，使用咬骨钳尽量咬除蝶骨翼。

■ **硬膜瓣**

围绕蝶骨嵴弧形切开，悬吊。

■ **分离**

对前循环动脉瘤（如大脑中动脉动脉瘤）以及基底动脉分叉处动脉瘤，需要分离侧裂。可以从颈内动脉进入侧裂处开始向外进行，也可以逆向进行。前者可能更容易，因为侧裂中有穿支静脉阻挡。没有跨越侧裂的动脉，因此动脉可以完全保留。

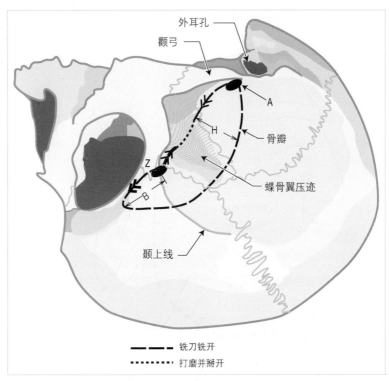

外耳孔

颧弓

A

H

骨瓣

蝶骨翼压迹

Z

B

颞上线

———— 铣刀铣开

·········· 打磨并掰开

图 94 - 7　右侧翼点开颅的定位标志

图 94 - 8 显示了通过翼点入路暴露 Willis 环。此图为半示意图,在真实情况下应该或者直接到达前部(例如,暴露前交通动脉)或者后部(例如,基底动脉尖),而不是两者都显露。

94.3　颞叶开颅

94.3.1　适应证

1. 颞叶活检:单纯疱疹性脑炎。
2. 颞叶切除术:切除癫痫灶,外伤后减压等。
3. 位于颞叶的血肿(硬膜外或硬膜下)。
4. 颞叶肿瘤。
5. 较小的、位于侧方的听神经瘤[26]。
6. 到达颅中窝底(包括卵圆孔/Meckel 腔、迷路、包含面神经的上鼓室

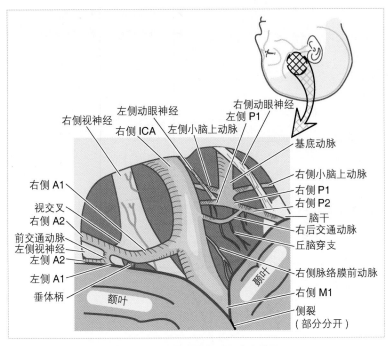

图 94 - 8 右侧侧裂分开后，术中所见

部分)。

7. 到达内侧颞叶，例如杏仁核-海马切除术(见章节 100.4.3)或颞叶中央硬化(见章节 26.1.2)。

94.3.2 技术

见图 94 - 9。颞部开颅有两种基本方法：

1. 沿皮切口线行小的颅骨切开术或颅骨切除术：对于皮层活检或慢性硬膜下血肿引流，这种开颅较合适，也可保证达到颅中窝底，关颅很简单。

2. 沿问号形皮肤切口颅骨切开术：对于暴露颞叶肿瘤或急性血肿有帮助。

94.3.3 体位、皮肤切口、开颅、入路等

1. 病人仰卧位，肩部垫高(帮助转动颈部以使头部几乎水平)。

2. 胸部抬高 10°～15°。

3. 轻度屈曲膝部。

4. 三头钉头架固定：单个头钉位于前方。

5. 头部旋转至几乎水平：避免过度牵拉，防止颈静脉扭曲。

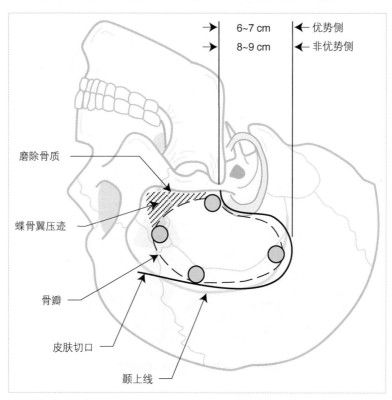

6~7 cm ← 优势侧
8~9 cm ← 非优势侧

磨除骨质

蝶骨翼压迹

骨瓣

皮肤切口

颞上线

图 94-9 颞部开颅(显示整个颞叶)

94.3.4 开颅

■ 小范围开颅

直切口切开皮肤及颞肌。显露颞极:切口位于外眦和外耳道(EAC)中间,颧弓上方切开 6 cm。对小的位于侧方的听神经瘤,切口位于外耳道前方 0.5 cm,颧弓上方 7 cm[26]。硬膜下血肿引流耳屏前方,颧弓上方 1~2 cm 开始向上 6 cm(可根据硬膜下血肿的中心进行更改)。手术刀切开筋膜后电刀切开颞肌,牵开器牵开,钻孔开颅。

■ 标准开颅

• 问号形皮肤切口

见图 94-9。用以显露颞叶,包括颞极(也可以用反问号形切口到达颞叶的中部和后部)。

1. 在铺巾前将耳廓向下缝合使其远离切口,或者可以在敷料下方将其折叠并钉在皮肤上。

2. 切口下方位于颧弓水平,耳屏前方(以避开颞浅动脉)。

3. 耳廓上方向后方切开,在非优势半球向后 6～7 cm,优势半球 8～9 cm(这一区域也是到达颞极行颞叶切除术的"安全"区域)。

4. 向上至颞上线水平。

5. 向前至发际。

• **钻孔位置**

1. 在颧弓后根处。

2. 在颧弓额突处。

3. 沿皮肤切口的上缘和后缘钻 1～2 个孔。

• **开颅**

沿着钻孔铣开颅骨,下方尽量接近颅中窝底以减少需要用咬骨钳咬掉的骨质。咬除剩余颅骨直至颅中窝底(图 94 - 9 中斜线部分)。

• **颞叶切除术**

危险点:

1. 优势半球:Wernicke 语言中枢。尽管有变异(见颞叶切除术,章节 100.4.2),切除颞极后部 4～5 cm 以内的脑组织通常是安全的。

2. 非优势半球:可以切除颞极后 6～7 cm 以内的脑组织,而不引起视辐射损伤。

3. 侧裂(大脑中动脉):最好从颞极向后切除颞叶直至理想范围,然后再逐步深入。

4. 切颞叶内侧时,应确保脑干不受损伤。

94.4   额部开颅

94.4.1   适应证

1. 暴露额叶:如切除肿瘤。

2. 达到第三脑室或某些鞍区肿瘤,包括颅咽管瘤、蝶骨嵴脑膜瘤。

3. 修补筛窦 CSF 漏。

94.4.2   危险点

1. 中线处(深处)有大脑前动脉。

2. 中线处有上矢状窦(SSS)(注意:损伤 SSS 的前 1/3 绝大多数的病例不会产生静脉血栓,但损伤 SSS 的后 2/3 几乎全都出现静脉血栓)。

3. 避免不慎越过中线的胼胝体损伤对侧半球。

4. 优势半球:Broca 区(运动性语言中枢),位于额下回。

94.4.3 技术

■ **两种基本的开颅**

1. 单侧开颅,皮肤切口为发际后弧形切口:用于不需要在中线部位显露颅底(否则切口可能会一直延伸至前额),并无需跨过中线的手术。

2. 双额冠切"耳-耳"(冠切[27])可达单侧或双侧颅底。

■ **单侧额部开颅**

见图 94 - 10。皮肤切口起于耳屏前方<1 cm 以内处,无须低至颧弓水平,向上及稍后方向直至额部中线部位。

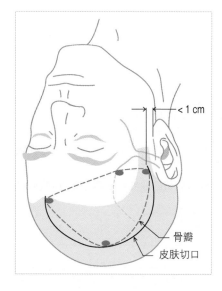

图 94 - 10 单侧额部开颅

■ **钻孔**

1. 颞上线与眶上壁交界处。

2. 蝶骨翼压迹的后方(翼点后方)。

3. 前部发际后方,避免在前额钻孔(可能会引起轻度的抑郁)。

4. 上部。

■ **双侧额部开颅**

1. "耳-耳"双额切口或冠切:

(1) 皮肤切口位于发际后方,前面稍留一点头发。

(2) 无须低至颧弓,但应低于眶上壁。

(3) 无须切开颞筋膜及颞肌,解剖肌肉/筋膜的瓣。

(4) 如果需要骨膜瓣,可在皮肤切口后方切开骨膜,以取得更大的骨膜瓣。

2. 钻孔：可在上矢状窦两侧钻两孔，并在侧方钻两孔。

3. 可在颅底安全地分离上矢状窦。

4. 如果额窦开放，可按照额窦骨折处理方法处理（见章节 57.5.1）。

94.5 颞骨岩部开颅

94.5.1 适应证

1. 颞骨岩部病变（如岩斜区脑膜瘤）。

2. 同时位于颅后窝和幕上的斜坡病变（如脊索瘤）。

94.5.2 优点

分离窦与耳部结构。减少对小脑和颞叶的牵拉。

94.5.3 技术

见参考文献[28]。

■ **体位**

1. 病人仰卧，肩部垫高。

2. 胸部抬高 10°，减少静脉扩张。

3. 屈膝。

4. Mayfield 3 钉头架：单个头钉在前，接近真正的后前位。

5. 头部固定，使岩骨底位于术野最高点：

（1）头从垂直方向旋转 40°～60°。

（2）头部向对侧肩部外展。

（3）颈部延伸 15°，重力可以使额叶远离颅底。

■ **头皮切口**

从耳屏前方 1 cm 颧弓开始做反问号切口，在耳廓上方向后，下至乳突内侧 0.5～1 cm。

在前方和后方剥离颞肌和骨膜。

■ **开颅**

钻 4 个孔，窦两旁各一（近横窦和乙状窦的交界处）。

94.6 侧脑室入路

三角区手术入路：《现代神经外科学》(Contemporary Neurosurgery)27 卷第 5 期[29]。

94

根据经典文献[18]综述如下：

1. 前房（即三角区），各种入路包括[29]：

（1）颞中回入路：通过扩张的颞角。

（2）颞顶侧方入路。

（3）顶枕上方入路。

（4）经胼胝体入路（见下文）。

（5）经颞角入路：切除颞极达到颞角。

（6）枕叶切开或枕叶切除：仅用于术前存在同向偏盲的病人。

2. 额角：额中回。

3. 侧脑室体部：

（1）经胼胝体。

（2）额中回：通常只有等肿瘤切除后才能暴露供血血管（尤其是主要由脉络膜后动脉供血者）。

4. 颞角：

（1）颞中回。

（2）经颞角。

94.7　到达第三脑室的入路

94.7.1　概述

关于显微解剖[30]和手术入路[31]简单概括如下：

处理第三脑室前部病变的入路[32]：

1. 皮层造瘘：需经侧脑室且仅适于伴有脑积水的病变；尤其适用于病变由第三脑室侵入一侧侧脑室者。癫痫发生率为 5%（比经胼胝体高）。见章节 94.7.4。

2. 经胼胝体：更适于无脑积水者（见下文）。

（1）经胼胝体前部：第三脑室两侧壁的暴露较好；有损伤双侧穹隆的危险。

（2）经胼胝体后部：可达四叠体或松果体区；有损伤深静脉的危险。

3. 经穹隆下：包括四种不同的入路。

（1）视交叉下：在视神经和视交叉之间。

（2）视神经-颈动脉间隙：在由视神经为内界、颈内动脉为外界、大脑前动脉为后界构成的三角内。

（3）终板：视交叉上[33]。

（4）经蝶：需要磨除鞍结节、蝶骨平台和蝶窦前壁。

4. 经蝶。

5. 颞下。

6. 立体定向：可用于抽吸胶样囊肿（见立体定向抽吸胶样囊肿，见章节 48.2.5）。

94.7.2 切除肿瘤的一般原则

综述[31]，无论何种入路均要不遗余力地保留深静脉的完整性，即使牵拉深静脉也可能导致静脉破裂。

可穿过肿瘤包膜留置一缝线，用于牵拉肿瘤，便于操作。

肿瘤应先囊内切除。先抽吸，然后打开囊壁，囊内切除，囊壁就会塌陷，易与周围组织分离。如果囊壁的活动性很差，往往是由于囊内肿瘤切除不完全所致。

应判断肿瘤表面的血管是否供应正常脑组织，在囊内切除肿瘤后，应将这些血管从囊壁上分离下来。

94.7.3 经胼胝体入路达到侧脑室或第三脑室

■ 概述

经顶部开颅，从半球间达胼胝体（CC）。对于优势半球在左侧的病人，常选用右侧开颅。

■ 适应证

主要适于侧脑室或第三脑室的肿瘤或病变，包括：

1. 胶样囊肿。

2. 颅咽管瘤。

3. 囊尾幼虫囊肿。

4. 丘脑胶质瘤。

5. AVM。

94

手术筹备：经胼胝体手术

同时参见免责声明（见凡例）。

1. 体位：仰卧，头架固定。

2. 设备：

（1）显微镜。

（2）导航设备。

3. 术后：ICU。

4. 知情同意（并不涵盖所有的）：

（1）操作：在半球间操作切除病变。

（2）其他措施：非手术治疗，从脑表面手术（经皮层），放疗。

（3）并发症：卒中，"失联络综合征"（少见，见章节 100.4.1），脑积水需要分流，记忆力障碍。

■ 技术

见参考文献[30,31,34]。

• 概述

见图 94‑11。导航设备有助于定位手术入路，减少胼胝体切开范围，辨认胼胝体和扣带回。

• 体位

仰卧屈颈，胸部抬高 20°，不使用腰椎穿刺引流，保持头部中立位以减少头部移位。也可以使用通过头稍向右倾斜（使右侧大脑半球向下）或侧卧位利用重力牵拉。

• 头皮切口

可以使用以下两种方法：

1. 采用 U 形切口，顶部位于中线，前方至冠状缝前 6 cm，后方位于冠状缝后 2 cm，向下 7～8 cm。

2. 冠切。

• 开颅

推荐术前行血管造影以计划皮瓣位置，避免损伤大的皮层静脉，也可用 MRI 代替[35]。皮层至冠状缝前上矢状窦的连接静脉较少，因此可以选择这里进入大脑半球裂隙。骨瓣可为方形或三角形，注意显露上矢状窦。上矢状窦常常在矢状缝右侧（见章节 1.3.1）。

1. 在矢状窦前后各钻一孔，将矢状窦和颅骨分离，切口可位于中线左侧。

缺点：可能造成上矢状窦损伤，更难避免撕裂。

2. 可在中线右侧开颅，咬除颅骨至上矢状窦。这种方法安全但是可能造成明显的骨缺损需要填充（如甲基丙烯酸甲酯），并且比较费时。

3. 最可能引起上矢状窦损伤的方法是在中线右侧开颅（位于上矢状窦边缘，可能撕裂）。

为避免损伤运动区和暴露上矢状窦前方，骨瓣 2/3 位于冠状缝前，1/3 位于冠状缝后（一般来说，共 6 cm，前方 4 cm，后方 2 cm）。骨瓣外侧位于中线旁 3～4 cm，最后铣开中线部位，可最快速度处理矢状窦损伤。硬膜瓣基底位于中线。

• 显露胼胝体

最多可离断一根引流静脉（不能是大的引流静脉），牵开大脑半球，不要牵拉上矢状窦避免其损伤，可能会引起窦内血栓（打开胼胝体放出脑脊液后牵拉可能会更容易）。沿大脑镰向下分离，打开大脑镰下方蛛网膜。

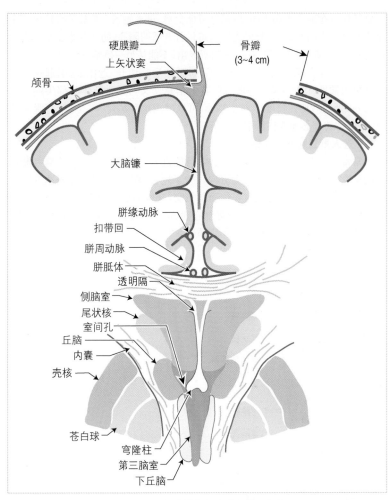

图 94-11 经胼胝体入路进入第三脑室

双侧扣带回可能在中线粘连,而被误认为胼胝体,同时将胼缘动脉误认为胼周动脉。进入扣带回可能导致失去方向并损伤胼周动脉。鉴别方法:胼胝体是白质,较深,位于双侧胼周动脉下方。导航以及术前在 MRI 测量胼胝体深度有帮助。

- **胼胝体切开**

胼胝体切开应在双侧胼周动脉之间进行,必要时可以切断跨过中线的动脉分支。手术入路:室间孔位于冠状缝与中线交点及外耳道的连线上,这样可以避免在过于靠后方部位切开胼胝体。使用双极、吸引器、尖刀或者激光切开胼胝体。在脑积水病人中,胼胝体可能变薄,进入侧脑室释放脑脊液可使牵拉更容易。当闭塞时(如胶样囊肿),可以打开透明隔膜,防止其膨胀至正在手术的脑室(否则,由于 CSF 在一侧脑室吸出,不能从另一侧脑室流出)。

失联络综合征(见章节 100.4.1):胼胝体后部切开(近压部)引起这一综合征更为常见。这一部位有很多的视觉信息交叉。从胼胝体膝部尖端后方 1~2 cm 处向后切开长度小于 2.5 cm,可以减少这种风险[36]。对于穹隆间入路,胼胝体切开必须严格沿中线进行。

- **进入第三脑室的入路**

常常不能严格按中线切开胼胝体,可能进入一侧侧脑室。应认真判断进入的是哪一侧的脑室,以免迷失方向。为了定位(图 94 - 12),脉络丛沿脉络裂向前进入室间孔,在此处与丘纹静脉相交,丘纹静脉位于脉络膜外侧,丘脑及尾状核之间。隔静脉和尾状核静脉在前方进入室间孔,在胶样囊肿病例中,室间孔判断困难,脉络膜在室间孔后部进入室间孔。

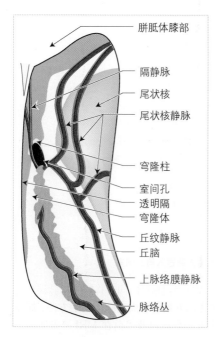

　　　　　　　　　　　　　　　胼胝体膝部

　　　　　　　　　　　　　　　隔静脉
　　　　　　　　　　　　　　　尾状核
　　　　　　　　　　　　　　　尾状核静脉

　　　　　　　　　　　　　　　穹隆柱
　　　　　　　　　　　　　　　室间孔
　　　　　　　　　　　　　　　透明隔
　　　　　　　　　　　　　　　穹隆体

　　　　　　　　　　　　　　　丘纹静脉
　　　　　　　　　　　　　　　丘脑

　　　　　　　　　　　　　　　上脉络膜静脉

　　　　　　　　　　　　　　　脉络丛

图 94‐12　经右侧脑室从上方观察室间孔

另一种可能是进入透明隔间腔(见章节 89.7.3),这里面没有定位标志。

进入第三脑室的其他入路:

1. **穹隆间**[36]:在穹隆体上方进入第三脑室顶,适用于第三脑室中部及后部病变,应尽量在中线切开胼胝体。

2. 从侧脑室经室间孔：在脑积水病人中，室间孔扩张，如果室间孔过小，可以：

(1) 使用穹隆间入路（见上文）。

(2) 必要时扩大室间孔：

1) 在侧方扩大。

2)"脉络膜下入路"，从后方切开室间孔，需要切断丘纹静脉，文献报道可耐受[31,37]。

3) 最后一招：在前上方切开室间孔，切开穹隆体[36]。注意：如果对侧穹隆受损，可能导致短时记忆丧失而失去学习能力。

- **切除胶样囊肿**

在从第三脑室进入室间孔之前，囊性病变需要囊内减压，再切除囊肿。这样能减少牵拉以及对穹隆体的操作。可以使用穿刺抽吸。部分清空的囊肿可以使用微垂体钳抓住，通过室间孔进入侧脑室。必须在减压后才可以将囊肿经室间孔拉入侧脑室（见章节 94.7.1）。囊肿常与第三脑室顶部有蒂相连，可电凝切断。

对于其他肿瘤，若肿瘤过大，无法通过室间孔，应该从内部切除。

■ 并发症

1. 静脉栓塞，可能因为：

(1) 损伤重要的皮层引流静脉：术前做血管造影或矢状位 T_2WI MRI 帮助设计皮瓣以避免这种情况[38]。

(2) 上矢状窦（SSS）血栓[39]，与静脉窦损伤有关的因素包括[35]：

1) 牵拉损伤：避免静脉窦表面放置牵开器（中线变形不能超过 5 mm）。

2) 过度牵拉静脉窦硬膜瓣或过度牵拉上矢状窦本身（侧方变形应小于 2 cm）。

3) 开颅时静脉窦周围颅骨损伤。

4) 上矢状窦附近区域双极电灼过度。

5) 病人高凝状态，包括脱水。

2. 一过性缄默症：这是由于牵拉双侧扣带回或胼胝体中部与丘脑损伤所致[38]。

94.7.4　经皮层入路达到侧脑室或第三脑室

■ 适应证

在没有脑积水的情况下，此入路很难准确进入脑室系统。因此，对于正常大小的侧脑室、第三脑室和室间孔，经胼胝体进入更好（见章节 94.7.2）。

1. 侧脑室内肿瘤。

2. 第三脑室顶肿瘤。

3. 第三脑室肿瘤明显突入一侧侧脑室。

■ 入路

1. 后入路。

2. 颞中回：肿瘤导致的脑积水引起侧脑室颞角扩大时有帮助；可以通过颞角进入。

3. 额中回：平行于额中回作一 4 cm 切口，在运动性语言中枢（Broca 区）的前上方和运动区的前方[31]；同一个点也可用于额部脑室成形术，见 Kocher 点（见章节 97.6.1）。

94.8　半球间入路

94.8.1　适应证

适于毗邻中线的深部的、但比胼体表浅的肿瘤（那些从中线"掉下去"的病变），与上面的经胼胝体入路相似。病变侧可以位于下方，这样可以利用脑组织的重力牵开半球，减少牵拉脑组织的压力，从而减少机械性损伤。

94.8.2　技术

■ 体位

侧卧位，头轻微抬高。

■ 方法

与经胼胝体入路相似（见章节 94.7.3）。需要确保开颅的外侧部分从中线延伸至少 4 cm，以减少颅骨对脑回缩的影响。

94.9　枕部开颅术

94.9.1　适应证

枕叶肿瘤，包括后部镰旁脑膜瘤或只有幕上部分的脑膜瘤和枕叶脑内出血。

94.9.2　体位

■ 仰卧位

患侧肩部垫高，胸部抬高 15°，头架固定，单个头钉在前，双头钉在中线两侧。

■ 侧卧位

1. 患侧靠上：

（1）可从病人后方，与脑桥小脑三角手术类似。

（2）从手术床上方手术。

2. 患侧靠下可处理镰旁病变，见半球间入路（见章节94.8）。

94.10 去骨瓣减压

94.10.1 适应证

适应证（存在争议）包括：

1. 一般用于非优势半球大脑中动脉恶性梗死综合征（见章节85.3），在优势半球进行该手术存在很大争议。

2. 外伤性高颅压：

（1）其他控制颅压措施失效后（见章节60.5）[40]。

（2）治疗初期：急诊手术可以考虑（骨折，EDH，SDH）[41]。

3. 开颅时出现无法控制的脑水肿（见章节93.5.3）。

4. 在儿童中治疗难治性非创伤性高颅压[42]（如感染、梗死、Reye综合征）。

94.10.2 可能的并发症

1. 出血。

2. 脑组织从减压窗疝出，骨缘造成皮层挫伤（使用大骨瓣开颅可以减少该风险）。

3. 术后减压窗脑组织失去保护可能出现损伤。

4. 术后出现脑外积水：术侧积液或血肿，手术对侧，半球间等。

94.10.3 技术

■ **概述**

1. 需要打开硬膜。

2. 骨瓣处理：

（1）丢弃：特别在开放性颅脑损伤骨瓣已污染时。

（2）将骨瓣至于腹部皮下，特别适用于希望继续使用自体骨瓣，或病人来自外地。

（3）储存：使用无菌溶液浸泡（RPMI 1640 培养基。http://www.invitrogen.com/GIBCO），储存于无菌条件下（置于无菌容器中），−80℃冻存。

（4）在无污染的伤口（如卒中），颅骨修补可在术后6～12周进行。

3. 骨瓣应该较大（大于12 cm[43]，常常大于15 cm）。

■ **半球开颅**

1. 可使用头架固定，固定位置靠下[41]，见图94-13（但是严重的粉碎性颅骨骨折时不能使用）。

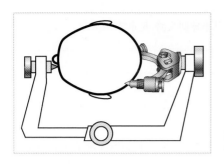

图94-13   右侧半球开颅头位及头架位置

2. 头部前后轴与地面平行(除非颈椎不清楚或颈部活动度太小,可以通过调整床的位置解决)。

3. 头皮切口,有两个选择:

(1)(图94-14A)开始于中线与发际交点,与外伤骨瓣类似(见章节54.8.4),向后至枕外粗隆,再向前环绕耳廓以保留血供。

(2)(图94-14B)T形切口,出现皮瓣缺血风险较小,T形交点位于中线冠状缝后方,保留颞浅动脉[41]。

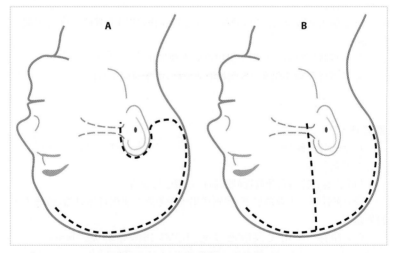

图94-14   半球开颅的两种头皮切口

(3)钻孔(图94-15)一孔位于颧弓后根上方,一孔位于颧弓额突后方,颞上线下方。

(4)骨瓣:从颧弓后根上方骨孔开始向后,与星点上方保持约1 cm距离,避免损伤横窦,后方至人字缝后方1 cm,再向上矢状缝旁1 cm,再次跨过人字

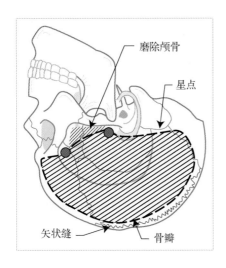

图 94‑15 半球开颅的骨瓣

（磨除颅骨、星点、矢状缝、骨瓣）

缝（在枕部留有少量颅骨，病人可平卧），避免损伤上矢状窦。平行与矢状缝向前尽量靠近颅前窝底，沿眶顶至第二个骨孔。

（5）咬除颅骨显露颅中窝底（图 94‑15 斜线部分）。

（6）硬膜切口：基底朝下，离骨缘约 1 cm，向上方可达骨缘。

（7）硬膜修补：

1）免缝硬膜：可将 2 cm 宽的硬脑膜替代物条放置在硬脑膜边缘下方的中间，围绕外周将大脑与皮瓣的下表面隔开，硬脑膜会有一个缺口。

2）缝合固定硬膜。

（8）将硬膜瓣覆盖于脑表面，不用缝合。

双侧开颅

上面的半球开颅可双侧进行，但是头位摆放困难，可使用双额开颅代替。

1. 皮肤切口：双额冠切，位于冠状缝后方（图 94‑16）。

2. 钻孔：同半球开颅（见上文），可在上矢状窦侧方再钻一孔。

3. 骨瓣（图 94‑17）：两种方法，后方至冠状缝。

（1）单侧骨瓣至冠状缝[44]。

（2）双侧骨瓣，中线部位在上矢状窦上方留骨桥（骨桥过宽可能会损伤大脑）。

4. 硬膜切口：双侧，基底位于中线（上矢状窦）。

颅后窝去骨瓣减压

1. 皮肤切口：中线切口，上方至粗隆上，下方至 C2 棘突。

2. 开颅：外侧至乙状窦，上方至横窦，常常需要去除寰椎后弓[42]。

3. 硬膜切口：Y 形切开。

94

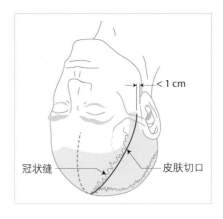

图 94 - 16 双侧开颅的皮肤切口

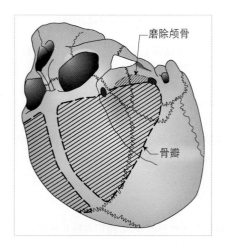

图 94 - 17 双侧开颅的骨瓣,图中所示为 2 个单独的额部骨瓣(上矢状窦上方的骨桥为选择性保留)

(邓晓峰 王 雯)

参考文献

[1] Fager CA. Comment on Zeidman S M and Ducker T B: Posterior Cervical Laminoforaminotomy for Radiculopathy: Review of 172 Cases. Neurosurgery. 1993; 33

[2] Kalfas IH, Little JR. Postoperative Hemorrhage: A Survey of 4992 Intracranial Procedures. Neurosurgery. 1988; 23:343–347

[3] Standefer MS, Bay JW, Trusso R. The Sitting Position in Neurosurgery. Neurosurgery. 1984; 14:649–658

[4] Kurze T. Microsurgery of the Posterior Fossa. Clin Neurosurg. 1979; 26:463–478

[5] Hitselberger WE, House WF. A Warning Regarding the Sitting Position for Acoustic Tumor Surgery. Arch Otolaryngol. 1980; 106

[6] Wilder BL. Hypothesis: The Etiology of Midcervical Quadriplegia After Operation with the Patient in the Sitting Position. Neurosurgery. 1982; 11:530–531

[7] Iwasaki Y, Tashiro K, Kikuchi S, et al. Cervical Flexion Myelopathy: A "Tight Dural Canal Mechanism". J Neurosurg. 1987; 66:935–937

[8] Haisa T, Kondo T. Midcervical Flexion Myelopathy After Posterior Fossa Surgery in the Sitting Position: Case Report. Neurosurgery. 1996; 38:819–822

[9] Epstein NE, Danto J, Nardi D. Evaluation of Intraoperative Somatosensory-Evoked Potential Monitoring

During 100 Cervical Operations. Spine. 1993; 18:737–747

[10] Brown JA, Braun MA, Namey TC. Piriform is Syndrome in a 10-Year-Old Boy as a Complication of Operation with the Patient in the Sitting Position. Neurosurgery. 1988; 23:117–119

[11] Lunsford LD, Maroon JC, Sheptak PE, et al. Subdural Tension Pneumocephalus: Report of Two Cases. J Neurosurg. 1979; 50:525–527

[12] Tindall GT, Craddock A, Greenfield JC. Effects of the Sitting Position on Blood Flow in the Internal Carotid Artery of Man During General Anesthesia. J Neurosurg. 1967; 26:383–389

[13] Grady MS, Bedford RF, Park TS. Changes in Superior Sagittal Sinus Pressure in Children with Head Elevation, Jugular Venous Compression, and PEEP. J Neurosurg. 1986; 65:199–202

[14] Black S, Cucchiara RF, Nishimura RA, et al. Parameters Affecting Occurrence of Paradoxical Air Embolism. Anesthesiology. 1989; 71:235–241

[15] Munson ES, Merrick HC. Effect of Nitrous Oxide on Venous Air Embolism. Anesthesiology. 1966; 27:783–787

[16] Mirski MA, Lele AV, Fitzsimmons L, Toung TJ. Diagnosis and treatment of vascular air embolism. Anesthesiology. 2007; 106:164–177

[17] Symon L, Pell MF. Cerebrospinal Fluid Rhinorrhea Following Acoustic Neurinoma Surgery: Technical Note. J Neurosurg. 1991; 74:152–153

[18] Schmidek HH, Sweet WH. Operative Neurosurgical Techniques. New York 1982

[19] Matson DD. Neurosurgery of Infancy and Childhood. 2nd ed. Springfield: Charles C Thomas; 1969

[20] Harner SG, Beatty CW, Ebersold MJ. Impact of cranioplasty on headache after acoustic neuroma removal. Neurosurgery.1995; 36:1097–1099; discussion 1099-1100

[21] Manley GT, Dillon W. Acute posterior fossa syndrome following lumbar drainage for treatment of suboccipital pseudomeningocele. Report of three cases. J Neurosurg. 2000; 92:469–474

[22] Roland PS, Marple BF, Meyerhoff WL, Mickey B. Complications of lumbar spinal fluid drainage. Otolaryngol Head Neck Surg. 1992; 107:564–569

[23] Culley DJ, Berger MS, Shaw D, Geyer R. An Analysis of Factors Determining the Need for Ventriculoperitoneal Shunts After Posterior Fossa Tumor Surgery in Children. Neurosurgery. 1994; 34:402–408

[24] Stein BM, Tenner MS, Fraser RAR. Hydrocephalus Following Removal of Cerebellar Astrocytomas in Children. J Neurosurg. 1972; 36:763–768

[25] Haines SJ, Maroon JC, Jannetta PJ. Supratentorial Intracerebral Hemorrhage following Posterior Fossa Surgery. J Neurosurg. 1978; 49:881–886

[26] Brackmann DE, Sekhar LN, Janecka IP. In: The Middle Fossa Approach. Surgery of Cranial Base Tumors. New York: Raven Press; 1993:367–377

[27] Souttar HS. New methods of surgical access to the brain. Br Med J. 1928; 1:295–300

[28] Al-Mefty O, Fox JL, Smith RR. Petrosal Approach to Petroclival Meningiomas. Neurosurgery. 1988; 22:510–517

[29] Rowe R. Surgical approaches to the trigone. Contemp Neurosurg. 2005; 27:1–5

[30] Yamamoto I, Rhoton AL, Peace DA. Microsurgery of the Third Ventricle: Part 1. Neurosurgery. 1981; 8:334–356

[31] Rhoton AL, Yamamoto I, Peace DA. Microsurgery of the Third Ventricle: Part 2. Operative Approaches. Neurosurgery. 1981; 8:357–373

[32] Carmel PW. Tumors of the Third Ventricle. Acta Neurochir. 1985; 75:136–146

[33] Klein HJ, Rath SA. Removal of Tumors of the III Ventricle Using Lamina Terminalis Approach: Three Cases of Isolated Growth of Craniopharyngiomas in the III Ventricle. Childs Nerv Syst. 1989; 5:144–147

[34] Shucart WA, Stein BM. Transcallosal Approach to the Anterior Ventricular System. Neurosurgery. 1978; 3:339–343

[35] Apuzzo MLJ. Comment on Garrido E, et al.: Cerebral Venous and Sagittal Sinus Thrombosis After Transcallosal Removal of a Colloid Cyst of the Third Ventricle: Case Report. Neurosurgery. 1990; 26

[36] Apuzzo MLJ, Chikovani OK, Gott PS, et al. Transcallosal, Interforniceal Approaches for Lesions Affecting the Third Ventricle: Surgical Considerations and Consequences. Neurosurgery. 1982; 10:547–554

[37] Hirsch JF, Zouaoui A, Renier D, et al. A new surgical approach to the third ventricle with interruption of the striothalamic vein. Acta Neurochir. 1979; 47:135–147

[38] Apuzzo MLJ. Surgery of Masses Affecting the Third Ventricular Chamber: Techniques and Strategies. Clin Neurosurg. 1988; 34:499–522

[39] Garrido E, Fahs GR. Cerebral Venous and Sagittal Sinus Thrombosis After Transcallosal Removal of a Colloid Cyst of the Third Ventricle: Case Report. Neurosurgery. 1990; 26:540–542

[40] Bullock MR, Chesnut RM, Ghajar J, et al. Surgical management of traumatic parenchymal lesions. Neurosurgery. 2006; 58:S25–S46

[41] Holland M, Nakaji P. Craniectomy: Surgical indications and technique. Operative Techniques in Neurosurgery. 2004; 7:10–15

[42] Aghakhani Nozar, Durand Philippe, Chevret Laurent, Parker Fabrice, Devictor Denis, Tardieu Marc, Tadi© Marc. Decompressive craniectomy in children with nontraumatic refractory high intracranial pressure. Journal of Neurosurgery: Pediatrics. 2009; 3:66–69

[43] Delashaw JB, Broaddus WC, Kassell NF, et al. Treatment of Right Hemispheric Cerebral Infarction by Hemicraniectomy. Stroke. 1990; 21:874–881

[44] Polin RS, Shaffrey ME, Bogaev CA, et al. Decompressive Bifrontal Craniectomy in the Treatment of Severe Refractory Posttraumatic Cerebral Edema. Neurosurgery. 1997; 41:84–94

94

95 脊柱、颈椎

95.1 颈椎手术的前方入路

1. 前路齿突螺钉：见章节 95.4。

2. C1～C3（上颈椎）：

(1) 经口入路：包括齿突切除（见章节 95.2.2）。

(2) 咽外入路：对侧鼻孔经鼻气管插管（这样口可以完全闭合），颈部稍伸直，向对侧偏 15°，避免经口插管。

1) 内侧咽外入路：颈动脉鞘内侧，与侧方咽后入路比较可以显露更靠前方位置，可能遇到颈外动脉分支、咽上神经、舌下神经。

2) 侧方咽后入路：可能遇到副神经。

3. C3～C7：标准颈前入路。

(1) 如果做 1 个或 2 个节段的经前入路椎间盘切除椎体融合术（ACDF）或者 1 个节段的椎体次全切除术，通常使用横切口。

(2) 如果做更多节段，可以行纵切口以方便进入。

95.2 经口入路达颅颈连接处前部

95.2.1 概述

主要用于中线硬膜外病变（也有人报道用于硬膜下病变[1]，但这种应用受限，因为严密缝合硬膜极为困难，这增加了脑膜炎的风险）。精良的技术设备（如可弯曲的经口气管插管、McGarver 或 Crockard 牵开器、手术显微镜和橡皮导管经口鼻与悬雍垂缝合以帮助牵拉暴露）可以帮助暴露上至斜坡下 1/3，下至 C3 甚至 C4[2]，而无须行气管造瘘及舌体切开。切开软腭或硬腭，舌体以及经下颌入路可以进一步增加显露范围。

95.2.2 经口齿突切除术

■ 适应证

由于类风湿关节炎、颅底凹陷、C2 肿瘤以及感染等造成的来自前方的对延颈交界部位的硬膜外压迫。

■ 固定

75%行经口齿突切除术的病人需要二期后路融合固定术,因为齿突切除术造成了韧带的不稳定[4,5]。虽然直觉上似乎应该先进行固定,但常常是在减压后同期或者之后进行。

固定手术在减压手术之后进行的原因有:

1. 如果未经减压在固定手术中摆体位时可能加重神经损害。

2. 在齿突减压术后 MRI 可显示减压效果是否达到,若没有达到可在行后路固定手术同时行后路减压术。

3. 齿突减压术后才能决定不稳定程度,决定固定手术方式。

后路枕颈融合术可达到固定效果。一些时候仅限于行 C1~C2,或 C2~C3 融合,而不需要与枕骨融合。也可以前路固定 C2 椎体和斜坡,或者 C1~C2。此时建议使用腓骨,而不使用金属固定物。

■ 术前准备

1. 确定病人可张开嘴 25 mm,否则应使用其他入路。

2. 对一些颅底凹陷的病人,术前可行颈部牵引 1 天或者更长时间。

3. 影像学检查:

(1) 颈部 MRI,包括增强,确定软组织病理。

(2) 颅颈交界部位 CT,包括矢状位及冠状位重建。

(3) CTA 确定椎动脉位置,测量双侧椎动脉间距离。

手术筹备:经口入路

同时参见免责声明(见凡例)。

1. 体位:仰卧,头钉固定。

2. 设备:显微镜,高速颅钻,C 形臂,影像导航系统(如果需要)。

3. 器械:经口器械包(包括口腔牵开器,例如 Crockard、Dingman、Dickman - Sonntag 等),长器械。

4. 麻醉:清醒状态下,纤维可视喉镜插管。

5. 可以请耳鼻咽喉科医师进行手术暴露、缝合以及术后随访。

6. 知情同意(并不包含所有的):

(1) 操作:经口切除齿突,术后颈托固定,术中 MEP 监测(MEP 有可能诱发癫痫,因此需要病人知情同意),术中或术后进行后路固定。

(2) 其他:非手术治疗,一些疾病可行放疗。

(3) 并发症:脑脊液漏,脑膜炎,脊髓损伤,伤口愈合不良,吞咽困难(可能需要行经皮内镜胃造瘘插管),呼吸问题(可能需要气管切开),MEP 导致的癫痫。

■ 手术技术

细节可见参考书[2,3,6]。要点如下：

清醒状态下纤维喉镜下经口气管插管，经鼻插管也有使用，但是可能阻挡手术野上部。

术中使用 SSEP 和 MEP 监测。

体位：通常使用 Mayfiled 头架三点固定头部。病人仰卧，头处于中立位，颈部不旋转（否则解剖关系的扭曲会导致椎动脉更靠近中线）。将整个病人或者手术床向术者倾斜。颈部后仰 10°～15°有助于显露。或者术者可以站立行手术。

特殊牵开器（如 Crockard 经口牵开器）或者传统的 Dingman 牵开器牵开，注意避免将舌压向牙齿。

定位标志：寰椎结节可在咽后壁扪及，用以确定中线位置。

咽后壁黏膜可用 1% 利多卡因及肾上腺素浸润。术前可行咽部细菌培养以指导术中抗生素的选择。使用 1% 氢化可的松软膏涂抹于口咽后壁以及舌后部可以减轻术中及术后水肿，也可术中静脉使用激素。也有人认为激素没用，有人使用地塞米松静脉注射。

沿中线切开 3 cm。

为了降低 C1 展开而导致颅底凹陷的风险，术中应保持寰椎环的完整性，可以切除寰椎前部的下 1/2～2/3。如果不保持寰椎环的完整性，可以使用高速颅钻磨掉寰椎的中心 3 cm。

在双侧椎动脉进入 C2 侧块下方进入横突孔时距离最近，有 20～25 mm 的工作空间。

将齿突像独木舟一样被挖空。经常在侧位片上确定进度。一旦齿突被磨到只剩下很薄的一层，可以使用刮勺将其向外折断。由于齿突尖韧带的关系，齿突尖部的操作尤其有挑战性。

缝合：双层缝合，也可单层缝合包括深部肌肉，浅部肌肉和黏膜[2]。如果硬膜破裂，需要自体筋膜修补，以及组织胶水加固，并且在术后行腰椎穿刺引流，保持低压力引流 3～4 天。直视下置入经鼻胃管避免损伤黏膜。

■ 术后固定

多数病人行经口齿突磨除后会产生不稳定性（有些是延迟的）[4,5]。

对于颅底凹陷或者枕颈不稳定的病人，推荐行枕颈融合术（见章节 95.3）[6]。

对于单独 C1～C2 不稳定的病人，可以行后路 C1～C2 关节固定术（见章节 95.5）[6]。

■ 可能的并发症

1. 硬膜损伤，脑脊液漏及脑膜炎。

2. 椎动脉损伤。

3. 脊髓损伤。

■ 术后治疗

1. 胃管营养或肠外营养［避免损伤水肿的黏膜(术后2～3天)以及避免损伤黏膜切口］。

2. 保留气管插管至水肿消退,拔管前应能保证再次插管,拔管后观察至少1小时[6]。

3. 如果胃管脱出,只能在直视下再次置入(通常由耳鼻喉科医师进行),避免损伤、穿透黏膜切口。

4. 颈托固定直到行后路固定手术。

5. 对将进行后路固定手术的病人,术后应行 MRI 检查,决定后路固定手术同时是否行后路减压。如果需要进行进一步减压,则可以在后路减压时再行椎板去除术。

95.3 枕颈融合

病人行枕部至 C1 融合后将失去约30%的屈曲活动度。

枕骨颈椎融合的适应证[7]:

1. 外伤性寰枕关节脱位。

2. C1 椎弓完全缺如。注意:C1～C2 侧块融合(伴或不伴侧块螺钉固定)(见章节95.5)在下文(2)和(3)的仅 C1 后弓受累的病人可以使用:

(1) 先天性。

(2) 减压后。

(3) 外伤后:C1"炸裂样"骨折(双侧或 C1 环多发骨折)。注意:有人认为这种手术与颈托制动术合用直至 C1 骨折治愈(几乎全能痊愈)后,再行 C1 和 C2 固定/融合效果满意[8]。

3. 环枕关节先天畸形。

4. 齿突在枕大孔内上移。

5. C1 或 C2 明显移位且不能恢复。

枕骨颈椎融合的缺点:

1. 寰枕关节不能运动,减少了颈部运动的范围,如[9]:

(1) 屈/伸:减少约30%(寰枕关节13°)。

(2) 侧转:减少10°。

(3) 侧弯:减少8°。

2. 固定融合失败率较 C1～C2 融合高[10]。

方法:

1. 钉棒置于枕骨最厚部位,与颈椎螺钉(C2 椎弓根螺钉或 C3 侧块螺钉)连接,活动度减少至17%[11](技术见下文)。

2. 枕髁-C1 多轴螺钉[12]:见下文。

3. 枕-C1(又名寰枕)经关节螺钉(见下文)。

4. 在枕骨钻孔,使用钢丝固定,活动度降低至正常的 31%[11]。

95.3.1 Keelplate 枕颈融合

术前评估：

1. 经 C2 的 CT 扫描：

(1) 除外横突孔位置异常。

(2) 测量椎弓根尺寸(最好行冠状位扫描,因为矢状位一般不会沿着椎弓根的方向),评估使用的螺钉长度。

(3) 确定螺钉位置及方向。

2. 测量枕骨厚度,决定枕骨螺钉长度。

技术：

1. 枕骨螺钉/钢板：

(1) 电钻,由于病人皮肤的干扰,需要万向改锥。

(2) 枕骨中心较厚,适用于钻孔。

(3) 钻孔约 8 mm,使用探针检查深度,如果没有钻开内板,继续钻 2 mm,直至钻开内板,测量深度,作为选择螺钉标准。

(4) 螺钉：4.5 mm 直径,8～12 mm 长度。

2. C2 椎弓根螺钉(见章节 95.6.2)。

3. C3 侧块螺钉(见章节 95.6.3)(如果使用的话)。

95.3.2 枕髁-C1 多轴螺钉融合

见参考文献[12,13]。

使用枕髁多轴螺钉,与颈椎螺钉通过钉棒连接。

1. 与钉棒枕颈融合相比优点：

(1) 避免枕骨咬合固定不足的问题。

(2) 在后路减压后可以使用。

(3) 融合面积较大。

(4) 避免颅内损伤风险。

2. 不足：枕髁变异可能导致不能进行。

3. 生物力学：与枕骨钉棒相似的强度,伸直-屈曲活动度及轴向活动度,增加了侧弯的僵硬度[14]。

4. 临床使用：文献报道 1 例病人 2 年后融合稳定[15]。

术前检查： CT 扫描枕骨直至 C2。

技术： 避免损伤的结构包括：舌下神经管内的舌下神经(枕髁上方)、颈内动脉、椎动脉、颈静脉球,导航可能有帮助。

1. 枕髁螺钉：

（1）入路：枕大孔侧方 4～5 mm，寰枕关节嘴侧 1～2 mm(不需要暴露整个枕髁，其侧方有导静脉，不能损伤)。

（2）路径：向内侧 12°～22°(平均 17°)，向上 5°。

（3）螺钉：3.5 mm 直径多轴螺钉，20～24 mm 长度可固定内外板(平均 22 mm)。

2. 枕髁螺钉可通过 3 mm 钉棒与以下结构相连接：

（1）C1 侧块螺钉或 C2 椎弓根螺钉(见章节 95.6)。

（2）C1～C2 经关节螺钉(见章节 95.5.3)。

95.3.3 枕-C1(寰枕)经关节螺钉

见参考文献[16,17]。

1. 优点：不损伤 C1～C2 关节。

2. 不足：螺钉植入方向困难，暴露范围要求较高。

3. 入路：C1 侧块中点。

4. 路径：向内侧 10°～20°，向枕髁中点方向。

5. 螺钉：28～32 mm 螺钉。

6. 生物力学：与枕骨-C1 侧块融合类似[18]。

7. 临床：2 例报道，随访 2 年无并发症。

95.3.4 术后制动、支具固定

1. 严重的 C1 骨折或可能骨愈合不良的病人(老年人，不能信赖的病人，吸烟的病人等)，使用颈胸固定器固定 8～12 周。

2. C1 损伤不重病人，可使用颈托限制屈曲 8～12 周。

95.4 前路齿突螺钉固定术

95.4.1 介绍

C1～C2 融合可限制 50％的头部轴性转动。C1～C2 融合治疗齿突骨折可明显减少颈部活动度(尽管一段时间之后，枢椎下方的关节可以部分代偿)。齿突螺钉固定(OSF)可通过螺钉旋入骨折的齿突以重建齿突的完整性而不牺牲正常的活动度。

C1～C2 关节的稳定性依赖于齿突和寰椎横韧带(见章节 1.8)(这是保持齿突紧贴 C1 前弓位置的最重要的结构)的完整性。

95.4.2 评估

需做全套颈椎 X 线检查，其中包括张口位的齿突片。推荐行 MRI 检查

排除寰椎横韧带损伤。矢状位 CT 重建对于定位骨折线以及证实后部组织的完整性都有帮助。如果 CT 结果不清晰,可以采用复杂运动多体层摄影术。

95.4.3　指征

可复位的齿突Ⅱ型骨折(和老年病人Ⅲ型骨折,骨折线位于 C2 椎体的头侧,这类病人不同于年轻病人,仅靠制动治疗骨折不能愈合[19])且横韧带完整。

95.4.4　禁忌证

1. C2 椎体骨折(头侧Ⅲ型骨折除外)。

2. 寰椎横韧带断裂:见寰椎横韧带(TAL)损伤(见章节 95.5.2)。可以在 MRI 上显示。C1 侧块位于 C2 上方的总和超过 7 mm。也可说明寰椎横韧带断裂(Spence 规则,见章节 64.3.3)。

3. 齿突骨折缝宽大。

4. 不能复位的骨折。

5. 骨折的时间:有争议。在 18 个月以上融合率为 25%[20]。骨折小于 6 个月融合率约为 90%[20]。

6. 病人颈部短粗,和(或)桶状胸,难以达到适合的角度。可以选用 Richard - Nepjhew 器械,这种器械有带套管的可变形的钻头和螺丝刀。

7. 齿突病理性骨折。

8. 骨折线与额平面呈斜角(旋紧过程中可因剪力而移位)。

手术筹备:齿突螺钉固定术

同时参见免责声明(见凡例)。

1. 体位:仰卧,头部置于头托上。

2. 麻醉:经鼻气管插管,不要使用钢丝管。

3. 设备:两个 C 形臂行双面透视,或 O 形臂。

4. 器械:

(1) ACDF 器械包。

(2) 管状牵开器(如美敦力公司的 METRx®)。

(3) 一些特殊器械。

5. 置入:空心螺钉。

6. 知情同意(并不包含所有内容):

(1) 操作:从前方置入螺钉,如前路不能完成可能需要从后路手术。

(2) 其他选择:非手术治疗,颈托等。

(3) 并发症:螺钉移位/损坏,融合失败需再次手术(这样会降低颈部活动度)。

95.4.5　技术总结

■ 准备

多种设备被用来辅助手术。以下描述的是一些基本设备（见参考文献[21]，Apflebaum 详细描述了加州旧金山的 Aesculap 仪器公司生产的设备）。

2 台 C 形臂同时行双平面成像（前后及侧位像）是必需的。一些学者在病人条件允许时置入 2 枚螺钉。然而，这会减少可以愈合的骨表面，且并未显示更高的融合率[22]。

■ 麻醉

麻醉医师位于病人的脚侧。清醒状态下纤维支气管镜直视下经鼻气管插管，尤其对于骨折容易错位的病人。不要使用钢丝管以免干扰 X 线检查。

■ 体位

仰卧，颈部伸直（对于手术很关键），或者使用 Holter 牵开器以及小的肩卷，头部位于圈形垫上（使用过额部的胶带进行固定），或者使用可透 X 线的头部固定器。先放置好侧位 C 形臂，再放置前后位 C 形臂。侧位像可显示骨折，如果病人存在齿突后滑脱，则需减少颈部后伸程度。前后位照相时可使用透 X 线的开口器（小的胶带卷就很好）保持张口。如果显示不清，则不能进行手术。

■ 入路

在 C5～C6 水平横切口（切口位置可通过在颈部放导丝然后拍侧位片来进行定位），入路与颈前椎间盘切除的入路相同［直到暴露颈长肌为止（见章节70.7.3）］。使用 Kittner 在颈长肌前方向上分开软组织至 C2。使用自动牵开器牵开（如 Caspar 牵开器；也可以使用手持的牵开器，最好可透过 X 线）。或者使用专用的管状牵开器（如美敦力公司的 METRx®）[23]，使用电刀切除 C2前下方软组织。

■ 操作

定位：侧位像下将尖钻的尖端置于 C2 终板下缘的前方，尽量向前（见图95-1，一个常见的错误是沿 C2 下缘向背侧太远，这样导丝就会移向齿突的背侧）。在前后位像直视下将其置于 C2 椎体正中，顺尖钻进行暴露。

置入导丝，磨钻钻孔及螺钉置入都在 X 线直视下进行。保持齿突位于前后位正中，朝向齿突尖端（仅在 C2 椎体前部内掠过）。

磨钻钻孔应钻透齿突尖部的皮质，避免螺钉固定时破坏齿突（远离齿突尖的区域是安全的）。

置入具有部分螺纹的钛螺钉。如果没有合适的部分螺纹螺钉，可以从 C2 椎体开始钻孔直至骨折部位，再置入全螺纹的螺钉，这样对于骨折部分仍有螺纹的作用。如果使用第二个侧-侧螺钉，它可以是全螺纹的。对骨折不愈合的二次手术的病人，需要磨除新鲜骨面。螺钉应该置入直至 C2 下表面(图 95 - 1)。

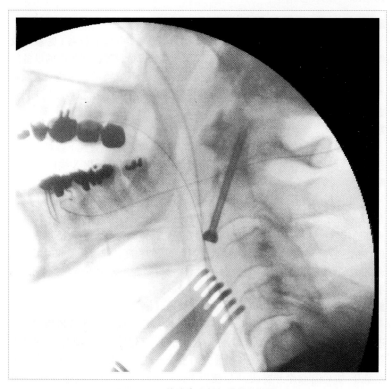

图 95 - 1 前路齿突螺钉的最终位置

手术最后在 X 线下小心屈曲颈部确定横韧带完整性。

◼ 术后制动

术后螺钉强度只是正常齿突强度的 50%。因此，推荐术后颈托固定 6 周[19]（虽然有些学者不这样做[21]）。如果病人有明显的骨质疏松，可使用颈胸支架进行固定。

◼ 预后

约需 3 个月时间痊愈（慢性不愈合需更长时间）。骨折时间小于 6 个月的，愈合率为 95%。慢性不愈合大于 6 个月者很可能是器械问题（螺丝钉损毁或拔出），骨愈合率为 31%，38%纤维愈合[21]。因此，在慢性不愈合超过 6 个月的病例，C1~C2 关节固定术是一个较好的选择；如果非常需要保持头颈部活动度，可行其他手术，但再次手术的风险较高。

手术并发症发生率约为 6%（2%螺丝钉位置不良，1.5%螺丝钉损毁）。

95.5 寰枢椎融合(C1～C2 关节固定术)

95.5.1 指征

注意：行 C1～C2 融合病人将失去 50％的旋转活动度。

1. C1～C2 关节不稳，包括：

(1) 由于寰椎横韧带(TAL)损伤致寰枢椎脱位：

1) 风湿性关节炎(见章节 75.1.3)：有症状病人或者无症状病人不全脱位 ≥8 mm。

2) 局部感染。

3) 创伤。

4) 唐氏综合征(见章节 75.2)：因为寰椎横韧带的松弛。

(2) 齿突不完整：

1) 符合手术标准的齿突骨折包括：

A. Ⅱ型骨折移位大于 6 mm 者。

B. 支具牵引骨折处不稳定。

C. 齿突骨折慢性不愈合。

D. 寰椎横韧带破裂。

2) 经口齿突切除术后。

3) 肿瘤破坏齿突。

2. 转头时椎基底动脉供血不足(bow hunter 征)：见章节 85.6。

95.5.2 技术

除了 C1～C2 固定外，部分病人需要联合行与枕骨的固定。

手术方法包括：

1. 内固定装置：

(1) C1～C2 多轴螺钉固定：

1) C1：侧块螺钉固定，可用于 C1 后弓损伤的病人。

2) C2 螺钉：椎弓根螺钉，侧块螺钉，颈 C2 椎板螺钉[24]。

(2) C1～C2 后路经关节面螺钉(TAS)[25-27]。

2. 颈椎后方金属丝固定和骨质融合：由于内固定装置的发展，这些固定方式逐渐应用减少。此技术限制旋转的能力差，但限制屈曲有效。因为 Dickman & Sonntag 技术在限制后伸方面有效，此技术最近被用来替代部分 C1 侧块螺钉技术，后者有可能在进入 C1 的部位发生碎裂。

(1) Dickman 和 Sonntag 棘突间融合(见章节 95.5.3)。

(2) 在此未列出的：

1) Brooks 融合技术[28]（及 Griswold 改良的 Smith‐Robinson[29]）：C1 和 C2 椎板下侧方金属丝固定及楔形骨移植（见章节 95.5.3）。

2) Gallie 融合技术[30]及改良技术：H 形骨片 C1 椎板下中线处融合。

3. 用 Halifax® 夹融合[31]：此夹可有效减少颈部屈曲时的活动，但在伸颈和转颈时作用不确切。

4. 齿突螺钉固定（见章节 95.4）：只用于 Ⅱ 型齿突骨折，骨折时间小于 6 个月，横韧带完整[32]。致残率较 C1～C2 融合术高。

5. 前侧方和后方骨联合移植[32]。

6. 前方（经口）减压结合后侧融合：适用于前方占位病变引起明显的神经受压和（或）金属丝通 C1 椎板下过不安全时。

95.5.3　寰枢椎融合技术

■ 体位

病人使用固定环（颈部有裂隙，通过 Mayfield 适配器固定于手术床上）或者 Mayfield 带钉头架进行固定，俯卧于手术床上，胸部垫敷料卷。手术床应该最大限度地置于反 Trendelenburg 体位，使手术部位位于上方。病人的脚放在垫好的脚垫上，防止病人从手术床上滑下来。病人摆好体位后行侧位术中 X 线检查。

■ 切口和入路

枕外粗隆下方到 C5 或者 C6 棘突间行正中切口。

■ C1～C2 经关节面螺丝钉固定（TAS）

可被用作 C1～C2 金属丝固定和骨片移植术的补充，即 Dickman 和 Sonnag 技术（见章节 95.5.3），以立即获得稳定性而不需要术后外部矫正，或用于 C1 后弓骨折或缺损的病人。主要手术风险是椎动脉（VA）损伤。因此，很多术者选择 C1 侧块螺钉（见章节 95.5.3）。

• 病例选择

较适合老年病人或风湿性关节炎病人，此类病人融合较慢，也适合于曾行 C1～C2 固定融合术失败或韧带松弛的年轻病人。

所有病人均需行从枕髁至 C3 的薄层 CT 及双侧 C1～C2 关节面的矢状位重建，以查找椎动脉是否位于螺丝钉的穿通路径上。同样，也可由 CT 重建螺丝钉的穿通路径（从 CT 上描记出 C2 下关节面上方 4 mm 处至 C1 前结节[33]）而减少椎动脉损伤的风险。

• 技术总结

很多仪器可应用于此技术，每种仪器都有细微的差别。下面的内容是为了初步涵盖适合于多数或所有病人的所有基本技术（详细内容见 Apfelbaum 的参考文献[21]）。

体位：病人仰卧位，使用 Mayfiled 头架固定，下巴稍稍内拢。此手术需要使用侧位的 C 形臂投影，也有人建议双平面投影。

入路：使用正中切口从枕骨至 C3 棘突，显露 C2 椎板及 C1 后弓至 C2 下关节突外侧。使用小的成角刮匙确认椎管侧方的长度。分离显露 C1～C2 关节关面以便于行关节固定术并使术者在关节钻孔时能够观察到钻的位置。

置入点：位于峡部中线 C2～C3 关节的上方 1～2 mm。在侧位像上将克氏针放置于颈部侧方作为引导，从 C2 下关节面，椎弓根峡部，上关节突，经过 C1～C2 关节到达 C1 侧块。这样有助于确立合适的进入点，钻孔导向器通过单独的穿刺点即可到达，通常位于 T1～T2 水平，中线旁 2～3 cm。

路径：在 X 线指引下钻先导孔，保证其走行沿着直的旁矢状位（这样有助于站在 1 或 2 个脚凳上以消除一些视觉误差），透视指引下直至 C1 侧块。助手可以在钻头穿过 C1～C2 小关节之前使用 C1 或 C2 上的毛巾夹减少任何寰枢轴平移错位。为了防止椎动脉损伤，在椎弓根峡部时应保持钻尽量靠尾侧。然后植入满螺纹的钛螺钉。如果出现动脉性出血，则可能损伤椎动脉，仍可以置入螺钉，但是不能再置入对侧螺钉。术后应行血管造影处理可能的动脉血栓或夹层。如果没有上述情况发生，可以置入对侧螺钉。置入螺钉后可行后路植骨融合术，即 Dickman 和 Sonntag 技术（见章节 95.5.3）。术后一般不行外固定（螺钉可提供充足的内固定）。

- **结果**

融合率高达 99％，却无明显并发症[25]。椎动脉损伤是主要的潜在并发症。

■ C1～C2 侧块螺钉

置入 C1 侧块螺钉和 C2 椎弓根螺钉，通过钉棒相连。最早为 Goel 和 Laheri[34] 于 1994 年应用，并在 2001 年为 Harms 和 Melcher 所推广[35]。

优点：

1. 通道更靠内上，可减少椎动脉损伤风险[35]。

2. 可用于 C1～C2 半脱位。

3. 可用于部分椎动脉走形变异的病人。

4. 在部分病例，可用于临时固定而不行融合术（关节间隙正常），在合适的时间可以去除内固定恢复 C1～C2 关节的活动度。

手术筹备：C1～C2 侧块融合

同时参见免责声明（见凡例）及术前评估（见下文）。

1. 体位：仰卧位，头架固定。

2. 麻醉：纤维支气管镜下经鼻插管。

3. 设备：C 形臂或 O 形臂。

4. 置入：

（1）微型多轴螺钉（C1 需要光柄螺丝）。

（2）棘突间植骨需要钛缆（可选，但是推荐）。

（3）准备枕骨板和切斜，以防不能行 C1 螺钉而需要行枕-颈融合，作为备用选项。

5. 知情同意：

（1）操作：后路固定并融合第 1,2 颈椎。

（2）其他选择：非手术治疗，颈托固定，部分病人的螺钉是暂时的，不需要行融合术。

（3）并发症：螺钉损坏、移位、融合不成功可能需要再次手术，损失颈部屈曲活动度（约 20%）。

- **手术技术（摘录重点）**

见参考文献[35,36]。

注意：如果螺钉固定后需行植骨（即永久性螺钉置入），不矛盾的话应该考虑行棘突间植骨融合，以免螺钉的疲劳性碎裂（见章节 95.5.3）。

解剖：C1～C2 之间没有真正的神经孔，C2 神经根位于 C1～C2 关节囊的后表面。

- **术前评估**

了解双侧椎动脉的走行是必需的（尤其是在 C1 横突孔的位置）。获取以下关于椎骨的信息也十分重要（需要行薄扫 CT）：

1. C1 后弓厚度（以防需要行后弓钻孔帮助放置螺钉）。

2. 确定螺钉长度：从置入点（见下文）到目标的距离（C1 上方前部的中点）。

3. 判断置入螺钉的内外侧角度。

- **入路**

完全暴露 C1,C2。暴露 C2 椎弓根上表面，直至 C1～C2 关节，确定 C1 侧块螺钉的置入位置。可以使用双极或凝血酶海绵控制出血。暴露 C1 下关节突的后表面，松解 C2 神经根，向下牵拉。

1. C1 侧块螺钉的置入通常要求将 C2 背根神经根向下牵拉（有时不可行[36]；有时候可能需要切断 C2 神经，可能造成术后疼痛麻木[37]；分离神经节前神经纤维，关闭硬膜缺口[36]）。螺钉的置入点为 C1 侧块下表面的中点（左右及上下方向均是如此），使用尖钻或者 1 mm 或 2 mm 的高速路钻来标明置入点。有时需要磨除部分 C1 后弓来置入螺钉（注意 C1 后弓和侧块厚度变异较大，术前应在 CT 测量）。

2. C1 螺钉路径：平均约向内 17°，向上 22°，目标，C1 前结节的上表面（见图 95-2）。

3. C1 螺钉：3.5 mm 或 4 mm 直径，术前 CT 薄扫确定螺钉长度可达双侧骨皮质（注意颈内动脉距离螺钉出处只有 1 mm[38]，所以有些学者建议只达到

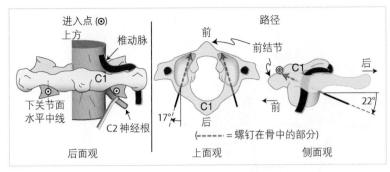

图 95 - 2   C1 侧块螺钉的植入点和路径

单侧骨皮质）。C1 螺钉应较 C2 螺钉突出 1～2 mm，以利固定，C1 螺钉应有约 8 mm 长度没有螺纹，避免刺激 C2 神经根造成术后神经痛。

4. C2 椎弓根螺钉：见下（见章节 95.5.3）。

5. 如果需要植骨融合，需磨除 C1 后弓及 C2 椎板皮质。植骨时注意避免压迫硬膜囊。可选的辅助措施：关节内磨除皮质，并在 C1～C2 关节内包扎骨。

• 术后处理

颈托（软硬皆可）固定 4～6 周。

■ Dickman 和 Sonntag 棘突间融合技术

仅用一块双皮层骨，且金属丝仅自 C1 椎板下穿过。骨片做成楔形，置于 C1 和 C2 之间（用金属环固定）[39,40]，见图 95 - 3。目前很少作为 C1～C2 融合的主要做法（除非技术难度而不能进行如 C1～C2 侧块融合）。但是可以作为补充减轻 C1 侧块螺钉负荷降低疲劳性折断的风险[41]。

不能用于 C1，C2 后弓存在骨折的病人。

• 移植骨

自体骨植骨较好，可采用髂后上嵴（见章节 93.8.4），长约 4 mm，宽大于 1 cm，磨除上表面皮质后约 1 cm 高。

95.6   C2 螺钉

95.6.1   选择

1. 椎弓根螺钉（峡部螺钉）：向内侧置入（见下文）。

2. 侧块螺钉：向外侧置入，长度不到横突孔。

3. C1～C2 经关节螺钉（见章节 95.5.3）：椎动脉损伤风险较大。

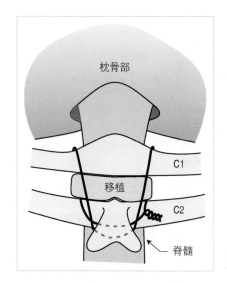

图 95 - 3　Dickman - Sonntag C1～C2 棘突间融合术

4. 经椎板螺钉[42,43]：1 年后稳定性较 C2 椎弓根螺钉差，但是固定效果与轴向融合类似（C1～C2，C1～C3）[44]。可以作为 C2 椎弓根过小，不能行椎弓根螺钉固定的代替方法[45]。

95.6.2　C2 椎弓根螺钉

术前行 CT 及 MRI 除外椎动脉位置变异或者横突孔位置异常。有术者认为导航有帮助。

技术：

1. 置入点：使用 Penfield 4 号剥离子触摸峡部的内缘及上缘（图 95 - 4）。在 C2 峡部左右方向的中点[35]、上内 1/4 象限进入。

2. 置入路径：向内侧 20°～30°（通过 C2 椎弓根的中心轴）[46]，向上 25°（在侧位投影上，使螺钉平行于椎弓根）（图 95 - 5）。为了帮助植入，术中需暴露 C2 椎弓峡部近端的上方及内侧边界，在钻孔过程中使用 Penfield 4 号剥离子进行试探（图 95 - 4）。

3. 在置入点钻一小孔，使用自停钻钻 12 mm，过程中使用 C 形臂及探针监测，如果没有钻透，可按照每次 2 mm 的量逐步增加钻孔深度，直至椎弓内的深度为 15～20 mm，或者至 Hangman 骨折需行内固定术时的深度 30 mm。如果撤出钻头时出现大量出血，需马上置入螺钉止血。出血尽管有可能来源于椎动脉损伤，但常常还是静脉丛出血，不会有并发症发生。出现这种情况时最好不要行对侧手术，术后尽早行血管造影。

4. 螺钉：直径 3.5 mm。除了骨折需要内固定的情况（骨折固定术），螺钉

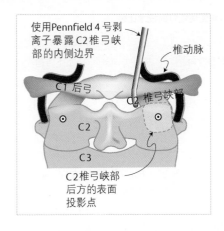

使用Pennfield 4 号剥离子暴露 C2 椎弓峡部的内侧边界

椎动脉

C1 后弓

C2 椎弓峡部

C2

C3

C2椎弓峡部后方的表面投影点

图 95 - 4 C2 椎弓根螺钉的植入点(后面观)

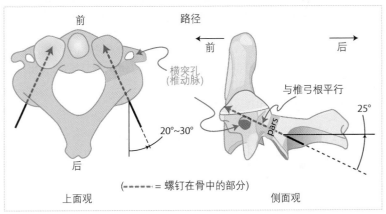

前

路径

前

后

横突孔(椎动脉)

与椎弓根平行

25°

20°~30°

pars

(----- = 螺钉在骨中的部分)

后

上面观

侧面观

图 95 - 5 C2 椎弓根螺钉的植入路径

95

长度并不关键。在枢椎椎弓骨折病人中,螺钉长度为 20~30 mm,应避免穿通 C2 前方皮质。在其他多数情况下,可使用 15~16 mm 的短螺钉。短螺钉(15~16 mm)可以固定椎弓根且降低椎动脉损伤概率。

95.6.3 C3~C6 固定

■ 侧块螺钉

主要适用于 C3~C6。胸椎的侧块一般太小且强度不够[47]。C7 是过渡节段,侧块螺钉有时可以应用于 C7。偶尔 T1 也可以引用(见下文)。

技术:

文献中报道了多个置入点和路径(见表 95 - 1)。比较三种技术[48],以下方法(An 法[49])损伤神经可能性较小:

表 95 - 1　C3～C6 侧块螺钉的技术比较

作　者	置 入 点		置 入 路 径	
	内外方向	前后方向	内外方向	上下方向
An	中点内侧 1 mm	中点	外侧 30°	向上 15°
Magerl	中点内侧 2 mm	中点上方 2 mm	向外 20～25°	与关节面平行[a]
Roy Camille	中点	中点	向外 0°～10°	0°

a 可以向关节内插入探针确定角度

1. 置入点[49]：侧块中心内侧 1 mm(见图 95 - 6)。在头-尾方向,选择中点。钻孔过程中使用 Penfield 4 号剥离子确定椎弓内侧壁。

2. 置入路径：向外侧 30°,向上 15°(注意:对于上颈椎应该更加向头侧倾斜,对于下段颈椎,应向上倾斜15°或者更少)(见图95-6)[49]。为了达到侧方的角度,钻可置于病人的对侧,握住钻轴使其向上顶着棘突(如果还有棘突的话)。

(1) 螺钉：直径 3.5 mm,长度 14～16 mm(C3～C6)。

(2) 钉棒：通常使用 3.5 mm 直径的钉棒,只要没有总体的不稳定性,钉棒可用于低至 T3 水平(在 T3 下方,可使用直径 5.5 mm 的钉棒,可使用过渡杆或连接器进行连接,如多米诺连接器)。

棘突完整时可以使用棘突线缆来帮助固定移植骨[47]。

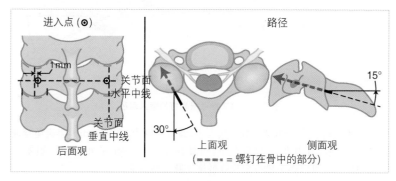

图 95 - 6　C3～C6 侧块螺钉的植入点和植入路径

■ 经关节螺钉固定

可用于替代侧块融合技术。1972 年最先由 Roy Camille 提出。可以单独使用也可以当作锚定点。

1. 优点：

(1) 螺钉咬合 4 层皮质。

(2) 关节加压,促进融合。

（3）可用于颈胸段融合，保留关节囊完整。

（4）较少需要移植骨。

2. 缺点：不能矫正畸形。

3. 置入点：侧块中点。

4. 置入路径：垂直于关节面，中立位或向外侧 5°（避免损伤椎动脉及神经）。

5. 生物力学：与侧块螺钉强度相当[50]。

6. 临床：25 例病人（81 枚螺钉），71 个锚定点，10 个固定，随访 3.5 年固定效果好，无并发症[51]。

■ 颈椎经椎板螺钉固定

可用于颈胸椎[52,53]。

1. 适应证：不能使用椎弓根螺钉时的选择。

2. 优点：

（1）避免椎弓根螺钉的并发症。

（2）不需在 C 形臂下操作（减少放射暴露）。

3. 缺点：需要脊柱后部完整（不能与椎板切除一起做）。

4. 置入点：对侧棘突底部。

5. 置入目标：置入点对侧横突与上关节面的结合部。

6. 螺钉：直径 3.5～4.5 mm，长 26 mm 多轴螺钉。

7. 生物力学：无数据。

8. 临床：7 例病人（颈胸固定），随访 14 个月，无硬件并发症。5% 出现螺钉向腹侧突出[52]。

■ C7 螺钉

C7 是过渡节段，其侧块及椎弓根较小。

螺钉固定：

1. 椎弓根螺钉（见章节 96.3）：尤其推荐在 C7 侧块较小不能行侧块螺钉固定时采用[49]。由于肩部阻挡侧位像显示困难，显示椎弓根内侧时需使用胸椎时采用的方法。

2. 侧块螺钉[46]：

（1）置入点：同 C3～C6（见上文）。

（2）置入路径：与 C3～C6 相比，向侧方及向上角度稍小，约为 15° 及 10°。

（3）螺钉：直径 3.5 mm，长 14 mm。

（4）生物力学：实验室研究指出 C7 侧块螺钉在生物力学方面与 C7 椎弓根螺钉相同[54]。

3. C7 经关节面螺钉[55]：

（1）优点：减少脊髓及神经损伤。

（2）缺点：破坏 C7～T1 关节囊，T1 也需要融合。短的螺钉可导致拉力下降。最好用于中间的固定点而不是内固定的起点。

（3）置入点：关节面中点内上方 1～2 mm。

（4）置入路径：向外侧 20°，向下 30°，螺钉需要咬合两层骨皮质。

（5）螺钉：直径 3.5 mm，长 8～10 mm。

（6）生物力学：同 C7～T1 椎弓根螺钉[56]。

（7）临床：10 例病人，长节段颈胸段固定，随访 6 个月，3 例固定良好。

95.7　前路椎体钢板螺钉固定术

钢板应该直接放在椎体前方与之接触。

一般来说，固定的螺钉放在最低的节段，可变的螺钉置于上面的节段。然而，临床情况复杂多变。

对于头端及尾端螺钉孔，应该调整钢板的大小使得通过螺钉孔可以看到椎体的边缘。

螺钉长度：一般长度从 12 mm（通常用于女性）到 16 mm。如果术中应用 Cspar 探针作指导的话，多数在椎体内有 14 mm 的路线。螺钉的长度可以通过测量 Caspar 探针与椎体的长度来确认。钢板内的螺钉通常成角，因此还需要多出 1～2 mm。

95.8　零切迹椎间融合器

这些装置可以将螺钉与椎体融合器相连接，而不需要单独的前面的钢板。多用于颈椎。

1. 优点：

（1）一般比放置钢板容易（因为钢板通常会挡住太多的椎体，因此同一个椎体上难以放置另一个钢板）。

（2）避免了钢板与椎体长轴不平行的情况。

（3）一旦放置螺钉，就防止了融合器向后前移。

2. 缺点：生物力学稳定性较钢板差（4 个螺钉比 3 个螺钉稳定）。

（邓晓峰　王　雯）

参考文献

[1] Crockard HA, Sen CN. The Transoral Approach for the Management of Intradural Lesions at the Craniovertebral Junction: Review of 7 Cases. Neurosurgery. 1991; 28:88–98

[2] Hadley MN, Spetzler RF, Sonntag VKH. The Transoral Approach to the Superior Cervical Spine. A Review of 53 Cases of Extradural Cervicomedullary Compression. J Neurosurg. 1989; 71:16–23

[3] Menezes AH, VanGilder JC. Transoral-Transpharyngeal Approach to the Anterior Craniocervical Junction. J Neurosurg. 1988; 69:895–903

[4] Dickman CA, Locantro J, Fessler RG. The Influence of Transoral Odontoid Resection on Stability of the Craniocervical Junction. J Neurosurg. 1992; 77:525–530

[5] Dickman CA, Crawford NR, Brantley AGU, et al. Bio-

mechanical Effects of Transoral Odontoidectomy. Neurosurgery. 1995; 36:1146–1153

[6] Mummaneni PV, Haid RW. Transoral odontoidectomy. Neurosurgery. 2005; 56:1045–1050; discussion 1045-1050

[7] Fielding JW. The Status of Arthrodesis of the Cervical Spine. J Bone Joint Surg. 1988; 70A:1571–1574

[8] Lipson SJ. Fractures of the Atlas Associated with Fractures of the Odontoid Process and Transverse Ligament Ruptures. J Bone Joint Surg. 1977; 59A:940–943

[9] White A, Panjabi M, White AA. In: Kinematics of the Spine. Clinical Biomechanics of the Spine. 2nd ed. Philadelphia: J.B. Lippincott; 1990:85–126

[10] Roberts A, Wickstrom J. Prognosis of Odontoid Fractures. J Bone Joint Surg. 1972; 54A

[11] Bambakidis NC, Feiz-Erfan I, Horn EM, Gonzalez LF, Baek S, Yuksel KZ, Brantley AG, Sonntag VK, Crawford NR. Biomechanical comparison of occipitoatlantal screw fixation techniques. J Neurosurg Spine. 2008; 8:143–152

[12] Uribe JS, Ramos E, Vale F. Feasibility of occipital condyle screw placement for occipitocervical fixation: a cadaveric study and description of a novel technique. J Spinal Disord Tech. 2008; 21:540–546

[13] La Marca F, Zubay G, Morrison T, Karahalios D. Cadaveric study for placement of occipital condyle screws: technique and effects on surrounding anatomic structures. J Neurosurg Spine. 2008; 9:347–353

[14] Uribe JS, Ramos E, Youssef AS, Levine N, Johnson WM, Vale F. Craniocervical fixation with occipital condyle screws: biomechanical analysis of a novel technique. Spine. 2010; 35:931–938

[15] Uribe JS, Ramos E, Baaj A, Youssef AS, Vale FL. Occipital cervical stabilization using occipital condyles for cranial fixation: Technical case report. Neurosurgery. 2009; 65:E1216–E1217

[16] Grob D. Transarticular screw fixation for atlantooccipital dislocation. Spine. 2001; 26:703–707

[17] Feiz-Erfan I, Gonzalez LF, Dickman CA. Atlantooccipital transarticular screw fixation for the treatment of traumatic occipitoatlantal dislocation. Technical note. J Neurosurg Spine. 2005; 2:381–385

[18] Gonzalez LF, Crawford NR, Chamberlain RH, Perez Garza LE, Preul MC, Sonntag VK, Dickman CA. Craniovertebral junction fixation with transarticular screws: biomechanical analysis of a novel technique. J Neurosurg. 2003; 98:202–209

[19] Morone MA, Rodts GR, Erwood S, Haid RW. Anterior Odontoid Screw Fixation: Indications, Complication Avoidance, and Operative Technique. Contemp Neurosurg. 1996; 18:1–6

[20] Rao G, Apfelbaum RI. Odontid screw fixation for fresh and remote fractures. Neurol India. 2005; 53:416–423

[21] Apfelbaum RI. Screw Fixation of the Upper Cervical Spine: Indications and Techniques. Contemp Neurosurg. 1994; 16:1–8

[22] Sasso R, Doherty BJ, Crawford MJ, Heggeness MH. Comparison of the One- and Two-Screw Technique. Spine. 1993; 18:1950

[23] Hott JS, Henn JS, Sonntag VKH. A new table-fixed retractor for anterior odontoid screw fixation: technical note. J Neurosurg. 2003; 98:118–120

[24] Wang MY. C2 crossing laminar screws: cadaveric morphometric analysis. Neurosurgery. 2006; 59: ONS84–S88; discussion ONS84-S88

[25] Grob D, Jeanneret B, Aeb M, Markwalder T. Atlanto-Axial Fusion with Transarticular Screw Fixation. J Bone Joint Surg. 1991; 73B:972–976

[26] Stillerman CB, Wilson JA. Atlanto-Axial Stabilization with Posterior Transarticular Screw Fixation: Technical Description and Report of 22 Cases. Neurosurgery. 1993; 32:948–955

[27] Marcotte P, Dickman CA, Sonntag VKH, et al. Posterior Atlantoaxial Facet Screw Fixation. J Neurosurg. 1993; 79:234–237

[28] Brooks AL, Jenkins EB. Atlanto-Axial Arthrodesis by the Wedge Compression Method. J Bone Joint Surg. 1978; 60A:279–284

[29] Griswold DM, Albright JA, Schiffman E, et al. Atlan-

to-Axial Fusion for Instability. J Bone Joint Surg. 1978; 60A:285–292

[30] Schmidek HH, Sweet WH. Operative Neurosurgical Techniques. New York 1982

[31] Aldrich EF, Crow WN, Weber PB, Spagnolia TN. Use of MR Imaging-Compatible Halifax Interlaminar Clamps for Posterior Cervical Fusion. J Neurosurg. 1991; 74:185–189

[32] Bohler J. Anterior Stabilization for Acute Fractures and Non-Unions of the Dens. J Bone Joint Surg. 1982; 64:18–28

[33] Paramore CG, Dickman CA, Sonntag VKH. The Anatomical Suitability of the C1-2 Complex for Transarticular Screw Fixation. J Neurosurg. 1996; 85:221–224

[34] Goel A, Laheri V. Plate and screw fixation for atlanto-axial subluxation. Acta Neurochir (Wien). 1994; 129:47–53

[35] Harms J, Melcher RP. Posterior C1-C2 fusion with polyaxial screw and rod fixation. Spine. 2001; 26:2467–2471

[36] Rocha R, Safavi-Abbasi S, Reis C, Theodore N, Bambakidis N, de Oliveira E, Sonntag VKH, Crawford NR. Working area, safety zones, and angles of approach for posterior C-1 lateral mass screw placement: a quantitative anatomical and morphometric evaluation. J Neurosurg Spine. 2007; 6:247–254

[37] McCormick PC, Kaiser MG. Comment on Goel A et al.: Atlantoaxial fixation using plate and screw method: a report of 160 treated patients. Neurosurgery. 2002; 51

[38] Currier BL, Todd LT, Maus TP, Fisher DR, Yaszemski MJ. Anatomic relationship of the internal carotid artery to the C1 vertebra: A case report of cervical reconstruction for chordoma and pilot study to assess the risk of screw fixation of the atlas. Spine. 2003; 28:E461–E467

[39] Papadopoulos SM, Dickman CA, Sonntag VKH. Atlantoaxial Stabilization in Rheumatoid Arthritis. J Neurosurg. 1991; 74:1–7

[40] Dickman CA, Sonntag VKH, Papadopoulos SM, Hadley MN. The Interspinous Method of Posterior Atlantoaxial Arthrodesis. J Neurosurg. 1991; 74:190–198

[41] Hott JS, Lynch JJ, Chamberlain RH, Sonntag VK, Crawford NR. Biomechanical comparison of C1-2 posterior fixation techniques. J Neurosurg Spine. 2005; 2:175–181

[42] Wright NM. Posterior C2 fixation using bilateral, crossing C2 laminar screws: case series and technical note. J Spinal Disord Tech. 2004; 17:158–162

[43] Jea A, Sheth RN, Vanni S, Green BA, Levi AD. Modification of Wright's technique for placement of bilateral crossing C2 translaminar screws: technical note. Spine J. 2008; 8:656–660

[44] Parker SL, McGirt MJ, Garces-Ambrossi GL, Mehta VA, Sciubba DM, Witham TF, Gokaslan ZL, Wolinksy JP. Translaminar versus pedicle screw fixation of C2: comparison of surgical morbidity and accuracy of 313 consecutive screws. Neurosurgery. 2009; 64:343–348; discussion 348-349

[45] Wang MY. Comment on Parker, SL, McGirt, MJ et al., Translaminar versus pedicle screw fixation of C2: comparison of surgical morbidity and accuracy of 313 consecutive screws. Neurosurgery. 2009; 64. DOI: 10.1227/01.NEU.0000338955.36649.4F

[46] Dickman CA, Sonntag VKH, Marcotte PJ. Techniques of Screw Fixation of the Cervical Spine. BNI Quarterly. 1993; 9:27–39

[47] Chapman JR, Anderson PA, Pepin C, Toomey S, et al. Posterior Instrumentation of the Unstable Cervicothoracic Spine. J Neurosurg. 1996; 84:552–558

[48] Xu R, Haman SP, Ebraheim NA, Yeasting RA. The Anatomic Relation of Lateral Mass Screws to the Spinal Nerves. A Comparison of the Magerl, Anderson and An Techniques. Spine. 1999; 24:2057–2061

[49] An HS, Gordin R, Renner K. Anatomic Considerations for Plate-Screw Fixation of the Cervical Spine. Spine. 1991; 16:S548–S551

[50] Miyanji F, Mahar A, Oka R, Newton P. Biomechanical differences between transfacet and lateral mass screw-rod constructs for multilevel posterior cervi-

cal spine stabilization. Spine (Phila Pa 1976). 2008; 33:E865–E869

[51] Takayasu M, Hara M, Yamauchi K, Yoshida M, Yoshida J. Transarticular screw fixation in the middle and lower cervical spine. Technical note. J Neurosurg. 2003; 99:132–136

[52] Kretzer RM, Sciubba DM, Bagley CA, Wolinsky JP, Gokaslan ZL, Garonzik IM. Translaminar screw fixation in the upper thoracic spine. J Neurosurg Spine. 2006; 5:527–533

[53] Gardner A, Millner P, Liddington M, Towns G. Translaminar screw fixation of a kyphosis of the cervical and thoracic spine in neurofibromatosis. J Bone Joint Surg Br. 2009; 91:1252–1255

[54] Xu R, McGirt MJ, Sutter EG, Sciubba DM, Wolinsky JP, Witham TF, Gokaslan ZL, Bydon A. Biomechanical comparison between C-7 lateral mass and pedicle screws in subaxial cervical constructs. Presented at the 2009 Joint Spine Meeting. Laboratory investigation. J Neurosurg Spine. 2010; 13:688–694

[55] Horn EM, Theodore N, Crawford NR, Bambakidis NC, Sonntag VK. Transfacet screw placement for posterior fixation of C-7. J Neurosurg Spine. 2008; 9:200–206

[56] Horn EM, Reyes PM, Baek S, Senoglu M, Theodore N, Sonntag VK, Crawford NR. Biomechanics of C-7 transfacet screw fixation. J Neurosurg Spine. 2009; 11:338–343

96 脊柱、胸椎和腰椎

96.1 前入路到达颈胸连接处/上胸椎

96.1.1 胸骨切开入路

从前正中切口可暴露至 T3(有时甚至可至 T5)(侧方入路对该部位暴露差,因为肺尖体积小)。

经胸部备皮至剑突水平。曲棍球棒样皮肤切口,切口的水平部用来行颈前入路椎体融合术(ACDF)。竖直切口位于胸骨上。多数情况下由心胸外科医师切开胸骨,分离胸锁乳突肌。手术不损伤心包及胸膜腔,可不使用胸腔引流(但是也常常用于预防纵隔出血或壁层胸膜损伤后使用)。因为入路很深,手术需要使用长器械[长于常规的 7 英寸(17.8 cm)器械]。

暴露的胸骨边缘也可取松质骨用于植骨。

96.2 前入路到达中、下胸椎

96.2.1 经胸腔入路

体位:病人侧卧于手术床上,垫豆袋坐垫,床的缺口在病变的平面以下(在置入器械之前不要打开床)。使用胶带将铺巾固定。腋部放置保护卷。使用双腔气管插管以使患侧肺可以萎缩。如果病人不能耐受一侧肺完全萎缩,可让病人部分肺不张。

为了增大显露范围可切除一根肋骨。一般切除病变水平上 1~2 根肋间的肋骨(例如 T7 段肿瘤切除第 5 或第 6 肋)。

如果要使用加压板固定,应将其置于椎体侧面,将加压板尽量向后放置(有时需要切除部分肋骨头来辅助)。

96.2.2 前入路到达中胸椎

入路的侧别:如果病变不提示使用哪一侧的话:

1. 右侧开胸的优势:避开心脏、纵隔及头臂静脉。

2. 左侧开胸的优势：容易牵拉开主动脉。

术中定位椎体有时困难,可使用 C 形臂自骶椎向上数,因为下颈椎可能受到肩部干扰。

96.2.3 前入路到达下胸椎

除非病变位于很右侧,一般都选择左侧开胸(移动主动脉比移动腔静脉容易)。

在 T10 及以下水平,由于横膈干扰使前路手术困难。在这一区域,腔外入路(位于腹膜腔以外)可以有所帮助。

96.3 胸椎椎弓根螺钉

96.3.1 概述

比侧块螺钉效果好,因为大多数胸椎横突(类似于颈椎侧块)强度较低[1]。胸椎椎弓根通常较窄(上部稍宽)。上下高度较大。导航对手术有帮助。

1. 术中透视:对于部分颈椎,可以像腰椎一样使用双相位透视(见上文)。

(1) 优点:

1) 可以行经皮螺钉置入。

2) 总体螺钉位置准确率高。

(2) 缺点:

1) 因为肩部的密质骨,在侧位透视上胸椎从 T1 到大约 T4 成像困难。对于非经皮的病人,可以在螺钉的计划置入点放 Steinman 针,然后行正位透视,以此调整螺钉位置,使其在理想部位进入椎弓根。

2) 对手术人员及病人可能增加了辐射暴露。

2. 基于解剖标志"徒手"置入螺钉。在最后一般也需要行 X 线检查,位置不满意的螺钉必须重置。

(1) 优点:

1) 随着病人节段的增多(也就是螺钉的增多),这种方法能比其他方法节省时间。

2) 为了显示下个节段的关节面,需要行小关节切除,这样可以帮助纠正脊柱曲度,提供好的融合面。

3) 降低了对手术人员及病人的辐射暴露。

(2) 缺点:学习难度大:此技术需要大量的练习才能完美。

3. 在每个节段行小的椎板切开,不暴露椎弓根,或者可以看见或者使用剥离子触探椎弓根的内侧面和上面,确定椎弓根的位置,以此确定置入点及螺钉的轨迹。

(1) 优点:几乎在每个节段可以准确置入螺钉,且放射量可能小(取决于术者检查螺钉位置的频率)。

(2) 缺点:每个节段都需要花点时间,但总体时间跟其他方法相仿。

4. 影像引导,使用装有专用标记的仪器,在 CT 或 X 线上实时显示钻和(或)螺钉位置。

(1) 优点:

1) 避免了术中对医疗人员辐射,对病人的辐射也少。

2) 可以行经皮螺钉置入。

(2) 缺点:由于脊柱各个部分的移动或者技术失误可能使准确性降低。如果与解剖定位看上去有差别,术者必须警惕。

96.3.2 透视和椎板切开胸椎椎弓根螺钉置入技术

1. 置入点:利用解剖标志定位置入点见徒手胸椎椎弓根钉置入技术(见章节 96.3.3)。备用选项:行小部分椎板切除,使用 Penfield4 号剥离子触探椎弓根的内缘、上缘,在拟定的置入点放置 Steinman 针行正位 X 线定位,以此调整置入点(见图 96-1)。

2. 置入路径:

(1) T1 以下:向内 5°~10°,向下 10°~20°[1](图 96-2)。可使用胸椎 Lenke 探针寻找椎弓根。

(2) T1:如果在 T1 使用侧块螺钉,直接朝下(病人为水平位,不采取 Trendelenberg 或者反- Trendelenberg 体位)。

3. 螺钉:小的椎弓根(通常是 T1~T4,尤其女性病人)一般要求使用最小的椎弓根钉(直径 4.5 mm),其他的可使用 5.5 mm。长度为 20~25 mm。

4. 钉棒大小:当与颈椎钉棒相连时,T3 水平以上可使用 3.5 mm 颈椎钉棒(更硬的钴铬钉棒要比钛金属好)与某些系统(如 DePuy 使用直径 4.35 mm 的螺钉 Mountaineer)相连接。在 T3 水平以下使用 5.5 mm 钉棒(在脊柱侧弯手术中,使用 6.35 mm 钉棒),可以使用变直径钉棒,也可以使用连接棒。

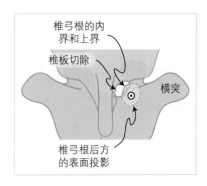

图 96-1 胸椎椎弓根螺钉的置入点

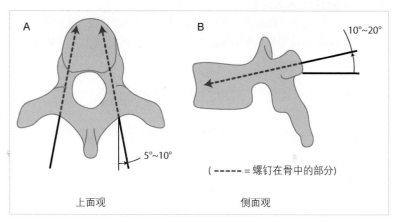

图 96 - 2　胸椎椎弓根螺钉的植入路径

96.3.3　徒手椎弓根螺钉置入技术

■ 优势和劣势

  • **可能的优势**

1. 可能加快手术速度,尤其是多节段手术。

2. 减少手术期间辐射量。

3. 在脊柱侧弯的病人避免了每个节段都行透视,尤其是某个脊柱组件发生旋转时。

4. 在难以行透视的区域手术不受限制(尤其是上胸椎)。

5. 跟其他技术相比,准确率一样甚至更高。

6. 可以获取骨来进行骨移植(从切开关节处)。

7. 暴露骨(关节面)以辅助融合。

8. 松解关节,减轻脊柱侧弯。

  • **可能的劣势**

1. 如果解剖结构被之前的融合手术、先天畸形等破坏,就无法进行徒手手术。

2. 学习难度大:需要学习解剖知识,做大量的螺钉置入术,通常有老师指导才能精通。

3. 可能因为暴露增多及切除关节导致出血量增多。

■ 技术

技术的细节不在本书范围内。总结的关键点如下[2]:

1. 每个节段都必须充分暴露所有的后路组件(棘突、椎弓峡部、关节面、横突等)。

2. 术中电生理监测：SSEP,MEP,刺激 EMG。

3. 椎骨关节面切除术：每个节段都做双侧,除了最上端的那个(不准备与上一个节段融合的那个节段)。第一个与椎管平行。注意：脊髓在凹面有风险。

4. 每个螺钉的置入都应遵循一套步骤,这是十分重要的：

(1) 置入点处打导向孔(见下文)。

(2) 插入弯曲的椎弓根仪,尖端向外直至 2 cm 深(不要用力)。

(3) 完全拔除椎弓根仪后旋转 180°,曲面朝内再次插入。

(4) 使用球形探针触及 4 个面及深部,轻轻挤压松质骨直至尖端碰到前方椎体的皮质骨(声音及感觉)。在探针进入骨的地方放置螺丝钳。

(5) 测量探针进入骨质的深度,以此决定螺钉的最大置入长度；如果长度比预想中短很多,有可能是探针触碰到了椎体的侧壁,那么应该考虑将螺钉更靠内侧置入。

(6) 敲击椎弓根(即：敲击减少螺钉线程)。

(7) 使用球形探针第二次置入探针。

(8) 放置螺钉。

(9) 行一系列运动诱发电位检查。

(10) 放置好螺钉后,使用诱发 EMG 刺激每个螺钉：刺激强度小于 6 mA (有些术者使用 8 mA 为分界点),或者阈值小于 65%,或者比其他显示可能的内侧椎弓根破裂的数值更低,就需要重新评估螺钉(去掉螺钉,使用探针重新探测或者行 X 线检查)[2]。

- **置入点**[2]

1. 头尾方向(图 96 - 3)：

(1) T1,T2,T3,T12：与横突中点持平(帮助记忆：T1 - T2 - T3 横突中点),T12 也相同(像下面的腰椎部分)。

(2) T7,T8,T9：与横突顶部持平(帮助记忆：T7 - T8 - T9 横突顶部)。

(3) 以上两者之间的节段(T4,T5,T6)：逐渐从横突中点移动至横突顶点。

2. 内外方向(图 96 - 3)：

(1) T1,T2,T3：平峡部外侧壁。

(2) T7,T8,T9：上关节面基底部中点稍外侧(最内侧的起始点)。

(3) T11,T12：在峡部侧壁或稍内侧。

(4) 这些节段之间的节段：逐渐移动位置。

- **路径**

1. 使用标记确定路径：

(1) 徒手置钉的操作者,相对于角度而言,更多地使用标记来确定路径。优势是角度较难评估,而标记甚至可以在对旋转、侧弯的脊柱置入螺钉时使用。

（2）在上关节面（在关节切除时暴露）表面垂直插入螺钉,朝着对侧椎弓根方向。

2.使用角度确定轨迹：可能对概念更有帮助。

（1）头尾角度（图 96 - 2B）：这两个轨迹都可以应用[3]。

1）水平螺钉置入：与水平面呈 0°角（与上终板平行-允许固定头螺钉用于脊柱解旋）。

2）解剖性螺钉置入：向头端 10°～15°[4]（与椎弓根平行,可以提供更长的螺钉与骨质接触的路径,但要求是多轴螺钉头）。

（2）内外侧路径[4]（图 96 - 2A）：角度从 T12（角度稍微向外,约 5°）到 T1（向内侧约 27°）逐渐向内侧变化（T11 约为 0°,之上的每个节段约变化 2°）。

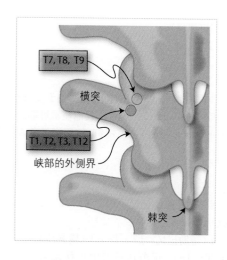

图 96 - 3　左侧徒手椎弓根螺钉植入的植入点
后面观,程式化地展示了全部胸椎节段

- **螺钉大小**

1.长度：沿着椎弓根方向量从前方皮层深度为 40～45 mm（或者平行于矢状面量长度 30～42 mm）[4]。典型的胸椎螺钉长度为 35～40 mm。

2.直径：在内外侧方向上椎弓根最窄的节段位于 T4～T7[4]。螺钉直径应该约是椎弓根直径的 80%。

96.4　前入路到达胸腰椎连接处

除非病变位于很左侧,一般都选择左侧入路,因为脾相对于肝更容易牵拉,且主动脉比下腔静脉容易移动。蜷曲同侧腿使腰肌松弛是十分重要的,这样可以使对同侧腰骶丛的牵拉更加安全。

96.5 前入路到达腰椎

前入路腰椎体融合术(ALIF)

经腰部行 Pfannenstiel 腹部切口。

在男性是相对禁忌证,因为可能存在 $1‰\sim2‰$ 逆行射精的风险(有些文献报道高达 $45‰$)。其他风险包括:损伤大血管尤其是钙化的动脉,特别是在 L4～L5 手术时应注意。

复杂的病例术前应行肠道准备。

体位:Trendelenburg 体位,将髂嵴的水平高于肾脏,或者垫高骶骨来增加脊柱的前凸。

由于大血管(主动脉和下腔静脉)的分叉部位一般位于 L4～L5 椎间盘附近,此方法最适用于 L5～S1 的手术。

对于 L5～S1,由于骶前动脉从正中下行,因此行 ALIF 手术将会结扎此动脉。

96.6 腰椎和骶椎的手术固定

1. 包括 L1 的固定不应只到 L1 或 T12。

2. 椎间盘厚度越大,椎间植骨融合可能越不适用:

(1)椎间盘可能未变性至需要摘除。

(2)椎间隙加大需要植入更多骨质以保持压力(使用 PLIF 技术)。

3. 在脊柱侧弯的顶端脊椎水平不能作为长的脊柱内固定的终点[5]。

4. 在脊柱侧弯的顶端水平不能只行椎板切除而不作植骨融合。

5. 后路中线融合:中线融合晚期可能出现椎管狭窄,因此目前的融合技术包括后侧方融合、椎体间融合(从前路向后路)、小面积融合等。

96.7 椎弓根螺钉

96.7.1 概述

椎弓根螺钉的轻度一部分由主螺钉的直径决定,其应为椎弓根直径的 $70‰\sim80‰$(再大可能导致椎弓根破坏)。在成人中,椎弓根螺钉直径应不小于 5.5 mm。长度应穿过 $70‰\sim80‰$ 的椎体。应该避免出现双侧皮质咬合或螺钉穿透椎体前表面,避免损伤大血管或腹膜腔。

96

96.7.2 植入技术

目前至少有四项螺钉植入技术：

1. 术中荧光造影：双方位荧光造影技术。

（1）优点：

1）可以经皮植入螺钉。

2）植入螺钉时一般准确度较高。

（2）缺点：

1）在某些腰椎间隙可能存在显影困难，特别是在肥胖病人。对这类病人，可以选择后文提到的 Steinman 针技术。

2）可能增加手术团队和病人的放射线暴露。

2. Steinman 针技术：将 Steinman 放到预计的螺钉植入点，随后使用 AP 和后方造影确定位置，保证螺钉进入椎间盘的位置正确。

3. 根据解剖标志徒手植入。通常需要 X 线的协助。进行椎板切除术后由于已经暴露内侧椎弓根，并且很容易摸到，因此在同一水平放置成功率较高。

（1）优点：可以减少手术团队和病人的放射线暴露。

（2）缺点：与其他方式相比更依赖于术者的个人经验。

4. 术中使用经过特殊标记的，钻或螺钉上有"摄像头"在 CT 或 X 线检查时可以实时标记的影像导航系统。

（1）优点：

1）可以减少手术团队和病人的放射线暴露。

2）可以行经皮螺钉植入。

（2）缺点：技术失误或脊柱节段的运动可能影响植入的精确性。手术医师必须对解剖位置上看起来不合适的螺钉保持警惕。

96.7.3 开放腰椎椎弓根螺钉植入术(经皮椎弓根螺钉植入术见下文)

1. 置入点：横突底部，横突中点与矢状面交点，经过上关节面的外侧面。如果已切除椎板，可使用探针判断椎弓根位置，否则需在影像引导下操作。

2. 路径：

（1）大致的中间外侧路径见表 96-1，在 L1～L5 水平，其角度约为腰椎的序号乘以 $5°$[6]。螺钉置入的上下角度由影像直视下决定，保持与椎体终板平行。无框架导航系统有助于术中判断螺钉置入方向。

（2）S2 椎弓根螺钉可向外上方置入，长约 60 mm。

3. 螺钉的目标是约穿越 2/3 的椎体（一般来说螺钉的长度为 40～55 mm，S1 螺钉为 35～40 mm）。

4. 钉棒直径：5～6.5 mm。

植入螺钉后需要通过 X 线判断位置：在前后位像，如果螺钉尖端过中线，则螺钉很可能穿过椎弓根内侧面（敏感性 0.87,特异性 0.97,准确性 0.98)[7]。在前后为 X 线图像上如果螺钉没有超过椎弓根内侧面，则很可能破坏椎弓根/椎体外侧面（敏感性 0.94,特异性 0.90,准确性 0.96)[7]。

表 96 - 1　腰椎椎弓根螺钉的内侧角

水　平	角　度
L1	向内侧 5°
L2	向内侧 10°
L3	向内侧 15°
L4	向内侧 20°
L5,S1	向内侧 25°
S2	向外侧 40°～45°

96.7.4　经皮椎弓根螺钉植入术

经皮椎弓根技术可用于椎体成形手术,椎间盘或椎体的病变活检。

■ 基本技术

1. 需要前后位照相,或者 O 形臂检查（尤其是术中 CT 扫描）。同时行前后位和侧位照相更有助于操作。

2. 只要能够行前后位和侧位照相,可用于 T1 到 S1 水平。但是在 T5 水平以上应用较困难（因为椎间盘较小,而且肩膀可能会阻挡侧位 X 线照相）。

3. 皮肤切口位于椎弓根外侧壁靠外,这样可使穿刺针向内侧进入椎体。向内侧的角度以及皮肤切口位置依赖于椎体水平以及皮下肌肉等组织厚度（胸椎需要更靠近前后方向,而腰椎则需要内侧向内）。

■ 操作

1. 在侧位片直视下将穿刺针（特别是 Jamshidi 针）穿刺至接近椎弓根（图 96 - 4 左侧）。

2. 此时在前后位片上穿刺针尖端应该正好位于接近椎弓根外缘的位置（右侧位于 3 点位置,左侧位于 9 点位置）。

3. 随后将穿刺针进一步向前,穿入椎弓根,在前后位上应该刚好位于 3 点或 9 点的位置（图 96 - 4 右侧）。

4. 继续将穿刺针穿刺至椎弓根,应该可以获得内部 X 线图像（如监测侧位相上的荧光轨迹）,另外一个重要的标志就是穿刺针的尖端进入椎弓根与椎体交界部位(也就是刚进入椎体,图96-5左侧),向下穿刺时保证穿刺针尖端不超过椎弓根内侧缘(图96-5右侧),这样可以保证穿刺针不穿透椎弓根皮质,从而不引起神经损伤。

5. 接下来的操作不同的手术和生产厂商各不相同。

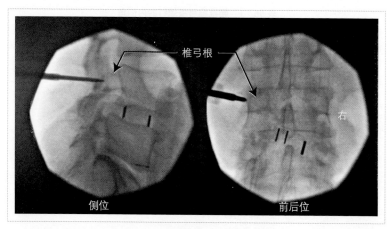

图 96 - 4　椎弓根穿刺——进入椎弓根

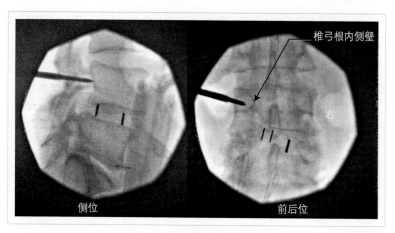

图 96 - 5　椎弓根穿刺——进入椎体

96.7.5　椎弓根钉棒直径

钉棒直径与体重关系见表96-2。

表 96 - 2　病人体重与腰椎弓根内固定钉棒直径的关系

病 人 体 重		钉棒直径(mm)
磅	千克	
30～90	12～40	4.5
90～225	40～100	5.5
＞225	＞100	6.35(1/4 英寸)

96.7.6　腰椎侧块螺钉固定术

与此手术相关的设备包括"皮质螺钉"。

螺钉在腰椎中间边界处进入骨头,随后向上方和侧方进入,经过 3 个皮质边缘,从而为椎弓根螺钉提供一个向外拉的力(但是可能略小)。

1. 优点:螺钉从中线切口进入比从侧方进入更容易,与内侧轨线相比,上外侧的轨线不牵扯椎旁肌。

2. 缺点:

(1) 外拉力比螺钉略小。

(2) 螺钉进入位置的骨必须保持完整,可能会影响减压。

96.7.7　经椎板腰椎固定

1. 适应证:

(1) 短节段腰椎固定。

(2) 椎体间固定合并后路固定 360°。

2. 优点:

(1) 切口小,软组织损伤小。

(2) 花费少。

(3) 失血少。

(4) 邻近关节保留。

3. 不足:

(1) 后部椎骨要求完整(不能使用椎板切开术)。

(2) 不能减少。

4. 植入点:中线旁 5～7 mm,从棘突对侧植入螺钉,可以双侧植入。

5. 在椎板内钻孔,穿过关节面中点,止于横突基底部。

6. 螺钉:4.5 mm 直径,满螺纹。

7. 生物力学:同双侧椎弓根螺钉[8],无法延伸[9]。

8. 临床:476 例,随访 10 年,74%预后良好[9]。

96.7.8 腰椎后路椎间融合（PLIF 和 TLIF）

Cloward[10] 于 1943 年发明。双侧椎板切除、椎间盘切除、磨除椎板皮质后植骨，可以减少滑脱节段的脊柱活动，在椎间盘厚度保持良好时不适用。

许多 PLIF 手术后病人观察 1 年后发现椎间隙再次变窄，造成对 PLIF 手术是否由于单纯椎间盘切除术的质疑。需要关注的内容包括：手术时或手术后由于植骨的再牵引可能会损伤神经。

经神经孔腰椎椎间融合（TLIF）：PLIF 的变形，磨除单侧关节后经神经孔将移植骨在同侧融合。对神经根牵拉较小，再次手术时有优势，避免瘢痕组织的阻挡。

单纯的 PLIF 或 TLIF 可能出现脊柱滑脱，需要同时配合椎弓根螺钉/钉棒固定。

96.8 微创腹膜后椎间融合

96.8.1 概述

Luiz Pimenta[11,12] 于 2011 年首次发表，是 Bergey[13] 等描述的内镜下侧路腰椎融合的改良。商标的名字包括"extreme-lateral"（XLIFTM，NuVasive，San Diego，CA）或"direct-lateral"椎间融合（DLIFTM，Medtronic，Memphis，TN）。此处使用常用的腰椎侧路椎间融合（LLIF）。该方法的改良包括倾斜腰椎间融合（OLIFTM，Medtronic，Memphis，TN），使用的是腰大肌前方入路（L5~S1，OLIF 是 ALIF 和 LLIF 的一半）。一种腹膜后入路。通过分散椎间盘空间和大面积的椎间融合器来神经减压。最好从 L1~L5 进入。对 L1~L2，可牵开第 12 肋，或者从 11~12 肋之间进入，或者切除第 12 肋骨。髂嵴阻挡 L5~S1 节段（可以使用轴位 LIF），甚至 L4~L5 节段（见下文）。类似的方法也可以用于胸椎，直到 T4。对于胸椎融合，不要穿透对侧环。术中肌电图监测很重要，麻醉医师在手术开始时只能使用短效肌松药。如果是置入椎体的中间，男性的植入物一般是 55~60 mm（沿着病人的横轴走向），椎体前方是 45 mm（女性中短 10%）[14]。这一方法的优点包括损伤小、出血量少、手术时间短、组织损伤小、植入物更大、病人早期活动[15,16]、减少 CSF 漏风险。

96.8.2 适应证

1. 有神经源性跛行的中枢性腰椎管狭窄（仅轻至中度）。
2. 椎间孔狭窄（间接减压）。
3. 脊椎前移 1 级或 2 级。
4. 与退行性椎间盘疾病相关的轴性腰背痛。

5. 更换椎间盘。

6. 矢状或冠状不平衡的矫正。

7. 相邻节段失败：LLIF 在此时尤其适用，可以避免处理瘢痕组织，降低硬膜外切开术的风险。

8. 胸腰段骨折和肿瘤（椎体切除术）。

9. 取出损坏或位置不正的腰椎间盘置换装置[17]。

10. 成人脊柱畸形：用于矫正脊柱侧弯和增加腰椎前凸，尤其是与前纵韧带松解相结合时（ALL 松解）[16]。

96.8.3　禁忌证

1. 需要直接减压的病人，包括：

(1) 椎管内病变如椎间盘突出，滑膜囊肿，此时单纯的分散椎间盘空间无法解决。

(2) 表现不典型的中央管狭窄（部分病人可能有效）。

2. 椎间盘过高：椎间盘大于 12 mm，表明进一步的分散可能有困难。但是椎体间的空间可以防止这类病人在站立时的压迫。

3. 在计划行 LLIF 手术侧有腹部手术史（对侧仍然可以行手术，有时同侧也可以手术）。

4. L5～S1 病变：由于骨盆的影响这一手术入路无法到达 L5～S1。

5. 髂嵴高于 L4 椎体的一半，有时不能到达 L4～L5 水平。有时需将手术床蜷曲，将髋部垫高观察这一区域是否能打开来进行手术。使用带角度的器械也可以到达距离椎体不太远的腰丛。

6. 术前发现大血管走形异常，干扰手术。

7. 相对禁忌证：

(1) 骨质疏松：也可能是侧方钢板的禁忌证。

(2) 活动性感染（任何融合手术都是相对禁忌证）。

96.8.4　手术技术（微创腹膜后入路）

1. 体位：

(1) 侧卧位，髂嵴最高点刚好高过手术床破口。

(2) 侧别的选择：没有特殊原因，一般是左侧朝上。可能影响手术侧别的因素：

1) 如果需要暴露 L4～L5 应右侧朝上，如果左侧髂嵴高影响操作（前后位 X 线，侧位 X 线，以及 CT）也应右侧朝上。

2) 如果之前做过腹膜后入路，这次应该考虑对侧。

3) 如果有脊柱侧弯并想纠正，一般是凹面朝上：这样如果手术节段是 L4 或 L5 可以提供更好的入路。通常可以用更少、更小的切口实现多阶段的手术,因为通往椎间盘的通道会汇聚在一起。

4)如果计划行 ACR,后方有大血管尤其是在椎体和血管间缺乏软组织,如果对侧更好应该使用对侧入路(如果不是这样则不建议行 ACR)。

(3) 真正的正交位姿:C 形臂水平放置,0°倾斜,调整病人体位,使棘突在前后位片上正好位于双侧椎弓根之间。如果由于不同阶段椎体的旋转而不能实现,选择一个相对自然的体位,然后轻轻旋转手术床,根据手术顺序,依次使每个手术节段变成真正的侧位(以棘突为中心)。使用胶带固定病人。

2. 使用侧位 X 线横向标记椎间盘间隙,垂直方向椎间盘间隙的后 1/3。特例是 L4 或 L5,是根据解剖安全区,垂直方向的标记位于椎间盘间隙的中点[18]。

3. 腹膜后入路通过侧方单一皮肤切口,钝性分离腹部肌肉和筋膜(外斜肌、内斜肌、腹横肌)。

4. 经腰肌入路,在 X 线(或导航)下放置连续的管状扩张器,以此牵开,使用定向 EMG 监测,使扩张器放置在腰丛的前方。

5. 切开并准备椎间隙,不要损伤终板(降低塌陷的风险)。在腹背平面直上直下工作(以免损伤前方的前纵韧带后者后方进入椎管)。

6. 椎体融合器一般放在椎间盘的后 1/3。

7. 如果行前柱释放(MIS - ACR),在切除椎间盘后需要行额外的步骤,包括切除/切割前纵韧带,比一般融合器更靠前的位置放置前凸融合器(20°或者30°)。这是高级侧方入路医师所使用的技术。

96.8.5　仪器(椎弓根钉或者侧方钢板)

■ 独立的融合器

可能适用于以下情况:

1. 没有骨质疏松。

2. 术前侧位屈/伸 X 线没有不稳定性。

3. 在 LLIF 手术中前纵韧带未受影响。

4. 放置了宽度最少 22 mm(最好的是大于等于 26 mm)的融合器:大的表面积降低了塌陷的风险。

如果不满足以上条件,应该考虑使用其他的器械。

■ 侧方钢板和螺钉

可以通过同一入路实施。对于有骨质疏松或者年龄大于 55 岁的病人可能不是最佳选择,因为它增加了从较弱的骨质塌陷的风险。对于多节段的LLIF 不实际。

■ 后路使用的仪器

对于不稳定的病例,后路仪器(如椎弓根螺钉,包括经皮置入)可能更好。同样,如果需要行椎板切除直接减压时也可以使用。

96.8.6 并发症

1. 大腿麻木：发生率 $10\%\sim12\%$[16,19]。由于生殖股神经损伤所致。直接损伤发生于 L2～L3 中线处前 1/4 和 L3～L4 和 L4～L5 前 1/4[18]。EMG 不能监测感觉支。多在 2 周左右缓解。

2. 大腿屈曲无力：腰大肌损伤所致。两个以上节段时风险增加。可能在术后 1～2 天出现。可在 1～8 周内缓解。

3. 四头肌无力：神经根或神经丛损伤[20]或腰大肌血肿，在术后 1～2 天后出现，可在长时间（9 个月）后逐渐好转。

4. 腰丛损伤：如果在 Uribe 等人定义的安全区（见下文）内或安全区的前方操作可降低腰丛直接损伤的风险[18]（注意：如果在 EMG 监测下确定腰丛的近端在安全区后方操作也是可以的，相反即使在安全区域内操作也存在损伤的风险）：

(1) L1～L2 至 L3～L4：椎体的后 1/4 中部。

(2) L4～L5：中体的中点。

5. 对侧股神经损伤。

6. 生殖股神经痛。

7. 腹腔空腔脏器穿孔。

8. 血管损伤[21]包括髂总动脉（L4～L5 节段）或者主动脉（L4～L5 节段以上），髂总静脉或者下腔静脉。

9. 肾-输尿管损伤。

10. 植入物塌陷。

11. 前纵韧带意外破裂。

12. 同侧或对侧的腰/腹膜后血肿。

13. 腹壁瘫痪或者疝[22]。

14. 横纹肌溶解。

15. 逆行性射精（主要是 ACR 和腰前入路）。

96.8.7 术后治疗

1. 单节段腰椎 LLIF：让病人术后即下床活动，无需支具。

2. 术后短期内的手术侧髋部屈曲痛是可能的。

3. 牵拉腰肌造成的术后一过性髋部屈曲无力通常具有自限性，术后 8 周内会好转。

4. 在明显腿部无力的病人（股神经损伤），应该行腰部 CT 或 MRI 以除外腰部血肿、椎间盘脱出或者融合器或螺钉位置不佳造成的压迫。如果除外了压迫，病人可以术后 6 周行 EMG 来评估损伤的程度（神经失用、轴索损伤、神经断裂），如果是神经失用造成的症状在好转，应在 3 个月后重复 EMG，5 个月后监测轴索的生长[20]。

96.8.8 预后

1. 融合率 $91\% \sim 100\%$[23]。
2. 随访示预后指标(ODI 和腿、背部的 VAS 评分)明显好转[24]。

手术筹备:侧方椎体融合

同时参见免责声明(见凡例)。

1. 体位:侧卧,通常右侧卧位。

2. 设备:C 形臂。

3. 植入物:

(1) 椎体间植骨。

(2) 有时需要固定装置,尤其是脊柱滑脱病人。选择有:椎弓根螺钉(双侧或单侧),棘突间钳。

4. 知情同意(并不包含所有):

(1) 操作:两椎之间放置垫片,减压神经并终止运动疼痛。可能需要从侧方同一入口或后方置入螺钉/钢板等。对于因为腰丛的位置不能从一侧进行操作的病人(不常见,多见于 L4~L5),判断病人是否需要行后路操作(如 TLIF),并将此写在知情同意书上。通知供应商有这种可能性。

(2) 其他选择:非手术治疗,后方手术。

(3) 并发症:大腿无力(通常一过性的)、膝部无力(不常见)、大腿麻木、植骨移位、症状不缓解。

96.9 经关节面椎弓根螺钉

96.9.1 概述

螺钉直接通过关节面进入下一节段椎弓根,不需要钉棒,只用于制动,没有减压、牵拉或融合效果。因此,不单独使用,可以经皮置入。

96.9.2 适应证

置入于 L3~L4,L4~L5,L5~S1,上腰椎置入困难。可以与以下同时使用:

1. ALIF。

2. LLIF(不使用侧方钢板时)。

3. TLIF 对侧(TLIF 侧可以使用椎弓根螺钉,或者使用棘突夹)。

4. Ax - LIF。

96.9.3 禁忌证

经关节面椎弓根螺钉不能用于关节面已被切除的病人（如 TLIF），以及上一节段有椎弓根缺损的病人。

96.9.4 技术

1. 通常在俯卧位经皮或开放手术置入。

2. 皮肤切口：中线 1.5 cm 长直切口。

（1）L4～L5 或 L5～S1 手术：L3 棘突水平。

（2）L3～L4 手术：L2 棘突水平。

3. 使用前后位及侧位 C 形臂引导手术。

（1）前后位：在病人背部摆放导丝方向通过需要放置螺钉的椎弓根，标记。

（2）侧位：骨性标记的起点是上一节段下关节面的中点，导丝尖端应该在上一节段下方终板的后方接触骨质。

96.10 关节面融合

骨性双头钉（如 MinSURG 的 TruFUSE®）置于钻好的关节面骨孔中，达到关节面融合。可以单独使用。

96.11 S2 螺钉

需要向内侧（类似于椎弓根螺钉），或者常需要向外侧或上方置入髂骨翼。无论哪种方式均需要咬合双侧骨皮质。

螺钉需要避免穿过骶髂关节。

96.12 髂骨螺钉

需要广泛暴露，需要暴露坐骨切迹的后上表面，从而使用手指定位螺钉置入路径。

需要切除髂后上嵴后内侧方骨质，这样能避免螺钉过于突出造成皮肤损伤。螺钉瞄准髂臼方向，在前后位 X 线图像上从坐骨切迹上方 1 cm 处通过，避免穿透骨皮质，尤其是在坐骨切迹处。

通过钉棒将螺钉和椎弓根螺钉连接固定。

螺钉大小：长 50～70 mm（螺钉应该在坐骨切迹中点上方或其内侧结

束），直径 6～8 mm。

96.13　术后复查腰椎和（或）胸椎融合

96.13.1　复查安排

病人的复查间隔时间依医师的个人经验而定，表 96 - 3 展示了一般的术后复查流程。对于一些特殊的问题可能需要额外的关注。

表 96 - 3　腰椎融合术后复查举例[a]

术后时间	流　　　程
7～10 天	检查伤口，拆线或拆除订皮器
6 周	带支具行前后位、侧位腰椎 X 线检查
10～12 周	不带支具行屈-伸前后位、侧位腰椎 X 线检查 若 X 线检查与病人感觉均良好，开始去除支具
6 个月	屈-伸前后位、侧位腰椎 X 线检查 一些外科医师认为病人已经完全康复，无须复查
一年（可选）	屈-伸前后位、侧位腰椎 X 线检查 若病人感觉良好，以后无须复查

a 此流程也适用于胸椎融合术后复查，但是需要站位屈/伸前后位、侧位 X 线检查

96.13.2　术后 X 线

术后 X 线应该检查的内容包括：

1. 对位。
2. 移植物的位置（如椎体间移植物）。
3. 硬件的完整性（螺钉或钉棒有无断裂，螺钉拔除或钉棒连接中断）。
4. 螺钉周围的透亮影可能表示运动不良。
5. 是否有融合的证据（可能比较困难，如合成材料椎体融合器）。
6. 屈-伸位像：寻找融合节段的运动（在 X 线片上有时运动缺乏是融合的唯一证据），以及相邻节段是否存在异常运动。

（邓晓峰　王　雯）

参考文献

[1] Chapman JR, Anderson PA, Pepin C, Toomey S, et al. Posterior Instrumentation of the Unstable Cervico-thoracic Spine. J Neurosurg. 1996; 84:552–558
[2] Kim YJ, Lenke LG, Bridwell KH, Cho YS, Riew KD.

Free hand pedicle screw placement in the thoracic spine: is it safe? Spine (Phila Pa 1976). 2004; 29:333–42; discussion 342
[3] Rosner MK, Polly DW Jr, Kuklo TR, Ondra SL. Thora-

cic pedicle screw fixation for spinal deformity. Neu-rosurg Focus. 2003; 14

[4] Zindrick MR, Wiltse LL, Doornik A, Widell EH, Knight GW, Patwardhan AG, Thomas JC, Rothman SL, Fields BT. Analysis of the morphometric characteristics of the thoracic and lumbar pedicles. Spine (Phila Pa 1976). 1987; 12:160–166

[5] Benzel EC. Biomechanics of Spine Stabilization. Rolling Meadows, IL: American Association of Neurological Surgeons Publications; 2001

[6] Dickman CA, Fessler RG, MacMillan M, Haid RW. Transpedicular Screw-Rod Fixation of the Lumbar Spine: Operative Technique and Outcome in 104 Cases. J Neurosurg. 1992; 77:860–870

[7] Kim YJ, Lenke LG, Cheh G, Riew KD. Evaluation of pedicle screw placement in the deformed spine using intraoperative plain radiographs: A comparison with computerized tomography. Spine. 2005; 30:2084–2088

[8] Ferrara LA, Secor JL, Jin BH, Wakefield A, Inceoglu S, Benzel EC. A biomechanical comparison of facet screw fixation and pedicle screw fixation: effects of short-term and long-term repetitive cycling. Spine. 2003; 28:1226–1234

[9] Aepli M, Mannion AF, Grob D. Translaminar screw fixation of the lumbar spine: long-term outcome. Spine (Phila Pa 1976). 2009; 34:1492–1498

[10] Cloward RB. The Treatment of Ruptured Lumbar Intervertebral Discs by Vertebral Body Fusion. J Neurosurg. 1953; 10:154–168

[11] Pimenta L. Lateral endoscopic transpsoas retroperitoneal approach for lumbar spine surgery. Belo Horizo te, Minas Gerais, Brazil 2001

[12] Ozgur BM, Aryan HE, Pimenta L, Taylor WR. Extreme Lateral Interbody Fusion (XLIF): a novel surgical technique for anterior lumbar interbody fusion. Spine J. 2006; 6:435–443

[13] Bergey DL, Villavicencio AT, Goldstein T, Regan JJ. Endoscopic lateral transpsoas approach to the lumbar spine. Spine (Phila Pa 1976). 2004; 29:1681–1688

[14] Hall LT, Esses SI, Noble PC, Kamaric E. Morphology of the lumbar vertebral endplates. Spine. 1998; 23:1517–22; discussion 1522–1523

[15] Rodgers WB, Gerber EJ, Patterson J. Intraoperative and early postoperative complications in extreme lateral interbody fusion: an analysis of 600 cases. Spine (Phila Pa 1976). 2011; 36:26–32

[16] Dakwar E, Cardona RF, Smith DA, Uribe JS. Early outcomes and safety of the minimally invasive, lateral retroperitoneal transpsoas approach for adult degenerative scoliosis. Neurosurg Focus. 2010; 28. DOI: 10.3171/2010.1.FOCUS09282

[17] Pimenta L, Diaz RC, Guerrero LG. Charite lumbar artificial disc retrieval: use of a lateral minimally invasive technique. Technical note. J Neurosurg Spine. 2006; 5:556–561

[18] Uribe JS, Arredondo N, Dakwar E, Vale FL. Defining the safe working zones using the minimally invasive lateral retroperitoneal transpsoas approach: an anatomical study. J Neurosurg Spine. 2010; 13:260–266

[19] Knight RQ, Schwaegler P, Hanscom D, Roh J. Direct lateral lumbar interbody fusion for degenerative conditions: early complication profile. J Spinal Disord Tech. 2009; 22:34–37

[20] Ahmadian A, Deukmedjian AR, Abel N, Dakwar E, Uribe JS. Analysis of lumbar plexopathies and nerve injury after lateral retroperitoneal transpsoas approach: diagnostic standardization. J Neurosurg Spine. 2013; 18:289–297

[21] Assina R, Majmundar NJ, Herschman Y, Heary RF. First report of major vascular injury due to lateral transpsoas approach leading to fatality. J Neurosurg Spine. 2014; 21:794–798

[22] Dakwar E, Vale FL, Uribe JS. Trajectory of the main sensory and motor branches of the lumbar plexus outside the psoas muscle related to the lateral retroperitoneal transpsoas approach. J Neurosurg Spine. 2011; 14:290–295

[23] Youssef JA, McAfee PC, Patty CA, Raley E, DeBauche S, Shucosky E, Chotikul L. Minimally invasive surgery: lateral approach interbody fusion: results and review. Spine (Phila Pa 1976). 2010; 35:S302–S311

[24] Alimi M, Hofstetter CP, Cong GT, Tsiouris AJ, James AR, Paulo D, Elowitz E, Hartl R. Radiological and clinical outcomes following extreme lateral interbody fusion. J Neurosurg Spine. 2014; 20:623–635

97 其他手术操作

97.1 经皮脑室穿刺

97.1.1 适应证

对于儿童病人,经皮脑室穿刺可以用于抽出脑室内的血性脑脊液或对疑有脑室炎者抽取 CSF 标本,也可以用于因脑积水引起脑疝的儿童或成年病人,作为紧急情况下的暂时性治疗。

97.1.2 儿童

剃头,术前 5 分钟应用聚维酮碘消毒。

多选右侧,从前囟(AF)一旁的冠状缝进入,用 20～22 Ga 腰椎穿刺针,如已行 CT,可有助于判断穿刺角度(通常位于同侧和对侧眼内眦与外耳道连线的交点的范围内)。

97.1.3 成人

见参考文献[1]。

仅用于急诊,利用成人较薄的眶顶。

术前结膜和皮肤应用杀菌剂,抬高眼睑下压眼球,用 16～18 Ga 腰椎穿刺针,用力(可能需要扣击)穿刺眶顶前 1/3(眶缘后 1～2 cm)。指向中线处的冠状缝,额角需进针 3～4 cm 深。

97.2 经皮硬膜下穿刺

97.2.1 适应证

用于儿童,曾被用于诊断,目前已被 CT、超声取代。目前这种方法可用于急诊减压、硬膜下积液的引流和获得液体以进行诊断性实验,如培养(可能需要多次穿刺,但 5～6 次后应考虑手术)。

97.2.2　技术

剃头,术前 5 分钟应用聚维酮碘(Betadine®)消毒,用短的 20～21 Ga 脑穿刺针,穿刺前囟(AF)的外侧边缘或冠状缝,至少远离中线 2 cm 以上,若采集双侧脑脊液应进行双侧穿刺。

97.3　腰椎穿刺

97.3.1　禁忌证

1. 小脑扁桃体疝风险(见下文):

(1) 已知或可疑颅内肿瘤。

(2) 梗阻性脑积水。

2. 穿刺区域有感染:如可能选择另一个穿刺点。

3. 凝血异常:

(1) 血小板计数应大于 $50×10^9$/L(见章节 92.2.3)。

(2) 没有正在进行抗凝治疗,否则有硬膜外血肿的可能(见章节 74.7.2)或硬膜下出血[2]造成继发性脊髓压迫。

4. 可疑动脉瘤性 SAH 者慎用:过度降低 CSF 压力可增加透壁压(透过动脉瘤壁的压力),促使动脉瘤再破裂。

5. 椎管完全梗阻病人慎用:腰椎穿刺后 14％病情恶化[3]。

6. 相对禁忌证:Chiari 畸形。有证据表明引流 CSF 可能促使脑疝。很少关注手术成功治疗 Chiari 畸形。

仅仅颅内压增高和(或)视乳头水肿不是禁忌证(腰椎穿刺为一诊断性操作,且可用于特发性颅内压增高的治疗,见下文)。

97.3.2　技术

■ 背景和解剖

3 个月的婴儿脊髓和脊柱一样长,之后脊柱生长速度明显快于脊髓。结果成人圆锥位于脊膜鞘末端的头侧。圆锥位于 L1 椎体中 1/3 者占 51％～68％(最常见的位置);T2～L1 之间者约占 30％,L2～L3 之间者约占 10％(约 94％脊髓终止于 L1～L2 椎体)[4]。脊髓硬膜囊约终止于 S2。触诊到的棘突尖位于各对应 VB 的尾部。在大多数成人,嵴间线(髂骨顶的上缘)平 L4 棘突或平 L4、L5 棘突间隙。

■ 技术

体位:采用侧卧位,病人抱膝,屈颈有助于操作。对诊断性腰椎穿刺,可使用 20 号穿刺针。大号穿刺针可用于引流。

穿刺部位需要消毒铺巾。

穿刺点：对于成人腰椎穿刺，多采用 L4～L5 间隙(平嵴间线或稍低于嵴间线)或上一个平面(L3～L4)。对于儿童：L4～L5 较 L3～L4 更常用。

至少在穿过皮肤或皮下组织时应带针芯，以免将上皮细胞移植入椎管内形成医源性表皮样肿瘤。详见下面的腰椎穿刺并发症(见章节 97.3.5)。针尖稍向头侧倾斜(平行于棘突)，通常稍下垂指向床(指向脐)。如果用 Quincke 腰椎穿刺针(标准)，针尖的斜面应平行于脊柱的长轴，以减少腰椎穿刺后头痛的发生率(见章节 97.3.5)。针尖触及骨质通常是由于偏离了中线方向而不是偏离了头-尾方向。调整方向的方法是先将针提至皮下再改变方向穿刺。

如穿刺过程中病人感到向下放射的疼痛，通常提示针尖触到了神经根。应立即退针，重新穿刺时针尖应稍指向疼痛腿的对侧。

当发现脑脊液流出时，立即测量开放压，使用无菌小瓶留取脑脊液标本，需要同时注意脑脊液颜色，澄清度等(见下文)。在拔出腰椎穿刺针前，应该将枕芯放回减少腰椎穿刺后头痛发生。

开放压力：开放压力(OP)在每一次腰椎穿刺均应检测和记录。为了更有意义，病人应躺卧并尽可能地放松(应避免胎儿体位)，床面要平，随呼吸脑脊液压力的波动是脑脊液通畅的标志(压力的波动与呼吸引起下腔静脉的压力变化有关。吸气时压力增高,呼气时压力降低[5])。在左侧卧位,正常开放压为 12.2 cmH$_2$O±3.4 cmH$_2$O(8.8 mmHg±0.9 mmHg)[6]，见表 23-1。

Queckenstedt 试验：如怀疑有蛛网膜下隙梗阻(如脊髓肿瘤)可行此实验。压迫颈静脉(JV)，先一侧后两侧(不要压颈动脉)。如果无梗阻，压力可上升 10～20 cmH$_2$O,放松 JV 后 10 秒内压力降至初始水平[7]，如可疑有颅内占位性病变不要压迫 JV。

97.3.3　实验室分析

常规送检三管脑脊液，见表 97-1,结果分析见表 23-4。

表 97-1　CSF 常规检查

实　　验	如无穿刺损伤	如有穿刺损伤
细胞计数	—	管 1
培养和药敏	管 1	管 2
蛋白和葡萄糖	管 2	管 3
细胞计数	管 3	管 4

如果穿刺放液可能是创伤性(即血性)或如果需要准确地细胞计数(如需要检出蛛网膜下隙出血)，则需要送检 4 管脑脊液,将第一管和最后一管送检

细胞数,并将二者比较;详见创伤性腰椎穿刺(见章节 97.3.4)。

如果需要特殊培养(如抗酸、真菌、病毒),应在管上标明培养和药敏实验。

如果需行 CSF 的细胞学检查(如检出癌性脑膜炎或中枢神经系统淋巴瘤)则至少需要有 10 ml CSF 以进行病理检测(离心检测细胞)。

97.3.4 挖掘创伤性腰椎穿刺有用信息

■ **概述**

创伤性腰椎穿刺(TT)指腰椎穿刺针损伤血管导致抽取到血液或混合血液的 CSF。

■ **评估创伤性腰椎穿刺 CSF 中白细胞(WBC)计数**

TT 使大量红细胞(RBC)及 WBC 混合在 CSF 中,故很难判断 CSF 中是否确实存在 WBC 增多。如果 WBC 升高或其比例与外周血中的比例相同,则可以帮助我们判断。非贫血病人,每 1 000 个 RBC 中有 1~2 个 WBC(矫正:每 700 个 RBC 减去 1 个 WBC[8])。贫血或外周血 WBC 增多时,运用 Fishman 公式[8]中 EQ(公式 97 - 1)评估 TT 前 CSF 中的原始 WBC 计数。

$$WBC_{CSF\ Original} = WBC_{CSF} - \frac{WBC_{外周血} \times RBC_{CSF}}{RBC_{外周血}} \qquad (97-1)$$

$WBC_{CSF\ Original}$ 等于 TT 前 CSF 中 WBC 计数,WBC_{CSF}、RBC_{CSF} 等于 CSF 中 WBC、RBC 计数,$WBC_{外周血}$、$RBC_{外周血}$ 等于外周血中每立方毫米的 WBC、RBC 数量。

■ **评估创伤性腰椎穿刺 CSF 中蛋白含量**

如果血象及外周蛋白正常,那么同一管标本的细胞计数和蛋白含量运用矫正公式[8]。

按细胞计数中每 1 000 RBC/mm³ 减去 1 mg/dl 蛋白计算蛋白含量。

■ **鉴别 SAH**

详见 SAH 典型发现(见章节 77.6.2)。鉴别 SAH 的有用特征见表 97 - 2。

表 97 - 2 **创伤性腰椎穿刺与 SAH 的鉴别要点**

特 征	创伤性腰椎穿刺(TT)	SAH
RBC 计数(血)	随 CSF 引流下降	通常 RBC>100 000/mm³ 随 CSF 引流变化不大
WBC 与 RBC 比例	与外周血比例相似(如上)	通常白细胞增多(WBC 计数增多)
上清液	清晰	黄染ª(SAH 后 2 小时内罕见,70%为 SAH 后 6 小时,90%以上为 SAH 后 12 小时以上)

97

续　表

特　征	创伤性腰椎穿刺(TT)	SAH
液体结块	RBC＞200 000/mm³时常形成血凝块	通常不形成血凝块
蛋白沉淀	新鲜出血使 CSF 蛋白升高,约 1 000 个 RBC 升高蛋白 1 mg	血液降解产物对 CSF 蛋白值的提升作用显著超过 TT[CSF 蛋白超过正常值与蛋白增加值(1 000 个 RBC 升高蛋白 1 mg)之和]
更高节段重复 LP	通常清亮	依然呈血性
开放压力	通常正常	通常提高

a 注意:其他情况也可能导致黄染

97.3.5　腰椎穿刺并发症

■ 概述

残疾或持续性症状(定义为持续 7 天以上的头痛、脑神经麻痹、无菌性脑膜炎和神经根或周围神经损伤)的总体发生率为 0.1％～0.5％[9]。严重的副作用包括脑疝、感染、硬膜下血肿或渗漏和蛛网膜下隙出血,较罕见[10]。

■ 可能的并发症

1. 小脑扁桃体疝:

(1) 占位性病变引起的急性脑疝(见下文)。

(2) 慢性小扁桃体疝(获得性 Chiari 畸形 1 型):有报道在反复腰椎穿刺后 CSF 漏可以引起[11]。

2. 感染(脊膜炎)。

3. 脊髓性头痛:通常为体位性(躺下后减轻)(见下文)。

4. 脊膜下血肿(见章节 74.7):通常只见于凝血机制障碍。

5. 硬膜外 CSF 积液:可能在腰椎穿刺后头痛的病人中存在较多。通常可自行缓解。

6. 表皮样囊肿:穿刺不用针芯时发生率增加(移植上皮细胞)[12-14]。

7. 穿刺针损伤神经根:通常神经根痛为一过性,有些可引起永久性神经病。

8. 颅内硬膜下水瘤或血肿[15,16](少见)。

9. 前庭耳蜗功能失调[17]:

(1) 可以发生亚临床(测听可发现)或中等程度的听力丧失,纠正脑脊液漏后可缓解。大部分研究发现听力丧失发生于 1 000 Hz 以下频率区。

(2) 可能发生突发性听力丧失,行测听确定听力丧失程度。治疗:卧床几天,泼尼松 60 mg/d,2～3 周后逐渐减量。

(3) 病理:降低脑脊液压力可降低通过耳蜗导管的外淋巴液的压力[18],

产生内淋巴水肿。

10. 眼动异常：展神经麻痹，几乎全是单侧性，多于腰椎穿刺后 5～14 天出现，通常 4～6 周后恢复[19]。

11. 硬膜窦血栓[20]（通常伴有潜在血栓形成倾向）。

■ 腰椎穿刺引起小脑扁桃体下疝的风险

关于先行腰椎穿刺放液（节省时间），还是应在腰椎穿刺前行 CT 检查以除外颅内占位病变（为了安全）是一个有争议的问题。

• 争论

开始应用抗生素的时间是影响脑膜炎预后的重要因素。节省时间对于社区获得性脑膜炎（致命微生物感染免疫受损寄主，如儿童或老年人）的重要性超过其在手术后脑膜炎（通常是低致命微生物，如 Staph。BBB 受损感染宿主）中的重要性。

对颅内占位病变的病人行腰椎穿刺检查，其理论上的风险在于压力的改变可以诱发小脑扁桃体下疝。

未行腰椎穿刺就选择抗生素可能增加治疗脑膜炎的困难，或抗生素的治疗方案难以优化。

临床估计的腰椎穿刺禁忌证并不可靠，颅内压增高至少 6 小时后才引起视乳头水肿，且绝大多数病人的视乳头水肿出现在颅内压增高后的 24 小时以上。因此，无视乳头水肿并不说明没有颅内压增高。另外，某些情况下的视乳头水肿并不应为腰椎穿刺的禁忌证（如特发性颅内压增高症），对于此病腰椎穿刺是治疗措施之一（见章节 49.1）。

CT 多位于急诊室，CT 检查只用几分钟，且一个合格的医师可以马上读片。然而，在忙碌的急诊室，可能延误部分需要急诊 CT 的病人，需要将片子交给不在现场的放射科医师。

• 历史资料

约在 1950 年以前，腰椎穿刺引起的脑疝更为常见。那时尚无 CT，甚至当病人有明显颅内压增高体征时也行腰椎穿刺检查；大号的穿刺针（12，16 号）较为常用，出于治疗目的，放出脑脊液往往较多。1969 年，有人报道了腰椎穿刺后 30 例病人症状恶化[21]；73% 有定位症状（偏瘫、瞳孔不等）；30% 视乳头水肿。首次腰椎穿刺后，5 例脑脓肿病人的症状没有一例加重。

在一组 129 例颅内高压的病人中[22]，这种并发症的发生率为 6%。然而，有些并发症可能与腰椎穿刺无关，且很多病人为肢体症状加重。7 组共 418 例病人中，这种并发症发生率为 1.2%[22]。

Σ

脑疝作为腰椎穿刺的并发症一直仅报道于严重的非感染疾病，常常伴随占位效应（定位征、视乳头水肿）。因此，在那些没有定位征和视乳头水肿

的可疑脑膜炎病人,如果 CT 检查不能在短时间内完成,而腰椎穿刺应用
≤20 号穿刺针穿刺且仅放出数毫升脑脊液,则腰椎穿刺的益处大于腰椎穿
刺的风险。在非常罕见的情况下,仅放出数毫升脑脊液而病人症状急性加
重,(非正规的)建议立即经腰椎穿刺针注入相同体积的液体。

■ 腰椎穿刺后(脊髓 X 线)头痛

• 概述

即"脊髓后头痛"或"脊髓性头痛"。其不仅可伴随 LP 发生,如硬脑膜开
放(见章节 69.1.9)。也能伴随自发性颅内低压或去骨板减压术发生(见章节
23.10)[23]。

• 临床特征

重要的鉴别特征:头痛发生在病人直立时,当斜靠时完全或部分(显著)
缓解。其与病人恶心、呕吐、头晕或视觉障碍有关。

病程:大部分 LP 后头痛(PLPHA)发生在 LP 后 24～48 小时,即使可能
发生在 LP 后几周内,但大部分在 3 天内进展。PLPHA 持续时间差异大,平
均 4 天[24],有报道持续几个月[25]甚至大于 1 年[26]。

• 病理生理学

通过硬脑膜漏口持续引流 CSF[27],能够降低脑 CSF"缓冲垫"。直立姿势
时,脑因重力作用对其周围血管和相关结构牵引到疼痛敏感的硬脑膜区域。
CSF 有时可在硬膜外间隙显示。

• LP 流行病学

报道的发生率在 2%～40%(典型约 20%),诊断性 LP 后的发生率高于
硬膜外麻醉后[24]。

影响 PLPHA 发生的 LP 变量(见章节 97.3.5)(如小穿刺针发生率更低):

1. LP 后头痛的发生与很多无法控制的因素有关,包括:

(1)年龄:年龄越小,发生率越高。

(2)性别:女性发生率较高。

(3)既往头痛病史(包括 PLPHA 史)。

(4)体形:体重指数=体重/身高^2,该指数越小发生率越高[28]。

(5)妊娠。

2. 影响 PLPHA 发生率的因素,包括:

(1)穿刺针:大号穿刺针与 PLPHA 高风险有关[29]。

(2)针尖斜面方向:斜面与硬膜纤维方向(上下)平行可降低风险[30]。

(3)拔出枕头前将枕芯放入可减少风险[28]。

(4)穿刺次数。

3. 可能影响 PLPHA 发生率的因素:包括:

（1）Quincke 针：尖端为斜面（标准腰椎穿刺针）。用 20 号和 22 号 Quincke 针腰椎穿刺的 PLPHA 发生率为 36%[31]。

（2）无创伤穿刺针：有很多型号。很多为"铅笔尖"形，穿刺后造成一个小洞[32]，硬膜漏的发生率较低[28]。

4. 不影响 PLPHA 发生率的因素：

（1）腰椎穿刺后病人的体位（似乎不能防止 PLPHA，但可以延迟症状的出现[33,34]）。

（2）腰椎穿刺时放出的脑脊液量。

（3）腰椎穿刺后补液[28]。

- **PLPHA 的治疗**

最初的"保守"措施包括：

1. 卧床至少 24 小时。

2. 补液（口服或静脉滴注）。

3. 头痛镇痛。

4. 紧腹带。

5. 醋酸去氧皮质酮 5 mg 肌内注射，每 8 小时一次[24]。

6. 苯甲酸钠咖啡因 500 mg 2 ml 静脉滴注，每 8 小时一次，最长 3 天（70% 病人使用 1~2 次后缓解）[35]。

7. 高剂量类固醇：病例报道颅高压相关的自发狭窄脑室用量由 20 mg/d[36] 起始，逐渐减量。

8. 难治性头痛可用血填充法。

硬膜外血填充：对于 90% 的难治性 PLPHA 有效，如无效可重复[25]。

理论风险：感染，马尾神经受压，头痛缓解失败。

技术：将 10 ml 未肝素化的自体血注入硬膜外间隙。进入硬膜外间隙：LP 相同路径。当穿过韧带后，针尖靠近脊髓，拔出导芯，将无菌盐水滴在注射器（悬滴设备）中，并观察它进入硬膜外间隙，或尝试用小注射器（玻璃制最好，低阻力）平缓注射空气。进入硬膜外间隙后，注射阻力消失，CSF 未流出。

准备无菌穿刺点。抽出 10 ml 病人血液。确定 CSF 未通过穿刺针流出后，将血液注射进硬膜外间隙。仰卧 30 分钟后，病人可下床活动。

97.4　腰椎穿刺引流 CSF

97.4.1　概述

在腰椎蛛网膜下隙置入引流管引流脑脊液。外接类似于 EVD 的闭式引流系统，作为暂时措施可使用数天。

97.4.2　适应证

1. 减少 CSF 压力,治疗脑脊液漏等:手术后或自发性脑脊液漏(见章节 23.6)。

2. 在交通性脑积水病人中降低颅内压力。

3. 降低脑脊液压力,增加脊髓的血供,用于腹主动脉瘤手术,脊髓外伤后等。

97.4.3　禁忌证

同腰椎穿刺。

97.4.4　穿刺技术

病人体位,穿刺位置以及穿刺方向同腰椎穿刺,使用大号穿刺针,斜面平行于硬膜纤维方向(上下)穿刺,再将穿刺针旋转 90°(通常朝向头端),再置入引流管。注意:在拔出穿刺针时,应该将穿刺针和引流管同时向外拔,以免造成引流管断裂。

97.4.5　处理

1. 如何调节脑脊液引流:

(1) 通过压力:确定引流袋位置,通常位于病人肩部。

(2) 脑脊液量:通常 10~20 ml/h,可以避免过度引流。

2. 处理引流管:同动脉穿刺。

97.4.6　并发症

1. 感染。

2. 过度引流:引流管放置位置过低或引流管断裂,可以造成硬膜下血肿,头痛。

3. 气颅:多见于有脑脊液漏的病人。

4. 引流管脱出。

97.5　C1~C2 穿刺和脑池穿刺放液

97.5.1　适应证

腰椎穿刺获得 CSF 较困难、腰椎穿刺禁忌(腰蛛网膜炎、浅表感染、过于肥胖、不能两侧手术的病人)或经腰椎穿刺注射造影剂显示蛛网膜下隙头侧有梗阻而需注入造影剂以显示头侧梗阻。在这种穿刺中,脊髓性头痛出现率通常较腰椎穿刺低,C1~C2 穿刺较脑池穿刺更安全。

禁忌证：Chiari 畸形病人（脊髓脊膜膨出者多见），此类病人有小脑扁桃体下疝及脊髓扭转。

脑脊液中葡萄糖和蛋白的正常值范围仅与腰椎穿刺得到的脑脊液相关值轻微不同。侧方穿刺的平均开放压力为 18 cmH_2O。

97.5.2　C1～C2 穿刺

即颈椎侧方穿刺。设备：腰椎穿刺盘（标本管、利多卡因、脊髓穿刺针、造影设备、注射增强剂的延长管）、20 号脊椎穿刺针，如果需要可以注射造影剂（如 Ioherol®）。最好在造影设备监测下进行操作。也有报道不需要造影完全靠病人配合进行操作者[37]。

病人体位：去枕仰卧，头放正。避免头部扭转，否则椎动脉（VA）可能位于穿刺范围[38]。置头部于造影设备（由于操作困难，也可用平放的 C 型臂）。

如果用碘制剂进行脊髓造影，应将头部抬高，以免造影进入颅后窝；如病人有颈椎损伤，可将整个床放在可反 Trendelenburg 位上。

穿刺点：乳突尖后下方各 1 cm。进针：用 25 号针，局部麻醉后，在造影设备下，用大一点的穿刺针（如 21 号针）向 C1～C2 间隙进针，边进针边注射局部麻醉药，指向骨性椎管的后 1/3（或椎管前 2～3 mm）（见图 97-1"X"）。

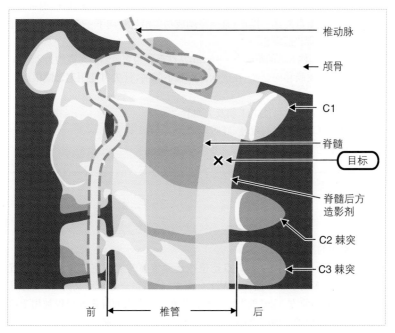

图 97-1　胸椎椎弓根螺钉的植入点

保留此穿刺针作为标记物。平行于标记针刺入 20 号穿刺针,在造影设备下证实穿刺路径。如果不用造影设备,可自标记物插入穿刺针,平行于床面进针,进针方向与颈部垂直[37]。如果穿刺针进得很深却没有穿刺到骨质和 CSF,很可能是因为穿刺点过于靠后。如果穿刺针触及骨质,应向后调整重新穿刺。

可以感到几个"落空感",且应在检查是否有 CSF 流出时才拔出针芯。对大多数成人来说,颈蛛网膜下隙距颈部皮肤表面 5~6 cm[39]。应比腰椎穿刺时更为缓慢小心地进针。

颈髓造影注射碘造影剂,即约 5 ml 180 mg/dl 的碘海醇®,在造影设备下观察(应在蛛网膜下隙可见)。

■ **风险**

有人报道一例因刺及异常走行的椎动脉(约 0.4%)致硬膜下血肿而致死的病人[40]。如刺及椎动脉,应退针,局部压迫。可能刺及上颈髓/下延髓(即使这样,严重的并发症仍少见)。颅内高压可致脑疝(同腰椎穿刺)。

97.5.3 脑池穿刺放液

枕下穿刺可达枕大池。通常病人取坐位,颈部轻屈曲[41]。剃除表面毛发。局部浸润麻醉,用 22 号穿刺针,沿中线于枕外粗隆与 C2 棘突间刺入,向上指向眉间,直至穿刺针触及枕骨或进入枕大池。如果触及枕骨,轻退针,稍向下穿刺。不断重复这一操作,直至穿刺成功("沿枕骨向下一点点移动"),进入枕大池(可感到"落空感")。

枕部皮肤至枕大池的距离为 4~6 cm,从枕部硬膜至延髓的距离约为 2.5 cm。由于针尖顶着硬膜移向延髓,在进入蛛网膜下隙前,针尖可能距离延髓很近。

■ **风险**

1. 枕大池出血:可能由于刺及大血管[37]。
2. 刺伤延髓:可引起呕吐、呼吸障碍。
3. 对于老年人,体位可能影响椎动脉血流。

97.6 CSF 分流

97.6.1 脑室置管引流

最常用的部位[42]。

1. Kocher 点(冠状):入口点定位在运动带前的侧脑室前角。多将管置入右侧额角,多用于 ICP 监测、EVD、分离术、脑室镜。通常定义为"中线旁开 2 cm,中央前沟前方 3 cm 处"[43]。文献报道过多个表面标志物可以被用于定位该大致在运动带之前的点,即"Kocher 点"。标记物大致为:

(1)穿刺点:中线旁 2~3 cm,约在眼球前视时瞳孔中心线处,冠状缝前

1 cm(避开运动区)。

（2）通路：将分流管垂直刺入脑表面。约在冠状平面内指向同侧内眦，在前后方向上指向外耳道。

（3）刺入深度：带针芯刺入，直到 CSF 流出（深度应小于 5～7 cm，对于脑室明显扩大的病人，深度可为 3～4 cm）。注意：如果进针过深（如≥8 cm）才达到 CSF，则针尖很可能进到了蛛网膜池（如桥前池），而这是需要避免的。

2. 顶枕部，腹腔分流常用：

（1）穿刺点：人们描述了很多方法，包括：

1）Frazier 钻孔：颅后窝开颅前预防性钻孔。术后脑肿胀时行紧急脑室引流。定位：中线旁 3～4 cm，枕外粗隆上 6～7 cm[44]（注意：如果只用此方法，可由于枕外粗隆的定位错误而置管位置不理想）。

2）顶部钻孔（Parietal boss）：顶骨的平坦部分。

3）瞳孔中点向后平行于矢状缝连线，直到与自耳廓顶点向后延伸的线相交。

4）耳廓顶点上方约 3 cm，后方约 3 cm。

（2）进针轨迹：

1）先指向前额中央。

2）如果失败，指向同侧内眦。

（3）插入深度：理想的深度是分流管的尖端置入侧脑室额角室间孔的前方[45]。用脑室镜辅助可以更精确地置管，如果没有脑室镜：

1）颅内长度应约等于颅骨的 2/3 长度（这样颅内管长度正好，不致于刺入额叶脑实质；且正好超过室间孔，以防进入脉络丛丰富的颞角而增加分流管堵塞的风险）。

2）如果钻孔点位于侧脑室长轴，对于没有巨颅症的病人，刺入长度通常约为 12 cm[46]（需要大于 12 cm 者很少）。对儿童脑积水病人的刺入长度通常为 7～8 cm。

3）刺入最初 6 cm 时用管芯，然后拔出管芯，再插足剩余的长度（在刺入枕叶脑实质的过程中应保持直线，并防止进入有脉络丛的颞角，当高颅压解除时，颞角多闭合使分流管不通）。

3. Keen 点（后顶部）：（置管入三角区）：耳廓上 2.5～3 cm，后方 2.5～3 cm（此处也是中耳炎性脑脓肿好发部位，也经常于此点穿刺）。

4. Dandy 点：中线旁 2 cm，枕外粗隆上方 3 cm（可能比上两种穿刺点更容易损伤视通路）。

97.6.2 脑室造瘘术/颅内压监测

■ 概述

也叫脑室内插管（IVC）或脑室外引流（EVD）。

升高的 INR：对于 INR 升高的病人（如服用华法林的病人），一般建议将脑实质内导管的放置延迟至 INR≤1.6,以降低出血的风险[47]。但是,当给 11 位与肝脏衰竭相关的Ⅲ/Ⅳ级暴发性脑病病人静脉滴注 36.7 mg/kg 重组活化 因子Ⅶ(rFⅦa)后 15~120 分钟内他们的 INR 为 3 时,放置脑实质 ICP 监测 器没有发生出血性或血栓性并发症[48]。

■ 插入技巧

除非存在禁忌证(如右侧脑室出血),一般选用右侧(非优势侧),将穿刺部 位及引流管引出部位的头发夹好,避免剃发造成头皮屏障功能损伤。做好术 前准备措施(术前 5 分钟用消毒液进行术区皮肤消毒)。

部位:约为 Kocher 点(见上文),避开运动区,进入冠状缝前 1~2 cm(定 位冠状缝:沿着外眦与外耳道连线的中点向上),避开矢状窦,中线旁 2~3 cm (应用时近似于 2 横指,约为 3 cm)。切口长轴位于矢状面(如果开瓣的话可 以合并切口);分开骨膜;放置自动牵开器;钻孔,骨蜡止血;用双极电灼切开硬 膜。然后处理软膜/蛛网膜。

脑室造瘘:垂直于脑表面插入导管[49]达 5~7 cm 深(绝大多数导管标记 了 5 cm 和 10 cm)。不论任何程度的脑室扩大,进针 3~4 cm 深都应达 CSF (在正常脑室,这一值为 4~5 cm)。如果该处未见 CSF,进一步向深处送导 管,直到 CSF 流出。这并不像在侧脑室额角的穿刺(进针 9~11 cm 时针尖通 常已抵达桥前池蛛网膜下隙,应避免)。如三次插入均失败则放置一个蛛网膜 下隙或脑实质内的传感器。

Richmond 蛛网膜下隙栓:旋入直到尖端达到内板。

■ 去除

服用抗凝药的病人在拔管前应该回复正常的凝血功能和血小板计数,降 低颅内出血风险。如使用肝素或华法林的病人应停药 24 小时。

■ "集液引流"(sump drainage)

将 25 号蝴蝶针的尖端弯成 90°角,刺入皮下贮液囊,可以延长脑室引流的 时间[50]。在一组病例中,这种方法被用于长期的脑室引流(达 44 天),仅出现 较低的感染率[51]。单向阀门、连续应用抗生素(氨苄青霉素和邻氯青霉素)和 非常注意细节的操作手法是这 34 例病人无感染发生的保证。

97.6.3 脑室分流

手术筹备:脑室分流术

同时参见免责声明(见凡例)。

1. 体位:仰卧肩部垫高。

2. 植入物:确定分流管厂家和分流泵类型。

3. 设备:

(1) 脑室-心房引流需要C形臂。

(2) 内镜。

(3) 导航设备。

4. 知情同意：

(1) 操作：置入永久性的脑室引流管至腹腔，胸腔，心脏附近的静脉，引流多余的脑脊液。

(2) 其他选择：非手术治疗，第三脑室造瘘。

(3) 并发症：感染，位置不佳需要再次手术，不能缓解脑积水/症状，硬膜下血肿，脑出血，引流管损坏，需要调整，腹腔引流可能导致肠道损伤。

■ 脑室导管

Kocher点是脑室导管最常用的置入部位。技巧见脑室置管（见章节97.6.1）。另一种选择是朝向侧脑室前角的枕骨钻孔。

使用倒钩形切口，避免脑室引流管直接位于切口下方，减少术后皮肤损伤的风险，并减少术后引流管感染风险。在置入引流管后应送脑脊液培养，术前可将4 mg庆大霉素灌注如脑室引流管中。

如果感觉引流管进入脑室但是无脑脊液流出，这可能是由于脑脊液压力低，可压迫经静脉升高颅内压。

■ 连接管

如果要使用连接管，应将连接管置于锁骨上，可减少断裂风险。

■ 放置远端导管

远端导管放置位置包括：

1. 腹腔：见下文。

2. 胸膜腔：不适用于小于7岁的病人（见章节25.5.1）。

3. 右心房或上腔静脉（见章节97.6.3）。

4. 其他少见部位：

(1) 膀胱。

(2) 颈内静脉。

(3) 上矢状窦。

■ 脑室-腹腔(VP)分流

• 腹腔导管

对于儿童病人，腹腔内导管至少要30 cm长，以保证成长的需要（腹腔管总长度为120 cm），分流术后调整率低，其他并发症的发生率也不高[52]。将银夹放置在导管穿入腹膜处，这样以后可以通过X线检查证实腹腔内导管的长度（对于处于成长期的儿童更为重要）。

腹腔导管远端的裂隙可能增加远端阻塞的风险[53]，可能需要修整掉。金属丝加强的导管的内脏穿通伤的发生率较高,应避免使用。这种导管的设计是为了防止缠结,而现在的分流材料已经不存在此问题。

- **开腹技术**

脐上外侧直切口,以下各层应注意辨认,避免将腹膜外脂肪误认为大网膜而降导管置于腹膜前间隙:

1. 皮下脂肪。
2. 腹直肌前鞘。
3. 腹直肌。
4. 腹直肌后鞘。
5. 腹膜外脂肪。
6. 腹膜。

- **Troca 技术**

1. 放置尿管。
2. 脐外上方 1 cm 长皮肤切口。
3. 向上方提起腹壁。
4. 向同侧髂嵴方向放置 Troca。
5. 感受到两次突破感:一次为腹直肌前鞘,另一次为腹直肌后鞘。
6. 进入腹腔后放置引流管应该很容易。
7. 禁忌证:腹部手术,极度肥胖病人。

- **VP 分流术后处理(成人)**

1. 平卧(以防止过度引流和可能出现的硬膜下血肿)。
2. 如果腹腔端是新管或刚进行过调整,应在出现肠鸣音后再进食(通常至少 24 小时,因为腹膜操作引起肠梗阻闭塞)。
3. 分流后照相(颅正侧位和胸腹部 X 线)用于将来比较(有些医师在术后马上为病人照这些片子,因为有些提示需要马上进行分流调整术。如分流管脑室端进入颞角)。

脑室-胸腔分流

见参考文献[54](见章节 25.5.1)。

不适用小于 7 岁的病人,在乳房下,锁骨中线或腋前线位置切一 3 cm 长水平切口。分离皮下、深筋膜及胸肌。在肋骨下表面分离肋间肌,可以牵开器牵开肋骨,将分流管从皮下引出后再切开壁层胸膜。麻醉师暂停病人呼吸后,钝性切开胸膜,将分流管置入 20~40 cm。使用 4-0 缝线缝合胸膜开口,在缝合胸膜和深层肌肉时,让麻醉师控制病人行 Valsava 动作。一般不需要胸腔闭式引流。可以将一红色橡胶管和引流管同时放入胸腔,缝合最后一针后,麻醉师行 Valsava 动作,促使空气通过红色橡胶管(注入生理盐水观察气泡)。气泡停止,拔出红色橡胶管并将最后一针打结固定。如果未停止,说明有肺隔膜有气体漏口,应将猪尾导管或胸导管连接 Pleur-evac®。

■ 脑室-心房分流

• 开放手术

下颌角水平在胸锁乳突肌前缘行治切口,面总静脉位于切口下方约2 cm。切开颈阔肌,可将面总静脉汇入颈内静脉显露出来。将引流管插入面总静脉,在接近颈内静脉位置结扎固定,如果面总静脉不适合插管,可直接行颈内静脉插管。

• 经皮技术

在成人中使用,使用 Seldinger 技术行颈内静脉插管[55]。术中 C 形臂监测将导丝置于理想位置。沿导丝置入 13 号扩皮器和静脉鞘[56],(小儿可用 7号扩皮器及 1.5 cm 外径的腰大池腹腔引流导管作为心房远端导管)。将分流管按照导丝长度裁剪后沿静脉鞘送入颈内静脉,再次确认分流管尖端位置,在引流管进皮位置行切口向上方穿皮下隧道置入引流管。

• 引流管远端位置

如果引流管反复进入其他血管,如锁骨下静脉,可使用"J"形导丝帮助,或转头使病人处于平卧位。

最理想位置是右心房(不同于中央导管上腔静脉的位置),血流涡流可以降低血栓形成风险。引流管可以进入右心房,但是不应穿过三尖瓣,以下方法可将分流管置于理想位置:

1. 在成人中,使用 X 线照相,引流管应位于 T6～T8 水平,小儿病人为T10 水平。

2. 将引流管尖端置于理想位置上方,注射造影剂(见章节 12.4.1),在 C 形臂下观察将引流管尖端置于下腔静脉理想位置。

3. 将分流管灌入生理盐水或 3‰盐水,将其作为电极置入,在进入右心房后,P 波将由向下变化为双向,在三尖瓣位置出现一个向上的尖波[57]。有人建议将导管置入直至 P 波最高的位置,然后再后撤 1～2 cm。

4. 引流管内灌入肝素盐水(每毫升生理盐水中 1～5 U 肝素),测量分流管内压力[58],在测量到心房压力波形时稍回撤引流管。

5. 使用术中心脏彩超[59]。

对生长发育的病人应每年进行一次胸部 X 线检查,若分流管的尖端在T4 以上,应延长分流管或改用 VP 分流。

97.6.4　第三脑室造瘘

■ 概述

适应证及并发症见章节 25.4。

过去的方法为额下入路,打开视交叉池和终板池,在终板作 5～10 mm 的开口。也有人采取立体定向第三脑室造瘘术(采用脑室增强造影剂[60]或 CT引导)。现代技术包括用脑室镜在第三脑室底部造瘘。

■ 脑室镜技术

1. 设备：硬性脑室镜。

2. 导航设备：在进入第三脑室后需要按照解剖结构操作，不能依赖导航。

3. 钻孔：中线旁 2～3 cm，冠状缝前方。

4. 经过室间孔并将鞘固定在第三脑室内。

5. 观察第三脑室底，可以看见基底动脉和乳头体，否则应放弃该手术。

6. 造瘘位置选择：

（1）中线（避开后交通及 PCA）。

（2）灰结节（下丘脑基底部，沿腹侧延伸至漏斗及垂体柄）。

（3）漏斗隐窝后方。

（4）乳头体前方。

（5）基底动脉分叉部位前方。

7. 可使用探针或脑室镜顶端行造瘘，或者使用电凝切开，注意不要使用激光刀切开，可能损伤基底动脉[61]。

8. 可以使用 Decq 手术钳或 Fpgarty 气囊扩大开口。在气囊穿过开口后打气，再将气囊前来穿过开口。

9. 造瘘口不需要很大：4～5 mm 即可[62,63]。

10. 在造瘘后，确定可以观察到血管。

11. 将稀释碘或其他鞘内造影剂注射到侧/第三脑室中（见心室造影）。ETV 术后 1 小时后，头颅 CT 可在蛛网膜下池位置见弥散的造影剂。

12. 矢状 T_2 加权像，薄层序列显示 ETV 的造口处 T_2 信号下降。

97.6.5 腰椎穿刺分流装置

■ 植入技术

见参考文献[64]。

1. 体位：侧卧，双膝屈曲。

2. 背部，侧方及腹部准备。

3. 在 L4～L5 或 L5～S1 间隙行切口约 1 cm（对于肥胖病人，选用大皮肤切开进行筋膜覆盖棘突。在棘突之间表面切开以辅助插入）。

4. 将手术床置于反 Trendelenberg 位打开椎间隙。

5. 使用 14 号穿刺针穿刺，确定位于蛛网膜下隙。

6. 分流管置入椎管内的长度小于 8 cm。

7. 拔出穿刺针。

8. 行侧方切口，穿刺皮下隧道，将引流管引致侧方。

9. 腹部放置：

（1）开放手术：切开腹膜，留一缝线位于腹膜开口。

（2）使用 Troca。

10. 在腹膜切口和侧方切口之间穿刺皮下隧道,将引流管引至腹部切口。

11. 确定脑脊液流出,将分流管置于腹腔。

12. 在三个切口处采用套保护分流管。

■ 腰椎穿刺分流评估

与 VP 分流术相比,腰椎穿刺分流的功能评估更为困难:

1. 腹平片:前后及侧位除外引流管位置不佳或破裂。

2. CT 平扫:除外硬膜下出血。

3. 腰椎穿刺:于腰导管上方或下方腰椎穿刺,压力为 0 或负数,可能需要抽吸脑脊液以核实位置。

(1) 还可以通过腰椎穿刺测定压力来间接了解分流效果。正常情况下压力应很低[仅对 CSF 压力增高分流者(如假性脑瘤)有帮助;NPH 者无益]。

(2) "经分流造影(shunt-o-gram)":通过腰椎穿刺注射造影剂。

1)注射放射核素(见章节 25.6.3),观察腹腔内放射性活动。

2)用水溶性造影剂[65]:注入 10 ml Iohexol,使病人改为立位,在造影装置下监测造影剂的流动。咳嗽或 Valsalva 动作将加速增强剂的流动。

4. 分流管穿刺:如果有储液囊,可使用 22 号针头穿刺,如果没有储液囊可使用 27 号枕头穿刺。

97.7 脑室接入装置

97.7.1 概述

与皮下贮液器相连的导管被放置在脑室内,以长期留置于鞘内(或其他腔隙),有时指 Ommaya® 贮液器。

97.7.2 适应证

1. 鞘内(IT)置管注射化疗药治疗中枢神经系统肿瘤,包括:

(1) 肿瘤性脑膜炎、中枢神经系统淋巴瘤或白血病(见章节 44.1.9)。

(2) 以下情况下 CNS 受累的可能性较大,因此即使没有 CNS 受累也要进行鞘内化疗:淋巴母细胞淋巴瘤、Burkitt 淋巴瘤。

2. 鞘内置管治疗慢性脑膜炎。

3. 为脑室内出血的婴儿缓慢引流脑脊液。

4. 慢性囊性肿瘤的抽吸治疗(放疗或手术无效者)。

手术筹备:脑室接入设备

同时参见免责声明(见凡例)。

1. 体位:仰卧。

2. 设备：

(1) 内镜。

(2) C 形臂确定心室导管位置。

(3) 图像导航系统。

3. 植入物：需要特定制造商。

4. 知情同意：

(1) 流程：将管插入到脑(心室)内的手术，另一端连接到皮肤下的端口，使得流体可以引流或注射(通常是药物)。

(2) 替代方案：有时引流或注射药物可通过腰椎穿刺。

(3) 并发症：感染，次选位置可能需要重新手术，硬膜下血肿，颅脑出血，机械装置失灵(破裂，堵塞)，需要维修/更换。

97.7.3　植入技巧

见参考文献[66]。

优先置于额部，除非有其他指征。多在全身麻醉下进行，也可在局部麻醉下进行。

病人体位：仰卧，头中立位，颈部屈曲 5°。

切口：U 形切口，稍大于储液囊，中心位于冠状缝中线旁 3 cm(见章节 97.6.1)。可以将骨膜保留与骨瓣上，也可将骨膜翻开，最后缝合与储液囊上方。在冠状缝上，中线旁 3 cm 钻孔，电灼切开硬膜后避开血管电灼皮层。

在植入引流管之前，可先行脑室穿刺并注射 15～20 ml 过滤空气，穿刺方向为外耳道前 2 cm，稍向内侧[49]。成年病人约置入 7.25 cm 引流管使引流管位于侧脑室额角底部。术中可行内镜观察[66]或气脑造影术明确。

将切除的骨膜置于硬膜外，将储液囊缝合在筋膜上。注意储液囊抵抗力较小，可能被头皮压闭。术后短时间内(48 小时)需要使用储液囊时，可用不可吸收线缝合皮下筋膜。在储液囊位置可行标记。

97.7.4　贮液器穿刺

术前消毒头皮，采用无菌技术，用 25 号或更小号的蝴蝶针，将针折成斜角。新型(Ommaya®)贮液器的表面和基底均牢固，用力刺破可以抽液。

97.8　腓肠神经活检

97.8.1　概述

尽管很多周围神经可以活检，但腓肠神经是进行研究的最理想对象。该神经损伤后功能障碍轻微、易于解剖,且常常在一些疑难的病理过程中受累。

97.8.2　适应证

神经活检在诊断外周神经病变中并非起关键作用,但对于诊断脉管炎、淀粉样变性、Hansen 病、异染性和球样脑白质营养不良、周围神经肿瘤浸润和复发性多发神经炎等病变非常有用[67]。可以有助于鉴别 Charcot‐Marie‐Tooth 综合征的两种类型。可以显示糖尿病性肌萎缩中的脱髓鞘变性。

97.8.3　风险

1. 预期有腓肠神经支配区的感觉障碍,但常常不是永久性症状。

2. 伤口愈合问题:踝部是血运较差的区域,如再有感觉的丧失(由于疾病或活检),可使该区域在无感觉的情况下发生反复损伤。另外,很多患有系统性疾病却需要腓肠神经活检的病人可能有伤口愈合差(其中很多为糖尿病病人)。

3. 诊断失败:尽管活检可以排除一些偶发因素,但经常不能明确诊断。

97.8.4　解剖

腓肠神经由内侧腓肠皮神经和腓神经分支组成。是完全的感觉神经,包含少量植物神经。负责小腿后外侧 1/3、踝关节、足部和小趾的感觉。在踝关节,该神经位于跟腱和外踝之间。这一解剖位置固定,表浅,且很少受到外伤干扰。

97.8.5　技术

改进技术[68]。通常在局部麻醉镇静下进行。一侧活检:常选受累严重侧腿。

体位:病人俯卧或 3/4 俯卧位,两腿间垫枕头。将活检侧腿垫高,膝关节屈曲,踝关节外翻。在外踝部位找到小隐静脉,腓肠神经位于静脉的前方深部,可在近端用止血带结扎。

消毒铺巾后,浸润麻醉外踝后方,平行于跟腱方向长约 10 cm。在小隐静脉方向切开皮肤 7~10 cm,切开阔筋膜将其和小隐静脉一起翻开,可见神经位于静脉深方。神经比较表浅,不要分离过深。如果看见肌腱,说明分离过深。

鉴别神经和小隐静脉:神经在外踝近端有一些分支,可以使用神经刺激器或者冰冻快速病例判断。强烈建议在术中准备判断神经和血管。

解剖出 3~5 cm 长神经后,近端使用 0.5% 利多卡因局部麻醉后在神经穿出部位切断。切断前轻轻牵拉神经,可使神经断端回缩至皮下深部,避免术后出现痛性神经瘤,在神经近端做标记。

如希望较高腓肠神经组织检查用于比较,则可在腓肠肌头之间进入。深达约 2 cm。轻柔迁移暴露神经。

可溶性的表皮闭合,大量敷料,加压包扎。

97.8.6　神经处理

对光镜检查,可将神经用福尔马林固定,电子显微镜检查使用戊二醛,生化和免疫荧光检查,使用快速冷冻。

97.8.7　术后处理

加压包扎 2 周,限制活动 2~3 天,10~14 天后拆线。

97.9　神经阻滞

参见枕神经阻滞(见章节 30.3.4)。

97.9.1　星状神经节阻滞

■ 概述

不要行双侧阻滞(可以引起双侧喉麻痹→呼吸受累),星状神经节距离 C7 较 C6 更近,但 C7 的风险更大[靠近胸膜→气胸,椎动脉→动脉注射→癫痫和(或)血肿,喉返神经→单侧声音麻痹→声嘶(常见),臂丛→上肢无力]。其他并发症:硬膜下注射→脊髓麻痹,膈神经阻滞。

■ 技术

病人仰卧位;肩胛间垫敷料卷;头向后仰,口稍张,放松束带肌。将胸锁乳突肌和颈动脉鞘椎向外侧,刺入 1.5 英寸(3.8 cm)22 号针,触及 Chassaignac 结节(C6 横突前结节)即颈动脉结节(颈椎最突出处),通常位于环状软骨平面,锁骨上 1.5~2 英寸(3.8~5.1 cm)。

退针 1~2 mm,回吸(不要注入血管),注入少量试验剂量,然后注入 10 ml 0.5% 布比卡因(Marcaine®)或 20 ml 1% 利多卡因,然后出针,将病人头部抬高,放置在枕头上,以便于药物扩散。

通过 Horner 综合征单侧手无汗、温暖,证实阻滞成功。

97.9.2　腰交感神经阻滞

■ 技术

病人俯卧、局部麻醉、在 L2,L3,L4 水平刺入 20~22 号腰椎穿刺针(10~12.5 cm 长)。针刺入棘突旁 4.5~5 cm,直到横突,然后向尾侧调整入针角度,再刺入 3.5~4 cm 深,深于横突,最后针尖位置应正好位于椎体的前侧方。回吸吸空后,在每一水平注入约 8 ml 1% 利多卡因。

保持病人卧床休息几个小时,然后在帮助下行走。注意直立性低血压,这是由于阻滞侧下肢血管池扩张引起。

97.9.3　肋间神经阻滞

■ **适应证**

1. 开胸术后疼痛。
2. 肋间神经痛。
3. 带状疱疹性疼痛。
4. 肢体骨折疼痛。

■ **一般原则**

为了达到良好的麻醉状态,以下几点应注意:

1. 腋后线(PAC)是良好的注入点,因为:

(1) 该处接近外侧皮神经的起点(起自相当于腋前线)。

(2) 对于阻滞 T7 以上的神经时该处可避开肩胛骨。

(3) 注射时更靠近脊柱,减少气胸风险(需要更长的穿刺针,且标记物辨别更困难)。

2. 由于神经重叠支配同一区域,因此通常需要阻滞 3 支肋间神经才能达到一部分区域的麻醉效果;通常需要阻滞受影响的皮区上下各 1～2 支肋间神经。

3. 肋间神经位于相关肋骨的下表面,紧贴胸膜,从上向下的解剖结构依次是:肋骨、静脉、动脉、神经。

■ **技术**

1. 在腋前线期望的水平用局部麻醉药注射一个皮丘,刺入 22 号或稍小一点的穿刺针,直达肋骨。

2. 以毫米为单位逐渐沿肋骨向下,至紧贴着肋骨下缘;避免刺破胸膜,针的深度不要超过肋骨前表面 1/8 英寸(3.2 mm)。

3. 回吸证实无空气(刺破肺)或血(刺入肋间动脉或静脉)。

4. 如果回吸无空气或血,注入 3～5 ml 局部麻醉药。

5. 如怀疑刺破肺,行胸部 X 线检查,以除外气胸。

(邓晓峰　王　雯)

97

参考文献

[1] Navarro IM, Renteria JAG, Peralta VHR, et al. Transorbital Ventricular Puncture for Emergency Ventricular Decompression. J Neurosurg. 1981; 54:273–274

[2] Brem SS, Hafler DA, Van Uitert RL, et al. Spinal Subarachnoid Hematoma: A Hazard of Lumbar Puncture Resulting in Reversible Paraplegia. N Engl J Med. 1981; 303:1020–1021

[3] Hollis PH, Malis LI, Zappulla RA. Neurological Deterioration After Lumbar Puncture Below Complete Spinal Subarachnoid Block. J Neurosurg. 1986; 64:253–256

[4] Reimann AE, Anson BJ. Vertebral Level of Termination of the Spinal Cord with a Report of a Case of Sacral Cord. Anat Rec. 1944; 88

[5] Antoni N. Pressure Curves from the Cerebrospinal

Fluid. Acta Med Scand Suppl. 1946; 170:439–462

[6] Bono F, Lupo MR, Serra P, Cantafio C, et al. Obesity does not induce abnormal CSF pressure in subjects with normal cerebral MR venography. Neurology. 2002; 59:1641–1643

[7] Adams RD, Victor M. Principles of Neurology. 2nd ed. New York: McGraw-Hill; 1981

[8] Fishman RA. Cerebrospinal Fluid in Diseases of the Nervous System. Philadelphia: W. B. Saunders; 1980

[9] Wiesel J, Rose DN, Silver AL, et al. Lumbar Puncture in Asymptomatic Late Syphilis. An Analysis of the Benefits and Risks. Arch Intern Med. 1985; 145:465–468

[10] Fishman RA. Cerebrospinal Fluid in Diseases of the Nervous System. Philadelphia: W. B. Saunders; 1992

[11] Sathi S, Stieg PE. "Acquired" Chiari I Malformation After Multiple Lumbar Punctures: Case Report. Neurosurgery. 1993; 32:306–309

[12] Stern WE. Localization and Diagnosis of Spinal Cord Tumors. Clin Neurosurg. 1977; 25:480–494

[13] DeSousa AL, Kalsbeck JE, Mealey J, et al. Intraspinal Tumors in Children. A Review of 81 Cases. J Neurosurg. 1979; 51:437–445

[14] McDonald JV, Klump TE. Intraspinal Epidermoid Tumors Caused by Lumbar Puncture. Arch Neurol. 1986; 43:936–939

[15] Pavlin J, McDonald JS, Child B, Rusch V. Acute Subdural Hematoma: An Unusual Sequela to Lumbar Puncture. Anesthesiology. 1979; 52:338–340

[16] Rudehill A, Gordon E, Rahu T. Subdural Hematoma: A Rare but Life Threatening Complication After Spinal Anesthesia. Acta Anaesthesiol Scand. 1983; 17:376–377

[17] Sundberg A, Wang LP, Fog J. Influence of hearing of 22 G Whitacre and 22 G Quincke needles. Anaesthesia. 1992; 47:981–983

[18] Michel O, Brusis T. Hearing Loss as a Sequel of Lumbar Puncture. Ann Otol Rhinol Laryngol. 1992; 101:390–394

[19] Kestenbaum A. Clinical Methods of Neuroophthalmologic Examination. 2nd ed. New York: Grune and Stratton; 1961

[20] Wilder-Smith E, Kothbauer-Margreiter I, Lämmle B, et al. Dural Puncture and Activated protein C Resistance: Risk Factors for Cerebral Venous Sinus Thrombosis. J Neurol Neurosurg Psychiatry. 1997; 63:351–356

[21] Duffy GP. Lumbar Puncture in the Presence of Raised Intracranial Pressure. Brit Med J. 1969; 1:407–409

[22] Korein J, Cravioto H, Leicach M. Reevaluation of Lumbar Puncture: A Study of 129 Patients with Papilledema or Intracranial Hypertension. Neurology. 1959; 9:290–297

[23] Mokri B. Orthostatic headaches in the syndrome of the trephined: resolution following cranioplasty. Headache. 2010; 50:1206–1211

[24] DiGiovanni AJ, Dunbar BS. Epidural Injections of Autologous Blood for Postlumbar-Puncture Headache. Anesth and Analg. 1970; 49:268–271

[25] Seebacher J, Ribeiro V, Le Guillou JL, et al. Epidural Blood Patch in the Treatment of Post Dural Puncture Headache: A Double Blind Study. Headache. 1989; 29:630–632

[26] Lance JW, Branch GB. Persistent Headache After Lumbar Puncture. Lancet. 1994; 343

[27] Gass H, Goldstein AS, Ruskin R, et al. Chronic Postmyelogram Headache. Arch Neurol. 1971; 25:168–170

[28] Evans RW, Armon MD, Frohman MHS, Goodin DS. Assessment: prevention of post-lumbar puncture headaches: report of the therapeutics and technology assessment subcommittee of the American Academy of Neurology. Neurology. 2000; 55:909–914

[29] Tourtellotte WW, Henderson WG, Tucker RP, et al. A Randomized, Double Blind Clinical Trial Comparing the 22 Versus 26 Gauge Needle in the Production of the Post-Lumbar Puncture Syndrome in Normal Individuals. Headache. 1972; 12:73–78

[30] Mihic DN. Postspinal Headache and Relationship of Needle Bevel to Longitudinal Dural Fibres. Reg Anesth. 1985; 10:76–81

[31] Kuntz KM, Kokmen E, Stevens JC, et al. Post-Lumbar Puncture Headaches: Experience in 501 Consecutive Procedures. Neurology. 1992; 42

[32] Carson D, Serpell M. Choosing the Best Needle for Diagnostic Lumbar Puncture. Neurology. 1996; 47:33–37

[33] Hilton-Jones D, Harrad RA, Gill MW, et al. Failure of Postural Maneuvers to Prevent Lumbar Puncture Headache. J Neurol Neurosurg Psychiatry. 1982; 45:743–746

[34] Carbaat PAT, van Crevel H. Lumbar Puncture Headache: Controlled Study on the Preventive Effect of 24 Hours Bed Rest. Lancet. 1981; 1:1133–1135

[35] Sechzer PH, Abel L. Post-Spinal Anesthesia Headache Treated with Caffeine: Evaluation with Demand Method. Part 1. Cur Ther Res. 1978; 24:307–312

[36] Murros K, Fogelholm R. Spontaneous Intracranial Hypotension with Slit Ventricles. J Neurol Neurosurg Psychiatry. 1983; 46:1149–1151

[37] Zivin JA. Lateral Cervical Puncture: An Alternative to Lumbar Puncture. Neurology. 1978; 28:616–618

[38] Penning L. Normal Movements of the Cervical Spine. AJR. 1978; 130:317–326

[39] Section of Pediatric Neurosurgery of the American Association of Neurological Surgeons. Pediatric Neurosurgery. New York 1982

[40] Rogers LA. Acute Subdural Hematoma and Death Following Lateral Cervical Spinal Puncture. J Neurosurg. 1983; 58:284–286

[41] Ward E, Orrison WW, Watridge CB. Anatomic Evaluation of Cisternal Puncture. Neurosurgery. 1989; 25:412–415

[42] Wilkins RH, Rengachary SS. Neurosurgery. New York 1985

[43] Tillmanns H. Something about puncture of the brain. Sheffield, England 1908

[44] Schmidek HH, Sweet WH. Operative Neurosurgical Techniques. New York 1982

[45] Becker DP, Nulsen FE. Control of Hydrocephalus by Valve-Regulated Venous Shunt: Avoidance of Complications in Prolonged Shunt Maintenance. J Neurosurg. 1968; 28:215–226

[46] Keskil SI, Ceviker N, Baykaner K, Alp H. Index for Optimum Ventricular Catheter Length: Technical Note. J Neurosurg. 1991; 75:152–153

[47] Davis JW, Davis IC, Bennink LD, Hysell SE, Curtis BV, Kaups KL, Bilello JF. Placement of intracranial pressure monitors: are "normal" coagulation parameters necessary? J Trauma. 2004; 57:1173–1177

[48] Le TV, Rumbak MJ, Liu SS, Alsina AE, van Loveren H, Agazzi S. Insertion of intracranial pressure monitors in fulminant hepatic failure patients: early experience using recombinant factor VII. Neurosurgery. 2010; 66:455–458; discussion 458

[49] Ghajar JBG. A Guide for Ventricular Catheter Placement: Technical Note. J Neurosurg. 1985; 63:985–986

[50] Mann KS, Yue CP, Ong GB. Percutaneous Sump Drainage: A Palliation for Oft-Recurring Intracranial Cystic Lesions. Surg Neurol. 1983; 19:86–90

[51] Chan KH, Mann KS. Prolonged Therapeutic External Ventricular Drainage: A Prospective Study. Neurosurgery. 1988; 23:436–438

[52] Couldwell WT, LeMay DR, McComb JG. Experience with Use of Extended Length Peritoneal Shunt Catheters. J Neurosurg. 1996; 85:425–427

[53] Cozzens JW, Chandler JP. Increased Risk of Distal Ventriculoperitoneal Shunt Obstruction Associated With Slit Valves or Distal Slits in the Peritoneal Catheter. J Neurosurg. 1997; 87:682–686

[54] McComb JG, Scott RM. In: Techniques for CSF Diversion. Hydrocephalus. Baltimore: Williams and Wilkins; 1990:47–65

[55] Seldinger SI. Catheter replacement of the needle in percutaneous arteriography. A new technique. Acta Radiol. 1953; 39:368–376

[56] Harrison MJ, Welling BG, DuBois JJ. A new method for inserting the atrial end of a ventriculoatrial

shunt. technical note. J Neurosurg. 1996; 84:705–707

[57] Robertson JT, Schick RW, Morgan F, et al. Accurate Placement of Ventriculo-Atrial Shunt for Hydrocephalus under Electrocardiographic Control. J Neurosurg. 1961; 18:255–257

[58] Cantu RC, Mark VH, Austen WG. Accurate Placement of the Distal End of a Ventriculo-Atrial Shunt Catheter Using Vascular Pressure Changes. J Neurosurg. 1967; 27:584–596

[59] Szczerbicki MR, Michalak M. Echocardiograhic Placement of Cardiac Tube in Ventriculoatrial Shunt. Technical Note. J Neurosurg. 1996; 85:723–724

[60] Hoffman HJ. Technical Problems in Shunts. Monogr Neural Sci. 1982; 8:158–169

[61] McLaughlin MR, Wahlig JB, Kaufmann AM, Albright AL. Traumatic Basilar Aneurysm After Endoscopic Third Ventriculostomy: Case Report. Neurosurgery. 1997; 41:1400–1404

[62] Grant JA, McLone DG. Third ventriculostomy: a review. Surg Neurol. 1997; 47:210–212

[63] Jones RF, Stening WA, Brydon M. Endoscopic third ventriculostomy. Neurosurgery. 1990; 26:86–91; discussion 91-92

[64] Spetzler R, Wilson CB, Schulte R. Simplified Percutaneous Lumboperitoneal Shunting. Surg Neurol. 1977; 7:25–29

[65] Ishiwata Y, Yamashita T, Ide K, et al. A new technique for percutanous study of lumboperitoneal shunt patency. J Neurosurg. 1988; 68:152–154

[66] Leavens ME, Aldama-Luebert A. Ommaya Reservoir Placement: Technical Note. Neurosurgery. 1979; 5:264–266

[67] Youmans JR. Neurological Surgery. Philadelphia 1990

[68] Dyck PJ, Thomas PK. Peripheral Neuropathy. 2nd ed. Philadelphia: W. B. Saunders; 1984

98 功能神经外科

功能神经外科中与疼痛有关的部分,见第 99 章疼痛治疗。

98.1 脑深部刺激

适用的疾病包括:

1. 运动障碍:

(1) 帕金森(Parkinson)病:丘脑底核刺激要优于所有药物治疗[1,2],疗效相近但副作用更少(主要是运动迟缓)(见下文)。

(2) 肌张力障碍(见章节 98.4)。

(3) 震颤(见章节 98.9)。

2. 癫痫(见章节 100.3)。

3. 疼痛(见章节 99.9):疗效不确定,只有 25%~60%有效。

4. 潜在用途:

(1) 精神疾病,主要包括:

1) Tourette 综合征:丘脑和苍白球 DBS(病例报道[3,4])。

2) 强迫症:前囊和丘脑底核刺激[5],最近靶点多靠后侧和头侧[6]。

3) 抑郁症:膝下回[7]和前囊刺激[8]。

(2) 肥胖[9]。

(3) 药物依赖[10]。

(4) 高血压(病例报道发现可降低疼痛治疗病人的血压[11])。

98.2 功能神经外科手术的典型靶点

图 98-1 描绘了常见的功能神经外科靶点与其他结构的关系以及行 DBS(或毁损术)的效果,该图仅作为示意性图例,而非用于手术的准确定位。

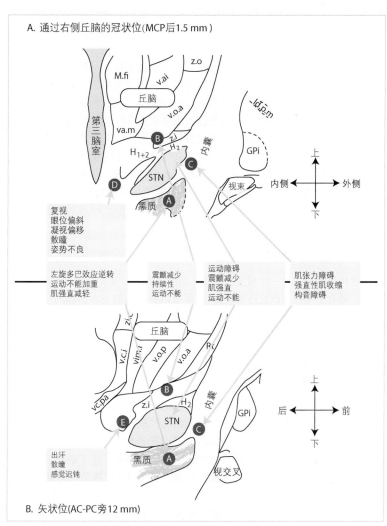

图 98-1 脑部功能手术的靶点示意图

AC＝前连合；GPi＝内侧苍白球；H1＝Forel H1 区域；MCP＝中连合点
（AC 和 PC 的中点）；PC＝后连合；STN＝丘脑底核；z.i＝未定带

98.3   帕金森病的外科治疗

98.3.1   历史背景

有效药物研发前,外科手术是治疗帕金森病的手段。早期的手段是结扎脉络膜前动脉。由于分布上存在变异,毁损的范围常常超出了所设计的苍白球上的毁损范围,并且结果太不可预料。20 世纪 50 年代,前背侧苍白球切开术成为一种可行的治疗手段,但长期改善主要是在僵直方面,而震颤和运动徐缓没有改善[12]。丘脑腹外侧核随之成为首选的靶点。损害这里对消除震颤最有效。实际上,震颤通常不是最使病人衰弱的症状,特别是最初只是一种静止性的震颤(以后会变得更广泛),运动徐缓和僵直常常会带来更多问题。另外,这种治疗只能减少对侧半身的震颤,不推荐使用双侧丘脑切开术,因为不能接受手术后构音困难和步态紊乱的高度危险。20 世纪 60 年代晚期左旋多巴出现后,丘脑切开术的应用明显减少[13]。

98.3.2   目前趋势

然而多数病人在一定程度上会出现副作用和(或)对抗帕金森药物治疗的抵抗。随着手术技术改良疗效改善,使得对帕金森病的手术治疗的兴趣重新出现。组织移植(如使用肾上腺髓质)似乎作用不大(见下文)。在丘脑切开术开始流行的时期前后,Lesksell 倡导的毁损和刺激技术因此得到广泛的应用,目标靶点为苍白球的腹后部。在这一时期丘脑切开术广泛应用[12]。

98.3.3   组织移植

帕金森病的组织移植治疗通常局限于研究中心。目前,通过移植胎儿产多巴胺细胞进入帕金森病人,可以减轻疾病的严重程度,增加左旋多巴的有效性[14]。由于伦理上的原因,在美国很少进行这种治疗。

其他移植的组织包括病人自身的肾上腺髓质细胞。除了最初取得过令人兴奋的结果[15],以后的研究都无法再现上述结果,此种治疗对病人益处不大[16-18]。

一项双盲随机安慰剂对照试验[19]发现,34 例接受了胎儿中脑细胞移植的严重帕金森病病人,在最初的 6 个月和 9 个月时出现了运动改善,但是 2 年之后即告无效。注意:免疫抑制仅能应用 6 个月。进一步研究尚在进行中[20]。

98.3.4   毁损手术和电刺激

■ 概述

毁损手术已经逐步被创伤更小的脑深部电刺激术(DBS)取代。

■ 苍白球切开术

见参考文献[21,22]。

• 概述

苍白球切开术可能是由于以下机制起作用：直接毁损苍白球（GPi）的内部某部分，干扰苍白球的传输通路，或减少向内侧苍白球的传入（主要来自底丘脑核）（见章节10.3.2）。虽然早期的方法包括立体定向放射外科治疗[23]，但在电刺激确定靶点位置后，现代技术（除了有选择的病例）主要依靠对病灶进行射频和冷冻处理。

• 电刺激

对 GPi[24]和丘脑底核区（STN）域进行脑深部电刺激（DBS），也可以缓解帕金森症状[25]，而不会不可逆的毁损组织。但 DBS 的副作用更少[26]。目前最新研究的 DBS 目标靶点是脑桥背核（PPN）。

• 适应证

1. 药物治疗（包括多种药物）难以控制的顽固性病人。一些作者认为早期行苍白球切开术，手术效果更好。

2. 主要适应证（根据一个对各种意见的调查结果[27]）：服用左旋多巴引起运动困难的病人（特别是出现疼痛性肌肉痉挛的病人）。初期结果显示这些病人对苍白球切开术反应很好。

3. 步态和体位不稳[28]，包括跌倒和僵直者[29]，对脑桥背核（PPN）的 DBS 有效。

4. 主要表现为僵直或运动迟缓（单侧或双侧）、开关样变化或肌张力障碍的病人。可有震颤，但如果症状以震颤为主，则最好以丘脑腹中间核（VIM）作为靶点进行毁损（丘脑切开术）或刺激[30]。VIM 刺激也可用于治疗原发性震颤[31]。

• 禁忌证

1. 明显智力衰退的病人：已经注意到，治疗前有认知障碍的病人治疗后症状多会加重。

2. 有脑内出血危险的病人：有凝血疾病、高血压控制不好以及使用抗血小板药物且无法停药的病人（对这些少见病人可考虑行立体定向放射外科进行毁损）。

3. 同侧偏盲的病人：手术可能会损伤视束引起对侧偏盲，造成病人失明。

4. 年龄≥85岁。

5. 继发性帕金森综合征、即非特发性帕金森病的病人（见章节10.3.3）：治疗反应差，可能是由于病因不同。可有如下表现：

（1）自主神经系统功能障碍的体征（提示 Shy - Drager 综合征）。

（2）眼外肌异常[可出现于进行性核上性麻痹（PSNP）的病人]。

（3）长束体征。

(4) 小脑表现［类似橄榄-脑桥-小脑萎缩（OPCA）］。

(5) 服用左旋多巴没有改善的病人。

(6) MRI：基底节腔隙性梗死（如动脉硬化性帕金森综合征）或黑质区肿瘤。

(7) PET 扫描（如可行）：去氧葡萄糖 PET 扫描显示纹状体代谢低减［提示纹状体黑质变性（SND）］。

• **方法**

概述：

治疗当天的早晨停用抗帕金森药物，以引出症状。在局部麻醉下安装立体定向头架，头架与眶耳线（对应前后连合连线）平行。

放射靶点的定位：

可通过 MRI、CT 和（或）脑室造影完成。MRI 最常用，也可以最好的显示所需的解剖结构，但是对几何扭曲敏感。因此，很多研究中心都用 CT 和（或）脑室造影对 MRI 进行辅助成像。通常使用 T_1WI，但有学者认为最佳的 MRI 成像应该是：钆增强的轴位和冠位像，层厚 1 mm，并应用 STIR 或扰相 GRASS 容积采集序列。

后连合是位于松果体水平、第三脑室后方的白质带。

典型的初始靶点[27]见表 98-1。避免损伤内囊（GPi 内侧）和视束（GPi 后方）。丘脑底核受损会造成偏侧投掷症。根据影像研究选择进入点，通常于冠状缝前、中线旁开 15～20 mm。使用 4 mm 麻花钻钻孔。放射路径应当避开中线上的静脉结构、脑沟里的小动脉（进入脑回）和侧脑室。

表 98-1　苍白球切开术靶点

典型起始靶点	中 位 数
AC-PC 线中点前 1～3 mm	2 mm
侧面 18～23 mm[a]	21 mm
下 2～6 mm	5 mm

a 对女性病人可能降低（始于约 19 mm 处），或在第三脑室扩张时提高

电生理靶点的定位：

1. 刺激：操作时病人必须保持清醒状态。对于只在给药后出现运动迟缓的病人，在影像学检查之后给予正常剂量的药物以诱发出症状。神经电生理靶点存在个体差异，应通过刺激进行确认。可通过毁损电极进行大电极刺激。当进入到白质中时阻抗通常会降低。目标靶点的阻抗通常大于 600 Ω。在 1 Hz、5 Hz、50 Hz 和 100 Hz 的方波以及 0.5～3 V 的电压范围内进行刺激（注意：超过 2 V 将出现宽场刺激），苍白球刺激通常会升高（偶尔也会降低）对侧的肌张力，观察是否出现震颤或运动迟缓的减轻。如果对侧肢体出现无力或

肌张力降低,提示已接近内囊。如出现视野暗点则提示刺激到了视束。

微电极记录:调查的研究中心约有半数都进行微电极记录,其余的也都在考虑开展。

2. 毁损:Kondziolka 等[22] 使用的是一根直径 1.1 mm、带 3 mm 暴露针头的探针。在开始进行 70~80℃ 条件下,时长为 60 秒的彻底毁损之前,先在 45℃ 条件下进行时长为 30 秒的小毁损。探针回撤 3~4 mm,开始进行第二处毁损。用冷冻探针进行毁损,脑内出血的发生率较高。

在极少数插入电极为禁忌(如顽固性凝血障碍)的病人当中,毁损可以通过立体定向完成,但是这种情况下在造成永久毁损之前就无法对通过电生理确定的毁损位点进行关键的确认。

单侧的苍白球切开主要影响对侧,不过也可能出现某些同侧的改变。双侧切开通常分期进行,两侧之间相距 3~12 个裂隙。虽然可以一次完成双侧切开,但是双侧苍白球切开会增加出现言语困难和认知功能减退的风险。

3. 结果:目前治疗的主要目的在于改善运动症状。虽然 97% 的病人出现了一些改善(可能由于入选了一些继发帕金森综合征的病人,所以存在一些较差的结果),17% 的病人改善的分级为轻度。

显著减量左旋多巴后,90% 的病人出现运动障碍。85% 的病人运动迟缓有改善,57% 的病人震颤有改善。其他改善的症状有:言语、步态、姿势,以及开关现象和表情淡漠的减轻。虽然症状可能改善,但是总的功能改善可能不明显[32]。

虽然抗帕金森药物的剂量通常可减少,但一般仍然需要药物持续治疗,苍白球切开术后至少 2 个月不要改变用药。

外科治疗后有效的结果可持续 5 年以上,早期失败可能是由于毁损过小,晚期失败可能是由于疾病的进展。

目前正在研究长期效果、微电极记录、其他毁损靶点、早期手术的作用等,在获得更多的信息之前,还不能评价最佳的靶点以及定位方法等。

4. 并发症:由于视束和苍白球接近,约 2.5% 的病人出现视野缺损。由于靠近内囊通路,所以可能发生偏瘫。颅内出血也可能发生。构音障碍的发生率约为 8%,但是通常是暂时的。同时行双侧苍白球切开时,语言障碍和认知功能下降发生的危险更大。

■ 丘脑毁损

毁损丘脑腹内侧核(VIM),帕金森震颤的缓解率大于 85%。将毁损范围向前扩展至头腹侧核,也可用于治疗强直和药物诱发的运动障碍。不过,丘脑毁损术并不改善运动不能或运动迟缓的症状,甚至还会加重步态症状或言语障碍。

■ 下丘脑毁损

毁损丘脑底核(STN)常会引起棘手的偏侧投掷症。相关研究尚不多,但目前有限的资料提示,在该区域进行选择性的毁损,取得的缓解效果可等同于苍白球切开术。已知并发症里包括术后偏侧投掷征,但通常属于轻度暂时性[33]。在该区域行 DBS 可能更佳(见章节 98.1)。

98.4 肌张力障碍

苍白球刺激是治疗肌张力障碍的主要手术方法[34]。原发性肌张力障碍如迟缓型肌张力障碍的治疗效果要好于继发性肌张力障碍如缺氧后、脑病后、围生期和卒中后肌张力障碍[34](其他情况尚需评估)。

对于原发性肌张力障碍,常用靶点是内侧苍白球(GPi)(图 98 - 1)。丘脑底核刺激疗效也很好。

98.5 强直痉挛

98.5.1 概述

由于上运动神经元通路受损引起,造成对 α 运动神经元(αMN)(α 强直)以及 γ 运动神经元(梭内肌纤维)(γ 强直)的抑制消失。造成 αMN 和由肌梭传入的 I a 神经纤维之间的反射环路缺乏抑制,肌肉过度紧张以及痉挛,有时伴不随意运动。病因包括:大脑(如卒中)和脊髓(强直痉挛是脊髓损伤的一个预期后遗症)损伤、多发硬化以及先天异常(如脑瘫、脊髓闭合不全)。

98.5.2 临床

▇ 概述

对被动运动的抵抗增加,肌肉牵张反射亢进,拮抗肌肉组的同时激活,这些情况可能自发出现或在微小刺激后出现。特征性的姿势包括剪刀腿或大腿过度屈曲。可造成疼痛,可使病人无法坐轮椅、卧床、驾驶、睡眠等。也可能造成压疮溃疡。痉挛性膀胱容量减少,并且会自主排空膀胱。

能加重自主反射亢进的刺激,常也可以使强直痉挛恶化(见章节 67.5.1)。

脊髓损伤后强直痉挛的发作可能延迟数天或数月(潜伏期是由于"脊髓休克",在此期间张力和反射减低)[35](见章节 62.2.3)。脊髓休克后强直痉挛出现时,开始是屈肌协同肌活性增加 3～6 个月,较晚逐渐出现伸肌协同肌活性上升,多数病例的最终表现以后者为主。

轻度强直痉挛的一些"益处":

1. 保持肌肉张力,借此并保持肌肉体积:为病人坐轮椅提供支撑,有益于防止骨性隆起处形成压疮溃疡。

2. 肌肉收缩可帮助防止深静脉血栓形成。

3. 可能有助于安装矫形支架。

强直痉挛分级

应该在病人仰卧和放松的情况下进行评估。Asworth 评分（表 98-2）是关于临床强直痉挛严重程度的常用分级。曾尝试过多种方法进行强直痉挛的定量电子诊断，最可靠的是测量 H 反射。

表 98-2　Asworth 评分[36]

Asworth 评分	肌张力的程度
1	肌肉张力没有增加（正常）
2	轻微增加，受累部分被屈曲或伸直时有"制动"
3	更显著地增加，被动运动容易
4	相当大地增加，被动运动困难
5	受累部分屈曲或伸直时强直

98.5.3　治疗

概述

取决于有用功能（或潜在功能）在强直痉挛区域或其下存在的程度（完全脊髓损伤通常没有功能，而多发硬化的病人可能有显著的功能）。

药物治疗

1. "预防"：减少刺激的措施（物理治疗预防关节损伤，皮肤和膀胱的良好护理等，见自主反射亢进，章节 67.5.3）。

2. 长时间牵拉疗法（超过正常运动范围）：不仅可预防关节和肌肉挛缩，还能够调节强直痉挛。

3. 口服药物[37]（鞘内药物注射的手术治疗，见章节 98.5.3）：几乎没有药物既有效又没有明显的副作用：

（1）地西泮（Valium®）：激活 GABA$_A$ 受体，增加 αMN 的突触前抑制。对完全脊髓损伤的病人最有效。

开始时 2 mg 口服每天 2～3 次，3 天增加一次，每天增加 2 mg，至最大剂量 20 mg 每天 3 次。副作用：可能造成镇静、无力、精力下降（逐渐增加剂量可将多数副作用降至最低）。突然停药可能造成抑郁、癫痫及停药综合征。

（2）巴氯芬（Lioresal®）：激活Ⅰa 肌梭传入的 GABA$_B$ 受体，造成 αMN 的突触前抑制、减少伤害感受。可能对脊髓损害（完全或不完全）的病人最有效。

开始时 5 mg 口服，每天 2～3 次，3 天增加一次，每天增加 5 mg，至最大剂量 20 mg 每天 3 次。副作用：镇静、降低癫痫发作阈值。停药前必须逐渐减量（突然停药可能诱发癫痫发作、肌痉挛反弹或致幻作用）。

（3）丹曲林（Dantrium®）：减少去极化诱发的钙离子流入骨骼肌肌质网状系统；对所有骨骼肌起作用（对产生痉挛的反射弧没有优先作用）。

开始时 25 mg 口服，每天 1 次，每 4～7 天增加剂量，至每天 2 次、每天 3 次，接着至每天 4 次，从每天 25 mg 增加至最大剂量约 100 mg，每天 4 次（在新的稳定期，可能要用 1 周的时间来观察效果）。副作用：肌无力（可能无法行动）、镇静、特质性肝炎（可能是致命性；在用药 300 mg/d 超过 2 个月的病人中更常见，其前期表现常为食欲缺乏，腹痛，恶心呕吐）；如果用药 45 天左右仍没有作用，则停药；随访检查肝功能（SGPT 或 SGOT）。

（4）氟柳双胺：激活 $GABA_A$ 和 $GABA_B$ 受体。对屈肌严重痉挛的病人有效。

（5）理论上其他一些药物也有效，但是由于一些实际原因没有用于所有病人[35]（如酚噻嗪只有在大剂量口服或胃肠外给药时才能减少 γ 痉挛强直；可乐宁；眼酸丙氧酚；四氢大麻酚等）。

■ 手术治疗

• 概述

用于对药物治疗无效的顽固病例，或是不能忍受药物副作用的病例。通常是矫形外科治疗［如跟腱或腘窝肌腱的肌腱松解手术（肌腱切断术）、髂腰肌肌切开术等］或是神经外科治疗（如神经阻断、神经切除术、脊髓切开术等）。Herz 等[38]推荐经皮射频椎管切除术，通常以经皮射频坐骨神经切除术作为初始步骤（见下文）。

1. 非毁损性治疗：

（1）鞘内注射（IT）巴氯芬（见下文）。

（2）鞘内注射吗啡（可能出现耐药性和依赖性）[39]。

（3）通过经皮放置的硬膜外电极进行电刺激。

2. 保留步行能力的毁损性治疗：

（1）运动点阻滞[35]（肌肉内石炭酸神经松解术）：保留感觉和现存的自主功能。对有不完全脊髓病的病人特别有效；但耗费时间。

（2）石炭酸神经阻滞：与运动点阻滞类似，但在强直痉挛更严重以及希望完全阻滞肌肉时使用。当神经为混合性，并且希望保留感觉神经时，不使用经皮治疗，改用开放式石炭酸阻滞（也减少了阻滞后感觉迟钝）[40]。

（3）选择性神经切除术[35]：

1）坐骨神经切除术（可以使用射频毁损）[38]。

2）闭孔神经切除术：当强烈的臀收肌痉挛强直造成剪刀腿以及行走耗费过多能量时，可用此法。

3）阴部神经切除术：当膀胱逼尿肌协调紊乱过度干扰膀胱再训练时有用。

（4）经皮射频椎间孔脊神经根切断术：相对于较大的运动单位有髓 A－α

神经纤维,小的无髓感觉神经纤维对于射频毁损更敏感。

方法:在 S1 水平的一侧开始,向上操作至 T12,接着在另一侧重复操作。在每一节段:用 0.1～0.5 V 的电压刺激、观察适当的肌节运动,以此确认穿刺针的位置(针尖应当放置在硬膜外,避免放置在蛛网膜下),S1 水平 70～80℃ 毁损 2 分钟,L5～T12 水平 70℃ 毁损 2 分钟(以保留运动功能)。如果症状复发,可以在 90℃ 条件下重复毁损 2 分钟。

(5)脊髓切开术[41]:

1)Bischof 脊髓切开术:通过位于侧方的切口分开前角和后角,阻断反射弧。对 α 强直痉挛无效。

2)中线 T 形脊髓切开术:中断从感觉至运动单位的反射弧,但不中断皮质脊髓束至前角运动神经元的联系。丧失运动功能的危险稍高。

方法:切除 T11～L1 的椎板。将中线背侧的纵向静脉移开,在中线处切开脊髓,上端 T12 处切开 3 mm,下端 S1 处切开 4 mm 深(保留 S2～S4,保持膀胱反射通路。单侧扩展至脊髓圆锥可减少膀胱的强直痉挛并且增加其反射排空出现前的容量)。

(6)选择性背侧脊神经根切断术[42,43]:使用术中肌电图和电生理刺激来去除涉及"致残性强直痉挛"的感觉神经根丝(保留涉及"有用强直痉挛"的根丝)。中断病理反射弧的传入支。作用可能是暂时的,但也可能持续至少约 5 年。对 α 强直痉挛没有作用。能够步行的脑瘫儿童步态可有改善,不能行动的儿童也可有改善但仍然无法行动。

(7)立体定向丘脑毁损或齿状核毁损:可能对脑瘫[44]和单侧张力障碍有治疗作用,但不能用来治疗双侧张力障碍,因为治疗所需的双侧毁损会损害语言功能。只对肩部和臀部远端的张力障碍有效,如果病情快速进展则不用此治疗。

3. 有可能丧失步行能力的毁损性治疗(完全脊髓损伤的病人,由于没有运动功能可恢复,所以不适于非毁损性治疗)。用于脊神经根切断术(见上文)和 T 形脊髓切开术失败的病例:

(1)将 6 ml 10％ 的溶于甘油中的石炭酸(以重量计)与 4 ml 碘苯六醇(Omnipaque® 300)(见章节 12.4.1)混合,最终的石炭酸浓度为 6％、碘苯六醇为 120 mg/ml,鞘内注射上述混合物。病人侧卧位(症状更严重的一侧在下面),通过 L2～L3 椎间隙进行腰椎穿刺注射。在透视下,直到 T12～S1 神经根袖充盈(留下 S2～S4 以保留膀胱功能)为止。病人保持这种姿势 20～30 分钟,接着保持竖直坐位 4 小时[45](纯乙醇的永久阻断效果更佳,但由于比重低所以更加难于控制)。

(2)选择性神经前根切断术:导致弛缓性瘫痪以及肌肉去神经萎缩。

(3)神经切除术,常常与肌腱切断术联合应用[38]。

(4)石炭酸注射肌肉内神经松解术[38]。

(5) 脊髓切断术[46]：最极端的治疗措施，用于对任何治疗措施均没有反应的病人。导致完全迟缓，失去轻度强直痉挛所带来的益处。使膀胱从上运动神经元控制转换为下运动神经元控制。对脊髓空洞症引起的进展性功能缺失以及对强直痉挛效果良好，对"幻觉性"下肢痛效果差[47]。

(6) 脊髓切开术：很少用。

• **鞘内注射巴氯芬**

见参考文献[48-51]。

某项研究[50]中的选择标准见表 98－3。其他适应证包括：脑血管意外[52]、脑瘫、外伤性脑损伤、肌张力障碍、僵人综合征。

表 98－3 巴氯芬泵入的选择标准

1. 18～65 岁(高龄病人的治疗应具体斟酌)
2. 能够签署知情同意
3. 由于脊髓损害或多发硬化引起的长期严重痉挛(超过 12 个月)
4. 口服药物难于控制的顽固性强直痉挛，或无法耐受药物的副作用
5. 没有脑脊液梗阻(如在脊髓造影上)
6. 实验性鞘内注射巴氯芬剂量≤100 μg 时有阳性反应，对安慰剂没有反应
7. 没有植入可调控装置，如心脏起搏器*
8. 育龄妇女：未妊娠，并且使用适当的避孕措施
9. 对巴氯芬没有高敏感性(过敏)
10. 没有卒中的病史，没有肾功能受损或严重的肝脏或胃肠道疾病

＊本研究使用可调泵进行鞘注

试验剂量：通过腰椎穿刺或临时置管鞘内注射巴氯芬，并逐渐增加试验剂量，50 μg，75 μg，然后是 100 μg[50]，随机地与安慰剂相交替，如果对活性药物出现反应，则停止增量。在注射后 0.5 小时、1 小时、2 小时、4 小时、8 小时和 24 小时评估以下参数：脉搏和呼吸频率、血压、张力亢进(Ashworth 评分，见表 98－2)、反射、痉挛评分、自主肌肉运动以及副作用(如果有，也包括癫痫)。如果活性药物注射≥4 小时后，Ashworth 评分和肌肉痉挛评分减少 2 点，并且没有无法耐受的副作用，则进行注射泵植入。

另外也可以在手术室里给予 25 μg 鞘内注射，如果病人有改善，则植入皮下泵[37]。

泵系统：能利用的有 N'Vision，由 Medtronics 公司(Minneapolis, MN)制造。

插入方法：鞘注导管通常由 L2～L3 间隙插入，向头端送入约 3 个节段，但不得高于 T10 水平(否则有头端进行性肌张力降低的风险)。

术后医嘱：巴氯芬注射泵植入的术后医嘱指南。

1. 送入 PACU，然后：

(1) 如在试验给药后插入导管或病人刚由稳定口服给药进行过渡，则转

入病房。

（2）如巴氯芬治疗中出现间断，则转入 ICU。

2. 头 24 小时内每 2 小时进行一次神经系统检查。

3. 巴氯芬：

（1）对于口服或静脉应用巴氯芬的病人：通过相同途径（口服或静脉应用）继续给予先前的巴氯芬剂量，直到鞘内注射起效（通常 2～4 小时，全效则延迟至最多 24 小时出现）。然后口服或静脉减量。

（2）如巴氯芬治疗中断，口服巴氯芬 20 mg，每天 4 次。

4. 准备 2 支静脉用毒扁豆碱并标明"仅供急用"，以防出现巴氯芬过量。

巴氯芬过量：ABC（气道/呼吸/循环）。必要时气管内插管。

1. 清空注射泵防止药物反流（记录抽出的量）。

2. 如无禁忌，应用毒扁豆碱。

（1）成人：0.5～1.0 mg 肌内注射或静脉滴注，速度≤1 mg/min（必要时每 10～30 分钟可重复一次）。

（2）儿童：0.02 mg/kg 肌内注射或静脉滴注，速度≤0.5 mg/min（每 5～10 分钟可重复一次，最大量 2 mg）。

3. 通过腰椎穿刺或导管抽出 30～40 ml 脑脊液。

4. 通知注射泵厂商。

并发症：与装置有关的并发症见表 98 - 4。多数并发症出现的概率约为 1%，但与导管有关的问题例外，出现的概率是约 30%[50]。

表 98 - 4　鞘注巴氯芬泵的并发症*

1. 机械问题
　　（1）泵灌注不足
　　（2）导管问题：堵塞、扭结、脱出、切割、断裂或脱开
2. 伤口并发症
　　（1）囊袋感染
　　（2）切口疼痛
　　（3）感染
　　（4）皮下积液（可能需要抽吸）
　　（5）脑脊液积聚

＊需要二次有创操作的器械有关并发症

与药物本身有关的并发症包括：药物过量问题（肌张力减退、呼吸抑制、昏迷、癫痫发作）。

鞘注巴氯芬的撤药：如出现泵流空、电池消耗、导管移位/断裂/扭结/脱开/堵塞、程序错误等情况，则会导致鞘注巴氯芬的中断。检查步骤见表 98 - 5。

表 98-5 鞘注巴氯芬系统的检查

1. 检查泵(与程序员共同完成)
2. 如泵流空则用药物填满(由经验丰富的专人完成)
3. 拍摄 X 线片,检查导管末端的位置以及是否存在断裂、扭结或移位

撤退综合征的严重程度取决于所用药物剂量(剂量越高越严重)和治疗时间(时间越长越严重)。

综合征:鞘注巴氯芬的突然中断。

1. 轻度撤退症状:强直痉挛复原、运动迟缓、立毛(鸡皮疙瘩)或瘙痒。

2. 更明显的撤退症状:癫痫发作,幻觉。

3. 重度撤退症状(发病率 3%～5%)[53]:痉挛反弹增强、强直、发热、血压不稳以及意识变差[与恶性高热(见章节 4.4)或神经阻滞剂恶性综合征类似,但却截然不同]。如果不经治疗,在 24～72 小时内可进展为横纹肌溶解[肌酐激酶(CK)和转氨酶升高]、肝肾功能衰竭、DIC,甚至死亡。

突发鞘注巴氯芬撤退综合征的处理[53]:

1. ABC(气道/呼吸/循环)。必要时气管插管。

2. 主要目标为尽快恢复相同剂量的鞘注巴氯芬治疗。

3. 按表 98-5 检查泵系统。

4. 早期给予大剂量的口服巴氯芬:如病人情况允许,≥120 mg/d,分 6～8 次给药(注意:作为鞘注巴氯芬撤退以后的单一治疗,口服巴氯芬并不完全可靠,对于 12 岁以下病人其安全性未知)。

5. 由经验丰富的医师尝试恢复鞘注巴氯芬剂量,可以:

(1)通过泵给予一次性大剂量。

(2)通过导管给药。

(3)通过腰椎穿刺给药。

(4)通过新的外置导管。

6. 如剂量恢复延迟或症状持续:

(1)立即转入 ICU。

(2)胃肠外应用苯二氮䓬类药物:地西泮或咪达唑仑。逐渐加量以缓解肌肉强直、高热、血压不稳、癫痫发作等。

(3)赛庚啶[54]:一种 5-羟色胺拮抗剂。起始剂量 4 mg 口服,每 6 小时一次。

(4)苯海拉明 50 mg 口服或肌内注射,如瘙痒可每 6 小时一次重复。

(5)丹曲林疗效可能不如其在恶性高热时好。

(6)直肠巴氯芬。

如果需要取出泵系统,最佳方法是通过程序控制和(或)在储液囊中注入稀释浓度的巴氯芬,逐渐进行药物减量。

98.6 斜颈

98.6.1 概述

即歪脖,是肌张力障碍的一种形式,导致无法控制头部位置(如果肩部和躯干同时受累,则宜称之为肌张力障碍)。

98.6.2 病因

有不同的病因。鉴别诊断包括:

1. 先天斜颈(可能是变异型肌张力障碍的最初表现)。

2. 痉挛性斜颈:是斜颈的一个特殊亚型,定义为特发性。缩短的胸锁乳突肌(SCM)通常处于痉挛状态。

3. 锥体外系病变(包括退行性变):通常在平卧时缓解;肌电图显示异常的成组活性。

4. 心因性的(常常被提及,但很少证实)。

5. 寰枢椎旋转性半脱位造成的斜颈(见章节64.3.2):拉长的胸锁乳突肌可能处于痉挛状态(与痉挛性斜颈相反)。

6. 第Ⅺ对脑神经的神经血管性压迫(见下文)。

7. 出血进入胸锁乳突肌(继发挛缩)。

8. 颈椎感染。

9. 颈部淋巴腺炎。

10. 脊髓空洞症。

11. 儿童小脑肿瘤。

12. 延髓麻痹。

13. "假性斜颈":由于眼外肌失衡造成复视,机体无意识的通过歪斜颈部来纠正复视从而形成"假性斜颈"。

98.6.3 斜颈的非手术治疗

首先应该尝试非手术治疗,包括:

1. 松弛训练,包括生物反馈。

2. 全面的神经精神评估。

3. 颈部的经皮神经刺激(TENS)。

98.6.4 手术治疗

用于可能致残、难治的病例,包括:

1. 脊髓背侧刺激。

2. 局部注射肉毒毒素：对后斜颈可能有作用，对侧方斜颈疗效差（必须对后颈部和胸锁乳突肌均进行注射，可能造成咽肌的短暂功能障碍，导致吞咽困难），对前斜颈完全无效。

3. 选择性脊神经根切断术和脊髓副神经切除。

98.6.5　斜颈的其他治疗

立体定向电凝 Forel H_1 区。

98.6.6　副神经起源的斜颈

1. 通常为横向类型（显示为头部横向的运动），仰卧时加重（与锥体外系性斜颈不同）。

2. 胸锁乳突肌的收缩通常伴有对侧拮抗肌的活动。

3. 可以手术治疗。治疗手段包括：

（1）切断副神经和上颈髓后根之间的吻合支（C1 的吻合支只有感觉神经）。

（2）副神经微血管减压（多数病例由椎动脉造成，但也有 PICA 压迫引起发病的报道[55]）。手术后缓解需要数周时间。

98.7　神经血管压迫综合征

98.7.1　概述

在神经根进入区（REZ）（如为运动神经受损则为神经根发出区）脑神经受压引起的综合征。神经根进入区（也就是 Obersteiner‐Redlich 区）是中枢髓鞘（来自少突胶质细胞）变为外周髓鞘（来自 Schwann 细胞）的部位。

本综合征包括：

1. 三叉神经痛（见章节 28.3.3）。

2. 半面痉挛：见下文。

3. 致残性体位性眩晕。

4. 副神经起源斜颈的某种表现形式（见上文斜颈）。

98.7.2　半面痉挛

要　点

1. 间歇性单侧无痛性面肌收缩。

2. 通常由 AICA 压迫面神经引起。

3. 多伴腭肌阵挛：只在睡眠过程中持续存在的运动紊乱。

4. 微血管减压效果好，但听力丧失的风险约 20％。

■ 概述

半面痉挛(HFS)是一种间歇发作的、无痛的、不自主的面肌收缩,发生于单侧面神经分布区域。可能只局限于上面部或下面部,可能出现过度流泪。通常以少见的眼轮匝肌收缩起病,缓慢进展到整个单侧面部,频率逐渐增加,直至出现受累侧的视力受损。

半面痉挛可能伴发三叉神经痛、膝状束神经痛(见章节 28.3.6)或前庭和(或)耳蜗[56]神经功能障碍。

半面痉挛女性多见,左侧好发,通常在青少年后出现。几乎一半的病人听力功能测试显示有中耳听觉反射异常,提示一定程度的位听神经损害[56]。

Meige 综合征:半面痉挛伴嘴部运动。

注意:半面痉挛和腭肌阵挛是仅有的在睡眠中持续出现的不自主运动紊乱[57]。

■ 病因

1. 血管压迫综合征(见下文):最常见的病因(比在三叉神经痛中更为常见)。

2. 特发性。

3. 肿瘤压迫神经。

4. 可继发于某些贝尔面瘫。

5. 类似半面痉挛的疾病:

(1) 睑痉挛(双侧眼轮匝肌的痉挛性闭合),更多见于老年病人,可能与器质性脑综合征有关。病人就诊时睑痉挛表现有可能暂时消失(紧张所致),但可以让病人轻轻闭眼然后再迅速睁眼,即可出现睑痉挛。半面痉挛通常不止累及眼部肌肉。

(2) 面肌纤维颤搐:持续性面肌痉挛,可能是内源性脑干胶质瘤或多发性硬化的一种表现。多伴有其他表现。

■ 血管压迫

半面痉挛通常是由于在面神经发出区(REZ)血管压迫面神经引起,多数是动脉[最常见的是 AICA[58](内听道前段、后段[59]皆有可能),其他可能的血管包括延长的 PICA、SCA,扭曲的椎动脉,耳蜗动脉,狭长扩张的基底动脉,AICA 的分支等]、动脉瘤、血管畸形,还包括一些罕见的静脉压迫。在典型的半面痉挛(以眼轮匝肌发病,向面部下方扩展)中,血管侵犯面听神经复合体的前下侧,在非典型的半面痉挛(开始于颊肌,向面部上方进展)中压迫位于面听神经的尾侧或后方[60]。

血管接触前庭神经的神经根进入区可能造成眩晕,同样,耳蜗神经的神经根进入区受压也可造成耳鸣和听力丧失。

极少的情况下,脑桥小脑三角处的良性肿瘤或囊肿、多发硬化、粘连或骨性畸形也会造成半面痉挛。

有证据显示,在神经根发出区没有交叉(假突触)传导,面神经运动神经核是由于神经根发出区受到压迫后而继发受累,通过类似于引火现象[61]。除了痉挛,与半面痉挛有关的第二个电生理现象是联带运动,刺激面神经的一支会导致另一支的迟发放电(平均潜伏期:11 毫秒[62])。

■ 检查

典型的半面痉挛病例,诊断性检查为阴性。

多数病人应该进行颅后窝 MRI 检查(CT 扫描不敏感),排除肿瘤或 AVM。

如果影像学检查正常,通常不做椎动脉造影。引起半面痉挛的神经血管压迫通常不能在血管造影上发现。

■ 治疗

• 药物治疗

半面痉挛通常是一种需手术治疗的疾病。早期,程度轻的可以进行药物治疗。卡马西平和苯妥因通常无效,这与病因明确的三叉神经痛不同。局部注射肉毒毒素(Oculinum®)对治疗半面痉挛和(或)眼睑痉挛可能有效[63,64]。也有建议用巴氯芬,但并不十分有效。

• 手术治疗

许多毁损手术对半面痉挛有效(包括切开面神经的分支),但是会使病人遗留有不同程度的面瘫。目前半面痉挛的首选治疗方法是微血管减压术(MVD),将侵犯神经的血管从神经上移开,在二者之间放置海绵(如 Ivalon® 聚乙烯甲酰乙醇泡沫)作为隔离垫。其他材料则效果欠佳(用肌肉可能消失,用 Teflon 垫可能太薄[65])。

多数情况下,侵犯神经的血管与神经成一定角度,在神经上造成压迹。压迫一定是在神经根发出区;对此部位的远端进行减压通常是无效的。

微血管减压术的手术风险(见下文)。

手术后,可能有轻度半面痉挛发作,通常在微血管减压后 2～3 天开始消失。严重的不缓解的痉挛提示减压失败,应该考虑再次手术。

微血管减压的手术效果与症状的持续时间(持续时间短的病人预后好)以及病人的年龄有关(年龄大的病人效果差)。在 54 个微血管减压术病人中,44 人(81％)完全缓解,6 人复发[66];5 例病人(9％)部分改善,5 例病人(9％)没有改善。

■ 微血管减压手术方法

手术中脑干听力诱发电位(BAER)[67],如果可行的话直接监测前庭蜗神经[68]可以有助于预防微血管减压术中面神经和前庭蜗神经功能障碍引起的听力丧失。并且,监测(迟发)联带运动反应的消失可以帮助确定何时已充分减压(通常在教学机构开展)[61]。

脑桥小脑三角的正常解剖参见图 1-9。应避免对面神经进行直接操作,也要避免在内听道附近分开面神经和前庭蜗神经[69]。血管都应保留,特别是耳蜗动脉和一些小穿支。

牵拉小脑时要轻柔(建议牵拉距离小于 1 cm[69]),在小脑绒球和前庭蜗神经之间切开蛛网膜(避免牵拉神经根导致术后神经功能障碍)。可以从颈静脉孔开始,追踪舌咽神经的走行以确定前庭蜗神经的起点(位听神经起点位于舌咽神经起点头侧 4 mm、前方 2 mm[70])。

■ **手术结果**

85%～93%的病人痉挛完全消退[65,71-74]。9%的病人减弱,6%的病人不变[74]。完全缓解的 29 个病人中,25 人(86%)手术后即刻缓解,剩下的 4 个病人在 3 个月至 3 年的时间内发作停止。

• **复发**

大约 10%的病人在半面痉挛完全缓解一段时间后症状复发,86%的复发病人在手术后 2 年内出现,手术缓解 2 年后出现复发的概率约 1%[74]。

• **手术并发症**

1. 同侧听力丧失:可能因牵拉损伤或血管痉挛引起。

(1) 约 13%的病人听力完全丧失(范围:1.6%～15%)(某项研究为 2.8%[56],另外一项 15%[66])。

(2) 听力部分丧失:6%。

2. 面肌无力:

(1) 短暂面肌无力:18%。

(2) 永久性面肌无力:6%。

3. 共济失调:1%～6%。

4. 其他轻微的暂时的并发症,包括:

(1) 8.2%出现无菌性脑膜炎(又叫血源性脑膜炎)。

(2) 14%出现声嘶或吞咽困难。

(3) 0.3%出现脑脊液鼻漏。

(4) 3%出现口周疱疹[69]。

98.8 多汗症

98.8.1 概述

可特发(首发或原发)也可继发(病因包括:甲状腺功能亢进、糖尿病、嗜铬细胞瘤、肢端肥大症、帕金森综合征、中枢神经系统损伤、脊髓空洞症、下丘脑肿瘤、绝经等)[75]。

由汗腺过度活跃(分布于全身,手掌和足底更加集中)所致。汗腺分泌低张的盐溶液。这些腺体受交感神经系统的控制。然而,神经递质却是乙

98

酰胆碱(也就是说它们是胆碱能的,与多数交感性末端器官为肾上腺素能不同)。多数汗腺有调节体温作用,但是手掌和足底的汗腺主要对情绪紧张起反应[75]。

原发多汗是一种常见疾病,通常手掌表现最明显。发病率不详,在以色列一项研究中约为1%(可能偏高)。

98.8.2　治疗

轻微病例使用药物治疗:

1. 局部用药:收敛剂(高锰酸钾,鞣酸等)或止汗药(如有接触性皮炎这些药物通常应用受限)。

2. 或全身应用抗胆碱药物:包括阿托品,溴丙胺太林等(口干和视力模糊的副作用通常限制了这些药的应用)。

3. 自来水离子电渗疗法:手掌上皮可能产生角化。

药物治疗无效的顽固病例可以考虑交感神经切除术(见下文)。

98.9　震颤

丘脑毁损术或丘脑刺激可能对药物治疗无效的顽固病例有用[包括类帕金森性震颤(见章节98.3.4)、原发性震颤[76,77]、小脑性和外伤后震颤][30]。

98.10　交感神经切除术

98.10.1　心交感神经切除术

随着经皮冠状动脉操作技术的提高,应用心血管手术和药物、心交感神经切除术治疗心绞痛已经越来越少了。但对于没有其他治疗选择的病人仍然可用。需要从星状神经节到T7神经节行双侧交感神经切除术。新的胸腔镜技术可能会带来一些亮点。

98.10.2　上肢交感神经切除术

上肢交感神经切除术的适应证见表98-6。

表98-6　上肢交感神经切除术的适应证

1. 原发性多汗
2. 原发性雷诺病
3. 肩-手综合征
4. 顽固性心绞痛
5. ±灼性神经痛(见章节28.4.5)

只切除第二胸神经节即已足够,在多数病人可避免 Horner 综合征。应用的方法包括:前入路开胸,胸腔镜[78],经皮射频以及锁骨上方入路。后正中切口 T3 肋骨椎骨横突切除入路可以到达双侧[75,79]。严重的并发症发生于大约 5% 的病人,包括气胸、肋间神经痛、脊髓损伤和 Horner 综合征。

98.10.3 上胸段交感神经切除术

入路包括:

1. 后方脊柱旁入路。
2. 腋窝胸廓切开术,经胸暴露交感神经链。
3. 锁骨上胸膜后暴露。
4. 经皮射频技术[80,81]。
5. 视频内镜方法[82]。

98.10.4 腰交感神经切除术

主要适应证是下肢灼性神经痛。手术前可通过腰交感神经阻滞来评估病人的手术效果。

切除 L2 和 L3 的交感神经节通常即可去处下肢的交感神经张力(有时为了治疗大腿的灼性神经痛,也需要切除 L1 或 T12 的神经节)。

侧腹切口腹膜后入路是最常见的入路。病人侧斜位,切口从髂前上棘到第 12 肋的尖端。将腹膜从肌肉壁上分离并向前牵拉。肾和输尿管向前牵拉;输尿管损伤是一个主要的手术危险。交感神经链位于椎体的侧方。由于腔静脉的存在,右侧入路更加困难,因为相比较而言,左侧入路中主动脉更易处理。

(邓晓峰　王　雯)

参考文献

[1] Deuschl G, Schade-Brittinger C, Krack P, Volkmann J, Schafer H, Botzel K, Daniels C, Deutschlander A, Dillmann U, Eisner W, Gruber D, Hamel W, Herzog J, Hilker R, Klebe S, Kloss M, Koy J, Krause M, Kupsch A, Lorenz D, Lorenzl S, Mehdorn HM, Moringlane JR, Oertel W, Pinsker MO, Reichmann H, Reuss A, Schneider GH, Schnitzler A, Steude U, Sturm V, Timmermann L, Tronnier V, Trottenberg T, Wojtecki L, Wolf E, Poewe W, Voges J. A randomized trial of deep-brain stimulation for Parkinson's disease. N Engl J Med. 2006; 355:896–908

[2] Weaver FM, Follett K, Stern M, Hur K, Harris C, Marks WJ.Jr, Rothlind J, Sagher O, Reda D, Moy CS, Pahwa R, Burchiel K, Hogarth P, Lai EC, Duda JE, Holloway K, Samii A, Horn S, Bronstein J, Stoner G, Heemskerk J, Huang GD. Bilateral deep brain stimulation vs best medical therapy for patients with advanced Parkinson disease: a randomized controlled trial. JAMA. 2009; 301:63–73

[3] Diederich NJ, Kalteis K, Stamenkovic M, Pieri V, Alesch F. Efficient internal pallidal stimulation in Gilles de la Tourette syndrome: a case report. Mov Disord. 2005; 20:1496–1499

[4] Dehning S, Mehrkens JH, Muller N, Botzel K. Therapy-refractory Tourette syndrome: beneficial outcome with globus pallidus internus deep brain stimulation. Mov Disord. 2008; 23:1300–1302

[5] Mallet L, Polosan M, Jaafari N, Baup N, Welter ML, Fontaine D, du Montcel ST, Yelnik J, Chereau I, Arbus C, Raoul S, Aouizerate B, Damier P, Chabardes S, Czernecki V, Ardouin C, Krebs MO, Bardinet E, Chaynes P, Burbaud P, Cornu P, Derost P, Bougerol T, Bataille B, Mattei V, Dormont D, Devaux B, Verin M, Houeto JL, Pollak P, Benabid AL, Agid Y, Krack P, Millet B, Pelissolo A. Subthalamic nucleus stimulation in severe obsessive-compulsive disorder. N Engl J Med. 2008; 359:2121–2134

[6] Greenberg BD, Malone DA, Friehs GM, Rezai AR, Kubu CS, Malloy PF, Salloway SP, Okun MS, Goodman WK, Rasmussen SA. Three-year outcomes in deep brain stimulation for highly resistant obsessive-compulsive disorder. Neuropsychopharmacology. 2006; 31:2384–2393

[7] Lozano AM, Mayberg HS, Giacobbe P, Hamani C, Craddock RC, Kennedy SH. Subcallosal cingulate gyrus deep brain stimulation for treatment-resist-

ant depression. Biol Psychiatry. 2008; 64:461–467

[8] Malone DA, Jr, Dougherty DD, Rezai AR, Carpenter LL, Friehs GM, Eskandar EN, Rauch SL, Rasmussen SA, Machado AG, Kubu CS, Tyrka AR, Price LH, Stypulkowski PH, Giftakis JE, Rise MT, Malloy PF, Salloway SP, Greenberg BD. Deep brain stimulation of the ventral capsule/ventral striatum for treatment-resistant depression. Biol Psychiatry. 2009; 65:267–275

[9] Halpern CH, Wolf JA, Bale TL, Stunkard AJ, Danish SF, Grossman M, Jaggi JL, Grady MS, Baltuch GH. Deep brain stimulation in the treatment of obesity. J Neurosurg. 2008; 109:625–634

[10] Stelten BM, Noblesse LH, Ackermans L, Temel Y, Visser-Vandewalle V. The neurosurgical treatment of addiction. Neurosurg Focus. 2008; 25. DOI: 10.3 171/FOC/2008/25/7/E5

[11] Green AL, Wang S, Bittar RG, Owen SL, Paterson DJ, Stein JF, Bain PG, Shlugman D, Aziz TZ. Deep brain stimulation: a new treatment for hypertension? J Clin Neurosci. 2007; 14:592–595

[12] Laitinen LV, Bergenheim AT, Hariz MI. Leksell's Posteroventral Pallidotomy in the Treatment of Parkinson's Disease. J Neurosurg. 1992; 76:53–61

[13] Gildenberg PL. Whatever Happened to Stereotactic Surgery? Neurosurgery. 1987; 20:983–987

[14] Fahn S. Fetal-Tissue Transplantation in Parkinson's Disease. N Engl J Med. 1992; 327:1589–1590

[15] Madrazo I, Drucker-Colin R, Diaz V, et al. Open Microsurgical Autograft of Adrenal Medulla to the Right Caudate Nucleus in Two Patients with Intractable Parkinson's Disease. N Engl J Med. 1987; 316:831–834

[16] Penn RD, Goetz CG, Tanner CM, et al. The Adrenal Medullary Transplant Operation for Parkinson's Disease: Clinical Observation in Five Patients. Neurosurgery. 1988; 22:999–1004

[17] Goetz CG, Stebbins GT, Klawans HL, et al. United Parkinson Foundation Neurotransplantation Registry on Adrenal Medullary Transplants: Presurgical, and 1- and 2-Year Follow-Up. Neurology. 1991; 41:1719–1722

[18] Boyer KL, Bakay RAE. The History, Theory, and Present Status of Brain Transplantation. Neurosurg Clin North Amer. 1995; 6:113–125

[19] Olanow CW, Goetz CG, Kordower JH, Stoessl AJ, Sossi V, Brin MF, Shannon KM, Nauert GM, Perl DP, Godbold J, Freeman TB. A double-blind controlled trial of bilateral fetal nigral transplantation in Parkinson's disease. Ann Neurol. 2003; 54:403–414

[20] Snyder BJ, Olanow CW. Stem cell treatment for Parkinson's disease: an update for 2005. Curr Opin Neurol. 2005; 18:376–385

[21] Iacono RP, Shima F, Lonser RR, et al. The Results, Indications, and Physiology of Posteroventral Pallidotomy for Patients with Parkinson's Disease. Neurosurgery. 1995; 36:1118–1127

[22] Kondziolka D, Bonaroti EA, Lunsford LD. Pallidotomy for Parkinson's Disease. Contemp Neurosurg. 1996; 18:1–6

[23] Leksell L. Stereotactic Radiosurgery. J Neurol Neurosurg Psychiatry. 1983; 46:797–803

[24] Iacono RP, Lonser RR, Mandybur G, Yamada S. Stimulation of the Globus Pallidus in Parkinson's Disease. Br J Neurosurg. 1995; 9:505–510

[25] Limousin P, Pollack P, Benazzouz A, et al. Bilateral Subthalamic Nucleus Stimulation for Severe Parkinson's Disease. Mov Disord. 1995; 10:672–674

[26] Schuurman PR, Bosch DA, Bossuyt PM, Bonsel GJ, van Someren EJ, de Bie RM, Merkus MP, Speelman JD. A comparison of continuous thalamic stimulation and thalamotomy for suppression of severe tremor. N Engl J Med. 2000; 342:461–468

[27] Favre J, Taha JM, Nguyen TT, Gildenberg PL, Burchiel KJ. Pallidotomy: A Survey of Current Practice in North America. Neurosurgery. 1996; 39:883–892

[28] Stefani A, Lozano AM, Peppe A, Stanzione P, Galati S, Tropepi D, Pierantozzi M, Brusa L, Scarnati E, Mazzone P. Bilateral deep brain stimulation of the pedunculopontine and subthalamic nuclei in severe Parkinson's disease. Brain. 2007; 130:1596–1607

[29] Pereira EA, Muthusamy KA, De Pennington N, Joint CA, Aziz TZ. Deep brain stimulation of the pedunculopontine nucleus in Parkinson's disease. Preliminary experience at Oxford. Br J Neurosurg. 2008; 22 Suppl 1:S41–S44

[30] Jankovic J, Cardoso F, Grossman RG, Hamilton WJ. Outcome After Stereotactic Thalamotomy for Parkinsonian, Essential, and Other Types of Tremor. Neurosurgery. 1995; 37:680–687

[31] Pahwa R, Lyons KE, Wilkinson SB, Simpson RK,Jr, Ondo WG, Tarsy D, Norregaard T, Hubble JP, Smith DA, Hauser RA, Jankovic J. Long-term evaluation of deep brain stimulation of the thalamus. J Neurosurg. 2006; 104:506–512

[32] Sutton JP, Couldwell W, Lew MF, et al. Ventroposterior Medial Pallidotomy in Patients with Advanced Parkinson's Disease. Neurosurgery. 1995; 36:1112–1117

[33] Walter BL, Vitek JL. Surgical treatment for Parkinson's disease. Lancet Neurol. 2004; 3:719–728

[34] Awan NR, Lozano A, Hamani C. Deep brain stimulation: current and future perspectives. Neurosurg Focus. 2009; 27. DOI: 10.3171/2009.4.FOCUS0982

[35] Merritt JL. Management of Spasticity in Spinal Cord Injury. Mayo Clin Proc. 1981; 56:614–622

[36] Ashworth B. Preliminary Trial of Carisoprodal in Multiple Sclerosis. Practitioner. 1964; 192:540–542

[37] Scott BA, Pulliam MW. Management of Spasticity and Painful Spasms in Paraplegia. Contemp Neurosurg. 1987; 9:1–6

[38] Herz DA, Looman JE, Tiberio A, et al. The Management of Paralytic Spasticity. Neurosurgery. 1990; 26:300–306

[39] Richardson RR, Cerullo LJ, McLone DG, et al. Percutaneous Epidural Neurostimulation in Modulation of Paraplegic Spasticity. Acta Neurochir. 1979; 49:235–243

[40] Garland DE, Lucie RS, Waters RL. Current use of open phenol block for adult acquired spasticity. Clin Ortho Rel Res. 1982; 165:217–222

[41] Padovani R, Tognetti F, Pozzati E, et al. The Treatment of Spasticity by Means of Dorsal Longitudinal Myelotomy and Lozenge-Shaped Griseotomy. Spine. 1982; 7:103–109

[42] Privat JM, Benezech J, Frerebeau P, et al. Sectorial posterior rhizotomy, a new technique of surgical treatment for spasticity. Acta Neurochir. 1976; 35:181–195

[43] Sindou M, Millet MF, Mortamais J, et al. Results of Selective Posterior Rhizotomy in the Treatment of Painful and Spastic Paraplegia Secondary to Multiple Sclerosis. Appl Neurophysiol. 1982; 45:335–340

[44] Gornall P, Hitchcock E, Kirkland IS. Stereotaxic Neurosurgery in the Management of Cerebral Palsy. Dev Med Child Neurol. 1975; 17:279–286

[45] Scott BA, Weinstein Z, Chiteman R, et al. Intrathecal Phenol and Glycerin in Metrizamide for Treatment of Intractable Spasms in Paraplegia. J Neurosurg. 1985; 63:125–127

[46] McCarty CS. The Treatment of Spastic Paraplegia by Selective Spinal Cordectomy. J Neurosurg. 1954; 11:539–545

[47] Durward QJ, Rice GP, Ball MJ, et al. Selective Spinal Cordectomy: Clinicopathological Correlation. J Neurosurg. 1982; 56:359–367

[48] Albright AL, Cervi A, Singletary J. Intrathecal Baclofen for Spasticity in Cerebral Palsy. JAMA. 1991; 265:1418–1422

[49] Penn RD. Intrathecal Baclofen for Spasticity of Spinal Origin: Seven Years of Experience. J Neurosurg. 1992; 77:236–240

[50] Coffey RJ, Cahill D, Steers W, et al. Intrathecal Baclofen for Intractable Spasticity of Spinal Origin: Results of a Long-Term Multicenter Study. J Neurosurg. 1993; 78:226–232

[51] Albright AL, Barron WB, Fasick P, Polinko P, Janosky J. Continuous Intrathecal Baclofen Infusion for Spasticity of Cerebral Origin. JAMA. 1993; 270:2475–2477

[52] Meythaler JM, Guin-Renfroe S, Brunner RC, Johnson A, Hadley MN. Intrathecal baclofen for spastic hypertonia from stroke. Stroke. 2001; 32:2099–2119

[53] Coffey RJ, Edgar TS, Francisco GE, Graziani V, et al. Abrupt withdrawal from intrathecal baclofen: Recognition and management of a potentially life-threatening syndrome. Arch Phys Med Rehabil. 2002; 83:735–741

[54] Meythaler JM, Roper JF, Brunner RC. Cyproheptadine for intrathecal baclofen withdrawal. Arch Phys Med Rehabil. 2003; 84:638–642

[55] Shima F, Fukui M, Kitamura K, et al. Diagnosis and Surgical Treatment of Spasmodic Torticollis of 11th Nerve Origin. Neurosurgery. 1988; 22:358–363

[56] Moller MB, Moller AR. Loss of Auditory Function in Microvascular Decompression for Hemifacial Spasm: Results in 143 Consecutive Cases. J Neurosurg. 1985; 63:17–20

[57] Tew JM, Yeh HS. Hemifacial Spasm. Neurosurgery (Japan). 1983; 2:267–278

[58] Yeh HS, Tew JM, Ramirez RM. Microsurgical Treatment of Intractable Hemifacial Spasm. Neurosurgery. 1981; 9:383–386

[59] Martin RG, Grant JL, Peace D, Rhoton AL, et al. Microsurgical Relationships of the Anterior Inferior Cerebellar Artery and the Facial-vestibulocochlear Nerve Complex. Neurosurgery. 1980; 6:483–507

[60] Wilkins RH, Rengachary SS. Neurosurgery. New York 1985

[61] Moller AR, Jannetta PJ. Microvascular Decompression in Hemifacial Spasm: Intraoperative Electrophysiological Observations. Neurosurgery. 1985; 16:612–618

[62] Moller AR, Jannetta PJ. Hemifacial Spasm: Results of Electrophysiologic Recording During Microvascular Decompression Operations. Neurology. 1985; 35:969–974

[63] Dutton JJ, Buckley EG. Botulinum Toxin in the Management of Blepharospasm. Arch Neurol. 1986; 43:380–382

[64] Kennedy RH, Bartley GB, Flanagan JC, et al. Treatment of Blepharospasm With Botulinum Toxin. Mayo Clin Proc. 1989; 64:1085–1090

[65] Rhoton AL. Comment on Payner T D and Tew J M: Recurrence of Hemifacial Spasm After Microvascular Decompression. Neurosurgery. 1996; 38

[66] Auger RG, Peipgras DG, Laws ER. Hemifacial Spasm: Results of Microvascular Decompression of the Facial Nerve in 54 Patients. Mayo Clin Proc. 1986; 61:640–644

[67] Friedman WA, Kaplan BJ, Gravenstein D, et al. Intra-operative Brain-Stem Auditory Evoked Potentials During Posterior Fossa Microvascular Decompres-

[68] Moller AR, Jannetta PJ. Monitoring Auditory Functions During Cranial Nerve Microvascular Decompression Operations by Direct Recording from the Eighth Nerve. J Neurosurg. 1983; 59:493–499

[69] Fukushima T, Carter LP, Spetzler RF, Hamilton MG. In: Microvascular Decompression for Hemifacial Spasm: Results in 2890 Cases. Neurovascular Surgery. New York: McGraw-Hill; 1995:1133–1145

[70] Rhoton AL. Microsurgical Anatomy of the Brainstem Surface Facing an Acoustic Neuroma. Surg Neurol. 1986; 25:326–339

[71] Jannetta PJ. Neurovascular Compression in Cranial Nerve and Systemic Disease. Ann Surg. 1980; 192:518–525

[72] Loeser JD, Chen J. Hemifacial Spasm: Treatment by Microsurgical Facial Nerve Decompression. Neurosurgery. 1983; 13:141–146

[73] Huang CI, Chen IH, Lee LS. Microvascular Decompression for Hemifacial Spasm: Analyses of Operative Findings and Results in 310 Patients. Neurosurgery. 1992; 30:53–57

[74] Payner TD, Tew JM. Recurrence of Hemifacial Spasm After Microvascular Decompression. Neurosurgery. 1996; 38:686–691

[75] Bay JW. Management of Essential Hyperhidrosis. Contemp Neurosurg. 1988; 10:1–5

[76] Sydow O, Thobois S, Alesch F, Speelman JD. Multicentre European study of thalamic stimulation in essential tremor: a six year follow up. J Neurol Neurosurg Psychiatry. 2003; 74:1387–1391

[77] Schuurman PR, Bosch DA, Merkus MP, Speelman JD. Long-term follow-up of thalamic stimulation versus thalamotomy for tremor suppression. Mov Disord. 2008; 23:1146–1153

[78] Kao M-C. Video Endoscopic Sympathectomy Using a Fiberoptic CO2 Laser to Treat Palmar Hyperhidrosis. Neurosurgery. 1992; 30:131–135

[79] Dohn DF, Sava GM. Sympathectomy for Vascular Syndromes and Hyperhidrosis of the Upper Extremities. Clin Neurosurg. 1978; 25:637–650

[80] Wilkinson HA. Percutaneous radiofrequency upper thoracic sympathectomy: A new technique. Neurosurgery. 1984; 15:811–814

[81] Wilkinson HA. Percutaneous Radiofrequency Upper Thoracic Sympathectomy. Neurosurgery. 1996; 38:715–725

[82] Lee KH, Hwang PYK. Video Endoscopic Sympathectomy for Palmar Hyperhidrosis. J Neurosurg. 1996; 84:484–486

99 疼痛手术

99.1 概述

在考虑为病人进行疼痛手术之前,必须已经经过了最大限度的药物治疗。通常需要逐步提高口服麻醉镇痛药物的治疗剂量,直到疼痛缓解或副作用(通常为嗜睡或幻觉)无法耐受(如美施康定有时需要用到 $300\sim400$ mg/d 的剂量)。

99.2 手术选择

表 99-1 列举了一些适应证各不相同的疼痛手术。总的来说,在进行毁损手术之前应当尝试各种非毁损手段。

表 99-1 疼痛手术的选择

单侧疼痛		双侧或者中线疼痛	
头、面、颈、上肢	C5 皮区以下	膈肌以下	膈肌以上
DBS 立体定向中脑切开术	脊髓切开[†]	脊髓鞘内注射麻醉剂, 脊髓连合切开术	脑室内应用 麻醉剂

† 如果疼痛对于鞘注麻醉剂无反应或过于疼痛无法行鞘内注射,则考虑行脊髓切开(开放或经皮)

99.3 手术类型

关于三叉神经痛的手术治疗(见章节 28.3.3)。

其他疾病的手术治疗还包括:

1. 电刺激:

(1)脑深部刺激[1](见章节 98.1):靶点包括丘脑和导水管旁或脑室旁灰质。

(2)脊髓刺激(见章节 99.8)。

2. 中枢神经系统直接给药：

(1) 不同途径：脊髓(见章节 99.7.1)硬膜外或鞘内,脑室内(见章节 99.7.2)。

(2) 不同制剂：局部麻醉剂,麻醉药(不会出现应用局部麻醉剂时的运动、感觉或交感神经功能障碍)(见章节 99.7)。

3. 颅内毁损手术：

(1) 扣带回切开术：理论上可以减少疼痛引起的不愉快感受,但不能消除疼痛；必须双侧切开,目前可通过 MRI 定位。约 3 个月后通常疼痛再次无法忍受。10%～30%出现情感障碍。

(2) 丘脑内侧切开术：不再用,有争议。可能对于一些伤害感受性癌症疼痛有用。通过立体定向进行。

(3) 立体定向中脑切开术[2]：适用于单侧头、颈、面和(或)上肢疼痛。通过 MRI 定位,在下丘水平、导水管外侧 5 mm 处进行毁损。不同于脊髓切开,毁损灶不靠近任何运动传导束。由于影响了眼球垂直运动,主要的并发症是复视,多为一过性。

4. 脊髓毁损手术：

(1) 脊髓切开术：

1) 开放。

2) 经皮。

(2) 脊髓切除术。

(3) 脊髓连合切开术：适用于双侧疼痛(见章节 99.4.4)。

(4) 脊髓中线点状切开术：适用于内脏癌性疼痛的治疗。

(5) 背根进入区毁损(见章节 99.10)。

(6) 背根切断术：对于大面积受累无效。

(7) 背根神经节切除术(脊髓外治疗)。

(8) 骶髓切开术：针对结肠造瘘术和回肠造瘘术后的盆腔疼痛病人。在 S1 神经根以围绕硬膜囊进行结扎。

5. 交感神经切断术：主要治疗灼性神经痛；交感神经切断术(见章节 98.10)和复合区域性疼痛综合征(CRPS)(见章节 28.5)。

6. 周围神经手术：

(1) 神经阻滞[3]：

1) 神经破坏性：在靶神经区域或周围注射神经破坏性药物(如酚或纯酒精)。

2) 非神经破坏性：局部麻醉、有时结合激素。

(2) 神经切断术：(如肋间神经切断术治疗恶性肿瘤浸润胸壁引起的疼痛)。可通过开放手术或经皮行射频毁损。可能会损伤混合神经的运动功能。

(3) 周围神经刺激：很少讨论。

99.4 脊髓切开术

99.4.1 概述

切断脊髓内一侧脊髓丘脑束纤维。对于 C5 皮区水平(约乳头)以下单侧疼痛的晚期疾病病人,脊髓切开术是首选术式。对痛觉性疼痛效果好,对中枢疼痛、感觉迟钝或灼性神经痛(传入神经阻滞性疼痛)中线内脏痛效果差。可以进行开放性手术,但也可以在 C1~C2 间隙进行更加简单的经皮手术(限制了在颈部进行手术)。如果有对侧疼痛,手术后有可能疼痛加重从而造成治疗效果的不满意。如果存在膀胱功能障碍,在脊髓切开术后通常会恶化。双侧颈髓切断术有造成呼吸主动调节丧失的危险[4](睡眠呼吸暂停的一种,即所谓"Ondine 的诅咒"[5])。因此,如果需要进行双侧脊髓切断术,应该在第一次手术后确认呼吸功能和 CO_2 反应性正常后,再分期行第二次手术;或者第二次最好选择在胸段做开放手术。

复习脊髓的横切面解剖,注意主要的神经通路(如脊髓丘脑束、皮质脊髓束)与齿状韧带、脊髓前动脉、呼吸(图 1-13)以及膀胱区域(图 3-1)之间的关系。

99.4.2 术前检查

在吸入 $5\%CO_2$ 和 $95\%O_2$ 的混合气体前以及 5 分钟后测定每分肺活量,如果每分肺活量下降,则病人有发生睡眠呼吸暂停的较高危险(通常为一过性),如果每分肺活量上升或不变,则无增高危险。同样,如果病人 PFT 结果低于预测值的 50% 也不宜手术。

对于计划行脊髓切断术的对侧有肺癌的病人,透视检查对侧的膈肌是否功能正常,否则术后造成同侧膈肌麻痹,病人将会出现呼吸不足。

99.4.3 经皮脊髓切开术

■ 概述

适用于 C4~C5 皮区以下单侧疼痛的疾病终末期病人。用射频进行脊髓丘脑侧束毁损。

■ 方法

病人不必禁食。应当给予常规的镇痛药。病人必须保持清醒且能够配合(病人出现任何移动,脊髓内的穿刺针都有可能造成脊髓撕裂),否则可肌内注射羟嗪(Vistaril®)50 mg 来诱导术中放松。

手术在放射科进行,通过 X 线透视或 CT 进行引导。透视时,将病人头部放进 Rosomoff 头托,并调整其高度使乳突与肩锁关节处于同一水平面。在疼痛的对侧进行操作,用麻醉药(不含肾上腺素)在乳突尖下方 1 cm 处进行局部浸润麻醉。对准 C2 椎体后缘和 C2 棘突前部连线的中点,用 18 号腰椎穿刺针水平刺入。针需位于 C2 椎板上方以避开神经(会引起疼痛)。

在透视下,当针头接近前后位上的齿突的中线时,硬膜将被穿破。这时可用注射器抽出数毫升的脑脊液并与数毫升 Pantopaque® 造影剂混合摇匀,并在侧位透视引导下将数毫升的上述混合液注入蛛网膜下隙。内镜设备可位于齿状韧带之前的脊髓处。在脊髓前会出现一些染色,齿状韧带也会有,但大多数出现在后鞘间隙。在齿状韧带处的染色仅仅滞留很短时间,所以这时应准备好立即进针使其刚好位于齿状韧带前方,同时监测针头的阻抗由脑脊液中的 300～500 Ω 升至穿刺脊髓时的 1 200～1 500 Ω。

用 100 Hz、阈值小于 1 V 的刺激会产生对侧的刺麻感。在脊髓丘脑束 100 Hz 刺激时不会引起任何运动反应,如果出现肌肉强直,则不应继续毁损。如果刺麻感在上肢,损害将通常产生上肢及其以下的痛觉消失。如果刺麻感在下肢,则仅仅产生该肢体的痛觉消失。用 1～3 V、2 Hz 的刺激将产生同侧上肢或颈部的抽搐。

如病人可耐受同侧手持续收缩,可射频损伤治疗 30 秒钟,电压逐渐从零开始加大,任何手的抽搐均说明应该降低电压。在同一部位进行第二次毁损,通常疼痛会减轻。然后用针刺来检测相应身体部位是否痛觉消失。

如果手术效果满意,通常出现同侧的 Horner 综合征。

■ 并发症

并发症见表 99-2。

表 99-2 脊髓切开术后的并发症

并 发 症	发 生 频 率
共济失调	20%
同侧轻瘫	5%,其中 3%为永久性
膀胱功能障碍	10%,其中 2%为永久性
脊髓切开术后感觉迟钝	8%
睡眠呼吸暂停	单侧切开 0.3%;双侧切开 3%
死亡(呼吸衰竭)	单侧切开 0.3%;双侧切开 1.6%

■ 结局

经有经验的医师操作,94%病人在出院时疼痛都会有明显减轻。无痛的程度随时间而下降。在 1 年时,60%可维持无痛觉,2 年时则仅为 40%。

■ 术后处理

脑脊液漏会自行停止。病人仰卧 24 小时以预防"脊髓性"(腰椎穿刺后)头痛。可以应用适合于术后的镇痛药物,如果有效,病人可很快停用以往治疗疼痛的麻醉药,很少出现戒断症状。

99.4.4 开放性颈髓切开术(Schwartz 手术)

■ 概述

一种相对迅速的开放性颈髓切开术[6],理论上不能耐受全身麻醉的病人可在局部麻醉下手术。

■ 方法

体位:俯卧位;将病人面部小心置于垫软的马蹄形头托中,颈部微屈以打开椎板间隙并且降低头位以减少气颅。

切皮:枕下到 C3 的中线切口。仅处理疼痛对侧,将肌肉从枕大孔后唇、C1 和 C2 椎板上剥离。在枕骨和 C2 之间用 Schwartz 或 Gelpi 牵开器牵开。为了增加暴露,可咬除 C1 后弓或 C2 上半椎板。

剪硬膜:C1 与 C2 之间的黄韧带很薄,可随硬膜一并切开,小心避免硬膜外静脉出血。在切口任意一端成角剪开硬膜以便硬膜翻开。丝线翻转硬膜,剪开蛛网膜,用止血钳夹住齿状韧带将其与硬膜分离。

脊髓切开:利用齿状韧带将脊髓轻度旋转。将骨蜡固定于脊髓切开刀(或 11 号刀片)上 5 mm 处,将刀插入到脊髓前方的无血管区、刀刃向下。切开前外侧四分之一的脊髓时需注意:

1. 不要进入齿状韧带后方(避免损伤皮质脊髓束)。
2. 不要穿过脊髓中线。
3. 不要损伤脊髓前动脉。
4. 对于下肢疼痛病人,一定要准确地从齿状韧带开始操作(避免遗漏腰骶纤维)。

99.5 脊髓连合切开术

99.5.1 概述

即脊髓中线纵切术。切断在前连合处交叉到对侧脊髓丘脑侧束的痛觉纤维。

99.5.2 适应证

双侧或中线的疼痛,主要位于胸段水平以下(包括腹部、骨盆、会阴和下肢)。

99.5.3 方法

椎板切除范围必须至少包括疼痛累及皮区以上至少 3 个节段。纵行剪开硬膜,通过手术显微镜确定正中沟(通常很难看见,根据背根神经进入脊髓处的中点估计)。烧闭中线上的静脉以保证足够长度的切开。用止血钳夹住 11 号切皮刀片,刀尖外露 6～7 mm。从预计切开的最上端开始,将刀片沿中线切入,向下切开预计长度(通常为 3～4 cm)。

99.5.4　结果

60％病人疼痛完全缓解,28％部分缓解,8％无改善。

99.5.5　并发症

下肢无力约占 8％(通常为下运动神经元性,可能由于损伤前角运动神经元所致)。感觉迟钝几乎见于所有的病人,但持续存在超过数天的病人约有 16％(这些病人还有关节位置觉障碍,可能是由于后索损伤所致)。膀胱功能异常约 12％。还可能出现性功能障碍。还有损伤脊髓前动脉的风险,但很罕见。

99.6　脊髓中线点状切开术

99.6.1　适应证

对其他治疗无效的盆腔和内脏疼痛[7]。

99.6.2　方法

切断中线后索通路。

99.7　中枢神经系统麻醉药治疗

99.7.1　髓内麻醉药的治疗

■ 概述

可以通过硬膜外或鞘内给予麻醉药来减轻疼痛。虽然有人推荐脑室内给吗啡治疗膈肌/脐以上的疼痛,但颈部以下的疼痛通常能得到满意的控制(见章节 99.8)[8]。也可以采用"一次性"操作,如在腰椎板切除后将药物注射入硬膜外腔。或者通过硬膜外或鞘内置管进行短期持续给药。还可以通过皮下放置储液囊[9]进行中期治疗(小于 60 天),或植入输液泵[10](如 Infusaid® 或 Medtronic® 泵)进行长期治疗。这些方法相对于全身应用麻醉药的优点在于镇静作用和(或)精神错乱较少、较少影响胃肠运动(如便秘)以及更少恶心呕吐。有效期通常不超过 1 年,所以不适用于长期慢性的良性疼痛。随着时间延长,会因为耐药的增加和(或)疾病的进展而加大剂量[11],同时即会出现一般的麻醉药副作用。

■ **药物使用**

要求必须无防腐剂(不论是鞘内还是硬膜外用)。可以由药剂师来准备药物(在足量的 0.9% 无防腐剂生理盐水中加入 1 g 或 3 g 的硫酸吗啡粉末,配成总量为 100 ml 浓度分别为 10 mg/ml 或 30 mg/ml 的注射液,然后用 0.22 μm 的滤纸进行过滤[12])。也可以用上市的药剂如 Duramorph®(浓度 0.5 mg/ml 或 1 mg/ml)及 Infumorph®(20 ml 安瓿,浓度为 10 mg/ml 或 25 mg/ml),可以用无防腐剂的生理盐水稀释至较低浓度。全身应用麻醉药存在交叉耐药,在既往未持续静脉大剂量应用麻醉药的病人中,脊髓麻醉药的效果更好(对于曾经大剂量用药的病人脊髓用药需要较高的起始剂量)。

副作用:瘙痒(通常为弥漫性,鼻部最严重)、呼吸抑制(脊髓用药导致的呼吸抑制通常逐渐加重,通过每小时监测可以很容易地发现,在呼吸频率降低时采取措施)、尿潴留及恶心呕吐。

■ **试验性注射**

在植入永久性给药系统之前,应该给予试验性的注射来验证疼痛是否缓解以及药物耐药性。通过经皮插入硬膜外或鞘内导管与外部相连接的泵给药。鞘内置管给药的剂量通常要求比硬膜外置管低 5～10 倍。

一次性注射后的医嘱示范:

1. 24 小时内不用其他麻醉药(对于持续性输入者直到证实脊髓麻醉药的效果后再决定是否给增加剂量)。

2. 在病人床旁准备 2 支纳洛酮(Narcan®,每支 0.4 mg)和注射器(对于单次注射的病人主要在第一个 24 小时内准备,对于持续性给药者则要随时准备)。

3. 床头抬高≥10° 24 小时。

4. 24 小时内每小时记录呼吸频率;如果病人睡眠时呼吸频率<10 次/分,立即叫醒病人。如无法唤醒病人,则静脉推注 0.4 mg 纳洛酮并通知医师;必要时每 2 分钟静脉推注纳洛酮 0.4 mg。

5. 可选择:脉冲式血氧计 24 小时监测。

6. 如果瘙痒则每小时静脉滴注苯海拉明(Benadryl®)25 mg。

7. 出现恶心时可每 30～60 分钟静脉滴注氟哌利多(Inapsine®)0.625 mg(0.25 ml,标准浓度为 2.5 mg/ml)。

8. 必要时补充的疼痛药物:

(1)麻醉药激动剂/拮抗剂,如每 3 小时静脉滴注纳布啡(Nubain®)1～4 mg。

(2)每 6 小时肌内注射酮咯酸氨丁三醇(Toradol®)15 mg 或 30 mg(如果病人体重小于 50 kg、年龄大于 65 岁或者肾功能差,则减小剂量)。

■ **植入性给药泵**

虽然通过硬膜外或鞘内应用麻醉药都可以得到满意的镇痛效果(吗啡可

轻易地弥散通过硬膜到达脑脊液,并到达疼痛受体),但是硬膜外导管常常存在瘢痕问题,而且比鞘内置管更容易失效。泵植入仅限于脊髓硬膜外(5~10 mg)或鞘内(0.5~2 mg)试验性注射吗啡镇痛有效的病人,病人预期寿命应超过 3 个月则推荐用植入泵(如果预期寿命短,可用体外泵)。

一类常用的植入性给药泵由 Infusaid 公司生产。与其装置一起使用的针是一种特殊的 22 号 Huber(无芯)针。在体温超过 37℃时每升高 1℃将给药速度提高 10%~13%,而低于 37℃时则每摄氏度减低同样数量,同时在贮液囊液体少于 4 ml 时装置会变的不精确。泵不能在无液的情况运行,因为这会永久性地影响药物补给的精确性和可靠性。除了泵的贮液囊孔,大多数的装置还有一个或多个"大剂量"侧孔,可以直接将注入的液体运送到出口管道。在靠近任何一个孔时都不要抽液。

Medtronic 公司还生产一种程序化的给药泵。

■ 手术植入

和腰椎穿刺腹腔分流管的插入方法一样(见章节 97.6.4)。病人侧卧位,躺在充气装置上。略呈弧形切开皮肤 8~10 cm,将泵植入皮下间隙。可以将泵缝合在腹部筋膜上(在肥胖病人,可缝合在皮下组织上)。将剩余的管路盘起置于泵下方,避免在靠近储液囊时误穿泵。

通过经皮或 2~3 cm 的棘突旁小切口刺入 Tuohy 针,然后送入脊髓导管。还可以通过切除半侧椎板直接植入。可以应用术中 X 线透视引导导管向头端的放置。可以在导管里注入碘造影剂如 Omnipaque - 300 以帮助导管显影(见章节 12.4.1)。弯曲导管时要逐渐进行以避免导管缠结。

■ 术后疼痛的治疗

虽然当病人离开手术室时会将泵灌满药物。但是,除非他们在手术之前一直用椎管内麻醉药,从药物在脑脊液中达到平衡到取得足够的疼痛水平效果之间通常需要数天时间。可以通过大剂量给予灌注补充缓解上述情况(硬膜外导管时给予 3~4 mg 吗啡,鞘内导管时给予 0.2~0.4 mg)。

■ 并发症

脑膜炎和呼吸衰竭是较罕见的并发症。可能出现 CSF 漏和脊髓性头痛。导管头的断裂和易位可能导致疼痛控制失败,但通常可通过手术进行矫正。

■ 结果

90%以上的癌症疼痛可得到明显改善。神经病性疼痛(如疱疹后疼痛、痛性糖尿病感觉性神经病):25%~50%。

99.7.2 脑室内麻醉药

■ 适应证

适用于对其他方法无效的癌症疼痛(特别是头颈部)[13]、预期寿命小于 6 个月的病人。

■ **方法**

将脑室内导管与脑室穿刺装置(见章节97.7)相连,通过脑室穿刺装置注射0.5~1 mg吗啡,通常可提供约24小时的镇痛作用。

■ **并发症**

常见的副作用包括:眩晕、恶心呕吐。正确剂量下出现呼吸抑制的风险很小。一组52例病人的并发症包括[13]:储液囊细菌菌落形成(4%)、导管易位(2%)、导管堵塞(6%)、术后脑膜炎(2%)。

■ **结果**

2个月时70%的疼痛可成功的得到控制,而之后由于对麻醉药的耐受有效性会逐渐减退。

99.8　脊髓刺激(SCS)

99.8.1　概述

最早来自背侧束刺激(DCS),后来发现当腹侧刺激时也可减轻疼痛(并无DCS引起的感觉异常)。疼痛缓解的持续时间超过刺激时间,且不能被纳洛酮逆转。其确切的机制尚不清楚,可能由于与一些神经体液的联系(如内啡肽)、脊髓疼痛"闸门"的逆行刺激以及脊髓上中枢刺激有关。已经发现在SCS中GABA和5-羟色胺水平会升高。

99.8.2　适应证

可能适应证包括:

1. 疼痛[14]:椎板切除术后疼痛综合征[最常见的适应证,特别是在下肢疼痛超过背痛时(见下)]、复合区域性疼痛综合征(CRPS)(见章节99.8.6)、开胸术后疼痛(肋间神经痛),多发性硬化,糖尿病性神经病(见章节99.8.6),有时也包括疱疹后神经痛。

2. 顽固性心绞痛(见章节99.8.6)。

3. 无法手术的外周血管病导致的疼痛性肢体缺血(见章节99.8.6)。

4. 功能性:痉挛性轻瘫,肌张力障碍,膀胱功能障碍。

5. 通常不适用于癌性疼痛且预期寿命有限的病人。

99.8.3　方法

为使SCS有效,有必要让病人感受到疼痛区域的刺激[15]。有两种技术用于在硬膜外放置电极:

1. 通过半侧椎板切除放置片状电极。

2. 用Touhy针经皮放置线样电极。

在电极放置后数天内,用一个外部刺激器的试验来验证 SCS 是否有效。如果出现明确的好转,则取出电极,再皮下植入一个埋植性脉冲发生器。

99.8.4 并发症

对于片状电极,有 3.5% 的感染率,但取出电极并静脉应用抗生素后有效。少见的并发症:电极移位(通常见于最初几周)、导联断裂(目前系统少见)、脑脊液漏、神经根性疼痛、干扰心脏起搏器以及无力。

99.8.5 结果

在有经验的术者、能够提供多种治疗途径的专科中心,50% 的病人可取得 50% 的疼痛控制成功率[15]。根据一项回顾性长期随访研究(平均 96 个月),在 410 例因各种适应证接受 SCS 植入的病人中成功率为 74%[16]。

SCS 治疗效果差的预后因素包括:脊髓损伤引起的疼痛、神经节近端病变(如根撕脱)引起的疼痛、背痛超过下肢疼痛的背痛综合征(见下文)、心理因素(如起诉、劳动补偿、家庭/婚姻不和或吸毒行为)[17]。

99.8.6 可以治疗的特殊综合征

■ 背部手术失败综合征

Σ

对于背部手术失败综合征,加行 SCS 后对疼痛的控制效果要优于单独的理疗或药物治疗。在 24 个月时,SCS 与再次手术在治疗根性疼痛方面效果相当,在日常生活能力和工作状态上无区别。

在 PROCESS 试验[18](前瞻性随机对照多中心的脊髓刺激有效性试验)中,100 例背部手术失败综合征病人被随机分为 SCS 加传统药物治疗组(52 例)和单独的传统药物治疗组(48 例)。健康相关的生活质量通过 EuroQol - 5D 问卷测定,6 个月时 SCS 组的结果更佳,虽然总体花费较高。

在 24 个月的长期随访中,被随机分为 SCS 加传统药物治疗组的病人,37% 获得了主要结果(腿疼缓解超过 50%),而单独的传统药物治疗组中这一结果仅为 2%。让病人交叉交换。交换之后,SCS 加传统药物治疗组的结果为 47%(34/72),单独药物治疗组为 7%(1/15)($P = 0.02$)[19]。

在另一项随机化前瞻性研究中,腰骶手术后的持续性或复发性根痛病人被随机分成再次手术组和 SCS 组。在平均 3 年的随访中,SCS 组所需的镇痛药物更少。SCS 组的 19 例病人中有 9 例自行报告疼痛缓解满意,而再次手术组 26 例病人中仅 3 例($P < 0.01$),在日常生活能力和工作状态上无区别。SCS 组病人很少交换进行再次手术(SCS 组 24 例中仅 5 例,而再次手术组中

99

26 例病人有 14 例交换，$P=0.02$)[20]。对于背部手术失败综合征，SCS 对根性疼痛比对腰痛效果更好。

■ 复合区域性疼痛综合征

> **Σ**
>
> SCS 治疗 CRPS 在前几年可能有效，但 5 年随访时无明显疗效。

CRPS 是一种慢性疼痛疾病，以持续性致残性强烈疼痛或烧灼痛为特点。Ⅰ型无明显已知的神经损伤。Ⅱ型继发于神经损伤(见章节 28.5)。在一项随机临床试验中[21]，Ⅰ型 CRPS 病人被随机分为 SCS 加理疗(PT)治疗组(36 例病人)和 PT 治疗组(18 例病人)。36 例病人中 24 例的试验性 SCS 治疗有效并接受了植入。6 个月时，SCS＋PT 治疗组中的疼痛视觉模拟评分减少了 2.4 cm，而 PT 组仅为 0.2 cm($P<0.001$)。另外，39％的 SCS 组病人出现了"明显改善"的全面感知效应，PT 组为 6％($P=0.01$)。仅在 SCS 组中出现了健康相关的生活质量改善。2 年随访时，SCS 组的疼痛强度相对于基线值减少了 2.1 cm，PT 组为 0($P<0.001$)，全面感知效应分别为 43％和 6％($P=0.001$)[22]。不过，这些收益在 5 年时都已不显著[23]。

■ 外周血管疾病

> **Σ**
>
> SCS 对无法手术的肢体缺血性疼痛确有帮助。对压力性溃疡的愈合改善作用不肯定。

在一项 38 例病人的回顾性非对照研究中，约 94％的病人出现了疼痛缓解，约 50％的病人出现了缺血性溃疡的愈合[24]。

在最近一篇综述中[25]，共六项对照研究近 450 名病人，分为 SCS＋药物治疗组和单独的药物治疗组。虽然在溃疡愈合方面两组无显著性差异，但 SCS 组镇痛药物的使用明显更少且 12 个月后的肢体保护情况明显更好(相对风险＝0.71)。

■ 心绞痛

> **Σ**
>
> 在控制顽固性心绞痛和预防心梗方面，SCS 与冠状动脉旁路移植效果相当。SCS 可以通过某种未知机制改善活动耐量。

SCS 可以通过某种未知机制减轻心绞痛并改善活动耐量，可能和降低心肌耗氧[26]或者改变心肌血流[27]有关，而非简单的掩盖症状。

在一项多中心随机前瞻性临床试验中,在入选病人中比较 SCS 和冠状动脉旁路移植[28],在减少心绞痛发作和硝酸盐药物用量上两组之间不存在显著性差异。该试验的 5 年随访结果发现,SCS 和冠状动脉旁路移植所发挥的心绞痛和心肌梗死保护作用都相当[29]。

在一项回顾性研究中,104 例病人因顽固性心绞痛接受 SCS 植入(平均随访 13 个月),73% 的病人每周心绞痛的发作次数相对于基线值降低了 50% 以上[30]。

■ 糖尿病神经病

> **Σ**
>
> 已知的数据有限,但对于糖尿病神经病导致的顽固性疼痛 SCS 不失为一种可行的治疗措施。尚需进一步研究。

尚没有较好的相关临床数据。有一些小样本研究的结果表明,在传统治疗失败的糖尿病神经病病人中,大多数可以获得明显的疼痛缓解[31-33]。

一项小样本前瞻性开放研究中,11 例糖尿病神经病病人有 9 例在接受 SCS 植入后 6 个月出现了明显的疼痛改善。疼痛视觉模拟评分从 77 降到了 34。微循环灌注没有出现相对于基线值的明显改变[33]。

99.9 脑深部刺激术(DBS)

刺激丘脑感觉核[腹后内侧核(VPM)或腹后外侧核(VPL)]可能对传入神经阻滞性疼痛综合征(麻木性疼痛、脊髓损伤疼痛或丘脑疼痛综合征)有用。25%～60% 的慢性神经病性疼痛病人通过 DBS 治疗,疼痛可减轻 40%～50%[34]。

伤害感受性疼痛综合征更容易从脑室旁灰质(PVG)或导水管旁灰质(PAG)刺激中获益,虽然 PAG 刺激很少应用、因为经常会产生不愉快的副作用。另外,有效率仅为 20%[35],因此 FDA 未能批准其用于疼痛治疗。

丛集性头痛:下丘脑刺激可能有效,但还需要更大规模的试验和更长时间的随访[34]。

99.10 背根进入区(DREZ)毁损

99.10.1 概述

有报道称 DREZ 毁损具有多种适应证,但对其最有效的病变包括:

1. 神经根撕脱引起的传入神经阻滞性疼痛[36-38]。这种情况最常见于摩托车事故中。

2. 疼痛围绕在最低未受损皮区、疼痛向下仅局限于数个皮区的脊髓损伤(SCI)(SCI伴有损伤以下躯体和肢体弥散性疼痛者效果欠佳)。

3. 疱疹后神经痛(见章节28.4)：通常最初反应良好,但很多都在早期几个月之内复发,仅仅有25%存在长期的疼痛缓解。

4. 截肢术后幻肢痛：文献中存在一些支持意见,但其他学者认为这不是一个好的治疗指征[39]。

5. 通常不用于癌性疼痛的治疗。

99.10.2　方法

通过影像学定位,在受累节段行椎板切除。剪开硬膜,在显微镜下通过上方或下方的后根确认DREZ(也可以通过对侧后根进行镜像定位)。在撕脱神经根的同侧用射频电流进行毁损(多个节段需要毁损50~60次,每次毁损温度为75℃、时间约15秒),或者选择性切开最上端完全正常的神经根到最下端完全正常的神经根之间的范围。毁损针或刀片向内偏斜30°~45°,深度为2~3 mm。在截瘫病人中,除DREZ毁损之外还可以联合行解剖学离断水平的脊髓切除[39]。

99.10.3　术后管理

卧床休息3天可以减少CSF漏的危险,还可以应用适合于多节段椎板切除的镇痛药物。

99.10.4　并发症

10%病人有同侧肢体无力(与皮质脊髓束有关)或本体感觉丧失(背侧束),其中约一半为永久性(即5%)。

99.10.5　结果

对于臂丛撕脱性疼痛,预期有80%~90%会出现明显的长期改善。截瘫合并损伤部位局限性疼痛者改善率为80%,而疼痛累及病变以下所有范围者仅为30%。

(邓晓峰　王　雯)

参考文献

[1] Young RF, Kroening R, Fulton W, Feldman RA, Chambi I. Electrical Stimulation of the Brain in Treatment of Chronic Pain: Experience Over 5 Years. J Neurosurg. 1985; 62:389–396

[2] Shieff C, Nashold BS. Stereotactic Mesencephaloto-

my. Neurosurg Clin North Amer. 1990; 1:825–839

[3] Marshall KA. Managing Cancer Pain: Basic Principles and Invasive Treatment. Mayo Clin Proc. 1996; 71:472–477

[4] Krieger AJ, Rosomoff HL. Sleep-Induced Apnea. Part

1: A Respiratory and Autonomic Dysfunction Syndrome Following Bilateral Percutaneous Cervical Cordotomy. J Neurosurg. 1974; 39:168–180

[5] Sugar O. In Search of Ondine's Curse. JAMA. 1978; 240:236–237

[6] Schwartz HG. High Cervical Cordotomy. J Neurosurg. 1967; 26:452–455

[7] Nauta HJ, Soukup VM, Fabian RH, Lin JT, Grady JJ, Williams CG, Campbell GA, Westlund KN, Willis WD, Jr. Punctate midline myelotomy for the relief of visceral cancer pain. J Neurosurg Spine. 2000; 92:125–130

[8] Lobato RD, Madrid JL, Fatela LV, et al. Intraventricular Morphine for Intractable Cancer Pain: Rationale, Methods, Clinical Results. Acta Anaesthesiol Scand Suppl. 1987; 85:68–74

[9] Brazenor GA. Long Term Intrathecal Administration of Morphine: A Comparison of Bolus Injection via Reservoir with Continuous Infusion by Implantable Pump. Neurosurgery. 1987; 21:484–491

[10] Penn RD, Paice JA. Chronic Intrathecal Morphine for Intractable Pain. J Neurosurg. 1987; 67:182–186

[11] Shetter AG, Hadley MN, Wilkinson E. Administration of Intraspinal Morphine Sulfate for the Treatment of Intractable Cancer Pain. Neurosurgery. 1986; 18:740–747

[12] Rippe ES, Kresel JJ. Preparation of Morphine Sulfate Solutions for Intraspinal Administration. Am J Hosp Pharm. 1986; 43:1420–1421

[13] Cramond T, Stuart G. Intraventricular Morphine for Intractable Pain of Advanced Cancer. J Pain Sympt Manage. 1993; 8:465–473

[14] Kumar K, Nath R, Wyant GM. Treatment of Chronic Pain by Epidural Spinal Cord Stimulation. J Neurosurg. 1991; 75:402–407

[15] North RB, Kidd DH, Zahurak M, et al. Spinal Cord Stimulation for Chronic, Intractable Pain: Experience Over Two Decades. Neurosurgery. 1993; 32:384–395

[16] Kumar K, Hunter G, Demeria D. Spinal cord stimulation in treatment of chronic benign pain: challenges in treatment planning and present status, a 22-year experience. Neurosurgery. 2006; 58:481–496; discussion 481-496

[17] Daniel MS, Long C, Hutcherson WL, Hunter S. Psychological Factors and Outcome of Electrode Implantation for Chronic Pain. Neurosurgery. 1985; 17:773–777

[18] Manca A, Kumar K, Taylor RS, Jacques L, Eldabe S, Meglio M, Molet J, Thomson S, O'Callaghan J, Eisenberg E, Milbouw G, Buchser E, Fortini G, Richardson J, Taylor RJ, Goeree R, Sculpher MJ. Quality of life, resource consumption and costs of spinal cord stimulation versus conventional medical management in neuropathic pain patients with failed back surgery syndrome (PROCESS trial). Eur J Pain. 2008; 12:1047–1058

[19] Kumar K, Taylor RS, Jacques L, Eldabe S, Meglio M, Molet J, Thomson S, O'Callaghan J, Eisenberg E, Milbouw G, Buchser E, Fortini G, Richardson J, North RB. The effects of spinal cord stimulation in neuropathic pain are sustained: a 24-month follow-up of the prospective randomized controlled multicenter trial of the effectiveness of spinal cord stimulation. Neurosurgery. 2008; 63:762–770; discussion 770

[20] North RB, Kidd DH, Farrokhi F, Piantadosi SA. Spinal cord stimulation versus repeated lumbosacral spine surgery for chronic pain: a randomized, controlled trial. Neurosurgery. 2005; 56:98–106; discussion 106-107

[21] Kemler MA, Barendse GA, van Kleef M, de Vet HC, Rijks CP, Furnee CA, van den Wildenberg FA. Spinal cord stimulation in patients with chronic reflex sympathetic dystrophy. N Engl J Med. 2000; 343:618–624

[22] Kemler MA, De Vet HC, Barendse GA, Van Den Wildenberg FA, Van Kleef M. The effect of spinal cord stimulation in patients with chronic reflex sympathetic dystrophy: two years' follow-up of the randomized controlled trial. Ann Neurol. 2004; 55:13–18

[23] Kemler MA, de Vet HC, Barendse GA, van den Wildenberg FA, van Kleef M. Effect of spinal cord stimulation for chronic complex regional pain syndrome Type I: five-year final follow-up of patients in a randomized controlled trial. J Neurosurg. 2008; 108:292–298

[24] Augustinsson LE, Carlsson CA, Holm J, Jivegard L. Epidural electrical stimulation in severe limb ischemia. Pain relief, increased blood flow, and a possible limb-saving effect. Ann Surg. 1985; 202:104–110

[25] Ubbink DT, Vermeulen H. Spinal cord stimulation for non-reconstructable chronic critical leg ischaemia. Cochrane Database Syst Rev. 2005. DOI: 10.100 2/14651858.CD004001.pub2

[26] Mannheimer C, Eliasson T, Andersson B, Bergh CH, Augustinsson LE, Emanuelsson H, Waagstein F. Effects of spinal cord stimulation in angina pectoris induced by pacing and possible mechanisms of action. BMJ. 1993; 307:477–480

[27] Hautvast RW, Blanksma PK, DeJongste MJ, Pruim J, van der Wall EE, Vaalburg W, Lie KI. Effect of spinal cord stimulation on myocardial blood flow assessed by positron emission tomography in patients with refractory angina pectoris. Am J Cardiol. 1996; 77:462–467

[28] Mannheimer C, Eliasson T, Augustinsson LE, Blomstrand C, Emanuelsson H, Larsson S, Norrsell H, Hjalmarsson A. Electrical stimulation versus coronary artery bypass surgery in severe angina pectoris: the ESBY study. Circulation. 1998; 97:1157–1163

[29] Ekre O, Eliasson T, Norrsell H, Wahrborg P, Mannheimer C. Long-term effects of spinal cord stimulation and coronary artery bypass grafting on quality of life and survival in the ESBY study. Eur Heart J. 2002; 23:1938–1945

[30] Di Pede F, Lanza GA, Zuin G, Alfieri O, Rapati M, Romano M, Circo A, Cardano P, Bellocci F, Santini M, Maseri A, Investigators of the Prospective Italian Registry of SCS for Angina Pectoris. Immediate and long-term clinical outcome after spinal cord stimulation for refractory stable angina pectoris. Am J Cardiol. 2003; 91:951–955

[31] Tesfaye S, Watt J, Benbow SJ, Pang KA, Miles J, MacFarlane IA. Electrical spinal-cord stimulation for painful diabetic peripheral neuropathy. Lancet. 1996; 348:1698–1701

[32] Daousi C, Benbow SJ, MacFarlane IA. Electrical spinal cord stimulation in the long-term treatment of chronic painful diabetic neuropathy. Diabet Med. 2005; 22:393–398

[33] de Vos CC, Rajan V, Steenbergen W, van der Aa HE, Buschman HP. Effect and safety of spinal cord stimulation for treatment of chronic pain caused by diabetic neuropathy. J Diabetes Complications. 2009; 23:40–45

[34] Awan NR, Lozano A, Hamani C. Deep brain stimulation: current and future perspectives. Neurosurg Focus. 2009; 27. DOI: 10.3171/2009.4.FOCUS0982

[35] Coffey RJ. Deep brain stimulation for chronic pain: results of two multicenter trials and a structured review. Pain Med. 2001; 2:183–192

[36] Thomas DGT, Jones SJ. Dorsal Root Entry Zone Lesions (Nashold's Procedure) in Brachial Plexus Avulsion. Neurosurgery. 1986; 15:966–968

[37] Nashold BS. Current Status of the DREZ Operation: 1984. Neurosurgery. 1984; 15:942–944

[38] Friedman AH, Nashold BS. Dorsal Root Entry Zone Lesions for the Treatment of Brachial Plexus Avulsion Injuries: A Follow-up Study. Neurosurgery. 1988; 22:369–373

[39] Burchiel KJ, Favre J. Current Techniques for Pain Control. Contemp Neurosurg. 1997; 19:1–6

99

100 癫痫外科

100.1　概述、适应证

20％的病人在服用抗癫痫药（AED）的情况下仍持续癫痫发作。很多这样的病人可以通过手术来控制癫痫[1]。

手术适应证：严重的癫痫发作，在至少进行约 1 年的实验性药物治疗而出现药物抵抗，并对病人有致残作用。药物抵抗通常应两次尝试大剂量单一药物治疗（使用两种不同的 AED）以及一次尝试多药物治疗。

下列三类病人适合手术治疗[2]：

1. 部分性发作：

（1）源自颞叶：为最大的手术治疗适宜人群（尤其是颞叶内侧型癫痫，此类病人通常具有药物抵抗）。

（2）源自颞叶以外的癫痫。

2. 继发性全身性癫痫发作：例如：Lennox‐Gastaut 综合征。

3. 婴儿偏瘫综合征相关的单侧、多灶性癫痫。

100.2　术前检查

100.2.1　概述

所有的病人应进行影像学检查以排除肿瘤、AVM、海绵状血管畸形、颞叶硬化或海马病变。非侵袭性检查可对大多数病人进行病灶定位。

100.2.2　无创性检查

1. 视频‐脑电监测：许多治疗中心在术前对住院病人行长期的视频‐脑电监测（表明电极）来观察临床致残性癫痫发作与特定脑电图异常的关系，并有可能辨别癫痫病灶。

2. 高分辨 MRI：为首选的影像学检查。此项检查对于颞叶硬化（MTS）而造成的海马不对称[可造成部分性癫痫发作（CPS）]尤其有用[3]。

3. CT 扫描：在癫痫发作后短期内静脉注射造影剂可出现癫痫灶的强化。

在发作间期 CT 扫描可出现病灶侧的微弱强化[4]。

4. PET 扫描(正电子发射断层扫描):70% 有药物抵抗的 CPS 病人在发作间期行[18]F-氟脱氧葡萄糖([18]FDG)PET 扫描可发现在颞叶病灶同侧有代谢减低区(并未显示真正的癫痫灶位置)。当 MRI 及 EEG 不能定位时,此方法可能有用。

5. SPECT 扫描(单光子发射断层扫描):在癫痫发作时可显示增加的血流从而有利于病灶定位。通常在癫痫发作后立刻注射[99]Tc[m]-锝六甲基-丙烯-胺-肟(HMPAO)并在数小时内进行扫描[5]。

6. MEG(脑磁图):功能影像技术通过记录由神经元活动(电流)创建的磁场以映射大脑活动[6]。同步神经元电流诱导弱磁场。临床用途包括检测和定位癫痫病人的病理活动,定位功能皮质区用于术前外科手术计划。需要一个磁屏蔽的房间。

100.2.3 微创性检查

■ WADA 检查[7]

即颈内动脉异戊巴比妥检查。用以定位优势半球(具有语言功能的一侧)并评估大脑半球的能力,单独应用不会损害记忆保持功能。通常适用于待行大面积切除的病例[8]。每个大脑半球通过选择性颈动脉导管插入(通常由神经介入医师操作)并注射短效巴比妥酸盐进行单独麻醉。

首先行血管造影来评估交叉血流并排除持续性三叉动脉(见章节 2.2.4)。明显的交叉血流是麻痹优势半球血供(病人进入睡眠状态)的相对禁忌证。

WADA 检查在高血流 AVM 的情况下可能很不准确。而且,部分海马可能由后循环供血(颈内动脉注射后无法麻痹)。

为行手术治疗,检查过程中通常进行 EEG 监测。在最深水平的麻醉时病人可出现 δ 波。

• 方法

1. 向病人交代检查的目的。

2. 颈内动脉插管:通常从患病侧开始。

3. 嘱病人举起对侧手臂并维持该姿势。

4. 颈内动脉快速注射 100~125 mg 异戊巴比妥钠(Amytal®)(几乎在注药的同时起效,约 8 分钟后开始减弱,而高血流的 AVM 病人,可能在 2 分钟后减弱)。

5. 通过评估举起的胳膊的运动功能(应当近似松软)来确定注射是否足量。

6. 向病人展示物体图片,要求其逐一大声说出名字并进行记忆,以此评估语言能力。

7. 在检查后约 15 分钟要求病人尽可能多地说出图片中物体的名字,以此评估记忆功能。若感到有困难,可让其从一组包含有未曾展示给他的多余图片的图片组中挑选图片。

8. 在另一侧重复上述步骤(在此后的注射中使用低剂量的异戊巴比妥)。

100.2.4　手术方法

通过有创电极检查 EEG。

适应证:缺少侧面或电生理定位的术前手术评估,需要侵入性电极以更好地定位癫痫发作灶。

■ 手术选择

• 深度电极

1. 电极立体定位。

2. 立体脑电图(sEEG):20 世纪 50 年代在欧洲由 J. Talairach 和 J. Bancaud 普及的,该技术能为难治性局灶性癫痫进行有创性定位。这些技术需要放置多个直角方向的深度电极,以定位癫痫发作灶[9-11]。

3. 2‰~3‰的脑出血风险[8]。深电极感染风险[8]:2‰~10‰。

• 硬膜下格栅或条形电极

1. 格栅电极经常用于额外的手术功能定位(对儿童或智力发育迟缓病人有帮助)(有助于儿童或在智力迟钝)。开颅手术放置硬膜下格栅电极。

2. 表面条形电极需钻孔放置。

3. 术中功能映射的有用技术。

100.3　手术技术

100.3.1　基本流程

存在三种基本操作类型:切除、离断和刺激[1]:

1. 切除:

(1) 切除癫痫灶:完全控制癫痫的可能性很高。在非优势侧的脑部进行。癫痫必须为局灶性发作(若为多灶性发作,则不鼓励行切除术)。包括:

1)颞叶前部切除术或杏仁核海马切除术:见下文。

2)新皮质切除:尤其是神经元迁徙异常者。

(2) 切除继发性癫痫病变(如:肿瘤,AVM,海绵状血管畸形[12]等)。在大多数情况下,癫痫病灶就是病变本身或在其附近,但一些结构的病变却与癫痫发作无关。对于颞叶内的癫痫病灶,行病灶切除加杏仁核海马切除术控制癫痫效果更佳[13]。

2. 离断:当涉及优势侧脑组织或欲分离两侧大脑半球电活动时使用该方法。

（1）胼胝体切断（胼胝体切开术）：当主要致残的癫痫发作类型为跌倒发作或双侧多发病灶时使用（见下文）。

（2）大脑半球切除：用于单侧癫痫发作伴一侧大脑半球广泛病变而对侧半球深部神经功能缺失。如有皮层残留，必须确保在功能上已经去传入化（离断状态）。

1）解剖性大脑半球切除。

2）功能性大脑半球切除：保留基底节，孤立异常侧脑组织，癫痫控制率约为80%（类似于解剖性大脑半球切除，但并发症较少）。

（3）软脑膜下多处切断[14]：对于源自优势侧皮质的部分发作性癫痫发作。皮质切开的间隔为5 mm，由此阻断了癫痫放电的水平传播而保留了垂直走向的功能纤维。

3. 刺激：通常适用于非切除病人（定位不佳或手术失败）。这是可逆的、可调整的治疗方式。

4. 开环刺激：连续或间歇盲刺激。

（1）迷走神经刺激（见章节100.8.3）。

（2）脑深部刺激（DBS）。

1）丘脑中央内侧核[15]：适用于GTC。

2）双侧丘脑前核：部分性癫痫发作[16]。

3）海马[15]：适用于部分性癫痫发作。

5. 闭环刺激：突发刺激反应（检测）。反应性皮质刺激（RNS）[17]需要用于电刺激的接收电极和发送电极。

对于大多数植入的病人，神经刺激能减少癫痫发作30%～40%。风险包括硬件故障，出血（通常与VNS不同），感染和刺激诱发的副作用。

100.3.2　麻醉事项

若欲行术中皮层脑电图：

局部麻醉下：可使用的麻醉药物只有镇静剂（通常为芬太尼）和氟哌利多。

全身麻醉下：避免使用苯二氮䓬类及巴比妥类。

100.3.3　术中皮层脑电图（ECoG）

硬膜下格栅或条形电极有助于ECoG和运动/语言映射。

可给予甲己炔巴比妥（Brevitol®）：观察可疑区域快速活动的降低。

100.3.4　术中皮层映射

方法见章节93.5.4。

100.4　手术方法

100.4.1　胼胝体切开术

■ 适应证及禁忌证

对于全身性运动性癫痫发作,部分或全部切开是最有效的。对于简单或复杂性发作作用甚微。该方法适用于下列情况:

1. 频繁的无张力性癫痫发作("跌倒发作")→跌倒并造成损伤[18](胼胝体切开术后减少 70%)。

2. 对于全身性癫痫发作伴单侧大脑半球损伤(例如,婴儿偏瘫综合征)可能有效;半球皮质切除可能对该类型效果更好,而胼胝体切开可能促进部分性癫痫发作。

※注意:建议行"功能性大脑半球切除术"而非"解剖学完全"大脑半球切除术,这样可降低致残率和死亡率。

3. 部分全身性癫痫发作的病人无可辨别、可切除的病灶。

禁忌证:即使有些病人的语言及主要手支配中枢在对侧大脑半球("交叉支配"),也可能发生主要行为和(或)语言功能缺陷。因此,建议对所有左利手病人行 Wada 检查。

■ 方法细节

分离胼胝体(CC)前 2/3(可以最大程度降低发生分离综合征的危险性,见下文)可能比胼胝体全部切开更好(存在争议)。有些人提倡在切开胼胝体的过程中行 EEG 直到常见的双同步放电变为不同步放电[19]。不必切断前联合。通常通过双侧冠状皮肤切口行双额开颅。

可造成术后持续数周的言语表达下降或无动性缄默症。

MRI 矢状位片对评估胼胝体的切开程度效果甚佳[20]。

■ 分离综合征

对左侧大脑半球为优势半球的病人而言,表现包括:左侧触觉性健忘,左侧运用障碍(可能类似轻偏瘫),假性偏盲,右侧嗅觉性健忘,右手空间合成能力受损,导致复制复杂图像困难。语言自发性降低,失禁。

胼胝体切开的程度越大该综合征的发生率越高。若保留前联合可降低发生的危险性。病人需适应 2~3 个月,才能使日常活动的大部分功能恢复正常(进行神经生理检查时可能仍表现为功能缺失)。

100.4.2　内侧颞叶癫痫(MTLE)

■ 概述

80% 的药物难治性癫痫病灶位于颞叶前部。大多数病人有颞叶近正中结构的神经元缺失和神经胶质增生。因此,可行标准的颞极切除(通常加上杏仁核海马切除)。在随机试验中,前颞叶切除术(ATL)治疗耐药性癫痫优于药物治疗。一年的结果显示,对于难治性癫痫病人,单独接受 ATL 比药物治疗的病人癫痫发作减少且生活质量改善[21]。

■ 切除的范围(不造成明显的神经功能缺失)

注意:这些做法通常是安全的,然而不同病人之间变异很大,只有术中皮层定位才能可靠地确定语言中枢的位置[22]。一些研究中心的做法是保留颞上回[23]。应当沿颞中回行下列测量:

1. 优势侧颞叶:最多可切除 4～5 cm。过度切除可损伤语言中枢,而后者是难以通过视觉辨认来定位的。

2. 非优势侧颞叶:切除可达 6～7 cm。轻微的过度切除可导致部分对侧上象限同侧偏盲。切除达 8～9 cm 可导致彻底的象限盲。

可选择术中皮层电图来指导切除电活动异常的区域。

切除应当在软膜下进行以避免损伤大脑中动脉分支。

100.4.3　选择性海马杏仁核切除术(SAH)

Penfield 和 Baldwin 表示颞叶癫痫的手术最初用前颞叶切除术治疗。1958 年,Niemeyer 描述了一种选择性的方法,通过颞中回到达海马和杏仁核[24]。30 年后,选择性杏仁体海马切除术得到改良。SAH 的目标是消除癫痫发作灶,同时尽量减少对附近神经血管和白质的破坏。影像导航非常有帮助。最近研究已将 ATL 与 SAH 进行了比较,发现两种技术在癫痫缓解方面具有相似的疗效,但提示 SAH 在改善神经心理疗效较 ATL 更优[25,26]。

三种主要的入路:

1. 经皮质:颞下回入路(ITG)。该方法经环锯开颅最小入路实施 SAH[27]。

2. 经侧裂:翼点入路开颅。更局限,更容易损伤侧裂内大脑中动脉的 M1 段[28]。

3. 经颞下:通过颞窝达到内侧结构[29,30]。

100.5　癫痫手术的风险

多数风险与下列因素相关[31]:

1. 切除皮层的关键区域。

2. 在皮层切除时损伤髓核[投射纤维、连合纤维和(或)联合纤维]:颞叶切除后最常见的功能缺失为对侧(同向)上象限偏盲(亦称为"空中馅饼"样缺失,其原因为损伤了 Meyer 环,使该处控制上部视野的视放射纤维向颞极发生轻度的嘴侧"弯曲")。

3. 损伤了切除区域的血管导致缺血性损害:尤其是颞叶切除时对侧裂血

管分支的损害以及胼胝体切开时对大脑前动脉分支的损害。

4. 对附近脑神经的损害：尤其是海马切除术中对位于小脑幕内侧的第三支脑神经的损伤。

100.6 MRI 引导激光间质热疗法(MRGLITT)

激光间质热疗法使用热能损伤 DNA 并引起蛋白质变性以诱导细胞死亡。当前治疗与立体定向引导 MRI 和消融病变的实时反馈同时进行[32,33]。它被认为比微创外科手术具有更少的侵入性。主要优点是术后恢复期较短。该技术已被用于病灶性和非病灶性癫痫。初步癫痫控制率 60%~70%。没有长期随访数据。

100.7 癫痫手术的术后管理

1. ICU 观察 24 小时。

2. 对于术后即刻发生的癫痫("蜜月期癫痫")，若为短暂的全身性发作可不必处理，其余情况则需应用适量的苯妥英或苯巴比妥。

3. 术前 10 mg 地塞米松(Decadron®)静脉滴注，每 8 小时一次(激光烧灼或放射外科延长减量时间)。

4. 即使无术后癫痫发生，抗癫痫药亦应继续使用 1~2 年。

5. 出院后：术后 6~12 个月进行神经精神学评估。

100.8 预后

改良 Engel 分类结局见表 100-1[34]。

表 100-1 改良 Engel 癫痫分类结局

分 级	描 述
I	癫痫发作消失或仅有先兆
II	罕见致残性癫痫(每年 3 次以下复杂局限癫痫)
III	癫痫减少
IV	癫痫减少未改善

100.8.1 癫痫病灶切除术的结局

癫痫手术的最大疗效在于减少发作频率[23]。然而，任何手术都有可能无效。

通常在术后 1 个月、3 个月和 6 个月进行癫痫控制的评估,然后每年评估一次。通常在术后 3 个月行 MRI 检查以观察手术切除的范围。多数病人须在术后服用 2 年抗癫痫药,若一直没有癫痫发作复发可考虑停药。

癫痫发作复发:尽管可能有迟发性癫痫发生,90% 的复发性癫痫都在 2 年内复发。

继续服用 AED 的病人在术后 2 年中:50% 不再有癫痫发作,80% 的发作频率减少了 50% 以上。

对于优势半球颞叶切除的病人,若无术中监测,轻度言语困难的危险性为 6%,明显记忆功能障碍的发生率约为 2%。

100.8.2 癫痫放射外科

立体定向放射外科被认为是耐药性癫痫的有效治疗,比切除术发病率低[35,36]。MTLE 无癫痫发作率约为 65%(治疗延迟反应 6~12 个月)。潜在的长期并发症仍然值得关注(放射性坏死)[37]。

100.8.3 迷走神经刺激(VNS)

在颈部迷走神经外包裹电极,将电极与植入体内的可调控发电机相连,刺激迷走神经以减少癫痫发作的频率。和很多抗癫痫药物一样,迷走神经刺激的机制尚未完全阐明。

适应证:虽然已用于耐药性抑郁症和其他精神性疾病的治疗(非正式适应证),但 FDA 批准的适应证仅包括用于年龄大于 12 岁、药物治疗无效的部分性癫痫发作病人的辅助性治疗。

结局:在一篇关于 12 例 VNS 病人的 12 年回顾性综述中[38],在 1 年时癫痫发作频率平均减少了 26%,5 年时 30%,12 年时 52%。

(邓晓峰　王　雯)

参考文献

[1] Engel JJ. Surgery for Seizures. N Engl J Med. 1996; 334:647–652

[2] National Institutes of Health Consensus Development Conference. Surgery for Epilepsy. JAMA. 1990; 264:729–733

[3] Barkovich AJ, Rowley HA, Anderman F. MR in Partial Epilepsy: Value of High-Resolution Volumetric Techniques. AJNR. 1995; 16:339–343

[4] Oakley J, Ojemann GA, Ojemann LM, et al. Identifying Epileptic Foci on Contrast-Enhanced CAT Scans. Arch Neurol. 1979; 36:669–671

[5] Harvey AS, Hopkins IJ, Bowe JM, et al. Frontal Lobe Epilepsy: Clinical Seizure Characteristics and Localization with Ictal ^{99m}Tc-HMPAO SPECT. Neurology. 1993; 43:1966–1980

[6] Tovar-Spinoza ZS, Ochi A, Rutka JT, Go C, Otsubo H. The role of magnetoencephalography in epilepsy surgery. Neurosurg Focus. 2008; 25. DOI: 10.3171/FOC/2008/25/9/E16

[7] Wada J, Rasmussen T. Intracranial Injection of Amytal for the Lateralization of Cerebral Speech Dominance. J Neurosurg. 1960; 17:266–282

[8] Queenan JV, Germano IM. Advances in the Neurosurgical Management of Adult Epilepsy. Contemp Neurosurg. 1997; 19:1–6

[9] Bancaud J, Angelergues R, Bernouilli C, Bonis A, Bordas-Ferrer M, Bresson M, Buser P, Covello L, Morel P, Szikla G, Takeda A, Talairach J. Functional stereotaxic exploration (SEEG) of epilepsy. Electroencephalogr Clin Neurophysiol. 1970; 28:85–86

[10] Talairach J, Bancaud J, Bonis A, Szikla G, Trottier S, Vignal JP, Chauvel P, Munari C, Chodkievicz JP. Surgical therapy for frontal epilepsies. Adv Neurol. 1992; 57:707–732

[11] Gonzalez-Martinez J, Mullin J, Vadera S, Bulacio J, Hughes G, Jones S, Enatsu R, Najm I. Stereotactic placement of depth electrodes in medically intractable epilepsy. J Neurosurg. 2014; 120:639–644

[12] Cohen DS, Zubay GP, Goodman RR. Seizure Outcome After Lesionectomy for Cavernous Malformations. J Neurosurg. 1995; 83:237–242

[13] Jooma R, Yeh H-S, Privitera MD, Gartner M. Lesionectomy versus Electrophysiologically Guided Resection for Temporal Lobe Tumors Manifesting with Complex Partial Seizures. J Neurosurg. 1995; 83:231–236

[14] Morrell F, Whisler WW, Bleck TP. Multiple subpial transection: A new approach to the surgical treatment of focal epilepsy. J Neurosurg. 1989; 70:231–239

[15] Velasco M, Velasco F, Velasco AL. Centromedian-thalamic and hippocampal electrical stimulation for the control of intractable epileptic seizures. J Clin Neurophysiol. 2001; 18:495–513

[16] Fisher R, Salanova V, Witt T, Worth R, Henry T, Gross R, Oommen K, Osorio I, Nazzaro J, Labar D, Kaplitt M, Sperling M, Sandok E, Neal J, Handforth A, Stern J, DeSalles A, Chung S, Shetter A, Bergen D, Bakay R, Henderson J, French J, Baltuch G, Rosenfeld W, Youkilis A, Marks W, Garcia P, Barbaro N, Fountain N, Bazil C, Goodman R, McKhann G, Babu Krishnamurthy K, Papavassiliou S, Epstein C, Pollard J, Tonder L, Grebin J, Coffey R, Graves N. Electrical stimulation of the anterior nucleus of thalamus for treatment of refractory epilepsy. Epilepsia. 2010; 51:899–908

[17] Morrell MJ. Responsive cortical stimulation for the treatment of medically intractable partial epilepsy. Neurology. 2011; 77:1295–1304

[18] Gates JR, Leppik IE, Yap J, et al. Corpus Callosotomy: Clinical and Electroencephalographic Effects. Epilepsia. 1984; 25:308–316

[19] Marino R, Ragazzo PC, Reeves AG. Epilepsy and the Corpus Callosum. New York: Plenum Press; 1985:281–302

[20] Bogen JE, Schultz DH, Vogel PJ. Completeness of Callosotomy Shown by MRI in the Long Term. Arch Neurol. 1988; 45:1203–1205

[21] Wiebe S, Blume WT, Girvin JP, Eliasziw M. A randomized, controlled trial of surgery for temporal-lobe epilepsy. N Engl J Med. 2001; 345:311–318

[22] Ojemann GA, Engel J. Surgical Treatment of the Epilepsies. New York: Raven Press; 1987:635–639

[23] Ojemann GA. Surgical Therapy for Medically Intractable Epilepsy. J Neurosurg. 1987; 66:489–499

[24] Niemeyer P, Baldwin M, Bailey P. In: The transventricular amygdala-hippocampectomy in temporal lobe epilepsy. Temporal Lobe Epilepsy. Springfield: Charles C Thomas; 1958:461–482

[25] Paglioli E, Palmini A, Portuguez M, Paglioli E, Azambuja N, da Costa JC, da Silva Filho HF, Martinez JV, Hoeffel JR. Seizure and memory outcome following temporal lobe surgery: selective compared with nonselective approaches for hippocampal sclerosis.

[26] Wendling AS, Hirsch E, Wisniewski I, Davanture C, Ofer I, Zentner J, Bilic S, Scholly J, Staack AM, Valenti MP, Schulze-Bonhage A, Kehrli P, Steinhoff BJ. Selective amygdalohippocampectomy versus standard temporal lobectomy in patients with mesial temporal lobe epilepsy and unilateral hippocampal sclerosis. Epilepsy Res. 2013; 104:94–104

[27] Duckworth EA, Vale FL. Trephine epilepsy surgery: the inferior temporal gyrus approach. Neurosurgery. 2008; 63:ONS156–160; discussion ONS160-161

[28] Yasargil MG, Krayenbuhl N, Roth P, Hsu SP, Yasargil DC. The selective amygdalohippocampectomy for intractable temporal limbic seizures. J Neurosurg. 2010; 112:168–185

[29] Hori T, Tabuchi S, Kurosaki M, Kondo S, Takenobu A, Watanabe T. Subtemporal amygdalohippocampectomy for treating medically intractable temporal lobe epilepsy. Neurosurgery. 1993; 33:50–56; discussion 56-57

[30] Park TS, Bourgeois BF, Silbergeld DL, Dodson WE. Subtemporal transparahippocampal amygdalohippocampectomy for surgical treatment of mesial temporal lobe epilepsy. Technical note. J Neurosurg. 1996; 85:1172–1176

[31] Crandall PH, Engel J. In: Cortical Resections. Surgical Treatment of the Epilepsies. New York: Raven Press; 1987:377–404

[32] Willie JT, Laxpati NG, Drane DL, Gowda A, Appin C, Hao C, Brat DJ, Helmers SL, Saindane A, Nour SG, Gross RE. Real-time magnetic resonance-guided stereotactic laser amygdalohippocampotomy for mesial temporal lobe epilepsy. Neurosurgery. 2014; 74:569–84; discussion 584-585

[33] Curry DJ, Gowda A, McNichols RJ, Wilfong AA. MR-guided stereotactic laser ablation of epileptogenic foci in children. Epilepsy Behav. 2012; 24:408–414

[34] Engel J, Van Ness PC, Rasmussen TB, Ojemann LM, Engel J. In: Outcome with respect to epileptic seizures. Surgical Treatment of the Epilepsies. 2nd ed. New York: Raven Press; 1993:609–621

[35] Barbaro NM, Quigg M, Broshek DK, Ward MM, Lamborn KR, Laxer KD, Larson DA, Dillon W, Verhey L, Garcia P, Steiner L, Heck C, Kondziolka D, Beach R, Olivero W, Witt TC, Salanova V, Goodman R. A multicenter, prospective pilot study of gamma knife radiosurgery for mesial temporal lobe epilepsy: seizure response, adverse events, and verbal memory. Ann Neurol. 2009; 65:167–175

[36] Regis J, Rey M, Bartolomei F, Vladyka V, Liscak R, Schrottner O, Pendl G. Gamma knife surgery in mesial temporal lobe epilepsy: a prospective multicenter study. Epilepsia. 2004; 45:504–515

[37] Vale FL, Bozorg AM, Schoenberg MR, Wong K, Witt TC. Long-term radiosurgery effects in the treatment of temporal lobe epilepsy. J Neurosurg. 2012; 117:962–969

[38] Uthman BM, Reichl AM, Dean JC, Eisenschenk S, Gilmore R, Reid S, Roper SN, Wilder BJ. Effectiveness of vagus nerve stimulation in epilepsy patients: a 12-year observation. Neurology. 2004; 63:1124–1126

101 放射治疗(XRT)

101.1 概述

离子放射线包括 X 线、γ 射线(两者都通过光子来传递能量)和粒子放射。放射治疗(简称放疗)治疗肿瘤的目的是造成细胞死亡或停止细胞复制。光子输送能量来起作用的方式是光电效应(低能量,<0.05 MeV)、Compton 散射(较高能量,0.1～10 MeV,例如线性加速器和咖玛刀)或电子对形成(最高能量)[1]。在 Compton 效应中,光子和一个原子的最初碰撞产生一个自由电子,然后电离其他原子并解开化学键。放射线通过间接的对水的电离作用产生自由基(包含一个不成对电子),而引起肿瘤细胞的损伤(通常通过损伤 DNA)。

关于射线剂量和单位的讨论(见章节 12.5)。

101.2 传统外放射线治疗

101.2.1 分次放射

总的放射剂量是通过分次给予一系列小而短暂的放射剂量来达到的一种方法。这是一种提高治疗率(即 XRT 对于肿瘤细胞上的和对正常细胞的有效作用的比率)的手段。放射损伤是剂量、暴露时间和暴露区域的作用结果。放射肿瘤学家将放射生物学归纳为四个"R"[2]:

1. 亚致死损伤的修复。

2. XRT 前缺氧的肿瘤细胞重新获氧:有氧的细胞比缺氧的细胞更加敏感,因为氧可结合不成对电子而形成过氧化物,过氧化物比自由基更稳定和致命。

3. 治疗后的肿瘤细胞的再增殖。

4. 细胞周期中的细胞重新分布:处于分裂期的细胞更敏感。

101.2.2 剂量

分次放疗的生物学效应剂量经常用线性-平方等式模式(LQ-模式)来举例说明,见公式 101-1,其中 n=放射总量,d=每次剂量,α 和 β 因子用来描述细胞对放射的反应，α/β 比值为 10 是指早期反应组织（如肿瘤细胞），比值为 3 指迟发反应组织（如正常脑组织和 AVM）。

$$生物学效应剂量（BED）（Gy）= n \times d \times \left[1 + \frac{d}{\alpha/\beta}\right] \quad (101-1)$$

101.2.3 颅脑放射

■ 概述

肿瘤术后（开颅或者脊髓手术）大多数医师建议等待 7～10 天，病人手术愈合及恢复后再对手术部位进行放疗。

中枢神经系统中有两种肿瘤放疗后可完全缓解，但以后容易复发，即：

1. 淋巴瘤。

2. 生殖细胞瘤。

■ 放射性损伤和坏死

• 概述

放射性坏死在临床和放射影像学上均与肿瘤复发相似。由于预后和治疗不同，使得对于肿瘤复发和放射性坏死的鉴别至关重要。

• 病理生理学

由于放射线对于分裂快的细胞有选择性的毒性，正常的细胞中对于放射线最敏感的是血管内皮（6～10 个月更换一次）和少突胶质细胞。血管损伤可能是影响颅脑 XRT 耐受的主要限制因素[3]。当同时进行化疗时，放疗引起的损伤可在较低剂量时发生（尤其是甲氨蝶呤）。

• 副作用的原因

XRT 引起副作用的机制不明确，可能是由于：

1. 对血管内皮的损害：对脑脉管系统的作用效果不同于全身血管[3]。

2. 胶质损伤。

3. 免疫系统效应。

• 放疗的作用分三个阶段[4]

1. 急性作用：在治疗期间已经出现，较少见。通常表现为已有的症状加重，可能继发于水肿，此时加大激素用量。

2. 早期延迟性作用：放疗结束后数周至 2～3 个月。在脊髓表现为莱尔米征（Lhermitte 征），在脑部表现为放射后嗜睡（post-irradiation lethargy）和记忆障碍。

3. 晚期延迟性作用：3 个月至 12 年（大多在 3 年以内）发生，由于小血管损伤→血栓性闭塞→白质萎缩或明显凝固坏死。

• 放射线作用的表现

1. 认知下降：

(1) XRT后1年内可能出现痴呆[5]。当放疗剂量为25～39 Gy、每次剂量>300 cGy时更容易出现[6]。

(2) 儿童：IQ值可能下降约25分,特别是当全脑放疗剂量大于40 Gy时,在7岁以前儿童可有明显的IQ下降,而在更大的儿童中也有很多轻微的智力受损[7]。

2. 放射性坏死。

3. 对前视路的损伤。

4. 对下丘脑-垂体轴的损伤：垂体功能低下,儿童生长迟缓(见章节46.2.7)。

5. 原发甲状腺功能减退(尤其在儿童)。

6. 可能诱发形成新的肿瘤：放疗后发生率增加的最常见的肿瘤是胶质瘤(包括多形胶质母细胞瘤[8]),脑膜瘤[9]及神经鞘瘤[10]。体外放射治疗(EBRT)后有发生颅底肿瘤的报道[11]。

7. 恶性转变：如听神经瘤立体定向放射外科(SRS)后(见章节41.17)。

8. 白质脑病：XRT和氨甲蝶呤治疗后4～12个月的严重的脱髓鞘/坏死反应。特别是急性淋巴细胞性白血病的儿童和原发中枢神经系统肿瘤的成人。

辅助检查(鉴别放射性坏死和肿瘤复发)

In my humble opinion(IMHO),个人观点

多年来关于鉴别放射性坏死和复发高级别胶质瘤的方法一直在被讨论,但没有能被证明是完全可靠的。包括下面一些内容：活检一般能发现肿瘤细胞;是否再次手术通常取决于是否有持续进展的占位效应(无论是肿瘤还是放射性坏死),病人的神经功能状况,预期生存期较长,以及病人自身意愿等。

1. CT和MRI：对有些病例即使行增强检查也不能可靠地鉴别放射性坏死和肿瘤(特别是星形细胞瘤,放射性坏死有时很像胶质母细胞瘤)。

MR波谱分析可以有效区分单纯的肿瘤和放射性坏死(见章节13.2.14),但对于肿瘤和放射性坏死混合存在时鉴别能力仍有不足[12]。

DWI：平均ADC在复发肿瘤较低[$(1.18\pm0.13)\times10^{-3}$ mm/s),而坏死为$(1.4\pm0.17)\times10^{-3}$ mm/s][13](并非所有活检结果都符合)。

2. 脑部核素扫描：文献曾报道了一些成功应用^{201}Tl和^{99}Tc^{m}脑扫描的案例。

3. 计算机放射性核素检查：PET(正电子发射断层成像)扫描。由于发射正电子的核素的半衰期短,PET扫描使用附近的螺旋加速器来激发产生放射性药物,因此费用昂贵。应用^{18}F-氟脱氧葡萄糖(FDG),局部的葡萄糖代谢被成像显示,在复发性肿瘤显示为增强,在放射坏死则降低。其特异性对于鉴别复发肿瘤和放射坏死在90%以上,但敏感性可能较低[14]。氨基酸示踪剂如[11]C-蛋氨酸和[18]F-酪氨酸可被大多数脑肿瘤摄取[15],特别是胶质瘤,也可用来鉴别肿瘤和坏死。将PET扫描和MRI结合可能提高精确性[16]。

SPECT(单正电子发射计算机断层成像)被称为"穷人的PET扫描"。应用放射性标记的苯丙胺,其摄入依赖于完整的神经元和脑血流状况(包括血-脑屏障),放射性核素摄取的降低提示坏死,而复发肿瘤摄取不会降低。

- **治疗**

各种放射线造成的症状在初期都对激素有效。

如果肿瘤的占位效应引起了病情恶化,不论占位效应是由于肿瘤复发还是坏死造成,都可以再次手术切除;应根据病人的全身情况决定是否手术,如Karnofsky评分(见章节88.1)。尽管再次手术对病人有某些益处,但实际上对再手术作用的研究有一定偏差,例如再手术的对象总是一般状况比较好的病人。

其他治疗手段包括:高压氧和抗凝治疗。

若肿瘤复发(与放射坏死相对)可考虑继续放疗(外放射、间质内近距离放疗或SRS)或者化疗。

- **预防**

放疗对组织的损伤决定于放射总量、治疗次数或分阶段(小量治疗次数越多损伤越小)以及每次剂量。

关于正常脑组织对放疗的耐受性有很多的研究。据估计,6.5~8周总量为65~75 Gy,每周5次通常都可以耐受(60 Gy分30次治疗超过6周的,5%有放射性坏死)。其他的研究表明对于总量45 Gy分10次,60 Gy分35次及70 Gy分60次均可耐受[4]。

101.2.4 脊髓放射

■ 概述

大多数脊柱肿瘤为转移癌。没有证据表明治疗脊柱转移癌能延长生存期。因此,不管是哪种治疗方式,治疗目标是疼痛缓解和功能保持。

放疗(XRT)是治疗脊柱转移癌的主要治疗方式。即使对那些不认为是"放射敏感"的肿瘤也对XRT有治疗反应。

■ 典型脊髓放射

常规放疗(即不是立体定向放射外科)大多数转移性脊髓肿瘤,通常剂量30 Gy,分10次以上给予。

■ 紧急脊髓放射

肿瘤导致的急性脊髓麻痹,如果不考虑急诊手术治疗,可以使用8 Gy作为第 1 次分割照射剂量,应用于淋巴瘤、多发性骨髓瘤以及小细胞(神经内分泌)癌(尽管并非标准用法,但由于小细胞癌对射线敏感性高,也可以考虑应用)。

■ 副作用

1. 放射性脊髓病:见下文。
2. 影响胃肠道而引起:恶心、呕吐、腹泻。
3. 骨髓抑制。
4. 儿童生长迟缓[17]。
5. 可能发生脊髓海绵状血管畸形(见章节 82.7)。

■ 放射性脊髓病

典型的放射性脊髓病(RM)是由于治疗脊髓外的肿瘤时将脊髓包括在 XRT 的范围内,这些肿瘤的部位包括乳腺、肺、甲状腺及硬膜外。乳腺癌对于腋窝区域的放射可引起放射性神经病(见章节 31.5.4)。在下肢,治疗骨肿瘤(如股骨)或盆腔肿瘤的 XRT 可造成腰神经丛病。除永久性改变外,放射治疗还可产生脊髓水肿,但放疗完成后可得到缓解。

• 流行病学

预测发病率较困难。此病常延迟发病,而有恶性肿瘤需要放疗的病人生存时间较短,因此估计可能不完全。

尽管胸髓暴露于放疗范围较多见,大多病例报道为累及颈髓者(可能由于在头部和颈部的剂量较大而且病人的生存时间较肺癌要长)[18]。放疗结束到出现症状的时间通常为大约 1 年(报道范围:1 个月至 5 年)。

与放射性脊髓病有关的重要因素包括[18]:

1. 应用率(可能是最重要的因素)。
2. 放射总量。
3. 脊髓防护的程度。
4. 个体的易感性和差异性。
5. 接受放射的组织的量。
6. 接受放射的区域的血供。
7. 放射源。

• 病理生理学

放疗引起放射性脊髓病的机制有:

1. 对细胞的直接损伤(包括神经元)。
2. 血管改变,包括内皮增生和血栓形成。
3. 胶原纤维的玻璃样变。

• 临床表现

放射性脊髓病的临床分型

可分为四种临床类型,描述如表 101-1。

101

表 101 - 1　放射性脊髓病的类型

分　型	描　　　述
1	良性;常在放疗后数月后出现(可迟至 1 年);常在数月内完全缓解;有轻度的感觉症状(常为 Lhermitte 征)而无客观的神经系统的异常
2	损伤前角细胞→上下肢出现运动神经元功能降低的体征
3	仅见于剂量大于正常放疗的实验动物;由于血管的损伤引起在数小时内脊髓的完全损伤病变
4	常见的类型;慢性进展性脊髓病(见下文)

发病常较隐袭,但也见突然发病者。表现常类似于髓外病变,首先出现的症状通常为:偏身感觉障碍及下肢感觉减退,Lhermitte 征;然后出现下肢的痉挛性肌无力伴反射增强。脊髓半切综合征(Brown - Sequard 综合征)并不常见。

大约 50% 的放射性脊髓病的病人还合并有由于食管狭窄引起需要扩张治疗的吞咽困难(吞咽困难常提示有脊髓病)。

- **辅助检查**

主要是排除性诊断。影像学(CT、脊髓造影)表现是正常的。MRI 可能显示脊髓的梗死。以往的放疗史最关键。鉴别诊断包括急性偏瘫或四肢瘫(见章节 92.4)。

- **预后**

第 4 型放射性脊髓病的预后差。通常进展为完全的(或近全的)脊髓损伤。偏瘫和(或)累及括约肌均预示不良。

- **预防**

最大的推荐脊髓放射剂量取决于放射范围的大小及医师的选择;使用大范围技术(>10 cm 的脊髓)、42 天内剂量≤3.3 Gy(每周 0.55 Gy),则放射性脊髓病的危险是可忽略的;而对于小范围的技术则以 42 天剂量≤4.3 Gy(每周 0.717 Gy)为宜。如果间隔较长则剂量较大仍安全,推荐的上限为每次 0.2 Gy。

101.3　立体定向放射外科和放射治疗

101.3.1　概述

要　点

SRS:应用单次大剂量的射线对直径≤3 cm 的靶区进行放疗,靶区周围组织的射线量很低。单次或多达 5 次的分割放疗。

SRT:多次剂量(2~5 次),并且病变较大。

SRS 和 SRT 都可使用线性加速器(LINACScalpel,CyberKnife®),由放射性源(Gamma Knife®)校正。

■ 立体定向放射外科(SRS)

Lars Leksell 在 1951 年创造了"放射外科"一词[19]。它是指用多个交叉的光束替代电刀或"刀"(手术刀),其能穿过完整颅骨并会聚在颅内目标。交叉点("等角点")处的辐射剂量高于其外部,并且剂量急剧下降,使得相邻组织仅受单个入射束的最小辐射损伤。当与能将光束瞄准颅内目标的可靠方法(例如,使用立体定位框架系统和三维成像)相结合时,该技术即被称为立体定向放射外科手术。

最初为在功能障碍的特定核或通路上造成坏死性病变,随后发现亚坏死剂量可以触发肿瘤和脉管系统中的细胞反应,这能促使肿瘤缩小或血管畸形的闭塞。

放射生物学的"R's"(见章节 101.2.1)被开发利用于常规放射治疗。相反,SRS 对病灶靶点(如损伤肿瘤或血栓 AVM)或保护正常组织具有高精确度和准确度。

■ 立体定向放射治疗(SRT)

制动法和点传递成像技术使单独几个疗程(次)的立体定向辐射成为可能。作者将其称为立体定向放射治疗(SRT)。SRT 的准确定义是随着时间演变的,有研究将其描述为使用常规分次方案(每次 1.8～2 Gy)。然而,大多数作者认为 SRT 通常少于 5 次(见下文)。

分次能利用正常组织与肿瘤对辐射损伤的不同反应;参见放射生物学的 4 个"R"(见章节 101.2.1)。对于具有高增殖率和低 DNA 损伤修复能力[高 α/β 比率 EQ(101.1)]的组织,分次价值更加明显[20]。然而,这在常规分次方案中更直接地应用;单次或低次数放疗方案中的使用是目前研究的主题。

多次处理使传统立体定位框架不切实际。因此 SRT 需要各种病人固定的技术,包括热塑性面罩,牙齿印模咬合块和其他可重定位的框架系统。面罩系统的位移误差高达 2～8 mm,而这些不确定性可以通过室内成像系统,如锥形束 CT(CBCT)、运动监测技术,如千伏级 X 线、表面跟踪系统和红外标记跟踪系统,帮助病人重定位。

■ SRS 和 SRT 之间的模糊区别

虽然一些医师坚持在单次执行 SRS,但是在 2007 年由 AANS/CNS/ASTRO 扩展了当前定义,以包括"使用刚性连接的立体定向引导装置,其他固定装置和(或)立体定位图像引导系统在有限次数下进行,最多可达五次"放射外科手术[21]。

美国计算费用而使用的 Medicare cpt 码，SRS(用于脑和脊椎)[22,23] 描述为一个疗程中的治疗，而 SBRT(立体定向身体放射治疗)则为不超过 5 次的治疗。对于 5 个或更多次的放疗，Medicare 认为它是高密度调整放射治疗(IMRT)。

■ SRS 技术的比较

用于 SRS/SRT 的各种方法都已投入临床使用。主要分三类(根据辐射源不同)：伽玛刀、线性加速器和重带电粒子放射手术。根本上说，直线加速器(X 线)中使用电能产生的光子与放射性衰变(伽玛射线)产生的光子之间没有区别。

1. γ 刀放射外科：原来 γ 刀(GK)的辐射源是 201 个 ^{60}Co 源的 γ 衰减，其与内准直器对准以引导光束。治疗床包括外部准直器"头盔"的安装件，每个安装件具有用于不同源的直径为 4 mm、8 mm、14 mm 或 18 mm 的光束孔径。立体定位框架固定在准直器头盔内，因此治疗的区域位于治疗单元的焦点处。可以设定几个停留位置("位点"或"等中心")以将剂量分布到形状不规则的目标。

新的 GK 模型 Perfexion® 中，192 个 ^{60}Co 源分布在 8 个扇区上，连接到扇形驱动电机，以沿着内置的钨准直器移动。这使每个扇区可以从"home"，4 mm、8 mm、16 mm 准直器或屏蔽位置间移动。该设计可以混合使用不同的光束直径以帮助优化剂量分布。γ 刀可用于颅颈和上颈部病变，最适合较小的病变(直径<3 cm)。

随着 γ 源老化，输出下降，治疗时间必然变长。最终，γ 源必须被替换，这是一个耗时且昂贵的过程。

2. 线性加速器的放射外科：线性加速器(linacs)通过加速电子并引导它们撞击具有高原子序数的物质而产生 X 线。X 线源和光束准直器安装在旋转台架上，创建等角点。通过旋转弧来实现光束会聚。使用可在高达 6 个自由(6 个自由度，3 个平移，3 个旋转)中调节的治疗台使靶与等中心对准。使用窄孔径锥(SRS 锥)或多叶准直器(MLC)对光束进行准直，后者使用计算机化叶片组列来形成治疗场，并且可以被调制以实现特定的剂量分布。线性加速器比 GK 更通用，因为它可以治疗颅骨及颅外靶标，通常具备内置的 CBCT 成像以帮助病人设置靶向定位，并且具有更高的剂量率(因此可能更快的治疗)。然而，其通常在技术上比 GK 更复杂，并且需要更好的质量以保证技术的可信度。射波刀是一种 SRS 线性加速器，它使用机械臂代替 6 个自由度旋壁。

3. 重带电粒子放射外科：回旋加速器的重带电粒子(质子或氦离子)可用于放射外科手术[24]。与高能光子(γ 射线和 X 线)不同，高能光子在进入组织后沉积大部分能量，并继续沉积能量穿过身体，而重带电粒子束在更短的范围内穿透，其粒子在最终穿透深度(Bragg 峰)附近能量大量沉积。粒子放射外科通过利用多个光束以及 Bragg 峰的交叉以激发实现高剂量辐射的良好定位。但由于重带电粒子 SRS 的费用和复杂性，仅世界上几个中心开展。

101.3.2 适应证

总的来说,立体定向放射外科对于直径小于 3 cm 的、边界清楚的病灶有效。对于大的病灶,由于解剖和放射生物学的限制,放射剂量必须减小,并且由于射线的重叠使立体定向技术的精确性降低。

立体定向放射外科常见的应用有:

1. 血管疾病:

(1) AVM(包括硬脑膜动静脉瘘)。

(2) 海绵状血管畸形。

2. 肿瘤:

(1) 转移癌。

(2) 听神经瘤。

(3) 脑膜瘤。

(4) 垂体腺瘤。

(5) 胶质瘤。

(6) 其他:颅咽管瘤,松果体瘤。

3. 功能神经外科:

(1) 三叉神经痛[25,26]。

(2) 难缓解的慢性疼痛:丘脑切开术[27]。

(3) 运动障碍:帕金森病的苍白球毁损术或丘脑切开术(通常不选择,因为不能在毁损以前行生理学刺激来确定可能有几毫米变动的靶点位置。对于少数不能安置刺激器或毁损针的病人可以考虑)。

(4) 精神疾病(如强迫症)。

(5) 癫痫[28]。

101.3.3 禁忌证

脊髓或者延髓的压迫性肿瘤:即使 SRS 有明显的等剂量衰减曲线,在病变边缘仍有数毫米接受明显的放射。这样与通常 SRS 术后轻度肿胀的病变一起可产生显著的神经损伤的风险。年轻病人或良性病变发生这些情况应考虑手术切除。

101.3.4 治疗方法

治疗流程包括立体定向框架的设置(框架内的 SRS),获取立体定向影像,靶点定位,治疗计划和治疗执行。

■ **靶点定位**

MRI 是优先选择的 SRS 影像设备,能够分辨软组织和肿瘤。典型的 MRI 协议包括使用 3D 脉冲序列的 T1 造影剂前后像。CSF(三叉神经,脑桥小脑三

101

角肿瘤)周围的结构可视化,需要特殊的序列,如稳态的相长干扰(CISS)。脂肪饱和序列用于切除的颅底肿瘤病史的案例。注意:由于来自 MRI 磁体的空间转位,存在 1~2 mm 的移位。这种效应在高场强 MRI 中更加突出。

CT 精度永远不会超过 0.6 mm,即像素大小。通常在 MRI 禁忌或 MRI 中失真(牙科支架,分流器)的情况下使用。CT 不如 MRI 易失真,并且可以使用立体定向 CT 与非立体化 MRI 联合用于治疗计划。

立体定位血管造影仍然是定义 AVM 及其动脉供血和静脉引流的最佳方法。血管造影仅提供两组正交图像(通常为 AP 和侧向图像),CTA 和(或) MRI/MRA 可用作辅助以提供血管解剖结构。

■ 治疗计划

治疗计划是一种创建剂量分布的过程,其目的是充分治疗目标区域,同时保护正常的周围结构。在 GK 治疗中,通过定义一个或多个焦点(位点)以产生剂量分布。每个焦点都可以利用各种直径的全补偿光束,然而,在某些情况下,可以阻挡一个或多个光束以形成不规则的目标剂量分布,并保护相邻的临界结构。对于线性加速器的 SRS,使用计算机模拟程序来完成治疗计划,帮助选择具有特定方向的弧或射束的数量。此外,已经开发了静态和动态加速器。高密度调整也是向靶点发射剂量同时减少周围结构损伤的手段。

线性加速器可用于不是圆形或椭圆形的损伤,但对于陈旧 GK 病灶,必须使用多个焦点以符合不规则表面。这导致多个"热点"。使用 GK Perfexion 可以解决这个问题,GK Perfexion 可以使用不同的光束直径以创建单个焦点。在多发性转移的情况下,它可以为每个肿瘤产生单独形状的焦点,从而避免在治疗期间改变头盔或再添加焦点[29]。

1. 正常组织耐受:对小的营养血管和 Schwann 细胞或少突神经胶质细胞的损伤是脑神经放射损伤的可能机制。特殊感觉神经(视觉,前庭耳蜗)是最敏感的。脑神经的精确剂量耐受性尚不清楚;视神经可能可以耐受低于 8~10 Gy 的剂量。鞍旁区神经、面神经和低位脑神经往往可以耐受更高的剂量。

SRS 治疗也可能对肿胀敏感的结构(如脑干)产生有害作用。然而,与病变直接相邻并接收较高剂量射线的结构风险最高。

表 101-2 说明了一些器官单次放疗的最大推荐剂量。在脑内,放射线高度敏感的结构包括:眼玻璃体、视神经、视交叉、脑干和垂体腺。

表 101-2 重要器官的最大推荐剂量(单次放射)

结　　　构	最大剂量(cGy)	最大治疗量的%（指定 50 Gy）
眼晶状体(引起白内障剂量始于 500 cGy)	100	2%
视神经[30]	100	2%

续　表

结　　构	最大剂量(cGy)	最大治疗量的% (指定 50 Gy)
射线内的皮肤	50	1%
甲状腺	10	0.2%

2. 剂量：剂量通常被规定为目标周围的特定剂量(单位 Gy)。靶点周围通常被定义为等剂量曲线，其覆盖靶的实质(通常 95%～100%)。等剂量曲线通常被定义为最大剂量点的百分比。通常认为，GK 的治疗计划使用 50%的等剂量线，因为对于单个焦点，这是最陡的剂量梯度位置。线性加速器的SRS 使用更高的等剂量线(70%～90%)以增加剂量分布的均匀性。剂量-体积关系：可以耐受的辐射剂量取决于治疗体积(更大的治疗体积需要更低的剂量以避免辐射损伤)。剂量选择基于已知的信息或根据剂量-体积关系进行估计。如果不确定，可较低剂量或肿瘤边缘稍低剂量。治疗小组还必须考虑放射治疗病史，因为局部结构可能更加敏感。

101.3.5　具体病变

■ 动静脉畸形(AVM)及其他血管病变

SRS 最适用于治疗小的 AVM(<3 cm)，尤其位置深在或在重要脑功能区边缘，而且属于致密病灶(边界清楚的)。以往手术未完全切除的病变也可行 SRS。放射线引起内皮细胞增生使血管壁增厚以至最终 2～3 年后管腔闭合[31]。

除 AVM 外的病变：硬脑膜动静脉瘘(AVF)对 SRS 治疗有反应[32]。然而，具有皮质引流的硬脑膜 AVF 不应用 SRS 治疗，因为这些 AVF 具有出血高风险。SRS 对静脉血管瘤没有益处[33]。SRS 对海绵状血管畸形仍有争议，因为 MRI 和血管造影不能精确评估病变。然而，有回顾性研究发现 SRS 后出血率降低[34,35]。

1. 剂量：Karlsson 等研究发现增加边缘剂量可增加闭塞率[36]。该效应在 25 Gy 时达到平台期，高剂量产生更多并发症并无额外的疗效。AVM 的最佳剂量通常在 23～25 Gy 之间。在危险或大体积位置剂量可以减少。线性加速器 SRS 使用 25～50 Gy 的 90%等剂量曲线放射到病变边缘。剂量<19.2 Gy 合并 Bragg 峰时并发症发生率较低(这可能降低闭塞率或延长潜伏期)[37]。

2. 结果：SRS 对 AVM 治疗的总体闭塞率为 70%～80%[38]。1 年随访，46%～61%的 AVM 血管造影术发现完全闭塞，2 年时 86%闭塞。小于 2%的病例病变没减小。较小的病变具有较高的闭塞率(AVM 中 Bragg 峰直径

<2 cm 者,2 年时闭塞率为 94%,3 年时闭塞率为 100%)[37]。AVM>25 mm 进行 1 次 SRS 治疗仅有 50% 的概率发生闭塞。

3. 评分标准:基于 SRS 的分级系统以预测病人结局,因为手术切除的评分(如 Spetzler‑Martin 量表)尚未被证明适用于 AVM 放射外科。对 GK 治疗的 1 021 名病人的长期随访结果分析,设计了 Virginia Radiosurgery AVM 量表(表 101‑3 和表 101‑4)[38]。多因素分析发现 AVM 体积,非语言区和无出血史,是无出血或永久性神经功能缺损 AVM 闭塞的独立预测因素。

表 101‑3 Virginia Radiosurgery AVM 量表[38]:变量及评分

变　　量		评　　分
AVM 体积	<2	0
	2~4	1
	>4	2
运动性语言区		1
出血史		1

表 101‑4 Virginia Radiosurgery AVM 量表[38]:总分及预后

总 评 分	预后(%)
0	83
1	79
2	70
3	48
4	39

Pollock 和 Flickinger 的放射外科分级系统已经在 GK 和线性加速器治疗中得到验证[39]。使用以下公式计算该 AVM 分数:

$$0.1 \times 体积(cm^3) + 0.02 \times 年龄(岁) + 0.3 \times 部位^*$$

*大脑半球/胼胝体/小脑=0,基底节/丘脑/脑干=1。

4. 栓塞:关于 SRS 之前栓塞有益还是有害的争论。一些专家发现栓塞后多个小的残留病灶存在,靶点的定义是非常困难的。实验研究显示栓塞物质对辐射产生衰减作用[40]。然而,对于巨大 AVM,栓塞仍然是减少病灶体积的有效办法,使得残余 AVM 适合于 SRS 治疗。此外,对于合并高流量瘘,以及具有破裂风险的动脉瘤,应该考虑 SRS 前栓塞。

5. 巨大 AVM:对大 AVM(>10 cm³)的治疗仍然是重大挑战。SRS 能够导致低闭塞和高并发症。为了最大化剂量-体积反应,可以以体积分级方式执行 SRS。匹兹堡小组报告,在 47 名巨大 AVM 病人中,5 年、7 年和 10 年的总闭塞率分别为 18%、45%和 56%。10 例病人 SRS 后发生出血,另 5 例死亡[41]。

6. SRS 后残余病变:治疗失败相关的因素包括:不完整的血管造影(最常见的因素,57%的病例),血管再通(7%),血肿遮盖病灶及"放射生物学耐受"[42]。在某些情况下甚至发现不了失败原因。AVM 完全闭塞率约为 64%,如果持续,可在 SRS 后 2～3 年再次治疗。

放射外科治疗 AVM 的终极目标是消除出血的风险。这个目标的替代指标是造影上完全闭塞病灶。在潜伏期间减少,未改变或增加的出血率的研究都有报道。质子束治疗 AVM 后的前 12～14 个月没有预防出血的作用[24];这与光子辐射的 12～24 个月相似[43]。即使在以前从未出血的 AVM 中,出血也可能发生在潜伏期期间。问题是,在血栓形成的 AVM 中是否会由于高流出阻力而更可能出血。Yen 的研究审查了一批接受放射外科手术的 AVM 病人,发现出血率从 SRS 之前的 6.6%降至 SRS 后的 2.5%。对有出血史的 AVM 病人预防效果更明显(从 10.4%降至 2.8%)[44]。

■ **转移癌**

金标准及 1 级指南认为单发脑转移癌的治疗是手术合并 WBRT[45,46]。这不适用于极度放射敏感的肿瘤,如淋巴瘤,小细胞肺癌,生殖细胞肿瘤和多发性骨髓瘤。目前仍然没有随机的研究比较外科手术和 SRS。Muacevic 的一项前瞻性随机研究发现对单发脑转移癌病人,SRS 与手术合并 WBRT 相比存活率和局部肿瘤控制疗效类似,但 SRS 组的远处复发发生率较高[47]。当需病理诊断时应考虑手术。如果病人有明显占位效应也应适合手术。对于转移灶≤3 个的病人,单剂量 SRS 与 WBRT(Ⅲ级推荐)相比具有更高的生存率。射线局部控制率约为 88%(报道范围:82%～100%)[48]。

SRS 对于 EBRT 标准定义(表 52-7)的"放射敏感"和"放射不敏感"肿瘤没有明显的差别(但组织学可能影响反应率)。与"放射不敏感"无区别的原因可能是 SRS 的剂量急剧的衰减而使得肿瘤获得比 EBRT 更高的剂量。

对脑转移癌病人 SRS 治疗的通用指南:

1. 总肿瘤数目≤10。

2. 总肿瘤体积≤15 cm^3。

3. 单发肿瘤体积<10 cm^3。

4. 无脑膜疾病。

最近研究发现对脑转移癌 SRS 的病人,总肿瘤体积在预测总体存活,局部控制甚至远处衰竭上比肿瘤数目预测效果更好[49-51]。

• **剂量**

RTOG 90-05 研究推荐 24 Gy 作为单次 SRS 肿瘤≤20 mm 的最大耐受剂量;21～30 mm 为 18 Gy;31～40 mm 为 15 Gy[52]。

■ 听神经瘤(VS)

听神经瘤立体定向放射外科治疗可能的适应证为：不能手术的病人(由于身体条件差和(或)年龄偏大，一些使用年龄大于 65 岁或 70 岁作为指征)、病人拒绝手术、双侧听神经瘤、不全切除的听神经瘤在术后治疗时在随访影像学检查时发现继续生长、术后肿瘤复发(见下文)。

一些非随机前瞻性研究比较 GK,SRS 与显微外科手术在小到中型 VS 中的疗效，显示 SRS 更优[53,54]。纳入 2 336 位 VS 病人并随访 3 年的 Marseille 研究发现，肿瘤控制率高达 97.5%，三叉神经损伤为 0.5%，面部麻痹为 0.5%，听力保留为 65%[54]，但仍需长期随访。SRS 合并次全切Ⅳ期 VS 与 GTR 相比更能降低面部无力的风险[55]。SRS 的剂量范围通常为 11～12 Gy。耳蜗 SRS 耐受剂量约为 4.2 Gy，但这也取决于年龄和 SRS 前听力水平[56]。SRS 后暂时肿瘤增大很常见，可以保守处理。

SRT 或多层 SRS 已被用于治疗 VS。Selch 报道其局部控制率为 100%，研究中位随访 36 个月[57]。研究组显示听力保持率高(93%)，面神经损伤发生率低(2.2% 新面神经麻痹,2.2% 面部麻木)。初步结果表明 SRT 及 SRS 的疗效类似。

传统的 EBRT 对于控制残留或者不能切除的听神经瘤是有效的(见章节 37.1.10)。SRT 精确性有所增加,据报道局部控制率(LCR)可以达到 94%～100%[31]，与 SRS 相当(一般随访时间为 5 年,对于这种生长缓慢的肿瘤随访时间相对较短)。

• 剂量

SRT 方案举例：使用 6 - MV Linac 微多叶瞄准仪,共 54 Gy 分为 30 次、每次 1.8 Gy,90% 等剂量线为 7～22 非共面静止区域或者 4～6 非共面动态弧,目标为肿瘤体积加上边缘 1～3 mm 的空间。多层 SRS 已用于治疗大 VS。在用射波刀治疗的 33 名 VS(大于 8 cm³)的病人的研究中,48 个月的中位随访时,放射增长控制为 94%[58]。在 8 名具有可用的听力基线的病人中,7 名保留了听力。各有 1 名病人发生脑神经缺陷,包括眩晕,舌头感觉异常和三叉神经痛。

■ 脑膜瘤

Pittsburgh 小组[59]纳入 1 045 例脑膜瘤病人,用 SRS 治疗 942 例,其中手术验证的 WHO Ⅰ级脑膜瘤病人的控制率为 93%。基于成像(无先前组织学)的假定脑膜瘤的控制率为 97%。WHO Ⅱ 和Ⅲ级肿瘤的控制率分别为 50% 和 17%。

• 剂量

平均剂量为 14 Gy[59]。

■ 垂体腺瘤

手术是治疗垂体肿瘤的主要方法,特别是对于占位效应明显的非分泌性肿瘤及药物治疗失败的分泌性肿瘤。对于残留/复发性分泌或非分泌性肿瘤，SRS 是阻止肿瘤生长和(或)使激素功能正常的合适方法。使用 GK 治疗的 418 例垂体腺瘤残留/复发病人中，成像随访发现总体肿瘤控制率为 90%。肢端肥大症的内分泌缓解率为 53%，库欣病为 54% 和催乳素瘤为 26%。

- **剂量**

非分泌性肿瘤的通常剂量为 16～18 Gy,分泌肿瘤约为 25 Gy。

- **结果**

SRS 的早期研究显示有垂体功能减退和脑神经损伤。长期随访研究发现,SRS 后新发内分泌病变率为 20%～30%,脑神经损伤的风险低但不可忽视[60]。

■ 浸润性肿瘤

一般来说,浸润性肿瘤不是 SRS 一线治疗适应证,例如胶质瘤(因为肿瘤边界难定义并与肿瘤提及和放疗耐受相关)。SRS 应用于传统治疗后的复发病变(手术切除辅助 EBRT 60 Gy 及替莫唑胺)。关于 SRS 治疗这些肿瘤的争论在于 90% 的复发肿瘤位于最初影像学上的肿瘤范围之内[61]。然而,2004 年 RTOG 9305 试验显示 SRS 作为 EBRT 和 BCNU 化学治疗的补充对于治疗多形性胶质母细胞瘤没有益处。SRS 可用于标准治疗后小型(<10 cm^3)、复发性 GBM 的补救治疗。Kong 研究显示 SRS 作为这些情况下的补救治疗,可以将总体生存率由 12 个月延长至 23 个月[62]。

101.3.6 治疗的病残率和死亡率

■ 早期病残率

急性治疗本身的早期死亡率几乎为零。病残率：除了 2.5% 的病人外,其他病人都是在 24 小时之内回家,早期的异常反应有[63]：

1. 16% 病人在治疗后需要镇痛药来治疗头痛,同时用止吐药治疗恶心呕吐。

2. 至少 10% 的皮质下 AVM 的病人治疗的 24 小时内有局限性或全身性癫痫发作(所有病人可通过增加抗癫痫药得到控制)。

■ 预防用药

Pittsburgh γ 刀治疗组为减少以上不良反应,对于肿瘤和 AVM 病人在接受放疗后立即予以静脉滴注甲泼尼龙 40 mg 和苯巴比妥 90 mg[63]。对于小病变和癫痫病史的病人,类固醇或抗癫痫药可以不用预防用药。

■ 延迟性病残率

长期的病残率与放疗直接相关,与传统放疗一样,剂量和治疗强度越大发生率就越高。并发症包括：

1. 辐射诱导变化,MRI T_2WI 上高密度或 CT 上低密度：通常发生在 SRS 治疗 AVM 后约 13 个月。神经系统症状(局灶性缺陷,癫痫发作或头痛)的发病率为 34％,其中 8.6％发生相关的影像变化,1.8％的病人出现放射性坏死和永久性缺陷[64]。副作用的可能机制包括胶质细胞损伤,血-脑屏障损伤或早期静脉血栓形成。栓塞 AVM 病灶前发生早期静脉血栓形成或闭塞可导致静脉充血或颅内出血[65]。

2. 血管病变:约 5％的病例可在血管造影上见到狭窄或影像上的缺血变化。

3. 脑神经损伤:存在于约 1％的病例。脑桥小脑三角或颅底肿瘤发生率增高。

4. 诱发肿瘤:只有少数病例报道新发恶性肿瘤(GBM)或良性肿瘤的恶性转化(前庭神经鞘瘤)。Loeffler 报道了超过 80 000 例良性疾病的放射外科手术中只有 6 例[66]。辐射诱发脑膜瘤是一种众所周知的放射治疗并发症[67]。在使用 SRS 治疗的 AVM 病人中,辐射诱发脑膜瘤的发生率约为 0.7％[68]。

101.4 间质内近距离放射

101.4.1 概述

通过应用有放射活性的植入物技术在局部直接对于肿瘤给予高剂量的放射而使临近的正常脑组织暴露于更小的中毒剂量。目前病例数量还太少,随访时间也太短,难以说明间质内近距离放射的确切疗效[69]。

间质内近距离放射(IB)可降低肿瘤生长的比率,但它很少会产生临床改善。除非病人的 Karnofsky 评分≥70 分,否则一般不考虑做 IB。

101.4.2 技术

此技术包括:

1. 将高活性的 ^{125}I 丸植入并保留在肿瘤部位(通过传统的开放性手术或立体定向技术)。

2. 通过立体定向技术放置包含有放射性物质(如金或 ^{125}I)的导管(所谓后装导管),并在事先设计好的时间内去除(通常 1～7 天)。

3. 向囊腔中滴注放射性液体(如磷的同位素)。

^{125}I 有很多特性而更适合这种治疗:它发射低能量 γ 射线并被周围的组织吸收而使得正常脑、医务人员和访视者的放射暴露最小化。可供选择的有如低活性的(<5 mCi)或高活性的(5～40 mCi)晶粒。

治疗计划的设计是给超过造影增强的肿瘤 1 cm 的体积 60 Gy 的射线,但需要避开放射敏感的结构(如视交叉)。通常照射效率为到肿瘤边缘 40～50 cGy/h(30 cGy/h 是肿瘤生长停止的临界剂量),要求晶粒留在后装导管中约 6 天。

101.4.3 放射性坏死

有症状的放射性坏死(RN)见于 40% 的病例,最早可见于 IB 植入数月后。在很多病例中与肿瘤复发几乎不能鉴别。症状的治疗经常通过增加激素剂量而获得好转。持续不缓解的神经学上的恶化可能需要开颅手术治疗。

101.4.4 疗效

间质内放射治疗(IB)常用于已接受过最大程度的外放射治疗的复发的恶性肿瘤病人以及不能手术的病人,并作为他们的最后的治疗尝试(可以预料,对于这种预后差的病人其治疗结果不太会好)。然而,可做 IB 的病人的一般状况可能本来就好于不能做的病人,因此可能使得疗效偏好[70]。一些早期应用的研究(作为首选治疗)已经证明了该治疗可能是有益的[71]。

(邓晓峰 王雯)

参考文献

[1] Thompson TP, Maitz AH, Kondziolka D, Lunsford LD. Radiation, Radiobiology, and Neurosurgery. Contemp Neurosurg. 1999; 21:1–5
[2] Hall EJ, Cox JD, Cox JD. In: Physical and Biologic Basis of Radiation Therapy. Moss' Radiation Oncology. 7th ed. St. Louis, Missouri: Mosby-Year Book, Inc.; 1994:3–66
[3] O'Connor MM, Mayberg MR. Effects of Radiation on Cerebral Vasculature: A Review. Neurosurgery. 2000; 46:138–151
[4] Leibel SA, Sheline GE. Radiation Therapy for Neoplasms of the Brain. J Neurosurg. 1987; 66:1–22
[5] Duffner PK, Cohen ME, Thomas P. Late Effects of Treatment on the Intelligence of Children with Posterior Fossa Tumors. Cancer. 1983; 51:233–237
[6] DeAngelis LM, Delattre JY, Posner JB. Radiation-induced dementia in patients cured of brain metastases. Neurology. 1989; 39:789–796
[7] Radcliffe J, Packer RJ, Atkins TE, et al. Three- and Four-Year Cognitive Outcome in Children with Non-cortical Brain Tumors Treated with Whole-Brain Radiotherapy. Ann Neurol. 1992; 32:551–554
[8] Zuccarello M, Sawaya R, deCourten-Myers. Glioblastoma Occurring After Radiation Therapy for Meningioma: Case Report and Review of Literature. Neurosurgery. 1986; 19:114–119
[9] Mack EE, Wilson CB. Meningiomas Induced by High-Dose Cranial Irradiation. J Neurosurg. 1993; 79:28–31
[10] Ron E, Modan B, Boice JD, et al. Tumors of the Brain and Nervous System After Radiotherapy in Childhood. N Engl J Med. 1988; 319:1033–1039
[11] Lustig LR, Jackler RK, Lanser MJ. Radiation-Induced Tumors of the Temporal Bone. Am J Otol. 1997; 18:230–235
[12] Rock JP, Hearshen D, Scarpace L, Croteau D, Gutierrez J, Fisher JL, Rosenblum ML, Mikkelsen T. Correlations between magnetic resonance spectroscopy and image-guided histopathology, with special attention to radiation necrosis. Neurosurgery. 2002; 51:912–9; discussion 919-920
[13] Hein PA, Eskey CJ, Dunn JF, Hug EB. Diffusion-weighted imaging in the follow-up of treated high-grade gliomas: tumor recurrence versus radiation injury. AJNR Am J Neuroradiol. 2004; 25:201–209

[14] Thompson TP, Lunsford LD, Kondziolka D. Distinguishing recurrent tumor and radiation necrosis with positron emission tomography versus stereotactic biopsy. Stereotact Funct Neurosurg. 1999; 73:9–14
[15] Ericson K, Lilja A, Bergstrom M, et al. Positron emission tomography with ([11C]methyl)-L-methionine, [11C]D-glucose, and [68Ga]EDTA in supratentorial tumors. J Comput Assist Tomogr. 1985; 9:683–689
[16] Thiel A, Pietrzyk U, Sturm V, et al. Enhanced Accuracy in Differential Diagnosis of Radiation Necrosis by Positron Emission Tomography-Magnetic Resonance Imaging Coregistration: Technical Case Report. Neurosurgery. 2000; 46:232–234
[17] Tomita T, McLone DG. Medulloblastoma in Childhood: Results of Radical Resection and Low-Dose Radiation Therapy. J Neurosurg. 1986; 64:238–242
[18] Eyster EF, Wilson CB. Radiation Myelopathy. J Neurosurg. 1970; 32:414–420
[19] Leksell L. The Stereotaxic Method and Radiosurgery of the Brain. Acta Chir Scand. 1951; 102:316–319
[20] Dale RG, Jones B. The assessment of RBE effects using the concept of biologically effective dose. Int J Radiat Oncol Biol Phys. 1999; 43:639–645
[21] Barnett GH, Linskey ME, Adler JR, Cozzens JW, Friedman WA, Heilbrun MP, Lunsford LD, Schulder M, Sloan AE. Stereotactic radiosurgery–an organized neurosurgery-sanctioned definition. J Neurosurg. 2007; 106:1–5
[22] Tipton KN, Sullivan N, Bruening W, Inamdar R, Launders J, Uhl S, Schoelles K, . Stereotactic Body Radiation Therapy. Technical Brief No. 6. (Prepared by ECRI Institute Evidence-based Practice Center under Contract No. HHSA-290-02-0019.) AHRQ Publication No. 10 (11)-EHC058-EF. Rockville, MD 2011
[23] Stereotactic radiotherapy (SRS)/stereotactic radiation therapy (SBRT) for Medicare plans Policy # SURGERY 0581 T3. Trumbull CT 2009
[24] Kjellberg RN, Hanamura T, Davis KR, et al. Bragg-Peak Proton-Beam Therapy for Arteriovenous Malformations of the Brain. N Engl J Med. 1983; 309:269–274
[25] Leksell L. Stereotactic Radiosurgery in Trigeminal Neuralgia. Acta Chir Scand. 1971; 137:311–314

[26] Regis J, Metellus P, Hayashi M, Roussel P, Donnet A, Bille-Turc F. Prospective controlled trial of gamma knife surgery for essential trigeminal neuralgia. J Neurosurg. 2006; 104:913–924

[27] Steiner L, Forster D, Leksell L, et al. Gammathalamotomy in Intractable Pain. Acta Neurochir. 1980; 52:173–184

[28] Barbaro NM, Quigg M, Broshek DK, Ward MM, Lamborn KR, Laxer KD, Larson DA, Garcia P, Steiner L, Heck C, Kondziolka D, Beach R, Olivero W, Witt TC, Salanova V, Goodman R. A multicenter, prospective pilot study of gamma knife radiosurgery for mesial temporal lobe epilepsy: seizure response, adverse events, and verbal memory. Ann Neurol. 2009; 65:167–175

[29] Lindquist C, Paddick I. The Leksell Gamma Knife Perfexion and comparisons with its predecessors. Neurosurgery. 2007; 61:130–140; discussion 140-141

[30] Leber KA, Berglöff J, Pendi G. Dose-Response Tolerance of the Visual Pathways and Cranial Nerves of the Cavernous Sinus to Stereotactic Radiosurgery. J Neurosurg. 1998; 88:43–50

[31] Schneider BF, Eberhard DA, Steiner LE. Histopathology of arteriovenous malformations after gamma knife radiosurgery. J Neurosurg. 1997; 87:352–357

[32] Pan DH, Lee CC, Wu HM, Chung WY, Yang HC, Lin CJ. Gamma Knife radiosurgery for the management of intracranial dural arteriovenous fistulas. Acta Neurochir Suppl. 2013; 116:113–119

[33] Lindquist C, Guo W-Y, Kerlsson B, Steiner L. Radiosurgery for Venous Angiomas. J Neurosurg. 1993; 78:531–536

[34] Lunsford LD, Khan AA, Niranjan A, Kano H, Flickinger JC, Kondziolka D. Stereotactic radiosurgery for symptomatic solitary cerebral cavernous malformations considered high risk for resection. J Neurosurg. 2010; 113:23–29

[35] Liscak R, Vladyka V, Simonova G, Vymazal J, Novotny J,Jr. Gamma knife surgery of brain cavernous hemangiomas. J Neurosurg. 2005; 102 Suppl:207–213

[36] Karlsson B, Lindquist C, Steiner L. Prediction of obliteration after gamma knife surgery for cerebral arteriovenous malformations. Neurosurgery. 1997; 40:425–430; discussion 430-431

[37] Steinberg GK, Fabrikant JI, Marks MP, Levy RP, et al. Stereotactic Heavy-Charged-Particle Bragg-Peak Radiation for Intracranial Arteriovenous Malformations. N Engl J Med. 1990; 323:96–101

[38] Starke RM, Yen CP, Ding D, Sheehan JP. A practical grading scale for predicting outcome after radiosurgery for arteriovenous malformations: analysis of 1012 treated patients. J Neurosurg. 2013; 119:981–987

[39] Pollock BE, Flickinger JC. Modification of the radiosurgery-based arteriovenous malformation grading system. Neurosurgery. 2008; 63:239–243; discussion 243

[40] Andrade-Souza YM, Ramani M, Beachey DJ, Scora D, Tsao MN, Terbrugge K, Schwartz ML. Liquid embolisation material reduces the delivered radiation dose: a physical experiment. Acta Neurochir (Wien). 2008; 150:161–164; discussion 164

[41] Kano H, Kondziolka D, Flickinger JC, Park KJ, Parry PV, Yang HC, Sirin S, Niranjan A, Novotny J,Jr, Lunsford LD. Stereotactic radiosurgery for arteriovenous malformations, Part 6: multistaged volumetric management of large arteriovenous malformations. J Neurosurg. 2012; 116:54–65

[42] Pollock BE, Kondziolka D, Lunsford LD, et al. Repeat Stereotactic Radiosurgery of Arteriovenous Malformations: Factors Associated with Incomplete Outcomes. Neurosurgery. 1996; 38:318–324

[43] Saunders WM, Winston KR, Siddon RL, et al. Radiosurgery for Arteriovenous Malformations of the Brain Using a Standard Linear Accelerator: Rationale and Technique. Int J Radiation Oncology Biol Phys. 1988; 13:441–447

[44] Yen CP, Sheehan JP, Schwyzer L, Schlesinger D. Hemorrhage risk of cerebral arteriovenous malformations before and during the latency period after GAMMA knife radiosurgery. Stroke. 2011; 42:1691–1696

[45] Patchell RA, Tibbs PA, Walsh JW, Young B, et al. A Randomized Trial of Surgery in the Treatment of Single Metastases to the Brain. N Engl J Med. 1990; 322:494–500

[46] Patchell RA, Tibbs PA, Regine WF, Dempsey RJ, Mohiuddin M, Kryscio RJ, Markesbery WR, Foon KA, Young B. Postoperative radiotherapy in the treatment of single metastases to the brain: a randomized trial. JAMA. 1998; 280:1485–1489

[47] Muacevic A, Wowra B, Siefert A, Tonn JC, Steiger HJ, Kreth FW. Microsurgery plus whole brain irradiation versus Gamma Knife surgery alone for treatment of single metastases to the brain: a randomized controlled multicentre phase III trial. J Neurooncol. 2008; 87:299–307

[48] Fuller BG, Kaplan ID, Adler J, Cox RS, Bagshaw MA. Stereotactic Radiosurgery for Brain Metastases: The Importance of Adjuvant Whole Brain Irradiation. Int J Radiation Oncology Biol Phys. 1992; 23:413–418

[49] Baschnagel AM, Meyer KD, Chen PY, Krauss DJ, Olson RE, Pieper DR, Maitz AH, Ye H, Grills IS. Tumor volume as a predictor of survival and local control in patients with brain metastases treated with Gamma Knife surgery. J Neurosurg. 2013; 119:1139–1144

[50] Bhatnagar AK, Flickinger JC, Kondziolka D, Lunsford LD. Stereotactic radiosurgery for four or more intracranial metastases. Int J Radiat Oncol Biol Phys. 2006; 64:898–903

[51] Likhacheva A, Pinnix CC, Parikh NR, Allen PK, McAleer MF, Chiu MS, Sulman EP, Mahajan A, Guha-Thakurta N, Prabhu SS, Cahill DP, Luo D, Shiu AS, Brown PD, Chang EL. Predictors of survival in contemporary practice after initial radiosurgery for brain metastases. Int J Radiat Oncol Biol Phys. 2013; 85:656–661

[52] Shaw E, Scott C, Souhami L, Dinapoli R, Kline R, Loeffler J, Farnan N. Single dose radiosurgical treatment of recurrent previously irradiated primary brain tumors and brain metastases: final report of RTOG protocol 90-05. Int J Radiat Oncol Biol Phys. 2000; 47:291–298

[53] Pollock BE, Driscoll CL, Foote RL, Link MJ, Gorman DA, Bauch CD, Mandrekar JN, Krecke KN, Johnson CH. Patient outcomes after vestibular schwannoma management: a prospective comparison of microsurgical resection and stereotactic radiosurgery. Neurosurgery. 2006; 59:77–85; discussion 77-85

[54] Regis J, Pellet W, Delsanti C, Dufour H, Roche PH, Thomassin JM, Zanaret M, Peragut JC. Functional outcome after gamma knife surgery or microsurgery for vestibular schwannomas. J Neurosurg. 2013; 119 Suppl:1091–1100

[55] Brokinkel B, Sauerland C, Holling M, Ewelt C, Horstmann G, van Eck AT, Stummer W. Gamma Knife radiosurgery following subtotal resection of vestibular schwannoma. J Clin Neurosci. 2014; 21:2077–2082

[56] Kano H, Kondziolka D, Khan A, Flickinger JC, Lunsford LD. Predictors of hearing preservation after stereotactic radiosurgery for acoustic neuroma. J Neurosurg. 2009; 111:863–873

[57] Selch MT, Pedroso A, Lee SP, Solberg TD, Agazaryan N, Cabatan-Awang C, DeSalles AA. Stereotactic radiotherapy for the treatment of acoustic neuromas. J Neurosurg. 2004; 101:362–372

[58] Casentini L, Fornezza U, Perini Z, Perissinotto E, Colombo F. Multisession stereotactic radiosurgery for large vestibular schwannomas. J Neurosurg. 2015; 122:818–824

[59] Kondziolka D, Mathieu D, Lunsford LD, Martin JJ, Madhok R, Niranjan A, Flickinger JC. Radiosurgery as definitive management of intracranial meningiomas. Neurosurgery. 2008; 62:53–58; discussion 58-60

[60] Sheehan JP, Pouratian N, Steiner L, Laws ER, Vance ML. Gamma Knife surgery for pituitary adenomas: factors related to radiological and endocrine outcomes. J Neurosurg. 2011; 114:303–309

[61] Choucair AK, Levin VA, Gutin PH, et al. Development of Multiple Lesions During Radiation Therapy and

Chemotherapy. J Neurosurg. 1986; 65:654–658

[62] Kong DS, Lee JI, Park K, Kim JH, Lim DH, Nam DH. Efficacy of stereotactic radiosurgery as a salvage treatment for recurrent malignant gliomas. Cancer. 2008; 112:2046–2051

[63] Lunsford LD, Flickinger J, Coffey RJ. Stereotactic Gamma Knife Radiosurgery. Initial North American Experience in 207 Patients. Arch Neurol. 1990; 47:169–175

[64] Yen CP, Matsumoto JA, Wintermark M, Schwyzer L, Evans AJ, Jensen ME, Shaffrey ME, Sheehan JP. Radiation-induced imaging changes following Gamma Knife surgery for cerebral arteriovenous malformations. J Neurosurg. 2013; 118:63–73

[65] Yen CP, Khaled MA, Schwyzer L, Vorsic M, Dumont AS, Steiner L. Early draining vein occlusion after gamma knife surgery for arteriovenous malformations. Neurosurgery. 2010; 67:1293–302; discussion 1302

[66] Loeffler JS, Niemierko A, Chapman PH. Second tumors after radiosurgery: tip of the iceberg or a bump in the road? Neurosurgery. 2003; 52:1436–1440; discussion 1440-1442

[67] Brada M, Ford D, Ashley S, Bliss JM, Crowley S, Mason M, Rajan B, Traish D. Risk of second brain tumour after conservative surgery and radiotherapy for pituitary adenoma. BMJ. 1992; 304:1343–1346

[68] Sheehan J, Yen CP, Steiner L. Gamma Knife surgery-induced meningioma: Report of two cases and review of the literature. J Neurosurg. 2006; 105:325–329

[69] Bernstein M, Laperriere N, Leung P, et al. Interstitial Brachytherapy for Malignant Brain Tumors: Preliminary Results. Neurosurgery. 1990; 26:371–380

[70] Florell RC, Macdonald DR, Irish WD, et al. Selection Bias, Survival, and Brachytherapy for Glioma. J Neurosurg. 1992; 76:179–183

[71] Gutin PH, Prados MD, Phillips TL, et al. External Irradiation Followed by an Interstitial High Activity Iodine-125 Implant "Boost" in the Initial Treatment of Malignant Gliomas: NCOG Study 6G-82-2. Int J Radiation Oncology Biol Phys. 1991; 21:601–606

102 血管内神经外科

102.1 概述

102.1.1 引言

血管内神经外科又称神经血管外科，血管内及手术神经放射学（ESNR）或介入神经放射学（INR），将导管技术与影像结合诊断及治疗特殊的颅内、脊髓疾病。

102.1.2 适应证

血管内神经外科可以诊断及治疗以下疾病：

1. 动脉瘤：栓塞（支架或球囊辅助），血流导向支架，如 Pipeline，供血动脉阻断。

2. 动静脉畸形（AVM）：栓塞。

3. 硬脑膜动静脉瘘（DAVF）：治疗或姑息性栓塞。

4. 脊髓 AVM：栓塞。

5. 动静脉瘘：颈动脉海绵窦瘘。

6. 急性栓塞性脑梗死：动脉内溶栓或机械取栓。

7. 颅内静脉窦血栓形成（CST）：溶栓或机械取栓。

8. 脑血管动脉夹层。

9. 颈内动脉狭窄：血管成形或支架置入。

10. 肿瘤：栓塞，主要用于术前，作为辅助措施使用减少血供，如用于某些脑膜瘤或者血管母细胞瘤病人。

11. 颅内动脉粥样硬化。

12. 血管痉挛。

13. 横窦狭窄：假瘤支架。

14. 岩下窦采血以定位垂体大腺瘤。

15. 医源性血管损伤：支架或栓塞以止血。

16. 难治性鼻出血：栓塞以止血。

17. Wada 测试：对语言和记忆定位评估（例如考虑手术的癫痫病人）。

18. 动脉内化疗：如视网膜母细胞瘤。

19. 术中血管造影：通常用于动脉瘤手术中，以确认动脉瘤及供血动脉通畅性，在 AVM 手术中确认病灶切除。

102.1.3　禁忌证

1. 未纠正的出血障碍。
2. 肾功能差（碘对肾功能有影响）。
3. 相对禁忌证：结缔组织疾病有诱发血管夹层风险的。
4. 脊柱血管造影：胸主动脉瘤（相对禁忌证）。

102.1.4　脑血管造影风险

风险随着研究的病理性质和血管造影团队的经验而变化。导致永久性神经功能缺损[1,2]的风险为 0.1%；在 ACAS，风险为 1.2%（见章节 83.6.4）。

102.1.5　其他血管造影

■ 肿瘤

虽然血管造影不再用于诊断肿瘤，但有一些值得了解的原则。通常，非血管性深部病变能引起静脉结构的变化，而浅表损伤则影响动脉结构。恶性肿瘤（如胶质母细胞瘤）：血管造影的典型特征是出现早期引流静脉。脑膜瘤：染色（增强）"早到，滞留"（动脉期早期出现，持续超过静脉期）；另见其他脑膜瘤血管造影结果（见章节 42.6.3）。

■ Allcock 试验

通过椎动脉注射造影剂同时在颈部压迫颈总动脉来评估通过后交通动脉的血流。

102.2　药物

102.2.1　概述

本节介绍的用于神经血管内手术的药物[3]，只适用于血管内介入治疗。

102.2.2　阿昔单抗（ReoPro）

■ 概述

抗体的 Fab 段。阻止纤维蛋白原与血小板 GP Ⅱb/Ⅲa 受体结合。血小板抑制持续长达 48 小时。

■ 适应证及病例选择

1. 血管内介入中发生急性动脉内血栓。

2. 剥离附着于内膜瓣的血栓。

3. 颅内或颅外支架植入后预防用。

■ 剂量

以 0.25 mg/kg 的剂量静脉推注,给药时间 10～60 分钟(缩短介入术中急性并发症的时间),然后按 0.125 μg/(kg · min)(最大剂量 10 μg/min)静脉泵入,持续 12 小时。

■ 逆转

停止阿昔单抗静脉泵入。10～30 分钟后,血浆中药物得以清除,然后再输注血小板。手术干预应在停药 12～24 小时后。

102.2.3　阿司匹林(ASA)

■ 概述

不可逆地使环加氧酶失活,通过阻止花生四烯酸形成前列腺素抑制血小板活性。

■ 适应证及病例选择

1. 血栓栓塞事件的术中(短期)和术后(短期+长期)预防。

(1) 诊断性脑血管造影。

(2) 动脉瘤弹簧栓塞。

(3) 支架植入(通常使用第二类抗血小板药物)。

(4) 球囊试验闭塞。

(5) 大动脉的治疗性阻塞。

2. 操作并发症的亚急性期治疗。

(1) 供血动脉弹簧圈突出。

(2) 弹簧圈上出现血栓或血凝块。

(3) 支架内血栓(单独或与第二类药物联用)。

■ 剂量

325～1 300 mg 口服,每天 1 次。

未包糖衣的 ASA 能在 30～40 分钟内血浆浓度达到峰值[4,5]。包糖衣的 ASA 血浆浓度能在服药 6 小时达到峰值[6]。60％的人群能耐受低剂量(81 mg)ASA 的抗血小板作用,高达 30％的人群能耐受 325 mg/d[7,8]。然而,ASA 耐药性的评估是检测取得的。剂量相关效应,即增加剂量后疗效改善,这表明 ASA 还通过非环加氧酶途径发挥抗血小板作用。

■ 逆转

通过输血小板实现逆转。

ASA 可导致血小板环加氧酶的不可逆失活,这种作用持续存在直到血小板代谢结束[9]。

102.2.4　氯吡格雷(PlavixTM)

■ 概述

血小板 ADP 受体拮抗剂。

■ 适应证及病例选择

1. 预防与血管内介入手术相关的手术后和术后 4～12 周血栓栓塞事件，包括：

(1) 弹簧圈栓塞宽颈脑动脉瘤使用支架时。

(2) 支架植入(同时使用另一种抗血小板药物)。

(3) 大动脉的治疗性闭塞(同时使用另一种抗血小板药物)。

2. 手术并发症的亚急性期治疗(单独或与另一种联用)：

(1) 供血动脉线圈突出。

(2) 线圈上出现血栓或血凝块。

(3) 支架内血栓。

■ 剂量

每天 75 mg 口服。术前 5 天开始，达到治疗效果需 3～7 天。

负荷剂量：如果没有足够的时间来达到治疗效果，则给予 300 mg 口服，可在 2～3 小时内达到治疗效果。

■ 逆转

血小板输注。

102.2.5　依替巴肽(Integrilin®)

■ 概述

血小板聚集的可逆抑制剂，通过阻止纤维蛋白原、vWF 及其他黏附配体与 GP Ⅱb/Ⅲa 的结合发挥作用。血小板聚集抑制结果显示出其剂量和浓度依赖性，并且在停止使用依替巴肽后是可逆的。它可导致出血时间延长 5 倍，并且在 PT 或 APTT 上没有可测量的效应。

■ 适应证及病例选择

与阿昔单抗(见上文)相同。

■ 剂量

1～2 分钟内静脉推注 180 μg/kg(最大剂量 22.6 mg)，然后以 2 μg/(kg·min)静脉泵入。

■ 逆转

1. 停用药物 2～4 小时内抗血小板效应会显著降低[10]。

2. 出血的临床体征或影像证据：

(1) 对于 ICH，当血流动力学受损或 Hb 下降＞50 g/L 或 Hct 降低≥15%时，给予血小板输注。

(2) 当 Hb 下降＜50 g/L 或 Hct 降低＜15％时,给予去氨加压素 0.3 μg/kg。

102.2.6　肝素

■ 概述

通过调节抗凝血酶Ⅲ(AT Ⅲ)活性间接抑制凝血酶。它还间接灭活因子Ⅸa,Ⅹa,Ⅺa 和Ⅻa,并恢复内皮细胞表面的负电性。防止凝血酶-血小板聚集并抑制 vWF。抗凝剂效应立即起效。肝素的半衰期约为 1.5 小时[11,12]。

■ 适应证及病例选择

1. 诊断性血管造影期间的预防用药(仅用于冲洗溶液)[3,13]。

2. 神经血管内手术:

(1) 颅内动脉瘤的弹簧圈栓塞。

(2) 颈、椎动脉或其他大脑动脉的治疗性闭塞。

(3) 大脑 AVM 或硬脑膜 AVF 的动脉栓塞。

(4) 经皮腔内血管成形术。

(5) 颅内、外支架植入。

(6) 球囊试验闭塞颈、椎动脉或其他大脑动脉。

■ 剂量

• 冲洗系统

每升 0.9％生理盐水 6 000 IU(6 IU/ml)用于神经血管内手术冲洗系统。术中血管造影:每升 0.9％生理盐水 2 500 IU(2.5 IU/ml)。手术期间较低剂量是防止在开颅手术期间过度出血的预防措施(如开颅术)。

• 血管内介入

未破裂动脉瘤的弹簧圈栓塞:5 000 U 静脉推注。推注后 20～30 分钟检查活化凝血时间(ACT,表 102 - 1),以后每小时检查一次。必要时每小时给予肝素 0～5 000 U 以保持 ACT 在 250～300 秒之间。

破裂动脉瘤的弹簧圈栓塞:肝素静脉推注之前放置成篮编筐弹簧圈。

有/无支架置入的血管成形术:5 000 U 静脉推注。在推注后 20～30 分钟进行 ACT 检查,然后每小时检查一次。必要时最高可每小时给予肝素 5 000 U,以维持 ACT 在 300～350 秒之间。

• 术后肝素化

动脉瘤栓塞建议使用以下方案:

弹簧圈栓塞术后的神经外科病人肝素剂量:

1. Cincinnati 大学协议[14]:施用安全剂量的肝素无须重复抽血和测定 ACT 或 APTT。

(1) 基于体重的剂量:

体重≤75 kg:900 U/h,12 小时。

体重＞75 kg:1 300 U/h,12 小时。

（2）实验室：无需 ACT 或其他实验室指标。

2. 替代方案：最常用的基于体重的肝素方案（注意：这与其他的剂量不同，如冠状动脉适应证或治疗 DVT 及 PE 的剂量[15]）：推注剂量为 60～70 U/kg，随后静脉泵入维持速率为 18 U/(kg·h)。滴定 ACT，如表 102 - 1 所示。

表 102 - 1　各种血管内手术的推荐 ACT

适 应 证	ACT(秒)
涉及深部动脉损伤的手术，如有/无支架的经皮血管成形术血流显著停滞的手术，供血血管的球囊闭塞	高（300～350）
不存在上述血栓形成器材的手术，如动脉瘤或 AVM 栓塞	中等（250～300）

■ **逆转**

硫酸鱼精蛋白静脉注射，每 100 U 循环肝素使用 1 mg（总共不超过 50 mg）。

应始终提供 50 mg 的预装注射器。通常鱼精蛋白作为静脉泵入时间在 10～30 分钟以上，以防止特异性低血压和过敏症状。紧急情况下，如血管或颅内动脉瘤破裂，必须立即在 1～3 分钟内快速静脉推注 10 mg 鱼精蛋白抗凝逆转。

102.2.7　硝酸甘油

■ **概述**

通过刺激 cGMP 产生强而快速的血管舒张效应，导致血管平滑肌松弛。

■ **适应证及病例选择**

导管插入期间血管痉挛。

■ **剂量**

通过导管 100～300 μg。

102.2.8　罂粟碱

■ **概述**

通过抑制 cAMP 和 cGMP 磷酸二酯酶在平滑肌中血管舒张的苄基异喹诺酮生物碱，能导致细胞内 cAMP 和 cGMP 水平增加。它还可以通过阻断细胞膜中的钙离子通道来抑制细胞内钙的释放。罂粟碱是短效的，半衰期不到 1 小时。

■ **适应证及病例选择**

血管成形术的预处理。血管扩张有助于球囊导管的放置。由于其半衰期短，需要重复给药，通常优选其他药物，如维拉帕米。

■ **剂量**

将 300 mg 3% 的罂粟碱（30 mg/ml）稀释在 100 ml pH 3.3 生理盐水中，

102

得到 0.3％的罂粟碱。通过微导管动脉内施用,微导管位于紧邻血管段的近端,以 3 ml/min 的速度给药。

不要将罂粟碱与造影剂或肝素混合,否则可能会导致晶体沉淀。

102.2.9 异戊巴比妥钠

■ 概述

活化 $GABA_A$ 受体的巴比妥酸盐衍生物。在 Wada 试验期间将其施用到脑血管中,暂时麻醉灌注区域,导致对侧半球分离,从而评估皮质功能,包括语言和记忆力。它能够阻断神经元活动,并能与阻断轴突活动的利多卡因联合在注射栓塞剂之前作为测试注射,如在脊髓 AVM 栓塞或脊髓肿瘤的栓塞手术[16]。

■ 适应证及病例选择

Wada 试验:在 AVM 的供血动脉栓塞之前测试注射。为抑制神经元和轴突活动,异戊巴比妥注射后注射利多卡因。

■ 剂量

通过导管每次试验注射 $50\sim100$ mg。

将 500 mg 异戊巴比妥钠稀释在 20 ml 0.9％NS 中,得到浓度 25 mg/ml。

Wada 试验时,导管插入目标血管后,通过导管注入 100 mg 异戊巴比妥钠(4 ml 的上述制剂)。根据神经病学家的要求,可能仍额外需要 25 mg(1 ml)静脉推注。

102.2.10 组织纤溶酶原激活剂(t-PA)

■ 概述

将纤溶酶原转化为纤溶酶的纤维蛋白特异性溶栓酶。

■ 适应证和禁忌证

• 适应证

1. 颅内静脉窦血栓形成(CST)。

2. 急性缺血性卒中病人,18 岁以上;临床诊断为缺血性卒中且有可测量的神经功能缺损。

(1) 症状发作≤4.5 小时开始治疗前:静脉给药。

(2) 症状发作后 6 小时:通过动脉给药。后循环(梗死的出血转换的可能性较小)症状出现 24 小时内。

• 绝对排除标准

1. 脑 CT 扫描显示治疗前发生 ICH。

2. 仅轻微或快速改善的卒中症状。

3. 临床表现提示 SAH。

4. CT 显示 ICH 或 SAH。

5. 活动性内出血。

6. 已知出血因素，包括血小板计数$<100\times10^9/L$。

7. 48小时内用过肝素伴随 APTT 升高。

8. 目前口服抗凝剂，如华法林，或者最近用过此药物且 PT(>15秒)或 INR(>1.7)。

9. 目前使用直接凝血酶抑制剂(水蛭素，比伐卢定，阿加曲班)[17]或Ⅹa的抑制剂(利伐沙班，伊多沙班，贝曲西班)[18]，其 APTT，INR，血小板计数，凝血时间(ECT)，TT 或Ⅹa活性升高。

10. 颅内或脊柱内手术，重度 TBI 或 3 个月内的卒中史。

11. 与卒中相关的可疑主动脉夹层。

12. 疑似亚急性细菌性心内膜炎或血管炎。

13. 最近(在过去 7 天内)在不可压迫部位进行动脉穿刺。

14. 7 天内腰椎穿刺。

15. ICH 病史。

16. 已知 AVM 或动脉瘤。

17. 治疗时持续 SBP>185 mmHg 或 DBP>110 mmHg，或者病人需要在有限时间内降低血压。

• **相对排除标准**

1. 在卒中症状发作的同时发生癫痫。

2. NIHSS(美国国立卫生研究院卒中量表)得分大于 22(严重功能障碍)或小于 4(轻度功能障碍)。

3. 基线 CT 显示广泛的缺血性变化，如脑沟消失，占位效应或水肿，超过 1/3 的大脑中动脉(MCA)分布区域的低密度。

4. 14 天内大手术或严重创伤。

5. 21 天内胃肠道或尿道出血史。

6. 近期急性 MI(过去 3 个月)。

7. 心肌梗死后心包炎。

8. 血糖<50 mg/dl(2.7 mmol/L)或>400 mg/dl(22.2 mmol/L)。

9. 年龄>80岁。

10. 妊娠。

11. 缺血性卒中和糖尿病史。

12. 终末期肿瘤或其他生存期短的疾病。

13. 晚期痴呆史。

■ **剂量**

静脉内：0.9 mg/kg(最大 90 mg)。计算剂量的前 10% 作为静脉推注，给药时间 1 分钟以上，其余的静脉给药时间在 1 小时以上，在 4.5 小时内用完。

动脉内：最大动脉内剂量为 22 mg。与先前施用的静脉内剂量无关。

将 1～2 mg t-PA 在血凝块远端施用,然后以 0.5 mg/ml 速率静脉泵入 20 ml/h(10 mg/h)。通过将 10 mg t-PA 在 20 ml 生理盐水中的混合制备,每 2 ml 盐水(或 0.5 mg/ml)中 1 mg t-PA 的浓度。输液泵可用于更精确给药。

在导管逐渐通过血凝块撤回时,每 15 分钟进行血管造影(输注 2.5 mg t-PA 后)。每次血管造影后再次穿过病变区。如果动脉仍然闭塞,再静脉推注 1～2 mg t-PA 并恢复 t-PA 泵入。

如发生如下情况停用 t-PA:

1. 实现充分再通。

2. 血管造影术中发现造影剂外渗。

3. 已经施用最大剂量,或者施用剂量接近最大剂量仍无临床或血管造影改善。

在颅内静脉窦血栓形成(CST)中,通常通过血栓时施用 2～5 mg,然后再以 1 mg/h 的速率开始静脉泵入,通常持续 12 小时。如果血管造影显示仍存在血凝块,则需要较长的持续时间,直到血凝块消失。

对于 CST,制备浓度为 1 mg/10 ml(0.1 mg/ml)的输注液,以 10 ml/h 的速率静脉泵入。

■ 逆转

FFP 输注。

102.2.11　维拉帕米

■ 概述

一种非二氢吡啶类钙通道阻断剂,通过平滑肌细胞中的 L 型钙通道减少钙的流入,使血管舒张。半衰期为 3～7 小时。

■ 适应证及病例选择

1. 球囊血管成形术前:机械性血管舒张前先化学性血管舒张,可以使血管成形术更平滑、更安全。

2. 轻度血管痉挛,没有必要行血管成形术。

3. 中度血管痉挛,无法用血管成形术进行安全的治疗。

■ 剂量

5～10 mg 动脉给药。经由微导管进入颅内血管,在血管痉挛血管中缓慢给药(超过 2～10 分钟),和(或)通过诊断或导引导管进入更大的血管,如 ICA 或 VA。

■ 逆转

对于临床显著低血压或高度房室传导阻滞:用血管加压和心脏起搏药物,如肾上腺素、去甲肾上腺素和加压素静脉泵入治疗。静脉泵入大剂量氯化钙,如 1 mg/h 超过 24 小时。静脉泵入 20% 脂肪乳[100 ml 静脉推注,然后以 0.5 ml/(kg·h)持续静脉泵入][19]。也可给予阿托品治疗心力衰竭。血液透析无效。

102.2.12　利多卡因

■ 概述

阻断神经元细胞膜中的快速电压门控 Na^+ 通道。可能抑制突触后神经元,从而抑制动作电位。

■ 适应证及病例选择

动脉切开术前的局部麻醉。可以使用含或不含肾上腺素的制剂。利多卡因可用于测试轴突功能。它可以单独使用或与阿巴比妥联合使用。

用于脊髓血管疾病的功能测试。脑 AVM 的激发功能测试。

■ 剂量

局部麻醉:约 5 ml 2% 利多卡因(极量 4 mg/kg 至 280 mg/14 ml);用于神经生理测试(Wada 试验):10～40 mg 的利多卡因。

■ 逆转

利多卡因过量[20]:在 1 分钟内静脉推注 20% 脂肪乳剂 1.5 ml/kg,并以 15 ml/(kg·h)的速度开始静脉泵入。如果心血管稳定性没有恢复,以 5 分钟为间隔重复静脉推注 2 次。另外,如果在 5 分钟后仍然存在不稳定性,则静脉泵入可以加倍至 30 ml/(kg·h)。继续使用脂肪乳剂,直到恢复心血管稳定性或施用最大剂量[20]。不要超过 12 ml/kg 的最大累积剂量。

支持治疗包括以下 ACLS 协议,如保护气道、血流动力学支持等。

异丙酚不是脂肪乳剂的替代物。它仅含有 10% 的脂质,含量太低而不具有益处,且异丙酚的心脏抑制作用在这种情况下可能适得其反。

102.3　神经血管内手术基础

102.3.1　血管通路

■ 概述

最常通过股动脉获得血管通路。如果股动脉通路不易实现,那么可以使用桡动脉、肱动脉或颈动脉(最不常见)。

■ 股动脉通路

腹股沟区消毒铺巾后,左小指放置在髂前上棘,并用拇指置于耻骨联合,大约定位髂腹股沟韧带。另一只手平分这条线,触摸股动脉。穿刺部位中点以下 3 指宽度,确保血管穿刺部位在髂股动脉下方,此处是可压迫的。将标记物(如止血剂)放置在脉搏上,并用荧光拍摄以确认穿刺点位于股骨头中点的上方。

局部麻醉浸润后,在选定的点作一小的浅表穿刺切口。可选用 7 cm 21

或 23 号微穿刺装置行血管穿刺。在紧急情况下(如卒中)可使用较大的 18 G 单壁针。一只手的示指和中指触摸并固定股动脉,针 45°刺穿引入。一旦进入动脉,血液将通过针流出。使用改进的 Seldinger 设备以放置所需尺寸的护套。护套连接持续用肝素化盐水冲洗并用缝合线固定以防止移位。

■ 桡动脉通路

首先进行脉搏血氧监测的 Allen 试验,以确保手部有充足的血供,防止手术引起桡动脉闭塞。

Allen 试验:触诊桡动脉和尺动脉,在拇指或示指上放置脉搏血氧仪。使病人弯曲并反复伸展手指。在病人手指伸展期间用手指压迫桡动脉和尺动脉,保持压迫直至血氧饱和度测不出。手腕保持大约 20°弯曲,以避免假阳性结果。释放尺动脉上的压力。测量指垫毛细血管再充盈和达到至少 92%的氧饱和度所需的时间。正常毛细血管再充盈时间<5 秒,5~15 秒的再充盈时间被认为是不明确的。长于 15 秒时间为异常。Allen 试验也可以使用超声波检查。

反向 Alllen 试验:当在桡动脉进行重复手术时需进行此试验。在病人手指伸展期间用手指压迫桡动脉和尺动脉。释放桡动脉上的压力。测量指垫毛细血管再充盈及到达至少 92%的氧饱和度所需的时间,如上所示。

穿刺过程中,对上述技术进行以下修改。使用短针 21 G(如 3 cm,而不是 7 cm)。避免以较大的角度进入动脉,否则可能导致刺穿动脉。

推进导丝穿过针座进入桡动脉并取出针。在线表面做一个刻痕,以便顺利地插入更大的鞘。微穿刺鞘(具有扩张器)沿导丝前进,然后去除导丝和扩张器。通过鞘施用肝素(5 000 U/ml),维拉帕米(2.5 mg),2%利多卡因(1.0 ml)和硝化明矾(0.1 mg)的混合物以缓解和(或)预防血管痉挛。应该预先告知病人会出现暂时的烧灼感,当混合液注入动脉中时。标准的 0.035 导丝穿过鞘。然后再放置所需尺寸的鞘。

注意:手术完成后,桡动脉不需要缝合。只需手动压迫 15~20 分钟。

102.3.2 鞘的管理

一旦放置鞘之后,以 30 ml/h 的速率连接到持续冲洗的肝素化溶液。冲洗液由 1 000 ml 0.9%生理盐水及 6 000 单位肝素组成(6 U/ml)。将生理盐水袋放置在充气至 300 mmHg 的压力注入器中。重要的是保证鞘被肝素盐水连续灌注且盐水袋所处压力需高于病人动脉压。鞘一侧的腿保持笔直以防止扭结。如果打算将鞘保留几小时或几天,则应将其缝合到病人皮肤上以固定。

102.3.3 动脉切开处的闭合

手术完成后,如在接下来的几天内不需要血管通路,则需移除鞘。为此,可使用以下选项:

■ 压迫

1. 手动压迫：触摸动脉切开部位附近的动脉，移除鞘，并施加压力 15～30 分钟，每 5 分钟逐渐减压。

2. 止血加压器（femostop）：使用前需确保 ACT＜150，BP 得到控制。止血加压器的内圆应该置于实际穿刺部位 1 cm 以上和股动脉上方 1 cm 处。止血加压器充气使其压力比病人收缩压高 20～30 mmHg。如果未止血，充气到更高的压力，直到远端脉搏被阻断。保持远端脉搏阻塞 5～7 分钟，然后重新调整压力，直到获得好的脉搏和四肢的颜色。

在接下来的几个小时中继续逐渐降低施加的压力，直到该设备可以完全中断。通常，止血加压器需保持 6～12 小时。

■ 经皮闭合装置

1. Angioseal™：通过血管中纤维蛋白栓的沉积并将其拉回至血管壁的动脉切开缺损处而起闭合作用。Angioseal 有 6 号和 8 号尺寸。通过在导丝上与鞘交换位置后将其展开。展开后，病人需保持仰卧 2 小时（垫头），血管侧的腿保持伸直。此后病人可以活动。

2. Mynx™：生物可吸收的密封剂，置于动脉缺损处。有 5 号、6 号、7 号尺寸。用此种装置，病人痛苦最小。

3. Starclose™：也通过导线与鞘交换后使用。展开后可使动脉缺损处缝合闭合。用此装置，病人痛苦较大。

102.4 脑蛛网膜下隙出血的诊断性血管造影

102.4.1 概述

目的：诊断出血来源，评估供血动脉和侧支血管，评估血管的旁路，评估血管痉挛。

非创伤性 SAH 的最常见原因是脑动脉瘤破裂。其他原因包括 AVM（脑或脊髓），血管炎，非动脉瘤性蛛网膜下隙出血，动脉夹层，硬脑膜窦血栓形成，垂体卒中，凝血功能异常，镰状红细胞贫血和可卡因滥用。14％～22％的病人在血管造影中未发现 SAH 的原因[21]。

102.4.2 设置

鞘置于股动脉中，连接至连续流动的肝素化盐水冲洗。将诊断导管附接到肝素化盐水中连续冲洗。通过护鞘进入脉管系统，由导丝通过主动脉前进至目标血管。导管前进，导丝引导并拉回，导丝完全缩回到导管中。一旦导管处于目标位置，通过使用手动注射或自动注射器，完全撤回导丝并执行血管造影。

102.4.3　计划

预先规划手术将节省时间,降低使用的造影剂剂量和辐射暴露。获得标准视野(半圆形和侧向用于前循环;圆形和侧向用于后循环)。另外,获得适当图像,注意病人的疾病。根据需要,可以进行旋转血管造影,3D 重建,以及选择血管造影的进一步投影。

102.4.4　附加视图

根据动脉瘤的位置,附加视图见表 102 - 2。

表 102 - 2　基于动脉瘤位置的血管造影投影

动脉瘤位置	投　影	额外视图
前交通动脉	远离注射侧 25°;中心束在同侧眶缘的外侧;定向管在 Towne 视野	颏顶位,但图像质量可能由于居间的骨的影响而下降
后交通动脉	眶边远离注射侧 55°;中心束在同侧外侧缘下方 1 cm 处;定向 X 管向头侧 12°	
颈动脉末端	远离注射侧 25°;中心束在同侧眶缘外 3～4 cm;定向 X 管在 Towne 视野	颏顶位视图
眼动脉	远离注射侧 25°;中心束在同侧眶缘外 3～4 cm;定向管在 Towne 视野	颏顶位视图
垂体上动脉	远离注射侧 25°;中心束在同侧眶缘外 3～4 cm;定向 X 管在 Towne 视野	颏顶位视图
小脑后下动脉（PICA）	远离注射侧 55°;中心束在枕大孔处;定向 X 管向头侧 12°	
椎基底动脉交界处	远离注射侧 15°;中心束在枕大孔处;定向 X 管在 Towne 25°	颏顶位视图
小脑前下动脉（AICA）	AP 或颏顶位视图,中心束在鼻根,方向 X 管近尾部 15°	
基底动脉分叉	远离注射侧斜 25°,中心束在同侧眶缘的侧面上方 3～4 cm,定向 X 管 Towne 25°	颏顶位视图

102.5　特定疾病的干预

102.5.1　动脉瘤

■ **概述**

弹簧圈与动脉瘤夹治疗动脉瘤的争论一直在变化,尤其考虑到血管内治疗的长期随访数据获取后,该技术的不断演变使得之前的数据过时。虽然动脉瘤夹具一直起作用,而血管内治疗已经成为大多数动脉瘤(特别是在破裂动脉瘤或不能耐受开颅手术的病人)的一线治疗方法。手术仍然是 MCA 以及很多人认为大多数 PICA 动脉瘤的强有力选择。

■ 适应证

选择介入治疗的动脉瘤取决于以下因素:

1. 破裂与未破裂:破裂动脉瘤需要紧急治疗,因为再破裂风险在头几天为每天 2%～3%,在 2 周内为 20%。未治疗的破裂动脉瘤的死亡率为 45%～50%[22,23]。

2. 除破裂外的症状:存在以下症状可能比无症状动脉瘤具有更高的破裂风险,如脑神经麻痹,视力丧失或脑缺血(有些症状可能由于动脉瘤急性扩张导致)[24-29]。

3. 大小:大动脉瘤(>7～10 mm)比小动脉瘤(<7 mm)更容易破裂[29,30]。

4. 形状:形状不规则的动脉瘤可能具有较大的破裂风险,然后是球形动脉瘤。不规则形状包括血泡样或不规则边界[31]。

5. 长宽比:长宽比(动脉瘤深度/颈宽度)可以预测动脉瘤的破裂风险。比值大于 1.6,动脉瘤顶部可发生停滞,引起血栓形成和纤维蛋白溶解,导致内膜破坏[32]。对 75 个破裂动脉瘤和 107 个未破裂动脉瘤进行回顾性评价,破裂的平均比值为 2.7,而未破裂的为 1.8(P<0.001)。破裂动脉瘤的平均动脉瘤深度也较大(7.7 mm±4.9 mm 和 5.1 mm±4.5 mm)。75% 的破裂动脉瘤 <10 mm,其中 62% 的长宽比>1.6[33]。

6. 位置:ISUIA 研究显示,与前循环相比,后循环动脉瘤具有更高的破裂风险[24,34]。相反,海绵窦段动脉瘤破裂的风险为 0 直到直径达到 13～24 mm,5 年累积风险为 3%。

7. 治疗选择:治疗的选择除了考虑病人年龄和全身健康状况外,还需要全面考虑以上因素。

先前认为宽颈动脉瘤更适合于夹闭,但是支架可为弹簧圈起到脚手架的作用(如 Enterprise 支架),或者起到血管重建的作用(如 pipeline 支架),这大大增加了血管内治疗动脉瘤的范围。此外,弹簧圈可能不适合治疗小动脉瘤(<4 mm)。

■ 血管内治疗的选择

• 弹簧圈

这是大多数窄颈动脉瘤的首选治疗。第一个弹簧圈(框架圈)与动脉瘤大小相同,或稍微大点(特别是在未破裂的动脉瘤中)。随着栓塞的进行,线圈逐渐缩小。目的是最大程度地填塞动脉瘤,使得看不到进入其中的增强剂,并且弹簧圈不进入血管腔内。即使在最大填塞后,实际填塞率为 20%～30%[35]。

102

- **弹簧圈联合支架**

对于宽颈动脉瘤,可以使用支架来防止弹簧圈从动脉瘤中伸出进入血管。当使用支架时,病人需要使用 ASA(无限期)和 Plavix(至少 1 个月)。因此,通常在破裂的动脉瘤中避免使用支架辅助的弹簧圈,如果需要 EVD 则不能安全地放置在使用 Plavix 的病人身上。因此,在破裂的动脉瘤中通常避免支架辅助的线圈。然而,在破裂动脉瘤中也有成功案例,93%的技术成功率,临床显著的颅内出血率为 8%(包括 10%的病人已知使用 EVD)和血栓栓塞率为 6%[36]。

- **球囊辅助弹簧圈**

可用于支架植入不理想的宽颈动脉瘤,如破裂的动脉瘤,因为它可以避免使用双抗治疗。基于动脉的直径和动脉瘤颈的宽度选择球囊导管。导管的球囊段(标记物标记)横跨与动脉瘤颈部,并且在弹簧圈填塞到动脉瘤期间保持充气。弹簧圈脱离前放气,评估填塞的稳定性。如果稳定,则分离。这种充气-放气操作持续到动脉瘤完全填塞。

- **双导管技术**

两个微导管放置在动脉瘤中,交替地填塞线圈。

- **弹簧圈类型**

裸铂弹簧圈:Guglielmi 是可脱离式裸铂弹簧圈,有各种直径(mm)和长度(cm)选择。可分为标准、软和超软弹簧圈,以及 360°和螺旋弹簧圈。

最近,该制造商引入 Target 弹簧圈。当填塞动脉瘤时,尤其是接近完成的最后阶段,其与 GDC 相比的优点是"较少的反冲"。

其他裸铂弹簧圈包括 Trufill/Orbit 弹簧圈,Micrus 和 Target。

- **水凝胶弹簧圈**

涂有水凝胶的铂弹簧圈,其与血液接触时发生膨胀,能够填充环之间剩余空间。

- **液体栓塞剂**

一种不常用的技术,将兼容 DMSO 的导管置于动脉瘤中,将球囊导管在其颈部充气,同时将液体栓塞剂(如 Onyx 500)注射到动脉瘤中。Onyx 可用于不适于手术夹闭的宽颈(≥4 mm)或长宽比<2 的侧壁动脉瘤。它也可用于对金属过敏的病人(如钴,铬,铂或钨)。保持球囊导管充气直到 Onyx 固化,否则栓塞剂进入正常血管可能导致卒中。

- **Pipeline 栓塞装置(PED)**

这种特定支架的编织设计使得其具有低孔隙率,这减低了血液进入动脉瘤中的速度并促进停滞。如果需要可以在动脉瘤的颈部放置两个或更多个,使产生足够的血流淤滞。立即行血管造影,动脉瘤中显示对比停滞。6 个月后,随访血管造影通常显示完全闭塞动脉瘤。动脉瘤成功用 PED 治疗后复发率为 0。最新代 Pipeline(Flex)设备是 48 编织,比早期版本更容易放置。它的直径为 2.5～5 mm。有时动脉瘤中的弹簧圈需展开以促进动脉瘤血栓形成。

破裂动脉瘤使用的策略是"填塞"动脉瘤以降低再破裂风险,待使用双抗安全后,再完成 PED 治疗。

Pipeline 装置已成功应用于破裂的泡状动脉瘤,在术前 10 分钟,需静脉滴注阿昔单抗(0.125 μg/kg)[37,38]。

适应证:

(1) 大或巨大的宽颈 ICA 动脉瘤,从岩部到垂体上段。

(2) 目前,要求病人必须 22 岁以上。

(3) PED 已用于适应证外的案例,如 MCA,椎和基底动脉动脉瘤[39-41]。

禁忌证:

(1) 破裂的动脉瘤(栓塞前双抗治疗)。然而,已用于破裂的血泡状动脉瘤[37,38]。

(2) 禁用双抗治疗的病人。

(3) 术前未接受双抗治疗(ASA 和氯吡格雷)的病人。

(4) 活动性细菌感染。

(5) 对钴、铬、铂或钨等金属过敏。

(6) 目标动脉瘤位置的供血动脉中存在支架的病人(相对禁忌证)。

■ **填塞期间动脉瘤破裂的治疗**

1. 通知麻醉:重症监护管理并准备手术。

2. 立即降血压。

3. 如果使用球囊辅助弹簧圈,则立即给球囊充气。

4. 立即逆转抗凝。给予 50 mg 鱼精蛋白(鱼精蛋白应于术中备好)。

5. 不要移除引起穿孔的弹簧圈,继续快速连续填塞。

6. 插入脑室外引流(EVD)。

102.5.2 血管痉挛的血管内治疗

■ **概述**

对于破裂动脉瘤,在行高动力学或血管内介入治疗血管痉挛之前,需要将动脉瘤填塞或夹闭以确认安全性。

■ **适应证**

治疗失败或高动力治疗 12～24 小时血管痉挛症状恶化。

患有充血性心力衰竭、心脏缺血或肺水肿等情况,限制高动力治疗[42]。

■ **治疗选择**

除药物治疗(高动力或 3 - H)外,血管痉挛的血管内治疗包括动脉内化学解痉,选择性导管进入受累的动脉节段并运用血管成形术机械解痉。

• **化学解痉**

维拉帕米:很多中心的首选解痉药。优点是半衰期相对较长(6～12

小时)。

适应证：

（1）轻度至中度血管痉挛，或不能安全使用血管成形术。

（2）血管内介入治疗后的血管痉挛。

（3）在进行血管成形术之前，扩张动脉，这样血管成形时就会再相对扩张的血管上而非痉挛的血管上进行操作。

剂量：随着微导管通过痉挛段逐渐撤回，使用 5~10 mg 通过微导管逐渐注射（超过 2~10 分钟）。每个动脉树可以给予高达 20 mg。逐步注射以防止血压显著下降或心动过缓。

用于化学解痉的其他药物包括尼卡地平，罂粟碱和硝化甘油。与维拉帕米相似，尼卡地平具有相对较长的半衰期（9 小时）。罂粟碱（<1 小时）、硝酸甘油（数分钟）半衰期相对较短。

• 血管成形术

将安装球囊的导管置于痉挛的动脉处。在荧光显像下逐渐膨胀至期望的宽度（等于或小于相邻的非痉挛部分的口径）。球囊膨胀的速率≤1 atm/5 s（1 atm=101.3 kPa）（"撑开"而不是"撑破"血管）。

使用化学和机械解痉作用的组合，首先使用维拉帕米浸润，然后球囊血管成形术扩张痉挛部位。

球囊扩张能产生持久效果。然而，即使维拉帕米引起的解痉作用，在治疗后 48~72 小时，在血管造影上仍持续可见。

血管成形术在 X 线监测下进行。将造影剂与用于使球囊充气的生理盐水（50∶50 至 2/3∶1/3）混合。

血管成形术中的注意事项：

（1）避免将球囊充气超过血管的正常口径。

（2）以不超过 1 atm/15 s 的速率逐渐膨胀（"撑开"而不是"撑破"血管）。

（3）不要将球囊充气超过其指定的"爆破压力"。也可通过选择具有适当宽度的特定球囊导管。

• 并发症和管理

血管破裂。避免将球囊充气超过正常口径。血管破裂后，通过施用鱼精蛋白（每 100 U 肝素 1 mg；最大 50 mg）逆转肝素化。紧急情况下，静脉推注鱼精蛋白（10 mg，给药时间 1~3 分钟以上），不要超过 10~30 分钟，这为了防止特异性低血压和过敏症状。

保持导丝穿过受损的血管。更换小 1 mm 的球囊导管，充气约 20 分钟。然后放气并行血管造影，观察是否控制出血。如果可行，使用覆膜支架解决血管壁穿孔。如有必要，使用弹簧圈处理涉及的血管。如在 MCA 的 M2 段，使用这种方法虽然可能会导致卒中，但能挽救病人生命。此外，需要开颅手术，抽出凝块。

- **动脉夹层**

如果是轻微,血流量不受限且没有抬起的内膜瓣,则可能不需要干预。可以间隔一段时间后复查确认夹层是否消失。保守治疗可服用 ASA,联合或不联合氯吡格雷。

显著夹层的情况下,将支架放置后开始服用 ASA 和氯吡格雷。氯吡格雷每天 75 mg 服用 1 个月,而 ASA 是长期服用。

- **血栓栓塞并发症**

器械、血管损伤导致血液凝块或肝素化不足导致的血栓可通过血管造影发现。通常静脉推注 0.25 mg/kg 阿昔单抗,给药时间 10～15 分钟以上,然后以 0.125 μg/(kg·min)(最大 10 μg/min)静脉泵入,持续 12 个小时。应用阿昔单抗后 15 分钟重复血管造影。如果血栓仍在,可行血管成形术以使血栓压扁在血管壁上。一旦血流恢复,其溶解性质以及阿昔单抗可以清除血栓。另一个考虑是放置支架以恢复管腔和血流量。

- **ICH**

原因包括血管损伤、梗死区域出血、受损区域过度灌注或高血压而发生。使用鱼精蛋白使肝素化逆转。密切监测病人。如果出血严重,可能需行去骨瓣减压术。

- **监测及随访**

除了 NICU 的监测外,血管痉挛进展或缓解也可通过一系列的经颅多普勒(TCD)进行评估。根据需要,可每天、每隔一天或至少每 2 周(如每周一和周四)评估 1 次。当血管痉挛无临床和放射学上表现后,TCD 可以停止。

介入 3 天后或当存在显著变化并指示血管痉挛恶化时,重复血管造影。如果病人明显改善,则无须重复。CTA 也可用于监测血管痉挛。进行血管造影术时,可以考虑使用化学解痉和(或)球囊血管成形术进行治疗。因此,可以使用较大的鞘(6 Fr)实施介入手术。

通常,病人在 NICU 待 10～14 天,主要是考虑到血管痉挛在 7～8 天时最严重且一般在 14 天内消失[43-46]。

102.5.3　动静脉畸形

■ 血管内介入适应证

1. AVM 的最常见的血管内介入形式是术前栓塞以辅助手术切除 AVM。

2. 存在相关病变,如供血动脉或病灶内存在动脉瘤或假性动脉瘤,静脉血栓形成,静脉流出限制,静脉窦或静脉扩张。

3. 手术无法接近的小 AVM,或手术可导致高发病率及死亡率。AVM 治愈性栓塞较罕见,并且限于具有简单血管结构的小病变。小的不可接近的AVM 也可以用放射外科治疗,其效果比 AVM 栓塞治疗更好。

4. 作为 AVM 的姑息治疗,由于位置和(或)形态不能通过单一技术或多技术联合完全治愈，且有临床症状。谨慎使用：数据表明复杂 AVM 的部分栓塞可能增加破裂率并使预后恶化。

■ AVM 栓塞

可使用多种器材（或组合）来执行。所述试剂包括弹簧圈，Onyx 胶，NBCA 和 PVA。

• 弹簧圈

可用于封闭 AVM 血管，相关动脉上的 AVM 团或动脉瘤。然而，不能依赖其完全消灭 AVM 病灶。

• Onyx

"岩浆样"液体栓塞剂-乙烯-乙烯醇（EVOH）共聚物；溶解在微粉钽（用于射线显影）的二甲基亚砜（DMSO）中的乙烯和乙烯醇-与水溶剂（如血液，体液，生理盐水，水）接触引发沉淀而固化，以形成铸型。非黏性。在目前所有试剂中，它的渗透能力是最好且最容易控制的。因此，Onyx 极有可能实现完全治愈。在高度选择的病人中，20％～51％的病人可以获得完全治愈[47-49]。预先混合即用型 Onyx - 18，Onyx - 34 和 Onyx - 500 是通过改变 EVOH 浓度控制黏度（如 Onyx - 18 为 18）。使用前，产品必须在混合器上摇动至少 20 分钟。数值越大表示黏度越大。Onyx - 18 最常用，Onyx - 34 用于高流量 AVM，而 Onyx - 500 用于动脉瘤栓塞。

Onyx 与 DMSO 微导管一起使用，注射 Onyx 之前需先通过微型进样器缓慢注射 0.3～0.8 ml 的 DMSO（取决于微导管的死腔），这为了消除微导管内的造影剂、盐水或血液，这些都会使 Onyx 在导管中固化。微导管尖端插入 AVM 动脉分支中，尽可能靠近病灶。通过微导管执行血管造影，确保分支仅供应 AVM。然后用 DMSO 灌注微导管，并在透视下开始 Onyx 栓塞。由于混合钽粉，Onyx 是可见的。缓慢连续地注入，避免太大力使 Onyx 回流，而不是向前流动，从而导致过早封闭难以进入到病灶。通常允许微导管上不超过 1 cm 的 Onyx 回流，否则使得导管去除困难，引起灾难性并发症。如果有回流，等待 1～2 分钟后继续注射。已沉积的 Onyx 会在微导管周围形成塞子，使 Onyx 新沉积物向前流动。一旦注意到 Onyx 胶仅回流而不流入病灶需停止注射。注意不要让 Onyx 流入主要引流静脉或静脉窦，特别是在整个动脉血供被中断之前。这与外科手术切除 AVM 相同，主要的引流静脉仅在消除 AVM 的动脉供应后阻塞。否则会发生静脉高血压，导致 AVM 破裂和灾难性颅内出血。巨大 AVM 最好是阶段性手术，一次处理一个主要动脉支。

静脉内或联合静脉内，以及经动脉注射栓塞 AVM 已经在一些经筛选的 AVM 中实施了，这些 AVM 较小、位置深在且仅有单一的深部引流静脉[50]。

• NBCA

氰基丙烯酸丁酯是一种栓塞剂，当它与血液接触时能快速固化。由于

NBCA 操作时间短,栓塞到静脉窦的风险大以及易黏附导管使栓塞后难以取出的缺点,加上 Onyx 的使用,使得其临床应用已经显著减少。黏附可能导致异物残留或颅内出血。

- PVA

聚乙烯醇(PVA)颗粒大小范围为 $50 \sim 1\,000\ \mu m$。虽然其在暂时阻断 AVM 血供中有所帮助,如准备开颅手术和 AVM 手术切除中,但单独用 PVA 的血管内治疗效果不持久。

▓ 术后管理

- **术后医嘱**

1. 病人送至 NSICU。

2. 保持手术腿伸直 2 小时(血管封闭器)或 6～8 小时(手动压缩器),头部抬高 15°。

3. AVM 无须术后肝素化,因为多数缺血事件发生于术中,与栓塞物质进入正常血管中相关。

4. 检查腹股沟、足背动脉搏动(DP)、生命体征及进行神经功能监测,每 15 分钟一次×4 次,然后每 30 分钟一次×4 次,而后每小时一次。

5. 维持轻度低血压 12～72 小时,特别是较大 AVM,防止病人在正常灌注压下发生出血、癫痫等可能并发症。

6. 复查/恢复前期药物(术后暂停二甲双胍 48 小时;暂停所有口服降糖药,直至能够经口摄入)[51]。

- **随访**

1. 4 周内门诊复查。

2. 3 个月后复查血管造影。分期 AVM 栓塞间隔随访时间由血管内神经外科医师决定,如相隔 1～4 周。

102.5.4   硬膜动静脉瘘(DAVF)

▓ 概述

硬脑膜内的异常直接动静脉分流。

▓ 分类

DAVF 有很多分类方法。Borden(见章节 82.7.5)和 Cognard 系统(见章节 82.7.5)是使用广泛的。

▓ 血管内介入的适应证

1. 具有"侵袭性"表现的 DAVF(表 102 - 3)通常被认为是可治疗的。由于高年死亡率(10.4%)和年出血率(8.1%),治疗应该迅速[52]。

2. DAVF 具有血管造影结果:

(1)颈内动脉或者椎动脉选择性对比剂注射显示脑循环时间延长。提示静脉充血性脑病。

102

表 102-3　区分良性与激进性 DAVF

"侵袭性"特征	"良性"特征
皮质静脉回流(CVR)：激进性 DAVF 的标志 脑出血 局灶性神经功能缺损 痴呆 视乳头水肿 眼内压升高	搏动性杂音 眼眶充血(无眼压升高) 脑神经麻痹 慢性头痛

（2）假性静脉炎型：血管造影的静脉期中，脑表面表现出曲折的、扩张的侧支静脉。这与出血风险或非出血性神经功能缺损相关。

（3）皮质静脉回流(CVR)。在评估 DAVF 时，执行选择性血管造影。静脉狭窄或阻塞常见于 CVR 病人。

如果检查到 DAVF，需寻找其他瘘口，因为多发瘘管达 8%。

具有"良性"特征的病人（见表 102-3），如果不适症状严重或血管造影显示疾病进展，可考虑进行治疗。在多数情况下，采取姑息治疗，即减轻症状，但瘘管未完全消除。良性 DAVF 类型即使没有手术指征也需要随访，因为它有可能转化为更具侵袭形式的有 CVR 的 DAVF 风险。随访临床及放射学评估症状的任何变化。建议每年复查 MRA，常规导管血管造影随访 3 年。如果病人的临床状况有任何变化，无论是恶化、改善或症状消失，均需进行标准血管造影以评估 CVR。

无症状 DAVF 也需随访。

■ 血管内介入禁忌证

大多数禁忌证是相对的，根据具体情况进行风险评估：

1. 激发试验显示病人对闭塞不耐受。

2. 近期行大手术。

3. 妊娠。

4. 禁忌抗凝剂和（或）血栓溶解剂。

5. NBCA 不能应用于对氰基丙烯酸酯、乙碘醇或碘过敏的病人。对碘过敏的病人需注意术前用药。

6. PVA 不应作为一种治疗选择（除鼻出血外）。通常用于术前减少病变的血供。

■ DAVF 栓塞

可经动脉、静脉或动、静脉联合。如果可行的话，首选经静脉途径，因为通过静脉途径闭塞瘘的概率更大。很少见的情况是，可以从动脉途径进入静脉因为硬脑膜动脉和相邻静脉（如外伤性 DAVF）之间的连接处很大。自发性 DAVF 通常是不可能的，因为供血动脉太细。

经静脉途径需考虑静脉阻塞可能的后果,如静脉性梗死。如果被闭塞的窦也是正常静脉的主要引流途径可考虑高选择性栓塞,使正常引流不受影响。或者考虑部分治疗,使 CVR 消除,将瘘转换成良性 Borden I 型。

使用静脉途径时,确定静脉通道不是脆弱的(如急性 DAVF),避免其在操作期间破裂。当瘘管存在一段时间后静脉壁会变硬。

- **弹簧圈**

测量要堵塞的瘘口部位的最大宽度,选择适当大小的弹簧圈。尽可能多的填塞弹簧圈以封堵瘘管。

有时可使用"联合"策略,先填塞弹簧圈以减缓瘘内快速血流,然后使用液体栓塞剂阻塞。如果使用这种治疗方式,需用与液体栓塞剂相容的微导管。

- **Onyx**

液体栓塞剂进行动脉栓塞期间,将导管尽可能靠近瘘口。沉积方法与 AVM 相同(见上文)。中断瘘口连接以实现治愈。因此,Onyx 必须渗透到 DAVF 的静脉端。

- **NBCA**

其使用频率较低,原因如上所述。

- **PVA**

在 DAVF 的治疗中没有显著治疗作用。

102.5.5　颈动脉海绵窦瘘(CCF)

■ 概述

CCF 分为直接型和间接型。直接型通常是外伤后,ICA 和海绵窦之间发生高流量单分流。间接型是来自脑膜分支的低流量分流。本节介绍了直接型的治疗。

■ 血管内介入的适应证

直接型瘘通常需要治疗,因为多数不能自行闭塞。其他适应证:角膜暴露、复视、眼球突出,以及不能耐受的杂音或头痛。

■ 治疗时机

病人病情稳定,则治疗通常可以在诊断后几天内进行(即无须紧急治疗)。

紧急治疗指征:ICH、鼻出血、眼压升高、视力下降、快速进行性眼球突出、脑缺血以及创伤性动脉瘤增大超出了海绵窦。

■ CCF 栓塞

治疗目标是消除瘘。

血管造影术确定瘘的确切位置和大小及其静脉引流。由于高流量,血管造影需在 7.5 fps,而不是通常的 2~4 fps。除了 CCF,还可寻找其他血管损伤/异常。

行 ECA 和 ICA 的选择性造影,以评估其对 CCF 的作用。压迫瘘侧颈总

102

动脉后进行血管造影，以更好地评估对侧代偿。手指压迫颈动脉将降低瘘管的高血流量，使其可见。不要同时压迫两侧颈动脉。

3D 旋转血管造影可评价动静脉瘘并用来选择适合介入的工作视角。重要的是要识别受累静脉，包括海绵窦、眼上静脉、眼下静脉、蝶窦、岩上窦、岩下窦和翼状丛。

以下途径可用于治疗 CCF：经动脉；经静脉，经眼上静脉、眼静脉（如常规途径不可用）。其他适应证：角膜暴露，复视，眼球突出，不能耐受的杂音或头痛[53]。

- **弹簧圈**

目前，治疗颈动脉海绵窦瘘的首选方法是颈动脉弹簧圈栓塞。

使用路径图，微导管经微导丝穿过瘘管进入海绵窦，这可能需要一些时间。如上文对动脉瘤的描述，将弹簧圈展开并释放。进行血管造影，进一步放置弹簧圈，直到海绵窦（CS）完全闭塞。海绵窦内完全不再进入造影剂提示完全栓塞。

- **Onyx**

有关使用的详细信息，请参阅 AVM 部分（见章节 102.5.3）。在高流量瘘，可能建议将弹簧圈放置在 CS 中以减少血流量，能够防止 Onyx 意外进入到引流静脉和静脉窦当中。当 Onyx 注入到海绵窦内时，可在颈内动脉内打开球囊保护颈内动脉。

- **NBCA**

应特别小心地使用 NBCA，最好在减缓 CCF 流量后选用，防止 NBCA 在静脉窦中的沉积。

还有可能回流到颈动脉，引起卒中。在 CCF 接近封闭，颈动脉和 CS 之间的压力梯度降低时发生。与 Onyx 一样，可以在颈动脉中打开球囊予以保护。

- **可拆卸球囊**

球囊最初成功用于血管内 CCF 治疗，且该技术目前在美国以外的一些地区仍在用。然而，由于过早脱离和放气相关的技术问题，美国国内已不再使用。

- **ICA 的弹簧圈闭塞**

CCF 的理想化治疗是闭塞瘘口，重建颈内动脉，然而往往难以实现。当 CCF 通过各种途径都无法治疗时，牺牲患侧 ICA 将是唯一选择，尤其是当对侧 ICA 经前交通和（或）后交通动脉而来的供血满意时。

■ 术后管理和随访

- **术后医嘱**

1. 病人转入 NSICU 夜间观察。根据病人的临床状况决定留在 ICU 的时间。

2. 眼科咨询或安排随访行眼科手术。

3. 0.9%NS+20 mEq/L KCl 以 150 ml/h 的速度静脉滴注 2 小时,如病人整夜进食则降至 100 ml/h,然后如果能耐受则经口进食。

4. 保持手术的腿伸直 2 小时(血管封闭器)或 6~8 小时(手动压缩器),头部抬高 15°,如垫枕头。

5. 检查腹股沟、DP、生命体征及进行神经功能监测,每 15 分钟一次×4 次,然后每 30 分钟一次×4 次,而后每小时一次。

6. 复查/恢复前期药物(术后暂停二甲双胍 48 小时;暂停所有口服降糖药,直至能够经口摄入)。

- **随访**

1. 第二天早上活动后出院,如没有并发症及其他需要住院的医疗问题。

2. 4 周内门诊复查。

3. 3 个月后复查血管造影。

102.5.6 椎动脉颈静脉瘘(VJF)

■ 病因

1. 医源性,如脊柱手术或血管造影,脊椎按摩治疗,神经阻滞注射或放射治疗[54,55]。

2. 创伤,如穿透性损伤或 GSW。

3. 血管炎。

■ VJF 的血管内治疗

- **支架**

聚四氟乙烯(PTFE)覆盖的支架,如 Jostent,可覆盖瘘口。

- **弹簧圈闭塞**

对侧椎动脉足够血流的情况下,瘘管动脉可能被弹簧圈闭塞[56]。确认与瘘管连接的动脉管壁被闭塞。

- **NBCA 闭塞**

很少用,支架或弹簧圈闭塞不成功时,可以行 NBCA 闭塞[57]。Onyx 也可类似使用。

102.5.7 颈动脉夹层

■ 概述

见概述(见章节 86.9.1)。

■ 血管造影特征

腔内狭窄(65%),闭塞(28%),假性动脉瘤(28%),管腔不规则(13%),栓塞性远端分支闭塞(13%),内膜片(12%)和 ICA - MCA 流速减慢(11%)[58]。

■ 管理

未发生颅内出血的情况下,初步治疗为静脉内肝素治疗 7 天,随后使用华

102

法林[59]。肝素的 APTT 的目标是对照值(50～80 秒)的 1.5～2.0 倍。华法林持续使用 3～6 个月,目标 INR 范围为 2.0～3.0。如禁忌抗凝,则需抗血小板治疗。妊娠病人需在抗凝或抗血小板治疗开始之前产科会诊。

■ 血管内介入的适应证

1. 抗凝治疗后仍持续缺血性症状。

2. 伴有血流动力学损害的流速限制病变。

■ 禁忌抗凝治疗和(或)抗血小板治疗

1. 有即将发生卒中的风险。

2. 假性动脉瘤形成扩大。

3. 血管内手术期间的医源性夹层。

■ 带/不带弹簧圈的支架

颈动脉夹层的血管内治疗是支架植入术。内膜瓣情况,支架可将内膜片压回动脉壁。假性动脉瘤也可成功用支架术闭塞。未覆膜和覆膜支架都已成功使用[60]。JoStent 是一种 PTFE 覆膜支架,在美国内使用。静脉覆膜支架也已被使用[61]。

对于假性动脉瘤,如支架后显示残留,可用弹簧圈将其闭塞[60]。

支架术后,病人保持双抗治疗(ASA+氯吡格雷)至少 1 个月,并无限期地使用 ASA。

■ 随访

1. 服用华法林的病人需安排随访(如"Coumadin 诊所")。

2. 术后 3～6 个月进行随访,可以复查 CTA、多普勒超声或导管血管造影。

102.5.8 锁骨下动脉狭窄

■ 概述

放射学表明锁骨下动脉或无名动脉的狭窄大约有 17%。其中,2.5%在造影上显示椎动脉具有血液回流,其中只有 5.3%的具有神经系统症状[62]。

• 症状

椎基底动脉狭窄的 5D 征:复视、构音障碍、视力缺陷、头晕和跌倒发作。

其他症状包括头痛、眼球震颤、听力损失和局灶性发作[63,64]。

动脉狭窄接近椎动脉起始部。症状是由运动狭窄同侧的手臂或使其劳累引起。由于运动而增加流量需求,导致 VA 逆行血流。神经症状可能是由于持续的脑干缺血导致,或更常见的是,同侧手臂运动造成的缺血[65]。

■ 血管内介入的适应证

症状性锁骨下动脉狭窄,即狭窄导致锁骨下动脉盗血综合征。

■ 血管内介入

包括血管成术和支架植入术。使用球囊支架,如 Express LD,支架与血管成形术可同时实施[66]。如果狭窄特别严重(如小于 2 mm),则可以通过较小的球囊进行预扩张,以实现狭窄部位口径为 4 mm。正常顺行血流量可在血管成形术和支架术后恢复。

■ 术后管理

NSICU 中至少过夜监测病人。

支架术后,病人保持双抗治疗(ASA＋氯吡格雷)至少 1 个月,长期使用 ASA。

后续随访 3～6 个月,复查 CTA、多普勒超声或导管血管造影。

■ 血管成形术和支架术的并发症

无名动脉或 VA 血管成形术和支架植入术的并发症发生率为 17.8％(73 例手术)。包括穿刺部位出血及远端栓塞[67]。

102.5.9 缺血性卒中

■ 静脉滴注 t‑PA

静脉滴注 t‑PA 施用的目标时间("时间窗")是从到达医院时间起 60 分钟内。然而,如果病人没有任何禁忌证,可在症状发作后 4.5 小时内给药[68]。

剂量:0.9 mg/kg(最大 90 mg),其中 10％的剂量在 1 分钟内施用,其余的在 60 分钟内静脉滴注。

■ 血管内介入

• 概述

最新研究已经确定了血管内介入的有效性和安全性。快速血管内介入对近端血管闭塞的急性缺血性卒中,小梗死灶和中度至良好的侧支循环是有利的[69-72]。

• 血管内介入的适应证及病例选择

动脉内 t‑PA 可用于以下情况:

1. 行静脉 t‑PA 和足够的治疗后持续存在卒中症状。

2. 症状发作 6 小时后,NIHSS 评分＞4,或 NIHSS 评分＞20 且 6 小时内可进行治疗的情况,血管造影在 3 小时内进行。

3. 后循环卒中的血管内治疗可达 24 小时(因为梗死的出血转化的可能性低)。

4. CTA 或 MRA 显示弥散-灌注不匹配。对于有明显缺血半暗带的情况,即使超出了时间窗依然值得进行血管内介入治疗。相反,即使在治疗窗内,如果卒中结束,也可以放弃介入。各个中心的治疗越来越依赖神经影像技术而不是治疗时间窗。

5. 静脉滴注 t‑PA 禁忌时,如最近手术史。

• 介入禁忌证

大多数禁忌证是相对的,必须与不介入风险进行权衡。这些禁忌证包括:

1. 出血性梗死或 ICH。

2. CT 显示低密度或占位效应与大脑中动脉超过 1/3 区域的进展梗死一致。

3. 最近大手术史。

4. 妊娠。

5. 考虑支架植入时,禁忌抗凝剂和(或)溶栓剂。

• **手术前管理**

可以在卒中神经病学家或神经外科医师监督下。确保以下内容:

1. 将病人快速转移到具有血管内介入能力的卒中中心/单位。

2. 气道、呼吸、循环(ABC)优先。

3. 确保病人有两条静脉通道,最好是 18 G 或更大的。监测 BP,脉搏,血氧饱和度,ECG,O_2 饱和度,心率和心律,呼吸频率。插入 Foley 导管。

4. 行实验室检查,包括血小板计数,BUN,CR,APTT,PT/INR。育龄女性的 β - HCG。

5. 维持 MAP≥90 mmHg。

6. 头颅 CT:排除 ICH。

7. CTA:评估栓子位置[高密度动脉征(见章节 84.2.3)]和血管扭转。

8. 头颅 MRI(在部分病人)。

9. 如果可以应该即行灌注检查,如 CTP 或 MRP。灌注检查能显示存活脑(缺血半暗带)与完全型卒中。

10. 在有条件的单位,在同一次 CT 扫描中同时检查 CT,CTA 和 CTP。

11. 要注意肾功能不全,糖尿病,充血性心力衰竭等,如果有以上情况,应考虑使用稀释的非离子造影剂,并仔细预先计划,以保持对比负荷最小。

12. 如果病人静脉滴注 t - PA 无反应或有使用禁忌,则考虑血管内介入治疗。

13. 介入的目的是尽快重新建立循环。

• **技术**

1. 支架取栓器:由于成功率较高,支架取栓器已经成为栓塞性卒中凝块清除的首选方法。血管再通率为 88.8％～100％[73-76]。目前,美国可用的两种装置是 Solitaire 和 Trevo。将 7Fr 或 8Fr 护鞘放置在股动脉中,通过该护鞘将 6Fr 球囊引导的导管置于 ICA 中(前循环卒中时)。行血管造影确认闭塞部位。使用荧光透视和路径图,微导管在导丝上前进并穿过闭塞部位。移除微导丝,使用支架取栓器通过微导管,使其在凝块附近延伸到栓子的近端及远端。当取栓器保持静止时,通过缩回微导管,使其脱鞘。支架取栓器扩张到实际尺寸,使闭塞动脉中的血流恢复。5 分钟后,引导导管上的球囊充气以阻止血流。保持抽吸导引导管,支架取栓器和微导管同时缩回。一旦微导管和取栓器都在引导导管中时,用力抽吸并同时撤回支架取栓器与微导管。行血管造影确认循环重建情况。

一些外科医师使用静脉滴注少量的 t‑PA 作为机械溶栓后的补充,以解决潜在的远端碎片。

已有报道支架取栓器使用期间可能发生血管穿孔[77]。

2. Penumbra 吸栓器:支架取栓器引进前,Penumbra 装置具有最高的再通率。文献报道>80%的再通率[78,79]。

该装置包括微导管,通过定位引导导管的微导丝前进。微导管的尖端定位在邻近凝块的近端。分离器通过微导管前进,穿过凝块并来回破坏凝块。微导管的近端连接到抽吸泵,打开后抽吸凝块碎片。

与支架取栓器相比,取栓器可在几分钟内再通血管,而 Penumbra 吸栓器则需要更长的时间,中位时间为 49 分钟[80]。由于分离器有导致血管穿孔的风险,因此局限于直动脉段使用。

3. 动脉内 t‑PA:与上文相比,这是最简单的血管内技术。然而,就其本身而言,虽然再通率优于静脉滴注 t‑PA,但不如上述机械技术[81,82]。目前,动脉 t‑PA 与其他技术联合使用治疗缺血性脑卒中。

除此之外,还有其他的取栓技术,包括用连接到微导管的简单注射器抽吸、使用圈套、在血栓处行血管成形术、支架等,具有不同效果。

102.5.10 颅内静脉窦血栓

■ 概述

见脑血管静脉血栓形成(见章节 85.7)。

静脉滴注液体的水合作用以及静脉抗凝是颅内静脉窦血栓(CST)初始治疗的一部分。在开始治疗之前,需要检测血液的高凝状态。

■ 血管内介入的适应证

1. 尽管抗凝治疗仍持续缺血症状。

2. 禁忌抗凝和(或)抗血小板治疗,包括出血性梗死[83]。

3. 即将出现的卒中风险。

■ 血管内治疗

1. 化学溶栓:导管通过股静脉推入受累的窦或接近该窦。通过外周静脉局部施用的优点是比全外周静脉施用更多的 t‑PA 达到凝块。通常,血栓内给予 2~5 mg,然后以 1 mg/h 的速率开始静脉泵入,持续 12 小时。如果血管造影显示凝块仍然存在,则泵入可以持续更长时间,直到凝块消失。

对于 CST,输注可以以 1 mg/10 ml(0.1 mg/ml)的浓度制备,速率为 10 ml/h。

2. 机械溶栓:与动脉栓塞卒中类似,可以用器械如支架取栓器或吸栓器处理凝块。此外,用于其他部位的装置,如从透析瘘取栓,也已经用于颅内静脉窦[83]。血管内介入的挑战是乙状窦横窦交界处,特别是使用体积较大的导管时,如 AngioJet。

102

102.5.11 肿瘤栓塞

■ 适应证

富血管性肿瘤术前减少血供，包括：

1. 脑膜瘤：脑膜瘤的栓塞有位置特异性、体积依赖性和医疗机构依赖性，而且可能存在争议。最适合富血管性大脑凸面脑膜瘤。通常在术前 24 小时至 1 周内进行。血行阻断可使术中失血减少，并且坏死常使肿瘤变软且更易切除。然而，有可能发生肿瘤肿胀，偶尔可能需要紧急开颅手术。

2. 血管外皮细胞瘤。

3. 青少年鼻咽血管纤维瘤。

4. 颈静脉球体瘤。

5. 血管母细胞瘤。

6. 血管转移瘤。

■ 技术

股动脉置鞘，并且将导管放置在尽可能靠近目标血管的地方，如脑膜瘤时，将导管尖端定位在近侧的颈内动脉。通过引导导管行血管造影术和路线图。使用荧光透视和路径图，微导管通过导丝进入肿瘤的供血分支。通过微导管进行血管造影以确定供应肿瘤的血管分支，且不存在其他颅内循环的相关分支。获得空白路径图开始栓塞。PVA 颗粒或 Onyx 可用于栓塞。使用 Onyx 时，必须使用 DMSO 兼容的导管。PVA 可以更便宜，更快地栓塞肿瘤。然而，血行阻断不持久，闭塞的血管可以再通。因此，手术应在 PVA 栓塞后几天内进行。

102.5.12 术中血管造影

通常用于动脉瘤手术，确认动脉瘤无残留并确认相邻血管通畅，在 AVM 手术中能确认完全消除病灶团。

1. 使用传统的碘造影剂和荧光透视。需要使用射线可穿透的头架。通常，在血管造影前，引导护鞘置于股动脉中，并留在原位用于术中使用。

2. 吲哚菁绿（ICG）[84,85]：正常光下可视，或用近红外光照明时更清晰。仅用于表面血管。巨大或宽颈动脉瘤或厚壁动脉粥样硬化时可靠性降低。

102.5.13 难治性鼻出血

■ 适应证

对治疗没有反应的鼻出血，包括手动压迫、鼻腔填塞、局部血管收缩、内镜烧灼或蝶腭动脉的外科结扎。

■ 术前管理

行实验室检测，包括血小板计数、BUN、CR、APTT、PT/INR 和育龄妇女的 β - HCG 值。有肾功能不全、糖尿病、CHF 等病史者，考虑稀释的非离子造影剂,并仔细制订治疗计划,以保持对比负荷最小。

手术当天早上只能饮水。禁食(NPO)(约 6 小时),麻醉后进行手术。

获得血管造影和 ECA 分支栓塞知情同意。

确保有两条静脉通道。插入 Foley 管。如果手术时间延长,放置 Foley 管病人会更舒适且更合作。

• 技术

将病人置于神经血管造影床上。连接脉搏血氧仪和 ECG 导联,用于监测氧饱和度,心率,心律,呼吸和血压。

护鞘置于股动脉中。引导导管定位在出血或病侧的 ECA 中。通过导向导管行血管造影和路线图。使用荧光透视和路径图,微导管在导线上前进到蝶腭动脉分支。通过微导管行血管造影,确定准确的定位且不存在其他颅内循环的分支。检测到造影剂外渗,肿瘤染色或假性动脉瘤。获得空白的路线图并开始末端血管栓塞。使用 PVA 颗粒(250～300 μg)或 Onyx(18 或 34)。使用 Onyx 时,必须使用 DMSO 兼容的导管。PVA 可以更便宜,更快地使用。

■ 术后管理

• 术后顺序

ICU 过夜观察。通常,鼻填塞过夜,次日取出以检查出血情况。

0.9%NS+20 mEq KCl 以 150 ml/h 速度静脉滴注 2 小时,如病人 NPO,则降至 100 ml/h。

活动:保持右/左腿(操作一侧)伸直 2 小时(防止血管闭塞)或 6～8 小时(应用手动压迫的情况下),头部抬高 15°。髋关节不应屈曲。如果头部需要抬更高,则采取反-Trendelenberg 体位。

检查腹股沟、DP、生命体征及进行神经功能监测,每 15 分钟一次×4 次,然后每 30 分钟一次×4 次,而后每小时一次。

如病人耐受则进食。恢复手术前药物(除了口服降糖药,直至能够经口摄入)。

(邓晓峰　王　雯)

参考文献

[1] Dion JE, Gates PC, Fox AJ, et al. Clinical Events Following Neuroangiography: A Prospective Study. Stroke. 1987; 18:997–1004

[2] Earnest F, Forbes G, Sandok BA, et al. Complications of Cerebral Angiography: Prospective Assessment of Risk. AJR. 1984; 142:247–253

[3] Khan SH, Abruzzo TA, Sangha KS, Ringer AJ. Use of Anti-platelet, Anticoagulant and Thrombolytic Agents in Endovascular Procedures. Contemporary Neurosurgery. 2008; 29:1–7

[4] Kershaw RA, Mays DC, Bianchine JR, Gerber N. Disposition of aspirin and its metabolites in the semen of man. J Clin Pharmacol. 1987; 27:304–309

[5] Patrignani P, Filabozzi P, Patrono C. Selective cumulative inhibition of platelet thromboxane production by low-dose aspirin in healthy subjects. J Clin Invest. 1982; 69:1366–1372

[6] Ross-Lee LM, Elms MJ, Cham BE, Bochner F, Bunce IH, Eadie MJ. Plasma levels of aspirin following effervescent and enteric coated tablets, and their effect on platelet function. Eur J Clin Pharmacol. 1982; 23:545–551

[7] Helgason CM, Bolin KM, Hoff JA, Winkler SR, Mangat A, Tortorice KL, Brace LD. Development of aspirin resistance in persons with previous ischemic stroke. Stroke. 1994; 25:2331–2336

[8] Mueller MR, Salat A, Stangl P, Murabito M, Pulaki S, Boehm D, Koppensteiner R, Ergun E, Mittlboeck M, Schreiner W, Losert U, Wolner E. Variable platelet response to low-dose ASA and the risk of limb deterioration in patients submitted to peripheral arterial angioplasty. Thromb Haemost. 1997; 78:1003–

1007

[9] Gurbel PA, Bliden KP, DiChiara J, Newcomer J, Weng W, Neerchal NK, Gesheff T, Chaganti SK, Etherington A, Tantry US. Evaluation of dose-related effects of aspirin on platelet function: results from the Aspirin-Induced Platelet Effect (ASPECT) study. Circulation. 2007; 115:3156–3164

[10] Tcheng JE. Clinical challenges of platelet glycoprotein IIb/IIIa receptor inhibitor therapy: bleeding, reversal, thrombocytopenia, and retreatment. Am Heart J. 2000; 139:S38–S45

[11] Qureshi AI, Luft AR, Sharma M, Guterman LR, Hopkins LN. Prevention and treatment of thromboembolic and ischemic complications associated with endovascular procedures: Part II–Clinical aspects and recommendations. Neurosurgery. 2000; 46:1360–1375; discussion 1375-1376

[12] Hirsh J. Heparin. N Engl J Med. 1991; 324:1565–1574

[13] Khan SH, Ringer AJ. Handbook of neuroendovascular techniques. U.K.: Taylor and Francis;

[14] University of Cincinnati post-endovascular heparin dosing protocol. 2008

[15] Garcia DA, Baglin TP, Weitz JI, Samama MM, American College of Chest Physicians. Parenteral anticoagulants: Antithrombotic Therapy and Prevention of Thrombosis, 9th ed: American College of Chest Physicians Evidence-Based Clinical Practice Guidelines. Chest. 2012; 141:e24S–e43S

[16] Berenstein A, Lasjaunias P, Ter Brugge KG. Surgical neuroangiography. 2nd ed. Berlin: Springer; 2004

[17] Lee CJ, Ansell JE. Direct thrombin inhibitors. Br J Clin Pharmacol. 2011; 72:581–592

[18] Davis EM, Packard KA, Knezevich JT, Campbell JA. New and emerging anticoagulant therapy for atrial fibrillation and acute coronary syndrome. Pharmacotherapy. 2011; 31:975–1016

[19] Liang CW, Diamond SJ, Hagg DS. Lipid rescue of massive verapamil overdose: a case report. J Med Case Rep. 2011; 5. DOI: 10.1186/1752-1947-5-399

[20] Ciechanowicz S, Patil V. Lipid emulsion for local anesthetic systemic toxicity. Anesthesiol Res Pract. 2012; 2012. DOI: 10.1155/2012/131784

[21] Yu DW, Jung YJ, Choi BY, Chang CH. Subarachnoid hemorrhage with negative baseline digital subtraction angiography: is repeat digital subtraction angiography necessary? J Cerebrovasc Endovasc Neurosurg. 2012; 14:210–215

[22] Keedy A. An overview of intracranial aneurysms. Mcgill J Med. 2006; 9:141–146

[23] Wardlaw JM, White PM. The detection and management of unruptured intracranial aneurysms. Brain. 2000; 123 (Pt 2):205–221

[24] Wiebers DO, Whisnant JP, Huston J, III, Meissner I, Brown RD,Jr, Piepgras DG, Forbes GS, Thielen K, Nichols D, O'Fallon WM, Peacock J, Jaeger L, Kassell NF, Kongable-Beckman GL, Torner JC, International Study of Unruptured Intracranial Aneurysms Investigators. Unruptured intracranial aneurysms: natural history, clinical outcome, and risks of surgical and endovascular treatment. Lancet. 2003; 362:103–110

[25] Friedman JA, Piepgras DG, Pichelmann MA, Hansen KK, Brown RD, Jr, Wiebers DO. Small cerebral aneurysms presenting with symptoms other than rupture. Neurology. 2001; 57:1212–1216

[26] Juvela S, Porras M, Heiskanen O. Natural history of unruptured intracranial aneurysms: a long-term follow-up study. J Neurosurg. 1993; 79:174–182

[27] Hashimoto N, Handa H. The fate of untreated symptomatic cerebral aneurysms: analysis of 26 patients with clinical course of more than five years. Surg Neurol. 1982; 18:21–26

[28] Asari S, Ohmoto T. Natural history and risk factors of unruptured cerebral aneurysms. Clin Neurol Neurosurg. 1993; 95:205–214

[29] Locksley HB, Sahs AL, Sandler R. Report on the cooperative study of intracranial aneurysms and subarachnoid hemorrhage. 3. Subarachnoid hemorrhage unrelated to intracranial aneurysm and A-V malformation. A study of associated diseases and prognosis. J Neurosurg. 1966; 24:1034–1056

[30] Ferguson GG, Peerless SJ, Drake CG. Natural history of intracranial aneurysms. N Engl J Med. 1981; 305. DOI: 10.1056/NEJM198107093050211

[31] Ecker RD, Hopkins LN. Natural history of unruptured intracranial aneurysms. Neurosurg Focus. 2004; 17

[32] Ujiie H, Tamano Y, Sasaki K, Hori T. Is the aspect ratio a reliable index for predicting the rupture of a saccular aneurysm? Neurosurgery. 2001; 48:495–502; discussion 502-503

[33] Nader-Sepahi A, Casimiro M, Sen J, Kitchen ND. Is aspect ratio a reliable predictor of intracranial aneurysm rupture? Neurosurgery. 2004; 54:1343–7; discussion 1347-1348

[34] The International Study Group of Unruptured Intracranial Aneurysms Investigators (ISUIA). Unruptured Intracranial Aneurysms - Risk of Rupture and Risks of Surgical Intervention. N Engl J Med. 1998; 339:1725–1733

[35] van Rooij WJ, Sluzewski M. Packing density in coiling of small intracranial aneurysms. AJNR Am J Neuroradiol. 2006; 27:725–726; author reply 726

[36] Bodily KD, Cloft HJ, Lanzino G, Fiorella DJ, White PM, Kallmes DF. Stent-assisted coiling in acutely ruptured intracranial aneurysms: a qualitative, systematic review of the literature. AJNR Am J Neuroradiol. 2011; 32:1232–1236

[37] Hu YC, Chugh C, Mehta H, Stiefel MF. Early angiographic occlusion of ruptured blister aneurysms of the internal carotid artery using the Pipeline Embolization Device as a primary treatment option. J Neurointerv Surg. 2014; 6:740–743

[38] Yoon JW, Siddiqui AH, Dumont TM, Levy EI, Hopkins LN, Lanzino G, Lopes DK, Moftakhar R, Billingsley JT, Welch BG, Boulos AS, Yamamoto J, Tawk RG, Ringer AJ, Hanel RA. Feasibility and safety of pipeline embolization device in patients with ruptured carotid blister aneurysms. Neurosurgery. 2014; 75:419–29; discussion 429

[39] Fischer S, Vajda Z, Aguilar Perez M, Schmid E, Hopf N, Bazner H, Henkes H. Pipeline embolization device (PED) for neurovascular reconstruction: initial experience in the treatment of 101 intracranial aneurysms and dissections. Neuroradiology. 2012; 54:369–382

[40] Saatci I, Yavuz K, Ozer C, Geyik S, Cekirge HS. Treatment of intracranial aneurysms using the pipeline flow-diverter embolization device: a single-center experience with long-term follow-up results. AJNR Am J Neuroradiol. 2012; 33:1436–1446

[41] Yavuz K, Geyik S, Saatci I, Cekirge HS. Endovascular treatment of middle cerebral artery aneurysms with flow modification with the use of the pipeline embolization device. AJNR Am J Neuroradiol. 2014; 35:529–535

[42] Jun P, Ko NU, English JD, Dowd CF, Halbach VV, Higashida RT, Lawton MT, Hetts SW. Endovascular treatment of medically refractory cerebral vasospasm following aneurysmal subarachnoid hemorrhage. AJNR Am J Neuroradiol. 2010; 31:1911–1916

[43] Kwak R, Niizuma H, Ohi T, Suzuki J. Angiographic study of cerebral vasospasm following rupture of intracranial aneurysms: Part I. Time of the appearance. Surg Neurol. 1979; 11:257–262

[44] Bergvall U, Galera R. Time relationship between subarachnoid haemorrhage, arterial spasm, changes in cerebral circulation and posthaemorrhagic hydrocephalus. Acta Radiol Diagn (Stockh). 1969; 9:229–237

[45] Graf CJ, Nibbelink DW. Cooperative study of intracranial aneurysms and subarachnoid hemorrhage. Report on a randomized treatment study. 3. Intracranial surgery. Stroke. 1974; 5:557–601

[46] Weir B, Grace M, Hansen J, et al. Time Course of Vasospasm in Man. J Neurosurg. 1978; 48:173–178

[47] Weber W, Kis B, Siekmann R, Kuehne D. Endovascular treatment of intracranial arteriovenous malformations with onyx: technical aspects. AJNR Am J Neuroradiol. 2007; 28:371–377

[48] Strauss I, Frolov V, Buchbut D, Gonen L, Maimon S. Critical appraisal of endovascular treatment of brain arteriovenous malformation using Onyx in a series

of 92 consecutive patients. Acta Neurochir (Wien). 2013; 155:611–617

[49] Saatci I, Geyik S, Yavuz K, Cekirge HS. Endovascular treatment of brain arteriovenous malformations with prolonged intranidal Onyx injection technique: long-term results in 350 consecutive patients with completed endovascular treatment course. J Neurosurg. 2011; 115:78–88

[50] Consoli A, Renieri L, Nappini S, Limbucci N, Mangiafico S. Endovascular treatment of deep hemorrhagic brain arteriovenous malformations with transvenous onyx embolization. AJNR Am J Neuroradiol. 2013; 34:1805–1811

[51] Rasuli P, Hammond DI. Metformin and contrast media: where is the conflict? Can Assoc Radiol J. 1998; 49:161–166

[52] van Dijk JM, terBrugge KG, Willinsky RA, Wallace MC. Clinical course of cranial dural arteriovenous fistulas with long-term persistent cortical venous reflux. Stroke. 2002; 33:1233–1236

[53] Chalouhi N, Dumont AS, Tjoumakaris S, Gonzalez LF, Bilyk JR, Randazzo C, Hasan D, Dalyai RT, Rosenwasser R, Jabbour P. The superior ophthalmic vein approach for the treatment of carotid-cavernous fistulas: a novel technique using Onyx. Neurosurg Focus. 2012; 32. DOI: 10.3171/2012.1.FOCUS123

[54] Sancak T, Bilgic S, Ustuner E. Endovascular stentgraft treatment of a traumatic vertebral artery pseudoaneurysm and vertebrojugular fistula. Korean J Radiol. 2008; 9 Suppl:S68–S72

[55] Nagashima C, Iwasaki T, Kawanuma S, Sakaguchi A, Kamisasa A, Suzuki K. Traumatic arteriovenous fistula of the vertebral artery with spinal cord symptoms. Case report. J Neurosurg. 1977; 46:681–687

[56] O'Shaughnessy BA, Bendok BR, Parkinson RJ, Shaibani A, Batjer HH. Transarterial coil embolization of a high-flow vertebrojugular fistula due to penetrating craniocervical trauma: case report. Surg Neurol. 2005; 64:335–40; discussion 340

[57] Jayaraman MV, Do HM, Marks MP. Treatment of traumatic cervical arteriovenous fistulas with N-butyl-2-cyanoacrylate. AJNR Am J Neuroradiol. 2007; 28:352–354

[58] Anson J, Crowell RM. Cervicocranial Arterial Dissection. Neurosurgery. 1991; 29:89–96

[59] Hart RG, Easton JD. Dissections of Cervical and Cerebral Arteries. Neurol Clin North Am. 1983; 1:255–282

[60] Liu AY, Paulsen RD, Marcellus ML, Steinberg GK, Marks MP. Long-term outcomes after carotid stent placement treatment of carotid artery dissection. Neurosurgery. 1999; 45:1368–73; discussion 1373-1374

[61] Marotta TR, Buller C, Taylor D, Morris C, Zwimpfer T. Autologous vein-covered stent repair of a cervical internal carotid artery pseudoaneurysm: technical case report. Neurosurgery. 1998; 42:408–412; discussion 412-413

[62] Fields WS, Lemak NA. Joint Study of extracranial arterial occlusion. VII. Subclavian steal—a review of 168 cases. JAMA. 1972; 222:1139–1143

[63] Fields WS. Reflections on "the subclavian steal". Stroke. 1970; 1:320–324

[64] Smith JM, Koury HI, Hafner CD, Welling RE. Subclavian steal syndrome. A review of 59 consecutive cases. J Cardiovasc Surg (Torino). 1994; 35:11–14

[65] Brook I. Bacteriology of Intracranial Abscess in Children. J Neurosurg. 1981; 54:484–488

[66] Khan SH, Young PH, Ringer AJ. Endovascular treatment of subclavian artery stenosis associated with vertebral artery pseudoaneurysm. Clin Neurol Neurosurg. 2012; 114:754–757

[67] Sullivan TM, Gray BH, Bacharach JM, Perl J,2nd, Childs MB, Modzelewski L, Beven EG. Angioplasty and primary stenting of the subclavian, innominate, and common carotid arteries in 83 patients. J Vasc Surg. 1998; 28:1059–1065

[68] Del Zoppo GJ, Saver JL, Jauch EC, Adams HP,Jr. Expansion of the time window for treatment of acute ischemic stroke with intravenous tissue plasminogen activator: a science advisory from the American Heart Association/American Stroke Association. Stroke. 2009; 40:2945–2948

[69] Campbell BC, Mitchell PJ, Kleinig TJ, Dewey HM, Churilov L, Yassi N, Yan B, Dowling RJ, Parsons MW, Oxley TJ, Wu TY, Brooks M, Simpson MA, Miteff F, Levi CR, Krause M, Harrington TJ, Faulder KC, Steinfort BS, Priglinger M, Ang T, Scroop R, Barber PA, McGuinness B, Wijeratne T, Phan TG, Chong W, Chandra RV, Bladin CF, Badve M, Rice H, de Villiers L, Ma H, Desmond PM, Donnan GA, Davis SM. Endovascular therapy for ischemic stroke with perfusion-imaging selection. N Engl J Med. 2015; 372:1009–1018

[70] Goyal M, Demchuk AM, Menon BK, Eesa M, Rempel JL, Thornton J, Roy D, Jovin TG, Willinsky RA, Sapkota BL, Dowlatshahi D, Frei DF, Kamal NR, Montanera WJ, Poppe AY, Ryckborst KJ, Silver FL, Shuaib A, Tampieri D, Williams D, Bang OY, Baxter BW, Burns PA, Choe H, Heo JH, Holmstedt CA, Jankowitz B, Kelly M, Linares G, Mandzia JL, Shankar J, Sohn SI, Swartz RH, Barber PA, Coutts SB, Smith EE, Morrish WF, Weill A, Subramaniam S, Mitha AP, Wong JH, Lowerison MW, Sajobi TT, Hill MD. Randomized assessment of rapid endovascular treatment of ischemic stroke. N Engl J Med. 2015; 372:1019–1030

[71] Berkhemer OA, Fransen PS, Beumer D, van den Berg LA, Lingsma HF, Yoo AJ, Schonewille WJ, Vos JA, Nederkoorn PJ, Wermer MJ, van Walderveen MA, Staals J, Hofmeijer J, van Oostayen JA, Lycklama a Nijeholt GJ, Boiten J, Brouwer PA, Emmer BJ, de Bruijn SF, van Dijk LC, Kappelle LJ, Lo RH, van Dijk EJ, de Vries J, de Kort PL, van Rooij WJ, van den Berg JS, van Hasselt BA, Aerden LA, Dallinga RJ, Visser MC, Bot JC, Vroomen PC, Eshghi O, Schreuder TH, Heijboer RJ, Keizer K, Tielbeek AV, den Hertog HM, Gerrits DG, van den Berg-Vos RM, Karas GB, Steyerberg EW, Flach HZ, Marquering HA, Sprengers ME, Jenniskens SF, Beenen LF, van den Berg R, Koudstaal PJ, van Zwam WH, Roos YB, van der Lugt A, van Oostenbrugge RJ, Majoie CB, Dippel DW. A randomized trial of intraarterial treatment for acute ischemic stroke. N Engl J Med. 2015; 372:11–20

[72] Fransen PS, Beumer D, Berkhemer OA, van den Berg LA, Lingsma H, van der Lugt A, van Zwam WH, van Oostenbrugge RJ, Roos YB, Majoie CB, Dippel DW. MR CLEAN, a multicenter randomized clinical trial of endovascular treatment for acute ischemic stroke in the Netherlands: study protocol for a randomized controlled trial. Trials. 2014; 15. DOI: 10.1186/174 5-6215-15-343

[73] Stampfl S, Hartmann M, Ringleb PA, Haehnel S, Bendszus M, Rohde S. Stent placement for flow restoration in acute ischemic stroke: a single-center experience with the Solitaire stent system. AJNR Am J Neuroradiol. 2011; 32:1245–1248

[74] Mordasini P, Brekenfeld C, Byrne JV, Fischer U, Arnold M, Jung S, Schroth G, Gralla J. Experimental evaluation of immediate recanalization effect and recanalization efficacy of a new thrombus retriever for acute stroke treatment in vivo. AJNR Am J Neuroradiol. 2013; 34:153–158

[75] Wehrschuetz M, Wehrschuetz E, Augustin M, Niederkorn K, Deutschmann H, Ebner F. Early single center experience with the solitaire thrombectomy device for the treatment of acute ischemic stroke. Interv Neuroradiol. 2011; 17:235–240

[76] Hausegger KA, Hauser M, Kau T. Mechanical thrombectomy with stent retrievers in acute ischemic stroke. Cardiovasc Intervent Radiol. 2014; 37:863–874

[77] Leishangthem L, Satti SR. Vessel perforation during withdrawal of Trevo ProVue stent retriever during mechanical thrombectomy for acute ischemic stroke. J Neurosurg. 2014; 121:995–998

[78] Kulcsar Z, Bonvin C, Pereira VM, Altrichter S, Yilmaz H, Lovblad KO, Sztajzel R, Rufenacht DA. Penumbra system: a novel mechanical thrombectomy device for large-vessel occlusions in acute stroke. AJNR Am J Neuroradiol. 2010; 31:628–633

[79] The penumbra pivotal stroke trial: safety and effectiveness of a new generation of mechanical devices for clot removal in intracranial large vessel occlusive

102

disease. Stroke. 2009; 40:2761–2768

[80] Psychogios MN, Kreusch A, Wasser K, Mohr A, Groschel K, Knauth M. Recanalization of large intracranial vessels using the penumbra system: a single-center experience. AJNR Am J Neuroradiol. 2012; 33:1488–1493

[81] Ernst R, Pancioli A, Tomsick T, Kissela B, Woo D, Kanter D, Jauch E, Carrozzella J, Spilker J, Broderick J. Combined intravenous and intra-arterial recombinant tissue plasminogen activator in acute ischemic stroke. Stroke. 2000; 31:2552–2557

[82] Intra-arterial thrombolysis. AJNR Am J Neuroradiol. 2001; 22:S18–S21

[83] Khan SH, Adeoye O, Abruzzo TA, Shutter LA, Ringer AJ. Intracranial dural sinus thrombosis: novel use of a mechanical thrombectomy catheter and review of management strategies. Clin Med Res. 2009; 7:157–165

[84] Raabe A, Nakaji P, Beck J, Kim LJ, Hsu FP, Kamerman JD, Seifert V, Spetzler RF. Prospective evaluation of surgical microscope-integrated intraoperative near-infrared indocyanine green videoangiography during aneurysm surgery. J Neurosurg. 2005; 103:982–989

[85] Dashti R, Laakso A, Niemela M, Porras M, Hernesniemi J. Microscope-integrated near-infrared indocyanine green videoangiography during surgery of intracranial aneurysms: the Helsinki experience. Surg Neurol. 2009; 71:543–550; discussion 550